ENCYCLOPEDIC DICTIONARY OF NURSING

3rd ed.

看護学学習辞典

《第3版》

Gakken

FRONTISPIECE IN COLOR

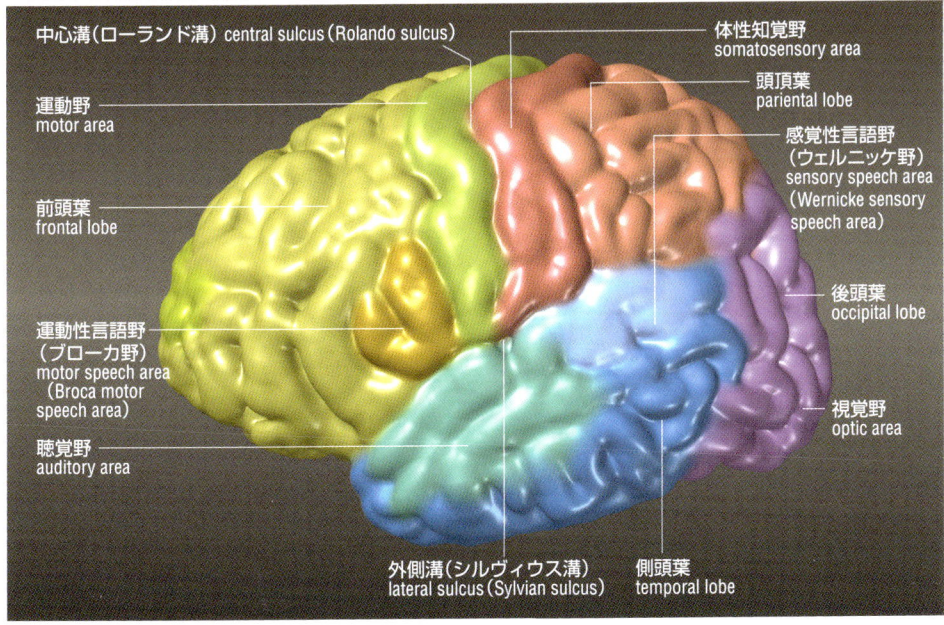

Fig.1 頭頸部断面

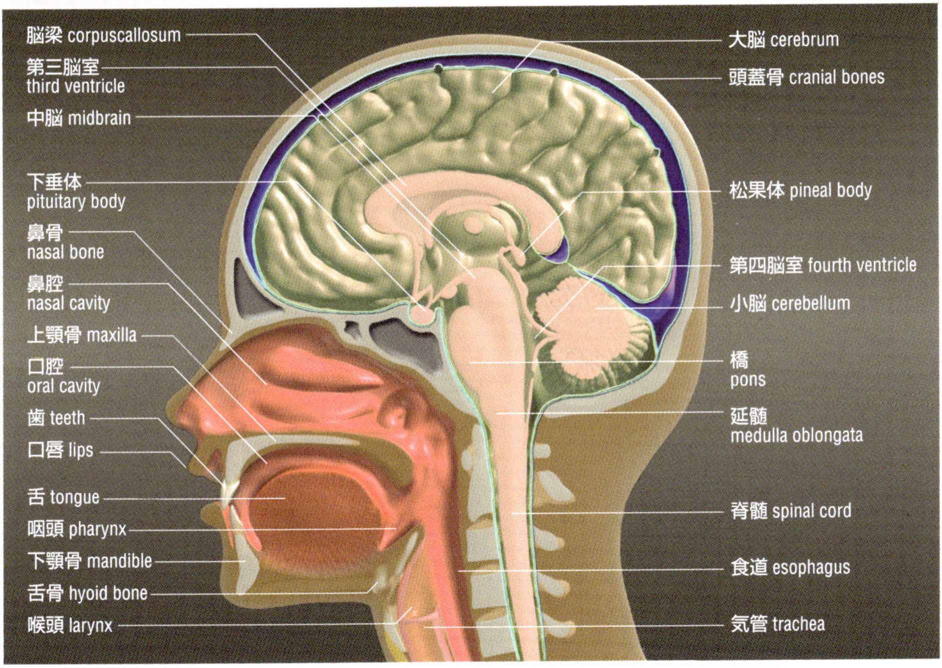

- 脳梁 corpuscallosum
- 第三脳室 third ventricle
- 中脳 midbrain
- 下垂体 pituitary body
- 鼻骨 nasal bone
- 鼻腔 nasal cavity
- 上顎骨 maxilla
- 口腔 oral cavity
- 歯 teeth
- 口唇 lips
- 舌 tongue
- 咽頭 pharynx
- 下顎骨 mandible
- 舌骨 hyoid bone
- 喉頭 larynx
- 大脳 cerebrum
- 頭蓋骨 cranial bones
- 松果体 pineal body
- 第四脳室 fourth ventricle
- 小脳 cerebellum
- 橋 pons
- 延髄 medulla oblongata
- 脊髄 spinal cord
- 食道 esophagus
- 気管 trachea

Fig.2 大脳の機能別領野

- 中心溝（ローランド溝）central sulcus（Rolando sulcus）
- 運動野 motor area
- 前頭葉 frontal lobe
- 運動性言語野（ブローカ野）motor speech area（Broca motor speech area）
- 聴覚野 auditory area
- 体性知覚野 somatosensory area
- 頭頂葉 parietal lobe
- 感覚性言語野（ウェルニッケ野）sensory speech area（Wernicke sensory speech area）
- 後頭葉 occipital lobe
- 視覚野 optic area
- 外側溝（シルヴィウス溝）lateral sulcus（Sylvian sulcus）
- 側頭葉 temporal lobe

Fig.3 脳内の動脈系

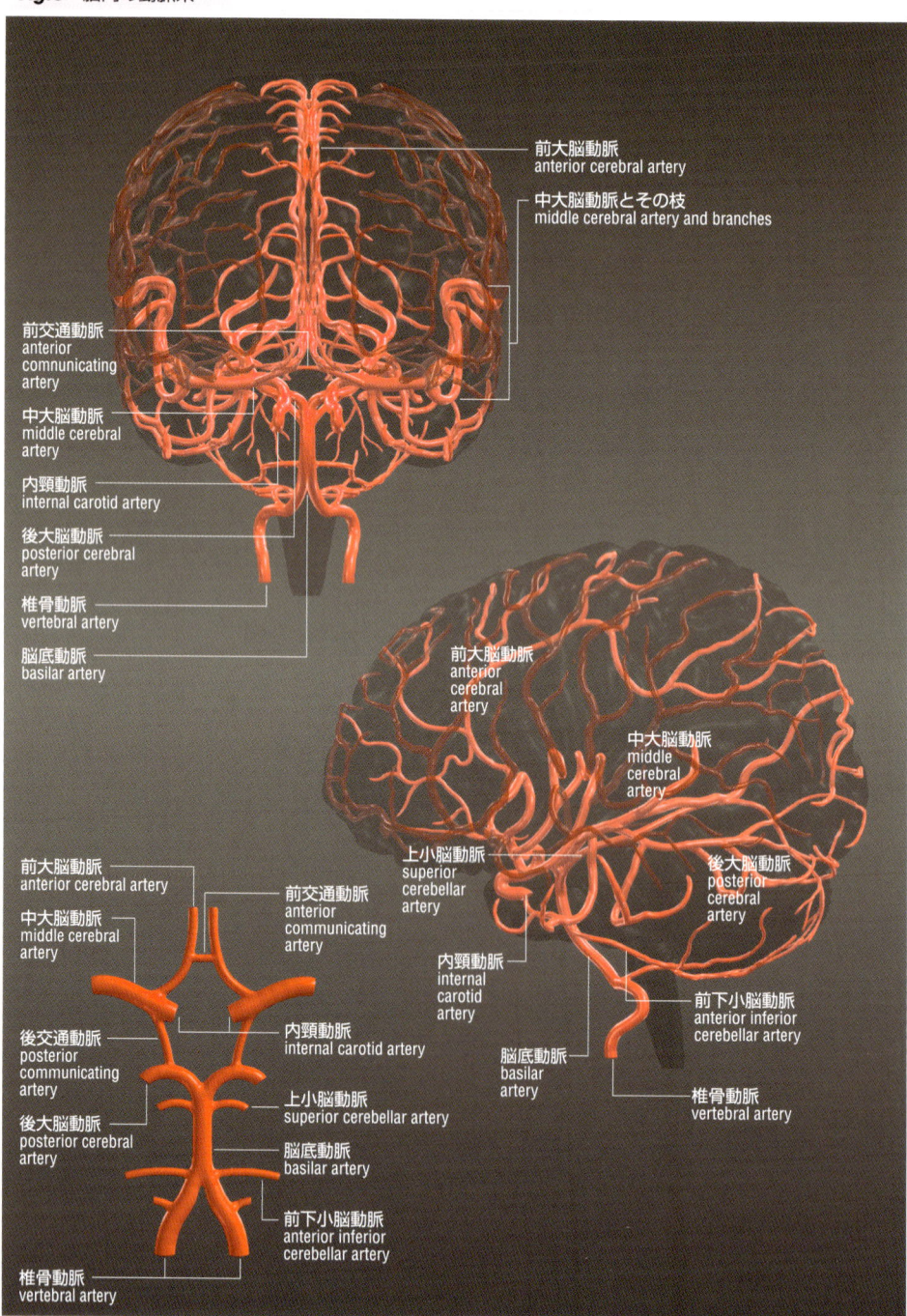

Fig.4 呼吸器

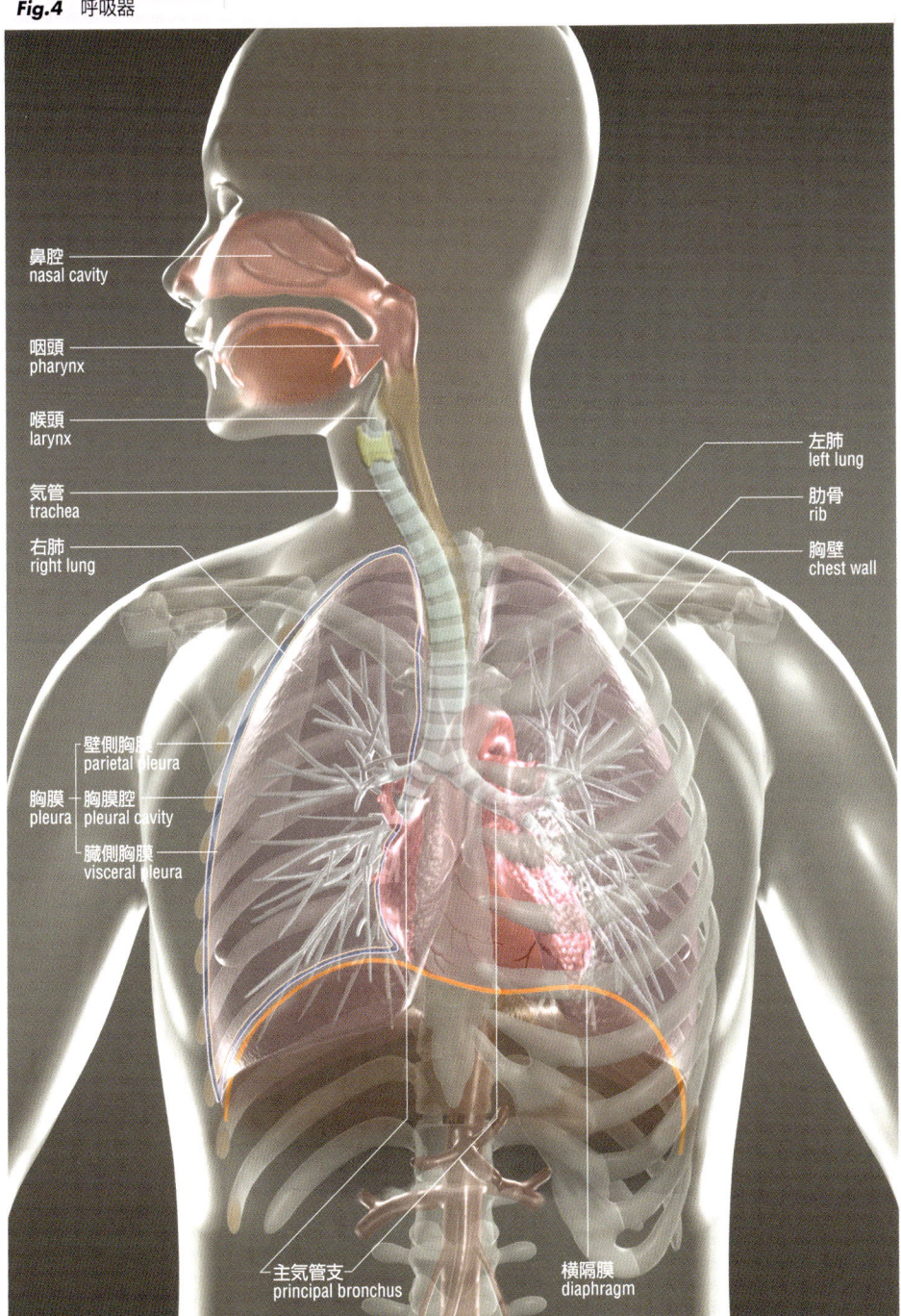

Fig.5 心臓（内腔と弁；正面像）

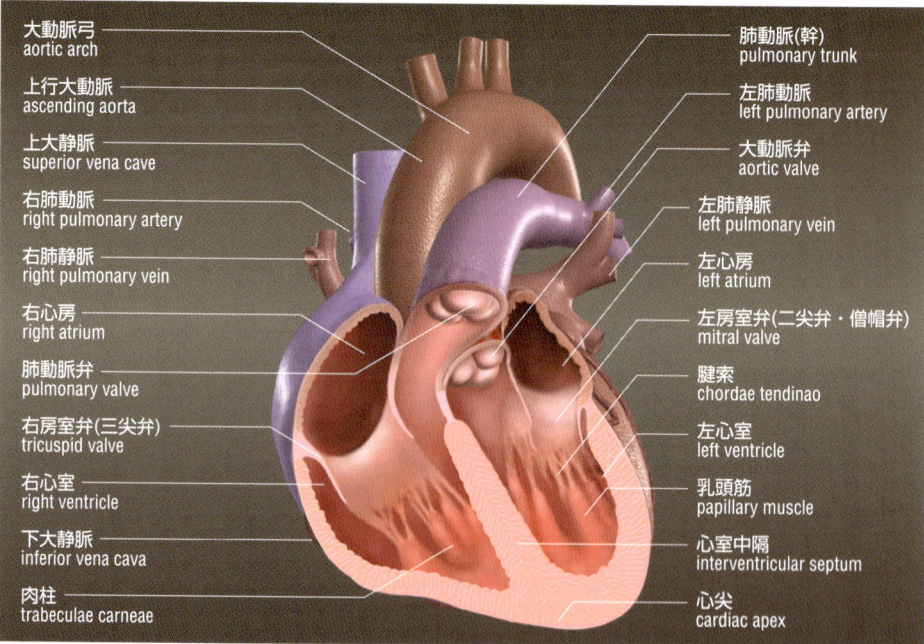

Fig.6 心臓（冠状動脈；正面像）

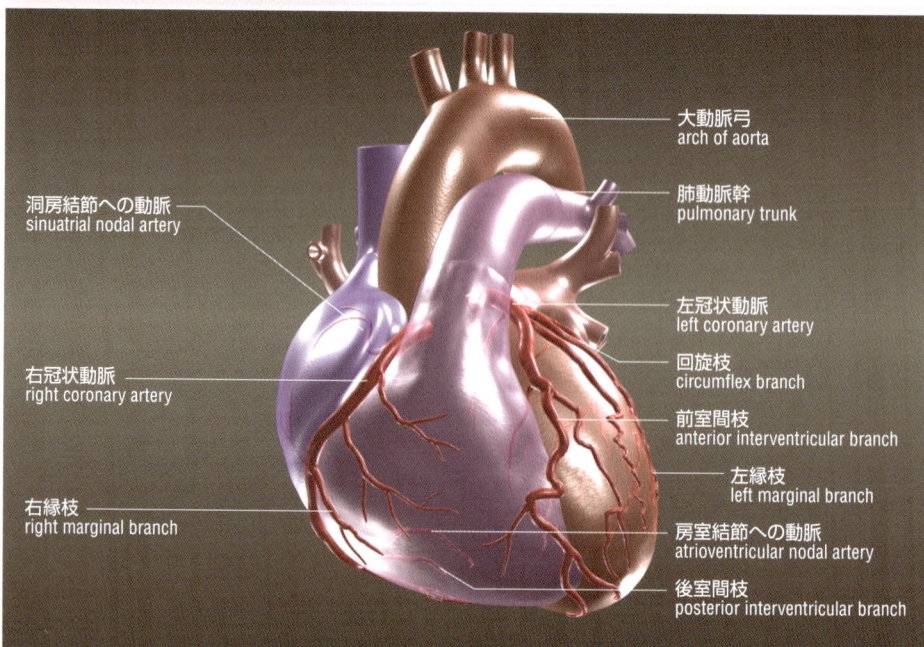

Fig.7 肝・胆・膵・脾

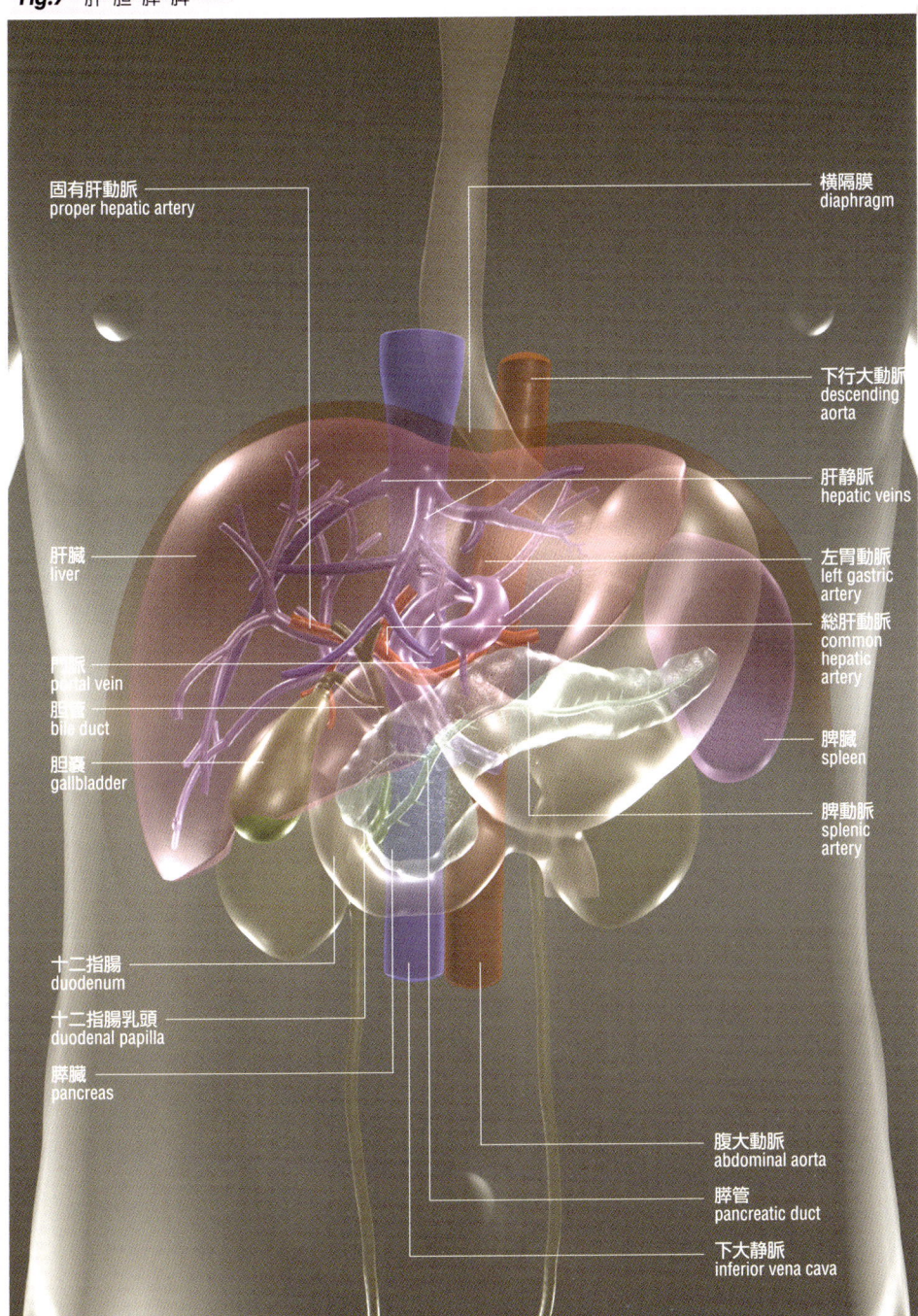

Fig.8 門脈系

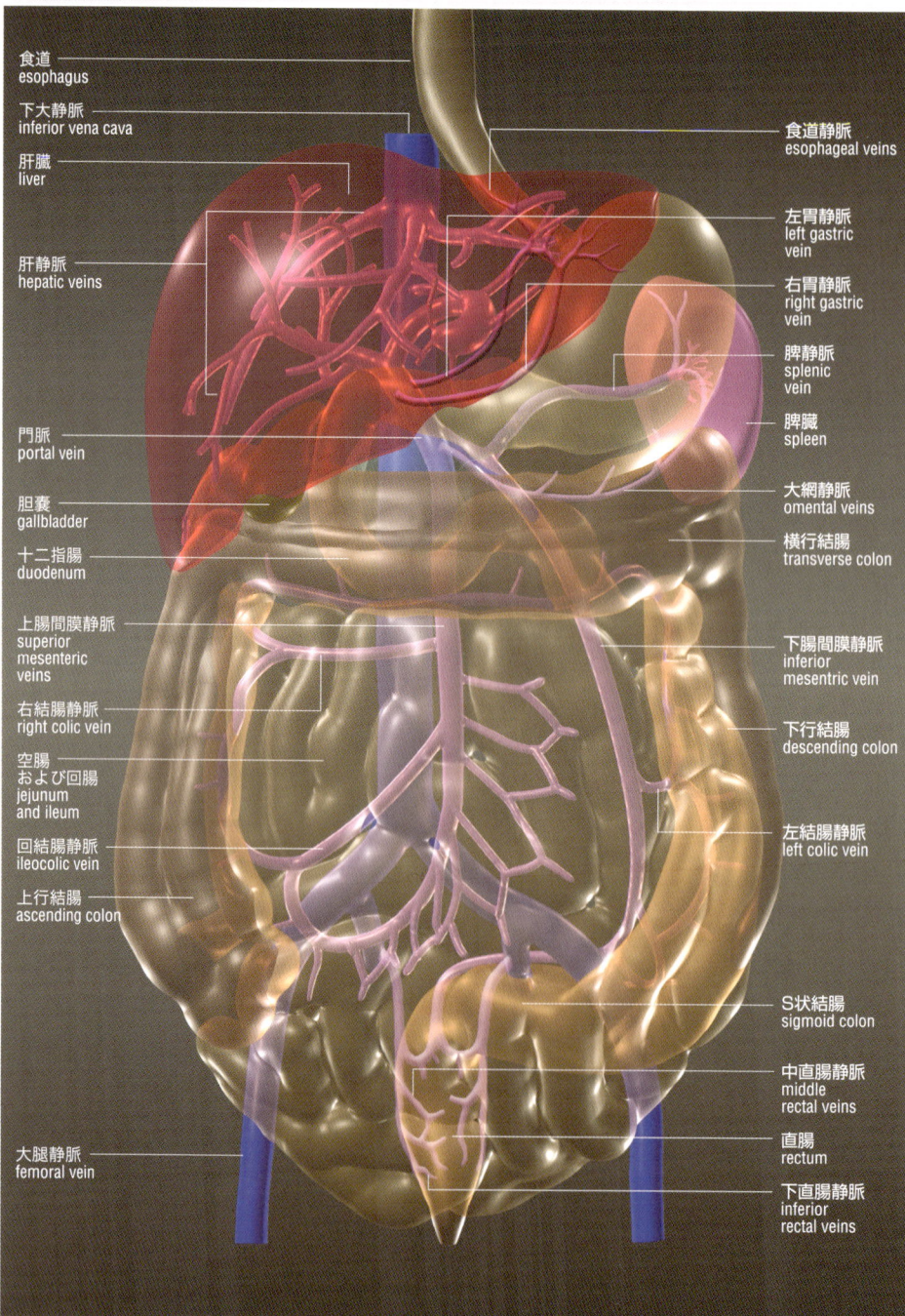

巻頭カラー 7

Fig.9 泌尿・生殖器系

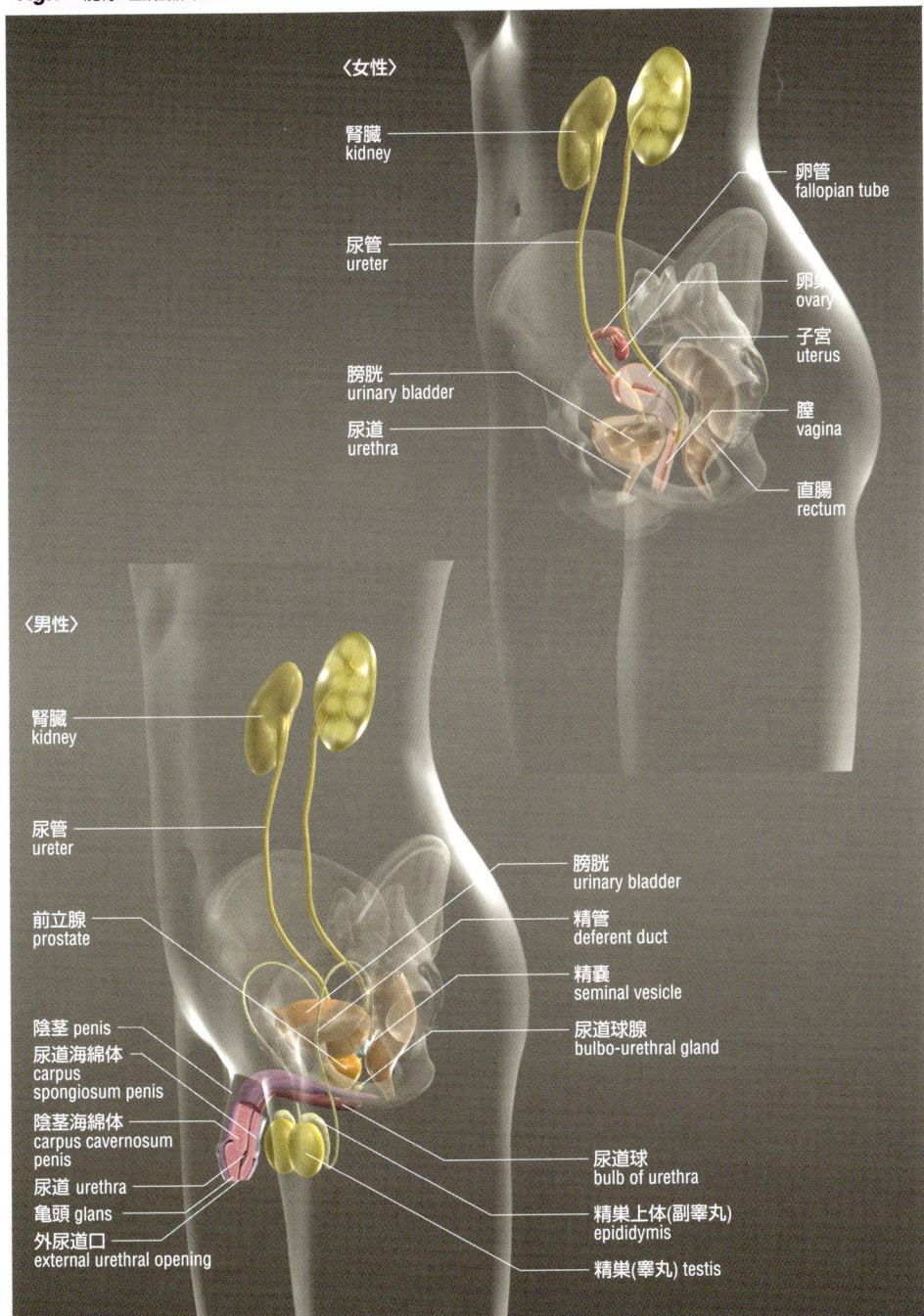

Fig.10 胸腹腔内臓器（前面）

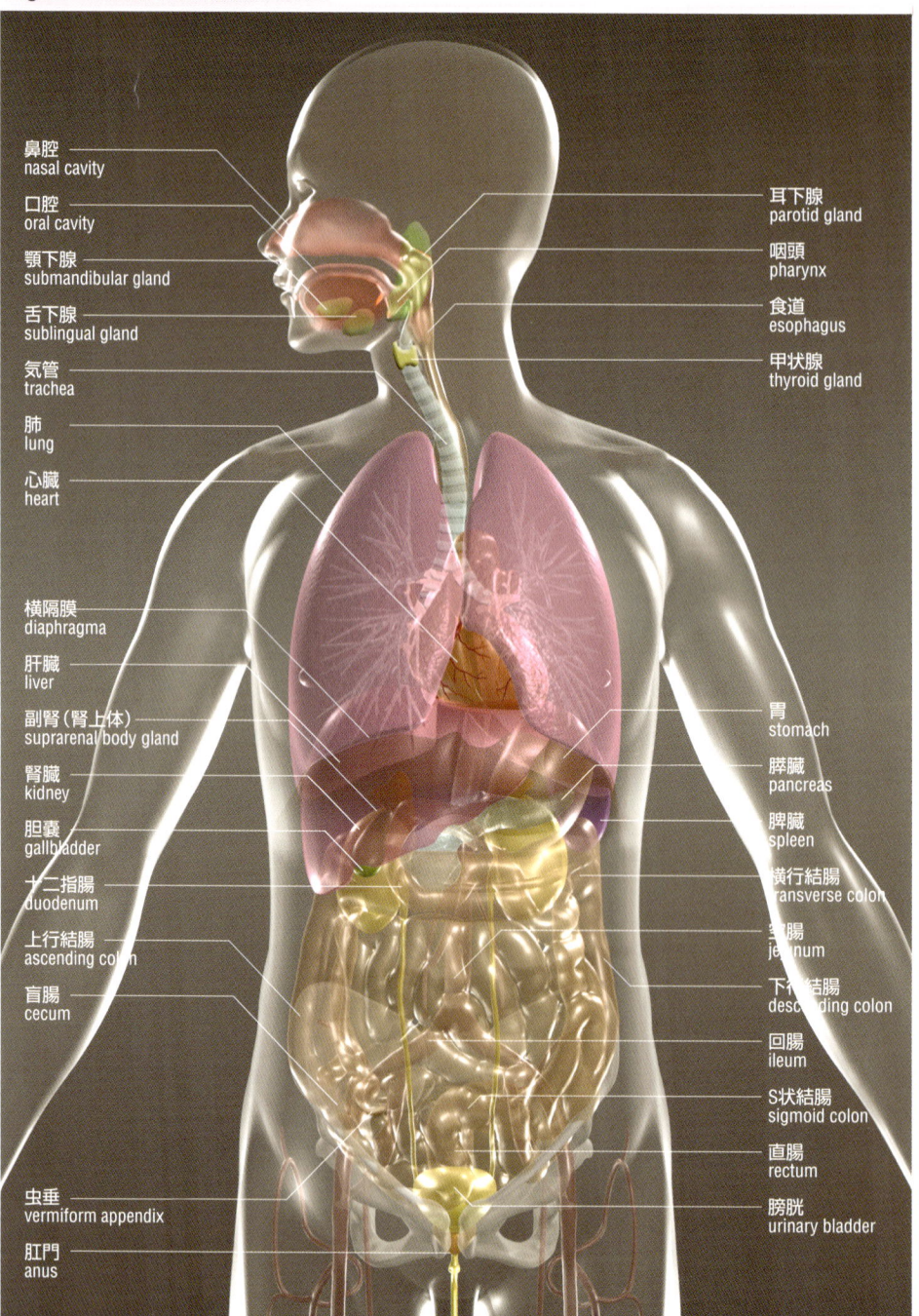

Fig.11 胸腹腔内臓器（横断面）

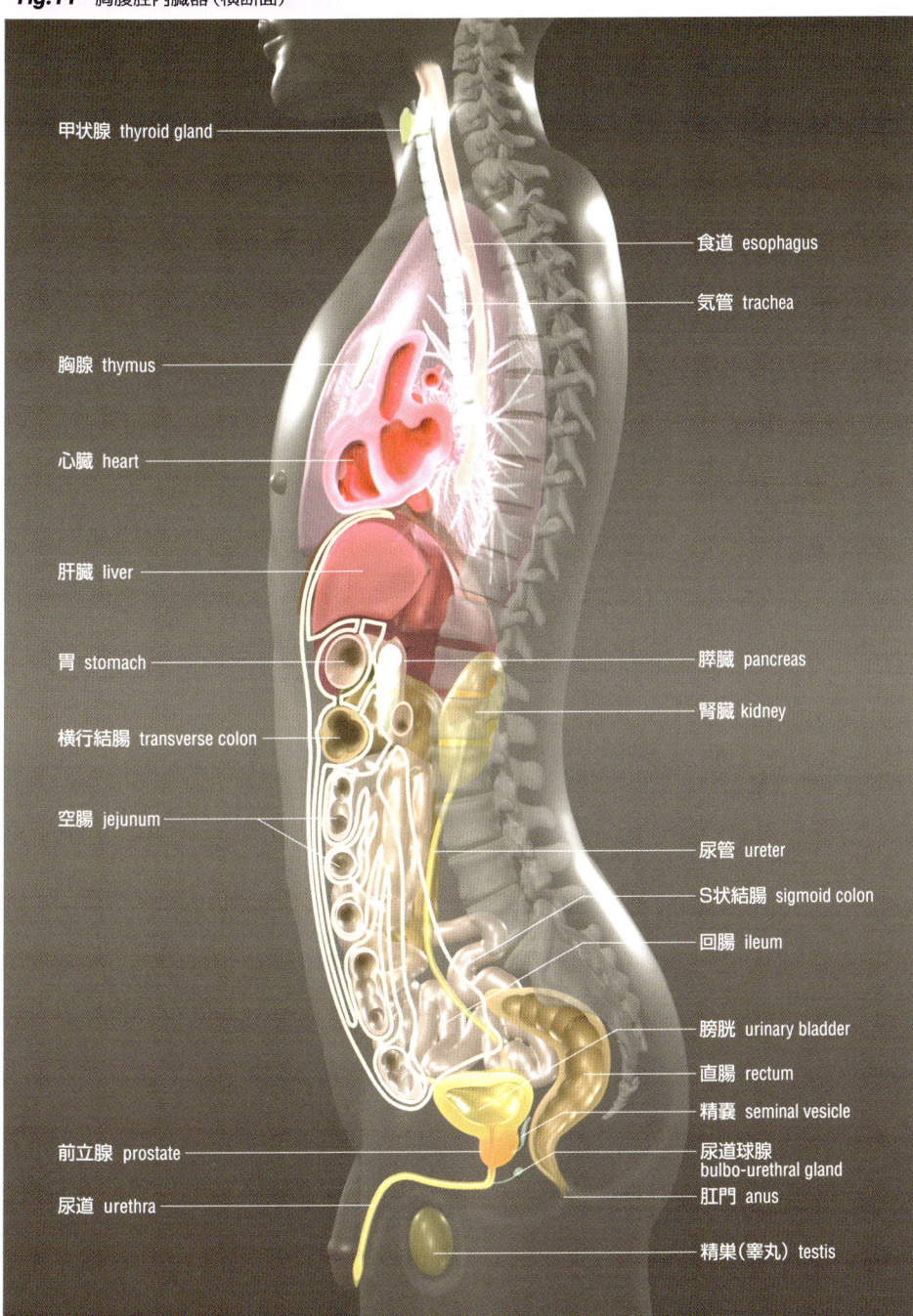

Fig.12 皮膚の構造

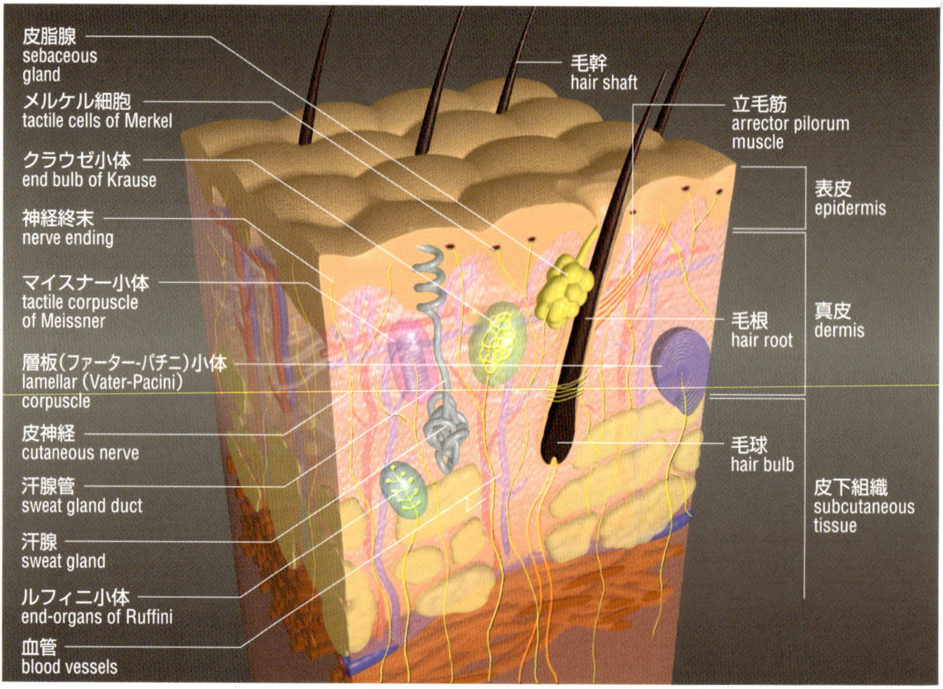

Fig.13 眼球の構造

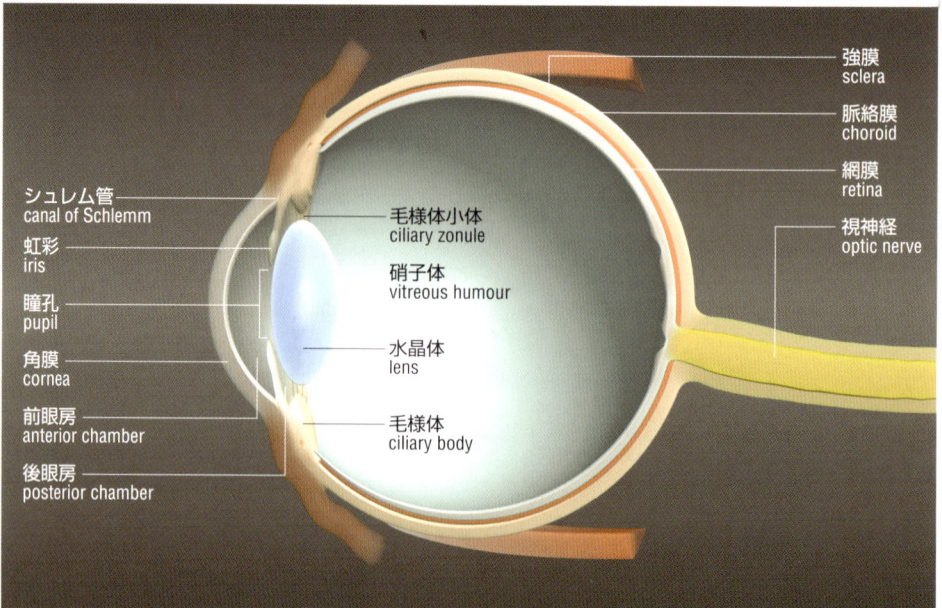

Fig.14 耳の構造

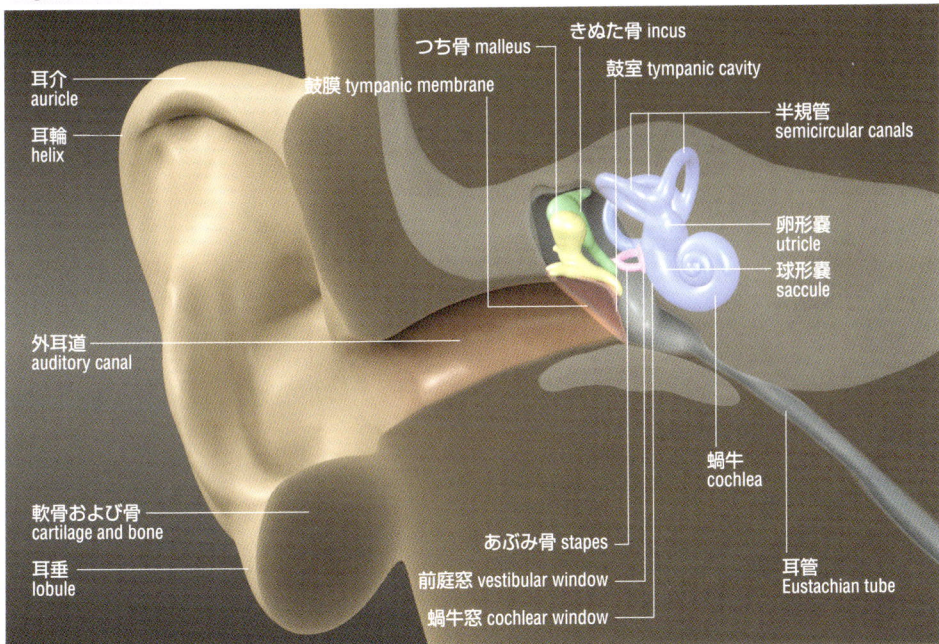

Fig.15 鼻の構造

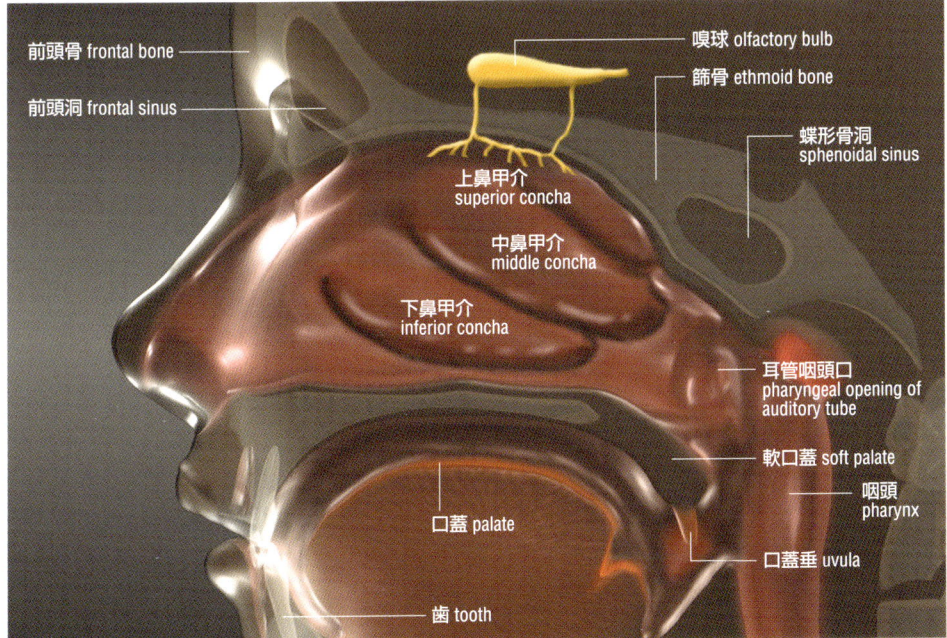

Fig.16 神経系（中枢神経）

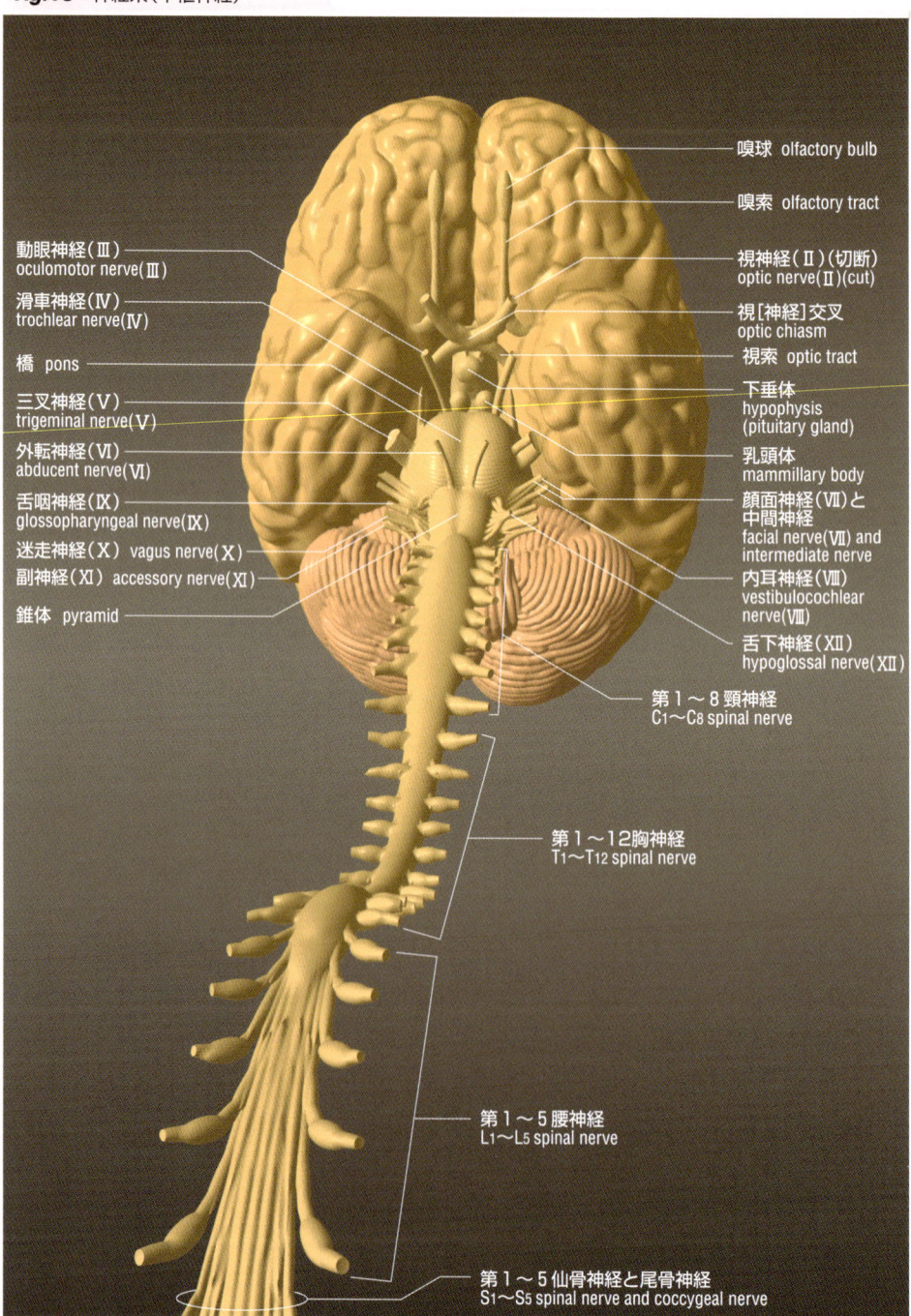

Fig.17 神経系（末梢神経）

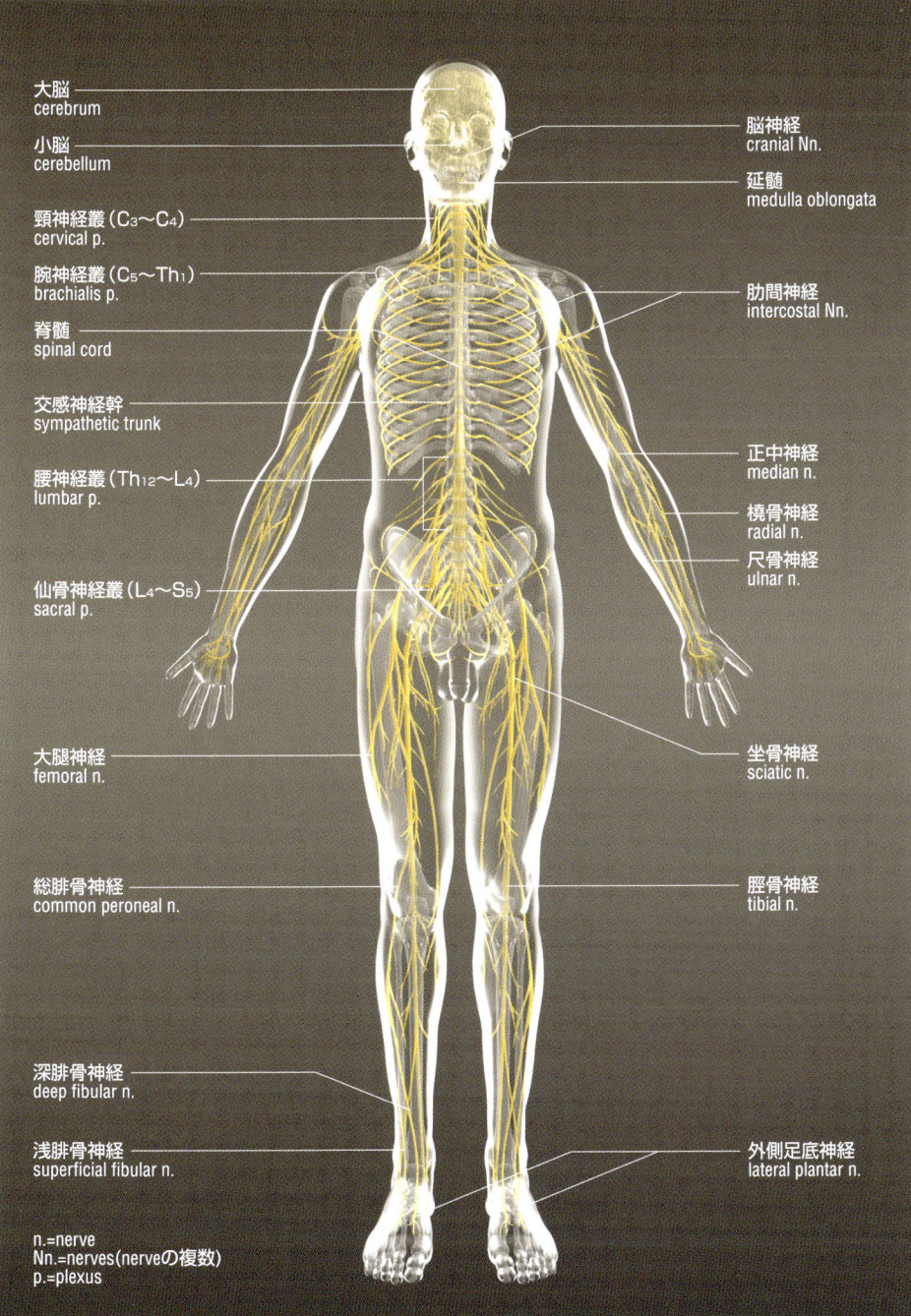

Fig.18 循環系（動静脈）

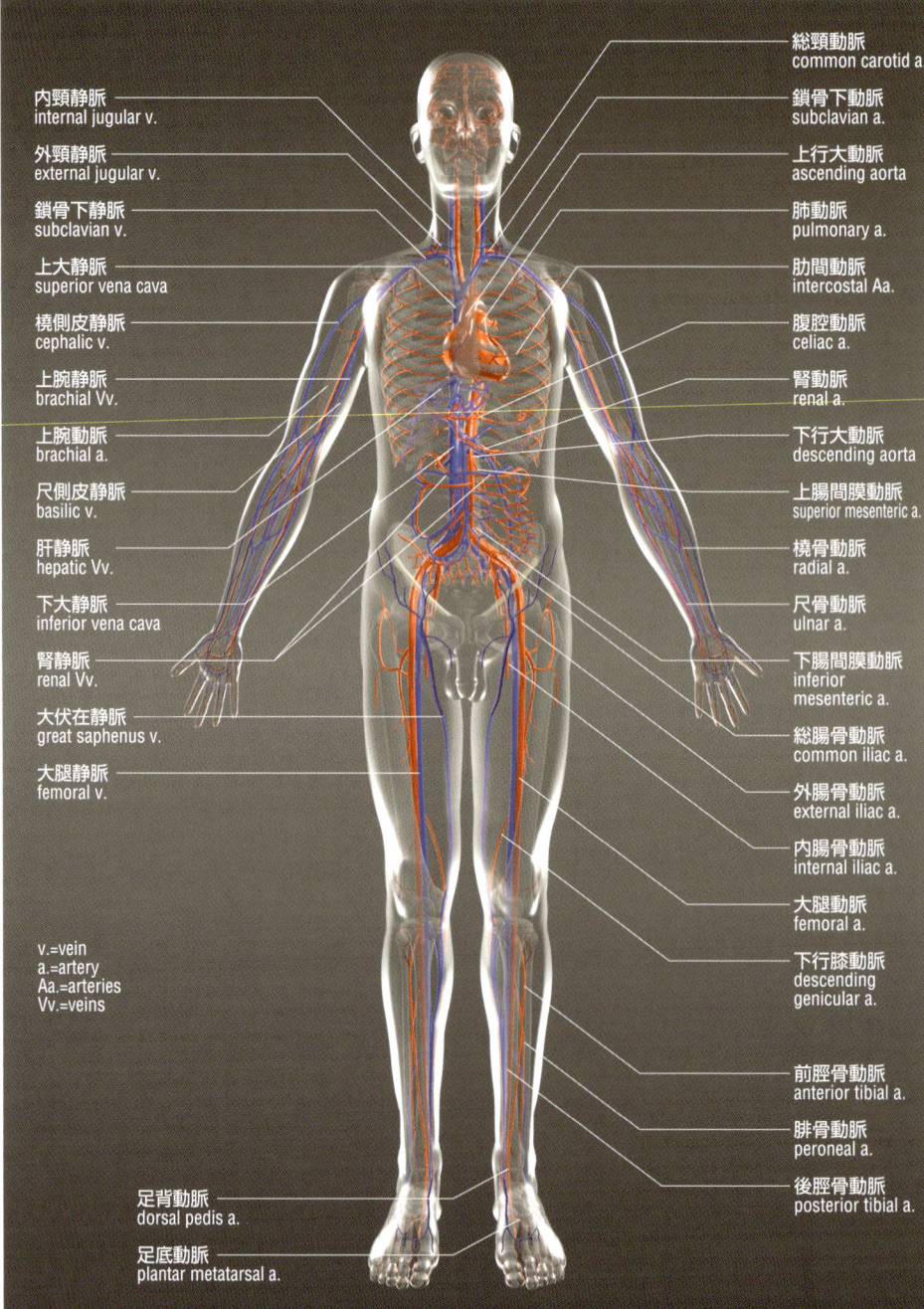

Fig.19 循環系（リンパ）

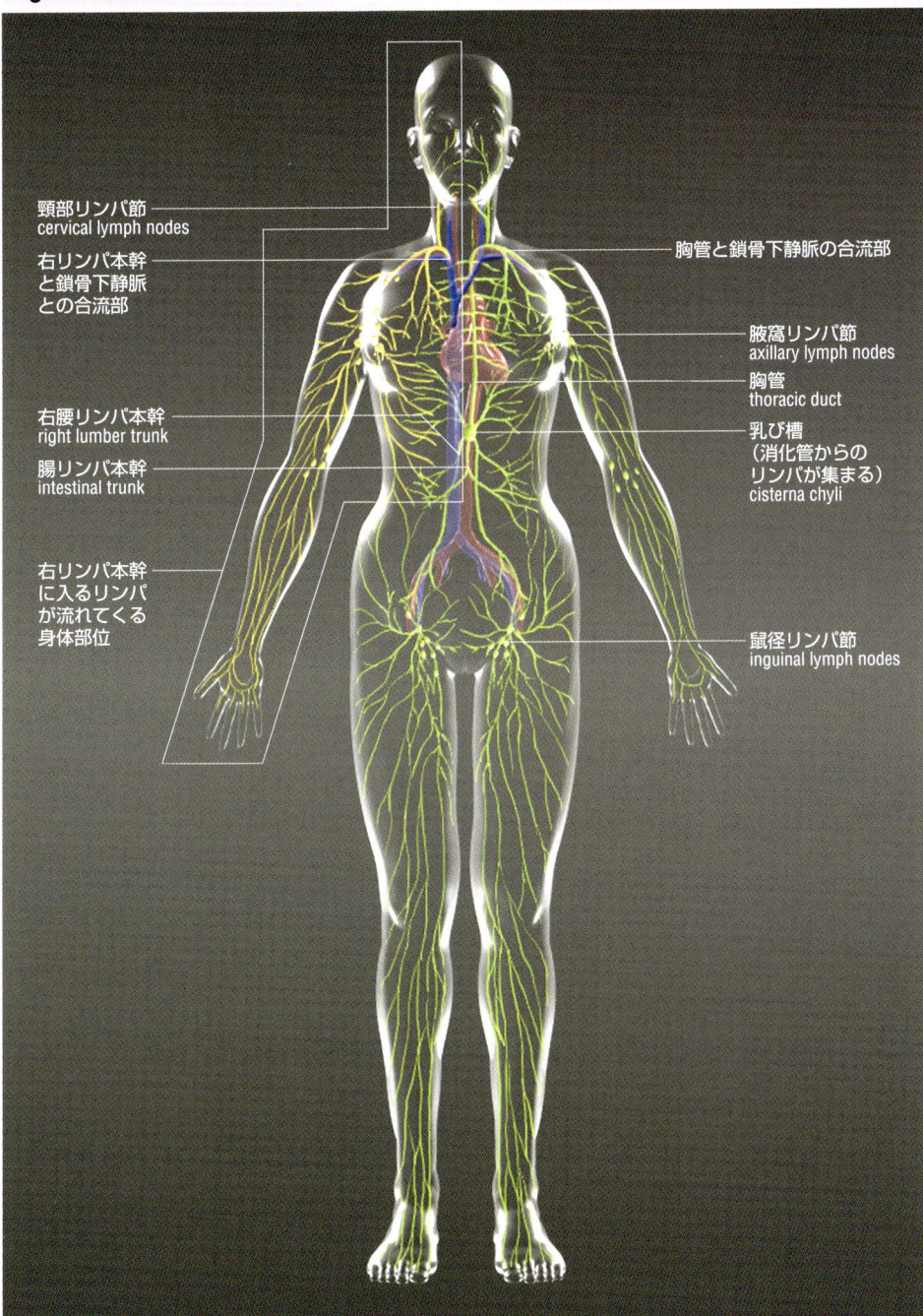

Fig.20 筋・骨格系(前面)

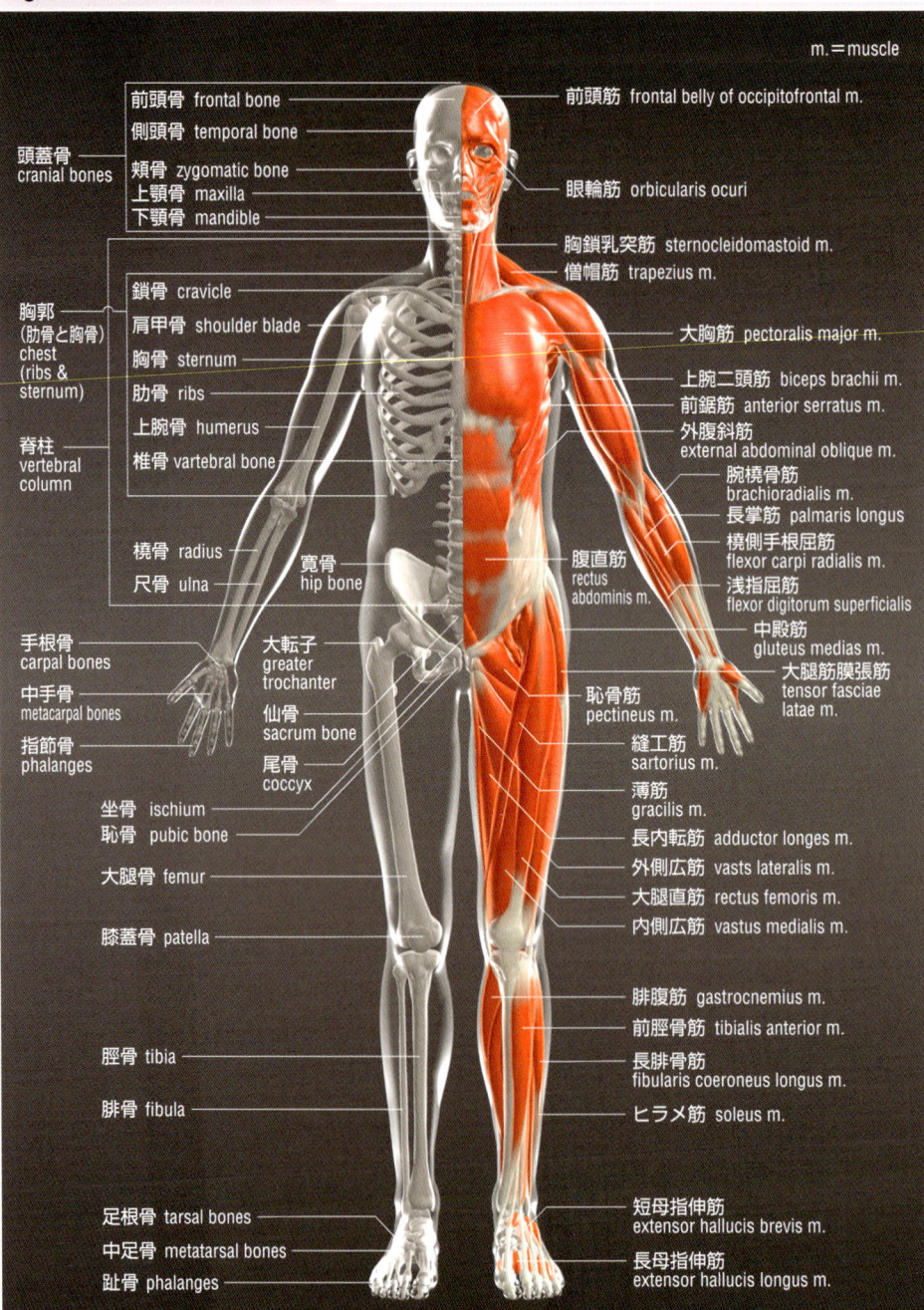

Fig.21 筋・骨格系(後面)

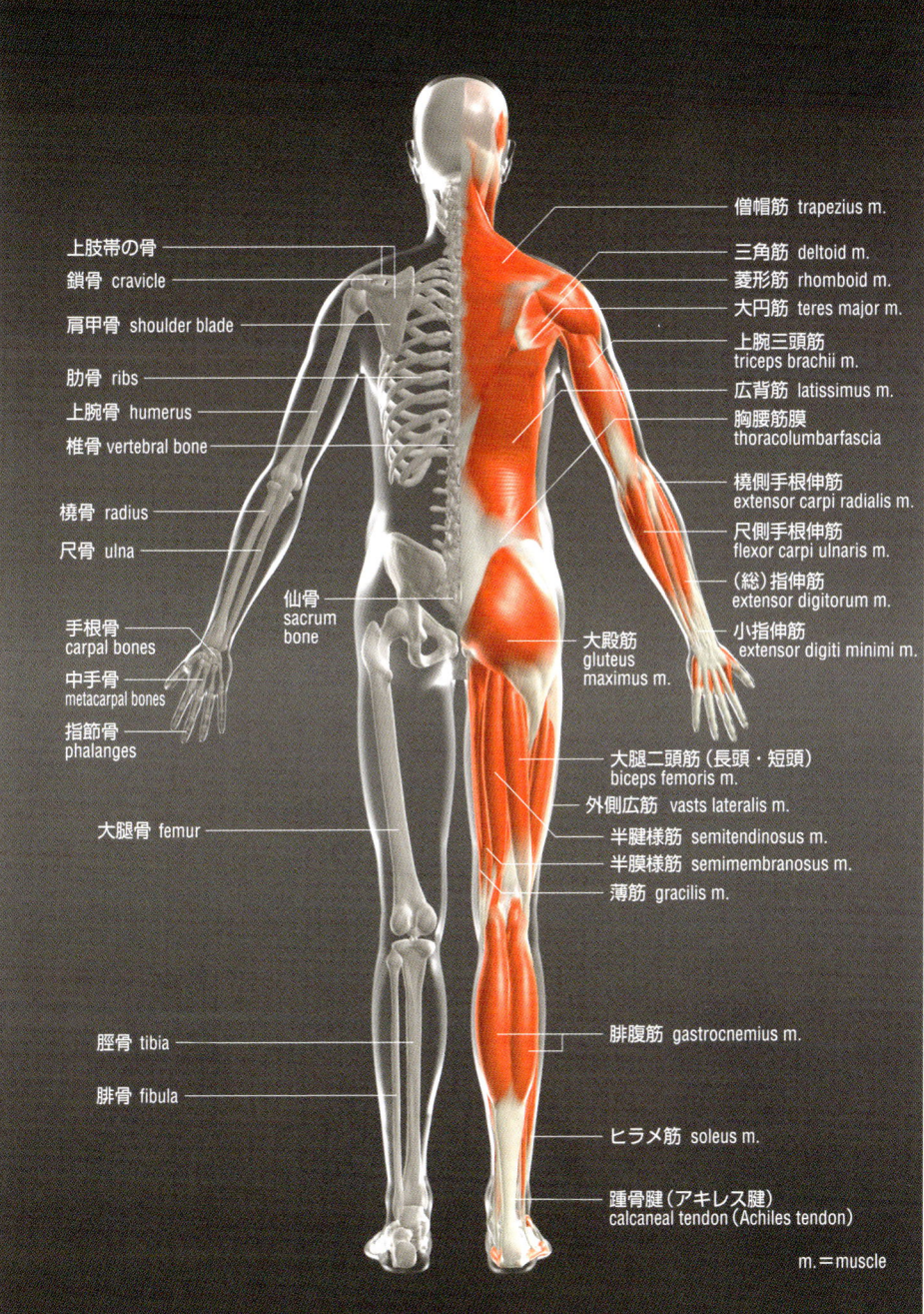

Fig.22 右肺の肺区域と気管支

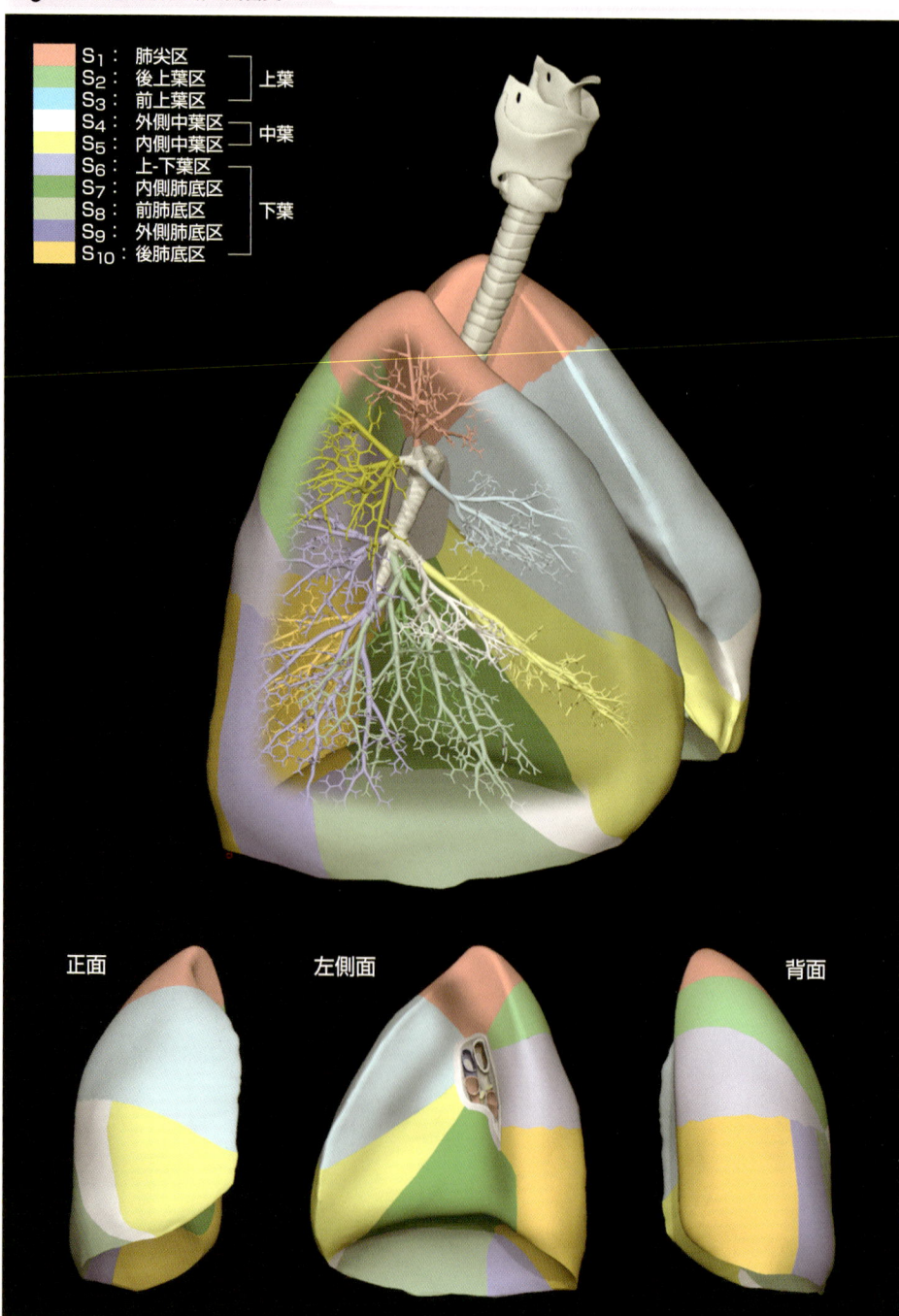

Fig.23 左肺の肺区域と気管支

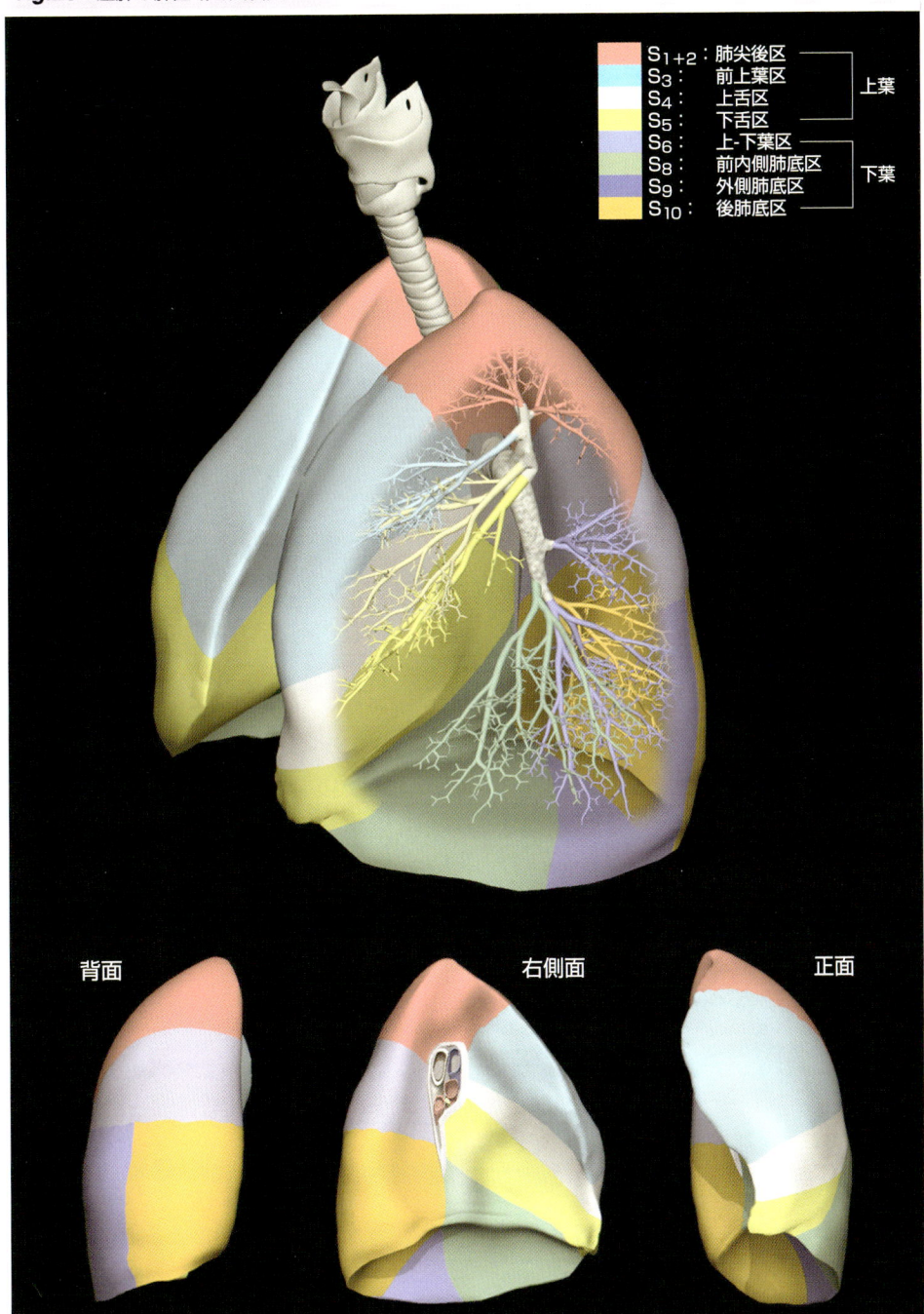

Fig.24 トリアージ・タッグ （本文p.1292参照）

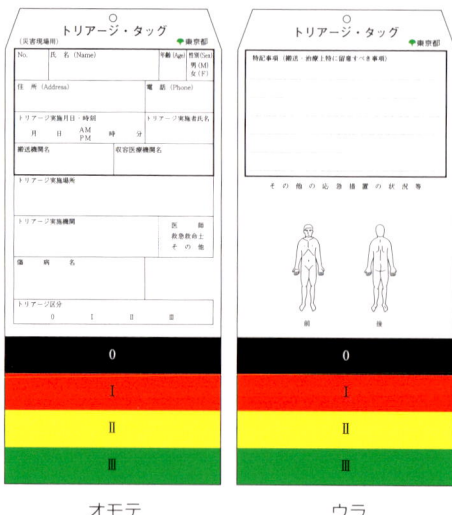

オモテ　　　　　ウラ

Fig.25 中央配管方式 （本文p.891参照）

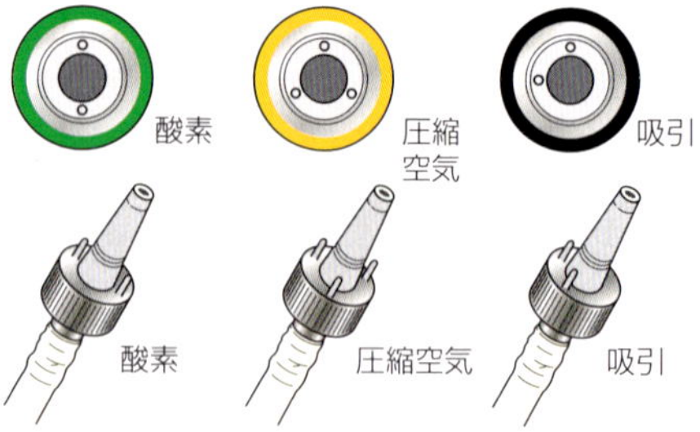

酸素　　圧縮空気　　吸引

酸素　　圧縮空気　　吸引

Fig.26 カラードップラー法 （本文p.1256参照）

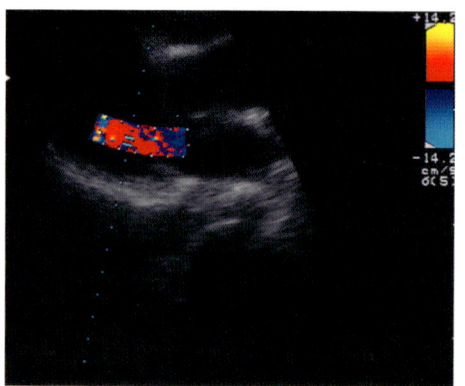

心臓の左室長軸断面をBモード(断層)で観察し，僧帽弁を中心に血流をカラードップラー法で観察したもの．探触子に近づく血流は赤色，遠ざかる血流は青色で表示される．

Fig.27 バイオハザードマーク （本文p.500参照）

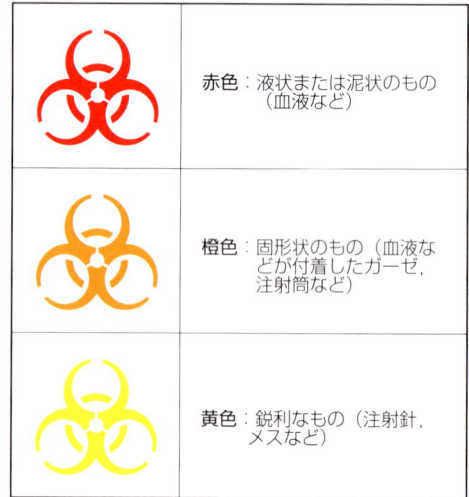

赤色：液状または泥状のもの（血液など）

橙色：固形状のもの（血液などが付着したガーゼ，注射筒など）

黄色：鋭利なもの（注射針，メスなど）

Fig.28 NPUAPによる褥瘡の分類

(本文p.1142参照)

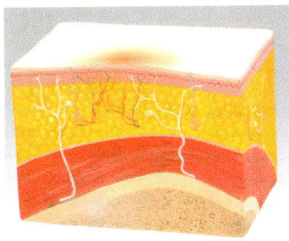

ステージⅠ（Ⅰ度）
押しても白くならない発赤，紅斑

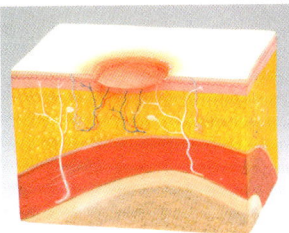

ステージⅡ（Ⅱ度）
創が真皮まで及ぶ皮膚損傷，水疱，表皮剥離，浅い潰瘍

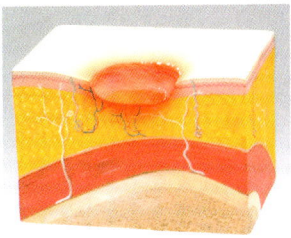

ステージⅢ（Ⅲ度）
創が皮下組織にまで及ぶ褥瘡

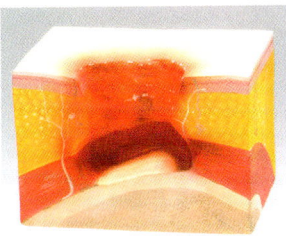

ステージⅣ（Ⅳ度）
創が筋肉，腱，関節包，骨まで及ぶ褥瘡

＊2007（平成19）年，NPUAPのステージ分類見直しにより「DTI」が追加された．
DTI（deep tissue injury）：圧力および/またはせん断力によって生じる皮下軟部組織の損傷に起因する，限局性の紫または栗色の皮膚変色，または血疱．皮膚に損傷はないまま深部で進行する状態

Fig.29 食事バランスガイド

(本文p.300参照)

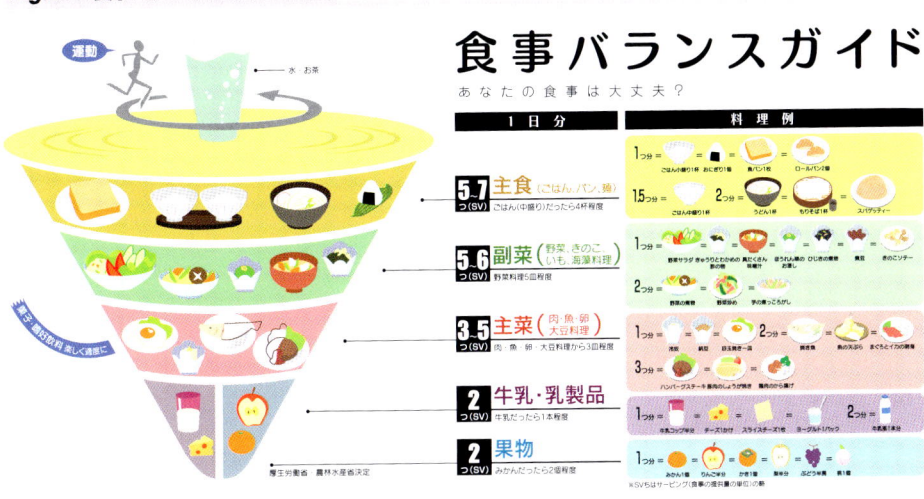

Fig.30 ISO規格によるカラーコード

(本文p.891, 1249参照)

注射針
輸液セット
輸血セット
採血用針
翼付針
血液透析用留置針
針付き注射筒

針外径		カラーコード
mm	G	
0.3		yellow
0.33	29	red
0.36		blue-green
0.4	27	medium grey
0.45	26	brown
0.5	25	orange
0.55	24	medium purple
0.6	23	deep blue
0.7	22	black
0.8	21	deep green
0.9	20	yellow
1.1	19	cream
1.2	18	pink
1.4	17	red-violet
1.6	16	white
1.8	15	blue-grey
2.1	14	pale green
2.4		purple
2.7		pale blue
3		green-yellow
3.4		olive brown

末梢血管用留置針

針外径		カラーコード
mm	G	
0.6	26	紫
0.7	24	黄色
0.8, 0.9	22	濃紺
1.0, 1.1	20	ピンク
1.2, 1.3	18	深緑
1.4, 1.5	17	白
1.6, 1.7, 1.8	16	灰色
1.9, 2.0, 2.1, 2.2	14	オレンジ
2.3, 2.4, 2.5	13	赤
2.6, 2.7, 2.8	12	水色
3.3, 3.4	10	薄茶色

気道用吸引カテーテル

カテーテル外径		カラーコード
mm	Fr.	
1.67	5	灰色
2.0	6	薄緑色
2.5	7.5	桃色
2.67	8	薄青
3.0	9	青緑
3.33	10	黒
4.0	12	白
4.67	14	緑
5.0	15	茶
5.33	16	だいだい(橙)色
6.0	18	赤
6.67	20	黄色

(日本医療器材工業会)

※色表記はJIS規格またはISO規格に基づいたもの．色調は見本であり，実際の製品の色とは若干異なることがある．

第3版刊行にあたって

　『看護学学習辞典』第2版を2002年11月に上梓してから約5年，初版刊行から10年の歳月が経過いたしました．その間18万人にも及ぶ看護学生や看護職を中心とした読者の方に"用語辞典"と"百科事典"の機能を兼ね備えた医療・看護の実用辞典として，高く評価されてまいりました．

　今日の医療最前線では，診断・治療技術の急速な進化，疾病構造の変化や高齢患者の増加への対応が急務とされており，加えて全人的医療の実践が求められています．

　まさに医療職の職域や責任は拡大する一方であり，医療行政においても，法・制度の改正が頻繁に行われています．

　このように，看護学や医学を取り巻く環境が日々刻々と変化していくなか，看護学生や看護職にとって，看護学や医学の最新知識のすべてを把握することや，あふれる情報を取捨選択することは至難の業といえましょう．

　このたびの第3版においては，全面的見直しに加え，変化の著しい看護学と医学領域ならびに周辺領域の用語を新規に厳選収載し，学習や臨床実践，研究活動に広く愛用されることを念頭においた改訂を心がけました．

　具体的には以下の点に留意しています．

① 全項目にわたり大幅な見直しを行い，最新動向やさまざまな変遷を反映させたうえで，1つの語彙から関連づけて知識の幅を広げることができるよう，同義語や参照語をさらに充実させる．

② 看護教育課程での必須語彙，看護診断（NANDA）関連用語，医療安全関連用語，EBM/EBNの普及に合わせた看護研究関連用語などを新規に収載し，収載語彙総数を約10,000語にまで充実する．

③ "百科事典"的な機能をもつ大項目を266項目まで増加し，かつ一括して掲載することで，いっそう活用の便を高める．

④ 図版類を約750点にまで増やして理解度を深める一助とするほか，巻頭カラー頁も増頁とし，三次元CG解剖図をさらに精緻にする．

⑤ 付録に「医療現場でつかう英会話」と「EBM/EBN関連用語と定義」を追加し活

用の便を高めるほか,「臨床略語集」では新たに厳選した頻出略語約 4,300 語を収載し,内容の充実をはかる.

　こうした改訂方針のもと,本辞典を看護学生や看護職はもとより,コメディカルの方々にも活用していただき,学べる辞典,知識の宝庫の事典としての評価を不動のものとするべく,いっそうの充実をはかりました.

　第 3 版刊行にあたりましては,第 2 版執筆者だけでなく,新たに各専門分野の執筆者の方々のご協力を得ることができました.ご協力いただきました諸先生に心より御礼を申し上げます.

　また,制作にあたり粘り強い支援をくださった学習研究社メディカル出版事業部の方々に感謝いたします.

2008 年 3 月

監修者を代表して

大橋優美子

第3版 監修者・編集者

【監　修】

大橋優美子　松蔭大学看護学部看護学科 教授

吉野　肇一　国際医療福祉大学病院 教授

相川　直樹　慶應義塾大学医学部救急医学 教授

菅原　スミ　昭和大学保健医療学部看護学科 教授

【編　集】
（50音順）

青木　克憲
浜松医科大学医学部救急医学講座 教授

大谷　吉秀
元・埼玉医科大学国際医療センター 教授

木村チヅ子
慶應義塾大学病院 看護部長

厚東　篤生
よみうりランド慶友病院 病院長，
慶應義塾大学医学部 客員教授

茶園　美香
慶應義塾大学看護医療学部 准教授

南里清一郎
慶應義塾大学保健管理センター 教授

花岡真佐子
北海道医療大学看護福祉学部 教授

三上　れつ
慶應義塾大学看護医療学部 教授

村木　篁
東京女子医科大学 名誉教授

山崎　元
慶應義塾大学 名誉教授

横山　裕一
慶應義塾大学保健管理センター 准教授

第3版 執筆者

会沢健一郎	小口　芳久	榊　　恵子	田中　廣壽	堀口　　文
相磯　貞和	尾崎　承一	坂巻　豊教	田辺　　稔	正門　由久
青木　克憲	小田　典雄	阪本　泰光	田村　雅子	松井　英男
青木　　圭	小野田暁子	志田小壽恵	茶園　美香	松尾　聿朗
青木　琢也	小原真理子	篠田　淳子	寺田　眞廣	松木　秀明
青木　涼子	貝瀬　友子	島田　　朗	徳村　光昭	三上　れつ
朝波惣一郎	加藤　真吾	嶋田　博之	冨田　敦子	三森　経世
新井　康通	鎌倉　光宏	島村　泰史	冨田　真幸	宮川　哲夫
池田　　正	上島　国利	下村　裕子	中川　敦夫	宮崎　敬子
石井　美里	神谷　　桂	白石壽美子	中島有美恵	宮崎　豊彦
石河亜紀子	河合　俊英	白波瀬丈一郎	永野　聖司	村木　　篁
伊藤　純治	川畑貴美子	城丸　瑞恵	中村　健二	毛利　　誠
伊藤　　裕	河原　由恵	申　　範圭	南里清一郎	百瀬　知雄
射場　麻帆	河邊　博史	菅原　京子	野崎　昭子	森　　正明
井原　　緑	菊池　春人	菅原　スミ	野﨑　祥子	森川　良行
今井　栄子	木口　一成	関　　亨	能瀬真奈美	森崎　　浩
今井　　裕	木崎　英介	関戸　好子	野村　正彦	安田恵美子
岩瀬　恵美	木崎　治俊	副島　和彦	花岡真佐子	山崎真由美
上田　邦枝	岸　　珠江	添田英津子	花岡　恭子	山田　　康
海老澤のり子	北原　佳代	高橋　信一	林　　宏行	山脇　健盛
遠藤　伸子	木村チヅ子	高橋　秀寿	原田　典和	横山　裕一
大木　友美	木村理恵子	高橋　裕秀	半田俊之介	横山　寛子
大久保敦子	久保さと子	高橋　真理	半田　　誠	吉田　　正
大谷　智子	熊地　美枝	高橋美奈子	平畑　　忍	吉野　肇一
大谷　吉秀	黒澤　　一	竹内　　勤	広瀬　信義	竜崎　崇和
大槻　恵子	桑平　一郎	武内　康博	福井　里佳	涌井　昌俊
大西　純一	黄　　英文	武田　純三	福澤　素子	渡辺　清明
大西　祥平	幸田　　力	竹田津文俊	藤井智恵子	渡辺　雅幸
大橋　正和	河野　洋子	多田隈卓史	藤澤　大介	渡辺　　守
大橋優美子	厚東　篤生	橘　　政昭	藤田　千春	渡部　玲子
大屋　晴子	後藤　和宏	田中　晶子	藤巻　伸予	
岡本　明子	後藤　淳子	田中耕太郎	藤森　紀子	
小川　　郁	小林　美亜	田中千鶴子	箆伊久美子	
小川　哲平	佐内結美子	田中　豊治	堀口　　崇	

第2版刊行にあたって

　1997年9月に本辞典の初版を上梓以来，早くも5年の歳月が経過しました．初版では，看護学・医学領域を中心に保健・医療・福祉などの分野で用いられる用語約5,000語を精選し，それらに用語辞典としての簡潔明瞭な解説を加えたほか，とくに重要な用語に関しては大項目として1頁から数頁にまたがる詳細な解説を加えるなどを大きな特色として刊行しました．いわば専門的な「看護学用語辞典」であると同時に，「看護学百科事典」として高い評価を得，これまでの5年間にわたり多くの読者に活用をいただいてまいりました．しかし，その間に看護界を取り巻く環境は制度的な問題も含め，まさに激変したといっても過言ではありません．最近のトピックスでは，2002年4月に保健師助産師看護師法が一部改正され，看護職の呼称が変更されたことがあげられます．この呼称変更には，看護専門職者すべてにとって，より専門職としての責務が大きくなるという意味が含まれているものと考えます．本辞典は，看護専門職者に必要な知識の習得，生涯学習のため，常に身近に置き使用できるよう編集しておりましたが，さまざまな環境の変化に応じた改訂の必要性も高まってまいりました．

　第2版への改訂においては，法制面の変更，医療技術の進歩・変遷，看護界の動向などに鑑み，大きくは，①全収載項目の見直し・修正，②新規追加項目の選定・収載，③活用価値の高い大項目の充実，の3点を改訂の主眼とし，今日まで地道な作業をつづけてまいりました．その結果，収載語彙数は約8,000語，そのうち大項目は約50項目増の242項目へと充実を果たし，より活用価値を増して刊行する運びとなりました．また，付録に関しても，解剖図を精緻な3次元CG画像に変更し，略語については臨床での頻出略語を中心にまったく新規に選択し収載数も約3,000語にまで増強しました．

　幸いにして改訂作業におきましては，初版執筆者だけでなく，新たに各専門分野の執筆陣のご協力を得て，修正・新規執筆をしていただくことができました．

　これまで以上に充実を果たした本辞典が，看護職の臨床実践や研究活動に，また看護学生の学習や臨地実習時の手助けとなれば幸いです．

　本辞典は，多数の執筆者の熱意と誠意・助言により完成したものです．刊行にあたりこれらの諸先生に心より御礼を申し上げるとともに，学習研究社メディカル出版事業部の方々の粘り強いご支援に感謝いたします．

2002年10月

監修者を代表して
大橋優美子

第2版 監修者・編集者・執筆者

【監　修】

大橋優美子　　　永野　志朗

吉野　肇一　　　大竹　政子

【編　集】

相川　直樹	木村チヅ子	塩原　隆造	南里清一郎	山崎　　元
今井　澄子	厚東　篤生	菅原　スミ	花岡真佐子	横山　裕一
大谷　吉秀	櫻田　知己	茶園　美香	村木　　篁	割田　勝子

【執　筆】

会沢健一郎	小野田暁子	佐内結美子	高橋　裕秀	半田俊之介	毛利　　誠
相磯　貞和	片井　　均	榊　　惠子	竹内　　勤	半田　　誠	百瀬　知雄
青木　克憲	加藤　真吾	坂巻　豊教	武内　康博	樋口　典代	森川　良行
赤澤　志織	加野象次郎	櫻田　知己	武田　純三	平畑　　忍	森崎　　浩
浅田　頼子	鎌倉　光宏	澤地　次雄	多田隈卓史	広瀬　信義	安田恵美子
朝波惣一郎	上島　国利	塩原　隆造	橘　　政昭	深瀬　　達	山崎真由美
池田　俊也	神谷　　桂	志田小壽惠	田中耕太郎	福澤　素子	山田　　康
池田　　正	川畑貴美子	篠田　淳子	田中　豊治	藤澤　大介	山脇　健盛
石坂　彰敏	河邊　博史	柴原多美子	田中　廣壽	藤田　尚代	横山　裕一
市川　二葉	菊池　春人	島田　　朗	田辺　　稔	藤巻　伸予	吉川　　悟
今井　栄子	木口　一成	嶋田　博之	田村　雅子	藤森　紀子	吉田　　正
今井　澄子	木崎　英介	島村　泰史	千葉　夏代	舩江　裕美	吉田　博子
今井　　裕	木崎　昌弘	下村　裕子	茶園　美香	船山　道隆	吉野　肇一
岩瀬　恵美	岸　　珠江	白石壽美子	月岡　澄子	保坂由美子	竜崎　崇和
遠藤　伸子	北原　佳代	白波瀬丈一郎	寺田　眞廣	堀口　　文	涌井　美紀
大竹　政子	北村有美恵	申　　範圭	徳村　光昭	前田　セツ	渡辺　清明
大谷　智子	木村チヅ子	菅原　スミ	冨田　敦子	正門　由久	渡辺　　守
大谷　吉秀	木村理恵子	菅原　　信	冨田　真幸	松井　英男	割田　勝子
大槻　恵子	久保さと子	鈴木　伸幸	中川　敦夫	松尾　聿朗	
大西　祥平	熊地　美枝	関　　亨	南里清一郎	松木　秀明	
大橋　正和	栗原　誠一	関　美恵子	二宮　紀子	松山　眞千	
大橋優美子	黒木のぶ代	関戸　好子	野崎　昭子	三上　れつ	
小川　　郁	黄　　英文	世良田幸恵	野﨑　祥子	三森　経世	
小川　哲平	厚東　篤生	添田英津子	野村　正彦	宮崎　敬子	
小口　芳久	小林　美亜	高橋　信一	花岡真佐子	宮崎　豊彦	
小田　典雄	小林礼以子	高橋　晴美	浜　　信昭	宗廣　妙子	
小野　節子	小山　典子	高橋　秀寿	林　恵理子	村木　　篁	

初版刊行にあたって

　近年，高齢社会の到来，医療技術の進歩，医療の専門分化など，看護を取り巻く環境の変化に伴い，看護の潮流が大きく変わろうとしています．また，看護サービスの場も多様化してきており，病院から各種施設，地域・家庭へと広がり，保健・医療・福祉にかかわる多くの人々と共同してケアにあたっていくことが必要とされてきております．

　看護の基礎教育においても，科学的思考を基礎とした看護の実践のために，保健・医療・福祉などの分野について，全体的に広い視野と高い見識を身につけ，幅広く，深い教養と，豊かな人間性を養うことが望まれるようになりました．そのような社会的要請に対応すべく，この春，看護教育カリキュラムの一部改正が行われました．

　看護の現場でも，サービスの質を問われる時代になってきております．今後さらに，看護の実践能力だけでなく，知識や人間性などが評価されるようになるでしょう．

　そうした看護界の動向をふまえて『看護学学習辞典』が刊行されることは，まことに意義深いことと考えます．

　本書は，看護学・医学を中心に保健・医療・福祉などの分野で用いられる約5,000語を精選して収録・解説いたしました．編集にあたって，看護婦(士)，看護学生の方々が職場や臨地実習・授業で活用しやすいように，とくに配慮されています．本書の特長としては，次のような点があげられるでしょう．

- とくに重要な用語は大項目としてとりあげ，語義の解説にとどまらず，図表を用いて詳しく解説しました．
- 大項目のうち疾患・症状については「看護」の項を設け，観察やケアなどのポイントを分かりやすく示しました．
- とくに初学者の便宜を考え，見出し語のすべて，および説明文中の難読語に読みがなをつけて検索の便をはかりました．
- 全ページを2色刷として，分かりやすい記述と見やすい構成を心がけました．
- 付録として，人体解剖図，臨床検査基準値，消毒薬一覧，臨床略語集を掲載し，基礎的知識の充実・確認の助けとしました．

　本書が，21世紀の保健・医療・福祉を担う看護婦(士)，看護学生など多くの方々に活用され，そのケアの充実に役立つことを期待しています．

　最後に，『看護学学習辞典』企画当初から監修者として多くのご配慮をいただいた元慶應義塾大学理事・医学部長の植村恭夫先生が，昨年秋，本書の刊行を待たずに他界されました．ここに記してご冥福をお祈りいたします．また，長期間にわたり多大の労を惜しまれなかった編集ならびに執筆の先生方に，心より感謝を申し上げます．

1997年　夏

監修者を代表して
大橋優美子

初版 監修者・編集者・執筆者

【監　修】

大橋優美子　　永野　志朗

吉野　肇一　　大竹　政子

【編　集】

今井　澄子	塩原　隆造	徳永友喜子	村木　篁
大谷　吉秀	菅原　スミ	南里清一郎	割田　勝子
櫻田　知己	茶園　美香	花岡真佐子	

【執　筆】

会沢健一郎	片井　均	橘　政昭	古川　智洋
相磯　貞和	加藤　真吾	田中　豊治	保坂由美子
浅田　頼子	加野象次郎	田中　廣壽	堀口　文
朝波惣一郎	上島　国利	千野　直一	前田　セツ
池田　俊也	菊池　春人	千葉　夏代	正門　由久
池田　正	木口　一成	茶園　美香	松井　英男
石坂　彰敏	北村有美恵	月岡　澄子	松尾　聿朗
市川　二葉	栗原　誠一	徳永友喜子	松山　眞千
今井　澄子	黒木のぶ代	永井いく子	三上　れつ
今井　裕	斎藤百合子	永野　志朗	三森　経世
臼田美智子	坂巻　豊教	中村　真澄	村木　篁
大竹　政子	櫻田　知己	南里清一郎	毛利　誠
大谷　智子	澤地　次雄	野村　正彦	森川　良行
大谷　吉秀	塩原　隆造	花岡真佐子	山崎　元
大橋優美子	実川　惠子	浜　信昭	山崎真由美
岡崎　勲	白石壽美子	半田俊之介	山脇　健盛
小川　郁	菅原　スミ	樋口　典代	吉田　正
小川　哲平	鈴木　伸幸	平畑　忍	吉田　博子
小口　芳久	竹内　勤	広瀬　信義	吉野　肇一
小田　典雄	武田　純三	深瀬　達	渡辺　清明
小野　節子	多田隈卓史	福澤　素子	割田　勝子

凡　例

1．本書の特長・編集方針
(1) 本書は，看護学生ならびに看護専門職を主な読者対象とし，看護学・医学を中心に保健・医療・福祉などの分野で用いられる用語約10,000語を精選して収録・解説した．
(2) 大項目・小項目を併用し，重要と思われる医学・看護学用語266項目を大項目として図表を用いて詳しく解説した．
(3) 専門用語の選定・表記は各学会用語集によったが，慣用表記を尊重したものもある．また，複数の表記が用いられているものについては，できるだけこれを併記し，また見出し語のみの項目を設けて，解説されている項目名を示した．同義語・類義語もこれにならった．
(4) 『NANDA-I看護診断—定義と分類 2007-2008』をもとに，看護診断用語199(診断概念119，診断ラベル80)を収載した．見出し語の右上に★印を付し，区別している．
(5) 初学者の便宜を考え，見出し語のすべて，および解説中の難読語に読みを付した．
(6) 巻頭カラーページには，精緻な三次元CG画像の人体解剖図のほか，本文に関連する一部のカラー画像も掲載した．
(7) 巻末付録として，「臨床検査基準範囲」「消毒薬一覧」「EBM/EBN関連用語と定義」「インターネットリソース一覧」「医療現場でつかう英会話」「臨床略語集」を掲載した．

2．見出し語・配列
(1) 見出し語は50音順に配列した．
　①拗音・促音は固有音として扱い，清音・濁音・半濁音の順に配列した．同音の場合は先頭文字の画数が少ない順にした．
　②長音(ー)は直前の文字の母音に置き換えて配列した．
　　【例】ペースメーカー＝ぺえすめえかあ
　③アルファベットは次の読みで配列した．
　　A：エー，B：ビー，C：シー，D：ディー，E：イー，F：エフ，G：ジー，
　　H：エッチ，I：アイ，J：ジェー，K：ケー，L：エル，M：エム，N：エヌ，
　　O：オー，P：ピー，Q：キュー，R：アール，S：エス，T：ティー，U：ユー，
　　V：ブイ，W：ダブリュー，X：エックス，Y：ワイ，Z：ゼット
　④外国語・外国人名のva，vi，ve，voは，それぞれの慣用により，ヴァ，ヴィ，ヴェ，ヴォ(うの項に配列)，バ，ビ，ベ，ボ，あるいはウ，フ，ワとして配列した．いずれか判別しがたいものは巻末の外国語索引で検索されたい．
　　【例】virus(ウイルス)，Virchow metastasis(ウィルヒョウ転移)，Vernet syndrome(ヴェルネ症候群)，Valsalva maneuver(バルサルバ法)，vitamin(ビタミン)，Volkmann contracture(フォルクマン拘縮)，Vincent angina(ワンサンアンギーナ)
　⑤数字の0(ぜろ，れい)，4(し，よん)，7(しち，なな)，9(きゅう，く)などの読みは慣用に従った．
　⑥先頭にアルファベット，ギリシャ文字，数字が付く見出し語は，その文字がその語において実質的な意味をもつ場合(CO_2ナルコーシス，α-受容体など)にはその読みの位置に配列し，それ以外のもの(18-トリソミー症候群，β-ガラクトシダーゼなど)はこれを無視して配列した．
(2) 見出し語の漢字にはルビを付した．拗音・促音も直音扱いとしたため，次のような表記となる．
　【例】逆行性（ぎゃっこうせい）のルビ＝ぎやつこうせい

凡　　例

数字，アルファベット，配列上無視した接頭語などは，特別のものを除いてルビを省略した．
(3) 略語は，前記のアルファベットの読みどおりではなく慣用的な読み方のあるものはその位置に配列し，ルビを付した．付録6の臨床略語集および巻末の外国語索引も参照されたい．
　【例】AS〔L〕O（アスロー），PEEP（ピープ）

3．外国語
(1) 各見出し語には，原則として対応する英語を〔　〕に入れて示した．ただし，適切と思われる英語のないものは省略した．複数の外国語表記があるものは，可能なかぎり併記した．また，語中のかっこ記号については，下記「5．記号 (1) かっこ記号」の①②に準ずる．
(2) 慣用的に英語以外の外国語が用いられるものは，それを記載あるいは英語と併載した．
(3) 当該外国語に頻用される略語のあるものは，外国語のあとにセミコロン（；）で続けて記載した．
(4) 微生物名など慣用的にイタリック体で表記されるものは，イタリック体で表記した．
(5) 解説文中の重要な用語については外国語・略語を（　）に入れて示した．
(6) 原則として冠詞は入れず，単数表記とした．

4．人　名
(1) 看護関係の重要な人名は見出し語として取り上げた．医学分野の人名は多岐にわたるため原則として見出し語としては採用せず，人名を冠した疾患・検査などの項目において欧文表記・国籍・生没年などを記載するにとどめた（没年不明の場合は未記載）．
(2) 国籍は，米国・イギリス・フランス・ドイツ・イタリアについてはそれぞれ米・英・仏・独・伊と略記し，それ以外はカタカナ表記とした．
(3) 外国人名のカタカナ表記は慣用に従った．
(4) 外国人名の欧文表記は母国語を尊重したが，ロシア語などでは英語表記を用いた．

5．記　号
(1) かっこ記号
　①見出し語，外国語，同義語などの中の〔　〕は，その中の語を含めて使う場合と含めずに使う場合があることを示す．見出し語では〔　〕の語にもルビを付した．
　　【例】馬蹄〔鉄〕腎：馬蹄腎あるいは馬蹄鉄腎
　②見出し語中の（　）は，下記の例のようにⓐ：（　）中の語をその直前の語に置き換えて使う場合があること，または，ⓑ：直前の語の漢字表記を示す．（　）中の語はルビを省略した．
　　【例ⓐ】尖形(圭)コンジローム：尖形コンジロームあるいは尖圭コンジローム
　　【例ⓑ】うっ(鬱)血，せん(譫)妄
　③解説文前の〈　〉は見出し語の同義語・類義語を示す．
　④解説文中の（　）は直前の語の読み，漢字表記，欧文・略語，あるいは補足説明を示す．
(2) 矢印
　①⇨：見出し語のみで立項した語の場合，⇨の次にくる語（主項目）中で解説されていること，あるいは同義語・類義語であることを示す．
　②→：解説文末尾の→は，→の次にくる語（複数の場合もあり）を参照することでさらに理解を深めることが可能と思われる参照項目，巻頭のカラー図，付録を示す．
　　＊主項目・参照項目とも，漢字のみの語，漢字で始まる語，慣用的な読み方のある略語には読みを（　）に入れて付した．
　③▶：大項目であることを示す．後半の大項目（p.673〜1497）を参照されたい．

6．大項目（p.674, 675の目次参照）
(1) とくに重要と思われる用語の定義・概念から，疾患であれば原因・症状・治療・看護といった分類に沿って，図表類を多用して解説した．
(2) 大項目は次の9分野に分類し，見出しの前にアイコンを付して区別した．

疾患・症状　　　治療・処置・検査　　　薬理
解剖・生理　　　診療補助　　　生活行動援助
看護一般　　　小児・母性　　　医療一般

7．付録
付録1　**臨床検査基準範囲**：慶應義塾大学病院中央臨床検査部で用いられている主要検査値を抜粋し，掲載した．一部の項では，より臨床的な根拠に基づく「臨床判断値」を示したものもある．
付録2　**消毒薬一覧**：主要消毒薬について，消毒対象微生物，消毒対象物，使用濃度などを示した．施設により希釈濃度が異なったり，調整済みの溶液を用いる場合もあることを念頭におき，参考とされたい．
付録3　**EBM/EBN関連用語と定義**：本書収載のEBM/EBN関連用語のうち，エビデンスの評価のために有用な語彙の定義(関係式)を掲載した．
付録4　**インターネットリソース一覧**：看護関連の学会・研究会，行政，関連団体，英文サイト，ならびに文献検索のためのホームページアドレスを掲載した．
付録5　**医療現場でつかう英会話**：医療のさまざまな場面に対応できる簡単な英会話を掲載した．英語には，できうるかぎり本来の発音に近い読み方をカタカナで付した．
付録6　**臨床略語集**：見出し語ならびに解説文中に収載されている主要略語，および臨床で必要と思われる略語約4,300を選出した．本書収載の略語は，その掲載ページを示した．
略語集の配列原則，検索方法については，巻末の臨床略語集凡例（p.1524）を参照されたい．

8．外国語索引
(1) 巻末の外国語索引には，見出し語のあとの〔　〕中の欧文・略語および解説文中の欧文のうち臨床で用いられる頻度の高いものを収載した．
(2) 外国語索引の配列原則，検索のしかた等については，外国語索引凡例（p.1610）を参照されたい．

9．その他
(1) 現在ではほとんど使われることのない疾患名，術式，基礎医学などの用語も，初学者などにより検索される場合を考慮し，一部については収載している．
(2) 慣用により，常用漢字ではなく旧字で表記している用語もある．
　【例】頸部，臍，滲出，瘙痒，剝離
(3) 小項目の図表は原則として該当項目解説文のあとに配置したが，余白の都合上，次ページに掲載している場合もある．
(4) 医薬品・医療機器の®マークは省略した．

小項目

あ行……………… 2
か行…………… 77
さ行……………233
た行……………384
な行……………459
は行……………498
ま行……………594
や行……………621
ら行……………634
わ行……………670

あ

アーガイル ロバートソン瞳孔(徴候)
〔Argyll Robertson pupil〕〈反射性瞳孔強直〉 瞳孔反射のうち，対光反射が直接，間接ともに消失し，調節および輻輳(ふくそう)反射による縮瞳は保たれているもの．多くの場合左右の瞳孔は大きさを異にし(瞳孔不同)，不正形を示す．進行麻痺，脊髄癆などの神経梅毒が原因であることが多いが，中脳病変，糖尿病によることもある．Douglas M.C.L.Argyll Robertson(1837〜1909，英，眼科)．

アーチ関連痛 〔arch related pain〕 扁平足，外反母趾における足への負担を軽減するためにアーチとよばれる足底用フットサポーターを装着して，足底の彎曲の崩れを補正した場合，その装着で膝痛が生じることをいう．

アームダウン 〔arm down〕 真空採血管からの逆流圧ならびにホルダーの汚染により，被採血者の感染リスク防止のため，真空採血管採血時に行われる逆流防止手技．穿刺針の位置と採血管内の位置関係による逆流の防止のために，腕の位置を心臓より低い位置に下げて採血することをいう．2003(平成15)年に，厚生労働省より各都道府県を通じ，真空採血管の使用上の注意等が通知されたのち，日本臨床衛生検査技師会や日本環境感染症学会などが主催の第50回日本臨床医学会総会(2004年)において発表された"真空採血管による採血手技に関する安全管理指針"のなかに明記されている．

アーユルヴェーダ 〔ayurveda〕 インドの伝承医学であり，その起源は紀元前15世紀にさかのぼる．アーユルヴェーダにおける健康とは，疾病から解放されているというよりは，肉体・精神・霊的な状態が妨げられずに幸福と充実の状態にあること，とらえられる．人間の身体を構成する要素(ドーシャ)を風(ヴァータ)，火(ピッタ)，水(カパ)に分けて，そのバランスが崩れると病気になると考えられており，個々の体質に合わせた予防法や健康増進法が用いられる．近年，高齢者のQOLを向上させる可能性などが注目されている．

ras 遺伝子 〔ras gene, ras family〕 ⇒ras 遺伝子(ラスいでんし)

RA試験 〔RA(rheumatoid arthritis) test〕 リウマトイド因子(ヒトIgGのFc部分に対するIgM型自己抗体)の定性的検出法の1つ．変性ヒトIgG吸着ラテックス粒子のリウマトイド因子による凝集反応を，肉眼的に判定する．関節リウマチでは約80％が陽性を示すが，膠原病，慢性肝疾患，慢性感染症でも陽性となることがある．健常者でも数％の陽性者をみとめる．

RSウイルス 〔respiratory syncytial virus；RSV〕 パラミクソウイルス科に属するRNAウイルス．乳児の冬期の上気道炎の原因ウイルス．ときとして，気管支炎，細気管支炎，肺炎を起こし，重篤となる．流行時再感染を繰り返し，飛沫感染，接触感染で伝播し，院内感染源として問題となる．

Rh式血液型 〔Rh system of blood groups〕 ABO式とともに臨床上，輸血施行の際はとくに重要である．ウィーナー(Wiener)とフィッシャー(Fisher)によって血液型抗原の分類が異なるが，通常はフィッシャーによるC，D，E，c，d，eの記号を用いる．臨床的にはD抗原が最も重要で，抗D(Rh)血清を用い，その凝集反応を調べることによって凝集原Dを有するRh陽性(凝集する)と凝集原DをもたないRh陰性(凝集しない)を判別する．Rh陰性型の人にRh陽性型の血液が輸血されると抗D凝集素が生じ，またRh陰性型の女性がRh陽性型の児を妊娠した場合，児のRh陽性血が母体に移ることによりRh感作を起こす．それぞれRh式血液型不適合，Rh不適合妊娠とされるが，いずれも個人によって反応の差が大きい．なお，日本人の場合，Rh陰性の者は0.5％程度である．→血液型(けつえきがた)

RNA 〔ribonucleic acid〕 〈リボ核酸〉 リボースを糖成分として含む核酸．リボソームを構成するリボソームRNA(rRNA)，蛋白質合成の情報をもったメッセンジャーRNA(mRNA)，アミノ酸を運搬するトランスファーRNA(tRNA)に分けられている．いずれも蛋白質生合成に関与しており，DNAを鋳型として合成されている．→核酸(かくさん)

RNA型ウイルス 〔RNA-type virus〕 RNA(リボ核酸)を遺伝子としてもつウイルスの総称．代表的ウイルスとしては，ポリオウイルス，風疹ウイルス，C型肝炎ウイルス，日本脳炎ウイルス，インフルエンザウイルス，麻疹ウイルス，ヒト免疫不全ウイルス(HIV)などがある．

RMR 〔relative metabolic rate〕 ⇒エネルギー代謝率

RO(LA)抗体 〔RO antibody〕 ⇒SS-A(B)抗体

R on T現象 〔R on T phenomenon〕 心電図で，心室性期外収縮が，先行するT波に重なるように出現する状態をいう(図)．この現象は心室頻拍や心室細動に移行することが多く，注意を要する．

RQ 〔respiratory quotient〕 ⇒呼吸商(こきゅうしょう)

RCA 〔root cause analysis〕 ⇒根本原因分析(こんぽんげんいんぶんせき)

RCT 〔randomised controlled trial〕 ⇒ランダム化比較試験

■図 心室期外収縮

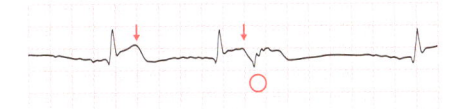

急性心筋梗塞(ST上昇に注意[↓])のモニタ．T波に重なって幅広の下向きQRS波(心室性期外収縮)が出現(○)

RT [reminiscence therapy]
⇨回想法(かいそうほう)

IRDS [infantile respiratory distress syndrome]
⇨新生児呼吸窮迫症候群(しんせいじこきゅうきゅうはくしょうこうぐん)

IADL [instrumental activities of daily life]
⇨手段的日常生活動作(しゅだんてきにちじょうせいかつどうさ)

ISS [injury severity score]
〈外傷重症度スコア〉 国際的に最も汎用されている多発外傷の重症度評価法．まず，受傷部位の解剖学的重症度を Abbreviated Injury Score (AIS) 90-Update 98 を用いて，6段階に評価する［1：軽症，2：中等症，3：重症(生命脅威的ではない)，4：重篤(生命脅威的)，5：瀕死，6：救命不能］．ISS は身体の損傷部位を，頭頸部，顔面，胸部，腹部および骨盤内臓器，四肢および骨盤，体表の6か所に分けて，各部位のAISスコアの最高値のうち，上位3部位のスコアを2乗して合計した値である．最高値は75点で，1部位のAISスコアが6点である場合には全例75点とする．日本外傷データバンクの統計では，ISS 25〜35の死亡率は30%強，ISS＞35では50%を超えると報告されている．

IN[A]H [isonicotinic acid hydrazide]
⇨イソニアジド

IMV [intermittent mandatory ventilation]
⇨間欠的強制換気法(かんけつてききょうせいかんきほう)

IOL [intraocular lens]
⇨眼内(がんない)レンズ

IOC [intermittent oral catheterization]
⇨間欠的口腔(かんけつてきこうくう)カテーテル栄養法

噯気(あいき) [eructation, belching]
⇨おくび

IQ [intelligence quotient]
⇨知能指数(ちのうしすう)

IgE [immunoglobulin E]
〈免疫グロブリンE〉 免疫グロブリンの1つのクラス．マスト細胞や好塩基球の表面にFc部分を介して結合している．I型アレルギー(アナフィラキシー)では，抗原とIgE抗体が結合し脱顆粒反応によりヒスタミンなどの生理活性物質が放出される．寄生虫に対する免疫反応にも重要である．→免疫(めんえき)，免疫グロブリン

IgA [immunoglobulin A]
〈免疫グロブリンA〉 免疫グロブリンの1つのクラス．唾液，涙液，母乳，粘液などに多く含まれる(外分泌性抗体)．分泌型IgAは，J鎖や分泌片と結合し2量体を形成している．→免疫(めんえき)，免疫グロブリン

IgA腎症(じんしょう) [IgA nephropathy]
〈IgA腎炎，IgA-IgG腎症，ベルジェ病〉 糸球体のメサンギウムにIgAが沈着して起こるメサンギウム増殖性腎炎である．15〜30歳に多く，学校検診によって発見されることが多い．血尿が必発で急性のこともあるが，70%は潜在性である．血中IgAが高く，確定診断は腎生検による．

ICSI [intracytoplasmic sperm injection]
⇨不妊症(ふにんしょう)

ICHDコード [Inter-Society Commission Heart Disease code ; ICHD code]
ペースメーカーのペーシングモードの1つで，3けたの文字で分類されている．1番目の文字がペーシング部位，2番目の文字がセンシング部位，3番目の文字がセンシングに対する反応様式を表す．主に用いられるコードは，V(心室)，A(心房／心室)，O(感知／反応しない)，I(抑制)，T(同期)である．→人工(じんこう)ペースメーカー

ICN [International Council of Nurses]
⇨国際看護師協会(こくさいかんごしきょうかい)

ICNP [International Classification for Nursing Practice]
⇨看護実践国際分類(かんごじっせんこくさいぶんるい)

ICF [intracellular fluid]
⇨細胞内液(さいぼうないえき)

IGF [insulin-like growth factor]
〈インスリン様増殖因子，ソマトメジンC〉 サイトカインの一種．プロインスリン類似の構造のペプチドで，IGF-I と IGF-II の2種類がある．IGF-I は分子量約7,000で，成長ホルモンの作用により肝，腎，骨その他の臓器で産生され血中に放出される．種々の細胞表面にあるIGF受容体に結合し，インスリン様の血糖低下作用，細胞の増殖分化促進作用を現す．→ソマトメジン

ICM [International Confederation of Midwives]
⇨国際助産師連盟(こくさいじょさんしれんめい)

IgM [immunoglobulin M]
〈免疫グロブリンM〉 免疫グロブリンの1つのクラス．5量体を形成し最も分子量の大きな免疫グロブリンである．免疫応答の最初に産生される抗体であり，補体の活性化能が高い．B細胞表面にも存在し，抗原受容体として働く．→免疫(めんえき)，免疫グロブリン

ICG [indocyanine green]
〈インドシアニングリーン〉 肝機能検査，循環機能検査などに用いられるトリカルボシアニン系の緑色色素．生体に投与されるとすみやかに選択的に肝から胆汁中へ排泄されるが，肝障害，循環障害があると排泄が遅延する．

IgG [immunoglobulin G]
〈免疫グロブリンG〉 免疫グロブリンの1つのクラス．血液中に最も多量に含まれる主要な免疫グロブリンである．補体の活性化，貪食作用の促進などの機能をもつ．胎

盤を通過できるため母体から移行する IgG は，胎児や新生児の生体防御からも重要である．→免疫(めんえき)，免疫グロブリン

ICT [infection control team]
院内感染などの発生予防，発生時の迅速な対応のために，感染症の専門家と院内の組織横断的メンバーで構成される院内感染対策チームのこと．一般的には院内感染対策委員会の下部組織としての実働部隊ともいえるが，施設によっては院内感染対策委員会を兼ねて組織されることもある．→院内感染(いんないかんせん)

ICD [International Classification of Diseases]
⇨国際疾病分類(こくさいしっぺいぶんるい)

IgD [immunoglobulin D]
〈免疫グロブリンD〉 免疫グロブリンの1つのクラス．機能は不明であるが，B細胞表面に存在し，抗体産生細胞への分化や抗原レセプターとして働いていると考えられている．→免疫(めんえき)，免疫グロブリン

ICP [infection control practitioner]
1963(昭和38)年に米国の CDC が病院などの施設内への配置を原則的に義務付けた，感染管理実践者(専門家)のこと．米国の感染管理にかかわる資格名．邦訳では，感染管理実践者，感染予防・感染症治療責任者とよばれる．感染経路別のサーベイランスから職業感染対策まで，幅広く院内外の感染管理上の諸問題解決にあたるほか，感染症に対して適切な抗菌薬が正しく使用されているかなどをチェック，指導する役も担う．

ICU [intensive care unit]
〈集中治療室〉 手術の要・不要，また内科系，外科系の別にかかわりなく，循環系，呼吸器系，代謝系などの全身的な管理を必要とする急性で重症な患者を収容して集中的治療を行い，その効果を高めることを目的に設置された部門．運営は一般に緊急蘇生の治療に慣れている麻酔科医が担当しているが，治療全体の責任は患者が所属する科の担当医である．看護要員は少なくとも原則的に患者2名に看護師1名を配置し，3交代をとり，その看護師も患者の病状変化を早期に予知・発見できる高い能力と実践技術をもっていることが条件となる．構造，設備は1床当たり50 m²を有し，清潔区域と準清潔区域を区別し，空調，照明，緊急呼び出しなどを備え，機器として監視用モニターを置き，救急蘇生用具，気管内挿管・気管切開の器具，レスピレーター(人工呼吸器)，除細動器，心電計などの常備がある．→CCU

ICU症候群 [intensive care unit syndrome]
ICU滞在が長期にわたる患者に出現する病的精神症状．重篤で意識障害のあるときには起こらないが，治療により意識を回復した場合，あるいは当初から意識が清明の患者において発症する．すなわち，呼吸管理，循環動態の監視・計測，種々のゲージ類による測定や中心静脈栄養など多くのチューブによって重篤感をいだき，昼夜の照明，面会時間の制限，孤独感，焦りなどが入り交じって，せん妄，拒否反応，幻視，幻覚，幻聴などの精神症様の症状をきたす．患者本来の疾病ではなく1つの症状であるから，集中管理の必要がなくなったときにすみやかに一般病室に移すことなどによって症状は消失する．事情により一般病室に移せない場合には，夜間，アイマスクなどの着用により昼夜

を区別，とくに家族などとの面会をとおしての対話機会を増やすようにして，日内リズムと大脳活動の正常化に努める．

愛情遮断症候群 [deprivation syndrome]
〈愛情剥奪症候群〉 保護者とくに母親と小児の人間(愛情)関係または精神的関係が満足できる幸福な状態でなく，子どもが十分な愛情を感じられないまま育った結果，身体発育や精神発達の遅れを生じる状態をいう．無関心，破壊的行動など性格的なゆがみや，食事や排泄に異常行動を示すこともあるなど，さまざまな症状を呈する．

愛情遮断性小人症 [deprivation dwarfism, maternal deprivation]
愛情遮断症候群のなかで身体症状として成長障害を主徴とするものをいう．成長ホルモンの分泌低下により身長が伸びないなどの身体発育遅延のほかに，筋緊張低下，表情の乏しさや精神発達の遅れがみられる．

愛情剥奪症候群 [deprivation syndrome, maternal deprivation syndrome]
⇨愛情遮断症候群(あいじょうしゃだんしょうこうぐん)

アイゼンメンゲル症候群 [Eisenmenger syndrome]
先天性疾患である心室中隔欠損(症)などで，左→右の短絡が長期間持続すると，肺血流量の増大を招いて肺高血圧症が起こり，その後，肺動脈閉塞を生じて右→左の短絡となった状態をいう．チアノーゼを呈する．短絡部の閉鎖手術は禁忌で，内科的治療を行う．欧米では心肺同時移植の適応と考えられている．Victor Eisenmenger (1864〜1932，独，医師)．

アイソザイム [isozyme, isoenzyme]
〈アイソエンザイム，イソ酵素〉 同一個体中にあり，同じ化学反応を触媒するが，その酵素化学的構造が異なる酵素蛋白質が2種類以上存在するとき，これらをアイソザイムとよぶ．主に電気泳動で分離・同定する．互いに異なる遺伝子や，同一遺伝子のスプライシングの違いに由来し，酵素としての性質も違っており，組織あるいは条件に応じてそれぞれが作用を発揮する．例としては乳酸デヒドロゲナーゼなどがあり，臨床検査にも重要である．→乳酸脱水素酵素(にゅうさんだっすいそこうそ)

アイソトープ [isotope]
〈同位元素〉 原子番号は同一だが，原子量の異なる原子あるいは原子核を指していう．同位元素は化学的には同じ性質を示すが，核種としては異なったものであり，原子核の陽子の数は同じでも，中性子の数が異なることに起因する．放射性同位元素とは，同位元素のうち放射性を有するものを指し，放射性を有しないものは安定同位元素とよぶ．→放射性同位元素(ほうしゃせいどういげんそ)

アイソレーションプリコーション [isolation precaution]
〈隔離予防策〉 主として患者を隔離することを指す感染管理用語．感染防御のため感染源を他者とひき離し，感染経路を遮断すること．適切なバリアをつくることで，患者を周囲環境からの保護することを目的とし，個室収容だけでなく，各種パーテーションや空気の流れそのものを用いることがある．通常，標準予防策(スタンダードプリコーション)に追加

して適用される．CDC が1996(平成8)年に作成した"病院における隔離予防のガイドライン"は2007(平成19)年に"隔離予防策のためのガイドライン：医療現場における感染性物質の伝播の予防，2007"として改訂されている．

愛着★ [attachment]　NANDA-I 分類法 II の領域 7《役割関係》類 2〈家族関係〉に配置された看護診断概念で，これに属する看護診断としては〈親/子/乳児間愛着障害リスク状態〉がある．

愛着行動 [attachment behavior]　〈アタッチメント〉 人間の社会的発達のなかで，とくに対人関係の発達において「一定の人[びと]との間に，さまざまな程度の親密さをもったコンタクトを維持し，その人[びと]から相互的な養育行動をひき起こす行動」を総称して，従来から依存性，愛着行動などの概念が与えられてきた．ボウルビィ(John Bowlby, 1907～1990, 英，心理学)は，母子間の情緒的結合は生得的なものであるとし，発達初期，とくに乳児期におけるその行動を愛着行動として扱うようになった．乳児の愛着行動の発達には3つの相があり，第1相は刺激一般に対して愛着行動をする相，第2相は刺激のなかからとくによい刺激の源としての人間一般への愛着を示す無差別的愛着行動の相，第3相は特定の人に優位に向けられる特殊的愛着行動の相である．

IT ナイフ [insulated-tipped diathermic knife]　内視鏡的粘膜下層剝離術(endoscopic submucosal dissection；ESD)で使用される，先端に絶縁体のセラミックボールを装着したデバイスの一種(図)．早期胃がんにおいて従来は困難であった広範囲病巣の一括切除が，IT ナイフの使用により可能になった．先端からの通電がないため，胃穿孔のリスクがないという特徴がある．ESDではこのほかに，先端が鉤状になったフックナイフを用いて粘膜下層の線維を剝離し，病変を切除する方法も行われている．また，細径スネアを改良したフレックスナイフは柔軟で操作性がよく，また先端がループ状で長さも調整できるため，穿孔の危険性も小さい．→内視鏡下[外科]手術(ないしきょうかげかしゅじゅつ)

■図　内視鏡的治療に用いられるナイフの例

ITナイフ　　フックナイフ
〔写真提供：オリンパス㈱〕

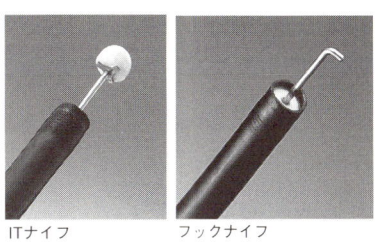

ITP [idiopathic thrombocytopenic purpura]　⇨特発性血小板減少性紫斑病(とくはつせいけっしょうばんげんしょうせいしはんびょう)

ITB 療法 [intrathecal baclofen therapy]　⇨髄腔内(ずいくうない)バクロフェン療法

アイデンティティ [identity]　〈自我同一性〉 「わたし」が「わたし」であるという感覚．これは，自分の内側から実感される斉一性をもった存在感覚と，女性-男性，学生，親，職業などの役割をとおして他者から承認される存在との相乗関係によってつくられる．エリクソン(Erik Homburger Erikson,1902～1994, 米，精神分析学)が，社会心理学的な環境への自我の適応について発展させた際に提唱した．このアイデンティティ論のなかでは，乳児期から老年期を8段階に分けた年代説が唱えられているが，こうした考えは，人間の一生の流れを展望するライフサイクル論へと発展した．→ライフサイクル

IPPB [intermittent positive pressure breathing]　⇨間欠的陽圧呼吸(かんけつてきようあつこきゅう)

IVH [intravenous hyperalimentation]　⇨中心静脈栄養(ちゅうしんじょうみゃくえいよう)

IVF-ET [*in vitro* fertilization-embryo transfer]　⇨体外受精(たいがいじゅせい)・胚移植(はいいしょく)

IUI [intrauterine insemination]　⇨不妊症(ふにんしょう)

IU[C]D [intrauterine device]　⇨子宮内避妊器具(しきゅうないひにんきぐ)

アイントーフェンの法則 [Einthoven law]　心電図の棘波に「PQRST」の名称をつけたオランダの生理学者であるアイントーフェン(Willem Einthoven, 1860～1927)が創案した法則．洞結節の出した電気刺激は心臓全体へ広がる．図のⅠ・Ⅱ・Ⅲ誘導のように2か所の間の電位の変化と，向き(ベクトル)を知ることができる．おのおのの右手，左手，左足を結ぶと三角形ができることからアイントーフェンの三角形とよばれている(図)．Ⅰ誘導は左手のほうから見た右手との電圧の差で，心臓の左側からの心電図波形，Ⅱ誘導は左足のほうから見た右

■図　胸郭上のアイントーフェンの三角形

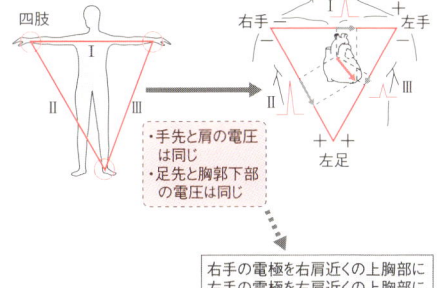

四肢

・手先と肩の電圧は同じ
・足先と胸郭下部の電圧は同じ

右手の電極を右肩近くの上胸部に
左手の電極を左肩近くの上胸部に
左足の電極を胸部の下部に

洞結節よりの電気刺激は，Ⅰ・Ⅱ・Ⅲ誘導のように2か所をつなぐ誘導法により電位変化とその方向を知ることができる

手との電圧の差で，心臓下部からの心電図波形，Ⅲ誘導は左足のほうから見た左手との電圧の差で，心臓下部からの心電図波形である．

アウエル小体〔Auer body〕
急性骨髄性白血病，あるいは単球性白血病に罹患した際に，骨髄芽球や前骨髄球などの細胞質内にみられる桿状の結晶体．アズール顆粒由来と考えられ，リソソームを含有する．John Auer（1875～1948，米，医師）．→アズール顆粒

アウエルバッハ神経叢〔Auerbach plexus〕
〈筋層間神経叢〉食道，胃，腸などの消化管の壁を縦走する平滑筋層と輪状の平滑筋層との間にある無髄線維と節後自律神経細胞の叢．自律神経の支配を受け，腸の蠕動運動などの消化管運動の調節を行う．消化液の分泌にも関与するといわれる．Leopold Auerbach（1828～1897，独，解剖学）．

アウグスバーガーの式〔Augsberger formula〕
年齢に基づいて，成人薬用量から小児薬用量を算定する換算式．満1歳以上に適応される．→小児薬用量（しょうにやくようりょう）

$$\frac{\text{年齢}\times 4+20}{100}\times\text{成人量}$$

アウトカム〔outcome〕
一般には，成果あるいは到達目標として用いられる語である．医学や看護領域では，主としてEBM，あるいはクリニカルパスにおいて用いられることが多く，ケア提供すなわち介入に関するアウトカム（intervention outcome）と，介入の最終結果である患者アウトカム（patient outcome）とに分けて用いられている．換言すれば，前者は医療者が行う仕事（タスク）であり，後者は治療目標といえる．アウトカム設定の条件は，中期的もしくは長期的といった段階的な設定と評価・修正が必要なこと，また，基準となる指標が設定されたアウトカムから抽出できることなどがあげられる．アウトカムが達成できないことをバリアンスとよび，バリアンスの分析結果により，定められたアウトカムの修正や医療管理などの抜本的見直しなどが必要となる．→バリアンス

アウトブレイク〔outbreak〕
外来語としてそのまま用いられる場合が多く，「突発」あるいは「流行」を意味する．感染症のアウトブレイクとは，「集団発生，流行」を意味し，ある一定期間に特定のエリアである疾患（感染症）の発生頻度が通常の発生レベルを超えている状態をいう．「世界的大流行，爆発的大流行」はパンデミック（pandemic）と表現される．

アウラ〔aura〕⇒前兆（ぜんちょう）

あえぎ呼吸〔gasping breaths〕⇒死戦期呼吸（しせんきこきゅう）

亜鉛華製剤〔zinc oxides〕
〈酸化亜鉛〉亜鉛華は皮膚または粘膜の蛋白と結合して被膜をつくるため，外部の刺激から皮膚表面を保護する作用があり，抗炎症作用，抗乾燥作用，防腐作用などを発揮する．そのため外用薬として用いられる．亜鉛華デンプン，チンク油などの剤形で用いられる．

亜鉛華デンプン〔zinc oxide starch powder〕
酸化亜鉛にデンプンを加えたもので，皮膚をきれいにする作用があり，通常的には外用散剤やほかの軟膏基剤を加えて，軽度の皮膚疾患などに用いられる．→亜鉛華製剤（あえんかせいざい）

あおそこひ〔glaucoma〕⇒緑内障（りょくないしょう）

青排泄試験〔indigo carmine test〕⇒インジゴカルミン〔腎〕検査法

垢〔grime〕
皮膚表皮の死滅細胞である．ヒトの表皮細胞は，基底部の幹細胞の分裂によって次々に新生し，これが表層に押し出される．表層に近づくにつれ，細胞内にケラチン線維（細胞を硬くする）が蓄積していき，表層近くの細胞はほとんどケラチン線維からなる死細胞となる．このケラチンを多く含んだ死細胞が角質層を形成するが，角質層は死細胞なので，下層で新生され押し出されてくる新しい細胞に替わっていく．このとき，変成した古い角質は剥がれ落ちて垢となる．

あかぎれ〔cleft〕⇒亀裂（きれつ）

赤ちゃん体操〔baby gymnastics〕
乳児期の身体の自由な動きを助けて，順調な発育を促す目的で行う運動である．2～3か月ころから始め，月齢に応じて乳児の緊張をほぐし，無理な力を加えずに乳児の表情を見ながら進めていく．母親や養育者は，無理に運動させるのではなく，乳児の動きを助けるように遊び感覚で子とのふれあいを楽しむことが肝要である．

あかはな〔rosacea〕⇒酒皶（しゅさ）

アカラシア〔achalasia〕
〈食道アカラシア，特発性食道拡張症，噴門痙攣症，噴門部無弛緩症〉食道噴門部における通過障害を主訴とする特異的な食道運動機能障害．食道での食物・液体の貯留，嚥下困難などや嘔吐などの症状がある．器質的な狭窄はないが食道蠕動の欠如と下部食道括約筋の過度の収縮と，弛緩不全がある．原因はアウエルバッハ神経叢の異常によるとされている．食道下部が細くなり，静止食道内圧が上昇している．X線像の形状から紡錘型（spindle type），フラスコ型（flask type），S状型（sigmoid type）の3つに，拡張の程度（最大径）からⅠ～Ⅳ度に分類される（図）．合併症として

■図 食道アカラシアのX線拡張型

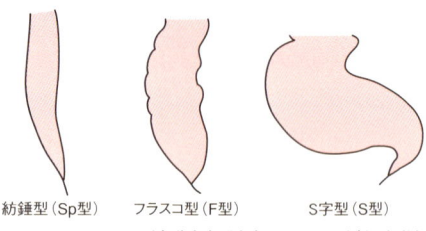

紡錘型（Sp型）　フラスコ型（F型）　S字型（S型）

（食道疾患研究会のアカラシア取扱い規約）

食道炎，圧出型憩室，食道がんなどがみられることもある．治療としてはカルシウム拮抗薬や抗コリン薬が用いられる．薬物治療無効例には噴門部筋層切開術（Heller 手術など）が行われる．

亜急性硬化性全脳炎 [subacute sclerosing panencephalitis；SSPE]

小児期に麻疹ウイルスに感染し，回復したのちに平均7年の潜伏期間を経て発症する脳炎である．発症年齢の約80％が5～12歳で，発症すると進行性の経過をとり，全経過は1～数年である．明らかな発症機序は不明だが，麻疹ウイルスによる自然感染の回復後，または予防接種後に脳内で変異した麻疹ウイルスが原因と考えられている．家族内発症や遺伝性はない．抗ウイルス薬のインターフェロンの脳内への投与，免疫賦活薬のイノシンプラノベクスの有効性がみとめられている．厚生労働省指定の特定疾患に含まれている．

亜急性細菌性心内膜炎 [subacute bacterial endocarditis；SBE]

⇨感染性心内膜炎（かんせんせいしんないまくえん）

亜急性脊髄視神経ニューロパチー

[subacute myelo-optico-neuropathy；SMON]
⇨スモン

亜急性皮膚エリテマトーデス

[subacute cutaneous lupus erythematosus；SCLE]
発疹学的に慢性円板状エリテマトーデス（DLE）と急性型の全身性エリテマトーデス（SLE）の間に位置する皮疹で環状連圏状型と丘疹落屑型に分かれる．両者も瘢痕を残さず治癒するが，再発する．米国リウマチ学会のSLE診断基準案を満たしており，顆粒球特異的抗核抗体が陰性で，抗SS-A抗体陽性のものがエリテマトーデスの亜型に分類されている．組織学的には表皮萎縮，基底層の液状変性，血管，皮膚付属器周囲の小円形細胞浸潤などがみられる．治療には副腎皮質ステロイド薬が用いられる．→エリテマトーデス

亜急性連合性脊髄変性症 [subacute combined degeneration of spinal cord；SCDC]

〈索性脊髄症〉 ビタミンB_{12}欠乏による悪性貧血に伴い，脊髄神経に障害・変性をきたしたもの．変性は脊髄の後索と側索に最も顕著で，症状として両側の足の異常感覚，筋力低下，歩行障害などがみられる．悪性貧血の病像，および血清ビタミンB_{12}値の低下を確認して診断する．治療は筋注によるビタミンB_{12}の補給を行う．

アギュララ，ドナ・C. [Donna Conant Aguilera]

米国の精神分析医．危機モデルを提唱している．人は，ストレスの多い出来事が生じると，いつでも均衡を回復させる働きをすることから「バランス保持要因」が存在しているとした．このうえで危機を，ストレスの多い出来事に対して，バランス保持要因の1つあるいはそれ以上が欠如して不均衡が継続した場合にもたらされるものとした．また危機にある人を，これまで自分に役に立ってきていた対処機制（coping mechanisms）を用いることによっては容易に解決できない問題に直面している状態とし，結果として緊張と不安が増大

し，解決策を見出せなくなっている状態とした．この危機モデルは，危機に至る過程に重点がおかれ，こうしたストレスの多い出来事に遭遇したときの問題解決過程に焦点があてられている．詳細はメズイックとの共著である『危機療法の理論と実際』（1986）に報告されている．→危機理論（ききりろん），コーピング機制，ストレス学説，メズイック，ジャニス・M．

アキレス腱 [Achilles tendon]

腓腹筋とヒラメ筋よりなる下腿三頭筋の末梢部1/4（踵骨後部）をいい，人体中最も厚く強い腱である．足関節の底屈（伸展）に際して作用する．跳躍や瞬発力を出すような運動において断裂することで知られている．治療には保存的治療（ギプス的治療）と手術的治療（腱縫合）の両者がある．

アキレス腱断裂 [rupture of Achilles tendon]

下腿三頭筋（ふくらはぎ）は末梢部では腱となって踵骨に付着する．この腱の断裂をいい，一般的には皮下断裂である．下腿三頭筋が緊張状態にあるときに足関節の背屈が急に起こった場合に発生する．30～50歳に多く，テニス，バスケットボール，陸上競技，剣道で発症することが多い．「棒でたたかれたようだ」との訴えがほとんどで，他覚的には圧痛や陥凹部の存在，下腿三頭筋を握っても足関節以下が動く反応がないことなどにより診断する．断裂しても足趾屈筋により足関節の底屈は可能であることに注意する．ギプス固定による保存的治療と腱縫合を行う手術的治療とがある．

アキレス腱反射 [Achilles tendon reflex；ATR]

アキレス腱をやや伸展した状態（検者が被検者の足先を手で軽く背屈させる）にして叩打すると，下腿三頭筋に収縮が起こり，足が足底側に屈曲する現象をいう．反射の減少・消失は末梢神経や脊髄の障害で，反射の亢進は錐体路障害などでみられる．

悪液質 [cachexia]

〈カヘキシー〉 結核，悪性腫瘍など，慢性消耗性疾患の末期にみられる全身の栄養状態が極度に低下した病的な状態をいう．るいそう（やせ），著しい全身衰弱がみられ，貧血や浮腫をきたす．皮膚は乾燥し，灰黄色となり，色素の沈着もみられる．原因疾患により，がん性悪液質，下垂体性悪液質などとよぶことがある．

悪臭防止法 [Malodor Prevention Law]

悪臭は公害対策基本法〔1993（平成5）年環境基本法施行に伴い廃止〕による7公害の1つであり，悪臭防止法は，事業活動に伴って悪臭を発生している工場や事業場に対して規制を行うとともに（表），悪臭防止対策を推進させることにより，住民の生活環境を保全することを目的として1971（昭和46）年6月に公布された法律．規制方法は，①特定悪臭物質（現在22物質指定）の濃度と②臭気指数（臭覚を用いた測定法による基準）がある．2000（平成12）年に臭気測定業務従事者（臭気判定士）制度を導入した．

アクションリサーチ [action research]

グループ・ダイナミックスの創始者であるレヴィンによって提唱された，理論と実践の相互フィードバックを中心概念とした社会工学的な研究法．職場（社会）環境や対人関係の変革・改善などの実践的な問題解

■表　6段階臭気強度表示法

臭気強度	判定の目安
0	無臭
1	やっと感知できるにおい
2	何のにおいであるかわかる弱いにおい
3	らくに感知できるにおい
4	強いにおい
5	強烈なにおい

決のために，厳密に統制された実験研究と現場のフィールドで行われる実地研究とを連結し，相互循環的に推進する研究方法．一般には，計画(仮説立案)，実践，有効性の評価，修正，実践場面への適用までの5段階に分け，進められる．

ACTH （アクス）［adrenocorticotropic hormone］
⇨副腎皮質刺激(ふくじんひしつしげき)ホルモン

悪性関節リウマチ（あくせいかんせつリウマチ）［malignant rheumatoid arthritis；MRA］
関節外症状として，血管炎による皮膚潰瘍，上強膜炎，胸膜炎，末梢神経炎などの症状を示し，難治性もしくは重篤な臨床病態を伴う関節リウマチ(RA)の1つ．壊死性血管炎を伴って死亡したRA 2例の報告［1954(昭和29)年］から，Bevansらによって，予後不良という意味でmalignant RA(悪性関節リウマチ)と提唱された．原因として，IgGリウマトイド因子や免疫複合体の関与が注目されている．1988(昭和63)年にMRAの改訂診断基準が作成され，臨床所見から全身性動脈炎型(Bevans型)と末梢性動脈炎型(Bywaters型)などに分けられる．厚生労働省指定の特定疾患に含まれている．

悪性黒色腫（あくせいこくしょくしゅ）［malignant melanoma；MM］
〈メラノーマ〉　メラニン形成能を有する細胞から発生する悪性腫瘍．悪性黒子性，母斑細胞性，メラニン欠乏性などがある．顔面，手掌，足蹠，指爪に好発するが，他の部位の皮膚，眼，口腔，肛門，性器などの粘膜に発生することもある．黒子状の色素が皮膚表面に進展するものから，腫瘍を形成するものまである．リンパ行性転移をしやすく，予後はきわめて悪い．生検は転移を促すので，疑わしい場合は，健常部を含めて広範囲に切除する．進行期では多剤併用化学療法を行う．

悪性絨毛上皮腫（あくせいじゅうもうじょうひしゅ）［malignant chorioepithelioma］
⇨絨毛(じゅうもう)がん

悪性腫瘍（あくせいしゅよう）［malignant tumor］
⇨腫瘍(しゅよう)

悪性腫瘍細胞（あくせいしゅようさいぼう）［malignant tumor cell］
⇨がん細胞

悪性症候群（あくせいしょうこうぐん）［neuroleptic malignant syndrome］
向精神薬の治療中に持続性の高熱，筋強剛・振戦などの錐体外路症状，発汗，頻脈などの自律神経症状，意識障害を示す．まれではあるがもっとも重篤な副作用である．類似の症状を示すものにセロトニン作用性の抗うつ薬の投与中に出現するセロトニン症候群がある．→向精神薬(こうせいしんやく)

悪性新生物（あくせいしんせいぶつ）［malignant neoplasm］
悪性腫瘍(malignant tumor)のことである．生体組織の細胞が自律性をもって過剰に増殖したものを新生物(腫瘍)といい，これが身体に及ぼす影響から良性のものと悪性のものとに区別される．とくに悪性といわれるものは個体組織から発生しながら，その個体の発育原則に従わず，周囲と無関係に独自の増殖を続け，あたかも1つの新しい生物が発生し，もとの個体を破壊してしまうような現象に基づいて悪性新生物とよばれる．悪性新生物は細胞の種類によって，上皮組織の細胞から発生するがん(carcinoma)と，非上皮性組織の細胞から発生する肉腫(sarcoma)とに分けられる．一般に増殖する速度が速く，また，その腫瘍組織が原発部位から離れ，血流やリンパ流などのほかの部位への転移(metastasis)現象が特徴である．→がん(癌)，がん細胞，肉腫(にくしゅ)

悪性貧血（あくせいひんけつ）［pernicious anemia；PA］
胃液中の内因子の欠乏のため，造血に必要なビタミンB_{12}の吸収が障害されて起こる貧血である．顔色不良，めまい，息切れなどの貧血症状のほかに，ときに舌のピリピリ感や四肢の感覚異常が出現する．胃切除後にみられることもある．末梢血液検査ではヘモグロビンが低下し，平均赤血球容積(MCV)が増加する．骨髄穿刺液の検査で通常ではみられない大きな赤血球の母細胞(巨赤芽球)が出現し，血清中のビタミンB_{12}が低下する．悪性という名称がついているが，ビタミンB_{12}の注射が有効で，容易に治療できる．→貧血(ひんけつ)

悪性リンパ腫（あくせいリンパしゅ）［malignant lymphoma；ML］
リンパ節から生じる悪性腫瘍．リンパ節原発型と臓器原発型に，またホジキン病と非ホジキンリンパ腫に大別される．確定診断は組織学的検査による．→細網肉腫(症)(さいもうにくしゅしょう)，非(ひ)ホジキンリンパ腫，ホジキン病，リンパ肉腫

アクチノマイシンD［actinomycin D］
細胞核のDNAと結合してRNAの合成を阻害することにより，悪性腫瘍の増殖を抑える抗生物質．A，B，C，D，I，J，Xなどの型がある．抗腫瘍薬として絨毛上皮腫，ウィルムス腫瘍などに用いられる．骨髄抑制，アナフィラキシー反応などの副作用がある．

アクティビティケア［activity care］
アクティビティとは，本人の自発的な意思に基づいて，社会的活動に参加し，精神的に充実した生活をおくることを目的とする．認知症高齢者などの心身の活動を活発にするための方法の1つにアクティビティケアがある．個人活動や集団活動(たとえば絵画，音楽，書道，スポーツ，旅行など)をすることにより残された機能を活発にしていく．

アクティブ80ヘルスプラン［Active 80 Health Plan］
長寿社会に備えて厚生省(当時)は，1978年第1次国民健康づくり対策，1988(昭和63)年度には第2次国民健康づくり対策(アクティブ80ヘルスプラン)を実施した．80歳になっても自立した日常生活をおくり社会参加ができるように，生活の質の向上をはかろうとするものである．健康増進の3要素である「栄養・運動・休養」のバランスをとり，よりよい生活習

アクティングアウト [acting out] ⇒行動化(こうどうか)

あくび [yawn] 〈欠伸〉 呼吸形式の1つで，不随意に起こる急激な吸息．心身疲労時，入眠前などに起こることが多く，肺胞換気を促進する効果をもつ．大脳の中葉あるいは延髄の呼吸中枢の関与が考えられている．

A/G比(エーじーひ) [albumin-globulin ratio] ⇒アルブミン-グロブリン比

握力検査(あくりょくけんさ) [grip strength test] 重症筋無力症，進行性筋萎縮症，中枢性の麻痺，種々の原因による神経の変性などでは，筋収縮力の低下から握力も低下する．握力計を力いっぱい握って測定する．多少の左右差はみられるが，成人で男性40〜45 kg，女性30 kgが標準である．

アクロメガリー [acromegaly] ⇒先端巨大症(せんたんきょだいしょう)

アゴニスト [agonist] 〈作用薬〉 受容体に働いて神経伝達物質あるいはホルモンなどと同様の作用を示す薬物をいうが，分子間選択性，標的分子結合力など生体物質とは一部異なる性質をもつ．アンタゴニスト(拮抗薬)は同様に受容体に作用するが，受容体の活動を抑制する薬物である．→拮抗薬(きっこうやく)

アサーティブ・トレーニング [ascertive training] 自己主張訓練のこと．自己表現には，大別して次の3つのタイプがある．①自身の意見を明確に言えないなどに代表される非主張的(受け身的)なタイプ，②自己主張が強く，相手への配慮が欠ける攻撃的なタイプ，③相手の人権を尊重しつつ，自己の言い分を表現する主張的 (アサーション)なタイプ．①と②のタイプから，③のアサーションのタイプに自己変革をさせるため，ロールプレイなどにより訓練することをアサーティブ・トレーニングという．

アサーティブネス [assertiveness] 米国で生まれた概念．他人の権利を尊重しながら，自分の考えや権利，感情などを無理なく表現するためのコミュニケーション能力をいう．→アサーティブ・トレーニング

アザチオプリン [azathioprine；AZ] 〈イムラン〉 体内で6-メルカプトプリンになって作用するプリン代謝拮抗物質．抗体産生を阻害し，免疫抑制薬として移植臓器の拒絶反応抑制に用いる．→免疫抑制薬(めんえきよくせいやく)

朝のこわばり(あさのこわばり) [morning stiffness；MS] 起床時あるいは安静後の，手を開きにくかったり，身体を動かしにくい症状をいう．ホルモンの代表格であるコルチゾールや，サイトカインの日内リズムに起因すると考えられている．関節リウマチでは，数時間あるいは長期間にわたり持続する．→関節(かんせつ)リウマチ

アザラシ(海豹)肢症(アザラシししょう) [phocomelia] 〈短肢症〉 骨の先天的発育不全で，上肢が極端に短縮して外見上，体幹に付着しているかのようにみえ，また下肢も同様に短く，アザラシの体型に似ている奇形のこと．妊婦のサリドマイド薬(催眠薬)の一種，現在は製造中止であるが，抗がん薬としてテスト中)服用による原因がよく知られる．→サリドマイド胎芽病，胎芽病(たいがびょう)

亜酸化窒素(あさんかちっそ) [dinitrous monoxide；N$_2$O] ⇒吸入麻酔(きゅうにゅうますい)

足クローヌス(あしクローヌス) [ankle clonus] 仰臥位で下肢を軽く屈曲させ，膝を左手で支え，右手で足先を急に強く押し上げ，そのまま力を加え続けると，足が上下に連続的に動く現象．アキレス腱反射が極端に亢進したもので，錐体路の障害による．

アジソン病(アジソンびょう) [Addison disease] 慢性副腎皮質不全の代表的疾患．結核，自己免疫的機序あるいは原因不明(特発性)の副腎萎縮により副腎機能が低下し，副腎皮質から分泌されるコルチゾール，アルドステロン，副腎性男性ホルモンが欠乏することに起因する．男性に多く，30〜50歳に好発する．症状として，易疲労，倦怠感，低血圧，るいそう(やせ)，食欲不振，胃腸障害，不眠症，不安などがみられる．また，皮膚や歯肉に特徴ある青銅色の色素沈着が起こることから，かつては青銅病とよばれた．診断は，尿中17-KS，尿中17-OHCS，血中ACTH(副腎皮質刺激ホルモン)，血中コルチゾールの定量，ACTHの負荷試験による．治療は副腎皮質ステロイドを投与し，食塩の摂取を多くする．Thomas Addison(1793〜1865，英，医師)．

アシドーシス [acidosis] 生体内での酸とアルカリの平衡(酸塩基平衡)が崩れて酸性に傾き，血液のpH(動脈血基準値7.35〜7.45)が7.35以下に低下した状態をいう．原因によって，糖尿病の高血糖などによるケトン体と炭酸水素イオン(HCO$_3^-$)の蓄積(糖尿病性ケトアシドーシス)，腎疾患による酸の蓄積(腎尿細管性アシドーシス)，乳酸の蓄積(乳酸アシドーシス)，下痢などによるアルカリの喪失(代謝性アシドーシス)，呼吸器疾患による肺からの二酸化炭素呼出低下に伴う体液中の二酸化炭素蓄積(呼吸性アシドーシス)に大別される．重度の場合には頭痛，倦怠感，呼吸異常などが現れ，意識障害から昏睡状態に陥って，死に至ることもある．→アルカローシス，ケトン体，酸塩基平衡(さんえんきへいこう)

アシネトバクター属(アシネトバクターぞく) [genus *Acinetobacter*] グラム陰性好気性桿菌．ブドウ糖非発酵性で鞭毛はなく，オキシダーゼ陰性，カタラーゼ陽性の性状を示す．環境中，または皮膚や粘膜の常在細菌として存在し，喀痰，尿，留置カテーテルなどの臨床材料から高頻度で分離される．病原性は弱いが日和見感染症の原因になる．患者検体中では双球菌状を呈していることが多い．

アシュネル試験(アシュネルしけん) [Aschner test, eyeball pressure test] 〈眼球圧迫試験〉 副交感神経の亢進状態で出現する発作性頻拍(脈)症の診断・治療に用いられる試験法．主に片側の眼球を母指で圧迫し，1分間に10以上心拍数が減少すれば，陽性

アジュバント ［adjuvant］

抗原と一緒に投与することで，免疫の成立を著しく増強させる物質．代表例として鉱物油に結核死菌を加えたフロインドアジュバント（Freund adjuvant），水酸化アルミニウムなどの鉱酸塩，百日咳菌などの菌体成分，合成ポリ核酸塩などがあり，一部は予防接種に利用されている．その作用機序は抗原を徐々に放出させることと，マクロファージやT細胞を活性化させることによる．

アショッフ小体 ［Aschoff nodule］
〈アショッフ体，リウマチ小結節〉
リウマチ熱でみられる病理組織学的所見．結合組織内にフィブリノイド変性が起こり，それにリンパ球，組織球，形質細胞などが浸潤し小結節状の肉芽腫を形成したものである．Ludwig Aschoff(1866〜1942, 独, 病理).

アショッフ-田原結節 ［node of Aschoff-Tawara］
⇨房室結節（ぼうしつけっせつ）

アズール顆粒 ［azurophilic granule］
単球やリンパ球，好中球（前骨髄球）の細胞内にみられる好塩基性の大型顆粒．ギムザ染色，ライト-ギムザ染色などにおいて，アズール（メチルチオニン色素）により青紫色に染まる顆粒をいう．→ギムザ染色

アスコルビン酸 ［ascorbic acid］
⇨ビタミン

アスパラギン酸 ［aspartic acid］
蛋白質を構成する酸性アミノ酸の1つ．アミノトランスフェラーゼ（AST）の作用でそのアミノ基をα-ケト酸（通常α-ケトグルタル酸）に渡すとオキサロ酢酸になる．その逆反応も容易に起こる．アスパラギンの前駆体でもある．→アミノ基転移反応，アミノトランスフェラーゼ，AST, オキサロ酢酸

アスパラギン酸アミノトランスフェラーゼ
［aspartate aminotransferase］
⇨AST

アスピリン ［aspirin］
〈アセチルサリチル酸〉代表的な解熱鎮痛薬，抗炎症薬．シクロオキシゲナーゼをアセチル化して不活化し，アラキドン酸からプロスタグランジンが生成することを抑制する．鎮痛，解熱，抗炎症，血小板凝集抑制などの作用がある．→シクロオキシゲナーゼ，鎮痛薬（ちんつうやく）

アスピリン抵抗性 ［aspirin resistance］
〈アスピリンレジスタンス〉アスピリンを服用しても抗血小板作用が機能せず，心筋梗塞や心臓血管死，脳卒中などのリスクが増大するような状態をいう．安定冠疾患（stable coronary disease）患者の5〜10％にアスピリン抵抗性が観察され，とくに高齢者や女性，非喫煙者にその傾向がみられるとの報告もある．アスピリンを服用した際の，血小板反応性の個人差と関連する遺伝子を検討する試験が実施されている．→アスピリン

アスピレーター ［aspirator］
⇨吸引器（きゅういんき）

アスベスト ［asbestos］
〈石綿〉アスベストは，蛇紋石系のクリソタイル（白石綿）と角閃石系のアモサイト（茶石綿），クロシドライト（青石綿）が代表的なもので，これらとアンソフィライト，トレモライト，アクチノライトの6種類に分類される．石綿は不燃性，耐熱性，耐薬品性，耐久性に優れ，建材をはじめさまざまな用途に用いられたが，毒性の強さから規制が厳しくなっていった．このうち，毒性の高い茶石綿，青石綿は1995（平成7）年から製造，輸入および使用が労働安全衛生法施行令の改正により原則として禁止され，2006（平成18）年には代替品がない部材を除いて全面的に禁止された．石綿との関連が明らかな疾病として石綿肺，肺がん，中皮腫，良性石綿胸水，びまん性胸膜肥厚がある．2006（平成18）年に石綿による疾病の労災基準が改正され，中皮腫の確定診断がなされていれば，労災認定にあたっては胸膜プラーク等の医学的所見を求めないこととなった．→塵肺［症］（じんぱいしょう）

アスペルガー症候群 ［Asperger syndrome ; AS］
社会性・コミュニケーション・想像力の障害，多動などの広義の自閉的な発達障害群を広汎性発達障害といい，本症候群はこの広汎性発達障害の一型とされ，臨床的には独立した症候群である．言語，認知能力，生活習慣技能の習得には明白な遅れがないが，対人関係，社会性に障害があるために，社会生活に重大な困難をきたす．反復的，常同的な行動・興味・活動パターンを示す．Hans Asperger(1906〜1980, オーストリア, 小児科).

アスペルギルス症 ［aspergillosis］
真菌類の1つであるアスペルギルスの感染による炎症性疾患．外耳道，肺，気管支に多くみとめられる．抗菌薬療法，副腎皮質ステロイド療法，放射線療法の際，また肺結核のあとなどに発生する．アスペルギルスは近年，しばしば日和見感染の原因菌として検出される．

Astler-Coller分類 ［Astler-Coller classification］
大腸がんの進行分類の1つでデュークス分類を表のように少し細分化したもの．A：がんが粘膜内に限局するもの，B1：がんが固有筋層に及ぶがリンパ節転移がないもの，B2：がんが固有筋層を穿通するがリンパ節転移がないもの，C1：がんが腸壁内（腸壁内とは固有筋層までとする）に限局しリンパ節転移があるもの，C2：がんが腸壁を穿通して外部に達しリンパ節転移があるもの，に分類する．なお，遠隔転移のあるものをDとして加える場合もある．→大腸（だいちょう）がん，デュークス分類

■表 Astler-Coller分類

A	がんが粘膜内に限局するもの
B1	がんが固有筋層に及ぶがリンパ節転移がないもの
B2	がんが固有筋層を穿通するがリンパ節転移がないもの
C1	がんが腸壁内*に限局しリンパ節転移があるもの
C2	がんが腸壁を穿通して外部に達しリンパ節転移があるもの

*腸壁内とは固有筋層までとする

AS[L]Oテスト [antistreptolysin O test ; ASOT]
〈ASO(アソ)測定,抗ストレプトリジンO価測定試験〉 溶血性レンサ球菌A群中,とくにリウマチ熱の原因となる菌が多量に出す溶血毒のストレプトリジンOに対する血中抗体価を調べること.この価が高ければ,遠くない過去に急性咽頭扁桃炎などの溶レン菌の感染を受けたものと考えられる.これらの一次感染症後,リウマチ熱,急性糸球体腎炎の続発症を起こすことがある.→ストレプトリジン

アセスメント [assessment ; A]
看護過程の最初の段階であり,看護診断の過程に先行して患者の看護上の問題を判断していく過程.具体的には,活用する看護の概念枠組みを基盤に,患者の健康状態について情報を収集し,その情報を整理,総合,分析,統合するというプロセスをとおして,顕在的または潜在的な健康上の問題に対する反応を吟味し,健康上の問題を明らかにして仮の看護診断を行う.この過程が次に続くケアを決めていくという点で最も要(かなめ)となる過程であり,観察力,推論する力,批判的思考(クリティカルシンキング)の力が求められる.→看護過程(かんごかてい),看護診断(かんごしんだん),情報収集(じょうほうしゅうしゅう)

アセチルコリン [acetylcholine ; ACh]
神経(興奮)伝達物質の1つ.コリン作動性神経,すなわち交感神経の節後線維以外のすべての自律神経線維,運動神経線維,一部の交感神経線維の末端から分泌される化学伝達物質である.消化管や子宮をはじめとする平滑筋臓器および分泌腺に対しては興奮作用を,循環器に対しては抑制作用(血圧降下や血管拡張)を示す.アセチルコリンエステラーゼによって分解されてその作用を失う.

アセチルサリチル酸 [acetyl salicylic acid]
⇨アスピリン

アセチルCoA [acetyl–CoA, acetyl coenzyme A]
⇨アセチル補酵素A

アセチル補酵素A [acetyl coenzyme A]
〈アセチルCoA,活性酢酸〉 酢酸(acetic acid)のカルボキシル基が補酵素A(CoA)末端のSH基にチオエステル結合して生じたもので,代謝における酢酸の活性型となる.酢酸はこの形になってはじめて活発に代謝される.たとえば,グルコースや脂肪酸がTCAサイクルに入り,水と二酸化炭素に分解されてエネルギー供給源となるのもアセチルCoAであるし,脂肪酸の生合成や種々のアセチル化反応もすべてアセチルCoAを経由して行われる.

アセトアミノフェン [acetaminophen]
〈パラセタモール〉 代表的な解熱鎮痛薬の1つ.アセトアニリドやフェナセチンの主要代謝産物でもある.副作用としてはチアノーゼ,貧血,発汗,発疹,虚脱,骨障害,肝障害などがあるので,長期連用はさけ,とくに,腎・肝障害患者に対しては慎重に投与すべきである.→抗炎症薬(こうえんしょうやく),鎮痛薬(ちんつうやく)

アセトン [acetone]
〈ジメチルケトン〉 ケトン体(アセトン,アセト酢酸,3-ヒドロキシ酪酸の総称)の構成成分.正常な血液中や尿中にもごく微量含まれているが,糖尿病に罹患すると脂肪酸の分解が亢進して血中に増加し,呼気中に排泄され,呼気が独特な臭気(芳香)を発するため,糖尿病のケトアシドーシスの診断に用いられる.→ケトン体

アセトン血性嘔吐症 [acetonemic vomiting]
〈周期性嘔吐症,自家中毒症〉 2～10歳の子どもに好発し,症状には,食欲不振,顔面蒼白,嘔吐(突然で反復),頭痛,倦怠感,感染を伴う場合は発熱,呼気のアセトン臭などがみられ,尿中にケトン体が検出される.感染や疲労,ストレスが誘因となって発症する.原因は,脳や神経系が発達途上にあって機能が未熟であることや,糖質や脂肪のエネルギー代謝に関する中枢機能が未熟であるためと考えられているが,厳密には明らかになっていない.一般的には,10歳以降の思春期のころには発病はみられなくなる.治療には,安静と精神的緊張を和らげること,嘔吐が続いている場合には,補液や制吐薬や鎮静薬などの投与が行われる.

アセトン体 [acetone bodies]
⇨ケトン体

アセトン尿 [acetonuria]
⇨ケトン尿

あせも [miliaria]
⇨汗疹(かんしん)

遊び
▶大項目参照

アタッチメント [attachment]
⇨愛着行動(あいちゃくこうどう)

アタッチメント発展 [attachment]
〈母子愛着関係〉 母子間の相互作用をいう.アタッチメント発展には,乳児の出すサインへの対応,母子間のスキンシップ,母親の反応に対する乳児の理解などが重要である.

アダムス-ストークス症候群 [Adams–Stokes syndrome ; Ad-St]
心臓の刺激伝導障害により心拍の著しい変化をきたし,脳虚血を生じ一時的に痙攣,意識消失などの症状の発現(アダムス-ストークス発作)をみるもの.完全房室ブロックをはじめ,心室細動,洞房ブロック,心室頻拍,洞機能不全症候群などが原因にあげられる.原因となる不整脈の種類により治療法は異なり,ペースメーカーや植込み型除細動器が必要になることもある.Robert Adams(1791～1875,英,外科),William Stokes(1804～1878,英,内科).

アダルト・チルドレン [adult children]
かつては,アルコール依存症患者の家庭で育ち,成人した人のことを指していたが,その後,子供の成育に悪影響を与える親(アルコール依存症やドメスティック・バイオレンスなど)のもとで育ち,成人後もなお心的ダメージを受け続ける人々のことを指すようになった.学術的な言葉ではなく,論者により定義が異なる場合がある.

圧挫症候群 [crush syndrome ; CS]
⇨クラッシュ症候群

圧受容器 [baroreceptor]
〈伸張(展)受容器,圧受容体〉 循環系の圧

力因子を検出する器官で，頸動脈洞と大動脈弓部の動脈壁内に分布する伸展受容器（動脈圧受容器反射に関与）と，主に心房壁に分布する心房圧受容器（低圧系の圧受容器反射に関与）がある．前者は動脈圧レベル（60 mmHg 以上で興奮）と内圧の時間的変化を感知し，後者は心房に戻った血液量を心房壁の伸展量として感知する．

圧受容体 [baroreceptor]
⇨圧受容器（あつじゅようき）

圧診法 [diascopy]
⇨ガラス圧診法

圧痛点 [pressure point]
強く圧すると痛みを感じる皮膚上の感覚点．神経が分岐する部位，あるいは神経が表層に出現する屈曲部に存在する．ボアス・小野寺・マックバーネー圧痛点などがあり，それぞれ消化性潰瘍，胆道疾患，急性虫垂炎の診断に用いられる．→小野寺圧痛点（おのでらあっつうてん），ボアス圧痛点，マックバーネー圧痛点

圧迫円錐 [pressure cone]
⇨脳（のう）ヘルニア

圧迫骨折 [compression fracture]
外力の作用により起こる骨折の1つ．骨の長軸方向に圧迫が加わり，縦あるいは輪状に骨折線をとるものをいう．脊椎椎体，踵（しょう）骨，小児橈（とう）骨などでこの骨折を起こす．また頭蓋骨でも圧迫により陥没骨折や線状骨折を生じる．→脊椎骨折（せきついこっせつ）

圧迫止血〔法〕 [pressure arrest of hemorrhage]
外傷や手術に際し，包帯，手指などで圧迫して出血を一時的に止めること．出血部位を圧迫するように包帯を巻く方法，損傷部位が四肢などの場合出血より心臓に近い部分の動脈を手指で押す方法などがある．また，手指の代わりにゴムバンドや布片でしばる方法や，出血創腔内にガーゼを詰めるタンポン法なども用いられる．→止血法（しけつほう）

圧迫包帯 [compression bandages]
⇨包帯法（ほうたいほう）

アディクション [addiction]
嗜癖（しへき）

アディポサイトカイン [adipocytokine, adipokine]
脂肪細胞から分泌される内分泌因子（サイトカイン）の総称である．アディポサイトカインにはアディポネクチンやレプチン，TNF-α，PAI-1 といったサイトカインが含まれ，これらのアディポサイトカインの産生異常が生活習慣病，代謝異常症候群をひき起こすことが明らかになってきている．TNF-α，PAI-1 の亢進は，それぞれインスリン抵抗性，血栓性疾患の発症に関与している．→サイトカイン，TNF-α

アテトーシス [athetosis]
〈アテトーゼ〉 錐体外路系の障害（先天性，症候性）によって身体の各部（顔面，体幹，四肢，指趾）にみられる不随意運動．→脳性麻痺（のうせいまひ），舞踏病（ぶとうびょう）

アテトーゼ [Athetose]
⇨アテトーシス

アデニル酸 [adenylic acid]
⇨アデノシン―リン酸

アデニン [adenine；A]
〈6-アミノプリン〉 プリン塩基の1つ．核酸やアデノシン三リン酸，および NAD，NADP，FAD，CoA などの構成成分である．異化されると尿酸となり尿中に排泄される．→ウラシル，グアニン，シトシン，チミン

アデノイド [adenoid]
⇨アデノイド増殖症

アデノイド顔貌 [adenoidal face]
アデノイド増殖症による鼻閉塞のために，口呼吸が長期間持続し，口唇肥厚，鼻唇溝の消失，顔面筋の緊張低下をきたした特有の顔貌のこと．アデノイド顔貌を呈する小児は落ち着きがなく，根気や集中力に欠けることが多い．この場合，鼻性注意不能症ともよばれる．→アデノイド増殖症

アデノイド増殖症 [adenoid hypertrophy, adenoid vegetation]
〈アデノイド，咽頭扁桃肥大症〉 慢性炎症による，咽頭扁桃（アデノイド）の肥大症．鼻閉塞，耳管狭窄を生じ，鼻炎，いびき，睡眠時無呼吸症候群などの鼻症状や滲出性中耳炎などの耳症状の原因となる．長期に及ぶとアデノイド顔貌，漏斗胸を生じる．これらの症状が著しい場合はアデノイド切除術を行う．→アデノイド顔貌，咽頭扁桃（いんとうへんとう），扁桃肥大〔症〕（へんとうひだいしょう）

アデノウイルス [adenovirus]
デオキシリボ核酸（DNA）と14種の蛋白質から構成されている．ヒトアデノウイルスは，40以上の型に分けられ，それぞれ臓器特異性が違うため病原性も異なる．上気道感染症や流行性結膜炎，骨髄炎，胃腸炎，発疹症などの原因となる．遺伝子操作に遺伝子の媒体として用いられる．→遺伝子（いでんし），遺伝疾患（いでんしっかん）

アデノーマ [adenoma]
腺腫（せんしゅ）

アデノシン [adenosine；Ado]
プリンヌクレオシドの一種で，プリン塩基であるアデニンと D-リボースが結合したもの．核酸や種々のアデニンヌクレオチドの構成成分である．脱アミノ反応（アデニン脱アミノ酵素）によりイノシンとなる．この酵素の欠損は重症複合免疫不全症を起こす．

アデノシン―リン酸 [adenosine monophosphate；AMP]
〈アデニル酸〉 アデノシンのリン酸エステルである．リン酸結合は低エネルギーリン酸結合である．2′-，3′-，5′-の3種の異性体があり，いずれもリボ核酸（RNA）の加水分解によって得られる．組織中にはヌクレオチド代謝の中間産物として存在する．

アデノシン三リン酸 [adenosine triphosphate；ATP]
アデノシンに3個のリン酸基がついたもの．2個の高エネルギーリン酸結合をもつ．生体内で食物が酸化されるときに出るエネルギーの一部が ATP の形で保持され，これを使って生合成のような化学的仕事，運動のような機械的仕事，細胞内へ物質を輸送するような浸透圧的な仕事などを行う．

ATPはいろいろな化合物がリン酸化されるときに、そのリン酸基の供与体となっている。→アデノシン二リン酸、アドレナリン受容体

アデノシンデアミナーゼ欠損症〔adenosine deaminase deficiency〕　アデノシンまたはデオキシアデノシンを、イノシンまたはデオキシイノシンに脱アミノ化する酵素(アデノシンデアミナーゼ)が先天的に欠損している疾患。この酵素が欠損することにより、リンパ球でのDNA複製が特異的に阻害され、細胞性免疫と体液性免疫、またはその両方に欠損が生じ、重篤な免疫不全症をひき起こす。初発症状は、持続または反復する感染症であることが多い。遺伝形式は常染色体劣性遺伝である。

アデノシン二リン酸〔adenosine diphosphate；ADP〕　アデノシン一リン酸のリン酸基にさらに1分子のリン酸基が結合したもので、1個の高エネルギーリン酸結合をもつ。ATP(アデノシン三リン酸)が加水分解すると生じる。→アデノシン三リン酸

アテローム〔atheroma〕　〈粉瘤，腑腫〉　皮脂腺の分泌口が閉鎖し、分泌物がたまって腫瘤を形成したもの。内容は粥状。頸部、顔、胸壁、背部などに好発し、感染すると感染性粉瘤となる。全体を切除しなければ再発することが多い。

アテローム性動脈硬化〔症〕〔atherosclerosis〕　コレステロール、脂質などの沈着による動脈硬化症。動脈壁内側潰瘍および血栓の形成、動脈瘤を生じる。大動脈、総頸骨動脈のほか、冠動脈、脳動脈など主要臓器の動脈に発生し、心筋梗塞、脳梗塞の原因となる。脂質異常症とも深く関係する。→脂質異常症(ししつじょうしょう)

アトニー〔atony〕　〈弛緩症〉　筋の脆弱(ぜいじゃく)ないし筋緊張性の減弱に起因する、可動機能のきわめて弱い状態。代表的なものに胃アトニー〔症〕がある。→胃(い)アトニー〔症〕

アドバック治療〔add-back treatment〕　子宮筋腫等にゴナドトロピン放出ホルモン(GnRH)作動薬を投与して卵巣機能を抑制するホルモン療法の際に、副作用軽減を目的として少量のエストロゲンを補充する治療法。→子宮筋腫(しきゅうきんしゅ)

アドヒアランス〔adherence〕　コンプライアンス(compliance)が、患者が医師や看護師の指示に従順に従う、指示を受動的に受容することを意味するのに対して、アドヒアランス(adherence)は、患者自身が治療目的や副作用などを理解し、より積極的に治療にかかわる点が大きく異なる。とくに化学療法の服薬指導時には、この概念が近年重視されるようになっている。

アトピー〔atopy〕　アレルギー反応の1つで、微量の抗原刺激に対しても発症する過敏性疾患。免疫グロブリンE(IgE)抗体を産生しやすい。遺伝的素因が明らかで、幼小児にみられるアレルギー性鼻炎、気管支喘息、アトピー性皮膚炎、花粉症などがその典型例である。レアギンによって即時性発赤が起こり、また血液・組織中に好酸球が増加することを特徴としている。→アトピー性皮膚炎、アレルギー、花粉症(かふんしょう)、鼻(び)アレルギー

アトピー性皮膚炎〔atopic dermatitis；AD〕　〈汎発性神経皮膚炎〉　本態不明の慢性瘙痒性湿疹である。アトピー型アレルギー(I型アレルギー)とアトピー性皮膚炎(IV型アレルギー)の病圏とは近縁関係にはあるが、別の疾患と考えたほうがよい。病状は、乳児期、幼小児期、成人期の3期に分けることができる。乳児期では生後数か月から2、3歳ころまでの時期に発症し、皮膚頭部、顔面に紅斑、丘疹、漿液性丘疹が集まり、強い瘙痒のため掻破により二次的に湿潤し、厚い痂皮に覆われる。体幹、四肢にも多発する。幼小児期は3、4歳から10歳前後までの時期に発病し、苔癬化局面、丘疹、瘙痒が主症状となる。成人期は、多くは小児期から移行し、症状は幼小児期に類似している。治療に抵抗する症例が多い。一般的検査では末梢血好酸球の増加と血清IgEの高値がしばしばみられる。診断基準として、特有の臨床像、慢性の経過、アトピー素因の家族歴などが重要項目となる。治療は、抗原の除去、日常生活の指導、減感作療法および対症療法としてステロイド含有軟膏、内服として抗ヒスタミン薬などがある。喘息、鼻アレルギー、蕁麻疹(じんましん)などのアトピー疾患を合併することが多い。→アレルギー性疾患、I型アレルギー〔反応〕、IV型アレルギー〔反応〕

アドヘジン〔adhesin〕　〈付着因子，定着因子〉　細菌感染が成立するには、菌体が細胞組織に付着し、増殖しなければならない。アドヘジンは宿主細胞に菌体が付着するための機能を有するもので、細菌の線毛線維と線維状構造をとらない非線毛付着因子がある。また、菌体の表面蛋白のなかで付着機能を有するものも知られている。最近では、表層の多糖体もバイオフィルムの研究などから付着に関与していることが示唆されている。→線毛(せんもう)

アドボカシー〔advocacy〕　医療においては「患者の権利擁護」のことを指す。直訳では、本来もっている権利や利益の代弁・支持をいう。広義では、権利のために訴える、あるいは人権を擁護することを指す。看護領域では、患者の最も身近な存在である看護師は、患者の利益代弁者(アドボケイト)であるともいう。

アドリアマイシン〔adriamycin；ADM〕　⇨ドキソルビシン

アドレナリン〔adrenaline；AD〕　〈エピネフリン，エピレナミン〉　カテコラミンの一種で、副腎髄質で合成・分泌される。交感神経のα-およびβ-受容体に作用して興奮をもたらす。α作用として血管収縮、血圧上昇、腸弛緩、瞳孔散大などがあり、β作用として気管支拡張、心拍数増加、心筋収縮力増大、代謝亢進などがある。臨床的には強心薬や止血薬として、また気管支喘息などのアレルギー性疾患、ショックの際などに用いられる。→アドレナリン受容体、カテコラミン、血管収縮薬(けっかんしゅうしゅくやく)、副腎髄質(ふくじんずいしつ)ホルモン

アドレナリン作用性受容体 [adrenergic receptor]
⇨アドレナリン受容体

アドレナリン作用薬 [adrenergic agonists]
⇨交感神経[様]作用薬(こうかんしんけいようさようやく)

アドレナリン受容体 [adrenergic receptor]
〈アドレナリン作用性受容体〉カテコラミン(アドレナリン,ノルアドレナリン)に特異的に結合する蛋白質であり,カテコラミン感受性組織の細胞膜上にある.大きく α および β の 2 群に分ける.アドレナリンは α-受容体および β-受容体と結合し,ノルアドレナリンは主として α-受容体と結合し活性化する.α-受容体に結合すると,細胞内への Ca^{2+} の取り込みの促進と,ホスホリパーゼ C の活性化をひき起こす.β-受容体の場合であればアドレナリンと結合すると ATP(アデノシン三リン酸)を cAMP (サイクリックアデノシン一リン酸)に変えるアデニル酸シクラーゼという酵素を活性化し,細胞内の cAMP 濃度が上昇する.その結果 cAMP 依存性プロテインキナーゼが活性化され種々の蛋白質がリン酸化される.酵素蛋白がリン酸化されると酵素活性が変化し,グリコーゲン分解の促進や脂肪酸動員の上昇などの生理的効果が現れる.→アデノシン三リン酸,アドレナリン,α-受容体,カテコラミン

アドレナリン β-受容体遮断薬 [β-adrenergic blocking agent, β-blockers]
⇨β-[受容体]遮断薬

アトロピン [atropine ; AT]
〈硫酸アトロピン〉ベラドンナ根から抽出されたベラドンナアルカロイドの一種.天然に存在する左旋性の l-ヒヨスチアミンが抽出過程で dl 体(ラセミ化)になったもので,代表的な副交感神経遮断薬で毒薬である.作用メカニズムはアセチルコリンが効果器官にあるコリン受容体(ムスカリン受容体)に結合するのを競合的に阻害し副交感神経を遮断する(ムスカリン受容体遮断薬).分泌腺や平滑筋の機能を抑制するため汗,唾液,涙,胃液などの分泌抑制,消化管平滑筋,気管支筋,胆管,膀胱,尿管などの弛緩と運動抑制が起こる.点眼により散瞳,眼圧上昇,遠視性調節麻痺が起こる.大量では心拍数を増加させる.副作用は口渇,嚥下困難,言語障害,皮膚発赤,粘膜乾燥,頻脈,瞳孔散大などを示す.中毒では興奮,幻覚,錯乱などが現れ,のちに呼吸抑制,血圧低下などのショック症状を示す.用途は鎮痙薬,散瞳薬,麻酔前投薬として,また有機リン剤殺虫剤中毒の解毒,徐脈・房室伝導障害の治療に用いられる.粘膜,皮膚,腸管からよく吸収される.→アトロピン試験,副交感神経遮断薬(ふくこうかんしんけいしゃだんやく),ベラドンナ

アトロピン試験 [atropine test]
副交感神経遮断薬であるアトロピンを用いて,副交感神経系の機能をみる検査法.0.1% 硫酸アトロピンを 0.7 mL 皮下注射したのち,脈拍数の増加,口内乾燥,瞳孔散大,頭痛などの症状がみられれば,副交感神経系に緊張亢進があると判定する.→アトロピン,副交感神経遮断薬(ふくこうかんしんけいしゃだんやく)

アナトキシン [anatoxin]
⇨トキソイド

アナフィラキシー [anaphylaxis]
抗原抗体反応による即時型アレルギー反応の 1 つ.臨床的な疾患としてはアレルギー性鼻炎(花粉症),蕁麻疹,血管神経性浮腫,気管支喘息などがある.症状発現はすみやかで,抗原の作用から数分以内に生じ,紅斑,痙攣,腹痛,呼吸困難,循環不全などの症状を呈する.反応が強い場合にはショック状態に陥って死亡することもある.主として,マスト細胞(肥満細胞)や好塩基球に結合した免疫グロブリン IgE に属する抗体と抗原が反応し,ヒスタミンなどのケミカルメディエーターが遊離され起こるとされる.→即時型(そくじがた)アレルギー,ヒスタミン

アナフィラキシーショック [anaphylactic shock]
⇨Ⅰ型アレルギー[反応]

アナムネーゼ [anamnesis]
アナムネーゼとは,医師が問診によって聴取する病歴を意味し,主訴,現病歴(発症,経過),既往歴,家族歴などをいう.医師の問診では主に身体系統の病理学的変化に注目するが,看護師が行う面接(問診)では,対象者が直面する健康問題は何か,身体機能の障害は何か,生活行動のどこに支障が生じているか,対象者はそのことをどのように受け止めているか,などに焦点をあてる.アナムネーゼ聴取の実際では,プライバシーの保てる静かな部屋で,対象者の表情に視線を向けて,訴えの内容を傾聴する.同時に,看護師が知覚した内容を対象者に問い返し,その反応を確かめることが大切である.

アニサキス症 [anisakiasis]
刺身などを食すことにより魚類に寄生する線虫アニサキスの幼虫が,胃の壁に穿入し激しい上腹部痛,悪心・嘔吐などをひき起こしたものを胃アニサキス症という.魚類生食後,8 時間以内に症状をみた場合は緊急内視鏡による虫体の確認が必要.診断と虫体の摘出を同時に行う.また,アニサキスが腸に移動した場合を腸アニサキス症といい,下腹部の激痛を伴う.内視鏡での確認ができないので,開腹手術となる場合もある.

アニマ-アニムス [anima-animus]
ユングの提唱した,人間が無意識のうちに有する異性的側面である.アニマ(anima)は男性の人格の無意識の女性的な側面や心理学的性質を意味し,男性の有する未発達のエロス(関係の原理)でもあり,異性としての女性に投影される.アニムス(animus)は,女性の人格のなかに存在する男性的な側面であり,女性の人格の無意識の男性的な側を意味する.女性の有する未発達のロゴス(裁断の原理)でもあり,異性としての男性に投影される.

アニマルセラピー [animal therapy]
→動物介在療法(どうぶつかいざいりょうほう)

アニミズム [animism]
原始的宗教の世界観で有霊観という.動植物や無生物,自然現象などに生命および霊魂が宿るとみなし,それらとの交流を可能とする,あるいは望む考え方.統合失調症患者(とくに幼少年期の)においてアニミズム的思考

がみられることがある.

アノマロスコープ [anomaloscope] 〈色覚検査器〉 精密な色覚検査に使用される. ナーゲル(Willibald A. Nagel, 1870〜1911, 独, 眼科)によって考案された装置. 視野の片面に黄色光を, もう一方の面に緑に赤の混合色光を投光し, 双方の目盛りを調整して, 被検者が全面同一の色に見えたときの混合割合によって, 色覚異常のレベルを診断することが可能である.

アノミー [anomie] 語源は, 社会秩序の乱れや混乱を意味するアノモス(anomos)である. 主として宗教学において用いられてきたが, デュルケームが初めて社会学に用いて以来, 広く使われるようになった. デュルケームは近代社会の病理的側面をアノミーとして表現し, 社会の規範や規則がゆるむことは, かえって不安定な状況に陥り, 社会にとって必ずしもよいことではないと指摘した. アノミー的自殺とは, 社会的規範や規則がない, 比較的自由な状態において, 自己の欲望を抑えきれずに起こる自殺をいい, 不況期よりも好景気のときのほうが自殺率が高い現象をいう.

アパシー [apathy] 〈無気力, 無関心, 無感動〉 青年期にみられる特有の無気力, 無関心, 無感動, 情緒的ひきこもり, 競争心の欠如, 社会的活動の停止, 空虚感などの状態を指す. 不安や焦燥感はなく, 学業からは逃避しているが部活動には熱心であるなど, 現実からの選択的・部分的退却であることから, うつ病や統合失調症とは区別される. 男性に多く, 大学生に起こるものをスチューデントアパシー, 中高生や若い会社員にみられるものをアパシー・シンドロームとよぶこともある. →スチューデントアパシー

APACHE スコア (アパッチ) [acute physiology and chronic health evaluation] ICU入室患者の入室後24時間以内の重症度を評価し, 予後死亡率を算出するプログラム. acute physiology score ; APS (直腸温, 平均血圧, 心拍数, 呼吸数, A-aDo$_2$, Pao$_2$, 動脈血pH, 血清電解質, 白血球数など13項目), 年齢, 慢性疾患の有無の3要素の合計点(0〜71点). Ⅱは1985(昭和60)年版のスコアで, Ⅲは1991(平成3)年, Ⅳは2006(平成18)年に改訂されたが, 予後予測方程式の係数はⅢ以後, 一般には非公開となっている.

アプガースコア [Apgar score ; APGAR score] 新生児仮死の評価法で, 生後1分における心拍, 呼吸, 筋緊張, 反射および皮膚色の5項目を, 0点, 1点および2点の3段階で評価し, 点数の合計点(10点満点)をアプガースコアとする. 8〜10点は正常で新生児の大半は8〜9点である. 7点以下は仮死とされる. 採点は, 生後5分あるいはスコアが9〜10点になるまでの時間を併用することもある. Virginia Apgar(1909〜1974, 米, 麻酔科). →新生児仮死(しんせいじかし)

アプ(ブ)サンス [absence] 〈欠神発作, 小発作てんかん〉 突発的に数秒から20秒くらいの意識消失がみられるてんかん発作の1型. 痙攣は伴わないが, 軽い眼瞼のふるえなどが発現することがある. 通常少年期に好発するが, 知能や性格に影響することはまれで, 予後は良好である. →小発作(しょうほっさ), てんかん

アフタ [aphtha] 口腔粘膜に発生する直径数mmの類円形の境界明瞭な灰白色の偽膜で覆われた浅い潰瘍で, 周囲には紅暈(こううん)を有する有痛性の病変である. 原因としてアレルギーや自己免疫機序の関与も考えられるが明らかではない. 10日前後で自然治癒するが, 再発することも多い. 副腎皮質ホルモンを主成分とした口腔内軟膏, 錠型貼付剤や噴霧式製剤が局所療法として用いられる. →口内炎(こうないえん), ベーチェット病

アフターケア [after care] 患者が回復して退院したのちに社会に適応できるように, 回復期の患者に治療とともに機能訓練や職業指導を行い, また退院後も健康管理や指導を行うことをいう. 第二次世界大戦前に結核患者のアフターケアが社会的施策として始められたが, 現在では整形外科, 精神科をはじめ, 脳神経外科, 産婦人科など多くの領域で実施されている.

アブデラ, フェイ・G. [Faye Glenn Abdellah, 1919〜] 米国の看護指導者, 理論家. 機能的・科学的看護に対して人間性の看護を唱えた. ニュージャージー州フィトキンメモリアル病院看護学校, コロンビア大学ティーチャーズカレッジに学び, 保護・教育・福祉省公衆衛生局に勤務. 『患者中心の看護』など著書多数.

アブデルハルデン反応 (はんのう) [Abderhalden reaction] ⇨ニンヒドリン反応

アヘン [opium] ケシの未熟な果皮に傷をつけると分泌される白色乳液が空気に触れて, 黒く固化したもの. モルヒネ, テバイン, パパベリンなど20種以上のアルカロイド(アヘンアルカロイドと総称する)が含まれる. 鎮痛, 鎮痙, 止瀉などの目的で内服または注射で用いられる. 大量摂取あるいは長期連用により中毒に陥る. 麻薬に指定されている. アヘン末, アヘンチンキ, オピアル注射液などの製剤がある. →アルカロイド, コデイン, 麻薬(まやく), モルヒネ

アヘンアルカロイド [opium alkaloid] ⇨アルカロイド

アポクリン汗腺 (かんせん) [apocrine sweat gland] ⇨汗腺(かんせん)

アポトーシス [apoptosis] 細胞の発育の過程で恒常性を維持するために起こる, 不必要となった細胞ならびにミトコンドリアの傷害や変異などで生じた異常細胞の, 遺伝的にプログラムされた積極的排除(プログラム細胞死)を意味する. 細胞膜の彎曲→核の凝縮→DNAの断片化という経過を経て, マクロファージなどにより貪食され消失する. アポトーシスはFas抗原や腫瘍壊死因子(TNF)などの多くの刺激で誘導されるが, この積極的排除機構の障害ががん・免疫疾患・血液疾患の発生などに関係すると考えられている. →壊死(えし)

アマンタジン [amantadine] 特殊な三環構造をもつアミンで, パーキンソン症候群, 脳梗塞後遺症に伴う意欲の低下の治療および, A型インフルエンザに対する抗ウイルス薬として内服で

用いられる.

アミオダロン [amiodarone ; AMD]
〈塩酸アミオダロン〉 冠血管拡張薬として合成されたベンゾフラン誘導体であるが, のちに抗不整脈作用が証明されたヴォーン・ウィリアムズ(Vaughan Williams)分類の第Ⅲ群に属する不整脈治療薬. 間質性肺炎, 肺胞炎, 肝障害など重篤な副作用が発現することにより, 致死的な不整脈患者の最終選択薬といえる. 毒薬ともいえ, その使用は十分な経験のある医師に限られる. →抗不整脈薬(こうふせいみゃくやく)

アミタール・インタビュー [Amytal-interview]
⇨麻酔分析療法(ますいぶんせきりょうほう)

アミトロ [amyotrophic lateral sclerosis ; ALS]
⇨筋萎縮性側索硬化[症](きんいしゅくせいそくさくこうかしょう)

アミノエチルスルホン酸(さん) [aminoethylsulfonic acid]
⇨タウリン

4-アミノ-2-オキソピリミジン [4-amino-2-oxopyrimidine]
⇨シトシン

2-アミノ-6-オキソプリン [2-amino-6-oxypurine]
⇨グアニン

ε-アミノカプロン酸(さん) [ε-Aminocaproic acid]
抗線溶物質である. プラスミノーゲンと結合することで, プラスミノーゲンのフィブリンへの結合を阻害する. トラネキサム酸はこの誘導体であり, 同様に作用する.

アミノ基転移酵素(きてんいこうそ) [aminotransferase]
⇨アミノトランスフェラーゼ

アミノ基転移反応(きてんいはんのう) [transamination]
アミノ酸のアミノ基が, 他のα-ケト酸に移って新しいアミノ酸をつくり, 自らはケト酸に変わる反応. このような反応を触媒する酵素をアミノトランスフェラーゼという. →アスパラギン酸, アミノ酸, アミノトランスフェラーゼ

アミノグリコシド系抗菌薬(けいこうきんやく) [aminoglycoside antibiotics]
⇨アミノ配糖体系抗菌薬

2-アミノグルタル酸(さん) [aminoglutaric acid]
⇨グルタミン酸

アミノ酢酸(さくさん) [aminoacetic acid]
⇨グリシン

アミノ酸(さん) [amino acid ; AA]
アミノ基をもった有機酸. 蛋白質を加水分解すると約20種のアミノ酸が得られるが, これらはすべてα位にアミノ基をもったα-アミノ酸である. ヒトの場合これらのアミノ酸のうち8種は生体内では合成できないので, 食事として外からとらなければならない. このようなアミノ酸を必須アミノ酸といい, 栄養学上重要である. →アミノ基転移反応, オルニチン, シトルリン, セリン, トレオニン, 必須(ひっす)アミノ酸

アミノトランスフェラーゼ [aminotransferase]
〈アミノ基転移酵素, トランスアミナーゼ〉 アミノ酸のアミノ基転位反応を触媒する酵素の総称で, アミノ酸代謝上重要である. 補酵素としてピリドキサールリン酸を必要とする. AST(GOT), ALT(GPT)などがあり, 血清中のこれらの酵素増加は, 肝障害や心筋梗塞などの指標となる. →アミノ酸, AST, ALT, ピリドキサールリン酸

アミノ配糖体系抗菌薬(はいとうたいけいこうきんやく) [aminoglycoside antibiotics]
〈アミノグリコシド系抗菌薬〉 グリコシド結合したアミノ糖またはアミノシクリトールを含む抗菌薬の総称で, 一般に塩基性で水によく溶け無色である. ストレプトマイシン, ネオマイシン, カナマイシンなどが化学療法薬として知られている. →化学療法(かがくりょうほう)(抗微生物)薬, カナマイシン

アミノピリン [aminopyrine]
ピラゾロン系の古い鎮痛・抗炎症薬である. 骨髄毒性により顆粒球減少症を起こす危険があるため使われなくなった. →アンチピリン

アミノベンジルペニシリン [aminobenzyl penicillin]
⇨アンピシリン

アミラーゼ [amylase ; AMY]
〈ジアスターゼ〉 ヒトの唾液, 膵液に含まれるデンプン消化酵素の1つ. デンプン, グリコーゲンをマルトース(麦芽糖)とデキストリン(糊精)へ加水分解する. 消化促進薬として消化不良や消化機能障害などに対して用いられる. 血中・尿中のアミラーゼは唾液腺や膵に炎症があると上昇するので唾液腺炎や膵炎の診断に利用される. →膵液(すいえき), 膵[臓]炎(すいぞうえん)

アミロイドーシス [amyloidosis]
〈アミロイド症〉 アミロイド(線維構造をもつ特殊な蛋白質. ヨードに反応して紫変するため類デンプン質とよばれた)が身体の一部または全身の組織に沈着(アミロイド変性)して起こる疾患. とくに肝, 脾, 腎に蓄積しやすく, 多彩な症状を示す. アミロイドが沈着する機序は不明であるが, 原発性のものと続発性のものがあり, 後者は主に感染症や膠原病などの慢性疾患に合併する. 根本的な治療法はなく, 予後は不良である. 厚生労働省指定の特定疾患に含まれる. →蛋白漏出性胃腸疾患(たんぱくろうしゅつせいいちょうしっかん)

アミロイド症(しょう) [amyloidosis]
⇨アミロイドーシス

アミン [amine]
アンモニアの水素原子の1つまたはそれ以上が炭化水素基で置換されたもの. 置換された水素原子の数により, 第1級アミン, 第2級アミン, 第3級アミン, 第4級アンモニウムに分けられる. 生体にとって重要なものには, カテコラミン, ヒスタミン, スペルミジン, スペルミンなどがある.

アメーバ性肝膿瘍(せいかんのうよう) [amebic liver abscess]
アメーバ赤痢に罹患し, 大腸粘膜に潰瘍が形成され, 侵入した菌が門脈系を介して肝に膿瘍

を形成したもの．肝の右葉に単発することが多く，発熱，白血球増加，胃腸症状を呈する．→赤痢(せきり)アメーバ

アメーバ赤痢　[am (o) ebic dysentery]
病原体は赤痢アメーバ(*Entamoeba histolytica*)である．粘皮便，下痢，テネスムス(しぶり腹)，腹痛などの赤痢症状を特徴とするが，虫体が血行性に肝臓，肺，脳などへ移行し，膿瘍を形成する場合もある．感染症法では5類感染症全数把握疾患に分類される．*E. histolytica* は環境に応じて栄養型とシスト(嚢子；のうし)の2つの型をとるが，感染性を有するのは成熟型のシストのみである．ヒトへの感染はシストに汚染された飲食物の経口摂取により成立する．→赤痢(せきり)アメーバ

アメリカ看護師協会(かんごしきょうかい)　[American Nurses Association；ANA]
⇨米国看護師協会(べいこくかんごしきょうかい)

アメリカ鉤虫(こうちゅう)　[American hookworm, *Necator americanus*]
小腸に寄生する体長8〜10 mmの線虫．経皮感染が多く，血行性に肺に達したのち，消化管に入り小腸上部で成虫になる．寄生による症状としては，皮膚炎，肺炎，鉄欠乏性貧血などがみられる．

アメンチア　[amentia, Amentia]
錯乱と困惑を特徴とする意識の変容状態．意識混濁の程度は軽度で，注意や集中が散乱し，思考にまとまりを欠く思考散乱が目立ち，ときに夢幻様なことを指して用いられている．なお，英国ではこの用語は精神遅滞を意味している．現代ではせん妄とよぶことが多い．→産褥精神病(さんじょくせいしんびょう)

亜有茎性(あゆうけいせい)ポリープ　[subpedunculated polyp]
ポリープは，多くは管腔臓器に発生する粘膜(上皮細胞)に覆われた隆起性病変の総称．最も発生頻度が高いのは胃や結腸や直腸など，消化管の粘膜にできるポリープである．ポリープは肉眼的形態で，茎がある有茎性ポリープ，わずかに隆起している無茎性ポリープ，その中間型の亜有茎性ポリープの3種類に分類できる．→ポリープ

アラキドン酸(さん)カスケード　[arachidonic acid cascade]
アラキドン酸より一連の酵素反応を経て，プロスタグランジン，ロイコトリエン，トロンボキサンなど種々の生理活性物質を生合成する代謝経路の総称．カスケードとは何段にも分かれて落下する滝のことで，これに代謝をなぞらえたもの．→トロンボキサン，プロスタグランジン

アラニン　[alanine；Ala]
アミノ酸の1つ．α，β型があり，必須アミノ酸ではないが，生理的に重要なアミノ酸である．α-アラニンはピルビン酸から合成され，主に蛋白質の成分として細胞壁に，β-アラニンはジペプチドとして脳・筋肉中に広く分布する．

アラニンアミノトランスフェラーゼ　[alanine aminotransferase；ALT]
⇨ALT

アランチウス静脈管(じょうみゃくかん)　[Arantius duct]
〈静脈管，アランチウス管〉
胎児の臍静脈と下大静脈を結ぶ静脈管．胎児の循環系において，胎盤からの動脈血は臍静脈を通って胎児の腹腔内に入り，肝前縁で分岐して1本は門脈右枝に，もう1本はアランチウス静脈管を通って下大静脈幹に入る．静脈管の名称と異なり，流れる血液は純粋な動脈血である．出生後は退化し静脈管索となる．Giulio Cesare Aranzi(1530〜1589，伊，解剖学，医師)．

アルカプトン尿症(にょうしょう)　[alkaptonuria]
先天性アミノ酸代謝異常症の1つ．常染色体劣性遺伝性疾患．フェニルアラニン代謝系のホモゲンチジン酸酸化酵素欠損により，体内にホモゲンチジン酸が蓄積する．尿は空気中に放置すると黒色に変化し，とくにアルカリの添加によりすみやかに黒変する．小児期には無症状であるが，成人期になると色素沈着がみられる．→ホモゲンチジン酸

アルカリ血症(けっしょう)　[alkalemia]
血液pHが基準値を超え上昇した状態．主に代謝性および呼吸性アルカローシスにおいて代償作用が不十分である場合にみられるが，アシドーシスに過剰な代償性変化が生じた場合にも起こりうる．

アルカリ中毒(ちゅうどく)　[alkaline poisoning]
水酸化カリウム，水酸化ナトリウムなどの強アルカリ性薬物の嚥下によって起こる症状．口腔・食道・胃などの粘膜にびらん，腐蝕，潰瘍を生じ，ときに穿孔をきたす．治療は，希釈した酸性液により中和をはかる．

アルカロイド　[alkaloid]
植物からとれる窒素を含んだ塩基性化合物の総称．特徴的な強い薬理作用をもち，医薬品として利用されるものが多い．アヘンアルカロイド，キナアルカロイド，ベラドンナアルカロイド，マオウアルカロイドなどがある．→アヘン，ベラドンナ

アルカローシス　[alkalosis]
生体内での酸とアルカリとの平衡(酸塩基平衡)が崩れてアルカリ性に傾き，血液のpH値(動脈血基準値7.35〜7.45)が7.45以上に上昇した状態．原因により，過呼吸や高山病などに伴う激しい呼吸の結果，二酸化炭素が過剰に排泄されて起こる呼吸性アルカローシスと，水素イオンを喪失することによる代謝性アルカローシスに分類される．後者は嘔吐による胃液の喪失，利尿薬の投与による腎からの水素イオンの喪失が含まれる．また，胃の処理機能を超える大量のアルカリ摂取も代謝性アルカローシスに含まれる．症状としては，呼吸異常，筋の緊張，痙攣，感覚異常などがある．→アシドーシス，酸塩基平衡(さんえんきへいこう)

アルギニン　[arginine]
動物性蛋白質に多く含まれるアミノ酸の1つ．尿素サイクルの中間代謝産物として体内でも合成されるが，需要量を満たせないため食物摂取により補充される．その重要性から準必須アミノ酸とよばれる．アルギナーゼの作用により，オルニチンと尿素に分解される．→オルニチン

アルギネート　[alginate]
ワカメやコンブなどから抽出された天

然親水性コロイドで，創傷被覆材などに使用されている．わが国では，胃・十二指腸潰瘍治療薬(内服薬)としてアルロイドG(液体)，創傷治療薬(創傷表面に散布)としてのアルト(粉末)が知られている．

アルキル化薬 [alkylating agents]
抗がん薬の1つ．反応性の高い陽性荷電中間体をつくり，DNA中のグアニン(7位のN)のアルキル化，DNA二重鎖の架橋により腫瘍細胞のDNA合成を阻害し，抗腫瘍作用を示す．また，細胞に放射線照射効果と類似の変化を起こすので放射線類似物質ともいわれ，発がん作用，造血機能抑制作用，免疫抑制作用をもつ．代表的薬物はシクロホスファミド．

アルギン酸 [alginic acid]
ワカメ，コンブなどの褐藻類の細胞間に存在する多糖類の1つ．構成糖として，D-マンヌロン酸とL-グルクロン酸をもつ．手術糸など医用として用いられるほか，工業用としての用途も広い．

アルコール [alcohol；ALC]
水酸基(OH)をもつ有機化合物の総称の1つ．一般にはエチルアルコール(エタノール；C_2H_5OH)を意味する．エチルアルコールは中枢神経抑制作用があり，また依存性を起こす．大量・慢性摂取で生体に種々の臓器障害をもたらすが，興奮薬，食欲増進薬として利用されるほか，局所的に70％水溶液として消毒・滅菌薬として用いられる．さらに肝がんを壊死させたり，胃潰瘍の出血を止めたりする目的で局所的に使用することもある．

アルコール依存症 ▶大項目参照

アルコール幻覚症 [alcoholic hallucinosis]
アルコール依存症者に，大量飲酒にひき続いて急激に発症する．振戦せん妄と異なり意識障害はない．言語性幻聴が出現し，主に敵対的，脅迫的な内容の幻聴が聞こえる．そのため患者は不安，迫害妄想をいだき，自殺や暴力行為に発展することがある．大多数は数日から数週で治癒するが，一部慢性化する．振戦せん妄への移行例もあり，最近はアルコール離脱症候群のなかにも位置づけられる．→アルコール依存症

アルコール健忘症症候群 [alcohol amnestic syndrome]
〈アルコール・コルサコフ症候群〉アルコール依存の患者に生じた重篤な健忘症候群．急激な低栄養，ビタミンB₁欠乏などで生じたウェルニッケ脳症に続発することが多い．意識は清明であり，注意力も保たれるが，重篤な前向健忘，逆向健忘，失見当識，作話の四徴がみとめられる．

アルコール・コルサコフ症候群 [Korsakoff syndrome]
⇨アルコール健忘症症候群

アルコール性肝炎 [alcoholic hepatitis；AH]
⇨アルコール性脂肪性肝炎

アルコール性肝硬変 [alcoholic cirrhosis；AC]
アルコールの大量連用(毎日，日本酒に換算して5合以上を10年以上，あるいは相当する積算飲酒量を有する大酒家)を成因とする肝硬変症をいう．肝硬変受診者数と酒類消費量との間には疫学的に相関がみとめ

られており，アルコール栄養障害説およびアルコールによる直接的な肝障害説がある．症状は一般の肝硬変と同様で，組織学的・病理学的にも鑑別は困難である．→アルコール性肝障害

アルコール性肝障害 [alcoholic liver injury, drinker liver]
過剰の飲酒によりもたらされる肝障害の総称．飲酒量，飲酒期間，アルコール代謝の個人差，栄養状態の個人差，その他種々の遺伝的・非遺伝的背景の個人差によりさまざまな病型が存在する．肝の組織によって，非特異的変化群，アルコール性脂肪肝，アルコール性肝線維症，アルコール性肝炎，大酒家慢性肝炎，アルコール性肝硬変，重症型アルコール性肝炎に分類される．→アルコール性肝硬変，急性肝炎(きゅうせいかんえん)

アルコール性脂肪性肝炎 [alcoholic steatohepatitis；ASH]
アルコール性肝障害は，肝細胞の変性によって脂肪肝と肝線維症，アルコール性肝炎，肝硬変に分類される．アルコール性脂肪肝は，慢性的なアルコール過剰摂取によって肝臓に起こる脂肪代謝障害のために肝細胞内に中性脂肪が蓄積された病態のことをいう．臨床所見として，肝腫大が特徴的であるが，無症状である場合もある．肝機能検査所見として，脂質異常症，γ-GT上昇などがある．禁酒，食事療法によって改善がみられるが，背景にアルコール依存などの問題をかかえている場合もあるため，飲酒の背景を知り援助することが望ましい．→アルコール依存症，肝炎(かんえん)

アルコール性神経炎 [alcoholic neuritis, alcoholic neuropathy]
〈アルコール性ニューロパチー〉アルコールの長期過剰摂取者にみられる神経炎．アルコール中毒に付随する栄養障害およびビタミンB₁欠乏との関係が深いとされている．症状として，末梢ほど強い対称性感覚障害，しびれ，灼熱痛が下肢，次いで上肢に起こり，進行すると運動神経障害をきたす．治療は禁酒および高濃度のビタミンB₁，B₆，B₁₂を投与する．→アルコール依存症，急性(きゅうせい)アルコール中毒

アルコール性ニューロパチー [alcoholic neuropathy]
⇨アルコール性神経炎

アルコール専門病棟
1961(昭和36)年「酒によって公衆に迷惑をかける行為の防止に関する法律」を受け，1963(昭和38)年に国立療養所久里浜病院にアルコール専門治療施設がつくられたことを契機として増加した．現在も，久里浜病院の治療方式の流れをくみながら，急性期治療，アルコホーリクス・アノニマス(AA)等，地域での断酒継続を目指した治療の導入，合併症治療に焦点があてられ，患者の治療自主性を基本においたアルコホリズム社会復帰プログラム(alcoholism rehabilitation program；ARP)が実施されている．→アルコホーリクス・アノニマス

アルコール中毒 [alcoholism]
⇨アルコール依存症

アルコール中毒者匿名会 [alcoholics anonymous]
⇨アルコホーリクス・ア

ノニマス

アルコール離脱症候群 [alcohol withdrawal syndrome]
多量かつ習慣的な飲酒状態から，急激に断酒あるいは減酒した際にみられる一連の身体的・精神的症状．頻脈，発汗，イライラ，不眠などの自律神経症状をみとめ，不穏状態となり，次いで痙攣，振戦，振戦せん妄（錯乱）が現れ，幻視，幻覚，妄想などの精神神経症状を呈する．一般的に断酒2〜3日後から数日間続く．→アルコール依存症

アルコホーリクス・アノニマス [alcoholics anonymous ; AA]〈アルコール中毒者匿名会〉 1935（昭和10）年に，米国のアルコール依存症者であったビルとボブによってつくられた匿名のアルコール依存症者の会で，わが国には1955（昭和30）年ころに導入され現在に至っている．非組織性，献金性を原則とする．さまざまなテーマに沿って，自分の感じたことや考えたことを順番に述べる「ミーティング」を1週間に数回行う活動が中心である．ここでは，「言いっぱなし，聞きっぱなし」といって，議論ではなく，集い，互いの体験を話し，聞くことが重要とされている．集団療法の一種．

アルゴリズム [algorithm]
ある特定の問題の正しい答えを導くためのフローチャート（流れ図）である．判断のポイントとなる分岐点を経て段階的に適切なケア，処置の方法を導くことができるガイドラインといえる．治癒過程が複雑で，個人差が大きく一定のケアや処置の方法が定着しにくいものに有効である．褥瘡ケアに関するアルゴリズムなどがある．

アルサス現象 [Arthus phenomenon]
ウサギの皮膚にウマ血清を反復注射すると，注射局所に発赤，出血，壊死を起こし，やがて潰瘍が形成される現象．組織アレルギー反応を免疫組織学的に証明しうる重要な所見で，Ⅲ型アレルギー反応（免疫複合体反応）と考えられる．免疫複合体により補体が活性化され，浸潤した好中球による組織破壊や，凝集血小板からの血管作動性アミンなどが関与している．ウサギ以外にもみられ，ヒトの血清病などは同様の機序による．Nicolas Maurice Arthus（1862〜1945，仏，細菌学）．→血清病（けっせいびょう），即時型（そくじがた）アレルギー

アルツの基準 [guideline for sorting of the severity of burned patients by Artz]
⇨熱傷（ねっしょう）

アルツハイマー型老年認知症 [senile dementia of Alzheimer type ; SDAT]
⇨老年[期]認知症（ろうねんきにんちしょう）

アルツハイマー病 [Alzheimer disease ; AD]
初老期および老年期に発症する器質性認知症の一種．原因不明で，病理学的には脳の全般的な萎縮（図）や神経細胞の脱落，神経原線維変化，老人斑などがみられる．見当識障害，失語，失行などの症状が現れ，進行して高度の認知症に至る．Alois Alzheimer（1864〜1915，独，神経学）．→老年[期]認知症（ろうねんきにんちしょう）

■図 アルツハイマー病患者の脳画像

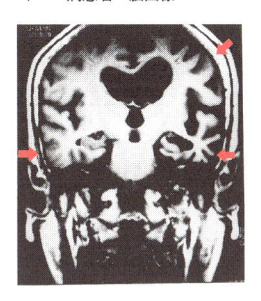

MRI T1強調画像．両側の側頭・頭頂葉に萎縮がみとめられるが，左側に顕著である

アルドステロン [aldosterone ; ALD]
副腎皮質粒層から分泌されるステロイドホルモンの1つで，ミネラルコルチコイド作用が強い．副腎皮質刺激ホルモン（ACTH）およびアンジオテンシンⅡにより分泌が増加する．腎遠位尿細管に作用して，ナトリウム再吸収，カリウム排泄を促進する．→アジソン病

アルドラーゼ [aldolase ; ALD]
アルドール縮合反応ならびにその逆反応を触媒する酵素の総称．とくに解糖系において，フルクトース1,6-二リン酸をD-グリセルアルデヒド3-リン酸とジヒドロキシアセトンリン酸に分解する酵素が有名．→リアーゼ

α-受容体 [α-receptor, α-adrenergic receptor]
アドレナリン性α-受容体のこと．ノルアドレナリンおよびアドレナリンが結合する受容体（レセプター）には大別してα-受容体とβ-受容体があり，イソプロテレノールに対する感受性が前者は低く，後者は高いことによって区別される．α-受容体には，さらに$α_1$と$α_2$の2種類があり，血管平滑筋の受容体のようにシナプス後部にあるものを$α_1$-受容体，シナプス前部すなわち神経終末にあってノルアドレナリンの遊離を抑制するものを$α_2$-受容体とよぶ．→アドレナリン，アドレナリン受容体，α-[受容体]遮断薬，カテコラミン，ノルアドレナリン，β-[受容体]遮断薬

α-[受容体]遮断薬 [α-adrenergic blocking agent, α-blocker]
ノルアドレナリンおよびアドレナリンがα-受容体を介して発現する作用を遮断する薬物のこと．代表的なものにフェントールアミン，プラゾシンなどがあり，血管平滑筋の収縮刺激を遮断することから，降圧薬として用いられる．なお，プラゾシンは$α_1$-受容体，ヨヒンビンは$α_2$-受容体に選択的に作用するとされている．→α-受容体

α-胎児蛋白 [α-fetoprotein]
⇨AFP

α-フェトプロテイン [α-fetoprotein]
⇨AFP

α-リポ蛋白 [α-lipoprotein]
⇨HDL

アルブミン　[albumin ; Alb]

体液，細胞中に含まれる一群の可溶性蛋白質の総称．卵白(albumen)に由来して命名され，いずれも分子量数万程度の球状蛋白質．水，希酸，希アルカリによく溶け，半飽和の硫酸アンモニウムに塩析されるが，同様の条件でグロブリンは塩析されて沈殿するためにこの両者を区別できる．代表的なものに卵白中のオボアルブミン，乳中のラクトアルブミン，血清アルブミンなどがあり，コムギなどの植物にも存在する．→血清(けっせい)アルブミン

アルブミン-グロブリン比　[albumin-globulin ratio ; A/G]

〈A/G比，アグ比〉　血清蛋白中のアルブミン分画(50～60%)とグロブリン分画(40%)との比率のこと．この比率は健康なときには一定しており，測定法によって基準値は異なるが，およそ1.60～2.47程度である．蛋白質代謝異常のよい指標であり，低アルブミン血症を起こすネフローゼ，貧血，妊娠，肝硬変，栄養失調などでA/G比の低下がみられる．

アルマ・アタ宣言　[Alma-Ata declaration]

1978(昭和53)年9月12日に旧ソ連のアルマ・アタで開催されたプライマリヘルスケア国際会議で採択された宣言．「2000年までに世界の人々すべてに健康を」を合言葉に政府，保健・開発従事者および全世界の地域住民による迅速な行動が必要であるとした．→プライマリヘルスケア

アルミニウム骨症　[aluminum bone disease, aluminum osteodystrophy]

腎不全状態になるとアルミニウム(Al)の体内蓄積を生じ，それが骨に沈着したものである．骨の石灰化障害をきたし，骨軟化症の病像を呈する．とくに透析患者で問題となり，現在ではリン(P)の吸着剤として用いられたアルミゲルの内服は禁止され，Alを除去した処理水が用いられている．沈着したAlの除去のためにはデフェロキサミンが用いられる．

アレキシサイミア　[alexithymia]

失感情症状と訳される．シフネオス(Peter E. Sifneos)により心身症患者の性格として記されている．心身症患者は想像力に乏しく，事実関係についてはくどくどと述べるが，自分の内面部分を言語化し，感情表現することができない．このような態度は感情表現が豊かな神経症とは大きく異なる．情動と知性の解離，およびそれに基づく身体化が心身症の基本的機制とされる．→心身症(しんしんしょう)

アレルギー　▶大項目参照

アレルギー性胃腸炎　[allergic gastroenteritis]

〈アレルギー性胃腸症，胃腸管アレルギー〉　特定の食品や薬剤を摂取したあとに消化管に起こる過敏反応．一部の薬剤では，経口ではなく吸入による摂取でも確認されている．腹痛，下痢，嘔吐，消化管粘膜の充血や浮腫などが現れ，重症の場合はアナフィラキシーショックを起こす．対症療法を施し，抗原を特定して抗原物質を回避することで，再発を予防する．

アレルギー性疾患　[allergic diseases]

生体に防衛的に働くべき免疫機構(抗原抗体反応)が，何らかの原因により有害に働き生体に病的過程をもたらすものをアレルギーといい，この反応によって全身または局所の組織障害を生じた疾患．タイプによりI～IV〔V(抗受容体抗体病をV型に分類することもある)〕型に分けられるが，狭義のアレルギー性疾患とはI型であるアトピー性疾患，気管支喘息，アレルギー性鼻炎，花粉症，一部の薬物アレルギーなどが属している．→アトピー，アトピー性皮膚炎，花粉症(かふんしょう)

アレルギー性接触皮膚炎　[allergic contact dermatitis ; ACD]

皮膚に接触する物質により感作された個体が，再び同一物質(抗原)に接触することにより接触部位に湿疹を生じるもの．発症機序は感作リンパ球の関与する遅延型(IV型)アレルギー反応である．化粧品，植物，金属，外用医薬品など皮膚に直接接触するものが原因となる．パッチテストにより原因が判明する．→アレルギー性疾患

アレルギー性鼻炎　[allergic rhinitis ; AR]

⇨鼻(び)アレルギー

アレルギー反応★　[allergy response]

NANDA-I分類II の領域11《安全/防御》類5《防御機能》に配置された看護診断概念で，これに属する看護診断としては〈ラテックスアレルギー反応〉〈ラテックスアレルギー反応リスク状態〉がある．

アレルゲンテスト　[allergen test]

疑わしい抗原を確定するための検査．最も一般的な方法は皮膚反応(cutaneous reaction)やIgE抗体(抗原特異的抗体)を測定するRAST(放射性アレルギー吸着試験)がある．皮膚反応には①アレルゲン抽出液を掻爬した皮膚につけて反応をみるスクラッチ試験，②抽出液を皮内に注入して検査する皮内反応，③抽出液を皮膚に貼付して反応をみる貼付試験，④患者血清を健康者に注射し，同じ部位に抗原を注射して反応をみるプラウスニッツ・キュストナー反応がある．なお皮内反応には即時型反応と遅延型反応があり，前者は花粉，塵埃，ウマ血清，化学物質によるアレルギーがあり，ときにアナフィラキシー反応を起こす危険がある．後者の代表例は結核症に対するツベルクリン反応である．そのほかの方法としては，アレルゲンを眼瞼に滴下する眼反応，鼻粘膜に滴下して検査する鼻粘膜試験，気管支喘息に対するアレルゲン吸入テスト，食事性アレルゲンの試験投与法などがある．また，抗原除去療法や，薬物アレルギーに対するマクロファージ遊走阻止試験(MI test)などもこれに含まれる．→パッチテスト

アロエ　[aloe]

下剤や健胃薬として用いられる民間薬．ケープアロエの葉からとれた液汁を乾燥したもの．

アロマセ(テ)ラピー　[aromatherapy]

〈芳香療法〉　さまざまなハーブや果実から蒸留法や圧搾法で抽出された精油を用いて行われる療法で，芳香療法ともいう．リラックス効果や刺激効果があるとされる精油の香りを，身体に塗布するなどの方法で，ストレスや不安，更年期障害に伴う諸症状や痛み，胃腸症状や呼吸器症状などを緩和する効果を生かし，補完・代替療法の1つとして普及しつつある．

ANCA(アンカ)　[anti-neutrophil cytoplasmic antibody]

⇨抗好中球細胞質抗体(こうこうちゅうきゅう

さいぼうしつこうたい）

アンギーナ [angina]
〈口峡炎，急性扁桃炎〉 咽頭部に生じる炎症で，同時に扁桃にも炎症がみられる疾患の総称．扁桃炎と同じ意味で用いられることが多い．感冒，過労，気候変動などを誘因として，レンサ球菌などの細菌により生じる．治療としては抗菌薬を投与し，局所的にはトローチ，ポビドンヨード（イソジン）による含嗽などを行う．

アンギオグラフィー [angiography]
⇨血管造影法（けっかんぞうえいほう）

暗示（あんじ） [suggestion]
⇨暗示療法（あんじりょうほう）

アンジェルマン症候群（しょうこうぐん） [Angelman syndrome]
重度の精神発達遅滞や運動遅滞，人形様歩行とよばれる特徴的な歩き方などの失調性歩行，四肢の振戦，下顎低形成などの特異な顔貌，周期的な笑い発作などを主徴とする先天異常症候群．15番染色体上の一部遺伝子の欠失によるもので，1965（昭和40）年，英国医師のハリー・アンジェルマン（Harry Angelman, 1915～1996）により報告された．診断はこれらの臨床的特徴と分子遺伝学的検査により総合的に行われる．以前は，「幸福な人形症候群」（happy puppet syndrome）とよばれていた．

アンジオテンシン [angiotensin ; A]
血管収縮作用（昇圧作用）をもつポリペプチド．血清の α_2-グロブリン分画中のアンジオテンシノーゲンに腎より分泌されるレニンが作用して不活性型のアンジオテンシンIになる．ついでアンジオテンシン変換酵素（ACE）の作用で昇圧作用のあるアンジオテンシンIIがつくられ，さらにペプチダーゼが働いて活性の低いアンジオテンシンIIIに変換される．高血圧治療薬として，カプトプリルなどのACE阻害薬やロサルタンなどのアンジオテンシンII受容体拮抗作用物質が用いられている．→レニン

アンジオテンシン変換酵素阻害薬（へんかんこうそそがいやく）
[angiotensin converting enzyme inhibitor ; ACEI]
⇨ACE阻害薬

暗順応（あんじゅんのう） [dark adaptation]
ヒトの網膜は光の受容体として明るいところで働く錐体と暗いところで働く杆体の2種類を有している．明るいところから暗いところへ移動するとしばらく周囲を認識できないが，しだいに見えてくる．これは，光が錐体に代わり杆体に認識されることによるもので，これを暗順応という．暗順応が完全に完成するのには40分以上かかるとされ，暗順応下の視覚は，光に対しては感度が高いものの，色は認識できない．なお，暗いところへ移動したときに瞳孔は大きくなるが，これも光の認識を高めることに役立ち，広い意味の暗順応といえる．→明順応（めいじゅんのう）

暗示療法（あんじりょうほう） [suggestion therapy, suggestive therapy]
暗示により感覚，判断，感受性などの異常を是正する心理療法の1つ．主に神経症に対して行われるもので，他者催眠下で行う催眠療法が一般的であるが，自己暗示による自律訓練法も今日広く用いられてきている．→催眠療法（さいみんりょうほう），精神療法（せいしんりょうほう）

安静（あんせい） [rest, bed rest]
疾病からの回復を意図して，身体的および精神的活動によるエネルギーの消耗を低い状態に保ち，生体の負担を軽くすること．休息状態を保つことで，体内の栄養代謝を円滑にし，失ったエネルギーを補給することができる．また，酸素を十分に含んだ血液は肝や腎の代謝を活発にし，老廃物の減少を促進する．疾病の程度によって生活動作に規制を加える度合い（安静度）は異なる．療養生活は安静を基本にするが，身体的機能の回復と精神的リラクセーションがはかれるように調整しなければならない．

安静度（あんせいど） [bed rest level]
⇨安静（あんせい），看護度（かんごど）

安全（あんぜん） ▶大項目参照

アンタゴニスト [antagonist]
⇨拮抗薬（きっこうやく）

アンチセンスRNA [antisense RNA]
ある遺伝子の転写産物RNA（mRNA）に対して相補的な配列をもつRNAをいう．細胞内にアンチセンスRNAがあると，相補的なmRNAと結合（ハイブリッド形成）し，蛋白質への翻訳を阻害する，その結果として遺伝子の発現が抑制される．

アンチピリン [antipyrine]
ピラゾロン誘導体の解熱鎮痛薬．水溶性で無色の結晶性粉末である．発熱，頭痛，歯痛，関節痛などに用いる．プロスタグランジン（PG）生合成抑制作用は弱い．抗炎症作用はあるが尿酸排泄促進作用はない．副作用として発疹（ピリン疹），白血球減少がみられることがある．

アンテドラッグ [antedrug]
薬物投与部位局所で薬効を発現し，血中に吸収されたあとすぐに代謝されて，全身的薬効の発現がないよう設計された薬物誘導体．外皮用，口腔内吸入用の副腎皮質ステロイド薬にアンテドラッグのものがある．→プロドラッグ

暗点（あんてん） [scotoma]
視野のなかに孤立して点状，斑状に欠損を生じるものを暗点といい，部位，程度，自覚の有無により分類される．部位による分類では中心暗点，傍（副）中心暗点，盲点中心暗点，周辺暗点，輪状暗点に分けられる．程度による分類では，視標の全く見えない絶対暗点，薄く見える相対（比較）暗点に分けられる．自覚症状のあるものを実性暗点，ないものを偽性暗点という．→マリオット盲点

アンドロゲン [androgen]
〈男性ホルモン〉 テストステロンなど男性ホルモン作用をもつステロイドホルモンの総称．精巣や副腎皮質でコレステロールより生合成される．胎生期における性分化や二次性徴の発現などの作用がある．→ステロイドホルモン，精巣機能不全（せいそうきのうふぜん）

アンドロステロン [androsterone]
精巣由来のテストステロンと副腎由来のアンドロステンジオン，デヒドロエピアンドロステロンの代謝産物で，弱いアンドロゲン（男性ホルモン）作用をもつ．アンドロゲンの分泌状態の指標に用いられる．

アンピシリン ［ampicillin, aminobenzyl penicillin；ABPC］
〈アミノベンジルペニシリン〉 合成ペニシリンの一種．広範囲の抗菌スペクトルをもち，ブドウ球菌，レンサ球菌，肺炎球菌，淋菌などの球菌類に殺菌的に作用するのみならず，ペニシリンGの無効なグラム陰性の大腸菌，赤痢菌などにも抗菌作用を有する．注射および内服で投与される．→ペニシリン

アンビバレンス ［ambivalence］
〈両価性〉 同一の対象に対して，相反する感情，意思，思考，態度が同時に存在する精神状態をいう．たとえば，ある人物を愛しかつ憎む，あるいは友好的態度と敵対的態度とを同時に同一対象に感じるような場合である．ブロイラー(Eugen Bleuler, 1857〜1939, スイス, 精神科)は，アンビバレンスを統合失調症の基本症状としている．→統合失調症(とうごうしっちょうしょう)

アンビューバッグ ［ambu bag］ ⇨バッグバルブマスク

アンフェタミン ［amphetamine］ アドレナリンと類似の構造をもつ覚醒剤の1つ．カテコラミンの作用を増強し，気分昂揚・不眠をきたし精神的依存を生じ，乱用される．慢性中毒では統合失調症様の妄想を生じる．類似薬にメタンフェタミンがある．→覚醒剤(かくせいざい)

あん(按)摩 あんぽう ▶大項目参照

あん(按)摩 ［massage］ ⇨マッサージ

アンモニア中毒 ［ammonia poisoning］ アンモニアは刺激臭の強い，常温常圧で無色のアルカリ性気体で，粘膜や皮膚に刺激作用をもち，接触により外皮では紅斑，眼では結膜炎，角膜混濁などの症状がみられる．また吸入により呼吸困難，嘔吐などの症状が現れ，声門水腫や，壊死性気管支炎，肺水腫，出血性肺炎などをひき起こす．

安楽 あんらく ▶大項目参照

安楽★ ［comfort］ NANDA-I分類法IIの領域12《安楽》類1〈身体的安楽〉に配置された看護診断概念で，これに属する看護診断としては〈安楽促進準備状態〉がある．

安楽死 ［euthanasia］ 治癒の見込みのない傷病者を激しい苦痛から解放して安らかに死なせること．いたずらに延命をはかるだけの処置を中止する消極的安楽死と，患者の請託により他者(多くは医師)が意図的に致命行為をなす積極的安楽死とがある．最近では各国で安楽死について法的，倫理的，宗教的に検討されつつあり，オランダでは法的に安楽死を承認する方向性が出された．→尊厳死(そんげんし)

安楽促進準備状態★ ［readiness for enhanced comfort］
NANDA-I分類法IIの領域12《安楽》類1〈身体的安楽〉に属する看護診断で，診断概念としては〈安楽〉である．

い

胃 [stomach]
消化管の一部で，食道に続き，腹腔の上部，横隔膜の下に位置し，十二指腸に接続する．内側は粘膜層，外側は筋肉層からなり，粘膜層にはひだがある．解剖学的に上より噴門部，胃体部，幽門部に分けられ，噴門腺からは粘液を，胃体部の胃底腺からはペプシン，塩酸，内因子を，幽門腺からはガストリンをそれぞれ分泌する．また，胃は食物の固さ，温度，塩分濃度を適当に調節し，腸が消化・吸収しやすい状態にして少しずつ送り出す働きをする．幽門括約筋は十二指腸液が胃のなかに逆流することを防止する．

胃亜全摘術 [subtotal gastrectomy]
胃を4/5切除する術式．一般的には幽門側を切除することを指す．現在，この術式名は胃癌取扱い規約により使用されなくなり，幽門側を中心とする胃切除は幽門側胃切除，噴門側を中心とする胃切除は噴門側胃切除と表記される．→胃切除術（いせつじょじゅつ）

胃アトニー[症] [gastric atony]
〈胃筋無力症，胃弛緩症〉 胃壁の筋緊張が減退ないし消失した状態で，蠕動運動も減弱する．胃下垂や無力性体質，低血圧，自律神経失調などとの関係が深いとされる．漠然とした胃の不調であるが，全く自覚症状のない場合もある．胃部不快感や消化器症状を自覚する場合を胃アトニー症という．→アトニー，胃下垂（いかすい）

胃アニサキス症 [gastric anisakiasis]
⇨アニサキス症

ER [emergency room]
救急患者の診断と初期治療のみに特化した救急部門．原則的に，入院患者をもたず，治療方針が決定した患者は必要に応じ専門各科に診療をひき継いでいく．現在の一次，二次，三次という救急医療区分をやめ，すべての救急患者を受け，臨床各科につなげていく．救命救急センターに代表される自己完結型救急医療と対極をなす．ERの設置により，救急隊による病院選定の必要がなくなること，重症患者の治療が迅速に行われる長所があるが，同時にERを設置する病院には高度の診療能力が要求される．

ERCP [endoscopic retrograde cholangiopancreatography]
⇨内視鏡的逆行性膵胆管造影（ないしきょうてきぎゃっこうせいすいたんかんぞうえい）

ES細胞 [embryonic stem cell；ES cell]
〈胚性幹細胞〉 受精数日後に受精卵内部に形成される胚盤胞の内部にできる内部細胞塊を取り出して，特殊条件下で培養・増殖した細胞を指す．ヒトES細胞とは，本来ヒトとなるべき細胞を，どのような細胞にも分化していない最も初期の段階の状態で抽出したものといえる（図参照）．理論上では神経や筋肉などあらゆる組織や臓器の細胞になる可能性（全能性）を秘めるといわれ，「多能性幹細胞」あるいは「万能細胞」とよばれることもある．移植用臓器の作成や血管の新生，難病の治療などさまざまな医療への臨床応用が期待されている半面，ヒトの胚を使用することの倫理的側面が問題視されている．

■図 ES細胞分化のプロセス

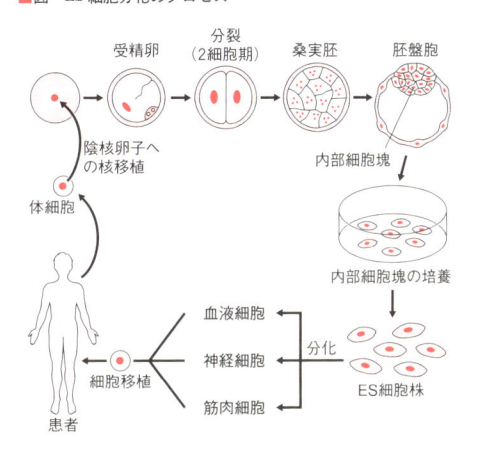

ESWL [extracorporeal shock wave lithotripsy]
⇨結石破砕術（けっせきはさいじゅつ）

ESD [early supported discharge]
⇨早期退院支援（そうきたいいんしえん）

ESD [endoscopic submucosal dissection]
⇨内視鏡的粘膜下層剝離術（ないしきょうてきねんまくかそうはくりじゅつ）

EMR [endoscopic mucosal resection]
〈内視鏡的粘膜切除術〉 内視鏡の先端に装着した透明キャップに病変を含む粘膜を吸い込み，スネアを用いて高周波で切除する内視鏡的粘膜切除術の1つ．

EOG [ethylene oxide gas]
⇨酸化（さんか）エチレンガス滅菌

ECG [electrocardiogram]
⇨心電図（しんでんず）

EC法 [EC method]
マスクタイプの感染防護具あるいはバッグバルブマスクによる人工呼吸を行う場合，マスクのとがっている側を鼻側にして，両手あるいは片手で患者の顔面に密着させる方法．中指・環指・小指の3本指で患者の下顎をひき上げ（Eの字をつくる），母指・示指でマスクを押さえて患者の口と鼻を覆う（Cの字をつくる）．→バッグバルブマスク，BLS

EC療法 [EC[chemo]therapy]

エピルビシン(epirubicin)とシクロホスファミド(cyclophosphamide)の2剤併用療法. EC療法のEはエピルビシンを, Cはシクロホスファミドを表す. 乳がんの術前あるいは術後の化学療法で, 通常3〜4週間隔で投与を行い, 4〜6コース反復投与する. エピルビシンの医薬品としてファルモルビシンが, シクロホスファミドの医薬品にエンドキサンがある. →シクロホスファミド

ET [enterostomal therapist]

〈ストーマ療法士〉 主としてストーマ造設患者のストーマ造設時からその後のスキンケアなどのほか, 失禁ケア, 創傷ケアなどを専門とし, WCET(world council of enterostomal therapist)認定のET養成校にて所定の課程を修了したスペシャリスト. わが国においては日本看護協会の認定看護師制度-WOC看護領域の教育課程が始まるまではETが養成されていたが, 現在は国内での養成機関はない. →皮膚(ひふ)・排泄(はいせつ)ケア認定看護師

ED [erectile dysfunction]
⇨勃起障害(ぼっきしょうがい)

ED50 [50%effective dose]

〈50%有効量〉 多くの個体に薬物を投与したときに, その50%に薬物効果が発現すると推定される量. LD50/ED50を治療係数といい, 大きいほど安全性が高いといえる. →LD50

EDチューブ [elemental diet tube]

〈成分栄養チューブ〉 経口摂取がさまざまな原因により不可能または, 困難, 安全に行えない患者に対して, 水分や栄養補給目的で口腔, 鼻孔または直接皮膚から胃や腸へ管が留置される. その際に使用されるチューブ(図). 通常は鼻孔から腸に留置されたチューブを通して(体内に)成分栄養剤が一定時間で注入される. →経管栄養法(けいかんえいようほう)

■図 EDチューブ

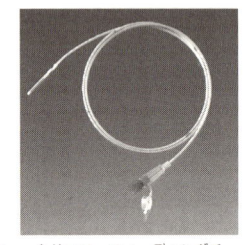

ニュートリフローフィーディングチューブ
〔資料提供:日本シャーウッド(株)〕

EDTA [ethylenediamine tetra acetic acid]

〈エチレンジアミン四酢酸〉 難水溶性の白色結晶状粉末. アルカリ土類や重金属イオンと作用して安定な錯塩を形成する. 臨床的には, 抗凝固薬として, また高カルシウム血症, 重金属中毒の治療薬として用いられる.

EBウイルス [Epstein-Barr virus ; EBV]

中部アフリカでみられる咽頭リンパ腫(バーキットリンパ腫)の細胞中から分離されたウイルス. 発見したエプスタイン(Michael Anthony Epstein, 1921〜, 英, 医師)と, バー(Yvonne M. Barr, 1932〜, 英, ウイルス学)の頭文字をとってEBウイルスと称される. ヘルペスウイルス科に属する. バーキットリンパ腫のほか伝染性単核[球]症, 上咽頭がん, 胃がんなどとの関連が注目されている.

EBウイルス感染症 [Epstein-Barr virus infection]
⇨伝染性単[核]球[増加]症(でんせんせいたんかくきゅうぞうかしょう)

EPA [eicosapentaenoic acid]
⇨エイコサペンタエン酸

EPS [epigastric pain syndrome]
⇨心窩部痛症候群(しんかぶつうしょうこうぐん)

EBN [evidence-based nursing]
⇨EBM

EBM [evidence-based medicine]

〈evidence-based practice ; EBP, evidence-based nursing ; EBN〉 目の前の患者に適切な医療を行うために, 科学的なエビデンス(証拠)に基づいた治療を選択し実践するための方法論. エビデンスのレベルは1〜5段階に分類され, 無作為化比較試験(RCT)の研究デザインから得られた明瞭な結果(GradeA)を金科玉条とする. いくつかのRCTを集めて, 大規模なRCTとして総合的に分析する方法(メタアナリシス, meta-analysis)も用いられる. これらの結果はインターネット上のコクラン・ライブラリー(Cochrane Library)で検索できる. EBMの概念は幅広い分野に普及し, 医療の質を高めるためにEBMに基づいた診療ガイドラインが各学会で作成されている. より実践的なものとしてのEBP, 看護の質の向上にEBNが唱えられている. →付録3参照

EPL [enjoying personal living]

ADLの拡大やQOLの向上だけに視点をおかず, 個人の生活を楽しむ, あるいは個人が生きていくうえでの喜びを重視していく考え方.

EBP [evidence-based practice]
⇨EBM

EUS [endoscopic ultrasonography]
⇨超音波内視鏡(ちょうおんぱないしきょう)

eラーニング [e-learning]

コンピュータ・ネットワークあるいはインターネットを介しての電子媒体を用いた学習形態. 通信技術の進歩により, 双方向性の確保も容易となり, パソコン環境さえあれば, 従来型の教室内だけでの講義形態ではなく, 遠隔地でのリアルタイム受講なども可能となりつつある. 学習者の任意性を尊重するIT時代の学習方法といえ, 医学・看護教育においても導入のスピードが増している. 医療におけるeラーニングの代表例は, コンピュータ上の模擬患者の診察・看護であるサイバーペーシェント(cyber patient)システムである.

異栄養症 [dystrophia, dystrophy]
⇨ジストロフィー

胃液 [gastric juice]
胃の内側の粘膜に分布する腺細胞から分泌される無色透明のやや粘性をもった液体で, 強い酸性(pH 1.5〜2.5)を示す. その主成分は塩酸と蛋白分解酵素であるペプシンであり, ペプシンは胃体部胃底腺の主細胞からペプシノーゲンとして分泌される. 胃液の分泌には, 胃のなかに実際に食物が入らなくても, 迷走神経の条件反射によって起こる脳相分泌, 胃に食物が入り, 胃粘膜が直接刺激されることで起こる胃相(神経性およびホルモン性)分泌, および胃内容物が少量腸に送られて腸粘膜を刺激し, 分泌されたホルモンが血行を介して胃液の分泌を刺激する腸相分泌がある.

胃液検査法 [examination of gastric juice]
胃液を採取し, 胃液分泌能や胃液の性状を知るために行われる検査. 検査の方法は, ヒスタミン法, ヒスタローグ(塩酸ベタゾール)法, ガストリン法が一般的である. 胃ゾンデ(レヴィンチューブなど)を用いて時間ごとに胃液を採取する. 胃液は無色透明で, 酸性(pH 1.5〜2.5)を示し, 空腹時胃液量は20〜50 mLである. 刺激分泌は, ガストリンを注射後に判定する. 胃液分泌量, 酸度と酸分泌量の基準値は次のとおりである. 胃液 pH 1〜1.5(強酸性), 胃液分泌量1.5〜2.5 L/日, 胃酸分泌量10〜12 mEq/時, 過酸と低酸の判定には最高酸分泌量が適しており, 15 mEq/時以上を過酸, 7.7 mEq/時以下を低酸とする. X線診断法や内視鏡検査による組織学的検査の普及により, 臨床的には応用の頻度は低い. →胃(い)ゾンデ, 過酸症(かさんしょう)

胃炎 [gastritis ; GS]
胃壁に生じる炎症性疾患のこと. 最近ではピロリ菌感染との関連が重要視されている. 急性胃炎と慢性胃炎とに大別される. 急性胃炎は過食, ストレス, 過度の喫煙, 薬物中毒, 急性伝染病, アレルギーなどが原因となる. また, 粘膜症状の強いものとして, その性状からびらん性胃炎, 出血性胃炎があげられる. 症状として膨満感, 食欲不振, 腹痛, 悪心などがあげられる. 通常, 1週間以内, 多くは1〜2日で治癒する. 慢性胃炎はその粘膜病変の性状により慢性表層性胃炎, 慢性萎縮性胃炎, 慢性肥厚性胃炎に分けられているが, その病的意義については疑問視されるなど, 現在, 上記ピロリ菌との関連性より再分類の時期といわれている. また原発性のものと, 胃潰瘍や胃がんなど他疾患による続発性のものとに分けられる. 共通する症状として疼痛, 重圧感, 悪心・嘔吐, 出血, 下痢などがあげられる. 治療は食事療法を行い, 必要により薬物療法を行う. →胃下垂(いかすい), 慢性胃炎(まんせいいえん)

萎黄病 [chlorosis]
思春期前後の女性に好発する鉄欠乏性貧血の俗称. 月経, 出血, 妊娠などによる鉄の欠乏が原因となり, 顔面蒼白, 息切れ, 動悸などの症状がある. 鉄剤の投与により容易に治癒する.

イオン [ion]
中性の原子または原子団が1つまたは数個の電子の授受により電荷を帯びた原子または原子基. イオンの応用例として, 2002(平成14)年の田中耕一氏(1959〜, 化学)のノーベル化学賞受賞の理由となった蛋白質, 核酸などの質量を測定する MALDI-TOFMS がある. この機器ではレーザー光により物質をイオン化して, その飛行時間から物質の質量を測定する.

イオン交換樹脂 [ion-exchange resin]
正または負の電荷を基本共有結合させた合成樹脂で, アクリル系, スチレン系, フェノール系樹脂などがある. 微小球状の合成樹脂であり, 立体的網目構造を形成している. 正の電荷をもつものは陰イオン性の物質の分離に用いられ, 陰イオン交換樹脂とよばれる. 負の電荷をもつものは陽イオン性の物質の分離に用いられ, 陽イオン交換樹脂とよばれている.

イオンチャンネル [ion [ic] channel]
生体膜に存在する膜貫通型蛋白質で, 同様に生体膜に存在して能動的に輸送を行うイオンポンプによるイオン勾配を利用して, 生体膜内外のイオンを受動的に透過する. チャンネルにはイオン選択性があり, しばしばナトリウムチャンネル, カリウムチャンネルのように透過するイオンの名称が冠される. →カリウムチャンネル

胃角 [gastric angle]
胃体部から幽門前庭部へ移行する小彎の屈曲部を胃角という. 潰瘍, がんなどの好発部位であり, X線での胃角の形態変化は診断上の重要な所見の1つである.

胃拡張 [gastrectasis, dilatation of stomach]
胃壁の緊張低下または麻痺によって胃腔の容積が大きくなった状態. 胃内容物が小腸に運搬されるのが遅れ, その結果, 胃内にガスや胃液などが貯留する. 腹部膨満感, 悪心があり, 持続的な嘔吐を伴う場合には脱水となる. 腹部単純X線写真で拡張した胃影により診断される. 治療としては, 原因の除去, 胃蠕動亢進薬の投与, 胃内容の持続吸引と, 水・電解質の補給を行う. →胃下垂(いかすい), 急性胃拡張(きゅうせいいかくちょう)

医学文献検索システム [medical reference system]
医学・看護学領域の文献検索はインターネットなどで検索できるが, 看護学領域でよく利用されるものとしては, 和文の『医学中央雑誌』と英文の『CINAHL』が著名である. 学会抄録を含む症例や各種研究の文献検索に活用されている.

異化作用 [catabolism]
物質代謝において, 生体内の蛋白質, 糖, 脂質などの高分子有機化合物が, より簡単な低分子化合物に変えられていく過程. ATP(アデノシン三リン酸)を産生することで生体にエネルギーを供給する経路もある. →同化作用(どうかさよう)

胃下垂 [gastroptosis]
内臓下垂症の1つで, 胃部X線の立位正面像において胃角の位置が腸骨稜(jacoby line)よりも下方にある場合をいう. 一般にやせ型の体型の女性に多くみられる. 胃下垂自体は病的なものではないが, 胃アトニーや胃炎を伴うと, 腹部の膨満感や重圧感, 食欲不振などの症状がみられることがある. 診断にはX線透視を行い, 治療としては1回の食事量を制限し, 胃の蠕動亢進作用をもつ薬物の投与を行う. また, 食後横臥したり, 腹筋を強くする運動を行う. →胃(い)アトニー[症], 胃炎, 胃拡張

胃カメラ検査法 [endoscopic examination by gastrocamera]
胃内病変を診断するために小型カメラを取り付けた軟性の管を胃内腔に挿入して粘膜像を直接撮影する．操作が簡単で短時間に実施できるが，胃内を直接観察することはできなかった．現在，この胃カメラは使われておらず，ファイバースコープ，さらに電子内視鏡で，病変部位を確認しながら撮影できるようになっている．→ファイバースコープ

胃管 [gastric tube]
⇒胃(い)ゾンデ

胃がん
▶大項目参照

易感染 [compromised]
生体の免疫抵抗力が低下した状態で，通常では病原性のない弱毒菌や非病原性の微生物により，感染を起こす状態．このような宿主を易感染性宿主(compromised host)という．易感染性宿主には先天性原因のある者(未熟児，先天性免疫不全症など)，基礎疾患を有する者(エイズ，白血病，糖尿病など)，熱傷後，大手術後の者，高齢者，免疫抑制薬・抗がん薬で治療中の者などがある．

生きがい(高齢者の) [worthwhile life of aged person]
高齢者は，加齢に伴う健康状態の変化や引退などによる役割の変化などをとおして，生きがいの変容あるいは喪失を余儀なくされる場合がある．こうした結果，生じる高齢者のひきこもりを予防するために，「介護予防・生きがい活動支援事業」などが行われている．また高齢者の生きがいは能動的なものばかりとは限らず，日常生活が安心しておくれることや思い出なども含まれる．

閾値 [threshold]
〈限界値〉生体に反応を生じさせる刺激の，最小の値をいう．厳密には，全か無かの法則[悉無律(しつむりつ)]により反応が1／2の確率で生じる刺激強度のことをいう．生理学においては，閾値の逆数を興奮性の1つの指標として用いる．

いきみ呼吸 [pushing]
⇒努責(どせき)

胃筋無力症 [gastric myasthenia]
⇒胃(い)アトニー[症]

育児休業制度
育児のために，男女を問わず労働者が一定期間休業することを保障する制度．わが国では，1992(平成4)年4月1日より施行された育児休業法が1995(平成7)年に一部改正され，育児・介護休業法となった．この法律に基づき，労働者は事業主に申し出ることにより，子どもが満1歳に達するまでの間，1年間を限度として養育のために育児休業をすることができる．育児休業を理由とする解雇は禁じられている．また，事業主には，育児休業をとらない労働者に関して，申し出に基づいて勤務時間短縮などの措置を講ずることが義務づけられている．休業期間中の所得保障として，雇用保険から休業前賃金の25％相当額が育児休業給付として支給されるほか，社会保険料の労働者本人負担分が免除される．2005(平成17)年4月の改正では，①1年以上の雇用歴があれば，「期間を定めて雇用される者」も対象となる，②必要と認められる場合には子が1歳6か月に達するまでに期間の延長が可能，③子の看護休暇が新設される，などとしている．

育児不安 [childcare uneasiness]
自分の子どもを育てることに過剰な不安をいだき，そのことで親自身の普段の生活に支障をきたす状態．父親よりは圧倒的に母親が陥りやすい．症状の亢進により，育児放棄あるいは幼児虐待などに発展する場合もある．

育成医療 [upbringing medical action]
児童福祉法に定められており，18歳未満の身体障害児童に対し生活に必要な能力を得るために必要な医療給付を行い，障害の治癒もしくは軽減をはかることができるよう公費で助成する制度．なお，所得により対象とならない場合や，一部自己負担となる場合がある．なお，障害者自立支援法の成立に伴い，2006(平成18)年より更生医療，精神通院医療とともに自立支援医療として実施されている．

イクテロメーター [icterometer]
新生児の黄疸の程度を観察するときに用いるプラスチック板の比色計．No.1からNo.5まで順次色調を濃厚にした黄色帯と，各黄色帯の間に透明帯がある．測定は，透明帯を鼻尖部に当てて圧迫し，黄色帯と皮膚の色調を比較しながら判定する．自然光線下で施行すること．スクリーニングに便利である．

異型狭心症 [variant angina pectoris；VA]
⇒虚血性心疾患(きょけつせいしんしっかん)

胃憩室 [gastric diverticulum]
胃壁の一部が嚢状に壁外に拡張したもの．多くは仮性憩室で噴門周辺に多い．無症状のことが多く，検査で偶然発見される．通常は治療の対象にならない．

異型猩紅熱 [atypical scarlet fever]
⇒泉熱(いずみねつ)

胃痙攣 [gastrospasm]
本来は胃輪状筋の発作的収縮による胃の異常緊張状態をいうが，一般には，胃，十二指腸，胆道，膵などの疾患が原因で心窩部にみられる激烈な内臓痛性腹痛の総称．いかにも胃が痙攣したように感じられることからこの名があるが，実際には胆石や総胆管結石の嵌頓による腹痛発作であることが多い．→胃痛(いつう)

医原性疾患 [iatrogenic disease]
〈医原病〉医療行為に関連して生じた疾病で，検査や処置，手術，薬物などによって，あるいは医師や看護師など医療従事者の言葉や態度に関連して生じる障害を意味する．薬物によるものでは，通常の用量で好ましくない障害がみられる場合を副作用・有害事象とよんでいる．また，医療従事者によって患者が神経症的になり，不安，心気症状，強迫症状，抑うつ傾向を生じることがある．これを防ぐためには患者の話に耳を傾け，診療・検査・処置・治療などについて適切な説明を与え，よい人間関係をつくらなければならない．

医原病 [iatrogenic disorder]
⇒医原性疾患(いげんせいしっかん)

医行為 [medeical practice]
広義には人の疾病の診察または治療・予防の目的をもって人体になす行為をいう．狭義には医師法第17条に

「医師でなければ，医業をなしてはならない」と規定される医業を指す．医学的判断と専門的技術をもってあたらなくては人体に対し危害を生じるおそれがある行為をいう．

移行上皮（いこうじょうひ）[transitional epithelium]
上皮組織の1つで，その属する器官の状態によって上皮の組織像が変化するもの．たとえば尿管の上皮細胞のように，尿管の拡張・収縮により，扁平上皮様に変化したり，円柱上皮様に変化するものをいう．

移行上皮がん（いこうじょうひがん）[transitional cell carcinoma ; TCC]
移行上皮を母体として発生する悪性腫瘍をいう．腎盂，尿管，膀胱，尿道は移行上皮で覆われており，尿中の発がん物質の影響を受け，がん化するといわれている．同時性，異時性に多発することがある．

移行乳（いこうにゅう）[transitional milk]
初乳から成熟乳に移行する産褥5日目ころに分泌される乳汁をいう．→初乳（しょにゅう），成[熟]乳（せいじゅくにゅう）

胃酸過多症（いさんかたしょう）[gastric hyperacidity]
⇨過酸症（かさんしょう）

胃酸欠乏症（いさんけつぼうしょう）[achlorhydria]
⇨無酸症（むさんしょう）

医師（いし）[doctor ; Dr.]
大学またはそれに準ずる機関で6年間の医学教育を履修したのち，医師国家試験に合格し，厚生労働大臣の免許を受けた者をいうが，2000（平成12）年11月に成立した第四次医療法改正により医師は2年以上，歯科医師は1年以上の卒後臨床研修が必修とされた［実施は2004（平成16）年4月より］．医師法では「医師は医療および保健指導をつかさどることによって，公衆衛生の向上と増進に寄与し，もって国民の健康な生活を確保するものとする」（第1条）と規定している．診察し検査を行い，病名を決定し，治療をすることにより患者にとっての診療上の責任を負うが，近年では患者とその家族と協力し検査・治療を進めるインフォームド・コンセントの理念のもと，医療チーム・看護チームなどの協力を得てそれを統括する役割をもつ．そして医師は専門科目別に分かれていたが，近年は，高度先進医療を行う病院など，より専門分化され，診療科などの専門が強化されつつある一方で，高齢化や慢性疾患の増大に対応できるプライマリヘルスケア重視へと二極分化の傾向にある．そうした変化のなかで，一般開業医は在宅医療の現場で広い分野の知識を求められるようになっており，医学の進歩に遅れず，新しい研究をする役割も必要とされている．→医師法（いしほう），医療（いりょう）チーム

縊死（いし）[hanging]
〈縊頸〉一端を固定した索状物を頸部にかけ，自分の体重で締めて死亡すること．死の直接の原因になるのは，頸部血管の圧迫による脳の虚血と気道の閉塞による窒息とが主なものである．縊死では頸椎骨折が生じることが多い．

胃弛緩症（いしかんしょう）[gastric relaxation]
⇨胃（い）アトニー［症］

意識障害（いしきしょうがい）
▶大項目参照

意識変容（いしきへんよう）[pathological dream states, alteration of consciousness]
軽度の意識混濁と，幻覚，妄想，不安，興奮などの精神症状や異常行動が出現し，意識野の狭窄を伴う意識障害．アメンチア，せん（譫）妄，もうろう状態などが代表的な状態像であり，ときに，せん妄は意識変容と同義で用いられる．外界に対する反応はまとまりがない．→意識障害（いしきしょうがい），せん（譫）妄

意識レベル（いしき）[level of consciousness]
意識障害の評価には，意識を覚醒・認識・反応の3要素に分け，そのうち覚醒を重視して意識障害を3段階に分けるジャパン・コーマ・スケール（JCS，3-3-9度方式）と，3要素を開眼機能・最良言語反応・最良運動反応に代表させ，その総和で評価するグラスゴー・コーマ・スケール（GCS）の2つがわが国では普及している．両者の利点を取り入れたエマージェンシー・コーマスケール（ECS）が新たに考案されている．→意識障害（いしきしょうがい）

胃軸捻転（いじくねんてん）[volvulus of stomach]
胃を固定する膜や靱帯がゆるいため，胃が長軸方向または短軸方向にねじれて通過障害や血流障害を生じる疾患．重症例では胃液の嘔吐により代謝性アルカローシスに陥る．横隔膜弛緩症に合併することもある．症状を繰り返す場合は腹壁への胃固定術などが行われる．

易刺激性（いしげきせい）[irritability]
外界からの刺激が些細なものであっても抑制することのできない感情的反応が容易に起こることをいう．人間は外界からの認識可能な刺激に対し，主体的な認知過程のもとで刺激の意味をとらえて反応するが，この場合は，通常な反応しないような小さな刺激に対しても，怒りやいらだちといった不快な感情を生じ，ときには，暴力といった行動をとることも珍しくない．

異脂血症（いしけつしょう）[dyslipidemia]
〈脂質異常症〉体内（血清）の脂肪・脂質異常の総称．脂肪に関する異常を論じるとき，これまでは，高コレステロール血症，高中性脂肪（TG）血症，高 LDL 血症などと，脂肪の過剰を主に取り上げて高脂血症と表現して，あたかも脂肪の異常は過剰症しかないような印象を与えてきた．しかし脂肪の異常には，低 HDL 血症，欠乏症もあり，これらを含めて異脂血症あるいは脂質異常症とよぶようになってきた．→脂質異常症（ししついじょうしょう）

意思決定（いしけってい）[decision-making]
ある目標達成のためにいくつかの行動のなかから特定の行動を選択する認知的過程．意思決定には，既存の選択手続きに従って行動の選択を行う定型的意思決定と，行動を決定する手順が存在しない非定型的意思決定の2つのタイプがある．非定型的意思決定のプロセスは，①問題の把握，②解決のための目標設定，③目標達成のために可能な行動案の探究，④行動案の結果の予測，⑤予測結果の評価に基づく行動案の決定からなる．

意思決定葛藤★（いしけっていかっとう）[decisional conflict]
NANDA-I 分類法Ⅱの領域10《生活原理》類3〈価値観/信念/行動の一致〉に配置された看護診断概念で，これに属する看護診断としては〈意思決定葛藤〉〈意思決定促進準備状態〉がある．

意思決定促進準備状態★（いしけっていそくしんじゅんびじょうたい）[readiness for enhanced decision making]

NANDA-I分類法Ⅱの領域10《生活原理》類3《価値観/信念/行動の一致》に属する看護診断で，診断概念としては〈意思決定葛藤〉である．

異嗜症 [allotriophagy, pica]
⇨異食症

医疾令 奈良時代の養老律令(718年)に記された法令で，わが国最初の医療制度．医療を国家的管理のもとに行うために，典薬寮・内薬司などの管轄組織を設け，医博士・薬部など医療従事者の登用・教育・試験・配属などについて規定し，女医の制度にも含まれていた．

医師法 [Medical Practitioners Law]医療行為を行う医師に関する法律．1948(昭和23)年に施行された．受験資格，国家試験，免許，登録，臨床研修，業務および禁止事項，罰則などが規定されている．→医師(いし)

胃・十二指腸潰瘍 ▶大項目参照

萎縮 [atrophy] 代謝障害や衰弱，消耗などにより，組織や細胞の容積が減少した状態．組織・細胞が単に小さくなるだけで形態はもとのまま保たれているものを単純萎縮といい，組織学的変性を伴うものを変性萎縮という．萎縮すると細胞同化作用が減弱し，一般に機能は低下する．萎縮の起こり方から全身性萎縮と局所性萎縮とに分ける．また細胞自体に起因するものを一次性(原発性)萎縮といい，他の要因によるものを二次性萎縮という．筋肉においては，下位運動ニューロンの障害による神経原性のものと，筋肉自体の障害による筋原性のものとがある．そのほか，ギブス固定や麻痺などのために活動性が低下して起こる場合を廃用性萎縮という．→廃用性萎縮(はいようせいいしゅく)

萎縮医療 [negative defensive medicine] 医療訴訟や過失責任回避のために，特定の患者の診察や治療を行わない，あるいは侵襲度や難易度の高い治療を行わないことなどを萎縮医療という．また，医師が過失責任を回避することを主目的とし，検査や処置を必要以上に施行したり，ハイリスク患者の診察や治療を回避することを防衛的医療という．

萎縮腎 [contracted kidney] 尿路閉塞による水腎症や腎炎，腎盂腎炎，腎硬化症などが長く続くことにより，腎実質の変性，菲薄化，尿細管拡張などの変化が起こり，腎の大きさが減少した状態．腎機能低下により腎不全，尿毒症，高血圧などを併発する．

萎縮性腟炎 [atrophic vaginitis]
⇨老人性腟炎(ろうじんせいちつえん)

萎縮性鼻炎 [atrophic rhinitis；AR] 鼻粘膜の萎縮により，粘膜の乾燥，痂皮(かひ)形成をみる慢性的な鼻炎．原因は不詳．頭重，鼻閉塞感などを自覚する．

異種蛋白[質] [foreign protein] 異なる生物種に由来する蛋白質のこと．異種蛋白は免疫応答を誘発し，その抗原性は一般的に種が離れるほど強くなる．

異常感覚 [dysesthesia, paresthesia] 外界からの刺激によらず自発的に生じる自覚的な感覚の異常を指し，外界から与えられた感覚刺激が通常と異なって感じる場合は錯感覚とよばれる．一般に，前者がdysesthesia，後者がparesthesiaに相当するが，反対に用いられる場合もある．→感覚器系(かんかくきけい)

異常呼吸 [abnormal ventilation, abnormal respiration] 呼吸のリズム，深さ，型，運動，換気量などに異常がみられるもの．クスマウル大呼吸，ビオー呼吸，チェーン-ストークス呼吸などがある．→呼吸(こきゅう)，呼吸測定法

異常三色型色覚 [anomalous trichromatism] 〈色弱〉色の三色を識別する機能が不十分で，実際の色と同じ色感覚を得ることができないもの．色をまちがえるか，ある色に対して感覚が鈍い状態．第一(赤色)・第二(緑色)・第三(青色)色覚異常に分けられる．→色覚異常(しきかくいじょう)，二色型色覚(にしょくがたしきかく)

異状死 [unnatural death] 医師が死体を検索して死体の外表に異状をみとめた場合，24時間以内に所轄の警察署に届け出ることが医師法21条にて規定されている．日本法医学会による「異状死ガイドライン」では，①外因による死亡(診療の有無，診療の期間を問わない)，②外因による傷害の続発症，あるいは後遺障害による死亡，③①または②の疑いがあるもの，④診療行為に関連した予期しない死亡およびその疑いがあるもの，⑤死因が明らかでない死亡，の5項としている．本来は犯罪捜査への協力という趣旨であったが，近年の医療事故・過誤による死亡事例の増加に伴い，医療過誤や事故による死亡は，すべて医師の異状死体届け出義務を生ずるべきであるという論調と，診療行為の合併症として合理的な説明ができない「予期しない死亡，およびその疑いがあるもの」に限定すべきとする見解(日本外科学会)など，診療行為に関連した異状死に関しては，さまざまな論議がなされている．

異常食欲 [eating disorder] 食欲は，人間の基本的な生理的欲求の1つであるが，これが量的・質的に異常をきたした状態．量的な異常としては，神経性食欲不振症や過食症があり，質的異常には食物以外の物質(土，紙，髪の毛など)を好んで食する異食症などがある．原因としては，生理学的要因，心理学的要因が相互に影響し合って発症するといわれているが，原因の追究と治療は，今後の研究が待たれるところである．→過食[症](かしょくしょう)，食欲不振(しょくよくふしん)，摂食障害(せっしょくしょうがい)

異常心理学 [abnormal psychology] 「異常」と考えられる心理現象を対象とする学問．精神医学的には精神病理学とよばれる分野とほぼ同一である．何をもって「異常」心理とするかは，学者・学派によってさまざまである．従来は①社会規範からの逸脱，②主観的な苦悩，③心理学的ハンディキャップ，④現実との非一貫性，⑤統計学的な偏位，などが掲げられてきた．近年は心理現象を「正常」「異常」に分けるのではなく，単に状態として分類する傾向にある．国際的な統一基準として，米国精神医学会を中心とするDSM(精神障害の分類と診断の手引)，WHO(世界保健機関)を中心とするICDがある．→精神病理学(せいしんびょうりがく)

異常性欲 [abnormal sexuality]　性欲が異常な状態にあることを指す．異常には量的な異常と質的な異常がある．量的な減退には男性の性不能症と女性の冷感症があり，量的な増大は色情症(狂)とよばれる．また質的な異常は一般に性倒錯とよばれ，性倒錯には同性愛・対物愛・小児性愛・近親愛・露出狂・窃視症・虐愛(サディズム)・被虐愛(マゾヒズム)・服装倒錯などがある．→色情症(狂)(しきじょうしょう)

異常体感 [abnorme Körpersensation]　⇨体感異常(たいかんいじょう)

異[常]蛋白血症 [dysproteinemia, paraproteinemia]　血漿蛋白質分画の異常であるが，とくに免疫グロブリンが異常増加を示す病態についていう．狭義には，多発性骨髄腫などにみられる血中M蛋白の増加，すなわち単クローン性免疫グロブリンが増加するパラプロテイン血症を指す．

移乗能力★ [transfer ability]　NANDA-I 分類法 II の領域 4《活動/休息》類 2《活動/運動》に配置された看護診断概念で，これに属する看護診断としては〈移乗能力障害〉がある．

異常酩酊 [idiosyncratic intoxication]　1985(昭和60)年 Binder が提案した酩酊の分類の1つで，さらに複雑酩酊と病的酩酊に分類され，せん妄，失見当識，著しい興奮などがみられる．複雑酩酊は性格などに基づくことが多い酩酊の量的異常で，通常の酩酊に比べて長くて強い興奮を示し粗暴な言動がある．病的酩酊は，飲酒の量にかかわらず(100 mg/dL 未満)精神病的な反応がみられる．病的酩酊はさらに妄想型とせん妄型に分けられる．→病的酩酊(びょうてきめいてい)，酩酊[状態](めいていじょうたい)

移植 ▶ 大項目参照

移植コーディネーター [transplant coordinator]　移植コーディネーターには，ドナー移植コーディネーターとレシピエント移植コーディネーターがある．前者は，日本臓器移植ネットワークや都道府県に属し，ドナー(臓器提供者)をケアする．臓器提供が行われる全過程のなかで，ドナーおよびドナーの家族の善意を尊重し，臓器提供および臓器移植が円滑に行われるようにドナー家族と対応し，ドナー側の医療チームやレシピエント側の医療チームなどすべての移植関係者との連絡調整にあたる専門職である．都道府県に設置されている「都道府県移植コーディネーター」も，臓器提供病院に設置されている「院内移植コーディネーター」に分類される．後者は移植施設に属し，レシピエント(移植患者)をケアする．移植の可能性のある段階から，患者が自由に意思決定できるように移植に関する情報を提供し，実際に移植を受けたあとの自己管理にむけた教育，退院後までも外来で継続してケアを行う専門職である．また，実際に直接的看護ケアにあたる看護スタッフへの教育や病棟間・移植関連スタッフ間等の連絡調整を行う．→日本臓器移植(にほんぞうきいしょく)ネットワーク

異食症 [allotriophagy, pica]　〈異嗜症，異味症〉　通常食物とはみなされないものを摂取する，あるいは摂取したいという欲求をもつ症候をいい，倒錯による食欲異常の1つである．生米，木炭，砂，壁土，灰，毛髪，ゴミ，虫，大小便などを食べる．寄生虫症患者，認知症，精神発達遅滞や統合失調症患者の一部にみられ，生理的には乳幼児にもみとめられる．また健常者でも妊娠時に軽度の異食症を生じることがある．

胃食道逆流症 ▶ 大項目参照

移植片対宿主病 [graft versus host disease]　⇨GVHD

異所性分化 [heterotopic differentiation]　⇨化生(かせい)

異所性ホルモン産生腫瘍 [ectopic hormone producing tumor]　〈腫瘍随伴内分泌症候群〉　非内分泌腺由来の悪性腫瘍やカルチノイドがホルモンを産生する場合，または内分泌腺腫瘍でも本来の当該内分泌腺では分泌されないホルモンを産生するもの．原腫瘍は肺がんがいちばん多い．

維持療法 [maintenance therapy]　投薬によって正常化が達成されたときや，初期の寛解導入が成功したとき，治癒または再発予防の目的で長期間継続して行われる治療．少量の薬剤を毎日継続して服用したり，疾患によっては短期間に集中して多剤併用を行い，その後反復する場合もある(この場合は維持強化療法ともいう)．

胃神経症 [gastric neurosis]　胃に器質的な病変はないが，不安神経症，心気症などの神経症によって胃の蠕動機能や分泌機能が低下した状態．悪心・嘔吐，腹部膨満などの症状がある．

泉熱 [Izumi fever]　〈異型猩紅熱〉　エルシニア属菌の一種，Yersinia pseudotuberculosis の経口感染による発熱と発疹を主症状とする疾患．発熱は二相性で，3日～2週間程度の潜伏期ののち，突然38～39℃の高熱で発症し，5日程度で解熱するが，その1，2日後に再び高熱がみられ，その後，徐々に解熱する．発熱とともに猩紅熱に類似した発疹あるいは麻疹様が現れ，数日で消失するが，約1週間後に再び発疹が現れることもある．治療にはテトラサイクリン系の抗菌薬が効果的で，予後は良好である．泉仙助(1888〜1979，小児科)の報告(1929)による．

異性化酵素 [isomerase]　〈イソメラーゼ〉　ある基質をその異性体に転換させる反応を触媒する酵素の総称．光学異性体，たとえばD-アラニンとL-アラニン間の転換を触媒するラセマーゼ，エピマー，たとえばα-D-グルコースとβ-D-グルコース間の転換に関与するエピメラーゼ，アルドースとケトース，たとえばグルコース-6-リン酸とフルクトース-6-リン酸間の転換を触媒するイソメラーゼなどがある．

衣生活 ▶ 大項目参照

胃生検 [gastric biopsy]　胃内視鏡を経口的に胃内に挿入して胃粘膜病変部を直視し，生検鉗子をスコープの鉗子孔より挿入して生検・採取する．標本はすみやかに固定・処理，鏡検される．→

内視鏡検査(ないしきょうけんさ)

異性装(いせいそう) [transvestism]
⇨服装倒錯(ふくそうとうさく)

胃石(いせき) [bezoar, gastrolith]
胃内で消化されずに残留したものが集積し，しだいに大きさを増したもので，胃部不快感やもたれ感を訴える．胃部分切除後の残胃柿胃石が有名．X線造影・内視鏡でみとめられ，内視鏡的破砕・摘出術や外科的摘出が行われる．

胃切除後遺症(いせつじょごいしょう) [aftermath of gastric surgery]
⇨胃切除後症候群(いせつじょごしょうこうぐん)

胃切除後逆流性食道炎(いせつじょごぎゃくりゅうせいしょくどうえん) [postgastrectomy reflux esophagitis]
胃切除後に腸液などの食道内逆流で起こる．一般の食道炎と違って制酸薬は無効なことが多く，蛋白分解酵素阻害薬が有効．

胃切除後症候群(いせつじょごしょうこうぐん) [postgastrectomy syndrome]
〈胃切除後遺症〉 胃切除術にはビルロートⅠ法，Ⅱ法，および胃亜全摘術，胃全摘術などがあるが，胃の全部または一部分的欠損によって，種々に出現する諸症状を総称して胃切除後症候群という．①食直後に起こる(早期)ダンピング症候群：全身症状として冷汗，動悸，めまい，失神，顔面紅潮・蒼白，熱感，倦怠感など．腹部症状として腹鳴，腹痛，下痢，悪心・嘔吐，腹部膨満など．②空腹時に起こる晩期ダンピング症候群：脱力感，めまい，冷汗などの低血糖症状．③食事摂取量が少ない，満腹感がない，すぐ空腹になる，体重が増加しない．④輸入脚からの逆流：ビルロートⅡ法後に起きる食後早期の胆汁を主とする頻回の嘔吐．輸入脚症候群ともよばれる．⑤無胃性症候群(agastric syndrome)：胃全摘術後にみられる脂肪，ビタミン，鉄，糖，蛋白質などの消化・吸収・代謝障害．下痢，体重減少，ことに悪性貧血様の諸症状をきたす．胃切除後症候群が詳細にどの症状，状況，状態を指すかについては統一見解は確定していない．単にダンピング症候群と同意語として使用される場合もある．→ダンピング症候群，輸出脚症候群(ゆしゅつきゃくしょうこうぐん)，輸入脚症候群(ゆにゅうきゃくしょうこうぐん)

胃切除術(いせつじょじゅつ) ▶ 大項目参照

胃穿孔(いせんこう) [gastric perforation]
胃潰瘍の合併症の1つとしてみられるが，胃がんでも生じる．消化性潰瘍の穿孔は十二指腸潰瘍のほうが高率にみられる．胃潰瘍の進行が粘膜→粘膜下層→筋層→漿膜と進み穿孔となる．穿孔を起こすと胃内容物，胃液が腹腔内に流出し，腹膜炎を起こす．上腹部痛が出現し，しだいに広がり腹部全般に及ぶ激しい疼痛，発熱，ときにショック状態に陥る．腹部所見としては，腹部膨満感，筋性防御，ブルンベルグ徴候，腸雑音の消失，悪心・嘔吐などがみられ，腹部単純撮影で横隔膜下遊離ガス像がみられる．治療は緊急開腹手術(患者の状態により，穿孔の閉鎖あるいは広範囲胃切除術など)が行われることが多いが，腹腔鏡による手術や保存的治療もある．なお，十二指腸潰瘍の穿孔もこれに含むことがある．→胃痛(いつう)，横隔膜下膿瘍(おうかくまくかのうよう)，筋性防御(きんせいぼうぎょ)，ブルンベルグ徴候

胃洗浄(いせんじょう) [gastrolavage, gastric irrigation]
睡眠薬服用などによる薬物中毒，毒物・異物誤飲などの際に，胃中の薬物や食物残渣などを除去するために行う．太い胃管を経口的あるいは経鼻的に挿管して行う(図)．→睡眠薬中毒(すいみんやくちゅうどく)

■図 漏斗を用いた胃洗浄

洗浄液を入れた漏斗を頭部より15cm以上高くして注入し，漏斗内の洗浄液がなくなる前に漏斗を胃の中の液面より下げて排液する

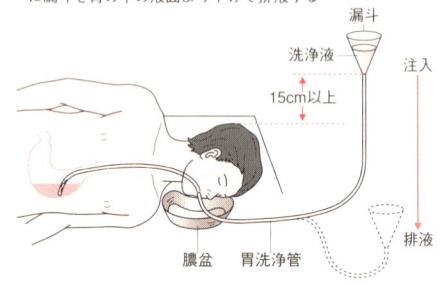

漏斗
洗浄液
注入
15cm以上
膿盆
胃洗浄管
排液

位相差顕微鏡(いそうさけんびきょう) [phase contrast microscope]
屈折率の異なる物質を通る際に生じる光の位相のわずかなずれを利用して，明暗のコントラストをつくる位相板を対物レンズの後面に入れた顕微鏡．染色しない標本の形態や内部の構造を観察することが可能である．

意想奔逸(いそうほんいつ) [flight of ideas]
⇨観念奔逸(かんねんほんいつ)

イソ酵素(こうそ) [isozyme]
⇨アイソザイム

イソニアジド [isoniazid, isonicotinic acid hydrazide ; IN[A]H]
〈イソニコチン酸ヒドラジド〉 合成抗結核薬の1つ．結核菌の発育を阻止する作用が強い．消化管から容易に吸収され，髄液や胸腔内へも分布する．肝でアセチル化されて排泄される．副作用は，肝障害，出血傾向，多発性神経炎などがある．→抗結核薬(こうけっかくやく)

イソニコチン酸(さん)**ヒドラジド** [isonicotinic acid hydrazide]
⇨イソニアジド

イソプロテレノール [isoproterenol]
β-アドレナリン作用の強い交感神経作用薬の1つで，合成カテコラミン．心臓の拍動数と収縮力を増大させ，末梢血管を拡張させるほか，気管支平滑筋弛緩作用がある．気管支喘息の治療に気管支拡張薬として用いられる．

イソプロパノール [isopropanol]
〈イソプロピルアルコール〉 エタノール類似の殺菌薬で30〜50％水溶液として皮膚，器具の消毒に用いる．

イソプロピルアルコール [isopropyl alcohol] ⇨イソプロパノール

イソプロピルメチルホスホノフルオリデート [isopropyl-methylphosphonofluoridate] ⇨サリン

イソメラーゼ [isomerase] ⇨異性化酵素(いせいかこうそ)

イソロイシン [isoleucine ; I] 生体内の種々の蛋白質の形成に必要であるが、体内で合成されず、食物として外部から摂取する必要があるアミノ酸(いわゆる必須アミノ酸)の1つ. →必須(ひっす)アミノ酸

依存(いぞん) [dependence] 自己の要求充足のために、自己以外のものに精神面、身体面および物質面などで過度に頼ろうとする行動傾向のこと. 両親への依存、アルコールや薬物への依存などが代表的なものである. 薬物・アルコールでは、依存から精神的に脱却したのちも身体に依存性を残すことがある. →嗜癖(しへき)、薬物依存(やくぶついぞん)、離脱症候群(りだつしょうこうぐん)

胃ゾンデ(い—) [stomach tube, gastric tube, Levin tube] 〈胃管、レヴィンチューブ〉塩化ビニール製の細長い管. 胃減圧、胃液採取、胃洗浄、経管栄養などに使用される. 直径5 mm、長さ120 cm程度. 先端部に側孔がある. 管の先端から45、55、65、75 cmなど(製品により異なる)の位置に印がついている. 先端から45 cmの位置は、通常歯列から噴門部までの長さとほぼ同じである. なお、「胃管」という語は、食道切除・再建時の「胃」を指して用いる場合もある. →胃液検査法(いえきけんさほう)、胃内容吸引(いないようきゅういん)

イタイイタイ病(—びょう) [itai-itai disease] 〈カドミウム中毒〉 わが国の4大公害病の1つ. 富山県神通川下流地域に20世紀初頭からみられ、1940年代に急増した骨痛、関節運動制限、異常姿勢、歩行障害などをまとめる疾患. 当初は骨軟化症と考えられていたが、その後の研究により鉱山の排水による慢性カドミウム中毒を主因とする腎機能障害と骨軟化症、骨粗鬆症が主病変と考えられるようになった. 1968(昭和43)年、厚生省(当時)により公害病として認定された. →金属中毒[症](きんぞくちゅうどくしょう)、公害病(こうがいびょう)

痛み(いた—) ▶大項目参照

位置覚(いちかく) [position sense] ⇨運動[感]覚(うんどうかんかく)

Ⅰ型アレルギー[反応](—がた——はんのう) [type Ⅰ allergic reaction] 〈アナフィラキシー型反応〉アレルギー反応は4型に分類される抗原抗体反応の1つで(即時型アレルギー反応)ある. 抗原がIgE抗体に作用し肥満細胞[マスト(mast)細胞]からヒスタミンなどが遊離する作用により起こる反応である. 蕁麻疹、気管支喘息、アレルギー性鼻炎・枯草熱・アナフィラキシーショックなどがある. アトピー性皮膚炎は、Ⅰ型とⅣ型のアレルギー反応が起こっている. 特定の食物アレルギーが関与して起こるものに、蕁麻疹、アトピー性皮膚炎があり、また近年、社会的なストレスが関与するアトピー性皮膚炎などもある. 検査として、患者血清中の抗原特異的免疫グロブリンE(IgE)抗体を検出する、放射性アレルギー吸着試験(radio-allegrosorbent test ; RAST)を蕁麻疹やアトピー性皮膚炎を知るために行う. アトピー性皮膚炎のかゆみの強いときは、抗ヒスタミン薬、抗アレルギー薬の内服、局所には副腎皮質ステロイド外用薬を塗布. 長い闘病生活になるので精神的支援が必要となる. 急性蕁麻疹では早期に原因を見直し、それを除去すると短期間で治癒する. 輸血時に蕁麻疹が出ることもある. 慢性蕁麻疹は根気よく治療を続け完全治癒にもち込むこと. 看護上は環境の調節、体温調節、寝衣・寝具の調節、アトピー性皮膚炎などでは、分泌物の処置法、二次感染の予防、精神・心理面への援助が不可欠である. →アトピー性皮膚炎、即時型(そくじがた)アレルギー

1型糖尿病(がたとうにょうびょう) [type 1 diabetes mellitus] ⇨糖尿病(とうにょうびょう)

一元配置分散分析(いちげんはいちぶんさんぶんせき) [one-way analysis of variance] 1要因によって分類された標本群を取り、群間変動(要因による変動)と群内変動(誤差変動)の分散比を検討し、その要因の影響の有意性を検討する方法. one-way ANOVAとよばれる. →分散分析(ぶんさんぶんせき)

イチゴ(苺)舌(—じた) [strawberry tongue, raspberry tongue] 猩紅熱(溶レン菌感染症)や川崎病の際にみられる舌の変化で、外見的にイチゴの表面のようにみえるもの. 舌を覆っていた舌苔が落屑(らくせつ)したあとに、舌乳頭が膨大し、発赤が起こって生じる. 主に舌の前半部に現れる. →猩紅熱(しょうこうねつ)

イチゴ(苺)状血管腫(—じょうけっかんしゅ) [strawberry mark] 〈血管性母斑〉血管腫の一種. 海綿状血管腫のうち、浅在性・表在性の赤色母斑をいう. 新生児期に発症し、毛細血管拡張、内皮細胞増殖により、表皮に多数の顆粒状の隆起を生じ、融合して境界明瞭な軟らかい腫瘍を形成する. 多くは学齢期までに自然消退し、放置してさしつかえないが、消退の遅いものや、部位・大きさにより物理的に支障をきたすものについては、治療を要する場合がある. →血管腫(けっかんしゅ)

一次救命処置(いちじきゅうめいしょち) [basic life support ; BLS] ⇨BLS〈一次救命処置〉

一時的ストーマ(いちじてき—) [temporary stoma] 術後の吻合部の安静や腸閉塞の減圧後に閉鎖もしくは環納することを期しての一時的に造設されるストーマを指す. 双孔式ストーマであることが多い.

胃腸管間質腫瘍(いちょうかんかんしつしゅよう) [gastrointestinal stromal tumor ; GIST] ⇨GIST(ジスト)

胃腸神経症(いちょうしんけいしょう) [gastrointestinal neurosis] 心気的な訴えや劣等感を主訴とする神経症を心気症といい、そのなかでも訴えが胃腸に関連するものに集中している場合を胃腸神経症とよぶ. 器質的な異常がみとめられないにもかかわらず、慢性的な食欲不振、腹部膨満感、胸やけなどの消化器症状を呈する. ストレスや心身症な

胃腸吻合〔術〕［gastroenterostomy；GE］

幽門からトライツ靱帯までの，内腔または外部からの圧迫による狭窄に対し，狭窄よりも口側の胃と空腸とを吻合して新しい通路（バイパス）をつくる術式．

一卵性双胎［monozygotic twins；MZ］

〈ふたご〉 1個の卵子が2個の胎芽に分割し，1つの胎盤を共有して発育していくのを一卵性双胎といい，これに対して2個の卵子が別々に受精卵となり，それぞれの胎盤を有して着床，発育していくのを二卵性双胎という．一卵性双胎は同性で，遺伝子的にも同質であるが，二卵性は異性の場合が多い．胎児は子宮内で絨毛膜と羊膜に包まれて成長するが，二卵性双胎の場合はそれぞれが独立して絨毛膜と羊膜に包まれている．しかし一卵性双胎では，分割する時期によって絨毛膜と羊膜の数は異なってくる（表）．→双胎児（そうたいじ），胎芽（たいが）

■表　双胎の分類

	一卵性双胎	二卵性双胎
受精卵	1個の受精卵が分割	2個の受精卵が同時発生
遺伝子	同質	異質
性	同性	約半数が異性
発生頻度	0.3〜0.4%	0.2〜0.3%（人種間で相違）
絨毛膜羊膜数	2絨毛膜2羊膜，1絨毛膜2羊膜，1絨毛膜1羊膜	2絨毛膜2羊膜

胃痛［gastralgia］

胃に関連する疼痛の総称であると同時に1つの症状でもある．胃痛を訴える代表的な疾患は胃炎（急性，慢性，ピロリ菌感染，アニサキス），胃・十二指腸潰瘍，胃がん，胃アトニー，胃下垂，胃蜂巣炎などのほかに，異物，穿孔，寄生虫，薬物などの原因がある．胃内に内容物があって生じる拡張痛が多く，胃内が空虚で生じる痙攣痛は十二指腸潰瘍でみられる．また，胆石，急性虫垂炎，腹膜炎，膵炎，上部消化管イレウス，狭心症，急性心筋梗塞などでも起こる．→胃痙攣（いけいれん），胃穿孔（いせんこう）

1回換気量［tidal volume；TV］

⇨1回呼吸量

1回呼吸量［tidal volume；TV, V_T］

〈1回換気量〉 特別の努力をしない1回の呼吸運動で吸入（または呼出）するガスの量をいう．レスピロメータで測定する．基準値は，成人で安静時400〜600mL程度である．→換気量（かんきりょう）

1回心拍出量［stroke volume；SV］

1回の収縮で各心室から拍出される血液量．健康成人の安静時1回心拍出量は60〜70mLで，正常では，右心室と左心室の心拍出量は等しい．→血圧測定〔法〕（けつあつそくていほう）

一過性家族性高ビリルビン血症［transient familial hyperbilirubinemia］

生後間もない新生児にみられる一過性の非抱合型高ビリルビン血症（新生児黄疸）の一種．黄疸によるビリルビン脳症のため，脳性小児麻痺や重篤な機能障害を起こし，死に至ることもある．治療として交換輸血が必要となることがある．

一過性徐脈［deceleration］

〈胎児心拍数一過性徐脈〉 一時的に胎児心拍数が減少し，その後胎児心拍数基線に回復する心拍数波形をいう．多くは子宮収縮に関連するものが多く，しかも反復して出現する．一過性徐脈は，早発性一過性徐脈，遅発性一過性徐脈，変動性一過性徐脈の3つに分類される（図）．早発一過性徐脈（early deceleration）は，子宮収縮（陣痛）と時間的にほぼ一定で起こり，波形も同じである．基準心拍は110〜160 bpm内で，低下幅は30 bpm未満であり，児頭の圧迫刺激による反射でひき起こされるため，胎児の状態の悪化を示す波形ではない．遅発一過性徐脈（late deceleration）は，子宮収縮の最高点より遅れて出現し，子宮収縮による胎盤絨毛膜腔の母体血流の停止，胎児胎盤機能不全により発生する．反復出現する場合には胎児仮死と診断し，陣痛のコントロールや低酸素状態を改善させるために酸素吸入を行い，改

■図　胎児心拍数一過性変動の種類

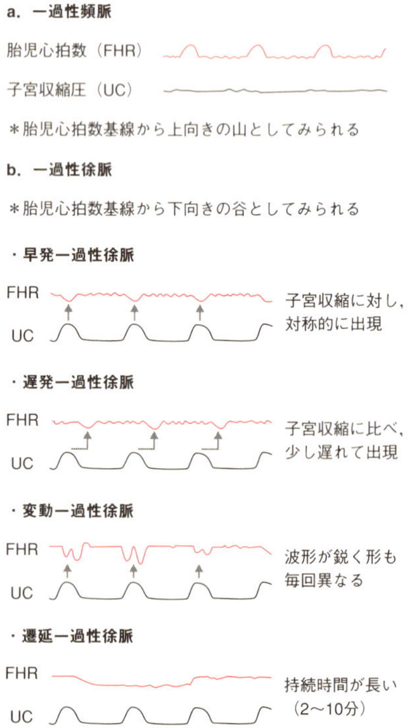

a．一過性頻脈

胎児心拍数（FHR）
子宮収縮圧（UC）

＊胎児心拍数基線から上向きの山としてみられる

b．一過性徐脈

＊胎児心拍数基線から下向きの谷としてみられる

・早発一過性徐脈
FHR
UC
子宮収縮に対し，対称的に出現

・遅発一過性徐脈
FHR
UC
子宮収縮に比べ，少し遅れて出現

・変動一過性徐脈
FHR
UC
波形が鋭く形も毎回異なる

・遷延一過性徐脈
FHR
UC
持続時間が長い（2〜10分）

（医療情報科学研究所：産科，病気がみえる．vol.10，p.37，メディックメディア，2007より改変）

善がみられない場合には急速遂娩を行う．変動一過性徐脈 (variable deceleration)は，心拍数減少による波形が一定でなく，子宮収縮の関係も不明で，いずれの場合も臍帯圧迫のためにひき起こされる．分娩時に頻回にみられ，基本的には胎児状態の悪化を意味しないが，長時間にわたる場合や繰り返し発生する場合には，胎児は重度の低酸素状態に至り，直接心筋に作用し心拍を低下させる．心拍数の減少の程度で軽度と高度に分けられ，高度変動性一過性徐脈(心拍数が60 bpm 以下，あるいは，心拍数基線より60 bpm 以上下降した状態で60秒以上持続する場合には，急速遂娩を行う．→胎児仮死(たいじかし)，胎児心拍数(たいじしんぱくすう)

一過性全健忘 [transient global amnesia ; TGA]
外傷など明らかな誘因がないにもかかわらず突発的な記銘障害と，発作前後の経験を思い出すことができない逆行性健忘が数時間から3日程度続くことをいう．中高年代に好発する．患者はこの間のことを全く覚えていないが，注意力は十分で，周囲の出来事にも反応する．同じ質問を繰り返す，あるいは直前の会話や行動を思い出せないなど特徴的な症状もみられる．海馬の一過性脳虚血発作など一過性の脳循環不全が，近時記憶の急激な障害をひき起こすものと考えられている．→逆行性健忘(ぎゃっこうせいけんぼう)

一過性脳虚血発作 [transient ischemic attack ; TIA]
〈虚血性脳症候群〉脳循環不全に基づく一過性の脳神経症状を呈するもので，24時間以内に症状の消失するものをいう．原因は内頸動脈領域あるいは椎骨脳底動脈領域の局所的な血流障害による．

一過性肺浸潤 [flüchtiges Lungeninfiltrat mit Eosinophile]
⇒レフレル症候群

一過性頻脈 [acceleration]
胎児心拍数モニタリングにおいて，胎児が良好な状態(reassuring fetal status)であることを示す重要な波形である(前頁の図参照)．心拍数が胎児心拍基線より一過性に増加する場合をいい，子宮収縮，胎動などと関連する．一過性頻脈は，交感神経の緊張性が副交感神経を上回るために起こると考えられており，胎児の中枢神経系が正常に反応している証左といえる．妊娠32週未満であれば胎児心拍数が10 bpm 以上の上昇が10秒間持続した所見，妊娠32週以降では15 bpm 以上の上昇が15秒間以上持続した所見が定義とされる．一過性頻脈の存在は胎児の well-being (安寧)を判定するうえで必要不可欠である．

縊頸 [hanging]
⇒縊死(いし)

溢血点 [petechiae]
〈点状出血〉外表，粘膜や漿膜下にみられる小出血点で，窒息を含めた急性死の三徴(粘膜・漿膜の点状出血，諸臓器の急性うっ血，血液の暗赤色流動性)の1つであり，内因性疾患(突然死)の急死例で出現する．溢血点はうっ血に伴う細血管内圧の上昇が原因の1つと考えられ，強いうっ血を伴う状況や部位に応じて溢血点が出現する．外表では眼瞼，眼球結膜，口腔粘膜，顔面，前頸部などの皮膚，臓器では壁側・臓側胸膜，心外膜，咽頭・喉頭粘膜，気管，胸腺，腎盂粘膜などでみとめられる．カテコラミン過分泌による血圧上昇あるいは血管攣縮，および低酸素による血管透過性亢進がその成因とされる．

1歳6か月児健康診査 [health examination for children of one and a half years of age]
母子保健法による3歳児健康診査に加えて1977(昭和52)年に制定され，市区町村がこれを行う．健康診査の内容は，身体計測による身体発育や栄養状況，運動・言語・知的・情緒発達や生活習慣の自立，社会性の発達状況など．主としてそれまでに発見できなかった軽度あるいは境界領域の発達の遅れや視聴覚異常など身体の異常の早期発見を目的とする．また，予防接種の実施やう歯の予防，栄養・生活指導のほか，育児相談を含めた保護者への保健指導も行われる．

一酸化炭素 [carbon monoxide ; CO]
炭素含有物質の不完全燃焼で生じる無色，無臭，非刺激性の気体．高濃度の一酸化炭素の吸入により，低酸素血症，中毒となり死に至ることがある．生体内ではヘムの分解に伴って酵素的に生じ，ガス状情報伝達物質として働く．→ガス状メディエーター

一酸化炭素中毒 [carbon monoxide poisoning, CO-poisoning]
一酸化炭素(CO)の吸入によって起こる中毒．CO はヘモグロビンへの親和性が酸素の約200倍高く，ヘモグロビンと強く結合するため，血液の酸素運搬能が失われて組織が低酸素あるいは無酸素状態に陥る．酸素吸入を行い，保温を心がける．→失外套症候群(しつがいとうしょうこうぐん)

一酸化窒素 [nitric oxide ; NO]
細胞内でアルギニンから酵素的に生成されるガス状情報伝達物質の1つ．ラジカルであり半減期は約6秒．細胞内サイクリック GMP を上昇することにより，平滑筋を弛緩し，記憶，炎症などに役割を演じる．大気汚染物質 NOx の1つ．→ガス状メディエーター

一色型色覚 [monochromatism]
〈全色盲〉色覚3要素のうち2種を欠くもの．杆体一色型色覚と錐体一色型色覚に分けられる．前者は網膜における杆体のみが機能している状態(錐体機能が欠如で，色の識別は不可能であり，視力も悪く，羞明，眼球振盪がある．これに対し後者は錐体系の機能はあり，色の識別は不可能であるが，視力は正常である．→色覚異常(しきかくいじょう)，二色型色覚(にしょくがたしきかく)

逸脱行動 [deviant behavior(action)]
社会の規範からはずれた行動を意味し，19世紀末に社会病理学として研究が行われるようになった．逸脱は同調と対概念になる．ある社会における規範はその社会のあり方や時代によって変わるため，逸脱行動かどうかを判定する基準は相対的なものになる．逸脱行動は必ずしも異常を意味するわけではない．逸脱行動は平均からはずれた行為であり，集団に受け入れられない行為でもあるため，個人と集団の相互作用によって決まる側面がある．

溢乳 [regurgitation of milk]
新生児および乳児が哺乳後，排気や体位変換のときに口角より乳をよだれのように出すことをいう．新生児の胃は噴門の括約筋が未発達で，大人に比べ彎曲していな

いため，飲み込んだものが逆流することによって生じる．4か月ころまでみられ，嘔吐とは異なり，病的現象ではない．

一般用医薬品 [over the counter drugs；OTC]
風邪，眼精疲労，軽微な外傷など，医療機関を受診するまでもない軽度の傷病に対する医療として，薬局でカウンター越しに薬剤師と相談して購入する，処方せん不要の医薬品である．これに対して，医療用として使用が認められていた医薬品のうち，比較的副作用が少なく安全性の高いものがOTCとして販売されるようになることがあるが，これらをスイッチOTCという．

溢流性尿失禁 [overflow incontinence]
⇨失禁（しっきん）

溢流性尿失禁★ [overflow urinary incontinence]
NANDA-I分類法IIの領域3〈排泄と交換〉類1〈泌尿器系機能〉に属する看護診断で，診断概念としては〈失禁〉である．

イディオタイプ [idiotype]
単一の免疫グロブリンに対する固有の特異的抗原をいう．免疫グロブリンのもつV領域に存在する超可変領域の立体構造による固有の抗原特異性によって．1つの抗体産生細胞（B細胞）から得られた免疫グロブリンはモノクローナル抗体といわれ，固有の抗原特異性をもつ．超可変領域の立体構造により抗体が抗原に結合する部位に結合するものは，抗イディオタイプ抗体とよばれる．抗イディオタイプ抗体を利用し，濾胞性リンパ腫治療用ワクチンとしてBiovaxIDなどの開発が進められている．→免疫（めんえき）グロブリン

胃底腺 [fundic gland]
〈胃固有腺〉 胃腺の1つで，胃体部および胃底部に分布する管状腺．ペプシノーゲンを分泌する主細胞，塩酸を分泌する壁細胞，粘液を分泌する副細胞などから構成されている．→ペプシン

胃底腺ポリープ [fundic gland polyp]
胃粘膜にできる胃内腔への突出を胃ポリープといい，そのうち胃底腺の細胞からできるものが胃底腺ポリープである．家族性大腸腺腫症の患者に大量に発生した場合を除いては，がん化することはまれである．

胃底〔部〕 [fundus of stomach]
噴門部（cardia）の左側で，立位では，胃体部（body）の頭側のドーム状に突出した胃の上極部を指す．胃穹窿（弓隆）部ともいう．

遺伝 [heredity, inheritance]
生物のもっている形質が次の世代へ受け継がれていくこと．伝えられる形質を遺伝形質といい，染色体上に存在する遺伝子の数や位置により決定される．遺伝に関する根本法則として，メンデルの優劣の法則，分離の法則，独立の法則の3つがある．→遺伝子（いでんし）

遺伝因子 [genetic element]
⇨遺伝子（いでんし）

遺伝カウンセラー [genetic counselor]
〈遺伝カウンセリング，遺伝相談〉 遺伝性疾患あるいは疾患に伴う問題について，患者や家族が必要とする遺伝学的情報の提供や意思決定の支援をする遺伝専門医をはじめ，十分な専門的知識をもち訓練を受けた看護師，保健師，カウンセラーなどの相談員をいう．相談員には，遺伝医学の専門的な知識とともに社会福祉の支援体制などの情報提供も求められる．また，倫理的な立場で個人の人権と秘密を守り，クライエントの多様な意思決定をみとめ，継続的な支援を必要に応じて行う．2005（平成17）年4月より，日本遺伝カウンセリング学会と日本人類遺伝学会の共同認定による認定遺伝カウンセラー制度が始まった．

遺伝子 [gene]
遺伝情報の基本的単位であり，化学的本体はDNAである．そのヌクレオチド配列順序が遺伝子暗号として遺伝子情報を決定し，蛋白質合成に関与するさまざまなタイプのRNAの合成を制御している．遺伝子は複製されて娘（じょう）細胞へ遺伝情報を伝える．→アデノウイルス，遺伝（いでん），遺伝疾患

遺伝子組み換え [genetic recombination]
⇨遺伝的組み換え（いでんてきくみかえ）

遺伝子組み換え組織プラスミノーゲン・アクチベータ
[recombinant tissue-type plasminogen activator；rt-PA]
発症3時間以内の，超急性期脳梗塞患者に対する血栓溶解療法として用いられる．1995（平成7）年に米国国立神経疾患・脳卒中研究所（NINDS）による大規模臨床試験でrt-PA静注療法の有効性が証明され，わが国では2005（平成17）年に認可された．現在は，静脈内投与では脳血栓や脳塞栓に，動脈内投与では頸動脈血栓や中大脳動脈閉塞に効果的であることが示されている．閉塞血管の再開通による急性期の症状改善に加え，3か月後の転帰も劇的に改善されるが，治療時期の適応を誤ると，副作用として症候性の脳出血を起こす危険性もある．この治療法には，脳虚血発作時の初期診断と救急搬送システムとの連動など，迅速かつ適切な脳卒中クリティカルケアの実践が不可欠とされる．

遺伝子再配列 [gene rearrangement]
染色体上の遺伝子の配列が，転座，欠失，逆位，置換などによって大きく変化すること．放射線被曝や白血病，腫瘍，各種の遺伝病の患者にみられる場合がある．

遺伝子診断 ▶大項目参照

遺伝子治療 ▶大項目参照

遺伝疾患 [hereditary disorder]
遺伝性を示す疾患．遺伝子の本態であるDNA構造が変化を生じて，多くの場合，有害な性質が遺伝する遺伝子病と，精子・卵子の結合時に染色体の異常により起こる配偶子病の一部が含まれている．→アデノウイルス，遺伝子（いでんし）

遺伝子病 [genopathy]
遺伝的要因が発病に関係する疾患の総称．その遺伝形式により単純性のもの（優性，劣性，常染色体性，伴性などの遺伝），多因子性のもの（複数の遺伝子および環境因子が関係する遺伝）とがある．多くは家族性に発生をみる．→遺伝疾患（いでんしっかん）

遺伝子ライブラリー [gene library]
⇨ゲノムライブラリー

移転ストレスシンドローム★ [relocation stress syndrome]
NANDA-I 分類法Ⅱの領域9《コーピング/ストレス耐性》類1《心的外傷後反応》に配置された看護診断概念で、これに属する看護診断としては〈移転ストレスシンドローム〉〈移転ストレスシンドロームリスク状態〉がある.

遺伝性楕円赤血球症 [hereditary elliptocytosis]
正常の円盤形でなく、楕円形の赤血球が末梢血中に多数みられるもので、赤血球膜の遺伝的異常. 常染色体性優性遺伝の形式をとる. 溶血性貧血の症状を呈することもあるが、大半は症状のない場合が多く、血液検査で発見されることが多い.

遺伝相談 [genetic counseling]
遺伝性と考えられる異常や疾患に関して、当事者の、主として子どもに同じ異常や疾患の現れる危険性について確率をもって推定し、カウンセラーが当事者に納得のいくまで専門的立場から、情報の提供や説明を行うことをいう. カウンセラーは、医学および人類遺伝学の知識をもつだけでなく、当事者の理解力に応じて社会的、倫理的な判断、心理的な問題も含め、的確な説明のできる能力を備えていなければならない. しかし、あくまでも最終決定は相談者が下すものでカウンセラーが誘導してはならない.

遺伝素質 [genetic disposition]
心身の特徴の発達を規定し影響する要因について、遺伝による素質の役割を重視する生得説、生育環境の影響を強調する経験説、および輻輳説、つまり、心的特徴は素質が単に発現するだけでも環境をただ受容するだけでもなく、両者の輻輳の結果であるという見解がある. 心的特徴の形成過程をどちらか一方の要因だけで説明しようとするのは困難であるが、実際には、ある素質をもつ者は所与の環境のなかから特定の要因だけを選択的に受け入れやすいという傾向があり、環境要因の及ぼす影響は素質の内容によって左右される.

遺伝的組み換え [genetic recombination]
2本の DNA 二重らせん構造が互いに接触して、その塩基配列の一部を交換する現象で、2つの異なる個体から新しい型の遺伝形質の組合わせが生じる. 最も一般的な遺伝的組み換えは2つの相同な DNA 間で起こる相同組み換え(homologous r.)で、染色体のどの位置においてもほぼ同等の確率で行われるため普遍的組み換え(general r.)ともよばれる. まれに非相同組み換え(non-homologous r.)または非正統的組み換え(illegitimate r.)や部位特異的組み換え(site-specific r.)も起こる.

移動/可動性★ [mobility]
NANDA-I 分類法Ⅱの領域4《活動/休息》類2《活動/運動》に配置された看護診断概念で、これに属する看護診断としては〈車椅子移動障害〉〈床上移動障害〉〈身体可動性障害〉がある.

移動〔性〕盲腸 [cecum mobile]
内臓下垂症の部分現象としてみられ、盲腸および上行結腸の後腹膜への固定が十分でないことにより生じる. 若年者に多くみられ、盲腸内にガスがたまるため便秘を起こしやすい. 治療は保存的治療が原則. →盲腸(もうちょう)

移動と移送 ▶大項目参照

意図振戦 [volitional tremor]
意図運動時に生じる振戦. 企図振戦とほぼ同じ. →企図振戦(きとしんせん)

胃内容吸引 [gastric suction]
胃液・胃内容物の排除、消化管内の減圧などが必要な場合に、レヴィンチューブなどを経口または経鼻的に挿入し吸引する. 開腹術とくに胃切除術後、イレウス、消化管通過障害、胃穿孔、幽門狭窄、全身麻酔導入などのときに行う. →胃(い)ゾンデ

胃肉腫 [gastric sarcoma]
胃の非上皮性悪性腫瘍. 悪性リンパ腫系胃肉腫と GIST 系(胃平滑筋肉腫など)に大別される. 治療は胃切除術、化学療法、放射線療法などである. 肉腫であるので、がんと比べ血行性転移が多い. →GIST(ジスト)、肉腫(にくしゅ)

遺尿 [enuresis]
通常、排尿機能を獲得する4～5歳を過ぎても、無意識に排尿をする状態をいう. 夜間睡眠中にみられるものと昼間みられるものがあり、前者を夜尿という. →情緒障害児短期治療施設(じょうちょしょうがいじたんきちりょうしせつ)、夜尿症(やにょうしょう)

遺尿症 [enuresis]
排尿調節が可能な年齢に達していながら、不随意に尿を漏らす状態をいい、それが夜間のみに限定されている場合は、夜尿症という. 原因には、器質的・神経的な異常、心因性のものがある.

犬山分類 [classification of chronic hepatitis]
慢性肝炎の組織像に基づく病理学的分類のこと. 慢性肝炎の病態や治療については、1967(昭和42)年から始まった犬山シンポジウムで検討されている. その後1974(昭和49)年に慢性肝炎の病理学的分類が定められたが、1996(平成8)年に「新犬山分類」として改訂された. 慢性肝炎とは、6か月以上の肝機能異常値が持続している病態で、肝には炎症と線維化が観察される. その線維化の程度をF0-F4、炎症の程度をA0-A3で表現する. →慢性肝炎(まんせいかんえん)

イネイブラー [enabler]
直訳は「後押しする人、支える人」であり、一般的には患者の配偶者であることが多い. アルコール依存症、摂食障害、うつ病など心を病んでいる家族などを助けると思って行う援助が、実際には治療・回復へのプロセスを妨げることにつながることを理解できない人のこと. アルコール依存症に限らず、患者本人が起こしたさまざまな問題の後始末をしたりすることで、援助者が自身の存在意義を確認したり、あるいは他者からの承認を獲得したいという欲求がその根底にあるとされる. →共依存(きょういぞん)

居眠り病 [Einschlafsucht]
⇨ナルコレプシー

胃粘膜下腫瘍 [submucosal tumor of the stomach; SMT]
胃粘膜よりも下方に存在する

壁内病変により粘膜が挙上されて生じた隆起の総称である．粘膜下腫瘍の内訳としては，間葉系腫瘍（筋原性腫瘍，GIST，神経性腫瘍），異所性膵組織，炎症性線維性ポリープ，囊腫，悪性リンパ腫，粘膜下に進展するがん，転移性腫瘍などが含まれる．また，カルチノイド腫瘍は，粘膜上皮由来の腫瘍であるが，形状から粘膜下腫瘍に分類される．

胃粘膜レリーフ造影法 [gastric mucosal relief study]
少量の造影剤を飲ませて胃の粘膜皺襞（すうへき）の谷間にため，その状態を映し出そうとするX線造影手技．充満・充盈（じゅうえい）法，圧迫法，二重造影法などと併用される．

イノシット [inosit]
⇒イノシトール

イノシトール [inositol]
〈イノシット〉 シクロヘキサンヘキソール（$C_6H_{12}O_6$，分子量180.16）の総称．通常9種ある異性体の1つであるmyo-イノシトールを指す．リン脂質の成分として，また細胞内情報伝達物質として重要．

イノシン酸 [inosinic acid, inosine monophosphate；IMP]
イノシン（ヒポキサンチンのリボヌクレオシド）のリン酸エステルであるヌクレオチド．イノシン一リン酸ともよばれる．プリンヌクレオチド代謝の鍵となる重要な物質で，うま味物質の1つでもある．

易疲労感 [easy fatigability]
通常の日常的活動であるにもかかわらず，容易に疲れやすい感じがあること．とくに運動後に容易に全身倦怠感が生じる場合を指すこともある．きわめて多くの疾患の自覚症状または主訴となる．

胃ファイバースコープ [gastrofiberscope；GFS]
⇒ファイバー・ガストロスコープ

衣服（内）気候 [clothing climate]
衣服と皮膚表面との間に形成される環境のこと．皮膚表面から最外層衣服の表面にかけていくつかの衣服間空気層ができ，その層間の温度・湿度・気流を指す．人体からは不感蒸泄，汗，熱などが発散されるが，衣服そのものにも体温調節機能が含まれることを忘れてはならない．快適な衣服気候は，温度31〜33℃，湿度40〜60％といわれている．

異物結節 [foreign body nodule]
⇒異物（性）肉芽腫（いぶつせいにくげしゅ）

異物〔性〕肉芽腫 [foreign body granuloma]
〈異物結節〉 生体組織内に縫合糸，シリコン，毛髪といった貪食・吸収しえない異物が入ったとき，組織球の浸潤や異物巨細胞の出現などによって形成される腫瘤状，結節状の肉芽組織をいう．異物が組織内に入ったための生体反応である．→肉芽組織（にくげそしき）

イブニングケア [evening care]
夕食後から就寝前までの間，患者に対して行う口腔や身体の清潔，更衣，環境整備などのケアの総称．患者の症状や状態に応じた介助を行う．

遺糞 [encopresis]
通常，排便調節機能を獲得する4〜5歳を過ぎても，不適切な所で排便をする状態をいう．原因には，排便機能の器質・機能障害，不適切な排便のしつけ，便秘などがある．→情緒障害児短期治療施設（じょうちょしょうがいじたんきちりょうしせつ）

いぼ [wart]
⇒疣贅（ゆうぜい）

胃蜂巣炎 [phlegmon of stomach, phlegmonous gastritis]
〈化膿性胃炎〉 敗血症の一部としてみられ，弛張熱と胃腸症状が著明．起炎菌はブドウ球菌，溶血性レンサ球菌など．治療は全身的な管理とともに感受性を示す抗菌薬の投与が主で，胃切除術の適応は少ない．→溶血性（ようけつせい）レンサ球菌

胃ポリープ [gastric polyp]
胃の上皮性良性腫瘍．胃粘膜上皮の反応性増殖による過形成性ポリープのことが多く，この場合はがんに移行することは少ない．ほかに腺腫もある．自覚症状はほとんどない．腫瘍性のものも3cm以上の大きなものは内視鏡下で切除する．→胃隆起性病変（いりゅうきせいびょうへん），ポリープ

イマチニブ [imatinib]
〈メシル酸イマチニブ〉 慢性骨髄性白血病（CML）の本態がフィラデルフィア（Ph）染色体にあることに注目し，Ph染色体の遺伝子産物Bcr/Ablを標的とした分子標的治療薬として設計・開発された．選択的にPDGFRチロシンキナーゼ，KITチロシンキナーゼも阻害することにより，KITチロシンキナーゼの異常活性が腫瘍の増殖に関与している胃腸管間質腫瘍（GIST）に対しても有効である．重篤な肝機能障害，白血球・好中球・血小板減少，貧血などの副作用発現に注意するため定期的な検査が必要．医薬品名はグリベック．→GIST（ジスト），白血病（はっけつびょう），分子標的治療薬（ぶんしひょうてきちりょうやく）

胃MALTリンパ腫 [MALT lymphoma]
MALTはmucosa-associated lymphoid tissueの略．消化管のリンパ装置から発生する腫瘍で，1983（昭和58）年アイザックソン（Peter G. Isaacson，英）により提唱された新しい疾患概念．病因の1つとして，胃内ヘリコバクター・ピロリによる抗原刺激が考えられている．本菌の除菌により，約60％の症例で病変の改善あるいは消失がみられている．除菌無効例では，化学療法や放射線療法，手術が行われる．→消化性潰瘍（しょうかせいかいよう），ヘリコバクター・ピロリ，慢性胃炎（まんせいいえん）

異味症 [morbid appetite, allotriophagy, pica]
⇒異食症（いしょくしょう）

イミプラミン [imipramine]
〈塩酸イミプラミン〉 中枢神経系に作用する三環系抗うつ薬の1つで，抑うつの治療に用いられる．脳シナプスにおいてノルアドレナリンやセロトニンの再取り込みを抑制し，シナプス間隙における濃度を増加させる．鎮痙作用，散瞳，唾液分泌抑制，血圧降下，抗ヒスタミン作用を有し，悪性症候群，無顆粒球症などの副作用がある．→抗（こう）うつ薬

イムラン [Imuran] ⇨アザチオプリン

異名半盲（いめいはんもう） [heteronymous hemianopsia] ⇨半盲症（はんもうしょう）

イメージトレーニング [image training] 成功シーンを頭のなかに思い描き正しい動作や行動を学習する訓練方法で，スポーツ界では大きな成果をあげている．看護では患者指導への活用が考慮されている．

医薬情報担当者（いやくじょうほうたんとうしゃ） [medical representatives] ⇨MR

医薬品添付文書（いやくひんてんぷぶんしょ） [package insert] 医薬品に添付される文書であり，「医療用医薬品添付文書の記載要領について」1997（平成9）年4月の厚生省薬務局長通知に基づいて作成されている．現在，添付文書の内容を電子化したものがインターネット上で公開されている．

医薬分業（いやくぶんぎょう） [separation of medical practice and drug dispensation] 医療の場における医師と薬剤師の業務の専門的独立を行おうとする制度．すなわち，患者の診断と治療，薬の処方箋の交付などは医師および歯科医師が行い，処方箋を受けての調剤，与薬は薬剤師が行うのを原則とする．わが国では，まだ完全実施には至っていない．

医用工学（いようこうがく） [medical engineering；ME] ⇨メディカル・エンジニアリング

意欲（いよく） [volition, will] 人間は，生命の維持や生活活動のために，行動を内側から駆り立てる身体的・精神的エネルギーである欲動を有する．また，欲動を自己コントロールし，行動の選択や決定を行う意思力をもつ．このように内から行動に駆り立てる低次から高次まで広範囲の力をいう．これらが障害されることによって，摂食障害，自傷や自殺，性欲異常などの欲動の障害，あるいは昏迷，思考の途絶，緊張病症候群，させられ行為などの意思の障害などが生じる．

イリゲーション [irrigation] ⇨灌注排便法（かんちゅうはいべんほう）

イリゲーター [irrigator] 〈イルリガートル，灌注器〉 経管栄養，腸洗浄，膀胱洗浄，浣腸などの際に使われるガラスやプラスチック製素材の円筒形の目盛り付き容器．スタンドにかけるようになっており，下部にゴム管やプラスチックチューブなどをつけて内容液を滴下・注入する．

胃隆起性病変（いりゆうきせいびょうへん） [protruded lesion of stomach] 胃内腔に突出したあらゆる病変を総括した診断名．良性病変と悪性腫瘍とに分けられる．良性病変にはポリープ，粘膜下良性腫瘍，黄色腫などがあり，悪性腫瘍には上皮性の胃がん，非上皮性の胃肉腫がある．→胃（い）ポリープ，ポリープ

医療（いりょう） [medical service] 患者に対して行う医学的行為．わが国においては1948（昭和23）年に制定された医療法によって大要が定められている．これには病院，診療所，助産所など医療を行う施設が規定され，また医療法，医師法により，医療従事者，医療機関，医療行政，医療保険などに関する諸制度が定められている．近年，医療は単なる診療行為だけでなく，予防，健康教育という面も加えられるようになった．また現代医療は，診療，看護，薬物，医療機器および関連science分野の有機的な活用として行われるものであり，そこに従事する医療スタッフも多様化し続けている．医師（歯科医師），薬剤師，看護師（助産師，保健師）のほかに，診療放射線技師，臨床検査技師，臨床工学技士（CE），栄養士，理学療法士（PT），作業療法士（OT），言語聴覚士（ST），医療ソーシャルワーカー（MSW）などがあり，その他資格を必要とする多くの職種がある．→医療（いりょう）チーム

医療安全管理者（いりょうあんぜんかんりしゃ） [medical safety manager] リスクマネジャーともよばれる．2003（平成15）年より，特定機能病院においては専任の医療安全管理者を配置することが義務づけられ，2006（平成18）年からは一定の「施設基準」を満たすことで医療安全対策加算が新設された．その条件として，医療安全管理者が5日間もしくは40時間の適切な内容の研修を終了していることのほか，医療安全のための部門の設置とそこへの所属，ならびに部門における業務指針等の整備などが求められている．→リスクマネジメント

医療安全支援センター（いりょうあんぜんしえん） [medical safety support centers] 地域における医療安全対策の拠点として医療法第6条の11の規定に基づき各都道府県保健所設置地区，二次医療圏ごとに設置が進められている．センターは，中立的な立場から医療に関する患者や家族などの苦情や相談に迅速に対応し，それらについて医療機関に情報提供を行い，相互の信頼関係の構築を支援し，医療の安全と信頼を高めるとともに，患者サービスの向上につなげることを目的としている．相談者の不利益にならぬよう，相談者のプライバシーの厳重な保護についても基本方針に明示されている．

医療過誤（いりょうかご） [malpractice] 医療従事者が業務にあたって必要としている注意を怠り，そのため対象者の権利を侵害し，損害を与えることをいう．看護職者が業務上医療過誤を起こした場合は，民事・刑事・行政の3つの法的責任を問われる．民事上の法的責任は，①損害賠償，②注意義務違反（過失），③相当因果関係，④使用者責任，⑤債務不履行と債務不完全履行，刑事上の法的責任は，①業務上過失致死傷罪，②業務上必要な注意を怠った過失，③刑事上の過失および因果関係，行政上の責任は保健師助産師看護師法による行政処分である．これは罰金以上の刑を受けたとき，または保健師助産師看護師法の業務に関した犯罪・不正行為があったときには免許が取り消されるか，一定期間の業務停止命令が下される．→リスクマネジメント

医療監査（いりょうかんさ） [medical audit] 〈病院立ち入り検査〉 医療法に基づいて都道府県が実施する病院の監査である．その目的は，医療提供者としての病院がそれを受ける患者にとって適切な診療，看護が提供され医療法に見合ったふさわしいものであるか否かを病院への立ち入り検査で調べることである．チェックの主な内容は，病院の①管理，②組織，③機能，④運営，⑤構造

設備，⑥業務内容の実際，⑦医療従事者の数，質(免許の別，数などを含む)などのほか，業務内容の適切性については，診療録や看護記録の内容から，その患者にマッチしたものであったか，などを判断する．その他管理上の諸記録(病棟管理日誌，人員配置表，夜間当直記録など)に関しても詳細にわたって実施される．また病棟内巡視，各部門責任者との質疑応答，病院職員への質問，場合により患者への病院給食や寝具などが適切なものかなど，具体的な質問などもある．これらの医療監視は，通常2〜3年ごとに都道府県における医療監視員によって実施されている．

医療観察法 ⇨心神喪失者等医療観察法(しんしんそうしつしゃとうしょうほう)

医療関連感染 [healthcare-associated infection]
2004(平成16)年以降，CDCでは，"病院感染"という用語を改め"医療関連感染"という用語を提唱している．医療行為が病院などの医療機関内だけではなく，広く長期ケアや在宅医療にも拡大されてきたためである．→院内感染(いんないかんせん)

医療機関 [medical institution] ⇨医療施設(いりょうしせつ)

[医療]コンフリクト・マネジメント
[conflict management]
医療紛争における，双方の当事者のニーズに対応することを目指した実践のことで，メディエーション・スキルの活用が求められる．

医療事故 [mishaps in medical practice]
医療従事者が業務にあたっているときに発生した事故をいい，過失が存在するもの(医療過誤)と不可抗力(偶然)によるものがある．患者ばかりでなく医療従事者が被害を受ける場合もある．→リスクマネジメント

医療施設 ▶大項目参照

医療社会学 [medical sociology]
医療やそれを必要とする健康問題に関連する社会的要因，たとえば制度や規範といったものから価値観，信念，行動といったものを対象に，社会学的方法によって研究する学問領域．これらの社会的要因が健康問題にどのような影響を及ぼすかを明らかにすることで，健康的な社会への変容のカギを見出すことが期待される．→医療人類学(いりょうじんるいがく)

医療社会事業 [medical social work]
医療に関する社会福祉活動のこと．有病者に対する医療の提供や，疾病の治療効果を高めるため，患者あるいはその周辺の問題点の解決を目指す援助を行う．医療の場での専門家を医療ソーシャルワーカー(MSW)とよぶ．→医療(いりょう)ソーシャルワーカー

医療情報 [medical information]
狭義には，病院などの医療機関で取り扱う診療情報のことを指していうことが多い．近年の情報開示あるいは，主に電子化の対象としていわれる医療情報には，診療録やレセプトに含まれる情報，すなわち患者個人識別記録，既往歴，現病歴，理学所見，経過記録，手術記録，検査記録，医師指示書，看護サマリー，看護記録，会計情報などが含まれる．一方，広義の医療情報には，医療機関がネット上で提供する診療情報や，学会などの公開文献のほか，発信元の責任の所在が不明確でありながら，医学上の治療効果などを喧伝するものなどが含まれる．→医療情報開示(いりょうじょうほうかいじ)

医療情報開示 ▶大項目参照

医療人類学 [medical anthropology]
病気や治療がとかく普遍的な「科学」の枠組みでとらえられがちなのに対し，それぞれの「文化」に特有の意味があり，それが人々の健康問題に対する行動に反映するという，文化人類学的立場から医療をとらえようとするものであり，その結果として「文化」や「人間」に迫ろうとする学問．→医療社会学(いりょうしゃかいがく)

医療ソーシャルワーカー [medical social worker ; MSW]
〈メディカルソーシャルワーカー〉 医師や看護師の要請により患者の心理的・社会的側面からアプローチして，情報の提供や，その人々の治療を妨げている社会的諸問題についての調整をこころみ，また社会資源の活用をはかるなどして診療を補助することを業とする職種．保健医療チームのメンバーとして重要な役割をもっているが，資格認定についてはまだ制度化されていない．多くは4年制大学，短期大学，専門学校などにおいて社会福祉学科の単位を取得，卒業した人々がその任にあたっている．→ソーシャルワーカー

医療チーム [medical team]
患者の健康上の問題解決のために，医療従事者がおのおのの専門性を発揮し連携をもちながら対応していくチームのこと．チームの構成員として医師，看護師，准看護師，保健師，助産師，薬剤師，医療ソーシャルワーカー(MSW)，診療放射線技師，臨床工学技士，栄養士，各種療法士(OT, PT, ST)などがあげられるが，患者のもつ問題によってチーム構成は変わる．→医師(いし)，医療(いりょう)ソーシャルワーカー，看護師(かんごし)，コメディカル・スタッフ，作業療法士(さぎょうりょうほうし)，准看護師(じゅんかんごし)，助産師(じょさんし)，保健師(ほけんし)，薬剤師(やくざいし)，理学療法士(りがくりょうほうし)，臨床工学技士(りんしょうこうがくぎし)

医療費給付制度 医療費に関する社会保障を定めたもので，健康保険法に基づく傷病手当金の支給制度および生活保護法に基づく医療扶助などがある．その範囲として，医療に直接関係する診察・処置・手術などの治療，薬物，治療材料，病院・診療所への収容，看護，移送などについて給付を規定している．原則としては，患者負担分を医療機関などに直接支払う現物給付で，高額療養費や療養費などについては申請してあとから受ける償還方式の金銭給付や出産休業補償などの現金給付がある．→高額療養費制度(こうがくりょうようひせいど)

医療被曝 [medical exposure]
放射線や放射線同位元素を用いた診断のための検査や放射線治療などの医療を受けるために起こる被曝を指す．この被曝によるリスクに対し，病気の診断や治療による恩恵のほうがはるかに高いことが前提となり，線量限度は患者により異なるため定められていない．しかし常に被曝

を最小に抑える方法や装置で行われなければならない．

医療扶助（いりょうふじょ）〔public medical assistance〕
生活保護法第15条，第34条により困窮のため最低限度の生活を維持することのできない者に行われる医療に関する援助をいう．支給範囲は，①診療，②薬物，治療材料，③医学的処置・治療，④病院，診療所への収容，⑤看護，⑥移送の6項目である．現物給付あるいは金銭給付によって行われる．→医療費給付制度（いりょうひきゅうふせいど），公費医療制度（こうひいりょうせいど），生活保護法（せいかつほごほう）

医療法（いりょうほう）〔Medical Service Law〕
1948（昭和23）年7月30日に法律第205号として公布．1992（平成4）年の第二次改正では人口の高齢化，疾病構造の変化などに応じて，医療提供理念を明示，医療施設機能の体系化を行うために特定機能病院制度，療養型病床群制度が創設された．第三次改正は1997（平成9）年，急激な高齢化に伴う介護の必要性に迫られ，総合病院制度を廃止しそれに対応する療養型病床群の診療所への拡大と地域医療支援病院の創設が規定された．2000（平成12）年の第四次改正では病院を含む医業としての広告できる事項の追加，病床の種別の見直しがなされている．この法律のなかで療養型病床群の定義（第1条の5の3参照），特定機能病院（第4条の2参照），地域医療支援病院（第4条）の管理者の条件，従事者の人員，構造設備の基準，診療に関する諸記録とくに看護記録の保存義務は特定機能病院・地域医療支援病院について義務化されている．一般病院においても看護記録は各科診療日誌に含まれており2年間は保存しておくこと，またこれら病院，診療所，助産所の監督（厚生労働大臣，都道府県知事，保健福祉事務所を設置する市の市長または特別区の長などによる）について規定が示されている．さらに2006（平成18）年の第五次改正では，患者などへの医療に関する情報提供の推進，医療計画の見直しなどを通じた医療機能の分化・連携の推進，地域や診療科による医師不足問題への対応，医療安全の確保，医療従事者の資質の向上，および医療法人制度改革などが明示された．有床診療所の見直しは，2007（平成19）年1月1日，薬剤師，看護師などの再教育の義務化，行政処分の類型の見直しなどは，2008（平成20）年4月1日に施行される．

医療保険（いりょうほけん）〔medical insurance〕
社会保険の1つで，被保険者ならびにその被扶養者の業務外の事由による疾病，負傷，死亡および分娩，また老後・失業時などの医療給付を行うことを目的としたもの．健康保険，国民健康保険，船員保険，共済組合保険，日雇労働者健康保険などからなっている．

医療保護入院（いりょうほごにゅういん）〔medical security hospitalization〕
精神病院の管理者は，精神保健指定医が診察の結果，精神障害者であり，医療および保護のため入院の必要があるとみとめられる場合，本人の同意がなくても，保護義務者の同意によって入院させることができる．この場合，精神病院の管理者は入院者「本人」に対し医療保護入院させる旨，書面で知らせなければならない．また，保護義務者がいない場合，扶養義務者の同意で4週間以内にかぎり入院させることができる．このような入院のさせ方の場合，人権上精神障害者本人に対して，できるかぎり入院の必要性を納得させたうえで入院させることが望ましい．→任意入院（にんいにゅういん）

医療保障（いりょうほしょう）〔medical security〕
医療に関する社会的保障の総称．国民すべてが効果的な医療を受けられる機会を保障している．社会保障保険，公的扶助医療（生活保護），公費負担の援護医療，公費負担の公衆衛生医療，老人保健医療などの部門がある．

〔医療〕メディエーション（いりょう）〔mediation〕
「調停」という意味であるが，医療においては医療紛争における対立する当事者とは独立した第三者機関が提供する「紛争解決モデル」のことをいう．一般的には，裁判のように勝敗のつく過去志向の解決ではなく，当事者双方が納得できる(win-win)解決を目指す．→ADR

医療用ロボット（いりょうよう）〔medical robotics〕
従来は遠隔医療の一方法として考えられていた．仮想現実(virtual reality ; VR)との組合わせにより，各種手術のトレーニングをはじめ臨床応用が進んでいる．とくに外科領域において有用とされ，診断と治療の技術を根本的に革新させるポテンシャルをもっている．さらに最近では，医師がカメラの画像を見ながらリモートコントロールで操作する手術補助ロボットや介護ロボットが実用化されている．体内に直接投入するカプセル型の超小型ロボットも研究用開発中である．

イルリガートル〔Irrigator〕
⇨イリゲーター

胃冷却法（いれいきゃくほう）〔gastric cooling method〕
急性出血性胃炎，消化性潰瘍などの出血に対し，胃管チューブを挿入して冷生理食塩水を注入し，胃粘膜の末梢血管を収縮させて止血をはかるもの．洗浄操作を繰り返しながら，排液に血液成分がみられなくなるまで行う．

イレウス〔ileus〕
⇨腸閉塞［症］（ちょうへいそくしょう）

イレオストミー〔ileostomy〕
消化管ストーマの一種で，回腸ストーマ，または回腸ストーマを造設する手術のことをいう．→ストーマケア

胃瘻（いろう）〔gastric fistula〕
胃内腔の減圧，または栄養の供給の目的で腹壁外と胃の内腔の間に人工的につくられた瘻孔(fistula)を指す（図）．胃瘻から行う経腸栄養法は，患者に不快感を与え，抜

■図　胃瘻の構造

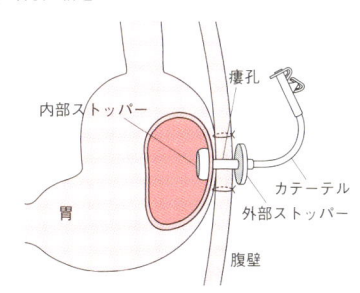

瘻孔
内部ストッパー
胃
カテーテル
外部ストッパー
腹壁

胃瘻造設〔術〕 [gastrostomy]
去などのトラブルが起きる経鼻経管栄養法に比較し、確実に栄養を補給できることから、脳血管障害など慢性的な意識障害や嚥下障害がある患者に適応することが多い。→瘻孔(ろうこう)
喉頭がん、食道がん、噴門がんなどによる食物の通過障害や中枢神経系障害による摂食困難・不能の際に、直接胃内に食物を送るため、あるいは胃内圧を減じるために、手術・内視鏡的に胃にカテーテルを腹壁を通して挿入すること。→経皮的内視鏡的胃瘻造設術

陰圧閉鎖療法 [closed suction wound drainage]
褥瘡治療の1方法である。ポケットを形成した褥瘡を密閉し、その際に瘡部に吸引チューブを留置して排液を行う。閉鎖回路にし、ドレナージを常時陰圧吸引(vacuum assisted closure；VAC)で行うことにより、瘡部より生じる滲出液は、常に吸引されることになり、新たな細菌の繁殖を防止できる。また、閉鎖回路なので外部からの感染源の侵入を防止できる。→褥瘡(じょくそう)

陰萎 [impotence]
⇨勃起障害(ぼっきしょうがい)

陰影欠損 [filling defect；FD]
消化管X線造影検査の充盈像にて、造影剤が管腔臓器を充満すると辺縁は平滑な輪郭を示すが、内腔にがんなどの隆起性病変があると造影剤が排除され辺縁が局所で欠損する像を指す。通常は進行がんのX線所見とされる。ただし、粘膜ヒダなどの正常の構造や蠕動などにより生じる欠損像とは区別される。

インキュベーター [incubator]
⇨保育器(ほいくき)

陰茎 [penis]
男性の外部生殖器で尿路でもある。先端を亀頭という。陰茎内部には3つの勃起組織、すなわち1対の陰茎海綿体、1つの尿道海綿体がある。→泌尿器(ひにょうき)・〔男性〕生殖器系(だんせいせいしょくきけい)

陰茎がん [penile cancer]
組織学的には扁平上皮がんが主体であり、包茎に合併することが多い。陰茎切除術が行われるが、がん化学療法(とくにブレオマイシン)、放射線療法が有効であり、機能温存療法を行うこともある。高頻度に所属リンパ節に転移をきたすため、浅鼠径リンパ節の腫脹の検索も重要である。比較的局所にのみ転移が限局することから、治療目的でのリンパ節郭清が行われることが多い。→泌尿器(ひにょうき)・〔男性〕生殖器系(だんせいせいしょくきけい)

in situ
生体内原位置の意味で用いられる。語源は、ラテン語の「本来の位置に」に由来。in vivo(イン・ビボ)はラテン語の生体内での意で、in vitro(イン・ビトロ)は生化学領域では、無細胞中で起きた反応であることを示す際に用いられ、細胞生物学領域では、生体内の細胞に対して、培養されている細胞の意味で用いられる。ラテン語では、ガラス器具内(試験管など)の意である。

インジゴカルミン青排泄試験 [indigo carmine test]
⇨インジゴカルミン〔腎〕検査法

インジゴカルミン〔腎〕検査法 [indigo carmine test]
〈インジゴカルミン青排泄試験〉 腎の排泄機能検査の1つ。インジゴカルミンを静注後、膀胱鏡により尿管口からの青色の色素の排出を観察する。腎の左右別の色素排泄機能を知ることができる。現在あまり行われないが、膀胱鏡検査に際して行われる。正常の場合は、15～30分で濃い青色となる。

インシデント [incident]
広義には、患者の診療やケアにおいて傷害をもたらす危険性があった事例あるいは傷害が発生してしまった事例が含まれる。過失の有無は問わない。患者だけでなく、施設への来訪者や医療従事者に発生した事例を、インシデントとして含める場合もある。狭義には、患者に実害はなかったレベルから、中等度の傷害が発生した事例をインシデントとし、高度以上の傷害が発生した事例をアクシデントとよぶこともある。また、事故には至らなかった事例であるヒヤリ・ハットをインシデントとしてとらえる場合もある。このようにインシデントの意味には多様性がある。

因子分析 [factor analysis]
変数の集団に対し、その背後にある潜在的な因子を探り出すための方法のこと。実際に観測されたデータ群から共通因子を求める方法として、主因子法とバリマックス法がよく知られている。→多変量解析(たへんりょうかいせき)

インスリノーマ [insulinoma]
膵機能性腫瘍の1つで、①低血糖症状、②空腹時血糖低値、③ブドウ糖静注による症状の改善をいわゆるウィップル(Whipple)の三徴という。腫瘍は通常1.5cm以下と小さく、多くは良性であるが、局在診断が難しいことがある。治療は外科的切除がなされる。Allen Oldfather Whipple(1881～1963、米、外科)。

インスリン [insulin]
膵のランゲルハンス島β細胞より分泌されるペプチドホルモン。細胞膜にあるインスリン受容体を介して、肝でグリコーゲン合成を促進し、筋肉、脂肪組織でブドウ糖利用を促進させ、結果として血糖値を低下させる。インスリン作用の不足は糖尿病を惹起する。インスリンは糖尿病の治療に用いられるが、作用時間の異なる種々の製剤がある。

インスリン依存型(性)糖尿病 [insulin dependent diabetes mellitus；IDDM]
⇨糖尿病(とうにょうびょう)

インスリン感〔受〕性試験 [insulin sensitivity test]
インスリンに対する個体の反応をみる試験。通常体重1kg当たり0.1単位の速効性インスリンを静注し、経時的に血糖の降下を調べる。インスリン抵抗性糖尿病、インスリン受容体異常症の病態解明に用いる。→インスリン

インスリン抵抗性〔症候群〕 [insulin resistant syndrome]
インスリンに対する組織感受性の低下をインスリン抵抗性といい、これを背景因子とし、肥満〔症〕、2型糖尿病、高インスリン血症、高血圧症、脂質代謝異常、動脈硬化性心疾患が

合併する病態をインスリン抵抗性症候群という．虚血性心疾患の重要なリスクファクターである．→マルチプルリスクファクター症候群

インスリン非依存型糖尿病 [non-insulin dependent diabetes mellitus ; NIDDM]
⇨糖尿病(とうにょうびょう)

インスリン肥満療法 [insulin-forced alimentation, Insulin-Mastkur]
神経性食欲不振症などで著明にやせている患者に食欲を起こさせ，やせを改善するために行うもの．インスリンを注射し，患者を低血糖状態にして空腹感を増強させ，高エネルギーの食事を摂取させる．

インスリン様増殖因子 [insulin like growth factor]
⇨IGF

インスリン療法 [insulin treatment]
生体内のインスリン作用の低下ないし欠乏時に，生体外からインスリンを注射してこれを補う治療法．1型糖尿病では不可欠な治療法である．最近ではインスリンの頻回注射，あるいは作用時間の異なる2種以上のインスリン製剤を併用するインスリン強化療法も行われている．→糖尿病(とうにょうびょう)

陰性尤度比 [negative likelihood ratio]
検査結果が陰性であった場合に，本当に疾患がない確率．→付録3参照

インターフェロン [interferon ; IF, IFN]
ウイルスに感染するとほとんどすべての動物細胞が産生分泌する分子量約2万の糖蛋白質．細胞に結合してその状態を変え，多種類のウイルスの増殖を阻止する働きがある．抗腫瘍作用もあり，多様な効果をもつ「医薬品」として使用されている．

インターベンショナルラジオロジー
[interventional radiology ; IVR] 手術的放射線学の意味である．実際には，血管造影，経皮経肝胆管造影，尿路尿管系の造影などに伴って発達したカテーテルによる診断技術を治療に応用し，外科的手術を行わずに外科的治療目的を達成する方法である．血管系では，血管狭窄に対してバルーンカテーテルによる拡張術が行われる．対象となる血管は，下腿，腎，冠動脈が主なもので，冠動脈の拡張およびステントの留置が最も多い．また，短絡，動脈瘤，出血，腫瘍などに対しては，その責任血管に対して塞栓術が行われる．脳動脈瘤に対するバルーン閉塞術，肝がんに対する化学塞栓術，動脈管開存症に対するコイル塞栓術，心房中隔欠損[症]のコイル閉塞術などが一般的である．胆道狭窄に対してはカテーテルによる内瘻作製術およびメタリックステント留置術，腎結石に対してはカテーテルによる腎結石除去術が行われる．そのほか，肺塞栓症に対しては，下大静脈にフィルターを設置し，血栓が肺に行くのを予防する方法がこころみられている．現在発展途上にある領域であり，レーザー，超音波，高周波などを組み合わせた方法や，内視鏡，メタリックステントの使用などが開発されている．

インターリンクシステム [interlink IV access system]
⇨閉鎖式輸液(へいさしきゆえき)システム

インターロイキン [interleukin ; IL]
サイトカインの一群で，もともとリンパ球間での情報のやりとりを担う物質として付与された名称だが，現在必ずしもこの原則が当てはまらない．同じ生物活性を有しながら多くの異なる名称でよばれていた因子を統合し，たとえばリンパ球活性化因子は IL-1，T細胞増殖因子は IL-2 というように順次整理され，2006(平成18)年度までに IL-33 まで報告されている．→サイトカイン，リンホカイン

インテーク [intake]
福祉や医療の分野では，一般にクライエント(患者や相談者)に対し行う初回の受理面接，受付相談のことをいう．目的は，クライエントの相談の趣旨を明確にし，治療が可能か否かを判断し，可能であれば，治療の方針を決めたり，問題解決の手がかりをつかんだりすることにある．得なければならない情報は，主訴とそれに関連する訴え，それらの経過，そして患者の氏名・年齢・家族構成・職業，社会的背景などの事務的な情報など．また，情報収集だけでなく，インフォームド・コンセントの側面も併せもっている．

インテグリン [integrin]
細胞同士や，細胞と細胞外マトリックスが接合する際に関与する細胞接着分子の一種．

咽頭 [pharynx]
呼吸器系および消化器系の一部をなす管で，脊柱の前にあり，上部は鼻腔，下部は喉頭，食道に続いている．

咽頭異物 [foreign bodies in pharynx]
咽頭内の異物．食物や義歯などが詰まったり，咽頭壁に魚骨，鶏骨が刺さったりした場合が多く，嚥下痛，嚥下困難を生じる．治療は咽頭鉗子で異物を除去する．

咽頭炎 [pharyngitis]
咽頭の炎症．急性咽頭炎と慢性咽頭炎とがある．細菌あるいはウイルス感染や過度の喫煙，物理的刺激，化学物質の吸入が原因となる．通常，咽頭炎は鼻炎，咽頭発赤を伴う．治療としては含嗽，吸入，化学療法を行う．

咽頭鏡検査[法] [pharyngoscopy]
咽頭鏡を用いて咽頭の各部位の病変とその程度を直視下に検査，診断する．部位別には次のように分けられる．①上咽頭検査(鼻咽頭の各部位)，②中咽頭検査(口蓋垂，口蓋舌弓，口蓋咽頭弓など)，③下咽頭検査(舌根，喉頭蓋，披裂部など)．

咽頭結膜熱 [pharyngoconjunctival fever]
〈プール熱〉 主としてアデノウイルス3型が原因となり，発熱，咽頭炎，結膜炎を特徴とする疾患．プールを介して感染し，水泳したあと，3～7日経って発症することがあるので，プール熱ともよばれる．一般的に小児に多い．

咽頭神経症 [neuroses of pharynx]
〈咽頭異常感症〉 咽頭に関連した感覚過敏，異常感覚(咽頭にものが詰まる感覚)，あるいは咽頭筋の

麻痺による嚥下困難など，器質的疾患が存在しないにもかかわらず，これらの症状を訴えるが，喉咽頭や食道を精査しても病変を見つけ出せない神経症状と判断される状態．食道違和感，胸痛を主訴とする場合は，食道神経症などとよぶこともある．また，俗称として咽頭の異常感覚が語源となった「ヒステリー球」とよぶ場合もある．

咽頭相（いんとうそう）　[pharyngeal phase]
⇨口腔相（こうくうそう）

咽頭塗布法（いんとうとふほう）　[fauces painting]
⇨与薬（よやく）

咽頭反射（いんとうはんしゃ）　[pharyngeal reflex]
〈絞扼反射〉　咽頭粘膜の外的刺激により誘発される嘔吐または胃内ガスの吐出．舌圧子を咽頭後壁に接触して検査する．反射弓の求心路は舌咽神経，遠心路は迷走神経で，これらの脳神経の検査法として用いられる．

咽頭扁桃（いんとうへんとう）　[pharyngeal tonsil]
鼻部咽頭後上壁の粘膜固有層にあり，口蓋扁桃（扁桃腺）と同じ構造をもつリンパ小節の集団であるが，口蓋扁桃よりも小さい．小児期には咽頭扁桃の生理的肥大がみられるが，その病的な肥大はアデノイドとよばれる．→アデノイド増殖症

咽頭扁桃肥大症（いんとうへんとうひだいしょう）　[adenoid hypertrophy, adenoid vegetation]
⇨アデノイド増殖症

咽頭リンパ輪（環）（いんとうりんぱりん（かん））　[lymphoid ring]
⇨ワルダイエル咽頭輪（環）

インドシアニングリーン　[indocyanine green ; ICG]
⇨ICG

インドメタシン　[indomethacin]
非ステロイド性抗炎症薬（NSAIDs）の1つ．プロスタグランジン合成を阻害する．関節リウマチなどの炎症性疾患および腰痛，関節痛などの非リウマチ性炎症性疾患に用いられる．消化管出血などの副作用が高頻度にみられる．→非（ひ）ステロイド性抗炎症薬

院内学級（いんないがっきゅう）
文字通り病院内に設置された学級で，教育委員会が設置する．特別支援学校の分教室が病院内にある場合，あるいは小・中学校の特別支援学級や特別支援学校が病院への訪問教育を行う場合にこうよばれる．学校教育法でいう障害児のなかの「病弱児」にあたる児童が入院中，教育を受ける機会を提供される教室であり，慢性の心臓，肺，腎臓などの疾患で6か月以上の長期にわたる入院，もしくは生活規制が必要な児童や病弱児が主な対象である．これらの児が主治医の許可を得て基幹病院などに設置された場所で履修することにより学習の空白を減じ，健康回復時にスムースに在籍していた学校へ復帰できるよう支援することを目的としている．

院内感染（いんないかんせん）　▶大項目参照

［院内］感染対策チーム（いんないかんせんたいさく）　[infection control team]
⇨ICT

陰嚢水腫（瘤）（いんのうすいしゅ）　[hydrocele of testicle]
〈睾丸水腫（瘤）〉　陰嚢内の鞘（しょう）膜内ないし鞘膜突起内に液体が貯留した状態．透光性試験により有用．内容の吸引などにより治癒しない場合はウィンケルマン法などの手術を行う．

インピーダンス・オージオメトリ　[impedance audiometry]
⇨聴覚検査（ちょうかくけんさ）

インフェクションコントロール　[infection control]
⇨感染管理（かんせんかんり）

インフェクションコントロールドクター　[infection control doctor ; ICD]
⇨感染制御（管理）医師（かんせんせいぎょいし）

インフォームド・コンセント　[informed consent ; IC]
「説明と同意」あるいは「説明を受けたうえでの同意」と訳される．医師は患者にその病状，病名，必要な検査の目的・方法・結果，行いうるすべての治療方法とそれぞれの利害得失および予後の見込みなどの情報を分かりやすく説明し，患者はそれらを理解・納得したうえで，自身の治療について同意，選択あるいは拒否を行うといった，医師と患者との十分なコミュニケーションおよび信頼関係に基づく医療の一過程をいう．ナチスの人体実験に対し，研究者に倫理的な基本原則を課した「ニュールンベルグ綱領」［1946(昭和21)年］に端を発し，「患者の権利運動」の高まりとともに一般化し，患者の「知る権利」と「自己決定権」とを象徴的に表す言葉として用いられている．わが国では1990(平成2)年，日本医師会の生命倫理懇談会が「インフォームド・コンセントを根づかせることが医師と患者の信頼関係を再構築する契機になる」と評価．さらに1993(平成5)年7月に厚生省(当時)に「インフォームド・コンセントの在り方に関する検討会」が設置され，1995(平成7)年6月に説明文と同意書を一体化させた文章の普及など具体化に向けた報告書が公表された．そのなかでは「画一性を本質とする法律のなかに適切な内容での規定を設けることは困難」また「一律に法律上強制する場合には責任回避の為の形式的，画一的な説明や同意に陥り，却って信頼関係を損なう恐れがある」などの理由で法制化は見送られたが，1997(平成9)年，医療法のなかに「医師，歯科医師，薬剤師，看護師その他の医療の担い手は，医療を提供するに当たり，適切な説明を行い，医療を受ける者の理解を得るよう努めなければならない」との規定（第1条の4第2項）が設けられ，努力義務規定ながら法律のなかに位置づけられた．→患者(かんじゃ)の権利，自己決定権(じこけっていけん)

インフォメーションドレナージ　[information drainage]
〈パイロットドレナージ〉　手術に伴う術野からの滲出液を，術後，体外に誘導するために術野に留置するドレーンで，滲出液の性状から出血，縫合不全などの合併症の診断を行うことができる（図）．→ドレナージ

陰部洗浄（いんぶせんじょう）　[perineal care]
陰部を清潔に保ち，感染症を防ぐために行う洗浄．近年，汚れたら「拭く」というより「洗う」意識

■図　乳房温存術後のドレーン

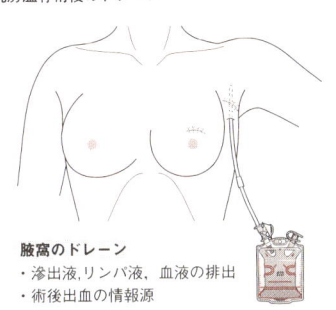

腋窩のドレーン
・滲出液，リンパ液，血液の排出
・術後出血の情報源

で，陰部の清潔を保つのが基本となっている．ICU の患者，麻痺や意識障害があり自分で陰部を洗えない患者，おむつを使用している患者，失禁のある患者などが対象となる．

陰部疱疹　[herpes genitalis]　男性においては陰茎冠状溝，包皮，亀頭などに，女性においては大陰唇，小陰唇，陰核，肛門周囲などに好発する単純性疱疹．ウイルスに起因し，罹患者との性行為による感染が多い．ときにピリピリした感じを伴うこともある．通常1週間程度で治癒するが，再発しやすい．→単純性疱疹(たんじゅんせいほうしん)

インフュージョン反応　[infusion reaction]　注射などによって高分子薬を投与中，もしくは投薬後24時間以内に発現する有害反応．一般の点滴注射に伴う過敏症，ショック症状とは異なる特有の発現状況を示し，主に輸注に伴うことからインフュージョン反応(輸注反応)とよばれる．軽〜中等度の症状としては発熱，悪寒，悪心，頭痛，疼痛，虚脱感など，重度になると血圧低下，血管浮腫，低酸素血症，気管支痙攣，肺炎，急性呼吸促迫症候群，心原性ショックなどが出現する．細胞が傷害される過程で産生・放出されたサイトカインなどにより炎症

・アレルギー反応がひき起こされることが原因と推測されるが，発生機序は明らかではない．

陰部疣贅　[genital wart]　⇨尖形(圭)(せんけい)コンジローム

インプラント　[implant]　歯の欠損部に生体親和性のあるチタンなどを素材とした人工の歯根をドリルを用いて埋入し，顎の骨と強固に結合したあと，その上部に人工の歯を製作し装着する方法をいう．近年では抜歯後即時に人工歯根を埋入したり，即時に人工の歯まで装着し荷重する治療法が注目されている．

インフルエンザ　[influenza]　〈流行性感冒〉　とくに冬の乾燥期にインフルエンザウイルス(多くはA型あるいはB型)の感染によって起こる流行性の急性呼吸器疾患．上気道から感染後，1〜2日で発症し，咽頭痛，咳嗽，高熱，悪寒，頭痛，関節痛，筋肉痛，全身倦怠感などの症状がみられる．通常，数日から1週間で軽快する．合併症としては，肺炎，脳炎などがある．治療は抗ウイルス薬による原因療法や解熱薬・鎮痛薬などの対症療法のほか，安静，保温，栄養摂取を心がける．しかし，抗ウイルス薬，解熱薬の使用に関して，とくに小児において副作用の面で注意が必要である．予防法はインフルエンザワクチンの接種であるが，乳幼児，高齢者，心肺の基礎疾患をもつ人にはとくに重要である．→インフルエンザワクチン

インフルエンザワクチン　[influenza vaccines]　インフルエンザA型およびB型の予防に用いられるワクチン．わが国では，ウイルスを発育鶏卵で培養し，ウイルスの赤血球凝集素を精製・不活性化したHAワクチンが用いられている．毎年，冬期に1〜4週間隔で1〜2回皮下接種する．13歳未満は2回接種が基本だが，13歳以上の場合，1回接種でも可．→インフルエンザ，かぜ[症候群]

インポテンス　[impotence]　⇨勃起障害(ぼっきしょうがい)

う

ウィーデンバック，アーネスティン
[Ernestine Wiedenbach, 1900～1996] 米国の看護学者で，1925(大正14)年にジョンズ・ホプキンス病院看護学校卒，母性小児看護学の専門分野で活躍．エール大学看護学部で教鞭をとった．ウィーデンバックは，援助を必要とする患者が存在することを看護の原点とし，患者が求めているニードを満たすことを看護の目的と考えた．したがって看護は思いやりとか親切といった行為ではなく，個々の看護者がもつ人生観や価値観を基礎として，看護をどのようにするかという哲学と，患者のニードを知る洞察力およびそれを解決する技術が統合されて，はじめて専門職としての看護となるとした．著書に『臨床実習指導の本質』『臨床看護の本質』など．

ウィーニング [weaning]
人工呼吸から離脱させる全過程．一般的には調節換気(CMV)から間欠的強制換気(IMV)とし，吸入酸素濃度・補助呼吸回数・呼気終末陽圧呼吸(PEEP)を減少させ，持続的気道内陽圧呼吸(CPAP)としたのち，呼吸器から離脱させる．ウィーニングにおいては，血圧，脈拍数，呼吸数，心電図，酸素飽和度などを連続的に測定し，呼吸条件を変更するたびに動脈血ガスを測定することが必要である．

ヴィダール苔癬 [lichen Vidal]
〈限局性神経皮膚炎，慢性単純性苔癬〉 湿疹の一種．暗赤色で円形様の発疹を生じ，乾燥化し板状の苔癬化した病巣をつくる．中年女性の項部，側頸部に好発し，強い瘙痒(そうよう)感がみとめられる．→湿疹(しっしん)〈皮膚炎〉

ウィダール反応 [Widal reaction]
〈グルーベル・ウィダール反応〉 腸チフスおよびパラチフスの診断に用いる血清反応．患者がチフス菌またはパラチフス菌に感染している場合，患者血清にチフス菌，パラチフス菌の菌液を加えると凝集反応が起こる．その凝集反応の有無を観察する検査．→腸(ちょう)チフス

ウィッタカー試験 [Whitaker test]
⇨腎盂内圧灌流試験(じんうないあつかんりゅうしけん)

ウィリス動脈輪閉塞症 [occlusive disease in circle of Willis]
⇨モヤモヤ病

ウイルス [virus]
リケッチア(約2.0μm)より小さく，20～300 nmのものが多い．構造は蛋白質と核酸からなり，核酸の種類によりDNA型とRNA型に分類されている．ウイルスは，普通の細菌が保有している自己代謝系の酵素を保有せず，生きた細胞がないと生存できない．したがって普通の細菌用の培地では繁殖できない．ウイルスは宿主によって，動物ウイルス，植物ウイルス，細菌ウイルス(バクテリオファージ)に分類される．

ウイルス血清反応 [serologic reaction of virus]
抗原抗体反応を利用したウイルス性疾患の診断法の1つ．急性疾患の場合，急性期と回復期の血清を1組として，疾患の経過中に現れる抗体を検査する方法である．血清反応は，その方法により感度が違うので，急性疾患の診断，予防接種後の抗体の獲得，既往症の抗体の測定には，それぞれに合った方法で行う必要がある．

ウイルス性胃腸炎 [viral gastroenterocolitis]
〈感染性胃腸炎〉 冬季に多く発生する嘔吐や下痢が主症状で，倦怠感，腹痛，発熱などを伴うウイルス性の感染症．ロタウイルス，アデノウイルス，ノロウイルスなどが原因となるケースが多いが，いずれも症状は類似しており，ウイルスの特定が困難とされている．医療施設などでの集団感染例の多くは，冬季に集中する傾向にある．患者の排泄物あるいは吐瀉物などに原因ウイルスが含まれ，ヒトに感染するため，まずは吐瀉物や排泄物の適切な廃棄法の確立，手洗いの励行，食器類の加熱などの予防策が必要である．

ウイルス性肝炎 [viral hepatitis ; VH]
ウイルス感染により発症する肝炎．A型，B型，C型，D型，E型，G型，TTウイルスなどの肝炎ウイルスのほかに，EBウイルス，ヘルペスウイルス，サイトメガロウイルス，コクサッキーウイルスなど，いわゆる肝炎ウイルスでないウイルスも原因となる．A型肝炎(HA)は流行性肝炎といわれ，時期的に流行をみる傾向がある．主に経口的に感染し，通常4～6週間の黄疸期間ののち改善する．B型肝炎(HB)は輸血，注射針を介した汚染，性交渉による感染などが原因となる．HBは一過性感染と持続感染が存在する．また，生下時に(主として母親より)HBウイルスに感染すると，生涯ウイルスをもち続けるキャリアとなり，生涯感染が持続する．感染が持続すると慢性肝炎，肝硬変，肝がんへと進行する．C型肝炎(HC)は，従来，非A非B型肝炎といわれていたものの大部分を占め，輸血後肝炎の約80％がこれに属する．HCは容易に慢性化し，十数年にわたり緩徐に進展し肝硬変となり，最終的に肝がんになる率が高い．D型肝炎(HD)ウイルスは血液を媒介とし感染が成立するが，HBに付随して感染すると劇症化することが多いとされる．E型肝炎(HE)は，インド，ミャンマーなどで水系に発生する伝染性肝炎といわれていたが，近年わが国でも発病例があることが示されている．野生動物の肉を食べることを介して発症する例がみられる．また，最近はG型肝炎，TTウイルス肝炎も報告されている．→肝炎(かんえん)ウイルス，急性肝炎(きゅうせいかんえん)，A型肝炎，B型肝炎，C型肝炎

ウイルス性髄膜炎　[viral meningitis]
ウイルスによる髄膜炎．コクサッキーA・B，エコーなどのエンテロウイルスが主な病因ウイルスであるが，そのほか，ムンプス，単純ヘルペス1・2型，麻疹，水痘・帯状疱疹，日本脳炎，インフルエンザA・Bウイルスや，HIVも病因となる．発熱，頭痛，嘔吐，項部硬直，ケルニッヒ徴候などがみられ，髄液では，糖正常，蛋白軽度増加，リンパ球増加がみとめられる．治療は対症療法が中心となるが，単純ヘルペス1・2型ウイルスや水痘・帯状疱疹ウイルスが病因の場合，抗ウイルス薬を投与する．一般的に予後は良好である．→髄膜炎(ずいまくえん)

ウイルス性肺炎　[viral pneumonia]
ウイルス感染に起因する肺炎．呼吸器ウイルスの感染による場合と他病巣のウイルスの血行性転移による場合とがある．過呼吸，呼吸困難，咳嗽，咽頭発赤，胸痛，発熱，全身倦怠感，発汗などが著しい．抗ウイルス薬，対症療法と二次感染の予防・治療を行う．

ウイルス赤血球凝集反応　[viral hemagglutination]
ある種のウイルスが赤血球を凝集させる現象．ウイルスのもつ赤血球凝集素(hemagglutinin)の働きによるが，種により凝集を起こす赤血球に特異性があり反応条件も異なるため，抗体を用いた赤血球凝集抑制反応と併せて，ウイルスの同定・定量・抗体価測定などに利用されている．

ウィルソン病　[Wilson disease]
〈肝レンズ核変性症〉　常染色体劣性遺伝による先天性銅代謝異常症．多くは少年期～青年期に発症して体内に銅の蓄積をきたし，肝硬変，錐体外路系の神経症状(振戦，構音障害，筋硬直など)，および特有のカイザー-フライシャー角膜輪を主徴とする．検査所見として血清セルロプラスミン低下，尿中銅排泄増加をみる．治療はD-ペニシラミン投与が行われる．→カイザー-フライシャー角膜輪

ウィルヒョウ転移　[Virchow metastasis]
がんのリンパ行性転移による左鎖骨上窩リンパ節の腫大．とくに胃がんの場合にこの転移が多い．がんの遠隔転移の1つの診断基準として重要である．Rudolf Ludwing Karl Virchow(1821～1902，独，病理学)．

ウィルムス腫瘍　[Wilms tumor；WT]
⇨腎芽細胞腫(じんがさいぼうしゅ)

ウィンスロー-ゴールドマークレポート
[Winslow-Goldmark report]　1918(大正7)年から5年間にわたってロックフェラー財団の資金により行われた全米における看護と看護教育を対象とした調査研究．エール大学のウィンスロー教授と社会学者ゴールドマークにより，1923(大正12)年『米国における看護と看護教育』という報告書として提出され，大きな反響をよんだ．Charles-Edward Amory Winslow(1877～1957，米), Josephine Clara Goldmark(1877～1950，米)．

ウインドウ・ピリオド　[window period]
感染しているにもかかわらず検査結果が陰性となる期間を指す．感染初期においては，血中の抗原や産生される抗体の量が少ないため検査結果が陰性を示すこともあり，感染力がないことを示すわけではない．

ウェーバー-クリスチャン病　[Weber-Christian disease]
慢性に経過する全身の非化膿性，結節性の皮下脂肪組織炎．原発性の脂肪織炎と全身性エリテマトーデス(SLE)などに伴う二次性脂肪織炎に分けられるが原因は不明である．30～40歳代の女性に多い．発熱などの全身症状，皮下硬結がみられ，再発を繰り返す．副腎皮質ステロイド薬の大量投与や免疫抑制薬投与が有効．Frederick Parkes Weber(1863～1962，英，医師), Henry Asubry Christian(1876～1951，米，内科)．

ウェーバー検査法　[Weber test]
聴覚機能を調べる検査法の1つ．音叉(またはオージオメーターの骨導子)を被検者の額部中央に当てて発振し，音の聞こえ方の左右差を検査する．正常であれば差をみとめない．一側性難聴において，外耳・中耳の障害による伝音性難聴の場合は，骨導聴力が保たれるため患側に偏し，内耳・中枢の障害による感音性難聴では健側に偏して聞こえる．

ウェクスラー知能検査　[Wechsler intelligence scale]
〈ウェクスラー成人知能検査(WAIS-R)，ベルビュー式知能検査〉　1939(昭和14)年にウェクスラー(David Wechsler, 1896～1981，米，心理学)により，Wechsler-Bellevue知能検査が発表された．1955年にWechsler Adult Intelligence Scaleが発表され，1957(昭和32)年に日本でも標準化された．ウェクスラー児童用知能検査(WISC)は5～15歳，ウェクスラー成人知能検査(WAIS-R)は16～64歳が対象．WAIS-Rは言語性，動作性の検査に分かれ，言語性IQ，動作性IQ，全検査IQが算出され，その比較から診断のヒントを得ることが可能である．

ウェゲナー肉芽腫症　[Wegener granulomatosis；WG]
鼻，肺，腎などに生じる壊死性の肉芽腫で，全身性の血管炎と糸球体腎炎を併発する．鼻汁，鼻出血，鼻閉塞を起こし，肺炎，蛋白尿もみられる．男性は30～60歳代，女性は50～60歳代に多く，無治療であれば，急速に進行して呼吸器感染症などで死亡する．血液中の抗好中球細胞質抗体(ANCA)のなかでもC(PR-3)ANCAが発症や進行と関係しているといわれている．治療は副腎皮質ステロイド薬，免疫抑制薬を使用する．厚生労働省指定の特定疾患に含まれる．Friedrich Wegener(1907～1990，独，病理学)．

植込み型除細動器　[implantable cardioverter defibrillator；ICD]
⇨除細動器(じょさいどうき)

ウェスターグレン法　[Westergren method]
赤血球沈降速度の検査法の1つ．目盛りの付いたウェスターグレン管に抗凝固薬を加えた血液を入れ，常温で垂直に立てておき，60分後に赤血球が何mm沈降するかを測る検査である．最近では短時間で測定でき，本法と相関のよい自動測定機器が普及している．Alf Vilhelm Albertsson Westergren(1891～1968，スウェーデン，内科)．→赤血球沈降速度(せっけっきゅうちんこうそくど)

ウエスト症候群 [West syndrome]
⇨点頭(てんとう)てんかん

ウェットサイド [wet side drive]
⇨ドライサイド

ウェルシュ菌(きん) [Welch bacillus, *Clostridium perfringens*]
クロストリジウム属のグラム陽性嫌気性桿菌。芽胞を形成し、鞭毛はないが莢膜をもつ。腸管内や土壌中に分布し、各種の菌体外毒素を産生する。A～Eの5型があり、ヒトに感染するのは主にA型とC型である。A型によって創傷感染、ガス壊疽、食中毒などを、C型により壊死性腸炎を起こす。William Henry Welch(1850～1934, 米, 病理学)。→ガス壊疽

ウェルチの検定(けんてい) [Welch test]
2組の標本の母分散が等しくない場合に母平均値の差の有意性を検定する方法。t 分布が用いられる。→検定(けんてい), t 分布

ウェルナー症候群(しょうこうぐん) [Werner syndrome]
早老症の1つであるウェルナー症候群は、若年期に白内障や強皮症、動脈硬化などの老化に伴う疾病が発症し、早く老いて死亡する難病である。多くの例で糖尿病を合併する。主な死因は、心筋梗塞、脳卒中などの動脈硬化性合併症と悪性腫瘍で、平均寿命は40～50歳である。自然老化では認知症や高血圧、前立腺肥大がみられるが、本症ではあまりみられない。きわめてまれな疾患ではあるが、第8番染色体短腕(8p12)にある WRN 遺伝子の異常が原因となり、多くの加齢現象を示していることが判明しているため、「老化」というきわめて複雑な現象の解明につながると考えられ、この症候群の研究結果が注目されている。C. W. Otto Werner(1879～1936, 独, 医師).

ウェルニッケ失語症(しつごしょう) [Wernicke aphasia]
〈皮質性感覚性失語〉 大脳優位半球にあるウェルニッケ中枢の障害によるもので、発語はできるが、言語の意味を理解しえない状態(感覚性失語)。錯語症、錯字症がみられる。Karl Wernicke(1848～1905, 独, 神経学)。→ウェルニッケ中枢, 運動[性]失語[症](うんどうせいしつごしょう), 言語中枢(げんごちゅうすう)

ウェルニッケ症候群(しょうこうぐん) [Wernicke syndrome]
慢性アルコール中毒による低栄養状態、長期間の高カロリー輸液などでみられるビタミンB₁欠乏症で起こる脳症で、急性に発症する意識障害、眼振、眼球運動の障害、小脳失調症を特徴とする。Karl Wernicke(1848～1905, 独, 神経学).

ウェルニッケ中枢(ちゅうすう) [Wernicke center]
〈感覚性言語中枢〉 大脳優位半球の上側頭回の後半部にある感覚性言語中枢。ブロードマンの脳図によれば側頭葉の後部領域にあり、障害されると、人の言葉を音として聞くが意味を理解できない、感覚性失語症をきたす。→ウェルニッケ失語症

ウェルニッケ脳症(のうしょう) [Wernicke encephalopathy]
〈急性出血性上部灰白質脳炎〉
ビタミンB₁の欠乏により生じる栄養性神経疾患。アルコール依存症患者にみられる。食欲不振、集中力障害、睡眠障害で始まり、眼球運動障害、失調性歩行、意識障害を3主徴とし、ほかに振戦、眼振、多発性神経炎などが起こる。治療は初期のビタミンB₁の大量投与が有効。

ヴェルネ症候群 [Vernet syndrome]
⇨頸静脈孔症候群(けいじょうみゃくこうしょうこうぐん)

ウェルネス [wellness]
より高い水準の健康増進を志向していくことを意味している。クライエントは自らのウェルネスを達成するため責任をもってライフスタイルの改善、自己実現をすることが求められる。ここでいう健康とは、病気のない状態としての健康ではなく、病気、障害、死という連続的なあらゆる健康段階においてのより高い水準を指している。つまり、病気や死の対極としての健康ではなく、自分自身に適した健康づくりによって充実した生活スタイルをきずくための志向である。そのため、同じような概念である「health」とは区別されている。

ウェル-ビーイング [well-being]
WHO 憲章の「健康」の定義中で明記されており、「幸福」「福祉」「安寧」といった意味合いが込められた言葉。個人の権利や自己実現が保障され、身体的・精神的・社会的に良好な状態を指した健康概念である。

ウェルホフ[紫斑(しはんびょう)]病 [Werlhof disease]
⇨特発性血小板減少性紫斑病(とくはつせいけっしょうばんげんしょうせいしはんびょう)

ウェルマー症候群(しょうこうぐん) [Wermer syndrome]
⇨多発性内分泌腺腫(たはつせいないぶんぴつせんしゅ)

ウェンケバッハ型(がた) [Wenckebach type]
〈モビッツⅠ型〉 徐脈性不整脈の1つのタイプ。第Ⅱ度房室ブロックで、心電図上心房から心室へ刺激伝導時間 PQ がしだいに延長し、ついには心室伝導 QRS が欠落し、心拍が1つ欠ける型のもの。心筋梗塞、リウマチ性心疾患、電解質異常などでみられる。Karel Frederik Wenckebach(1864～1940, オーストリア, 医師).

迂遠思考(うえんしこう) [circumstantial thinking]
細かいことにこだわりすぎて、重要なことを要領よく話すことができない。てんかんや精神遅滞でよく起こる。軽度のものは健常者にもみられる。たとえば、頭痛を訴えてきた患者が、いつごろから頭痛が起こり、痛みは持続性か突発性かを確かめる質問をされた場合、どこどこの医院を訪れ、どんな検査を受け、検査のときに痛かったとか、医師の感じがどうだったとかこまごまと話し、主題からそれてしまうことはないものの、簡潔に要領よく答えられないような思考である。

ウォーターシール式吸引法(しききゅういんほう) [water seal absorption]
〈水封式吸引法〉 気胸後の脱気、開胸術後の胸腔内滲出液の排液のための方法の1つ。吸引瓶に滅菌生理食塩水を入れ、患者の胸部から誘導したチューブを接続し、患者の呼吸に沿って吸引する。→吸引(きゅういん)

ウォームショック [warm shock]
エンドトキシンによるショック

の初期に出現する特有の初期症状で，血圧低下と末梢血管拡張を主体としたショック症状をいう．高心拍出量を呈し，末梢が温まり，さらに顔面が紅潮するなど，一般的なショック（コールドショック）とは異なり，末梢血管拡張の血管症状を呈する．進行すれば，心拍出量の低下，代謝性アシドーシス，末梢のチアノーゼなどを伴うコールドショックへ移行する．→エンドトキシンショック，コールドショック

WOC看護認定看護師 [wound, ostomy, continence nursing]
⇨皮膚(ひふ)・排泄(はいせつ)ケア認定看護師

うおのめ [corn] ⇨鶏眼(けいがん)

ウォルフ管 [Wolffian duct] 胎生期にミュラー管の両側に生じる一対の管で，男性内性器の原基にあたり，のちに精管，精巣上体となる．女性では退化・消失する．Kaspar Friedrich Wolff (1733〜1794，独，解剖学，医師)．→ミュラー管

ウォルフ-パーキンソン-ホワイト症候群 [Wolff–Parkinson–White(WPW)syndrome] 〈WPW症候群，副伝導路症候群〉 心臓の房室間に副伝導路(ケント束)が存在し，伝導刺激が健常人よりも速く伝わるために起こると考えられる伝導異常．心電図ではPQ時間の短縮，QRS波に先行するδ波，QRS時間の延長をみとめ，発作性上室性頻拍を伴うことが多い．外科的に，副伝導路を遮断することにより治療することもある．

うがい [gargle] ⇨含嗽(がんそう)

右脚ブロック [right bundle branch block；RBBB] 心室内伝導障害の1つ．完全型と不完全型がある．心臓の刺激伝導系の右脚に障害があり，心電図上V1V2のQRS幅が広くなるのが特徴で，0.12秒未満の場合を不完全型，0.12秒以上の場合を完全型とする．診断は心電図の所見による．高齢者に多いが，健常若年者にもみられることがある．臨床的意義はないことが多いが，慢性肺疾患，心房中隔欠損[症]，冠動脈硬化症が背景に存在することもある．→完全脚(かんぜんきゃく)ブロック，左脚(さきゃく)ブロック

右胸心 [dextrocardia] 〈右心症〉 心臓の主要部分が右側胸郭内に本来の位置とは対称的に存在するもの，心機能の障害はなく，心奇形を伴わないかぎり治療の対象にはならない．腹部内臓も左右逆になっているものは全内臓逆位症という．

受身免疫 [passive immunity] ⇨受動免疫(じゅどうめんえき)

受持制看護 [attending nursing] 〈個別看護方式〉 1看護ユニットにおける看護ケア提供の1つの方式．この方法は1人の看護師が一定数の患者を受け持ち，その患者に必要なすべてのケアを担当する．患者を深く知り病状を把握することで患者との信頼関係ができ，適切な援助が行えるが，看護師の一定のレベルが要求される．→看護方式(かんごほうしき)，機能別看護(きのうべつかんご)，チームナーシング，プライマリナーシング

う歯 [dental caries] 〈う蝕，虫歯〉 口腔内にあるストレプトコッカスミュータンス菌が歯垢の形成を促進し，歯垢中の細菌は糖類を代謝し，乳酸や酪酸などの酸を生成する．生成された酸は唾液の影響を受け，歯を進行性に溶解する．

ウシ海綿状脳症 [bovine spongiform encephalopathy；BSE] 〈狂牛病〉 ウシの体内にもともと存在するプリオンが異常型となり，神経系に蓄積することで，脳の海綿状変性やふるえなどの症状をきたし死に至る疾患．いわゆる狂牛病．1986(昭和61)年イギリスで初めて確認された．本来ются牛に疾患であるが，発症牛の骨や内臓(肉骨粉)を混合させた飼料の使用から急速に感染が拡大し，さらにヒトに感染することで変異型クロイツフェルトーヤコブ病をひき起こすことが1994(平成6)年に報告され，大きな社会問題となっている．わが国でもウシ海綿状脳症の存在が2001(平成13)年に確認された．→クロイツフェルトーヤコブ病，プリオン

右室肥大 [right ventricular hypertrophy；RVH] 右室壁の心筋が肥厚した状態．右室内腔は狭くなる．肺高血圧，肺動脈弁狭窄症などによる右室圧の上昇に合併する．→肺動脈狭窄(はいどうみゃくきょうさく)

右心カテーテル法 [right cardiac catheterization] ⇨心[臓](しんぞう)カテーテル法

右心症 [dextrocardia] ⇨右胸心(うきょうしん)

右心バイパス法 [right heart bypass] 〈右心補助循環装置〉 三尖弁閉鎖症，単心室症の一部に対して行う右心系の血流のバイパス．急性右心不全の補助循環法としても行われる．体外循環としてのバイパス法と，機能的根治手術として右房と肺動脈，右房と右室をバイパスする方法などがある．→体外循環(たいがいじゅんかん)

右心不全 [right heart failure] 右心機能の障害．右室の機能障害，肺動脈抵抗の増加などにより起こる．うっ血肝，下腿浮腫，全身性の静脈うっ血がみられる．治療は安静，塩分摂取制限，利尿薬やジギタリス製剤，カテコラミンによる心筋の収縮能の増強，肺疾患の治療などがある．→心不全(しんふぜん)

右心補助循環装置 [right ventricular assist device]
⇨右心(うしん)バイパス法

内田-クレペリン精神作業検査 [Uchida-Kraepelin psychological work test]
⇨クレペリン連続加算テスト

うっ(鬱)血 [congestion] 身体のある部位の血管内に異常に多量の静脈血が存在する状態．一部の臓器，組織での静脈還流の障害(受動性うっ血)，心機能不全などにより起こる．うっ血部位は暗紫色となり，臓器の腫脹(うっ血肝など)や，浮腫，静脈怒張がみとめられる．

うっ血肝 [congestion of liver, stasis liver] 〈にくずく肝〉 肝の血流のうっ滞．右心系

機能障害により起こる．肝は腫大し，病理学的所見としては，肝小葉中心部が暗赤色に，小葉周辺部が黄色になる，いわゆる「にくずく肝」が特徴的である．うっ血肝が持続するとうっ血性肝硬変となる．

うっ血性心不全（けっせいしんぜん） [congestive heart failure；CHF]　心機能不全の結果，肺循環系，体循環系の血流うっ滞の起こる状態．動悸，息ぎれ，静脈怒張，肝腫大，浮腫，胸水，腹水などをみとめる．治療は安静，塩分制限のほかジギタリス製剤，カテコラミン，抗不整脈薬などによる心機能の改善と，利尿薬によるナトリウム，水の排出を行う．

うっ血乳頭（けつにゅうとう） [choked disc]　〈乳頭浮腫〉視神経乳頭の浮腫状の腫脹で，頭蓋内圧亢進による循環障害が原因．脳腫瘍，頭蓋内出血などでみとめられる．また高血圧症の網膜病変としてもみられる．眼底鏡により観察する．→頭蓋内圧亢進（とうがいないあつこうしん）

うっ血肺（けつはい） [congestive lung]　⇨肺（はい）うっ（鬱）血

うつ状態（じょうたい） [depressive state]　⇨躁（そう）うつ（鬱）病

うつ乳（にゅう） [galactostasis]　〈乳汁うっ滞〉乳汁は産生されるが，乳栓，乳口の水疱などが原因で排乳障害が生じ，乳腺内に乳汁がうっ滞した状態．自発痛，圧痛を伴う硬結を形成し，乳房緊満を強く自覚する．ときとして一過性の発熱を伴うこともあるが，細菌感染はみとめられない．乳房緊満状態は乳房のリンパ・静脈血がうっ滞する乳房うっ積とは異なる．授乳，搾乳，マッサージで症状は軽減する．硬結・疼痛が残る場合は局所的に冷罨法を行う．

うつ（鬱）病（びょう）　▶大項目参照

うつ病相（びょうそう） [polar]　⇨躁（そう）うつ（鬱）病

うら検査（けんさ） [reverse grouping]　ABO式血液型の判定法の1つ．おもて検査と結果が一致することで判定の確実性を保証する検査である．被検者の血清1〜2滴と既知のA型およびB型赤血球浮遊液1滴を混ぜ凝集の有無を観察する．B型血球と凝集するとA型，A型血球と凝集するとB型，どちらとも凝集しないとAB型，どちらとも凝集するとO型である．→おもて検査

ウラシル [uracil；Ura，U]　ピリミジン塩基の1つ．RNAの構成成分である．DNAの情報がRNAに移される際DNA中のチミンに相当する部分がRNAではウラシルに置き換わる．→アデニン，グアニン，シトシン，チミン

ウラシル尿症（にょうしょう） [uraciluria]　〈荒川・東症候群〉尿中に多量のウラシルおよびその誘導体を排出する疾患で，低色素性巨赤芽球性貧血を主徴とする稀な疾患．原因不明．→巨赤芽球性貧血（きょせきがきゅうせいひんけつ）

ウルソデ[ス]オキシコール酸（さん） [ursode[s]oxycholic acid；UDCA]　クマの胆汁（熊の胆）中に含まれる胆汁酸の一種．胆汁分泌促進作用があり，利胆薬として胆汁分泌不全，胆石溶解薬として胆石症に用いられる．

ウルトラソニックカルジオグラフィー [ultrasonic cardiography]　⇨心（しん）エコー図

ウロキナーゼ [urokinase；UK]　尿中で発見されたプラスミノーゲン活性化因子の1つ．腎で合成され尿に排泄される．セリンプロテアーゼの一種で，プラスミノーゲンに特異的に作用して，プラスミンを生成する．血栓溶解薬として臨床応用されている．

ウロストミー [urostomy]　尿路系ストーマの総称として用いられる．尿の誘導される部位により，腎瘻，尿管皮膚瘻，膀胱瘻と，消化管を使用して直接皮膚にストーマを造設する導管型（回腸導管，盲腸導管，結腸導管）と，消化管を利用し膀胱の代用としての蓄尿袋を作成し，定期的にカテーテルで導尿して尿を排泄する尿禁制型尿路変向（更）術（インディアナパウチ，マインツパウチ，コックパウチ）などがある．→ストーマケア

ウロビリノーゲン [urobilinogen；U]　胆汁として腸に排泄された胆汁色素である抱合型ビリルビン（直接ビリルビン）が，腸内細菌により脱抱合・還元されて生じた無色の物質．一部は腸壁から血中に吸収されて肝へ戻り，再び胆汁から腸内に排出される．過剰な胆汁色素の生成（溶血時など）や肝機能の障害などが起こると，血中濃度が高まり尿中に排出される．→ウロビリン，尿検査（にょうけんさ）

ウロビリノーゲン検査法（けんさほう） [urobilinogen test]　胆汁から腸に排泄されたビリルビンは腸でウロビリノーゲンに変換され，多くは便として排泄されるが一部は腸肝循環に入り，血液・腎を経て尿中に排出される．このため，この生成・循環過程の変化により尿中ウロビリノーゲン量は増減する．たとえば肝障害，溶血性貧血などで腸へのビリルビン排泄が多くなると増加し，胆道閉塞などで腸へのビリルビン排泄が少なくなると減少する．新鮮尿にエールリッヒのアルデヒド試薬を滴下し，3分以内に赤色を呈すれば陽性（異常），3〜5分で薄く着色すれば正常，5分以上あるいは加温しても変化がない場合は陰性（異常）と判定する．

ウロビリン [urobilin]　褐色色素で，ビリルビン誘導体が大腸で細菌により分解されウロビリノーゲンになる．ウロビリノーゲンは再吸収され，腎臓から排泄されて酸化されウロビリンとなる．ウロビリンは酢酸亜鉛と反応して緑色蛍光を放つ．→ウロビリノーゲン

上乗せ・横だしサービス（うわのせ・よこだし）　「上乗せサービス」とは，介護保険の給付対象サービスの利用限度を超えたサービス，たとえば上限を超える訪問介護の訪問回数などを指し，「横だしサービス」とは，給食サービス，外食介助，移送サービス，理・美容サービスなど介護保険給付対象外のサービス（原則として全額自己負

運動[感]覚 [kinesthetic sensation]
筋肉の動き,つまり肢位の変化を知る運動感覚.深部感覚に属し,関節や筋や腱からの求心性の刺激伝達によって生じる.→深部感覚(しんぶかんかく)

運動器不安定症 [exercise capacity unstable disease]
2006(平成18)年の診療報酬改正で追加された,新しい疾患概念.高齢化によりバランス能力および移動歩行能力の低下が生じ,閉じこもり,転倒リスクが高まった状態と,日本運動器リハビリテーション学会によって定義されている.運動機能低下をきたす疾患として,脊椎圧迫骨折および各種脊柱変形,下肢骨折,骨粗鬆症,変形性関節症,腰部脊柱管狭窄症,脊髄障害,神経・筋疾患,関節リウマチおよび各種関節炎,下肢切断,長期臥床後の運動器廃用,高頻度転倒者があげられる.診断基準は,これらの疾患の既往があるか罹患している者で,日常生活自立度が要支援+要介護1か2であること,運動機能が開眼片脚起立時間15秒未満であるかまたは3m Timed up and go test(合図後,椅子から立ち上がって3m先の目標物を歩いて回り,再び椅子にすわるまでの時間を測定)が11秒以上であることを満たす者,である.

運動失調[症] [ataxia]
明らかな麻痺(筋力低下)がないにもかかわらず,各運動の協調が円滑に行われないために起こる障害をいう.随意運動,歩行などの障害として現れる.脊髄後索性,小脳性,前頭葉性,前庭性に大別される.ロンベルグ検査,指-鼻検査,膝かかと試験,反復拮抗運動,歩行検査などで判定する.→ロンベルグ徴候

運動失調性動揺徴候 [Romberg sign]
⇨ロンベルグ徴候

運動処方 [exercise prescription, fitness conditioning]
生活習慣に起因する慢性疾患の一次予防,二次予防,三次予防として,適切な運動を個別に処方する.年齢・性別・運動耐容能・疾病に応じて,運動の種類・頻度・強度・時間の各4項目を設定する.有酸素運動として,3〜6回/週,中等度,30〜40分,レジスタンス運動として,上下肢および体幹において2〜3回/週,10〜15 RM(最大反復回数),1セットが望ましい.

運動性言語中枢 [motor speech center]
⇨ブローカ中枢

運動[性]失語[症] [motor aphasia ; MA]
優位半球前頭葉にある運動性言語中枢(ブローカ領域)の障害で生じる言語障害.言葉を話したり,書いたりできなくなる.構語障害(発声のための神経や筋肉の障害で呂律(ろれつ)が回らない状態)と鑑別を要する.中大脳動脈閉塞による脳梗塞が原因となることが多い.言葉を理解することの障害(感覚性失語)は軽度であることが多い.→ウェルニッケ失語症,失語[症](しつごしょう)

運動発達テスト [motor development test]
新生児の中枢神経系の発達の度合いを運動機能からみる手段.新生児は発育するにつれて反射運動から意識的な協調運動を示すようになる.この各段階をチェックして,正常児と患児との比較により発達遅延を調べる.

運動負荷試験 [exercise tolerance test]
一定の運動を負荷して,心肺機能を評価する検査法.トレッドミルや自転車エルゴメーターを用いて運動負荷を行う.冠動脈疾患(虚血性心疾患)の診断や重症度,患者の運動容量を決めるために用いる.マスター負荷試験という階段状の台を上下することによる簡便な運動負荷の前後で心電図を検査する方法も汎用されている.→負荷心電図(ふかしんでんず)

運動麻痺 ▶大項目参照

運動野 [motor area]
大脳皮質の中心前回にあり,骨格筋の動きをつかさどる機能をもつ脳の領域.この領野の大脳皮質は顆粒層(Ⅱ,Ⅳ層)を欠き,第Ⅴ層に巨大錐体細胞(Betz細胞)をみる.通常,運動野といえば,単純に筋肉を動かす信号を出す一次運動野を示すが,感覚情報などをもとに運動をコントロールする運動前野,補足運動野,前補足運動野,帯状回運動野など広い領域を含むこともある.→巻頭カラー Fig.2参照

運動誘発電位 [motor evoked potential ; MEP]
⇨磁気刺激検査(じきしげきけんさ)

運動療法 [therapeutic exercise]
四肢・体幹を動かすことによって,さまざまな病態や疾患に対処し治療する方法.主目的は,安静により二次的に生じる障害(廃用症候群)の予防と治療,神経・筋疾患に伴う運動障害や日常生活動作の改善,糖尿病などで内分泌・代謝障害の改善,気分転換などである.内容は対象疾患により異なるが,基本的には,関節可動域(ROM)の維持・拡大,筋力の強化,体力・持久力の維持・増強,エネルギー消費のための全身運動(体操や自転車エルゴメーターなど),呼吸訓練,歩行・日常生活の動作訓練などである.運動の種類としては自動運動と他動運動があり,ROMの維持・拡大以外は自動運動が中心である.施行には,理学療法士(PT)や作業療法士(OT)以外に,必要に応じて医師,看護師,患者・家族なども参加すべきである.施行場所としては,リハビリテーション室はもちろん,病室や病棟,屋外,家庭などの大切である.対象疾患としては,脳卒中による片麻痺,脊髄損傷による対麻痺・四肢麻痺,変形性関節症・骨折・リウマチなどの整形外科疾患,糖尿病,肺炎,手術などによる長期臥床,精神科疾患などが代表的であるが,心筋梗塞などの心疾患,肺気腫や慢性気管支炎などの慢性呼吸器疾患の運動療法も普及しつつある.→理学療法(りがくりょうほう)

え

エアウェイ [airway ; AW]
気道そのものをいうが，臨床では気道確保のための補助具を指して用いられる．経口的に挿入する口咽頭エアウェイ(適応：上気道反射消失者)，経鼻的に挿入する鼻咽頭エアウェイ(上気道反射残存者にも使用可)などがある．用手的気道確保の補助手段で，単独で気道の開放を保証するものではない．→気道確保(きどうかくほ)

エアリーク [air leak]
呼吸療法実施中などでの鼻マスク装着中に口などから空気漏れ，あるいは気管切開時の気道外への空気漏れの現象を指す．

エアロビック運動 [aerobic exercise]
⇨有酸素運動(ゆうさんそうんどう)

永久歯 [permanent tooth]
6歳ころに乳歯と生えかわる形で萌出する終生生えかわることのない32本の歯である．構成は上下・左右対称に，切歯各2，犬歯各1，小臼歯各2，大臼歯各3であるが，第3大臼歯(親しらず)は萌出が遅れたり欠如する場合も多い．永久歯の形成は妊娠中期から始まり，石灰化は乳幼児期に行われる．→臼歯(きゅうし)，乳歯(にゅうし)

エイコサペンタエン酸 [eicosapentaenoic acid ; EPA]
〈イコサペンタエン酸〉 イワシやサバなどの油脂などに含まれる不飽和脂肪酸．医薬品として，閉塞性動脈硬化症に伴う潰瘍，疼痛および冷感の改善，脂質異常症に用いられるが，抗血小板作用を有するので出血している患者には禁忌であり，抗凝血薬，血小板凝集を抑制する薬剤との併用により相加的に出血傾向が増大する．

エイジング [aging]
人間が生物学的にある程度成熟した成年期以降に起こる生理的な生命現象であり，年齢とともに経験する衰退の過程をいう．老化や加齢などともいわれる．生理的，機能的，形態的に変化するプロセス．

エイズ〈後天性免疫不全症候群〉 ▶大項目参照

エイズウイルス [human immunodeficiency virus]
⇨HIV

衛生学 [hygiene]
人間が生活するうえで基本となる健康の保持・増進と，疾病の予防を目的とした環境整備などに関する基礎医学の1分野．個人ならびに社会公衆の両面から考究する．→環境衛生(かんきょうえいせい)

衛生管理者規則
労働安全衛生法に基づき，労働者の安全または衛生のための教育の実施，健康診断の実施，その他健康管理などを目的に，常時50人以上の労働者を雇用する職場におかれる衛生管理者について定めた規則．その資格は，厚生労働省令で定められている．

衛生教育 [health education, sanitary education]
〈保健教育，健康教育〉 健康・衛生に対する意識の向上，正しい知識の普及により健康の保持・増進をはかることを目的として行われる教育・指導をいう．一般に，学校や企業における教育，地方自治体や保健所による地域での各種の教室・講習会など集団を対象として行われる場合が多いが，保健師や衛生教育指導員による個人教育も行われている．

衛生行政 [health administration]
国または地方自治体が住民の健康を保持・増進するための公衆衛生の活動を統制し組織化して実践していく行政活動．一般衛生行政，学校保健行政，環境保全行政，労働衛生行政に分けられる．また活動分野別には，環境衛生，食品衛生，予防衛生，医務・薬務行政などがある．衛生行政は厚生労働省が最高機関となり保健所を各地域の中心機関として，その特性に沿った活動がなされる．行政機関は，予算を編成し，施設をつくり運営上の調整をする機能をもつ．

衛生統計 [health statistics]
⇨保健統計(ほけんとうけい)

衛生法規 [health law]
国民の健康保持・増進のために，国および地方公共団体が公衆衛生活動を行うための法規範．保健所法，精神衛生法，感染症法，食品衛生法，医療法，医師法，薬事法などがある．

永年変動 [secular trend]
⇨趨勢変動(すうせいへんどう)

エイピック [Association for Professionals in Infection Control and Epidemiology ; APIC]
米国感染防止管理士学会もしくは感染管理および疫学専門家協会と訳される米国の感染防止，管理にかかわる12,000人のICP(感染管理実践者・専門家)を代表する組織．1998(平成10)年にはA-PSIC(Asia Pacific Society of Infection Control)も発足した．1985(昭和60)年にCDCが提示した院内感染防止ガイドラインに沿ってICPの教育にもかかわっている．

栄養 [nutrition]
生命を維持し，生活活動を営むために体外から必要な食物を取り入れ，身体組織をつくり，あるいはその活動エネルギーとし，代謝の結果生じる不要な物質を処理するしくみのことである．食物に含まれる栄養素は機能面から熱量素，構成素，調整(調節)素に分類される．エネルギーを供給する熱量素と身体組織をつくる構成素としては炭水化物(糖質)，脂質，蛋白質があり，代謝を円滑にする調整(調節)素としてはナトリウム，カリウムなどの無機質，各種ビタミ

ンがある．水は無機質やビタミンの代謝を助け，調整機能の円滑化に役立つ．

栄養★ [nutrition]
NANDA-I 分類法 II の領域 1《ヘルスプロモーション》類 2《健康管理》および領域 2《栄養》類 1《摂取》に配置された看護診断概念で，これに属する看護診断として前者には〈栄養促進準備状態〉，後者には〈栄養摂取消費バランス異常：必要量以下〉〈栄養摂取消費バランス異常：必要量以上〉〈栄養摂取消費バランス異常リスク状態：必要量以上〉がある．

栄養改善法 [Nutrition Improvement Law]
国民の栄養改善思想を高め，国民の栄養状態を明らかにし，栄養改善および体力と健康の維持・向上をはかることを目標として1952(昭和27)年7月31日に施行された法律．国民栄養調査の実施，栄養相談所の設置，集団給食施設における栄養管理，特殊栄養食品の表示などを規定している．同法律は2002(平成14)年8月2日に廃止され，健康増進法にひき継がれた．→健康(けんこう)

栄養機能食品　「保健機能食品制度」は「栄養機能食品」と「特定保健用食品(トクホ)」の2つに分類される．栄養機能食品は，高齢化や食生活習慣の変化に伴い摂取の不足が考えられる栄養成分の補給・補完に資する食品をいう．食品衛生法施行規則において，該当食品の1日当たり摂取目安量に含まれる栄養成分が一定基準を満たす場合に，その栄養成分の機能表示ができることなどが定められている．→特定保健用食品(とくていほけんようしょくひん)

栄養サポートチーム [nutrition support team]
⇒NST〈栄養サポートチーム〉

栄養士 [dietician, nutritionist]
⇒医療(いりょう)チーム

栄養障害 [nutritional disorder]
生物は，発育・個体保持・生殖など，生命活動の維持に必要な食物を外界から摂取している．これらの営みを総称して栄養といい，摂取されるものを栄養素という．摂取された栄養素は生体内で代謝され利用されるが，この一連の動的平衡が崩れることを栄養障害という．栄養障害は，栄養過多，栄養不足，代謝障害に大別される．利用される量以上の栄養素・エネルギーの過剰摂取は一般に肥満を形成し，一方，摂取不足はやせをきたす．また摂取される各栄養素のバランスが崩れると，それぞれの欠乏症がみられる．途上国で問題となる小児の高度の低栄養状態でエネルギー不足の場合をマラスムス(marasmus)，蛋白質不足の場合をクワシオルコル(kwashiorkor)という．

栄養所要量 [recommended dietary allowances for nutrients ; RDA]
個人が健康な生活を営むために必要とされる1日当たりの栄養摂取量(エネルギー，蛋白質，脂肪，カルシウム，鉄分，各種ビタミンなど)をいい，性別・年齢別・生活活動強度別に所要量が示されている．日本人の栄養所要量は，厚生労働大臣の諮問機関である栄養審議会が決める．

栄養摂取消費バランス異常★ [imbalanced nutrition]
NANDA-I 分類法 II の領域 2《栄養》類 1《摂取》に属する看護診断で，〈栄養摂取消費バランス異常：必要量以下〉〈栄養摂取消費バランス異常：必要量以上〉〈栄養摂取消費バランス異常リスク状態：必要量以上〉の3つの診断ラベルに分かれる．診断概念としては〈栄養〉である．

栄養摂取比率　エネルギー換算の栄養摂取総量における，炭水化物，脂肪，蛋白質などの各栄養素のそれぞれの割合を指す．

栄養摂取量 [nutrient intakes]
エネルギー(カロリー)および蛋白質，脂肪，炭水化物，カルシウム，鉄，各種ビタミンなどの栄養素別1人1日当たりの摂取量．毎年の国民栄養調査によって知ることができる．→栄養所要量(えいようしょようりょう)，カロリー

栄養素 [nutrient]
生物が生命現象を営むために外界から取り入れなければならない物質のこと．栄養素には，糖質，脂質，蛋白質，無機質，ビタミンの5大栄養素がある．水，酸素，太陽光(とくに植物)なども生命維持に不可欠であるが，これらは通常栄養素には加えない．→食品交換表(しょくひんこうかんひょう)

栄養促進準備状態★ [readiness for enhanced nutrition]
NANDA-I 分類法 II の領域 1《ヘルスプロモーション》類 2〈健康管理〉に属する看護診断で，診断概念としては〈栄養〉である．

会陰 [perineum]
狭義では，男性の場合は陰嚢と肛門の間，女性の場合は陰裂と肛門の間の部位を指す．広義では，骨盤下方を覆う部位を指し，前方を恥骨結合，側方を坐骨結節，後方を尾骨に囲まれている．

会陰切開[術] [episiotomy]
胎児娩出の際，会陰部の伸展性が悪く大きな裂傷を生じるおそれがある場合，また胎児仮死の徴候がみとめられ胎児の娩出を急ぐ場合に，会陰を広げるために切開を加えること．正中切開，正中側切開，側切開の3つの種類がある．初産婦に行われることが多く，自然裂傷より治癒経過は良好である．

会陰保護 [protection of perineum, perineal protection]
分娩第2期に分娩介助者が行う手技で，胎児娩出時に生じやすい会陰裂傷の予防と，胎児の安全な娩出をはかる目的で行う．介助者が一方の手指，手掌を会陰部に当てて会陰の過度の伸展をさけ，会陰部を保護する．もう一方の手で胎児の自然の回旋を助ける．→会陰裂傷(えいんれっしょう)

会陰裂傷 [laceration of perineum, perineal laceration]
胎児娩出の際，会陰の伸展性が悪いこと，児頭が過大なこと，回旋異常，胎児娩出時の過度の努責，急速遂娩などで生じる会陰部の裂傷をいう．第1度，第2度，第3度に分けられる．予防処置として会陰保護，適切な努責の指導，会陰切開が行われる．→会陰保護(えいんほご)

ARDS [acute respiratory distress syndrome]

⇨急性呼吸窮迫症候群(きゅうせいこきゅうきゅうはくしょうこうぐん)

Ai 〔autopsy imaging〕
〈死亡時画像診断〉 死後画像(postmortem imaging=PMI)診断(CT, MRI など)と剖検情報とを組み合わせ，死亡時診断のスタンダードを構築し，医学的および社会的な死亡時患者情報(死因)の充実をはかるための，新しい検査概念．死亡時画像病理診断ともいわれる．

AED〈自動体外式除細動器〉 ▶大項目参照

AA 〔alcoholics anonymous〕
⇨アルコホーリクス・アノニマス

AAMI 〔age-associated memory impairment〕
〈老年性記憶障害〉 生理的な加齢に伴う記憶障害のことで加齢性記憶障害と訳される．病的な認知症疾患に伴う記憶障害などはなく健常と思われる者であっても，高齢者では若年のころよりも記憶力が低下していることをいう．→軽度認知障害(けいどにんちしょうがい)

AST 〔aspartate aminotransferase〕
〈アスパラギン酸アミノトランスフェラーゼ，グルタミン酸オキサロ酢酸トランスアミナーゼ；GOT〕 アミノ基転移酵素の一種．すべての臓器に存在し，細胞変性や崩壊により細胞内 AST が血中に流出する．血中測定は肝炎，心筋梗塞の診断に汎用されている．→アスパラギン酸，アミノトランスフェラーゼ，血清(けっせい)アミノトランスフェラーゼ測定

ASD 〔acute stress disorder〕
⇨急性(きゅうせい)ストレス障害

AHRQ 〔Agency for Healthcare Research and Quality〕
⇨米国医療研究(べいこくいりょうけんきゅう)・品質局(ひんしつきょく)

AHI 〔apnea hypopnea index〕
⇨無呼吸低換気指数(むこきゅうていかんきしすう)

AFD〔児〕 〔appropriate for dates infant〕
〈相当体重児〉 在胎期間と出生体重から新生児の胎内発育評価を行う場合に用いられる用語である．出生体重が在胎週数に相応した児を AFD 児という．従来，わが国では日本新生児学会の基準(胎児標準発育曲線上で±1.5 SD 以内．SD は標準偏差)が使用されていたが，1994(平成 6)年以降は ICD-10(国際疾病分類)による基準(胎児発育曲線の 90 パーセンタイル以下，10 パーセンタイル以上)が用いられている．また，AGA(appropriate-for-gestational-age)も一般には広く使用されている．→SFD〔児〕，LFD〔児〕

AFP 〔α-fetoprotein〕
〈α-胎児蛋白，α-フェトプロテイン〉 電気泳動により α₁-グロブリン領域に泳動される胎児性蛋白．主に胎児の肝細胞と肝細胞がんによってつくられるため，肝がんの早期診断，スクリーニングに有用である．健常成人血清中にもわずかに(10 ng/mL 以下)ではあるが存在する．

ALS 〔amyotrophic lateral sclerosis〕
⇨筋萎縮性側索硬化〔症〕(きんいしゅくせいそくさくこうかしょう)

ALS〈二次救命処置〉 ▶大項目参照

ALT 〔alanine aminotransferase〕
〈アラニンアミノトランスフェラーゼ，グルタミン酸ピルビン酸トランスアミナーゼ；GPT〉 アミノ基転移酵素の一種．ALT は肝に特異的に多く，肝疾患の際に血中値が上昇する．→アミノトランスフェラーゼ，血清(けっせい)アミノトランスフェラーゼ測定，転移酵素(てんいこうそ)

A 型肝炎 〔viral hepatitis type A, hepatitis A；HA〕
〈流行性肝炎〉 A 型肝炎ウイルス(HAV)の感染によって起こる急性肝炎．HA ウイルスは感染者の糞便中に排泄されるが，その糞便に汚染された食物や飲料水を摂取することで経口感染する．近年わが国での発症は減り，それにつれ抗体陽性者(既感染者)の数は年々減少している．わが国でみられるものは，東南アジア，中近東への旅行後に発症するもので，このような輸入肝炎の約 80％は A 型肝炎である．潜伏期は 15〜40日で，全身倦怠感，筋肉痛，頭痛，発熱などの感冒様症状に始まり，食欲不振，悪心・嘔吐が強く，暗褐色尿をみとめ，黄疸が出現し，肝脾の腫脹をみることもある．検尿ではビリルビン陽性，ウロビリノーゲン強陽性，肝機能検査では AST(GOT)，ALT(GPT)の上昇をみる．血清中の HA 抗体の検出により確定診断される．治療は安静保持と食事療法が基本となる．通常は 3 か月以内で治癒し，慢性感染に移行することはほとんどない．予防に免疫グロブリン製剤，ワクチンの投与が有効であり，流行地に旅行する際に有用である．→ウイルス性肝炎

A 型肝炎ウイルス 〔hepatitis A virus；HAV〕
⇨肝炎(かんえん)

ACE 阻害薬 〔ACE inhibitor；ACEI〕
〈アンジオテンシン変換酵素阻害薬〉 アンジオテンシン変換酵素(ACE)の頭文字の略語で，ACE 阻害薬は ACE を阻害し，昇圧作用の強いペプチドであるアンジオテンシン II の産生を抑制し，降圧作用を示す．降圧薬としてカプトプリルなどが用いられる．→アンジオテンシン

AGML 〔acute gastric mucosal lesion〕
⇨急性胃粘膜病変(きゅうせいいねんまくびょうへん)

ACLS 〔advanced cardiac life support〕
⇨ALS〈二次救命処置〉

ACD-CPR 〔active compression-decompression-cardiopulmonary resuscitation〕
〈カーディオポンプ，能動的圧迫−減圧 CPR〉 胸骨圧迫解除時に前胸壁をひっ張り上げ，胸腔内に強い陰圧を発生させることで心臓への静脈還流量を増加させる救急蘇生手技で，専用のデバイスを用いて行う(図)．→心肺蘇生法(しんぱいそせいほう)

AC バイパス手術 〔aortocoronary bypass grafting；ACBG〕
大動脈−冠動脈バイパス手術．虚血性心疾患の外科的治療の 1 つ．限局性の冠動脈の狭窄あるいは閉塞がある場合，患者の大伏在静脈，内胸動脈などの一部を摘出し，大動脈から狭窄部より末梢の冠動脈へつなげる．狭窄部位をバイパスして末梢への血流を確保することができる．

■図　ACD-CPR

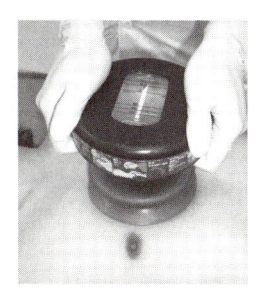

A/G比　[A/G ratio]
⇨アルブミン-グロブリン比

AC療法　[AC[chemo]therapy]
ドキソルビシン(doxorubicin)とシクロホスファミド(cyclophosphamide)の2剤併用療法．AC療法のAはドキソルビシンの医薬品アドリアシン(adriacin)を，Cはシクロホスファミドを表す．乳がんの術前あるいは術後の化学療法で，通常3週間隔で投与を行い，4コース反復投与する．シクロホスファミドの医薬品には，エンドキサンがある．→シクロホスファミド

ADR　[alternative dispute resolution]
〈裁判外訴訟(紛争)処理〉　直訳すると代替的紛争解決．裁判によらず，対話と合意による解決を目指す調停(メディエーション)，専門家の判断によって解決する仲裁などが含まれる．2007(平成19)年4月1日より施行のADR法では，「訴訟手続きによらず民事上の紛争の解決をしようとする紛争当事者のため，公正な第三者が関与して，その解決を図る手続き」と定義されている．交通事故などの分野では，事故が定型的で過失や因果関係の認定が比較的簡単なこともあり，ADRのしくみが機能している．医療事故はきわめて専門性が高く，事実認定が困難なだけでなく，当事者同士の感情的対立も激しい．訴訟が長期化すれば金銭的にも精神的にも疲弊する．そこで訴訟に代わる手法として，医療事故紛争におけるADR導入が模索されている．

ADH試験　[antidiuretic hormone test]
⇨バソプレシン試験

ADHD　[attention deficit/hyperactivity disorder]
⇨多動症候群(たどうしょうこうぐん)

ADH分泌異常症候群　[syndrome of inappropriate secretion of antidiuretic hormone ; SIADH]
⇨抗利尿(こうりにょう)ホルモン分泌異常症候群

ADME　[absorption, distribution, metabolism, excretion]
⇨薬物動態(やくぶつどうたい)

ADL　[activities of daily living]
⇨ADL訓練

ATLS　[advanced trauma life support]
⇨JATEC(じぇーえーてっく)，ATLS〈外傷の初期治療法〉

ADL訓練　▶大項目参照

ABC(救命処置)
心肺蘇生法は，気道確保(airway)，人工呼吸(breathing)，胸骨圧迫(circulation)の3つの基本技術からなる．心肺蘇生が必要となった状況ですぐに思い出せるように頭文字で代表させる記憶法(mnemonics)．→ALS〈二次救命処置〉，BLS〈一次救命処置〉

AP療法　[AP[chemo]therapy]
ドキソルビシン(doxorubicin)とシスプラチン(cisplatin)の2剤併用療法．AP療法のAはドキソルビシンの医薬品アドリアシンを，Pはシスプラチンを表す．子宮体がんの治療に用いられる化学療法で，通常3週間隔で投与を行い，最長7コース反復投与する．シスプラチンの医薬品にランダ，ブリプラチンがある．

液化壊死　[liquefaction necrosis]
⇨融解壊死(ゆうかいえし)

疫学　[epidemiology]
疾病や健康にかかわる問題を，地域・社会の集団全体としてとらえ，原因，自然的・社会的環境要因，宿主の条件などの面から解析し，その発生状況，因果関係，対策などを把握・検討する学問分野．

エキシマレーザー　[excimer laser]
フッ素とアルゴンの混合ガスを利用し，高品位で高エネルギーの紫外光を発振する．主な特色は，従来の熱反応を主体とした炭酸ガスレーザーやYAG(ヤグ)レーザーによる熱プロセスの加工と比較して，非熱的光化学反応処理が可能な点である．熱的損傷を受けにくい光反応という特性をいかし，生体物質に対する新たなレーザーメスとして脚光を浴び始めており，画期的な医療技術として進展が期待され，がん治療，骨治療への応用も進んでいる．とくに眼科領域では，従来はメスで行っていた近視，乱視，遠視の矯正手術(PRK，LASEK，LASIK)や角膜病変部の除去手術を，エキシマレーザーを用いた治療的レーザー角膜表層切除術(PTK)に切り替えることにより，短時間かつ低侵襲に行えるようになりつつある．

腋臭症　[osmidrosis axillae]
〈わきが〉　臭汗症(osmidrosis, bromidrosis)の一種．思春期以降，腋窩部のアポクリン腺分泌亢進に細菌が感染し，分解されて特有の臭気となる．家族性に優性遺伝の傾向がみられるが，性差はほとんどない．治療は，腋窩部の清拭，毛根の電気分解，外科的アポクリン腺切除などがある．

エキスカベータ　[excavator]
先端が鷲曲した鋭利な刃先をもつ歯科手術用器具．スプーン型のものが多用される．う蝕洞内の付着物を除去したり，軟化した象牙質の削減，形成のために用いられる．

液性免疫　[humoral immunity]
⇨体液[性]免疫(たいえきせいめんえき)

エキソペプチダーゼ　[exopeptidase]
ペプチド鎖のN末端あるいはC末端に作用して，末端アミノ酸を逐次遊離するペプチダーゼの総称．N末端に作用する酵素をアミノペプチダーゼ，C

末端に作用する酵素をカルボキシペプチダーゼという。→エンドペプチダーゼ

エキノコックス症 [echinococcosis, hydatid disease]
エキノコックス属条虫に起因する疾患で、とくに単包条虫(*Echinococcus granulosus*)と多包条虫(*E. multilocularis*)が重要な病原体である。わが国では多包条虫が北海道に蔓延しつつある。ヒトへはキツネやイヌなどの糞便中の虫卵を経口摂取することで感染する。感染初期(約10年)は無症状なことが多いが、その後、肝腫大や腹痛が起こり、さらに重篤な症状へと進行していく。感染症法では四類感染症に分類されている。

疫痢 [ekiri]
赤痢菌感染により幼児にみられる重篤な全身症状を伴う病態。発熱、倦怠感、食欲不振、嘔吐、下痢などの症状に続き、高熱、脈拍頻数・微弱、顔面蒼白などの循環障害、嗜眠、痙攣、昏睡などの脳神経症状が現れる。呼吸・循環障害が悪化して、死亡することもある。治療には、脱水症の緊急な改善と抗菌薬の投与が必要である。原因は不明である。

ECMO [extracorporeal membrane oxygenator]
⇨体外膜型人工肺(たいがいまくがたじんこうはい)

エクリン汗腺 [eccrine sweat gland]
⇨汗腺(かんせん)

エゴ [ego]
精神分析学者フロイト(Sigmund Freud, 1856～1939, 精神医学)は、精神構造をイド(id)、自我(ego)、超自我(superego)の3つに分けた。イドは無意識層の中心の機能で、本能的欲動である。つまり、「あれがしたい、これがしたい」というような感情、欲求、衝動をそのまま自我に伝える機能で、視床下部に関係していると考えられる。自我は意識層の中心の機能で、精神が合理的に働くための機能である。超自我はイドと自我をつなぐ機能がある。超自我の働きは、意識と無意識の両面の精神活動を含む広範囲のものである。→自我(じが), フロイト, ジグムント

エコー [echo]
⇨超音波検査法(ちょうおんぱけんさほう)

エコーウイルス [echovirus, ECHO virus]
RNAウイルスの一種で、エンテロウイルス群に属する。主に夏に増殖・活動し、無菌性髄膜炎、乳児下痢症、気道炎などの原因となる。

エコグラム [egogram]
交流分析の手法で、個人のパーソナリティのなかで機能的自我状態モデルの細分がどのくらい重要であるかを、直感的に評価したものを折れ線グラフなどで示す。他者への言葉づかい、表情、声の調子などから他者への態度を観察することによって対象者のパーソナリティを次の5つの自我状態、CP(critical patient)、NP(nurturing patient)、A(adult)、FC(free child)、AC(adapted child)に分類し、数量化し評価する。→交流分析(こうりゅうぶんせき)

エコノミークラス症候群 [economy-class syndrome]
⇨旅行者血栓症(りょこうしゃけっせんしょう)

壊死 [necrosis]
生体の細胞または組織の一部が不可逆的な障害を受けて死んだ状態である。原因としては、血行障害、神経障害などのほか、物理的原因(放射線など)、化学的原因(毒素など)がある。また形態学的に凝固壊死(結核にみられる乾酪変性など)、融解壊死(液化、脳軟化症など)に分けられるが、壊死巣に腐敗が加わった場合を壊疽(脱疽)という。→アポトーシス, 壊疽(えそ), 凝固壊死(ぎょうこえし), 融解壊死(ゆうかいえし)

壊死性腸炎 [necrotizing enterocolitis ; NEC]
新生児、とくに未熟児に好発し、びまん性あるいは限局性の腸粘膜の出血性壊死を起こす重症腸炎である。症状は腹部膨満、嘔吐、血便などである。腹膜炎、腸管の穿孔、敗血症に進展し死に至ることもある。腹部単純X線所見では、腸管壁の気腫像が特徴である。原因としては、腸管の未熟性による要因として、仮死、低体温、急速なミルクの増量などがあげられる。また細菌感染として、嫌気性細菌、大腸菌、ロタウイルスの関与が考えられている。

SIRS [systemic inflammatory response syndrome]
⇨全身性炎症反応症候群(ぜんしんせいえんしょうはんのうしょうこうぐん)

SIMV [synchronized intermittent mandatory ventilation]
⇨呼吸同期性間欠的強制換気(こきゅうどうきせいかんけつてききょうせいかんき)

SIDS [sudden infant death syndrome]
⇨乳幼児突然死症候群(にゅうようじとつぜんししょうこうぐん)

SS-A(B)抗体 [SS-A(B) antibody]
〈RO(LA)抗体〉 SS-A, SS-B抗体はどちらも自己抗体の1つで、主としてシェーグレン症候群(SjS)の診断に用いられる。それぞれ最初に発見された患者名からRO抗体およびLA抗体ともよばれる。SjS以外の膠原病(全身性エリテマトーデスなど)で陽性になることも多い。SS-B抗体のほうがSjSへの特異性が高いとされる。→シェーグレン症候群, 自己抗体(じここうたい)

SST [social skills training]
⇨生活技能訓練(せいかつぎのうくんれん)

SFD[児] [small for dates infant]
〈不当軽量児〉 出生体重および身長ともに、在胎週数による基準値の10パーセンタイル未満の場合をSFD児という。また一般にはSGA(small-for-gestational-age)も使用されている。→LFD[児], AFD[児]

SLE [systemic lupus erythematosus]
⇨全身性(ぜんしんせい)エリテマトーデス

SOD [superoxide dismutase]
⇨スーパーオキシドジスムターゼ

エスケープ現象 [escape phenomenon]
受容体のダウンレギュレーションや代謝酵素の誘導により薬物の代謝が促進され、薬剤の服用を継続しているにもかかわらず、有効性が減弱する現象のこと。この現象が発現した場合は、治療強化のためにその薬剤を増量するか、あるいは異なる種類の薬剤の追加が必要とな

る．→リバウンド

SCA [selective celiac angiography]
⇨選択的腹腔動脈造影法(せんたくてきふくくうどうみゃくぞうえいほう)

SGA [small for gestational age]
⇨SFD[児]

SGA [subjective global assessment]
⇨主観的包括(しゅかんてきほうかつ)アセスメント

S状結腸(じょうけっちょう) [sigmoid colon ; S]
下行結腸に続くS字状に彎曲した結腸をいう．左側腸骨窩にあり，第2～3仙椎の前で直腸に連なる．S状結腸は横行結腸とともに腸間膜をもつ．構造，機能はほかの結腸と同様で，水分，塩類の吸収と有形便の形成に関与する．→結腸(けっちょう)

S状結腸過長症(じょうけっちょうかちょうしょう) [redundancy of sigmoid colon]
先天的にS状結腸が長く，また移動性が大きいために，腸内容物の移動遅延，滞留をきたし，腹部の不快感，膨満感などの症状と便秘の原因となる．本症においては大腸内視鏡検査が困難なことが多い．

S状結腸がん(じょうけっちょう) [sigmoid colon cancer ; Sig-Ca]
大腸に発生するがんで，日本では直腸がんに次いで頻度が高く約30％を占め，近年増加傾向である．通過障害による腹痛，出血による貧血をきたす．→大腸(だいちょう)がん

ST [speech therapist, speech audiologist]
⇨言語聴覚士(げんごちょうかくし)

STI [sexually transmitted infection]
⇨STD

ST間部(かんぶ) [ST segment]
⇨ST波

STD [sexually transmitted disease]
〈性感染症，STI〉 性交あるいはこれに類する行為により感染する疾患の総称．従来の性病の概念は，異性間の性交により感染し，主病変が性器にみられるものが主であった(梅毒，淋疾，軟性下疳，鼠径リンパ肉芽腫症)．しかし，近年の性行動の多様化によりこれらの範疇に入らない疾患が増加しており，これらを含めて性感染症(STD)とよぶようになった．主なものとして，非特異性尿道炎，尖圭コンジローマ，エイズ，B型肝炎，陰部ヘルペス，外陰腟カンジダ症，腟トリコモナス症，毛ジラミ症などがある．→性病(せいびょう)，淋疾(りんしつ)

ST波(は) [ST segment]
〈ST分節，ST間部〉 心電図棘波のQRSの終りからTの始めまでの部分をいう(図)．QRSとSTの接点をST接合部(STジャンクション)とよび，ST接合部とST波はT波とともに変化することが多い．狭心症，心筋梗塞では特徴あるST波がみられる．→心筋梗塞(しんきんこうそく)

STPD [standard temperature, pressure and dry]
気体が，標準温度(0℃)，標準圧力(760 mmHg)，乾燥状態にあるときにSTPD標準状態という．呼吸機能検査成績のなかで酸素摂取量，二酸化炭素排泄量を比較検討するのに使われる．それ以外の呼吸機能検査成績は，BTPS(体温，大気圧，水蒸気飽和状態)で比較検討される．

■図 ST波

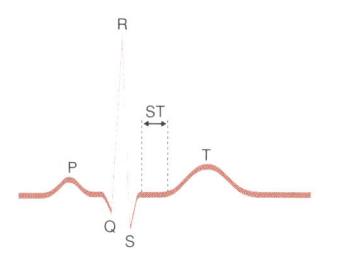

ST分節(ぶんせつ) [ST-segment]
⇨ST波

エステラーゼ [esterase]
加水分解酵素(hydrolase)のうちエステルを加水分解する酵素の総称．広義にはリパーゼ，ホスファターゼ，スルファターゼなども含むが，通常低級脂肪酸のエステルを加水分解するものを指す．→加水分解(かすいぶんかい)，加水分解酵素

エストラジオール [estradiol ; E₂]
哺乳動物に存在する最も強力な女性ホルモン．卵巣，胎盤などでつくられる．その産生は下垂体の卵胞刺激ホルモン，黄体形成ホルモンにより促進される．卵巣からの分泌は卵胞成熟期に増加し，排卵直前にピークとなり，排卵後急激に低下する．主な作用は女性生殖器の増殖と成熟の促進，第二次性徴の発現である．→卵胞(らんぽう)ホルモン

エストロゲ(ジェ)ン [estrogen ; E]
⇨卵胞(らんぽう)ホルモン

エストロゲン負荷試験(ふかしけん) [estrogen test]
ホルモン負荷試験の1つで，性腺機能障害における障害部分が視床下部，下垂体，卵巣のいずれであるかを診断する方法．エストロゲン投与後の血漿黄体形成ホルモン(LH)と卵胞刺激ホルモン(FSH)を測定し判定する．

SP [simulated patient, standardized patient]
模擬患者または標準模擬患者のことをいう．模擬患者とは，特定の疾患をもつ患者の特徴を可能なかぎり表現するように訓練された健康な人．PBL(問題基盤型学習)のときに用いられる．標準模擬患者は，医学教育の視点で厳密に標準化した診察法についての教育を受けた模擬患者．OSCE(客観的臨床能力試験)を行うときに用いられる．→OSCE(オスキー)，PBL

S-Bチューブ [Sengstaken-Blakemore tube]
⇨ゼングスターケン-ブレークモアチューブ

SUN [serum urea nitorogen]
⇨血清尿素窒素(けっせいようそちっそ)

SUD [single use device]
基本的に1回のみ使用することを前提とした医用器具類を指し，単回使用器具とよばれる．しかし経済的な理由から再利用される例も少なからずあり，米国食品医薬品局

(FDA)は2000(平成12)年8月にSUDを再利用する場合のリスクによって各器具をclass 1(低いリスク)〜class 3(高いリスク)に分けて示している.

壊疽 [gangrene]
局所の循環障害から組織が壊死に陥り,変性・変色をきたしたもの.細菌感染により湿性となると悪臭を伴う(湿性壊疽).乾癬,ミイラ化し自然に脱落する(乾性壊疽)こともあるが,著しい疼痛や感染,壊死の拡大のみられるものでは切断が必要となる.糖尿病,動脈硬化症,外傷,閉塞性血栓動脈炎,熱傷,放射線障害,心房細動による血栓症などが背景となっていることが多い.→壊死(えし)

壊疽性アンギーナ [necrotic angina, gangrenous angina]
壊疽を伴う扁・咽頭の急性炎症の総称.潰瘍を形成して壊疽となり,粘膜表面に黄褐色の苔癬が付着する.閉塞感を伴う嚥下痛のほか,高熱,局所の疼痛,口臭をみとめる.ジフテリア,猩紅熱,その他白血病,無顆粒球症などにより体力が低下した際に多くみられる.

壊疽性口内炎 [gangrenous stomatitis]
〈水がん〉 小児に発症する口腔粘膜の進行性壊疽を主病変とする口内炎.多くは全身状態の低下時,悪性腫瘍の治療中にみられる.早期発見が重要である.抗生物質の投与および原疾患の治療を行う.→口内炎(こうないえん)

エタクリン酸 [ethacrynic acid]
アリールオキシ酢酸の不飽和ケトン誘導体.経口的に使える利尿薬の一種で,ヘンレ係蹄上行脚における電解質の再吸収を抑制することで作用する降圧利尿薬.心不全など重篤な浮腫の治療薬.→利尿薬(りにょうやく)

エタネルセプト [etanercept]
遺伝子組み換えによる,完全ヒト型可溶性TNF-α/LT-αレセプター製剤.腫瘍壊死因子(TNF)の可溶性レセプターがTNF抑制作用を示す.関節リウマチに対し,医薬品エンブレルとして週2回の皮下注射で効果がみとめられている.副作用として結核,敗血症を含む重篤な感染症および脱髄疾患の悪化などが報告され,致命的な経過をたどることがあるので,本薬の使用にあたっては非ステロイド性抗炎症薬およびほかの抗リウマチ薬などの使用を十分勘案する.→腫瘍壊死因子(しゅようえしいんし),TNF-α

エタノール [ethanol]
〈エチルアルコール〉 無色透明の液体で水に溶ける.酒,ワインなどのアルコール性飲料に含まれ,糖の発酵によりつくられる.蛋白質凝固作用があるため消毒,殺菌剤などに使われる.体内ではアセトアルデヒドを経て二酸化炭素(炭酸ガス)に酸化される.エタノールは中枢神経抑制作用を示す.

エタンブトール [ethambutol ; EB]
〈塩酸エタンブトール〉 合成抗結核薬の1つ.作用機序は不明であるが,耐性発現が遅く,ほかの抗結核薬に交差耐性を生じない.特異的副作用として視力障害がある.→抗結核薬(こうけっかくやく)

エチオニン [ethionine]
非天然の含硫アミノ酸の一種で,メチオニンのメチル基がエチル基で置換されたもの.メチオニンに替わって蛋白質に取り込まれるが,これでは動物は成長しない.→メチオニン

エチルアルコール [ethyl alcohol]
⇨エタノール

エチル水銀チオサリチル酸ナトリウム [sodium ethylmercurithiosalicylate]
⇨チメロサール

エチレンオキシドガス滅菌 [ethylene oxidegas sterilization]
⇨酸化(さんか)エチレンガス滅菌

エチレンジアミン四酢酸 [ethylenediamine tetra acetic acid ; EDTA]
⇨EDTA

XXX症候群 [XXX syndrome]
〈XXX女性,超雌,トリプルX症候群〉 47, XXXを代表的な核型とする女性の性染色体異常によるもの.一般的には外見,妊孕(にんよう)性も正常である.一部には軽い精神神経症状が現れ,対人関係に障害をもつことがある.発生頻度は,出生女児の1,000人に1人の割合である.

XXX女性 [triple-X female]
⇨XXX症候群

XXY症候群 [XXY syndrome]
⇨クラインフェルター症候群

X脚 [X-Bein]
⇨外反膝(がいはんしつ)

X線 [X-ray, roentgen ray]
〈レントゲン線〉 電磁放射線の一種.可視光に比べ波長が短く,種々の物質を透過する特性をもつ.物理的・化学的・生物学的にいろいろな作用を有し,医学的には透過性,写真感光作用などを利用して診断に用いられて(X線撮影・透視),生物作用を利用して治療に用いられる(悪性腫瘍の治療).しかしほかの放射線同様,生体に対してさまざまな障害を起こすため,線量・照射範囲など厳密なコントロールのもとに使用される.→X線検査,CT,放射線障害(ほうしゃせんしょうがい),放射線療法(ほうしゃせんりょうほう)

X線間接撮影[法] [indirect radiography, photofluorography]
⇨X線検査

X線検査 [X-ray examination]
〈X線間接撮影[法]〉 X線の透過性を利用して生体内部を検査・診断するもの.ディスプレイに映像を映し出す透視法と写真撮影法がある.骨・関節・頭部・胸部・腹部などを主な対象とする単純撮影,乳房などを低電圧で撮影する軟線撮影,生体断面のスライス像を得る断層撮影,コンピュータ処理と併せたCT撮影などがある.消化管・腎盂・血管など,陰影にコントラストを得にくい部位を撮影するときには造影剤が用いられることもある.胸部,消化器の集団検診では,X線像を小型カメラで縮小撮影し拡大鏡を用いて読影する間接撮影法も用いられる.これは保管に際しスペースをとらない利点がある.

X線骨盤計測　せんこつばんけいそく　[X-ray pelvimetry]
骨産道と胎児を撮影し、骨盤内腔の大きさと児頭との均衡状態を知り、分娩の難易を予測するために行うもの。通常、骨盤側面からの撮影（グースマン法）、骨盤入口平面の真上からの撮影（マルチウス法）がある。現在では胎位、胎向および下向部と骨盤の関係を容易に知ることができる。出口などの前後径や後縦径も正確に測定できるグースマン法が最もよく用いられている。→骨盤計測（こつばんけいそく）

X染色体　[X chromosome]
有糸核分裂時に細胞に出現し、両性にみられる性染色体。正常なヒトでは、44個の常染色体と、女性は相等しい2個のX染色体(XX)をもち、男性はX染色体とY染色体を1個ずつ(XY)有している。→性染色体（せいせんしょくたい）

X線造影剤　せんぞうえいざい　[contrast medium]
⇨造影剤（ぞうえいざい）

Xナイフ　[X-knife]
高エネルギー直線加速器（LINAC；ライナック）と組み合わせて使用する定位放射線治療システムの1つ。CTなどによって求められた座標軸である病巣部の中心に、LINACから出る細いX線ビームを向け、アーク状に照射する。転移性脳腫瘍など脳の深部の病巣に対し、高線量のX線を病巣だけに集中して照射できるので、侵襲度の高い開頭手術を行わず、出血や感染というリスクの低い治療が可能である。

エッセンシャルドラッグ　[essential drug]
世界各国が「国民の健康を守るために、最小の出費で最大の効果をあげる」という理念に基づき、とくに必要不可欠な薬剤（必須薬）として選択する際に、WHOがリスト化して示したもの。病気の予防や診断・治療に不可欠で、それがなければ医療に重大な支障をきたすような、質の優れた薬剤。

HIFU　[high-intensity focused ultrasound]
⇨高密度焦点式超音波療法（こうみつどしょうてんしきちょうおんぱりょうほう）

HIV　[human immunodeficiency virus]
〈エイズウイルス、ヒト免疫不全ウイルス〉　後天性免疫不全症候群（エイズ、AIDS）の病原ウイルス。レトロウイルス科レンチウイルス属。HIVには1型と2型があり、それぞれHIV-1、HIV-2とよばれている。両者とも感染によってエイズを発症させるが、HIV-1のほうが重症で発症率も高い。HIVの標的細胞はヘルパーT細胞、単球／マクロファージ、樹状細胞などの免疫担当細胞であるために、これらの細胞に感染、死滅させることによって免疫機能が低下し、エイズ発症に至ると考えられている。HIVは変異が非常に速い。そのためにエピトープ（抗原決定基、抗原分子にあって抗体やT細胞受容体と結合する部分）が絶えず変化し、中和抗体や細胞傷害性T細胞からの攻撃を回避していると考えられる。HIVは感染者の血液、精液、膣分泌液、乳汁に存在するため、感染経路は大別して性行為による感染、血液を介した感染（輸血、薬物静注の濫用）、母子感染（経胎盤、経産道、授乳）の3つがある。このうち、先進諸国では抗体検査による血液のスクリーニングによって輸血による感染はほとんどみられなくなった。HIV感染の診断は、まず粒子凝集反応、エライザ法(enzyme-linked immunosorbent assay；ELISA)などの高感度のスクリーニング検査を行い、陽性の場合にはウエスタンブロット法や核酸検査による確認検査を行う。医療現場においては、針刺し事故や傷口への汚染血液の曝露に注意しなければならない。エイズ患者の治療および無症候性キャリアの発症予防に、ウイルスに特異的な逆転写酵素やプロテアーゼなどの阻害薬の多剤併用療法(HAART)が効果をあげているが、薬物耐性ウイルスの出現や副作用などの問題が残っている。ワクチンの開発が進められているが、抗原性の異なる変異株が多数存在することと適当な動物モデルがないためにいまだ完成していない。→エイズ、免疫不全症候群（めんえきふぜんしょうこうぐん）

HA反応　はんのう　[HA reaction]
⇨赤血球凝集反応（せっけっきゅうぎょうしゅうはんのう）

HFO　[high frequency oscillation]
⇨高頻度振動換気（こうひんどしんどうかんき）

HFJV　[high frequency jet ventilation]
⇨高頻度（こうひんど）ジェット換気

HFD[児]　じ　[heavy for dates infant]
〈不当重量児〉　出生体重が在胎週数による体重基準曲線の90パーセンタイル以上の児をHFD[児]という。また一般に、HGA(heavy for gestational)も使用されている。従来使用していたLFD(large for dates)は、light for datesとまぎらわしいので使用されなくなっている。これはICD-10（国際疾病分類）による用語に従ったものである。→AFD児、SFD児、LFD児

HFPPV　[high frequency positive pressure ventilation]
⇨高頻度陽圧換気（こうひんどようあつかんき）

HFV　[high frequency ventilation]
⇨高頻度人工換気[法]（こうひんどじんこうかんきほう）

HMG-CoA還元酵素阻害薬　かんげんこうそそがいやく　[HMG-CoA reductase]
⇨スタチン

HMP-側路　そくろ　[hexose monophosphate shunt]
⇨五炭糖（ごたんとう）リン酸経（回）路

HLA　[human leukocyte antigen]
〈ヒト白血球抗原〉　TおよびB細胞を含むヒトの細胞の細胞膜の外面にある糖蛋白質で、免疫機能に関係している。これらは同種の遺伝的に異なった個体間で移植した組織の拒絶反応に関与している細胞の抗原であるため、組織適合抗原ともいわれる。→組織適合性（そしきてきごうせい）

H鎖病　さびょう　[H-chain disease]
⇨重鎖病（じゅうさびょう）

HGA　[heavy for gestational age infant]
⇨HFD[児]

HCG　[human chorionic gonadotropin]
⇨ヒト絨毛性ゴナドトロピン

HDL　[high density lipoprotein]
〈高比重リポ蛋白、α-リポ蛋白〉　血漿中のリポ蛋白の一種。比重1.063〜1.210、直径20〜10 nmである。肝

および小腸で合成され，血管壁などからコレステロールを取り込む．その後コレステロールは脂肪酸とエステル結合し，HDL 分子の内部に取り込まれ，その結果さらにコレステロールを取り込むようになる．肝ではコレステロールエステルを引き渡し，肝はこれを胆汁へ分泌する．このように末梢組織のコレステロールを肝に運搬することによって，動脈硬化の予防に役立っている．

HBIG [human anti-HBs immunoglobulin]
〈抗HBsヒト免疫グロブリン〉 HBs抗原陽性血液の汚染事故後のB型肝炎予防に使用する．汚染事故発生後7日以内(48時間以内が望ましい)に，1回1,000～2,000単位を筋注する．新生児のB型肝炎予防には100～200単位を筋注する．禁忌はHBs抗原陽性者，本剤ショック既往者で，副作用としてはアナフィラキシー様症状，発熱，発疹，倦怠感，注射部位の疼痛などがある．→B型肝炎母子感染対策

HB抗原 (こうげん) [hepatitis B antigen]
1965(昭和40)年Blumbergによりオーストラリア原住民の血清中から発見されたウイルスマーカーで，当初はオーストラリア(Au)抗原とよばれた．当時，流行性肝炎(A型肝炎)にはみられず，血清肝炎のなかでとくにB型肝炎に高率に証明されることから，WHOによりHB抗原とよぶよう統一された．これにはB型肝炎ウイルスの表面に局在するHBs抗原と，内部に含まれるHBc, HBe抗原の三種があり，臨床的に容易に測定されることから，現在B型肝炎のウイルスマーカーとして診断に用いられている．血清中HB抗原陽性ということは，臨床的にB型肝炎をひき起こすウイルスに感染していることを意味し，急性肝炎の場合，HBs抗原は発症約1か月前から，HBe抗原は発症前後から血中に出現するが，HBc抗原は血清中に出現することなくHBc抗体としてみとめられる．一方，B型肝炎ウイルスの感染を受けても必ずしも急性肝炎を発症するわけではなく，持続感染といって，キャリアの母親からの垂直感染，乳幼児期の水平感染のように，症状がみられなくてもHB抗原が血中に長期陽性となることがあり，この場合をHB抗原キャリアという．→B型肝炎

HVJウイルス [HVJ virus, hemagglutinating virus of Japan]
〈センダイウイルス，日本赤血球凝集性ウイルス〉 パラミクソウイルス属のRNAウイルスで，細胞融合現象がみられ，遺伝学的研究に多く取り入れられている．モルモット，ニワトリ，ヒトなどの赤血球凝集作用をもつためHVJと命名されたが，正式にはパラインフルエンザウイルス1型という．→パラミクソウイルス

エディプス・コンプレックス [Oedipus complex]
〈エレクトラ・コンプレックス〉 3～5歳の幼児にみられるコンプレックス(観念複合体)で，精神分析上の基本概念の1つ．コンプレックスは，性的欲求に基づく異性の親への愛着，恋敵としての同性の親への敵意，その結果同性の親から罰せられるのではないかという不安(去勢不安)の3つからなる．一般に抑圧された状態で経過し，思春期にむけて解消されていくが，その解消過程に問題があれば，のちの性格形成や精神的成長，精神疾患の発症に影響を及ぼすとされる．なお，男児の場合はエディプス・コンプレックス，女児の場合

はエレクトラ・コンプレックスという．→フロイト，ジグムント

エトポシド [etoposide ; VP-16]
メギ科の植物の根茎から抽出したポドフィロトキシンの半合成誘導体であり，細胞周期のS期後半からG2期にある細胞に対し殺細胞作用を示すトポイソメラーゼ阻害薬．肺小細胞がん，悪性リンパ腫，絨毛性疾患などに効能を有する．内服，(点滴)静注で用いられるが，感染症，出血傾向の発現または増悪に十分注意する．→絨毛(じゅうもう)がん

エナメル基質蛋白 (きしつたんぱく) [enamel matrix protein]
エナメル質を構成する蛋白であり，アメロゲニン，エナメリンなどを指す．エナメル質は象牙質や骨と異なり，コラーゲンを含まない．

エナメル質 (しつ) [enamel]
歯は，エナメル質，象牙質，セメント質，歯髄よりできている．エナメル質は歯の可視部分(歯冠)の最表層にある硬い石灰化した組織である．エナメル質の内側(下部)が象牙質で，その内側がセメント質，歯髄となる．エナメル質は淡黄色から灰白色を呈していて，成分の96%が無機質，残りが水と有機質である．

NICU [neonatal intensive care unit]
⇨新生児集中治療室(しんせいじしゅうちゅうちりょうしつ)

NIPPV [noninvasive intermittent pressure ventilation]
⇨非侵襲的間欠的陽圧呼吸(ひしんしゅうてきかんけつてきようあつこきゅう)

NAD [nicotinamide adenine dinucleotide]
〈DPN〉 ニコチンアミドアデニンジヌクレオチドの略．酸化還元酵素の補酵素の1つで，基質より水素を引き抜き還元型ニコチンアミドアデニンジヌクレオチド(NADH)となる．主にエネルギー代謝に関与する．構成成分としてビタミンB複合体の一種であるニコチンアミドを含む．→NADP, トリプトファン，ビタミン

NADP [nicotinamide adenine dinucleotide phosphate]
〈TPN〉 ニコチンアミドアデニンジヌクレオチドリン酸の略．NADと同じく酸化還元酵素の重要な補酵素で，ワールブルグ(Otto Warburg)によりウマの赤血球中に発見された．基質より引き抜かれた水素はNADP⁺に付加し，還元型ニコチンアミドアデニンジヌクレオチドリン酸(NADPH)となる．還元型ニコチンアミドアデニンジヌクレオチド(NADH)がエネルギー産生反応[ATP(アデノシン三リン酸)生成]に多く関与するのに対し，NADPHは長鎖脂肪酸や副腎皮質ステロイドの生成など，還元過程を伴う生体内合成反応に関与する．→NAD

NSAIDs [non-steroidal anti-inflammatory drugs]
⇨非(ひ)ステロイド性抗炎症薬

NST [non-stress test]
⇨ノンストレステスト

NST〈栄養(えいよう)サポートチーム〉 ▶大項目参照

NNIS [National Nosocomial Infections Surveillance]
CDCの院内感染調査機構「米国院内感染サーベイランス」の略で，病院感染の監視と感染制御担当者への支援のための調査・研究ならびに勧告や情報提供を行う機関．

NNT [number needed to treat]
〈治療必要数〉ある医学的な介入を患者に行った場合，1人に効果が現れるまでに何人に介入する必要があるのかを表す数字であり，臨床試験の結果を用いて簡単に計算できる．5人に薬剤を投与して1人に服用効果がある場合にNNTが5である．値が大きいほど，有効性の低い治療法であり，値が1に近いほど，有効性の高い治療法である．対照がプラシーボ(偽薬)あるいは無治療であれば，その治療法の有効性を示すが，対照が従来の治療法の場合には，その治療法との差を表す指標になる．→付録3参照

N95マスク [particulate respirator type N95]
結核菌など飛沫による空気感染防止のために用いる特殊フィルターによる濾過機能をもつ微粒子マスクをいう(図)．数字の95は「0.1μm以上の空気中の微粒子を95％以上カットする」の意．感染防止のためにはすき間なくフィットさせて装着することや必要時にのみ装着するなどの注意が必要である．

■図　N95マスク装着時の注意点

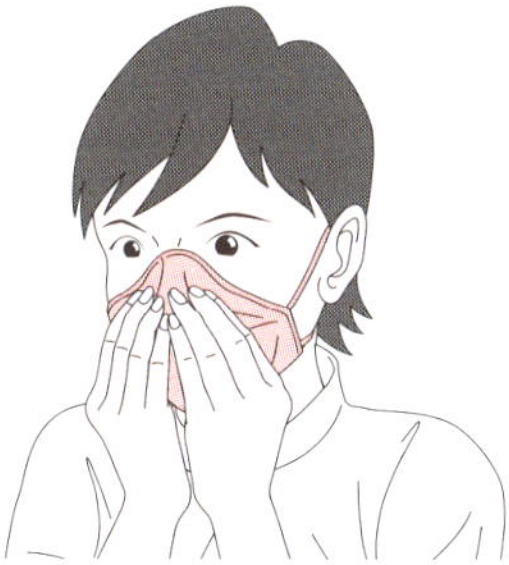

マスクを両手で覆い強く息を吐き，顔とマスクのすき間から空気が漏れていないことを確認する

NK細胞 [natural killer cells]
⇒ナチュラルキラー細胞

NGO [non-governmental organization]
〈非政府機関〉人権，人道，環境，軍縮などの分野で活動する民間(非政府)の協力団体をいう．市民(民間)による私的団体であること，その構成や活動の目的が国際性をもつことが多いこと，非営利団体であること，などが共通の特徴である．わが国の医療関係のNGOとしては国際保健協力市民の会(SHARE)などが知られている．NPO(特定非営利活動法人)と分類のしかたが異なるが，両方の性質をもつ機関も多い．

NGチューブ [nasogastric tube]
⇒経鼻胃(けいびい)チューブ

NPO [nothing per os, nothing by mouth]
〈絶食〉検査，手術，治療のために全く食事を摂取しないこと．全身麻酔・消化管手術の前処置，術直後，口腔や咽頭の麻酔直後，吐血直後や急性膵炎などの場合の処置として行われる．

NPC/N [non-protein calorie/nitrogen]
⇒ノンプロテインカロリー/窒素比

NYHA分類 [New York Heart Association classification]
心疾患を対象とした呼吸困難の重症度の分類で，ニューヨーク心臓協会(NYHA)によって策定されている．Ⅰ度からⅣ度までの4段階に分けられ安静度などの目安として用いられる(表)．慣習的にニーハ分類ともよばれる．

■表　NYHA分類

Ⅰ度	心疾患はあるが，日常の活動で何ら制限を受けないもの
Ⅱ度	日常の活動が多少制限される．安静時，軽作業時には症状がないが過度の運動で呼吸困難，動悸が出現する
Ⅲ度	日常の活動が著しく制限される．安静時では症状がないが，軽作業で呼吸困難，動悸などが出現する
Ⅳ度	安静時でも症状が出現する．いかなる身体活動においても症状が出現し，わずかの体動でも心不全症状，狭心症などの症状が増強する

エネルギー消費量 [energy consumption]
生体は，発生した熱エネルギーで体温を維持するとともに労作や生体内の代謝を維持するためのエネルギーが必要で，これらの和がエネルギー消費量となる．成長期や過食では食物からの摂取エネルギー量が消費エネルギー量を上回るため体内に貯蔵され，飢餓時には不足した分を補うために貯蔵エネルギーが消費される．→基礎(きそ)エネルギー消費量

エネルギー代謝 [energy metabolism]
生体において，エネルギーの獲得，変換，消費に関係するすべての反応の総称．概ねアデノシン三リン酸(ATP)の合成ならびに分解反応と考えてよい．→アデノシン三リン酸，エネルギー代謝率，代謝(たいしゃ)

エネルギー代謝率 [relative metabolic rate；RMR]
〈労作量指数〉各種身体活動の強度を知るための指標．その身体活動を行ったときのエネルギー消費量から安静時のエネルギー消費量を引いたエネルギー量を，基礎代謝量で割った値．次式のように，その活動に必要なエネルギー量が基礎代謝量の何倍に相当するかで表す．個人の性，年齢，体格などの違いに影響されない共通の指標である．→エネルギー代謝

エネルギー代謝率＝活動時代謝量/基礎代謝量
　　　　　　　＝(活動時総代謝量－安静時代謝量)/基礎代謝量

エネルギーフィールド★ [energy field]
NANDA-I分類法Ⅱの領域4〈活動/休息〉類3〈エネルギー平衡〉に配置された看護

診断概念で，これに属する看護診断としては〈エネルギーフィールド混乱〉がある．

エピソード記憶 [episodic memory] 長期にわたって保持される長期記憶は，宣言記憶(陳述的記憶)と非宣言記憶(非陳述的記憶)とに分けられる．宣言記憶はさらに意味記憶(言語，社会常識，専門的知識)とエピソード記憶とに分けられる．非宣言的記憶は手続き記憶ともいわれ，意識に上らない記憶で，運動などの身体で覚える記憶や，技術，習慣などを指す．エピソード記憶は個人の生活史，思い出のことであり，自己の生活史の記憶のみを失う病態を全生活史健忘という．

エピデミック [epidemic] エンデミックと同様，感染症の流行を指すが，明確な定義はない．感染症が一定地域で多く発生したときのことといわれている．同義的に用いられるアウトブレイクは，一定期間内の特定エリアでの感染症の発生頻度が通常のレベルをはるかに超えている場合を指しているのに対し，より広汎な発生現象に用いられる．

EPInet [exposure prevention information network system] 1991(平成3)年に米国バージニア大学のJanine Jagger博士らによって，職業性の針刺し事故などによる血液・体液の経皮的曝露，および粘膜曝露を予防するためのサーベイランスシステムとして開発された，国際的な報告書式．わが国でも1995(平成7)年に職業感染制御研究会により導入，以降多数の医療機関の感染制御にかかわる部門で活用されている．

エピネフリン [epinephrine；E] ⇨アドレナリン

エピルビシン [epirubicin；EPI] 〈塩酸エピルビシン〉 アントラサイクリン系抗腫瘍性抗生物質製剤であり，ドキソルビシンの4'位OH基が反転した立体異性体であり，作用機序はドキソルビシンに類似する．乳がんに対しシクロホスファミドとの併用療法でも使用される．骨髄抑制や心筋障害など重篤な副作用が起こることがあるので，適宜検査を行い十分観察する．→ドキソルビシン

エピレナミン [epirenamine] ⇨アドレナリン

FIM [functional independence measure] ⇨機能的自立度評価法(きのうてきじりつどひょうかほう)

エプーリス [epulis] 〈歯肉腫〉 歯肉乳頭を中心に発生する有茎性の良性腫瘤．有歯顎のみに生じ，歯牙の存在が大きなかかわりをもつ．炎症性エプーリスと真性腫瘍とに分けられる．

FASテスト [fetal acoustic stimulation test；FAST] ⇨VAS(バス)テスト

FAD [flavine adenine dinucleotide] 〈フラビンアデニンジヌクレオチド〉 生体内のエネルギー代謝に重要な役割を果たす，酵素反応を助ける補酵素の1つ．脂質，蛋白質，炭水化物の代謝には不可欠である．リボフラビン(ビタミンB₂)はFADの構成成分として重要．

FAB分類 [French–American–British classification] 急性白血病の分類で1976(昭和51)年，フランス，米国，イギリスの7名の血液専門医によりギムザ染色，特殊染色のみで簡単に診断，分類することを目的に作製された．その後何度か改訂された．急性白血病と骨髄異形成症候群が骨髄血中の芽球30％で区別される．急性骨髄性白血病はM0～M7まで，急性リンパ性白血病はL1～L3に分類される．その後1999(平成11)年WHO分類が提唱され，急性白血病のみならず，悪性リンパ腫，慢性白血病などを含んだ包括的分類として示され，併用されるようになった．→白血病(はっけつびょう)

FHR [fetal heart rate] ⇨胎児心拍数(たいじしんぱくすう)

エフェドリン [ephedrine] 〈塩酸エフェドリン〉 長井長義(1845～1929，薬学)によりマオウから分離されたアルカロイド．化学構造はアドレナリンに類似し，アドレナリン作動性薬物の1つである．中枢興奮作用があり，不安，不眠，食欲減退などをきたす．気管支喘息に内服薬として用いられる．覚醒剤メタンフェタミン製造の原料．→メタンフェタミン

FMEA [failure mode effect analysis] ⇨失敗(しっぱい)モード影響分析法

FMS [fibromyalgia syndrome] ⇨線維筋痛症(せんいきんつうしょう)

FMN [flavin mononucleotide] フラビンモノヌクレオチドの略．酸化還元酵素の補酵素の1つで，生体内に広く分布する．リボフラビンのアデノシン三リン酸(ATP)依存性リン酸化によって生成する．

FGID [functional gastro intestinal disorder] ⇨機能性消化管障害(きのうせいしょうかんしょうがい)

FGI法 [focus group interview] ⇨フォーカス・グループ・インタビュー

エプスタイン奇形 [Ebstein anomaly] ⇨エプスタイン病

エプスタイン-バーウイルス [Epstein–Barr virus] ⇨EBウイルス

エプスタイン病 [Ebstein anomaly, Ebstein disease] 〈エプスタイン奇形〉 先天性疾患の1つで，三尖弁が右室側に転位し三尖弁閉塞不全を生じたもの．通常心房中隔欠損(症)を合併する．心電図上右脚ブロック，WPW(ウォルフ–パーキンソン–ホワイト)症候群を示すこともあり，チアノーゼ，発作性頻拍症がしばしばみられる．治療は三尖弁閉塞および心房中隔欠損を外科的に処置することである．Wilhelm Ebstein(1836～1912，独，医師)．

FTA [fault tree analysis] ⇨フォルトツリー解析

FTA [Free Trade Agreement] ⇨自由貿易協定(じゆうぼうえききょうてい)

FTND [Fagerstrom test for nicotine dependence] 〈ニコチン依存度質問票〉 1978(昭和53)年，Fagerstrom(ニコチン代替療法の開発者)が開発し，1991(平

成3）年，Heathertonにより改訂されたチェックシート．禁煙治療にあたり喫煙者個人のニコチン依存の強さを回答させ，その結果を禁煙治療方針策定の参考にする質問票．0～3点を軽度依存，4～6点を中程度の依存，7～10点を高度依存と判定している．

FP療法（りょうほう） ［FP［chemo］therapy］
フルオロウラシル（fluorouracil）とシスプラチン（cisplatin）の2剤併用療法．FP療法のFはフルオロウラシル，Pはシスプラチンを表す．食道がんの治療に用いられる化学療法で，通常4週間隔で投与を行い，4～6コース反復投与する．フルオロウラシルは1日目から5日目まで持続点滴静注，シスプラチンは1日目に点滴静注を行う．フルオロウラシルの医薬品に5-FU，シスプラチンの医薬品に，ランダ，ブリプラチンがある．

F分布（ぶんぷ） ［F distribution］
2変数の分散（不偏分散）の比に関する分布で，等分散の検定に用いられる．この分布の形状は，2つの変数それぞれの自由度に依存する．→自由度（じゆうど）

FUS ［focused ultrasound surgery］
⇒集束超音波治療（しゅうそくちょうおんぱちりょう）

F1ハイブリッド ［F1 hybrid］
2つの異なる親系（純系）の交配によって得られる雑種の第1世代を指す．メンデルの第一法則として知られる，優性形質と劣性形質の遺伝についての検証においてエンドウ豆のF1ハイブリッドが用いられたのをはじめとする．その後，遺伝子改変マウスの作成に至るまで，遺伝学における実験的手法の基本として幅広く利用されている．

エボラ出血熱（しゅっけつねつ） ［Ebola hemorrhagic fever；EHF］
フィロウイルス科に属するエボラウイルス（Ebola virus）に起因する急性熱性疾患であり，ラッサ熱，マールブルグ病，クリミア・コンゴ出血熱などと同じく，ウイルス性出血熱（VHF）の一疾患である．ヒトからヒトへの感染は血液を介する医原的伝播および体液との接触による直接伝播によって起こるが，エボラウイルスの自然界におけるリザーバー（保菌動物）はいまだ確定していない．感染症法では1類感染症に分類されている．

MR ［medical representatives］
〈医薬情報担当者〉 医薬品メーカーの医薬情報担当者のこと．過去には，情報を提供する役割よりは，営業担当者としての役割のほうが大きかったが，医薬情報の収集と伝達を的確かつ迅速に行い，効能・効果，用法・用量などの情報について，有効性と安全性に偏りを生じることなく公平に提供する，という本来の業務を実践するようになった．わが国ではMR資格を認定するための公益法人が設立され，1997（平成9）年から認定試験が実施されている．

MRI〈磁気共鳴画像［診断法］〉 ▶ 大項目参照

MRアンギオグラフィ ［magnetic resonance angiography；MRA］
MRIにて血流のみを描出する撮像法で，造影剤を用いない方法としてはTime of flight法とPhase contrast法がある．Time of flight法は主に脳動脈の描出に優れ，脳動脈瘤の拾い上げに，Phase contrast法は主として静脈系の血流評価に用いられる．そのほか造影剤を静注して三次元のボリュームデータで血流を診断する方法もある．また，血流のみならず臓器も同時に表示できる，あるいは画像を回転させて観察できるなどの利点を有する．さらに最初にマスク画像を撮像しておけば，デジタルサブトラクション血管造影（DSA）と同様に差分画像により動脈や門脈のみを選択的に描出することもできる．

MRSA ［methicillin-resistant Staphyloccus aureus］
⇒メチシリン耐性黄色ブドウ球菌

mRNA ［messenger RNA］
⇒メッセンジャーRNA

MRCP ［magnetic resonance cholangiopancreatography］
⇒MR膵胆管造影

MR膵胆管造影（すいたんかんぞうえい） ［magnetic resonance cholangiopancreatography；MRCP］
〈核磁気共鳴膵胆管造影〉 MRI〈磁気共鳴画像［診断法］〉のT_2強調画像にてエコー時間（echo time；TE）を極端に長くして撮影する方法で，T_2値の長い静止した液体（消化液，腹水，胆汁，膵液，尿など）のみが高信号として描出され，それ以外の背景組織の信号は抑制される．撮像は，呼吸停止下に厚いスライス幅で撮影する方法と，呼吸同期を併用して薄いスライス幅で撮影する方法がある．MRCPでは，肝内胆管，肝外胆管，胆嚢および膵管のみが高信号に描出され，胆道系腫瘍や結石，膵がんや膵嚢胞性疾患の診断に有用である．→MRI〈磁気共鳴画像［診断法］〉

MRP ［multidrug resistance protein］
⇒多剤耐性蛋白（たざいたいせいたんぱく）

MIS ［minimally invasive surgery］
⇒低侵襲性手術（ていしんしゅうせいしゅじゅつ）

MIC ［minimam inhibitory concentration］
⇒最小［発育］阻止濃度（さいしょうはついくそしのうど）

ME ［medical engineering］
⇒メディカル・エンジニアリング

MSW ［medical social worker］
⇒医療（いりょう）ソーシャルワーカー

MNSs式血液型（しきけつえきがた） ［MNSs–blood group］
血球中のMおよびN抗原の有無を抗Mおよび抗N凝集素（家兎血清）を用いて判定するMN式血液型に加え，さらに抗Sおよび抗s抗原の有無をそれぞれの凝集素を用いて判定するもの．MS, Ms, NS, Nsの4型に分けられる．ヒトでは血清中にこれらの凝集素はほとんど存在しないため，MNSs式血液型が輸血や臓器移植などで問題となることはない．遺伝研究や法医学での親子鑑別に利用されている．→血液型（けつえきがた）

MMSE ［mini–mental state examination］
簡易心理機能検査であり，11の質問項目の総合点にて見当識，記憶力，計算力，言語能力などを評価する．合計30点中，20点以下は認知症，統合失調感情障害の場合がある．浜松方式の早期認知症診断スケールとして，MMSEはかな拾いテストと併用して用いられている．

MOF [multiple organ failure]
〈多臓器不全〉 複数の重要臓器あるいは系の機能不全が同時に発生している状態の症候群．臓器とは，肺，腎，肝を，系とは，心血管系(循環器系)，中枢神経系，消化器系，血液凝固系を指す．機能不全は治療による臓器補助療法が必要となった段階とされるが，その程度は各臓器によにより異なる．病態が重症化していく過程には，種々のメディエーターを介する過度の炎症反応(サイトカインネットワークの制御が破綻した状態)や免疫不全による易感染状態が考えられている．人工呼吸器の低侵襲化，適応拡大された血液浄化法，低心拍心に対する機械的循環補助，将来的には血液代替物等の開発など，現代科学の粋を結集した人工補助療法の進歩により，臓器不全の治療成績は改善しているが，3臓器以上のMOFの死亡率は依然として高い．→MODS，急性呼吸窮迫症候群(きゅうせいこきゅうきゅうはくしょうこうぐん)

MODS [multiple organ dysfunction syndrome]
〈多臓器機能障害症候群〉 人工補助療法を用いなければ恒常性が維持できない急性期患者における複数臓器機能の低下状態 [ACCP/SCCM Consensus Conferenceによる定義．1992(平成4)年]．この概念は，MOFに陥った状態を治療するのではなく，MOFに至る連続的過程に着目し，早めに対処しようとするニュアンスが込められている．7臓器(系)を3～4段階の重症度に分けてスコア化した基準が，現在までにいくつか提唱されている．

M-CSF [macrophage colony stimulating factor]
⇨マクロファージコロニー刺激因子

M線蛋白[質] [M line protein]
⇨M蛋白[質]

M蛋白血症 [monoclonal hypergammaglobulinemia, monoclonal gammopathy]
⇨単(たん)クローン性[高]γ-(免疫)グロブリン血症

M蛋白[質] [M protein]
①M線蛋白質ともいう．横紋筋の構造調節蛋白質．分子量は，165,000．ミオシンフィラメントを支えているM線を構成している．②ガラクトシドパーミアーゼ(galactoside permease)，ラクトース輸送体ともいう．ラクトース(β-ガラクトシド)に特異的な透過酵素である．③骨髄腫蛋白[質]．骨髄腫の形質細胞中に見出される免疫グロブリンである．

MDRO [multi-drug resistant organism]
⇨多剤耐性(たざいたいせい)

MDRP [multi-drug resistant *Pseudomonas aeruginosa*]
⇨多剤耐性緑膿菌(たざいたいせいりょくのうきん)

MDS [myelodysplastic syndrome]
⇨骨髄異形成症候群(こつずいいけいせいしょうこうぐん)

MDS-HC方式 [minimum data set-home care method]
要介護高齢者が在宅での生活を維持していくにあたり，住環境や人間環境など，包括的に生活環境を整えることに視点をおき，より適切に，より具体的にそれらの状況把握を実施可能にする，アセスメント指標をいう．MDS-HC方式はMDS-HC(minimum data set-home care；在宅ケアアセスメント表)とCAPs(client assessment protocols；在宅ケアプラン指針)の両者を併用する．MDS-HCで把握した高齢者のもつ問題および問題状況の把握をベースに，CAPsにより，問題の要因や危険性，ケアの適切性や改善の可能性などを把握し，ケアおよびニード検討を行うにあたっての基礎データを提供する．

MTX＋5-FU交代療法 [MTX+5-FU sequential chemo therapy]
抗がん薬メトトレキサート(methotrexate)とフルオロウラシル(fluorouracil)の2剤とホリナートの医薬品である，ロイコボリンの併用療法．名称のMTXはメトトレキサートの略で，5-FUはフルオロウラシルの医薬品を表す．胃がんの治療に用いられる化学療法で，通常1～2週間隔で投与を行う．ロイコボリンは，メトトレキサート投与後24時間目より経口または静注投与を行う．メトトレキサートの医薬品としてはメソトレキセートがある．

MDCT [multidetector CT]
⇨CT

エムデン-マイヤーホフ経路(けいろ) [Embden-Meyerhof pathway]
⇨解糖(かいとう)

MBC [minimum bactericidal concentration]
⇨最小殺菌濃度(さいしょうさっきんのうど)

MPV療法 [MPV chemo therapy]
マイトマイシンC(mitomycin C)とシスプラチン(cisplatin)とビンデシン(vindesine)の3剤併用療法．MPV療法のMはマイトマイシンC，Pはシスプラチン，Vはビンデシンを表す．非小細胞肺がんの治療に用いられる化学療法で，通常4週間隔で投与を行い，2コース反復投与する．ビンデシンは1日目と8日目に投与し，マイトマイシンCとシスプラチンは1日目に投与する．マイトマイシンCの医薬品にはマイトマイシン，シスプラチンにはランダ，ブリプラチンの2種類，ビンデシンにはフィルデシンがある．

エラスターゼ [elastase]
エラスターゼには1と2の2種がある．血液中に多く含まれるエラスターゼ1は結合組織の弾性線維エラスチンを，特異的に加水分解する膵外分泌蛋白分解酵素である．早期の膵がん，急性膵炎，慢性膵炎，肝硬変ではこの血中のエラスターゼ1値が上昇することから膵がんのスクリーニングに用いられる．

エリキシル剤(ざい) [elixir]
薬物の剤型のうち内服に用いられる液剤の1つ．エタノールを含み，甘味および芳香のある透明な液剤である．単独で用いられるほかに，矯正薬として味が悪く飲みにくい薬に加えて用いる．

エリクソン，E.H. [Erik Homburger Erikson, 1902～1994]
ドイツの精神分析家．アイデンティティ(自我同一性)という概念を中核に，パーソナリティを成熟させていく過程を8つの段階に分け，発達理論を提示している．これらの段階はそ

えるでいい

の時期に「○対○」という対立する2つの要因のバランスで，アイデンティティを獲得しパーソナリティを成熟させていく．8つの段階，葛藤，時期は次のとおり．①希望：基本的信頼対不信（0～1歳），②意思：自律と恥（2～3歳），③目的感：積極性対罪悪感（3～6歳），④有能感：勤勉感対劣等感（7～12歳），⑤忠誠：自我同一性対同一性の拡散（12～18歳），⑥親密性対孤立（20～30歳），⑦生殖性対停滞（20代後半～50歳），⑧統合性対絶望（65歳以上）．

エリスロポ[イ]エチン [erythropoietin；EP, Epo]
〈赤血球生成促進因子〉 骨髄の赤血球系の細胞に作用して，赤血球の生成を促進する因子．糖蛋白で，腎傍糸球体細胞で主に産生される．

エリスロマイシン [erythromycin；EM]
放線菌により産生される14員環マクロライド系抗菌薬．毒性は低い．細菌の50Sリボソームに結合し蛋白合成を阻害して抗菌作用を示す．グラム陽性球菌，マイコプラズマ，クラミジア，リケッチアなどの感染症に有効である．経口，注射で用いられる．副作用は過敏症，胃腸障害など．薬物代謝酵素CYP3A4を阻害し薬物相互作用を起こす．→マクロライド系抗菌薬

エリテマトーデス [lupus erythematosus；LE]
〈紅斑性狼瘡〉 浸潤性紅斑，角化，萎縮を主徴とする皮膚病変で，全身性，慢性円板状，亜急性皮膚エリテマトーデスに分けられる．全身性エリトマトーデス(SLE)は，膠原病の代表的な疾患である．→全身性（ぜんしんせい）エリテマトーデス

LRF [luteinizing hormone-releasing factor]
⇨ゴナドトロピン放出ホルモン

LE細胞 [lupus erythematosus cell；LE cell]
血清中にLE因子（核蛋白であるDNA・ヒストン抗原に対する抗核抗体，抗DNP抗体）が存在すると，好中球の核が障害されて変性をきたし，均質なLE体となり，白血球の崩壊により核は細胞外に放出される．このLE体を貪食した好中球または単球をLE細胞という．採血後に作製した血液塗抹標本にはLE細胞は見出せず，凝血法あるいはヘパリン血法による操作後，ライト-ギムザ染色で鏡検する．LE細胞は紅紫色に染まり，核より大きい円形の封入体(LE体)をみとめ，核は一方に圧排されている．全身性エリテマトーデス患者に特異的（陽性率60～80％）にみられる．→LE[細胞]現象

LE[細胞]現象 [LE(lupus erythematosus) cell phenomenon]
主に全身性エリテマトーデス(SLE)患者の血液にみられるもので，LE細胞，LE体，ロゼット形成がそろって出現する現象をいう．SLE患者を診断する際，採取した血液を試験管内で遠心破砕したのち，染色・鏡検する．陽性の場合，紅色のLE体のまわりを貪食細胞が取り巻き，ロゼット（バラ花形）形成を示す．

La抗体 [La antibody]
⇨SS-A(B)抗体

LAP [leucine aminopeptidase]
⇨ロイシンアミノペプチダーゼ

L/S比 [lecithin-sphingomyelin ratio]
〈レシチン・スフィンゴミエリン比〉 胎児肺成熟度判定法の1つで羊水中のレシチンとスフィンゴミエリン値の比率から，胎児の肺サーファクタント産生量を評価する．L/S比2以上で肺成熟ありと判定する．→肺（はい）サーファクタント

LH-RH [luteinizing hormone releasing hormone]
⇨ゴナドトロピン放出ホルモン

LFD[児] [light for dates infant]
〈不当軽量児〉 身長のいかんにかかわらず，出生体重が在胎週数による体重基準曲線の10パーセンタイル未満の児をLFD児という．また，LGA(light-for-gestational-age infant)も広く用いられている．なお，従来LFD(light for dates infant)と同義として使用していたSFD(small for dates)は厳密には身長，体重ともに基準曲線の10パーセンタイル未満の場合となっているので使用上注意が必要である．上記同様SGA(small for gestational age infant)も使用されている．→AFD[児]，SFD[児]

エルゴカルシフェロール [ergocalciferol]
酵母，キノコ類に含まれるエルゴステロールから紫外線の作用で生じるビタミンD_2である．腸からのカルシウム，リンの吸収を促進し，血中カルシウムを増加させる．

エルゴメーター [ergometer]
ペダルへの負荷を調節できる固定式自転車．運動負荷試験や運動療法に用いられる．

LGA [light-for-gestational-age infant]
⇨LFD[児]

エルスワース-ハワード試験（しけん） [Ellsworth-Howard test]
〈上皮小体（副甲状腺）ホルモン負荷試験〉 尿中無機リン酸ならびに環状アデノシン一リン酸(cAMP)を指標として，上皮小体（副甲状腺）ホルモン(PTH)を皮内注射し，排泄量により上皮小体ホルモン低下症と，偽性上皮小体機能低下症との鑑別のために行う検査法．PTH負荷試験ともよばれる．上皮小体機能低下症では尿中に無機リン排泄量の増加がみられ，偽性上皮小体機能低下症では尿中無機リン排泄量は増加しない．Read McLane Ellsworth(1899～1970，米，医師)，John Eager Howard(1902～1985，米，内分泌学，医師)．

LDH [lactate dehydrogenase]
⇨乳酸脱水素酵素（にゅうさんだっすいそこうそ）

LDL [low density lipoprotein]
〈低比重リポ蛋白〉 脂質は水に不溶性なため，血中ではアポ蛋白と結合し，リポ蛋白として水溶性となって存在する．そのうち，比重1.019～1.063，直径20～25 nmのリポ蛋白をLDLという．LDLは，肝で合成されたVLDL(超低比重リポ蛋白)が血中でLPL(リポ蛋白リパーゼ)の代謝作用を受けて生じる．LDLは，その構成脂質成分の50％を占めるコレステロールを各組織へ運搬する役割をもつ．→リポ蛋白定量

LDLアフェレーシス [LDL apheresis]
〈LDL吸着療法〉 体外循環によりLDLを除去する治療法．冠動脈硬化症の主要リスクファクターである高コレステロール血症の治療法は，一般的

には体重の減少化を含む食事療法，次いで薬物療法を行うが，効果が不十分な場合や重症例などに本治療法も有効とされている．

LD₅₀ [50% lethal dose, median lethal dose]
〈50％致死量〉 薬物の毒性を知る指標として用いられ，動物に与えた場合，50％が死亡すると考えられる量．同じ薬物でも，実験動物の種類，投与経路などにより異なる．薬物は毒性の強い順に毒薬，劇薬，普通薬と軍事法および日本薬局方により区分されているが，これはLD₅₀を基準として分類したものである．→致死量（ちしりょう），薬物（やくぶつ）の管理

L-ドパ [L-dopa, levodopa]
⇨レボドパ

エレクトラ・コンプレックス [Electra complex]
⇨エディプス・コンプレックス

演繹（えんえき） [deduction]
仮説を証明する方法論の一種．三段論法は代表例である．大前提となる一般的原理（公理）と小前提とよばれる諸事実などから論理的な推論を重ね，個々の結論を導き出す思考方法．帰納法を経験的な思考手続きとするなら，演繹法は論理的な思考手続きということができる．→帰納（きのう）

遠隔医療（えんかくいりょう） [tele-medicine]
〈テレ・メディシン〉 多様な通信手段やITの医療分野への応用により，映像情報を含む患者情報の伝送に基づき，遠隔地からの診断・指示・治療などの医療に関連した諸行為を行うことを指し，遠隔診断，遠隔支援，遠隔手術などが含まれる．離島・僻地（へきち）医療において利用が進んでいる．

遠隔転移（えんかくてんい） [distant metastasis]
原発巣から遠く離れた部位に起こった転移．がんが外科的治療，放射線療法などの局所的治療で治癒不能となった状態．具体的には，肺がんや乳がんの脳転移，胃がんのダグラス窩転移などである．

塩化第二水銀（えんかだいにすいぎん） [mercuric chloride]
⇨昇汞（しょうこう）

塩化ベンザルコニウム（えんか-） [benzalkonium chloride]
逆性石けんの一種で，水に容易に溶け，毒性が低い，皮膚への刺激作用が弱い，グラム陽性菌，陰性菌ともに効果があるなどの特徴をもつ．手術室での器具の洗浄，消毒に用いられる．また0.2％塩化ベンザルコニウム含有エタノール（ウエルパス）は，多剤耐性菌による院内感染予防のために病棟での手指の消毒などに使用される．

塩化メチルメチオニンスルホニウム（えんか-） [methylmethionine sulfonium chloride]
⇨ビタミンU

演技性パーソナリティ障害（えんぎせい-しょうがい） [histrionic personality disorder]
パーソナリティ障害にはさまざまな人格変化があるが，演技性パーソナリティ障害は，常に自分が周囲の注目の的でいたいために，自分の考えや行動を演技的なまでにオーバーに表現する．成人期の早いうちに始まることが多い．表の8項目のうち該当項目が5つ（以上）あれば，演技性パーソナリティ障害といえる．

■表　演技性パーソナリティ障害の診断基準（DSM-IV）
1. 自分が注目の的になっていない状況では楽しくない
2. 他者との交流は，しばしば不適切なほど性的に誘惑的な，あるいは挑発的な行動によって特徴づけられる
3. 物事を浅はかにとらえ，同様に浅はかですばやく変化する感情表現を示す
4. 自分への関心をひくために絶えず身体的な外見を用いる
5. 過度に印象的だが，その実，内容のない話し方をする
6. 自己演劇化し，芝居がかった態度，誇張した情緒表現を示す
7. 被暗示的，つまり，他人または環境の影響を受けやすく，受けた相手の考えは絶対と考え，それ以外の言葉を受け入れようとしない
8. 対人関係を実際以上に親密なものとみなす

嚥下（えんげ）★ [swallowing]
NANDA-I分類法IIの領域2《栄養》類1〈摂取〉に配置された看護診断概念で，これに属する看護診断としては〈嚥下障害〉がある．

円形脱毛症（えんけいだつもうしょう） [alopecia areata]
主として頭皮の硬毛に種々の大きさの円形または楕円形の脱毛巣を突発的に生じること．自覚症状は全くない．原因として自律神経障害，ストレス，自己免疫，内分泌障害などが考えられているが，詳細は不明である．小範囲のものは自然治癒も早いが，広範囲のものや幼少時に発症するものは難治性である．→脱毛症（だつもうしょう）

嚥下障害（困難）（えんげしょうがい） ▶大項目参照

嚥下性肺炎（えんげせいはいえん） [aspiration pneumonia]
⇨誤嚥性肺炎（ごえんせいはいえん）

嚥下ビデオレントゲン撮影（えんげ-さつえい） [video fluorography ; VFG]
誤嚥しても肺炎などを起こしにくい造影剤（ガストログラフィンなど）を飲ませ，その飲み込む様子をX線透視で撮影し，それをビデオに収録して嚥下能を観察する．嚥下障害は外観からは判断できない障害であり，また神経疾患に起因する場合などは患者の自覚症状なども少ないため，診断や評価がきわめて困難であるため，嚥下機能のスクリーニングに用いられることが多い．食塊の通過状態や誤嚥の程度などの確認が可能となる．

エンケファリン [enkephalin ; ENK]
ヒューズ（Hughes）らによって1975（昭和50）年にブタの脳から発見された，モルヒネ様作用をもつアミノ酸5個からなる2種類のペプチド（オピオイドペプチド opioid peptides）．メチオニン-エンケファリン，ロイシン-エンケファリンがある．その後，多数の内因性モルヒネ様物質（エンドルフィン類）が発見された．中枢神経系ばかりでなく，末梢にも存在し，神経伝達のトランスミッターとしてオピオイド受容体に作用する．→オピオイドペプチド，β-エンドルフィン

援護寮（えんごりょう） ⇨精神障害者生活訓練施設（せいしんしょうがいしゃせいかつくんれんしせつ）

円坐（えんざ）[ring cushion] 仙骨部、大転子部、踵部など骨の突出した部位の圧迫を軽減し、局所の血液循環を保持・改善するために用いるドーナツ状の除圧用具．材質はゴム、スポンジ、高分子樹脂、綿花、羊毛などがあり、圧迫されやすい突出部を円の中心に当てる．

エンザイムイムノアッセイ[enzyme immunoassay；EIA]〈酵素免疫測定法〉酵素を結合させた抗体を用いて、抗体の高い抗原特異性により結合した酵素活性を測定し、抗原を定量する方法である．固相法による方法は、エライザ(ELISA)とよばれている．血中に存在する微量の物質（ホルモン、ビタミンなど）の測定に利用されている．→ラジオイムノアッセイ

塩酸アミオダロン[amiodarone hydrochloride] ⇨アミオダロン

塩酸イミプラミン[imipramine hydrochloride] ⇨イミプラミン

塩酸エタンブトール[ethambutol hydrochloride] ⇨エタンブトール

塩酸エピルビシン[epirubicin hydrochloride] ⇨エピルビシン

塩酸エフェドリン[ephedrine hydrochloride] ⇨エフェドリン

塩酸クリンダマイシン[clindamycin hydrochloride] ⇨クリンダマイシン

塩酸クロルプロマジン[chlorpromazine hydrochloride] ⇨クロルプロマジン

塩酸ゲムシタビン[gemcitabine hydrochloride] ⇨ゲムシタビン

塩酸ドキソルビシン[doxorubicin hydrochloride] ⇨ドキソルビシン

塩酸ドブタミン[dobutamine hydrochloride] ⇨ドブタミン

塩酸バカンピシリン[bacampicillin hydrochloride] ⇨バカンピシリン

塩酸ピオグリタゾン[pioglitazone hydrochloride] ⇨ピオグリタゾン

塩酸ヒドララジン[hydralazine hydrochloride] ⇨ヒドララジン

塩酸ピロカルピン[pilocarpine hydrochloride] ⇨ピロカルピン

塩酸モルヒネ[morphine hydrochloride] ⇨モルヒネ

塩酸ラロキシフェン[raloxifene hydrochloride] ⇨ラロキシフェン

遠視（えんし）[hyperopia, hypermetropia, farsightedness] 平行光線が網膜面の後方に焦点が合う状態．眼軸長が正常よりも短いために起こる軸性遠視と、角膜、水晶体の屈折力が低下した屈折性遠視とがある．凸レンズによって矯正するが、老視が発現してくれば多焦点レンズが必要となる．→近視（きんし），老視（ろうし）

炎症（えんしょう）[inflammation；inflamm] あらゆる種類の損傷に対する生体側の組織反応を指し、損傷部位における血管、体液および細胞の反応を伴う．炎症過程によって傷害因子を破棄あるいは排除し、損傷部位の修復をもたらそうとする、基本的には生体の防御反応といえる．大きく急性炎症と慢性炎症とに分けることができる．急性炎症では血流が増加し、血管の透過性が高まり、血漿蛋白が漏出し、白血球などが炎症局所へ遊走してくる（これを滲出とよぶ）．慢性炎症は長期にわたって存続する傷害性刺激によってひき起こされ、単核細胞（主にマクロファージとリンパ球）と線維芽細胞の増加をみる．血管透過性の亢進はヒスタミンやセロトニンなどの血管作動性アミンをはじめとする種々の化学仲介物質により、また、白血球の遊走もC5a（補体成分），ロイコトリエンB₄（アラキドン酸代謝物）などの走化性因子によって誘導される．これら一連の過程は、古くから発赤、疼痛、発熱、腫脹として記載されており、さらには組織傷害作用も示すので、機能障害も炎症の主徴に加えられる．炎症はその様相により、滲出性炎症、増殖性炎症などに分類されることもある．

炎症細胞（えんしょうさいぼう）[inflammatory cell] 好中球、好酸球、好塩基球、リンパ球、マクロファージなど炎症反応に関与する細胞の総称．

炎症性偽腫瘍（えんしょうせいぎしゅよう）[inflammatory pseudotumor]〈形質細胞肉芽腫〉炎症性、反応性にリンパ球、形質細胞、組織球、マクロファージなどの浸潤を伴う間葉系細胞の増殖、線維化をみとめる結節状変化で、原因不明の腫瘤様の良性病変である．臨床的に真の腫瘍である良・悪性腫瘍との鑑別が必要である．小児肺腫瘍様病変として発生頻度が高く、形質細胞肉芽腫ともよばれる．同様の病変は食道、胃、肝臓、脾臓、膀胱、リンパ節や皮膚など全身にみられる．→炎症性腫瘤（えんしょうせいしゅりゅう）

炎症性腫瘤（えんしょうせいしゅりゅう）[inflammatory tumor] 炎症に伴う局所の増殖性変化（肉芽形成）により腫瘤状の外観を呈したもの．この肉芽組織は、①皮膚・粘膜などの正常組織の欠損部を補填する能力、②感染に対する強い抵抗性、③壊死組織・血栓・フィブリン塊などを吸収する機能をもつ．日常、臨床において縫合糸などの異物を中心に肉芽形成を起こし、腫瘤を形成することがよくみられる．

炎症性滲（浸）出物（えんしょうせいしんしゅつぶつ）[inflammatory exudate] 炎症による組織・血管傷害により血管外に出た血漿成分と血球成分である．アミン類（ヒスタミンなど）とキニン類（ブラジキニンなど）による血管透過性亢進により、蛋白成分の多い血漿成分（滲出液）と、白血球遊走因子により組織内に出てきた好中球、好酸球、マクロファージ、リンパ球や形質細胞など（滲出細胞）が含まれる．→滲（浸）出液（しんしゅつえき）

炎症性腸疾患（えんしょうせいちょうしっかん）[inflammatory bowel disease；IBD] クローン病、潰瘍性大腸炎、腸結核などの慢性の腸疾患を総称して炎症性腸疾患という．薬剤性や放射線性の胃腸炎も含まれる．根本的治療方法が確立され

ていないため，なかには厚生労働省の特定疾患（難病）に指定されているものもある．→潰瘍性大腸炎（かいようせいだいちょうえん），クローン病

炎症性肉芽腫（えんしょうせいにくげしゅ）[inflammatory granuloma] 炎症により限局性の肉芽組織が増殖している結節状病変を示す．特徴的な肉芽腫を形成する肉芽腫性炎（特異性炎）として結核・梅毒・ハンセン病などがある．結核の肉芽腫はマクロファージ由来の類上皮細胞の増殖からなり，多核巨細胞が混在し，その周囲にリンパ球の浸潤がみられ，中心部に乾酪壊死がみられる．非特異性炎による炎症性肉芽腫としては，異物等に反応し増殖した肉芽組織が形成される炎症性腫瘤がある．→炎症性腫瘤（えんしょうせいしゅりゅう），類上皮細胞（るいじょうひさいぼう）

炎症性ポリープ（えんしょうせい）[inflammatory polyp] 腸管粘膜における種々の傷害に対する反応として，再生粘膜や肉芽組織の増殖がポリープ状に内腔に突出する非腫瘍性病変．潰瘍性大腸炎で高頻度にみとめられる．またクローン病などで炎症性腸疾患や虚血性腸疾患などでもみられる．胆嚢でも，胆石や胆嚢炎による肉芽組織からなる炎症性ポリープがみとめられる．→潰瘍性大腸炎（かいようせいだいちょうえん）

遠心性環状紅斑（えんしんせいかんじょうこうはん）[erythema annulare centrifugum, Darier] 〈ダリエー〉遠心性に徐々に拡大する環状紅斑．紅斑はもり上がりのないものと，浸潤を触れて堤防状に隆起するものとがある．前者を表在型，後者を深在型といい，深在型では真皮に稠密なリンパ球浸潤をみとめる．自然消退するが再発する．原因として，内臓悪性腫瘍，病巣感染などもある．

遠心性神経（えんしんせいしんけい）[efferent nerve] 中枢から末梢神経へ情報を伝達する神経の経路を指し，運動神経のすべてと自律神経の大部分で構成される．

遠心性伝導路（えんしんせいでんどうろ）[efferent tract] 〔下行性伝導路〕 中枢神経系からの刺激・興奮を骨格筋など末梢に伝達する神経路で，主に随意運動を支配する．体性運動の指令を伝える錐体路は，大脳皮質運動領に始まり，延髄下部で交叉（差）して下行し，各支配領域の高さの脊髄前角細胞に達する．→伝導路（でんどうろ）

遠心ポンプ（えんしん）[centrifugal blood pump] 補助循環，人工心肺，経皮的心肺補助（PCPS）などで用いられる装置で，羽根車を回転させ，発生する遠心力を用いて血液を送出するターボポンプの一種である．

延髄（えんずい）[medulla oblongata] 脊髄の最上部と橋の間の脳幹の部分．腹側には錐体とその両外側にオリーブとよばれる隆起がある．オリーブの内部には下オリーブ核が入っている．背面は橋とともに菱形窩をなし，第四脳室に接する．大脳から脊髄に下行する錐体路は，延髄下端で交叉する（錐体交叉）．延髄内に舌下神経，副神経，舌咽神経，迷走神経が出入するとともに，延髄網様体には自律神経の中枢，とくに呼吸・血管運動などを支配する重要な中枢がある．→巻頭カラー Fig.1 参照

延髄外側症候群（えんずいがいそくしょうこうぐん）[lateral medullary syndrome] ⇒ワレンベルグ症候群

円錐角膜（えんすいかくまく）[keratoconus] 円錐角膜とは角膜の中央が円錐状に突出する疾患で，視力低下をきたす．20歳くらいから進行し始め，男性のほうが女性よりも3倍多くみられる．進行すると中央部のデスメ膜が破裂し，同部に強い角膜浮腫を生じ視力障害が高度となる．原因は不明であるが，アトピー性皮膚炎の患者にみられることが多い．初期の場合にはコンタクトレンズで矯正し，矯正が困難となれば角膜移植を行う．

エンゼルプラン [angel plan] 政府が少子化対策として策定した「子育て支援のための総合的な実施計画」のこと．10年の年月をかけて展開した．まず，1994（平成6）～1999（平成11）年の「緊急保育対策5か年事業」では保育サービスの充実，育児休業給付の実施，週40時間労働制の実施，保育所入所方法の見直しなど，保育関連の施策が中心に実現された．これを引き継いで，2000（平成12）～2004（平成16）年には「重点的に推進すべき少子化対策の具体的実施計画」，いわゆる新エンゼルプランが実施された．このプランは，子育ての中心となる家庭を行政，地域，企業で支援していこうとする施策で，保育，保健医療体制，地域や学校の環境，街づくりにとどまらず，仕事と子育ての両立のための雇用環境の整備，働き方についての固定的性別役割分業や職場優先の企業風土是正などの考え方も盛り込まれたものであった．すでに計画実施は終了しているが，少子化を食い止めるには至らなかった．

エンゼルメイク [angel make] 看護師が行う患者の死化粧のことである．これまでの画一的な処置ではなく，遺族の尊厳と遺族の悲嘆への支援という目的も兼ねた化粧法．黄疸などでの変色や，損傷部位の修復，臭気対策に至るまでその整容の程度は幅広い．ファンデーションのみならず，遺体の生理現象などについての知識も必要な，看取りのケアの1つ．

塩素消毒薬（えんそしょうどくやく）[chlorine disinfectant] 塩素系消毒薬ともいい，漂白，殺菌消毒に使用されている．次亜塩素酸ナトリウム[NaClO]，次亜塩素酸カルシウム[Ca(ClO)$_2$]，塩素化イソシアヌル酸など．抗微生物スペクトルが広く，ほぼすべての細菌，ウイル

表 次亜塩素酸ナトリウム製剤の適用

分類	薬効分類	適用（効能・効果）	濃度
医療用医薬品	殺菌消毒薬	医療用器具の消毒	30分浸漬 0.02%
		便器	5分浸漬 0.5%
		血液・体液など汚染の床	清拭 0.5～1.0%
		床頭台・ベット柵	清拭 0.02%
		リネン類	30分浸漬 0.02%
一般用医薬品	公衆衛生薬	医療器具の消毒	30分浸漬 0.02%
		シーツ包帯など漂白を兼ねた消毒	30分浸漬 0.06%
		便所・便器の消毒	清拭 0.24%
		飲用水の消毒	0.00001% 残留塩素

（医療現場における次亜塩素酸ナトリウムの特性と有用性．花王ハイジーン ソリューション．No.7：p.15，2004）

ス[グラム陽性菌, グラム陰性菌, 真菌, ウイルス, 抗酸菌(0.1%以上), 芽胞(0.5%以上)]に有効である. 頻繁に用いられることが多い次亜塩素酸ナトリウム(表)は強アルカリ性のため, 一部のトイレ用洗剤に含まれる酸性の薬物と混合すると有害な塩素ガスが発生するので, 注意が必要である. また, 金属腐食性があるので, 金属製器具に使用したときはよく洗い流す必要がある. →消毒(しょうどく)

エンテロコッカス [Enterococcus]
〈腸球菌〉 ヒトの口腔, 腸管に常在するグラム陽性のレンサ球菌. ブドウ糖を分解して乳酸をつくる. ときに胆嚢炎, 尿路感染症, 心内膜炎などの原因菌となる. 院内感染の原因菌として, バンコマイシン耐性腸球菌(VRE)が問題となっている.

エンテロバクター [Enterobacter]
腸内細菌科に属するグラム陰性桿菌. 無芽胞で鞭毛をもち運動性を有する. 標準種 Enterobacter cloacae のほか数種を含み, まれに日和見感染原因菌となる. 肺炎桿菌ときわめて類似している.

エンドスポア [endospore]
⇒芽胞(がほう)

エンドトキシン [endotoxin]
〈内毒素, 菌体内毒素〉 リン脂質と多糖体の高分子複合体でグラム陰性菌の細胞壁の構成成分. 菌体の破壊に伴って, 生体内に遊離し, 発熱, 白血球増加, 補体の活性化, 末梢血管拡張から播種性血管内凝固症候群(DIC), エンドトキシンショックなど致死的状態を生じることもある. 細菌が産生する人体に有害な物質を細菌性毒素(bacterial toxin)といい, 細菌が分泌する外毒素(exotoxin)に対し, 細胞壁に存在するものを内毒素という. →外毒素(がいどくそ)

エンドトキシンショック [endotoxin shock]
グラム陰性桿菌の細胞膜成分の一部であるエンドトキシンに起因するショック. 悪寒・戦慄を伴う急激な体温上昇に始まる. 初期に末梢の温かくなるウォームショック, さらに末梢の冷たくなるコールドショックとなり, 多臓器不全をきたす予後不良の病態である. →ウォームショック, コールドショック

エンドペプチダーゼ [endopeptidase]
ペプチド鎖の内部のペプチド結合を切断し, 断片化するペプチダーゼの総称. ペプシン, トリプシン, キモトリプシン, エラスターゼなどがある. →エキソペプチダーゼ

エンドポイント [end-point]
研究デザインを考えるうえで, 治療や介入などの影響を最終的に判断するために必要な評価項目のこと. 数値だけでなく, 質的な変化なども用いられる.

エンドメトリオーシス [endometriosis]
⇒子宮内膜症(しきゅうないまくしょう)

エンドルフィン [endorphin]
オピオイドポリペプチド(内因性モルヒネ様物質)の一種. 主に動物の脳(とくに下垂体, 視床下部)から抽出される. α, β, γ, δ の4種があり, モルヒネ様の効果を示す. β の活性が最も強く, 強力な鎮痛作用のほか, 消化管運動の抑制, 情動や神経内分泌系の調節などの作用をもつ. ナロキソン(モルヒネ拮抗物質)により競合的に拮抗される. →β-エンドルフィン

円背 [hump back]
⇒亀背(きはい)

エンパワメント [empowerment]
語源は力を意味する「power」に「〜する」という意味の「em」がつき名詞形になった英語で, 「権限を与える」と訳されている. 社会変革運動を契機として広く使われるようになり, 社会的な弱者, 差別や搾取を受け, 自らをコントロールしていく力を奪われた人が, 本来もっている力を取り戻していく過程を意味する. エンパワメントは, 医療, 福祉, 教育などさまざまな分野で用いられている. 看護の分野では, 患者が自らの問題を自分で解決できるようにするために, 患者に本来備わっている能力をひき出すよう働きかけることを意味する. 患者教育, 家族看護, 地域の地区組織化活動の分野で用いられている.

エンピリックセラピー [empiric therapy]
〈経験的治療〉 深い経験に基づいて行う治療. たとえば, 感染症の発症が明らかで, 抗菌薬を選択する際, 起炎菌の培養, 抗菌薬感受性検査の結果が得られるまでに数日かかるので, 結果が出る前に, 感染部位, 宿主の状態, 市中か院内かなど経験的に知られている事実から推定して抗菌薬を選択し, 治療を開始する.

塩分制限食 [low salt diet]
⇒減塩食(げんえんしょく)

延命 [lengthening of life]
生命を延ばすことをいう. 医療技術の進歩により延命治療が発達し, 長期の延命が可能になってきている. 中心静脈栄養や人工呼吸器などによって長く生き続ける患者が増えてきているなかで, 死ぬ権利, 尊厳死などの言葉も生まれ, 生命の質が問われている. →尊厳死(そんげんし)

塩類下剤 [(class of) saline laxative(s), saline cathartic]
下剤には膨張性下剤, 湿潤性下剤, 塩類下剤がある. 塩類下剤は硫酸マグネシウム, 酸化マグネシウム, クエン酸マグネシウムなど, 塩類の高い浸透圧を利用したもの. マグネシウムイオン, 硫酸イオン, クエン酸イオンなどが, 半透膜の腸壁では吸収されず, 水分は自由に通過するというシステムにより, 内服したこれらの塩類の腸内容液が体液と等張になるように水分が腸管腔内へ移行するため, 腸内の水分が著明に増加して, 腸の蠕動運動が促進されて排便が起こる. →下剤(げざい)

お

横隔膜 [diaphragm]　陰圧の胸腔と陽圧の腹腔を区切る強靱な境界膜．上面を胸膜，下面を腹膜で覆われた横紋筋で，中央部は腱膜からなり，腱中心とよぶ．腰椎部，肋骨部，胸骨部の3部に分けられる．①腰椎部は上部腰椎体の前面より腱性に，内側脚（右脚と左脚）と外側弓状靱帯より起こる外側脚よりなり，このなかに大動脈裂孔と食道裂孔が存在する．②肋骨部は肋骨弓部の内側から起こる．③胸骨部は剣状突起後面より起こり，腱中心には大静脈が貫通している．神経は頸髄より下行する横隔神経に支配され，呼吸運動に関与している．女性では男性よりも高位にあり，臥位では坐位，立位のときよりも高い位置にある．

横隔膜下膿瘍 [subphrenic abscess]　穿孔性腹膜炎その他のびまん性腹膜炎の残留膿瘍として，横隔膜下に生じる膿瘍で左側に多い．虫垂炎穿孔に続発するものが最も多く，そのほか胃・十二指腸潰瘍穿孔，膵炎などに続発する．治療は排膿（ドレナージ）と化学療法．→胃穿孔（いせんこう）

横隔膜痙攣 [diaphragmatic spasm]　吃逆（きつぎゃく＝しゃっくり）は日常的なものであるが，そのほか過緊張，開腹術後，腹膜炎，子癇（しかん），てんかん，破傷風などが誘因となって起こる．間代性のものと強直性のものとに分けられる．

横隔膜呼吸 [diaphragmatic respiration]　⇨腹式呼吸（ふくしきこきゅう）

横隔膜破裂 [diaphragmatic rupture]　⇨外傷性横隔膜（がいしょうせいおうかくまく）ヘルニア

横隔膜ヘルニア [diaphragmatic hernia]　横隔膜の欠損部や生理的裂孔によって，また外傷などにより横隔膜が破れたために，腹腔内臓器が胸腔内に脱出した状態で，左側に多い．食道裂孔ヘルニアが代表で3/4を占める．その他，先天性のものとしてボホダレック孔ヘルニア，モルガニー孔ヘルニアがある．→食道裂孔（しょくどうれっこう）ヘルニア，ヘルニア

横隔膜麻痺 [phrenoplegia]　横隔膜が麻痺すると，横隔膜は挙上したまま動かなくなる．両側麻痺により呼吸障害を生じる．頸髄損傷・腫瘍，頸部の手術などによる横隔神経の障害で起こる．胸水や気胸により機能的に麻痺を起こす場合もある．

嘔気 [nausea]　⇨悪心（おしん）・嘔吐

応急投与 [rescue dose]　⇨レスキュードーズ

応急入院 [emergent admission]　⇨緊急措置入院（きんきゅうそちにゅういん）

横痃 [bubo]　〈よこね〉　一般に外陰部の感染を原因とする鼠径リンパ節の炎症性腫脹をいう．梅毒，軟性下疳，第四性病などの性病のほか外傷によることもある．疼痛の有無により無痛性横痃（梅毒），有痛性横痃（軟性下疳）などとよばれる．

黄色腫 [xanthoma]　多量の脂質を含んだ組織球が集簇することによって皮膚に生じる黄色の発疹または腫瘤で，皮膚だけでなく眼瞼，関節部および腱にも好発する．脂質異常症（家族性コレステロール血症など）の際によくみられ，特徴ある形態を示す．結節性黄色腫，発疹性黄色腫，扁平黄色腫などがある．結節性黄色腫は直径5mm以上で肘・膝の関節伸側やアキレス腱などにも生じる．高コレステロール血症に伴う．発疹性黄色腫は，直径5mm以下の小型丘疹で全身に多発，高トリグリセライド血症に合併する．扁平黄色腫は脂質異常症を伴わないことが多い．

黄色ブドウ球菌 [Staphylococcus aureus]　グラム陽性，直径0.8〜1.0μmの球菌で，配列はブドウの房状を示す．鞭毛，芽胞はない．コアグラーゼを産生し，ほかのブドウ球菌より病原性が強い．化膿性疾患，敗血症，食中毒，腸炎，表皮剝脱性皮膚炎，毒素性ショック症候群を起こす．また，抗菌薬に耐性のブドウ球菌であるメチシリン耐性黄色ブドウ球菌（MRSA）が増加して院内感染の原因菌となる．

黄体 [yellow body, corpus luteum]　卵巣で成熟した卵胞が破裂して排卵を起こしたのちに形成される内分泌組織．淡黄色の色素を含むルテイン細胞が増殖して黄体をつくる．ルテイン細胞には，顆粒層ルテイン細胞と卵胞膜ルテイン細胞の2種がある．黄体は黄体ホルモン（プロゲステロン）および卵胞ホルモン（エストロゲン）を分泌し，排卵に受精が起こると妊娠黄体，起こらなければ月経黄体となる．→卵巣（らんそう）

黄体化ホルモン [corpus luteun hormone]　⇨黄体形成（おうたいけいせい）ホルモン

黄体形成ホルモン [luteinizing hormone；LH]　〈黄体化ホルモン〉　下垂体前葉から分泌されるホルモンの1つ．黄体形成を促進し，プロゲステロン分泌を促進させる．同じ下垂体前葉ホルモンである卵胞刺激ホルモン（FSH）とともに卵胞を成熟させ，さらに急激かつ大量のLH放出（LHサージ）により排卵の直接的ひき金となる．排卵後はまた黄体の形成を促進する．男性では精巣の間質細胞を刺激してテストステロンの分泌を促す．→テストステロン，プロゲステロン，卵巣機能検査（らんそうきのうけんさ），卵胞刺激（らんぽうしげき）ホルモン

黄体刺激ホルモン [luteotropic hormone]　⇨プロラクチン

黄体ホルモン [corpus luteum hormone, progestin, gestagen]
卵巣黄体から分泌されるホルモンで，天然黄体ホルモン（プロゲステロン）を代表とする．プロゲステロンは子宮内膜の状態を増殖期から分泌期へと変化させ，子宮筋弛緩，乳腺発育，体温上昇などの作用をもつ．プロゲステロンのほか，経口投与可能な合成黄体ホルモンが流産防止あるいは経口避妊薬として用いられる（合成黄体ホルモンを総称してゲスターゲンという）．→ゲスターゲン，プロゲステロン，卵巣（らんそう），卵巣機能検査

黄疸 ▶ 大項目参照

黄疸計 [transcutaneous bilirubinometry；TcB]
〈経皮的ビリルビン濃度測定法〉 経皮的ビリルビン濃度測定には，イクテロメーターとミノルタ黄疸計がある．ミノルタ黄疸計は，肉眼によるイクテロメーターでの測定の欠点を補い，反射スペクトル測定装置にて数値として測定する．測定部位は児の前頸部，胸部，胸骨部がよいとされ，3点の平均値が望ましいとされる．表示される数値はビリルビン値ではなく，黄染の程度を示すものであり，低出生体重児の場合や皮膚の色調により測定値が影響されるので注意を要する．→イクテロメーター

黄疸指数 [icteric index；II]
⇨モイレングラハト（MG）法

黄疸出血性レプトスピラ症 [leptospirosis icterohemorrhagica, Weil disease]
〈ワイル病〉 レプトスピラの感染による急性伝染病をいう．主としてドブネズミにより媒介され，経皮・経口感染により伝播する．5〜7日の潜伏期を経て，悪寒，高熱，全身筋肉痛，眼球結膜の充血などで発症する．4〜5病日から出血傾向，強い黄疸，意識障害がみられる．ストレプトマイシンが有効．またワクチンによる予防接種も効果が高い．

横断[的]研究 [cross-sectional study]
既存資料あるいはある特定の一時期（時点）での調査結果をもとに調査を行う研究法．クロスセクショナル研究ともいう．これに対して縦断的研究の場合は，同一研究対象を一定期間継続的に追跡し，複数の時点で測定を行い，その変化を調査する研究法を指す．

嘔吐 [vomiting]
⇨悪心（おしん）・嘔吐

嘔吐中枢 [vomiting center]
延髄にある，嘔吐作用を支配する中枢をいう．嘔吐は，嘔吐中枢への刺激のほか，反射的に起こる場合がある．→嘔吐反射（おうとはんしゃ）

嘔吐反射 [vomiting reflex]
延髄の嘔吐中枢が刺激されることによって起こる．腐敗食物，毒物，胃疾患，脳疾患，疼痛，乗り物酔い，臭気などで求心性に嘔吐中枢に強い刺激が伝わると，反射的に胃の運動の抑制，胃体部の弛緩，幽門の閉鎖，食道弛緩，呼吸一時停止などが連動して起こり，胃内容が口腔へ逆流，排出される現象をいう．

黄熱 [yellow fever]
〈黒吐病〉 フラビウイルス科フラビウイルス属に属するアルボウイルスによる急性のウイルス性出血熱で，カによって媒介される．3〜6日の潜伏期間ののち突然，悪寒・戦慄を伴って高熱を発し，頭痛，嘔吐，黄疸を呈し，肝腎が侵される．通常は3〜4日で症状の軽快傾向がみられるが，重症になると血液の混入した黒色の嘔吐がみられ，ときには発病後5〜10日で死亡する場合もある．予防には弱毒生ワクチンが有効である．わが国では四類感染症に指定．

黄斑 [yellow spot, macula〔lutea〕]
眼底中央部やや外側にある横径約1mmの横長の楕円形部分をいう．中央部は陥凹して錐体細胞のみからなる中心窩を形成する．中心部は血管がなく，網膜中で最も視力・視覚に優れる．→眼球（がんきゅう），網膜（もうまく），網膜動脈閉塞症，網膜剥離

黄斑変性症 [macular degeneration]
高齢者の中途失明の主要な原因の1つで，近年増加が著しい．脈絡膜新生血管を伴う病型は，老人性円板状黄斑変性症とよばれ，網膜出血，滲出斑，漿液性網膜剥離をきたす．初期の症状は視野中心部の視力低下と変視症であるが，進行すると視力障害は高度で非可逆性である．治療法に，レーザー光線による脈絡膜新生血管への凝固治療があるが，進行例の予後は不良である．→黄斑（おうはん）

オウム病 [psittachosis, parrot fever]
クラミジア感染症の1つで，*Chlamydophila*（*Chlamydia*）*psittaci*の感染によって起こる．オウム，インコ，カナリアなどの飼育歴のある成人に主としてみられ，初発症状としてインフルエンザ様の症状を示すもの，異型肺炎または敗血症様の症状を示すものとがある．多くは38〜39℃の発熱，咳嗽，脱力感，消化器症状が主で，重症例では呼吸苦，呼吸困難，チアノーゼがみられる．胸部X線撮影で肺門から放射状に広がる肺浸潤像がみられるのが特徴的である．また，CRP（C反応性蛋白）や赤沈値の亢進，AST（GOT），ALT（GPT）の軽度上昇をみる．診断は補体結合抗体価の上昇で行う．治療はテトラサイクリン系，マクロライド系，ニューキノロン系の抗菌薬やリファンピシンが有効である．→クラミジア

横紋筋 [striated muscle]
筋線維に横紋構造のみられる筋肉を横紋筋とよび，骨格筋，心筋がこれに相当する．心筋を除き随意筋である．横紋筋は多くの横紋筋線維が筋と平行に走り，横紋筋線維は多量の筋原線維と，その間を満たくしている筋形質によって形成されている．→骨格筋（こっかくきん）

横紋筋肉腫 [rhabdomyosarcoma；RMS]
頭頸部，上下肢，泌尿生殖器などを好発部位とする横紋筋の悪性腫瘍．ピンク色で軟らかい．胎児型，胞巣型，多形型の3型があるが，頻度の高いのは胎児型横紋筋肉腫である．主として幼小児に発現する．

横紋筋融解症 [rhabdomyolysis]
虚血，外傷，高体温，薬物，感染症，脱水，電解質異常などで横紋筋細胞の傷害，崩壊を起こすもの．症状としては筋肉痛，握痛，脱力などをみとめる．筋肉細胞から流出するミオグロビンにより急性腎不全を起こして重篤となることがある．検査データでは血中のCPK，ミオグロビンが高値となり，ミオグロビン尿（赤褐色）を呈する．薬物，とくにスタチン，フィブラートなどの脂質異常症

治療薬投与により起こることが報告されている。スタチンにおける筋関連の症状として米国心臓学会における分類によると、statin myopathy(スタチン投与に起こるさまざまな筋肉の症状)、myalgia(CPK上昇を伴わないた筋症状)、myositis(CPK上昇を伴う筋症状)、最も重篤な横紋筋融解症、の4つの病態がある。このような筋症状の発生頻度は1～5％とされている。いっぽう重篤な横紋筋融解症の発現はまれである(100万処方当たり死亡数0.15。Thompson, P.D.et al.: JAMA, 289:1681-1690, 2003)が、いったん起こると致命的になることがあり、注意深い観察が必要である。横紋筋融解症を起こしやすい病態として、肝障害、腎障害、甲状腺機能低下症、糖尿病、併用薬(とくにフィブラート)が知られている。→脂質異常症(ししつじょうじょうしょう)

O-157 ⇨腸管出血性大腸菌(ちょうかんしゅっけつせいだいちょうきん)、病原性大腸菌(びょうげんせいだいちょうきん)

OAB [overactive bladder] ⇨過活動膀胱(かかつどうぼうこう)

O脚 [bow leg, O-Bein] ⇨内反膝(ないはんしつ)

OJT [on the job training] 〈職場内教育〉 広義には職場すなわち現場で行われる教育・研修をいい、現任教育などともよばれる。現場での仕事や作業を通じて、必要とされる技術、能力、知識あるいは態度や価値観などを身に付けさせ、スタッフの育成や資質向上を目的として行われる計画的な教育・研修をいう。→Off(オフ)JT

オージオメーター検査法 [audiometry] 最も標準的な聴力検査である。125～8,000Hzの純音を段階的に出し、音の強さもやっと聞き取れるような弱い音まで自由に調節することができるオージオメーターを使用する。イヤホンを耳に当て、周波数の違う音を聴かせ、標準からどれだけ聴力が低下しているかをデシベルで表す。

太田母斑 [nevus of Ota] 〈眼上顎部褐青色母斑〉 色素性母斑の一種。額、眼瞼、頬、鼻翼など、三叉神経第1、2枝支配領域にみられる通常片側性の青または褐青色の色素斑。眼球の虹彩、強膜にも色素の増加がみられることもある。東洋人の女性に多い。太田正雄(1855～1945、皮膚科学)。

オーダリングシステム [ordering system] 病棟や外来の端末から、情報の発生源である医師が必要とする注射薬を入力し、薬剤部に処方箋として出力される。薬剤部ではこの処方箋に基づき患者ごとに薬物の供給を行うシステムをいう。従来の注射薬の供給・管理方法は一括供給(定数配置あるいは箱渡し)であり、1980年代から始まった注射オーダリングシステムは処方箋による個人単位の供給を可能とし、投与量や禁忌などのチェックを含めたリスクマネジメントにも有効性がある。このシステムは安全性、経済性、患者サービス、業務の効率性を条件に、注射薬の処方オーダーから注射薬管理、供給、投与、料金徴収まで一貫したトータルシステムの開発が望まれる。なお、オーダーの内容は投薬、注射に限らず、検査や処置、手術などに拡大されている。

ODA [objective data assessment] ⇨客観的栄養評価(きゃっかんてきえいようひょうか)

OTC [over the counter drugs] ⇨一般用医薬品(いっぱんよういやくひん)

ODT療法(りょうほう) [occlusive dressing technique] 〈閉鎖包帯法、密封包帯法〉 軟膏、クリームなどの外用薬を皮膚面に塗布してラップフィルムで覆い、病巣を完全に密封してしまう療法。薬物の病巣への移行性が高まる。皮膚炎、乾癬の局所ステロイド療法などに用いる。

オートクレーブ 〈高圧釜、高圧蒸気滅菌装置〉 [autoclave] 装置内で適度な温度と圧力の飽和水蒸気中で加熱することにより、微生物を滅菌する。滅菌時間は滅菌される物品・材料によっても異なるが、滅菌条件は、飽和水蒸気温度が115℃で30分、121℃で15分、126℃で10分、134℃で3分などが推奨されている。滅菌装置としての普及度は高いが、高温・高圧に耐えられないプラスチック製品を滅菌するのには適さない。→滅菌[法](めっきんほう)

オートピープ [auto-PEEP(positive endo-expiratory pressure)] 〈自己調節呼気終末陽圧〉 呼気相で呼気が完全に呼出されない結果、呼気が少しずつ補足され肺容量が増加し内圧が上昇してくる現象。エアトラッピング(空気とらえこみ現象)によっても生じる。高頻度換気の最中などに発生する。

オートプシーイメージング [autopsy imaging] ⇨AI

大原病(おおはらびょう) [Ohara disease] ⇨野兎病(やとびょう)

OPCAB [off-pumpcoronary artery bypassgrafting] ⇨オフポンプ冠動脈バイパス術

オーファンドラッグ [orphan drugs] 患者数が少なく、発病原因の究明が進まないために、市場性・採算性の観点から、製薬会社での研究・開発が期待できない薬物を指す。その対策として厚生労働省では、この種の希少疾病用医薬品の優先審査、研究開発促進助成や税制上の優遇などを行っている。

オープンエンドクエスチョン [open-ended question] クローズエンドクエスチョン(閉じた質問)と対比関係にある質問法。間接質問もしくは、文字どおり「開いた質問」と直訳される。問診やカウンセリングで質問する際に、相手に対し「はい」もしくは「いいえ」などの断定的な答えを要求しないような、広がりのある質問形式をいう。多肢選択によらない自由回答をひき出すことで、共感あるいは傾聴へのきっかけにし、コミュニケーションを深める目的で用いられる。→クローズエンドクエスチョン

オーランド, アイダ・ジーン [Ida Jean Orlando, 1926～] 米国の看護理論家の1人で、エール大学看護学部で精神衛生と精神科看護の教鞭をとっている。オーランド理論の基本は、あるとき、ある場所に生じた看護師と患者の相互関係をもとにした看護過程の記述で、その目的は効果的な看護実践の理論を生み出すためである。また彼女は、看護の過程を

「患者の言動」「看護師の反応」「看護行動間の相互作用」により展開していくものであるとし，この相互関係は，絶えず変化する状況により流動的(dynamic)なものとなると述べている．オーランドのいうニードは，人間の基本的一般のそれではなく，常に，個々の患者の「そのとき，その場のニード」として，きわめて限定的に扱われている．実践については観察，報告，記録，患者とともに行う行為および患者のために行われる行為をあげ，技術という概念を用いないで，実践(practice)と規定した．著書『看護の探求――ダイナミックな人間関係をもとにした方法』．→ニード理論

OLD（オールド）［observation list for eary signs of dementia］
⇨初期認知症徴候観察(しょきにんちしょうちょうこうかんさつ)リスト

緒方法(おがたほう)［Ogata reaction, Ogata method］
梅毒血清診断法の一種．原理は抗原減量法で，抗原としてカルジオリピンを用いて患者血清と反応させ，凝集反応の有無で判定する方法．スクリーニング法としては有用だが，生物学的偽陽性に注意が必要．緒方富雄(1903〜1989，血清学)．→梅毒(ばいどく)，ワッセルマン反応

オカルトがん［occult cancer］
⇨偶発(ぐうはつ)がん

小川培地(おがわばいち)［Ogawa medium］
結核菌培養に用いられる分離培地．小川辰次によってつくられたためこの名がある．小川培地には1％小川培地と3％小川培地とがあり，これは含有されるリン酸二水素カリウムの濃度による．主成分はグルタミン酸ナトリウムと全卵液で，このほかマラカイトグリーン，グリセリンを含む．マラカイトグリーンは雑菌の発育を抑制する作用をもつ．→結核菌(けっかくきん)，結核菌検査

悪寒(おかん)［chill］
〈さむけ〉体温の急激な上昇に先だち，皮膚の毛細血管が収縮し熱放散が減少することによって起こる．悪寒では患者が非常な寒さに襲われ，顔は青ざめる．さらに毛孔が閉鎖するため皮膚に粟粒(鳥肌)が生じ，歯はガタガタと四肢がふるえる．悪寒が激しくなると，全身の筋肉に痙攣が生じる(戦慄)．患者は大きな精神的不安に襲われ一段と恐怖にさいなまれるので，看護の基本として精神的支援と身体の保温に努め，継続して起こる体温上昇に対処する．

悪寒戦慄(おかんせんりつ)［shaking chill］
⇨悪寒(おかん)

置き換え(おきかえ)［displacement］
ある対象にむけられた危険な感情や衝動が抑圧されている場合に，閉じ込められた感情が，あまり危険でない表象に置き換えられる自己防衛機制．フロイト(Sigmund Freud, 1856〜1939, オーストリア, 精神病理学)によって明らかにされたもので，神経症の症状形成，夢形成などがこれにあたるといわれる．→昇華(しょうか)

オキサロ酢酸(おきさろさくさん)［oxaloacetic acid；OAA］
炭素数4のオキソジカルボン酸．クエン酸回路の一員として重要な役割を果たし糖新生の出発物質でもある．またアミノ基転移反応によってアスパラギン酸に変換される．→アスパラギン酸，クエン酸回路

オキシダーゼ［oxidase］
⇨酸化酵素(さんかこうそ)

オキシダーゼ反応(おきしだーぜはんのう)［oxidase reaction］
〈酸化酵素反応〉オキシダーゼの触媒する反応．すなわち基質分子を酸化する反応で，この際生じる電子の受容体として酸素(O_2)が用いられるもの．O_2は水や過酸化水素に還元される．→酸化酵素(さんかこうそ)

オキシダント［oxidant］
酸化力のある物質，すなわち酸化剤の総称．光化学スモッグに関連して大気中に存在するオゾンや二酸化窒素(NO_2)などをとくに指すこともある．→光化学(こうかがく)スモッグ

オキシドール［oxydol］
⇨過酸化水素水(かさんかすいそすい)

オキシトシン［oxytocin；OX］
下垂体後葉ホルモンの1つ．視床下部で合成されるペプチドで9個のアミノ酸からなり，下垂体後葉に貯蔵される．哺乳や分娩時の生殖器の刺激によって放出され，子宮平滑筋を収縮させるほか，乳腺に作用して射乳を起こす．→下垂体後葉(かすいたいこうよう)ホルモン

オキシトシンチャレンジテスト［oxytocin challenge test；OCT］
⇨胎児予備能試験(たいじよびのうしけん)

オキシドレダクターゼ［oxidoreductase］
⇨酸化還元酵素(さんかかんげんこうそ)

オキシプロリン［oxyproline］
⇨ヒドロキシプロリン

オキシヘモグロビン［oxyhemoglobin］
酸素(O_2)が結合したヘモグロビン．ヘモグロビンはその1分子につき4分子のO_2と結合する能力をもち，赤血球中に存在して肺と組織の間の酸素運搬を担っている．

オキシメーター［oximeter］
〈酸素濃度計〉血液の酸素飽和度，すなわち血中のオキシヘモグロビンの比率を測定する機器．オキシヘモグロビンとデオキシヘモグロビンとを光の吸収スペクトルの差により区別して測定する光電比色式のものが用いられる．採血した血液により測定するものと，指先などにプローブを取り付けて生体中の酸素飽和度の変化を連続的に測定するものとがある．

荻野学説(おぎのがくせつ)［Ogino theory］
1924(大正13)年，荻野久作(1882〜1975，産婦人科)が発表したもので，女性の排卵期と受胎期を時間的側面からみた学説．排卵は，月経周期の長短にかかわらず，次回月経の前日から逆算して12〜16日の5日間に起こり，これに精子の生存期間3日間を加えた次回月経前の12〜19日の8日間を受胎期とする．これは避妊にも応用され，荻野式避妊法とよばれる．

おくび［eructation, belching］
〈噯気(あいき)，げっぷ〉主として無意識に嚥下した空気が，胃内の緊張により逆流して口腔から吐き出される現象．健康な人でも過食や炭酸飲料摂取時に出現する．疾患としては，空気嚥下症，胃下垂，胃炎，胃潰瘍，胃がん

などの場合にみとめる．→空気嚥下［症］(くうきえんげしょう)

汚言（おげん）［coprolalia］
便，排泄過程に関連する汚い言葉，卑猥な言葉を絶えず口にすること．重症型のトゥレット症候群で典型的に現れることがあるが，ときに統合失調症に出現することもある．強迫観念の内容が排泄過程に関連していて，それが執拗に訴えられるときにも汚言となることがある．小児（4～5歳児）の場合は汚言的傾向を示しても，正常発達過程の範囲である．→トゥレット症候群

おしめ［diaper］
⇨おむつ

オシロメータ［oscillometer］
動脈血流量と拍出脈動を光電子的に検出することで，収縮期圧と平均血圧を測定する血圧計である．

オシロメトリック型血圧計（がたけつあつけい）［oscilometric sphygmomanometer］
⇨オシロメトリック法

オシロメトリック法（ほう）［oscilometric method］
〈オシロメータ〉 通常の聴診法は，カフに圧をかけたのちにゆるめていき，コロトコフ音で血圧を測定する．オシロメトリック型血圧計でも，カフに圧をかけてゆるめていくが，圧をゆるめていく途中で，心臓の拍動に同調した血管壁の振動が伝わってくる．このカフ圧の変動（圧脈波）を，電気的信号に変換して記録することで，血圧を測定する．オシロメトリック型血圧計では，圧脈波が急激に大きくなるときのカフ圧が収縮期血圧で，急激に小さくなったときのカフ圧が拡張期血圧である．

悪心★（おしん）［nausea］
NANDA-I 分類法 II の領域12《安楽》類1〈身体的安楽〉に配置された看護診断概念で，これに属する看護診断としては同名の〈悪心〉がある．

悪心・嘔吐（おしん・おうと）▶大項目参照

OSCE（オスキー）［objective structured clinical examination］
客観的臨床能力試験と訳され，医療者の臨床能力を客観的に評価したり，学習する方法として用いられる．内容としては，面接や診察の技能や態度，検査結果を解釈する能力を評価したり教育する．患者の条件を一定にし，1人の評価者が同じ場面を見たりチェックリストを使うため，客観性や信頼性のある試験方法である．具体的には，標準化された模擬患者を用いて行われる．→PBL，模擬患者（もぎかんじゃ）

オスグッド－シュラッター病（びょう）［Osgood-Schlatter disease］
〈膝蓋腱炎，ジャンパー膝〉 10～15歳の成長期に主に男児にみられる疾患で，1903年にオスグッドとシュラッターによって報告された．脛骨粗面に付着している膝蓋靱帯の牽引力によって，外小傷が繰り返し生じることが原因と考えられている．症状は，ジャンプやキック動作などの運動後の脛骨粗面の疼痛，局所の熱感や腫脹が多くは片側の膝にみられるが，両側の場合もある．またX線所見として脛骨粗面の不規則な陰影や遊離骨片がみとめられる（図）．予防には大腿四頭筋の

ストレッチングが効果的である．治療には，局所の安静と消炎鎮痛薬や専用サポーターの使用，重症時には骨片摘出術がある．Robert Bayley Osgood(1873～1956, 米，整形外科), Carl Schlatter(1864～1934, スイス, 外科).

■図　オスグッド－シュラッター病

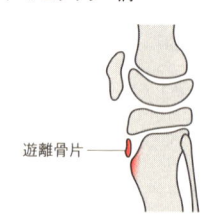

遊離骨片

オステオパシー［osteopathy］
19世紀後半に，米国のアンドリュー・テイラー・スティル(Andrew Taylor Still, 1828～1917, 医師)により開発された療法．身体構造の異常，とくに脊椎の異常はすべての器官に深刻な影響を与えるという考えに基づいている．①すべての筋肉，骨格の調整，②内臓およびその支持組織（靱帯，間膜など）の調整，③頭蓋骨の調整と脳脊髄液の循環の改善，④リンパマッサージによるリンパの流れの調整，⑤筋肉や関節に多数存在する固有受容器に対するアプローチ，などを行い，本来備わっている防衛力の回復と自然治癒力の向上を目指すものである．

オステオポローシス［osteoporosis］
⇨骨粗鬆症（こつそしょうしょう）

オステオポンチン［osteopontin；OPN］
〈ウロポンチン〉 細胞表面のRGD依存性インテグリン $\alpha_v\beta_3$ に結合するRGD配列をもつ分子量44～60 kDaの細胞接着分子・リン酸化糖蛋白質で，OPNともよばれる．がん転移や，リウマチ，多発性硬化症などの自己免疫疾患，骨代謝に関与すると考えられている．近年，自己免疫疾患の治療薬としてOPNの機能を中和する抗OPN抗体が第I相臨床試験に入っている．また，アスベストの曝露によって生じる胸膜中皮腫の患者では血清OPN濃度が高くなることが確認されており，胸膜中皮腫の腫瘍マーカーにも利用されている．

オストミー［ostomy］
ストーマを造設する手術を指すが，造設されたストーマそのものを指すこともある．→ストーマケア

オストメイト［ostmate］
便や尿を排出するために腹壁にあけた小開口をストーマ（人工肛門や人工膀胱）といい，これを保有する人のことをオストメイトという．国内外にオストメイトの会（日本オストミー協会など）があり，QOLの向上や福祉増進のために活動している．

オスラー結節（けっせつ）［Osler nodule］
〈オスラー痛点〉 感染性心内膜炎においてみられる皮膚・皮下の小紅斑．指趾先端の腹側に現れ，わずかに隆起して疼痛を伴う．細菌や血管閉塞部位に対する

アレルギー反応と考えられる．William Osler(1849～1919, カナダ, 内科学)．→感染性心内膜炎(かんせんせいしんないまくえん)

オスラー痛点 [Osler painful spot]
⇨オスラー結節

オスラー病 [Osler disease]
遺伝性の出血性毛細血管拡張症．毛細血管の弾力性が低下するため，血管が拡張して真紅色の小さな丘疹(出血斑)をつくる．一般に10歳～思春期以降に発症する．丘疹は全身にみられるが，顔面，口腔粘膜，とくに鼻粘膜に好発する．慢性鼻出血，皮膚・粘膜の丘疹状血管拡張がみられる．William Osler(1849～1919, カナダ, 医師)．

オセロ症候群 [Othello syndrome]
〈嫉妬妄想〉 病的嫉妬や嫉妬妄想が主症状となっている病態のこと．配偶者が浮気をしている，不実を働いていると確信する妄想のことである．シェイクスピアの戯曲,『オセロ』に由来した命名である．嫉妬妄想はさまざまな精神疾患においてみられ，たとえば，アルコール依存症，統合失調症，妄想性障害，その他，器質性精神障害でも生じることがある．

汚染 [pollution, contamination]
接触や混合によって汚すこと．本来人間に有害なものが付着，あるいは混入した状態をいう．汚染には①放射性汚染，②細菌性汚染，③有機性汚染，④無機性汚染などがあり，汚染物質の種類によって区別される．環境汚染は現在人類が直面している最も大きな問題の1つである．→公害(こうがい)

汚染★ [contamination]
NANDA-I分類法Ⅱの領域11《安全/防御》類4〈危険環境〉に配置された看護診断概念で，これに属する看護診断としては〈汚染〉〈汚染リスク状態〉がある．

汚染区域 [contamination area (zone), contaminated unit]
病原微生物，放射線，公害などによって汚染されている場所．病院内では伝染病や感染症で汚染されている区域を指す．限局した創部，ベッド，病室，病棟単位で他と区別され，病原微生物の伝播，波及を防ぐための措置がとられる．→ガウン・テクニック，隔離(かくり)・逆隔離(ぎゃくかくり)

悪阻 [hyperemesis]
〈妊娠悪阻〉 つわり症状が悪化して栄養障害をきたし，体重減少，脱水，代謝障害などのために治療が必要となった状態．病因は未だに不明確であるが，内分泌学的要因，代謝性要因，精神医学的要因，アレルギー性要因などの関与が考えられている．初期症状は持続する悪心と頻回の嘔吐である．食事摂取が困難になると，次第に脱水と飢餓状態を呈し，尿量と体重の減少がみられるようになる．さらに病状が進行すれば，尿中にケトン体が出現し，血液濃縮，電解質異常(低カリウム血症)，便秘などの症状がみとめられる．脱水や電解質異常を放置すると脳神経症状を示すこともある．治療は安静，精神療法のほかに対症療法(食事療法，輸液療法，薬物療法)が主として行われる．外来治療により症状の軽快がみとめられず，臨床検査値などが増悪する場合は，入院させて治療を行う．

オゾン [ozone]
成層圏(地上10～60 km)大気中にオゾン層(地上25～45 km)として存在し，紫外線を吸収して，地上に到達する紫外線量を減少させている．近年，フロンガスなどの影響によりオゾン層が破壊されて穴があくオゾンホール現象が起こり，高緯度地方では紫外線照射量の増加により皮膚がんなどの発生率の増加が懸念されている．また，オゾンは強い酸化作用をもつことから殺菌，脱臭といった用途に使われるようになったが，人体には有害なため許容限度規制がある．

オゾンホール [ozone hole]
成層圏で平均25 kmの高さで地球を取り巻いているオゾン(O_3)を多く含む気圏をオゾン層といい，このオゾン層が破壊されて穴のようになっている部分をオゾンホールとよぶ．とくに南極の上空では1980(昭和55)年ころから毎年8～10月にこの現象が観測され，フロンガスによるオゾン層破壊との関連が注目されている．オゾン層は太陽からの強力な紫外線から地球の生物を守る重要な働きを担っており，オゾンホールの拡大による皮膚がんの多発，免疫機能の低下，白内障の増加などの健康に対する影響のほかに，生態系ではプランクトンの減少などが危惧されている．

おたふくかぜ [epidemic parotitis, mumps]
⇨流行性耳下腺炎(りゅうこうせいじかせんえん)

乙種看護婦 1948(昭和23)年に「保健婦助産婦看護婦法」が制定され，そのなかで文部大臣(当時)の指定した学校において2年間の看護に関する学科を修めた者，および厚生大臣(当時)の指定した乙種看護婦養成所を卒業した者が都道府県知事の免許を受け，医師，歯科医師または甲種看護婦の指示を受け看護を行うことができる者とされた．その後, 1951(昭和26)年の同法改正で甲種, 乙種は廃止され，現在の看護師制度になった．→甲種看護婦(こうしゅかんごふ)

オッズ [odds]
ある事象の起こる確率pを，起こらない確率1－pで割ったものをオッズという．たとえば，50％の確率は0.5/0.5＝1，75％の確率は0.75/0.25＝3，40％の確率は0.4/0.6＝0.67である．→オッズ比

オッズ比 [odds ratio ; OR]
要因に曝露した場合のオッズ$p/(1-p)$と要因に曝露しなかった場合のオッズ$q/(1-q)$の比，すなわち2つのオッズの比$p・(1-q)/q・(1-p)$をオッズ比という．疾病の発生や死亡，あるいは副作用などといった事象に関連して，ある要因の介入群とコントロール群のオッズ比を考えるとき，オッズ比が1.0であれば，要因の曝露が事象の発生に影響しないこととなる．これにより，オッズ比は介入の有効性を評価する尺度の1つとして用いられ，オッズ比＝1という帰無仮説が検定される．すなわち，オッズ比の95％もしくは99％信頼区間を算出し，その区間内に1が含まれていなければ，仮説は棄却され，介入の影響を統計的に有意と判断される．→付録3参照

オッディ括約筋 [Oddi sphincter]
〈膨大部括約筋〉 総胆管と膵管の十二指腸開口部(ファーター乳頭，十二指腸乳頭)にある平滑筋

からなる括約筋．胆汁の流出を調節する．総胆管結石，開口部の炎症性瘢痕による狭窄のある場合は，この部の括約筋切開術（sphincterotomy）を行う．1887（明治20）年に医師オッディがこの括約筋を発見したのでこの名がつけられた．Ruggero Oddi（1864〜1913，伊，解剖学）．

おねしょ [bed-wetting]
⇨夜尿症（やにょうしょう）

小野寺圧痛点（おのでらあつうてん） [Onodera press point]
小野寺直助（1883〜1968，内科）が発表した胃潰瘍の診断法．患者を横臥させ，脚を曲げさせて腸骨稜から3〜4 cmの個所を腸腹面のほうに母指で圧迫して疼痛の有無をみる．→圧[痛]点（あっつうてん）

オピエートレセプター [opiate receptor]
⇨オピオイド受容体

オピオイド [opioid]
神経にあるオピオイド受容体に結合して作用を発揮する化学物質をオピオイドという．強力な鎮痛作用を発揮するモルヒネをもとに，その受容体に結合する種々の化学物質が合成され，麻薬指定のコデイン，オキシコドン，フェンタニル，非麻薬であるペンタゾシン，ブプレノルフィンなどがある．

オピオイド受容体（じゅようたい） [opioid receptor]
〈モルヒネ受容体，オピエートレセプター〉痛覚伝導路のほかに精神機能と密接に関連する脳部位にも高濃度に分布し，μ，σ，δおよびκなどのサブタイプに分類されている．オピオイド（モルヒネ）は中枢性，末梢性などに作用するオピオイドアゴニスト（作動薬）で，中枢神経系に対する作用では，低用量で運動中枢や感覚に影響を及ぼさずに痛みを低下させ，呼吸および咳嗽中枢を強く抑制し，高用量で催眠作用を発現させる．それゆえ鎮痛，鎮静，鎮咳に用いられる．また消化管の平滑筋を収縮，胃腸管の運動抑制，胃液，胆汁，膵液の分泌減少，肛門括約筋の緊張作用により強い止瀉作用をもたらす．

オピオイドペプチド [opioid peptide]
〈内因性モルヒネ様物質〉脳のモルヒネが結合する受容体に結合し，モルヒネの薬理学的性質に似た作用を示す一群のペプチドをいう．エンケファリン，β-エンドルフィンなどがある．これらの物質は脳内投与によって強い鎮痛作用を示す．→エンケファリン

オピオイドローテーション [opioid rotation；OR]
副作用発現によりオピオイド投与の継続が困難になった場合，あるいは十分な鎮痛効果が得られる前に副作用が発現するような場合に，ほかのオピオイドへの変更や投与経路の変更を行うこと．これにより，鎮痛作用の増強，副作用の軽減，耐性形成の回避を行うことが可能となる．各オピオイドの力価の換算が必要．→オピオイド

OffJT（オフ） [off the job training]
〈職場外教育〉一般的にOJT，自己啓発（SD）とともに教育の3本柱にあたるものとされている．具体的には「仕事の場を離れ，外部講師や社内インストラクターが講師となり，仕事に共通して必要な事柄や基本的知識，技能を集合で教えていく教育」を指す．OffJTは，集合で行うため「集合教育」ということもある．これに対して，OJTは業務上必要とされる実務経験に基づく技術などを学ぶことを指す．性格としては，OffJTはOJTなど職場内教育を補完するものといえる．→OJT

オプトメーター [optometer]
〈近点測定器〉本測定器を用いて眼球をのぞき，近方明視の限界点，すなわち近点の屈折状態を観察し，矯正範囲を定める．正常屈折度をゼロとし，基準値に調整するための矯正度数が決められる．

オフポンプ冠動脈バイパス術（かんどうみゃく　　じゅつ） [off-pump coronary artery bypass grafting；OPCAB]
人工心肺を用いずに心拍動下で行われる冠動脈バイパス術（CABG）の術式名．人工心肺を用いる体外循環下冠動脈バイパス術と比較し，良好なグラフト開存率，死亡率の低下，輸血率の低減，在院日数の短縮などの観点からその有用性が報告されている．術野を安定させるスタビライザー，心臓の位置を自在に移動させるハートポジショナー，視野を確保するため出血を吹き飛ばすジェットフローなどさまざまな手術用デバイスの開発・進歩により，本術式の普及のスピードは増している．

オペラント条件づけ（じょうけん） [operant conditioning]
〈道具的条件づけ〉個体が，ある刺激あるいは状況に対して1つの意識的反応をしたとき，目的にかなった良好な結果を得ると，以降その反応の頻度が高まる現象をいう．この原理を応用するものとして，たとえばアルコール依存症に対する条件づけ療法，精神遅滞児の教育などがある．

オミッションエラー [omission error]
認知心理学領域で用いられる用語で，たとえば与薬業務を忘れるといったような，要求された仕事の一部を忘れるなどのエラーを指し，現場において最も頻度の高いエラーと位置づけられる．

おむつ [diaper, swaddling bands]
〈おしめ〉現在使用されているおむつは，布おむつとおむつカバーの組合わせと紙おむつに分けられる．布おむつは吸収性のよい綿100％が多く，おむつカバーは耐水性（モレにくい），通気性（ムレない）に優れている伸縮性のあるウールが多く使われている．紙おむつは不織布（ポリプロピレンやポリエステル）が使われ，吸収・保水能力を高めるために高分子の吸収材（水を吸い込むとゼリー状に膨れ水分をかかえ込んで外へ出さないようにする化学物質）を含み，さらに外へ漏れないようポリエチレンフィルムで外側が覆われている．おむつを当てるとき，むやみやたらに足をひっぱって当てたり，お腹を締めつけて腹式呼吸を妨げないようにする．紙おむつは赤ちゃんの体型に合わせて大きさを選択する．おむつ交換も愛着形成のための大切なふれあいのひとときであることを考慮しながら行うことが大切である．近年では，高齢者用の紙おむつも数多く開発されている．ギャザー型やパンツ式のもの，また，尿漏れ用の各種パッド類もある．パンツ式のおむつや尿漏れパッドの活用は，消極的になりがちな高齢者の活動をより積極的にし，自立を高める結果となっているが，その利便性から，長期にわたり安易におむつを着用させることによって，寝たきりを増やしてしまうという問題もある．

おむつかぶれ [diaper rash] 〈おむつ皮膚炎〉 おむつ内に尿や便が存在するとアンモニアが発生し、傷ついた皮膚にさらに炎症をひき起こす。症状は、紅斑(発赤)、丘疹、びらんであり、なかには潰瘍にまで悪化する例もある。清拭や洗浄でおむつ交換をこまめに行い、尿や便と皮膚との接触時間をできるだけ短くし、皮膚が蒸れるのを防ぐことが大切である。

おむつ皮膚炎(ひふえん) [ammonia dermatitis] ⇨おむつかぶれ

おもて検査(けんさ) [cell grouping] ABO式血液型判定法の一方法。被検者の血球浮遊液1滴と抗血清1〜2滴を加え、凝集の有無を観察する。抗A血清で凝集するとA型、抗B血清で凝集するとB型、両方で凝集するとAB型、両方に凝集しないとO型である。血液型の判定には、うら検査でその結果を確かめる必要がある。→うら検査

重湯(おもゆ) [thin rice gruel] 米と水を1対10の比率で1.5時間ほど弱火で加熱し、ガーゼでこした流動食。重湯100g当たりのエネルギーは30 kcalであり、栄養価は低い。→流動食(りゅうどうしょく)

親子鑑別(おやこかんべつ) [determination of parentage] 被検者同士に生物学的な親子血縁関係がみとめられるか否かを自然科学的に検査し、判断すること。通常は血液検査およびDNA分析によりその遺伝関係を判断する。→DNA

親/子/乳児間愛着障害リスク状態★(おや/こ/にゅうじかんあいちゃくしょうがいじょうたい) [risk for impaired parent/infant/child attachment] NANDA-I分類法Ⅱの領域7〈役割関係〉類2〈家族関係〉に属する看護診断で、診断概念としては〈愛着〉である。

おやつ [refreshment] ⇨間食(かんしょく)

親役割葛藤★(おややくわりかっとう) [parental role conflict] NANDA-I分類法Ⅱの領域7〈役割関係〉類3〈役割遂行〉に属する看護診断で、診断概念としては〈役割葛藤〉である。

オリーブ橋小脳萎縮症(きょうしょうのういしゅくしょう) [olivo-pontocerebellar atrophy；OPCA] オリーブ核、橋核、小脳などに変性・萎縮をもたらす疾患で、脊髄小脳変性症に属する。わが国の脊髄小脳変性症のなかでは最も多くみられ、主に40〜50歳以降に発症する。小脳失調症のほかに、錐体路症状、錐体外路症状、自律神経障害がみられ、シャイ-ドレーガー症候群、線条体黒質変性症と併せて多系統萎縮症(MSA)とよばれる。

オリエンテーション [orientation] 一般的には方向づけのことをいう。看護・治療などにあたり、はじめにその展望を示して方針を明らかにし、意思統一をはかる。また患者に対しては新しい環境に順応するように最初に行う指導である。→術前(じゅつぜん)オリエンテーション

折りたたみナイフ現象(げんしょう) [clasp-knife phenomenon] 〈伸び反応〉除脳硬直の肢位は錐体路系の障害によってひき起こされる。その際、強直した関節を屈曲させようとすると、当初は不動であるが、ある程度以上力を加えると突如として曲がる現象をいう。

オルトラニー徴候(ちょうこう) [Ortolani sign] ⇨クリックサイン

オルニチン [ornithine] 塩基性アミノ酸の1つで、2,5-ジアミノ-n-吉草酸($C_5H_{12}N_2O_2$、分子量132.16)のこと。尿素回路における重要な代謝中間体であり、アルギニンの分解によって尿素とオルニチンが生じる。通常の蛋白質中には検出されないが、抗菌性ペプチドや細菌細胞壁のペプチドグリカンなどに存在する。→アミノ酸、アルギニン

オレイン酸(さん) [oleic acid] 〈脂肪酸〉オレイン酸は動物性脂肪や植物油に多く含まれている脂肪酸で、n-9系列に分類されるモノ不飽和脂肪酸である。皮膚刺激性が少なく、クリームやローションなどの化粧品の原料に多く利用される。

オレム看護論(かんごろん) セルフケアを中心的概念とする看護理論。「セルフケア理論」「セルフケア不足理論」「看護システム理論」の3つの理論から構成される。一般にこれらをまとめて「オレムによる看護の一般理論」という。①セルフケア理論：人間は、自己の生命の存続や健康、安寧を維持するために、普遍的セルフケア要件、発達的セルフケア要件、健康逸脱に対するセルフケア要件の充足という調整的機能を遂行する。②セルフケア不足理論：人間は、知識がない・判断できない・セルフケアの結果を生み出す行動がとれないとセルフケアの制限が生じる。このように、セルフケア行動の要求とセルフケア能力(セルフケアエージェンシー)のバランスの崩れたとき、看護ケアが必要とされる。③看護システム理論：看護システムは、看護者が、セルフケア不足をもつ患者に対して、セルフケア要件を充足するために、補完的関係のなかで意図的に行う実践行為としている。そしてそれは全代償、部分代償、支持教育の3つの援助システムにより構成され、患者の行動に合わせて1つ以上のシステムが用いられる。→オレム、ドロセア・E.

オレム，ドロセア・E. [Dorothea Elizabeth Orem, 1914〜2007] 現代米国の著名な看護理論家の1人。看護サービスと教育の両領域の実践においても活躍してきた。オレムはセルフケアの概念を看護の中心としており、人間の生命および健康維持にはセルフケアの実践が必要で、看護はこのセルフケアに対する援助であり、創造的な活動であるとしている。また患者やその家族が必要なセルフケアを習得できるまで、医療従事者は援助を続けなければならないとしている。著書『オレム看護論──看護実践における基本概念』。→セルフケア理論

悪露(おろ) ▶ 大項目参照

悪露交換(おろこうかん) [lochia exchange] 分娩後に排泄される悪露を褥婦の外陰や会陰および肛門部から除去し、子宮や会陰の感染予防、会陰創傷の治癒促進、局所の清潔・乾燥保持のために行うケアをいう。実施方法は施設により多少異なる。→悪露(おろ)

悪露滞留　[lochiometra]
〈悪露停滞〉　通常，分娩が終了すると，悪露は性器から体外に排出されるが，長期臥床など何らかの理由により，悪露が子宮内または腟内にとどまり，性器から体外へ排泄されなくなった状態をいう．→悪露（おろ）

オロチン酸　[orotic acid]
〈オロト酸，ビタミン B_{13}〉　牛乳のなかから発見された，核酸成分であるピリミジンヌクレオチドの生合成の中間物質の1つである．人体内で合成されるので，真のビタミンではない．中毒性の肝障害の回復を早めるが，多量に与えると逆に肝障害を起こす．また実験動物に大量投与すると脂肪肝を生じる．

悪露停滞　[lochiometra]
⇨悪露滞留（おろたいりゅう）

オロト酸　[orotic acid]
⇨オロチン酸

温罨法　[hot pack]
⇨罨法（あんぽう）

音韻障害　[phonological disorder]
〈音韻変化〉　発語の音声学的障害である．主として，話しことばの語音が正しく発音されない構音障害（皮質性構音障害）と，発語の速度，リズム，抑揚が障害された韻律障害よりなる．ブローカ失語〔症〕の中心症状である．→構音障害（こうおんしょうがい），ブローカ失語〔症〕

音楽療法　[music therapy；MT, musicotherapy]
〈ミュージックセラピー〉　音楽のもつ特性を治療技法として活用し，心身の障害を改善・回復するための芸術療法の一種．音楽の効果としては，鑑賞による心身の平穏化作用，歌唱や演奏による身体・情動の活性化などがある．精神発達遅滞児や自閉症児・情緒障害児などへ，また，身体障害のリハビリテーションとして，神経症や心身症などの精神障害の心理療法としてなど，音楽療法は幅広く活用されている．最近では，高齢者の心身の機能維持や改善のための方法の1つとしても活用されるようになってきている．米国では音楽療法士という資格が公認されているが，わが国ではその制度は確立されておらず，医師，心理学者，教師，音楽家などによって実践されているのが現状である．

オンコサイトーマ　[oncocytoma]
腎の良性腫瘍に分類される腫瘍であるが，腎細胞がんとの鑑別は困難なことが多い．血管造影で車軸状血管像を呈することが特徴的であり，組織学的にはミトコンドリアが豊富に存在することが診断の根拠となる．→腎細胞（じんさいぼう）がん，腎腫瘍（じんしゅよう）

オンコロジー　[oncology]
〈腫瘍学〉　生体の生活現象とは無関係に増殖する組織（新生物）について，広範囲にその発生の原因や組織・血液などの生物学的な諸特徴の研究によって，がん，肉腫，白血病などを究明する学問．

音叉　[tuning fork]
純音聴力検査（オージオメーター）ができないときに行われる簡便な聴力検査に用いられる金属製のU字型の器具．音叉を頭頂部，前額部中央に立てて音の遍在をみるウェーバー（Weber）法，音叉を乳様突起に立てて骨導後に気導を調べるリンネ（Rinne）法などがある．

温湿布　[fomentation]
⇨罨法（あんぽう）

温泉療法　[balneotherapy]
天然の温泉に含有されている成分および温水効果により，主に慢性疾患に対して行う療養法．それぞれの泉質に適応する疾患に対し，入浴のほか，飲用，含嗽，蒸気の吸入，運動浴がある．毛細血管拡張，神経鎮静，内分泌促進，抗菌その他数多くの効果がある．

温点　[warm spot, hot point]
皮膚あるいは粘膜の表面で温かみを感じる点のことで，「温」の受容器が存在する部位である．別に「冷」を感じる冷点も存在し，両者を併せて温度覚（temperature sense）という．

温度係数　[temperature coefficient]
化学反応を起こす因子には，さまざまなものがあるが，温度変化もその1つである．温度変化によって物質に量的変化が生じたときの，量的変化と温度変化の比を温度係数という．概ね温度が1℃上昇したときの変化量といえる．

温度受容器　[thermoreceptor]
皮膚，粘膜に分布し，温覚および冷覚を感知する受容器をいう．各受容器からは神経線維が発し，それぞれ皮膚表面の感覚点である温点，冷点と対応している．→受容体（器）（じゅようたい）

温熱中枢　[heat center]
⇨体温調節中枢（たいおんちょうせつちゅうすう）

温熱療法　[thermotherapy]
生体に温熱を作用させて，血行をよくし，新陳代謝を促進させ，また局所の疼痛を鎮静させ，筋緊張の緩和をはかる理学療法．広義には，局所寒冷法も温熱療法に含まれる．近年，がんの補助療法として加温療法（ハイパーサーミア；hyperthermia）が注目されてきている．がん細胞が熱に弱いという温熱感受性は以前から知られていたが，加温装置の急速な進歩によって普及した．その方法は全身に加温する全身温熱療法と，がん細胞に的をしぼって加温する局所温熱療法がある．進行がんや再発がんでは，がん組織が広範囲に広がっていることや，深部に局在することから全身温熱療法が用いられる例が多い．がん治療法としてはまだ完成されていないが，将来化学療法，放射線療法と組合わせることにより，その副作用を緩和しながら効果をあげることが大いに期待される．→寒冷療法（かんれいりょうほう），赤外線療法（せきがいせんりょうほう），熱気浴（ねっきよく），理学療法（りがくりょうほう）

オンブズマン　[ombudsman]
スウェーデンにおいて生まれた公的組織が語源である．代弁者，仲介者，仲裁者という意味が含まれており，議会や政府や党派，団体から独立し中立的立場で，冷静な判定者の役割を果たす人や委員会を指す．医療におけるオンブズマンは，主に医療過誤や医療事故などから患者の権利を守るためにさまざまな活動がなされている．

か

ガーゴイリズム [gargoylism]
⇨ハーラー症候群

カーター-ロビンス試験 [Carter-Robbins test]
⇨高張食塩水負荷試験（こうちょうしょくえんすいふかしけん）

加圧式定量噴霧器 [pressurized metered dose inhaler ; pMDI]
噴射剤に溶解し，耐圧容器の中で加圧された吸入ステロイド等の薬剤は，減圧すると気化し，エアゾルとして噴霧される．この性質を利用した吸入器具で，喘息の治療などに用いられる．従来噴射剤にはフロンガスが用いられていたが，近年ノンフロンガス使用となりつつある．添加剤としてエタノールを使用している製剤の場合，肺への到達度が優れており，服薬アドヒアランスの向上が期待される．→ドライパウダー吸入器

カーデックス [cardex]
患者の看護をチームメンバーが一致して実施できるように，個々の患者の看護計画を一定の形式に従って記録するように考案されたカード形式の記録紙のこと．一般にビジブルバインダーとして使用される．この用紙には，①患者の基本的事項（氏名，年齢，診断名など），②治療方針，③日常生活行動（食事，排泄，安静度など），④看護計画などが記録される．

ガーデン分類 [garden stage]
大腿骨頸部骨折を骨折と転位の程度により，stageⅠ～Ⅳの4段階に分類したもの．治療法の決定・選択に直結する分類である．stageⅠとⅡを非転位型，stageⅢとⅣを転位型として2つに分類することも提唱されている．stageⅠとは骨性連絡の残った不完全骨折である．stageⅡは完全骨折であるが，明らかな転位のないもの．stageⅢは完全骨折であり，明らかな転位のあるもの．stageⅣは転位高度の完全骨折である．

GERD [gastroesophageal reflux disease]
⇨胃食道逆流症（いしょくどうぎゃくりゅうしょう）

カーリング潰瘍 [Curling ulcer]
広汎ないし重度の熱傷患者にみられるストレス潰瘍．重症熱傷患者に胃・十二指腸潰瘍の合併が多いことをイギリスの外科医カーリング（Thomas Bilzard Curling, 1811～1888）が報告したことから，こうよばれている．→ストレス潰瘍

臥位 [decubitus]
⇨体位（たいい）

外陰炎 [vulvitis]
主に細菌や真菌の感染で起こるが，機械的刺激，腟からの異常分泌物，子宮や付属器などからの炎症の波及によることもある．外陰部の発赤，腫脹，疼痛や瘙痒感などの症状を呈する．→外陰瘙痒症（がいいんそうようしょう）

外陰潰瘍 [ulcus vulvae]
外陰部にみられる潰瘍の総称．ベーチェット症候群，結核，性感染症（STD），肉芽腫などさまざまな疾患に伴って形成される．治療は原疾患の確認により行う．→ベーチェット病

外陰がん [carcinoma of vulva]
閉経後の60歳代の女性に多くみられる外陰部原発のがん．大部分は扁平上皮がんで，領域リンパ節転移を起こすことが多い．治療は根治手術ないし放射線照射療法．

外陰ジストロフィー [vulvar dystrophy]
外陰萎縮症や外陰白斑症とよばれていたもので，外陰部の皮膚に瘙痒感や灼熱感を伴い，皮膚が肥厚して白斑をみる．また，小陰唇，陰核，大陰唇が萎縮して，腟口が狭くなる．更年期以降の女性に多くみられる疾患で，卵巣機能の低下が原因であるともいわれる．通常，治療には，副腎皮質ステロイド軟膏の塗布などが行われる．

外因性精神病 [exogenous psychosis]
外部から身体に種々の要因が加わり，それが原因となって起こる精神病の総称．頭部外傷，脳の出血，炎症，腫瘍などの器質的障害によるもの，アルコール，麻薬，重金属などの中毒によるもの，内分泌代謝障害や重症肝疾患などによる症候性のものなどがある．→外因反応（がいいんはんのう），精神病（せいしんびょう）

外因性内分泌攪乱化学物質
[endocrine disrupting chemicals, endocrine disruptors] 〈環境ホルモン，ホルモン様化学物質〉「内分泌系の機能に変化を与え，それによって個体やその子孫あるいは集団に有害な影響をひき起こす外因性の化学物質，あるいは混合物」（WHO）と定義される．わが国の環境省は「動物の生体内に取り込まれた場合に，本来その生体内で営まれている正常なホルモン作用に影響を与える外因性の物質」と定義している．PCB，DDT，ダイオキシン，トリブチル錫化合物などの残留性有機汚染物質とジエチルスチルベストロール，ゲニステイン，ビスフェノールAなどの女性ホルモン様物質に大別される．内分泌系への作用は多様で，その機序は未解明な部分も多い．→内分泌障害物質（ないぶんぴつしょうがいぶっしつ）

外陰象皮病 [elephantiasis vulvae]
会陰部を支配するリンパ管の閉塞（フィラリア症など）により，リンパ流のうっ滞から外陰部が浮腫をきたして肥厚し，象皮様となる疾患．→象皮病（ぞうひびょう）

外陰瘙痒症 [pruritus vulvae] 外陰部に瘙痒感を訴える疾患の総称．カンジダ症，刺激性帯下による外陰炎などが原因となる．→外陰炎（がいいんえん），カンジダ症

外陰腟真菌症 [vulvovaginal mycosis] 〈外陰カンジダ症〉主に *Candida albicans* による真菌性の腟炎．外陰の発赤，腫脹，湿潤，瘙痒をみとめる．表面に白色被苔をみる．陰部瘙痒症の1/3を占める．→腟炎（ちつえん）

外因反応 [exogenous reaction] 外的要因が原因となって起こった精神病状態．呼吸不全，腎不全，肝不全，頭部外傷などでみられ，せん妄，幻覚，見当識障害，不穏，意識障害などを呈する．→外因性精神病（がいいんせいせいしんびょう）

ガイガー・ミュラー計数管 [Geiger-Müller counter] ガイガー管を用いた放射能の測定装置．^{32}P や ^{45}Ca などから発生する β 線の検出に敏感である．γ 線の測定も可能だが計数効率は悪い．

回外 [supination] 前腕の回旋運動の1つを表す用語で，前腕を前に水平にさし出して，手掌が上を向くようにねじる運動をいう．この運動に働く筋を回外筋という．→回内（かいない）

絵画統覚テスト [thematic apperception test ; TAT] ⇨TAT

外眼筋 [external ocular muscles ; EOM] 眼球を動かす横紋筋で，上直筋，下直筋，内側直筋，外側直筋，上斜筋，下斜筋からなる．このうち上・下・内側直筋，下斜筋，上眼瞼挙筋は動眼神経に，上斜筋は滑車神経に支配され，外側直筋は外転神経に支配される．→滑車神経（かっしゃしんけい），眼筋麻痺（がんきんまひ）

外眼筋麻痺 [external ophtalmoplegia] 外眼筋の支配神経または筋自体の障害により眼球運動が障害されること．複視，斜視，眼瞼下垂などが起こる．支配神経の障害の原因としては脳内諸経路の炎症，腫瘍，軟化，血管障害，外傷，多発性硬化症などのほか，筋自体の原因としては筋無力症，眼筋型ジストロフィーなどがある．→外転神経麻痺（がいてんしんけいまひ），眼筋麻痺（がんきんまひ）

回帰収縮 [reciprocal beat] 房室接合部から発生した刺激が，房室接合部収縮を生じさせる．その刺激が逆行性に房室接合部を上行する過程で，順行性に伝導路を下行し，心室を再活性化して心室の収縮を起こす場合をいう．この再活性による収縮を回帰収縮とよぶ．期外収縮によって生じる回帰収縮を回帰期外収縮とよぶ．心房性，房室接合部性，心室性の回帰期外収縮がある．→リエントリー

回帰直線 [regression line] 2変数に直線的相関が想定できるとき，この関係は直線の式で表すことができる．この2変数の関係に最もよくあてはまる直線のこと．直線の式を回帰式とよぶ．

回帰熱 [recurrent fever, relapsing fever] 〈再帰熱〉ダニやシラミが媒介するボレリア属の細菌によって起こる，敗血症の1つである．ボレリアはこれまで，シラミが媒介するものは全世界的に，ダニが媒介するものは米国南西部，アフリカ，中東などを中心に，全部で10種類以上が確認されている．潜伏期ののち，悪寒戦慄を伴う高熱が数日続き，解熱すると再発する．これを数回繰り返す回帰性の発症パターンをとる．血液塗抹標本のギムザ染色やライト染色により診断が確定される．感染症法では4類感染症に分類されている．→感染症法（かんせんしょうほう），スピロヘータ感染症

回帰分析 [regression analysis] ある変数上の測定値の変動が，他の測定値の変動によってどの程度説明されるかを分析する手法．従属変数と独立変数の間に式を当てはめる．一次式モデルを用いる線形回帰が使われることが多い．

回帰モデル [regression model] 2組以上の対となるデータをもとに目的変数と説明変数の間の関係を記述できる場合，それを回帰モデルという．→説明変数（せつめいへんすう），目的変数（もくてきへんすう）

階級 [class] ⇨クラス

開胸術 [thoracotomy] 胸膜，心臓，肺，縦隔，大血管，食道，横隔膜などの疾患の治療を目的として胸壁を切開し，胸腔に達する手術をいう．胸腔は大気圧に対し生理的に密閉された陰圧腔で，開胸術を行うと肺は縮んでしまう．したがって，術中は気管内挿管による気管内加圧が必要である．閉胸時は残存肺を十分に膨張させて外界との交通を遮断することが重要で，そのため胸腔内の空気や血液，滲出液を排出するために胸腔ドレーンを挿入する．また，胸膜は感染に対する抵抗力が弱いので滅菌操作がきわめて重要である．術後管理の中心は酸素吸入，痰の除去などの気道管理と胸腔ドレーンの管理が中心となる．開胸術後の合併症としては，出血，肺膨張不全，無気肺，肺炎，肺水腫，気管支瘻，循環不全などがある．外傷や急性疾患により開胸術を緊急に実施する場合を緊急開胸術という．緊急手術の必要な胸部外傷としては，開胸創，多量の空気漏洩，大量胸腔内出血，食道損傷，心大血管損傷などがあげられる．→心（しん）タンポナーデ

開胸心マッサージ [open chest cardiac massage] 心肺蘇生時，非開胸マッサージでは効果がないと判断したとき，開胸し，心臓を直接手で圧迫してマッサージを行う手技．→心[臓]（しんぞう）マッサージ

外気浴 [air bath] 〈空気浴〉患者を戸外の空気，風などにあてること．外界の変化に適応させるためにとられる方法で，皮膚を刺激して新陳代謝を高め，気分を爽快にする．患者の状態に応じて，清浄な空気，十分な日光，季節感のある木々や草花などに触れさせることは，身体的活動を活発にして精神的にも活動意欲を高めるために有効である．また，乳幼児を気候の変化に慣れさせるため，戸外の空気に触れさせることも外気浴といい，一般に生後1か月以降より行われる．→日光浴（にっこうよく）

外頸静脈 [external jugular vein] 側頸部を下行する静脈で，後頭静脈，後

耳介静脈，前頸静脈を受け，胸鎖乳突筋の外側面上を下行して鎖骨下静脈に開口する．うっ血性心不全では怒張のみとめられることがある．

外頸動脈（がいけいどうみゃく）[external carotid artery ; ECA] 脳と眼球以外の頭部，顔面，前頸部に血液を送る栄養動脈．総頸動脈より分岐する．前枝は上甲状腺動脈，舌動脈，顔面動脈に，内側枝は上行咽頭動脈に，後枝は胸鎖乳突筋枝，後頭動脈，後耳介動脈に，終枝は浅側頭動脈，顎動脈となる．浅側頭動脈は全身麻痺時の脈拍の触診にしばしば用いられる．→頸動脈（けいどうみゃく）

壊血病（かいけつびょう）[scurvy] ビタミンCの欠乏による，細胞間隙結合物質コラーゲンの生成不全により出血傾向をきたす．歯肉炎（歯肉部の萎縮，出血，潰瘍）や皮下出血を特徴とする．毛細血管の脆弱性のためルンペル-レーデ現象が陽性のことが多い．小児にみられるものはメラー-バーロー病とよばれ，大腿骨骨端に有痛性の血腫がみられる．ビタミンCの投与，ビタミンCに富む果物，野菜を摂取させる．→ビタミン，ルンペル-レーデ試験

開瞼法（かいけんほう）[eye opening maneuver] 眼球の検査，診断，洗眼や治療（手術）のとき，母指と示指の指先で眼球を圧迫しないように，眼瞼を開く方法．手術用には種々の開瞼器がある．

外向型（がいこうがた）[extrovert] ⇨外向的（がいこうてき）

開口器（かいこうき）[mouth gag] 意識不明や痙攣発作の患者の気道確保や咬舌防止，あるいは口腔・咽頭などの治療の際に，口を開けた状態にしておくために用いる器具．エスマルヒ開口器（らせん円錐型），ハイステル開口器（二弁差し込み型），ホワイトヘッド-エニックス開口器（開口固定型）などの種類がある．

開口障害（かいこうしょうがい）[disturbance of opening mouth] 口が正常に開かない状態．智歯周囲炎，顎関節炎，耳下腺炎などの炎症によるものが多いが，神経性，関節性，筋性，瘢痕性のものもある．破傷風の場合は咬筋の強直性痙攣により開口不能となるが，これを牙関緊急という．→咬痙（こうけい）

外向的（がいこうてき）[extrovert] スイスの精神医学者ユング（Carl Gustav Jung, 1875〜1961）の提唱した性格に関する概念である．性格は，興味や関心が外に向かう外向的性格か，逆に心の内面に向かう内向的性格かに分かれるとした．外向的とは，まず外的事実を評価するので，社交的で他人との関係を重視して態度を決定していく．他人にみとめられることに存在意義を見出すが，他人との関係を過剰期待し，自分を見失いやすいといえる．期待が叶わないとヒステリーを起こす神経症の傾向がある．しかし，このタイプは，客観的かつ合理的な思考，判断力を有し，リーダーシップをとることが多い．

外肛門括約筋（がいこうもんかつやくきん）[external sphincter muscle of anus] 内肛門括約筋の外側にある輪走する横紋筋．肛門を閉じる働きをする．この筋肉の障害やその支配神経である陰部神経叢の障害により便失禁，排便異常が起こる．→内肛門括約筋（ないこうもんかつやくきん），排便（はいべん）

介護サービス計画（かいごさーびすけいかく）⇨ケアプラン

介護支援サービス（かいごしえんさーびす）⇨ケアマネジメント

介護支援専門員（かいごしえんせんもんいん）[care manager] 〈ケアマネジャー〉介護支援専門員とは，介護保険法で定める者で，要介護者の相談および依頼に応じて，要介護者が適切な居宅サービスまたは施設サービスを利用できるよう，市町村や居宅サービス業者，介護保険施設との連絡調整を行い，介護サービス計画（ケアプラン）を作成する．また，市町村から受託して要介護認定調査を行う．介護支援専門員の資格は，一定の資格要件と保健，医療，福祉の実務経験のある者が実務研修受講試験を受け，合格後に実務研修を修了して取得する．→介護保険（かいごほけん），ケアマネジメント

外固定〔法〕（がいこていほう）[external fixation] 骨折や関節炎などで患部を固定する場合，切開せずに皮膚の上から間接的に固定する方法．通常はギプス包帯が最もよく使用され，アルミ板，樹脂板などを副子として用いることもある．広義には，絆創膏などによる一時的な固定もこれに含まれる．これに対して，組織を切開し，人体に無害な金属の器具を用いて，直接患部を固定する方法を内固定，観血的固定という．→関節固定術（かんせつこていじゅつ）

介護認定（かいごにんてい）[care need certification] ⇨介護保険（かいごほけん）

介護福祉士（かいごふくしし）[certified care worker] 1987（昭和62）年に施行された「社会福祉士及び介護福祉士法」により制定された，要介護高齢者や障害者の介護に携わる専門職のための国家資格．その内容は「専門の知識及び技術をもって，身体上又は精神上の障害があることにより日常生活を営むのに支障のある者につき入浴，排泄，食事，その他の介護を行い，並びにその者及びその介護者に対して介護に関する指導を行うことを業とする者」（第2条第2項）とされる名称独占資格である．指定校，養成校を卒業するほか，3年以上の実務経験を経て試験に合格するなどの方法により取得できる．介護福祉士は，対象者の生活全般において，可能な範囲でのADL（日常生活動作）拡大をはかり，クオリティ・オブ・ライフ（QOL；生活の質）の向上を目指すことが期待されている．→社会福祉士（しゃかいふくしし）

介護保険（かいごほけん）▶大項目参照

介護保険法（かいごほけんほう）⇨介護保険（かいごほけん）

介護予防（かいごよぼう）超高齢社会に突入した現在，要介護高齢者，つまり，介護保険制度下での「要支援1，2」「要介護1」の高齢者が激増している．このような軽度の要介護者の身体機能を改善させること，または，要介護状態を進行させないようにすること．転倒予防，筋力向上などさまざまな介護予防事業が行われている．→介護保険（かいごほけん）

介護利用型軽費老人ホーム（かいごりようがたけいひろうじん）⇨ケアハウス

介護療養型医療施設 医療法に基づいて医療と介護を必要とする高齢者が入所する施設．要介護認定を受けた「要介護1」以上の者が入所できる．厚生労働省は，全国に約14万床ある介護療養型医療施設を介護老人保健施設や居住型サービス(有料老人ホームなど)に転換をはかり，2011(平成23)年度末には廃止する方針を打ち出している．

介護老人福祉施設 ⇨老人福祉施設(ろうじんふくししせつ)

介護老人保健施設 〈老人保健施設〉 介護保険法により定められた入居施設の1つ．病状が安定している要介護者を対象に家庭復帰を目指して，看護・医学的管理のもとに介護や機能訓練を行う．1988(昭和63)年の老人保健法改正で創設された老人保健施設が介護保険法施行により名称を変更してこの呼称となった．施設の機能は病院と特別養護老人ホームの中間的なものである．2006(平成18)年4月から介護保険に導入された「新予防給付サービス」を行っている施設では，介護認定で「要支援」とされた者を対象に「介護予防短期入所療養介護」や「介護予防通所リハビリテーション」などを実施している．→介護保険(かいごほけん)

カイザー-フライシャー角膜輪 [Kayser-Fleischer ring] 肝レンズ核変性症(ウィルソン病)でみられる特徴的な眼球角膜辺縁の色素沈着をいう．神経症状より前に現れるので，診断上重要な所見である．Bernhard Kayser(1869〜1954, 独，眼科)，Bruno Fleischer(1874〜1965, 独，眼科)． →ウィルソン病

外耳炎 [otitis externa ; OE] 皮膚疾患や細菌感染で起こる外耳道の急性炎症．耳痛があり，開口時や耳介のひっぱり，乳様突起の叩打などで痛みは増強する．皮膚の腫脹や発熱を伴う．外耳道からの排膿により症状は軽減する．慢性のものではかゆみがある．→耳垢(じこう)

外痔核 [external hemorrhoids] ⇨痔核(じかく)

外子宮口 [external [uterine] os] 子宮頸管の下端部が腟に開口した部分で，外頸管口ともいう．これに対して，子宮頸管の上端を内子宮口とよぶ．→[子宮]頸管切開術(しきゅうけいかんせっかいじゅつ)

χ二乗分布(χ^2分布) [chi-square distribution] 標準正規分布に従う変数の二乗和に関する分布が従うとされる分布．2つの名義尺度の関係を集約したクロス表のデータから，変数間の関連の有無を検定するときに用いられる．→期待度数(きたいどすう)，クロス表

外耳道異物 [foreign body of external auditory canal] 外耳道内の種々の異物．一般に子どもに多く，難聴，耳鳴，疼痛を起こすことがある．耳洗浄，異物鈎，鉗子，吸引などにより摘出する．

外シャント [external shunt] ⇨内(ない)シャント

外傷 [trauma] 〔損傷〕 物理的あるいは化学的外力による身体組織の損傷．物理的損傷には機械的外力(創傷)，高温(熱傷)，低温(凍傷)，電気(電撃傷)などが，化学的損傷には酸損傷，アルカリ損傷などがある．

外傷後ストレス障害 [post-traumatic stress disorder ; PTSD]
⇨PTSD

外傷重症度スコア [injury severity score ; ISS]
⇨ISS

外傷性横隔膜ヘルニア [traumatic diaphragmaticic hernia] 〈横隔膜破裂〉 横隔膜に何らかの理由(交通事故，高所からの転落，蹴られるなどの強い衝撃など)による外傷で穴が開き，そこから腹腔内の臓器が胸腔内に侵入した状態．→横隔膜(おうかくまく)ヘルニア

外傷性頸部症候群 [traumatic cervical syndrome] 〈鞭打ち損傷〉 自動車事故での追突や，スポーツ時に頭を強打するなどで頸部の過伸展が強制され，頭部と体幹を結ぶ筋肉の疼痛をきたす．このほか椎骨動脈不全症候(頭痛，めまい，悪心，耳鳴など)をきたす場合もある．X線撮影により頸椎に骨傷がなく，配列異常などがみられないことが特徴である．通常は，局所の安静により3〜4週間以内に軽快治癒する．疼痛や頸部可動域制限の強い場合には，固定カラーの使用や消炎鎮痛薬投与を行う．→頸部損傷(けいぶそんしょう)

外傷性色素沈着症 [traumatic pigmentation] 外傷あるいは熱傷などによる炎症のあとにできる皮膚の色素沈着．主にレーザー治療が選択される．→色素沈着(しきそちんちゃく)

外傷性精神障害 [traumatic mental disorder] 外傷には，物理的衝撃と心理的衝撃という2つの意味がある．前者の意味での外傷性精神障害とは，頭部外傷によって生じた精神障害を指し，具体的には脳震盪精神病，脳挫傷精神病などを指す．後者の場合，心的外傷ともいわれ，心が衝撃を受けて，その働きに半ば不可逆的な変化が生じた状態を指す．急性ストレス障害，心的外傷後ストレス障害(PTSD)が含まれる．近年，解離性障害や境界性人格障害と心的外傷との関連が注目されている．→心的外傷(しんてきがいしょう)

開心術 [open heart surgery ; OHS] 〈直視下心手術〉 心臓に切開を加え心内操作・修復を行う手術を指す．開心術は，原則的に人工心肺装置を用いた体外循環下に行われる．すなわち，心臓に還流する静脈血を脱血管を介して体外の人工肺(酸素化装置)に導き，血液に酸素を与えると同時に二酸化炭素を下げ，人工心(ポンプ)により酸素化血液を送血管を介して体内の動脈に送り込む．開心術では抗凝固薬であるヘパリンが投与される．人工心肺装置を用いた体外循環を行うことで，無血野に近い状態で手術操作を行うことができ，心筋保護法を併用した心停止下の手術も可能となる．開心術では，臓器保護のために体温を下げる低体温法を併用することが多い．開心術の代表的なものとして，心臓弁膜症手術，先天性心疾患の心内修復手

術などがある．体外循環下の冠動脈バイパス術は，心内操作を伴わないので，厳密にいえば開心術ではないが，体外循環下に行われる心臓手術ということから開心術として論じられることが多い．→心臓手術（しんぞうしゅじゅつ），体外循環（たいがいじゅんかん），低体温法（ていたいおんほう）

外性器（がいせいき）［external genitalia］　生殖器のうち，外部から観察できる性器をいう．男性では陰茎（ペニス）と陰嚢をいい，女性では恥丘，左右の大陰唇・小陰唇，陰核（クリトリス），腟前庭，処女膜を総称した外陰部をいう．→女性生殖器系（じょせいせいしょくきけい），泌尿器（ひにょうき）・［男性］生殖器系

カイゼルスベルト学園（がくえん）［hospital and deaconess training center in Kaiserswerth］　ドイツのカイゼルスベルトにテオドール・フリードナー夫妻が開設した看護師養成施設〔1836（天保7）年〕．初期のキリスト教教会のディアコネス（女執事）制度を復活し，看護を学ばせた．18歳で入学し3年間の教育課程のなかで病院や保護を必要とする者のための宿泊施設などで実地訓練を行った．ナイチンゲールはこの学園で学び，自己の看護学を確立した．Theodor Fliedner（1800〜1864，独）．→ナイチンゲール，フローレンス

回旋（かいせん）［rotation］　分娩において胎児は，骨盤内を通過する際，産道の各部位によって異なる広さや形に適合するように立体構造に合わせて種々の方向に屈曲，回転および下降，この様子を回旋という．胎児は，骨盤腔内を通過する間に3回，また児頭の娩出直後に1回の回旋をする．このうち第1と第3の回旋を横軸回旋あるいは胎勢回旋，第2と第4の回旋を縦軸回旋あるいは胎向回旋とよぶ．第1回旋は児頭が骨盤入口部に進入する機転として行われるもので，頤（おとがい）部が胸部に近づいて小泉門が最も先進する．第2回旋は骨盤腔を下降する間に営まれるもので，いわゆる半らせん状に回旋し，出口部近くなるところでは児頭の矢状縫合が骨盤の前後径に一致し，小泉門が母体の前方に，大泉門が後方に位置する．第3回旋は頭部娩出の営みであり，胎児の頤部は胸部から離れ，前頭，顔面，頷部の順に娩出するもの．第4回旋は肩甲の回旋に随伴して行われ，肩甲が骨盤出口部の前後径に一致するときに児頭もそれにつれて回旋し，顔面が母体大腿のいずれか一方の内側に向かうものである．分娩介助にあたっては，自然の回旋を待ち，努責の時期を適切に指導することが重要であり，また第3回旋では，胎児および母体の安全のために適切な会陰保護を行い，正常な回旋を誘導する．→分娩（ぶんべん）

疥癬（かいせん）［scabies］　〈ひぜん〉　疥癬虫（ダニの一種）の寄生による皮膚疾患．皮膚の接触感染による．指間，腋窩，下腹部，外陰部，大腿部，関節の内側などの比較的軟らかい部分に淡紅色で粟粒状の丘疹が多発し，激しいかゆみを生じる．丘疹に続いて灰白色の線条をみることがある（疥癬トンネル）．高齢者の施設内での集団感染が増えている．→丘疹（きゅうしん），皮膚瘙痒症（ひふそうようしょう）

外旋（がいせん）［external rotation；ER］　主に肩関節や股関節にみられる運動で，長管骨を軸として遠位端が外方へねじれる動きをいう．肩関節の場合は上腕部のねじれで，肘を直角に曲げ，上腕骨を軸として手先が円弧を描く運動のうち，上からみて右手では時計回り，左手では反時計回りの運動である．股関節の場合は大腿部のねじれで，同じく膝を直角に曲げ，大腿骨を軸として足部が円弧を描く運動のうち，上からみて右脚では時計回り，左脚では反時計回りの運動である．外旋の可動度は個々の関節の可動域によって決まるが，たとえば膝を伸ばした状態で爪先を外旋させる場合，股関節・膝関節・足関節の複合運動となり，可動度は大きくなる．なお，外旋と逆方向の運動を内旋（internal rotation）という．

回旋異常（かいせんいじょう）［anomaly of rotation］　胎児が娩出される際に，産道内で行われる種々の分娩機転が，正常分娩機序とは異なる回旋を示したものをいう．児頭の回旋異常のため分娩の進行が停止または遷延するので，帝王切開，吸引・鉗子分娩の頻度が高くなる．回旋異常の主なものとして，①前方前頂（頭）位：反屈の程度が軽度で，伸展した胎勢をとり大泉門部が先進してくる，第1回旋の異常，②高在縦定位：骨盤入口部で児頭の矢状縫合が骨盤前後径に一致するように進入してくるもの，③低在横定位：児頭が骨盤底近くまで下降しても第2回旋が生じないで矢状縫合が骨盤横径に一致したままのもの，④後方後頂（頭）位：第2回旋の異常で，児頭の下降につれて小泉門部が恥骨側に回旋しないで仙骨側に回旋しているもの，などがある．

咳嗽・喀痰（がいそうかくたん）　▶大項目参照

回想法（かいそうほう）［reminiscence therapy；RT］　高齢者の精神保健向上への治療的アプローチの一種．昔の事柄を回想することによって，認知症高齢者の情緒安定，問題行動の減少，意欲の向上，集中力の増加，社会的交流の促進などに有効とされている．また，うつ病や末期がん患者の精神の安定にも効果があるとされる．人生のさまざまな時期についてテーマを定めて回想する方法をいくつかのセッションに分けて継続的に行い，その際，昔の写真や出版物，生活用品などが利用される．高齢者介護施設では，グループもしくは個人を対象に行われている．

外側溝（がいそくこう）［lateral sulcus］　⇨シルビウス溝

外側膝状体（がいそくしつじょうたい）［lateral geniculate body, corpus geniculatum laterale］　視床後部に位置する視覚伝導路の神経核．視神経と視放線とを中継し，網膜からの視覚刺激を大脳皮質視覚領へと送る．→視神経（ししんけい）

外鼠径ヘルニア（がいそけい）［lateral inguinal hernia］　⇨鼠径部（そけいぶ）ヘルニア

介達牽引[法]（かいたつけんいん[ほう]）［indirect traction］　⇨牽引療法（けんいんりょうほう）

回[蛔]虫（かい[かい]ちゅう）［ascarid, *Ascaris lumbricoides*］　線虫類に属する人体寄生虫．成長すると体長は雄約17 cm，雌約25 cmとなる．雄の尾端は鉤状に曲がり，雌では鋭く尖る．経口的に摂取された虫卵が小腸内で孵化し，幼虫は肺などに移行してのち，再び小腸に至り成虫となる．

回腸　[ileum ; I]　小腸の肛門側約3/5を占める腸管．腹腔内では腸間膜に懸吊し，右下腹部，一部は小骨盤腔に位置する．空腸より明確な境界なく続き，回盲部で盲腸へ続く．内腔には輪状のヒダ（ケルクリングヒダ）があり，腸腺より消化液を分泌，絨毛から栄養素を吸収する．空腸に比べ，ケルクリングヒダ，絨毛は粗であるが，集合リンパ小結節（パイエル板）が存在する点が異なる．→腸間膜（ちょうかんまく）

回腸末端炎　[terminal ileitis]　⇨クローン病

外転　[abduction ; abd]　身体長軸から上肢，下肢が離れる方向の運動をいう．また手指においては，中指を中心にほかの指が離れる運動，母指がほかの指より離れる橈側外転・掌側外転を，足趾では第1・2中足骨間より足趾が5趾側へ向かう運動をいう．なお，外転と逆方向の運動を内転（adduction）という．

回転術　[version]　子宮内の胎児の位置を変える必要があるとき，術者の手で操作する方法．外回転術は，通常妊娠28週以後の骨盤位，横位を頭位に回転させるときに，腹壁上から術者の両手を用いて操作する．内回転術は，子宮口全開大またはそれに近いときに片手を腹壁上に，一方は子宮内に挿入して胎児の位置を変える．子宮口開大が不十分なときに行われる内回転術を双合回転術とよび，内手は2本の指のみである．危険を伴うため，現在はあまり行われない．

外転神経麻痺　[abducens paralysis]　脳底動脈の破裂による出血，血栓症，腫瘍や外傷などにより，外直筋を支配する外転神経が障害されるために起こる．障害側の眼球運動が麻痺するため，複視や内斜視が起こる．→外眼筋麻痺（がいがんきんまひ）

回転ベッド　[turning frame bed]　患者を上下2つのフレームの間に挟みベルトで固定したうえで，腹臥位や仰臥位の方向に回転できるベッド．ベッドの縦軸の両端にある旋回軸を支えにフレームを回転させるので，体位変換が容易にできる．両方のフレームはキャンバス布の断片で覆われているので，部分的に取りはずすことによって排泄，食事，読書などもできる．脊髄損傷，骨折，褥瘡の患者に用いられる．

解糖　[glycolysis]　〈エムデン-マイヤーホフ経路〉　グリコーゲンあるいはグルコースからピルビン酸を経て，乳酸を生じる代謝過程である．いくつもの段階を経て行われる反応で，すべて酵素の作用による．いろいろな組織，ことに筋組織の細胞内で起こり，エネルギーを産生する．この過程においては，酸素を必要としないため嫌気性解糖ともよばれており，またエムデン-マイヤーホフ経路（Embden–Meyerhof pathway）ともいわれる．酸素が存在する場合には，ピルビン酸は酸化されてクエン酸回路を経由して，最終的に水と二酸化炭素になる．→グリコーゲン，グルコース，乳酸脱水素酵素（にゅうさんだっすいそこうそ），ピルビン酸

開頭術　▶大項目参照

外毒素　[exotoxin]　細菌が増殖する際に，菌体外に分泌される毒素をいう．これを産出する菌には，ジフテリア菌，ボツリヌス菌，破傷風菌，志賀赤痢菌，ウェルシュ菌，コレラ菌などがある．外毒素の毒性は内毒素に比べて非常に強い．トキソイド化することにより抗毒素血清をつくって，治療や予防に用いられる．→エンドトキシン，ジフテリア，トキソイド

回内　[pronation]　前腕の回転運動．腕を下げた肢位では母指を前方から身体の内側へ，腕を前に伸ばした肢位では母指を上方から身体の内側へ，それぞれねじる運動をいう．回内角の測定は肩から肘までを体側に固定して行う．→回外（かいがい）

介入群イベント発生率　[experimental event rate ; EER]　介入群においてあるイベントが発生する割合．→付録3参照

開排制限　[limitation of abduction in flexion]　股関節を90度屈曲して外方に開いていく際，骨頭が臼蓋縁に当たって開くことができない徴候をいい，先天性股関節脱臼の重要な診断法である．簡単にみつかりやすい方法であるが，単に股内転筋が硬いときにも開排制限があり，本症の存在がすなわち脱臼ではないことに注意が必要である．脱臼の診断は必ずX線撮影とともに行う．

灰白質　[gray substance, gray matter]　大脳・小脳の外側部すなわち皮質は，主として脳神経細胞と樹状突起が集合し，肉眼的に灰白色を呈するので灰白質とよぶ．脊髄では逆で，内側部を灰白質という．→大脳（だいのう），白質（はくしつ）

灰白症候群　[gray syndrome]　⇨グレイ症候群

灰白色便　[acholic stool]　〈無胆汁便〉　便はビリルビン（胆汁色素）により通常は黄褐色を呈するが，胆汁のうっ滞を伴う肝・胆・膵疾患，あるいは胆道閉塞を起こす疾患などによって，腸への胆汁の流出が阻害されて灰白色を呈するようになった便をいう．→便（べん）の観察

外反　[valgus]　四肢において，関節部の内方に突出する度合いが正常よりも大きい状態．内反はこの逆．内方の定義はそれぞれの関節により異なる．→外反手（がいはんしゅ），外反足（がいはんそく），外反肘（がいはんちゅう），外反母趾（がいはんぼし）

外反膝　[knock-knee, genu valgum]　〈X脚〉　下肢全体が内側へ凸状に彎曲したものをいう（図）．先天性疾患やくる病，外傷による後遺症のほか，3～6歳ころまでは，成長過程の1つとして生理的X脚がみられる．治療には，矯正体操や矯正装具療法，矯正骨切り術などがあるが，生理的X脚では，遅くとも10歳ころまでには自然矯正する．→内反膝（ないはんしつ）

外反手　[manus valga]　先天性の尺骨の形成不全あるいは欠損により手に尺側変異をきたしたもの．内反手に比して発症はまれである．→外反（がいはん）

外反足　[talipes valgus]　足関節が内方凸に外反したもの．ほとんどのものが偏平足を併発している．これを外反偏平足という．→外反（がいはん）

■図 膝関節の変形

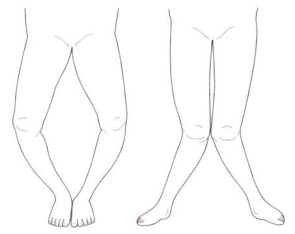

a.内反膝（O脚）　　b. 外反膝（X脚）

外反肘〔cubitus valgus〕
肘関節が尺側凸に外反したもの．手掌を前に出したとき，上腕長軸より前腕が外方へ出る肘をいう．生理的に肘関節は外反しており，10〜15度くらいまでは生理的外反とみなす．ターナー症候群では著明である．上腕骨外顆骨折などで変形治癒したものに多くみられる．→外反（がいはん）

外反母趾〔hallux valgus；HV〕
母趾（第1趾）が，小趾（第5趾）側に屈曲した状態．中足指関節に発生する後天的な変形で，靴の常用が原因と考えられている．第1中足骨の骨頭内側が圧迫され，滑液包の炎症を起こし，また骨の増殖が起こり，歩行に際し疼痛を訴える．→外反（がいはん）

外鼻〔external nose〕
顔面に突き出したいわゆる鼻の部分をいう．頭側の両眼窩の間の鼻根，その尾側の高まった部分の鼻背（はなすじ），その先端部の鼻尖（はなさき），左右にならぶ外鼻孔，その間の鼻橋，外鼻孔を取り巻く鼻翼（こばな）からなる．

外〔部〕環境〔external environment〕
個体（生活体）の皮膚，粘膜，感覚器を境にし，それより外部のものをいう．自然的環境（物理的・化学的・生物的）と社会的環境（文化的・心理的）に分けられる．これらの外部環境はそれぞれ単独に，あるいは多くの場合，複合して絶えず個体を刺激し，また個体も絶えず外部環境に影響を与えている．→環境（かんきょう），内〔部〕環境（ないぶかんきょう）

回復期〔convalescence〕
病状の進行が停止して，治癒に向かっていく期間をいう．インフォームド・コンセントの普及とともに，今日では患者が自身の医療に参加することが少なくない．とくに回復期にあっては患者自身が自分のケアに積極的に関心をもち，自立していくことが大切であるとされる．

回復室〔recovery room；RR〕
〈リカバリールーム〉手術後，麻酔から回復する過程での合併症や，手術によるさまざまな直接的障害から回復し，一般状態が安定するまでの間，患者を一時的に収容して保護・観察する病室．

開腹術（法）〔laparotomy；lap〕
骨盤腔内を含めた腹腔内・後腹膜腔臓器の手術または処置を必要とする場合に施行する．次のような切開法がある．①上腹部正中切開，②下腹部正中切開，③傍正中切開，④ファンネンスチール切開，⑤傍腹直筋切開，⑥横切開，⑦肋骨弓下切開など．その手順は，皮膚切開から，筋膜→筋層→腹壁腹膜の解剖学的な層に従って進める．このとき神経や血管の不必要な損傷をさけるのが原則である．

外分泌〔external secretion〕
腺細胞が生体に必要な化学物質を合成し，放出する作用を分泌といい，この作用は外分泌と内分泌とに分けられる．外分泌は腺細胞の集合体である腺が導管を形成し，これにより生成した分泌物を体外や胃腸管内へ放出する．外分泌腺には唾液腺，膵，胃腺，気管腺，汗腺，皮脂腺などがある．これに対して，内分泌は導管を通じることなく直接毛細血管に分泌物を放出する．→腺細胞（せんさいぼう），内分泌系（ないぶんぴつけい）

外ヘルニア〔external hernia〕
⇨ヘルニア

解剖学〔anatomy〕
ヒトの正常な身体の形態と構造を研究する学問を人体解剖学という．その記述体系によって系統的解剖学と局所解剖学がある．系統的解剖学は人体を骨格系，筋肉系，神経系など別々に記述していくもので，局所解剖学は人体の各部位の相互関係を取り扱うものである．研究方法の違いによって肉眼的解剖学，顕微解剖学ともいう．

解剖学的死腔〔anatomical dead space〕
⇨死腔（しくう）

開放骨折〔compound fracture, open fracture〕
皮膚に損傷があり，骨折部が外界と交通している場合を開放骨折とよぶ．外部の不潔なものが骨折部と接触・混入するため，感染の危険が多くなる．受傷後すみやかに（約8時間以内に）壊死に陥りそうな組織を切除し，洗浄を行うことが重要である．開放骨折の場合は，骨接合術の方式を決める際に感染予防の面での注意が必要である．また，骨折に際し骨以外の組織（筋肉，血管，神経，皮膚，皮下組織など）も損傷をうけている場合は複雑骨折という．→骨折（こっせつ）

開放性胸部損傷〔open thoracic injury〕
胸壁の鋭的または鈍的損傷により胸腔が外界と交通した状態．胸腔内の肺，心臓および大血管の損傷を伴うことがある．肺の損傷では肺が虚脱して呼吸困難をきたして，さらに心臓および大血管の損傷を伴えば出血性ショックから致命傷となることが多い．→胸部外傷（きょうぶがいしょう）

開放性結核〔open tuberculosis〕
患者の排泄物（主に喀痰）中に結核菌の排菌がみとめられ，周囲への感染の危険性が高い結核症．入院させて未感染者から隔離し，また自宅療養の場合にも，家族内感染を予防する処置が必要である．→結核〔症〕（けっかくしょう）

開放病棟〔open door system, open ward〕
〈病棟開放制〉精神病患者を物理的・心理的に拘束することなく，通常の病棟と同様に行動の制限を加えずに治療・看護を行う病棟の方式をいう．

開放療法 [open treatment of the wound]
⇨乾燥療法（かんそうりょうほう）

海綿状血管腫 [cavernous hemangioma]
毛細血管の増殖と血管腫の一種．皮膚および皮下組織（とくに顔面に多い），筋肉，肝，骨などにもみられる．→血管腫（けっかんしゅ）

界面電位 [phase boundary potential]
〈相界電位，相関電位〉 固相（固体）と液相（液体）など異なる相が接した境界面で，イオンの再配列や分離が行われた結果として生じる電位差をいう．たとえば，生理食塩液中では赤血球の表面は負に荷電している．一方，生理食塩液中の NaCl は Na^+ と Cl^- として存在している．赤血球の陰イオンは生理食塩液の陽イオンを引きつけて，赤血球の周囲には厚い陽イオンの層が形成される．すなわち赤血球の表面は，自身の陰イオンと生理食塩液の陽イオンという，電気的に二重の層となっている．この二重層を電気二重層界面電位（ゼータ電位）とよび，電気二重層が厚ければ，それだけ界面電位が高いということになる．この電気二重層表面の陽イオンにより，赤血球同士は反発し合い，一定の距離（35 nm）以内に近づくことができない．

回盲部 [ileocecum]
小腸の終末部の回腸末端と，大腸の最口側の盲腸との連結部分をいう．小腸から大腸へ腸内容が通過するが，逆流しないようにバウヒン結腸弁（回盲弁）が存在する．→盲腸（もうちょう）

回盲弁 [ileocecal valve]
〈バウヒン弁〉 回腸から大腸への開口部（回盲口）で，回腸が大腸腔内へ突出してつくる粘膜ひだ．バウヒン弁ともいわれる．上唇と下唇の2葉からなり，輪状平滑筋を含む．大腸内容の小腸への逆流を防ぐとともに，小腸内容が急激に大腸へ送られるのを防ぐ．回盲弁より下方の袋状部分を盲腸という．→回盲部（かいもうぶ）

潰瘍 [ulcer；UI]
皮膚や消化管粘膜などの，表面を覆う組織が種々の原因により欠損した状態．代表的なものが胃・十二指腸潰瘍である．組織欠損の程度から，粘膜のみの欠損はUl-Ⅰ，欠損が粘膜下層に達するものをUl-Ⅱ，固有筋層に達するものをUl-Ⅲ，固有筋層を貫くものはUl-Ⅳと分類されている．Ul-Ⅰのうち表層のみの軽度の潰瘍をびらんという．→穿孔（せんこう），穿通性潰瘍（せんつうせいかいよう）

潰瘍性口内炎 [ulcerative stomatitis]
年長児に多くみられる口腔粘膜の潰瘍形成．紡錘状桿菌やスピロヘータの感染，栄養不良，白血病，腎不全，重金属中毒，ビタミンCの欠乏などによって起こる．→口内炎（こうないえん）

潰瘍性大腸炎 ▶大項目参照

潰瘍治療薬 [antiulcer drugs]
⇨抗潰瘍薬（こうかいようやく）

外用療法 [topical treatment]
⇨軟膏療法（なんこうりょうほう）

外抑制 [external inhibition]
〈外制止〉 条件づけの最中に新奇な刺激が呈示されると，今までの条件づけられている反応が一時的に抑制されること．新奇刺激への定位反応が生じるためと考えられ，刺激への順化が進めば生じなくなる．

外来化学療法 [out-patient chemotherapy, ambulatory chemotherapy]
入院せずに通院により行う，がん化学療法．がん化学療法の種類，患者の状態，がんの種類・進行段階などによって，入院か，あるいは外来化学療法かが決まる．患者にとっては入院せずに行えるので，拘束時間や治療費などの面からも利便性が高く，QOLの向上にもつながる．一方で，自宅において患者自身が副作用のチェックなどを行わなくてはならないため，副作用対策などの教育が必要である．

外来看護 [nursing care in outpatient clinic]
入院せずに外部より通院する患者を診察する部門における，医師の診察の補助を中心とした看護師などの援助活動をいう．具体的には，診察・検査・処置の準備・介助・実施，患者の状態などについての医師や医療スタッフへの報告・連絡・調整，患者・家族への種々の情報提供や助言などきわめて多岐にわたる．また患者に対しては，診察・検査・処置に際してその内容や必要性を理解させ，不安や苦痛をできるかぎり取り除き，協力が得られるよう細かな配慮が必要となる．近年，包括医療の考え方から，外来患者に対する継続的かつ組織的な看護機能の拡大化が，なおいっそうはかられる方向にある．→継続看護（けいぞくかんご），総合看護（そうごうかんご）

解離性障害 [dissociative disorders]
〈ヒステリー〉 人のパーソナリティ，意識，体験は通常，一貫性と統合性を保っているが，解決困難な葛藤にさらされることなどが原因となって，その一貫性や統合性が破綻して生活に困難をきたしたり，著しい苦痛を生じる障害のこと．かつてヒステリーとよばれた病態の一部である．解離性健忘，解離性遁走，解離性同一性障害（PLD），多重人格障害（MPD），離人症性障害などが含まれる．

解離性大動脈瘤 [dissecting aortic aneurysm；DAA]
大動脈壁の中膜が層状に剥離して，その裂隙より血液が壁層間に圧出し，大動脈壁が瘤状になった状態．瘤状に膨隆していない状態は大動脈解離という．突発的で激烈な胸痛，腹痛，背部痛があり，ショック状態に陥ることもある．治療は病期および病型によって外科的治療より内科的治療が優先することもある．Ⅰ・Ⅱ型または破裂型は予後不良．→大動脈瘤（だいどうみゃくりゅう），動脈瘤（どうみゃくりゅう）

解離性感(知)覚障害 [dissociated sensory disturbance]
〈感覚解離，知覚解離〉 表在感覚のうち一部の感覚（温・痛覚）だけが障害され，ほかの感覚（触覚）および深部感覚は障害されない状態をいう．これらの感覚の求心性線維の脊髄内での伝導路が異なることによる．脊髄空洞症やワレンベルグ症候群などの際にみられる．→ワレンベルグ症候群

カイロプラクティック [chiropractic]
〈脊椎指圧療法，脊椎調整療法〉 脊椎を強く指圧して，四肢や体腔内臓器の慢性的な機能障害を改善しようとする民間療法．

カイロミクロン [chylomicron；CM]
〈キロミクロン〉 直径75〜800nmの

血漿リポ蛋白粒子で中性脂肪を多く含むほか，コレステロール，リン脂質，蛋白質を少量含む．腸から吸収された外因性中性脂肪はカイロミクロンを形成してリンパ管内に入り，胸管を経て循環血液中に出現する．リポ蛋白リパーゼにより分解されながら直径がより小さなリポ蛋白粒子（VLDL；超低比重リポ蛋白質，LDL；低比重リポ蛋白質）となる．→中性脂肪（ちゅうせいしぼう），乳（にゅう）び（糜），リポ蛋白，リポ蛋白定量

カウザルギー [causalgia]
〈灼熱痛〉　外傷による末梢神経の損傷の数週間後に起こる灼（や）けるような激しい痛み．自律神経機能の障害を伴う．疼痛は精神的な興奮，物理的刺激などで増悪する．外傷による交感神経切断部と，末梢神経損傷時に感覚神経線維とシナプスを形成するために起こると考えられている．治療としては，交感神経節の外科的切除，あるいは薬物による神経ブロックが有効である．

ガウス分布（ぶんぷ） [Gaussian distribution]
⇨正規分布（せいきぶんぷ）

カウパー腺（せん） [Cowper gland]
〈尿道球腺〉　前立腺の下部に位置する左右1対の外分泌腺．別々に尿道海綿体部に開口する．性的興奮によって無色透明，アルカリ性の粘液を分泌し尿道内と亀頭を潤す．William Cowper（1666～1709，英，解剖学）．→バルトリン腺

カウプ指数（しすう） [Kaup index]
正確にはカウプ−ダーヴェンポート（Kaup–Davenport）指数という．体型の表示法の1つで，とくに乳幼児期において有用とされる．一般に発育評価に適しているといわれている．判定基準は，乳児（3ヵ月以後）で20以上を「太りすぎ」，18～20を「太り気味」，16～18を「普通」，14.5～16を「やせぎみ」，14.5以下を「やせすぎ」とする．Ignaz Kaup（1870～1944，独，衛生学）．→ローレル指数

$$\text{カウプ指数} = \frac{\text{体重(g)}}{\text{身長(cm)}^2} \times 10$$

カウフマン方式（ほうしき） [Kaufmann method]
排卵を誘発させるためのホルモン投与方法の1つ．卵胞ホルモンと黄体ホルモンを同時に，あるいは時間をおいて繰り返し投与し，視床下部−下垂体−卵巣系ホルモンの働きを抑制後，ホルモンの投与を中止すると排卵が誘発される．無排卵症，子宮発育不全，無月経に対し行われる．Carl Kaufmann（1900～1980，独，産婦人科，医師）．

カウンセリング　▶大項目参照

カウンターショック [countershock]
〈電気的除細動〉　電流を心臓に流して不整脈を取り除く治療法．電極を胸壁に当てる体外式と，開胸して直接心臓に当てる体内式とがあるが，いずれも蓄電池の直流電流による．心室細動や心室粗動，心室性頻拍の発作などに際して，救急蘇生法として用いられるほかに，心房細動や心房粗動，発作性上室性頻拍の治療にも使われる．→蘇生法（そせいほう），電気療法（でんきりょうほう）

ガウン・テクニック [gown technique]
患者あるいは医療者が病原微生物から身を守るために予防衣の着脱を行って感染を防ぐこと．感染予防の感染経路対策の1つである隔離法に伴ってとられる方法．ガウン・テクニックを行う場合には，同時に手洗い，マスクやキャップの使用を実施する．ガウン・テクニックは，目的に応じて，ガウンの保管方法が異なる．1つは，感染しやすい状況にある患者（新生児や未熟児，手術患者，白血病や臓器移植後の患者など）に接する場合で，抵抗力が低下しているため，できるだけ無菌的な環境を維持する必要があるときに行われる，患者側に立った感染防御である（清潔区域に対するガウン・テクニック）．この場合には，病室が清潔であると考え，患者と接触するガウンの表側は清潔で，裏側は不潔とする．もう1つは，主として伝染病・感染症患者に接する場合で，医療者自身の感染防御および病原微生物をほかに媒介しないために行われる（汚染区域に対するガウン・テクニック）．この場合には，病室が汚染されていると考え，ガウンは患者と接触する表側を不潔とする．ガウン着脱の手順は，いずれもガウンの表側に触れないようにし，襟ヒモ，身ごろヒモを最小限使用し着脱する．ガウンの保管方法としては，殺菌ボックスに収納・保管する場合もあるが，ガウンをかけておく場所が汚染区域あるいは清潔区域であるのか，ガウン着用の目的がいずれであるのかを考慮して決められる．ガウン・テクニックの原則は，清潔区域と汚染区域の区別を明確にし，医療従事者全員が一致した方法をとることである．従来は洗濯や消毒に耐えられる木綿を使用していたが，現在はディスポーザブルのガウンが用いられている．

火炎状血管腫（かえんじょうけっかんしゅ） [flammeus nevus]
⇨単純性血管腫（たんじゅんせいけっかんしゅ）

下顎（かがく）がん [cancer of lower jaw]
下顎部のがん．歯肉粘膜に発生する場合が最も多く，下顎骨内，軟組織に生じることもあり，男性に好発する．→口腔（こうくう）がん

下顎呼吸（かがくこきゅう） [mandibular respiration]
吸気時に下顎を下げ開口する呼吸運動．呼吸不全の1形態で，衰弱が進行したり，脳虚血による死亡の直前にみられることが多い．

下顎神経（かがくしんけい） [mandibular nerve]
三叉神経の第3枝で，第1枝（前頭神経）や第2枝（上顎神経）と異なり感覚性神経線維と運動性神経線維との混合性神経である．三叉神経節から始まり，卵円孔を経て頭蓋底に出る．硬膜枝を分枝したのち咀しゃく筋への枝，耳介側頭神経，舌神経，下歯槽神経，頬（きょう）神経などに分かれ，各領域の感覚や運動をつかさどる．

化学伝達物質（かがくでんたつぶっしつ） [chemical transmitter]
⇨ケミカルメディエーター，神経伝達物質（しんけいでんたつぶっしつ）

化学物質過敏症（かがくぶっしつかびんしょう） [hypersensitivity to chemical substance]
化学物質や薬物の摂取，あるいは皮膚への付着により，全身的あるいは皮膚に異常反応を呈するもの．薬物の場合は薬疹といい，皮膚症状は蕁麻疹型，播種状紅斑丘疹型，滲出性紅斑型，湿疹型，紅皮症型，扁平苔癬型，紫斑型，固定疹型，光線過敏型，重症の中毒性表皮壊死融解型など多彩．発症機

序は化学物質が抗原性を獲得し，それに対するIgE抗体あるいは特異的感作リンパ球が産生されることによる．皮膚に付着して湿疹像を呈するとき，接触皮膚炎といい，パッチテストで抗原を発見する．

化学放射線療法（かがくほうしゃせんりょうほう） [chemoradiotherapy; CRT]
がんに対し，化学療法と放射線照射療法を併用する治療．肺がんの放射線療法では第一選択であり，胸部の進行がんに対して行われることが多い．食道炎や肺炎などの有害事象が起きりやすいので，その予防やケアに注意を要する．→化学療法（かがくりょうほう），抗悪性腫瘍薬（こうあくせいしゅようやく），放射線療法（ほうしゃせんりょうほう）

化学療法（かがくりょうほう） [chemotherapy; CT]
エールリッヒ（Paul Ehrlich, 1854～1915, 独，細菌学）によれば，化学療法とは「体内に寄生した病原微生物に対して化学物質を投与し，直接的に死滅させるか，増殖を抑制することによって治療すること」をいう．この化学物質は，病原微生物に毒性が強く，宿主生体（ヒト，動物）に毒性が弱く，選択毒性の強いものが望ましい．最近では悪性腫瘍に対する抗腫瘍薬による治療を化学療法ということが多い．広義には化学療法に用いる化学物質を化学療法薬というが，そのなかでもとくに抗生物質でないもの（化学的に合成されたもの）を狭義の化学療法薬とよぶ．以下に化学療法薬の分類を示す（表）．→化学療法（かがくりょうほう）（抗微生物）薬，抗悪性腫瘍薬（こうあくせいしゅようやく），抗真菌薬（こうしんきんやく），抗生物質（こうせいぶっしつ）

■表　化学療法薬の分類

化学療法薬（広義） (chemotherapeutics)	抗微生物薬	抗菌薬	抗生物質
			化学療法薬（狭義）
		抗ウイルス薬	化学療法薬（狭義）
		抗真菌薬	抗生物質
			化学療法薬（狭義）
		抗原虫薬	抗生物質
			化学療法薬（狭義）
		駆虫薬	化学療法薬（狭義）
	抗腫瘍薬 （抗がん薬）	抗生物質	
		化学療法薬（狭義）	
	免疫抑制薬	抗生物質	
		化学療法薬（狭義）	

化学療法（抗微生物）薬（かがくりょうほう（こうびせいぶつ）やく）▶大項目参照

過活動膀胱（かかつどうぼうこう） [overactive bladder; OAB]
2002（平成14）年，国際禁制学会（International Continence Society; ICS）で新たに定義された疾患名．尿意切迫感を有し，通常これに頻尿および夜間頻尿を伴い，切迫性尿失禁は伴うこともあれば伴わないこともある状態と定義されている．尿流動態検査（ウロダイナミクス）をしなくとも自覚症状（頻尿，尿意切迫感，切迫性尿失禁など）のみで診断できる症状・症候群．有病率は，男女を問わず加齢とともに高くなると推定されている．→頻尿（ひんにょう）

かかりつけ医 [primary care physician]
日ごろからその患者の診察・診療を行い，患者の心情，体質，既往歴，予防接種歴，家族歴をよく把握し，診療行為だけではなく健康管理上のアドバイスをする身近な医師のこと．イギリスでは，かかりつけ医としてのプライマリ・ケア医制度がある．

過換気症候群（かかんきしょうこうぐん） [hyperventilation syndrome; HVS]
〈過呼吸症候群〉　必要以上の肺内ガス交換が行われて，動脈血液中の二酸化炭素分圧（P_aCO_2）の低下と呼吸性アルカローシスによってひき起こされる症状の総称．過度の呼吸，呼吸困難感，心悸亢進，胸部の圧迫感，手指・口唇のしびれ，振戦，めまいなどの症状を呈する．一般には身体的・精神的ストレスや不安によって誘発され，若年女性に多くみられる．→多呼吸（たこきゅう），頻呼吸（ひんこきゅう）

牙関緊急（がかんきんきゅう） [trismus]
⇨咬痙（こうけい）

仮関節（かかんせつ） [pseudoarthrosis]
⇨偽関節（ぎかんせつ）

過期産児（かきさんじ） [post-term infant]
分娩予定日を超過（在胎42週以上）して出生した児をいう．体重は正常より重い児もあり，少ない児もある．しばしば皮膚における胎脂の減少，それに伴う落屑（らくせつ），伸びた頭髪，長い爪などの過期徴候をみとめる．また体重の少ない児は，胎盤機能不全症候群のためとされる．→胎盤機能不全症候群（たいばんきのうふぜんしょうこうぐん）

鉤爪[様]手（かぎつめようしゅ） [claw hand]
⇨鷲手（わして）

過期妊娠（かきにんしん） [post-term pregnancy, overterm pregnancy]
〈遷延妊娠〉　妊娠42週（294日）になっても分娩に至らない妊娠をいう．巨大胎児発育，分娩状態不良による産道通過障害（難産）の可能性，胎児胎盤機能低下により胎児低酸素症の危険性から胎児ジストレス（胎児機能不全）になりやすいことが指摘されている．厳重な妊娠管理が必要である．妊娠週数の誤りにより見かけ上の過期妊娠を除外するため，分娩予定日の再評価を行い，子宮頸管成熟度，児頭骨盤不適合（CPD）および胎児胎盤機能チェックなどから総合的に判定し，分娩方針を決定する．過期妊娠における分娩を過期産（晩期産）という．→胎盤機能不全症候群（たいばんきのうふぜんしょうこうぐん）

夏季熱（かきねつ） [summer fever]
夏季の高温環境下でみられる乳児の原因のはっきりしない発熱をいう．午前中に高熱があり，午後は平熱となることが多い．食欲不振が起こって吸乳しなくなり，ときに意識障害をきたす．詳細は不明であるが乳児では体温調節

機能が不完全なため，外部環境の変化に不適応となるものと説明されている．部屋を冷房するとともに，水分を十分に与え，うすめたミルクを与える．

可逆性虚血性神経脱落〔reversible ischemic neurological deficit〕
⇨RIND(リンド)

蝸牛〔cochlea〕　内耳のなかで，前庭の前下方部に位置し，カタツムリに似た形状の骨腔．蝸牛軸のまわりを約2.5回転する蝸牛らせん管からなる．回転の基底部には蝸牛窓があり，第2鼓膜が張っている．らせん管内は外リンパ液を入れている前庭階および鼓室階と，内リンパ液を入れている蝸牛管とに分かれる．蝸牛管は膜迷路の一部で，基底板(鼓室階との境界膜)上に聴覚器の本体であるコルチ器がのっており，蝸牛軸内を通る聴神経(蝸牛神経)を受ける．→聴覚(ちょうかく)

蝸牛神経〔cochlear nerve〕　第Ⅷ脳神経である内耳神経の一部で，聴覚をつかさどる．内耳道から蝸牛軸を通り，蝸牛のコルチ器にある有毛細胞を支配する．→蝸牛(かぎゅう)，内耳神経(ないじしんけい)

核医学〔nuclear medicine〕　放射性医薬品ないしは非密封放射性同位元素を使って，診断または治療をこころみる放射線医学の一分野をいう．甲状腺や腹水，胸水に対して治療応用がみとめられているが，診断の領域がその分野の大部分を占めている．診断は in vivo と in vitro の2つの領域に分かれ，前者では種々の臓器形態や機能異常の診断が可能であり，後者では血液中の微量物質の定量などが行われる．

核黄疸〔nuclear jaundice, kernicterus〕　〈ビリルビン脳症〉　中枢神経系の大脳基底核，延髄の神経核系などに間接型ビリルビンが沈着して，黄疸性着色が起こるものをいう．血液型不適合などの新生児溶血性疾患や，高度の間接ビリルビン症をきたした場合にみられる．症状として，筋緊張低下，嗜眠，吸啜反射減弱，次いで発熱，四肢強直，落陽(日)現象などがみられ，進行すると痙攣，呼吸障害のため死亡する．また救命しても脳性小児麻痺をはじめ，種々の後障害を起こす．治療は，核黄疸を起こす前に，過ビリルビン血症の段階で光線療法や交換輸血を行う．→新生児[生理的]黄疸(しんせいじせいりてきおうだん)，新生児溶血性疾患(しんせいじようけつせいしっかん)

角化細胞〔keratinocyte〕　⇨表皮細胞(ひょうひさいぼう)

角化症〔keratosis〕　皮膚表層の角質が異常増殖する病態の総称．角化細胞の増殖には，機械的刺激が主原因である胼胝腫(べんちしゅ＝たこ)や鶏眼(けいがん＝うおのめ)，角質の剝離遅延や遺伝性が考えられる魚鱗癬(ぎょりんせん)，ダリエー病などのほかに，手掌足蹠角化腫(しゅしょうそくせきかくかしゅ)などがある．→鶏眼(けいがん)

核家族〔nuclear family〕　夫婦関係を基礎とし，親子関係・兄弟姉妹関係など2人以上の人々によって構成される近親者の集団を家族とよぶが，その家族形態の基礎となる最小単位をいう．夫婦のみ，あるいは夫婦とその未婚の子ども(直系の実子や養子な

ど)で構成される家族のこと．

核形(型)移動〔nuclear shift〕　末梢血中の好中球の核形分布の変化のこと．左方移動(shift to the left)は未成熟好中球が多数を占める場合で，白血病や感染症にみられ，右方移動(shift to the right)は幼芽球および未成熟好中球が減り，成熟型が増える場合で，悪性貧血などで観察される．→核左方移動(かくさほういどう)

[角]結膜乾燥症〔conjunctival xerosis〕　眼球乾燥症(がんきゅうかんそうしょう)

顎口虫症〔gnathostomiasis〕　有棘顎口虫の感染によって起こる．顎口虫の成虫はネコやイヌの胃に寄生し，胃壁に腫瘤を形成する．その便中に排泄された虫卵が中間宿主に取り込まれる．中間宿主であるドジョウや雷魚やカニなどを生食するとその幼虫が人体に寄生し，体内を移動して皮膚に腫脹をきたす(皮膚爬行症)．虫体を発見して取り除く以外，有効な治療法はない．

顎骨骨折〔fracture of maxillary bones〕　外傷性骨折が大多数を占め，外傷以外では少ない．上顎骨に比べ下顎骨が多い．顔面の変形，開口障害をきたし，食物の咀しゃくが不能となる．治療はアーチバー固定を行う．

顎骨周囲炎〔perimaxillary inflammation〕　顎骨の骨膜下にできた膿瘍が骨膜壊死により自潰して起こる炎症．歯内の炎症にひき続いて起こる．顎下部の腫脹や痛み，嚥下痛などがある．切開排膿する．

顎骨腫瘍〔tumor of jaw〕　歯原性または非歯原性に起こる腫瘍でエナメル上皮腫や歯牙腫などがあり，一般に良性腫瘍が多い．下顎骨が膨隆して顔が変形したり，噛み合わせ・発音・嚥下障害を起こすことがある．

核細胞質比〔nucleocytoplasmic ratio〕　細胞質と核の容積の比をいう．同じ種類の細胞では，発達段階が同じであるとほぼ比率は一定しているが，腫瘍細胞では細胞質に比べて核が大きくなり，核細胞質比は増大する．

核左方移動〔nuclear shift to the left〕　細菌感染などで好中球が新生し，核の分葉が少ない幼若型の好中球が増加する現象．分葉数の少ない幼若型を左に，多い成熟型を右にとって各種好中球の数の分布を表すため，このようによぶ．→核形(型)移動(かくがたいどう)

拡散〔diffusion〕　成分の濃度分布が一様でない気体または液体中で，その成分が均一な分散を目指して移動する現象をいう．固体中でも起こるがきわめての速度が遅い．

核酸〔nucleic acid; NA〕　1869(明治2)年ミーシェル(Johann Friedrich Miescher, 1844〜1895, スイス, 生理化学)により膿球の核に発見された高分子物質．プリンまたはピリミジン塩基，ペントース，リン酸よりなるヌクレオチドを基本単位とし，それらがリン酸ジエステル結合で長い鎖状につながったポリ

ヌクレオチドである．ペントース部分がデオキシリボースかリボースかによってDNAとRNAに大別され，それぞれ重要な機能を担っている．→RNA，DNA，デオキシリボース，ヌクレオチド

核磁気共鳴膵胆管造影（かくじききょうめいすいたんかんぞうえい）[magnetic resonance cholangiopancreatography ; MRCP]
⇨MR膵胆管造影

角質溶解薬（かくしつようかいやく）[keratolytic agent]
皮膚を柔らかくし，弛緩させ，表皮の扁平上皮の剝脱を助長する薬剤．角質溶解作用を利用したもので，尋常性痤瘡治療のイオウ，鶏眼治療のサリチル酸などがある．

学習（がくしゅう）[learning]
一般的に，吸啜反射などのように生得的・先天的にもっている行動ではなく，後天的に環境との相互作用（経験や練習など）により長期間持続する行動変容を獲得すること．学習には，話し言葉や日常生活習慣行動を身につけるなどの発達と，文字や計算などの学業やスポーツのような特別な運動技能の獲得がある．

学習障害（がくしゅうしょうがい）[learning disabilities ; LD]
文部科学省では，「学習障害とは，基本的には全般的な知的発達に遅れはないが，聞く，話す，読む，書く，計算する又は推論する能力のうち特定のものの習得と使用に著しい困難を示す様々な状態を指すものである．学習障害は，その原因として，中枢神経系に何らかの機能障害があると推定されるが，視覚障害，聴覚障害，知的障害，情緒障害などの障害や，環境的な要因が直接の原因となるものではない」と定義している（学習障害及びこれに類似する学習上の困難を有する児童生徒の指導方法に関する調査研究協力者会議最終報告，1999）．学習障害には，大きく分けて言語性学習障害（文字，文章，数字といった言語性情報の入出力に関する学習能力障害）と非言語性学習障害（対人関係を築く能力や状況を理解するといった非言語コミュニケーション能力や，時間概念，空間概念などの非言語情報の入出力に関する学習能力障害）がある．知的障害や情緒障害などの鑑別を含めた的確な能力診断を受け，そのうえで個別の教育支援プログラムが必要である．

学習理論（がくしゅうりろん）[learning theory]
⇨行動変容（こうどうへんよう）

核小体（かくしょうたい）[nucleolus]
真核細胞の核内に存在する小体で仁，あるいは核仁ともいう．リボソームRNAの合成ならびにリボソームの組み立てが行われる部位とされ，塩基性色素によく染まる．がん細胞など蛋白合成や，増殖が盛んな細胞ではしばしば異型や増大をきたす．→細胞（さいぼう），リボソーム

覚醒アミン（かくせいアミン）[wake amine]
⇨覚醒剤（かくせいざい）

覚醒剤（かくせいざい）[wake amine, stimulant]
〈覚醒アミン〉交感神経作動薬中，中枢神経興奮作用の強いアンフェタミン，メタンフェタミン（ヒロポン）を覚醒アミン（覚醒剤）という．中枢においてドパミン，ノルアドレナリンの遊離を促進する．覚醒，多幸感，疲労の減少，食欲減退作用がある．急性中毒では幻覚，錯乱，せん妄がみられ，慢性中毒では幻覚，妄想などの精神病様症状がみられ，人格が荒廃する．覚せい剤取締法により使用が制限されている．→覚醒剤中毒（かくせいざいちゅうどく），メタンフェタミン，薬物依存（やくぶついぞん）

覚醒剤依存（かくせいざいいぞん）[amphetamine dependence]
⇨覚醒剤中毒（かくせいざいちゅうどく）

覚醒剤中毒（かくせいざいちゅうどく）[amphetamine addiction]
〈覚醒剤依存〉アンフェタミン，メタンフェタミン（ヒロポン）などの覚醒剤を常用することによって起こる中毒症で，容易に精神依存や耐性が形成される．禁断時には，無気力，倦怠感などの症状や統合失調症に似た幻覚，自閉，被害妄想などの症状を呈する．また，躁うつ病に類似する気分変調や感情鈍麻などが起こることもある．覚醒剤中毒には強い禁断症状はみられない．治療は覚醒剤の使用を中止し，症状に応じた対処を行うが，統合失調症に似た症状を呈すると，治療には長期を要する．→覚醒剤（かくせいざい），メタンフェタミン，薬物依存（やくぶついぞん）

額帯鏡（がくたいきょう）[head mirror, frontal mirror]
中央に穴のあいた直径10 cm前後の円形の凹面鏡．医師が額につけて光を反射させて，耳，鼻，咽喉頭の内部を見る．

拡大手術（かくだいしゅじゅつ）[extended surgery]
進行がんに対して根治を目指して標準手術の範囲を超えた，リンパ節郭清や合併切除を行う術式．たとえば，胃がんの場合，2群までの郭清を行う手術が標準手術だが，大動脈周囲のリンパ節（3群）の郭清を行う術式や膵頭十二指腸手術，左上腹部内臓全摘がこれにあたる．→リンパ節郭清

拡大リンパ節郭清（かくだいリンパせつかくせい）[expanding lymphadenectomy]
リンパ節郭清（切除）は，がんの摘出手術で転移予防を目的に，あるいは近隣のリンパ節への転移を想定して行われる．原発巣に近い順にリンパ節群を1群，2群，3群とし，定型手術では根治が望めない症例に対し，所属リンパ節の郭清のみでなく，2群，3群のリンパ節まで広範囲の郭清を行うことを拡大リンパ節郭清とよぶ．

喀痰（かくたん）[sputum ; SP]
⇨咳嗽（がいそう）・喀痰（かくたん）

喀痰細胞診（かくたんさいぼうしん）[exfoliative cytology of sputum, cytodiagnosis of sputum]
喀痰を塗抹，染色して異型細胞やがん細胞などの有無をみる検査．呼吸器系の悪性疾患の診断に重要な検査の1つである．→細胞診（さいぼうしん）

喀痰培養（かくたんばいよう）[sputum culture]
気道分泌物の細菌の有無を培養により検査する方法．細菌の種類の同定のほか，薬物感受性テストも同時に行うことができる．肺炎，気管支炎などの呼吸器感染症の診断に重要である．→結核菌検査（けっかくきんけんさ），培養検査（ばいようけんさ）

拡張型心筋症（かくちょうがたしんきんしょう）[dilated cardiomyopathy ; DCM]
左室または左室右室両者の拡張と収縮低下を特徴とする心筋疾患である．病因不明の特発性が最も多い．家族性または遺伝性，ウイルス性，免疫性，アルコール性，中毒性，その他の病因による二次性もみられる．病理組織学的所見はしばしば非特異的で，心筋細胞の脱落，線

拡張期雑音 [diastolic murmur；DM]　心音の聴診で、第Ⅱ音と次の第Ⅰ音との間に聞かれる可聴心音(雑音)。多くの場合、僧帽弁狭窄症、大動脈弁閉鎖不全症、肺動脈弁閉鎖不全症、三尖弁狭窄症などの弁膜疾患の存在によって出現する。→大動脈弁閉鎖不全症(だいどうみゃくべんへいさふぜんしょう)

カクテル療法 [cocktail therapy]　⇨多剤併用療法(たざいへいようりょうほう)

学童期 [school period, school age]　一般的には小学生の時期を学童期といい、6～12歳ころの時期をいう。生活習慣の自立もほとんど完成し、身体的・心理的に比較的安定した時期である。学校生活が最も重要であり、知的・運動的活動が盛んな時期でもある。

獲得免疫 [acquired immunity]　⇨後天性免疫(こうてんせいめんえき)

確認培地 [confirmatory medium]　細菌を同定するために、分離・純培養された菌について、その特性を確認するための培地。ブドウ糖、アミノ酸、乳糖などの分解能およびガス産生能などを検出できるように工夫されている。→培地(ばいち)

角膜 [cornea]　眼球の最前部にあり、強膜に連なる透明な膜で眼球壁の一部である。支配血管はなく、涙液、前房水および周囲の組織により栄養される。→角膜異物(かくまくいぶつ)、角膜炎(かくまくえん)、角膜潰瘍(かくまくかいよう)、眼球(がんきゅう)

角膜異物 [corneal foreign bodies]　砂、金属片などの異物が角膜に付着した状態。症状として異物感や眼痛などを自覚する。感染を伴えば失明することもある。→角膜(かくまく)

角膜炎 [keratitis]　トラコーマ、結核、梅毒などの感染症、紫外線、閃光、化学物質などによる刺激や、外傷などによって起こる角膜の炎症。角膜混濁が生じ、毛様充血を伴い、異物感、羞明(しゅうめい)、眼痛を訴える。→角膜(かくまく)

角膜潰瘍 [corneal ulcer]　角膜の表層から実質に及ぶ組織の欠損。原因としては、角膜損傷やトラコーマ、結膜炎などによるものと、三叉神経麻痺、兎眼などに伴う乾燥によるものとがある。→角膜(かくまく)、角膜パンヌス、結膜炎(けつまくえん)

角膜混濁 [corneal opacity]　角膜が濁った状態。多くは単純ヘルペス性角膜炎、角膜真菌症、ブドウ球菌症などによる感染症を原因とする。

角膜ジストロフィ [corneal dystrophy]　一般に若年期に両眼性に発病し、徐々に進行する角膜の混濁する遺伝性、家族性の疾患である。角膜実質に混濁のみられるものとして、常染色体優性遺伝でリン脂質、アミロイドの沈着するアベリノ角膜ジストロフィ、顆粒状角膜ジストロフィ、常染色体劣性遺伝でムコ多糖類沈着のみられる斑状角膜ジストロフィ、常染色体優性遺伝でアミロイド沈着のみられる格子状角膜ジストロフィ、常染色体劣性遺伝でアミロイド沈着のみられる膠様滴状角膜ジストロフィなどがある。病変が進行し、視力障害が起こった場合には角膜移植を行うが、数年後再び病変が再発することが多い。

角膜実質炎 [parenchymatous keratitis]　〈実質性角膜炎、間質性角膜炎〉　実質部の炎症を主とする角膜病変の総称。単純ヘルペスウイルスによるもののほか、結核性、梅毒性などがある。所見として角膜周辺部からの浮腫と膨化、びまん性の混濁および毛様充血がみられる。

角膜上皮剥離 [corneal erosion]　⇨角膜(かくまく)びらん

角膜反射 [corneal reflex]　角膜に軽い接触刺激を与えることにより起こる両側眼瞼の瞬目反射。求心路は三叉神経、遠心路は顔面神経を通るので、反射の有無と程度により、それらの神経の障害を診断する。

角膜パンヌス [corneal pannus]　血管を有さない角膜の表層に、炎症を起こした際に、結膜から血管が侵入すること。トラコーマの際によくみられ、フリクテン、眼瞼内反、兎眼、外傷、角膜炎、角膜潰瘍などの回復過程の際にもみられる。トラコーマ性角膜パンヌスでは、角膜周辺部に細胞浸潤が起こり、潰瘍が生じて失明することもある。→角膜潰瘍(かくまくかいよう)

角膜びらん [corneal erosion]　〈角膜上皮剥離〉　眼瞼外反による角膜の乾燥、炎症性病変ないし損傷などによる上皮細胞の脱落。患部には混濁がみられる。

角膜フリクテン [corneal phlyctena]　〈ほしめ〉　結核菌、ブドウ球菌などの微生物に対する遅延型アレルギー反応として起こる角膜の結節状の病変。角膜輪部に好発。灰白色の隆起をつくる。

角膜ヘルペス [corneal herpes]　〈角膜疱疹、ヘルペス性角膜炎〉　単純ヘルペスウイルスの感染による重篤な角膜炎。角膜表面の樹枝状の潰瘍が特徴。眼痛、異物感、羞明(しゅうめい)が主症状。治療には抗ヘルペス薬(アシクロビル)が使用される。樹枝上角膜潰瘍をきたす上皮型では副腎皮質ステロイド薬の点眼は禁忌である。実質型では副腎皮質ステロイド薬を抗ヘルペス薬と併用する。

隔離・逆隔離 [isolation-reverse isolation]　感染症対策の1つの方法で、感染源への経路を遮断し、周囲への伝播を防止するために感染症患者(各種感染症・MRSA罹患患者など)を他の人々から引き離し一定の場所にとどめておくことを隔離という。この場合、

■図　鵞口瘡

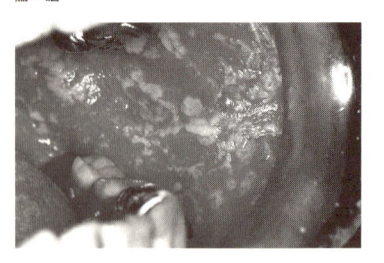

病院・病棟・病室のなかは汚染区域で，医療者や家族はこのなかではマスク，ガウン(外側は汚染，内側は清潔)，スリッパを着用し，外に出るときは汚染されたものはその室内で脱ぎ，手洗いを行い消毒薬を着衣に散布する．また感染の危険性の高い患者(白血病・白血球減少のみられる患者など)を清潔区域に隔離し，感染から守る方法を逆隔離(外科的隔離法)という．この場合はその病室以外は汚染区域で，病棟，病室，手術室などは清潔区域なので，なかに入るのに制限があり，マスク，ガウン(外側は清潔，内側は汚染)，スリッパなどを着用(ときには無菌の衣服に着替える)して，消毒薬や無菌水で手洗いを行い入室する．手術室，無菌室，クリーンルームがある．→汚染区域(おせんくいき)，ガウン・テクニック，清潔区域(せいけつくいき)

確率（かくりつ） [probability ; P]
個々の結果の起こりうる可能性を示す数値．起こりうるすべての結果のそれぞれの確率の総和は1となる．→確率変数(かくりつへんすう)

確率変数（かくりつへんすう） [random variable]
実験や試行を行うとき，その結果に対応していろいろな値をとる変数．飛び飛びの値をとる場合は離散型確率変数といい，連続的な値をとる場合は連続型確率変数という．→確率(かくりつ)，変数(へんすう)

隔離予防策（かくりよぼうさく） [isolation precaution]
⇨アイソレーションプリコーション

過形成（かけいせい） [hyperplasia]
〈増殖〉非腫瘍性組織の構成成分数の増加をいう．組織の反応性増殖と同義のことが多い．

過形成性ポリープ（かけいせいポリープ） [hyperplastic polyp]
胃や大腸にできるポリープの1つである．胃にできる過形成性ポリープが，がん化することはまれである．大腸に発生するポリープの多くはがん化しやすいが，過形成性ポリープは非腫瘍性で，やはりがん化はまれである．小さいものや少数の場合は無症状であり，内視鏡的ポリペクトミーで切除する．→ポリペクトミー

カケクチン [cachectin]
⇨腫瘍壊死因子(しゅようえしいんし)

過血糖症（かけっとうしょう） [hyperglycemia]
⇨高血糖(こうけっとう)

下行性伝導路（かこうせいでんどうろ） [efferent tract]
⇨遠心性伝導路(えんしんせいでんどうろ)

鵞口瘡（がこうそう） [thrush]
〈口腔カンジダ症〉口腔粘膜や舌に生じる白色の偽膜に覆われた小潰瘍で，カンジダアルビカンス(Candida albicans：鵞口瘡菌)の感染によって起こる(図)．新生児，乳児に好発し，栄養状態・免疫能の低下，抗生物質内服時に多く発生する．→カンジダ症

過呼吸症候群（かこきゅうしょうこうぐん） [hyperventilation syndrome]
⇨過換気症候群(かかんきしょうこうぐん)

過誤腫（かごしゅ） [hamartoma]
異所的に混合異変した組織成分が腫大し，腫瘍を形成したもの．一種の組織奇形で，良性のものが多い．

仮骨（かこつ） [callus]
骨損傷(主として骨折)の修復過程で生じる前骨組織．局所的にまず肉芽が発生し，次いで骨膜や骨髄などの線維芽細胞から骨芽細胞，類骨線維が形成され，石灰沈着が起こって仮骨が成立する．→骨折(こっせつ)

かさぶた [crust]
⇨痂皮(かひ)

過酸化水素水（かさんかすいそすい） [hydrogen peroxide solution]
〈オキシドール〉過酸化水素の2.5〜3.5％水溶液で，弱い消毒薬．血液，膿などのカタラーゼによって分解して酸素を発生し，酸化作用による殺菌および泡による創傷の洗浄効果がある．→カタラーゼ

過酸症（かさんしょう） [hyperacidity]
〈胃酸過多症〉胃・十二指腸潰瘍(とくに十二指腸潰瘍)に多く，胃液検査で判定する．症状は，空腹時の胸やけ，上腹部痛，圧迫感など．原疾患の治療を行い，胃液の分泌を促進するような食物や，刺激の強い嗜好品の摂取はさける．→胃液検査法(いえきけんさほう)

仮死（かし） [apparent death]
外見上，呼吸停止などにより死亡しているようにみえても実際は生存しており，人工呼吸や心[臓]マッサージなどの適切な処置で蘇生可能な状態．

家事家政（かじかせい）★ [home maintenance]
NANDA-I 分類法Ⅱの領域1《ヘルスプロモーション》類2《健康管理》に配置された看護診断概念で，これに属する看護診断としては〈家事家政障害〉がある．

下肢結節［症］（かしけっせつ［しょう］） [leg induration]
下腿に結節を生じる疾患で，感染症，自己免疫疾患などによる結節性紅斑と，結核や下肢の循環障害によるバザン硬結性紅斑が代表的疾患である．後者では結節が自潰して難治性の潰瘍となる場合が多いが，自覚症状は乏しい．→結節性紅斑(けっせつせいこうはん)

可視光線（かしこうせん） [visible rays]
人間の眼が感じることができる範囲の波長をもった光線．個人差はあるが，その範囲は通常380〜780 nmで，波長によって異なる色感覚を与える．380 nmより短い波長をもつものを紫外線，780 nmより長い波長のものを赤外線という．

下肢骨（かしこつ） [bones of inferior limb, ossa membri inferioris]
腸骨稜から恥骨結節に至る線以下を下肢とすることから，下肢骨は一般的には大腿骨以下を指す．大腿骨，膝蓋骨，脛

骨，腓骨，距骨以下の各足根骨，足趾骨が該当する．ヒトがほかの動物と根本的に異なる特徴として「直立歩行」をあげることができ，体重を支えるため種々の特殊な構造を有している．スポーツ外傷，転倒などにより整形外科診療の対象となることが多い骨である．また加齢性変化により股関節，膝関節には変形性関節症が発生しやすいことも日常診療，看護のうえから重要である．

下肢静脈瘤 [varicose vein of lower extremity] 下肢，とくに下腿皮下静脈の怒張が立位で著明にみとめられる．ほかに下肢の腫脹，疼痛，倦怠感が主症状で，慢性化すると下腿潰瘍を合併しやすい．原因としては，①立位による内圧上昇，②深部静脈還流障害による副血行路としての表在静脈拡張，③肥満，④先天的素因としての血管壁脆弱，⑤可逆性のものとして妊娠などがある．確定診断は静脈造影による．還流促進をはかる種々の保存療法（ストッキング着用など）や静脈硬化薬の局所注射のほか，外科的に静脈瘤の結紮術，抜去術（ストリッピング）を行う．→静脈瘤（じょうみゃくりゅう）

下肢進展挙上試験 [straight leg raising test] ⇨ラセーグ試験

下肢深部静脈血栓症 [deep veinos of lower limb thrombosis] 血流のうっ滞，凝固能亢進状態，血管壁の損傷により下肢深部静脈に生じる血栓症．肺動脈栓症をきたすこともあり，抗凝固療法，血栓溶解療法，血栓除去などの治療が行われる．

夏日斑 [ephelides] ⇨雀卵斑（じゃくらんはん）

過熟児 [postmature infant] 在胎42週以降に出生した新生児（過期産児），出生体重が異常に大きい児（巨大児），胎盤機能不全のためのリスク（過熟徴候をみとめる児）がある．児はたいてい皮膚のしわが多く，ときに重篤な奇形を合併する．これらを総括する概念である．→過期産児（かきさんじ），巨大児（きょだいじ），胎盤機能不全症候群（たいばんきのうふぜんしょうこうぐん）

歌手結節 [singer nodule, singer node] ⇨謡人結節（ようじんけっせつ）

過食[症] [hyperphagia, overeating, binge eating] 〈多食，摂食亢進〉摂食中枢などの亢進により食物摂取の機構が正常に機能せず，食欲が異常に亢進し，習慣的に過食を繰り返す状態．摂食障害，内分泌異常や視床下部障害，統合失調症（精神分裂病），うつ病などでみられる．DSM-Ⅳ（1994）では，むちゃ食い（binge eating）を，一定時間に明らかに大量の食物を摂取し，コントロールができない，途中で止められないことと定義している．この定義を満たすものは少ないが，心因性の過食そのものは青年期の女性に多くみられる．→摂食障害（せっしょくしょうがい）

下垂手 [drop hand] ⇨橈骨神経麻痺（とうこつしんけいまひ）

下垂足 [drop foot] ⇨尖足（せんそく）

下垂体 [hypophysis, pituitary gland] 〈脳下垂体〉頭蓋底トルコ鞍のくぼみのなかにある内分泌器官．視床下部から下垂している．形態的には前葉，中葉，後葉に分けられるが，発生学的に前葉，中葉を腺下垂体，後葉を神経下垂体とよぶことがある．ヒトでは中葉の発達は悪く，メラニン細胞刺激ホルモン（MSH）が分泌されるのみである．前葉からは成長ホルモン（GH），黄体刺激ホルモン（LTH），プロラクチン（PRL），甲状腺刺激ホルモン（TSH），副腎皮質刺激ホルモン（ACTH），卵胞刺激ホルモン（FSH），黄体形成ホルモン（LH）などが分泌され，後葉からはバソプレシン，オキシトシンが分泌される．→巻頭カラー Fig.1参照

下垂体機能検査法 [pituitary function test] 下垂体は前葉，中葉，後葉に分けられるが，これらから分泌されるホルモンとして確認されているものに，①前葉：成長ホルモン（GH），プロラクチン（PRL），性腺刺激ホルモン（LH，FSH），甲状腺刺激ホルモン（TSH），副腎皮質刺激ホルモン（ACTH），②中葉：メラニン細胞刺激ホルモン（MSH），③後葉：バソプレシン，オキシトシンなどがある．下垂体から分泌されるこれらのホルモンは，現在ラジオイムノアッセイにより測定可能であるが，その分泌は，視床下部から下垂体門脈中に放出される各種のホルモン放出ホルモン（RH）により支配され，また対応する末梢内分泌器官のホルモンとの間のネガティブ・フィードバック機構によりコントロールされているため，機能検査は非常に複雑である．下垂体前葉機能検査は，まず末梢内分泌腺ホルモンを測定し，その異常（高値，低値）があれば血中下垂体ホルモン（GH，TSH，ACTH，LH，FSH）を測定する．末梢内分泌腺ホルモンが低値で下垂体ホルモンが高値なら，下垂体性ないし視床下部性の障害を考える．また下垂体ホルモンが低値ならRHを投与し，下垂体ホルモン値が上昇すれば視床下部性の障害を考える．下垂体ホルモン濃度が低く，RHを利用できない場合は，GHに対するインスリン低血糖負荷，アルギニン試験，ACTHに対するメトロピンまたはメチラポン試験がある．下垂体後葉機能検査には抗利尿ホルモン（ADH）試験，ピトレシン試験，カーター-ロビンス試験，ニコチン試験などがある．→抗利尿（こうりにょう）ホルモン分泌異常症候群

下垂体機能低下症 [hypopituitarism] 〈下垂体機能不全症〉一般に下垂体の前葉機能低下症をいう場合が多い．前葉ホルモンである甲状腺刺激ホルモン（TSH），卵胞刺激ホルモン（FSH），黄体形成ホルモン（LH），副腎皮質刺激ホルモン（ACTH），成長ホルモン（GH）などが一様に低下するものを汎下垂体機能低下症，これらのうちいくつかのホルモンが低下するものを，部分的下垂体機能低下症という．また，ある１つのホルモンが欠如するものを単独欠損症といい，GH，TSH，ACTHにみられる．原因は①血管障害，②腫瘍，③手術による摘出，放射線照射，④結核，梅毒などの炎症あるいは肉芽腫などで，臨床的には①と②が多い．血管障害は分娩によるもの（シーハン症候群）が最も多く，著明なやせをきたすもの（シモンズ症候群）もある．一般に下垂体の75％以上が侵されなければ機能低下の症状はみられない．主な症状として，易疲労性，脱力，不活動性，貧血，発汗減少，冷感，脱毛などがある．小児でGHの低下が起こると下垂体性小人症となる．→視神経膠腫（ししんけいこうしゅ）

下垂体機能不全症 [dyspituitarism]
⇨下垂体機能低下症(かすいたいきのうていかしょう)

下垂体後葉ホルモン [posterior pituitary hormone ; PPH]
視床下部の神経核でつくられ，下垂体後葉に貯蔵され分泌されるペプチドホルモン．オキシトシンと抗利尿ホルモン(バソプレシン)の2種類がある．前者は子宮筋収縮作用を有し，後者は尿量を減らし血圧を上昇させる作用をもつ．

下垂体腫瘍 [pituitary tumor]
〈トルコ鞍部腫瘍〉　下垂体に発生する腫瘍．良性腺腫がほとんどであるが，下垂体部に発生する髄膜腫，神経膠腫などもある．視神経交差の圧迫による両耳側半盲が特徴的症状である．前葉から発生する好酸性腺腫では成長ホルモンの過剰分泌による巨人症，先端巨大症が，好塩基性腺腫では ACTH(副腎皮質刺激ホルモン)の過剰分泌によるクッシング病(肥満，高血圧，多毛症，女性の無月経)がみられる．後葉が破壊されると尿崩症となる．治療は，前頭開頭術または経鼻・経蝶形骨法による腫瘍摘出を行う．悪性腫瘍には放射線照射を併用する．→クッシング症候群

下垂体性巨人症 [pituitary gigantism]
成長ホルモン分泌過剰のために起こる．初期症状に疲労感，不機嫌，頭痛などの不定症状がある．骨端線閉鎖以前の小児では，身長の伸びが激しく巨人症となり，閉鎖後に発症すると手足が大きくなるなど末端肥大症を呈する．思春期に発見されることが多く，第二次性徴の発現は遅れる傾向にある．→先端巨大症(せんたんきょだいしょう)

下垂体性好塩基性細胞腺腫 [basophilic adenoma of pituitary]
下垂体腫瘍の一種で，副腎皮質刺激ホルモン(ACTH)の過剰分泌をきたす．下垂体性副腎過形成(クッシング病)の患者の約90％以上に本腺腫がみとめられる．→クッシング症候群

下垂体性甲状腺機能低下[症] [secondary hypothyroidism]
⇨下垂体機能低下症(かすいたいきのうていかしょう)，甲状腺疾患(こうじょうせんしっかん)

下垂体性小人症 [pituitary dwarfism]
⇨成長(せいちょう)ホルモン分泌不全性低身長症

下垂体腺腫 [pituitary adenoma ; PA]
脳下垂体に発生する腫瘍．ほとんどは良性腫瘍で20～50歳に好発する．ホルモン産生腫瘍(成長ホルモン，プロラクチン，副腎皮質刺激ホルモン，甲状腺刺激ホルモン，性腺刺激ホルモンなど)ではホルモン異常による各種症状が出現する．ホルモン産生または非ホルモン非活性腫瘍でも腫瘍が大きくなれば視野欠損などの眼症状を呈する．→下垂体(かすいたい)，下垂体腫瘍

下垂体前葉ホルモン [anterior pituitary hormone ; APH]
下垂体前葉から分泌されるホルモンで，以下の6種がある．
①副腎皮質刺激ホルモン(ACTH)，②成長ホルモン(GH)，③甲状腺刺激ホルモン(TSH)，④卵胞刺激ホルモン(FSH)，⑤黄体形成ホルモン(LH)または間質細胞刺激ホルモン(ICSH)，⑥黄体刺激ホルモン(LTH，プロラクチン；PRL)．④と⑤を合わせて性腺刺激ホルモン(ゴナドトロピン)という．血行を介して各標的内分泌腺に運ばれて各腺の分泌を刺激するが，成長ホルモンとプロラクチンは下位内分泌腺を介さないで直接種々の器官に作用する．

下垂体ホルモン [pituitary hormone]
下垂体より分泌されるホルモンの総称．下垂体は前葉と後葉から構成される．前葉からは成長ホルモン(GH)，プロラクチン，甲状腺刺激ホルモン(TSH)，副腎皮質刺激ホルモン(ACTH)，卵胞形成ホルモン(FSH)，黄体形成ホルモン(LH)が分泌される．後葉からは抗利尿作用のバソプレシンと子宮筋収縮作用のオキシトシンが分泌される．その分泌は視床下部によって統合されている．

加水分解 [hydrolysis]
〈水解〉　エステルは酸とアルコールが脱水縮合してできたものであるが，このエステルが逆に水と反応して酸とアルコールになることをいう．多糖類や蛋白質も加水分解を受けて，それぞれ単糖類やアミノ酸になる．→エステラーゼ，加水分解酵素(かすいぶんかいこうそ)

加水分解酵素 [hydrolase]
〈水解酵素〉　物質の加水分解を促進する酵素．加水分解酵素は，加水分解する結合の種類によって分類できる．エステル結合，グリコシド結合，エーテル結合，ペプチド結合，ペプチド結合以外のC-N結合，酸無水物などに作用するものがある．→エステラーゼ，加水分解(かすいぶんかい)

ガス壊疽 [gas gangrene]
〈クロストリジウム筋壊死〉　嫌気性菌であるクロストリジウム属のウェルシュ菌，ノビィ菌などによる創の感染症．原因菌は土壌，ヒトや動物の糞便中にみられ，これらで汚染された創，とくに挫滅組織を伴う挫創や深い刺創の創腔内で増殖，悪臭のあるガスを発生する．局所は赤紫色の滲出液と筋肉の壊死をきたし，疼痛が著しい．全身症状が強く，X線写真により軟部組織内，とくに筋膜下のちりめん状ガス像を特徴とする．放置すれば死亡する．治療は創の切開と開放，免疫血清注射療法，抗菌薬の大量投与など，ときに救命のために患肢の切断をすることもある．→ウェルシュ菌，関節離断術(かんせつりだんじゅつ)

ガス交換 [gas exchange]
空気中から肺に取り込まれた酸素が肺胞から血液側へ，各組織で産生された二酸化炭素が肺へ運搬され静脈側から肺胞側へ拡散により移動する現象のこと(図)．ガス交換障害の原因としては，①拡散障害(間質性肺炎，肺水腫など)，②シャント(無気肺，肺炎，肺動静脈瘻など)，③換気血流不均等分布(肺血栓塞栓症など)，④肺胞低換気(呼吸中枢の抑制，神経・筋疾患，胸壁疾患など)がある．→呼吸器系(こきゅうきけい)

ガス交換★ [gas exchange]
NANDA-I 分類法 II の領域3《排泄と交換》類4《呼吸器系機能》に配置された看護診断概念で，これに属する看護診断としては〈ガス交換障害〉がある．

ガス状メディエーター [gaseous mediators]
人体内でつくられる情報

■図 肺のガス交換

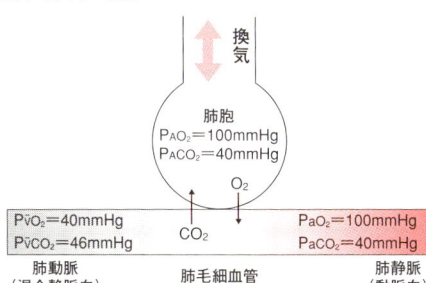

肺胞
P_{AO_2}=100mmHg
P_{ACO_2}=40mmHg

換気

O_2　　CO_2

$P\bar{v}O_2$=40mmHg　　　　　　　　　PaO_2=100mmHg
$P\bar{v}CO_2$=46mmHg　　　　　　　　$PaCO_2$=40mmHg

肺動脈　　　　　肺毛細血管　　　　肺静脈
(混合静脈血)　　　　　　　　　　　(動脈血)

伝達物質のうちガス体のものの総称．一酸化窒素と一酸化炭素とがある．→一酸化炭素(いっさんかたんそ)，一酸化窒素(いっさんかちっそ)

ガス代謝 [gas metabolism]
⇨エネルギー代謝

ガス中毒 [gas poisoning]
有毒ガスの吸入による中毒．一酸化炭素(CO)中毒，硫化水素中毒，二酸化炭素(CO_2)中毒などがある．狭い部屋の密閉状態，暖房・調理器具使用時の不完全燃焼，労働災害などが原因となる．激しい頭痛，めまい，悪心，傾眠，昏迷，昏睡状態などの症状がみられる．すみやかな換気，酸素の補給，とくに一酸化炭素(CO)中毒には高圧酸素療法が有効である．

ガストリノーマ [gastrinoma]
〈ガストリン産生腫瘍〉 消化管ホルモンであるガストリンを産生する腫瘍をいう．生理的環境下ではガストリンは胃幽門部から十二指腸に分布するG細胞から分泌され，胃の壁細胞を刺激して酸分泌を促す．ガストリノーマの患者は高ガストリン血症から酸分泌過剰状態になり難治性の胃・十二指腸潰瘍を合併する．

ガストリン [gastrin]
胃幽門部の粘膜にあるG細胞で産生される，ペプチド性の胃酸分泌刺激ホルモン．血中にはアミノ酸残基17のG 17, 34残基のG 34が主に存在する．細胞膜にあるガストリン受容体(CCK$_B$)に作用し，ヒスタミン含有細胞からヒスタミンを，壁細胞から酸を分泌させる．壁細胞，ヒスタミン含有細胞に対する増殖促進作用もある．

ガストリン産生腫瘍 [gastrinoma]
⇨ガストリノーマ，ゾリンガー－エリソン症候群

ガス分圧 [gas partial pressure]
動脈血ガス分圧は呼吸機能をよく反映し，健常者では酸素分圧(PaO_2)が90～100 mmHg(Torr)に，二酸化炭素分圧($PaCO_2$)が40±5 mmHgに保たれている．PaO_2は年齢，体型，体位により影響を受ける．実際の臨床の場においてはPaO_2=100－0.3×年齢(室内気吸入時，仰臥位)を目安にするとよい．室内気吸入時，PaO_2≦60 mmHgを呼吸不全と診断する．一方$PaCO_2$は年齢や体型，体位の影響をほとんど受けない．高二酸化炭素[血]症をきたす疾患として，①中枢性呼吸障害(睡眠時無呼吸症候群)，②神経・筋疾患(ギラン－バレー症候群)，③胸郭系の異常(胸郭形成術後)などがある．

ガスリーテスト [Guthrie test]
〈BIA法〉 米国の細菌学者ガスリー(Robert Guthrie, 1916～1995)が発表した検査法で，フェニルケトン尿症，メープルシロップ尿症，ホモシスチン尿症，ヒスチジン血症などのアミノ酸代謝異常症を早期発見するために行う検査．哺乳開始後4～5日の新生児の足底から採血した血液をしみ込ませた濾紙を検体として用いる．BIA (bacterial inhibition assay)法ともいう．乾燥血液濾紙はガラクトース血症，クレチン症，副腎過形成症のスクリーニングにも利用されている．

化生 [metaplasia]
〈異所性分化〉 ある分化した組織が，ほかの分化した組織に変化する機転．代表的な例として胃粘膜上皮の腸上皮化生がある．

仮性球麻痺 [pseudobulbar palsy; PBP]
〈偽性球麻痺〉 延髄神経核より上位の部位で，出血や梗塞，外傷などにより嚥下・構語障害など球麻痺に似た症状の出現するものをいう．意識障害や四肢麻痺など多彩な症状を呈する．→球麻痺(きゅうまひ)

仮性近視 [pseudomyopia]
〈偽近視〉 長時間にわたる読書などにより，毛様体の緊張が続くと調節不全の状態に陥って近視の状態になる．若年者に多くみられ，治療により寛解することもある．→近視(きんし)

仮性クループ [pseudocroup]
〈急性声門下喉頭炎〉 感冒，麻疹(はしか)，猩紅(しょうこう)熱などによる喉頭炎で，閉塞性呼吸困難，犬吠(けんばい)様咳嗽，嗄声(させい)を示す．5歳以下に多い．真性クループ(喉頭ジフテリア)に対して仮性クループというが，現在では単にクループ(croup)といわれる場合，ウイルス性の急性喉頭気管炎を指す．

仮性憩室 [pseudodiverticululm]
消化管壁の一部が管腔の外側に向かって嚢状に突出した状態を消化管憩室という．食道から大腸まであらゆる消化管に発生するが，憩室壁が粘膜と粘膜のみで構成され，筋層を欠くものを仮性憩室という．→真性憩室(しんせいけいしつ)

仮性動脈瘤 [pseudo aneurysm, false aneurysm]
〈偽性動脈瘤〉 動脈壁が限局性に瘤状に拡張した状態を動脈瘤という．このうち主に外傷により動脈壁の断裂した部分を線維性結合組織と血栓が覆って瘤状になったものが仮性動脈瘤である．組織学的には，血管壁としての3層構造(内膜，中膜，外膜)はなく外膜のみのことが多い．真性動脈瘤は3層構造を有しており，動脈壁自体の拡張がある．→動脈瘤(どうみゃくりゅう)

仮性認知症 [pseudodementia]
〈偽認知症〉 ヒステリーや拘禁反応のような心因性精神障害で，一見して認知症様症状を示す状態をいう．簡単な質問に答えられなかったり，馬の足は5本と答えるなど，いわゆる「的はずれ応答」もみられる．最近は，高齢者のうつ病患者が，その抑制症状のために，一見認知症様状態を示す場合を指すようになっている．この場合の仮性認知

症の本質はうつ病であり、真の認知症との鑑別が必要である。

仮性肥大（かせいひだい）[pseudohypertrophy] 〈偽性肥大〉臓器や組織において、本来の構成要素の増殖によらず、ほかの脂肪などの組織が増殖した結果起こった肥大をいう。その際本来の構成要素はむしろ萎縮しており、多くの場合機能も低下している。代表例は、デュシェンヌ型進行性筋ジストロフィー症の腓腹筋にみられる。→肥大（ひだい）

仮性包茎（かせいほうけい）[pseudophimosis] 包皮が亀頭を覆っているが、包皮を反転すれば亀頭の露出が可能なものをいう。反転できないものを真性包茎という。→包茎（ほうけい）

カゼイン[casein] 乳汁中の主要蛋白質で、すべての必須アミノ酸を含む。乳汁に酸を加えたときに生じる凝固沈殿物がカゼインである。チーズの主原料であるとともに、医薬品にも用いられる。

かぜ症候群（かぜしょうこうぐん）[common cold] 〈感冒〉上気道の粘膜に限局された炎症性疾患の総称。原因は多くがウイルス感染で、成人では主にライノウイルス、小児では RS（respiratory syncytial）ウイルス、パラインフルエンザウイルス、アデノウイルスなどによる。くしゃみ、発熱、頭痛、鼻閉、咽頭痛など症状は軽く、数日で治癒する場合が多いが、とくに小児や高齢者では二次感染の予防が重要である。→インフルエンザ

カセッテ[cassette] X線フィルム用の遮光箱。前後に増感紙があり、X線フィルムの密着をよくするように工夫されている。

家族介護者役割緊張★（かぞくかいごしゃやくわりきんちょう）[caregiver role strain] NANDA-I 分類法 II の領域7《役割関係》類1《介護役割》に配置された看護診断概念で、これに属する看護診断としては〈家族介護者役割緊張〉〈家族介護者役割緊張リスク状態〉がある。

家族看護（かぞくかんご）▶ 大項目参照

家族機能（かぞくきのう）[family processes] NANDA-I 分類法 II の領域7《役割関係》類2《家族関係》に配置された看護診断概念で、これに属する看護診断としては〈家族機能障害：アルコール症〉〈家族機能促進準備状態〉〈家族機能破綻〉がある。

家族機能促進準備状態★（かぞくきのうそくしんじゅんびじょうたい）[readiness for enhanced family processes] NANDA-I 分類法 II の領域7《役割関係》類2《家族関係》に属する看護診断で、診断概念としては〈家族機能〉である。

家族計画（かぞくけいかく）[family planning] 母体の保護や家庭の事情を考慮し、また親としての責任を自覚し、妊娠、出産に計画性をもたせることによって、健康で幸福な家庭を築くという理念である。→受胎調節（じゅたいちょうせつ）

家族コーピング促進準備状態★（かぞくコーピングそくしんじゅんびじょうたい）[readiness for enhanced family coping] NANDA-I 分類法 II の領域9《コーピング/ストレス耐性》類2《コーピング反応》に属する看護診断で、診断概念としては〈コーピング〉である。

家族コーピング妥協化★（かぞくコーピングだきょうか）[compromised family coping] NANDA-I 分類法 II の領域9《コーピング/ストレス耐性》類2《コーピング反応》に属する看護診断で、診断概念としては〈コーピング〉である。

家族コーピング無力化★（かぞくコーピングむりょくか）[disabled family coping] NANDA-I 分類法 II の領域9《コーピング/ストレス耐性》類2《コーピング反応》に属する看護診断で、診断概念としては〈コーピング〉である。

家族システム（かぞくシステム）[family system] 家族は夫と妻、母親と父親、息子と娘あるいは兄弟と姉妹の関係で1つの世帯を構成している。家族メンバーはそれぞれの役割をもち、相互に依存・関係しているシステムを構成する。家族システムには、夫婦、母子、父子、同胞サブシステムがあり、これらを効果的、相互的に機能させることが大切である。家族システムは家族の崩壊を防ぐために、家族の役割・機能を変化させ、バランスをとる場合もある。→家族看護（かぞくかんご）、カルガリー家族アセスメントモデル

家族性黒内障性白痴（かぞくせいこくないしょうせいはくち）[familial amaurotic idiocy] 中枢神経系の遺伝性疾患。常染色体劣性遺伝である。ガングリオシドの蓄積を伴う障害で視力喪失（黒内障）、運動麻痺、および最重度の精神発達遅滞を主症状とする。①乳児型家族性黒内障性白痴（テイ-サックス病）、②乳児後期型黒内障性白痴（ビールショウスキー-ヤンスキー病）、③若年型黒内障性白痴（シュビールマイアー-フォークト病）、④成人型または晩発性黒内障性白痴（クーフス病）に分類される。近年、GM_1・GM_2・GM_3 ガングリオシドーシスと、欠損酵素により分類することも多い。

家族性大腸腺腫症（かぞくせいだいちょうせんしゅしょう）[familial adenomatous polyposis ; FAP] ⇨家族性大腸（かぞくせいだいちょう）ポリポーシス

家族性大腸ポリポーシス（かぞくせいだいちょうポリポーシス）[familial polyposis of colon ; FPC] 常染色体優性遺伝を示す多発性大腸ポリープ。組織学的には腺腫性でがん化傾向が強い。15歳前後から発生するが、自覚症状に乏しく、多くは青年期を過ぎて悪化する。できるだけ早期に外科的切除を行う。→大腸（だいちょう）ポリープ、ポイツ-ジェガース症候群

加速度病（かそくどびょう）[motion sickness, acceleration sickness] ⇨動揺病（どうようびょう）

家族病理（かぞくびょうり）[family pathology] 個々の家族成員ではなく、家族の相互関係そのものに「病理」がある。つまり、家族それ自身を病めるものとしてとらえ、家族成員は病める症状を現しているという見方である。家族は前景に、個々の家族成員は背景におくといった構図である。サリバン（Harry Stack Sullivan, 1892〜1949, 米, 精神医学）は、母子関係の洞察から、2者の相互関係のなかに病理があると考え、治療の力点を、個人から対人関係へ移した。

加速歩行（かそくほこう）[festinating gait] パーキンソン病に出現する歩行の一種。歩

行開始時は足の動きがゆっくりだが、身体が前方に傾くので、足が自分の重心を追いかけるようにしだいに速くなり、駆け足のようになることを指す。急に止まることができず前方に突進する、突進現象を生じることもある。これらは姿勢反射異常ないし無動の表現型でもある。→パーキンソン病

家族力動 [family dynamics]
力学の概念を取り入れた精神力動の観点からみた家族の関係過程をいう。個々の家族成員は、家族内で多様な相互関係を生み出しており、そのなかで特定の役割を負うようになる。「サポーターとしての家族」を超えて、家族力動の理解を深めながらの患者ケアが必要である。またこの関係は、地域社会など家族外の環境からも影響され、一方、家族自体も外部の環境に影響していくといった相互関係のなかで展開される。

家族療法 [family therapy]
患者を取り巻く家族全体を1つのまとまりとしてケアの対象とし、そこに介入する方法あるいは考え方のこと。それ自体がシステムである家族の構造・発達・機能に注目し、家族員や家族全体に対するインタビューなどをとおして、家族システム全体の変化、ひいては個人の変化を引き出すことを目的とする。近年、関連する学会も設立され、家族看護として急速に発展しつつある。→家族看護(かぞくかんご)

家族歴 [family history]
疾病は遺伝的素因や生活環境に関係していることが多く、両親、祖父母、配偶者など患者の血縁者についてその健康状態、疾患の有無、死亡疾患、死亡時期などを聴取し、診療の資料とするもの。

下腿潰瘍 [leg ulcer]
下腿に生じる慢性の潰瘍。動脈硬化、静脈瘤、血栓、外圧などによる循環障害に起因する。動脈性のものと静脈性のものとがあり、疼痛などの症状が異なる。一般に難治性で、しばしば増悪をみる。血行障害の改善と潰瘍部の治療を行う。→静脈瘤(じょうみゃくりゅう)

下腿骨骨折 [fractures of tibia and fibula]
下腿は外傷を受けやすい部位であり、脛骨、腓骨両方の骨折が多い。複雑骨折は創の洗浄ないし観血的整復術、単純骨折は非観血的整復術にギブス固定を行う。

下大静脈 [inferior vena cava ; IVC]
左右の総腸骨静脈が合流し下大静脈となり、大動脈の右に位置して右房に至る。腰静脈、腎静脈、副腎静脈、精巣または卵巣静脈、肝静脈、横隔静脈が注ぐ。

下大静脈後尿管 [retrocaval ureter]
右尿管が中央に変位し、本来下大静脈と並行して存在する右側尿管が、下大静脈の後方を走行したのち、下方に向かうため、尿管が下大静脈により圧迫され水腎症をきたす原因となる。この異常は本来血管系の発生異常であるが、治療としては血管の処置より尿管の切離・再吻合が行われることが多い。→泌尿器(ひにょうき)・[男性]生殖器系(だんせいせいしょくきけい)

肩関節 [shoulder joint]
上腕骨頭と肩甲骨が対向し、上方には肩峰が肩峰下滑液包を介して存在することにより形成される。肩甲骨の関節面の縁には関節唇があり、全体を関節包が被っていて、関節としての構造が浅いため外傷性脱臼が起こりやすい関節である。この場合、通常は徒手整復を行うが、頻度が増し、習慣性となった場合には手術療法が行われる。

肩関節周囲炎 [periarthritis scapulohumeralis]
五十肩と同義語で用いられる場合も、肩峰下滑液包炎・腱炎・上腕二頭筋長頭腱炎(腱鞘炎)などを包含した、より広い範囲における肩関節の疼痛性疾患を意味することがある。肩峰下滑液包炎は、肩峰下滑液包の腫脹・疼痛・肩関節運動制限が特徴である。腱炎は炎症が肩峰下滑液包から腱板に波及した状態である。上腕二頭筋長頭腱炎は、肩関節前面の疼痛が主である。→五十肩(ごじゅうかた)

肩こり [shoulder stiffness]
頸部から肩周辺にかけて重圧感や筋肉が張る状態をいい、疾患由来の原因かどうかで大きく2つに分類される。疾患に起因しない肩こりは、長時間の同一姿勢および運動による筋肉の疲労、血行障害によって生じる。また眼精疲労やなで肩などの体型によっても生じやすい。肩こりの原因疾患は、頸椎椎間板ヘルニアなどの頸椎疾患、胸椎の腫瘍、肩関節の炎症、高血圧、胆石症、肝炎、うつ病など、多様である。原因に応じた対処方法が必要であり、肩こり以外の頭痛・悪心・動悸などの症状の場合、適切な治療が必要となることがある。なお、肩こり、指のしびれ、後頭部痛などの症状を呈するすべての疾患を総称して頸肩腕症候群という。→頸肩腕症候群(けいけんわんしょうこうぐん)

カタトニー [catatonia]
⇨緊張病(きんちょうびょう)

片麻痺 [hemiplegia]
⇨運動麻痺(うんどうまひ)

片麻痺機能テスト [functional assessment for hemiplegic patient]
⇨ブルンストローム・ステージ

片山病 [katayama disease]
⇨日本住血吸虫症(にほんじゅうけつきゅうちゅうしょう)

カタラーゼ [catalase ; CAT]
過酸化水素を水と酸素に分解する酵素。ペルオキシダーゼ活性も有し、生体内で酸化反応に伴って生じる過酸化水素を分解して、その毒性から細胞を保護する役割を務める。→過酸化水素水(かさんかすいすい)

カタル [catarrh]
〈カタル性炎〉組織の壊死を伴わない粘膜の滲出性の炎症。上皮細胞の剝離がみられる。一般に滲出物により、漿液性、粘液性、膿性に分類される。

カタルシス [catharsis]
悲しみ、屈辱、恐怖、悔恨などを伴う過去のネガティブな体験、あるいはそれらによって意識下に形成された葛藤・感情を、対話、催眠などを用いて表出させることによって、抑圧・緊張からの解放を目指す心理療法。

カタル性炎 [catarrhal inflammation]
⇨カタル

カタレプシー [catalepsy]
〈強硬症〉受動的にとらされた姿勢を、たとえ通常では耐えられないような姿位であっても長時

間そのまま続け，自分から変えようとしない症状をいう．統合失調症の緊張型のほか，症状精神病，器質精神病，ヒステリーなどでみられる．

滑液 [synovia, synovial fluid]
関節内に存在する少量の液体で血漿の透析液にヒアルロン酸蛋白複合体が加わっているもの．滑液には2つの大きな作用がある．第一は関節の衝撃緩和，潤滑に重要な役割をもつことであり，ヒアルロン酸蛋白複合体の薄い膜を介することによりきわめて摩擦の少ない潤滑が行われている．第二は関節軟骨の栄養を担っており，関節の機能を維持するうえできわめて重要である．→滑液包(かつえきほう)，滑液(嚢)炎

滑液包 [synovial bursa, bursa synovialis]
主に関節部にあり，骨と筋起始の間，骨と皮膚の間で摩擦や衝撃の緩和に働く小包．内面は滑膜からなり，滑液を内包し，多くは関節腔と交通する．→滑液包(嚢)炎(かつえきほうえん)

滑液包(嚢)炎 [bursitis]
〈粘液包(嚢)炎〉 滑液包の炎症で外傷，リウマチ，結核などによって起こる．大腿骨頭，肘頭，アキレス腱，膝蓋に多い．→滑液包(かつえきほう)

脚気 [beriberi]
ビタミンB_1(チアミン)欠乏によって生じる疾患．ビタミンB_1は水溶性ビタミンの1つで，糖代謝系の補酵素として働くだけではなく，神経系の機能保持に重要な役割をもつ．わが国では，国民の栄養状態の向上により，脚気は一時はほとんどみられなくなったが，近年若年者にときにみられることがある．症状は心血管系と神経系に大別できる．倦怠感，手足のしびれ，食欲不振，頭重感，下肢の浮腫などが自覚され，他覚的には膝蓋腱およびアキレス腱の反射減弱もしくは消失，腓腹筋の握痛，心音のⅡp亢進，拡張期血圧の低下などをみとめる．治療はビタミンB_1を補給する．→膝蓋[腱]反射(しつがいけんはんしゃ)

喀血 ▶大項目参照

学校給食 [school lunch]
学校給食法[1954(昭和29)年公布]により，児童の食事に対する正しい理解と習慣を養い，食生活の合理化，栄養の改善および健康の増進をはかる目的で，学校において継続的に実施される給食．近年では，食育基本法[2005(平成17)年]に基づき，栄養教諭が配置される学校も増え，地域産物を活用したメニューなどさまざまな工夫がされている．

学校伝染病 [communicable disease in school]
学校保健法[1958(昭和33)年制定]において出席停止の基準が定められている感染症のことをいう．1999(平成11)年4月の感染症法の施行に合わせ，学校保健法も一部改正されたが，学校伝染病という通称は変更されていない．2006(平成18)年の感染症法改正により結核も二類の感染症として含まれることになった．学校伝染病は，第一種から第三種に分類され，校内での感染拡大を防止するためそれぞれの出席停止基準や臨時休校，消毒などの措置を講じることが定められている．次に学校伝染病の分類を示す(表)．

■表 学校伝染病の分類

第一種	感染症法の一類と二類(結核を除く)感染症
第二種	インフルエンザ，百日咳，麻疹，流行性耳下腺炎(おたふくかぜ)，風疹，水痘(みずぼうそう)，咽頭結膜熱，結核
第三種	腸管出血性大腸菌感染症，流行性角結膜炎，急性出血性結膜炎，その他の伝染病

学校保健 ▶大項目参照

顎骨 [jaw——]
⇒顎骨(がくこつ)——

滑車神経 [trochlear nerve]
第Ⅳ脳神経．ほかの脳神経と異なり脳の背側から出て，上眼窩裂を経て眼窩に至り上斜筋を支配する．眼球の運動にかかわる運動性神経である．→外眼筋(がいがんきん)

褐色細胞腫 [pheochromocytoma；PC]
〈クロム親和(性)細胞腫〉 副腎髄質または傍神経節などのクロム親和性組織より生じ，カテコラミンを生成，分泌する腫瘍．大部分が良性腫瘍で，高血圧患者の約1%にみられる．発作性高血圧，持続性高血圧，起立性低血圧を起こし，とくに発作型では，発汗，動悸，拍動性頭痛，めまい，胸痛，嘔吐，顔面蒼白，四肢冷感などの臨床症状を呈する．心電図異常，糖尿，高血糖，高コレステロール血症，基礎代謝亢進，白血球増加，血漿レニン活性上昇などもみられる．診断には遮断試験としてフェントラミン試験があり，フェントラミンの投与により血圧が下降する．また，ヒスタミン投与後に背部をマッサージすると血圧の上昇をみる(ヒスタミン試験)．また，より特異的で無害な診断法として尿中カテコラミン体の定量が多く用いられ，アドレナリン，ノルアドレナリンの上昇により診断される．治療として腫瘍摘出，手術不能に対してはα・β-受容体遮断薬などの投与を行う．一般の降圧薬は無効である．→尿(にょう)カテコラミン定量，ヒスタミン試験

活性酢酸 [active acetate]
⇒アセチル補酵素A

活性酸素 [active oxygen]
体内に取り込まれた酸素は，エネルギー源となる各種物質から電子を受け取り，自らはより反応性に富んだ活性酸素に変化する．スーパーオキシド，過酸化水素，ヒドロキシルラジカル，一重項酸素が含まれるが，これらは生体にとってフリーラジカルの発生源として重要である．→酸素(さんそ)フリーラジカル

割創 [chop wound]
斧，なたなど重量のある刃物によって起こる創傷．創縁が不整で，血管・神経の障害に陥ることが多く，異物・汚物による感染の危険も高い．

滑脱ヘルニア [sliding hernia]
食道，盲腸や膀胱など一部だけ腹膜に覆われた臓器がヘルニア内容として脱出したもの．→食道裂孔(しょくどうれっこう)ヘルニア，ヘルニア

葛藤 [conflict]
2つ以上の欲求が同時に存在し，本人が選択に

迷い，情緒的緊張が生じる場合を指す．レヴィン(Kurt Lewin, 1890〜1947, 独, 心理学)は葛藤場面を分析して，①接近-接近葛藤，②退避-退避葛藤，③接近-退避葛藤の3つの型に区別している．またフロイト(Sigmund Freud, 1856〜1939, オーストリア, 精神病理学)は，この無意識的な葛藤が神経症，行動障害をひき起こすとしている．→神経症(しんけいしょう)

活動　かつどう　[activity]
人間の生体リズムは，24時間周期の連続的な活動によって生命が維持されている．この生体リズムに従って昼間に活動し，暗くなると睡眠をとるという生活リズムを形成する．活動は身体的活動と精神的活動に大別される．身体的活動では身体の筋肉・関節を動かすことにより筋力や感覚機能を高め，さらに新陳代謝が亢進して生体のあらゆる機能が活性化する．また，適切な身体的活動は精神的活動も活性化させる．精神的活動が満たされると，自己の存在感や達成感が得られ，新たな活動エネルギーが生じる．療養生活では活動に制限を加えがちになるが，治療方針に従って体力，年齢，労働量などを考慮した活動と休息(安静)の調整が必要となる．→休息(きゅうそく)，サーカディアンリズム

活動耐性低下★　かつどうたいせいていか　[activity intolerance]
NANDA-I 分類法 II の領域 4〈活動/休息〉類 4〈循環/呼吸反応〉に配置された看護診断概念で，これに属する看護診断としては〈活動耐性低下〉〈活動耐性低下リスク状態〉がある．

活動電位　かつどうでんい　[action potential；AP]
神経や筋などの興奮性細胞の細胞膜で，全か無の法則(悉無率(しつむりつ))に従って起こる電位変化をいう．

カットオフポイント〔値〕　ち　[cut-off point]
臨床では，一般に検査値の精度に関する用語として用いられる．健康の状態が適切に定義された基準標本群をベースに，検査項目の計測値の中央値を含む95%が含まれる基準範囲が定められる．この基準範囲を基本に，各検査項目の特性を考慮したうえで正常とみなす範囲を区切った値を指す．

カットグート　[catgut]
〈腸線，腸線縫合糸〉ヒツジやウシの腸からつくった糸で，厳重に滅菌して消化管などの手術時に縫合糸として使用される．異物として残ることなく1〜2週間で組織に吸収されてなくなる．現在では合成組織の可溶性縫合糸が用いられている．

ガットマン(グースマン)法　ほう　[Guthman roentgen pelvimetry]
⇨X線骨盤計測

カッパ係数　けいすう　[Kappa coefficient；K]
信頼性の評価に用いる統計学的な検定値で，値(κ)は0〜1の間の数値で表される．医師など複数の評価者による診断や評価の一致度を測定する際に用いられ，信頼性は1に近いほど高くなる．

合併症　がっぺいしょう　[complication]
ある疾病が進行している途中に，それの本質部分ではない疾患の症状が現れることをいう．もとの疾病に起因するものも，これと無関係に発症するものもあ

る．→結核〔症〕(けっかくしょう)

滑膜炎　かつまくえん　[synovitis]
関節または腱鞘の滑膜の炎症．滲出液貯留を伴う漿液性滑膜炎，化膿性滑膜炎，結核性滑膜炎，アレルギー性滑膜炎などがある．通常は関節に起こり，関節炎として扱われることが多い．治療は，漿液性のものでは漿液の穿刺，化膿性のものでは切開排膿，および関節の安静のため固定を行う．

家庭内暴力　かていないぼうりょく　[violence in the family]
⇨ドメスティックバイオレンス

カテーテル　[catheter]
細い管状の器具で，鼻腔や気管，膀胱，血管内などに挿入し，分泌液や喀痰などの吸引・排泄，検査のための検体採取あるいは，薬液注入などに用いる．長さや太さおよび材質は用途によりさまざまで，材質としては金属，ゴム，シリコン，プラスチックなどが用いられている．カニューレ，カヌラなども同義．→カテーテル管理

カテーテル・アブレーション　[catheter ablation]
カテーテルを用いて不整脈の原因となっている部分を治療する方法．心臓に挿入したカテーテルの先端から通電して行う電気的アブレーションと，組織内にエタノールを注入する化学的アブレーションがある．適応となる不整脈はWPW症候群，心房性頻拍，心房粗動・細動，心室性頻拍などである．

カテーテル感染　かんせん　[infection via catheter]
挿入されたカテーテルが原因となる感染で，カテーテルの滅菌や無菌的な操作が不十分なとき，あるいは長期間のカテーテル留置などにより起こる．

カテーテル管理　かんり　▶大項目参照

カテーテル菌血症　きんけつしょう　[catheter-related bacteremia]
〈カテーテル関連敗血症〉カテーテル内腔から検出された菌の培養と患者の血液の培養から同じ菌が分離されること．培養検査による確認がない場合は，カテーテル抜去後に解熱した場合，カテーテル関連血流感染を疑う．感染リスクを最小限にするには，生体侵襲的な処置である血管内留置カテーテル挿入時の無菌操作を厳守し，挿入部位の清潔管理をこころがける．→カテーテル感染，カテーテル熱

カテーテル熱　ねつ　[catheter fever]
尿路カテーテルや血管カテーテルを挿入したあとに起こる一時的な高熱をいう．原因は，カテーテル挿入による組織の小さな損傷部からの細菌感染や血栓形成による．→カテーテル菌血症

カテーテル由来敗血症　ゆらいはいけつしょう　[catheter-related sepsis；CRS]
⇨カテーテル菌血症

カテコラミン　[catecholamine；CA]
カテコール核をもつ生体アミンの総称．ドパミン，ノルアドレナリン，アドレナリンなどがあり，生体内でチロシンからDOPA(ドーパ)を経て生合成され，神経伝達物質として作用する．→アドレナリン，アドレナリン受容体，α-受容体，ドパミン，ノルアドレナリン，

モノアミン酸化酵素

カテコラミン誘発性多形性心室頻拍 [catecholaminergic polymorphic ventricular tachycardia；CPVT]
遺伝性疾患である．明らかな器質性心疾患を伴わず，運動や精神的興奮あるいはカテコラミンによるアドレナリンβ-受容体刺激により，心室頻拍や心室細動が誘発される病態をいい，幼児期以降の小児期に多くみられる．治療はβ-遮断薬による薬物療法ならびに運動制限．

カテラン針 [hypodermic needle]
適度な穿刺性があり，深部筋肉注射や深部組織麻酔に用いる通常の針より長い注射針．長さは，60～90 mmである．

果糖 [fruit sugar]
⇨フルクトース

カドミウム中毒 [cadmium poisoning]
⇨イタイイタイ病

金網副子 [ladder splint]
四肢の骨折や関節損傷の際，疼痛の軽減と副損傷防止のために，2つ以上の骨・関節にわたって金網を曲げ，良肢位で固定する場合に用いる金属製副子．

カナバン病 [Canavan disease]
常染色体劣性遺伝性の白質ジストロフィー．海綿状硬化症ともよばれ，生後まもなく発症する．初発症状は痙縮，精神・運動発達遅滞，視神経萎縮で，小脳性運動失調，構音障害などを生じ，通常3～5歳で死に至る．米国では，本疾患の遺伝子治療に関する特許をめぐり，治療を受けた患者や家族・関係諸団体が特許を取得した病院に対し訴訟を起こし，2007(平成19)年現在係争中で話題となっている．

カナマイシン [kanamycin；KM]
〔硫酸カナマイシン〕　アミノ配糖体系抗菌薬の1つ．広域性の抗菌薬でグラム陰性桿菌，結核菌に有効．腎障害，聴力障害の副作用がある．検尿や聴力検査を行い，副作用に注意して使用する．→アミノ配糖体系抗菌薬

カニューレ [cannula]
⇨カテーテル

カニュレーション [cannulation]
血管造影，中心静脈圧測定，動脈塞栓術，中心静脈栄養などの目的でカニューレ(チューブ)を血管，消化管，体腔などに挿入する手技．

化膿 [purulence, suppuration]
起炎菌の感染・生着・増殖による滲出性の炎症．炎症巣が臓器・組織内に限局している膿瘍と，臓器・組織内にびまん性に炎症の波及する蜂巣炎とに分けられる．発赤，熱感，腫脹，疼痛，機能障害など炎症の5大要素がそろってみられる．膿汁中には，起炎菌とその死菌(菌種によって菌体内毒素または菌体外毒素を産生する)，宿主側の好中球，リンパ球とその残骸，組織の分解物(種々のライソソーム酵素が含まれている)および滲出液(体蛋白)が含まれている．化膿菌の代表的なものとして黄色・白色ブドウ球菌，溶血性および非溶血性のレンサ球菌があり，そのほかに肺炎桿菌，結核菌，髄膜炎菌，ジフテリア菌，緑膿菌，大腸菌，チフス菌，淋菌，バクテロイデス，パスツレラ菌，真菌類がある．菌の同定と薬物感受性の結果から，有効な抗菌薬の投与，または切開・排膿，ドレナージを行う．→炎症(えんしょう)

加濃式社会的ニコチン依存度調査票 [The Kano Test for Social Nicotine Dependence：KTSND]
禁煙治療にあたり喫煙者個人のニコチン依存の強さに関する質問に回答させ，禁煙治療の方針策定の参考にする質問票．加濃正人(1961～，内科)が発案し，2003(平成15)年に公開された．禁煙達成率の予測などにも活用できる．喫煙に関する意識を社会的なニコチン依存度についても触れることで，より禁煙指導に有用な根拠となるよう工夫しており多用され始めている．

化膿性胃炎 [eitrige Magenentzündung]
⇨胃蜂巣炎(いほうそうえん)

化膿性汗腺炎 [hidradenitis suppurative]
アポクリン腺の化膿性炎症で，アポクリン腺の活動が活発となる思春期より始まり，腋窩，殿部，会陰部，鼠径部などに生じやすい．ブドウ球菌による感染が多い．夏季，発汗によりアポクリン腺の開口部の毛包が閉塞し，やがてアポクリン腺，毛包を中心とした膿瘍を形成する．初期段階では抗菌薬で治癒するものも多いが，再燃を繰り返して皮下で交通し，瘻孔を形成する場合は手術が必要である．

化膿性股関節炎 [septic arthritis of the hip]
股関節に黄色ブドウ球菌などの細菌が侵入することにより生じた炎症をいう．乳児期に発生しやすく，発熱や関節痛，殿部の腫脹が主徴となる．これらの症状の発現を見逃し，重症化すると，成長障害にもつながるため乳児期発症例ではとくに注意を要する．鑑別には超音波エコーによる関節液の貯留の有無の確認，血清学的検査などを行う．診断確定後は関節穿刺による排膿，洗浄を行い，抗菌薬の投与を行う．

化膿性骨髄炎 [suppurative osteomyelitis]
骨髄および骨膜の化膿性炎症．骨折後に起こるものと，心内膜炎などに由来する非外傷性のものとがある．起炎菌はブドウ球菌が大部分を占め，大腿骨頭や上腕骨に好発し，高熱，悪寒，嘔吐などの敗血症の症状が起こりうる．局所の症状としては，骨の激しい疼痛が重要．持続性で運動により増悪する．また，局所の発赤，腫脹をみとめることが多い．→骨髄炎(こつずいえん)，腐骨(ふこつ)

化膿性髄膜炎 [purulent meningitis]
⇨細菌性髄膜炎(さいきんせいずいまくえん)

化膿性脊椎炎 [pyogenic spondylitis, vertebral osteomyelitis]
細菌性(主に黄色ブドウ球菌)感染による脊椎の炎症性疾患．血行性の菌は脊椎に到達して脊椎炎を起こすもので，通常は身体のどこかに一次感染巣を有する．小児から成人までの各年代層に発生するが，近年糖尿病などの感染に抵抗力の弱い大人に発生するとの報告がしばしばみられる．発熱，局所の疼痛，脊柱の不撓性を呈し，X線上に椎間板に面する部位に，不規則な骨破壊を伴う椎間板の狭小化がみられることが特徴である．

化膿性脳脊髄膜炎 [purulent meningitis]
⇨細菌性髄膜炎(さいきんせいずいまくえん)

化膿レンサ球菌 *Streptococcus pyogenes*
〈A群レンサ球菌〉 通性嫌気性グラム陽性球菌．連鎖状に配列する．鞭毛はなく，芽胞を形成しない．また，カタラーゼ陰性である．血液寒天平板培地上でβ溶血を示す．急性咽頭炎，急性扁桃炎，膿痂疹，猩紅熱，劇症型A群レンサ球菌感染症，急性糸球体腎炎，リウマチ熱など，多様な疾患をひき起こす．→レンサ球菌，溶血性(ようけつせい)レンサ球菌，猩紅熱(しょうこうねつ)，糸球体腎炎(しきゅうたいじんえん)，リウマチ熱，劇症型溶血性(げきしょうがたようけつせい)レンサ球菌感染症

ガバ [GABA]
⇨γ-アミノ酪酸

痂皮 [crust, scab]
〈かさぶた〉 創傷や潰瘍部の表面において，血球成分，滲出液，膿汁などが空気に触れて乾燥し，凝固したもの．

痂皮形成治癒 [crust formation healing]
擦過傷，二次治癒創の表面に形成されるいわゆる「かさぶた」を伴った創傷治癒過程のことで，痂皮により創面が保護される．痂皮は表皮の治癒完了とともに脱落する．

過敏症 [hypersensitiveness]
個体がある刺激に対して過度(わずかな刺激に対しても反応するような鋭敏さ，刺激から反応までの時間の短さ，反応の激しさなどにおいて)な反応を示す状態．過敏症という語は，神経過敏などの精神的感受性や過敏性腸症候群(IBS)など自律神経失調によるものについても用いられるが，一般にはアレルギーや薬物特異体質など免疫反応によるものを指す場合が多い．→アレルギー

過敏性[結]腸症候群 [irritable colon syndrome ; ICS]
〈刺激結腸〉 自律神経の過緊張のために起こる大腸のS状結腸部の運動・分泌異常．原因としては身体的・精神的ストレスを基盤としたいわゆる心身症が多い．疼痛，便秘，下痢などの症状がある．→神経性下痢(しんけいせいげり)

過敏性腸症候群 [irritable bowel syndrome ; IBS]
腹部不快感(痛みや膨満感)および便通異常(下痢または便秘)などの排便障害を呈するが器質的異常をみとめない病態で，機能性消化管障害の一種．大腸疾患のなかでは，頻度が高く，生命予後は良好であるが，寛解・再発を繰り返し，患者のQOLを著しく減ずる．原因はいまだ不明で，治療としては食事指導，薬物療法，心理療法を段階的に組合わせて行う．

過敏性肺炎 [hypersensitivity pneumonitis ; HP]
〈外因性アレルギー性肺炎〉 かびや細菌，鳥類の糞，化学物質などを反復吸入した結果，Ⅲ型もしくはⅣ型アレルギー反応を介して，炎症を起こした状態である．日本では真菌のトリコスポロン(*Trichosporon cutaneum*)によるものが多く夏型過敏性肺炎ともよぶ．症状は，発熱，咳嗽，呼吸困難などがある．対策としては，抗原からの隔離が必要であり，外因を取り除くと通常は予後良好である．室内では，エアコン，加湿器，洗濯機，台所，浴室などで，かびの生えやすい環境をつくらないことが必要である．→肺炎(はいえん)

カフ [cuff]
⇨マンシェット

ガフキー表 [Gaffky scale]
ガフキー表とは，結核患者の喀痰中の結核菌を塗沫染色し，1視野中の菌数(顕微鏡拡大500倍)を10段階(ガフキー号数)に分け表示する方法．喀痰中の排菌の有無や予後の判定に利用する．喀痰中の菌量が多ければ迅速診断に有用であるが，菌量が少ないときに，号数にばらつきが多く信頼性が低い．諸外国では，ほとんど行われていない．ガフキー号数×咳の持続期間(月)＝感染危険度指数という．Georg Theodor Augus Gaffky(1850〜1918，独，細菌学)．

カプセル剤 [capsule ; Cap]
胃・腸管内で容易に崩壊するゼラチンでできているカプセルに薬物を充填した内服用製剤の1つ．カプセルには硬カプセル，軟カプセル，マイクロカプセルがある．服用困難な薬物，たとえば刺激性のもの，不快臭のあるものなどは，この剤型にして飲みやすくする．

カプセル内視鏡 [wireless capsule endoscopy]
錠剤のように飲み込めるカプセル型の内視鏡．直径10 mm程度，長さ30 mm弱，重さ3 g程度のプラスチック製で，イメージセンサーと超小型レンズによる撮像機構と無線送信機構を備え，飲み込んだ患者の消化管内部を外部モニターで観察し診断を行う．胃や腸の蠕動で体内を進み，8時間後には体外に排出される．消化器内視鏡診断や治療の劇的な進歩につながり，より低侵襲性かつ高度な医療の提供が可能となると期待されている．2007(平成19)年4月，カプセル内視鏡による画像診断が厚生労働省により承認された．

カフ付き口咽頭エアウェイ [cuffed oropharyngeal airway ; COPA]
経口エアウェイの先端にカフが装着され，カフが膨らむことで気道が開く．ACLS(advanced cardiac life support)の2000(平成12)年版では紹介されているが，現在は推奨されていない．→鼻咽頭(びいんとう)エアウェイ

カプノメーター [capnometer]
呼吸ガス中の二酸化炭素分圧(PCO_2)を連続的かつ非侵襲的に測定する記録装置．パルスオキシメーターに加えカプノメーターを装着することで，動脈血ガスを間接的にモニターすることができる．

花粉症 [pollinosis]
〈枯草熱〉 花粉をアレルゲンとするアレルギー性疾患．春先のスギ花粉の吸入や，鼻・眼粘膜への接触によってアレルギー性鼻炎症状，結膜炎症状を呈する．予防治療として季節前からの抗アレルギー薬の内服が有効．スギ以外の原因植物としてヒノキ，ハンノキ，カモガヤ，ブタクサ，ヨモギ，カナムグラなどがある．→アトピー，アレルギー性疾患，鼻(び)アレルギー

カヘキシー [cachexia]
⇨悪液質(あくえきしつ)

芽胞 [spore]
〈胞子，エンドスポア〉 菌体内部に形成される

耐久性構造．強力な病原性で芽胞をもつ代表的なものに，*Bacillus* 属には炭疽菌やセレウス菌，*Clostridium* 属では破傷風菌やガス壊疽菌がある．121℃，20分，2気圧の高圧蒸気滅菌を行わないと失活しない．

過保護 [overprotection]
自らの力で身を守ることができない子どもや自立できない者に対して保護者（親など）が行う保護が異常に強いことで，本来の目的である自立をかえって妨げる．この状態となる条件には，被保護者側に虚弱，一人っ子などの条件もあるが，保護者側の問題も大きく，上記のような条件もなく過度に世話をする純粋型と敵意や拒否を隠す代償として，過度な保護を示す代償感型に分けられる．

カポジ肉腫 [Kaposi sarcoma；KS]
〈特発性多発性色素性肉腫，特発性多発性出血性肉腫〉 皮膚の蒼白な浮腫性腫脹で始まる疾患で，わが国ではまれ．四肢とくに下腿より始まり末梢から中枢へと進行し，内臓まで及ぶ．40〜60歳の男性が罹患しやすく，進行すると悪液質や出血により死亡する．HIV感染者には発生が高率．→エイズ，HIV

ガマ（蝦蟇）腫 [ranula]
〈ラヌーラ〉 舌下腺管の閉塞（主として結石による）で唾液排泄が不能に陥り，貯留して嚢腫を形成したもの．内容は漿液性，症状は口腔底部の膨隆による違和感である．外観がガマの口内に似ていることからの命名．

鎌状赤血球貧血 [sickle cell anemia]
〈ヘモグロビンS症〉 遺伝的に異常なヘモグロビンS（HbS）を有している者に起こる貧血．赤血球が連銭して鎌状の形態を呈する．その結果，慢性的な溶血や血液障害が起こり，貧血や各臓器の障害が起こる．貧血は生後4か月ころから生じ，肝，脾は軽度に肥大する．下腿に潰瘍形成を起こしやすく，感染症，肺塞栓，網膜症なども合併する．黒人に多い．

CAM [complementary and alternative medicine]
⇨補完代替医療（ほかんだいたいいりょう）

仮面うつ（鬱）病 [masked depression]
身体症状が前面に出て，精神症状がその陰にかくれてしまっているうつ病．器質的根拠のない痛み，睡眠障害，食欲不振などの症状を訴え，精神科以外の診療科を受診することが多い．治療は抗うつ薬の投与であるが，抗うつ薬を使うことで診断を確かめる場合もある．→うつ（鬱）病

仮面高血圧 [masked hypertension]
診察室で測定した血圧が正常であっても，日常の自由行動下での血圧が高い状態をいう．心血管障害などを起こす確率が，医療従事者を前にして緊張することで生じる白衣高血圧よりも高く，持続性高血圧と同程度である．ハイリスク群では，家庭での自己血圧測定などによって仮面高血圧の有無をチェックする必要がある．→白衣高血圧

仮面様顔貌 [mask-like face]
表情が乏しく，仮面をかぶったような顔貌．顔面筋の動きが障害されて起こる．錐体外路系疾患のパーキンソン症候群や，うつ病などでみられる．→うつ（鬱）病，パーキンソン病

かゆみ ▶大項目参照

カラアザール [kala-azar]
〈黒熱病，内臓リーシュマニア症〉 鞭毛虫に属する原虫 *Leishmania donovani* の寄生によって起こる．感染はサシチョウバエの媒介を必要とする．潜伏期間は不定である．高熱期と無熱期を繰り返し，高度の貧血，著明な脾腫を特徴とし，肝も腫大する．末梢血や脊髄，脾より原虫を証明する．治療は5価アンチモン薬などを用いる．オーストラリアを除く，熱帯，亜熱帯に広く分布している．→原虫（げんちゅう）

カラードップラー法 [color Doppler method]
超音波ドップラー法の1つで，ドップラー効果を用いて，探触子に近づく血流を赤で，探触子から遠ざかる血流を青で表示する．心臓，血管，臓器内における血行動態を把握できる．広い意味では，ドップラー効果による信号の強さを表示するパワードップラー法を含む場合もある．パワードップラー法では血液量（正確には赤血球量）がカラー表示される．これは，とくに実質臓器内血管の血流量を把握する場合などに用いられる．→巻頭カラーFig.26，超音波検査法（ちょうおんぱけんさほう），超音波断層法，超音波ドップラー法

ガラクトース [galactose]
アルドヘキソースの1つ．一般にはD形．乳糖の成分．プロテオグリカン，糖蛋白質，糖脂質などに含まれている．生体内ではグルコースに転換後代謝されるが，この転換が障害されるとガラクトース血症となる．→先天性代謝異常（せんてんせいたいしゃいじょう）

ガラクトース負荷試験 [galactose tolerance test]
肝の糖質代謝機能のチェックのため行う検査法の1つ．通常はガラクトース40gを水250mLに溶解，経口投与し，血中ガラクトース値を測定する．基準値は5〜25mg/dLであるが，肝疾患ではその5〜10倍を示す．

ガラクトシドパーミアーゼ [galactoside permease]
⇨M蛋白［質］

ガラス圧診法 [diascopy]
〈圧診法〉 ガラスやアクリルなど無色透明のプレートを用いて発疹などの病変部を圧迫し，主に色調の変化をみて鑑別する検査法．紅斑（退色）と出血紫斑（色調変化なし）の鑑別に多く用いられるほか，尋常性狼瘡では独特の狼瘡結節（点状の淡黄褐色斑）をみる．

カリウム [potassium, kalium；K]
カリウムは体内に存在する量の90％が細胞内にあり，主な細胞内陽イオンとして細胞浸透圧を保つ．生体の恒常性から血漿・細胞外液中でカリウムは3.5〜4.5 mEq/Lに保たれている．血漿カリウム濃度が限度を超えて増加したり減少すると，細胞機能に大きな影響を及ぼす．高カリウム血症（7 mEq/L以上）では筋細胞の再分極が抑制され，骨格筋麻痺，心停止をきたす．カリウム欠乏ではインスリン分泌の障害，ジギタリス中毒，腸管運動の低下，腎障害が現れる．

カリウム過剰〔症〕 [hyperkalemia]
⇨高(こう)カリウム血症

カリウム欠乏〔症〕 [hypokalemia, hypopotassemia]
⇨低(てい)カリウム血症

カリウム欠乏性腎障害 [potassium-depletion nephropathy, renal disturbance by potassium deficiency] 種々の原因によって慢性的な低カリウム血症が持続すると,腎尿細管に空胞変性をきたし,腎盂腎炎などの感染症に罹患しやすくなる.とくに尿濃縮能の低下が著明で,口渇,多飲,多尿,夜間尿増加をきたす.糸球体濾過量の減少もあるが,その程度は軽く,蛋白尿も軽微なことが多い.→低(てい)カリウム血症

カリウムチャンネル [potassium channel, K channel]
イオンチャンネルとよばれるチャンネルのうちの1つで,電位依存性カリウムチャンネル,ATP感受性カリウムチャンネル,G蛋白質感受性カリウムチャンネルなどがある.電位依存性カリウムチャンネルは,ナトリウムチャンネルによるナトリウムイオンの細胞内への流入による脱分極にひき続いて,カリウムイオンを細胞外へ流出させる再分極により神経細胞,心筋細胞などの興奮性細胞の活動電位を発生させる.ATP感受性カリウムチャンネルは,血糖上昇に伴い膵臓のランゲルハンス島β細胞内のATP濃度が上昇すると閉じて,細胞膜が脱分極してインスリンを分泌させる.→イオンチャンネル

カリウム定量 [quantitative analysis of potassium, determination of potassium]
ポリ塩化ビニルの膜にリガンド(カリウムに選択性の物質)が溶解されたカリウムイオン選択膜と,電極を利用したカリウム選択電極法による自動測定により定量される.

カリエス [caries]
骨などの硬い組織が慢性の炎症性病変により破壊されること.結核による脊椎カリエスやう歯(むし歯)が代表的.→う歯,脊椎(せきつい)カリエス

カリニ肺炎 [carinii pneumonia] ⇨ニューモシスチス肺炎

顆粒球減少症 [agranulocytosis, granulocytopenia]
〈好中球減少症〉 白血球のうち顆粒球の絶対数が減少した(2,000/μL以下)病態をいう.好中球が顆粒球の大部分を占めるため,一般には好中球減少症と同意語として用いられることが多い.また,顆粒球数が著しく減少した重症型を無顆粒球症とよぶこともある.一般症状として悪寒,高熱,壊疽性口内炎などを特徴とする.原因としては,薬物とくにアミノピリン,抗炎症薬,抗甲状腺薬,抗生物質,抗がん薬などの副作用,ベンゾール中毒,再生不良性貧血,白血病,自己免疫疾患などにみられる骨髄形成不全などがあるが,原因不明のものもある.治療は原因物質の除去,原疾患の治療を行い,副腎皮質ステロイド薬,造血因子(G-CSF),抗生物質などの投与,γ-グロブリンの投与,顆粒球輸血,新鮮血輸血を行う.また,重篤な敗血症などの感染症を併発・反復しやすいので感染防止に努める.

顆粒球コロニー刺激因子 [granulocyte colony-stimulating factor]
⇨G-CSF

顆粒剤 [granules]
〈細粒剤〉 有効成分や有効成分に乳糖,白糖,デンプン糊液などを加えて,医薬品を粒状に製したものである.服用量の調節が容易に行える半面,かさばることや飛散しやすい欠点をもつ.→与薬(よやく)

花柳病 ⇨性病(せいびょう)

カルガリー家族アセスメントモデル [Calgary family assessment model; CFAM] 家族を統合的に多面的にアセスメントすることにより,家族のもつ問題を明確にして支援の方法を考えていくためのモデルである.アセスメントモデルは,①構造的(家族構成,性別,人種,社会的階級,環境など),②発達的(発達段階,課題,アタッチメントなど),③機能的(日常生活活動,情緒的・言語的・非言語的コミュニケーション,役割,連携など)の3カテゴリーで構成されている.また,このアセスメントの結果をふまえ,家族機能の特定領域に効果的に働くよう促進・改善・維持するためのモデルとしてカルガリー家族介入モデル(Calgary family intervention model; CFIM)がある.介入は家族の「認知領域」「感情領域」「行動領域」の3領域から,家族のニードに適合しその変化を促すような方法が選択される.→家族看護(かぞくかんご)

カルシウム [calcium; Ca]
アルカリ土類金属の1つ.記号Ca,原子番号20,原子量40.08.生体にとって必須.生体内カルシウムの98%以上は骨組織中にリン酸塩,炭酸塩,フッ化物の形で存在.血漿中カルシウムの約半分はイオンの形で,ほかの半分は蛋白(主にアルブミン)と結合して存在する.両方を合わせた総濃度の基準値は$8.4〜10.0$ mg/dL.骨の主成分であり血液凝固に必須であるほか,神経刺激伝達,細胞内情報伝達のセカンドメッセンジャーとして細胞機能の発現に不可欠.その代謝は上皮小体(副甲状腺)ホルモンの支配下にある.→カルシウム拮抗薬

カルシウム過剰〔症〕 [hypercalcemia, calcium excess syndrome]
⇨高(こう)カルシウム血症

カルシウム拮抗薬 [calcium antagonists]
〈カルシウムチャネルブロッカー〉 細胞膜にある電位依存性のカルシウムチャネルを遮断し,心筋や血管平滑筋細胞へのカルシウムの流入を抑制する薬物.腎血流量や冠血流量を増加させ,心臓刺激作用が少ないので,狭心症の治療薬,降圧薬,抗不整脈薬として用いられる.ジルチアゼム,ニフェジピンなどがある.→カルシウム,抗不整脈薬(こうふせいみゃくやく)

カルシウム欠乏〔症〕 [hypocalcemia]
⇨低(てい)カルシウム血症

カルシウムスコア [calcium score]
心血管疾患領域で用いられる場合は,血管内石灰化指数を指す.冠状動脈の石灰化の度合いを示す指標で,重大なリスクファクターではないものの,冠状動脈硬化症の重症度や進展の指標となると考えられている.

カルシウムチャネルブロッカー
[calcium channel blocker]
⇨カルシウム拮抗薬

カルシウム定量 [quantitative analysis of calcium, determination of calcium]
重量法，炎光光度法，原子吸光法，比色法など多くの方法があるが，自動分析ではフェノールフタレインの誘導体であるオルトクレゾールフタレインコンプレクソンを指示薬とし，カルシウム(Ca)との結合により生じた特異的な深紅色を比色定量する自動分析法が一般的である．イオン化したカルシウムはイオン電極法が用いられる．

カルジオリピン [cardiolipin；CL]
〈ジホスファチジルグリセロール〉
リン脂質の一種で，カルジオリピン抗原は梅毒血清反応に用いられる．自己免疫疾患者の血中には，リン脂質に対する抗体(抗リン脂質抗体．その1つが抗カルジオリピン抗体)の存在がみとめられ，全身の動静脈血栓症(とくに下肢深部静脈血栓症，肺梗塞，脳梗塞など)，血小板減少症，習慣性流産，子宮内胎児死亡，神経症状などの臨床症状と密接に関連していることが判明している．これらの自己抗体と特有の病態を示す症例は，抗リン脂質抗体症候群(APS)とよばれるようになった．APSのほかに全身性エリテマトーデス(SLE)や細菌性あるいはウイルス性などの感染症において高値となる．→感染症(かんせんしょう)

カルシトニン [calcitonin]
甲状腺C細胞由来の血中カルシウム濃度を低下させる．32個のアミノ酸からなるペプチドホルモン．破骨細胞を抑制して骨吸収を抑制し，尿中リン，カルシウムの排泄を増加させる作用をもつ．

カルシフェロール [calciferol]
⇨ビタミン

カルチノイド [carcinoid [tumor]]
〈類がん腫〉主に消化管および気管支に発生し，発育が遅く，浸潤・転移をしない良性腫瘍とされているが，ときには周囲に浸潤・転移することもあり，潜在性の悪性腫瘍ともいえる．組織学的にはがんに類似しており，細胞は嗜銀性およびクロム親和性である．カルチノイドの90％は虫垂に発生する．→カルチノイド症候群，クロム親和性細胞

カルチノイド症候群 [carcinoid syndrome]
カルチノイド(類がん腫)から分泌されるセロトニン，ヒスタミン，ブラジキニン，カリクレインなどのホルモン様活性物質によりひき起こされる症候群．皮膚紅潮，毛細血管拡張，腸蠕動亢進による下痢，頻脈，発汗などがみられる．

カルテレビュー [medical record review]
もともとは有害事象の頻度・予防可能性・コストなどを把握するための疫学調査だが，この手法による米国での調査で年間3万～9万人が有害事象によって死亡したと推計されたため，インシデント・アクシデントレポートでは報告されない問題まで把握できると期待されるようになった．通常は，看護師等によるスクリーニングと医師による最終判定の2段階で実施される．

カルドスコピー [culdoscopy]
〈骨盤腔鏡法〉骨盤腔の内視鏡検査で，子宮外妊娠，卵巣腫瘍，子宮付属器炎，不妊症の原因などの診断に用いられる．

カルニチン [carnitine]
〈L-カルニチン〉アミノ酸のリジン，メチオニンから合成され，以前はビタミンB_Tとよばれていた．脂質代謝に必須な成分であることから体脂肪低減効果を期待する健康食品として注目されているが，動物・ヒトのいずれにおいても体重増加量の低下や体脂肪の減少への効果はみとめられない．厚生労働省は過剰摂取の上限目安量として1,000 mg/日としている．一方，慢性腎疾の患者には塩化カルニチンとして，レボカルニチン欠乏であるプロピオン酸血症，メチルマロン酸血症の患者には塩化レボカルニチンとして，カルニチン欠乏症の改善のために投与されている．

カルニチン欠乏症 [carnitine deficiency]
ミトコンドリアにおける脂肪酸酸化に関与しているカルニチンは，食品からの摂取に加え，肝臓および腎臓でも合成される．このカルニチンが各組織や血中で低下すると，その結果，脂肪酸は代謝されず蓄積される．原発性のカルニチン欠乏症の原因として，カルニチン転送異常や合成障害があり，続発性として脂肪酸化異常，有機酸代謝異常やミトコンドリアミオパチーなどに伴い発症する．症状として痙攣，筋緊張低下，心肥大，心筋症，肝腫大などがみとめられる．カルニチン補充療法が有用の場合がある．

カルバペネム薬 [carbapenem]
大腸菌，緑膿菌などに幅広い抗菌作用を有する抗菌薬である．最近，カルバペネム薬に耐性を有する緑膿菌の院内感染事例が報告され(医療関係者の)脅威となっている．

カルバミド [carbamid]
⇨尿素(にょうそ)

カルブンケル [carbuncle]
⇨癰(よう)

カルベジロール [carvedilol]
α-受容体遮断作用を併せもつ，β-受容体遮断薬である．血管拡張作用による降圧効果，および狭心症治療効果がみとめられているほか，左室収縮機能を改善し，心不全進展を抑制することにより，慢性心不全にも用いられる．気管支喘息，著しい洞性徐脈，Ⅱ度・Ⅲ度の房室ブロックを有する患者などには禁忌．

カルペニート，リンダ・J．[Lynda Juall Carpenito]
米国の看護学者．看護師には看護診断と共同問題に取り組む責任があることを提唱した．これを二重焦点臨床実践モデルとよぶ．看護診断とは，実際に生じている，あるいは発生する可能性がある健康上の問題やライフプロセスへの人々の反応に対する判断である．これは，看護の視点でとらえて診断したものであり，この診断に対して看護師は看護独自の介入方法を計画して実行し，成果に対して責任をもつことになる．共同問題は，発生が予測される身体的合併症に対する診断であり，看護師が合併症の発症と状態を把握するために用いるとともに，合併症の予防のために計画したケアを行った

り，医師の指示によるケアを行う．看護師のかかわりを必要としない状態に変化した場合，共同問題は医学診断へと移行する．→看護診断（かんごしんだん），共同問題（きょうどうもんだい）

カルモジュリン [calmodulin]
種々の酵素の活性を調節するカルシウム結合蛋白質．カルシウムが結合すると立体構造が変化し，この変化によってさまざまな酵素が活性化して，細胞機能が調節される．

加齢黄斑変性（かれいおうはんへんせい） [age related macular degeneration]
加齢に伴って発症する黄斑変性で，欧米では失明原因の第1位である．滲出型と萎縮型に分類されるが，予後が悪いのは前者である．滲出型は黄斑の加齢変化に基づいてブルッフ膜の亀裂から脈絡膜毛細血管層の新生血管が網膜色素上皮下に延びてきて，黄斑部に出血・滲出斑が出現し視力低下を起こす．この新生血管から出血を繰り返し，色素上皮下に増殖血管膜とよばれる結合織の異常増殖が起こる．治療は困難であるが新生血管のレーザー照射，硝子体手術により増殖血管膜の除去，黄斑回転手術，低放射線照射などが行われてきた．最近では光線力学療法が効果があるといわれている．

加齢現象（かれいげんしょう） [senility phenomenon]
年をとる（加齢）とともに，全般的に細胞，組織，器官あるいは生理的機能に退行性変化が生じることをいう．個体全体に及んで高度に進行した老人性変化が現れる場合を老衰とよぶ．→老衰（ろうすい）

瓦礫の下の医療（がれきのしたのいりょう） [confined space medicine; CSM]
災害現場で建物や車体に挟まれて動けない生存者を対象に行う医療処置．クラッシュ症候群に対する輸液などが主となる．消防との緊密な連携が必要で，進入前の計画，リスク予測，自己装備の安全確認，要救助者とのボイスコンタクト，瓦礫除去時の待機，救出後の観察・評価・処置など，予め訓練された医師（DMATなど）が行うべきである．→災害医療（さいがいいりょう）

ガレノス，C. [Claudius Galen (Galenius, Galenos), 129〜199ころ]
小アジアのペルガモン生まれのギリシャ人で，西洋古典医学ではヒポクラテスとならぶ偉大な医師といわれる．古代の医学を系統的に集大成し，多くの著作を残した．解剖学に基づいた実験生理学の創始者といわれる．生薬の浸出製剤をガレノス製剤という．

過労死（かろうし） [death by overwork, death from overwork, karoshi]
仕事による過労（長時間労働や休日なしの勤務など）やストレスの大きい労働環境（配置転換，単身赴任など）が原因の1つとなって，脳疾患，心疾患，呼吸器疾患，精神疾患などを発症し，死亡に至ることをいう．また，過労により大きなストレスを受け，疲労がたまり，場合によってはうつ病を発症して自殺してしまうことを「過労自殺」とよぶ．

カロチン [carotin]
⇨カロテン

カロテン [carotene, carotin]
〈カロチン〉緑黄色野菜，ニンジン，カボチャ，果実，花などに含まれる黄色または赤色の色素．生体内，とくに小腸壁でビタミンAに変わるので，プロビタミンAといわれる．α，β，γの3種があり，このうちβ-カロテンが最も高いビタミンA活性を有する．→ビタミン

カロリー [calorie]
〈熱量〉体内で熱量素が燃焼するときの熱量を表す単位．一般には，1気圧下で14.5℃の純水1gを15.5℃に1℃昇温させるエネルギーを1カロリー(cal)とする15℃カロリーが用いられる．国際単位ではジュール（J）で表示される（1 kcal＝4.184 kJ）．栄養学では主にkcalを用い，多くの食品について1g当たりの熱量が算定されているが，実際の代謝エネルギーは消化・吸収の条件により変動する．→栄養摂取量（えいようせっしゅりょう），代謝（たいしゃ）

川崎病（かわさきびょう） [Kawasaki disease]
〈[急性熱性]皮膚粘膜リンパ節症候群〉
1963（昭和38）年に川崎富作（1924〜，小児科）が初めて報告した，主として4歳以下の乳幼児に好発する原因不明の疾患．病理学的には系統的血管炎がみとめられ，とくに冠動脈に動脈瘤を残すことが多いとされている．診断の手引きにされている主要症状を，①5日以上続く発熱，②手足の硬性浮腫および回復期の指先からの膜様落屑（らくせつ），③不定形発疹，④両側眼球結膜の充血，⑤口唇の紅潮やイチゴ舌，口腔咽頭粘膜のびまん性発赤，⑥急性期における非化膿性頸部リンパ節腫脹の6つが定められており，5つ以上の症状を伴うものを本症としている．4つの症状しかみとめられなくても，経過中に断層心エコー法もしくは心血管造影法で，冠動脈瘤（いわゆる拡張も含む）が確認され，他疾患が除外されれば，本症とされている．治療としては病因が不明なために確立された治療基準はなく，抗炎症作用，抗凝固作用としてのアスピリン，冠動脈病変合併を防ぐ目的でのヒト免疫グロブリン療法などが主に行われている．

がん（癌） [cancer, carcinoma; Ca]
腫瘍は，病理組織学的特徴により，上皮性腫瘍と非上皮性腫瘍に，かつ，それぞれ良性と悪性に大別される．ひらがなの「がん」および cancer は上皮性，非上皮性を問わず悪性腫瘍の総称として，漢字の「癌（癌腫）」および carcinoma は上皮性悪性腫瘍のみに狭義に用いられることが多い．上皮性悪性腫瘍は，臨床的には胃癌，大腸癌，腎癌などと発生した臓器名をつけてよばれ，組織型によって腺癌，扁平上皮癌，肝細胞癌，移行上皮癌，腎細胞癌などに分類される．また，癌の進行程度に応じて早期癌［十分に治りうる (potentially curable cancer) という期待感が入っている］，進行癌などと分類されることもある．非上皮性悪性腫瘍としては，白血病，悪性リンパ腫，各種の肉腫などが代表的である．公的には，狭義の「癌」もひらがなで表記されている．本辞典においても学会・研究会・施設・文献などの固有名詞および解説のうえで厳密な定義の必要のある場合を除き，「癌」ではなく，「がん」とひらがなで表記した．→悪性新生物（あくせいしんせいぶつ）

がん悪液質（あくえきしつ） [cancerous cachexia]
悪液質は，進行（あるいは末期）がん患者でみられる．皮膚が乾燥し，皮膚と毛髪の光沢はなくなり，目はくぼみ，皮下脂肪のないやせた状態になる．同時に脱力感，無力感，食欲不振などの症状が出現してくる．悪液質

は，飢餓状態に起因するのではなく，がん細胞から分泌されるさまざまな因子(サイトカイン，細胞間の情報伝達物質の総称)に起因し，脂肪を分解したり，蛋白質を崩壊させたりすると考えられている．代表的サイトカインとしてTNF-αがある．→サイトカイン

眼圧測定（がんあつそくてい）[tonometry]
眼球の内圧は，主に眼球内の液循環によって保持され，通常は10〜21 mmHg(Torr)である．眼圧が正常より高くなった状態を緑内障，低くなった状態を低眼圧症という．測定法には，簡便な方法として眼瞼上からの指圧法があるが，より正確に評価するには計測器としてシェッツ眼圧計(圧入式)，ゴールドマン眼圧計(圧平式)などを用いて測定する．最近は電気式のものや非接触式の眼圧計が用いられている．→緑内障(りょくないしょう)

簡易懸濁法（かんいけんだくほう）[brief suspension method]
嚥下困難な患者に対し，従来は錠剤の粉砕，カプセルの開封という調剤方法で服用を可能にしていたが，投与時に錠剤・カプセルをそのまま水に入れて崩壊・懸濁させる新規の考え方による服用方法である．通常は錠剤，カプセルを溶解させるため約55℃の温湯に入れ自然放冷するのが一般的な方法である．ちなみに日本薬局方で，カプセルは水50 mLを加え，37±2℃に保ちながら，しばしば振り動かすとき，10分以内に溶けると規定されている．10分間放置しても37℃以下にならない最低温度が55℃なので，55℃の温湯を用いる．

肝移植（かんいしょく）[liver transplantation]
⇒移植(いしょく)

肝炎（かんえん）[hepatitis]
肝細胞の壊死，変性をきたす肝の炎症．経過により急性，慢性に分類される．急性肝炎のうち進行が急激なものを劇症肝炎とよぶ．原因としてウイルス性，薬物性，アルコール性，自己免疫性などがあるが，わが国ではウイルス性肝炎が最も多い．近年，肥満に伴う肝炎で非アルコール性脂肪肝炎(NASH)という病態が注目されている．→ウイルス性肝炎，A型肝炎，急性肝炎(きゅうせいかんえん)，劇症肝炎(げきしょうかんえん)，C型肝炎，B型肝炎，慢性肝炎(まんせいかんえん)，薬物性肝炎(やくぶつせいかんえん)，ルポイド肝炎

肝炎ウイルス（かんえん）[hepatitis virus]
ヒトに感染して肝炎を起こすウイルス．現在はHAV，HBV，HCV，HDV，HEV，HGV，TTVが知られている．A型肝炎(HA)ウイルスはピコルナウイルスに属する直径27 nmのRNAウイルスで，水系感染を含め経口的に感染する．B型肝炎(HB)ウイルスは，直径約42 nmの球形粒子のHBs，HBe，HBcなど複数の蛋白が重層構造をつくっているDNAウイルスであり，血液や体液を介して感染する(図)．C型肝炎(HC)ウイルスは，かつて非A非B型肝炎といわれていたものの，大部分を占めるのは直径36〜72 nmのRNAウイルスで，フラビウイルスに属する．B型肝炎ウイルスと同様，血液や体液を介して感染するが，水系感染例も報告されている(図)．D型肝炎(HD)ウイルスは，血行感染で直径約35 nmの球形のRNAウイルスが，HBウイルスの外被を借りて増殖する．すなわち，本ウイルスはHBs抗原なしでは宿主内では存在できず，欠損(defective)ウイルスといわれる．E型肝炎(HE)ウイルスは，直径27〜32 nmのRNAウイルスで水系感染または野生の動物の肉を食べることで感染し，ほとんどが急性肝炎を起こす．このほか近年G型肝炎(HG)ウイルス，TTウイルスが肝炎ウイルスとして知られている．→ウイルス性肝炎，A型肝炎，C型肝炎，B型肝炎

■図　主な肝炎ウイルスの構造

●B型肝炎ウイルス

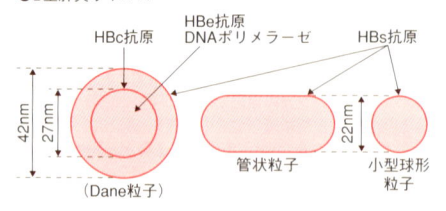

HBc抗原／HBe抗原／DNAポリメラーゼ／HBs抗原

Dane粒子(42 nm, 27 nm)／管状粒子(22 nm)／小型球形粒子

(厚生省：HBウイルス無症候性キャリア指導の手引．1982より改変)

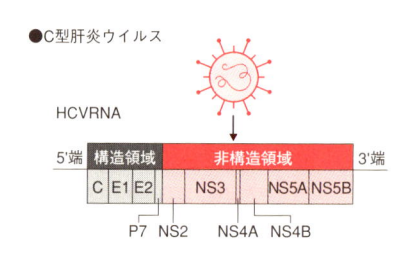

●C型肝炎ウイルス

HCVRNA
5'端　構造領域　非構造領域　3'端
C│E1│E2│P7│NS2│NS3│NS4A│NS4B│NS5A│NS5B

陥凹骨折（かんおうこっせつ）[depressed fracture]
⇒陥没骨折(かんぼつこっせつ)

感音性難聴（かんおんせいなんちょう）[sensori-neural hearing loss]
〈感音難聴〉　内耳から皮質聴覚野までに器質性の障害が生じて起こる難聴．音を感じる有毛細胞や蝸牛神経などが障害され，聞こえにくくなる．音の分析機能の障害(気導・骨導聴力閾値は両方とも上昇)のため，音の歪みが起こり，語音明瞭度は低下する．障害部位により，内耳性難聴と後迷路性難聴に大別される．

眼窩（がんか）[eye socket, orbit]
1対の眼窩は，眼球がおさまるくぼみで，眼球を固定・保護している．視神経管，上・下眼窩裂がある．→眼球突出(がんきゅうとっしゅつ)

寛解（かんかい）[remission]
ある疾患の症状が，一時的あるいは永続的に軽快した状態をいう．白血病では，治療により一時的に症状の進行の停止がみられ，安定した状態になる．またバセドウ病の場合では永続的な症状の改善，進行の停止がみられる．このような寛解に導く治療方法を寛解導入療法，寛解状態を長く保とうとして行う治療方法を寛解維持療法という．寛解は統合失調症においてもみられる．寛解の程度によって，完全寛解と不完全寛解(部分寛解，最小寛解など)とに分けられる．

がん化学療法 ▶ 大項目参照

がん化学療法薬 [chemotherapeutics of cancers]
⇨抗悪性腫瘍薬(こうあくせいしゅようやく)

感覚(知覚)異常 [paresthesia, dysesthesia]
〈パレステジア〉 感覚伝導路障害,大脳皮質感覚領付近の腫瘍,視床障害などによって起こる病的異常感覚．しびれ，ムズムズ感，ピリピリ感，蟻走感などがある．→蟻走感(ぎそうかん)

感覚温度 [effective temperature]
〈実感温度，実効温度〉 寒暖計の示す温度と，人体が実際に感じる暑さ，寒さの感覚には差がある．実際の温度は，気温のほかに湿度，気流などの影響が考えられており，これらを考慮したものにヤグローの感覚温度チャートがある．感覚温度は，さまざまな条件下で人体が感じる温度を，無風・湿度100％の状態で多数の被検者がこれを同じく体感するときの乾球温度計の示す温度をいい，これらの体感データをもとに感覚温度表がつくられている．たとえば，気温20℃で湿度100％の場合と，気温25℃で湿度30％の場合と同じで，双方の感覚温度はどちらも20℃である．

感覚解離 [sensory dissociation]
⇨解離性感覚障害(かいりせいかんかくしょうがい)

感覚(知覚)過敏 [hyperesthesia]
感覚刺激に対して異常に敏感なこと．とくに触覚の過敏状態をいうが，痛覚，温度覚などの表在感覚や，触覚部に炎症などの刺激があると深部感覚でも起こる．高度になると痛覚として感じる．→感覚(知覚)異常(かんかくいじょう)

感覚器系 ▶ 大項目参照

感覚(知覚)検査 [sensory examination]
感覚障害の有無を診断するため，表在感覚(触覚，痛覚，温度，冷覚など)と深部感覚(運動覚，振動覚，立体感など)を検査すること．感覚程度は被検者の主観に大きく左右されるため，事前に性格，精神状態の検査が必要となる．

感覚(知覚)減退 [hypesthesia]
⇨感覚(知覚)鈍麻(かんかくどんま)

感覚(知覚)錯誤 [erroneous perception, illusion]
錯覚のように，外界の刺激を誤って知覚する現象．錯視，幻聴，幻嗅，幻視などがあげられる．統合失調症，アルコール依存症などに多くみられる．

間隔尺度 [interval scale]
数値間の距離はどこでも同等な量的データだが，尺度のゼロ点は任意に決められる尺度．数値間の加算減算はできるが，乗算除算には意味がない［例：温度(℃)，知能指数など］．→順序尺度(じゅんじょしゃくど)，比[例]尺度(ひれいしゃくど)，名義尺度(めいぎしゃくど)

感覚(知覚)障害 ▶ 大項目参照

感覚消失 [anesthesia]
外からの刺激に対する感覚が消失してしま

うことで，感覚脱失ともいう．大脳～末梢神経のいずれの障害でも起こりうるが，大脳・視床の障害ではまれで，脊髄以下の障害でしばしばみられる．→感覚器系(かんかくきけい)

感覚神経 [sensory nerve]
⇨感覚器系(かんかくきけい)

感覚性言語中枢 [sensory speech center]
⇨ウェルニッケ中枢

感覚性失語 [sensory aphasia；SA]
⇨ウェルニッケ失語症

感覚知覚★ [sensory perception]
NANDA-I 分類法Ⅱの領域5《知覚/認知》類3〈感覚/知覚〉に配置された看護診断概念で，これに属する看護診断としては〈感覚知覚混乱〉がある．

冠拡張薬 [coronary vasodilator]
⇨冠[状]血管拡張薬(かんじょうけっかんかくちょうやく)

感覚統合療法 [sensory integration；SI]
〈感覚統合訓練〉 1970年代に，米国の作業療法士ジーン・エアーズ(Jean A. Ayres)が開発した，学習障害児のための治療法．日本にも導入されて，学習障害(LD)や自閉症(児)，自閉傾向児(学習障害児と自閉症児は共通点が多い)に対して，主に施行され，現在ではそのほかの障害にも応用されている．→学習障害(がくしゅうしょうがい)，小児自閉症(しょうにじへいしょう)

感覚(知覚)鈍麻 [hypesthesia]
〈感覚減退〉 感覚を大脳皮質中枢に伝える感覚伝導路の障害によって生じる知覚敏感度の低下．表在感覚鈍麻，深部感覚鈍麻を指す．鈍麻が高度に進行したものを感覚脱失という．

感覚領 [sensory area]
感覚を認知する大脳皮質領域のことで感覚野ともよばれる．伝導されてきた単純な感覚刺激を統合して，どのような刺激が加えられたのかを判断する．一次感覚領と，より高次の連合感覚領(連合野)に分けられる．体性感覚(触覚，痛覚，温度覚などの表在感覚と，振動覚，位置覚などの深部感覚)の一次感覚領は頭頂葉の中心後回にあり，視覚のそれは後頭葉内側面の鳥距溝に，聴覚では側頭葉横回にある．連合野は一次感覚領に隣接して存在し，一般により高次の統合機能を行い，この部位が損傷されると失語，失行，失認などを生じる．

肝芽[細胞]腫 [hepatoblastoma]
〈ヘパトブラストーマ〉 2～3歳以下の乳幼児に好発する肝の悪性腫瘍で，わが国では欧米よりも発生頻度が高い．症状は肝腫大，発熱，上腹部痛，食欲不振，黄疸，体重減少などをみとめ，また血清中のα-フェトプロテインが著明に増加するのが特徴である．治療は早期の外科的摘出と化学療法を行う．→肝腫瘍(かんしゅよう)

眼華閃発 [spintheropia]
⇨光視症(こうししょう)

カンガルーケア [kangaroo care]
母親または父親の肌が直接児の肌と触れるように，母親または父親の胸のなかに児を包み込むようにいだくことをいう．その姿が，お腹のなかに赤ちゃんを入れて育てるカンガルーを連想させることから名づけられ

肝管 [hepatic duct]　肝から十二指腸に胆汁を導く胆道の一部．胆囊管の上部を総肝管といい，肝門部で左・右肝管に分岐する．→消化器系（しょうかきけい），胆道（たんどう）

冠灌流圧 [coronary perfusion pressure；CPP]　〈冠動脈灌流圧〉　冠血管抵抗とならぶ冠循環を構成する1つの要因とされ，大動脈拡張期圧と右心房の拡張期圧の差で示される．心肺蘇生中の冠灌流圧は心筋の血流状態と心拍再開率に関連があるとされ，冠灌流圧が15 mmHg（Torr）以上ある場合には，心拍再開が期待できる．

換気 [ventilation；V]　〈室内空気汚染〉　新鮮な空気を室内に送り込み，汚染された空気を排除して室内空気の清浄を保持し，快適な空気環境を確保することをいう．室内の空気は在室者によって二酸化炭素（CO_2），水分，温度，湿度，臭気，塵埃などで汚染され，これらが居住者に有害作用をもたらす．室内空気汚染の尺度は一般的には CO_2 濃度で表す．換気量は単位時間に室内空気が置換される量（m^3/時）で表し，これを室内容積で除した値が換気回数（回/時）である．一般に成人1人当たりの CO_2 発生量は0.02 m^3，外気の CO_2 濃度は0.04 ％，CO_2 恕限度を0.1％とすると1人当たり33 m^3/時の新鮮空気が必要となる．建築物における衛生的環境の確保に関する法律（ビル管理法）では，CO_2 恕限度0.1％を超えないような換気量を必要とすることが規定されている．さらに，労働安全衛生規則では「第六百条　事業者は，労働者を常時就業させる屋内作業場においては，窓その他の開口部の直接外気に向かって開放することができる部分の面積が，常時床面積の二十分の一以上になるようにしなければならない．」「2．事業者は，前条の屋内作業場の気温が十度以下であるときは，換気に際し，労働者を毎秒一メートル以上の気流にさらしてはならない．」とされている．病院にあっては，換気率を決定するのは余剰熱のほかに衛生的配慮がある．病室の換気レベルは，一般的には35～140 m^3/人・時であり，手術室は，部屋のなかでは最も高い換気率を必要とし，30～55 m^3/m^2・時である．

換気障害 [ventilatory disturbance]　〈肺換気異常〉　気管支・肺胞系での空気の吸入や排出に障害された状態を指す．慢性閉塞性肺疾患（COPD）や粘稠痰などにより，気道が閉塞あるいは狭窄している閉塞性換気障害，肺水腫や肺線維症など肺実質の病変や胸膜肥厚，胸郭や肋骨の異常，肥満，神経筋疾患など肺実質外の病変により，肺や胸郭の伸展・運動が妨げられる拘束性換気障害，肺実質病変と通過障害を併せもつ混合型換気障害の3つに分類される．また呼吸系では心理的影響も受けやすく，感情によって換気過剰となる過換気障害もある．→過換気症候群（かんきしょうこうぐん），拘束性換気障害（こうそくせいかんきしょうがい），慢性閉塞性肺疾患（まんせいへいそくせいはいしっかん）

換気性作業閾値 [ventilatory threshold；VT]　トレッドミルなどの運動負荷において，運動負荷を徐々に増加させると，酸素摂取量が運動負荷に比例し増加していき，二酸化炭素排出量はある酸素摂取量（運動負荷）時点から急激に増加するポイントのことをいう．

肝機能 [liver function]　NANDA-I 分類法 II の領域2《栄養》類4《代謝》に配置された看護診断概念で，これに属する看護診断としては〈肝機能障害リスク状態〉がある．

肝機能検査 [liver function test；LFT]　肝の機能的あるいは形態的変化に対応した機能状態を知るための検査．肝は各種の複雑な機能をもち，すべての機能が一様に障害されるものではない．肝機能検査として一般に用いられている生化学的検査の項目は非常に多いが，各検査の結果は肝の機能のごく一面を表しているにすぎないので，診断にあたっては種々の検査結果を組合わせて解釈することが必要である．代表的な検査として，①胆汁色素（尿中ウロビリノーゲン，ビリルビン，血中ビリルビン濃度）の測定，②色素排泄試験（ICG 試験など），③脂質代謝試験（コレステロール，中性脂肪，胆汁酸など），④糖質代謝試験（血糖，フルクトースやガラクトースの負荷試験），血清アミノトランスフェラーゼの定量などがある．肝機能障害の程度の判定には，⑤蛋白代謝試験（アルブミン，グロブリン，血清膠質反応，プロトロンビン，ヘパプラスチンテスト，アンモニアなど），⑥血清酵素（アルカリホスファターゼ，アミノトランスフェラーゼ，乳酸脱水素酵素，γ-グルタミルトランスペプチダーゼ，コリンエステラーゼなど）の測定，⑦血清鉄の測定などがある．

眼球 [eyeball]　球状の視覚器．眼球は眼球線維膜〔外膜〕（前方は角膜，後方は強膜），眼球血管膜〔中膜（ブドウ膜）〕（前方は毛様体と虹彩，後方は脈絡膜），眼球内膜（網膜）の3層の膜に包まれ，その内部に前方の角膜内より眼房水，水晶体，硝子体がある（図）．視覚の受容器は網膜中にある視細胞である．→角膜（かくまく），チン小帯，脈絡膜（みゃくらくまく）

■図　眼球の水平断面

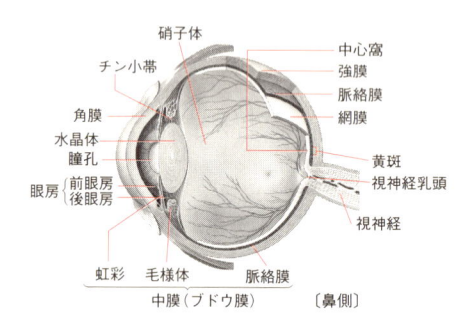

眼球圧迫試験 [eyeball pressure test]　⇒アシュネル試験

眼球回転発作 [oculogylic crysis]　⇒眼球上転発作（がんきゅうじょうてんほっさ）

眼球乾燥症 [xerophthalmia]
〈[角]結膜乾燥症，乾[燥]性角結膜炎〉
涙腺の萎縮，結膜上皮分泌液不足などにより眼球表面の角膜・結膜上皮が乾燥し，角化，光沢消失などをきたすもの．眼痛，羞明(しゅうめい)，視力障害などを訴え，失明に至る場合もある．原因は，ビタミンAの欠乏，トラコーマ，顔面神経麻痺により眼球表面が持続的に外気にさらされた場合などがある．また特殊なものとしてシェーグレン症候群における乾燥症の部分症として発症する場合もある．予防，治療としてはビタミンAの摂取，点眼薬などによる乾燥防止が重要である．→ドライアイ

眼球挙上 [oculogyric crisis]
〈注視痙攣〉両眼の眼球が共同して，不随意に上方に注視固定し，数分から数時間その状態が持続する状態のことで，眼球回転発作ともいう．原因は大脳基底核障害であり，脳炎後のパーキンソニズムの患者，向精神薬の副作用によるジスキネジアにもみられる．

眼球上転発作 [oculogylyc crysis]
〈眼球回転発作〉眼球が不随意に動き，上方に固定した状態．パーキンソン症候群や，急性のジストニアの際などに現れるほか，抗精神薬の副作用としても発症することがある．発作は数分から数時間続くこともある．

眼球振盪症 [nystagmus]
⇨眼振(がんしん)

肝吸虫症 [clonorchiasis]
マメタニシ，淡水魚(コイ，フナ)を中間宿主とする肝吸虫を経口摂取することにより感染する．肝吸虫の成虫は胆管内に寄生すると，胆管の炎症，拡張がおこり，食欲不振，胃部圧迫感，下痢をきたす．肝の腫脹，貧血，黄疸を伴うこともある．重篤な場合は肝硬変となる．治療には抗吸虫薬のプラジカンテルの投与が有効である．

眼球突出 [exophthalmos]
眼球の突出が異常な状態．突出度はヘルテル式眼球突出計，石原式万能距離計で測定する．片眼の突出は眼窩内の出血，炎症，腫瘍や眼筋麻痺などによって，両眼の場合は頭蓋骨の奇形，バセドウ病，粘液水腫などで起こる．原因疾患の治療で寛解する場合と慢性化する場合がある．→眼窩(がんか)，眼筋麻痺(がんきんまひ)

眼[球]内異物 [intraocular foreign bodies ; IOFB]
外傷により眼球内に異物が入り，留まっている状態．ガラス片などの異物は，直視下に早期の診断と摘出，感染予防処置が必要である．最も頻度の多い鉄片など磁性異物の場合は，X線で位置を確認し磁石により摘出する方法もある．

環境 [environment]
個体(生活体)それ自身をも含み，個体の生活の条件を構成するすべての事物・現象をいう．人間の場合，個体そのものを取り巻く外[部]環境と，個々の細胞を取り巻く内[部]環境とが相互に関連し合って生命を維持し，生活の場を構成している．人間の心身(内)環境は外環境の諸要因と密接な関係にあり，人間の周囲にある自然的事物や現象である自然的環境：①物理的環境(温度，湿度，気流，気圧，音，光，放射線など)，②化学的環境(空気，各種ガス，水，粉塵，化学物質など)，③生物的環境(動物，植物，微生物など)と，人間の行動様式を規定する文化や人間関係を指す社会的環境：①文化的環境(政治，経済，宗教，慣習，家族，職場，学校，近隣など)，②心理的環境(欲求，感情，観念など)に絶えず影響を受ける．このような状況のなかで，人間は調整力と適応力の許す範囲で，内環境の維持のために外環境を人為的に変えて，環境との調和をはかりながら生きている．外環境の個体(生活体)への影響を環境作用，個体の外環境への働きかけを環境形成作用という．看護においては外環境と内環境の相互作用に着目し，そのバランスを調整していくことが重要である．→外[部]環境(がいぶかんきょう)，環境(かんきょう)アセスメント，環境衛生(かんきょうえいせい)，内[部]環境(ないぶかんきょう)

環境アセスメント [environmental impact assessment ; EIA]
〈環境影響評価〉工場，道路，その他の大規模な建設計画に際し，事業主がこれに伴う環境への影響を事前に調査・予測し，または対応処置を盛り込み，多角的に評価を行うこと．この評価書は地域住民，関係機関に提出・公表され，意見は計画決定に反映される．1999(平成11)年度，環境影響評価法が施行された．本法律はその後何度か改正されている．

環境影響評価 [environmental effect evaluation]
⇨環境(かんきょう)アセスメント

環境衛生 [environmental health]
WHOは「環境衛生とは，人間の物質的な生活環境において，身体の発育，健康および生存に有害な影響を及ぼし，または及ぼす可能性のある一切の要素を制御することを意味する」と定義している．生活環境は，気候・風土的環境など物理学的・化学学的・生物学的環境からなる自然環境と，政治，経済，文化などの社会環境が相互に作用し合って形成されており，この環境を人間の健康保持・増進という視点から保護・改善することが環境衛生活動である．現在，地球温暖化，酸性雨，オゾン層破壊，各種公害などが主な対象となっている．→衛生学(えいせいがく)，環境(かんきょう)

環境汚染 [environmental pollution]
〈環境破壊〉自然環境が，主に人為的な原因によって悪化し，人間や生物に悪影響を及ぼす状況をいう．許容範囲を超えると，生態系の破壊にまで至るものがある．わが国では1967(昭和42)年に公害対策基本法が制定され，1993(平成5)年には公害の字句が削除された「環境基本法」が制定された．過去に典型7公害といわれた大気汚染，水質汚染，土壌汚染，騒音，振動，地盤沈下，悪臭の7つはそれぞれ個別の法令により規制され，大気，水質，土壌，騒音については，「環境基準」が定められている．

環境条件 [environmental condition]
人間を取り巻く諸条件をいうが，ひいては健康や疾病を決定づけるものともなる．環境条件は自然的環境と社会的環境に分けられる．自然的環境には気候・風土から大気汚染をはじめとする公害の問題もあり，また，植物・動物，感染源動物などの生物学的環境がある．一方，社会的環境には，衣・食・住など各地域，民族の行政的・経済的環境や，文化・医療環境，家庭・職場などの環境，人間関係など幅広いものが条件として考えられる．

環境小児科学 [environmental pediatrics]
小児疾患治療学, 予防医学, 公衆衛生学などの領域を幅広く網羅した医学の一分野. 成長期の子どもにとって精神面・肉体面に及ぼす環境の影響は大きく, 自然環境はもとより, 政治, 文化, 風俗, 教育, 家庭などの環境, さらには人口問題や公害問題などとも密接な関連をもつ. 環境小児科学は, 小児の心身の健全な発育を課題として, 生理学, 病理学, 疫学, 公衆衛生学, 児童精神医学などの面から, これらの要因を科学的に考察する.

環境調整
▶ 大項目参照

環境破壊 [environmental destruction]
⇨環境汚染(かんきょうおせん)

環境ホルモン [environmental hormone]
⇨外因性内分泌攪乱化学物質(がいいんせいないぶんぴつかくらんかがくぶっしつ), 内分泌障害物質(ないぶんぴつしょうがいぶっしつ)

環境療法 [milieu therapy ; MT]
精神病院や中間施設などの環境を整備することによって, 患者に対して治療的に働きかけていこうとする方法を指す. 地域社会のもつ支持能力を高めることによって, 精神科患者の治療やリハビリテーションを促進, 援助していこうとする社会療法と共通点を有するものである. 理論的基盤としては, ジョーンズ(Maxwell Jones)の治療共同体の考え方のほか, 精神分析学, 学習理論などの考え方が含まれている. 個別対応が重視される昨今, 環境療法においても, 患者の病期によって環境が果たす役割が異なるという考えがなされるようになっており, 病期に応じた機能分類も行われている.

換気量 [ventilatory volume]
〈呼吸量, 1回換気量〉 一般には1回換気量(呼吸)量(tidal volume ; TV, VT)を指す. すなわち, 通常の呼吸状態で健康人が1回の吸入または呼出により肺から出入するガス量をいい, 成人で平均450 mL 前後である. さらに深く吸い込むことのできる最大量を予備吸気量(inspiratory reserve volume ; IRV)といい, 1,800～2,000 mL とされる. この最大吸気の状態から最大呼気によって呼出される量が肺活量(vital capacity ; VC)で, 3,000～4,000 mL である. →1回呼吸量, 肺活量(はいかつりょう)

桿菌 [bacillus ; B]
桿状あるいは棒状の形態を示す細菌の総称. グラム染色でさらに陽性菌と陰性菌に分けられ, 前者にジフテリア菌, 破傷風菌, 後者に大腸菌, サルモネラ菌などがある. 桿菌の多くは運動器官として鞭毛をもち, さらに一部の菌は芽胞を形成して不利な環境に抵抗する. →球菌(きゅうきん), グラム染色

眼筋麻痺 [paralysis of ocular muscles, ophthalmoplegia]
外眼筋と内眼筋の麻痺がある. 眼球運動をつかさどる外眼筋の麻痺は, 第Ⅲ, Ⅳ, Ⅵ脳神経障害で起こり, 眼瞼下垂, 両眼複視, 斜視がみられる. 虹彩, 毛様体を動かす内眼筋の麻痺は第Ⅲ脳神経障害で起こり, 調節麻痺, 麻痺性散瞳がみられる. →外眼筋麻痺(がいがんきんまひ), 眼球突出(がんきゅうとっしゅつ), 眼瞼下垂(がんけんかすい)

眼筋無力[症] [ocular myasthenia]
筋無力症の部分現象のことがほとんどで, 朝の起床時より時間とともに眼瞼下垂, 眼筋運動障害が一側性あるいは両側性に出現する病態. →眼瞼下垂(がんけんかすい)

ガングリオン [ganglion]
〈結節腫, 節腫〉 手や足の関節の背部に好発する腱膜より発生した嚢腫状の腫瘤, 内容は水あめ状の粘液. 若年者や女性に多い.

関係妄想 [delusion of reference]
周囲の人々の表情や態度や言動, 周囲の状況を自分に関係づけて思い込む妄想であり, 多くは被害的な内容をもつ. 統合失調症の症状としてよくみられるが, そのほかにもクレッチマー(Ernst Kretschmer, 1888～1967, 独, 精神医学)のいう敏感性格者に, 体験と環境が組合わさって生じる敏感関係妄想や不安で脅威的な状況におかれたとき, 抑うつ気分などからも生じる. たとえば近隣の人が自分の噂をしている, テレビやラジオで自分のことが報道されているなどといった内容である.

緩下剤 [laxatives]
⇨下剤(げざい)

間欠性斜頸 [intermittent wryneck, intermittent torticollis]
⇨痙性斜頸(けいせいしゃけい)

間欠性跛行 [intermittent claudication ; IC]
〈血管硬化性間欠性歩行困難症〉 下肢の動脈硬化や閉塞性動脈炎などによる血行障害のために起こる症状で, 歩行中に下肢に疼痛が生じ歩行困難が出現するが, 休息すればまた歩行可能となり, これを繰り返すことをいう. 脊柱管狭窄症, 腰部椎間板ヘルニア, 骨髄腫瘍などでも同様の症状がみられることもある. 血管性のものには, 血栓除去術や薬物療法として血管拡張薬, 抗凝固薬の投与を行う. →跛行(はこう)

間欠的強制換気法 [intermittent mandatory ventilation ; IMV]
設定された換気回数だけ強制換気を行うモード. 強制換気と強制換気の間に自発呼吸が可能であるが, 間欠的強制自発換気法(SIMV)のような自発呼吸との同期は行わない. 吸気努力と関係なく設定された間隔で強制換気が行われる. →呼吸窮迫症候群(こきゅうきゅうはくしょうこうぐん), ファイティング

間欠的経管栄養法 [intermittent tube feeding ; ITF]
⇨間欠的口腔(かんけつてきこうくう)カテーテル栄養法

間欠的口腔カテーテル栄養法 [intermittent oral catheterization ; IOC]
摂食嚥下障害のある患者に対して行われる間接嚥下訓練を含んだ経管栄養法である. 食事のたびに経口的に食道にチューブを入れ, 注入する方法は OE (intermittent oro-esophageal tube feeding)法とよばれている. この方法の利点は間欠的にチューブを留置するので注入時間以外はチューブにしばられず, チューブを飲みこむことが, 嚥下訓練の一環となり, また食道への注入により栄養剤の投与がより生理的な食塊の流れに近づく. 食道内逆流があ

かんごかん

る場合は、チューブの先端を胃に留置するOG(oro-gastric feeding)法を行い、経口が困難なときには鼻腔から挿入する、NE(naso-esophageal tube feeding)法を行う.

観血的固定（かんけつてきこてい）[surgical fixation]
⇨外固定[法](がいこていほう)

間欠的陽圧呼吸（かんけつてきようあつこきゅう）[intermittent positive pressure breathing ; IPPB]
ベンチレーター(人工呼吸器)を使用し、吸気時に気道内へ間欠的に陽圧を加える方法. ①平均気道内圧の上昇による静脈還流量の減少、②呼吸仕事量の軽減、③効率のよい換気、④1回換気量の増加などの効果が期待できる. 臨床的には、①咳嗽発生機序とその促進、②換気量の分配の改善、③薬物の吸入投与の目的で使用される. →吸入(きゅうにゅう)

間欠滅菌法（かんけつめっきんほう）[fractional sterilization, intermittent sterilization]
100℃で30分間の加熱を1日1回の割合で3日間、間欠的に行う滅菌法. 100℃を超える高熱に弱い培地などに主として用いられ、芽胞などはこの方法で完全に死滅する. 平圧蒸気滅菌法の1つである. →滅菌[法](めっきん[ほう])

冠血流量（かんけつりゅうりょう）[coronary blood flow ; CBF]
心筋に栄養分を供給する冠動脈の血流量をいう. この血流の異常を伴う疾患としては、大動脈弁閉鎖不全、冠動脈硬化症などがある. 測定には電磁流量計が用いられるが、これは大動脈・冠動脈バイパス手術に際して観血的に行われる. 最近ではカテーテルにドップラー血流計を装着したものも開発されている. 臨床的には超音波ドップラーが用いられている. →冠[状]血管拡張薬(かん[じょう]けっかんかくちょうやく)

眼瞼下垂（がんけんかすい）[blepharoptosis]
上眼瞼の挙上不全をいう. 先天性には眼瞼挙筋の発育不全や麻痺によって起こる. 後天性眼瞼下垂の原因には動眼神経麻痺の部分症状として起こることが最も多い. 重症筋無力症において、眼瞼下垂は主要症状の1つである. →眼筋麻痺(がんきんまひ)、眼筋無力[症](がんきんむりょくしょう)

眼瞼痙攣（がんけんけいれん）[blepharospasm ; BS]
眼瞼痙攣は眼輪筋の痙攣性収縮により、開瞼困難や瞬目がうまくできない状態である. ①原因不明の本態性眼瞼痙攣、②パーキンソン病や脳梗塞などに合併する症候性眼瞼痙攣、③抗うつ薬や抗不安薬などの長期服用により起こる薬剤性眼瞼痙攣の3種類に分類される. 典型的な症状としては、目の乾燥感、開瞼困難、瞬目過多、ふし目がちとなる、閉瞼していると楽、眉間にしわを寄せる、などである. 治療は薬物療法は効果がないことが多く、最近では弱毒ボツリヌストキシンであるボトックスが用いられている.

がん原性物質（げんせいぶっしつ）[carcinogen]
⇨発(はつ)がん物質

看護（かんご）▶大項目参照

看護アセスメント（かんご）[nursing assessment]
⇨看護過程(かんごかてい)

肝硬変（かんこうへん）▶大項目参照

看護覚え書（かんごおぼえがき）[Notes on Nursing]
⇨ナイチンゲール、フローレンス

看護介入（かんごかいにゅう）[nursing intervention]
〈ナーシングインターベンション〉看護師が患者の回復のために、独自の立場から専門的技術をもって能動的にかかわることをいう. 看護師は日ごろから患者に対して、援助をするという目的意識をもって働きかけ、患者の回復にむけてのニードを分析的、系統的に把握して充足のための援助を行い、また、患者がいだく不安の軽減をはかるなど、さまざまな面での対応を行う. →看護師(かんごし)

看護介入分類（かんごかいにゅうぶんるい）[nursing interventions classification]
⇨NIC(ニック)

看護活動（かんごかつどう）[nursing care activity]
保健師、助産師、看護師、准看護師によって行われるさまざまな目的行動. 具体的には、①健康を害した人への日常生活の援助、②医師の診療の援助、③病人への心理的援助、④環境の保持、⑤疾病の予防と健康の増進、健康教育などである.

看護過程（かんごかてい）▶大項目参照

看護監査（かんごかんさ）[nursing audit]
〈ナーシングオーディット〉病院や各病棟で行われている看護が一定水準に到達しているかどうかなど、看護活動の組織的な評価ならびに個々の看護ケアの質的・量的水準の向上を目的として行われる. 具体的には、第三者である訓練された看護の専門職が評価者となって実施される. 評価対象となるのは、その病院あるいは病棟で行われている看護ケアの内容とその過程で、通常、院内または院外の訓練された監査委員会によってなされる. 監査の方法は、看護記録または患者の面接によって行われ、予め決められた基準に沿ってチェックし、その結果で定期的に看護の量的・質的判断をする数的評価と、各項目に関する批評・分析結果を記述する方法とがある. 実施された看護ケアが患者のニードに沿い、かつ患者の福祉や幸福に資するものであったか否かを検討・評価し、看護ケアそのものの問題や組織の問題点を抽出するのみでなく、業務改善に役立てられることが望ましい.

看護管理（かんごかんり）[nursing administration, nursing management]
よりよい看護をいかに効果的に提供し機能させるかを目的として人員、物的資源、予算などを運用すること. 広義にはあらゆる看護の分野や、国レベルの看護行政も含めていうが、一般には施設内あるいは病院における看護管理を指すことが多い. 看護管理の機能は看護組織の編成、業務の明確化、監査、技術の開発および人材の確保、活用、教育、ならびに良好な労働環境の維持、増進、他部門との調整、予算の作成、運用などがその対象である. これらは一般企業における管理とほとんど変わらないが、管理の目的がよりよい看護ケアの提供であり、人が人にかかわるという看護の基本的性格から、利潤や能率を優先する一般企業とは管理のあり方が異なっている. 看護管理は病院では看護部長(看護局長などさまざまな呼称がある)、看護師長が担当し、それぞれのレベルによって管理の規模が異なる. 看護部門のトップ・マネジメ

ントは，病院の副院長とならび，管理の重責を担うようになってきた．看護師長は，中間管理職としての役割を担っている．

看護技術（かんごぎじゅつ）[nursing art]
看護の目的を達成するために，個々の看護者がどのような援助をするのかを具体的に方向づけるもので，看護実践活動を成立させる種々の技術のありようをいう．看護実践活動は，いくつかの技術の組合わせによって成立しており，看護状況での看護者の一つひとつの行為は知識，技能，態度の総体（看護観）として表現される．つまり，対象の状況に応じて，看護者自身のなかでさまざまな行為の過程を，理論の活用や思考を吟味して秩序ある系列のもとに整えて，安全・安楽に具現化することである．したがって，単純にある技術を患者に実施しただけでは看護技術とはいわない．看護技術がテクニックではなくアートといわれる理由は，看護者自身の創造的活動によって表現されることが，対象に希望を与え，かつ対象の新しい状況や状態を生み出すためである．

看護基準（かんごきじゅん）[nursing standard]
患者の安全，安楽をはかり確実に看護ケアを展開していくために看護師が患者のために，もしくは患者とともに実践する行動を規定したもの．看護は24時間制の勤務体制のもとに進められ，他部門，多機能他職種とのチームワークによって行われることが多いので，一定の基準は連携を円滑にする．検査，処置，入院患者のオリエンテーション，各症状への看護，術前術後の看護など，患者に直接かかわり合うものから医療器具・機械の取り扱いに関するものなど，その種類はさまざまであり，施設によっても特徴がある．看護基準を設定することは看護の質，水準をほぼ一定に保持するために重要であり，看護ケアを行う前，あるいはケアを行っている間と効果的に使われることが望ましい．また，新人看護師のオリエンテーションや看護学生の教育にも利用することができる．→基準看護（きじゅんかんご）

看護機能（かんごきのう）[function of nursing]
患者への援助を目的として，患者の身体的・心理的・社会的要因を把握して，医師の診断・治療方針に基づき，主体的に看護計画を立案し，看護活動を実施する働き，および健康の保持・増進を考え，保健・医療サービスを提供することである．

看護行政（かんごぎょうせい）[nursing administration]
看護に関する法律に基づき，それらを具体的に行うのが看護行政で，保健師助産師看護師法の施行，および看護力の拡充と資質の向上，就業者の待遇改善などを内容とする．所轄官庁は厚生労働省で，医政局看護課がこれにあたり，地方自治体では都道府県で保健福祉部医療課看護係（部署名はさまざま）など，市町村で医務出張所が担当する．また国立病院の看護に関しては厚生労働省医政局国立病院部が，看護教育関係は文部科学省高等教育局が管轄する．このほか側面的には，厚生労働省の労働基準局と雇用均等・児童家庭局に，それぞれ担当部署がある．

看護業務（かんごぎょうむ）[nursing service]
看護職の行う業務は保健師助産師看護師法によって，①傷病者もしくは褥婦に対する療養上の世話，②診療の補助と定められている．しかしその責任と権限などは必ずしも明確にされていない．一般に具体的な業務としては，①生活の援助，②環境の保持・調整，③教育・指導，④保健医療チームの調整，⑤診療の補助，⑥連絡・報告・記録などがあげられる．なお診療の補助業務に関連して保健師助産師看護師法に「医療行為の禁止」として，「看護師または准看護師は主治の医師または歯科医師の指示のあった場合以外，診療機械を使用し，医薬品を授与または医薬品について指示をなし，その他医師もしくは歯科医師が行うのでなければ衛生上危害の生ずるおそれのある行為をしてはならない」として看護業務の限界を示している．

看護業務基準（かんごぎょうむきじゅん）[standard of nursing practice]
看護職の責務を記述したもの．基準は看護実践のための行動指針および実践評価の枠組みを提示するものであり，看護業務は保健師助産師看護師法で規定されたすべての看護職者に共通の看護実践の要求レベルを示すものである．日本看護協会は，1995（平成7）年に「看護業務の基準に関する検討報告」をまとめ，現在までに看護業務基準に加え，訪問看護，精神科看護，小児看護，周産期看護の療養病床を有する病棟の看護，医療機関における成人看護領域について，より具体的な「領域別看護業務基準」を作成している．→看護基準（かんごきじゅん）

看護記録（かんごきろく）▶大項目参照

看護経過記録（かんごけいかきろく）[nursing progressive note]
⇨看護記録（かんごきろく）

看護研究（かんごけんきゅう）▶大項目参照

看護作業員（かんごさぎょういん）
⇨医療（いりょう）チーム

看護師（かんごし）[nurse ; Ns]
保健師助産師看護師法では，第5条に「この法律において看護師とは，厚生労働大臣の免許を受けて，傷病者もしくは褥婦に対する療養上の世話または診療の補助を行うことを業とする者をいう」と定義づけられ，第31条には「看護師でない者は第5条に規定する業をしてはならない．ただし，医師法または歯科医師法の規定に基づいて行う場合は，このかぎりでない」と規定されている．また准看護師については，第6条に「都道府県知事の免許を受けて，医師，歯科医師または看護師の指示を受けて，前条に規定することを業とする者をいう」と定義づけられ，医師，歯科医師または看護師の指示を受けて，これらの業務を行うという点で看護師との相違がある．1948（昭和23）年7月30日に「保健婦助産婦看護婦法」が制定され，准看護婦は1951（昭和26）年4月14日の法律の一部改正によって誕生した制度である．両者ともに国民の健康とその保持・増進をはかるための活動範囲は広く，医療機関をはじめ，地域，学校，産業施設の分野でも活躍している．また，1968（昭和43）年には，男性について「看護士」および「准看護士」の名称が正式に用いられるようになった．1996（平成8）年，厚生省（当時）は21世紀初頭を目標に，准看護婦養成を停止する方針を発表した．2002（平成14）年より，看護婦・士は看護師に，保健婦・助産婦は保健師・助産師に，准看護婦は准看護師に名称が変更された．→医療（いりょう）チーム，看護介入（かんごかいにゅう）

看護師需給見通し [perspective of nurse supply and demand]

厚生労働省により，1974(昭和49)年以来，5回にわたって需給計画および需給見通しが策定されてそのときどきの社会経済情勢に応じた看護職員確保対策が講じられてきた．2005(平成17)年12月26日第六次看護職員需給見通しに関する検討会報告書が提出された．これによると，新たな看護職員需給見通しについて，需要見通しは2006(平成18)年の約131万4,000人から，2010(平成22)年には約140万6,000人に，供給見通しは約127万2,000人から約139万1,000人に，新卒就業者数については，約5万1,000人から約5万3,000人，再就業者数については，約8万5,000人から約9万8,000人，退職者数については，約11万5,000人から約11万6,000人になるとした．

看護実践国際分類 [International Classification for Nursing Practice ; ICNP]

〈国際看護業務分類〉 国や人種や文化の枠，あるいはときと場所とを超越し世界中のあらゆるところで提供されている看護ケアの比較ができるよう看護実践のすべてを定義し，世界共通の言語を構築しようという大きな目的のもとに，1989(平成元)年にICN(国際看護師協会)が開発を決議・着手した看護の分類システム．看護プロブレム(看護診断)，患者目標，看護介入の分類とそれらの関連性を見出そうとするもので，看護プロブレムはNANDA(現 NANDAインターナショナル)の看護診断が，患者目標と看護介入はアイオワ大学の研究チームによるNOCとNICが中心になって開発が進められている．1999(平成11)年には改訂版であるβバージョンが刊行された[日本語訳は2002(平成14)年]が，2002(平成14)年にICNがその改訂版であるβ2バージョンを発表したため，2003(平成15)年にその日本語訳である『ICNP(R)(看護実践国際分類)ベータ2〈日本語版〉』が刊行された．→看護診断(かんごしんだん)，NANDA(ナンダ)，NIC(ニック)，NOC(ノック)

看護師・保健師統合カリキュラム

修業年限4年で看護師と保健師の国家試験受験資格を同時に得るカリキュラムを指す．多様化する地域における保健福祉医療のニーズに応えるべく，この統合カリキュラムを導入する教育機関が増えている．

看護情報学 [nursing infomatics]

「看護学とコンピュータ科学および情報科学を統合する専門分野であり，看護実践，看護管理，看護教育，看護研究等の発展に資するためのデータおよび情報の特定，収集，処理，管理を行う専門領域」とANA(米国看護師協会)は定義している．院内情報システムの発展および看護研究などの発展に歩調を合わせる形で看護情報学は重要視されてきた．効率的かつ効果的な看護実践ができるように直接的な支援を看護師に対してするだけでなく，教育，研究，管理といった側面からも間接的に支援する学問領域といえる．臨床においても初期のオーダリングシステムから高度な看護業務支援システムなどさまざまな情報システムの開発，運用が急ピッチで進んでおり，学問領域としてわが国でも発展が期待されている．

看護情報ナース [infomatics nurses]

看護情報学に携わる看護師を指してよぶ．ANA(米国看護師協会)によれば，専門職としての看護に関する十分な知識・技術を身につけたうえで，理論の組立て，システムのデザイン，検証，メンテナンス，そして他のスタッフへの教育訓練を行うといった広範囲の役割を担っている．したがって，情報科学とコンピュータ科学，あるいはコンピュータリテラシー(コンピュータを使う能力)に秀でているというだけではなく，それらすべての知識と臨床での実践能力，専門的知識においてもエキスパートであることが資格の必須条件となるといえる．

看護職員実質配置

2006(平成18)年の診療報酬体系改正では，従来の看護職員配置の表示方法を，より正確な情報を入院患者に伝える観点から，各勤務帯で均等に配置した表記方法とすることが定められている．1日の看護配置数，入院患者数，延べ勤務時間数，夜勤従事者数など，実質的に患者の看護にあたる人員を算出する．改正後の入院基本料区分では，急性期医療の実態に即した看護配置に対し手厚い評価をするとされ，その結果，診療報酬上最上位の基準である従来の1.4対1看護職員配置(患者1.4人に看護師1人)は，実質配置では7対1と改められた．

看護職員条約

1977(昭和52)年に，国際労働機関(ILO)により採択された条約である．正式名称は「看護職員の雇用，労働条件・生活状態に関する条約[Convention Concerning Employment and Conditions of Work and Life of Nursing Personnel]」である．これに基づき，労働時間や報酬に関する勧告も提出された．

看護職賠償責任保険

日本国内で行われた，保健師・助産師・看護師法に定められたあらゆる業務により，患者の身体や財物に損害を与えたりプライバシーや人格権を侵害したため，法律上負担しなければならない損害賠償責任を補償する保険．弁護士費用など，訴訟に関連する費用の負担も補償対象とされている．

看護診断 ▶ 大項目参照

看護成果分類 [nursing outcomes classification ; NOC]

⇨NOC(ノック)

看護制度 [nursing system]

看護業務を円滑に遂行するために，保健師・助産師・看護師らの職務・管理・教育などについて，国が定めた取り決め．歴史的には，1899(明治32)年に産婆規則，1915(大正4)年に看護婦規則，1941(昭和16)年に保健婦規則が制定され，1948(昭和23)年7月これらを統合して保健婦助産婦看護婦法(当時)が制定されて今日に至っている．これを管轄する官庁として，厚生省(当時)〔1938(昭和13)年設立〕に1948(昭和23)年看護課が設けられた．准看護婦制度は1951(昭和26)年に制定され現在にまで存続しているが，1996(平成8)年，厚生省(当時)は21世紀初頭を目標に准看護婦の養成を停止する方針を発表した．2001(平成13)年1月より看護制度を所轄する厚生省は厚生労働省となり，2002(平成14)年3月より保健婦・助産婦・看護婦は保健師・助産師・看護師に，准看護婦は准看護師と名称が変更された．

看護体制 [nursing method]
⇨看護方式(かんごほうしき)

看護単位 [nursing unit]
それぞれの病院での診療組織に基づき、診療科目や病棟別、あるいは患者の疾病程度などにより、看護が機能的に行われるように組織化された1つの看護職員集団をいう。実際には1つの病棟が1つの看護単位となることが多い。

看護チーム [nursing team]
看護業務を機能的に果たすために組織化された看護師、准看護師、保健師、助産師らで構成される集団をいう。チームメンバーの員数や構成は、看護の対象者および看護を提供する場によって異なる。→医療(いりょう)チーム、チームナーシング

看護手順 [nursing procedure]
各施設で行われる看護業務を行為別(日常生活の援助、検査の介助、記録など)に順序立て、文章化し、1つの業務を行為の流れとして基準化したもの。看護手順は業務のチェックリストとしての機能もあり、それぞれの業務において各ポイントをチェックし、確認しながら進めることが重要である。

看護度
〈安静度、救護度〉 患者の病状、ひいては各患者に必要とされる看護量を示す指標。1984(昭和59)年、厚生省(当時)により看護観察の程度と患者生活自由度の組合わせによって示す分類(12分類看護度)が提唱され、普及している。ここ数年は看護必要度(看護サービスの内容と量)という考え方で患者分類、看護要員の適正配置、業務分析や看護サービスの評価を行うことを目標に測定法の開発がなされている。→看護必要度(かんごひつようど)

看護における観察 ▶大項目参照

看護の日 [national nursing day]
厚生省(当時)により、1991(平成3)年より、近代看護の創設者であるフローレンス・ナイチンゲールの誕生日である5月12日を「看護の日」とし、その日を含む日曜日から土曜日までの7日間を「看護週間」とすることが制定された。少子高齢化社会を支えていくには、国民一人ひとりが傷病者の世話をする心について深く理解することが必要であり、また看護という職業についての明るいイメージを創出することを目的の1つとした。国民の看護に対する理解を深めるための格好の機会と位置づけられており、講演会あるいは一日看護師体験などのさまざまな記念行事が全国で行われている。

看護必要度
入院患者に提供されるべき看護の内容と必要量のことをいう。診療報酬における特定集中治療室管理料やハイケアユニット入院医療管理料の施設基準で重症度などの基準を満たすことが定められており、看護必要度を目安に測定し、基準を満たすかどうかを判定している。→看護度(かんごど)

看護婦 [nurse]
⇨看護師(かんごし)

看護方式 [nursing method]
1看護単位ごとの看護を提供する場合の看護業務分担方式である。「看護体制」という用語も用いられる。一般には次のような方式がある。①機能別看護、②チームナーシング、③固定チームナーシング、④プライマリナーシング、⑤モジュール型継続受持制など。各看護方式にはそれぞれ長所短所があり、どの看護方式を選択するかは各施設の看護の理念に基づき、それぞれの目指す看護を達成するのに効果的か否か、さらに、看護人員数、構成メンバーの能力などを考慮して決定される。看護管理上も変化する医療環境、患者のニードに対応する実行可能な看護提供の方式が求められている。

看護ミニマムデータセット [Nursing Minimum Data Set ; NMDS]
Harriet Helen Werley と Polly Ryan による看護のデータの標準およびガイドラインで、看護に関する同一の定義と分類による必要最小限の項目をいう。1985(昭和60)年に米国において公式に認められている。目的は看護のデータを対象者や施設、地域、時間を超えての対比を可能とすること、施設内外で提供される看護ケアの記述、提供されるケアなどの看護資源を明確にすること、看護およびその他の保健医療情報を基盤とした具体的なデータを利用した看護研究の促進、管理や臨床などさまざまな段階で求められる看護上の意思決定に役立つ看護ケア情報の提供などとされている。このセットに含まれる要素は、看護ケアについてのデータ、患者・クライエントに関する人口統計学的データ、サービスに関するデータの3つに大別され、看護診断、看護介入、看護アウトカム、看護ケア度など合計16項目に細分類されている。今後は看護ケアの要素などについて、NANDA(ナンダ；北米看護診断協会)の分類法あるいは NIC(ニック)などを共通言語としてリンクさせる必要性も論議されている。

看護目標 [nursing goal]
看護診断で確認した患者の看護上の問題が看護介入によって解決できると期待される状態であり、一般に、期待される結果(expected outcome)として用いられる。看護目標には短期目標と長期目標があり、長期目標は短期目標の積み重ねで達成される。現在は看護成果として表現されている。→看護過程(かんごかてい)、看護診断(かんごしんだん)

看護要約 [nursing summary]
〈看護サマリー〉 ある一定期間の看護経過の要点をまとめたもの。看護上の問題ごとに看護師の判断、目標、援助内容、評価などをまとめて、その援助過程の分析や、患者の転棟・転院先での看護の継続に役立てる。→看護過程(かんごかてい)、看護記録(かんごきろく)、情報収集(じょうほうしゅうしゅう)

看護理論 ▶大項目参照

看護倫理 [nursing ethics]
看護師には基本的責任として、①健康の増進、②疾病の予防、③健康の回復、④苦痛の緩和をはかることが求められている。すなわち、患者の生命の尊厳・権利を守ることが看護に求められる倫理的概念である。2000(平成12)年に国際看護師協会(ICN)は「看護師の倫理綱領」を、①看護師と人々、②看護師と実践、③看護師と専門職、④看護師と共働者の4つの基本領域に分類し改定した。日本看護

協会では1988(昭和63)年に「看護婦の倫理規定」を採択したが，2003(平成15)年には「看護者の倫理綱領」として15項目に増やし，現在に至っている．これらの内容は看護師に求められる専門職としての倫理規範である．看護師が患者を支援するにあたり，倫理的問題に遭遇することも多く，患者にとって最善のことを考える倫理的意思決定が必要である．→国際看護師協会（こくさいかんごしきょうかい），日本看護協会（にほんかんごきょうかい）

看護歴（かんごれき） [nursing history]　看護の視点で聴取する患者の過去から現在までの健康状態や生活状況に関する情報であり，個別の看護ケアを導くための基礎的な情報となる．主に最初に出会ったときに患者や家族からの聴取によって把握する．聴取の視点や内容は，採択した看護概念枠組みによって決められる．実際には，それぞれが，必要な情報を有効に把握するために，採択する看護概念枠組みから導かれる内容を検討し，一定の様式を作成して用いることが多い．→看護過程（かんごかてい），情報収集（じょうほうしゅうしゅう）

感作（かんさ） [sensitization]　生体を特定の抗原に対し過敏状態（二次免疫応答状態）にすることをいう．血清学上では，試験管内で抗原と抗体を結合させる場合にも感作という．→感作血球凝集反応（かんさけっきゅうぎょうしゅうはんのう）

幹細胞（かんさいぼう） [stem cell]　〈造血幹細胞〉　血液細胞である赤血球，白血球，血小板に分化・増殖する能力をもつ多機能な未分化細胞．多くは骨髄中に存在し，種々の造血因子により，前赤芽球，骨髄芽球，巨核芽球に分化したのち，さらに分化を重ねてそれぞれの血球となる．造血組織以外にも腸上皮，表皮などに幹細胞が存在する．→前骨髄球（ぜんこつずいきゅう）

がん細胞（がんさいぼう） [cancer cells]　〈悪性腫瘍細胞〉　細胞が本来もっている規律性のある分化能・増殖能を失い，周囲とは無関係に自律性の過剰増殖を営み，腫瘍形成能・転移能をもち，未分化で異形性の強い悪性細胞をいう．→悪性新生物（あくせいしんせいぶつ）

幹細胞移植（かんさいぼういしょく） [stem cell transplantation]　⇒造血幹細胞移植（ぞうけつかんさいぼういしょく）

肝細胞がん（かんさいぼうがん） [hepatocellular carcinoma；HCC]　〈ヘパトーム〉　肝の原発性腫瘍のうち肝細胞から発生する上皮性悪性腫瘍で，肝細胞由来のものと，胆管上皮から発生したものとがある．欧米に比べアジア，アフリカ地域に多く，男性が女性に比べて著しく多い．原因としてB型，C型肝炎ウイルスの接触感染による肝硬変に合併してみられる．その他，ある種のカビの産生するアフラトキシン，着色剤などの発がん物質が考えられている．無症状で経過し，やがて，肝機能障害，上腹部ないしは右季肋部痛，肝腫大，進行する腹水や浮腫などを発症する．診断はCT，超音波，MRI（磁気共鳴画像法），動脈造影などの各種画像診断法がある．疑わしい小病変では超音波ガイド下で組織生検を行って確定診断を下す．α-フェトプロテイン，PI-VKA-Ⅱなどが陽性となることが多い．病型は結節型，塊状型，びまん型が多く，症状からは肝破裂を起こした急性腹症型，中心壊死による高熱型に分けられる．また，径が2cm以下の単発例を細小肝がんとよぶ．治療は肝切除術，肝動脈の動注化学療法，エタノール注入療法，動脈塞栓療法（TAE）などがある．予後は集学的治療により少しずつ改善している．→肝腫瘍（かんしゅよう），肝切除〔術〕（かんせつじょじゅつ），肝〔臓〕（かんぞう）がん

感作血球凝集反応（かんさけっきゅうぎょうしゅうはんのう） [sensitized hemagglutination；SHA]　被験者の血清中に種々の抗体が存在するかどうかを診断する方法．赤血球に特定の抗原物質を吸着させた抗原に，被検者の血清を加える．血清中にその抗原に対する抗体が存在した場合，血球の凝集反応が観察される．ミドルブルック(Middlebrook)法，ボイデン(Boyden)法がある．→凝集反応（ぎょうしゅうはんのう）

監察医制度（かんさついせいど） [medical examiner system]　伝染病，事故，中毒，災害などにより死亡した疑いのある死体や死因不明の死体について，知事が任命する監察医が検案または解剖し，死体検案書などを作成する業務を定めた制度．死体解剖保存法第8条の規定による．東京都区内，大阪市，名古屋市，横浜市，神戸市にある．

観察室（かんさつしつ） [observation room]　とくに十分な観察を要する患者を収容する部屋．目的により構造，設備は異なるが，通常はナース・ステーションに最も近い場所に位置する．未熟児，重症者，手術後，行動観察，伝染性疾患などの場合に使用される．

間擦疹（かんさつしん） [intertrigo]　皮膚と皮膚が密着している部位に生じる湿潤性の皮膚炎．湿疹性のものと細菌・真菌性（主にカンジダ性）のものがある．乳児に多く，成人では肥満者に多くみられ，糖尿病患者では難治性の場合が多い．

がんサバイバー [cancer survivor]　がんに罹患したが，そのがんを治療により克服し，長期にわたって生存している者．がん治療経験者そのものを指す場合もある．

鉗子（かんし） [clamp, forceps]　指を入れる部分（把手）および細長い部分（柄・支点・把持部）からなり，支点を中心にして把手の開閉・固定が可能な金属性の器具．消毒・滅菌された器械器具および包帯材料を取り扱うときに用いられるものと，手術時の組織の剝離，圧迫，固定，止血，把持およびドレーン閉鎖やリネン類固定などに用いられるものとがある．後者は，目的によりケリー剝離鉗子，モスキート止血鉗子，ドワヤン腸（胃）鉗子，ミクリッツ腹膜鉗子，ドレーン鉗子などの名称がついている．鉗子を鉗子立てに入れて使用する場合には，鉗子と鉗子立ては，高圧蒸気滅菌されたものを使用し，使用する直前に器具類の滅菌袋を開封するようにして，外界にさらされている時間を最小限度にする．鉗子の操作時は，柄の先端を常に下向きにし，絶対に上向きにしないようにして，薬液などの逆流による汚染防止が必要である．その他，鉗子の操作時には鉗子立ての縁や不潔物に把手以外の部分が触れないように注意する．現在，鉗子は鉗子立てを使用しないで，単包の滅菌鉗子による無菌操作が一般的になっている．→鉗子分娩〔術〕（かんしぶんべんじゅつ），キーランド鉗子，産科鉗子（さんかかんし），ネーゲレ鉗子，ペアン鉗子

かんじくた

巻軸帯（かんじくたい） [roller bandage]
木綿やガーゼでつくられた包帯のこと。30 cm幅のさらし木綿の切り方で号数（裂）が決められ，一反分を使いやすいように切ったもの。たとえば5号（裂）の包帯は6 cm幅で，前腕部の創傷の保護などに用いられる。→包帯法（ほうたいほう）

鉗子手術（かんししゅじゅつ） [forceps operation]
⇨鉗子分娩［術］（かんしぶんべんじゅつ）

カンジダ [candida]
深在性真菌症の原因菌の一種．臨床的には酵母様真菌として分離される．ヒトの口腔や皮膚，消化管，腟などに細菌叢の一部を形成している．免疫能低下をきたす疾患（白血病やAIDS）や細菌叢のバランスの崩壊により，カンジダ症，爪真菌症，白癬，腟炎などの原因となる．

カンジダ症（かんじだしょう） [candidiasis]
〈モニリア症〉真菌感染症の一種．カンジダ（ヒトでは主に *Candida albicans*）によって起こる．カンジダは口腔，消化管に常在し，種々の消耗性疾患，白血病，悪性腫瘍の末期，化学療法，ステロイド療法などによって菌交代現象として惹起される．表在性感染の場合，口腔内にできたものを鵞口瘡（がこうそう）という．口腔内粘膜に乳白色の模様のものができ，びらんを呈する．爪とその周囲にできるものは，カンジダ性爪囲爪炎といい，水仕事を多く行う人に発症する．外陰腟カンジダはSTDの一種で妊婦，糖尿病などの免疫力の落ちた人などに発症する．ヨーグルト状の腟分泌物の増加，外陰部の強い瘙痒感，灼熱感を伴う．感染局所から検体を採取し，鏡検，培養検査で診断する．深在性感染の場合，血液，髄液その他穿刺液などから検出されれば診断は確定するが，そのほかの場合，生前の診断は困難なことが多い．治療にはアムホテリシンB，フルシトシン，アゾール系抗真菌薬が使われる．→外陰瘙痒症（がいいんそうようしょう），鵞口瘡（がこうそう）

冠疾患集中治療室（かんしっかんしゅうちゅうちりょうしつ） [coronary care unit ; CCU]
⇨CCU

間質細胞刺激ホルモン（かんしつさいぼうしげき） [interstitial cell-stimulating hormone;ICSH]
⇨黄体形成（おうたいけいせい）ホルモン

間質性角膜炎（かんしつせいかくまくえん） [interstitial keratitis]
⇨角膜実質炎（かくまくじっしつえん）

間質性腎炎（かんしつせいじんえん） [interstitial nephritis]
腎間質組織の原発性または二次性の炎症．多くは尿細管の病変を伴うため，本語は尿細管間質性腎炎を指すことが多い．急性型では間質に細胞浸潤による浮腫をきたし，慢性型では線維化をみる．病理学的所見からの腎炎の分類で，臨床的な病名としてはあまり用いられない．

間質性肺炎（かんしつせいはいえん） [interstitial pneumonia ; IP]
主に肺の間質に炎症を起こし，間質結合組織の増殖，間質の浮腫，肺胞壁の肥厚などがみられる肺炎．原因は薬物，放射線，塵，ガスへの曝露，ウイルス感染，関節リウマチ，膠原病によるものなど多岐にわたるが不明なことも多い．両側性にびまん性に進展することが多い．

鉗子分娩［術］（かんしぶんべんじゅつ） [forceps delivery]
〈鉗子手術〉遂娩術の1つ．分娩時，子宮内にまだ胎児がとどまっているにもかかわらず，母児に危険が迫った場合に行う．ただし，破水していること，児頭が骨盤濶部以下にあること，子宮口が開大していること，および児頭に異常がないことが条件となる．産科鉗子を挿入し，児頭を挟んで牽引，胎児を娩出させる．→鉗子（かんし），産科鉗子（さんかかんし）

患者（かんじゃ） [patient ; Pt]
肉体的・精神的に健康を損ない，何らかの治療を受けている者をいう．患者は出生直後の新生児から高齢者に至るまで，あらゆる年齢層を含み，その環境もさまざまで，性別，情緒的状態および社会的背景も異なる．医療機関を訪れ，治療を求める患者の心理は複雑であり，まず自分の病気は何か，悪性か，その進行の度合い，入院を必要とするのか，治癒するものか，そして経済的な問題など，身体的な問題ばかりでなく，精神的に大きな不安をもち，ともすれば悪い方向に考えやすく，複雑な心理状態にある．表現のしかた，受け取り方，感じ方がそれぞれ異なる患者に対し，言葉だけでなく温かい心で接し，苦痛を和らげ，信頼感を保つよう患者とのコミュニケーションをはかることが大切である．

患者会（かんじゃかい）
同じ病気をもつ患者やその家族で構成される会のこと．互いの交流をとおして疾病をより理解し，また克服できるよう励まし合い，助け合うことを目的とする．場合によっては国や地方自治体などへの働きかけも行う．→公害病（こうがいびょう）

患者−看護者関係（かんじゃ−かんごしゃかんけい） ▶大項目参照

患者教育（指導）（かんじゃきょういく） [patient education,patient instruction]
患者教育とは，患者が治療やリハビリテーションに適切な方法で積極的に取り組めるようになることを目指して，医療者が患者に働きかけること．働きかけの内容は，患者が自分の病気や治療の内容を理解したり，健康的で適切な生活をおくるために必要な情報を提供すること，患者自身で意思決定して対処できるように援助することなどがある．患者教育の過程は，学習準備状態，背景，心理状態などを加味し，個々の状況をアセスメントし，教育の方法や内容を計画し，患者に指導する．さらに患者の実践状態を評価，修正し，再度実行できるようにし，最終的には患者が獲得した新しい行動を維持できるようにする．患者の行動変容のためには，医療者と患者との間で十分な情報交換と意見交換を行いながら協同作業で進めることがポイントである．患者教育には，慢性疾患患者やリハビリテーションの時期にある患者を対象に病気や障害に対する療養方法や新しい生活様式の獲得維持を目的に行うものや，手術を受ける患者を対象に，手術に必要な行動を学習したり手術後の生活に適応することを目的に行われる術前指導などがある．

患者自己鎮痛管理法（かんじゃじこちんつうかんりほう） [patient controlled analgesia ; PCA]
⇨PCA法

患者調査（かんじゃちょうさ） [patient survey]
厚生労働省が3年に1度実施する患者実態調査である．目的は，医療施設（病院および診療所）を利用する患者について，その傷病状況などの実態を明らかにし，医療行政の基礎資料を得ることにある．調査は，層化無作為に

抽出した全国の医療施設の入院，外来患者を対象に，調査期間3日間のうち医療施設ごとに指定した1日としている．調査事項は，性別，出生年月日，患者の住所，入院・外来の種別，受療の状況などである．調査は，医療施設の管理者が記入する．集計は，厚生労働省大臣官房統計情報部が行う．

患者の権利 [patient rights]

長い間医療の現場においては，医師の判断・決定，医療機関の管理上の都合などが優先され，患者は治療方針や入院中の扱いなどにおいて，自らの意思・価値観・生活習慣・嗜好といった基本的な権利を放棄せざるをえない場面が少なからずみられる．しかし，1950～70年代に盛んになった市民運動としての消費者運動や種々の医療訴訟などを背景として，人間の尊厳や基本的人権は，患者であるということによって規制を受けるものではないという声があがりはじめた．それらの声に応えるように，米国病院協会の「患者の権利章典」(1972年)，世界医師会総会の「患者の権利に関するリスボン宣言」(1981年)などが発表され，医療における「平等で人間らしい扱い」を確立しようという動きが世界中で高まってきた．患者の権利はさまざまな面にわたるが，医療に直接かかわるものとしては，①医師を選ぶ権利，②病名，病状，検査内容と結果，医師の推奨する治療法とその他の治療法において，それぞれの得失・予後の予想・費用や苦痛の程度などを十分に説明されたうえで，治療を選択あるいは拒否する権利(知る権利と自己決定権：インフォームド・コンセント)，③ほかの医師あるいは専門家の見解を聞く権利(セカンド・オピニオン)などがある．そのほかの面では，入院中の扱いなどにおいて，治療や検査に抵触しない部分での患者の人格・個性の尊重(プライバシーの尊重，生活習慣や信条の尊重，アクセサリーや身の回り品など患者の私物を用いる権利，面会を受ける権利・拒否する権利など)があげられる．→インフォームド・コンセント，セカンドオピニオン

患者満足度 [patient satisfaction ; PS]

医療評価とりわけアウトカム評価の一側面をなすものであり，患者の視点からの評価という意味でQOLと対をなすと考えられる．一般の経済活動における消費者満足度(consumer satisfaction)の医療版と考えることができるように，「サービス業としての医療」が前提とされている．患者満足度は，その後の患者の行動に一定の影響を与えるものとして，さまざまな研究の対象とされてきた．→コンプライアンス

感受性検査 [sensitivity test]

〈耐性検査〉 抗生物質などの化学療法薬に対する病原菌および悪性腫瘍の感受性(有効性)を調べる検査．→化学療法(かがくりょうほう)

感受性宿主 [vulnerable host]

ある種の感染症(細菌，ウイルスなどの病原体)に対して感染しやすい宿主をいう．感染症は，感染源(病原体)，伝播経路(感染経路)，感受性宿主の3要素がそろって，成立する．

感受性ディスク [sensitivity disc]

細菌の化学療法薬に対する感受性を調べる検査を感受性テストという．薬物希釈法のほかに簡便な定性的方法としてディスク法があり，そのため使用する一定濃度の薬物を含ませた円形濾紙のことを指す(図)．寒天平板上に一面に細菌を接種し，その上にディスクを置き，寒天中に拡散した薬物によって発育が阻止されるかどうかを観察する．1濃度法と3濃度法があり，前者では発育阻止円の直径を測定し，その大きさによって感受性の判定を行う．一方，後者では濾紙の周辺から1mm以上の阻止帯ができていれば，陽性として感受性を判定する．

■図　ディスク法

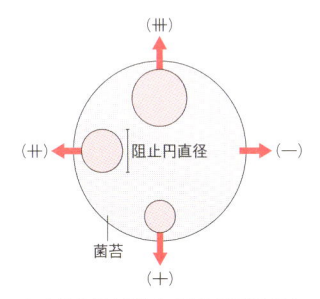

(-) (+) (#) (##) は感受性の程度を示す

肝腫瘍 [hepatic tumor]

肝を侵す腫瘍で，悪性(原発性と転移性)のものと良性のものとがある．原発性悪性腫瘍には肝細胞がん，胆管がんなどがあり，転移性悪性腫瘍は他臓器がんの血行性またはリンパ行性転移によるものである．良性腫瘍としては肝血管腫が多数を占める．→肝芽[細胞]腫(かんがさいぼうしゅ)，肝細胞(かんさいぼう)がん，肝[臓](かんぞう)がん，胆管(たんかん)がん

肝循環 [hepatic circulation]

肝には，ほかの臓器と違った独特の循環が存在する．門脈系と肝動脈系である．門脈は，胃・十二指腸，脾，膵，大・小腸など腹腔内臓器からの静脈血を集めて肝門から入り，肝内で胆管に沿って肝小葉内に入り，肝細胞索周囲の毛細血管となる．肝動脈も，門脈と並行して肝小葉に入り，肝内毛細血管網となって門脈血と混合する．肝小葉内の毛細血管網(sinusoid)は内皮細胞に間隙があり，かつ連続性を欠いている．ここで，肝の重要な機能である解毒，分解，吸収，蓄積，代謝が行われる．門脈血，肝動脈血，および中心静脈血が集合して下大静脈に注ぐのが肝循環である．肝には心臓から送られる血液量の約1/4が流入するが，そのうちの4/5が門脈から，残りの1/5が肝動脈から注がれる．肝硬変などでは，肝実質細胞の壊死・脱落から線維化が進み，肝循環障害に陥る．このため，副血行路の1つである食道静脈系が怒張して静脈瘤を形成し，これが破裂することによって大量の吐血を起こす．→食道静脈瘤(しょくどうじょうみゃくりゅう)

冠循環 [coronary circulation]

大動脈から分枝した冠動脈血が，冠静脈を経て冠静脈洞などに還流し，心筋を栄養する役目を果たしている．この循環を冠循環という．大動脈から最初に分枝するの

が冠動脈で，右冠動脈と左冠動脈に分かれる．左冠動脈（左室領域）は，左冠尖部で前下行枝と回旋枝に分枝して，左房，左室と後壁，心室中隔に分布する．右冠動脈（右室，右房領域）は，右冠尖部に始まり，冠状溝を回って後室間枝となり，右室前壁で3本に分枝する．→大動脈内（だいどうみゃくない）バルーンパンピング法

感情移入（かんじょういにゅう）［empathy］
⇨共感（きょうかん）

緩衝液（かんしょうえき）［buffer solution］
酸またはアルカリが加えられても，水素イオン濃度（pH）の変動を最小限にとどめる溶液をいう．酸とその共役塩基との混合液．リン酸緩衝液は種々の生化学反応時の希釈液に用いられる．血漿も一種の緩衝液で，pHの変動は少ない．

眼上顎部褐青色母斑（がんじょうがくぶかっせいしょくぼはん）［naevus fuscocaeruleus ophthalmomaxillaris］
⇨太田母斑（おおたぼはん）

冠〔状〕血管拡張薬（かん〔じょう〕けっかんかくちょうやく）［coronary vasodilators］
〈冠拡張薬〉虚血性心疾患，とくに狭心症の治療に用いられる薬物．冠動脈を拡張し，冠血流量を増加させたり，血流再配分により心筋虚血部の血流を増加することで作用する．ニトログリセリン，硝酸イソソルビドなどの硝酸薬のほかカルシウム拮抗薬が用いられる．→カルシウム拮抗薬，冠血流量（かんけつりゅうりょう），血管拡張薬（けっかんかくちょうやく），ニトログリセリン

感情失禁（かんじょうしっきん）［affective incontinence］
⇨情動失禁（じょうどうしっきん）

桿状聴診器（かんじょうちょうしんき）［Traube stethoscope］
⇨トラウベ聴診器

感情沈滞（かんじょうちんたい）［depressed feeling］
うつ病の中核症状をなす，生気的感情の低下した状態をいう．全身的な生命力や活力の欠乏，疲労，不調，不快を感じ，世界も暗く沈んだように感覚される．意欲や行動，思考などの精神生活にも影響を及ぼし，何事にも億劫になり，行動量が減少する．思考も渋滞し決断ができにくく，思考内容も悲観的となるため，自責，微小，心気的になりやすい．

冠〔状〕動脈（かん〔じょう〕どうみゃく）［coronary artery］
心筋の栄養をつかさどる血管で，左右2本ある．上行大動脈基部を起始とし，心尖にまで分布している．この血管の狭窄痙攣で狭心症が，血栓による閉塞で心筋梗塞が起こる．→冠循環（かんじゅんかん），狭心痛（きょうしんつう），虚血性心疾患（きょけつせいしんしっかん）

冠〔状〕動脈硬化（かん〔じょう〕どうみゃくこうか）［coronary arteriosclerosis］
冠動脈の壁厚増加と硬化を意味する術語．その一型がアテローム硬化 atherosclerosisで，動脈内壁への沈着物の蓄積を意味する．コレステロールなどの脂質沈着，カルシウム，フィブリンを含む．アテロームはギリシャ語の athero-，すなわち薄粥または糊を，-sclerosis は硬化を意味する．動脈内の蓄積物はプラークとよばれる．アテローム硬化は太い動脈や中程度の太さの動脈に起こる．子どものころに始まるが，臨床的に問題となるのは中年以降である．動脈硬化は加齢，性別（男性）などの要因のほかに，脂質異常症，喫煙，高血圧，糖尿病，肥満，運動不足，ストレスなどの冠危険因子によって加速する．

冠〔状〕動脈撮影法（かん〔じょう〕どうみゃくさつえいほう）［coronary angiography；CAG］
血流に逆行してカテーテルを進める（逆行性）カニュレーションを行い，左右の冠動脈に造影剤を注入して行う血管撮影．虚血性心疾患の診断の際に用いられる．

感情鈍麻（かんじょうどんま）［apathy, flattening of affect］
感情障害の1つ．感情を起こすような刺激があっても感情が起こらず，感受性が低下，消失して周囲に対して冷淡，不感症になること．統合失調症でしばしばみられる．精神的，感覚的，生命的感情が鈍麻するのを全般的感情鈍麻というが，統合失調症では全般的感情鈍麻のなかに微細な感情が点在しているのが特徴である．→精神病質（せいしんびょうしつ）

肝初回通過効果（かんしょかいつうかこうか）［first pass effect］
薬物が小腸から吸収され門脈を経由して肝臓に入り，次いで体循環に入るまでに代謝酵素によって解毒される現象．

間食（かんしょく）［refreshment, snack］
〈おやつ〉3度の食事の間に与えられる補食のことをいうが，古くは八つの刻（午後3時）に与えたので「おやつ」ともよばれる．幼児の場合，1日3回の食事で必要な栄養分を摂りきれない場合，その補給として少量で栄養価が高く消化のよい食物が用いられる．おやつには生活に休息と楽しみを与える効果もあり，生理的・心理的な面からも必要である．

汗疹（かんしん）［miliaria］
〈あせも〉発汗多量で汗が皮膚表面に流出することができず，表皮，真皮上層に貯留することによってみられる皮疹．汗が角層内あるいは角層直下に貯留し小水疱となったものを水晶様汗疹（白色あせも）という．瘙痒感はないが，汗が表皮内に貯留した紅色汗疹では，丘疹，小水疱あるいは膿疱となり瘙痒感を伴う．

眼振（がんしん）［nystagmus；Ny］
〈眼球振盪症〉眼球の不随意性の反復運動をいう．正常でも動くものを注視したり，頭を動かしたりすると生じることがあるが，眼球，内耳，脳などの障害によっても生じる．眼球が振子のように動くものは振子様眼振といい，新生児や注視機能に障害のある場合にみられる．また，1方向にすばやく動き，次いですばやくもとに戻るものを衝動性眼振という．なお，眼球の動く方向によって水平性，垂直性，回旋性眼振にも分けられる．

肝腎症候群（かんじんしょうこうぐん）［hepatorenal syndrome］
重症の肝疾患で発症する腎不全で，成因は不明な部分が多い．誘因としては，腹水過剰排液，利尿薬の過剰使用，下痢，消化管出血，非ステロイド性抗炎症薬の投与などがある．予防が重要で，肝硬変患者で腎不全の兆候があればすみやかに誘因を取り除くことに努める．きわめて予後不良である．治療は，一般の肝不全に対する治療に加えて，バソプレシン誘導体，ドパミン，血管拡張性プロスタグランジン薬をこころみ，効果がなければ血液透析を行う．→腎不全（じんふぜん）

がん性胸膜炎　[carcinomatous pleurisy]
転移性胸膜がん，原発性胸膜がんなどで胸膜がびまん性に浸潤を受けた状態．胸水の多くは血性で，細胞診でがん細胞が検出されることが多い．がんとしては末期で予後不良．→胸膜炎（きょうまくえん）

肝生検　[liver biopsy ; LB]
肝組織片を一部採取し，病理組織学的に観察する検査．外科的に開腹術下で行う生検，腹腔鏡下で行う生検，穿刺針を用いる経皮的生検がある．経皮的生検を行う場合は，超音波による画像情報とともに行うとより安全である（エコーガイド下肝生検）．肝炎，肝硬変，脂肪肝，肝がんなどの確定診断となるが，肝障害が重篤な場合は，出血傾向やうっ血がある場合は禁忌である．→バイオプシー

肝性昏睡　[hepatic coma]
肝性昏睡は肝性脳症ともよばれ，肝不全に基づく意識障害を示す症候群である．肝細胞の機能が広汎に障害（壊死・脱落）されるため，血中に有害なアミン類，低級脂肪酸，アンモニアが増加して脳症状が出現する．診断は血中アンモニアの定量を指標とする．急性型と慢性型に分ける．急性型は広汎な肝細胞壊死・脱落による肝機能不全から急激な発症を示す劇症肝炎の際にみられる．慢性型は，①門脈・大循環短絡に由来するもので，肝外シャント，特発性門脈圧亢進症などから起こる肝硬変から高アンモニア血症をきたし，肝性昏睡に至るもの，②肝硬変症による肝細胞機能不全から高アンモニア血症をきたし，肝性昏睡に至るものがある．その臨床所見から，次のような程度分けもされている．1度（前駆期）：錯行で始まり，興奮状態に陥り，生活に変化をきたす．2度（切迫昏睡）：傾眠，見当識低下，夜は不眠で異常行動が現れる．3度（昏迷）：嗜眠状態．簡単な応答は可能．4度：昏睡．5度：全く応答不能の深昏睡．

がん性疼痛　▶大項目参照

がん性ニューロパチー　[carcinomatous neuropathy]
〈がん多発ニューロパチー症候群〉転移，浸潤，圧迫によらない悪性腫瘍の末梢神経障害が主徴をなすときに用いられる．神経痛，四肢のしびれを主とする感覚性ニューロパチーと，運動系，感覚系の両者の障害のある運動感覚性ニューロパチーがある．

肝性脳症　[hepatic encephalopathy ; HE]
〈肝性昏睡〉肝不全の症例にみられる精神・神経症状をいう．軽度の精神・神経障害から完全な昏睡に至るまでⅠ～Ⅴの5段階に分類されている．昏睡の発生機序としてアンモニア説と神経物質説がある．アンモニア説は，腸内細菌に由来するアンモニアが肝臓で代謝されず血液脳関門を通過し，脱アミノ酸化をまねくことが脳代謝障害の原因となるという説である．神経物質説は，血中のアミノ酸が不均衡となり，芳香族アミノ酸の増加をきたすことから生じるという説である．昏睡度は，次のように5つに分類されている．分類は，Ⅰ：睡眠と覚醒のリズムが逆転している，多幸気分，抑うつ，わずかな振戦，Ⅱ：傾眠，異常行動，振戦，Ⅲ：興奮，せん妄，嗜眠，Ⅳ：昏睡，痛み刺激には反応，Ⅴ：深昏睡，痛み刺激に反応なし．

寒性膿瘍　[cold abscess]
⇒冷膿瘍（れいのうよう）

眼精疲労　[eye strain, asthenopia]
同一画面を連続的に凝視したり，微小な物を取り扱ったりする仕事は眼を疲労させる．眼痛，頭痛，圧迫感，視力減退をきたし，重度の場合は悪心を生じる．職業に起因するものがほとんどで，眼を休めると回復する．しかし，長期に及んだものは難治のことが多い．→神経性眼精疲労（しんけいせいがんせいひろう），ドライアイ，不等像性眼精疲労（ふとうぞうせいがんせいひろう）

がん性腹膜炎　[peritonitis carcinomatous]
〈腹膜がん症〉胃，大腸，肝，膵，卵巣，子宮などのがんがそれぞれの臓側腹膜を越えて増殖し，腹腔内に播種したもの．腹膜には米粒大から小指頭・母指頭大までの無数の結節を形成し，血性腹水の貯留をみることもある．がんの末期症状で，予後はきわめて不良．→腹水（ふくすい）

関節　[joint]
2つあるいはそれ以上の骨を連結するものをいう．多くの場合，可動性があり，相対する骨端は，結合組織性の膜で接続されている．外層は靱帯様構造をとり関節包とよばれ，内層は滑膜とよばれる．

関節炎　[arthritis]
関節に生じる炎症．原因としては外傷，痛風などの代謝障害，関節リウマチ，老年性変化による退行変性，細菌感染などがある．罹患局所の腫脹，自発痛，発熱，運動機能障害などが主症状である．

関節可動域　[range of motion ; ROM]
関節の運動可能範囲を角度で表したもの．自動運動と他動運動とではその範囲が異なる場合がある．この可動運動範囲よりも狭い場合には，可動域制限があると表現する．関節可動域をテストすることにより，関節障害の診断や，治療効果の経時的判定ができる．→拘縮予防（こうしゅくよぼう）

関節可動域テスト　[range of motion test ; ROMT]
関節可動域テストとは，関節の運動可能範囲を検査し，その結果を角度で示したもの．日本整形外科学会と日本リハビリテーション医学会が制定した関節可動域表示ならびに測定法が用いられている．自動運動と他動運動において測定し，他動運動時の関節の動きの制限は関節の強直や拘縮を示す．→関節可動域（かんせつかどういき）

間接看護
直接看護が円滑に行われるようにするための看護業務をいう．他部門との連絡調整，報告，連絡指示受け，各種記録・日誌作成などの補助業務，薬品・物品の管理，医療器具材料の整備，病室内外の環境の整備などである．

関節鏡　[arthroscope]
関節腔の内部を直視下にみる内視鏡（図）．関節炎や関節の外傷などの検査・治療に用いる．→内視鏡（ないしきょう）

関節強直　[ankylosis]
病変によって関節が一定の位置に固定された状態．関節包性のもの，すなわち関節の機能をつかさど

■図 関節鏡

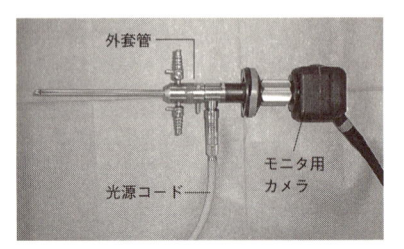

関節鏡に光源コード，モニタ用カメラを取り付ける
（外套管，光源コード，モニタ用カメラ）

る関節包，滑液膜，靱帯および関節周囲組織の変化に起因するものと，関節を形成する結合組織の骨性癒着によるものとがある．強直した関節は不動である．→関節結核（かんせつけっかく）

関節形成術 [arthroplasty]
化膿性関節炎や骨折後の癒着性強直を起こした関節を切り離して運動性を再現させるための手術．手術後の再強直や癒着防止のためには早期療法が重要で，中間挿入膜として筋膜や皮膚などを用いることがある．

関節結核 [joint tuberculosis]
〈結核性関節炎〉 通常，肺などの初期感染巣から出た結核菌が血中に流出して発生する．肉芽形成に始まり，乾酪変性から膿瘍をつくり，関節の変形強直となる．阻血性の病変をつくり，関節の変形強直となる．局所は急性炎症所見を欠き，冷膿瘍といわれる．股関節が最も多く，膝や足関節にもみられる．→関節強直（かんせつきょうちょく），骨（こつ）・関節結核（かんせつけっかく）

関節拘縮 [arthrogryposis]
関節を構成する軟部組織（関節包，靱帯，筋肉，滑膜など）が柔軟性を減ずる結果，関節の可動性が悪くなること．原因としてはこれらの組織の損傷，ギプスなどの外固定を続けることや，手術侵襲および炎症性疾患による癒着などがあげられる．関節構成体の損傷に対する治療にあたって，なるべく小侵襲で手術を行うことを心がけ，外固定期間を可及的に短くすることや，早期からの関節可動域訓練を行い関節の癒着を防止することが大切である．

間接喉頭鏡 [indirect laryngoscope]
鏡を取り付けた喉頭鏡．鏡の部分と柄の部分からなり，取りはずし可能となっている．鏡の大きさは0～7号くらいまであり，数字が大きくなるほど鏡も大きくなる．→喉頭鏡（こうとうきょう）

関節固定術 [arthrodesis]
関節機能に障害があるとき，関節の動きを止めることによってその機能の再生をはかる手術．慢性関節炎，筋麻痺，動揺関節，変形性関節症などを対象として行われる．手術法には，関節軟骨を除去して良肢位で骨性強直を起こさせたり，骨片を障害部位にかけわたすように移植して関節運動を止めるなどの方法がある．→外固定[法]（がいこていほう）

肝切除[術] [hepatectomy]
肝切除は外傷，良性腫瘍，原発性肝腫瘍，転移性肝腫瘍などに行われる．正常肝では80％が切除可能である．→肝細胞（かんさいぼう）がん

関節穿刺 [arthrocentesis, puncture of joint]
関節内に穿刺針を刺入して関節液採取，薬液注入，関節造影などの検査や治療を行うこと．関節は感染が起こりやすいので滅菌済みの使用器具の準備，穿刺部位の消毒などが円滑に行われるように介助する．

関節置換術 [total joint prosthesis]
破壊が進み，高度の機能障害に陥った関節を切除し，人工関節に置き換える術式．起立歩行不可能と考えられた患者でも機能改善が得られ，歩行可能になった症例もある．

関節痛 [arthralgia]
炎症，外傷，退行性疾患が原因となり生じた関節の痛みをいい，ときに腫脹や滑液の増量を伴う．関節には痛覚神経線維の終末が多数存在しているため，痛みを強く鋭く感じることがある．

関節内障 [internal derangement]
日常生活で最も頻回に機能する肘・膝・顎関節などの突発的な機能障害．関節を構成する骨には異常をみとめず，軟骨，靱帯などの障害が原因である．

関節軟骨 [arthrodial cartilage, articular cartilage]
組織学的には硝子軟骨であり，軟骨細胞と細胞外基質から形成され，血管，神経，リンパ管を欠く．軟骨細胞はきわめて少なく（全容積の10％以下），大部分は細胞外基質（主にコラーゲンおよびプロテオグリカン）よりなる．きわめて摩擦抵抗の少ない組織であり，関節の運動に際して円滑な動きを行い関節にかかる力を分散させるためには，欠くことのできない重要な組織である．加齢とともに退行変性が起こる運命にある．

関節遊離体 [loose body of the joint]
関節内において本来の関節軟骨や滑膜から分離して存在する軟骨の粒，または骨片のこと．原因としては，滑膜軟骨症，離断性骨軟骨炎，骨軟骨骨折，変形性関節症，結核や関節リウマチの際の米粒体，などがある．関節面に介在することにより疼痛，可動域制限，関節血腫の原因となる．

関節リウマチ ▶大項目参照

関節離断術 [disarticulation]
関節をとおしての四肢の切断．外傷，動脈硬化などによる四肢の壊死，悪性腫瘍，ガス壊疽などが適応となる．→ガス壊疽

汗腺 [sweat gland, sudoriferous gland]
汗を分泌する腺で，その分泌様式により，全身に分布するエクリン汗腺（小汗腺）と，腋窩，乳輪，外陰部などに集中するアポクリン汗腺（大汗腺）とに区分される．汗腺は皮膚表面の開口部（汗孔）から真皮の深部または皮下組織にまで延びた1本の細長い管で，表皮中ではらせん状に曲がって延び，真皮中では真っすぐに延びている．その最深部の汗腺体はうねって糸車状に固まっているため，糸球腺ともいう．→巻頭カラー Fig.12 参照

乾癬 [psoriasis]　慢性皮膚炎の一種．軽快と増悪を繰り返す．境界明瞭な紅色の丘疹で，表皮の肥厚，角化がみられ，銀白色の鱗屑（りんせつ）が特徴的である．好発部位は四肢伸側，肩甲関，体幹などである．→梅毒（ばいどく）

感染★ [infection]　NANDA-I 分類法 II の領域11《安全/防御》類1〈感染〉に配置された看護診断概念で，これに属する看護診断としては〈感染リスク状態〉がある．

完全寛解 [complete remission]　⇨寛解（かんかい）

感染管理 ▶ 大項目参照

感染管理実践者 [infection control practitioner]　⇨ICP

感染管理ラウンド [infection control round；ICR]　感染対策の実施状況につき，感染対策チーム（ICT）のメンバーが当該施設内のさまざまな部署をラウンドし，チェックリストを用いて評価する感染対策法．所属施設だけでなく，地域の病院を横断的にラウンドすることも行われており，各施設の院内感染対策の支援や対策法の向上・情報の共有などにも有効な手法といわれる．→感染管理（かんせんかんり）

完全脚ブロック [complete bundle branch block]　心室内刺激伝導系である左脚前肢，左脚後肢および右脚の3肢に起こる伝導障害．心電図上心室群（QRS）間隔0.12秒未満を不完全脚ブロック，0.12秒以上を完全脚ブロックという．→右脚（うきゃく）ブロック，脚（きゃく）ブロック，左脚（さきゃく）ブロック

感染経路 [route of infection]　〈伝播様式〉病原体が外部より生体に侵入し，感染を起こす経路．侵入門戸により，直接伝播［直接接触（性交渉，咬傷医療処置時など），垂直感染（経胎盤感染，産道感染，母乳感染）］と間接伝播［飛沫核感染，飛沫感染，媒介物感染（水系感染，食物感染など），媒介動物感染］に分けられる．

感染症 ▶ 大項目参照

感染症指定医療機関　新感染症の所見がある者，または一類感染症もしくは二類感染症の患者を入院させる医療機関として厚生労働省が指定した病院である「特定感染症指定医療機関」と，一類感染症，または二類感染症の患者の入院を担当する医療機関として都道府県知事が指定した医療機関である「第一種感染症指定医療機関」，二類感染症の患者の入院を担当する医療機関として都道府県知事が指定した「第二種感染症指定医療機関」の総称．→感染症法（かんせんしょうほう）

感染症法 ▶ 大項目参照

完全静脈栄養 [total parenteral nutrition；TPN]　⇨中心静脈栄養（ちゅうしんじょうみゃくえいよう）

感染性胃腸炎 [infectionus gastroenteritis]　⇨ウイルス性胃腸炎

感染制御（管理）医師 [infection control doctor]　感染制御に関する知識を有し，感染対策チームの中心となりチームを牽引し，感染予防についての指導的役割を担う医師を指す．感染環境の汚染状況の把握，キャリアか感染症かの鑑別，院内感染サーベイランス，感染経路の特定などが主業務となる．→感染管理（かんせんかんり）

感染性心内膜炎 [infective endocarditis；IE]　心内膜，主として弁膜組織の細菌，ウイルス，真菌などの感染に起因する疾患である．細菌感染が主なので，以前は経過から急性細菌性心内膜炎と亜急性細菌性心内膜炎とに分けられていたが，現在は感染性心内膜炎と総称する．細菌感染の場合，心内膜表面に細菌，血小板，線維素，赤血球などからなる疣状の増殖物が付着し，その一部が剥離して血中へ入り，全身の敗血症様症状や血栓塞栓を起こす．原因菌は，口腔内菌である緑色レンサ球菌が最も多く，その他まれに溶レン菌，黄色ブドウ球菌，肺炎球菌，腸管常在菌がある．これらは正常の心内膜を侵すことはないが，弁膜疾患や先天性心疾患，人工弁などの障害部位を侵す．症状は感染症状，心症状，塞栓症状がみられる．そのほか脾腫，貧血，腎不全症状もみとめられる．熱型は弛張性，持続性で38℃くらいの場合が多い．また手足の先端に有痛性のオスラー結節や太鼓ばち指がみられる．心疾患で不明の発熱が生じたとき，血液培養をして診断する．早急な抗菌薬の投与が必要である．→オスラー結節，菌血症（きんけつしょう）

完全大血管転位〔症〕 [complete transposition of great arteries；CTGA]　大動脈と肺動脈幹の心室から出る位置が矢状（正中）面で前後に逆転しており，連絡している心室との関係も逆転している．そして，本来右室から出るはずの肺動脈が左室から，左室から出るはずの大動脈が右室から出ている．右室→大動脈→上下大静脈→右房→右室へと循環する静脈系と左室→肺動脈→左房→左室と循環する動脈系が交わることがないため（図），必ず心室中隔欠損，心房中隔欠損，大動脈開存を合併しないと生存できない．症状として生下時より著明なチアノーゼを示し，心不全に陥る．予後は不良である．早期診断と

■図　完全大血管転位〔症〕

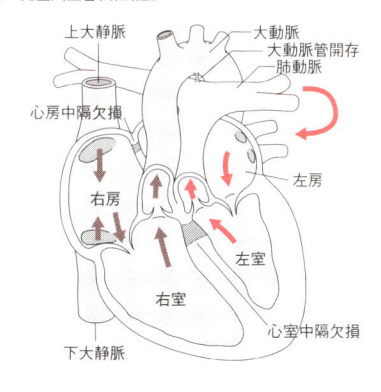

治療が必要で，早急に心房中隔切開術を行って延命処置をしたのち，ジャテン手術，マスタード手術，セニング手術などの根治手術を行う．→先天性心疾患（せんてんせいしんしっかん），大血管転位〔症〕（だいけっかんてんいしょう）

完全尿失禁★ [total urinary incontinence] NANDA-I分類法IIの領域3〈排泄と交換〉類1〈泌尿器系機能〉に属する看護診断で，診断概念としては〈失禁〉である．

完全房室ブロック [complete atrioventricular block；CAVB, complete A-V block]〈第3度房室ブロック〉 房室伝導路に生じた障害により心房から心室への刺激伝導が完全に途絶し，心房と心室の収縮が互いに全く無関係に起こっているもの．虚血性心疾患，ジギタリス中毒，動脈硬化などでみられる．治療にはペースメーカーが有用である．→ジギタリス中毒

完全麻痺 [paralysis] ⇨運動麻痺（うんどうまひ）

感染予防 [infection prevention] ⇨防疫（ぼうえき）

感染流産 [septic abortion, infectious abortion]〈有熱流産〉 流産の経過中に上行性子宮内感染を併発したもので発熱，下腹部痛，帯下，子宮口より膿汁の排出などがみられるものである．なお，化膿の程度が重症化すると敗血症へと進行することもあり，敗血症性流産とよばれる．局所の処置とともに強力な抗菌薬による持続的全身療法が必要である．→流産（りゅうざん）・早産（そうざん）

完全流産 [complete abortion] 妊娠の経過中，何らかの原因でその妊娠が中断し，胎芽，胎児および付属物とも完全に子宮外に排出された状態をいう．多くの場合，流産による出血や，下腹痛なども消失し，子宮も縮小している．妊娠のごく初期における流産の形態として比較的多くみられるケースである．→流産（りゅうざん）・早産（そうざん）

肝〔臓〕 [liver] 横隔膜の下に接し，腹腔内，右上部にある人体内で最大の臓器．重さ900～1,300g．右葉と左葉ないし8区域（キノー）に分けられ，そのほとんどの部分が腹膜に覆われる．有害物の解毒作用，糖の生成，各種栄養物やビタミンの貯蔵，胆汁の生成などが主たる機能である．→消化器系（しょうかきけい）

含嗽 [gargling；GARG]〈うがい〉 水や薬液を口腔内に含み，よくすすいで吐き出すこと．歯牙，口腔・咽頭粘膜の清浄，消毒，除臭，消炎，鎮痛，乾燥予防などを目的として行う．

肝〔臓〕がん [cancer of liver] 原発性肝がんと転移性肝がんとがある．原発性肝がんは発生母細胞から肝細胞がん（hepatocellular carcinoma；HCC）と胆管細胞がんに分類される．原発性肝がんの90％は肝細胞がんで，約8％が胆管細胞がんである．いずれも男性に多く，女性は少ない．原発性肝細胞がんは，既往歴からみると，肝硬変症，慢性肝炎やC型ないしB型肝炎ウイルス保持者が多い．症状は発熱，悪心・嘔吐などが初期にみられ，進行するに従って上腹部膨満感，上腹部痛，全身倦怠感，急激な体重減少，貧血，腹水および浮腫，黄疸の出現，末期には肝性昏睡に陥る．肝細胞がんは血清α-フェトプロテインの上昇，各種画像診断，腫瘍マーカーなどで診断し，超音波誘導下の生検で確定診断をする．治療は肝切除術（部分切除，区域切除，肝葉切除），経皮的エタノール注入療法（PEIT），マイクロ波凝固壊死（MCNT），ラジオ波焼灼（RFA），抗がん薬，肝動脈化学療法，塞栓療法，埋め込み式リザーバー注入法などを行う．転移性肝がんは肝の表在性にみられ，かつ多発性のことが多く，CTや超音波により診断する．治療は原発性肝がんに準じる．看護にあたっては合併症および二次感染の予防に努め，また肝性昏睡に陥りやすいので意識状態に注意し，安静をはかる．患者の苦痛を理解し，思いやりのある態度で援助を行う．→肝細胞（かんさいぼう）がん，肝腫瘍（かんしゅよう），胆管（たんかん）がん

乾燥甲状腺 [dried thyroid] ⇨甲状腺製剤（こうじょうせんせいざい）

乾〔燥〕性角結膜炎 [keratoconjunctivitis sicca] ⇨眼球乾燥症（がんきゅうかんそうしょう）

乾燥療法 [exsiccation therapy, dry treatment of wound]〈開放療法〉 化学的には結晶物質から結晶水を排除する方法．吸湿性の強いもの（塩化カリウムなど）を使用したり，創傷を被覆しないことにより患部の乾燥をはかり，細菌の増殖や化膿を防止し，痂皮（かひ）および表皮の形成を促進させる療法．褥瘡の治療や慢性中耳炎の治療が対象となる．

間代 [clonus] ⇨クローヌス

がん対策基本法 2007（平成19）年4月より施行されたがん医療に大きな転換期をもたらす国策．「がんの予防，診断，治療法に係る技術の向上その他の研究等の成果を普及し，活用し，発展させる」（第二条一項）のほか，居住する地域において均等に科学的治療を受けることができる体制づくり，本人の意向を十分に尊重した治療法の選択を可能とする医療適用体制の整備などが基本理念にかかげられている．また，本法においては「がん医療の均てん化」とし，専門的知識や技能を有する医療従事者の育成，医療機関の整備，患者の療養生活の質の向上，がん医療情報の収集・提供体制の整備などについても定められている．すでに情報の共有化を主目的とし，がん診療連携拠点病院が各都道府県に，少なくとも二次医療圏に1か所の地域のがん診療連携拠点病院の設置が順次進められている．また，がん診療連携拠点病院に設置が義務付けられている相談支援センターは，国，自治体，二次医療圏ごとの拠点病院のネットワークの窓口機能と，拠点病院以外の医療機関や訪問看護ステーションなどの地域の医療資源への情報発信基地としての機能を併せもつことが期待されている．

がん胎児性抗原 [carcinoembryonic antigen；CEA] 大腸がんと胎児大腸粘膜に共通して共存する抗原成分として発見された．本体は糖蛋白質である．AFPとともに臨床的に腫瘍マーカーとなる．消化器がん，大腸がん，胃がんなどの診断と進行度や予後の判定に用いられる．

間代性筋痙攣〘かんたいせいきんけいれん〙［myoclonus］
⇨間代性痙攣（かんたいせいけいれん）

間代性痙攣〘かんたいせいけいれん〙［clonic convulsion, clonic spasm］
〈間代性痙攣，ミオクローヌス〉随意筋の攣縮と弛緩とがすばやく反復する痙攣のことで，関節の屈曲伸展運動が不随意的に起こる．持続時間は短い．てんかんの大発作の際に典型的にみられるほか，ヒステリーや破傷風などでも起こる．→強直性痙攣（きょうちょくせいけいれん），痙攣（けいれん），てんかん

肝濁音界〘かんだくおんかい〙［hepatic dullness］
打診において，肝の存在により認識される胸部濁音域．正常では右中鎖骨線上第6肋骨（肺肝境界）より下方に広がるが，肺疾患，腹膜腔の体液貯留，肝疾患などによって変動・縮小・拡大がみられる．かつては診断上重要な位置を占めていたが，近年種々の画像診断法の発展に伴い，その意義は減少している．

がん多発ニューロパチー症候群〘がんたはつにゅーろぱちーしょうこうぐん〙［carcinomatous polyneuropathy syndrome］
⇨がん性ニューロパチー

肝・胆道機能検査〘かんたんどうきのうけんさ〙　▶大項目参照

灌注器〘かんちゅうき〙［douche］
⇨イリゲーター

灌注排便法〘かんちゅうはいべんほう〙［evacuation by irrigation］
ストーマから残存結腸に定期的に大量の微温湯を注入して強制的に排便を促す方法で，以前は洗腸療法とよばれていた．残存結腸の多いS状結腸，下行結腸のストーマに行うことができる．灌注排便法は，ストーマの使用で起こる不定期な排便や排ガスからオストメイトを解放する排便管理法である．治療法ではないが適応決定は医師が行う．適応や禁忌などさまざまな注意点があり，指導にあたり十分な注意が必要となる．ストーマから微温湯（36～38℃），600～800 mLを約10分程度かけて注入し，そのままコーンでストーマ口を4～5分間押さえたあとにはずして排便を促す．コーンをはずした直後に勢いよく排便され，その後徐々に排泄される量は減少する．最終的に「後便」とよばれる黄色粘液状の小腸液が観察されて，排便終了が確認できることもある．→ストーマケア

浣腸〘かんちょう〙［enema, clyster］
肛門から直腸管またはカテーテルを入れて直腸または結腸に液体を注入すること．浣腸の目的は，①排便を促す場合，②薬物（鎮痛薬，消炎薬など）を注入して効果を期待する場合，③X線撮影でバリウムを注入する場合，④大腸鏡など検査の前処置として行う場合に分けられる．①は排便浣腸（催下浣腸）ともいわれ，自然排便がない場合に薬液を注入することで腸壁を刺激し，腸蠕動を起こして排便を促す．薬物（グリセリン）の刺激によって腸蠕動を起こす普通浣腸，大量の液体（食塩水，石けん水など）を注入することで直腸を拡張させ，腸壁を刺激する高圧浣腸がある．②は坐薬の使用が多くなり，現在は適用が少ない．③は結腸造影のために大量のバリウムを注入する．④は大腸壁を観察するために，大腸内の洗浄を目的で行う．いずれの場合にも共通することは，浣腸液を40～41℃に温めること，カテーテルまたは直腸管に潤滑油をつけて肛門から6～10 cm挿入し，浣腸液をゆっくり注入すること，浣腸の目的を対象者に説明し，協力を得ることなどである．また，排泄物の観察も重要である．→下痢（げり）・便秘（べんぴ）

環椎〘かんつい〙［atlas］
〈第1頸椎〉ほかの頸椎と形態が異なり椎体を欠き，環状の前弓，後弓および外側塊からなる．上関節窩は頭蓋の後頭骨と接し，下面は第2頸椎の歯突起を中心に環軸関節を形成して頭蓋の回転運動をつかさどっている．→頸椎（けいつい）

眼底血圧〘がんていけつあつ〙［blood pressure of retinal vessels, retinal artery pressure］
〈網膜動脈圧〉通常は網膜中心動脈圧のことをいう．眼底血圧計を用いて眼球に陽圧あるいは陰圧を加え，網膜中心動脈の拍動の変化を検眼鏡で観察し測定する．高血圧，脳動脈瘤，内頸動脈栓塞，脈なし病などの診断に用いられる．

眼底検査〘がんていけんさ〙［examination of fundus, funduscopy］
眼底鏡を用いて眼底の網膜，視神経乳頭，脈絡膜や動静脈などの状態（病変）を観察する検査法．直像眼底検査法と倒像眼底検査法とがある．

眼伝染性疾患〘がんでんせんせいしっかん〙　▶大項目参照

感度〘かんど〙［sensitivity］
〈敏感度，検出限界〉敏感度：特異度と対をなす言葉．疾患をもっている人にある検査を行った場合に，どの程度正しく陽性と判定できるかの割合．真陽性/(偽陰性＋真陽性)で算出される．感度が高い検査を実施して陰性であれば，疾患である可能性が低いと判断できる．検査においては感度が高いことが望まれるが，感度を高くしようとすると特異度が悪くなる．検出限界：検査において，どこまで微量のものが検出できるかを表したもの．検出感度，検出限界ともいう．この数値以下では，差があるとみなすことができない．→特異度（とくいど）

肝動脈カテーテル〘かんどうみゃくかてーてる〙［catheter in hepatic artery］
抗がん薬の動脈内注入療法，肝動脈塞栓時，肝切除前などの場合に挿入される．開腹下では胃・十二指腸動脈より挿入して先端を肝動脈内に留置することが多い．経皮的な場合は大腿動脈などから逆行性に大動脈，腹腔動脈を経て肝動脈に挿入する．→がん化学療法

冠動脈スパスム〘かんどうみゃくすぱすむ〙［coronary spasm］
冠動脈中膜には平滑筋が分布している．心筋の酸素需要に応じて平滑筋は弛緩または収縮により，血管抵抗を変化させ血流量を調節する．血管内皮機能の障害，先天的なNO産生の障害などによる病的な平滑筋の収縮をスパスム（攣縮）とよぶ．血流の低下または遮断による心筋虚血が狭心症発作を誘発する．発作は安静時，とくに飲酒後や明け方に多い．スパスムが血管を機能的に完全閉塞すると貫壁性の虚血により心電図上ST上昇が起こる．不完全な閉塞では血流低下し心内膜側の虚血によりST低下をみる．→虚血性心疾患（きょけつせいしんしっかん）

肝動脈塞栓術〘かんどうみゃくそくせんじゅつ〙［transcatheter［hepatic］arterial embolization；TAE］
肝の栄養動脈は，門脈と肝動脈と2つある．肝がんが主に肝動脈から栄養を受けていることを利用して，肝動脈にゲルフ

冠動脈バイパス術 [coronary artery bypass grafting ; CABG]
狭窄冠動脈に対して，大動脈起始部から狭窄部の末梢へ，剥離切除した血管をバイパスする術式をいう．バイパスに下肢静脈を用いる(a)，内胸動脈(IMA)を用いる(b)，あるいは右胃大網動脈(RGEA)を用いる(c)動脈グラフト術(図)がある．右内胸動脈(RITA)あるいは左内胸動脈(LITA)を末梢で切離し，狭窄部の末梢側へつなぐ術式は，長期的な開存率が高い．バイパス手術では内径2 mm前後の血管吻合が必要なため，一時的に心臓を停止し，人工心肺を用いて行うのが普通である．近年，人工心肺を用いず，心拍動下で手術を行う方法(off-pump手術)，加えて小切開により冠動脈の血行再建を行う低侵襲性冠動脈バイパス術(MIDCAB)も一般化した．

■図 主な冠動脈バイパス術

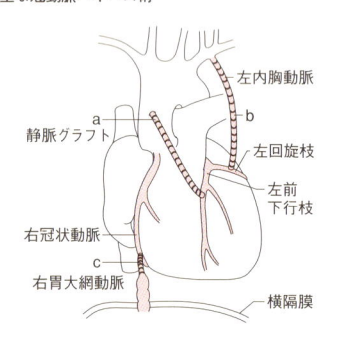

肝動脈門脈吻合
肝葉切除術において，肝動脈損傷時に術後の肝不全予防を目的として，肝動脈と門脈を吻合すること．肝動脈門脈吻合手術は，肝動脈遮断後の肝血流量と酸素供給量を維持して，肝不全予防に有用であるとの報告もある．

カントリードラッグ [country drug]
〈ローカルドラッグ〉 わが国のオリジン医薬品であり，国内のみでしか使用されず，世界的には評価の低い薬剤をいう．かつて日本の医薬品産業はカントリーオリジンしか開発できないといわれていたが，近年は日本の治験の質の向上などにより，海外でも評価の高い日本の医薬品が開発されており，2003(平成15)年度において全世界売り上げ上位117品目中13品目と，約1割のウエートを占めるまでに至っている．→エッセンシャルドラッグ

嵌頓[症] [incarceration]
ヘルニアの内容が進入部で絞扼され，還納不能となった状態．循環障害を起こし，うっ血をきたして危険な状態にあるものを総称して嵌頓ヘルニアという．腸管が小さなヘルニア門から脱出するものは弾性嵌頓で症状が重篤である．ヘルニア門が広く，脱出した腸管内へガスや糞便が侵入して腸管容積の増大によって絞扼を呈する滞留性嵌頓では症状が比較的緩徐である．緊急に手術的整復を要する．また，結石や胆石が腎盂尿管や胆嚢頸部などにとどまった状態

も嵌頓という．→大腿(だいたい)ヘルニア

嵌頓ヘルニア [strangulation hernia]
〈ヘルニア嵌頓〉 ヘルニア内容がヘルニア嚢とともに，本来の解剖学的に正常な場所に戻らなくなった状態．放置しておくと絞扼され，組織血流障害，壊死に陥る．緊急処置を要することが多い．→嵌頓[症](かんとんしょう)

眼内レンズ [intraocular lens ; IOL]
白内障手術において混濁した水晶体摘出後に眼内に挿入する人工水晶体である．前房レンズと後房レンズがあるが，現在では超音波乳化吸引術後に使用される．材質はポリメチルメタクリレート(PMMA)，シリコン，アクリル，ハイドロジェルなどが使用され，最近では折りたたみ式の眼内レンズが主に使用されている．また術後の羞明感を減らすために，短波長をカットした着色眼内レンズも用いられている．

陥入爪 [ingrown nail]
母趾に高頻度に起こり，靴による圧迫や外傷，先天異常などのために，側爪縁が爪溝内に深く刺入し肉芽を形成したもので，炎症を起こし疼痛や蜂巣[織]炎を起こすこともある．難治性の場合，形成手術を行う．

乾熱滅菌法 [dry air sterilization]
加熱した乾燥気体による滅菌法．加熱に強いガラス製品などの器具や物品の滅菌に行われる(実験器具の試験管，シャーレ，濾紙など)．温度と滅菌時間に注意する．日本薬局方による大気圧下における直接加熱の条件は，160〜170℃で120分，170〜180℃で60分，180〜190℃で30分である．→滅菌[法](めっきんほう)

観念奔逸 [flight of ideas]
〈思考奔逸，意想奔逸〉 思考の形式障害の1つ．思考がある程度の関連性はもつものの，表面的な結びつきで次々と変わり，まとまりのない観念群となるのが特徴である．躁状態によくみられ，高揚した気分で抑制が失われているが，統合失調症にみられる減裂思考とは異なる．→躁(そう)うつ(鬱)病

間脳 [interbrain, diencephalon]
大脳の一部で，中脳と終脳(大脳半球)との間に位置し，(広義の)視床と視床下部とに分かれる．(広義の)視床はさらに視床上部，(狭義の)視床，腹側視床に分かれ，数多くの視床核が存在して嗅覚を除くほとんどの感覚を大脳皮質の特定領野に中継する．視床下部には自律神経系の神経核が存在し，消化管，分泌腺，心血管系の運動調節，各種栄養素や水分の代謝，体温，睡眠の調節などを行うとともに，脳下垂体を介してホルモンを調節する内分泌系の最高中枢である．

間脳下垂体系 [diencephalohypophysial system]
間脳の視床下部と下垂体は密接なかかわりをもち，ホルモンの調節を行っている．下垂体前葉ホルモンは視床下部のホルモンにより調節され，後葉ホルモンは視床下部の神経内分泌による．

肝脳疾患 [hepatocerebral disease]
肝と脳の相互に関連のみとめられる疾患群．先天的なものではウィルソン病，後天的なものでは肝不全(劇症肝炎)，エック症候群などの際にみられる肝性脳症

で，症状として意識障害，とくに羽ばたき振戦は特徴的である．→羽(は)ばたき振戦

間脳症候群 [diencephalic syndrome]
腫瘍や外傷などによる間脳(多くは視床下部)の器質性障害に起因する症候の総称．以下の3つに整理できるが，広汎な概念であるため一部重複し，混乱もみられる．①ラッセル症候群：やせを主徴とする乳幼児の疾患．生後3～18か月で発症し，著しいやせをみとめるが，食欲は正常ないし増進，精神高揚あるいは多幸感を示し，身体活動性も高まる．ほとんどの例が視床下部前部の腫瘍に起因する．摘除困難のため放射線療法を行うが，予後不良である．②精神医学における概念として，意識障害，気分の易変動，性格変化，記憶障害，幻覚，性機能障害など多彩な症状を呈するものをいう．間脳・中脳部の腫瘍，外傷，炎症，血行障害などに起因し，しばしば自律神経症状をみとめる．③①，②を包括するが身体症状を中心とする概念で，視床あるいは視床下部症候群ともよばれる．下垂体機能低下による発育障害，代謝・内分泌障害(高ナトリウム血症，尿崩症など)，循環障害，弛張熱，自律神経症状などさまざまな症状をみとめる．視床下・視床の腫瘍，炎症，外傷，血管障害および水頭症が原因となるが，障害部位のわずかな差により異なった症状を呈する．原疾患の治療を行う．

感応精神病 [induced psychosis, induced insanity]
ある患者の妄想が，一緒に生活するなど関係の深い人にいわゆる感染し，その人が同じ妄想を共有してしまうことをいう．幻覚や妄想，ヒステリーなどの症状を呈する．通常は立場が上位にあり影響力の強い人物，たとえば母親の妄想を子どもが共有する，といった例が多い．共同で妄想を発展させる場合もある．人数により二人組精神病，三人組精神病などという．

肝膿瘍 [liver abscess]
各種の細菌やアメーバなどが胆管，門脈などを通じて肝内に侵入し，膿瘍が形成され，高熱(弛張熱)，肝の腫脹，右上腹部の疼痛などの症状を呈する疾患．多発性のものは予後不良である．→膿瘍(のうよう)

肝斑 [moth patches, chloasma]
主に顔面に生じる褐色あるいは黒褐色の色素沈着で，成人女性に好発する．原因はよくわかっていないが，女性ホルモンの異常と考えられている．

肝庇護 [liver protection]
肝細胞の傷害防止・回復促進，肝機能の改善を目指す療法．安静を基盤に，高蛋白・高エネルギー食，高ビタミンなどにより肝の負荷を軽減する．

柑皮症 [aurantiasis]
柑橘類，カボチャ，ニンジンなどカロテンを多量に含む食品を大量に摂取したために，カロテンが皮膚に沈着し黄色調を呈したもの．手掌や足底など角質の厚い部位の皮膚に多くみられる．→カロテン

乾皮症 [xeroderma, dry skin]
〈皮脂欠乏症，皮膚乾燥症〉 皮膚が乾燥し，粗糙(そぞう＝ひびわれ，かさがさの状態)となった状態．四肢の伸側に多い．皮脂や汗の分泌減少が原因となるが，空気の乾燥や寒冷が増悪因子として働く．高齢者に多く，高度なものは魚鱗癬(ぎょりんせん)様の症状をきたす．

肝肥大 [hypertrophy of liver]
肝の一部が侵されて機能の減退を生じたとき，この機能を補足しようと健常部が肥大する現象．肝硬変のときには残存小葉がはなはだしく肥大し，結節状を呈することもある．→肝硬変(かんこうへん)，肥大(ひだい)

看病用心鈔
わが国最古の看護に関する書籍．僧良忠(1199～1287)によって1240(仁治3)年ころ書かれた．臨終の際の看護について浄土宗の立場から具体的に説かれている．看病人の心がけ，病室の環境を整える方法，病人の観察法，見舞い客への注意，安静の保たせ方などについての記述がある．

カンピロバクター [Campylobacter]
らせん状グラム陰性小桿菌．微好気性で，スキロー(Skirrow)寒天培地などで培養する．ヒトに病原性があるのは，C. jejuni, C. coli, C. fetusなどである．ニワトリ，ウシ，ブタ，ヒツジなどの腸管に常在し感染源となる．汚染した食肉，牛乳，水などから感染し，C. jejuniやC. coliは，感染性腸炎(胃腸炎型食中毒)の原因となり，合併症としてギラン－バレー症候群がある．C. fetusは，新生児敗血症，髄膜炎，心内膜炎などの原因となる．C. jejuniは，小児下痢症の原因菌として重要である．

カンファレンス [conference]
一般的には，提起された問題を複数で協議することをいい，問題の解決，情報の共有化，あるいは意思統一を目的として行われる．カンファレンスにおいては，参加者一人ひとりの考えが尊重されたうえで，自由に討議されることが重要で，その結果，問題に対してより効果的な結論を導くことができ，参加者個々の能力の総和以上の成果が期待できる．また単に問題解決の方法としてだけではなく，思考過程や表現能力を高める場としても意義があり，看護実践や看護教育において重視されるようになった．看護業務の改善のためのカンファレンスやケースカンファレンス(case conference)など種々のものがあるが，重要な点は，出席者が目的を理解して自己準備をしたうえで参加し，相互に影響し合い，力を凝集させようとする意識をもつことである．ケースカンファレンスは，対象となる患者について，その健康上の問題を検討したり，援助内容を評価して看護全体にフィードバックするために行われるもので，直接的な問題解決とともに，看護の質の向上にも大きな意義をもつ．参加者の人数や構成も，1看護チーム(単位)で行うものから，医師やコメディカル・スタッフを含めたものまでさまざまである．

肝不全 [hepatic insufficiency, liver failure]
肝臓が障害され，その機能不全が予備能を超え生体の要求を満たせなくなった状態．急性に進行するものと慢性に進行するものがあり，前者の代表例は劇症肝炎，後者の代表例は肝硬変症(非代償期)である．→肝硬変(かんこうへん)，劇症肝炎(げきしょうかんえん)

冠不全 [coronary insufficiency ; CI]
心臓の冠動脈の血流の循環が不十分なため，心筋組織が必要とする酸素の供給が不足している病態をいう．狭心症，心筋梗塞の誘因となる．原因としては冠(状)動脈硬化症，梅毒による冠動脈の狭窄や血栓性の閉塞，大動脈の不全による血流量の減少などがあげられる．また一酸化炭素中

感冒　[coryza]
⇨かぜ［症候群］

汗疱　[pompholyx]
春から夏に好発する皮疹で, 発症原因の詳細は不明である. 発汗との関係が考えられている. 指趾の腹面・側面, 手掌, 足底に好発する. 粟粒大の円形小水疱群よりなり, 吸収されるか破壊して鱗屑（りんせつ）を残し, 自然治癒する.

汗疱状白癬　[trichophytia pompholyciformis, tinea pedis, athlete foot]
〈水虫〉真菌による皮膚の感染症. 強いかゆみを生じ, 水疱とひび割れを伴うことが多く, 通常は指趾の間に生じる. 起因菌は, カンジダアルビカンス, 有毛表皮糸状菌, 白癬菌などで, 温暖, 湿潤の環境のなかで繁殖する. 症状は発疹とかゆみ, 角質増殖, 水疱形成などである. 治療は抗白癬薬の内服, 液・軟膏の局所塗布を行う. 予防としては皮膚を清潔にし, よく乾燥させる. →白癬（はくせん）

眼房水　[aqueous humor]
⇨房水（ぼうすい）

肝包虫［症］　[hepatic-echinococcosis, echinococcus of liver]
エキノコッカス属の単房性あるいは多房性包虫が肝に寄生して生じる疾患. 難治性. 肝部の圧迫感, 疼痛, 呼吸困難をきたす. 肝は嚢胞形成のため球状に腫大する. 化膿すると肝膿瘍の症状をみる. ヒトは中間宿主であり, イヌ, キツネ, 家畜を終宿主とする.

漢方薬　[Kampo medicine, herb medicine, herbal drugs]
漢方治療に使用する生薬または生薬を組合わせた処方. わが国で漢方薬として用いられる生薬は約230種類あるが, ほとんどが植物性で, 一部鉱物性や動物性のものが使われる. 近年, 大部分の漢方薬の薬理作用が解明されている. 処方は, 数種から約20種の生薬を組合わせて煎じ薬や丸薬として用いるほか, 煎じ薬を乾燥させたエキス製剤として, 粉末や錠剤, カプセルなどの剤形がある. 虚弱体質や冷え症, 月経異常, 更年期障害, アトピー性皮膚炎, 喘息, 慢性肝炎など, さまざまな疾患に用いられるが, 漢方医学的な診断を行い, 病名や症状だけでなく, 個々の体質（「証」）に合った処方を選択することが大切である.

陥没呼吸　[retractive breathing]
上気道閉塞時などの急性呼吸不全の際に, 強度の努力性呼吸のために下気道に強い陰圧が生じ, 吸気時に肋間や胸骨, 胸骨上部・下部などの部位が陥没することをいう. 新生児の特発性呼吸窮迫症候群（IRDS）の重要な他覚的所見の1つとされている.

陥没骨折　[depressed fracture ; DF]
〈陥凹骨折〉骨の表層があたかも地盤が落ち込むように骨折を起こすことをいう. 頭蓋骨に起こることが多く, 頭蓋冠の一部が内方へ偏位するもので, 山高帽骨折ともいう. このほか, 脛骨上端や踵骨にもみられる. 頭蓋骨の場合は脳への圧迫をさけるため, 関節面の場合は関節機能の損傷をさけるために手術的に整復を行う必要がある. →骨折（こっせつ）

陥没乳頭　[inverted nipple]
乳頭が突出せず乳輪下に陥没している状態をいう. 乳輪部周辺を搾乳の手技で圧したり, 吸引器でひっぱることで突出できるものを仮性陥没乳頭, いかなる手段でも突出できないものを真性陥没乳頭という. 授乳に支障をきたす場合もあるが, 妊娠中からの乳頭の手入れ（Hoffmann 法により乳頭の伸展性をよくするなど）により, 状態を改善・矯正することも可能である. 突出が不可能な場合は形成手術を行う.

γ-アミノ酪酸　[γ-aminobutyric acid ; GABA]
〈ガバ, ギャバ〉中枢神経系に高濃度に存在する抑制性の神経伝達物質. グルタミン酸から脱炭酸により脳内で生合成され, GABA 受容体に作用する. GABA 受容体は $GABA_A$, $GABA_B$, $GABA_C$ の3種がある. GABA は脳代謝促進薬として使用される. GABA そのものよりも GABA 受容体アゴニスト（ベンゾジアゼピン誘導体, バルビツール酸剤）, GABA 代謝阻害薬（バルプロ酸）が抗不安薬, 抗痙攣薬として用いられる. →神経伝達物質（しんけいでんたつぶっしつ）

γ-運動ニューロン　[γ-motoneuron]
〈紡錘運動ニューロン〉脊髄前角の運動神経細胞のうちγ線維をもつ小形の運動ニューロンで, 径の小さい軸索が横紋骨格筋のなかの神経筋紡錘の収縮線維に分布している. γ-運動ニューロンの興奮による収縮線維の収縮は筋紡錘の感度を上昇させ, 骨格筋の緊張を制御する.

γ-オリザノール　[γ-oryzanol]
自律神経調整薬の1つで, 米ぬか油, 米胚芽油より抽出したものである. 視床下部に作用して, 自律神経系, 内分泌系の失調を原因とする循環器, 消化器の障害, また更年期障害による自律神経失調症にも効果がある.

γ-グルタミルシステイニルグリシン
[γ-glutamyl-cysteinyl-glycine]
⇨グルタチオン

γ-グルタミルトランスフェラーゼ
[γ-glutamyl transferase]
⇨γ-GT

γ-グルタミルトランスペプチダーゼ
[γ-glutamyl transpeptidase]
⇨γ-GT

γ-グロブリン　[gamma-globulin]
α-グロブリン, β-グロブリン, アルブミンと並んで血漿蛋白質の主要成分の1つ. 電気泳動上そのγ-領域に移動することから命名された. その大部分は抗体と免疫関連蛋白質で, 作用や組成の違いにより, IgG, IgA, IgM, IgD, IgE の5種類に分けられる. →高（こう）γ-グロブリン血症, 免疫（めんえき）グロブリン

γ-グロブリン製剤　[gamma-globulin preparations]

免疫グロブリンの製剤．ヒトの血漿よりγ-グロブリン分画を分離・精製したもの．筋肉内注射用，静脈内注射用があり，後者が多く用いられている．各種の細菌，ウイルスに対する抗体を有し，重症感染症，低・無γ-グロブリン血症などの治療に用いられる．抗破膿菌，抗破傷風菌，抗肝炎ウイルスなど特定の病原体，毒素に対する抗体価の高いものもある．→免疫不全症候群(めんえきふぜんしょうこうぐん)

γ-GT [γ-glutamyl transferase]
〈γ-グルタミルトランスフェラーゼ〉 γ-グルタミン酸残基の転移反応を触媒する酵素．広く生物界に分布し，動物では腎に多い．肝疾患の際血清中の本酵素活性が上昇するので，肝疾患の診断，予後の判定に用いられる．γ-GT は以前にはγ-GTP(γ-グルタミルトランスペプチダーゼ)とよばれていたが，酵素の性質からγ-GT(γ-グルタミルトランスフェラーゼ)と改められた．→肝(かん)・胆道機能検査(たんどうきのうけんさ)

γ-GTP [γ-glutamyl transpeptidase]
〈γ-グルタミルトランスペプチダーゼ〉
⇨γ-GT

γ 線 [gamma ray, γ-ray]
電離放射線のうち，放射性同位元素の崩壊により放出される電磁波の一種．X線と同じ性質を有するが，電子軌道からでなく，原子核から出る．

ガンマ・ナイフ [γ-knife]
〈定位的ガンマ・ナイフ放射線治療〉 201個のコバルト60(^{60}Co)線源から出るガンマ線を細いビームとして定位的に総線量12〜50 Gy を1回で脳内の患部に焦点を結ぶように照射する(図)．定位的ガンマ・ナイフ放射線治療ともいう．主として転移性脳腫瘍や脳動静脈奇形に照射されるが，直径3 cm 以上の腫瘍には装置の関係から照射できない．悪性脳腫瘍には効果が比較的低く，直径3 cm 以下の良性の神経鞘腫や髄膜腫にも照射されることがあるが，長期的効果は疑問視するものが多い．

■図　ガンマ・ナイフの構造

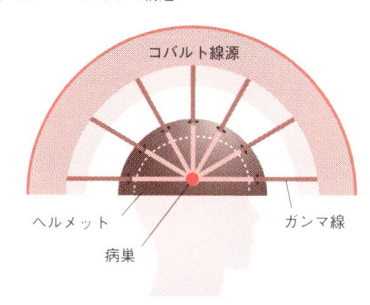

コバルト線源
ヘルメット
病巣
ガンマ線

肝ミクロゾーム [liver microsome]
⇨ミクロゾーム

顔面神経 [facial nerve]
〈第Ⅶ脳神経〉 第Ⅶ脳神経で運動性の線維および自律神経線維からなる．前者は顔面の筋肉の運動を，後者は涙腺，唾液腺の分泌を支配する．→顔面神経麻痺(が

んめんしんけいまひ)

顔面神経麻痺 [facial palsy ; FP]
〈ベル麻痺〉 顔面神経の麻痺で，中枢性麻痺は脳血管障害などによって起こり，その部位は顔面下半部のみに限定される．末梢性麻痺は特発性のもののほか，リウマチ性，耳疾患，外傷，寒冷などが原因となる．額のしわよせは中枢性麻痺では可能であるが，末梢性麻痺では不可能となる．治療は原因に対する治療のほか，ビタミンB$_1$，B$_{12}$，血管拡張薬の投与，特発性のものは副腎皮質ステロイド薬を用いることもある．食物が麻痺側の頬内部にたまる傾向があるので，健側で食事をするように気をつける．急性期が過ぎたら鏡を見ながら顔面筋肉を動かす練習をする．

顔面癤 [facial furuncle]
⇨面疔(めんちょう)

緘黙 [mutism]
発語に関する器官が器質的に障害されていないにもかかわらず，無言となり，喋らない状態のことで，無言症ともいう．半年から1年くらいの期間にわたることもあり，自分の意思による応答拒絶の場合，自発性の減退や精神運動抑制の場合がある．統合失調症における拒絶症，自閉，緊張病性昏迷，心因反応のヒステリー性無言症，うつ病などでみられる．

間葉系腫瘍 [gastrointestinal mesenchymal tumor ; GIMT]
〈消化管間葉系腫瘍〉 消化管に発生する紡錘形細胞や類上皮細胞からなる腫瘍をいう．粘膜下腫瘍の形態をとることが多い．間葉系腫瘍は平滑筋もしくは神経に由来する腫瘍と GIST(gastrointestinal stromal tumor)の3種類がある．GIST は KIT(c-kit 遺伝子産物)に対する免疫染色に陽性である．一般に間葉系腫瘍はがんに比べて予後がよいとされている．→GIST(ジスト)

肝葉切除術 [hepatic lobectomy]
肝の2葉のうちの1葉を切除する手術．広範囲切除法と部分切除法に分けられる．肝に発生した外傷，炎症，奇形，腫瘍などに適応．肝は再生の強い臓器で，切除術による実質欠損の障害は少ないが，術中・術後の出血および術後の肝不全に注意を要する．→肝切除[術](かんせつじょじゅつ)，肝[臓](かんぞう)がん

がん抑制遺伝子 [tumor suppressor gene]
細胞の発生・増殖・成熟の過程には多くの遺伝子が関与している．がんの発生は，この遺伝子の塩基配列に異常が生じて，細胞の分裂・増殖をかぎりなく続ける遺伝子(がん遺伝子)が発生したり，異常な細胞の分裂・増殖を抑制する遺伝子(がん抑制遺伝子)が欠失または変異したりするために起こると考えられる．とくにがん抑制遺伝子の欠陥は，発がんに関係が深いと考えられている．がん抑制遺伝子としては，RB 遺伝子，p 53遺伝子，APC 遺伝子などが知られている．がん抑制遺伝子は，両親からの遺伝子の双方に欠陥がある場合にその作用を失い，生殖細胞の段階ですでに欠損・変異などが生じていると考えられている．

乾酪壊死 [caseous necrosis]
⇨乾酪変性(かんらくへんせい)

乾酪化 [caseation]
⇨乾酪変性(かんらくへんせい)

乾酪性肺炎 [caseous pneumonia] 〈結核性肺炎〉 結核菌による肺炎。最近では結核性肺炎とよぶことが多い。肺の初感染結核により肺門リンパ節が腫脹し(初期変化群)、炎症が進展するとリンパ節のチーズ様壊死(乾酪変性)が起こり、そこから気管内に結核菌が散布され肺炎となる。症状は細菌性肺炎と同じ。治療は抗結核薬による。

乾酪変性 [caseous degeneration, caseation] 〈乾酪壊死、乾酪化〉 細胞組織中の蛋白質が凝固し、水分を失って固まる凝固壊死の一種。結核性病変でよくみられ、病巣の色や硬さがチーズによく似ているため乾酪の名がある。細胞が壊死に陥ると、組織は崩壊し、さらに進行すると空洞化をきたし、無構造となる。治療により良性化すると線維性の硬化を起こし、石灰化して安定する。→凝固壊死(ぎょうこえし)

含硫アミノ酸 [sulfur containing amino acid] 分子中にイオウ原子を含むアミノ酸のこと。メチオニン、シスチン、システインなどがある。その代謝異常症では、これらアミノ酸の尿中排出量が著しく増加する。→システイン

灌流冷却法 [perfusion cooling] 心臓や大血管の手術時に用いる低体温法の1つ。人工心肺に灌流する血液を熱交換回路を通して冷却する。手術に伴う血流遮断時の組織酸素需要を減少させる目的で行う。→低体温法(ていたいおんぽう)

寒冷凝集反応 [cold agglutination reaction] 血清中の自己抗体である寒冷凝集素の働きにより、0～5℃くらいの低温で起こる赤血球の凝集反応である。本反応陽性の肺炎の80～90％はマイコプラズマ肺炎である。ときに悪性リンパ腫、伝染性単[核]球症、肝硬変、膠原病で陽性を示すことがある。→マイコプラズマ

寒冷[血球]凝集素症 [cold agglutinin disease] 4℃前後の寒冷で自己反応性赤血球凝集素(抗赤血球自己抗体)が生成され、溶血性貧血とレイノー様症状を特徴とする自己免疫性溶血性貧血の一種。特発性のものと、マイコプラズマ肺炎、伝染性単核[球]症、悪性リンパ腫に続発するものがある。50歳以上の男性に多い。まず保温が重要である。→マイコプラズマ肺炎

寒冷昇圧試験 [cold pressor test ; CPT] 寒冷刺激による血圧の上昇反応から自律神経機能をみる検査法。安静状態で血圧を測定したのち、片手を手関節上部まで冷水(4℃)に浸し、対側の上腕で15秒ごとに血圧を測定する。1分後に冷水から手を出し、その後は血圧が安静時のレベルに戻るまで2分ごとに測定する。最高血圧が20mmHg(Torr)以上の上昇を示すときは血管運動神経の緊張亢進があると判定する。また血圧は正常では2分以内にもとに戻るが、本態性高血圧症の場合は遅延する。

寒冷蕁麻疹 [cold urticaria] 冷風や冷水により、瘙痒とともに膨疹が現れるもの。頭痛、悪心、頻脈を伴うこともある。寒冷をさけ、抗ヒスタミン薬を投与する。→蕁麻疹(じんましん)

寒冷療法 [cryotherapy, cold therapy] 部分的あるいは全身的に寒冷処置を施して血液循環を抑制し、新陳代謝を低下させることで、治療効果を得ようとする方法。部分的には、保冷剤や氷、冷水などを用いて止血・鎮静・消炎作用などを期待する。出血、外傷、炎症の初期、熱傷などに適用される。全身的には、心臓手術の際に行われるクーリングブランケットなどがある。

肝レンズ核変性症 [hepato-lenticular degeneration] ⇨ウィルソン病

関連痛 [referred pain] 〈連関痛〉 内臓疾患による痛みを、その内臓のある部位から離れた部位の体表面で感じる痛み。心筋梗塞の左肩から左肘、胆嚢炎の右肩甲部、虫垂炎の心窩部の痛みなど。内臓からの求心性神経刺激が脊髄の分節で隣接する体表からの求心性神経に波及するために起こる。→痛覚(つうかく)

緩和ケア ▶大項目参照

緩和ケア病棟 ⇨パリアティブケアユニット

き

奇異呼吸 [paradoxical respiration, paradoxical breathing]
肺・胸郭が吸気時に収縮し、呼気時に拡張する正常呼吸とは逆の動きを示す異常な呼吸運動のこと。開胸手術時、開放性気胸、胸壁損傷の患者にみられる。→気胸（ききょう）

キース-ワグナー（ウェージナー）分類
[Keith-Wagener classification ； KW] 本態性高血圧症の眼底所見を中心とした病態分類．下記の4群（表）に分けられるが，わが国ではⅡ群をa，bに細分した変法が用いられることが多い．Norman Macdonnell Keith（1885〜1976，カナダ・米，内科），Henry Patrick Wagener（1890〜1961，米，眼科）．→網膜動脈硬化症（もうまくどうみゃくこうかしょう）

■表 キース-ワグナー分類基準

Ⅰ群	網膜動脈の軽度の狭細または硬化
Ⅱ群	網膜動脈硬化はⅠ群に比べ著明となる
Ⅲ群	網膜動脈の硬化に痙縮性狭細が加わり，網膜に浮腫，白斑，出血が現れる
Ⅳ群	Ⅲ群の所見に乳頭浮腫が加わる

キーセルバッハ部位 [Kiesselbach area]
〈リットル部位〉 鼻孔近くの鼻中隔前下端部をいうが厳密な定義はない．内頸動脈と外頸動脈の分枝が粘膜下浅層に血管叢を形成しており，かつ粘膜は薄いので，鼻出血のほとんどはこの部位から起こる．Wilhelm Kiesselbach（1839〜1902，独，医師）．→鼻出血（びしゅっけつ）

キーパーソン [key person]
ある集団や組織のなかで影響力や指導力をもつ個人のことをいう．患者にとって，最も身近な信頼できる存在で，患者を保護し，支え，援助するための重要な鍵となる人のことである．援助の質を高めるためにも大きな力となりうる．多くの場合，家族がキーパーソンとなることが多いが，それまでの個人との関係により友人や同僚などの場合もある．

キーパンチャー病 [puncher disease]
⇨頸［肩］腕症候群（けいけんわんしょうこうぐん）

キープベインオープン [keep vein open ； KVO]
〈静脈確保〉 予定輸液量の輸液完了後，凝固防止（血栓防止）のため，予め設定された微量の輸液流量を持続的に送液する輸液ポンプの機能の1つ．

キーランド鉗子 [Kielland forceps]
自然分娩の際に遂娩が不可能な場合，児頭に沿って挿入し，胎児の頭を挟んで娩出するのに用いる鉗子．全長約28cmのステンレス鋼製で，左右両葉の中央軸が交差している．児頭の位置が高く，骨盤濶部にあるときに使用される．Christian Kielland（1871〜1941，ノルウェー，産婦人科）．→鉗子（かんし），産科鉗子（さんかかんし）

既往歴 [past history ； PH, early history]
出生してから現在まで，どのような健康状態であったか，あるいはどのような疾患に罹患したことがあるかなどの患者の生活史．通常，既往歴の聴取は，出生時の状況，発育状況，予防接種，ツベルクリン反応，BCG接種，輸血の有無，既往の疾患およびその治療状況，月経，結婚および出産歴，嗜好品，常用薬品などについて行う．診断・治療上きわめて有用な情報となる．なお，既往症（アナムネーゼ）はしばしば同義に用いられる．

記憶 [memory]
出来事・会話・読書あるいは痛み・感情など感覚によって認識（無意識の場合も含む）されたさまざまな経験を情報として取り込み（記銘），保存し（保持），必要に応じてあるいは何らかのきっかけによって意識に戻し（想起，再生，追想），記銘された内容と同一であることを確認（再認）する一連の精神作用．記憶およびその障害のメカニズムについてはまだ不明の点が多い．→精神発達過程（せいしんはったつかてい）

記憶★ [memory]
NANDA-Ⅰ分類法Ⅱの領域5《知覚/認知》類4〈認知〉に配置された看護診断概念で，これに属する看護診断としては〈記憶障害〉がある．

記憶減退 [hypomnesia]
記憶障害の1つで，「覚えていることを思い出す能力」（追想）が低下した状態のこと．記憶とは新しい出来事を記銘し，それを把持し，必要に応じて追想することであるが，その追想に関する障害である．その障害には量的な障害と質的な障害があり，記憶減退は量的な障害の1つである．量的な障害としては，ほかに記憶増進，健忘がある．記憶は新しいもののほうが古いものよりも早く失われやすく，不快な体験のほうが忘却されやすい．

記憶錯誤 [paramnesia]
記憶の真実性が一般に考えられるより高度に失われた場合をいう．過去にあったことや体験したことが歪曲されて追想される誤記憶（allomnesia）と，実際にはなかったことがあたかも事実であったかのように追想される偽記憶（pseudomnesia，空想性記憶錯誤）がある．このほか特殊なものとして，初めて見る景色，情景を以前経験したことがあると錯覚する既視現象，また既視現象の反対の，普段見なれているものを初めて見ると錯覚する未視現象がある．コルサコフ症候群の作話，統合失調症の妄想追想などが該当する．→コルサコフ症候群

記憶障害 [defects of memory, memory disorders, disturbance of memory]
記憶は，新しく知覚・体験した事象をインプットする「記銘」，その「保持」，およびときに応じて想起する「追想」の3つのはたらきに分けられるが，この過程のいずれかの障害を記憶障害という．記銘の障害には一酸化炭素中毒などによる分時記憶と，アルコール中毒，脳腫瘍などにみられるコルサコフ症候群がある．追想の障害には量的障害としてとりとめなく追想が亢進する記憶の増進(一過性には発熱時，催眠状態，てんかん発作，薬物による)と減退・健忘があり，質的障害として記憶錯誤(誤記憶，偽記憶)がある．→記銘障害(きめいしょうがい)，コルサコフ症候群

期外収縮 [premature beat, extrasystole ; ES]
不整脈の一種．洞結節以外の部位(異所性部位)で生じた刺激によって起こる心臓の収縮をいう．心房性，房室性，心室性に分けられる．→心停止(しんていし)

機械的イレウス [mechanical ileus]
⇨腸閉塞[症](ちょうへいそくしょう)〈イレウス〉

機械的損傷 [mechanical injury]
機械的外力による本組織の物理的損傷．皮膚および皮下組織などの離断がみられる開放性または鋭的損傷と，体表組織に損傷を伴わない非開放性(閉鎖性)または鈍的損傷とに分けられる．前者を創，後者を傷と区別し，両者を合わせて創傷という．たとえば，切創，挫創，刺創，銃創，割創，または打撲傷，脳挫傷というように表記する．→尺骨神経麻痺(しゃっこつしんけいまひ)，脳挫傷(のうざしょう)

器械吻合・自動縫合 [EEA anastomosis, endoscopic suture]
消化管や血管を縫い合わせて内腔の連続性を確保することを吻合，非連続的な部分を縫い合わせることを縫合という．器械によりこれらの操作を行う方法を器械吻合または自動縫合という．1980年代から，開腹(開胸)手術で広く用いられるようになった．手術時間の短縮と安全性，正しく使用できれば熟練を要しない点などが評価され，多くの手術で用いられている．

飢餓収縮 [hunger contraction]
胃が空のときに起こる胃壁の強い収縮．ときに胃痛を伴うことがある．少量の食物摂取により，痛みは軽快する．低血糖によりひき起こされる可能性が推察されている．

飢餓熱 [hunger fever, inanition fever, transitory fever of newborn]
〈新生児一過性熱〉健康な新生児で生後2〜3日目ころにみられる一過性の38〜39℃の体温上昇．この時期は生理的体重減少が最大となる時期で，脱水に基づく現象と考えられる．授乳開始の時期が早められてきている現在ではほとんどみられない．

気管 [trachea ; TR, windpipe]
喉頭の下に続く半円筒状の呼吸器官．長さ約10cm．第4胸椎の高さで左右の気管支に分かれる．16〜20個の半輪状の気管軟骨が連結しており，後方は膜性壁で覆われる．気管の粘膜は多列線毛上皮．

気管カニューレ [tracheal cannula, tracheotomy tube]
気管切開後，気道確保と気管内分泌物の排出を容易にするために気管内に挿入する器具．体格，創の状態，目的によりさまざまな口径，長さのものがある．→気管切開[術](きかんせっかいじゅつ)，気道確保(きどうかくほ)

気管・気管支軟化症 [tracheobronchomalacia]
〈気管軟化症，気管支軟化症〉気管・気管支の軟骨が軟化しているために，呼吸時に気管・気管支内腔を保持できず，内腔が狭窄した状態をいう．原因には，染色体異常や奇形などに伴う先天性の場合と，超・極低出生体重児に合併する慢性肺疾患，栄養障害などの後天性の場合がある．症状として，呼吸困難が出現することがある．治療は，高PEEP(呼気終末陽圧)療法やステント術・前方固定術などの外科的手術がある．

気管狭窄[症] [tracheostenosis, tracheal stenosis]
先天性の気管軟骨の欠損や気管膜様部の異常発達などにより起こる気管の狭窄．また，腫瘍の圧迫によっても狭窄が起こる．症状は呼吸時にゼーゼー音をみとめ，ときには突然呼吸困難に陥る．→気管形成術(きかんけいせいじゅつ)

気管憩室 [tracheal diverticulum]
気管の一部が限局的に拡張したもので，発生原因から内圧性憩室，牽引性憩室，発育異常による憩室がある．これがあると，分泌物や喀痰の貯留のため咳嗽が多く，慢性的な呼吸器感染を起こしやすい．→憩室(けいしつ)

気管形成術 [tracheoplasty]
気管の閉塞などによる障害を解除し，呼吸系機能を正常化するために行う手術．気管切開後の狭窄，炎症性瘢痕による気管狭窄に対して部分切除後，または気管の損傷とか腫瘍の摘出後などに，縫合や皮膚弁，周囲組織による充填，または人工気管の移植などの方法がある．

器官言語 [organ language]
⇨身体言語(しんたいげんご)

気管支 [bronchus ; Br]
胸郭の前面ではおよそ第2肋骨の高さ，背面ではおよそ第4〜5胸椎の高さに，気管分岐部がある．ここから左右の主気管支，葉気管支，区域気管支，細気管支，終末細気管支，呼吸細気管支までを気管支という．軟骨は気道の内腔を維持し気道の虚脱を防いでいるが，細気管支以降(内径1 mm以下)はこれが消失する．左主気管支に比べて右主気管支のほうが分岐角度が小さく，太く，すぐ右肺に入っているので，誤嚥した異物は右側に落ちやすい．つまり，気管支の構造上，誤嚥性肺炎は右肺，とくに下葉に多い．→気管(きかん)

気管支炎 [bronchitis]
気管支粘膜の炎症により起こる呼吸器の疾患で，上気道炎に随伴して発症する．急性と慢性とがある．急性気管支炎は，種々のウイルス・細菌・マイコプラズマの感染，化学的・機械的刺激などにより発症する．治療には鎮咳薬，去痰薬を用い，膿性の痰の喀出が著しければ抗菌薬を使用する．室内の湿度を保つことや，うがいを含め口腔内の清潔を保つことが予防となる．慢性気管支炎は単に急性気管支炎が慢性化したものではなく，喫煙，煤塵などによりひき

起こされる別の病態と考えられており、「気管支内の過量の粘液分泌を特徴とする異常状態で、慢性あるいは反復性に痰を伴う咳が1年間に3か月以上あり、少なくとも2年以上みられる場合」と定義されている。治療は原因となる要因の除去、とくに禁煙が重要である。去痰薬の経口投与やネブライザーを用いた種々の薬品の投与を行うこともある。→気管支拡張症(きかんしかくちょうしょう)、細気管支炎(さいきかんしえん)

気管支拡張症 [bronchiectasis ; BE]
気管支が局所性に球状、円柱状に拡張している病態。先天性のものと後天性のものがある。後天性のものの原因としては気管支炎、肺膿瘍、肺炎、肺結核などが多い。大量の薄い膿性喀痰(悪臭を伴い3層に分離することが多い)を季節に関係なく間欠的に、とくに早朝または体位を変えたときに喀出し、ときに血痰、喀血、発熱などがみられる。治療は、気管支拡張薬や抗菌薬などによる薬物療法が原則であるが、病巣が限局して他に病変がみられない場合は外科的に治療することもある。また、病巣部に貯留した分泌物を喀出することは重要で、喀出しやすい側臥位、腹臥位をとらせる(体位排痰法)。→気管支炎(きかんしえん)

気管支カルチノイド [bronchial carcinoid tumor]
⇨気管支腺腫(きかんしせんしゅ)

気管支鏡検査 [bronchoscopy ; BRO]
経口的に気管内に内視鏡を挿入し、気管、気管分岐部、気管支、肺葉気管支開口部の粘膜の異常を肉眼で観察する検査。細胞診、生検なども行うことができる。今日ではファイバースコープが用いられ、異物の摘出や止血、気道分泌物の吸引、洗浄などの治療にも広く利用されている。→気管支造影[法](きかんしぞうえいほう)、気管内異物(きかんないいぶつ)

気管支腺腫 [bronchial adenoma]
〈気管支腺腫瘍〉 主気管支や肺葉気管支などの気管支腺から発生する腫瘍のことである。以前は、気管支カルチノイド、腺腫下上皮がん、腺様嚢胞がんなどを総称してこの語が用いられていたが、いずれもそれである。良性腫瘍が多いが、なかには転移をきたす症例もあり、現在では緩徐な発育を示す低悪性度がんとして悪性腫瘍に分類されている。

気管支腺腫瘍 [bronchial adenoma]
⇨気管支腺腫(きかんしせんしゅ)

気管支喘息 ▶大項目参照

気管支喘息治療薬 [antiasthmatic agents]
〈抗喘息薬〉気管支喘息による呼吸困難の改善のため、気道粘膜の炎症をとり気管支を拡張して喀痰排出を容易にする薬物。気管支筋を弛緩するアドレナリン作動薬(交感神経作用薬)、キサンチン誘導体のほかに、喘息発作の原因であるアレルギー反応のケミカルメディエーターの遊離を抑制する薬物、炎症を抑制するグルココルチコイドが用いられる。これらは粘膜に直接(吸入薬)あるいは全身的に(経口薬、貼付薬、注射薬)投与される。

気管支線毛上皮 [bronchi ciliated epithelial cell]
気管支を含め、気道の粘膜は一層の

円柱線毛上皮細胞で覆われており、この細胞は円柱で線毛をもっている。この線毛を運動させることで、吸い込まれた異物や過剰な粘液を口側へと排出し、気道の浄化作用に大切な役目を果たしている。

気管支造影[法] [bronchography ; BG]
気管支腔内に造影剤を注入し、撮影した画像から気管支の変化や、肺と気管支の関係を知る方法。がんなどの診断、手術適応の判断や治療の助けとする。気管支鏡あるいはメトラ・ゾンデを用いて各肺区域を選択的に造影する選択的気管支造影法が最もよく使用されている。→気管支鏡検査(きかんしきょうけんさ)、メトラ・ゾンデ

気管支動脈造影[法] [bronchial arteriography ; BAG]
肺の気管を栄養する動脈は、下行大動脈から分枝して気管壁に分布する動脈である。分岐・変異の多い枝であるが、少なくとも左右1本ずつがみとめられる。カテーテルをこの気管支動脈に入れて造影することを気管支動脈造影という。診断的には、肺がんの血管造影診断やファロー四徴症などの側副路に対して行われる。インターベンショナルラジオロジー(IVR)としては、気管支拡張症などによる喀血に対して塞栓術および肺がんに対する動注化学療法を施行するために行われる。近年では診断的適応は減少しており、治療的適応が多くなってきている。

気管支肺炎 [bronchopneumonia]
炎症の範囲が気管支周囲に限定されて散在する小葉性肺炎の形をとる肺の炎症。気管支炎から波及する場合と、黄色ブドウ球菌、マイコプラズマなどによる原発性の場合もある。発熱、咳、痰、呼吸困難などの症状を主とし、寛解と増悪を繰り返しながら進行すると慢性となる。胸部X線検査、気管支造影、痰の検査、呼吸機能検査などの検査を行う。治療としては抗菌薬が奏効する。→肺炎(はいえん)

気管支肺胞洗浄法 [bronchoalveolar lavage ; BAL]
気管支ファイバースコープを用いて、気道内に生理食塩液を注入・洗浄し、回収した液の生化学的検査、細菌学的検査や細胞成分の解析を行うもの。一般的には50 mLの生理食塩液による洗浄を3回連続して行うが、患者の状態により液量を減らすこともある。

気管支ファイバースコープ [fiberoptic bronchoscope ; FOB]
〈気管支鏡、気管支電子スコープ〉鼻または口から気管内に軟性の管を挿入し、気道内の観察や、肺生検・肺擦過、気管支肺胞洗浄、気道内異物・分泌物の除去、レーザーによる腫瘍の焼灼などを行う機器である。管の太さは通常2～6 mm。挿入中は、管や洗浄液などで気道が塞がれるため、呼吸が苦しく、患者が恐怖感をいだく場合もある。現在は、ファイバーではなく先端にCCDカメラが付き、デジタルの動画も撮れる電子スコープが用いられることが多い。

気管支閉鎖 [bronchial atresia]
〈気管支閉鎖症〉気管支の区域あるいは葉気管支が、何らかの原因によって高度の限局性狭窄あるいは閉鎖した状態のこと。成因には、先天性の奇形、気管支閉鎖症、腫瘍、異物、気管支結核や、アレルギー・喘息・慢性気管支炎などによる粘稠な喀痰や気管支病変がある。先天性

きかんしょ

奇形による気管支閉鎖症は，気管支が肺実質内で閉塞している状態で，肺感染を起こしやすい．

気管食道瘻 [tracheo-esophageal fistula ； TEF]
食道と気管の間に本来存在しない交通路があるもの．先天性と後天性があり，前者は原始呼吸溝と前腸腹壁との間の分離不全により生じ，後者は食道がんの気管への浸潤によるものが最も多いが，そのほか手術，外傷，異物による損傷も原因となる．気管閉鎖を伴うこともあるが，嚥下性肺炎，咳嗽発作，呼吸困難に注意する．

気管支攣縮 [bronchoconstriction, bronchospasm]
気管支あるいは細気管支の平滑筋が何らかの刺激によって細かくふるえて収縮し，気道の内腔が狭窄している状態である．気道狭窄により，喘息発作によくみられる喘鳴と呼吸困難をひき起こす．原因には，アレルギー，気道感染，誤嚥，薬物，精神的刺激などがある．

気管支漏 [bronchorrhea]
気管支喘息や慢性気管支炎，細気管支肺胞上皮がんなどの原因疾患により生ずる病態で，1日に100 mL以上の漿液性痰を喀出し，喀出困難による激しい咳き込みや気道閉塞感が持続し日常生活が著しく損なわれる．最も頻度が高い原因疾患である．慢性気管支炎に伴う気管支漏の治療では，ステロイド薬により喀痰を減少させる導入療法と，喀痰が減少し，症状が緩和されてからの維持療法とが繰り返し行われる．

気管支瘻 [bronchial fistula]
気管支断端の一部または全部が再開口して気管支腔と胸腔とが交通する．主に肺切除術の合併症としてみられ，原因としては気管支断端の結核性病変，手術時の汚染，術後死腔の残存などがあげられる．

偽関節 [pseudoarthrosis]
〈仮関節〉大腿骨頸部や鎖骨などの骨折後，骨の再生機転が消失して骨折部の癒合が起こらず，いつまでも骨折部に可動性をみとめる状態．原因は骨折治療（固定・整復）の不適切，全身状態の不良（栄養障害）などがあげられる．

気管切開〔術〕 [tracheostomy, tracheotomy]
歴史的にはジフテリアの咽頭狭窄に対する治療として始まったが，現在では次のような病態に実施されている．①咽頭異物による窒息時の緊急処置として，②頭蓋内病変による呼吸抑制，重篤な頭部外傷，胸部外傷，気道熱傷，呼吸器疾患などで長期に及ぶ人工呼吸管理を施行中いしく，気道感染，浮腫などをみとめた際．頸部の皮膚切開は横切開または縦切開を施行する．甲状腺を境に上気道切開法，下気道切開法とよぶ．主として成人には上気道切開法，小児には下気道切開法が選ばれる．気管切開後は気管カニューレを挿入・固定し，気道分泌物の吸引を行う．病態の改善に伴って逐次細いカニューレに交換する．看護上の留意点として，とくに気管切開中は患者の顔面が布片で覆われるため，声かけをし不安・苦痛の軽減に努める．気管切開後はバイタルサインや呼吸困難などの呼吸状態，出血，皮下気腫などの異常がないか観察する．挿入したカニューレは頸部の圧迫や皮膚損傷をきたさないように，また，体動や咳嗽で抜けないよう固定する．カニューレと皮膚の接触による皮膚損傷をさけるために，Y字にカットしたガーゼを挟む．気道分泌物の吸引は無菌操作で行い，カニューレも定期的に清潔な

ものに交換するなどの感染予防が重要である．→気管（きかん）カニューレ，気管形成術

気管内異物 [tracheal foreign bodies]
豆類，針，玩具など，間違って気管に吸引した異物．右気管支内に多くみとめられる．呼吸困難に陥る．気管支鏡で摘出する．→気管支鏡検査（きかんしきょうけんさ）

気管内挿管 [endotracheal intubation]
〈気管挿管，挿管〉気道確保のために管を気管内に挿入することである．経口，経鼻，気管切開による3つの経路がある．体型や挿入経路に合わせて管の太さや長さは選択し，全身麻酔や心肺蘇生し，病態によっては人工呼吸が必要な場合に行う．挿管後は確実に気管に挿入されていることを確認するため，両肺の聴診が必要である．→気道確保（きどうかくほ）

気管内チューブ [endotracheal tube ； ETT]
〈気管チューブ，気管カニューレ〉気道確保のために気管内に挿入する管のことである．先端の近くにチューブの外側を取り巻くように小さなカフがあり，これを空気で膨らませてチューブと気管壁の間に隙間がないようにし，空気漏れや口腔内の唾液や吐物の誤嚥を防いでいる．カフ圧が高すぎる場合や，長期の挿入では気管壁の循環障害が起こるので，定期的なカフ圧の確認が必要である．

気管内麻酔 [endotracheal anesthesia]
全身麻酔法の1つ．気管内にチューブを挿入（挿管）し，そのチューブと麻酔器を接続して麻酔ガス（笑気およびその他の麻酔薬）と酸素を混合したものを送り，人工呼吸管理を行う．現在の全身麻酔の多くは本法による．

気管軟骨 [tracheal cartilage]
気管の壁を構成する軟骨輪（幅3～4 mm）で，上下に16～20個連なっている．気管の内腔は，気管軟骨の支えにより常に開いて空気が通れるようになっている．気管軟骨は硝子軟骨からなり，完全な輪状ではなく，後方部の欠けた（全周の約1/5～1/3を欠く）C字形（馬蹄形）をなす．気管の軟骨を欠く後壁は膜性壁とよばれ，平滑筋の層を含む．上下の気管軟骨の間は輪状靱帯で連ねられる．→気管（きかん）

気管分岐部 [bifurcation of trachea]
気管はだいたい第4～5胸椎の高さで左右の気管支に分岐する．この部分を気管分岐部とよび，その部分の気管内面を気管カリーナとよぶ．

危機介入 [crisis intervention]
危機（crisis）とは，ヒトが強烈な不安や恐怖などのある問題に直面した場合，それらにうまく対処できないと知ったとき体験する不安，混乱など心理的不適応な状態である．危機介入とは危機の回復に重要と考えられる人々が加わって短期間に集中的に支援し危機が少しでも軽く，早く順調に経過するように，またその体験が成長につながるように援助することである．フィンクは危機に対して適応していくまでの過程を1つの理論的モデルとして次のように提示している．すなわち，①強度な不安やパニックなど心理的ショックの時期，②危機状況に直面するには強烈すぎるため逃避や否認などによる防御機制の時期，③危機に直面して怒り，悲嘆など強度な不安感情を体験する時期，④危機にうま

く適応し不安などが緩和していく段階の4つである。危機への介入を効果的にするためには、まず「危機状況」が明らかにされなければならない。次いで対象にとってのキーパーソンとともによき相談相手になり、危機状況の表出を容易にし、心理的サポート（慰める、そばにいるなど）などによって情緒の安定をはかることが重要である。→アギュララ、ドナ・C．，危機理論（ききりろん）

危機管理 [crisis management]
医療事故だけでなく、自然災害や不祥事、あるいは患者などの暴力事件など、医療機関において発生しうるさまざまな損害の可能性を吟味し、実際に発生した場面を予め予測・想定し初期対応策（マニュアルなどの整備）をするとともに、発生シミュレーションを日常的に行う管理法をいう。

疑義照会 [inquiries about prescriptions]
調剤された薬剤を患者が有効かつ安全に使用できるよう、薬歴などをもとに薬学的見地より処方せんを確認し、疑わしい点がある場合に、薬剤師が処方医師に確認する作業をいう。

棄却域 [rejection, critical region]
検定を行う場合、統計量の分布において定められた有意水準の外側の領域。観測された統計量がこの領域に入る場合、帰無仮説は棄却される。→検定（けんてい），有意水準（ゆういすいじゅん）

気胸 [pneumothorax ; Pnx]
胸膜腔内に空気が入った状態のこと。進行例では肺が圧迫され収縮する。原因から自然気胸、外傷性気胸、人工気胸に大別される。自然気胸には主に肺の気腫性嚢胞（ブラ）の破裂による一次性自然気胸と肺気腫、悪性腫瘍、肺結核、肺膿瘍などに合併して肺胞内の空気が胸膜腔内に漏れて起こる二次性自然気胸がある。自然気胸は突然の胸痛と呼吸困難で発症し、ときに軽度の咳嗽と喀痰を伴う。胸膜腔内に空気が進行性に入り、胸膜腔内が陽圧となり、肺の虚脱と縦隔を越えて反対側への変位がみられるものを緊張性気胸といい、心悸亢進、冷汗、チアノーゼ、胸部絞扼感などを伴い、緊急の処置を要する。軽度の自然気胸では安静のみで漏れした空気が吸収されることもあるが、重症例では胸膜腔内にチューブを挿入して持続吸引を行う。外傷性気胸や血気胸の場合は開胸的に手術を行う。患側を上にした側臥位または仰臥位をとらせ喀痰喀出を容易にし、安静の保持、気道感染の予防に留意する。→奇異呼吸（きいこきゅう）

危機理論 ▶ 大項目参照

偽近視 [pseudomyopia]
⇨仮性近視（かせいきんし）

奇形腫 [teratoma]
内胚葉・中胚葉・外胚葉の3胚葉それぞれに由来する諸組織が1つの腫瘍中に混在する混合腫瘍の一種。発生部位としては性腺に多く、次いで後腹膜、縦隔などにみられる。成熟型と未熟型とに区別され、成熟型は、毛髪や脂肪組織などを含む卵巣類皮嚢胞に代表されるように、分化成熟した組織の混在をみるが、増殖・転移をみとめることはなく良性である。未熟型奇形腫は精巣に多く、悪性腫瘍の形態をとる。

危険因子 [risk factor ; RF]
⇨リスクファクター

危険因子集積症候群 [multiple risk factor syndrome]
⇨メタボリックシンドローム

危険予知トレーニング [kiken-yochi-training ; KYT]
一般に、作業者が事故や災害を未然に防ぐために、作業に潜む危険性を事前に指摘しあう訓練のことで、近年では交通事故防止のためのプログラムが免許更新の際などに活用されている。医療においては、業務のさまざまな場面をもとに、そこに潜んでいるリスクや起こる可能性のある問題を経験と想像力を働かせて見抜く感性を養い、また事前にその防止対策を立てることにつなげていく手法のこと。

起坐呼吸 [orthopnea]
呼吸をするために起坐の姿勢をとらなければならない呼吸困難の状態。うっ血性心不全、肺水腫、気管支喘息の発作時などでみられる。起坐位をとることによって、静水力学的に胸腔への静脈還流が低下し、肺のうっ血を減少させるとともに、横隔膜の動きを活発にし換気量を増加させる。また、上肢を枕で挙上することによって肋間筋の動きを円滑にする。

キサンチン誘導体 [xanthine derivatives]
プリン体の1つキサンチンのメチル誘導体である。天然には中枢興奮作用の強いカフェイン、強心・利尿作用の強いテオフィリン、両者の中間の効力のテオブロミンの3種類がある。コーヒー、茶にはカフェイン、ココアにはテオブロミンが多く含まれている。ホスホジエステラーゼを阻害し、サイクリックAMP（アデノシン一リン酸）を上昇することにより薬理作用を現す。アミノフィリンはテオフィリンにエチレンジアミンを結合し水溶性を増したもの。合成のキサンチン誘導体はホスホジエステラーゼ阻害薬として開発された。→気管支喘息治療薬（きかんしぜんそくちりょうやく）

キサントクロミー [xanthochromia]
髄液が黄色調を呈することをいう。蛋白の貯留と髄液中への古い出血を意味する赤血球の崩壊によるビリルビンの色調で、脳脊髄の出血、脳脊髄腫瘍、陳旧性クモ膜下出血、硬膜下血腫、重症黄疸のときにみられる。

義肢 [prosthesis]
四肢を失ったあとに、それまでの手足に替えて装着する装具で、形態の復元と機能の回復という目的がある。義肢の開発は人間工学的研究により急速に進歩し、現在は、軽量かつ高性能で、日常生活動作に支障がないレベルになってきている。義足は、股義足、大腿義足、下腿義足に分けられている。義手には、装飾用義手、作業用義手、能動義手（図）などの種類がある。→装具（そうぐ）

義歯 [denture]
いわゆる入れ歯のこと。歯が欠損している部分において本来の歯に代わって咀しゃくを行うことで機能を回復したり、形態的欠陥を修復させる人工の補綴物をいう。

既視感 [déjà vu]
〈デジャヴュ〉 初めて見るものや未経験のこと

■図 能動義手

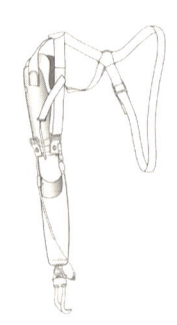

に対して，過去に見たことがある，あるいは経験したことがあると感じること．記憶錯誤の一種．側頭葉てんかん，統合失調症などでみられ，精神疲労時にも一過性に生じる．

義肢装具士　[prosthetist and orthotist ; PO]
四肢切断に対する義肢（義手，義足），神経・筋・骨・関節疾患に対する装具の製作を行う専門家．国家認定資格となり，医療を担う一員として，解剖学，生理学，材料学など幅広い知識を要求される．他職種と同様，病院に属する者もいるが，多くは病院とは別の製作会社に所属し，外注の形をとっている．→装具（そうぐ）

気質　[temperament]
人間の性格の基礎で，主に感情面の特性をいう．生まれつきのものであり，教育や生活経験などに影響されない．気質は個人により異なるものであるが，類型化できる．その代表的なものに，クレッチマー（Ernst Kretschmer, 1888～1964, 独, 精神科）によるものがある．統合失調症，躁うつ病，てんかんに親和性のある気質と体格として，分裂気質と細長型，循環気質と肥満型，粘着気質と闘士型の3つに類型化した．

基質　[substrate, matrix]
生化学領域で用いられる基質（substrate）は，酵素により作用を受ける物質をいう．たとえば，基質（S）であるオキシドール（過酸化水素水）は創傷に塗布すると酵素（E）カタラーゼの作用により生成物（P）である水と酸素に分解される．このとき，オキシドールはカタラーゼの基質であるという．また，止血などに用いられるトラネキサム酸は，プラスミンやプラスミノーゲンのリジン結合部位に結合し，フィブリンの結合を阻害しフィブリンの分解を抑制する．基質の構造に基づいた阻害薬および基質類似体の設計は創薬分野において重要となっている．組織学で用いられる基質（matrix）には物が発生する基盤というような意味がある．ここでは細胞外基質について説明する．これは動物組織中の細胞外の間隙を満たすように細胞が合成する，細胞外に分泌され蓄積した物質である．主要な成分としてコラーゲン，エラスチン，フィブロネクチンがある．また，腫瘍組織は腫瘍本体である腫瘍実質とそれを支持する腫瘍間質（基質）に分けられる．

器質化　[organization]
外部から侵入した異物もしくは体内で形成された異物による障害作用により，周囲の組織がそれらを融解・吸収，排除することができず，周囲の正常組織から生成される肉芽組織により置換されるプロセスをいう．この肉芽組織は好中球や線維芽細胞を含んでおり，それらの食作用により分解・吸収されるが，異物や病的産物が残存した場合には線維性結合組織となり，やがて瘢痕化する．

器質精神病　[organic psychosis]
脳の器質的・解剖学的障害（頭部外傷，脳血管障害，炎症，脳腫瘍など）によってひき起こされる精神疾患．慢性の場合，人格変化と認知障害が主な症状で，病変部位により幻覚，感情の変化，てんかんなどの症状がみられる．→認知症（にんちしょう）

器質認知症　[organic dementia]
⇒認知症〈痴呆〉（にんちしょう〈ちほう〉）

希死念慮　[suicide idea]
〈自殺念慮〉「死にたい」という考えが常にある状態．「死」への強いとらわれ．しばしば自殺企図へとつながる．うつ状態や妄想状態，あるいは喪失感や孤独感，絶望感などのなかで生じやすい．→自殺企図（じさつきと）

希釈試験　[dilution test]
⇒水[負荷]試験（みずふかしけん）

希釈濃縮試験　[dilution and concentration test]
⇒フォルハルト試験

気腫性肺嚢胞　[pneumotocele]
⇒肺嚢胞（はいのうほう）

記述疫学　[descriptive epidemiology]
疾病の分布や発症頻度などを記述することで疫学的特性を明確にし，発症原因に関する仮説を構築するための手がかりとする疫学研究の第一段階．

記述統計量　[descriptive statistics]
標本から得られたデータ自体の特性をさまざまな指標で記述したもの．基礎統計量あるいは基本統計量ともいう．→推測統計量（すいそくとうけいりょう），標本（ひょうほん）

基準看護　[nursing standard of the Japanese Health Insurance Law]
保険医療機関に入院した患者に対して，適切な看護が行われるような諸要素（看護師などの数の充足状況，付き添い看護の有無，適切な看護体制など）を考慮して定められた一定の基準．この基準を満たしている施設には，一定額が診療報酬の看護料として加算された．1994（平成6）年，基準看護が見直され新看護体系へ改定，2000（平成12）年からは看護料として評価されていたものが，入院基本料となった．→看護基準（かんごきじゅん），基準給食（きじゅんきゅうしょく），入院基本料（にゅういんきほんりょう）

基準給食　[standard supply of food]
厚生省（当時）告示により1958（昭和33）年に制定された保険医療施設での給食に関する基準．栄養士もしくは患者の給食に関する専門知識を有する者が，各保険医療施設を単位としてこれを行うとしている．給食は医療の重要な1部門であり，患者食の栄養所要量から給食管理全般にわたる原則が示されている．これらの基準を満たしている施設は，一定額が社会保険診療報酬として加算されていたが，1994（平成6）年10月以降は入院時食事療養費に含まれること

になり，この用語は使われなくなった．同年以降2006(平成18)年4月まで健康保険法の一部改定による社会保険診療報酬も変化し現在に至っている．表に入院時食事療養費に関する主な内容について掲げた．→基準看護（きじゅんかんご），基準寝具（きじゅんしんぐ）

■表　主な入院時食事療養費（2006年4月現在）
- 入院時食事療養（Ⅰ）（1食につき）
　　――640円
- 入院時食事療養（Ⅱ）（1食につき）
　　――506円
- 特別食事（腎臓病・肝臓病食など）加算（1食につき）
　　――76円
- 食堂（療養病棟を除く）における食事療養を行ったとき（1日につき）――50円
- 栄養管理実施加算（1日につき）
　　――12点
- 管理栄養士による特別栄養指導料（特別食患者の場合）
　　――130点
- 管理栄養士による複数の患者に対する集団栄養指導料（15人以下，月1回）――80点
- 患者の自己負担
　　標準負担額　　1食　260円
- ※低所得者その他，入院日数が長期に及ぶ場合（90日以内，90日を超える場合）などによる減額措置も設けられている．また，その該当者に対してはその旨の申請手続きを行わなければならない．

基準寝具　厚生省（当時）告示により1958（昭和33）年に定められた保険医療施設に入院した患者の寝具についての基準で，寝具は各医療施設を単位として具備し，洗濯，消毒，修理も自ら実施し，患者の使用に際して貸与することとしている．基準を満たしている施設は社会保険診療報酬が加算されていたが，1994（平成6）年10月以降は「入院環境料」に含まれることとなった．その後，2000（平成12）年の診療報酬改定により「入院環境料」の項目は削除され，寝具は入院基本料にすべて含まれることになった．したがって，現在この項目は使用されていない．→基準看護（きじゅんかんご），基準給食（きじゅんきゅうしょく）

基準人口　[standard population]　年齢や性別の人口構成が正確に判明している人口集団をいう．ある特定の年代の人口構成を用いるほか，新たな仮想人口集団を設けることもある．1985（昭和60）年の国勢調査をベースとし，ベビーブームなどの極端な増減を補正した「昭和60年モデル人口」は，年齢調整死亡率の算出に用いられる基準人口となっている．基準人口は各種率の標準化の際に意味をもつ．

基準範囲　[reference interval]　健康診査の結果を判断する場合に用いられる．基準範囲には個人基準範囲と集団基準範囲があり，前者は，その個人が健康なときに繰り返し測定した結果から基準値を定めて，そこからの変動幅のことを意味する．後者は多数の健康人を選んで性，年齢，生活習慣などの条件をそろえて検体を採取し，その結果を統計学的に処理して基準値とし，その分布の中央値を含む95％が含まれる範囲をいう．一般に基準範囲といえば，集団基準範囲を指す．

奇静脈　[azygos vein]　右縦隔の後縁で脊椎に沿って走り，第3～5胸椎の高さで上大静脈に合流する静脈．右肋間静脈，気管支および食道静脈などを流れる胸腹壁の血液の一部を上大静脈へ送る．

キシロカイン　[xylocaine；Xyl]　⇒リドカイン

偽性球麻痺　[pseudobulbar palsy]　⇒仮性球麻痺（かせいきゅうまひ）

偽〔性〕クローヌス　[pseudoclonus]　主動筋（agonist muscle）と拮抗筋（antagonist muscle）グループの繰り返される不随意交代性収縮をクローヌス（間代）といい，偽〔性〕クローヌスはクローヌスの程度が弱く非持続性のものをいう．→クローヌス

寄生虫〔症〕　▶大項目参照

偽性動脈瘤　[false aneurysm]　⇒仮性動脈瘤（かせいどうみゃくりゅう）

偽性肥大　[pseudohypertrophy]　⇒仮性肥大（かせいひだい）

偽（仮）性メレナ　[swallowed blood syndrome，false melena]　分娩時に母体の血液を飲み込んだり，生後母乳の乳首の裂傷から血液を飲み込んだために，新生児の便や吐物中に血液が混入した状態．これに対して，新生児の消化管出血，とくに新生児早期のビタミンK欠乏症に伴うものを真性メレナという．血液成分を蒸留水で溶血させた溶液に，1％水酸化ナトリウムを5：1の割合で加え，1～2分以内に黄褐色に変化すれば母体血，仮性メレナと判定する（アプト試験）．→メレナ

蟻走感　[formication]　皮膚を蟻がはっているように感じる異常感覚の一種．脊髄後角や末梢神経の障害のほか，さまざまな疾患で訴えられるが，その発症機序には不明の部分が多い．→感覚（知覚）異常（かんかくいじょう）

基礎エネルギー消費量　[basal energy expenditure；BEE]　生体の生命維持（呼吸，心拍，体温の維持）に最低限必要なエネルギーを指す．ハリス-ベネディクトの式（表）による算出が一般的．治療過程での栄養マネジメントは，個々の患者の至適栄養投与量決定が重要となり，総エネルギー投与量の算出は不可欠である．総エネルギー投与量は，この基礎エネルギー消費量に活動係数とストレス係数を乗じて算出される．

■表　ハリス-ベネディクトの式
男性
$66.47+(13.75×体重kg)+(5.00×身長cm)-(6.78×年齢)$
女性
$655.14+(9.56×体重kg)+(1.85×身長cm)-(4.68×年齢)$

基礎血圧 [basal blood pressure]
環境因子の影響（ストレスなど）をできるだけ除き，基礎代謝を測定するときのような条件で測定した血圧で，血圧が最小の状態ともいえる．随時血圧よりはるかに再現性が高く，予後との関連も深い．→血圧（けつあつ），血圧測定[法]

基礎体温 [basal body temperature；BBT]
朝，覚醒したときの精神的，肉体的に安静であるときの体温．卵巣機能の検査法の1つで，排卵の有無とその時期の黄体機能，妊娠の診断，絨毛性疾患の追跡調査，また不妊症，無月経，機能性出血，卵巣機能不全の基礎的検査などにも役立つ．0.01℃の単位まで計測することのできる婦人体温計を用い，朝の覚醒時，離床前に舌下で測定，記録する．最近はデジタル式のものも多く用いられている．体温表には測定時間のずれ，睡眠不足，飲酒，ホルモン薬の使用などを記入しておく．正常の月経周期を示す基礎体温は低温相と高温相の二相性を示す．高温相は低温相よりも平均0.5℃高い．低温相から高温相へ移行する直前に0.1℃程度の体温階段があることがあり，排卵前期に相当し，エストロゲンのピークと一致する．排卵後の基礎体温の上昇は黄体からのプロゲステロンの作用によるもので，高温相の直前に排卵があったと考えてよい．→妊娠早期診断法（にんしんそうきしんだんほう）

基礎代謝 [basal metabolism；BM]
生命を維持するうえで最低限必要なエネルギー代謝量をいい，一般的には心拍動，呼吸運動，体温維持に必要なエネルギー産出量を意味する．測定法として臨床的には，食事摂取後約12時間以上経過してから，室温22〜25℃，湿度60％程度の環境下で臥床安静とし，一定時間の酸素（O_2）消費量と二酸化炭素（CO_2）産生量を測定し，計算する．被検者の年齢，性別での適正値と比較して＋，－のパーセントで表したものを基礎代謝率といい±10％以内を適正値とする．甲状腺疾患と関係が深く，甲状腺機能亢進症，バセドウ病などでは基礎代謝が高くなり，逆にクレチン病，粘液水腫などでは低くなる．→代謝（たいしゃ）

基礎代謝亢進 [basal metabolic rate]
生命の維持に必要な最小限の動作，すなわち，心拍，呼吸運動，体温保持に要する代謝を基礎代謝という．甲状腺機能の亢進などにより，「基礎代謝亢進」が起こり，酸素消費が増す．→基礎代謝（きそたいしゃ）

期待値 [expectation]
⇨期待度数（きたいどすう）

期待度数 [expected frequency, expected value]
ある確率のもとで，その事象が生じることが予測される度数．期待値ともいわれる．

気体膀胱造影法 [pneumocystography]
膀胱頸部の疾患，とくに前立腺肥大症の診断に使用される．100〜150 mLの空気とともに20 mL前後の造影剤を膀胱内に注入することにより，二重造影法としてX線撮影で診断する方法．

吃音[症] [stuttering]
発語がスムースに出てこないで，詰まったり，ひき伸ばしたり，同じ音を何回も繰り返す，発語のリズム障害である．原因は不明であるが，情緒的な背景が影響すると考えられている．言語を覚え始めの時期（2〜3歳）に発症し，女児よりも男児が3〜4倍多いとされる．①一次的吃音：言葉を覚え始めた子どもが，十分に表現できずに吃音がある段階．②二次的吃音：吃音を矯正しようと大人から干渉を受けて増強した段階．子どもに対して，矯正を強要することで吃音は増強する．親は子どもの吃音により育児不安，育児困難に陥りやすいため，親への教育的支援が必要である．→音韻障害（おんいんしょうがい），言語障害（げんごしょうがい）

吃逆 [hiccup, singultus]
〈しゃっくり〉 横隔膜の間欠的，律動的な痙攣性収縮によって生じる．通常は無害である．生理的に起こるほか，胃腸疾患や縦隔疾患などが原因となり中枢神経（延髄の迷走神経核や孤束核），横隔神経の刺激により起こる．驚愕，舌の牽引などで治ることがある．→横隔膜痙攣（おうかくまくけいれん）

拮抗筋 [antagonistic muscles]
反対の機能を有する筋または筋群の対をいう．屈筋と伸筋，内転筋と外転筋など．拮抗筋同士は必ずしも同じ強さの収縮力をもつとはかぎらない．

拮抗作用 [antagonism]
ある特定の薬物の作用が，ほかの薬物との併用によって効果が小さくなる場合を拮抗といい，種々のメカニズムがある．ヒスタミンと抗ヒスタミン薬のように2つの薬物が同じ受容体を取り合う競合的拮抗，アセチルコリンとアドレナリンのように相反する生理作用による拮抗，2つの薬物が化学的に結合することによって不活性な複合体をつくる化学的拮抗（ヒ素中毒に対するジメルカプロールなど）などがある．→拮抗薬（きっこうやく）

拮抗薬 [antagonists]
ある受容体に結合し，受容体特異的な効果を出す薬物を作用薬（アゴニスト），結合するだけで作用を現さない薬物を拮抗薬（アンタゴニスト）という．拮抗薬を作用薬と同時に作用させると，作用薬の効果が減弱する．拮抗薬はオピオイド受容体におけるナロキソン，β-アドレナリン受容体におけるプロプラノロールのように薬物として有用なものがある．→拮抗作用（きっこうさよう）

キッチン・ドリンカー [kitchen drinker]
家庭の主婦で，食事の準備をしながら料理酒などを飲んでいるうちに，アルコール依存症に陥った酒害者．30歳前後の女性のアルコール依存症者の中核ともなっている．家族関係でのしがらみ，育児，家事のストレスや閉塞感や空虚感などがきっかけになっている．

基底膜 [basement membrane；BM]
基底膜は細胞外マトリックスの特殊なシートで実質細胞と支持細胞の間の境界として働いている．Ⅳ型コラーゲン，ラミニン，ヘパラン硫酸，エンタクチン，フィブロネクチンの5つの主成分からなり，電子顕微鏡でみると3層から構成されている．その主な機能は細胞の接着，物質拡散の制御，細胞成長の制御といい，細胞は基底膜に対する接着機構により，自分自身を基底膜につなぎとめている．さらに基底膜は，その分子ふるい効果を利用して血液や尿へ大きな蛋白が漏出するのを防いでいる．また，基底膜は細胞表面受容体と細胞外マトリックス分子間の相互作用を介して，細胞

基底膜(内耳の) [basement membrane]
内耳の蝸牛管と前庭階と鼓室階とを区分する膜．上部には聴細胞と支柱細胞などからなるコルチ器(らせん器)がのっている．これらの細胞が音の刺激に対して興奮し，蝸牛神経を経て中枢に伝達される．→蝸牛(かぎゅう)

気道確保 [maintenance of airway]
患者の呼吸を保ち換気を効果的に行うために，口腔・鼻腔から肺に至る気道の障害を取り除き，呼吸気の出入を容易にすること．気道確保は，救急蘇生法のABC(A:airway, B:breathing, C:circulation)のAといわれており，まず第1に気道を確保し(A)，呼吸を保つ(B)ことが生命維持のために重要である．気道確保を必要とする状態は，気道の閉塞，分泌物の貯留，人工呼吸を行う場合に大別できる．手段として，体位による解剖学的な気道の開通，人工気道の使用，異物や分泌物の除去などが行われる．とくに臨床的には①舌根沈下による上気道の閉塞，②気管および気管支の分泌物による通過障害に遭遇することが多いので，その対処方法を熟知していることが必要である．①の場合には，枕をはずし水平仰臥位にする，下顎を挙上する，頭部を後傾する，肩枕を入れる，また必要に応じてエアウェイ(airway;気道確保のための器具)の挿入や気管内挿管が行われる．②の場合には，吸引を定期的に行うほか，これらの処置では十分な気道の確保は気管切開が行われる．その他，種々の原因による呼吸不全の際には，治療として人工呼吸器(ベンチレーター)を装着して気道確保が行われる．→気管(きかん)カニューレ，人工呼吸(じんこうこきゅう)，蘇生法(そせいほう)，BLS

気道浄化★ [airway clearance]
NANDA-I分類法Ⅱの領域11《安全/防御》類2《身体損傷》に配置された看護診断概念で，これに属する看護診断としては《非効果的気道浄化》がある．

祈禱性精神病 [psychosis induced by invocation]
加持祈禱や宗教的儀礼を契機に発病する精神障害．急性に経過し，症状は数日～数か月にわたるが，多くは一過性である．激しい錯乱状態や人格変換をきたし，宗教妄想や憑依妄想を有する．提唱者である森田正馬(1874～1938，精神科)は，「感動をもととして起こる一種の自己暗示性の精神異常」としている．

気道抵抗 [airway resistance ; Raw]
呼吸により気道内を流れる空気，その空気分子間の摩擦，空気と気道壁との摩擦により抵抗を生じる．以下の式で表される．

$$気道抵抗 = \frac{肺胞内圧 - 口腔内圧}{気流量} (cmH_2O/L/秒)$$

基準値は1.2～1.5 cmH₂O/L/秒前後で，閉塞性肺疾患や気管支喘息で増加する．→肺機能障害(はいきのうしょうがい)

亀頭包皮炎 [balanoposthitis]
亀頭と包皮内板の急性炎症．とくに小児では亀頭と包皮の間に恥垢がたまり二次的に炎症を起こす．包皮の浮腫，淋疾，軟性下疳でもみられる．

危篤時の看護
危篤とは生命の維持がおびやかされた状態をいうが，このような事態でも患者の生命が死を克服しうる可能性を信じ，最後まで生への意欲をもたせ，誠実な態度で最善の努力を行うことが原則である．あらゆる方法，手段によっても回復の望みがなく死に臨まなければならない状況にあっても，苦痛の緩和をはかり，安楽にさせ，平穏な死を迎えられるように援助する．そのためには，身体的苦痛をできるかぎり和らげ，だれにも妨げられることなく精神的準備ができるような状況を維持することが大切で，同時に家族への援助も重要である．緊急時を考慮し，またほかの患者への影響も配慮して個室に収容する．緊急時の必要物品として次の物を準備する．①強心薬などの緊急薬品類，②酸素吸入装置，③気管内分泌物吸引装置など．→ターミナルケア，ホスピス

企図失行 [ideational apraxia]
運動障害がなく，実施すべき行為を理解しているのに，その行為を正しく遂行できない状態をいう．とくに，物品の使い方が正しくできない．たとえば，スプーンを持たせて，お汁をすくって食べさせようとした途端，スプーンの使い方が分からなくなり，行為の順序が乱れるというもの．

企図振戦 [intention tremor ; IT]
〈意図振戦〉安静時には起こらず，意図的な動作(随意運動)に伴って目的物に近づくほど著明になる振戦．手・手指に多くみられる．脊髄小脳変性症，多発性硬化症などの小脳病変に付随して起こる．→振戦(しんせん)

キニーネ [quinine]
キノリンアルカロイドの1つで，アカネ科の樹皮に含まれる．解熱薬として従来マラリアの治療薬として用いられた．代謝作用の抑制あるいは視床下部の体温調節中枢に作用して熱産生を抑制する働きがある．

キニジン [quinidine]
〈硫酸キニジン〉第Ⅰa群に属する抗不整脈薬で，抗マラリア薬キニーネのd-異性体．心筋の活動電位の立ち上がり相を抑制して興奮伝導性を低下させ，不応期を延長し，リエントリーを抑制することにより作用する．心房性および心室性不整脈の治療・予防に用いる．副作用は胃腸障害，めまい，耳鳴など．→抗不整脈薬(こうふせいみゃくやく)

奇乳 [witch's milk]
⇒魔乳(まにゅう)

希尿症 [oligakisuria]
⇒尿意減少[症](にょういげんしょうしょう)

キニン [kinin]
血管壁や腎などに存在し，血管や腎の機能調節に関与する生理活性物質．血圧の低下や血管拡張，毛細血管の透過性亢進，子宮などの平滑筋収縮作用があり，血圧調節，水・ナトリウム代謝に重要な役割を担っている．キニンの機能異常が高血圧の成因に関与している可能性が指摘されている．

偽認知症 [pseudodementia]
⇒仮性認知症(かせいにんちしょう)

キネステティク ▶ 大項目参照

帰納 [induction]
個々の具体的事象・事例からそれらの一般的な命題や本質的な因果関係を明らかにし，一般的原理を導き出すことをいう．仮説あるいは推論を証明する方法論の一種．帰納法を経験的な思考手続きとするなら，演繹法は論理的な思考手続きということができる．→演繹（えんえき）

機能訓練 [physical exercise]
運動麻痺などの障害をもつ患者の機能回復，機能維持を目的とした訓練の総称．現在，医療保険および介護保険によって主に運営されている．具体的には，関節拘縮およびその予防のための関節可動域訓練，筋力増強訓練，坐位バランス訓練，起立訓練，杖・歩行器などの補装具を用いた歩行訓練，日常生活動作訓練，さらに全般的な体力回復訓練，持久力訓練などを含む．機能訓練事業とは，主に，在宅の高齢障害者に対する訓練で，地域リハビリテーションにおける通所リハビリテーション，訪問リハビリテーションのことを指す．→ADL訓練，理学療法（りがくりょうほう），リハビリテーションプログラム

気脳写 [pneumoencephalography；PEG]
気体（主に空気）を腰椎穿刺により注入し，撮影する方法．脳室の変形，位置異常，脳表面の性状などをとらえることができる．頭蓋内圧亢進時は禁忌．CT開発後はあまり行われていない．

気脳症 [pneumocephalus]
何らかの原因で頭蓋内に空気が入り込んだものを気脳症という．頭部外傷で頭蓋底骨折と硬膜が破れた時に多く出現する．とくに鼻腔，副鼻腔，眼窩周辺の前頭蓋底骨折あるいは側頭骨骨折があると空気が硬膜下腔，クモ膜下腔，脳内，脳室内に侵入することがある．また開頭手術後，硬膜下にみられることも多い．外傷性では髄液漏を合併することもある．

機能性胃腸症 [functional dyspepsia；FD]
〈機能性ディスペプシア〉 2006（平成18）年に改訂された機能性消化管障害の診断基準であるRomeⅢでは，つらいと感じる食後のもたれ感，早期飽満感，心窩部痛や心窩部灼熱感の4つの症状のうち1つ以上があり，かつ症状の原因となりそうな器質的疾患が除外されたもので，診断の6か月前より発症し，直近の3か月間症状の基準を満たしているもの，と定義されている．食後愁訴症候群（PDS）と心窩部痛症候群（EPS）も含まれる．治療にはプロトンポンプ阻害薬，あるいは消化管運動機能改善薬などが用いられる．機能性ディスペプシアともいう．消化管に由来する症状がありながら，明確な病変が発見できない状態である．→プロトンポンプ阻害薬，RomeⅢ（ローマサード）

機能性子宮出血 [dysfunctional uterine bleeding；DUB]
腫瘍や外傷などの器質的変化をみとめない子宮内膜からの不正出血．間脳-下垂体-卵巣系の正常なホルモン分泌パターンが乱れたときに起こり，出血期間，出血量は個人差がある．初経後や更年期によくみとめられる．

機能性消化管障害 [functional gastro intestinal disorder；FGID]
2006（平成18）年に改訂されたRomeⅢにて定められた疾患概念で，一般臨床において，慢性・反復性に腹痛などの消化器症状を訴えるが，画像診断や生化学的検査によっても器質的疾患や異常がみとめられないものの総称．→RomeⅢ（ローマサード）

機能性精神病 [functional psychosis]
一般的には器質性精神病に対して使われる，器質的変化を伴わない精神機能の変化のみをみとめる精神障害と定義される．つまり旧来からいわれる内因性精神病〔統合失調症，躁うつ病，非定型精神病〕がこれに該当し，さらに心因精神病も含まれる．しかしウィック（Hans Heinrich Wieck）は脳の直接または間接的疾病過程でひき起こされる可逆的な精神障害と定義し，症状精神病，一般科疾患に伴う精神病が該当するとしている．

機能性ディスペプシア [functional dyspepsia；FD]
⇒機能性胃腸症（きのうせいいちょうしょう）

機能性難聴 [functional hearing loss]
〈心因性難聴〉 心因性難聴ともよばれ，心因反応により生じた難聴で小児に多い．器質的異常がみとめられないにもかかわらず聴力検査で難聴を示す．欲求不満，からくる情動不安定，環境への不適合などが原因で無意識のうちに難聴となる．これとは逆に意識的に偽った難聴を詐聴（聴こえないふり）といい，心因性難聴との鑑別が難しい．純音聴力検査，自記オージオメトリーが診断に有効である．

機能性尿失禁* [functional urinary incontinence]
NANDA-I分類法Ⅱの領域3《排泄と交換》類1〈泌尿器系機能〉に属する看護診断で，診断概念としては〈失禁〉である．

機能的残気量 [functional residual capacity；FRC]
安静呼気後に肺内に残る気体量をいう．呼気予備量（ERV）と残気量（RV）との和．総肺気量（TLC）の約45％．呼気終末陽圧（PEEP；ピープ）により増加する．→肺容量（はいようりょう）

機能的自立度評価法 [functional independence measure；FIM]
リハビリテーションのための評価基準として用いられる．FIMとは，実際に「している」状況を記録して，「介助者を要するのか？ 要するとすれば，どれくらいの介助を要するのか？」という介助量を測定する評価方法である．項目には，運動項目が13項目，認知項目が5項目，合計18項目がある．運動項目には，セルフケア，排泄コントロール，移乗についての項目があり，認知項目には，コミュニケーションや社会的認知についての項目がある．

機能的蛋白尿 [functional proteinuria]
⇒生理的蛋白尿（せいりてきたんぱくにょう）

機能別看護 [functional modality of nursing]
〈業務別看護〉 1看護単位で，看護師の役割を業務中心に考えた看護方式の1つ．看護師が勤務時間内の業務を種類別に分担して能率的に業務を進めようとするもの．注射係，処置係などと担当を決める．能率的ではあるが患者ときめ細かい接触ができにくい欠点がある．→受持制

看護(うけもちせいかんご)，チームナーシング

亀背(きはい) [kyphosis]　〈円背〉脊椎の圧迫骨折などにより，脊椎が亀状に後彎し，丸くなった状態．この姿勢は内臓に影響を与える．とくに胃腸障害(逆流性食道炎)がみられることがある．

揮発性有機化合物(きはつせいゆうきかごうぶつ) [volatile organic compounds]　トルエン，ベンゼン，フロン類など常温常圧で大気中に容易に揮発する有機化学物質の総称．IC基板や電子部品の洗浄，金属部品の前処理洗浄，ドライクリーニングの溶剤，塗料や接着剤の溶剤などとして大量に使用されてきたが，粘性が低くて難分解性であることが多いため，地下に浸透して土壌や地下水を汚染し，中核神経障害や肝・腎機能障害をひき起こしたり，発がん性を有するなど，健康被害をもたらすことから問題となっている．

ギプス療法(りょうほう) ▶大項目参照

GIFT [gamete intrafallopian transfer]　〈配偶子卵管内移植〉生殖補助医療技術の1方法で腹腔鏡や超音波断層法を用いて成熟卵を採取し，受精能をもつ精子とともに経管カテーテルにより卵管膨大部に注入するもの．体外受精・胚移植よりも自然な環境での受精が期待されるが，卵管が正常であることが必要．→人工授精(じんこうじゅせい)，体外受精(たいがいじゅせい)・胚移植(はいいしょく)

気分高揚(きぶんこうよう) [hyperthymia]　〈高揚〉楽しく，陽気な気分．何に対しても自信がもて，うまくいくと感じる．やや軽躁な面をもつ．

気分障害(きぶんしょうがい) [mood disorders]　⇨躁(そう)うつ(鬱)病

気分転換活動★(きぶんてんかんかつどう) [diversional activity]　NANDA-I分類法IIの領域4《活動/休息》類2《活動/運動》に配置された看護診断概念で，これに属する看護診断としては〈気分転換活動不足〉がある．

気分変調(きぶんへんちょう) [dysthymia, dysphoria]　気分が正常より偏った状態をいう．気分とはある期間持続する感情状態のことで，ほがらか，憂うつ，不機嫌などのことである．気分変調の代表的なものには，うつ病における「何となく気が重く暗い気分」である抑うつ気分，躁病における「何となく楽しく，陽気な気分」である爽快気分，あるいは高揚した易怒的気分などがある．

希望★(きぼう) [hope]　NANDA-I分類法IIの領域6《自己知覚》類1《自己概念》および領域10《生活原理》類1《価値》と類2《信念》に配置された看護診断概念で，これに属する看護診断としては〈希望促進準備状態〉がある．

希望促進準備状態★(きぼうそくしんじゅんびじょうたい) [readiness for enhanced hope]　NANDA-I分類法IIの領域6《自己知覚》類1《自己概念》および領域10《生活原理》類1《価値》と類2《信念》に属する看護診断で，診断概念としては〈希望〉である．

基本小体(きほんしょうたい) [elementary body]　クラミジアに特徴的にみられる感染粒子．微細な顆粒状を呈し，貪食作用により細胞内に侵入し，栄養分を摂取して網様体に変形したのち，網様体が増殖し封入体

が目立つようになるにしたがって中間体を経て再び感染性のある粒子に戻る．

基本的欲求(きほんてきよっきゅう) [basic needs]　人間にはだれしも共通の欲求がある．一般に睡眠，呼吸，活動，飢え，渇き，排泄，性など本能的・生物的な欲求や，愛し愛されること，人にみとめられること，社会生活における相互依存，および自己有用性などを人間の基本的欲求という．これらの欲求は，日常生活のなかで，あるいは社会生活を営むなかで各人がそれぞれの必要に応じて満たしていくものであり，だれしもが同じもので満足できるものではない．また，それは一定不変のものではなく，1つの欲求が，同じ人間のなかでもときには増大し，またあるときには縮小するということが起こる．個人の欲求を第三者が100％理解し満足させることはできない．看護者は患者自身がこれらの欲求に対応できるように訓練し，援助していくことが大切である．→社会的欲求(しゃかいてきよっきゅう)

偽膜(ぎまく) [pseudomembrane, false membrane]　ある種の細菌感染を受けた粘膜面変部にみられる膜様組織．フィブリン，白血球と壊死組織から形成される．ジフテリアの際の咽頭・扁桃の偽膜は特徴的所見であるが，今日では抗菌薬療法の副作用としてみられる．クリンダマイシンを投与したときみられるクロストリジウム・ディフィシレによる偽膜性腸炎がその代表的なものである．→偽膜性腸炎(ぎまくせいちょうえん)，ジフテリア

偽膜性腸炎(ぎまくせいちょうえん) [pseudomembranous colitis]　外科手術後や広域スペクトルの抗生物質投与後に腹痛，水性下痢，嘔吐，発熱などで発症し，腸粘膜の広汎な壊死と黄白色の偽膜がみられる疾患(図)．脱水，電解質異常が急速に進行し，ショックに陥ることもある．黄色ブドウ球菌の産生するエンテロトキシン(enterotoxin, 腸管毒)が原因といわれている．治療は抗生物質の投与中止と輸液などの補助療法である．→偽膜(ぎまく)

■図　偽膜性腸炎の内視鏡像

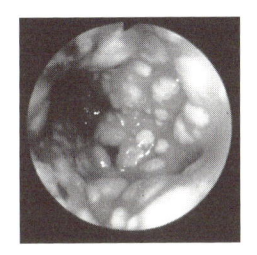

数mmの半球状の偽膜(黄白色)が直腸から連続して散在性にみられる

奇脈(きみゃく) [paradoxical pulse]　〈クスマウル脈拍〉収縮期血圧が吸気時に10mmHg(Torr)以上低下する状態．脈拍の変化が健常者と反対に現れて，呼気時には脈拍が増加し，吸気時には減少する．心タンポナーデ，収縮性心膜炎などでみられる特徴的所

きむかせつ

見．→心(しん)タンポナーデ，脈拍測定法(みゃくはくそくていほう)

帰無仮説（きむかせつ）[null hypothesis] 「差がある」という仮説は，そのままでは検定できないため，否定したい仮説，つまり無に帰したいものとして「差がない」という仮説を設定する．帰無仮説が棄却された結果として対立仮説を採択する．→棄却域(ききゃくいき)，検定(けんてい)，対立仮説(たいりつかせつ)，有意水準(ゆういすいじゅん)

ギムザ染色（ぎむざせんしょく）[Giemsa staining] 一般的な血液・骨髄標本の染色法の1つ．ギムザ液はアズールⅡとアズールⅡ・エオジンを含む染色液である．好酸性のものは赤橙色，好塩基性のものは暗紫青色に染まる．Gustav Giemsa(1867〜1948, 独, 化学)．→アズール顆粒

記銘障害（きめいしょうがい）[disturbance of memorization, derangement of capacity to register] 新しいことを覚え込む能力である記銘力が低下することをいう．一般的に高齢者になると起こりうる障害であるが，それが極端になることを意味する．記銘力の低下は，コルサコフ症候群(健忘症候群)の主症状の1つである．→記憶障害(きおくしょうがい)，記銘力(きめいりょく)，コルサコフ症候群

記銘力（きめいりょく）[recent memory, fixation of impression] 新しい事象の知覚や体験を記憶として取り込み構成する能力をいい，過去のことを覚えている記憶力とは区別する．記銘力検査には，数字の復唱や三宅式記銘力検査，ベントン(Benton)視覚記銘力検査などがある．→記銘障害(きめいしょうがい)，コルサコフ症候群

記銘力検査（きめいりょくけんさ）[retention test] 経験したことを覚え，保存したり，それを思い出したりする能力を記憶力といい，新しく経験したことを覚える能力を記銘力という．記銘力障害は，知能低下やコルサコフ症候群などでみられる．記銘力の障害を調べる検査をいう．検査法には，三宅式記銘力検査，ウェクスラー(Wechsler)記銘尺度，ベントン(Benton)視覚記銘力検査などがある．

キメラ [chimera] 2個以上の遺伝的に異なった細胞からなる複合個体(組織，細胞，核，染色体など)をいう．語源は，ギリシャ神話に登場する頭がライオン，胴がヤギ，尾がヘビで口から火を吹くという伝説の怪獣の名に由来．最近は，「キメラ遺伝子」(異種の生物の遺伝子をつなげたもので組み換え遺伝子ともよばれる)，「キメラ蛋白質」(異種の動物の蛋白質をつなげたもの)というように適用範囲が広がってきている．→モザイク

キモグラフィー [kymography] 運動している被写体の運動状態を観察するためのX線撮影法で，動態撮影法ともいう．心大血管の辺縁の動きをみる場合に行われる．CTやVTRの普及で，ほとんど用いられなくなった．

キモトリプシン [chymotrypsin] 動物性蛋白分解酵素で抗炎症・抗腫脹作用があり，外傷後の腫脹の寛解に消炎酵素薬として用い

る．また痰の成分であるムコ蛋白のペプチド結合を切断して痰の粘稠性を下げる．去痰薬(気道粘液溶解薬)としても用いられる．

偽薬（ぎやく）[placebo ; PL] 〈プラシーボ，プラセボ〉医学的に薬理作用のない物質(少量のデンプン，食塩液，乳糖など)を服用させ，対象疾患の症状の心理的・生理的変化をみる薬物．また，薬効研究の対照実験においても利用されている．→プラシーボ(プラセボ)効果

逆性せっけん（ぎゃくせいせっけん）[invert soap] 〈陽性石けん〉一般的な石けんとは逆に，水溶液中で陽イオン部に表面活性作用がみられるもので，起泡性があり強力な殺菌作用をもつ．水に溶けやすく無色無臭で，グラム陰性・陽性いずれの菌に対しても強い作用をもつ．通常は100〜200倍に希釈した液を消毒・洗浄に用いる．

逆蠕動（ぎゃくぜんどう）[antiperistalsis] ⇒蠕動(ぜんどう)

脚ブロック（きゃくぶろっく）[bundle branch block ; BBB] 心臓の房室結節から左室および右室へ興奮を伝導する刺激伝導経路のうち右脚あるいは左脚のいずれかが障害された状態をいう．障害された脚によって，右脚ブロックまたは左脚ブロックとよび，その側の興奮伝導が遅れる．心電図により診断される．→完全脚(かんぜんきゃく)ブロック

逆流性食道炎（ぎゃくりゅうせいしょくどうえん）[reflux esophagitis] ⇒食道炎(しょくどうえん)

キャストシンドローム [cast syndrome] ⇒上腸間膜動脈症候群(じょうちょうかんまくどうみゃくしょうこうぐん)

客観的栄養評価（きゃっかんてきえいようひょうか）[objective data assessment ; ODA] 身体計測値，栄養状態，尿・血液・免疫能をはじめとする検体検査値など，客観的な数値を指標として用いる栄養アセスメント法．

逆行(性)健忘（ぎゃっこう(せい)けんぼう）[retrograde amnesia] ある種の障害を受けた際，それ以前の一定期間(数分から数週間に及ぶ)の正常な時間の特定の記憶が想起できなくなることをいう．頭部外傷，脳炎，てんかん，CO中毒，縊頸未遂，ヒステリー，心因反応などにみられる．→一過性全健忘(いっかせいぜんけんぼう)

逆行性腎盂造影〔法〕（ぎゃっこうせいじんうぞうえい(ほう)）[retrograde pyelography ; RP] 膀胱鏡を用いて尿管カテーテルを腎盂まで挿入し，水溶性造影剤を注入してX線写真をとる方法．腎機能の有無には無関係に腎盂，腎杯，尿管の形態的異常を微細に描出可能．同様に尿管カテーテルより水溶性造影剤を注入して尿管，膀胱，尿道を造影する方法を逆行性尿路造影という．看護上，逆行性操作による苦痛に対しては鎮痛薬を，感染予防には，抗菌薬を短期間投与する．極度の尿道狭窄・損傷，感染症に罹患している場合は禁忌である．

逆行性大腸造影〔法〕（ぎゃっこうせいだいちょうぞうえい(ほう)）[peranal retrograde colonography] ⇒大腸造影〔法〕(だいちょうぞうえいほう)

逆行性尿路造影〔法〕 [retrograde urography]
⇨逆行性腎盂造影〔法〕(ぎゃっこうせいじんうぞうえいほう)

キャッスル因子 [Castle factor]
胃壁細胞から胃液中に分泌されるムコ蛋白(ビタミンB_{12}結合蛋白)で、内因子ともいう。食物中のビタミンB_{12}(外因子)の吸収に必要である。本因子の不足はビタミンB_{12}欠乏を惹起し、悪性貧血の原因となる。→内因子(ないいんし)

ギャッチベッド [Gatch bed]
角度と高さを調節できるベッドのこと。半ギャッチベッドと両ギャッチベッドがあり、前者では上半身、後者では上半身と膝が挙上できる。患者の体位変換や日常生活行動の拡大の一助となっている。ベッドの足元に操作ハンドルが付いているもの(手動式)や、患者自身が自由にリモコンで操作ができる電動式のものがある。

CAP療法 [CAP [chemo] therapy]
シクロホスファミド(cyclophosphamide)とドキソルビシン(doxorubicin)とシスプラチン(cisplatin)の3剤併用療法。CAP療法のCはシクロホスファミドを、Aはドキソルビシンの医薬品アドリアシン(adriacin)を、Pはシスプラチンを表す。子宮体がんの治療に用いられる化学療法で、通常3週間隔で投与を行い、4～6コース反復投与する。シクロホスファミドの医薬品にはエンドキサンが、シスプラチンにはランダとブリプラチンがある。→シクロホスファミド

キャノン、ウォルター・B.
[Walter Bradford Cannon, 1871～1945] 米国の生理学者。1896(明治29)年ハーバード大学卒業後、母校の生理学教授を務めた。生体の恒常状態の保持に関してのホメオスターシス(恒常性)の概念を提唱した。ホメオスターシスとは、外部環境が変化しても、生体の細胞を満たしている体液である内部環境は一定に保たれている状態であるとした。そしてホメオスターシスがストレスによって乱されるときの生体反応を、緊急反応と名付けた。このような状況では、脈拍の増加、血液拍出量の増加、発汗、呼吸促迫、気管支の拡張、筋肉の収縮力の増加、血糖値の上昇、胃腸の運動抑制、唾液や消化液の分泌抑制といった一連の反応が生じる。これらの反応には、交感神経系の緊張が関与し、アドレナリン、ノルアドレナリンが重要な役割を果たしていることを明らかにした。→ホメオスターシス

ギャバ [GABA]
⇨γ-アミノ酪酸

キャプラン、ジェラルド [Gerald Lewis Caplan, 1938～]
米国の精神分析医。イギリスのマンチェスター大学で医学教育を受けたのち、イスラエルで精神衛生活動を行い、その後ハーバード大学にまねかれ、地域精神衛生の基礎理論をつくりあげた。このプロセスにおいて危機理論を構築しただけでなく、その理論に立って、危機の予防・介入・治療という方法論を確立した。キャプランは、危機状態を、人生上の重要目標が達成されるのを妨げられる事態に直面したとき、まず初めに習慣的な課題解決方法を用いてその事態を解決しようとするが、それでも克服できない結果発生する状態であるとした。そして危機状態になると混乱と動揺の時期がしばらく続き、その間、打開するためのさまざまなこころみがなされる。しかし結果的にある順応が、その人またはまわりの人にとって最もよい結果をもたらすか、またはそうでないかもしれない結果で形成されるとした。主著には『地域精神衛生の理論と実際』(1961)、『予防精神医学』(1970)などがある。→危機理論(ききりろん)

キャリア [carrier]
⇨保菌者(ほきんしゃ)

キャリパー [calyper]
皮下脂肪の厚さを測定して肥満度(体脂肪率)を算出する皮下脂肪測定法に使用する用具。測定部位は通常、上腕後部(肩と肘の中間の後側)、肩甲骨下部、へそ横部の3か所。表に皮膚厚から求める身体密度(D)の推定式を示す。Dの値が男性20%、女性30%以上の場合、肥満とされる。

■表 皮膚厚からの身体密度(D)の推定式

| 男性 | $D=1.0913-0.00116×S$ |
| 女性 | $D=1.0897-0.00133×S$ |

※S:上腕後部と肩甲骨下部の皮膚厚和(単位 mm)

ギャングエイジ [gang age]
〈徒党時代〉 小学生から中学生(6～15歳ころ)の児童中期にみられ、異なる年齢で男子または女子のみで凝集度の高い閉鎖的なグループ(徒党集団)をつくり、集団遊びをする状態を指す。集団のルールのもとに結束し、階層も形成され、それぞれの役割を担うことが要求される。社会規範から逸脱した集団行動に走ることもある。主に発達心理学の分野で用いられる。

キュア [cure]
治癒、治療、療法。疾病を診断し治療すること。看護・医療の行為を構成する1つの側面。→ケア

QALY [quality adjusted life year]
⇨質調整生存率(しつちょうせいせいぞんりつ)

QRS群 [QRS complex]
〈初期動揺、初期合成〉 心電図の波形のうちP波の次にみられる最も波動の大きい部分。心室内興奮伝導を意味し、正常では概ね0.06～0.08秒である。脚ブロック、心室肥大、心室性期外収縮など異常のある場合は波形が延長する。→心電図(しんでんず)

QI [quality indicator]
⇨質評価指標(しつひょうかしひょう)

吸引 ▶大項目参照

吸引器 [aspirator]
〈アスピレーター〉 血液、分泌物、滲出液、洗浄液などを、主として口腔、気管、上部消化管あるいはその他の体腔などから吸引するための器具。一時的吸引器と持続的吸引器とがある。前者には、①クレンベラー式、②手動式、③足踏み式、④電動式、⑤中央配管方式がある。後者には、①電動式持続吸引器(吸引圧が調整できる減圧持続吸引

器が用いられる)，②ワンゲンスティーン持続吸引器(水の落差を利用した吸引装置)，③水封式吸引器(水封容器を用いて吸引する)がある．→吸引(きゅういん)

吸引性肺炎 [aspiration pneumonia]
⇨誤嚥性肺炎(ごえんせいはいえん)

吸引(飲)反射 [sucking reflex]
⇨吸啜反射(きゅうてつはんしゃ)

吸引分娩 [vacuum extraction ; VE]
吸引カップ(吸引娩出器)を胎児の先進部に装着し，その部分を陰圧で吸引しながら児を娩出させる分娩様式．回旋異常や微弱陣痛などによる分娩第2期における分娩停止または分娩遅延，胎児仮死，心疾患や重症妊娠高血圧症候群などの母体合併症，著しい母体疲労などがある場合に，実施上必要な条件(子宮口全開大，破水後，児頭骨盤不均衡がない，先進部が骨盤内に陥入，著しい反屈位でない，産婦の同意があるなど)が満たされれば，分娩第2期短縮のために行われる．→分娩(ぶんべん)

QOL [quality of life ; QOL]
⇨クオリティ・オブ・ライフ

嗅覚 [olfactory sensation, olfaction]
ガスや揮発性物質が鼻粘膜に吸着され，化学神経受容器である嗅細胞が興奮することによって起こる感覚．その刺激は嗅神経(第I脳神経)により前頭葉底面にある嗅球，さらに嗅索を経て視床下部，視床，側頭葉に伝えられ，においとして感じる．嗅覚は順応が強く数分の曝露で慣れが生じ，また刺激閾値には個人差があり，同一個人でも喫煙，月経，各種疾病などにより変動しやすい．

嗅覚検査法 [olfactometry]
10種類の基準臭を種々の濃度に希釈した液を濾紙にしみこませ，患者にかがせる．どの程度の濃度でわかるか(検知閾値検査)，どのようなにおいか(認知閾値検査)で判定する．たばこ，コーヒーなどを用いて簡便に検査する方法もある．

嗅覚障害 [olfactory disturbance, dysosmia]
〈嗅覚不全症〉嗅覚過敏，嗅覚低下，嗅覚消失，錯臭，不快臭などをいう．一般に嗅覚過敏は精神的な原因が主であるが，嗅覚低下，嗅覚消失は鼻粘膜の疾患，頭外傷，脳腫瘍などによる場合が多い．錯臭，不快臭はヒステリー，統合失調症などにより起こることがある．

嗅覚不全症 [dysosmia]
⇨嗅覚障害(きゅうかくしょうがい)

球関節 [ball-and-socket joint, enarthrosis]
凹面の関節窩に半球状の関節頭が接する形態の関節．関節運動には制限が少なく多軸性である．肩関節，股関節，示指～小指中手指節関節などがある．

救急医療 [emergency medical service ; EMS]
救急医学(emergency medicine)を媒体としたプレホスピタルケアと救急患者の搬送，救急医療施設，救急医療情報システムを総称する概念．交通外傷や時間外診療，専門医以外の診療，救命のための処置，集団災害の医療に対して使われてきたこともある．対象は中枢神経，呼吸，循環をはじめとする全身の急性疾患で，外傷と救急疾患に大きく分けられる．外傷には交通事故をはじめとする各種の事故，刃物などによ

る傷害や熱傷，電撃症などが，救急疾患には脳出血や脳梗塞，心筋梗塞，急性腹症，中毒，感染症などの急性疾患のほか，心肺停止に対する蘇生術も含まれる．いずれも発症が突発的で重篤なことが多く，救急処置が優先される．また，本人，家族とも精神的準備ができていないため，動揺をきたしやすいことも特徴である．救急医療施設は，取り扱う救急患者の重症度により，一次，二次，三次救急医療機関に分けられており，そのほかに熱傷センター，ショック外傷センター，中毒センターなどの特殊救急医療機関がある．一次救急では救急患者の初療(救急初療)を行って軽症の外来患者のみを扱い，二次救急では入院が必要な救急患者を扱い，三次救急では心筋梗塞，脳血管障害，外傷などの重症救急患者を扱い，救命治療や救急蘇生法が行われる．救急看護(emergency [nursing] care)の内容は，患者の重症度により異なるが，救急患者の状態把握と，救急処置を柱とした外傷や発病，急変への対応である．看護内容の性格上，迅速・的確な判断と，救急処置技術・技能，および物品への知識が要求される．→救急処置(きゅうきゅうしょち)，救急医療(きゅうめいいりょう)，救命救急(きゅうめいきゅうきゅう)センター

救急救命士 [emergency medical technician]
1991(平成3)年に制定された救急救命士法により，規定の座学と病院研修を終え救急救命士国家試験に合格した者は，厚生労働省令で定めた救急救命処置を心肺停止患者に対し現場および搬送中に実施できることになった．当初，それらの処置は，①半自動式除細動器による除細動，②乳酸リンゲル液を用いた静脈路確保のための輸液，③器具(ラリンジアルマスクなど)による気道確保であったが，2003(平成15)年，①は削除され，さらに，必要な追加講習・病院実習を修了した救急救命士に限定的に，2004(平成16)年から気管挿管，2006(平成18)年からアドレナリン投与が許可された．2007(平成19)年4月1日現在，救急救命士，17,727人が救急業務に従事している．→ABC(救命処置)

救急手術 [emergency operation, emergency surgery]
⇨緊急手術(きんきゅうしゅじゅつ)

救急初期診療チーム [advanced triage team ; ATT]
北米型のER(emergency room)では，多数の救急患者が来院し，多くの軽症患者のなかに少数の重症患者が混在している．そこで重症患者の治療が遅れることのないようにトリアージ看護師による一次トリアージのあと，救急医チームが初期診療を行い，専門医による治療が必要であるか否かを判断する．この作業を救急初期診療(advanced triage)という．救急医には各専門科とのコミュニケーション能力が要求される．→トリアージ

救急処置 [きゅうきゅうしょち] ▶大項目参照

球菌 [coccus]
球状の形態を呈する細菌の総称．正円形，ソラマメ形，楕円形などがある．細菌の分裂様式によりレンサ状，房状，双球状などの配列を示し，それぞれの特色からレンサ球菌，ブドウ球菌，双球菌とよばれる．→細菌(さいきん)，ブドウ球菌

球後視神経炎 [retrobulbar neuritis]
視神経の炎症のうち，眼球内乳頭視神経に変化がみられず，それより離れた後部の視神経線維が障害され，視力低下や中心暗点などを主症状とするもの．初期では眼底所見でも変化がないが，進行すると視神経の萎縮をみることがある．多発性硬化症，アルコール・薬物中毒，副鼻腔炎などの際にみられることがある．→視神経炎(ししんけいえん)

救護度 ⇨看護度(かんごど)

キューサム法 [cu-sum method]
⇨累積和法(るいせきわほう)

臼歯 [molar]
歯列の奥に位置し，食物をかみ砕いたり，すりつぶしたりする役割を果たす歯．永久歯では，上下左右にそれぞれ大臼歯3本，小臼歯2本ずつあるが，第3大臼歯(智歯＝親知らず)を欠く場合もある．歯冠の咬合面は不整で，小臼歯は2，大臼歯は4～5の咬頭(凸部)をもつ．また大臼歯は，切歯・犬歯と異なり，2～3本に分かれた歯根をもつ．→永久歯(えいきゅうし)

吸収線量 [absorbed dose]
放射線を照射した場合の被照射体に吸収された放射線量．被照射体1g当たりの吸収エネルギーが100エルグ(erg)のとき1ラド(rad)とされたが，現在，SI単位はグレイ(gray；Gy)で，100 rad＝1 Gyである．→放射線障害(ほうしゃせんしょうがい)

90度ルール [rule of ninty degrees]
麻痺などのある被介護者を椅子にすわらせるとき，褥瘡予防のために体重を分散させるすわり方．股関節・膝関節・足関節を90度にして足底全面を床に着け，骨の突出のない大腿部後面が全体的に坐面に接触することで，坐骨結節や尾骨への除圧をはかる．褥瘡予防のための1方法である．横臥時には30度ルールがある．→褥瘡(じょくそう)，体位(たいい)

吸収熱 [absorption fever, resorption fever]
感染による化膿・炎症と関係なく，組織損傷，壊死，出血などが体内にあるときにみられる発熱で稽留熱のことが多い．組織分解産物の吸収にインターロイキン(IL)の分泌亢進が関連すると考えられている．広汎な外傷後，術後，進行がんの中心部壊死，産褥などでみられる．→発熱(はつねつ)

吸収不全(良)症候群 [malabsorption syndrome]
消化・吸収過程の障害，消化物吸収面積の減少などにより，腸管粘膜からの栄養素の吸収障害を主因とする疾患の総称．全栄養素吸収不全症と特異的栄養素吸収不全症に大別される．→消化器系(しょうかきけい)

弓状子宮 [arcuate uterus]
⇨子宮奇形(しきゅうきけい)

球状赤血球 [spherocyte]
赤血球が病的に変形したもので，正常赤血球に比較して厚径が増し球状を呈する．遺伝性球状赤血球症，自己免疫性溶血性貧血の際にみられる．→貧血(ひんけつ)

丘疹 [papule]
皮膚表面に膨隆する発疹．半球状，円錐状を示し，通常紅色を呈し，大きさは0.5 cm以下．内容の一部に漿液を含むものを漿液性丘疹，内容が実質性のものを充実性丘疹とよぶ．→疥癬(かいせん)

求心性神経 [afferent nerve]
末梢神経から中枢神経へ情報を伝達する神経経路を指し，感覚神経のすべてと，自律神経の一部分で構成される．

求心性伝導路 [afferent tract]
末梢における感覚を神経の刺激・興奮として中枢へ伝達する神経経路．この経路に沿って求心性神経が末梢から脊髄後根に入り，主に感覚をつかさどっている．触覚，圧覚や深部覚と温度覚の脊髄からの上行路は異なっても，最終的にすべての感覚は求心性伝導路によって反対側の視床を経て大脳皮質の感覚領野へ伝えられる．→伝導路(でんどうろ)

吸水軟膏 [absorptive ointment]
日本薬局方収載医薬品で，白色ワセリン，セタノール，サラシミツロウ，セスキオレイン酸ソルビタン，ラウロマクロゴール，パラオキシ安息香酸メチル，パラオキシ安息香酸プロピル，精製水の8成分を含有する油中水型(油のなかに水を混ぜたもの)の白色の軟膏で，軟膏基剤として調剤に，また皮膚保護薬として用いる．

急性アルコール中毒 [acute alcoholism]
1度に多量のアルコールを摂取することにより起こる中毒症状．急性の精神・神経系の変化で始まり，身体症状も伴う．血中エタノール濃度が200 mg/dL以上になると泥酔状態となり，400 mg/dLを超えると昏睡をきたし，ときには生命に危険を及ぼす．→アルコール性神経炎

急性胃拡張 [acute gastric dilatation]
胃の蠕動運動が停止し，急激に胃が拡張し，胃内に大量の胃液や胆汁が貯留した状態．開腹手術後，イレウス，肺炎，脳脊髄損傷などの重症疾患の末期に合併して生じることが多い．予後不良のことが多く，早期の処置が大切である．→胃拡張(いかくちょう)

急性胃粘膜病変 [acute gastric mucosal lesion；AGML]
重症患者に発症する急性びらん性の胃粘膜病変全般を指す概念で，ストレス胃炎，ストレス潰瘍などともよばれる．粘膜の点状出血，あるいはびらん性変化をみとめ，多くは広汎な病変のため大量出血をきたすこともある．H₂拮抗薬などによる胃酸の中和，輸液などの内科的治療が行われるが，ハイリスク患者に対する発症の予防も大切である．

急性〔黄色〕肝萎縮症 [acute yellow liver atrophy]
⇨劇症肝炎(げきしょうかんえん)

急性外陰潰瘍 [ulcus vulvae acutum, simple acute ulcer of vulva]
外陰部に有痛性潰瘍を生じる原因不明の疾患で，現在ではベーチェット病の1亜型と考えられている．陰唇，腟前庭，腟壁などに有痛性の潰瘍を形成し，しばしばアフタ性口内炎，眼症状，皮膚症状を伴う．比較的短期間に消退するが，とき

に再発する．原因が不明のため特異的な治療法はないが，副腎皮質ステロイド薬投与が有効とされている．

急性灰白髄炎 [acute (anterior) poliomyelitis ; polio]
〈急性脊髄前角炎，ハイネ-メジン病，ポリオ〉ポリオウイルスによる急性感染症．飛沫により経口感染し，中枢神経系に入って主として脊髄前角細胞を侵す．1～2週間の潜伏期ののち数日の発熱（二峰性）がみられ，解熱と同時に麻痺が出現する．麻痺は，四肢に起こり，とくに下肢が多く，左右非対称で終生残存する．現在わが国では，ポリオ生ワクチンの予防接種により，発生はほとんどみられない．

急性肝炎 ▶大項目参照

急性関節リウマチ [acute articular rheumatism]
⇨リウマチ熱

急性冠動脈症候群 [acute coronary syndrome ; ACS]
不安定狭心症，急性心筋梗塞，梗塞後狭心症などを一括して急性冠症候群とよぶ．これらは，まず冠動脈の壁に粥状の硬化病変（冠動脈プラーク）が生じ，そのプラークが破綻してそこに血栓が生じることにより冠動脈内腔が閉塞されて発症する，という共通の機序に基づく．

急性肝内胆汁うっ(鬱)滞 [acute intrahepatic cholestasis]
胆汁うっ滞は，胆汁が分泌障害，排泄障害によって肝臓内に停滞し，胆汁成分が血液内に逆流した状態のことをいう．肝内胆汁うっ滞とは，肝細胞や胆管で胆汁の排泄障害が生じた病態のことをいい，胆管の機械的閉塞によって生じる胆管閉塞性黄疸とは区別される．薬物の副作用や肝炎ウイルスに起因する肝炎，アルコール性肝炎の際にみとめられる病態であるが，発生機序は不明である．臨床所見として血清総ビリルビン値の上昇があり，ほとんどの症例で黄疸がみられ，ALP，γ-GT，血清コレステロールの上昇もみとめられる．また黄疸のほかに発熱，皮膚瘙痒感，便色調の変化もある．治療としては，原因となる薬物の中止や症状への対応をしながら，安静と食事療法が基本となる．

急性冠不全 [acute coronary insufficiency]
冠動脈の攣縮や動脈硬化性病変により，心筋への血液供給が不足している状態（心筋の虚血）で，心筋の酸素の消費が急激に亢進すると，心筋の酸素の需要が充足されず心悸亢進，胸痛，胸部圧迫感などの種々の症状が出現する．この発作の強度が強くなったり，持続時間が長くなったり，発作が少しの酸素消費の亢進で起こったりなど，症状が重症化してきた状態を急性冠不全という．切迫心筋梗塞，不安定狭心症ともいわれ，心筋梗塞の前兆として重要な状態である．→冠不全（かんふぜん）

急性期蛋白質 [acute phase proteins ; APP]
⇨急性相反応蛋白[質]（きゅうせいそうはんのうたんぱくしつ）

急性呼吸窮迫症候群 [acute respiratory distress syndrome ; ARDS] 急性肺障害(acute lung injury ; ALI)の診断基準は，①急性の発症，②PaO₂/FiO₂≦300，③胸部X線上，両肺野のびまん性浸潤，④肺動脈楔入圧≦18mmHgあるいは左房圧上昇の症状がないことの4条件が満たされること，と定義される．ARDSはALIが重症化した場合である．すなわち，ARDSは，この4条件のうち，PaO₂/FiO₂≦200を満たす場合である．ARDSは，肺炎やガス吸入など一次的肺障害に起因する場合と，SIRS(全身性炎症反応症候群)をひき起こす肺外の病変によって生じたMODS(多臓器機能不全症候群)の場合がある．ARDSの原因がショックの場合はショック肺という．

急性骨髄性白血病 [acute myelogenous leukemia ; AML]
⇨白血病（はっけつびょう）

急性骨髄単球性白血病 [acute myelomonocytic leukemia ; AMML]
⇨白血病（はっけつびょう）

急性混乱★ [acute confusion]
NANDA-I分類法Ⅱの領域5《知覚/認知》類4〈認知〉に属する看護診断で，診断概念としては〈混乱〉である．

急性混乱リスク状態★ [risk for acute confusion]
NANDA-I分類法Ⅱの領域5《知覚/認知》類4〈認知〉に属する看護診断で，診断概念としては〈混乱〉である．

急性錯乱状態 [acute confusional state]
⇨せん（譫）妄

急性糸球体腎炎 [acute glomerulonephritis ; AGN]
⇨糸球体腎炎（しきゅうたいじんえん）

急性歯根膜炎 [acute periodontitis]
歯根表面のセメント質と歯槽骨を結ぶ結合組織である歯根膜の炎症．

急性歯髄炎 [acute pulpitis]
⇨歯髄炎（しずいえん）

急性縦隔炎 [acute mediastinitis]
縦隔へ感染や炎症が急激に波及した状態をいう．原因には，炎症やがんなどの基礎疾患に伴う食道や気管・気管支の穿孔，肺・胸膜・心膜・リンパ節などの感染の波及，胸部手術後の感染，外傷，内視鏡検査による傷害がある．症状には，突然の胸痛や頸部への放散痛，発熱・悪寒，咳嗽などがある．膿瘍を形成すると，嚥下障害や上大静脈症候群が起こる場合がある．治療は，強力な抗菌薬の投与，縦隔のドレナージ，穿孔部分の修復を行う．

急性出血性上部灰白脳炎
[polio-encephalitis haemorrhagica superior acuta]
⇨ウェルニッケ脳症

急性循環不全 [acute circulatory failure]
急激な循環機能低下のため，体内の組織や器官における血液の還流を満たすだけの拍出量を心臓が維持できなくなった状態のこと．ショック状態ともいわれる．→循環障害（じゅんかんしょうがい）

急性消化不良症 [acute dyspepsia]
⇨乳児下痢症（にゅうじげりしょう）

急性上腸間膜動脈閉塞

[acute occlusion of the superior mesenteric artery] 腹部大動脈の分枝の1つである上腸間膜動脈に急性の閉塞が起こり、この動脈の血液供給領域の腸管に急激な虚血が生じた病態をいう。塞栓症と血栓症などが原因で、不整脈などの心疾患由来の塞栓症の場合、心房で生じた剝離血栓が閉塞をきたし、血栓症では、動脈硬化による血栓閉塞が生じる。虚血による腹痛は突然発症するが、いったん軽快し再び出現する場合もある。嘔吐や発熱を伴うことも多い。虚血の進行に伴い、筋性防御などの腹膜炎症状を呈する例もみられ、さらに腸壊死に陥り、場合によっては広範囲の腸管切除を要する。

急性小児片麻痺

[acute infantile hemiplegia] 〈てんかん(HHE)症候群〉 乳幼児に好発する急性脳障害である。半身性運動麻痺が特徴であり、一過性のものと永続的なものがある。原因は閉塞性脳血管障害、外傷、中枢神経系感染症などがあるが、不明な症例も多い。症状は、急激な発熱と痙攣発作、続発する片麻痺と意識障害である。急性期は痙攣、意識障害、脳浮腫に対する救急治療が必要であり、原因疾患の治療が開始される。回復期は、片麻痺に対するリハビリテーションを早期から行う。→運動麻痺(うんどうまひ)、痙攣(けいれん)、てんかん

急性腎盂腎炎

[acute pyelonephritis] 腎実質および腎盂の急性炎症で、通常大腸菌などのグラム陰性桿菌による下部尿路からの感染が多く、女性に好発する。一側性のことが多いが両側性もある。また頻繁に繰り返す場合は、尿路通過障害(結石、腫瘍、奇形など)や機能的に膀胱尿管逆流が原因の場合がある。症状は高熱、患側の側腹部・背部痛(叩打で顕著化する)、膿尿などで、尿沈渣には多数の白血球と細菌をみる。抗菌薬の投与で軽快することが多い。→グラム陰性桿菌感染症、腎盂腎炎(じんうじんえん)

急性腎炎

[acute nephritis] 急性糸球体腎炎(acute glomerulonephritis：急性腎炎症候群 acute nephritic syndrome)の一般的な呼称。通常は感染症とくに溶レン菌感染症を経て、急性に血尿、乏尿、浮腫、高血圧で発症し、尿中蛋白の出現、腎機能低下がみられる。膜性増殖性腎炎、IgA(免疫グロブリン)腎症などでも同様の急性発症がみられるので、これらの病態を急性腎炎症候群とよんでいる。病理学的には糸球体の腫大と乏血、びまん性増殖性変化を主体とする。臨床の経過はさまざまである。→糸球体腎炎(しきゅうたいじんえん)、溶血性(ようけつせい)レンサ球菌

急性心筋梗塞

[acute myocardial infarction ; AMI]
⇨虚血性心疾患(きょけつせいしんしっかん)

急性腎不全

[acute renal failure ; ARF] 日または週の単位で急激に腎機能が低下し、窒素代謝産物を十分に尿中排泄できなくなった状態。原因として、脱水や心不全などの循環不全による腎血流量の低下、腎炎や腎実質の障害によるもの、結石や腫瘍による尿路系の障害などがあげられる。通常、乏尿または無尿がみられるが、代償期では低張尿の利尿がみとめられることがある。ときに透析療法を行うこともあるが、急性の場合多くは可逆性であり腎機能の回復も望める。→透析療法(とうせきりょうほう)

急性膵炎

[acute pancreatitis]
⇨膵[臓]炎(すいぞうえん)

急性膵[臓]壊死

[acute pancreatic necrosis] 急性膵炎の重篤な病型で、膵組織が急激に破壊され、広汎な壊死に陥った状態をいう。膵から分泌されるトリプシンなどの蛋白分解酵素が逸脱し、膵および周辺組織を自己消化することで起こると考えられている。上腹部の激しい疼痛、嘔吐で発症し、発熱を伴う。ショック、腎不全を合併し1〜2日のうちに死亡することもある。→ショック、膵臓痛(すいぞうつう)

急性ストレス障害

[acute stress disorder ; ASD] 自然災害や人為災害の発生により、トラウマ的な出来事に遭遇したあとの多くの被災者にみられる睡眠障害、いらつきや怒り、集中困難、過覚醒などの一過性のストレス症状。ストレス症状の表れ方には個別性があり、時間の経過とともに正常な心理状態に回復していく場合と、災害後の有害な働きかけによって回復が阻害されPTSDに移行する場合がある。よって被災者への心のケアは重要となってくる。→PTSD

急性声門下喉頭炎

[acute subglottic laryngitis]
⇨仮性(かせい)クループ

急性脊髄前角炎

[acute anterior poliomyelitis]
⇨急性灰白髄炎(きゅうせいかいはくずいえん)

急性前骨髄球性白血病

[acute promyelocytic leukemia ; APL] アズール顆粒に富む異型性の強い前骨髄球が、骨髄、末梢血中に増殖する病態。血小板の著しい減少のため、血漿フィブリノゲンの低下、第V因子の低下、プラスミン活性の著明な亢進、高度の出血素因を伴う播種性血管内凝固症候群(DIC)を起こしやすいなどの特徴がある。早期より出血のため死亡することが多いが、近年、化学療法およびDICの治療の改善で予後は改善した。また最近、オールトランスレチノイン酸(ATRA)による寛解導入療法が予後の改善に役立っている。→寛解(かんかい)、白血病(はっけつびょう)

急性前立腺炎

[acute prostatitis]
⇨前立腺炎(ぜんりつせんえん)

急性相反応蛋白[質]

[acute phase reactant ; APR] 〈急性期蛋白質〉 急性期蛋白にはC反応性蛋白(CRP)や、フィブリノゲンなどがあり、炎症が起こると1〜2日で血中に上昇してくる。これらの蛋白が上昇する機序は、異物に反応したマクロファージが放出するサイトカインが肝に作用していることによると考えられている。とくにCRPは鋭敏な急性期蛋白の1つで、その血中濃度の測定結果は、炎症の有無の評価、重症度・予後の評価に用いられている。近年では、CRPより鋭敏な蛋白として、血清アミロイドA蛋白(SAA)が注目されている。

急性虫垂炎

[acute appendicitis] 虫垂突起の細菌性急性炎症。原因は虫

垂内管腔の狭窄または閉塞により，循環障害が生じ，虫垂が膨張し細菌感染を起こすためと考えられている．典型的な自覚症状は，悪心・嘔吐，腹痛，軽度の発熱である．他覚的所見は，白血球，C反応性蛋白（CRP）の上昇，マックバーネー圧痛点（右上前腸骨棘と臍を結ぶ線の右外1/3の点）とランツ圧痛点（左右の上前腸骨棘を結ぶ線の右外1/3の点）の痛みが重要である（図）．保存的治療では抗菌薬を投与する．症状が悪化した場合には虫垂切除術が行われる．→虫垂炎（ちゅうすいえん），虫垂切除［術］（ちゅうすいせつじょじゅつ）

■図　虫垂炎の圧痛点

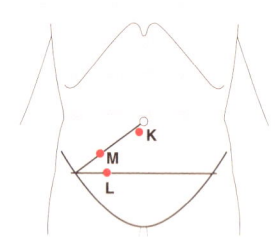

M：マックバーネー圧痛点；臍と右上前腸骨棘を結ぶ線の外側1/3の点
L：ランツ圧痛点；両側の右上前腸骨棘を結ぶ線の右1/3の点
K：キュンメル圧痛点；臍の右下方1〜2cmの点

急性疼痛★　[acute pain]
NANDA-I分類法IIの領域12〈安楽〉類1〈身体的安楽〉に属する看護診断で，診断概念としては〈疼痛〉である．

［急性熱性］皮膚粘膜リンパ節症候群
[(acute febrile) mucocutaneous lymphnode syndrome；MCLS]
⇨川崎病（かわさきびょう）

急性脳症　[acute encephalopathy]
脳炎，髄膜炎，脳血管障害，中毒性疾患，代謝性疾患，頭部外傷などでみられる頭痛，嘔吐，痙攣，意識障害などの非特異的な急性中枢神経系症状を有する患者の確定診断が得られるまでの総称．頭蓋内圧亢進による．→頭蓋内圧亢進（とうがいないあつこうしん）

急性白血病　[acute leukemia；AL]
⇨白血病（はっけつびょう）

急性非リンパ性白血病　[acute non-lymphocytic leukemia；ANLL]
〈急性骨髄性白血病〉　急性リンパ性白血病（ALL）以外の白血病をいう．白血病の診断は，骨髄塗抹染色によって鑑別する．FAB（French-American-British）分類では，ミエロペルオキシダーゼ（MPO）陽性芽球3%未満をL1，L2，L3と分類し，それ以外をMとする．Mは，①MPO染色陰性で，骨髄性のマーカーをもっているものをM0，②急性骨髄性白血病をM1，M2，前骨髄性白血病をM3，③急性骨髄単球

性白血病をM4，④単球のみ増殖する単球性白血病をM5，⑤赤芽球と骨髄芽球の双方が増殖する赤白血病をM6，⑥幼若細胞である巨核球が増殖する巨核球白血病をM7，というように分類されている．急性非リンパ性白血病はM0〜M7に分類され，急性リンパ性白血病はL1〜L3に分類される．治療は化学療法であるが，白血病の種類によって異なる．→白血病（はっけつびょう）

急性腹症　▶大項目参照

急性副腎皮質不全　[acute adrenal insufficiency]
⇨副腎（ふくじん）クリーゼ

急性副鼻腔炎　[acute sinusitis]
上顎洞，篩骨洞，前頭洞，蝶形骨洞などの副鼻腔の炎症で，上顎洞，篩骨洞に起こる頻度が最も多い．急性鼻炎から波及することが多く，症状は，鼻漏，鼻閉，頭痛が多い．局所的な痛みは罹患した洞に対応し，上顎洞では頬部の痛み，篩骨洞では鼻根部の痛み，前頭洞では前頭部の痛みを生じる．治療が遅れると膿性の鼻漏が出現し，鼻閉や嗅覚障害などが起こることもある．→副鼻腔炎（ふくびくうえん）

急性腹膜炎　[acute peritonitis]
腹腔内および後腹膜臓器の重篤な炎症性病変の波及，消化管の穿孔・破裂によって急激に起こる腹膜の炎症．腹膜全般に及ぶものを汎発性腹膜炎，局所的なものを限局性腹膜炎，骨盤腔内のものを骨盤腹膜炎とよぶ．腹痛，発熱，悪心・嘔吐，腹部膨満，筋性防御，ブルンベルグ徴候，白血球増加がみられる．細菌性ショックに陥りやすく，緊急開腹術などにより原疾患の治療を行う．→緊急手術（きんきゅうしゅじゅつ），筋性防御（きんせいぼうぎょ），腹膜炎（ふくまくえん），ブルンベルグ徴候

急性扁桃炎　[acute tonsillitis]
⇨アンギーナ

休息　[rest]
人間の生体リズムは，24時間周期の連続的な活動によって生命が維持されている．この生体リズムに従って昼間に活動し，暗くなると睡眠によって休息する生活リズムを形成する．また，活動による適度な疲労感が休息や睡眠を要求し，休息による疲労回復が再び活動の意欲を生み出す．疲労回復を意図した休息では，心身の活動を低下させて心身ともにリラックスさせることが大切である．→活動（かつどう），サーカディアンリズム

急速進行性糸球体腎炎
[rapidly progressive glomerulonephritis；RPGN]
⇨糸球体腎炎（しきゅうたいじんえん）

急速遂娩　[forced delivery]
⇨一過性徐脈（いっかせいじょみゃく）

急速導入法　[rapid sequence induction]
麻酔の導入法の1つで静脈麻酔薬によって急速に意識消失させたあとに，筋弛緩薬で筋弛緩を得て，直ちに挿管する方法．緊急手術患者などや，胃内容の誤飲が予想される患者などがこの導入法の適応としてあげられる．

休息入院 [rest admission, voluntary shortterm admission]
心身の休養を目的とした短期入院のことをいう．精神科領域では，地域で生活している精神障害者が不眠や幻覚などの症状が強くなったりしたとき，その早期改善や急性増悪の予防をはかり，患者の安定した社会生活を支援する目的で，本人の意思による短期間の入院を認めている．

吸着薬 [adsorbents]
微粉末もしくは多孔質の物質で，腸内の異常物質（毒物やガスなど）を自己表面に吸着して腸の膨満や下痢を防ぐ．また制酸・被覆作用により炎症・潰瘍面を保護して外来刺激を防ぐ効果もある．薬用炭，合成ケイ酸アルミニウム，アドソルビンなどがある．

QT延長 [long QT]
心電図上のQT間隔が長いものをQT延長といい，torsades de pointes(TdP)とよばれる多形心室頻拍や心室細動を合併し，失神，突然死を起こすものをQT延長症候群という．遺伝性のものは先天性難聴を伴うジャーベル・ランゲ・ニールセン症候群（常染色体劣性遺伝）と難聴を伴わないロマノ・ワード症候群（常染色体優性遺伝）に分類される．現在，複数の遺伝子異常が報告されている．

QT-ディスパージョン [QT-dispersion]
心室の再分極過程のバランスを簡便に知るための概念で，12誘導心電図のすべてのQT時間を測定し，最長のQT時間から最短のQT時間を差し引いて求める．基準値は43±4 msecである．

吸啜反射 [sucking reflex]
〈吸引（飲）反射〉 新生児，生後1年以内の乳児にみられる原始反射．指などで口唇，舌や口腔粘膜に触れると，乳首を探す運動や乳を吸う運動が反射的にみられることをいう．成長とともに消失するが，新生児期・乳児期での減弱・消失は脳障害を疑う．逆に成人では，前頭葉あるいは広汎な大脳障害において出現する場合がある．

吸入 ▷大項目参照

吸入麻酔 [inhalation anesthesia]
亜酸化窒素（笑気），酸素などの気体とハロタン，エンフルラン，イソフルラン，セボフルランなどの液体を気化したものを混合して患者に吸入させ，全身麻酔を施行する方法．麻酔薬は肺から血液中に溶解して中枢神経に作用し，麻酔効果を発揮する．現在の全身麻酔の主流で，半閉鎖式回路により用いられ，必要な麻酔の深さや病態に応じて麻酔薬を選択することが多い．→麻酔（ますい）

Q熱 [Q fever]
偏性細胞内寄生菌（クラミジアやリケッチアなど）の一種 Coxiella burnetii による急性感染症である．わが国では改正感染症法のなかで第4類に定められている．全世界に広く分布し，わが国の実態はほとんど把握されていないが，最近国内での感染症例報告がなされている．突然の悪寒戦慄，高熱，頭痛，眼痛などで始まるが，約半数は無症状で非特異的な不明熱と診断されることも多い．自然界では野生動物，家畜，愛玩動物が不顕性感染しており，それらの排泄物，廃棄物の乾燥物による経気道感染が多い．多くは2週間で自然治癒するが（死亡率1％以下），慢性化し，心内膜炎を合併すると予後不良である．

9の法則 [rule of nines]
⇒熱傷（ねっしょう）

球麻痺 [bulbar palsy]
延髄（脊髄上方の膨隆部ということから脊髄球ともいう）より出る運動性脳神経核の下位ニューロンの障害に起因する麻痺症状．舌に萎縮，線維性攣縮がみられ，言語障害，嚥下障害，咀しゃく筋の麻痺などが起こる．急激に麻痺症状を呈する急性卒中様麻痺と，進行性球麻痺がある．→仮性球麻痺（かせいきゅうまひ）

救命医療 [critical care medicine; CCM]
救命のためのあらゆる医療システム．救急現場での処置，救急車による搬送，心肺蘇生などの救命救急処置，緊急手術，集中治療などの医療とその提供システムを含む．→救急医療（きゅうきゅういりょう），救急処置（きゅうきゅうしょち），緊急手術（きんきゅうしゅじゅつ），心肺蘇生法（しんぱいそせいほう）

救命救急センター [critical care medical center]
初期・二次救急医療機関および救急患者の搬送機関との円滑な連携体制のもとに，重篤な救急患者への医療を確保することを目的に設置された，地域の救急医療体制を完結する機能を有する三次救急医療機関．厚生労働省の定める要件(24時間体制で重症および複数科の診療科領域を確保可能，センター長が概ね20床以上直接管理する専用病床の存在，適切な臨床研修体制，センター専用の診察室，緊急検査室，放射線撮影室および手術室などの保有，ヘリポートやドクターカーの確保など）を備えた医療施設を都道府県に1か所以上，概ね人口100万に1か所，厚生労働大臣が認定し，補助金の支給および入院症例には救命加算が得られる．さらに，広範囲熱傷，指肢切断，急性中毒などの特殊疾病患者を受け入れる高度救命救急センターも各都道府県に1か所整備する方針が厚生労働省の「救急医療対策事業実施要綱」で定められた．また，2005（平成17）年度から人口30万に1か所，10〜19床規模の新型（ミニ）救命救急センターの設置が認可されている．1999（平成11）年度から，厚生省（当時）により実績に応じてABCの評価が開始され補助金額に反映されている．2007（平成19）年5月1日現在，救命救急センターは165施設，高度救命救急センターは21施設，新型救命救急センターは16施設，合計202施設，そのうちドクターヘリ運用施設が11ある．→救急医療（きゅうきゅういりょう）

キューレット [curette]
子宮内膜の診査，掻爬術や子宮内容除去術での掻爬に用いるもので，①子宮キューレット（鈍），②子宮キューレット（鋭），③子宮内膜生検用吸引用キューレットなどがあり，用途によって大きさも違う．→子宮内膜掻爬術（しきゅうないまくそうはじゅつ）

キュブラー・ロス, エリザベス
[Elisabeth Kübler-Ross, 1926〜2004] 米国の精神科医．スイス生まれでチューリヒ大学で学び，1957（昭和32）年学位（医学博士）をとる．末期患者の系統的な研究でとくに有名で，患者は否認−怒り−取引−抑うつ−受容の段階を経て死をみとめるとした．著書に『死ぬ瞬間』などがある．→ターミナ

ルケア

キュリー [curie ; Ci]　放射能の量の単位．ラジウムの発見者であるキュリー夫妻の名前からとられた．1秒間に$3.7×10^{10}$回の割合で崩壊する放射性同位元素量を1キュリー(Ci)という．現在，SI単位はベクレル(Bq)で，1 Ci＝$3.7×10^{10}$ Bqである．Pierre Curie(1859～1906, 仏, 物理学)，Marie Curie(1867～1934, ポーランド, 物理学, 化学)．

橋 [pons]　延髄と中脳の間の部分で，左右の小脳半球を腹側で連結し，橋のようにみえるのでこうよばれる．発生学的に新しい橋腹側部(橋底部)と古い橋背部に分けられる．橋腹側部には橋核があり，ヒトで最も発達している．ここには錐体路，皮質橋路がみとめられる．皮質橋路は，対側の中小脳脚を経て小脳半球に入る．橋背部は橋被蓋ともよばれ，この部位の灰白質部には三叉・外転・顔面・内耳神経の諸核がある．

強圧タンポン法 [tight(firm) tamponade]　⇨ベロック・タンポン

教育的ネグレクト [educational neglect]　⇨ネグレクト

胸囲測定(小児の)　⇨身体計測(しんたいけいそく)

共依存 [co-dependency]　2人の間の依存し合う関係のことで，自分に依存する人を支配することにより，自己の存在意義を感じる人と，自分が依存する人を心配させることで，その人を支配し続ける人との関係のことをいう．このような関係においては前者の生き方も健康といえないばかりか，後者の病気の回復を阻害している．たとえば，アルコール依存症の夫と妻の場合にみられ，夫は自分の世話をしてくれる妻に幼児的満足を感じる一方，妻がいつか自分を裏切るのではないかという不安を感じている．酒や仕事で失敗しても妻が見捨てずに世話し続けてくれることを確認し，不安から逃避している．妻はそのような夫を世話し支えることで自分も支えているという関係である．→イネイブラー

共役リノール酸 [conjugated linoleic acid ; CLA]　化学構造上，共役二重結合をもつリノール酸の異性体の総称で，「異性リノール酸」ともいう．ヒトを対象とした臨床試験結果などで，CLAの長期投与により体脂肪量の有意な減少がみられるため，ダイエット目的のサプリメントとして注目されている．CLAの作用メカニズムとしては摂取エネルギーの減少，消費エネルギーの増大作用，脂肪酸化の促進，脂肪細胞サイズの減少などがあげられている．

境界性(型)人格障害 [borderline personality disorder ; BPD]　〈境界例〉対人関係，自己像，感情の不安定および著しい衝動性などを示す人格障害の広汎な様式で，成人早期に始まる．現実や想像上で人から見捨てられることをさけるための異常な努力，理想化とこき下ろしの両極端を揺れ動くことによって特徴づけられる不安定で激しい対人関係様式をはじめ，同一性障害，自己を傷つける可能性のある衝動性，自殺・自殺企図，自傷行為の繰り返し，顕著な気分反応性による感情不安定性，慢性的な空虚感，不適切で激しい怒り，一過性のストレス関連性の妄想様観念または重篤な解離性症状などの症状を呈する．→人格障害(じんかくしょうがい)

境界例 [borderline case]　元来は神経症と統合失調症の中間に位置し，どちらにも診断できない境界状態の病例を指す．しかし，最近では人格障害の1つである境界性人格障害として用いることが多い．→境界性(型)人格障害(きょうかいせいじんかくしょうがい)

胸郭 [thorax ; T]　頸部と腹部の間のいわゆる体幹の上部を指し，12の胸椎，12対の肋骨，胸骨ならびにこれらに付着した筋肉，筋膜から形成される．下部は横隔膜で腹部と仕切られている．内部には呼吸器，循環器系の重要臓器すなわち肺，気管，気管支，心臓，大血管が含まれる．異常な胸郭の形としては先天的なものとして漏斗胸，鳩胸が，他疾患によるものとしてくる(佝僂)病，結核，側彎症による変形があげられる．→肋骨(ろっこつ)

胸郭形成(成形)術 [thoracoplasty]　肋骨を部分的に切除して胸腔内容積を縮小する手術．以前は肺結核に対する虚脱療法として盛んに行われたが，現在でも膿胸腔や肺切除後の死腔を縮小することを目的に実施されることがある．→肺虚脱療法(はいきょだつりょうほう)

胸郭出口症候群 [thoracic outlet syndrome]　上腕神経叢と鎖骨下動静脈が，胸郭の出口部にあたる第1肋骨と鎖骨により圧迫されて起こる．自覚症状として上肢のしびれ，疼痛，易疲労などがみられる．上肢過外転時の橈骨動脈拍動消失，血管造影により診断する．→頸(肩)腕症候群(けいけんわんしょうこうぐん)

共感 [empathy]　〈感情移入〉他者の感情をあたかも感じているように一時的に体験すること．それは，知的によりもむしろ情緒的に患者を知る身体感覚的・感情的な体験である．また，肯定的な感情のみが共感されるのではなく，おそれや怒りも共感される．共感が起こったときには，援助者自身が自分の感情がなぜ生じたのか？ 何と関連しているのか？ を知り，さらに，患者について「分かったこと」「分からないこと」を見分ける知的作業をとおして患者理解を深めることができる．こうしたプロセスを共感的理解という．看護では，患者との間に動くこうした体験を重視し，ケアにつなげていくことが大切である．

胸管 [thoracic duct]　脊柱前方やや左側を上行する最大のリンパ管．腹部・両下肢および左上半身のリンパ流が集合する胸管左側主幹から，乳び槽を通り，左静脈角に至る．腸で吸収された脂肪成分はカイロミクロンとして胸管を経て静脈に入る．→乳(にゅう)び(糜)，リンパ管

狂牛病 [bovine spongiform encephalopathy]　⇨ウシ海綿状脳症，クロイツフェルト-ヤコブ病，プリオン

胸腔鏡下手術 [thoracoscopic surgery]　⇨内視鏡下(外科)手術(ないしきょうかげかしゅじゅつ)

胸腔穿刺〔法〕 [thora[co]centesis, pleural puncture]
〈胸膜穿刺〉 診断または治療の目的で，胸腔内にたまった異常貯留物（胸水または気体）を採取するため，貯留している側の胸腔内に穿刺針を刺入して行う（図）．穿刺液の性状，培養検査，あるいは細胞診が疾患の鑑別に役立つ．大量かつ急速に排液を行うと，循環虚脱，肺水腫などを起こしやすいので慎重に行う．→穿刺法（せんしほう）

■図　胸腔穿刺による胸水の採取

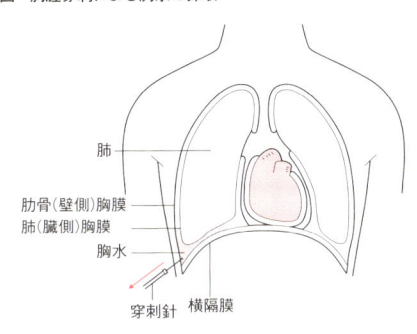

（図：肺，肋骨（壁側）胸膜，肺（臓側）胸膜，胸水，穿刺針，横隔膜）

凝血 [blood clot, cruor]
〈血液凝固〉 血液が流動性を失って固まった状態．凝固因子（トロンビン）の働きで血液中のフィブリノゲンがフィブリンに変わり，細かい網目状となって血球などを包み込んでゼリー状になったもの．血液の血管外漏出や死後血管内に起こる．→血液凝固（けつえきぎょうこ），〔血液〕凝固因子

供血者 [blood donor]
⇨ドナー

狂犬病 [rabies]
〈恐水病〉 狂犬病ウイルスによる感染症．狂犬病ウイルスは，イヌ，ネコ，スカンク，コウモリなどの唾液中に含まれ，咬傷で感染する．3～12週の潜伏期ののち，中枢神経系とくに延髄が侵され，嚥下障害，呼吸筋麻痺，四肢麻痺を起こす．恐水発作（嚥下障害のため水を飲もうとすると痙攣を起こし，飲水を拒否する）をみることがある．発病後はほぼ100％死亡する．現在わが国ではみられないが，海外で感染し，発病・死亡するケースがある．予防としては，組織培養不活化ワクチン（狂犬病ワクチン）の接種がある．咬傷後は，局所の外科的治療，狂犬病免疫グロブリン投与，破傷風トキソイド，狂犬病ワクチンの接種を行う．

凝固因子 [coagulation factors]
⇨〔血液〕凝固因子（けつえきぎょうこいんし）

恐慌 [panic]
⇨パニック

強硬症 [catalepsy]
⇨カタレプシー

恐慌障害 [panic disorder]
⇨パニック障害

凝固壊死 [coagulation necrosis]
細胞や組織が不可逆的傷害を受け，水分を失って硬化した状態をいう．組織学的には細胞構造はあまり崩れていないが，細胞核は濃縮し，染色性は失われている．蠟（ろう）様変性や乾酪壊死はその代表例である．→壊死（えし）

凝固阻止薬 [anticoagulants]
⇨〔血液〕凝固阻止薬（けつえきぎょうこそしやく）

胸骨 [sternum]
胸郭の前面にある長い扁平骨で，上から胸骨柄，胸骨体，剣状突起よりなる．胸骨柄上端に鎖骨切痕があり，鎖骨と連結する．以下，胸骨柄と胸骨体の側面には肋骨切痕があり，第1～7肋骨と軟骨でつながる．しばしば骨髄穿刺の対象となる．

胸骨圧迫 [chest compression]
⇨心肺蘇生法（しんぱいそせいほう），BLS〈一次救命処置〉

狭骨盤 [contracted pelvis]
骨盤入口部における一部あるいは全部の径線が基準値以下で骨盤腔が正常に比べて狭く，成熟児の分娩に際し通過障害を起こすことが予測されるもの〔その結果，児頭骨盤不適合（CPD）の発生のおそれがあるもの〕をいう．狭骨盤の基準は，産科真結合線が9.5 cm 未満，入口部横径が10.5 cm 未満，外結合線が18 cm 未満と定義した日本産科婦人科学会のものが使われている．→骨盤（こつばん），骨盤計測

凝固点降下度測定法 [cryoscopy, cryoscopic method]
〈オスモル濃度測定〉 溶液の凝固点は純溶媒の凝固点よりも低くなるという性質を利用して，溶液中の溶質の分子量や溶液の浸透圧を測定する方法．凝固点降下度をΔT，質量オスモル濃度をmとすると，$m = \Delta T/K$ で表される．ここで，Kは溶媒1 kgに溶質1モルを溶かしたときの凝固点降下度で，モル凝固点降下定数といい，溶液に特有の値である（たとえば水の場合は，1.86）．

狭窄音 [stenotic sound]
⇨喘鳴（ぜんめい）

鏡視下膝関節手術 [arthroscopic surgery]
膝関節のなかに小さな穴をあけて挿入したカメラによって，関節の内部をモニターから映し出しながら手術を行うことをいう．靱帯損傷，半月板損傷，関節症などの疾患が適応となるが，その臨床症状や画像所見から総合的に判断して施行する．関節切開と比較して，低侵襲であり，術後の疼痛も比較的少なく，早期に後療法を開始でき，より早い社会復帰が可能となる．合併症として下肢静脈血栓のリスクがあるため，足関節運動や弾性ストッキングの着用などを行い予防することが必要である．

胸式呼吸 [thoracic respiration, costal respiration ; cost resp]
呼吸運動に際して主として外肋間筋を動かす呼吸法．女性にこの傾向が強い．とくにコルセット装着時や妊娠時に著明である．また腹部膨満，腹水，腹部腫瘍のある患者，臥床時など，横隔膜の呼吸運動が阻害された場合にみられる．→腹式呼吸（ふくしきこきゅう）

教授〔professor ; Prof〕　学校教育法において定められている教育職員の地位名称．大学・短期大学においては学生への教授に加え，学生の研究指導，教育や学術振興を目的とした研究に従事することが必要とされている．

凝集反応〔agglutination〕　蛋白質，赤血球，細菌などの粒子状抗原（凝集原）と対応する抗体（凝集素）とが試験管内で結合して凝塊をつくる現象．梅毒や腸チフスなどの血清学的診断，血液型の判定，輸血時のクロスマッチテストなどに広く応用されている．→血液型（けつえきがた），梅毒血清反応（ばいどくけっせいはんのう）

橋出血〔pontine hemorrhage〕　脳幹部の橋に生じた出血．大脳の出血と比べ少量でも重篤な転帰をとることが多い．CTやMRIにより，軽症例も診断できるようになってきた．原因としては高血圧による出血や血管奇形の破裂があげられる．症状としては意識障害，四肢麻痺（ときに片麻痺），脳神経麻痺などがみとめられ，瞳孔は縮小していることが多い．主に血圧のコントロールなどや保存的治療が行われるが，部分的な出血では手術療法が行われることもある．

橋静脈〔bridging vein〕　上大脳静脈が上矢状静脈洞に注ぐ合流部近くを「橋渡しをする」という意味で橋静脈という．頭蓋に強い外力が加えられたとき，この橋静脈が切断されて硬膜下出血が起こることがある．出血は一般に徐々に起こり，血腫をつくる（硬膜下血腫）．→硬膜下血腫（こうまくかけっしゅ）

狭心症〔angina pectoris ; AP〕　⇨虚血性心疾患（きょけつせいしんしっかん）

狭心痛〔anginal pain, chest pain〕　狭心痛とは心筋虚血による胸痛発作である．頸部，左腕などに放散することもある．心筋虚血の機序として，①冠狭窄のため，労作などによる心筋酸素需要の増大に供給が追いつかないため，②需要には変化がなくとも冠スパスムにより冠血流量が減少したり，③冠血栓により血流が障害されたり途絶した場合の，3つがある．心筋の酸素消費量は，時間当たりの運動量に比例する．運動量は心拍数と代謝量に影響する．壁張力（収縮期心室内圧，心室容積，心室壁厚）および心筋収縮性も重要な規定因子である．需要増大に血流供給が対応できないとき，たとえば冠狭窄により血流を増加できないときに虚血を生じる．労作により運動量が増えると発作が誘発される．冠動脈壁平滑筋の攣縮による冠スパスムでも，冠血流が阻害されるため酸素需要の増減とは無関係に虚血が起き，安静時であっても発作が起こる．①一時的虚血による狭心症，②血流途絶により心筋壊死をきたす心筋梗塞症がある．→虚血性心疾患（きょけつせいしんしっかん），心筋梗塞（しんきんこうそく）

強心配糖体〔cardiac glycosides〕　ジギタリスに代表される心筋収縮力を増強する薬物で，化学的にはステロイド骨格に糖が結合している配糖体である．慢性心不全の治療に用いるが安全域が狭く中毒になりやすい．ジギタリス以外に，植物ではスズラン，オモト，キョウチクトウ，両生類のヒキガエル（通称：ガマガエル）の目の上の分泌腺内に含まれる．→強心薬（きょうしん

やく），ジギタリス，ジゴキシン

強心薬〔cardiotonics〕　心筋の収縮力を増強し，心不全の治療に用いられる薬物．強心配糖体（ジギタリス類），ホスホジエステラーゼ阻害薬（キサンチン誘導体など），アドレナリンβ-作動薬が用いられる．また，血管拡張薬，利尿薬も心臓の負荷を軽減し，心臓の仕事量を減らす目的で心不全に用いられる．→強心配糖体（きょうしんはいとうたい），ホスホジエステラーゼ阻害薬

胸水〔pleural effusion〕　胸膜腔内に貯留した滲出液や漏出液をいう．肺感染症，胸膜炎，心不全，悪性腫瘍，ネフローゼ症候群などの場合に現れる．胸水が400 mLを超えると肺が圧迫され，呼吸運動が制限されるため呼吸困難が生じる．→胸膜炎（きょうまくえん），胸膜生検（きょうまくせいけん）

恐水病〔aquaphobia〕　⇨狂犬病（きょうけんびょう）

偽陽性〔false positive ; FP〕　本来陰性である検体が陽性と判定されること．たとえば造影剤を用いたりサルチル酸やサルファ薬を用いたときに尿中の蛋白が陽性になることがある．→梅毒血清反応（ばいどくけっせいはんのう）

矯正視力〔corrected visual acuity〕　眼鏡，コンタクトレンズ装用により得られた視力で，1.0が基準とされる．通常，この矯正されたものを単に視力といい，矯正前のものを裸眼視力という．

矯正薬〔corrigents〕　⇨補助薬（ほじょやく）

共生幼児精神病〔symbiotic infantile psychosis〕　〈幼児共生精神病〉　マーラー（Mahler, M. S., 1897〜1985，ハンガリー，精神科）が1952（昭和27）年に自我心理学の立場から提唱した概念で，2〜5歳の母子分離期になっても母親との共生状態が強く，心身ともに分離できず自閉傾向を示す精神病状態をいう．症状の本態は自我境界の未熟達であり，母親への病的な密着があり，離すと激しいパニックを起こす．また，自己と非自己（他者），生物と無生物の区分が十分できないなどの特徴を示す．

胸腺〔thymus〕　縦隔前面上部で，胸骨と心膜の前にある2つの卵形の腺葉が接合した形状をなすリンパ性の器官である．15歳未満ではよく発達するが，成人となり性腺が発達するとともに退化する．内分泌器と考えられているが，第一次リンパ性器官の1つである．リンパ球の産生機能があり，このリンパ球をT細胞といい，免疫担当能力をもつ．組織学的には，ハッサル小体がみられる．

胸腺腫〔瘍〕〔thymoma〕　胸腺に原発する腫瘍で全縦隔腫瘍の20％を占め，前縦隔の腫瘍として最も頻度が高い．胸腺腫の70％は良性である．悪性のものも遠隔転移が少ない．重症筋無力症，赤芽球癆，低γ-グロブリン血症など特異な合併症を伴うことが多い．治療はほかの縦隔腫瘍と同様に外科的切除が第一に選択されるが，放射線療法，化学療法と併用されることもある．→縦隔腫瘍（じゅうかくしゅよう），重症筋無力症（じゅうしょうきんむりょくしょう）

胸腺ホルモン [thymic hormone]　胸腺細胞で産生される蛋白質で，Tリンパ球の分化，機能を促進する生物活性を有する．サイモシン，サイモポエチンなどが抽出されている．胸腺因子ともよばれる．

胸腺リンパ体質 [status thymicolymphaticus]　全身のリンパ節および胸腺の肥大をきたし，循環系，副腎，性器などの多臓器機能不全，発育不全をみとめる体質．身体の抵抗力が弱く，突然死の転帰をとることも多い．

蟯虫症 [oxyuriasis]　蟯虫は，成虫（pinworm）で0.3〜1 cm，白色の小線虫で回盲部に寄生し，夜間肛門部周辺に産卵する．そのため肛門部の瘙痒感が強く，小児では不眠・注意力散漫・不機嫌などの精神面の症状がみられる．幼虫包蔵卵の感染は手指を介した経口感染のほか塵埃感染がある．診断はセロハンテープを肛門に接触させ，付着した虫卵を鏡検する．治療には，ピランテルなどが使用される．

協調運動障害 [incoordination]　⇨協調運動不全（きょうちょううんどうふのう）

協調運動不全 [incoordination of movement]　〈協調運動障害〉身体各部の筋肉群が調和を保って合目的的な運動ができない状態をいう．下肢に起これば，起立・歩行障害，上肢に起これば，上腕・前腕・手・示指の合目的的な動きの障害を示す．錐体路，錐体外路，小脳，前庭，末梢神経−筋などの疾患における一部分徴候としてあらわれる．なお，小児の神経系発達の未熟性によることもあり，その際には年齢を考慮して評価することが必要である．

強直間代発作 [tonic-clonic seizure]　てんかん発作の分類上，全般発作の1つ．大発作とほぼ同義．発作は突然の意識消失に始まり，数〜数十秒の両側四肢および躯幹部の硬直する硬直痙攣が出現し，しだいに律動性の間代痙攣へ移行し，その全経過は長くても2分程度である．硬直発作中は，呼吸停止，チアノーゼ，瞳孔反射の消失などがみられ，呼吸は痙攣終了後に回復する．発作中は，咬舌，転倒時の外傷，重責発作への移行などに十分注意する．→小発作（しょうほっさ），てんかん

強直性痙攣 [tonic cramp, tonic convulsion, tonic spasm]　〈持続性痙攣〉筋肉の不随意な収縮状態を痙攣という．強直性痙攣とは，筋肉の収縮が長く続き，体幹や四肢が屈曲または伸展をしたままこわばり動かない状態の痙攣をいう．原因はてんかん，脳腫瘍，脳出血，頭部外傷，電解質異常，低血糖などさまざまである．痙攣発作があった場合，発作時間や部位，意識の有無のほかに間代性か強直性か，強直間代性かという観察も必要である．→間代性痙攣（かんたいせいけいれん），痙攣（けいれん），てんかん

強直性発作 [opisthotonos, opisthotonus]　⇨弓（ゆみ）なり緊張

胸椎 [thoracic vertebra；T]　脊柱を構成する椎骨のうち胸部の12個の椎骨．肋骨と結合し，胸郭を形成する点がほかの椎骨と異なる．→胸郭（きょうかく），脊椎（せきつい），脊椎過敏症

胸痛 ▶大項目参照

協同遊び [group play]　幼児期の後半ころより現れ，学童期に最も多くみられる．仕事の役割やルールを決めて遊ぶもので，野球遊びや共同製作などであり，社会性を育てていくうえで必要な遊びである．→遊（あそ）び

共同運動 [synergic movement, synkinesis]　複数の筋が調和のとれた状態で共同して運動すること．たとえば眼球共同運動や下顎眼瞼連合運動などである．→両眼共同運動（りょうがんきょうどううんどう）

共同偏視 [conjugate deviation]　〈側方注視麻痺〉両側の眼球が同一側に偏位した状態のことをいう．大脳半球の障害では病巣側へ向かう共同偏視が，脳幹の障害では病巣と反対側へ向かう共同偏視が起こる．

共同問題 [collaborative problem；CP]　看護師による管理が必要な特定の生理的合併症のこと．カルペニートの『二重焦点臨床実践モデル』によれば，看護師の責任は看護診断と共同問題の2領域からなり，看護師は共同問題に対するモニタリングとともに，看護介入や医師の処方に基づく介入が求められる，とされる．共同問題の記述は「合併症の潜在的状態：〜」または「PC：〜」と表現する．これに対してNANDA（北米看護診断協会）は，看護師が責任を負うべき生理的合併症も看護診断のなかに含めるべきである，という原則的立場をとっている．→カルペニート，リンダ・J．

京都看病婦学校　同志社の新島襄（1843〜1890）によって1886（明治19）年に創設されたわが国初期の看護教育機関の1つ．米国よりリチャーズ（Linda Richards）が着任し，ナイチンゲールがうち立てた職業的確立，精神的自立のための教育・訓練を基本とした教育を行った．修学年限は1年半とした．

強迫観念 [obsessional idea, compulsive idea]　あることがらについて，本人が不合理で無意味だと分かっていながら，打ち消そうとしても消せない思い，意識，考えをいう．不安，恐怖を伴うことが多く，病的には恐怖症，強迫神経症，うつ病などにみられる．→強迫神経症（きょうはくしんけいしょう）

強迫神経症 [obsessive-compulsive neurosis]　意思に反して強迫的に意識にとどまろうとする観念によってひき起こされる神経症で，自らもこれに悩んでいるが，そこから逃れられず，強い不快感，不安，苦痛を覚える．強迫観念（疑惑癖，詮索癖など）と強迫行為（洗浄強迫，確認強迫など）に分類される．思春期から青年期にかけて発症しやすい．→強迫観念（きょうはくかんねん）

強皮症 [scleroderma；SD]　〈硬皮症〉原因不明の皮膚の進行性硬化を示す難治性の疾患．膠原病の一種で，限局型と汎発型とに分けられる．限局型は硬化が皮膚に限局し，指先・顔面・体幹の順に始まり，浮腫・硬化・萎縮と徐々に進行する．汎発型は全身性進行性強（硬）皮症（全身性進行性硬化症，PSS）ともよばれ，硬化がさらに消化管，肺，心臓，腎にまで及ぶもの

で，レイノー現象のほか嚥下障害，腹痛，下痢，呼吸困難，心不全，腎不全などの症状がみられる．

恐怖★ [fear]
NANDA-I 分類法 II の領域 9《コーピング/ストレス耐性》類 2〈コーピング反応〉に配置された看護診断概念で，これに属する看護診断としては同名の〈恐怖〉がある．

胸部外傷 [thoracic injury]
胸部外傷は呼吸・循環系に直接外力が及ぶため，生死にかかわることが少なくない．また，胸部以外の多発損傷例も多くみとめられるため，とくに全身管理に注意が必要である．非開放性胸部損傷と，胸壁を介して外界と交通する開放性胸部損傷とに分けられ，損傷部位からさらに肋骨・胸骨骨折などの胸壁損傷，肺損傷，気管支損傷，心臓損傷，大動脈破裂，食道損傷，胸管損傷，横隔膜損傷などに分類される．→開放性胸部損傷(かいほうせいきょうぶそんしょう)

恐怖症 [phobia]
通常危険ではない特定の対象や状況に対する不つりあいな恐怖を生じ，その対象や状況をさけようとすること．恐怖を生じる対象や状況が存在すること，またはそれを予期することによって，激しい苦痛が生じる．恐怖反応そのものや，不安や恐怖を回避するために行う強迫行動によって日常生活においても，さまざまな支障が生じる．恐怖症の対象にはあらゆるものが含まれ，学術用語になっているだけでも 200 を超えるという．広場恐怖，社会恐怖，疾病恐怖，特定恐怖など．→強迫観念(きょうはくかんねん)，神経症(しんけいしょう)

胸部大動脈瘤 [thoratic aortic aneurysm；TAA]
上行大動脈瘤，弓部大動脈瘤，下行大動脈瘤に大別される．先天性脆弱による上行大動脈中膜の壊死や動脈硬化症，大動脈弁閉鎖不全，外傷，マルファン症候群に合併して出現する動脈瘤．解離性大動脈瘤に進展することがある．→動脈瘤(どうみゃくりゅう)

胸膜炎 [pleurisy]
胸膜の炎症性変化の総称．胸水貯留が目立つ場合を湿性胸膜炎といい，目立たない場合を乾性胸膜炎という．細菌感染(とくに結核)，がん，隣接臓器の炎症の波及などが原因となる．発熱，胸痛，咳嗽などを主訴とするが，全身症状が強いこともある．胸水貯留が高度になると病側肺の虚脱が起こり，呼吸困難が発現する．→がん性胸膜炎，胸水(きょうすい)

強膜炎 [scleritis]
眼球外方の不透明な白色の膜である強膜に，慢性型の炎症性変化が生じるもの．強膜は 3 層に分けられるが，一般に強膜炎とよばれるものは，それぞれの炎症，すなわち上強膜炎，強膜炎，テノン嚢炎の総称として用いられることが多い．眼痛，異物感などの症状があり，リウマチ，結核，梅毒などが原因となる．治療は副腎皮質ステロイド薬，抗菌薬を投与する．

胸膜下囊胞 [subpleural bleb]
⇨肺囊胞(はいのうほう)

強膜静脈洞 [sinus venosus sclerae]
⇨シュレム管

胸膜生検 [pleural biopsy]
胸膜の組織を採取し病理学的に検討すること．胸膜病変の原因を特定するために行うもので，悪性腫瘍，炎症性病変その他の鑑別診断に役立つ．開胸による方法もあるが，多くの場合コープ針などを用いた経皮的穿刺により行われる．→胸水(きょうすい)，バイオプシー

胸膜穿刺 [pleural puncture]
⇨胸腔穿刺[法]（きょうくうせんしほう）

業務規律
看護職として責任を遂行するにあたっての看護師の行動指針．業務規律には看護の対象に対し看護を実践するときの規律，よい看護を実現するための体制づくり，教育および研究の必要性などが示されている．行動指針として，ICN 看護師倫理綱領や日本看護協会の看護師の倫理規定が定められており，さらに領域別の看護業務基準にも看護実践の責任と倫理の基準が示されている．業務規律は看護における定めや決まりであり，自己規制としての意味がある．

業務別看護 [functional modality nursing]
⇨機能別看護(きのうべつかんご)

協(共)力作用 [synergism]
〈相乗作用〉 2 種類，あるいはそれ以上の因子を同時に作用させた場合，それぞれ単独で用いた場合の和よりも効果が大きい場合に協力，または協力作用があるという．薬物の効果に関してよく使われる言葉であるが，生化学をはじめどの分野に用いてもよい．

巨核芽球性白血病 [megakaryoblastic leukemia]
⇨白血病(はっけつびょう)

巨核球 [megakaryocyte]
〈巨核細胞〉 骨髄中にみられる直径 40〜70 μm の細胞．血小板の母細胞であり，最終的に血小板となる．細胞質は淡紅色を呈して微細なアズール顆粒を有し，核は特異な網状構造をもち，多数の分葉が重なり合った不整な形を示している．正常な骨髄塗抹標本でも全細胞の 0.1% 程度を占める．→血小板減少症(けっしょうばんげんしょうしょう)

巨核細胞 [megakaryocyte]
⇨巨核球(きょかくきゅう)

棘間径 [interspinous diameter]
骨盤外計測で求められる径線の 1 つで，骨盤入口部横径を推定するため，両側の上前腸骨棘間の距離を計測する．→骨盤計測(こつばんけいそく)

局所アナフィラキシー [local anaphylaxis]
皮膚や鼻粘膜などの局所的症状にとどまるアナフィラキシーをいう．プラウスニッツ-キュストナーテスト(PK test)は，この反応を利用したもので，アトピー性疾患患者血清をレシピエントの皮内に注射し，24〜48 時間後に推定抗原を当該部位に注射し紅斑や膨疹などの皮膚反応が出現することで抗原特異的 IgE 抗体を検出する．→アナフィラキシー

局所作用(薬物の) [local action]
薬物の作用のうち，生体においてその適用部位に限局して現れる作用をいう．外用薬(皮膚や眼，鼻，口腔・咽頭，直腸の粘膜で作用する薬)や吸入薬のように局所に適用されて物理的・化学的に作用する場合

と，局所麻酔薬のように末梢神経の伝導を限局的に遮断する場合とがある．

局所麻酔法（きょくしょますいほう）[local anesthesia]　局所の無痛を得るために薬物を用いて麻酔を行うもので，神経線維のナトリウム電流をブロックすることで，用量依存的な鎮痛効果が得られる．プロカインなどのエステル型とリドカイン，ブピバカインなどのアミド型の薬物が用いられる．中枢神経や循環器系の中毒症状をきたすことがある．→麻酔（ますい）

極低出生体重児（きょくていしゅっせいたいじゅうじ）[very low birth weight infant]　出生体重が1,500g未満の新生児を指し，超低出生体重児を含む．

局方薬（きょくほうやく）　5年ごとに改定される日本薬局方に収載されている医薬品を略して「日本局方薬」あるいは「局方薬」とよんでいる．局方薬は医薬品の容器，ラベルなどに「日本薬局方」とか「局方医薬品」と明記されている．備考：平成18年4月1日第15改正日本薬局方公布．→日本薬局方（にほんやっきょくほう），薬物（やくぶつ）の管理

虚血性心疾患（きょけつせいしんしっかん）▶大項目参照

虚血性脳症候群（きょけつせいのうしょうこうぐん）[cerebral ischemic syndrome]　⇒一過性脳虚血発作（いっかせいのうきょけつほっさ）

挙睾筋反射（きょこうきんはんしゃ）[cremasteric reflex]　⇒精巣挙筋反射（せいそうきょきんはんしゃ）

巨細胞腫（きょさいぼうしゅ）[giant cell tumor]　細胞膜の融合や細胞質の分裂を伴わない核分裂で1つの巨大な細胞となる多核巨細胞が多数出現する腫瘍の総称で，骨巨細胞腫と腱鞘巨細胞腫がよく知られている．骨巨細胞腫は間質細胞と多数の破骨細胞様の多核巨細胞からなる腫瘍で，長管骨（大腿骨遠位部など）に好発し，好発年齢は30歳代が中心である．腱鞘巨細胞腫は腱鞘に発生する腫瘍で，多核巨細胞が多数出現する．この巨細胞腫には良性と悪性が存在する．

巨細胞封入体症（きょさいぼうふうにゅうたいしょう）[cytomegalic inclusion disease]　サイトメガロウイルスの感染症．新生児に比較的多い．尿，体液，髄液，唾液腺中に核内や細胞質内に封入体をもつ膨化した巨大細胞がみられる．黄疸，肝脾腫，血小板減少性紫斑病をみる．

虚弱児（きょじゃくじ）[weak child]　身体虚弱な児童のこと．身体が弱いことを意味する一般的な用語で，その概念には一定のものがなく，歴史的に変化してきている．近年では，先天的または後天的なさまざまな原因によって身体諸機能の異常を示し，病気に対する抵抗力が低下，あるいは罹患しやすく，長期にわたって健康な児童生徒と同じ教育を行うと，かえって健康を害するおそれのあるものとされている．また，原因ははっきりしないが，病気にかかりやすく，かかると重くなりやすく，治りにくいもの，頭痛や腹痛などいろいろな不定の症状を訴えるものも含めてとらえられている．

拒食〔症〕（きょしょく〔しょう〕）[refusal of food]　欲動・意思障害のなかの食欲異常の1つで，食事を摂ることを拒否する摂取障害の一種．自殺目的や被害妄想，罪業妄想，幻聴など精神障害による場合から，とくに動機が不明のものまで種々のものがある．器質性疾患で食欲が失われているものとは区別する．→摂食障害（せっしょくしょうがい）

巨人症（きょじんしょう）[giantism, gigantism]　全身が標準値よりはるかに大きくなることをいう．代表として，骨端線閉鎖前に下垂体腺腫からの成長ホルモンの過剰分泌による下垂体性巨人症や，常染色体優性遺伝と推定されている脳性巨人症などがあげられる．

巨赤芽球性貧血（きょせきがきゅうせいひんけつ）[megaloblastic anemia]　骨髄に巨赤芽球が出現する貧血の総称．臨床的には大球性貧血の病像を呈する．貧血の一般症状のほかに舌炎，しびれ感をみとめる．胃の内因子（キャッスル因子）分泌低下（悪性貧血），胃切除，吸収障害，低栄養などに起因するビタミンB$_{12}$あるいは葉酸の欠乏が原因となる．ビタミンB$_{12}$の欠乏によるものではビタミンB$_{12}$の静脈投与が著効する．→悪性貧血（あくせいひんけつ），ウラシル尿症，内因子（ないいんし），貧血（ひんけつ）

拒絶反応（きょぜつはんのう）[graft rejection]　〈移植片拒絶反応〉臓器移植の際にみられる移植片の生着を阻む免疫反応．組織適合性の完全に一致しない臓器が移植されると，非自己を排除しようとする宿主側の免疫機構により，移植片は機能不全・壊死に陥る．反応の現れ方は，移植直後に起こる超急性拒絶反応から，10か月以上経過したのちに起こるものまでさまざまである．近年，シクロスポリンAなどの免疫抑制薬の開発により，かなりコントロールできるようになってきている．→移植（いしょく），免疫（めんえき）

巨大S状結腸（きょだいSじょうけっちょう）[megasigmoid]　S状結腸の著明な拡大．先天性のものは，腸管壁を支配するアウエルバッハ神経叢中の細胞の欠如または変性によって腸管の蠕動運動が出現しないため，腹部膨満，胎便の無排出が起こる．また，便の貯留のため，イレウスを起こすこともある．後天的なものでは，大腸が徐々に異常な拡大をきたして出現する．→アウエルバッハ神経叢，腸閉塞〔症〕（ちょうへいそくしょう）

巨大児（きょだいじ）[excessively large fetus, giant baby]　一般には内臓の異常や奇形をみとめない出産児で，わが国では出生体重が4,000g以上の場合を巨大児といっている．またICD-10（国際疾病分類）では4,500g以上を超巨大児（exceptionally large baby）としている．母親が糖尿病の場合，巨大児になりやすいとされている．分娩時には，産道損傷，肩甲娩出困難，帝王切開が高頻度にみられる．出生直後には低血糖症や高ビリルビン血症を起こしやすい．→過期産児（かきさんじ）

居宅介護支援事業所（きょたくかいごしえんじぎょうしょ）⇒介護保険（かいごほけん）

居宅サービス計画（きょたくサービスけいかく）⇒介護保険（かいごほけん）

居宅療養管理指導（きょたくりょうようかんりしどう）　日常生活において医学的管理や医療処置の必要な居宅要介護者などに対し，病院，診療所，薬局の医師・歯科医師・薬剤師，その他厚生労働省令で定める者によって行われる療養上の管理および指導（介護保険法第7条第10項）．これには医師

が行う訪問による医学的管理・指導，歯科医師・歯科衛生士による口腔衛生指導，薬剤師による薬剤管理指導，管理栄養士による栄養指導などがある．介護保険の適応となるサービスの1つである．→介護保険(かいごほけん)

去痰薬(きょたんやく) [expectorants]
気管支の分泌物を増し，あるいは粘度を下げることにより痰の喀出を容易にする薬物．分泌物の量を増すのにサポニン類(セネガ，キキョウ根，オンジ)があり，分泌物の粘度を低下させるものに酵素製剤(ブロメライン，トリプシン)，システイン誘導体(アセチルシステイン)がある．また塩酸ブロムヘキシンは両方の機序で作用する．

虚無妄想(きょむもうそう) [nihilistic delusion]
すべての存在の実存を否定する妄想である．自分が存在しない，身体の部分がない，財産もない，家族もない，世界全体も存在しないなどといった内容である．

許容線量(きょようせんりょう) [permissible dose]
放射線の被曝を受けても，身体的あるいは遺伝的障害などをひき起こさないであろうとされる放射線総量の限度．国際放射線防護委員会は，放射線や放射性物質を扱う職業の人の許容線量は年間0.05 Sv，一般の人は0.005 Svとしている．なお1度に1 Svの放射線を浴びると吐き気などが現れ，5 Svでは50%の死亡率，10 Svでは即死するとされる．→放射線障害(ほうしゃせんしょうがい)，放射線被曝(ほうしゃせんひばく)

キラーT細胞(さいぼう) [killer T cell；TK]
〈細胞傷害性T細胞，細胞傷害性Tリンパ球〉 抗原特異的な標的細胞に結合してこれを破壊するT細胞亜群で，表面マーカーとしてCD8抗原をもつ．抗原認識の際，自己MHCクラスI抗原を必要とし，ウイルス感染細胞や同種移植片の排除に働く．→CD8抗原，T細胞

ギラン-バレー症候群(しょうこうぐん) [Guillain–Barré syndrome；GBS]
急性の運動麻痺を主徴としたアレルギー性多発神経根炎である．運動麻痺は多くは下肢から発症し上行性(対称性)に進展し，体幹筋や顔面筋(顔面神経の対麻痺が約50%)，嚥下・呼吸筋に及ぶこともまれではない．深部反射は低下もしくは消失し，運動失調，頻脈や起立性低血圧などの自律神経徴候を呈することもある．症例の60～70%ではカンピロバクター，サイトメガロウイルス，インフルエンザなどのウイルスやマイコプラズマの先行感染がみとめられ，ワクチン接種に続発する例もある．発症後，第3～4週ごろまでに極期に達し，多くの例では運動麻痺はほぼ全治癒であるが，呼吸筋麻痺や自律神経障害を生じ，死亡する例や筋萎縮などの後遺症が永続する例もある．病理学的には，末梢神経の髄鞘(GM₁ガングリオシドなど)に対する自己免疫による節性脱髄がみられ，急性多発神経根神経障害を呈する．髄液検査では，蛋白細胞解離(細胞増多を伴わない蛋白量増加)を示し，末梢神経伝導速度は低下する．自然寛解することが多く，麻痺が軽度の場合には対症療法(早期からリハビリテーション)を行う．抗GM₁抗体陽性例では，筋力低下が高度で回復が不良である．嚥下障害や呼吸障害がみられる場合には，血漿交換療法や免疫グロブリン大量療法が有効である．副腎皮質ステロイド薬は，急性期の発熱や腰痛以外には有効性は否定的である．Georges Guillain(1876～1961，仏，神経)，Jean Alexander Barré(1880～1971，仏，神経)．→蛋白細胞解離(たんぱくさいぼうかいり)

起立検査(きりつけんさ) [orthostatic examination]
⇒平衡機能検査(へいこうきのうけんさ)

起立性蛋白尿(きりつせいたんぱくにょう) [orthostatic albuminuria]
〈体位性蛋白尿〉 蛋白尿が安静仰臥位ではみとめられず，立位，前屈や運動後にのみ出現するもの．腎下垂や遊走腎などによる腎血流の変化や糸球体基底膜の透過性亢進によるとされている．→遊走腎(ゆうそうじん)

起立性調節障害(きりつせいちょうせつしょうがい) [orthostatic dysregulation；OD]
⇒起立性低血圧(きりつせいていけつあつ)

起立性低血圧(きりつせいていけつあつ) [orthostatic hypotension；OH]
起立時には重力のために下半身に血液が集中し血圧が下がり，脳への血液が減りやすくなる．健常者では脳循環の血流が減少すると，それを確保するための主に自律神経を介した血圧調節機構が働いている．しかし，神経疾患・発熱・長期臥床・降圧薬服用などのためにこの調節機構が阻害されると起立時の血圧調節がうまくできず脳循環障害を起こす．これを起立性低血圧という．年少者に多くみられる病的な背景がない起立性調節障害(OD)とは区別するが，両者は共通して立ちくらみ，めまい，動悸，悪心，頭痛，ときに失神などの症状を呈する．原疾患の治療，運動訓練による調節機構の正常化などが対策である．→脳貧血(のうひんけつ)

気力体力減退★(きりょくたいりょくげんたい) [failure to thrive]
NANDA-I 分類法II の領域13《成長/発達》類1《成長》に配置された看護診断概念で，これに属する看護診断としては《成人気力体力減退》がある．

キルシュナー鋼線牽引(こうせんけんいん) [Kirschner wire traction]
骨にキルシュナー鋼線を刺入し，重錘をかけて行う直達牽引の方法．骨折部の整復を行い骨癒合を得る骨折の保存的治療に際して用いられる．このほか手術までの間，転位を可及的に小さく保つ目的や局所の安静をはかる目的にも応用される．架台や牽引フレームが必要なほか，循環障害や神経麻痺を起こさないように監視が必要である．Martin Kirschner(1879～1942，独，外科)．→牽引療法(けんいんりょうほう)

亀裂(きれつ) [fissure]
〈あかぎれ〉 皮膚の表面にできた線状の裂け目．角質層が生理的に厚い手掌・足底や，慢性湿疹，乾癬など角質層が肥厚した部位でみられる．裂け目が真皮に達すると出血する．

亀裂骨折(きれつこっせつ) [fissured fracture, infraction]
骨折線はみられるが骨片がずれたり，離れることがない骨折．不完全骨折，不全骨折ともいう．骨膜が厚い幼小児の骨折にはよくみられる．→骨折(こっせつ)

季肋部(きろくぶ) [hypochondrium]
〈下肋部〉 腹部の区分の1つ．横隔膜円蓋の高さから左右の肋骨弓に至るまでの領域で，上腹部の両外側部にあたる．この部位では腹部内臓の前が肋骨で覆われている．外観的に胸部であるが，腹部内臓が存在するため解剖学的腹部に属する．右季肋部の深部には肝臓右葉や右結腸曲などが位置する．左季肋部には食道下部，胃底，膵尾，脾

臓，左結腸曲などが位置する．→急性腹症（きゅうせいふくしょう）

キロミクロン [chylomicron]
⇨カイロミクロン

疑惑癖(ぎわくへき) [obsession of doubting]
強迫の一現象形態．戸締まり，火の元の確認など自分がとった行動に誤りがなかったか，話が正しく受け取られたかなどいちいち疑ってしまうこと．何度も確認をしないとすまない強迫行動をひき起こす．→強迫観念（きょうはくかんねん），強迫神経症（きょうはくしんけいしょう）

筋萎縮〔症〕(きんいしゅく〔しょう〕) [muscular atrophy, amyotrophy]
筋肉（骨格筋）の容積が減少し，筋力低下を伴う疾患で，神経原性と筋原性の筋萎縮症に分類される．筋萎縮性側索硬化症は代表的な神経原性筋萎縮で，下肢末梢から始まる進行性の筋萎縮・筋力低下・広範囲の線維束性収縮がみとめられる．筋原性筋萎縮の代表的疾患はデュシェンヌ型筋ジストロフィー（X染色体劣性遺伝）で，筋脱力は腰帯・上肢帯・四肢近位部から出現する．一般的に骨格筋萎縮は老人性萎縮，無為性萎縮，栄養障害性萎縮などに分類される．

筋萎縮性側索硬化〔症〕(きんいしゅくせいそくさくこうかしょう) [amyotrophic lateral sclerosis；ALS]
〈アミトロ〉 運動ニューロンだけが障害される変性疾患．筋力低下と筋萎縮がしだいに全身に広がり，呼吸運動の抑制から呼吸困難に陥り死に至るが，最近では呼吸管理により延命も可能となった．40〜60歳に発症し，男性に多い．原因は不明．看護上の留意点は，全身の筋力低下，筋萎縮による運動障害の程度を把握し，セルフケア能力のアセスメントをもとにして患者の能力を維持し，それを最大限にいかす看護介入が重要である．病気の進行に伴い嚥下障害・構音障害，呼吸筋・肋間筋の萎縮，筋力低下による換気障害など生命に直結する症状が出現するので，症状に応じた看護ケアが必要である．また，予後不良の難病のため，患者とその家族の不安や受容状況をふまえた精神的サポートが求められ，疾患や予後をどのようにとらえているかを把握し，価値観を尊重した支援が必要である．近年，在宅での療養も可能であり，早期からの社会資源の活用などサポート体制の構築が重要である．厚生労働省指定の特定疾患に含まれている．

筋炎(きんえん) [myositis]
骨格筋に炎症をきたす疾患の総称で，炎症性ミオパチーともよばれる．特発性である多発筋炎，皮膚筋炎，封入体筋炎のほかに，ウイルスや細菌による感染性筋炎，膠原病などの全身疾患に伴う筋炎がある．

緊急安全性情報(きんきゅうあんぜんせいじょうほう) [emergency safety information]
〈ドクターレター，イエローペーパー〉 医薬品，医療用具の安全性に関する緊急かつ重要な情報を伝達する必要が生じた場合，厚生労働省が製薬会社の医薬情報担当者に対して，それらを使用している医療関係者に向けて4週間以内に直接配布を義務づけているもの．A4サイズの黄色系の用紙を用い，最大見開き4ページ以内とされている．

緊急手術(きんきゅうしゅじゅつ) [emergency surgery, emergency operation]
〈救急手術，応急手術〉 主要臓器や組織の突発的な損傷，破裂，穿孔，炎症，閉塞などに対し，保存的療法では生命の存続が脅かされるときに，観血的療法として直ちに行う手術．→急性腹膜炎（きゅうせいふくまくえん），救命医療（きゅうめいいりょう）

緊急措置入院(きんきゅうそちにゅういん) [emergency hospitalization]
精神保健及び精神保健福祉法第29条第2項による都道府県知事による入院措置で，自傷他害のおそれが著しく，通常の措置入院手続き（2名の精神保健指定医の診察，都道府県職員の立会い，保護者への通知）が待てないほど緊急を要する場合に，1名の精神保健指定医の診察による簡略な手続きで72時間に限って入院させるものである．緊急措置入院後，72時間の入院期間中に，あらためて2名の指定医により措置入院の手続きがとられることが多い．なお第33条の第4項にある応急入院とは，自傷他害のおそれはないものの，意識障害などのため患者本人の同意が得られない，または身元不明で家族と連絡がとれないが，入院治療を行わなければ医療および保護をはかるうえで著しい支障があると判断された場合，本人の同意がなくても72時間に限り入院させることができる．

筋強直性ジストロフィー(きんきょうちょくせいじすとろふぃー) [myotonic dystrophy；MD]
筋の緊張・萎縮，白内障と内分泌隙の多腺性萎縮を呈する遺伝性筋疾患．小児期から自覚はあるが，筋力低下は20〜40歳代に気づくことが多く，他のミオパチーでは侵されにくい遠位筋と胸鎖乳突筋に萎縮をきたしやすいのが特徴的で，顔面筋，頸筋，咀しゃく筋の萎縮のため特有の顔貌をきたす〔斧状顔貌（おのじょうがんぼう；hatchet face）〕．徐々に進行し15〜20年で歩行不能となる．対症療法を行うが，治療法は確立されていない．

筋緊張(きんきんちょう) [muscle tone, muscle tonus]
〈筋トーヌス〉 筋は生体内では常に一定の張力を保っている．この筋の張力の程度，硬さを筋緊張（筋トーヌス）という．筋緊張はパーキンソン病，錐体路障害などで亢進し，一般に筋疾患，小脳疾患などで低下する．→弛緩性麻痺（しかんせいまひ），パーキンソン病

筋緊張低下児(きんきんちょうていかじ) [congenital myatonia, floppy infant]
〈ぐにゃぐにゃ児，フロッピーインファント〉 全身の筋緊張が不良な児の総称．新生児期から出現する．原因疾患として，先天性ミオパチー，小児脊髄性筋萎縮症，先天性筋ジストロフィー，脳性麻痺，代謝異常などがあげられる．

筋クローヌス(きんくろーぬす) [myoclonus]
⇨間代性痙攣（かんたいせいけいれん）

筋痙攣(きんけいれん) [muscle cramp]
⇨書痙（しょけい）

菌血症(きんけつしょう) [bacteremia]
臨床症状の有無にかかわらず，血中より菌が検出されうる状態をいう．菌は血流中では増殖しないが，病状が進行すると固有の病巣に定着し増殖を始める．病巣より細菌が血中に入り，悪寒，高熱などの全身症状をきたすようになった場合を敗血症という．血液からの菌培養で確定診断する．→感染性心内膜炎（かんせんせいしんないまくえん），敗血症（はいけつしょう）

近見反応（きんけんはんのう） [near reaction]
指先やペンなどの視標を患者に徐々に近づけて両眼で見させたとき輻輳が起こったり瞳孔が縮小する反応．→輻輳（ふくそう）

菌交代現象（きんこうたいげんしょう） [microbial substitution]
抗菌薬を長期間連用すると，それに感受性のある菌が減少あるいは消滅するのと同時に，これをきっかけとしてその薬物に耐性のある菌が異常に増殖することがある．これを菌交代現象といい，交代菌によって新しい病変が生じた場合は菌交代症という．しかし，菌交代現象が必ずしも菌交代症に発展するとは限らない．

近視（きんし） [myopia, nearsightedness]
〈近眼〉平行光線が網膜面よりも前方で焦点が合う状態．眼軸長が正常よりも長いために起こる軸性近視と，水晶体または角膜の屈折力が大きいために起こる屈折性近視がある．遠距離を見る場合に明視ができない．凹レンズで矯正する．→遠視（えんし），仮性近視（かせいきんし），視力障害（しりょくしょうがい）

筋弛緩薬（きんしかんやく） [muscle relaxants；MR]
筋の緊張を低下させる薬物．作用機序により中枢性と末梢性に大別される．中枢性筋弛緩薬は脊髄あるいはそれより上位の脳における多シナプス反射にかかわる介在ニューロンを抑制して筋を弛緩する．末梢性筋弛緩薬は神経筋接合部を遮断して骨格筋を弛緩し，手術時に全身麻酔薬とともに使われる．末梢性筋弛緩薬にはスキサメトニウムのような脱分極性筋弛緩薬とクラーレなどの競合性筋弛緩薬がある．

筋腫（きんしゅ） [myoma]
成熟した筋組織に由来する腫瘍をいう．平滑筋腫（leiomyoma）と横紋筋腫（rhabdomyoma）に分かれるが，前者がほとんどで後者はきわめてまれである．平滑筋腫は個々の筋細胞の周囲が膠原線維で囲まれており，正確には線維筋腫（fibromyoma）である（例：子宮筋腫）．→平滑筋腫（へいかつきんしゅ）

筋収縮性頭痛（きんしゅうしゅくせいずつう） [muscle contraction headache；MCH]
⇨緊張型頭痛（きんちょうがたずつう）

筋症（きんしょう） [myopathy]
⇨ミオパチー

近親婚（きんしんこん） [consanguineous marriage, consanguinity]
〈血族結婚〉血縁関係の近い男女の結婚をいう．古来世界各地で慣習的な，あるいは道徳的見地からの近親婚に関するタブーがみられる．現在わが国では，民法第734条において三親等以内の血族の婚姻を禁じ，道徳的見地から婚姻および法定血族（養子関係）についてもこれを制限している．医学的には，近親交配におけるホモ接合体の増加，遺伝疾患発現率の上昇が確認されている．統計上も，いとこ同士の結婚では他人同士の結婚に比べ，全身白子が13.5倍，フェニルケトン尿症が8.5倍，先天性聾唖が7.8倍の割合で発生している．インドの一部地域などでは，同じいとこ同士の結婚でも，父親の兄弟の子どもとの結婚や母親の姉妹の子どもとの結婚（平行いとこ婚）が慣習的に厳しく禁じられている．逆に，父親の姉妹の子どもとの結婚や，母親の兄弟の子どもとの結婚（交差いとこ婚）はむしろ奨励されている．これ

は古くからの経験により，伴性遺伝疾患の発生をさけているものと考えられる．→伴性遺伝（ばんせいいでん）

近親相姦（きんしんそうかん） [incest]
かつて近親相姦とよばれたが，近年では相互的な関係ではなく優位な立場にいる人間からの強制的な関係であるということから，近親姦とよばれることが多い．基本的には，親子，同胞など近い血縁関係にある者の間で行われる，意識的な性的興奮を伴った親密な身体的接触を指すが，次のような関係も含めることがある．養子関係にある者，および継父や継母との関係，あるいは窃視や露出など．これらは被害者のその後の精神発達に多大な障害をもたらすと考えられており，解離性障害，とくに解離性同一性障害との関連が注目されている．→異常性欲（いじょうせいよく）

筋性防御（きんせいぼうぎょ） [muscular defense, défense musculaire]
〈デファンス・ムスクレール〉虫垂炎，十二指腸潰瘍穿孔などによる腹膜炎の際にみられる防御機転の1つ．触診した腹壁筋が反射的に緊張することをいう．→胃穿孔（いせんこう），腹膜炎（ふくまくえん）

筋層間神経叢（きんそうかんしんけいそう） [plexus entericus]
⇨アウエルバッハ神経叢

金属中毒［症］（きんぞくちゅうどく［しょう］） [metallic poisoning]
〈重金属中毒〉有害な重金属または金属化合物を，微量でも長期にわたって摂取したり経皮的に吸収したりすると，体内に貯留・蓄積され，排泄されないために中毒症状（主として中枢神経症状，骨髄抑制，胃腸症状など）がみられる．職業性によるもののほか，カドミウム中毒（イタイイタイ病），有機水銀中毒（水俣病）など多数ある．→イタイイタイ病，水俣病（みなまたびょう）

近代看護（きんだいかんご）
宗教の教義とは離れた19世紀後半以降の，科学的理論と技術を積極的に導入した社会的にも自立した看護．一般にナイチンゲール以降のものを指す．宗教改革後，救療施設の一部は国家や都市によって運営され，医療は宗教の手を離れるとともに技術的には発達したが，精神的看護はおろそかになった．看護の質は著しく低下し，17～19世紀半ばまで看護の暗黒時代となった．そのなかから人道主義に根ざした社会事業が行われるようになり，病院の衛生状態や看護の質の低下を改善する必要性が提唱された．こうした状況を土台としてナイチンゲールが出現し，この時代に看護に求められる科学的知識と技術に基づく近代的看護を確立し，それに応えた．ナイチンゲール看護婦学校では宗教や医師の権威に関係なく教育が行われ，卒業生たちは広く世界に進出し，職業としての看護を行い，看護の水準を上げた．わが国において近代看護が確立したのは，明治時代に入ってからである．職業看護婦は戊辰戦争［1868(明治元)年］のときに誕生した．本格的な教育が開始されたのは，明治10年代である．桜井女学校付属看護婦養成所，有志共立東京病院看護婦教育所（現：慈恵看護専門学校），京都看病婦学校がほぼ同時［1885～1886(明治18～19)年］に教育を開始し，少し遅れて日本赤十字社看護婦養成所［1890(明治23)年］，次いで聖路加高等看護婦学校［1904(明治37)年］が開設されている．

菌体内毒素（きんたいないどくそ） [endotoxin]
⇨エンドトキシン

禁断現象　[abstinence phenomenon]
⇨離脱症候群（りだつしょうこうぐん）

禁断症状　[abstinence symptoms]
⇨離脱症候群（りだつしょうこうぐん）

緊張型頭痛　[tension-type headache；TTH]
〈緊張性頭痛，筋収縮性頭痛，ストレス性頭痛〉　慢性反復性頭痛のなかで最も多いのが緊張型頭痛であり，日本人男性の23％，女性の48％がこの頭痛に悩まされているとの統計もある．2003（平成15）年の国際頭痛分類第2版では，頭痛の頻度が平均して1か月に1回未満の稀発反復性緊張型頭痛，1か月に1日以上15日未満の頻発反復性緊張型頭痛と，1か月に15日以上の頭痛が3か月以上ある慢性緊張型頭痛に分けられている．これらの頭痛は，それぞれ頭蓋周囲の圧痛を伴うものと，伴わないものに分類される．いずれの頭痛でも，軽度から中等度の日常生活の制約はあっても阻害はしない程度の，圧迫または締めつけるような非拍動性の痛みが両側性にある．多くの場合は両側後頭部に上記のような痛みを覚えるが，ときに側頭部や前頭部に鈍痛や不快感を覚え，「帽子をかぶっている」「鉢巻きをしている」と訴えることもある．痛みは1日のなかでは午後から夕方にかけて強くなり，疲労時にとくに多い．僧帽筋など頭頸部骨格筋の収縮のほか，中枢性因子や肉体的・精神的ストレス，環境因子などが複合的に関与しているとされる．筋弛緩薬，精神安定薬などの薬物療法や体操などの運動療法が効果を示す．→群発頭痛（ぐんぱつずつう），片頭痛（へんずつう）

緊張型統合失調症　[catatonic schizophrenia]
⇨緊張病（きんちょうびょう）

緊張性頭痛　[tension headache]
⇨緊張型頭痛（きんちょうがたずつう）

緊張病　[catatonia]
〈緊張型統合失調症〉　統合失調症の亜型の1つ．興奮や衝動的行動，一方では緘黙，拒絶，無反応などの症状が突然何の前兆もなく発現し，ときに幻覚を伴う．多くは思春期に発症する．軽快・増悪を繰り返すものが多く，情意の荒廃もみられる．→常同症（じょうどうしょう），統合失調症（とうごうしっちょうしょう）

筋電図　[electromyogram；EMG]
骨格筋の活動時にみられる筋線維の微細な活動電位を誘導・増幅して記録したもの．細い電極を組み入れた針（針電極）を筋肉に刺入し，その活動電位を記録する（図）．末梢神経，筋および上位運動ニューロンの障害を鑑別するために用いる．

近点測定器　[optometer]
⇨オプトメーター

筋トーヌス　[muscular tonus]
⇨筋緊張（きんきんちょう）

筋肉系　▶大項目参照

筋肉痛　[muscle ache, myalgia]
筋肉痛の主な原因として，①筋肉中に乳酸などの代謝産生物質が蓄積する筋疲労，②筋線維の損傷による炎症があげられる．スポーツなどによって生じ，一般的にはストレッチングや入浴など血行をよくすることで改善される．

■図　針筋電図

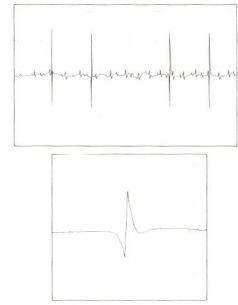

上：安静時にみとめられた脱神経電位・その拡大
下：正常な安静時には電位はみとめられず，基線のみ

ときに悪性新生物や感染・膠原病に伴って生じることもあり，疼痛緩和のために原疾患の適切な治療が必要となる．

筋疲労　[muscle fatigue]
一定の筋力を持続して発揮することができず，筋力が低下した状態を筋疲労という．筋疲労の原因として，筋グリコーゲンなどのエネルギー源の枯渇，乳酸などの代謝産物の筋肉内への蓄積，水素イオン分布の変化などの説がある．重症筋無力症による病的な筋疲労（易疲労性）は神経筋接合部のアセチルコリンの伝達障害によってひき起こされる．
→重症筋無力症（じゅうしょうきんむりょくしょう）

筋膜　[fascia]
個々の筋，または筋群を包み，これを保護している結合組織性の膜をいう．筋膜の炎症としては，足底部筋膜炎と結節性筋膜炎の発生頻度が高い．

勤務体制　[duty system]
病棟における看護は24時間継続して行われる．そのために看護職員の勤務体制はいくつか種類があるが，基本的には交替制勤務は必須である．勤務体制は24時間を深夜，日勤，準夜帯など8時間ごとに均等に交替する均等割3交替制，24時間を日勤，中勤，夜勤と変則の3交替制，24時間を2つに分けた2交替制などがある．看護職員の生活のニードやライフスタイルは多様化しており，一律の勤務体制で勤務を続ける困難がある．どのような勤務体制を編成するかは患者が受ける看護に不利な状況が生じない，看護職員にとっても安全であることが重要である．

キンメルスチール-ウィルソン症候群

[Kimmelstiel-Wilson syndrome]　糖尿病の慢性合併症の1つである糖尿病性腎症（腎糸球体硬化症）．腎糸球体が結節性変化をきたし，大量の蛋白尿，脂質異常症，低アルブミン血症などのネフローゼ症候群の症状を呈したものをいう．Paul Kimmelstiel（1900～1970，独・米，病理），Clifford Wilson（1906～1997，英，医師）．

勤労婦人福祉法　⇨男女雇用機会均等法（だんじょこようきかいきんとうほう）

く

グアニン [guanine ; Gua, G]　〈2-アミノ-6-オキシプリン〉　プリン塩基の1つで核酸の構成成分である．またグアノシン，グアニル酸，グアノシン三リン酸などの構成成分でもある．異化されるとキサンチンを経て尿酸となり，尿中に排泄される．→アデニン，ウラシル，シトシン，チミン

グアネチジン [guanethidine]　交感神経ニューロン遮断薬で高血圧治療に用いる．強力な血圧降下作用をもち，とくに立位時の血圧を下降させる．作用機序は交感神経末端のノルエピネフリンを枯渇させ，交感神経刺激の伝達を遮断することによる．中枢神経に分布しないので中枢作用はない．副作用として脱力感，立ちくらみ，頭痛，眠気，徐脈，下痢などがある．

グアヤック試験 [guajac test]　便潜血反応検査の1つ．酢酸を含む試薬を吸収させた濾紙に便を塗布し，過酸化水素を滴下し，青く発色すれば陽性とする．便中のヘモグロビンが酢酸で酸化されてヘマチンとなり，過酸化水素によるグアヤックの呈色反応を触媒することを利用した試験法である．最近は免疫学的検査法の普及によりあまり用いられない．

クインケ徴候 [Quincke sign]　〈クインケ拍動〉　大動脈弁閉鎖不全症，甲状腺機能亢進症のときにみられる徴候．爪を軽く圧迫すると，爪床または爪基底部で心臓の拍動に一致して，皮膚の潮紅，消退がみられるもの．Heinrich Irenaeus Quincke（1842～1922，独，医師）．

クインケ拍動 [Quincke pulse]　⇨クインケ徴候

クインケ浮腫 [Quincke edema]　〈限局性浮腫，血管神経性浮腫〉　皮膚や粘膜に突発性に生じる限局性の浮腫性腫脹で，通常数時間ないし数日で消失するが反復することが多い．血管運動神経の局所的興奮により肥満細胞から化学伝達物質が分泌され，局所の血管の透過性が高まり組織間に漏出液が貯留することが原因である．顔面や四肢に多い．胃腸粘膜に起こると腹痛，嘔吐，下痢などがみられ，喉頭粘膜に起こると呼吸困難や嗄声がみられる．多くの場合原因は不明だが，アレルギー反応によるもの，遺伝性のものもある．

空気嚥下［症］ [aerophagy]　空気を嚥下しては噯気（あいき＝おくび）として吐出し，これを繰り返す．空気が胃内に貯留しすぎて腹部膨満や胃腸障害をみることもある．ヒステリー・神経症患者に多い．→おくび

空気感染 [aerial infection, air-borne infection]　〈空気系感染，飛沫核感染〉　空気中に浮遊する微粒子をエアロゾル（aerosol）といい，病原微生物が含まれたエアロゾルを吸入することにより感染する場合を，空気感染とよぶ．また，病原微生物を含んだ飛沫から水分が失われたものを飛沫核といい，この飛沫核を吸入して感染する場合を飛沫核感染とよぶ．この飛沫核感染を空気感染に含める場合もある．→飛沫感染（ひまつかんせん）

空気感染隔離室 [airborne infection isolation room ; AIIR]　空気感染隔離室（かつての陰圧隔離室）は，空気感染性疾患の疑いがある人や確定している人を隔離するための個室病室である．咳による飛沫核やエアロゾル化した汚染体液によって感染する感染性微生物の伝播を最小限にするために，AIIRでは環境因子が制御される．室内は陰圧で，6～12回／時の換気がなされ，空気は病室から建物の外部に直接排気されるか，病室に戻る前に超高性能濾過空気（HEPA）フィルターで濾過されてから再循環される．

空気塞栓［症］ [air embolism]　軟部組織の大きな損傷や出産時の会陰裂傷の際，また手術時などに，創の静脈から空気が吸い込まれ，主要血管の血行が阻害されることをいう．とくに頸部，胸部の静脈に起こりやすい．また血管内にできた気泡は肺循環を閉塞することが多く，致命的である．→塞栓［症］（そくせん［しょう］）

空気浴 [air bath]　⇨外気浴（がいきよく）

空笑 [silly smile]　統合失調症によくみられる症候で，その場の状況から考えて意味がなく不可解で動機もはっきりしない笑い．思い出し笑いのように「ニヤニヤ」と，他者に空虚な印象を与える．

空想虚言 [fantastic pseudology, pseudologia fantastica]　顕示欲のある人などにみられる言動で，架空のことをいかにも真実のように空想して語る．その空想を自分でも信じてしまい，次々と空想が発展していく．ヒステリー性格者などにもみられるといわれている．

空腸パウチ [jejunal pouch]　胃全摘出術後の再建術の1つ．空腸を逆U字型に折りたたんで，おのおのの空腸脚を切開し，切開孔同士を吻合，袋状（パウチ）にして代用胃とする（図）．ダンピング症候群や通過障害など術後の後遺症の予防を兼ねて本法を行うことがあり，「パウチ法」ともよばれる．Roux-en-Y法，間置法，ダブル・トラクト法の3方法がある．

空腸瘻 [jejunostomy]　空腸が皮膚表面に開口したもの．病的なものとしてクローン病などでみられる．一般的な空腸瘻は，人工的に形成するもので，栄養補給，またはイレウスなどに対して腸内容の排除を目的として，経皮的にカテーテルを腸管内に挿入・固定する方法と，腸管自体を皮膚に開口させる方法

■図　空腸パウチ

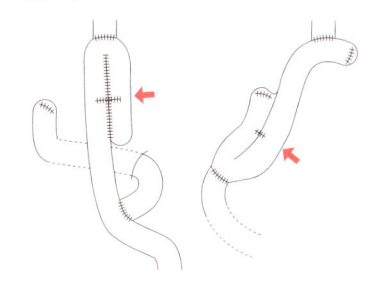

空洞　[cavity]　肺，肝，腎，脳などの実質臓器において，炎症や虚血によって壊死，軟化または融解した組織が，吸収あるいは排出されて組織に欠損ができたものの総称．その代表的なものが肺結核の空洞である．

腔内照射　[intracavitary irradiation]　腫瘍近辺に密封小線源を挿入し，病巣に大線量を照射する方法である(図)．非常に効果の高い方法であるが，対象臓器が舌，子宮などに限られ，医師や看護師などの被曝が多いという欠点がある．アフターローディング(afterloading，後充填)法は，この被曝を最小限にするために開発された方法である．ガイドになる管状の容器を病変部に挿入し，理想的位置になるように調整する．その後，線源を挿入して治療する．近年では，線源の挿入を遠隔操作で行えるようになってきている．

■図　腔内照射の例(子宮頸がん)

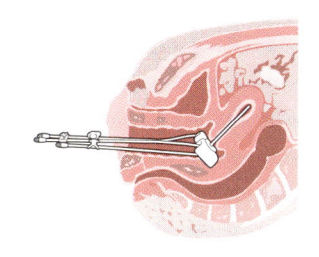

偶発がん　[incidental cancer]　〈不顕性がん〉　非悪性腫瘍の病変のために手術(摘出または部分切除)された検体のなかに偶然発見されたがんであり，不顕性がんの1つで前立腺がんや甲状腺がんに多い．他の不顕性がんには，オカルトがんとラテントがんがあり，前者は転移巣による臨床症状が先行し，その精査または剖検により原発部位が明らかになったがん．腎がんや前立腺がんの骨転移などがこれにあたる．後者は生前そのがんによる臨床症状がなく，他の死因で剖検された患者の組織検査で初めてがんの存在が明らかになったがんを意味し，前立

腺がんや甲状腺がんの頻度が高い．

空腹時痛　[hunger pain]　空腹時に生じる上腹部の疼痛で，食物や酸分泌抑制薬の投与などにより胃酸濃度を低下させることで改善する．胃潰瘍や十二指腸潰瘍の患者にみられることが多い．

クームス試験　[Coombs test]　〈抗グロブリン試験〉　赤血球不規則抗体の検出法．不規則抗体は赤血球と結合しても凝集反応を起こさないが，抗グロブリン血清(クームス血清)を加えれば不規則抗体とグロブリン抗体が反応して凝集を起こすことを利用した方法．直接クームス法(直接抗グロブリン試験)は血球などの有形抗原に結合している抗体の検出法で，生理食塩液で洗浄した患者赤血球に抗グロブリン血清を加えて凝集の有無をみる．間接クームス法(間接抗グロブリン試験)は患者血清中の遊離抗体の検出法で，患者血清にO型血球を反応させ抗グロブリン血清を加えて凝集の有無をみる．Robert Royston Amos Coombs(1921〜2006，英，獣医・免疫学)．→赤血球凝集反応(せっけっきゅうぎょうしゅうはんのう)，免疫学的診断法(めんえきがくてきしんだんほう)

クールヴォアジエ徴候　[Courvoisier sign]　閉塞性黄疸を伴う胆嚢の腫大．無痛性で，体表より緊満した胆嚢を触知する．膵頭部がん，総胆管がんによる総胆管下部の完全閉塞時にみられる徴候で，総胆管結石ではみられないことが多い．Ludwig Georg Courvoisier(1843〜1918，スイス，外科)．

QUEST問診表　[questionnaire]　自覚症状に基づき簡単に記載できる自己記入式の問診表で，点数化されたスコアは，主としてGERD(胃食道逆流症)の診断の際に参考にされる．→胃食道逆流症(いしょくどうぎゃくりゅうしょう)

クエッケンシュテット徴候(試験)　[Queckenstedt sign(test)]　髄液の流れにブロックがあるか否かをみるためのテスト．両側頸静脈を圧迫して，髄液の圧がスムースに上昇し，その圧迫をとると圧が直ちに下降するならば正常である．Hans Heinrich Georg Queckenstedt(1876〜1918，独，医師)．→髄液検査(ずいえきけんさ)

クエン酸回路　[citric acid cycle, tricarboxylic acid cycle；TCA cycle]　〈クレブス回路，トリカルボン酸回路，TCA回路〉　糖質や脂肪，アミノ酸などから生じたアセチルCoA(補酵素A)を完全酸化するサイクル状の代謝経路で，ミトコンドリアのマトリックス中に存在する．アセチルCoAはまずオキサロ酢酸と縮合してクエン酸を生じ，続いて脱水，加水，脱水素，脱水素的脱炭酸など，種々の反応を経て2分子の二酸化炭素(CO_2)を発生し，その結果再びオキサロ酢酸を生じる．この回路で最初に生じる物質がクエン酸であるため，クエン酸回路またはトリカルボン酸回路(tricarboxylic acid cycle；TCA cycle)，あるいは発見者の名にちなんでクレブス(Hans Adolf Krebs，1900〜1981，英，生化学)回路などとよばれる．この回路で得られた還元当量は，ミトコンドリアの電子伝達系をとおして酸素(O_2)に送られ水を生じる．そのとき得られる化学エネルギーは酸化的リン酸化の系によりATP(アデ

ノシン三リン酸)合成に用いられる. →オキサロ酢酸, ビルビン酸

クエン酸シルデナフィル [sildenafil citrate]
⇨シルデナフィル

クエン酸タモキシフェン [tamoxifen citrate]
⇨タモキシフェン

クエン酸ナトリウム [sodium citrate]　クエン酸のナトリウム塩. 血液凝固阻止薬の1つ. クエン酸はTCA回路の重要な代謝中間体であるとともに, 凝血に必要なカルシウムと強く結合(キレート)することによって凝血を阻止する作用がある. 抗凝血薬として用いる濃度は0.4〜0.7%. 輸血や赤沈検査の血液凝固阻止薬として頻繁に用いられる. 輸血用にも血液量に対して0.4〜0.7%を加えるが, 体内では希釈され, 抗凝固作用を示すには至らないので通常心配しないでよい. →〔血液〕凝固阻止薬(けつえきぎょうこそしやく)

クオリティ・オブ・ライフ [quality of life; QOL]
「生命の質」「生活の質」「人生の質」などと訳されるが, 英語のまま, あるいはQOLと略語で用いられることが多い. 一般的には「生活全般についての満足感・幸福感」を示すとされる. 医療技術の進歩は多くの人々の寿命を延ばしたが, 完治の可能性がない場合, 治療の継続がかえって患者の苦痛を増すだけになるという事態が生じるようになった. そこで医療者のみの価値判断で治療を行うのではなく, 患者の生活や人生にとってどのような医療が必要か, という患者中心の医療を目指す動きが生じてきた. たとえば末期のがん患者の場合, 延命を最優先にして患者に激しい苦痛や副作用をもたらす治療を行うよりも, 事前アセスメントに基づいた適切な疼痛コントロールと身体的・精神的・社会的, 必要に応じて宗教的側面からの援助によってその人らしい生き方の実現を目指した考え方を指す. インフォームド・コンセントの実行も重要な前提となろう. 現在, 個々の患者のQOLを客観的に評価するためにさまざまな調査票が開発されている. 疾病の種類によって, また同じ疾病でも経過のどの時期かによってQOLのどの側面を評価するかが異なるため目的に応じて適切な調査票を選ぶ必要がある. 基本的な構成要素としては, 身体的事項(痛み, 嘔吐, 不快感などの自覚症状), 精神心理的事項(不安感, 抑うつ, 安寧など), 活動性事項(日常生活, 運動能力, 職業活動, 家庭活動など), 社会的事項(社会とかかわり合う機能, 友人関係, 職場関係など)の4つがあげられる.

駆血帯 [tourniquet]　採血や静脈注射時に静脈を緊縛し, 針の刺入を容易にする場合に用いられるゴム製のヒモ. →止血帯(しけつたい)

クスマウル大呼吸 [Kussmaul respiration]　糖尿病や尿毒症による代謝性アシドーシスが原因で出現する深くて早い呼吸のこと. 代謝性アシドーシスによるpHの低下が化学受容体に影響を及ぼした結果出現する. Adolf Kussmaul(1822〜1902, 独, 内科, 医師).

クスマウル脈拍 [Kussmaul pulse]
⇨奇脈(きみゃく)

口すぼめ呼吸 [pursed lips breathing]　口を閉じ, 鼻から息を吸い, 口笛を吹くときのように口をすぼめて, ゆっくり息を吐く呼吸のしかたである. 目的は, 口をすぼめることによって口腔内圧を高めると同時に, 気管支内腔の圧が高まり, 虚脱した細気管支が拡張して, 肺に取り込んだ空気を吐き出すことである. 呼吸理学療法として慢性閉塞性肺疾患(COPD)の呼吸困難改善や, 術前・術後の肺合併症予防のために行われることもある. →呼吸訓練(こきゅうくんれん)

駆虫薬 [anthelmintics]　人体に寄生する内部寄生虫(原虫および蠕虫)を駆除する薬物を指し, 殺虫的に作用する薬物, 腸管に寄生した寄生虫を痙攣または麻痺させて体外へ排泄させる薬物, 虫体の生殖能を阻害する薬物などがある.

クッシング症候群 [cushing syndrome]　副腎皮質からのグルココルチコイドの持続的分泌過剰により起こる内分泌疾患. 下垂体前葉のACTH(副腎皮質刺激ホルモン)分泌亢進による副腎過形成(クッシング病), 副腎腺腫のほか, 肺がんその他の悪性腫瘍からの異所性ACTH産生腫瘍などによっても起こる. 症状は, 満月様顔貌, 中心性の肥満, 紅色の皮膚線条, 高血圧, 多毛, 骨粗鬆症, 性機能低下, 糖尿病などがみられる(図). 治療は, 腫瘍が原因であれば外科手術をこころみる. 副腎過形成の場合には下垂体X線照射と副腎摘出を併用することもある. Harvey W. Cushing(1869〜1939, 米, 脳神経外科). →下垂体腫瘍(かすいたいしゅよう), 下垂体性好塩基性細胞腺腫(かすいたいせいこうえんきせいさいぼうせんしゅ)

■図　クッシング症候群の主な所見

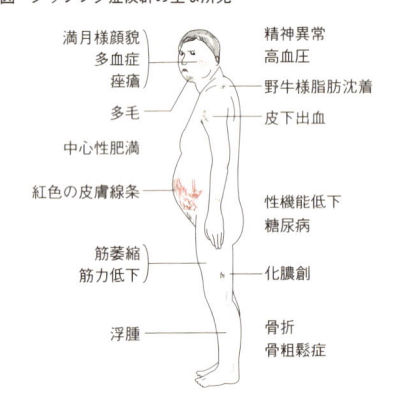

満月様顔貌
多血症
痤瘡
多毛
中心性肥満
紅色の皮膚線条
筋萎縮
筋力低下
浮腫

精神異常
高血圧
野牛肩脂肪沈着
皮下出血
性機能低下
糖尿病
化膿創
骨折
骨粗鬆症

グッドパスチャー症候群 [Goodpasture syndrome]
〈肺腎症候群〉　びまん性の肺出血を伴う糸球体腎炎. 血痰, 呼吸困難で発症し, 発症数週〜数か月後腎症状である血尿, 蛋白尿が出現する進行性で予後不良な疾患. 肺と腎に共通する抗基底膜抗体による自己免疫疾患と考えられる. Ernest William Goodpasture(1886〜1960, 米, 病理学).

グッドリッチ，アニー・W．

[Annie Warburton Goodrich, 1866～1954] 米国の看護教育者．1923(大正12)年にウィンスロー-ゴールドマークレポートを提出した看護教育調査委員会のメンバーでもあった．第一次世界大戦時，看護師を志望する女性の道を開くべく，1918(大正7)年に陸軍看護学校を創立した．看護教育を3年課程とし，ほかの単科大学卒業生には，9か月の教育を受けたあとに卒業ができるという措置を設け，戦時下にあった状況で，看護従事者を量産することに貢献した．そして教育者として，陸軍看護学校の発展に従事した．この陸軍看護学校のカリキュラムは，ウィンスロー-ゴールドマークレポートを受けて地域看護の考え方を早期に取り入れたことが特徴であり，以後の看護学校のカリキュラムの基礎となった．→ゴールドマーク，ジョセフィン

クッパーマン指数 [Kuppermann menopausal index]

更年期の愁訴を把握，評価するための指数．血管運動神経系，感覚神経系，運動器官系など11の分野にわたって障害を評価し，重要度を示す評価係数を乗じて数値化する．更年期指数とよぶこともある．

ぐにゃぐにゃ児 [floppy infant, congenital myatonia]

⇨筋緊張低下児(きんきんちょうていかじ)

駆梅療法 [antiluetic therapy]

梅毒に対する治療を総括していう．現在では状態に応じ，ペニシリン系やマクロライド系，テトラサイクリン系などの抗菌薬を使用量を変えて投与する．治療は血清反応の抗体価の変動(低下)を目安として行われる．早期治療ではほぼ完全治癒するが，第3期以降になると，十分な投与量で治療を完了しても梅毒血清反応の陰性化はみられなくなる．→緒方法(おがたほう)，梅毒血清反応(ばいどくけっせいはんのう)

首のすわり [head control]

乳児の運動能力の発達において重要な徴候の1つで，たて抱きにしても頭がグラグラしなくなり，基本頭位を保つことができるようになること．腹ばいにするとベッドや床から頭と胸を上げて両腕で上半身を支えることができるようになる．生後3～4か月になるとみられる．

クベイム反応 [Kveim reaction]

サルコイドーシス診断の皮膚反応．サルコイドーシス病変組織(脾リンパ節)の抽出物を前腕皮内に注射し，4～6週後に同部位皮膚を生検し，組織を観察する．組織学的に類上皮細胞肉芽腫形成がみられた場合，サルコイドーシスを疑う．Morton Ansgar Kveim(1892～1966, ノルウェー)．→サルコイドーシス

クモ膜 [arachnoid[ea], arachnoid membrane]

脳あるいは脊髄を覆う3層の髄膜のうち，外側の硬膜と内側の軟膜との中間に位置する線維性の膜組織(図)．硬膜，軟膜との間に，それぞれ硬膜下腔，クモ膜下腔がある．脳クモ膜，脊髄クモ膜があり，脳クモ膜と軟膜の間のクモ膜下腔は，脳動脈瘤破裂時の出血部位となる．→クモ膜下出血，髄膜(ずいまく)

■図 頭蓋・頭蓋腔の断面

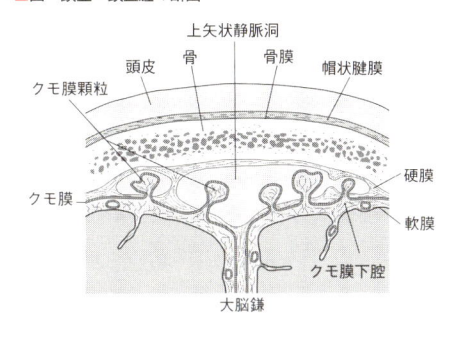

クモ膜下出血 ▶大項目参照

クモ膜下ブロック [subarachnoid block]

脊髄神経の後根部をクモ膜下腔の部位でアルコール注入などにより選択的に麻痺させる方法．がん性疼痛の除去(5～10%フェノール含有グリセリン0.2～0.3 mL注入)などの目的に使われる．

クモ指症 [arachnodactyly]

⇨マルファン症候群

グラーフ卵胞 [Graafian follicle]

⇨成熟卵胞(せいじゅくらんぽう)

クラーレ [curare]

クラーレは南米アマゾン河流域の原住民によりstrychnos属植物の樹皮，葉からつくられ，狩猟に用いられた矢毒である．内服では吸収されず無害である．D-ツボクラリンなどのアルカロイドを有効成分として含み，神経筋接合部を遮断することにより骨格筋を弛緩する．→フィゾスチグミン

クライエント [client]

本来は依頼人，顧客といった意味であるが，医学領域ではカウンセリングにおいてカウンセラーに対する来談者をクライエントとよぶ．カウンセリーともよばれる．→カウンセリング

クライシス [crisis]

⇨危機理論(ききりろん)

クライシス・マネジメント [crisis management]

⇨危機管理(ききかんり)

クラインフェルター症候群 [Klinefelter syndrome]

〈XXY症候群〉 性染色体の異常により男性にみられる，性腺発育障害を示す症候群の1つ．大部分のものは染色体構成がXXYの核型を示す．発育期に精巣発育不全のほか，性毛が少なく，女性化乳房など類宦官症(るいかんがんしょう)の体型を呈する．成人では無精子症となる．軽度の知能障害を伴うことも多い．1942(昭和17)年，米国のクラインフェルター(Harry Fitch Klinefelter, 1912～1990, 医師)によって報告された．

グラウィッツ腫瘍 [Grawitz tumor]
⇨腎細胞(じんさいぼう)がん

クラス [class]
〈階級〉 比[例]尺度あるいは間隔尺度の変数の場合，それらを観測して得られたデータを一定の大きさで区分した範囲のこと．階級ともいう．→度数(どすう)，度数分布表，ヒストグラム

グラスゴー・コーマスケール [Glasgow coma scale；GCS]
意識障害の重症度を区分するために考案されたスケールの1つ．ジャパン・コーマスケール(Japan coma scale；JCS)と並んで常用される．JCS は開閉眼(目を開けるか否か)を中心に判定するのに対して，GCS は開閉眼，言葉による応答，運動による応答の3要素に対して，それぞれ点数をつけ，その合計点で総合的に意識レベルを評価する．わが国では，より簡便な JCS が用いられることが多い．→意識障害(いしきしょうがい)

クラスターサンプリング [cluster sampling]
多段抽出の1つで，集束(集落)抽出法ともいう．母集団をある一定の性質をもった群(クラスター，集落)に分けた調査単位とし，さらにそのなかから無作為抽出した群の全数調査を行う統計調査方法．この調査方法で正確さを求めるには，各群の同質性を保持することが重要とされる．

クラスタリング [clustering]
クラスター(cluster)とは同種類のものの集団あるいはかたまりを指す．ここから，アセスメントから看護診断に至る過程において，収集したデータを関連性のある情報単位別に分類し組織化することをクラスタリングとよぶ．このとき，看護モデルなどの一定の枠組みを活用することが推奨される．→看護診断(かんごしんだん)

クラスプ [clasp]
部分床義歯(部分入れ歯)の1つの構成装置．残存歯に連結し，義歯が動揺したり離脱するのを防止し，義歯の維持・安定をはかる．

クラッシュ症候群 [crush syndrome]
〈圧挫症候群，挫滅症候群〉災害時に瓦礫(がれき)や倒壊物などの重量物により四肢体幹の動きが拘束される外傷が主原因とされるが，長期臥床やギプス障害など長時間の圧迫でも発症しうる．骨格筋などが長時間の圧迫を受けると筋挫滅と虚血を呈するが，救助時などの圧迫解除により，挫滅した組織からミオグロビンが遊離し腎毒性を帯びることにより起こるショック，高カリウム血症などの一連の病態を指す．重篤な場合は，圧迫の解除により筋区画内や末梢への血行が再開され，損傷部などで再灌流障害を生じる結果，横紋筋融解症による全身症状が出現，急性腎不全，全身性反応症候群を併発することもある．治療は早期の補液管理が主であるが，腎機能不全には透析療法が有効とされる．また，圧迫壊死部などの筋膜切開なども行われる．

クラッチフィールド牽引 [crutchfield traction]
頭蓋骨側面に小さな円錐状の金属を引っかけて重錘をかけて行う頭蓋直達牽引法(図)．頸椎の骨折や脱臼に際し，整復を行ったり，安静を保ち脊髄の圧迫・浮腫を軽減する目的で行われる．ピン刺入部に感染やずれが起こらないか観察する必要がある．→牽引療法(けんいんりょうほう)

■図 クラッチフィールド牽引

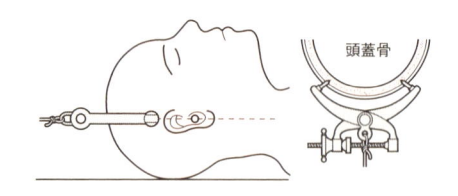

クラッピング [clapping]
⇨軽打法(けいだほう)

グラフト [graft]
〈移植片〉 身体の特定部位に挿入された同種もしくは異種の組織で，挿入後その一部となるものをいう．具体例としては，植皮における皮片，血管，骨片などであり，ほかのか所の欠損部に使用し，欠損を補うために用いられるものすべてをいう．組織または器官の移植の際にも，もととなる臓器・器官を指して用いられる．→移植(いしょく)

グラフト障害 [graft loss]
グラフトとは，園芸用語で「接ぎ木」という意味で，丈夫な幹においしい果実を結実させることから転じて，臓器・組織・細胞移植を指す用語となった．グラフト障害とは，移植されたドナーの臓器・組織・細胞がレシピエントの体内で本来果たすべき機能を発揮しないこと．→移植(いしょく)

クラミジア [Chlamydia]
元来はトリに寄生する病原微生物で，ウイルスと細菌の中間的性質をもつ．分類上は細菌に属するが，細菌と異なり細胞内寄生性である．ヒトへはトリの排泄物から感染し，オウム病，肺炎などの呼吸器症状を起こすもの(*C. psittaci*)と，トラコーマ，尿路感染症，第四性病(鼠径リンパ肉芽腫)などを起こすもの(*C. trachomatis*)，上気道炎・肺炎を起こすもの(*C. pneumoniae*)の3種類がある．最近では *C. trachomatis* による非淋菌性尿道炎が問題になっている．新分類では，*C. trachomatis* は Chlamydia 属であり，*C. psittaci* と *C. pneumoniae* は Chlamydophila 属である．治療はテトラサイクリン系，マクロライド系抗菌薬を用いる．→オウム病，テトラサイクリン系抗菌薬

クラミジア感染症 [chlamydiosis]
ヒトに病原性を示すクラミジアはトラコーマクラミジア(*Chlamydia trachomatis*)，肺炎クラミドフィラ(*Chlamydophila pneumoniae*)，オウム病クラミドフィラ(*C. psittaci*)の3種である．トラコーマクラミジアはトラコーマおよび性器クラミジア感染症をひき起こし，肺炎クラミドフィラ，オウム病クラミドフィラはそれぞれクラミジア肺炎およびオウム病をひき起こす．→オウム病，クラミジア，クラミジアニューモニエ

クラミジアニューモニエ [Chlamydia pneumoniae]

〈肺炎クラミジア〉 台湾で急性呼吸器感染症の患者から分離されたTWAR株(Taiwan acute respiratory)を1989(平成元)年に，C. pneumoniaeとした．ヒトからヒトヘトリを介さず経気道感染により伝播し，上気道炎，気管支炎，肺炎などをひき起こす．心筋梗塞患者の冠動脈や内頸動脈のアテロール組織から本菌が高頻度に検出されることから虚血性心疾患との関連が推察されている．クラミジア肺炎は5類感染症であり，治療には，テトラサイクリン系・マクロライド系抗菌薬やニューキノロン系薬が使用される．

グラム陰性桿菌感染症 [Gram-negative bacterial infection]

グラム染色で赤色に染まる桿状の細菌の一群による感染症．臨床上は主に腸管感染症，胆道系感染症，尿路感染症で多くみられる．代表的な菌として大腸菌，肺炎桿菌，緑膿菌，プロテウス属菌，インフルエンザ菌などがある．宿主の抵抗力が減弱した際に病原性を発揮し，組織内に侵入し内毒素により発症する．→急性腎盂腎炎(きゅうせいじんうじんえん)，グラム染色，大腸菌(だいちょうきん)

グラム陰性菌 [Gram-negative bacteria]

グラム染色陰性細菌の総称．陽性菌とは細胞壁の構造が異なり，薄いペプチドグリカン層と，その外側のリポ多糖蛋白，リン脂質よりなる外膜の2層から構成される．リポ多糖は内毒素作用をもつリピドAとよばれる脂質と，菌体O抗原として働く多糖鎖よりなる．Hans Christian Joachim Gram(1853~1938, デンマーク，細菌学)．→グラム染色，グラム陽性菌

グラム陰性無芽胞桿菌群 [Gram-negative anaerobic bacilli]

⇒バクテロイデス

グラム染色 [Gram stain]

細菌の染色法の1つ．細菌同定の手がかりとして広く用いられる．一般的に行われるのはハッカー(Hucker)の方法である．手法はクリスタル紫で固定した菌を染色し，続いてルゴール液をかけて媒染する．さらにアルコールで脱色し，対比染色をサフラニン液で行う．この結果，脱色されたものをグラム陰性菌，脱色されないものをグラム陽性菌といい，陰性菌は赤色に，陽性菌は黒紫色に染まる．グラム陰性菌には大腸菌，赤痢菌，チフス菌などの腸内細菌や，コレラ菌，淋菌，スピロヘータ，髄膜炎菌などがある．一方，グラム陽性菌には肺炎球菌，ブドウ球菌，レンサ球菌，結核菌，らい菌，放線菌，ジフテリア菌，破傷風菌，炭疽菌などがある．→グラム陰性桿菌感染症

グラム陽性菌 [Gram-positive bacteria]

グラム染色陽性細菌の総称．グラム染色性の違いは細胞壁構造の違いによるもので，陽性菌の細胞壁は陰性菌と比べ厚いペプチドグリカン層よりなり，外膜を欠く．多くの陽性菌ではペプチドグリカン層にタイコ酸が結合し，菌体表面まで出ている．→グラム陰性菌，グラム染色

グランデッドセオリー・アプローチ

▶ 大項目参照

グリア細胞 [neuroglia]

〈神経膠〉 中枢神経系で神経細胞を支持する構成細胞．上衣細胞，星状膠細胞，希突起膠細胞，小神経膠細胞の4種類がある．→神経膠腫(しんけいこうしゅ)

クリアランス試験 [clearance test]

腎機能検査の1つ．クリアランスとは，血液中のある物質が腎で単位時間に排泄される量をいい，

$$C = \frac{VU}{P} \times \frac{1.73}{A} (mL/分)$$

で表される．ここで，Pは物質の血漿濃度，Uは尿中濃度，Vは分時尿量，Aは体表面積を示す．年齢と体重で補正する方法も行われている．腎血流量を知る方法としては，1回の腎循環で大部分が近位尿細管で分泌されて尿中に排泄されるp-アミノ馬尿酸が用いられ，糸球体濾過機能を知る方法としては，糸球体を自由に通過し尿細管で分泌も再吸収もされないクレアチニンがよく用いられる．

クリーゼ [crisis]

疾患の経過中に突然起こる急激な症状の変化をクリーゼという．甲状腺機能亢進症(甲状腺クリーゼ)，溶血性貧血(溶血クリーゼ)，重症筋無力症(筋無力性クリーゼ，コリン作動性クリーゼ)などでみられることがある．

グリーフワーク [grief work]

「悲嘆の仕事」といわれる．死別体験者が，身近な大切な人の死による喪失から生じる強い感情や苦しみ(悲嘆)に対してその現実を受け止め，変化した状況に適応しながら日常生活に取り組みなおすことである．具体的には，悲しみ，怒りなどの感情を十分に表現することにより，十分な時間をかけて喪失を受け入れていく．ワーデン(J. William Worden, 1982)は，死別体験者が悲嘆の仕事を成し遂げるための4つの課題(①喪失の現実を受け入れる，②悲嘆を苦痛なものとして受け入れる，③死者との関連なしに変化した環境に適応する，④死者にそそいでいた多量のエネルギーを新たな関係に向ける)をあげている．この仕事が適切に行われない場合は「病的悲嘆」が生じる．

グリオーマ [glioma]

⇒神経膠腫(しんけいこうしゅ)

クリオグロブリン [cryoglobulin]

血中にあって37℃より低温で凝集が始まり，4℃以下ではゲル状を呈し，37℃以上におくと再び融解する可逆的寒冷凝集性をもつグロブリン．単クローン性のものと混合性のものとがあり，免疫電気泳動により鑑別できる．単クローン性のものは多発性骨髄腫，マクログロブリン血症，悪性リンパ腫などで，混合性のものは全身性エリテマトーデス(SLE)などの膠原病やシェーグレン症候群，種々の感染症などでみとめられる．

クリグラー-ナジャー症候群 [Crigler-Najjar syndrome]

黄疸を主徴として新生児に発病する先天性ビリルビン代謝異常症の1つ．肝細胞内のグルクロン酸転移酵素の先天的欠損により，血中間接型ビリルビンが増量し，多くは核黄疸を起こし重篤となる．John Fielding Crigler(1919~，米，小児科)，Victor Assad Najjar(1914~，米，小児科)．

グリコーゲン [glycogen]　〈糖原〉グルコースが α1→4 および α1→6 結合で樹枝状に連なったすべての動物細胞の貯蔵多糖．電子顕微鏡により観察すると直径10〜40 nmの密度の高い球状顆粒として細胞質内に存在する．筋肉，肝に多く，摂食により増加，空腹により減少する．体重70 kgのヒト1人に約600 kcal相当分存在し，その合成・分解は主にインスリンとグルカゴンによって調節されている．→インスリン，解糖（かいとう），グルカゴン，グルコース

グリココール [glycocoll]　⇨グリシン

グリコサミノグリカン [glycosaminoglycan ; GAG]　〈ムコ多糖類〉ヘキソサミンとウロン酸（またはガラクトース）の二糖構造の繰り返しを含む長鎖多糖類の総称で，酸性ムコ多糖類ともいわれる．これらは結合組織に存在し，組織の強度，柔軟さの維持，細胞外液量の調節に関与している．

グリコシド [glycoside]　⇨配糖体（はいとうたい）

グリコヘモグロビン [glycohemoglobin ; HbA$_{1c}$]　ヘモグロビンのβ鎖に糖が非酵素的に共有結合したもの．とくにグルコースが結合したものをグリコヘモグロビンとよぶ．成人血中ヘモグロビンの微量成分で，正常ではHbAの6％以下である．糖尿病のとき増加し，20％にも及ぶため，過去1〜2か月の血糖管理状態の指標に用いられる．

グリシン [glycine ; Gly, G]　〈アミノ酢酸，グリココール〉炭素2原子からできている最も簡単なアミノ酸．蛋白質の構成成分であり，ヘム，プリン，クレアチン合成の材料となっている．

グリシン過剰血症 [hyperglycinemia]　⇨高（こう）グリシン血症

グリセオフルビン [griseofulvin]　抗真菌作用のある抗菌薬．皮膚，毛髪，爪の糸状菌感染に経口的に用いる．副作用として発疹，肝機能障害，光線過敏症などがある．→抗真菌薬（こうしんきんやく）

グリセリド [glyceride]　⇨中性脂肪（ちゅうせいしぼう）

グリソン鞘 [Glisson capsule]　肝の小葉間結合組織をグリソン鞘という．血管，胆管，リンパ管，神経などの連絡路となり，線維性結合組織（グリソン被膜）に包まれて存在している．

グリソンスコア [Gleason score ; GS]　前立腺がんの病理組織学的分類として活用されているスコア表．わが国では分化度分類（高分化，中分化，低分化）が用いられてきたが，近年はグリソンスコアが用いられることが多い．組織構築や浸潤様式の2つを5段階に分類し，広い面積を占める組織像のグレードと次に大きい組織像のグレードの合計をスコア化したもの．悪性度の低い2（1＋1）から悪性度の高い10（5＋5）までの9段階で表示される．→前立腺（ぜんりつせん）がん

グリチルリチン酸二カリウム [glycyrrhizinate]　甘草の根から抽出されるグリチルリチンから得られる抗炎症・抗アレルギー成分であるグリチルレチン酸には，グリチルリチン酸二カリウム，グリチルリチン酸アンモニウム，グリチルレチン酸ステアリルなどの誘導体があり，用途や製品形態に応じて配合される．グリチルリチン酸二カリウムは点眼薬，軟膏などの医薬品に配合される．

クリックサイン [click sign]　〈オルトラニー徴候〉乳児の股関節脱臼の検査法．直立できない乳児を自分と垂直な位置に仰向けに寝かせ，膝関節を屈曲したまま股関節を開排位にする．中指を大転子部に，母指を小転子部に置き，手のひら全体で膝関節を曲げたままの大腿部を持って開排運動（外転・外旋）を繰り返す．このとき，大腿骨骨頭が関節を出たり入ったりする際の，「クリッ，クリッ」という雑音をクリックサインという．

クリッピング [clipping]　脳動脈瘤破裂によるクモ膜下出血の患者において再出血を防ぐ目的で行われる．開頭し顕微鏡下に動脈瘤頸部を露出し，クリップをかける（図）．クリップは動脈瘤の位置，形状，大きさに対応できるようにさまざまな形状が用意されている．クリップをかけることによって周囲の血管が狭窄されるなどクリッピングが不能な場合，トラッピング，ラッピングが行われることもある．→クモ膜下出血，トラッピング，ラッピング

■図　脳動脈瘤クリッピング術

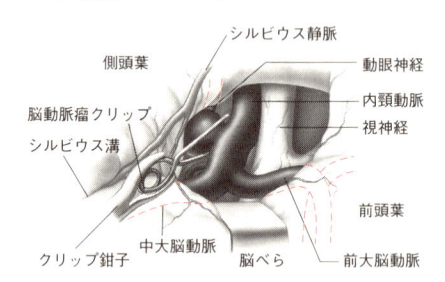

（図：シルビウス静脈，動眼神経，側頭葉，脳動脈瘤クリップ，内頸動脈，シルビウス溝，視神経，前頭葉，中大脳動脈，クリップ鉗子，脳べら，前大脳動脈）

クリッペル-ウェーバー症候群 [Klippel-Weber syndrome]　血管腫，皮下深部における動静脈瘤，軟部組織と骨の肥大が下肢の1側あるいは四肢に発現する先天性疾患．合指症や多指症を合併しやすく，原因は不明で治療も困難である．Maurice Klippel（1858〜1942, 仏，神経科），Frederick Parkes Weber（1863〜1962, 英，内科）．

クリティカルケア [critical care]　⇨重症集中（じゅうしょうしゅうちゅう）ケア

クリティカルケアメディシン [critical care medicine]　⇨救命医療（きゅうめいいりょう）

クリティカルシンキング [critical thinking]　看護過程を適切にするためのクリティカルな思考を意味し，知的・対人関係的・技術

的な技能を使用して行われる思考の方法である．中木高夫は「自分の思考を思考して，自分の思考の方法を改善する糸口を見つけ，自分の思考能力を高めるもの」(1997)として位置づけている．さらにリチャード・ポール(Richard Paul)の定義(1992)によれば，「あなたの思考(シンキング)を，よりくするためにあなたが思考する際の，あなたの思考に関する，思考のアート(技術)は，すなわち，より明白に，より正確に，より防御的にということである」．この定義に基づく思考は，5つのモードに概念化され，全面的な想起，習慣，吟味，新しいアイデアと創造性，自分がどのようにして考えているかを知ること(Total recall, Habits, Inquiry, New ideas and creativity, Knowing how you think)という側面から探求される．看護の問題発見，解決のためのこのような思考には，専門家としての能力，論理性，創造性，コミュニケーション能力などが求められる．看護の意思決定をより適切に，より正確にし，よりよい看護ケアの提供につながる．

クリティカルパス [critical path ; CP] ⇨クリニカルパス

クリニカルパス ▶大項目参照

クリニカルパスウェー [clinical pathway] ⇨クリニカルパス

クリニカルラダー [clinical ladder] 効果的な看護ケアを行うための看護職の能力評価指標をいう．米国では1970年代，臨床看護師のキャリア発達(昇進・昇格)と実践分野における進歩・向上の表彰(感謝)を目的に開発されている．クリニカルキャリアラダー，キャリアラダーシステムなどの用語もあり統一はされていない．わが国では1980年代後半から，臨床実践レベル昇進システム，あるいは臨床実践レベルと訳され，臨床看護師の能力評価法として活用に取り組んでいる．クリニカルラダーの構造，デザインは明確な理論に基づいてはいないが，構成要素は教育，臨床能力，リーダーシップ，あるいは臨床実践，管理，教育，研究などがあり，3～5段階でつくられている．

クリプトスポリジウム感染症 [cryptosporidiosis] 腸管寄生性を示すクリプトスポリジウム(*Cryptosporidium*)が病原体である．クリプトスポリジウムは胞子虫類に属する原虫で，ヒトへの感染は主に *C. parvum* とされる．動物由来感染症で健常者では腹痛を伴う水様性下痢症を起こす．後天性免疫不全症候群(AIDS)患者などの免疫不全患者では重症化し，致命的になる．本症では家畜の尿尿(しにょう)などによる水系汚染に伴う集団発生が問題となっている．→人獣(畜)共通感染症(じんじゅうきょうつうかんせんしょう)

クリミア・コンゴ出血熱 [Crimean-Congo hemorrhagic fever ; CCHF] ナイロウイルス属(*Nairovirus*)のクリミア・コンゴ出血熱ウイルスによる重症のウイルス性出血熱(VHF)である．ヒトへの感染はダニ(*Hyalomma*属)が媒介して起こる．3～6日の潜伏期のあと，インフルエンザ様症状で発症する．点状出血から大紫斑に至る多彩な出血像が特徴的である．致死率

は10～50％に及ぶ．感染症法では一類感染症に分類されている．→感染症法(かんせんしょうほう)

クリンダマイシン [clindamycin ; CLDM] 〈塩酸クリンダマイシン〉 リンコマイシン系抗菌薬．細菌のリボゾーム50Sサブユニットに作用し，ペプチド転移酵素反応を阻止し，蛋白質の合成を阻害する．肝で代謝され，N-デメチルクリンダマイシンとクリンダマイシンスルホキシドの抗菌活性のある2つの代謝産物を生じる．ブドウ球菌，溶血性レンサ球菌，肺炎球菌などのグラム陽性球菌に対して抗菌作用を示す．静注，筋注，内服，外用として用いるが，外用ではクリンダマイシン感性のブドウ球菌属，アクネ菌による痤瘡にも有効．

クル[ー]ケンベルグ腫瘍 [Krukenberg tumor] 転移性の卵巣がん(主として消化管に原発したがん)を意味する．卵巣の全悪性腫瘍の16.1％(境界悪性群を含めると13.0％)に相当する．原発巣では胃がんが最も多い．卵巣腫瘍がまず発見されて，その後原発腫瘍が発見されることが多い．通常は両側性で，周辺組織との癒着はなく，組織像は肉腫様の間質反応，印環細胞(signet ring cell)などが特徴である．Friedrich Ernst Krukenberg(1871～1946，独，病理)．

グループ・ダイナミクス [group dynamics] 〈集団力学〉 集団の性質と発達の法則，集団における個人および人間関係，集団間，組織体の関係などを研究する学問分野で，集団力学ともいわれる．レヴィン(Kurt Lewin, 1890～1947, 独，心理学)によりその概念が初めて提唱された．社会技術としての意味ではロールプレイング(role playing；役割演技)，センシティビティ・トレーニング(sensitivity training)，過程観察(process observation)などもグループ・ダイナミクスと称している．

グループホーム [group home] 介護保険に基づく訪問看護や短期入所生活介護，日帰り介護とともに在宅の社会福祉施設の1つと位置づけられている．数人の認知症高齢者(厚生労働省の定義では5～9人)が介護スタッフの支援を受けながら生活の自立を目指し，地域の人々との交流をはかりながら，認知症の進行を遅らせる効果をねらって設立された施設である．日常の料理づくりや掃除，そのほか適正仕事を分担し役割意識をもたせる．また，趣味などを通じて地域の多くの人と接する機会を与え，相互に刺激し合うなど多彩な活動もこころみられている．1997(平成9)年に地域生活援助事業として法定化されている．専門の職員は入居者2人につき1人程度で，金銭出納への助言や服薬の指導，そのほか日常の相談，指導などに携わる．なお，入居者の家賃は自己負担である．現在では認知症高齢者に限らず精神障害者，知的障害者，保護者のいない児童などに対し養護施設から独立した家屋で家庭的な環境のもとで養育するという(6人ほどの)グループホームもある．また，認知症介護のグループホームは2002(平成14)年度より介護の質の向上をはかるために第三者による内容の評価を全事業所を対象として行うことを義務づけている．また，これらグループホームは特別な施設で生活するのではなく心身ともに地域社会と密着した環境でともに暮らすというノーマライゼーションの理念に沿ったものと考

えられている．また，共同生活をとおして自主性，自立性を養うとともに相互援助を培う機会となる．→自助(じじょ)グループ

グルーベル-ウィダール反応 [Gruber-Widal reaction]
⇨ウィダール反応

グル音 [gargling sound]
⇨腹鳴(ふくめい)

グルカゴン [glucagon]
空腹時などに膵のランゲルハンス島A細胞から分泌される29個のアミノ酸からなるペプチドホルモン．血糖値を一定に保つ働きをもつ．分泌されると肝などの細胞膜にあるアデニル酸シクラーゼ系を活性化し，肝や筋肉に蓄積してあるグリコーゲンの分解を促進してグルコースを生じ，血糖値を上昇させる．インスリンは拮抗的に働く．→グリコーゲン，ランゲルハンス島

グルクロン酸抱合 [glucuronidation, conjugation with glucuronic acid]
ある物質がグルクロン酸と結合する反応をいう．グルクロン酸抱合を起こす物質のうち生理的に重要なものはビリルビンであるが，その他アニリン，フェノール，ステロイドのような異物も生体内でグルクロン酸と結合する．このような難溶性の物質にグルクロン酸という極性の基がつくと，水溶性が増し，ビリルビンは胆汁に排泄され，異物は胆汁または尿に排泄される．抱合はUDP-グルクロン酸をグルクロン酸の供与体とし，グルクロニルトランスフェラーゼで触媒される反応で起こる．→クロラムフェニコール，ビリルビン

グルコース [glucose; G]
〈ブドウ糖〉 食物として摂取されたデンプンやスクロース(蔗糖)が分解され生成した単糖で，生物体の最も重要なエネルギー源である．腸管壁から吸収され，肝に運ばれ，グリコーゲンとして蓄えられる．また血中に入り(血糖)，筋その他の組織に運ばれる．脳はグルコースしかエネルギー源として利用できない．→解糖(かいとう)，グリコーゲン，スクロース

グルココルチコイド [glucocorticoid; GC]
〈糖質コルチコイド〉 副腎皮質から分泌されるステロイドホルモンのうち，コルチゾン，コルチコステロン，コルチゾールなど，主に糖代謝に関与するものの総称．肝グリコーゲンの貯蔵，末梢組織でのグリコーゲン分解などに働くほか，脂肪・蛋白質の分解などの作用をもつ．副腎皮質刺激ホルモン(ACTH)により分泌量の調整が行われる．臨床的には抗炎症作用，抗アレルギー作用などが利用される．

グルコサミン [glucosamine]
グルコースの2位炭素原子の水酸基がアミノ基に置換された(OH→NH₂)ヘキソサミンの1つで代表的な天然アミノ糖．多くの場合そのN-アセチル体として動植物，微生物の複合糖質，とくにキチンやプロテオグリカン(ムコ蛋白〔質〕)，糖蛋白〔質〕，糖脂質中に含まれている．

グルコン酸クロルヘキシジン [chlorhexidine gluconate]
⇨クロルヘキシジン

グルタチオン [glutathione; GSH]
〈γ-グルタミルシステイニルグリシン〉 グルタミン酸，システイン，アミノ酢酸よりなるトリペプチド．SH基を有するチオール化合物で，細胞内で毒物と結合し解毒作用を発揮したり(グルタチオン抱合)，活性酸素と結合し抗酸化ストレス作用を発揮していると考えられている．

グルタミン [glutamine; Gln, Q]
L-グルタミン酸のγ-カルボキシル基がアミド化されたもので蛋白質構成アミノ酸の1つ．生体内では多くのアミド基転移反応においてアミド基供与体として働く．→アミノ基転移反応，アミノ酸

グルタミン酸 [glutamic acid; Glu]
〈2-アミノグルタル酸〉 酸性アミノ酸の1つで蛋白質の構成成分．グルタミン酸デヒドロゲナーゼあるいはシンターゼの作用により2-オキソグルタル酸(α-ケトグルタル酸)のアミノ化により生成される．脳に多く存在して神経伝達に関与するほか，多数の含窒素化合物の前駆体，あるいはアミノ基転移反応の基質としてアミノ酸代謝に中心的な役割を果たす．コンブから抽出されたうま味のもとの実体でもある．

グルタミン酸オキサロ酢酸トランスアミナーゼ
[glutamic oxaloacetic transaminase; GOT]
⇨AST

グルタミン酸ピルビン酸トランスアミナーゼ
[glutamic pyruvic transaminase; GPT]
⇨ALT

グルテチミド [glutethimide]
非バルビツール酸系の鎮静催眠薬であり，アトロピン様の作用をもつ．大量内服により急性中毒となり死亡することがある．長期連用により耐性，依存性を生じる．催眠薬として利点がなく，現在では用いられない．

くる(佝僂)病 [rickets]
小児にみられる骨の石灰化障害．骨端軟骨の閉鎖以降に生じた場合は骨軟化症という．ビタミンDの作用不足(受容体異常も含む)により起こる骨格の発育障害である．脊柱の側弯や後彎，肋骨念珠，ハリソン溝，X脚，O脚，頭蓋癆など骨格の変形がみられる．骨X線所見として骨端拡大，杯状奇形などがみとめられる．治療は十分な日光浴とビタミンDの投与．→骨軟化〔症〕(こつなんかしょう)，ビタミン

車椅子 [wheel chair; w/c]
坐位は可能だが歩行ができない，あるいは治療上の規制で歩行禁止の場合に，坐位のまま移動する乗り物(図)．車椅子の選択にあたっては，利用者が自分で操作するのか，介助者が押すのか，屋内で使用するのか，あるいは屋外か，地面はどのような状態か，などを考慮する．車椅子は電動式と手動式があり，電動式はスイッチ操作ができれば自力で操縦できる．手動式車椅子は，ハンドリムを操作し自走するタイプと介助者が押すタイプがある．介助用として望ましい車椅子は，フットレストの高さが調節可能で，移乗する際に取りはずせるものがよい．アームレストも取りはずし可

能で，事故防止にむけてしっかり固定されていることが大切である．後輪が大車輪のタイプは坂や階段の昇降時に押しやすく，介助者の操作は容易である．ハンドリムを自力で操作すれば短い距離の移動が可能となり，利用者にも好まれている．また，屋外での使用が多い場合は，空気入りタイヤの車輪が好ましい．車椅子のブレーキ機能は重要な部分であり，介助者と利用者の双方が，かがまずに操作できるように工夫されている．車椅子にすわったとき，坐骨結節の外側の圧は300 mmHg(Torr)以上に達するが，厚さ5 cmのフォームラバーを敷くことで160 mmHgに低下するといわれており，厚みのあるクッションは圧迫の緩和に役立つ．なお，自動車へ積み込むことが多い場合は，折りたたみ時の大きさ，重量も重要になる．→移動(いどう)と移送

■図　車椅子の各部の名称

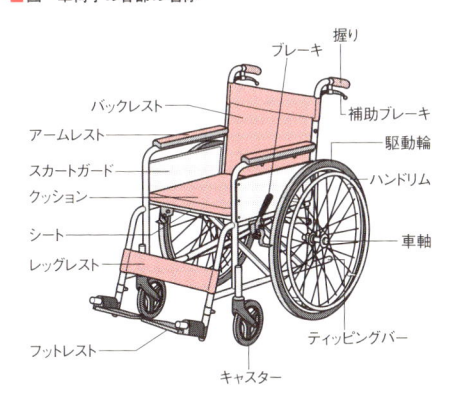

握り
ブレーキ
バックレスト
補助ブレーキ
アームレスト
駆動輪
スカートガード
クッション
ハンドリム
シート
車軸
レッグレスト
フットレスト
ティッピングバー
キャスター

くるまいすいどうしょうがい　　[impaired wheelchair mobility]
車椅子移動障害★　NANDA-I 分類法 II の領域4《活動/休息》類2《活動/運動》に属する看護診断で，診断概念としては《移動/可動性》である．

[creatinine ; Cr]
クレアチニン　クレアチン代謝の最終産物で尿の成分．排泄量は摂取した蛋白質量とは関係なく，筋肉内でクレアチンから生成される非蛋白質性の窒素化合物で，食事などの影響を受けず，腎より排泄される．体重(kg)当たりの1日のクレアチニン排泄量(mg)をクレアチニン係数といい，約25とほぼ一定している．→クレアチニン・クリアランス試験

しけん
クレアチニン・クリアランス試験
[creatinine clearance test]　クレアチニンは糸球体で濾過され，尿細管から排泄されることもなく，再吸収されることもほとんどないため，糸球体の濾過値を測定する方法として用いられている．1分間に尿中に排泄されるクレアチニンの量を血漿中の濃度で除し，体表面積で補正して表す．→尿素(にょうそ)クリアランス

[creatine]
クレアチン　《メチルグリコシアミン》　主に筋肉組織

にリン酸と結合してクレアチンリン酸の形で存在している．筋肉が収縮するときアデノシン三リン酸(ATP)が消費されるが，リン酸基を渡してATPを再生する．つまりエネルギーの貯蔵の役割を果たしている．血清クレアチニンは主として筋障害の指標として用いられる．

しょうこうぐん　　[gray syndrome]
グレイ症候群　〈灰白症候群〉　新生児(とくに未熟児)の感染症に対してクロラムフェニコールを多量投与したときにみられる副作用．チアノーゼ，頻脈，頻呼吸がみられ，急性循環不全に陥る．→クロラムフェニコール

てんがん　　[eyewash method of Credé]
クレーデ点眼　淋菌性結膜炎を予防するために，出生直後に1％硝酸銀液を点眼する方法のこと．この方法は，化学性結膜炎を起こすこととクラミジア性結膜炎に無効なことから，最近では1％テトラサイクリン眼軟膏または0.5％エリスロマイシン眼軟膏の使用が勧められている．Karl Sigmund Franz Credé(1819～1892, 独, 産婦人科)．

しょうこうぐん　　[CREST syndrome]
クレスト症候群　皮下石灰沈着(Calcinosis)，レイノー現象(Raynaud phenomenon)，食道蠕動運動異常(Esophageal dysfunction)，強指症(Sclerodactyly)，毛細血管の拡張(Telangiectasia)を主症状とする全身性(汎発性)強皮症亜型の良性型と考えられている．食道症状を伴い，抗セロトニン抗体が陽性であり，原発性胆汁性肝硬変と合併することがある．全身性強皮症と比較すると予後はよい．→強皮症(きょうひしょう)

[cresol]
クレゾール　石炭タールから得られるフェノール類消毒薬．クレゾール単独では水に溶けにくいため，カリ石けんを混ぜて水溶性のクレゾール石けん(saponated cresol solution)としたもの．特有なにおいがあり，皮膚粘膜に刺激が強いため適宜希釈して用いる．皮膚(0.5～1％溶液)，排泄物(1.5％溶液)の消毒に用いられる．

しょう　　[cretinism]
クレチン症　〈先天性甲状腺機能低下症〉　甲状腺機能が低下し，甲状腺ホルモンの産生が障害され，胎児期ないし乳幼児期に甲状腺ホルモン欠乏の諸症状をきたす疾患．甲状腺ホルモン合成酵素の欠損，甲状腺形成異常，ヨード欠乏などに起因する．無気力，浮腫，貧血などをみとめ，発育不良，知能障害，骨頭核の形成不全などをきたす．さらに，特異な顔貌，筋緊張低下，反射低下，皮膚の肥厚，発汗低下，徐脈，血圧低下，嗄声などもみられ，一般に甲状腺は腫大する．甲状腺ホルモン薬により早期に治療を開始することが必要である．現在わが国では新生児スクリーニングの対象疾患となっている．→甲状腺疾患(こうじょうせんしっかん)，新生児(しんせいじ)マススクリーニング

[Ernst Kretschmer,
クレッチマー，E.　1888～1964]
チュービンゲン学派を代表するドイツの精神医学者．1926(昭和元)年マルブルグ大学精神科教授．1946(昭和21)年チュービンゲン大学精神科教授．妄想論，性格類型論，精神療法論などに関して独自の体系を発表した．とくに性格類型論では，体格と性格の関係に着目し，肥満型の人は社交的で，躁うつ病の性格に似た循環気質と親和性があり，やせ型の人は

内向的で，統合失調症の性格に似た分裂気質と親和性があるという説を唱えたことでも有名である．主著には『敏感関係妄想』(1918)，『体格と性格』(1921)，『医学的心理学』(1922)がある．→気質(きしつ)，欲動(よくどう)

クレブシエラ 〔Klebsiella〕〈肺炎桿菌属〉 非運動性の小桿菌で，腸内細菌科の1属に分類される．グラム陰性で，厚い莢膜を有する．腸管内，気道内，泌尿生殖器道などに存在するとともに，自然界にも広く分布する．種々の疾病に二次感染し，副鼻腔炎，咽頭炎，肺炎，尿路感染症などを起こす．

クレブス回路 〔Krebs cycle〕⇨クエン酸回路

クレペリン連続加算テスト 〔Kraepelin test〕〈内田-クレペリン精神作業検査〉 クレペリンによって考案された精神作業検査で，1桁の数字の加算を1分ごとに行を変えて連続的に行わせるもの．連続的に作業をすると，作業の進み方に一定の型が見出され，性格，作業適性などの診断に役立つ．Emil Kraepelin(1856～1926, 独，精神)．

グレリン 〔ghreline〕 28アミノ酸よりなり，3位のセリンが炭素数8個の脂肪酸，オクタン酸によってエステル化された成長ホルモン分泌促進ペプチド．ヒトのグレリンは胃に最も多く，腸や膵でも産生され，成長ホルモンの分泌作用に加えて摂食亢進作用と胃酸分泌亢進作用があり，脂肪組織から分泌されるレプチンの作用に拮抗する．

くろあざ 〔mole〕⇨母斑細胞性母斑(ぼはんさいぼうせいぼはん)

クロイツフェルト-ヤコブ病〔Creutzfeldt–Jakob disease；CJD〕 中年以降に発症し，視覚異常，失調症状，急速進行性の認知症，ミオクローヌス(短時間の不随意な筋収縮)などを呈する．数か月以内に失外套症候群となり，発症から1年程度で死の転帰をとることが多い．発症率は100万人に1人とされる．脳波で特徴的な周期性同期性放電(PSD)やMRI拡散強調画像で，大脳皮質や基底核に高信号病変がみられる．病理学的には，大脳皮質での神経細胞の脱落，グリオーシス，海綿状変性がみられる．病原体は，プリオンとよばれる蛋白質の一種が変異したものであることが分かっている．多くは孤発性であるが，ほかに遺伝性のもの，硬膜移植後に発症したもの，さらに最近ではウシ海綿状脳症(BSE)との関連が疑われている新変異型などがある．厚生労働省指定の特定疾患に含まれている．Hans Gerhard Creutzfeldt.(1885～1964, 独，神経精神科), Alfons Maria Jakob(1884～1931, 独，神経精神科)．→ウシ海綿状脳症，プリオン

クローズエンドクエスチョン 〔close-ended question〕 オープンエンドクエスチョン(開かれた質問)と対極にある質問法．問診やカウンセリングなどで質問する際に，相手に対し「はい」もしくは「いいえ」などの断定的な答えを要求したり，答えが1つしかない質問のしかたをする形式をいう．複数の選択肢から回答を導き出したいときや，コミュニケーション開始時に答えやすい質問をして，相手の緊張を和らげる目的で用いられる．→オープンエンドクエスチョン

クローヌス 〔clonus〕〈間代〉 筋が外力によって急激に伸展されたとき，筋が律動的な収縮と弛緩を繰り返す現象．錐体路障害を意味する．足クローヌス(足間代)，膝蓋クローヌス(膝間代)の検査がよく行われる．

クローン 〔clone〕 1個のウイルスあるいは細胞(または個体)が自己増殖を繰り返した結果，できる遺伝子型が同一の集団をクローンという．その集団をウイルスの場合ではプラーク(plaque)，細胞の場合ではコロニー(colony)とよぶ．クローン羊に代表されるような体細胞核移植によるクローン動物が作製され，医薬品産業に応用されつつある．また，胚性幹細胞(ES細胞)を利用した，クローン個体作製に関する研究も進展しつつある．一方でこれらの進歩は，人々の生命観にも大きな影響を与えており，新たな生命倫理の課題をもたらしている．→遺伝子(いでんし)

クローン選択説 〔clonal selection theory〕 1つのリンパ球は1つの抗原に対してのみ抗体をつくる，リンパ球はある特定の抗体をつくる潜在能力をもっている，数多くの抗原に対応できるのは胎生期初期にリンパ球の幹細胞が高率に突然変異を起こすためである，というオーストラリアのバーネット(Frank McFarlane Burnet, 1899～1985, 免疫学)の提唱した免疫学的理論．

クローン病 〔Crohn disease〕〈回腸末端炎，限局性回腸炎〉 小腸とくに回腸，大腸を主とする消化管の炎症で，原因不明の慢性非特異性疾患である．米国の医師クローン(Burrill Crohn, 1884～1983)が1932(昭和7)年に報告したもので，病態の進行により急性炎症型，潰瘍型，狭窄型，瘻孔型の4型に分類される．

クロストリジウム筋壊死 〔clostridial myonecrosis〕⇨ガス壊疽

クロストリジウム性ガス壊疽 〔clostridial gas gangrene〕⇨ガス壊疽

クロストリジウム属 〔Clostridium〕 グラム陽性，偏性嫌気性で芽胞を形成する一群の桿菌の総称．多くは運動性があり，土壌および動物の腸内に広く存在する．病原性のあるものとしては破傷風菌，ボツリヌス菌などが知られる．→破傷風(はしょうふう)

クロストリジウム-ディフィシレ 〔Clostridium difficile〕⇨ディフィシレ菌

クロス表 〔cross table〕 2変数が計数データである場合，それらの関係を検討するときに用いられる表のこと．計量データの場合は散布図がこれに該当するが，カテゴリー化あるいはクラス別にすることでクロス表を作成することもある．→χ二乗分布(かいじじょうぶんぷ)，期待度数(きたいどすう)

くろそこひ [amaurosis] ⇨黒内障(こくないしょう)

くろなまず [chromophytosis] ⇨癜風(でんぷう)

クロニックイルネス [chronic illness] 医療技術の進歩・発展に伴い，急性期を脱し慢性的な経過をたどるケースが増えている現状の看護ケアにおいては，疾患(disease)と病い(illness)とに区分して用いることが必要という考えに基づく言葉．慢性疾患(chronic disease)に対するケアが，人体の構造と機能の変化という生物学的モデルを基盤とした視点に立ったかかわりであるのに対し，慢性の病い(chronic illness)，すなわちクロニックイルネスと表現するときには，症状や苦しみを伴った人間の体験としてとらえ，個人と家族が疾病をどのように感じているか，それとともにどのように生きているか，どのように受け止められているかなどを考慮し，対象と密接にかかわることを重視する．

グロブリン [globulin ; Glob] 血漿蛋白質のうち，水に不溶性で，薄い塩溶液に溶け，硫酸アンモニウム半飽和で沈澱する一群の蛋白質をいう．電気泳動法により，$α_1$-，$α_2$-，$β$-，$γ$-グロブリンの4つに分けられている．これらも単一の蛋白質ではなく，$α_1$-グロブリンには糖蛋白質，高密度リポ蛋白質が，$α_2$-グロブリンにはハプトグロビン，セルロプラスミン，プロトロンビンが，$β$-グロブリンにはトランスフェリン，低密度リポ蛋白質が，$γ$-グロブリンには免疫グロブリンなどが含まれている．→蛋白定量法(たんぱくていりょうほう)

クロマトグラフィー [chromatography] 化学物質を分別検出させる方法．ガラス管にアルミナ粉などの吸着剤を詰め(固定相)，化学物質の混合流体を流す(移動相)と，吸着剤に対する親和性の差でそれぞれ異なった速度で吸着することを利用して物質の成分を分析する．移動相の流体に気体を用いるものをガスクロマトグラフィーという．

クロム親和性細胞(しんわせいさいぼう) [pheochromocyte, chromaffin cell] クロム塩で褐色に染色される細胞．副腎髄質のカテコラミン産生細胞，カルチノイド腫瘍細胞が代表的．→カルチノイド，副腎髄質(ふくじんずいしつ)

クロム親和[性]細胞腫(しんわせいさいぼうしゅ) [chromaffin cell tumor, chromaffinoma] ⇨褐色細胞腫(かっしょくさいぼうしゅ)

クロラミン類(るい) [chloramines] 塩素系の消毒薬．徐々に遊離する塩素により殺菌作用を生じる．刺激性が少なく，脱臭作用もある．創傷，潰瘍面の消毒，歯肉，口腔粘膜，飲料水の消毒に使用される．

クロラムフェニコール [chloramphenicol ; CP] 広域抗菌スペクトルをもつ抗菌薬．グラム陰性菌，リケッチア，一部のウイルス感染症の治療に用いる．骨髄障害による貧血をきたすため使用が制限されている．肝でグルクロン酸抱合により解毒されるが，新生児，未熟児では肝機能が悪いのでクロラムフェニコール血中濃度が上がり，中毒により死亡することがある(グレイ症候群)．→グルクロン酸抱合，グレイ症候群

クロルプロマジン [chlorpromazine ; CPZ] 〈塩酸クロルプロマジン〉 フェノチアジン系の抗精神病薬．抗ドパミン作用，抗$α$-アドレナリン作用を有する．統合失調症の精神運動性興奮，不眠，不安，緊張を抑制し，幻覚，妄想，思考障害などが改善される．制吐作用，体温下降作用もある．副作用は抗ドパミン作用によるパーキンソン病様の錐体外路症状，悪性症候群，高プロラクチン血症．また起立性低血圧，鼻閉などの副交感神経刺激作用がある．→向精神薬(こうせいしんやく)

クロルヘキシジン [chlorhexidine] 〈グルコン酸クロルヘキシジン〉 ビグアナイド系殺菌薬で諸種の細菌に有効であるが芽胞，ウイルスには無効．溶液またはクリームとして使用され，0.2％溶液を皮膚消毒に，0.5％溶液を創傷，医療器具の消毒に用いる．商品名ヒビテン・グルコネートやマスキンなどの一般名．

クロロフィル [chlorophyll] 〈葉緑素〉 植物や藻類，細菌に含まれる緑色のポルフィリン系色素．マグネシウムを含み光合成において中心的な役割を果たす．ポルフィリン環の構造によってa，b，c，d，eなどの種類があり，多くの場合蛋白質と複合体をつくり，光合成膜中に存在する．

クロロホルム麻酔(ますい) [chloroform anesthesia] 1848(嘉永元)年以来用いられてきた揮発性吸入麻酔薬の一種クロロホルムによる麻酔．呼吸・循環に対する作用が強く，肝・腎毒性もあり，最近では全く用いられなくなった．

クロンバック係数(けいすう) [Cronbach coefficient alpha] 測定ツールの内的一貫性の指標である．アルファ係数ともいう．項目相互の相関度を表している．クロンバック(Lee J. Cronbach, 1916〜2001，米)とはこの係数を考案した教育心理学者の名前である．

クンケル試験(しけん) [Kunkel test] ⇨硫酸亜鉛混濁試験(りゅうさんあえんこんだくしけん)

群発頭痛(ぐんぱつずつう) [cluster headache] 〈ヒスタミン性頭痛〉 片側の眼窩，眼窩上部や側頭部に起こる激しい痛みが15〜180分間続き，痛みと同側の眼球結膜充血，流涙，鼻閉や鼻汁，前頭部の発汗，縮瞳，眼瞼下垂などの自律神経症状を伴う．若い男性に圧倒的に多くみとめられ，頭痛発作は夜間が多く，連日のように痛みが生じる発作期間(群発期)が数週または数か月続き，数か月または数年の寛解期を経て繰り返すことが多い．群発期は春先や秋口に集中する傾向にある．頭痛発作急性期の治療としては，トリプタン製剤や純酸素吸入などが用いられ，予防的治療としては，カルシウム拮抗薬，エルゴタミン製剤，リチウム製剤，副腎皮質ステロイド薬などが用いられる．→緊張型頭痛(きんちょうがたずつう)，頭痛(ずつう)，片頭痛(へんずつう)

け

ケア [care]
世話，保護，看護の意味．決まった定義はないが，直接的治療以外の全人的援助行為をいう．モーニングケア，マウスケアなどの使い方や，在宅ケア，アフターケアなど包括的な使い方もされる．→キュア

ケアギバー [caregiver]
高齢者の日常生活の支援をする介護者の総称が語源であり，広義には家族も含め医師や看護師といったケアの提供者すべてを指して使用されるに至っている．心身ともに苦痛の大きな患者へのケアを行うターミナル期で生じるケアギバー自身のストレス，他のケアギバー間との人間関係も含めたストレスへの対処が患者へのケアとは別の次元で重要な課題とされている．

ケアハウス [care house]
〈介護利用型軽費老人ホーム〉 介護保険制度では有料老人ホームと軽費老人ホームを特定施設としている．軽費老人ホームのうち介護利用型軽費老人ホームのことをケアハウスという．原則として60歳以上，または一方が60歳以上の夫婦で，家庭環境や住宅事情により在宅での生活が困難な高齢者が低額で入所する．全室が個室で，要介護者はホームヘルプサービスなどの介護給付の居宅サービスを利用して生活ができる．→介護保険（かいごほけん）

ケアプラン [care plan]
〈介護サービス計画〉 医療・保健・福祉の分野で患者や要介護者のケアを行う際の計画を立てることで，従来の「看護計画」「介護計画」や特別養護老人ホームの「処遇計画」などがこれに当たる．ケアプランには施設ケアプランと在宅ケアプランの2種類がある．在宅ケアプランはケアの種類を定めるケアパッケージと，ケアの提供のしかたを定める援助計画からなる．介護保険制度では，要介護認定で決定された保険給付額の範囲内で，介護サービスの具体的内容を定める介護サービス計画のことをケアプランという．→介護保険（かいごほけん）

ケアマップ [care MAP]
⇨クリニカルパス

ケアマネジメント [care management]
〈介護支援サービス〉 身体障害者・精神障害者・高齢者など，生活上に何らかの社会サービスを必要とする人々に対して，対象者の自立とクオリティ・オブ・ライフ（QOL）を高めるためにサービスを効率よく調整・管理して提供すること．ケアマネジメントの過程は，①入り口，②アセスメント，③ケース目標の設定とケアプランの作成，④ケアプランの実施，⑤モニタリング，⑥再アセスメント，⑦終結からなる．アセスメントで対象者のニーズを特定することが援助の過程における最も重要な点である．介護保険制度では介護支援専門員（ケアマネジャー）が，要介護者の依頼により介護サービス計画を作成し，介護支援サービス（ケアマネジメント）を行うとしている．→介護支援専門員（かいごしえんせんもんいん）

ケアマネジャー [care manager]
⇨介護支援専門員（かいごしえんせんもんいん）

ケアミックス [care mix]
一般的には，1つの医療施設内に，急性期ケア対応の一般病床と，慢性期ケア対応の療養型病床群（長期入院/リハビリテーション用）の両種の病床をもつ医療体制をいう．それぞれの特徴をいかした医療やサービスの提供を行うことを目的とする．

ケアリング ▶大項目参照

ケアワーカー [careworker]
〈介護福祉士〉 広義には，介護施設あるいは在宅等において介護や介助業務に携わる者で主としてヘルパーを意味するが，狭義には介護福祉士を指す．→介護福祉士（かいごふくしし）

経過記録 [process record]
⇨看護記録（かんごきろく）

頸管 [cervical canal ――]
⇨〔子宮〕頸管（しきゅうけいかん）――

鶏眼 [corn]
〈うおのめ〉 足底，指趾などに生じる直径2～10数mmの円錐形丘疹．限局性の角質増殖で，長期にわたる摩擦や圧迫などによって生じる．角化は表皮ならびに深部にも向かい，歩行に際して周囲の組織を圧迫するので，局所的に強い疼痛を自覚する．→角化症（かくかしょう）

経管栄養法 [tube feeding ; TF]
〈チューブ栄養法〉 軟性の管（チューブ）を口腔，鼻腔などから，胃，小腸にまで挿入して（経腸栄養法），流動物を注入し栄養補給を行う方法．この方法が用いられるのは，①食物の嚥下運動に障害をもつ場合，②手術のあと，その部位の清潔を保たねばならない場合，③拒食症，あるいは食欲がなく，食物の自己摂取が困難な場合，④意識不明や精神障害あるいは著明な衰弱などにより経口摂取困難な場合などである．通常，卵，牛乳，果汁あるいは製品化された注入用経管栄養液など，吸収されやすく，必要な栄養や薬物などを含む溶液を用いる．1回に200～300 mL程度の量が注入されるが，濃度や注入速度に注意が必要である．→中心静脈栄養（ちゅうしんじょうみゃくえいよう）

経頸静脈的肝内門脈系短絡術
[transjugular intrahepatic portosystemic shunt ; TIPS]
門脈圧亢進症に起因するさまざまな症状に対する治療法の1つ．経皮的に肝内門脈のシャントを形成し，亢進した門脈圧を減圧する．これまで門脈圧亢進症に起因する食道胃静脈瘤

の治療には，内視鏡的硬化療法が実施されていたが，硬化法によって自然発生した門脈静脈シャントを閉鎖するため，さらなる門脈圧亢進をまねき静脈瘤再発や腹水貯留などがみられていた．この治療は，内視鏡的治療が困難な静脈瘤症例に対しても門脈の減圧が得られるほか，難治性腹水の治療にも応用できる低侵襲性の治療法である．治療の手順は，内頸静脈からカテーテルを挿入し，肝静脈から肝内門脈にガイドワイヤーを走行させてバルーンカテーテルにより拡張し，シャントを形成する．ステント留置によりさらなる効果を期待できる．慣用的に略語のTIPS（ティップス）とよばれている．→門脈圧亢進症（もんみゃくあつこうしんしょう）

経穴　[acupuncture point]
〈ツボ〉．灸（きゅう）を点じ，鍼（はり）を打つべき身体のか所．経絡の要所で，病気の診断や治療に用いられる．いわゆる「ツボ」．→経絡（けいらく），ハリ（鍼）麻酔

頸[肩]腕症候群　[cervico-omo-brachial syndrome]
臨床的に頸，肩，腕および手指にかけて起こる痛み，しびれ，凝り，だるさ，冷感などを訴えるものを総称する症候群．頸部椎間板ヘルニア，頸部変形性脊椎症，胸郭出口症候群，鞭打ち症候群，キーパンチャー病などが含まれる．→胸郭出口症候群（きょうかくでぐちしょうこうぐん），頸部〔変形性〕脊椎症（けいぶへんけいせいせきついしょう）

蛍光 in situ ハイブリダイゼーション
[fluorescent in situ hybridization ; FISH]
調べたいDNA断片が染色体のどの位置にあるのかを決定する方法をいう．スライドグラス上に固定された染色体に，蛍光性の試薬で標識された核酸プローブをハイブリダイズさせ，その結果生じるシグナルを蛍光顕微鏡で観察して位置を決定する．

蛍光抗体法　[fluorescent antibody technique ; FAT]
〈免疫蛍光法〉　蛍光標識剤を用いて抗体を標識して抗原を特異的に結合させ，蛍光顕微鏡下で観察する方法．

[経口]胆石溶解療法　[oral dissolution of gallstone]
ウルソデオキシコール酸（UDCA）などの経口薬を投与し，胆石を溶解する治療法である．コレステロール系胆石で石灰化がみられない症例で，胆石の直径2cm以下のものが治療対象となる．内服療法であるため治療期間が6か月以上と長期にわたり，再発の可能性も指摘されている．また，胆嚢機能が良好だと判断されなければ，適応ではない．→胆石症（たんせきしょう）

経口避妊薬　[oral contraceptives ; OC]
⇒ピル

傾向変動　[secular trend]
⇒趨勢変動（すうせいへんどう）

脛骨　[tibia]
下腿の内側にあり，外側にある腓骨とともに下腿骨を形成する．上端は大腿骨と接して膝関節を，下端は距骨と接して足関節を，それぞれ腓骨とともに構成している．中央部はゆるやかなS字形をなす三角状の管状骨で，脛骨体とよばれている．

経骨髄性静脈造影　[transosseous venography]
⇒骨髄造影法（こつずいぞうえいほう）

計算強迫　⇒計算癖（けいさんへき）

経産婦　[multipara ; MP]
妊娠22週以降の分娩をすでに経験した女性をいう．

計算癖　[arithmomania]
〈計算強迫〉　強迫観念の1つである．自らの意思に反して，何でも目につくものは数を数えないと気がすまず，数えないと不安になる状態である．たとえば階段を上ると階段の数，廊下を歩くと廊下のタイルの升目の数を数えないといられなくなるなどである．実行させられるという観点からいえば強迫行為である．計算強迫ともいい，典型的には強迫神経症にみられる．

憩室　[diverticulum]
管状の臓器の粘膜内輪筋層が嚢状に拡張したもの．消化管（食道，胃，結腸）に多く発生する（図）．年齢とともに増加する．憩室に炎症が起きたものを憩室炎という．

■図　大腸憩室

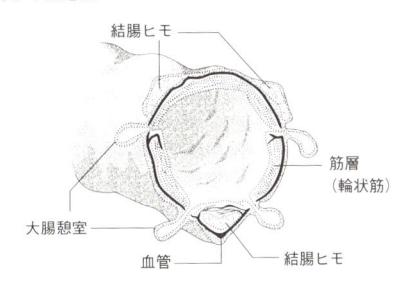

（結腸ヒモ，筋層（輪状筋），大腸憩室，血管，結腸ヒモ）

憩室炎　[diverticulitis]
憩室とは，消化管や膀胱のような管状または袋状の臓器の壁が限局性に嚢状に突出した状態をいう．消化管にできることが多く，無症状の場合は治療を要しないが，下血や腹痛，食欲不振などの不定型な症状が軽度にある場合は，対症療法を行う．結腸憩室の場合はうっ滞した便などにより炎症を起こし憩室炎となることがあり，閉鎖，出血，穿孔による汎発性腹膜炎など重症な合併症をみた場合は外科的治療を要する場合がある．結腸の右側の憩室炎では，虫垂炎との鑑別が重要である．→汎発性腹膜炎（はんぱつせいふくまくえん）

形質細胞　[plasma cell]
〈プラズマ細胞〉　リンパ球の2～3倍の大きさをもち，免疫グロブリン産生細胞．細胞質が好塩基性に染まり，核は円形で車軸状の外観を示すのが特徴的である．慢性炎症の病巣内にリンパ球とともにみられる．形質細胞の腫瘍化した細胞が末梢血中に増加するのが形質細胞性白血病，主として骨髄中に増加がみられるのが骨髄腫である．→形質細胞白血病（けいしつさいぼうはっけつびょう），骨髄腫

(こつずいしゅ)

形質細胞腫（けいしつさいぼうしゅ）［plasmacytoma］ ⇨多発性骨髄腫（たはつせいこつずいしゅ）

形質細胞白血病（けいしつさいぼうはっけつびょう）［plasma cell leukemia；PCL］ 本態は多発性骨髄腫であるが，腫瘍化した形質細胞が末梢血中で増殖し白血病化したもの．骨髄腫様の症状も呈するが骨変化はあまりみられず，発熱，出血傾向など急性白血病の症状を呈することもある．

芸術療法（げいじゅつりょうほう）［art therapy；AT］ 心身障害者の精神・心理療法のために諸芸術活動を用いた治療法のこと．絵画(描画)療法，造形療法，写真療法，陶芸療法，箱庭療法，音楽療法，舞踏療法，詩歌療法(俳句・連句療法)，心理劇，書道，東洋芸道などの諸技法が含められる．言語的なコミュニケーションを軸とした精神療法に対して非言語的精神療法としての側面をもつものの，そのイメージ表出に基づく言語化，洞察などからこれらは相補的な関係にあるとされる．→音楽療法（おんがくりょうほう）

痙笑（けいしょう）［sardonic smile, risus sardonicus］ 破傷風の発症初期にみとめられる咬痙(牙関緊急；がかんきんきゅう)の際，開口障害とともに，顔面の緊張，強直によって口や鼻の周囲に苦笑，泣き笑いのようなひきつった表情が現れるものをいう．破傷風顔貌ともいう．→咬痙（こうけい），破傷風（はしょうふう）

頸静脈孔症候群（けいじょうみゃくこうしょうこうぐん）［jugular foramen syndrome, Vernet syndrome］ 〈ヴェルネ症候群〉脳神経のうち舌咽神経，迷走神経，副神経は，頭蓋底の頸静脈孔を通る．この部位の骨折，あるいは腫瘍や動脈瘤などにより上記の3神経が傷害，圧迫されて起こるものを頸静脈孔症候群という．嚥下障害，舌後部の味覚消失，嗄声（させい），軟口蓋や咽頭の感覚障害などを主徴とする．

経静脈性尿路造影（けいじょうみゃくせいにょうろぞうえい）［intravenous urography；IVU］ ⇨点滴静注腎盂造影法（てんてきじょうちゅうじんうぞうえいほう）

頸髄損傷（けいずいそんしょう）［cervical cord injury］ 外傷による頸椎の骨折，脱臼に合併する頸髄の損傷のことで，きわめて重篤な病態的異常を伴う．上部の頸髄損傷では呼吸筋麻痺から急死する．下部頸髄損傷では障害レベル以下の両側性麻痺，脊髄性ショック，排尿障害などが出現する．治療には，緊急処置として全身状態の評価と合併損傷の有無についての診断が重要である．上位頸髄損傷では呼吸管理を最優先する．硬い板状の上に寝かせ，頭部両側に砂囊を当てて頸椎を固定，やや後屈させる．脊髄保護を目的に，受傷急性期の脊髄浮腫に対して副腎皮質ステロイド薬の大量療法が行われる．長期療養患者では肺炎・褥瘡の防止，尿路管理，関節拘縮予防が必要となる．また，時期をみてリハビリテーション（筋力強化，起坐，立位・歩行，排尿・排便訓練など）を開始する．看護では術後の頸部周辺の腫脹による呼吸困難，嚥下困難，肢位調整不良による神経症状の悪化，術前から膀胱直腸障害のある患者の排泄困難，感染予防などに注意し，患者が入院生活を円滑におくれるように適切な援助を行う．→外傷性頸部症候群（がいしょうせいけいぶしょうこうぐん）

計数データ（けいすうデータ）［qualitative data］ データのうち，分類されてカテゴリーとして名前や番号で区別されたもの．定性的データあるいは離散量などともよばれる．→計量（けいりょう）データ

形成外科[学]（けいせいげか[がく]）［plastic surgery］ 体表面の奇形，組織欠損，変形，醜形などに対し，外科的手術により形態学的・機能的改善をはかる治療法ならびにその学問体系．兎唇などの先天性奇形，神経麻痺，瘢痕や皮膚腫瘍，外傷，熱傷，手術による欠損などの異常を主たる治療対象とする．整(美)容外科(reconstructive surgery)も関連分野である．

痙性斜頸（けいせいしゃけい）［spasmodic torticollis］ 〈間欠性斜頸〉胸鎖乳突筋などの頸の筋肉の緊張が片側のみ過度となることによって起こる頭位の異常．頭が患側に傾き，顎が反対側に向く(図)．→斜頸（しゃけい）

■図　右筋性痙性斜頸

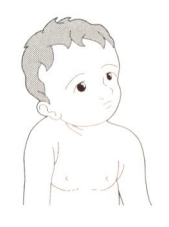

痙性便秘（けいせいべんぴ）［spastic constipation］ 〈痙攣性便秘〉大腸が過度に緊張して痙攣を起こすために，腸内容物の移動が遅くなって起こる便秘をいう．原因は主として精神的なストレスによると考えられており，大腸の蠕動（ぜんどう））を高める副交感神経の機能亢進によるとされている．治療は，日常生活の規則性を保ち，原因となる精神的ストレスを取り除くこと，あるいは筋弛緩薬を投与する．→下痢（げり）・便秘（べんぴ）

痙性歩行（けいせいほこう）［spastic gait, goose gait］ 〈アヒル歩行〉両側錐体路障害による両下肢の痙直に起因する歩行障害で，膝は伸展し，足関節はやや内反尖足位をとる．あまり足を上げず，下肢全体が棒状にみえる．アヒルのように身体全体を揺さぶりながら小刻みに歩くため，アヒル歩行ともよばれる．脳性麻痺では強い痙性歩行となり，はさみ足歩行ともよばれる．

痙性麻痺（けいせいまひ）［spastic paralysis］ 上位運動ニューロンの障害の際にみられる筋緊張の亢進(痙縮)，腱反射の亢進，病的反射の出現などを伴う麻痺．外力による運動に対して抵抗を示す．緩徐に痙性麻痺をきたす場合には，筋力の低下や不正確な動作などが初発症状として現れる．

継続看護（けいぞくかんご）［continuing nursing care］ 看護は人々の健康上のあらゆるレベルに対して身体的・精神的・社会的側面より必要なケアを行うこと

である．これら看護の展開は時間的にも中断されることがなく，また必要に応じ，対象のおかれているあらゆる場所において引き継がれて行われなければならない．これを看護の継続性から継続看護という．病院などにおける3交替制や病院から在宅ケアへの継続，あるいは病院−中間施設−家庭への継続など，さまざまな場合が考えられる．これについては，国際看護師協会(ICN)の1969(昭和44)年大会において「患者にとって必要なケアを適切な場所で適切な人により適切に行うシステム」と定義されている．継続看護にあたって大切なことは，いままでの担当者(施設)から次の担当者(施設)への連携システムである．→在宅看護(ざいたくかんご)，地域看護(ちいきかんご)

継続的質向上(改善)（けいぞくてきしつこうじょう（かいぜん））　[continuous quality improvement]
マネジメント用語の1つ．病院経営の場では，めまぐるしく変化する医療環境の変化に対応し，患者への医療サービスを安全かつ計画的，効果的に提供して，医療の質の向上・改善をするには，たゆまぬ努力を継続し続けることが重要という意味で用いられる．

ケイソン病（びょう）　[caisson disease]
⇨減圧症(げんあつしょう)

携帯型心電図記憶伝送装置（けいたいがたしんでんずきおくでんそうそうち）　[cardiophone]
手のひらに納まるような小型の心電計に記憶伝送機能を組み込み，常時携帯することを可能とした心電図記録装置．不整脈は発作性ないし一過性に出現することが多く，その出現時に心電図を記録するには困難な場合が多い．この装置を利用し，日常生活のなかで異変を感じたときの心電図記録を本人自らが行い，発作時の心電図を家庭の電話などからセンターに伝送，患者に治療方針を即答するシステムも構築され，心臓疾患の早期発見や予後管理，在宅酸素療法などのサポートに有用とされている．

軽打法（けいだほう）　[clapping]
〈クラッピング，タッピング，パーカッション〉
呼吸理学療法のうち，痰の移動を促す手技の1つを指す．手掌を椀型に丸め，最大吸気時から呼気終末時まで痰の貯留部位を軽く叩くことによって，手掌のなかにたまった空気の圧振動を胸郭に伝え，気道内分泌物を気道壁からひき離し移動を促進させる効果がある．肋骨骨折や脊椎骨折の場合や循環動態が不安定なもの，喘息発作がある場合は，禁忌である．また小児の場合は手掌ではなく示指，中指，薬指で小さなカップをつくるか，乳児や新生児に用いる麻酔用マスクを使う場合がある．→呼吸理学療法(こきゅうりがくりょうほう)，タッピング

傾聴（けいちょう）　[listening]
相手を理解するために，相手の表現した内容に含まれている言葉の意味や感情を批判することなく耳を傾けて聴くこと．

経腸栄養法（けいちょうえいようほう）　[enteral nutrition；EN]
⇨経管栄養法(けいかんえいようほう)

経直腸式超音波断層法（けいちょくちょうしきちょうおんぱだんそうほう）　[transrectal ultrasonography；TRUS]
主として直腸，前立腺などの病変に対し，肛門より超音波用プローブを挿入し，病変部位の深達度，進展範囲，リンパ節転移状況などを検査する方法．最近の機種では立体画像を構築することも可能で，病変部位の全体像の把握に有用である．

頸椎（けいつい）　[cervical vertebrae, vertebrae cervicales]
頸椎は脊柱の上方部分であり，第1頸椎より第7頸椎までの7個よりなる．第1頸椎は後頭骨に接し，第7頸椎以下は胸椎に連続する．第1頸椎，第2頸椎は形態がほかの頸椎と大きく異なり，前者を環椎(atlas)，後者を軸椎(axis)とよぶ．頭部の回旋の多くは後頭・環椎関節と環軸関節とで行われる(この両者の間には椎間板は存在しない)．第2・第3頸椎間以下には椎間板が存在し，頸部の前後屈，左右屈運動に際しての動きに関与する．頸椎前面は頭蓋底から胸郭口にかけて前方凸で，第3頸椎が彎曲の頂点である．椎体の両側には横突起を有し，後方は脊柱管であり脊髄を収納している．環椎，軸椎を上位頸椎，第3頸椎以下を下位頸椎とよぶ．頸椎は胸椎以下と異なり，周囲に骨性の支持組織がないこと，重い頭部を支える運命にあること，脊柱管いっぱいに脊髄を収納していること，などから重篤な外傷に際して脊髄損傷を起こす危険が大きい．

頸椎症（けいついしょう）　[cervical spondylosis]
⇨頸部[変形性]脊椎症(けいぶへんけいせいせきついしょう)

頸椎症候群（けいついしょうこうぐん）　[cervical vertebral syndrome]
頸肩腕障害の一種．頸椎の椎間板の退行変性による弾力性の低下，頸椎の変形によって起こる．肩こり，運動障害，上肢の感覚障害などが出現する．中年以降の男性に多く，頸部椎間板ヘルニア，頸椎椎間板障害，頸部脊椎症などを含む．

頸椎損傷（けいついそんしょう）　[cervical spine injury]
頸椎椎体の損傷で，常に重篤な脊髄損傷を合併する可能性がある．受傷機転により屈曲損傷，伸展損傷に分類できる．屈曲損傷は頸椎の過屈曲の回旋力によって起こり，脱臼および脱臼骨折，圧迫骨折などを起こす．好発レベルは頸椎5〜7である．椎間板，関節包，弓間靭帯および棘間靭帯の断裂を伴う．脱臼骨折では椎間関節面，椎弓，椎体などに骨折をみとめる．脱臼には片側と両側がある．両側脱臼は脊髄損傷の頻度が高く，四肢麻痺となる．初期治療としては，直ちに頭蓋直達牽引を行う．クラッチフィールド法が一般的．これで整復できない完全嵌合(かんごう)例には牽引のまま後方から手術的に整復する．伸展損傷は頸部前方から外力が加わることで過伸展を強制され，亜脱臼(前縦靭帯の断裂ないし伸展)が起こる．屈曲損傷に比べて脊髄損傷は少なく，予後は比較的良好．一定期間，頭蓋直達牽引後，カラー装着，不安定性のあるものには頸椎前方固定術を行う．→脊髄損傷(せきずいそんしょう)

頸動脈（けいどうみゃく）　[carotid artery；CA]
大動脈から分かれ，頸部を通って頭部に血液を送る太い動脈．総頸動脈から内頸動脈，外頸動脈に分かれる．→外頸動脈(がいけいどうみゃく)，大動脈(だいどうみゃく)，内頸動脈(ないけいどうみゃく)

頸動脈糸球（けいどうみゃくしきゅう）　[glomus caroticum]
⇨頸動脈小体(けいどうみゃくしょうたい)

頸動脈小体 [carotid body]
〈頸動脈糸球〉 左右総頸動脈の内・外頸動脈の分岐部にある小さな構造物をいう．動脈血液中の酸素分圧(PaO_2)や二酸化炭素分圧($PaCO_2$)の変化をとらえる受容器で，呼吸調節中枢の機能を助けている．

頸動脈洞 [carotid sinus；CS]
総頸動脈が内頸動脈と外頸動脈に分岐する直前にある軽いふくらみで，舌咽神経の支配を受ける圧受容器である．頸動脈洞が刺激されると徐脈，血圧下降，血管拡張，意識消失発作などをきたす．

頸動脈洞圧迫試験 [carotid sinus pressure test]
頸動脈洞とは総頸動脈の内・外頸動脈分岐点付近の膨らみで，副交感神経の緊張状態の診断に利用される．この部位を母指で圧迫したとき脈拍数および血圧に低下がみられれば陽性とする．両側を同時に圧迫することは禁忌である．→頸動脈洞反射（けいどうみゃくどうはんしゃ）

頸動脈洞反射 [carotid sinus reflex；CSR]
血圧が上昇，下降した際，これを安定させようとして働く神経系による反射作用．血圧が上昇すると総頸動脈の分岐部にある頸動脈洞の壁が圧迫され，同部に存在する圧受容体の刺激が延髄にある心臓中枢に伝達されて反射的に心拍数を減少させるとともに，血管運動中枢にも伝達され，血管を拡張して血圧を下降させる．血圧をあげるときには逆の作用が働く．

頸動脈洞マッサージ [carotid sinus massage；CSM]
突発性上室性頻拍などに代表される頻脈発作の際に，頸動脈洞に行うマッサージ．頸動脈洞を5～10秒圧迫しては解除し，これを数回繰り返すことにより頻脈がおさまる．脳血管障害の既往がないこと，頸動脈の雑音を聴かないことに留意し，高齢者に対しては行わない．頸動脈洞の位置は，内頸動脈の始まりのところにある膨隆である．

軽度認知障害 [mild cognitive impairment；MCI]
加齢により記憶障害が生じるが，認知症の前駆症状との鑑別を考えるうえで，老年性記憶障害(Aged Associated Memory Impairment；AAMI)の概念が生まれた．50歳以上でみられ，記憶障害が出現し，日常生活に問題を生じるが，生理的加齢の範囲との概念である．この概念の問題点をふまえ，アルツハイマー病(AD)の初期を含む概念としてMCIが提唱された．記憶障害をみとめ，年齢相応以上の記憶力低下をみとめるが，記憶以外の認知機能は正常で，日常生活は保たれ，認知症ではない状態を意味する．このMCIの患者の1年後で12～15％，4年でおよそ半数がアルツハイマー病に進行するとの報告がある．→アルツハイマー病, AAMI

経尿道的前立腺切除[術]
[transurethral resection of prostate；TURP] 前立腺肥大症や前立腺がんなどの際に，尿道口から切除鏡を挿入し，高周波電流によって患部を切除する治療法をいう(図)．

茎捻転 [torsion of pedicle]
卵巣嚢腫などの有茎性の腫瘍が旋回することにより，茎がねじれることをいう．茎の捻転が強く起こり，茎

■図　経尿道的前立腺切除[術]

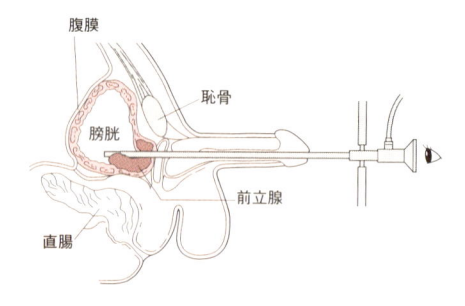

のなかに存在する血管が絞扼された場合，腫瘍は壊死に陥り，破裂，出血などを併発する．救命のために緊急手術が必要とされることが多い．

珪肺症 [silicosis]
ケイ酸を含有する粉塵を長期にわたり吸入することにより，結晶シリカ(SiO_2)が肺実質へ沈着して起こる肺障害．肺では徐々に繊維化が起こり，閉塞性の換気障害を起こすようになる．進行性で，予後は不良である．結核の合併症も高い．ガラス製造，採石・採鉱，トンネル工事，窯(よう)業などの従事者にみられる職業性肺疾患の1つである．→塵肺[症]（じんぱいしょう）

経鼻胃チューブ [nasogastric tube；NG tube]
〈NGチューブ〉 鼻腔より咽頭，食道を経由して胃内に挿入されるチューブで，主として胃内容の吸引を行うことで術後患者の嘔吐の予防，吻合部の減圧，出血などの有無をみることができる．

経鼻カテーテル法 [transnasal catheter]
鼻腔より目的とする部位までカテーテルを挿入し，さまざまな治療を行うもので，総胆管内にカテーテルを留置し，胆管内の減圧をはかる内視鏡的経鼻胆管ドレナージ(ENBD)，十二指腸や空腸内にカテーテルを

■図　空腸までの挿入経路

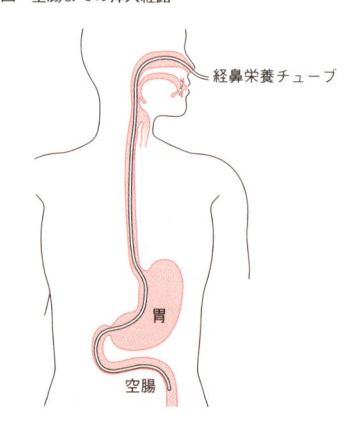

経皮吸収 [percutaneous absorption]

皮膚は表皮，真皮，皮下組織および毛などの付属器官からなる．皮膚に適用した薬物は付属器官および表皮細胞を介し真皮に達し，皮膚の毛細血管から血中に吸収される．経皮吸収は肝を通らないので肝の初回通過効果を回避でき，長時間投与できるなどの利点があるが，皮膚のバリア機能のため経皮投与できる薬物は限られる．病変のある皮膚では薬物の皮膚透過性は増加する．経皮吸収は皮膚疾患の治療に局所作用を利用する一方，ニトログリセリン貼付薬のように吸収後の全身作用を期待する用法がある．

経皮経肝胆管ドレナージ
[percutaneous transhepatic cholangio drainage；PTCD, percutaneous transhepatic biliary drainage；PTBD] 経皮的に肝内胆管を穿刺，カテーテルを挿入し胆汁外瘻を作成する手技(図)．閉塞性黄疸症例の肝内胆管拡張をみとめる症例，重症胆管炎症例などが適応となる．禁忌は，出血傾向を有する症例，高度の腹水貯留例．手技は，X線透視下に行う方法と超音波ガイド下に行う方法がある．他臓器穿刺，肝穿刺部位からの出血，胆汁漏出性腹膜炎などの合併症がある．

■図　経皮経肝胆管ドレナージ

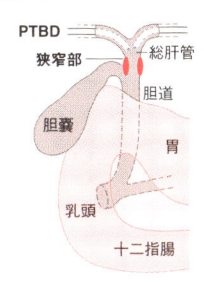

経皮経肝胆道造影[法]
[percutaneous transhepatic cholangiography；PTC] 超音波ガイド下に皮膚表面より肝内胆管に穿刺針を刺入し，造影剤を注入して胆道系をX線を用いて調べる検査法．胆管の腫瘍や結石などにより閉塞性黄疸を起こし，肝内胆管が拡張した場合などの鑑別診断を目的に行う．閉塞性黄疸が高度の場合は，肝内胆管内にチューブを留置し，本検査を施行するとともに胆汁のドレナージを行うことで黄疸の軽減が期待できる．

経皮[経管]的冠動脈形成術
[percutaneous transluminal coronary angioplasty；PTCA] バルーンカテーテルを用いて狭窄部位の血管内腔を直接的に拡張し，血流予備能の増大をはかる治療法である．狭心症患者の症状改善に効果をもたらした．再狭窄をみとめる場合も少なくない．最近は，DES(drug eluting stent)とよばれる薬物放出性のステントを挿入することにより，再狭窄の防止が

可能となった．→経皮的血管形成術(けいひてきけっかんけいせいじゅつ)

経皮経肝門脈側副血行路塞栓術
[percutaneous transhepatic obliteration；PTO] 門脈圧亢進症において，門脈圧の亢進は左胃静脈や短胃静脈に及ばないように，人工的に閉塞させる治療法．具体的には，超音波エコーガイド下で腹壁より肝臓を経由して門脈にカテーテルを挿入し，左胃静脈や短胃静脈まで進め，塞栓物質を注入し閉塞させ，左胃静脈や短胃静脈に生じた静脈瘤への血流を減少させる．

経皮的エタノール注入療法
[percutaneous ethanol injection therapy；PEIT] 早期診断された肝細胞がんに対して確実な壊死効果を有し，かつ広く適応となりうるとして施行件数が増えている治療法．超音波で腫瘍全体が描出される肝細胞がんで，最大3 cm 以下，3病巣以内が本治療法施行の適応となる．腫瘍内およびその周囲組織に限局して，通常1回当たり3 mL 以内のエタノールを注入する．小細胞がんに対して単独療法として行われるだけでなく，比較的進行した例や初回治療後の非治療部再発病巣に対しても経カテーテル肝動脈塞栓術(TAE)との併用療法として普及している．経皮的の意味は，開腹せずに行うことを意味している．具体的には，エコー下に肝内の腫瘍を探し出し，その腫瘍に向けて体表面より針を刺入し，その針をとおして薬物を肝の病変部に注入する．

経皮的冠動脈再開通療法
[percutaneous transluminal coronary recanalization；PTCR] 〈経皮的冠動脈内血栓溶解療法〉 心筋梗塞を起こす冠動脈内血栓に対し血栓溶解薬を投与し，血栓を溶解する治療法．薬物の投与法として，経静脈的に全身投与する方法と，冠動脈内に挿入したカテーテルから直接注入する方法がある．

経皮的血管形成術
[percutaneous transluminal angioplasty；PTA] 動脈硬化などにより狭窄した血管に，経皮的にバルーンカテーテルを挿入し，動脈内壁のアテロームを圧排して行う血管拡張術．虚血性心疾患に対する冠動脈拡張術，腎血管性高血圧に対する腎動脈拡張術，下肢の閉塞性動脈硬化症に対する大腿動脈拡張術などが代表的である．最近では拡張部位にステント(金属の網)を留置し，再狭窄を防止する方法が一般的となった．

経皮的血管造影法
[percutaneous angiography] ⇨セルディンガー法

経皮的順行性腎盂造影
[percutaneous antegrade pyelography] 経皮的に腎盂を穿刺，造影剤を注入し腎盂・尿管を描出する方法．尿管に狭窄が存在し，逆行性に尿管へのカテーテル挿入が困難である場合，あるいは腎盂・尿管移行部以下に強度の狭窄あるいは閉塞をみとめる症例で，逆行性に造影した場合，重篤な感染症を惹起するおそれのある症例に適応される．→泌尿器科系検査法(ひにょうきかけいけんさほう)

経皮的心肺補助　[percutaneous cardiopulmonary support；PCPS]

経皮的に大腿動静脈からカテーテルを挿入し、遠心ポンプと小型人工肺を有する閉鎖回路により、循環を維持する体外循環補助装置である。緊急心肺蘇生や重症心不全に対する補助循環、重症呼吸不全に対する補助呼吸、心血管・呼吸器系手術の補助手段などに使用される。

経皮的髄核切除術　[percutaneous nucleotomy；PN]

腰椎脊髄ヘルニアに対する手術方法。椎間板ヘルニアでは、椎間板の内圧が上昇し、ヘルニア塊の神経圧迫によって痛みが生じる。この術式では、ガイド針を椎間板内に挿入して髄核組織を切除し、椎間板内の圧を低下させて除痛をはかる方法である。近年では、皮膚の上から数ミリの針を刺し、椎間板中央の髄核にレーザーを照射する方法も用いられている。→椎間板（ついかんばん）ヘルニア

経皮的内視鏡椎間板ヘルニア摘出術
[percutaneous endoscopic lumbar discectomy；PELD]

内視鏡を脊椎近くの切開口を通して経皮的に挿入し、内視鏡の先端に取り付けた小鉗子によりヘルニアを摘出する。さらにレーザーあるいはラジオ波などでヘルニアを凝縮、平坦化する、低侵襲性の代表的術式。

経鼻内視鏡　[transnasal endoscopy]

経鼻的に極細径スコープを挿入するタイプの内視鏡。口から挿入するタイプと異なり、鼻腔を通り食道に入るため、咽頭反射に起因する嘔吐感や挿入時の痛みなどが軽減されるほか、被検者は検査中に話すことができ、医師とのコミュニケーションも良好となるなどのメリットがある。

経皮内視鏡的胃瘻造設術
[percutaneous endoscopic gastrostomy；PEG（ペグ）]　経口摂取ができないが、消化管機能が保たれている患者に対して行われる胃瘻造設術の一法。開腹手術ではなく、内視鏡的に行うため、比較的侵襲度も低く、かつ簡便な胃瘻造設術として適応例が多くなっている。高齢社会に入った今日、経腸栄養法は長期間にわたる栄養管理上有用とされている手法であり、従来は、経鼻胃管による経腸栄養が行われることが多かったが、本術式であれば、経鼻胃管に比較し自己抜去も少なく、誤嚥の頻度も少なく、煩雑なチューブ交換の回数が減るなどメリットが多いとされている。看護師では、瘻孔周囲炎の防止などのスキンケア、ボディイメージの変容に対する心理的サポート、カテーテルトラブルなどへの適切な対応が重要となる。造設手技のうちプル法が最も多く行われており、円盤状のバンパー型のPEGカテーテルを胃内腔から腹壁外へ引き出し造設する手法。逆に中空になっているPEGカテーテル中にガイドワイヤーを通し胃に留置しておき、そのガイドワイヤーにより口腔から胃を経て、腹壁外へPEGカテーテルを押し出す造設手法がプッシュ法、そのほかバルーンカテーテルを挿入留置するイントロデューサー法（図）などがある。本来は、胃瘻造設の手技を指すが、最近は、本法により造設された胃瘻（gastrostoma）そのものをペグとよぶことも多い。

■図　イントロデューサー法による胃瘻造設

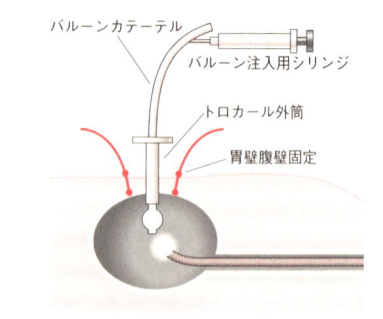

（バルーンカテーテル／バルーン注入用シリンジ／トロカール外筒／胃壁腹壁固定）

軽費老人ホーム（ケアハウス）　⇒老人福祉施設（ろうじんふくしせつ）

頸部骨軟骨症　[cervical osteochondrosis]
⇒頸部〔変形性〕脊椎症（けいぶへんけいせいせきついしょう）

頸部〔変形性〕脊椎症　[cervical spondylosis；CS]

〈頸椎症、頸部骨軟骨症〉　頸椎の退行性変化によるもの。椎体や椎間関節部の骨棘形成、椎間板変性などによって現れる症状をいう。40歳以降の男性に好発する。初期には頸部の重圧感、緊張感などの不快な感じがあり、次いで疼痛、運動障害などが現れる。進行すると手指の筋の脱力、萎縮、しびれなどの神経根症状を示す。治療は局部の安静（コルセット）、牽引を行うが、手術が必要なこともある。→頸〔肩〕腕症候群（けいけんわんしょうこうぐん）

頸部リンパ節炎　[cervical lymphadenitis]
頸部所属リンパ節の腫大をきたす症候群を指し、急性あるいは慢性の感染症（ウイルス、細菌あるいは寄生虫）、免疫系腫瘍（リンパ腫など）、悪性上皮腫瘍（口腔、鼻咽頭など）、膠原病などが原因としてあげられる。リンパ節の部位、大きさ、形態、硬さ、可動性、圧痛の有無などが診断の手がかりとなるが、確定診断にはリンパ節生検が行われることもある。

頸部リンパ節郭清〔術〕　[radical neck dissection]
頸部の原発性悪性腫瘍および転移性腫瘍に対し、生命維持に差し支えない範囲で頸部組織とリンパ節をできるだけ多く摘出するもの。頭頸部がんからの頸部リンパ節転移に対しては、かなりの治療効果が期待できる。

傾眠　[somnolence]
意識障害の程度の1つ。そのままにしておくと眠ってしまうが、声をかけたり刺激を加えると目をさまし、反応する状態。半醒半眠（半醒半覚）。

経絡　[meridian]
中国医学において重要な概念である経絡学説の基礎となるもので、人体の気血を運行させ、各臓器、各組織を連絡、また内外を通じさせ、上下を貫通させる経路。「経」は経絡系統のなかの縦行する主要な幹の部分で、「絡」は縦

横に交錯し，全身に網のように分布する部分．その気血の流れが停滞すると，滞った部位（経穴）に反応が現れ，身体の不調として察知される．→経穴（けいけつ）

係留脊髄　[tethered cord]　〈係留脊髄症候群〉　先天性の発生異常であり，脂肪腫瘍の組織によって脊髄下端部分である脊髄円錐が仙骨領域に係留する．症状は尿失禁や尿感染，下肢の筋力低下，側彎などである．日常生活では，前屈姿勢時など過度の屈曲姿勢をとらないことや，激しい運動はさけたほうがよい．手術療法の適用となることもある．

稽留熱　[continued fever]　疾病の症状の1つに発熱があるが，その熱型の1つで，1日の体温差が1℃以内で，38℃以上の高熱が持続するものをいう．大葉性肺炎や粟粒結核，腸チフスの極期などでみられる．→粟粒結核（ぞくりゅうけっかく），腸（ちょう）チフス

稽留流産　[missed abortion]　流産の一形態である．妊娠22週未満に胎芽，あるいは胎児が子宮内で死亡後，症状がなく子宮内に停滞し排出されない状態をいう．妊娠週数の期間にもよるが，処置としてはラミナリア桿か，子宮頸管拡張器を用いて人工的に子宮頸管を徐々に拡張し，子宮内容除去術あるいは子宮内清掃術を行う．妊娠週数や患者の状態により，分娩誘導術による方法も行われることがある．→流産（りゅうざん）・早産（そうざん）

計量データ　[quantitative data]　データのうちで，ある基準に従って数値で表現されたもの．定量的データあるいは連続量ともよばれる．→計数（けいすう）データ

痙攣　▶大項目参照

敬老の日　[けいろう]　⇨老人（ろうじん）の日

頸肋症候群　[cervical rib syndrome]　第7頸椎に生じる過剰肋骨により起こる神経圧迫症候群．尺骨神経領域のしびれ感や血行障害の明らかな場合は頸肋切除の適応となる．

ケースカンファレンス　[case conference]　⇨カンファレンス

ケースコントロール研究　[case control study]　症例対照研究あるいは患者対照研究とも訳される研究方法．研究対象とする事象（多くは疾病）をもつ人の集団とその事象をもたない適切な対照（control）群を用いた分析疫学の研究デザインの1つ．症例と対照それぞれについてある属性がどの程度の頻度で存在するかを調査し，その属性と当該事象（疾病など）との関連を検討・分析する手法である．喫煙と肺がん発生，高血圧と塩分摂取などは過去に多くの研究がこの手法でなされている．すでに疾病に罹患した患者などを対象とし調査研究を行うことから，うしろ向き研究（retrospective study）ともいわれる．インタビュー方法によりバイアスが入りやすいこと，相対危険度・寄与危険度を直接計算できないこと，曝露要因の正確な把握がときとして困難であることなどの欠点があるが，コホート研究に比べ費用・労力は低く抑えられることが多い．

ケーススタディ　[case study]　⇨事例研究（じれいけんきゅう）

ケースワーカー　[caseworker]　社会生活のなかで困難や問題をかかえ，専門的な援助を必要としている人に対し，社会福祉の立場から，個別にその問題解決のための助言や相談を行う専門職のこと．わが国では福祉事務所に配置され，生活保護行政に携わる地区担当員（現業員）の通称として使われることが多い．→医療（いりょう）ソーシャルワーカー，精神保健福祉士（せいしんほけんふくしし），ソーシャルワーカー

ゲートコントロール説　[gate control theory ; GCT]　心理学者メルザック（Ronald Melzack，1929～，カナダ）と解剖学者ウォール（Patrick David Wall，1925～2001，米）によって1965（昭和40）年に提唱された理論である（図）．脊髄にある痛み刺激の伝達を調節するゲートによって，痛みの感覚が影響を受けるというものである．ゲートが開くと痛み刺激が脳に伝わり痛みを感じるが，ゲートが閉じると痛みの伝達が遮断され痛みを感じない．すなわち，同じ痛み刺激でも，ゲートの開閉によって痛みの感覚が異なる．痛み刺激は，細い神経線維と太い神経線維によって伝えられる．細い神経線維はゲートを開くように働くが，太い神経線維はゲートを閉じるように働き痛覚とともに触覚を伝える．したがって，痛みの部位を手で押さえたり，さするなどの触覚への刺激は，ゲートを閉じるように働き，痛みを緩和する．また，痛みそのものが痛みを軽減させるように働く下行性抑制制御を備えており，脳が痛みを認知することによりゲートは閉じる．気分や痛みのとらえ方などもゲートの開閉に影響を及ぼし，これを認識制御という．痛みを肯定的に受け止めていたり，気分が安定しているときには，認識制御を強めゲートを閉じるように働く．

■図　ゲートコントロール説

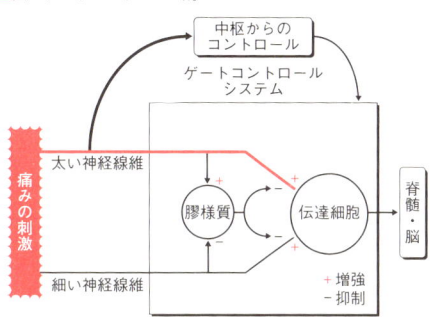

脊髄後角にある膠様質と伝達細胞が，痛み刺激の伝達を調節するゲートとなる．太い神経線維は，膠様質を刺激し伝達細胞に対してシナプス前抑制を強めるため，痛み刺激の伝達を抑制する．そのため，細い神経線維からの刺激も伝達細胞に伝わりにくくなる．

ゲーム分析　[game analysis]　交流分析における分析方法の1つ．後味

の悪い，憂うつで不愉快な感情を残す結果になる交流のしかたを，交流分析ではゲームという．ゲームを繰り返してしまう自分のパターンに気づき，ゲームなしの生産的な人間関係をつくるにはどうしたらよいのかをゲームなしの対人交流で練習することにより，より建設的な生き方を選択できるようにするプログラム．交流分析にはゲーム分析以外に，構造，交流パターン，脚本の合計4つの分析手法が用いられる．→交流分析(こうりゅうぶんせき)

KYT [kiken-yochi-training]
⇨危険予知(きけんよち)トレーニング

外科的無菌〔法〕 [surgical aseptic technique]
手術・治療目的のために，ある範囲を(病原)微生物の存在しない状態にするための方法．病原性・非病原性の別なく全微生物を完全に死滅または除去する滅菌(sterilization)と，主として病原菌を死滅または除去する消毒(disinfection)がある．手段としては物理的手段と化学的手段があるが，外科的には後者が主として使われる．→骨髄移植(こつずいいしょく)

劇症型溶血性レンサ球菌感染症 [severe invasive streptococcal infection]
〈レンサ球菌性毒素性ショック症候群，毒素性ショック様症候群〉 A群溶血性レンサ球菌(Streptococcus pyogenes)による敗血症に進行する．四肢の疼痛，腫脹，発熱，血圧低下などから始まるが，病状の進行が非常に急で，発病後数十時間以内には軟部組織壊死，急性腎不全，成人型呼吸窮迫症候群(ARDS)，播種性血管内凝固症候群(DIC)，多臓器不全(MOF)を起こし，死に至ることも多い．→化膿(かのう)レンサ球菌，敗血症(はいけつしょう)

劇症肝炎 ▶ 大項目参照

劇薬 [dangerous drugs]
医薬品のうちで微量であってもヒトあるいは動物に対する危険性がきわめて大きいため，厚生労働大臣によりとくに指定されたもの．その取り扱いなどに関しては，薬事法によって定められている．→薬物(やくぶつ)の管理

下血 [melena, melaena]
⇨吐血(とけつ)・下血(げけつ)

下剤 [cathartics, purgatives]
〈瀉下薬〉便秘や手術前など腸の内容物を排出しなければならない場合に用いられる薬物．その作用の強さにより緩下剤，峻下剤に分けられる．作用機序によって①粘滑性下剤：鉱物油(流動パラフィンなど)，②浸潤性下剤(ジオクチルスルホコハク酸ナトリウムなど)，③膨張性下剤(カルボキシメチルセルロースなど)，④塩類下剤(硫酸マグネシウムなど)，⑤糖類下剤(ラクツロース)，⑥刺激性下剤：小腸性(ヒマシ油)，大腸性〔大黄(ダイオウ)，センナ，ピコスルファートナトリウム，ビサコジルなど〕に分けられる．その他浣腸薬としてグリセリン，薬用石けん，坐薬として腸内で炭酸ガスを発生する新レシカルボン，経口腸管洗浄薬としてクエン酸マグネシウム(マグコロール)，新ニフレックがある．

ゲシュタルト療法 [gestalt therapy]
パールズ(Fritz Perls)によって提唱された心理療法．過去の体験や生育歴の探索は行わず，「いま，ここで」の体験と関係の全体性に重点をおく．自己に責任をもつことを重視して，自発的な感情や自己への気づきを喚起していき，自己実現を目指す．具体的には，ロールプレイング，座席を移りながら自己のさまざまな側面を演じて互いに対話を行い(ホットシート)，怒りや恐怖を行動化し，外傷的な出来事の追体験などを行う．

ゲスターゲン [gestagen]
〈プロゲスチン〉黄体ホルモン作用をもつ物質を総称してよぶ．ヒトの天然ゲスターゲンはエストロゲンほど多くの種類はなく，プロゲステロンが主である．基礎体温が排卵後上昇するのは，ゲスターゲンの体温上昇作用によるものである．→黄体(おうたい)ホルモン

ケタミン [ketamine]
静注・筋注で用いられる全身麻酔薬である．鎮痛・健忘作用は強いが催眠作用は弱く解離性麻酔薬といわれる．心機能を刺激する利点はあるが，麻酔後に幻覚を生じる欠点があり，小児に限って使用する．化学構造は催幻覚薬フェンシクリジン(phencyclidine)に類似し乱用される．NMDA(N-メチル-D-アスパラギン酸)受容体遮断作用がある．→全身麻酔薬(ぜんしんますいやく)

血圧 [blood pressure ; BP]
血管壁に対し血液が及ぼす波動圧で，通常水銀柱の高さ(mmHg)で表す．波の頂点を収縮期(最高)血圧，波の底を拡張期(最低)血圧という．両者の幅を脈圧という．重力の影響を受けるため，測定は心臓の高さで行う．年齢，体質，環境で変動する．『高血圧治療ガイドライン2004年版』では，高齢者の降圧目標が見直され，前期高齢者(65～75歳未満)の降圧目標は140/90 mmHg未満に改められた．後期高齢者(75歳以上)でも軽症高血圧の場合は，目標は140/90 mmHg未満である．若年・中年者の降圧目標は，130/85 mmHg未満で変更はない．マンシェットは通常，上腕に巻き付け，収縮期血圧は血管音の聞き始めの点(P1)，拡張期血圧は血管音が急激に減弱する点(P4)と，それからさらに低くなり消失する点(P5)とがあり，差が大きいときはP1/P4-P5のように併記する．一定の高さの間，血管音の聞こえないことがあり(聴診間隙)，測定時には高めから開始する必要がある．→血圧測定〔法〕(けつあつそくていほう)，高血圧症(こうけつあつしょう)，マンシェット

血圧計 [sphygmomanometer]
⇨血圧測定〔法〕(けつあつそくていほう)

血圧測定〔法〕 ▶ 大項目参照

血液 ▶ 大項目参照

血液アフェレシス [blood apheresis]
末梢を流れている血液から目的とする成分を除去することをいう．血漿やその成分を除去することをプラズマフェレシス，白血球などの血球成分を取り去ることをサイタフェレシスという．治療のため病因となっている成分(自己抗体など)を除去する場合と，輸血や移植で用いる血液成分(血小板や造血幹細胞など)を採取する場合がある．方法としては，血液成分連続採血装置を用いた遠心法と，濾過膜や吸着材を用いたカラム法がある．

血液一般検査 [blood examination]　特別な定義というものはなく，日常臨床的に病態の把握や診断，予後の判定などにスクリーニングとしてよく使われる血液検査を慣用的にいう．臨床検査の発達とともに，測定の自動化，検査のセット化などが行われ，その検査の種類や項目は増加の一途をたどっているが，通常血液一般検査というと，測定が比較的容易で頻回される血球計算，白血球像，血液生化学検査，血清反応（抗原抗体反応）などを指していう場合が多い．→血液生化学検査（けつえきせいかがくけんさ），抗原抗体反応（こうげんこうたいはんのう）

血液ガス [blood gas]　血液中の酸素，二酸化炭素，窒素などの気体の総称．臨床においては動脈血酸素分圧（PaO_2），動脈血二酸化炭素分圧（$PaCO_2$）を指すことが多い．肺に異常があると血液中の酸素と二酸化炭素の平衡バランスがくずれ，これらの数値に変化が生じることが多いため，動脈血を採取して呼吸機能の異常の有無を検査する．→血液（けつえき）ガス分析

血液ガス分析 [blood gas analysis]　肺の主な機能は血液のガス交換と，それに伴う酸塩基平衡である．肺胞機能を知るために血液，主として動脈血を用いて酸素分圧（PaO_2），二酸化炭素分圧（$PaCO_2$），pH を測定する．基準値は PaO_2 90 Torr 以上，$PaCO_2$ 35〜45 Torr である．高度の呼吸障害があれば PaO_2 は減少し，$PaCO_2$ は増加する．分圧測定の際，動脈血酸素飽和度（SaO_2，96〜99％）も同時に測定する．→血液（けつえき），血液ガス

血液型 [blood groups, blood type]　血球成分に発現する遺伝的な抗原性である．現在では ABO 式，Rh 式，MNSs 式，ケル（Kell）式，ダフィー（Duffy）式，ルイス（Lewis）式，キッド（Kidd）式などで分類されるが，臨床的には ABO 式と Rh 式が重要で，通常血液型という場合は ABO 式をいう．輸血を行う場合，ABO 式および Rh 式の血液型を適合させる．血液型は生涯変わらず，また個人の血液型は一定の遺伝の法則に従って決定されるため，医学領域においては，個人識別，遺伝学的研究にも応用される．→Rh 式血液型，血液型不適合（けつえきがたふてきごう）

血液型不適合 [blood group incompatibility]　型の異なる種々の血液を輸血することで起こるアレルギー反応，またはそれによって生じる障害．ABO 式および Rh 式の不適合によってひき起こされる．血液型の違いによって輸血された血液が破壊される場合と，まれに輸血を受けた人の血液が破壊される場合があり，いずれも溶血が進行し種々の臓器障害を起こす．正常妊娠の際に母体と胎児で型不適合が起こり，胎児の血液に障害が起こることもある．→新生児溶血性疾患（しんせいじようけつせいしっかん），不適合輸血（ふてきごうゆけつ）

血液型不適合妊娠 [blood type incompatible pregnancy]　母体に存在しない血液型抗原が胎児に存在する場合，何らかの要因で母体が感作され，血漿中の抗体が経胎盤的に胎児に移行し，胎児や新生児に溶血性疾患をひき起こす．このような血液型抗原は数種類報告されているが，なかでも Rh(D) 不適合が多く，また児への影響も重大である．妊婦の血液型（ABO 式/Rh 式），不規則抗体，妊娠歴，輸血歴，夫の Rh 式血液型などを聴取し，妊婦 Rh(D) 陰性（−），夫 Rh(D) 陽性（＋）である場合は，胎児や新生児が溶血性疾患を起こす可能性が高いので管理・治療が必要となる．妊娠中は，定期的に間接クームス試験を行い，必要時には，羊水分析や経皮的臍帯血採取をし胎児の状態を評価する．胎児の成熟度によって，早期娩出や胎児輸血などの治療をする．新生児に対しては必要に応じて光線療法や交換輸血を行う．母体には，Rh(D) 陽性児分娩後72時間以内に抗D ヒト免疫グロブリンを投与して抗D 抗体の産生を防止し，次子以降の児の溶血性疾患を予防する方法がとられている．母体感作は，妊娠初期の流産，人工妊娠中絶術，子宮外妊娠などでも起こりうるため，そのような場合にも術後に抗D ヒト免疫グロブリン製剤を投与する．→新生児溶血性疾患（しんせいじようけつせいしっかん）

血液寒天培地 [blood agar ; BA]　普通寒天培地で発育しにくい菌を培養するときに用いる培地．3％普通寒天培地を45℃に保ち，これに45℃に温めた脱線維素血液を 5〜10％になるように無菌的に入れてつくる．肺炎球菌，レンサ球菌などの培養，菌の溶血性の検査に用いる．→レンサ球菌

血液凝固 [blood coagulation]　血液は血管の外に取り出されて放置されると固化する．これを血液凝固といい，血管が破れた場合，血小板の凝集や血管の収縮などとともに，止血の機能を果たしている．血液凝固は次の3段階で進められる．まず第1段階では，血液中の凝固因子，組織因子などによって第X因子が活性化される．次いで第2段階では活性化第X因子によってプロトロンビンからトロンビンが形成される．第3段階ではトロンビンによってフィブリノゲンからフィブリンが形成される．フィブリンは重合して網状になって血球を取り込んで血餅をつくる．血液中には12の血液凝固因子があり，これらは不活性型の蛋白分解酵素か反応促進因子である．活性化されると次々に蛋白質の加水分解が起こり，最後にフィブリノゲンが加水分解されてフィブリンになり，この連鎖反応が終了する．→凝血（ぎょうけつ）

[血液]凝固因子 [coagulation factors]　〈凝固因子〉　血液凝固に不可欠の因子．現在知られている血液凝固因子は12種あり，それぞれ国際血液凝固因子選定委員会の決定で I〜XII のローマ数字で示されている．これらの因子に過剰，減少，欠如があると，血液の正常な凝固が阻害され，出血が止まらなくなる．これらの因子は内因系と外因系とよばれるカスケードを形成し，最終的にプロトロンビン（II）がトロンビンになり，その働きでフィブリノゲン（I）がフィブリンに転換することで凝固が完結する．内因子系は第XII因子が異物に接触することで活性化が始まり，外因子系は第VII因子が組織トロンボプラスチン（III）によって活性化されることで活性化が始まる．カスケードのいくつかの段階の活性化にカルシウム（IV）やビタミンKが必要である．カルシウム，組織トロンボプラスチンを除くすべての凝固因子の遺伝的な異常が知られており，第VIII因子および第IX因子の異常はそれぞれ血友病A，血友病Bと命名

されている.

血液凝固時間（けつえきぎょうこじかん）[blood clotting time, blood coagulation time ; BCT]
体外に出た血液が自然に凝固するのに要する時間で，通常5〜15分くらいである．血友病など血液凝固因子が欠乏または減少している場合や抗凝固因子が増加している場合，この時間は延長する．現在ではプロトロンビン時間（PT）と活性化部分トロンボプラスチン時間（APTT）を測定する方法が一般的である．

〔血液〕凝固促進薬（けつえきぎょうこそくしんやく）[blood coagulation accelerants]
血液凝固を促す薬物で，出血時に止血の目的で用いる．トロンビンは創傷局所に散布し，新鮮血，ビタミンK，トロンボプラスチン製剤は全身的に投与する．→止血薬（しけつやく），トロンビン，トロンボプラスチン

〔血液〕凝固阻止薬（けつえきぎょうこそしやく）[anticoagulants]
〈凝固阻止薬，抗凝血薬，抗凝固薬〉異常な血栓の生成を予防する目的で，血液凝固を抑制する薬物．ヘパリンおよび低分子ヘパリン，経口抗凝固薬がある．ヘパリンは静脈内に投与し，アンチトロンビンⅢの抗トロンビン作用を増強して血液凝固を阻止し，即効的に作用する．経口抗凝固薬（ワルファリン）は内服で投与し，ビタミンKに拮抗して肝臓のプロトロンビン，第Ⅶ，Ⅸ，Ⅹ因子の合成を阻害して血液凝固を阻害し，その効果発現は遅効性である．ワルファリンは薬物相互作用を受けやすく，用量の調節が難しい．ヘパリン，低分子ヘパリンはDICに，ワルファリンは血栓の予防に使う．なお採血にはヘパリンまたはCa^{2+}キレート薬（クエン酸ナトリウム，EDTA）が目的に応じて使われる．

血液銀行（けつえきぎんこう）[blood bank ; BB]
血液を採取し，保存して，血液を必要とする医療機関に供給する機関．最近では自発的な献血によるのが大部分である．また現在は「血液銀行」の名称は用いられず，日本赤十字社中央血液センター，各都道府県の赤十字血液センター，その他公立の血液センターや大病院の輸血部が中心となっている．

血液交差〔適合〕試験（けつえきこうさ〔てきごう〕しけん）[crossmatching test]
⇨輸血（ゆけつ）

血液細胞（けつえきさいぼう）[blood cell]
⇨血球（けっきゅう）

血液循環障害（けつえきじゅんかんしょうがい）▶大項目参照

血液浄化療法（けつえきじょうかりょうほう）▶大項目参照

血液生化学検査（けつえきせいかがくけんさ）[examination of blood chemistry]
血液中の諸成分の変動を，化学的あるいは生化学的に，定量的に分析して病態を明らかにしようとする検査．概ね次のようなものがある．①ナトリウム（Na），カリウム（K），塩素（Cl），カルシウム（Ca），マグネシウム（Mg），銅（Cu）などの無機電解質成分の定量，②血中尿素窒素（BUN），クレアチニン（Cr），総蛋白（T-P），蛋白分画，尿酸，非蛋白性窒素などの蛋白有機成分の定量，③アスパラギン酸アミノトランスフェラーゼ（AST=GOT），アラニンアミノトランスフェラーゼ（ALT=GPT），〔血清〕乳酸脱水素酵素（LDH），アルカリホスファターゼ（ALP），ロイシンアミノペプチダーゼ（LAP），γ-グルタミルトランスフェラーゼ（γ-GT），コリンエステラーゼ（ChE），クレアチンホスホキナーゼ（CPK），アミラーゼなどの酵素の定量，④チモール混濁試験（TTT），硫酸亜鉛混濁試験（ZTT），ケファリン・コレステロール反応（CCF）などの膠質反応テスト，⑤コレステロール，中性脂肪（TG），HDL-コレステロールなどの血液脂質，⑥血糖．→血液一般検査（けつえきいっぱんけんさ）

血液製剤（けつえきせいざい）▶大項目参照

血液像（けつえきぞう）[blood picture]
⇨末梢血液像（まっしょうけつえきぞう）

血液代用液（けつえきだいようえき）[blood substitute]
血液の代用として用いる製剤の総称．血液の電解質組成と似た組成をもつリンゲル液，ロック液，ダロー液などや血漿置換液として用いる種々の血液製剤，血漿分画製剤，血漿増量剤などがある．代用血漿剤にはデキストラン，ゼラチン，ヒドロキシエチルデンプン（HES）などがある．→代用血漿（だいようけっしょう）

血液透析（けつえきとうせき）[hemodialysis ; HD]
⇨血液浄化療法（けつえきじょうかりょうほう）

血液脳関門（けつえきのうかんもん）[blood-brain barrier ; BBB]
循環血液中の物質が脳脊髄液中や脳組織中へ移行する際の関門．すなわち，種々の栄養素，代謝物質，薬物などの高分子物質を脳の血管内皮細胞が選択的透過性により脳組織に移行させる．逆に高蛋白分子など関門を通過できないものもある．このように，正常な場合の脳関門は脳の環境を維持するべく選択的に働く．

血液培養（けつえきばいよう）[blood culture]
血液中で細菌の増殖が起こっているかどうかを調べるため，血液を採取して行う菌検出のための細菌学的検査．敗血症，腸チフス，パラチフス，ワイル病，野兎病，ブルセラ症，感染性心内膜炎などが疑われる場合に行う．通常，動脈血を採取して行うが，最近の報告では動脈血でも静脈血でも同じ結果が得られるとされる．→細菌学的検査（さいきんがくてきけんさ）

血液濾過（けつえきろか）[hemofiltration ; HF]
⇨血液浄化療法（けつえきじょうかりょうほう）

結核菌（けっかくきん）[Mycobacterium tuberculosis, tubercle bacillus ; TB]
ヒトの結核症の原因となるグラム陽性の抗酸性桿菌．長さ1〜4μm，鞭毛はなく細胞壁は脂質に富んでいる．培養は小川培地が一般に用いられるが，結核菌の発育には通常3〜8週の長期間を必要とするので，最近では，高感度で迅速な液体培地法も行われるようになっている．→小川培地（おがわばいち）

結核菌検査（けっかくきんけんさ）[examination of tubercle bacilli]
結核の診断や結核治療中に，治療効果判定の一助として行う検査．検査物（喀痰，胃液，尿，分泌物など）をチール-ネールゼン法，蛍光法などで染色する塗抹鏡検法，固形培地（小川培地など）や液体培地（MGITなど）で

培養する培養法，遺伝子を増幅する RNA 増幅法，PCR 法，MTD 法などがある．→喀痰培養(かくたんばいよう)

結核腫 [tuberculoma]
結核性肉芽組織や乾酪巣が膠原線維で被包されたもので，乾酪腫とよぶこともある．一般に肺の上葉部に比較的多くみられ，単発性の場合が多い．胸部X線写真では，円形の境界が明瞭な球状の均等な陰影として現れるため，真の腫瘍との鑑別をする必要がある．また中枢神経系にみられる孤立性の結核結節(tubercle)も結核腫という．

結核〔症〕 ▶ 大項目参照

結核性関節炎 [tuberculous arthritis]
⇨関節結核(かんせつけっかく)

結核性頸部リンパ節炎 [tuberculous cervical lymphadenitis]
結核菌感染により頸部にみられるリンパ節の炎症．「るいれき」ともよばれる．発熱・疼痛は通常みとめない．リンパ節の腫脹が腺塊を形成する型と，乾酪変性して冷膿瘍をつくり，さらに皮膚に自潰し瘻孔を形成する型がある．

結核性髄膜炎 [tuberculous meningitis]
結核菌による肺外結核の1つである．乳幼児や免疫不全を有する中高年者に発症することがある．結核菌が血行性に散布され粟粒結核とともに本症を発症する．BCG 接種により乳幼児では減少しているが，基礎疾患を有する中高年者や HIV 感染者では問題である．臨床的には，頭痛，発熱，嘔吐，意識障害をみとめ，乳幼児では予後が悪い．髄液所見では，糖減少，蛋白増加，急性期には好中球，慢性期になるとリンパ球増加がみとめられるが，真菌性髄膜炎との鑑別が難しい．→髄膜炎(ずいまくえん)

結核性脊椎炎 [tuberculous spondylitis]
⇨脊椎(せきつい)カリエス

結核性前立腺炎 [tuberculous prostitis]
⇨前立腺結核(ぜんりつせんけっかく)

結核性肺炎 [tuberculous pneumonia]
⇨乾酪性肺炎(かんらくせいはいえん)

結核性膀胱炎 [tuberculous cystitis]
⇨膀胱結核(ぼうこうけっかく)

結核予防法 [Tuberculosis Prevention Act]
結核の伝染防止の面に重点をおいたわが国で最初の結核予防法は，1919(大正8)年に制定された．結核の予防と，すべての結核患者への医療の普及を目的とした71か条よりなる結核予防法は，1951(昭和26)年に制定された．1962(昭和37)年，1974(昭和49)年に改正が加えられ，同法には，①健康診断(ツベルクリン検査およびX線検査)の実施，②予防接種(BCG)の実施，③医師による保健所への患者の届け出および登録，④治療費の公費による負担などが定められていたが，2007(平成19)年3月31日廃止．2007(平成19)年4月1日から感染症法に統合され，結核を感染症法に位置づけて総合的な対策を実施することになった．

結果予見義務 [duty to foresee harms]
過失とは，予見されえたであろう結果を回避しないことをいうが，その過失の有無を判断するうえでの前提となるのが注意義務の内容であり，大きくは以下の2つがある．結果予見義務とは，医療行為に対する認識上の義務であり，医療行為により生じるであろう危険や不利益につき予見すべきことと，予見した結果に基づき適切な対策を講じた治療を行う義務を指す．一方，結果回避義務とは，医療行為に対する行為上の義務と位置づけることができる．危険や不利益が予測される場合に，当該医療行為をさけ，それ以外の治療を選択するべきとする義務を指す．

血管 [blood vessel；BV]
血液を循環させる管状組織．動脈，毛細血管，静脈の3種に大別される．心臓とともに心血管系を構成する．→循環[器]系(じゅんかんきけい)，静脈(じょうみゃく)，動脈(どうみゃく)

血管運動神経 [vasomotor nerve]
動脈壁の平滑筋の収縮により，その動脈の内径は変化して，その部位を通る血流が調節される．その平滑筋を収縮させる血管収縮性の交感神経と，拡張させる血管拡張性の交感神経，副交感神経，脊髄後根性の各神経を合わせて，血管運動神経という．

血管炎 [angitis, angiitis, vasculitis]
〈脈管炎〉大動脈とその分枝，または静脈の炎症．アレルギー反応，細菌性炎症，カテーテルによる異物反応など原因はさまざま．慢性汎動脈炎は動脈壁中膜の断裂を伴う全身性の血管の炎症で，高血圧，腎機能障害などの原因となる．→関節(かんせつ)リウマチ

血管拡張薬 [vasodilators；VD]
冠血管などの末梢血管を拡張し，血流を増大させる薬物．狭心症の治療に用いる亜硝酸化合物(ニトログリセリンなど)，ジピリダモール，カルシウム拮抗薬，また末梢血管の閉塞性障害や機能的循環障害の治療に用いるプロスタグランジン製剤，ニコチン酸類，交感神経作用性血管拡張薬などがある．→冠[状]血管拡張薬(かんじょうけっかんかくちょうやく)

血管硬化性間欠性歩行困難症 [arteriosclerotic intermittent claudication]
⇨間欠性跛行(かんけつせいはこう)

血管雑音 [vascular murmur]
頸動脈雑音，頭部雑音，大動脈縮窄症などの動脈由来の雑音，動静脈シャント由来の雑音などがある．

血管腫 [hemangioma]
血管(ときにリンパ管)組織の形成異常による腫脹あるいは良性腫瘍をいう．青紫ないし赤色で，大きさ・形状はさまざまである．発生部位は特定しない．先天性のものが多いが，青年期以降に発症するものもある．単純性血管腫(毛細管性血管腫)，イチゴ(苺)状血管腫，海綿状血管腫，つる状血管腫，老人性血管腫，クモ母斑，良性血管内皮腫など多くの種類があり，それぞれ症状も異なる．治療は症状に応じて，外科的切除，ドライアイスによる圧抵法，放射線照射，レーザー療法などがあるが，美容上の要請がなければ放置して差し支えないものも多い．→イチゴ(苺)状血管腫，海綿状血管腫(かいめんじょうけっかんしゅ)，単純性血管腫(たんじゅんせいけっかんしゅ)

血管収縮薬 [vasoconstrictors]
血管平滑筋を収縮させ，血管抵抗を増

し，血圧を上昇させる薬物．血圧上昇，止血の目的でアドレナリンなどが用いられる．→アドレナリン

血管神経性浮腫　[angioneurotic edema]
⇨クインケ浮腫

血管心臓造影〔法〕　[angiocardiography, cardioangiography]
⇨血管造影法（けっかんぞうえいほう）

血管診療技師　[clinical vasucular technologist；CVT]
日本血管外科学会，日本脈管学会，日本静脈学会の関連3学会より構成される血管診療技師認定機構が，血管疾患の病態全般に関する基礎知識，および血管疾患診療に関する専門知識と実技技術を有する者を，脈管疾患領域の治療にコメディカルとしてかかわる専門家として資格認定試験により認定する資格名．

血管性頭痛　[vascular headache]
頭部の動脈血管壁に対する刺激が原因となって生じる頭痛．片頭痛と非片頭痛の2つの型に分けられる．片頭痛は精神的なストレスなどの原因により，頭蓋外血管をいったん収縮したのちに拡張して，片側あるいは両側の側頭部に発作的に生じる拍動性頭痛である．女性に好発し，高度の場合には，眼症状，悪心・嘔吐などがみとめられる．非片頭痛は頭蓋内動脈の拡張によるもので，感染症，高血圧，二酸化炭素の血液中蓄積などが原因となって，血管が拡張することにより生じる．→頭痛（ずつう），片頭痛（へんずつう）

血管性認知症　[vascular dementia；VD]
⇨脳血管性認知症（のうけっかんせいにんちしょう）

血管造影法　[angiography；Angio]
〈アンギオグラフィー〉　動脈造影法と静脈造影法，リンパ管造影法がある．有機ヨード化合物などの造影剤を注射器あるいはカテーテルによって血管やリンパ管内に注入し，X線撮影を行い，血管の走行，臓器の血管分布や狭窄などを観察し，原発性血管性病変や小血管腫瘍の診断と部位決定，術前における血管の解剖決定，疾病や外科手術における血管性合併症の診断と治療，経皮的血管操作術の施行などに用いる．リンパ管造影法は，リンパ系の閉塞やがん転移の診断に用いる．血管造影法のうち，最も高頻度に行われているものに心臓血管造影法がある．心臓血管造影法は動脈または静脈よりカテーテルを挿入し，心臓付近の血管内または心臓内に水溶性造影剤を注入，X線撮影により心臓，大血管を描出するもの．心臓，大血管の奇形その他の器質的異常の診断や，シャント量などの機能的変化の推測に用いる．現在は心房・心室・大血管・冠循環の解剖学的・機能的な状態を詳細に記録するシネアンギオが主流をなしている．

血管塞栓術　[embolization]
悪性腫瘍の治療や出血のコントロールの目的で，血管内にコイルや塞栓物質（ゼルフォーム，リピオドールなど）を詰めて，その末梢への血流を遮断する方法．肝動脈の塞栓術に抗がん薬の注入などを併用し，肝細胞がんや転移性肝がんの治療が行われる．また消化管出血，外傷性肝破裂，脾破裂などにも止血目的で実施される．

欠陥治癒　[defektheilung]
欠陥とは，一般的には疾患の過程で生じた身体機能や，精神機能の持続的で非可逆的な喪失のことを指すが，欠陥治癒といった場合には，統合失調症の慢性患者などにみられる知能や人格の変化を指すことが多い．感情の平板化や希薄な対人交流などの欠陥が軽度に残存するものの，妄想や幻覚およびそれらに影響された問題行動は目立たなくなって，ある程度の社会生活がおくれるまでに安定した状態のことを欠陥治癒と称する．

血管内皮細胞増殖因子　[vascular endothelial growth factor；VEGF]
血管系の構築は胎生期の血管形成，その後の血管新生，さらにさまざまな血管再構築が行われるが，これらを特異的に制御する因子．血管内皮細胞に対する増殖作用と血管透過性亢進作用をもち，数種類のサブタイプがある．

血管迷走神経性失神　[vasovagal syncope]
失神の原因として最も多い．必ず立位か坐位で起こり，横臥により症状は軽減する．誘因として外傷，疼痛，心理的ショック，過労，空腹，高温などがある．これらの誘因によって急激な末梢血管拡張が起こり，血圧が低下し，さらに迷走神経の刺激によって徐脈を生じる．若年者に多い．→神経原性（しんけいげんせい）ショック

血球　[blood corpuscle, blood cell, hemocyte]
〈血液細胞〉　血液のうち，無形成分である血漿に対し，有形成分（細胞）を総称して血球という．リンパ球以外は骨髄で産生される．酸素，二酸化炭素の運搬を行う赤血球，食菌，免疫の機能をもっている白血球（顆粒球，単球，リンパ球），血液凝固の機能をもっている血小板がある．→血小板（けっしょうばん），赤血球（せっけっきゅう），白血球（はっけっきゅう）

血球計算　[blood cell counting]
従来は，赤血球，白血球について，それぞれ専用のメランジュール（希釈用のピペット）に所定のところまで血液を吸い入れ，白血球はチュルク液，赤血球はハイエム液を所定量吸い上げ，よく攪拌したのちに血球計算盤（トーマ式）で鏡検しながら算定していた．最近では，赤血球，白血球，血小板算定など，もっぱら自動血球計算器が利用されている．

血球貪食症候群　[hemophagocytic syndrome；HPS]
原因としては悪性リンパ腫が最も多く（とくにT細胞型，NK細胞型），次にウイルス感染症（とくにEBウイルス感染症）が問題となる．前者をリンパ腫関連血球貪食症候群（LAHS, MAHS），後者をウイルス関連血球貪食症候群（VAHS）とよぶ．血球貪食症候群はこれらの血球貪食破壊像をみとめる疾患群の総称である．VAHSはウイルス感染による刺激に対し，免疫能がうまく適応しないため，サイトカインの過剰産生（主にTNF-αとIFN-γ）が生じ，マクロファージの増殖，活性，貪食能が亢進し，そのため自己血球の貪食破壊像を呈すると考えられている．本症候群の主徴は，汎血球減少を伴う発熱，発疹，肝腫脹，リンパ節腫大などである．治療は，副腎皮質ステロイド薬投与，またはγ-グロブリン投与などが行われる．

血胸 [hemothorax]　胸部の外傷，大動脈瘤破裂，気胸などにより，胸膜腔に血液が貯留した状態．ときに胸部の手術に合併することもあり，原因不明（特発性）のものもある．診断はX線撮影および胸膜腔穿刺により血性胸水を証明することでなされる．

月経 [menstruation, menses]　一定の周期をもって反復する子宮内膜からの出血．初めての月経（初潮）は思春期にあり，月経が停止（閉経）するのは更年期である．月経周期（月経第1日から次の月経の前日まで）は25〜38日型が多く，持続日数は3〜7日で，月経血は暗赤色で凝固しにくく，全体量は，個人差はあるが平均50〜60gである．子宮内膜は性ホルモンの支配を受け，増殖期，分泌期，月経期を繰り返す．この子宮内膜の変化は，受精卵が着床しないかぎり，周期的に繰り返される．月経期には，エストロゲンやプロゲステロン血中濃度の急減により，らせん状動脈が攣縮，虚血し子宮内膜に壊死が生じる．その結果，子宮内膜機能層の剥離・脱落が起こり出血を伴って排出される．これが月経である．→女性生殖器系（じょせいせいしょくきけい）

月経異常 [emmeniopathy, menstrual disorder]　月経異常には，①月経の開始時期・閉止時期の異常，②月経周期と月経量の異常，③無月経，④月経随伴症状の異常などがある．①月経開始時期の異常では，10歳未満で初経が発来するものを早発月経という．また，15歳以上で初経が発来したものを遅発月経という．さらに，18歳を過ぎても初経が発来しないものを原発性無月経という．原因としては，染色体異常（ターナー症候群など），中枢障害（視床下部・下垂体性），性器分化異常（子宮形成異常，子宮欠損，膣欠損・閉鎖など）が多くみられる．閉経の時期に関する異常は，通常の閉経年齢が50歳前後であることから，43歳未満で閉経するものを早発閉経といい，56歳以上で閉経するものを遅発閉経という．②月経周期の異常では，通常の月経周期が25〜38日（周期の変動は6日以内）であることから，39日以上の周期を希発月経といい，25日未満の周期を頻発月経という．月経量については，通常50〜150gの経血量であるとされ，経血量が異常に多い場合を過多月経といい，異常に少ない場合を過少月経という．しかし，日常的に経血量を測定することはないので，患者の主観的判断によることが多い．過多月経には，粘膜下筋腫などの器質的変化によるものと，ホルモン分泌異常による機能的変化によるものとがある．過多月経では，月経量がきわめて多いため，失血性貧血を起こすことが多い．月経持続期間は通常3〜7日間であるが，これを逸脱したものとして2日以下の持続日数を過短月経といい，8日以上の持続日数を過長月経という．③無月経は，原発性無月経のほかに続発性無月経があり，周期的にあった月経が，通常3か月（90日）以上停止した状態のものをいう．月経異常には，上記以外に月経に関連した疼痛および不快感が含まれる．④月経随伴症状には，月経時に下腹痛・腰痛・頭痛・乳房緊満感・不安などが強く，日常生活に支障をきたす月経困難症と，月経開始前の数日〜10日に下腹痛・下腹部膨満感・腰痛・浮腫・体重増加・肌荒れ・精神症状（うつ・不安など）がみられる月経前緊張症候群（月経前症候群，PMS）がある．月経前緊張症は，月経の開始によって軽減もしくは消失する．

月経困難[症] [dysmenorrhea]　月経に際して，下腹部痛，腰痛などの随伴症状がとくに強く，日常動作に支障をきたすものをいう．子宮発育不全，子宮内膜症，子宮筋腫，卵巣機能不全，子宮後屈などが原因としてあげられる．→月経随伴症状（げっけいずいはんしょうじょう）

月経周期 [menstrual cycle]　⇒性周期（せいしゅうき）

月経随伴症状 [troubles of menstruation, coexistent symptom of menstruation]　月経周期に随伴して生じるいろいろな自覚症状をいい，軽重の差はあるが60〜70％の女性にみとめられる．局所症状として，下腹部の膨満・不快感，疼痛，腰痛，頻尿，便秘など，全身症状としては，不快・疲労感，心悸亢進，頭痛，めまい，食欲減退，不眠，憂うつ感などがみられる．これらの症状は月経前7日くらいより，とくに月経開始の直前に比較的強く現れるが，その後軽快，消失する．原因はいろいろあるが，多くの場合それを明らかにすることはきわめて困難である．治療の1つとして，簡単な環境要因の調整，たとえば適当な休養，便秘の改善，適度の運動，適当な腹部保温，そして窮屈な衣服の除去をこころみることも必要である．症状が病的に強い場合は月経困難症という．→月経困難[症]（げっけいこんなんしょう），月経前[緊張]症候群（げっけいぜんきんちょうしょうこうぐん）

月経前[緊張]症候群 [premenstrual [tension] syndrome；PMS]　月経数日前に症状が現れ，月経が始まると症状が自然に消失することからこのようによばれている．症状は，イライラ，怒りっぽくなる，緊張，興奮，抑うつ，集中力が薄れる，頭痛，不眠，疲れやすい，めまい，乳房の張り，浮腫，便秘，下痢，にきびが出やすいなど多彩な症状が含まれ，人によって症状が単独の場合や，いくつか重なって出現する場合もある．→月経随伴症状（げっけいずいはんしょうじょう）

ゲッケルマン療法 [Goeckerman treatment]　尋常性乾癬の治療法．患部にコールタール軟膏を塗布し，翌日オリーブ油でこれを拭き取り，紫外線照射を施行して入浴するという処置を繰り返し行うもの．コールタールの発がん性の問題があり，わが国では行われていない．William Henry Goeckerman（1884〜1951，米，皮膚科）．

結合[組]織 [connective tissue；CT]　細胞や組織の間隙を埋める支持組織．血管や神経を保護し，また水や代謝産物の通路ともなる．膠様組織，細網組織，線維性結合組織などに分類され，血液やリンパ組織のような特別な機能をもつものもある．

結合[組]織疾患 [connective tissue disease]　⇒膠原病（こうげんびょう）

血色素 [hemoglobin；Hb]　⇒ヘモグロビン

血色素計 [hemoglobinometer]　〈ヘモグロビン計〉　血液中の血色素の濃度を測定するために用いられる装置．通常，肉眼による簡易比

色計であるザーリ血色素計のことをいう．小型で携帯できるので簡便であるが，誤差が大きく現在ではほとんど使用されない．ヘモグロビン定量の国際標準測定法として，シアンメトヘモグロビン法が普及しているが，廃液処理の問題から現在自動測定法はノンシアン法へ変わりつつある．→シアンメトヘモグロビン法

血色素定量法　[hemoglobin quantification]
⇨ヘモグロビン測定〔法〕

血色素尿症　[hemoglobinuria]
⇨ヘモグロビン尿症

血腫　[hematoma]
〈血瘤〉　血管外に血液が限局性に貯留・凝固してできる腫瘤．新生児頭血腫，硬膜外血腫，硬膜下血腫，脳内血腫，耳血腫，皮下血腫など，原因や発生部位はさまざまである．

血漿　[blood plasma, plasma；P]
〈プラズマ〉　血液から血球を取り除いた部分をいう．体積比では血液全体の約55％を占める．その成分は水が約90％，蛋白質約7％，無機塩0.9％などである．血漿からさらにいくつかの血液凝固因子（フィブリノゲンなど）を取り除いたものを血清（blood serum, serum）という．→血清（けっせい）

血漿交換　[plasma exchange；PE]
血液中の有毒成分や多量の抗体などを除去する目的で血漿の交換を行うこと．連続血液成分遠心分離装置を用いて新鮮凍結血漿と交換する．劇症肝炎，敗血症，重症筋無力症，特発性血小板減少性紫斑病，自己免疫性溶血性貧血，多発性骨髄腫などが適応となる．

血漿膠質浸透圧　[colloid osmotic pressure of plasma]
毛細血管壁は半透膜的性質をもつので，蛋白質などのコロイド性物質が自由に透過できないため，膜内外に濃度差に基づく浸透圧を生じる．通常，血漿蛋白質による膠質浸透圧は血管内に水分を貯留させるように作用しているが，低蛋白血症になるとその働きが弱まり浮腫を生じる．

血漿蛋白〔質〕　[plasma protein；PP]
血漿中に含まれる蛋白質の総称．性質と機能が異なる60種以上の成分からなり，大別するとアルブミンが約60％，グロブリンが約40％を占める．多くは複合蛋白質で機能的には血液凝固系，免疫グロブリン，補体，運搬体，酵素などに分けられる．血漿膠質浸透圧の維持や末梢組織における物質交換にたずさわっている．

血漿電解質　[plasma electrolyte]
血漿（清）中に含まれる電解質．主な成分として Na^+，Cl^-，K^+，Ca^{2+}，無機リン，鉄，銅，マグネシウムなどがある．Ca^{2+} の約50％，鉄，銅，マグネシウムの相当部分は血漿蛋白質と結合して運搬され，組織に供給されている．基準値は Na^+ 約140 mEq/L，Cl^- 約100 mEq/L，K^+ 約4.5 mEq/L，Ca^{2+} 約5 mEq/L である．

血小板　[platelet；PL, thrombocyte]
〈栓球〉　血液中の有形成分の1つで，骨髄中の巨核球の断片化によって生成されると考えられている．核をもたず，直径が2～3μmで，血液1μL中に約15万～35万個存在しその寿命は約11日である．止血や血液凝固に必要

不可欠な役割を果たす．また，血小板由来増殖因子を放出し，損傷部位での細胞の増殖，治癒に働いていると考えられる．→血球（けっきゅう）

血小板血症　[thrombocythemia]
⇨血小板増加症（けっしょうばんぞうかしょう）

血小板血栓　[platelet thrombus]
血管がなんらかの損傷を受けた際の防御止血作用過程で起こる現象．血管が損傷を受けると，血管収縮→血小板血栓→血液凝固という機序によって止血される．血管収縮により活性化された血小板は，血小板内のアデノシン二リン酸（ADP）とトロンボキサン A_2 によって，いっそう活性化され凝集し，一過性に血栓が形成され血管が凝固し一次止血が終了する．白色血栓ともよばれる．→アデノシン二リン酸

血小板検査　[platelet examination]
血小板検査としては，血小板数を計測する検査と血小板の機能を調べる検査がある．数の計測は赤血球・白血球数とともに測定できる機械が普及しており，血小板機能のスクリーニング検査として広く行われている．血小板数が減少している場合，血小板産生の低下，破壊の亢進が考えられる．また，増加している場合は鉄欠乏性貧血，本態性血小板血症，慢性骨髄性白血病などが考えられる．機能検査としては，アデノシン二リン酸（ADP），コラーゲン，エピネフリン，リストセチンによる凝集をみる凝集能検査，ビーズへの粘着をみる粘着能検査があり，血小板数が正常で出血時間が延長しているときなど機能異常が疑われる場合に検査される．→血小板（けっしょうばん）

血小板減少症　[thrombocytopenia]
血液中の血小板が基準値（15～35×10^4/μL）以下に減った状態．原因として，巨核球の機能不全などによる血小板の産生能の低下，肝硬変などに伴う脾腫や免疫異常による末梢での血小板の崩壊，DIC などでの血小板の消費の亢進による機序が考えられている．骨髄穿刺により巨核球の増減を調べることは鑑別に役立つ．血小板が減少すると，出血が起こりやすくなる．原因のはっきりしないものを本態性血小板減少症と診断する．

血小板増加症　[thrombocytosis]
血液中の血小板が基準値（15～35×10^4/μL）以上に増えた状態．原因として脾摘，失血，感染症などがあるが，骨髄での増加は伴っておらずその増加は一時的である．真正赤血球増加症や慢性骨髄性白血病などに伴う症候性血小板血症，原因不明の原発性血小板血症は似た病態であるが，血小板血症（thrombocythemia）は骨髄での血小板系細胞の増殖を伴い血小板増加症とは区別される．

血小板無力症　[thrombasthenia]
血小板数は正常であるが，血小板の機能に異常があり出血傾向を呈する病態．臨床検査で出血時間の延長，血餅退縮能の欠如，アデノシン二リン酸（ADP）による血小板凝集能の欠如が観察される．常染色体劣性遺伝形式をとり男女両性に出現する．

血小板輸血　[platelet transfusion]
〈栓球輸血〉　血小板の量的・質的異常による出血の予防や治療に用いられる．適応は，白血病や再生

不良性貧血などの造血器疾患やがんなどの治療に合併した骨髄障害，DICなどで血小板減少がある場合．

血小板由来増殖因子 [platelet-derived growth factor；PDGF]
組織損傷の際に現れる因子．創傷治癒過程において，線維芽細胞や平滑筋細胞の増殖や遊走を促す．血小板以外の血管内皮細胞やマクロファージなどでも産生される．

欠伸 [yawn]
⇨あくび

欠神発作 [absence]
⇨アブ（プ）サンス

血清 [serum, blood serum；BS]
血漿から線維素原（フィブリノゲン）を取り除いたもの，すなわち放置した血液の上清．約90％は水分で，免疫抗体を含むγ-グロブリンやアルブミンなどの蛋白質，K，Ca，Mgなどの塩類，各種のホルモン，糖質，脂質，尿素などを含んでいる．→血漿（けっしょう）

血清アミノトランスフェラーゼ測定 [serum aminotransferase determination]
アミノトランスフェラーゼは動植物界に広く存在し，種類も多い．ヒトではほとんどすべての組織に存在しているが，その含量は臓器により異なる．組織が変性ないし崩壊すると細胞内の酵素が血液中に遊離し，血清中の酵素活性が上昇する．臨床上最も利用されるものはアスパラギン酸アミノトランスフェラーゼ（AST＝GOT）およびアラニンアミノトランスフェラーゼ（ALT＝GPT）である．ASTは急性心筋梗塞や肝炎などの際に，またALTは肝硬変症，肝炎などの際に増加するため，これらの疾患の診断に用いられる．→アミノ基転移反応，アミノトランスフェラーゼ，AST，ALT

血清アミラーゼ [serum amylase]
血清中に含まれるアミラーゼ．デンプン分解酵素である．膵または唾液腺に炎症などが起こると，血清中にアミラーゼが出現し，量は発病後1～2日で最高値に達するため，それを診断に用いられる．

血清アルブミン [serum albumin；SA]
血漿総蛋白の50～60％を占める主要成分で分子量69,000，等電点4.9．肝で合成され，血漿膠質浸透圧の維持，各種物質と結合し，その運搬などに必須不可欠な成分である．アルブミンの減少は，合成と消費の不均衡に起因し，ネフローゼ，腎炎，肝硬変などにみられる．→アルブミン

血精液症 [hemospermia]
精液に血液が混入すること．精嚢，精管，前立腺，精液通路（射精管）などの炎症性疾患，ポリープ，腫瘍，外傷性損傷などの場合にみられる．

血清学的検査 [serological test]
抗原に対応抗体の検出，抗血清を用いた対応抗原の検出，補体の活性の定量，沈降・凝集・溶血の阻止または中和，補体結合，免疫吸着，皮膚または蛍光抗体法などの血清学的反応の検査．感染症や免疫疾患の診断，アレルギーの抗体の証明などに用いられる．

血清肝炎 [serum hepatitis；SH]
⇨輸血後肝炎（ゆけつごかんえん）

血清グロブリン [serum globulin]
血清中に存在するグロブリンで血清蛋白質の約40％を占めている．疾患時にその量，成分に著しい変動をきたす．→グロブリン

血清膠質反応 [serum colloid reaction]
肝機能検査法の1つで，慢性肝炎，肝硬変症などの肝疾患の診断に用いられる．チモール混濁試験（TTT），硫酸亜鉛混濁試験（ZTT；クンケル試験），セファリン・コレステロール絮（じょ）状試験（CCF），コバルト反応，高田反応，カドミウム反応，グロス反応，ハイエム試験，ウェルトマン反応などがある．この反応はγ-グロブリンの増加により，膠質の安定性が減ることによって促進され，アルブミンの増加により安全性が増して抑制される．この両者の比率による膠質の不安定性を検査するものである．→チモール混濁試験，硫酸亜鉛混濁試験（りゅうさんあえんこんだくしけん）

血清酵素 [serum enzyme]
血清に含まれる酵素のこと．約120種類が知られており，血清総蛋白の約0.1％を占める．各種の疾患に対応して特定の酵素活性の増減が起こることが診断に有用．

血清シスタチンC [CystatinC；Cys.C]
腎機能測定においては，24時間蓄尿によるクレアチニンクリアランスでの糸球体濾過値（GFR）推定が一般的に用いられるが，性別・年齢別の補正が必要なことに加え，腎前性の影響を受けやすく，また蓄尿時の膀胱内残量など，尿量測定に関する不均一さから必ずしも正確ではないかの欠点があった．それに比較し，血清シスタチンCの測定は，腎機能を反映しない，いわゆるクレアチニンブラインド領域の欠点を補うなどの利点をもつ．さらに細胞内外での環境変化の影響が少なく，筋肉量の影響も受けないため年齢差や性別などの差異も臨床評価で問題とならないなどの特性から，早期腎障害の診断に有効とされ，クレアチニンに代わる新たなマーカーとして近年注目されている．基準値は0.53～0.95 mg/L．

血清総脂質 [serum total lipid]
正常血清は総脂質500 mg/dLを含んでいる．総脂質には遊離脂肪酸，中性脂肪，リン脂質，コレステロール，コレステロールエステルがあり，これらは水に溶けないため，蛋白質と結合しさまざまなリポ蛋白質を形成している．遊離脂肪酸はアルブミンと結合している．脂質を抽出するためには有機溶媒を用いる．抽出物中の各脂質は薄層クロマトグラフィーやガスクロマトグラフィーで分離，定量する．現在は各リポ蛋白の役割が分かっているので，超遠心または電気泳動でリポ蛋白を分離したのち，各リポ蛋白中の脂質を分離，定量するほうが意義がある．

血清総蛋白量測定 [serum total protein determination]
血清中の総蛋白量（TP）を測定すること．ビュレット法，屈折率法，キエルダール法，硫酸銅法などの測定法があり，このうち，ビュレット法に基づいた自動分析が用いられている．基準値は6.7～8.2 g/dL．→血漿蛋白質（けっしょうたんぱくしつ），蛋白定量法（たんぱくていりょうほう）

血［性］痰 [bloody sputum]
血液が混入している痰．肺結核，気管支拡

けつせいた

血清蛋白濃度 [serum protein concentration]
血清中には100種類以上の蛋白質があるが、その全蛋白質の濃度。基準値は6.5〜8.0 mg/dLである。それ以上を高蛋白血症、以下を低蛋白血症といい、種々の病態把握や診断に利用される。

血清蛋白分画 [serum protein fraction；SPF]
約60種類の血漿蛋白を、物理学的な性質の違いから電気泳動法などで分けること。アルブミン、$α_1$・$α_2$・$β$・$γ$-グロブリンに分画される。個々の分画の変動から、肝障害などさまざまな異常を知ることができる。

血清鉄 [serum iron；sFe]
血清中に含まれる鉄分をいい、各臓器に蓄えられていた貯蔵鉄が血清蛋白（トランスフェリン）と結合して、主として骨髄造血細胞に運搬されるときの形態である。基準値は男性60〜199 μg/dL、女性41〜189 μg/dL。血清鉄が高値を示す疾患は再生不良性貧血、悪性貧血など、低値を示す疾患は鉄欠乏性貧血、慢性出血性貧血、感染症などである。

血清銅 [serum copper；sCu]
血清中の銅の95％は、血漿蛋白であるセルロプラスミンと結合している。血清を用いて原子吸光法か、カルバミン酸による比色法で測定する。基準値は80〜160 μg/dL。ウィルソン病で低値を示す。

血清乳酸脱水素酵素 [serum lactate dehydrogenase；SLDH]
乳酸脱水素酵素（LDH）は酸化還元酵素の1つで、ニコチンアミドアデニンジヌクレオチド（NAD）、還元型ニコチンアミドアデニンジヌクレオチド（NADH）を補酵素として乳酸を酸化してピルビン酸に、またピルビン酸を還元して乳酸にする酵素である。LDHには5つのアイソザイムが存在する。ヒトではあらゆる組織に存在しているので、血清LDH活性はいろいろな疾患で変動する。病原臓器を推定するためにはアイソザイムを調べる必要がある。血清中の基準値は90〜280 IU/L（日本臨床化学会：JSCC準拠）。

血清尿素窒素 [serum urea nitorogen；SUN]
〈血中尿素窒素〉 血清尿素窒素値の検査は、腎機能を調べる血液検査である。体内に取り込まれた蛋白質は最終的に尿素となり、血中から腎臓を通り尿中へ排泄されるが、腎機能が低下していると尿素が血中に増加することになる。基準値は8〜20 mg/dLといわれる。蛋白摂取量、蛋白代謝量、腎機能の3因子で決定される。

血清反応 [serological reaction]
⇒抗原抗体反応（こうげんこうたいはんのう）

血清病 [serum sickness]
大量の抗原（異種蛋白など）を注射すると抗体が産生され、まだ残存している抗原と抗原抗体反応を起こして抗原抗体複合体をつくり、これが組織に作用して発症する（Ⅲ型アレルギー）。発熱、皮膚症状、関節症状、リンパ節腫大を特徴とする。多くは自然に寛解し治癒する。治療は対症療法。→アルサス現象、アレルギー

血清ビリルビン [serum bilirubin]
ビリルビンはヘモグロビンの代謝産物である。血清ビリルビンは、遊離ビリルビンとグルクロン酸と抱合したビリルビンに大別される。遊離ビリルビンは血中ではアルブミンと強く結合している。遊離ビリルビン（間接型ビリルビン）が増加する場合は、種々の原因による溶血性貧血がある。抱合ビリルビン（直接ビリルビン）が増加する場合としては、肝細胞性黄疸、胆汁うっ滞がある。基準値は総ビリルビン（t-bil）0.2〜1.1 mg/dL、直接型ビリルビン（d-bil）0.0〜0.5 mg/dL、間接型ビリルビン（i-bil）0.1〜0.8 mg/dL。

血清補体価 [serum complement titer]
血清中の補体量をCH_{50}単位で表したもの。CH_{50}の1単位は、感作されたヒツジ赤血球 $5×10^8$個を37℃にした7.5 mLの反応液中で、50％の溶血度を与えるのに必要な補体量である。補体系蛋白質には炎症急性期反応物質を多く含むため、炎症や悪性腫瘍のある場合に補体価は増加する。逆に溶レン菌感染後腎炎、マラリア腎炎などでは血清や組織中で補体を活性化する物質が生じ、補体が消費されるため補体価は低下する。また、全身性エリテマトーデス（SLE）や肝硬変の末期など補体の産生や代謝に異常を伴う疾患でも、補体量の低下をきたすことがある。さらに補体の先天性欠損症が報告されており、その際も補体価は低値となる。

血清療法 [serotherapy]
ジフテリア、破傷風、ガス壊疽などの創傷伝染病や毒ヘビにかまれた際などの治療法で、抗毒素血清の注射により生体内の毒素を無力化する。副作用として、過敏反応である血清病をきたすことがある。

結石 [stone, calculus]
生理的な排泄物や分泌物のなかの成分が固まって器官内に形成された固形物。通常、形成される部位の臓器名あるいは成分によって分けられる。胆石と尿路結石が主なものであるが、ほかにも唾石、鼻石、扁桃結石、気管支石、膵石、胃石、糞石、臍石、包皮石などがある。胆石と尿路結石は炎症や分泌物の囊・管内での停滞などによって起こり、その他の結石は脱落した上皮細胞や粘液の成分、分泌物などが固形化したものに、石灰塩などの無機物質が析出して起こる。結石の形成された部位によっては仙痛が生じることがある。治療としては、薬物による溶解、内視鏡や体外衝撃波による破砕・自然排出、外科的除去など。→コレステロール結石、尿路結石［症］（にょうろけっせき［しょう］）、前立腺結石（ぜんりつせんけっせき）、結石溶解法（けっせきようかいほう）、結石破砕術（けっせきはさいじゅつ）

結石破砕術 [lithotripsy]
最近、尿路結石に対しては観血的手術ではなく、各種エネルギーを結石に照射してこれを細かく砕く方法が考えられている。体外衝撃波結石破砕術（ESWL）、電気水力学的結石破砕術（EHL）、超音波結石破砕術、レーザー結石破砕装置、圧縮空気結石破砕装置などがある（図）。胆石に対しても最近応用されてきている。

結石溶解法 [lithodialysis]
薬物で体内の結石を溶解させる方法。溶解薬を直接結石に作用させる方法（尿路結石）と、経口的に溶

■図　尿路結石症に対する主な治療法

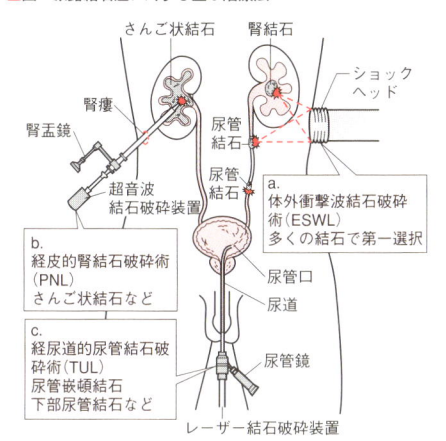

さんご状結石／腎結石／ショックヘッド／腎瘻／腎盂鏡／尿管結石／尿道／尿管口／尿管鏡／超音波結石破砕装置／レーザー結石破砕装置

a. 体外衝撃波結石破砕術（ESWL）多くの結石で第一選択
b. 経皮的腎結石破砕術（PNL）さんご状結石など
c. 経尿道的尿管結石破砕術（TUL）尿管嵌頓結石 下部尿管結石など

（間宮良美：目で見る腎・尿路結石　ナーシングプロセス　腎・尿路結石患者の看護．クリニカルスタディ，20(9)：7，1999より一部改変）

解薬を服用する方法（尿路・胆嚢結石）がある．→結石（けっせき）

結節腫　[ganglion]
⇨ガングリオン

結節性紅斑　[erythema nodosum；EN]
原因は細菌その他のアレルゲンに対するアレルギー性皮膚疾患の1つと考えられている．発熱，関節痛などの前駆症状ののち，下腿側に紅斑を生じる．紅斑は1〜4.5 cmの大きさで皮下結節を触し，圧痛，自発痛を伴う．通常1〜3週で改善・消失する．ときに再発もみられる．→下肢結節［症］（かしけっせつしょう）

結節性多発動脈炎　[polyarteritis nodosa；PAN]
⇨結節性動脈周囲炎（けっせつせいどうみゃくしゅういえん）

結節性動脈周囲炎　[periarteritis nodosa；PN]
〈結節性多発動脈炎，多発動脈炎〉　中・小動脈の血管壁の全層に壊死を伴う炎症性変化がみられる疾患．結合［組織］疾患（膠原病）の1つ．動脈に数珠状に結節を生じ，全身的に多発する．中高年の男性に好発し，発熱，腹痛，嘔吐，全身倦怠感などの一般症状のほか，侵される臓器により，血尿，腎不全，心不全，神経炎，吐血，下血など多様な症状を示す．大量の副腎皮質ステロイド薬と免疫抑制薬の併用が有効である．厚生労働省指定の特定疾患に含まれている．→膠原病（こうげんびょう）

結節性［脳］硬化症　[tuberous cerebral sclerosis]
〈ブルヌヴィーユ病〉　神経皮膚症候群の代表的疾患である．神経症候としては痙攣発作，知能発育障害があり，皮膚所見は顔面皮脂腺腫．胎生期の大脳皮質発育障害が原因とされている．病理学的に脳表に大小さまざまな硬い結節をみとめ，X線検査で脳に散在性の石灰化巣がみられる．

血栓　[thrombus]
血管および心臓のなかで血液が凝固して，血塊になったもの．原因としては，血管内膜の損傷や炎症による局所の付着，血流の停滞，血液凝固能の亢進などがあげられる．①血流中で長時間かかって形成され，白血球が付着する白色血栓（凝集血栓），②白色血栓などにより停滞した血中で比較的短時間で形成され，赤血球に富む赤色血栓，③両者が混合している混合血栓の3種類がある．

血栓症　[thrombosis]
形成された血栓がしだいに大きさを増し，血管の閉塞，血行の障害・遮断をきたした状態．血行障害に基づく局所の冷感，疼痛，腫脹，壊疽がみられる．代表的疾患がバージャー病（Buerger disease）である．→閉塞性血栓血管炎（へいそくせいけっせんけっかんえん）

血栓性静脈炎　[thrombophlebitis；TP]
静脈周囲に局所性の圧痛と炎症があり静脈内に血栓を伴ったもの．腸骨静脈に最も多く，次いで大腿静脈，下腿静脈にみられる．静脈ライン留置や薬剤投与による内膜障害，細菌感染などに血栓を生じる．これらの静脈炎から敗血症に進展することもまれでない．

血栓摘出術　[thrombectomy]
血管内膜より血栓を摘出する手術．ときに下大静脈，腸骨静脈や，腸間膜動静脈，門脈の血栓に対しても施行される．血栓のある部位の血管壁を切開し摘出する方法と，皮膚ならびに血管に小切開を加え，フォガティカテーテルを挿入して導出する方法がある．

血栓溶解薬　[thrombolytic agents]
血栓はフィブリン網が血液成分を包み込んでつくられる．血栓は生成後血中の線維素溶解酵素プラスミンがフィブリンを溶解することで除去される．プラスミンはプラスミノーゲンアクチベーターが血中プラスミノーゲンに作用して生成される．プラスミノーゲンアクチベーターが血栓溶解薬として病的な血栓，塞栓を除去するために使われる．血栓溶解薬には①尿由来のプラスミノーゲンアクチベーターであるウロキナーゼ，②t-PA（組織プラスミノーゲンアクチベーター）がある．t-PAはフィブリンに親和性が高く，遺伝子工学でつくられ，天然型（チソキナーゼ）とアミノ酸配列を変えた変異型（アルテプラーゼ，モンテプラーゼ，パミテプラーゼ）とがある．血栓溶解薬は静脈閉塞症，脳血栓，急性心筋梗塞の治療に，静注または血栓を生じた動脈内に投与する．

血栓溶解療法　[thrombolysis]
〈線溶療法〉　病的血栓による血管閉塞が，冠状動脈では急性冠症候群，肺動脈では肺血栓塞栓症など，重篤な組織の虚血や壊死，循環障害，ときに循環虚脱をまねく．ウロキナーゼ（UK），組織プラスミノーゲンアクチベータ（t-PA）など血栓を溶解する薬物を静脈内投与したり，局所血管に直接投与することにより，血栓の早期溶解と血管の再開通をはかる治療法である．急性心筋梗塞症では発症1時間以内に灌流領域の心筋の1/2が，3時間以内に2/3が壊死に陥る．血栓溶解療法の適応は発症後6時間以内とされる．有効性は60〜70％，出血などの副作用は数％である．

血族結婚 [consanguineous marriage]
⇨近親婚(きんしんこん)

欠損家庭 [broken family]
死亡, 離婚, 家出などによって両親のどちらか一方, または双方とも欠けた家庭. 欠損により経済上の問題が生じたり, 親の愛情が偏ったり欠如したりすると, 子どもが精神のバランスを欠きやすい. また, 形としては両親が同居していても, どちらかの親が親としての役割を果たしていなければ, その家庭も実質的には欠損家庭といえる.

結(欠)滞(代) [pulse deficit]
〈脈拍欠損〉 心拍に対する末梢動脈の脈波が触診されないことをいう. 先行する心収縮の直後で心室充盈が不十分な時期に次の心収縮が起こっても, 血液の駆出は少なく脈波が形成されない. 心房細動, 期外収縮などにしばしばみられる. 触診できない脈拍の数を, 通常は毎分当たりの心拍数と脈拍数で表す.

血中アルコール濃度 [blood alcohol concentration]
血液中に含まれるアルコールの濃度のこと. 飲酒試験では, 血中アルコール濃度と酩酊度が相関することが分かっているので, 血中アルコール濃度を測定している. 一般に血中濃度と酩酊度の基準としては, 10〜50 mg/mL が適度な酔い心地, 50〜100 mg/mL で運動失調および言語障害が出現, 200 mg/mL で著明な短絡反応が出現, 300 mg/mL で泥酔状態, 400 mg/mL で昏睡の危険となっている.

血中インスリン [insulin concentration in blood]
膵β細胞から分泌されるインスリンは, 生体内代謝, とくに糖代謝にきわめて重要な役割を果たしている. このインスリンの血中濃度測定は, インスリン分泌能やインスリン抵抗性の評価指標として用いられる. とくに糖尿病, 肥満, 二次性糖尿病などの診断・鑑別・病態生理の解明にきわめて重要視される. 一般に, 肥満などインスリン抵抗性を示す病態では高値, 低血糖では低値, 糖尿病では高値, 低値のいずれも示す.

血中尿素窒素 [blood urea nitrogen;BUN]
⇨血清尿素窒素(けっせいにょうそちっそ)

血中尿素窒素測定 [determination of blood urea nitrogen]
血液中の尿素の量を, その窒素量によって測定することをいう. 尿素窒素(BUN)は正常な状態では血液100 mL 中に10〜20 mg 程度含まれる. 腎機能障害, 脱水, 消化管出血, ショックなどの際に増加し, 重症の肝障害では減少する. また血液中の尿素は, 腎の糸球体で濾過され尿中に排泄されるため, 血中尿素窒素の測定は糸球体の機能検査にも用いられる.

結腸 [colon]
下部消化管で, 大腸のうち盲腸と直腸の間の部分をいい, 上行結腸, 横行結腸, 下行結腸, S 状結腸の4つの部分に分けられる. →S状結腸, 大腸(だいちょう)

結腸ヒモ [colic teniae, teniae coli]
結腸の表面に縦に走る3条の外縦走筋線維のヒモ状組織. 自由ヒモ, 間膜ヒモ, 大網ヒモの3種がある.

血沈 [blood sedimentation rate;BSR]
⇨赤血球沈降速度(せっけっきゅうちんこうそくど)

血糖★ [blood glucose;BG]
NANDA-I 分類法II の領域2《栄養》類4〈代謝〉に配置された看護診断概念で, これに属する看護診断としては〈血糖不安定リスク状態〉がある.

血糖値 [blood sugar level]
血液中のブドウ糖(血糖)の濃度のこと. 基準値は血液100 mL 中朝食前で70〜90 mg, 食後1時間で100〜160 mg と, 食後にはその濃度は上昇するが, 空腹時にはほぼ一定に保たれている. 血糖は, 肝に蓄積されているグリコーゲンが分解されて補給されるが, グリコーゲンを肝に蓄積させるインスリンによって血糖値が低下し, またグリコーゲンの分解を促進させるアドレナリン, グルカゴン, 下垂体前葉ホルモンなどによって上昇して, 常に正常な濃度を保つように調節されている. 糖尿病では血糖値の調節に障害をきたし, 空腹時においても基準値より高い血糖値を示す. →高血糖(こうけっとう), 糖負荷試験(とうふかしけん)

血統妄想 [descent delusion, Mignon delusion]
〈ミニョン妄想〉 誇大妄想の1つである. 「自分は高貴な家系(たとえば王家)の出身であるが, わけがあって庶民の家で成長した」と思い込む妄想である. ミニョン妄想ともいう. 統合失調症や躁病, 進行麻痺の誇大型にみられる. ミニョンは, ゲーテの小説『ヴィルヘルム・マイスターの修業時代』の登場人物に由来する.

血尿 [hematuria]
尿中に赤血球が排泄されるものをいう. 肉眼的に血液の混在を確認できる肉眼的血尿と, 顕微鏡を用いなければ確認できない顕微鏡的血尿とに分けられる. 原因としては, 急性および慢性腎炎・腎盂腎炎・腎腫瘍などの腎疾患や, 尿路結石・炎症・腫瘍・外傷などのほか, 血液疾患などによっても起こる. 溶血による血色素(ヘモグロビン)尿とは区別する. →ヘモグロビン尿症

結髪法 [combing hair]
頭髪を自分で, あるいは他人の手によって結い整えることを結髪という. 臨床の場では, 整容の一環として, またブラッシングによる頭皮の血行促進など, 頭髪および頭皮の清潔を保ち, 患者に爽快感や安楽を与える目的で行われる.

げっぷ [belching]
⇨おくび

血餅 [blood clot]
血液をガラス容器に入れ, 空気中に放置するとゲル状に凝固する. これを血餅といい, 血液の凝固因子が活性化されてフィブリン網が形成されたことにより起こる. 血餅はしだいに退縮して血清を分離するが, この際, 血球成分からさまざまな活性物質が血清中に移行し, 血栓の生成が行われ, 止血, 創傷治癒の重要な機転となる.

血便 [bloody stool]
血液が糞便のなかに混じって排泄されるものをいう. 糞便に鮮血が混在しているものや黒色を呈しているタール様便などのように視覚的に確認できるものと, 変化が視覚的には分からない潜血便とがある. 潜血便は, ヒトヘモグ

ロビンに対する免疫学的反応などによる潜血反応により判定される．原因としては，消化管悪性腫瘍，胃潰瘍，十二指腸潰瘍，腸チフス，赤痢，潰瘍性大腸炎，痔などがあげられる．

結膜（けつまく）[conjunctiva] 眼瞼の裏面と眼球表面とにあって，眼瞼と眼球とを結ぶ粘膜．眼瞼結膜，眼球結膜，結膜円蓋（円蓋部結膜）の3部分に分けられる．

結膜炎（けつまくえん）[conjunctivitis] 結膜に生じる炎症の総称．原因は内因としてインフルエンザ，ワイル病などの熱性疾患や皮膚疾患，外因としては肺炎菌，淋菌，ジフテリア菌，化膿菌などによる細菌感染によるものや，紫外線，赤外線，塵埃などの物理的刺激によるもの，酸やアルカリなどの化学的刺激によるものがある．症状として流涙，眼痛，異物感，眼脂分泌などがあげられ，急性結膜炎の場合には結膜の発赤，腫脹などが起こり，慢性結膜炎の場合には結膜の充血，肥厚，乳頭増殖などがみられる．治療としては抗菌薬の点眼，内服などを行う．→角膜潰瘍（かくまくかいよう）

結膜フリクテン（けつまく―）[conjunctival phlyctenule] 角膜フリクテンが球結膜に生じたものである．→角膜（かくまく）フリクテン

血友病（けつゆうびょう）[hemophilia] 血漿中にある血液凝固因子の欠乏によって，血液の凝固時間が正常より延長し，出血が生じるX連鎖劣性遺伝性出血性疾患．第VIII因子の量的あるいは質的異常症である血友病A と，第IX因子の異常症である血友病B に分けられる．症状としては創傷や打撲などの際に出血が生じやすくなり，深部組織，膝や足の関節に出血が起こりやすく，また筋肉出血，頭蓋内出血が現れることもある．血友病では血小板数，出血時間は正常値を呈する．治療は血友病A には第VIII因子濃縮製剤を，血友病B には第IX因子濃縮製剤を投与する．

血腫（けっしゅ）[hematoma] ⇨血腫（けっしゅ）

ケトアシドーシス [ketoacidosis；KA] 体液中のケトン体（アセト酢酸，β-ヒドロキシ酪酸，アセトンの総称）が増加（ケトーシス）し，その結果，血中の酸の過剰蓄積および塩基の過剰喪失を生じた状態．代謝性アシドーシスの1つの型．代表的なものとして糖尿病性ケトアシドーシスがある．悪心・嘔吐などの症状を呈し，重症では昏睡をきたす．→ケトーシス，ケトン尿，糖尿病性（とうにょうびょうせい）ケトアシドーシス

ケトーシス [ketosis] 〈ケトン血症〉 ケトン体（アセト酢酸，β-ヒドロキシ酪酸，アセトンの総称）が増加して体内に蓄積された状態．原因としては，糖尿病，飢餓などによる脂肪酸の動員亢進があげられる．

解毒（げどく）[detoxication, detoxification；DTX] 〈不活化〉 体内の毒物や薬物を代謝したり，体内への吸収を防ぐことによって，その作用を減弱させたり消失させたりすること．このような作用をもち，毒物中毒の治療に用いられる薬剤のことを解毒薬という．

解毒薬（げどくやく）[antidotes] 摂取された毒物による中毒の治療に用いられる薬物．次の種類がある．①毒物を無害化したり毒性を弱めるもの，②毒物の吸収を防ぐもの，③毒物の作用に拮抗するもの．解毒薬の例として苛性ソーダの誤飲に対する酸や活性炭，モルヒネ中毒に対するナロキソン，有機リン系殺虫剤中毒に対するアトロピンなどがある．

17-ケトステロイド [17-ketosteroid；17-KS] 男性ホルモンおよび副腎皮質ホルモンの最終代謝産物．主なものはアンドロステロン，エチオコラノロンなどである．尿中17-KS が著しく減少する疾患に下垂体前葉機能不全症，アジソン病がある．また著しく増加する疾患に副腎皮質の肥大，腫瘍がある．

ケトレー指数（―しすう）[Quételet index] 〈比体重〉 発育状態を総合的に評価するためには，個々の計測値を単純に基準値と比較するだけでは不十分であり，いくつかの計測値を組合わせて指数として用いる方法が考案されている．ケトレー指数は，なかでも最も簡単な指数である．体重(kg)/身長(cm)×100の式で表し，肥満傾向を示す場合などに用いられている．年齢とともに直線的に増大する．Lambert Adolphe Jacques Quételet(1796〜1874，ベルギー，人類学)．

ケトン血症（―けっしょう）[ketonemia, ketonaemia] ⇨ケトーシス

ケトン体（―たい）[ketone body] 〈アセトン体〉 アセト酢酸，アセトン，β-ヒドロキシ酪酸の3つをいう．肝で脂肪酸から生成され，血中の総ケトン体の基準値は26.0〜122 μmol/L である．飢餓時や糖尿病の際に血中に増加して尿中に排泄される．→アシドーシス，アセトン

ケトン尿（―にょう）[ketonuria] 〈アセトン尿〉 ケトン体（アセト酢酸，β-ヒドロキシ酪酸，アセトンの総称）の尿中排泄が増加する状態．ケトン体は正常でも尿中に微量排泄されているが，飢餓，糖尿病などでエネルギー源として脂肪酸が動員されると血中ケトン体量が上昇し，それに伴って主に尿中アセト酢酸の排泄量が増加する．

解熱性鎮痛薬（げねつせいちんつうやく）[antipyretic analgesics] ⇨解(下)熱薬（げねつやく）

解(下)熱薬（げ(か)ねつやく）[antipyretics] 〈解熱性鎮痛薬，非麻薬性鎮痛薬〉 アスピリンに匹敵する解熱鎮痛作用をもつが，抗炎症作用の弱い薬物で，非麻薬性の鎮痛薬が解熱薬に属する．ピリン系（アミノピリン，スルピリン），非ピリン系（アセトアミノフェン）に分けられる．解熱鎮痛作用機序は不明である．アミノピリンの副作用は胃腸障害，腎障害，ショック，骨髄抑制などがあり，アセトアミノフェンの副作用には薬物アレルギー，肝障害がある．→鎮痛薬（ちんつうやく），ピラゾロン誘導体

ゲノム [genome] 各生物の生命維持などに関与する染色体セットで，配偶子に含まれる遺伝情報全体をゲノムという．多くの生物はその染色体セットを2組ずつもった2倍体になっている（ヒトでは23対：46本の染色体）．→ヒトゲノム

ゲノムDNA [genome DNA] 染色体上に存在し，生命維持などに関与

する遺伝情報を担うDNA全般を指す．ヒトやウシのゲノムDNAは30億の塩基対をもつといわれている．蛋白をコードする遺伝子が占める部分は全体の約5％のみで，残りの部分の生物学的意義は長い間不明であったが，最近，その大半はRNAに転写されることが判明した．そのような蛋白をコードしないRNAが，遺伝子転写・翻訳の制御に関与することが明らかにされつつあり，機能性RNAとして注目を集めている．

ゲノムライブラリー [genomic library]　特定の生物のゲノムDNAを制限酵素により断片化し，リガーゼを用いてファージやプラスミドなどの適当なベクターに組み込んだもの．cDNAライブラリーはイントロン，非転写領域を除く転写領域からのmRNAにより作製されるのに対して，ゲノムライブラリーはエキソン非転写領域であるプロモータ領域とイントロンを含むため，プロモータ解析，イントロン解析，エクソン解析に利用される．

ゲフィチニブ [gefitinib]　上皮成長因子受容体(EGFR)は多くの悪性腫瘍で過剰発現し，腫瘍の増殖維持に関与するとされている．本薬はEGFRに対し選択的な阻害作用を有し，手術不能または再発非小細胞肺がんに経口で奏効する．日本人で間質性肺炎などの副作用が報告されている．医薬品名はイレッサ．

ケミカルピーリング [chemical peeling]　フェノールなどの腐食剤を皮膚に塗って，その化学作用により皮膚を腐食させ，皮膚をある程度の深さで剥脱させる方法．尋常性痤瘡，面皰が適応となる．瘢痕化などの副作用が強く生じるため，皮膚表面だけにとどめる．

ケミカルメディエーター [chemical mediator]　炎症の際遊離される情報伝達物質．局所で生産され局所で作用する生理活性物質で，局所ホルモンと考えられる．マスト球，好塩基球，好中球などに由来し，ヒスタミン，ヘパリン，ロイコトリエン，プロスタグランジン，血小板活性化因子などがある．

ゲムシタビン [gemcitabine ; GEM]　〈塩酸ゲムシタビン〉ヌクレオチド系代謝拮抗薬であるシタラビン(ara-C)と類似構造を有しており，DNA合成が主に行われているS期に特異的な作用を示す．通常，DNA鎖に誤って取り込まれたヌクレオチドはDNAポリメラーゼにより除去され，DNA鎖は修復されるが，本薬は自己増殖とよばれる代謝特性により活性代謝物である三リン酸化物の細胞内濃度上昇が長時間維持されることで，ヌクレオチドはDNAポリメラーゼにより除去されずDNA鎖の修復が阻止され，より強力な抗腫瘍作用を示す．ジェムザール注射用として2001(平成13)年より販売されており，非小細胞肺がんと膵がんに適応される．

ケモカイン [chemokines]　白血球やリンパ球の遊走を誘導する生理活性物質(サイトカイン)の一群．産生細胞より分泌され，標的細胞上の受容体に結合してその細胞の運動能を制御する．大きくは，CXC，CC，C，CXXXCケモカインに分類され，CXCケモカインの1つであるSDF-1とその受容体であるCXCR4は，がんやエイズへの関与，骨髄移植への応用などで重要な分子として注目されている．→サイトカイン

ケラチニゼーション [keratinization]　表皮内には血管がないため，基底膜をとおして毛細血管から水分，電解質，酸素，栄養分などが補給される．基底層は1層に円柱状の基底細胞からなり，分裂して上層の押しあげられ，約14日間で有棘細胞から顆粒細胞に，最後は角質細胞になるという角質形成のプロセスをいう．

ケラチノサイト [keratinocyte ; KC]　⇨表皮細胞(ひょうひさいぼう)

下痢* [diarrhea]　NANDA-I分類法IIの領域3《排泄と交換》類2《消化器系機能》に配置された看護診断概念で，これに属する看護診断としては同名の〈下痢〉がある．

ケリーパッド [Kelly pad]　患者を寝かせたままで洗髪できるように考案された器具．浮き輪を半分に切ったような形のゴム製の袋に，長方形のゴムパイプを取り付けたもので，空気によって袋の膨らみ具合を調節できるようになっている．患者の頸部を袋にのせ，頭部を半円のなかに入れて洗髪する．用いた水はゴムパッドからバケツに誘導される．最近は洗髪車の普及により，以前ほど用いられなくなった．Howard Atwood Kelly(1858～1943，米，産婦人科)．→清潔(せいけつ)

下痢原性大腸菌 [diarrhogenic Escherichia coli]　⇨病原性大腸菌(びょうげんせいだいちょうきん)

下痢・便秘　▶大項目参照

ゲル [gel]　液体を媒質としてゼリー状に固化したコロイドを指す．液状のものをゾルという．温度，圧力，機械的振盪などの変化によってゾル化する．

ケルクリングヒダ(襞) [Kerckring fold]　〈輪状ヒダ(襞)〉小腸内面に存在する粘膜からなるヒダ(襞)．空腸に最も多い．粘膜面の面積の増大に寄与している．Theodor Kerckring(1640～1693，オランダ，解剖学)．

ゲルストマン症候群 [Gerstmann syndrome]　〈頭頂葉症候群〉手指の失認，左右の識別障害，失書，失計算などがみられる．病巣は優位半球の頭頂−後頭葉移行部とくに角回領域とされ，脳血管障害，腫瘍などのためにおきる．

ケルニッヒ徴候 [Kernig sign]　ロシアの医師ケルニッヒ(Vladimir Mikhailovich Kernig, 1840～1917)によって発見された．髄膜炎，クモ膜下出血など髄膜に刺激が生じた際に現れる徴候．下肢屈曲筋の強直性収縮により，股関節を90度屈曲させた状態で膝関節を135度以上伸展できないものをいう．検査は通常仰臥位で行い，①股関節・膝関節ともに伸展させた状態から股関節のみ屈曲させていったとき，下肢背面に疼痛を感じ，膝関節も屈曲してしまうことを確認する方法，②股関節・膝関節ともに屈曲した状態で膝関節のみ伸展させようとしたとき，疼痛や抵抗を生じ，伸展できないことを確認する

■図 ケルニッヒ徴候

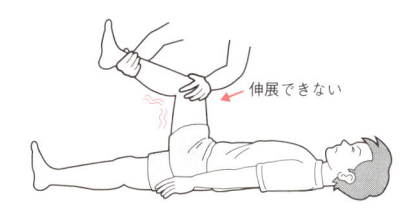

伸展できない

ケロイド [keloid]
皮膚の表面が半球状，あるいは帯状に隆起して紅色を帯び，さらにカニの足のような突起が生じる良性の結合組織性腫瘍をいう．外傷とくに手術痕，熱傷，炎症，潰瘍などの瘢痕に生じる．

腱 [tendon]
骨格筋末端部の骨接合部の強靱な結合組織線維束．形状や太さ，長さなどはさまざまである．筋収縮によって移動するほうが停止腱，反対側（固定されているほう）を起始腱という．

減圧症 [decompression sickness]
〈ケイソン病，潜函病〉 体外の環境圧が急激に減少することにより発生する症候群．潜函病(caisson disease)はよく知られている．発生機序は血液中や組織液，細胞内液に溶解していた窒素が，その分圧の急激な低下により体内で気泡化することによる．血管内の気泡による空気塞栓のほか，組織内の微小気泡による種々の障害が発生する．軽症では皮膚の感覚異常，出血疹，めまい，頭痛，悪心や，ベンズ(bends)といわれる関節痛，筋肉痛がみられる．重症例ではチョークス(chokes)といわれ，胸痛，チアノーゼ，呼吸困難や，四肢麻痺，意識障害から死亡するものもある．治療は頭を挙上せずに水平に寝かせ，酸素吸入，輸液などとともに，加圧室，高圧酸素治療室を使用した再加圧療法を行う．

健胃薬 [stomachics]
胃の運動，胃液の分泌など胃の機能を促進する薬物で，芳香性（メントール，桂皮）あるいは苦味性（ゲンチアナ末）健胃薬があり，食欲不振，消化不良に用いられる．さらに消化酵素（アミラーゼ，パンクレアチンなど）が加えられているものもある．→消化器系（しょうかきけい）に作用する薬物

牽引療法 ▶大項目参照

眩暈 [vertigo, dizziness]
〈めまい〉 いわゆるめまいの内容は単一ではなく，次の2つに大別される．①真性眩暈（回転性めまい，vertigo）：自己の感覚のなかにある空間と自己の周りの現実の空間とが不一致な運動感を示す状態で，「周りがグルグル回る」，「自分が回転する」といった動的な感覚を訴える．原因により，耳性（迷路性，前庭神経性），脳幹性，眼性，小脳性などに分けられる．②仮性眩暈（めまい感, dizziness）：「立ちくらみ」「クラクラする感じ」などの不安定感で，運動感

覚のないものをいう．脳循環不全，過労，睡眠不足，貧血，あるいはヒステリー，ノイローゼなどにおいて主訴となることもある．

検疫 [quarantine]
自国に常在しない感染症の伝播を予防するために，入国しようとする最初の空港，港，国境などにおいて入国者，貨物などに対して行う検問や検査あるいは診察などをいう．感染症の疑いがある場合には，検疫法により入国者の隔離や貨物の消毒，廃棄などを行う．現在，検疫感染症（伝染病）として，一類感染症[エボラ出血熱，クリミア・コンゴ出血熱，痘瘡（天然痘），マールブルグ病，ラッサ熱，ペスト]，南米出血熱，H5N1型インフルエンザ（二類相当），コレラ（三類感染症），黄熱，デング熱，マラリア（四類感染症）の12種が指定されている．→感染症（かんせんしょう），感染症法（かんせんしょうほう）

検疫伝染病 [quarantinable infectious diseases]
⇨検疫（けんえき）

減塩食 [low salt diet]
〈塩分制限食〉 食塩を制限した食事で治療食である．ナトリウムは体内に水分を保持し浮腫を助長するので，腎炎やネフローゼで浮腫がある場合や高血圧などの場合に処方される．→食事（しょくじ），ナトリウム制限

減黄
黄疸が改善すること，または黄疸を改善させる処置．黄疸を改善させる処置は原因疾患に合わせて選択する必要があり，原因疾患の治療のほか副腎皮質ステロイド薬の投与を行う．経皮経肝胆管ドレナージ(PTCD)・内視鏡的経鼻胆管ドレナージ(ENBD)などのドレナージ処置がある．→黄疸（おうだん）

けん化 [saponification]
エステル（アルコールと有機酸・無機酸の脱水によって生成される化合物）が加水分解されてグリセロールと脂肪酸に分解する反応．一般には，油脂に無機触媒として苛性ソーダ（水酸化ナトリウム）を加えて，加水分解してグリセロールと脂肪酸ナトリウム（石けん）を生成する反応として知られている．油脂の平均分子量により，けん化に必要なアルカリの量が異なり，油脂1gを完全にけん化するのに必要な水酸化カリウムの量(mg)は，けん化価として用いられている．

限界値 [threshold]
⇨閾値（いきち）

幻覚 [hallucination]
感覚障害の1つで，現実には存在しないものをあたかも存在するかのように知覚すること．内容が単一なものを要素幻覚，複雑なものを複合幻覚という．幻聴，幻視，幻嗅，幻味，幻触，体感幻覚などがあり，統合失調症，アルコール依存症，覚醒剤中毒などで生じる．→アルコール依存症，幻聴（げんちょう），統合失調症（とうごうしっちょうしょう）

幻〔覚〕肢痛 [phantom limb pain]
四肢を切断したあとでも切断された四肢の残存感があり，ないはずの痛みを訴えること．精神的に不安定だと痛みが増すといわれる．

減感作療法 [hyposensitization therapy]
⇨脱感作（だつかんさ）

衒奇症 [mannerism]　〈わざとらしさ〉緊張病性症候群の1つで、奇妙でわざとらしい行動や態度のことをいう。話し方、歩き方、身振り、服装などに現れる。たとえば、風変わりな話し方をしたり、3歩歩いて1歩戻る歩き方をしたり、踊りのような身振りをしたり、髪にわざとらしい飾りをつけるなどがある。統合失調症の緊張型に多い。

嫌気性菌 [anaerobes, anaerobic bacteria]　酸素が存在する環境条件下では発育しえない細菌のことをいう。主として発酵によりエネルギー代謝を行う。ウェルシュ菌、ボツリヌス菌、破傷風菌などのクロストリジウム属やバクテロイデス属が代表的なものである。広義には、若干の酸素が存在していても発育が可能な通性嫌気性菌も含めることがあり、その場合には、前述の全く発育しえない細菌は偏性嫌気性菌という。

嫌気性培養 [anaerobic culture]　酸素を取り除くことにより、酸素存在下では発育しえない嫌気性菌の培養を行うことをいう。酸素を取り除く方法としては、①高層培地に穿刺培養して空気を途絶させる方法、②水素を容器内に入れて、触媒を用いて、酸素と化合させて水をつくる方法(ガス・パック法)、③嫌気培養装置を用いる方法(グローブボックス)などがある。

研究計画 [research plan, study plan]　科学的研究は帰納的研究方法と演繹的研究方法に大別される。具体的には理論研究(文献研究、事例研究、現象学的アプローチ、グランデッドセオリー、文化人類学研究)、実証研究(実験研究、調査研究)であるが、質的研究、数量的研究などさまざまな表現、アプローチの方法がある。それらの研究を実施していくためのプロセスを明確にしたものが研究計画である。研究方法によって具体的な研究計画が立てられるが、研究計画書には次のような内容が含まれる。①研究目的(問題意識や背景、問題を明確化する)、②文献検討(先行研究の有無の確認、先行研究を検討することにより具体的な方法や概念枠組みを決定することにつながる)、③概念枠組み・仮説の設定、④研究方法(標本、データ収集の方法と分析方法、倫理的配慮など)。これらについて詳細に記述することが求められる。→看護研究(かんごけんきゅう)、グランデッドセオリー・アプローチ、質的研究(しつてきけんきゅう)

限局性回腸炎 [regional ileitis]　⇨クローン病

限局性神経皮膚炎 [neurodermatitis circumscripta]　⇨ヴィダール苔癬

限局性浮腫 [circumscribed edema]　⇨クインケ浮腫

健康　▶大項目参照

健康維持★ [health maintenance]　NANDA-I分類法Ⅱの領域1《ヘルスプロモーション》類2〈健康管理〉に配置された看護診断概念で、これに属する看護診断としては〈非効果的健康維持〉がある。

健康関連QOL [health related quality of life ; HRQOL]　患者の視点に立ったQOLの判定は、近年医療評価において重視されるようになりつつある。健康関連のQOLの構成要素としては、身体機能、メンタルヘルス、社会生活機能、日常役割機能などであり、これらにつき、自己記入式もしくは面接時に質問票を用いて評価する指標がHRQOLである。HRQOLは疾患特異性をもたずに定量的な測定を可能とする包括的尺度と、ある特定の疾患グループに対し用いられる疾患特異的尺度の二種に分けられる。

健康教育 [health education]　⇨衛生教育(えいせいきょういく)

肩甲骨 [scapula ; Sc]　肋骨後面上に存在する大きな三角形の扁平な骨で、外側で鎖骨および上腕骨と接続し、肩関節の機能に大きく関与している。→巻頭カラー Fig. 21参照

健康指標 [health index]　個人または集団の健康状態を反映し、その評価尺度になりうると考えられる指標。検査結果や体力測定結果、また人口動態や保健衛生、栄養摂取量などに関する統計情報などが指標となる。

健康診断 [health examination]　健康状態の確認や疾病の早期発見を目的として行われる。健康であると思っている人でも何らかの疾病を有している場合があり、このような自覚症状のない疾病を初期に発見して、進展予防、早期治療を行うための有力な手段となる。学校、職場などでの健康管理上で行う集団検診のほか、個人が自発的に受ける場合もある。→疾病予防(しっぺいよぼう)、集団検診(しゅうだんけんしん)

健康水準 [levels of health]　1つの基準となる健康像を想定し、健康がそのレベルから「損なわれていないだろうか」、「損なわれているならばどの程度なのか」を知るために、その時代の健康を定義し、現実の健康を測定し、どれだけの隔りがあるか示すこと。健康水準を具体的に表現するものを健康指標という。国レベルでは平均余命をはじめ、死因別の死亡率、乳児死亡率などが主に用いられる。

健康相談 [health counsel[l]ing]　カウンセラーが来談者の健康上の問題について、面接を通じて理解し、その解決に向けて専門的知識・技術で指導や援助を行う医療活動の1つ。学校においては養護教諭と校医、担任教師がこれにあたり、事業所では保健師、看護師と医師が担当する。その内容については健康の増進、治療の必要性、医学的な情報・知識の提供、医療を受けている間の生活環境、心理的対応、家庭・学校・職場の協力などである。

健康探求行動★ [health-seeking behaviors]　NANDA-I分類法Ⅱの領域1《ヘルスプロモーション》類2〈健康管理〉に配置された看護診断概念で、これに属する看護診断としては同名の〈健康探求行動〉がある。

健康日本21(21世紀における国民健康づくり運動)

1978(昭和53)年からの第1次、1988(昭和63)年からの第2次国民健康づくり対策(アクティブ80ヘルスプラン)に続き、厚

生労働省が2000(平成12)年3月にまとめた第3次国民健康づくり対策の名称．その目的は，すべての国民が健やかで心豊かに生活できる活力ある社会の実現をはかるため，壮年期死亡の減少，痴呆(認知症)もしくは寝たきりにならない状態で生活できる期間(健康寿命)の延伸，および生活の質の向上を実現することである．①病気の早期発見・治療にとどまらず発病自体を予防する一次予防を重視し，②行政機関をはじめ医療保険者，保健医療機関，教育関係機関，マスメディア，企業，ボランティア団体などの連携により個人が健康づくりに取り組むための環境整備を目指しており，③科学的根拠に基づいた保健医療上の重要課題となっている生活習慣や生活習慣病を9つの分野(ⓐ栄養・食生活，ⓑ身体活動・運動，ⓒ休養・こころの健康，ⓓたばこ，ⓔアルコール，ⓕ歯科，ⓖ糖尿病，ⓗ循環器病，ⓘがん)で選定し，取り組むべき具体的な目標を設定している点が特徴としてあげられる．厚生労働省は2005(平成17)年度に運動の中間評価を行い，2007(平成19)年4月に報告書を提出した．2010(平成22)年度に最終評価を行い，その後の運動の推進に反映させることとしている．→健康(けんこう)

健康フロンティア戦略〔せんりゃく〕　厚生労働省の策定した10か年戦略〔2005(平成17)～2014(平成26)年〕である．わが国は急速に超高齢化社会への道を進んでいる．糖尿病やがんなどへの罹患とそれらを原因とする死亡を減少させ，介護予防を進めることで，健康寿命を延伸し，明るく活力ある社会を目指す目的で制定された．国民各層の不安に応えるため，「働きざかり」「女性」「高齢者」それぞれに対する政策，そして，「健康寿命をのばす科学技術の振興」の4つの作戦が立てられている．2007(平成19)年4月には内閣官房長官主宰の「新健康フロンティア戦略賢人会議」において，「新健康フロンティア戦略」がとりまとめられた．

健康保険法〔けんこうほけんほう〕　[Health Insurance Law]　わが国の社会保険のなかで医療保険の中核をなすもので，一般被用者の業務外の病気・けが，出産，死亡について保険給付を行い，併せてその被扶養者にも同様の給付を行う制度を定めた法．従業員5人以上の事業所の被用者は強制的に被保険者となる，被扶養者は被保険者の配偶者・子・孫・弟妹と同一世帯の三親等内の親族．給付の種類は，①被保険者については，入院時食事療養費・高額療養費・訪問看護療養費・傷病手当金・出産育児一時金・出産手当金・移送費・埋葬料，②被扶養者は，家族療養費・高額療養費・家族訪問看護療養費・家族出産育児一時金・家族移送費・家族埋葬料である．1997(平成9)年の法律改正で給付の割合は8割となり薬剤費の一部負担制度が設けられた．その後，2003(平成15)年の改正で給付の割合は3歳未満が8割，3歳～69歳が7割，70歳以上が9割(一定以上所得者が7割)である．保険医療機関や保険薬局が療養の給付を行ったときの報酬額は，中央社会保険医療協議会(厚生労働大臣の諮問機関)で定める「診療報酬点数表」単価1点＝10円で算定される．保険料は，原則として事業主と被保険者が1/2ずつ負担する．

言語緩慢〔げんごかんまん〕　[bradylalia]　構音障害の1つで，唇や舌の硬直によって発語がゆっくりになること．パーキンソン病では言語が緩徐で単調になり，小脳疾患では言語が不明瞭で，途切れ途切れでゆっくりになる．

言語蹉跌〔げんごさてつ〕　[slurring speech, syllable stumbling]　進行麻痺にみられる言語障害であり，構音障害の1つである．つまずき言葉ともいう．言いにくい言葉を早口で言うときに，言葉の一部に省略や重複があったり，順序が逆転したりすること．たとえば，「ところてん」というときに「とろてん」「ところろてん」「とてころろん」というようなことである．アルツハイマー型老年認知症などに出現する．

言語障害〔げんごしょうがい〕　[speech disorder, speech disturbance]　構音(語)障害(dysarthria)と失語(aphasia)とに大別される．構音障害は言語を発音するための器官の麻痺，痙攣，緊張異常などの機能障害によるものをいい，失語はこれら発語器官には異常がなく，より高位の中枢障害による言語の概念構成，発語，聴取，理解などの障害をいう．失語には自発言語はできないが言語の理解はできる運動性失語と，自発言語はできるが言語理解ができない感覚性失語とがある．→言語発達遅滞(げんごはったつちたい)，構音障害(こうおんしょうがい)，失語〔症〕(しつごしょう)

言語新作〔げんごしんさく〕　[neologism]　〈造語症〉　全く新しい言葉を勝手につくることで，造語症ともいう．患者は自分なりに意味をもたせて使っているが，他者にはほとんど理解ができない．思考障害の一症状で，統合失調症でみられる．

言語中枢〔げんごちゅうすう〕　[speech center]　言語をつかさどる中枢で，左大脳半球の大脳皮質にあり，発声のための運動の統合を行う運動性言語中枢(ブローカ中枢)と，言語の理解に関する統合を行う感覚性言語中枢(ウェルニッケ中枢)に分かれる．前者に障害が生じると，発声器官には異常がないにもかかわらず発声ができなくなる運動性失語が起こり，後者に障害が生じた場合には言語が理解できなくなる感覚性失語が起こる．→ウェルニッケ失語症，運動〔性〕失語〔症〕(うんどうせいしつごしょう)，失語〔症〕(しつごしょう)

言語聴覚士〔げんごちょうかくし〕　[speech therapist；ST，speech audiologist]　言語聴覚士法の定義では，音声機能，言語機能または聴覚に障害のある者について，その機能の維持向上をはかるため，言語訓練その他の訓練，これに必要な検査および助言，指導その他の援助を行うことを業とする者をいう．1997(平成9)年に公布された言語聴覚士法に基づき，言語聴覚士国家試験に合格し，厚生労働大臣の免許を受けなければならない．→言語療法(げんごりょうほう)

言語的コミュニケーション障害★〔げんごてきコミュニケーションしょうがい〕　[impaired verbal communication]　NANDA-I分類法IIの領域5〈知覚/認知〉類5〈コミュニケーション〉に属する看護診断で，診断概念としては〈コミュニケーション〉である．

言語発達〔げんごはったつ〕　[development of speech and language]　文字や音声を用いるコミュニケーション，すなわち言語の機能は，人間が社会的存在となるために獲得しなければならない手段である．言語機能の発達は知能，環境などの要因に影響を受けるが，幼児期においては個人差が

大きい．幼児の言語発達の程度を判断するものとしては，構音，言葉の数，言葉の理解力と適切な使用などがある．幼児が使用する言葉の数は1歳で2～3語，2歳で約300語，3歳で約900語，5歳では2,000語を超える．内容的には1歳代では単語のみで表現し，2歳前後には2語をつなげられるようになり，3歳になると従属文や疑問文を用いるなど，文章表現ができるようになる．4～5歳では抽象的な用語を用いることができるようになり，幼児言葉はほとんどなくなる．

言語発達遅滞（げんごはったつちたい）[speech and language delay] 言語機能の発達が，健常者に比べて遅滞している状態．言語唖（あ），無言症，構音障害，吃音（きつおん），緘黙（かんもく），舌足らずなどの症状がある．原因として，知能障害や聴力障害などの器質性，発声障害などの機能性，および神経症性のものなどがある．→言語障害（げんごしょうがい）

言語療法（げんごりょうほう）[speech therapy；ST] 言語発達遅滞，失語症，構音障害などの言語障害や音声障害に対する聴能訓練，言語訓練および教育を総称して言語療法とよぶ．言語発達遅滞の原因として聴覚障害が重要であり，言語療法を行うには聴覚障害の知識も要求される．言語聴覚士が言語療法を行う．→言語聴覚士（げんごちょうかくし）

言語療法士（げんごりょうほうし）[speech therapist；ST] ⇨言語聴覚士（げんごちょうかくし），言語療法（げんごりょうほう）

検査前確率（けんさぜんかくりつ）[pretest probability] 診断的検査を実施する前の段階で分かっている，疾患の有無についての確率のこと．一般に，関連する情報が何もない場合には有病率に一致する．→付録3参照

幻視（げんし）[visual hallucination] ⇨幻覚（げんかく）

幻肢痛（げんしつう）[phantom limb pain] 手術等により四肢が切断されたあと，実在しない肢を実在すると感じる幻肢が生じることがあり，それに疼痛を伴うとき，幻肢痛という．四肢切断・離断者の多くに起こる．精神的または身体的刺激を受けたときや，失われた肢を「動かそうとする」ときに痛みを生じる．ときに交感神経ブロックで軽快することがあり，痛みの末梢性起源も示唆される．→幻覚（げんかく）

原始反応（げんしはんのう）[primitive reaction] 精神疾患を心因に着目して分類した際に提唱された概念．下等動物は，外界からの有害な刺激に対して本能的な防御行動をとるが，ドイツのクレッチマー（Ernst Kretschmer, 1888～1964，精神）はこの防御反応から，いわゆるヒステリー症状を説明しようとこころみ，驚愕・不安・恐慌を運動乱発に，催眠・昏迷状態を擬死反射になぞらえている．

幻臭（げんしゅう）[olfactory hallucination] 嗅覚に関する幻覚のこと．実際には存在しない，不快なにおいを感じるもので，ガス臭，焼け焦げるにおい，便臭，性器臭などが現れてくるものを指す．統合失調症では「ご飯のなかに毒がもられていて変なにおいがする」などと被害妄想と結びつけて幻臭が現れるが，自分の身体から不快なにおいがすると思い込んで悩む，自己臭症は思春期によくみられる．側頭葉腫瘍，てんかん発作の前兆として幻臭を感じることもある．

嫌酒薬（けんしゅやく）[alcoholphobics, antialcoholic drugs] 〈抗酒薬〉アセトアルデヒドデヒドロゲナーゼ阻害薬．この薬物を服用中にアルコールを摂取すると，アセトアルデヒドの血中濃度が上昇し，頭痛，顔面紅潮，発汗，血圧下降，呼吸困難などの不快な症状がみられる．飲酒によるこれらの不快な症状を利用してアルコール依存症患者の断酒の目的で用いられる．ジスルフィラム，シアナミドなどがあるが，このほかセフェム系抗菌薬にも同様の作用をもつものがある．

現症（げんしょう）[present symptoms；ps] 診察および客観的な検査によって得られる患者の現在の状態のことである．診察では視診，聴診，打診，触診などにより，まず全身的な症状について診察したのち，身体各部位の局所的な症状についての診察を行う（理学的検査）．次いで患者の異常の性質，程度，部位など，理学的検査のみでは得られない内容について臨床検査を行って現在の状態を把握する．→現病歴（げんびょうれき）

腱鞘炎（けんしょうえん）[tendovaginitis] 母指の腱に好発するが，どの腱鞘にも起こる．主として物理的刺激を慢性的に受けることによって生じる．ほかにリウマチ性，化膿性（急性），結核性，痛風などの種類がある．疼痛のため運動制限がみられる．

現象学（げんしょうがく）[phenomenology] 精神病理学に多大な影響を与えたのは，フッサール（Edmund Husserl, 1859～1938，独，哲学，現象学）である．ここでいう現象とは，一切の思い込みや解釈が加わっていない，純粋に意識に現れてきたものを指す．ヤスパース（Karl Theodor Jaspers, 1883～1969，独，精神医学，実存学）は，患者の主観的体験に対して観察者は何ら解釈を加えることなく，患者の体験をそのまま記述することを重視し，これを記述的現象学とよんだ．一方，現在の現象学的精神病理学では，患者の主観的体験を個別的かつ全体的に理解することに重点がおかれる．すなわち，心理的現象を単純化，要素化するのではなく，患者がおかれている状況も含めて患者をとらえ，理解しようとする視点である．

顕示欲（けんじよく）[attention-seeking desire] 〈自己顕示欲〉他人（ときには自分自身）に対して自分を実際以上の存在にみせて，注目を得たいとする欲求．顕示内容から，奇抜性の顕示，自慢性の顕示，虚言性の顕示の3基型に分類される．

幻触（げんしょく）[tactile hallucination] 皮膚や粘膜に起こる触覚に関する幻覚のこと．皮膚に虫が這っている，針で刺される，電気でビリビリとしびれさせられる，性器を触られるなどの実在しないものの接触の訴えである．統合失調症では被害妄想と結びつけて現れることが多い．ほかにせん妄でみられる．

現職教育（げんしょくきょういく）[in-service training(education)] ⇨現任教育（げんにんきょういく）

原生動物（げんせいどうぶつ）[protozoan] ⇨原虫類（げんちゅうるい）

現存在分析（げんそんざいぶんせき）[ontoanalysis, existential analysis] スイスの精神医学者，ビンスワンガー

(Ludwing Binswanger, 1881～1966)によって提唱された精神医学の方法論で, 単に統合失調症自体を理解しようとするのではなく, 統合失調症者を1人の人間として, 現象学的に理解しようとする方法論である. この方法によって, 彼は患者に対する了解の地平を広げただけではなく, 同時に患者と世界のあり方を具体的に描き出すことも行った. ビンスワンガーに多大な影響を与えたのは, ハイデガー(Martin Heidegger, 1889～1976, 独, 哲学)であり, 一方, ビンスワンガーに多大な影響を受けた研究者には, ボス(Medard Boss, 1903～1990, スイス, 精神医学)や, メルロー・ポンティー(Maurice Merleau-Ponty, 1908～1961, 仏, 哲学)などがいる.

検体（けんたい） [clinical specimen, clinical material]
　疾患の診断, 病態の把握を行うために必要な検査の材料のことをいい, ①対象自身から採取するもの(血液, 尿, 大便, 痰, 咽頭粘液, 髄液, 腹水, 胸水, 膿, 分泌物など), ②対象自身が検体となるもの(X線撮影, 心電図, 脳波, 筋電図, 内視鏡検査, 心理テストほか各種検査)などに分けられる. ①の検体は, 各検体の性質, 特徴, 注意点を熟知し, 正確な検査値が得られるように採取方法や採取量, 時間, 採取後の管理などに細心の注意をはらう必要がある. また採取時には, 院内感染の防止に留意し, 手袋やマスクを装着して行い, 取り扱い後は消毒薬を用いて流水による手洗いを励行する. 注射針刺入による検体採取は感染や事故の危険性が高くなるので, 採取時や後始末の際は慌てず安全に取り扱い, 感染や事故を防止する. また, ②の対象自身が検体となる場合は, 検査の目的や方法, 注意点を患者・家族に十分に説明して不安を取り除き, 同意と協力を得ることが必要である.

減胎手術（げんたいしゅじゅつ） [reduction surgery]
　多胎妊娠による母児への危険性を回避する目的で胎児数のいくつかを中絶し減じる手術をいう. 主に経腟超音波下で塩化カリウムを胎児の心嚢に注入する方法が使われるが, どの胎児を残せるかは生命の選別になるという見解がある. 諸外国では3胎以上の場合に実施されているが, わが国では母体保護法との関係で許可されていない.

懸濁液（けんだくえき） [suspension, oil in water ; O/W]
　〈懸濁剤, 浮遊液〉 分散状態をとる固体粒子(分散質)を含む液体(分散媒)のこと. 分散質が固体でなく液体のときには乳濁液(エマルジョン)とよぶ. 0.1～1 nmのコロイド粒子が分散したものを, とくにコロイド溶液とよぶ.

ゲンタマイシン [gentamicin ; GM]
　アミノ配糖体系抗菌薬. 細菌の蛋白合成を阻害し殺菌的に作用する. 緑膿菌, セラチア, 変形菌などのグラム陰性桿菌によって起こる敗血症, 髄膜炎など重症感染症治療のための第1選択薬である. 副作用として腎障害, 前庭・聴神経(第8脳神経)障害をきたしやすい.

原虫（げんちゅう） [Protozoa]
　〈原生動物〉 独立した生活を営むことのできる原始的な単細胞動物. 核, 細胞膜, 原形質および鞭毛などの付属小器官をもつ. 医学上重要な人体寄生性のものとして, 根足虫類(肉質類)の赤痢アメーバ, 胞子虫類のマラリア原虫, トキソプラズマ・ゴンディ, ニューモシスチス・カリニ, 鞭毛虫類のランブル鞭毛虫, トリパノソーマ, 腟トリコモナス, リーシュマニアなどがある. →カラアザール, 寄生虫[症](きせいちゅうしょう)

幻聴（げんちょう） [auditory hallucination]
　現実には発せられない音や声などが聞こえるように感じるものをいう. 単純な音や響きが聞こえる要素幻聴から, 声が聞こえる複合幻聴までさまざまである. アルコールや薬物による中毒, 統合失調症などで現れる. 対話型や, 本人の考えが声として聞こえる考想化声は統合失調症に特徴的なものである. →幻覚(げんかく), 考想化声(こうそうかせい)

減張切開（げんちょうせっかい） [interrupted section to relieve tension, relaxation incision]
　損傷部位の皮膚縫合時に行う場合と, 熱傷などにより浮腫が強いとき, 循環不全を防ぐために行う場合とがある. すなわち, 皮膚の緊張をゆるめるため, ないし循環の改善をはかるために, 皮膚の全層に切開を加えること.

検定（けんてい） [test]
　標本を基準に母集団の特徴や状態について何らかの仮説を設け, その妥当性を確率論的に検証する方法. →帰無仮説(きむかせつ), 対立仮説(たいりつかせつ), 有意水準(ゆういすいじゅん)

見当識（けんとうしき） [orientation]
　〈指南力〉 環境のなかにおける自分および周囲の状況を, 正しく認識する能力のこと. ①自分および他者に関する見当識, ②空間に関する見当識, ③時間に関する見当識の3つに分けられる. 意識障害やコルサコフ症候群, また脳器質疾患による精神障害などの際には, 見当識に障害がおこり, 自分はだれなのか, どこにいるのか, いまはいつなのか, などがわからない状態になる. これを失見当識あるいは見当識障害という. →失見当識(しつけんとうしき)

見当識障害（けんとうしきしょうがい） [disorientation]
　⇨失見当識(しつけんとうしき)

ケント束（けんとそく） [Kent bundle]
　先天的に心房心室間に異常な副伝導路があると, 洞結節からの刺激がこの副伝導路を介して早期に心室の一部に伝わる. 発見者により, この副伝導路はケント(Kent)束とよばれる. 心室の早期興奮は心電図上, ①PR時間の短縮, ②なだらかなQRS波の立ち上がり, いわゆるデルタ波, ③QRS幅の延長および二次性のST-T波の変化をきたす. ときにこの副伝導路を介する刺激の旋回(リエントリー)が生じた場合, 発作性上室性頻拍症をきたし, ウォルフ・パーキンソン・ホワイト(WPW)症候群とよばれる. Albert Frank Stanley Kent(1863～1958, 英, 生理学). →循環[器]系(じゅんかんきけい), リエントリー

検尿法（けんにょうほう） [urine analysis, uroscopy]
　尿沈渣・試験紙法・尿細胞診・尿培養・蓄尿検査などがあり, 調べる目的(疾患の診断・病態の把握など)によって検査の方法が異なり, 採取の方法も, 自然排尿・導尿による採尿・蓄尿などがある. →尿検査(にょうけんさ)

現任教育（げんにんきょういく） [in-service training(education)]
　〈現職教育〉 学校卒業後も継続して教育の機会を設け, 職務遂行に必要な能力の育成, 充実をはかることを目的として行われる組織的な教育, あるいは訓練をい

う．看護管理・師長研修，臨床指導者研修，看護教員養成研修などがある．

犬吠咳 [barking cough]
⇨犬吠様咳嗽（けんばいようがいそう）

犬吠様咳嗽 [barking cough]
〈犬吠咳〉 イヌの遠吠えのように聞こえる特徴ある咳嗽で，金属的な響きがある．喉頭ジフテリア，急性喉頭炎の際に出現する．→仮性（かせい）クループ

原発疹 [primary eruption]
皮膚疾患の際に，皮膚の表面に最初に現れる発疹をいう．斑，丘疹，膨疹，結節，水疱，膿疱，腫瘤，嚢腫など，形態はさまざまである．原発疹に対してそのあとに生じる発疹を続発疹という．→続発疹（ぞくはつしん）

原発性アミロイドーシス [primary amyloidosis]
生理的には存在しない類デンプン質（アミロイド）が心，脾，腎，肝，末梢神経系などに沈着する疾患．症状は侵される臓器により多彩であるが，原発性アミロイドーシスでは心不全，腎不全，肝腫大，末梢神経障害が主となる．家族性に発症することが多い．原因不明．→アミロイドーシス

原発性アルドステロン症 [primary aldosteronism；PA]
副腎皮質の腺腫からアルドステロンが過剰に分泌されることによって起こる疾患．コン症候群ともよばれる．血清カリウムの低下，血中・尿中アルドステロンの増加，血中レニン活性低下をきたす．症状としては，高血圧症，筋力低下，テタニー発作，周期性四肢麻痺，多尿，多飲などがみられる．治療は原則として外科的な副腎皮質の腺腫を摘出する．

原発性異型肺炎 [primary atypical pneumonia；PAP]
1930年代後半から1940年代前半にかけて，細菌性の大葉性肺炎と異なり，ペニシリンが無効で，臨床症状の比較的軽い肺炎が発見され，原因も不明であったことから，定型的な大葉性肺炎に対して原発性異型肺炎とよばれた．現在，このうちの大部分はマイコプラズマによるもの，一部はウイルス，クラミジアによるものであることが知られており，疾患名としては使われていない．→マイコプラズマ肺炎

原発性食細胞機能不全(異常)症
[primary phagocytic dysfunction] 白血球の機能不全の結果，細菌感染に対する防御機構に破綻をきたすものである．白血球の機能は遊走，貪食，殺菌の3段階からなっていて，どこが障害されても生体の防御機能は侵されることになる．好中球の遊走能の低下をきたす疾患として，チェジアック・東(Chédiak-Higashi)病，なまけもの白血球症候群があり，殺菌能の異常をきたすものとしてチェジアック・東病，慢性肉芽腫症，ミエロペルオキシダーゼ欠損症，G6P欠損症などがある．

原発性心筋症 [primary cardiomyopathy；PCM]
⇨特発性心筋症（とくはつせいしんきんしょう）

原発性胆汁性肝硬変[症] [primary billiary cirrhosis；PBC]
種々の免疫異常とともに自己抗体の1つである抗ミトコンドリア抗体（AMA）の出現を特徴とする非化膿性胆管炎を本態とする疾患である．中年女性に多く発症し，肝内の小葉間胆管の破壊などによる黄疸の出現とそれに伴う全身倦怠感や全身瘙痒感が主徴であり，肝硬変や肝不全に至る．黄疸や肝機能異常をみとめられず，自覚症状の欠如したものは無症候性PBCとよぶ．ALP，γ-GTなどの胆道系酵素，血清ビリルビン値の上昇がみとめられる例ではウルソデスオキシコール酸（UDCA）が投与される．発症には自己免疫の関与が考えられるが，原因は解明されてはいない．厚生労働省指定の特定疾患に含まれている．→胆汁性肝硬変症（たんじゅうせいかんこうへんしょう）

原発性肺がん [primary lung cancer]
肺（気管，気管支および肺胞）に原発する悪性腫瘍で，扁平上皮がん，腺がん，大細胞がん，小細胞がん，その他に分類される．50〜60歳に多い．男女比は4：1で男性に多く，男性では扁平上皮がんと腺がん，女性では腺がんが比較的多くみられる．部位別の発生率は右肺約50％，左肺35％，気管および気管分岐部15％である．喫煙との関連が深いことが指摘され，喫煙開始年齢が低く，1日30本以上の喫煙者での発生率は多いといわれている．症状として，持続性の咳嗽，喀痰，血痰，胸痛，不定の発熱，息切れ，体重減少などがあげられるが，無症状のこともある．早期発見にはヘリカルCTが活用されているが，確定診断には気管支造影，肺血管造影，喀痰の細胞診，気管支ファイバースコープ，生検などが行われる．治療として外科的切除，放射線療法，化学療法が行われるが，根治手術後の5年生存率は25〜30％で，他がん腫に比較して転移率が高いため，通常1年生存率は低い．

原発性肺高血圧症 [primary pulmonary hypertension；PPH]
心肺疾患がみとめられない原因不明の高度の肺高血圧症である．初発症状として労作時呼吸困難がみとめられ，疲労感，倦怠感，胸痛，失神などがみられる．左肺動脈の拡大により，左反回神経麻痺が生じて嗄声がみとめられることもある．原因として，自己免疫，肺血栓・肺塞栓，先天性機能的な肺動脈攣縮などが関与していると考えられているが，いまだ確立されていない．根本的治療は心肺同時移植しかない．一般的治療として低酸素血症の改善，肺動脈への直接弛緩作用を期待して長期酸素吸入療法がこころみられている．また，自覚症状，NYHA分類の程度によって，薬物療法として血管拡張薬，カルシウム拮抗薬大量療法，プロスタグランジン合成阻害薬持続療法などもこころみられている．厚生労働省指定の特定疾患に含まれている．

原発性補体欠損症 [primary complement deficiency]
補体は抗体の作業を補う新鮮血中の蛋白成分で約20種類の蛋白質からなるが，これが先天的に欠損している疾患．古典的経路や側副経路にかかわるC1〜C4，膜侵襲複合体形成にかかわるC5〜C9，そのほかの側副経路にかかわるC因子，補体の調節因子，C1インヒビターやそのほかの補体関連膜蛋白質のおのおのについて欠損症があるが，ほとんどが常染色体劣性遺伝である．しかし一部では常染色体優性遺伝を示す．C1，C2，C4の欠損では自己免疫異常による疾患に罹患しやすく，膜侵襲複合体形成因子の欠損では免疫溶菌不全

による易感染性がみられ，C3の欠損では化膿菌に対する易感染性と，免疫複合病の両方に罹患しやすい．C1インヒビターの遺伝的欠損では遺伝性血管神経性浮腫(HANE)が出現する．→免疫不全症候群(めんえきふぜんしょうこうぐん)

原発性免疫不全症（げんぱつせいめんえきふぜんしょう）[primary immunodeficiency]　〈先天性免疫不全症候群〉　先天性の免疫能低下による一連の疾患．WHOにより，①複合型免疫不全症，②抗体系不全症(低または無γ-グロブリン血症など)，③ほかの特徴的異常を伴う免疫不全症(ウィスコット-オールドリッチ症候群など)，④食細胞系異常(慢性肉芽腫症など)，⑤補体欠損症に分類される．厚生労働省指定の特定疾患に含まれている．

腱反射（けんはんしゃ）[tendon reflex]　腱に機械的な刺激を与えることにより，筋肉の末梢神経が刺激されて反射的に筋が収縮する反応．脊髄の機能や神経，筋の働きを調べるため，膝蓋，アキレス腱，上腕二頭筋などの反射が使われる．→アキレス腱反射，膝蓋〔腱〕反射(しつがいけんはんしゃ)

瞼板腺（けんばんせん）[tarsal glands]　⇨マイボーム腺

顕微鏡下手術（けんびきょうかしゅじゅつ）[microsurgery]　⇨マイクロサージェリー

顕微授精（けんびじゅせい）[micro-insemination ; MI]　⇨不妊症(ふにんしょう)

現病歴（げんびょうれき）[history of present illness ; HPI]　受診した患者の受診の直接の動機となった異常について聴取した内容．疾病の診断治療に重要な情報となる．具体的には現在の病状，発病からの経過，これまでの治療の内容やその効果などについて患者本人から聴取し，記録したもの．それだけでは客観性が乏しい場合は，家族などの周囲の人から補足的に聴取する．→現症(げんしょう)

検便（けんべん）[fecal examination]　⇨糞便検査(ふんべんけんさ)

健忘（けんぼう）[amnesia]　過去のある一定期間の経験を思い出すことができない状態．脳の器質的原因によるものと，心因性のものがあり，頭部外傷，脳血管障害などによる意識障害からの回復期や，強烈な心理的圧迫により突然発現することがある．健忘が全面的な全〔体〕健忘と，部分的な部分健忘とに分けられる．

健忘症候群（けんぼうしょうこうぐん）[amnestic syndrome]　⇨コルサコフ症候群

幻味（げんみ）[gustatory hallucination]　味覚に関する幻覚のこと．食物に毒が入っていて変な味がするといったように，実際には存在しない異常な味を感じて訴えるもの．統合失調症では被毒妄想と結びつきやすい．幻味と幻臭が発作性に出現し，既視感を伴う場合は側頭葉てんかんの鈎回発作にみられる．

巻綿子（けんめんし）[applicator]　口腔内清拭や咽頭・喉頭部に薬物を塗布するときに用いる金属性の棒状の器具．約24 cmの長さで，先端の部分にらせん状の切り込みがあり彎曲している．また，末端には脱脂綿を巻きやすく操作するためにルーブがついている．使用時は先端部に巻きつけた脱脂綿に，含嗽剤や薬液を吸着し使用する．

こ

コアグラーゼ陰性ブドウ球菌
[coagulase negative *Staphylococcus*；CNS] ブドウ球菌属 (genus *Staphylococcus*) はその病原性と関連しているコアグラーゼ産生能の有無により大きく2群に分類される．コアグラーゼ陰性のブドウ球菌は健常人の鼻腔内からは100%分離され，皮膚などにも常在している．コアグラーゼ陽性を示す黄色ブドウ球菌に比べ病原性は低いが，尿路感染症や呼吸器感染症を日和見感染的に起こす．代表的なものに *S. epidermidis* や *S. saprophyticus* がある．また，薬物耐性菌の出現も問題となっている．→黄色（おうしょく）ブドウ球菌，日和見感染（ひよりみかんせん），薬物耐性（やくぶつたいせい）

誤飲 [ingestion of foreign product]
通常は小児が異物を誤って飲み込んだ場合を指す．4歳以下がほとんどで，誤飲物質ではたばこが一番多く，次いで医薬品，化粧品，洗剤，殺虫剤の順となっている．誤飲物質の種類，毒性に合わせて，催吐，胃洗浄，解毒薬投与などの処置を行う．

抗悪性腫瘍薬 [cancer chemotherapy, antineoplastic agents, antitumor drugs]
〈がん化学療法薬，抗がん薬，抗腫瘍薬，制がん薬〉 抗悪性腫瘍薬には腫瘍細胞に対する選択毒性を利用し，腫瘍細胞を直接消滅させる細胞毒性薬 (cytotoxic drugs) と，患者の腫瘍細胞に対する免疫力を高める非特異的免疫賦活薬とがある．細胞毒性薬はアルキル化薬，代謝拮抗薬，抗腫瘍性抗生物質，微小管阻害薬，ホルモン類似薬，白金製剤，トポイソメラーゼ阻害薬，生物製剤，分子標的治療薬などに分類される（表）．また特定の細胞周期の細胞を傷害する細胞周期特異的薬物（代謝拮抗薬，微小管阻害薬）と，細胞周期に無関係に腫瘍細胞を障害する細胞周期非特異的薬物（アルキル化薬，抗腫瘍性抗生物質，白金製剤）とがある．人体に対する障害に比べて腫瘍細胞増殖阻止作用の強いものが用いられるが，毒性の強い薬物が多く，脱毛，嘔吐，白血球減少などの強い副作用がある．→5（ファイブ）-FU

高圧釜 [autoclave]
⇨オートクレーブ

高圧浣腸 [barium enema]
⇨浣腸（かんちょう）

高圧撮影法 [high voltage radiography]
通常のX線撮影法のX管電圧は40～80 kV程度であるが，140 kV前後の高電圧を用いてX線写真を撮影する方法．短時間のX線照射で鮮明な像が得られ，X線被曝量も少ない．最近では胸部X線撮影で一般化されている．

高圧酸素療法 [hyperbaric oxygen therapy；HOT]
高圧酸素中に生体を置くと血漿中に溶解する酸素の量が増加する．この原理を利用した治療法．具体的には患者を高圧酸素室へ入れる．一酸化炭素中毒，シアン中毒，重症メトヘモグロビン血症，ときに四肢の阻血性潰瘍，嫌気性細菌感染症などの治療に用いられる．また腫瘍細胞の放射線感受性が高圧酸素中で増強することから，高圧酸素の存在下で放射線治療を行う場合もあり，これを高圧酸素吸入照射法という．

高圧蒸気滅菌 [steam sterilization under pressure]
真空ポンプによって空気を排除し，飽和水蒸気で置換して滅菌する方法．オートクレーブで通常空気を排除したのち，121℃，2気圧で15～20分，または132℃，4気圧で15分蒸気滅菌をして，15分乾燥する．高温，高湿に耐えられない物品の滅菌には適応とはならない．滅菌効果の確認には indicator tape を用いる．→滅菌［法］（めっきんほう）

高圧蒸気滅菌装置 [steam sterilizer]
⇨オートクレーブ

降圧薬 [hypotensive drugs, antihypertensive drugs]
〈抗高血圧薬〉 高血圧症の血圧を下降させるために対症的に用いられる薬物．末梢抵抗および循環血液量の減少などによって血圧を下降させる．降圧利尿薬，交感神経抑制薬，血管拡張薬，カルシウム拮抗薬，アンジオテンシン変換酵素(ACE)阻害薬，アンジオテンシンⅡ受容体拮抗薬などが用いられる．降圧利尿薬としてはチアジド系利尿薬，ループ利尿薬，カリウム保持性利尿薬が用いられる．交感神経抑制薬には，中枢性に作用するクロニジン，β－遮断薬，α－遮断薬，末梢ニューロン遮断薬（グアネチジン），自律神経節遮断薬（トリメタファン）がある．血管拡張薬にはヒドラジンが，カルシウム拮抗薬にはニフェジピンなどが，ACE阻害薬にはカプトプリルなど，アンジオテンシンⅡ受容体拮抗薬にはロサルタンなどがある．→ACE阻害薬

降圧療法 [antihypertensive therapy]
二次性高血圧の場合には原因療法（外科的処置など）を行うが，本態性高血圧の場合には通常，まず食塩制限，適正体重の維持，運動療法などの非薬物療法を数か月行い，効果不十分なら薬物療法を開始する．現在第一選択薬としては，カルシウム拮抗薬，ACE阻害薬，アンジオテンシンⅡ受容体拮抗薬が推奨され，病態により降圧利尿薬，β－遮断薬，α－遮断薬も使用される．→降圧薬（こうあつやく）

抗アドレナリン作用薬 [adrenergic blocking agents]
⇨交感神経遮断薬（こうかんしんけいしゃだんやく）

抗アルドステロン薬 [aldosterone antagonists]
〈アルドステロン拮抗薬〉 鉱質コルチコイド，アルドステロンが腎尿細管細胞内受容体に結合するのを阻害し，アルドステロンの作用に拮抗する．利

■表 抗悪性腫瘍薬の分類

分類		代表的薬物
アルキル化薬	マスタード薬	シクロホスファミド, チオテパ, ブスルファン
	ニトロソウレア類 他	ニムスチン, ラニムスチン, ダカルバジン
代謝拮抗薬	葉酸系	メトトレキサート
	ピリミジン系	5-FU, テガフール, シタラビン
	プリン系他	メルカプトプリン, ペントスタチン, フルダラビン
抗腫瘍性抗生物質	アントラサイクリン系他	ドキソルビシン, マイトマイシンC, アクチノマイシンD, ブレオマイシン
微小管阻害薬	ビンカアルカロイド	ビンクリスチン, ビンブラスチン, ビンデシン
	タキサン	パクリタキセル, ドセタキセル
ホルモン類似薬	抗エストロゲン薬	タモキシフェン, トレミフェン
	アロマターゼ阻害薬 (抗エストロゲン作用)	アナストロゾール, ファドロゾール, エキセメスタン
	抗アンドロゲン薬	フルタミド, ビカルタミド
	LH-RHアゴニスト	ゴセレリン, リュープロレリン
白金製剤		シスプラチン, カルボプラチン, ネダプラチン
トポイソメラーゼ阻害薬	トポイソメラーゼI阻害薬	イリノテカン, ノギテカン
	トポイソメラーゼII阻害薬	ポドフィロトキシン誘導体 (エトポシド), アントラサイクリン系抗生物質 (ダウノルビシン, ドキソルビシンなど)
生物製剤 (サイトカイン)	インターフェロン	IFNα, IFNβ, IFNγ
	インターロイキン	IL-2
分子標的治療薬		トレチノイン, イマチニブ, リツキシマブ
非特異的免疫賦活薬		クレスチン, OK-432, BCG

(水島 裕編:今日の治療薬 2007年版.p.166,南江堂,2007 より改変)

尿作用および血圧降下作用をもつ.スピロノラクトンなどがカリウム保持性利尿薬として用いられる.副作用として高カリウム血症とホルモン代謝異常による男性の女性化乳房がみられる.

抗アレルギー薬 [antiallergic drugs]
気管支喘息,蕁麻疹,アレルギー性鼻炎などのアレルギー疾患に用いられる薬物である.アレルギー疾患の発生機序は,抗原抗体反応とそれにより誘導されるヒスタミンなどの化学伝達物質あるいはライソゾーム酵素の遊離,さらにそれによって起こる細胞傷害である.治療法として少量の抗原を投与する特異的減感作療法があるが,臨床に多く用いられるのはメディエーター遊離抑制薬のクロモグリク酸ナトリウム,トラニラストおよび,ヒスタミンH_2拮抗作用をもつケトチフェンである.クロモグリク酸ナトリウムとトラニラストは主に微粉末吸入法で喘息発作の予防薬として用いられるほか点眼点鼻で用いる.ケトチフェン,抗ヒスタミン薬および副腎皮質ステロイド薬は化学伝達物質遊離の結果生じる症状の治療に用いられる.

高アンモニア血症 [hyperammonemia]
生体内でアミノ酸が代謝されるとアンモニアを生じる.アンモニアは有害であるので肝の尿素回路により尿素に生合成され排泄される.この回路に障害が起これば尿素は生成されず,その結果アンモニアが増加して高アンモニア血症となる.強度の肝障害で起こるが,その他先天的に尿素回路の酵素が欠損している場合に起こる.

広域抗菌薬 [broad spectrum antibiotics]
第三あるいは第四世代セフェム,カルバペネムなど広いスペクトルを有する抗菌薬.長期使用により,常在菌を減少させ,薬剤耐性菌の出現・定着のリスクと,二次感染のリスクが高まる.このため,適応症や使用期間に留意し,より狭域スペクトルの薬剤が適応となれば,すみやかに変更することが必要となる.

後遺症 [sequela]
疾患自体の治癒後も残存する機能障害をいう.たとえば,脳卒中後の片麻痺,十二指腸潰瘍後の通過障害,手術後の機能障害などがあげられるが,その程度は原疾患の重症度によりさまざまである.狭義には,後遺症は合併症や続発症とは区別される.

更衣/整容セルフケア不足★ [dressing/grooming self-care deficit]
NANDA-I 分類法IIの領域4《活動/休息》類5〈セルフケア〉に属する看護診断で,診断概念としては〈セルフケア不足〉である.

口囲皮膚炎 [perioral dermatitis]
口囲,次いで鼻唇溝,頤(おとがい)に,直径1～2mmの紅色丘疹が多発するもので,ときに膿疱がみられ,さらにびまん性の潮紅と落屑を伴うことがある.ステロイド外用薬の長期使用が発症因子とされ,成年女性に多い.治療として,ステロイド外用薬を中止する必要があるが,症状のリバウンドがみられ,完治に時間を要することが多い.→湿疹(しっしん)

抗うつ(鬱)薬 [antidepressants]
うつ病治療薬である.気分の抑うつ,意欲の低下,不安およびそれによって起こる不眠,食欲不振

などの身体的症状の治療に用いられる薬物をいう．抑うつ気分の解消，抗不安作用をもつ感情調整薬と，精神機能に対して興奮的に作用する感情興奮薬とに分けられる．感情調整薬には三環系抗うつ薬のイミプラミン，四環系抗うつ薬のマプロチリン，選択的セロトニン再取り込み阻害薬（SSRI），選択的セロトニン・ノルエピネフリン再取り込み阻害薬（SNRI）などがあり，感情興奮薬にはモノアミンオキシダーゼ（MAO）阻害薬のサフラジンがある．→イミプラミン，向精神薬（こうせいしんやく）

抗HBsヒト免疫グロブリン　[human anti-HBs immunoglobulin]
⇨HBIG

高エネルギー外傷　[higher-energy trauma]
外傷患者の病態は，受けた外力の種類，方向ならびにエネルギーの強さで規定される．以下の外傷機転の場合は，体表に明らかな損傷がなくても重篤な可能性を考える．①自動車から放出された場合，②同乗者が死亡した場合，③車外救出に20分以上要した場合，④高スピードの自動車衝突事故の場合は以下の4つ（事故前のスピードが65 km 以上，事故による速度変化が32 km 以上，車のボディ変形が50 cm 以上，乗車席への車のくぼみが30 cm 以上），⑤車と歩行者の事故では以下の2つの場合（車が毎時8 km 以上のスピードで衝突，車にひかれたか，はねられた場合），⑥単車の衝突事故では以下の2つの場合（毎時32 km 以上のスピードで衝突，事故現場から離れた場所で発見された場合），⑦6 m 以上の高所からの墜落．

高エネルギー食　[high energy diet]
〈高カロリー食〉　主として回復期にある患者の治療効果を高めることを目的として用いられるエネルギー調整食の1つ．患者の必要とするエネルギー所要量よりも高いエネルギー量をもつ．

高エネルギーリン酸化合物　[high-energy phosphate compound]
加水分解の際に多量の自由エネルギーの減少を伴うリン酸結合をもった化合物で，生体におけるエネルギー利用に直接的・間接的に関与する．生体内で重要なものは，アデノシン三リン酸（ATP），アデノシン二リン酸（ADP）などの酸無水物，ホスホクレアチンなどのリン酸アミド，ホスホエノールピルビン酸などのエノールリン酸がある．

好塩基球増加症　[basophilia]
〈好塩基性白血球増加症〉　白血球の顆粒球のうち，好塩基球が末梢血中に基準値（0〜1％）以上に増加した状態．慢性骨髄性白血病，急性伝染病の回復期や異種蛋白注射などで起こる．しかし好塩基球の機能の詳細は不明である．

好塩基性白血球増加症　[basophilic leukocytosis]
⇨好塩基球増加症（こうえんききゅうぞうかしょう）

抗炎症薬　▶大項目参照

高塩素血症　[hyperchloremia]
⇨高（こう）クロール血症

構音障害　[articulation disorder, dysarthria]
〈構語障害〉　言語中枢には異常がみられず，発語に関する器官（筋）を支配する神経（三叉・顔面・舌咽・迷走・舌下神経）領域の中枢性・末梢性麻痺や筋肉の障害で正しい発語ができない状態．運動失調や錐体外路系障害によるものも含まれる．→言語障害（げんごしょうがい）

口蓋　[palate]
口腔内の上歯後方にあり，口腔と鼻腔とを境する．前方の2/3は骨を土台につくられているので硬口蓋，後方の1/3は骨格筋を土台につくられているので軟口蓋とよばれている．軟口蓋の後部には口蓋帆が形成され，その正中部には口蓋垂が下垂している．

公害　[public nuisance, public hazard, environmental pollution]
人間の日常生活，企業の生産活動などの結果，その生活圏内に広汎に生じた有害な現象の総称．大気汚染，水質汚濁，土壌汚染，騒音，振動，地盤沈下，悪臭などがその代表例である．公害による環境汚染の影響は人類のみでなく動植物などにも及ぶ広範囲かつ継続的なものであるため，最終的には地球全体にも影響を与えかねない重大な現象である．わが国においては，第二次世界大戦後の急速な産業経済の発展に伴い，環境汚染が顕在化．四日市喘息，水俣病，イタイイタイ病などが深刻な社会問題となり，1967（昭和42）年に公害対策基本法が成立し，そのほか，公害に対する種々の立法がなされた．

口蓋垂　[uvula]
軟口蓋の後縁（口蓋帆）の中央部から突出する指状の突起．口蓋垂のなかには，後鼻棘から起こり，後下方に走って口蓋垂の尖端に至る口蓋垂筋がある．嚥下の際には口蓋垂筋の収縮により，口蓋垂は口蓋帆とともに挙上短縮し，口腔は広く咽頭と連絡する．→巻頭カラー Fig.15参照

口蓋破裂　[cleft palate]
⇨口蓋裂（こうがいれつ）

公害病　[pollution-related disease]
地域的な環境汚染によって生じたさまざまな疾患の総称．わが国においては，四日市喘息，水俣病，イタイイタイ病などが公害病の代表的なものである．公害病患者の救済に関しては，1969（昭和44）年に公害被害者救済法が制定されたが，1973（昭和48）年には公害健康被害補償法（公健法）が成立したことにより公害被害者救済法は廃止された．公健法は1974（昭和49）年9月から施行されている．→患者会（かんじゃかい）

口蓋扁桃　[palatine tonsil, tonsilla palatina]
口蓋舌弓と口蓋咽頭弓の間に位置する左右1対の扁平な卵円形のリンパ組織で，耳管扁桃，咽頭扁桃，舌扁桃などとともに咽頭を輪状に囲み，鼻腔，口腔より侵入する異物に対する免疫に関与していると考えられている．→ワルダイエル咽頭輪（環）

口蓋扁桃肥大　[hypertrophy of palatine tonsils]
口蓋扁桃が肥大して後口蓋弓より正中に突出したもの．高度肥大で，嚥下障害，呼吸障害などを起こす場合は扁桃摘出を行う．

抗潰瘍薬　[antiulcer drugs]
〈潰瘍治療薬〉　胃潰瘍，十二指腸潰瘍の治

療に用いられる薬物．胃粘膜に対する攻撃因子（酸，ペプシン）を抑制する薬物として制酸薬，抗コリン薬，粘膜壁細胞に作用して塩酸産生を抑制するヒスタミンH_2-受容体遮断薬（シメチジンなど），抗ムスカリン薬（M_1-受容体遮断薬，ピレンゼピン），抗ガストリン薬（プログルミド），プロトンポンプ阻害薬（オメプラゾール）がある．また，抗ペプシン薬としてスクラルファートが用いられる．粘膜防御因子を増強する薬物として粘液生成促進，粘膜血流を改善するカルベノキソロン，プロスタグランジン製剤（オルノプロスチル），ブラウノトールなど多数の薬物がある．

口蓋裂（こうがいれつ）　[cleft palate ; CP]
〈口蓋破裂〉　胎生期における上顎突起と口蓋突起との融合に異常が生じて起こる先天奇形．開鼻声，言語障害，摂食障害などが起こり，発育不全や呼吸器疾患を合併することが多い．2歳前後に口蓋形成術を行う．→口唇裂（こうしんれつ）

光化学スモッグ（こうかがくスモッグ）　[photochemical smog]
大気中に排出された炭化水素や窒素化合物などの汚染物質が太陽光線の紫外線により光化学反応を起こし，各種のオゾン化合物が空中に停滞しスモッグ状になること．大都市における二酸化窒素と炭化水素の多くは自動車の排気ガスによるとされている．オゾンを含めたこれらの物質は酸化力を有しており，オキシダントと称している．スモッグによる被害は真夏の無風状態のときに局所的に発生することが多く，症状は眼痛，咽頭痛，呼吸困難などで，大都市の小・中学校で多発する傾向がある．→オキシダント

抗核因子（こうかくいんし）　[antinuclear factor]
⇨抗核抗体（こうかくこうたい）

口角炎（こうかくえん）　[angular stomatitis, angular cheilitis]
〈口角びらん，口角潰瘍〉　口角部に裂傷，潰瘍を生じ，痂皮（かひ）が生じて開口時に疼痛が起こるもの．貧血，口内炎，胃腸障害などに伴って起こり，原因は，ビタミンB_2欠乏，細菌感染によると考えられている．

口角潰瘍（こうかくかいよう）　[angular ulcer]
⇨口角炎（こうかくえん）

抗核抗体（こうかくこうたい）　[antinuclear antibody ; ANA]
〈抗核因子〉　自己免疫疾患においてみとめられる血中自己抗体の一種で，細胞核と特異的に反応する血清グロブリンをいう．全身性エリテマトーデス（SLE）などの膠原病患者血清中に高率に検出されるため診断的意義が大きい．

口角びらん（こうかく）　[angular stomatitis]
⇨口角炎（こうかくえん）

高額療養費制度（こうがくりょうようひせいど）
医療費の自己負担が高額になった場合に，一定の自己負担限度額を超えた部分が払い戻される制度．2006（平成18）年10月より，70歳未満の患者の自己負担限度額はレセプト1件について，課税者は「80,100円＋（総医療費－267,000円）×1%」となった．ただし，標準報酬月額530,000円以上の上位所得者の場合は，「150,000円＋（総医療費－500,000円）×1%」，市区町村民税非課税者の場合は35,400円である．現役並み所得（標準報酬月額が280,000円以上）あるいは一般の70歳以上の入院および世帯の自己負担限度額は，44,000円である．2008（平成20）年4月より，70～74歳未満では62,100円に引き上げられる予定

である．なお，自己負担限度額については75歳以上では変わりない．その他，多数該当世帯の負担軽減，世帯合計，長期高額疾病についての負担軽減の規定もある．→国民医療費（こくみんいりょうひ）

膠芽腫（こうがしゅ）　[glioblastoma]
〈多形〔性〕〔神経〕膠芽腫，神経膠芽〔細胞〕腫〉　脳実質に発生する神経膠腫の1つ．40～60歳の成人に好発する．浸潤性・増殖性ともに高く，きわめて悪性である．広汎かつ多彩な組織像を呈し，全摘至難，予後不良で，手術後3年の時点での生存割合は20%程度とされている．

後下小脳動脈血栓（こうかしょうのうどうみゃくけっせん）　[Wallenberg syndrome]
⇨ワレンベルグ症候群

口渇（こうかつ）　[thirst]
主として水分の欠乏により，飲水の欲求を訴えること．糖尿病や尿崩症などによる多尿，発熱・発汗・下痢・嘔吐などによる水分の損失，アトロピン系薬物やスコポラミン製剤，抗ヒスタミン薬などの副作用などが原因となる．口腔粘膜や皮膚の乾燥がみられる．

効果的治療計画管理★（こうかてきちりょうけいかくかんり）　[effective therapeutic regimen management]
NANDA-I 分類法Ⅱの領域1《ヘルスプロモーション》類2〈健康管理〉に属する看護診断で，診断概念としては〈治療計画管理〉である．

効果的母乳栄養★（こうかてきぼにゅうえいよう）　[effective breastfeeding]
NANDA-I 分類法Ⅱの領域7《役割関係》類3〈役割遂行〉に属する看護診断で，診断概念としては〈母乳栄養〉である．

高カリウム血症（こうカリウムけっしょう）　[hyperkalemia]
〈カリウム過剰〔症〕〉　血中のカリウムイオン濃度が基準値より高い状態．低血圧を伴う徐脈，心電図上のテント状のT波，QRS延長がみられる．筋力の低下などをきたし，極端な場合には心停止をまねく．腎不全，アジソン病，組織破壊，ときには無塩しょうゆの過剰摂取などによって起こる．

高カルシウム血症（こうカルシウムけっしょう）　[hypercalcemia, calcium excess syndrome]
〈カルシウム過剰〔症〕〉　小皮小体（副甲状腺）機能亢進症および悪性腫瘍の骨転移，ビタミンD中毒，サルコイドーシスなどにおいて出現する．悪心・嘔吐，多飲，多尿，脱水症，脱力などをきたし，高度になると意識障害，昏睡を起こす．心電図上ではQTの短縮が起こる．

高カロリー食（こうカロリーしょく）　[high energy diet]
⇨高（こう）エネルギー食

高カロリー輸液（こうカロリーゆえき）　[total parenteral nutrition ; TPN]
⇨中心静脈栄養（ちゅうしんじょうみゃくえいよう）

高カロリー流動食（こうカロリーりゅうどうしょく）　〈濃厚流動食〉　少量で高エネルギーの流動食．経管栄養法により摂取されるもので，単位量当たりの熱量が多い食事．消化管を手術したときや意識障害などで，普通に食事ができず，栄養状態が非常に悪いときに必要に応じて用いる．

睾丸（こうがん）　[testicle]
⇨精巣（せいそう）

睾丸炎　[orchitis]
⇨精巣炎(せいそうえん)

睾丸下降　[descent of testis]
⇨精巣下降(せいそうかこう)

睾丸機能低下症　[testicular insufficiency]
⇨精巣機能不全(せいそうきのうふぜん)

睾丸腫瘍　[testicular tumor]
⇨精巣腫瘍(せいそうしゅよう)

交感神経　[sympathetic nerves]
副交感神経とともに、自律神経系(植物神経系)を構成し、副交感神経とほぼ拮抗する作用をもつ神経。中枢は脊髄の胸部(胸髄)の側角にあり、幹神経節あるいは叢神経節を経て、全身の内臓や血管および皮膚などに分布している。交感神経が興奮すると、一般に循環系の機能は亢進し、消化系の機能は抑制され、また瞳孔散大などがみられる。→自律神経〔系〕(じりつしんけいけい)、副交感神経(ふくこうかんしんけい)

交感神経緊張症　[sympathicotonia]
感情の亢進や体質的に交感神経の緊張・興奮が起こりやすい自律神経系失調の1つの病態。瞳孔散大、心拍数増加、血圧上昇、発汗、末梢血管収縮など交感神経の興奮状態がみられる。

交感神経遮断薬　[sympatholytic agents, adrenergic blockers]
〈抗アドレナリン作用薬〉　交感神経のアドレナリン受容体に対して、アドレナリン、ノルアドレナリンなどの伝達物質の作用と拮抗的に作用し、その機能を遮断する薬物。交感神経のα-アドレナリン作用、β-アドレナリン作用をそれぞれ特異的に遮断するα-〔受容体〕遮断薬、β-〔受容体〕遮断薬がある。種々の疾患の治療に利用される。

交感神経〔様〕作用薬　[sympathomimetic drugs]
〈アドレナリン作用薬〉　交感神経の興奮と同じ状態をひき起こす薬物。交感神経興奮薬、アドレナリン作用薬ともいう。末梢アドレナリン受容体へ直接作用する薬物と、交感神経節後線維からノルアドレナリンの遊離を促進させる間接作用薬とがある。

睾丸水腫(瘤)　[hydrocele of testis]
⇨陰嚢水腫(瘤)(いんのうすいしゅ)

高間接〔型〕ビリルビン血症　[unconjugated hyperbilirubinemia]
⇨非抱合型高(ひほうごうがたこう)ビリルビン血症

高γ-グロブリン血症
[hypergammaglobulinemia]　血液中のγ-グロブリンが病的($1.5 g/dL$以上)に増加した病態。γ-グロブリン分画には抗体が多く含まれるのでγ-グロブリンを免疫グロブリンとよぶ。肝疾患、慢性炎症性疾患、悪性腫瘍、本態性高蛋白血症などの際に、抗原の刺激を受け産生が増加する。なお、骨髄腫を代表とするγ-グロブリン産生性の腫瘍は抗原刺激とは無関係に単一のγ-グロブリンを産生し、モノクローナルな高γ-グロブリン血症をもたらす。→骨髄腫(こつずいしゅ)

抗がん薬　[anticancer drug]
⇨抗悪性腫瘍薬(こうあくせいしゅようやく)

交換輸血　[blood exchange transfusion ; BET]
交換輸血は、血液型不適合に基づく新生児溶血性疾患、そのほかの重篤な新生児黄疸の治療、核黄疸の予防および重症感染症の治療に用いられる。臍静脈にカテーテルを挿入し瀉血と輸血を交互に行う臍静脈法と、末梢動脈からの瀉血と末梢静脈からの輸血を同時に行う方法とがある。交換輸血に用いられる血液の全量は、通常、体重(kg)×200 mLで、Rh溶血性疾患ではD陰性の同型血液、ABO溶血性疾患では合成血またはO型血液、そのほかでは同型の血液を用いる。

後期高齢者　[late elderly]
75歳以上の高齢者をいう。前期高齢者は65〜74歳である。後期高齢者医療制度が2008(平成20)年度より施行されるが、新たな負担や保険料率の変更の可能性、高齢者医療の実質差別化などを懸念する声も多くある。

後期高齢者医療制度　2008(平成20)年度から、後期高齢者(75歳以上)を対象に独立型の健康保険としてスタートする制度。保険料は原則として加入者(後期高齢者)全員から徴収する。保険料徴収は市町村が行い、財政運営は全市町村が加入する都道府県単位の広域連合が担当するしくみ。財源は、保険料約10%、公費(税金)約50%、74歳以下が加入する各健康保険からの支援金約40%の比率で負担する。保険料は広域連合ごとに決定する。65歳以上75歳未満でも、一定程度の障害の状態にあると市町村長が認定した者は対象となる。

好気性菌　[aerobic bacteria]
増殖のために、空気中の酸素を必要とする細菌。呼吸によりエネルギー代謝を行う。バチルス属、シュードモナス属、マイコバクテリウム属などの菌がこれらに該当する。結核菌、百日咳菌、緑膿菌などが代表的である。偏性嫌気性菌、通性嫌気性菌に対して、偏性好気性菌という。→嫌気性菌(けんきせいきん)

高級脂肪酸　[higher fatty acid]
〈長鎖脂肪酸〉　炭素数11以上の脂肪酸で、飽和のものは室温で固体。

後弓反張　[opisthotonus]
⇨弓(ゆみ)なり緊張

口峡炎　[angina]
⇨アンギーナ

抗凝血薬　[anticoagulants]
⇨〔血液〕凝固阻止薬(けつえきぎょうこそしやく)

抗凝固薬　[anticoagulants]
⇨〔血液〕凝固阻止薬(けつえきぎょうこそしやく)

抗菌作用　[antibacterial action]
微生物、とくに病原微生物に対して発育や増殖を阻止する働きのこと。細菌の細胞壁形成阻害、細胞膜への障害、核酸合成阻害、蛋白合成阻害、あるいは代謝拮抗作用を介して作用が発現される。

抗菌スペクトル　[antibacterial spectrum]
抗菌薬あるいは化学療法薬が有効に作用する病原体の種類あるいは範囲をいう。多種類の病原体に対して作用する薬物を広域スペクトルをもつ薬物という。

→化学療法薬(かがくりょうほうやく)

拘禁精神病(こうきんせいしんびょう) [prison psychosis] ⇨拘禁反応(こうきんはんのう)

拘禁反応(こうきんはんのう) [prison reaction] 〈拘禁精神病〉 刑務所などで心身の自由が強く規制された拘禁状態が続いたとき, 束縛感に耐えられずに生じる精神障害をいう. 症状は多種多様で, 抑うつ, 妄想(被害妄想, 無罪妄想など), 幻覚(幻視, 幻聴), 意識混濁などが多い.

抗菌薬(こうきんやく) [antibacterial agent] ⇨化学療法(かがくりょうほう), 抗生物質(こうせいぶっしつ)

口腔がん(こうくうがん) [oral cancer] 口腔領域に発生するがん腫の総称. 40歳以上の中高年の男性に多い. 口唇がん, 頬(きょう)粘膜がん, 舌がん, 歯肉がん, 口底粘膜がん, 上顎がん, 下顎がんなどに分けられる. わが国では上顎がん, 下顎がん, 舌がん, 歯肉がんが比較的多くみられ, 欧米では口唇がんが多い. 組織学的には扁平上皮がんが主(約80%)で, 腺がん, 基底細胞がんもまれにみられる. 治療としては抗がん薬による化学療法, 放射線療法, 手術療法などが行われる. →下顎(かがく)がん, 上顎(じょうがく)がん

口腔カンジダ症(こうくうカンジダしょう) [oral candidiasis] ⇨鵞口瘡(がこうそう)

口腔ケア(こうくうケア) ▶ 大項目参照

口腔自浄作用(こうくうじじょうさよう) [self-purification of oral cavity] 歯や口腔粘膜に障害を与えるようなものをできるだけすみやかに除去し, 口腔内を清潔に保とうとする自然の働きをいう. 咀しゃくによる粘膜の摩擦と口腔内容物の流れ, 唾液分泌による洗浄効果などを指す.

航空性中耳炎(こうくうせいちゅうじえん) [aerotitis, aviation otitis] 〈航空中耳炎〉 飛行中の機内における気圧の変化に対応できないことにより生じる中耳炎である. 降下時に外気圧は上昇するが, このとき中耳内圧を外気圧の変化に伴って上昇させることができない場合に生じる. 耳閉塞感や耳痛などが主な症状であり, 風邪などで耳管機能が低下しているときに生じやすい. 予防策として, 降下時にガムやキャンディなどで唾液分泌を促し, 嚥下すると効果的である.

口腔相(こうくうそう) [oral propulsive phase] 生理学的見地から食物の嚥下をみると, 舌の運動によって食物を口腔から咽頭に送り込む(口腔相), 食物が咽頭に触れることで反射的な不随意運動が生じ, 気管入口部が閉じて食物は食道に進む(咽頭相), 上部食道を食物が蠕動運動により通過する(食道相)の3つの時期に分けられる. これを嚥下の3相という. 嚥下障害患者のアセスメントには, この3相のどの時期の異常なのか, またそれが狭窄による通過障害か, あるいは嚥下反射の障害や食道の蠕動異常などの機能障害によるものなのかなど, 的確な判断が必要となる.

口腔内出血(こうくうないしゅっけつ) [oral bleeding] 歯肉炎, 歯周炎, 外傷などの局所的障害によるもののほか, 血液疾患や血液凝固薬の作用による全身性の障害によるものや, 術後出血などによる口腔内の出血. 多くの場合, 局所的なものは一過性で, 原疾患の治療を行う.

口腔粘膜(こうくうねんまく)★ [oral mucous membrane] NANDA-I 分類法 II の領域11《安全/防御》類2《身体損傷》に配置された看護診断概念で, これに属する看護診断としては〈口腔粘膜障害〉がある.

後屈(こうくつ) [retroflexion] ⇨子宮後傾後屈症(しきゅうこうけいこうくつしょう)

高グリシン血症(こうグリシンけっしょう) [hyperglycinemia] 〈グリシン過剰血症〉 アミノ酸であるグリシンの開裂酵素群の遺伝子異常により, 血中にグリシンが過剰に蓄積する先天性代謝疾患. 病態には非ケトーシス型とケトーシス型があり, 脳障害をきたす. 常染色体劣性遺伝といわれる.

高クロール血症(こうクロールけっしょう) [hyperchloremia] 〈高塩素血症〉 血液中のクロールイオン濃度が基準値(100〜108 mEq/L)以上の場合で, 低アルブミン血症, 腎不全, 副腎皮質機能亢進, 脱水, 過呼吸の際にみられ, 多くの場合, 代謝性アシドーシスを示唆する. 細胞外液の総陰イオン量を一定に保つため, クロールイオンが増加すると重炭酸イオンは減少する.

高グロブリン血症(こうグロブリンけっしょう) [hyperglobulinemia] 血清中のグロブリンの濃度が高値を示す場合をいう. グロブリンは電気泳動で α_1, α_2, β, γ に分画される. α_1 はアルブミンの生成が衰えたときに代償的に増加し, α_2 は炎症, 悪性腫瘍などで増加する. β は妊娠, 鉄欠乏性貧血などで増加し, γ は慢性感染症, 骨髄腫などで増加する.

抗グロブリン試験(こうグロブリンしけん) [antiglobulin test ; AGT] ⇨クームス試験

咬痙(こうけい) [trismus, lockjaw] 〈牙関緊急〉 開口障害の1つで, 咬筋の高度の強直のため開口が困難になった状態. 破傷風の初期症状の1つとしてみられるが, ヒステリー, てんかんなどで起こることもある. →開口障害(かいこうしょうがい), 痙笑(けいしょう)

合計特殊出生率(ごうけいとくしゅしゅっせいりつ) [total fertility rate] 粗再生産率ともいい, 15〜49歳までの女性の年齢別出生率(母の年齢別出生数/年齢別女性人口)を合計した値をいう. 分母が出産可能な女性(15〜49歳)に限定されていることから特殊出生率とよばれるが, 年齢構成の影響を除いた出生率の水準を示す指標であり, 現在の出生率が一世代にわたって続くと仮定した場合, 女性1人(もしくはグループ)が一生涯の間に何人の児を生むかということを示している.

抗痙攣薬(こうけいれんやく) [anticonvulsants, antiepileptic drugs ; AED] てんかん, 破傷風の痙攣や薬物による痙攣を抑制する薬物. バルビツール酸誘導体(フェノバルビタール), ヒダントイン誘導体(フェニトイン), ベンゾジアゼピン誘導体(ジアゼパム)などがある. 抗てんかん薬と同義に用いられる. →抗(こう)てんかん薬, 中枢神経系(ちゅうすうしんけいけい)に作用する薬物

こうけつ

硬結 [induration]
触診所見で,周辺組織より硬い境界不明瞭な限局性病変を示し,出血・浮腫などの循環障害や炎症など,正常より組織が硬くなるすべての非腫瘍性病変と腫瘍性病変が含まれる。境界不明瞭な場合は腫瘤と表現する。鑑別には組織学的診断が必要である。

高血圧症 ▶大項目参照

高血圧性血管疾患 [hypertensive blood vessel disease]
高血圧を原因とし,それに伴って併発する血管病変。脳内出血,脳梗塞,狭心症,腎硬化症(高血圧性腎症)などの総称として用いられる。

高血圧性心疾患 [hypertensive heart disease;HHD]
高血圧症が持続し,長期間心臓の仕事量の増大が続くため,左室肥大,心筋障害などをきたした病態をいう。心臓は左方に拡張し,胸部X線像で左4号の拡大がみられる。心電図では左室肥大,心電軸左軸偏位が現れる。心不全を起こしやすく,狭心症,心筋梗塞などの合併をみる。高血圧に対する治療と,心不全,狭心症の予防が必要である。

高血圧性脳症 [hypertensive encephalopathy]
急激な著しい血圧の上昇によって生じる急性の脳症状をいう。頭痛,痙攣,呼吸困難をもって発症し,悪心・嘔吐,意識障害などを伴い,また黒内障,失語症などの脳局所症状が出現し,眼底に乳頭浮腫,白斑などがみられる場合もある。血圧の降下によって脳症状は軽快する。治療は,降圧薬,鎮静薬などによりすみやかに(多くは非経口的に)血圧のコントロールをはかる。

高血圧性脳〔内〕出血 [hypertensive intra cerebral hemorrhage]
高血圧が原因で脳動脈が破綻し脳実質内に血腫を形成したものをいう。高血圧に起因する細動脈壊死により生じた小動脈瘤が破裂して発症すると考えられている。好発部位は,被殻と視床で,次いで小脳,橋,皮質下にみられる。日中活動時に突然発症し,症状や経過は出血部位,出血量により異なる。CTでの診断が有効である。→頭蓋内出血(とうがいないしゅっけつ),脳(のう)出血

高血圧性網膜症 [hypertensive retinopathy]
高血圧が原因となって網膜にみられる病変。眼底検査で網膜動脈の硬化や狭細化,乳頭浮腫,出血,網膜浮腫,あるいは白斑などをみとめる。高血圧の急性増悪期や悪性期に移行した際にみられる。

抗結核薬 [antituberculosis drugs, antituberculous drugs, drugs for tuberculosis]
結核の治療薬をいう。有機合成でつくられた化学療法薬と抗生物質とがある。結核の薬物療法は長期を要するため,薬物耐性菌と副作用の出現に注意を要し,これを防ぐため多剤併用療法が行われる。有機合成薬にはイソニアジド,エタンブトールなど,抗生物質にはリファンピシン,ストレプトマイシンがある。特徴的な副作用にはイソニアジドの末梢神経炎,ストレプトマイシンの第8脳神経障害,エタンブトールの視力障害などがある。→イソニアジド,エタンブトール,パラアミノサリチル酸,リファンピシン

抗血小板薬 [anti-platelet drug]
冠動脈疾患,脳血管障害などの発症に動脈血栓の形成は重要な役割を果たす。この際血小板は血栓形成に重要な因子である。抗血小板薬のアスピリンは血栓症発症の予防あるいは治療に有効である。大規模臨床試験の結果,アスピリンは現時点では血栓形成に対し一次予防(健常者への投与)の有効性は確立されていないが,二次予防(血栓症の既往のある者への投与)に有効であるとされている。

抗血清 [antiserum]
⇒免疫血清(めんえきけっせい)

硬結性リンパ節炎 [indurative lymphadenitis]
⇒無痛性横痃(むつうせいおうげん)

抗血栓薬 [antithrombolytics]
血栓の形成には血管内皮の異常,血流の異常,血小板の凝集,血液凝固性亢進が関与する。血栓の治療に用いられる抗血栓薬には,①血栓の生成を予防抑制する薬物と,②血栓を溶解する薬物が含まれる。凝固阻止薬,抗血小板薬は血栓の予防に用いられ,血栓溶解薬は急性心筋梗塞,脳梗塞,肺塞栓症などの血栓を溶かすのに用いられる。

高血糖 [hyperglycemia]
〈過血糖症〉血中グルコース濃度が異常に増加した状態。糖尿病をはじめ,甲状腺,副腎などの内分泌疾患,膵炎,肝疾患,頭蓋内圧亢進,脳血管障害や胃切除後などでみられる。→血糖値(けっとうち)

抗血友病因子 [antihemophilic factor;AHF]
〈抗血友病因子A,抗血友病因子B〉
血友病は,第Ⅷ因子あるいは第Ⅸ因子(クリスマス因子)の低下ないし欠損に基づく先天性凝固異常症である。第Ⅷ因子の異常による血友病を血友病A,第Ⅸ因子の異常による血友病を血友病Bといい,低下・欠損しているそれぞれの因子のことを抗血友病因子という。抗血友病因子の欠損の多くは,X染色連鎖性劣性遺伝症例であるが,孤立散発症例もみられ,発症頻度は血友病Aが高い。治療では,それぞれの抗血友病因子からの抗血友病製剤を用いる補充療法を行う。→血友病(けつゆうびょう)

抗血友病グロブリン [antihemophilic globulin;AHG]
血液凝固に関与する第Ⅷ因子(抗血友病因子A)。AHG薬は血友病A(本因子欠乏によるもの)に有効であるが,副作用として蕁麻疹,発熱,頭痛などがある。

抗原 [antigen;AG, Ag]
生体内に入り,生体を刺激して特異的に反応する抗体の産生(免疫応答)や免疫寛容をひき起こす物質の総称。大部分は分子量約10,000以上の蛋白質で,複合多糖体,類脂質,核酸なども抗原となる。抗体は抗原の抗原決定基(エピトープ)に対応して産生される。

抗原抗体反応 [antigen-antibody reaction]
〈血清反応〉抗原と抗体あるいは感作リンパ球とが特異的な結合を起こすこと。免疫反応,アレルギー反応の基盤となる。抗原抗体反応のうち,観察可能な試験管内の血清反応として,凝集反応,沈降反応,補体結合反応,溶菌反応,毒素中和反応などがある。→血液一般検査(けつえきいっぱんけんさ),自己免疫疾患(じこめんえきし

抗原性 [antigenicity] ある特定の物質が抗原として，免疫反応を誘導したり，産生された抗体や感作されたリンパ球と反応しうる能力（活性）を抗原性といい，これが強い（高い），弱い（低い）などと表現する．なお，抗体産生をひき起こす能力を有する抗原を完全抗原，産生された抗体と反応しうる能力のみの抗原を不完全抗原（ハプテン）という．→抗原（こうげん）

膠原線維 [collagenous fiber] 細胞間物質にみられる線維組織で，結合組織を構成する蛋白成分線維の束．組織をつなぐ役割を担い，コラーゲン線維ともよばれる．→コラーゲン

膠原病 ▶大項目参照

咬合 [occlusion] 噛み合わせのことで，一般に歯列は上下顎が噛み合って物を噛むように並んでいる．この上下顎の歯の一部での接触または歯列全体での接触関係を咬合という．→不正咬合（ふせいこうごう）

咬合異常 [anomaly of occlusion] ⇨不正咬合（ふせいこうごう）

咬合挙上副子 [bite splint] ⇨バイトスプリント

抗高血圧薬 [antihypertensive drug；AHD] ⇨降圧薬（こうあつやく）

抗甲状腺薬 [antithyroid drug；ATD] バセドウ病などの甲状腺機能亢進症の治療薬．主として甲状腺ホルモンの合成，分泌を抑制・阻害する．プロピルチオウラシルとチアマゾールが主に用いられる．副作用として，皮疹，無顆粒球症，白血球減少症などがある．

抗好中球細胞質抗体 [anti-neutrophil cytoplasmic antibody；ANCA（アンカ）] 好中球の細胞質に対する抗体．間接蛍光抗体法による染色のパターンから細胞質がびまん性に染まる細胞質型[cytoplasmic；C-ANCA，主な対応抗原はセリンプロテアーゼ（Proteinase-3）]と核周辺が染まる核周辺型[perinuclear；P-ANCA，主な対応抗原はミエロペルオキシダーゼ（MPO）]に分けられる．C-ANCAは，ウェゲナー肉芽腫症（WG）の80％以上にみとめられ（疾患標識抗体），本症の疾患活動性の指標ともなる．また，P-ANCAはANCA関連血管炎として知られる顕微鏡的多発動脈炎（microscopic polyarteritis），アレルギー性肉芽腫性血管炎（チャーグ－シュトラウス症候群），半月体形成性腎炎にみられ，疾患活動性や治療効果の指標として有用である．

構語障害 [alalia, anarthria, dysarthria] ⇨構音障害（こうおんしょうがい）

交互脈 [alternating pulse] 〈交代脈〉大きな脈と小さな脈とが交互に現れる現象のことで，心室収縮力が交互に変化することによって起こる．律動は規則正しく洞性リズムであるが，左室の重篤な障害の症候である．心筋梗塞，大動脈弁閉鎖不全症，高血圧性心疾患などの際にみられる．

抗コリン[作用]薬 [anticholinergic drugs] ⇨副交感神経遮断薬（ふくこうかんしんけいしゃだんやく）

高コレステロール血症 [hypercholesterolemia] ⇨高トリグリセリド血症

後根 [dorsal root] ⇨脊髄神経（せきずいしんけい）

虹彩 [iris] 角膜，前眼房の後方，毛様体，水晶体の前面にある輪状構造物．中央部の孔を瞳孔，その縁を瞳孔縁という．虹彩の前面は前境界層，後面は虹彩上皮層で覆われ，結合組織からなる実質は色素，血管に富んでおり，眼内の栄養補給と遮光の役目をかさどる．実質中の下方に瞳孔括約筋と瞳孔散大筋があり，瞳孔の縮小，拡大により，カメラの「しぼり」のように眼球への光量を調節する．→巻頭カラー Fig. 13

虹彩炎 [iritis] 虹彩に生じる炎症．結核，梅毒，急性伝染病，リウマチなどによっても生じるが，約半数は原因不明である．充血，羞明（しゅうめい），眼痛，視力低下などの症状がみられる．一般に虹彩炎だけを起こすことはまれで，通常は隣接組織である毛様体も同時に炎症を起こす．→虹彩毛様体炎（こうさいもうようたいえん）

虹彩毛様体炎 [iridocyclitis] 虹彩および毛様体に起こる炎症で，前部ブドウ膜炎ともいう．外傷や異物などの物理的刺激による外因性のものと，梅毒，結核，急性伝染病，交感性眼炎，リウマチ病，ベーチェット病などによって生じる内因性のものとがある．視力低下，羞明（しゅうめい），眼痛，流涙，毛様充血，瞳孔縮小，瞳孔反応遅鈍，腫脹，硝子体混濁などの症状が現れる．治療としては硫酸アトロピンや副腎皮質ステロイド薬の点眼，原因の除去，原疾患の治療を行う．白内障などの合併症が生じた場合には手術適応となる．

交差（叉）感染 [cross infection] 患者が同一病室内で，ほかの細菌感染症患者の病原菌に感染を受けた場合を重感染といい，そのうち両者の患者間で相互に交差して感染した特殊な場合を交差感染という．患者衣，シーツ，毛布カバーなどが汚染され，これらを介して感染することが多い．しかし，実際には交差感染によるということを証明することは難しい．

交差耐性 [cross tolerance] 感染症に対してある抗菌薬で治療を続けていると，炎症菌がその薬物に対して耐性となり，抗菌薬の効果がなくなる．その場合，全く別の抗菌薬で同じような作用機序をもつ抗菌薬を投与しても無効のことがある．これを交差耐性という．耐性化の機序としては細菌の増殖，分裂の過程で自然突然変異株が生じてくる．抗菌薬の存在下で感受性細菌の増殖を抑制して耐性菌の増殖を許すという選択作用によって耐性を獲得するものと，遺伝性因子（形質転換，形質導入，接合など）によって耐性化が惹起される形式とがある．

好酸球減少症 [eosinopenia] 末梢血液中の好酸球数が減少している状態をいう．クッシング病，敗血症などの疾患の際，および受傷などのストレス時や副腎皮質ステロイド薬投与の際などにみられる．

好酸球性肉芽腫 [eosinophilic granuloma]
骨に発生をみる肉芽腫で，組織学的には好酸球の混在がみられる．幼少児期に比較的多いが，20〜30歳にもみられる．通常は単発であるがときに多発し，肺にみられることもある．ハンド-シューラー-クリスチャン病との関連が指摘される．

好酸球性肺疾患 [eosinophilic lung disease]
⇨PIE症候群

好酸球増加症 [eosinophilia]
好酸球が，末梢血液中に増加した状態のことで，末梢血好酸球数が $500/\mu L$ 以上に増加した場合をいう．アレルギー性疾患，寄生虫疾患，皮膚疾患，伝染病などの際にみられ，診断上の重要な所見となる．

抗酸菌 [acid-fast bacteria；AFB]
〈マイコバクテリウム〉放線菌目マイコバクテリア科に属するグラム陽性，好気性の一群の桿菌．莢膜(きょうまく)，鞭毛はない．細胞壁は二重構造をなし，脂質含有量が多いため，一般の染色法には難染性を示す．チール-ネールゼン染色法(抗酸菌染色)により染色されるが，いったん染色されると酸・アルカリによっても脱色しがたいため抗酸菌とよばれる．病原性の種と非病原性の種とがあり，ヒトに病原性を示すものとしてヒト結核菌，非定型抗酸菌，らい菌などがある．らい菌を除き小川培地，デュボス培地でよく発育するが，培養に長時間を要するものが多い．

抗酸菌染色 [acid-fast bacteria stain]
結核菌やらい菌など抗酸菌の塗抹標本の染色をいう．チールの石炭酸フクシン染色液を用いて加温染色したのち，塩酸アルコールで脱色し，レフレルのメチレン青液で染色すると赤く染まるという抗酸菌の性質を利用したチール-ネールゼン法が一般に用いられている．

高山病 [mountain sickness, altitude sickness]
高山の低圧環境に対する順応が不十分なため起こる病気．低酸素状態による障害が主となり過労，寒冷なども要因となる．急性高山病は高度4,000m前後の場所へ行くとよく発現する．頭痛，倦怠，動悸，悪心・嘔吐，息切れ，めまいなどの症状に続き，思考力減退，視力および聴力の低下，呼吸困難，運動失調などが起こる．通常は1〜2日で改善するが，重度の場合には死亡することもある．また，まれに高地に長期間生活する人に慢性肺高血圧症と右心肥大がみとめられ，これらを慢性高山病とよぶ．

講師 [lecturer]
学校教育法において定められている教育職員の職階．教授もしくは准教授に準ずる職務に従事する専任講師と，学生への教授のみを担当する非常勤講師の2種に分かれる．

高色素性貧血 [hyperchromic anemia]
貧血のうち，赤血球中のヘモグロビン量を示す色素指数が基準値($0.9〜1.1$)より高く，平均赤血球血色素量(MCH)が32pg(ピコグラム)以上のものをいう．巨赤芽球性貧血がこれに該当し，悪性貧血がその代表例である．

高脂血症 [hyperlipemia]
⇨脂質異常症(ししついじょうしょう)

高脂血症治療薬 [drugs used for hyperlipidemia]
脂質は血中でリポ蛋白として存在する．血中コレステロール・トリグリセリドの異常増加を高脂血症といい，とくにコレステロール含量の多いリポ蛋白，低比重リポ蛋白(LDL)の増加が粥状動脈硬化症と関係がある．高脂血症は食事療法と薬物療法で治療され，薬物には以下の3種がある．①ニコチン酸誘導体およびフィブラート系薬物(ニコチン酸，クロフィブラートなど．肝のコレステロール・トリグリセリド合成を阻害する)，②陰イオン交換樹脂(コレスチラミン．腸管内で胆汁酸を吸着し糞便中に排泄させる．肝のLDL取り込みが増加する)，③スタチン系薬物(プラバスタチンなど．コレステロール生合成の律速酵素HMG-CoA還元酵素を阻害し，血中LDLを減少する)．→脂質異常症(ししついじょうしょう)

高脂(質)血症 [hyperlipidemia；HL]
⇨脂質異常症(ししついじょうしょう)

光視症 [photopsia]
〈眼華閃発〉網膜の過度の緊張や外的刺激により，目を閉じたときや暗いところにおいても花火様の光を感じる現象．網膜剥離，外傷などが原因となって生じる．

合指(趾)症 [syndactyly]
指の先天性形態異常のなかでも比較的多くみられ，2,000〜3,000人の出生に1人の割合で発生し，男児に多いのが特徴である．指列誘導が障害されることで指間が癒着しており，大きく皮膚性合指症と骨性合指症に分類されている．診断は単純X線を用い，通常は生後半年から3歳前後の間に，癒着した指の分離手術を全身麻酔下で行う．握り動作などの機能障害が軽度であれば，手術をしないで経過をみることもある．

高次大脳皮質症候群 〈高次脳機能症候群〉
脳の器質的病変により生じ，失語，失行，失認を主とした巣症状や，認知，行動の障害を呈する状態像．情動的な変化を生じることもある．記憶障害，前頭葉機能障害もこれに含まれる．一方，運動感覚障害を欠く場合，本人の病識が乏しいことも多く，周囲が対応に苦慮することや，社会生活に困難を生じることがある．周囲からは深刻さが見逃され，本人の苦痛が強まる場合がある．高次脳機能検査による評価とともに，長期予後を見据えた総合的なケアが必要である．

鉱質コルチコイド [mineral corticoid；MC]
⇨ミネラルコルチコイド

膠質浸透圧 [colloid osmotic pressure；COP]
蛋白質などの高分子溶質による浸透圧で，毛細血管領域における濾過・再吸収，ならびに管内細胞外液(血漿)と管外細胞外液(間質液)間の平衡に重要な意味をもっている．血圧と膠質浸透圧の差が有効濾過圧として働き，その圧は細動脈に近い部分では正に，細静脈に近い部分では負となり，血漿の濾過と再吸収が行われている．

高次脳機能症候群 [higher brain function syndrome]
⇨高次大脳皮質症候群(こうじだいのうひしつしょうこうぐん)

口臭 [ozostomy]
口腔，上気道，上部消化管の病変などに由来す

る口腔および呼気の悪臭．歯科疾患，口内炎，慢性扁桃炎や咽頭炎などで多く，そのほかに肺膿瘍などの呼吸器疾患，慢性副鼻腔炎などの鼻疾患，胃炎などの胃疾患，肝硬変などで生じる．原因疾患がなくても，朝起床後や，心理的ストレスなどにより生じることがある．対処としては，口内清掃や含嗽を励行する．ときに，実際にはにおいがなくても口臭があると気にする人がいるが，その場合は自己臭恐怖である可能性がある．→自己臭恐怖(じこしゅうきょうふ)

公衆衛生(こうしゅうえいせい) [public health; PH]　広く国民の健康の保持・増進をはかるため，国や地方公共団体の保健機関をはじめ，地域・職域組織によって行われる衛生活動をいう．医学・看護学をはじめ，関連分野の科学・技術をもって行われる．活動内容には，伝染病予防，母子保健，成人保健，精神衛生，食品衛生，上下水道整備，労働衛生，公害対策など多種のものがあり，それぞれに法規範がある．活動は主に地域，学校，職場などを単位として行われる．また衛生教育にも重点がおかれ，人々の保健衛生意識の向上に重要な役割を担っている．医学の分野でこれらを学術的に追及するものを公衆衛生学という．国際的には国連の専門機関の1つとしてWHO(世界保健機関)がこれに取り組んでいる．

公衆衛生看護(こうしゅうえいせいかんご) [public health nursing]　広義には，疾病中心の医療システムから健康中心のシステムに移行する時期のヘルスケアシステムを支える看護活動を指す．わが国では，主に地域での家庭，職場，保健所などにおける健康維持・向上を主目的とした保健師などにより行われる保健指導活動を指して用いられている．1994(平成6)年に保健所法が地域保健法に改正されたほか，介護保険スタート以降，介護保険部門へも保健師が数多く配置されるなど，保健衛生行政を取り巻く環境は著しく変化した．そのことにより，医療・保健・福祉のおのおのの領域がオーバーラップし，有機的なつながりをもって機能することが要求されてきている．少子高齢社会に入った今日，公衆衛生看護の中心的な担い手である保健師の専門的知識や技術の必要性はこれまで以上に増している．2004(平成16)年現在の保健師資格をもつ医療関係従事者数は約40,000人で，そのほとんどは，保健所，市区町村に勤務している．今後は福祉の場も含め，新たな視点のもとに取り組み，地域への貢献を果たしていくことが期待される．→地域看護(ちいきかんご)

後縦靱帯骨化症(こうじゅうじんたいこっかしょう) [ossification of posterior longitudinal ligament; OPLL]　脊柱(頸椎部)後部の後縦靱帯が骨化することにより脊柱管が狭くなる結果，脊髄が圧迫を受け種々の脊髄症状をきたす疾患．中年以降の男性に発生しやすく，50歳代以上に多い．厚生労働省指定の特定疾患に含まれる．

甲種看護婦(こうしゅかんごふ)　1948(昭和23)年の保健婦助産婦看護婦法制定(当時)により看護婦免許は甲種と乙種に分けられ，甲種の免許は高校卒業後で3年以上の看護教育を受け，国家試験に合格した者，または乙種看護婦で3年以上の実務経験を経て甲種の国家試験に合格した者に与えられた．しかし1951(昭和26)年の同法一部改正により，甲乙の区分は廃止された．

拘縮(こうしゅく) [contracture]　関節を形成する周囲の軟部組織の異常によって，関節がある肢位で固定された状態，あるいは可動方向の制限をきたした状態を拘縮という．固定肢位による分類のほか，原因によって皮膚性拘縮，結合組織性拘縮，筋性拘縮，神経性拘縮に分類される．なお，関節自体に原因があって起こるものは関節強直といい，拘縮とは区別する．

拘縮予防(こうしゅくよぼう) [prevention of contracture]　拘縮，すなわち関節周囲の軟部組織や筋の収縮性変化による可動性の低下は種々の原因により起こるが，長期臥床，整形外科的処置による固定，あるいは筋力の低下などにより二次的に発生する場合が多い．これを防ぐために，障害の部位・程度に応じた良肢位の保持に努める．また，拘縮は放置していると不可逆的な状態になるため，定期的に自動運動・他動運動により関節を動かし，関節可動域(ROM)の維持・拡大をはかる．→関節可動域(かんせつかどういき)

後出血(こうしゅっけつ) [secondary hemorrhage]　〈続発出血，二次出血〉　一般的には手術のあとや外傷などで，いったん止血したものが再び出血することをいう．術後の体動，結紮糸のゆるみ・はずれ，血圧の上昇，線維素溶解現象の亢進，縫合不全，感染などによって起こる．

抗酒薬(こうしゅやく) [alcohophobics, antialcoholic drugs]　⇨嫌酒薬(けんしゅやく)

抗腫瘍効果(こうしゅようこうか) [overall objective tumour response; OR]　血管新生の抑制，腫瘍の減少，腫瘍増殖の遅延など，腫瘍に対しての治療の良好な効果の程度をいう．分子生物学の目ざましい進歩によって，近年は抗腫瘍効果の高いさまざまな治療法が開発されている．

抗腫瘍薬(こうしゅようやく) [antineoplastic agents]　⇨抗悪性腫瘍薬(こうあくせいしゅようやく)

恒常性(こうじょうせい) [homeostasis]　⇨ホメオスターシス

甲状腺(こうじょうせん) [thyroid gland]　咽頭と気管の移行部の前方にあるH字形の内分泌臓器で，単層上皮細胞からなる．濾胞内にはサイログロブリンを主体とするコロイドが貯蔵されており，サイロキシン(T_4)やトリヨードサイロニン(T_3)を合成する．作用としては成長，全身の細胞の代謝促進などである．→甲状腺刺激(こうじょうせんしげき)ホルモン，甲状腺疾患(こうじょうせんしっかん)，甲状腺(こうじょうせん)ホルモン

甲状腺悪性腫瘍(こうじょうせんあくせいしゅよう) [thyroid malignant tumor]　甲状腺悪性腫瘍は，分化がん(乳頭腺がん，濾胞腺がん)，髄様がん，未分化がん，悪性リンパ腫に大別される．結節性甲状腺癌の約20%を占め女性が約5倍多い(分化がん1：6，未分化がん1：2)．未分化がんは60歳以上の高齢者に多い．分化がんは比較的若年層(20〜70歳)にみられ悪性甲状腺腫の95%を占め(乳頭がん87%，濾胞がん8%)，進行が遅く予後は既ね良好である(10年生存率90%前後)．髄様がんは，甲状腺傍濾胞細胞(C細胞)から発生し(カルシトニンやCEA高値)，家族性のものでは多発性内分泌腫瘍症(MEN) II 型を合併する．悪性リンパ腫は，

橋本病の経過中に発生するものがある．→甲状腺(こうじょうせん)

甲状腺機能検査 [thyroid function test]
　甲状腺の働きの状態を調べるもので，種々の甲状腺疾患の病態の把握には欠かせない重要な検査．通常，視床下部-下垂体系の検査も含まれる．検査には次のようなものがある．①血中甲状腺ホルモン濃度の測定：トリヨードサイロニン(T_3)，サイロキシン(T_4)，遊離T_3，遊離T_4，サイロキシン結合蛋白(TBP)など．②ホルモン合成能の測定：放射性ヨード(^{131}I)摂取率．③甲状腺刺激ホルモンの測定．④免疫学的異常の検査：抗甲状腺ミクロソーム抗体，抗サイログロブリンなどの測定．⑤その他：基礎代謝率の測定など．

甲状腺機能亢進症 [hyper thyrodism]
⇨甲状腺疾患(こうじょうせんしっかん)

甲状腺機能低下症 [hypo thyrodism]
⇨甲状腺疾患(こうじょうせんしっかん)

甲状腺機能低下性ミオパチー [hypothyroid myopathy]
⇨ホフマン症候群

甲状腺クリーゼ [thyroid crisis]
　感染，手術，妊娠，感染症などが誘因で極度の甲状腺機能亢進がみられる状態である．バセドウ病などの機能亢進症の状態が良好にコントロールされていない際に生じることが多い．意識障害(中枢神経症状)，発熱，頻脈(140回/分以上)，頻回の下痢，嘔吐などの症状があり，ショック，昏睡など重篤な状態となる．抗甲状腺薬とヨードの併用が行われる．脱水や心不全，血圧低下など循環不全に対しては輸液，相対的副腎皮質不全に対しては副腎皮質ステロイド薬投与などの全身的管理が必要である．→甲状腺疾患(こうじょうせんしっかん)

甲状腺刺激ホルモン [thyroid stimulating hormone；TSH]
〈サイロトロピン，チロトロピン〉下垂体前葉より分泌される糖蛋白ホルモンの1つ．甲状腺を刺激して肥大させ，サイロキシン(T_4)の生成および分泌を促進する．TSHの分泌は血液中の甲状腺ホルモンの量により視床下部ホルモン(甲状腺刺激ホルモン放出ホルモン；TRH)を介するネガティブフィードバックを受け調節される．→甲状腺(こうじょうせん)ホルモン

甲状腺疾患 ▶大項目参照

甲状腺腫 [goiter]
　甲状腺が病的に腫大している状態の総称．びまん性に腫大するびまん性甲状腺腫と限局性結節状に腫大する結節性甲状腺腫に分類される．びまん性甲状腺腫を呈する疾患には，バセドウ病や橋本病など非腫瘍性疾患が含まれている．甲状腺の機能異常の有無により，中毒性・非中毒性または機能亢進症・低下症に分類する．甲状腺の悪性腫瘍は非中毒性結節性甲状腺腫に含まれる．→甲状腺疾患(こうじょうせんしっかん)

甲状腺製剤 [dried thyroid]
〈乾燥甲状腺〉甲状腺機能低下症の治療薬．食用獣の甲状腺をすりつぶし乾燥して粉末にしたもの．サイロキシン(T_4)，トリヨードサイロニン(T_3)の両方を含み，内服で使用する．

甲状腺ホルモン [thyroid hormone；TH]
　甲状腺の濾胞においてサイログロブリンとして産生されるヨード含有ホルモン．血中にはサイログロブリンが分解して生じたサイロキシン(T_4)および活性型のトリヨードサイロニン(T_3)が放出される．甲状腺ホルモン受容体(TRα, β)に結合し全身の細胞に働いて基礎代謝の上昇，酸素消費量増大，糖，脂質，蛋白質の代謝促進などの働きをもつ．甲状腺ホルモン分泌過剰の場合にはバセドウ病などの甲状腺機能亢進症が現れ，分泌が減少した場合にはクレチン病，粘液水腫などの甲状腺機能低下症が現れる．→甲状腺刺激(こうじょうせんしげき)ホルモン

甲状腺ヨード摂取率 [thyroid iodine uptake]
　投与されたヨードのうちどれだけが甲状腺に取り込まれたかを表したもの．放射性ヨード(^{123}I)を用いて検査を行う．甲状腺でのホルモン産生が亢進している場合では摂取率が高値となり，産生が低下している場合は低値となる．甲状腺ホルモンが過剰に分泌されているバセドウ病(摂取率高値)と，亜急性甲状腺炎や無痛性甲状腺炎(摂取率低値)の鑑別に用いられたりする．

甲状軟骨 [thyroid cartilage]
　喉頭軟骨のなかで最も大きく，喉頭蓋軟骨と輪状軟骨との間にあって喉頭前壁の大部分を形成する．左板と右板が正中線で前角をつくり，皮下に喉頭隆起として触れる．成人男性では鋭角をなし突出する(喉仏)．また，声帯は甲状軟骨と披裂軟骨との間に緊張している．

高所性赤血球増加[症] [erythrocytosis at high altitude]
〈高所性多血球血症〉組織の酸素分圧の低下によりエリスロポエチン(Epo)が分泌され，骨髄での赤血球産生を刺激する二次性多血症の1つ．高所では気圧が低く酸素分圧が低下するため，高所居住者や長期滞在者では，肺の換気機能が増大するとともに血液中の赤血球が増加し，酸素の運搬能を高めて高地環境に適応しようとする．このような高所でみられる赤血球が増加した状態をいう．

高所性多血球血症 [polycythaemia at high altitude]
⇨高所性赤血球増加[症](こうしょせいせっけっきゅうぞうかしょう)

口唇炎 [cheilitis]
　口唇に生じる炎症．局所的原因または全身性疾患の部分症状として生じる．接触性，ビタミン欠乏性，腺性，肉芽腫性，形質細胞性，剥脱性口唇炎などがある．

抗真菌薬 [antifungal drugs]
　真菌感染症に対して使用される薬物．真菌症は皮膚(表在性)真菌症と内臓(深在性)真菌症に分類される．アスペルギルス，カンジダ，クリプトコックス，ムコールなどによる深在性真菌症には，ポリエンマクロライド系抗菌薬(アムホテリシンB)，フロロピリジン系(フルシトシン)，アゾール系(ミコナゾール，フルコナゾール，イトラコ

ナゾール，ボリコナゾール），キャンディン系（ミカファンギン）などが全身的に投与される．足白癬などの表在性真菌症には，イミダゾール系（クロトリマゾール，エコナゾールなど多数），トルナフタート，リラナフタート，ブテナフィン，アモロルフィンなどが外用薬として用いられる．ニューモシスチス肺炎にはイセチオン酸ペンタミジン，ST合剤が使われる．

口唇腫瘍（こうしんしゅよう）［tumor of lip］　口唇に発生する腫瘍の総称．良性腫瘍として線維腫，脂肪腫，血管腫，リンパ管腫などがあり，巨唇症の原因となることがある．悪性腫瘍としては扁平上皮がんがあり，ほとんど下唇に発生する．

高浸透圧性非ケトン性糖尿病性昏睡（こうしんとうあつせいひけとんせいとうにょうびょうせいこんすい）［hyperosmolar nonketotic diabetic coma］　著明な高血糖と脱水，高ナトリウム血症により昏睡状態となる糖尿病の重篤な病態の1つ．ケトアシドーシス性昏睡とは異なり，脂肪組織から遊離脂肪酸の動員がないため，ケトン体は増加しない．50歳以上に好発し，2型糖尿病が手術や感染を契機として発症することが多く，下痢や嘔吐が誘因となる．0.45% NaCl液の大量補給と少量のインスリンで治療する．

口唇裂（こうしんれつ）［cleft lip；CL, hare lip］　〈兎唇，みつくち〉　通常，上口唇にみられる片側性あるいは両側性の兎唇をいう．先天性奇形で，中胚葉原基欠損や胎生期における内鼻突起と上顎突起の癒合不全が原因とされる．臨床的には口唇裂，口蓋裂および口唇口蓋裂の3つに分類され，ほかのさまざまな奇形を合併している場合がある．治療は早期に観血的手術を行う．→口蓋裂（こうがいれつ）

抗ストレプトリジンO価測定試験（こうすとれぷとりじんおーかそくていしけん）［determination of antistreptolysin O］　⇨AS［L］O（アスロー）テスト

抗ストレプトリジンO抗体（こうすとれぷとりじんおーこうたい）［anti-streptolysin O antibody］　〈ASO抗体〉　A・C・G群の溶血性レンサ球菌（溶レン菌）が産生する赤血球溶解酵素であるストレプトリジン（レンサ球菌溶血素）Oに対する抗体であり，溶レン菌感染後1週間で上昇し3〜5週間でピークに達する．溶レン菌がストレプトリジンOを産生しない場合もあり，溶レン菌感染症に続くリウマチ熱，急性糸球体腎炎などの二次的疾患の診断にはASK（抗ストレプトキナーゼO抗体），抗ヒアルロニダーゼ（AHD）などの他の抗体価の測定が併用される場合がある．→溶血性（ようけつせい）レンサ球菌感染症

更生医療（こうせいいりょう）　⇨自立支援医療（じりつしえんいりょう）

硬性がん（こうせいがん）［scirrhous carcinoma, scirrhous cancer］　がん腫が主に線維性結合組織からなり，間質が多いために硬いがんをいう．がんに対する宿主の線維組織形成反応が著しいために起こる．乳がんと胃がんに多く，一般に増殖は緩慢であるが，急激に移行することがある．→スキルス胃がん

硬性下疳（こうせいげかん）［hard chancre］　梅毒病期の第1期症状としてみられる．粘膜に侵入した梅毒トレポネーマ（*Treponema pallidum*）が約3週間の潜伏期ののち硬結を生じ，自潰して潰瘍を形成したもの．潰瘍の辺縁は硬く隆起し，疼痛は少ない．リンパ節の無痛性腫脹を伴う．男性は陰茎，包皮，亀頭など，女性は陰唇，腟，子宮頸部などに多く発症する．初期の硬結は数週間で自然に消失する．→梅毒（ばいどく）

合成酵素（ごうせいこうそ）［synthetase］　〈シンターゼ，シンテターゼ，リガーゼ〉　アデノシン三リン酸（ATP），あるいはその他のヌクレオシド三リン酸の高エネルギーを利用して2つの分子を結合させる反応を触媒する酵素．ATPはアデノシン二リン酸（ADP），あるいはアデノシン一リン酸（AMP）に加水分解されるため，2つの基質名のあとにリガーゼ（ADP生成性，AMP生成性）と命名されているが，生成物名をつけてシンテターゼともよばれている．ATPやそのほかのヌクレオシド三リン酸が直接関与しないものをシンターゼと呼称されているが，現在は区別なく使用されることが多い．

構成失行（こうせいしっこう）［constructional apraxia, constructive apraxia］　感覚障害や運動障害がないにもかかわらず，絵を描いたり積木を組み立てたりといった二次元・三次元の構成行為ができないものをいう．頭頂-後頭葉領域の障害により生じるが，右側損傷と左側損傷とで症状が異なり，右側損傷の場合のほうがより重篤な障害が現れる．

抗精神病薬（こうせいしんびょうやく）［antipsychotic drugs］　⇨向精神薬（こうせいしんやく）

向精神薬（こうせいしんやく）　▶大項目参照

抗生物質（こうせいぶっしつ）［antibiotics］　1942（昭和17）年，米国のワックスマン（Selman Abraham Waksman, 1888〜1973，生化学）は，土壌中の微生物が産生するもので，ほかの微生物の増殖を阻止する化学物質を抗生物質とよぶことを提案した．その後，微生物が産生する化学物質で，抗がん薬，抗ウイルス薬となるようなものも発見され，現在では抗生物質とは，微生物により産生され，微生物およびそのほかの細胞の増殖を阻止する化学物質と定義されている．一方，細菌に対して効果を示す物質を抗菌薬というが，抗菌薬には化学的に合成された物質と抗生物質がある．最近では抗生物質も化学的に合成されたものがある．

更生保護施設（こうせいほごしせつ）［rehabilitation center for offenders］　本来は犯罪者更生のための施設をいう．以前は社会的・医療的な観点での更生保護施設として，疾病のアフターケア施設，身体または精神障害者が自立更生をはかるための機能訓練や職業指導を行うリハビリテーション施設，身寄りのない高齢者や母子，肢体不自由児などを収容する施設があったが，現在は社会福祉施設とよばれている．→社会福祉施設（しゃかいふくししせつ）

広節裂頭条虫（こうせつれっとうじょうちゅう）［*Diphyllobothrium latum*］　サナダ虫ともよばれ，成虫の体長は通常3〜5m，長いものだと10mにも達する，ヒトの小腸に寄生する人体寄生性の条虫である．第1中間宿主はケンミジンコ類，第2中間宿主はサケ，マスなどである．ヒトへの感

染は第2中間宿主であるサケやマスを生食することによって成立する。症状は自然虫体排泄が最も多く，次いで下痢および腹痛である。

高繊維食〔こうせんいしょく〕[high fiber diet] 野菜・穀物・豆類・藻類・果物など，食物繊維(dietary fiber)を多く含む食品を中心にした食事．食物繊維とは，食品中の成分のうち消化酵素による消化を受けないものをいい，植物性のものとしてセルロース，ヘミセルロース，マンナン，ペクチン，アルギン酸などが，動物性のものとしてキチンなどがある．食物繊維には，胆汁酸排泄促進による血中コレステロール濃度低下，血糖値上昇の抑制，消化管刺激による排便促進，有害物質を取り込んで排泄するなどの作用がある．高繊維食は，脂質異常症，肥満，高血圧，糖尿病などのほか，大腸がんや便秘の治療・予防にも有効である．

光線過敏症〔こうせんかびんしょう〕[photosensitivity] ⇨光線過敏性皮膚疾患(こうせんかびんせいひふしっかん)

光線過敏性皮膚疾患〔こうせんかびんせいひふしっかん〕[photosensitive skin diseases]〈光線過敏症，日光過敏症〉日光に当たった部位に一致して，特定の人にだけ皮疹を生じる疾患の総称．皮膚の光による損傷に耐えうる構造的(たとえばメラニン色素)，機能的(たとえば，DNAのピリミジン2量体の除去修復)機構の欠損，または光のエネルギーを吸収するクロモフォアの皮膚への沈着による．先天性と後天性とがあり，前者には色素性乾皮症，ポルフィリン症などが，後者には日光蕁麻疹，薬物性光線過敏症，光接触皮膚炎，慢性光線性皮膚炎などがある．

抗喘息薬〔こうぜんそくやく〕[antiasthmatic agents] ⇨気管支喘息治療薬(きかんしぜんそくちりょうやく)

光[線]貼付試験〔こう[せん]ちょうふしけん〕[photopatch test] ⇨光(ひかり)パッチテスト

光線療法〔こうせんりょうほう〕[light therapy] 光源の放射エネルギーを利用した物理療法で，可視光線療法，紫外線療法，赤外線療法がある．光源は太陽光線のほか，水銀石英灯，赤外線灯など．皮膚疾患や血液循環の促進に用いられる．

酵素〔こうそ〕[enzyme；E] 生体内で合成される蛋白質で，体内における種々の化学反応を促進する触媒として働く．蛋白質のみで活性を発現するものも多いが，補因子を必要とするものもある．補因子としては蛋白質とゆるく結合している金属イオンや補酵素と，強固に結合している補欠分子族がある．それぞれの酵素はその結合する物質(基質)および触媒する反応が決まっており，これを酵素の基質特異性，反応特異性という．また酵素は蛋白質であるため極端な条件下では変性して活性を失い，それぞれ最も活性の高まる至適温度，至適pHをもっている．さらに他の化学物質によっても働きに影響を受け，酵素反応を阻害する物質を阻害薬または拮抗薬，促進する物質を活性化薬とよぶ．現在確認されているすべての酵素は，国際生化学連合酵素委員会により，その触媒する反応の様式に基づいて，①酸化還元酵素(オキシドレダクターゼ)，②転移酵素(トランスフェラーゼ)，③加水分解酵素(ヒドロラーゼ)，④離脱酵素(リアーゼ；除去付加酵素)，⑤異性化酵素(イソメラーゼ)，⑥合成酵素(リガーゼ)の6つの主群に分類され，さらに細分化されて4けたの酵素番号が与えられている．

考想化声〔こうそうかせい〕[thought hearing, audition of thought]〈思考化声〉統合失調症の症状の1つで，自己の思想が反響してそのまま聞こえるという異常体験をいう．またその声が他者によって聞かれてしまうと確信したりする．→幻聴(げんちょう)

構造主義〔こうぞうしゅぎ〕[structuralism] 言語学や人類学のほか，哲学・心理学・精神医学・数学など，主として人文・社会科学の領域で展開されており，研究対象を普遍的な構成要素に分解して，その要素間の関係を整理統合し，対象についての理解を得ようとする方法論．人間の社会的，文化的諸事象を可能ならしめている基底的な構造を研究するため，メタ的なアプローチを行い，ほかの対象との構造の共通性，非共通性などを論じる．スイスの言語学者フェルディナン・ド・ソシュールが創始した構造言語学が源流とされ，フランスの人類学・神話学者のクロード・レヴィ・ストロースが応用・発展させた．

考想伝播〔こうそうでんぱ〕[thought broadcasting] ⇨作為思考(さくいしこう)

酵素活性検査〔こうそかっせいけんさ〕[measurement of enzyme activity] 酵素の触媒能(活性)を測定することである．活性測定は反応速度を測定することで，単位で表され，酵素1単位とは，一定条件下で，ある一定速度の酵素反応を起こしうる酵素量である．活性検査はpH，基質濃度を一定にし，温度は25℃または30℃に定めて実施する．この検査は単位量試料による単位時間における基質の減少量または生成物の増加量を分析するものであり，脱水素酵素や転移酵素では共役活性測定が，合成酵素では初速度が用いられる．

梗塞〔こうそく〕[infarct, infarction] 虚血による組織の局所的な壊死をいう．多くは，吻合枝のない動脈(終動脈という)に血栓などが形成され閉塞が起こり，その血管の支配する末梢組織への血流が遮断されることで発症する．心臓，腎，脾，脳にみられる貧血性梗塞と，肺にみられる出血性梗塞とがあり，梗塞部位は凝固壊死巣あるいは液化壊死巣を呈する．

拘束衣〔こうそくい〕[restraining jacket] ⇨抑制[法](よくせいほう)

拘束性換気障害〔こうそくせいかんきしょうがい〕[restrictive ventilatory impairment] 肺組織および胸壁の動きが制約され，肺活量の低下(%肺活量が80%以下)および全肺気量の減少がみられる状態をいう．肺線維症，胸膜の肥厚・癒着，脊椎の変形，胸水貯留，肺切除などでみられる．

好訴妄想〔こうそもうそう〕[querulous delusion] 他者から権利の侵害を受けていると思い込み，訴訟を起こして法的に解決しようとして執拗に訴える妄想である．被害的であると同時に攻撃性を強くもつ場合が多く，単なる被害妄想とは異なる．自分の個人的な権利の要求だけを一方的に求めて行動する．実際に利害対立が起きている場合が多いが，その利害対立を公正に現実に即して判断す

ることができない．統合失調症や躁病などでみられる．

酵素誘導（こうそゆうどう） [enzyme induction]
⇨薬物代謝酵素誘導（やくぶつたいしゃこうそゆうどう）

抗体（こうたい） [antibody ; AB]
抗原の刺激によりB細胞が分化した形質細胞から産生される蛋白質で，抗原と特異的に反応するものをいう．抗体はIgG，IgA，IgM，IgD，IgEの免疫グロブリンクラスのいずれかに属する．→免疫（めんえき）グロブリン

抗体医薬品（こうたいいやくひん） [antibody medicine]
体内に侵入した異物などの抗原に結合する蛋白質を抗体というが，この体内の異物を認識して攻撃するシステム（免疫）を活用し，人工的な抗体を作成したものを抗体医薬品という．特定の細胞や細菌を狙って攻撃することができるため，効果が高く副作用が小さい医薬品となる可能性があるが，作成には高度な遺伝子組み換え技術が必要である．→トラスツズマブ

高体温★（こうたいおん） [hyperthermia]
NANDA-I分類法Ⅱの領域11《安全/防御》類6《体温調節》に属する看護診断で，診断概念としては〈体温〉である．

抗体産生細胞（こうたいさんせいさいぼう） [antibody forming cell ; AFC]
抗体を生合成し，分泌する細胞．骨髄に由来するB細胞が抗原刺激を受け，分化増殖した形質細胞が抗体を産生する．

交代脈（こうたいみゃく） [alternating pulse]
⇨交互脈（こうごみゃく）

高炭酸ガス血症（こうたんさんがすけっしょう） [hypercapnia]
⇨高二酸化炭素［症］（こうにさんかたんそしょう）

高蛋白食（こうたんぱくしょく） [high protein diet ; HPD]
通常1日に80〜100gの蛋白質を含む食事を指す．蛋白質の合成能が低下する急性肝炎，慢性肝炎の回復期や代償性肝硬変症，蛋白質が体外に失われるネフローゼ症候群の患者に対し，不足する蛋白質を補う目的で用いる．貧血や栄養不良時にもエネルギーを摂取する目的で用いる．著しく進行した肝硬変および肝機能障害では，高蛋白摂取により肝性昏睡や高窒素血症を起こすので，高蛋白食はさける．→食事（しょくじ）

高窒素血症（こうちっそけっしょう） [azotemia]
血中の窒素濃度が基準範囲（5〜20 mg/dL）を超えて上昇した状態．尿素，尿酸，クレアチニンなどの窒素化合物が腎機能低下によって十分に排泄されずに体内に蓄積されたり，消化管出血，肝不全，栄養不良や長期臥床による蛋白質の異化の亢進により窒素化合物が増加することなどが原因となる．

好中球（こうちゅうきゅう） [neutrophilic leukocyte ; N]
〈中性好白球〉顆粒白血球の1つ．顆粒は中性色素に染まり，核の形で幼若型，桿状型，分葉型に分ける．直径約10μm．白血球中に60〜70％．炎症巣への遊走性，異物や細菌の食作用が著明．

好中球減少症（こうちゅうきゅうげんしょうしょう） [neutropenia]
⇨顆粒球減少症（かりゅうきゅうげんしょうしょう）

好中球増加症（こうちゅうきゅうぞうかしょう） [neutrophilia]
白血球中の好中球の占める割合が基準（桿状核2〜13％，分葉核が38〜58％）を超えている状態．末梢血中の白血球数の増加がなく好中球の割合のみ増加している場合を相対的好中球増加症，白血球数の増加も伴っている場合を絶対的好中球増加症という．感染症や出血，種々の中毒などの際にみられる．

鉤虫症（こうちゅうしょう） [hookworm disease]
小腸に寄生する小線虫が小腸上部粘膜に咬着して吸血し，ヒトに貧血を誘発する．その結果，顔色不良，動悸，息切れ，食欲不振，全身倦怠感，爪の変形，異味症などを惹起する．貧血の原因は線虫の吸血による出血と考えられる．確定診断は便からの虫卵検出である．治療にはパモ酸ピランテル，メベンダゾール，アルベンダゾールが有効である．

高張食塩水負荷試験（こうちょうしょくえんすいふかしけん） [hypertonic saline infusion test]
〈カーター-ロビンス試験〉尿崩症（中枢性または腎性）と心因性多飲症との鑑別に用いる試験．被験者に早朝空腹時，20 mL/kg体重の水を1時間かけて飲ませ，飲水開始30分後より15分ごとに採尿し，5 mL/分以上の排尿を連続2回以上得たのち，2.5％の高張食塩水を0.25 mL/分/kg体重の速度で45分間点滴にて静脈内注射する．心不全傾向の患者には，心臓に対する過剰の負荷となるので，施行しない．心因性多飲症では，尿量減少，尿浸透圧，血漿抗利尿ホルモン（ADH）の上昇をみとめる．→下垂体機能検査法（かすいたいきのうけんさほう）

抗DNA抗体（こうでぃーえぬえーこうたい） [anti-DNA antibody]
細胞核内にあるDNAに対する自己抗体である．全身性エリテマトーデス（SLE）の代表的な自己抗体であり，診断基準の1つでもある（疾患特異性）．抗2本鎖DNA抗体は腎障害を有するSLE例や血管炎合併例に高率にみられ，疾患活動性に伴い血清補体値とともに抗体価が変動するため臨床経過や治療の効果判定に有用である．抗1本鎖DNA抗体は，ほかの膠原病でも低率ながらみとめられる．→DNA

抗低血圧薬（こうていけつあつやく） [antihypotensive drug, vasopressor drug]
⇨昇圧薬（しょうあつやく）

口底フレグモーネ（こうていふれぐもーね） [phlegmon of floor of mouth]
⇨ルードウィッヒアンギーナ

口底蜂窩織炎（こうていほうかしきえん） [Ludwig angina]
⇨ルードウィッヒアンギーナ

抗てんかん薬（こうてんかんやく） [antiepileptic drugs ; AE]
てんかん（epilepsy）は脳神経細胞の異常興奮により一過性の意識障害と痙攣発作を主症状とする慢性疾患で，その原因は一様ではない．てんかんはその初発臨床症状と脳波異常が大脳の一部に限局する場合（部分発作）と，はじめから両側性の場合（全般発作）があり，種々の発作型がある．てんかんは種々の抗てんかん薬で治療されるが，発作型により有効な抗てんかん薬が異なる．てんかん重積状態にはジアゼパムの静脈注射が用いられる．抗てんかん薬は長期投与されるので，依存性，併用による薬物相互作用，催奇形性その他の副作用に注意が必要である．→てんかん

こうてんせ

後天性心疾患 [acquired heart disease ; AHD]
先天性以外の心疾患をいう．原因として最も多いのは細菌・ウイルスなどの感染に起因するもので，リウマチ熱，感染性心内膜炎，心膜炎などがある．次いで多いのが動脈硬化によるもので，虚血性心疾患（心筋梗塞，狭心症）が代表例である．後天性の心臓弁膜症は，リウマチ熱などの感染性心疾患，梅毒，動脈硬化など種々の原因で起こる．ほかに，肺動脈圧上昇による肺性心，原因不明の特発性心筋症などがある．

後天性免疫 [acquired immunity]
〈獲得免疫〉 生後，抗原にさらされて，生体が獲得した免疫．ウイルスや細菌の感染を受けて誘導されるものや，予防接種により得られるものがある．リンパ球のT細胞，B細胞の相互作用により，同じ抗原の侵入を効果的に防げる免疫状態が維持される．

後天性免疫不全症候群 [acquired immunodeficiency syndrome ; AIDS]
⇨エイズ〈後天性免疫不全症候群〉

喉頭 [larynx]
頸部の前面正中，第4頸椎の高さに位置し，咽頭から喉頭気管口により気管につながる「ろうと状」の器官．気道の一部をなして呼吸と誤嚥防止に働き，声帯を擁して発声をつかさどる．甲状軟骨など7つの軟骨と輪状甲状筋などの筋および靱帯からなる．

行動異常 [behavioral abnormality]
精神病質や精神病が主因となって精神的機能に障害がみられ，身体的機能や社会的適応が困難となって示される異常な行動をいう．欲動の障害（減退，亢進，質的異常など），意思の障害（欲求統制の減退，欲動統制の阻害，歪曲など）による行動のほか，錯覚，幻覚，妄想，情動などの精神的領域の現象に触発されたり，夢的な行動，自殺，自傷，また性的倒錯，強迫行為，緊張病性症候群などがある．一般に個々の言動についての意思が分からず，周囲の動きとは無関係な行動を示す．問題行動，非行とは区別される．

喉頭炎 [laryngitis]
急性のものと慢性のものとがある．急性喉頭炎は多くが急性上気道炎を伴い，嗄声，疼痛などがある．慢性喉頭炎は急性より移行するものや，声帯の酷使，持続的刺激が原因で起こり，謡人結節，声帯ポリープなども随伴して生じる．原因治療のほか，声を出さない沈黙療法が有効である．→嗄声（させい），謡人結節（ようじんけっせつ）

行動化 [acting out]
〈アクティング・アウト〉 精神分析学の概念の1つ．言語による患者-治療者間の交流のなかで，患者が言葉の代わりに行動によって自己表現を行う現象．行動は，患者の治療者に対する意識・感情により，暴力的・破壊的であったり，拒絶あるいは沈黙であったり，唐突な親密さの表現であったりする．また行動化は，治療場面だけでなく，遊びなどの場面で行われることも少なくない．

行動科学 [behavioral science]
人間の行動に関する問題を生物科学，社会科学，人文科学など広範囲な領域にまたがって学際的・総合的に取り扱う学問で，1950年代に米国のシカゴ大学の心理学者ミラー（James Grier Miller, 1916〜2002）らにより唱えられ，わが国には1960年代の半ばに紹介された．生活環境に大きく影響を受ける慢性疾患が増加する現代においては，疾患（disease）ではなく，病んでいる人間とその行動を中心にする，心理社会的にも健康問題を検討していく必要がある．その際，行動科学は基幹となる学問である．

後頭下穿刺法 [suboccipital puncture]
⇨大槽穿刺[術]（だいそうせんしじゅつ）

喉頭がん
▶ 大項目参照

喉頭鏡 [laryngoscope]
喉頭観察，処置用の硬性内視鏡．直達喉頭鏡と間接喉頭鏡がある．直達喉頭鏡は，咽頭麻酔ののち，喉頭鏡を直接咽頭に挿入し，喉頭部の観察や処置を行う．また，全身麻酔や救急時に気道確保のための気管内挿管の際にも使用される．直達喉頭鏡は把手のハンドル（なかに電池が入っている）と咽頭に挿入するブレードの2つの部分からなる．咽頭に挿入するブレードは曲型（マッキントッシュ型）と直型（ミラー型）などに分けられる．間接喉頭鏡は金属製の柄の先端に直径10〜30 mm の平面鏡または凸面鏡が取り付けられているもの．口腔内に入れ，口腔内や咽頭・喉頭を鏡で反射させて観察する．

■図 直達喉頭鏡

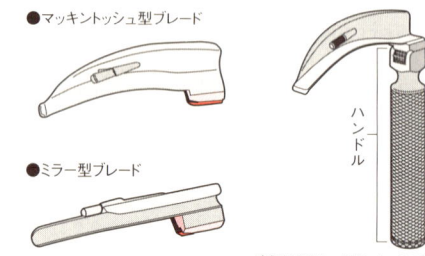

●マッキントッシュ型ブレード

●ミラー型ブレード

ハンドル

〔資料提供：（株）イマムラ〕

行動主義 [behaviorism]
だれもが目にすることが可能である行動に注目して研究を進める手法．人間の行動は，刺激と反応の連鎖からなると考えた．→行動変容（こうどうへんよう），新行動主義心理学（しんこうどうしゅぎしんりがく）

後頭神経痛 [occipital neuralgia]
大ないし小後頭神経の分布領域に起こる，発作性の鋭い疼痛．発作のないときも鈍痛が続くことがある．障害された神経に圧痛がある．原因不明であるが，良性で消炎・鎮痛薬によく反応する．治療に抵抗する場合は，神経ブロックもよい．

喉頭全摘出術 [total laryngectomy]
喉頭がんの治療として用いられる手術方法．前頸部の骨格（甲状軟骨，舌骨，輪状軟骨）ごと声帯を切除するため，手術後，発声ができなくなる．声帯を用いない方法として器械を使用して発声する方法か，食道を利用して発声する方法がある．また上気道と下気道との連続性が

絶たれるため，気管断端と皮膚を縫合した気管切開を余儀なくされるが，経口摂取は可能である．→喉頭(こうとう)がん

行動分析　[behavior analysis]
行動療法を行う際に，患者の問題行動の背景にあるものを詳細に調査・検討し，その全容を明らかにし，治療方針を定めていくために行われる手法をいう．

行動変化ステージモデル　[transtheoretical model of behavior change]
行動科学領域で用いられているモチベーションの状態を考慮したカウンセリング技法．基本は患者の心理や行動ステージに即した指導法であり，患者との信頼関係の構築を第一義に据え，傾聴〜受容〜共感を患者に表明するなどのプロセスを経て患者の行動変化を促す介入方法．糖尿病教育や禁酒・禁煙指導などにおいても患者の行動変化の促進率が高い手法といわれている．前熟考期(precontemplation)，熟考期(contemplation)，準備期(preparation)，行動期(action)，維持期(maintenance)という5つのステージに分け，患者の心理状態に応じて段階的に介入方法を変化させていくため，患者が病気を克服しようと行動する際に心理的負担が少ないなどのメリットがあるとされる．

行動変容　[behavior modification]
〈行動療法〉実験から確認された学習理論を採用して，不適応行動(病的行動，症状)の治療に用いる方法．個人の行動の不適応行動が自発するときの環境場面について分析し，目標行動を促す動機づけを実施する．目標行動が自発すれば強化刺激を随伴させる一方，不適応な問題行動は自発しないように学習させる．神経症や不安を主とする疾患に対してはレスポンデント学習に基づく技法を用い，行為や習癖の変容を目的とする場合には，オペラント学習に基づく技法を用いる．

後頭葉　[occipital lobe]
大脳半球の後方を占める部分で，視覚機能をつかさどる．

行動療法　[behavior therapy；BT]
心身症，神経症，習癖異常，薬物依存，非行，小児の行動障害などにみられる異常行動を，学習理論に基づき修正しようとする精神科治療法の1つ．問題行動の原因を，その行動が学習される際の誤まり，すなわち条件づけの過剰または不足に基づくものとして考える．手法としては系統的脱感作療法，オペラント条件づけ法，嫌悪療法などがある．

抗毒素　[antitoxin]
微量の菌体外毒素やそのトキソイドを動物に注射すると，動物体内にその毒性に対して特異的な中和作用を有する抗体が産生される．これを抗毒素といい，抗毒素を含む血清を用いる感染疾患の治療を血清療法という．ジフテリアや破傷風などが代表的．

高度先進医療　[highly advanced medical treatment]
医療技術の高度化に伴い，1985(昭和60)年3月の健康保険法の一部改正時に初めて用いられた保険診療制度上の用語である．「サイクロトロンによるがん治療」「人工膵臓」などの高額な医療機器や人工臓器の使用は，診断や治療に際して健康保険の適用がなされず全額患者負担であったが，厚生労働大臣の許可を受けた医療施設では，これらの高度医療技術に対しても保険診療が認められるようになった．高度先進医療の実施承認施設は「特定承認保険医療機関」という．なお2006(平成18)年10月に高度先進医療は先進医療と統合された．2007(平成19)年10月現在，高度先進医療技術は「固形がんに対する重粒子線治療」「人工中耳」など103種類のほか，時限的先進医療として18種類があげられている．

高トリグリセリド血症　[hypertriglyceridemia]
〈高中性脂肪症〉脂質異常は，診断基準(日本動脈硬化学会)によって，高コレステロール血症，高LDL(低比重リポ蛋白)コレステロール血症，低HDL(善玉コレステロール)コレステロール血症，高トリグリセリド血症に分けられる．高トリグリセリド血症とは，血液中の中性脂肪値が150 mg/dL以上と高値になるタイプをいう．中性脂肪は，皮下脂肪や内臓脂肪として身体に蓄えられるほかに，HDLを減らし動脈硬化や心筋梗塞の原因となる．食事や飲酒，運動不足など生活習慣が原因であることが多いため，その見直しが必要である．→脂質異常症(ししつじょうしょう)，中性脂肪(ちゅうせいしぼう)

抗トロンビン薬　[antithrombin agents]
抗トロンビン薬は血液凝固に関係するトロンビンの作用を妨げることにより，血液凝固，血小板凝集反応などを抑制する．脳，心臓血管などにおける血栓性塞栓症の急性期には組織型プラスミノーゲン活性化因子(t-PA)やウロキナーゼが，次いでヘパリンが使用されることが多く，維持と予防にはワルファリンなどが経口で用いられる．動脈系の血栓形成にはアンチトロンビンIIIなどの血小板凝集阻害薬が用いられる．→トロンビン

口内炎　[stomatitis]
口腔粘膜に生じる発赤，腫脹，疼痛などの炎症．高度になるとびらん，水疱，潰瘍を形成する．口腔内のびらんはアフタとしてみられる．口内炎は種々の原因で起こり，原因により次のようによばれることが多い．①ウイルス性口内炎：幼児に多くみられる疱疹ウイルスによるアフタ性口内炎(図)．②カンジダ性口内炎：抗菌薬，抗がん薬，免疫抑制薬の投与でみられるもの．③薬物性口内炎：鉛・水銀などの重金属，ヨード，ペニシリンなどによるもの．④ビタミン欠乏性口内炎：ビタミンB群の欠乏によるもの．このほか，全身疾患の1症状としてベーチェット病，天疱瘡，梅毒，血液疾患などでみられる．→アフタ，壊疽性口内炎(えそせいこうないえん)，潰瘍性口内炎(かいようせいこうないえん)

■図　アフタ性口内炎

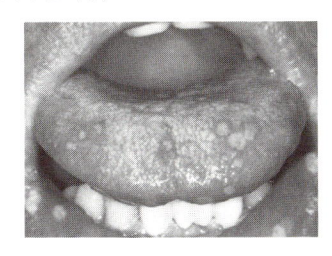

高ナトリウム血症 [hypernatremia]
〈ナトリウム過剰血症〉 血清中のナトリウム(Na⁺)濃度が150 mEq/L 以上の高い値を示す状態のことをいう．原因不明のもの(本態性)，尿崩症，脱水症などによりひき起こされる高浸透圧血症を伴う水分欠乏に起因するもの，原発性アルドステロン症などを原因とするナトリウムの貯留によるものがある．症状は口渇，粘膜乾燥，皮膚緊張低下などで，ときに意識障害が起こる．治療はNa⁺を含まない水分の補給である．

高二酸化炭素[症] [hypercapnia]
〈高二酸化炭素血症，高炭酸ガス血症〉 動脈血中の二酸化炭素が蓄積した状態．肺胞低換気，死腔の増加などにより生じる．高二酸化炭素[症]は呼吸中枢を刺激して頻呼吸，発汗，不整脈などを呈する．空気呼吸時の肺胞低換気は低酸素症を伴い生命を脅かすが，酸素投与下人工呼吸中では低酸素症にならないので，人工呼吸による肺の過伸展や圧損傷を防ぐために，低換気による高二酸化炭素[症]を容認するpermissive hypercapnia(許容限度内高炭酸ガス血)が用いられることがある．→人工呼吸(じんこうこきゅう)，低酸素症(ていさんそしょう)

高尿酸血症 [hyperuricemia]
〈尿酸過剰症〉 血清尿酸値が高くなること．かつては男女別に基準値を設定していたが，現在は男女とも7.0 mg/dL 以上を高尿酸血症とする．尿酸は核酸の一部であるプリン体の代謝の終末産物として腎より排泄されるが，尿酸の排泄障害または合成亢進が起こると血清尿酸値が増加する．多くはプリン体摂取過剰が原因であるが，腎不全，白血病，骨髄腫，重症感染症，飢餓，過剰飲酒などに合併することもある．現在の主流は，8.0 mg/dL までは食事を中心とする生活習慣の改善の指導のみにとどめ，それ以上になると薬物療法を行う．10.0 mg/dL を超えると痛風発作を起こすことがある．また長期に高尿酸血症が続くと腎障害が起こる．→尿酸(にょうさん)

抗認知症薬 [nootropic drugs]
⇨脳機能改善薬(のうきのうかいぜんやく)

更年期 [climacterium]
日本産科婦人科学会では，「生殖期から生殖不能期間への移行期である」と定義されている．この時期に生殖機能は加齢に伴い衰退し，その結果，月経は不規則になり，やがて完全に停止し閉経を迎える．わが国の平均閉経年齢が50歳前後であることから，更年期は一般的に45〜55歳とされている．

更年期うつ(鬱)病 [climacteric melancholia]
初老期うつ病と同義で，閉経(女性)，加齢現象のみられる更年期に現れるうつ病のこと．遺伝的素因，内因性うつ病の既往は少ない．不安，焦燥感，心気的な傾向が強く，抑うつ的よりも神経症的な症状を呈することが多い．→うつ(鬱)病，更年期障害

更年期障害
▶大項目参照

更年期精神障害 [climacteric mental disorder]
閉経前後の数年間(45〜55歳ころ)を更年期といい，この時期に出現する器質的背景のない身体・精神症状群を指す．身体症状は自律神経症状が中心で，のぼせ，発汗，手足の冷え，不眠，頭痛，めまい，肩こりなど多彩である．不安，抑うつ，情動不安定などの精神症状も伴うことがある．卵巣機能低下によるエストロゲンの減少など内分泌系の要因が関与していると考えられる．

更年期不定愁訴症候群 [climacteric unidentified complaints syndrome]
⇨更年期障害(こうねんきしょうがい)

高年初産婦 [elderly primipara, old primipara]
満35歳以上の初産婦のこと．一般に妊娠高血圧症候群を起こしやすく，また分娩時に軟産道の伸展が悪いなど，要注意分娩とされている．児の側においても周産期死亡や先天異常などの発生頻度が高い．

抗パーキンソン病薬 [antiparkinsonism drugs]
パーキンソン病は黒質のドパミン含有神経細胞が変性し減少する疾患である．線条体のドパミン，ノルエピネフリン含量の低下，コリン作動性神経の相対的機能亢進を伴う．パーキンソン病治療薬には以下のものがある．脳ドパミンを補充するドパミン前駆物質(レボドパ)，レボドパの脳到達率を増加する末梢芳香性L-アミノ酸デカルボキシラーゼ阻害薬(カルビドパ，ベンセラジド)，ドパミン遊離薬(アマンタジン)，ドパミン受容体作用薬(ブロモクリプチン，ペルゴリド，タリペキソール)，ドパミン分解酵素阻害薬(セレギリン)，脳ノルエピネフリンを補充する前駆物質(ドロキシドパ)，線条体アセチルコリン神経機能を抑制する中枢性抗コリン薬(トリヘキシフェニジル，ビペリデン，スコポラミン)．

後発医薬品 [generic drugs]
⇨ジェネリック医薬品

紅斑 [erythema]
主に真皮乳頭層と乳頭下層の血管の拡張によるもので紅色を示し，指圧によって消える．エンドウ豆大〜爪甲大のものをばら(薔薇)疹といい，丘疹，小水疱，膿疱の周囲に生じる紅斑を紅暈という．

紅斑症 [erythema disease]
紅斑とは真皮乳頭層の血管拡張・充血による潮紅であり，臨床的に紅斑を主症状とする疾患の一部を総括して紅斑症と称する．その代表として，多形滲出性紅斑や結節性紅斑などがある．→結節性紅斑(けっせつせいこうはん)，多形滲出性紅斑(たけいしんしゅつせいこうはん)，発疹(ほっしん)

広汎[性]子宮全摘出術 [radical hysterectomy, radical total hysterectomy ; RTH]
子宮頸がんにおける基本的術式で，進行子宮頸がんの浸潤・転移を防ぐために子宮および子宮傍組織を広汎に摘出する子宮がん根治手術である．主として子宮頸がんのⅠb期，Ⅱ期がんに対して行われ，手術は，尿管を剥離し，子宮動脈・膀胱子宮靱帯・基靱帯・仙骨子宮靱帯などを剥離・摘出するほか，リンパ節の郭清を行う．この骨盤リンパ節の郭清は，基靱帯節，内腸骨節，閉鎖節，外腸骨節，仙骨節，総腸骨節，鼠径上節，傍大動脈節などを含み広汎に実施される．術前の看護では，生殖器を喪失することについての不安や恐怖心への支援に努めるとともに，術後に起こりうる状況についての説明を行うことが重要である．術後の看護と

しては、①苦痛の緩和、②術後合併症の予防、③排泄の管理、④生殖器喪失への精神的支援が重要である。この術式では広汎に子宮および傍組織を摘出することにより骨盤死腔に血液やリンパ液が貯留するため、ドレーンが留置される。したがって、とくに②に関して、その排液の量・性状の観察や挿入部周辺の観察を行い、骨盤死腔炎の予防に努める。また、この術式では、膀胱や直腸壁の剝離あるいは骨盤神経の切断によって、膀胱直腸障害がみられることが多いので、③の排泄の管理は重要である。排尿は、過度の膀胱緊張を防ぐために、膀胱留置カテーテルが挿入されるが、長期化しないうちにカテーテルを抜去し、自然排尿を誘導する。抜去後残尿の測定を行い、自然排尿が確立するように、腹筋の使用法、膀胱部圧迫(用手的排尿)法などの指導を行う。また、排便に関しても直腸神経切断により排便障害を起こすことが多く、強固な便秘や頻回の下痢を繰り返すことにより、肛門周囲の炎症や疼痛あるいは痔核の発生をみることもある。したがって、食事指導や規則的排便習慣についての指導を行うことも大切である。④の子宮の喪失感は、配偶者やパートナーなどにも理解を促すような支援を行うことが重要である。

紅斑性狼瘡〔lupus erythematosus；LE〕
⇨エリテマトーデス

広汎脊柱管狭窄症〔spinal canal stenosis〕
頸椎部と胸椎部、頸椎部と腰椎部、または胸椎部と腰椎部のいずれかの組合わせで脊柱管狭窄が存在する疾患で、脊柱管の前後径、左右径の狭小、および脊柱管の横断面積の狭小を呈する状態である。中高年に多く、靱帯骨化症の合併をみとめることがある。症状としては狭窄する部位によって異なるが、上肢、下肢体幹の感覚障害ならびに歩行障害などの下肢運動麻痺がみられる。保存療法では、非ステロイド系抗炎症薬(NSAIDs)やプロスタグランジンの投与、硬膜外ブロックや星状神経節ブロックなどの神経ブロックなどが適応となる。コルセットや腰椎体操も症例によっては効果的である。手術療法では、脊柱管拡大術、椎弓切除術、各種インストルメンテーションによる脊椎固定術、脊椎矯正固定術などが行われる。厚生労働省指定の特定疾患に含まれる。

公費医療制度〔こうひいりょうせいど〕
国や地方自治体が患者に代わってその医療費を負担する制度。全額公費によって負担するもの、医療保険で給付されない部分を負担するもの、対象者の負担能力に応じて費用の一部または全額を負担するもの、負担能力にかかわらず一定割合を負担するものがある。例として、生活保護法による医療扶助、身体障害者の医療費助成、乳幼児医療費助成制度、公害健康被害保障制度、難病(特定疾患)の医療費補助、などがある。→医療扶助(いりょうふじょ)、国民医療費(こくみんいりょうひ)

高比重リポ蛋白〔high density lipoprotein〕
⇨HDL

硬皮症〔scleroderma〕
⇨強皮症(きょうひしょう)

抗ヒスタミン薬〔antihistamines〕
〈ヒスタミン拮抗薬、ヒスタミン遮断薬〉生体内のヒスタミン受容体にヒスタミンが結合するのを阻害し、ヒスタミンの作用に拮抗する薬物。ヒスタミンの受容体には、H_1、H_2、H_3があり、それに拮抗する薬物と

して臨床ではH_1-受容体拮抗薬とH_2-受容体拮抗薬がある。H_1-受容体拮抗薬は抗アレルギー作用、局所麻酔作用、催眠作用、制吐作用をもち、ジフェンヒドラミン、エピナスチン、ケトチフェンなどがある。H_2-受容体拮抗薬(シメチジンなど)は胃酸分泌抑制作用をもつ。

抗微生物薬〔antimicrobianos〕
⇨化学療法(抗微生物)薬(かがくりょうほうやく)

高ビリルビン血症〔hyperbilirubinemia〕
〈ビリルビン過剰血症〉血液中のビリルビン(胆汁色素)値が基準値(1.5 mg/dL)以上に増加するものをいう。ビリルビン代謝の異常により、ビリルビン生成の亢進や肝への取り込みの低下などによって非抱合型ビリルビン(間接型ビリルビン)が増加するものと、肝での排泄障害や肝外胆道閉塞などによって抱合型ビリルビン(直接型ビリルビン)が増加するものとに分類される。2～3 mg/dL以上を超えると黄疸症状を呈する。→新生児高(しんせいじこう)ビリルビン血症

高頻度ジェット換気〔high frequency jet ventilation；HFJV〕
HFV(高頻度人工換気)の1つで、高圧のガス源を高速で遮断および開放を繰り返して(およそ1～6 Hz)ジェット流をつくり気道に送り込んで換気を行う。1回換気量は2～4 mL/kgとなる。

高頻度人工換気〔法〕〔high frequency ventilation；HFV〕
1回換気量を極端に減少させ、換気回数を生理的呼吸数の4倍以上とする人工呼吸の総称。高頻度陽圧換気(HFPPV)、高頻度ジェット換気(HFJV)、高頻度振動換気(HFO)などを含む。従来法に比し、最大の利点は低い気道内圧で換気が可能なことであり、肺損傷などを予防できるとされている。また HFV ではある程度のエアリークがあっても換気が可能であり、特殊な気道系の麻酔にも用いられている。

高頻度振動換気〔high frequency oscillation；HFO〕
高頻度人工換気(HFV)のなかで、換気回数が10～50 Hzと最も高頻度の換気法を指す。ジェット流を用いて換気する高頻度ジェット換気(HFJV)とは異なり、ピストンの往復運動による。

高頻度振動法〔jet ventilation〕
輪状甲状間膜穿刺におけるジェット換気のこと。急場をしのぐ外科的気道管理法として有効である。装置は、高圧力の酸素供給源、高圧用の酸素チューブ、吸気を制御するオン/オフ弁、高圧用ポリ塩化ビニールチューブなどから構成される。皮下気腫、肺の圧外傷などの合併症がある。

高頻度陽圧換気〔high frequency positive pressure ventilation；HFPPV〕
1回換気量3～4 mL/kgを用い、およそ1～2 Hz(60～100回/分)の換気を行う高頻度人工換気(HFV)の1つ。

抗不安薬〔anxiolytics〕
〈マイナートランキライザー〉向精神薬の一種であり、ベンゾジアゼピン系の薬物が主体である。抗不

安作用，鎮静睡眠作用，抗てんかん作用，筋弛緩作用を薬理作用として有し，認知や知覚を大きく障害することなく，大脳辺縁系，視床下部を選択的に抑制し，不安や緊張を緩和する．睡眠導入薬や，抗痙攣薬として使用することもある．依存性に対しては注意が必要である．

後負荷 [afterload]
心収縮時に心室筋に加わる大動脈駆出抵抗を後負荷といい，末梢血管抵抗，大動脈の硬さ，血液の粘性の総和で決まる．後負荷と1回拍出量は逆相関関係にあり，後負荷が増加すれば1回拍出量は減少する．→前負荷（ぜんふか）

後腹膜腔 [retroperitoneal cavity]
⇨後腹膜腫瘍（こうふくまくしゅよう）

後腹膜腫瘍 [retroperitoneal tumor]
後腹膜腔(壁側腹膜，横隔膜，第12肋骨，両側腰方形筋と骨盤縁に囲まれた部分)に発生する良・悪性腫瘍の総称で，通常は後腹膜腔内に存在する実質臓器(腎臓，尿管，副腎，膵臓など)の原発性腫瘍を除く．すなわち，後腹膜腔内に存在する後腹膜臓器以外の神経，リンパ管，リンパ節，脂肪組織，結合織などから発生した原発性腫瘍を指す．原発性後腹膜腫瘍の発生頻度は低いが，悪性腫瘍である確率は高い．悪性腫瘍では脂肪肉腫の発生頻度が最も高く，次いで悪性リンパ腫，平滑筋肉腫，横紋筋肉腫，線維肉腫，悪性神経鞘腫となる．良性腫瘍では奇形腫が最も多い．他臓器からの浸潤または転移性腫瘍もみとめられる．

後腹膜臓器 [retroperitoneal organ]
⇨後腹膜腫瘍（こうふくまくしゅよう）

項部硬直 [nuchal rigidity]
後頸部の筋緊張亢進により，仰臥位で頭部を他動的に前屈させるときに抵抗がみられるものをいう．頸部の左右の回転には抵抗はみられない．髄膜刺激症状の重要な徴候の1つで，髄膜炎，クモ膜下出血などにみられる．

抗不整脈薬 [antiarrhythmic agents]
〈不整脈治療薬〉 不整脈とは，心拍動数の異常またはリズムが不規則な場合で，心臓の刺激生成の異常および興奮伝導の異常が原因である．不整脈の治療に用いられる薬物を抗不整脈薬といい，ヴォーン・ウィリアムズ(Vaughan Williams)により4群に分類されている(表)．クラスIの薬物は心筋の速いNa$^+$チャネルを遮断し，心筋抑制作用，膜安定化作用，局所麻酔作用があり，キニジン，リドカイン，フレカイニドなどが属す．クラスIIの薬物はβ-遮断薬でプロプラノロールなどがある．クラスIIIの薬物は心筋活動電位の持続時間延長により有効不応期を延ばすことで抗不整脈作用を示し，アミオダロンなどがある．クラスIVはカルシウム拮抗薬で，ベラパミルなどがある．→カルシウム拮抗薬，キニジン

興奮 [excitement]
外的刺激の有無を問わず，激しく抑制ができない感情に支配され，暴力行為などに至ること．他者から見てその原因が分かりにくいときには，幻覚妄想などの異常体験，躁病性のもの，欲求不満，統合失調症などが原因であることがある．比較的分かりやすい原因としては，対人関係のトラブルなどがあり，このために感じた不快な感情をうまく表現できず，しばしば行き過ぎた言動となる．

興奮-収縮連関 [excitation-contraction coupling; ECC]
心臓のポンプ機能には，個々の心筋細胞の円滑な収縮および弛緩活動に，電気的な制御と統制が不可欠である．心筋細胞が収縮する機序は，①電気シグナル(活動電位)が収縮のために細胞内活動を励起するサルコレンマの興奮，②この興奮シグナルを増幅し化学的なシグナルに変換する興奮-収縮連関，③2つの蛋白，アクチ

■表 抗不整脈薬のヴォーン-ウィリアムズ分類

	Class I			Class II	Class III	Class IV
	a	b	c			
薬理学的作用	Naチャネル遮断薬	Naチャネル遮断薬	Naチャネル遮断薬	β遮断薬	Kチャネル遮断薬	Ca拮抗薬
代表的薬物	キニジン，プロカインアミド，ジソピラミド	リドカイン，メキシレチン，トカイニド，モリシジン，フェニトイン	フレカイニド，プロパフェノン	アテノロール，プロプラノロール，メトプロロール	アミオダロン，ソタロール，ブレチリウム	ベラパミル，ジルチアゼム
電気生理学的作用						
A-H間隔	↑↓	0	↑	(↑)*	↑	↑
H-V間隔	↑	0	↑↑	0	0	0
QRS群	↑	0	↑↑	0	0	0
QT間隔	↑	0	↑	0	↑↑	0
副伝導路伝導時間	↑	↑ or 0	↑	0	↑	0
心房ERP	↑	0	↑ or 0	0	↑	0
主な臨床適応	心室性不整脈，QRS幅の狭い頻脈，心房細動	心室不整脈	心室性不整脈，QRS幅の狭い頻脈，心房細動	心室性不整脈，心房細動	心室性不整脈，QRS幅の狭い頻脈，心房細動	QRS幅の狭い頻脈

*むしろ別の作用の影響による
ERP＝有効不応期；↑＝延長；↓＝短縮；0＝影響なし；↑↑＝著明に延長；↑↓＝まちまちな作用

硬膜 [dura mater] 〈脳膜〉脳，脊髄を包んでいる3枚の膜(軟膜，クモ膜，硬膜)の1つで最外側の比較的硬く厚い膜で脳・脊髄を保護している．頭部では頭蓋骨の内側面に貼りついており脊椎管のなかに連続している．→髄膜(ずいまく)

硬膜外腔 [epidural space] 脳脊髄は，軟膜，クモ膜，硬膜，そして骨に覆われた構造になっている．頭部では頭蓋骨と硬膜の間が硬膜外腔であるが，脊髄においては椎骨のあるなしを問わず，脊髄を取り囲んでいるいちばん外側の膜をいう(図)．この硬膜外腔に局所麻酔薬や抗炎症薬を注入して末梢神経や交感神経をブロックし，疼痛を緩和するのが硬膜外ブロック療法である．

■図 脊柱の構造

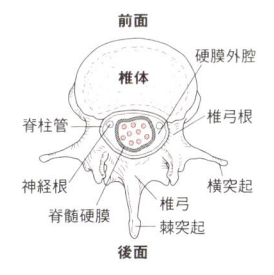

前面／椎体／脊柱管／椎弓根／神経根／横突起／椎弓／棘突起／脊髄硬膜／後面

硬膜外(上)血腫 [epidural hematoma；EDH, extradural hematoma] 若年者に多い．頭蓋骨内面と脳硬膜との間に出血し，血液が貯留した状態．出血源は中硬膜動脈，前硬膜動脈，板間静脈，上矢状洞など．頭蓋骨骨折，とくに一側性の側頭骨骨折に伴い頭蓋骨内板に埋まって走行する硬膜動脈が断裂して出血してくる．清明期(lucid interval)を有する意識障害が特徴的症状である．本血腫の手術予後は，いかに早く発見され手術されるかによる．

硬膜外注射 [epidural injection] 脊髄硬膜外腔に薬物を注射すること．1回注入法とカテーテル留置の持続注入法がある．頸部，胸部，腰部，仙骨部に施行され，多くは局所麻酔薬を注射し，脊髄神経支配領域を麻酔するのに用いられる．ほかにも全身麻酔の補助，手術後疼痛の寛解のため，またペインクリニックなどでも各種疼痛寛解のため行われる．使用薬物にはリドカイン，テトラカイン，ジブカインなどが用いられる．穿刺手技が難しく，穿刺のための腰痛などの欠点がある．→硬膜外麻酔(こうまくがいますい)

硬膜外麻酔 [epidural anesthesia；Ep] 〈脊髄硬膜外麻酔〉脊椎硬膜の脊髄を覆っている内板と脊椎の骨内面を覆う外板との間の硬膜外腔に局所麻酔薬を注入し，脊髄神経を遮断する麻酔法．薬液が延髄に達する可能性がなく，脊椎麻酔に比べて合併症の危険が少ない．腹部，骨盤領域の手術時や術後，がん性疼痛の除去に用いられる．

硬膜下血腫 [subdural hematoma；SDH] 脳の硬膜とクモ膜との間にみられる血腫．脳皮質に出血性挫傷を伴い脳葉破裂の形で出血する．外傷の程度は硬膜外血腫より強いが，頭蓋骨骨折は少ない．頭部CTで容易に診断される．頭部外傷後にみられる急性硬膜下血腫は，脳表血管の損傷によるもので意識障害を主症状とする．慢性のものは，転倒などにより頭部を打撲し，数週間後に精神・神経症状，頭痛などを訴えて診断されることが多い．臨床症状のみからの硬膜外血腫との鑑別は難しい．大開頭術に広汎な外減圧術を付加しても死亡率が高く，硬膜外血腫に比べて予後が悪い．

硬膜下麻酔 [subdural anesthesia] 〈脊髄クモ膜下麻酔，脊椎麻酔，腰椎麻酔〉局所麻酔薬をクモ膜下腔に投与し，下腹部や下肢を感覚麻痺，運動麻痺させ，手術などを行うための麻酔．ときに，細いカテーテルを留置し，麻酔薬を持続的に少量ずつ注入し，持続腰椎麻酔とすることもある．→硬膜外麻酔(こうまくがいますい)

抗マラリア薬 [antimalarial drugs] マラリア原虫の感染により起こるマラリアの治療に用いる薬物．キニーネ，クロロキン，プリマキン，ピリメタミン，メフロキン，チンハオス製剤(アーテメーター)などがあり，マラリア原虫の種類により有効な薬物が異なる．

高密度焦点式超音波療法 [high-intensity focused ultrasound；HIFU] 強力な超音波を目的の部位に集中させ，焦点領域だけを80～98℃に加熱し，組織を熱凝固して壊死させることによって，がんを治療する方法である．現在，前立腺がんの治療に用いられつつある．

肛門 [anus] 消化管の最終部に相当し，殿部間のひだのなかにある開口部で，便の排泄を行う．肛門管，肛門周囲組織を含めた広い範囲を指すこともある．

肛門括約筋 [anal sphincter muscle, sphincter ani muscle] ⇒外肛門括約筋(がいこうもんかつやくきん)，内肛門括約筋(ないこうもんかつやくきん)

肛門がん [anal carcinoma] 大腸がん全体の約1％を占め，直腸がんの肛門管への進展によるもの，扁平上皮がん，基底細胞がん，肛門管あるいは肛門周囲組織から発生する原発性がんが含まれる．扁平上皮がん，原発性がんはその発生母地として慢性の痔瘻があげられる．外科的治療として，腹会陰式直腸切断術が行われる．

肛門鏡 [anoscope] 肛門管，直腸下部を視診する器具．円筒に把持柄をつけたものや弁状のものがある．潤滑油またはキシロカインゼリーなどを塗布して肛門内に挿入し，電灯の光により直視観察する．最近は光源つきのものが多く用いられている．

肛[門周]囲膿瘍 [periproctal abscess]

〈直腸周囲膿瘍〉 肛門, 直腸下端周囲の軟部組織内に発生する膿瘍. 肛門管の陰窩の炎症から肛門周囲炎となり, 膿瘍となる場合が多い. 肛門部の疼痛と腫脹があり, 排便困難をきたす. 原因菌はバクテロイデスなどの嫌気性菌, 大腸菌, 黄色ブドウ球菌などで, 結核菌によるものは少ない. 治療は切開排膿を行う. 痔瘻に発展することも多い. 乳幼児では切開排膿のみで治癒するものも多い.

肛門脱 [anal prolapse]
⇨脱肛(だっこう)

絞扼性イレウス [strangulation ileus]
⇨腸閉塞[症](ちょうへいそくしょう)〈イレウス〉

絞扼反射 [gag reflex]
⇨咽頭反射(いんとうはんしゃ)

膏薬療法 [topical treatment]
⇨軟膏療法(なんこうりょうほう)

高揚 [exaltation]
⇨気分高揚(きぶんこうよう)

交絡因子 [confounding factor]
臨床研究などである要因の影響を調べようとした場合, 明らかになっていない他の要因によって因果関係に影響を生じることがあり, このようなものを交絡因子とよぶ.

抗リウマチ薬 [antirheumatic drugs]
関節リウマチの寛解に用いられる薬物. 副腎皮質ステロイド薬, アスピリン・インドメタシンなどの非ステロイド性抗炎症薬(NSAIDs), 金製剤やD-ペニシラミンなどの免疫調節薬, メトトレキサート, レフルノミド, タクロリムスなどの免疫抑制薬, インフリキシマブ, エタネルセプトなどの生物学的製剤がある.

高リジン血症 [hyperlysinemia]
①持続性高リジン血症:必須アミノ酸であるリジンの分解過程における酵素欠損に起因する代謝異常症で, 血中および尿中のリジン濃度が増加する. 常染色体劣性遺伝性疾患. 無症状のことも多いが, 知能障害, 痙攣, 脳波異常などがみられることもある. ②周期性高リジン血症:新生児期にみとめられ高アンモニア血症を伴う. ミルク中のリジンや蛋白の摂取が原因で, 低蛋白ミルクの投与により正常化する.

抗利尿ホルモン [antidiuretic hormone ; ADH]
〈バソプレシン〉 下垂体後葉から分泌されるホルモンの一種. 9個のアミノ酸からなるペプチドで, 尿濃縮作用をもつ. 尿細管の水透過作用を高め, 水の再吸収を促進する. 大量に投与すると血管を収縮させ, 血圧を上昇させる. 抗利尿ホルモン(ADH)欠乏症は尿崩症, 過剰症はADH分泌異常症候群(SIADH)と定義される.

抗利尿ホルモン分泌異常症候群 [syndrome of inappropriate secretion of antidiuretic hormone ; SIADH]
〈ADH分泌異常症候群, シュワルツ−バーター症候群〉 抗利尿ホルモン(ADH)の分泌過剰により, 低ナトリウム血症, 血漿浸透圧の低下をきたすが, 腎機能および副腎機能は正常で, 臨床的に脱水症状のみられないものをいう. 尿の浸透圧は異常に高く, 尿中ナトリウムは増加している. 原因としては, 髄膜炎など中枢神経疾患や肺炎・肺結核などのために下垂体後葉のADH分泌が亢進する場合と, 肺がん(気管支がん)などの悪性腫瘍から異所性にADHが産生される場合とがある.

高リポ蛋白血症 [hyperlipoproteinemia]
⇨脂質異常症(ししついじょうしょう)

交流障害 〈ハム〉
心電図, 脳波などの検査の際に, 電極装着の不備や病室内の電気器具からわずかに漏れる電流などによって起こる電気的障害を指して用いられる. 心電図では, 交流電源から誘導された60Hzのサイン波などが正確な心電図波形が記録できなくなる. 予防策は, シールドシートを敷く, あるいはベッドの位置を変更するなどである.

交流分析 ▶ 大項目参照

抗リン脂質抗体症候群 [anti-phospholipid antibody syndrome ; APS]
カルジオリピンやホスファチジルリンなどの陰性荷電を有するリン脂質に対する自己抗体によって, 動静脈血栓症, 習慣性流産, 血小板減少症などが起こる. これらの病態の発生機序と抗リン脂質抗体との関連は不明であるが, 抗リン脂質抗体による血管内皮細胞障害, 血小板活性化, 凝固因子の産生増加などが原因だといわれている. 治療の基本は対症療法であるが, ヘパリンやアスピリンなどが使用されることもある.

高齢者アセスメント表
⇨MDS-HC方式

高齢者虐待防止法
2006(平成18)年4月施行の本法は, 高齢者(65歳以上)に対する虐待が深刻な状況にあり, 高齢者の尊厳の保持のためには, 高齢者に対する虐待を防止することが重要であるとの考えから施行された. 対象となるのは, ①養護者(家族, 親族, 同居人など)による高齢者虐待, ②要介護施設従事者等による高齢者虐待, である. 高齢者虐待の防止, 虐待を受けた高齢者の保護, 養護者への支援など, 国・地方公共団体から国民一人ひとりまで, その責務を定めている. なかでも, 保健・医療・福祉関係者は高齢者虐待を発見しやすい立場にあることを自覚し, 高齢者虐待の早期発見に努めなければならないとされ, また国および地方公共団体が行う高齢者虐待の防止のための啓発活動や虐待を受けた高齢者の保護のための施策に協力するよう努めなければならないと定められている.

高齢者保健福祉推進十か年戦略
〈ゴールドプラン〉 少子高齢社会において国民が生涯にわたり安心して健康で生きがいのある生活を営むことができるように, 1989(平成元)年に厚生(当時), 大蔵(当時), 自治(当時)の3大臣の合意事項として策定された在宅福祉対策を中心とする高齢者保健福祉サービス整備計画である. 高齢社会に対応できる公共サービスの基盤整備の強化を目的として, ①市町村における在宅福祉サービスの緊急整備, ②寝たきり老人ゼロ作戦, ③施設サービスの整備, ④高齢者の生きがい対策などがあげられた. その

後，「新ゴールドプラン」「ゴールドプラン21」が策定され2004(平成16)年度に終了した．→新(しん)ゴールドプラン

高齢者保健福祉制度 高齢者を対象とした保健と福祉に関する諸施策の総称．これまで老人保健・福祉政策として変遷してきた．高齢者を対象とした医療保険制度，福祉六法と社会福祉法に基づく社会福祉制度，年金制度，生活保護制度，住宅施策など高齢期の生活保障と同意義である．具体的施策としては，1989(平成元)年に「高齢者保健福祉推進十か年戦略(ゴールドプラン)」が策定され，1994(平成6)年に「新ゴールドプラン」，1999(平成11)年に「今後5か年間の高齢者保健福祉施策の方向(ゴールドプラン21)」と見直しがされてきた．2000(平成12)年には介護保険制度が施行され，これに伴い認知症高齢者や知的障害者，精神障害者などが自立して生活するための，地域福祉権利擁護事業や成年後見制度が推進されている．→新(しん)ゴールドプラン

抗レトロウイルス療法 [antiretroviral therapy] RNAを遺伝子として有するウイルスでRNAからDNAにコピーをする酵素，つまり逆転写酵素をもつウイルスのことをレトロウイルスといい，HIVも含まれる．このレトロウイルスに対する薬物療法のうち，とくに抗HIV薬による強力な併用療法はHA-ART(highly active antiretroviral therapy)とよぶ．通常3薬以上の抗HIV薬，多くは核酸系逆転写酵素阻害薬2薬にプロテアーゼ阻害薬を1薬あるいは非核酸系逆転写酵素阻害薬1薬の組合わせで行われることが多い．推奨の組合わせは，臨床試験にも基づいて変更される．そのつどガイドラインとして発表されている．

高レムナント血症 [hyperremnant lipoproteinemia] 超低密度リポ蛋白(VLDL)またはカイロミクロンの代謝過程の途中にあるリポ蛋白(たとえば，VDLDはLPLの作用を受けてLDLとなり細胞内に取り込まれるが，VLDLとLDLとの中間段階にある蛋白をLDLレムナントとよぶ)が血液中に多い状態をいう．レムナントとは残渣の意で，レムナントリポ蛋白質は，LDL(低比重リポ蛋白質)とともに，これが増加すると，動脈硬化症を発症・進展させるとされている．脂質代謝異常や高脂血症と関連する．→LDL，脂質異常症(ししつじょうじょう)

交連[部]切開[術] [commissurotomy] 交連部すなわち心臓弁膜の接合開口部を切開する手術法．最も多く行われる僧帽弁交連[部]切開[術]は，僧帽弁狭窄症に対し弁の交連線に沿い，指はメスにより切開を加え，狭窄を拡張する手術法．現在ではほとんど直視下に切開を行う．

向老期 人間の一生はさまざまな考え方によって年齢区分されているが，向老期は，家族周期の規定や健康生活上の側面からの年齢区分で用いられている．これらの考え方の違いにより，45～65歳くらいとしている場合と，60～65歳くらいとしている場合がみられる．→老年期(ろうねんき)

後彎症 [kyphosis] ⇨脊柱後彎[症](せきちゅうこうわんしょう)

誤嚥 [aspiration] 食物や液体などを誤って気道内に吸引すること．嚥下機能に異常がなくて発生するものと，反回神経麻痺や喉頭挙上障害などの嚥下機能に異常があって無自覚的に発生するものとがある．誤嚥により発生する肺炎は，とくに誤飲(嚥)性肺炎といわれる．

誤嚥 [aspiration] NANDA-I分類法IIの領域11《安全/防御》類2《身体損傷》に配置された看護診断概念で，これに属する看護診断としては〈誤嚥リスク状態〉がある．

誤嚥性肺炎 [aspiration pneumonia] 〈吸引性肺炎，嚥下性肺炎〉食物，吐物，分泌物などが気道に吸入されて生じた肺炎．高齢者，脳血管障害に伴う嚥下障害や，意識障害，アルコール依存症，睡眠薬中毒などの患者に起こりやすい．発熱，呼吸困難などの症状がある．

ゴーシェ病 [Gaucher disease] 1882(明治15)年，フランスの医師ゴーシェ(Philippe Charles Ernest Gaucher, 1854～1918，皮膚科)によって記載された，まれな遺伝性代謝疾患．糖脂質であるセレブロシドの網内系細胞沈着(ゴーシェ細胞)によって造血臓器が腫大する．主な症状は脾と肝の肥大と貧血である．幼児型では神経症状を呈する．有効な治療法はない．

コーチング ▶大項目参照

コーティング [coating] ⇨ラッピング

コーネル・メディカル・インデックス [Cornell medical index ; CMI] 米国のコーネル大学のブロードマン(Brodmann)らによって1949(昭和24)年考案されたもの．身体的自覚症状144項目，精神的自覚症状51項目，および既往歴，家族歴に関する項目からなり，神経症のスクリーニングとして使用される．

コーヒー残渣様吐物 [coffee-ground vomit] コーヒー残渣に似た黒褐色の色調を伴う吐物．胃酸により血液中のヘモグロビンが塩酸ヘマチンとなり，凝集したもの．胃・十二指腸潰瘍の出血や鼻出血，喀血の嚥下後などの吐物にみられる．

コーピング★ [coping] NANDA-I分類法IIの領域9《コーピング/ストレス耐性》類2《コーピング反応》に配置された看護診断概念で，これに属する看護診断としては〈家族コーピング促進準備状態〉〈家族コーピング妥協化〉〈家族コーピング無力化〉〈コーピング促進準備状態〉〈地域社会コーピング促進準備状態〉〈非効果的コーピング〉〈非効果的地域社会コーピング〉〈防御的コーピング〉がある．

コーピング機制 [coping mechanism] 〈対処機制〉ヒトは心理的なストレス状況におかれた場合，それを積極的に緩和したり，乗り越えようとして努力する．これをコーピング行動(coping behavior)といい，それを起こさせるしくみがコーピング機制である．コーピングは本来，心理学的領域であり，多くの心理学者がこれに取り組んできている．コーピングという概念の

基本的な特徴は「個体が備えている心理的諸機能の有効な利用により事態を適切に認知し，それに反応する対処法」（『新版心理学事典』，平凡社）である点である．医療においては，患者がストレスフルな緊張状態におかれた場合，それをどのように認知し，積極的に取り組み，問題を解決していくかは個人差がある．看護においてはその対象のおかれている状況を把握し，適応障害への援助を決定することが重要である．→アギュララ，ドナ・C．

コーピング促進準備状態(そくしんじゅんびじょうたい)* [readiness for enhanced coping]

NANDA-I 分類法 II の領域9《コーピング/ストレス耐性》類2〈コーピング反応〉に属する看護診断で，診断概念としては〈コーピング〉である．

コービン，ジュリエット・M．

[Juliet M. Corbin] 米国の看護学者．グレイザー（Barney Glaser, 1930〜）とストラウス（Anselm L.Strauss, 1916〜1996）らが打ち出した Grounded Theory Approach をストラウスとともに洗練させ，看護学へ普及させた1人である．またストラウスらとともにこの研究方法を用いて理論構築を行い，軌跡理論（trajectry framework）を生み出した．軌跡とは，病みの行路（course of illness）を指し，病気の慢性的状態が患者にもたらす影響について，体験している生活の多様性や複雑性から導き出し，その方向づけを定めたり管理することを可能にするものであるとしている．軌跡理論は1つの看護モデルとして提示されており，前軌跡期・軌跡発症期・クライシス期・急性期・安定期・不安定期・下降期・臨死期という病みの行路の局面に，慢性疾患の管理に影響を与える条件や管理方法による帰結が記述されている．また，この軌跡理論は，実践・研究・教育などに多く活用されている．邦訳されている主著には，『質的研究の基礎：グラウンデッド・セオリーの技法と手順』，『慢性疾患を生きる：ケアとクオリティ・ライフの接合』，『慢性疾患の病みの軌跡：コービンとストラウスによる看護モデル』がある．

コーマ体位(たいい) [coma position]
⇨昏睡体位（こんすいたいい）

GOLD(ゴールド) [Global Initiative for Chronic Obstructive Lung Disease ; GOLD]

全世界において罹患率および死亡率が高い疾患である慢性閉塞性肺疾患（COPD）に対し，国際的な協力のもとに，予防・診断・治療の向上を目指すことが急務とされ，発足した米国国立心肺血液研究所（NHLBI）と WHO の共同プロジェクトの名称であるが，COPD の疾患概念や現状で最も適切な治療管理・予防法についての国際的指針である診療ガイドラインそのものを指して用いられることが多い．

コールドショック [cold shock]

一般的なショック症状で末梢血管が収縮し，身体が冷たくなってくるものをいう．皮膚は蒼白となり，末梢はチアノーゼを呈する．乏尿，代謝性アシドーシスなどの腎症状，意識障害を伴う．エンドトキシンによるショックなどでは末梢血管拡張によるウォームショックのあとに続いて起こる．→ウォームショック，エンドトキシンショック

ゴールドプラン
⇨高齢者保健福祉推進十か年戦略（こうれいしゃほけんふくしすいしんじゅっかねんせんりゃく）

ゴールドプラン21

「新ゴールドプラン」の計画期間が1999（平成11）年度で終了したことから，2000（平成12）年度から2004（平成16）年度までの「今後5年間の高齢者保健福祉施策の方向」が策定され「ゴールドプラン21」と命名された．具体的施策は，①介護サービス基盤の整備，②認知症高齢者支援対策の推進，③元気高齢者づくり対策の推進，④地域生活支援体制の整備，⑤利用者保護と信頼できるサービスの育成，⑥高齢者の保健福祉を支える社会的基盤の確立の適切な実施および地方公共団体の自主事業への支援，などであり，全国の地方公共団体が作成した介護保険事業計画と併せて介護サービスの基盤整備と介護予防，生活支援の推進がはかられた．このプランは，2004（平成16）年度に終了した．

ゴールドマーク，ジョセフィン [Josephine Goldmark, 1877〜1950]

全米消費者連盟に所属し女性と子どもの労働条件改善に尽力した社会学者でもありジャーナリストでもある．エール大学公衆衛生科のウィンスロー（Charles Edward Amory Winslow, 1877〜1957）の秘書をしていた際，そのもとにロックフェラー財団から要請された米国の看護師の資質，保健事業について検討を行うための看護教育調査委員会（Committee for the Study of Nursing Educa-tion）が組織され，この委員会の事務局長として調査研究を行った．この結果は1923（大正12）年「ウィンスロー―ゴールドマークレポート」として提出され，公衆衛生看護や看護教育の実態を調査した．この結論のなかには，公衆衛生看護教育の重要性を再強調したものや，看護における学士課程教育の必要性を指摘するものがあり，その後の米国の看護教育に影響をもたらした．→ウィンスロー―ゴールドマークレポート

ゴールドマークレポート [Goldmark Report]
⇨ウィンスロー―ゴールドマークレポート

コカイン [cocaine]

エステル型局所麻酔薬．プロカインの約4倍の効力，毒性をもつ．交感神経刺激症状や血管収縮作用，中枢神経興奮作用があり，大量で痙攣を起こす．神経毒性が強いため表面麻酔のみが適応となっている．点眼で瞳孔は散大する．習慣性がある麻薬で，乱用でコカイン中毒を起こす．→ジブカイン，プロカイン，リドカイン

コカイン中毒(ちゅうどく) [cocaine poisoning]

コカインによる中毒で，急性と慢性とに分けられる．急性中毒はコカインの過剰投与により，あるいは過敏症の人に起こり，中枢神経系が侵されて興奮，発汗，頭痛，不安，眩暈，頻脈，呼吸頻数，嘔吐，散瞳，精神錯乱，意識障害などの症状が現れ，ときに血圧低下，呼吸麻痺により死亡する場合もある．慢性中毒はコカインへの依存によって起こり，全身のやせ（るいそう），振戦，妄想，不眠，幻覚，人格の変化などが現れる．ただし，精神的依存のみで，禁断現象はみられない．→薬物依存（やくぶついぞん）

股関節(こかんせつ) [hip joint, coxa]

骨盤の寛骨臼に大腿骨頭がかみ合ってつくられ

股関節拘縮〔contracture of hip joint〕
種々の原因により股関節の可動性が減じた状態を指す．原因として，先天的に股関節周囲組織が硬い，関節炎の存在，外傷その他によりギプス固定を行った場合，などがあげられる．

股関節脱臼〔dislocation of hip joint〕
外力により股関節に生じる脱臼で，大腿骨頭が寛骨臼よりはずれるもの．後方脱臼が多いが前方脱臼，上方脱臼，下方脱臼，中心性脱臼などもある．ほかに，炎症などに起因する病的なもの，先天性のものがある．→先天性股関節脱臼（せんてんせいこかんせつだっきゅう）

呼気終末陽圧〔positive end-expiratory pressure〕
⇨PEEP（ピープ）

呼吸〔respiration；R〕
呼吸は胸郭および横隔膜の運動によって空気が肺内に出入りする機能である．健康人の安静時における呼吸数は14～20回/分で，女性のほうが男性よりもやや多く，新生児では40～50回/分にもなる．→異常呼吸（いじょうこきゅう）

呼吸[運動]曲線〔spirogram〕
⇨スパイログラム

呼吸器衛生/咳エチケット
〔respiratory hygiene/cough etiquette〕
医療ケアにおいて，飛沫または空気感染による呼吸器病原体の伝播を最小限にするためにデザインされた方法の組合わせ．その構成には，①咳やくしゃみをするときには口や鼻を覆う，②呼吸器分泌物を含んだ使用済みのティッシュを手が触れずに済む容器に迅速に捨てる，③周辺環境の汚染を減らすために咳をしている人に外科用マスクを提供する，④咳をするときには顔をほかの人からそらし，空間の間隔（約1 m）を維持する，などがある．対象は，呼吸器感染症状のあるすべての患者および同伴する人であり，最初に医療ケア環境を訪れた時点で開始する．

呼吸器系 ▶大項目参照

呼吸器系に作用する薬物 ▶大項目参照

呼吸機能検査 ▶大項目参照

呼吸窮迫症候群〔respiratory distress syndrome；RDS〕
〈新生児呼吸窮迫症候群，肺硝子膜症〉未熟性による肺サーファクタントの産生障害の結果生じる広汎性無気肺．通常は妊娠34週以前の早産児に多くみられる．以前は原因が不明なため「特発性呼吸窮迫症候群（IRDS）」とよばれた．肺サーファクタントが存在する肺に生じた二次性の欠乏症には，急性呼吸窮迫症候群（ARDS）とよばれ区別される．症状としてチアノーゼ，多呼吸，呻吟，陥没呼吸がみられる．治療は人工換気療法，人工肺サーファクタント補充療法を行う．

呼吸訓練〔breathing exercise〕
〈呼吸練習〉主に慢性閉塞性肺疾患（COLD, COPD）を有する患者に対するリハビリテーションとして行う運動訓練をいう．効率的な呼吸法の習得と呼吸筋の強化により，換気量の増大と運動能力の向上をはかる．腹式呼吸，口すぼめ呼吸，負荷訓練，運動療法などさまざまな方法がある．

呼吸酵素〔respiratory enzyme〕
細胞の呼吸過程において酸化還元反応を触媒する一連の酵素のこと．ミトコンドリアにおいて呼吸鎖を構成し，酸化的リン酸化と共役することでエネルギーを効率よく産生する．狭義にはシトクロムオキシダーゼを指すこともある．

呼吸興奮薬〔respiratory stimulants〕
呼吸中枢の興奮性低下による呼吸減弱に対して用いられる薬物．延髄呼吸中枢に作用するカフェイン類，ジモルホラミン，ニケタミド，および反射性に呼吸中枢を興奮させるロベリンがある．

呼吸困難 ▶大項目参照

（がん患者）呼吸困難スケール〔cancer dyspnea scale；CDS〕
がん患者の呼吸困難すなわち「呼吸時の不快な感覚」をアセスメントする指標．呼吸困難の種類・程度を患者の表現や，日内変動，増強因子，緩和因子，環境因子のほか心理的要因などに分けて把握し，呼吸の努力感・不快感・不安感の3つの側面から評価し，ケアに役立てる．

呼吸死腔〔respiratory dead space〕
〈死腔換気量〉換気量のうちで鼻腔から肺胞に達するまでの気道内容積をいう．呼吸死腔中の空気は，換気，ガス交換に関与しない．この空気容量は死腔換気量といい，健常成人で約150 mLといわれている．

呼吸商〔respiratory quotient；RQ〕
呼吸の際に生体から呼出される二酸化炭素（CO_2）と，吸収される酸素（O_2）との容量比をいう．RQ（呼吸商）＝CO_2/O_2で表される．呼吸商は酸化される栄養素によって異なっており，蛋白質は約0.8，脂質は0.7，糖質は1.0である．このことから生体内でどの栄養素が酸化されてエネルギー源になっているかを知ることができる．

呼吸性アシドーシス〔respiratory acidosis〕
⇨酸塩基平衡（さんえんきへいこう）

呼吸性アルカローシス〔respiratory alkalosis〕
⇨酸塩基平衡（さんえんきへいこう）

呼吸性不整脈〔respiratory arrhythmia〕
呼吸周期に関係する洞性の不整脈で，脈拍が吸気時に速くなり呼気時に遅くなる．子どもや若年者，とくに迷走神経の緊張が強い神経質な人に多いが，病的意義はない．

呼吸測定法 ▶大項目参照

呼吸促迫〔rapid breathing〕
⇨頻呼吸（ひんこきゅう）

こきゆうそ

呼吸蘇生法 [respiratory resusctiation]
呼吸停止時，またはそれに準じる状態における緊急処置．まず，気道確保（頭部後屈，顎先保持，下顎挙上，気管内挿管など）を行い，その後も自発呼吸が得られない場合は人工呼吸を施行する．その後の処置は心肺蘇生法に準じる．

呼吸中枢 [respiratory center；RC]
脳幹部の延髄網様体の位置する神経細胞の集合体．ニューロンを介して，求心性と遠心性の呼気運動と吸気運動の調節をつかさどる複合中枢である．

呼吸停止 [respiratory standstill, respiratory arrest]
種々の原因により自発呼吸が停止すること．ヒトの死は心臓鼓動の停止，自発呼吸の停止，脳死によって示される．脳死とは，心臓の活動はみとめられるが脳機能が永久に喪失している状態で，呼吸停止は脳死判定の条件の1つとなる．→脳死（のうし）

呼吸同期性間欠的強制換気 [synchronized intermittent mandatory ventilation；SIMV]
間欠的強制換気法（IMV）では，強制換気と自発呼吸の間に関連性はない．自発呼吸に強制換気を同期させて行うものを呼吸同期性間欠的強制換気（SIMV）という．自発呼吸の吸気努力開始にそろえて，強制換気を行う．→呼吸窮迫症候群（こきゅうきゅうはくしょうこうぐん）

呼吸パターン* [breathing pattern]
NANDA-I 分類法 II の領域 4《活動/休息》類 4〈循環/呼吸反応〉に配置された看護診断概念で，これに属する看護診断としては〈非効果的呼吸パターン〉がある．

呼吸不全 [respiratory failure；RF]
呼吸不全の原因には，呼吸中枢抑制，神経筋疾患，気道閉塞，肺障害などがあり，急性呼吸不全と慢性呼吸不全および慢性呼吸不全の急性増悪がある．急性呼吸不全は，急性呼吸窮迫症候群（ARDS）や急性肺損傷（ALI）など，肺障害の既往のない患者が大手術，外傷，敗血症やショックなどにより呼吸不全となるものを指す．慢性呼吸不全は慢性閉塞性肺疾患（COPD）などの慢性疾患による呼吸不全で，慢性的に肺機能が低下しており，在宅酸素療法（HOT）や在宅人工呼吸療法（HMV）が導入されることも多い．低酸素血症，高二酸化炭素［症］，および両者を伴うものがあり，急性呼吸不全では $SpO_2<90\%$，$PaO_2<60$ mmHg（Torr），$PaCO_2>50\sim60$ mmHg が目安となる．呼吸数，呼吸パターン，チアノーゼや気道の開通の有無を観察し，SpO_2 の値を参考にする．原因により対応が異なり，換気不全には人工換気，低酸素血症には酸素の投与や人工呼吸が適応となる．救急処置が必要なこともある．

呼吸理学療法 ▶大項目参照

呼吸リハビリテーション ▶大項目参照

呼吸量 [ventilatory volume]
⇨換気量（かんきりょう）

呼吸練習 [breathing exercise]
⇨呼吸訓練（こきゅうくんれん）

国際看護業務分類 [International Classification for Nursing Practice]
⇨看護実践国際分類（かんごじっせんこくさいぶんるい）

国際看護師協会 [International Council of Nurses；ICN]
看護水準の向上，看護師の社会的地位の向上および看護師の国際的連帯を目的とした国際組織．1899(明治32)年に創設，翌1900(明治33)年に正式に発足し，1904(明治37)年に第1回総会がベルリンにおいて開催された．以後，総会は数年に1度開かれ，第二次大戦後は4年に1度開催されることになった．本部はジュネーブにおかれている．わが国は1933(昭和8)年に加盟したが第二次大戦時に除名され，1949(昭和24)年に再加盟し，1977(昭和52)年には東京において第16回総会が開催されている．また，2005(平成17)年には，南裕子氏が日本人として初めて会長に選出された．

国際疾病分類 [international classification of diseases；ICD]
〈ICD 分類〉 WHO は国際的に統一した疾病・傷害・死因の統計分類を定め，各国が使用することを勧告している．わが国ではこの勧告に基づき，厚生省（当時）統計協議会の答申を経て，ICD 分類を全面的に採用している．従来の ICD 分類は3桁の数字で基本分類され，上位2桁の数字で疾病群を表し，3桁目で細分けしている．ICD 分類は約10年ごとに改正され，1995(平成7)年1月から10回目の訂正表 ICD-10 が使用されている．これは第1桁をアルファベットにすることでコーディングを増やし，医学の進歩に対応したより合理的な疾病分類となっている．2003(平成15)年には日本語版が一部改正され，2006(平成18)年から運用されている．

国際助産師連盟 [International Confederation of Midwives；ICM]
世界中の母親・乳幼児・家族ケアの質的向上を目的とし，助産師教育の向上，助産師協会と自国政府間の支援・助言，専門職としての助産師の役割発展を推進する国際団体．1922(大正11)年に創立，1928(昭和3)年国際助産師連合として発足，1954(昭和29)年国際助産師連盟と改称した．本部はハーグ（オランダ）に置かれ，3年ごとに大会が開催されている．2003(平成15)年における加盟数は67か国（地域）81協会で，わが国からは日本看護協会助産師職能および日本助産師会，日本助産学会の3団体が加盟している．第22回 ICM 学術大会は1990(平成2)年日本（神戸）で開かれ，53か国（地域）6,334名が参加し，これまでで最大規模の大会となった．次回第28回大会は2008(平成20)年グラスゴー（イギリス）で開催される．

国際生活機能分類 [International Classification of Functioning, Disability and Health；ICF]
WHO（世界保健機関）により1980(昭和55)年に発表された国際障害分類（ICIDH）は，2001(平成13)年5月さらに改訂され，国際障害分類改訂版（ICIDH-2）となり，現在は国際生活機能分類と改訂されている．人間の生活機能と障害に関して，アルファベットと数字コードを組合わせた方式で分類される．障害を身体機能・構造，活動，参加の3つの次元で把握するほか，環境因子という観点も加わった．新分類の活用により，障害や疾病の状態への共通理解を得られ，広汎な障害

者サービスの計画や評価，記録に実際的な手段を提供できるほか，調査や統計の比較検討時に標準的な枠組みとして利用することもできる．→リハビリテーション

国際前立腺症状スコア（こくさいぜんりつせんしょうじょう）〔International Prostate Symptom Score；IPSS〕
前立腺肥大症が疑われる患者に，WHOによって定められた様式のチェック項目に自覚症状を記載させて，前立腺肥大症の重症度の客観的な定量的評価を行うもの．患者のQOL評価と併せ，治療指針の決定や治療効果の判定に用いられている．

国際単位（こくさいたんい）〔international unit；IU〕
酵素活性の国際単位にはユニット（U）またはIUで表すものとkatと略記するカタール（katal）の2種類がある．U（IU）は1分間に1 μmolの基質を変換する酵素活性の量（標準測定温度が30℃）と定義され，現在最も広く用いられている．katは国際単位系（SI）との一貫性を求められた単位で，1秒間に1 molの基質を変換する酵素活性の量と定義されている．

コクサッキーウイルス感染症（かんせんしょう）〔coxsackie virus infection〕
ピコルナウイルス科エンテロウイルス属に属するコクサッキーウイルスAおよびB群による感染症．A群によるものは，ヘルパンギーナ，手足口病，急性出血性結膜炎，B群によるものは，心筋炎，流行性筋痛症，胸膜痛症（ボーンホルム病），A・B両群によるものは，無菌性髄膜炎，かぜ症候群などである．一般には予後は良好であるが，一部重篤になる場合がある．

黒子（こくし）〔lentigo〕
⇨ほくろ

黒死病（こくしびょう）〔black death〕
⇨ペスト

黒色便（こくしょくべん）〔tarry stool〕
⇨タール（様）便，吐血（とけつ）・下血（げけつ）

極低出生体重児（ごくていしゅっせいたいじゅうじ）〔very low birth weight infant〕
⇨極低出生体重児（きょくていしゅっせいたいじゅうじ）

黒吐病（こくとびょう）〔black vomit〕
⇨黄熱（おうねつ）

黒内障（こくないしょう）〔amaurosis〕
〈くろそこひ〉眼球自体に異常のみとめられない中枢性または機能性の失明を黒内障という．発症時期や原因によって種々に分類されるが，原因によるものとして，ヒステリー性黒内障，尿毒症性黒内障，黒内障性瞳孔強直，子癇性黒内障などがある．

黒熱病（こくねつびょう）〔black sickness〕
⇨カラアザール

国民医療費（こくみんいりょうひ）
毎年，厚生労働省によって集計・発表される国民医療費は，「当該年度内の医療機関などにおける傷病の治療に要する費用を推計したもの」という定義に基づいており，患者および保険者などからなる支払いを中心に推計した統計である．医療費の範囲を傷病の治療費に限っているため，①正常な妊娠や分娩などに要する費用，②健康の維持・増進を目的とした健康診断・予防接種などに要する費用，③固定した身体障害のために必要とする

義眼や義肢などの費用，④老人保健施設における食費，おむつ代などの利用料は含んでいない．また，患者が負担する入院時室料差額分，歯科差額分などの費用は計上していない．→高額療養費制度（こうがくりょうようひせいど），公費医療制度（こうひいりょうせいど）

国民健康調査（こくみんけんこうちょうさ）〔national health survey〕
国民の疾病動向ならびに医療の需要を知るために，厚生労働省が毎年行っている調査である．調査対象は無作為にサンプリングし，その世帯では調査期間中日記をつける要領で世帯員の健康状態を記録してもらい，調査員が訪問してこれを確認する方法をとっている．調査は毎年10月に3日間にわたり全国一斉に実施し，この結果を集計して，全国民についての推計を行う．

国民健康保険（こくみんけんこうほけん）〔national health insurance〕
1958（昭和33）年の国民健康保険法（非被用者）による強制保険で，1961（昭和36）年4月に全国普及が達成された．医療保険のうちの市区町村を単位とする地域保険で，被用者以外の一般国民を対象に，疾病，負傷，出産または死亡に関して保険給付を行う．この保険では，世帯主もその家族も同じ被保険者である．療養給付・療養費の支給内容は健康保険と同じで，世帯主も家族もすべて7割給付で，3割が自己負担である．給付内容は健康保険と同じく薬剤費の自己負担，高額療養費，特定療養費の制度がある．入院時食事療養費，訪問看護療養費（7割），移送費もある（ただし退職被保険者は入院8割，外来7割，訪問看護療養費本人は8割）．出産育児一時金，葬祭費の支給は義務になっているが，内容は保険者（市区町村・国民健康保険組合）が定める．これらの費用の負担を国が一部補助している．→健康保険法（けんこうほけんほう）

コクラン共同計画（きょうどうけいかく）〔The Cochran Collaboration〕
1992（平成4）年，英国の国民保健サービス（National Health Service；NHS）の一環として開始され，現在，世界的に急速に展開している，治療・予防に関する医療テクノロジーアセスメントのプロジェクトであり，世界中で実施されたランダム化比較試験などの結果がコクランライブラリーにまとめられている．EBMの情報インフラストラクチャーとよばれている．→EBM

国立高度専門医療センター（こくりつこうどせんもんいりょう）
厚生労働省の本省に置かれた施設等機関で，高度かつ先駆的医療の実施などを行う政策医療の中心・中核的医療機関をいう．ナショナルセンター（NC）ともよばれている．がん，脳卒中，心臓病など死亡数，患者数，医療費のいずれも全体に占める割合が大きな疾患，その他の事項に関し，病因・病態の解明，診断および治療，調査・研究，技術者の研修まで広範な活動を行っている．2008（平成20）年現在，全国に6組織8病院で展開されており，将来的には全国の医療機関あるいは医療政策全般のコントロールタワー的役割を担うことが期待されている．6組織とは，国立がんセンター，国立循環器病センター，国立精神・神経センター，国立国際医療センター，国立成育医療センター，国立長寿医療センターである．

国立精研式認知症スクリーニングテスト（こくりつせいけんしきにんちしょう）
認知症のスクリーニングを目的としたテストであり，1985

(昭和60)年に大塚らによって作成された．短時間で医療従事者により簡易に施行可能である．16問，20点満点である．16点以上は正常，11～15点は境界群とされ専門医の受診を促し，0～10点は問題ありと判定され，必ず専門医を受診するように指針が示される．

糊剤（こざい）［liniment］
⇒リニメント剤

鼓室（こしつ）［tympanic cavity, tympanum］
側頭骨の錐体のなかにある扁平な腔．外側は鼓膜によって外耳道と接しており，前面は耳管に連絡する．内側壁は内耳に接しており，前庭窓，蝸牛窓がある．鼓室内には耳小骨があり，鼓膜の振動を内耳に伝える．→巻頭カラーFig.14参照

鼓室形成術（こしつけいせいじゅつ）［tympanoplasty］
慢性中耳炎，外傷，奇形，耳小骨癒着などによって伝音機構に障害が起こった場合，聴力の回復を目的として行われる手術をいう．鼓膜の形成，耳小骨の形成などウルスタインの5つの基本型のほか，障害の部位・程度や術式によりさまざまな変法がある．

五十肩（ごじゅうかた）［frozen shoulder］
肩関節の疼痛と上腕骨，肩甲骨部の運動制限を主症状とする症候群（図）で，50歳代に多くみられる．肩関節周囲炎の大部分を占める．急性期は疼痛が強く，慢性化とともに運動障害，筋萎縮をきたす．予後は良好．

■図　五十肩

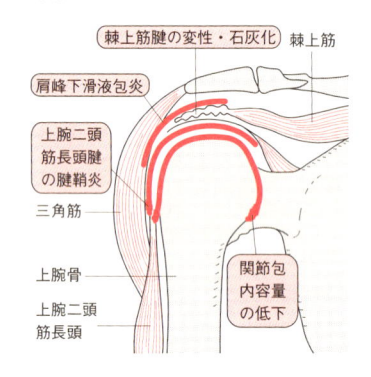

棘上筋腱の変性・石灰化／棘上筋／肩峰下滑液包炎／上腕二頭筋長頭腱の腱鞘炎／三角筋／上腕骨／上腕二頭筋長頭／関節包内容量の低下

50%致死量（ごじゅうぱーせんとちしりょう）［50% lethal dose］
⇒LD₅₀

個人基準範囲（こじんきじゅんはんい）［personal reference interval］
⇒基準範囲（きじゅんはんい）

個人情報保護法（こじんじょうほうほごほう）
2005(平成17)年4月に全面施行された．本法は，個人の権利利益を保護する目的で定められており，「個人情報」は生存する個人に関する情報と定義されている．そのため，医療機関は本人からの開示の要求に応じ，診療上の情報を開示する法律的義務を負うものとされる．また，診療情報の開示のみならず，人間の尊厳・人格の尊重という観点から，患者の情報コントロール権，あるいは自己決定権の尊重などが求められている．医療分野においては，「診療情報提供に関する指針」が別途定められ，遺族からの診療情報の開示に対応可能としている．年間5,000件超の個人情報を扱う医療機関は，本法が適用される個人情報取扱事業者に含まれているが，年間5,000件以下の医療機関においても努力義務として課せられている．その他，個人情報利用目的の特定に関する院内での公開・掲示，所有個人情報に関する院内規則の徹底遵守，委託先事業者での情報流出の防止など，さまざまな義務も課せられている．→医療情報開示（いりょうじょうほうかいじ）

個人精神療法（こじんせいしんりょうほう）［individual psychotherapy］
治療者と依頼者（患者）が1対1で行う精神療法．エビデンスが確立しているものでは，うつ病に対する認知行動療法，行動療法，対人関係療法，不安障害に対する認知行動療法，強迫性障害に対する行動療法，摂食障害に対する認知行動療法，対人関係療法などがある．わが国では精神分析的精神療法，精神力動的精神療法，来談者中心療法，森田療法も比較的よく行われているが，エビデンスの裏づけはまだ十分でない．主要な精神療法が個人精神療法である．対になる概念として集団精神療法があり，これは複数（通常は3～8人程度）の患者を同時に治療する精神療法である．治療の理念は個人精神療法と同様であるが，患者同士で意見を交換したり，社会技能訓練的要素を加えたりなど集団の利点をいかした治療が行える一方で，患者への個別対応が難しくなり，治療脱落率が高まる可能性もある．→強迫神経症（きょうはくしんけいしょう）

個人曝露防護具（こじんばくろぼうごぐ）［personal protective equipment；PPE］
⇒PPE

コスメティック・コンプライアンス［cosmetic compliance］
表面的な活動だけで実質的な成果がないにもかかわらず，定められた規則を「遵守している気になる」こと，うわべだけの遵守を意味する．リスクマネジメントで重視される現象であり，重大な事故や過誤への布石となるヒューマンファクターとされる．

枯草菌（こそうきん）［Bacillus subtilis］
土壌中，枯草に存在するバシラス属の胞子を形成するグラム陽性の好気性桿菌で，よく知られているものに納豆菌（Bacillus Natto）がある．非病原菌であるが，枯草菌を含むバシラス属は耐熱性のある芽胞をつくり，通常の煮沸，エタノール消毒などでは殺菌できない．芽胞に対してはグルタルアルデヒドによる消毒かオートクレーブによる滅菌が有効である．

枯草熱（こそうねつ）［hay fever；HF］
⇒花粉症（かふんしょう）

姑息的手術（こそくてきしゅじゅつ）［palliative operation］
主に悪性腫瘍の手術法で，腫瘍の進展が広汎で手術により切除しきれない場合や患者のリスクがきわめて高い場合に，姑息的に主病巣のみ切除する術式．消化管や胆道系の腫瘍が高度に浸潤している場合には，主病巣の切除を行わずにバイパス術のみ行うこともある．これに対し，主病巣とリンパ節を含めた系統的郭清を行う場合を根治的手術という．

誇大妄想 [delusion of grandeur, megalomania]　実際より自分の能力，血統，経済力，地位などを過大評価し，妄想内容と現実がちぐはぐであっても確信的で訂正不能なものをいう．血統妄想，宗教妄想，発明妄想，恋愛妄想などがあり，躁病，統合失調症，梅毒による進行麻痺などでみられる．

五炭糖 [pentose]　〈ペントース〉単糖類のうち，炭素原子5個をもつ糖類の総称．動植物界に広く分布し，生体内では糖質代謝の中間産物として存在するほか，リボース，デオキシリボースは核酸構成成分として重要である．

五炭糖リン酸経(回)路 [pentose phosphate pathway, pentose phosphate cycle]　〈HMP-側路〉グルコースを分解する経路の1つ．解糖系からグルコースから生成されるグルコース-6-リン酸が酸化的脱炭酸反応を受けてペントースリン酸とNADPHが生成され，さらに多くの酵素によってペントースリン酸はグルコース-6-リン酸に再転換される．NADPHは脂肪酸やステロイドの生合成に必須であり，リボース-5-リン酸は核酸合成に必須であり，本経路はこれらの供給源である．主に肝や脂肪組織に存在する．心筋や骨格筋にはほとんどない．

鼓腸 [meteorism]　腸管内にガスが溜まり，腹部膨満をきたした状態．食物の腸内での異常発酵，腸通過障害・腸管麻痺によるイレウスなどに起因する腸性鼓腸が大部分を占める．まれに穿孔性腹膜炎のため，腹腔内にガスが貯留することによるものもある．

骨萎縮 [bone atrophy]　局所性に骨梁がまばらとなり，そのため骨量（骨の密度）が減少した状態をいう．長期間の不動や麻痺などによって力学的な負荷がかからない場合，骨吸収の亢進や骨形成の低下が生じる（廃用性骨萎縮）．また，加齢や関節炎などの疾患によっても骨萎縮が生じる．なお，骨粗鬆症という名称は，全身性の病態を呈する場合に用いられることが多い．

骨移植 [bone graft；BG]　骨組織を他の骨部に移植すること．骨折の修復や変形した骨の固定のために行われる．移植する骨を移植片，受け入れる骨部を移植床という．移植片には自家骨，同種骨，異種骨がある．

骨塩量 [bone mineral, bone-salt]　骨は，主としてコラーゲンからなる基質と骨塩（骨のなかに含まれるカルシウムやリンなどのミネラル）からなる．骨粗鬆症は，基質と骨塩との比が一定で，ともに減少した場合である．骨塩定量法としては，光子吸収法と定量X線CT法がある．→骨密度（こつみつど）

骨格筋 [skeletal muscles]　主として骨格に分布し，身体の支持，運動をつかさどる横紋筋からなる筋組織，随意筋である．体重の50%以上を占め，大小400あまりの筋がある．→黄紋筋（おうもんきん），筋肉系（きんにくけい）

骨格系　▶大項目参照

骨[格]年齢 [bone age, skeletal age]　骨化の程度から判定した個体の年齢．小児期の身体的発育の評価は，通常，手骨のX線像による骨年齢と暦年齢とを比較して判定する．また代謝性疾患や骨形成障害などの診断にも利用される．

骨化中心 [ossification center]　〈骨核，骨化点〉人体の骨の大部分は初めに軟骨として存在し，それが骨化して骨となる．骨化は骨の全域で始まるのではなく，1か所ないし数か所で始まり，周辺に及ぶ．骨化の始まる部位を骨化中心もしくは骨化点とよぶ．長管骨を例にとると，骨化は骨幹の中心部で始まる．この部位を一次骨化中心とよぶ．中心部での骨化が進むと，やがて両端（骨端）の軟骨部位で骨化が始まる．この部位を二次骨化中心とよぶ．一次骨化中心は骨幹における骨化点であり，二次骨化点は骨端の軟骨部位での骨化点である．

骨幹 [diaphysis]　四肢などの長い骨の中央部をいう．長骨は中央部の柱状の骨幹と両端のやや膨れた骨端とからなる．骨幹の内部は管状を呈するので管状骨ともいわれる．内部は骨髄で満たされ髄腔とよばれる．壁は厚い緻密質によって構成され，海綿質に乏しい．髄腔は小児では赤色骨髄，成人では脂肪化した黄色骨髄で満たされる．→骨端（こったん）

骨・関節結核 [tuberculosis of bone and joint]　骨・関節の結核．通常，肺結核などの初期感染巣から結核菌が血行を介して骨・関節に至り発生する．骨病変は組織球性肉芽形成に始まり，やがて乾酪変性から膿瘍形成がみられる．脊椎に発生したものは脊椎カリエスといわれる．関節腔内が結核性肉芽によって狭まり，強い疼痛をきたし，また膝関節では歩行障害をきたす．治療は，排膿や穿刺，洗浄などのほか外科的手術による関節固定術などを行うこともある．→関節結核（かんせつけっかく），脊椎（せきつい）カリエス

骨棘 [bone spur]　〈骨増殖体〉加齢による変性，炎症，外傷などにより骨辺縁部に刺激が加わることで新生する骨性隆起（骨増殖体）を骨棘という．好発部位は椎間板変性による椎体上下縁や，変形性関節症による膝関節，股関節などである．→変形性関節症（へんけいせいかんせつしょう）

骨銀行 [bone bank]　〈骨バンク〉骨折や骨腫瘍，または人工股関節置換時に骨移植が必要になることがあるため，骨銀行で同種骨（人骨）を保存して使用することがある．これらの骨の採取は，日本組織学会の「ヒト組織を利用する医療行為の倫理的問題に関するガイドライン」，日本整形外科学会の「整形外科骨移植に関するガイドライン」「冷凍ボーンバンクマニュアル」などの規定に則り，倫理的に行われる必要がある．

骨形成不全[症] [osteogenesis imperfecta]　遺伝性の骨形成障害である．コラーゲン合成障害による脆弱な骨のために骨折を繰り返すもの，骨の変形をみる．通常は常染色体優生遺伝であるが，常染色体劣性遺伝のものもある．先天性骨形成不全症は分娩時に多発骨折から死産となることが多い．軽症で青色強膜，耳硬化症を合併するものをヴァンデルヘーヴェ症候群という．

骨産道　[bony birth canal]
産道のうち骨下方の小骨盤で構成される部分。骨盤は仙骨、尾骨および左右の寛骨で構成されるが、骨盤分界線によって上方の大骨盤と下方の小骨盤に区分される。このうち小骨盤が分娩に直接関係するので産科学ではこれを骨産道という。その内腔はやや前方に彎曲した円筒形をなし、骨盤腔とよばれる。骨産道は骨盤入口部、骨盤濶部、骨盤狭部および骨盤出口部の4部に区分される。→骨盤(こつばん)

骨腫　[osteoma]
骨芽細胞より発生する良性腫瘍で、主に頭蓋骨まれに顔面骨にみられる。充実性の硬性骨腫と多孔性の海綿状骨腫がある。骨表面に現れるものを外骨腫、骨髄内のものを中心骨腫という。骨以外の場所に発生する異所形成性骨腫もある。

骨腫瘍　[bone tumor]
骨膜、軟骨を含む骨に発生する腫瘍の総称(図)。原発性、続発性および腫瘍類似疾患、ならびに良性と悪性に大別される。

■図　骨腫瘍および骨腫瘍類似病変と長管骨の発生部位

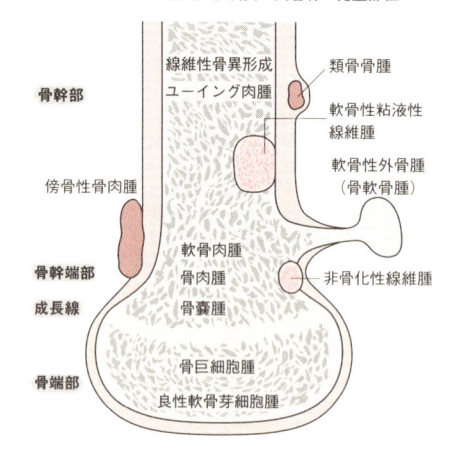

骨幹部
- 線維性骨異形成
- ユーイング肉腫
- 類骨骨腫
- 軟骨性粘液性線維腫
- 傍骨性骨肉腫
- 軟骨性外骨腫（骨軟骨腫）

骨幹端部
成長線
- 軟骨肉腫
- 骨肉腫
- 骨嚢腫
- 非骨化性線維腫

骨端部
- 骨巨細胞腫
- 良性軟骨芽細胞腫

骨髄　[bone marrow]
骨の内部の海綿質の骨小柱の間隙を埋める部位で、造血機能をもつ赤色骨髄と脂肪細胞で占められている黄色骨髄とに分けられる。成人では、体幹部、上下肢帯、上腕骨と大腿骨の近位端の部位が赤色骨髄になっている。

骨髄異形成症候群　[myelodysplastic syndrome；MDS]
造血幹細胞レベルでの異常により、骨髄は正ないし過形成であるが、末梢血では貧血を主体とする血球減少を呈する。いわゆる無効造血を主たる病因とする疾患群である。また、往々にして急性白血病に移行することから前白血病状態と考えられている。FAB分類では芽球30%未満のものをMDSと定義し、5病型に分類していたが、新しいWHO分類では芽球20%未満のものをMDSとし、20%以上を急性白血病と定義している。→白血病(はっけつびょう)

骨髄移植　▶大項目参照

骨髄液　[bone marrow aspirate]
骨髄腔内に満たされている造血幹細胞を含んだ液体。骨髄液中には、造血幹細胞以外に赤血球、免疫リンパ球、骨、軟骨、脂肪、心臓、神経、肝臓など多様な細胞に分化しうる性質をもった間葉系細胞(mesenchymal stem cell；MSC)や、血管を再生する血管内皮前駆細胞が存在することが明らかになってきており、再生医療などにおいても新たな細胞源として注目されている。検査あるいは骨髄液提供などの際に行われる骨髄穿刺は、後腸骨棘に穿刺針を刺入し採取される。

骨髄炎　[osteomyelitis；OM]
骨髄への感染に伴う炎症で、骨質や骨膜にも炎症は波及する。局所の疼痛、発熱、白血球増加などが主症状である。代表的なものに化膿性骨髄炎、結核性骨髄炎などがある。外傷後、手術後の化膿性骨髄炎は黄色ブドウ球菌、レンサ球菌、緑膿菌によるものが多い。→化膿性骨髄炎(かのうせいこつずいえん)

骨髄腫　[myeloma]
〈ミエローマ〉骨髄由来の形質細胞の悪性腫瘍。男性に多く、50歳より70歳代に好発する。頭蓋骨や脊椎、肋骨、骨盤、長管骨などの骨髄に発生する。多発的に腫瘤を形成する傾向がある。腫瘍性増殖によりM蛋白質を産生する。尿中にはベンス・ジョーンズ蛋白質がみられることがある。産生蛋白の種類によって分類される。→多発性骨髄腫(たはつせいこつずいしゅ)

骨髄腫グロブリン　[myeloma globulin]
⇨骨髄腫蛋白[質](こつずいしゅたんぱくしつ)

骨髄腫蛋白[質]　[myeloma protein]
〈M蛋白[質]、骨髄腫グロブリン、ミエローマ蛋白[質]〉骨髄腫患者の血清中に見出される蛋白質で、腫瘍化した形質細胞の産生する免疫グロブリンをいう。骨髄腫患者の尿中に見出されるベンスジョーンズ蛋白も、免疫グロブリンのL鎖の単量体または二量体である。→形質細胞白血病(けいしつさいぼうはっけつびょう)、ベンス・ジョーンズ蛋白[質]

骨髄生検　[bone marrow biopsy]
⇨骨髄穿刺(こつずいせんし)

骨髄線維症　[myelofibrosis]
骨髄では造血が行われるが、その骨髄が線維化して、正常の造血が行われなくなった状態。原発性と二次性がある。原発性は、血小板由来増殖因子(PDGF)などの線維化促進因子の関与が推察されている。二次性は、がんの骨髄転移が主な原因である。骨髄線維症では、造血は肝や脾で行われるようになり、肝の本来の働きが抑制され、慢性肝不全となる。出血傾向、腹水、浮腫がみられるようになる。末梢の血液像は、白血病のようにみえる類白血病反応を呈す。

骨髄穿刺　[bone marrow puncture]
造血の場である骨髄を、胸骨あるいは腸骨を穿刺して採取すること。血液疾患の診断や病状の把握のために非常に重要な検査であり、これにより造血の状況や白血

病細胞の有無をみる．有核細胞数，骨髄巨核球数，細胞分類（骨髄像），培養，病理，細胞表面マーカー，染色体や遺伝子などの検査が行われる．細胞密度や線維化あるいは組織構造などを把握するためには，骨髄組織ごと採取する骨髄生検が行われることもあり，この場合は腸骨の穿刺が行われる．→骨髄像（こつずいぞう），穿刺法（せんしほう）

骨髄像（こつずいぞう） [myelogram] 骨髄液を採取し，塗抹標本として固定したのちにギムザ染色を施行し，鏡検によって形態学的に細胞を分類し，百分率で表現する．再生不良性貧血，白血病などの血液疾患の診断や治療効果の判定，予後推定のために用いられる．

骨髄造影法（こつずいぞうえいほう） [osteomyelography] 〈経骨髄性静脈造影〉 骨髄内に造影剤を注入し，X線撮影を行う方法．現在ではほとんど行われない．

骨髄内輸液（こつずいないゆえき） [intraosseous infusion; IOI] 骨髄内に輸液する方法で，末梢静脈を数回穿刺して輸液ラインが確保できないとき，輸液路確保に時間がかかるときの緊急時の重症患者に対して適応となる．穿刺部位として脛骨が使われることが多い．あくまで緊急時の輸液路である．

骨髄培養（こつずいばいよう） [bone marrow culture] 骨髄成分を採取し，培地を用い生体内に近い条件下で無菌的に培養する方法．骨髄由来細胞の諸変化の観察に用いる．

骨髄バンク（こつずいばんく） [bone marrow donor registry] 〈骨髄移植推進財団〉 骨髄移植希望者や骨髄提供希望者（ドナー）の登録などを行い，必要時に提供できるシステムを指す．わが国では，日本骨髄バンク（JMDP）がその役割を担っている．組織は，主として公益法人である骨髄移植推進財団が，骨髄バンクへの啓発運動，患者登録あるいはドナー登録，移植コーディネートを行い，組織適合性を規定する重要な因子であるヒト白血球型抗原（HLA）の検査とデータ管理を行う組織として，日本赤十字社が運営する骨髄データセンターとで構成されている．→骨髄移植（こつずいいしょく）

骨髄抑制（こつずいよくせい） [myelosuppression, bone marrow depression; BMD] 骨髄は赤血球や白血球および血小板の産生，すなわち造血機能を担うが，骨髄抑制はこの正常な血球細胞の産生が障害された状態をいう．骨髄抑制の原因は，抗がん薬の副作用あるいは放射線療法によるものなどが多い．顆粒球減少による感染と血小板減少による出血傾向には，看護上とくに留意する必要がある．感染防止にあたっては，感染好発部位の十分な観察とリスクファクターの把握，出血傾向については，転倒や打撲の防止と実際の貧血時のケアが重要となる．

骨折（こっせつ） ▶大項目参照

骨折線（こっせつせん） [flacture line] 骨折線は骨が折れた線であり，折れ方や折れている方向を示し，骨折の分類に用いられている．骨折線の解剖学的位置によって①関節内骨折，②関節外骨折に分類される．また骨折線の走行によって①横骨折，②縦骨折，③斜骨折，④螺旋骨折に分類されている．

［骨折］遷延治癒（こっせつせんえんちゆ） [delayed union of fracture] ⇨骨折（こっせつ）

骨折治癒機転（こっせつちゆきてん） [flacture healing, bone healing, Knochenheilung] 骨折をすると骨折部位の出血・血腫形成が起こり肉芽組織が形成される．また血腫によって，血小板から骨形成や軟骨形成への関与が考えられる成長因子，transforming growth factor beta（TGFβ）などが分泌され仮骨形成を促進する．肉芽組織は徐々に吸収され，線維性仮骨になって骨折部位を埋めていき，骨折端同士を線維性に結合することで骨の癒合をはかる．骨折治癒に影響する因子としては，①全身的因子（年齢，栄養状態，骨代謝に影響する薬剤の使用など），②局所因子（感染の有無，骨折部の固定の良否，骨折の種類，骨折部の血流状態など）があげられる．癒合日数はこれらの影響因子や骨折部位によって違うが，おおよそ4～12週間が必要である．

骨折治療の3原則（こっせつちりょうのげんそく） ⇨骨折（こっせつ）

骨折治療の条件（こっせつちりょうのじょうけん） ⇨骨折（こっせつ）

［骨折］変形治癒（こっせつへんけいちゆ） [malunion] ⇨骨折（こっせつ）

骨粗鬆症（こつそしょうしょう） [osteoporosis; OP] 〈オステオポローシス〉 骨代謝において骨の吸収率が形成率を上回り，化学的な成分の変化はないが骨密度や骨量が病的に低下した状態．骨萎縮とほぼ同義であるが，骨萎縮は局所性の病態に用いられ，骨粗鬆症は全身性の病態に用いられることが多い．骨強度が著しく減少し，骨折を起こしやすい．原因には，加齢，廃用性，局所循環障害，代謝や内分泌異常などがある．老人性または閉経後骨粗鬆症，内分泌性骨粗鬆症，先天性骨粗鬆症，局所性骨粗鬆症などがあるが，高齢化が進むにつれて老人性骨粗鬆症が増加している．50歳以上，閉経後の女性に多く，背痛，腰痛，病的骨折を主症状とし，X線上椎体に魚の椎体様変化を生じる．防止には，歩行，日光浴，カルシウム含有の高い食物やビタミンDなどの摂取を心がけることが大切である．

骨端（こつたん） [epiphysis] 四肢などの長い骨（骨幹）の両端部．骨端の表層は骨幹の緻密質から続く薄い皮質（緻密質），内部は薄い骨質が交錯した海綿質（骨梁）からなる．骨端の多くは表面の一部がほかの骨と連結する関節面となり，その部分は関節軟骨で覆われる．骨端の海綿質の小腔は骨髄で満たされる．→骨幹（こっかん）

骨端線（こつたんせん） [epiphyseal line] 長骨の両端部分を骨端といい，この部分と骨幹との間の骨端軟骨が徐々に骨化することによって長骨は長軸方向に成長する．この骨端軟骨がX線によって線状にみえるものを骨端線とよぶ．骨端線の完全な骨化は成熟を意味し，骨端線も消失する．これを骨端閉鎖という．

骨端線離開（こつたんせんりかい） [epiphysiolysis] 成長期に起こる外力による骨端軟骨部位の障害．好発部位は橈骨（とうこつ）下端，大腿骨近位または遠位端，脛骨（けいこつ）下端など．代謝障害による骨疾患と

こつでんど

骨伝導 こつでんどう [bone conduction]
〈骨導〉気導に対応する用語で、音が頭蓋骨を伝わって内耳へ伝えられること。骨導音に対する感度は主として感音器の機能に左右され、鼓膜や耳小骨などの伝音器官を介さないので、これらに障害があっても聞こえ方には影響を受けない。オージオメトリーの結果から、気導聴力閾値の上昇があっても、骨導聴力閾値が正常な場合には伝音性難聴、気導聴力閾値も骨導聴力閾値も同じ程度に上昇しているものは感音性難聴という。→感音性難聴(かんおんせいなんちょう)

骨導聴力検査 こつどうちょうりょくけんさ [bone conduction test (audiometry)]
音波の振動が骨を伝わり直接内耳に入ることを骨導といい、これを利用した検査法。振動子を乳突部あるいは前額部に当てて行う。中耳伝音系を介する気導検査と併せて行い、伝音系と感音系の障害の鑑別に利用される。→聴覚検査(ちょうかくけんさ)

骨突起 こつとっき [apophysis]
〈骨起〉きわだった骨の突出部あるいは骨面からの突起ないしは隆起の総称として用いられる。

骨軟化[症] こつなんかしょう [osteomalacia]
骨端軟骨層は成人になると閉鎖するが、ビタミンD代謝障害、血中カルシウムの骨組織への沈着障害があると、骨が徐々に軟化・脆弱化して変形を起こして「くる(佝僂)病」様の症状を示す。これを骨軟化症といい、軽度の疼痛、歩行困難をきたす。→くる(佝僂)病、骨粗鬆症(こつそしょうしょう)

骨肉腫 こつにくしゅ [osteosarcoma；OS]
原発性悪性骨腫瘍の代表的疾患。大腿骨下部、脛骨(けいこつ)上部に多く、10歳代に好発。男性にやや多い。疼痛による歩行障害を初期症状として発症し、患部の腫脹、病的骨折などをきたす。治療は外科的切断術を中心とするが、肺転移・死亡の転帰をとるものが多い。

骨盤 こつばん [pelvis]
左右2個の寛骨と、仙骨、尾骨からなる。骨盤は大骨盤と小骨盤とに分けられ、大骨盤は骨盤分界線の上の部分で主として翼状に広がっている腸骨からなる。小骨盤は女性の場合、分娩時に胎児が通過する彎曲した骨道で、骨盤入口、骨盤腔、骨盤出口からなる。また骨盤には4つの関節(2つの仙腸関節、恥骨結合、仙尾関節)があり、ごくわずかしか可動性がないが、妊娠中はホルモンの作用により靭帯に柔軟さと伸展が生じ、関節にゆるみができて、児頭の通過が可能になる。男女の骨盤を比較すると、男性の骨盤は狭く深いが、女性の骨盤は幅広く浅く、比較的大きい。骨盤は胎児およびその付属物の通過路で骨産道ともいう。→仙骨(せんこつ)

骨盤位 こつばんい [breech presentation, pelvic presentation, Beckenendlage；BEL]
分娩時のハイリスク体位の1つで、子宮の下方に胎児の骨盤端があり、子宮底に児頭があるもの。骨盤位分娩は、全分娩の4〜5%程度みられる。骨盤位は分娩時の両下肢の位置により、さらに殿位、膝位、足位に分けられる。この骨盤位分娩では先進部が小さいので、後続の児頭が通過障害を起こし、外科的損傷や低酸素症をきたす可能性が高い。→胎位(たいい)

骨半規管 こつはんきかん [osseous semicircular canals]
⇨三半規管(さんはんきかん)

骨盤腔鏡法 こつばんくうきょうほう [culdoscopy]
⇨カルドスコピー

骨盤計測 こつばんけいそく [pelvimetry]
分娩に影響を与える骨産道の大きさ、形状を把握するために行う。方法にはX線計測と外計測、内計測がある。X線骨盤計測には、マルチウス法(入口面撮影法)、グースマン法(側面撮影法)がある。本法により、骨盤の形状を観察するだけでなく、胎児の大きさおよび胎位・胎向と骨盤の大きさを比較することができる。この検査は妊娠後期の定期健康診査や分娩開始後に行われる。フィルム感度の改善などにより、母子の被曝線量はほとんど問題にならない。骨盤外計測にはブライスキーあるいはマルチン骨盤計を用いる。骨盤内計測は、内診によって行われる。→X線骨盤計測、狭骨盤(きょうこつばん)、棘間径(きょくかんけい)、児頭骨盤不均衡(じとうこつばんふきんこう)

骨盤結合[組]織炎 こつばんけつごうそしきえん [pelvic cellulitis, parametritis]
骨盤腹膜・骨盤底筋膜と骨盤壁との間の子宮・直腸・膀胱などを含む広い結合組織の炎症で、子宮傍(結合)組織炎と一般に同義である。大部分は、分娩時、流早産時の損傷、各種避妊用具に起因し、発熱を主症状とし、下腹痛を伴うことが多い。治療は、安静と抗菌薬による薬物療法である。

骨盤牽引 こつばんけんいん [pelvic traction]
骨盤の腸骨翼部分にバンドをかけ、重錘で引くか、または身体が頭部方向に若干移動するように、ベッドを傾斜させることによって牽引を行うこと。骨盤骨折の保存的治療や、腰痛疾患に対する安静を兼ねた治療に用いられる。→牽引療法(けんいんりょうほう)

骨盤骨折 こつばんこっせつ [pelvic fracture, fracture of pelvis]
骨盤とは仙骨から両側の腸骨、前方の恥骨、後下方の坐骨までを指すが、このいずれかの骨の単独骨折と、これらの骨によってつくられる骨盤環の骨折の両者を合わせて骨盤骨折という。原因としては交通事故、高所からの転落、重量物による強い圧迫などの強大な外力による場合がほとんどで、しばしば多量の出血によるショックや骨盤内臓器の損傷などを伴う。単独骨折は安静により治癒する。骨盤環骨折でも安静、コルセットの装着で治癒するが、股関節に骨折線が入り、しかも明らかな転位がある場合は、関節機能障害を残すので、手術により正確な整復・内固定を行う。

骨盤軸 こつばんじく [pelvic axis]
〈骨盤誘導線〉骨盤入口から骨盤出口の各平面の前後径中心を結ぶ想像上の線。仙骨内面にほぼ並行する線である。胎児の産道通過はこの線に沿って行われる。また、骨盤入口軸(骨盤入口面前後径の中央を通る垂直線)と骨盤出口軸(骨盤出口面前後径を結ぶ線)は、棘間径または第3仙椎の高さで交わり、この部を産道の膝部という(骨盤軸の方向転換点であり、児頭の第2回旋はこの部で行われることが多い)。→分娩(ぶんべん)

骨盤出口[面] こつばんしゅつこうめん [[plane of] pelvic outlet]
尾骨と両側坐骨結節と恥骨結合下縁で

囲まれている面をいう．その広さは分娩経過を左右する．

骨盤底筋群体操〔pelvic floor muscle exercise ; PFME〕
主に女性の腹圧性尿失禁の行動療法として行われる．脆弱した骨盤底筋群（外尿道括約筋，肛門挙筋，肛門括約筋ほかで構成）を鍛えることによって下垂した膀胱の位置を修正し，尿失禁を改善させる方法．具体的には，肛門と腟の収縮と弛緩を随意的に繰り返すようにする．その際，収縮を5秒間持続させる方法と収縮・弛緩をテンポよく繰り返す方法の両方を行うようにする（図）．3か月間程度継続すると効果が現れるとされている．→失禁（しっきん）

■図　骨盤底筋群体操の例

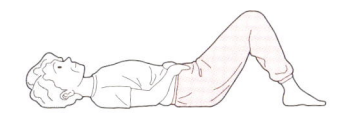

① 仰臥位になり，膝を立て，手を腹の上に置く
② 肛門，尿道，腟を締め，骨盤底筋を3～5秒間収縮後，弛緩する．これを5回繰り返す
③ 次に収縮持続を2秒程度に短縮し，同じ体操を繰り返す．これは5回程度から始め，慣れてきたら20回くらい繰り返す

骨盤入口〔面〕〔〔plane of〕pelvic inlet〕
小骨盤入口部上に描かれる概念上の平面で，前方は恥骨結合上縁，側方は腸骨無名線，後方は岬角（こうかく）上にできる．円形かハート形の面で，その広さは分娩経過を左右する．

骨盤腹膜炎〔pelvic peritonitis〕
管内性上行感染による付属器炎または子宮内膜炎が小骨盤腔内の腹膜に波及し，炎症が起こったもの．このうち，子宮付属器炎を中心としてダグラス窩に及ぶ炎症をとくに骨盤内炎症性疾患（pelvic inflammatory disease ; PID）とよぶ．上行性感染を起こしやすいものは淋菌，クラミジア，大腸菌などであり，下行性のものには大腸菌，ブドウ球菌などの頻度が高い．また，虫垂炎の穿孔や開腹手術時の汚染によっても発症する．ともに急性，のちに慢性の経過をとる．発熱，帯下，性器出血をともなうことが多く，炎症の強さ，時期によって，付属器部分の圧痛，性交痛，下腹痛，頻尿，残尿感などの尿路系の症状，悪心，嘔吐などの腹膜刺激症状を伴うこともある．診断は内診，子宮頸管分泌物の培養，ダグラス窩穿刺による分泌物の培養あるいは腹腔鏡検査（ラパロスコープ）などによって行う．抗菌薬の投与を主とした治療を行うが，難治性のものは開腹する．

骨盤誘導線〔pelvic axis〕⇨骨盤軸（こつばんじく）

骨膜炎〔periostitis〕
ブドウ球菌，レンサ球菌などによる骨膜の炎症．局所の熱感，自発痛，発赤，腫脹，また全身症状として発熱などがみられる．多くの場合，骨髄炎を伴う．

骨密度〔bone mineral density ; BMD mg/cm³〕
骨塩定量法〔光子吸収法（単一光子吸収法，二重光子吸収法）と定量X線CT法〕によって得られる．任意の被験骨横断部の平均骨塩量を骨幅で除したものが骨密度である．二重光子吸収法によって腰椎，大腿骨中枢軸など，定量X線CT法によって腰椎海綿骨骨密度が計測できる．骨密度の測定結果は，骨折の危険度の指標となる．→骨塩量（こつえんりょう）

固定蕁麻疹〔urticaria perstans〕
慢性痒疹の1つである結節性痒疹とほぼ同義語であり，昆虫刺症などに主に四肢伸側に発症する硬い小結節ないし結節であり，瘙痒が強い．その病型から単純性固定蕁麻疹，丘疹状固定蕁麻疹，扰状固定蕁麻疹に分類される．いわゆる蕁麻疹とは異なるものである．→蕁麻疹（じんましん）

固定チームナーシング〔fixed team nursing〕
1看護単位で2つ以上のチームを編成し，そのチームをある一定期間固定し，そのチームの受持患者グループをリーダーとチームメンバーが継続して24時間をとおしてケアする方式．チームナーシングよりは，患者は少なく固定された看護師によってケアを受けることができ，固定した限られたチーム員であることにより，看護の責任はチームナーシングよりは明確である．→看護方式（かんごほうしき），チームナーシング

固定薬疹〔fixed drug eruption〕
皮膚粘膜移行部，四肢に好発する境界明瞭な貨幣大～手掌大の円形の紅斑で，ときに紅紫色を呈し，また水疱・びらんを形成することもある．ある特定の部分のみに発症する．サルファ薬，バルビタール薬，ピラゾロン薬などによることが多い．→薬疹（やくしん）

固定用装具〔orthosis, orthopedic appliance〕
整形外科治療で主に用いられ，基礎疾患の治療の補助的治療法である．固定，負荷，支持や変形矯正などを目的とする．本来，基礎疾患が治癒すれば不要となるべきものであるから，装具使用の適応は厳重にする必要がある．装具の種類は使用する部位によって下肢装具，上肢装具，体幹装具，靴型装具の4つに分類されている．

コデイン〔codeine〕
〈リン酸コデイン〉アヘンに含まれる麻薬性鎮痛薬．鎮痛作用はモルヒネより弱いが鎮咳作用が強く，主に鎮咳薬として用いられる．麻薬に指定されているが，コデインの100倍散は含量が少ないため，家庭麻薬として麻薬の取り締まりから除外されている．→アヘン，鎮咳薬（ちんがいやく）

孤独感★〔loneliness〕
NANDA-I分類法IIの領域6《自己知覚》類1〈自己概念〉に配置された看護診断概念で，これに属する看護診断としては〈孤独感リスク状態〉がある．

ことばのサラダ〔word salad〕
思考過程の障害の1つである滅裂思考が極端になった状態である．相互関連性のない単語を単に羅列して表現するため，聞いている人には何を表現しようとしているのか全く理解できない．統合失調症の症状としてみられる．

ゴナドトロピン　[gonadotropin, gonadotropic hormones]

〈性腺刺激ホルモン〉性腺に作用し，その発達，機能発現を促進する糖蛋白ホルモン．下垂体から分泌されるものと胎盤から分泌されるものがある．下垂体性ゴナドトロピンには卵胞・精子の発育を刺激する卵胞刺激ホルモン(FSH)と，卵巣の黄体，精巣のライディッヒ(Leydig)細胞に作用し，女性では排卵誘発を促す黄体形成ホルモン(LH)とがある．ヒト絨毛性ゴナドトロピン(hCG)は，妊娠初期に胎盤から多量に分泌され黄体のプロゲステロン分泌を促し胎盤形成に役立つ．妊娠の確認に尿中のhCG の上昇の有無が調べられる．→黄体形成(おうたいけいせい)ホルモン，ヒト絨毛性ゴナドトロピン，卵胞刺激(らんぽうしげき)ホルモン

ゴナドトロピン放出ホルモン

[gonadotropin releasing hormone；GnRH]〈LH-RH, LRF, ゴナドリベリン〉10個のアミノ酸からなるペプチドで視床下部ホルモンの1つ．下垂体に作用し，黄体形成ホルモン(LH)と卵胞刺激ホルモン(FSH)の分泌を促進する．GnRHアナログ(リュープロレリン)は前立腺がんの治療に用いられる．

ゴナドリベリン　[gonadoliberin]
⇨ゴナドトロピン放出ホルモン

ゴニオメーター検査　[goniometer]
〈斜面台検査〉迷路疾患の平衡検査を行うための装置のこと．一端を任意の高さに持ち上げることが可能な厚板からできている．一端を漸次持ち上げていって，患者が平衡を保てなくなったときの角度を記録する．

コバルト照射療法　[cobalt radiotherapy]
コバルト60(^{60}Co)を用いる悪性腫瘍の放射線療法．β線および高エネルギーγ線を利用する．組織挿入用のコバルト針，管，体腔内用の^{60}Co小球や大量深部療法の遠隔照射法などがある．

小人症　[dwarfism]
〈侏儒症，低身長症〉同世代，同年齢，同性の健者に比べて著しく身長の低い(同年齢の3パーセンタイル以下)ものをいう．通常，成人では1m未満を小人症として取り扱う．骨の成長に関する因子は多く，種々の原因による小人症がある．①身長のみが小さく，ほかに全く異常のない体質性(原発性)小人症，②染色体異常に伴う小人症(ターナー症候群など)，③骨系統疾患による小人症(先天性軟骨異栄養症)，④先天性代謝異常による小人症，⑤内分泌異常による小人症(下垂体性小人症，甲状腺性小人症)，⑥腎不全による小人症，がある．

鼓桴状指　[clubbed (drumstick) finger]
⇨ばち[状]指

コプリック斑　[Koplik's spot]
〈はしか口内疹〉麻疹の症状の1つで，口腔内の頬粘膜に現れるやや隆起した紅暈で囲まれた白色の小斑点のこと．皮膚発疹の1～2日前に現れるので早期診断に重要である．数日後に消失する．Henry Koplik(1858～1927，米，小児科)．

個別看護　[primary nursing]
⇨プライマリーナーシング

個別看護方式　[attending nursing]
⇨受持制看護(うけもちせいかんご)

股ヘルニア　[femoral hernia]
⇨大腿(だいたい)ヘルニア

コホート研究　[cohort study]
疾病などの事象の発生要因を明らかにすることを目的として行われる人間集団を対象に行う分析疫学の1手法．コホートの語源は古代ローマの歩兵隊の単位(300～600名)で，疫学では共通因子をもった人間集団を意味して用いられている．発生に関与すると思われる危険因子に曝露された集団(コホート)とそうでない集団の2つの集団を対象に，これらコホートの罹患率や死亡率などと危険因子との関連を追跡する研究方法で追跡研究(follow-up study)ともよばれる．観察期間が長期化することが多く，費用・労力がかかること，診断の正確性の保持が困難なこと，発生がまれな疾患の研究に適さないことなどが研究手法上の欠点であり，曝露要因に関する信頼度が高いこと，相対危険度・寄与危険度を直接算出できることなどが利点である．

鼓膜　[tympanic membrane；TM]
外耳道と中耳腔の境をなす厚さ約0.1mmの薄い膜をいう．真珠様光沢があり，長径8～10mm，短径6～7mmの卵円形で，内側中央部にツチ骨が付着して内側に陥凹した浅い笠形をなす．鼓膜は音波によって振動し，それをツチ骨に伝える．→聴覚(ちょうかく)，聴管検査

鼓膜切開術　[tympanotomy, myringotomy, paracentesis]
急性中耳炎や滲出性中耳炎に対し，鼓膜を切開し，中耳腔内の排膿・排液をはかる手術．また耳管狭窄が強度で通気不能の場合にも行われる．麻酔後，膨隆部を放射線維に対し直角に切開する．

鼓膜穿孔　[perforation of tympanic membrane]
外傷性と中耳炎による炎症性とがある．ときに出血，耳痛，聴力低下をみることがある．

KOMIチャートシステム　[KOMI chart system]
ケアの対象者の生活の状態を認識面と行動面の両面からとらえるための「生活過程評価チャート」である「KOMIチャート」を主軸にした記録システム．KOMIとはKanai Original Modern Instrumentの略称で，開発者の金井一薫(1948～，看護学)氏の名前に由来する．人間の認識・生命過程・生活過程・社会過程の4種の相互関連に注目し，制限された「生活過程」を援助(代行)することをケア(看護・介護)と規定する立場をとるが，ナイチンゲールやヘンダーソンらの影響を強く受けつつ，わが国の保健医療システムや高齢者・障害者の特徴をふまえた独自の方法論を模索した結果であり，公的介護保険下でのケアプラン作成やケアマネジメントのツールとしての役割も考慮されている．具体的な記録システムとしては，①フェイスシート(初期情報用紙)，②生命過程および生活過程判定用紙，③ケア計画作成用紙，④サマリー(要約)用紙，の4部門からなる．「KOMIチャート」は②の生活過程判定用紙に対応し，生命過程判定用紙として「KOMIレーダーチャート」が考案されている．

コミュニケーション ▶大項目参照

コミュニケーション* [communication] NANDA-I分類法Ⅱの領域5《知覚/認知》類5《コミュニケーション》に配置された看護診断概念で、これに属する看護診断としては《言語的コミュニケーション障害》《コミュニケーション促進準備状態》がある.

コミュニケーション促進準備状態* [readiness for enhanced communication] NANDA-I分類法Ⅱの領域5《知覚/認知》類5《コミュニケーション》に属する看護診断で、診断概念としては《コミュニケーション》である.

ゴム腫 [gumma] 〈梅毒腫〉第3期梅毒の特徴的な皮膚病変で、表在性から深在性の結節性ゴム腫に移行する. ゴム様の弾力がある褐色性結節が潰瘍、壊死、豚脂様苔癬、瘢痕治癒を呈しつつ拡大し、深部に進む.

COML [consumer organization for medicine & law] NPO法人「ささえあい医療人権センター」の英文表記の略称.「賢い患者になりましょう！私たち一人ひとりが『いのちの主人公』『からだの責任者』」をモットーに、医療を消費者の目でとらえようと、1990(平成2)年に活動を開始した.「患者中心の開かれた医療」「患者の主体的な医療への参加」「患者と医療者が、対話と交流のなかから、互いに気づき合い、歩み寄ることのできる関係づくり」の実現を目指している.

コメガーゼ [narrow gauze] 創部や瘻孔に挿入し、排液、外孔の保持などの目的で使われるガーゼ. 幅1〜4 cm、長さ7〜15 cmくらいに切り、滅菌処理をする. 使用時に枚数の確認とガーゼの一端を体外に出すことが必要.

5-メチルウラシル [5-methyluracil] ⇨チミン

コメディカル・スタッフ [co-medical staff] 〈パラメディカル・スタッフ〉病院職員のうち、診療補助部門の職員の総称. 診療放射線技師、臨床検査技師、医療ソーシャルワーカー(MSW)、理学療法士、作業療法士、栄養士など、医療の協働従事者として医療に関与し、協力する職員. →医療(いりょう)チーム

こより浣腸 [koyori enema] 生後2〜3か月くらいまでの乳児の便秘時に用いられる. 1本のこよりを折り曲げ、よりあわせたものに潤滑油をつけて肛門を刺激することにより、排便を促進させる.

コラーゲン [collagen] 結合組織を構成する主な蛋白質成分で、膠原質ともいう. コラーゲン分子が束状に集合してコラーゲン線維となり、骨、腱、角膜、象牙質、軟骨などの組織を形成する. →糖蛋白[質](とうたんぱくしつ)、トロポコラーゲン

コリンエステラーゼ [cholinesterase ; ChE] コリンエステルをコリンと有機酸に加水分解する酵素. 神経、筋、赤血球に存在し、アセチルコリンを特異的に作用する真性コリンエステラーゼと、アセチルコリン以外の種々のコリンエステルに作用する偽性コリンエステラーゼがある. 後者は肝機能検査に用いられる. 有機リン剤の農薬やサリンの中毒では真性コリンエステラーゼが阻害される.

コリン作動性神経 [cholinergic nerve] 〈コリン性神経〉刺激により末端からアセチルコリンを遊離する神経線維. 自律神経(主に副交感神経)線維、運動神経線維、汗腺、血管拡張神経線維が該当する.

コリン作用薬 [cholinergic drugs] ⇨副交感神経[様]作用薬(ふくこうかんしんけいようさようやく)

コリン性神経 [cholinergic nerve] ⇨コリン作動性神経

コルサコフ症候群 [Korsakoff syndrome] 〈健忘症候群〉記銘力障害、見当識障害、作話症からなるものであるが、とくに記銘力の障害を根底とする症候群である. 間脳、とくに乳頭体付近の損傷の際に最も典型的な形で出現するが、大脳皮質の広汎な障害でも起こる. アルコール症患者にみられることが多く、しばしばウェルニッケ脳症や多発性神経炎を伴う. 脳梅毒、脳腫瘍、変性疾患をはじめ、糖尿病、二酸化炭素(CO_2)中毒でも起こることがある. Sergei S. Korsakoff(1853〜1900、ロシア、精神科). →記憶錯誤(きおくさくご)、記憶障害(きおくしょうがい)、記銘障害(きめいしょうがい)

コルセット [corset] 脊椎に対する荷重軽減、固定の目的で用いる体幹を被覆する治療上の装具. 脊椎の支持、疼痛の軽減、姿勢や変形の矯正などに使用される. 種類として硬性コルセット、軟性コルセット、金属枠コルセット、矯正コルセットがある.

コルチコイド [corticoid] 副腎皮質で合成されるステロイドホルモンの総称. 主な作用機序から水・電解質代謝に関与するミネラルコルチコイド(アルドステロン、その他)、糖、蛋白質、脂質、電解質代謝に関与するグルココルチコイド(コルチゾール、その他)および性ホルモンに大別される.

コルチコステロイド [corticosteroid] ⇨コルチコイド

コルチコトロピン [corticotropin] ⇨副腎皮質刺激(ふくじんひしつしげき)ホルモン

コルチゾール [cortisol] 〈ヒドロコルチゾン〉副腎皮質で生合成されるグルココルチコイドの一種で生命維持に必須のステロイドホルモンである. 糖新生を促進する. 生合成の欠乏症はアジソン病、過剰症はクッシング症候群と定義される. 強力な抗炎症薬としても使用される. →アジソン病、クッシング症候群、副腎皮質(ふくじんひしつ)ホルモン

コルチゾン [cortisone] 〈酢酸コルチゾン〉 副腎皮質で生合成されるステロイドホルモンの1つ．抗炎症作用や血糖上昇作用はコルチゾールより弱い．

コルドトミー [cordotomy] ⇨脊髄視床路切断術（せきずいししょうろせつだんじゅつ）

コルヒチン [colchicine] ユリ科のイヌサフランに含まれるアルカロイド．痛風の発作早期に服用すると著効する．→アルカロイド

ゴルフ肘（ひじ） [golf elbow] ⇨テニス肘

コルポイリーゼ [colpeurysis] ゴム製のバルーン（コルポイリンテル）を腟内に挿入し，生理食塩液を注入して膨らませ，子宮腟部，頸管などを圧迫刺激する操作をいう．骨盤神経節の刺激による陣痛・分娩の促進や，圧迫により骨盤位，横位，前期破水の際の羊水の漏出を予防できる．また，臍帯の卵膜付着が診断されたときには，子宮口の開大前に破水が起こるのを防ぐために用いられることもある．

コルポイリンテル [colpeurynter] 腟内に挿入して腟腔を拡大する器具であり，ゴム製の袋である．→コルポイリーゼ

コルポスコピー [colposcopy] 〈腟拡大鏡診〉 子宮頸がんの早期発見を目的としたもので，子宮腟部表面に照明をあて，拡大鏡（5〜40倍）で視診する．必要により，細胞診，組織診を行う．→腟鏡診（ちつきょうしん）

コレスチミド [colestimide] 胆汁酸排泄促進薬．2-メチルイミダゾールとエピクロロヒドリンの共重合体で，錠剤あるいは顆粒として服用するが，体内に吸収されず，腸管内で胆汁酸を吸着して便中に排泄される．医薬品のコレバインとして，高コレステロール血症，家族性高コレステロール血症に効能を有する．

コレステリン [cholesterin] ⇨コレステロール

コレステリン石（せき） [cholesterin stone] ⇨コレステロール結石

コレステロール [cholesterol ; Ch] 〈コレステリン〉 代表的なステロイドアルコールで，動物界に広く分布する脂質成分の1つ．体内では生体膜の構成物質として，また性腺ホルモン，副腎皮質ホルモン，ビタミンD，胆汁酸などの前駆体として重要である．卵黄，肉類，モツ，イカ，エビなどの動物性食品に多く含まれている．ヒトでは，食物から1日に約0.3g摂取するが，大部分は体内（肝）でアセチル補酵素A（CoA）から生合成される（1.5〜2g/日）．肝はコレステロール代謝の主要臓器で，合成と胆汁中への分泌，腸管循環により量的調整を行っている．血中コレステロールの大部分はLDL（低比重リポ蛋白）の形でエステル型として存在しており，その病的な増加はアテローム性動脈硬化症の原因となる．

コレステロール吸収阻害薬（きゅうしゅうそがいやく） [cholesterol absorption inhibitor(s)] コレスチラミンなどの陰イオン交換樹脂は不溶性であり，消化管から吸収されず，構造中に含まれる塩素イオンによるイオン交換で腸管内の胆汁酸を吸着し，胆汁酸の腸管循環を阻害する．この結果，コレステロール低下作用を示す．→イオン交換樹脂

コレステロール結石（けっせき） [cholesterol stone, cholesterol gallstone] 〈コレステリン石〉 胆汁内のコレステロールが析出し凝集してできた胆石．大きさは指頭大で硬く，乳白色を示す．胆管よりも胆嚢内で多く発生する．主成分はコレステロールのほか，蛋白質，胆汁色素をも含む．→結石（けっせき）

コレラ [cholera] グラム陰性桿菌のコレラ菌による急性伝染病．3類感染症および検疫感染症の1つ．患者の排泄物や糞に汚染された飲食物による経口感染で伝播する．汚染輸入食品を介しての感染や輸入例が近年注目される．潜伏期は1〜3日で激しい下痢と米のとぎ汁様便が特徴．流行地への旅行者には予防接種が義務づけられているが，その効果は必ずしも十分ではない．輸液など脱水症状に対する処置が重要である．

コロイド [colloid] 〈膠質〉 原子あるいは低分子より大きい，およそ5μm〜0.1μmの粒子が媒質に分散した状態をいう．固化していない流動性のコロイドをゾル（sol）またはコロイド溶液とよび，ゼリー状に固化したものをゲル（gel）とよぶ．

コロストミー [colostomy] 消化管ストーマのうち，結腸の一部を体外に誘導したストーマの総称．造設される腸の部位により，上行結腸ストーマ，横行結腸ストーマ，下行結腸ストーマ，S状結腸ストーマと分けてよばれる．または結腸に人工肛門を造設する手術のことをいう．→ストーマケア

コロトコフ音（おん） [Korotkoff sound] 非観血式血圧測定の際に聴診される血管音．カフの加圧により遮断された血流が，カフ減圧時に再開する際の血流変化を利用した測定法である．カフ圧の低下に伴い音色が変化し，変化する点をスワンの1〜5点とよぶ．第1点に対応したカフ圧を収縮期血圧，第5点（音消失）を拡張期血圧と判定する．Nikolai Sergeevich Korotkoff（1874〜1920，ロシア，医師）．

コロニー [colony] 〈集落〉 微生物学では細菌や真菌が固型培地上で増殖し，形成される集塊（集落）をいう．1つの集落は1個の細胞が増殖したものとみなされ，その形や色，大きさなどは，菌の鑑別や分類などに重要である．さらにコロニー数を計算することで一定量中に含まれる細菌の総数を知ることが可能となる．なお，コロニーは動物細胞の培養などでも用語として使われる．

混合栄養（こんごうえいよう） [mixed feeding] 母乳分泌不足で乳児の哺乳必要量を満たすことができない場合，あるいは母親の勤務などで母乳のみで栄養できない場合に，粉ミルク・牛乳などの人工栄養で母乳不足を補い乳児を育てることをいう．また，その栄養分その

混合型脱水 [mixed dehydration]
⇨脱水症（だっすいしょう）

混合感染 [mixed infection]
2種類以上の病原菌が関与している感染をいい，一般に重篤化することが多い．嫌気性菌と好気性菌の混合感染の場合では，互いに増殖に有利な条件をつくり出し感染を増悪させる．

混合診療 1疾患に対する一連の診療行為において保険診療と自由診療を併用すること．わが国の医療保険制度では，混合診療は原則として認められていない．ただし，厚生労働大臣の定める高度先進医療や選定療養については，患者の同意のもとに医療機関が追加料金を患者から徴収できる特定療養費制度を導入している．

混合性結合[組]織病 [mixed connective tissue disease；MCTD]
オーバーラップ症候群の一種．抗RNP（リボヌクレオ蛋白）抗体価が高値を示し，レイノー現象，多発性関節炎，肺拡散能低下，手指の腫脹，筋炎といった全身性エリテマトーデス（SLE），進行性汎発性強皮症，および多発筋炎病の症状が混然としてみられる．特異な臨床症状，検査所見などにより膠原病の一種とみなされる．厚生労働省指定の特定疾患に含まれる．

混合性頭痛 [combined headache]
⇨頭痛（ずつう）

混合ワクチン [combined vaccine]
2種類以上の異なった病原体のワクチンを混合したもの．DPT（ジフテリア，百日咳，破傷風）ワクチン，DT（ジフテリア，破傷風）ワクチン，MR混合（麻疹，風疹）ワクチン，MMR（麻疹，おたふくかぜ，風疹）ワクチンがある．現在，わが国では，MMRは使用されていない．→3種混合ワクチン

コンゴーレッド(赤)試験 [Congo red test]
針生検や内視鏡下生検による診断法が確立する以前に行われたアミロイド症の検査．コンゴーレッドのアミロイドとの親和性を利用したもので，1％溶液を静注し，1時間後の血中消失率を測定してアミロイド症の診断に応用する．80％以上の消失率を示した場合，アミロイド症を疑う．現在でもコンゴーレッドは生検組織の染色に用いられている．→アミロイドーシス

コンサルテーション・リエゾン精神医学
[consultation-liaison psychiatry] ⇨リエゾン精神医学

コンジローマ [condyloma]
尖圭コンジロームと扁平コンジロームの2種類がある．尖圭コンジロームはヒトパピローマウイルスによる感染で起こり，外陰部に好発することが多い．治療は，外用薬療法と疣贅を切除する外科的治療がある．扁平コンジロームは梅毒によるもので，外陰部，肛門にみられることが多い．湿潤性の丘疹がみられ，しばしば漿液性の滲出液を伴うが，感染源となるので注意が必要である．

昏睡 [coma]
重篤な意識障害のこと．周囲の刺激に対してほとんど反応しなくなった状態で，音刺激や疼痛刺激に対して覚醒しない．随意運動（自ら身体を動かす）はないが，反射は残存することがある．ジャパン・コーマスケール（JCS；3-3-9度方式）にてⅢ-100以上の意識障害に相当．広汎な大脳障害や上部脳幹障害で生じる．→意識障害（いしきしょうがい）

昏睡体位 [coma position]
〈コーマ体位，シムス位〉昏睡患者の気道確保，口腔内吐物の誤嚥予防のためにとられるシムス位のこと．下側になる部位の血行障害を防止するため，定期的に体位変換を行う．→体位（たいい）

コンタクトレンズ [contact lens]
近視や乱視などの屈折異常の視力の矯正を目的に眼鏡に代わって角膜上に装着するレンズをいう．硬さから，ハードコンタクトレンズ，ソフトコンタクトレンズがあり，装着可能時間では，毎日取りはずすものと連続装着できるものがある．洗浄の必要のない，ディスポーザブルコンタクトレンズも販売されている．不潔な装着方法，目薬の誤った使い方などにより角膜炎などを発症する危険性がある．また，無虹彩や白子眼などの医用目的や美容用としてカラーコンタクトレンズなどもある．医療用（medical use）として角膜病変に用いるものもある．→ソフトコンタクトレンズ

混濁尿 [cloudy urine]
尿中の細菌，白血球，脂肪球，塩類の析出などによる混濁．尿沈渣の鏡検によりその原因を鑑別する．

コンチネンス [continence]
コンチネンスは「禁制」と訳され，尿や便の排出をコントロールする能力のことである．この能力が障害されると，尿や便の失禁（インコンチネンス）といった症状をきたす．この排泄のコントロールには，単に膀胱・尿道や直腸・肛門の機能だけではなく，認知や神経反射，運動などの機能，さらにはそれらと排泄環境とのマッチングが影響している．→コンチネンスケア，失禁（しっきん）

コンチネンスケア [continence care]
排泄のコントロールができないクライエントに対して，正しい知識をもって適切な処置を行うことをいう．具体的には①尿失禁・便失禁の予防，②適切な治療，③排泄障害のマネジメントである．排泄の問題は，クライエント本人の尊厳にかかわってくる面が大きいだけに，障害が不可逆的な場合であっても，社会生活をおくっていくうえで問題にならないようなマネジメントを行うことが重要である．つまり，たとえ排泄障害が残っていても，「漏れ」が引き起こす問題から解放されることが目標となる．→コンチネンス，失禁（しっきん）

コンディショニング [conditioning]
整形外科領域では，「個人の柔軟性に応じたストレッチングによって，全身の筋肉のバランスを調整」することを指す．スポーツにおいては，「設定された目標を達成するために行うすべての準備過程」をいうが，骨髄移植においても，「移植前の大量化学療法」をコンディショニングという．

コントラクションストレステスト
[contraction stress test；CST] 陣痛発来前に人工的に子宮

収縮を起こさせ，胎児心拍数パターンの変化をみるテストで，ハイリスク妊娠などの潜在性胎児仮死の診断方法の1つである．オキシトシンチャレンジテスト(OCT)や，乳頭刺激などの人為的に誘発した子宮収縮で胎児にストレスをかけることにより，胎盤機能不全や胎児予備能力の低下を早期に察知することを目指している．しかし，検査をすることで胎児の状態を悪化させることもあるため，オキシトシンなどの投与は避けるケースが多くなってきている．今日では，自然発来の子宮収縮に対する反応を観察する場合にも用いられることがある．→胎児予備能試験（たいじよびのうしけん）

コントラストエコー [contrast ultrasonography]
多くは血流の分布を観察することが目的の微小気泡からなる超音波造影剤を用いた超音波検査法のこと．心臓では経静脈的に心臓カテーテルから，腹部では経静脈的に血管造影に併用される．

コンパートメント症候群（しょうこうぐん） [compartment syndrome]
骨や骨間膜，筋膜で囲まれた区画（コンパートメント）の内圧の上昇により，筋肉や神経組織が循環障害を起こした状態をいう．外傷などによる出血や浮腫が原因で，急に発症する急性型コンパートメント症候群と，運動による筋容量の増大と区画のアンバランスが起因となり，間欠的に発症する慢性型コンパートメント症候群がある．急性型の症状には疼痛があり，進行すると屈曲拘縮や感覚障害がみられる．筋膜切開術などによって減圧がはかられる．慢性型は運動開始後の疼痛が特徴であり，治療としては薬物療法，テーピングなどが行われる．

コンパートメントモデル [compartment model]
薬物の体内動態を考えるとき，各臓器をまとめて1つの箱と考えて解析する方法．たとえば血液中の薬物がすみやかに組織液に移行して平衡が達成されれば，血液と組織液で1つの箱になっているとイメージすることができる．このように，生体全体を1つの箱として解析できる場合を1-コンパートメントモデルという．このほかに薬物が移行して平衡に達するのに時間がかかる臓器がある場合，2つ目の箱があると考えて，2-コンパートメントモデルといい，さらに平衡に時間がかかる部位がある場合は3-コンパートメントモデルとなる．

コンビチューブ [combitube]
気管挿管の代替器具．食道チューブと咽頭チューブの2本からなり（図），食道部と咽頭部のカフを膨らませて食道と気道を隔離し，2つのカフの間にある開口部からの送気が肺へ向かう．誤って気管に挿入された場合は，食道チューブから換気できる．救急救命士が現場で使用する．

コンピュータ断層撮影法（だんそうさつえいほう） [computerized tomography]
⇨CT

コンプライアンス [compliance；C]
本来は指示や要求に応じる，従うという意味である．医療上で用いる場合，医療専門職側が示した薬物治療や活動制限，治療食などの健康に関連した指示に従って，患者，クライエントが行うことをいう．指

■図　食道・咽頭コンビチューブ

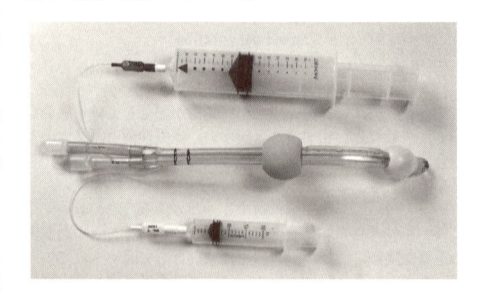

示がよく守られる場合，コンプライアンスが良好であるという．→ノンコンプライアンス

コンプライアンス（肺の） [lung compliance]
呼吸器系の伸展性を示す指標．圧変化に対する容量変化の割合．肺表面圧（胸腔内圧）と気道開口部との圧差であり，肺内外圧差の変化分に対する容積変化をいう．

コンフリクト [conflict]
⇨葛藤（かっとう）

コンプレックス [complex]
〈観念複合体〉　ユングの分析心理学のなかで最も重要な精神分析の概念の1つで，強い感情の要素をもった記憶や観念の集合体（観念複合体）．心の無意識の領域にあり，意識に制御されずに個人の思考や感情，態度や行動に影響を与えるとされる．コンプレックスは幼児期の生活史の葛藤状況から形成され，その処理のいかんで，のちに神経症や行動障害の原因となるといわれる．

根本原因分析（こんぽんげんいんぶんせき） [root cause analysis；RCA]
失敗モード影響分析法(FMEA)などとともに，もともとは品質管理(QM/QC)のためのツールの1つ．発生したアクシデントやインシデントをもとに，その当事者の責任追及ではなく，発生のプロセスに潜むシステムやヒューマンファクターなどのさまざまな要因を明確にし，再発防止につなげていくための定性的な分析手法．時間軸に沿った諸因子の因果関係の解析・検証を行う．→失敗（しっぱい）モード影響分析法

昏迷（こんめい） [stupor]
意識は清明であるが，外界からの刺激に対して自発的行為などとして意思の表出ができない状態．緊張型の統合失調症では，起立，臥床といった同一姿勢を保持したまま数日を過ごす緊張性昏迷がみられることがある．このほかにもうつ病性昏迷やヒステリー性昏迷などがある．脳器質性症候群においての意識レベルの低下を示す場合にもこの用語は使われている．

混乱（こんらん）★ [confusion]
NANDA-I分類法Ⅱの領域5《知覚/認知》類4〈認知〉に配置された看護診断概念で，これに属する看護診断としては〈急性混乱〉〈急性混乱リスク状態〉〈慢性混乱〉がある．

さ

サーカディアンリズム [circadian rhythm] 〈日内変動〉概日周期ともいい，おおよそ1日のリズムという意味である．動物は1日のうち，12時間ずつの明期と暗期の環境下に生きていて，それぞれの12時間内での体内の変動が存在する．たとえば，血中の副腎皮質ホルモン量，脳内セロトニンおよび松果体メラトニン量は，この周期のなかで変動する．視交差上核が中枢と考えられ，睡眠，覚醒，摂食行動など動物の生存に必要な基本的な行動のリズムを調節している．→睡眠（すいみん），バイオリズム

サージカルシェーバー [surgical shaver] 手術前に手術部位の体毛を除去（除毛）するための電気かみそりのこと．刃が直接皮膚に当たらないため，皮膚を傷つけない．→剃毛（ていもう）

サージカルテープ [surgical tape] 基材とよばれるプラスチックや不織布などにアクリル，ゴム，シリコンなどの粘着剤がコーティングされた医療用粘着テープ（絆創膏）をいう．粘着力（固定力）を増しながら皮膚のかぶれを抑えたものなど多くの製品が開発されている．

SARS [severe acute respiratory syndrome] ⇒重症急性呼吸器症候群（じゅうしょうきゅうせいこきゅうきしょうこうぐん）

サードスペース [third space] 手術などの外科的侵襲により毛細血管から細胞間質への体液移動が亢進し，局所に浮腫が生じることがあるが，そこに貯留した細胞外液は機能しない細胞外液である．このように機能しない細胞外液のたまる部分をサードスペースという．

サーファクタント [surfactant] 肺胞のⅡ型細胞から分泌され，表面張力を低下させて肺胞が虚脱しないよう作用する物質．新生児の特発性呼吸窮迫症候群（IRDS）の治療にはこのサーファクタントを補充する療法が有効とされている．

サーベイランス [surveillance] 対象となる集団に発生する事象に関して，データを組織的・継続的に収集し，分析・解釈を行い，その結果をフィードバックする一連の作業をいう．収集したデータを整理・分析し，その結果により適切な予測に基づいた対策をたてることが可能となる．国レベルにおける実例としては厚生労働省の結核・感染症発生動向調査事業などがあげられる．

サーモグラフィー [thermography] 赤外線輻射温度計を用いて皮膚表面の温度分布を測定し，図または写真に表す方法．最近は温度分布の高低を数種類のカラーで表示するカラーサーモグラフィーが主流となっている．四肢血行障害部で起こる皮膚温の低下，悪性腫瘍部で起こる皮膚温上昇などが観察できる．→テレサーモグラフィー

坐位（ざい） [sitting position] ⇒体位（たいい）

サイアザイド系利尿薬 [thiazides] ⇒チアジド系利尿薬

SIAS（サイアス） [stroke impairment assessment set] ⇒脳卒中機能評価法（のうそっちゅうきのうひょうかほう）

在医総管（ざいいそうかん） ⇒在宅時医学総合管理料（ざいたくじいがくそうごうかんりりょう）

災害医療（さいがいいりょう） ▶大項目参照

災害医療対策（さいがいいりょうたいさく） [medical management of disaster] 災害医療対策については，阪神・淡路大震災を契機に行った各種の研究や検討の結果をふまえ，1996（平成8）年の厚生省（当時）の健康政策局長通知「災害発生時における初期救急医療体制の充実強化について」に基づいて，災害拠点病院や広域災害・救急医療情報システムの整備などが行われてきた．しかしながら，現実の大規模災害発生時において迅速かつ効率的な医療の提供を行うことが可能なのかという運用面での懸念や，新たな災害から得られた知見の集積に基づく再検討の必要性も指摘され，さらなる対応が求められている．

災害医療チーム（さいがいいりょう） [disaster medical assistance team；DMAT] ⇒災害医療（さいがいいりょう）

災害看護（さいがいかんご） [disaster nursing] ⇒災害医療（さいがいいりょう）

災害拠点病院（さいがいきょてんびょういん） [disaster base hospital] 1996（平成8）年4月に提出された「阪神・淡路大震災を契機とした災害医療体制のあり方に関する研究会」報告書の趣旨をふまえ，災害時における初期救急医療体制の充実強化を目的として，都道府県に原則1か所の基幹災害医療センター，二次医療圏に原則1か所の地域災害医療センターが整備されつつある．基幹災害医療センターは，都道府県全体の中心的な災害医療拠点としての役割を担い，地域災害医療センターと連携をはかりながら傷病者に対する医療を提供するとともに，平時より県内の医療従事者などに対する災害時医療研修を行う．また，地域災害医療センターは，当該二次医療圏の中心的な災害医療拠点としての役割を担うものであり，圏内のほかの病院，診療所および医療救護所と有機的に連携し，傷病者に対する医療を提供する．

災害サイクル（さいがい） [disaster cycle] 自然災害は突然に発生し，発生直後の衝撃的な状況のなかで救出活動が行われ，その後，急性期，亜急性期，慢性期を経て復興し，静穏な時期に戻る．この災

害発生に伴う一連の状況変化を災害サイクルという。災害発生後の時間経過とともに、傷病者の心身の状態や被災者の生活は変化していく。これが災害サイクルの基盤となっており、これまでの研究から実証されている。→災害医療(さいがいいりょう)

災害支援ナース [disaster support nurse]
⇨災害医療(さいがいいりょう)

災害派遣医療チーム [disaster medical assistance team;DMAT]
国の広域搬送計画に明記された災害医療派遣チームで、全国の救命救急センターおよび一部の災害拠点病院の約200施設が指定され、国立災害医療センターと兵庫県災害医療センターで訓練を受け、最終的には各施設が3チームのDMATをもつことになっている。災害があれば、その地域の広域搬送拠点に集結してSCU(station care unit)を設営し、広域搬送患者のトリアージ、治療を担う。また、被災地域内に入りCSM(confined space medicine；瓦礫の下の医療)や災害拠点病院の医療支援を行う。DMATの構成は医師1名、看護師2名、薬剤師1名、事務員1名が基本である。→瓦礫(がれき)の下の医療、災害医療(さいがいいりょう)

再感染 [reinfection]
ある病原体の感染が成立し、その後その病原体を完全に排除したにもかかわらず、再び同じ病原体に感染すること。また、ある病原体が潜伏感染した場合、宿主の免疫状態によって症状が再び現れることを再活性化とよぶ。再活性化は、回復期に入ったが完全治癒しないうちに再度増悪する再燃と、治癒後再び症状が現れる再発がある。

再灌流障害 [reperfusion injury]
心臓、脳、肺などの虚血状態に対して、血流が再開されることによって起こるさまざまな障害のことである。心臓では、心筋梗塞の再灌流時(血栓溶解薬の使用、PTCAなど)や外科治療で心停止した心臓の回復時にみられる。不整脈、不全心、微小血管障害、細胞壊死の促進増悪などもあるが、再灌流時に発生する活性酸素による障害が論じられている。

細気管支 [bronchiolar]
細気管支は気管・気管支と肺胞の間に位置し第11〜18分岐に相当する。狭義の細気管支(第11〜14分岐)、終末細気管支(第14〜15分岐)、呼吸細気管支(第16〜18分岐)に分類される。有毒ガス、ウイルス感染、薬物などにより細気管支炎を発症する。細気管支上皮から発生する高分化型腺がんを肺胞上皮がんという。

細気管支炎 [bronchiolitis]
細気管支の病変を主とする疾患で、急性と慢性のものがある。小児ではウイルス感染によるものが多く、とくにRSウイルスの場合は重症化することが多い。またアレルギーの関与も推察されている。成人では刺激性ガス、化学物質、異物の吸入などの既往のある人にみられるが、原因不明のものもある。咳嗽、喀痰、呼吸困難などの症状が強く、難治性で慢性化すると重篤な肺不全に至る。→気管支炎(きかんしえん)

催奇形性 [teratogenicity]
妊婦に作用して胎芽・胎児を障害し、奇形児を生じる外的要因をいう。催奇形性をもつ因子としては薬、放射線、風疹ウイルスなどがある。薬物の催奇形性はサリドマイドによるアザラシ肢症の発症により認識された。催奇形性をもつ薬物が、とくに妊娠初期(臨界期あるいは器官形成期)に摂取されると、奇形を生じやすい。

鰓弓症候群 [branchial arch syndrome]
鰓弓に何らかの異常が発生し、骨や軟部組織に発育障害が起こったことにより、主に下顎や耳、口などに変形が生じる先天性疾患である。片側に起こることが多い(約80%)ために顔面非対称となる。原因は不明である。鰓弓とは、妊娠4週ころの胎児にできてくる隆起性の構造体であり、顔面や頸部などの器官(主に骨や筋肉)をつくるものである。特徴的な奇形には、小耳症、中耳・外耳の奇形、副耳、上顎・下顎の低形成、巨口症、舌の奇形などがある。治療は、それぞれの成長や状態に合わせた形成手術を行う。

細菌 [bacterium]
0.5〜5μmくらいの大きさの単細胞生物で、原核生物に属する。多くは無性生殖により分裂・増殖し、人工培地により培養可能である。形態により球菌・桿菌・らせん菌に分類され、球菌ではその配列からブドウ球菌・レンサ球菌・双球菌を区別する。またグラム染色によりグラム陽性菌とグラム陰性菌に大別する。→球菌(きゅうきん)

細菌ウイルス [bacterial virus]
⇨バクテリオファージ

細菌学的検査 [bacteriologic test]
細菌感染症の際に、原因菌や菌数の決定、治療薬の選択のために行われる検査。患者から採取した検査材料により、顕微鏡検査による菌の検出、分離培養による菌の同定、定量培養、薬物感受性テストなどを行う。→血液培養(けつえきばいよう)

細菌性心内膜炎 [bacterial endocarditis；BE]
⇨感染性心内膜炎(かんせんせいしんないまくえん)

細菌性髄膜炎 [bacterial meningitis]
細菌による脳脊髄膜の炎症性病変である。頭痛、発熱、嘔吐、意識障害、徐脈、項部硬直、ケルニッヒ徴候などの症状がみられる。髄液中の細胞は好中球主体で、糖減少、蛋白増加、好中球増加がみられる。外傷、中耳炎、乳様突起炎などの近接化膿巣からの波及、菌血症などが原因であり、原因菌は発症年齢により異なるが、肺炎球菌、髄膜炎菌、インフルエンザ菌が三大原因菌である。新生児期から3か月までは大腸菌、B群溶血性レンサ球菌が多く、乳幼児期では、インフルエンザ菌、肺炎球菌が多い。成人では、肺炎球菌、髄膜炎菌が多く、高齢者、免疫不全患者などはそれに加えインフルエンザ菌、大腸菌、肺炎桿菌、リステリア、緑膿菌などがある。抗菌薬の選択上グラム染色所見が重要である。原因菌確定時までは、ペニシリン系とセフェム系、またはカルバペネム系とセフェム系抗菌薬の併用療法を行う。原因菌の分離同定、薬物感受性成績が判明した時点で適切な抗菌薬による治療を行う。→髄膜炎(ずいまくえん)

細菌性毒素 [bacterial toxin]
⇨エンドトキシン、外毒素(がいどくそ)

細菌尿 [bacteriuria]
尿中に顕微鏡または培養により細菌をみとめる場合を細菌尿という。尿道、外陰部などの汚染によっても

混入することがあるので注意を要する．中間尿で培養菌数1mL 中10万以上は真性細菌尿として治療の対象となるが，1mL 中1,000以下の場合は汚染と考えられる．細菌尿の存在は尿路感染症を意味し，尿道，膀胱，腎盂などの細菌感染が考えられる．菌としては大腸菌が最も多い．

細菌濾過法 [bacterial filtration]
液体培地や薬液などに混入している細菌や真菌などを濾過する方法をいう．ミリポアメンブレンフィルターを使用する．主として気体，水，可溶性で熱に不安定な物質を含有する培地，試薬または液状の医薬品などに用いる．細菌より小さいウイルスやマイコプラズマは除去できず，濾液中に排出される．

サイクリック AMP [cyclic adenosine monophosphate；cAMP]
〈環状アデノシン一リン酸〉細胞膜表面にある受容体に，ホルモンや神経伝達物質が結合することによりアデニレートシクラーゼが活性化され，ATPを基質として産生される．産生されたサイクリック AMP はセカンドメッセンジャーとして，蛋白キナーゼ（Aキナーゼ）を活性化する．その結果，細胞質にある蛋白はリン酸化して，蛋白の機能を修飾することにより，ホルモンなどの作用が出現する．→内分泌系（ないぶんぴつけい）

サイクリック GMP [cyclic GMP，cGMP，cyclic guanosine 3', 5'-monophosphate]
〈環状 GMP，環状グアノシン一リン酸〉セカンドメッセンジャーとして重要な分子の1つ．グアノシン三リン酸からグアニル酸シクラーゼにより生成され，ホスホジエステラーゼ（PDE）により5'-GMPに分解される．グアニル酸シクラーゼには2種類あり，細胞質にある可溶性グアニル酸シクラーゼは血管内皮細胞から生成される NO により活性化される．狭心症治療に用いられるニトログリセリンは生体内で NO を発生し，同様に血管平滑筋を弛緩させる．心房性ナトリウム利尿ペプチド（ANP）受容体にある膜結合性グアニル酸シクラーゼは ANP により活性化し，ナトリウム利尿作用，血管拡張を起こす．cGMP の分解を抑制する PDEⅢ阻害薬（ミルリノン），PDEⅤ阻害薬（シルデナフィル）といった選択的 PDE 阻害薬がさまざまな疾病治療に用いられている．

サイクロセリン [cycloserine；CS]
広域抗菌スペクトルをもつ抗菌薬の一種．ストレプトマイシンやイソニアジドに耐性をもつ結核菌にも効果を示すことから，二次抗結核薬として他薬と併用して用いられることもある．副作用として頭痛，めまい，不眠，痙攣などの神経症状がみられることがある．→抗結核薬（こうけっかくやく）

サイクロトロン [cyclotron]
ローレンスらにより，1930年に開発された粒子加速装置．医学では核医学の分野で応用され，サイクロポジトロン CT 用の ^{11}C，^{13}N，^{15}O，シンチグラム用の ^{123}I，^{67}Ga，^{201}Tl などの産生に用いられている．

催下浣腸 [cleansing enema] ⇒浣腸（かんちょう）

細隙灯顕微鏡 [slit-lamp microscope]
スリット状の光を斜めから眼球に当て，結膜，角膜，前房，虹彩，水晶体，前部硝子体などの細部，炎症の有無を観察できる顕微鏡．

採血 [methods of obtaining blood speciments，hematological examination]
身体の健康状態を査定するために，血液を採取すること．静脈血採血と動脈血採血に大別される．前者は，臨床で最も多く行われている方法で，四肢末梢の静脈（肘正中皮静脈，橈側皮静脈，尺側皮静脈，背側中手静脈，大伏在静脈，足背静脈網など）を駆血帯で緊縛し，静脈を怒張させてアルコール綿で皮膚消毒後，15～30度の角度で静脈に針を刺入して真空採血管または注射器で血液を採取する．血液の形態学的検査，凝固検査，生化学検査，微生物学的検査，血清学検査などを行う．後者は，刺すさい上腕動脈または大腿動脈の皮膚消毒を皮膚消毒薬（ポビドンヨードなど）で厳密に行い，動脈に針を直角に刺入し，動脈圧を利用して血液を採取する．血液ガスなどの生理機能検査，微生物学的検査に用いられる．いずれも採血後は，針刺入部の血管を強く圧迫し止血を確認する．とくに動脈血採血後の止血は，5分間圧迫止血する．全血検査や血液ガス検査では抗凝固薬（ヘパリンなど）を添加した注射器や採血管を用い，血清検体を必要とする生化学検査・微生物学的検査・血清学検査では，抗凝固薬を加えずに採血する．特殊な採血として，耳朶や指頭を細針で穿刺して少量の血液を採取し，血糖を測定する方法もある．→臍帯血採血（さいたいけつさいけつ）

再興感染症 [re-emerging infectious disease]
WHO では「既知の感染症で，すでに公衆衛生上問題とならない程度にまで患者数が減少していた感染症のうち，最近20年間に再び流行し始め，患者数が増加した感染症」と定義している．代表的な再興感染症として結核，コレラ，ペスト，黄熱，デング熱，マラリアなどがある．

最高血圧 [maximal blood pressure] ⇒血圧（けつあつ）

再構成 [reconstruction]
看護者が，患者や患者ケアに関連した人々とのかかわりのなかでもった体験を再現すること．知覚したままの患者の行動や言動，看護者自身がもった感情や思考とその結果の行動や言動を経時的に細かく記述する．それによって看護者は，看護者・患者の体験を含むその場面で起こっていたことを理解，自分の対人関係の特徴にも気づくことができる．この方法は，主に精神看護学の分野でペプロー，オーランドらに活用され，ウィーデンバックが自己評価の観点から看護教育にも導入した．

罪業妄想 [delusion of culpability]
とるに足らない些細な過失や怠慢を過大に考え，皆に迷惑をかけた，自分は罪深い人間だとか自分は重大な罪を犯したので，警察に自首しなければならないなどと思い込む妄想である．うつ病の症状としてよくみられる．

サイコオンコロジー 〈精神腫瘍学〉[psychooncology]
サイコオンコロジーとは，がん患者の QOL の向上を目指し，腫瘍学，精神医学，社会学など多くの学問分野に関連する学問・臨床の領域である．がん患者は，最初にがんではないかと心配し始めたときから，検査や治療を受け，終末期に至るまですべての病期にわたり，身体的な問題だけでなく，さまざまな心理

さいしょう

最小寛解 [minimum remission ; MR]
⇨寛解(かんかい)

最小殺菌濃度 [minimum bactericidal concentration ; MBC]
菌数が殺菌により0となる最小の抗菌薬濃度を指す．通常は殺菌率99.9%すなわち菌数1/1,000の減少を示すときの抗菌薬濃度をMBCとして表す．最小〔発育〕阻止濃度(MIC)を測定したあと，各液体培地より5μLを取り出し，それぞれを血液寒天培地に接種して24時間培養後に1度判定を行い，48時間培養後に最終判定をしてMBCとする(48時間培養でコロニーがみとめられる場合があるため)．→最小〔発育〕阻止濃度(さいしょうはついくそしのうど)

最小侵襲度手術 [minimally invasive surgery ; MIS]
従来の手術法より侵襲を可能なかぎり低くした手術である．たとえば，開腹・開胸して行う手術に対して，開腹・開胸を行わずに内視鏡的に行う手術などを指す．→低侵襲性手術(ていしんしゅうせいしゅじゅつ)

最小〔発育〕阻止濃度 [minimum inhibitory concentration ; MIC]
〈小発育阻止濃度〉 抗菌薬の100μg/mLから2倍希釈系列に調整した各濃度を含む培地に一定量の菌液を接種して，18～24時間後に菌増殖の有無をコロニーの出現で判定するもので，菌の発育が阻止される抗菌薬の最小濃度をMICという．寒天平板希釈法と液体培地希釈法とがある．寒天平板希釈法は1日の培養を要し時間のかかることが欠点である．液体培地希釈法では，各希釈系列の薬物を含む液体培地に菌を接種して，菌の増殖による混濁の程度を比色計で測定することによって，短時間で感受性を調べることが可能である．薬物感受性検査では微量液体希釈法による測定が新しい耐性菌の検出に優れている．

再生 [regeneration]
何らかの原因で生体の組織の一部が欠けた場合，残った同一組織が増殖することでその欠損を補い，元どおりに修復する機構を再生という．完全再生，不完全再生の2種類に区別できる．組織のなかには，多様な細胞に分化しうる潜在能力をもった幹細胞や前駆細胞が存在し，それらを利用して組織，臓器を再生する医療が再生医学である．

再生医学 [regenerative medicine]
組織や臓器の機能の再生，維持，改善を目的としてそれらの代用物を開発することを目的とした新しい研究分野．生物学，医学のみならず工学の技術など学際的な共同研究により進められる．細胞と増殖因子，そして細胞の足場となるマトリックスの3要素から成り立つ．臓器不全に対する移植医療においてはドナーの確保が問題となるが，これを解決する新しい手段として期待されている．

再生医療 [regenerative medicine]
人工的に培養した細胞などを利用し，損傷を受けると自然には再生できないヒトの臓器や組織を再生し，機能させる技術を応用する医療を意味している．20世紀後半に，細胞外マトリックスの創出や，ES細胞(胚性幹細胞)からのさまざまな臓器への誘導などが可能となったこと，そのメカニズムに大きく関与する調節因子が明らかにされたといった要素がそろい，再生医療の発展が本格化しつつある．厚生労働省により策定された「ミレニアムプロジェクト」では，再生医療が重要な課題として取り上げられ注目されているが，それ以前から，臓器移植での問題点とされていたドナー不足や人工臓器における生体適合性の解決策の1つとしても，再生医療の確立が期待されていた．現在，生殖細胞を用いず，組織工学の技術を駆使してつくり出した皮膚などは，医療の場ですでに実用化されている．一方，胚性幹細胞はその高い分化能のゆえに万能細胞ともよばれ，人体のどの組織や臓器にもなりうる可能性をもっている．また，クローン技術を用いれば個体の再生も可能であるが，これら2つの技術では受精卵を使うという点で大きな倫理的，法的な問題を内包している．

再生肝 [regenerative liver]
肝臓切除による残存肝から再生した肝のこと．肝は再生能が大きく，ラットでは2/3切除した場合でも1～2週間後にはほぼもとの重量になり，機能も同程度となる．肝再生に関与する肝細胞増殖因子(HGF)は，肝切除ラット血清と劇症肝炎患者血清中から発見された．

再生不良性貧血 ▶ 大項目参照

截(砕)石位 [lithotomy position, dorsosacral position]
⇨体位(たいい)

臍仙痛 [umbilical colic]
〈反復性腹痛〉 小児にみられる．発作性に繰り返す臍周囲に限局した腹痛で一般状態良好，諸検査にて器質的疾患のみとめられないものをいう．心身医学的機能異常が推定されている．しかし，同様の症状を示しても，種々の器質的疾患がひそんでいることもあり，この用語の使用は推奨されていない．

最大許容線量 [maximum permissible dose ; MPD]
放射線被曝を受けた場合，著しい身体の障害または遺伝的障害を起こさないと考えられる最大限の線量．放射線作業従事者の年間最大許容線量は50mSv(5レム)である．

臍帯血移植 [cord blood stem cell transplantation ; CBSCT]
臍帯血は多くの造血幹細胞を含んでいるため，骨髄移植や末梢血幹細胞移植とともに，臍帯血移植が行われるようになった．凍結保存された臍帯血を使用するため，①移植の時間が自由に選べる，②移植片対宿主病(GVHD)の頻度が少ない，③ドナーの負担がないなどの利点がある．→骨髄移植(こつずいいしょく)

臍帯血採血 [cord blood sampling]
妊娠中期以降の母体腹壁より，超音波下で無菌的に臍静脈を穿刺し，胎児血を採取する方法．胎児採血，臍帯穿刺ともいう．胎児診断のほか，薬物投与，胎児輸血などの目的で行われる．また，臍帯血には造血幹細胞が豊富に含まれているために，出産後の臍帯から臍帯血を採取，冷凍保存し，小児科領域の骨髄移植の代用療法としても活用

臍帯と臍　▶大項目参照

臍帯捻転　[torsion of the umbilical cord]

臍帯が一定方向にらせん状にねじれていることをいう．原因は臍帯血管の長さが臍帯の長さよりも長い，臍帯の動脈と静脈の血管発育に差がある，胎動があるためといわれている．捻転の方向は，臍帯を両手掌に挟み，捻転が強くなるように手を動かしたときに前方に出る手によって確認でき，左であれば左捻転，右であれば右捻転となる．左捻転は右捻転の約3倍で，臍帯下端部は捻転が起こりやすく，高度の捻転は胎児の循環障害をまねくといわれている．

臍帯ヘルニア　[omphalocele]

臍帯に連続して腹腔内臓器が，羊膜と腹膜からなる薄い膜に包まれ脱出した状態で出生する先天性の奇形で，腸回転異常やメッケル憩室などを伴うことが多い．臍帯内ヘルニアとよばれるヘルニア嚢の小さなものと，胎生早期の腹壁形成不全でヘルニア嚢が大きいものとがある．治療は，早期に手術により臓器を腹腔内へ還納する．予後はヘルニア嚢の小さいもののほうが不良である．

在宅介護支援センター　[support center for long-term care for the elderly]
⇨老人福祉施設（ろうじんふくししせつ）

在宅看護　▶大項目参照

在宅ケア　[home health care]
⇨在宅看護（ざいたくかんご）

在宅経管経腸栄養法　[home enteral nutrition；HEN]

医療者の指導のもとに自宅で行う経腸栄養療法で，患者自身が栄養チューブを鼻腔から胃のなかまで挿入して，調製した経腸栄養剤を注入する．在宅経管経腸栄養法の長期継続には，患者のライフスタイルや社会環境にも配慮した栄養治療計画が必要であり，患者教育や支援体制の整備が必要となる．在宅成分栄養経管栄養法指導管理料算定の対象となるのは，栄養素の成分の明らかなもの（アミノ酸，ジペプチドまたはトリペプチドを主な蛋白源とし，未消化態蛋白を含まないもの）を用いた場合のみであり，単なる流動食について鼻腔栄養を行ったものなどは該当しない．対象患者は，原因疾患のいかんにかかわらず，在宅成分栄養経管栄養法以外に栄養の維持が困難な者のうち，当該療法を行うことが必要であると医師が認めた者で，クローン病や食道がん手術後患者などが具体例である．→経管栄養法（けいかんえいようほう）

在宅酸素療法　▶大項目参照

在宅時医学総合管理料

診療所または許可病床数が200床以下の病院において居宅療養を行っていて，かつ通院が困難な患者に対し，患者の同意を得たうえで計画的な医学管理のもとに月2回以上の定期的な訪問診療を行っている場合に算定できる．2006（平成18）年4月の医療保険制度改正により，従来の在宅時医学管理料と，寝たきり老人在宅総合診療料を廃止し，本管理料に再編したものである．再編により高齢者だけでなく一般患者も対象とすることや，各種の検査や在宅療養指導管理料（療養上必要な指導を行った場合）が算定できるようになった．

在宅福祉サービス　[home care services]

障害者や高齢者などが住み慣れた家で生活を維持するために利用する福祉サービスの総称．訪問診療，訪問看護，訪問リハビリテーションなど医療・看護の専門ケアサービスと訪問介護（ホームヘルプ），短期入所（ショートステイ），通所介護（デイサービス），配食サービスなどの日常生活支援サービスに分けられる．さらに，広義の在宅福祉サービスとして保健師や栄養士などによる健康教育，老人クラブ活動，高齢者学級などによる社会参加の促進と生きがいづくりを含める考え方もある．介護保険制度では要介護者に対して，居宅サービスという名称で，12種類の在宅福祉サービスを保険給付している．

在宅ホスピスケア　[home hospice care]

ホスピスケアの1つの形である．終末期にある患者と家族を対象とし，患者の生活の場である家において行われるケアである．患者と家族の意思を尊重しQOLを高めることを目指す．患者がさまざまな苦痛から解放され，安心して最期までその人らしく生きることを支えるものであり，在宅死を目指しているものではない．

在宅輸液療法　[home infusion therapy]
⇨HIT（ヒット）

在宅療養支援診療所

2006（平成18）年の医療保険制度の改正により新設．本診療所は在宅ケア・医療を支えるため，地域の慢性期疾患をもつ高齢者に対し24時間体制で往診・訪問看護を行うことができる保険医療機関と定義されている．加えてほかの保険医療機関あるいは訪問看護ステーションとの連携により，24時間体制で訪問看護を提供できることも要件とされている．診療報酬上で一般診療所と大きく異なる点は，在宅患者訪問診療料にターミナルケア加算10,000点が加えられた点である．いわば診療だけでなく，在宅での看取りまで含めた受け皿としての機能を本診療所にもたせようという考え方である．

在宅療養指導　[medical consultation of home care]

慢性疾患や進行性の難病をもつ人々のなかで，在宅で療養生活をおくる人々やその家族に対して，医療の専門家（医師，看護師，保健師など）が行う療養上の助言・指導である．→在宅看護（ざいたくかんご）

坐位中心ライフスタイル★　[sedentary lifestyle]

NANDA-I分類法Ⅱの領域4《活動/休息》類2《活動/運動》に属する看護診断で，診断概念としては〈ライフスタイル〉である．

最低血圧　[minimal blood pressure]
⇨血圧（けつあつ）

最適pH　[optimum pH]
⇨至適（してき）pH

砕頭術　[cranioclasis]

胎児がすでに死亡しているか，生児娩出の可能性がきわめて低く，母体の生命が危険な場合に行われる胎児縮小術の1つ．穿頭術を施行したのち，砕頭器で児頭を挟圧・把持して牽引し，経腟的に娩出させる．

細動脈 [arteriole]　小動脈から毛細血管に移行するまでの動脈．筋層の発達が顕著で，その収縮と弛緩により臓器への血流量が調節される．細動脈の病変は高血圧発生の大きな要因の1つとされる．

サイトカイン [cytokine]　マクロファージ由来生理活性物質をモノカイン，リンパ球のそれをリンホカインとしたが，多くの細胞が同様の活性物質を産生するため，現在サイトカインの名で統一されている．極微量で有効で，局所的に働く．標的細胞には特異受容体を介して働き，その作用は多彩で，かつ異なったサイトカインで機能が重複する．→リンホカイン

サイトメガロウイルス [cytomegalovirus ; CMV]　ヘルペスウイルス科に属するDNAウイルス．通常の初感染では，不顕性感染となるが，妊婦が初感染すると，胎内感染により胎児に先天性巨細胞封入体病がみとめられる．輸血感染によりサイトメガロウイルス単核症，エイズ患者や臓器移植患者に間質性肺炎や肝炎を起こす．唾液腺や腎に潜伏感染する．

催吐薬〔吐剤〕 [emetics]　嘔吐を起こさせる薬物を催吐薬という．嘔吐中枢に作用するアポモルヒネ（中枢性催吐薬）と，胃粘膜刺激により反射的に嘔吐を起こすトコン（吐根）（末梢性催吐薬）とがある．トコンは内服した有毒物質を嘔吐により排泄させるために用いられる．→制吐薬（せいとやく）

採尿法（小児の） ▶大項目参照

サイバーナイフ [Cyber Knife]　超小型リニアックと産業用ロボットを組合わせ，さらに患者の動きをモニターする複数のX線透視カメラを用い，細いX線ビーム（narrow beam）を正確に照射する高精度の定位放射線治療装置をいう．CTのデータを装置側のコンピュータに転送し，そこで治療するターゲット座標を決定し，その座標にのみリニアックで照射する．X線をさまざまな位置から照射するので，病巣だけに高い線量が当たり，正常な周辺組織には最小の線量しか当たらない．正確かつ自在に制御できるロボットアームを用いることにより，腫瘍の形状に合わせた照射が可能である．

再発 [recurrence]　一度治癒していた病気が再び出現し，逆戻りすることをいう．がんの再発とは，原発巣もしくはすでにあった転移巣が再び増殖し症状の出現をみることで，がん細胞が新たに原発巣から非連続的に他臓器に移り，増殖する転移とは区別する．

再発性アフタ〔習慣性アフタ〕 [recurrent aphtha]　口腔内や陰部の粘膜に，1cmまでの疼痛を伴う円形および境界明瞭なびらんが反復性に生じる．深い潰瘍となった場合はアフタとよばない．局所刺激，感染症，ベーチェット病，血液疾患の際にもみられるが，原因不明のものも多い．精神的ストレス，ホルモン，ビタミン欠乏や自己免疫の関与が考えられている．治療にはビタミンB群の投与や，副腎皮質ステロイド薬の塗布を行う．

裁判外訴訟（紛争）処理 [alternative dispute resolution]　⇨ADR

最頻値〔典型値〕 [mode]　データ中に最も頻繁に出現する数値であり，並数とも典型値ともよばれる．→代表値（だいひょうち），中央値（ちゅうおうち），度数分布表（どすうぶんぷひょう），平均値（へいきんち）

催不整脈性右室心筋症 [arrhythmogenic right ventricular cardiomyopathy ; ARVC]〈不整脈原性右室心筋症〉　右室の広汎な脂肪変性と線維化が特徴で，右室流出路起源の心室頻拍や心室細動といった右室機能障害をきたす原因不明の心筋症．以前は不整脈原性右室異形成とよばれていたが，心筋症の1つに数えられるようになった．突然死の原因とも考えられている．

坐位分娩 [delivery of sitting position, birthing chair delivery]　分娩第2期の体位・姿勢を腰掛けにすわった状態で行うもの．民間では古くから行われていたが，産科技術の進歩により主に切石位，仰臥位が利用されてきた．しかし，最近坐位分娩の効用が見直され，専用の分娩チェアができている．本法の特徴として，分娩時間の短縮のほか心身の疲労が少ない，さらに骨盤の直径がいくぶん大きくなる，新生児やそのほかの人とも接触しやすい，胎児心音も聞きやすく，切石位よりも血行動態がよいので胎児への負担も少ないなどの利点がある．欠点として，頸管や外陰部の浮腫が起こりやすく，側切開，鉗子分娩，止血の処置などが切石位よりやや不利な傾向があり，また，産婦自身が坐位を好まないことなどがある．

臍ヘルニア [umbilical hernia]　小児臍ヘルニアと成人臍ヘルニアとがある．小児臍ヘルニアは臍輪周囲の筋肉が欠如し，腹腔内容が突出したもの．臍帯脱落後に発生し，先天性の臍ヘルニアとは異なる．啼泣，便秘，鼓腸などの腹圧の亢進持続が原因となる．成人臍ヘルニアはいったん閉鎖した臍から妊娠，分娩などによる腹圧によって腹腔内容が脱出するもので，後遺症として50歳以降の女性に発現することが多い．

細胞 [cell]　動植物の構造と機能の最小単位．細胞膜で囲まれており，核と細胞質とに分けられる．核内には染色体と核小体があり，細胞質にはミトコンドリア，リボソーム小胞体，ゴルジ体，ライソソームなどが混在している．

細胞遺伝学 [cytogenetics]　個体間の遺伝現象を明らかにしようとする学問の一分野．近年遺伝子の本体がDNAであり，遺伝情報はDNAの塩基配列によって子孫へ受け継がれることが明らかになったため，DNAレベルで遺伝現象を明らかにしようとする分子遺伝学が盛んになってきている．

細胞外マトリックス [extracellular matrix ; ECM]〈細胞外基質〉　細胞と細胞間の空間に存在する巨大分子の網目構造．周囲の細胞から分泌されたプロテオグリカン，コラーゲン，フィブロネクチン，ラミニンなどが集合し，細胞表

細胞間質 [intercellular substance]
⇨細胞外(さいぼうがい)マトリックス

細胞間物質 [intercellular substance]
⇨細胞外(さいぼうがい)マトリックス

細胞質 [cytoplasm]
細胞は核とそれを取り囲む細胞質よりなり、細胞質はさらに細胞質ゾル(cytosol)とそのなかに浮遊する細胞小器官より構成される。細胞質ゾルは細胞全体の半分を占め、蛋白質合成や中間代謝のほとんどを行う。小器官としてはゴルジ装置、小胞体、ミトコンドリアなどがある。→細胞(さいぼう)

細胞診 [cytodiagnosis, cytology]
〈細胞診断学〉 主に悪性腫瘍の診断を目的として行う細胞の病理学的検査。採取した検体から細胞の異型性をパパニコロウの方法で鏡検し、分類法に従ってⅠ~Ⅴクラスに分け、Ⅴクラスを悪性の異型細胞をみとめる所見とする。肺がん、子宮がんをはじめ各種のがんの診断に広く用いられている。George Nicholas Papanicolaou(1883~1962、米、解剖学)。→喀痰細胞診(かくたんさいぼうしん)

細胞性免疫 [cell-mediated (cell, cellular) immunity]
免疫反応は細胞性免疫と体液性免疫に大別される。細胞性免疫は、Tリンパ球が主体となる免疫反応をいう。→免疫(めんえき)

細胞性免疫不全症候群 [cellular immunity deficiency syndrome]
T細胞(リンパ球)系の機能不全による細胞性免疫機能の不全はあるものの、B細胞系による液性免疫機能(免疫グロブリン産生能など)は、ほぼ正常に保たれているものをいう。原発性免疫不全であるディジョージ(DiGeorge)症候群などや、麻疹やホジキン病などの続発性免疫不全でみられる。→ホジキン病

細胞接着 [cell adhesion]
細胞同士での接着や細胞と細胞外マトリックスとの接着を指す。細胞表面に存在する接着に関与する分子を細胞接着分子とよび、免疫グロブリンやインテグリンなどがある。細胞の形成、維持、再生に重要な役割を担い、炎症や腫瘍の転移に関与する。

再膨張性肺水腫 [reexpansion pulmonary edema ; REPE]
気胸、胸水、腫瘍などによる気道閉塞や肺への圧排によって、長時間広範囲に肺虚脱が起こり、それに対して胸腔穿刺による急激な脱気や排液、腫瘍除去などの治療を行ったあと、肺が再度膨張するときに起こる肺水腫のことである。多くは再膨張から1~2時間で発生する。呼吸困難や強い咳嗽、多量の泡沫状血性痰をみとめる。肺血流の再灌流あるいは血管透過性亢進が関与していると考えられている。

細胞内液 [intracellular fluid ; ICF]
体液のうち細胞内に存在するものをいい、全水分量の約2/3を占める。細胞外液は海水の組成に似るが、細胞内液は大きく異なり、高濃度のK^+、低濃度のNa^+、超低濃度のCa^{2+}に保たれ、その差は各種細胞膜イオン輸送ポンプなどにより維持されている。陰イオンとしてCl^-、HCO_3^-、PO_4^{3-}、蛋白質などがあり、電気的中性を保っている。→細胞内(さいぼうない)・外液量測定法(がいえきりょうそくていほう)

細胞内・外液量測定法 [method of intracellular/extracellular fluid volume measurement]
細胞内液量は直接測定は不可能なため、「全体液量-細胞外液量=細胞内液量」として求める。細胞外液量の測定にはチオシアン酸ナトリウム(NaSCN)の一定量を静注し30分後に採血、採尿し以下の計算式により求める。

$$細胞外液量 = \frac{注射NaSCN量-尿中排出NaSCN量}{血漿内NaSCN濃度}$$

細胞培養 [cell culture]
⇨組織培養(そしきばいよう)

細胞分裂 [cell division]
1個の細胞が分裂して2個以上の細胞(娘細胞)になること。まず細胞の核が分裂しひき続いて細胞質が分裂する。真核生物では通常、有糸分裂の形をとる。細胞分裂が起こることで、古くなり寿命がきた細胞、損傷した細胞が新しい細胞に置き換えられることが可能になる。

細胞膜 [cell membrane ; CM]
細胞内外の環境を境界し、内部環境を恒常的に維持するための機能をもつ膜状構造物。フィルター機能を有して必要な物質を取り込み、老廃物を排出する。極性端を内外両側に、疎水鎖を内側に向けたリン脂質の2重層からなり、蛋白質はそのなかにはめ込まれている。→細胞(さいぼう)

細胞免疫型アレルギー [type Ⅳ allergic reaction]
⇨Ⅳ型(よんがた)アレルギー(反応)

催眠薬 [hypnotics]
〈鎮静催眠薬、鎮静薬〉 中枢神経機能を抑制して正常に近い睡眠を生じる不眠症治療薬である。化学構造から4種類に分類される。①ベンゾジアゼピン系:中枢神経のGABA-A受容体のベンゾジアゼピン結合部位に作用し、催眠作用のほかに抗痙攣、筋弛緩作用をもつ。②非ベンゾジアゼピン系:化学構造にベンゾジアゼピン骨格をもたないだけで、薬理学的性質はベンゾジアゼピン系と同じ。呼吸抑制が少なく、安全性が高く、致命的中毒が起こらないので最も多く使われる。全睡眠時間は延長するが、レム睡眠は減少しない。副作用に、もち越し効果、健忘、筋弛緩作用、奇異反

■表 ベンゾジアゼピン系、非ベンゾジアゼピン系催眠薬の種類

種類(半減期)	薬物
超短時間型(5時間以内)	トリアゾラム、ゾピクロン*、ゾルピデム*
短時間型(6~12時間)	エチゾラム、ブロチゾラム
中間作用型(12~24時間)	フルニトラゼパム、エスタゾラム
長時間型(30時間以上)	フルラゼパム、クアゼパム

*非ベンゾジアゼピン系

催眠療法 [hypnotherapy]
暗示操作により導くことができる特有な状態を治療的に利用する方法．患者の意識が狭くなり，自我の退行や抑圧の変化がみられ，被暗示性が亢進し，術者の命令・指示しか受け入れなくなる．これを利用して，神経症，心身症，情緒障害などの治療や疼痛緩和を行う．→暗示療法（あんじりょうほう）

細網細胞 [reticular cell]
細網組織を構成する細胞で，原形質にある突起部で互いに網の目のように結びついている形態を特徴とする．骨髄細胞の1～2%を占め，マクロファージとの関係が注目されている．→マクロファージ

細網肉腫 [reticulum cell sarcoma]
悪性リンパ腫の旧分類による一種．細網系細胞から発生する．→悪性（あくせい）リンパ腫，リンパ肉腫

サイレント・アスピレーション [silent aspiration]
⇨不顕性誤嚥（ふけんせいごえん）

サイレント・ストーン [silent stone]
主として胆嚢に生じる結石で，自覚症状がないことから，無症候性胆石あるいは沈黙の石などともよばれる．近年のドック検診や診断機器の精度の向上に伴い，発見される機会が多くなっている．急性期を除き，経過観察あるいは食事療法などが治療の主流となっている．

サイロイド・テスト [thyroid test]
甲状腺疾患の免疫学的検査法．慢性甲状腺炎など自己免疫性甲状腺疾患において陽性を示す．

サイログロブリン [thyroglobulin；Tg]
〈チログロブリン〉甲状腺に固有の糖蛋白質．分子量約66万．上皮細胞で合成されるが，部分的にヨウ素化されて甲状腺ホルモンを含む形で濾胞腔内に貯蔵される．上皮細胞に再吸収され，分解されて甲状腺ホルモンを遊離する．

サイロトロピン [thyrotropin]
⇨甲状腺刺激（こうじょうせんしげき）ホルモン

サヴァン症候群 [savant syndrome]
〈イディオ・サヴァン〉知的障害者や自閉症患者のうち，ごく特定の分野にのみ優れた才能を発揮する者をいう．たとえば，日常生活が1人では困難で社会適応も難しいが，膨大な量の書籍を1回読んだだけですべて記憶し，暗唱できるなどの驚異的な記憶力をもつ者などがあげられる．この限定された才能は，時刻表，地名，数字などの機械的記憶，メロディの暗唱，絵画などの緻密な表現力などで発揮される．かつてはidiot savant（イディオ・サヴァン＝白痴の賢者）ともいわれたが，idiotに差別的な意味があることから表現が変えられた．

さかさまつげ [trichiasis]
⇨睫毛乱生（しょうもうらんせい）

佐賀流行病
⇨日本住血吸虫症（にほんじゅうけつきゅうちゅうしょう）

左脚ブロック [left bundle branch block；LBBB]
刺激伝導系ヒス束分枝の左脚の伝導障害．心電図では右側胸部誘導において深いS波，左側胸部誘導で幅の広いR波をみる．QRS幅は0.10秒までが正常であるが，それを超え0.12秒未満のものを不完全左脚ブロック，0.12秒以上になるものを完全左脚ブロックという．左室肥大を伴う高血圧，冠動脈疾患，弁膜症などでみられ，右脚ブロックに比べ病的意義が大きい．→右脚（うきゃく）ブロック，完全脚（かんぜんきゃく）ブロック

作業せん（譫）妄 [occupational delirium]
⇨職業（しょくぎょう）せん（譫）妄

作業同盟 [working alliance]
⇨治療同盟（ちりょうどうめい）

作業療法 [occupational therapy；OT]
作業をとおして障害の回復を目指す治療法．作業内容は，目的によって手工芸，料理，農作業，園芸，動物の飼育やゲーム，スポーツなどさまざまである．身体障害者に対しては，日常生活行為訓練を含み，四肢の運動機能や認知・行為障害の改善を目指す．一方，精神障害者に対しては，病的観念や体験からの解放をもたらし，自発性，創造性を引き出したり，実生活への応用を目指す．後者ではとくに，自分の関心や能力に合った種目を自由に選択し参加することが大切である．治療体系化はドイツのジモン（Herman Simon, 1867～1947, 精神科）が行い，わが国に導入されたのは明治時代である．作業療法を担当する専門職としては，国家資格をもつ作業療法士があり，診療報酬にも点数化されている．→作業療法士（さぎょうりょうほうし）

作業療法士 [occupational therapist；OT]
身体または精神に障害のある者に手芸，工芸などの作業を行わせ，主として認知障害や運動機能の回復，社会適応能力の回復をはかることを業務内容とする療法者．作業療法士国家試験に合格し，厚生労働大臣の免許を受けた者が，医師の指示のもとに行う．→医療（いりょう）チーム

作為思考 [delusive manufacture of thought, made thinking]
思考の障害の1つである思考体験様式の障害には，支配観念・強迫観念・恐怖症・作為思考（させられ思考）などがある．自分が考えるのではなく，外からあやつられて考える，考えたくもない考えを起こさせるように外部がするというのが作為思考である．これらの体験は，元来自分のものである思考が自己の統制力を離れて独り歩きしたり，外から与えられたり，無理強いされたりするもので，自我障害とよばれる．統合失調症に特有な体験である．作為思考としては，次のようなものがある．たとえば，自分の考えが他人に見抜かれると感じる思考察知，テレパシーで考えが吹き込まれるというように，自分の考えでない考えが外から吹き込まれる思考吹入，自分の考えが何者かに奪われて消されるという思考奪取，考えたことが他人に全部分かってしまう思考伝播である．

作為体験 [experience of influence, passivity experience, gemachtes Erlebnis]
〈させられた体験〉自我の能動的な意識が失われ、自分の行動や思考が他人により操られていると感じること。統合失調症に特徴的な自我障害の症状の1つとして発現する。

酢酸コルチゾン [cortisone acetate]
⇨コルチゾン

索性脊髄症 [funicular myelosis]
⇨亜急性連合性脊髄変性症(あきゅうせいれんごうせいせきずいへんせいしょう)

搾乳器 [breast pump]
排乳のために用いる器具。母乳分泌が良好であるが児に直接授乳ができない場合や授乳後の残乳を排乳する場合に用いると便利である。手動式（シリンダー式とスポイト式）と電動式がある。吸引圧が強いと乳頭を傷つけることがあるため、乳頭をやわらかくしてから使用することが望ましい。

桜井式腟鏡 [Sakurai speculum]
婦人科診察に用いる腟鏡の一種。腟内に挿入後、留めネジを固定すると腟管が開大され、子宮腟部の観察が可能となるため、腟や子宮内の検査・処置時に好んで用いられる。

桜井女学校付属看護婦養成所 女性宣教師のトゥルー（Maria T. Pitcher True, 1840～1896, 米）が1886(明治19)年、桜井女学校内に創設した看護教育施設。ナイチンゲール看護学校卒業生のヴェッチ(Agnes Vetch, 英)が指導にあたり、修業年限2年、実習は医科大学第一医院(東京大学医学部付属病院の前身)で行われた。

錯乱 [confusion]
思考、会話、行動がまとまらない状態をいい、意識障害に伴うものを指すが、意識障害が伴わないこともある。ヒステリー、てんかん、感染、中毒による症状精神病、進行麻痺や脳動脈硬化による器質精神病、重度の躁病、統合失調症などにより出現する。

作話 [confabulation]
実際には体験していないことをあたかも体験したかのように話すこと。本人自身はこの誤りを自覚できない。認知症などで健忘してしまったことに当惑して、それを埋め合わせるための当惑作話、コルサコフ症候群などでみられる生産性作話、空想的な傾向のある空想作話などがある。

鎖肛 [anal atresia]
〈直腸・肛門奇形〉肛門および直腸が先天性に閉鎖されている状態。閉鎖の状況で単純性、交通性(腟、子宮、膀胱、尿道に交通)、有瘻性(会陰などに外瘻をみとめる)の3型があり、開口の全くない単純性の場合には、生後、早期の手術が必要。

鎖骨 [clavicle, clavicula]
上肢帯の前部を構成し、ゆるやかなS字状に曲がった骨。claviculaの名称はラテン語の「小さな鍵」より由来する。内側端は胸骨柄と関節をなし、外側端は肩甲骨の肩峰と関節をなしている。手や肩をついて転倒した場合に折れやすい骨である。→巻頭カラー Fig. 20参照

坐骨 [ischium]
骨盤の下部～後方部分を構成する骨である。下端は坐骨結節であり、坐位において体重を受ける。坐骨体は寛骨臼関節面の2/5を構成する。坐骨枝は坐骨結節から前方に向かって伸び、恥骨の下枝と連絡して、いわゆる坐骨恥骨枝を形成する。→巻頭カラー Fig. 20参照

鎖骨下動脈 [arteria subclavia, subclavian artery ; SCA]
右は腕頭動脈から、左は直接大動脈弓から起こり、外側に向かいつつ、鎖骨および鎖骨下筋の下を走り、第1肋骨の外側縁に至るまでの部位を指す。椎骨動脈、内胸動脈、甲状頸動脈、肋頸動脈の枝を出す。

鎖骨骨折 [fracture of clavicle]
上肢を伸展して倒れたり、肩を下にして落ちた場合の介達外力により発生するが、まれに直達外力によって起こる。骨折部位は中央から外側にかけての部分が多い。各種スポーツ、交通事故、転落などが原因で、どの年代層にも起こる頻度の高い骨折である。治療は保存的治療が原則で、幼児には8字型包帯を、学童期以降ではバンド固定またはギプス固定を行う。第3骨片が鋭く皮膚を圧迫しており保存的治療では維持が難しい場合や、上肢神経圧迫症状がある場合は手術を行う。

坐骨神経 [sciatic nerve, nervus ischiadicus]
第4腰神経から第3仙神経までの前枝から始まり、結合して16～20 mmの直径(成人の場合)を有する末梢神経中最大の神経幹となる。骨盤の大坐骨孔を通り殿部に出たのち、大腿後面中央を走行し、膝後面で脛骨神経と総腓骨神経に分岐する。固有感覚領域は足底部である。

坐骨神経痛 [sciatica, sciatic neuralgia]
大腿後面を中心とした坐骨神経の支配領域の灼熱様疼痛や放散する耐えがたい疼痛が主症状で、起立・歩行が障害される。腰椎下部の椎間板ヘルニアが主たる原因であるが、変形性脊椎症、坐骨神経炎でも起こる。→椎間板(ついかんばん)ヘルニア

坐骨神経麻痺 [ischial neuroparalysis, paralysis of the sciatic nerve]
坐骨神経の断裂、圧迫により支配領域の感覚・運動の麻痺が起こることをいう。原因として多いものは、外傷性股関節脱臼骨折に際しての骨削や後方臼蓋骨片による圧迫、坐骨や大腿後面での圧迫、腫瘍などである。

佐剤 [adjuvant]
⇨補助薬(ほじょやく)

左室肥大 [left ventricular hypertrophy ; LVH]
心臓の左室が肥大拡張した状態。左室から大動脈への拍出抵抗が高くなったり、左室の血液量増加によって、長期間心筋が負荷を受けることで起こる。高血圧をはじめ大動脈弁疾患、心室中隔欠損[症]、僧帽弁閉鎖不全、肥大型心筋症などが原因となる。

挫傷 [contusion]
物理的外力による軟部組織の機械的損傷のうち、鈍器による打撲、転倒、圧迫などの鈍的外力によって生じる非開放性(閉鎖性)損傷。体表面の損傷はないが、皮下出血、腫脹、疼痛などがある。臓器の鈍的損傷には脳挫傷、肺挫傷、肝挫傷、脾挫傷、腎挫傷、筋挫傷などがある。→挫創

(ざそう)

左心カテーテル法 [left heart catheterization ; LHC]
⇨心[臓](しんぞう)カテーテル法

左心バイパス法 [left heart bypass method]
〈左心補助循環装置〉 左室の負荷軽減のために，左房または左室の血液を，補助循環装置のポンプを用いて大動脈に送る方法．遮断部より末梢へはヘパリンを添加して血流を維持する．左心不全の一時的治療に用いる．肺うっ血の改善，血圧維持，冠血流量の改善，心筋酸素消費量の減少などの効果がある．→体外循環（たいがいじゅんかん）

左心不全 [left heart failure ; LHF]
左心室，左心房の機能障害により，肺静脈圧，肺毛細管圧が上昇し，肺うっ血をきたした状態．症状としては労作性呼吸困難，起座呼吸を呈し，他覚的には肺野部で湿性ラ音を聴取する．胸部X線でうっ血像をみとめる．

左心補助循環装置 [left ventricular assist device]
⇨左心（さしん）バイパス法

嗄声 [hoarseness]
一般にいわれる声がれ状態．声帯の腫脹や肥厚，声門への神経系の障害による器質的，または機能的な声門閉鎖障害によって起こる．発声器の疲労，喉頭炎，謡人結節，喉頭ポリープ，喉頭腫瘍，反回神経麻痺，ヒステリーなどが原因となる．声帯の安静（沈黙），含嗽，発声法改善など，一般的治療と原因疾患の治療が必要である．→喉頭炎（こうとうえん）

させられ体験 [passivity experience]
⇨作為体験（さくいたいけん）

挫創 [contused wound]
衝突，打撲など鈍器による外力を受傷機序とする皮膚および皮下組織の開放性損傷．鋭的損傷に比較して創縁が不規則で，軟部組織の障害が周囲にも及び，壊死傾向のみとめられることが多い．閉鎖性の損傷の場合は挫傷という．→挫傷（ざしょう）

痤瘡 [acne]
毛包に一致して発生する丘疹で膿疱および面皰（めんぽう）が混在する．脂腺性毛包の慢性炎症性疾患で脂漏部位に好発する．痤瘡のうち尋常性痤瘡は青年男女の顔，胸，背部などに多発し，いわゆる「にきび」である．25歳過ぎより自然治癒するが，小瘢痕やケロイドを残すことがある．治療は洗顔励行，面皰圧出のほか，硫黄含有ローションなどの外用療法，テトラサイクリンの内服療法なども行われる．

サチリアージス [satyriasis]
⇨色情症(狂)（しきじょうしょう）

錯覚 [illusion]
実際の対象を，誤って知覚する感覚障害の一種で，すべての感覚器官に起こりうる．錯覚には不安や期待などが強いときに起こる感動錯覚，不注意で見誤るなどの不注意錯覚，たとえば，壁のしみなどがおばけにみえるパレイドリアなどがある．→妄覚（もうかく）

擦過創 [abrasion, excoriation]
〈表皮剝脱〉 皮膚の機械的外力による損傷の一種で，皮膚表層の組織が剝離し，真皮が露出した状態．開放性損傷なので擦傷というのは正しくない．

サッカロース [saccharose]
⇨スクロース

殺菌[法] [sterilization]
⇨滅菌[法]（めっきんほう）

殺菌力 [bactericidal activity]
消毒薬や化学療法薬の使用に際し，その殺菌能力（殺菌力）の高いものほど有効といえる．殺菌力は，薬物を加えた液体培地中で細菌の発育が阻止された試験管から，さらに薬物を含まない培地に接種し，培養後，菌の発育がみとめられなかった最大希釈濃度で表せる．→化学療法（かがくりょうほう）(抗微生物)薬，消毒（しょうどく）

擦式アルコール消毒薬 [alcohol containing antiseptic hand rub, alcohol-based hand rub]
消毒薬にエタノールを加えて，乾燥を速めた速乾性擦式消毒薬（速乾性擦り込み式手指消毒薬）で，医療従事者や医療機関訪問者の手指消毒に用いられている．院内感染防止のため，手術時の手洗いおよび手指消毒では，持続殺菌効果のある擦式アルコール消毒薬による消毒または手術時手洗い用の外用消毒薬（クロルヘキシジン・スクラブ製剤，ポビドンヨード・スクラブ製剤など）と流水による消毒を基本とするが，後者の場合においても，擦式アルコール消毒薬を併用することが望ましいとされている．

擦式法 [rubbing method]
⇨ラビング法

サディズム [sadism]
ドイツの精神医学者クラフト・エービング（Richard Freiherr von Krafft-Ebing, 1840〜1902）が提唱した異常性欲の1つである．DSM-Ⅳでは，性的サディズムという診断になる．犠牲者に心理的または身体的苦痛（辱めも含む）を与えて，そこから性的満足を得ることを指す．逆に，性対象から苦痛を与えられて性的満足を得る場合はマゾヒズムという．精神分析ではより拡大した理解をもつ．すなわち性愛対象に対して攻撃衝動が向き，そこから何らかの満足を得ることを指す．アブラハム（Karl Abraham, 1877〜1925, 独，精神分析）は，乳児が母親の乳房を吸い尽くそうとする願望にその起源を求めている．→異常性欲（いじょうせいよく）

サドルブロック [saddle block]
⇨サドル麻酔[法]

サドル麻酔[法] [saddle block anesthesia]
〈サドルブロック〉 脊椎麻酔の一種．坐位でクモ膜下腔に高比重薬液を注入し，$S_2〜S_5$領域の会陰部，殿部，大腿内側に限局した麻酔を得る方法．

サナトロジー [thanatology]
⇨死生観（しせいかん）(学)

サニタリーデザイン [sanitary design]
衛生的な環境を維持するために工夫された建築設備上のデザイン．埃がたまりにくく，微生物の温床となりにくく，かつ清掃がしやすい構造を指す．

砂嚢 [sandbag]
ある部分を固定したり，あるいは器具を支える

ために使用する道具(重り)で，袋のなかに砂や金属の粒などを入れてあるもの．500g，1kgなどの重さが決めてある．患者の呼吸を楽にするなど，体位を維持するために適当な位置に置いて使用することもある．

詐病（さびょう） [malingering]　実際には罹病していないのに意図的に罹病を装い，自身がおかれている苦しい状況から逃れようとする行為．性格的に未熟で反社会的傾向をもつ人，薬物の乱用者などに多くみられるほか，徴兵を受けた兵士，拘禁された犯罪者などが演じることがある．特徴として，本人自身がその動機，目的，行為を自覚していることがあげられる．ときには，経過とともに自己暗示的に本格的な病状に移行することもあり，神経症となる場合を詐病神経症，心因性精神病となる場合を詐病精神病という．→疾病利得（しっぺいりとく）

サプリメント [supplement]　サプリメントは英語で「補う」という意味であるが，食事で不足するビタミンやミネラルなどを補うために，これらの栄養素を天然の素材から抽出して凝縮した栄養補助食品のことをいう．健康食品の1つであり，医薬品ではなく食品として扱われる．

サプレッサーT細胞（さいぼう） [suppressor T cell ; Ts]　免疫応答を抑制的に調節するT細胞亜群．以前は独立した細胞群と考えられていたが，共通するマーカーなどはなく，現在では，その機能はキラーT細胞として，あるいはサイトカインの産生によって説明されると考えられている．しかし，まだ不明の点が多い．なお，最近CD4＋CD25＋の制御性T細胞（regulatory T cell, Treg）が注目されている．転写因子の1つであるFox 3を発現しているのが特徴で，IL-10/TGFβを産生することで，免疫の成立を抑制する．自己免疫疾患発症の抑制などに働いているものと予想される．→T細胞，ヘルパーT細胞

サブロー培地（ばいち） [Sabouraud glucose agar]　真菌の分離および増殖のための培地．ブドウ糖を加えた寒天培地で，雑菌の発育抑制のためシクロヘキシミドやクロラムフェニコールを加えることがある．なお，培養は通常25〜30℃で行う．Raymond Jacques Adrien Sabouraud（1864〜1938, 仏, 皮膚科）．→真菌（しんきん）

差別（さべつ） [discrimination]　特定の個人や集団を異質なものとして排除し，平等に待遇せず，不利益をもたらす行動をいう．差別の現れ方と激しさはその社会の文化と歴史によって異なるが，ほぼ共通して，差別される側の就業の機会が狭められたり，他集団成員との自由な通婚が阻害されたりする．差別の問題の1つは，被差別者が不利益をこうむることだけでなく，そのこと自体が社会においてあたかも正当であるかのように通用していることである．

左房室弁（さぼうしつべん） [left atrioventricular valve]　⇨僧帽弁（そうぼうべん）

サポーター [supporter]　通常は，柔らかい，関節を覆う布製の装具を指す．布のみのものでは，大きな支持性は期待できないが，保温性がある．金属支柱付きのものでは支持性が期待でき，変形膝関節症や関節リウマチなどに有用である．→装具（そうぐ）

サポニン [saponin]　多くの植物に含まれている配糖体の一種で，サポゲニンに糖が結合したもの．サポゲニンはステロイドまたはトリテルペンに属するものがある．サボンソウの根に多く（約10％）含まれる．水溶液を振盪すると泡沫を生じる．苦味があり，内服では無害であるが注射すると溶血を起こす．去痰作用があり，去痰薬として用いられる．

さむけ [chills, rigors]　⇨悪寒（おかん）

佐薬（さやく） [adjuvant remedy]　⇨補助薬（ほじょやく）

坐薬（ざやく） [suppository ; supp]　直腸，腟などに挿入する固形の外用薬．瀉下薬，鎮痛薬，抗炎症薬などがある．体温で軟化・溶解するため，冷蔵庫で保管し，使用時はディスポーザブル手袋を使用し，肛門括約筋（肛門管）や腟口より奥に挿入する．→与薬（よやく）

作用スペクトル（さよう） [action spectrum]　抗菌薬のスペクトルとは異なり，その薬剤の作用機序の種類あるいは範囲をいう．たとえば，抗うつ薬のセロトニン（5-HT）およびノルエピネフリン（NA）取り込み阻害において，三環系抗うつ薬のイミプラミンはNA取り込み阻害がより強く，またマプロチリンはNA取り込み阻害作用などでは類似した作用を示すが，5-HTの取り込み阻害作用がみられ，異なる作用スペクトルをもつ．→抗菌（こうきん）スペクトル

作用薬（さようやく） [agonist]　〈アゴニスト〉　ある受容体に特異的に結合し，その受容体特有の効果を現す薬物を作用薬という．拮抗薬は受容体に特異的に結合するが何の効果も現さない薬物である．作用薬の効果は拮抗薬と併用すると抑制される．作用薬は受容体占有率に従い薬理作用を生じる．ある受容体に最も作用の強い薬物を完全作用薬（full agonist）といい，濃度をいくら上げても最大反応に達しない薬物を部分作用薬（partial agonist）という．作用薬の非存在下で，受容体活性を抑え，作用薬と逆の薬理作用を示す薬物を逆アゴニスト（inverse agonist）という．

サリチル酸（さん） [salicylic acid ; SA]　ベンゼン環にカルボキシル基とヒドロキシル基をもつ有機酸の1つで，白色の結晶性粉末．刺激性があるため内服には適さない．寄生性皮膚炎として外用薬として用いるほか，防腐剤や染料としても使用される．鎮痛薬のアセチルサリチル酸（アスピリン）の基となった．

サリチル酸エゼリン（さん） [eserine salicylate]　⇨フィゾスチグミン

サリドマイド胎芽病（たいがびょう） [thalidomide embryopathy]　鎮静催眠薬であるサリドマイド（thalidomide）を妊娠初期の母親（受胎後約25〜50日の間）が服用することによって発生する四肢奇形（サリドマイド奇形）で，胎芽病の1つである．奇形は主として四肢とくに上肢に多く，母指球の発達不全や母指低形成あるいは欠損などの比較的軽いものから，母指および他指の欠損・拘縮，中手骨欠損，橈骨欠損，または短縮による内反手，アザラシ肢症，無肢症などがあり，顔面の奇形を合併することもある．

また，内臓奇形では，心室中隔欠損[症]，心房中隔欠損[症]などの先天性心疾患が最も多く，鎖肛（さこう），食道や小腸の狭窄または閉鎖などがみられる．→アザラシ（海豹）肢症，胎芽病（たいがびょう）

サリン [sarin]
〈イソプロピルメチルホスホノフルオリデート〉ドイツで化学兵器として合成された有機リン化合物．無色無臭の気体または液体で，不可逆的にコリンエステラーゼを阻害し体内にアセチルコリンを蓄積させ，有機リン系農薬中毒と同様の症状を起こす．吸入，経皮，経口的に吸収され，縮瞳，流涎，視覚障害，痙攣，筋線維などの症状を呈し，呼吸障害により死亡する．特異的治療にはアトロピン，コリンエステラーゼ再賦活薬のPAM（プラリドキシムヨウ化メチル）を使う．アルカリで分解する．サリンと同じ作用の神経剤としてソマン，タブン，VXガスなどがある．→毒（どく）ガス

サルコイドーシス [sarcoidosis]
〈サルコイド症，ベック類肉腫，ベニエ－ベック－シャウマン病〉全身の臓器に肉芽腫を生じる原因不明の慢性疾患．リンパ節腫脹，眼症状，皮膚症状を中心として，肺，肝，脾臓，心臓，下垂体などにも発生をみる．予後不良のものは比較的少ない．

サルコイド結節 [sarcoid nodular]
サルコイドーシスの病変の主体をなすもので組織学的に結核結節に類似した類上皮細胞結節のこと．結節は壊死を伴わず，ラングハンス（Langhans）巨細胞をみとめる．また巨細胞内にしばしば好塩基性の求心性層状体や好酸性の星状封入体（asteroid body）をみとめる．→ラングハンス巨細胞

サルコイド症 [sarcoidosis]
⇨サルコイドーシス

猿手（さるて） [ape hand, monkey-paw]
正中神経麻痺による手の運動異常（図）．手の回内は不能で，中指から小指の屈曲でものをつかめるのみで，母指は外転位をとり，対立不能である．猿の手に似ていることからこの名がある．→正中神経麻痺（せいちゅうしんけいまひ），鷲手（わして）

■図　猿手

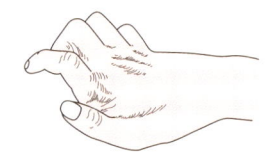

サルファ薬 [sulfa drugs]
⇨スルファニルアミド

サルモネラ [Salmonella]
腸内細菌科に属し，グラム陰性無芽胞性短桿菌で周毛性鞭毛があり，運動性がある．普通寒天培地で発育する．サルモネラ属菌は，1属2菌種6亜種に分類され，菌体抗原（O抗原）と鞭毛抗原（H抗原）を組合わせたカウフマン－ホワイト（Kauffman-White）の抗原構造表により2,000種以上の血清型（抗原型）が決定されている．→サルモネラ症

サルモネラ症 [salmonellosis]
通性嫌気性でグラム陰性の腸内細菌であるサルモネラ属菌によって起こる感染症．サルモネラ症は，チフス性疾患と急性胃腸炎に分けられる．症状は悪心，激しい下痢，発熱などである．→パラチフス

サロゲートマザー [surrogate mother]
⇨代理母（だいりはは）

酸塩基平衡（さんえんきへいこう） ▶大項目参照

酸塩基平衡測定検査 [acid-base balance test]
体液の水素イオン指数（pH）はほぼ7.4に保たれている．酸塩基平衡の検査は尿，腎機能，血液，呼気について行い，呼吸性の因子と代謝性の因子の両面から総合的に判定する．

酸化亜鉛（さんかあえん） [zinc oxide]
亜鉛華製剤（あえんかせいざい）

酸化エチレンガス滅菌（めっきん） [ethylene oxide gas sterilization ; EOG]
エチレンオキシド使用による滅菌．滅菌器の内部の空気を減圧して加温加湿させ，エチレンオキシドガス（EOG）を供給し，手術器械・資材，カテーテル類などの微生物を殺滅する方法．低温で滅菌できるので，耐熱性のないものでも滅菌可能．金属に対して腐食性がない．滅菌物に浸透したガスは人体に有害であり，十分なエアレーションでガスを抜く必要があり，滅菌に要する時間が長い．労働安全衛生法により，作業従事者の健康管理，作業環境の整備などの曝露防止措置が必要．

酸化還元酵素 [oxidoreductase]
〈オキシドレダクターゼ〉生体内の酸化還元反応を触媒する酵素の総称．これらの酵素によって，必要な物質を合成し，有害な物質を代謝し，必要なエネルギーを獲得する．反応様式により，脱水素酵素，還元酵素，酸化酵素，酵素添加酵素，ヒドロペルオキシダーゼなどに分類されている．

産科鉗子（さんかかんし） [obstetrical forceps]
自然分娩が困難で早急に児の娩出を必要とする際に，児頭を挟み，術者が骨盤誘導線に沿って牽引し，娩出を助けるのに用いる．一般にはネーゲレ鉗子が用いられている．→鉗子（かんし），鉗子分娩[術]，キーランド鉗子，ネーゲレ鉗子

三角筋（さんかくきん） [deltoid muscle, musculus deltoideus]
鎖骨の外側1/3，肩峰，肩甲棘の下縁，棘下筋膜より起始し，肩関節を覆うように走り，上腕骨の三角筋粗面に付着する．上腕を外転させる作用をもつ．支配神経は腋窩神経である．

酸化酵素（さんかこうそ） [oxidase]
〈オキシダーゼ〉酸化還元酵素の1つで，基質を酸化して酸素分子を水や過酸化水素に還元する反応を触媒する酵素の一般名．シトクロムオキシダーゼ，ラッカーゼなどがある．→オキシダーゼ反応

酸化酵素反応 [oxidase reaction]
⇨酸化酵素（さんかこうそ）

産科ショック [obstetric shock]
日本産科婦人科学会用語委員会では「広義には，偶発合併症によるものを含め妊産褥婦がショック状態に陥った場合すべてをいうが，一般的には妊娠もしくは分娩に伴って発生した病的状態に起因するショック」と定義している．出血性ショックと非出血性ショックに分けられるが，大半は出血性ショックである．原因として，出血性ショックには子宮外妊娠，流産，常位胎盤早期剥離，前置胎盤，子宮破裂，弛緩出血，頸管・腟裂傷，産科播種性血管内凝固(DIC)に続発するもの，などがある．非出血性ショックには，産科 DIC を起こす基礎疾患(羊水塞栓症，肺塞栓，子癇など)，薬物性ショック，細菌性ショック，仰臥位低血圧症候群などがある．出血ショック-産科 DIC-多臓器不全はそれぞれ密接な関係をもち悪循環を形成する．→産科(さんか)DIC

産科 DIC [obstetric disseminated intravascular coagulation syndrome]
常位胎盤早期剥離，出血性ショック，重症感染症，羊水塞栓症などを基礎疾患として生じる．何らかの誘因で胎盤や羊水などから外因系の組織トロンボプラスチンが母体血中に流入し，第Ⅶ因子が活性化され凝固亢進して発症する．本症は急速に発症し，悪化する場合が多い．また，分娩時の大量出血に続発するものは，出血性ショックによる循環障害から，細胞障害，代謝性アシドーシスを経て播種性血管内凝固症候群(DIC)に移行していくと考えられる．診断は，産科 DIC スコアや血液検査を用いて行う．→産科(さんか)ショック，DIC

産科的外診法 [obstetric external examination]
⇒妊婦外診法(にんぷがいしんほう)

産科麻酔 [obstetrical anesthesia]
分娩のための麻酔法で，経腟による無痛分娩のための麻酔と帝王切開のための麻酔とがある．前者には全身麻酔，硬膜外麻酔，陰部神経麻酔など，後者には全身麻酔，脊椎麻酔，硬膜外麻酔などの方法がある．両者とも児に対する麻酔薬の影響を十分に注意して行う．

三環系抗うつ薬 [tricyclic anti-depressant agent]
⇒抗(こう)うつ(鬱)薬

産業衛生 [industrial hygiene]
⇒産業保健(さんぎょうほけん)

産業災害 [industrial accident]
狭義には，企業目的に沿って拘束された条件下で労働者が負傷，罹患あるいは死亡する場合を指し，労働災害と同義に用いられる．広義には，公害など一般住民に被害が及ぶ場合を含めて用いられる．発生頻度など業種間格差が大きいが，同種の災害を繰り返さないため，原因の除去に医療経験をいかすことが必要となる場合がある．

産業保健 [industrial health]
〈産業衛生〉労働者の職業上の傷病を防止し，職場の安全をはかるという労働衛生の概念を拡大し，健康を促進し，労働環境改善のために保健衛生の面から必要な対策をたてて行うこと．

残気量 [residual volume；RV]
最大呼気ののち，肺内に残っているガス量をいい，成人で約1,500 mL である．肺気腫，胸膜肥厚，老人肺などでは増加する．残気量は，ヘリウム(He)を指示ガスとする閉鎖回路で測定する．方法は，被検者に一定量の He ガスを入れたスパイロメーターを口にくわえて呼吸させ，スパイロメーター内の He 濃度とを読んで算出する．→スパイロメーター

酸血症 [acidemia]
血液中の水素イオン濃度が増加し，pH が基準値以下に低下した状態．アシドーシスにおいて代償作用が不十分である場合に生じる．→ケトアシドーシス

3歳児健康診査 [health examination for children of 3 years of age]
母子保健法第12条に基づき，満3歳を超え満4歳に達しない幼児に対し，毎年，期日，期間を指定して，厚生労働省令の定めるところにより行われる健康診査．とくに3歳児ころには自己主張をするようになり，第一次反抗期ともよばれ，人格が形成される大切な時期である．健康診査の内容は，心身の成長・発達と栄養状態の評価，疾病・異常の発見，行動発達(とくに情緒的発達，生活習慣の自立の程度)の検討と指導，歯の検査と指導などが重点的に行われる．また，視力障害や聴力障害の早期発見のために，視聴覚検査も行われている．市区町村が実施主体となっている．

3歳児歯科検診 [dental examination for children of 3 years of age]
母子保健法に基づき，満3歳児の健康診査のときに行われる歯科医師による検査．母子歯科保健対策のなかに含まれている．

三叉神経痛 [trigeminal neuralgia；TN]
顔面の感覚神経である三叉神経(第Ⅴ脳神経)領域の痛み(図)．いわゆる顔面神経痛のこと．特発性三叉神経痛は第2，第3枝領域に多く，高齢者に多い．トリガポイント(trigger point，疼痛発作誘発点)があり，痛みは発作的で，激痛である．血管が三叉神経根部を圧迫している場合，圧迫血管剥離術(ジャネッタ法)が有効．カルバマゼピン，フェニトインなどの抗痙攣薬の投与や神経ブロックが行われる．腫瘍や帯状疱疹後神経痛，多発性硬化症などに伴うものを症候性三叉神経痛という．

■図 三叉神経の支配領域

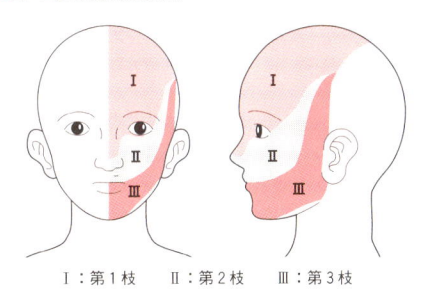

Ⅰ：第1枝　Ⅱ：第2枝　Ⅲ：第3枝

3-3-9度方式 [Japan coma scale；JCS]
⇒意識障害(いしきしょうがい)

3種混合ワクチン [triple vaccine]
百日咳(P；pertussis)ワクチンと、ジフテリア(D；diphtheria)・破傷風(T；tetanus)のトキソイドの混合型DPTワクチンを指す。予防接種法第1期初回：生後3～90か月未満の間に3回、第1期追加：1期初回接種終了後6か月以上、間隔をおく、第2期：11～12歳の間に1回、DT(2種混合ワクチン)を接種する。→混合(こんごう)ワクチン

産褥[期]
▶ 大項目参照

産褥精神病 [puerperal psychosis]
産褥期にみられる精神障害を総称していう。不眠、落ち着きのなさ、イライラ感、抑うつ感、疲労感、頭痛などを前駆症状とし、分娩後2週間以内に発症するケースが半数を占める。産褥期の精神病は症状が多彩で急変しやすいという特徴があり、症状の予測は難しい。そのため持続する不眠、自殺念慮、幻覚・妄想状態、錯乱傾向の有無に注意する。治療は症状に応じた薬物療法が中心で、強力な抗精神病薬が用いられる。急性症状が落ち着くまで、母子を分離して治療することがある。

産褥体操 [puerperal exercise]
産褥期にある女性の復古過程を促進するために行う。腹壁筋および骨盤底筋群の緊張増強、子宮の収縮促進、全身の血行の改善、排尿および排便の正常化などをはかる。

産褥熱 [puerperal fever]
分娩時の性器創傷部に細菌が感染することにより生じる産褥期の炎症性熱性疾患の総称。日本では、分娩後24時間以降10日以内に、2日以上、38℃以上の発熱をきたしたものと定義し、性器以外の部位に原因がある発熱は除外している。起因菌の多くは大腸菌に代表されるグラム陰性桿菌や嫌気性菌である。分娩介助者の手指や汚染された分娩用器具、外陰・膣などの性器内細菌が感染源となり、これに破水からの時間的経過や頻回の内診などのリスクファクターが存在すれば、感染の危険性は高くなる。特徴的な症状は発熱、疼痛(下腹痛、子宮の圧痛)、悪露の異常(量が多く、悪臭があり、色が汚いなど)で、重症になるとショック症状が顕著にみられる。予防策の基本は清潔保持である。分娩時の無菌操作を徹底し、医療従事者や医療器具からの感染といった医原性の感染を防止する。予防的または治療的に抗菌薬と子宮収縮剤が投与され、病状によっては外科的処置が必要となることもある。

酸性抗炎症薬 [acid anti-inflammatory drugs]
⇨抗炎症薬(こうえんしょうやく)

酸性糖蛋白 [α 1-acid glycoprotein, orosomucoid]
糖鎖をもつ蛋白質である糖蛋白のうち、糖鎖にシアル酸を多く含むものをいう。一般的にはα1酸性糖蛋白(アシドグリコプロテイン)のことを指す。血清中のα1酸性糖蛋白は免疫比濁法(ネフェロメトリー)により定量し、正常値は40～98 mg/dLである。低値は肝障害で、高値は炎症性疾患、悪性腫瘍でみられる。

三尖弁狭窄症 [tricuspid stenosis；TS]
右房-右室間にある弁(三尖弁)口の狭窄により右房から右室への血流が障害される状態。先天性のものと後天性のものとがあるが、どちらもきわめてまれで、単独で起こることは少なく、他の異常、たとえば僧帽弁や大動脈弁などの弁膜症と合併してみられることが多い。後天性のものはほとんどがリウマチ熱による。

三尖弁閉鎖[症] [tricuspid atresia；TA]
胎児期の形成障害により、右房と右室の間の三尖弁が閉鎖したままの状態の先天性疾患。このため心房中隔欠損[症]となり、血流は右房より左房に流入し、右→左短絡(シャント)となる。さらに肺循環を行うために心室中隔欠損[症]か動脈管開存を合併し、左室より右室へ左→右短絡(シャント)を行う。しばしば無酸素発作をきたし、生下時より強いチアノーゼを呈する。先天性心疾患のなかでも、予後は不良である。治療は、乳児期に肺血流量減少をみとめる症例にはBTシャント術あるいはmodified BTシャント術を、肺血流量増加の症例には肺動脈絞扼術を施行し、幼児期になって根治手術を行う。

酸素解離曲線 [oxygen dissociation curve；ODC]
〈酸素結合曲線、酸素飽和曲線〉 ミオグロビン、ヘモグロビンの酸素結合量と酸素分圧の関係を示す曲線(図)。縦軸に酸素飽和度をとり、横軸と平衡している酸素分圧をとる。ミオグロビンは双曲線、ヘモグロビンは酸素の結合により、蛋白質の構造が変化して、よりその結合性が変化することでS字状を示す。これをアロステリック効果という。肺(酸素分圧100 mmHg)では両者とも十分に酸素化されるが、末梢組織(40～20 mmHg)ではヘモグロビンはわずかな酸素分圧の変化で酸素飽和度が変わる。そのため、十分に酸素を放出するが、吸入酸素濃度の低下や肺胞-換気量の低下により酸素分圧が減り、酸素飽和度は減少する。激しい運動や虚血下での心筋の収縮時で低酸素症がひどいときに、ミオグロビンの酸素がエネルギー維持に用いられる。

■図 ヘモグロビンとミオグロビンの酸素解離曲線

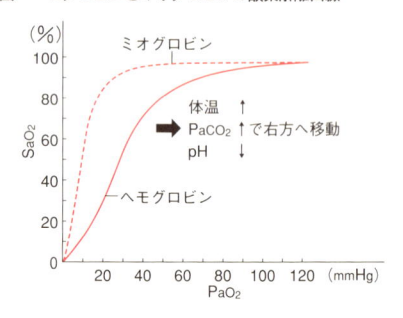

三束ブロック [trifascicular bundle branch block]
右脚、左脚前枝、左脚後枝という心室内伝導系の主要3分枝すべての伝導が障害されて起こるものをいう。→ヒス束心電図

酸素結合曲線 [oxygen binding curve]
⇨酸素解離曲線(さんそかいりきょくせん)

酸素欠乏症（さんそけつぼうしょう）［hypoxia］
⇒無酸素症（むさんそしょう）

酸素摂取量（さんそせっしゅりょう）［oxygen uptake］
吸気によって1分間に体内に取り込んだ酸素の量(mL/分 STPD)のこと．測定は呼吸計による．→STPD

酸素中毒［症］（さんそちゅうどく［しょう］）［oxygen toxicity, oxigen toxicosis］
高圧または高濃度の酸素を長時間吸入した際に起こる呼吸不全とそれにひき続く種々の病態．二酸化炭素分圧(PCO_2)の低下，肺水腫，肺うっ血による呼吸困難，胸骨下部痛などのほか，全身痙攣，筋痙攣，悪心，めまい，視力障害，感覚の低下，不安などの精神神経症状がみられる．病理学的には肺の間質性浮腫と線維増生，さらに肺胞周囲の硝子膜形成がみとめられる．高圧下で作業を行う作業員にしばしばみられるほか，高圧酸素療法中にみられることもある．軽症では空気呼吸を行ったり酸素圧を低下させるだけで急速に回復するが，高度のものは予後不良である．

酸素濃度計（さんそのうどけい）［oximeter］
⇒オキシメーター

酸素負債（さんそふさい）［oxygen debt］
運動を開始したとき，酸素需要量につりあうだけの量の酸素をすぐに取り込むことはできない．酸素の供給が安定的になるまでは，筋からの無酸素のエネルギー供給に頼る必要がある．運動後は，無酸素系から借りてきた分を酸素摂取で返済しなければならず，そのために安静時より高くなる運動後の酸素摂取量を酸素負債という．

酸素フリーラジカル（さんそふりーらじかる）［oxygen free radical］
一般的に原子や分子の最外殻軌道には，対になった電子が回っていて安定している．この電子が対にならず，いわゆる不対電子である場合，この原子や分子のことをフリーラジカルとよぶ．最も身近なフリーラジカルは酸素で，生物は酸素を取り込み，より活性の強い，いわゆる活性酸素に変える．この活性酸素は，高血圧などの循環器疾患や腎疾患など多くの疾患に関与していることが示されている．

酸素分圧（さんそぶんあつ）［oxygen partial pressure ; P_{O_2}］
⇒酸素解離曲線（さんそかいりきょくせん）

酸素平衡曲線（さんそへいこうきょくせん）［oxygen equilibrium curve］
⇒酸素解離曲線（さんそかいりきょくせん）

酸素飽和曲線（さんそほうわきょくせん）［oxygen saturation curve］
⇒酸素解離曲線（さんそかいりきょくせん）

酸素飽和度（さんそほうわど）［oxygen saturation ; S_{O_2}］
動脈血中のヘモグロビン（血色素）全体のうち，酸素を結合したヘモグロビンの割合．次の式で表される．

$$\frac{酸素を結合したヘモグロビン(HbO_2)}{全ヘモグロビン量(HbO_2+Hb)} \times 100$$

酸素療法（さんそりょうほう）
▶大項目参照

三大栄養素（さんだいえいようそ）［the three major nutrients］
〈三大熱量素〉 炭水化物（糖質・繊維），脂質，蛋白質で，三大熱量素ともいう．糖質には，多糖類，少糖類，単糖類，糖アルコールがあり，1g約4 kcalである．繊維には，植物性繊維，動物性繊維があるが，エネルギー源とはならない．脂質には，単純脂質，複合脂質，ステロール類があり，1g約9 kcalである．蛋白質には，単純蛋白質，複合蛋白質，誘導蛋白質があり，1g約4 kcalである．

三大熱量素（さんだいねつりょうそ）［the three major colorie］
⇒三大栄養素（さんだいえいようそ）

三段階除痛ラダー（さんだんかいじょつうらだー）［three-step analgesic ladder］
⇒がん性疼痛

産徴（さんちょう）［signs of labor］
分娩開始に先立ってみられる少量の出血を産徴という．これは，前駆陣痛や分娩陣痛によって頸管が開大され，卵膜が子宮壁からずれて剥がれるために起こるものである．頸管内の粘液もともに排出されるので，赤色あるいは赤褐色のゼリー状を呈することが多い．→分娩（ぶんべん）

サンドイッチ状壊死（さんどいっちじょうえし）［sandwich-shaped necrosis］
褥瘡の初期において，皮膚表面の壊死と骨突出部周辺の組織で発生した壊死が正常組織層を挟んでサンドイッチのような状態となること．サンドイッチ状壊死に体位変換やギャッチアップなどで外部から圧力が加わると，上下の壊死層が連結して大きく深いポケットに進行しやすいので，褥瘡ケアの現場では細かい観察と注意が必要とされる．

産道（さんどう）［birth canal, parturient canal］
胎児および付属物が娩出する通路．骨産道と軟産道からなる．骨産道は骨盤骨部によって形成される体腔で，軟産道は子宮下部，子宮頸管，腟，会陰および周囲組織からなる軟部通過管である．→分娩（ぶんべん）

散瞳（さんどう）［mydriasis］
瞳孔が一定以上の大きさに開大した状態をいう．アルコールによる昏迷，硫酸アトロピンの点眼，緑内障，外傷などにより生じる．

産道感染（さんどうかんせん）［vertical infection］
〈垂直感染〉 母子感染の1つであり，母体に感染している病原体が出産を通じて児に感染することをいう．母子感染は，垂直感染（胎内感染と分娩時感染）と，授乳時の母乳からの水平感染の2つに大別できる（図）．産道感染は，垂直感染の分娩時感染であり，産道の通過時に存在する病原体や母体血中内にある病原体により，児に感染する．病原体として，細菌では梅毒トレポネーマ，淋菌，B群レンサ球菌などがあり，真菌ではカンジダ・アルビカンス，クラミジアなど，ウイルスではサイトメガロウイルス（CMV），水痘・帯状疱疹ウイルス（VZV），単純ヘルペスウイルス（HSV），B型肝炎・C型肝炎ウイルス（HBV・HCV），ヒト免疫不全ウイルス（HIV）などがみられる．そのため，妊娠初期からの性器分泌物の細菌学検査や，各種ウイルス性疾患に対する抗原・抗体検査，治療などの対応が必要である．

散瞳薬（さんどうやく）［mydriatics］
瞳孔括約筋の麻痺または瞳孔散大筋の収縮により瞳孔を拡大させる薬物．前者には硫酸アトロピン，シクロペントラート，トロピカミド（副交感神経遮断薬）があり，後者には塩酸フェニレフリン（交感神経作動薬）がある．点眼薬として眼底検査時に用いる．

■図 母子感染様式

感染様式	垂直感染		水平感染
	胎内感染	分娩時感染	授乳時感染
感染経路	①経胎盤感染 胎盤を介して、病原体が胎児の血液内に混入 ②上行性感染 子宮頸部、腟に存在する病原体が羊水などを介して胎児に感染	③経胎盤感染 分娩時の子宮収縮により母体血から病原体が胎児血内に移行 ④産道感染 産道に存在する病原体や母体血中の病原体が胎児に感染	⑤母乳感染 授乳により母乳内、母体血中の病原体が胎児に感染

(医療情報科学研究所：産科, 病気がみえる. vol. 10, p.120, メディックメディア, 2007)

サンドペーパー法 [sand paper method]
⇨皮膚剝削術(ひふはくさくじゅつ)

残尿(ざんにょう) [residual urine ; RU]
排尿行為が終了してもなお膀胱内に残っている尿. 一般的には排尿直後にカテーテルを膀胱内に挿入して確認する. 15 mL以内は正常とみなされる. 超音波検査で測定することもできる. 下部尿路の通過障害や神経因性膀胱などの排尿障害では、残尿が増加していることが多く、尿失禁との関係も考慮すべきである. 尿路感染を起こしやすい.

三半規管(さんはんきかん) [semicircular canals, canales semicirculares]
〈骨半規管〉半環状の管で、外側、前、後の3つからなり、互いに直角をなす平面をつくるように位置する. 各2端をもって前庭に開く. 骨で形成されている骨半規管の内部に、膜迷路の一部として膜半規管があり、その内部のリンパ液の動きを感知する受容体により、回転加速度を知覚できる.

散布図(さんぷず) [scatter diagram]
対で観測されたデータ群を直交座標上にプロットしたグラフのことで、相関図ともよばれる. →相関係数(そうかんけいすう)

サンプリング調査(ちょうさ) [sampling survey, sampling research]
〈標本抽出調査〉母集団から標本を抽出して行う調査方法. 調査者の経験・知識から対照(control)を選ぶ有意抽出法と、個体の抽出をくじ引きなど無作為な客観的方法によって行う無作為抽出法の2つに大別される. 多くは調査者の主観が入らない無作為抽出法が採用され、国民生活基礎調査はその1例である.

酸分泌抑制薬(さんぶんぴつよくせいやく) [acid-secretion inhibitor]
シメチジン、ラニチジン、ファモチジンなどのH₂ブロッカーは胃粘膜の壁細胞に存在し、胃酸分泌を調節しているH₂受容体に直接作用して、過剰な胃酸分泌を抑える作用を有する. 処方箋が必要な医療用医薬品であったが、1997(平成9)年よりスイッチOTCとしても販売されている. →一般用医薬品(いっぱんよういやくひん)

残余窒素(ざんよちっそ) [nonprotein nitrogen ; NPN, residual nitrogen]
非蛋白性窒素の総称. 血清中の非蛋白性窒素としては尿素、尿酸、クレアチニン、クレアチン、アンモニア、遊離アミノ酸などがある. これらは生体の含窒素化合物代謝の最終産物であり、腎から排泄される. 腎機能障害などでは血中濃度が増加する.

産瘤(さんりゅう) [caput succedaneum]
分娩時に胎児が産道壁から受ける圧迫が原因で、子宮口開大部に一致した先進部に強いうっ血と浮腫をきたし、頭皮と骨膜の間に軟らかな腫瘤を形成するもの. 周囲との境界は不鮮明. 縫合や泉門と無関係に最先進部を中心に大きく1個だけ生じる. 出生後数日以内に消退する. →頭血腫(とうけっしゅ)

霰粒腫(さんりゅうしゅ) [chalazion]
瞼板腺の梗塞による瞼板の慢性肉芽性炎症. 眼瞼の皮下に粟粒から大豆大の無痛性の硬結を触れるが、ときに発赤、軽い痛みを伴うこともある. 自然治癒は望めず、切開掻爬または摘出を行う. →マイボーム腺

し

死 ▶大項目参照

ジアスターゼ [diastase]
⇨アミラーゼ

ジアゼパム [diazepam；DZP]
ベンゾジアゼピン誘導体の抗不安薬．γ-アミノ酪酸A($GABA_A$)受容体の一部にあるベンゾジアゼピン受容体にアゴニストとして作用し，不安や緊張を特異的に抑制する．抗不安薬，催眠薬，骨格筋弛緩薬，抗痙攣薬として使用される．

指圧 [acupressure]
母指や手掌により患者の身体にあるツボ(気を発する点)に圧をかけることでもたらされる反射作用と調整作用により，体液循環の促進，神経機能の調和，内分泌の調節，骨格の矯正，消化器系の正常化などをはかる(図)．日本発祥の手技療法である．医業類似行為であり，医師以外にはあん摩マッサージ指圧師の有資格者のみに施術が認められている．→マッサージ

■図 施術に用いる手指の部位

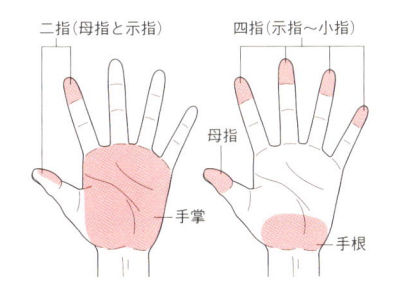

二指(母指と示指)　四指(示指〜小指)
母指
手掌
手根

シアノコバラミン [cyanocobalamin]
⇨ビタミン

シアル酸 [sialic acid]
⇨ノイラミン酸

ジアルジア症 [giardiasis]
原虫の一種であるランブル鞭毛虫(Giardia lamblia)の感染によってひき起こされる下痢性疾患．食事や飲水時にシスト(原虫の卵，幼虫，嚢子)を経口摂取して感染する．ヒトとヒトの接触や，食品を介した小規模集団感染と，飲料水を介した大規模な集団感染が知られている．治療はメトロニダゾールの内服．感染症法では五類感染症に分類されている．

シアン中毒 [hydrocyanism]
⇨青酸中毒(せいさんちゅうどく)

シアンメトヘモグロビン法 [cyanmethemoglobin method]
最も普及している血中ヘモグロビン(血色素)濃度の測定方法．血液にフェリシアン化カリウムおよびシアン化カリウムを順次加えて，赤血球のヘモグロビンおよびメトヘモグロビンをシアンメトヘモグロビンに変え，波長540 nmで比色定量する．→血色素計(けっしきそけい)，ヘモグロビン測定[法]

肢位 [position]
⇨体位(たいい)

自慰 [masturbation, onanism]
自己の性器を自分自身で手や器具を用いて刺激し，性的快感を得る行為をいう．正常な発達過程でみられる思春期前後のもの，禁欲の代償としてみられるものなど，一種の生理的な行為で，過度にわたらないかぎり問題とならない．

CRL [crown-rump length]
〈頭殿長計測〉 超音波検査によって計測できる胎児の頭部から殿部までの距離をいう．経腟法では妊娠6週ころ，経腹法では妊娠7週ころから計測が可能である．プローベを操作し，胎児の正中矢状断面を求め，できるだけ自然に静止した胎勢で画像をフリーズし，頭頂部から殿部までの直線距離をキャリパーで計測する．CRLは妊娠8〜12週までは直線的に増加し，発育の個人差が少ない．したがってこの間の計測値は，比較的少ない誤差で妊娠週数を推定することができるので，妊娠週数や分娩予定日の確認・修正に使用される．

CRO [contract research organization]
「開発業務委託機関」のこと．治験依頼者の治験にかかわる業務の一部またはそれ以上の遂行を，治験依頼者から受託する個人または(商業的，学術的，そのほかの)組織．

CRC [clinical research coordinator]
⇨治験(ちけん)コーディネーター

CRT [cardiac resynchronization therapy]
⇨心臓再同期療法(しんぞうさいどうきりょうほう)

CRT [chemoradiotherapy]
⇨化学放射線療法(かがくほうしゃせんりょうほう)

CRP [C-reactive protein]
〈C反応性蛋白〉 CRPは，肺炎球菌の菌体成分であるC多糖体と結合する血清蛋白質として発見された．急性炎症や急性組織破壊により肝細胞から産生が誘導される急性相反応物質(acute phase reactant)の代表的な蛋白質である．急性炎症に鋭敏に反応して上昇するため，炎症活動性の指標として利用される．基準値は陰性(定性法)または0.15

mg/dL 以下(定量法).

CRPS [complex regional pain syndrome]
〈複合性局所疼痛症候群〉 損傷によってひき起こされる感覚神経, 運動神経, 自律神経, 免疫系の病的変化によって発症する慢性疼痛症候群であり, 疼痛を中心に感覚異常, 運動異常, 交感神経異常, 炎症, 精神的変調をきたす. 反射性交感神経性ジストロフィー(RSD), カウザルギー(causalgia)などが代表的である. 神経周膜(神経を覆っている膜)の損傷が原因の1つと考えられている.

CI [clinical indicator]
⇨臨床指標(りんしょうしひょう)

GIMT [gastrointestinal mesenchymal tumor]
⇨間葉系腫瘍(消化管)(かんようけいしゅよう)

c-erb B がん遺伝子の1つ. c-erb B1は上皮成長因子受容体を, c-erb B2は増殖因子受容体をコードする. c-erb B1は脳腫瘍, 乳がんなどで増幅. c-erb B2は胃がん, 乳がんなどで増幅がみられる.

CEF 療法 [CEF[chemo]therapy]
シクロホスファミド(cyclophosphamide)とエピルビシン(epirubicin)とフルオロウラシル(fluorouracil)の3剤併用療法. CEF 療法のCはシクロホスファミドを, Eはエピルビシンを, Fはフルオロウラシルを表す. 乳がんの術前あるいは術後の化学療法で, 通常3～4週間隔で投与を行い, 4～6コース反復投与する. CAF 療法のドキソルビシンをエピルビシンに置き換えており, 心毒性が軽減されている. それぞれ医薬品として, シクロホスファミドにはエンドキサンが, エピルビシンにはファルモルビシンが, フルオロウラシルには5-FUがある. →CAF 療法, シクロホスファミド

GEM＋放射線療法 [GEM＋radiation therapy, GEM＋radiotherapy]
ゲムシタビン(gemcitabine；GEM)と放射線の併用療法. 膵がんの治療に用いられる. 通常ゲムシタビンは1週間隔で3週投与し, 1週休薬を1コースとして繰り返す. ゲムシタビンには放射線増感作用があり, 胸部への放射線同時併用は禁忌となっており, 腹部への照射においても注意が必要である. ゲムシタビンの医薬品に, ジェムザールがある. →放射線療法(ほうしゃせんりょうほう)

CARS [compensatory anti-inflammatory response syndrome]
⇨代償性抗炎症反応症候群(だいしょうせいこうえんしょうはんのうしょうこうぐん)

CAF 療法 [CAF[chemo]therapy]
シクロホスファミド(cyclophosphamide)とドキソルビシン(doxorubicin)とフルオロウラシル(fluorouracil)の3剤併用療法. CAF 療法のCはシクロホスファミドを, Aはドキソルビシンの医薬品アドリアシン(adriacin)を, Fはフルオロウラシルを表す. 乳がんの術前あるいは術後の化学療法で, 通常3～4週間隔で投与を行い, 4～6コース反復投与する. シクロホスファミドの医薬品にエンドキサン, フルオロウラシルでは5-FUがある. →シクロホスファミド

CAPD [continuous ambulatory peritoneal dialysis]
〈持続携行式腹膜透析〉 CAPDは在宅にて透析を可能にした腹膜透析法の1つである. 腎不全の治療法としては, 大別すると腎移植と透析療法との2つがあり, 透析療法には血液透析と腹膜透析の2法がある. 腹膜透析の原理は, 血液透析におけるダイアライザの代わりに半透膜である腹膜を利用して, 腹腔内に透析液を注入し, 腹膜と透析液の間での拡散と浸透圧差により体内の老廃物と水を除去する透析法である. 従来, 腹膜透析は入院中の患者にのみ行うことのできる間欠的腹膜透析法(IPD)があったが, 1978(昭和53)年米国のポポヴィッチとモンクリーフによりCAPDが開発され, 家庭において腹膜透析を行うことが可能になった. C-APDは特殊なチューブとバッグを使うことにより, 腹腔内と透析液の間を閉鎖システムにして1日に3～5回の透析液交換を行う腹膜透析法である(図). わが国でも1984(昭和59)年ころより開始され, 血液透析と同様に広く一般に導入されている. 血液透析に比べ, CAPDは老廃物中の中分子量の物質の除去に優れ, 水分と塩分も24時間徐々に透析されるため制限が少なく, 心血管系への負担が少ない. そのうえ, 家庭で行えるため, 血液透析のように医療機関に通院する必要がなく, 患者の社会復帰が容易になるといった優れた利点を有している. しかし, 患者自身が行う手技の繁雑さに加え, ときに腹膜炎を併発するのが難点である. →腎不全(じんふぜん)

■図　CAPD システム

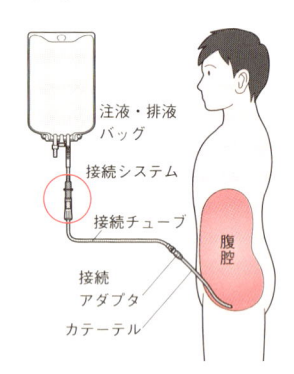

注液・排液バッグ
接続システム
接続チューブ
接続アダプタ
カテーテル
腹腔

CAV 療法 [CAV[chemo]therapy]
シクロホスファミド(cyclophosphamide)とドキソルビシン(doxorubicin)とビンクリスチン(vincristine)の3剤併用療法. CAV 療法のCはシクロホスファミドを, Aはドキソルビシンの医薬品アドリアシン(adriacin)を, Vはビンクリスチンを表す. 小細胞肺がんの治療に用いられる化学療法で, 通常3週間隔で投与を行い, 4コース反復投与する. シクロホスファミドの医薬品にはエンドキサン, ビンクリスチンの場合はオンコビンがある. →シクロホスファミド

GS [gestational sac]
⇨胎嚢(たいのう)

CSM [carotid sinus massage]
⇨頸動脈洞(けいどうみゃくどう)マッサージ

CSM [confined space medicine]
⇨瓦礫(がれき)の下の医療

GFR [glomerular filtration rate]
⇨糸球体濾過値(しきゅうたいろかち)

CFAM [Calgary family assessment model]
⇨カルガリー家族アセスメントモデル

CMI [Cornell medical index]
⇨コーネル・メディカル・インデックス

CMF[classical]療法(りょうほう) [CMF[chemo] therapy, CMF classical[chemo]therapy] シクロホスファミド(cyclophosphamide)とメトトレキサート(methotrexate)とフルオロウラシル(fluorouracil)の3剤併用療法. CMF療法のCはシクロホスファミド, Mはメトトレキサート, Fはフルオロウラシルを表す. 乳がんの治療に用いられる化学療法. 通常4週間を1クールとし, シクロホスファミドを2週間経口投与し, メトトレキサートとフルオロウラシルを1日目, 8日目にそれぞれ静注する. 術後補助化学療法の場合は6コース反復投与する. それぞれ医薬品として, シクロホスファミドにはエンドキサンが, メトトレキサートにはメソトレキセートが, フルオロウラシルには5-FUがある. →シクロホスファミド

GM₂-ガングリオシドーシスⅠ型(がた)
[GM₂-gangliosidosis type I]
⇨テイ-サックス病

GMP [guanosine monophosphate]
〈グアノシン一リン酸〉 分子量363.22でグアニル酸ともいう. 2', 3', 5'位にリン酸が結合した異性体が存在する. 一般的にGMPは5'-GMPを指し, イノシン[一リン]酸(IMP)を経てキサンチル酸の酵素的アミノ化により合成される. 5'-GMPはサイクリックGMPのホスホジエステラーゼ(PDE)による加水分解でも得られ, 3'-GMPはリボヌクレアーゼT₂により, 2'-GMPはオリゴデンドロサイトの細胞特異的マーカー(CNPase)により, 2', 3'-環状ヌクレオチドを加水分解することで得られる.

CO₂ナルコーシス [carbon dioxide narcosis]
〈炭酸ガスナルコーシス〉 動脈血二酸化炭素分圧($PaCO_2$)が上昇すると二酸化炭素は血液脳関門(blood-brain barrier ; BBB)を容易に通過するので, 脳脊髄液中の二酸化炭素分圧が上昇する. これが脳脊髄液のpHを下げて化学受容器(chemoreceptor)を刺激するので, 換気量が増え二酸化炭素を排出するが, 何らかの原因でこの排出が行われないと, $PaCO_2$が90〜120 mmHg(Torr)に達して, 自発呼吸の減弱, 呼吸性アシドーシス, 意識の消失を起こす. これをCO₂ナルコーシスという. ナルコーシスとは麻酔作用のことである. 重症の低酸素症かアシドーシスを伴う場合に起こりやすい. 慢性的に二酸化炭素が蓄積している慢性呼吸不全患者では, 換気による中枢性化学受容体調節(central chemoreceptor drive)が低下し, 二酸化炭素の変化に対する感受性が低下している. この感受性低下のため同時に存在する低酸素症が呼吸刺激(hypoxic drive)として換気を調節しているので, 不用意に高濃度酸素を投与すると低酸素症は改善するが, 低酸素による呼吸刺激がなくなり, CO₂ナルコーシスを起こす. 空気を吸入している場合には, このような高二酸化炭素[症]になる前に, 低酸素症が重篤で致死的な状態になるため, $PaCO_2$が100 mmHg以上になるのは酸素の吸入を行っている場合のみで, この意味でCO₂ナルコーシスは医原性といえる. したがって, 酸素は低濃度から始めて徐々に濃度を上げ, 必要最小限の酸素濃度にとどめるよう, 投与する酸素濃度に注意が必要である. また, 同様な患者への鎮痛・鎮静薬の投与でも呼吸中枢が抑制を受け, CO₂ナルコーシスを起こしうる. 治療は基礎疾患の治療と誘因の除去, 吸入酸素濃度の調節, 人工呼吸, 電解質やpHの補正を行う.

GOT [glutamic oxaloacetic transaminase]
⇨AST

COPD [chronic obstructive pulmonary disease]
⇨慢性閉塞性肺疾患(まんせいへいそくせいはいしっかん)

C型肝炎(がたかんえん) [viral hepatitis type C, hepatitis C ; HC]
C型肝炎ウイルス(HCV)の感染によって起こる肝炎. 1989(平成元)年にHCVの遺伝子がクローニングされて診断が可能となった. 1〜6の遺伝型がある. 汚染血液の輸血が主な感染源である. 1992(平成4)年の検査導入以前は, 輸血を受けた人の約15%がHCVに感染していたと推測される. B型肝炎ウイルス(HBV)よりも感染力が弱く, 母子感染の比率は2〜7%で, まれではあるが性行為による感染もある. HCVに感染した場合, 約15%が自然治癒するが, 残りは慢性肝炎に移行して, そのうち20〜30%が肝硬変に進行し, 2〜5%が肝がんを発症する. わが国の肝がん患者の約80%はHCVの持続感染によるものである. 慢性肝炎の治療として, ペグインターフェロンとリバビリンの併用療法が標準的である. 1型と4型のHCVや, ウイルス量が多い場合は治療効果が低い. 予防を目的としたグロブリン製剤やワクチンはまだない. →ウイルス性肝炎

G型肝炎(がたかんえん) [viral hepatitis type G, hepatitis G ; HG]
G型肝炎ウイルスに起因した肝炎をいう. G型肝炎ウイルスは, GBウイルスともよばれている. 感染経路は, 血液感染である. ウイルス構造や症状, 経過がC型肝炎に似ているが, 1995年に発見されたウイルスであり十分な解明はなされておらず, 肝炎ウイルスと認定することに疑問が提示されている. →ウイルス性肝炎

C型肝炎ウイルス(がたかんえん) [hepatitis C virus ; HCV]
⇨肝炎(かんえん)ウイルス

C型肝炎母子感染対策(がたかんえんぼしかんせんたいさく) [C type hepatitis maternal-child infection strategies] C型肝炎ウイルスをもった母親が出産する際に血流を介してウイルスが新生児に感染することがあるが, その新生児に対して行う感染対策. B型肝炎に比べると, C型肝炎の母子感染の程度は少ないとされる一方, C型肝炎母子感染対策はB型肝炎のそれに比べ, まだ整備されていない. C型肝炎ウイルスをもつ母親から生まれた子どもは, 早期より抗体やmRNAなどのウイルスマーカー, 肝機能を調べ, 陽性になれば種々の治療を行う. しかし, C型肝炎の治療薬であるインターフェロンの小児への投与法はまだ確立されていない. →B型肝炎母子感染対策

CKD [chronic kidney disease]
⇨慢性腎臓病（まんせいじんぞうびょう）

G-CSF [granulocyte colony-stimulating factor]
〈顆粒球コロニー刺激因子〉　骨髄で産生される造血因子の1つで、分子量約2万の糖蛋白である。血管内皮細胞などさまざまな細胞で産生され、末梢血中の好中球数を増やす。抗がん薬や放射線治療による骨髄機能抑制の回復や、骨髄移植時に用いる。大腸菌や培養動物細胞に産生させた遺伝子組み換え型 G-CSF 製剤があり（フィルグラスチム、レノグラスチムなど）、皮下、静注で投与する。

CCU [coronary care unit]
〈冠疾患集中治療室〉　急性心機能不全で生命に危険がある、あるいは危険が迫りつつあると判断された患者を収容する部門。主として急性心筋梗塞（発作後48時間以内の患者）、不安定狭心症、重症不整脈の患者などが対象となる。強力かつ集中的に治療を行うための十分な設備を1か所に集め、専門医（心臓循環器を専門とする内科医、麻酔科医）と看護師（心電図の読み方、各種器械の取り扱い方、急変時の対処など、特別のプログラムで教育を受けた者）がチームで治療および看護を行う。→ICU

シーソー呼吸 [seesaw respiration]
吸気時に胸壁と腹壁が反対方向へ動く呼吸状態をいう。新生児の呼吸窮迫の存在や程度の判定によく用いられるシルバーマン（Willam A. Silverman, 1917～、米、小児科）のリトラクションスコア（retraction score）の観察項目の1つである。→シルバーマン[-アンダーソン]スコア

Cチューブ [C-tube]
腹腔鏡下総胆管切開術後のドレナージ、腹腔鏡下胆嚢摘出術における術中・術後の胆道造影、開腹術後の術後ドレナージに用いられる、胆管から挿入する内径の細いチューブ。Tチューブに比較して抜去までの時間が短く、入院期間を短縮できることが評価されている。

CT〈コンピュータ断層撮影法〉　▶大項目参照

CD 8抗原 [CD 8 antigen]
主に胸腺細胞や MHC クラスⅠ抗原拘束性のキラーT細胞表面に発現している糖蛋白で、α鎖とβ鎖よりなる（1部$\alpha\alpha$鎖の細胞あり）。α鎖は、クラスⅠ抗原と結合することで、T細胞受容体による MHC-ペプチド複合体の抗原認識を補強する。CD4抗原と同様細胞内領域はチロシンリン酸化酵素である p56^{lck}と結合している。→キラーT細胞

CTCAE [common terminology criteria for adverse events]
⇨有害事象共通用語規準（ゆうがいじしょうきょうつうようごきじゅん）

CDC ガイドライン [Guideline of Centers for Disease Control and Prevention]
米国疾病管理予防センター（CDC）は、疾病・外傷・心身障害の防止と制御による健康と QOL の向上を目的に設立されている。今までに天然痘撲滅、レジオネラの発見などに大きく寄与し、全世界で活動を行っている。1996（平成8）年「病院における隔離予防用ガイドライン」はスタンダードプリコーション（標準予防策）として病院感染対策を記している。また、2007（平成19）年に、このガイドラインの改訂版「隔離予防策のためのガイドライン：医療現場における感染性物質の伝播の予防 2007」が公表された。

CDDP+CPT-11
シスプラチン（cisplatin ; CDDP）とイリノテカン（irinotecan ; CPT-11）の2剤併用療法。小細胞肺がんの治療に用いられる化学療法で、通常4週間を1コースとして、4コース反復投与する。シスプラチンは1日目、イリノテカンは1日目、8日目、15日目に投与を行う。シスプラチンの医薬品としてランダ、ブリプラチンが、イリノテカンではトポテシン、カンプトがある。

CDDP+TXT
シスプラチンとドセタキセル（docetaxel ; TXT）の2剤併用療法。非小細胞肺がんの治療に用いられる化学療法で、通常3～4週間を1コースとし、有効時は継続して反復投与する。シスプラチンの医薬品としては、ランダとブリプラチンがある。

CDDP+VNB
シスプラチン（cisplatin ; CDDP）とビノレルビン（vinorelbine ; VNB）の2剤併用療法。非小細胞肺がんの治療に用いられる化学療法で、通常3週間を1コースとして、3～6コース反復投与する。シスプラチンは1日目、ビノレルビンは1日目、8日目に投与を行う。シスプラチンの医薬品としてランダとブリプラチンが、ビノレルビンではナベルビンがある。

CD 4抗原 [CD 4 antigen]
胸腺細胞やヘルパーT細胞上に発現し、ヘルパーT細胞のマーカーとしてよく知られている。MHCクラスⅡ抗原と結合する性質を有し、T細胞受容体によるペプチド-クラスⅡ抗原複合体の認識を補強する。細胞内に存在するチロシンリン酸化酵素 p56^{lck}と結合しており、T細胞の分化および活性化に重要な役割を果たしている。→ヘルパーT細胞

CD 4陽性リンパ球 [CD 4 positive lymphocyte]
CD 4抗原はモノクローナル抗体（単クローン抗体）によって認識されるリンパ球表面抗原の1つで、大部分のヘルパーT細胞は細胞表面に CD 4抗原を表現している。ヘルパーT細胞は HIV に対する受容体をもつ細胞で、HIV 感染症では数が減少する。活性化されたヘルパーT細胞は細胞間の直接の相互作用あるいは液性因子を産生することにより免疫応答を増強し免疫系の司令官的役割を果たすので、この細胞数の低下は免疫不全をもたらすことになる。CD 4陽性リンパ球数は、HIV 感染症において免疫能を評価する最もよい指標で、5歳以上の正常人では 600/μL 以上であるが HIV 感染症では 500/μL 以下になり、エイズ発症時には 200/μL 以下にまで減少するのが一般的である。

シーネ [Schiene]
⇨副子（ふくし）

CPAP [continuous positive airway pressure]
〈持続的気道内陽圧呼吸〉　機械的補助換気を行わず、患者の自発呼吸下に呼気終末陽圧呼吸（PEEP）をかける方式。PEEP をかけることにより機能的残気量を増加させ酸素化を促し、気道内圧を保つことにより肺胞虚脱を防ぎ呼吸を補助する。機械的補助換気は行わないので呼吸運動の軽

減にはならない．→PEEP（ピープ）

シーハン症候群　[Sheehan syndrome]
分娩時の大量出血や，血管内凝固症候群などにより，下垂体前葉に広汎な梗塞・壊死を起こし，下垂体機能不全となったものをいう．無月経，易疲労性，性欲減退などのほかに，甲状腺・副腎皮質機能低下の症状を示すことが多い．治療はホルモンの補充療法を行う．Harold Leeming Sheehan（1900〜1988，英，病理）．

C反応性蛋白　[C-reactive protein；CRP]
⇨CRP

CPR　[cardiopulmonary resuscitation]
⇨心肺蘇生法（しんぱいそせいほう）

CBE　[charting by exception]
特例記録方式などとよばれている記録方式で，例外（exception）のみを記録（charting）する記録システムである．例外が何であるかを明確にするための「規範」が必要となる．クリニカルパスでのアウトカムに例をとると，所定のアウトカムが達成されていれば「yes」の欄に，バリアンスすなわち逸脱があれば，「no」の欄に記入したうえで，その逸脱した内容を記録することとなる．従来であれば，記録されていない行為は行われなかったという解釈が成り立つが，このシステムでは，ほかに記載がなければ正常なプロセスをたどっていると解釈するもので，いわば対極の関係にある記録方式といえる．

CPAOA　[cardiopulmonary arrest on arrival]
〈来院時心肺機能停止〉　心肺蘇生法の有無にかかわらず医療機関に来院時，心肺停止状態をいう．以前は，DOA（dead on arrival）が使われたが，1995（平成7）年，日本救急医学会は dead の曖昧性を排除して CPA とした．院外心肺機能停止（out-of-hospital cardiopulmonary arrest；OHCPA）は，医療機関外で心機能，肺機能のいずれか，もしくは心機能，肺機能のいずれかが停止した状態をいう．CPA 患者の心拍再開の最も重要な因子は，循環虚脱から蘇生処置を始めるまでの時間であり，救命のための鎖（chain of survival）が確保されているかによる．

GPT　[glutamic pyruvic transaminase]
⇨ALT

CPT-11　[irinotecan]
〈イリノテカン〉　抗腫瘍性アルカロイドである，カンプトシシンから合成された抗悪性腫瘍薬．Ⅰ型 DNA トポイソメラーゼを阻害することによって，DNA 合成を阻害する．多種のがんに用いられる注射薬で，非小細胞肺がんに単独で使用される場合は，通常4週間を1コースとして1日目，8日目，15日目に投与を行い，2コース以上反復投与する．現在，医薬品としてトポテシンとカンプトの2種類がある．

GVHD　[graft versus host disease]
〈移植片対宿主病〉　移植片（graft）内に含まれるドナー由来の免疫担当細胞（リンパ球）の宿主（host）に対する反応（移植片対宿主反応 graft-versus-host reaction；GVHR）によりひき起こされる病態をいう．移植片と宿主間の組織適合抗原の違いや，疾患，放射線，薬物などによる宿主の免疫系の疲弊や先天性不全のため，宿主側が移入された細胞を拒絶できないことによって生じる．移植片の T リンパ球除去により発症率・程度ともに低下させることができる．ヒト GVHD は骨髄移植や心臓移植などでみられる．急性型（5〜70日）では，皮膚，肝，腸管にリンパ球の浸潤をみとめ，紅斑や水疱の形成，肝障害，下痢，粘血便などの症状を呈する．慢性型（100日以降）では，自己抗体の産生を含め，皮膚，唾液腺，肺，関節などに自己免疫疾患様の症状がみられる．なお骨髄移植では，GVHD により移植骨髄細胞の生着が促進されたり，とくに白血病において再発が予防される効果（移植片対白血病反応 graft-versus-leukemia reaction；GVLR）もある．→移植（いしょく）

CVT　[clinical vasucular technologist]
⇨血管診療技師（けっかんしんりょうぎし）

CVP　[central venous pressure]
⇨中心静脈圧（ちゅうしんじょうみゃくあつ）

CV ポート　[central venous port]
⇨皮下埋（ひかう）め込み型ポート

シーベルト　[sievert；Sv]
〈レム〉　放射線の種類による生物学的な効果の度合いの差を考慮した実質吸収線量（線量当量）の単位．吸収線量（単位グレイ；Gy）×線質係数（Q）×その他の修正因子（N）で求められる．放射線の被曝から人体を防護するための測定単位として用いられる．一般人の許容被曝線量（線量当量限度）は1年間に1 mSv 以下とされている．なお，シーベルトの旧単位はレム（rem, 1 rem = 10^{-2} Sv），グレイの旧単位はラド（rad, 1 rad = 10^{-2} Gy）である．

JATEC, ATLS〈外傷の初期治療法〉
▶大項目参照

JNTEC　[Japan nursing trauma evaluation and care]
〈外傷初期看護セミナー，標準外傷看護コース〉　外傷初期診療における看護師の役割に注目した，看護師のための標準外傷看護研修プログラム．蘇生と状態を安定させるための処置（primary survey）には，初期情報収集，物品準備，記録，家族への配慮などが含まれ，外傷初期診療コース（JATEC）と整合性がとられている．看護師が外傷チームの一員として活動するには，外傷初期治療の手順について知識・技術を共有することが必要である．→JATEC ATLS〈外傷の初期治療法〉

シェーグレン症候群　[Sjögren syndrome；SjS, sicca syndrome]
〈乾燥症候群〉　中年の女性に好発する乾燥性角結膜炎，唾液腺の無痛性腫脹，皮膚粘膜の乾燥，多発性関節炎などを主症状とする症候群．原因は明らかでないが自己免疫疾患と考えられている．一般に予後は良好であるが，他の自己免疫疾患を合併することもある．75％に抗核抗体陽性，10％に LE 細胞が見出される．→自己免疫疾患（じこめんえきしっかん）

JCAHO　[Joint Commission on Accreditation of Healthcare Organizations]
⇨米国医療機関認定合同審査会（べいこくいりょうきかんにんていごうどうしんさかい）

JCQHC　[Japan Council for Quality Health Care]
⇨日本医療機能評価機構（にほんいりょうきのうひょうかきこう）

シェーマ [schema]　図式のこと．医学・看護領域では，一般に人体(骨格や臓器も含めて)図をいう．たとえばカルテにX線画像などの特徴的な所見や病態，解剖などを記入する際に，文字情報ではなく，線画やイラストに塗りつぶしや色分けなどをして視覚的な理解を促す目的で用いられる．

ジェネリック医薬品（いやくひん）[generic drugs]　医療医薬品のなかで，新しい効能や効果も有し臨床試験などの結果をもとに，新たに承認された医薬品を先発医薬品という．それに対して新薬の特許切れ後に，先発医薬品と成分や規格などが同一であるとして，臨床試験などを省略して承認される医薬品を，後発医薬品またはジェネリック医薬品とよぶ．安全性に関する非臨床試験の実施基準，医薬品の臨床試験の実施基準，製造管理・品質管理に関する基準，市販後の調査基準などを満たすことが条件で製造承認される．新薬に比較し，薬価は低く，医療費の適正化にも貢献すると考えられており，厚生労働省では，使用促進のために，医療用医薬品の溶出試験(内用固形製剤からの主成分の溶出を測定する試験)の規格を設定し，その品質を評価できるように結果を公表する「品質再評価制度」を1997(平成9)年より開始した．かつてジェネリック医薬品は先発医薬品の特許が切れた途端にゾロゾロ出ることから「ゾロ」とよばれることもあった．なお「ゾロ新」は画期的新薬の基本構造に若干の変更を加えた改良型新薬の俗称である．

ジェリノー症候群（しょうこうぐん）[Gélineau syndrome]　⇨ナルコレプシー

SHELモデル（シェル）[SHEL-model]　元来は航空機事故の分析モデルとして開発されたヒューマンファクター工学分野の用語であるが，医療事故やインシデントの分析にも応用されている．図中のSはソフトウェアで手順やマニュアルを示し，Hはハードウェアで機械やシステム，Eは作業環境，そしてLのライブウェアは人間や同僚を示している．中心のLは当事者を意味しており，図の周辺の凹凸は人間の諸特性である知識の量や質，認知的特性などの特異性を表し，それらの凹凸が合致せずに，間隙ができた個所にヒューマンエラーが発生することを表現している．

■図　SHELモデル

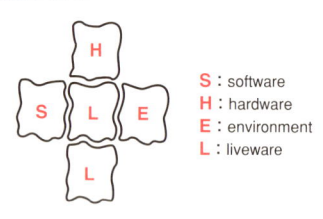

S：software
H：hardware
E：environment
L：liveware

ジェンダー [gender]　社会的・文化的な性のありよう．その性(sex)から想起される「男らしさ」「女らしさ」などの特徴のこと．ジェンダー・アイデンティティ(性的自己同一性)は，社会文化的な意味で，自分が「男である」「女である」という信念であり，その内容は，時代，社会，環境によって大きく異なる．→性同一性障害(せいどういつせいしょうがい)

ジェンドラシック手法（しゅほう）[Jendrassik maneuver]　深部腱反射の1つである膝蓋腱反射の増強法．筋肉をハンマーなどの打腱器でたたいて急に伸展させると，その筋肉に収縮が起こることを，深部腱反射という．膝蓋骨の下で大腿四頭筋の腱をたたくと下腿が伸展する膝反射が，その代表である．患者が緊張していると膝蓋腱反射が生じないことがある．そのため，患者に自分の両指を組み合わせて力いっぱい引っ張らせ膝蓋腱反射を出やすくさせる手法．Ernst Jendrassik(1858〜1921，ハンガリー，内科医).

自我（じが）[ego]　思考，感情，認識，行動など人間の精神体験の主体を外界や他者と区別していう語．主体としての自我を意識する場合を自我意識という．精神分析学においては，自我は本能的自我であるエス(es＝イド，ido)と，良心的思考を行わせる超自我(super-ego)とともにパーソナリティを形成するとされる．自我障害として，離人症，作為体験，強迫観念などがある．

自家移植（じかいしょく）[autotransplantation]　皮膚，骨，血管，筋肉などの組織が損傷または障害されたとき，同一個体の他部位の組織を損傷部分の修復のために移植すること．免疫反応が起こらないので，熱傷などの外科的治療に利用される．

紫外線（しがいせん）[ultraviolet；UV]　紫外線はその波長から長波長紫外線(UVA：320〜380 nm)，中波長紫外線(UVB：290〜320 nm)，短波長紫外線(UVC：10〜290 nm)に分かれる．UVCはオゾン層で吸収されて地表には届かない．UVAはサンタン(肌に炎症を起こさない程度の日焼け)をひき起こし，UVBはサンバーン(炎症を伴うようないわゆる"日焼け")の原因となる．メトキサレン(オクソラレン)内服または外用後にUVAを照射するプーバ(PUVA)療法といわれる治療法があり，尋常性白斑や乾癬などに応用される．→色素沈着(しきそちんちゃく)

紫外線眼炎（しがいせんがんえん）[ultraviolet ophthalmia]　⇨雪眼炎(せつがんえん)

紫外線殺菌法（しがいせんさっきんほう）[ultraviolet [UV] disinfection]　波長253.7 nmの紫外線を微生物に照射して消毒する方法．250〜260 nmの波長の紫外線は細菌やウイルスなどの核酸に最も吸収されやすく，さらに吸収された紫外線は微生物の核酸の二重結合に損傷を与える．損傷した核酸は複製が妨げられ，微生物の増殖が抑制されるという原理に基づいた方法である．

紫外線療法（しがいせんりょうほう）[ultraviolet therapy]　患部に紫外線を照射して治癒を促す療法．かつてはくる病，結核などの治療にも用いられたが，現在は皮膚科領域以外ではほとんど行われていない．

耳介低位（じかいていい）[low set ear]　耳介は，外耳道の外側にあり，外耳道とともに外耳を構成している．耳介低位は，最も多い小奇形の1つであり，通常，両眼を結んだ延長線より低い位置にあるも

のをいう．種々の染色体異常などの症候群に合併する．

歯科衛生士 [dental hygienist；DH]
1948(昭和23)年に制定された歯科衛生士法に基づき，歯科医師を補助し，歯牙および口腔疾患の予防措置を専門に行う者．1989(平成元)年の法改正により，全国統一の歯科衛生士国家試験に合格し，厚生労働大臣の免許を受けることとされた．

自家感作性皮膚炎 [autosensitization dermatitis]
⇨湿疹(しっしん)〈皮膚炎〉

歯科技工士 [dental technician]
1955(昭和30)年の8月の歯科技工法〔1982(昭和57)年の改正により歯科技工士法に改称〕に基づく国家資格．口腔・歯牙の補綴物，充塡物，または矯正装置の作製，修理，加工操作を行う者をいう．

自我境界 [ego boundary]
自我と非自我との間に介在する境界についての現象学的事実を指す．フェダーン(Paul Federn, 1871～1950, オーストリア，精神分析)は外的対象に対する疎隔感情，現実喪失，幻覚妄想の現象を説明するために，この概念を自我心理学の中心概念として明確化した．すなわちそれは，自我と非自我との間の力動的分界面を指し，感覚刺激の自己所属性の有無を識別する機能をもつとした．心的エネルギー(自我備給)が欠乏すると，自我境界が維持されなくなり，離人症や幻覚妄想が生じるという．→自我(じが)

視覚 [vision, visual sense]
感覚の1つ．光刺激，一般には波長380～780 nmの可視光線を受容器である眼が受けて，視神経を通じ，明暗，色彩などを大脳皮質の後頭葉に位置する視覚領において感知するものである．

痔核 [hemorrhoids, piles]
直腸下端ないし肛門にできる軟らかい腫瘤で，肛門静脈叢のうっ血と平滑筋線維や結合組織の増大によって惹起される．多くは歯状線近くの静脈叢のうっ血による静脈瘤である．歯状線の外方に発生する外痔核と，歯状線部からその内方に発生する内痔核がある(図)．直腸，肛門部のうっ血の原因となる便秘，和式便器の使用，長時間の立ち仕事，妊娠などが原因となる．排便時の下血，とくに新鮮血出血，肛門部痛の主要な原因である．ときに内痔核が肛門外に脱出した場合や，痔核の静脈内に血栓形成を伴う血栓性外痔核では疼痛が激しい．診断は肛門鏡，直腸指診による．保存的治療としては，便秘の治療，定期的な排便の指導，排便後の肛門洗浄，温浴などの生活指導とともに鎮痛薬，消炎薬，副腎皮質ステロイド薬，収れん薬，消毒薬などを含んだ坐薬，軟膏類を投与する．硬化薬注入法，凍結療法，結紮術のほかに，根治的治療としては，ミリガン-モルガン法，PPH(procedure for prolapse and Hemorrhoids)法，ICG併用半導体レーザー療法などが行われる．血栓性外痔核は，切開し血栓を除去する．看護上の留意点は，患者の羞恥心が強いので術後治療はカーテンを用いて手順よく短時間で行う．術後の創出血，腰椎麻酔後の頭痛，悪心・嘔吐，排尿障害，排便後の創感染に注意する．

視覚失調 [optic ataxia]
両側の頭頂-後頭葉の広汎な病変で起こるバリント症候群(Balint syndrome)の1症状．目の前の凝視したものをつかもうとして手を出しても，大きく見当がずれてしまい，つかむことが不可能である．2点を直線で結ぶことも困難である．通常，視覚失調はほかの2つの症状(精神性注視麻痺，視覚性注視障害)と同時に出現するが，まれに視覚失調のみがみられることがある．

視覚失認 [optic agnosia, visual agnosia；VA]
視覚は正常であり，対象の形態や色彩は答えることはできるが，それが何であるかはわからない状態をいう．精神盲，または物体失認ともいわれる．視覚失認にはほかに色彩失認，同時失認(全体状況の把握不能)，視空間失認(空間的関係の認識不能)，相貌失認(顔貌の区別・表情の認識不能)などがある．視覚失認の原因は，脳外傷，脳腫瘍，脳動脈硬化症などによる後頭葉の両側性障害による．

視覚障害 ▶ 大項目参照

視覚〔伝導〕路 [visual conducting pathway, visual pathway]
視覚が視中枢へ伝達される経路である．網膜の視細胞で受けた視覚刺激は網膜神経節細胞に達し，その軸索突起は眼球を出て視神経となり，視交叉で半交叉を行い，視索となって外側膝状体でニューロンを替え，視放線となり後頭葉の視覚中枢に達する(図)．この伝導路を視覚路という．

■図 痔核の分類

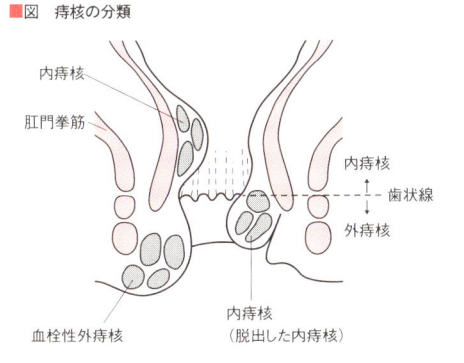

■図 視覚〔伝導〕路

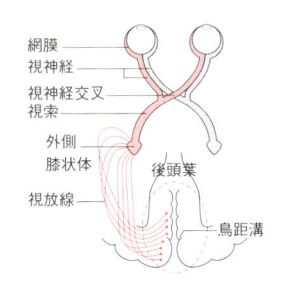

自家骨髄移植(じかこつずいいしょく) [autologous bone marrow transplantain ; ABMT]
悪性腫瘍患者に対して強力な化学療法や放射線療法を行うと骨髄抑制が問題となる．最近この対策として，治療開始前に患者自身の骨髄を採取・保存し，必要時に輸注する方法がとられることがある．適応は悪性リンパ腫，肺小細胞がんなどの化学療法や放射線療法によく反応する腫瘍で，骨髄にこれらの腫瘍が及んでいないことが条件となる．→骨髄移植(こつずいいしょく)，自家移植(じかいしょく)

自我状態モデル(じがじょうたい) [parent-adult-child ; PAC]
交流分析(TA)をとおして，「私という自己＝自我」を分析するときに用いられ，PACモデルともよばれる．自我をP・A・Cという3つの側面にモデル化して分析する．PはParent(親)で，親あるいは親に代わる人から取り入れて，頭に刷り込まれている考え方，感じ方，行動様式．AはAdult(成人)で，成人して，現在，現実の状況に適切に対応しようとしている心の状態．CはChild(子ども)で，子ども時代に他者(両親など)との関係で，その時々に自分がどのように感じ，考え，行動したかという，心理的な体験をすることで培った考え方，感じ方，行動様式．交流分析では，対象者が他者との交流で，この P・A・Cのいずれかの役割をどう用いたかをみて，自我状態を理解する一助とする．→交流分析(こうりゅうぶんせき)，自我(じが)

耳下腺(じかせん) [parotid gland ; PG]
耳下腺は，顎下腺，舌下腺などの唾液腺のなかで最大の器官で，両側耳介下部の前方に位置し，下部は外耳孔から下顎角にまで及ぶ．耳下腺神経叢(第Ⅶ脳神経)を有し，唾液腺として糖質分解酵素を分泌するほか，内分泌腺としてパロチンを分泌する．→耳下腺炎(じかせんえん)，唾液腺(だえきせん)

耳下腺炎(じかせんえん) [parotitis, parotiditis]
耳下腺の炎症．パラミクソウイルスの感染による流行性耳下腺炎(ムンプス，おたふくかぜ)のほか，手術後に耳下腺に発生する急性の術後耳下腺炎，慢性の経過をとる慢性耳下腺炎がある．術後耳下腺炎は，膿瘍形成を伴い，重篤で予後不良の徴候とされている．→耳下腺(じかせん)，流行性耳下腺炎(りゅうこうせいじかせんえん)

地固め療法(じがためりょうほう) [consolidation therapy]
白血病治療において，寛解導入療法終了後，骨髄中の白血病芽球が5％以下となり，白血球数が3,000/mm³，血小板数が10万/mm³以上に回復した時点で可及的すみやかに開始されることが望ましい，再発予防のための治療．寛解導入療法で用いられ有効であった薬物を使用し，骨髄内に残存している白血病細胞を減少させる化学療法をいう．→白血病(はっけつびょう)

自家中毒症(じかちゅうどくしょう) [autointoxication]
⇒アセトン血性嘔吐症

自我同一性(じがどういつせい) [ego identity]
⇒アイデンティティ

子癇(しかん) [eclampsia]
⇒妊娠高血圧症候群(にんしんこうけつあつしょうこうぐん)

歯冠(しかん) [crown of tooth, corona dentis]
歯肉から口腔内へ突出している部分全体を歯冠といい，歯髄を覆う象牙質をさらにエナメル質が覆っている．歯冠は，切端，犬歯，臼歯においてそれぞれ異なった形状をもつ．歯肉内に埋まっている部分は歯根といい，セメント質で覆われている．

耳管(じかん) [auditory tube, tuba auditiva]
鼓室から咽頭腔上部に通じる約3.5cmの細い管で，粘膜は線毛と腺を有する．咽頭開口部は平常閉じているが，嚥下運動の際に開き，鼓室内圧と外気圧の均衡を保つ．

時間意識障害(じかんいしきしょうがい) [disturbance of time sense]
時間経過の体験のしかたに異常を生じること．外界の動きが緩慢になり，時間の流れも緩慢になっているように感じることを時間緩慢現象といい，うつ病や劣位半球頭頂後頭葉障害で生じる．逆に外界の動きが速く感じられる現象を時間迅速現象といい，躁病や劣位半球側頭葉病変で生じる．

耳管カタル(じかん) [tubal catarrh]
⇒滲出性中耳炎(しんしゅつせいちゅうじえん)

耳管カテーテル法(じかん) [tubal catheterization]
⇒耳管通気法(じかんつうきほう)

弛緩期(しかんき) [diastole]
⇒心拡張期(しんかくちょうき)

耳管狭窄[症](じかんきょうさく[しょう]) [stenosis of auditory tube]
鼻咽腔の炎症，アデノイド肥大などによる耳管口の狭窄または機能低下のため起こる．耳閉感，耳痛，難聴，鼓膜の内陥をきたし，慢性化すると滲出液の貯留により中耳炎を起こすことがある．→耳管通気法(じかんつうきほう)，中耳炎(ちゅうじえん)

歯冠継続歯(しかんけいぞくし) [post crown]
〈継続歯〉　俗にさし歯ともいわれる．何らかの原因で歯冠を喪失した場合に用いられる，人工の補綴物をいう．揺らぎを防止するために歯根に継続して土台をつくったり，歯根がない場合は代用となる釘状のピンを挿入することもある．歯冠の色，形などを自由に変えることができる．

歯冠周囲炎(しかんしゅういえん) [pericoronitis]
歯冠周囲の軟組織(歯肉)に細菌感染が起こり，炎症を起こしたもの．急性の炎症の場合は，腫脹，発赤，自発痛，圧痛があり，炎症の程度が強ければ発熱や開口困難が生じる．治療は口腔内の清浄，抗菌・抗炎症薬の投与が行われる．

弛緩症(しかんしょう) [atony]
⇒アトニー

弛緩[性子宮]出血(しかん[せいしきゅう]しゅっけつ) [atonic bleeding]
〈子宮弛緩症〉　羊水過多症，双胎その他の原因により妊娠中に子宮壁が過度に伸展したり，分娩時の子宮筋の疲労などにより胎盤娩出直後に子宮が弛緩して収縮せず，止血機構が十分に機能しないため，大量の出血(500mL以上)がみられるもの．子宮収縮薬の静注，子宮の輪状マッサージ，冷罨法などとともに必要に応じ輸血を行う．

弛緩性便秘(しかんせいべんぴ) [atonic constipation]
⇒無緊張性便秘(むきんちょうせいべん

弛緩性麻痺（しかんせいまひ）[flaccid palsy, flaccid paralysis]
運動麻痺のうち，筋力低下に筋緊張の低下を伴った状態．末梢性運動神経麻痺でみられ，深部反射は減弱，消失する．筋の変性萎縮をきたす．病的反射はみとめられない．→筋緊張（きんきんちょう）

耳管通気法（じかんつうきほう）[tubal inflation, tubal catheterization]
〈耳管カテーテル法〉耳管の疎通性検査および治療のために施行する．検査の場合は耳管が咽頭孔からカテーテルを用いて空気を注入し，通過音を聴取できれば狭窄はない．浮腫や狭窄には耳管カテーテル通気法として，ポリッツェル法，バルサルバ法などの通気法がある．→耳管狭窄［症］（じかんきょうさくしょう），バルサルバ法

自記オージオメトリ（じきオージオメトリ）[self-recording audiometry]
聴力検査法の一種で，被検者に同一音を連続して聞かせ，被検者のボタン操作で音の強さが自動的に変化し，周波数も経時的に変化するようにした半自動聴力検査機器を用いる．被検者は，音の減弱によりボタンを操作する．連続音を聞かせた場合と断続音を聞かせた場合の検査パターンで，内耳性難聴や迷路性難聴かなどを診断する．→聴覚検査（ちょうかくけんさ）

色覚異常（しきかくいじょう）[color vision deficiency ; CVD]
網膜錐体（赤錐体，緑錐体，青錐体）より大脳皮質の視覚中枢までの経路の障害により起こる色覚の異常．先天性のものは一色型色覚（全色盲），二色型色覚（色盲），異常三色型色覚（色弱）に分かれる．後天性のものは，伝達経路が疾患により二次的に障害されたもので，一般に先天性のものと比べ定型的でないことが多い．→異常三色型色覚（いじょうさんしょくがたしきかく），一色型色覚（いっしょくがたしきかく），二色型色覚（にしょくがたしきかく）

色覚検査器（しきかくけんさき）[anomaloscope]
⇨アノマロスコープ

磁気共鳴血管撮影（じききょうめいけっかんさつえい）[magnetic resonance angiography]
⇨MRアンギオグラフィ

磁気刺激検査（じきしげきけんさ）[magnetic stimulation]
〈経頭蓋磁気刺激法〉頭皮（頭頂部）の表面に直径10 cmの円形ないし八の字形コイルを置き，大電流を瞬時に流すとコイル周辺に変動磁場が生じ，これによって脳組織に渦巻き電流が生じて大脳運動領野が刺激され，四肢末梢筋肉に収縮反応が生じる．四肢末梢で記録できる運動誘発電位の潜時や波形を筋電図によって検査する方法である．本法で運動線維の中枢伝導時間（CCT）が測定でき，中枢病変による伝導遅延の有無を評価できる．また，本装置を用いた磁気刺激による各種神経疾患での運動リハビリ療法や抗うつ療法も，最近注目されている．→筋電図（きんでんず）

色弱（しきじゃく）[incomplete color blindness]
⇨異常三色型色覚（いじょうさんしょくがたしきかく）

色情症（狂）（しきじょうしょう（きょう））[erotomania]
〈サチリアージス，ニンフォマニア〉性愛的な感情や観念の亢進から妄想様観念にいたるものを色情狂とよぶこともあるが，一般的には色情症と色情狂は同義として，性欲の異常な亢進状態を指す．男性ではサチリアージス，女性ではニンフォマニアとよばれる．脳損傷やホルモン不均衡などからも起こりうるが，多くは心因的なものだと考えられている．精神分析学的にはその根底には自己愛傾向や陰茎羨望などがあるとされている．→異常性欲（いじょうせいよく）

色素細胞（しきそさいぼう）[pigment cell]
〈樹枝状細胞，メラノサイト，メラニン［形成］細胞〉色素性物質としてメラニンをもつ細胞．皮膚のほか，網膜，脈絡膜，虹彩など光のあたる部分に存在する．皮膚の場合，色素細胞は樹枝状突起を出し表皮基底細胞へメラニンを供給し，紫外線から核内のDNAを守り，表皮の色を決定する．

色素細胞刺激ホルモン（しきそさいぼうしげきホルモン）[melanocyte stimulating hormone]
⇨メラノサイト刺激ホルモン

色素性蕁麻疹（しきそせいじんましん）[urticaria pigmentosa]
〈皮膚肥満細胞症〉肥満細胞の良性または悪性増殖症．全身性肥満細胞症の皮膚症状を指す場合もある．生後1年未満に発病し思春期までに軽快する幼児型と，難治性の成人型がある．小豆大〜指頭大の紅褐色色素斑をみとめ，掻痒感が強く擦過により膨疹様に膨隆する（ダリエー徴候）．治療は蕁麻疹に準ずる．→ダリエー徴候

色素性母斑（しきそせいぼはん）[pigmented mole]
⇨母斑細胞性母斑（ぼはんさいぼうせいぼはん）

色素沈着（しきそちんちゃく）[pigmentation]
紫外線曝露後や炎症後に皮膚が褐色に変化することをいい，基底層にメラニンが増加する基底層色素沈着と，強い炎症後に発生する色素滴落（基底層が破壊されメラニン色素が真皮に落ちる）による色素沈着がある．

ジギタリス[digitalis]
ゴマノハグサ科の植物ジギタリス（Digitalis purpurea, Digitalis lanata）の葉を乾燥し粉末にしたもの．有効成分として，ステロイド核に糖類の結合したジギトキシン，ジゴキシンなどの強心配糖体を含有する．強心配糖体の薬理作用は，Na$^+$/K$^+$-ATPaseの抑制による心筋収縮力の増大で，慢性心不全の治療に用いられる．不整脈，悪心・嘔吐などの副作用が多く，中毒を起こしやすい．

ジギタリス中毒（ジギタリスちゅうどく）[digitalis intoxication, digitalism]
強心配糖体ジギタリスの過剰投与による中毒．症状は悪心・嘔吐などの消化器障害や不整脈，神経障害などである．不整脈は洞性徐脈，房室ブロック，心房性頻拍症，心室性期外収縮などがみられ，心室細動を起こし死亡することもある．中毒をさけるため，ジギタリスを投与するときは，消化器症状などの中毒の初期症状の出現に注意をはらい，ジギタリス血中濃度を定期的に測定しながら投与する必要がある．

色盲（しきもう）[colour blindness]
⇨色覚異常（しきかくいじょう）

子宮（しきゅう）[uterus]
小骨盤内の膀胱の後方，直腸の前方にある女性生殖器の1つ．受精卵を着床させ，胎児となり出産するまで

発育させる器官である．壁の厚い筋質性の器官で，形状や大きさは年齢と機能状態で著しく差異があるが，一般に成人では長径5〜9 cm，幅3〜5 cmの西洋梨状を呈する．

子宮円索 [round ligament of uterus]
〈子宮円靱帯〉子宮を固定する靱帯の1つ．ヒモ状で，卵管付着部の前下方よりおこり，広間膜前葉の下を走り，骨盤前側壁を経て鼠径管を進み，恥骨と大陰唇に至る．この靱帯の伸長は子宮後屈をまねく．

子宮円靱帯 [round ligament]
⇨子宮円索（しきゅうえんさく）

子宮外妊娠 ▶ 大項目参照

子宮がん ▶ 大項目参照

子宮奇形 [malformation of uterus]
胎生期7〜8週ころから左右のミュラー管が下方側より癒合して，腟・子宮が形成されるのが原因となる．性未分化異常により低形成・無形成が生じる．子宮底部の内腔側の突出がある場合，弓状子宮，中隔子宮が形成され，子宮体部から2分されているものは，重複子宮，(双頸，単頸)双角子宮に分類される．また，子宮の発達が片方のみに偏っている場合は単角子宮，痕跡状に発達不全の子宮が存在している場合を副角子宮という（図）．妊娠の成立・維持に障害をきたすことがあり，とくに中隔子宮や双角子宮では流産につながることもある．分娩においても，胎位・胎勢の異常や微弱陣痛，弛緩出血などを起こしやすいため，帝王切開術を行う場合が多い．

■図 子宮奇形の種類

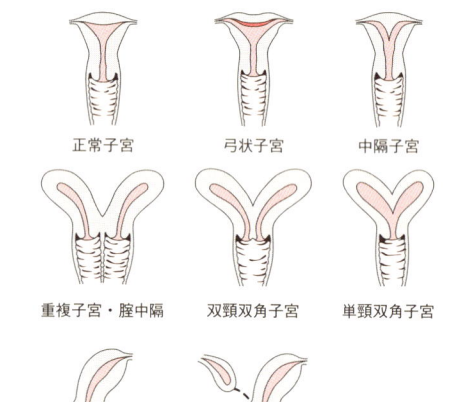

正常子宮　弓状子宮　中隔子宮
重複子宮・腟中隔　双頸双角子宮　単頸双角子宮
単角子宮　副角子宮

(末岡 浩ほか：成人看護学9　女性生殖器．系統看護学講座専門13，第12版，p.110，医学書院，2007より改変)

子宮筋腫 [myoma of uterus, uterine myoma, hysteromyoma]
子宮筋に発生する良性腫瘍をいう．子宮筋層の平滑筋細胞に生じ，不正子宮出血，月経過多，月経痛，貧血，月経腫大，圧迫症状（膀胱，直腸，骨盤神経など）などがみられる．筋腫の存在部位により漿膜下筋腫・筋層内筋腫・粘膜下筋腫などに分類される．ときに続発性変化として変性・壊死を起こす．内診，超音波断層法，子宮卵管造影，CT，MRIなどによって診断する．30〜50歳に多くみられ，また未産婦に多い．患者の年齢，挙児希望の有無，全身状態，筋腫の大きさ・発生部位，症状の程度により，非観血的治療〔ゴナドトロピン放出ホルモン(GnRH)アナログによる偽閉経療法〕，または手術療法（保存→核出，根治→子宮摘出）を選択する．

子宮腔内人工授精 [intrauterine artificial insemination]
⇨不妊症（ふにんしょう）

[子宮]頸管切開術 [discission of cervix, incision of cervix]
外子宮口の狭窄に対する手術．月経痛または不妊症の訴えのある場合にのみ適応となる．単純な外子宮口の狭窄の場合と内子宮口狭窄を合併した場合とでは術式が異なる．

[子宮]頸管粘液検査 [cervical mucus test]
不妊検査の1つである．頸管粘液は排卵が近くなると特有の変化を示すので，排卵の予測や頸管粘膜液不全および不妊症などの診断に用いる．通常は1 mLのツベルクリン用注射器を用いて外子宮口より子宮頸管に挿入し頸管粘液を採取する．そしてその量，透明度，牽糸性，色調，結晶度などを観察する．排卵が近いと粘液量は0.3 mL以上，水様性で透明で，牽糸性増加をみる．次いでスライドグラス上に粘液をのばし乾燥後，鏡検し結晶形成の度合いをみる．0度〜4度に分類され，0度(−)，1度(＋)，2度(＃)，3度(＃)，4度(＃)と表す．3度，4度は排卵日を中心として現れるもので定型的な羊歯様構造のなかに十字架状の結晶がみられる．

[子宮]頸管縫縮術 [cervical cerclage, circumferential suture of cervix]
習慣性流産・早産の原因になる子宮頸管無力症の治療法の1つ．内子宮口の高さで輪状に縫い縮めるシロッカー法，外子宮口で縫縮するマクドナルド法が代表的である．広義には，非妊時に子宮頸管の整形をしながら頸管の強化をはかるラッシュ法などを含む．

[子宮]頸管無力症 [cervical incompetency]
〈[子宮]頸管不全[症]〉子宮頸管組織の損傷が原因となって，子宮頸管が弛緩し，妊娠16週ころ以降に子宮収縮，陣痛を伴わず頸管が開大し，突然に破水が起こって流産するもの．頸管縫縮術を施行し，習慣流産を予防する．→[子宮]頸管縫縮術（しきゅうけいかんほうしゅくじゅつ）

[子宮]頸管裂傷 [cervical laceration]
分娩の際にみられる子宮頸管の裂傷をいい，頸管の伸展不良や急速変娩，巨大児分娩，回旋異常などの場合に起こりやすい．裂傷が大きいときには，子宮峡部や腟壁に延長し，大出血の原因となることがある．治療は裂傷部位の縫合止血を行う．

子宮後傾後屈症　[retroversioflexion of uterus]
子宮軸が後方に傾くものを後傾といい，子宮体軸が子宮頸軸に対して後方に屈曲するものを後屈という．後傾と後屈とは合併することが多く，可動性後傾後屈症と固定性(癒着性)後傾後屈症に分類される．前者は，子宮支持組織の発育不良などの先天的なものと，分娩・産褥による損傷などの後天的なものがある．後者は，炎症性変化による瘢痕・癒着によって生じる．無症状の場合もあるが，下腹痛や腰痛などが強い場合には，用手的に整復を行う．

子宮弛緩症　[uterine atony]
⇨弛緩[性子宮]出血(しかんせいしきゅうしゅっけつ)

子宮支持組織　[uterine support]
子宮を主軸として内性器の位置を支持固定している組織の総称．子宮の左右両側には子宮広間膜，子宮円索があり，子宮頸部には基靱帯がある．また子宮傍組織として前部に膀胱子宮索，後部に子宮仙부索がある．卵巣は子宮卵巣索によって子宮と連結し，さらに骨盤底筋が骨盤下口を閉鎖して内性器を支持している．

子宮収縮薬　[oxytocics, uterotonics]
とくに子宮平滑筋を収縮させる薬物で，陣痛促進，分娩後の子宮収縮増強，人工流産の目的で用いられる．次の3種類がある．①オキシトシン：アミノ酸9個からなるペプチドで下垂体後葉ホルモンの1つ．通常，陣痛誘発の目的で点滴静注する．②プロスタグランジン(PG)：妊娠のどの時期の子宮でも収縮させる．プロスタグランジンE_2および$F_{2\alpha}$が陣痛誘発に，プロスタグランジンE_1の誘導体であるゲメプロストは妊娠中期の治療的流産に用いられる．③麦角(ばっかく)製剤：アミン型麦角アルカロイド．エルゴメトリンは強い子宮収縮作用をもち，分娩後の子宮収縮促進に用いられる．

子宮収縮輪　[retraction ring]
⇨収縮輪(しゅうしゅくりん)

子宮消息子　[uterine sound]
〈子宮ゾンデ〉子宮内腔に挿入し内腔の長さを測定したり，内腔の状況を検査するためのゾンデ．1cmごとに目盛りのついた長さ約30cm，直径2mmの金属棒で，銀製の先端部7cmは屈曲しやすくなっている．

子宮穿孔　[uterine perforation]
子宮内容除去や子宮内膜掻爬術を行う際に，鉗子，キュレットなどの操作により誤って子宮壁を穿孔するものをいう．子宮のみの穿孔の単純穿孔と，他器官の損傷を伴う複雑穿孔とがある．→子宮内膜掻爬術(しきゅうないまくそうはじゅつ)

子宮ゾンデ　[uterine sound]
⇨子宮消息子(しきゅうしょうそくし)

糸球体硬化症　[glomerulosclerosis]
糸球体内の基質の増加と糸球体基底膜の肥厚からなる．糸球体硬化は不可逆的な病変であり，糸球体疾患の終末像と考えられてきたが，近年は修復可能な病変として認識されつつある．糸球体病変の原因が除去されれば糸球体は修復可能であるが，発症機序が持続したり進展因子が加わると糸球体硬化は不可逆となる．持続する発症機序

として，糖尿病がある．近年種々の因子によって誘導されるTGF-β(腫瘍成長因子-β)が，糸球体硬化の形成に中心的な役割を果たしていると考えられている．

子宮退縮　[involution of uterus]
⇨子宮復古(しきゅうふっこ)

子宮退縮不全[症]　[subinvolution of the uterus]
⇨子宮復古不全[症](しきゅうふっこふぜんしょう)

糸球体腎炎　▶大項目参照

糸球体囊　[Bowman capsule, capsula glomeruli]
〈ボウマン囊〉糸球体とともに腎小体を形成する．毛細血管の塊である糸球体を包む袋をいう．原尿を尿細管に送り込む役割を担う．

子宮胎盤溢血　[uteroplacental apoplexy]
⇨常位胎盤早期剥離(じょういたいばんそうきはくり)

糸球体濾過値　[glomerular filtration rate ; GFR]
腎に流入した血漿が糸球体で単位時間当たりに濾過され，ボーマン囊に流入する量をいう．GFRは濾過圧に左右される．糸球体で濾過されるが尿細管で吸収や分泌されない物質を使うことにより測定でき，測定にはフルクトースのポリマーであるイヌリンやクレアチニンが使われる．GFRの基準値は110 mL/分．

子宮脱　[prolapse of uterus, uterine prolapse]
子宮が下降して，子宮腟部が腟入口を越えて下降した状態をいう．子宮全体が腟入口の外に脱出したものを完全脱といい，子宮下部が部分的に腟入口から出ているものを不完全脱という．また，子宮の下降はあるが，腟入口内にある状態を子宮下垂という．子宮脱は，分娩時の損傷，重作業，産褥生活の不摂生などにより子宮支持装置(骨盤隔膜，尿生殖隔膜)の障害と子宮懸垂装置(基靱帯，仙骨子宮靱帯，膀胱子宮靱帯)の障害によって起こる．症状は，下腹部の違和感のほかに頻尿，便秘などがあり，悪化すると脱出子宮壁の乾燥，出血，感染，さらには歩行障害を起こす．一時的治療は，ペッサリーを用いて脱垂を防ぐようにする．根治的治療は，子宮の摘出ならびに支持装置・子宮懸垂装置の修復術を行う．

[子宮]腟上部切断術　[supravaginal hysterectomy, supracervical hysterectomy]
子宮疾患の手術療法の1つで，子宮頸管を残して子宮体部のみを切断する術式．子宮全摘出術の場合より術式は簡単であるが，子宮頸がんの発生部位である頸部を残すという欠点があるので，最近はあまり行われなくなっている．

子宮[腟部]鉗子　[uterine forceps]
子宮内操作時に子宮腟部を把持，固定するために用いる．双鉤のものと単鉤のものとがあり，前者をミューズ双鉤鉗子，後者をマルチン単鉤鉗子とよんでいる．

子宮腟部びらん　[cervical erosion]
子宮腟部表面は扁平上皮で，頸管内部は円柱上皮で覆われ，この境界が扁平円柱上皮接合部である．子宮腟部先端の粘膜が欠損して起こるのが真性びらん，

子宮底長　[height of uterine fundus, length of fundus uteri]

恥骨結合上縁に相当する部分から妊娠子宮の前壁に沿って子宮底部中央に至る距離で、胎児の発育評価の指標となるので妊婦健診では必ず測定される。妊娠23週でおよそ臍高に達し、以後1週に1 cm、双胎では2 cmの割合で増大する。妊娠週数に一致した増大がみられないときは、胎児の発育異常が疑われる。平均子宮底長より短ければ胎児発育遅延や子宮内胎児死亡が、長ければ胎児異常、多胎妊娠、羊水過多、筋腫の合併、前置胎盤などが疑われる。

子宮内胎児死亡　[intrauterine fetal death ; IUFD]

妊娠中、分娩開始前に何らかの原因で胎児が子宮内で死亡するもの。原因は、妊娠初期では半数以上が妊卵の異常によるものであるが、多くは不明である。妊娠初期で自己融解して、吸収・消失するものを除き、死亡した胎児は浸軟児となる。長期間子宮内にとどまるときはミイラ化、石灰化、骨化などが起こる。診断は超音波診断法、胎盤性ホルモンの測定、X線診断、自覚・他覚症状などにより慎重に行う。子宮内にとどまる死胎児は、感染源となったり、胎児由来のトロンボプラスチンによる低フィブリノゲン血症、血小板減少およびフィブリン分解産物（FDP）増加などが起こり播種性血管内凝固症候群（DIC）の原因になるので、診断後はすみやかに娩出の処置をとる。→DIC

子宮内タンポン法　[intrauterine tamponade]

子宮がん末期などにおける治療困難な不正性器出血時に、巻きガーゼや消毒綿などを腟内に充填し、圧迫して止血をはかる応急止血法の1つ。

子宮内反症　[inversion of uterus, uterine inversion]

子宮内膜面が外側に、子宮外面が内側に反転陥入したものをいう。発症はきわめてまれ。分娩直後、胎盤がまだ付着している時点で強い臍帯牽引をした場合や、子宮内腫瘍で腫瘍牽引などを行った場合にみられる。ショック状態となるので、早期に整復を行うことが必要である。

子宮内避妊器具　[intrauterine contraceptive devices ; IU[C]D]

妊孕能力を保持したまま人為的に受胎しないようにする避妊手段の1つ。子宮内に器具を挿入することによって受精卵の着床を阻止して避妊を行う。避妊効果は高く、母乳分泌に影響を及ぼさないことから、とくに産褥期の避妊法として適している。挿入により不正出血、腹痛、過多月経、骨盤内感染などの可能性もあるため定期的な検診や検査は必要であるが、一度挿入すれば性交のために避妊する煩わしさはなく、また妊娠を希望すればいつでも除去することができる。わが国では、太田リングに代表される優生リングとFD-1という2種類の非薬物付加IUDが使用されてきたが、2000（平成12）年には避妊効果の高い銅付加IUDが許可されて使用されている。

子宮内ポリープ　[uterine polyp]

子宮体部、頸管、子宮腟部にみられる突出した粘膜肥厚で、ほとんどは良性の腫瘤で悪性化は1%以下である。頸管部のポリープが最も多い。無症状であるが、接触出血や不正出血により偶然に発見される。

子宮内膜炎　[endometritis]

大部分は子宮頸管より侵入した細菌によって発症するが、腫瘍性病変に細菌感染が合併することによって発症する場合もある。原因別には分娩・流早産・産褥、人工妊娠中絶後の感染で起こるもの、および子宮体がん、子宮頸がんに続発した子宮溜膿症から起こるものなどに分けられる。また、急性の子宮内膜炎は、腟からの淋菌、大腸菌性クラミジアなどによる上行性の感染が多く、帯下、下腹痛、発熱などを主症状とする。慢性の子宮内膜炎は性器結核でよくみられる。治療は広領域に感受性のある抗菌薬を用いる。また、結核性子宮内膜炎の場合は、原因となっているほかの臓器（肺・腸など）にある結核病巣を検査するとともに、呼吸器内科医と相談のうえ、抗結核薬を使用する。

子宮内膜症　[endometriosis]

〈エンドメトリオーシス、異所[性]子宮内膜[増殖]症〉　子宮内膜様組織が子宮腔内面以外の組織や臓器に異所性に存在し増殖するために起こる疾患で、子宮筋層内に発育するものを子宮腺筋症、子宮外に発育するものを子宮内膜症（旧：外子宮内膜症）といい、内膜組織は卵巣、ダグラス窩、直腸・S状結腸、仙骨子宮靱帯に好発する。症状は、疼痛（月経困難症、下腹痛、腰痛、性交痛、排便痛など）と不妊症（不妊率40～70%）を主訴とする。好発年齢は、20～30歳代である。診断は、内診所見で癒着性後屈や圧痛などをみとめる。また、画像診断で、特徴的な所見を呈する。腹腔鏡では、目視下で確認を行ったのちに、病理組織採取や病巣の切除を行うこともある。血清学的診断では、腫瘍マーカーCA 125の陽性率の上昇がみとめられる。治療には、鎮痛薬やホルモン剤の対症療法や手術療法が行われる。子宮内膜症は、慢性的な経過をたどり疼痛が強いことや不妊との関連があることから、患者のQOLや将来に多大な影響を与えることを理解して支援を行う。

子宮内膜搔爬術　[intrauterine curettage]

子宮内膜の組織をキュレットを用いて搔爬する方法。機能性出血、不全流産、子宮体がんなどの診断や機能性出血の止血、子宮内膜の異常増殖の除去などを目的として行われる。→キュレット、子宮穿孔（しきゅうせんこう）

子宮内膜組織診　[endometrial biopsy]

子宮内膜病変（炎症および悪性腫瘍など）の有無や子宮内膜の周期性変化など内分泌機能を調べるために行う検査。検体を採取する方法には次のようなものがある。①試験切除法：子宮腟部、頸管下部などの病変部を切除するもので、切除鉗子によるパンチバイオプシーともいう。②試験搔爬：直接見ることのできない子宮内腔をゾンデ、キュレットなどを用いて搔爬して採取するもの。

子宮内容除去術　[dilatation and curettage ; D & C, dilatation and evacuation ; D & E]

器具を用いて子宮内容を除去する手術。通常、子宮頸管を拡張したのち、胎盤鉗子や鈍匙（どんひ）、鋭匙（えいひ）などを用いて子宮内を郭清、搔爬する。また、吸引法もよく行われる。適応は胞状奇胎や不全流産、あるいは分娩後の胎盤遺残などの場合。ま

た妊娠早期(妊娠12週未満)の人工妊娠中絶にも適用される方法である。術中・術後の性器出血の有無とその量、子宮穿孔、内容物の遺残、術後発熱などに注意する。

子宮発育不全〔症〕 [uterine hypoplasia]
年齢の正常子宮と比較して、子宮の発育が不十分で、機能障害をもつもの。先天的な内分泌機能不全によるものが多いといわれているが、原因がはっきりしないことも多い。発育期の全身消耗性疾患などにより、後天的に起こることもある。

子宮破裂 [uterine rupture, hysterorrhexis]
多くは分娩時、まれに妊娠中にもみられる子宮体部の裂傷。帝王切開後の瘢痕部、狭骨盤、横位、巨大児などによる子宮下部の過度の伸展、外力が原因となる。激痛、出血とそれに伴う貧血やショックを起こし、母児ともに危険にさらされる。緊急に手術を行う必要がある。

〔子宮〕付属器 [adnexa uteri, uterine appendages]
臨床上の用語で解剖学用語ではない。卵巣、卵管など子宮以外の内性器を総称していう。

〔子宮〕付属器炎 [adnexitis]
卵管炎、卵巣炎など子宮の付属器の炎症は一般に連続して起こり、臨床的には区別しにくいので付属器炎として総称する場合が多い。急性期には発熱、下腹部痛や腹膜刺激症状などをみる。不妊、卵管妊娠の原因ともなる。

〔子宮〕付属器摘出術 [adnexectomy]
子宮付属器である卵巣、卵管などを観血的に摘出する術式。卵巣囊腫などでは卵巣切除術、子宮外妊娠では部位に応じて一部または全摘出術、子宮や卵巣の悪性腫瘍では子宮、付属器および周囲組織全体に及ぶ広汎〔性〕子宮全摘出術が行われる。

子宮復古 [involution of uterus]
〈子宮退縮〉子宮は妊娠により増大し、分娩開始に伴い収縮を繰り返して胎児の産道通過を助け、胎盤の剝離や排出を促す。その際、子宮内膜や子宮頚管部には創傷面ができるような変化が生じる。このような妊娠・分娩によって生じた子宮筋の伸展や創傷といった変化が妊娠前の状態に回復する現象をいう。

子宮復古不全〔症〕 [subinvolution of uterus, subinvolutio uteri]
〈子宮退縮不全〔症〕〉分娩あるいは流産後における子宮の収縮不全による復古障害をいう。原因は胎盤や卵膜の一部が排泄されずに子宮腔内に残っているため子宮が復古できないものがほとんどで、そのほかの原因として多胎妊娠、羊水過多などによる子宮の過度伸展、筋腫の合併、膀胱や直腸の充満などによる子宮筋の収縮障害がある。症状は持続的な子宮出血や子宮の弛緩である。感染予防上、すみやかに子宮腔内の遺残内容の排出、収縮薬の投与、冷罨法などで治療する必要がある。排尿、排便、授乳、早期離床は子宮の収縮力を高める。

子宮傍〔結合〕組織炎 [parametritis]
子宮頚部周囲の結合組織の感染や炎症で、大腸菌などの上行性感染によって起こることが多い。産褥期や子宮全摘出術後などに併発をみる。子宮傍結合組織が充血、腫脹し、漿液滲出を起こす場合がある。→骨盤結合〔組〕織炎(こつばんけつごうそしきえん)

子宮マッサージ [uterine massage]
分娩後腹壁上から子宮底の部位を手掌で輪状に摩擦し、子宮収縮を促す方法。胎盤の娩出促進や悪露滞留時の排出促進、子宮収縮不良の際の処置として行われる。子宮底輪状マッサージともいう。

耳鏡 [ear speculum, auriscope]
外耳道入口部より挿入する漏斗型の筒で、検者は額帯鏡を併用して、外耳道や鼓膜の直視観察や、治療処置を行う。

磁気療法 [magnetotherapy]
磁石または電磁石の磁気を生体に作用させる治療法。作用機序は解明されていないが、種々の不定愁訴を有する疾患に用いられることがある。

死腔 [dead space ; DS]
気道のうち、ガス交換に寄与しない腔(space)をいう。解剖学的死腔(anatomical dead space)とは肺胞以外の解剖学的な構造上からもガス交換できない導入気道を指し、健康な成人で約150 mL 程度である。血流が流れないなど病的にガス交換に寄与しない肺胞は肺胞死腔(alveolar dead space)といい、解剖学的な死腔と併せて生理学的死腔(physiological dead space)という。

死腔換気量 [volume of dead space gas ; VD]
⇨呼吸死腔(こきゅうしくう)

市区町村保健センター [regional health center]
⇨母子健康(ぼしけんこう)センター

シクロオキシゲナーゼ [cyclooxygenase ; COX]
生体の諸組織に存在し、アラキドン酸からプロスタグランジン(PG)G_2の合成やプロスタグランジン(PG)H_2への変換の触媒酵素である。アスピリンの抗炎症作用の1つがアスピリンによる本酵素のアセチル化である。構成的に発現しているのをシクロオキシゲナーゼⅠといい組織の恒常性の維持に働いている。炎症などで誘導され発現するのをシクロオキシゲナーゼⅡといい炎症にかかわっている。→アスピリン

シクロスポリン [cyclosporin]
臓器移植の歴史は急性拒絶との闘いであり、1980年代の心移植件数の飛躍的増大は、優れた免疫抑制剤であるシクロスポリンに負うところが大きい。現在は、ステロイド薬、アザチオプリンとの併用で非特異的免疫抑制と副作用の軽減をはかっているが、拒絶と並んで日和見感染と悪性腫瘍の発生が主な早期死因であり、確実な免疫寛容の導入が21世紀の移植医療に求められている。

シクロホスファミド [cyclophosphamide ; CP, CPA]
アルキル化薬に分類される抗悪性腫瘍薬で、生体内で活性化されたあと、悪性腫瘍細胞の核酸代謝を阻害することにより作用する。多種のがんに広く用いられ、造血幹細胞移植の前治療にも選択される。また、免疫抑制薬としても使用される。医薬品にはエンドキサンがある。

ジクロルメタン [dichloromethane]
メタンの水素2原子が塩素2原子で置換されたもの。無色の液体で水よりも重く、水に溶けな

刺激結腸　[irritable colon]
⇨過敏性〔結〕腸症候群（かびんせいけっちょうしょうこうぐん）

止血帯（しけつたい）　[tourniquet, hemostatic bandage]
四肢の出血時に出血部より中枢側の動脈を圧迫したり，四肢の切断手術の際，出血を抑えるために用いる帯状の布やバンド．従来，動脈圧迫止血法を駆血法といっていたことから，止血帯と駆血帯を同義語として用いていたが，現在は，動脈を圧迫するものを止血帯，静脈を緊縛するものを駆血帯と区別し用いられている．→駆血帯（くけつたい）

止血能検査（しけつのうけんさ）　[hemostasis examination]
止血（出血・凝固）機構にかかわる血管，血小板，凝固・線溶因子についての検査の総称．一般的によく行われている検査としては，血小板数，プロトロンビン時間，活性化部分トロンボプラスチン時間，出血時間などがある．→〔血液〕凝固因子（けつえきぎょうこいんし），血小板（けっしょうばん），出血時間（しゅっけつじかん）

止血法（しけつほう）　▶大項目参照

止血薬（しけつやく）　[hemostatics]
出血の治療に用いられる薬物．血液凝固系を促進することにより止血作用を呈するもの（カルシウム，ビタミンK，硫酸プロタミンなど）と，局所的な収れん作用により止血効果をもつもの（トロンビン末，ゼラチンスポンジ，セルロース酸など）がある．→〔血液〕凝固促進薬（けつえきぎょうこそくしんやく）

試験穿刺（しけんせんし）　[exploratory puncture]
〈診査穿刺術〉　穿刺針または注射器と針を用い，体腔，臓器，腫瘍を穿刺し，膿，血液，滲出液などの貯留の有無を確認するために行う診断手技．排液の一部を採取，検査し，診断の参考とする．CTやエコーの画像ガイド下に行われることもある．

自己愛（じこあい）　[narcissism]
⇨ナルシシズム

自己暗示（じこあんじ）　[autosuggestion]
暗示とは，本人が気づかないうちに精神活動に影響を及ぼすこと．自分と他人との間に生じるのが他者暗示であり，意識された自己と無意識の自己との間に生じるのが自己暗示である．催眠療法や自律訓練，プラシーボ（プラセボ）効果なども一種の暗示現象とされる．暗示にかかりやすいことを被暗示性が高いといい，小児，精神遅滞，ヒステリーなどにみとめられる．→催眠療法（さいみんりょうほう），自律訓練法（じりつくんれんほう）

思考（しこう）　[thinking]
過去に獲得した知識や体験に基づいて，当面する課題に適合するいくつかの観念を統合，整理し，その課題を分析，解決する過程である．これで，思考には判断や推理などの操作が綿密に関与し，本来，1つの流れ（系列）をもつものである．また，言語の習得や記憶，注意，意識，感情状態などが複雑に絡み合って思考の進行や内容に影響する．知能の中心的な要素である思考には，概念形成・判断・推理の3つの重要な機能がある．思考の障害は一般に，思考

過程の障害，思考体験様式の障害，思考内容の障害の3つに分けられる．しかし，臨床的には思考障害を必ずしもこのように明確に区別できるとは限らず，この3つが相互に関係し絡み合いながら現れる．

歯垢（しこう）　[plaque]
歯の表面に付着する食物残渣物や，粘液などに細菌が付着・増殖したもの．種々の小さな形状の微生物のかたまりでプラークともいう．細菌の作用と環境要因によってう蝕，歯周疾患を起こす原因にもなる．歯垢付着防止には歯ブラシによるブラッシングが一般的である．→プラーク

耳垢（じこう）（耳あか）　[cerumen]
外耳道中に剝離表皮や，皮脂腺，耳垢腺，汗腺分泌物，ほこりなどが混合してできる．乾性のものと粘性のものがあるが，日本人は前者が多い．耳垢により外耳道が閉塞されたものを耳垢塞栓という．これに水が入って膨らむと外耳道を完全にふさぎ，耳鳴，難聴などをきたし，放置すると炎症を起こすこともある．吸引，鑷子・異物鉤・耳用鉗子などを用いて摘出するが，硬く離れないときは耳垢水（重層：グリセリン：水＝1：5：10）を使用して軟化後，摘除する．→外耳炎（がいじえん）

耳硬化症（じこうかしょう）　[otosclerosis]
両側性の難聴，耳鳴を主症状とし，欧米白色人種の同一家系でみられることが比較的多い．原因不明の海綿状骨増殖による．進行すればアブミ骨の硬直をきたす．思春期に多い．初期は伝音難聴，進行すれば感音難聴がみとめられる．治療はアブミ骨摘出術，アブミ骨底開窓術などが行われる．

思考化声（しこうかせい）　[thought hearing]
⇨作想化声（こうそうかせい）

思考過程（しこうかてい）★　[thought processes]
NANDA-I 分類法Ⅱの領域5《知覚/認知》類4〈認知〉に配置された看護診断概念で，これに属する看護診断としては〈思考過程混乱〉がある．

思考察知（しこうさっち）　[Mind Reading, Gedankenverstandenwerden]
⇨作為思考（さくいしこう）

指交差法（しこうさほう）　[cross finger method]
口腔内異物の探索，あるいは喉頭鏡を口腔内に挿入する際，開口を容易にさせるために，右母指を上切歯，右示指を下切歯に当て押し開く手技（図）．→指拭法（し

■図　指交差法

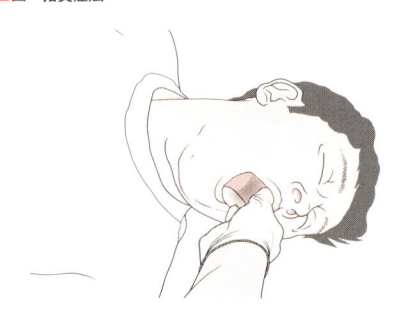

思考障害 [thought disorder, disturbance of thought]
①思考過程の異常，②思考体験様式の異常，③思考内容の異常の3つに分けられるが，三者は相互に関連している．①には思考制止，観念奔逸，滅裂思考など，②には支配観念，強迫観念，作為思考など，③には妄想がある．

思考吹入 [delusive inspiration of thought]
⇨作為思考（さくいしこう）

思考制止 [inhibition of ideas]
思考の進行が遅くなり浮かんでくる観念も乏しくなって，まるでブレーキがかかったようになる，考えようとしても考えが先に進まない，頭が空になったようだ，考えが浮かんでこないという状態である．うつ病や抑うつ状態でみられる．

思考奪取 [withdrawal of thought]
⇨作為思考（さくいしこう）

思考伝播 [broadcasting of thought]
⇨作為思考（さくいしこう）

思考途絶 [blocking of thought]
前後の脈絡なしに思考が突然に途切れ，停止してしまう思考過程の障害である．統合失調症にみられる．話の途中で急に黙ったり，また急に話し出したりするような話し方になる．主観的には，考えがとめられる，消えてなくなる，急にとまってしまって何も考えられなくなる，などと体験される．

思考奔逸 [flight of ideas]
⇨観念奔逸（かんねんほんいつ）

自己開示尺度 [Jourard self-disclosure questionnaire；JSDQ]
自己開示（self-disclosure）とは，他者に対し自分自身を露わにすることを指し，よく自己開示する人物ほど精神的に健康であると主張したジュラード（S.M.Jourard）らによって，1958（昭和33）年に自己開示状況測定用の尺度（JSDQ）が開発された．JSDQ は6つの話題領域別に5種類の対象者への自己開示の傾向を測定するもので，60項目から構成されている．現在では，遠藤の『開示状況質問紙』（1989）をはじめ，落合・佐藤（1996）や榎本（1997）らによって，さまざまな尺度が開発されている．→自己概念（じこがいねん）

自己概念 ▶大項目参照

自己概念★ [self-concept]
NANDA-I 分類法Ⅱの領域6《自己知覚》類1〈自己概念〉に配置された看護診断概念で，これに属する看護診断としては〈自己概念促進準備状態〉がある．

自己概念促進準備状態★ [readiness for enhanced self-concept]
NANDA-I 分類法Ⅱの領域6《自己知覚》類1〈自己概念〉に属する看護診断で，診断概念としては〈自己概念〉である．

ジゴキシン [digoxin]
ジギタリス葉に含まれる強心配糖体の1つ．経口投与したジゴキシンは75％が吸収され，2/3が未変化体として尿中に排泄される（腎排泄型薬物）．半減期は約38時間で類似薬ジギトキシンより短く，慢性心不全の治療に用いられる．心室細動などの重大な不整脈，悪心，嘔吐，幻覚などの精神症状の副作用がある．安全域が狭くジギタリス中毒を起こしやすいので，血中濃度を測定しつつ投与する（TDM：薬物血中モニタリング）．→強心配糖体（きょうしんはいとうたい），ジギタリス

自己決定権（患者の） [self-determination]
患者の権利に関する世界医師会リスボン宣言［1981（昭和56）年採択，1995（平成7）年改訂］のなかで，患者の自己決定権について次のように述べられている．①患者は自己決定権，すなわち自己自身について自由に決定を下す権利を有する．②医師が患者が下そうとする決定によりどんな結果がもたらされるかについて患者に情報を提供すべきである．③判断能力のある成人患者はいかなる診断手続きあるいは治療であれ，それを受けることを承諾あるいは拒否する権利を有する．患者は自己決定を行ううえで必要な情報を得る権利を有する．④いずれの検査や治療についても，その目的，もたらされる結果，拒否した場合に予測される事態を患者が明確に理解できるよう配慮されるべきである．⑤患者は医学の研究・教育の被験者・教材となることを拒絶する権利を有する．こうした考え方に基づいて，患者に十分な説明を行い，理解・納得・同意を得る「インフォームド・コンセント」が重要視されている．しかし，患者が望めば社会通念上認められていない治療を行ってよいというわけではなく，また患者にすべての責任を押しつけるものではないことに留意する必要がある．→インフォームド・コンセント

自己顕示欲 [attention-seeking desire]
⇨顕示欲（けんじよく）

自己抗体 [autoantibody]
自己の個体内の常在物質が抗原性を発揮し，それに対応する抗体を生じる場合をいい，この抗原抗体反応による疾患を自己免疫疾患という．→自己免疫疾患（じこめんえきしっかん）

死後硬直 [postmortem rigidity]
〈屍体硬直〉死後，時間の経過とともに全身の筋肉が硬直し，関節の他動的屈曲が困難となる現象である．死後2～3時間で発現し，2～3日後（季節や状況によって異なる）に寛解する．硬直の成因には諸説あるが，一般的にはアデノシン三リン酸（ATP）の減少が原因と考えられている．また，寛解は自家融解（蛋白質分解酵素の作用）によるとされる．

自己効力感 [self-efficacy]
⇨セルフエフィカシー

自己実現 [self-actualization]
自己の概念の定義づけが学者により異なるためいくつかの意味合いをもつが，ホーナイ（Karen Horney，1885～1952，米，精神分析）は自己が潜在的にもっている成長発達の能力（真の自己）を発展させていく過程と定義している．またユング（Carl Gustav Jung，1875～1961，スイス，精神医学・心理学）は自我の元型である自己の発展過程（個性化）のことと定義している．そのほかには自己を拡大し，分化し自律的となり，より成熟していく過程と定義しているグループもある．マズロー（Abraham Harold Maslow，1908～1970，米，心理学）は生理的欲求，所属欲求，愛情欲求，尊

じこしゅう

敬欲求などの欲求が満たされた者が実現できるものとしている．→ユング，カール・G．

自己臭恐怖〔fear of emitting body odor〕
患者は，自分の身体から嫌なにおいを発散させていることを確信して，そのために他人に不快感を与えてしまうことをおそれ，対人場面をさける．においの原因としては排泄物やガス（おなら），性器や口などさまざまだが，いずれにせよ患者本人は身体器質的な原因を確信している．一種の自我漏洩症状．対人恐怖症の1病型（笠原らによる重症対人恐怖症，重症神経質症），思春期心性に基づく思春期妄想症（植元，村上ら），パラノイア的色彩からの自己臭妄想（宮本ら）など理解はさまざまである．

自己傷害〔self-mutilation〕
NANDA-I 分類法 II の領域11《安全/防御》類3《暴力》に配置された看護診断概念で，これに属する看護診断としては〈自己傷害〉〈自己傷害リスク状態〉がある．

自己尊重★〔self-esteem〕
NANDA-I 分類法 II の領域6《自己知覚》類2《自己尊重》に配置された看護診断概念で，これに属する看護診断としては〈自己尊重状況的低下〉〈自己尊重状況的低下リスク状態〉〈自己尊重慢性的低下〉がある．

自己中心性〔egocentrism〕
ピアジェ（Jean Piaget, 1896〜1980, スイス，心理学）が報告した子どもの特徴的思考．自己中心的，単一的な思考で，他人のことが理解できない状態．幼児期以降徐々に客観的思考が形成され，論理的思考が形成されるようになる．

自己調節呼気終末陽圧〔auto-PEEP〕
⇨オートピープ

指骨〔digital phalanx〕
手足の指趾を形成する短骨を総称して指骨という．手足の指趾骨はそれぞれ一側が14個の短骨からなる．1本の指でいえば，近位から遠位にかけて基節骨，中節骨，末節骨とよばれる．母指・趾には中節骨を欠く．

篩骨〔ethmoid bone〕
副鼻腔の1つである篩骨洞を形成する骨．鼻中隔の上半部となる篩骨正中板，鼻腔天蓋となり嗅覚神経が貫通する篩板，篩骨洞の外側壁，下壁となる篩骨甲介，篩骨基板からなり，複雑な篩骨洞（篩骨蜂巣）を形成する．篩骨洞は慢性副鼻腔炎の好発部位であり，内視鏡を用いた鼻内篩骨洞手術を行う．

仕事依存症〔workaholic〕
⇨ワーカホリック

自己同一性★〔personal identity〕
NANDA-I 分類法 II の領域6《自己知覚》類1《自己概念》に配置された看護診断概念で，これに属する看護診断としては〈自己同一性混乱〉がある．

自己導尿法〔self catheterization〕
膀胱では自律神経系の一定の制御のもとに排尿機能が営まれている．骨盤内悪性腫瘍（直腸がん，子宮頸がんなど）根治術の際，骨盤リンパ節の郭清操作により，ときとして術後一過性の膀胱麻痺の状態をきたすことがある．そのため，できるかぎり早期に尿排泄機能の回復をはかるために，各種の薬物投与，ブジーやヘガールによる尿道拡張，膀胱体操などが行われる．しかし上記のいずれの方法を用いても，必ずしも早期に膀胱麻痺が回復するとはかぎらない．その際，膀胱麻痺を残したままの状態で，少しでも早期に退院あるいは社会復帰を目指す目的で，自己導尿が行われている．実際の手順は次のとおりである．まず，トイレで腹圧をかけながら下腹部を圧迫し，自然排尿をこころみる．次に，手を洗い，尿道口を確認し十分消毒したのち，先端にグリセリンを塗布したネラトンカテーテルを挿入し，尿器に受ける．使用済みのカテーテルは，水洗いをしたのち消毒液に漬けておくか，十分日光に当てて乾燥（日光消毒）させておく．それと同時に，排尿訓練表に時間，自然排尿量，残尿量，尿意の有無および尿の性状などを記入しておく．

死後の処置〔mortuary〕
⇨死(し)

自己免疫疾患 ▶ 大項目参照

自己免疫性下垂体炎〔autoimmune hypophysitis〕
〈リンパ球性下垂体炎〉　下垂体腫瘍との鑑別が問題となる疾患である．下垂体組織にリンパ球が浸潤して下垂体の腫大・腫瘤性性に始まり，ときには下垂体腫瘍にみられるような，視力障害や視野欠損を起こし，さらに下垂体組織の破壊と線維化による下垂体の萎縮へと進行する．女性に多く発症し，橋本病，悪性貧血，上皮小体（副甲状腺）炎，副腎炎や1型糖尿病などの自己免疫疾患の合併例が多く，autoimmune polyendocrine disease の一病型ともいわれる．病因は自己免疫によると考えられ，非常にまれな疾患である．

歯根肉芽腫〔radicular granuloma, apical granuloma〕
歯根尖部にできる肉芽組織病巣をいう．3〜10 mm くらいの大きさで，上皮性のものが多いが，上皮を含まないものもある．無症状のことが多く，あっても軽度の圧痛にとどまる．ときに顎骨骨髄炎，歯槽骨炎に進み，肉芽腫が膿瘍化することがある．X線写真では根尖部の周囲組織に類円形の欠損像がみられる．治療は，根管治療が行われるが，肉芽腫が大きい場合は抜歯，あるいは歯根尖切除術を行う．

歯根膜〔periodontal membrane〕
線維性組織からなる厚さ0.2 mm 前後の膜で，歯根の表面を覆うとともに歯槽骨の骨膜をなし，両者を結合する．両端はシャーピー線維という結合組織線維で歯根と歯槽骨壁とに入り込んで，歯の固定，支持および緩衝の役目を果たす．また歯根膜には血管や神経が分布し，温度や痛みなどの知覚受容器としての機能をもっている．

視細胞〔visual cells, photoreceptor cells〕
〈光受容細胞〉　網膜の外顆粒層にあって突起を内方および外方へ出し，光を感受する第1神経元としての形態をなす．視細胞には杆（桿）〔状〕体（rod）と錐〔状〕体（cone）との2種があり，前者は網膜の周辺部に分布して主に明るさを感知し，後者は中心窩およびその周辺に分布して主に色彩を感知する機能をもつ．網膜上に到達した光線は，内境界膜から網膜の各層を経て視細胞に感受され，その刺激は視神経を介して大脳視覚中枢へと伝えられる．→視覚（しかく），錐〔状〕体（すいじょうたい）

自殺　[suicide]　〈自死〉自分で自分の生命を断つこと．わが国では，1998(平成10)年を境に急増して3万人/年を超えた．自殺率は先進諸国中でも上位にあるが，とくに中高年の男性の自殺が増加している．動機は，健康問題，家族問題が上位にあるが，最近の動向には経済的・社会的な要因が影響していると指摘されている．自殺をあおる自殺サイト，度重なる自殺報道などへの対応とともに，雇用制度など，社会環境の整備が急務である．1人の自殺は家族を含め周囲にいる4，5人を巻き込むともいわれる．つまり，周囲にいる者は自殺者に対して，強い罪悪感，悲しみ，悔恨，怒りといった感情に揺れて傷つくのである．そのため，看護者は，自分自身を含めた関係者への配慮をすることが必要である．

自殺★　[suicide]　NANDA-I分類法Ⅱの領域11〈安全/防御〉類3〈暴力〉に配置された看護診断概念で，これに属する看護診断としては〈自殺リスク状態〉がある．

自殺企図　[suicide attempt；SA]　〈希死念慮〉自らの生命を絶とうと企図すること．うつ病や統合失調症など重症の精神疾患者に多くみられるが，ほかに不治の病を悲観したり，生活意欲の減退，一時的な激情によるものなどがある．結果として自殺未遂と既遂に分けられる．自殺の手段としては薬物，ガス，縊首，投身，入水，自傷などがある．未遂は既遂の約8倍といわれる．未遂の手段には睡眠薬，縊首，入水，投身，一酸化炭素中毒などがある．精神科患者においては，どんなに注意をしていても自殺を防ぐことができない場合もあるが，これを未然に防止することは医師，看護者の務めであり，以下のようなことに留意する．①患者の行動のきめ細かな観察．②自殺を企てやすいような持ち物，病院構造について注意をはらう．③受容的態度で接し，患者の心の緊張緩和に努める．④配慮を欠いた一方的な接近はかえって患者を圧迫することがあるので注意する．⑤他者と接しうる多床室がよいか，個室収容がよいかを適正判断する．

自殺対策基本法　2005(平成17)年に参議院の厚生労働委員会で「自殺に関する総合対策の緊急かつ効果的な推進を求める決議」がなされ，翌2006(平成18)年6月に公布(平成18年法律第85号)，同年10月に施行された．自殺対策を総合的に推進して，自殺の防止をはかり，併せて自殺者の親族などに対する支援の充実をはかることを目的とする．政府が推進すべき自殺対策の指針として，基本的かつ総合的な自殺対策の大綱を定めなければならないとされている．

自殺念慮　[suicide idea]　⇨希死念慮(きしねんりょ)

死産　[stillbirth]　胎児が娩出以前に呼吸，心拍動，臍帯拍動その他の生存の証拠を示さない状態の出産をいう．わが国の人口動態統計でいう死産は，妊娠満12週(第4月)以後の死児の出産をいい，①自然死産，②胎児が母体内で生存していることに人工的処置を加えた人工死産がある(母体保護法では妊娠12週以降22週未満の人工妊娠中絶は人工死産に含まれ，死産届を提出する必要がある)．なお，厚生省(当時)令の「死産の届出に関する規程」(昭和21.9.30)第4条では，死産後7日以内に死産証書または死胎検案書を添えて市町村長に届け出ることが義務づけられている．人工妊娠中絶の場合は，死産届および死産証書のほかに，人工妊娠中絶の届出をしなければならない．

死産児　[stillborn infant]　⇨胎児死亡(たいじしぼう)

支持　[support]　本来の適応能力を高めるように支えること．むやみに励ますよりも，保証したり，優れた点を承認したり，がまんしすぎず感情を表現するように助言，指導する．こうしたかかわりは，精神療法や看護実践のなかでも常々取り入れられている．このように，患者の人格構造や適応のしかたを変えることを目的とするのではなく，現実状況への再適応に主眼をおきながら，弱くなった患者の防衛機制を支え生活環境を調整して，自尊心の回復を目指す精神療法を支持療法(supportive psychotherapy)という．

指趾過剰症　[supernumerary fingers]　⇨多指(趾)症(たししょう)

支持組織　[supporting tissue]　身体の細胞，組織，あるいは器官を連結し，器官内にあってはさまざまな組織や細胞を結合し，それらの間隙を満たし，同時に身体や器官などを支持するものをいう．結合組織，軟骨組織，骨組織に分けられる．

姿質　[somatotype]　⇨体型(たいけい)

脂質　[lipid]　動植物の構成物質のうち，エーテル，ベンゼン，クロロホルムなどの有機溶媒(非極性溶媒)を用いて抽出される成分をいう．水には溶けにくいが，エーテル，クロロホルムなどの有機溶媒に溶けやすい．また化学的には脂肪酸のエステル，あるいはエステルをつくる能力のある物質である．生物体にとってはエネルギー源として有用．また細胞の膜成分の構成成分となっている．

脂質異常症　▶大項目参照

脂質代謝異常　[disorders of lipid metabolism]　大別して，①血漿リポ蛋白の異常，②組織への異常蓄積がある．血漿リポ蛋白の異常では，増加しているリポ蛋白の種類によってⅠ，Ⅱa，Ⅱb，Ⅲ，Ⅳ，Ⅴ型に分類されている．原因としては先天的なものと後天的なものがある．先天的なものにはLDL(低比重リポ蛋白)受容体が欠損しているⅡa型などがあり，後天的なものには肥満，糖尿病，ネフローゼなどに付随して起こるものがある．脂質が組織に異常蓄積する疾患はリピドーシス(脂質蓄積症)といわれ，中枢神経障害を伴うことが多い．たとえばニーマン-ピック病，ゴーシェ病，テイ-サックス病などがあり，先天的に特定の水解酵素が欠損している．→脂質異常症(ししついじょうしょう)，テイ-サックス病

脂質蓄積症　[lipidosis]　⇨リピドーシス

支持的精神療法　[supportive psychotherapy；ST]　⇨支持療法(しじりょうほう)

四肢麻痺　[tetraplegia, quadriplegia]　⇨運動麻痺(うんどうまひ)

止瀉薬 [antidiarrheics, antidiarrheal drugs]
〈止痢薬，制瀉薬〉 下痢の抑止に使用する薬物．腸内の毒物を吸着除去する吸着薬(ケイ酸アルミニウム)，腸粘膜蛋白を凝固する収れん薬(次硝酸ビスマス，タンニン酸)，腸運動抑制薬(アヘンアルカロイド，ロペラミド)などがある．

歯周炎 [periodontitis]
歯肉，歯槽骨，歯根膜，セメント質などの歯周組織の炎症をいう．辺縁性歯周炎と，う蝕での骨髄炎による根尖性歯周炎に分けられる．一般には歯肉炎，辺縁性歯周炎を併せて歯周炎とよんでいる．→歯肉炎(しにくえん)，辺縁性歯周炎(へんえんせいししゅうえん)

自臭症 [fear of emitting body odor]
⇨自己臭恐怖(じこしゅうきょうふ)

歯周嚢胞 [paradental cyst]
歯根側部に発症する嚢胞で，歯髄炎や根尖性歯周炎などの遷延の際にみられる．大きさは小指頭大以下のものが多く，単胞性で，内容は漿液性の滲出液を含む．無症状で慢性に経過する．治療は嚢胞摘出術，抜歯などを行う．

思春期 [puberty]
第二次性徴の出現から，生殖が可能となる時期を指す．一般的には中学生前後から高校生の年代と考えられることが多い．第二次性徴の出現は女子のほうが早く，小学校高学年で思春期に入るものもみられてきている．男子は男らしく，女子は女らしくなる時期．男子は男性ホルモン(アンドロゲン)，女子は女性ホルモン(エストロゲン)の分泌をひき起こす多数の内分泌腺の変化により，著しい身体の変化を起こす．また感受性が強くなり，精神的に不安定となりやすい．内省的・沈思黙考の傾向を示し，懐疑的となったりする．また自我意識が高揚され，親，教師，学校，社会などに反発を感じて反抗傾向を示し，友人や先輩とはつながりが強くなる時期でもある．

思春期早発症 [precocious puberty]
〈性早熟症〉 第二次性徴が早期(男子9歳以前，女子7歳以前)に出現し，それによって身体的・精神的発達に障害を生じるか，日常生活に支障をきたす状態をいう．これには下垂体の性腺刺激ホルモン分泌過剰に伴い，性ステロイドホルモン分泌が増加したことによる真性思春期早発症と，性腺や副腎などの性ホルモン分泌過剰が原因となる仮性思春期早発症とがある．性徴のほか骨年齢が進み身長増加が著しいが，骨端線の早期閉鎖による結果，低身長となる．治療は，まずホルモン過剰の原因を除去することを第一とする．→思春期遅発症(ししゅんきちはつしょう)

思春期遅発症 [delayed puberty]
〈性発育遅滞〉 第二次性徴の発現が遅れ，個人差があるが，女子で13歳ころ，男子で14歳ころまでにその徴候がないものをいう．原因として，「おくて」といわれる体質性思春期遅発症と，下垂体機能低下によるものとがある．また性腺発育不全や性染色体異常をみとめるものもあり，疾患としてターナー症候群(女子)，クラインフェルター症候群(男子)などがある．後者では低身長がみられることが多い．→思春期早発症(ししゅんきそうはつしょう)

思春期やせ症 [anorexia nervosa, emaciation in puberty]
⇨摂食障害(せっしょくしょうがい)

耳茸 [ear polyp]
⇨耳(みみ)たけ

視床下部 [hypothalamus]
間脳の底部，第三脳室の側壁と床を形成し，交感神経および副交感神経など自律神経系の中枢をなす部位．この視床下部には視神経交叉，漏斗，灰白隆起および左右の乳頭体がある．漏斗の先端には下垂体がある．視床下部は大脳皮質，視床，脳幹，下垂体，脊髄と連絡して自律神経の統率をはかり，消化，吸収，循環，代謝および性機能などの基本的な生命現象に重要な役割を果たす．

視床下部下垂体路 [hypothalamohypophyseal tract]
視床下部の視索上核と室傍核の神経細胞の終末が下垂体後葉にまで伸びたものをいう．いわゆる下垂体後葉ホルモン(オキシトシン，バソプレシン)は，視索上核や室傍核で産生され，この神経線維を通って下垂体後葉に貯留され，分泌される．

視床下部性調節因子
⇨ホルモン放出ホルモン

視床下部ホルモン [hypothalamic hormone]
視床下部で産生されるホルモンで，下垂体前葉のホルモンの分泌を促進するもの(放出ホルモン)と，放出を抑制するもの(抑制ホルモン)がある．主なものに甲状腺刺激ホルモン(TSH)放出ホルモン，黄体形成ホルモン(LH)放出ホルモン，成長ホルモン分泌抑制ホルモン，プロラクチン抑制ホルモンなどがある．→視床下部(ししょうかぶ)，視床下部下垂体路

自傷[行為] [self mutilation]
自分で自分の身体の一部を傷つける行為のこと．一般的には，幼児・児童期にみられる頭を壁に打ちつけたり，頭髪をひき抜いたりする行為や，思春期・青年期に多idential自殺を目的としたものなどがある．精神医学的には，統合失調症の妄想による行為，精神発達遅滞，てんかんの欲求不満・不機嫌時の行為としてみられる．また，最近では自傷のなかでもリストカット(手首自傷症候群)といわれる現象が増加し，本人に重大な問題が生じているサインと考えられているが，その実態の把握や対応は十分とはいえない．

耳小骨 [auditory ossicles]
中耳腔にあって鼓膜の振動を内耳に伝達するツチ骨，キヌタ骨，アブミ骨をいう．音波の骨伝導を行うため，3個の小骨はキヌタ・ツチ関節，キヌタ・アブミ関節というようにそれぞれ連結されている．これを耳小骨連鎖とよぶ．ツチ骨とアブミ骨にはそれぞれ鼓膜張筋，アブミ骨筋が付着している．強大な音刺激が入るとアブミ骨筋が収縮し，耳小骨の動きを抑制して内耳を保護している．

歯状線 [dentate line]
〈櫛状線〉 直腸の末端の肛門管のなかで，肛門洞の下端の凹凸のラインを歯状線(櫛状線)という．これより上部が円柱上皮(直腸粘膜)，下部が重層扁平上皮(肛門の皮膚)となる．歯状線の部分には，10か所前後のくぼみ「肛門小窩」があり，その奥に肛門腺が開口している．肛門管に発

生した静脈瘤の一種である痔核が，歯状線の部分より外側にできたものを外痔核，内側にできたものを内痔核という。

糸状虫症　[filariasis]
⇨フィラリア症

糸状ブジー　[filiform bougie]
⇨誘導（ゆうどう）ブジー

矢状縫合　[sagittal suture]
頭蓋骨の正中，頭頂で2枚の頭頂骨の接合する部分。前方は前頭骨の正中後縁で冠状縫合に移行し，後方は後頭骨前縁で人字縫合に移行する。頭蓋骨縫合早期癒合症では舟状頭蓋となる。

矢状面　[sagittal plane]
人体を左右に縦割りにし，水平面と垂直に交わり前後の方向に沿う面。矢状面のうち，身体の正中線を通るものを正中面という。

自助具　[self assistive device]
片麻痺，四肢麻痺，関節リウマチなどを代表とする神経・筋・骨・関節疾患による機能障害のために，患者が食事，書字，衣服の着脱，入浴，家事動作などの日常生活動作（ADL）に不自由を生じている場合，道具を工夫することによって，それらの動作を少しでも容易に行えるようにし，自立，または介助の軽減をはかるためである（図）。スプーンや鉛筆のにぎりを少し太くしたものや，底に滑り止めのついた食器などは，機能障害をもつ患者に，おおいに役立つ。各患者の状況に合わせて製作する場合もあるが，デパートなどで一般に販売されているものも増えている。

■図　主な自助具

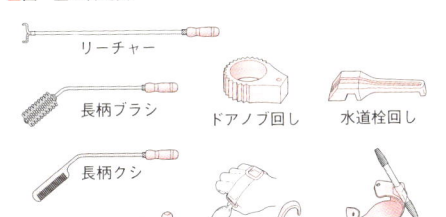

リーチャー
長柄ブラシ
ドアノブ回し
水道栓回し
長柄クシ
坐薬挿入器
スプーンとフォーク
書字用補助具

指拭法　[finger sweep]
示指を口腔内に入れ盲目的に口腔内異物を探索し除去する方法（図）。異物をさらに奥へ送り込む危険性があるため現在では禁忌とされている。→指交差法（しこうさほう）

自助グループ　[self help group]
共通の疾患や障害，生活上の問題などをかかえた人々が，互いに支え合い，癒やし合う相互援助を目的として自主的に結合した集団である。当事者で運営し，援助，支援を受ける側のみではなく，提供する側にも立つことで，自尊心を高め，よりサポーティブな関係を築くことができる。機能としては，当事者自身の考え方や行動を変えていく自己変容機能と，当事者自らが医療や福祉施設などのグループ外へ働きかける社会変革的機能などがあげられる。精神保健に関する自助グループは AA（アルコール依存症者の会），NA（薬物依存症者の会），NABA（摂食障害者の会）などがあげられる。→アルコホーリクス・アノニマス

■図　指拭法

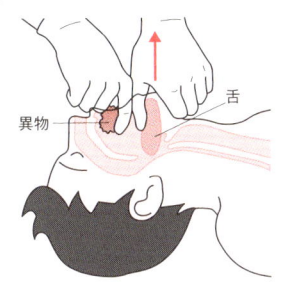

異物
舌

支持療法　[supportive psychotherapy；ST]
〈支持的精神療法〉　精神療法の一種。患者との信頼関係に基づき，主として言語によって患者を受容，理解し，暗示や安心づけ，励まし，助言を行い，患者を心理的に支えていく方法。診察室での直接的な働きかけと，患者を取り巻く家庭や，職場，対人関係，経済的な問題などの生活環境や社会環境に対して働きかけ，調節することにより，患者の自信をよび覚ます間接的な働きかけがある。患者の深層には触れずに，自然治癒力を前提とした療法である。→個人精神療法（こじんせいしんりょうほう）

視診　[inspection]
身体各部および全身状態について，観察眼を働かせて診察すること。触診，打診，聴診とともに患者の他覚所見を得る最も基本的な診察方法。

持針器　[needle holder, needle carrier]
創，組織などを縫合する際に用いる縫合針（needle）を挟み固定するための器具。縫合部位，針や糸の種類に応じ選択する。マッチウ持針器，ヘガール持針器などがある。

視神経　[optic nerve；ON]
網膜の神経節細胞から出た神経線維が，眼底の1か所（視神経乳頭）に集まる。眼窩の後内側から視神経管を通って頭蓋腔に入り，間脳の底部から視神経交叉に達し，左右の神経線維の約半分が交叉して視索を形成し外側膝状体に至る。この視神経乳頭から視交叉までを視神経（第Ⅱ脳神経）という。→外側膝状体（がいそくしつじょうたい）

視神経萎縮　[optic atrophy；OA]
視神経線維が変性・萎縮して機能が欠落した状態をいう。眼底所見から，一般に単性視神経萎縮，炎性視神経萎縮に大別されるが，ほかに網膜性視神経萎縮，緑内障性視神経萎縮がある。視力の低下，視野の異常をみとめ，失明に至る場合もある。原因として視神経の炎症，外傷，脊髄癆，頭蓋内腫瘍や動脈瘤による圧迫，代謝障害などがある。

視神経炎　[optic neuritis]
視神経の炎症をいい，眼球内に起こるもの

と、眼球後部の視神経線維に起こるものとがある。前者には、網膜病変を伴う視神経網膜炎、乳頭黄斑に変化があり、中心暗点のみられる軸性視神経炎、視神経乳頭部に病変をみる乳頭炎などがある。後者は球後視神経炎といい、視神経の後部に主たる変化があり、通常眼底検査では視頭の異常はみられない。症状として眼痛、視力低下、中心暗点、羞明(しゅうめい)、霧視、視野異常などがみられる。周囲組織からの炎症の波及、急性・慢性伝染病、多発性硬化症、中毒、栄養障害などが原因となる。原疾患の治療と副腎皮質ステロイド療法が行われる。→球後視神経炎(きゅうごししんけいえん)

視神経膠腫 ^{ししんけいこうしゅ} [optic glioma]
小児に多くみられる、視神経自体に発生する神経膠腫。視神経が直接おかされるため、不規則暗点をなす視野欠損、視神経萎縮が出現。視床下部、下垂体に浸潤すると下垂体機能低下症(hypopituitarism)、尿崩症などをきたす。→下垂体機能低下症(かすいたいきのうていかしょう)、尿崩症(にょうほうしょう)

歯髄 ^{しずい} [dental pulp]
歯の中心に位置し、象牙質の内側にある歯髄腔をみたす間葉組織を歯髄といい(図)、その中には血管や神経が走行している。冠部歯髄と根部歯髄に分かれ、その主な働きは象牙質の維持で、その形成と栄養の補給である。また、歯髄には感覚の受容と伝達もあり、痛覚のみが存在する。

■図 歯のしくみ

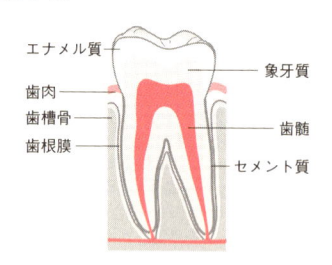

エナメル質
歯肉
歯槽骨
歯根膜
象牙質
歯髄
セメント質

歯髄炎 ^{しずいえん} [pulpitis]
歯髄組織に生じる炎症をいう。原因としては、細菌性刺激が多く、また温熱や外傷などの物理的刺激、乳酸や薬物などの化学的刺激があげられる。炎症の経過、病態により急性と慢性に分けられ、急性のものはさらに漿液性、化膿性、壊疽性に、慢性のものはさらに潰瘍性、肉芽性に分けられる。

歯髄覆罩法 ^{しずいふくとうほう} [pulp capping]
⇨覆髄法(ふくずいほう)

シスタチオニン [cystathionine]
メチオニンによってセリンからシステインが生成されるときの含硫アミノ酸の中間代謝物。シスタチオニンの分解酵素が欠損した患者ではシスタチオニン尿症を呈する。

シスチン尿症 ^{しすちんにょうしょう} [cystinuria]
先天性腎尿細管疾患の1つで3型に分類される。腎尿細管と腸管における腸性アミノ酸とシスチンの輸送蛋白質をコードする染色体2番のSLC3A1遺伝子または染色体19番のSLC7A9遺伝子の欠陥によって生じる。常染色体劣性遺伝または不完全な浸透度の優性遺伝を示す。シスチン、オルニチン、アルギニン、リジンの尿中大量排泄と尿路結石(シスチン結石)に伴う仙痛、血尿を主な症候とする。結石予防のため、シスチンの生成抑制と溶解促進、および尿量の増加をはかる。

システイン [cysteine；Cys, C]
蛋白質を構成する含硫アミノ酸の1つ。ケラチン中に豊富に含まれる。体内ではメチオニンとセリンから合成され、尿中硫酸の大部分がその異化産物である。グルタチオンの前駆体でもある。システインが酸化されて二分子結合したものがシスチンである。→含硫(がんりゅう)アミノ酸

システマティック・レビュー [systematic review；SR]
目の前の患者の同定から始まり、その患者についての問題解決を目指した一連のプロセスであるEBMの実践において、問題となるのは情報の収集とその批判的吟味に労力の大半が費やされることである。システマティック・レビューは、これらの2つのステップを行い、あるテーマに関したリサーチ・エビデンスの厳密なレビューにより、信頼性の高い結果として遅滞なく届けるしくみといえる。そのレビュー結果をもとに、医師は診療にあたっての臨床判断を行えることから、診療における意思決定サポートシステムと言い換えることもできる。このレビューを臨床で活用できるようにしたものが診療ガイドラインである。メタアナリシスと同義的に用いられることもある。代表的なレビューではコクラン共同計画が知られている。

GIST ^{ジスト} [gastrointestinal stromal tumor]
〈消化管間質腫瘍、胃腸管間質腫瘍、消化管間葉系腫瘍〉食道、胃、小腸、大腸などの消化管壁に分類不能の紡錘形細胞からできた腫瘍で、消化管全体に分布する間葉系腫瘍の大部分を占める。粘膜下腫瘍なのでがんとは異なる。発症頻度は年間10万人に2人で、40～60歳代に多く、男女差はない。発症率は胃が最も高く、小腸と大腸に発生した場合は胃よりも予後が悪い。吐血・下血、腹痛などの症状が出るが、がんに比べると症状は出にくい。治療は腫瘍の大きさと腫瘍内の細胞核の分裂数に影響される。→間葉系腫瘍(かんようけいしゅよう)

ジストニア [dystonia]
⇨痙攣(けいれん)

ジストロフィー [dystrophy]
〈異栄養症〉栄養の異常によって、細胞、組織の萎縮・肥大などの形態学的異常がみられることをいう。進行性筋ジストロフィー症では、横紋筋の萎縮、筋線維の乱れ、筋肥大、細胞の空胞変性がみられる。

シスプラチン [cisplatin]
白金の錯体(cis-diamminedichloroplatinum；CDDP)で、2個の塩素が活性化されてDNAの塩基と結合しDNAの合成を阻害することによる抗腫瘍効果をもつ。卵巣がんをはじめとして、胃がん、肺がん、食道がんなど、現在、成人の固形がんに対して最も広く用いられて

いる薬物である．副作用として悪心・嘔吐などとともに腎毒性が強いので，投与の際は十分な補液を行い投与する．

歯生 [dentition]
NANDA-I 分類法 II の領域11《安全/防御》類2〈身体損傷〉に配置されている看護診断概念で，これに属する看護診断としては〈歯生障害〉がある．

死生観(学) [thanatology]
〈サナトロジー〉 生・死についての考えや人生観をいう．死とは何かということは，実は生とは何かという問いと不可分であり，従来は宗教・哲学の永遠のテーマとされていた．しかし，近年生命科学の進歩により，ヒト個体の生と死，細胞・遺伝子レベルの生と死などが論じられるようになり，死生(生命)観に新たな観点が加わってきた．生と死は不連続であり，死は暗い悲惨なものとの見方や，連続性をもち死は生の始まりであるというもの，またヒト個体の永続性はなく永続するものは遺伝子のみであるという「利己的な遺伝子(ドーキンス)」の考え方もある．換言すれば「ヒトとは何か(What are human beings?)」，「自分とは何か(What am I?)」の問いかけでもある．→死(し)

自声強聴 [autophony]
自分の声が異常に大きく，または響いて聞こえる症状．主に耳管狭窄症，耳管開放症，滲出性中耳炎などの中耳疾患や内耳疾患でも生じる．耳が詰まるような異常感覚である耳閉感を合併することが多い．→耳閉感(じへいかん)，滲出性中耳炎(しんしゅつせいちゅうじえん)

自生思考 [autochthonous idea]
思考がひとりでに勝手に浮かんでくるような体験をすること．もう一人の自分がいるような気がする．考えがひとりでに次から次へと浮かび上がってくるように体験される．ヤスパースの提唱した自我意識の能動性の障害と考えられている．統合失調症の症状である．

耳性帯状疱疹 [herpes zoster oticus]
⇨〔ラムゼイ〕ハント症候群

耳性頭蓋内合併症 [otogenous intracranial complication]
外耳や中耳の炎症が上行性に感染して頭蓋内に波及し，病変をつくる合併症のこと．疾患としては硬膜外膿瘍，S状静脈洞血栓，脳膿瘍，化膿性髄膜炎などがある．中耳炎の症状とともに頭痛，発熱，中枢神経症状などが出現した場合には本症を考慮し鑑別診断を要する．CT，髄液検査が有効．原因疾患の治療と抗菌薬の投与が必須．→中耳炎(ちゅうじえん)

姿勢反射 [postural reflex]
〈体位反射〉 身体各部の平衡を維持するため，位置感覚などにより筋が反射的に緊張する現象をいう．これには，頸筋や耳石器からの刺激によって起こる全身性平衡反射，歩行時に片足で足底皮の触感覚と足指伸筋の刺激によって起こる局所性平衡反射，また一側の肢の動きが他側にも及ぶ体節性平衡反射がある．

歯石 [dental calculus]
食物の残渣などの歯垢に，唾液や血清中に含まれる無機塩類が沈着し，石灰化したもの．歯肉縁上歯石と歯肉縁下歯石とに分けられる．前者は歯肉炎などの歯周組織疾患の原因となることが多い．

ジセステジア [dysesthesia]
⇨感覚器系(かんかくきけい)

施設ケアプラン 〈施設(介護)サービス計画〉 介護保険法において，要介護者が施設サービスを利用する際，施設の介護支援専門員が作成するサービス計画のことで，施設(介護)サービス計画ともいう．指定介護老人福祉施設(特別養護老人ホーム)，指定介護老人保健施設(老人保健施設)，指定介護療養型医療施設(療養型病床群など)では要介護者の状態に応じたサービス計画を作成することが必須とされている．

施設症 [institutionalism]
閉鎖的な施設で長期間生活することにより実社会と隔絶され，社会的ひきこもりや無感情，主導性の欠如，個人的なもの以外に対する興味の喪失などの退行現象や受身的な依存状態に陥ることをいう．→ホスピタリズム

脂腺 [sebaceous gland]
〈皮脂腺〉 皮膚表面をなめらかにする皮脂を分泌する腺．一般に毛包に付着して導管が開いているため，毛包腺ともよばれる．手掌，足蹠には脂腺の分布は少ない．新生児ではよく発達している．男性ホルモンで分泌が促進され，女性ホルモンは脂腺を縮小させる．→皮膚(ひふ)

自然気胸 [spontaneous pneumothorax]
外傷性・医原性以外で生じた気胸．気腫性囊胞の破裂，索状癒着部の破綻，肺胸膜の破裂などが原因で呼吸困難，胸痛，咳などの症状を呈する．胸部X線検査で診断できる(図)．治療は安静・脱気療法を行うが，軽快しない場合は外科的療法を行う．

■図 特発性自然気胸のX線像

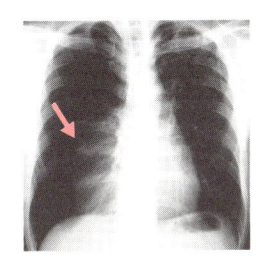

右のIII度の気胸(↙で示した部分)

死戦期呼吸 [agonal respiration]
〈下顎呼吸，あえぎ呼吸〉 心停止直後に時折観察される，しゃくりあげるような，あえぐような不規則な呼吸．このような呼吸をみとめた場合は，呼吸がある，すなわち，心停止ではないと判断されやすいが，呼吸がないと判断し心肺蘇生法(CPR)を開始する．→心停止(しんていし)

視線恐怖 [fear of eye-to-eye confrontation]
対人恐怖症の一種．自分の視線が他人に不快な感じを与えている，またいつもだれかに見られているのではないかという恐怖がつきまとい，人前に出ることができなくなるもの．その結果，普段の生活においても常に自分自

しぜんぜん

死前喘鳴 [death rattle]　〈デスラットル〉患者は，死が近づいてくると非常に衰弱し，意識低下に伴って気道内分泌物が貯留する．そのため，呼吸とともにゴロゴロという喘鳴がする状態を死前喘鳴という．患者は意識が低下しているため，苦痛を感じていないことが多い．

自然治癒[力] [spontaneous cure, autotherapy]　疾患，外傷その他により受けた障害が，薬物などの助けを借りずに，自己のいろいろな臓器の営みを介して独力で治っていくこと．栄養，免疫能，組織の再生能，およびそのほかの要因が複雑に絡みあって作用し，治癒の方向へ向かう．自然治癒[力]を促進するには，栄養の補給，環境整備や疼痛緩和などによる安静の確保，清潔などに留意する．とくに生体にかかるストレス（不安，恐怖，苦痛を伴う有害刺激）などによって，生体反応は好ましくない影響を受け治癒力を弱めることがあるので，心身の緊張をとること，環境を整えることは重要な因子となる．

死前兆候　死を迎える直前には，全身の機能低下に伴ってさまざまな症状がみられる．呼吸は不規則となり，無呼吸がみられるようになり呼吸困難を呈する．また，死前喘鳴が出現する．脈拍は不整で，緊張は微弱となり，しだいに触知しにくくなる．血圧が低下し，チアノーゼや末梢の冷感，尿量の減少などがみられる．意識状態は比較的清明なこともあるが，一般的に低下し，刺激に対する反応，反射も低下する．聴覚は死の直前まで残っているといわれている．ほかにも，嚥下困難，体温低下，失禁，筋肉の弛緩などをみとめる．→死前喘鳴（しぜんぜんめい）

自然陽転 [positive tuberculin conversion by tuberculosis infection]　BCG接種を受けなかったにもかかわらずツベルクリン反応が陽性に転じた場合をいい，結核の初感染があったことの証明となるが，BCG接種からの時間がたっているものなど自然陽転との鑑別の難しいものもある．自然陽転をみとめた場合，結核の発病の有無，活動性結核病変の検索を行い，必要に応じ抗結核薬の投与を行うこともある．→結核［症］（けっかくしょう）

歯槽骨炎 [alveolar osteitis]　歯槽突起部に起こる骨の炎症．う蝕から進展したもの，歯周炎から波及したもの，抜歯後の感染によるものなどがある．急性のものでは局所の疼痛，発熱，発赤，腫脹をきたす．顎骨炎，顎骨周囲炎に進行する場合もある．治療は抗菌薬や消炎鎮痛薬の投与を行う．膿瘍を形成したものは切開・排膿する．

歯槽膿漏 [alveolar pyorrhea]　⇨慢性辺縁性歯周炎（まんせいへんえんせいししゅうえん）

持続カテーテル [indwelling catheter]　⇨留置（りゅうち）カテーテル法

持続式外来腹膜透析 [continuous ambulatory peritoneal dialysis]　⇨CAPD

持続式気道内陽圧呼吸 [constant positive airway pressure ; CPAP]　⇨CPAP（シーパップ）

持続睡眠療法 [continuous sleep treatment, prolonged sleep therapy]　1921（大正10）年，クレージ（J. Kläsi）によって始められた精神病に対する特殊療法の1つで，古典的には，ズルホナールなどの催眠薬を投与して1週間〜10日間程度，持続的に眠らせて治療効果を得ようとするものである．近年では，抗精神病薬の導入により，ズルホナールが用いられることはなくなり，主にフェノチアジン系誘導体が用いられている．統合失調症，躁うつ病，麻薬中毒などの治療として行われる．

持続性痙攣 [tonic convulsion]　⇨強直性痙攣（きょうちょくせいけいれん）

持続注入法 [continuous infusion ; CI]　注射針やカテーテル，チューブなどを血管内や髄腔内，管腔内あるいは皮下に留置して，薬液や栄養物を持続的に生体に投与する方法．注入量が微量で正確を要するときは微量注入ポンプを用いる．鎮痛薬の硬膜外腔や皮下への持続注入，インスリンの皮下持続注入などのほか，高エネルギー補給のための中心静脈栄養法などがある．

持続的陽圧換気法 [continuous positive pressure ventilation ; CPPV]　呼吸終末に5〜15cm H₂Oの陽圧を加え，末梢気道肺胞内の虚脱を防ぐ人工呼吸法の1つで，換気を増やしシャントを減少させることができるので動脈血酸素分圧（PaO₂）が上昇し，低酸素血症が改善される．本法は急性呼吸窮迫症候群（ARDS）の非心原性肺水腫の治療法として有効である．

死体検案 [postmortem examination]　変死や死因不明の死体について医師の行う検査をいう．医師法により死亡診断書と同じく死体検案書の作成，届出義務がある．検案のみで不十分な場合は，法医解剖を行う．

肢体不自由児 [crippled children]　四肢および体幹などに著しい変形や機能障害を有する児童（18歳未満）をいう．原因には急性灰白髄炎，脳性小児麻痺，二分脊椎，骨・関節結核などのほか，さまざまな先天性疾患，変形が多いが，交通事故，各種の災害などによるものもある．ただし，知能の障害によって運動障害に至った場合は，肢体不自由児には含まれない．近年，肢体不自由児に対する医療，療育は目ざましく進歩し，障害を克服して日常生活における動作の不自由さを少しでも低減させるための適切な処置および指導が行われている．

肢体不自由児施設 [hospital home for crippled children]　児童福祉法に定められた児童福祉施設の1つ．児童福祉法第43条の3で「肢体不自由児施設は，肢体不自由のある児童を治療するとともに，独立・自活に必要な知識技能を与えることを目的とする」とされており，児童福祉施設であるとともに医療法上の病院としての性格をもっている．児童指導員，保育士，医師，看護師，理学療法士（PT），作業療法士（OT），言語聴覚士（ST），教諭などの職員がおり，「療育」の理念から，整形外科的治療やリハビリテーションを行うと

ともに学校を付設して教育，訓練が行われる．

私宅監置　[private confinement]　精神障害者を私宅に監禁すること．江戸時代からみられ，多くの患者は座敷牢に監禁されていた．わが国においては，公立精神病院の設置が著しく遅れ，精神障害者は医療保護の面では不十分な状況にあった．1900(明治33)年精神病者監護法の制定により監護責任を明らかにし，監護義務者が行政庁許可を受けなければ私宅監置ができないとされたが，結果的にこれは私宅監置を公に認めたことになり，1950(昭和25)年精神衛生法が成立するまで続いた．

弛張熱　[remittent fever]　⇨発熱(はつねつ)

歯痛　[toothache, odontalgia]　歯牙およびその周囲組織に生じる疼痛をいう．う蝕，歯髄炎，歯周組織炎による痛みのほか，三叉神経痛，急性化膿性顎骨炎，急性化膿性歯槽骨炎，腫瘍などが原因となる．

膝蓋〔腱〕反射　[patellar tendon reflex ; PTR, knee jerk]　腱反射の代表的なもの．膝を曲げた状態で膝蓋腱を打つと大腿四頭筋が収縮し，膝関節が反射的に伸展する．脚気や脊髄炎，糖尿病性神経症などでは反射が減退ないしは消失し，中枢神経系の上部の障害では逆に亢進する．→脚気(かっけ)

膝蓋骨　[patella]　大腿直筋から膝蓋腱靱帯に至る伸筋群の共同腱内にある人体で最大の種子骨．「膝の皿」ともいわれる骨で，膝が伸展するときにその支点となる役割を果たす．後方は大腿骨と関節を形成している(膝蓋大腿関節)．→骨格系(こっかくけい)

失外套症候群　[apallial syndrome]　外傷によるびまん性損傷，一酸化炭素(CO)中毒，脳血管障害，腫瘍などにより，大脳半球の表面を取り囲む外套(pallium)の機能が失われた状態．全身は痙性ないし硬直性的動かない．一点を凝視し，対話も反応も全くみられない無動無言の状態である．→一酸化炭素中毒(いっさんかたんそちゅうどく)

実感温度　[effective temperature]　⇨感覚温度(かんかくおんど)

膝関節　[knee joint]　下肢の中間(中央)に存する関節で，大腿-脛骨関節と膝蓋大腿関節からなる．前者には間隙に内外側各1個の半月板が存在し，屈伸に重要な緩衝役を担っているほか，脛骨の回旋運動に役割を有している．このほか，前・後十字靱帯，内外側側副靱帯があって膝関節の複雑な動きを制御しつつ支持をつかさどっている．

膝関節部靱帯損傷　[tear of ligaments of knee joint]　膝関節部靱帯は前後十字靱帯，内外側副靱帯からなり，損傷部位により疼痛のほか特有の症状を示す．前後十字靱帯の損傷では膝の不安定，前方または後方の押し出し現象，内外側副靱帯の損傷では側方動揺をみとめる．治療は，断裂していれば縫合を施し，ギプス固定を行う．

膝胸位　[knee-chest position]　⇨体位(たいい)

失禁　▶大項目参照

失禁★　[incontinence]　NANDA-I 分類法 II の領域 3《排泄と交換》類 1〈泌尿器系機能〉に配置された看護診断概念で，これに属する看護診断としては〈溢流性尿失禁〉〈完全尿失禁〉〈機能性尿失禁〉〈切迫性尿失禁〉〈切迫性尿失禁リスク状態〉〈反射性尿失禁〉〈腹圧性尿失禁〉がある．

シック試験　[Schick test, Schick reaction]　〈シック反応〉　ジフテリアに対する抗毒素価を測定し，免疫の有無を判定する皮膚反応試験．ジフテリア毒素の希釈液を皮内接種し，局所の発赤・腫脹の有無・程度により判定する．用いる毒素液は，国際標準シック毒素液として直接価，結合価(Schick test dose ; STD)が規定されている．発赤の直径が10 mm 以上が陽性，10 mm 未満が陰性．陽性であれば，ジフテリアに対する免疫がないと推定する．最近ではシック試験は行われなくなり，免疫の有無は血中ジフテリア抗毒素価の測定による．Béla Schick(1877～1967，オーストリア・米，小児科)．

シック反応　[Schick reaction]　⇨シック試験

失見当識　[disorientation]　〈見当識障害〉　現在の日時，場所，人名および周囲の状況の判断がつかない状態をいう．意識障害，記銘力障害や，高度の器質性精神障害がある場合に症状の1つとしてみとめられる．→見当識(けんとうしき)

実効温度　[effective temperature]　⇨感覚温度(かんかくおんど)

失語〔症〕　[aphasia ; APH]　大脳皮質言語領域の個々の中枢やその連絡路が障害され，言語の理解・表現が困難となって特徴的な言語障害をきたした状態．ただし，発語に関する舌・口唇などの筋，眼や耳などの機能障害，または神経・精神症状のない病態をいう．臨床的には，①言語・文字の理解は可能で，自発語表現が障害される運動失語(ブローカ失語)，②音として聞こえても言葉として理解できず，自発言語も障害される感覚失語，③理解や発語に障害はなく，イメージも想起できるが，名称などの言葉が思い出せない健忘失語，④理解・想起・発語ともに障害はなく，復唱(模倣言語)のみが不可能な伝導失語などに分けられる．→ウェルニッケ失語症，運動〔性〕失語〔症〕(うんどうせいしつごしょう)

実質性角膜炎　[parenchymatous keratitis]　⇨角膜実質炎(かくまくじっしつえん)

実証主義　[positivism]　一般的な法則は，独断や啓示的なものに依拠せずに経験的事実や観察結果と確立された理論によって正当化されるという考え方．19世紀フランスの思想家・社会学者オーギュスト・コント(Auguste Comte, 1798～1857)によって唱えられた哲学上の学派．理想主義，構成主義，方法主義などと対立した意味で使われることが多い．

失神　[syncope]　狭義には，何らかの原因により一時的に脳全体の血流が低下し意識消失状態となった場合を指し，通常数秒～数分で回復する．原因として最も多いのは神経調節性失神

しつしん

(主に血管迷走神経失神)で、そのほか、起立性低血圧、洞不全症候群や心室頻拍などの不整脈に伴うアダムス-ストークス症候群などがある．広義には、原因によらず一過性の意識消失状態すべてを指すこともある．

湿疹 ▶大項目参照

失声〔症〕 [aphonia]
声帯振動が全くない場合や、声門の閉鎖が不十分な場合に、声門を通過する気流によりささやき声だけが出る状態．器質的には声帯およびその周囲組織の炎症、腫瘍、神経麻痺(反回神経麻痺)による．機能的には心因性失声症(ヒステリー性失声症)時に発生する．

失調 [ataxia]
⇒運動失調〔症〕(うんどうしっちょうしょう)

質調整生存率 [quality adjusted life year；QALY]
がんなどの治療法の効果を判定する指標である．従来、治療法の効果については生存率のみでとらえられていたが、質調整生存率は生存年数とQOL(生活の質)両方から評価するもの．欧文では「quality adjusted life year」であるが、これは「QOLで補正した生存率」とも表現できる．ある治療法の有効性を評価するにあたって、重篤な合併症をかかえてQOLが低い状態での長期の延命が、QOLの高い余命に比べて効果があったといえるのかについては疑問が生じる．このため、一部の治療法の評価においては、生存率ではなく質調整生存率で比較したほうが、より適切といえる場合がある．

失調性歩行 [ataxic gait]
深部感覚障害型の失調性歩行と、小脳障害型の小脳失調性歩行とがある．不安定でよろめくような歩行が特徴とされる．症状が進行するほど開脚幅が広くなり、歩幅は不規則で左右に大きくよろめき、体幹の動揺も大きくなる．前者では、膝を必要以上に高くあげることもあるが、後者にはみられない．錐体外路障害が混在する場合は、痙性も加わり両下肢を突っ張る尖足歩行となる．

質的研究 ▶大項目参照

失読症 [dyslexia]
⇒ディスレクシア

嫉妬妄想 [delusion of jealousy]
十分な理由がないにもかかわらず自分の配偶者や恋人が浮気していると思い込む妄想である．自分は被害者であると信じ、相手の言動に不信をいだいては証拠を探し、無関係な出来事を証拠だと解釈して非難したりする．統合失調症やアルコール精神病、老年精神病の症状としてみられる．

室内空気汚染 ⇒換気(かんき)

膝内障 [internal derangement of knee joint]
膝関節を構成する内・外半月板、前・後十字靱帯、側副靱帯、横靱帯などの損傷、断裂、血腫形成による腫脹、疼痛、弾発現象、膝の不安定などに対する総称．靱帯損傷などに、機能的な障害があるにもかかわらず表面からは確認されず、X線撮影でも所見が得られない．血腫があれば、その穿刺や局所の安静(ギプス固定)が治療の中心であっ

た．しかし最近では、断裂部位の縫合が積極的に行われるようになった．

失認 [agnosia, agnea]
末梢知覚または感覚機能は正常に保たれているのに、知覚対象の認知ができない症状をいう．一次感覚の分析・統合をつかさどる大脳二次感覚領野の障害によるといわれる．聴覚失認、視覚失認、触覚失認、身体失認などに分類される．

失敗モード影響分析法 [failure mode effect analysis；FMEA]
根本原因分析(RCA)などとともに、もともとは品質管理(QM/QC)のためのツールの1つ．事故原因の究明ではなく、事故の未然予防を目的とした分析手法．プロセスに潜む「失敗モード」を系統的かつ網羅的に抽出し、それぞれの優先順位をつけて対策を講じるために、発生頻度、検知度、影響度、危険度の4つの要素から定量的な重みづけを行う．→根本原因分析(こんぽんげんいんぶんせき)

質評価指標 [quality indicator；QI]
診療やケアの質を評価するための具体的な数値で表せる指標．たとえば、収縮期血圧やLDL、HbA$_{1c}$などといった数値の変化が診療のアウトカムとして評価される．

シップル症候群 [Sipple syndrome]
⇒多発性内分泌腺腫(たはつせいないぶんぴつせんしゅ)

疾病恐怖 [nosophobia]
恐怖症の一種．現実には病気にかかっていないか、あるいはごく軽度の病気だと患者自身が認識しているにもかかわらず、自分が病気にかかるのではないか、あるいはより重度の病気になるのではないかと恐れることをいう．対象疾患は時代を反映し、最近ではがん、心臓病、脳血管障害などが多い．

疾病予防 [prevention of disease]
疾病予防については1958(昭和33)年米国のクラーク(Clerk)、リーベル(Leavell)らによる疾病予防の5段階理論が知られている．すなわち①健康増進(第一次予防)、②特殊の予防(予防接種、教育/第一次予防)、③早期発見・早期治療、④障害防止(第二次予防)、⑤リハビリテーション(第三次予防)のレベルを示した．これらは健康のいずれの段階においても予防に重点がおかれた考え方であるが、とくに前疾病の段階における第一次予防に力点がおかれるようになった．わが国でも1960(昭和35)年代以降、発揚予防のための健康づくり対策として、保健指導や、健康診査、健康増進センターの設置、その他が打ち出されてきた．1988(昭和63)年からは第二次対策としてアクティブ80ヘルスプランが実施され、生活習慣の改善による生活習慣病の予防概念の改革とともに、全生涯を通じて積極的に健康増進に取り組む姿勢が求められている．その他定期健康診断や予防接種による感染症の防止、環境汚染による健康障害の防止などが第一次疾病予防の重要な課題となっている．→アクティブ80ヘルスプラン、健康診断(けんこうしんだん)

疾病利得 [gain from illness]
精神的あるいは身体的な疾患であることで、もともとの葛藤から逃れることによって患者にとって生

じる心理的・現実的な利益．疾病や不適応が心理的な安定維持の手段となっている場合を第一次疾病利得，疾病の結果得られる現実的利益（たとえば，学校へ行かなくてすむ，家族に大事にしてもらえるなど）を第二次疾病利得という．これを放棄したくないという抵抗から起こるが本人にとっては無意識であることが多く，意図的・作為的である詐病とは異なる．→詐病(さびょう)

悉無律　[all or none law]
⇨全(ぜん)か無の法則

質量分析法　[mass spectrometry]
〈マススペクトロメトリー〉 イオン化した物質に，電場や磁場を働かせて質量スペクトルを得る方法．質量分析計を使って，同位元素比の測定やガス分析，有機化合物の分析・同定に利用されている．

指定医療機関　[designated medical facility]
国民すべてが安心して質の高い医療が受けられるように，医療保険制度に基づいて，一定基準の保険診療を契約できている医療施設をいう．医療保険制度には職域保険・地域保険，公的負担医療制度が含まれる．

指定介護老人福祉施設　⇨介護保険(かいごほけん)

指定伝染病　[specified communicable diseases]
⇨感染症(かんせんしょう)，感染症法

至適 pH　[optimal pH]
〈最適 pH〉 酵素が最大の活性を示す水素イオン濃度をその酵素の至適 pH とよぶ．ペプシンは pH2 で最大の活性を示すが，ほかの多くの酵素は中性 ±2 の範囲内，すなわち pH5〜9 に至適 pH をもつ．

自動運動　[active exercise ; AE]
患者自身の筋力で行う随意の運動．狭義にはいっさいの介助も負荷も加えずに行う自力運動を指すが，広義には負荷をかけたり抵抗を減じたりして行うものも含み，目的に応じて使い分けられる．関節可動域の維持，筋力の増強，四肢の循環改善などに効果的である．

[児頭]応形機能　[molding of fetal head]
胎児の頭蓋層は骨と骨との間が軟らかい膜で連結して縫合を形成している（矢状縫合，冠状縫合など）．また縫合が会合する部分は菱形の空隙をなし，これを泉門とよぶ．出産時に胎児が産道を通過するとき，児頭を構成する各骨はいまだ固く結合せず，縫合および泉門の部で互いに離れ移動性を有する．そのため，児頭は骨を重なり合わせて変形し，容積を縮小して産道に適応することができる．これを応形機能という．変形は生後2〜3日，遅くとも1週間で消失する．

児童虐待　[child abuse, battered child]
18歳未満の児童に対して，親または親に代わる保護者や学校の教師，施設職員，その他見知らぬ人によって非偶発的になされる行為で，①身体的虐待（殴る，蹴るなどの暴力や生命・健康に危険のある身体的な暴行），②性的虐待（性交，性的暴行，性的行為の強要），③心理的虐待（暴言や差別など心理的外傷を与える行為），④ネグレクト（不適切な養育，保護の怠慢や拒否により健康状態や安全を損なう行為）の4つの類型に分類される．児童虐待は，親の生育歴や家庭の経済的問題や疾病，人間関係のトラブルなど社会的孤立，子ども側の要因や親子関係の要因など，さまざまな要因から発生し，多くは密室化された家庭内で行われるため社会的に顕在化にしにくい．2000（平成12）年，「児童虐待防止法」では「発見した全てが児童相談所等に通報の義務がある」（第5条）と定められ，社会的にも児童虐待に対する認識が広まり，児童相談所を中心にその対策にあたっている．看護師は，子どもの様子がおかしい，親の態度や状況が不自然など児童虐待が疑われる場合，すみやかに児童相談所などに通報し，子どもの保護を第一に考えると同時に親への援助をチームを組んで対応していく．→ドメスティックバイオレンス

児童権利宣言　[Declaration of the Rights of the Child]
1959（昭和34）年11月20日，国際連合第14回総会において採択された宣言．1924（大正13）年の国際連盟の子どもの権利宣言（通称，ジュネーブ宣言）を全面的に改定し，1948（昭和23）年に国際連合でつくられた世界人権宣言の「母と子は，特別の保護と援助を受ける権利を有する．すべての児童は嫡出であると否とを問わず，同じ社会的保護を受ける」（第25条2項）の規定をより具体化したものである．本文は10か条からなり，児童が幸福な生活をおくり，自己と社会の福利のために享有する権利と自由を掲げ，児童を取り巻く個人および団体に，児童の権利を守る努力を要請している．

児童厚生施設　[children's recreational facility]
児童福祉法に定められている一般児童のための児童福祉施設の1つで，従来の児童保護事業の考え方を発展させたもの．児童に健全な環境，遊びを与えることにより，健康を増進し，また情操を豊かにすることを目的とする施設で，児童館や児童遊園などがある．

児頭骨盤不均衡　[cephalopelvic disproportion ; CPD]
〈児頭骨盤不適合〉 児頭と骨盤の間に大きさの不均衡が存在するために分娩が停止する，母児に障害をきたす，あるいは障害をきたすことが予測される場合をいう．X線骨盤計測（入口面撮影：マルチウス法，側面撮影：グースマン法）と超音波断層検査（児頭大横径計測：BPD）により診断されることが多い．CPDと診断された場合は，母体への障害を防止するために帝王切開の適応となる．→骨盤計測(こつばんけいそく)

児頭骨盤不適合　[cephalopelvic disproportion ; CPD]
⇨児頭骨盤不均衡(じとうこつばんふきんこう)

児童自立支援施設　[home for juvenile training and education]
児童福祉法に定められている児童福祉施設の1つ．14歳未満の不良行為をなし，またはなすおそれのある児童および家庭環境上の理由により生活指導を要する児童（一部，14歳以上の児童）を入所または通所させ，個々の児童に応じた生活指導・学習指導・職業指導を行い，児童の習癖を改善し自立を高めるための支援（生活指導，学習指導，職業指導）を行う．それにより，児童の習癖を改善し，健康な社会の構成員として復帰させることを目的としている．→児童福祉法(じどうふくしほう)

児童精神医学 [child psychiatry]
〈小児精神医学〉 乳幼児期から思春期までの児童は，心身の発達が著しく，また障害も現れやすいので，成人の精神医学をそのまま適用できない．このため精神医学，小児医学，看護学などをはじめ，関連諸分野の連携のうえに立った独特な児童精神医学が成立するに至っている．診療対象も，幼児の習癖異常から，各種神経症，精神疾患，精神遅滞，行動障害，薬物障害，さらには不登校など多様である．

児童相談所 [child guidance center]
家庭その他から持ち込まれる18歳未満の児童の福祉に関する相談に応じ，その児童や家庭にとって効果的な援助を行う機関．必要に応じて養護・心身障害・育成相談，調査・判定・措置，一時保護，巡回相談・指導を行う．児童福祉法に基づき，都道府県および指定都市に設けられる．

自動体外式除細動器 [automated external defibrillator；AED]
⇨AED〈自動体外式除細動器〉

児童手当 [child allowance]
児童の健全な育成および資質の向上に資することを目的としてその養育者に支給される手当で，児童手当法に基づいて1972(昭和47)年1月より実施された．2006(平成18)年4月より児童手当制度が拡充され，出生順位にかかわらず一律月額1万円となり，支給対象年齢が小学6年生にまで拡大された．また，併せて所得制限がひき上げられた．

児童統合失調症 [childhood schizophrenia]
児童期に発症する統合失調症をいう．10歳以下の発病はまれである．基本症状は成人の統合失調症と同じであるが，年齢および発達段階に相応した臨床症状を呈する．低年齢のものでは幻想的，グロテスク，未分化な妄想が多く，幻覚は身体的幻覚や幻視などが出現する．白昼夢にあるような言動や，抽象的なことがらに極端な興味を示すこともある．

自動排痰法 [autogenic drainage；AD]
緩やかな横隔膜呼吸による安静吸気，最大限に息を吸った状態での息止め，次いで「ハー」と強く一気に吐き出すようにして腹筋に力を入れるハッフィング(huffing)による呼出という一連の手技を，低肺気量から中～高肺気量へと順次変換しながら実施する排痰法．

児童福祉法 ▶大項目参照

自動免疫 [active immunity]
⇨能動免疫(のうどうめんえき)

児童養護施設 [home for physically weak child]
1998(平成10)年，児童福祉法の改正により，従来の養護施設から児童養護施設に改称された．満1歳以上で保護者のいない児童や被虐待児など，環境上養護を必要とする児童を入所させ養育し，健康増進・回復をはかり，自立に向けた支援を行う．児童指導員，医師，保育士，栄養士などが配置される．→児童福祉法(じどうふくしほう)

シトクロム [cytochrome]
〈チトクロム，チトクローム〉 ヘム蛋白質のうち，ヘム鉄が $Fe^{3+}+e^- \rightleftarrows Fe^{2+}$ のように電子の受け渡しをして，電子伝達系の構成成分をなす一群の蛋白質．吸収スペクトル分析によって，シトクロムa，b，cなどが知られている．狭義には電子伝達体であって酵素ではないが，電子伝達系の末端にあって，酸素やその他の物質に電子を与える酵素についてもシトクロムとよんでいる場合があり，シトクロムa_3(シトクロム c オキシダーゼ)，シトクロム P 450 (モノオキシゲナーゼ)などがそれにあたる．→シトクロム P 450

シトクロム P 450 [cytochrome P450]
還元型が一酸化炭素と結合して450 nm付近に吸収帯を示す一群のプロトヘム含有蛋白質の総称．多くの組織のミトコンドリア，ミクロソームに存在している．NAD(P)H と O_2 を用いて基質の水酸化を行う．ステロイドホルモン，胆汁酸の合成反応などのほか，外来性の薬物，環境汚染物質の解毒反応に関与している．→薬物代謝酵素(やくぶつたいしゃこうそ)

シトシン [cytosine；Cyt, C]
〈4-アミノ-2-オキソピリミジン〉 ピリミジン塩基の1つで，核酸の構成成分である．脱アミノ反応を受けて，ウラシルとなり代謝される．→アデニン，ウラシル，グアニン，チミン

シトルリン [citrulline]
アミノ酸の一種．生体内では尿素回路でのアルギニン合成において，オルニチンからアルギニノコハク酸への中間体として重要である．肝の酵素によりアルギニノコハク酸に代謝されるが，この酵素が先天的に欠如すると，体液中にこのシトルリンが増加し，シトルリン血症とよばれる先天性代謝異常症が起こる．嘔吐，下痢を生じ，知能障害をきたす．→アミノ酸

シナプス [synapse]
刺激伝達のために，神経細胞の神経線維(軸索)の終末部が，ほかの神経細胞または筋肉などの効果器と結合している部分をいう．インパルスが到達すると，次の細胞を興奮させる化学物質を出す．

指南力 [orientation]
⇨見当識(けんとうしき)

歯肉 [gingiva, gum]
〈歯齦(しぎん)〉 歯槽縁とその付近を覆っている口腔粘膜で，歯周組織の一部である．歯肉縁より内側を内縁上皮といい，歯面に向かっての溝を歯肉溝という．歯肉炎・歯周炎になるとこの溝は一層深くなる．外側を外縁上皮といい，歯面に近い遊離歯肉とその下部の付着歯肉に区分される．

歯肉炎 [gingivitis]
口腔粘膜の一部である歯肉に限局して発生した炎症をいう．発赤，腫脹がみられる．原因には局所的因子として歯石，歯垢，不適合補綴(ほてつ)物，腔内細菌，口呼吸などがあり，全身的因子として内分泌異常，代謝異常，熱性疾患，白血病などの血液疾患，薬物中毒などがある．治療は，原因の除去，薬物塗布，抗菌薬の投与などのほか，歯肉切除を行うことがある．→歯周炎(ししゅうえん)，辺縁性歯周炎(へんえんせいししゅうえん)

歯肉腫 [epulis]
⇨エプーリス

視能訓練士 [orthoptist; ORT]
医師の指示に基づいて、視力障害のある人に各種の検査と視力回復のためのさまざまな矯正訓練とを行う国家資格免許を有する者。1971(昭和46)年5月制定の視能訓練士法によって、高卒者は3年、また大学などで2年以上修業し、指定の科目を修めた者は1年の教育ののち、国家試験に合格すると厚生労働大臣より国家資格免許が与えられる。

死の四重奏 [deadly quartet]
⇨メタボリックシンドローム

死の受容過程
⇨ターミナルケア

死の不安★ [death anxiety]
NANDA-I 分類法Ⅱの領域9《コーピング/ストレス耐性》類2《コーピング反応》に配置された看護診断概念で、これに属する看護診断としては同名の〈死の不安〉がある。

自発換気★ [spontaneous ventilation]
NANDA-I 分類法Ⅱの領域4《活動/休息》類4《循環/呼吸反応》に配置された看護診断概念で、これに属する看護診断としては〈自発換気障害〉がある。

シバリング [shivering]
低温に対する身体の反応で代謝率を増加させ、熱をつくり出すため起こるふるえをいう。その際にはより効果的に熱産生できるように大きな筋肉が使用される。臨床では急激な体温上昇の際に起こるふるえも同様にいう。

紫斑 [purpura]
粘膜下や皮下組織に出血が起こって、紫紅色の斑点が生じるものをいう。一般に直径5mm以下のものを点状出血、それ以上のものを斑状出血に分けている。原因として①特発性あるいは続発性血小板減少症など血小板の異常、②血友病、血管内凝固症候群などの血液凝固・線溶系の異常、③膠原病、血管炎、アレルギーなどによるものなどがある。

2,5-ジヒドロキシフェニル酢酸
[dihydroxyphenyl acetic acid]
⇨ホモゲンチジン酸

ジブカイン [dibucaine]
アミド型局所麻酔薬。最も強力な局所麻酔薬で、効力、毒性はプロカインの約20倍である。0.3%と0.24%の製剤はわが国で脊椎(腰椎)麻酔に広く用いられている。粉末は目的の濃度に溶解して、伝達麻酔、浸潤麻酔、表面麻酔に用いられる。神経毒性が強いので、高濃度(1%)のジブカインは神経破壊薬に準じて使われることがある。

ジフテリア [diphtheria]
ジフテリア菌による急性感染症で感染症法では二類感染症に分類され、全例直ちに届け出が必要。咽頭、喉頭、鼻咽頭などに病巣がみられるが、咽頭ジフテリアが最も多い。飛沫感染または接触感染による。病巣部に灰白色の偽膜形成がみられ菌体外毒素により心臓、末梢神経が障害される。潜伏期は1〜4日、発熱、犬吠(けんばい)様の咳、呼吸困難などをみる。2〜10歳の小児に好発するが、3種混合ワクチンの予防接種によりわが国ではまれとなった。→外毒素(がいどくそ)、偽膜(ぎまく)

ジフテリア菌 [diphtheria bacillus, Corynebacterium diphtheriae]
ジフテリアの病原菌。グラム陽性桿菌に属し好気性菌で血液培地で発育する。ヒトに感染すると咽喉頭、気管の粘膜で発育し灰白色の偽膜を形成する。菌体外毒素を産出し、心筋障害、神経障害、腎障害などの合併症も多い。

しぶり腹 [tenesmus]
〈裏急後重〉腸内容がほとんどないにもかかわらず肛門部に痙攣様の疼痛を伴って頻回な便意を催すが、排便は全くないか、あるいは少量しか出ない状態。大腸下部に炎症があるときや、赤痢のときに現れる症状。

耳閉感 [obstructive feelings of ear]
何らかの原因によって生じる「耳のなかがふさがった感じ(閉塞感)」の総称。患者は「耳のなかに何かが詰まっている感じ」とか、「耳のなかに膜が張っている感じ」といったように訴えることが多い。主な原因には、耳管狭窄症や滲出性中耳炎、メニエール病、突発性難聴などが考えられる。→自声強聴(じせいきょうちょう)

自閉症 [autism]
⇨小児自閉症(しょうにじへいしょう)

嗜癖 [addiction]
アルコール、たばこ、薬物(麻薬、覚醒剤など)などに対する強い欲求のため、常用することによりその対象物に依存性を示す状態をいう。服用を急激に中止すると、精神的あるいは身体的な反応(禁断症状)を示す。近年、嗜癖に代わって依存という用語が用いられるようになり、さまざまな物や行為への依存が注目されてきている。→依存(いぞん)

ジベルばら色粃糠疹 [pityriasis rosea Gibert]
原因不明の炎症性角化症の一種。長軸を皮膚割線の方向にした楕円形の爪甲大の紅斑で、かゆみを伴い周囲に落屑(らくせつ)をみとめる。四肢の近位部、胸腹部にかけ多発する。同様の皮疹を1〜2か所初疹としてみとめることがある。3〜6週で自然治癒する。

脂肪 [fat]
⇨中性脂肪(ちゅうせいしぼう)

脂肪肝 [fatty liver; FL]
中性脂肪が肝内に極度に増加した状態をいう。正常なときには肝に取り込まれた脂肪酸はトリアシルグリセロールにエステル化され、蛋白質と結合してリポ蛋白の形で放出される。高脂肪食を摂ったときや、飢餓や糖尿病のように脂肪の動員が過度に起こるときには、肝の放出能力以上に脂肪酸が取り込まれて脂肪含量が多くなる。またコリンやメチオニンが食物中に欠如すると、リポ蛋白を構成するレシチンの合成ができずに脂肪肝が起こる。そのほか四塩化炭素、クロロホルム、リン、鉛中毒の際も脂肪肝が起こるが、これらは蛋白質の合成を阻害するためである。

脂肪形成性肉腫 [lipoplastic sarcoma]
⇨脂肪肉腫(しぼうにくしゅ)

脂肪酸 [fatty acid; FA]
脂肪の加水分解によって生じる有機酸で、直鎖状の炭素鎖からなるモノカルボン酸である。二重結合を含ま

死亡時画像診断 [autopsy imaging]
⇨Ai

脂肪腫 [lipoma]　半球上に隆起した軟らかい腫瘤あるいは皮下腫瘤で，エンドウ豆大～小児頭大に及び，多くは単発性であるが，まれに多発する．組織学的に大型の脂肪細胞の増殖がみられ，全体が被膜で覆われていることが多い．放置して差し支えないが，部位・大きさにより，美容的な理由で切除を行うこともある．

死亡診断書 [certificate of death, death certificate]　人の死を医学的・法律的に証明する文書であり，死亡届に添付される書類である．死因統計の基礎資料にも利用される．診療中の患者が疾病・傷害で死亡した場合に，診察した医師・歯科医師が作成し交付する．受診後24時間以内に診療中の疾病・傷害で死亡した場合は，改めて診察しなくても死亡診断書を交付できる．診断書の記載事項，書式は，医師法施行規則第20条による．なお，診療にかかった疾病・傷害と関連しない原因で死亡した場合は，異状死体の届出ののち，死体検案書が交付される．→死亡届（しぼうとどけ）

脂肪性下痢 [steatorrhea]　糞便中に脂肪を多量に含んだ下痢．脂肪の消化吸収障害により起こる．膵液分泌障害による膵性のものと，腸の消化吸収障害による腸性のものとがある．膵炎，膵腫瘍，胆嚢炎，小腸切除などが原因となる．

司法精神医学 [forensic psychiatry]　精神医学の一分野で，司法に関連する部分を扱う．たとえば刑法との関連においては，精神障害者が法律に違反する行為をしたときに，その行為に対してどの程度の責任を負わせることが妥当であるかについて，また民法との関連においては精神障害者の行為能力（たとえば契約の内容を理解し，正しい判断に基づいて契約を結ぶことができるかどうかなど）について，医学的観点から検討を加える．→精神鑑定（せいしんかんてい），犯罪精神医学（はんざいせいしんいがく）

脂肪塞栓〔症〕 [fat embolism]　長管骨の開放性骨折，皮下脂肪組織の広汎な挫滅，大手術，骨髄炎などで遊離した脂肪滴が静脈系へ大量に流入し，毛細血管を閉塞した状態を脂肪塞栓という．肺の脂肪塞栓では血痰がみられ，呼吸困難，肺水腫，肺炎が起こる．その他，臓器の梗塞症状をみることがある．多数の脂肪塞栓が起こるとショックにより死亡することもある．骨折の整復・固定手術には脂肪塞栓予防の目的で副腎皮質ステロイド薬を使用する．

脂肪組織壊死 [fat necrosis]　外傷や炎症による膵の障害のためにリパーゼが流出し，膵脂肪組織が障害されて壊死をきたした状態をいう．病変部は灰白色に変性し，膵実質も障害され，壊死はしばしば隣接臓器の脂肪組織へも波及する．

脂肪毒性 [lipid toxicity]　脂肪細胞の特性は，大量の遊離脂肪酸を中性脂肪（トリグリセリド）として貯蔵できることである．脂肪細胞は，遊離脂肪酸を取り込みながら，一方で，持続的に脂肪分解を行い，遊離脂肪酸を放出しているが，インスリンにより通常は著しい高遊離脂肪酸血症は起こらない．しかし，インスリン作用が減弱すれば，非脂肪細胞が遊離脂肪酸を処理しなければならなくなり，酸化能力に限界をきたす．処理しきれない fatty アセチル CoA が非酸化的に代謝される結果，細胞に有毒性に働くと考えられている．これが脂肪毒性である．

死亡届 [death registration]　死亡の事実を知った日から7日以内（国外死亡時は3か月以内）に，届出義務者（親族・同居者・家主・地主など）が，死亡地あるいは死亡者の本籍地，届出人の居住地の市区町村へ届け出るもの．所定の届書に必要事項を記載し，死亡診断書または死体検案書を添付する．それにより，死体火葬許可証が交付される．→死亡診断書（しぼうしんだんしょ）

脂肪肉腫 [liposarcoma]　〈脂肪形成性肉腫〉　脂肪芽細胞から発生し，主に腫瘍細胞が脂肪で形成される悪性腫瘍をいう．中年以降に発症するが，まれな肉腫である．好発部位は大腿，殿部，下肢などで，単発がほとんどである．外傷が誘因としてあげられるが，良性の脂肪腫が肉腫化することもある．治療は放射線照射と摘出術がある．

脂肪尿 [lipuria]　尿中に脂質を排泄することをいう．骨折により骨髄の脂肪が血中に入り，脂肪滴として尿に排泄された場合や，フィラリア症でみられる乳び尿（脂肪が乳化して乳汁様を呈するもの）などがある．そのほか，脂肪顆粒により形成され，一般に卵円型脂肪体（尿細管上皮細胞の原形質中に粗い複折性脂肪滴を含むもの）と同時に出現することが多い脂肪円柱は，ネフローゼ症候群などの高度の蛋白尿を呈する腎疾患でよくみられる．

死亡率 [mortality rate ; MR]　その年の人口1,000人当たりの死亡数で表し，保健水準を示す1つの指標である．これを粗死亡率ともいい，そのほか，1年齢に限ってその死亡率をみる場合を特殊年齢死亡率，異なる国あるいは地域（都道府県など）間を比較する場合にその年齢構成の差を補正して比較する年齢調整死亡率などがある．また，病因別には対10万人を用いる．医療および公衆衛生の発展により，わが国における死亡率は昭和10年代と比べると1/2以下に下がった．

嗜眠 [lethargy]　意識がぼんやりとしており，放置するとうとうと眠り続け，強い刺激があれば覚醒するが，入眠傾向が非常に強く，外界の感覚が記銘されず見当識もない状態．薬物中毒，脳腫瘍，代謝障害などさまざまな疾患が原因となる．傾眠よりは強いが，昏睡より軽い意識障害．→意識障害（いしきしょうがい）

シムス位 [Sims position]
⇨体位（たいい）

耳鳴 [tinnitus, ear noises]　〈耳鳴り〉　音響刺激なしに生じる音感覚．中耳炎や老人性難聴などの聴器や聴神経路の異常が原因の非振動性耳鳴（真性耳鳴）と，筋肉や血管の雑音が原因の振動性耳鳴

とに分けられる．前者は自覚的耳鳴，後者は他人にも聴取可能な場合があり，他覚的耳鳴とよばれる．

ジメチルケトン ［dimethylketone］
⇨アセトン

ジメルカプロール ［dimercaprol］
〈BAL(バル)〉 金属イオンのマスキング剤．重金属解毒薬でヒ素(水銀)中毒の解毒薬として開発された．BAL(バル)ともいう．生体内のSH基系酵素と金属イオンとの結合を阻害し，重金属と結合して可溶性キレートを形成し，体外へ排泄する作用がある．ヒ素のほか水銀，鉛，銅などの中毒にも有効である．化学兵器のびらん剤の一種であるルイサイトへの解毒効果がある．

しもやけ ［chilblain］
⇨凍瘡(とうそう)

視野(しや) ［visual field；VF］
視野とは，視線を固定した状態で見える範囲をいい，いわゆる視覚の広がりである．視標の明るさや大きさによって見える範囲は異なる．視野は網膜から視覚中枢に至る視覚路の投影であり，視覚路のどこかに障害があると視野異常を生じる．視野測定の方法には，視標の大きさと輝度を一定にして，見える範囲を測定する動的視野測定法(図)と，視標の位置を一定にして視標の輝度を変えてその部位の感度を測定する静的視野測定法がある．→視野計(しやけい)

■図　正常な動的視野

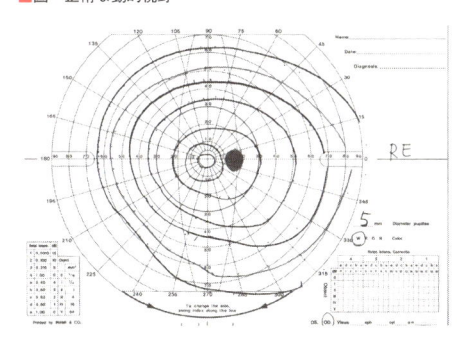

シャイエ分類(ぶんるい) ［Scheie classification］
隅角の広さの分類．線維柱帯・強膜岬・毛様体がすべて観察できる場合が wide-open(grade 0)，毛様体の部分が十分見えない場合(gradeⅠ)，強膜岬が判然としない場合(gradeⅡ)，線維柱帯の1／2が見えない場合(gradeⅢ)，線維柱帯が全く隠されてシュワルベ(Schwalbe)線も虹彩根部で覆われている場合が narrow closed(gradeⅣ)と分類される．開放隅角緑内障と閉塞隅角緑内障の診断に重要な分類である．Harold Glendon Scheie(1909～1990，米，眼科，医師)．

視野異常(しやいじょう) ［abnormal visual field］
狭窄と暗点に大別される．視野が縮小する狭窄には，その形から，求心性狭窄や半盲などがある．脳血管障害，脳腫瘍などの中枢神経疾患，網膜色素変性症，緑内障，網膜剝離などの際にみられる．一方，暗点は視野内部の島状欠損を示すもので，発現部位や形状により中心暗点，輪状暗点，弓状暗点などがある．

シャイ-ドレーガー症候群(しょうこうぐん) ［Shy-Drager syndrome；SDS］
病理学的観点から，多系統萎縮症(MSA)として，オリーブ橋小脳萎縮症(OPCA)，線条体黒質変性症(SND)とともに一括してとらえられる(図)．症状として，起立性低血圧，発汗障害，排尿障害をはじめとする多彩な自律神経障害に加え，小脳症状やパーキンソン症状を中心とする運動神経症状を伴う．家族性，遺伝性はなく，中年以降(40～60歳代)に発症し，原因に関しては現時点ではいまだに不明である．治療は対症療法が中心で，起立性低血圧に対しては循環血漿量を増加させる目的で副腎皮質ステロイド薬の酢酸フルドロコルチゾン，中枢性の血圧上昇および血管収縮の目的で，ノルエピネフリン作用薬のドロキシドパ，塩酸ミドドリンなどが用いられる．下肢への弾性包帯，弾性ストッキングが有効なこともある．排尿障害に対しては，無緊張性膀胱にはコリン作動薬の塩化ベタネコール，無抑制膀胱には抗コリン薬の臭化プロパンテリン，塩酸オキシブチニンなどを用いる．パーキンソン症状に対しては，抗パーキンソン病薬を使用する．厚生労働省指定の特定疾患に含まれている．George Milton Shy(1919～1967，米，医師)，Glenn Albert Drager(1917～，米，神経科)．

■図　シャイ-ドレーガー症候群の頭部MRI所見

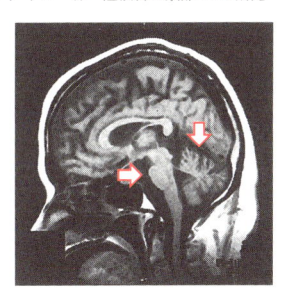

T2強調画像の矢状断．橋と小脳の萎縮(⇨)をみとめる

シャウカステン ［Schaukasten, film viewer, view box］
X線フィルムを観察するための装置．内部には複数の蛍光灯と反射板があり，光源の強さにムラがないように設計され，色調は白色あるいは昼光色でX線フィルムのわずかな濃淡を正しく評価できるように工夫されている．

社会医学(しゃかいいがく) ［social medicine］
現代の社会動向が要因となって発生する公害病，職業病，薬禍，ストレス，運動不足などの身体の障害を対象に，自然科学(医学)と社会科学を統合して，その追究と対応を考察していく医学分野の1つ．地域・国家的立場からの好ましい環境づくりといった面へも及ぶ．

社会小児科学 [social pediatrics]
小児を社会的存在としてとらえ、集団としての小児を科学的に研究する分野。小児の健康の保持・増進のための健全な育成のための保健管理や、社会制度の整備・充実にかかわる。予防医学、母子保健、環境衛生、児童福祉などを含め、関連諸分野との連携を統括する。

社会生活技能訓練 [social skill training ; SST]
⇨生活技能訓練（せいかつぎのうくんれん）

社会精神医学 [social psychiatry]
個人のパーソナリティの発達や、精神障害の原因あるいは症状の成り立ちには、種々の社会文化的要因が重大な影響を与えている。このように精神医学全般にわたる諸問題の社会的側面を研究するのが社会精神医学であり、WHO（世界保健機関）は「個人がその固有の社会環境にあって充足し、有効な生活を営みうることを目指し、それに適した予防ならびに治療手段を取り扱う」と定義づけている。

社会測定法 [sociometry]
⇨ソシオメトリー

社会的孤立★ [social isolation]
NANDA-I 分類法Ⅱの領域12《安楽》類3〈社会的安楽〉に配置された看護診断概念で、これに属する看護診断としては同名の〈社会的孤立〉がある。

社会的相互作用★ [social interaction]
NANDA-I 分類法Ⅱの領域7《役割関係》類3〈役割遂行〉に配置された看護診断概念で、これに属する看護診断としては〈社会的相互作用障害〉がある。

社会的欲求 [social needs]
その時代・社会が必要としているもの。これを正確に把握し、将来の予想を行い、適切に対応していくことが地域保健活動、医療、社会福祉の分野においても重要となる。→基本的欲求（きほんてきよっきゅう）

社会不安障害 [social anxiety disorder ; SAD]
⇨恐怖症（きょうふしょう）、対人恐怖〔症〕（たいじんきょうふしょう）

社会福祉士 [certified social worker]
1987（昭和62）年に成立した「社会福祉士及び介護福祉士法」により制定された国家資格で、「専門的知識及び技術をもって、身体上もしくは精神上の障害がある者、又は環境上の理由により日常生活を営むのに支障がある者の福祉に関する相談に応じ、助言、指導その他の援助を行うことを業とする者」（第2条第2項）をいう。毎年1回実施されている「社会福祉士国家試験」に合格し、登録することにより「社会福祉士」の名称を用いることができるが、「名称独占」であり、この資格をもっていなければ社会福祉分野における相談援助業務につけないというものではない。→介護福祉士（かいごふくしし）、ソーシャルワーカー

社会福祉施設 [social welfare institution]
国民の健康で文化的な最低限度の生活の保障と、公衆衛生の向上および増進とを目的として社会福祉（social welfare）および社会事業（social work）を行う施設。その種類と準拠する法律を表に示す。

■表　社会福祉施設の種類

①**老人福祉施設**（老人福祉法）
　老人デイサービスセンター、養護老人ホーム、特別養護老人ホーム、軽費老人ホーム、老人福祉センター、老人介護支援センターなど

②**保護施設**（生活保護法）
　救護施設、更生施設、医療保護施設、授産施設、宿所提供施設

③**児童福祉施設**（児童福祉法）
　助産施設、母子生活支援施設、保育所、児童厚生施設、児童養護施設、知的障害児施設、盲ろうあ児施設、肢体不自由児施設、重症心身障害児施設、児童自立支援施設、児童家庭支援センターなど

④**母子保健施設**（母子保健法）
　母子健康センター

⑤**母子福祉施設**（母子および寡婦福祉法）
　母子福祉センター、母子休養ホーム

⑥**知的障害者援護施設**（知的障害者福祉法）
　知的障害者更生施設、知的障害者授産施設、知的障害者通勤寮、知的障害者福祉ホームなど

⑦**身体障害者更生援護施設**（身体障害者福祉法）
　身体障害者療護施設、身体障害者福祉ホーム、身体障害者授産施設、身体障害者福祉センター、補装具製作施設、視聴覚障害者情報提供施設など

⑧**婦人保護施設**（売春防止法）

⑨**精神障害者社会復帰施設**（精神保健および精神障害者福祉法）
　精神障害者生活訓練施設、精神障害者授産施設、精神障害者福祉ホーム、精神障害者福祉工場、精神障害者地域生活支援センター

⑩**その他の社会福祉施設等**
　授産施設、宿所提供施設、無料低額診療施設、隣保館、有料老人ホーム、老人憩の家、へき地保育所など

社会復帰施設 ⇨中間施設（ちゅうかんしせつ）

社会保障制度 [social security legislation]
基本的人権の1つである生存権に基づき、すべての国民が文化的社会の成員に値する生活を営むことができるように保障する国家の施策。公的扶助（生活保護）、社会福祉、社会保険、公衆衛生および医療制度が柱となっている。

視野狭窄 [narrowing of visual field]
⇨視野異常（しやいじょう）

弱視 [amblyopia]
矯正後の視力が0.04以上0.3未満で、器質的な変化の解明が不可能な病態。分類として斜視弱視、不同視弱視、屈折性弱視、廃用性弱視などがある。

ジャクソンてんかん [Jacksonian epilepsy]
イギリスのジャクソン（John Hughlings Jackson, 1835〜1911, 神経学者）が1863（文久3）年に初めて記載した後天的な症候性てんかんの1つ。身体局所の限局性の筋痙縮や間代性痙攣が、しだいに全身に波及する様相を呈する。これをジャクソン行進（Jacksonian march）といい、上肢-顔面型、上肢-下肢型が多くみられる。大脳

ジャクソン-リース回路(装置) [Jackson-Rees cycle] 用手人工呼吸のとき用いる. 非自動膨張式(酸素圧により膨張する)の手押しバッグにより酸素圧源から酸素を送り込む. 自発呼吸に合わせて呼吸を補助できるという利点がある. 気管内チューブの接続部は3方向に分かれている. 一方は気管内チューブまたはマスクに, 一方は供給ガスの流入口に, 一方は, 蛇管を介して呼吸用バッグにつながっている. バッグを押すときの感覚で, 肺の硬さや痰の貯留状態を知ることができる. Gordon. Jackson Rees(1918〜2001, 英, 麻酔科).

弱毒性ワクチン [attenuated vaccine, vaccine containing live attenuated microorganisms] 抗原性は有しているが, それに感染しても発病しないように弱毒化したもの. あるいは, 発病しても軽症ですむような病原体(ウイルスや細菌)を人に接種し感染症を予防する不活化ワクチンを指す. 代表例は, ポリオワクチン, 麻疹ワクチン, ムンプスワクチンである. BCGもある意味で弱毒性のワクチンといえる. →ワクチン

弱毒生ワクチン [attenuated live vaccine] ⇨生(なま)ワクチン, 予防接種(よぼうせっしゅ)

弱毒病原体 [live attenuated pathogenic-microorganism] 通常は免疫力のある宿主では増殖したり, 発病しえない細菌やウイルス. 宿主の免疫力低下など生体防御能が低下している場合は, 弱毒病原体によって日和見感染を発症することもある.

灼熱痛 [burning pain] ⇨カウザルギー

若年性関節リウマチ [juvenile rheumatoid arthritis ; JRA] 小児期の関節リウマチをいい, 膠原病の一種とされる. 発熱, リウマトイド疹, 関節炎などの症状を示す. 発症形式により, 多関節型, 少関節型, 全身型に分類される. 増殖した滑膜細胞は炎症性肉芽組織となって関節軟骨や骨へ浸潤し, 関節を破壊して拘縮や変形をひき起こし, 少関節型では虹彩炎の合併頻度が高い. 現在は, 若年性特発性関節炎(juvenile idiopathic artis ; JIA)とよばれている.

若年性変形性骨軟骨炎 [osteochondritis deformans juvenilis] ⇨ペルテス病

若年〔発症〕型糖尿病 [juvenile-onset type diabetes mellitus] ⇨糖尿病(とうにょうびょう)

雀卵斑 [ephelides] 〈夏日斑〉 いわゆる「そばかす」のことで, 主として顔面正中部に多発する直径数mmまでの不整形小色素斑であり, 夏季日光露出によって増悪する. 色白の人, とくに白人に多く, 遺伝する(遺伝形式はいろいろである). メラノサイトの数は不変だが, メラニン生成能が亢進している.

視野計 [perimeter] 〈ペリメータ〉 種々の大きさと輝度の視標を背景に投影して, 視標を周辺から中心部に向けて動かすことにより, 動的視野を測定するゴールドマン(Goldman)視野計と, コンピュータを使って視標の位置を一定にして視標の輝度を変え, その部位の感度を測定して静的視野を測定できるハンフリー(Hunmphrey)自動視野計, オクトパス(Octopus)自動視野計が用いられている. →視野(しや)

斜頸 [wryneck, torticolis] 種々の原因から頸の軸が身体の正中線からずれて, 頸部の軸運動が制限された状態. 次のように分類される. 瘢痕性(皮膚の瘢痕), 筋性(胸鎖乳突筋の拘縮), 骨性(頸椎の側彎), 関節性(椎間関節の炎症のあと), 痙性(脳の線条体の病変), リンパ性(頸の深部リンパ節の炎症), 耳性(三半規管の病変), 眼性(眼筋麻痺による異常な姿勢).

瀉血 [blood letting] 体内から血液を排出し, 循環血液量の減少をはかる治療. 通常は200〜300 mLずつ必要に応じて採血する. 真性多血症では, 定期的に瀉血することにより, 症状の改善がみられる. また急性肺水腫, 心臓[性]喘息などの応急処置としても用いられる.

瀉下薬 [evacuants] ⇨下剤(げざい)

視野検査 [perimetry, test of visual field] 一点を凝視したときに見ることのできる範囲を測定する検査法. 眼科疾患および頭蓋内疾患などの診断および経過観察に用いられる.

斜視 [strabismus] 眼位の異常と両眼視の異常を伴ったものである. 注視方向により斜視角の変化しないものを共同性斜視とよび, 変化のあるものを麻痺性斜視とよぶ. 共同性斜視には, 眼位が常にはずれている恒常性斜視と, 両眼視しているときにときどき眼位のずれる間欠性斜視とがある. 一方, 眼位のずれの状態から分類すると, 水平斜視と上下斜視がある. 水平斜視には内斜視と外斜視とがあり, 内斜視は乳児期に発症する乳児内斜視と2歳前後より起こる調節性内斜視とがある. 乳児内斜視は早期に手術が必要である. 調節性内斜視は遠視の眼鏡を装用させることにより眼位は改善する. 外斜視は斜視角が大きい場合には手術を行う. 麻痺性斜視では複視があり, これをさけようとするために顔位, 頭位の異常を示すことが多い. 正面視での複視が消失しない場合には手術を行うこともある.

車軸関節 [trochoid joint, articulatio trochoidea] 円柱状の関節頭と, それを受ける半円形のへこみをもつ関節窩からなり, 関節頭をもつ骨が長軸を軸として回転運動をする関節. 肘の上橈尺関節にみられる.

射精 [ejaculation, expulsion of semen] 性行為などによる刺激で尿道口から精液が排出される現象. 陰部神経の副交感神経を介して中枢に伝わった刺激が骨盤神経の交感神経に反射して, 膀胱頸部の閉鎖, 精管の収縮が起こり, まず精嚢腺中の精子が尿道に排出され(emission), 前立腺液などが加わり精液として排出される. 射精障害としてよくみられるものは早漏で, ほかに, 逆行性射精, 不全射精, 晩期射精などがある. 射精は複雑な反

射精管 [ejaculatory duct] 輸精管膨大部から尿道に至る管で，精嚢で産生され輸精管膨大部に貯えられた精液を尿道に放出する役割をもつ．粘膜に細かい縦ヒダをもち，管腔は狭く，粘膜固有層には無髄神経が終末神経網を形成している．

ジャックナイフ現象 [jack-knife phenomenon] ⇨折(お)りたたみナイフ現象

しゃっくり [hiccup, singultus] ⇨吃逆(きつぎゃく)

尺骨 [ulna] 橈骨(とうこつ)の内側に位置して，橈骨とともに前腕を形成する長骨．近位端より，肘頭，尺骨体，尺骨頭よりなる．尺骨には，上腕骨滑車に対向する滑車切痕，橈骨環状関節面に連接する橈骨切痕，尺骨の尺骨切痕に対向する関節環状面の3つの関節面が存在する．

尺骨神経 [ulnar nerve ; UN] 尺骨神経は，上肢腕神経叢の下部神経幹より分岐する末梢神経である．尺骨神経は，手指の尺側(小指側)の感覚および深指屈筋の尺側，尺側手根屈筋，小指球内の筋，骨間筋などを支配する．上腕骨骨折後に遅発性尺骨神経麻痺を起こす場合や，尺骨神経溝やギヨン管などで圧迫を受け，麻痺などを起こす場合がある．→正中神経麻痺(せいちゅうしんけいまひ)

尺骨神経麻痺 [ulnar nerve paralysis] 上腕・肘部の骨折，脱臼，挫傷，圧迫などによって，あるいはALS(筋萎縮性側索硬化症)，多発性神経炎などの1症状として起こる運動麻痺．母指内転筋，骨間筋の麻痺・萎縮により，手指関節に伸展障害をきたし，独特の鷲手状態を呈する．→鷲手(わして)

射乳反射 [milk-ejection reflex] 乳頭の刺激により中枢を介して分泌された下垂体後葉ホルモン(オキシトシン)が乳管周囲の平滑筋に作用して乳汁が射出される現象をいう．乳汁は下垂体前葉ホルモンのプロラクチンの刺激により乳腺で生成され，乳管に排出される．ついで下垂体後葉ホルモンのオキシトシンにより乳管や乳腺周囲の筋上皮細胞が収縮して，乳汁が一挙に外部に排出される．これを射乳といい，吸啜(きゅうてつ)などの乳頭刺激がなくても，授乳しようと思ったり子どもの泣き声を聞いただけでも反射的に射乳が起こる．

ジャパン・コーマ・スケール [Japan coma scale ; JCS] ⇨意識障害(いしきしょうがい)

煮沸消毒 [disinfection in boiling water] 沸騰している湯に15分間浸して消毒をする方法．通常シンメルブッシュ煮沸滅菌器を使用する．以前は注射器具や簡単な手術用具の消毒に使われていた．通常の細菌，真菌，ウイルスはこの方法により死滅するが，細菌の芽胞やB型肝炎ウイルスなど耐熱性の病原体もあり，現在では医療器具の消毒にはあまり使われない．→消毒(しょうどく)

斜面台検査 [goniometer] ⇨ゴニオメーター検査

シャルコー関節 [Charcot joint] 〈神経病性関節症，脊髄癆性関節症〉脊髄や末梢神経の損傷と疾患に続発する関節病変．男性に多発し，膝，足，股，脊椎，肘，肩関節の順に罹患頻度が減じる．無痛性腫脹，関節腔，関節の変形，動揺関節などをみとめる．Jean Martin Charcot(1825〜1893, 仏，神経科)．

シャルコー三主徴 [Charcot triad] 多発性硬化症においてみられる，眼振，企図振戦，断綴(だんてつ)性言語の3主徴をいい，小脳，橋を中心とする脳幹部に広がる脱髄巣によって起こる．わが国の多発性硬化症でみられることはまれである．Jean Martin Charcot(1825〜1893, 仏，神経科)．

シャント [shunt] 血流が本来通るべき道筋を通らず，ほかの経路を短絡して通過することをいうことが多い．先天性心疾患のうち心房中隔欠損[症]，心室中隔欠損[症]などでは，大循環系から肺循環系へのシャントが発生する．動静脈瘻(arteriovenous fistula)もシャントの1つで毛細管を通らず動脈と静脈が異常短絡したものをいう．外傷が原因となることが多いが，先天性のもの，動脈瘤破裂などによるものもある．慢性腎不全患者で血液透析を必要とする場合は，人工的に動静脈シャントを造設する．ガス交換に関与しない静脈血が動脈血に混合するものもシャントといい，肺内にその原因のあるものを肺内シャントという．→動静脈瘻(どうじょうみゃくろう)，バスキュラーアクセス

充盈撮影法 [barium-filled radiography] ⇨充満撮影法(じゅうまんさつえいほう)

縦隔気腫 [mediastinal emphysema] 縦隔内に空気の貯留した状態．胸部X線，CT，MRIで容易に確認できる．特発性，症候性，新生児における縦隔気腫，外傷性などに分類されている．一般に男性に多く，10歳代と20歳代に多くみられる．

縦隔鏡検査 [mediastinoscopy] 全身麻酔のもとに胸骨上縁に皮膚切開を加え，縦隔鏡または直達式喉頭鏡を用いて気管分岐部から左右気管支に至る部位の状態を観察・検査する．リンパ節や腫瘍の生検材料の採取に役立つ．

縦隔腫瘍 [mediastinal tumor] 縦隔内に発生する腫瘍．甲状腺腫，胸膜腫，リンパ腫，奇形腫，神経性腫瘍などがあり，それぞれ発生部位に特徴がある．→胸腺腫[瘍](きょうせんしゅよう)

縦隔造影[法] [mediastinography] 縦隔内腫瘍の部位，大きさや周囲との癒着の有無，気管・気管支周囲リンパ節の腫大などの診断に用いる．空気や二酸化炭素の陰性造影剤を胸骨上縁より注入して撮影する．高性能の超音波検査，CTおよびMRIの普及により，現在，利用頻度は低くなった．

臭化水素酸スコポラミン [scopolamine methylbromide] ⇨スコポラミン

就下性肺炎 [hypostatic pneumonia] ⇨沈下性肺炎(ちんかせいはいえん)

臭化ブチルスコポラミン [scopolamine butylbromide]

習慣性アフタ [habitual aphtha]
⇨再発性(さいはつせい)アフタ

習慣性アンギーナ [habitual angina]
〈慢性扁桃炎〉　急性扁桃炎を1年に何回か繰り返す状態をいう。消炎鎮痛薬などで治癒しない場合は扁桃摘出術の適応となる。治療をしないと、腎炎の原因となることがある。

習慣性脱臼 [habitual dislocation]
比較的小さな外力、特定肢位にて同一関節の再脱臼を繰り返す病態。脱臼整復後の不完全な固定、脱臼時の関節構造の変形などが習慣性脱臼の要因とされている。肩関節に多く、手術的療法が主として用いられる。→脱臼(だっきゅう)

習慣性便秘 [habitual constipation]
⇨下痢・便秘(げりべんぴ)

習慣[性]流産 [habitual abortion]
⇨流産(りゅうざん)・早産(そうざん)、不育症(ふいくしょう)

周期性嘔吐症 [cyclic(periodic)vomiting]
⇨アセトン血性嘔吐症

周期性四肢麻痺 [periodic paralysis ; PP]
四肢の弛緩性麻痺が出現し、5～6時間あるいは4～5日以内に自然回復のみられるものをいう。発症は夜間の休眠時から早朝にみられるものは日中にもみられる。家族性のものでは低カリウム血症がみられ、続発性のものの原疾患としては甲状腺機能亢進症、アルドステロン症などが知られている。糖質の過剰摂取などで誘発され、塩化カリウムの内服で軽快する。

宗教と看護 疾患による肉体的・精神的な苦痛などを、神仏の名のもとに癒し、苦痛を和らげることは、世界の主要な宗教にあっては重要事項として考えられ、また一般の人々も、神仏に帰依する場合の第一の目的は精神的・肉体的苦痛の除去にあると考えられる。宗教家においても、神に奉仕する具体的方法として傷病に苦しむ人々を看護した。東洋における仏教では、教典の教えをよりどころとする医療活動、看護活動を僧侶が行ってきた。イスラム教圏においても、コーランに説かれた医療・看護の精神が、近代医学以前に隆盛したアラビア医学と看護法にいかされている。ヨーロッパにおけるキリスト教においては、宗教家と医師・看護師は同義語として用いられるほど重要視されていた。ヨーロッパを襲った数回に及ぶペスト、梅毒などの大流行でも、宗教家の看護活動は目覚ましく、数多く記録に残されている。現在でも、多くの宗教家による病院、宗教家ではないが熱心な信者によって運営される病院が世界各国に開設され、医療と看護が行われている。

重金属中毒 [heavy metal poisoning]
⇨金属中毒[症](きんぞくちゅうどくしょう)

充血 [hyperemia]
体内を循環する血流量が増加して、循環血管系内にあるべき血液が、過剰に滲み出た状態をいう。一般に動脈性充血(arterial hyperemia)のみを指し、静脈性血液の充満した状態をうっ血(congestion)と称して区別する。充血の主要な原因は炎症によるが、温熱性、機械性、化学性および精神性などによっても起こる。症状としては、発熱、発赤、膨隆などの変化がみられる。→静脈性充血(じょうみゃくせいじゅうけつ)

重鎖病 [heavy chain disease ; HCD]
〈H鎖病〉　免疫グロブリン(Ig)を産生すると考えられているリンパ様細胞が腫瘍性に増殖し、Ig分子である重鎖を単クローン性に増殖した結果起こった病態。リンパ節腫大がみられる。重鎖の種類によりγ鎖病、α鎖病、μ鎖病に分類される。

周産期 [perinatal period]
〈周生期〉　ICD-10では、「妊娠満22週(154日)に始まり、出生後満7日未満で終る」と定義されている。日本では、胎児期から新生児期までを含む医療単位を指して用いられることが多い。→周産期医学(しゅうさんきいがく)、周産期障害(しゅうさんきしょうがい)

周産期医学 [perinatal medicine]
〈周生期医学〉　周産期とは妊娠満22週に始まり出生後満7日未満に終る。この周産期において母児を一体とした医療を行おうとする医学の領域。疾患の予防、異常の早期発見、早期治療などに関し、出生前の母体および胎児管理、出生時の分娩管理、出生後の母体および新生児管理などを一貫してとらえ実践する。→周産期(しゅうさんき)

周産期死亡率 [perinatal mortality rate ; PMR]
妊娠満22週以後の死産と生後1週未満の早期新生児死亡を合わせたものを周産期死亡といい、この周産期死亡を出生1,000に対する比率で表したものを周産期死亡率という。ちなみに、わが国の周産期死亡率は1955(昭和30)年で43.9、1977(昭和52)年14.1、1983(昭和58)年には9.3、1996(平成8)年6.7と減少傾向を示し、さらに2004(平成16)年は5.0と減少している。これは出生をめぐる母子の健康状態の重要な指標となる。

周産期障害 [perinatal disturbance]
胎児にとってとくに危険な時期である周産期に発生した胎児および新生児の障害をいう。周産期死亡率として表される胎児、新生児の死亡率は周産期障害の1つの指標である。原因は未熟児、先天性異常、分娩時の障害、母体合併症の影響などさまざまであるが、出生前診断や適切な処置、早期治療が必要である。→周産期(しゅうさんき)

収(蒐)集癖(症) [collectism, collectomania]
物品を集めたり、もち続ける行為。その行為の動機となっている欲求が正常か病的かで、収集癖と収集癖の区別をすることがある。精神発達遅滞や認知症患者に生じると、価値のないものを無選択的に集め続けるという常同的行為として現れる。また、収集癖は盗癖、乱買癖、フェティシズムと合併することがあり、その場合はスリルや虚栄心、性的欲求を満足させるような物品が収集対象となる。→嗜癖(しへき)、盗癖(とうへき)、フェティシズム

収縮期雑音 [systolic murmur ; SM]
心臓の収縮期(Ⅰ音とⅡ音の間)に聴取される可聴振動。弁膜の異常によって聴かれるものを器質性雑音といい、僧帽弁閉鎖不全症、肺動脈弁狭窄症、大動脈弁狭

窄症，三尖弁閉鎖不全症で聴取される．このほか貧血，甲状腺機能亢進症など器質的疾患がなくとも聴取されることがあり，機能的雑音と定義されて前述の病的雑音とは区別される．

収縮期僧帽弁前方移動　[systolic anterior movement ; SAM]　閉塞性肥大型心筋症では心筋の収縮に伴い，僧帽弁前尖が前方へひき寄せられて移動する．大動脈弁下狭窄，僧帽弁逆流を生じる場合もある．心エコーにより判定する．

終宿主　[final host]　寄生する生体を順次変換しながら発育する寄生虫が，最終的に寄生して成虫となる宿主を終宿主という．これに対して幼虫が寄生する宿主を中間宿主といい，糸状虫（フィラリア）では，幼虫は蚊を中間宿主として宿り，成虫は宿主を替えてヒトを終宿主とする．→宿主（しゅくしゅ），中間宿主（ちゅうかんしゅくしゅ）

収縮性心膜炎　[pericardiac constrictiva ; PC, Pick disease]　〈ピック病〉急性心膜炎ののちに，心膜が線維性に肥厚し，石灰化を伴い慢性的に心臓を圧迫して覆う状態となる．心室の拡張は不良となり心拍出量の低下と静脈圧の上昇をきたし，全身のうっ血症状が生じる．Friedel Pick（1867～1926，チェコ，内科）．

収縮輪　[retraction ring]　〈子宮収縮輪〉分娩時，子宮体部と子宮頸部との間にできる溝を収縮輪といい，解剖学的内子宮口の位置を指す．反復する陣痛発作により恥骨結合上約6 cmに上昇する．それ以上の著明な収縮輪の上昇は子宮破裂の危険性を示す．

周手術期体位性身体損傷リスク状態★　[risk for perioperative positioning injury]　NANDA-I 分類法Ⅱの領域11《安全／防御》類2〈身体損傷〉に属する看護診断で，診断概念としては〈身体損傷〉である．

重症急性呼吸器症候群　[severe acute respiratory syndrome ; SARS]　SARS コロナウイルスによりひき起こされる．潜伏期は2～10日で突然のインフルエンザ様病状で発症し，その後，重症化する．2002（平成14）年に中国広東省を起源とした原因不明の非定型肺炎が世界規模で発生し，これが新型のコロナウイルスが原因であったことから，重症急性呼吸器症候群と名づけられた．自然界でのリザーバー（保菌動物）は明らかではないが，ヒトからヒトへは飛沫感染および接触感染で伝播する．感染症法では二類感染症に分類されている．→感染症法（かんせんしょうほう）

重症急性膵炎　[acute pancreatitis]　重篤な急性膵炎のこと．全国調査では急性膵炎患者数の約10％が重症膵炎に分類されている．上腹部における激しい疼痛が特徴で経過によりショック，呼吸障害，腎機能障害，肝障害，精神障害，凝固・線溶系異常，糖代謝異常，消化管異常，脂肪壊死，重要臓器障害が起きる．臨床症状は多岐にわたり重篤なものが多い．アルコール摂取によるものが多いが，高脂血症，薬物によるものもし

ばしば経験する．その病態には膵酵素の漏出による自己消化とそれにひき続く組織の塊化とその後に生じる免疫をはじめとする種々の生体反応が関連しているとされる．治療には，全身を管理する集中治療が不可欠で，保存的治療で効果が得られない場合には外科的治療も必要となる．重症急性膵炎に対する手術適応や術式は確立されていないが，感染性膵壊死に対する外科的治療の効果は高いとされ，膵壊死を起こした部位や膵膿瘍や膵囊胞が形成された部位に感染の徴候があればその部位の切除とドレナージをすみやかに行う．厚生労働省指定の特定疾患に含まれている．→難病（なんびょう）

重症筋無力症　[myasthenia gravis ; MG]　アセチルコリン受容体に対する自己抗体が生じ，神経筋接合部での興奮伝達が障害されて，筋の脱力，易疲労をきたす疾患．自己免疫疾患と考えられている．眼瞼下垂，外眼筋麻痺，複視，嗄声（させい），嚥下障害などがよくみられる．症状は早朝は軽く夕方に増悪し，休息により回復する特徴がある．しばしば，胸腺肥大（過形成）や胸腺腫の合併をみる．治療は，抗コリンエステラーゼ薬，副腎皮質ステロイド薬や免疫抑制薬などの投与のほか血漿交換療法も行われる．胸腺の摘出が有効である．厚生労働省指定の特定疾患に含まれている．→胸腺腫[瘍]（きょうせんしゅ[よう]），自己免疫疾患（じこめんえきしっかん），難病（なんびょう）

重症集中ケア　▶大項目参照

重症心身障害児　[children with severe motor and intellectual disabilities]　重度の知的障害と重度の肢体不自由が重複している18歳未満の児童をいう．1967（昭和42）年の児童福祉法の改正によって行政的に定義されたもので，医学的な定義ではない．約2／3が脳性麻痺によるといわれ，そのほかは未熟児，分娩障害，新生児黄疸（おうだん）などの周産期障害，痙攣性障害，脳炎，脳炎・髄膜炎後遺症，結核性髄膜炎，ダウン症候群などによる．

重症心身障害児施設　[facility for children with severe mental and physical handicaps]　児童福祉法による児童福祉施設の1つ．児童福祉法第43条の4で「重度の知的障害及び重度の肢体不自由が重複している児童を入所させて，これを保護するとともに，治療及び日常生活の指導をすることを目的とする」とされ，また医療法上の病院としての役割ももち，治療および日常生活指導が行われる．都道府県が児童相談所長の意見に基づいて入所させる形をとっており，措置入所の費用に関しては公費負担の制度もある．

重症複合免疫不全　[severe combined immunodeficiency ; SCID]　〈リンパ球減少性低γグロブリン血症〉免疫力のあるリンパ球の発生障害によりT細胞とB細胞が著減する先天性疾患で，胸腺低形成，T細胞数減少，細胞性免疫不全，血清免疫グロブリンの低下がみられる．重症感染や日和見感染が合併する重篤な免疫不全症である．→免疫不全（めんえきふぜん）

周生期　[perinatal period]　⇨周産期（しゅうさんき）

じゅうそう [sodium bicarbonate]
重曹 ⇨炭酸水素(たんさんすいそ)ナトリウム

しゅうそくちょうおんぱちりょう [focused ultrasound surgery；FUS]
集束超音波治療
MRガイド下で1MHz前後の超音波を一点に集めて患部に照射し、熱エネルギーに変換して患部を焼灼する治療法。MRガイド下で照射を行うことにより隣接臓器などまで焼灼するリスクを回避できる。低侵襲で短時間の治療が可能であり、乳がん、子宮筋腫核出術などに適用され始めている。

しゅうだんきじゅんはんい [collective reference interval]
集団基準範囲 ⇨基準範囲(きじゅんはんい)

しゅうだんけんしん [mass examination]
集団検診
社会の1つの単位を構成する多数の人々を対象とした健康診断。疾患を有する者や疑わしい例などをピックアップして、より高次の検査や治療機関への橋渡しをすることにより、その集団の健康水準の向上をはかることを目的とする。結核、がん、循環器、糖尿病などの集団検診がある。→健康診断(けんこうしんだん)

じゅうたんさんソーダ [sodium bicarbonate]
重炭酸ソーダ ⇨炭酸水素(たんさんすいそ)ナトリウム

しゅうだんしんりりょうほう [group psychotherapy]
集団心理療法 ⇨集団精神療法(しゅうだんせいしんりょうほう)

しゅうだんせいしんりょうほう [group psychotherapy]
集団精神療法
〈集団心理療法〉 患者同士や医療スタッフが集団で実施する精神療法。集団メンバーの相互作用を応用するもので、精神分析療法、作業療法、心理劇、遊戯療法、断酒会などがある。

じゅうだん(てき)けんきゅう [longitudinal study]
縦断[的]研究 ⇨横断[的]研究(おうだんてきけんきゅう)

しゅうだんりきがく [group dynamics]
集団力学 ⇨グループ・ダイナミクス

しゅうちゅうちりょうしつ [intensive care unit；ICU]
集中治療室 ⇨ICU

じゅうてんざい [filling material]
充填材
歯牙・歯髄・歯周疾患の予防と治療および歯の実質欠損の補塡、ないし審美的回復を目的として使用される。素材としては、主にケイ酸セメント、アマルガム、金など、無害、無刺激で、充塡後変質、変形しないものが使われる。

じゆうど [degree of freedom]
自由度
一般に、独立に変動しうる変量の個数のこと。たとえば、平均値が既知の場合、(標本数−1)個のデータは任意に想定できるが、残り1つは決まったものになる。その(標本数−1)が自由度に等しい。→F分布、t分布

しゅうどうみゃく [end-artery, terminal artery]
終動脈
動脈枝間の吻合を欠き、直ちに毛細血管となって広がる動脈のことで、脳、肺、肝、腎、心臓などにみられる。吻合がないため、動脈本に閉塞が生じると、その支配領域の組織は血行が遮断され壊死をきたす。

シュードモナス・エルジノーサ
[Pseudomonas aeruginosa]
⇨緑膿菌(りょくのうきん)

じゅうにしちょう [duodenum]
十二指腸
胃の幽門と十二指腸空腸曲の間に位置し、第1部(球部)、第2部(下行脚)、第3部(水平脚)、第4部(上行脚)よりなる。第2部で、総胆管、膵管が開口する。内面には絨毛を有し、吸収上皮細胞、粘液を分泌する杯細胞、内分泌細胞が介在している。絨毛の間には陰窩があり、十二指腸腺(ブルンネル腺)が開口しアルカリ性粘液を分泌する。→小腸(しょうちょう)

じゅうにしちょうえきけんさ [duodenal juice analysis]
十二指腸液検査
経口的に十二指腸ゾンデを門歯から約65cmまで挿入し、十二指腸液の胆汁と膵液を採取する。挿入直後に得られるのが胆管に存在するA胆汁、胆囊収縮薬の使用により得られるB胆汁、その後に得られるものをC胆汁と分けている。胆汁成分と排泄量から胆囊の収縮機能とを調べ、診断とともに治療の指針とするが、最近では行われない。この検査では膵液は胆汁に混入するため分離しては得られない。

じゅうにしちょうかいよう [duodenal ulcer；DU]
十二指腸潰瘍 ⇨胃(い)・十二指腸潰瘍(じゅうにしちょうかいよう)

じゅうにしちょうかいようせんこう [perforation of duodenal ulcer]
十二指腸潰瘍穿孔
十二指腸の消化性潰瘍によって腸壁に孔を生じ、十二指腸内腔と遊離腹腔とが通じた結果、穿孔性腹膜炎を起こす。部位としては球部前壁に好発する。治療の原則は緊急開腹手術であるが、腹腔鏡下手術、保存的治療も行われる。

じゅうにしちょうきょうさく [duodenal stenosis]
十二指腸狭窄
十二指腸の内腔が狭まった状態。十二指腸潰瘍後の瘢痕によるものが多い。乳幼児期では、幽門筋の肥厚によるものもある。幽門狭窄と類似した症状を示し、内視鏡的拡張術(ブジー)で寛解しなければ手術適応となる。

じゅうにしちょうけいしつ [duodenal diverticulum]
十二指腸憩室
十二指腸壁の一部が十二指腸内腔から囊状に管外に膨出したもの。発生部位は下行脚に最も多く、水平脚、上行脚、球部の順となる。特徴的な症状は乏しい。無症状のものは治療の対象にはならず、有症状のものはまず保存療法を行い、無軽快例では外科的切除などが行われる。

じゅうにしちょうせん [glandulae duodenales]
十二指腸腺 ⇨ブルンネル腺

じゅうふくがん [double cancer, multiple primary cancer]
重複がん
〈多重がん〉 異なる2つ以上の臓器に異時性あるいは同時性に発生したがん。各腫瘍が組織学的に悪性、互いに離れた部位に存在、一方のがんが他方の転移でない条件を満たすもの。→多発(たはつ)がん

じゆうぼうえききょうてい [free trade agreement；FTA]
自由貿易協定
締約国間で経済取引の円滑化、経済制度の調和、協力の促進など、市場制度や経済活動の一体化のための取り組みも含む、対象分野の幅広い協定。2006(平成18)年に締結されたわが国とフィリピンとのFTAにおいては、同国の看護・介護関連の有資格者の受け入れが盛り込まれた。

終末感染 [final infection]
複数の種または属を宿主とする感染症で，病原体の伝播がある宿主で終り，その宿主はもはや感染源とならないような感染．たとえば，狂犬病はイヌを中心として相互に狂犬病ウイルスに感染するが，狂犬病に感染したイヌに咬まれて感染しても，そのヒトからほかへ感染することはない．

終末期医療 [terminal care]
⇒ターミナルケア

終末呼気陽圧 [positive end-expiratory pressure]
⇒PEEP（ピープ）

終末糖化蛋白産物 [advanced glycation end products；AGEs]
糖尿病の血管合併症（網膜症，腎症など）の原因物質の1つとして注目されている．血中のブドウ糖が非酵素的（何らの助けも借りず）に結合した蛋白質．糖尿病性腎症では，持続する高血糖が糸球体を構成する蛋白質と結合することにより糸球体硬化の原因となり，ついには末期腎不全へと進行する．→糖尿病（とうにょうびょう）

充満撮影法 [barium-filled radiography]
〈充盈（えい）撮影法〉消化管のX線撮影法の1つ．造影剤（バリウム製剤）を消化管内に充満させてその像をX線撮影し，形の変形や欠損の有無を調べ，病変や進行度の診断に利用される．→二重造影法（にじゅうぞうえいほう）

羞明 [photophobia]
〈まぶしがり症〉強い光線に刺激されると不快に感じる状態で，流涙や眼痛を起こす．角膜や虹彩の疾患によるほか，網膜や神経の状態によっても発症する．

絨毛 [villus, villi]
粘膜表面の軟らかい小突起のこと．①腸絨毛：小腸粘膜表面に1mm²当り20〜40個存在する長さ0.5〜1mmの指状突起で，その表面は単層円柱上皮細胞からなる．絨毛内部には毛細血管と乳び管が密網をなしている．上皮細胞の細胞膜には各種消化酵素が存在し，上皮細胞を通し単糖類，アミノ酸は毛細血管に，脂肪類は乳び管に移行する．②絨毛膜絨毛：胎児を包む栄養膜は，その表面から多数の円柱状突起すなわち絨毛を出して絨毛膜となり，やがて胎盤を形成する．絨毛は，胎盤の胎児面をなし，毛細血管を含み，胎児血・母体血間のガスおよび物質交換など，胎盤の重要な機能を担う．

絨毛がん [choriocarcinoma；CC]
〈悪性絨毛上皮腫，絨毛上皮腫〉子宮に発生する悪性腫瘍．胎盤中の合胞体細胞とラングハンス巨細胞から生じる．赤色で軟らかい囊胞を形成，出血，壊死を伴う腫瘤．多くは胞状奇胎に続発し，流産するが，正常な出産後にも生じる．早期に肺，脳などに血行性転移を起こしやすい．絨毛性ゴナドトロピン（HCG）が腫瘍マーカーとして役立つ．治療としては化学療法が有効なため，メトトレキサート（MTX），アクチノマイシンD（Act-D），シクロホスファミド（CPA），エトポシド（VP-16）などが多剤併用療法として用いられる．さらに化学療法に耐性を示す場合は，手術療法として子宮全摘出術および転移巣の摘出術を施行する．→胞状奇胎（ほうじょうきたい）

絨毛上皮腫 [chorioepithelioma；chorio]
⇒絨毛（じゅうもう）がん

絨毛性疾患 [chorionic disease]
従来絨毛性腫瘍とよばれていたもので，日本産科婦人科学会の分類によると次のように分類される．①全胞状奇胎：全体に囊胞化した絨毛が肉眼的にみとめられるもの．②部分胞状奇胎：部分的な囊胞化が肉眼的にみとめられるもの．③侵入胞状奇胎：子宮筋層への奇胎絨毛の侵入像がみとめられるもの．④絨毛がん：絨毛細胞の悪性腫瘍で，細胞に浸潤破壊性増殖がみとめられるもの．以上いずれも組織学的診断による．⑤存続絨毛症：胞状奇胎または絨毛がんとみられるが，組織所見が不明確なもの．⑥placental site trophoblastic tumor（PSTT）：胎盤着床部の中間型栄養膜細胞の増殖により，子宮に腫瘤を形成する絨毛性腫瘍．本腫瘍は正常分娩，流産のほか，一部は胞状奇胎に続発する．これら絨毛性疾患は一般に連続的なもので，胞状奇胎はその前疾患とされている．治療としては，的確な診断による手術療法（子宮内除去術や場合により子宮摘出術など）や，術後の抗がん薬が有効である．なお，いずれの治療においてもその後の定期的なフォローアップ（基礎体温，hCG値の測定，骨盤内動脈撮影，胸部X線撮影）が大切である．

絨毛性腫瘍 [chorionic tumor]
⇒絨毛性疾患（じゅうもうせいしっかん）

集卵法 [concentration method]
糞便中の寄生虫卵検出率を高めるための方法．浮遊法と遠心沈殿法がある．浮遊法は便より比重の軽い鉤虫卵や毛様線虫卵を，遠心沈殿法は便より比重の重い吸虫卵などの検出に適している．

自由連想法 [free association]
フロイト（Sigmund Freud, 1856〜1939, オーストリア，精神病理学）によって確立された精神分析療法の基本的操作．患者に「頭に浮かんだことを何でもそのまま話す」ように指示し，それを傾聴する方法である．この方法の反復によって，患者が日常的に行っている意識的な抑制を緩和し，やがて無意識な抑圧を弱体化させるに至る．患者がこの方法を一種の自己観察の場として利用することで初めて治療的意義をもつため，患者側に自己の状態を観察できる能力（観察自我）が必要とされ，精神病状態の患者や幼少者には実施が難しいと考えられている．

酒害相談員
酒害者やその家族に対して相談指導を行う民間のボランティア．断酒連合会による規定の研修を終了し，断酒連合会会長から推薦を受けた者から適当な者に都道府県知事が委嘱する．ほとんどの相談員は，もと酒害者で，個々の体験を生かしながら酒害者や，酒害者を取り巻く人々の相談に取り組んでいる．

主観的包括アセスメント [subjective global assessment；SGA]
病歴や食事摂取量，体重変化，理学的所見，身体活動力，栄養状態に影響する合併症の状況などをスコア化して，総合点により栄養評価する簡易的な栄養アセスメント法．アセスメントする者の主観的な評価に頼る部分が多いため，質問のしかたに習熟し，正確な回答を得ることが前提となる．

宿主 [host]
ある生物が他の生物に寄生してその生命活動を

依存している場合，寄生する生物を寄生体，寄生される生物を宿主という．また寄生体の有性生殖が行われる宿主を終宿主，一時期無性の状態で寄生する宿主を中間宿主という．→終宿主(しゅうしゅくしゅ)，中間宿主(ちゅうかんしゅくしゅ)

粥腫（じゅくしゅ）［atheroma］
⇨アテローム

縮瞳（しゅくどう）［miosis］
瞳孔が縮小した状態をいい，散瞳と対応する．虹彩にある瞳孔括約筋(動眼神経，副交感神経支配)の痙攣，あるいは瞳孔散大筋(頸部交感神経支配)の弛緩によって生じる．生理的には対光反射や輻輳反射で縮瞳がみられるが，ほかに，臭化ジスチグミンや塩酸ピロカルピンの点眼，病的には脳橋部の出血，またサリン中毒やモルヒネ中毒などによっても縮瞳を生じる．

縮瞳薬（しゅくどうやく）［miotics］
瞳孔括約筋を収縮させ，瞳孔を縮小させる薬物．塩酸ピロカルピン，臭化ジスチグミンがある．縮瞳薬は前房水の排出を促し，眼圧を低下させる．緑内障，虹彩炎などに用いられる．

宿便（しゅくべん）［coprostasis］
食物の消化残渣は，通常食事摂取後24～72時間で排出される．糞便は，65～75％が水分である．排便が何らかの要因で遅延した状態を便秘といい，そのとき腸にとどまっている糞便(feces)あるいはその状態を宿便という．あまり消化のよい食物のみ摂取していると，その内容がすべて消化され，糞便の量が減少して長く腸内に停滞することになり，宿便となることもある．

手根管症候群（しゅこんかんしょうこうぐん）［carpal tunnel syndrome；CTS］
手関節部掌側の手根管部に狭窄を生じ，正中神経が圧迫を受けて麻痺をきたす症候群．中年以降の女性に起こりやすく，感覚・運動障害を訴える．

手根骨（しゅこんこつ）［carpal bones］
手根(手首)を構成する8個の短骨の総称．近位列には橈側(親指側)から順に舟状骨，月状骨，三角骨，豆状骨があり，遠位列には同様に大菱形骨，小菱形骨，有頭骨，有鈎骨がある．手根骨は連結して掌側に凹み，手背側に凸の彎曲をもつ手根溝をつくり，屈筋支帯との間に手根管というトンネルをつくる．

酒皶（しゅさ）［rosacea］
〈あかはな〉顔面とくに鼻尖に発赤，発疹をきたす皮膚疾患．その程度から次のように分類されている．第1度(紅斑性酒皶)：鼻尖にびまん性発赤，毛細血管の拡張をきたし，油性光沢がみられ，飲酒で増強する．第2度(酒皶性痤瘡)：毛孔性丘疹や面皰をきたす．前記第1度症状の増強．第3度(鼻瘤)：腫瘤状の増殖をきたし，紫紅色を呈し，毛孔の開大や皮脂の分泌が著しい．治療は禁酒，毛細血管の電気分解，鼻瘤には形成手術を行う．

手指衛生（しゅしえいせい）［hand hygiene］
次のいずれかに適用される一般的用語．①通常石けん(非抗菌性)と水による手洗い，②手洗い消毒(消毒薬を含んだ石けんと水)，③擦式手指消毒[水を用いない消毒製剤(ほとんどがアルコール成分)で手の全表面を擦る]，④手術時手指消毒(手術者が手の一過性菌を除去し，手の常在菌を減らすために術前に実施する，手洗い消毒または擦式手指消毒)．

侏儒症（しゅじゅしょう）［dwarfism］
⇨小人症(こびとしょう)

手術時の体位（しゅじゅつじのたいい）［positioning for surgery］
⇨麻酔(ますい)

手術侵襲（しゅじゅつしんしゅう）［operative stress］
外科的な手術的治療が患者に与える身体的および精神的な負荷をいう．原疾患，患者の病態，精神状態，性格などが基盤となり，術式，手術時間，手術部位などにより大きく影響される．

手術部位感染（しゅじゅつぶいかんせん）［surgical site infection；SSI］
手術を受けた患者の院内感染症では最多(約40％を占める)とされる．「人工物留置がない場合は術後30日以内，人工物留置に関連する場合は術後1年以内に生じるもの」と米国院内感染サーベイランスシステム(NNIS)では定義している．米国疾病予防管理センター(CDC)は1992(平成4)年にそれまでの呼称である「手術創感染」をこの呼称に変更し，それまでの切開創感染と深部層感染の2分類から，表層切開性，深部切開性，臓器・体腔性の3分類とした．解剖学的な部位の特定の重要性を強調するものである．

手術を受ける患者の看護（しゅじゅつをうけるかんじゃのかんご） ▶ 大項目参照

手掌紅斑（しゅしょうこうはん）［erythema of palm］
慢性肝疾患でよくみられる症状の1つ．両手掌の母指球，小指球に，細かい紅斑がびまん性に生ずることをいう．なお，妊娠中の手掌紅斑は，女性ホルモンのエストロゲンが関与すると考えられており，出産後消失することが知られている．

樹状細胞（じゅじょうさいぼう）［dendritic cell］
⇨リンパ小節

受精（じゅせい）［fertilization］
卵子と精子が結合して両者の核が融合し，新個体が生じる現象をいう．ヒトでは卵子の受精能力は排卵後24時間以内，精子は射精後48時間ないしはそれ以上といわれている．受精は通常，卵管内(卵管膨大部)で行われる．

受胎（じゅたい）［conception］
受精した卵子が細胞分裂により桑実胚あるいは胞胚などになり，子宮内膜などに着床し母体と生物学的に結合して妊娠が成立した状態．妊娠の成立には排卵，受精，着床および胎芽の発育が必要である．受精は卵管膨大部で行われ，着床まで約1週間を要する．

受胎調節（じゅたいちょうせつ）［conception control］
受胎を希望する時期に適切に受胎し，受胎を望まない場合には，受精の成立を人為的に防止することをいう．受胎調節は，住宅事情，経済状態，夫婦の年齢，とりわけ母体年齢，子どもの希望数などを考慮して行われる．受胎を防ぐ方法としては，一時的なもの(避妊法)と，永久的なもの(不妊法)がある．避妊法としては，荻野式法，基礎体温法をはじめ，性交中絶(膣外射精)法，洗浄法，あるいはコンドーム，錠剤，ゼリー，スポンジ，IUD(子宮内避妊器具)，ピル(経口避妊薬)などを用いる方法がある．また，受胎を望む場合は，基礎体温を記録し，排卵期を参考にする．→家族計画(かぞくけいかく)，避妊［法］(ひにんほう)

主題統覚テスト [thematic apperception test]
⇨TAT

手段的日常生活動作 [instrumental activities of daily life；IADL]
ADL（起居動作，移動動作，更衣，整容，入浴，食事，排泄，コミュニケーション）は家庭内における身の回りの動作を意味するのに対し，IADLは，地域社会における活動を指す．IADLには外出や交通機関の利用，掃除，洗濯，買い物，炊事，金銭管理などが含まれ，これらをADLの応用動作として生活関連動作（APDL）とする考え方もある．

腫脹 [swelling]
臓器や軟部組織などがびまん性・半球状・円錐状などに腫れること．滲出性炎症による水分の異常貯留（水腫）と，細胞の局所増加による腫瘍による．

出血傾向 ▶大項目参照

出血時間 [bleeding time；BT]
皮膚毛細血管を少し傷つけ，圧迫しないようにし，湧出する血液が自然に止まるまでの時間をいう．毛細血管壁の性状や血小板数に左右される．測定方法にはデューク法とアイビー法とがあり，止血能，出血性素因の検査に用いられる．出血時間の基準値は1〜4分．→出血性素因（質）（しゅっけつせいそいん），デューク法

出血性炎 [hemorrhagic inflammation]
多量の赤血球を含む炎症性滲出がみられる炎症．強い循環障害，血管障害を伴う．

出血性梗塞 [hemorrhagic infarct]
〈赤色梗塞〉梗塞部位に出血が伴っているもので，肺や脳でよくみられる．出血の原因は梗塞部位でのうっ血と血管壁の障害．CT像で診断は容易である．→梗塞（こうそく）

出血性素因（質） [hemorrhagic diathesis]
外傷などの特別な誘因なく出血し，止血しにくい状態のこと．臨床的に紫斑（点状出血，溢血斑），血腫，臓器出血としてみられる．病因として，①血管壁の障害，②血小板因子の異常，③血液凝固因子の異常，④消耗性凝固障害，⑤異常蛋白血症，その他があげられる．①は毛細血管壁の脆弱性や透過性の亢進によるものである．前者は，血管壁周囲の基礎物質や血管内皮細胞の結合が弱くなるのが原因で，種々の先天性疾患やビタミンCの欠乏がこれにあたる．アレルギー性の紫斑病などが後者の代表例である．②は血小板減少性紫斑病，血小板無力症などがある．③は血液凝固因子の欠如によるものであり，血友病（第Ⅷ因子の欠如）のほか第Ⅴ，Ⅹ，Ⅺ，Ⅻ因子欠乏症などが知られている．そのほか，④は播種性血管内凝固症候群（DIC），⑤は多発性骨髄腫，アミロイドーシス，マクログロブリン血症がある．

出血性貧血 [hemorrhagic anemia]
種々の臓器で生じた出血が原因で起こる貧血．大量の血液が出血により急激に失われて起こる急性出血性貧血と，少量ずつ長期間にわたる慢性出血性貧血とがある．前者は循環ショック症状を伴うことがある．後者は鉄欠乏性貧血の形をとる．→貧血（ひんけつ）

出血量測定 [blood loss measuring]
手術時の出血量を，血液を吸ったガーゼや吸引液を測定することにより算出すること．測定方法には重量法と希釈法がある．一般的によく用いられるのは重量法で，ガーゼ1枚を3gとして計算する．

出血量＝総重量−（3g×ガーゼ枚数）

術後イレウス [postoperative ileus]
⇨術後腸閉塞［症］（じゅつごちょうへいそくしょう）

術後回復★ [surgical recovery]
NANDA-Ⅰ分類法Ⅱの領域4《活動/休息》類2《活動/運動》に配置された看護診断概念で，これに属する看護診断としては〈術後回復遅延〉がある．

術後合併症 [postoperative complication]
全身麻酔や手術操作の影響で手術後に生じる合併症をいう．出血，無気肺，肺炎，創感染，縫合不全，肝機能障害，膵液漏などがある．虚血性心疾患，脳血管障害などを合併すると致命的なこともある．

術後出血 [postoperative bleeding, postoperative hemorrhage]
手術を終了後に手術操作が加えられた部位から出血すること．ベッド上安静や圧迫操作により止血することもあるが，出血が持続する場合は，カテーテルによる経動脈的塞栓術や再手術により，止血操作が必要となる．

術後腸閉塞［症］ [postoperative intestinal obstruction]
〈術後イレウス〉手術後に起こる腸閉塞症で，一般の腸閉塞症同様に麻痺性と癒着性がある．最も多いのは上・下部消化管に手術操作が及んだ開腹術後に起こる癒着性腸閉塞である．手術後に起こる一過性の腸管麻痺とは区別される．複雑（絞扼）性腸閉塞では診断確定後，早期の再開腹術が必要である．

術後肺炎 [postoperative pneumonia]
外科手術後は，疼痛などによる呼吸抑制および咳嗽抑制，気道の線毛上皮の運動低下などが発生するほか，さまざまな要因で肺の細菌感染防御を含む生理学的防御機能が障害される．これらにより発生する肺炎を術後肺炎といい，術後3日以内に起こることが多い．起炎菌侵入は，ほかの感染巣から血行性に，汚染された人工呼吸器から，または上気道菌の誤嚥などによる．予防は疼痛コントロールを含め，排痰を励行する．治療は適正な抗菌薬の投与と喀痰の吸引などである．

出産体重 [birth weight]
⇨出生体重（しゅっせいたいじゅう）

出生時仮死 [birth asphyxia]
⇨新生児仮死（しんせいじかし）

出生前小児科学 [prenatal(antenatal) pediatrics]
受精から出生までの胎児期を取り扱う小児科学．種々の先天奇形や先天代謝異常などの原因追究や予防などに関連する分野で，母子の健康管理を含む出生前医学とほぼ同義．

出生前診断 [prenatal diagnosis]
〈胎児診断〉胎児の先天異常や疾患，また母体の合併症の影響の有無などを調べ，積極的な早期診断・

早期治療を行うためのもの．先天異常には発生の順に遺伝子病，配偶子病，胎芽病および胎児病があり，いずれも検査法の発達により多くの疾患の診断が可能になってきている．周産期死亡の大きな原因の1つに先天異常がある．妊婦の健康診断において胎児の異常が疑われるときは超音波断層法，母体血のAFP(α-フェトプロテイン)測定，羊水分析検査，絨毛採取法，胎児鏡検査，母体血中の抗体測定などが行われる．また胎児仮死では胎児心拍曲線や母体血による胎児胎盤機能検査法，胎児末梢血pH，羊水鏡などが行われる．遺伝子病は出生児の約1％にみられ，フェニルケトン尿症などの酵素欠損にみられる先天性代謝異常がある．診断は，羊水を遠心沈殿して採取した胎児の剝奪表層細胞から，酵素の欠損を証明する．ダウン症候群，その他の染色体異常症のような配偶子病は，胎児初期に発生する染色体異常で奇形を伴う．同じく羊水からの細胞の染色体検査が可能である．胎芽病は器官発生の時期(妊娠5～12週)に感染，薬物，化学物質，放射線などの影響を受け奇形その他の異常を伴うもので，母体血中の免疫抗体，薬物の濃度(てんかんなどでは妊娠中でも服薬するため)などを測定する．胎児病のうち先天梅毒は，母体の感染が古いものほど感染しにくい．トキソプラズマ症ではトキソプラズマ感染による脳神経障害の診断は困難である．血液型不適合妊娠は，母体血中の抗体測定や羊水のビリルビン濃度などから溶血性疾患の程度が予測されるが，胎児血採取も行われる．治療は積極的な治療が可能であれば帝王切開を行って新生児として治療するか，あるいは母体をとおして治療を行うと同時に出生後の治療の準備を整えておく．未熟児では呼吸能力が母体外生活の重要なポイントになるので，成熟度については十分な検討が必要である．

出生体重　[birth weight；BW]　〈出産体重〉　新生児の出生直後の体重をいう．出生体重は明白な出生後の体重減少が起こる前，すなわち生後1時間以内に測定することが望ましい．2,500 g未満は低出生体重児，4,000 g以上を巨大児とする．在胎週数や両親の体格，母親の栄養状態や在胎中に受ける影響で変動する．

出生届　[birth report]　子どもが出生した場合，14日以内に出生地の市区町村役場に届け出るように戸籍法第49条に定められているもの．規定の用紙に必要事項を記入し，医師または助産師が作成した出生証明書を添付して届け出る．

出生率　[birth rate]　人口1,000人に対するその年の出生数を表した指標．以下の計算式を用いる．

$$出生率 = \frac{1年間の出生数}{人口} \times 1,000$$

術前オリエンテーション　[preoperative orientation]　手術前に患者・家族に対して行われる手術と，手術前後の生活と看護に関する説明．目的は，①手術に対する不安を軽減する，②よりよい意思決定を助ける，③手術に主体的に臨める，④術中・術後に必要な身体面・精神面の準備をする，⑤術後の早期回復をはかるなどである．内容は，①手術日・所要時間・手術の内容の確認，術後の処置，②必要物品の準備，③術前日の看護(除毛，浣腸，禁食，睡眠薬の投与など)，④術当日の看護(前与薬，術衣交換，点滴など)，⑤術後の状態と看護(洗面のしかた，便尿器の使い方，食事の摂り方，体位のとり方，痛みへの対処，面会についてなど)，⑥術後合併症の予防(たとえば呼吸器合併症の予防として，うがい・呼吸訓練・痰喀出のしかたなど)などである．患者・家族の理解を容易にするため，各施設に用意されているパンフレットなどを活用して行う．

術中超音波検査　[intra-operative ultrasonography]　開腹および腹腔鏡下手術中に行われる超音波検査である．滅菌した探触子を直接，肝などの臓器に当てることにより，腹壁，腸管のガスなどの影響を受けない鮮明な画像を得ることができる．肝がんの手術にはとくに有用で，腫瘍の位置および血管と腫瘍の関連などを十分に探査しながら手術を進めていくことが多い．

種痘　[vaccination]　痘瘡(天然痘)に対する予防接種．1796(寛政8)年，ジェンナー(Edward Jenner, 1749～1823，英，外科)が牛痘の膿汁をヒトの皮膚に接種し，痘瘡の予防に成功したのに始まる．ワクチン(痘苗)は細胞培養法により弱毒化されたものを使用し，生後36～72か月に多圧法で3回実施する．1980(昭和55)年5月のWHO総会における「痘瘡根絶宣言」に基づいて，定期予防接種から除かれている．

受動[的]喫煙　[passive smoking]　非喫煙者が間接的に環境中のたばこの煙を吸うことをいう．自分の意思とは関係なく，喫煙者から吐き出される煙やたばこから立ち昇る副流煙を吸うことである．大人の非喫煙者では職場での受動喫煙が多く，子どもでは家庭が多い．受動喫煙による呼吸器疾患などのリスクの上昇が報告され，その害が明らかになってきている．副流煙は，主流煙よりも有害物質を多く含むことが知られている．

受動免疫　[passive immunity]　〈受身免疫〉　ほかの個体で産生された抗体を受入ることにより，ある個体が免疫状態となることをいう．臨床的には，いわゆる血清療法として応用され，感染症であるジフテリアの患者に対して，ウマから得た免疫血清を注射する治療法などがある．→能動免疫(のうどうめんえき)，免疫(めんえき)

シュニッツラー転移　[Schnitzler metastasis]　がんの骨盤腔内腹膜播種性転移．直腸指診によりダグラス窩に触れる．胃がんからの転移が多い．Jullius Schnitzler(1865～1939，オーストリア，外科医)．

授乳　▶大項目参照

主任ケアマネジャー　[senior care manager]　2006(平成18)年4月よりケアマネジャー(介護支援専門員)の上級職として導入された職名．認知症ケア，医療依存度が高い処遇困難事例に対応するなど，広汎でよりハイレベルのケアマネジメントを担う．指導的役割を担ったり，あるいはスーパーバイズができるよう，一定数以上の実務経験や所定研修を終えることが要件とされる．

シュモール結節 [Schmorl node]

〈軟骨結節〉椎体内に髄核が陥入した状態であり，1926(昭和元)年にシュモールによって報告され，軟骨結節ともよばれている．無症状のことが多い．Cristian Georg Schmorl(1861～1932, 独, 病理学)．

腫瘍
▶ 大項目参照

受容 [acceptance]

一般的には，意思や感覚的なもの，文化などを受け入れて取り組むことをいう．看護における受容とは，対象の言動に対し，看護者の主観に基づく応対や批判，ないしは判断のおしつけなどなしに，あるがままに受け入れることをいい，人間を対象とする看護にとって非常に重要な基本的姿勢の1つである．

腫瘍壊死因子 [tumor necrosis factor; TNF]

〈カケクチン〉もともと腫瘍細胞に対し傷害活性をもつ物質として同定された．多彩な機能を発揮し，炎症反応で中心的役割を果たす．大量に産生されると悪液質やショックをもたらす．TNF-αとTNF-βがある．→エタネルセプト，TNF-α

腫瘍学 [oncology]
⇨オンコロジー

腫瘍随伴内分泌症候群 [tumor-associated endocrine syndrome]
⇨異所性(いしょせい)ホルモン産生腫瘍

受容体(器) [receptor]

〈レセプター〉①音，光，におい，味，温度，接触，痛みなどの刺激を感受し，神経線維を介して中枢神経系へと伝達する感覚器系の末端器官．②細胞に存在し，外来性の物質を認識して細胞の応答をひき起こす構造体．その本体は蛋白質であり，存在部位は細胞膜と細胞質である．ホルモンが特定の細胞にのみ作用するのは，受容体をもった細胞にのみホルモンが結合するからである．細胞膜の受容体としてよく知られているものは，ペプチドホルモンやカテコラミンの受容体で，ホルモンが結合するとサイクリックAMP(cAMP)の合成などを促進し，その結果，酵素活性を変化させる．一方，ステロイドホルモンの受容体は細胞質に存在しており，ホルモンの結合によって核内のクロマチンの特定の部位に結合し，遺伝子発現を制御する．核内受容体ともいわれている．→温度受容器(おんどじゅようき)，感覚器系(かんかくきけい)

腫瘍内照射 [intratumoral irradiation]
⇨組織内照射(そしきないしょうしゃ)

腫瘍マーカー [tumor marker]

がん細胞の目印(マーカー)になる物質の総称．すなわち「がん細胞がつくる物質，またはがん細胞と反応して体内の正常細胞がつくる物質のうちで，それらを血液や組織，排泄物などから検査することが，がんの診断または治療の目印として役立つもの」と定義できる．がん胎児性抗原(CEA)とAFP(α-フェトプロテイン)が代表的であり，このほかに糖蛋白質(CA-19-9)，ホルモン(エラスターゼ)，酵素，血液凝固に関係する物質(PIVKA-Ⅱ)など多くの種類がある．

腫瘤 [tumor]

その発生機序・因子などの原因には関係なく，組織・臓器にみられる増殖・腫大に対し，確定診断が得られるまでの総称として用いる．そのため，軟部組織などでの腫瘤は，炎症のこともあれば，がん転移のこともある．→腫瘍(しゅよう)

シュルツ-シャールトン消退現象 [Schultz-Charlton blanching phenomenon]

〈猩紅熱血清消退現象〉猩紅熱患者の発疹部位に回復期の患者の血清を皮内注射すると，当該部位の発赤が消える現象をいう．一種の免疫反応と考えられ，猩紅熱の補助診断法として用いられる．最近，患者血清は用いられなくなったが，代わりにγ-グロブリンを用いて発赤消退テストを行う．そのγ-グロブリンによる発赤消退テストも広義のシュルツ-シャールトン消退現象に含まれる．Werner Schulz(1875～1947, 独, 医師), Willy Charlton(1889～?, 独, 医師)．

シュレム管 [Schlemm canal]

〈強膜静脈洞〉眼球の前房隅角付近，角膜に近い強膜内にある環状の静脈洞．管状をなし，隅角の線維柱網状組織から流入する房水を静脈叢に送り出す．シュレム管の圧迫・閉塞による房水の貯留・循環不全は，眼内圧亢進により種々の障害をきたし，緑内障の原因ともなる．Friedrich Schlemm(1795～1858, 独, 解剖学)．

シュワルツ-バーター症候群 [Schwartz-Bartter syndrome]
⇨抗利尿(こうりにょう)ホルモン分泌異常症候群

シュワルツマン現象(反応) [Shwartzman phenomenon, Shwartzman reaction]

チフス菌などの内毒素(培養濾液)を，準備注射としてウサギの皮内に少量接種し，24時間後に惹起注射として同量を動脈注射すると，数時間後準備注射をした部位に激しい出血・壊死が起こる．これをシュワルツマン現象といい，2回目の注射に別の菌種の内毒素を用いても同様の反応が起こることから，チフス菌の抗原性とは関係ない反応と思われる．なお，準備注射と惹起注射をともに静脈投与された動物は24時間以内に死亡することが多いが，これを全身性シュワルツマン反応という．Gregory Shwartzman(1896～1965, 米, 細菌学)．

循環[器]系
▶ 大項目参照

循環[器]系に作用する薬物
▶ 大項目参照

循環機能検査
▶ 大項目参照

循環虚脱 [circulatory collapse]

有効循環血液量の減少，心機能の低下，血管抵抗の破綻により，臓器や組織の生理機能が障害されて起こる重篤な状態をいい，ショックと同義語的である．→ショック

循環血液量 [circulating blood volume; CBV, total blood volume]

体全体の血管内の血液量で，循環赤血球量と循環血漿量の合

計.通常,体重の約6〜8%であるが,身長,体重,体表面積などで影響を受ける.循環赤血球量か循環血漿量を希釈法で求め,ヘマトクリット値を用いて計算することができる.

$$循環血液量 = \frac{血漿量}{100 - ヘマトクリット(\%)} \times 100$$

循環血液量測定法(じゅんかんけつえきりょうそくていほう)[determination of circulating blood volume]
血管内を循環している血液の総量を調べる方法.血液中にのみ拡散する性質を有する色素や放射性同位元素を注入し,一定時間後の希釈から循環血漿量を求め,循環赤血球量の和で求める.

准看護師(じゅんかんごし)[practical nurse;PN] 保健師助産師看護師法において定められた教育を受け,准看護師試験に合格し,都道府県知事の免許を受けた者.医師・看護師の指示を受け傷病者・褥婦に対する療養上の世話,診療の補助を業とする者をいう.准看護師の規定が適用される.1951(昭和26)年に制定された.なお,1996(平成8)年,厚生省(当時)は21世紀初頭を目標に准看護師の養成を停止する方針を発表した.→医療(いりょう)チーム,看護師(かんごし)

循環時間(じゅんかんじかん)[circulation time;CT] 循環器系の身体局所間を血液が流れる時間をいう.検査法として一般的なものに「腕—舌時間(デコリン法)」と「腕—肺時間」とがある.前者はデコリンを肘静脈に注射して苦味が舌に達するまでの時間(正常10〜15秒),後者は肘静脈注射後エーテル臭が呼気に現れるまでの時間(正常4〜8秒)をみる.心血管系の異常を知ることができるが,正確な検査とはいえず,現在ではあまり行われていない.

循環障害(じゅんかんしょうがい)[circulatory disturbance] 血液あるいはリンパ液の循環が障害されること.全身性と局所性がある.全身性の血液循環障害は,心臓,血管,血液量またはその性状のいずれかの異常あるいはその合併により起こる.局所の循環障害は流入する動脈,流出する静脈,あるいはリンパ管の異常,局所の圧迫や体位の異常により発生する.全身性循環障害では諸臓器の虚血,うっ血がみられ,重篤な場合はショックとなる.→急性循環不全(きゅうせいじゅんかんふぜん)

循環動態(じゅんかんどうたい)[circulatory dynamics] 心拍出量,血管径,血管抵抗(後負荷),左室拡張末期圧(前負荷),循環血液量,血液粘稠度などによってもたらされる心血管系の変化の状態をいう.

春季カタル(しゅんきカタル)[vernal conjunctivitis,spring conjunctivitis]
冬から春にかけて現れる結膜に起こる炎症で,春季結膜炎ともいう.小児,とくに男児に多くみられ,再発を繰り返す.炎症が進行するにつれ,強いかゆみを伴い,上眼瞼の内眼角部に脂肪が沈着して黄色の隆起ができることもあり,副腎皮質ステロイドの投与や減感作療法による治療が有効である.気管支喘息,アトピー性皮膚炎などを併発することが多い.

准教授(じゅんきょうじゅ)[associate professor] 2007(平成19)年の学校教育法の改正により新たに定められた教育職員の呼称.優れた知識,能力ならびに実績を有し,学生を教授し,研究を指導し,または研究に従事することを職務とすることが要件とされている.従来の教授の職務を助けることが職務とされていた助教授の職階に代わり制定された.

順序尺度(じゅんじょしゃくど)[ordinal scale,ranking scale] 数値の順番には意味があるが,絶対値には意味がないような質的データ(例:重症度,競技の順位など).四則演算は意味がない.→間隔尺度(かんかくしゃくど),比[例]尺度(ひれいしゃくど),名義尺度(めいぎしゃくど)

準清潔区域(じゅんせいけつくいき)[semi-clean area] 病院において,一般病室より清潔度を上げた場所.たとえば入室時に履物を履き替える,衣服を着替える,エアシャワーを浴びる必要があるなど,一般的にはICU,CCU,手術室,隔離室などがそれにあたる.空調なども,ほかの場所から独立した固有のシステムであることが多い.→バイオクリーンルーム

純培養(じゅんばいよう)[pure culture] 純粋な1種類の微生物を培養することをいう.純培養菌を得てその性状,毒力などを検索することは病原体の同定,あるいは研究に重要である.純培養菌は,目的に応じた分離用寒天平板培地に生じた独立集落から釣菌し,これを植え継ぐことによって得られる.

準夜勤務(じゅんやきんむ)[evening shift] ⇒勤務体制(きんむたいせい)

昇圧反応(しょうあつはんのう)[pressor response] 循環系の調節には神経系や内分泌系などさまざまな機構が関与しているが,主な効果器である心筋において心拍出量増加,心拍数増加,血管平滑筋において血管抵抗増大,静脈還流量増加が起こると体血圧は上昇する.これら昇圧反応に関与する生体内の生理活性物質としては,ノルアドレナリン,アドレナリン,バソプレシン,アンジオテンシンⅡなどがある.

昇圧物質(しょうあつぶっしつ)[pressor substance,tonic substance] ⇒昇圧反応(しょうあつはんのう)

昇圧薬(しょうあつやく)[vasopressor drugs] 〈抗低血圧薬〉ショック時に血圧の上昇を目的として用いられる薬物.作用機序として,血管を収縮して末梢抵抗を増大させるもの,心筋に直接作用して収縮力を増強させるものの2つがある.ノルアドレナリン,ドパミン,ドブタミンなどが用いられる.

常位胎盤早期剥離(じょういたいばんそうきはくり)[premature separation of placenta,placental abruption] 妊娠20週以降で,胎盤が胎児娩出以前に子宮壁から部分的または完全に剥離してしまう状態で,胎盤後血腫が起こる.妊娠高血圧症候群の患者や打撲などの腹部への強い刺激によって起こりやすい.下腹部の激痛と持続性腹痛を特徴とする.大量の子宮腔内出血(内出血が主であるが少量の外出血を伴う)から失血性ショック状態となる.母体は播種性血管内凝固(DIC)を起こし,迅速に対応しないと母体,胎児ともにたいへん危険な状態に陥る.緊急帝王切開の適応にもなる.→胎盤早期剥離(たいばんそうきはくり)

上咽頭がん(じょういんとうがん)[epipharyngeal cancer] 上咽頭に発生するがん.鼻腔・頭蓋底などに進展する.初発症状は,一側の頑固な中耳カタル・鼻閉

じょういん

などであり，やがて脳神経症状を呈す．解剖学的に見にくい部位であることから，早期発見しにくい．上咽頭検査がその発見に重要である．また，頸部に転移しやすい．近年，EB(Epstein-Barr)ウイルスとの関連が注目されている．治療は放射線の局所照射療法が主体である．→上咽頭検査(じょういんとうけんさ)

上咽頭検査（じょういんとうけんさ）[epipharynx examination, epipharyngoscopy]
上咽頭腫瘍の診断法．上咽頭，後鼻孔は直接視診できないため上咽頭ファイバースコープを用いる．同時に上後鼻腔造影，組織生検，EB(Epstein-Barr)ウイルスなどの血清学的検査を行うこともある．

漿液腺（しょうえきせん）[serous glands]
非粘性の液体を分泌する外分泌腺．漿液腺細胞の組織学的形状は立方状で，丸い核が細胞の基底部近くに存在する．消化酵素を分泌する消化腺などがある．

消炎薬（しょうえんやく）[antiphlogistics]
⇨抗炎症薬（こうえんしょうやく）

昇華（しょうか）[sublimation]
①精神分析学の用語として，人間の欲動が発散することを妨げられたとき，その内的エネルギーが別の表象に置き換えられる自己防衛機制の1つ．欲求がさらに文化的・社会的に価値の高い形に転換されて現れることをいう．②化学用語としては，固体が液体を経ずに直接気体となることをいう．→置き換え

生涯教育（しょうがいきょういく）[lifelong education]
1965(昭和40)年にユネスコにおいて生涯教育論が唱えられ，生涯にわたって個人や社会の永続的な要求に対する教育の必要性が提唱された．わが国では，1981(昭和56)年に中教審答申が出され，1990(平成2)年には「生涯学習の振興のための施策の推進体制等の整備に関する法律」（通称：生涯学習振興整備法）が国会において成立した．看護教育においても従前より取り組まれており，医療技術の進歩や，看護の概念の拡大・変遷に対処するためには，生涯教育の必要性はきわめて大きい．

障害者基本法（しょうがいしゃきほんほう）[The Basic Law for Persons with Disabilities]
2004(平成16)年6月に障害者基本法の一部を改正する法律が公布（一部施行）され，法律の目的，障害者の定義，基本的理念などにかかわる部分を含む大幅な改正が行われた．本改正では，国および地方公共団体などの責務が明らかにされ，「何人も，障害者に対して，障害を理由として，差別することとその他の権利利益を侵害する行為をしてはならない」ことが基本的理念として明記された．

障害者雇用促進法（しょうがいしゃこようそくしんほう）[The Law of Promoting Employing of People with Disability]
国は障害者が障害のない人と同様，その能力と適性に応じた雇用の場に就くことができるような社会の実現を目指し，障害者の雇用対策を総合的に推進している．そのために障害者雇用促進法を改正し，2006(平成18)年4月から施行した．障害者雇用促進法の第一条には，「身体障害者または知的障害者の雇用職務等に基づく雇用の促進等のための措置，職業リハビリテーションの措置，その他障害者がその能力に適合する職業に就くこと等を通じて，その職業生活に

おいて自立することを促進するための措置を総合的に講じ，もって障害者の職業の安定を図ることを目的とする」とうたわれている．

障害者自立支援法（しょうがいしゃじりつしえんほう）[The Law of Supporting People with Disability to become Independence]
2003(平成15)年4月より社会福祉基礎構造改革の一環として行われた制度改革によって，障害者サービスが措置制度から支援制度に転換された（施行は2006年4月）．障害種別（身体障害・知的障害・精神障害）にかかわらず福祉サービスを一元化し，自立支援を目的として提供される．基本的にサービス量に応じて本人が1割負担するしくみを導入．また，入所・通所施設での食費は原則自己負担である．実施主体は市町村であるが，自立支援給付に要する費用は，一部都道府県が支弁するものを除き市町村が支弁し，その4分の1を都道府県が，2分の1を国が，それぞれ負担する．

障害者福祉（しょうがいしゃふくし）[welfare for the disabled]
障害者基本法によると，障害者は身体障害者（視覚障害，聴覚障害，肢体不自由，内部障害など）と知的障害者または精神障害者（精神発達遅滞，精神病など）に大別される．障害者は能力欠損のうえに生活障害を背負うので，法的に種々の支援が講じられる．わが国の障害者福祉に関する基本法として，身体障害者福祉法，精神障害者福祉法，知的障害者福祉法が，また18歳未満の身体・知的障害児については児童福祉法があり，それぞれの法に基づき公的支援が行われている．身体障害者に対する支援機関として各都道府県，指定都市に設けられた社会福祉事務所が，また知的障害的な内容については身体障害者更生相談所がその業務を行う．支援内容として，身体障害者手帳の交付，診査・更生援助，更生医療の給付，補装具の交付，ヘルパーの派遣などがある．精神障害者についても社会福祉事務所がその任にあたり，また知的障害者更生相談所がある．支援の内容は，相談と指導，療育手帳の交付，施設への入所，職親委託制度などである．またそのほか法外支援処置として，手当の支給，医療費の助成，日常生活用具の給付・貸与のほか，税制上の減免措置などもある．

障害受容（しょうがいじゅよう）[acceptance of the disability]
発達に障害のある子どもの親の障害受容の過程については，さまざまな研究がなされているが，ドローター(Drotar, D.)らの障害受容についての段階説(1975年)が著名である．その説では，その障害受容には，Ⅰショック，Ⅱ否認，Ⅲ悲しみと怒り，Ⅳ適応，Ⅴ再起の5段階があり，徐々に受容されると説明される．

障害認定（しょうがいにんてい）[program eligibility of the disability]
障害者基本法は，障害者を「身体障害，知的障害又は精神障害があるため，継続的に日常生活又は社会生活に相当な制限を受ける者」と位置づけている．負傷または疾病が原因の障害は，それが治癒するしないにかかわらず治療の終了時点で障害が残り，将来においても回復の見込みがきわめて少ないものをいう．かつ，その障害の存在が医学的にみとめられ，日常・社会・学校生活が著しい制限を受けるものをいう．障害認定の時期は障害により異なるが，概ね治療終了から6か月経過した時点で行う．症状によって等級は認定され，障害者年金や福祉サービスを受けることができ

る. →障害者雇用促進法(しょうがいしゃこようそくしんほう),障害者自立支援法(しょうがいしゃじりつしえんほう)

生涯発達 [life-span development]
乳幼児期から老年期に至るまでの生涯にわたる心身の構造や機能に生ずる変化のすべてを「発達」ととらえた概念. また, 発達を, 個体が発生して環境に適応しながら, 死に至るまでの身体的, 運動的, 情緒・欲求的, 認知的, 社会的側面の変化過程でもあるとした考え方でもある. 発達を規定する要因は, 個人が生得的にもつ素質(成熟)と, 生後に与えられた環境(学習)の相互作用である.

消化管 [digestive duct, gastrointestinal tract ; GIT]
食道に始まり大腸に至る諸臓器の総称. 食道は咽頭に続き, 胸郭内を下がり, 胃に連なる. 胃は幽門を経由して十二指腸に続く. 小腸は腸間膜をもたない十二指腸と腸間膜を有する空腸・回腸に区分される. 空腸と回腸は口側の約2/5が空腸, 残りの約3/5が回腸とされる. 小腸に続く大腸は, 口側より盲腸, 上行結腸, 横行結腸, 下行結腸, S状結腸, 直腸に分類され肛門に至る. →消化器系(しょうかきけい)

消化管異物 [foreign bodies in the digestive tract]
栄養摂取の目的以外で消化管に混入するあらゆるものが, 消化管異物となる. 混入の経路は, 経口で嚥下される場合, 腹壁の損傷によって混入する場合(ドレーンやゾンデの落ち込み, 射創・刺創からの混入), 肛門から挿入される場合などがある. 誤嚥された異物の多くは, 幽門輪やトライツ靭帯でひっかかり, 数日後に自然排泄される. しかし, 先端が鋭利なもの, 粘膜に刺さって移動しないもの, 自然下行が困難なもの, ボタン電池で消化液で変質する可能性のあるものなどは, 早急な摘出が必要である. 摘出は内視鏡下でこころみるが, 困難な場合は開腹手術を行う.

消化管間質腫瘍 [gastrointestinal stromal tumor]
⇒GIST(ジスト)

消化管間葉系腫瘍 [gastrointestinal mesenchymal tumor ; GIMT]
⇒間葉系腫瘍(かんようけいしゅよう)

消化管造影法 [digestive duct angiography]
消化管造影は部位により, 食道・胃・十二指腸造影, 小腸造影, 大腸造影の3種に大別される. 造影剤は一般にバリウムを用いるが, 消化管外に造影剤が漏出したり, 造影剤を誤嚥する可能性がある場合はガストログラフィンを用いる. 撮影法は二重造影法が主流であるが病変の部位や性状により充影法や圧迫法も用いる. →大腸造影[法](だいちょうぞうえいほう)

消化管ポリポーシス [gastrointestinal polyposis]
家族性大腸ポリポーシス, ターコット症候群, ポイツ-ジェガース症候群, 家族性若年性ポリポーシス症候群, レックリングハウゼン病, クロンカイト-カナダ症候群, リンパ濾胞性ポリポーシスなどがある. これらの共通像は大腸の多発性ポリポーシスであるが, 大腸以外の消化管にも多発性ポリポーシスがみとめられることが多い, 遺伝性である消化管への出現以外にも内胚葉, 中胚葉, 外胚葉由来の種々の臓器に腫瘍や異常を伴うことが多い, などの理由から消化管ポリポー

シスとよばれている.

消化管ホルモン [gastrointestinal hormones]
消化管の粘膜細胞から分泌され, 消化管の運動や分泌を変化させるペプチドホルモンの総称. ガストリン, セクレチン, パンクレオザイミン, コレシストキニンなどがある. 近年同様の物質が脳にも存在し, 情報伝達物質(トランスミッター)として作用していることが明らかとなってきた.

消化管ホルモン産生腫瘍 [gut hormone producing tumor]
消化管粘膜内に存在して, 消化管の生理に関与しているペプチドを過剰に産生する腫瘍. 空腹時低血糖症を起こすインスリノーマ(インスリン過剰分泌), ゾリンガー-エリソン症候群を起こすガストリノーマ(ガストリン過剰分泌), WDHA症候群を起こすVIPoma(VIP過剰分泌)などが代表. →インスリン, WDHA症候群

消化器系 ▶ 大項目参照

消化器系に作用する薬物 ▶ 大項目参照

消化吸収試験 [absorption test]
脂肪, 蛋白質, 糖質, ビタミンなど各種栄養素について, 生体の消化吸収機能・障害の有無・程度を調べる試験. 血中濃度の測定による方法, 便・尿中への排泄率測定による方法など種々の試験法がある.

消化吸収率 [rate of digestion and absorption]
栄養素の消化・吸収量を摂取量に対する百分率で表したもの. エネルギー換算係数の決定に際しては, 蛋白質92％, 脂肪95％, 糖質89％の消化吸収率として計算する.

上顎がん [maxillary cancer, cancer of upper jaw]
上顎洞粘膜に発生するがんの総称. 副鼻腔の悪性腫瘍の大半を占める. ほとんどが扁平上皮がんである. はじめ症状は現れないが, やがて片側性鼻閉塞, 出血性鼻漏, 上顎痛, 歯痛, 眼球運動異常などが出現する. 診断はX線単純撮影, CT, MRI, 生検による. 進行例では上顎骨切除, 眼窩内容摘出, 蝶形骨切除を含む全摘出術に放射線療法, 化学療法を併用する. →口腔(こうくう)がん

消化酵素 [digestive enzyme]
加水分解によって, 摂取された栄養素を低分子化合物に分解する, 消化に関与する酵素の総称. 糖質分解酵素, 蛋白質分解酵素, 脂肪分解酵素などがある.

消化性潰瘍 [peptic ulcer ; PU]
消化性潰瘍の成因は, 粘膜上皮に対する攻撃因子(酸, ペプシンなど)と防御因子(粘液・血流など)の平衡関係のくずれから生じる. その3大要因として, 胃酸分泌, ピロリ菌感染, NSAIDsの内服があげられる. 消化性潰瘍のうち, 胃潰瘍の70％, 十二指腸潰瘍のほぼ100％に胃粘膜定着ラセン菌=ヘリコバクター・ピロリの感染がみとめられ, 本菌がその病因の1つであると考えられている. 本菌を除菌することにより潰瘍の再発が激減することが証明された. 消化性潰瘍の治療としては, このほかに酸分泌抑制薬[プロトンポンプ阻害薬(PPI), H_2受容体遮断薬]や粘膜保護薬の内服, 食事療法やストレスの除去などの生活指導が行わ

れている．→胃MALT（いマルト）リンパ腫，ヘリコバクター・ピロリ，慢性胃炎（まんせいいえん）

消化性潰瘍治療薬（しょうかせいかいようちりょうやく）［antiulcer drugs］　胃・十二指腸潰瘍の治療に用いられる薬物．消化管粘膜に対する攻撃因子を抑制する薬物としてプロトンポンプ阻害薬（オメプラゾールなど），ヒスタミンH₂受容体遮断薬（シメチジンなど），抗コリン薬（スコポラミンなど），抗ムスカリン薬（ピレンゼピンなど），抗ガストリン薬（セクレチンなど），抗ペプシン薬（スクラルファート），制酸剤などがあげられる．粘膜防御因子増強薬としては，プロスタグランジン（PG）製剤，イルソグラジンなどがある．2000（平成12）年よりヘリコバクター・ピロリに感染している消化性潰瘍患者に対する除菌療法が保険適応となった．

松果腺（しょうかせん）［conarium］　⇨松果体（しょうかたい）

松果体（しょうかたい）［pineal body］　〈松果腺〉　松果体は視床上部の内分泌器官の一部で，第三脳室の後端，四丘体の直前にあり，後方に突出した直径約7mmの松果状を呈している．性powerful脳の早期発育を抑制し，メラトニンを分泌し日周活動に関係するといわれているが，機能はいまだ十分に解明されていない．

松果体腫瘍（しょうかたいしゅよう）［pinealoma, pineal tumor］　松果体から発生する脳の神経膠腫．第三脳室，中脳水道を圧迫し，頭蓋内圧亢進，水頭症の原因となったり，視床下部を侵して尿崩症を起こす．四丘体の圧迫で，特徴的な眼球の上方注視麻痺であるパリノー症候群が起こる．早熟成や生殖器発育異常をしばしば合併する．治療は，腫瘍の種類により放射線療法，外科的摘出を行う．→パリノー症候群

松果体石灰化（しょうかたいせっかいか）［calcification of pineal body］　松果体に生じた石灰沈着のこと．健常人でも成人以降加齢とともにみられるが，その場合は，X線像でほぼ正中線上にみとめられる．しかし，左右への偏位がある場合や若年者にみられる場合は，腫瘍の存在などの異常が考えられる．

消化不良性中毒症（しょうかふりょうせいちゅうどくしょう）［dyspeptic toxicosis］　乳幼児下痢症のうち，嘔吐，発熱，腹痛などが強く，脱水やケトーシスなどの重篤な全身症状を伴うものをいう．食事の不適切，腸管外感染症などが原因となる．治療は，病原対策，脱水症対策，食事療法などである．→ケトーシス

笑気（しょうき）［nitrous oxide；N₂O］　〈亜酸化窒素〉　弱い吸入麻酔薬の1つ．常温で無色，やや甘いにおいのする気体であるが，ボンベ内に液体として保存される．鎮痛作用はあるが麻酔作用は弱く単独では外科的麻酔深度に達しない．吸入濃度50～70％とし，他の麻酔薬を併用する．→吸入麻酔（きゅうにゅうますい）

上機嫌（じょうきげん）［euphoria］　⇨多幸症（たこうしょう）

小球性貧血（しょうきゅうせいひんけつ）［microcytic anemia］　貧血は赤血球の大きさにより，大血球性，正血球性，小血球性貧血に分類される．平均赤血球容積（MCV）が基準値以下，すなわち赤血球の大きさが小さい貧血を小球性貧血という．多くが鉄欠乏性貧血である．→正球性貧血（せいきゅうせいひんけつ），大球性貧血（だいきゅうせいひんけつ）

状況解釈★（じょうきょうかいしゃく）［environmental interpretation］　NANDA-I分類法Ⅱの領域5《知覚/認知》類2《見当識》に配置された看護診断概念で，これに属する看護診断としては〈状況解釈障害性シンドローム〉がある．

条件反射（じょうけんはんしゃ）［conditioned reflex；CR］　生体の生理学的反射の様式の1つ．ある特定の反射（例：唾液分泌）をもたらす一定の刺激（例：食事刺激）と組合わせて，これと全く無関係な刺激（条件刺激という．例：ベルの音）を繰り返すことにより，やがて条件刺激（ベルの音）のみによって特定の反射（唾液分泌など）が起こることをいう．

昇汞（しょうこう）［mercuric chloride］　〈塩化第二水銀（HgCl₂）〉　白色結晶性の粉末．かつて水溶液を手指の消毒に用いたが，水銀の毒性のため現在は用いない．

症候性精神病（しょうこうせいせいしんびょう）［symptomatic psychosis］　⇨症状精神病（しょうじょうせいしんびょう）

症候性てんかん（しょうこうせいてんかん）［symptomatic epilepsy］　〈症状てんかん〉　基礎疾患を証明しえない真性てんかんに対し，器質性脳損傷および代謝障害によりてんかん発作を起こすものをいう．原因は尿毒症，マラリア，疫痢，脳外傷，脳腫瘍，アルコール中毒，一酸化炭素中毒など多種にわたる．→真性（しんせい）てんかん

上行性テントヘルニア（じょうこうせいてんとへるにあ）［upward tentorial herniation］　脳の各部は，硬膜により分離隔絶されている．頭蓋内圧が亢進して，脳組織がある隣接腔に嵌入することを脳ヘルニアとよぶ．小脳半球や後頭蓋窩腫瘍などでテント下腔の圧が上昇し，小脳虫部がテント切痕に嵌入する場合がある．これを上行性テントヘルニアとよぶ．→脳（のう）ヘルニア

猩紅熱（しょうこうねつ）［scarlet fever, scarlatina］　A群溶血性レンサ球菌（溶レン菌）による感染症．飛沫感染が主体で，6～10歳の小児に多く発症し，2～5日の潜伏期ののち高熱，咽頭痛を伴い，扁桃が発赤する．続いて粟粒大の鮮明な紅斑が殿部，鼠径部，大腿，上腕の屈側などに発現し，しだいに全身に広がり密となる．ただし口唇の周囲は発赤せず，口囲蒼白といわれた特徴的所見を示し，舌がイチゴ（苺）様に赤くなる．発疹は4～5日で消失し，落屑（らくせつ）が起こる．治療は安静にして，ペニシリンを投与する．→イチゴ（苺）舌

猩紅熱性消退現象（しょうこうねつせいしょうたいげんしょう）［Schultsz-Charlton blanching phenomenon］　⇨シュルツ-シャールトン消退現象

錠［剤］（じょう［ざい］）［tablet；TAB］　一定の薬物を含む固形製剤．製法により湿製剤，圧縮錠剤の分類がある．湿製錠剤は円柱状でブドウ糖あるいは乳糖と粉末蔗糖の混合からなる希釈薬と薬物を混合，希アルコールのような湿潤薬や賦形薬を加えて圧縮または，成型して製造される．圧縮錠剤は薬物を希釈せずに一定

常在細菌叢 [normal bacterial flora]
ヒトは生後直ちに細菌に汚染され、一生を通じて，とくに皮膚や粘膜など外界に接する部分で，一定の細菌群が定着する．これを常在細菌叢とよぶ．通常，宿主であるヒトと共生状態にあり，ほかの病原菌の侵入・増殖を防ぐ．また，生体がとった栄養物の消化吸収を助けたり，ビタミン類を供給したりするなど宿主に有利に働く場合が少なくない．しかし，宿主の抵抗力が低下したときや抗菌薬の使用などで菌叢が変化したとき，一部の細菌が異常に繁殖し，病変を起こすこともあり（菌交代症），あるいは本来の場所と異なる場所では病原性をもたらすこともある．主な細菌の分布は以下のとおりである．①皮膚：コリネバクテリウムおよび類似の細菌で，最も多いのはプロピオニバクテリウム・アクネス菌．②鼻咽頭：鼻前庭部は表皮ブドウ球菌が多く，咽頭部はαおよびβ-溶血性レンサ球菌（溶レン菌）．③口腔：部位によりかなり異なり，舌表面では唾液レンサ球菌，歯にはミュータンスレンサ球菌，歯肉溝はむしろ嫌気性菌が多い．④消化管：小腸では一般に少ないが，大腸に入ると急激に菌数が増加する．最も多いのは嫌気性菌で，バクテロイデス，ビフィズス菌など．母乳を与えられている乳児はビフィズス菌がほとんどを占め，ほかの細菌と拮抗することで生体に有利に働いていると考えられる．⑤腟：成人女性ではデーデルライン桿菌と総称される一群の乳酸桿菌が定着しており，グリコーゲンを分解し，乳酸を産生することでpHを低く保ち，ほかの細菌の増殖を抑制している．

常在微生物 [indigenous microorganisms]
動物の身体（とくに皮膚や粘膜など）にはさまざまな種類の微生物群が存在する．これらの微生物群を常在微生物叢とよび，常在微生物叢を形成する個々の微生物を常在微生物とよぶ．常在微生物の大部分は細菌なので，細菌のみをいう場合は正常細菌叢（normal bacterial flora）とよぶ．個々の細菌は常在細菌（indigenous bacterium）とよぶ．→常在細菌叢（じょうざいさいきんそう），正常細菌（せいじょうさいきん）叢

硝酸銀 [silver nitrate]
無色透明の板状結晶で水によく溶ける．分子式AgNO₃．濃度により腐蝕・収れん・消毒・殺菌作用を示す．1％硝酸銀水溶液は新生児の淋菌性結膜炎の予防のため点眼する（クレーデの点眼）．

上肢骨 [bones of superior limb]
上肢を構成する64個の骨の総称．上肢帯と自由上肢骨に大別される．上肢帯とは体幹に近い骨で左右の肩甲骨，鎖骨の合計4個．自由上肢骨は上肢帯の末梢に位置する上腕骨，橈骨（とうこつ），尺骨，手根骨，中手骨，指骨など左右計60個の骨で構成されている．→骨格系（こっかくけい）

上矢状静脈洞 [superior sagittal sinus；SSS]
頭部正中を大脳鎌と硬膜の接点を内蔵する形で走行する太い静脈．前方は前頭蓋底から後方に向かい後頭隆起まで走行し，左右の横行静脈洞に移行する．前頭葉，頭頂葉，後頭葉からの静脈血が流入することからこの静脈洞が炎症や血栓，塞栓，腫瘍または手術などで閉塞されると重篤な意識障害，四肢麻痺を起こす．→静脈洞（じょうみゃくどう）

硝子体出血 [vitreous hemorrhage]
網膜など周囲組織の出血が硝子体内に入ったもの．あるいは硝子体内新生血管の出血．外傷，動脈硬化，高血圧性網膜症，糖尿病性網膜症，若年再発性網膜硝子体出血などによって起こる．急激な視力低下，硝子体混濁をきたす．

上室性期外収縮 [supraventricular extrasystole]
⇨不整脈（ふせいみゃく）

照射線量 [exposure dose]
〔投与線量〕放射線療法における放射線の照射量．吸収線量（単位グレイ；Gy），線量当量（単位シーベルト；Sv）とともに用いられ，単位はC（クーロン）/kgで表される．照射を受ける側からは被曝線量という．

茸腫 [polyp]
⇨ポリープ

小循環 [petite circulation]
⇨肺循環（はいじゅんかん）

照準撮影 [spot radiography]
⇨狙撃撮影法（そげきさつえいほう）

床上移動障害* [impaired bed mobility]
NANDA-I分類法Ⅱの領域4《活動/休息》類2《活動/運動》に属する看護診断で、診断概念としては《移動/可動性》である．

症状精神病 [symptomatic psychosis]
〔症候性精神病〕感染症や代謝，内分泌の異常，その他いろいろな臓器疾患などの身体疾患の症候として発現する精神病をいう．ほとんどすべての身体疾患には症状精神疾患が起こりうるので，一般には顕著な精神症候がみられる場合のみ症状精神病とよんでいる（中毒および脳の器質的疾患によるものは除く）．症状は，一般に身体疾患の罹患に伴って発現し，その治癒とともに消失する場合が多い．発症の要因は種々複雑で，高熱，毒素，中間代謝産物，酸塩基平衡，脱水，電解質バランス，脳循環などの障害や，年齢，性，個体の素質，環境的・心理的因子などが考えられるが，発現する症状には，疾患によって一定の傾向があり，また疾患の重篤さ，罹病期間なども大きく関与する．

症状てんかん [symptomatic epilepsy]
⇨症候性（しょうこうせい）てんかん

症状マネジメント [symptom management]
がんをはじめ慢性疾患患者は疾病や治療に伴う症状（疼痛，呼吸困難，悪心，嘔吐，口内炎など）をかかえながら生活している．このような患者のQOLを重視して症状の緩和を目的とした患者，家族への援助は重要である．患者の症状についての体験を理解し，患者が訴える症状に対する方法の処方や指導による症状の管理さらに，患者自身が主体的に症状を除去したり，あるいは緩和しようと意識的に起こす行動を症状マネジメントという．パトリシア・J. ラーソンらは，症状を人々の生理的・心理的・社会的機能や感覚，認知の変化を反映した主観的な体験であると考え，現象学的視点に病態学の裏づけをもつ，症状マネジメントモデル（MSM）を開発している．

常食 [ordinary diet]
病人食は普通食(一般食)と治療食(特別食)に分けられ,普通食は米飯の形態から常食,軟食,流動食に分類される.常食は普通に炊いた米飯と副食を用い,健康時の食事よりも栄養価が高く,消化のよい献立にするよう配慮する.→流動食(りゅうどうしょく)

焦性ブドウ酸 [pyroracemic acid]
⇨ビルビン酸

掌蹠角化症 [palmoplantar keratosis]
〈遺伝性手掌足蹠角化症〉 手掌,足蹠が高度に過角化(角質増殖)し,発赤,亀裂,疼痛を伴う.生後まもなく発症するものと成人期になって発症するものとがあるが,多くは遺伝性であり,遺伝形式,臨床型,組織型などにより分類されている.治療は,日常生活の指導,皮膚の清浄,外用薬療法が行われる.

掌蹠膿疱症 [palmoplantar pustulosis;PPP]
手掌や足底部に小水疱や小膿疱を多発し,慢性に経過し再発をみる.中年に多い.原因は不明で,細菌学的検査も陰性である.副腎皮質ステロイド軟膏の塗布,消炎酵素薬の投与などが行われる.

常染色体 [autosome]
ヒトの染色体は46本あり,これらが2本ずつ対をなし23対の形で存在する.このうち性染色体が1対2本あり,残りの22対44本を常染色体という.→性染色体(せいせんしょくたい),染色体(せんしょくたい)

上前腸骨棘 [anterior superior iliac spine]
骨盤を構成する腸骨の上縁,腸骨稜前方の突起部.体表上からもよく触知され,さまざまな計測において基準,指標となる.縫工筋,大腿筋膜張筋,鼠径靱帯などの起始部にあたる.→マックバーネー圧痛点

消息子 [sound]
⇨ブジー

上大静脈[閉塞]症候群 [superior vena cava syndrome;SVCS,SVC syndrome]
腫瘍・腫瘤などにより上大静脈が圧迫され,静脈に還流障害をきたすために生じる症候群.原因は悪性腫瘍(悪性リンパ腫,肺がん,乳がん,甲状腺がんなどの右上縦隔への直接浸潤やリンパ節転移,サルコイドーシスによる右上縦隔のリンパ節腫瘍,甲状腺腫や大動脈瘤などによる上大動脈圧迫,ヒストプラズマ症による上大静脈を巻き込んだ縦隔の瘢痕収縮などがある.症状は顔面・上半身の静脈圧上昇による うっ血・怒張・浮腫が主なもので,呼吸困難・咳嗽発作のある患者では,頸部・上肢の静脈拡張,胸部に側副血行静脈の拡張も起こる.前かがみによる頭蓋内圧亢進は進行すると意識障害,呼吸停止を起こすので救急処置が必要である.治療は原因疾患により,外科的摘除,化学療法,放射線療法などを行う.

条虫類 [tapeworms]
条虫綱に属し,脊椎動物の腸内に寄生する.雌雄同体で,1個の頭節と種により数個から数千個の体節からなり,体長は数mm〜数mに及ぶ.魚類,爬虫類,ウシ,ブタなどを中間宿主とする.

小腸 [small intestine;SI]
胃と大腸をつなぐ長さ6〜7mの消化・吸収器官.胃幽門部から25cmほどの部分を十二指腸,十二指腸に続く2/5の長さの部分を空腸,大腸までの残り3/5を回腸とよぶ.粘膜,粘膜下組織,(神経叢),筋層,漿膜からなる.粘膜は単層円柱上皮に覆われ,無数の微絨毛と輪状ヒダをもち,腸腺から腸液を分泌する.粘膜下のマイスナー神経叢と筋層のアウエルバッハ神経叢によって感覚・運動・分泌を支配する.また筋層内層の輪状筋,外層の縦走筋によって蠕動・分節運動を行う.

小腸がん [small intestinal cancer,cancer of small intestine]
大腸がんに比べきわめて少ない.原発性のものは十二指腸ファーター乳頭部に多く発生し,黄疸,上腹部痛,悪心・嘔吐や胆道がんと類似した症状を示す.これに対しては膵頭十二指腸切除術を行う.空腸,回腸部のがんは転移性のものが多く,狭窄,イレウス,出血などの症状がみられる.→ファーター乳頭

上腸間膜動脈症候群 [superior mesenteric artery syndrome;SMAS]
〈胃腸間膜性十二指腸イレウス,キャストシンドローム,腸間膜動脈性十二指腸閉鎖症候群〉 十二指腸が,上腸間膜動・静脈により圧迫され通過障害を起こした状態.激しい腹痛,悪心・嘔吐などのイレウス症状が食後に多くみられ,横臥位で軽快し,立位で増悪する.診断はカテーテルによる造影検査による.

情緒遮断性低身長症 [deprivation short statue]
〈愛情遮断性低身長,情緒遮断性小人症〉 親子間の愛情の欠如,その他の家庭環境が原因となり,精神的・情緒的障害を起こすものを情緒抑圧症候群という.とくに身体症状として,成長ホルモンの分泌が低下し,低身長となった場合を情緒遮断性低身長症という.成長ホルモン分泌低下のみではなく,被虐待児の場合は栄養不足も低身長の原因として考えられている.→小人症(こびとしょう),成長(せいちょう)ホルモン分泌不全性低身長症

情緒障害児 [emotionally disturbed children]
家庭,学校,近隣などでの人間関係から発生した出来事によって感情生活に支障をきたし,社会適応が困難になった児童をいう.

情緒障害児短期治療施設 [short stay home for emotionally disturbed children]
児童福祉法に定められた児童福祉施設の1つ.児童福祉法第43条の5で「軽度の情緒障害を有する児童を短期間入所させ,または保護者のもとから通わせて,その情緒障害を治すことを目的とする」とされており,対象児童はとくに不登校,反抗などの問題行動や,盗み,乱暴など反社会的の行動,チック,夜尿,頻尿などの神経性習癖行動などがみられる児童で,心理療法,生活指導などをとおして治療が行われる.

情緒的ネグレクト [emotional neglect]
⇨ネグレクト

情緒剥奪症候群 [deprivation syndrome]
⇨愛情遮断症候群(あいじょうしゃだんしょうこうぐん)

焦点型痙攣（しょうてんがたけいれん）[focal seizure] ⇨痙攣（けいれん）

情動（じょうどう）[emotion, affect] 恐怖，怒り，悲しみ，喜びなどのように，突然，急激に起こる．反射のように，自動的，瞬間的で身体性の過程との接触をもつ深い現象で，自律神経症状を伴い，本能的な随伴症状を伴うことも多い．情緒と，感情の区別ははっきりとしたものではないが，両者の相違は，情緒が，無意識のうちに起こるものであるのに対し，感情は，その無意識と認知の懸け橋であるという点にある．情動の異常には，情動失禁（感情失禁）や情動麻痺がある．前者は，些細な刺激で泣いたり笑ったり，怒ったりする状態をいう．これは，脳血管疾患でしばしばみられ，感情の興奮性が亢進していないにもかかわらず，情動が過度に発現される．後者は天災や人災などの出来事による衝撃で，感情の動きが停止した状態をいう．

衝動行為（しょうどうこうい）[impulsive act, impulsive action] 欲動が意思の統制を受けずにそのまま行動として現れること．反省が加えられることなく，無意識的・無意思的行動がみられる．窃盗や放火などの反社会的行為や，統合失調症では奇怪な衝動行為がみられることがある．

情動失禁（じょうどうしっきん）[affective incontinence, emotional incontinence] 〈感情失禁〉些細なことで泣いたり，怒ったり，笑ったりする状態．情動の調節障害のために起こり，自覚はあっても抑制できない．認知症，脳動脈硬化症などでみられる．疲労困憊（ひろうこんぱい）の状態でも起こりうる．

常同症（じょうどうしょう）[stereotypy] 目的のない無意味な言葉や運動，姿勢などが自動的に起こり，これを持続的，機械的に繰り返して示す精神病的症状．常同言語，常同運動，常同姿勢などがある．統合失調症，認知症，精神発達遅滞などにみられる．外的刺激により起こる神経病学的症状である，保続症状（perseveration）とは区別される．→緊張病（きんちょうびょう）

消毒（しょうどく）▶大項目参照

小児看護（しょうにかんご）[pediatric nursing] 小児看護の対象は，生命の誕生から概ね第二次性徴の発達が終わったとされる時期までの子どもとその家族である．わが国では，すべての子どもは「保護されるべき存在」ではなく「自立した個」として，その尊厳と生存，保護，発達などの権利を保障することとした「児童の権利に関する条約」を1994（平成6）年に批准している．小児看護の看護者は，そうした子どもの生きる権利を保障しつつ，子どものおかれている状況を理解し，子どもの成長発達を助けること，子どもがもつ能力，可能性を最大限にいかすこと，子どもなりの健康生活能力を獲得していくために必要な援助活動を担う．また，子どもが健康に成長発達するためには家族の果たす役割が大きいことを十分に認識し，家族のおかれた状況，家族関係，家族看護力などを把握し，家族に内在するセルフケア能力を最大限に発揮できるように援助することも小児看護の重要な役割である．1999（平成11）年に日本看護協会では，療養生活をおくる子どもと養育者に必要な看護に焦点をあてて「小児看護領域の看護業務基準」を作成し，小児看護の向上に貢献している．また，専門看護師資格認定制度には小児看護分野もあり，水準の高いケアを提供する人材を育成している．

小児自閉症（しょうにじへいしょう）[autism] 認知機能障害や言語障害，光や音への異常な過敏性，運動機能のアンバランスなどを基本的障害として，2～3歳ころまでに発症する．①常同的・反復的な行動，関心，活動：物事をそのまま保持しておこうとする強迫的欲求と行動，②社会的相互交渉の質的障害：孤立，他人への関心の低さ，持続性のなさ，表情の乏しさ，共感性の欠如，③コミュニケーションの質的障害：言葉の遅れ，言葉は出ても会話が持続しない，イントネーションの奇妙さ，模倣性の乏しさ，反響言語．原因ははっきりしないが，脳の器質的障害に起因すると考えられている．→精神障害（せいしんしょうがい），精神[発達]遅滞（せいしんはったつちたい）

小児生活習慣病（しょうにせいかつしゅうかんびょう）[diseases associated with life style in children] 〈小児成人病〉成人にみられる，いわゆる生活習慣病（高血圧，脳血管障害，虚血性心疾患，糖尿病，最近では動脈硬化を中心としたメタボリックシンドロームの素地が，すでに小児期よりみられることに注目し，これを予防する見地から一般に用いられている．多くは素因と外因（運動不足，栄養のアンバランス＝糖質・動物性脂質・塩分の摂り過ぎ，カルシウム・鉄などの不足）が関与しており，とくに小児期では，肥満，高脂血症（高コレステロール，高中性脂肪血症），高尿酸血症などに注意する．→生活習慣病（せいかつしゅうかんびょう）

小児精神医学（しょうにせいしんいがく）[pediatric psychiatry] ⇨児童精神医学（じどうせいしんいがく）

小児成人病（しょうにせいじんびょう）[chronic diseases in childhood] ⇨小児生活習慣病（しょうにせいかつしゅうかんびょう）

小児の栄養（しょうにのえいよう）▶大項目参照

小児の成長・発達（しょうにのせいちょう・はったつ）▶大項目参照

小児ばら疹（しょうにばらしん）[roseola infantum (infantilis)] ⇨突発性発疹（とっぱつせいほっしん）

小児斑（しょうにはん）[Mongolian spot] ⇨蒙古斑（もうこはん）

小児肥満[症]（しょうにひまんしょう）[obesity in children, childhood obesity] 体内の脂肪が異常に増加した状態．肥満とやせの判定には，乳幼児期はカウプ指数，学童期はローレル指数を用いた評価法がある．また，厚生省（当時）が1998（平成10）年から年齢に左右されない肥満度の評価基準を設けている．肥満度（%）＝（実測体重－身長別標準体重）/標準体重×100で算出する．幼児期は標準体重の15%以上，学童期以降は20%以上を肥満としている．学童期以降は30%未満を軽度肥満，30～50%未満を中等度肥満，50%以上を高度肥満という．現代の肥満の原因として①食習慣の変化（孤食，外食，朝食の欠食，バランスの悪い食事など），②運動不足，③精神的なストレス（受験，いじめやうつ状態など）などがあげられる．生活習慣病

に移行する可能性が高いため，上記の原因をふまえた子どもと親への健康教育が重要である．→カウプ指数，ローレル指数

小児麻痺 [infantile paralysis]　ポリオウイルスの経口感染などで発症する急性灰白髄炎のことをいう．→急性灰白髄炎(きゅうせいかいはくずいえん)，脳性麻痺(のうせいまひ)

小児慢性特定疾患対策 [control measure for specified pediatric chronic diseases]　1974(昭和49)年9月に「小児慢性特定疾患治療研究事業」が制度化され，これにより当該疾患の治療について，健康保険による自己負担が補助されていたが，次世代育成支援の観点から子育てしやすい環境をはかるため，2005(平成17)年4月に見直しが行われた．対象疾患は11疾患群となりそのなかには慢性呼吸器疾患，悪性新生物，慢性腎疾患，先天性代謝異常などが含まれている．給付対象年齢は18歳未満から20歳未満にひき上げられた．低所得者に配慮した自己負担の導入がされているが，重症患者認定者の自己負担は生じない．→難病(なんびょう)

小児薬用量 [medical dosis for children]　小児に投与する薬物の量についての取り決め．小児の場合は体表面積より算出することが望ましいが，現在臨床的には体重，年齢を基準にしたものやアウグスバーガーの式に基づいて算出された薬用量が一般的に用いられている．ただし，個々の疾患の病態，患児の体質などを十分に観察しながら薬用量を調整していかなければならない．→アウグスバーガーの式，ヤングの式

小脳 [cerebellum]　身体諸運動の調節・統合，筋緊張制御に働く中枢器官．大脳後下部に小脳テントを介して位置し，橋・延髄の後上方にあって第4脳室を覆う．膨大部である左右小脳半球を正中の虫部が連結する形をとり，表面に多数の小脳溝をもつ．ヒトの小脳は，分子層，プルキンエ細胞層(梨状神経細胞層)，顆粒層の3層からなる皮質と，室頂核，球状核，栓状核，歯状核の4つの小脳核からなる髄質とから構成され，小脳は小脳脚によって脳幹部と接続する．上小脳脚は中脳への，中小脳脚は橋への，下小脳脚は延髄への，それぞれ伝導路をなしている．

小脳橋角部腫瘍 [cerebellopontine angle tumor]　後頭蓋窩の小脳橋角部に発生する腫瘍．聴神経腫瘍，髄膜腫，神経線維腫症，顔面神経鞘腫，類上皮腫などの良性腫瘍が多い．腫瘍が大きくなると多くの脳神経や主要血管(脳底動脈，前下小脳動脈など)が癒着したり，巻き込まれたりするため，腫瘍摘出手術は最も難しい手術の1つである．

小脳出血 [cerebellar hemorrhage]　全脳出血の約10%を占め，多くが高血圧性であるが，腫瘍や血管奇形によるものもある．急激な頭痛，悪心・嘔吐，めまいで発症することが多い．重症例では脳幹圧迫による意識障害，呼吸麻痺をきたす．脳出血のなかで最も外科的治療の適応となりやすい．

小脳症状 [cerebellar symptom]　小脳の障害により生じる症状で，失調(四肢失調，躯幹失調，歩行失調)，測定障害，筋トーヌスの低下，眼振，断綴(だんてつ)性言語などがある．これらをきたす代表的疾患として，脊髄小脳変性症，小脳の血管障害がある．

小脳性運動失調症 [cerebellar ataxia]　小脳の機能異常によって起こる運動失調をいう．症状的には協調運動の障害，姿勢の異常として現れ，歩行は酩酊(めいてい)様となり，静止時にあっても不安定さを呈する．言語表現についても独特の構音障害がみとめられ，断綴(だんてつ)性言語とよばれる．このほか測定障害，企図振戦，眼振などがみられる．失調の原因疾患には腫瘍のほか，血管障害，小脳萎縮，奇形などがある．

小脳テント [tentorium cerebelli]　硬膜が小脳上部をテント状に覆ったもの．側方および後方はそれぞれ側頭骨および後頭骨につながり，前方はテント切痕とよばれる扇形の開口となり橋・延髄などを通す．脳浮腫や腫瘍など脳病変による膨大が起こると，テント切痕に大脳下部が嵌入してテント切痕ヘルニアを起こし，脳幹の圧迫により呼吸・循環・意識障害を，また動眼神経の麻痺による瞳孔散大などをきたす．→髄膜(ずいまく)

小発育阻止濃度 ⇒最小[発育]阻止濃度(さいしょうはついくそしのうど)

上皮小体 [parathyroid gland ; PTH]　(副甲状腺，傍甲状腺)　甲状腺背面上下左右の被膜下に計4個ある米粒大の内分泌器官．主細胞と好酸性細胞があり，動・静脈は甲状腺より分枝・支配されている．主細胞はPTH(上皮小体ホルモン，副甲状腺ホルモン，パラソルモン)を分泌し，血中カルシウム濃度およびリンパ代謝を調節する．上皮小体の摘除の全摘によりテタニーを起こすことが知られている．→上皮小体機能亢進症(じょうひしょうたいきのうこうしんしょう)，上皮小体機能低下症(じょうひしょうたいきのうていかしょう)

上皮小体機能亢進症 [hyperparathyroidism ; HPT]　〈副甲状腺機能亢進症〉　原発性のものと続発性のものとがある．前者は上皮小体(副甲状腺)の腺腫や過形成などにより上皮小体ホルモン(PTH)の分泌亢進をきたしたもの，後者は慢性腎不全や吸収不良症候群などが原因となって低カルシウム血症が起こり，このために上皮小体ホルモンの分泌亢進状態が続くものである．前者では血中PTH濃度の上昇によって高カルシウム血症，低リン血症がひき起こされ，自覚症状として倦怠感や悪心，筋力低下などをみとめるほか，骨粗鬆症や腎障害を起こすことがある．→上皮小体(じょうひしょうたい)

上皮小体機能低下症 [hypoparathyroidism]　〈副甲状腺機能低下症〉　上皮小体(副甲状腺)ホルモンの分泌低下，または上皮小体ホルモンに対する標的器官の反応性が低下して，カルシウムの代謝異常をきたした状態．血漿中のカルシウム濃度の低下と腎のカルシウム過剰排泄によって低カルシウム血症をまねく．特発性上皮小体機能低下症と続発性上皮小体機能低下症の2つに分けられる．症状は四肢や口唇のしびれ，筋痙攣，パーキンソニズム，精神症状，白内障などが現れるが，とくに肘，手首を屈曲し指先をすぼめる左右対称性強直性痙攣[助産師

の手(トルソー徴候)とよばれる]を特徴とするテタニーが顕著である. 罹患中は, 血液中のカルシウム濃度に対し, リンは著しく高濃度となる. →上皮小体(じょうひしょうたい), テタニー

消費性凝固障害 [consumption coagulopathy ; CC]
〈凝固因子消費障害, 播種性血管内凝固症候群(DIC)〉 消費性凝固障害は播種性血管内凝固症候群(DIC)でみられる反応の1つで, 微小血栓によって血液凝固因子と血小板が消費され, 出血傾向が現れる反応をいう. DICとは, がんの末期や重篤な感染症で血液の凝固機序が活性化され, 細小血管内に血栓が多発し, 血液中の凝固因子や血小板が消費され, 出血傾向, 多臓器不全に陥る病態である. 早期に診断し的確な治療を開始しなければ致命的になる. 治療の基本は基礎疾患の治療であるが, 抗凝固薬(ヘパリン)の投与, 血小板補充などが行われる. →DIC

上皮性腫瘍 [epithelial tumor ; ET]
皮膚・粘膜などの上皮組織を発生母地とする腫瘍. 乳頭腫, 腺腫などの良性腫瘍, 扁平上皮がん, 移行上皮がん, 腺がんなどの悪性腫瘍に分けられる.

上皮組織 [epithelial tissue]
生体の外表面あるいは体腔, 臓器の内面など, 上皮細胞が密にならんでできた組織. 機能によって被蓋上皮, 腺上皮(分泌上皮), 感覚上皮, 吸収上皮などに分類されるほか, 形態によってもさまざまに分類される. 生命維持に不可欠の組織である.

小舞踏病 [chorea minor, Sydenham chorea]
〈シデナム舞踏病〉 Thomas Sydenham (1624~1689, 英, 医師)により1686(貞享3)年に報告された. 小児期に多く発症する. 顔をゆがめたり, 上肢の踊るような不随意運動を呈する. リウマチ熱が原因と考えられているが, それ以外の原因のものもある. 多くは1~2か月程度で軽快する. 原因疾患のある場合は, その治療が優先される. →舞踏病(ぶとうびょう)

情報収集 [data collection]
患者の健康状態や健康上の問題に対する反応に関する情報を収集することである. 情報収集の視点は, 採択する看護理論の看護の視点(看護概念枠組み)によって導かれる. 情報は主観的情報(S), 客観的情報(O)の両面から, 面接や観察, フィジカルイグザミネーション(身体診査), 検査, 記録などによって収集され, 看護過程の各段階をとおして継続的に行われる. 収集のしかたには, 情報を系統的・包括的に把握する方法と, 特定の状態に焦点を絞って重点的に把握する方法がある. →アセスメント, 看護過程(かんごかてい), 看護歴(かんごれき)

小発作 [petit mal ; PM]
てんかんの強直間代発作(大発作)に対して軽度の発作を小発作とよぶ. 国際分類では欠神発作のことを指している. 数秒から十数秒の意識混濁・消失があり, すぐ回復する. 脳波上, 規則的, 対称性の3 Hz 棘・徐波複合がみられる. また学童期にみられ, 痙攣は伴わない. →強直間代発作(きょうちょくかんたいほっさ)

小発作てんかん [minor seizure]
⇒アブ(プ)サンス

漿膜 [serous membrane, tunica serosa]
内臓の体腔に向かう外表面と, 体腔壁の内面とを覆い, 単層扁平上皮である内皮と, 多くの場合, 少量の結合組織(漿膜下組織)とからなる. 内臓の表面を覆う漿膜は臓側板, 体腔を覆うものは壁側板という. 漿膜で囲まれた体腔内には少量の漿液がある. 胸膜, 腹膜, 心膜などがある.

静脈 [vein ; V]
身体の末梢および肺からの血液を心臓に還流する脈管. その区域により, 心臓の静脈, 上大静脈, 下大静脈, 肺静脈に区分される. 上・下大静脈へ注ぐ静脈は, 体深部の深静脈, 皮下の皮静脈に分けられる. 深静脈は一般に同名動脈に沿い, 皮静脈は動脈と全く関係なく走行し, 深静脈と多くの枝で交通する. 構造的には動脈と同じ内膜, 中膜, 外膜からなるが動脈に比べ弾性に乏しい. また, 四肢の静脈には分節状に半月状の弁が存在し, 血液の逆流を防いでいる. 一般に動脈に比べ, 静脈は数が多く吻合枝も多く, 静脈網, 静脈叢を形成し, その全容量も動脈系の約2倍に達する. →動脈(どうみゃく)

静脈アクセスデバイス [vein access device ; VAD]
末梢静脈カテーテル, 中心静脈カテーテル, 透析カテーテルなど, 静脈に挿入する器具の総称.

静脈圧 [venous pressure ; VP]
静脈の内圧を指し, 直接穿刺によって測定する. 腕の正中静脈では仰臥位で正常70~100 mmH₂O, 心臓に近くなるに従って低くなり, 上大静脈右房入口では0(ゼロ)に陰圧となる. 静脈血うっ滞があると高くなり, 心不全, 弁膜疾患, 静脈の狭窄などに閉塞, 浮腫などの診断および適切な輸液量の指標などに用いられる. →中心静脈圧(ちゅうしんじょうみゃくあつ)

静脈圧測定〔法〕 [measurement of venous pressure]
通常, 静脈を直接穿刺して測定する. 静脈穿刺後, カテーテルに三方活栓を接続し, 圧棒のなかをヘパリン生理食塩液などで満たし, 仰臥位の体幹中心線の液面の高さで圧を測定する. 循環動態の指標としては, 中心静脈圧がよく用いられる. →中心静脈圧(ちゅうしんじょうみゃくあつ)

静脈栄養 [parenteral nutrition]
⇒中心静脈栄養(ちゅうしんじょうみゃくえいよう)

静脈確保 [keep vein open ; KVO]
⇒キープベインオープン

静脈管 [ductus venosus]
⇒アランチウス静脈管

静脈還流 [venous return ; VR]
体循環を経て血液が右房へ還流すること, または一定時間に還流してくる量. 出血などの血液の喪失がなければ左室からの拍出量と等しい.

静脈血栓症 [phlebothrombosis, venous thrombosis]
血管内で凝固した血液(血栓)によって静脈に狭窄, 閉塞をきたした状態. 次のような原因が考えられている. ①血液の凝固能・粘稠度の亢進, ②圧迫などによる静脈血流のうっ滞, ③物理的・化学的原因による血管壁の変化. 下肢に発生

することが多く，血栓形成部位から離れたところに塞栓を起こすこともある．静脈が閉塞をきたすと，発熱・疼痛を伴う浮腫性の発赤・腫脹を呈する．本症と血栓性静脈炎との鑑別は臨床的には困難な場合が多い．→血栓性静脈炎（けっせんせいじょうみゃくえん）

静脈性充血〔venous hyperemia〕　通常に起こる充血は，循環血管内から滲み出た状態をいう．したがって，動脈性の充血を意味している．これに対して，静脈性充血は毛細血管から静脈血として循環血管内に戻りが悪い状態をいう．これをうっ血と称して，動脈性充血とは区別している．→充血（じゅうけつ）

静脈性腎盂造影〔intravenous pyelography；IVP〕　〈静脈性尿路造影〉　ヨード造影剤を経静脈的に注入し，このヨード剤が時間とともに腎，尿管，膀胱部に排泄されてくる状況を経時的なＸ線撮影を行い，腎盂尿管膀胱像を描出し尿路系の形状を調べる基本的Ｘ線検査法．排泄性腎盂造影ともよばれる．→泌尿器科系検査法（ひにょうきかけいけんさほう）

静脈性胆嚢造影〔法〕〔intravenous cholecystography；IVC〕　造影剤を静注して行う胆嚢のＸ線造影検査．胆石の有無や胆管，胆嚢，肝の形態変化を知ることができる．造影剤はヨードを含むため，ヨード過敏症に注意する．点滴静注法（DIC）も行われる．

静脈性尿路造影〔intravenous urography〕　⇨静脈性腎盂造影（じょうみゃくせいじんぞうえい）

静脈切開〔術〕〔venotomy, cut down〕　注射針あるいはカテーテルなどを静脈に刺入する必要があり，経皮的穿刺が困難な場合に，皮膚切開により露出した静脈に直接（必要に応じて切開を加え）カテーテルなどを穿刺・挿入する方法である．目的により異なるが，肘正中静脈，下肢の大伏在静脈などが選ばれる．大伏在静脈の場合は以下の手順で行う．下肢に止血帯を巻き，内踝の前上縁を広く消毒し，皮膚切開を加え，直視下に静脈を剥離する．遊離した静脈の下に２本の絹糸を通し，まず末梢の１本を結紮し，中枢側の１本で静脈を軽く持ち上げながら切開を加え，カテーテルを挿入し，止血帯をはずす．５〜８cm挿入したところで静脈とともに挿入部の直上で結紮する．皮膚を縫合し，カテーテルに輸液セットを接続する．看護上の留意点として，施行中は患者に声かけをして，不安・苦痛の緩和に努める．静脈切開後はバイタルサインを観察し，創部の発赤・腫脹・出血などに注意する．カテーテル挿入部位は感染しやすいため無菌操作で扱い，体動などにより自然抜去されないようにしっかり固定する．近年，カテーテルの品質向上，進歩により，経皮的穿刺が容易になり，感染のリスク，患者への侵襲のある静脈切開の頻度は少なくなっている．

静脈造影〔法〕〔venography, phlebography〕　静脈瘤，静脈血栓症などの診断において，造影剤を注入しＸ線により静脈の損傷，狭窄，拡張，閉塞などの有無・程度を観察する方法．手技として以下の方法がある．①経皮的直接穿刺法，②カテーテル挿入による選択的造影法，③動脈内造影剤注入法（静脈相），④臓器実質内注入法，⑤骨髄内注入法．

静脈洞〔sinus〕　頭蓋内に供給された動脈血が静脈血となり，頭蓋外に出る前に硬膜のなかを走る太い静脈に流入する，この静脈を静脈洞という．主な静脈洞は上・下矢状静脈洞，横静脈洞，直静脈洞，海綿静脈洞，上・下錐体静脈洞などがあり，最後は左右のＳ状静脈洞から頭蓋外の内頚静脈へと流出し還流される．→上矢状静脈洞（じょうしじょうじょうみゃくどう）

静脈洞結節〔sinoatrial node〕　⇨洞房結節（どうぼうけっせつ）

静脈内注射〔intravenous injection〕　⇨注射法（ちゅうしゃほう）

静脈麻酔〔intravenous anesthesia〕　全身麻酔の一種で，作用時間の短いバルビツール薬，またはケタミンなどを直接静脈内に注射する方法．迅速に入眠し，覚醒も早く，不快感が残らないなどの利点がある．短時間の処置や治療に用いる．また吸入麻酔時の導入薬として最も適切で，広く用いられている．呼吸抑制に注意．

静脈瘤〔varix〕　静脈還流のうっ滞，内圧上昇により，静脈の拡張・蛇行をきたした状態．肉眼的に著明なものは下肢の表在静脈に多い．拡張のため静脈弁の機能が失われ，逆流阻止が不能となる．下肢静脈瘤と食道静脈瘤が有名．前者は静脈弁不全で，後者は内圧上昇で起こる．→下肢静脈瘤（かしじょうみゃくりゅう），下腿潰瘍（かたいかいよう），食道静脈瘤（しょくどうじょうみゃくりゅう）

消耗性疲労★〔fatigue〕　NANDA-I分類法Ⅱの領域4《活動/休息》類3〈エネルギー平衡〉に属する看護診断で，診断概念としては〈疲労〉である．

睫毛乱生〔trichiasis〕　〈さかさまつげ，睫毛内反，眼瞼内反〉　睫毛の配列が不規則になった状態をいう．角膜を刺激して異物感を訴え，流涙をまねき，放置すると角膜は徐々に混濁し，視力の低下に至る．主としてトラコーマの末期にみられるが，ほかに眼瞼縁炎，熱傷，眼瞼潰瘍などによって生じる．

止痒薬〔antipruritic agents〕　皮膚のかゆみを抑える薬物．その部分の感覚神経を麻痺させたり炎症を抑えることで，その効果が発揮される．外用薬としてイクタモールなどのタール類，石炭酸，局所麻酔薬，抗ヒスタミン薬，クロタミトンなどが，内服薬として，抗不安薬，抗アレルギー薬，副腎皮質ステロイド薬，抗ヒスタミン薬などがある．

生薬〔crude drugs〕　植物，動物，鉱物性の天然の薬物に簡単な処理（細切，乾燥など）を施して保存に耐えるようにしたもの．重要な薬用資源である．産地，貯蔵法，採取時期などによって成分，効力が異なることがある．

小葉性肺炎〔lobular pneumonia〕　〈気管支肺炎〉　小葉性肺炎は，細菌感染（黄色ブドウ球菌やインフルエンザ菌）が原因で，炎症が終末

細気管支，呼吸細気管支を中心に始まり，小葉周辺部に広がる．X線検査では，さまざまな大きさの境界不明瞭な斑状影がみとめられ，膿性の喀痰が出現する．→肺炎（はいえん）

上腕骨外上顆炎（じょうわんこつがいじょうかえん）　[external humeral epicondylitis]
⇨テニス肘

上腕骨外科頸骨折（じょうわんこつげかけいこつせつ）　[surgical neck fractures of humerus]
上腕骨上端部の解剖学的頸部よりやや下部に位置する外科的頸部にみられる骨折をいう．ほとんどは手や肘をついて倒れたときに起こる．腕が外転位で倒れた場合と内転位で倒れた場合とで骨折端の形状が異なる．診断はX線撮影を2方向から行って正確を期し，治療は懸垂ギブス包帯（ハンギングキャスト）で固定する．

上腕三頭筋（じょうわんさんとうきん）　[triceps brachii muscle, musculus triceps brachii]
肩甲骨の関節下結節を起始とする長頭，上腕骨の後面の肩関節と橈骨（とうこつ）神経溝との間から起こる外側頭，上腕骨後面の橈骨神経溝と肘関節との間から起こる内側頭，の三頭を起始とし，尺骨の肘頭に停止する筋肉で，前腕を伸展する作用をもつ．橈骨神経を支配神経とする．

上腕三頭筋皮下脂肪厚（じょうわんさんとうきんひかしぼうあつ）　[triceps skinfold thickness；TSF]
体脂肪率を算出するために，肩甲骨下部皮下脂肪厚とともに使われる数値である．測定には皮下脂肪厚計（キャリパー）を用いる．体脂肪率は次の式で算出される．

男性の体脂肪率

$$\frac{4.57}{1.0913-0.00116(TSF+肩甲骨下部皮下脂肪厚)-4.142}\times 100$$

女性の体脂肪率

$$\frac{4.57}{1.0897-0.00133(TSF+肩甲骨下部皮下脂肪厚)-4.142}\times 100$$

上腕周囲長（じょうわんしゅういちょう）　[arm circumference；AC]
上腕周囲長は，上腕筋囲（栄養パラメーターとしての筋肉量を表すのに用いられる指標）を算出する際に用いられる測定値．上腕筋囲（AMC）は，次の式で算出される．

上腕周囲長（AC）-3.14×上腕三頭筋皮下脂肪厚（TSF）

ショートステイ　[short stay]
在宅の要介護者が福祉施設に一時的に入所すること．障害児・障害者や高齢者を対象とする福祉サービス．老人短期入所は，老人福祉法に基づき，原則として65歳以上の要介護者が短期間特別養護老人ホームなどに入所して介護を受けるサービスである．介護者の疾病，冠婚葬祭，休養などのために利用できる．介護保険制度では，居宅サービスとして2種類のショートステイ（短期入所サービス）がある．短期入所生活介護は，要介護者が特別養護老人ホームなどで入浴，排泄，食事などの日常的な介護を受ける．一方，短期入所療養介護は，要介護者が介護老人保健施設や介護療養型医療施設などで看護，医学的管理のもとに日常的な介護を受けるものである．

初感染巣（しょかんせんそう）　[primary lesion, primary focus]
病原性をもった微生物が生体に初めて侵入し，生体内で定着，増殖して病巣を形成し，これが原因となって局所的あるいは全身の炎症反応を示す場合の病巣をいう．一般的にはツベルクリン反応陽転時の結核菌感染による肺の乾酪巣形成を指していう場合が多い．

初期がん（しょき-）　[early carcinoma]
⇨早期（そうき）がん

初期硬結（しょきこうけつ）　[initial sclerosis]
早期梅毒の第1期疹としてみられる徴候．梅毒スピロヘータ（トレポネーマ・パリダム）の感染後3～4週の潜伏期を経て，外陰部，肛門周囲，口唇，手指，乳房などトレポネーマ侵入部にみられる直径1～2cmの硬い皮疹をいう．所属リンパ節の無痛性腫脹を伴い，まもなく潰瘍を形成し軟性下疳となる．この部からトレポネーマが検出される．

初期合成（しょきごうせい）　[initial vector of QRS]
⇨QRS群

初期動揺（しょきどうよう）　[QRS complex]
⇨QRS群

初期認知症徴候観察リスト（しょきにんちしょうちょうこうかんさつ-）
[observation list for eary signs of dementia；OLD]
2001（平成13）年にオランダのM.Hopman-Rockらによってつくられたもので，初期の認知症の徴候を観察し評価するための指標として用いられる．記憶，語彙や言動の繰り返し，会話の組立てと文脈理解，見当識障害や作話や依存の4項目につき確認をし，早期受診や早期治療に結びつける．

助教（じょきょう）　[assistant professor]
2007（平成19）年の学校教育法改正により新たに定められた教育職員の呼称．従来の助手という職階から，学生を教授し，その研究を指導し，または研究に従事することを職務とする教育職員である助教と，所属組織の教育研究の円滑な実施に必要な業務を行うことを職務とする助手の2種が規定された．

耳浴（じよく）　[ear instillation]
慢性中耳炎などに対する薬物注入の1つの方法をいう．患側耳を上にさせ，外耳道壁に沿って抗菌薬などの薬液を滴下し，10分間くらいその状態にして液を鼓室や外耳道の深部に浸透させる．

食育基本法（しょくいくきほんほう）　[The Law of Food Education and Promotion]
国民が心身の健康を確保し，生き生きと暮らしていくには，「食」が重要であるという視点から，2005（平成17）年7月に施行された．この法律がつくられた背景には，食を大切にする心の欠如，栄養バランスの偏った食事や不規則な食事の増加，肥満や生活習慣病，糖尿病などの増加，過度の痩身志向，食の安全に対する問題の発生，食の海外への依存，伝統ある食文化の喪失などがあげられており，これらを個人の問題ととらえず，日本の社会全体の問題として国や地方公共団体の責務として取り上げるとした．

食塩制限（しょくえんせいげん）　[salt restriction]
⇨ナトリウム制限

職業神経症 [occupational neurosis]
職業体験が発病の契機となった神経症。3交替制への不適応によって睡眠障害が起こる、書記が字を書こうとすると手がふるえる、OA機器に適応しきれないテクノストレスなどがある。出社拒否も、こうした神経症を背景にしていることもあるといえよう。

職業性膀胱がん [occupational bladder cancer]
染料などの製造工場の従業員にみられる。膀胱に対する発がん性のある化学物質としてベンチジン、アニリン、4-アミノジフェニル、β-ナフチルアミンなどがあげられる。がんとしての性状は通常の非職業性のものと変わらない。これらの工業用化学物質はわが国では労働安全衛生法により、その取り扱いが規制されている。

職業せん(譫)妄 [occupational delirium]
〈作業せん(譫)妄〉 意識変容の代表がせん妄であり、せん妄時には錯覚や幻覚がひき起こされる。その際に出現する行動は患者の日常の経験に影響されることが多く、職人の手馴れた作業や、主婦の家事のような仕草であった場合を職業せん妄という。作業せん妄(occupational delirium)ともよぶ。→意識変容(いしきへんよう)、振戦(しんせん)、せん(譫)妄

職業病 [occupational diseases]
一定の職業、作業工程に関連して発生する疾患・障害をいう。その範囲、分類法は多岐にわたるが、一般に通常の業務および環境条件に起因するものを指し、不慮の事故による負傷などは除外される。原因により次のように分ける。①腰痛、頸肩腕症候群など作業内容(方法・動作)に起因するもの、②ケイソン病(減圧症)、振動障害、難聴など作業条件の物理的因子に起因するもの、③鉛中毒、水銀中毒、一酸化炭素中毒など化学的因子に起因するもの、④感染による十二指腸虫症(鉤虫症)など生物的因子によるものなどである。職業病は時代とともに変遷する。→労働災害(ろうどうさいがい)

食後不定愁訴症候群 [postprandial distress syndrome ; PDS]
2006(平成18)年に改訂された機能性消化管障害(FGID)の診断基準であるRomeⅢでは、週に数回以上、①つらいと感じる食後のもたれ感、②早期飽満感のうち一方あるいは両方あり、診断時の6か月前より発症し、直近の3か月間、症状の基準を満たしているものと定義されている。心窩部痛症候群が併存することもある。→心窩部痛症候群(しんかぶつうしょうこうぐん)

食細胞 [phagocyte]
〈貪食細胞〉 微生物、老化自己赤血球、死んだ細胞、異物などを貪食し、消化できる細胞の総称。白血球、マクロファージ、クッパー細胞、組織球などがある。食細胞は生体内に侵入した病原微生物を貪食、殺菌、消化することで感染防御に中心的役割を果たす。さらにマクロファージはリンパ球に抗原提示することで免疫反応の引き金を引くとともに、種々のサイトカインを分泌することで免疫の調節にも関与している。→食作用(しょくさよう)、マクロファージ

食作用 [phagocytosis]
〈貪食作用、捕食現象〉 細胞が、細菌や死んだ血球、組織成分を取り込む機能をいう。これを行う細胞には、多核白血球やマクロファージなどがあり、細胞膜に接着した異物を偽足で取り込むようにして吸引したのち消化する。また上記の遊走細胞のほかに、肝のクッペル星細胞や脾の内皮細胞などの固定細胞も食作用をもつ。→マクロファージ

食事 ▶大項目参照

食事箋 [dietary recipe]
医師が入院患者の食事内容を給食部の栄養士、調理師に指示する書類。

食事バランスガイド [Japanese Food Guide Spinning Top]
望ましい食生活についてのメッセージを示した「食生活指針」を具体的な行動に結びつけるため、1日に「何を」「どれだけ(SV＝サービング/食事の提供量の略)」食べたらよいのかを「コマ」のイラストを用いて主食、副菜、主菜などの料理区分ごとに目安として示したもの。わが国で古くから親しまれているコマを用いることで、食事のバランスが悪ければ倒れ、運動(回転)することで初めて安定する。コマの軸を水分とし、水分が食事のなかで不可欠な存在であることを表している。2005(平成17)年に厚生労働省と農林水産省共同で策定された。→巻頭カラーFig.29参照

食事療法 [dietetic therapy]
患者の疾病や病態を治癒、改善させるなどの目的をもって食事を与えることをいう。糖尿病における栄養バランスの調整と総摂取エネルギーの制限、高血圧症における塩分制限、腎疾患における蛋白質・塩分制限、肝疾患における高蛋白質摂取などが代表的である。食事療法が必要な疾患として、動脈硬化、高血圧、心臓疾患、脳血管障害、胃・十二指腸疾患、腸疾患、肝疾患、腎疾患、糖尿病、痛風、貧血症などがある。また手術後を含め、消化管疾患では食事の硬度も考慮され、流動食、三分・五分・七分・全がゆ、常食の別があり、特殊なものとして経管栄養[食]などがある。

褥瘡(創) ▶大項目参照

食中毒 [food borne intoxication, food poisoning]
〈食品中毒〉 人体に有害な物質により汚染された飲食物を摂取することが原因で起こった病的な状態で、急性と慢性がある。急性の場合、ある一定時間経過して腹痛、下痢、嘔吐、発熱などの症状を示す。慢性の場合、食品添加物などを長期間摂取することにより起こる。一般に、食中毒といった場合、急性食中毒のことである。また行政用語としての食中毒とは「食品・添加物・器具もしくは容器包装に起因する健康障害」と食品衛生法第27条で定義され、数人以上の集団で発生した場合のみをいう。欧米では食品の媒介するものをすべて含み、食品媒介性中毒(food borne intoxication)ということが多い。これらは、細菌性、ウイルス性、自然毒性、化学物質性に分類されるが、原因は、ほとんどが細菌性とウイルス性である。さらに細菌性食中毒は、感染型(サルモネラ、腸炎ビブリオ、病原性大腸菌など)と毒素型(ブドウ球菌、ボツリヌス菌など)に分類される。ウイルス性食中毒では、ノロウイルスが注目されている。自然毒性では動物性(フグ中毒など)と植物性(キノコ中毒など)に分類さ

れ，化学物質性の中毒では，食品添加物・金属が問題となる．そのほかにアレルギー性，真菌性食中毒がある．症状としては，ほとんどの細菌性食中毒は胃腸炎症状(腹痛，下痢，嘔吐，血便など)が主であるが，ボツリヌス菌中毒の場合，胃腸炎症状後に神経症状が出現する．病原性大腸菌O-157の場合，激しい腹痛，血性下痢に続いて，溶血性尿毒症症候群や中枢神経障害などの重症合併症を併発することがある．治療は，抗菌薬療法，抗毒素血清療法，対症療法などを行う．予防の3原則は，食品汚染の防止，食品中での細菌増殖防止，食品中の細菌の殺菌である．以上の3原則を食品の生産者，販売者，調理者，消費者が十分注意をする必要がある．また，集団生活においては，食堂，調理施設，トイレ，入浴施設，洗濯施設の衛生管理および，二次感染の予防が重要である．

食道 [esophagus]

咽頭から胃噴門部に至る，長さ約25 cm，内径15〜25 mmの筋性の管状器官．消化・吸収機能はほとんどなく，食物を蠕動運動により胃に送り込む働きを担う．咽頭に続いて輪状軟骨の位置(C_6付近)に始まり，気管と脊椎の間を下行して，横隔膜の食道裂孔を経て胃に終る．3か所の生理的狭窄部位(上端，気管分岐部，横隔膜貫通部)をもつ．組織構造は腸管に似て，食道腺をもつ重層扁平上皮の粘膜層と，内輪外縦の筋層および外膜からなる．

食道アカラシア [esophageal achalasia]
⇨アカラシア

食道異物 [foreign body of the esophagus]

食道内腔に存在する異物．コイン，魚骨，玩具，入れ歯などの誤飲が原因である．胸部X線で診断する．胃に入り，自然に排泄されればよいが，食道にとどまっている場合は，ほとんどは内視鏡下に異物を除去する．まれに外科的手術が必要となる．

食道炎 [esophagitis]

食道粘膜の炎症．胃液の食道内逆流による逆流性食道炎が多い．ほかに，化学薬品，外傷，感染症などによる急性のものがある．嚥下困難，疼痛，胸やけ，異物感などの症状を呈する．診断は内視鏡による．治療は原因により異なるが，制酸薬，粘膜保護薬などによる内科的療法が中心であるが，狭窄，閉塞などをきたして内視鏡的ないし外科的治療が必要となる場合もある．→胃食道逆流症(いしょくどうぎゃくりゅうしょう)，胃切除後逆流性食道炎(いせつじょごぎゃくりゅうせいしょくどうえん)，バレット食道

食道潰瘍 [esophageal ulcer]

胃液の食道内逆流に起因するものがほとんどで，食道・胃接合部の逆流防止機構の不全による．食道・胃噴門部切除，胃全摘，アカラシアの術後，食道裂孔ヘルニアなどで起こる．逆流性食道炎の程度が進み，食道粘膜に欠損を生じたものといえる．症状は胸やけ，胸部痛，嚥下困難，出血などで，食道内視鏡検査による潰瘍の確認で診断される．→食道炎(しょくどうえん)

食道がん [esophageal carcinoma；Eca]

食道に発生する悪性腫瘍．食道胸部以下の部位に多く，ほとんどが原発性の扁平上皮がんである．50歳以降の男性(喫煙・飲酒家)の発症が大部分を占める．自覚症状は異物感と嚥下困難に始まり，多くの場合，貧血や体重減少を伴う．X線造影，内視鏡，生検により診断するが，他臓器への浸潤・転移の進んだ段階で発見されることが多く，予後不良である．治療は外科的摘除，放射線・化学療法およびこれらの併用による．

食道気管フィステル [esophagotracheal fistula]
⇨食道気管瘻(しょくどうきかんろう)

食道気管瘻 [esophagotracheal fistula]

〈食道気管フィステル〉多くは先天性食道閉鎖症に合併する奇形で，出生2,000〜3,000人に1例の割でみられる．気管分岐部で食道と気管とに瘻孔を形成し，相互に交通のみられるもの．食道，哺乳後に咳嗽，呼吸困難をきたし，また肺内に飲食物が入るため肺炎などを起こしやすい．後天性のものとしては，食道がんの術後再発・転移，放射線療法後などにみられる．

食道狭窄[症] [esophagostenosis, esophageal stenosis]

食道の一部または大部分の狭窄により嚥下障害をきたした状態．先天性のもの，食道がんやポリープなどの腫瘤性のもの，外側からの圧迫によるもの，化学薬品や食道炎または手術による瘢痕狭窄などがある．X線造影と内視鏡検査により診断し，治療は内視鏡下ブジーないし外科的に行う．

食道憩室 [esophageal diverticulum]

食道の一部が囊状または袋状に突出した状態．次の2つの発生機序による．①内圧性：内圧の上昇により，食道筋層の弱いところに起こる．頸部のツェンケル憩室が代表的．大きくなって内容物が停滞するようになれば手術的に切除する．②牽引性：食道壁が外部の気管支やリンパ節，軟部組織との炎症性の瘢痕癒着を起こし，それが収縮して起こるもので治療の対象とはならない．

食道痙攣 [esophageal spasm, esophagospasm, esophagisms]

痙攣の出現は発作的で，胸内圧迫感，嚥下困難，胸痛，呼吸困難などを訴える．原因疾患としては，食道炎および潰瘍，神経症のほか，髄膜炎，破傷風があげられるが，原因不明の場合も少なくない．症状が不定で，食道ブジーを挿入すると容易に通じる場合がある．発作時には鎮静薬を与薬し，原因の明らかなものは原因に対する治療を行う．

食道再建[術] [esophageal reconstruction]

食道がんや食道狭窄ないし閉塞などによる食道切除後に，他の臓器を用いて食道を再形成する手術．再建経路として胸壁前，胸骨後および胸腔内(後縦隔)があり，食道代用臓器として胃，空腸，結腸(右半または左半結腸)などがある．

食道静脈瘤 [esophageal varices]

食道粘膜下の静脈叢が拡張・怒張・蛇行するもの．原因としては，肝硬変症などを原疾患として門脈系の循環障害による門脈圧亢進が起こり，副血行路としての食道静脈圧上昇をきたす場合が最も多い．食道静脈瘤そのものの症状はなく，静脈瘤が破裂して大量の吐血・下血をきたし，出血性ショック状態に陥るのが主症状である．X線造影，内視鏡にて数珠状，腫瘤状の病変をみとめる．治療としては，大量の出血によるショックには，輸液，輸血，抗ショック薬などの投与，ゼングスターケン-ブレークモアチ

ューブ挿入による圧迫止血，内視鏡的硬化療法，経皮経肝的静脈瘤塞栓術，手術療法などを行う．高アンモニア血症，肝不全に移行するものが多く，予後不良．→肝循環(かんじゅんかん)，静脈瘤(じょうみゃくりゅう)，ゼングスターケン-ブレークモアチューブ，門脈圧亢進症(もんみゃくあつこうしんしょう)

食道穿孔 [esophageal perforation]
食道に起こる穿孔は医原性(内視鏡，ブジー，手術などによる)のものが多く，また突発性のもの(ボールハーヴェ症候群)，食道癌末期，異物，外力などでも起こりうる．頸部食道に多く発生する．主症状は疼痛，嚥下困難，胸内苦悶など．

食道相 ⇨口腔相(こうくうそう)

食道短小症 [short esophagus]
胃の一部が横隔膜上にあり，食道が短い状態．幼児期には無症状のことが多いが，成長して嚥下困難，嘔吐，吐血などの症状を呈する．重症例には手術を要する．→食道裂孔(しょくどうれっこう)ヘルニア

食道離断[術] [esophageal transection]
食道静脈瘤に対する外科手術の1方法．下部食道を食道噴門部より7～8 cmにわたり完全に剝離し，噴門より3～4 cm上方にて食道右壁の筋層を残して完全に横切し，この部分の食道静脈瘤を切離結紮する手術法．破裂出血時だけでなく，予防的に行われる場合もある．最近では内視鏡を使用したエタノールなどの局所注射による硬化療法で代用することがほとんどである．

食道良性腫瘍 [esophageal benign tumor]
食道に発生する良性の腫瘍．上皮性腫瘍としては乳頭腫，ポリープ，腺腫，囊腫など，非上皮性腫瘍としては，平滑筋腫，線維腫，脂肪腫，血管腫などがある．

食道裂孔ヘルニア [esophageal hiatal hernia]
食道裂孔から胃が胸腔内へ脱出するヘルニアをいう．食道と胃の接合部が正常で胃だけが入り込んだときは傍食道裂孔ヘルニア，接合部が縦隔内に入った場合を滑脱ヘルニアという．→横隔膜(おうかくまく)ヘルニア，滑脱(かつだつ)ヘルニア，食道短小症(しょくどうたんしょうしょう)

職場外教育 [off the job training ; OffJT]
⇨Off(オフ)JT

職場高血圧 [worksitehypertension]
健康診断などの数値では正常範囲を示すが，職場など多忙な日常生活に戻ると血圧が上昇する病態を指す．原因としては，職場のストレス，あるいはメタボリック症候群などの関与があると推測されている．仮面高血圧の一種であり，昼間血圧と診察室血圧の差と解釈することもできる．一般的には職場での測定値が140/90 mmHg以上ある場合とされる．1日の1/3以上の時間帯で血圧が下降しない状態になるわけで，動脈硬化や心肥大を進展させることとなり，心血管リスクは増大すると考えられる．簡易型の自動血圧計などを用い，職場での自己血圧測定を行って自己の血圧値を把握しながら職場環境の改善によるストレス軽減，あるいは生活習慣の改善，夜間の意図的な降圧などを考慮する

必要もある．

職場内教育 [on the job training ; OJT]
⇨OJT

職場不適応 [maladaptation at work]
職場における有害なストレス要因，たとえば仕事の過重，不快な職場環境，人間関係の葛藤，配置転換，昇進，左遷，単身赴任，技術革新によるテクノストレスなどが誘因となって勤務者に不安，焦燥感を生じさせ，勤務成績の低下，常習欠勤，事故頻発，問題飲酒などの問題行動が出現している状態．精神医学的には適応障害やうつ病の診断がつけられる状態が含まれてくる．産業医や精神科医などの協力を得て，職場全体で対応していくことが望まれる．

植皮術 [skin grafting]
〈皮膚移植術〉 皮膚の欠損部を補うために行う．自己の皮膚を他の部位に移植する自家移植，他人の皮膚を移植する同種移植，異種(代表的なものは豚皮)移植に分けられる．遊離した皮膚の表皮のみを移植する分層植皮，皮膚を網状に拡大して移植する網状植皮，血行を維持しながら植皮する有茎植皮などの植皮術がある．

食品衛生法 [Food Sanitation Law]
1947(昭和22)年12月に公布された法律で，飲食による衛生上の危害の発生を防止することを目的とし，直接摂取される飲食物，添加物，これらのものが接触する機械，器具，容器，包装など，飲食に直接的，あるいは間接的に関係するものについて規制した法律．現行は2003(平成15)年，集団食中毒事件やBSE問題を背景として大幅な改正が行われた．

食品交換表 [list of food exchange, food substitution table]
栄養素やエネルギーの摂取を規制されている患者が，その範囲内で自分の好みに従って食品を用い，変化に富んだ献立や料理をつくるために工夫された換算表をいう．等栄養価，等エネルギーの食品を交換することで献立，料理を自在につくれることになる．長期かつ継続的に行う食事療法，とくに糖尿病，腎臓病の食事療法に広く用いられている．

食品中毒 [food poisoning]
⇨食中毒(しょくちゅうどく)

褥婦 [puerpera]
妊娠分娩によって起こった全身や性器およびその周囲の変化が，分娩が終了したことにより，ほぼ妊娠前の状態に戻っていく期間中の女性をいう．→産褥[期](さんじょくき)

植物状態 [vegetative state]
広汎な脳外傷や重篤な脳血管障害，低血糖の遷延，低酸素血症，一酸化炭素中毒などによって大脳の機能を喪失し，脳幹の機能だけが作用しており，回復の徴候がなく，長期間定常状態で生存している状態．呼吸，循環，消化，吸収といった生命維持に最低必要な機能(植物的機能)は維持されているが，精神活動性，精神活動を喪失した状態をいう．脳幹の機能が保持されている点が脳死の決定的差異である．今日では医療の急速な発達によって長期間にわたって生命を維持することは可能となってきたが，一方，経済上，人道上，植物状態に対する社会問題がクローズアップされている．→尊厳死(そんげんし)，脳死(のうし)

植物神経系 [vegetative nervous system]
⇨自律神経〔系〕(じりつしんけいけい)

植物性血球凝集素 [plant hemagglutinin, phytohemagglutinin ; PHA] 〈フィトヘマグルチニン〉
マメ科植物の抽出物(レクチン)で，リンパ球細胞膜表面の受容体と反応してリンパ球の分裂(芽球化)を活性化する．このリンパ球の芽球化現象を利用して染色体分析や，リンパ球の免疫反応能力の解析を行う．

食物アレルギー [food allergy]
主に食物中の蛋白質がアレルゲンとなり免疫学的機序によって生じるアレルギー反応．発症機序については不明な点が多く，即時型，非即時型に分けられる．消化管粘膜で反応すると嘔吐，腹痛，下痢などが体内吸収後に起こると蕁麻疹，気管支喘息などの症状がみられる．問診，特異的IgE抗体測定などで診断する．卵，牛乳などのアレルゲンとなる食物の除去が必要である．

食物繊維 [dietary fiber ; DF]
⇨高繊維食(こうせんいしょく)

食欲不振 [anorexia, loss of appetite]
食物に対する生理的欲求が低下ないし消失した状態をいう．食欲は，味覚，視覚，嗅覚などの影響を受け，食物についての記憶や精神的要素も関与し，その本態については不明の部分も多い．血糖値や消化管機能などの末梢性因子と，視床下部の食欲を支配するいくつかの中枢による中枢性因子との複雑な関連が考えられている．したがって，食欲不振の原因はきわめて多岐にわたり，あらゆる病態で起こりうる．消化器系疾患や発熱性疾患で多くみられるほか，腎疾患，心疾患，血液疾患，内分泌疾患に起因する場合や薬物の作用による場合もある．さらに神経性・心因性の食欲不振もあり，原因の究明が困難な場合も少なくない．治療としては，原疾患の明らかな場合はその治療を行い，心因性の場合は食生活・生活環境の改善・調整やカウンセリングなどを行う．また，対症的には食欲増進薬を投与する．→摂食障害(せっしょくしょうがい)

書痙 [writer cramp]
筋痙攣(muscle cramp)は間代性に発生することが多く，痛みも伴うものをいうが，書痙は，文字を書くときに手が震えたり硬直して書字不能となること．書字動作のときにだけ指先に筋の緊張異常が生じ，他の指先を用いる動作には支障をきたさない．文字を書く職業の人に多く発症する．不安・強迫神経症に関係が深く，そのほか薬物中毒，脳の器質的障害による症状としてみられる．

徐呼吸 [bradypnea]
単位時間当たりの呼吸数が減少している場合を徐呼吸という．頭蓋内圧の亢進(脳腫瘍，脳出血)，尿毒症，糖尿病性昏睡，薬物(モルヒネなど)の過量服用による中毒などでみられる．呼吸の深さは問わない．

除細動 [defibrillation ; DF, df]
心室・心房の細動・粗動，あるいは心室性頻拍症に対して電流によるカウンターショックを加えたり(電気的除細動)，抗不整脈薬を投与することで，正常調律に回復させることをいう．除細動後に心停止を伴うことがあるので，細心の注意と救命処置をとりうる状態で行う．

除細動器 [defibrillator]
前胸部で心基部と心尖部に当てたパドル(電極)から心臓へ直流電流を通電し，心室細動，心室頻拍，心房細動，心房粗動などの不整脈を除去する機器．電極間で極性を反転させ交互に2方向へ通電する二相性除細動器は，単相性に比べて除細動効率が高く，電気ショックエネルギーが小さいため心筋などへの傷害が少ない．植込み型除細動器は，予め体内に植え込んでおいて不整脈が生じたときにはこれを感知して自動的に通電を行う装置で，不整脈による突然死の回避に有効である．→AED〈自動体外式除細動器〉，カウンター・ショック

助産師 [midwife]
助産師は，保健師助産師看護師法(以下「保助看法」)第3条において「厚生労働大臣の免許を受けて，助産または妊婦，じょく婦もしくは新生児の保健指導を行うことを業とする女子をいう」と規定される．助産師国家試験受験資格は，看護師国家試験に合格した者または看護師国家試験受験資格をもつ者で，かつ文部科学大臣が指定した学校において6か月以上助産に関する学科を修めた者または厚生労働大臣の指定した助産師養成所を卒業した者などとなっている(同法20条)．助産師は，保助看法成立以前から産婆という名称で独立した職業として分娩介助にあたっていた．1947(昭和22)年5月「産婆規則」が「助産婦規則」に改正されて助産婦が法定用語となり，1948(昭和23)年保助看法に組み込まれた．1940年代までは在宅分娩が9割以上を占めており個人開業での活動が主であったが，近年は病院・診療所・助産所などの施設における分娩が増加し，活動の場が多様化している．そのほか，助産師の義務として以下の5項目がある．①異常の場合の処置禁止，②応招義務，③証明文書に関する義務，④刑事上の協力義務，⑤助産録に関する義務．また，2002(平成14)年3月1日，保助看法の名称変更に伴い，保健婦，助産婦，看護婦の名称も変更．→医療(いりょう)チーム

助産施設 [maternity home]
産科設備のある病院，助産所で，児童福祉法に定められている児童福祉施設の1つ．助産施設は児童福祉法第22条において，保健衛生上必要であるにもかかわらず経済的理由により，入院助産を受けることができないと都道府県ならびに市町村の長が認めたときは，その妊産婦を助産施設に入所させ，必要な処置を受けさせなければならないとしている．

助産婦 [midwife]
⇨助産師(じょさんし)

助産録 [midwifery record]
保健師助産師看護師法により，分娩の介助をした助産師は，その助産状況の各記録を「助産録」に記載し，5年間保存することが規定されている．記載する内容事項は，同法施行規則によって各項が詳細に規定されている．

助手 [assistant]
⇨助教(じょきょう)

女性化乳房 [gynecomastia]
男性乳房が腺構造をもち肥大し，女性乳房のような外観を呈するもの．軽度のものは思春期においてみられ，これは同時期の卵胞刺激ホルモン(FSH)，黄体形成ホルモン(LH)などの分泌増加に起因する．また，女性ホル

モン薬使用時，男性性腺機能低下症，肝機能障害によるエストロゲンの不活性化の障害時にみられるほか，抗アルドステロン薬の使用時にみられることがある．

女性生殖器系（じょせいせいしょくきけい） ▶ 大項目参照

女性ホルモン（じょせいホルモン） [female sex hormone]
⇨性（せい）ホルモン

所属リンパ節転移（しょぞくリンパせつてんい） 腫瘍細胞が局所のリンパ管内に侵入し，リンパ流に乗って所属リンパ節に病巣を形成することをいう．所属リンパ節は臓器を中心に近いほうから群別されており，悪性腫瘍の外科的治療は，その進行度に応じて，腫瘍そのものを切除のみならず，所属リンパ節を含めた周囲の組織の郭清・切除を目的としている．

触覚（しょっかく） [touch, tactile sense] 皮膚や粘膜に何かが触れたときに生じる感覚．ガラス棒などで圧迫した場合のものは圧覚という．触覚受容器として触覚（マイスネル）小体，パチニ小体，メルケル触覚板，ピンカス小体などがあり，触覚はこれらの受容器の刺激に対しての神経系に現れる応答と考えられる．

触覚小体（しょっかくしょうたい） [tactile corpuscle]
⇨マイスネル触覚小体

ショック ▶ 大項目参照

ショック腎（ショックじん） [shock kidney] 急激な循環血液絶対量の減少，心肺機能不全に合併する急性の腎の器質的および機能的障害．大出血，広範囲熱傷，心不全，高度脱水，薬物アレルギー，重篤感染など，ショックを招来するすべてが発症の原因となりうる．

ショック相（ショックそう） 外傷性ショックの段階的な分類．第1相は全血液量の30～40％の損失で起こる出血性低血圧，第2相は，40％以上の失血で，適切な処置があれば持続的な低血圧を維持できる状態，第3相は，全失血量を生体に戻しても血圧の改善をみない不可逆性ショックの状態．→ショック

ショック体位（ショックたいい） [shock position] ショックを起こしたときにとる体位で，足を高くし頭を低くする（図）．ショック時の救急処置として第一に行い，脳や心臓への還流血液量を多くすることができる．

■図　ショック体位

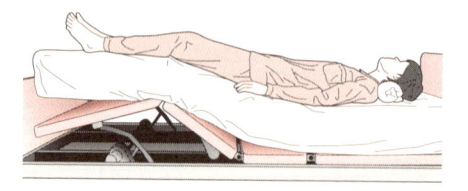

ショック肺（ショックはい） [shock lung]
⇨急性呼吸窮迫症候群（きゅうせいこきゅうきゅうはくしょうこうぐん）

ショックパンツ [pneumatic antishock garment ; PASG] 出血性ショックの際に，両下肢を圧迫することで心臓への静脈還流量を維持し，重要臓器（脳，心臓）への血流量を維持する目的で使用される．両下肢・胴部に着衣させ空気を送気して膨らませる．骨盤骨折や下肢骨折の固定にも有用性を示唆する報告がある．下肢の虚血，コンパートメント症候群，腹部圧迫による換気障害の合併症があり，その使用には注意を要する．

ショック療法（ショックりょうほう） [shock therapy ; ST] 精神科治療法の1つ．インスリンショック療法と電気痙攣療法がある．低血糖性昏睡やてんかん大発作様の痙攣を起こさせるもので，危険が伴う．適応は統合失調症だが，向精神薬の発達により，ほとんど実施されなくなった．

蔗糖（しょとう） [cane sugar, sucrose, saccharose]
⇨スクロース

初乳（しょにゅう） [colostrum, foremilk] 一般に分娩後3～4日まで分泌される母乳で，水様半透明の薄く黄色を帯びた，やや粘稠性のある乳汁．中性または弱アルカリ性で，比重は1.030～1.035．分娩後4～5日より移行乳となり，10日くらいには初乳の性質は失われ，成乳となる．初乳は成乳に比べ，多量の蛋白質，塩類，脂肪を含有し，栄養価も成乳の2～3倍と多いが，糖分は成乳に比べ少ない．初乳は塩類を多く含有することで便通を促す効果をもつと同時に，初乳は抗体を有する分泌型免疫グロブリン（IgA）が含まれ，新生児の感染防御に重要な役割を担っている．→移行乳（いこうにゅう），成〔熟〕乳（せいじゅくにゅう）

徐波（じょは） [slow wave] 脳波でα（アルファ）波（8～13Hz）より遅い周波数の波のこと．徐波は周波数によりθ（シータ）波（4～7Hz）とδ（デルタ）波（3Hz以下）に分けられる．成人では，深い睡眠時には生理的波形としてみられるが，正常覚醒時に徐波が汎発性にみられれば脳機能の低下が示唆される．

徐拍（じょはく） [infrequent pulse]
⇨徐脈（じょみゃく）

徐拍-頻拍症候群（じょはくひんぱくしょうこうぐん） [bradycardia-tachycardia syndrome]
⇨洞〔機能〕不全症候群（どうきのうふぜんしょうこうぐん）

徐波睡眠（じょはすいみん） [slow wave sleep ; SWS] 〈ノンレム睡眠〉　周波数の低い脳波（δ：デルタ波）が優位にみられる深い睡眠をいう．睡眠初期は速波がみられ，活発な眼球運動などが観察される（レム睡眠）が，深い眠りになるに従いδ波のような徐波が大部分を占めるようになり，呼吸，心拍は安定し，筋の緊張も低下した状態の睡眠となる（図）．→睡眠（すいみん）

処方箋（しょほうせん） [prescription ; PS, recipe] 医師および歯科医師が治療を行ううえで必要な事柄や医薬品を記載，指示した文書．通常，処方箋というと医師が薬物投与の内容を一定の書式で薬剤師に指示したものをいう．使用された処方箋は薬剤師法上3年間の保存が義務づけられている．

■図　脳波の種類

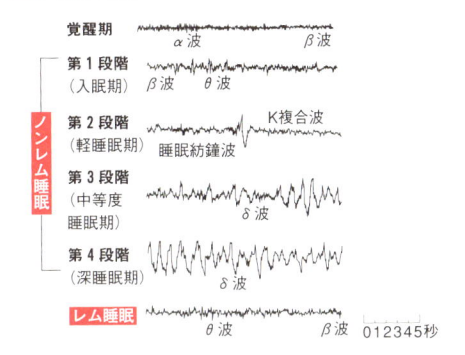

覚醒期	α波　　　　β波
第1段階（入眠期）	α波　θ波
第2段階（軽睡眠期）	K複合波／睡眠紡錘波
第3段階（中等度睡眠期）	δ波
第4段階（深睡眠期）	δ波
レム睡眠	θ波　　　β波　　0 1 2 3 4 5 秒

（第2〜第4段階＝ノンレム睡眠）

徐脈（じょみゃく）　[bradycardia ; bra]
〈徐拍〉　脈拍数が毎分60以下の状態をいう．洞結節の収縮刺激回数の減少による洞性徐脈，心房心室間の興奮伝導障害による房室ブロック，数秒の洞活動の停止による洞休止，洞房ブロック，心房細動などが原因となる．これらは心電図により鑑別できる．無症状のこともあるが，程度により疲労感，動悸，めまいなどの症状を伴う．

初老期精神病（しょろうきせいしんびょう）　[presenile psychosis]
⇨退行期精神病（たいこうきせいしんびょう）

初老期認知症（しょろうきにんちしょう）　[presenile dementia]
⇨認知症（にんちしょう）〈痴呆〉

ジョンソン，ドロシー・E.
[Dorothy E. Johnson, 1919〜1999]　米国の看護学者．ハーバード大学で公衆衛生学の修士号を取得後，小児看護学を教授する一方でナーシングリサーチ誌の文献紹介などを担当した．ジョンソンの理論は，人間を行動システムであるととらえ，人間の総合的な平衡維持のメカニズムによって説明していることが特徴的である．そして看護は発病前，病気の間，そして回復後に，患者の行動が効果的に機能するように促すことによって貢献するとしている．また，健康や，疾病の状態に応じたストレスをもっている個体の内的な平衡や対人的な平衡を回復し，維持することを目指して，そのために必要なのは緊張や不快感を取り除くことであるとしている．主著には『看護の哲学』（1959），『看護のための行動システムモデル』（1980）などがある．

自律訓練法（じりつくんれんほう）　[autogenic training]
交感神経が優位な状態から訓練によって副交感神経が優位な状態へとセルフコントロールできるようにするもの．7つの段階からなる公式化された語句を反復暗唱しながら，心身を弛緩させた状態にもっていく基本訓練と，これをマスターしたあとの上級訓練がある．一種の自己暗示ともいえるが，催眠法と違って治療者に依存を起こさせないが，やはり，正しい方法を指導者のもとで行うべきであり，あくまでも自己流で行うのはさけなければならない．

自立支援医療（じりつしえんいりょう）
2006（平成18）年4月の「障害者自立支援法」施行により，従来の「通院医療公費負担制度」は「自立支援医療制度」に変更された．原則として，外来医療費の10％が自己負担であるが，低所得の場合は自己負担の月額に上限が設定される．自立支援給付の支給に要する費用は，市町村，都道府県，国が負担する．まず市町村に申請書類を提出したあと，都道府県による助成の決定と「医療受給者証」の交付がなされる．有効期限は1年間．→障害者自立支援法（しょうがいしゃじりつしえんほう）

自律神経機能検査（じりつしんけいきのうけんさ）　[functional test of autonomic nervous system]
自律神経（交感神経と副交感神経）の緊張状態を知ることにより，自律神経機能を把握する検査法．生理学的検査法と薬理学的検査法がある．生理学的検査法としては，アシュネル眼球圧迫試験，頸動脈洞圧迫試験，皮膚描画法，寒冷昇圧試験，体位変換試験，シェロング起立試験などがある．薬理学的検査法にはアドレナリン試験，ノルアドレナリン試験，ピロカルピン試験，アトロピン試験などがあるが，最近では薬物試験はあまり重要視されなくなった．自律神経の作用は複雑なので，これらの機能検査のうち1つの方法のみでその状態を把握することは難しい．最近では心電図におけるR-R間隔の変動性などを検査する試験や，血中や尿中のホルモンおよび代謝産物を測定して自律神経機能をみる方法が用いられている．

自律神経緊張異常症（じりつしんけいきんちょういじょうしょう）　[autonomic dystonia]
⇨自律神経失調症（じりつしんけいしっちょうしょう）

自律神経〔系〕（じりつしんけい〔けい〕）　[autonomic nerve, autonomic nervous system ; ANS]
〈植物神経系〉　筋運動や感覚をつかさどる体性神経系に対して，内臓，血管，腺など不随意的な機能をもつ器官を支配し，呼吸・循環・消化・排泄などを調節・維持する神経を自律神経系という．自律神経系は，拮抗的な作用をもつ交感神経と副交感神経という2つの系統からなる．交感神経系は，その興奮によって，循環器系の働きを高め，消化器系の働きを抑えて血液を骨格筋に供給して運動能力を高め，また精神の緊張を強めて身体活動を活発化させる方向に作用する．逆に副交感神経は，その興奮により，循環器系の働きを抑え，消化器系の働きを高め，筋の緊張を解き，精神活動を鎮めて，栄養補給や休養など体力を蓄える方向に作用する．→交感神経（こうかんしんけい），副交感神経（ふくこうかんしんけい），末梢神経（まっしょうしんけい）

自律神経系に作用する薬物（じりつしんけいけいにさようするやくぶつ）　▶大項目参照

自律神経〔系〕不安定症（じりつしんけい〔けい〕ふあんていしょう）　[autonomic instability]
⇨自律神経失調症（じりつしんけいしっちょうしょう）

自律神経失調症（じりつしんけいしっちょうしょう）　[autonomic imbalance, autonomic dystonia]
〈自律神経緊張異常症，自律神経〔系〕不安定症〉　自律神経（交感神経，副交感神経）の緊張状態が不安定で，愁訴として種々の症状を呈するが，それに対応する器質的変化をみとめないものをいう．症状は頭痛，頭重感，めまい，易疲労感，発汗異常，動悸，息切れ，胸痛，圧迫感，食欲不振，腹痛，胃部不快感，下痢，便秘，不眠，感覚異常，違和感など多彩である．臓器選択性がみられることもあり，呼吸神経症，心

じりつしん

臓神経症、胃腸神経症などとよばれる。思春期前後から40歳までに多く、男性より女性に多い。原因として体質や脳機能の反応性の異常が考えられ、これに肉体的・精神的要因が加わり、さらに社会的要因や気候の変化などの環境的因子が誘因となる。心理テストや各種の自律神経機能検査で診断する。治療は原因や誘因の排除に努力し、心理療法や自律訓練法、自律神経遮断薬や精神安定薬の投与などが行われる。

自律神経症状 [autonomic symptom, symptoms of autonomic nervous system]
自律神経の機能失調によりひき起こされる一連の症状の総称。→自律神経失調症（じりつしんけいしっちょうしょう）

自律神経節遮断薬 [autonomic ganglion blocking agents]
〈節遮断薬〉自律神経節に作用して節前線維から節後線維への刺激伝達を阻害する薬物。神経節細胞のニコチン受容体を遮断する。脱分極性遮断薬（ニコチン）と競合的遮断薬（ヘキサメトニウム、トリメタファン）があり、トリメタファンは高血圧症の緊急治療に点滴で用いられる。→ヘキサメトニウム

自律神経反射異常亢進* [autonomic dysreflexia]
NANDA–I 分類法 II の領域9〈コーピング／ストレス耐性〉類3〈神経行動ストレス〉に配置された看護診断概念で、これに属する看護診断としては〈自律神経反射異常亢進〉〈自律神経反射異常亢進リスク状態〉がある。

止痢薬 [antidiarrhoics]
⇨止瀉薬（ししゃやく）

糸粒体 [mitochondria]
⇨ミトコンドリア

視力障害 [visual impairment]
視覚による空間覚識別の障害をいう。視力の障害は、眼球、眼付属器、視神経、視覚中枢などのいずれの異常によっても起こりうる。間接的なものも含まれよく、あらゆる眼科的疾患のほか、外傷、脳腫瘍、感染症などでも起こりうる。先天的な視力障害として、先天性白内障や先天性緑内障、弱視、小眼球症、未熟児網膜症などがある。後天的な視力障害には、遠視・近視・乱視などの屈折調節障害、角膜・水晶体・硝子体など透光体の障害、網膜の疾患、頭蓋内腫瘍や炎症の波及のほか、全身疾患の分症、心因性の障害などでも出現する。

シルデナフィル [sildenafil]
〈クエン酸シルデナフィル〉満足な性行為を行うに十分な勃起とその維持ができない患者の勃起不全に用いる薬剤。ヒト陰茎海綿体の cGMP 分解酵素である PDE 5の活性を、選択的かつ競合的に阻害する。本薬は血管拡張作用による降圧効果を有するため、硝酸薬あるいは一酸化窒素（NO）供与薬の降圧作用を増強することがあり、また、性行為は心臓へのリスクも伴うため、勃起不全の治療を開始する前に心血管系の状態に注意をはらう必要がある。医薬品名はバイアグラ。→性機能改善薬（せいきのうかいぜんやく）

シルドプロット [schild plot]
薬物受容体理論において、競合的拮抗薬（competitive antagonist）の効力を示す指標の1つである

pA_2 を求めるために用いるプロット。考案者の名前より、Schild plot とよばれる。Heinz Otto Schild（1906～1984、クロアチア、薬学）。→拮抗薬（きっこうやく）

シルバーマン[–アンダーソン]スコア
[Silverman[–Anderson]score] Silverman retraction score ともいい、新生児の呼吸障害の程度を判定する指標。①胸と腹の運動、②肋間陥没、③剣状突起部の陥没、④鼻翼呼吸による鼻孔拡大、下顎沈下、⑤呼気性呻吟（しんぎん）の5項目からなり、それぞれ0～2点で採点するので合計0～10点となる。点数が高いほど障害の程度が強く、また予後も不良とされる。

シルビウス溝 [Sylvian fissure]
〈シルビウス裂、外側溝〉側頭葉前上縁の深い溝で側頭葉を前頭葉および頭頂葉から隔てている溝。この溝の深部には島（insula）がある。

シルビウス裂 [Sylvian fissure]
⇨シルビウス溝

ジルベール症候群 [Gilbert syndrome]
赤血球が破壊されるとヘモグロビンは網内系で非抱合型ビリルビンとなり、アルブミンと結合し肝へ運ばれ、種々の代謝を受け、抱合ビリルビンとなり、胆汁の成分として腸へ排出される。この代謝経路に異常が生じると血液中のビリルビン値が上昇し、その値が2 mg/mLを超えた状態を黄疸という。黄疸は通常、肝障害や溶血など、病的な状態に伴うが、体質的に黄疸を呈する体質性黄疸という病態がある。このなかで、非抱合型ビリルビン（間接型ビリルビン）が上昇するものの1つが本症である。本症は体質性黄疸のなかで比較的多くみられ、通常10歳前後から思春期にかけて発症し、ビリルビン値は5 mg/mL以下と軽度である。カロリー制限やニコチン酸の負荷でビリルビン値が上昇するが、ウリジン二リン酸グルコースグルクロニルトランスフェラーゼというビリルビンにグルクロン酸を抱合させる遺伝子の異常によるとされている。→黄疸（おうだん）

事例研究 [case study]
〈ケーススタディ〉ある1つの事例に関して、治療・看護の体験を、過去の文献や資料などを用い、いろいろな角度から照合・検討して新しい見解や工夫を見出し、将来の発展へとつなげていく研究方法。症例研究とほぼ同義語として考えられている。

歯列 [dentition]
歯槽突起上に乳歯では上下顎10本ずつ、永久歯では上下顎16本ずつ馬蹄形に列をなして並んでいる状態を歯列という。永久歯列では、隣接する歯は互いに点において接触している。

痔瘻 [anal fistula]
肛門周囲の皮膚と肛門管もしくは直腸の間に瘻孔を有する炎症性難治性疾患（図）。肛門周囲炎・膿瘍後に生じる。かつて多かった結核性のものは、現在ほとんどみられない。治療は外科的に行う。放置するとがん化の危険性がある。

脂漏性湿疹 [seborrheic eczema]
〈脂漏性皮膚炎〉毛孔性丘疹、油脂性の紅斑、脂漏性（しろうせい）の落屑（らくせつ）を主とする原発

■図　痔瘻の分類

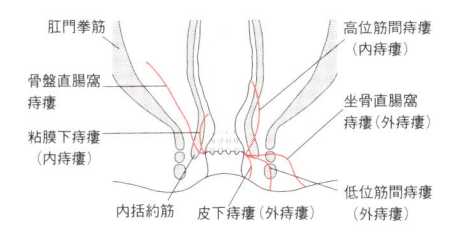

```
肛門挙筋                          高位筋間痔瘻
                                  （内痔瘻）
骨盤直腸窩
痔瘻                               坐骨直腸窩
                                  痔瘻（外痔瘻）
粘膜下痔瘻
（内痔瘻）
                                  低位筋間痔瘻
       内括約筋   皮下痔瘻           （外痔瘻）
                 （外痔瘻）
```

疹．頭部，顔面，腋窩，前胸部，背部，外陰部などの脂漏部位に好発する．頭部では粃糠性（ひこうせい）落屑（フケ），脂漏性痂皮（かひ）の固着をみる乳児脂漏性湿疹が代表的なものである．原因としては皮膚分泌機能の異常，脂質代謝，発汗，ビタミン代謝，感染などが関与すると考えられている．

脂漏性皮膚炎　[seborrheic dermatitis]
　⇨脂漏性湿疹（しろうせいしっしん）

しろそこひ　[cataract]
　⇨白内障（はくないしょう）

しろなまず　[vitiligo vulgaris]
　⇨尋常性白斑（じんじょうせいはくはん）

寝衣　⇨衣生活（いせいかつ）

寝衣交換　[change patient's clothing]
　⇨衣生活（いせいかつ）

心因性健忘　[psychogenic amnesia]
　健忘のうち器質因のあるものを器質性健忘，ないものを機能性健忘とよび，機能性健忘のうち明らかな心因が推定されるものを心因性健忘という．精神病理の分野では解離性健忘ともいう．通常は心的外傷が契機となって発症し，想起されない記憶は心的外傷に関連した事柄である．患者は記憶が想起できないことに無関心であることも多い．発症以前の自己に関する記憶のすべてが失われる場合もあり，全生活史健忘という．⇨健忘（けんぼう）

心因性失声　[psychogenic aphonia]
　突然声が出にくくなったり，声がかすれるなどの症状があり，意味のある発声ができなくなる状態．声帯粘膜の障害などによる失声症とは異なり，ストレスなど心因のことが影響して発症する．悩みや苦しみ，不満を身体症状に転換することで発症するといわれる．⇨失声[症]（しっせいしょう）

心因性頭痛　[psychogenic headache]
　主として心理的要因に関係して発症し，一般的に頭痛に対応する器質的病変や生理的変化のみられない頭痛を指す．しかし，頭痛には精神的・心理的要因が少なからず関与しており，心因性頭痛の概念は必ずしも明確ではない．2003（平成15）年の国際頭痛分類第2版でも，心因性頭痛の項目はなく，緊張型頭痛，とくに慢性緊張型頭痛に包括される．緊張型頭痛を起こす因子として，心理社会的ストレス，不安，うつ，妄想などがあげられている．このような因子によって起こっていると考えられ，緊張型頭痛の特徴を有するものが心因性頭痛となる．⇨緊張型頭痛（きんちょうがたずつう），片頭痛（へんずつう）

心因[性]精神病　[psychogenic psychosis]
　〈反応[性]精神病〉　心因性に起こる精神障害のうち，発生する精神症状が人格解体や現実検討の低下をきたし，神経症よりも高度なもの．精神病に匹敵する幻覚，妄想なども出現する．心因精神病として，妄想反応，拘禁反応，感応精神病，祈祷（きとう）性精神病などがある．⇨心因反応（しんいんはんのう）

心因性疼痛症候群　[psychogenic pain syndrome]
　慢性頭痛，持続性腰痛，非定型的顔面痛，原因不明の腹痛などの患者は痛み（すなわち，疼痛は作為的なものではなく，患者は詐病ではない）を経験しているにもかかわらず，これらの症状は身体的障害というよりはむしろ精神身体的障害として理解されている．これらの患者の大部分は，器質的異常があるが，多くの場合，痛みの強度や支障の程度に心理的障害が大きく影響していることが示唆されている．患者のなかには，器質的異常が確認されずに心因的疼痛のある者もいる．⇨慢性疼痛（まんせいとうつう）

心因性難聴　[psychogenic hearing loss]
　⇨機能性難聴（きのうせいなんちょう）

心因反応　[psychogenic reaction]
　心理的・環境的原因によって起こる反応性の精神障害．抑うつ状態（反応性うつ病），妄想状態（妄想反応），錯乱状態など多彩な症状を示すが，心因となった体験が除かれると反応も消退する．⇨心因[性]精神病（しんいんせいせいしんびょう），PTSD

腎盂　[renal pelvis]
　⇨泌尿器（ひにょうき）・[男性]生殖器系

腎盂炎　[pyelitis]
　⇨腎盂腎炎（じんうじんえん）

腎盂鏡　[pyeloscope]
　腎盂粘膜の状態，結石あるいは腫瘍の有無の観察，結石の破砕，小結石の摘出，腎盂粘膜の切開・拡張を行うための内視鏡．経皮的に挿入する必要がある．

腎盂腫瘍　[renal pelvic tumor]
　腎盂に発生するがんで，腎悪性腫瘍の20％近くを占める．移行上皮に由来することが多い．高齢の男性に多くみられる．尿管・膀胱にも多発する傾向があり，肺・肝への転移もみられる．無症候性間欠的血尿が初期から高頻度にみられるが，初期症状としてはっきりしたものがないため発見が遅れることがある．進行すると患側腰部に疼痛を覚える．診断は腎盂造影，CT，超音波断層法などによる．膀胱の尿管開口部を含めた腎尿管全摘出術が行われる．

腎盂腎炎　[pyelonephritis；PN]
　〈腎盂炎，腎炎〉　細菌感染により生じる腎盂，腎実質の炎症性病変をいう．急性と慢性とに分けられる．急性腎盂腎炎は，結石などに続発するものと原発性のものがあり，悪寒戦慄を伴う高熱，全身倦怠感，腰背部痛，尿混濁，頻尿，排尿時痛などの症状を呈する．慢性腎盂腎炎では再燃時や再発時以外は症状に乏しく，細菌尿も証明されないことが多い．起炎菌は大腸菌が多く，ほかにも，肺炎桿菌，緑膿菌，ブドウ球菌などによる場合がある．主に尿路から菌が侵入する上行性感染によるが，まれに血行性，リンパ

行性感染もみられる．治療は，起炎菌を同定してその菌が感受性をもつ抗菌薬を投与する．→急性腎盂腎炎(きゅうせいじんうじんえん)

腎盂造影〔pyelography〕　腎盂，尿管などの上部尿路をX線検査で造影する方法．尿管カテーテルを膀胱鏡下に進めて造影する逆行性腎盂造影，経皮的に腎盂を穿刺し，造影剤を注入する経皮的順行性腎盂造影，静脈内に造影剤を注入する静脈性腎盂造影，点滴静注腎盂造影などがある．→逆行性腎盂造影〔法〕(ぎゃっこうせいじんうぞうえいほう)，経皮的順行性腎盂造影(けいひてきじゅんこうせいじんうぞうえい)，静脈性腎盂造影(じょうみゃくせいじんうぞうえい)，点滴静注腎盂造影法(てんてきじょうちゅうじんうぞうえいほう)

腎盂内圧灌流試験〔Whitaker test〕〈ウィッタカー試験〉　腎盂・腎杯の拡張が単に形態上のものか，何らかの閉塞によるものかを鑑別する方法．経皮的に腎盂に穿刺針あるいはカテーテルを挿入し，生理食塩水を10 mL/分の速度で注入し，その際の腎盂内圧と膀胱内圧との差を比較して測定する．通常，腎盂内圧と膀胱内圧との差が15 cmH$_2$O以下は正常と判定する．→泌尿器科系検査法(ひにょうきかけいけんさほう)

腎盂尿管移行部狭窄〔症〕〔ureteropelvic junction obstruction〕〈先天性尿管狭窄〉　腎盂・尿管移行部は，尿管の生理的狭窄部位である．粘膜下組織の線維化，尿管壁の弁形成，異常血管による圧迫等の原因によりこの部の狭窄が高度となり，腎盂・腎杯の拡張，さらには水腎症を生じる．静脈性尿路造影(intravenous pyelography；IVP)により水腎症の存在および腎盂・尿管移行部の狭窄が診断されるが，逆行性に尿管にカテーテルを挿入し造影する(逆行性腎盂造影)ことにより，より明確な診断を得ることができる．従来，腎盂・尿管の再吻合を行う手術療法が主体であったが，最近は経皮的に腎瘻を造設し，内視鏡的に狭窄部位を切開する方法が行われるようになった．→泌尿器系(ひにょうき)・〔男性〕生殖器系(だんせいせいしょくきけい)

心エコー図〔echocardiogram, ultrasonic cardiography；UCG〕　超音波を身体内に射入し，心臓・大血管の各組織界面で異なる音響インピーダンスの反射像の経時的変化を記録したもの．非観血的，無侵襲的に心機能の評価が得られるため，臨床的に有用性が高い．弁膜，心室壁，大動脈などの経時的動態の解析に適するMモード法，心臓の形状および動きの評価に有力なBモード法(断層法)，さらに心腔内の血流や血流量，圧測定に有用なカラードップラー法などが頻用されている．→心断層(しんだんそう)エコー図

腎炎〔nephritis〕　⇒糸球体腎炎(しきゅうたいじんえん)，腎盂腎炎(じんうじんえん)

心音〔heart sounds；HS, cardiac sounds〕　心拍動により生じる音で胸壁から聴取できるもの．I音，II音，III音，IV音，駆出音(クリック)などがある．I音は心室収縮と房室弁閉鎖，血流振動などによる低い持続音，II音は大動脈弁閉鎖によるIIAと肺動脈弁閉鎖によるIIpがある．III音は心室が急速に充満すると発生し，IV音は心房収縮による低調の音である．健常人では一般にIII音，IV音は聴取されない．駆出音は，半月弁開放または大血管の伸展に伴って聴かれる異常音である．→心雑音(しんざつおん)

心音計〔phonocardiograph〕　心臓心血管系から発生する種々の機械的振動を電気信号に変換して，心音図として記録する装置．心音マイク，増幅器，記録器から構成される．

心音図〔phonocardiogram；PCG〕　心臓心血管系が発する種々の可聴域の音を記録した図形．音の高低(振動数の多少)，強弱(振幅の大小)，時間的関係など聴診所見の客観的記録である．通常，心電図と同時に低音域(30〜100 Hz)，中音域(75〜300 Hz)，高音域(150〜600 Hz)に分割して記録される．主に学校検診などで用いられる．

人格〔personality〕　⇒パーソナリティ

人格検査〔personality test〕　心理検査のうち，パーソナリティの傾向をとらえることを目的とした総称である．人格検査は，その検査形式から，質問紙法，投影法，作業検査法に大別される．質問紙法は，検査の目的に応じて予め設定された質問項目に対して，被検者が内省して答える方法で，矢田部‐ギルフォード検査(Y-G検査)，MMPI(ミネソタ多面人格目録)などがある．投影法は，曖昧で多様なとらえ方のできる模様・絵・文章などを刺激材料として，これに対する被検者の比較的自由な反応から人格をとらえる方法で，ロールシャッハ・テスト，TAT(主題統覚検査)などがある．作業検査法は，一定の作業を課してその作業へのかかわり方や作業内容を分析する方法で，クレペリン精神作業検査法などがある．各検査の情報をまとめることで，①個人の内的特性や病態化の水準，つまりその被検者の情緒的な状態，刺激に対する心の動き方，内的な葛藤のあり方，②外界への適応水準，情緒的な反応性やその表現形式，行動パターン，③本人をめぐる環境や状況，家庭や社会環境などについて精神力動的特徴がとらえられる．→心理検査(しんりけんさ)，矢田部(やたべ)‐ギルフォード検査，ロールシャッハ・テスト

人格荒廃〔deterioration〕　⇒精神荒廃状態(せいしんこうはいじょうたい)

人格障害〔personality disorder〕　ドイツ語圏では精神病質の上位概念として用いられる．これは，人格の平均範囲からの変異・逸脱である．平均範囲は価値規範や疾病概念とは区別されるから，天才，聖人なども含まれうる．英語圏では，DSMによれば，その人の属する文化から期待されるものより著しく偏った，内的体験および行動の持続的様式であり，認知，感情性，対人関係機能，衝動の制御に現れるという．その持続的様式は柔軟性がなく，苦痛または，社会的，職業的機能の障害をひき起こしているものとされている．DSM-IV(1994)ではA群人格障害に妄想性，分裂気質，統合失調症型，B群人格障害に反社会性，境界性，演技性，自己愛性，C群人格障害に回避性，依存性，強迫性と分類される．

心拡張期 [diastolic phase]
〈心弛緩期〉 心周期のなかで左心系では大動脈弁閉鎖から僧帽弁閉鎖まで，右心系では肺動脈弁閉鎖から三尖弁閉鎖までの時間．等容拡張期，急速流入期，緩徐流入期，心房収縮期からなる．

人格変化 [personality change]
本来の人格が，精神疾患によって変化することを指す．一般的に人格水準が低下し，現実への適応が不完全となり，また内的衝動（欲求や感情など）への対応が稚拙となる．さまざまな精神障害が原因となるが，統合失調症および器質性精神障害によるものが多い．統合失調症では，感情の鈍麻，意欲の低下，周囲への無関心，思考や会話の貧困，自閉性など陰性症状といわれるものがさまざまな程度で出現する．慢性期の人格変化を残した状態を，残遺状態ないし欠陥状態という．器質性精神障害では認知症とともに不可逆性の人格変化を生じる．病前性格の先鋭化，人格水準の低下を生じ，意欲の障害，抑制の欠如，気分感情の障害（上機嫌，不安定，易刺激性），固執性などを生じる．ときに神経症レベルでも一時的な人格変化を生じることがある．たとえば多重人格障害や憑依状態などの解離性障害でみられる．

腎芽細胞腫 [nephroblastoma, Wilms tumor]
〈ウィルムス腫瘍〉 ウィルムス腫瘍は胎生腎組織の悪性化によるもので，小児悪性腫瘍の約5％を占める．生後1年ころより発症し，3～4歳に発症のピークをみとめる．腫瘍は巨大であることが多く，主症状は腹部腫瘤の触知であり，レニン産生に伴う高血圧を呈する症例が，約1/3にみとめられる．種々の先天奇形の合併が報告されており，片側肥大，無虹彩症が有名である．停留精巣，尿道下裂などの泌尿生殖器系先天異常を伴うことがある．比較的高頻度に多血症を示すことが報告されており，その成因は腫瘍細胞がエリスロポエチンを産生することが考えられている．家族性に発生することがあり，遺伝的要素をもつ症例がある．また成人における発症も報告されている．腎細胞がんに比し放射線あるいは抗がん化学療法によく反応し，手術療法との組み合わせにより予後は比較的良好である．Max Wilms (1867～1918, 独, 外科). →停留精巣（ていりゅうせいそう），尿道下裂（にょうどうかれつ）

腎下垂症 [nephroptosis]
⇨遊走腎（ゆうそうじん）

心窩部 [epigastrium]
〈上腹部〉 左右の季肋部の間に位置し，胸骨下角（剣状突起）の下で肋骨弓に挟まれた領域．この領域は臨床的には心窩部といい，俗称ではみぞおち（鳩尾）とよばれる．心窩部の深部には胃の大部分や十二指腸上部などが位置する．

心窩部痛症候群 [epigastric pain syndrome ; EPS]
2006（平成18）年に改訂された機能性消化管障害（FGID）の診断基準であるRomeⅢでは，①週に数回以上発生する，心窩部に限局した中等度以上の痛みや灼熱感，②間欠的な痛み，③腹部全体もしくは上腹部以外の胸腹部に局在する痛みではない，④排便，放屁では改善しない，⑤機能性胆囊，オッディ括約筋の診断基準を満たさない，という全5項目を満たし，診断時の6か月前より発症し，直近の3か月間，症状の基準を満たしているものと定義

されている．食後不定愁訴症候群が併存することもある．→食後不定愁訴症候群（しょくごふていしゅうそしょうこうぐん）

新看護〔体系〕 [new system regarding allocation of nurses]
保険医療機関にかかわる医療に要する費用算定基準（診療報酬）に関する看護料の体系．入院施設における看護料の名称は，1951（昭和26）年からの「完全看護」，1958（昭和33）年からの「基準看護」，1994（平成6）年からの「新看護」と変化した．新看護は2000（平成12）年4月の診療報酬改定により廃止され「入院基本料」と改められた．それまでの看護料体系には，「新看護」「基準看護」「その他看護」の3つの種類があった．いずれの体系に属するかは，入院患者数に対する看護職員数（看護師，准看護師），看護師の割合，看護補助者数などによって決められていた．新看護は従来の基準看護よりも看護職員配置の評価区分は多様である．2000（平成12）年4月からは看護料という名称はなくなり，入院基本料のなかにまとめられている．入院基本料については，2006（平成18）年4月の診療報酬改定において急性期入院医療の適切な評価として看護職員の実質配置とし，その区分を簡素化している．→入院基本料（にゅういんきほんりょう）

心悸亢進 [palpitation]
⇨動悸（どうき）

心気症 [hypochondriasis ; Hs]
身体所見上，異常がないにもかかわらず，自己の健康についての過度のとらわれから，ごく普通の生理現象や些細な異常に気づいて不快，苦悩に陥ってしまう状態．神経症中，最も多い．頭痛，腰痛，排尿困難，不眠，めまい，肩こりなどを訴えるが，妄想と思われるほど頑固な訴えとなることもある．神経症，うつ病，統合失調症，老年期精神障害などのほか，神経の疲労にみられる．→心気妄想（しんきもうそう），神経症（しんけいしょう）

腎機能検査 [renal function test]
腎の機能障害の有無，程度，性質などを調べる検査．臨床的に行われているものに，次のようなものがある．①糸球体濾過機能：クレアチニン・クリアランス（Ccr）試験，②尿細管機能：フェノールスルホンフタレイン（PSP）試験（近位尿細管），フィッシュバーグ濃縮試験（遠位尿細管），③画像診断を用いて行う検査：レノグラム，腎シンチグラム，静脈性腎盂造影など，④尿管カテーテルを用いる分腎機能：ハワード試験，ラパポート試験など．

心気妄想 [hypochondriac delusion]
統合失調症や更年期・老年期うつ病などにしばしばみられるもので，身体疾患がないにもかかわらず，がん，エイズ，奇病など重篤あるいは不治の病気にかかっていると信じる妄想．→心気症（しんきしょう），妄想（もうそう）

心胸郭比 [cardio-thoracic ratio ; CTR]
〈心胸比〉 胸部X線写真正面像で心臓の最大横径（d）と胸郭内側の最大横径（D）の比をいう（図）．50％以上を心拡大（間接撮影の場合は53％以上）と判定する．

心胸比 [cardio-thoracic ratio]
⇨心胸郭比（しんきょうかくひ）

■図 心胸郭比

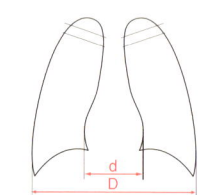

心胸郭比（CTR）＝（d/D）×100（％）
d：心横径，D：胸郭最大内径

新規労作狭心症 [new angina of effort]
狭心症の症状による分類の1つ．狭心症は安定労作狭心症（stable angina of effort）と不安定狭心症（unstable angina）に大別されるが（ANA分類，1975年），さらに不安定狭心症は，狭心症発作が増悪し，安静時にも出現するなど急性心筋梗塞（AML）に移行する率が高いもので，新規労作狭心症，変動型（changing pattern），新規安静狭心症（new angina at rest）に3分類される．ここでいう新規労作狭心症とは，初めて労作狭心症が生じたが，6か月以上の無症状期間をおいて再発したものと定義されている．

心筋 [cardiac muscle]
心筋壁を構成する筋肉で3層構造をなす．形態学的には横紋筋であるが，機能の面からは不随意筋と同じように働く．独自の刺激伝導系の刺激，および自律神経系の刺激により収縮，弛緩を繰り返す．

真菌 [true fungus, Eumycota]
形態的に糸状を示すカビ，酵母，キノコの菌類の総称．ヒトの感染で問題になるものにはカンジダ，クリプトコッカス，放線菌，ノカルジア，ムコール菌，アスペルギルスなどがある．真菌はほかの微生物に比して病原性が弱く，慢性消耗性疾患（がん，白血病，糖尿病）に続発して見出されることが多い．

真菌感染症 [fungal infection]
⇒真菌症（しんきんしょう）

真菌検査法 [examination of fungus]
カビやカンジダなどの感染症が疑われる場合に行う検査．寄生菌を直接顕微鏡で検査する方法，サブロー寒天培地を用いて培養検査する方法，生検で得られた切片を染色して菌を検出し，その形状や組織との関係をみる組織学的検査法などがある．

心筋梗塞 [myocardial infarction；MI]
心臓の冠動脈の粥（じゅく）状硬化が進展すると，血管内の血栓形成や内腔の出血が起こり，さらに血管が閉塞し血行が途絶する．その結果，その支配域の心筋が壊死した状態をいう．冠動脈の閉塞は左冠動脈前下行枝に起こりやすいため，左室前側壁梗塞がよく起こるが左回旋枝の閉塞による左室前側壁梗塞，右冠動脈の閉塞による左室後壁ないし下壁梗塞も起こる．心不全，不整脈，ショックなど重篤な合併症を起こしやすく，壊死巣の部位・大きさと急性期の対応の適否によっては死亡することもある．50〜70歳代の男性に好発する．胸骨下の絞扼痛が主症状で，胸部の圧迫感，動悸，脱力感などを訴える．疼痛は，左肩甲部，左上肢，頸部，心窩部などに放散し，通常30分〜数時間持続する．痛みに対して安静やニトログリセリンの投与は無効なため，塩酸モルヒネを投与する．ごくまれに症状のない無痛性梗塞もある．心電図上では特徴的なST波の上昇と異常Q波の出現がみられ，血液検査では白血球増加，赤沈亢進，CPK，AST（GOT），ALT（GPT），LDHの上昇をみとめる．また，心エコー，心筋シンチグラフィ，造影剤を用いた心臓カテーテル検査により壊死巣の部位や状態を調べ，心室収縮能の評価を行う．治療は，急性期にはCCUに収容し絶対安静を原則とし，継続的な監視を行うとともに不整脈や心不全など重篤な合併症の予防を目的とした薬物療法が主となる．また，抗凝血薬を積極的に使用して血流の促進をはかることもある．→ST波，虚血性心疾患（きょけつせいしんしっかん），心血管造影法（しんけっかんぞうえいほう）

心筋酸素需要 [myocardial oxygen consumption；MOC]
〈心筋酸素消費量〉心筋での酸素需要は，心筋の収縮力，心拍数，血液を押し出すときの抵抗（後負荷）などが関係する．後負荷が大きいとき，つまり，動脈が収縮し，より強い力で心筋を収縮させる必要があるとき，また，心拍数や心筋にもどってくる血液量（前負荷）が増加したときに，心筋酸素消費量が増加するので，需要が大きくなる．健常者の場合，安静時には約8 mL/100 g/分である．

心筋症 [cardiomyopathy；CM]
心筋の変性や壊死によって心筋の機能低下が起こる疾患．原因不明のものを特発性心筋症という．病態により①拡張型心筋症，②肥大型心筋症，③拘束型心筋症に分類される．①は壁肥厚のない著明な左室拡大を示し，不整脈，心不全を合併し予後は不良である．②は若年男子に多く，左室壁の肥厚，左室内腔の狭小をみとめ，症状は軽度であるが突然死することがある．③は心内膜にも病変が及び，心室の充満が制限され，内腔が狭小〜閉塞した状態になったもので予後は不良である．→特発性心筋症（とくはつせいしんきんしょう）

真菌症 [mycosis]
〈真菌感染症〉真菌の感染，増殖によって発症する感染症．表在性真菌症，深部皮膚真菌症，深在性真菌症に分けられる．真菌は一般に病原性が弱く，慢性消耗性疾患に続発して発病することが多く，また大量・長期の抗菌薬，副腎皮質ステロイド薬の投与の際にみられる．代表的なものにカンジダ症，放線菌症，アスペルギルス症，クリプトコッカス症，ヒストプラズマ症，ムコール菌症などがある．→病原真菌（びょうげんしんきん）

真菌性髄膜炎 [fungal meningitis]
真菌による髄膜炎で，通常compromised host（易感染性宿主）に起こる．病原体としてはクリプトコッカスが最も多い．臨床的には，亜急性，慢性の経過をとり，頭痛，発熱，嘔吐，意識障害をみとめ，HIV感染に合併するとくに予後が不良である．検査所見としては，髄液検査では，糖減少，蛋白増加，リンパ球増加がみとめられるが，結核性髄膜炎との鑑別が難しい．→結核性髄膜炎（けっかくせいずいまくえん），細菌性髄膜炎（さいきんせいずいまくえん）

心筋保護液 [cardioplegia]
心筋の電気的機械的活動を停止し，酸素消費を抑え心停止の許容時間を延長させることを目的に注入される溶液を意味する．心停止液とよばれることもある．高カリウム液が基本となる．従来，血液を添加しない晶液性心筋保護液(crystalloid cardioplegia)が使用されていたが，最近では，この溶液に酸素化血液を付加した血液性心筋保護液(blood cardioplegia)が多く用いられる．酸素消費の抑制に加え，酸素化血液を注入することにより高リン酸化エネルギーを産生させ，心停止の許容時間をさらに延長させることが可能となる．注入経路として，大動脈基部あるいは冠動脈に直接注入する順行性投与と，冠静脈洞から注入する逆行性投与がある．→心臓手術(しんぞうしゅじゅつ)

シングルフォトンエミッションCT
[singlephoton emission computed tomography]
⇨SPECT(スペクト)

神経因性疼痛 [neurogenic pain]
⇨ニューロパチックペイン

神経因性膀胱 [neurogenic bladder]
膀胱の支配神経機能に異常をきたし，排尿あるいは蓄尿機構に障害をきたした状態を神経因性膀胱という．脳腫瘍，脳血管障害，パーキンソン症候群，脊髄損傷，糖尿病による末梢神経障害，各種骨盤内手術による膀胱支配神経障害など原因疾患は多岐にわたり，その障害部位により排尿障害の型も多様である．以下，障害の部位別に生じる神経因性膀胱について述べる．①脳疾患：大脳皮質は橋部排尿中枢に対して抑制的に作用しており，大脳皮質-橋間の障害は排尿反射を亢進させる．したがって，頻尿などを中心とした症状が出現するが，排尿筋と括約筋との協調機能は良好に保たれている．②脳幹(橋)・脊髄疾患：脊髄の排尿中枢は，下腹神経(交感神経)がT_6〜L_3に，骨盤神経(副交感神経)と陰部神経(体性神経)がS_2〜S_4に存在し，これら排尿中枢は橋からの調節を受けている．橋から脊髄排尿中枢までの間に障害が生じると脊髄排尿中枢の自動性が亢進し，膀胱内圧のわずかな上昇により反射的に排尿が起こってくる．これを核上型(痙縮性)神経因性膀胱という．しかし，排尿筋と括約筋との協調機能も障害されるため，排尿筋が収縮しても，尿道括約筋が弛緩しない．そのため排尿筋-括約筋協調不全が生じ十分な排尿を行うことができない．その結果，膀胱内圧は常に高く，残尿を生じ，膀胱容量の減少をまねくこととなる．③仙髄・末梢神経疾患：障害が仙髄のS_2〜S_4にあると骨盤神経および陰部神経が障害を受けた場合(核型神経因性膀胱)，およびそれ以下の末梢神経に障害が生じた場合(核下型神経因性膀胱，弛緩性神経因性膀胱)，排尿筋および尿道括約筋が弛緩するため，膀胱は収縮することができない．そのため膀胱の容量は増大，膀胱内圧は低下し，残尿が増加することとなる．患者は尿意を感じることがなく，膀胱容量が増加し尿道内圧より膀胱内圧が高いと尿道より尿が溢れ出る溢流性尿失禁(overflow incontinence)が出現する．以上のように神経因性膀胱は多部位の障害による多様な排尿・蓄尿機構の障害を呈し，その症状も多岐にわたる．なお，神経因性膀胱など何らかの原因で尿排出機能が障害され，膀胱内に残尿が多く存在するような状況が生じたときに，これを解消する有効な手段がない場合あるいは機能回復までの期間，自分自身によって尿道から膀胱にカテーテルを挿入して膀胱を空にし，感染防止，腎機能の保持をはかる方法を自己導尿という．通常1日に4〜5回，尿道口より導尿用のカテーテルを膀胱に挿入して，膀胱内の尿をすべて排出する．導尿の要点は，カテーテル挿入時にカテーテルと尿道粘膜との抵抗を最小限にするため，ゼリーなど十分な潤滑剤を使用することと，尿量に応じて導尿回数を適宜増減すること，および清潔な操作を心がけることである．→自己導尿法(じこどうにょうほう)

神経化学伝達物質 [chemical neurotransmitter]
⇨神経伝達物質(しんけいでんたつぶっしつ)

神経芽細胞腫 [neuroblastoma；NB]
副腎の髄質あるいは胸部，腹部の交感神経節から発生する小児の悪性腫瘍．小児悪性腫瘍のなかでは白血病に次いで多く，0〜3歳が好発年齢．初発症状として発熱，下肢麻痺などがあり，硬い腹部腫瘤に気づく．早期に転移を起こしやすく，また肝腫，リンパ節腫大，眼球突出，眼瞼周辺の出血斑がみられる．カテコラミンの代謝産物である尿中バニリルマンデル酸(VMA)は，診断上有用である．治療には手術療法，化学療法，放射線療法がある．1歳以上の進行例の予後は不良である．

神経ガス [nerve gas]
⇨サリン

神経系 ▶ 大項目参照

神経言語プログラミング [neuro linguistic programming；NLP]
言語学と心理学をもとにつくられたコミュニケーションスキルに関する学問．基本的スキルには，橋を架けるという意味の「ラポール」，伝え返しの意味の「バックトラッキング」，鏡に映すかのように同調して傾聴する「ミラーリング」などが含まれる．

神経検査法 [neurological examination]
大脳半球より脳幹，脊髄，末梢神経，筋に至る系のいずれの部位に病変があるか検査する方法．①意識レベル，高次機能，脳神経，感覚系，運動系，協調運動，反射などをみる．②補助検査法としては，頭蓋X線，CT，MRI，SPECT，脳脊髄液検査，脳波，血管造影，脊髄造影(ミエログラフィー)，脳槽シンチグラフィー，末梢神経伝導速度，筋電図，筋生検，末梢神経生検などがある．

神経原性ショック [neurogenic shock]
神経系の障害や刺激によって血管が拡張し，血圧と心拍出量が低下し，ショック状態になるもの．疼痛や精神的衝撃などにより生じる血管迷走神経性失神もこれに含まれるが，ほかに外傷後の一次ショック，頭部外傷，脊髄損傷，脊髄麻酔などにより循環調節に関与する神経機構が障害されて起こるショックも含まれる．→血管迷走神経性失神(けっかんめいそうしんけいせいしっしん)

神経原線維変化 [neurofibrillary tangle]
アルツハイマー病に特徴的な神経病理所見の1つで，大脳皮質を中心として広汎に神経細胞内に蓄積する線維状異常構造物．電子顕微鏡所見では，主な構成

線維はねじれ細管(paired herical filament；PHF)であり2本の線維がらせん状にねじれ合っているようにみえる．また，ねじれのない線維も少量含まれている．異常リン酸化されたタウ(tau, τ)蛋白やユビキチン(ubiquitin)により構成されていることが明らかにされている．

神経膠（しんけいこう）［neuroglia］ ⇨グリア細胞

神経膠芽[細胞]腫（しんけいこうがさいぼうしゅ）［glioblastoma, gliosarcoma］ ⇨膠芽腫(こうがしゅ)

神経膠腫（しんけいこうしゅ）［glioma］ 〈グリオーマ〉 グリア細胞(神経膠細胞)から発生する中枢神経組織の腫瘍をいう．広義には神経外胚葉組織から発生する腫瘍全体を指す．神経膠腫のなかでは星状細胞腫，多形性膠芽腫の発生率が比較的高く，そのほか髄芽腫，上衣腫，乏突起膠腫，脈絡叢乳頭腫などがある．原発性脳腫瘍の約40％を占める．→グリア細胞，脳腫瘍(のうしゅよう)

神経根炎（しんけいこんえん）［radiculoneuritis］ 脊髄後根の多発性，急性の炎症．「神経根痛」とよばれる独特の痛みがあり，ときに感覚異常を伴う．一般にはウイルス感染によることが多く，上気道感染にひき続いて起こることが多い．髄液検査では蛋白細胞解離が特徴的である．

神経細胞（しんけいさいぼう）［neuron］ ⇨ニューロン

神経循環無力症（しんけいじゅんかんむりょくしょう）［neurocirculatory asthenia；NCA］ ⇨心臓神経症(しんぞうしんけいしょう)

神経症（しんけいしょう）［neurosis；N］ 〈ノイローゼ〉 環境的あるいは性格的要因によってひき起こされる精神障害で，器質的病変がないことを特徴とし，広義の心因反応に属する．病型としても驚愕神経症，緊張状態，神経衰弱，心気症，抑うつ神経症，不安神経症，強迫神経症，ヒステリーなどがあり，精神病や精神遅滞とは区別される．欲求不満や心的葛藤によってひき起こされることが多い．治療は，暗示療法，催眠療法，自律訓練法，作業療法などがあり，集団療法や抗不安薬による治療も行われる．→強迫神経症(きょうはくしんけいしょう)，心気症(しんきしょう)，ヒステリー，離人症(りじんしょう)

神経鞘腫（しんけいしょうしゅ）［schwannoma, neurinoma；NN］ 末梢神経のシュワン細胞から発生する腫瘍．皮膚，聴神経に好発し，聴神経鞘腫は脳腫瘍の10〜14％を占める．組織学的には紡錘形細胞からなる．細い線維を形成し束状となって索状あるいは渦状に走行する．細胞核の配列は著明な観兵式状配列(palisading)をなしている．レックリングハウゼン病に伴うことが多い．

神経症状（しんけいしょうじょう）［neurological symptom］ 神経系の障害によってもたらされる症状．あくまで患者の主観的な異常であり，代表的なものとして，意識障害，頭痛，めまい，しびれ，麻痺などがあげられる．

神経症性うつ(鬱)病（しんけいしょうせいうつびょう）［neurotic depression］ 〈抑うつ神経症〉 神経症的性格をもった人が，心理的葛藤と関係した体験を契機に反応性にうつ状態を生じたものと定義できるが，実際には内因性うつ病と鑑別するのは困難なことが多い．内因性うつ病と比較して，症状は一般に軽症であり，ストレスと関連して症状の動揺や変化がみられる．不安感や他罰的傾向を示す．精神障害分類(DSM-Ⅳや ICD-10)では気分変調性障害とよばれ，気分障害のなかに含まれている．

神経上皮腫（しんけいじょうひしゅ）［neuroepithelioma］ 〈末梢神経腫〉 20歳代の四肢，胸壁，傍脊椎部の末梢神経に発生する未熟な神経外胚葉性腫瘍で，中枢神経に発生する髄芽腫や上衣腫に類似した小円形および紡錘形腫瘍細胞からなる．真性および偽ロゼット状配列がみとめられ，予後不良である．鼻腔に発生したものを嗅神経腫とよぶ．

神経心理学（しんけいしんりがく）［neuropsychology］ 脳の機能や構造と人間の心理や行動を関連づけて理解することで人間の認知過程を解明しようとするもので，脳外科学，精神神経学，神経科学，心理学などが交錯することで成立した学際領域である．主として情動，意識，注意，知能，言語，記憶，視覚，聴覚，行為能力などの神経機構を中心に研究が進められ，従来の医学の枠組みを超えた物理学，言語学，工学，コンピュータ科学，人工知能学なども包括した，ブレインサイエンスの1分野に位置づけられる．

神経衰弱状態（しんけいすいじゃくじょうたい）［neurasthenia］ 神経衰弱状態は1869(明治2)年に米国の医師ベアード(George Miller Beard, 1839〜1883, 神経科)によって最初に記述された症候群である．主な症状は疲労感，頭痛，不眠，食欲低下，めまい，注意力散漫，記憶力減退など多様であるが，いずれも器質的疾患に基づくものではなく，その本体は心身のストレスや過労によって生じる神経の刺激性衰弱状態である．過去には，この用語を統合失調症などほかの精神疾患の代名詞として診断書に記載したり，患者や家族に説明したりする医師もいたが，現在では精神疾患にこの用語が使われることはまれである．

心係数（しんけいすう）［cardiac index；CI］ 分時拍出量を体表面積で割った数値でありL/分/㎡で表し，基本的な心機能評価に用いる．

神経性咳嗽（しんけいせいがいそう）［nervous cough］ 何らかの心理生理的機構によって起こる乾性咳嗽をいう．臨床的には明らかな感染徴候はみられず，発症に心理的因子が関与している．実際に咽頭・喉頭炎や気管支炎に罹患したことをきっかけに発症することが多い．

神経性眼精疲労（しんけいせいがんせいひろう）［nervous asthenopia］ 身体的緊張や情緒不安定などが原因となって眼や眼の奥の痛み，前額部の圧迫感，頭痛，視力減退などを訴えるが，器質的障害のないものをいう．心身の安定，ビタミン B_1，B_{12}，トランキライザーの投与を行う．→眼精疲労(がんせいひろう)

神経性下痢（しんけいせいげり）［nervous diarrhea］ 腸に器質的病変はなく精神的影響を主因とする下痢．不安，精神的ストレスなどの影響を受けやすく，長期にわたることが多い．睡眠中は下痢はみられず，休日には減少するなどの特徴がある．一般状態は良好である．→過敏性[結]腸症候群(かびんせいけっちょうしょうこうぐ

ん)

神経性習癖 [neurotic manifestation]
乳幼児期・児童期に，欲求や何らかのフラストレーションが周囲に理解されずに，うっ積した心理的緊張や不安が，ある種の行動に反映されること．一過性の軽度のものから，成人期まで引きずる場合もある．本人はやめようと思っても，「ついそうしてしまう」「そうなってしまう」という症状になる．神経性習癖には，チック，心因性感覚(知覚)障害，吃音症，夜驚，心身症などがある．

神経性無食欲症 [anorexia nervosa ; AN]
⇨摂食障害(せっしょくしょうがい)

神経節 [ganglion]
末梢神経走行経路のなかにある神経細胞の膨大した部分を神経節という．構成する神経細胞の種類により，感覚神経節と自律神経節とに分けられる．感覚神経節には三叉神経節，脊髄神経節などがあり，これは偽単極性で長い神経突起をもち，一方は末端感覚器に，他方は中枢神経に伸びている．自律神経節には副交感神経節と交感神経節があり，多極性(3本以上の突起)の神経突起により多くのシナプスを受ける．

神経線維腫症 [neurofibromatosis]
〈レックリングハウゼン病〉 皮膚，神経を中心に神経線維腫をはじめとするさまざまな異常を生じる遺伝性の疾患で，1型と2型がある．1型は神経線維腫とよばれる腫瘍や色素斑など皮膚症状が強く，レックリングハウゼン病ともよばれる．2型は両側の聴神経の腫瘍を主体に皮膚病変の少ないものをいう．発症年齢は，10歳以下から40歳以上までさまざまであるが，多くは10〜20歳代で発症する．1型の主症状は，皮膚色素斑(カフェオレ斑)，皮膚の神経線維腫結節，目の異常，骨の異常，神経異常(脊髄神経根，馬尾神経，頭蓋内脳神経，交感神経の神経線維腫．とくに両側性聴神経腫)，頭蓋内腫瘍(髄膜腫，視神経膠腫)など多彩である．2型の主症状は，各種の中枢神経腫瘍を生じるが，神経鞘腫(聴神経鞘腫はほぼ必発，脊髄神経鞘腫，三叉神経鞘腫)，髄膜腫が約50％に合併し，頭蓋内や脊椎管内に多発する．ほかに脊髄内神経膠腫も伴うことがあり，皮下神経鞘腫も合併する．1型の治療は，対症療法が中心となり，皮膚の神経線維腫や色素斑にはレーザー治療などを，骨格や骨の異常には整形外科にて形成手術の適応となる．2型の腫瘍はほとんどが良性で，腫瘍に伴う症状が出現した場合に摘出手術適応となる．聴神経鞘腫の摘出術は聴力の喪失，顔面神経麻痺などが合併する場合もあり，手術すべきかどうかの判断が難しい．厚生労働省指定の特定疾患に含まれる．Friedrich Daniel von Recklinghausen(1833〜1910, 独，病理学)．

神経叢 [plexus of nerve, nerve plexus]
胸神経を除く脊髄神経が，相隣接する神経と互いに交差連絡してつくる網状構造をいう．頸神経叢は頸部と後頭部へ，腕神経叢は上肢へ，腰神経叢は下腹部と下肢へ，仙骨神経叢は殿部と下肢へ，陰部神経叢は外陰部や肛門の周囲にそれぞれ分布する．

神経単位 [neuron]
⇨ニューロン

神経痛 [neuralgia]
一定の末梢神経の支配領域に限定される疼痛．その疼痛は通常激烈で，発作性に起こり反復するのが特徴である．原因不明のものを特発性神経痛というが，多くのものは症候性で，変形した骨，血管，腫瘍，外傷などによる局所的な神経圧迫，伸展などに起因する．自覚症状だけで他覚的には所見がない．代表的な神経痛に大後頭神経痛，三叉神経痛，肋間神経痛，坐骨神経痛がある．

神経伝達物質 [neurotransmitter]
〈化学伝達物質，神経化学伝達物質，ニューロトランスミッター〉 ニューロンで産生し，シナプスで放出される．標的細胞に興奮または抑制の応答をひき起こす低分子量の物質．アミン類(アセチルコリン，ノルアドレナリン，ドパミン，セロトニン)，アミノ酸類(γ-アミノ酪酸，グリシン，グルタミン酸)，ペプチドなどがある．

神経梅毒 [neurosyphilis]
梅毒スピロヘータの神経系への感染によって起こる疾患の総称．病変部位，症状により大きく3つの病型に分けられる．①無症候型：臨床症状はないが髄液梅毒反応が陽性のもの．②髄膜血管型：梅毒初期には髄膜炎の型をとりやすいが，後期には髄膜炎症状と動脈炎による閉塞症状がみられる．③実質型：変性梅毒といわれるもので，脊髄癆，進行麻痺などがこれに属する．10〜25年の経過をとることが多い．→脳梅毒(のうばいどく)

神経病性関節症 [neuroarthropathy]
⇨シャルコー関節

神経ブロック [nerve block]
局所麻酔薬や鎮痛薬あるいは神経破壊薬(アルコール，フェノールなど)の薬物を用いて，神経の伝導路を局所的，末梢性に遮断することをいう．手術のための麻酔，疼痛の除去，疼痛による筋の痙性除去を目的とする狭義の伝達麻酔をいう(また，ペインクリニックの診断・治療の手段としても多用されている)．通常，1〜2％のプロカインやリドカイン(キシロカイン)の神経幹注射によって，局所浸潤麻酔よりも広範囲の麻酔効果が得られる．神経ブロックの対象になる主なものは，脳脊髄神経ブロックとして三叉神経，顔面神経，後頭神経，腕神経，肋間神経，坐骨神経，脊椎傍神経，硬膜下，クモ膜下などがあり，また交感神経ブロックとして星状神経節，腰部交感神経節などがある．→星状神経節(せいじょうしんけいせつ)ブロック，ペインクリニック

腎結核 [renal tuberculosis]
多くは血行性感染により発症する．初期は無症状であるが，しだいに体重減少，倦怠感，微熱，蛋白尿(無菌性膿尿)をみとめるようになり，病変が進行して腎盂，腎杯に及ぶと血尿，腎部痛，腰痛などを呈し，尿中に結核菌が証明される．不明熱の原因ともなる．

腎血管筋脂肪腫 [renal angiomyolipoma]
腎に発生する良性腫瘍で，過誤腫の1つである．腫瘍組織内に脂肪成分を有することが特徴である．結節性硬化症に合併して発生するものがよく知られているが，最近は画像診断の進歩により本症が単独に発見されることが多い．経過観察をするか，腎の部分切除あるいは腫瘍核出術など腎温存手術が行われる．→腎腫瘍(じんしゅよう)

腎血管性高血圧症 [renovascular hypertension]
〈腎性高血圧〉 一側または両側の腎動脈の狭窄が原因で生じる高血圧をいう。高血圧患者の5〜7％を占め、動脈硬化性変化や血管の線維性肥厚、大動脈炎症候群によることが多い。腎動脈の狭窄によるレニン-アンジオテンシン系の活性化が原因となるため、外科的に狭窄部を修復するか、罹患腎の摘出で血圧は正常に復することが多い。血中レニン活性の測定、静脈性腎盂造影、大動脈造影、腎動脈造影、レノグラムなどで診断する。

心血管造影法 [cardioangiography；CAG]
心臓カテーテルを用い心腔内に造影剤を注入し、血流に沿って流れる造影剤の状態を連続的に撮影する検査法。また、冠動脈を選択的に造影することも可能である。心奇形の診断、冠動脈の狭窄の程度の評価、心筋の運動能の評価などに用いる。

腎血漿流量測定 [examination of renal plasma flow]
糸球体あるいは尿細管の機能評価のために腎血漿流量(renal plasma flow；RPF)を測定する検査。PAH(パラアミノ馬尿酸)を投与し、生体からの消失率(クリアランス)を測定する。十分な尿量が得られる状態で測定しないと誤差が大きい。

腎結石 [kidney stone，renal calculosis]
〈腎石症〉 尿路結石症のうち、腎盂、腎杯に結石を生じるもの。成人、とくに中高年の男性に多い。現代は食生活の変遷から発生頻度も上昇傾向にある。尿中に含まれる結晶性の物質が析出・集積し、砂粒大から腎盂、腎杯に広がるものまで、種々の大きさに成長する。持続する鈍痛を訴えるが、結石が尿とともに移動するときに会陰部へ放散する独特の仙痛発作を起こし、多くの場合、血尿を伴う。診断は、疼痛と血尿から本症を疑い、X線、CT、超音波による検査で確定する。治療は、まず自然排石をこころみるが、炎症、水腎症などの合併症がみられれば経膀胱的あるいは観血的に摘除する。最近では体外から衝撃波によって結石を破砕し、自然排石させる体外衝撃波結石破砕術(ESWL)が多く用いられる。→結石(けっせき)、結石破砕術

腎血流量 [renal blood flow；RBF]
1分間に腎を流れる血液の量。成人では約1,000 mL/分とされ、心拍出量の約25％にあたる。腎血流量は、PAH(パラアミノ馬尿酸)のクリアランスから求めたRPF(腎血漿流量)をヘマトクリット(Ht)値で修正したもので、次の式によって表される。

$$RBF = \frac{RPF}{(100-Ht)} \times 100$$

親権 [custody]
成年に達しない子を監護、教育し、その財産を管理するために、その父母に与えられた身分上および財産上の権利義務の総称をいう。未成年の子に対し親権を行う者を親権者という。親権は、権利であると同時に義務でもある(民法第820条)。つまり、親権者は、親権の適切な行使に配慮しなければならないし(児童虐待の防止等に関する法律14条1項)、親権者が子の監督を怠ること(すなわち親権の不行使)は、児童虐待にあたりうる(同法2条3号)だけでなく、保護責任者遺棄や傷害、殺人の犯罪ともなりうる。また、親権者が子の監督を怠った結果、子が他人に損害を加えたときは、親権者自身に不法行為責任(民法第709条)が生じうる。近年では、養育放棄(ネグレクト)などが明らかになり、親権の停止に至るケースも増えている。

心原性ショック [cardiogenic shock]
⇨ショック

人工獲得免疫 [artificially acquired immunity]
⇨人工免疫(じんこうめんえき)

腎硬化症 [nephrosclerosis]
腎病変の病理学的な診断名の1つ。腎の動脈硬化性病変により、腎の実質が硬くなった状態をいう。主に加齢に伴い腎の中小動脈の硬化性病変が主体となる動脈硬化性腎硬化症と、細動脈の硬化性病変が主体となり高血圧の発症と関係する細動脈硬化性腎硬化症がある。

人工換気離脱★ [ventilatory weaning]
NANDA-Ⅰ分類法Ⅱの領域4《活動/休息》類4《循環/呼吸反応》に配置された看護診断概念で、これに属する看護診断としては〈人工換気離脱困難反応〉がある。

新興感染症 [emerging infectious disease]
WHOでは「最近約30年間に、新たに発見された病原体、あるいは、かつては不明であった病原体により惹起された感染症で、局地的にあるいは国際的に公衆衛生上の問題となる新感染症」と定義している。代表的な新興感染症として重症急性呼吸器症候群(SARS)、鳥インフルエンザ、後天性免疫不全症候群(AIDS)などがある。

人工気腹術 [artificial pneumoperitoneum]
腹腔内に空気、酸素、二酸化炭素などを注入すること。X線撮影における臓器の陰影を明瞭にする目的や、腸蠕動を鎮静させる目的で行う。腸結核や結核性腹膜炎の治療に用いられたが、現在では、ほとんど用いられない。

人工血管 [synthetic vascular prosthesis]
血管の代用をする人工的につくられた管で、扱いやすく、縫合が可能で、生体になじみやすく血栓のできにくいものが用いられる。以前はダクロンなどが用いられたが、最近では、組織が生着できるようなポリテトラフルオロエチレン(PTFE)などが使用される。→人工臓器(じんこうぞうき)

人工血漿 [artificial plasma]
⇨代用血漿(だいようけっしょう)

人工肛門 [colostomy]
糞便の排出のために腹壁上に人工的に設けられた腸瘻のこと。直腸がんのマイルス手術など直腸・肛門を切除する手術の際につくられる永久的なものと、腸閉塞解除、縫合不全防止などの目的でつくられる一時的なものがある。→ストーマケア

人工呼吸 ▶ 大項目参照

人工呼吸器 [artificial ventilator]
⇨ベンチレーター

人工呼吸[器]関連肺炎 [ventilator associated pneumonia；VAP]
気管挿管時や人工呼吸器管理中に発生する肺炎を指す。緑膿

人工呼吸用携帯マスク [artifical respiration mask]
⇨ポケットフェイスマスク

人工骨頭置換術 [prosthetic replacement of femoral head]
主に大腿骨頸部内側骨折などの治療として行われる術式である．大腿骨頭を大腿骨頸部から切除し，金属性あるいはほかの人工素材でつくられた骨頭を用いて置換する．高齢者への適応が多い．人工骨頭の構造は，骨頭部と大腿骨に挿入・固定するための柄(ステム)部からなる．

人工授精 [artificial insemination；AI]
性交によらず人工的に受精させること．通常，注入器を用いて，精液を女性の子宮腔内に注入する．配偶者間人工授精(AIH)と非配偶者間人工授精(AID)がある．前者は精子過少症，精子頸管粘液不適応などがある場合に適用する．後者は夫に精子異常(無精子症など)，悪性遺伝性疾患などがあり，妻に不妊原因がない場合に適応となる．最近では精子と卵子を採取し，体外受精を行ってから受精卵を子宮へ戻し着床させ，妊娠させる方法もとられるようになったが，その是非をめぐりさまざまな論議をよんでいる．現時点では非配偶者間での体外受精は日本産科婦人科学会のガイドラインでは禁止されている．

人工受動免疫 [artificial passive immunity]
⇨人工免疫(じんこうめんえき)

信仰心★ [religiosity]
NANDA-I分類法Ⅱの領域10《生活原理》類3《価値観/信念/行動の一致》に配置された看護診断概念で，これに属する看護診断としては〈信仰心障害〉〈信仰心障害リスク状態〉〈信仰心促進準備状態〉がある．

人工心臓 [artificial heart；AH]
条件やドナー数にかぎりのある臓器移植に代わり，心臓移植の選択肢として期待されるのが人工心臓である．一時的な補助機能をもつポンプとして，大動脈内バルーンパンピング法(intra-aortic balloon pumping；IABP)，左心補助循環装置(left ventricular assist device；LVAD)などが実用化されている．LVADは移植までのつなぎの補助人工心臓として有用性が高い．主として左室を補助する補助人工心臓と，心臓の機能を代行する完全人工心臓がある．永久的な植え込み型の人工心臓開発の問題点は，駆動エネルギーの供給装置である．駆動装置の小型軽量化が達成されないかぎり，人工心臓の長期利用は限定的なものとなる．→人工臓器(じんこうぞうき)

信仰心促進準備状態★ [readiness for enhanced religiosity]
NANDA-I分類法Ⅱの領域10《生活原理》類3《価値観/信念/行動の一致》に属する看護診断で，診断概念としては〈信仰心〉である．

人工心肺 [pump-oxygenator；PO]
心臓，冠動脈，胸部大動脈などの手術の際，心臓から全身臓器への血流を遮断する必要があるとき，体外において心肺機能を代行・補助する装置．血液に酸素を加える人工肺(酸素加装置)，循環を受け持つポンプ，血液を一定温度に保つ熱交換器などからなる(図)．→体外循環(たいがいじゅんかん)

■図　人工心肺回路

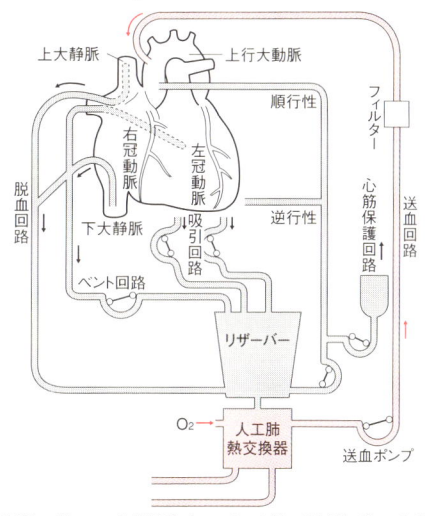

(滝浪　實ほか：体外循環下における心臓血管外科手術と看護．オペナーシング，14(11)：40，1999より改変)

人工真皮 [artificial dermis]
近年開発された人工皮膚の1つ．コラーゲンスポンジが主材料で，この上に薄いシリコンシートで被覆してあるものである．コラーゲンスポンジ内に線維芽細胞や毛細血管が侵入増殖し，新しくコラーゲン線維が合成される．さらにもとのスポンジが分解吸収され，2～3週間で自然に真皮様の肉芽組織に置き換わる．すなわち，そのままでは植皮が不可能な深い皮膚欠損に使用し，肉芽組織が早く増生するため，早期に植皮が可能になる．→人工臓器(じんこうぞうき)

進行性核上性麻痺 [progressive supranuclear palsy；PSP]
脳の特定の部位(脳幹，小脳)の神経細胞が障害されて減少するために，歩きにくく転びやすい，異常な姿勢(頸部を後屈させ上半身が後方にそり返る)，動作緩慢といった症状を示し，進行すると眼球運動障害，認知機能障害，しゃべりにくい，飲み込みにくいといった症状が出現する．本疾患とパーキンソン病(PD)と大脳皮質基底核変性症(CBD)の総称としてパーキンソン病関連疾患ともよばれる．

進行性球麻痺 [progressive bulbar palsy ; PBP]
延髄の運動神経核およびその上位ニューロンが進行性に変性する運動ニューロン疾患で，構音障害，嚥下障害，舌萎縮などを呈する．以前は四肢を侵す筋萎縮性側索硬化症と分けて考えられていたが，本症でも最終的には四肢も侵されることが多いことから，筋萎縮性側索硬化症のなかに含められている．

進行性筋異栄養症 [progressive muscular dystrophy]
⇨進行性筋(しんこうせいきん)ジストロフィー

進行性筋萎縮症 [progressive muscular atrophy ; PMA]
ほぼ左右対称性に四肢や体幹の筋肉が徐々に萎縮して，脱力，運動機能障害をきたす疾患の総称．臨床的に脊髄運動神経系の異常による神経原性のものと，筋肉自体の疾患である筋原性のものに大別される．前者には筋萎縮性側索硬化症(ALS)と進行性脊髄性筋萎縮症があり，脊髄の前角，前根の変性がみられ，遠位筋の萎縮，球麻痺症状や線維束性収縮が特徴的である．後者には進行性筋ジストロフィーがあり，遺伝性で近位筋優位の萎縮がみられる．→進行性筋(しんこうせいきん)ジストロフィー

進行性筋ジストロフィー [progressive muscular dystrophy ; PMD]
〈進行性筋異栄養症〉　進行性の筋萎縮を主症状とする遺伝性の筋疾患．遺伝子の異常によって起こる．遺伝形成や臨床像の差異によりデュシェンヌ型，肢帯型，顔面肩甲上腕型，眼筋咽頭型，末梢型(遠位型)などに分類される．その過半数を占める代表的なデュシェンヌ型は，2〜4歳の幼い男児に発症し，下肢近位筋から進行性に筋力低下と萎縮，動揺性歩行，登はん性起立(ガワーズ徴候)を呈し，11〜12歳で歩行不能となり，20歳くらいまでに死亡することが多い．→進行性筋萎縮症(しんこうせいきんいしゅくしょう)

進行性指掌角皮症 [keratodermia tylodes palmaris progressiva ; KTPP]
青年期の女性にみられる乾燥性角化性の皮膚疾患．指腹先端から手掌へと進行する．皮膚が乾燥して粗雑となり，やがて潮紅，小亀裂，落屑(らくせつ)，特有の光沢などがみられ，疼痛を訴える場合もある．水仕事の多い人，OA機器のオペレーターなど指先を使う職業に好発し，冬季に増悪，夏季に軽快する例が多い．治療は副腎皮質ステロイド薬などの軟膏外用，患部の保湿・保護などによる．

進行性手掌角化症 ⇨進行性指掌角皮症(しんこうせいしょうかくひしょう)

進行性全身性硬化症 [progressive systemic sclerosis ; PSS]
⇨強皮症(きょうひしょう)

進行性病変 [progressive changes]
組織再生，肥大，化生，過形成，肉芽組織形成，器質化など，ある障害・侵襲に対して，生体が能動的に適応・修復・回復しようとして示す成長・変化をいう．→退行性変化(たいこうせいへんか)

人工臓器 [artificial organs]
生体の生命維持に必要な機能に欠陥が生じたとき，その機能を一時的ないし半永久的に代行する機器をいう．現在用いられている代表的なものとして，手術・治療時に用いられる人工心肺，人工呼吸器，人工腎などのほか，人工血管，人工弁，人工肝，人工関節，人工鼓膜，人工喉頭，人工食道などがある．人工血管・弁については，生体にほとんど悪影響がなく，長期間の使用に耐えるものが開発されている．人工臓器を装着した場合は失った機能を再び機得したことや命を取り止めたことに喜びを感じる一方，これまでもっていた身体の構造・機能が失われたことに対して喪失感をいだき，複雑な心理状態にある．患者はこれまでもっていたボディイメージから，新たなボディイメージを築くことや，これまでの生活のしかたを変更し，生涯，人工臓器を管理しながら生活するための新たなスタイルを構築するという課題をもつことになる．人工血管や人工弁を装着した患者には，血液凝固予防のために，抗凝固薬を生涯飲み続けることになる．排泄方法が変わった人工肛門や人工膀胱の患者は，管理方法の獲得とともに生活スタイルを変えなければならない．看護者は，人工臓器装着患者が新しい生活スタイルを獲得できるよう，患者の心理的な状態を十分把握し，患者が自分の状態を受け止められるように援助し，人工臓器を管理する意味や特徴に合わせた管理方法を指導する．さらに，人工臓器の装着によって身体的変化や，人工臓器の故障や事故が発生する可能性もあるため，異常の早期発見や故障・事故発生時の対応方法を指導する．また同じような人工臓器を装着している「患者の会」が数多くあるので，それを紹介することは，患者間で体験を共有し，新しい生活スタイルに適応していくために有効である．→人工血管(じんこうけっかん)

新行動主義心理学 [neo behaviorism psychology]
〈行動主義〉　ワトソン(John Broadus Watson, 米, 心理学)は1913年，内観法による主観的な意識心理学に反対の立場から，心理学が客観的・実験的な自然科学であるためには観察可能な行動を対象にすべきであると主張した．これが行動主義といわれ，諸行動は予測可能で制御することも可能であると考えた．さらに1930年以降，ハル(Clark Leonard Hull)やトールマン(Edward Chace Tolman)などが独自の理論を構築し，行動は単に環境条件による刺激－反応関係だけではなく生体内要因によっても規定されるとした．行動について，刺激条件などの独立変数と，生体内要因としての媒介変数によって規定される従属変数であると考え，新行動主義派が現れたのである．→行動主義(こうどうしゅぎ)，行動変容(こうどうへんよう)

人工透析 [hemodialysis]
⇨透析療法(とうせきりょうほう)

人工動態 [movement of population]
一定期間内における人口の変動の状態のことで，変化の要因として，出生，死亡，流入，流出，結婚，離婚などがある．出生・死亡による差を自然増加，地域の人口出入の差を社会的増加という．この調査の統計は，厚生労働省統計情報部から公表される．特定時に限定した状況観察は人口静態という．

人工内耳埋め込み術 [cochlear implant]
⇨聴性人工脳幹(ちょうせいじんこうのうかん)インプラント

人工妊娠中絶 [interruption of pregnancy, artificial termination of pregnancy]

⇨人工流産(じんこうりゅうざん)

人工破水(じんこうはすい) [artificial rupture of membranes ; ARM]
⇨人工破膜(じんこうはまく)

人工破膜(じんこうはまく) [artificial rupture of membranes ; ARM, amniotomy]
〈人工破水〉 人工的に羊膜を破って破水させること．分娩第1期における分娩誘発や第2期における遅滞破水などが適応となる．臍帯下垂のおそれがある場合も前羊水の穿刺が行われる．破水後は母子に感染の危険があり予後が不良になるので，分娩が遷延するときは慎重を要する．

人工閉経(じんこうへいけい) [induced menopause]
両側卵巣を摘出後(子宮摘出の有無は問わない)，または化学療法や放射線療法といった医原性の卵巣機能の除去による月経の停止と定義される．

人工ペースメーカー(じんこうペースメーカー) [artificial pacemaker]
正常な心臓では，洞房結節がペースメーカーとして収縮と弛緩のリズムをとり，通常70〜80回/分，ときに60〜100回/分の規則的な心拍動が維持されている．これがうまく作用しない場合は房室結節が補うが，刺激伝導系の異常によりこれらのペースメーカーがうまく作動しなくなった場合に，電気的な刺激により心臓の心拍を調節する人工ペースメーカーが使用される．緊急時や心臓手術後に使用される一時的なものは主に体外で働くが，ペースメーカーの小型軽量化，電池の長寿命化に伴い，房室ブロックや洞不全症患者の埋め込みによる長期的使用と体外からの遠隔操作による調節が可能になった．一定の速さで電気刺激を送り続ける固定レート型と，心拍数が一定数以上になった場合のみ作動するデマンド型があり，後者は，前者の場合に起こりうる患者自身のペースメーカーとの競合による心室細動などをさけられるように開発されたものである．また，全身から心房に伝えられた信号に同期して，ペーシングを行う心房同期型もある．

人工弁(じんこうべん) [artificial valve]
弁膜症などにより心臓弁が正常な機能を果たさなくなった場合に，弁置換術において用いられる代用弁．素材として，生体に影響の少ないピロライトカーボンなどを用いた機械弁と，ブタやウシの生体組織を材料とする生体弁とがある．機械弁の場合，術後に血栓形成の問題があり，抗凝固薬(ワルファリン)による予防処置を生涯続けなければならない．生体弁の場合，機械弁に比べ，抗血栓性に優れているが，耐久性に劣る．したがって，高齢者に用いられるのが一般的である．→心臓弁膜症(しんぞうべんまくしょう)

進行麻痺(しんこうまひ) [general paresis ; GP, progressive paralyse ; PP]
〈麻痺性認知症〉 梅毒スピロヘータの感染による，第4期梅毒性髄膜脳炎．梅毒患者の約5％が本症を発症する．感染後10余年を経て発症し，中年に多い．脳実質を侵されるため認知症を中心として精神症状は多彩であり，瞳孔異常，言語障害，腱反射の異常などの神経症状をみとめる．ペニシリン療法が有効である．→脊髄癆(せきずいろう)，梅毒(ばいどく)

人工免疫(じんこうめんえき) [artificial immunization]
種々の予防接種にみられるように，ワクチンや免疫血清をヒトに投与して人為的に免疫を獲得すること．次の2つに分かれる．①能動獲得免疫：ウイルスや細菌のワクチンをヒトに投与し，自ら抗体を生じるようにすること．死菌や不活化毒素などが用いられる．②受動獲得免疫：異種の動物でつくられた抗体やヒト免疫グロブリン製剤をヒトに投与することによって得られる免疫．ジフテリアなどではトキソイドで免疫したウマの血清が投与される．

進行流産(しんこうりゅうざん) [inevitable abortion, abortion in progress]
⇨流産(りゅうざん)・早産(そうざん)

人工流産(じんこうりゅうざん) [induced abortion, artificial abortion ; AA] 〈人工妊娠中絶 interruption of pregnancy, artificial termination of pregnancy〉 胎児が母体外にて生命を維持できない時期(妊娠24週未満)に人為的に胎児およびその付属物を母体外に排出すること．人工流産はWHOの勧告により妊娠22週までと認められているが，それ以後は人工早産となる．人工流産は危険を伴い母体の健康を著しく損なうおそれがあるため，母体保護法により指定を受けた施設と指定産婦人科医によって行われ，妊娠初期は子宮内容除去術，中期は分娩誘発が適用される．

人工涙液(じんこうるいえき) [artificial tears]
涙を補い，目の乾燥を防ぐ薬剤で，塩化ナトリウム，塩化カリウム，乾燥炭酸ナトリウム，リン酸水素ナトリウムなどを含み，自然の涙に近い点眼薬．目の表面が潤い，乾き目(ドライアイ)に伴う不快な症状を和らげる．→ドライアイ

新ゴールドプラン(しんゴールドプラン) [new gold plan]
〈新・高齢者保健福祉推進十か年戦略〉 1989(平成元)年に策定された高齢者保健福祉推進十か年戦略(ゴールドプラン)に基づき高齢者保健福祉サービスの整備をはかっていたところ，1993(平成5)年度までに全国の地方自治体がまとめた「老人保健福祉計画」においてゴールドプランを大幅に上回るニーズが明らかとなったことから，高齢者介護対策の一層の充実をはかるために全面的に見直し，期間を1999(平成11)年度までとして策定したプランである．内容にはホームヘルプサービス，デイサービス，ショートステイなどの在宅サービスの整備目標が示され，高齢者介護政策の重点として，①利用者本位・自立支援，②普遍主義，③総合的サービスの提供，④地域主義があげられた．→高齢者保健福祉推進十か年戦略(こうれいしゃほけんふくしすいしんじゅっかねんせんりゃく)

腎細胞がん(じんさいぼうがん) [renal cell carcinoma ; RCC, Grawitz tumor]
〈グラヴィッツ腫瘍，副腎腫〉 腎実質より発生するがんで，腎の悪性腫瘍中最も頻度が高い．初期のものは無症状であり，ほかの疾患の精密検査(超音波画像診断やCT)により偶然発見されるものが最近ではとくに多い．進行した症例では，血尿，疼痛，腹部腫瘤などを呈するが，最近の症例ではこれらの症状を呈する例はむしろまれである．原因不明の発熱を主訴に発見されることもある．IVP，超音波画像診断(エコー)，CT，血管造影が診断に有用であるが，最近の適応はごく限られた症例となっている．腎細胞がんの血管造影は血管過多であることが多く，アドレナリンなどの注入により，正常血管を収縮させ腫瘍血管をより鮮明に描出する薬理学的血管造影が有用である．各種の腫瘍産生生理活性物質が報告されており，エリスロポエチンを産生し多血症を起こ

すことが有名であるが，実際の頻度は5％以下である．ほかに高カルシウム血症(副甲状腺ホルモン様物質の産生)，肝機能障害，高血圧，不明熱などの多彩な腫瘍随伴症状を呈することがある．腎細胞がんは血行性に肺，肝臓，骨，脳に高頻度に転移し，ときに下大静脈及び静脈内血栓を伴うことがある．
腎細胞がんの治療は，腎門部リンパ節郭清を含む根治的腎摘出術(腎筋膜を含めて腎を摘出する)が標準的治療であり，化学療法あるいは放射線療法はむしろ姑息的治療法である．転移を伴うような腎細胞がん，または肺などに再発をきたした症例にインターフェロン(interferon)あるいはインターロイキン-2(interleukin-2；IL 2)などのサイトカインが投与され，症例の約15～20％に有効性が報告されている．一般的に，放射線療法，化学療法は感受性が低いとされている．姑息的治療法として，経カテーテル[的]腎動脈塞栓術が行われることがある．→腎腫瘍(じんしゅよう)

診査穿刺術 [exploratory puncture]
⇒試験穿刺(しけんせんし)

心雑音 [heart murmur, cardiac murmur]
心臓内を通過する正常血流が障害を受けることにより生じる種々の可聴振動音．弁閉鎖不全や弁口の狭窄，心内膜の増生あるいは心室と血管の連結障害などによって起こる．心臓の収縮期，拡張期との関係から，第Ⅰ音と第Ⅱ音の間に起こるものを収縮期雑音，第Ⅱ音と次の第Ⅰ音の間に起こるものを拡張期雑音という．また，強さの程度から1～6度の雑音に分類される(レバインの分類)．音調はさまざまで，伝播方向も障害部位によって異なる．雑音の発生に際して，弁膜そのものに器質的変化がある場合は器質性雑音，また器質的変化のない場合は機能性雑音とよんでいる．→心音(しんおん)

診察所見 [clinical findings]
狭義には，医師が問診，聴打診，触診など理学的診察を行って得られた臨床的情報をいう．広義には，種々の臨床検査によって得られた情報をも含めて診察所見ということもある．

診察用トレイ [medical examination tray]
医師の診察の基本は，問診，視診，触診，打診，聴診の技術が使われる．この診察の補助に必要な用具を備えたトレイを診察用トレイという．主な用具として，聴診器，綿棒，知覚検査のための筆と針，ノギス，舌圧子，メジャー，ペンライト，打腱器(ハンマー)，音叉，握力計，体温計，綿球，アルコール綿，ガーゼ，膿盆，皮膚用えんぴつ，ゴム手袋などがあるが，医師の指示や患者の状態で用意するものは変わる．診察の手順を考え，使いやすい配置に心がける．→舌圧子(ぜつあつし)，聴診器(ちょうしんき)，痛覚計(つうかくけい)，膿盆(のうぼん)

新 GCP [good clinical practice]
医薬品の臨床試験(治験)の実施の基準で被験者の人権保護，安全性の確保に主眼をおき，臨床試験が倫理的配慮のもとに科学的に適正に実施されることを目的としている．そのためには被験者への十分な説明と自由意思による文章同意取得，治験医師を中心とした臨床試験の質の確保，各種記録などの保存が主な内容となっている．

心室 [ventricle [of heart]]
ヒトの心臓は4腔(2房2室)で構成されるが，房室口より下の部分を心室という．心室の上部を心基底部，下部先端部を心尖という．心室は心室中隔によって左室と右室とに分けられる．左室右上隅には大動脈口があり，右室前上隅には肺動脈口があり，それぞれ血液を大動脈，肺動脈へ送り出している．ヒトの場合，左室壁は右室壁より厚く，左室腔も大きい．→心臓(しんぞう)

心室興奮時間 [ventricular activation time；VAT]
心電図のV5・V6誘導におけるQRS波の立ち上がり部分からR波の頂点までの時間をいう．

心室細動 [ventricular fibrillation；VF]
心室筋が無秩序に興奮して，全く不規則に毎分300～600回の頻度で収縮を反復する状態．心室は十分収縮できなくなり，心室からの血液駆出はほとんどなくなる．よって数分間持続すると死に至る．末期患者にみられることが多いが，急性心筋梗塞，冠不全発作，ジギタリス中毒，低カリウム血症などの経過中にも生じる．心電図ではQRS波，T波の識別は不能となる(図)．治療として，人工呼吸，心臓マッサージ，電気ショックによる除細動を行う．

■図 心室細動

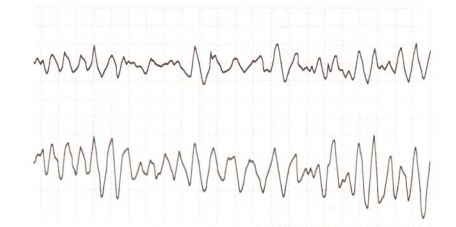

上はV₁，下はV₂誘導．心室筋が無秩序に興奮しているため，QRS波の大きさ，形，RR間隔は全く不規則である

腎実質性高血圧[症] [renoparenchymal hypertension]
腎血管性高血圧症を除いた急性糸球体腎炎，慢性腎炎，腎盂腎炎などの腎疾患によって起こる高血圧の総称であり，二次性高血圧の大半を占める．成因としては糸球体濾過率(GFR)の低下による体液量の増加，レニン・アンジオテンシン系などの腎性昇圧因子の亢進，キニン系などの腎性降圧因子の減少，そのほか腎以外の昇圧系の亢進や血管反応性の亢進などが考えられている．腎疾患の進展に伴って高血圧の頻度も高くなる．→腎血管性高血圧症(じんけっかんせいこうけつあつしょう)

心室性期外収縮 [ventricular premature beat；VPB]
心室内にある自動中枢より発生する異所性刺激により，心室が正常収縮とは別に収縮するもので，期外収縮のなかで最も多くみられる．心電図上，幅の広いQRS波が特徴的で，それに続くST波，T波はQRS波の主軸と反対方向を示す特異な形をとる．

心室性期外収縮のショートラン [shortrun, ventricular premature beat] 同じ形の心室性期外収縮が2

心室粗動 [ventricular flutter ; VF]
心電図上QRS波やT波がなく，ただ基線がサインカーブのような比較的規則的な揺れを示すものを心室粗動という．臨床的には心室細動と同様に経過し，カウンター・ショックによる緊急治療を必要とする．

心室中隔欠損[症] [ventricular septal defect ; VSD]
左室と右室を境する心室中隔に欠損がみとめられるもので，先天性心疾患のなかで最も頻度が高く，他の心奇形を合併することが多い．通常，心室中隔上部の欠損が多い．欠損孔は大小さまざまで，小さな欠損孔では無症状に経過し，心電図，X線写真でも異常をみとめることはない．胸骨左縁下部に全収縮期雑音が聴取され，心臓カテーテルで左→右短絡（シャント）をみる．通常はチアノーゼはみられない．自然閉鎖も多いが，欠損口が大きい場合や欠損口の位置によっては手術適応となる．肺高血圧症が著しい場合は，根治術前に肺動脈絞扼術を施行する．根治術は3歳以降，小学校入学前に行われることが多い．ロジェ病は，無症候性の心室中隔欠損からなる先天性心臓奇形である．

心室頻拍 [ventricular tachycardia ; VT]
心電図上規則正しい幅の広いQRS波が続く頻拍．無症状のものから，動悸，めまい，失神をきたす例，さらには心室細動へ移行して突然死をきたす例まで多彩である．器質的心疾患に伴うものは予後不良である．

心室捕捉 [ventricular capture]
房室解離において，心房からの刺激が房室接合部の不応期終了後に折よく到達し心室に伝導される場合，心室捕捉という．心室捕捉のみられる房室解離を不完全房室解離という．

心室瘤 [ventricular aneurysm]
心室が限局性に膨隆，突出した状態をいう．心筋梗塞による心筋の壊死を原因とするものが最も多く，心筋梗塞の好発部位である左室前壁に多くできる．これは梗塞部心筋が心内圧に抗しかえって過度に伸展して弾力性を失い，収縮期に外方に膨隆，突出したものである．このような心室壁が膨隆したものを真性心室瘤という．これに対し心室壁が断裂破裂してできたものを仮性心室瘤という．心室瘤内には壁在血栓が生じやすく，不整脈，心不全の原因にもなる．診断は左室造影のほか，ラジオアイソトープ（RI）アンギオグラフィー，心エコー図などによる．

侵襲 [invasion]
①病気が発症すること，あるいは侵入してくること．②診断または治療のために，検査機器や治療器具を皮膚あるいは身体開口部をとおして体内へ挿入すること．③ストレスのこと．

人獣感染症 [zoonosis]
⇨人獣(畜)共通感染症（じんじゅうきょうつうかんせんしょう）

人獣(畜)共通感染症 [zoonosis]
〈動物原性(由来)感染症，人獣感染症〉 ヒトと脊椎動物の間で自由に伝播する感染症．関連する動物の種類は多く，感染様式も複雑である．代表的なものとして日本脳炎，ウシ型結核，サルモネラ症，ブルセラ症などがあるが，現在わが国では28種の疾患が重要とされている．病原体もウイルス，リケッチア，細菌，真菌，寄生虫と多様である．

真珠腫性中耳炎 [chronic otitis media with cholesteatoma]
滲出性中耳炎の繰り返しや遷延化により，陥凹し袋状になった鼓膜が鼓膜内壁に癒着し，やがて乳突洞や上鼓室に炎症が及んで角化した真珠様の腫瘍を形成する．それによりやがて周囲の骨破壊が生じ，耳だれ，難聴，眩暈，耳鳴り，顔面神経麻痺などを合併する．放置すると髄膜炎や脳膿瘍をひき起こして生命にかかわるケースもあり，根本治療は手術によって鼓室形成術を行う必要がある．

滲(浸)出液 [exudate]
組織，血管の損傷に反応して形成される液体で，透過性の亢進により組織間隙や腔内に滲出する．血清蛋白やリンパ球を比較的多く含み，漏出液と区別される．

滲(浸)出細胞 [exudate cells]
⇨炎症性滲(浸)出物（えんしょうせいしんしゅつぶつ）

滲出性炎[症] [exudative inflammation]
感染が起こった場合，その局所において血管の浸透性が亢進し，血液成分，リンパ球などの血管外滲出を主徴とする病態をいう．滲出物の性状によって漿液性，線維素性，化膿性，出血性，壊疽性，カタル性などに分けられる．

滲出性中耳炎 [secretory otitis media ; SOM, otitis media with effusion]
〈耳管カタル〉 中耳炎の一病態で，中耳に滲出液が貯留することを特徴とする．幼少児に最も多く，次いで高齢者に多くみとめられる．小児では耳管の未発達や鼻炎，アデノイド増殖症による耳管機能障害が原因となる．耳閉塞感，自声強調，軽度の難聴をきたすが，長期に及ぶと学習障害の原因となる．耳管通気，鼓膜切開，鼓膜チューブ留置術を行う．→自声強聴（じせいきょうちょう），中耳炎（ちゅうじえん）

滲出性腸炎 [exudative enteropathy]
⇨蛋白漏出性胃腸疾患（たんぱくろうしゅつせいいちょうしっかん）

腎腫瘍 [renal tumor]
腎に発生する悪性および良性の腫瘍．発生部位から，最も多い（約80％）腎実質腫瘍，約15％を占める腎盂腫瘍，きわめてまれな腎被膜腫瘍に分けられる．良性の腎実質腫瘍には腺腫，線維腫，脂肪腫，血管腫，平滑筋腫，過誤腫などがあり，40〜60歳代に多くみられる．臨床症状としては側腹部の腫瘤触知，圧迫感，軽度の狭窄感などである．超音波検査，CT，MRI，血管造影などにより診断し，治療は腫瘍の外科的摘除を行う．悪性腎実質腫瘍は，成人に好発する腎細胞がんと小児に好発する腎芽細胞腫（ウィルムス腫瘍）とで90％以上を占める．腎細胞がんは，グラウィッツ腫瘍ともよばれ，中年以降の男性に好発する．血尿，側腹部腫瘤，疼痛を三主徴とするが，そろってみられるものは約半数で，無症候性血尿を初発症状とするものも多い．肺・リンパ節・肝・脳などへの転移を起こしやすく死亡率も高い．腎芽細胞腫は，就学前の幼児に圧倒的に多く，腹部腫脹と血尿を主症状

腎症候性出血熱 [hemorrhagic fever with renal syndrome ; HFRS]
本症はハンタウイルス(Hantavirus)による出血性疾患で，野ネズミによって媒介される．潜伏期は10〜30日．突然の発熱とともに出血傾向が出現する．平均5日間，高熱が続いたあと，突然解熱する．軽症例では一過性の尿量減少で軽快するが，重症例ではショック状態に至ることもある．主として北東アジア，北欧，東欧に流行がみられる．1960〜1970年代にはわが国でも報告例がみられ，四類感染症に指定されている．

尋常性乾癬 [psoriasis vulgaris ; PSO]
炎症性角化症の1つで帽針頭大円形，鮮紅〜紅褐色の斑状の発疹に銀白色の鱗屑(りんせつ)が付着し，通常瘙痒感は伴わない．四肢伸側とくに肘頭，膝蓋部など皮膚の硬い部分に好発し，頭部，体幹にもみられる．発疹は融合し中心治癒の傾向がある．副腎皮質ステロイド薬の外用や長波長紫外線(PUVA療法)が有効だが，難治性である．
→膿疱性乾癬(のうほうせいかんせん)

尋常性痤瘡 [acne vulgaris]
〈にきび〉 思春期・青年期に発症する毛包脂腺系の慢性炎症性疾患で顔面・胸部・背部などに好発する．脂腺の肥大と毛孔部の小結節による面皰(めんぽう)を初発疹とし，丘疹，膿疱が混在する皮疹である．常在菌である Propionibacterium acnes などの作用により炎症が惹起されるほか，内分泌因子，角化因子などが発症に関与する．テトラサイクリン系抗菌薬，ビタミン薬の内服，クンメルフェルド液の外用のほか，洗顔に留意し，甘味料・刺激物の摂取を制限する．→面皰(めんぽう)

尋常性白斑 [vitiligo vulgaris]
〈しろなまず〉 後天性の色素異常による境界鮮明な白斑で，さまざまな形状，大きさをもち，身体のどの部位にでも生じる．表皮のメラニン(黒色素)の消失が著明である．自覚症状はほとんどみられない．自己免疫説が有力であるが，自律神経異常説もある．治療はソラレン系薬物(メトキサレン)の内服または外用と長波長紫外線の照射(ソラレン長波長紫外線治療；PUVA療法)を行う．

尋常性毛瘡 [sycosis vulgaris]
男性の鬚毛部に発生する深在性の毛包炎．紅色丘疹で多発性の膿疱性の紅色局面を形成する．表面は痂皮(かひ)に覆われ圧迫すると排膿する．圧痛，灼熱感，瘙痒感がある．黄色ブドウ球菌感染などが基礎となる．抗菌薬の投与により軽快する．

腎小体 [renal corpuscle]
〈マルピギー小体〉 糸球体とボウマン囊からなる直径0.1〜0.2 mmの袋状の小体で，尿細管に続いてネフロンの先端に位置する．左右の腎に約200万個あり，血液を濾過して原尿をつくり，尿細管へ送る．→腎[臓](じんぞう)，ネフロン

腎上体 [suprarenal gland]
⇒副腎(ふくじん)

腎静脈 [renal veins]
腎の血流の還流をつかさどる脈管で，左右の腎より通常1本ずつの静脈が下大静脈に注ぐ．10〜15 mm程度の大血管であり腎動脈の前面に位置し，下大静脈との位置関係から左側が右より長い．左側の副腎静脈，精索静脈あるいは卵巣静脈は腎静脈に注ぐ．

心身医学 [psychosomatic medicine ; PSM]
疾患の背景に存在する心理的要因を重要視し，身体的側面と心理的側面の相関をみつめていこうとする医学の1つの考え方．従来の神経症や心身症にとどまらず，慢性疾患，疾病の重症化，がんや手術，臓器移植，救急医療などに伴う患者の心理状態と疾病の治療，経過との関連をも科学的に研究する．

心神耗弱 [diminished responsibility]
わが国の刑法においては，精神の障害により事物の善悪理非を弁別する能力(してよいこととしてはいけないことを区別する能力)が，著しく低下している場合を心神耗弱としている．このような状態においての犯罪に対しては限定責任能力が存在するとされ，減刑されることになる．→心神喪失(しんしんそうしつ)，責任能力(せきにんのうりょく)

心身症 [psychosomatic disease ; PSD]
広義には「身体的症状を主とするが，その診断・治療に心理的因子についての配慮がとくに重要な意味をもつ病態」(日本心身医学会定義)をいう．狭義には一般に，心因とくに情緒の影響によって，自律神経の作用器官の機能的異常が長期にわたり持続する結果，器質的変化(身体的状)をきたしたものをいう．身体的原因によって生じた疾患でも，経過に心因的要素がかかわっている場合や，神経症として扱われていても広義には身体症状が主なものなども含まれ，厳密に疾患を心身症として区別することは困難な場合も多い．消化性潰瘍，気管支喘息，片頭痛，神経性食欲不振症，不眠症などが代表的であるが，その他，肥満症，自律神経失調症，夜尿症，インポテンス，関節リウマチ，アレルギー性鼻炎，アレルギー性皮膚炎，円形脱毛症，月経困難症，不妊症なども場合によって心身症としての取り扱いが必要とされる．心理面の治療を並行して行うことにより症状の軽減，消失が期待される．

心神喪失 [criminal irresponsibility]
わが国の刑法においては，精神の障害により事物の善悪理非を弁別する能力(してよいこととしてはいけないことを区別する能力)がない場合を心神喪失としている．このような状態での犯罪は責任無能力とみなされ，責任を問われることはない．重度の精神障害の症状に基づいての犯罪の場合，心神喪失と判断されることが多い．→心神耗弱(しんしんこうじゃく)，責任能力(せきにんのうりょく)

心神喪失者等医療観察法
2005(平成17)年7月に施行された「心神喪失等の状態で重大な他害行為を行った者の医療及び観察等に関する法律」のことで，略称として「医療観察法」が用いられることが多い．殺人，放火，強盗などの重大な罪(重大な他害行為)を犯したにもかかわらず，心神喪失の状態であったとい

う理由により不起訴あるいは無罪となった触法精神障害者を，必要に応じて専門病棟に強制入院させ，手厚い治療を行い，治療により社会復帰を促進することを定めたもの．入退院を決める審判は，裁判官と精神科医（精神保健審判員）が2人1組で行い，別の精神科医の鑑定意見書などをもとに入院期間などを判断し適切な治療を行うものとされている．

腎シンチグラム [renal scintigram]
⇨レノグラム

真性憩室 [true diverticulum]
消化管壁の一部が管腔の外側に向かって囊状に突出した状態を消化管憩室という．食道から大腸まであらゆる消化管に発生するが，粘膜，筋層，漿膜の全層からなる憩室を真性憩室という．→仮性憩室（かせいけいしつ）

腎生検 [renal biopsy；RB, kidney biopsy]
〈腎バイオプシー〉 腎の組織を経皮的または手術的に採取し，組織診断する検査法．腎疾患の診断，予後の決定，病態把握の目的で行う．検査後は絶対安静とし，出血，血尿の状態を観察する．

腎性高血圧 [renal hypertension]
⇨腎血管性高血圧症（じんけっかんせいこうけつあつしょう）

新生児一次性出血症 [primary hemorrhagic disease of the newborn]
⇨新生児（しんせいじ）メレナ

新生児一過性熱 [transient fever of newborn]
⇨飢餓熱（きがねつ）

新生児仮死 [neonatal asphyxia, asphyxia of newborn]
〈出生時仮死〉 新生児の第一呼吸の遅延に始まり，同時にチアノーゼ，蒼白などの循環不全，筋トーヌスの低下，反射興奮性の減弱を生じているもので，新生児死亡の主な原因となる重要な疾患である．胎盤の血行障害をはじめ，臍帯血行障害（巻絡など），分娩時の障害（児頭圧迫や分娩遷延）などによる低酸素症が主な原因となって起こる．重篤なものは出生から12時間まで昏睡状態が続き，間欠的な呼吸，筋緊張低下がみられ，自発運動はなく，痙攣なども起こる．12～24時間で意識レベルの改善があるようにみえるが痙攣はひどくなり，無呼吸発作が起こり，24～72時間で意識レベルは低下し呼吸停止をきたす．この時期以後で生存したものはのちに精神発達障害，運動異常などをみるものが多い．仮死の程度の判定にはアプガースコアが用いられる．人工換気，血液循環の確立，代謝異常の是正などが必要である．→アプガースコア

新生児肝炎 [neonatal hepatitis；NH]
生後2か月以内に発症し，肝内胆汁うっ滞や黄疸が1か月以上持続するものうち，原因が不明であるものを一括していう．組織学的には肝細胞が巨細胞化しているものが多い．肝内胆汁うっ滞のため高胆汁酸血症，脂肪便，脂溶性ビタミン欠乏症がみとめられる．とくにビタミン欠乏症に起因するくる病，出血傾向などの合併症に注意する必要がある．一般的に予後良好で，黄疸は生後4～5か月で消失し肝機能も改善する．一部，黄疸が遷延し肝硬変や肝不全に至る例もある．

新生児期 [newborn period, infancy]
母体外に出た児の諸臓器が器質的・機能的に一大変化を遂げ，母体外生活を営むための種々の適応が可能となるまでの期間をいう．WHOでは生後4週未満（28日）を新生児期としているが，このうち生後1週は不安定であり，注意深い養護を必要とする．

新生児高ビリルビン血症 [hyperbilirubinemia of newborn]
新生児は生後2～4日ころ，生理的新生児黄疸とよばれる一過性の黄疸がみられる．生理的範囲を超えた場合は病的黄疸とされ，検査や治療を必要とする．病的黄疸には，生後すぐに発現する早発性黄疸と，ピーク値が正期産児で総ビリルビン値15 mg/dL以上，早期産児で総ビリルビン値12 mg/dL以上となる高ビリルビン血症がある．核黄疸の原因となりうるため治療が必要であり，低出生体重児やハイリスク児ではビリルビン値が低くても核黄疸を合併することがあるので注意が必要である．→核黄疸（かくおうだん），高（こう）ビリルビン血症，新生児[生理的]黄疸（しんせいじせいりてきおうだん）

新生児呼吸窮迫症候群 [infantile respiratory distress syndrome；IRDS]
⇨呼吸窮迫症候群（こきゅうきゅうはくしょうこうぐん）

新生児集中治療室 [neonatal intensive care unit；NICU]
種々の理由で危険性の高いハイリスク新生児を一般の新生児とは別に収容し，各種の医療監視装置を利用して監視を行うとともに，予測される疾患に対する予防処置を行う施設のこと．→ハイリスクインファント

真性思春期早発症 [true precocious puberty, true sexual precocity]
⇨真性性早発症（しんせいせいそうじゅくしょう）

新生児[生理的]黄疸 [physiological jaundice]
病的黄疸をひき起こすような基礎疾患をもたない新生児に一過性に出現する黄疸で，正産児の90％以上にみられる．一般に生後1～3日より出現し，血清ビリルビン値は4～5日ころピーク（5～7 mg/dL）に達し，1週間といわれて消失する．新生児期は肝の酵素活性が低く，グルクロン酸抱合が十分行えないため，肺呼吸の開始に伴い不要となった過剰赤血球の処理がうまく行えず，血中に非抱合型（間接型）ビリルビンが上昇して黄疸が出現すると考えられている．

新生児膿漏眼 [ophthalmia neonatorum, blennorrhea neonatorum]
瞼裂から膿性眼脂を分泌する新生児の眼の炎症性疾患の総称．淋菌性結膜炎，ブドウ球菌性結膜炎，クラミジア性結膜炎，ヘルペス性結膜炎，硝酸銀点眼液による化学性結膜炎，先天性鼻涙管閉塞の6つは，頻度が高く重要な疾患である．

新生児肺炎 [neonatal pneumonia]
早発性と後天性に分けられる．早発性肺炎は，感染した羊水を母体内で吸引することなどが原因となり，生後数時間で発症することもあれば，数日を経て発症することもある．症状として，呼吸数の増加，呻吟（しんぎん），チアノーゼが著明である．後天性のものは生後感染したものをいい，生後3～4日から発症し，哺乳困難，皮膚蒼白などの症状を示す．ともに発熱，咳などはみられないこと

新生児破傷風 [tetanus neonatorum]　ほとんどが臍帯の切断端からの感染で，生後2週以内に発症することが多い．生後3～10日の間に吸啜が不可能となり，続いて嚥下困難，痙攣，強直，発作的に泣く，などの症状が起こる．潜伏期の短い重症型は24時間以内に死に至ることがあり，死亡率は高い．抗破傷風グロブリン，ペニシリンなどで治療する．

新生児訪問 [home-visit for the newborn]　母子保健法第11条により，育児上必要があると認められる新生児に対して，医師，保健師，助産師，またはそのほかの職員が当該新生児の保護者を訪問し，必要時指導を行うことである．

新生児マススクリーニング [mass-screening of newborn infant]　放置すれば重大な障害をきたす先天代謝異常や内分泌疾患を，早期に発見・治療するための新生児の集団的ふるい分け検査(マススクリーニング)のこと．1977(昭和52)年から開始されており，フェニルケトン尿症，メープルシロップ尿症，ホモシスチン尿症，ガラクトース血症，クレチン症，先天副腎過形成の6つの疾患を対象に実施されている．具体的には，生後5～7日に足底採血を行って，濾紙に浸みこませた血液を各地方自治体の検査センターへ提出し，ふるい分け検査を行う．→クレチン症，フェニルケトン尿症

新生児メレナ [melena neonatorum, neonatal melena]　〈真性メレナ，新生児一次性出血症〉　ビタミンK欠乏により凝血機序が障害されて起こる新生児の消化管出血．生後2～3日で発現し，タール便やコーヒー残渣様の吐物をみる．通常1～2日で自然に止血するが，出血が続くと出血量が多くなり，出血性ショックを起こすこともある．出生時に児が飲み込んだ母体血によるものは仮性メレナという．

新生児溶血性疾患 [hemolytic disease of the newborn]　〈胎児赤芽球症〉　母体と胎児の血液型不適合によって母体血中に胎児の赤血球に対する抗体が生じ，この抗体が胎児の赤血球を破壊することによって起こる貧血と黄疸疾患．主にRh不適合，ABO不適合によるが，Rh不適合ではD抗原の血液型不適合が多く，重症となり，ABO不適合では母親がO型で胎児がAあるいはB型の場合が多い．軽症の場合は検査値上，軽度の溶血が示唆されるのみであるが，重症の場合は胎児水腫を起こし，重度の貧血と全身浮腫で生まれ，緊急交換輸血を必要とする．重症例では子宮内で，または出産後まもなく死亡することが多い．生後高度の黄疸が出現，長期間続けて核黄疸を合併することもある．→血液型不適合(けつえきがたふてきごう)，血液型不適合妊娠

真性性早熟症 [true precocious puberty, true sexual precocity]　〈真性思春期早発症〉　第二次性徴が異常に早く出現するものを性早熟症という．そのうち，下垂体からのゴナドトロピンが異常早期分泌をきたし，精通，排卵をみとめるものを真性性早熟症といい，性ステロイド分泌過剰によって生じる仮性性早熟症と区別する．器質的病変がみとめられない特発性のものが，60～80%を占める．このほかに脳腫瘍，脳炎，水頭症などの器質的病因による場合と，マクキューン-オルブライト症候群などによる場合がある．

真性てんかん [genuine epilepsy, idiopathic epilepsy]　〈特発性てんかん，本態性てんかん〉　慢性の脳疾患で，明らかな原因がみとめられず遺伝性素因が考えられる．国際分類ではこれを原発性(全般)てんかんとしている．主症状はてんかん発作(強直間代発作が代表的)で，偶発的に非発作性症状の精神症状として，てんかん性精神病，周期性不機嫌，てんかん性性格変化，てんかん性知能障害がみられる．治療は，抗てんかん薬の継続的服用と生活指導を行う．→症候性(しょうこうせい)てんかん，てんかん

腎性糖尿 [renal glycosuria]　糸球体から尿中(原尿)に濾過された血液中の糖は正常では尿細管で再吸収されるため，血糖値が170 mg/dL以下では尿中に排出されることはない．これに対して，血糖値と無関係に尿糖が現れるものを腎性糖尿という．これは尿細管における糖の吸収が完全にできないために起こる(糖再吸収極量の低下)．治療は要さないが，ファンコニ症候群のように，尿細管の糖再吸収能低下をきたす尿細管疾患にみられる場合がある．

真性メレナ [melena vera]　⇒新生児(しんせいじ)メレナ

腎石症 [nephrolithiasis]　⇒腎結石(じんけっせき)

振戦 [tremor]　身体の一部，あるいは全身が不随意的かつ無目的にふるえる現象．比較的リズミカルである．主に四肢に多くみられるが，頭部，舌，顔面，体幹にもみとめられることがある．原因により，①心因性振戦，②甲状腺機能亢進症性振戦，③中毒性振戦，④パーキンソン性振戦，⑤企図性振戦，⑥本態性振戦，老人性振戦，家族性振戦，⑦書痙などがある．→企図振戦(きとしんせん)

新鮮血輸血 [fresh blood transfusion]　抗凝固剤の入った採血パックに採血し，採血後24時間以内に行う輸血をいう．血小板や血液凝固第Vおよび第Ⅶ因子などの補給を目的とするときは，採血後6時間以内に輸血を行う．

腎腺腫 [adenoma of kidney]　腎の良性腫瘍であり，その発生頻度はきわめてまれである．腎細胞がんとの鑑別が困難であることが多く，多くの場合剖検時に発見される．一般に腫瘍径はきわめて小さく，3 cm以下である．→泌尿器(ひにょうき)・[男性]生殖器系(だんせいせいしょくきけい)

腎前性乏尿 [oliguria]　腎実質の障害ではなく，脱水，ショック，浮腫や腹水の貯留など腎血流量や体液の低下による乏尿．主な症状は，体重減少，口渇，易疲労感などで，治療は補液または薬物療法が主となる．急性・慢性腎不全など腎実質の障害による乏尿あるいは閉尿とは異なる点に注意が必要．

振戦せん(譫)妄 [delirium tremens ; DT]　アルコール依存症患者が，その禁断

時に発現する特有な精神病状態をいう．不眠，苦悶などの前駆症状ののち，手や身体の各部分に粗大な振戦が現れる．この際，小動物幻視，被害妄想などがみられ，眼球を圧迫するとリープマン現象（一種の人工的幻覚）がみとめられる．また発汗，頻脈，脱水症状などが発現する．振戦とせん妄は数日間持続するが，深い睡眠ののちに回復する．→アルコール依存症，意識変容（いしきへんよう），職業（しょくぎょう）せん（譫）妄，せん（譫）妄

腎仙痛（じんせんつう）[renal colic]
結石などによる尿管の閉塞や腎内圧上昇によって起こる腰背部の激痛のこと．多くの場合，悪心・嘔吐，冷汗などを伴う．

新鮮凍結血漿（しんせんとうけつけっしょう）[fresh frozen plasma；FFP]
ヒトの血液を採血後，分離した血漿をプラスチック袋のなかに入れ，すみやかに凍結した血液製剤．わが国では200 mL の献血で約80 mL の血漿が得られ，これを1単位とする．−20℃以下で凍結保存，1年間有効．血漿蛋白のほか第Ⅷ・ⅩⅢ因子などの血液凝固因子も活性のまま含まれている．成分輸血の一種として出血性ショック，熱傷ショック，急性の低蛋白血症，凝固因子の補充などの目的で用いられる．血液型の同型のもので交差試験（副試験のみ）に合格したものを輸注する．使用時は微温湯につけ徐々に解凍する．急激な解凍は成分を破壊する．

心尖拍動（しんせんはくどう）[apex beat]
心臓の収縮期における心尖部の前方運動で，典型的には左乳線のやや内側の胸壁第5肋間の拍動性隆起として観察される．これが3 cm を超えて左下方に偏位すると，心臓の肥大があると判断される．

心尖拍動図（しんせんはくどうず）[apex cardiogram；ACG]
心尖拍動をグラフに記録したもの．心尖部における心臓収縮に伴う胸壁隆起を記録した曲線で表される．波形の頂点や谷は，A, E, C, O と命名され，波形の変化は種々の心機能の指標となる．心機図の1つ．

振戦麻痺（しんせんまひ）[paralysis agitans]
⇨パーキンソン病

心臓（しんぞう）[heart]
血液循環の中心となる中空性の臓器で，主として筋組織からなり，ポンプ作用の機能をもつ．前胸縦隔腔内にあり左右の肺の間，横隔膜の上に位置する．重さは200〜300 g で，各自の握りこぶしよりやや大きい．表面は心膜に包まれ，内部は右房，右室，左房，左室の4腔部に分かれており，4個の弁（三尖弁，僧帽弁，肺動脈弁，大動脈弁）が血液の逆流防止に働く．心臓壁は心外膜・心筋層・心内膜の3層からなる．心筋層は心房では浅・深層の2層に，心室では外・中・内層の3層に分けられ，冠動脈により血液の供給を受けている．血液を拍出するための心臓収縮は刺激伝導系によって起こされ，左室からの1回の拍出量は約60 mL である．→循環（器）系（じゅんかんきけい），心室（しんしつ）

腎〔臓〕（じん〔ぞう〕）[kidney, ren]
後腹膜腔に左右に対をなして存在する実質臓器（左がやや高い）．内側のくぼんだ部分（腎門）に出入りする一対ずつの腎動脈，腎静脈が血流を支配する．糸球体で血液から原尿をつくり，尿細管で水分や必要物質を再吸収して，1日1〜1.5 L の尿として老廃物を体外に排泄する．これらを行う腎の機能単位をネフロンという．腎は老廃物排泄のほか，いくつかの生体調節機能を担っているので，感染，アレルギー，高血圧，糖尿病，膠原病などでさまざまな病態を惹起する．→ネフロン

心〔臓〕移植（しん〔ぞう〕いしょく）[heart transplantation；HTx]
適応として弁膜疾患や特発性心筋症の患者のうち，ほかの治療法では生存の見込みのない者で，高齢者を除き，しかも肝，腎機能が正常な者が対象とされている．→移植（いしょく）

腎〔臓〕移植（じん〔ぞう〕いしょく）[renal transplantation；RT]
わが国では，5〜50歳を対象として年間1,000例近くに腎移植が施行されている．親子・兄弟からの血縁生体腎，非血縁生体腎，および死体腎が用いられる．急性拒絶反応，感染症の合併が障害となるが，生体腎では移植1年後で90％，5年後でも78％，死体腎では1年後で80％，5年後で60％以上に生着がみられている．シクロスポリンなどの免疫抑制薬が移植成績向上に寄与している．慢性糸球体腎炎が適応となり，透析療法よりも高い生存率が得られるようになった．→移植（いしょく）

心〔臓〕カテーテル法（しん〔ぞう〕カテーテルほう）[cardiac catheterization]
先天性心疾患の検査をはじめ，心内圧・心拍出量測定，内腔の形態・収縮能の評価，酸素含量測定などを目的に，末梢動静脈血管からカテーテルを挿入する方法．カテーテルは大静脈，肺動脈，大動脈，心臓などに達する．右・左心カテーテル法がある．

腎〔臓〕カルブンケル（じん〔ぞう〕カルブンケル）[renal carbuncle]
〈腎皮質膿瘍〉 90％以上は黄色ブドウ球菌が原因菌であり，皮膚などの感染巣から血行性に播種することが多い．糖尿病患者，血液透析患者，麻薬中毒患者などに多く発症する．腎の被膜を破り，傍腎膿瘍を形成することがある．

心〔臓〕奇形（しん〔ぞう〕きけい）[cardiac anomaly]
⇨先天性心疾患（せんてんせいしんしっかん）

心臓再同期療法（しんぞうさいどうききりょうほう）[cardiac resynchronization therapy；CRT]
重症心不全患者などにみられる心室壁の「ムラやズレ」といえる心室同期不全（ventricular dyssynchrony）を改善し，心拍出機能を回復させるため，右室と左室を同時にペーシングする植え込み型ペースメーカーに除細動の機能を併合させた治療法．慢性心不全が重症化する機序として，心筋への伝導障害に伴う心室同期不全が血行動態の悪化を招来し，心筋へのダメージを与え，さらに伝導障害を助長するという悪循環が考えられている．本治療法はその悪循環を断ち切る治療法ともいわれている．

心臓手術（しんぞうしゅじゅつ）▶大項目参照

腎〔臓〕手術体位（じん〔ぞう〕しゅじゅつたいい）[renal operating position of patient]
腎は後腹膜器官であるため，腹膜の外側から腎に到達する方法（側臥位）と，腹膜を開いて腎に到達する方法（仰臥位）の2つに大別される．腹膜を開かない腰部斜切開腹膜外到達法が一般的なため，患側凸の側臥位が多い．

心臓腫瘍 [cardiac tumors]　原発性と他臓器の悪性腫瘍からの転移によ る続発性のものがあるが，心臓の腫瘍の罹患率はきわめて低 い．原発性の場合，約80％は良性である．左心房の粘液腫が 多くみられる．粘液腫は外科的治療が有効である．

心臓神経症 [cardiac neurosis；CN]　〈神経循環無力症〉　心臓に器質的な疾患 がみとめられないにもかかわらず，心臓部痛，動悸，呼吸困 難，めまい，胸部圧迫感，空気飢餓感など死の不安を訴える 器官神経症の1つ．精神神経学的因子としてヒステリー，不 安神経症，強迫神経症などがあげられる．治療は，精神療法 や精神安定薬投与が有効である．

深層心理学 [depth-psychology]　19世紀終りころより，フロイト (Sigmund Freud, 1856〜1939, オーストリア，精神病理 学)，ジャネ(Pierre Janet, 1859〜1947, 仏，精神病理学， 臨床心理学)，アドラー(Alfred Adler, 1870〜1937, オース トリア，個人心理学)，ユング(Carl Gustav Jung, 1875〜 1961, スイス，精神分析)らによって創始された心理学．神 経症や精神病の治療という実際的な目的から生じてきたもの で，人間は自ら意識しうる心的過程のみでなく，無意識的な 心的過程をもつことを前提として，後者について研究する心 理学を総称して深層心理学という．学派により，フロイトは 精神分析，ジャネは心理分析，アドラーは個人心理学，ユン グは分析心理学と名づけている．人間の無意識内における力 動性やそれが意識行動に及ぼす影響を重視し，治療には自由 連想法，夢分析などの方法を用いる心理学である．

心臓〔性〕喘息 [cardiac asthma]　左心不全が原因で肺うっ血とそれに続 く気道収縮が起こり発作性の呼吸困難の症状が出現する病 態．夜間とくに就寝1〜2時間後に発症することが多いの で，発作性夜間呼吸困難ともよばれる．患者は呼吸困難のた め起坐呼吸をするようになる．就寝後に起こるのは，浮腫と くに身体下部の潜在性浮腫からの心臓への還流が臥床により 増加し，心臓の負担が大きくなるためと考えられている．酸 素吸入のほか，ジギタリス，利尿薬の投与を行う．→肺(は い)うっ血

心臓性浮腫 [cardiac edema]　細胞，組織または漿膜腔内に液体が過剰 に貯留すると浮腫となる．心臓性浮腫は心ポンプ機能の障害 によって起こるうっ血性心不全による．うっ血性心不全は心 拍出量の低下と静脈圧の上昇をきたす．心拍出量の減少は腎 血流量を低下させ，ナトリウムと水の貯留をきたす．静脈圧 の上昇が組織から水を毛細血管内にひき込む血液膠質浸透圧 を超えると，組織間質に水分が貯留し浮腫を生じる．→うっ 血性心不全

心臓電気生理学的検査 [electrophysiological study；EPS]　⇨電気生理学的検査(でんきせいりがくてきけんさ)

腎臓病食 [diet for renal desease]　腎臓病食の特徴は，低蛋白，減塩，適正 なエネルギーである．腎機能障害，腎不全に陥った腎では， 蛋白，塩分が腎をいっそう悪化させると考えられている．し たがって腎臓病食は，低蛋白，低食塩食が基本となる．エネ ルギーは適正に摂らなければならないため，蛋白摂取低下を 補うために炭水化物と脂肪を適正に摂るようになっている． 場合によってはカリウムの摂取制限も必要となる．摂取水分 量に関しては病期によって違ってくる．

心臓ペーシング [cardiac pacing]　徐脈に対する基本的治療法．心腔内 あるいは外膜に電極カテーテルを留置し，心臓へ電気刺激を 与えて心拍数を維持する．洞不全症候群，完全房室ブロック などにより失神，低血圧，低心拍出量症状を呈する場合は， 直ちに緊急ペーシングを，次いでペースメーカーの植え込み を行う．緊急ペーシングには，経皮的体外(胸部と背部に付け た電極)，経静脈的体外(末梢あるいは中心静脈からカテーテ ル電極を挿入し，右室心内膜に固定する)，経食道的ペーシ ングがある．→人工(じんこう)ペースメーカー

心臓弁膜症 ▶大項目参照

心〔臓〕マッサージ [cardiac massage]　〈胸骨圧迫〉　心停止時の救命処 置の1つ．閉胸式(非開胸式)と開胸式がある．閉胸式心マッ サージを行う場合は，患者の体位を水平仰臥位とし，床また はベッドの間に背板(蘇生板)を入れる．方法は，片手の手根部 を胸骨下部1/2の部位で胸骨の長軸方向と直角になるよう に置き，片方の手を重ねて胸骨が4〜5 cm沈むくらいの力 で圧迫する．成人(8歳以上)の場合，回数は100回/分の速さ で行う．心臓マッサージを30回行い，人工呼吸を2回行う． これは連続的かつ規則的に行う．乳幼児の場合は100〜120 回/分の速さで，胸部中央部に人指し指，中指をおいて1.5〜 1.2 cm圧迫する．幼児，小児の場合は胸骨下1/3に手掌基 部をおいて100回/分の速さで2〜3 cm圧迫する．開胸式 マッサージは主に，非開胸マッサージでは効果がない場合， 肺や心臓手術の場合に医師によって行われる．『AHAガイ ドライン2005』が発表されたことを受け，日本救急医療財団 が2006(平成18)年に『救急蘇生法の指針』を刊行した．その際 に，閉鎖式(非開胸式)マッサージを胸骨圧迫に名称を変更し た．開胸式マッサージは従来どおりである．→心肺蘇生法 (しんぱいそせいほう)

心臓リハビリテーション [cardiac rehabilitation]　「心臓病患者が可能なか ぎり良好な身体的，精神的，社会的状態を確保するために必 要な行動の総和(WHO)」と定義される．心臓リハビリテー ション(リハビリ)を必要とする代表例は，急性心筋梗塞症の 患者である．急性期のリハビリは，安全かつすみやかに質の 高い社会復帰をさせるための過程である．安全については， 心破裂，再梗塞，心臓の過負荷状態(心不全，狭心症，不整 脈など)を防止しなければならない．deconditioningや経済 的・社会的損失を防止し，かつ病態に応じた治療と管理，re- conditioningを行う．病態の把握，安全なプログラム，緻密 な監視が不可欠であるが，早期退院が可能となる．リハビリ は急性期，回復期，維持期に分けることができる．急性期は 入院中の急性期治療に合わせた段階的負荷，機能評価，生活 指導などにより，日常生活，通院が可能となることを目標と する．回復期は自宅，リハビリ施設などにおける機能評価に 基づいた運動療法，職業，心理，食事などの指導を中心とし て，社会復帰を目指す．維持期は地域のリハビリ施設で運動

シンターゼ [synthase]
⇒合成酵素（ごうせいこうそ）

身体運動学 [body mechanics]
⇒ボディメカニクス

身体化 [somatization]
精神的ストレスや葛藤を身体の症状へ転換する防衛機制．従来の転換ヒステリーに特徴的にみられるが，精神障害分類（DSM-IV）やICD-10では身体表現性障害のなかに，身体化障害として記載されている．身体化障害の主な病像は多発性で繰り返し起こり，しばしば変化する身体症状である．明確な身体的説明が見出せず，症状を身体的に説明できる原因がないとする医師の意見を，患者は受け入れない．しかし，症状は虚偽でも，ねつ造されたものでもない．心身症における身体症状成立過程を指す用語としても使用されることがある．

身体外傷★ [trauma]
NANDA-I 分類法IIの領域11《安全/防御》類2《身体損傷》に配置された看護診断概念で，これに属する看護診断としては〈身体外傷リスク状態〉がある．

身体可動性障害★ [impaired physical mobility]
NANDA-I 分類法IIの領域4《活動/休息》類2《活動/運動》に属する看護診断で，診断概念としては〈移動/可動性〉である．

身体計測
▶大項目参照

身体幻覚 [cenesthopathy]
⇒体感異常（たいかんいじょう）

身体言語 [body language]
〈器官言語〉 自己表現や意思の伝達が何らかの意味で身体器官によって行われること．ヒステリーや心身症，器官神経症などで身体的症状がみられるときに，主として無意識的に患者になんらかの意味を表そうとしているということ．心理的葛藤が身体症状に転換されたものと考えられることもある．

身体失認 [asomatognoisie]
失認とは，視覚，聴覚，触覚などの感覚をとおして認知することの障害だが，このうち，自己の身体についての失認をいう．病巣が優位半球にある場合は両側性，病巣が劣位半球にある場合は反対側半身身体失認が起こる．前者では，自分自身や他者の指の種類が認知できない，後者では，半側に関心を示さず着衣を忘れるなどといったものがある．

身体障害者福祉法 [Law for the Welfare of Disabled Persons]
身体障害者が自立できるように必要な保護と援助をなし，身体障害者の福祉の増進をはかることを目的とした法律．1949（昭和24）年12月公布された．内容は身体障害者更生相談所における医学的・職能的な相談，更生医療の給付，自立支援医療給付の支給，補装具の給付などに関するものである．対象者は18歳以上で，18歳未満は児童福祉法の対象となる．2006（平成18）年4月1日施行された障害者自立支援法により，障害の種別（身体障害，知的障害，精神障害）にかかわらずサービスを利用するしくみを一元化し，市区町村がサービスを提供する責任をもち，利用するためには障害の程度区分の認定を受けることが必要となった．

身体図式 [body schema]
感覚，記憶，想像などにより無意識のうちに自己の身体に関してつくられている感覚的なイメージ．頭頂葉に病巣のある場合に，身体図式が障害されて身体失認（手指失認，自己身体部位失認，病態失認）を生じる．

身体像 [body image]
⇒ボディイメージ

身体損傷★ [injury]
NANDA-I 分類法IIの領域11《安全/防御》類2《身体損傷》に配置された看護診断概念で，これに属する看護診断としては〈周手術期体位性身体損傷リスク状態〉〈身体損傷リスク状態〉がある．

身体的ネグレクト [physical neglect]
⇒ネグレクト

身体発育 [physical development]
小児の身長が伸び，体重が増し，臓器官の細胞数の増加，形の増大など，量的に成熟する過程をいう．身体発育は遺伝的な要因によって規定され，性差，父母の体格などの影響を受け，また民族差，地域差，栄養，生活様式，生後の環境などさまざまな因子の影響を受ける．

身体表現性障害 [somatoform disorders]
米国精神医学会の精神障害分類[DSM-IV（1994）]では精神科的疾患の1つとして分類されている．さまざまな身体の不調や障害を訴えるが，原因となるような内科・外科的異常はみられず，器質的基礎が不明な精神障害．症状が持続するのが特徴である．主要な臨床症状として，高度の不安，ヒステリー症状，恐怖症状，強迫症状，抑うつ症状などがある．心理面に触れることには拒否感が強い．原因となる病変や疾患が見当たらない場合に「自律神経失調症」と診断することもあり，こうした疾患分類にあてはまらない疾患に対して用いられる「除外診断名」ではあるが，臨床においてこの診断名が一般に用いられる．代表的なものに心気症（hypochondriasis），転換性障害[転換性ヒステリー（conversion disorder）]，身体化障害（somatization disorder），疼痛性障害（pain disorder）などが含まれる．

腎単位 [nephron]
⇒ネフロン

診断群分類 [Diagnosis-Procedure Combination；DPC]
医療費の定額支払いのための評価基準であり，2007（平成19）年現在，約3,100分類のうち1,727分類に包括点数が設定されている．日本版DRG/PPSともいわれるこの制度は2003（平成15）年4月から特定機能病院を中心に導入されたが，厚生労働省は，DPC 導入医療機関を2012（平成24）年までに1,000まで増やしていく方針である．→診療報酬支払方式（しんりょうほうしゅうしはらいほうしき）

診断書 [medical certificate]
診察に基づいて，疾患名や予後など主治医の判断を記載し，患者または第三者に交付する文書をいう．なお，患者が死亡した場合には，医師は死亡診断書を作成する．

心断層エコー図 [two-dimensional echocardiogram; 2 DE]
心臓超音波検査のうち，超音波ビームを機械的または電子的に高速で繰り返し走査し，反射エコーの強さに応じて輝度を画面上に合成表示して心臓の断面を二次元的に描出するもの．先天性心疾患などにおいて，心臓形態の診断に用いられる．

心タンポナーデ [cardiac tamponade]
〈断層心エコー図〉 心嚢内の液体貯留による心臓の圧迫あるいは心嚢内圧の上昇が，循環動態の異常をきたした場合をいう．主たる影響は拡張期の心室充満障害である．代償機転が働かないかぎり，心拍出量の減少と血圧低下をきたす．急性症例では心原性ショックともいうべき症候を呈することもある．慢性的な心嚢液貯留では代償機転として心嚢の拡張性が高まるため，貯留液量に比べて心嚢内圧の上昇の度合いが少ない．病因は，内科および外科疾患などさまざまである．頻度が高いのは，急性血性心嚢液貯留であり，刃物などの外傷，自動車事故の際のハンドルの圧迫による外傷などによる．心筋カテーテル検査，心筋バイオプシー，冠動脈形成術，僧帽弁形成術などのインターベンションの合併症として起こる可能性もある．ほかに悪性新生物の転移，尿毒症，リウマチなどの膠原病，大動脈瘤，大動脈解離，心筋梗塞症の心破裂などによる心嚢内出血，細菌や真菌感染による心膜炎などがある．特発性心嚢液貯留もときに心タンポナーデを呈する．心タンポナーデにより循環動態に異常をきたし自・他覚症状が生じた場合，あるいは生じる可能性が高い場合は穿刺を行い，心嚢液を除去し心臓の圧迫を解除する．必要により開胸術など外科的手段に移行する．→開胸術（かいきょうじゅつ），心膜炎（しんまくえん）

シンチグラム [scintigram]
体内の臓器に放射性同位元素（ラジオアイソトープ，RI）を蓄積させ，その体内分布および代謝を描写することをシンチグラフィといい，シンチグラフィによる描写像がシンチグラムである．以前は，RI検出器の走査式移動（シンチスキャン）により得られていたが，移動せずに行えるシンチカメラが実用化され，現在は広く使用されている．ともに主要構造は同じで，検出器，コリメーター，計測回路，記録装置，解析の5つからなる．標識化合物（RI）の体内分布測定にあたっては，シンチグラムを得たい臓器に適した機序で，その機器に合ったRIを取り込ませる必要があるため，RIの臓器特異性も考慮されなければならない．肝，骨，腎，膵，脳，全身シンチグラムなどがある．

シンチスキャニング [scintiscanning]
⇨シンチグラム

伸張（展）受容器 [stretch receptor]
⇨圧受容器（あつじゅようき）

身長測定 [しんちょうそくてい]
⇨身体計測（しんたいけいそく）

新陳代謝 [metabolism]
⇨代謝（たいしゃ）

陣痛 ▶ 大項目参照

陣痛誘発 [induction of labor pains]
〈分娩誘発〉 分娩の促進を目的として人工的に陣痛を起こしたり強めたりすること．方法としては導尿，浣腸，ラミナリア桿挿入法，人工破膜法，メトロイリンテル挿入法，また薬物ではプロスタグランジン，オキシトシンの点滴静注により行うのが一般的である．適応は予定日超過，微弱陣痛，胎児死亡時など．

心停止 [cardiac arrest; CA]
心臓のポンプ作用が停止した状態．心電図上では，心室細動，極度の徐脈や不整脈が現れたのち，やがて平低下する．原因は心筋への酸素供給不足，心筋の障害，電解質異常，物理的因子（心タンポナーデ，肺塞栓など），伝導系の障害などがある．症状は，突然の意識喪失（心停止後約15秒以内に生じる），自発呼吸の減弱，消失（心停止後約15〜30秒以内），頸動脈の触知不能，心音聴取不能，瞳孔の散大などである．→心（臓）（しんぞう）マッサージ，心肺蘇生法（しんぱいそせいほう）

心的外傷 [psychic trauma]
〈トラウマ〉 DSM-Ⅳ（1994）では，実際に死にかけたり重傷を負ったりする出来事を自分で体験するかあるいは目撃し，そのことに強い恐怖感，無力感，戦慄を伴う出来事と定義している．身体への暴力，脅迫，虐待，レイブ，事故，テロ，戦争，災害（地震，洪水，豪雪，津波，その他の異常な自然現象や火災，爆発）などが原因となりえる．そのほかにも身近な家族や友人を突然失うといったDSM-Ⅳの定義にあてはまらないケースについてもPTSDをひき起こすことがあり，心的外傷の定義は今後の課題である．→外傷性精神障害（がいしょうせいせいしんしょうがい），PTSD

心的外傷後シンドローム★ [post-trauma syndrome]
NANDA-Ⅰ分類法Ⅱの領域9《コーピング／ストレス耐性》類1《心的外傷後反応》に配置された看護診断概念で，これに属する看護診断としては〈心的外傷後シンドローム〉〈心的外傷後シンドロームリスク状態〉がある．

心的外傷後ストレス障害 [post-traumatic stress disorder; PTSD]
⇨PTSD

心的機制 [defense mechanisms]
⇨防衛機制（ぼうえいきせい）

シンテターゼ [synthetase]
⇨合成酵素（ごうせいこうそ）

伸展受容器 [strech receptor]
⇨圧受容器（あつじゅようき）

心電図 [electrocardiogram; ECG]
心筋が活動する際に生じる電流の変化を，体表面における2点の電位差の経時的変動としてとらえ，グラフとして記録したもの．正常の波形は心房筋の興奮を示すP波と，心室筋の興奮を示すQRS波，心室筋興奮の回復過程を示すT波から構成され，心臓の拍動や心筋の障害が存在する場合にはこの波形が変化する．不整脈，刺激伝導障害，虚血性心疾患をはじめ，心肥大，ジギタリス中毒，電解質異常などが診断される．

心電図モニター [electrocardiogram monitor]
心電図波形をブラウン管上で連続監視する装置．脈拍数，不整脈，心電図波形の経時的変化の観察に有用である．手術中，集中治療室（ICU），冠疾患集中治

心伝導系 [cardiac conduction system]
心臓の刺激伝導系は洞結節，心房伝導路，房室結節，ヒス束，左右の脚のプルキンエ線維で構成される．健常者では洞結節の自動能により，50〜80拍/分の電気刺激が刺激伝導系を介して心筋細胞へ伝達され，規則的な心収縮運動が惹起される．洞結節の自動能は自律神経系を介する脳，副腎髄質から分泌されるカテコラミンにより調節される．

振動[感]覚 [vibration sense, vibratory sensation]
深部感覚の1つで，振動刺激を感受する感覚をいう．振動感覚の異常は末梢神経から大脳皮質までの上行路の障害によって起こる（糖尿病の末梢神経症状，悪性貧血など）．橈骨茎状突起，腸骨稜，内果などの骨が皮膚に近い場所に，振動させた音叉を当てて自覚的な振動の強度や時間を計測することによって評価できる．

振動刺激テスト [VAS test, vibro acoustic stimulation test]
⇨VAS（バス）テスト

腎動脈 [arteria renalis]
腹部大動脈より左右一対の腎動脈が分岐する．通常左右1本であり，ときに2本あるいは複数の動脈が存在する．右腎動脈は下大静脈の下を走行し，腎静脈の下より腎を栄養する．腎動脈は前枝と後枝に分岐し腎前面および後面を栄養する．

腎動脈撮影法 [renal arteriography ; RAG]
腎動脈に造影剤を注入して行うX線検査．大動脈撮影法と選択的腎動脈撮影法がある．通常セルディンガー針を用いて，X線透視下に大腿動脈よりカテーテルを挿入し造影剤を圧入して行う．前者は腎動脈分枝上部の大動脈から造影剤を圧入して両側の腎動脈を同時に撮影する．後者ではカテーテル先端を分枝部よりさらに腎動脈内に挿入して左右別々に腎動脈を撮影する．腎動脈狭窄，腎動脈瘤などの血管病変，腎腫瘍，腎嚢胞など種々の腎疾患の診断に有用である．

シンドロームX [syndrome–X]
⇨メタボリックシンドローム

シンナー嗜癖 [thinner poisoning, thinner addiction]
⇨シンナー中毒

シンナー中毒 [thinner poisoning, thinner addiction]
〈シンナー嗜癖〉　シンナーは塗料，接着剤の溶解剤として使用されるため，塗装作業などの際にその蒸気を吸入して中毒が発生する．主成分としてトルエン，酢酸エチルなどを含有する．一方，1965（昭和40）年前後からわが国においては青少年の間でシンナーを吸引し，急性的な酩酊・多幸状態を得る遊びが流行した．慢性的に吸引すると意識障害，幻覚が現れ，肝・腎・肺などが障害される．重篤な中毒および呼吸麻痺による死亡者も出るに及んで，1982（昭和57）年にはシンナーの販売，乱用が法律で規制された．

心内性雑音 [intracardiac murmur]
心雑音には，心腔内で発生する心内性雑音と心膜などの心外性雑音がある．心内性雑音は，健常者でも血流に伴い生理的にも発生するが，エネルギーが小さく通常の聴診法では聴取されないことが多い．心腔の構造や弁膜の異常，シャントなどによる，異常にエネルギーの高い渦流が病的雑音として聴取される．

心内膜 [endocardium]
心腔は心内膜とよばれる内皮に覆われる．心弁膜症，とくに僧帽弁閉鎖不全症，大動脈弁閉鎖不全症，シャント性先天性心疾患，なかでも心室中隔欠損［症］，ボタロー管開存症などでは血流のジェットにより，内膜に微小な傷が生じ，細菌感染を起こして心内膜炎をきたす頻度が高い．

心内膜炎 [endocarditis ; EC]
心臓の内側を覆っているのが心内膜である．心内膜の感染による炎症は急性および亜急性に分けられる．急性心内膜炎は，そのほとんどが心弁膜を覆う心内膜への感染である．健常な弁膜でも感染は起こりうる．重症の感染症，体力低下，麻薬常用者，糖尿病患者，免疫能低下患者などに発症が多い．菌血症，細菌症にひき続いて起こる．亜急性心内膜炎は，リウマチ性心臓炎，先天性心疾患などにより障害のある心弁膜を覆う心内膜の感染から発症する．人工弁置換術後の人工弁，心血管系の先天性奇形にも起こる．健常者では毒性が低く全く無害な細菌の菌血症によって起こることもある．歯科処置，内視鏡操作，腹部の外科手術，出産，麻薬の静脈注射などにより細菌は血液中に入る．頻度の高い原因菌は Streptococcus viridans, Staphylococcus aureus, Streptococcus faecalis などである．リウマチ性または先天性の弁膜症患者，人工弁置換術後の患者，動脈管開存症，心室中隔欠損［症］，大動脈縮窄症の患者で発症度が高い．障害された心内膜の変性破壊，血栓形成により，末梢臓器への血栓が起こる．菌血症が持続すると死亡率は高い．古くから心雑音，感染症状，塞栓症状が三徴とされる．診断が確定すれば抗菌薬による強力な治療を行う．原因菌を同定し感受性を確認することが望ましい．

心内膜床欠損[症] [endocardial cushion defect ; ECD]
顕著な房室弁異常を伴う，心房および心室中隔の先天性欠損である．病型としては，心房中隔下部と心室中隔上部に欠損があり，それぞれが交通し，僧帽弁と三尖弁が分離していない完全型と，心房中隔下部の欠損と僧帽弁閉鎖不全を伴う不完全型がある．完全型は肺高血圧や心不全に陥りやすく，予後は悪い．通常チアノーゼはみとめられない．治療は，乳児期は心不全のコントロールを行い，成長を待って根治手術を行う．

腎肉腫 [sarcoma of kidney]
腎に発生する肉腫であり，平滑筋肉腫が最も多い．腎細胞がんに比べやや若年層に発生することが多い．予後はきわめて不良である．→腎細胞（じんさいぼう）がん，腎腫瘍（じんしゅよう）

腎尿細管性アシドーシス [renal tubular acidosis ; RTA]
腎糸球体で濾過された血液（原尿）は，尿細管で水や電解質の再吸収，分泌を経て最終的に排泄される．正常な尿細管で

じんにょう

は、細胞外液の量や電解質の組成は常に一定に保たれるようになっている。腎尿細管の機能が不全となると、体液のpHが低下し(アシドーシス)、その恒常性が保てなくなる。この代表的な疾患が腎尿細管性アシドーシスであるが、症状や状態によっていくつかに分類される。

腎尿路感染症〔urinary tract infections；UTI〕
⇨尿路感染症(にょうろかんせんしょう)

心嚢〔pericardial sac〕
心臓は心嚢とよばれる膜様の袋に包まれている。心嚢は心臓の位置を安定させ、肺の感染などが心臓に及ぶのを防止する役割をもつとされる。先天的な心嚢膜の欠損症、心膜の炎症による心嚢炎などが臨床的に問題となる。

心嚢穿刺〔pericardial paracentesis〕
〈心膜穿刺〉 心タンポナーデを起こした患者に対して、心嚢に貯留した液を排除することを目的に心嚢に針を刺入すること。冠動脈などに注意しながら、剣状突起と左肋骨弓の間の角から進入する。通常はエコーガイド下で行われる。→心(しん)タンポナーデ

腎嚢胞〔renal cyst, cystic disease of kidney〕
〈嚢胞性腎疾患〉 腎実質内の境界明瞭な嚢状腫瘤で、大きさはさまざまだがほとんどが良性である。内容の多くは液状で、通常片側に単発で発生するが、両側性、多発性の場合もある(図)。加齢とともに頻度が増えるが、先天性素因があって発生する。無症状の場合が多いが、ときに嚢胞の増大や破裂による側腹部痛や血尿をみとめ、腹部腫瘤を触知する。嚢胞だけの場合には、放置か経皮的穿刺で内容液排出などを行うが、合併症があったり、嚢胞内の腫瘍合併が否定できない場合には外科的処置も考慮する。

■図　多発性嚢胞腎のMRI T_2強調画像

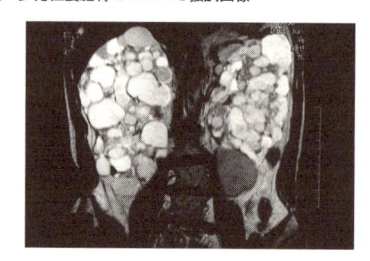

腎バイオプシー〔renal biopsy〕
⇨腎生検(じんせいけん)

塵肺〔症〕〔pneumoconiosis〕
長期間にわたる粉塵の吸入により、肺に慢性の線維増殖が起こる疾患。粉塵の多い作業従事者が罹患するもので、代表的なものに遊離ケイ酸による珪肺がある。ほかに石綿肺、炭肺、鉄粉肺、蠟石肺、アルミ肺などがある。咳嗽、喀痰、息切れなどの症状から始まり、重度では呼吸不全や感染症を合併し死に至る。わが国では1960(昭和35)年に塵肺法が制定され、X線撮影による早期発見、予防をはじめ、職場転換、療養などの健康管理措置が規定されている。

1978(昭和53)年には対策強化のため、改正塵肺法が施行されている。→珪肺症(けいはいしょう)

心肺蘇生法　▶大項目参照

心肺脳蘇生法〔cardiopulmonary cerebral resuscitation；CPCR〕
脳細胞は虚血や低酸素に脆弱であり、常温下で3〜5分間の全脳虚血状態で高次機能の回復は得られないとされている。心肺停止に対する早期の適切な対応および自己心拍再開後、低体温療法など適切な脳保護療法の実施により、重篤な意識障害や高次機能障害を防止しなければならない。この意味で、心肺蘇生法(CPR)に脳(cerebral)が加えられ用いられる。→心肺蘇生法(しんぱいそせいほう)

心拍急速〔tachycardia〕
⇨頻脈(ひんみゃく)

心拍出量〔cardiac output；CO〕
1分間当たりに左心室から送り出される血液の量のことで、心機能の指標となる。1回の拍動の流量に1分間の心拍数をかける方法と、1分間での総拍出量を測定する方法とがある。成人健康男性では安静時の1分間心拍出量は5〜6Lであるが、運動時は3倍以上にも増加する。この増加は主に心拍数の増加によるものであり、1回の拍出量の増加は軽度である。身体労作や感情興奮など生理的な要因でも増加するが、バセドウ病、貧血でも増加する。→1回心拍出量

心拍出量★〔cardiac output〕
NANDA-I分類法IIの領域4《活動/休息》類4《循環/呼吸反応》に配置された看護診断概念で、これに属する看護診断としては〈心拍出量減少〉がある。

心拍数〔heart rate；HR〕
心臓の1分間における拍動数をいう。成人健康者では60〜85回/分であるが学童では80〜90回/分、新生児は130回/分前後である。運動時には増加し、また体温が1℃上昇するごとに8〜10回/分増加する。交感神経は促進的に、副交感神経は抑制的に働く。たとえば、副交感神経が優位となっている睡眠時に心拍数は減少する。

心拍変動〔beat to beat variation of heart rate〕
わずかな自律神経の変動による心拍数の変化をいう。もともと通常安静時でも、人間の心拍数は絶えず変動している。健常者の心拍動は心臓の洞結節で行われる発火周期によって決まるが、この発火周期は細胞内のカリウムイオン(K^+)とカルシウムイオン(Ca^{2+})の量によって決まる。この2つのイオン量を調節しているのが自律神経で、この神経の微妙な変化で、微妙に変動する心周期を心拍変動という。期外収縮などの、自律神経の変動に起因しない心周期の変動は、心拍変動には含めない。

腎皮質膿瘍〔renal abscess〕
⇨腎〔臓〕(じんぞう)カルブンケル

深部感覚〔deep sensation〕
〈深部知覚〉 体性感覚のうち表在感覚に対応するもの。筋、腱、関節、骨膜など身体内部に存在する受容器により起こる感覚。位置覚、運動覚、振動覚などをいう。→運動〔感〕覚(うんどうかんかく)

深部静脈血栓症 [deep venous thrombosis；DVT]
〈血栓性静脈炎〉 表在した皮下静脈ではなく身体の深部に位置する静脈に血栓ができ、血栓より先端に発赤・疼痛・色素沈着・腫脹などの症状がみられることをいう。臨床的には血栓性静脈炎とほぼ同義に用いられ、血栓が先か静脈炎が先かは区別する意義が少ない。手術後や骨盤外傷で長期臥床した場合にできることがあり、歩行を開始すると肺塞栓となり重篤な状態に陥る場合がある。下肢の運動などによる予防が大事であり、ホーマンズ徴候（足の背屈によって腓腹部に疼痛があると陽性、図）の有無を確認することも必要である。→血栓性静脈炎（けっせんせいじょうみゃくえん）、静脈血栓症（じょうみゃくけっせんしょう）

■図 ホーマンズ徴候

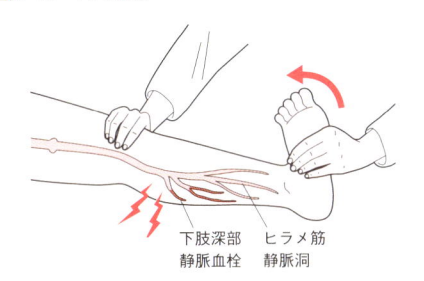

下肢深部静脈血栓　ヒラメ筋静脈洞

心不全 ▶ 大項目参照

腎不全 ▶ 大項目参照

深部体温測定法 [deep body temperature measurement]
身体中枢の温度を測定するために考案された方法で、前額部や手掌などの一部を断熱壁で覆い、その表面が内部と等温になるようにして、つなげてある電極より深部電極モニターで計測する。

深部知覚 [deep sensation]
⇨深部感覚（しんぶかんかく）

人物画テスト [Goodenough draw-a-man test；DAM]
〈グッドイナフ人物画法〉 グッドイナフ（F.L.Goodenough）が、知的水準（精神年齢）を知るものとして、「投影法としての人物画テスト」を開発した［1926(大正15)年］。現在、知的水準（精神年齢）を知るものとしてはグッドイナフ法があり、発達的な面、情緒的な面および脳損傷をみるものとしてコピッツ法がある。人物画テストは、白紙に人物画を描かせ、描かれた絵を分析することによって、その絵に投影された被験者の精神状態を推測する。

心房 [atrium]
心臓は中隔により左右に分かれ、おのおの上下2つの心腔をもっている。壁が薄い上部の心腔が右房と左房である。心耳とよばれる突出部が付属している。心房は心室のブースターポンプとしての役割を担っている。

心房音 [atrial sound]
〈第Ⅳ音〉 拡張末期の心室の充盈は心房の収縮による。左室肥大、冠動脈疾患、大動脈弁膜症、肥大型心筋症など左室の拡張期の伸展性が阻害された病態では、心房の収縮が増強して、左室を強く伸展し心房音として聴取される。健常者では心房音は聴取されない。

心房細動 [atrial fibrillation；Afib]
心房が正常な収縮をせず、不規則な収縮を局所的に反復する状態。収縮の頻度は400〜600回/分とされる。その刺激により心室は不規則に収縮するため、脈拍の調律や大きさが全く定まらず、絶対性不整脈とよばれる。僧帽弁狭窄症、甲状腺機能亢進症に伴ってみられることが多く、このほか冠動脈硬化性疾患、高血圧症、先天性心疾患、過剰飲酒などが原因疾患となる。心電図上、P波を欠き、f波とよばれる不規則で細かな心房波が現れる。治療は、急性の場合は正常洞調律に戻す目的で、ジソピラミドなどの抗不整脈薬の投与、電気刺激（カウンターショック）が行われる。慢性の場合は、脈拍数をコントロールする目的でジギタリスなどが投与される。→心房粗動（しんぼうそどう）

心房性調律 [atrial rhythm]
心調律のペースメーカーが心房にある場合をいう。心電図ではP波の波形が洞調律の波形と異なる。心室内の変行伝導がなければ、QRS波形には変化がない。心房性の不整脈として、心房性期外収縮、心房性頻拍、心房細動、心房粗動がある。

心房性ナトリウム利尿ペプチド [atrial natriuretic peptide；ANP, atrial natriuretic factor；ANF]
心房性ナトリウム利尿ペプチド（ANP）は心房から分泌されるペプチド性ホルモンである。主な標的器官は腎臓および血管で、ANP受容体に結合し、膜結合性グアニル酸シクラーゼを活性化し、ナトリウム利尿作用、血管拡張、血圧降下作用をひき起こす。

心房粗動 [atrial flutter；AFL]
心房収縮が250〜350回/分の頻度で規則正しく起こる状態をいう。この際、心房からの興奮はさまざまな程度（2：1、3：1、4：1など）の房室ブロックを伴い心室に伝わり、心房の収縮頻度とブロックの程度で心拍数が決まる。心電図ではF波とよばれる鋸歯状の波形が観察される。虚血性心疾患、僧帽弁膜症、甲状腺機能亢進症などでみられる。治療は、ジギタリスの投与により心拍数をコントロールし、場合により電気的除細動を行う。→心房細動（しんぼうさいどう）

心房中隔欠損［症］ [atrial septal defect；ASD]
左房と右房を境する心房中隔に部分的な欠損があるもの。心房中隔欠損の約95％は二次孔欠損で、左→右短絡（シャント）を示す。乳児期には無症状に経過し、成長とともに他覚的な所見が明らかになり、幼児・学童期になって発見されることが多い。肺動脈弁口部に軟らかい駆出性収縮期雑音が聴取され、Ⅱ音の分裂を示すのが特徴である。心電図では右脚ブロックがみられる。治療は外科手術を行う。

心膜炎 [pericarditis]
心臓の表面を包む心膜の急性および慢性の炎症

しんまくけ

心膜炎（続き）
をいう．原因はさまざまで，ウイルス，細菌，結核菌，真菌など感染性のもの，リウマチ熱や全身性エリテマトーデス（SLE），多発性関節炎など結合織疾患によるもの，アレルギー，自己免疫性のもの，腫瘍の転移・浸潤によるもの，尿毒症，痛風，粘液水腫など代謝性のもの，放射線照射によるものなどがある．前胸部や胸骨下部の疼痛をしばしば訴え，吸気，運動，臥床により増強する．限局性の心摩擦音を聴取するが，滲出液が貯留すると消失する．大量の滲出液が心膜腔内に貯留すると心臓を圧迫し，心タンポナーデとなる．基礎疾患の治療を行うとともに心タンポナーデに対しては，心膜液の穿刺排液を行う．→心(しん)タンポナーデ

心膜血腫 [hemopericardium]
〈心嚢血腫〉 心嚢は強靱な線維性心膜と漿膜性心膜の2層構造であり，壁側心膜と臓側心膜とに囲まれた内腔を心膜腔という．この心膜腔には少量の心膜液が存在しているが，外傷や急性心筋梗塞後の心破裂，心臓手術，心臓カテーテル検査などによる心膜腔内の出血により，血腫が形成され急激な血液の貯留をきたした状態を心膜血腫という．大量に貯留した場合には，心タンポナーデとなり心室拡張障害をきたすので，心膜腔穿刺による排液が必要となる．→心(しん)タンポナーデ

心膜水腫 [hydropericardium]
心臓の心膜内には正常でも少量の漿液がみられるが，これが異常に増加した状態をいう．うっ血性心不全や甲状腺機能低下症による全身性浮腫の部分現象，心膜炎などでみられる．X線写真で心陰影の拡大，心電図では低電位差をみとめ，心エコー図は有用な検査法となる．基礎疾患の治療，ときに心膜穿刺や外科的切開を行う．

心膜切開術 [pericardiotomy]
一般に急性心膜炎の重症例などで心タンポナーデをきたした場合に，緊急的に心膜腔に貯留した体液や血液の排除を目的として心膜を切開する術式を指し，心膜切開・開窓術をあわせていうこともある．術後合併症として切開後1～4週までに胸痛や発熱を主訴とする心膜切開後症候群を発症することもある．

心膜穿刺 [pericardial paracentesis]
⇨心嚢穿刺（しんのうせんし）

心膜摩擦音 [pericardial friction sound]
急性心膜炎のサインの1つ．心拍動と一致して，きしむような，ひっかくような特徴ある心音が前胸部で聴取される．粉雪の上を歩く音のようとも表現される．発症早期に聴かれることが多い．

蕁麻疹 [urticaria]
皮膚の血管透過性亢進と血管拡張による真皮上層の浮腫で発赤と瘙痒を伴う膨疹．経過による分類としては，数分ないし数時間，長くとも数週間のうちに消失する急性蕁麻疹と，数か月ないし数年にわたって持続あるいは再発を繰り返す慢性蕁麻疹とに分類される．発症原因では，機械性（擦過，圧迫），物理性（日光，寒冷，温熱），食物性，薬物性，接触性などに分類される．また，社会的ストレスなどの精神的要素が原因と思われる場合には，心因性蕁麻疹とよぶこともある．治療は，原因の除去と抗ヒスタミン薬内服など

の対症療法を行う．

信頼区間 [confidence interval; CI]
標本から母集団の性質を推定しようとするとき，それが95%や99%といった確率でとりうる区間のこと．この確率を信頼係数（confidence coefficient）という．→母集団(ぼしゅうだん)

心理検査 [psychological test]
個人または集団の知的発達や，能力，性格特性を科学的，客観的にとらえ評価しようとするもので，ある一定場面で一定の作業を行わせ，その成績や行動を一定の基準と比較して測定する．

診療X線技師
⇨医療(いりょう)チーム

診療所 [clinic]
⇨医療施設(いりょうしせつ)

診療情報管理士 [medical record and information manager]
病院や診療所内で，患者の症状・徴候や検査データ，入院要約，紹介状などを，患者別の診療録（カルテ）や電子情報などで管理し，必要に応じて（たとえば退院時），医療の現場にそれらの医療情報を適切に提供する役割を担う．診療情報管理士は，4社団法人（日本病院会，全日本病院協会，日本医療法人協会，日本精神科病院協会）および財団法人医療研修推進財団が資格付与する民間資格である．

診療評価 [clinical audit]
施設利用調査や看護評価，薬効評価とともに医療評価の要素をなすもの．評価は医師が担当し，患者への診療行為を所定の様式に従ってチェックし，その結果を検討することにより，医療の質の向上をはかるもの．

診療放射線技師 [radiology technologist]
⇨医療(いりょう)チーム

診療報酬支払方式
医師が医療保険制度に基づく診療行為を行った場合に，その診療行為に対する報酬として支払われる制度のこと．診療報酬は，医療保険が適用される診療行為を，「保険医」の登録を行った医師が，「保険医療機関」の指定を受けた医療機関において提供した場合に支払われ，提供された診療行為ごとに定められた点数を積み上げた合計点数で計算される．従来の出来高払いに加えて，2003（平成15）年4月より，全国82の特定機能病院などの一般病床にDPC（diagnosis procedure combination，診断群分類）による包括支払い方式の診断報酬制度が導入された．

診療録 [medical record]
医師法第24条で規定されているもので，医師が医療を行った際，遅滞なくその内容事項を記載するもの．データの保存，伝達の手段として重要で，5年間これを保存しなければならない．

診療録開示
⇨医療情報開示(いりょうじょうほうかいじ)

心理療法 [psychotherapy]
⇨精神療法(せいしんりょうほう)

す

随意運動（ずいいうんどう） [voluntary movement]
意思に従った指示のもとで，運動を行うことをいう．目の前にあるグラスを手に持ちたいという脳からの命令が起こると，手を伸ばす運動をして，グラスを手に持つという動作に終る一連の運動を指す．これに対して，意思に従わずに動く心臓や胃腸などの運動を，「不随意運動」という．→随意筋(ずいいきん)，不随意運動(ふずいいうんどう)，不随意筋(ふずいいきん)

随意筋（ずいいきん） [voluntary muscle]
自分の意思によって動かすことのできる筋で，組織学的に筋線維に横紋がみられることから横紋筋ともいう（心筋は例外）．骨格筋をはじめ，舌，咽頭，喉頭，外肛門括約筋など．自律神経支配下の不随意筋（平滑筋）と対比する筋．→不随意筋(ふずいいきん)

膵移植（すいいしょく） [transplantation of pancreas]
ドナーの膵臓を十二指腸とともに移植，あるいは部分移植をし，適正なインスリン分泌による糖代謝の正常化を獲得して，二次性合併症の進展予防や患者のQOL改善，さらには救命，延命効果を期待する治療法である．膵ランゲルハンス島を移植する術式も行われる．わが国では膵移植中央調整委員会により，最適の適応はインスリン療法による血糖コントロールが困難となった1型糖尿病患者に限定されている．→糖尿病(とうにょうびょう)

膵液（すいえき） [pancreatic juice]
膵から十二指腸内に分泌される弱アルカリ性の消化液．成人の1日分泌量は500～1,000 mLとされている．膵液中に含まれる主な消化酵素には，蛋白分解酵素としてトリプシン，キモトリプシン，エラスターゼなど，脂質分解酵素としてリパーゼ，ホスホリパーゼなど，炭水化物分解酵素としてアミラーゼなどがある．→アミラーゼ

髄液（ずいえき） [cerebrospinal fluid；CSF]
脳室の脈絡叢で生成・分泌され，脳室・クモ膜下腔に貯留している液．中枢神経系（脳，脊髄）を保護する役割がある．成人でおよそ120～150 mLある．→髄液検査(ずいえきけんさ)

膵液検査（すいえきけんさ） [examination of pancreatic juice]
膵疾患に際して外分泌機能（膵液の分泌）に変化がみられることが多いので，診断を目的として行う．セクレチン，パンクレオザイミンなどを用いて膵液の分泌を促し，その量，性状，酵素活性，細胞診などを調べる検査．血清アミラーゼ活性値と組合わせて判定する．

髄液検査（ずいえきけんさ） [examination of cerebrospinal fluid]
主に脳脊髄疾患の診断を目的とする検査．髄液を採取し，色，透明度，総蛋白，グロブリン反応，糖，クロール，細胞数などを検査する．同時に液圧，髄液腔内の通過障害の有無（クェッケンシュテット徴候）を確認する．髄膜炎，クモ膜下出血，白血病の髄膜浸潤などの診断に有効な

検査法である．実際には患者を側臥位または坐位にして無菌的に腰椎部または後頭下を穿刺する．腰椎の場合，第3～4または第4～5腰椎間で腰椎穿刺針を用いて行う．髄液の採取は徐々に行い，急激な圧の低下を起こさないようにする．採取後は頭部を低くして30～60分間安静とする．→髄液(ずいえき)，腰椎穿刺(ようついせんし)

髄液採取法（ずいえきさいしゅほう） [collection of cerebrospinal fluid]
⇒髄液検査(ずいえきけんさ)

髄液細胞診（ずいえきさいぼうしん） [cytology of cerebrospinal fluid]
腰椎穿刺により髄液を採取し，細胞成分を染色して，鏡検によりその種類と細胞数を同定する診断法．原発性脳腫瘍や転移性がんおよび白血病細胞の髄膜浸潤の診断に有効である．

膵液性腹膜炎（すいえきせいふくまくえん） [peritonitis with pancreatic exudate]
膵液が腹腔内に漏れ出すことによって生じる腹膜炎．腹部の外傷，膵手術後の縫合不全，急性膵炎などによって起こる．呼吸不全，腎不全など多臓器不全へと進展することもある．治療は開腹して腹腔内洗浄，腹腔ドレナージと蛋白分解酵素阻害薬の投与などが行われる．

髄液蛋白定量法（ずいえきたんぱくていりょうほう） [method of quantitative estimation of cerebrospinal fluid protein]
髄液中の蛋白質濃度を調べる検査．同濃度の基準値は10～40 mg/dLであるが，脳脊髄の炎症や腫瘍性疾患で増加する．以前は単独で検査することもあったが，現在では自動分析装置によって細胞数，糖などと併せ一括して検査されている．→蛋白定量法(たんぱくていりょうほう)

水解（すいかい） [hydrolysis]
⇒加水分解(かすいぶんかい)

水解酵素（すいかいこうそ） [hydrolase]
⇒加水分解酵素(かすいぶんかいこうそ)

髄芽[細胞]腫（ずいが[さいぼう]しゅ） [medulloblastoma；MB]
小脳虫部（小脳の正中部で小脳半球の間に挟まれて，縦に伸びる部分）に好発する原始神経外胚葉性腫瘍（primitive neuroectodermal tumor；PNET）．幼児期に好発し脳脊髄液を介して播種し転移しやすい．症状は頭蓋内圧亢進症状と体幹失調であり急速に進行する．予後は不良であるが，治療成績は改善しつつある．

膵管（すいかん） [pancreatic duct]
膵の膵外分泌腺から分泌される膵液を回収し，十二指腸下行脚に排出する管．主膵管と副膵管がある．主膵管は膵尾部から始まり膵頭部で総胆管と合流し十二指腸下行脚のファーター乳頭部に開口する．→消化器系(しょうかきけい)

水がん（すいがん） [noma, gangrenous stomatitis]
⇒壊疽性口内炎(えそせいこうないえん)

すいかんく

膵管空腸吻合術 [pancreatojejunostomy]
膵管と空腸を吻合して膵液の流出路を造設する手術（膵管誘導手術）(図). 慢性，再発性の石灰化した膵炎に対する対症的な施術. 胆石除去，胆汁の疎通確認が術前に必要. Puestow-Gilleaby 法が一般的.

■図 膵管空腸吻合術

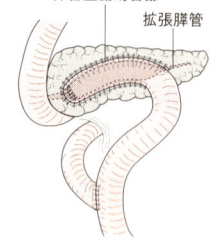

膵管空腸吻合部
拡張膵管

膵管造影法 [pancreatography]
膵管にカテーテルを挿入し造影剤を注入, X線造影して, 膵管の拡張や狭窄・閉塞, 位置異常を検査する画像診断法. 膵がん, 膵嚢胞, 慢性膵炎の診断や手術の適応などの検討にきわめて有用である. 内視鏡的逆行性膵胆管造影法（ERCP), 手術的膵管造影法, 超音波誘導下の経皮的膵管造影法がある.

膵管内乳頭粘液性腫瘍
[intraductal papillarymucinous tumor ; IPMT, intraductal papillarymucinous neoplasm ; IPMN]
膵管上皮で産生された粘液が, 乳頭状に増殖した膵管内腫瘍のために膵管内に充満して, 膵管がブドウの房のように腫脹するのが特徴的である. 高齢者の男性に多く, 膵がんよりは予後良好とされる. 無症状, もしくは腹痛, 黄疸, 体重減少などの症状がみられる. 腫瘍が小さければ経過観察で対応するが, 基本的には手術を行う. →粘液産生膵腫瘍（ねんえきさんせいすいしゅよう）

膵機能検査法 [pancreatic function test ; PFT]
膵疾患の診断, 病期の判定, 治療効果などをみるための検査. 外分泌機能検査と内分泌機能検査がある. 前者には血中の膵酵素（アミラーゼ, リパーゼ, トリプシン, エラスターゼなど）や尿中のアミラーゼを測定する検査と, 膵液分泌を刺激するホルモン（パンクレオザイミン, セクレチン）を投与して十二指腸チューブを介して膵液を採取し, アミラーゼ活性, 重炭酸塩濃度の測定などを行うもの（パンクレオザイミン・セクレチン試験, PSテスト）があり, 最近ではチューブを介さずに行うチューブレステストも普及している. 後者には経口的あるいは経静脈的糖負荷試験, グルカゴン試験, アルギニン試験などの検査がある.

水銀血圧計 [mercury manometer]
⇒リヴァ・ロッチ血圧計

水銀中毒 [mercurialism, mercury poisoning]
種々の原因により, 水銀が体内に蓄積して生じる中毒. 金属水銀, 有機水銀とも蒸発しやすく, 経気道的に体内へ入りやすいため, 労働災害（職業病）や公害の分野で取り上げられることが多い. メチル水銀による水俣病が有名である. 水銀蒸気の吸入による急性症状として口内炎, 気管支炎, 血性下痢, 腎炎などがみられる. 慢性中毒では, 口内炎, 皮膚紅潮, 発汗, 腎障害のほかに精神障害, 不眠, 食欲減退, 振戦などの症状を現す. 水俣病では, 水銀の脳内蓄積による中枢神経症状を現すことが多い. 職場では個人防護のために防毒マスクなどの労働衛生保護具が使用されているが, 併せて異常の早期発見のため, 少なくとも年2回以上の定期的な職場検診の実施が必要である. 治療は気管支肺胞洗浄（BAL), ペニシラミンなどのチオール薬により体内の水銀の排泄をはかる.

髄腔内バクロフェン療法 [intrathecal baclofen therapy ; ITB]
脳卒中, 脊髄損傷, 脳性麻痺などが原因で, 身体が勝手に突っ張ったり, 固まったりする痙縮の患者に適応される治療法. バクロフェンは血液脳関門を容易に通過するので, 筋弛緩, 鎮痛効果をもたらす. 髄腔内バクロフェン療法（ITB）は, 腹部にポンプを植え込み, 髄腔周囲の髄腔に微量ずつ注入する方法. 相当量の服用が必要な経口与薬に比べ, 髄腔内バクロフェン療法は直接注入のため1,000分の1ほどの量ですむ.

水系流行 [water-borne epidemic]
水を介して生じる流行. 爆発的に流行し, 発生は給水地域, 汚染水域などに限定される. 職業, 年齢, 季節に無関係に生じる. 腸チフス, 赤痢, コレラ, 金属中毒などが代表例である.

水腫 [edema]
⇒浮腫（ふしゅ）〈水腫〉

水晶体 [crystalline lens]
瞳孔と虹彩の直後, 硝子体の前に位置する透明な両凸レンズ. 大きさは成人で直径約9mm, チン小帯によって毛様体に固定されている. 水晶体は, 近くを見るときは厚く, 遠くを見るときは薄く変化し, 光線の屈折を調整する. →眼球（がんきゅう）

錐［状］体 [cone]
網膜の外境界層にあり, その外節には青・緑・赤の色に反応する視物質アイオドプシンが含まれており, 明るい所で反応し, 色覚に応じる. 暗所で弱い光に反応する杆［状］体（rod）に対して明所視をつかさどるので明器ともよばれる. →視細胞（しさいぼう）

水晶体後部線維増殖症 [retrolental fibroplasia ; RLF]
⇒未熟児網膜症（みじゅくじもうまくしょう）

水晶体小帯 [ciliary zonule]
⇒チン小帯

水腎症 [hydronephrosis]
腎・尿管系の結石, 腫瘍, 腹腔内腫瘍の圧迫などにより尿の通過障害が起こり, 尿が停滞した結果, 腎の腎盂腎杯が拡張し腎実質が圧迫された状態. 腎機能低下がみられ, 外科的治療が必要になることもある.

スイスチーズ・モデル [swiss cheese model]
組織事故の発生メカニズム

を説明するものとして，英国のリーズン(James Reason)が提唱した概念で，「多重防護」のシステムでも起こりうる危険性を指摘している．あるスタッフや設備により生じた危険は，通常は階層的な防護(人や設備)によって事故となるのを防止しているが，防護は完璧ではなく，チーズの穴すなわち防護が不十分な箇所が，偶然一直線に連なったときには，その危険がくぐり抜けてしまい事故が生じる．医療の現場では，医師の処方の誤りを薬剤師や看護師が気づき指摘することもあるし，輸血時には複数のスタッフのダブルチェックが励行されるなどのルールがあるが，それとて万全ではないことを逆説的に示している(図)．このモデル以外に組織事故の発生に関しては，「スノーボール・モデル」がある．あるスタッフが起こした潜在的なエラーが，それをひき継いだスタッフに影響を与え，もしくはいくつかの潜在的なエラーが相乗的に働き，雪だるま式に膨れ上がり，患者に近づくにつれて，顕在的な失敗，すなわち事故(アクシデント)につながる可能性も膨らむといった概念である．

■図 スイスチーズ・モデル

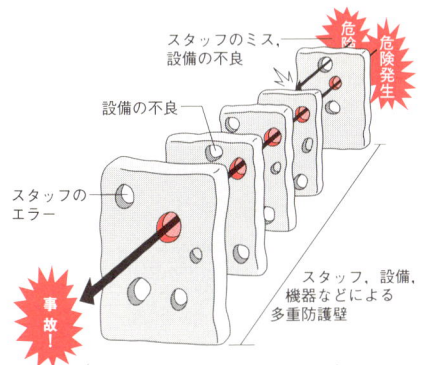

(Reason J.T. : Human error : models and management. Brit Med J 2000 ; 320(7237) : 768-770より改変)

スイスチーズ様現象（ようげんしょう）[swiss cheese pattern] 子宮内膜が卵胞ホルモン過剰のため，過形成となった状態をいう．卵胞ホルモン過剰の原因はいろいろあるが，主には卵巣にエストロゲン産生腫瘍がある場合と，エストロゲンを外部から体内に入れる場合である．肉眼的には内膜が肥厚し，表面からみると不規則なポリープ様突出が多数みとめられる．また，帯状角膜症で臉部の表層性に混濁がみられる．色は灰白色，ときに褐色のこともあり，外観は硬い感じで混濁のなかに円形の透明な孔がみられる．これらの状態が大小不同の穴があいているスイスチーズに似ていることから，この名称がある．

膵石〔症〕（すいせきしょう）[pancreatic calculus] 〔膵〔臓〕結石〕 膵管内にみられる結石．膵炎とそれによる膵液のうっ滞，カルシウム代謝障害などが原因となってできるカルシウム結石であることが多い．膵頭部に多く尾部では少ない．大きさは砂粒大から卵大まで多数存在する．主症状は腹痛であるが，ほとんど無症状の場合もあ

る．単純X線，CT，超音波検査で確認．保存的治療が無理なら，程度に応じ摘出する．最近では，体外衝撃波結石破砕術，十二指腸内視鏡による摘出術も行われる．

水素イオン指数（すいそイオンしすう）[hydrogen ion exponent ; pH] ⇒pH(ペーハー)

水素イオン濃度（すいそイオンのうど）[hydrogen ion concentration] 水溶液中に解離した水素イオン(H^+)濃度．水素イオン指数(pH)で表記する．中性はpH 7で，これより大きい数値はアルカリ性，小さい数値は酸性を示す．

膵〔臓〕（すいぞう）[pancreas] 腹腔上後部，胃のうしろを横走する長さ15cm，重量約60gの後腹膜実質臓器．外分泌部は膵液を分泌(膵管→十二指腸乳頭に)，内分泌部(ランゲルハンス島)はインスリンとグルカゴン，ソマトスタチンを分泌する．

膵〔臓〕炎（すいぞうえん） ▶ 大項目参照

膵〔臓〕がん（すいぞうがん）[pancreatic carcinoma, Pankreaskrebs ; PK] 膵に発生する悪性腫瘍．組織学的には腺がんが多い．死亡率は年々増加の傾向にあり，発生部位により膵頭部がん，膵体部がん，膵尾部がん，びまん性膵がんに分けられるが，膵頭部がんが大半を占める．症状は背部痛のほか食欲不振，倦怠感，体重減少で経過することが多く，膵頭部がんでは早期から黄疸が出現するが，早期発見は困難．生化学的マーカー(CA 19-9，エラスターゼ1)の測定，血管造影法，内視鏡的逆行性膵胆管造影(ERCP)，CT，超音波，超音波内視鏡などによる画像診断法により診断する．治療は膵切除術であるが予後はきわめて悪い．

膵〔臓〕結石（すいぞうけっせき）[pancreatic calculus] ⇒膵石〔症〕(すいせきしょう)

膵〔臓〕痛（すいぞうつう）[pancreatic pains, pancreatalgia] 急性膵炎の主症状で，両背部と心窩部，左上腹部の持続性の激痛．前屈坐位でやや軽減する．慢性膵炎急性増悪期や膵がんでも同様の激痛が生じる．→急性膵〔臓〕壊死(きゅうせいすいぞうえし)

膵〔臓〕嚢胞（すいぞうのうほう）[pancreatic cysts] 膵嚢胞は，嚢胞内壁に上皮細胞をもたない仮性嚢胞と，内壁が上皮細胞で覆われた真性嚢胞とに分けられる．仮性嚢胞は，膵炎や外傷などにより，膵内に血液，漿液などが貯留して生じる．真性嚢胞には先天性と後天性があり，後者は膵石，腫瘍などの膵管閉塞によるうっ滞性嚢腫，外傷による出血から生じた血腫性嚢腫などがある．腹痛と嚢腫による圧迫痛が主症状となるが，無痛のことも多い．

推測統計量（すいそくとうけいりょう）[inductive statistics] 標本から得られたデータをもとに，対象となる母集団のさまざまな特性を予測・推定したり，複数の母集団の間の比較をするための指標をいう．→記述統計量(きじゅつとうけいりょう)，標本(ひょうほん)，母集団(ぼしゅうだん)

水素指数（すいそしすう）[hydrogen exponent] ⇒pH(ペーハー)

錐体外路〔系〕（すいたいがいろけい）[extrapyramidal tract, extrapyramidal system ; EPS]

すいたいが

錐体路以外の運動に関与する伝導路を錐体外路とよび、錐体外路の伝導路を主体とする神経系を総称して錐体外路系とよぶ。大脳皮質、線条体、小脳、脳幹部の一部の神経核(赤核、オリーブ核、網様体など)を中枢とし、錐体路系の運動と異なり、骨格筋の反射的、不随意的、あるいは付随的な運動をつかさどる。→錐体路[系](すいたいろけい)

錐体外路症候群 [extrapyramidal syndrome；EPS]
〈錐体外路徴候〉 錐体外路系の諸神経核や伝導路が障害された結果生じる症候群。機能欠損部位により、黒質障害による筋緊張亢進運動減少症候群と、尾状核、被殻などの障害による筋緊張減退運動亢進症候群に大別される。前者にはパーキンソン症候群、ウィルソン病が、後者には舞踏病、アテトーゼなどの疾患がある。→錐体外路[系](すいたいがいろけい)

錐体外路徴候 [extrapyramidal sign]
⇨錐体外路症候群(すいたいがいろしょうこうぐん)

錐体交差 [pyramidal decussation]
錐体路神経線維束の延髄下端部における交差。交差後は反対側の錐体側索路を下行する。一側の脳障害の運動障害が反対側の症状として発生するのは、この交差のためである。

錐体路[系] [pyramidal tract, pyramidal system]
〈皮質脊髄路〉 骨格筋の随意運動の指令を伝達する下行性神経路。大脳皮質運動野の錐体細胞から起こり、75～90％は延髄の錐体で左右交差(錐体交差)して脊髄を下降(外側皮質脊髄路)するが、10～25％は交差せずに下降(前皮質脊髄路)して脊髄のそれぞれの高さで白交連を通って交差する。直接または介在ニューロンを挾んで前角運動ニューロンに終止する。→錐体外路[系](すいたいがいろけい)

錐体路障害 [pyramidal tract disorder]
皮質脊髄路ないし錐体路とよばれる経路は自分の意思によって(随意的に)手足の運動を起こすように働く。したがってこの経路のいずれの障害によっても、自分の意思で筋肉を動かそうとしてもそれができなくなる運動麻痺を起こす。錐体路障害による麻痺は筋萎縮が目立たない痙性麻痺である。さらに腱反射の亢進や、バビンスキー反射、ホフマン反射などの病的反射の出現がみとめられる。これらを錐体路症状という。→痙性麻痺(けいせいまひ)、バビンスキー徴候(反射)、ホフマン反射

垂直感染 [vertical infection]
〈母子感染、垂直伝播〉 病原微生物が、出生前後に異世代の個体間に伝えられることを垂直伝播といい、伝えられた病原微生物が生体内で定着し、増殖、寄生することを垂直感染という。母子感染と同義語であり、妊娠中の胎内感染、出産時の経産道感染、出産後の経母乳感染がある。胎内感染するものは、TORCH[T：toxoplasma(トキソプラズマ原虫)、O：others(梅毒など)、R：rubella(風疹ウイルス)、C：cytomegalo(サイトメガロウイルス)、H：herpes simplex(単純ヘルペスウイルス)]があり、経産道感染には、B型肝炎ウイルス、クラミジア、B群レンサ球菌、淋菌、また経母乳感染には、ヒトTリンパ球向性ウイルスⅠ型(HTLV-Ⅰ)などがある。HIV(エイズ)は、胎内、産道、母乳、いずれからも感染する可能性がある。→水平感染(すいへいかんせん)

水痘 [varicella, chickenpox]
〈水ぼうそう〉 痘瘡・帯状疱疹ウイルスが飛沫感染により、鼻咽喉から侵入して起こる急性発熱性発疹性疾患。10～21日の潜伏期を経て、発熱を伴う水疱形成性の皮疹が全身に散在性に出現する。皮疹は有髪部にもみとめられ、また新旧さまざまな段階のものが混在するのが特徴である。10日前後で治癒し、予後は良好であるが瘙痒感が強く、掻破により二次感染を起こすことがあるので注意を要する。

膵島 [pancreatic islet]
⇨ランゲルハンス島

膵頭十二指腸切除[術] [pancreatico-duodenectomy；PD]
総胆管の下部、膵頭、胃幽門部、十二指腸にまたがる合併切除術。膵頭部がん、十二指腸乳頭部がん、下部胆管がんなどに対して行われる。

水頭症 [hydrocephalus]
頭蓋内に過剰の脳脊髄液が貯留するもので、脳室の拡大(内水頭症)とクモ膜下腔の拡大(外水頭症)に分けられる。原因としては髄液循環経路の狭窄、または髄液の分泌過剰と吸収低下など。脳の圧迫、頭蓋内圧亢進症状がみられる。乳幼児では頭蓋骨の分離、頭蓋の拡大が出現する。先天性の脳脊髄異常、髄膜炎、外傷などが原因となる。診断はCT、RIシンチグラムなどによる。できるだけ早期の外科的治療(シャント術)を要する。

水封式吸引法 [water seal absorption]
⇨ウォーターシール式吸引法

水分出納 ▶ 大項目参照

水[分]平衡 [water balance]
⇨水分出納(すいぶんすいとう)

水平感染 [horizontal infection]
〈水平伝播〉 病原微生物が、同世代の同種または異種の個体間に伝えられることを水平伝播といい、伝えられた病原微生物が生体内で定着し、増殖、寄生することを水平感染という。感染様式としては、空気感染、経口感染、接触感染(性行為、皮膚)、医療性感染、動物媒介感染などがある。→垂直感染(すいちょくかんせん)

遂娩[手]術 [extraction]
母子に何らかの物理的刺激や薬物による陣痛促進あるいは産科手術などを行って分娩させることを遂娩という。母に危険が差し迫ったとき、できるだけ早く分娩させることを急速遂娩という。経腟分娩が可能なときは子宮収縮促進薬やクリステレル胎児圧出法、鉗子分娩、吸引分娩などのほか内回転用手娩出術、また死産児には胎児縮小術が行われる。分娩終了まで時間がかかるときは母子の安全上、あるいは児の生死にかかわらず、帝王切開術が行われる。

水疱 [bulla]
皮膚表皮内、もしくは皮膚表皮直下に限局性に解離が生じ、そこに貯留する透明な液体によって半球状に盛り上がった発疹。原因はさまざまで、水疱内容の細胞の検査や生検による組織検査が行われる。

髄膜　[meninges, meninx]
〈脳脊髄膜〉　脳と脊髄の表面を包む膜状の組織．3層の膜からなっており，外側から順に硬膜，クモ膜，軟膜とよぶ．脳・脊髄を骨から保護する．→クモ膜，小脳(しょうのう)テント

髄膜炎　[meningitis]
一般細菌，結核菌，真菌，ウイルスなどによる脳脊髄膜の炎症性病変である．頭痛，発熱，嘔吐，意識障害，徐脈などの頭蓋内圧亢進症状と，項部硬直，ケルニッヒ徴候などの髄膜刺激症状がみられる．感染経路として上気道感染，中耳炎，乳様突起炎，副鼻腔からの直接波及，菌血症によるものがある．また脳室シャント設置，脳外科手術に続発することがある．→ウイルス性髄膜炎，細菌性髄膜炎(さいきんせいずいまくえん)

髄膜炎菌　[Neisseria meningitidis]
ナイセリア属のグラム陰性双球菌．血液寒天またはサイヤー・マルチン培地に発育する．ヒトの菌血症，髄膜炎の原因菌となる．髄膜炎患者の髄液の塗抹，グラム染色標本では，白血球内に1対になった球菌をみとめる．保菌者では咽頭より検出される．ペニシリン，セフェム系抗菌薬に感受性を有する．

髄膜炎菌性髄膜炎　[meningococcal meningitis]
〈流行性髄膜炎，流行性脳脊髄膜炎〉　化膿性髄膜炎のなかで髄膜炎菌(Neisseria meningitidis)を起炎菌とする疾患のことをいう．髄膜炎を起こす細菌はいくつか知られているが，大規模な流行性髄膜炎の起炎菌は髄膜炎菌のみであることから，流行性髄膜炎または流行性脳脊髄膜炎ともよばれる．髄膜炎菌はグラム陰性の双球菌で莢膜を有する．健常者の5～15％が鼻咽頭に保有し，飛沫感染により伝播する．感染症法では五類感染症に分類されている．→感染症法(かんせんしょうほう)，髄膜炎(ずいまくえん)，髄膜炎菌

髄膜刺激症状　[meningeal irritation sign]
髄膜炎などによる髄膜の炎症に伴い出現する諸症状．頭痛，悪心・嘔吐，羞明，発熱，項部硬直，ケルニッヒ徴候，ブルジンスキー徴候がある．→髄膜炎(ずいまくえん)

髄膜腫　[meningioma；M]
〈メニンジオーマ〉　髄膜から発生する良性腫瘍で，トルコ鞍周辺に好発する．男女比はやや女性に多い．頭蓋内腫瘍の15～20％を占める．症状は頭痛，悪心，めまい，痙攣発作など．頭部CTで明らかな腫瘍像がみられる．概ね長い経過をとる．治療は腫瘍の外科的摘除を行う．

髄膜症　[meningism, meningismus]
〈メニンギスムス〉　全身の感染症で発熱，頭痛，痙攣，意識障害，項部硬直などの髄膜刺激症状があるが，髄液検査で炎症所見なく，髄液圧亢進，蛋白減少のみられるものをいう．原因は不明である．

睡眠　▶大項目参照

睡眠★　[sleep]
NANDA-I分類法Ⅱの領域4《活動/休息》類1〈睡眠/休息〉に配置された看護診断概念で，これに属する看護診断としては〈睡眠促進準備状態〉がある．

睡眠時無呼吸症候群　▶大項目参照

睡眠時遊行症　[sleep walking]
⇒夢遊症(むゆうしょう)

睡眠障害　[sleep disturbance, sleep disorders]
睡眠と覚醒のリズムが量的，質的に乱れた状態．不眠症，過剰睡眠，睡眠時の異常行動，他の疾患に基づく二次的睡眠障害がある．不眠症は，入眠障害，持続睡眠障害，覚醒時期の変化に分類できる．過剰睡眠の代表的なものにはナルコレプシーと周期性傾眠症がある．二次的睡眠障害の原因としては，脳出血，頭部外傷，アルツハイマー病，パーキンソン病などがあるが，疾患の重症度と大きく関係しているといえる．→ナルコレプシー

睡眠促進準備状態★　[readiness for enhanced sleep]
NANDA-I分類法Ⅱの領域4《活動/休息》類1〈睡眠/休息〉に属する看護診断で，診断概念としては〈睡眠〉である．

睡眠剥奪★　[sleep deprivation]
NANDA-I分類法Ⅱの領域4《活動/休息》類1〈睡眠/休息〉に配置された看護診断概念で，これに属する看護診断としては同名の〈睡眠剥奪〉がある．

睡眠薬中毒　[hypnotic intoxication, somnifacients poisoning]
睡眠薬，鎮静薬，トランキライザーなどの大量服用あるいは長期連用による．急性中毒と慢性中毒があり，バルビツール酸系睡眠薬によるものが多い．急性中毒は，自殺目的や小児・乱用者の過量内服による事故などで起こる．昏睡，皮膚温の低下，血圧低下，尿閉などがみられ，重症例では不整脈や瞳孔散大状態を呈す．死亡は呼吸・循環不全によるものが多いが，肺炎の合併によることもある．胃洗浄や大量輸液，利尿薬の使用などにより薬物の体外排泄をはかり，尿閉があれば導尿が必要である．慢性中毒は，薬物常用者にみられ，思考力および理解力低下，注意力散漫，妄想，情緒不安定，言語障害，めまい，運動失調などが起こる．慢性中毒症状が出現した場合は内服量の減量が必要であるが，急激な減量により，嘔吐，痙攣，脱力などが出現することがあるので，経過を観察しながら徐々に行う．→胃洗浄(いせんじょう)

水溶性造影剤　[hydrophilic contrast medium, water-soluble contrast medium]
X線撮影に用いられるヨード造影剤で水溶性のもの．静脈や動脈より血液中に投与されると，主に腎からすみやかに排泄されるため，心血管，泌尿器の造影に適している．高浸透圧のイオン性，低浸透圧の非イオン性があり，それぞれモノマー型，ダイマー型に分かれる．従来はイオン性が広く使われていたが，現在は副作用が少ない非イオン性が主流になっている．しかし，投与時のショック，アナフィラキシー様症状の出現に注意して使用する必要がある．→造影剤(ぞうえいざい)

水溶性軟膏　[water-soluble ointment]
透明～半透明の粘りのある半固形物質で，吸水性がある．ポリエチレングリコールを成分とする軟膏基剤である(マクロゴール軟膏)．病変部の分泌物を吸収する作用が強く，病巣を乾燥させるので，びらん湿潤面の治療に用いられる．水で洗い落とすことができる．

趨勢変動（すうせいへんどう）　[secular trend]

〈永年変動，傾向変動〉 長期的な観察においてみられる一定の変動傾向．たとえば疫学において，ある疾患の患者発生数を10年以上にわたって調べると，その疾患の増減傾向を把握することができる．これにほかの社会環境因子を検討して重ね合わせ，変動の原因を推測・究明することによって，今後の変動を予測することも可能となる．実際には，多くの要因が複雑に関与し合っているため，原因解明や変動予測は困難な場合が多い．

スーパーオキシド　[superoxide]

酸素分子が1電子還元されると生じるラジカルであり，HO_2のpKが4.88であるので中性付近では，大部分スーパーオキシドアニオンラジカル(O_2^-)として存在する．反応性に富んでおり活性酸素の1つで，白血球の殺菌作用や老化に関与しているといわれている．

スーパーオキシドジスムターゼ

[superoxide dismutase ; SOD]〈抗酸化[物不均化]酵素〉スーパーオキシド不均化酵素ともいわれる．生体内に取り込まれた酸素分子(O_2)に1個の電子が負荷された酸素(O_2^-)であるスーパーオキシドを活性酸素にする反応を触媒する．→活性酸素（かっせいさんそ）

スーパーローテーター　[super-rotater]

2004（平成16）年に，それまでは努力義務とされていた臨床研修が必修化された．卒後2年間の初期研修で自身の専門領域のみならず，多くの他診療科での研修を積むことが決められている．スーパーローテーターとは，この初期研修中の医師を指す．地域医療（診療所，老人介護施設，保健所）などでの基本的なプライマリ・ケアが必修とされたこともあり，これまでの大学病院に集中した研修などの諸問題が解決されていくと期待されている．卒後3年以降は後期研修とよび，その研修期間の医師を専門修練医とよぶ．

頭蓋（ずがい）　[cranial——]

⇨頭蓋（とうがい）——

スキーマ　[schema]

認知療法などで用いられる心理学用語．自動思考が習慣化し固定化された個人の価値基準や反応自体を指して用いられる．「個人の信念」ともいう．

スキャモンの臓器別発育曲線（ぞうきべつはついくきょくせん）　[Scammon growth curve]

ヒトの発育は心身各部が同時的に変化するのではない．スキャモン（Richard E. Scammon, 米）はリンパ系，神経系，一般器官，生殖系に分類し，20歳を100として各年齢の成熟度を曲線にして示している（図）．

スキルス胃がん　[scirrhous gastric carcinoma]

スキルスがんとは，ラテン語の「硬い」が語源で，がん細胞の間には多量の線維性結合組織の増生を伴っていて，胃がん，乳がんに多くみられる．スキルス胃がんではがん細胞が短期間に，著明な隆起や陥凹を呈さずにびまん性に浸潤し，悪性度が高い．再発の場合には特徴的な腹膜転移がみられるなど一般の胃がんとは異なる性質をもつ．→硬性（こうせい）がん

■図　スキャモンの臓器別発育曲線

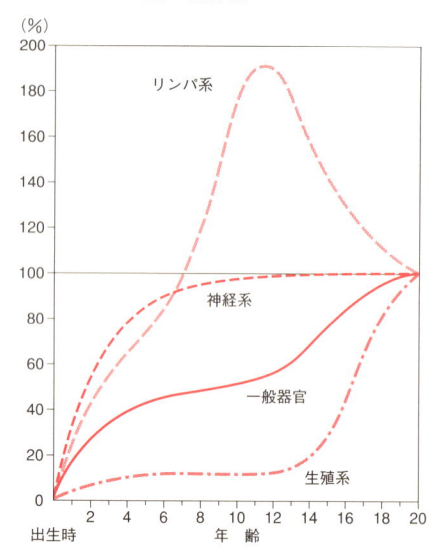

体組織の発育の4型．20歳（成熟時）の発育を100とする
一般器官：全身の外形計測値（頭径を除く），呼吸器，消化器，心・大動脈，筋全体，骨全体，血液量
神経系：脳，脊髄，視覚器，頭径
生殖系：精巣，卵巣，精巣上体，子宮
リンパ系：胸腺，リンパ節，間質性リンパ組織

(Scammon, R. E. : The Measurement of Man. 1930, University of Minnesota Press)

スクイージング　▶大項目参照

スクラッチテスト　[scratch test]

〈掻皮テスト〉 アレルギー性疾患の簡易的な診断として行われる皮膚テスト．消毒した皮膚表面を針でひっかいて抗原エキスを滴下し，15分〜20分後に発赤や膨疹の大きさで判定する検査法．皮内法に比較し簡便でかつ危険が少ない．

スクラビング法　[scrubbing methods]

歯ブラシを使った歯磨き法の1つ．歯ブラシが歯の表面に90度の角度で当たるようにし，小刻みにやさしく振動させるように動かす．スクラビングは「こする」という意味である．歯磨き法には，ほかにローリング法，バス法などがある．→口腔（こうくう）ケア

スクラブ　[scrub]

洗浄を意味するが，主に手指消毒を指す．手洗い法としてはブラシによる摩擦洗浄と消毒薬による擦り込み法の併用が一般的である．手術前の手洗いは洗浄薬入り消毒薬（塩化ベンザルコニウム，グルコン酸クロルヘキシジン，ポビドンヨード液）を用い，3分間以上摩擦して，滅菌水で洗い流す．

スクリーニング [screening] 比較的簡便にできる検査法を用いて，疾患を推定すること．確定診断を目的としたものではなく，陽性所見や疑わしい場合は精査を必要とする．母集団全員を対象としたマススクリーニング，同時多項目の検査を行う多相式スクリーニング，疾患の早期発見を目的とした指示スクリーニングなどがある．→新生児(しんせいじ)マススクリーニング

スクロース [sucrose] 〈サッカロース，蔗糖〉 ブドウ糖(グルコース)と果糖(フルクトース)からなる二糖類．ほとんどの植物に含まれ，とくにサトウキビとサトウダイコンに多く，古くから甘味料として利用される．スクラーゼ(インベルターゼ)によりブドウ糖と果糖とに加水分解される．→グルコース，フルクトース

スコポラミン [scopolamine] 〈臭化水素酸スコポラミン〉 ナス科植物(ヒヨス，シロバナチョウセンアサガオ，ハシリドコロ)の葉，種子，根に含まれているベラドンナアルカロイドの一種．化学構造，薬効ともにアトロピンに類似するコリン遮断薬である．薬効は副交感神経支配器官に対しアトロピンより弱い遮断作用を示す．アトロピンは中枢興奮作用を示すのに対し，スコポラミンは中枢神経抑制作用を示し，眠気，無感動，記憶力低下，陶酔感などを起こす．麻酔前投薬，抗パーキンソン薬として用いられ，アヘンアルカロイドに配合して鎮痛・鎮静薬として使用される．消化管からすみやかに吸収される．経口，皮下注，静注により用いる．

スターリング仮説 [Starling hypothesis] イギリスのスターリング(Ernest Henry Starling, 1866～1927, 生理学)による概念である．体内のガス，栄養物，水，老廃物の交換は毛細血管床で行われ，2つの相対する力の相互作用によって支配されるとした．たとえば毛細血管壁を介する水分の出入は，毛細血管内静水圧と間質液の膠質浸透圧，間質液の静水圧と血液膠質浸透圧，毛細血管膜の濾過定数で表現することができる．血管内からの水分の漏出が，再吸収を上回ると浮腫となる．肺循環では肺水腫をきたす．

スタイレット [stylet] 軟性のカテーテル内腔に挿入する曲げやすい金属製の器具である．気管内挿管チューブ，膀胱留置カテーテルなど挿入の際にカテーテルを硬くさせ，形を与え，挿入しやすくするために使用する．

スタチン [statins] コレステロール合成の律速酵素であるHMG-CoA還元酵素を抑制することにより強力に血中のコレステロールを低下させる薬物の総称．現在市販されているスタチンとしては第1世代(プラバスタチン，シンバスタチン)，第2世代(フルバスタチン)，第3世代(アトルバスタチン，ピタバスタチン，ロスバスタチン)があり，代を重ねるにつれて強力なコレステロール低下作用を示す．最近のメタアナリシスの結果により，①冠動脈疾患の発症，再発を有意に抑制する，②脳卒中発症を抑制する，③その結果，総死亡率が低下する，④がん，外傷による死亡率は変わらない，⑤男女ともに有効である，⑥重篤な副作用はきわめて少ない，ということが判明した(Baigent C.et al. : Lancet, 366 : 1267-1278, 2005)．副作用としては肝障害，横紋筋融解症(頻度は少ないが重症となるので注意が必要)がある．コレステロール低下作用以外に直接に動脈壁に作用して抗動脈硬化作用を示すこと(pleiotropic effect, 多面的作用)が明らかになっており，注目されている．→横紋筋融解症(おうもんきんゆうかいしょう)

スタンダードプリコーション [standard precaution] 〈標準予防策〉 院内感染を防止するための標準予防対策．血液，体液，汗を除く分泌物，排泄物など，病原体を伝播する危険性があるものをすべて感染媒体とみなして対応すること．これらを取り扱うときにはディスポーザブル手袋を装着する．救急外来などではこのほかに，ガウン，マスク，キャップ，ゴーグルなども使用する．→感染管理(かんせんかんり)，ユニバーサルプリコーション

スチューデントアパシー [student apathy] この用語は，ウォルター(P.A.Walters)によって1961(昭和36)年に「大学生にみられる，慢性的な無気力状態を示す，男性に特有の青年期発達の障害」として米国で最初に用いられた．わが国においては，高度成長期以降に大学生の留年の増大が社会問題化し，この概念をもとにした解釈や類型化がこころみられるに従い，単に大学生の不適応や無気力化という概念から「現代の若者の心性」として拡大されるに至っている．

頭痛(ずつう) ▶ 大項目参照

ステアプシン [steapsin] ⇨リパーゼ

ステープル [staple] 外科領域の手術において，切除面や断端面の縫合に用いる医療用ホチキス．

ステルンベルグ巨細胞(きょさいぼう) [Sternberg giant cells] 〈リード-スタンバーグ巨細胞，ドロシー・リード細胞〉 ホジキン病の病理組織標本(生検を含む)においてみとめられる巨細胞．10～40μmの大きさの多核細胞で，核内に好酸性の巨大な核小体をもつ．悪性リンパ腫の1つであるホジキン病診断の確定条件として重要である．Carl Sternberg(1872～1935, オーストリア, 病理学)．→ホジキン病

ステロイド [steroid] ステロイド核(ペルヒドロシクロペンタノフェナントレン環)を基本構造とする化合物や誘導体の総称．生物学的に重要な物質が多く，動物性のものにはコレステロールおよびその生合成中間生成物，胆汁酸，性ホルモン，副腎皮質ホルモンとその関連物質がある．植物性のものには各種のサポゲニン，ジギトキシンなどの強心配糖体の構成成分である強心ゲニンなどがある．ほとんどすべての生物はステロイドを生合成し，動物ではまずアセチル-CoAからコレステロールがつくられ，それをもとに胆汁酸であるコール酸類やステロイドホルモンが生合成される．

ステロイド潰瘍(かいよう) [steroid ulcer] ステロイド薬使用中に発生してくる胃・十二指腸の消化性潰瘍をいう．多発性で表在性のことが

多く，ステロイド薬の使用を中止すれば治癒するのが特徴である．

ステロイドホルモン [steroid hormone ; SH]
ステロイド骨格をもつホルモンの総称．コレステロールが各内分泌臓器で酵素によって側鎖を切断されて生じたプレグネノロンがさらに変化を受けてステロイドホルモンとなる．雄性動物ではアンドロゲン（テストステロン，ジヒドロテストステロン），雌性動物ではエストロゲン（エストラジオールなど）とプロゲステロン（ゲスターゲン）がそれぞれ男性ホルモン，卵胞ホルモン，および黄体ホルモンとして作用する．また，副腎皮質ホルモンとしてコルチコイドはグルココルチコイドとミネラルコルチコイドに分けられ，前者は主として糖質代謝に働き，後者は鉱質代謝に作用する．→アンドロゲン

ステロイド離脱症候群 [withdrawal of glucocorticoid therapy]
ステロイド性抗炎症薬の全身的長期投与後，減量に伴って現れる症状をいう．原疾患の再燃，急性副腎不全症状（食欲不振，嘔吐，発熱，不安，筋肉関節痛），頭蓋内圧亢進症状などがある．

ステロイド療法 [steroid therapy]
副腎皮質ステロイド薬を用いる治療を一般にステロイド療法という．臨床的に副腎皮質ステロイド薬は，その強力な抗炎症作用，抗アレルギー作用，抗体産生抑制作用により，リウマチ・膠原病，気管支喘息，アレルギー性疾患，ネフローゼ症候群の治療に用いられる．そのほか，神経内科，皮膚科領域などの疾患でも広く使用されている．本来は体内で生産されるホルモンであるステロイドは，そのほかにも多くの作用をもち，治療目的以外の効果（副作用）も大きいので，その適応，投与薬物の選択，投与方法，薬物の離脱方法などを十分に検討して治療に用いることが必要である．なお，上記適応疾患の重症例において，メチルプレドニゾロンを大量に短期間（通常，1,000 mg/日×3日間を間隔をおいて数回）点滴静注する方法をステロイドパルス療法という．

ステント [stent]
臓器の内腔を保持するために用いられるカテーテルなどの器具の総称（図）．あらゆる臓器，血管の狭窄部位を治療によって拡張したあと，挿入して狭窄部位の改善

■図 ステントの例

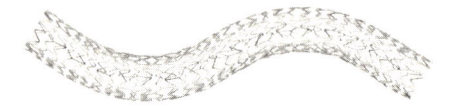

ダイヤモンドステント↑
カバードウォールステント→

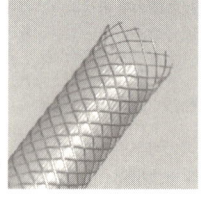

〔写真提供：ボストン・サイエンティフィックジャパン㈱〕

をはかる．さまざまな材質，形状のステントが治療に用いられており，治療成績の向上に貢献している．

ストーマケア ▶大項目参照

ストーマサイトマーキング [stoma site marking]
⇨ストーマケア

ストーマリハビリテーション [stoma rehabilitation]
⇨ストーマケア

ストーマ療法士 [enterostomal therapist ; ET]
⇨ET

ストラウス，アンセルム・L.
[Anselm L. Strauss, 1916～1996] 米国の社会学者．ニューヨークで生まれ，シカゴ大学で博士号を取得後，ローレンス大学，インディアナ大学，シカゴ大学をへて，カリフォルニア大学サンフランシスコ校社会学教授となった．言葉を中心とする有意味（＝シンボル）を通じた社会的相互作用に着目し，人間の積極性・主体性と社会の変化・変容の関係を明らかにしようとする象徴的相互作用論者の1人である．グレイザー（Barney G. Glaser）とともに，病院における死にゆくプロセスに関する社会学的フィールドワークを行い，患者と病院スタッフとの社会的相互作用について調査した際，見出された研究方法論がグランデッドセオリー法（grounded theory approach）である．この研究方法は，昨今の看護研究に多く活用されている．主著には『鏡と仮面』（1959），グレイザーとの共著に『データ対話型理論の発見』（1967）や『死のアウェアネス理論』（1966），コービン（Juliet Corbin）との共著に『質的研究の基礎』（1990）や『慢性疾患の病みの軌跡』（1992）など，多数．→グランデッドセオリー・アプローチ

ストラテジー [strategy]
「戦略」という意味で，特定の目的や目標達成のために計画・実行される一般的，総合的かつ長期的な施策や計画を意味する．医療においては，治療戦略や健康戦略の意味で用いられる．

ストリキニーネ [strychnine]
マチン科植物マチン（Strychnos nux-vomica）の種子（ホミカ）に含まれるアルカロイドの一種で，水溶液は強い苦味をもつ．中枢神経系のグリシン受容体の競合的遮断薬である．脊髄レンショー（Renshaw）細胞の反射抑制作用を遮断するため，中毒時には脊髄の反射・興奮性が高まり，全身的な強直性痙攣を生じる．ストリキニーネを含むホミカの製剤（ホミカエキス，ホミカチンキ）を苦味薬（くみやく）として，健胃薬，消化促進薬に用いる．

ストリッピング [stripping]
下肢静脈瘤に対する根治治療．伏在静脈を静脈抜去器（ストリッパー．静脈を除去するために用いられる器具）で，静脈の一方の端をくくり，器具を引っ張って，分枝を引きちぎるようにして体外に抜去する．その結果静脈の逆流を防止，静脈環流を改善させる．このほかに下肢静脈瘤の治療には弾性ストッキング着用，静脈に薬物を注入し，血栓を生じさせて静脈瘤を縮小させる硬化療法，局所

手術+硬化療法の併用も行われる.

ストレス [stress] 　生体に何らかの刺激(ストレッサー)が加わったときに生じる生体内の一連の非特異的な相互作用をいう. 下垂体前葉-副腎皮質系の内分泌系が主としてその役割を担う. 心身に対するストレスには, 物理的な要因, 生物学的な要因, 社会文化的要因などさまざまなものがあるが, 今日では一般に生体に対して有害に働くものをストレスということが多い.

ストレス潰瘍(かいよう) [stress ulcer] 　生体にさまざまなストレスが加わったときに, 胃や十二指腸などの消化管の粘膜に発生する急性潰瘍である. 熱傷時のカーリング潰瘍, 中枢神経系障害時のクッシング潰瘍などがある. 多発することが多い. →カーリング潰瘍

ストレス学説(がくせつ) [stress theory] 　キャノン(Walter Bradford Cannon, 1871〜1945, 米, 生理学)のホメオスターシスの考え方をもとにセリエ(Hans Selye, 1907〜1982, カナダ, 医学)が提唱したもの. セリエはストレスを生物組織内に非特異的にひき起こされた, あらゆる変化からなる特異な症候群の示す状態とした. またその状態をひき起こす原因をストレッサーとし, その結果生じた状態をストレス反応とよんだ. ストレッサーが加えられたときの生体の反応を適応症候群とした. この適応症候群の急性反応に共通に現れる現象は, 胃・十二指腸潰瘍の発生, 胸腺・リンパ節の萎縮, 副腎皮質の肥大などである. 適応症候群の慢性反応には3つの時期があると説明する. ストレッサーが加えられたとき, まず生体の抵抗力は低下するが, 刺激が持続すると生体に制御反応が起こり抵抗力が高まる. しかし, 刺激がさらに長く続くと, 生体の防御機構はもはや続かなくなり, 抵抗力が急速に低下すると説明した. これらの推移を反応時期によって, 警告反応, 抵抗期, 疲はい期とした. 看護はストレスに対する患者の反応の時期を見きわめ, 見守る看護や積極的にかかわる看護, また, ストレッサーを軽減したりストレスに対する適応の方法が学習できるように指導する看護を行う. →キャノン, ウォルター・B., セリエ, ハンス

ストレス過剰負荷(かじょうふか)★ [stress overload] 　NANDA-I 分類法 II の領域 9《コーピング/ストレス耐性》類 2〈コーピング反応〉に配置された看護診断概念で, これに属する看護診断としては同名の〈ストレス過剰負荷〉がある.

ストレス・コーピング [stress coping] 　ストレスへの評価・対処であり, ストレスを克服する方法そのものを指すこともある. コーピングのあり方としては, 逃避, 社会的支援を得る, リラクセーション, 思考方法の根本的な変更など, ストレスの与えられ方によりさまざまである.

ストレス性頭痛(せいずつう) [stress headache] 　⇨緊張型頭痛(きんちょうがたずつう)

ストレスマネジメント [stress management] 　自分自身のストレスや心の健康について理解し, 自らストレスを予防し, 軽減あるいはこれに対処するセルフケアを行うことである. その対処方法としては, 運動・休養や睡眠など生活習慣による方法, リラクセーション法などがある. また心の問題について保健所や精神保健福祉センターなどに自発的に相談することも大切である. →ストレス

ストレス・ライフ・イベント [stress life event] 　家族の死亡に伴う家族役割の変化や転居など, 日常生活上の大きな出来事や変化を指す. Zubin らの脆弱性-ストレスモデルでは「挑戦的出来事」とも訳され, 統合失調症の発症に大きく関与する要素とされている.

ストレッチング [stretching] 　筋や腱などの関節周囲の柔軟性を高めることは体力維持向上に重要で, その方法としてストレッチングがある. 筋や腱を伸ばした状態で数十秒間保持し, 筋肉および腱内紡錘の脊髄を介する伸張反射をコントロールすることで, 筋肉や腱を十分に伸張することが可能となる. けがの予防にも重要である.

ストレプトコッカス [Streptococcus] 　⇨レンサ球菌

ストレプトマイセス [Streptomyces] 　自然の土壌中に多く存在する放線菌の一種. 抗菌薬の一種, ストレプトマイシンを産生する. 非抗酸性, 偏性好気性で培養が容易である.
例: Streptomyces griseus(ストレプトマイシン産生菌).

ストレプトリジン [streptolysin] 　溶血性レンサ球菌(溶レン菌)が産生する溶血素. OとSの2種がある. ストレプトリジンOに対する血中の抗体(ASLO)価が溶レン菌感染症の診断に用いられる. →AS[L]O(アスロー)テスト

ストロフルス [strophulus] 　乳児期後半から幼児期に特有な皮膚疾患で, 蕁麻疹の異型である. 夏に多く, 再発を繰り返す. 虫刺されに対する過敏症であると考えられている. 発疹は突然現れ, 身体の露出部(とくに四肢内側)にエンドウ豆大の紅斑と米粒大の小結節ができる. 瘙痒が強く, 搔破による二次感染を起こすことがある. 治療は, 抗ヒスタミン薬の内服や副腎皮質ステロイド薬(軟膏)が使用される.

スノーボールサンプリング [snowball sampling] 　統計調査などに用いられる非確率抽出サンプリング手法の一種. グループインタビューの際に, 紹介者から紹介者へ順次たどっていき必要とする標本を得たい場合に用いられる.

スパイク電位(でんい) [spike potential] 　⇨活動電位(かつどうでんい)

スパイク熱(ねつ) [spike fever] 　体温の日差が1℃以上で, かつ最低体温が37℃以下になるものを指す. 体温表で熱型が釘(スパイク)状になることからこうよばれる. 日差変動が極端に激しい場合は, 敗血症性発熱ともいう. 定型例は敗血症, 深部臓器の感染症, 悪性腫瘍の末期, 薬物アレルギーなどでみられる.

スパイログラム [spirogram] 　〈呼吸[運動]曲線〉　スパイロメータ

―(spirometer, 呼吸計)を用い，横軸に時間，縦軸に気量変化をとり，呼吸の量・変化を回転ドラム上のグラフ紙に記録したもの．肺活量，努力性肺活量，分時最大換気量，1秒量などが測定でき，肺換気機能や呼吸の型などの検査として重要である．現在では電子スパイログラムが一般的である．

スパイロメーター [spirometer]
〈肺活量計〉 肺呼吸の換気機能を計測する機器．肺から出入する空気の量は肺活量で，速さは1秒率として記録される．レスピロメーターは両肺を一括して測定するのに対し，スパイロメーターは左右の肺機能を別々に測定できる．→残気量(ざんきりょう)

スパスム(攣縮) [spasm(us)]
⇨痙攣(けいれん)

スピアマンの順位相関係数 [Spearman correlation coefficient] 2変数よりなるデータが順位尺度からなる場合，その2変数の相関を求める指標．この値は，−1～1までの値をとる．Charles Edward Spearman (1863～1945, 英，心理学・統計学)．→相関係数(そうかんけいすう)，ピアソンの積率相関係数

スピードトラック [speed track]
⇨牽引療法(けんいんりょうほう)

スピリチュアルケア [spiritual care]
spiritualとcareの2つの言葉が語源であり，WHOよりがんの緩和医療に関して発表された報告書中に表明されて，臨死期(ターミナル期)のケアでは，身体面の治療が重要であると同時に，患者のスピリチュアルな面のケアの重要性が強調されている．従来の精神的・心理的ケアとの明確な区分はつけがたいが，より宗教的，実存的，主観的で患者本人の生き方と密着したケアといえる．

スピリチュアルペイン [spiritual pain]
〈霊的痛み〉 生命が脅かされさまざまな喪失を体験するなかで，自分が存在することの意味や人生の価値，生きている目的を見失ってしまうような，深い苦悩をいう．人として存在し生きることにかかわる実存的なものである．

スピロノラクトン [spironolactone]
降圧作用と利尿作用をもつ抗アルドステロン薬．降圧薬，カリウム保持性利尿薬として用いる．尿細管におけるアルドステロンのナトリウム蓄積作用に拮抗してナトリウムの排泄を促進，カリウムの排泄を抑制する．適用は高血圧症，心性浮腫，腎・肝性浮腫．副作用は高カリウム血症，低ナトリウム血症，女性化乳房．

スピロヘータ [spirochete, Spirochaeta]
らせん形，糸状の形態を示し，活発な運動を行うスピロヘータ目に属するグラム陰性の一連の細菌群．スピロヘータ目にはスピロヘータ科とレプトスピラ科があり，前者にはスピロヘータ，クリスチスピラ，トレポネーマ，ボレリアの4属が含まれ，このなかでトレポネーマ属は梅毒の病原菌として知られている．また後者にはレプトスピラの1属があり，ワイル病の病原菌として知られている．

スピロヘータ感染症 [spirochetosis]
代表的なスピロヘータ感染症は梅毒，回帰熱，ライム病，黄疸出血性レプトスピラ症(ワイル病)である．それぞれの起因菌は梅毒トレポネーマ(*Treponema pallidum*)，回帰熱ボレリア(*Borrelia recurrentis*)，ライム病ボレリア(*Borrelia burgdorferi*)および黄疸出血性レプトスピラ(*Leptospira interrogans*)である．→スピロヘータ，梅毒(ばいどく)，回帰熱(かいきねつ)，黄疸出血性(おうだんしゅっけつせい)レプトスピラ症，ライム病，レプトスピラ

スピロヘータ染色法 [spirochete-staining]
スピロヘータの同定検査．ギムザ希釈液を滴下し乾燥させるギムザ法(長時間染色)では，梅毒トリポネーマは紅色に，そのほかのスピロヘータは紅紫色に染色する．そのほかにフェノールとタンニン酸で処理後にアンモニウム銀液を滴下すると淡い褐色に染まるホンタナ鍍銀(とぎん)法がある．

スプライシング [splicing]
真核生物のゲノムにおいて，蛋白質の情報をもつ部分をエクソン，情報をもたない部分をイントロンとよび，メッセンジャーリボ核酸(mRNA)は分断してコードされていることが多い．mRNA前駆体はRNAポリメラーゼIIにより合成されてキャップ構造の作成，ポリAの付加，イントロンの除去が行われ，エクソンが結合してmRNAとなる．この過程におけるイントロンの除去をスプライシングという．また，mRNA前駆体から単一のmRNAではなく，複数のmRNAが生成されるしくみを選択的スプライシングという．

スプリント [splint]
⇨副子(ふくし)

SPECT [single photon emission computed tomography]
〈シングルフォトンエミッションCT〉 一般的な病院で用いるRI(放射性同位元素)は単一の方向にγ線を出す単光子(single photon)核種である．このRIの放射する単光子を体軸の周囲360度のさまざまな方向から検出して投影図を得たのち，横断面層面でのRIの分布を画像として再構成したものをシングルフォトンエミッションCT(SPECT)とよぶ(図)．主として脳血流や心筋血流検査などに用いられるが，胸部・腹部などの病巣の検出に用いられることも多くなって

■図 SPECTの原理

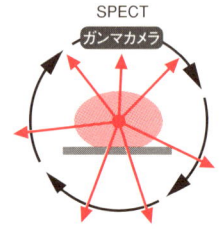

γ線は単光子であらゆる方向に放出されるものをカメラが回転して検出

(日野原重明総監：改訂版 がん看護マニュアル．ナーシング・マニュアル1, p.65, 学習研究社, 2001)

いる．→PET（ペット）

スペルミジン [spermidine]
ポリアミンの一種で，プトレッシンとアデノシルメチオプロピルアミンより生合成される．核酸の安定化，DNAやRNAポリメラーゼの活性化など生体高分子の合成や代謝に関与する．

スペルミン [spermine]
ポリアミンの一種でスペルミジンとアデノシルメチオプロピルアミンより生合成される．スペルミジンと同様の作用をもつ．ヒトの精液中に多く含まれ，その特異臭はこれらの分解物による．

スポーツ飲料 [sports drink]
汗で失われる塩分のほかに5〜8％の糖分，有機酸類，ビタミン類などを含んだ飲料水で，ほとんどが体液より薄くつくられており，胃から小腸への通過・吸収がよいものである．運動中・後の水分補給に適している．

スポーツ外傷〔がいしょう〕 [sports injury]
スポーツ外傷は起転により，急性外傷と慢性外傷に分ける．急性外傷は打撲，切り傷，捻挫，靱帯損傷，脱臼，骨折など急激に起こったもの，慢性外傷はオーバーユース症候群ともよび，トレーニング過多，誤ったトレーニング方法で生じるものをいう．

スポーツ心臓〔しんぞう〕 [athletic heart]
スポーツで身体を鍛え，急に運動を中止した人にみられる心臓の変化．心肥大，徐脈を特徴とする．運動負荷に対し，心拍数の増加よりも1回の心拍出量の増加で対応する．

スポット撮影法〔さつえいほう〕 [spot radiography]
⇨狙撃撮影法（そげきさつえいほう）

スモン [subacute myelo-optico-neuropathy; SMON]
〈亜急性脊髄視神経ニューロパチー〉キノホルムの長期大量服用により発症する神経障害．下肢優位の頑固な感覚異常，冷感，疼痛などの末梢性ニューロパチーがあり，筋の痙縮，視神経障害が出現した．1955（昭和30）年ころより日本各地で発生し始め，当時は原因不明とされていたが，1970（昭和45）年に，当時止痢薬として繁用されていたキノホルムによることが明らかとなった．その結果同年9月に販売中止の行政措置がとられ，それ以降の患者発生はみとめられない．病理学的には，脊髄後索や錐体路の変性，末梢神経の軸索変性などがみられる．厚生労働省指定の特定疾患に含まれている．

スルピリン [sulpyrine]
強い解熱作用と弱い鎮痛作用をもつピリン系解熱鎮痛薬．感冒による発熱に用いる．発疹（ピリン疹），過敏症，無顆粒球症などの副作用がある．胃内で食物中の硝酸と反応し発がん性のニトロソアミンを産生するので，内服ではなく坐薬，注射薬として用いられる．

スルファターゼ [sulfatase]
有機硫酸エステルの加水分解を触媒する酵素の総称．アリルスルファターゼ，ステロイドスルファターゼなどの種類がある．伴性遺伝性魚鱗癬はステロイドスルファターゼ欠損症である．

スルファニルアミド [sulfanilamides]
〈サルファ薬〉パラアミノベンゼンスルファニルアミドから誘導された静菌性の合成抗菌薬．細菌がパラアミノ安息香酸から葉酸を合成するのを妨げ，細菌の増殖を阻止することによる．すべてのスルファニルアミド類は同じ抗菌スペクトルをもち，グラム陽性球菌，グラム陰性球菌および一部桿菌（大腸菌，赤痢菌など）に作用を示す．耐性菌が増加し適応が減少した．スルファメトキサゾール・トリメトプリム合剤(ST合剤)はニューモシスチス肺炎に用いられる．副作用にはアレルギー反応として発疹，発熱，胃腸障害，造血器障害（顆粒球減少，溶血性貧血）などがある．妊娠末期の女性への投与は血漿蛋白と強く結合するため，遊離ビリルビンを増加し，新生児に核黄疸を起こす危険がある．

スルホサリチル酸〔さん〕 [sulfosalicylic acid]
分子式 $SO_3HC_6H_4OHCOOH$ で表される合成有機化合物．水溶液中の(−)イオンは蛋白質と結合し，蛋白質を凝固沈殿させる．尿中の蛋白質検出に用いられる．

スレオニン [threonine; Thr]
⇨トレオニン

スワブ [swab]
巻綿子の先端の綿球や，消毒綿をいうが，巻綿子そのものをスワブとよぶこともある．検体採取では，予めチューブ状の輸送用容器にセットされ，検体採取後に液体培地などを用いずに輸送できるよう工夫された製品も利用されている．

スワン-ガンツカテーテル [Swan-Ganz catheter; SG, SGC]
肺動脈のカテーテルの一種．先端にバルーンがあり，静脈より挿入したカテーテルを血流にのせて肺動脈まで誘導することができる．肺動脈圧，肺動脈楔入（せつにゅう）圧，中心静脈圧や心拍出量（熱希釈法による）の測定が可能である．ベッドサイドで挿入できるので重症心不全，ショック患者の血行動態を管理するのに有用である．Harold James Charles Swan（1922〜2005，米，循環器），William Ganz（1919〜，米，循環器）．

スワンネック変形〔へんけい〕 [swan-neck deformity]
外傷や関節リウマチが原因となり，示指〜小指で近位指節間関節(PIP関節)が過伸展し，遠位指節間関節(DIP関節)が屈曲する変形をいう(図)．この名称は，屈曲した指の形態が白鳥の首に似ていることからついた．→関節（かんせつ）リウマチ

■図 スワンネック変形

a. スワンネック変形　　b. ボタン穴変形　　c. 槌指変形（マレット指）

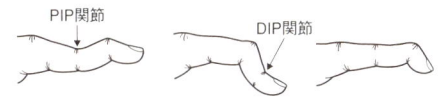

PIP関節　　　　　　　　　　　　　　DIP関節

せ

性 [sex] ①染色体の性．性染色体により受精時に決定される．Y染色体を有する場合は男性，有しない場合は女性に分化する．②遺伝子の性．Y染色体上に精巣決定因子があり，未分化性腺はこの存在により精巣へと分化していく．③性腺の性．性決定遺伝子が精巣決定因子として働き，未分化性腺は精巣へと分化し，精巣決定因子を欠く場合（XX女性）は，未分化性腺は卵巣へと分化する．④表現型の性．男性では，精巣から分泌されるミュラー管抑制因子とアンドロゲンの作用によりウォルフ管が発育して精巣上体，精管，精嚢へと分化し，また排泄腔（クロアーカ）より外性器，前立腺が分化し，ミュラー管は退縮する．一方，女性はミュラー管抑制因子とアンドロゲンの働きを受けないので，ミュラー管が，子宮，卵管および腟上端へと分化し，ウォルフ管は退縮する．⑤社会上の性．出生時の性別判断による戸籍上の性．⑥心理上の性．内分泌環境や生活環境などにより個人のなかに培われるもの．→ジェンダー

精液 [semen] 男性の性的絶頂時に外尿道口から射出（射精）される粘稠性に富んだ液体で，精巣由来の精子が，精管，精嚢，前立腺などからの分泌液の混合物（精漿）中に浮遊する．2日以上の禁欲後，マスターベーションによって採取された精液は30分ほど静置されたのち，精液量，pH，精子濃度，精子運動性，血球成分の混入の有無などが検査される．精液の基準値（WHOによる）は，精液量：2.0 mL以上，精子濃度：2,000万/mL以上，前進精子運動率：50％以上である．同一男性であっても，精液性状（精液量，精液濃度，前進精子運動率など）が日によってかなり変動するため，その男性の精液性状を正確に把握するには，日を変えて，複数回の検査を行うことが望ましい．

精液過少症 [oligospermia] 〈精液減少症〉 正常な精液量の平均は，3.0 mLであり，1.0 mL以下になると病的とみなされる．精液過少症とは，射精液の量が定性的に少量であるものをいう．精液量減少の原因としては，逆行性射精，精嚢や前立腺の炎症や生殖路の閉塞などが考えられる．精液過少症で性交後試験（性交後に頸管粘液を顕微鏡で観察し，正常数の精子をみとめるもの）が陰性の場合は，配偶者間人工授精が適応となる．

精液検査 [semen analysis] ⇨精液（せいえき）

声音振盪 [vocal fremitus] 〈音声振盪〉 声の胸壁への響き具合のことである．低い声で「あー」「いー」あるいは「ひとーつ」などと長く発声してもらい，胸壁に伝わる振動を検者の手で触診する．正常ではあまり左右差はないが，痰や胸水の貯留，無気肺，気胸，広範囲の胸膜肥厚などによって音の伝導が妨げら

れると，その部位で減弱または消失する．また，限局性の肺炎などで病変部の水分が多くなると，片側の声音振盪が亢進することもある．

性科学 [sexual science, sexology] 性，性の分化，性行動，性の役割などを生物学的・心理学的・社会学的見地に立って研究するもの．キンゼーらによる性行動の調査およびマスターズとジョンソンらによるヒトの性行動に関する観察をはじめ，神経内分泌，ホルモン，遺伝子や性染色体研究などの進歩，また精神心理，社会の変動なども契機となってヒトの性をより科学的に解明しようとする研究が行われるようになってきている．

性格 [character] 〈パーソナリティ〉 個人を特徴づける持続的で一貫した行動・思考の様式およびその総体を指す．語源はギリシア語の χαρακτηρ で，「刻み込まれたもの」「彫りつけられたもの」という意味がある．類似の概念として，人格（personality），気質（temperament）がある．同義に用いることもあるが，人格のなかの感情および意思に関するものを性格とよんだり，あるいは感情に関するものを気質，意思に関するものを性格とよぶことがある．『性格類型論』（クレッチマー）．→気質（きしつ），クレッチマー，E.

性格障害 [character disorder；CD] 何らかの偏倚・逸脱がみられ，生活に障害をきたすような性格をいう．性格異常，人格障害とほぼ同義に用いられる．原因としては生来の遺伝的素質と生育環境とが考えられるが，広義には器質的脳障害の後遺症，発達障害や内因性精神病によるものなども含まれる．→精神病質（せいしんびょうしつ）

性格神経症 [character neurosis] 災害神経症などのように外的状況への反応として，一時的に生じる神経症を状況神経症というのに対し，主要な障害が患者自身の性格のゆがみにあるものを性格神経症という．その性格傾向はヒステリー的性格，強迫的性格，回避的性格と多様である．

生活改善薬 [lifestyle drug] 生命に危険を及ぼすような病気の治療を目的とするのではなく，その人の生活の質を改善するために役立つ医薬品で，発毛剤，勃起不全治療薬，禁煙補助剤などの薬剤がこれにあたる．薄毛の改善，性機能の改善，肥満の改善など日常生活の不便や精神的苦痛を取り去り，QOLを改善する薬剤の総称．

生活活動代謝 生命活動を維持するのに最低限必要とされるエネルギーの基礎代謝（basal metabolism；BM）に対し，日常生活での諸活動（運動）に際し必要とされるエネルギーを指す．1日の消費エネルギーは基礎代謝量（60〜70％），活動代謝量（20〜30％），食事誘発性体熱産生（10％）から成り立っている．

生活技能訓練 [social skills training ; SST]

〈社会生活技能訓練〉 認知行動療法的学習訓練により生活技能(円滑な社会生活をおくるために必要とされる主として対人関係技能や問題解決技能などを指す)を高め、再発を予防し、自立した社会生活を支援することを目的としている。生活技能訓練では、生活技能を受信技能、処理技能、送信技能とに区別し、訓練を実施する。訓練は通常、集団で行われ、受容的、肯定的雰囲気のなかで、当事者自身が獲得(あるいは改善)したい技能を目標に立て、ロールプレイやモデリングなどを活用しながら学習していく。リバーマン(Robert Paul Liberman, 1937〜, 米, 精神科)らによって開発されたものが欧米で普及。わが国では1988(昭和63)年のリバーマン来日以降注目されている。→リハビリテーション

生活習慣病 [life-style related diseases]

1996(平成8)年12月厚生省(当時)公衆衛生審議会が具申した「生活習慣に着目した疾病対策の基本的方向性について」のなかで、従来の「成人病」に代わるものとして導入された概念。「食習慣、運動習慣、休養、喫煙、飲酒等の生活習慣が、その発症・進行に関与する疾患群」と定義される。生活習慣病に含まれる疾患としては、①食習慣と関連する2型糖尿病、肥満、脂質異常症(家族性のものを除く)、大腸がん(家族性のものを除く)、歯周病など、②運動習慣と関連する2型糖尿病、肥満、脂質異常症(家族性のものを除く)、高血圧症など、③喫煙と関連する肺扁平上皮がん、循環器病(先天性のものを除く)、慢性気管支炎、肺気腫、歯周病など、④飲酒と関連するアルコール性肝疾患など、生活習慣と疾患との関連が明らかになるものがあげられる。ただし、上記の疾患の発症には、生活習慣要因のみならず、遺伝要因や外的環境要因など個人の責任に帰することのできない複数の要因が関与していることから、「病気になったのは個人の責任」といった差別や偏見を生じないような配慮が必要であるとしている。また成人病との関係については、加齢に着目した「成人病」と生活習慣に着目した「生活習慣病」とは概念的には異なるが、いずれも年齢あるいは生活習慣の積み重ねにより発症・進行する慢性疾患であり、その発症には複数の要因が関与するため、両者に含まれる疾患は重複するものが多いと述べている。厚生労働省では、2000(平成12)年度から2010(平成22)年度までの11年計画「健康日本21(21世紀における国民健康づくり運動)」を掲げ、生活習慣病の原因となる食生活や運動、休養などの改善に向けた目標などを掲示することにより、健康寿命を延長し生活の質(QOL)を高めるための取り組みを総合的に推進することとしている。→小児生活習慣病(しょうにせいかつしゅうかんびょう)

生活習慣病〔指導〕管理料

脂質異常症、高血圧症、糖尿病の3疾患を算定対象とし、治療計画を策定してそれに基づき、服薬、運動、休養、栄養、喫煙および飲酒などの生活習慣に関する総合的な指導および治療管理を行った場合に、許可病床数が200床未満の病院および診療所である保険医療機関において算定する、と診療報酬で定義されている。従来「運動療法指導管理料」とされていた高齢者以外の慢性疾患指導の項目が名称変更されたもの。

生活障害 [disturbance of daily life]

病気が原因で「社会生活や日常生活をうまくおくれなくなること」をいう。生活障害は、統合失調症の特徴的症状の1つである。具体的には、①生活リズムが乱れる、金銭の扱いがうまくできない、服薬管理ができないなどの日常生活の障害、②意欲や集中力の低下、持続力がない、習得が遅い、手順が悪い(要領が悪い)などの仕事や学校生活での障害、③人付き合いが苦手、他人に配慮できない、話が続かないなどの対人関係の障害、④全体像をとらえられない、些細なことにこだわる、臨機応変に対応できない、考えが頑固になりやすい、などの統合力の障害がみられる。

生活保護法 [Daily Life Security Law]

生活困窮者の保護、最低限度の生活の保障、および自立の助長を目的として1950(昭和25)年5月に制定された法律。保護の内容としては医療扶助をはじめ、生活、教育、住宅、出産、生業、葬祭についての扶助が規定されている。2000(平成12)年には介護扶助が追加され、最終改正は2006(平成18)年に行われている。→医療扶助(いりょうふじょ)

生活リハビリ [life rehabilitation]

リハビリテーションという言葉の前後に、その内容を表す言葉をつけて◯◯リハビリテーション、リハビリテーション◯◯と使われている。「生活リハビリ」は従来、生活設計、生活のなかでのリハビリテーションなどの意味で使われてきた。しかし、2001(平成13)年5月世界保健機関(WHO)総会において、1980(昭和55)年から用いられていた国際障害分類(ICIDH)に代わり、新しい国際生活機能分類(生活機能・障害・健康の分類；ICF)が採択された。「生活機能(functioning)」という言葉が用いられるようになり、従来の狭い意味での「生活」から、人間が生きること全体にかかわる幅の広い言葉として「生活」が用いられるようになった。→リハビリテーション

生活療法 [daily guidance]

長期療養中の精神障害者の無為的、自閉的な生活を改善するために、自立を促し、社会性を高めようとする治療法。生活指導、作業療法、レクリエーション療法など、患者の病状に応じて行われる。薬物療法と併用して行われることが多く、近年、重要視されている。

生活歴 [life history]

患者(対象)の看護上の健康問題を総合的に把握するためには、患者が生後どのように生活してきたかを正しく知ることが必要である。これを生活歴といい、出生地、居住地、分娩時の状況、発育状態、家庭環境、食事、睡眠、排泄、性生活などの生活習慣、また職業、学歴、趣味、スポーツ、宗教などが含まれる。

精管結紮術 [vasoligation]

男性に対する避妊手術である。経尿道的前立腺切除後の精巣上体炎を予防する目的で行われることもある。射精時の精子通過を不可能にするために、両側の精管を陰嚢上部で露出し結紮する。その際、結紮するだけでは再開通のおそれがあるため、精管の部分切除術を同時に行うのが一般的である。精管結紮術による全身的影響はないとされている。→不妊手術(ふにんしゅじゅつ)

精管・精嚢造影 [vasoseminal vesiculography]　精管, 精嚢腺の造影. 精管を含む精路の通過障害（無精子症）の診断時に用いられる. 精管を露出し, 精管内に針を穿刺し, 造影液を注入してX線撮影を行う. →泌尿器科系検査法（ひにょうきかけいけんさほう）

精管切除〔術〕 [vasectomy]　男性避妊手術の１つで, 局所麻酔のもとに陰嚢に小皮膚切開を加え, 経皮的に精管を露出し, 部分的に切除して精子の通過を不能にする. 経口避妊薬の普及により, 現在では減少傾向にある.

性感染症 [sexually transmitted diseases ; STD]　⇨STD

制汗薬 [deodorant]　皮膚に直接塗布することにより, 毛細血管先端を収縮させ, エクリン腺やアポクリン腺などの汗腺に作用し, 発汗を抑制するもの. 汗の吸収剤, 発汗を抑える収れん剤などが配合される. 汗の吸収剤としては粉体原料が用いられ, タルク, 酸化亜鉛, デンプンなどが, 収れん剤としては酸化亜鉛, 硫酸亜鉛, 塩化アルミニウム, タンニン酸などが配合される.

制がん薬 [carcinostatic agents]　⇨抗悪性腫瘍薬（こうあくせいしゅようやく）

性器外周期 [extragenital cycle]　卵巣ステロイドホルモンの周期的な分泌により, 性器外の変化が起こることをいう. 体温は, 卵胞期には低温相, 黄体期には高温相をもつ２相性を示す. エストロゲンには毛細血管拡張, プロゲステロンには水分貯留, 呼吸中枢刺激作用がある. 皮膚や乳房に対し, エストロゲンは皮脂腺の分泌を抑制し, プロゲステロンは拮抗作用を示す. また乳房緊張, 乳頭過敏を自覚し, 黄体期には精神的な不安定もみられる. 月経前緊張症（頭痛, 悪心・嘔吐, 食欲不振）などもあげられる.

性器クラミジア感染症 [Chlamydia trachomatis infection]　本疾患は, Chlamydia trachomatis を起因菌とする最も多い性感染症(STD)であり, 感染症法では五類感染症定点把握疾患に指定されている. 男性では尿道炎, 精巣上体炎（副睾丸炎）, 前立腺炎などの病型をとる. とくに非淋菌性尿道炎の約半数は C. trachomatis によるものである. 女性では子宮頸管炎, 子宮内膜炎, 子宮付属器炎などの病型をとる. 女性生殖器では無症状の場合が多いが, 治療を怠ると不妊や子宮外妊娠の原因となる. さらに, 妊婦が感染すると高率で垂直感染が起こるため, 新生児肺炎の原因ともなる. また, この C. trachomatis が眼に感染するとトラコーマや封入体結膜炎をひき起こす. →STD, 感染症法（かんせんしょうほう）, クラミジア感染症, 垂直感染（すいちょくかんせん）, トラコーマ

性器形成不全症 [hypogenitalism]　胎生期の性器系の分化発育過程における異常による種々の性器形成異常の総称. 精巣と卵巣を同時に有する真性半陰陽, 精巣を有しながら性器系に女性化をみとめる男性仮性半陰陽, 逆に卵巣を有し性器系に男性化をみとめる女性仮性半陰陽, さらにターナー症候群などがある. →ターナー症候群

性器結核 [genital tuberculosis]　ほとんどが性器外結核より, 血行性, または下行性感染（腎結核→前立腺結核など）による続発性結核である. 男性の場合は精巣上体, 精巣, 前立腺, 精嚢の順に多くみられる. 女性では卵管, 子宮, 卵巣, 外性器にみられ, 不妊の原因ともなる.

性機能改善薬 [sexual enhancement drug(s), ameliorants of sexual function]　勃起機能不全（インポテンス）は, 勃起できない状態が頻繁に起こる, あるいは持続する場合をいうが, 加齢のみでなく動脈が狭窄して血流量が減少する障害（アテローム動脈硬化, 糖尿病, 血栓など）, 血管の手術が原因で勃起機能不全が起こることがある. また, 降圧薬, 抗うつ薬, シメチジン, ジゴキシンなども勃起を妨げることがある. 勃起機能不全の治療薬として, シルデナフィル, バルデナフィルがあるが, 重度の低血圧など重篤な副作用が生じるおそれがあるので, ニトログリセリンや亜硝酸アミル, 硝酸イソソルビドなどとは併用禁忌である. →シルデナフィル

性機能亢進症 [hypergonadism]　精巣や卵巣の機能障害による性ホルモン過剰分泌や, 性腺刺激ホルモン（ゴナドトロピン）の過剰分泌が原因となって起こる. 一般に男性ホルモンあるいは女性ホルモンがそれぞれ別個に多量に分泌されても症状として現れないことが多いが, 男性で女性ホルモンが過剰になると女性化がみられ, 反対の場合は男性化がみられる. また, 小児期にこの異常が起こると思春期早発症となり, 7, 8歳ごろまでに第二次性徴が出現することもある.

性器発育不全症 [dysgenitalism, hypogenitalism]　思春期になっても, また思春期を過ぎても第二次性徴が発来しないか不完全なもので, 性器の発育が障害されたものをいう. ひげ, 陰毛, 腋毛の発生もないか, きわめて薄い状態のことが多い. クラインフェルター症候群などの原発性精巣障害や間脳下垂体系の異常によるゴナドトロピン分泌不全による精巣機能不全などがある. →クラインフェルター症候群

正規分布 [normal distribution]　〈ガウス分布〉 生物学上での計量値の分布を数学的理論により解析するものである（図）.

■図　正規分布

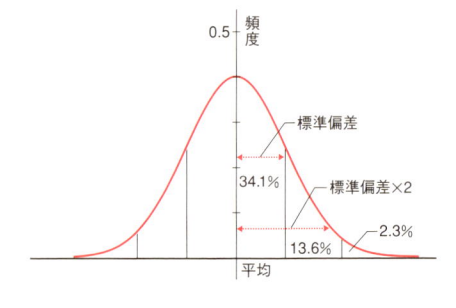

$$f(x) = \frac{1}{\sqrt{2\pi V}} \exp\left\{-\frac{1}{2}\left(\frac{x-\mu}{V}\right)^2\right\}$$
（母平均 μ, 母分散 V）

身長，体重，正常人の血圧など計量値はこの分布を示す．母平均を対称軸として左右対称となっており，教会の鐘の形のような曲線を示す．分布の代表値である平均値，中央値，最頻値のすべてが一致しているという特徴がある．平均値と分散によって定義できる連続分布で，ガウス分布ともよばれる．→分散（ぶんさん），平均値（へいきんち）

正球性貧血 [normocytic anemia]
〈正赤血球性貧血〉 貧血の一種で平均赤血球容積（MCV）が正常（80～100 μm^3）のもの．急性出血性貧血，溶血性貧血，再生不良性貧血などがこれにあたる．→正色素性貧血（せいしきそせいひんけつ）

性教育 [sex education]
性に対する健全な知識と態度を教育し，併せて相互理解，人間尊重，円満な家庭と社会をつくりあげるための1つの基盤とするもの．幼児期の性器についての関心には，周囲は率直にわかりやすく答える．学童期には第二次性徴も始まるので，正しい性意識の基礎を学ばせることが大切で，男女の身体，基礎的な受精・出生の様子，月経などを系統的に教えていくと同時に，男女の協力および役割を学ばせる．中学校では，生殖のしくみ，思春期の心身の変化，人間関係，性の社会面などを総合的に理解できるように指導する．

静菌 [bacteriostasis]
抗菌薬の細菌に対する作用による現象で，殺菌に至らず，菌の増殖が阻止されている状態をいう．抗菌薬を除去すれば細菌は再増殖する．

清潔 ▶ 大項目参照

清潔区域 [clean area]
病院などで清潔度に応じ区分された区域で，病原微生物が付着していないような状態にしてある場所をいう．無菌室，手術室，未熟児室などや，消毒，滅菌された部分的領域を指す．院内の清潔区分は病原微生物を中心とする相対的な考え方にたつもので，伝染病・感染症患者のいる場所に対して一般の患者のいる場所（一般区域）を清潔区域という場合もある．→隔離（かくり）・逆隔離（ぎゃくかくり）

性決定 [sex determination (assignment)]
生物において雌雄が決定されることをいう．性決定因子として Y 染色体に含まれる Sry, Sox-9 遺伝子などが同定されている．ヒトでは，女性の体細胞に X 染色体が2本，男性の体細胞には X 染色体，Y 染色体が1本ずつ存在し，男性では X 染色体と Y 染色体をもつ2種類の精子がつくられるため，どちらの精子が卵子と受精したかによって子の性が決定される．

生検 [biopsy；Bx]
⇒バイオプシー

性行為感染症 [sexually transmitted diseases；STD]
⇒STD

性交不能[症] [impotence]
⇒勃起障害（ぼっきしょうがい）

精索 [spermatic cord]
精巣（睾丸），精巣上体（副睾丸）から分かれ出た精管と，これに付随する精巣動静脈および神経を包んで，深鼠径輪に達する直径約5 mm，長さ約12 cm の索状の管をいう．→泌尿器（ひにょうき）・[男性]生殖器系（だんせいせいしょくきけい）

政策医療
厚生労働省の指導のもとに，重要な解決課題として位置づけられ，国として力を注ぐ医療政策全般を指す．同省国立病院部政策医療課では，国立高度専門医療センターを頂点に，政策医療を以下の19分野と高度専門医療とに分け，独立行政法人国立病院機構の各施設で診療・研究・教育研修の全国的ネットワークの構築と機能強化を進めている．19分野の内訳は，がん，循環器病，精神疾患，神経・筋疾患，成育医療，腎疾患，重症心身障害，骨・運動器疾患，呼吸器疾患，免疫異常，内分泌・代謝性疾患，感覚器疾患，血液・造血器疾患，肝疾患，エイズ，長寿医療，災害医療，国際医療協力，国際的感染症．

精索静脈瘤 [varicocele]
立位や腹圧上昇時に精巣静脈血が精巣方向に逆流して精巣周囲にうっ滞する状態で，ほとんどが左側に発症する．本症は男性不妊患者に多く発見され，静脈血の精巣周囲へのうっ滞が，造精機能を障害すると考えられている．→不妊症（ふにんしょう）

青酸中毒 [cyanide poisoning]
〈シアン中毒〉 青酸または青酸化合物による中毒．青酸ガスや青酸化合物は生体内で容易にシアンイオン（CN^-）となり，生体組織の呼吸酵素，ことにチトクロムオキシダーゼと不可逆的に結合して，組織呼吸を停止させる．致死量は0.06 g．症状は中枢神経系の障害が主で，吸入後数秒，経口摂取後数分で失神，痙攣，呼吸麻痺が現れ，死に至る．青酸カリ（シアン化カリウム），青酸ソーダ（シアン化ナトリウム）による自殺は現在も少なくない．静脈血，皮膚には鮮紅色を呈する．解毒には亜硝酸アミル，チオ硫酸ソーダを投与するが，早急な処置が必要とされる．

生産年齢[人口] [working age population]
統計上の人口区分で，15～64歳の生産活動に携わることができる人口をいう．

制酸薬 [antacid]
胃液の塩酸を中和，あるいは胃粘膜を保護する薬物．炭酸水素ナトリウム，酸化マグネシウム，ケイ酸アルミニウム，水酸化アルミニウムなどがある．吸収性制酸薬と非吸収性制酸薬に分類されるが，炭酸水素ナトリウムは吸収性制酸薬であり，Na^+ が吸収されるので高血圧を増悪し，アルカローシスを生じる．

精子 [sperm, spermatozoon]
雄性の生殖細胞で，ヒトの場合，精子は精巣内の精細管で，精祖細胞，精母細胞，精子細胞を経て，約74日をかけて成熟する．卵膜分解酵素を有する先体，染色体を収納する頭部，運動をつかさどる尾部からなるオタマジャクシ型をしており，先体を含めた頭部長約5 μm，全長約50 μm である（図）．正常では，1回の射出精液中に2,000万匹以上の前進運動精子が存在する．ヒト体細胞の染色体は46 XY であり，減数分裂により精子染色体は，23 X と23 Y となる．

■図 精子の構造と機能

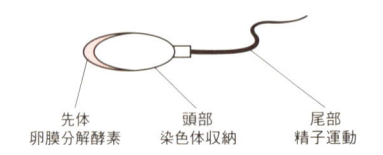

先体　　　頭部　　　尾部
卵膜分解酵素　染色体収納　精子運動

精子貫通試験 [sperm-cervical mucus penetration test]
⇨精子(子宮)頸管粘液適合試験(せいしけいかんねんえきてきごうしけん)

正色素性貧血 [normochromic anemia]
貧血のうちで平均赤血球ヘモグロビン量(MCH)が基準値範囲内(30～35 pg)にある貧血をいう．正球性貧血とほぼ同義で，正球性正色素性貧血ともいう．急性出血性貧血，溶血性貧血，再生不良性貧血がこれにあたる．→正球性貧血(せいきゅうせいひんけつ)

精子(子宮)頸管粘液適合試験
[sperm-cervical mucus compatibility test] 〈精子貫通試験〉
男性の精子と女性の子宮頸管粘液の適合性をみるための試験．不妊症検査．頸管粘液の境界を突破して精子が入っていけばその精子は貫通性があるという．in vitro テストにはミラー-クルツロックテスト，クレマーテストがある．→ヒュ(フ)ーナーテスト，ミラー-クルツロックテスト

精子無力症 [asthenospermia]
精子の運動性の低下した状態をいい，男性不妊症の原因となる．正常では射精後30～60分の運動精子は80%以上でみられ，また運動速度は1～3 mm/分である．前立腺や精嚢などの器質的障害が原因となる．→精子(せいし)

制瀉薬 [antidiarrheal drugs]
⇨止瀉薬(ししゃやく)

性周期 [sexual cycle]
〈月経周期〉卵胞の発育，排卵，月経が一定の周期で繰り返されること．これらの変化は視床下部-下垂体系のホルモンの支配調節を受ける．まず視床下部から分泌されるゴナドトロピン放出ホルモン(GnRH)が下垂体前葉に作用し，卵胞刺激ホルモン(FSH)を分泌させ，これにより卵胞の発育が促される．成熟卵胞からはエストロゲン(卵胞ホルモン)が分泌され，これが下垂体前葉に作用し黄体形成ホルモン(LH)を分泌させる．このLHが成熟卵胞を排卵に導く．排卵後の卵胞にできた黄体からはエストロゲンとプロゲステロン(黄体ホルモン)が分泌され，このプロゲステロンが視床下部に作用してLHの分泌を減少させ，黄体は退行してエストロゲンとプロゲステロンの血中濃度は減少する．エストロゲンの作用により増殖していた子宮内膜機能層は剝離し(月経の発来)，同時に下垂体下部に作用してFSHの分泌を促し，次の周期が繰り返される．性周期(月経周期)に関連する変化は，このほか子宮頸管粘液，腟上皮や乳腺などにもみられる．また，性周期は，広義では初経-妊娠-授乳-更年期までの生殖のサイクルを指すこともある．

成熟徴候 [signs of maturity]
身体各部の大きさや諸臓器の機能が，母体外生活を営める程度に発育完成した児を成熟児といい，形態およびその他の機能的面を総合して成熟徴候という．身長，体重，頭囲，胸囲，性器，皮膚，爪，生理現象などの発現をみている．

成[熟]乳 [mature milk]
母乳は，分娩後1～4日間は黄色半透明の初乳が分泌され，その後移行乳となり，10日以降白色の乳汁となって，3週で完全な成乳となる．中性ないし弱アルカリ性で，比重は1.026～1.036．初乳に比べ蛋白質や塩類は少ないが糖分は多く，約700 kcal/L の熱量をもつ．→移行乳(いこうにゅう)，初乳(しょにゅう)

成熟卵胞 [mature ovarian follicle, vesicular ovarian follicle]
〈グラーフ卵胞〉卵巣における卵胞の最終発育段階にある排卵準備のできた成熟した卵胞．胎生期より存在する数万の幼若細胞(原始卵胞)は，思春期から更年期までの間およそ1か月に1個の割で発育し，成熟卵胞となって排卵する．この現象は間脳-下垂体系のホルモンの作用によって周期的に行われ，卵胞刺激ホルモン(FSH)は卵胞の発育を促し成熟卵胞とする．1672(寛文12)年，オランダのグラーフ(Reijnier de Graaf, 1641～1673, 解剖学)によって発見されたのでグラーフ卵胞(Graafian follicle)ともよばれる．→卵胞(らんぽう)

正常圧水頭症 [normal pressure hydrocephalus ; NPH]
頭蓋内圧は正常な値を示しながら，頭部CTで脳室の拡大をみとめ，臨床的に意識障害，歩行障害，便失禁などのみられるもの．クモ膜下出血や頭部外傷後にみられるが，原因不明のものもある．治療は脳室腹腔短絡術(V-Pシャント)が有効である．

正常細菌叢 [normal bacterial flora]
動物の身体(とくに皮膚や粘膜など)にはさまざまな種類の微生物群が存在する．これらの微生物群を常在微生物とよび，それらの大部分は細菌である．この細菌群のみを取り上げる場合には正常細菌叢とよぶ．腸管における大腸菌や口腔内におけるレンサ球菌，皮膚の表皮ブドウ球菌などが代表的な常在微生物である．これらの常在微生物は宿主と相利共生の状態にあり，他の病原菌の侵入を防ぐなどの利益を与えているが，宿主の抵抗力が落ちたときには内因感染の原因になるなどの不利益ももたらす．→常在微生物(じょうざいせいぶつ)

星状神経節ブロック [stellate ganglion block ; SGB]
星状神経節に局所麻酔薬を注入して一時的に神経を遮断し，その支配領域(頭部，顔面，頸部，胸部，肩)の循環障害，緊張，疼痛の緩和をはかる治療法．レイノー病，顔面神経痺，狭心痛などが適応となる．→神経(しんけい)ブロック

正常脳波 [normal electroencephalogram]
健常者の覚醒時脳波は α 波，β 波が主体をなし，α 波は精神的安静状態(とくに閉眼時)に出現し，β 波は精神緊張時に出現しやすい．睡眠時はその深さに応じ変化する．→脳波(のうは)

精上皮腫 [disgerminoma]
⇨セミノーマ

生殖 [reproduction]
生物が自己と同種の新個体をつくりだす機能をいい、その集団の種の保存に欠くことのできない能力である。生殖は無性生殖と有性生殖とに分けられ、前者は細胞体の一部が細胞分裂を行い、発育して個体を発する。後者はさらに単性、両性生殖に分けられる。ヒトは両性生殖で、男性の精子が女性の卵子と結合することにより新しい個体がつくられる。

生殖補助医療技術 [assisted reproductive technology ; ART]
精子と卵子の受精、およびその受精卵（胚）の培養を体外で行い、子宮内に戻すという体外受精ー胚移植を中心とした一連の医療技術をいう（表）。この技術は受精から胚発生までの過程に有益な効果をもたらし妊娠成立を補助する一方で、卵巣過剰刺激症候群や多胎妊娠などの副作用をもたらすことがある。日本産科婦人科学会では、実施にあたり施設の登録と臨床成績の報告を義務づけている。

■表　主な生殖補助医療技術（ART）

1. 人工授精（artificial insemination ; AI）
   配偶者間人工授精（AIH）と非配偶者間人工授精（AID）に分けられる
2. 体外受精ー胚移植*（*in vitro* fertilization and embryo transfer ; IVF–ET）
3. 配偶子卵管内移植*（gamete intrafallopian transfer ; GIFT）
4. 接合子卵管内移植*（zygote intrafallopian transfer ; ZIFT）
5. 顕微授精*（micro insemination）
   代表的なものとして卵細胞質内精子注入法（ICSI）がある
6. 凍結胚移植（cryoembryo transfer ; CET）
7. 精巣上体精子吸引法（microsurgical epididymal sperm aspiration ; MESA）
8. 精巣内精子回収法（testicular sperm extraction ; TESE）
9. 共培養
10. アシステッドハッチング（assisted hatching）法

*それぞれの ART は以下のいくつかの技術を併用して実施される
卵巣刺激法、採卵法、卵・受精卵培養法、媒精法、運動性良好精子回収法、胚移植法、黄体維持療法、腹腔鏡、凍結保存法、顕微操作
（岡村州博編：産科疾患．看護のための最新医学講座 15，第 2 版，p.13，中山書店，2005 より改変）

精神医学 [psychiatry ; Psy]
統合失調症、躁うつ病などの内因性精神病や神経症、外因性精神病、行動異常、発達障害などを対象領域とする医学。また、身体医学に対して、精神医学が精神的・心理的な働きかけを主体としているが、近年ますますその分野は広がり、教育学、心理学、現象学、社会学、自然科学など、さまざまな学問との接近がみられ、対象領域によって社会精神医学、地域精神医学、児童精神医学などに分かれる。

精神医学ソーシャルワーカー [psychiatric social worker]
⇨PSW

精神医療施設
精神障害者の医療にかかわる施設の総称。施設には、精神科病院（精神病院以外に設けられた精神科病床も含む）、精神科診療所、精神科デイケア施設、精神保健福祉センター、リハビリテーションセンターなどがある。広義では中間施設も含む。

精神医療審査会
入院や処遇に納得がいかない入院患者が、退院や病院の処遇の改善を要求した場合にその適否について審査する機関。医療保護入院者の入院届、および措置入院者と医療保護入院者の定期病状報告などの書類の審査も行い、その入院や入院の継続が必要かどうかを判断する。審査会は各都道府県に設置され、委員は知事によって任命された医療委員（精神保健指定医）・法律家委員・有識者委員により構成される。

精神運動発作 [psychomotor seizure, psychomotor epilepsy]
〈側頭葉てんかん、複雑部分発作〉　大発作、小発作とともにてんかんの発作型の 1 つ。短時間の意識障害だけをきたし、通常は痙攣を伴わず多少ともまとまった動きを示すので自動症ともいわれる。側頭葉の障害が脳波にみとめられるので、側頭葉てんかんともよばれる。→てんかん

精神衛生 [mental health, mental hygiene]
精神障害者の処遇改善・社会復帰促進を目的としたビアーズ（Clifford Whittingham Beers, 1876～1943, 米）の運動をマイヤー（Adolf Meyer, 1866～1950, 米, 精神科）が精神衛生（mental hygiene）と名づけたことに始まり、狭義には精神障害の予防・治療、精神障害者の保護・社会復帰支援などの活動を意味する。広義には、精神障害（者）のみならず健常者をも対象として、個人・集団における精神面の健康を維持・向上させるための広汎な活動をいう。

精神衛生法 [Mental Health Law]
旧来の精神病者監護法にかわり、1950（昭和25）年 5 月 1 日に公布された法律。「精神障害者等の医療および保護を行い、かつ、その発生の予防に努めることによって、国民の精神的健康の保持および向上をはかること」を目的としている。これにより、病院以外の場所に精神障害者を収容することが禁じられ、私宅監置が認められなくなった。さらに措置入院や同意入院などの制度が制定された。1987（昭和62）年 9 月26日、患者の人権擁護と社会復帰の推進を要点として、精神保健法に改正。その入院や入院の継続が必要かどうかを判断する。月に改正され、精神保健及び精神障害者福祉に関する法律（通称、精神保健福祉法）に名称が改められた。→精神保健福祉法（せいしんほけんふくしほう）

精神科看護 [psychiatric and mental health nursing]
⇨精神看護（せいしんかんご）

精神科救急医療 [psychiatric emergency]
緊急医療が必要な患者は、精神症状の重症度のみでなく、社会的行動の逸脱度、家族や重要他者の存在および反応、医療者との関係や発生時間などによって総合的に判断され、外来や訪問、あるいは精神保健福祉法に基づく入院によって治療に結び付けられる。この際、患者

は、不安や恐怖に圧倒されている状態なので、医療者がその状況をできるだけ理解し、寄り添い、適切な薬物療法を行う必要がある。厚生省(当時)は、1995(平成7)年から一般の救急医療では対応できない、精神科領域の救急医療体制を確保する目的で精神科救急医療システム整備事業を創設。休日・夜間等における緊急医療体制を各病院輪番制で行っている。触法精神医療に重点がおかれることに伴い、管理収容的状況におかれた患者を、看護師としてどうとらえ、看護を方向づけていくのかなど、人権尊重に絡む問題も重視される。

精神科作業療法協会 [Psychiatric Occupational Therapy Association]
⇨POTA(ポタ)

精神科病院 [mental hospital]
精神障害者の治療・保護を目的にし、外来診療と入院治療のための設備を備えた医療施設。かつては精神障害者の隔離・収容を主な目的としていたが、薬物療法を中心とした治療法の発展や、中間施設の整備により自立や社会参加が可能となったため、治療と同時に精神障害者の社会復帰を推進する場としてその役割を変えつつある。→ホスピタリズム

精神看護 [psychiatric nursing]
〈精神科看護〉 心を対象とした看護。あらゆる場面での不安や心配を患者が受け入れていくことを援助し、心の健康、発達、健康全般を援助すること。精神医学が対象とするすべての患者とその周囲の人々が看護の対象であり、身体障害や、内科的疾患により心を病んだ患者も対象とする。思いやりや、積極的な関心をもち、個々の患者に対応した看護を行う。看護者自身の性格や感情の乱れにも注意をはらい、先入観をもつことなく患者を正しく理解するように努める必要がある。

精神鑑定 [psychiatric evidence]
要請のあった個人の精神状態について行われる法律的な診断をいう。司法精神鑑定は、精神科医が裁判官や検察官などの要請によって精神障害の有無・程度を判定することや、刑事事件や民事訴訟などに関し、法律上責任をもてるような精神状態かどうかを鑑定する。また、精神保健鑑定は、都道府県知事の要請によって申請のあった者について、措置入院の必要があるかどうかを鑑定する。

成人期 [adulthood]
わが国では、20歳になると社会的に成人として認められるが、医学あるいは成人看護でいう成人期とは、15歳以上がすべて対象になる。すなわち青年期をはじめ、最も年齢層の厚い壮年期(中年期)、さらには老年期を含めた広い概念で用いられている。いわゆる生活習慣病(がん、脳卒中、心臓病を誘発する疾患)は、壮年期に多く発症するが、その要因は青年期や壮年前期の生活の影響が大きいとされ、生活習慣病はその意味で、成人期全期間にわたる予防医学的な色彩を色濃く含んだ用語といえる。また近年、急速に高齢化が進むなか、健康寿命を延長するため一次予防として生活の質を高めるなど、成人期の医療は大きな課題をかかえている。→壮年期(そうねんき)

成人気力体力減退★ [adult failure to thrive]
NANDA-Ⅰ分類法Ⅱの領域13〈成長/発達〉類1〈成長〉に属する看護診断で、診断概念と

しては〈気力体力減退〉である。

精神外科 [psychosurgery, psychiatric surgery]
⇨ロボトミー

精神荒廃状態 [mental deterioration]
〈人格荒廃〉 精神荒廃状態とは精神障害一般における末期的状態のことを指すが、通常は統合失調症の場合に用いることが多い。統合失調症における荒廃では、患者は周囲との交流をなくし、あらゆることに無関心、無感情となり、無為な生活をおくるようになる。認知症にも類似しているが、情意鈍麻が主徴であり、一般的には本質的な意味での知能の障害はないとされている。薬物治療や心理社会的治療の進歩により、荒廃状態にまで陥る統合失調症は減少傾向にある。

精神作業テスト [psychological work test]
ある一定の作業の過程と結果から被検者の精神的作業能力、知能、集中力、性格などを調べる一種の心理テスト。内田-クレペリン精神作業テストが有名である。→クレペリン連続加算テスト

精神障害 [mental disorder]
精神の病的状態で、思考障害、知覚障害、感情障害、知能障害などの障害をいう。国際疾病分類(ICD-10)では、精神病(機能性、器質性)、神経症、人格異常および他の非精神病性障害、精神遅滞に大別している。

精神障害者共同作業所 在宅の精神障害者が、作業などをとおして、社会適応能力の向上をはかり、社会および社会経済活動への復帰を目指す施設。自主製品づくり、内職作業、店舗の運営などの作業がある。患者の収入は「工賃」として利用者に分配される。目的は、作業を通しての他者とのかかわり、作業そのものが憩いとなるなど、個々の作業所によって異なっている。認可施設としては、精神障害者授産施設があるが、運営の多くは、地方自治体の補助金を受けながら、地域家族会などが主体に行っている。障害者自立支援法の施行に関連して、今後、生活介護、就労移行支援、就労継続支援、地域活動支援センターなどの事業に移行される。

精神障害者生活訓練施設 〈援護寮〉 精神障害者の社会復帰と自立を目指して設置されている。精神障害者社会復帰施設の1つで、精神障害の影響によって家庭での生活を独立して営むことが困難な者に対して、低料金で生活の場を提供し、必要な訓練や指導を行う精神障害者社会復帰施設。自己決定を尊重した生活体験のなかで、掃除、洗濯、食事などについての生活技術、対人関係、通院や服薬、金銭管理、余暇活動、就労などの獲得を目指して指導がなされている。障害者自立支援法の施行に伴い、新体系の自立訓練(生活訓練)に移行する。

精神症状 [mental symptoms]
患者自身が直接に体験する主観的症状と観察者によって外から確認される客観的症状とがある。観察者は、前者については、患者の知覚、感情、思考が表現されることによって間接的に知ることができる。後者については、表情、言動、行動や患者がつくった作品などによって直接知ることができる。さらに、精神症状には、疎通性などのように、観察者が患者とかかわる過程で体験的に把握される性質を有するものもある。したがって、精神症状の観察に

は，参加観察者としての技量が問われる．

精神性発汗 [mental sweating]　精神的な緊張，情動的な興奮によって手掌や足底などの皮膚に生じる発汗．発汗潜時は短く，発汗量は微量である．大脳皮質の前運動野，辺縁系，視床下部を介した信号によりエクリン腺から分泌される．

成人T細胞白血病リンパ腫 [adult T-cell leukemia/lymphoma；ATLL，ATL]　ヒトT細胞白血病ウイルスⅠ型(HTLV-1)の感染によって起こる白血病．1976(昭和51)年，高月らによって発表された．HTLV-1はT細胞に感染するが，そのがん化と関連するのはウイルスがつくるTaxという蛋白質で，これの介在によってIL-2受容体が細胞表面に恒常的に発現し，細胞の異常増殖が起こると考えられている．感染者の分布は地域特異性があり，わが国では九州南西部，紀伊半島，四国南岸部に多い．世界的にはアフリカの一部，カリブ海沿岸に分布する．感染経路は母子感染(経産道，母乳)，性交渉，輸血である．わが国の感染者は約120万人で，40歳以上の感染者の約1,000人に1人が毎年発症すると推定される．発症は通常30歳以上，平均50歳代である．リンパ節腫脹，肝・脾腫大，皮疹(腫瘍細胞の浸潤による)が高率にみられる．自覚症状は腹部膨満感，全身倦怠感，微熱が多く，高カルシウム血症を伴う例が少なくない．末梢血には核に切れ込みのある分葉傾向の腫瘍細胞が出現する．免疫能の低下が激しく日和見感染を起こしやすい．診断は以上の臨床所見と抗体検査やポリメラーゼ連鎖反応(PCR)法によるプロウイルスDNAの証明によって行われる．治療は悪性リンパ腫に準じた化学療法が行われるが，予後は悪い．

精神年齢 [mental age；MA]　〈知能年齢〉人間は年齢とともに精神も発達し，各年齢層に相応した知的作業能力(知能)が備わってくる．実際の年齢(生活年齢)にはかかわりなく，このような知能発達の面から年齢をとらえて何歳くらいかを示したものを精神年齢という．今日では知能指数の概念が一般的である．→知能検査[法](ちのうけんさほう)，知能指数(ちのうしすう)

精神薄弱 [mental deficiency]　⇨精神[発達]遅滞(せいしんはったつちたい)

精神発達過程 [mental developmental process，psychological developmental process]　人の精神は受胎から青壮年期に至るまで質的にも量的にも変化を重ねるが，個人のもつ構造や機能が変化する過程が発達である．精神発達は，遺伝と環境の相乗作用により遂げられるが，精神の発達は一直線に伸びていくものでもなく，発達の順序も原則として一定であるにすぎない．精神発達過程は，思考，情緒，欲求，行動，知能，言語，対人関係，認知機能，意識，記憶など多くの側面をもっている．

精神[発達]遅滞 [mental retardation；MR]　先天的あるいは早期後天的に受けた脳障害によって，発達期に知能が遅れ，社会への適応が難しい状態をいう．知能障害の程度により，軽度・中等度・重度・最重度に分けられ，その基準として知能指数が用いられる．わが国ではIQ 50から70の範囲が軽度．ただし適応行動上の障害を勘案すること，知能指数を絶対視しないことなどが肝要である．原因は，遺伝，胎生期の梅毒，風疹感染，分娩時の脳損傷などさまざまである．→小児自閉症(しょうにじへいしょう)，知能指数(ちのうしすう)

精神病 [psychosis]　一般に精神機能の障害が高度で，日常生活や社会への適応が難しい状態を総括的にいう．統合失調症，感情精神病(躁うつ病)など遺伝素因のある機能(内因)性精神病と，梅毒，アルコール中毒，脳腫瘍など，外傷・中毒・重度の身体疾患によって起こる器質(外因)性精神病とがある．なお，神経症などの心因性疾患や人格障害，精神遅滞は通常本症に含まれない．→外因性精神病(がいいんせいせいしんびょう)

成人病 [adult disease]　⇨生活習慣病(せいかつしゅうかんびょう)

精神病質 [psychopathy]　精神病とは異なり疾病過程がみられないもので，性格の面で平均的基準より逸脱しているため，自分自身を悩まし，あるいは社会を悩ます人格の障害と定義される．情性に欠け，未熟で意思欠如がみられる．また行動上の問題もある．シュナイダー(Kurt Schneider，1887～1967，独，精神科)はこれらを，抑うつ者，自信欠乏者，無力者，狂信者，発揚者，顕示者，気分変動者，爆発者，情性欠如者，意思欠如者の10型に分けている．→感情鈍麻(かんじょうどんま)，性格障害(せいかくしょうがい)

精神病理学 [psychopathology]　精神現象の病態，原因，発生機序を研究する学問で精神医学の一分野．記述的精神病理学では精神症状の記述と類型化を主として病理の研究がなされる．これに対して力動的精神病理学，了解的精神病理学は患者の主観をとらえることによって病理の解明を行う．→異常心理学(いじょうしんりがく)

精神分析 [psychoanalysis]　オーストリアの精神病理学者，フロイト(Sigmund Freud，1856～1939)により創始された深層心理学体系である．また，人間の心的過程の探求を通じて行われる心理学的療法として活用される．フロイトによる精神分析の理論では，人間の思考・行動の本質は無意識的心理過程にあるとした．精神分析療法は時代とともに変化し，今日，神経症を対象とするものを古典精神分析とよんでいるが，神経症(主にヒステリーや強迫神経症)についても，その原因として，幼児期における体験が深い意味をもち，またエス(id；本能的なもの)の欲望実現と，これを抑制しようとする自我の内面葛藤があるという立場をとっている．この治療では，患者は楽な姿勢で自由連想を行い，治療者はそれに解釈を加えていき，患者の示す抵抗と転移を分析・解明し，患者を自己洞察へと導くものである．フロイト以後の精神分析は，米国精神医学・心理学のように個人心理学的次元でとらえるか，W.ライヒ，H.マルクーゼらのように社会科学・社会思想の次元でとらえるか，またハルトマンらのように自我心理学的にとらえるかなど，多くの系統を生み出している．

精神分裂病 [schizophrenia；S]　⇨統合失調症(とうごうしっちょうしょう)

精神保健　[mental health]
⇨メンタルヘルス

精神保健指定医　[designated physician of mental health]
精神保健福祉法における指定医は，5年以上の臨床医経験，3年以上の精神科臨床経験，厚生労働大臣が定める一定の治療経験・研修を修了すること，一定の精神疾患についてのケースレポートを提出することが必要用件とされる．指定医の職務としては，①患者本人の意思によらない入院・継続（医療保護入院，措置入院，応急入院など）の必要性の判定，②治療における特定の行動制限（隔離室への収容，身体的拘束など）要否の判定，③都道府県知事が行う立入り検査などにおける入院患者の診断がある．→緊急措置入院（きんきゅうそちにゅういん），措置入院（そちにゅういん）

精神保健福祉士　[psychiatric social worker；PSW]
精神医学ソーシャル・ワーカー(PSW)の国家資格で，緊急課題である精神障害者の社会復帰促進を目的に1998(平成10)年4月より施行された精神保健福祉士法によって定められている．社会福祉学を基盤に，精神障害者のかかえる生活問題や社会問題の解決を自己決定権の保障を柱としながら支援し，社会復帰および社会参加に方向づける．精神病院，保健所，精神保健福祉センター，デイケア，精神障害者社会復帰施設あるいは小規模作業所，地域生活援助事業（グループホーム）など保健・医療・福祉の幅広い分野で活動している．

精神保健福祉センター　[local mental and welfare center]
精神保健福祉法第6条により，各都道府県に設置されている精神保健福祉と精神障害者福祉に関する実践技術機関．精神科医，ソーシャルワーカー，臨床心理技術者，看護師，保健師を配し，地域住民への精神保健および精神障害者の福祉に関する知識の普及，調査研究，相談・指導を行うほか，保健所や関係諸機関に対しても精神保健と精神障害者の福祉にかかわる問題への助言，指導を行っている．

精神保健福祉相談　[mental health-welfare counseling]
精神保健福祉法では，都道府県，保健所を設置する市または特別区が，精神保健福祉相談員や医師に，精神障害者やその家族の精神保健および福祉に関する相談や指導をさせるよう定めている．その際，医療施設の紹介や福祉事務所，その他の関連行政機関との連携もはかる．精神保健福祉相談員は，必要に応じて，精神障害者やその家族の訪問も行う．任用資格は，精神保健福祉士，医師，保健師，大学で社会福祉あるいは心理学を専攻し，必要な科目を修め卒業した者などとされている．

精神保健[福祉]相談員　[mental health–welfare counselor]
精神保健および精神障害者の福祉に関する知識および経験を有する者，その他政令で定める資格を有する者（精神保健福祉士，医師，保健師）は，精神保健福祉法に基づき，都道府県知事が任命し，精神保健福祉センターや保健所に配置される．

精神保健福祉法　[Mental Health and Welfare Law]
1995(平成7)年7月，精神保健法の改正によって成立したもので，正式名称を「精神保健及び精神障害者福祉に関する法律」という．精神障害者に関する法律としては，精神病患者の隔離を目的とした精神病患者監護法[1900(明治33)年]，精神病院法[1919(大正8)年]，精神障害者の医療・保護とその発生予防を目的とした精神衛生法[1950(昭和25)年]などを経て，1987(昭和62)年，精神障害者の人権に配慮した適正な医療・保護の実践と社会復帰の促進をはかることを目的とした精神保健法が制定された．今回の改正は，ノーマライゼーションの理念による「社会復帰施設から地域社会へ」という流れに沿って，これまで別々に行われていた保健行政と福祉行政を統合し，精神障害者福祉施設を充実させ，自立と社会経済活動への参加促進を援助することを目的としている．具体的には，①通院医療費の拠出を公費優先から保険優先としたこと，②精神障害者福祉ホームおよび福祉工場などの施設を条文に明記し，社会適応訓練事業（通院患者リハビリテーション事業）を法定化したこと，③精神障害者保健福祉手帳制度を新設し，今後，身体障害者手帳制度と同様に，医療・税制・社会生活面で種々の援助や優遇措置を受けられるようにしたこと，などがあげられる．2006(平成18)年4月1日施行された障害者自立支援法により，障害の種別（身体障害，知的障害，精神障害）にかかわらずサービスを利用するしくみを一元化し，市区町村がサービスを提供する責任をもち，利用するためには障害の程度区分の認定を受けることが必要となった．

精神保健法　⇨精神保健福祉法（せいしんほけんふくしほう）

精神療法　[psychotherapy]
〈心理療法〉　精神的・心身的に問題のある患者に対して，医師-患者間のコミュニケーションを基礎として治療していく方法．主な対象は，神経症，心身症，精神病，非行，性格障害などで，代表的な治療方法には，カウンセリング，暗示療法，支持療法，精神分析療法，自律訓練法，交流分析，行動療法などがある．

精製ツベルクリン　[purified protein derivative of tuberculin；PPD]
ツベルクリン反応に用いる．結核菌を無蛋白培地で培養後，濾液を分離精製し，凍結乾燥した粉末．使用時に溶解する．

正赤血球性貧血　[normocytic anemia]
⇨正球性貧血（せいきゅうせいひんけつ）

性腺　[sexual gland]
男性の精巣（睾丸）ならびに女性の卵巣をいう．精巣では，精細管より未分化胚細胞が分裂・増殖し精子を産出する．一方，卵巣では卵巣中の原始卵胞中の卵子が成育し，初潮以降，毎月1回排出される（排卵）．精巣は精巣ホルモンを，卵巣は卵巣ホルモン，黄体ホルモンを分泌する．

性腺刺激ホルモン　[gonadotropin, gonadotropic hormones；GTH]
⇨ゴナドトロピン

性染色質検査法　[sex chromatin test]
口腔の頬部粘膜上皮を塩基性色素によって染色すると，正常女性の場合，細胞核内に濃染する1個の小体がみとめられる．これはバー小体とよばれ，女性のみ，みとめられる．性別の判定，性染色体異常などの診断

性染色体 [sex chromosome]　性の決定をする染色体で，正常人の46個の染色体のうち2個（1対）存在する．高等動物の多くはXとYの2種類の染色体をもち，ヒトの体細胞では女性はXX，男性はXYという組合わせである．

精巣 [testicle, testis]　〈睾丸〉陰嚢内にあり，左右1対の卵円形をした男性の生殖腺で，精子を形成する精細胞と男性ホルモンであるテストステロンを分泌する間質細胞（ライディッヒ細胞）が存在する．→精索（せいさく）

精巣炎 [orchitis]　〈睾丸炎〉精巣は感染症に罹患しにくく，精巣炎は精巣上体炎に比べて非常に少ない．急性のものは原因として後部尿道からの上行感染，耳下腺炎などからの血行性によるもの，外傷によるものがある．慢性のものには結核性，梅毒性がある．男性不妊の原因の1つ．

精巣下降 [descent of testis]　〈睾丸下降〉胎生期に，腎の近くにあった精巣が移動し始め，7か月で腹壁の鼠径管を経由し，出生近くになって陰嚢に入ることをいう．陰嚢に入りそこなって腹腔内や鼠径管内にとどまる場合を停留精巣といい，不妊，悪性化，美容上の問題などから手術適応となる．

精巣間質細胞 [interstitial cell of the testis]　〈ライディッヒ細胞〉精巣（睾丸）の精細管の間質に存在する球形の核をもつ間葉系の円形細胞で，アンドロゲン（主にテストステロン）などのホルモンを分泌する．

精巣機能不全 [testicular insufficiency]　〈睾丸機能低下症〉男性ホルモンのアンドロゲンを産生する精巣間質細胞（ライディッヒ細胞）の機能低下，精子形成能の低下，または両者がともにみとめられる疾患．精巣原発性の障害によるものと，精巣機能に影響するゴナドトロピンを分泌する下垂体系の障害に伴うものとがある．

精巣挙筋反射 [cremasteric reflex]　〈挙睾筋反射〉神経系疾患の検査法．第12胸髄，第1，2腰髄を反射弓に含む生理的表層反射で，大腿上部内側に刺激を加えると同側の精巣が挙上運動を示す皮膚反射．中枢性および脊髄障害による錐体路系の障害があると消失する．

精巣形成不全 [testis dysgenesis, hypoplasia of the testis]　〈睾丸形成不全，精巣発育不全〉精巣が正常な発育をたどらず，成人しても通常の大きさに至らないものをいう．一側または両側にみられる．原因としては，精巣の位置異常や下垂体機能不全，血行障害などが考えられる．

性早熟症 [precocious puberty]　⇨思春期早発症（ししゅんきそうはつしょう）

精巣腫瘍 [testicular tumor]　〈睾丸腫瘍〉比較的まれな疾患であるが，悪性のものが大部分を占める．自覚症状がなく，精巣の腫大で気づくものがセミノーマ（精上皮腫）である．ほかに胎児性がん，奇形腫，絨毛上皮腫などがある．→セミノーマ

精巣上体 [epididymis]　〈副睾丸〉左右精巣の上部から後面にそれぞれ付着する形で，精巣とともに陰嚢内にある細長い円柱状の臓器．精巣でつくられた精子はこの精巣上体に貯留され，精管へ送り出される．

精巣上体炎 [epididymitis]　〈副睾丸炎〉精巣上体の感染症で急性と慢性がある．急性精巣上体炎は，淋菌，大腸菌，ブドウ球菌，レンサ球菌などを原因菌とする尿路感染および前立腺感染からの精管を通じての逆行性感染で，淋疾，内視鏡的操作，カテーテル留置後などに発症することが多い．主症状は陰嚢部の発赤，圧痛のほか，精管の炎症が合併すると疼痛は鼠径部から下腹部まで波及する．慢性精巣上体炎の多くは結核菌によるもので，無痛で精巣上体の硬結以外ほとんど自覚症状がない．→淋疾（りんしつ）

精巣内精子採取術 [testicular sperm extraction ; TESE]　⇨不妊症（ふにんしょう）

青壮年急死症候群 [sudden manhood death syndrome ; SMDS]　〈ポックリ病〉日常生活を健康に過ごしていた人が，突然死亡する病態をいう．死後の解剖によっても明確な原因が判明しない．過労，喫煙，飲酒などが誘因になることがあり，突然起こる心室細動が原因になっている可能性が指摘されている．→心室細動（しんしつさいどう）

生存期間中央値 [median survival time ; MST]　臨床研究などにおいて臨床的評価項目として用いられる指標で，治療後の経過で50％の人が生存している期間を指す．

生存権 [right of life]　人間が尊厳をもって生きることのできる権利を指す．この言葉は，ドイツのワイマール憲法で初めて規定された．日本国憲法では第25条1項に「すべて国民は，健康で文化的な最低限度の生活を営む権利を有する」と，権利者側の保持する権利が明記されている．そして2項には「国は，すべての生活部面について，社会福祉，社会保障及び公衆衛生の向上及び増進に努めなければならない」と，国が担う義務も規定されている．

声帯 [vocal cord]　甲状軟骨と披裂軟骨の間にあり，喉頭両側壁から突出した2組の粘膜のヒダ（襞）のうち，咽頭室によって隔てられた下のほうを声帯といい（上方のものは仮声帯）．声帯は発声をつかさどり，この声帯を空気が通るときの振動によって声が発せられる．呼吸時には声帯は弛緩し，声門も開いているが，高音を発するときは声帯が緊張し，声門は閉鎖する．これらの一連の運動は声帯筋とその他の喉頭筋によって行われる．→呼吸器系（こきゅうきけい），声門（せいもん）

声帯結節 [vocal cord nodule]　⇨謡人結節（ようじんけっせつ）

生体染色 [vital staining]　細胞や組織を生体内で生きている状態で染色する方法．毒性のきわめて低い色素を血管内や皮下に注入して，一定時間後に細胞や組織を取り出して検査する．

生体組織検査 [biopsy ; Bx]
⇨バイオプシー

生体時計 [biorhythm]
⇨バイオリズム

生体物質隔離 [body substance isolation ; BSI]
⇨ボディ・サブスタンス・アイソレーション

正中神経麻痺 [paralysis of median nerve]
上腕下端および前腕の骨折，挫創，切創などに伴う正中神経の損傷によって起こる．正中神経は，手背側で母指内側および示・中指を，手掌側で母指内側から環指までを支配し，麻痺により手の回内・回前運動，示・中指末節の屈伸運動が障害される．また母指を対立させて物体を挟むことが不可能となり，猿手をきたす．→猿手（さるて）

成長 [growth]
個体が発生するとともに成熟へ向けて，身体の組織，臓器や器官が重量や長さを増していくこと．日常生活のなかでは人間的成長，あるいは精神的成長というように精神・心理面での発達や成熟を示す言葉として用いられることもあるが，多くの場合は年齢とともに身体と体重が増加していくことを指す．

成長★ [growth]
NANDA-I 分類法 II の領域13《成長/発達》類1《成長》に配置された看護診断概念で，これに属する看護診断としては《成長不均衡リスク状態》がある．

性徴 [sexual characters]
男女に特有の徴候で，一次と二次がある．第一次性徴は性腺および生殖器の違いによる男女の形態上の差異であり，第二次性徴は思春期以降にホルモンの作用によって起こる身体的・精神的差異である．

成長因子 [growth factor]
⇨発育因子（はついくいんし）

成長曲線 [growth curve]
〈パーセンタイル曲線〉 身長，体重，頭囲の計測値を経時的に示したものをいい，計測値を縦軸に，暦年齢を横軸にとってグラフ状に図示したもので「発育曲線」ともいう．健康診査，保健指導や育児の現場において，小児の身体発育の状態を評価するために利用されている．

成長発達★ [growth and development]
NANDA-I 分類法 II の領域13《成長/発達》類1《成長》および類2《発達》に配置された看護診断概念で，これに属する看護診断としては《成長発達遅延》がある．

成長・発達の因子 [growth factor]
⇨発育因子（はついくいんし）

成長ホルモン [growth hormone ; GH]
〈ソマトトロピン，ソマトトロピックホルモン〉 下垂体前葉から分泌され，蛋白合成，軟骨形成，新陳代謝などに働き，成長を促進するホルモン．新生児では大量に分泌され，以後少量の分泌となる．主に骨，筋，内臓に働く．下垂体前葉の機能が異常に高まると巨人症や先端巨大症などが起こる．

成長ホルモン分泌不全性低身長症
[growth hormone deficient short statue] 〈下垂体性小人症〉 成長ホルモンの分泌低下により起こる．2歳くらいより正常な発育が阻害され，身長の伸びは悪く，骨成熟も遅延してくる．また性的な発育不全を起こすことが多く，童顔で変声もみられない．しかし，身体各部のバランスはとれており，知能も正常である．治療は，遺伝子工学的技法により合成されたヒト成長ホルモンの投与が有効である．→小人症（こびとしょう）

性的機能★ [sexual function]
NANDA-I 分類法 II の領域8《セクシュアリティ》類2《性的機能》に配置された看護診断概念で，これに属する看護診断としては《性的機能障害》がある．

性転換手術 [sex reassignment surgery ; SRS]
〈性別再判定手術〉 生物学的な性と自己の性意識が異なることを性同一性障害といい，治療によりなんとしても望むほうの肉体を獲得したいと切望する人を性転換症という．そのギャップに苦しむ人たちに対して行われる手術が性転換手術である．男性から女性への転換手術と女性から男性への手術がある．前者は乳房に対する豊胸手術と陰茎および精巣の切除，造腟術からなる．後者は乳房切除，子宮および卵巣の摘出，腟閉鎖および尿道延長，陰茎形成が行われる．

性同一性障害 [gender identity disorder ; GID]
2003（平成15）年に制定された「性別同一性障害者の性別の取り扱いの特例に関する法律」では，「生物学的には性別が明らかであるにもかかわらず，心理的にはそれとは別の性別（以下「他の性別」という．）であるとの持続的な確信を持ち，かつ，自己を身体的及び社会的に他の性別に適合させようとする意思を有する者であって，そのことについてその診断を的確に行うために必要な知識及び経験を有する二人以上の医師の一般に認められている医学的知見に基づき行う診断が一致しているものをいう」と定義されている．また，日本精神神経学会のガイドライン（第3版；2006年）では，ジェンダー・アイデンティティの判定（性別違和の判定など）と身体的性別の判定を行い，両者が一致しないことが明らかであれば，性同一性障害と診断するとされている．→ジェンダー，トランスセクシャリズム

制吐薬 [antiemetics]
嘔吐は延髄の嘔吐中枢が刺激されて起こる．嘔吐中枢と化学受容体トリガー層（CTZ）の直接刺激による中枢性嘔吐と，末梢臓器の興奮が求心路を介して嘔吐中枢を興奮させる反射性嘔吐とに分けられる．嘔吐は内耳障害（乗り物酔い），神経疾患（脳圧亢進），代謝障害（腎不全），消化器疾患，循環器疾患，薬物などさまざまな原因で起こる．抗がん薬は小腸粘膜のセロトニンを放出し，消化管の求心性腹部迷走神経末端にある$5-HT_3$受容体を刺激して反射性に嘔吐中枢を刺激する．制吐薬には①中枢性制吐薬：嘔吐中枢，CTZを抑制する（プロメタジン，トラベルミン），②末梢性制吐薬：消化管刺激による反射性嘔吐に用いる（ストロカイン，ブスコパン，ガスモチン），③中枢性，末梢性制吐薬：中枢と末梢の両方に作用するD_2受容体遮断薬（ドンペリドン），$5-HT_3$受容体遮断薬（オンダンセトロン，グラニセトロンなど）がある．

青年期 [adolescence]
小児期と壮年期の間の時期であり，明確な年齢

区分はないが，一般に10歳代後半から30歳くらいまでをいう．身体的には第二次性徴の発現から性機能獲得，第2伸長期から第3充実期へと身体的に成熟し，心理的・社会的には自己の確立とともに社会的人間としての基礎を完成して社会的成熟に達するまでの期間でもある．思春期・青春期の同義語として用いられることもある．この時期は心身の変化が激しく，社会的にも位置づけが不安定なため，社会不適応による健康障害が起こりやすい．→成人期（せいじんき），壮年期（そうねんき），老年期（ろうねんき）

成年後見制度　［guardian system］
民法の一部を改正し2000（平成12）年4月より施行された権利擁護の制度．従来の禁治産・準禁治産の制度を改正したものである．成年後見制度は「法定後見制度」と「任意後見制度」からなる．「法定後見制度」は法律に定められた後見制度で，認知症や知的障害，精神障害などにより利害損失の自己判断や社会生活における自己決定，意思表示が困難である人に対して，財産管理および身上監護（衣食住などの生活に必要なさまざまな手配や療養・介護の手配など本人の身上に関するすべての行為のこと）に関する契約などの法律行為における権利擁護を目的として本人の判断能力の状況に応じて後見・保佐・補助を行う制度である．家庭裁判所が本人に適した成年後見人等（成年後見人，保佐人，補助人）を選任する．「後見人」は全面的に本人を代理する権限をもち福祉サービスの利用契約等を行う責務がある．「保佐人」「補助人」は特定の法律行為の範囲内において権限を有し，福祉サービスの利用契約などについては代理権が与えられた場合のみ必要な手配を行う義務がある．「任意後見制度」は契約による後見の制度で，本人に充分な判断能力があるうちに予め後見の範囲と後見人を定めておくものである．成年後見制度には，①自己決定の尊重，②本人の能力の活用，③ノーマライゼーションの3つの基本理念があり，この理念と本人の保護を統合させる柔軟で弾力的な運用が求められる．

精嚢　［seminal vesicle, vesicula seminalis］
膀胱の後下壁に密接する4〜5 cmの1対の囊で，精管膨大部に開口し，フルクトースに富む黄色調の粘液を分泌する器官である．この分泌物により精子は活動性を獲得する．

性発育遅滞　［delay or lack of sexual development］
⇨思春期遅発症（ししゅんきちはつしょう）

性病　［venereal disease；VD］
〈花柳病〉性行為によって感染し，初発症状が主として性器にみとめられることが多い疾患．わが国では1948（昭和23）年性病予防法により梅毒，淋疾，軟性下疳（げかん），鼠径リンパ肉芽腫症（第四性病）が規定された．しかし現今では，性風俗の変化，多様化に伴い，感染源の種類・病態なども多数にわたり，カンジダ症，陰部ヘルペス，疥癬（かいせん），陰部シラミ，後天性免疫不全症候群（エイズ）などを広く包括して，性感染症（STD）といわれるようになった．感染症法の施行に伴い，性病予防法は廃止され，感染症法では5類感染症に含まれる．→STD，鼠径（そけい）リンパ肉芽腫症，軟性下疳（なんせいげかん），梅毒（ばいどく），淋疾（りんしつ）

整復　［reduction］
骨折，脱臼，ヘルニアなどで正常な位置から偏位した骨・臓器を本来の位置に戻すこと．徒手整復，牽引整復などの非観血的整復法と，外科手術による観血的整復法とがある．後者はヘルニアの嵌頓，腸重積，内固定の必要な骨折などが適応となる．

生物化学兵器　［biological chemical weapons；BCW］
大量殺戮の可能性のある生物兵器と化学兵器の総称．生物兵器は炭疽菌，チフス菌などの病原微生物またはボツリヌス毒素などを利用した兵器である．化学兵器は合成化学物質の毒性を利用する．→毒（どく）ガス

生物学的偽陽性反応　［biological false positive reaction；BFP［R］］
脂質抗原を用いる梅毒血清反応の際に，梅毒以外の疾患でワッセルマン反応が陽性になること．鼠咬症，回帰熱，マラリア，ハンセン病，トリパノソーマ症，発疹チフス，猩紅熱，結核，黄熱，全身性エリテマトーデス（SLE）などにより陽性となる．生物学的偽陽性状になった場合，TPHAテストを用いて確認し，確定診断が行われる．

生物学的妊娠反応　［biological pregnancy test］
妊娠の早期診断法の1つ．妊婦の尿に含まれるヒト絨毛性ゴナドトロピン（hCG）の作用による動物生体反応から妊娠を証明する方法．動物は，アッシュハイム−ツォンデク反応ではマウスが，フリードマン反応ではウサギが，マイニ反応では雄性成熟ヒキガエルが，クッパーマン−グリーンブラット反応ではシロネズミがそれぞれ用いられる．今日では免疫学的妊娠反応が用いられ，生物学的妊娠反応はほとんど行われていない．→妊娠早期診断法（にんしんそうきしんだんほう），免疫学的妊娠反応（めんえきがくてきにんしんはんのう）

成分栄養剤　［elemental diet；ED］
経腸栄養剤の一種で，消化態栄養剤ともよばれる．蛋白質はアミノ酸，糖質はデキストリンで，脂質量はきわめて少なく，消化が不要であることから，すべての成分が上部消化管で吸収されるため，消化管機能障害やクローン病患者などに用いられる場合が多い．消化態であるために浸透圧が高く，それにより下痢，腹痛，腹部膨満感などの副作用を生じやすい．その場合は，濃度を下げたり投与速度を遅くして対処する．成分栄養剤のみでは，必須脂肪酸や微量元素の欠乏を生じるおそれがあるので，留意が必要である．

成分栄養チューブ　［elemental diet tube］
⇨EDチューブ

成分輸血　［blood component transfusion］
血液をそのまま補充せず，必要のある成分のみを輸血することをいう．またその血液製剤を成分輸血製剤といい，赤血球や血小板，あるいは血漿（新鮮凍結血漿）とその成分（アルブミンやγ−グロブリンなど：血漿分画製剤）が使用される．成分に分けていない血液を全血製剤という．→血液製剤（けつえきせいざい），輸血（ゆけつ）

性別確認手術　［sex reassignment surgery；SRS］
⇨性転換手術（せいてんかんしゅじゅつ）

性別再判定手術 せいべつさいはんていしゅじゅつ [sex reassignment surgery ; SRS]
⇨性転換手術(せいてんかんしゅじゅつ)

性ホルモン せいホルモン [sex hormone ; SH] 生殖腺および副腎皮質から分泌され, 発生期の生殖腺の分化, 器官の発達や機能維持, 第二次性徴の発現および生殖機能をつかさどるホルモン. 男性ホルモンは精巣の間質細胞(ライディッヒ細胞)によってつくられ, 性毛, 外性器, 前立腺の発育, 音声の男性化を促す. そのほか蛋白同化, 水・電解質代謝など重要な作用をもつ. 女性ホルモンには卵胞ホルモン(エストロゲン)と黄体ホルモン(プロゲステロン)があり, それぞれ卵巣, 黄体細胞から分泌され, 性周期, 卵子の子宮膜への着床を促す.

生命維持装置 せいめいいじそうち [life support system ; LSS] 人工呼吸器のほか, 心臓血管外科手術における人工心肺装置, IABPなどの補助循環, あるいは血液浄化装置などを指していう. このほか生命維持を目的とした人工補助法としては, 左右心室の拍出機能を一部代行する補助心臓や補助循環, 換気不全型あるいは低酸素性の呼吸不全に対するベンチレーター, 膜型人工肺と部分的体外循環による体外式肺補助, 腎不全に対する持続的血液浄化法, 肝不全に対する血漿交換, 人工腸管としての中心静脈栄養法あるいは経腸栄養による栄養管理があげられる. また, 重症疾患や悪性疾患の終末期における延命医療, および昏睡状態で回復の可能性がある場合など, あるいは家族の要請に基づき可能なかぎり生命の質を維持しつつ生命を存続させるための手段を指していうこともある. 法的脳死判定後のドナー管理において, 臓器提供のためにドナーの全身状態を望ましい状態に保つためにも使用される.

生命科学 せいめいかがく [life science]
⇨ライフサイエンス

生命徴候 せいめいちょうこう [vital sign ; VS]
⇨バイタルサイン

声門 せいもん [glottic space] 両側の声帯により形成される間隙. 発声時は両側声帯が内転し, 声門は閉鎖する. 閉鎖した声門の隙間を呼気が流れるために声帯にさまざまな振動が生じる. これが発声である. 呼吸時は声門が開大する. →声帯(せいたい)

声門開大術 せいもんかいだいじゅつ [glottal abduction operation] 声帯ポリープや結節などの声帯の異常, 一側性または両側性の声帯麻痺による声帯の固定, 喉頭がんなどの腫瘍により, 声帯の異常や開大制限が生じた場合の呼吸困難に対応した手術. 緊急時は気道確保の目的で, まず気管内挿管や気管切開が施行される. 症状が安定したら, 声門を開大して経上気道的な呼吸を可能にすることが必要であり, そのために手術的に声門を開大する. 主に, レーザーによる声帯切除術, 声帯を糸で外側へ牽引するアイネル法, 披裂軟骨体部を摘出し, 声帯突起を外側位に固定させるウッドマン法などが行われている.

声門下がん せいもんかがん [infraglottic cancer]
⇨喉頭(こうとう)がん

声門がん せいもんがん [glottis cancer]
⇨喉頭(こうとう)がん

声門痙攣 せいもんけいれん [glottis spasm] 声門部に起こる痙攣で, 声帯の閉塞をきたす. 低カルシウム血症やアルカローシスなどのほか, 強い精神的緊張, 麻酔時, 粘膜刺激などでみられる. 吸気性呼吸困難と気道狭窄により, 重症では呼吸停止, 死亡に至る.

声門上がん せいもんじょうがん [supraglottic cancer]
⇨喉頭(こうとう)がん

声門水腫 せいもんすいしゅ [glottis edema] 喉頭粘膜の炎症, 浮腫により声門の狭窄をきたしている状態をいう. 感染, アレルギー, 機械的圧迫などが原因となる. 症状は呼吸困難で, 疼痛は炎症性以外にはみられない. 突発的に生じ, 激しい場合はチューブの挿入, 気管切開を必要とすることがある.

生理学的死腔 せいりがくてきしくう [physiological dead space]
⇨死腔(しくう)

生理食塩液 せいりしょくえんえき [saline solution ; SS] 〈生食水〉 0.9%NaCl溶液で, 水分の補給(補液), 各種注射薬の基剤あるいは洗浄剤として用いられる. 血漿の浸透圧と等しく, 静脈注射や点滴静注に用いられる.

生理的体重減少 せいりてきたいじゅうげんしょう [neonatal weight loss] 新生児にみられる一過性の体重減少をいう. 生後2〜4日間, 出生体重の5〜10%の減少を生理的範囲としている. 普通は, 生後7〜10日で出生時の体重に戻る. これは水分の摂取と喪失のバランスがマイナスになるもので生理的な現象であるところから, この名がつけられている.

生理的蛋白尿 せいりてきたんぱくにょう [physiologic albuminuria] 〈機能的蛋白尿〉 病的原因がないにもかかわらず, 尿中に蛋白質が混入する状態. 起立時, 激しい運動や多量の蛋白質摂取後, 精神ストレスを受けたときにみられ, 通常は一過性である. 女性では月経前にみられることもある.

生理的貧血 せいりてきひんけつ [physiological anemia] 乳児期前半に起こる正色素性の貧血. 原因は, 血液の希釈, 赤血球の寿命の短縮, 造血機能の一時的な低下などである. 成人では月経時に一過性にみられる貧血を指す場合もある.

生理的欲求 せいりてきよっきゅう [physiological needs] 人間のもつ多くの欲求(ニード)のなかで, 生きていくための最も基本となるもの. マズロー(Abraham Harold Maslow, 1908〜1970, 米, 心理学)は次の8つの要素をあげている. 空気, 水, 食物, 排泄, 休息, 睡眠, 温度の維持, 性. →マズロー, アブラハム・H.

世界貿易機関 せかいぼうえききかん [World Trade Organization ; WTO] 自由貿易(関税の低減, 数量制限の原則禁止)を主たる目的として, 1995(平成7)年にGATT(関税および貿易に関する国際協定)を発展解消し創設された国際機関. 自由で無差別(最恵国待遇, 内国民待遇), 多角的な通商体制を基本原則としている. 物品貿易だけでなく金融, 情報通信, 知的財産権やサービス貿易も含めた包括的な国際通商ルールを協議する場となっている.

世界保健機関 せかいほけんきかん [World Health Organization ; WHO]

⇨WHO

セカンダリナース [secondary nurse]　プライマリーナーシングにおいて担当看護師(プライマリー担当看護師)の不在時に，代わって患者のケアを行う副担当看護師のこと．ケア計画の遂行と継続を担う．アソシエートナースといわれることも多い．

セカンドオピニオン [second opinion]　患者が現在診療を受けている医師(主治医)の診断・治療に対して，その医師以外の医師(異なる医療機関)に求める意見のことをいう．複数の医師による見解をもとに患者がよりよい選択を行うことを目的に，主治医以外の他医師の意見を聞くことを意味する．

セカンドルック手術 [second look operation ; SLO]　日本婦人科腫瘍学会の卵巣がん治療ガイドライン[2004(平成16)年]では，卵巣がんの初回手術後に臨床的寛解と診断され，術後化学療法の効果判定と化学療法の打ち切りの判断をするための手技をセカンドルック手術と定義している．米国国立保健(衛生)研究所(NIH)の勧告では，SLOは病勢を最も正確に評価できる方法ではあるが，その診断的意義および治療的意義に関する科学的根拠は乏しいとされていると述べている．

咳 せき [cough]　⇨咳嗽(がいそう)・喀痰(かくたん)

赤外線療法 せきがいせんりょうほう [infrared therapy]　生体透過性をもつ赤外線の熱作用を利用する消炎・鎮痛を目的とした温熱療法．通常0.76～3μmの波長の赤外線を用いる．肩関節周囲炎，腰痛，神経痛，関節リウマチなどが適応で副作用も少ない．→温熱療法(おんねつりょうほう)

赤芽球 せきがきゅう [erythroblast ; Ebl]　赤血球系の成熟過程にある幼若な細胞．骨髄に存在し，前赤芽球が成熟して生じる．はじめは好塩基性で，ヘモグロビンの生成に伴い多染性，正染性となり，脱核して赤血球となる．正常では末梢血液中には現れないが，白血病，溶血性貧血，がんの骨髄転移などの際に出現する．

赤核 せきかく [red nucleus]　中脳被蓋から間脳視床下部後部にかけて存在する細胞の集団．鉄を含むため赤味を帯びてみえる．錐体外路系に属し，延髄のオリーブ核および小脳の歯状核や大脳皮質とも連絡がある．障害されると振戦などの不随意運動を生じる．

脊索 せきさく [notochord]　脊椎動物の個体発生の初期に，頭部から尾部にわたってみられる体軸器官．原索動物では体軸として残存する．ヒトでは中胚葉脊索として生じ，椎骨，椎間板が発生すると脊椎がそれに代わる．個体発生の段階で脊索は椎間板の間葉組織に覆われ，ほとんど消失してしまい，わずかに髄核として残存する．

赤色梗塞 せきしょくこうそく [red infarct]　⇨出血性梗塞(しゅっけつせいこうそく)

赤色[骨]髄 せきしょく[こつ]ずい [red bone marrow]　骨髄は赤色骨髄と黄色骨髄からなり，胎児や生後まもない新生児の骨髄では赤色骨髄が充満し，赤血球，顆粒白血球，血小板を産生する．赤色骨髄が加齢とともに変化し脂肪細胞が増加すると黄色骨髄になる．ただし，出血などにより血液細胞が消耗した場合には，黄色骨髄は赤色骨髄に戻り，再び血液細胞の産生に働く．

脊髄 せきずい [spinal cord ; SC]　脳とともに中枢神経系を構成する．脊柱管内にある径約1 cm，長さ40～45 cmの白色の細長い管で，中心管のまわりを灰白質，さらに白質が覆う．灰白質の水平断はH字型となり，後角，側角，前角に分けられる．白質表面は6つの溝によって左右の前索，後索，側索に分けられる．脊髄には上下に膨大部があり，それぞれ頸膨大，腰膨大とよばれる．脊髄は大後頭孔の高さで延髄に連なり，下方は第1腰椎下端に至る．尾部は脊髄円錐となり，終糸が下がる．したがって，脊柱管下方には腰神経，仙骨神経，尾骨神経の終糸が馬尾状に走る．脊髄に出入りする神経は31対で，体幹，四肢を支配する．→脊柱管(せきちゅうかん)，前角(ぜんかく)

脊髄横断障害 せきずいおうだんしょうがい [transverse lesion of spinal cord]　脊髄の腫瘍や炎症，血行障害，外傷などにより，脊髄が横断性に遮断されたために生じる症状．障害をうけた部位以下の感覚障害，運動麻痺，また重度の膀胱直腸障害をきたす．

脊髄クモ膜下麻酔 せきずいくもまくかますい [spinal anesthesia]　⇨脊椎麻酔(せきついますい)

脊髄形成異常 せきずいけいせいいじょう [myelodysplasia]　脊髄の先天奇形の総称で，多くは脊椎の奇形を合併する．脊髄の部分的な低形成，繋留症候群，低位脊髄円錐，脊髄閉鎖障害，脊髄空洞症などが含まれる．臨床症状によりある程度の診断をすることができるが，確定診断にはMRI，造影下CT撮影，脊髄造影などが必要となる．麻痺が全くない場合は手術の必要はないが，成長に伴って麻痺が出現してくることもあるので慎重に経過を観察する必要がある．麻痺が存在する場合は手術を考慮するが先天奇形のため根治は不可能であることが多い．

脊髄視床路 せきずいししょうろ [spinothalamic tract]　表在感覚のうち，温痛覚および原始性触覚の二次ニューロンの脊髄から視床に至る経路で，前者は外側脊髄視床路を，後者は前脊髄視床路を形成する．これらの線維は下部からきたものほど外側に位置する層状構造をなしている．

脊髄視床路切断術 せきずいししょうろせつだんじゅつ [spinothalamic cordotomy]　〈コルドトミー〉　痛覚の伝導路である外側脊髄視床路を，頸髄(C_1～C_2間)で切断して疼痛を除去する方法．悪性腫瘍の末期疼痛患者が対象となり，観血的方法と経皮的方法がある．最近は電極針を刺入して熱凝固する方法が用いられている．

脊髄腫瘍 せきずいしゅよう [spinal cord tumor]　脊柱管内に発生する腫瘍．硬膜外腫瘍と硬膜内腫瘍に大別される．前者は肺がん，乳がんなどの転移性腫瘍が主体であり，後者には脳室上衣腫，神経膠腫などの髄内腫瘍と，良性の神経鞘腫，髄膜腫などの髄外腫瘍がある．背部痛，歩行障害などの運動麻痺が出現する．脊髄造影法，CT，MRIで診断する．転移性腫瘍には化学療法，放射線療法を，硬膜内髄外腫瘍には摘出術を施行する．

脊髄小脳変性症 [spinocerebellar degeneration ; SCD]

緩徐で進行性の経過をたどる原因不明の神経変性疾患の総称で、運動失調を主症状とする．そのほか錐体路症候、パーキンソニズムなどの錐体外路症候、眼球運動障害、自律神経症候（起立性低血圧、膀胱直腸障害）などを伴うこともある．有病率は人口10万人当たり約10人で、わが国では孤発性脊髄小脳変性症、なかでも大半は孤発性オリーブ橋小脳萎縮症が多い．さらに、遺伝性脊髄小脳変性症では優性遺伝するマシャドージョセフ（Machado-Joseph）病や歯状核赤核淡蒼球ルイ体萎縮症が、劣性遺伝するフリードライヒ（Friedreich）失調症より多い．現在のところ根本的な治療法はないが、個々の症状に対する薬物療法、ビタミンE単独欠損性失調症以外には、小脳失調性歩行に対するリハビリテーション、日常生活における、いろいろの工夫（運動機能の維持による長期臥床の回避、精神面を含む全身的な介護）によりQOLの改善と向上をはかることができる．厚生労働省指定の特定疾患に含まれる．

脊髄神経 [spinal nerves]

脊髄から出入りする末梢神経をいい、脊髄前外側溝から出る前根（遠心性＝運動）と、後外側溝から入る後根（求心性＝感覚）とがあり、脊髄神経とよばれる部位で合流して混合神経となる．ヒトには頸神経8対、胸神経12対、腰神経5対、仙骨神経5対、尾骨神経1対の計31対ある．→神経系（しんけいけい）、末梢神経（まっしょうしんけい）

脊髄神経節 [spinal ganglion]

後外側溝から出た後根（求心性＝感覚性）と前外側溝から出た前根（遠心性＝運動性）とが合流して脊髄神経になる直前の位置で、その後根内に結合組織被膜に包まれた卵円形の小結節として見出される．その神経節細胞の求心性神経突起が脊髄の感覚性後根を形成する．→脊髄神経（せきずいしんけい）

脊髄性間欠性跛行 [spinal intermittent claudication]

脊髄血管形成不全、大動脈アテローム、椎間板ヘルニア、黄色靱帯肥厚、梅毒性脊髄動脈炎（少ない）などを原因として、下肢の筋力低下と痙性の筋トーヌスを呈して、歩行が困難となり、やがて歩行距離が短縮する．

脊髄性失調性歩行 [spinal ataxic gait]

脊髄小脳変性症、ビタミンB_{12}欠乏症、脊髄癆などで小脳に障害があると、歩行時、全身性の動揺が増強して病側に転倒しやすい．この歩行異常は平衡障害が原因で発症し、閉瞼しても増悪しない．小脳虫部の障害では四肢に運動異常がなくても起立、歩行が障害される．

脊髄〔性〕ショック [spinal shock]

脊髄の急激な切断や切断性病変によって切断後、数日～数週間以内にみとめられる症状で、障害部以下の知覚完全麻痺と全感覚脱失、病変部以下の腱反射および表在反射の消失、完全尿閉、便秘あるいは便失禁、自律神経障害などを呈する．→脊髄損傷（せきずいそんしょう）

脊髄造影〔法〕 [myelography ; MLG]

〈ミエログラフィー〉脊柱管のクモ膜下腔に造影剤を注入してX線撮影を行う方法．腰椎穿刺または後頭下穿刺により造影剤を注入し、その流れ方をみる．造影剤としては油性（主としてヨード化油類）造影剤と水性造影剤があり、それぞれ次のような特徴がある．油性造影剤は刺激性があり、吸収されないため造影後、除去する必要があるが、水性造影剤は吸収されるため、現在は主に水性造影剤（メトリザミド、イソビスト）が使われている．しかし、痙攣などの副作用があるため注意を要する．椎間板ヘルニア、脊柱管狭窄、脊髄腫瘍の診断に用いる．→水溶性造影剤（すいようせいぞうえいざい）

脊髄損傷 [spinal cord injury ; SCI]

脊髄に対して圧迫、圧挫、牽引力が働くことにより、本来の機能である神経伝達路としての働きが損なわれることをいう．高所よりの転落、交通事故、スポーツなど受傷機転は多岐にわたる．椎体の圧迫骨折、脱臼（関節突起がはずれること）などの骨傷のあるものと、椎間板の脱出、脊髄栄養血管損傷による阻血、脊髄に伸展を強制された場合などの骨傷のないものとに分けられる．完全に挫滅された場合は運動・感覚とも最初から完全な麻痺となり、回復は全く期待できない．圧迫の程度が強くない場合や血行障害の場合などは不完全麻痺の形をとるが、このようなときは麻痺が経時的に進行または改善することも多く、治療法を決定するうえで損傷高位・程度を正確に把握することが重要である．診断上必要な事項は、受傷機転に関しての問診、神経学的理学所見、X線検査、髄液検査、脊髄造影、椎間板造影、筋電図、CT、MRIなどである．治療上重要な点は、①損傷脊椎を可及的早期に安定化させ正常のアラインメントを回復すること、②脊柱管における圧迫物（骨片や脱出椎間板）の除去、③早期のリハビリテーション、④合併症の予防である．不安定性を残したままでは麻痺の拡大が起こる可能性があり、またリハビリテーションのうえで支障が起こるからである．

脊髄反射 [spinal reflex]

脊椎動物にみられる脊髄に反射中枢を有する反射現象をいう．体性反射と自律性反射とに大別される．体性反射には、膝蓋腱反射やアキレス腱反射などの腱反射と、腹壁反射や足底反射などの皮膚・粘膜反射とが含まれ、姿勢の維持などに重要な働きをもつ．単に脊髄反射というときは体性反射を指すことが多い．自律性反射は内臓反射ともいわれ、散瞳、排尿・排便、勃起・射精、分娩などの反射がある．

脊髄半側障害症候群 [Brown-Séquard syndrome]

⇒ブラウン・セカール症候群

脊髄膀胱 [spinal bladder]

脊髄損傷などで脳幹部―仙髄間で、感覚神経経路と運動神経経路が完全に遮断されると、膀胱尿道に対する高位中枢の随意的抑制と橋の排尿中枢によって制御される尿意を含めた下部尿路の感覚は完全に消失し、随意的排尿が不可能となる．膀胱は反射性収縮により容量の小さい過反射状態となり、また外括約筋との協調も失い排尿困難も生じる状態．

脊髄癆 [tabes dorsalis]

梅毒の神経症状．主として腰髄以下の後根・後索の神経細胞の破壊による．梅毒感染後5～25年後の発症が

多く，初期症状は下肢の電撃痛，膝蓋反射消失，アーガイルロバートソン瞳孔を主徴とする．そのほか，運動失調，感覚麻痺，筋萎縮も出現する．治療はペニシリンの大量投与などによる駆梅療法，対症療法など．→進行麻痺(しんこうまひ)，電撃痛(でんげきつう)，変性梅毒(へんせいばいどく)

脊髄癆性関節症 [tabetic arthropathy]
⇒シャルコー関節

石炭酸 [phenol]
〈フェノール〉無色結晶性の芳香族化合物．種々の有機化合物の原料となるほか，その蛋白質変性作用を利用して消毒薬として，また防腐剤としても用いられる．原液に手を触れると危険．

脊柱 [vertebral column]
脊椎動物の頭骨後方から下行して体軸をなす骨格．脊髄を支える．ヒトの脊柱は右側面からみると，胸部および仙尾部が後方に彎曲してS字状をなす．脊柱は頭部から仙骨まで徐々に太さを増し，仙骨より尾骨に至り再び細くなっている．頸椎7個，胸椎12個，腰椎5個，仙骨1個，尾骨1個が縦につながり，頸椎から腰椎までの椎体の間には椎間板があり，靱帯によって結合しているため屈曲可能である．→脊椎(せきつい)，脊椎過敏症

脊柱管 [vertebral canal]
脊柱を構成する椎骨のうち頸椎から腰椎までの椎孔と仙骨中央の仙骨管が一連の管となって脊柱管とよばれる．内部には脊髄，髄膜，血管があり，脊柱管がこれらを保護している．→脊髄(せきずい)

脊柱管狭窄症 [spinal canal stenosis]
脊髄を容れている脊柱管が種々の原因で狭くなり圧迫が及ぶ結果，しびれ，運動麻痺，膀胱直腸障害などの症状を呈するに至った疾患．原因として，変形性脊椎症，頸部脊椎症，脊椎骨端異形成症などがあげられる．

脊柱後彎[症] [kyphosis]
脊柱の後方への彎曲が生理的彎曲を超えているもの．先天性変性によるもの，習慣性・麻痺性・炎症性・外傷性・老人性などがある．運動障害，疼痛など自覚症状がある場合は病的．矯正体操，装具による治療のほか，著しいものは手術による矯正を行う．

脊柱前彎[症] [lordosis]
脊柱の前方凸の彎曲が正常範囲を超えた状態．腰椎に多く発生する．姿勢異常によるもののほか，麻痺性，炎症性(脊椎カリエス)がある．腰痛の原因となる．

■図 脊柱側彎

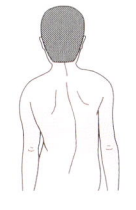

脊柱側彎[症] [scoliosis]
脊柱の側方への彎曲変形(図)で，多くの場合捻転を伴う．習慣や疾病に起因する一過性の機能性側彎と，進行性・永続性の構造性側彎とを区別する．構造性側彎では原因不明の特発性側彎が70〜80%を占め，ほかに先天性のもの，神経筋性のもの，骨疾患によるものなどがある．治療は程度により保存的矯正，手術的矯正を行う．

脊柱彎曲 [spinal curvature]
脊柱は本来(生理的に)頸椎部と腰椎部でそれぞれ前方に，胸椎部で後方に彎曲している．前者を前彎，後者を後彎と表現する．一方，脊柱を正面から見た場合は本来まっすぐであるが，何らかの原因で曲がっている場合を側彎という．側彎には通常脊柱の回旋を伴う．

赤沈 [erythrocyte sedimentation rate; ESR]
⇒赤血球沈降速度(せっけっきゅうちんこうそくど)

脊椎 [spine, vertebrae]
脊柱を形成する骨で，上から頸椎7，胸椎12，腰椎5，仙椎5，尾椎3〜5個で連なる．各椎骨は短円柱の椎体と弓状の椎弓よりなり，椎孔をなかにもち，椎体間には椎間板を挟む．→胸椎(きょうつい)，頸椎(けいつい)，脊柱(せきちゅう)

脊椎過敏症 [rachiodynia, spinal irritation]
脊椎異常はないが，脊椎棘突起，とくに第4〜7胸椎部位に圧痛，叩打(こうだ)痛を訴えるもの．多くは棘突起上の皮膚をずらすと疼痛が和らぐ．若い女性に多くみられ，脊椎カリエスも同様の症状を訴えるので鑑別が必要である．→胸椎(きょうつい)，脊柱(せきちゅう)

脊椎カリエス [spinal caries]
〈結核性脊椎炎〉結核菌による椎体の破壊．棘突起の圧痛，叩打痛，脊柱彎曲がみられ，進行すると亀背形成，流注(るちゅう)膿瘍を合併することもある．X線像では椎体の破壊，椎間の狭小がみとめられる．治療は抗結核薬の投与，病巣掻爬，椎体固定術，ときに骨移植が行われる．化学療法の進歩により予後はよい．→カリエス，骨(こつ)・関節結核(かんせつけっかく)

[脊椎]後方固定[手]術 [posterior spinal fusion]
⇒脊椎固定術(せきついこていじゅつ)

脊椎骨 [vertebrae]
⇒椎骨(ついこつ)

脊椎骨折 [fracture of spine]
脊椎の骨折．胸腰椎移行部の椎体圧迫骨折が最も多い．椎体・椎弓・諸突起に単独でも，合併しても起こる．脊髄の損傷を合併したものは重篤であり，とくに頸椎骨折では脊髄損傷により呼吸不全や心停止で死亡することが多い．また損傷部位以下の麻痺がみられる．→圧迫骨折(あっぱくこっせつ)

脊椎固定術 [spinal fusion]
不安定な脊椎に対し支持性を得るため2つ以上の脊椎を癒合させ固定する手術．脊椎の脱臼骨折，脊椎カリエス，脊椎腫瘍，脊椎分離症，脊椎すべり症，椎間板ヘルニア，側彎や後彎などの脊椎変形などに適応．脊椎の後方あるいは後側方の椎弓，関節突起，棘突起などを癒着させ

て，隣接する脊椎を固定する脊椎後方固定手術と，胸椎や腰椎などの骨折に対し，腹膜外または経胸膜的に椎間板を前方から切除したのち，腸骨からの骨片を移植して脊椎を矯正，整復する脊椎前方固定手術がある．自家骨を用いて固定するのが基本であるが，最近では金属材料を用いた内固定法も一般的となっている．

脊椎指圧療法 [chiropractic]
⇨カイロプラクティック

脊椎症 [spondylosis]
〈変形性脊椎症〉 脊椎の変形性病変．中年以降の男性に多くみられ，椎間付近の椎体の変化が著明で，不定の慢性腰痛，下肢の感覚異常の原因となる．主に保存的治療が施行される．

脊椎すべり症 [spondylolisthesis]
脊椎分離症に合併するものが大多数を占めるが，分離のないものもある．椎体がその下位の椎体に対し前方へ移動した状態．下部腰椎の第5腰椎(L_5)に発生しやすい．腰痛，下肢の運動・感覚障害を伴う．重症例では脊椎固定術を行う．→脊椎分離〔症〕(せきついぶんりしょう)

〔脊椎〕前方固定〔手〕術 [anterior spinal fusion]
⇨脊椎固定術(せきついこていじゅつ)

脊椎調整療法 [chiropractic]
⇨カイロプラクティック

脊椎披裂 [spina bifida, rachischisis]
〈二分脊椎〉 椎弓が癒合せず，脊柱管が背面に開いたままになっている先天性の脊椎奇形．癒合不全のほかには異常がないものを潜在性脊椎披裂という．重症のものは脊椎や髄膜が脊柱管より突出し(髄膜脊髄瘤，髄膜瘤)，排泄障害，その他の神経症状，さらに下肢麻痺を合併する．

脊椎分離〔症〕 [spondylolysis]
脊椎が上下の関節突起間で分離し，上下の骨の連絡が断たれた状態．先天的に微弱の素因と強力な外力が加わって起こる．第4，5腰椎に好発する．持続的な腰痛を訴えることもあるが，脊椎分離症と腰痛との関連は確定されていない．→脊椎(せきつい)すべり症

脊椎麻酔 [spinal anesthesia；Sp]
〈脊髄クモ膜下麻酔，腰椎麻酔〉 クモ膜下腔に局所麻酔薬を注入して神経をブロックするもので，クモ膜下穿刺は通常第3腰椎より下部で行われる．腰椎穿刺時は膝関節を屈曲し膝をかかえ込んだ状態で側臥位をとる．穿刺後は仰臥位とするが，一側のみの麻酔を得たいときは，その まま側臥位を約3分間保持する．穿刺の成否は脊針がねじれず，腰部が垂直に突き出た体位が重要で，介助者は患者の腹側から背部が手術台と垂直になるように肩と殿部を保持する．サドルブロック麻酔では患者を手術台上で坐位とし，上体をやや前方に傾けた体位で腰椎穿刺する．高齢者などで正中線での穿刺が困難な場合には正中線から1〜2cm外側で穿刺するか，L_5〜S_1間で穿刺する．穿刺の際には，穿刺部をイソジン綿球で広く消毒する．無菌操作を心がけ，穿刺針の先端部に触れないことが肝要である．施行後は頭を持ち上げたり，振ったりすると，後日頭痛の原因となる場合があるので注意が必要．

責任能力 [criminal responsibility]
法律に違反する行為があったときに，その責任を問うことができるかという問題において，責任をとることができる能力を責任能力という．一部の精神障害者の法律違反・犯罪については責任能力はないと考えられ，刑事罰の対象とならないことが一般的である．しかしその範囲をどのように決定づけるかについてはさまざまな考え方があり，また同一の事件に関しても，複数回の鑑定が行われ責任能力に関して異なった判断が並立することも起こりうる．→心神耗弱(しんしんこうじゃく)，心神喪失(しんしんそうしつ)

赤白血病 [erythroleukemia]
〈赤血病〉 赤血球系と顆粒球系の細胞が腫瘍性の増殖をきたした病態をいう．純粋に赤血球のみの腫瘍性増殖を赤血病というが，頻度は少ない．赤白血病の時期を経て急性骨髄性白血病となる症例もある．白血球，血小板の変化を伴い，急性のものは末梢血に多数の赤芽球が出現する．症状として白血病と同様，貧血，不定発熱，肝脾腫などがみられ，治療も白血病に準じる．ディ・ググリエルモ症候群(Di Guglielmo syndrome)ともよばれる．→白血病(はっけつびょう)

赤面恐怖症 [ereuthrophobia]
対人恐怖症の一種．人前に出るとあがってしまったり赤面してしまうのではないかと心配でたまらなくなり，不安を感じたり緊張することによって，対人交流をさけるようになり人前に出ることが困難となる．実際に赤面するものとそうでないものがある．対人関係を重視する日本文化に関係があるといわれ日本人に多いとされてきたが，現在は減少傾向にある．→対人恐怖〔症〕(たいじんきょうふしょう)

赤痢 [dysentery]
大腸粘膜に炎症をひき起こし，発熱，下腹部痛，粘血の混じった頻回の下痢を主症状とする急性感染性疾患．細菌性赤痢とアメーバ赤痢とがある．前者は赤痢菌によるもので，ニューキノロン系薬，ホスホマイシン投与を行えば3〜7日で症状は改善し，再排菌もない．三類感染症である．後者は赤痢アメーバによるもので，大腸粘膜内で増殖して潰瘍を形成し，血行性に肝・肺・脳などに転移し，膿瘍を形成する．赤痢アメーバは，症状消退後もシスト(嚢胞)の形で体内に残って再発を繰り返す場合があり，慢性化傾向をもつ五類感染症である．メトロニダゾール，フロ酸ジロキサニドなどが有効である．→赤痢(せきり)アメーバ，赤痢菌(せきりきん)

赤痢アメーバ [Entamoeba histolytica]
アメーバ赤痢の病原体で20〜30μmの原虫．経口的に感染してヒト，サル，イヌ，ネコなどの主として回盲部結腸に寄生する．虫体は回盲部，結腸粘膜で増殖，潰瘍を形成し，粘膜下層に広がる．この時期にイチゴゼリー状の粘血便の排泄がみられる．まれに赤痢アメーバが血行性，リンパ行性に移行して肝膿瘍を形成することがある．細菌性と比較して一般症状は軽く，無症状のことが多い．→アメーバ性肝膿瘍

赤痢菌 [Shigella]
腸内細菌科に属し，非運動性グラム陰性桿菌である．ヒト，サルのみ病原性をもつ．通性嫌気性でハエや汚

水などが感染経路となる（水系・経口感染）． 4亜群に分かれ，A群（*S. dysenteriae*），B群（*S. flexneri*），C群（*S. boydii*），D群（*S. sonnei*）に分類され，最近，わが国ではB群，D群が多い．汚染食品を摂取した場合，2～4日の潜伏期間をもって発症，下痢症状を呈する．多剤耐性菌が多い．

セクシュアリティ ▶大項目参照

セクシュアリティパターン* ［sexuality patterns］ NANDA-I分類法IIの領域8《セクシュアリティ》類2《性的機能》に配置された看護診断概念で，これに属する看護診断としては〈非効果的セクシュアリティパターン〉がある．

セクレチン ［secretin］ 十二指腸粘膜S細胞から分泌される27個のペプチドからなる消化管ホルモン．血行を介して膵や胃で作用する．膵では膵腺房細胞からの水，重炭酸塩の分泌を増加させ，胃では胃酸分泌を抑制する．また，十二指腸では，膵からの重炭酸塩に富むアルカリ性溶液の分泌を増加させ胃酸の中和を効果的に行う．セクレチンは胃酸を分泌する壁細胞に直接作用し，胃酸分泌を抑制したり胃酸分泌作用を有するガストリンの放出を抑制するため，抗潰瘍薬としてセクレチン製剤が開発されている．

セクレチン試験（しけん）［secretin test］ ⇨パンクレオザイミン-セクレチンテスト

癤（せつ）［boil, furuncle］ 主として黄色ブドウ球菌の感染により毛囊や皮脂腺に毛囊一致性の丘疹がみられるものをいう．項部，顔面，背部，下腿などに，毛孔を中心とした丘疹をつくり発赤・腫脹する．浸潤が進むと硬結となり，中心に膿栓を生じる．多くは自発痛，圧痛を伴う．膿栓は自潰排膿することによってみやかに治癒するが，わずかに瘢痕を残す．一般に症状は軽いが，顔面の癤（面疔）はリンパ節炎，髄膜炎を併発することがある．治療は抗菌薬投与，リバノール湿布のほか，切開を行う場合もある．→面疔（めんちょう）

舌圧子（ぜつあつし）［tongue depressor］ 口腔や咽頭などを視診するときや検査・治療・処置時に，舌を下方に平らに固定し，じゃまにならないようにするための器具．小児に多く使われるチェルマック型，平らではなく直角になっているフレンケル型などがあり，最近では木製のディスポーザブル製品も使用されている．舌圧子は消毒されたものを使用する．→診察用（しんさつよう）トレイ

舌咽神経（ぜついんしんけい）［glossopharyngeal nerve］ 12対の脳神経のうちの第IX脳神経で舌と咽頭に分布する．舌の後部1/3の味覚と感覚，舌根部，咽頭粘膜および扁桃の感覚をつかさどる．舌咽神経は迷走神経とともに口蓋，咽頭の機能に関係し，その障害は両者混合して現れることが多い．→迷走神経（めいそうしんけい）

舌炎（ぜつえん）［glossitis］ 貧血やビタミンB_2，B_{12}などの欠乏症，ペラグラなどのほか口内炎の一部として起こる舌の炎症状態をいう．舌乳頭の発赤や小亀裂，粘膜の萎縮や乳頭の消失がみられる．→ペラグラ

石灰化（せっかいか）［calcification］ 正常な類骨組織への石灰沈着を意味する場合と，正常組織への異常な石灰沈着を意味する場合がある．後者の場合，筋肉，腱や関節包，その他の組織に起こり，炎症の原因となる．

舌下錠（ぜっかじょう）［sublingual tablet］ 舌下に挿入し口腔粘膜を介して薬物を吸収させる目的の製剤．内服では分解されやすい薬物に応用される．薬物は肝による代謝を受けずに全身に分布するので，薬効が速く，強く発現する．狭心症治療薬のニトログリセリンは舌下錠として使用される．

舌下神経（ぜっかしんけい）［hypoglossal nerve］ 第XII脳神経．舌，舌骨の筋肉を支配する純運動性神経．延髄より発し，10～15の線維束として後頭骨の舌下神経管を通り，頭蓋底の外に出て口底後側より舌筋に分布する．

舌下腺（ぜっかせん）［sublingual gland］ 耳下腺，顎下腺とともに唾液腺の1つ．口腔底の粘膜下にある長さ約3～4cm，幅約1cmの漿液腺と粘液腺からなる混合腺．大舌下腺管は舌下小丘に，小舌下腺管は舌下ひだに開口する．唾液のほかパロチンという唾液腺ホルモンも分泌される．→唾液腺（だえきせん）

舌がん（ぜつがん）［cancer of tongue］ 舌に発生するがんで，消化管系のがんのうち胃，大腸，食道に次いで多い．舌尖，とくに白歯部の舌側縁に好発し，40歳以上の男性に多い．潰瘍形成や深部浸潤すると疼痛や舌の運動障害をきたす．口腔がんの50～60%を占め，潰瘍型，膨隆型，白斑型，肉芽型，乳頭型に分けられるが，白斑症を伴う潰瘍型が最も多い．また組織学上では扁平上皮がんが多い．小唾液腺から発生する腺がんなどもある．比較的早期に所属リンパ節に転移するので，早期に発見し，放射線照射や化学療法などによる早期治療が重要である．

雪眼炎（せつがんえん）［snow blindness］〔紫外線眼炎，ゆきめ〕 雪面で反射した紫外線を角膜上皮の蛋白質が選択的に吸収することによって角膜の細胞代謝が障害され，眼球表面に多発性のびらんを伴う炎症をきたしたものをいう．結膜の充血，流涙，羞明（しゅうめい），異物感，疼痛などの症状がみられるが，光線をさけたり，副腎皮質ステロイド薬の点眼によって数日のうちに治癒する．

赤血球（せっけっきゅう）［erythrocyte, red blood cell；RBC］ 血液の一成分で，骨髄で赤芽球から成熟したもの．血球成分の大部分を占める無核で中央部がくぼんだ平均直径7.5 μmの円盤状の細胞．表面はリポ蛋白で覆われ，内部に酸素と二酸化炭素と可逆的に結合するヘモグロビン（血色素）を含む．ヘモグロビンは，吸気中の酸素を肺から各組織に供給し，組織中の二酸化炭素を肺へ運搬することに役立っている．赤血球の平均寿命は約120日で，老朽赤血球は網内系（脾）で破壊される．

赤血球凝集反応（せっけっきゅうぎょうしゅうはんのう）［hemagglutination reaction, HA reaction］〈HA反応〉 主に抗原抗体反応により赤血球が凝集する反応．血液型の判定や血清中の種々の抗体の検出に応用される．→クームス試験

せつけつき

赤血球凝集抑制(阻止)反応 [hemagglutination inhibition reaction; HI reaction] 〈赤血球凝集抑制(阻止)試験〉 赤血球凝集(hemagglutination; HA)反応を特異的抗体によって抑制する反応．インフルエンザウイルスなどの多くのウイルスは血球凝集素をもち，ヒトやニワトリなどの赤血球を凝集させるが，ウイルスに対する特異的抗体が存在するとこれが抑制される．この反応を用いて血清中の抗体価の測定やウイルスの同定が行われている．

赤血球生成促進因子 [erythropoiesis-stimulating factor] ⇨エリスロポ[イ]エチン

赤血球増加症 [erythrocytosis, polycythemia] 〈多血症〉 末梢血中の赤血球が基準値(400～500万/µL)を超えて増加した状態．真正赤血球増加症と続発性赤血球増加症とがある．前者は原因不明で，赤血球数は600～1,000万/µL 程度になる．骨髄は過形成を示し，ときに白血球も増加する．後者はある種の薬物摂取，先天性心疾患，肺気腫，気胸などの低酸素血症，脳疾患，ストレスなどが原因となり，赤血球数は600万/µL 前後である．頭痛，めまい，顔面紅潮などがみられる．

赤血球沈降速度 [erythrocyte sedimentation rate; ESR] 〈血沈，赤沈〉 血液に抗凝固薬を加えて細長い管に入れ，管を垂直に静置すると上層に血清，下層に赤血球の2層に分離するが，下層は時間とともに沈んでいく．その時間当たりの沈降度を mm で表したもの．基準値は通常行われているウェスターグレン法で，男性では1時間に2～10 mm，女性2～15 mm である．血漿蛋白量は赤沈値に影響を与え，フィブリノゲン，グロブリンが増加すると亢進し，アルブミン，胆汁酸，水分が増加すると遅延する．亢進の場合は結核をはじめとする感染症，肺疾患，膠原病，腎不全，ネフローゼ，悪性腫瘍，貧血など，遅延の場合は真性赤血球増加症，肝細胞性黄疸，ショック，DIC(播種性血管内凝固症候群)などを疑う．

赤血球破砕 [erythrocyte fragmentation] 血管内面の障害などによって赤血球が変形し，破砕した状態．溶血性貧血や血栓症，血小板減少性紫斑病などをきたす．敗血症，がん，動脈瘤，DIC(播種性血管内凝固症候群)など，また人工弁・人工血管の装着後などの際にみられる．

赤血球容積率 [hematocrit; Ht] ⇨ヘマトクリット[値]

赤血病 [erythremia] ⇨赤白血病(せきはっけつびょう)

石けん浣腸 [soap enema; SE] ⇨浣腸(かんちょう)

舌骨 [hyoid bone] 下顎骨と甲状軟骨の間にある U 字形の軟骨で，解剖学的には頭蓋骨に属し，舌を支える．ほかの骨との関節による連絡はなく，筋肉・靱帯によって覆われている．加齢とともに骨化する．

節遮断薬 [ganglion blocking agents; GBA] ⇨自律神経節遮断薬(じりつしんけいせつしゃだんやく)

節腫 [ganglion] ⇨ガングリオン

癤腫症 [furunculosis] 多数の癤が身体各所に繰り返し形成される症状．副腎皮質ステロイド薬などの薬物使用，血液疾患，糖尿病などによる免疫能低下時に多く発症するが，原因は特定されていない．抗菌薬投与および個々の癤について切開・排膿を行うが，根本的治療とはならない．

舌小帯短縮症 [tongue tie] 〈舌強直症〉 先天的に舌小帯が小さい，または短い状態．これにより舌の動きが制限され，嚥下障害や発音が不明瞭になることがある．障害の程度が高度の場合は，外科的治療を行う．

絶食 [nothing by mouth; NBM] ⇨NPO

接触感染 [contact infection] 感染経路の1つ．感染源に直接あるいは間接的に接触することにより起こるもの．直接接触には性行為，キス，その他粘膜の接触などによる性病や一部の呼吸器感染症があり，間接接触には感染者の使用した器具，衣類，タオルなどを介して感染する結膜炎やトラコーマなどがある．なお，結核，インフルエンザ患者の咳，くしゃみなどによる飛沫感染も接触感染に含める場合がある．

摂食機能療法 発達遅滞，顎切除および舌切除の手術，または脳血管疾患などによる後遺症などが摂食機能障害をもつ患者に対し，医師または歯科医師が作成した診療計画に基づき行われる嚥下訓練を主体とした治療法を指す．言語聴覚士・作業療法士・理学療法士・看護師・栄養士・歯科衛生士など，多職種がチームを編成し，嚥下機能や食事内容の評価から食事の姿勢や介助の方法に至るまで訓練や支援を行う．

摂食亢進 [overeating] ⇨過食[症](かしょくしょう)

摂食障害 ▶大項目参照

接触[性]皮膚炎 [contact dermatitis; CD] 外部からの毒物，薬物などの化学的接触刺激による皮膚の炎症．一般には皮膚の「かぶれ」ともいう．酸・アルカリその他毒性の強いものに接触して起こる一次刺激性のものと，アレルギー性のものがある．急性あるいは慢性湿疹の症状を呈する．貼布試験により，原因物質を知ることが大切である．

摂食セルフケア不足★ [feeding self-care deficit] NANDA-I 分類法 II の領域4《活動/休息》類5〈セルフケア〉に属する看護診断で，診断概念としては〈セルフケア不足〉である．

摂食中枢 [feeding center] 視床下部腹内側核が満腹中枢，視床下部外側野が空腹中枢であり，これらを合わせて摂食中枢とよぶ．生体の内外の環境変化の情報をとらえて空腹感や満腹感をひき起こし，適切な摂食行動へと導く働きをする．

切石位 [lithotomy position] ⇨体位(たいい)

切創 [incised wound] ナイフのような鋭利な刃物による体表組織の離断創．創線はなめらかに線状をなし，周辺組織の破壊はほとんどない．多くの場合，消毒・縫合により治癒する．

節足動物媒介感染症 [vector borne diseases, arthropod-borne infection] 昆虫（カ，ノミ，シラミなど）やダニが病原体を媒介してヒトが罹患する感染症のこと．主な疾患として，ウエストナイル熱，回帰熱，Q熱，クリミア・コンゴ出血熱，ツツガムシ病，デング熱，日本脳炎，発疹チフス，ペスト，マラリア，ライム病などがあげられる．

舌苔 [coat[ing] of tongue, coated tongue] 舌表面を覆う白色，ときに褐色，黒色の層．唾液欠乏，口内乾燥，喫煙者や熱性疾患，消化器疾患，栄養不良のときなどにみられる．また，長期間の抗菌薬使用による真菌感染では毛髪状の黒褐色の舌苔がみられることがある．一方，免疫抑制状態で観察される口腔内カンジダ症では白色の舌苔がみられる．

絶対暗点 [absolute scotoma] 視野のなかで孤立して点状，斑状に欠損を生じるものを暗点という．暗点の程度による分類で，どのような光刺激でも視標が全く見えないものを絶対暗点とよび，弱い光では見えないが強い光では見えるものを相対暗点とよぶ．網膜のない視神経乳頭のマリオット盲点は絶対暗点であり，中心性漿液性網脈絡膜症にみられる中心暗点は相対暗点である．→暗点（あんてん），マリオット盲点

絶対リスク減少 [absolute risk reduction；ARR] あるイベント発生について，対照群と介入群のリスクの差の値．→付録3参照

ZTT [zinc sulfate turbidity test；ZST] ⇨硫酸亜鉛混濁試験（りゅうさんあえんこんだくしけん）

舌乳頭 [papillae of tongue] 舌の背面および側縁にある多数の乳頭状小突起．舌の前2/3では，糸状乳頭，キノコ状乳頭が散在し，そのほかには葉状乳頭，有郭乳頭がある．糸状乳頭以外には，味覚の受容器である味蕾（みらい）がある．

切迫性尿失禁 [urge incontinence] ⇨失禁（しっきん）

切迫性尿失禁★ [urge urinary incontinence] NANDA-I分類法Ⅱの領域3《排泄と交換》類1《泌尿器系機能》に属する看護診断で，診断概念としては〈失禁〉である．

切迫性尿失禁リスク状態★ [risk for urge urinary incontinence] NANDA-I分類法Ⅱの領域3《排泄と交換》類1《泌尿器系機能》に属する看護診断で，診断概念としては〈失禁〉である．

切迫流産 [threatened(imminent)abortion] ⇨流産（りゅうざん）・早産（そうざん）

舌扁桃 [lingual tonsil] 舌分界溝と喉頭蓋の間にある舌小胞の集合体．小胞の中央は粘膜上皮が浅く入り込み（小胞腔），周辺部の固有層にリンパ小節が多数集まっている．

絶望★ [hopelessness] NANDA-I分類法Ⅱの領域6《自己知覚》類1〈自己概念〉に配置された看護診断概念で，これに属する看護診断としては同名の〈絶望〉がある．

絶望感 [hopelessness] 希望のないこと．空虚感，喪失感や無力感が非常に強く，世界が生き生きと感じられなくなり，自己の価値をも肯定できない状態．統合失調症やうつ病では，病気の初期や，退院前後の回復期には，こうした絶望感から自殺をはかることも多い．とくに回復期においては，自分にとって恐怖である現実を拒否する理性的決断が自殺に結びつくことがある．こうした患者を現実世界にとどめるのは，人間関係のなかで，たとえほんの小さなものであっても，患者が信じたいと思うつながりの証である．ペプローは，精神障害者のケアへの資金供給に対する人々の関心の低さについて，多くの人が，精神障害者を絶望的とみなしていることが一因であると述べ，こうした点へのアプローチの重要性を示唆している．

説明変数 [explanatory variable, independent variable] ある変数（目的変数）の変動の原因と考えられる変数のこと．実験研究においてはこれを「操作」することが可能なので，独立変数ともよばれる．研究では説明変数と目的変数の相互の関係をみるが，因果関係を仮定しない相関研究や目的変数の予測を目指す回帰分析など，さまざまな方法がとられる．→目的変数（もくてきへんすう）

セデーション [sedation] 鎮静ともよばれ，苦痛の緩和を目的に意図的に鎮静作用のある薬物を投与して意識を下げることをいう．セデーションの実施には，すでに標準的な緩和医療，ケアが行われていても症状緩和が不可能であることが前提であり，そのうえで，セデーションに使われる薬物や薬物投与経路が選択される．セデーションは表のように時期，期間，意識レベル（深さ）などの分類がなされている．また，セデーションは倫理的（死を早める可能性，患者の意思確認など），法的・社会的側面についても十分な検討を加えたうえで実施されなければならない．2005（平成17）年，日本緩和医療学会より『苦痛緩和のための鎮静に関するガイドライン』が刊行

■表　セデーションの分類

1．時期による分類
　①一時的セデーション
　②最終的（死亡直前ないし死期が数日以内に迫っている）セデーション
2．期間による分類
　①間欠的：症状緩和目的で意識を低下させる薬物を間欠的に投与する
　②接続的：静脈，皮下注射で薬物を投与し接続的に意識を低下させる
3．意識レベル（深さ）による分類
　①意識低下が浅い：意識をある程度（可能であれば，よびかけに反応するくらい）残す場合
　②意識低下が深い：意識を出さない（よびかけに反応しない）ようにする

された．→緩和(かんわ)ケア

セネストパシー [cenestpathy]
⇨体感異常(たいかんいじょう)

セファロスポリン系抗菌薬 [cephalosporins; CEPs]
セフェム系抗菌薬の一種．セファロスポリンCの抗菌力を強め，抗菌スペクトルを拡大する目的で7-アミノセファロスポリン酸を母核として多数の半合成化合物がつくられた．→セフェム系抗菌薬

セフェム系抗菌薬 [cephems, cefems antibiotics]
*Cephalosporium*属のカビの産生する抗生物質のうち，セファロスポリンCおよびそれをもとにして半合成されたβ-ラクタム環をもつ一群の抗菌薬．化学構造および作用機序はペニシリンに類似し，細菌の細胞壁合成を阻害して殺菌的に作用する．構造からセファロスポリン系，セファマイシン系，オキサセフェム系に分類される．また，ペニシリン耐性グラム陽性菌に有効なセファロチンなど，経口投与で用いられるセファレキシン・セファクロルなど，β-ラクタマーゼに抵抗性でグラム陰性桿菌に有効なセフォタキシムなど，性質の異なるものがつくられた．副作用にショック，発疹，過敏症，腎毒性がある．→セファロスポリン系抗菌薬

セミノーマ [seminoma]
〈精上皮腫〉 精巣腫瘍の一種．精巣腫瘍の約4割を占める．停留精巣からの発生頻度が高い．症状は無痛性の精巣腫大．早期にリンパ行性の肺転移を起こしやすい．治療は精巣摘出術と放射線療法．→精巣腫瘍(せいそうしゅよう)

セミファウラー位 [semi-Fowler position]
⇨体位(たいい)

セメント質 [cement]
骨と類似した組織で，有機成分を多く含む第1セメント質(非細胞性)と，第2セメント質(セメント芽細胞を有する)からなる歯根の表面を覆う硬組織．シャピー線維を含み，歯槽中で歯を固定する歯牙支持組織である．→歯根膜(しこんまく)

セラチア [Serratia]
グラム陰性桿菌で大腸菌，赤痢菌と同じ腸内細菌の一種．洗面所などの普通の環境に存在し病原性は通常弱い．しかし，がん末期や極度の免疫不全状態などでは，バリアの機能が低下し，腸管内に常在している菌が血液中に侵入し，菌血症や敗血症をひき起こす内因性感染症に重症化することがある．また，普通のセラチアと「多剤耐性セラチア」は，治療や院内感染対策の際に，区別して取り扱う必要があり，多剤耐性を獲得したセラチアが分離された場合には，内因感染症で，単発例や散発例であっても，MRSAやVREと同様に，医療施設内での拡散を防止する対策が必要となる．

ゼラチンスポンジ [gelatin sponge]
液体(生理食塩水など)を吸収すると軟化する固形のゼラチン製剤で，さまざまな外科的手術の際に用いられている止血物質．生体内に挿入すると約4〜6週間以内に完全に吸収され消失する．生体にとっては何ら毒性，抗原反応がない．動脈の閉塞目的で用いられるようになったのは，1980年代である．動脈塞栓術はさまざまな疾患に対して行われるが，ゼラチンスポンジは数多くある塞栓物質のなかで最もポピュラーなものの1つである．商品としてはスポンゼル，ゼルフィルム，ゼルフォームがある．

セリアック病 [celiac disease]
〈非熱帯性スプルー，グルテン性腸症，セリアックスプルー〉 グルテンの吸収不良症候群の1つ．小麦や大麦，カラス麦に含まれている蛋白質グルテンに対する遺伝性の不耐症で，わが国ではきわめてまれである．小腸内膜が障害され，栄養素の吸収不良を起こす．下痢，栄養失調，体重減少をきたし，それによって小児では二次的に成長障害や貧血を起こす．グルテンを含む食品の摂取をやめると正常の小腸粘膜となり，機能は回復する．

セリエ，ハンス [Hans Selye, 1907〜1982]
カナダの医学者であり内分泌学者である．ウィーンで生まれ，ドイツ大学医学部卒業後米国に渡り，その後カナダに帰化し，生化学や内分泌学の研究を続けた．ストレス学説を提唱し評価されている．セリエはストレスを，生物組織内に非特異的に誘起されたあらゆる変化からなる特異な症候群の示す状態と定義し，ストレスや不安やそれらの生化学的・生理学的影響を現代の多くの精神障害と結びつけるこころみを行った．邦訳されている主著には『ストレス』(1950)，『生活のストレス』(1956)，『現代社会とストレス』(1988)などがある．→ストレス学説

セリック法 [Sellick method]
〈輪状軟骨圧迫法〉 一次救命処置(BLS)で人工呼吸を行う際，食道への送気を防止するため，輪状軟骨を圧迫し食道を閉鎖させる手技．これにより，胃の膨隆と胃内容の逆流を防ぐことができる．

セリン [serine; Ser]
非必須アミノ酸の1つ．脂肪族アミノ酸の中性アミノ酸に属する．乳汁や卵黄などにリン酸エステルとして含まれ，代謝されてピルビン酸となる．→アミノ酸

セルディンガー法 [Seldinger method]
〈経皮的血管造影法〉 刺入部の皮膚に3〜5mmの小切開を加え，血管穿刺によって血管造影を行うための血管内カテーテル導入法．特殊な穿刺針とガイドワイヤーを用いる．Sven Ivar Seldinger(1921〜1998，スウェーデン，放射線科医)．→動脈(どうみゃく)カテーテル法

セルフエフィカシー [self-efficacy]
〈自己効力感〉 自己効力感もしくは自己達成感などと訳される心理学の概念で，「ある目標達成に必要な行動を，どのくらい実践することができたかという個人の確信あるいは自信」を指す．目標達成という結果に至るまでの行動を自覚し，もたらされるであろう結果を期待することがモチベーションの向上に大きな影響を及ぼすことが知られており，患者指導あるいは健康教育などの現場でも重視され始めている．

セルフケア [self care]
一般的には，各個人がそれぞれの健康の保持・増進あるいは疾病の予防，早期感知などに関して，日常生活における自己管理を行うことをいう．一方，医療機関においては，検査入院の患者や，糖尿病での教育入院の患

者，治療が完了して，回復し，退院を控えた患者などを収容するセルフケア病棟(室)がある．ここでは患者にできるかぎり自分の身のまわりのことを処理してもらい，担当する看護師は，患者が自分の健康や疾病について正しく認識し，病態を把握できるように必要な知識・技術などを援助することを主な役割とする．また，医療・看護を機能的かつ計画的に実施する方法に段階的看護方式(progressive patient care；PPC)がある．PPCは患者の医療や看護に関して，病院内に組織化された看護単位を編成しそのニードに積極的に応えていくもので，その1つとしてセルフケア病棟(室)がある．→PPC

セルフケア★ [self-care] NANDA-I分類法Ⅱの領域4《活動/休息》類5〈セルフケア〉に配置された看護診断概念で，これに属する看護診断としては〈セルフケア促進準備状態〉がある．

セルフケア促進準備状態★ [readiness for enhanced self-care] NANDA-I分類法Ⅱの領域4《活動/休息》類5〈セルフケア〉に属する看護診断で，診断概念としては〈セルフケア〉である．

セルフケア不足★ [self-care deficit] NANDA-I分類法Ⅱの領域4《活動/休息》類5〈セルフケア〉に配置された看護診断概念で，これに属する看護診断としては〈更衣/整容セルフケア不足〉〈摂食セルフケア不足〉〈入浴/清潔セルフケア不足〉〈排泄セルフケア不足〉がある．

セルフケア理論 [selfcare theory] 米国の看護学者オレムの看護論を構成する一理論であり，ほかにセルフケア不足理論，看護システム理論がある．オレムは，セルフケアを個人の学習された目標指向的活動であるとし，自らの機能と発達を調整するために必要とする個人的ケアであるとした．そこでセルフケア不足理論を使って個人の安寧を保つうえで不足しているセルフケア能力を見出し，看護実践を方向づけるための枠組みである看護システム理論に従ってケアを行うことが重要であるとした(図)．→オレム，ドロセア・E．

セルフメディケーション [self-medication] 広義には，自分自身で行う健康管理といえる．この場合の健康管理とは，自覚的に生活習慣を変えることで疾病予防に積極的に関与するなどを意味し，医療を拒否するなどの自己判断に基づいた健康管理などではない．狭義には，患者自らが症状を自己判断し，症状緩和あるいは治療法として一般医薬品を選択することをいう場合もある．

セルロース [cellulose] 植物の細胞壁や線維組織を構成する成分で，化学的にはD-グルコースがβ結合した長鎖構造をもつ重合体．分子量5万～250万の，水に不溶性の多糖類．一般に哺乳動物では消化液のなかにセルラーゼ(セルロース加水分解酵素)を分泌しないので，消化・吸収されないが，排便を促す効果がある．

セルロプラスミン [ceruloplasmin, ferroxidase] 〈フェロオキシダーゼ〉 肝で合

■図 セルフケア理論

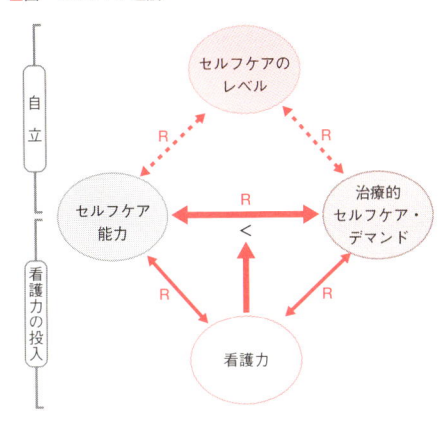

R：関係
＜：現在もしくは過去のセルフケア能力と治療的セルフケア・デマンドとの不足関係，この状態がアンバランスのときが「セルフケア不足」となる
↑：セルフケア不足に対して「看護力」が働きかけることを示している

(Orem, D. E., 1991)

成され，血清中に主にみとめられる分子量132,000の青色の銅結合血漿糖蛋白であり，最終的に胆汁を通じて排出される．1分子当たり6～8個の銅イオンを含有する．トランスフェリンに結合するFe^{3+}をFe^{2+}から生成するなど鉄代謝にも関与している．高値は感染症，胆道疾患，心筋梗塞，急性肝炎，悪性腫瘍に，低値はウィルソン病，メンケス病，ネフローゼなどにみられる．

セレクチン [selectin] 白血球の接着因子の1つで，ほとんどすべての白血球に発現するL-セレクチン，血管内皮細胞に発現するE-セレクチン，血小板と血管内皮細胞に発現するP-セレクチンの3種類がある．L-セレクチンはリンパ球のホーミング現象に関与する．また，E-セレクチンはがん細胞の表面に発現するシアリルルイスxとシアリルルイスaに結合することから，がん転移に関与することが知られている．これらのセレクチンは，カルシウム依存性レクチンドメイン，上皮増殖因子(EGF)ドメイン，補体調節蛋白質様ドメイン，膜貫通ドメイン，細胞質ドメインより構成される．

セロコンバージョン [seroconversion] 母子感染によりB型肝炎ウイルス(HBV)の持続感染が成立した患者(キャリア)は，通常10～20歳代までは肝炎を起こさず経過する(ヘルシーキャリア)．このヘルシーキャリアの80～90%は20歳代後半から30歳代前半にかけて一過性に肝炎を起こし，それをきっかけに血中のHBVのe抗原が陰性化しe抗体が陽性化する．これをHBVキャリアのセロコンバージョンという．一般的に宿主がe抗体を獲得するとHBVの活動性は低下し，キャリアの予後はよくなる．しかし，30歳代後半を過ぎると自然のセ

ロコンバージョンが起こりにくくなり，慢性肝炎に移行し最終的には肝硬変に至り，予後は悪い．その場合は種々の抗ウイルス療法が行われることがある．また，近年セロコンバージョンを起こしても肝障害の進行，肝がんの発生がみられることがあり，その場合は変異したウイルスが活動性を有していることが明らかになってきた．→B型肝炎，慢性肝炎（まんせいかんえん）

0歳平均余命（さいへいきんめいめい） ⇨平均寿命（へいきんじゅみょう）

セロトニン [serotonin] 〈5-ヒドロキシトリプタミン〉 生体内でトリプトファンから生合成されるオータコイドで，腸粘膜に約90%，血小板に約8%，中枢神経に約2%存在する．小腸，気管支，子宮などの平滑筋の収縮，血管平滑筋収縮作用がある．セロトニンが分泌過剰のカルチノイド症候群では，腸管運動の亢進（下痢），皮膚の紅潮，頻脈が観察される．脳内のセロトニンは神経情報伝達物質（ニューロトランスミッター）として精神機能（知能，情動）のコントロールに関与すると考えられ，一部の抗精神病薬は脳内のセロトニンニューロンに作用して効果を発揮している可能性がある．とくに神経シナプスにおけるセロトニンの減少が抑うつ，不安を起こすとされ，近年セロトニンの再吸収を阻害し結果的に神経シナプスのセロトニン量を増やすSSRI（選択的セロトニン再取り込み阻害薬）がうつ病の治療に用いられている．

ゼロポジション [zero position] 関節における四肢骨の骨頭と，その受け手である臼蓋との位置関係の1つ．臨床医学的に最も安定した肢位を指す．肩のゼロポジションを例にとると，上腕骨軸と肩甲棘軸が一直線上になる肩甲骨面（scapula plane）上の位置をいう．

腺（せん） [gland] 腺細胞からなり，分泌物の生成・貯留・放出を行う器官を腺という．種々のホルモンを分泌する内分泌腺と，汗腺・唾液腺に代表される外分泌腺とがある．

線維芽球（せんいがきゅう） [fibroblast] ⇨線維芽細胞（せんいがさいぼう）

線維芽細胞（せんいがさいぼう） [fibroblast] 〈線維芽球〉 結合組織のなかで，膠原線維生成の役割を担う重要な細胞．約10×30μmの紡錘形で，核小体を含む長円形の核をもつ．成熟すると膠原線維の生成をやめ，線維細胞となって約半分の大きさに縮小する．

線維筋痛症（せんいきんつうしょう） [fibromyalgia syndrome；FMS] 背部を中心とした慢性的な疼痛，不眠，疲労感を主徴とする疾患概念で，1990（平成2）年に米国リウマチ学会（ACR）がFMSの診断基準を発表して以来，わが国でも関心が広がっている．広範囲の疼痛の既往，触診で指定されている18か所の圧痛点のうち11か所に圧痛をみとめることなどが基準に定められている．また，臨床症状としては前述の主徴のほか，睡眠障害，抑うつ症状，朝のこわばり，感覚異常などがある．治療は薬物療法，認知行動療法，神経ブロック法などがこころみられているが，有効な治療法は確立していない．

線維形成肉腫（せんいけいせいにくしゅ） [sarcoma fibroplasticum] ⇨線維肉腫（せんいにくしゅ）

線維腫（せんいしゅ） [fibroma] 結合組織細胞と組織線維とからなる代表的な良性腫瘍．大きさや形態はさまざまで，体表に生じるものは硬性線維腫と軟性線維腫に分けられる．発生部位から，皮膚線維腫，鼻咽頭線維腫などとよばれるが，そのほか，口腔，腎，卵巣をはじめとして体中どこにでも発生する．

線維素（せんいそ） [fibrin] ⇨フィブリン

線維素原（せんいそげん） [fibrinogen] ⇨フィブリノゲン

線維素溶解現象（せんいそようかいげんしょう） [fibrinolysis] 〈線溶現象〉 血液は，フィブリノゲン（第Ⅰ因子）が変化してフィブリンとなり凝固する．線維素溶解は，蛋白分解酵素であるプラスミンがフィブリンないしフィブリノゲンを分解して，形成された血栓を溶解させる現象である．

線維肉腫（せんいにくしゅ） [fibrosarcoma] 〈線維形成肉腫〉 線維芽細胞に由来する悪性腫瘍．体幹および四肢の皮膚，腱，骨，筋膜などに発生し，とくに結合組織に好発する．成人に多い．腫瘍細胞の分化の程度により悪性度が異なり，未分化なものほど異型性および浸潤像が強く，転移しやすく，予後不良である．

遷延性昏睡（せんえんせいこんすい） [prolonged coma] 昏睡ないし半昏睡の意識障害が2～3週間以上長期に及ぶもの．原因は，脳血管障害や頭部外傷などによる重度脳障害であり，広汎な大脳半球障害や上部脳幹障害の回復に日時を要する場合にこの状態になる．不可逆性変化を生じた場合は，いわゆる植物状態といわれる．

遷延性排尿（せんえんせいはいにょう） [retarded miction] 排尿障害の症状の1つで，尿が出始めるまでに時間がかかる状態をいう．前立腺肥大症の代表的症状である．

遷延妊娠（せんえんにんしん） [prolonged pregnancy] ⇨過期妊娠（かきにんしん）

遷延分娩（せんえんぶんべん） [prolonged labor] 陣痛開始後，初産婦では30時間，経産婦では15時間を経ても分娩に至らないものをいう．分娩第2期遷延は子宮口が全開大してから初産では2時間，経産では1時間を経過しても分娩に至らない場合をいう．原因は頸管の未熟性および微弱陣痛が大半を占め，児頭骨盤不適合，胎児の位置異常，産科麻酔などは微弱陣痛の原因となる．治療法は頸管熟化薬，陣痛促進薬などによる分娩の促進，胎児仮死があれば急速遂娩などが行われる．

遷延流産（せんえんりゅうざん） [retarded abortion] 流産の種類の1つで，妊娠22週未満に胎芽または胎児が子宮内で死亡しているにもかかわらず，かなりの期間にわたって胎児およびその付属物が子宮内にとどまる状態をいう．その過程では，出血や下腹痛などの流産の徴候をみとめる．→流産（りゅうざん）・早産（そうざん）

前角（ぜんかく） [anterior column, ventral horn] 脊髄の内部は中心管，灰白質および白質からなるが，前角はH字形の灰白質の前側部分をいい，末梢運動神経の起始細胞を有する．→脊髄（せきずい）

全か無の法則 [all or none law]
〈悉無律〉 神経にインパルスを発生させるのに必要な最小の電流強度〔閾(いき)値〕に満たない刺激では，神経線維に活動電位は発生しないが，閾値以上の刺激であればその強弱にかかわらず一定の大きさ，形をもつ活動電位が神経に生じること．

洗眼 [eye wash]
結膜嚢の眼脂，分泌物や異物の除去，結膜の消毒・洗浄などを目的とした処置．通常，2％ホウ酸水や1％塩化ナトリウム水を用いる．→ホウ酸

腺がん [adenocarcinoma ; AD-CA, Ad-ca]
〈アデノカルチノーマ，腺細胞がん〉 狭義には腺上皮組織に発生する腺細胞がんが，一般には腺様構造をとるがん腫すべてを腺がんとよぶ．がん細胞の形態により立方上皮がんと円柱上皮がんとに分けられる．消化管，肺，胆嚢，甲状腺，生殖器など，内・外分泌腺を有する部位に発生する．

全眼球炎 [panophthalmitis, panophthalmia]
〈汎眼球炎〉 眼球外傷，角膜潰瘍などに伴う化膿菌感染，またはほかの感染巣からの二次的感染によって起こる眼球全体の化膿性炎症．眼痛，頭痛，視力低下を訴え，発熱，白血球増加，眼球突出，眼瞼腫脹・充血などがみられる．治療は抗菌薬投与，必要に応じて硝子体手術を行う．

前がん状態 [precancerous conditions]
〈前がん病変〉 その病的状態からがんが高頻度に発生する病変．早期がんとは異なる．直腸がんに対する腺腫様ポリープ，肝がんに対する肝硬変などがその代表例といえる．

潜函病 [caisson disease]
⇨減圧症(げんあつしょう)

前がん病変 [precancerous lesion]
⇨前(ぜん)がん状態

前期高齢者 [early elderly]
高齢者の区分で一般には65～74歳の高齢者を指す．後期高齢者は75歳以上の高齢者をいう．75歳以上80歳未満を中期高齢者，85歳以上を後期高齢者と3期に分ける考え方もある．また，老人医療保険の適用年齢を勘案し，70歳以上75歳未満の一定の障害をもたずに「高齢受給者証」の交付を受けている高齢者を指す場合もある．

栓球 [thrombocyte]
⇨血小板(けっしょうばん)

栓球輸血 [platelet(thrombocyte)transfusion]
⇨血小板輸血(けっしょうばんゆけつ)

ゼングスターケン-ブレークモアチューブ
[Sengstaken–Blakemore tube ; S–B tube] 食道静脈瘤破裂の止血法として用いる2連式バルーンをもつチューブ状の器具(図)．先端のバルーンを胃，他方を食道内で固定し，空気を注入して膨らませて圧迫止血をはかる．Robert William Sengstaken(1923～，米，神経外科)，Arthur H. Blakemore(1897～1970，米，外科)．

線形加速器 [linear accelerator]
〈ライナック，リニアック〉 高周波を用

■図 ゼングスターケン-ブレークモアチューブ

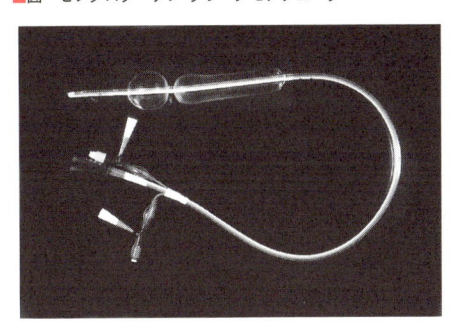

いて荷電粒子(電子や陽子)を直線的に加速する装置．一般的には，電子を加速し，ターゲット(白金など)にあてることにより，高エネルギーのX線が得られ外部照射として利用され，体内の深部にまで放射線が十分に到達する．また，加速された電子をターゲットにあてずに磁石で曲げてそのまま利用することもできる．この場合は身体の数cmの深さしか到達しない．

尖形(圭)コンジローム [moist wart, condyloma acuminatum]
〈尖形疣贅，陰部疣贅〉 主に性行為によるヒト乳頭腫ウイルス感染で起こる疣贅(ゆうぜい＝いぼ)の一種．亀頭包皮，外尿道口，肛門，女子外陰部や腟口など皮膚粘膜移行部に好発する．乳頭状で湿潤し，灰白色を呈し，混合感染を伴うと悪臭を放つ．→疣贅(ゆうぜい)

尖形疣贅 [acuminate wart]
⇨尖形(圭)(せんけい)コンジローム

潜血試験 [occult blood test]
⇨潜血反応(せんけつはんのう)

潜血反応
〈潜血試験〉 尿や便中に存在する微量の血液を触媒を用いて検出する方法．尿については，試験紙による方法が一般的である．便については，グアヤック法，ベンチジン法，フェノールフタレイン法，オルトトルイジン法などがある．臨床検査ではグアヤックやオルトトルイジンを紙片に吸着させたヘモペーパーやヘマテストが簡便なため多く用いられてきたが，これらは異種のヘモグロビン，葉緑素，鉄，銅にも反応するため食前から潜血食にして検査する必要があった．妊娠検査やリウマトイド因子検出(RAテスト)に用いられるラテックス凝集反応が，ヒト赤血球に特異的に反応するため潜血食が不要なことから，最近では最も多く行われるようになった．→グアヤック試験，ラテックス凝集反応

全血輸血 [whole blood transfusion]
輸血に血液をそのまま丸ごと使用することをいう．新生児の交換輸血以外では，血液の成分を同時に補充する必要があることはきわめてまれであり，資源の有効利用の観点からも推奨されない．わが国でもその使用量は低下の一途をたどっている．→血液製剤(けつえきせいざい)，輸血(ゆけつ)

穿孔 [perforation]　炎症，虚血性壊死，潰瘍，がん，外傷などによって管腔臓器(とくに消化管)壁の全層(粘膜・筋層・漿膜)が損傷され，腹腔などの体腔に開口すること．消化管の場合，しばしば腹膜炎をきたす．なお，近接臓器によって穿孔部がすみやかに覆われた状態を被覆穿孔という．

穿孔性腹膜炎 [perforative peritonitis]　消化管の穿孔により管腔内容物が腹腔内に流出し，内容物による刺激と化膿菌の増殖によって起こる急性化膿性腹膜炎．腹部の激痛，腸管麻痺による悪心・嘔吐，発熱，腹部膨満を訴え，白血球増加，筋性防御，ブルンベルグ徴候がみられる．治療は，緊急開腹による穿孔部の切除または閉鎖，腹腔内洗浄，ドレーン挿入などを行う．ときに腹腔鏡下手術や保存的治療も行われる．→ブルンベルグ徴候

先行鎮痛 [pre-emptive analgesia]　手術などの組織損傷時に発生する侵害性の刺激を損傷前(手術前など)に神経ブロック施行，麻薬，NMDA(N-メチル-D-アスパラギン酸)-拮抗薬の投与をすることで防止し，中枢神経の感作を抑制，鎮痛を得ることでそのあとに起こる疼痛を抑制する考え方．先行鎮痛は，末梢からの侵害性の入力が中枢神経の感作を起こし，痛みを発生してさらに増強するという動物実験結果に基づいている．術後疼痛対策として実践されているがその効果には一定の見解は得られていない．また慢性痛への移行予防に効果が期待されるが，可能性の示唆にとどまっている．

全国精神障害者家族会連合会　精神障害者の家族によって，1965(昭和40)年に創設された家族団体．一般社会での精神障害[者]に対する偏見をなくすために，講演会や出版活動をとおしての啓発運動を行ったり，家族間の相互支援，社会復帰事業などをその主な活動としていた．家族会としては，病院家族会と地域家族会がそれぞれの地域で実践的な活動を行い，その上位組織として都道府県家族会連合会と全国精神障害者家族会連合会があった．2007(平成19)年4月17日，破産申し立てと同時に解散した．

仙骨 [sacrum]　5個の仙椎と椎間板からなり，上部は仙骨底にて第5腰椎と，下部は仙骨尖にて尾骨と，左右は寛骨とそれぞれ接続して，脊柱下部・骨盤後部を形づくる．各椎体は癒合して逆四角錐の形態をもち，前方へ彎曲する．椎体癒合部の4対の仙骨孔は，脊髄馬尾から分かれた仙骨神経が通っている．→骨盤(こつばん)，椎骨(ついこつ)

前骨髄球 [promyelocyte]　顆粒白血球は，骨髄において骨髄芽球→前骨髄球→骨髄球→後骨髄球の過程を経て成熟する．前骨髄球は上記成熟過程において最も大きく(径20μm前後)，アズール顆粒をもつ点で骨髄芽球と，不明瞭ながら核小体をもつ点で骨髄球と区別される．核は大きく，微細なクロマチン構造をとり，ペルオキシダーゼ反応は陽性である．末梢血中にはみられず，骨髄穿刺，ギムザ染色にて鏡検する．→幹細胞(かんさいぼう)，白血球(はっけっきゅう)

前根 [ventral root]　⇨脊髄神経(せきずいしんけい)

潜在性ショック [latent shock]　ショックの前段階．外傷や出血，手術，熱傷などいろいろな原因でショック(循環障害)が現れるまでに，生体が種々の代償機構を使い体内の循環を保持している状態．侵襲を受けてから30分～12時間くらいは続くとされるが，適切な処置を行わないと真性のショックに陥ることがある．

腺細胞 [glandular cell, adenocyte]　内・外分泌腺を構成する上皮細胞．血液から取り入れた物質を材料として，主にリボソームでホルモン，消化液，汗などの分泌物を生成し放出する．

腺細胞がん [adenomatous carcinoma]　⇨腺(せん)がん

全色盲 [achromatopsia]　⇨一色型色覚(いっしょくがたしきかく)

前篩骨洞 [anterior ethmoid sinus]　⇨篩骨(しこつ)

穿刺法　▶大項目参照

[前]斜角筋症候群 [scalenus-anticus syndrome]　胸郭出口症候群の一種．前斜角筋と中斜角筋のなかを通る上肢への神経(腕神経叢)，血管(鎖骨下動脈)が圧迫されて生じる症候群．神経支配領域の肩，頸部，上肢に疼痛，感覚障害，浮腫，チアノーゼ，冷感などがみられる．治療は，前斜角筋の第1肋骨付着部の切離を行う．

腺腫 [adenoma]　〈アデノーマ〉腺上皮細胞から発生する成熟型腫瘍．腺管構造をもつものが多い．発育は緩徐で，細胞異型や組織異型は軽度で，良性である．消化管，子宮，乳腺などに好発する．→大腸腺腫(だいちょうせんしゅ)

前十字靱帯 [anterior cruciate ligament; ACL]　大腿骨と下腿骨を支持・固定する帯状の結合組織．この靱帯の断裂などは，スポーツなどの複合発生頻度が高いとされている．損傷すると，保存的治療のみでは不安定性が残存するので，再建術の適応となることが多い．

腺腫性ポリープ [adenomatous polyp]　組織学的に腺管様の構造をもつ上皮性の有茎腫瘍．下行結腸からS状結腸，直腸に好発し，小腸での発生はまれ．多発性のポリポーシスとなることも多く，がん性変化は多くみられる．胃にも多くみられるが，がん化はまれ．→大腸腺腫(だいちょうせんしゅ)

洗浄強迫 [compulsion of washing]　いわゆる強迫観念のなかで最もよくみられるのは汚染に関するものである．他人の触ったものは汚染されていて，それによって汚染が拡大していく(汚染恐怖)と考えるので，自分の手や身体全体，物品などを繰り返し洗い続ける．→強迫神経症(きょうはくしんけいしょう)

線条体 [corpus striatum, striate body]　大脳基底核の尾状核と被殻を合わせて線条体とよぶ．両者の間には内包をとおして多くの灰白質の線条が行き交っている．それぞれ神経細胞があり，錐体外路系中枢として重要である．

洗浄[法] [irrigation, lavage] 体表面および軟部組織の損傷部，体腔，管腔などの異物，貯留液，膿汁，分泌液などを除去・清浄化し，診断・治療を容易にし，術後合併症の予防，機能の正常化，治癒の促進をする．次のようなものがあり，洗浄液・方法はそれぞれ異なる．①眼洗浄：眼球，結膜の異物や分泌物の除去，②耳洗浄：慢性化膿性中耳炎，外耳道炎，鼓室内の耳漏の除去，③胃洗浄，④胸腔洗浄：膿胸治療時の排膿・洗浄，⑤腹腔洗浄，⑥肺洗浄，⑦膀胱洗浄，⑧腟洗浄，⑨創洗浄：創傷部の土砂，異物，分泌物の除去．→胃洗浄(いせんじょう)，腟洗浄(ちつせんじょう)，腸洗浄(ちょうせんじょう)，腹腔洗浄(ふくくうせんじょう)，膀胱洗浄(ぼうこうせんじょう)

染色体 [chromosome] 細胞核内にあり，塩基性色素に対して染色性を示す物質で，遺伝子を有する．ヒトでは，常染色体44，性染色体2の計46あるが，生物の種によって一定の数と形態を呈する．

染色体異常 [chromosome aberration] 染色体異常は，ヒトの先天異常の主要な原因の1つであり，新生児の約0.5％，自然流産胎児の50％以上にみられる．そのほとんどは，両親のいずれかに起こった生殖細胞の染色体突然変異によると考えられる．その原因は自然発生のほか，放射線被曝，DNA合成阻害薬，ウイルス感染などが誘因となるといわれる．染色体標本の形態的な観察から次のように分けられる．①数的異常：倍数性異常と異数性異常とがある．倍数性は，正常の2倍体が3倍体，4倍体となるもので，植物ではしばしばみられるが，動物とくにヒトではほとんど起こらない．異数性の異常は，ある特定の染色体において本来2本（1対の相同染色体）であるものが，1本（モノソミー），3本（トリソミー），4本（テトラソミー）となるものである．21-トリソミーのダウン症候群，18-トリソミーのエドワーズ症候群，性染色体モノソミーのターナー症候群などがその例である．②構造異常：ある特定染色体の欠失，逆位，環状染色体，重複，転座などがある．③モザイク：卵分裂初期の不分離によって，染色体の数・組成の異なる2種以上の細胞・組織が同一個体内に併存するもの．

染色体検査 [chromosome test] 染色体の数や構造異常による先天性疾患や白血病，悪性腫瘍の発見および診断を行うための検査．患者の染色体標本の解析により，ダウン症候群をはじめとする多くの染色体異常症の診断が可能である．またフィラデルフィア染色体の証明は慢性骨髄性白血病の診断に不可欠である．

染色体変異 [chromosomal mutation] 染色体の一部または全体で起こる突然変異．種々の染色体異常の発生原因となり，遺伝的にマイナスに作用する．

全身型痙攣 [systemic convulsio] ⇨痙攣(けいれん)

センシング不全 [sensing failure] 心臓ペースメーカーにはペーシングとセンシング機能がある．心房筋や心室筋に電気刺激を送って，心房筋や心室筋を収縮させることをペーシング(pacing)といい，それに対し，心房筋や心室筋自身が発する電気的興奮をモニターし，心臓ペースメーカーから次の電気刺激を送るべきか否かを判断する機能をセンシング(sensing)という．このセンシング機能がうまく働かないことをセンシング不全とよぶ．センシング不全では，心房筋や心室筋の電気的興奮がないにもかかわらず，心臓ペースメーカーから電気刺激が出なくなり，心停止や心室細動になったりする．

全身血管抵抗 [systemic vascular resistance；SVR] 循環動態の指標の1つで，血圧を決定する重要な因子．肺動脈モニタリング時などに動脈圧－右房圧で計算できるが，通常はこの値を身長の2乗で割った値を係数(SVRI)として用いる．

全身照射法 [whole body irradiation] 放射線を全身あるいは広範囲に照射する治療法．白血病，悪性リンパ腫などの治療に用いられる．とくに，同種骨髄移植の術前に行うと，放射線により白血病細胞が死滅し，さらに免疫機能が荒廃するために拒絶反応が抑制され，移植した骨髄細胞が生着しやすくなる．なお，照射量，照射回数は，目的に応じて的確にコントロールされる．

全身所見 [systemic findings] 問診，視診，触診，打診，聴診，計測，検査などからみた身体の各器官の機能，形態的状態を総合して診断したもの．

全身性エリテマトーデス [systemic lupus erythematosus；SLE] 〈全身性紅斑性狼瘡〉若年の女性に好発する膠原病で，抗核抗体（抗DNA抗体や抗Sm抗体など）の自己抗体が産生され，抗原抗体反応による組織障害（Ⅱ型アレルギー）や免疫複合体が組織に沈着することにより（Ⅲ型アレルギー），皮膚，関節，中枢神経系など多臓器が侵される慢性の炎症性疾患．白血球減少，血小板減少，高グロブリン血症などの一般検査所見のほか，抗核抗体，抗DNA抗体，血清補体価などの免疫学的検査が活動性の指標となる．症状として発熱，顔面蝶形紅斑，レイノー現象，心外膜炎（漿膜炎），関節炎のほか，腎障害（ループス腎炎），中枢神経障害などがみられる．治療は副腎皮質ステロイド薬，免疫抑制薬が有効であるが，腎炎，神経障害，血小板減少症，肺高血圧症は治療に抵抗する場合も多い．厚生労働省指定の特定疾患に含まれる．→エリテマトーデス

全身性炎症反応症候群 [systemic inflammatory response syndrome；SIRS] 感染の有無を問わず，侵襲に対する生体防御反応の過程で，以下の4項目のうち，2項目以上が該当するとき本症候群と診断する．①体温＞38℃または＜36℃，②心拍数＞90/分，③呼吸数＞20/分またはPaco₂＜32 mmHg (Torr)，④末梢白血球数＞12,000/mm³または＜4,000/mm³，あるいは未熟顆粒球(band)＞10％．これらの基礎的徴候の該当項目数の増加（3～4項目）や持続期間（3日間以上）に対応して，臓器不全の合併症や死亡率が上昇する．感染症では敗血症性ショック(septic shock)の前段階として注意されなければならない．

全身性紅斑性狼瘡 [systemic lupus erythematosus] ⇨全身性(ぜんしんせい)エリテ

マトーデス

漸進的筋リラクセーション [progressive muscle relaxation；PMR]　米国の神経生理学者エドモンド・ジェイコブソン（Edmund Jacobson, 1888～1983）により開発された行動療法の1つ．腹式呼吸，筋群の緊張と弛緩（深い筋のリラクセーション）を組み合わせて行うリラクセーション法．不安やストレス緩和に有効とされ，漸進的筋弛緩法ともいわれる．

全身麻酔〔法〕 [general anesthesia]　全身に作用し，麻酔，鎮静，筋弛緩作用を発現させる麻酔法で，①吸入麻酔薬，②静脈内麻酔薬，③筋弛緩薬が用いられる．①は，肺からのガスの吸入により，脳で麻酔作用を起こし，再び肺から排出されるもので，笑気（亜酸化窒素），ハロタン，エンフルラン，セボフルランなどが用いられる．②は，静脈内投与により，鎮静，睡眠作用をきたす薬物で，バルビタール薬，塩酸ケタミンなどが用いられる．③は，筋肉の弛緩を得るために用いられる薬物で，脱分極性（スキサメトニウム），非脱分極性（ベクロニウム）がある．→麻酔（ますい）

全身麻酔薬 [general anesthetics]　外科手術時の無痛法のうち意識喪失を伴うものを全身麻酔，意識喪失のないものを局所麻酔という．全身麻酔に用いられる薬物が全身麻酔薬であって，麻酔器を用いガスとして吸入させ肺胞を介して投与するものが吸入麻酔薬，静注で投与するものが静脈内麻酔薬である．吸入麻酔薬は常温で気体の笑気，液体のハロゲン化炭化水素類がある．静脈内麻酔薬は超短時間型バルビツール酸薬（チオペンタールナトリウム），フェノール類（プロポフォール），短時間作用の合成麻薬（フェンタニル）などが用いられ，手術室の空気を汚染しない利点がある．→ケタミン

潜水反射 [diving reflex]　⇨胎便吸引症候群（たいべんきゅういんしょうこうぐん）

全生存期間 [overall survival；OS]　臨床研究などにおいて評価項目に用いられる指標で，研究開始時点から死亡までの期間を指す．

尖足 [talipes equinus]　〈下垂足〉足関節が底屈位に固定された状態．長期間の臥床生活によるものや麻痺性，瘢痕性のものがある．予防法は，足底板やシーネ，フットボードを用いて足関節の基本肢位（0度）を保持する．同時に，1日1～2回の足関節の背屈運動を行う．→フットボード

喘息 [asthma]　喘鳴を伴う発作性の呼吸困難状態をいう．原因となる病態により，気管支喘息（bronchial asthma），心臓性喘息（cardiac asthma），尿毒症性喘息（uremic asthma），ヒステリー性喘息（histeric asthma）などがあるが，多くの場合気管支喘息を指す．気管支喘息は，気管支の攣縮，分泌亢進などがもたらす可逆性の呼気性呼吸困難状態で，主に種々のアレルゲンに対するアレルギー反応が原因で好酸球からの気管支収縮物質の放出が促されることで起こる．外因性アレルゲンによる外因性喘息と特別の外因性アレルゲンが特定されない内因性喘息がある．細菌感染が病状を増悪させることがある．心臓性喘息は就寝1～2時間後に発生することが多く，発作性夜間呼吸困難ともいい，心疾患とくに左心不全に伴う．尿毒症性喘息は尿毒症末期にみられるものであるが，尿毒症による心不全がその原因として考えられ，最近では心臓性喘息の1つの型に分類されている．強度の喘息発作ではチアノーゼがみられる．→心臓〔性〕喘息（しんぞうせいぜんそく）

喘息発作重積状態 [status asthmaticus]　種々の治療に反応しない喘息発作が続く状態．呼吸困難，痰の喀出困難が持続し，脱水に陥りやすくなり，症状は重篤化し，死亡することもある．

センター・オブ・エクセレンス [center of excellence；COE]　創造性豊かな，世界の最先端の学術研究を推進する卓越した研究拠点が語源で，先端的な医学の研究機関なども指して使われている．

センダイウイルス [Sendai virus]　⇨HVJウイルス

選択的腹腔動脈造影法 [selective celiac angiography；SCA]　〈腹腔動脈造影〉経皮的に大腿動脈から挿入したカテーテルの先端を大動脈の前面から分岐する腹腔動脈に挿入して造影する方法．起始部は腹腔動脈幹とよばれる．腹腔動脈は，そこからさらに右方へ向かう総肝動脈，左上方へ走行する左胃動脈，左方に走る脾動脈に分岐し，肝，胃・十二指腸，脾のほか膵にも栄養する．

先端巨大症 [acromegaly]　〈末端肥大症〉成長後，骨端線が閉鎖したにもかかわらず下垂体腫瘍より成長ホルモンが過剰に分泌されるため発症する．骨末端の過形成，四肢末端関節部や顔が過大になるほか，口唇，鼻なども肥厚し，特異な顔貌を呈する．また多汗，頭痛などの症状を自覚するほか糖尿病の合併も多い．治療は，腫瘍摘出のほか，放射線照射，成長ホルモン分泌抑制薬（ブロモクリプチン）の投与による．→下垂体性巨人症（かすいたいせいきょじんしょう）

前置胎盤 [placenta previa；PP]　胎盤の付着位置の異常．胎盤の一部または大部分が子宮下部に付着し，内子宮口に及ぶものをいう．内子宮口を覆う程度により，辺縁，一部，全体に分類される．超音波断層法により診断される例が大半である．妊娠後期に無痛性出血を起こすことがある（警告出血）．大量出血を起こすと母児の予後が不良となることもあるため，予防的治療や管理が必要である．分娩様式は，ほとんどの場合は帝王切開が選択される．

センチネルイベント [Sentinel events]　米国の医療施設合同認定機構（The Joint Commission on Accreditation of Healthcare Organization；JCAHO）にて定義されており，わが国では警鐘的事例とよばれる．医療機関で起きる事故のうち，「死もしくは重篤な肉体的・精神的な障害，またはそのリスクを含む予定外の出来事」を意味し，メディケーションエラー，手術部位取り違え，輸液管理ミスなどの医療事故以外に，入院患者の事故や暴行といった医療事故以外のものも含まれる．同機構ではセンチネルイベントアラート（警鐘的事例注意報）として，報告された事例のうち重要と思われる情報を開示し，原

因分析を加えるとともに再発防止策を提示している.

センチポワズ [centipoise; cP]　ミリパスカル秒(mPa 秒). ポワズ(P)は粘度の単位で, 国際単位(SI)表記ではパスカル秒が用いられる. ポワズとの換算式は1 Pa 秒=1 kg/m 秒=10 P となる. 食品類のおおよその粘度はマヨネーズで45,000 cP, ヨーグルトで5,000 cP, コーンポタージュスープで400 cP となる.

前柱(ぜんちゅう) [anterior column]　⇨前角(ぜんかく)

線虫類(せんちゅうるい) [nematode]　円筒形の細長い虫体をもつ線形動物で, 寄生性のものだけでも多くの種があり, 経口・経皮的に人体に侵入する. 回虫, 蟯虫, 鉤虫は腸管内に, アニサキスは胃腸内に, 有棘顎口虫は皮下組織に, 糸状虫はリンパ管内に, 住血吸虫は脳・脊髄に主に寄生し, それぞれ種々の障害をもたらす. →寄生虫(症)(きせいちゅう(しょう))

洗腸(せんちょう) [cleansing enema]　⇨腸洗浄(ちょうせんじょう)

前兆(ぜんちょう) [aura]　〈アウラ〉てんかん発作の直前にみられる症状をいう. 感覚器の異常, めまい, 顔面蒼白, 発汗, 不快, 恐怖などさまざまな症状が現れる.

穿通性潰瘍(せんつうせいかいよう) [penetrating ulcer]　胃・十二指腸潰瘍などの際に多くみられるもので, 潰瘍形成が漿膜にまで達して完全に孔のあいた状態となるが, 隣接臓器によって漿膜面が被覆されている場合に用いる呼称. 穿孔性潰瘍と異なり消化管内容の漏出はなく, 一般に腹膜炎は起こさない.

仙痛発作(せんつうほっさ) [paroxysmal colic]　胃, 腸, 胆嚢, 胆管, 膀胱, 子宮などの腹腔内管腔臓器を形成する平滑筋が物理的刺激や炎症などによって攣縮する結果生じた発作性の腹痛をいう. 結石による疼痛が代表的で, 痛みはキリキリする, 絞るような, あるいは刺すような, 引っぱられるような痛みとして自覚される. 一般に痛みの程度は激しく, 痛みによるショック症状を呈する場合もある. 症状は発作的な疼痛や周期的な反復性の痛み, ときに放散痛をみとめるなどさまざまである. 原因として結石が最も多く, 潰瘍の穿通, がん, 感染などによってもひき起こされる. 治療はアトロピン製剤やパパベリン薬などの平滑筋弛緩作用をもつ薬物や, モルヒネ製剤など鎮痛・鎮痙薬の投与で, 原疾患の治療を行う.

前庭(ぜんてい) [vestibule (of ear)]　内耳の骨迷路のうち, 蝸牛と骨半規管の間の部分. 前庭内側壁は内耳道底に接し, 篩(し)状板が縦に3つ並び前庭神経が通る. 外側壁は鼓室に接し, その間には前庭窓, 蝸牛窓が開いていて, おのおのアブミ骨底, 第2鼓膜がある. 後方には三半規管および前庭水管が開く. 前庭神経の支配を受け, 平衡覚をつかさどる. →前庭神経(ぜんていしんけい), 内耳(ないじ)

前庭機能検査(ぜんていきのうけんさ) [vestibular function test]　⇨平衡機能検査(へいこうきのうけんさ)

前庭神経(ぜんていしんけい) [vestibular nerve]　第Ⅷ脳神経は蝸牛神経と前庭神経からなり, 聴神経または内耳神経と総称される. 前庭神経は平衡覚をつかさどり, 前・外側半規管, 卵形嚢を支配する上前庭神経と, 後半規管, 球形嚢を支配する下前庭神経からなる. 前庭神経の炎症により前庭神経炎が生じ, 聴神経腫瘍の多くが前庭神経から生じる. →蝸牛(かぎゅう)

前庭神経炎(ぜんていしんけいえん) [vestibular neuronitis]　回転性めまい, 悪心・嘔吐を起こす急性の疾患. 耳鳴, 難聴などの蝸牛症状は起こさないのが特徴. 感冒のあとに発症するなど, ウイルス感染が原因と考えられている. 予後は良好である.

先天異常(せんてんいじょう) [congenital anomaly]　出生前に発生原因がある形態的, 機能的異常の総称. 先天形態異常を先天奇形とよぶ. 先天機能異常には先天代謝異常, 神経・筋疾患, 内分泌疾患, 血液疾患, 免疫異常などがある. 原因から, 単一遺伝子病, 染色体異常症, 多因子遺伝病, 外因による先天異常に分類される.

先天奇形(せんてんきけい) [congenital malformation]　生下時すでにみとめられる肉眼的, 顕微鏡的, 構造的, 器質的異常などを先天奇形という. 多数の奇形を有し, 同症状を呈する独立した疾患を奇形症候群(malformation syndrome)とよぶことがあり, 発見者などの人名をつけたものなど多種多様である. 病因論的には, 遺伝的要因, 環境要因などによるもののほかに, この両者が複雑にからみ合っているものなどが考えられているが, 不明なものが多い. 主要因として遺伝子突然変異によるもの10%, 染色体異常によるもの1%, その他まれではあるが胎内環境異常によるものなどがあげられているが, 最も多いものは, いくつかの要因がからみ合った多因性のものである. →先天異常(せんてんいじょう)

先天股脱(せんてんこだつ) [congenital dislocation of the hip joint]　⇨先天性股関節脱臼(せんてんせいこかんせつだっきゅう)

先天性巨大結腸症(せんてんせいきょだいけっちょうしょう) [congenital megacolon]　⇨ヒルシュスプルング病

先天性筋緊張(筋強直)症(せんてんせいきんきんちょう(きんきょうちょく)しょう) [myotonia congenita, congenital myotony]　〈トムゼン病〉筋緊張症と筋肥大を主徴とする遺伝性の筋疾患で, 多くは幼少年期男子にみられる. 常染色体優性遺伝を示す. 四肢筋や顔面筋が侵され, 眼の開閉, 感情表現, 会話などに障害をきたし, 筋の緊張を解くのにも時間を要する. 非進行性で筋萎縮や腱反射の異常はみとめられず, 運動の反復によってしだいに寛解する. 精神興奮や, 寒冷刺激で増強する. 治療には塩酸キニン, 塩酸プロカインアミドなどが用いられる. 精神的刺激や寒冷刺激をさけ, 保温に注意する. 1876(明治9)年, トムゼン(Asmus Julius Thomsen, 1815～1896, デンマーク, 医師)によって初めて報告された. →筋強直性(きんきょうちょくせい)ジストロフィー

先天性筋性斜頸(せんてんせいきんせいしゃけい) [congenital myogenic torticollis, congenital myogenic wry neck]　胸鎖乳突筋が太く硬くなって短縮したため斜頸になった状態をいう. 患側の胸鎖乳突筋に硬い腫瘤を触れ, この筋の拘縮のために頭部が患側に傾き, 顔面は健側を向く. 斜頸が続くと頭部, 顔面の変形, 脊柱の側彎を生じる. 頭部の正面位保持に努め, 腫瘤の消失を待つ. 腫瘤は, 生後1か月ごろから

先天性甲状腺機能低下症 [congenital hypothyroidism]
⇨クレチン症

先天性[喉頭性]喘鳴 [congenital [laryngeal] stridor]
喉頭部の形成異常や喉頭部の軟弱(喉頭軟化症が最も多い)などによって生後より吸気性の喘鳴をきたすもの。呼吸はあまり障害されない。予後は一般に良好で、放置しておいても1歳半ごろまでには消失する。疾患によるものとの鑑別診断が必要である。症状の強いものは体位、授乳に注意する。

先天性股関節脱臼 [congenital dislocation of the hip joint ; CDH]
〈先天股脱〉 一側または両側の大腿骨頭が先天的に脱臼している状態をいい、女児に多い(図)。脱臼が分娩後に起こることもあり、発達性股関節脱臼ともいわれる。乳児期には股関節の開排制限があり、患側の下肢が短く、股関節運動時雑音が聴かれる。乳児期以後では歩行が遅れ、歩行時には弾性墜落性跛行やトレンデレンブルグ徴候(脱臼側下肢で片足起立させると反対側の骨盤が下降する)がみられる。X線では、大腿骨頭位置異常や臼蓋部の形成不全がみられる。治療は、非観血的には、リーメンビューゲル法、開排位持続牽引、ギプス固定を行うが、年長児の場合は臼蓋形成術や大腿骨切り術が行われる。早期に発見し治療することが大切である。

■図　先天性股関節脱臼

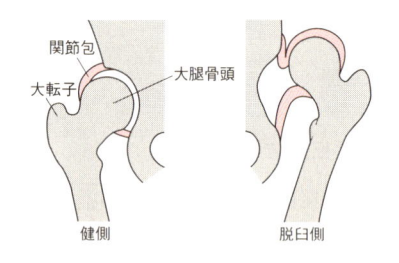

関節包　大腿骨頭
大転子

健側　脱臼側

先天性食道閉鎖[症] [congenital esophageal atresia]
食道が完全な閉鎖と離断を示す奇形で、Gross 分類により5つのタイプに分けられ、C型が最も多い。出生後、泡沫状唾液の流出、哺乳時チアノーゼ、呼吸困難を伴い、誤嚥や胃内容物の逆流により、重篤な肺炎を起こしやすい。カテーテルの食道盲端部での反転をX線で確認する。早急な手術を要する。

先天性心疾患 ▶ 大項目参照

先天性赤芽球癆 [cogenital pure red cell aplasia, cogenital hypoplastic anemia]
⇨ダイアモンドブラックファン貧血

先天性代謝異常 ▶ 大項目参照

[先天性]大動脈狭窄 [congenital aortic stenosis ; AS]
先天性に大動脈弁あるいは弁上部、弁下部の狭窄がみられるものをいう。狭窄が強い場合、進行性の場合もあり、十分な経過観察を行う。易疲労性、体動時胸痛、失神をきたすことがあり、突然死に至る場合もある。このため運動の制限が必要である。また、症状の重いものは外科手術を適用する。

先天性胆道拡張症
[congenital biliary dilatation ; CBD, congenital bile duct dilatation]　〔総胆管嚢腫、特発性総胆管拡張症〕　先天的に総胆管が円柱状あるいは嚢胞状に拡張した状態。年少の女子に多く、腹痛・黄疸(おうだん)をみとめ、腫瘤を触知する。診断には超音波検査が行われる。外科治療が必要である。

先天性トキソプラズマ症 [congenital toxoplasmosis]
妊娠中に胎児がトキソプラズマの感染を受け発症したもの。トキソプラズマは動物寄生の原虫でネコ、イヌなどの愛玩動物や食肉からヒトに感染する。大部分は不顕性感染であるが、抗体をもたない妊婦が感染すると胎児にトキソプラズマ症が生じる。妊娠初期の場合は流産、死産、脳障害、肝脾腫などがみられる。妊娠後期の場合は、出生後の急性症状として、リンパ節腫脹、肝脾腫がみられ、その後、網脈絡膜炎、脳内石灰化、精神運動発達障害などが現れる。

先天性内転足 [congenital pes adductus]
〈先天性中足内反症〉　先天性中足内反症と同義であり、足の形態異常の1つである。体内の発育異常や遺伝の関与が原因として考えられているが、定説はない。前足部が身体の中心に向かって内転位をとるが、先天性内反足のような足部の内反や尖足はみられず、足関節の可動域制限がないことが特徴である。症状として内旋歩行があり、単純X線で診断される。治療は、軽度であれば徒手矯正や装具療法を行い、高度であれば中足骨切り術を行う。

先天性内反足 [congenital clubfoot]
先天的に一側または両側の足に内反、内転、凹足、尖足さらに下腿内方捻転などの変形がみられるもの。踵が床面に向かず、足外縁と足背で立つのが特徴で、男児に多い。治療法としてギプス矯正、観血的手術法があるが、矯正位を保持する内反足用の装具や矯正靴を用いる。

先天性尿管狭窄 [congenital ureteral stenosis]
⇨腎盂尿管移行部狭窄[症](じんうにょうかんいこうぶきょうさく)

先天[性]梅毒 [congenital syphilis]
梅毒トレポネーマが経胎盤血行性に胎児に感染したものをいう。先天梅毒は発症時期によって胎児梅毒、乳児梅毒、晩発性先天梅毒の3つに分けられる。胎児梅毒は胎盤形成(妊娠4か月)以後に感染・発症し、多くは死産か早産となる。乳児梅毒は生後数週間で発症し、口角亀裂(パロー凹溝)、パロー仮性麻痺がみられる。晩発性先天梅毒は、7〜8歳から思春期にかけて発症し、ハッチンソン三主徴(ハッチンソン歯、実質性角膜炎、内耳性難聴)がみられる。Jonathan Hutchinson(1828〜1913, 英、外科). →乳児梅毒(にゅうじばいどく)

先天性白内障 [congenital cataract]
先天的に水晶体の混濁がみられる状態。一般に両眼が侵され、まれに進行する。また小眼球、虹彩炎、脈絡欠損などの眼の異常を伴い、斜視との合併も多い。視力障害がある場合とない場合とがあるが、重い視力障害がみとめられるものは水晶体吸引術を行い、適切な屈折矯正を行う必要がある。片眼性のものは予後不良である。原因として代謝異常をもつ常染色体遺伝、妊婦の風疹の罹患などが考えられる。

[先天性(乳児)]肥厚性幽門狭窄症 [congenital hypertrophic pyloric stenosis, infantile hypertrophic pyloric stenosis]
幽門部の筋層が輪状に肥厚し、内腔が狭くなるために起こる胃内容の通過障害。4：1で男児に多く、生後3週ころから嘔吐が出現し漸次回数が多くなり、授乳直後に噴水状の嘔吐がみられるようになる。食欲減退はみられないが、空腹でミルクを飲むと吐くということを繰り返し、便秘に傾き、尿量は減少し、体重増加不良や体重減少を呈する。胃液喪失により低Cl性アルカローシスと脱水症をきたす。幽門部腫瘤を触知、X線、超音波で検査する。治療は輸液管理で脱水と低Cl性アルカローシスの補正を行ったあと、粘膜外幽門筋切開術(ラムステット)を行うか、硫酸アトロピン(0.1％)を食前に投与するアトロピン療法を行う。

先天性表皮水疱症 [epidermolysis bullosa hereditaria]
皮膚を構成する蛋白質をコードしている遺伝子の異常によって皮膚の接合が脆弱になり、外力により水疱が形成される疾患である。単純型・接合部型・栄養障害型に分類される。浅部で蛋白質が障害されると表皮内水疱となり、瘢痕を残さずに治癒する(単純型)。深部で皮膚がくずれるとびらんや潰瘍を形成後に瘢痕を残す(接合部型、栄養障害型)。正確には接合部型および栄養障害型は表皮真皮境界部に水疱を形成する疾患であるため、表皮水疱症の名称は必ずしも適当でないが、慣習的にこれらも表皮水疱症とよばれている。瘢痕がんの発症や全身状態の悪化により死亡する場合がある。根本的治療は現時点では確立されていない。摩擦や圧迫などの刺激をさけて、水疱には保護的にアズレン軟膏、白色ワセリン、プラスチベースなどをリント布に厚めに伸ばして貼る。びらんや潰瘍ができたら、上記軟膏のほか抗菌薬軟膏などを塗布する。瘢痕がんの発症には直ちに手術適応となる。厚生労働省指定の特定疾患に含まれる。

先天性風疹症候群 [congenital rubella syndrome；CRS]
妊娠初期に風疹にかかると、胎盤を通して胎児が風疹ウイルスに侵され、主として心奇形、白内障、聴力障害のほか、紫斑病、肝脾腫、知能障害、小頭症、斜視、角膜混濁、骨石灰沈着障害などの異常をいくつか合併して出生する。妊娠1か月の間で母親が感染すると約90％の高率で先天奇形が発生し、妊娠3か月以内に感染した母親では10～60％に障害児が生まれるとされる。妊娠3か月以降に感染した場合は、ほとんど障害されない。

先天性ミオパチー [congenital myopathy]
筋肉の先天性発育不全、筋力低下、筋緊張の低下を主症状とする非進行性の筋疾患である。ネマリンミオパチー(筋線維内の桿状物質)やセントラルコア病(筋線維内のミトコンドリア欠損)などでは、新生児期から体動の減弱、哺乳困難、筋緊張低下、運動機能の発育が遅れ処女歩行が遅延する。重症型では、呼吸障害や嚥下障害をきたし死亡する例もある。

先天性無γ-グロブリン血症 [congenital agammaglobulinemia]
X染色体の劣性遺伝性疾患で、免疫グロブリンのレベルが、B細胞系の分化が阻害されることにより著減するもの。細菌感染症にきわめて罹患しやすい。治療はγ-グロブリン補充療法と、病原菌除去の目的で抗菌薬の投与などを行う。

先天性免疫不全症候群 [congenital immunodeficiency syndrome；CIDS]
⇨原発性免疫不全症(げんぱつせいめんえきふぜんしょう)

尖度 [kurtosis]
分布が正規分布からどの程度逸脱しているかをみる統計量の1つ。分布の山の尖り方の差異を示す指標。正規分布では尖度 $\kappa=3$ となっている。→正規分布(せいきぶんぷ)、歪度(わいど)

蠕動 [peristalsis]
消化管において、輪状筋と縦走筋の収縮運動の協調によって起こる波状の連続運動をいう。内容物を口側から肛門側へ移送し、また混和する働きがある。なお、口側へ向かう同様の運動を逆蠕動という。

前頭洞 [frontal sinus]
頭蓋骨の形成する空胞で、鼻腔上方に位置する副鼻腔の1つ。上顎洞、前篩骨洞とともに中鼻道に開いている。

前投薬 [premedication]
〈前麻酔、麻酔前投薬〉麻酔前に生体反射の抑制、不安の除去、麻酔薬の量の減少、疼痛閾値の上昇を目的にして用いられる各種薬物で、副交感神経抑制薬(唾液、分泌物の抑制や、迷走神経反射の予防)、鎮痛薬(モルヒネ、ペンタゾシン)、鎮静薬(ジアゼパム)、催眠薬(ニトラゼパム)などがある。→麻酔(ますい)

前頭葉 [frontal lobe；FL]
大脳半球の中心溝と外側溝の前上方に位置する部分をいう。大脳半球の表面に多くの溝があり、溝に囲まれた部分を大脳回というが、中心溝と前方の中心前溝の間は運動領であり中心前回とよばれる。ヒトにおける前頭葉の発達は著しく、高等な精神作用を営む重要な部位である。→大脳(だいのう)

前頭葉症候群 [frontal lobe syndrome]
外傷や血管性病変、変性疾患など、器質疾患により前頭葉が損傷され生じる症候群。発動性が欠乏し自発的な動きが減少する。感情の反応性の減退や浅薄化をみとめる。一方で、高揚し、ふざけたりだじゃれをいい戯的となるモリアとよばれる状態が出現する。人格の変化を生じ、ときとして反社会的行為がみとめられる。

前頭葉切截術 [prefrontal lobotomy]
⇨ロボトミー

全日本断酒連盟 明治時代からの禁酒運動を結集し、元患者であった松村春繁(1905～1970)が初代会長となって、酒害者とその家族の救済を目的に1963(昭和38)年に結成した酒害者の自助組織。酒害者の自助グループである断酒会や家族会の結成促進、出版啓蒙活動、行政や医療との連携など広く活動している。アルコーホリクス・アノニマス(AA)に影響されているが、組織化、非匿名性、会費制によって運営するなど、より日本的な性格がある。2007(平成19)年に結成大会日を記念し、11月10日を「断酒宣言の日」と制定した。→アルコーホリクス・アノニマス

専任リスクマネジャー [full-time risk manager] 院内での医療安全を推進するうえで中心的な役割を担う医療安全管理者(リスクマネジャー)を指す。本職の基準は、医師、歯科医師、薬剤師、看護師の有資格者であり、医療安全に関する必要な知識を有し、当該病院の医療安全管理室などの部門に属し、医療安全委員会の構成員であることとされている。2003(平成15)年の医療法施行規則改正を受け、医療安全管理体制確保の観点から、特定機能病院に対して設置が義務づけられた。臨床研修指定病院は専任者を置く義務は負っていない。

腺熱 [glandular fever] ⇒伝染性[核]球[増加]症(でんせんせいたんかくきゅうぞうかしょう)

前負荷 [preload] 心筋の収縮率は心筋固有の収縮力のほかに前負荷、後負荷で変動する。前負荷は心室に流入する静脈還流量であり、物理的には心臓収縮直前の心筋線維の張力である。前負荷は拡張終期心容積で近似される。前負荷が増えると心1回拍出量が増す。これをフランク-スターリング(Frank-Starling)の法則という。→後負荷(こうふか)

潜伏期 [incubation period] 生体内に病原体が侵入し、その病原体に特有な症状を発現するまでの期間。潜伏期間は病原体の種類により一定の特徴があるが、そのほか宿主の抵抗力や感染部位によっても左右される。

潜伏睾丸 [cryptorchism] ⇒停留精巣(ていりゅうせいそう)

前部子宮帯 [vesicouterine ligament] ⇒膀胱子宮靱帯(ぼうこうしきゅうじんたい)

前部尿道 [anterior urethra] 膀胱の出口から外尿口までの尿の通路が尿道である。この尿道は前立腺を貫く前立腺部尿道と、泌尿生殖隔膜を貫く膜様部尿道および陰茎部尿道に区別する。陰茎部尿道は膜様部尿道から続く球部尿道と振子部尿道に区別され、この部分を前尿道とよぶ。→泌尿器(ひにょうき)・[男性]生殖器系(だんせいせいしょくきけい)

前麻酔 [premedication] ⇒前投薬(ぜんとうやく)

喘鳴 [stridor] 〈狭窄音〉気道分泌物の貯留や気道粘膜の浮腫・膨化などが原因で狭窄した気道を空気が通過する際に発するゼイゼイ、ヒューヒューという音。気管支喘息でよく聴取

される。

せん(譫)妄 [delirium] 〈急性錯乱状態〉意識障害の1つ。幻視、幻聴、強い不安などがあり、感情が激しく動揺しやすい特徴がある。薬物中毒、アルコール依存症(振戦せん妄)、脳動脈硬化症や認知症(老人性せん妄)などにみられる。→意識変容(いしきへんよう)、職業(しょくぎょう)せん(譫)妄、振戦(しんせん)せん(譫)妄

線毛 [pilli] 多くの細菌、とくにグラム陰性菌の菌体表面に存在し、鞭毛より細く、短く、まっすぐな突起物。接合線毛(性線毛)とその他の線毛(付着線毛)に分けられる。接合線毛を介して相手の菌に自分のプラスミドを移行させることができる。付着線毛は動物細胞表面に付着できる機能を有し、細菌の感染成立に重要な役割を果たす。

泉門 [fontanelle, fontanel] 頭蓋骨の接合部に生じた間隙。新生児や乳児の頭蓋の扁平骨は接合部が骨化せず強靱な結合組織膜によって連結されている。とくに2つ以上の骨が合わさる部分での縫合は広く泉門とよばれ、次の6か所に存在する。①大泉門：頭頂骨と前頭骨との間隙で生後1年半ころまでには閉鎖、②小泉門：頭頂骨と後頭骨との間隙で生後2～3か月で閉鎖、③④前側頭泉門(両側)：頭頂骨、蝶形骨、前頭骨、側頭骨に囲まれた部分で生後2～3か月で閉鎖、⑤⑥後側頭泉門(両側)：頭頂骨、後頭骨、側頭骨で囲まれた部分で生後1年までに閉鎖。泉門により産児の頭部が細長く変形し、分娩が容易になる。

専門看護師 [certified nurse specialist ; CNS] 〈clinical nurse specialist ; CNS(米国での呼称)〉専門看護師とは、「ある特定の専門看護分野において卓越した看護実践能力を有することが認められた者(日本看護協会専門看護師規則第3条)」で「複雑で困難な問題をもつ個人・家族や集団に対して、水準の高い看護ケアを効率よく提供すること(日本看護協会専門看護師規則第1条)」ために日本看護協会で認定する制度である。2007(平成19)年現在、がん看護、慢性疾患看護、母性看護、小児看護、老人看護、精神看護、家族看護、感染症看護、地域看護、急性・重症者看護の10分野で教育課程が認定されている。がん看護、精神看護、地域看護、老人看護、小児看護、母性看護、慢性疾患看護、急性・重症者看護、感染症看護の9つの分野が専門看護師の特定対象となっている。専門看護師になるためには、保健師、助産師、看護師のいずれかの免許取得者で、看護系大学院修士課程修了者で日本看護系大学協議会が定める専門分野の専門看護師カリキュラム総計26単位以上を取得していること。実務経験が通算5年以上で、そのうち3年間以上は特定の専門看護分野の経験、このうち1年は修士課程修了後の実務経験であること。また、資格は5年ごとに更新しなければならない。日本看護協会の専門看護師、認定看護師のほかに、日本糖尿病学会でも糖尿病療養指導士の資格制度を設けるなど現在の看護界の趨勢として、専門性と実践能力の高い職業人の育成が重要視されてきている。

専門職看護 [professional nursing] 看護は、人々の健康の保持増進、疾病の予防、健康回復という健康の段階上の問題を解決することを

目的とする．そのためには看護に関する十分な知識と実践能力をもつ有資格者が行うことが望ましい．現在わが国では，保健助産師看護師法が制定されており，専門家として看護職にあるものが保健，医療に重要な役割を果たしている．専門職として社会的ニードの多様化，高度化する保健医療に対応していくためには，さらに看護の専門家としての能力の向上と職業的地位の確立が必要となる．そのため，看護教育制度の見直しなどが考えられている．

線溶現象 [fibrinolysis]
⇨線維素溶解現象(せんいそようかいげんしょう)

腺様増殖症 [adenoid hypertrophy, adenoid vegetation]
⇨アデノイド増殖症

線溶療法 [fibrinolytic therapy]
⇨血栓溶解療法(けっせんようかいりょうほう)

前立腺 [prostate]
男性の膀胱底下部に接し，後部尿道を取り囲む栗の実のような形をした分泌臓器．円柱上皮からなる複合管状腺．ここから分泌される前立腺液は精液の20%を占め，精嚢腺からの分泌物に混入して精子を保護・活性化する．

前立腺炎 [prostatitis]
前立腺の炎症で急性と慢性に大別される．急性前立腺炎は主に経尿道的細菌感染によるものであるが，まれにリンパ行性・血行性感染によっても起こる．発熱，会陰・直腸部の疼痛，排尿障害，腰痛などが出現する．前立腺は柔しく，直腸診で圧迫すると膿汁が排出される．慢性のものは急性前立腺炎が遷延化したもので，発熱以外の症状は持続し，多くは治療に抵抗性である．

前立腺がん [prostatic cancer；PC]
前立腺にみられるがん腫．高齢者に多く，そのほとんどは腺がんであり，ときに扁平上皮がん，移行上皮がんがある．頻尿，排尿困難，尿閉などの症状を呈し，血清酸ホスファターゼや前立腺特異抗原(腫瘍マーカー)の上昇をみとめる．進行すると血行性・リンパ行性に骨転移し，骨盤や腰仙椎の疼痛，神経痛などがみられる．治療として前立腺摘除術，精巣摘除術，女性ホルモンの投与，放射線照射が行われる．

前立腺結核 [tuberculosis of prostate]
〈結核性前立腺炎〉前立腺にみられる結核性病変．前立腺のみの病変はまれで，通常ほかの尿路系の結核病変と合併する．主症状は頻尿，尿混濁，血尿で，前立腺結石，前立腺がんとの鑑別が重要である．抗結核療法を行う．

前立腺結石 [prostatic calculus]
前立腺の導管内に発生した結石．リン酸カルシウムによるものが多い．通常，2 mm以内の大きさのものが多発する．結石が大きいと尿意促進，排尿痛などを起こすが，無症状のことも多い．

前立腺性酸性ホスファターゼ
[prostatic acid phosphatase；PAP]
前立腺由来の酸性ホスファターゼは，従来前立腺がんの腫瘍マーカーとして一般的に使用されてきたが，最近では前立腺特異抗原[prostate specific antigen；PSA]が取って代わり臨床病期分類における有用性は疑問視されてきている．現在前立腺に限局していると考えられる症例で，酵素法により測定した値が異常値を示す患者群で，比較的短時間でがんの進展をみとめ予後不良であることが報告され，その判定での意義が強調されている．

前立腺全摘出術 [total prostatectomy]
前立腺がんなど，前立腺の悪性腫瘍に対する施術で，被膜，精嚢とともに前立腺をすべて摘除する方法である．病変が前立腺内に限局している場合に，最もよい適応となる．郭清術はリンパ節の郭清術も行う．術式は，恥骨後式と会陰式が多く行われている．前立腺をすべて摘除する際に尿道外括約筋を損傷することがあり，それにより術後合併症として尿失禁や性機能障害が起こる可能性がある．

前立腺特異抗原 [prostate specific antigen；PSA]
PSAとは前立腺の上皮細胞および尿道の周囲にある腺細胞より産生される蛋白で，本来の生理的役割は精液を液状化する働きをもっている．PSAは本来前立腺を有する男性ではある程度のレベルで血中に存在し，一般的には年齢とともに徐々に高い値を示すのが普通である．また前立腺の大きさと相関し前立腺の肥大がはじまる50歳を境にその正常値も異なる．通常，若年者における正常値は2 ng/mL以下で50歳以上の正常値は4 ng/mL以下と考えられている．PSAは前立腺がんのきわめて有用な腫瘍マーカーで，血清PSA値が上昇するにつれ，前立腺がんの発見率も高くなる．しかし，急性前立腺炎，良性前立腺肥大症においても異常値がみとめられ，また前立腺を直腸から触診あるいは尿道からカテーテルを挿入するなど，直接に前立腺に機械的刺激を与えた状態や射精後で異常値を呈することがある．

前立腺肥大症 [prostatic hypertrophy；PH]
前立腺組織が増殖・肥大し，多発性の線維腺様の結節を形成している状態．加齢とともに頻度が増加する．後部尿道，膀胱が刺激，圧迫されるため初期症状として夜間頻尿，排尿困難がみられる．しだいに残尿がみとめられるようになり，さらに進行すると尿閉や溢流による尿失禁がみられる．ホルモン療法，手術療法が行われる．前立腺がんが発症してくることがあるので注意を要する．

前立腺マッサージ [prostatic massage]
挿入した手指により直腸壁から前立腺を物理的に刺激すること．外尿道口から分泌液を採取して分泌液の性状から前立腺疾患の診断を行う．慢性前立腺炎では，血行促進による治療効果を目的に行うこともある．しかし急性前立腺炎の場合は禁忌である．

線量限度 [dose limit]
1990(平成2)年の国際放射線防護委員会ICRP勧告に基づき，放射線被曝の制限値として設定された線量の限度を指す．その概要は，実効線量の限度が職業人に対し，50 mSv/年，5年間で100 mSv，一般公衆に対しては，1 mSv/年である．なおこの線量限度には，自然放射線による被曝と医療行為による被曝は含まれていない．

前彎症 [lordosis]
⇨脊柱前彎[症](せきちゅうぜんわんしょう)

そ

素因 [disposition]
⇨素質(そしつ)

創 [wound]
機械的外力によって起こる体組織の損傷または外傷で、組織の連続性の離断を伴う比較的深いもの。受傷機転、形状により、切創(鋭利な器具による、創縁の平滑なもの)、刺創(細くとがった器具によるもの)、銃創(火器から発射された弾丸などによるもの)、杙創(杭などの長く太いものによるもの)、咬創(動物などに嚙まれたもの)、裂創(組織の引き裂きを伴うもの)、穿通創(体腔に深く及ぶもの)、穿孔創(創の入口と出口を伴うもの)、開放創(損傷を受けた組織が露出されているもの)などの名称がある。

躁うつ(鬱)病 ▶ 大項目参照

造影剤 [contrast medium]
〈X線造影剤〉 X線検査は目的となる器官(臓器)と他の身体構成物質とのX線吸収差を利用して目的の器官を描出するものであるが、そのコントラストを鮮明にする目的で臓器内またはその周囲に注入されるのが造影剤である。X線吸収の大きいものを陽性造影剤(硫酸バリウム、ヨード化合物)、X線吸収の小さいものを陰性造影剤(空気など)という。CT、MRI用の造影剤も種々開発されている。→水溶性造影剤(すいようせいぞうえいざい)

相関 [correlation]
一般には、相互に関連し合い、一定の規則性をもって同時に変化していく関係をいう。たとえば、1組の変化する値があって、一方の値が変わるにしたがって他方の値も変わるという場合に、相関があるという。相関には正の相関と負の相関がある。関係がみられないものを無相関という。

相関係数 [correlation coefficient]
計量データである2変数間の関係の強さを測る物差し。とくに直線的関連性の強さを表すもの。通常は、ピアソンの積率相関係数のことを指す。→相関(そうかん)、ピアソンの積率相関係数

臓器移植 [transplantation, organ transplantation]
⇨移植(いしょく)

臓器移植法 [Organ Transplant Law]
臓器の移植についての基本的理念を定め、移植のための臓器の摘出や臓器売買の禁止などを規定した法律[臓器の移植に関する法律、1997(平成9)年6月成立]。本法では、臓器移植およびそのための脳死判定について本人の文書による意思表示があり、かつ家族が拒まない場合に限って医師は脳死判定を行うことができ、死体(脳死した者の身体を含む)から臓器の摘出および移植を行うことができるとしている。なお、本法成立に伴い「角膜及び腎臓の移植に関する法律」は廃止された。→移植(いしょく)

早期がん [early carcinoma]
〈初期がん〉 一般に、進行がんや末期がんに対して、発生後まもない進行の度合いのきわめて小さいがんをいう。早期がんの定義は発生部位やがんの種類により異なるが、形態学上上皮内がん、非浸潤がん、早期浸潤がんに分けられる。上皮内がんはがん細胞が上皮内にとどまり基底膜への影響のないもの、非浸潤がんは発生部位から周囲への浸潤・拡大がみられないもの、早期浸潤がんはがん浸潤の深さが粘膜下層にとどまるものをいう。早期胃がんはがんが粘膜層および粘膜下層にとどまるものと消化器内視鏡学会で定義されている。→がん(癌)

早期興奮症候群 [preexcitation syndrome]
本来の房室伝導経路とは別に、心房と心室間に副伝導路とよばれる「バイパス=抜け道」が存在することがある。副伝導路が存在すると、心房からの興奮は房室結節を介さずにバイパスを通って心室に早く伝わり、興奮させることになる。この副伝導路を有する疾患を早期興奮症候群とよぶ。最も代表的なものが副伝導路であるKent束を有し、心電図波形において通常のQRSの前に特徴的なゆるやかな振れ(δ波)を呈するWPW症候群である。

早期退院支援 [early supported discharge ; ESD]
退院困難と予測された高齢者あるいは脳卒中などで入院中の患者を早期退院させ、適切なリハビリテーションなどが継続して行えるように支援していくこと。入院期間の短縮にもかかわらず、死亡率や機能回復には影響を与えず、医療コストの低減と患者のQOL向上に結びつけることができるとの研究結果から注目されている。退院後の社会資源あるいは在宅支援のサービス提供体制の整備が必須であることはいうまでもない。→リハビリテーション

臓器提供意思表示カード [donor card]
〈ドナーカード〉 臓器提供の意思を表すカード。ドナーカードともよばれる(図)。1997(平成9)年「臓器の移植に関する法律」では、脳死体からの臓器提供の必要事項として、①書面による生前の意思表示

■図 臓器提供意思表示カード・記入面

（該当する 1．2．3．の番号を○で囲んだ上で提供したい臓器を○で囲んで下さい）
1. 私は、脳死の判定に従い、脳死後、移植の為に○で囲んだ臓器を提供します。（×をつけた臓器は提供しません）
   心臓・肺・肝臓・腎臓・膵臓・小腸・眼球・その他（　　　）
2. 私は、心臓が停止した死後、移植の為に○で囲んだ臓器を提供します。（×をつけた臓器は提供しません）
   腎臓・膵臓・眼球・その他（　　　）
3. 私は、臓器を提供しません。

署名年月日：　　　　　年　　月　　日
本人署名（自筆）：
家族署名（自筆）：
（可能であれば、この意思表示カードをもっていることを知っている家族か、そのことの確認の為に署名して下さい。）

と、②家族の承諾が定められている．書面に示されていなくとも本人の生前の意思と家族の承諾だけで臓器提供できる欧米諸国に比べて，わが国では書面による意思表示を必要としていることが特徴的である．→移植(いしょく)コーディネーター，日本臓器移植(にほんぞうきいしょく)ネットワーク

臓器提供施設 臓器移植法に基づき，脳死者からの臓器提供が認められている施設．「臓器の移植に関する法律」の運用に関する指針(ガイドライン)で当面いくつかの条件を満たす施設に限定する，とされている．大学付属病院・救命救急センターなどを中心に，2006(平成18)年4月の段階で施設名を公表している施設は294か所である．→移植(いしょく)

早期発見 [early detection] 疾患の進展を防止し，治療効果を高めるために，集団検診・定期検診などによって早期に異常を発見することをいう．がんなど初期に自覚症状の乏しい疾患や，早期に治療しないと成長発達に障害をきたす先天異常などの場合はとくに重要である．

双球菌 [diplococcus] 肺炎球菌，淋菌，髄膜炎菌などのように，2個の球菌が対をなして配列する菌の総称．通常用いられる培地では発育・増殖はみられず，ブドウ糖を含んだ培地で培養される．

早期離床 [early rising] 安静臥床の時期を最短にし，早くから離床行動を拡大していくこと．手術後の呼吸器合併症や消化機能低下，また下肢の筋力低下の予防などにつながる．時期は疾患や病状，手術によって異なる．

装具 [appliance, brace, orthosis] 装具は，「四肢，体幹の機能障害の軽減を目的として使用する補助器具」と定義され，骨格筋系を四肢，体幹の外部から支えることにより，機能障害の治療法の1つとして古くから用いられてきた．最近では，リハビリテーション医学の普及とともに，熱可塑性プラスチック材などの新しい素材の登場と併せて，バイオメカニクス理論に基づいてデザインされた装具が盛んに開発されてきている．装具はその使用部位により，上肢装具，体幹装具，下肢装具，靴型装具に，また治療目的により医療用装具，医療用仮装具，更生用装具に，さらにその使用目的により，固定，支持，矯正，免荷，歩行，立位保持，牽引などに分類される．装具の主な材料としては，ポリプロピレンなどのプラスチックやアルミニウム，ステンレスなどの金属，古くは皮革，布などが用いられている．上肢装具には静的装具と動的装具があるが，前者は主に固定や安静，変形の防止(コックアップ・スプリントなど)や矯正のために，後者は機能障害，とくに筋力の不均等の補助(フレクサーヒンジ・スプリントなど)，変形の矯正のために用いられる．下肢装具は，変形の予防，矯正および病的組織の保護，免荷(PTB装具)，機能の代償および補助(片麻痺患者に対する短下肢装具など)を目的に用いられる．体幹装具は変形の防止および矯正(側彎装具)，体重の支持および体幹を保持し疼痛を除去する(コルセットなど)ことなどを目的に用いられる．靴型装具は変形の矯正および疼痛除去のための圧力分散などを目的として用いられている．

双頸子宮 [uterus bicollis] ⇨子宮奇形(しきゅうきけい)

象牙質化 [eburnation] 〈象牙化〉変形性関節症などでは，力学的負荷による摩擦の大きい関節軟骨は，線維攣縮を起こし摩耗する．関節軟骨の損耗により，軟骨下骨層への衝撃が軟骨下骨層の肥大・硬化を起こす．末期では関節軟骨が消失し，骨下の肥厚・緻密化した骨が露呈，研磨され肉眼的に象牙様となることをいう．

造血 [hematopoiesis, hemopoiesis] 骨髄の幹細胞，すなわち幼若な芽球が成熟して血流中に遊出する血液細胞の生成過程をいう．赤血球，白血球，血小板がつくられる．リンパ球がリンパ組織で生成される過程も造血として扱う場合がある．特殊なものとして，白血病，骨髄線維症などにおいて脾や肝での髄外造血が行われる．

造血幹細胞 [hemopoietic stem cell] ⇨幹細胞(かんさいぼう)

造血幹細胞移植 [hematopoietic stem cell transplantation；HSCT] 白血病などの血液疾患に対する治療法の1つで，①骨髄移植(ヒト白血球型抗原であるHLA型適合の提供者から骨髄液を採取し，移植)，②臍帯血移植(へその緒と胎盤の血液から細胞を取り出し，移植)，③末梢血幹細胞移植(薬物で血液中の幹細胞を増やしたのち，静脈採血をして移植)の方法がある(表)．→骨髄移植(こつずいいしょく)，臍帯血採血(さいたいけつさいけつ)

■表 造血幹細胞移植の種類

幹細胞	ドナー	移植
骨髄	一卵性双生児 HLA一致血縁者 HLA一致非血縁者 自己	同系骨髄移植 同種骨髄移植 非血縁者間同種骨髄移植 自家骨髄移植
臍帯血	HLA一致血縁者 HLA一致非血縁者	血縁者間臍帯血幹細胞移植 非血縁者間臍帯血幹細胞移植
末梢血	HLA一致血縁者 HLA一致非血縁者 自己	同種末梢血幹細胞移植 非血縁者間末梢血幹細胞移植 自家末梢血幹細胞移植

造血機能検査 [test of myelopoietic function] 骨髄における血液生成能を調べる検査．最も簡単な方法として赤血球数と網赤血球数が基準値を維持しているかどうか調べる方法がある．ほかに，骨髄穿刺標本での幹細胞数計測，放射性鉄による鉄回転検査，骨髄検査，骨髄シンチグラムなどがある．

造血機能障害 [blood dyscrasia] 種々の原因により骨髄の造血能に障害をきたし，赤血球系，白血球系，血小板系のいずれか，あるいはすべてにおいて生成が阻害された状態．白血球減少症，再生不良性貧血，血小板減少性紫斑病などの病態をとる．ウイルス感染，アレルギー，放射線被曝などによって起こることもあるが，重要なのは，抗がん薬，スルホンアミド類，ク

ロラムフェニコールなど薬物の有害作用(副作用)によるもので，各疾患と原因となる薬物との関係が詳しく調べられている．

造血組織（ぞうけつそしき）［hematopoietic tissue］
成人の造血機能組織は骨髄である．胎児期は卵黄嚢，肝，脾，骨髄で造血され，成熟とともにしだいに骨髄が主になってくる．骨髄に何らかの造血障害をきたすと，代替機能として脾，肝などによる髄外造血が行われる．

双合回転術（そうごうかいてんじゅつ）［bimanual version］
〈ブラックストン-ヒックス回転術〉 急速娩（すいべん）の必要が生じ，子宮口が2横指径に開大したときに内診指，外手をもって児を回転させ不全足位(足部が先進するもののうち片足のみのもの)とする方法．横位，臍帯脱出，前置胎盤などの際にこころみられていたが，最近は行われることはまれである．

総合看護（そうごうかんご）［comprehensive nursing care］
健康の管理から社会復帰に至るまでの一連の活動を，包括看護または総合保健医療とよぶが，このような医療のなかで行われる健康の維持・増進，疾病の予防・管理，リハビリテーションなどの一連の身体的・精神的ケアをはじめとする経済面・社会面などを含むあらゆる面への指導・援助を総合看護という．看護活動は，人間の健康のあらゆるレベルにおいて始まり，看護者と患者との全人的なかかわりを維持しながら，計画的に実践される．看護者は，エビデンスに基づいた，確実な看護技術と細心の注意をもって看護に臨むことを常に基本とする．看護ケアには，医師の指示による診療上の業務のほか，患者の保護や，励まして闘病を続けられるように勇気づける精神面の援助，また患者自身で自己管理できるように指導することなども含まれる．看護師は保健と衛生のよき相談相手でなければならず，社会復帰後も必要に応じて，継続的な働きかけを行うものである．→継続看護（けいぞくかんご），保健医療福祉（ほけんいりょうふくし）

双合診（そうごうしん）［bimanual examination］
一般に内診といわれるもので，婦人科診察法の主体をなす．一方の手の示指と中指を腟内深く挿入し，もう片方の手を腹壁上から骨盤腔，腹腔内に圧入させ，内外両手を呼応させて，子宮を中心とした内性器および骨盤内諸臓器の状態を触診する方法．

相互作用(看護の)（そうごさよう）［interaction］
米国の社会学者のミード(George Herbert Mead，1863～1931)によると，人間は自分自身を知覚，認識し，自分自身とコミュニケートする．自分自身との相互作用を続けることによって，実際に出会った出来事の意味を解釈し，それに基づいて行為するのである．また，人と人との社会的相互作用(social interaction)においては，相手の行為や言動の意味を確定し，自分の行おうとしている行為を伝達するといった働きかけが双方から繰り返される．つまり，行為のもととなる意味は，相手や自分自身との相互作用の文脈から生じる．こうした考え方は，象徴的相互作用理論と命名され発展していった．米国の看護理論家リール・シスカ(Joan Riehl-Sisca)は，この象徴的相互作用理論から看護モデルを発展させた．リール・シスカは，コミュニケーションへの応答は，言葉に付与された意味や言葉から洞察された内容に基づいているという．また，その意味や洞察

は，患者-看護者といった役割や病院などの場，生活経験などに関連しているので，プロセスレコードを活用することによって，相互作用を分析し治療的に用いることができると強調した．また，相互作用は，言葉では伝えられないであろう感情を，互いに相手のなかにかき立てる目に見えない無意識のコミュニケーションのなかでもひき起こされている．相互作用を理解する際は，この両者からみていく必要がある．

造語症（ぞうごしょう）［disposition］
⇨言語新作（げんごしんさく）

早産（そうざん）［premature delivery(labor)］
⇨流産（りゅうざん）・早産（そうざん）

総酸度（そうさんど）［total acidity］
胃から分泌される結合塩酸，遊離塩酸，有機酸，酸性リン酸塩など，酸性のものすべてを合わせていう．極度に酸度の高いものを過酸症，逆に低いものを低酸症，または遊離塩酸がみとめられない場合は無酸症という．

創傷（そうしょう）［injury wound］
生体に何らかの外力が加わった結果生じる組織損傷の総称．皮膚の連続性の離断を伴う開放性損傷と，伴わない非開放性損傷に分けられる．開放性損傷は感染が問題となり，非開放性の損傷では挫創による軟部組織圧の亢進から神経や循環の障害が問題となる．開放性損傷を創，連続性が保持された閉鎖性損傷を傷と区別した用い方もされる．

創床環境調整（そうしょうかんきょうちょうせい）［wound bed preparation ; WBP］
生体のもつ治癒力を促進するか，他の治癒因子の有効性を促進するための慢性創傷の管理法に関する概念．慢性創傷の治療遅延の要因を分析し，炎症細胞が活発に働くことで，組織再生から組織修復へと回復する急性創傷のレベルにひき上げ，治癒を促進するという考え方．

爪床再充血時間（そうしょうさいじゅうけつじかん）［capillary refilling test］
⇨ブランチテスト

相乗作用（そうじょうさよう）［potentiation］
⇨協(共)力作用（きょうりょくさよう）

巣症状（そうしょうじょう）［focal symptom］
⇨高次大脳皮質症候群（こうじだいのうひしつしょうこうぐん）

創傷治癒（そうしょうちゆ）［wound healing］
生体は創傷という損傷を受けると，その組織の修復のための反応，すなわち修復または再生が始まる．損傷組織の治癒過程は，血液血管系反応(炎症期)，細胞性反応(増殖期)，結合組織形成反応(成熟期)で構成される．これらは互いに重複する期間をもちながら，連続したプロセスをたどっている．創傷の治癒形式は創傷の性状により一次治癒と二次治癒と遷延一次治癒(三次治癒)に分けられる．一次治癒は外科手術に代表される切創のように，縫合などで創面が接近しており，感染がなく，皮下組織の欠損が少ない場合にみられる．前述のプロセスを経て治癒が進むが組織の修復・再生が最小ですむため，わずかな瘢痕を残すだけのもっとも理想的な治癒形式である．二次治癒は組織欠損や感染，壊死組織を伴う創にみられ，開放創のまま治療を進めることを指す．一次治癒に比較し，炎症期が長く治癒に要する時間も長い．欠損部を充填するための肉芽形成を経て上皮化が進む．瘢痕収縮が起こり，ケロイドの形成をみることもある．遷延一次治癒は，開放創として感染をコントロールしたのち，縫

増殖 [production]
⇨過形成(かけいせい)

増殖因子 [growth factor ; GF]
⇨発育因子(はついくいんし)

双生児 [twins]
⇨双胎〔児〕(そうたいじ)

相対暗点 [relative scotoma]
⇨絶対暗点(ぜったいあんてん)

双胎〔児〕 [twins]
〈ふたご,双生児〉 同じ胎内で一緒に発育し,同じ日に生まれた2人の子どもをいう.一卵性双生児と二卵性双生児に分けられる.一卵性は1個の卵子が受精後分裂してそれぞれが成育したもの.二卵性は2個の卵子が排卵され,それぞれが1個の精子と受精したもので,一卵性の双生児は同性であるが二卵性の場合半数が異性である.両者の区別は胎盤数,血液型,隔膜構造,形質差によって判断される.双生児の出生は,わが国ではおよそ分娩100回に1回の割合である.双胎により早産,妊娠高血圧症候群,羊水過多症,貧血,異常胎位などを起こす場合がある.

相対リスク [relative risk ; RR]
あるイベント発生について,対照群に対する介入群のリスクの比.→付録3参照

相対リスク減少 [relative risk reduction ; RRR]
あるイベント発生について,対照群と介入群のリスクの差を介入群のリスクで割った値(=1－相対リスク).→付録3参照

総胆管 [common bile duct ; CBD, choledochus]
肝から出る左右肝管の合流してできる総肝管と,胆嚢から出る胆嚢管が合流してできる管で,胆嚢管合流部より十二指腸までの部分をいう.総胆管は十二指腸上部後側を下って下行部後側で膵管と合流して膨大し,十二指腸乳頭に開口する.その開口部のオッディ括約筋によって胆汁の流出が調節される.また膵管と総胆管がそれぞれ別に開口している場合もある.→胆嚢管(たんのうかん)

総胆管拡張症 [common bile duct dilatation]
胆管が嚢胞状,紡錘状に拡張する疾患で多くは先天的で小児に発症するが,成人例もみられる.原因は膵胆管合流異常に伴う膵液の逆流による胆管壁の障害とされる.間欠的腹痛,閉塞性黄疸,腹部腫瘤などの症状を呈する.胆管がん,胆嚢がんを発症する危険もあるので外科療法として拡張胆管切除および胆管空腸吻合による胆道再建が必要である.

総胆管切開術 [choledochotomy]
胆石症のなかでも総胆管結石に対して用いられる手術方法である.近年は内視鏡的摘出術が主流になっているが,内視鏡の総胆管への挿入が困難な症例や,重度の胆嚢炎や胆管炎を併発している場合に用いられる.この術式が単独で用いられることは少なく,併せて胆嚢切除も行われる.また術後,胆汁排泄と胆管狭窄予防のために総胆管内にTチューブが挿入される.合併症として胆道からの術後出血,遺残結石,胆汁瘻がある.→胆石症(たんせきしょう)

総胆管造影法 [choledochography]
総胆管内に造影剤を注入し,X線撮影により総胆管の走行,狭窄,拡張,結合などを検査する方法.造影剤の注入は手術時に直接注入したり(術中総胆管造影法),十二指腸ファイバースコープにより逆行性に注入する方法がある.

総胆管嚢腫 [choledochal cyst]
⇨先天性胆道拡張症(せんてんせいたんどうかくちょうしょう)

総胆管閉塞〔症〕 [obstruction of common bile duct]
総胆管の閉塞.原因は小児の先天異常と,成人では胆石,胆管がん,膵頭部がんなどがある.上腹部痛,進行する黄疸,灰白色便をみとめる.

早朝高血圧 [early morning hypertension]
早朝に覚醒したときや起床時に血圧が上昇することをいう.夜間の血圧は低いが,早朝に急激に高くなるmorning surge型と,夜間の高い高血圧のまま早朝もその血圧が持続するnondipper型,あるいは持続型がある.覚醒や起床とともに交感神経活動が亢進するので,このことが関与していると考えられている.左室肥大などがある場合,早朝血圧上昇の程度が大きい.これは早朝に心筋梗塞の発症が多いことにも関与していると考えられる.

創痛 [wound pain]
外傷,あるいは手術や処置による組織損傷と,それに伴う炎症反応によって生じる創部の痛みをいう.術後痛の大きな原因であり,創の治癒とともに軽快する急性疼痛といえる.術後疼痛は,手術創の大きさや手術侵襲の程度によって一様ではないが,麻酔の覚醒とともに出現し,術後8～10時間が最も強く,普通3～4日で軽減消失する.

総鉄結合能 [total iron binding capacity ; TIBC]
血液中で鉄と結合し担送体となるトランスフェリンがどれだけの鉄と結合する能力があるかをいう.トランスフェリンの鉄結合余力を不飽和鉄結合(UIBC)とよび,TIBC=血清鉄+UIBCである.肝疾患などで低下,出血や鉄欠乏性貧血などでは上昇する.

相同染色体 [homologous chromosome]
2倍体の体細胞で,父と母から由来する形状の相似した対となる染色体のこと.ヒトの体細胞には,22対の相同染色体と2個の性染色体の,46個の染色体が含まれている.

相同蛋白質 [homologous protein]
蛋白質のアミノ酸配列に相同性があるもののこと.一般に相同蛋白質は生理機能が類似している場合が多いが,リゾチームとラクトアルブミンは配列相同性が高く,立体構造も類似していることから相同蛋白質とみとめられるにもかかわらず,生理的機能は異なっている.

壮年期 [middle age]
〈中年期〉 一般に青年期と老年期との間,30歳代から50歳代くらいの期間をいう.身体面ではその能力および機能が徐々に低下し始める.心理面・社会面では知的・精神的に社会に適応し,家庭的にも経済的にも安定してその果たす役割は大きく,社会的機能は最も充実した時期となる.しかし一方では,定年という厳しい現実を控えた時期でもあ

り，社会構造，職場環境の複雑化や社会的責任の重圧などと相まって，とくに40歳代の壮年層の自殺率は上昇傾向にある．またこの時期は，肥満や高血圧症，糖尿病，動脈硬化症，心身症，がんなど各種の成人病や職場環境不適応，および身体面，中年期うつ病，更年期障害，体力や視力の低下，歯周病などが多くみられる．壮年期の健康維持対策として定期的健康診断による異常の早期発見や，疾病予防のための食生活や生活習慣の確立，心身のリラックスや気分転換などの配慮が重要である．→成人期（せいじんき），青年期（せいねんき），老年期（ろうねんき）

総肺静脈還流異常 [total anomalous pulmonary venous return ; TAPVR]
心大血管の先天性形成異常の一種．肺静脈がすべて右心系に還流する状態．心臓上部型，心臓型，心臓下部型がある．ほとんど生後1年以内に死亡する．治療は手術のみ．

掻爬試験 [scratch test]
アレルギー性疾患の診断のための皮膚試験の1つ．注射針を用いて皮膚表面に軽い傷をつけ，アレルゲンなどの抗原液を滴下し，時間の経過に沿って一定時間ごとに，紅斑，膨疹などの有無を調べ，陰性・陽性を判定する．

早発性痴呆 [dementia praecox]
早発性痴呆という概念は，1858（安政5）年にモレル（Benedict Augustin Morel, 1809〜1873，仏，精神医学）によって最初に用いられ，人生の早期（主として思春期）に発症し，急速に人格荒廃をきたす一群の精神病（破瓜病）のことを指していた．1896（明治29）年にクレペリン（Emil Kraepelin, 1856〜1926，独，精神医学）は破瓜病，緊張病，妄想性痴呆の3つを早発性痴呆としてまとめ，内因性精神病のもう1つの疾患単位である躁うつ病と対立させた．1911（明治44）年にブロイラー（Eugen Bleuler, 1857〜1939，スイス，精神医学）が早発性痴呆にかわる概念として「精神分裂病」（現，統合失調症）という名称を提唱して以来，この概念は用いられなくなっている．→統合失調症（とうごうしっちょうしょう）

早発性老人症 [progeria syndrome]
⇨ハッチンソン-ギルフォード症候群

早発閉経 [premature menopause]
日本産科婦人科学会の定義では，43歳未満で起きた閉経をいう．閉経年齢は，年代，人種，初経年齢などで個人差が大きいが，WHOの定義では，一般的に40歳という年齢を期限値として定め，それ以下の年齢で閉経した場合を早発閉経としている．→閉経（へいけい）

掻皮テスト [scratch test]
⇨スクラッチテスト

象皮病 [elephantiasis]
主に，リンパ系に寄生するフィラリア（バンクロフト糸状虫，マレー糸状虫など）によって起こる皮膚病変．リンパ管閉塞，リンパ液うっ滞により結合組織の増殖をきたし，皮膚・皮下組織に象皮様の肥厚，軟化，色素沈着をきたす．下肢，外陰部に多いが，上半身にもみられる．フィラリア以外の原因によるリンパ管の狭窄・閉塞（腫瘍などによる圧迫など）によって生じる場合もある．→外陰象皮病（がいいんぞうひびょう）

僧帽弁 [mitral valve ; MV]
〈二尖弁，左房室弁〉 左心の房室間にあり，2片からなる弁．血液が左室から左房へ逆流するのを防いでいる．

僧帽弁逸脱症候群 [mitral valve prolapse syndrome ; MVP]
僧帽弁あるいはその弁下組織の一部が収縮期に左房側に逸脱する形態的異常である僧帽弁逸脱に，胸痛，動悸，易疲労感などの症状が付随する場合，僧帽弁逸脱症候群という．重症不整脈を合併する例では抗不整脈治療が必要となる．また僧帽弁閉鎖不全が合併進行した場合は，内科的な治療に加えて手術（僧帽弁形成術あるいは人工弁置換術）が適応となる．

僧帽弁狭窄症 [mitral stenosis ; MS]
僧帽弁口の狭窄により拡張期に左房から左室への血液の流入が障害され，左房，肺循環系の血液のうっ滞をきたす疾患．リウマチ性心内膜炎に起因するものが多い．多くは閉鎖不全症を伴う．初期にはわずかな運動による息切れ，疲労，頬や口唇のチアノーゼ（僧帽性顔貌），脈拍微弱などがみられる．聴診で I 音が亢進し拡張期に低調な雑音を聴き II 音のあとに高調な僧帽弁開放音（opening snap）を聴く．進行すると肺水腫や右心不全をきたす．内科的治療のほか，外科的に弁交連切開術や弁置換術を行うこともある．

僧帽弁閉鎖不全症 [mitral insufficiency ; MI, mitral regurgitation ; MR]
僧帽弁の閉鎖が不完全なため，心室収縮期に左室から大動脈へ流れるべき血液が一部左房へ逆流を起こす疾患．左房・左室の代償性肥大，肺うっ血をきたす．心尖部に収縮期雑音を聴く．リウマチ性心内膜炎に続発するものが大半であるが，ほかに細菌性心内膜炎，心筋梗塞による乳頭筋の断裂や機能不全，高血圧性心疾患などに起因するものや先天性のものがある．内科的治療のほか，外科的に弁置換術が行われる．

瘙（掻）痒感 [itching]
⇨かゆみ

層流 [laminar air flow ; LAF]
空気の流れの方向と速さが安定して流れる均一な状態のこと．通常は天井面または1つの壁面の大部分に吹き出し口を設け，HEPA（高性能微粒子除去）フィルターで濾過した空気を室内に吹き出し，室内の発塵を拡散させないように最短距離で吸い込み口へ運ぶ．高度な清浄度が要求される領域（たとえば易感染者を収容するクリーンルームなど）に用いられる．

早老症 [progeria syndrome]
⇨ハッチンソン-ギルフォード症候群

ソーシャル・サポート [social support]
日常生活における人間関係のあり方と人の心身の健康との間には，密接な関係があるのではないかという前提で，主に社会心理学において研究されているテーマである．社会的支援と訳されることもあるが，福祉制度や専門家による支援・援助体制ではない．ある人の陥った危機的状況において，その問題を解決する方向に作用する，日常的なコミュニケーション・ネットワークである家族・友人・職場の同僚などからの人間的働きかけをいう．比較的新しい用語であるため定義・分類など統一されていない

部分も多いが，分類としては，概ね道具的サポートと情緒的サポートとに大別される．前者は，具体的に問題の解決を目指すもので，経済的・物質的・技術的援助により解決を助けるものと，忠告や情報提供などにより解決の方向を示唆するものとがある．後者は，精神的な支援を目指すもので，その人のそばに一緒にいるだけといった例に端的に表されるような親密さ・愛情・理解などによる心情的なものと，認知・評価などにより行為の正当性や自身の存在価値を再確認させる社会的なものとがある．充実したソーシャル・サポートにはストレスを緩衝する効果がある．たとえば医療においても，在宅ケアなどにおいて，理解のある家族や近所に多くの友人をもっている患者と，もっていない患者とでは治療・援助の必要性や内容が異なってくるため，患者固有のソーシャル・サポート・ネットワークの状況を見きわめる必要がある．

ソーシャルワーカー [social worker; SW] 障害者福祉，児童福祉，老人福祉，母子福祉などあらゆる社会福祉の場で，社会事業を行う専門家を指す．医療ソーシャルワーカー(MSW)は医療の場での専門家である．→医療社会事業(いりょうしゃかいじぎょう)，医療(いりょう)ソーシャルワーカー，社会福祉士(しゃかいふくしし)

ゾーニング [zoning] 病院内の各室(区域)を患者の治療上の諸条件別や清浄度クラスに従って区域分けすることを指す．感染管理関連用語．各室の用途に適合する空気清浄度を維持するための目安となる区分自体を指すこともある．

SOAP [subjective, objective, assessment of patient response, plan of action] 問題志向型システム(problem oriented system)における叙述的経過記録(narrative notes)の表記方法のことで，それぞれの問題ごとの経過をS(subjective data；主観的データ)，O(objective data；客観的データ)，A(assessment；査定)，P(plan；計画)に整理して記述する．→看護記録(かんごきろく)，問題志向型(もんだいしこうがた)システム

ソーン試験 [Thorn test] 血中ホルモン濃度の測定が困難であった時代に，副腎皮質の疾患，副腎機能障害の有無，内分泌疾患などの診断に用いられた副腎皮質機能検査の1つ．副腎皮質刺激ホルモン(ACTH)を筋注して分泌された副腎皮質ホルモンによる血流中好酸球の減少率で判定する．50%以上の減少を示せば正常．現在では血中コルチゾール濃度変化を経時的に測定するRapid ACTH負荷試験が行われている．George Widmer Thorn (1906〜2004, 米, 内科).

側臥位 [lateral recumbent position] ⇨体位(たいい)

即時型アレルギー [immediate type allergy, immediate hypersensitivity] アレルギー反応は，現在，Ⅰ型のアナフィラキシー反応，Ⅱ型の細胞傷害反応，Ⅲ型の免疫複合体反応，およびⅣ型の遅延型(細胞媒介型)反応に分けられるが，このうちⅠ型のアナフィラキシー反応を指す．代表的なものにアナフィラキシー，アレルギー性鼻炎，蕁麻疹，気管支喘息があり，薬物アレルギー，血管神経性浮腫などが含まれる．→アナフィラキシー

塞栓[症] [embolus] 血管やリンパ管などの管腔の一部またはすべてが閉塞する状態．原因としては管腔内で形成された物質や外部から侵入した物質がある．閉塞した物質を塞栓子といい，塞栓により生じた病態を塞栓症(embolism)という．塞栓症は，血栓(thrombus)によるもの(血栓性塞栓症)が最も多く，血栓症(thrombosis)ともよばれる．このほか，脂肪が塞栓子となる脂肪塞栓症，潜函病・潜水病でみられるガス塞栓症，静脈に吸い込まれた空気による空気塞栓症，腫瘍細胞による腫瘍塞栓症，敗血症時の化膿菌による細菌塞栓症などがある．また塞栓の生じる部位から，静脈性塞栓症や動脈性塞栓症などとよばれることもある．近年，長時間同じ姿勢ですわっている場合，下肢の静脈に血栓ができてそれが肺動脈へ飛んで，肺動脈の閉塞が起こる旅行者血栓症(エコノミークラス症候群)が注目されている．→旅行者血栓症(りょこうしゃけっせんしょう)

足[底]板 [foot board] ⇨フットボード

側頭葉 [temporal lobe] 大脳半球側下部の脳葉で，外側溝によって前頭葉および頭頂葉前部と境界される．

側頭葉てんかん [temporal lobe epilepsy; TLE] ⇨精神運動発作(せいしんうんどうほっさ)

側脳室 [lateral ventricle] 左右大脳半球の髄質と大脳核の間にある蹄鉄形の狭い間腔で，脳脊髄液で満たされている．脳脊髄液は両側の側脳室から第三，第四脳室を経て，クモ膜下腔，静脈洞の経路で循環する．脳室内には脳脊髄液を産生する脈絡叢がある．

足背動脈 [dorsal artery of foot] 前脛骨動脈の直接の延長で，足部背でその脈拍を触れることができる．後脛骨動脈とともに，その拍動触知は下肢閉塞性動脈疾患の診断上，きわめて重要である．

続発感染 [secondary infection] ⇨二次感染(にじかんせん)

続発出血 [postoperative bleeding] ⇨後出血(こうしゅっけつ)

続発疹 [secondary eruption] 原発疹が生じ，それに続いて二次的に発生する発疹．または，ほかの続発疹にさらに続いて生じる発疹．発疹の型として表皮剝離，膿瘍，びらん，潰瘍，鱗屑(りんせつ)，痂疲，胼胝(べんち)，瘢痕，萎縮などがある．

続発性胆汁性肝硬変[症] [secondary biliary cirrhosis] 胆道結石，胆道周囲の圧迫・癒着などにより胆汁うっ滞が長期間続いた結果ひき起こされた肝硬変症．進行性の高度の黄疸，肝腫大，クールヴォアジエ徴候をみとめ，全身状態はしだいに悪化する．早期に外科的治療を行う．

続発性(二次性)ネフローゼ症候群 [secondary nephrotic syndrome] ⇨ネフローゼ症候群

続発性貧血 [secondary anemia]
〈二次性貧血〉 腫瘍、慢性感染症、慢性炎症性症候群などの疾患によって続発的に起こる貧血や、腎障害によるエリスロポ[イ]エチン産生の低下・欠落によって赤血球の成熟が抑制される貧血のをいう。基礎疾患の治療により改善がみられる貧血をいう。妊娠によってひき起こされる貧血もこれに属する。貧血を起こす機序は①造血機能の低下、②溶血、③出血、④脾臓への血液の貯蔵異常である。治療は、まず基礎疾患の治療が優先される。→エリスロポ[イ]エチン

続発性免疫不全症候群 [secondary immune deficiency syndrome]
〈エイズ(後天性免疫不全症候群)〉 種々の原因により二次的に免疫不全を起こしている疾患群。その原因として低栄養、感染症、悪性腫瘍、自己免疫、外科手術や麻酔、免疫抑制薬などの使用による医原性など多様である。感染症では、HIV感染による免疫不全は、エイズ(後天性免疫不全症候群)とよばれ著名であるが、ヘルペス型ウイルス感染でも細胞性免疫抑制が高頻度で生じ、ウイルスでは麻疹ウイルス、B型肝炎ウイルスやEBウイルスなど、細菌では結核菌などがあげられる。白血病、悪性リンパ腫や多発性骨髄腫など、多くの悪性腫瘍では腫瘍細胞が骨髄、リンパ組織や胸腺へ直接浸潤し、その結果として免疫機能を低下させる。免疫機能の低下は、液性および細胞性免疫不全の両者が関与する。感染症は二次的免疫不全症の最も頻度の高い合併症で、また免疫系細胞の悪性腫瘍の発生頻度が高くなる。→HIV、原発性免疫不全症(げんぱつせいめんえきふぜんしょう)、免疫不全症候群(めんえきふぜんしょうこうぐん)

側副循環 [collateral circulation]
〈副血行〉 血管の狭窄や閉塞により極端な血流の通過障害が起こった場合に、障害部位の前後に形成される別の血管とのバイパスのことをいう。その新しくできたバイパス(血管)が代わって血液を運ぶようになる。肝硬変時に門脈圧亢進症が起こると形成される、門脈と静脈を結ぶ側副循環は代表的なものである。

側方注視麻痺 [lateral gaze palsy]
⇨共同偏視(きょうどうへんし)

速脈 [pulsus celer, quick pulse]
振幅の変動が激しく、急速な上昇・下降を示す脈拍。触診では、大きく触れて急に消失するパターンを示す。大動脈弁閉鎖不全症をはじめ、甲状腺機能亢進症、重度貧血、動脈管開存症および発熱時にみられる。

足紋 [sole print]
足底の皮膚表面にある皮膚紋理。母趾球紋、2～5趾間の3つの趾間紋、趾間紋の近位側にある三叉線、腓側紋(5趾球紋)、踵紋からなる。歩行時の摩擦を大きくし、滑り止めに役立つ。→皮膚紋理(ひふもんり)

粟粒結核 [miliary tuberculosis]
多量の結核菌が血行性に散布され、全身に散布性病巣が形成されるのをいう。肺では粟粒大の陰影を示す。若年者において初感染にひき続き起こる早期まん延型粟粒結核と、初感染から長時間を経過した成人に起こる晩期まん延型粟粒結核とがある。後者の場合はステロイドホルモンや免疫抑制剤の投与など免疫低下状態で誘発されることが多い。発熱、全身倦怠感、衰弱、咳嗽、胸痛、息切れ、頭痛などの症状がみられる。→結核[症](けっかくしょう)

粟粒腫 [milium]
⇨稗粒腫(ひりゅうしゅ)

側彎症 [scoliosis]
⇨脊柱側彎[症](せきちゅうそくわんしょう)

鼠径管 [inguinal canal]
鼠径靱帯に沿ってその内側上方を走る管腔。成人で長さ4～5cm、腹壁下端部を外上方から内下方に貫き、男性では精索、女性では子宮円索を通す。腹壁の弱い部分で、ヘルニアの好発部位である。

鼠径靱帯 [inguinal ligament, ligamentum inguinale]
腸骨の上前腸骨棘と恥骨結節との間にある靱帯で、側腹筋の腱膜の下端部にあたる。この靱帯の上内側には、後外側から前内側に向かって鼠径管が走っている。→鼠径管(そけいかん)

鼠径部ヘルニア [inguinal hernia; IH]
〈鼠径ヘルニア〉 鼠径部にみられるヘルニアは発生部位から「鼠径ヘルニア」(鼠径靱帯上方への脱出)と「大腿ヘルニア」(大腿管を通り鼠径靱帯下方への脱出)に分類される。さらに鼠径ヘルニアは、①外鼠径(間接)ヘルニア:腹腔内臓器が腹膜鞘状突起の開存により、内鼠径輪を通り脱出するもの。全鼠径ヘルニアの90％を占め、ほとんど乳幼児期に発症する。男子に多く右側に多い、②内鼠径(直接)ヘルニア:ヘッセルバッハ(Hesselbach)の鼠径三角部より腹壁を貫き脱出するもの。40歳以上の男性に多い、③膀胱上ヘルニア:膀胱窩より外鼠径輪への脱出、に分類される。

鼠径リンパ節 [inguinal lymph nodes]
鼠径靱帯の下方で、卵円孔付近にみとめられるリンパ節で、浅鼠径リンパ節と深鼠径リンパ節とに分けられる。前者は、伏在静脈周囲の脂肪組織内にみられる4～25個のリンパ節で、前、外側腹壁からのリンパ流を受け、主として外腸骨動静脈周囲のリンパ節に連なる。後者は、大腿筋膜より深部にあり、主に深大腿動静脈周囲リンパ節に連なる。大きなものはクロケットのリンパ節とよばれる。→鼠径(そけい)リンパ肉芽腫症

鼠径リンパ肉芽腫症 [lymphogranuloma venereum; LGV]
〈第四性病、ニコラ-ファーブル病〉 クラミジアに属するChlamydia trachomatisの感染による性病。感染後3～30日の潜伏期を経て局所に一過性の小腫瘍をつくり、次いで鼠径リンパ節に無痛性の著明な腫脹(横痃)を生じ、多数の瘻孔から排膿する。発熱、頭痛など全身症状が現れる。慢性に経過して外陰部と直腸の潰瘍は瘢痕化し、女性では、直腸肛門リンパ節が侵されることが多く、そのためにその支配下にある陰部・肛門などに象皮病様のリンパ節腫脹が起こり潰瘍となる(エスチオメーヌ)。フライ反応によって診断が確定するが、現在は実施されていない。治療にはテトラサイクリン、ニューキノロン系薬を投与する。→性病(せいびょう)、鼠径(そけい)リンパ

狙撃撮影法 [spot radiography]
〈スポット撮影法、照準撮影〉 消化管画像診断において、目的とする病変を的確に撮影するための手

段．X線透視下に観察しながら撮影方向・部位を選択していき，病変部が最もよく現れた瞬間をとらえて撮影する．

阻血性拘縮（そけつせいこうしゅく） [ischemic contracture]
⇨フォルクマン拘縮

鼠咬症（そこうしょう） [rat-bite fever]
〈鼠毒，ハーバーヒル熱〉 ネズミに咬まれたりひっかかれることにより感染し発症する熱性疾患．病原体には，スピロヘータに属する Spirillum minus と，Streptobacillus moniliformis の2種類がある．感染すると咬傷部の発赤・硬結と所属リンパ節の腫脹をみとめ，1～3週の潜伏期のあと，悪寒，高熱，筋肉痛，関節痛，発疹が3～4日続く．その後数日間症状がなくなるが，再度症状が出現し，これを繰り返す．Spirillum minus によるものを鼠毒(sodoku)といい，Streptobacillus moniliformis が牛乳を汚染し，それを経口摂取することにより発症するものをハーバーヒル熱(Haverhill fever)という．治療はいずれもペニシリン，テトラサイクリン，ストレプトマイシンが有効である．

粗再生産率（そさいせいさんりつ） [crude reproduction rate]
⇨合計特殊出生率（ごうけいとくしゅしゅっせいりつ）

ソシオグラム [sociogram]
ある集団の成員間の心理的関係や特徴あるいは集団構造そのものを数理的に測定をすることをソシオメトリー検査とよぶが，この検査結果を客観的に図示したものがソシオグラムである．人間関係や集団における役割などを視覚化して提示する．

ソシオメトリー [sociometry]
〈社会測定法〉 集団構成員相互の人間関係(個が個に対して好意的か反発的か無関心か)を調べ，その集団の人間関係を把握することによって，その集団の構成や機能の程度を診断し評価するもの．

組織（そしき） [tissue]
同一目的のための機能と形態をもった細胞の集まり．上皮組織，結合・支持組織，筋組織，神経組織に分けられる．ほとんどの組織には細胞のほかに細胞間物質(基質)が存在する．

組織液（そしきえき） [tissue fluid]
組織の細胞間隙に存在する体液成分．血漿が毛細血管から組織中に漏れ出たもので，血漿に近い成分をもち，ときに白血球を含む．細胞内外のホメオスターシスを保つとともに，血漿−細胞間の物質交換の役割をもつ．異常に増加すると浮腫(水腫)となる．

組織幹細胞（そしきかんさいぼう） [tissue stem cells]
ある特定の組織や臓器を構成する細胞に分化する能力を有するとともに，分裂した際に自己複製する能力を併せもった，それぞれの臓器の特異的機能を維持する幹細胞で，「体性幹細胞」ともよばれる．組織幹細胞の代表例は，造血組織である骨髄中の造血幹細胞である．これ以外にも多くの組織幹細胞の存在が知られている．胚性幹細胞を組織幹細胞を生み出す細胞というなら，組織幹細胞は，生体内のさまざまな組織幹細胞の供給源ということができ，再生医療への応用が期待されている．

組織球（そしききゅう） [histiocyte]
単球に由来し，形態的には小円形核を有する紡錘形を示す細胞．炎症部位に，白血球とともに出現する．食作用が強く，細菌や異物を取り込んだ大型の組織球は大食胞(マクロファージ)とよばれる．→マクロファージ

組織球腫（そしききゅうしゅ） [histiocytoma]
組織球が腫瘤化したもの．増殖した組織球が赤血球を貪食している像がしばしばみとめられる．レトラーシーヴェ病や骨の好酸球性肉芽腫，ハンド−シューラー−クリスチャン病を意味することもある．

組織循環（そしきじゅんかん）＊ [tissue perfusion]
NANDA-I 分類法Ⅱの領域4《活動/休息》類4《循環/呼吸反応》に配置された看護診断概念で，これに属する看護診断としては〈非効果的組織循環〉がある．

組織タイピング（そしきたいぴんぐ） [tissue typing]
⇨組織適合〔性〕試験（そしきてきごうせいしけん）

組織適合性（そしきてきごうせい） [histocompatibility]
移植の際，拒絶反応が起こるかどうかを決める宿主と移植片との間の遺伝的適合性である．適合性が高いと拒絶反応が起こりにくい．移植片がもっている抗原がこの適合性をきめる．これを組織適合抗原といい，ヒトの場合はヒト白血球抗原(HLA)である．→HLA

組織適合〔性〕試験（そしきてきごうせいしけん） [histocompatibility test]
〈組織タイピング〉 臓器移植の場合の提供者と被移植者間の組織の適合性をみるために主要組織適合抗原(MHC 抗原)を調べる検査．白血球の型分類(HLA)の適合性を血清学的，混合リンパ球反応(MLR)や遺伝子学的検査によって調べる．

組織統合性（そしきとうごうせい）＊ [tissue integrity]
NANDA-I 分類法Ⅱの領域11《安全/防御》類2《身体損傷》に配置された看護診断概念で，これに属する看護診断としては〈組織統合性障害〉がある．

組織内照射（そしきないしょうしゃ） [interstitial irradiation]
〈腫瘍内照射〉 腫瘍組織内に直接，放射線源を刺入する悪性腫瘍の治療法．ラジウム針，コバルト針，各種の放射性同位元素が用いられ，乳がんや舌がんなどの治療に利用される．

組織培養（そしきばいよう） [tissue culture；TC]
〈細胞培養〉 組織や細胞を生体から分離し，人工的に生存させ増殖させること．生物学，遺伝学，ウイルス学，またがんの研究などに広く用いられる重要な手法となっている．

組織変革理論（そしきへんかくりろん） [appreciative inquiry]
組織運営の効率化，組織機能の向上，そして組織活動の活性化を実現するための，経営学理論．代表例として，レヴィン(Arie Y. Lewin)の3段階モデル，あるいはコッター(John P. Kotter)の8段階モデルなどがよく知られている．レヴィンの3段階モデルでは，組織変革に求められるステップとして，「①現状の解凍，②変革，③再凍結」，コッターの8段階モデルでは，「①変革は緊急課題であるという認識の徹底，②強力な変革推進チームの編成，③ビジョンの策定，④ビジョンの伝達，⑤組織メンバーによるビジョン実現へのサポート，⑥短期的に成果をあげる計画の策定と実行，⑦改善した成果の定着とさらなる変革の実現，⑧新しいアプローチの定着」を経る必要性がそれぞれ説かれて

素質 [disposition, nature]
〈素因〉病気に対するかかりやすさのことで、素因ともいう。疾患のなかには、この生まれつきの素質が決定的な役割を果たし発病するものもある。たとえば、ダウン症候群がそうである。内因性精神病では素質が発病の主要な原因としてあげられているが、この場合は、発病までにその人の内部にできあがっていた発病しやすさをまとめていうことが多く、生まれつきの素質とはいえないものである。

咀しゃく（嚼） [mastication]
咀しゃく筋による顎関節の運動で、歯を用いて口腔内の食物を粉砕し、唾液と混ぜて嚥下しやすくすること。神経支配は三叉神経第3枝（下顎神経）であり、随意運動であるが、通常反射的に行われる傾向が強い。

咀しゃく（嚼）力 [masticatory force]
食物の咀しゃく時、上下顎の歯または上下顎の間に生じる力をいい、測定には電気的に計測できる特殊な装置を用いる。その力は食物の種類や咀しゃく過程の時期によって異なるが、通常10 kg以下の小さな値を示す。

蘇生後脳症 [cerebral post-resuscitation syndrome]
心肺停止による全脳虚血数分で脳内ブドウ糖やATPの備蓄が枯渇し、細胞膜の安定性が障害され、膜の透過性変化により細胞が損傷される。したがって、心肺停止が生じたあと、心肺蘇生法により心拍動が再開したにもかかわらず、重篤な意識障害や高次機能障害などさまざまな神経学的後遺症を残すことが多い。これが蘇生後脳症である。神経細胞は虚血や無酸素に脆弱であり、人間では常温下で3～5分間の全脳虚血状態で高次機能の回復は得られないとされている。そこで心拍再開後、循環動態の安定している昏睡患者では、中心部体温として32～34℃を12～24時間保つ低体温療法が推奨されている。本療法には、高いレベルの集中治療が必要である。

蘇生法 [resuscitation]
突発的な心停止・呼吸停止状態に陥った患者に早急に施行する救命処置。次の3つ（A、B、C）が必須となる。①気道確保（airway）：頭部後屈、下顎挙上、最も確実な方法は気管内挿管である。②人工呼吸（breathing）：口対口、口対鼻、設備があればバッグバルブマスクか人工呼吸器を用いる。③心[臓]マッサージ（circulation）：胸骨圧迫または開胸式心マッサージが基本となる。このほかに必要に応じて除細動（カウンターショック）、輸液、強心薬投与を行う。→気道確保（きどうかくほ）、人工呼吸（じんこうこきゅう）、心[臓]（しんぞう）マッサージ、心肺蘇生法（しんぱいそせいほう）、BLS

蘇生薬 [analeptics]
生命を蘇らせる薬物という意味で名づけられた医薬品である。催眠薬、鎮静薬、向精神薬などの多量の服用によって昏睡状態から、死に至るような危険性のある場合に緊急的に使用されるものである。脳幹、とくに延髄の呼吸中枢や血管運動中枢を興奮させる薬物である。→蘇生法（そせ

いほう）

措置入院 [involuntary admission by the prefectual]
精神保健福祉法は任意入院をはじめ、その他各種の形態ならびに通院医療について定めている。措置入院とは自発的な任意入院とは異なり、2人以上の精神保健指定医に診察させ精神障害のため自らを傷つけたり、他人に害を及ぼしたりするおそれがあると判断が一致した場合、その精神障害者を知事の権限により、強制的に国・公立精神病院および指定病院に入院させることができる。措置入院は精神障害者の意思はもちろん家族の意向も入れる必要はない。また、ほかの患者に比べ行動の制限がきびしく原則として外泊なども認められない。緊急の場合は、指定医1人の診察により、72時間にかぎり「緊急措置入院」させることもできる。

疎通性 [rapport]
⇨ラポール

鼠毒 [sodoku]
⇨鼠咬症（そこうしょう）

そばかす [ephelides]
⇨雀卵斑（じゃくらんはん）

ソフトコンタクトレンズ [soft contact lens]
ヒドロキシエチルメタクリラート（hydroxy ethyl menthacrylate；HEMA）を主成分とする軟らかいコンタクトレンズで、その特徴は装用感がよく角膜への影響が少ないことにあるが、強い乱視の矯正には向かない、レンズが汚れやすいなどの欠点もある。最近では1日ごと、1週間ごとなどのディスポーザブルタイプのレンズが使用されることが多い。

ソフロロジー [sophrologie]
ソフロロジーとは、本来、精神的・肉体的訓練により心身の安定を得るという考え方で、これを取り入れた産前教育、分娩方法をいう。ラマーズ法は、陣痛に伴う関連痛を断つことにより、痛みを和らげる効果を求めているが、このソフロロジー式では、陣痛、出産を肯定的に受け入れ、母親が出産を行う過程で、陣痛を最も必要なエネルギーとしてとらえようと考える。すなわち陣痛を痛みとしてとらえるのではなく、積極的な喜びとしてとらえようとする考え方である。痛みを鎮めるのではなく、痛みを乗り越えるために、ソフロリミナルな意識段階（眠りに陥る間際の状態）でイメージトレーニングを行う。この分娩法が「超痛分娩」とよばれる所以である。また、分娩時のみでなく、自律分娩による出産という貴重な人生経験を得たとし、その後の人生で困難に遭遇した場合にも、前向きな考えで対処できることを目的の1つとしている。

ソマトスタチン [somatostatin；SOM, SS]
視床下部より見出されたアミノ酸14個のペプチドで、脳・腸ホルモンの一種。成長ホルモンその他種々のホルモンの分泌を抑制する。合成類似体オクトレオチドは消化管ホルモン産生腫瘍の治療に用いられる。

ソマトトロピックホルモン [somatotropic hormone]
⇨成長（せいちょう）ホルモン

ソマトトロピン [somatotropin]
⇨成長（せいちょう）ホルモン

ソマトメジン [somatomedin; SM]　成長ホルモンの作用により肝などで産生され血中に放出されるプロインスリン類似の構造をもつペプチドで，IGF-Ⅰ，IGF-Ⅱの2種類がある．成長因子の一種で，成長ホルモンの骨成長促進作用を調節するなどの働きをもつ．

ゾリンガー-エリソン症候群（しょうこうぐん）
[Zollinger–Ellison syndrome; ZES]〈ガストリン産生腫瘍〉膵に発生するガストリノーマ(ガストリン産生腫瘍)により起こる．ガストリンは胃酸の分泌を促進する．この胃酸の大量分泌により難治性の消化性潰瘍が繰り返し発症する．1955(昭和30)年にゾリンガーとエリソンにより報告された．血中ガストリン濃度の高値とセクレチン投与によるガストリン値の上昇が特徴である．Robert Milton Zollinger(1903～1992，米，外科)，Edwin Homer Ellison(1918～1970，米，外科)．→消化管(しょうかかん)ホルモン産生腫瘍

ゾル [sol]　液体を媒質として固化していないコロイドを指し，コロイド溶液ともいう．固化しているものはゲルという．

蹲踞（そんきょ） [squatting]　うずくまること．両膝を曲げ胸に押しつけ，尻を踵につけた姿勢．循環不全時にこの姿勢をとると楽になる．心・肺疾患を有する患者，とくにファロー四徴症など先天性心奇形の患児にみられる．

尊厳死（そんげんし） [death with dignity]　最近の医療技術の進歩は目覚ましく，回復の可能性のない患者でも人工的な生命維持装置によって長期間の延命が可能となってきた．このような「人工的に生かされている状態」に対して，患者・家族の側から「人間としての尊厳を保った自然な死」を望む声があがってきた．尊厳死は，死ぬ権利の主張であり，個人の自己決定権に基づき，「回復の見込みのない不自然な生(延命措置による強制的な生)より も生命の理に沿った自然な死を選ぶ」自己の死に向かっての1つの積極的な生き方である．尊厳死の意思の表明に用いられる「リビングウィル(living will，生存中に発効する遺言)」は，本人の精神が健全であるとみとめられる時期に一定の様式により書かれたもので，本人が意識障害などに陥った場合には代わりにその意思を主張し，また第三者の非難などから医師や家族の立場を守る形で機能するなかば公的な文書である．従来，同様の状況において使われてきた「安楽死」という言葉は，鎮痛技術が未発達なため終末期の苦痛から逃れる方法が「死」しかなかった20世紀前半にできたもので，ペイン・コントロール技術の発達した現在，その意味を失いつつある．また，苦しむ患者を目の前にした他者が，楽にしてやりたいという気持ちから，本人の意思と無関係に殺害に及ぶ「慈悲殺」という行為は，尊厳死とはまったく次元を異にする概念といえる．現在，世界各国で「尊厳死協会」あるいは「死の権利協会」といった名称の団体が設立され，リビングウィルの登録受付および管理を行っている．わが国では，1976(昭和51)年に安楽死協会が設立され，1983(昭和58)年に日本尊厳死協会と改名された．また米国では，46の州において尊厳死法あるいはこれに類する法律が制定され，尊厳死が1つの権利として認められている．→安楽死(あんらくし)，植物状態(しょくぶつじょうたい)

損傷（そんしょう） [injury]　⇨外傷(がいしょう)

ソンダース，シシリー [Cicely Saunders, 1918～2005，英]　看護師のとき，患者の社会的な苦痛へのかかわりの必要性を感じケースワーカーになり，さらに症状緩和のために医師となった．セントクリストファー・ホスピス(イギリス)を創設してホスピスの先駆けとなり，ホスピスの概念や理念の世界的な普及に貢献した．

ゾンデ [sound]　⇨ブジー

た

ターナー症候群 [Turner syndrome]
〈卵巣機能不全[症]〉 性染色体異常による発育異常．X染色体が1個のみで女性の性腺異常を主徴候とする．外陰部は女性型であるが，性腺形成不全のため第二次性徴はほとんどみられない．身長は低く，翼状頸がある．胸郭は楯状で，肩の張った体形と外反肘を伴う．特有の顔貌，爪の低形成，環・小指中手骨の短小，皮膚母斑など多彩な奇形を伴う．大動脈縮窄を合併することが多い．また腎奇形として馬蹄腎や重複腎盂尿管などがみられる．ターナー(Henry Hubert Turner, 1892〜1970，米，内分泌学)が1938(昭和13)年に報告した．

ターミナルケア ▶ 大項目参照

ターミナルケア加算 在宅患者訪問診療料と，在宅患者訪問看護・指示料にある加算をいう．在宅死の場合で死亡前14日以内に2回以上の往診，または訪問診療を行った患者が在宅で死亡した場合に加算できる．

タール[様]便 [tarry stool]
〈黒色便〉 胃・十二指腸潰瘍，胃炎，胃がんなどの疾患が原因で上部消化管に出血が生じたときにみられる黒色のタール状になった糞便．血液が胃酸の作用を受けて黒色になり，腸管を通過する間に便の内容物と混合したことを示す．→吐血(とけつ)・下血(げけつ)

ダイアモンドブラックファン貧血
[Diamond-Blackfan anemia；DBA] 〈先天性赤芽球癆〉 小児に多くみられ，先天的に赤血球系細胞のみの産生低下を特徴とし，他の血球系には異常をみとめない再生不良性貧血．先天性赤芽球癆(congenital pure red cell aplasia)は同義．

体位 ▶ 大項目参照

胎位 [presentation]
胎児の縦軸と母体(子宮)の縦軸との関係をいい，縦位，横位，斜位がある．縦位は両縦軸が平行している場合をいい，頭位と骨盤位がある．頭位は児頭が子宮下部にあり，骨盤位は胎児の骨盤部が子宮下部にある．横位は両縦軸が交差する場合をいう．斜位は両縦軸が斜めに交差する場合をいう．頻度は，正常位である頭位が約95%，次に骨盤位が5%，横位が0.5〜0.2%といわれている．→胎向(たいこう)，胎勢(たいせい)

体位性蛋白尿 [postural proteinuria]
⇨起立性蛋白尿(きりつせいたんぱくにょう)

第Ⅰ因子 [factor I]
⇨フィブリノゲン

第1頸椎 [first cervical vertebra]
⇨環椎(かんつい)

第一色覚異常(赤色盲) [protanopia]
⇨二色型色覚(にしょくがたしきかく)

第一次性徴 [primary sex characters]
⇨性徴(せいちょう)

第一生歯 [primary tooth]
⇨乳歯(にゅうし)

体位ドレナージ [postural drainage；PD]
〈体位排痰法〉 排痰したい肺区域に合わせた特定の体位，すなわち障害部位の誘導気管支方向に重力のベクトルがかかる体位をとり，末梢気道に貯留した分泌物を気管中枢へ誘導排出することを目的とした体位変換法(図)．効果を得るためには気管分泌物に流動性があり，誘導気管支に閉塞がないことが条件である．慢性呼吸不全の治療には10数種類の体位ドレナージが推奨されている．人工呼吸管理中の術後患者や重症患者においても特定の誘導気管支を選択して行えば有効である．→呼吸理学療法(こきゅうりがくりょうほう)

■図　体位ドレナージの例

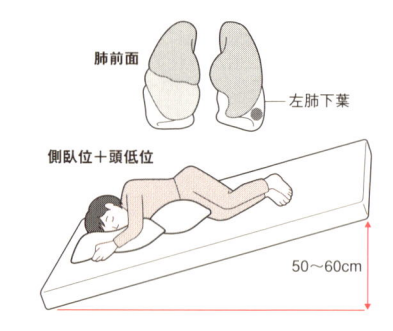

肺前面
左肺下葉
側臥位＋頭低位
50〜60cm

体位反射 [postural reflex]
⇨姿勢反射(しせいはんしゃ)

体位変換 [posture conversion, changing position]
自力で動けない原因は，麻痺や筋力低下などの運動機能障害，激しい疼痛や衰弱，治療上の規制によって動くことを禁じられた場合などがある．長時間同一体位をとることで，褥瘡，静脈血栓症などの循環障害を誘発したり，内臓諸器官の機能障害が現れる．そのため，臥床生活を余儀なくされ，安楽な体位を自力でとれない患者には，他者によって体位を変える必要があり，これを体位変換という．局所に約70 mmHg(Torr)の圧を加え，約2時間同一体位で

いると，その部位の組織壊死が始まるといわれており，血流の中断による組織の虚血状態を予防するためには，頻回の除圧が必要である．同一体位を保持する時間は個人差があり，年齢，栄養状態，皮膚の状態，寝具内の温湿度などに応じて体位変換を計画する．たとえば，栄養状態が不良であればエアマットを使用し，高齢者で仙骨部に荷重が集中するようであればフローテンションマットなどで除圧する．体位変換の実際では，摩擦による皮膚の損傷をさけ，圧迫部位の発赤の有無を観察する．また，仰臥位から側臥位，臥位から坐位への体位変換では，呼吸・循環動態が大きく変化する．各体位が心身に及ぼす影響を理解したうえで，体位を選択し，実施前後のバイタルサイン測定や患者の表情・訴えを観察する．自力で体動が困難な患者の場合は，四肢の拘縮を起こしやすいので，体位変換時に他動運動を行い，良肢位を保持する．
→褥瘡（じょくそう），体位（たい）

退院指導〔discharge guidance〕 患者の退院に際して，入院生活から退院後の生活へのスムーズな移行，自己管理による日常生活の質の確保，異常の早期発見に対する患者・家族の意識の向上などを目的として行われる指導や援助をいう．指導に際しては，地域的連携や医療部門との協力を必要とする場合もある．指導形態は個別指導と集団指導とがある．たとえば，人工肛門を造設した患者にはセルフケアの方法とともに，患者個々の生活背景に応じた生活上の方策や社会資源の活用法などの情報提供，家族教育などが個別指導として行われる．また産科においては褥婦を対象に育児指導や産後の生活，さらに入院をきっかけに健康に対する関心を高め，将来の生活習慣病（成人病）予防のための生活指導などが行われる．

退院時要約〔discharge summary〕 患者入院中の診療内容，病状回復経過を医師や看護師が退院時に簡潔に整理し記録したもの．患者の問題解決の程度，ひき続き必要な治療・看護などを記録する．後日患者をひき受ける医療従事者が治療を継続するうえで有用なデータとなる．

大陰唇〔labium majus〕 女性の外陰部の陰裂の両側にある脂肪組織で，脂腺や汗腺に富んだ一対の襞のこと．陰裂内部にある生殖器と尿道口を保護する役割がある．→女性生殖器系（じょせいせいしょくきけい）

体液〔body fluid〕 生体内水分の総称．体液はさらに細胞外液と細胞内液に区分される．さらに閉鎖的な血管系をもつ動物では，細胞外液は組織間液と循環血漿に分けられる．健康な成人男性においては全体量の55～60％が水分で，細胞内液と細胞外液はそれぞれ40～45％と15％である．細胞外液の約1/4は血管内に，約3/4は血管外に存在する．体液各区分の電解質組成は異なっており，最も著しい違いは細胞外液では内液や血漿に比べ蛋白イオンの濃度が低く，Na$^+$とCl$^-$は主に細胞外に，K$^+$は主に細胞内に存在することである．これらの体液各区分間の水分および溶質は，拡散，溶媒牽引，濾過，浸透能動輸送，エンドサイトーシス，エクソサイトーシスなどの機序により輸送される．

体液循環障害 ▶ 大項目参照

体液〔性〕免疫〔humoral immunity〕〈液性免疫〉 免疫反応のうち，Bリンパ球により産生されて血中に存在する特異抗体が，外来抗原に対してひき起こす反応を体液性免疫という．抗体の本態は5種類の免疫グロブリン(IgG, IgM, IgA, IgD, IgE)であり，反応はしばしば即時型として現れる．アレルギー反応のうち，I型，II型，III型は体液性免疫反応であり，IV型のみ細胞性免疫反応(ツベルクリン反応に代表されるTリンパ球が主体をなす遅延型反応)である．→アレルギー，免疫（めんえき）

体液平衡〔body fluid equilibrium〕 系に働く力が互いにつり合えば，平衡状態にあるという．力学的な平衡，熱平衡，化学平衡などの存在が考えられている．体液平衡は，主に化学平衡を中心にして，電解質の平衡状態をいう．身体の個々の部分を構成している細胞に始まり，その細胞の内外を構成している成分が異なっても，電解質の示す量的なものから，浸透圧に至るまで等価であることである．したがって，組織，器官，系統，そして全身に及ぶまで，この等価が存在する．体内を循環する細胞外液としての血液に，電解質異常が生じたとき，全身を構成する細胞群は，これらの異常を修正するために，さまざまな働きをする．電解質が減少すれば，その減少を止めようとして補給をする機構が働き，また，増加が過ぎればこれを減らすように働く．前者は大出血を起こした場合に相当する現象であり，後者は高塩分食を摂取した場合，あるいは脱水状態に相当する．

体液量★〔fluid volume〕 NANDA-I 分類法 II の領域2《栄養》類5〈水化〉に配置された看護診断概念で，これに属する看護診断としては〈体液量過剰〉〈体液量不足〉〈体液量不足リスク状態〉がある．

体液量測定法〔measurement of body fluid volume〕 各体液測定に共通の手技として，体液中に薬物あるいは放射性同位元素を注入し，一定時間後に採取して分布濃度を測定し，種々の計算法により間接的に算出する方法がとられる．全体液量は，アンチピリンおよびその誘導体を用いて測定する．細胞外液総量の測定にはロダンソーダ(チオシアン酸ナトリウム)または放射性Clなどを用いる．細胞外液のうち血漿量はエバンスブルー，放射性ヨウ素などにより測定し，測定不能な組織間液は細胞外液総量から血漿量を引いて求める．細胞内液も，やはり直接の測定法は確立されていないため，全体液量から細胞外液総量を引いて求める．なお，体液量は循環不全や出血性ショックなどにより変動する．

体液量平衡★〔fluid volume〕 NANDA-I 分類法 II の領域2《栄養》類5〈水化〉に配置された看護診断概念で，これに属する看護診断としては〈体液量平衡異常リスク状態〉〈体液量平衡促進準備状態〉がある．

体液量平衡促進準備状態★〔readiness for enhanced fluid balance〕 NANDA-I 分類法 II の領域2《栄養》類5〈水化〉に属する看護診断で，診断概念としては〈体液量平衡〉である．

ダイオキシン [dioxin] 多ハロゲン化芳香族化合物に属するポリ塩化ジベンゾパラオキシン(polychlorodibenzo-p-dioxin, PCDD)を狭義のダイオキシンという。難分解性で脂溶性が高い。動物実験で催奇形性、発がん性、胎児毒性が確認されており、近年は外因性内分泌攪乱化学物質としても注目されている。ゴミの焼却など塩素を含む物質の燃焼、クロロフェノールやポリ塩化ビフェニル(PCB)がかかわる化学合成、塩素漂白や塩素殺菌が主な生成経路である。

体温 [body temperature ; BT] 体温は通常腋窩を十分に締めさせて測定する。直腸温、口腔温に比べて約0.5℃低い。37℃以下を平熱というが、正常体温にはかなりの個人差があり、37.2〜37.3℃くらいが平熱の人もいる。女性は月経周期における高温期で37.2〜37.3℃を示す場合もあり、これは生理的な体温上昇で病的なものではない。また、測定値は入浴や室温、着衣の量などによっても影響を受けるので注意する。

体温★ [body temperature] NANDA-I分類法IIの領域11〈安全/防御〉類6〈体温調節〉に配置された看護診断概念で、これに属する看護診断としては〈高体温〉〈低体温〉〈体温平衡異常リスク状態〉がある。

体温測定法 ▶ 大項目参照

体温調節機能★ [thermoregulation] NANDA-I分類法IIの領域11〈安全/防御〉類6〈体温調節〉に配置された看護診断概念で、これに属する看護診断としては〈非効果的体温調節機能〉がある。

体温調節中枢 [thermoregulatory center] 外部からの(ときに内的な)温度刺激に対して、熱の産生・放散により熱出納をコントロールし、深部体温を恒常的に維持する機能をもつ中枢機構(温熱中枢)。寒冷刺激に対しては血管収縮作用や代謝亢進などにより熱産生を促進する。温熱刺激に対しては発汗などにより熱放散を行う。体温調節は視床下部の中枢で最も優位になされるとされているが、視床下部に限局されず、中枢は脊髄にまで及ぶ階層構造でなり立っていると考えられている。

体温表 [temperature record] 看護に関する記録の1つで、記録は体温、脈拍、呼吸を主体とし、そのほか検査、処置、手術などの項目も随時記載する。通常血圧、食事摂取量、尿量、便通などの記載欄もあり、患者の多面的な状況を即座に把握できる。一般にグラフの部分は体温が青色、脈拍は赤色、呼吸は黒色で記入される。

体温平衡異常リスク状態★ [risk for imbalanced body temperature] NANDA-I分類法IIの領域11〈安全/防御〉類6〈体温調節〉に属する看護診断で、診断概念としては〈体温〉である。

胎芽 [embryo] 胎児の芽の意味。ヒトの発生は受精により始まるが、妊娠約10週未満(受精後8週まで)の生命体のこと。この時期にすべての器官の分化がほぼ終了するので、大切な器官形成期である。その後胎児期となり、各器官の成長と機能の成熟がみられる。→妊娠(にんしん)

体外式除細動器 [external defibrillator] 心房や心室の細動に対して、短時間の直流通電を体外から行い、心筋全体を興奮させることによって細動を除去する装置のことである(図)。2004(平成16)年7月より、心室細動などで心ポンプ機能を失った状態に対し、医療従事者でない一般市民もAED(automated external defibrillator ; 自動体外式除細動器)を用いることができるようになり、普及してきている。AEDは心電図を自動解析し、必要な場合に電気ショックを流すしくみになっている。→AED〈自動体外式除細動器〉、カウンターショック

■図　AEDモードで使用するマニュアル除細動器

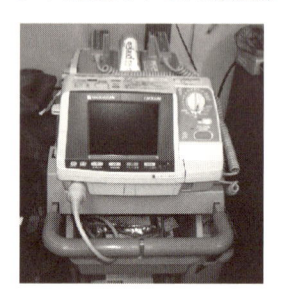

体外受精・胚移植 [in vitro fertilization–embryo transfer ; IVF-ET, embryo replacement ; ER] いわゆる試験管ベビーといわれた不妊の治療法で、生殖補助技術(ART)の主体をなす。主に卵管障害や男性の尿道下裂、高度不妊などに適用される。成熟した卵子を卵巣から吸引採取し、それに精子を加えて培養し受精卵が桑実胚になったところで子宮腔内に移植するもの。無事産児すれば自然の妊娠と同様の経過をとる。体外受精成功第1例は1978(昭和53)年イギリスのステプトウおよびエドワーズ両博士による。

体外循環 [extracorporeal circulation ; ECC] 心臓手術の補助手段の1つ。生体内の循環系と体外循環回路とを連絡し、人工心肺で血液に酸素を付加し、改めてポンプにより生体内の動脈に血液を送り込む。→開心術(かいしんじゅつ)、人工心肺(じんこうしんぱい)、左心(さしん)バイパス法、右心(うしん)バイパス法

体外衝撃波結石破砕術 [extracorporeal shock wave lithotripsy ; ESWL] ⇒結石破砕術(けっせきはさいじゅつ)

体外膜型人工肺 [extracorporeal membrane oxygenator ; ECMO(エクモ)] 〈膜型人工肺〉人工肺による機械的人工呼吸により障害肺組織への負担を軽減し、肺病変の自然治癒の促進をはかるもの。膜型人工肺と部分体外循環よりなる。

胎芽病 [embryopathy] 〈胎児障害〉妊娠3か月以内に何らかの原因により胎児の諸臓器・組織形成が阻害され、先天性の奇形をきたすものを総称して胎芽病という。原因としては、感染、催

奇形性薬物の服用，放射線被曝などの環境的因子と染色体異常などの遺伝的因子とがあるが，前者によるものを指す場合が多い．代表的なものとして，風疹罹患による風疹症候群（心疾患，白内障，緑内障，難聴，牛眼，小頭症など）やサリドマイド服用によるアザラシ肢症などがある．→アザラシ（海豹）肢症，サリドマイド胎芽病，風疹（ふうしん）

体感異常〔たいかんいじょう〕［cenesthetic hallucination］
〈体感幻覚，身体幻覚，セネストパシー〉
「脳のなかを虫が這い回る」「腸がグルグル動き回る」「胃が硬くなって石のようだ」など，体感に奇妙な感覚がひき起こされるのが体感異常で，幻覚の発症形式をとるものが体感幻覚である．統合失調症，うつ病，神経症，脳器質疾患が基礎疾患であることが多い．訴えに合致する身体疾患をみず，体感幻覚が出現する精神障害がセネストパシー（体感症）である．こだわりが強く，苦痛を執拗に訴え，日常生活や社会生活に困難をきたす．多くは難治性で，経過を追うち統合失調症を発症する例もみとめられる．精神疾患に伴う体感異常との意味でセネストパシーを用いることもある．体感幻覚の一型に，身体内部の器官や臓器感覚に幻覚を生じる臓器幻覚（器官幻覚）があり，同時に平衡感覚や，運動感覚の幻覚を伴うことが多い．

体感幻覚〔たいかんげんかく〕［cenesthesic hallucination］
⇨体感異常（たいかんいじょう）

大気汚染〔たいきおせん〕［air pollution］
大気が硫黄酸化物，一酸化炭素，窒素酸化物，浮遊粒子状物質および光化学オキシダントなどによって汚染された状態．環境基本法第16条に基づき，大気汚染にかかわる環境基準が設定されている．

大球性貧血〔だいきゅうせいひんけつ〕［macrocytic anemia］
〈大赤血球性貧血〉正常赤血球よりも直径が大きい血球が出現する貧血．巨赤芽球性貧血が代表的であるが，胃全摘術後などにもみられる．→悪性貧血（あくせいひんけつ），巨赤芽球性貧血（きょせきがきゅうせいひんけつ），小球性貧血（しょうきゅうせいひんけつ），正球性貧血（せいきゅうせいひんけつ）

胎教〔たいきょう〕［maternal impressions］
妊娠中の母親のよい感情や行為が胎児によい影響を与えるという中国の故事に基づいて生まれた概念である．現代では禁煙，禁酒などにより胎児への物理的悪影響を節制することによって母親としての自覚をもち精神の安定をはかるなど，心理的側面のみでなく児の機能の発達を促すいろいろなこころみもある．

大胸筋皮弁〔だいきょうきんひべん〕［pectoralic major musculocutaneous flap；PMMC flap］
腫瘍切除手術などを行ったあと，皮膚を含む広汎な組織欠損が生じた場合，欠損部の補填や重要な血管，神経の保護のために，ほかの組織を血管と一緒に移植する再建術が必要となる．このときに用いる「血流のある皮膚や皮下深部組織」，あるいはその他の組織のことを皮弁とよび，形成再建外科においては重要な手術手技の1つである．大胸筋皮弁は，前胸壁の胸肩峰動脈胸筋枝を栄養血管とする皮弁であり，頭頸部がんなどの手術では大胸筋皮弁として用いることが多い．

体腔鏡下手術〔たいくうきょうかしゅじゅつ〕⇨内視鏡下［外科］手術（ないしきょうかげかしゅじゅつ）

帯下〔たいげ〕［leukorrhea, flow, discharge］
〈白帯下〉腟，子宮頸管，子宮体など女性の性器からの，血液以外の分泌物をいう．帯下は各人の自覚症状によるところが大きく，通常は帯下感はないが，生理的には排卵期や妊娠時に増量し，帯下感をもつ．炎症，腫瘍などの場合は，病的に増量したり，膿性，血性となったり，臭気をもつなどの性状の異常を示す．

体型〔たいけい〕［somatotype］
〈姿質〉遺伝的素質や後天的影響により表現された身体の姿・形．精神病質や素因との相関が検討され，ヒトの体型については，ドイツの精神科医クレッチマー（Ernst Kretschmer, 1888～1964）による細長型（統合失調性気質），闘士型（てんかん気質），肥満型（躁うつ性気質）の3つに分類するこころみのほか，シェルドンによるものなどがある．

大血管転位［症］〔だいけっかんてんい［しょう］〕［transposition of great artery；TGA］
新生児でチアノーゼ型の先天性心血管奇形で，大動脈と肺動脈の位置が逆になっている状態．すなわち大動脈が右室から，肺動脈が左室から出る．このため左右の交通がなければ患児は生存できない．完全大血管転位と修正大血管転位に大別される．→完全大血管転位［症］（かんぜんだいけっかんてんいしょう）

胎向〔たいこう〕［position］
胎児の母体左右・前後側に対する向きをいう．児背（頭位と骨盤位の場合），または児頭（横位の場合）が母体の左側に向かうものを第1胎向，右側に向かうものを第2胎向という．さらに，児背が母体の前方に面するものを第1分類とよび，後方に面するものを第2分類という．→胎位（たいい），胎勢（たいせい）

退行期うつ［鬱］病〔たいこうきうつびょう〕［involutional depression］
⇨退行期精神病（たいこうきせいしんびょう）

退行期精神病〔たいこうきせいしんびょう〕［involutional psychosis］
〈初老期精神病〉中年以降に身体の諸機能が衰え始めるが，この時期を退行期といい，脳組織や知能，性格などにも加齢現象がみられる．この時期に起こる精神病を総括して退行期精神病という．原因は多元的で，症状は非定型的，多彩で個人差に富む．焦燥，不安，不眠，うつ状態，妄想などがみられる．

退行現象〔たいこうげんしょう〕［regression］
行動の障害の原因としての心理機制の1つ．思考，感情，行動のパターンが低い発達段階へとさずりしてしまう現象．小児的言葉を使う，甘える，歩行や食事の介助に満足するなどがみられる．心の葛藤や問題に直面したとき，自我の力が及ばないときに現れる．脳器質疾患や老年期にも起こる．

退行性変化〔たいこうせいへんか〕［regressive change］
細胞の新陳代謝，機能の低下によって生じる細胞や組織の構造学的変化．→進行性病変（しんこうせいびょうへん）

対光反射〔たいこうはんしゃ〕［light reflex；LR］
⇨瞳孔反射（どうこうはんしゃ）

第五病〔だいごびょう〕［fifth disease］
⇨伝染性紅斑（でんせんせいこうはん）

DICOM（ダイコム） [Digital Imaging and Communication in Medicine]
北米電子機器工業会と米国放射線学会により開発された医用デジタル画像と通信に関する標準規格．DICOM（ダイコム）データには，画像情報のほかに患者基本情報や撮影条件なども含まれている．これにより装置やメーカーが異なっても1つの標準規格としてデータを保存できるため，院内のネットワークでの使用，あるいは海外との通信にも応用できる．わが国でも日本放射線機器工業会（JIRA）と日本医学放射線学会（JRS）が中心となり標準規格の普及が進められている．

第三色覚異常（青色盲）（だいさんしきかくいじょう） [tritanopia]
⇨二色型色覚（にしょくがたしきかく）

第3度房室ブロック（だいさんどぼうしつブロック） [third degree A-V block]
⇨完全房室（かんぜんぼうしつ）ブロック

第三脳室（だいさんのうしつ） [third ventricle]
間脳にあり，正中に位置する脳室．前側方は左右の室間孔（モンロー孔）により側脳室と通じ，後下方は中脳水道（シルヴィウス水道）により第四脳室に連絡する．視床下部，視神経交叉，松果体などと近接する．中脳水道以下の通過障害では拡大し，周囲の脳組織を圧迫する．

第Ⅲ脳神経（だいさんのうしんけい） [third cranial nerve]
⇨動眼神経（どうがんしんけい）

第3・4鰓弓症候群（だいさん・しきゅうしょうこうぐん） [third and fourth pouch/arch syndrome]
⇨ディジョージ症候群

胎脂（たいし） [vernix caseosa]
胎児の皮脂腺の分泌は妊娠30週ごろより盛んになり，牛脂様物質で胎児の皮膚を覆う．これを胎脂という．早産児ではほとんど全身が胎脂に覆われて出産するが，正期産に近づくにつれて減少するため，成熟児では殿部，肩甲部の一部にみられる程度となる．

胎児（たいじ） [fetus]
産科的には，受精卵が発育しヒトの外観を示すようになる妊娠満8週未満を胎芽，満8週以降，出生に至るまでを胎児とよぶ．

胎児仮死（たいじかし） [fetal distress]
諸原因による胎児・胎盤系の呼吸・循環不全に基づく症候群をいう．分娩中に発症するものが多い．母体の心疾患，呼吸不全，貧血などの合併症や，妊娠高血圧症候群あるいは胎児・臍帯・胎盤の異常などが原因となる．胎児心拍数や胎児末梢血のpH測定，羊水混濁の有無などで診断される．近年，仮死やdistressという用語の定義が実際の胎児の呼吸・循環不全の状態と異なるため，日本産科婦人科学会では2001（平成13）年に胎児仮死という用語を使うことをやめ，諸外国と足並みをそろえ，"nonreassuring fetal status"（胎児の安全を保証していない）という英語を使用するとした．現在，その邦訳として「胎児機能不全」という用語が検討されている．→胎児心拍陣痛図（たいじしんぱくじんつうず），胎児心拍数基線（たいじしんぱくすうきせん）

胎児期（たいじき） [fetal period]
妊娠満8週から出生までの時期をいう．胎児期に入るころは主な器官が形成されている．ヒトの外観を呈し始め

る．

胎児鏡検査（たいじきょうけんさ） [fetoscopy]
〈フェトスコピー〉 胎児鏡は1973（昭和48）年Valentiによって羊膜腔内の胎盤から血液を採取するために考案された内視鏡の一種で，胎児の診断や治療にも利用されている．妊娠15週以降に適用されるが，副作用として4％の流産の危険がある．先天異常では高度奇形の確認や胎児体表面の疾患の診断には有用であるが，ダウン症候群の診断は不確実である．

胎児血行（たいじけっこう） [fetal circulation]
⇨胎児循環（たいじじゅんかん）

対自己暴力リスク状態★（たいじこぼうりょくじょうたい） [risk for self-directed violence]
NANDA-Ⅰ分類法Ⅱの領域11〈安全/防御〉類3〈暴力〉に属する看護診断で，診断概念としては〈暴力〉である．

胎児死亡（たいじしぼう） [fetal death, dead born fetus]
〈死産児〉 妊娠の成立は受精卵が子宮内に着床し発育を始めることであるが，妊娠満8週未満は胎芽とよび，満8週以降出生までを胎児という．日本産科婦人科学会編『用語の定義』によると「胎児死亡とは妊娠期間にかわりなく胎児が母体から完全に排出または排出される前に死亡した場合をいう」と示されている．この期間内に何らかの原因（原因不詳の場合もある）で起こるが，主なものとして胎児側因子（染色体異常，奇形，感染など）と母体側因子（生殖器の異常，内分泌異常，心疾患，妊娠高血圧症候群など）が考えられる．妊娠前半期では，12週未満までに起こりやすく自然流産の形をとり，妊娠20週以降出生までに中絶されることが多い．妊娠後半期に起こる胎児死亡は出産をめぐる時期，つまり，周産期死亡〔①妊娠満22週以降の死産（胎児死亡）と，②生後満7日未満の早期新生児死亡を合わせたもの〕のうち①がこれに含まれる．この時期に起こる胎児死亡は母児の健康状態や妊婦管理上の問題に左右されるなど，母子健康の課題として大きな意味がある．→周産期死亡率（しゅうさんきしぼうりつ）

胎児循環（たいじじゅんかん） [fetal circulation]
〈胎児血行〉 胎盤を通じて行われる胎児の血液循環．胎児の栄養補給，老廃物排泄およびガス交換が行われる．胎盤から入った酸素化された胎児動脈血（臍帯静脈血）は，臍輪を経て腹腔内に入り2枝に分かれる．1つはアランチウス管を通り，他方は門脈静脈と合流して肝に入る．いずれも下大静脈に流入して右房に入り，左右心房の中隔壁にある卵円孔を介して左房に移行する．胎児は上大静脈血が右房に流入する．左房を経た左室の血液は左右心室の収縮により上行および下行大動脈に流れる．一方右房を経た右室の血液は左右の肺動脈に入るが，胎児は肺循環がないため大部分はボタロー管（動脈管）を通じて下行大動脈に入る．下行大動脈の一方は身体各部を循環したのち，再び集まって下大静脈に入るが，もう一方は下行大動脈により2本の臍帯動脈となって胎盤に流入する．出生後は肺呼吸の確立とともにアランチウス管，ボタロー管は萎縮し，卵円孔は閉鎖する．→動脈管（どうみゃくかん），動脈管開存［症］

胎児障害（たいじしょうがい） [fetal disturbance]
⇨胎芽病（たいがびょう）

胎児心エコー（たいじしんエコー） [fetal echocardiography]
母親の腹部に超音波端子を当て，胎児

の心臓の状態を詳しく評価する検査法である．その目的は新生児期に重症化が懸念される心疾患の早期発見にあり，胎児心の構造異常や不整脈が疑われた場合，あるいは同胞に先天性心疾患があり家族から胎児診断の要望があった場合などに行う．検査可能時期は，通常妊娠18週ごろからである．

胎児心音 [fetal heart sound；FHS, embryocardia]
母体腹壁上で聴取される胎児の心音をいう．トラウベ桿状聴診器を用いての聴診は妊娠20〜22週ごろから可能となる．超音波ドップラー法を用いると早期（妊娠8〜10週）から聴取可能である．正常心音数は毎分110〜160回の間である．胎児の動きがより激しいときは回数が増え，静止時や子宮の収縮時には回数が減少する．

胎児診断 [foetus diagnosis]
⇨出生前診断（しゅっせいぜんしんだん）

胎児心拍陣痛図 [cardiotocoergogram；CTG]
胎児の心拍数変動の連続曲線と，子宮の収縮状態を同時に連続記録した陣痛曲線との関係から胎児仮死を診断するもの．分娩第1期の分娩監視，とくに分娩誘発時やハイリスク妊娠，微弱陣痛，過強陣痛，遷延分娩で行われる．胎児心拍は超音波ドップラー法により瞬時心拍をみるもので，1分間の心拍数の平均がデジタルで連続的に曲線で記録される．正常胎児心拍数は1分間110〜160回で，160回以上は頻脈，110回以下は徐脈でいずれも異常である．また胎児心拍変動曲線の正常変化の異常も胎児仮死を疑う．子宮収縮に関係なく徐脈や頻脈をきたすものを持続性徐脈および持続性頻脈という．子宮収縮（陣痛）に一致した心拍数の変化は reassuring fetal state とよばれ正常反応であるが，子宮収縮より遅れて発生する徐脈は低酸素型で胎児仮死か，また陣痛ごとに一定しない反応を示すものは混在型で臍帯圧迫が疑われる．この子宮収縮と関連がない胎児心拍数の一過性減少は変動一過性徐脈，子宮収縮より遅れて発生する低酸素型の遅発一過性徐脈および子宮収縮と一致して反復する早発性徐脈などがある．早発性徐脈は主に分娩第2期にみられ，これのみではほかに心拍の異常がなければとくに治療の必要はない．しかし遅発性徐脈は急性および慢性の子宮胎盤血管不全の徴候で，子宮収縮期間中は絨毛間腔の血流が減少し，胎児の中枢神経系の酸素欠乏や胎児心筋の抑制が推定される．治療は，酸素吸入や体位変換による母体腹部大動静脈，あるいは臍帯の圧迫状態の改善など変動の原因に適したこころみにより低酸素症の改善を行う．しかし効果がみられず，また心拍数基線の異常が合併するときは，帝王切開などの急速遂娩が必要である．→胎児仮死（たいじかし）

胎児心拍数 [fetal heart rate；FHR]
経腟超音波検査法の普及により，妊娠初期の胎児心拍は早ければ妊娠5週後半から確認できるようになった．その週数での胎児心拍数は約100回/分であるが，次第に増加し，妊娠8〜9週には140〜160回/分とピークを示す．その後は徐々に減少し，妊娠末期の標準値は120〜160回/分となる．胎児心拍数は胎児の健康状態を反映しているので，著しい徐脈・頻脈や陣痛（子宮収縮）に伴う変化に細心の注意をはらう必要がある．胎児心拍数の分類を表に示した．

胎児心拍数基線 [baseline of fetal heart rate]
胎児心拍数図における心拍の連続曲

■表　胎児心拍数基線の分類

胎児心拍数基線レベル（回/分）	分類
180 ── 高度頻脈	頻脈（tachycardia）
── 軽度頻脈	
160 ── 正常（整）脈	（normocardia）
120 ── 軽度徐脈	
100 ── 高度徐脈	徐脈（bradycardia）

（坂元正一ほか監：プリンシプル産科婦人科学2. 改訂版，p.248, メジカルビュー社，1998）

線の基準になるもので，この曲線の有する微細な変動（正常変動は10〜15回/分の幅）の消失や増大などの変化により胎児仮死を診断するものである．なお1分間の心拍数は110〜160回が正常で，160回以上が頻脈，110回以下が徐脈である．基線の変動として，瞬時心拍ごとの変動と，10数秒あるいは数心拍間における変動とがあり，その増加，低下あるいは消失などは，胎児の無酸素やアシドーシスの状態を示し，また無脳児の場合は中枢神経抑制薬の使用でも起こる．洞性振幅の原因は不明であるが，胎児の疾患（貧血，心疾患，神経系疾患，炎症など）による仮死が疑われる．治療は，母体からの酸素吸入により心拍の改善がみられなければ，帝王切開などの急速遂娩が必要である．→胎児仮死（たいじかし）

胎児性アルコール症候群 [fetal alcohol syndrome；FAS]
妊婦が飲酒すると，血中に入ったアルコールは胎盤を通過し，短時間のうちに母体の血中濃度と変わらない胎児血中濃度となる．慢性アルコール中毒者の妊婦から生まれる新生児にみられる症候群である．主な症状は低体重出生，小頭症，心奇形，眼瞼裂短小，知能障害，振戦などである．また最近では慢性のみでなく，一過性アルコール服用においても兒への影響が考えられるとの説もあり，一般にはできるだけ早期に発見し，アルコールはさけるように妊婦指導が行われている．

胎児性軟骨形成異常症 [fetal chondrodystrophy]
⇨軟骨形成不全症（なんこつけいせいふぜんしょう）

胎児赤芽球症 [fetal cranial diameter]
⇨新生児溶血性疾患（しんせいじようけつせいしっかん）

胎児胎盤機能検査法 [fetoplacental function test]
胎児の健康状態の診断を目的とする検査であり，内分泌生化学的検査，胎児心拍モニタリング，超音波診断法などがある．生化学的検査では，母体血中のエストリオール（E_3）やヒト胎盤性ラクトゲン（hPL）などの測定を行う．胎児心拍モニタリングでは，子宮収縮と胎児心拍数の変化を連続的に観察する．超音波診断法では，胎児の発育や羊水量測定，胎動や胎児呼吸様運動の観察，パルスドップラー法による胎児や胎盤の血流計測などを行う．それぞれの検査結果を統合的にみて，胎児の well-being を評価する．→胎児心拍陣痛図（たいじしんぱくじんつうず）

胎児胎盤不適合 [fetoplacental disproportion；FPD]

〈胎児胎盤不均衡〉 子宮内での胎児の発育状態に対し、胎盤の機能がそれに応じきれず、相対的に機能不全になる場合をいう。過期産などによる胎盤機能不全を含む広い概念である。

体質 [constitution]
個体のもつ身体的・精神的形質、素質などを総合して表現された性質。遺伝子や環境の影響を受け規定される。病的体質の代表例として、胸腺リンパ体質、アレルギー体質、ケロイド体質などがある。

体質性黄疸 [constitutional jaundice]
⇨体質性高（たいしつせいこう）ビリルビン血症

体質性高ビリルビン血症 [constitutional hyperbilirubinemia]
〈体質性黄疸〉 軽度のビリルビンの持続的増加を示すビリルビン代謝の異常に基づく病態。血液中のビリルビンは肝で処理されて胆汁へ排泄されるが、肝でのとり込み、処理、排泄のどこかの段階が通常よりやや遅いため生じる。間接型ビリルビンの増加するジルベール病、クリグラーナジャー症候群、および直接型ビリルビンの増加するローター病、デュビン-ジョンソン症候群などの先天性・家族性高ビリルビン血症を一括していう。予後は良好であり、とくに治療の必要はない。

胎児軟骨異栄養症 [chondrodystrophy of fetus]
⇨軟骨形成不全症（なんこつけいせいふぜんしょう）

胎児病 [fetopathy]
胎児期（妊娠8週以降出生まで）に生じる外因による先天異常をいう。胎芽期を過ぎ、各器官が形成されているので、原則的には奇形の発生はなく、症状として機能障害が出現する。代表的な異常として、梅毒、トキソプラズマ症、胎児性水俣病、胎児性アルコール症候群、母体の糖尿病による巨大児出生などがある。

胎児付属物 [fetal appendage]
子宮内に着床した受精卵が胎芽〜胎児へと発育を続けていく際に、胎児に付属してその発育を助けたり物理的保護を行うなど、重要な役割をもつものを総称して胎児付属物という。①卵膜（脱落膜、絨毛膜、羊膜）、②胎盤、③臍帯、④羊水などがある。

胎児放射線障害 [harmful effects of fetal radiation exposure]
浴びる放射線量は同じでも、年齢や性別によってその障害程度は異なるが、胎児や子どもは成人より放射線の感受性は高いといわれる。したがって器官形成期における放射線への高い感受性、あるいはその後の治療的放射線照射による被曝で、胎児発育遅延や小脳症、知能障害がみられる。診療的なX線撮影に関しては、低い被曝線量であるため問題ないと考えられている。

体脂肪[率] [body fat, body fat percentage]
人体の組成を概念的に体脂肪量とそれ以外の除脂肪量に2分した場合、体脂肪量が体重に占める割合を体脂肪率という。生体の体脂肪量を実測することは不可能であり、水中体重秤量法、空気置換法、二重X線吸収法、生体インピーダンス法、近赤外分光法、皮脂厚計測法などで体脂肪量の推定が行われる。体脂肪が過剰に蓄積した状態が肥満と定義される。

胎児母体同種免疫 [fetomaternal isoimmunization]
胎児の赤血球や白血球などが胎盤を通して母体に移行して母体内で抗体産生反応を起こし、免疫抗体が産生されて免疫が成立すること。この免疫抗体が今度は逆に胎児に移行し、胎児の異常の原因となる場合もある。胎児・新生児には、胎児水腫、新生児溶血性疾患、新生児好中球減少症などの疾患がみられることがある。

代謝 [metabolism]
〈新陳代謝、物質代謝〉 生物が生命活動を行うために、外界から摂取した無機物や有機化合物を素材としてエネルギーを合成する働きと、吸収したエネルギーを生体内の化学反応に利用できる形に変換する活動をいう。代謝とは新陳代謝の略称で、物質側からは同化（合成）作用（anabolism）と異化（分解）作用（catabolism）に大別される。同化とは簡単な分子を高分子化合物またはより複雑な分子に合成する反応であり、異化とは逆に簡単な分子にまで分解する作用である。前者はエネルギーを消費し、後者はエネルギーを遊離させるため、エネルギー代謝は物質代謝とともに働く。生体が生命維持に要する最小効率を基礎代謝とよび、日本人では1日1,200〜1,400 kcalである。生体が外界から取り入れる酸素量と放出する二酸化炭素量の比を呼吸商（RQ）といい、糖質の完全燃焼では1に近く、結合酸素の割合が糖質よりも少ない蛋白質や脂質では1より小さい。→エネルギー代謝、カロリー、基礎代謝（きそたいしゃ）

代謝拮抗薬 [anti-metabolic agent]
抗がん薬の一種で、がん細胞の成長に不可欠な必須代謝物質を抑制する性質をもつ。葉酸代謝拮抗薬であるメトトレキサートは、腫瘍細胞において核酸合成に必要な活性葉酸を産生させるジヒドロ葉酸還元酵素を阻害して、細胞増殖を抑制する。また、ピリミジン代謝拮抗薬のフルオロウラシルは腫瘍細胞内でフルオロデオキシウリジン一リン酸（FdUMP）に転換され、デオキシウリジル酸（dUMP）と拮抗してチミジル酸合成酵素を抑制しDNA合成を阻害する。→5（ファイブ）-FU

代謝障害 [metabolic disorder]
細胞や組織は、その本来の形態と機能を維持するために、種々の栄養素の化学変化によって常時新旧物質の交代（代謝）が行われているが、障害因子によって機能が阻害されると代謝障害が生じる。代謝障害には糖質、脂質、蛋白質、ミネラルなどの異常があり、それらの異常によって特定の物質が細胞内、あるいは細胞外に過剰に蓄積する。こうした物質の過剰蓄積は、細胞自身の機能異常（酵素欠損）による物質代謝異常でも生じる。すなわち、個体の代謝異常は、細胞の異常が原因となってひき起こされる。糖尿病は代謝障害による代表的な疾患である。

代謝水 [metabolic water]
〈燃焼水〉 糖質、脂質、蛋白質などが生体内で代謝され、最終産物として生成された水分。成人では通常、1日に約300 mLの水分が代謝水として生成される。

代謝性アシドーシス [metabolic acidosis]
⇨酸塩基平衡（さんえんきへ

いこう）

代謝性アルカローシス [metabolic alkalosis]
⇨酸塩基平衡（さんえんきへいこう）

体重減少率 [loss of body weight]
栄養アセスメントにおいては，栄養障害の重要な尺度として用いられ，直近の6か月以内の体重減少率が10％以上，あるいは1日の減少率で0.2％以上の状態が続く場合に中等度以上の栄養障害を疑う．体重減少率（％）は次の式で表される．

$$\frac{健常時体重 - 現在の体重}{健常時体重} \times 100$$

体重測定 [measurement of weight]
⇨身体計測（しんたいけいそく）

体循環 [systemic(general) circulation]
⇨大循環（だいじゅんかん）

大循環 [systemic circulation]
〈体循環〉 小循環（肺循環）を除く全身の血液循環系を指す．左室から送り出された血液は大動脈を経て，毛細血管網に酸素と栄養分を与え，同時に組織から二酸化炭素と老廃物（代謝産物）を摂取し，上下の大静脈に至り，右房に帰還する．これを大循環とよぶ．

代償 [compensation]
自分の弱点を克服するために好ましい特徴を強調したり，そのものを克服することによって，満足を得ること．たとえば，前者では，運動が不得意なため勉強で成果をあげたなど，後者は運動そのものの鍛錬に取り組んで直接克服する場合などである．→防衛機制（ぼうえいきせい）

対照群イベント発生率 [controlled event rate ; CER]
対照群において，あるイベントが発生する割合．→付録3参照

胎児溶血性疾患 [hemolytic disease of the fetus]
〈新生児溶血性疾患，胎児赤芽球症〉 母児間の血液型の不適合により，胎児の赤血球の崩壊が急激に起こり，重度の黄疸を発症する疾患である．Rh不適合の場合は，母親がRh(-)で胎児が(+)の場合に多くみられる．ABO式不適合は，母親がO型で胎児がA型またはB型の場合に発症することがある．溶血性疾患，全身水腫が特徴である．子宮内で死亡する重症例もある．

対称性壊疽 [symmetric gangrene]
⇨レイノー病

代償性休止期 [compensatory pause]
〈補足性休止期〉 心室期外収縮以外の次に起こる正常の心室収縮までの心室の休止期間を休止期という．また，正常の心室収縮から期外収縮が起こるまでの間隔を連結期といい，この休止期と連結期に次の式が成り立つとき代償性休止期という．

連結期＋休止期＝基本周期×2

→不整脈（ふせいみゃく）

代償[性]月経 [vicarious menstruation]
子宮からの月経がなく，他の部位から月経周期に相当する一定の周期をもって出血することをいう．出血部位は鼻粘膜が最も多く，ほかに血尿，乳腺出血，歯根・耳・肺などからの出血がみられる．また正常月経でありながらその量が少なく，子宮以外から出血するものを補充月経とよぶ．いずれも卵巣ホルモンに対して，出血の部位が反応するためと考えられている．

代償性抗炎症反応症候群 [compensatory anti-inflammatory response syndrome ; CARS]
侵襲に対する生体反応は炎症反応だけではなく，過度の炎症反応を打ち消すように自己調整もしているが，この調整機序が乱れると，過度の免疫抑制状態となり，感染防御能が低下する［R. C. Boneが1996(平成8)年に提唱］．全身性炎症反応症候群（SIRS）のような具体的な診断基準はないが，臓器移植後，単球上のHLA-DR（クラスⅡ抗原の1つ）発現の低下時には，免疫抑制薬を中止するなどが考えられている．

代償性肥大 [compensatory hypertrophy, vicarious hypertrophy]
ある臓器の機能が疾病などで不十分になった場合，これを機能的に補填する目的で残存部分が肥大することをいう．例として，副腎のような内分泌腺や心臓などがあげられる．

帯状ヘルペス [herpes zoster]
⇨帯状疱疹（たいじょうほうしん）

帯状疱疹 [herpes zoster ; HZ, shingles]
〈帯状ヘルペス〉 水痘・帯状疱疹ウイルスの初感染では水痘となる．水痘に感染・治癒後，神経親和性をもつウイルスが神経節に潜伏感染し続け，宿主の免疫力低下などにより再活性化して発病する．症状は，一定の神経走行部位に一致して帯状に分布する発疹を伴う小水疱と神経痛に似た疼痛で，肋間神経支配域，三叉神経支配域に片側性にみられることが多い．皮膚症状が痂皮（かひ）を形成して治癒するまで，概ね3週間程度の経過をとる．高齢者では，長期にわたって痛みが続く帯状疱疹後神経痛となることがある．治療には抗ウイルス薬が使用される．→帯状疱疹後神経痛（たいじょうほうしんごしんけいつう）

帯状疱疹後神経痛 [post-herpetic neuralgia ; PHN]
帯状疱疹は，片側の1神経支配領域に小水疱が神経痛や感覚異常を伴って多発する．皮疹が消退後も，神経痛だけが数年にわたり続くものをいう．高齢者に多く，重篤な基礎疾患を合併することがある．治療には神経ブロックが有効なこともある．

対症療法 [symptomatic therapy]
原因のいかんを問わず，現れている症状を改善し，患者の苦痛軽減と一般状態の改善をはかることを目的とした治療．たとえば発熱に対して解熱薬，痛みに対して鎮痛薬，咳嗽に対して鎮咳薬を投与するような治療をいう．対症療法に対し，原因そのものに対する治療は原因療法という．

対処機制 [coping mechanism]
⇨コーピング機制

大食球 [macrophage]
⇨マクロファージ

大食細胞 [macrophage]
⇨マクロファージ

胎児予備能試験 [oxytocin challenge test；OCT, contraction stress test；CST]
〈オキシトシンチャレンジテスト〉 人工的に子宮収縮を起こさせ胎児心拍をモニタリングして胎児呼吸予備能力をみるもので，ハイリスク妊娠，子宮内胎児発育不全などの胎児合併症があるときに行われる．分娩監視装置を装着し5％ブドウ糖にオキシトシンを加えて点滴を行い，10分間に3回の子宮収縮が起こった時点で遅発性徐脈出現の有無により判定する．①陰性は遅発性徐脈がみられず児の予後は良好．②陽性は子宮収縮のすべてに遅発性徐脈を伴う．③子宮の過緊張とこれに伴う遅発性徐脈．④診断不能．治療法は，①の陰性以外すべて児の予後不良と考え，帝王切開を行う．胎児はオキシトシン感受性が強いので副作用に注意する．ノンストレステストで異常のあるもの，前回帝王切開，破水，出血，児頭骨盤不適合（CPD），多胎妊娠，羊水過多，頸管不全などでは禁忌である．

対人関係 [interpersonal relations]
人間同士の関係．サリヴァン（Harry Stack Sullivan, 1892〜1949, 米，精神医学）は，「精神医学は対人関係論である」と位置づけ，精神科医を包含する対人の場で起こる事象が精神医学的な知識の情報となると述べた．さらに精神科医が注意深く患者を観察しながら，同時に患者の人生の場に起こっている関係に関与することの重要性を強調した．サリヴァンの影響を受けたペプローは，「看護は対人関係のプロセスであり，しばしば治療的なプロセスである」と述べ，患者−看護師の対人関係が患者の問題のなりゆきに対してもつ効果が大きいことを重要視した．

対人恐怖〔症〕 [anthropophobia, fear of interpersonal situation, social phobia]
他人と同席する場面で，不当に強い不安と精神的緊張が生じ，そのために他人に軽蔑視されるのではないか，他人に不快な感じを与えるのではないか，嫌がられるのではないかと案じ，対人関係からできるだけ身を引こうとする神経症の一型．多くは青年期の病態で経過は一過性のこともあるが，通常は慢性的である．亜型として赤面恐怖，視線恐怖，吃音恐怖などがあり，わが国では森田正馬によるいわゆる「森田神経質」の概念における一症状として扱われることがある．→視線恐怖(しせんきょうふ)，神経症(しんけいしょう)，赤面恐怖症(せきめんきょうふしょう)

胎勢 [fetal attitude, fetal habitus]
子宮内での胎児の姿勢のこと．正常では，頭部は前方屈曲姿勢で，頤（おとがい）部が胸壁に接しており，背部も前屈し，四肢の各関節は屈曲して前方で交差し，胎児全体がほぼ卵円形をなしている．→胎位(たいい)，胎向(たいこう)

耐性 [tolerance]
⇨薬物耐性(やくぶつたいせい)

胎勢異常 [unusual attitude]
子宮内における胎児の姿勢の異常をいう．分娩時の胎勢の異常には反屈位と四肢の脱垂（下垂および脱出）がある．反屈位とは，第1回旋において十分に児頭が前屈しておらず，頤（おとがい）部が胸壁から離れ，頸椎が伸展

または反屈した状態であるものをいう．したがって，頭頂部，前頭部，額部，顔面が先進する．反屈胎勢は分娩経過中に変化することが多いので，分娩終了時に最終的な診断をする．分娩経過は，分娩遷延と通過面周囲が大きいことによる軟産道損傷を起こすことが多く，また，経腟分娩が不可能な症例もある．四肢の脱垂は上肢あるいは下肢が胎児の先進部と同じに，またはそれを越えて下降するものであり，破水前ならば下垂，破水後ならば脱出という．

耐性菌 [resistant bacteria]
通常，耐性菌というと薬物耐性菌を指す．薬物，バクテリオファージなどの生理活性物質の作用に対し，抵抗性を示す菌をいう．細胞膜蛋白構造の変化により，酵素活性や受容体，あるいは膜透過性が変わり，発現する．耐性菌が現れやすい菌種には，赤痢菌，ブドウ球菌，結核菌，大腸菌などがある．

耐性検査 [resistance test]
⇨感受性検査(かんじゅせいけんさ)

体性痛 [somatic pain]
皮膚や粘膜の痛みである表在痛と，骨格筋，筋膜，靱帯，骨膜，腱などの痛みである深部痛に大別される．痛みは持続的で鈍い．インパルスは有髄のAδ線維，無髄のC線維から交感神経鎖を経て脊髄後根に入り，脊髄視床路を介して大脳皮質に投射される．これらの線維は強い筋収縮，化学的刺激，発痛物質にも応答して痛みを発する．→痛(いた)み〈疼痛〉

大赤血球 [macrocyte]
平均赤血球容積（MCV）94 fL，平均赤血球ヘモグロビン濃度30％以上を示す赤血球をいう．健常者には通常出現しない．悪性貧血（巨赤芽球性貧血），消化不良症候群，妊娠，慢性肝疾患時の貧血などでみられる．

大赤血球性貧血 [macrocytic anemia]
⇨大球性貧血(だいきゅうせいひんけつ)

大前庭腺 [glandula vestibularis major]
⇨バルトリン腺

大泉門 [anterior fontanelle；AF]
⇨泉門(せんもん)

大槽穿刺〔術〕 [cisternal puncture]
〈後頭下穿刺法，チステルナ穿刺法〉
クモ膜下槽のうち最も広い大槽とよばれる部分に穿刺して，髄液の採取や薬液，造影剤の注入を行う方法．延髄損傷の危険があり，熟練を要する．

代替医療 [alternative medicine]
⇨補完代替医療(ほかんだいたいいりょう)

大腿骨 [femur]
全骨格中最大の長骨で，上端は大腿骨頭で大腿骨頸部が支え，腸骨の寛骨臼とともに股関節を形成する．高齢者の大腿骨骨折は頸部で起こりやすい．下端は脛骨と連結して膝関節を形成する．

大腿骨頸部骨折 [femoral neck fracture；FNF]
大腿骨頭から転子部にかけての骨折で高齢者に多発する．関節包内骨折である内側骨折と関節包外骨折である外側骨折とに分けられる．前者は足が引っかかって下肢が急激に外旋した場合に，後者は転倒して大転子部

大腿骨骨幹部骨折 [fracture of femoral shaft]
大腿骨の骨幹部にみられる骨折．直接または間接的に外部から大きな力が加えられ骨折することが多い．幼児の場合は介達牽引によって骨癒合を待つが，成人の場合，内副子，鋼線を用いた観血的固定法が行われることが多い．

大腿四頭筋拘縮症 [quadriceps contracture]
大腿四頭筋への筋肉内注射などにより筋肉が線維性変化をきたし，伸展性を失って拘縮する疾患．症状は歩行異常，正座不能，立位になると腰椎の前屈が増強し，尻を突き出すような状態となる．治療は，筋の切離や筋延長などが行われる．

大腿動脈 [femoral artery ; FA]
大腿部に分布する主動脈．中枢側は外腸骨動脈，末梢側は膝窩動脈に替わる．鼠径靱帯の血管裂孔から大腿の前面内側を走り，内転筋管を経て腱裂孔に至る．大腿静脈，大腿神経が並走し，浅腹壁動脈，浅腸骨回旋動脈，外陰部動脈などを分枝する．

大腿ヘルニア [femoral hernia]
〈股ヘルニア〉大腸，卵巣，卵管，大網などが鼠径靱帯と恥骨の間にある大腿輪を通り，大腿基部内側に脱出した状態．頻度は鼠径部ヘルニアに比べると少ない．分娩などで鼠径部が弛緩していると嵌頓を起こしやすい．→嵌頓[症]（かんとんしょう）

代替療法 [alternative medicine]
⇒補完代替医療（ほかんだいたいりょう）

対他者暴力リスク状態★ [risk for other-directed violence]
NANDA-I 分類法 II の領域11《安全/防御》類 3《暴力》に属する看護診断で，診断概念としては《暴力》である．

大腸 [large intestine]
回盲部で小腸から移行し，腹腔内を小腸を取り囲むように一周して肛門に至る長さ1.4〜1.6mの管腔臓器．部位別に3つに区別される．①盲腸：回腸移行部より下方の部分で虫垂突起がある．②結腸：盲腸から肝の下面（肝彎曲）に向かう上行結腸，肝彎曲部より脾の下面（脾彎曲）へ腹腔内を走行する横行結腸，脾彎曲部より左腸骨窩へ向かう下行結腸，さらに膀胱後面をS状に走行するS状結腸に分けられる．③直腸：仙骨前面に位置し，肛門に連なる．大腸は小腸のように輪状ヒダ（襞），絨毛がなく，消化酵素も存在しない．粘液に富み，内容物の移送を容易にする．主として水分を吸収し，下行結腸に達するころには糞便が形成される．非病原性細菌の繁殖が盛んで，発酵腐敗を起こす．運動はアウエルバッハ神経叢により支配される．→結腸（けっちょう），直腸（ちょくちょう）

大腸炎 [colitis]
大腸の炎症性変化に基づく病変を総称している一般的名称．多くの疾患が含まれるが，原因により次のように大別される．①感染性大腸炎：細菌，ウイルス，原虫などによる急性・慢性の炎症．②虚血性大腸炎：薬物に対する過敏反応および抗菌薬による偽膜性大腸炎など．③放射線大腸炎：放射線治療でみられるもの．④その他：潰瘍性大腸炎，大腸憩室炎など．治療はそれぞれの原因疾患による．

大腸がん ▶大項目参照

大腸菌 [Escherichia coli]
腸内細菌科 Escherichia 属の標準種．グラム陰性の嫌気性桿菌で，無芽胞，鞭毛を有する．ヒトおよび動物の腸管内に常在し，乳糖分解能をもつ．通常は病原性がないが，下痢や胃腸炎を起こす［腸管］病原性大腸菌（下痢原性大腸菌）もある．

大腸菌エンテロトキシン [Escherichia coli enterotoxin]
一部の大腸菌は病原因子としてエンテロトキシンを産生して下痢をひき起こす．代表的なものとして，毒素原性大腸菌が産生する易熱性エンテロトキシン（heat-labile enterotoxin ; LT）と，耐熱性エンテロトキシン（heat-stable enterotoxin ; ST）とがある．LT はコレラ毒素に類似し，60℃，10分間の加熱で失活する．これに対し ST は100℃，10分間の加熱でも失活しない．→大腸菌性下痢症（だいちょうきんせいげりしょう）

大腸菌性下痢症 [enteric colibacillosis]
大腸菌性下痢症をひき起こす下痢原性大腸菌は，病型と病原因子の特徴から，腸管病原性大腸菌（EPEC）と，腸管侵入性大腸菌（EIEC），毒素原性大腸菌（ETEC），そして腸管出血性大腸菌（EHEC），腸管凝集性大腸菌（EAEC）に分類されている．EPEC は水様性，EIEC は赤痢様，ETEC はコレラ様，EHEC は出血性の下痢を起こす．わが国の下痢原性大腸菌による食中毒事例のなかでは，ETEC による発生件数が最も多い．→大腸菌（だいちょうきん），腸管出血性大腸菌感染症（ちょうかんしゅっけつせいだいちょうきんかんせんしょう）

大腸憩室性疾患 [colonic diverticular disease]
大腸壁の全層あるいは一部が管腔外へ突出する病態を指し，前者は先天性（真性），後者は後天性（仮性）のものとして区別される．後天性のものは，食餌中の食物繊維の減少から便が細くなるため，それを押し出そうとして管腔内圧が上昇する結果，大腸壁の脆弱部である，結腸ヒモ間の血管流入部位で大腸粘膜が部分的に突出するものである．欧米では左側結腸とくにS状結腸に多発し，憩室炎，穿孔，狭窄，出血などは治療の対象となる．

大腸腺腫 [colonic adenoma]
大腸ポリープとして発見される病変で最も頻度が高く，形状，大きさはさまざまである．病理組織学的に，腺管腺腫，腺管絨毛腺腫，絨毛腺腫に分類されるが，いずれもがん化の可能性を有する．部位別発生頻度は全結腸を通じてほぼ等しい．→腺腫（せんしゅ），腺腫性ポリープ

大腸造影[法] [barium enema ; BE]
〈逆行性大腸造影[法]〉大腸疾患診断のためのX線造影検査．経口法と逆行性大腸造影法とがあるが，通常は後者を指す．バリウムを肛門側から注入し，次いで空気を注入しながら大腸を十分に拡張して二重造影像を撮

影する．→二重造影法(にじゅうぞうえいほう)

大腸デリバリーシステム [colon targeting system；CTS]
経口投与された多くの薬剤は，胃や小腸で吸収され，大腸までは達しない．そのため，潰瘍性大腸炎などの大腸疾患の患者に薬物を直接送達することにより，薬物を効率的に利用することなどを目的に開発された，薬物の送達システム．腸内細菌が消化管下部，とくに結腸に多く存在することを利用したもの，消化管のpH変化を利用したもの，消化管内の移動時間差を利用したもの，消化管内圧差を利用したものなどがある．ペンタサ錠は，成分であるメサラジンを小腸から大腸全体に放出するように設計された潰瘍性大腸炎，クローン病治療薬である．→ドラッグデリバリーシステム

大腸内視鏡 [colonoscope]　大腸疾患の診断と治療のために用いられる内視鏡を指し，従来のガラス繊維を用いた軟性鏡のファイバースコープに代わって，スコープ先端にCCD(電荷結合素子)を装着，より高解像度で色調再現性に優れた電子スコープが急速に普及している．大腸内視鏡検査を受けるには，検査前に低残渣食と2L程度の下剤服用により腸管内をからにしておく必要がある．検査の合併症として，消化管穿孔や出血があげられる．

大腸ファイバースコープ [fiberoptic colonoscope；FCS，colonofiberscope；CF]
主に大腸内の潰瘍，ポリープ，がんなどの診断を目的として行われる大腸ファイバース，柔軟性をもつグラスファイバーの束からできた内視鏡を肛門より挿入，光を照射しつつ大腸内腔を肉眼的に観察する．

大腸ポリープ [polyp of colon]　大腸粘膜面の限局性隆起．S状結腸，直腸に好発する．腺腫，炎症性ポリープなどがあり，ポリープの多発したものをポリポーシスという．遺伝性のものには，家族性ポリポーシス，ポイツ・ジェガース症候群がある．症状としては無症状であるが，出血・下痢・腹痛を起こす場合もある．→家族性大腸(かぞくせいだいちょう)ポリポーシス，腸(ちょう)ポリープ，ポイツ・ジェガース症候群，ポリープ

胎動 [fetal movement]　子宮内での胎児の運動をいう．妊娠9週ころより出現し，実際に母体が感知できるのは妊娠中期で，これを胎動自覚とよぶ．胎動自覚は，初産婦と経産婦で多少の差があり，一般的には妊娠18～20週ころから感知され，妊娠末期になると緩慢になる．

耐糖能検査 [glucose tolerance test]　⇨糖負荷試験(とうふかしけん)

大動脈 [aorta；Ao]　大循環系の基幹をなす動脈．左室の大動脈口を基点とし，大動脈弓を出して上方に向かい(上行大動脈)，心臓の上部で後方へ半円状にほぼ180度屈曲(大動脈弓を形成)しながら腕頭動脈，左総頸動脈，左鎖骨下動脈を分枝し，ついで脊椎の左側から前方を下行して(下行大動脈)，第4腰椎の高さで左右の総腸骨動脈に分岐する．下行大動脈は肋間大動脈，腎動脈などを分枝するが，横隔膜を境に胸大動脈と腹大動脈とに区分される．

大動脈炎症候群 [aortitis syndrome]　〈脈なし病，高安動脈炎〉　大動脈とその主幹分岐枝にみられる血管炎の一種．若い女性に多く，原因は不明である．血管の炎症により，血管の狭窄・閉塞が起こり，その支配領域の脈拍が消失し著明な左右差がみられる．発熱，高血圧をみとめ，四肢の疼痛，視力障害がみられることがある．赤沈の亢進，C反応性蛋白(CRP)陽性，高γ-グロブリン血症などがみられる．特異的な治療法はなく，副腎皮質ステロイド薬，抗炎症薬が用いられる．

大動脈解離 [aortic dissection]　⇨解離性大動脈瘤(かいりせいだいどうみゃくりゅう)

大動脈騎乗 [overriding aorta]　〈騎乗大動脈〉　先天性心疾患で，肺動脈狭窄，心室中隔欠損，右心室肥大とともにファロー四徴症の1つである．大動脈の位置が，正確に左心室から出ず，少し右心室側に寄っているために，大動脈が心室中隔の上に乗っている状態で，これを形容して「騎乗」という．→ファロー四徴[症]

大動脈弓 [aortic arch，arcus aortae]　大動脈の一部で，上行大動脈の続きで水平に走り，下行大動脈につながる．腕頭動脈，左総頸動脈，左鎖骨下動脈の3本の枝を出し，また動脈管索が付着している．

大動脈造影法 [aortography]　大動脈に造影剤を注入し，X線撮影によって大動脈領域の診断を行うもの．カテーテル造影法，静脈性大動脈造影法などがある．

大動脈内バルーンパンピング法 [intra-aortic balloon pumping；IABP]　心原性ショックの治療に用いられる．機械的手段による補助循環法の1つ．大腿動脈または外腸骨動脈からバルーンのついたカテーテルを挿入し，胸部下行大動脈内に固定して，外部の駆動装置と接続し，心拍動に応じてバルーンを膨張・縮小させる．経皮的に行う方法もある．拡張期にバルーンを膨張(加圧)，収縮期に縮小(減圧)することにより冠血流の増加と左室の収縮負荷の減少が期待できる．しかし大動脈弁閉鎖不全のあるものや，大動脈血管の高度動脈硬化，あるいは動脈瘤などの病変のある場合は使用できない．また本法によって動脈血栓や塞栓による血行障害，大動脈壁の損傷や溶血を起こす可能性もある．

大動脈分岐部慢性閉塞症 [chronic occlusion of the terminal abdominal aorta]　⇨ルリッシュ症候群

大動脈弁 [aortic valve；AV]　左室の大動脈口にある半月状の3片よりなる弁．左室から駆出した血液が心室に逆流するのを防いでいる．

大動脈弁狭窄[症] [aortic stenosis；AS]　大動脈半月弁口が狭窄し，収縮期の弁の開口が不完全な病態．聴診上，第2肋間胸骨右縁で

大動脈弁閉鎖不全症 [aortic insufficiency ; AI]　心室拡張期に大動脈弁が完全に閉鎖しないため左心室から駆出された血流が一部大動脈より左心室に逆流する病態．左室の肥大・拡張をきたす．聴診上，第3肋間胸骨左縁および大動脈弁口に拡張期雑音を聴取する．また，しばしば最低血圧の低下をみる．リウマチ性，梅毒性，感染性心内膜炎によるものがあり，先天性などがある．初期には無症状だが，進行するにつれて動悸，息切れが出現して，さらに左室不全に陥ると1～2年で死亡することが多い．→拡張期雑音（かくちょうきざつおん）

大動脈瘤 [aneurysms of aorta, aortic aneurysm]　大動脈にできる動脈瘤をいう．部位により胸部大動脈瘤と腹部大動脈瘤に分類される．胸部大動脈瘤ではかつては梅毒性のものが多かったが，梅毒の罹患率の減少により最近では腹部大動脈瘤と同様に，動脈硬化性のものが大部分を占める．軽いものは自覚症状に乏しく，隣接の組織・臓器の圧迫による症状で発見される場合が多い．治療は血圧のコントロールを第一に行うが，ある程度進行したものでは外科的切除，人工血管による置換が必要となる．→解離性大動脈瘤（かいりせいだいどうみゃくりゅう），動脈瘤（どうみゃくりゅう）

タイトレーション [titration]　〈滴定〉容量分析において，予め濃度の分かっている試薬を一定量の試料に滴下していき，反応が生じたときの試薬の滴下量から，試料の濃度を算出する方法．医療・看護では，低用量から投与を開始したオピオイドを，除痛効果がみられるまで段階的かつすみやかに増量していくことで適量を割り出すこと（オピオイド・タイトレーション）．また，睡眠時無呼吸症候群の治療においては，患者の観察をしながら圧を調節していくことでCPAPの適正圧を決定することを指す．→オピオイドローテーション

体内照射 [internal irradiation] ⇨内部照射（ないぶしょうしゃ）

第Ⅶ因子 [factor Ⅶ]　止血の過程で活性化される血液凝固因子．第Ⅶ因子は止血の際，損傷組織から組織因子が放出されることで，コラーゲンや内皮下結合組織によって活性化される．また血管内皮細胞が破壊されると，血管内皮細胞下組織（コラーゲン）に活性化され，止血反応を示す．第Ⅶ因子の産生にはビタミンKが必要である．→血液凝固因子（けつえきぎょうこいんし）

第Ⅶ脳神経 [seventh cranial nerve] ⇨顔面神経（がんめんしんけい）

第二色覚異常（緑色盲） [deuteranopia] ⇨二色型色覚（にしょくがたしきかく）

第二次性徴 [secondary sex characters]　小児が12～13歳ころになると心身両面で著しい変化を示し，身体つきや生理機能の面でも男らしさ，女らしさが発現することをいう．視床下部−下垂体−性腺系のホルモン分泌亢進による．男子の場合は骨格・筋肉の発達，声変わり，ひげ，腋毛・陰毛の発生，女子の場合は初潮，乳腺の発達，皮下脂肪の増加，腰幅の発達，発毛といった形で現れる．

第二世代セフェム系抗菌薬 [2nd generation cephem antibiotics]　主としてグラム陽性菌に有効であり，β−ラクタマーゼに対し不安定であった第一世代を改良し，より安定でかつグラム陰性菌の抗菌スペクトラムを拡大したものであるが，グラム陽性菌に対する有効性においては必ずしも第一世代より優れているものではない．セフォチアム，セフメタゾールなどがこの世代に属する．→セフェム系抗菌薬

耐熱性アルカリホスファターゼ [heat stable alkaline phosphatase ; HSAP]　妊婦の血清中に放出されるアルカリホスファターゼで，妊娠後期に著明に上昇し，胎盤絨毛の合胞体層に局在する．ALP 4，耐熱性ALP，またはHSAPとよばれる．検出は65℃，5～10分間の熱処理のあとに活性を測定することで行われる．

胎嚢 [gestational sac ; GS]　妊娠成立後に超音波検査で検出可能となる，絨毛膜で囲まれた嚢胞をいう．妊娠4週後半からリング状の画像として描写され，子宮内に確認されれば正常妊娠の確定診断となる．計測値は妊娠週数の確認指標として重要である．

大脳 [cerebrum]　ヒトでは大脳は脳の大部分を占め，左右1対の大脳半球からなり，中心部にある脳梁（のうりょう）によって結ばれている．表面は灰白質からなる大脳皮質，深部は白質からなる大脳髄質で構成されている．灰白質には神経細胞が密集しており，約140億の細胞からなる．多くの皺襞（すうへき）(回)をもち，部位により種々の機能が局在している．また白質は，神経線維の集合体で，同じ側の大脳半球内の他の部位と連絡する連合神経路と，対側の大脳半球と連絡する交連神経路などがある．また大脳半球は，表面の固有の溝により，解剖学的に前頭葉，頭頂葉，側頭葉，後頭葉などに分けられる．→灰白質（かいはくしつ），前頭葉（ぜんとうよう）

大脳基底核 [basal ganglia ; BG]　尾状核，被殻，淡蒼球，視床下核などの総称．尾状核と被殻を合わせて線条体，被殻と淡蒼球を合わせてレンズ核とよぶこともある．これら基底核は，錐体外路系の中継路として，大脳の主として前頭葉，小脳，脊髄などと連絡しながら筋緊張の保持や不随意運動の調節にかかわっている．臨床的には高血圧性脳出血の好発部位として，また，パーキンソン病に対する定位的脳手術の目標点として重要である．

大脳脚症候群 [cerebral peduncle syndrome]　中脳腹側の大脳脚が損傷されて生じる神経学的症状．その部位を動眼神経と錐体路が通っているので，同側の動眼神経麻痺と反対側の顔面，舌を含む片麻痺を起こす．ウェーバー症候群（Weber syndrome）ともいう．

大脳半球 [cerebral hemisphere] ⇨大脳（だいのう）

大脳皮質 [cerebral cortex]
⇨大脳(だいのう)

大脳皮質基底核変性症 [cortico-basal degeneration；CBD]
中年期以降に発症し，緩徐に進行する神経変性疾患．初発症状として，片方の手と腕の筋肉に硬さや運動の緩慢さを自覚することが多い．同時に日常生活でその腕と手を思うように使えないこと(運動失行)も現れる．続いて同側の脚も重くなり歩行が不自由になる．やがて反対側の腕と脚にも運動障害が起こり，歩行時に歩幅が狭い，脚が前に出にくい，転びやすいなどの症状が現れる．ときには失語症がみられる．脳内には前頭葉と頭頂葉に強い萎縮がみとめられる．パーキンソン様症状に対してパーキンソン病治療薬を用い，ある程度の効果をみとめることがある．腕が著しく硬く，肘で屈曲してしまうことがあるが，この症状への改善策なども含め効果的な治療法は確定していない．本疾患とパーキンソン病(PD)と進行性核上性麻痺(PSP)との疾患群の総称としてパーキンソン病関連疾患ともいわれる．

大脳辺縁系 [limbic system]
解剖学的には辺縁葉(帯状回，海馬傍回，海馬，歯状回など)，扁桃体，視床下部などから構成される脳部位．機能的には大脳のなかで生命の基本的な機能(生命維持，調節)に関与する領域で，情動脳または内臓脳ともいわれる．

大白色肝 [large white liver]
慢性肝炎のとき腹腔鏡所見としてみられる．肝臓本来の鮮やかな赤色調光沢を失い，白色に腫脹した肝臓を形容していう．さらに線維化が進むと赤色調をしている肝臓実質と線維化して白色を呈した部分が斑紋化するため，斑紋肝とよばれる．→慢性肝炎(まんせいかんえん)

第VIII因子 [factor VIII]
止血の過程で活性化される血液凝固因子．止血には，血管外に漏れた血液が凝固する外因系凝固作用と，血管内で血液の凝固が起こる内因系凝固作用がある．第VIII因子は，内因性作用の際，第VII因子の活性化に続いて，次々に凝固因子が活性化されるなかで生じた活性化第IX因子が血小板膜のリン脂質(PL)に結合して複合体(血小板第III因子)を形成するときに補助因子として働く．第VIII因子の先天的欠乏症を血友病Aという．→血液凝固因子(けつえきぎょうこいんし)

胎盤 [placenta]
子宮内壁に付着して胎児・母体間の物質交換を営み，胎児を育成する円盤状のもので，臍帯で胎児の臍と結ばれている．着床した受精卵は絨毛細胞を新生しながら脱落膜(妊娠性に変化した子宮内膜)へ侵入し，厚みを増すときに空隙を生じる(絨毛間腔)．この絨毛間腔は，絨毛と母体血で満たされており，絨毛間質に走行する胎児側血管との間で絨毛上皮を介して物質・物質交換を行う．妊娠末期には直径15〜20 cm，厚さ約2 cm，重量約500 gになる．胎盤の機能は，ガス交換，栄養補給，代謝最終産物の排泄，ホルモンの産生・分泌[ヒト絨毛性ゴナドトロピン(hCG)，ヒト胎盤性ラクトゲン(hPL)，プロゲステロン，エストロゲンなど]である．また，胎盤関門として，一部の細菌やウイルス，薬物などから胎児を保護する役目ももつ．胎盤は，分娩時に，胎児にひき続いて，子宮収縮により，脱落膜の最も脆弱な部分である脱落膜海綿層の部分で子宮壁から剥離して娩出される．→臍帯(さいたい)と臍

胎盤圧出〔法〕 [expression of placenta]
胎児娩出後，胎盤は剥離しているのに自然に排出されないときに行う手技で，クレーデ法のほか，ブラント・アンドリュース法，ベーア法などがある．クレーデ法では，術者は母指と他の4本の指で子宮を包むようにして骨盤誘導方向に圧迫する．施行前に排尿と子宮底を摩擦する．ブラント・アンドリュース法では，右手で腟入口付近の臍帯をもち，左手の指をそろえて伸ばし，その指尖を腹壁上から子宮体と子宮下部との境の部位に当て，子宮下部を後下方に圧迫すると同時に右手で軽く臍帯を引く．

胎盤遺残 [retention of placenta]
⇨胎盤残留(たいばんざんりゅう)

胎盤機能不全症候群 [placental dysfunction syndrome；PDS]
1954(昭和29)年にクリフォード(Stewart Hilton Clifford, 1900〜1997, 米, 小児科)によって提唱された症候群．過期産児にみられる症状を胎盤機能の低下によると考え，程度により3段階に分類した．第I度：栄養不足による症状．皮膚の乾燥亀裂，表皮剥離，しわが多い，細長い体形．第II度：栄養不足に低酸素症状を加え，胎便の漏出による羊水混濁，胎盤および臍帯の緑染．第III度：第II度よりも低酸素状態が早期から生じたか，あるいは長期にわたると考えられる所見で，前記症状および爪や脂肪の黄染を含む．→過期産児(かきさんじ)，過期妊娠(かきにんしん)

胎盤残留 [retention of placenta]
〈胎盤遺残〉 胎盤が完全に娩出されず胎盤組織や卵膜などの部分が子宮腔内に残っているもの．出血，子宮退縮不全や感染の原因になる．治療は，分娩直後であれば用手法により，数日経過後あるいは流産後ではキューレットを用いて遺残組織を排出する．妊娠中期の中絶や早産では胎盤残留を起こしやすい．

胎盤絨毛 [placental villi]
胎盤を構成する3層構造のうち中間層をなす部分．母体血と接する遊離絨毛と脱落膜に付着する付着絨毛があり，遊離絨毛では母児間の物質交換を行う．母体血に接する部分は細かく枝分かれした樹枝状構造をなす．→絨毛(じゅうもう)，ヒト絨毛性ゴナドトロピン

胎盤早期剥離 [premature separation of placenta, early abruption of placenta]
妊娠後期に，正常な分娩に先立って胎盤が剥離するもの．妊娠高血圧症候群に合併することが多い．持続的下腹部痛，性器出血，強直性子宮収縮などの症状がみられる．重症になると児は胎内死亡する場合もあり，また母体も出血性ショック，DIC(播種性血管内凝固症候群)を起こすことがある．→常位胎盤早期剥離(じょういたいばんそうきはくり)

胎盤剥離 [placental separation]
胎児娩出後の子宮は収縮を強め，伸展状態にあった子宮壁は収縮して厚みを増す．胎盤は子宮壁とともに収縮できないため，ズレが生じ離断をきたす．胎盤剥離後の子宮壁は収縮し，剥離によって断裂した剥離部の動脈は，生理的結紮により大量出血を防止する．胎盤の娩出の際に

胎盤剝離徴候 [signs of placental separation]
胎盤が子宮壁から剝離したことを示す徴候．胎児の娩出後，子宮はさらに収縮し，子宮内腔の大きさが減少するため，胎盤付着部位の面積も縮小し，ゆがみが生じる．脱落膜海綿層に歪力が加わり，胎盤は子宮壁から剝離する．胎盤の剝離を示す徴候には，以下のものがある．①アールフェルド徴候：陰門外に懸垂する臍帯が娩出直後よりも15 cm 以上下降する．②キュストネル徴候：恥骨結合直上を手指で圧迫し，臍帯が圧出されるか引き込まれるかを観察する．剝離していれば圧出される．そのほか，③シュレーデル-コーン徴候，④ストラスマン徴候，⑤ゼルハイム徴候，⑥ミクリッツ-ラデツキー徴候などがある．

胎盤ホルモン [placental hormone]
胎盤から分泌され妊娠の維持，母体代謝を調節し胎児発育を可能にするうえで重要な役割を有するホルモン．ステロイドホルモンとペプチドホルモンに大別され，ステロイドホルモンとしてエストロゲンとプロゲステロン，ペプチドホルモンにヒト絨毛性ゴナドトロピン(HCG)，ヒト胎盤性ラクトーゲン(HPL)などがある．→ヒト絨毛性ゴナドトロピン，卵胞（らんぽう）ホルモン

胎盤用手剝離 [manual removal of placenta]
癒着胎盤で胎盤が自然娩出されないときに，これを人工的に胎盤を剝離娩出させる産科的手技．外陰部，腟内，術者の手指を十分消毒して行い，術後は抗菌薬による感染予防が必要である．

代表値 [average]
分布を代表するような数値．代表値でよく使用されるものは，平均値，中央値，最頻値である．→最頻値（さいひんち），中央値（ちゅうおうち），平均値（へいきんち）

体表内臓反射 [cutaneo-visceral reflex]
皮膚の刺激により内臓機能に反射性の変化がみられること．ある部位の皮膚を触れたり圧迫したりすることで，ある内臓の障害に改善がみられるような場合をいう．

体表面積 [body surface area ; BSA]
身体表面の総面積をいう．実際には測定困難なので，ヒトの体表面積の算出法として，便宜的に身長と体重の比良の式，藤本-渡辺の式，デュボイス(デュボア)の式などによって求められる．人種・性別・年齢により用いる係数の修正が必要となる．

体部白癬 [tinea corporis]
被髪頭部，手，足，股以外に生じる白癬菌感染症のこと．一般にトリコフィートン属(genus *Trichophyton*)が原因真菌である．*T. ruburum* が原因となる場合が最も多く，次いで *T. mentagrophytes* である．特徴的なピンクから赤の丘疹苔癬化の輪状病変に陸起した境界を伴う．中心部は治癒の傾向がある．皮膚のどこにでもでき，感染していない皮膚や，肉体的接触があるヒトに容易に伝播する．

胎便 [meconium]
胎児は嚥下した羊水や，腸管壁の剝離細胞などの混合物を消化管内に有する．これを胎便といい，通常は子宮内での排便は行われない．したがって羊水中に排出する場合は異常症状の1つとして重要な観察ポイントとなる．生後は24時間以内に第1回目の胎便（暗緑色）がみられる．全量は70～90 g で，生後2～3日間続く．

胎便吸引症候群 [meconium aspiration syndrome ; MAS]
胎便で汚染された羊水を胎児が気管内に吸引して生じる障害である．胎児への血流が減少する潜水反射や，それによる迷走神経への刺激によって肛門括約筋が弛緩し，胎便が羊水のなかへ排泄される．その汚染羊水を分娩前・分娩中，あるいは分娩直後に胎児が気管内に吸引して胎児仮死となる．出産時の第1呼吸によって，胎便で汚染された羊水を気管内に吸引されないようにするために，予防的に児頭娩出直後，鼻腔・口腔・咽頭を吸引器で吸引する．さらに，汚染羊水が粘稠性であったり，中等度以上の仮死状態であった場合には，挿管して内容物を吸引する．→アプガースコア

胎便性腹膜炎 [meconium peritonitis]
先天性空腸閉鎖などの消化管閉鎖において腸管が穿孔し，腹腔内に胎便が逸脱することによって生じる無菌的で化学的な腹膜炎．胎児期の超音波診断で胎児腹水と腹腔内の石灰化像から発見・診断されることが多い．→胎便（たいべん），腹膜炎（ふくまくえん）

胎胞 [water bag, bag of waters]
子宮口がある程度開大すると，子宮口付近の卵膜は頚管から剝離する．子宮収縮時に，子宮口付近の卵膜内に羊水が圧入し，子宮口から胞状に膨大する．これを胎胞という．胎胞内の羊水を前羊水，子宮腔内のものを後羊水という．分娩初期では陣痛発作時のみ胎胞は緊張する．先進部がさらに下降し，子宮口に密着すると前後羊水の交通は絶たれ，陣痛に関係なく緊満状態となる．正常経過では子宮口が開大し，緊張が最大限となると発作時に胎胞は破綻して破水が起こる．→破水（はすい）

戴帽式 [capping ceremony]
看護学生がナースキャップを授与される儀式．看護学校入学後，一定期間の基礎教育を履修したあと，看護を職業として選択することをみとめるという意味合いや学生が看護学生として知識や態度を身につけねばならないことを自覚させる目的が含まれているが，儀式の意味づけは各施設によって異なる．儀式発祥の由来は，修道女がいばらの冠を与えられ，神に仕える誓いをすることといわれている．近年，ナースキャップが廃止され，看護学生がナースキャップをつけることも減ってきている．それに伴い儀式を行う施設も減っている．

大発作 [generalized seizure, grand mal ; GM]
⇨強直間代発作（きょうちょくかんたいほっさ），てんかん

大麻 [cannabis]
一年生草本のアサ(*Cannabis sativa* Linné)およびその製品（とくに樹脂）をいう．大麻の向精神作用の主成分は⊿⁹-テトラヒドロカンナビノール(tetrahydrocannabinol ; THC)であり雌花に多く含まれる．THC はカンナビノイド受容体に作用し，鎮静作用，多幸感，幻覚作用を示す．大麻製品にはマリファナ(marihuana)，ハシッシュ(hashish)

TIME [tissue non-viable or deficient, infection or inflammation, moisture imbalance, edge of wound-nonadvancing or undermined] 難治性褥瘡の治癒促進に必要な褥瘡評価の指標で，この指標中にある臨床評価項目の頭文字をもとにした略語．横軸に臨床所見，病態生理学的目標，WBP(wound bed preparation，創床環境調整)に基づく臨床処置や介入の効果，アウトカムが，縦軸に臨床評価項目が位置している．→褥瘡(じょくそう)

大網[膜]（たいもうまく）[greater omentum] 胃の前・後壁を覆う腹膜が大彎部で接合して起こり，腹腔前面を下行したのち後方へ折り返されて，小腸前面を上行し，横行結腸に癒着して終る漿膜．脂肪や血管などを含み，内臓を外部から保護している．

退薬症状（たいやくしょうじょう）[withdrawal symptom]〈離脱症状〉アヘン系麻薬，バルビタール系薬物やアルコールなど依存を生じやすい薬物を反復的に摂取したあと，その薬物摂取を中断した場合，退薬からくる不快感を避けるため，あるいはその不快から解放されるために，「薬物探索行動」の著しい高まりがみとめられることにより，医学的治療が必要であるなどの生理的変化をきたす状態を退薬症候群という．そのような状態のなかでみとめられる症状を「退薬症状」「退薬症候」あるいは「離脱症状」「離脱症候」という．→麻薬中毒(まやくちゅうどく)，薬物依存(やくぶついぞん)

代用エンドポイント（だいよう）[substitute end-point]〈エンドポイント〉EBMにおいては，エンドポイントとして臨床的に意義の高いアウトカム指標が求められるが，実際には客観的な測定などが困難な場合があり，代わりに測定の容易な生理学的指標が用いられることが多い．こうした場合に用いられるものを代用エンドポイントとよぶ．

代用血液（だいようけつえき）[blood substitute] ⇨代用血漿(だいようけっしょう)

代用血漿（だいようけっしょう）[plasma substitute]〈代用血液，人工血漿〉大量出血，ショックなどの際に緊急に循環血液量を補充するため，膠質浸透圧を保持できる物質を溶液とした血漿増量剤．低分子および高分子のデキストラン液，ゼラチン液などの膠質液が用いられる．高分子のものを使用する場合や緊急時などで大量に使用する際には，血液凝固などの副作用に注意する必要がある．→血液代用液(けつえきだいようえき)

大葉性肺炎（だいようせいはいえん）[lobar pneumonia]〈クループ性肺炎，真性肺炎〉肺葉を単位として起こる滲出性肺炎で，肺の5葉のうち，1つ以上に及ぶ重症感染症である．肺炎球菌，肺炎桿菌，インフルエンザ桿菌などが起炎菌となる．症状としては，発熱・悪寒，咳嗽，呼吸困難，さび色痰などがある．近年，抗菌薬による早期治療が普及したので典型例は減少し，死亡率も著しく低下した．→肺炎(はいえん)

代用膀胱（だいようぼうこう）[neobladder]〈自然排尿型尿路変向(更)術〉膀胱がんの治療では手術療法が確実であるが，術式はがんの浸潤度や組織の悪性度によって異なる．膀胱を全摘した場合，腎臓で生成された尿を病変部より上部で体外に誘導するための尿路変向(更)術が行われる．代用膀胱は，この尿路変向術の1つとして，膀胱に代わる尿貯留器を回腸の一部あるいは回盲部の腸管を切り開いて袋状に縫合することにより形成したものである(図)．代用膀胱形成術では採尿バッグの装着をする必要がなく，それに伴う皮膚炎などのリスクもないので，日常生活上で患者にとっての負担は小さい．→尿路変向(更)術(にょうろへんこうじゅつ)，膀胱(ぼうこう)がん

■図 ハウトマン法による代用膀胱

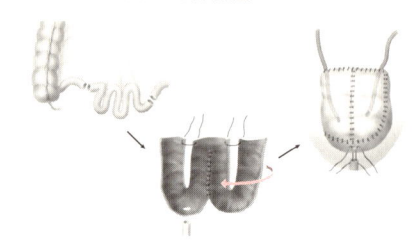

耐容(用)量（たいようりょう）[tolerated dose] 耐容[摂取]量は意図的に使用されていないにもかかわらず，食品中に存在するなど食品を汚染する物質(重金属，カビ毒など)に設定されるものであるが，薬物治療においては，中毒症状を発現しない最大有効量(maximal effective dose；MED)を超えて用量を増加させた場合において，中毒を併発しながらも耐えられる用量をいう．耐えられる最大用量を最大耐容量(maximal tolerated dose；MTD)といい，主として抗がん薬の投与量に対して用いられる概念．同一薬物であっても，濃度，適用方法，生体側の条件(内分泌腺機能や代謝機能など)により，耐容量は異なってくる．→用量反応曲線(ようりょうはんのうきょくせん)

第Ⅳ音（だいよんおん）[fourth heart sound] ⇨心房音(しんぼうおん)

第4期梅毒（だいよんきばいどく）[quaternary syphilis] ⇨変性梅毒(へんせいばいどく)

第四性病（だいよんせいびょう）[fourth venereal disease] 鼠径(そけい)リンパ肉芽腫症

第四脳室（だいよんのうしつ）[fourth ventricle] 神経管腔を原基とする4つの脳室の1つで，橋・延髄と小脳に囲まれた菱形の脳室．上部は中脳水道を経て第三脳室に通じ，中央部は橋・延髄移行部のやや上で小脳方向へテント状に膨らみ，下部は脊髄中心管に連なる．脳室内は髄液(脳脊髄液)で満たされ，外側のルシュカ孔と正中のマジャンディ孔によってクモ膜下腔と連絡する．

代理行為（だいりこうい）[representation act] 精神保健福祉法36条，37条においては，医療，保護に欠くことのできない限度において，入院患者の行動制限を行うことができると定められている．こうした行動

制限には、保護室の使用、病棟外への外出、外泊、小遣いや所持品などがある。看護師は、行動制限による患者の入院生活の拘束感や不自由さを最小限にするように、代理として援助をする必要がある。行動制限が妥当かどうかは患者を含めて常に確認をすることが重要である。

大理石様皮膚 [marbled skin, cutis marmorata]
末梢血行障害に起因する皮膚の網状紫紅斑。寒冷時、小児や女性の四肢に生じることが多い。原因が除かれればまもなく消退する。逆に、暖房器などにより局所的に長時間直接的な温熱刺激にさらされた場合にも同様の網状皮膚がみられることがある。

対立遺伝子 [allele]
相同染色体上の同一遺伝子座を占めるそれぞれの遺伝子のこと。allele(アリル、アレル)ともいう。ヒトの場合、父、母由来する相同染色体に2つの対立遺伝子をもつことになる。ホモ接合体では2つの対立遺伝子が同じ塩基配列で、同じ形質となるが、ヘテロ接合体の場合には2つの対立遺伝子が異なる塩基配列をもち、表現型としては4通りが考えられる。

対立仮説 [alternative hypothesis]
証明したい仮説、採用したい仮説として、帰無仮説が棄却された結果として採択されるもの。つまり、『「差がない」とはいえない』という仮説。→帰無仮説(きむかせつ)、有意水準(ゆういすいじゅん)

代理母 [host mother, surrogate mother]
〈ホストマザー〉 女性側に不妊の原因があるカップルに代わり、第三者の女性が子どもを出産する方法をいい、2つのタイプがある。1つは子宮を失うなどした女性に代わり、体外受精させたカップルの受精卵を第三者の子宮に移植して妊娠・出産してもらう、いわゆる子宮だけを提供する借腹的な代理母(ホストマザー)で、もう一方は女性の卵子と子宮に問題があり、男性の精子を第三者の女性に人工授精して妊娠・出産してもらう代理母(サロゲートマザー)である。前者の場合は遺伝的にはカップルの子どもとなるが、後者の場合、卵子は代理母となる女性のものが使用されるため遺伝的にはカップルの女性の子どもではない。代理母に関してはいまだに多くの法律的、倫理的問題が残るためわが国では認められていない。

大量化学療法 [high dose chemotherapy ; HDT]
がんや白血病や悪性リンパ腫の治療において、抗がん薬を通常の用量より多く投与する治療法である。大量化学療法では副作用として骨髄抑制が強く起こるので、多くの場合、予め採取・保存しておいた自家骨髄移植、または自家末梢血幹細胞の輸注による血球回復のサポートを必要とする。そのため、大量化学療法は自家移植、自家造血幹細胞救援大量化学療法ともよばれる。

第六病 [sixth disease]
⇨突発性発疹(とっぱつせいほっしん)

ダウノルビシン [daunorubicin ; DNR]
アントラサイクリン系抗腫瘍抗生物質。ドキソルビシンと本質的に同じ。DNAの塩基と結合し、細胞膜を変化させる。急性白血病で使われる。副作用として脱毛、骨髄障害のほか、有害事象として進行性の心筋障害がある。総投与量25 mg/kgを超えると心筋障害を起こすため、累積投与量に上限がある。

タウリン [taurine]
〈アミノエチルスルホン酸〉 システイン由来の分子量125.15のアミノ酸の一種。多くの動物において、脳、心臓、肝、筋肉などに存在し、また抱合胆汁酸の形で胆汁に含まれる。

ダウン症候群 [Down syndrome]
〈21-トリソミー症候群、蒙古症〉 常染色体異常の1つ。21番の染色体が3個存在するもので、染色体異常のなかで最も多く、出生約1,000人中1人の割合で発症をみる。また、母親が高年齢であるほど発症率が高い。顔貌が特徴的で、眼裂外上方傾斜(つり目)、狭い眼裂、内眼角贅皮、低い鼻、舌突出、扁平な頭蓋と小耳または耳介変形、短い頸などがみられる。また、指趾の奇形、皮膚紋理異常のほか性器の発育不良などがある。心奇形の合併(心内膜欠損症、心室中隔欠損[症]、心房中隔欠損[症])を伴うことが多い。精神発達遅滞がほとんどの症例にみとめられるが、個人差が大きい。John Langdon Haydon Down(1828〜1896, 英、医師)。→トリソミー

唾液 [saliva]
口腔内で唾液腺から分泌される消化液。腺によリ粘液性・漿液性・混合性の唾液を分泌し、それから混合されて働く。分泌量は健常成人で1日に1,000〜1,500 mL、ややアルカリ性で水95%、有機物2%を含む。酵素アミラーゼやプチアリンを含み、デンプンをデキストリン、麦芽糖に分解する。唾液は、デンプンの口腔内消化のほか、口腔内の乾燥を防ぎ、食物をなめらかにして嚥下を容易にする働きをもつ。

唾液アミラーゼ [salivary amylase]
〈プチアリン〉 ヒトの唾液中に含まれるデンプン分解酵素で、食物に含まれるデンプンを口腔内でデキストリンにし、さらには加水分解してマルトース(麦芽糖)に変化させる。同じ作用をもつ膵アミラーゼに対して唾液アミラーゼといい、プチアリンともいわれている。→アミラーゼ

唾液腺 [salivary gland]
唾液を分泌する腺で、口腔腺ともよばれる。口腔周辺に位置し、腺体と導管からなり、口腔内に開口する。これには大別して大唾液腺と小唾液腺とがあり、大唾液腺には舌腺、顎下腺、耳下腺、小唾液腺には舌腺、口唇腺、頬腺、口蓋腺、歯腺がある。

唾液腺腫瘍 [tumor of salivary gland]
唾液腺に発生する腫瘍で、大部分は耳下腺にみられ、小唾液腺、顎下腺がこれに次ぎ、舌下腺ではまれである。ほとんどが上皮性であり、良性のものと悪性のものとがある。良性腫瘍には多形性腺腫が多く、唾液腺腫瘍の大部分を占める。悪性腫瘍には悪性多形性腺腫、腺がんなどがあり、一般に高齢者に発生率が高い。

唾液腺造影法 [sialography]
顎下腺および耳下腺に造影剤を注入して撮影を行うX線検査。造影剤には水溶性のものと油性のものとがあり、前者は造影力は弱いが後障害はなく、後者は造影力が強いかわりに軽い後障害がみられる。唾液腺の炎症、唾石症、腫瘍、唾液腺症、シェーグレン症候群などの診断に

有用である．

唾液腺ホルモン [salivary gland hormone]　耳下腺や顎下腺で産生されるホルモン．軟骨や歯，結合組織の発育を促進するほか，カルシウム代謝を調節するといわれている．パロチンはその1つ．

高田[-荒]反応 [Takada[-Ara] reaction]　髄液蛋白質による膠質反応の1つ．昇汞（塩化第二水銀），フクシンおよび無水炭酸ナトリウムの混合液に髄液を加えて色調変化や混濁・沈殿の状態を調べる．梅毒や髄膜炎の診断に用いる．高田蒔（1892〜1978，生化学）．

多価不飽和脂肪酸 [polyunsaturated fatty acids; PUFA]　〈高度不飽和脂肪酸〉　多価不飽和脂肪酸は一般に二重結合を4個以上有する不飽和脂肪酸に対する呼称で，α-リノレン酸，EPA, DHA などの n-3 系列と，リノール酸，γ-リノレン酸，アラキドン酸などの n-6 系列に大別される．n-3系は抗凝血作用，抗炎症作用，抗血栓作用，脂質改善作用などがあると報告され，n-6系であるアラキドン酸からは血小板凝集促進作用を有するトロンボキサン A_2 や血小板凝集阻止作用を有するプロスタグランジン I_2 が生成される．→エイコサペンタエン酸

高安動脈炎 [Takayasu arteritis]　⇨大動脈炎症候群（だいどうみゃくえんしょうこうぐん）

多価ワクチン [polyvalent vaccine]　同一疾病のなかの抗原性の違うワクチンを2種以上混合したもの．ポリオ（1型，2型，3型）ワクチン，インフルエンザ（A型，B型）ワクチンがある．→混合（こんごう）ワクチン，3種混合ワクチン

多汗症 [hyper[h]idrosis]　〈発汗過多症〉　病的な発汗をいい，全身性と局所性に分かれる．全身性のものには，バセドウ病，急性熱性疾患，ショック，内分泌・代謝異常および肺結核での寝汗などがある．これに対し局所性のものは主に精神的なものが多く，顔面，腋窩，外陰，手掌，足底などに起こる．

タキサン系抗がん薬 [taxane anti-cancer drug]　太平洋イチイの樹皮から抽出されたパクリタキセル，ヨーロッパイチイの針葉の抽出物に由来するドセタキセルが，タキサン系抗がん薬と総称される．作用機序は，微小管に結合し，微小管の重合促進・安定化をもたらし，細胞分裂を阻害すると考えられている．これらタキサン系抗がん薬は，すでに非小細胞肺がん，乳がんなど多くのがん腫に対する高い有効性が確認されており，がん治療に幅広く用いられている．副作用としては，白血球減少，好中球減少，末梢神経障害，悪心・嘔吐などがある．

多棘波 [multiple spikes]　脳波の突発性異常波形の一種．数個の棘波が相接して1個の塊の波形として現れる．器質的脳障害を伴ったてんかんに多く，この波形が多いのは痙攣傾向が強いことを示す．

ダグラス窩穿刺 [puncture of Douglas pouch]　ダグラス窩は子宮と直腸の間にあって腹腔のなかで最も低いところに位置し，直腸子宮窩ともよばれる．この部位に血液や組織液，膿などの貯留がみられた場合に，その貯留物を排除するために行われる処置の1つ．通常患者は截石位とし，後腟円蓋より穿刺する．子宮外妊娠の中絶時の補助診断としても行われる．James Douglas（1675〜1742, 英，解剖学）．

ダグラス窩膿瘍 [Douglas abscess]　急性または慢性の炎症が小骨盤内に波及し，解剖学的に腹腔内で最も低いダグラス窩に滲出液が貯留し膿瘍を形成したもの．膿瘍が大きくなると骨盤腔を経て腹部に及ぶこともある．症状としては発熱，腹痛，下痢，膀胱障害などがある．症状観察とともに，直腸診，腟内診，ダグラス窩穿刺などにより診断する．治療は切開排膿により行う．

多形滲出性紅斑 [erythema exsudativum multiforme]　四肢の伸側や手背足背などに多発する米粒大ないしエンドウマメ大の紅斑．頭痛，発熱などの前駆症状がある．青年男女に多い．原因は細菌・ウイルス感染や薬物によるアレルギーで，数日で消失する．治療は，副腎皮質ステロイド薬が著効を示す．そのほか消炎鎮痛薬も用いられる．

多形[性][神経]膠芽腫 [glioblastoma multiforme; GBMF]　⇨膠芽腫（こうがしゅ）

多血症 [polycythemia]　⇨赤血球増加症（せっけっきゅうぞうかしょう）

打腱器 [hammer]　⇨診察用（しんさつよう）トレイ

たこ [callus, callositas, callosity]　⇨胼胝（べんち）

多幸症 [euphoria]　〈上機嫌〉　老年認知症や前頭葉腫瘍などの脳器質的疾患やてんかん，または薬物中毒の際にみとめられる内容をいい，自己満足した表情を伴う空虚な爽快気分を指す．感情障害の1つであるが，人格水準の低下を伴うことが多く自発性の減退や道徳感情の鈍麻も伴うことが多い．

多呼吸 [polypnea]　呼吸数が著しく多く（24回/分以上）かつ深い呼吸をいう．呼息期，吸息期，休息期がそれぞれ短縮する．呼吸数だけが増加する頻呼吸，1回換気量（呼吸の深さ）の増加を主とする過呼吸とは区別する．→頻呼吸（ひんこきゅう）

多剤耐性 [multiple drug resistance; MDR]　細菌が薬物に対して耐性を示す場合，耐性菌という．2種類以上の薬物に対し耐性を示す場合，多剤耐性といい，そのような菌を多剤耐性菌という．黄色ブドウ球菌，大腸菌，赤痢菌，緑膿菌，結核菌などの多剤耐性菌の増加は，感染症における抗菌薬療法に関して深刻な問題である．→交差耐性（こうさたいせい）

多剤耐性菌 [multi-drug resistant organism; MDRO]　⇨多剤耐性（たざいたいせい）

多剤耐性蛋白 [multi-drug resistance protein; MRP]　膜蛋白質ファミリーである ABC トランスポーターの一種．P糖蛋白が，がん化学療法において生体内有害物質の除去に大きく関与しているといわれている

が，MRPという輸送担体も，またがん細胞においては多剤耐性に関与しているとして注目されている．

多剤耐性緑膿菌 [multi-drug resistant Pseudomonas aeruginosa; MDRP]
初期においては，緑膿菌に対し有効であったゲンタマイシン，カナマイシンなどを含む複数の抗菌薬に対しR-プラスミド依存性に耐性を獲得した株を指していたが，1980年代後半になると，緑膿菌を含むグラム陰性桿菌に広く効果が期待できるニューキノロン薬，広域β-ラクタム薬，アミノ配糖体などに耐性を獲得した株を指すようになった．さらに最近では，緑膿菌に対し強い抗菌活性があるフルオロキノロンやカルバペネム，アミカシンなどの抗緑膿菌用アミノ配糖体に耐性を獲得した株を指すことが多い．

多剤併用療法 [combination therapy]
単剤でも効果が期待できる抗がん薬のなかから作用機序の異なる薬物を数種選択し，それらを組合わせて使う治療法．互いの抗がん作用を増強し合うだけでなく，個々の薬物がもつ副作用を分散させることができる．現在の化学療法の主流となっている．

多指(趾)症 [polydactyly]
〈指趾過剰症〉手の指，足の趾の数が過剰にある先天的奇形．2,000人に1～2例の頻度でみられ，指の数は6本の場合が多いが，それ以上のこともある．過剰にある指は母指と小指に隣接する場合が多い．必ずX線写真により骨異常を確認する．また，ほかの疾患を合併していることが多いので，全身の検査も必要である．

多重がん [multiple primary cancers]
⇨重複(じゅうふく)がん

多食 [polyphagy]
⇨過食[症](かしょくしょう)

唾石症 [sialolithiasis, salivary calculus]
唾液腺に発生する結石による疾患．唾石の成分は唾液中の石灰分で，大きさは砂粒大からダイズ大くらいである．唾液の流出障害，唾液腺炎および唾液管炎などが原因で発生する．治療は，唾石の外科的摘出を行う．

多臓器機能障害症候群 [multiple organ dysfunction syndrome]
⇨MODS

多臓器不全 [multiple organ failure]
⇨MOF

脱アミノ反応 [deamination]
アミノ酸からアミノ基の離脱によりアンモニアを生成する反応をいう．脱アミノ反応は，NADまたはNADPを補酵素とする酵素，またはフラビン蛋白質で触媒される酸化的脱アミノ反応と，ピリドキサルリン酸を補酵素とする酵素による非酸化的脱アミノ反応に大別される．アンモニアは有害なので尿素に合成されて排泄される．

脱感作 [desensitization]
ごく微量の希釈した抗原を注射し，しだいに増量しながらその抗原に対する生体の過敏性を減弱させること．Ⅰ型アレルギーの治療(減感作療法)として行われる．

脱臼 [dislocation; Disl]
関節を構成している骨の関節面が本来の位置関係を失い，相互に不適合になった状態をいう．通常，関節の運動障害を伴う．先天性のものと後天性のものとがあり，後者はさらに病的脱臼と外傷性脱臼とに分けられる．→習慣性脱臼(しゅうかんせいだっきゅう)

脱肛 [anal prolapse]
〈肛門脱〉直腸・肛門粘膜の一部が肛門外に脱出することをいう．排便時の腹圧による内痔核の脱出が多いが，肛門括約筋の障害や直腸疾患などによる直腸脱もみられる．自然に還納するものと用手的あるいは手術的治療を要するものがある．

脱水酵素 [dehydratase]
リアーゼの1つ．基質より水を離脱させ二重結合を残す反応を触媒する酵素．反応は可逆的で逆反応は二重結合に水を付加させる．生合成上重要な酵素が多く，合成反応を重視する場合は加水酵素とよばれる．フマラーゼなどがある．→リアーゼ

脱水症 ▶ 大項目参照

脱髄性疾患 [demyelinating diseases]
神経線維のうち髄鞘が特異的に侵され，軸索は比較的保たれている一連の疾患群をいう．狭義には多発性硬化症，視神経脊髄炎，急性散在性脳脊髄炎などの髄鞘破壊性疾患を指す．

タッチング [touching]
非言語的コミュニケーションの1つとして手や指でなでる，さするなど，肌と肌との触れ合いを通じた相互作用性のある行為で，心の触れ合い，情緒的安定をもたらす．また，情緒的安定のほかに痛みの緩和など治療的・技術的ケアにも用いられ，とくに，言葉だけでは理解できない子どもや，緊張や不安，身体的苦痛を負う状況などに有効なケアの手段である．→母児(母子)接触(ぼじせっしょく)

タッピング [tapping]
痰の喀出を促す方法の1つ．行う際は適応と効果を十分にアセスメントする必要がある．目的とする肺区域に合わせた排痰体位をとり，肺区域に相当する胸郭を，呼気に合わせて，手を椀状にして軽く叩く．パーカッション(percussion)，クラッピング(clapping)ともいわれているが，最近は行われなくなってきている．→軽打法(けいだほう)

脱分極 [depolarization]
膜電位(静止膜電位)は，筋線維，神経線維ともに内部は約-90 mV(負の電位)で外部が正に帯電している状態であるが，刺激が加わるとNa⁺イオンが細胞内に流入し，内部の静止膜電位はプラスに転じる．このように刺激電流やある種の化合物により膜電位が減少する方向に変化する現象をいう．

脱毛症 [alopecia]
〈禿髪(とくはつ)症〉毛根萎縮や機械的あるいは炎症性の原因により毛髪が脱落する病態．年齢的に若年性・壮年性・老年性脱毛症があり，原因によって機械性・遺伝性・症候性脱毛症がある．円形の脱毛巣がみられるものを一般に円形脱毛症とよぶ．→円形脱毛症(えんけいだつもうしょう)

多糖 [polysaccharide]
単糖が直鎖状もしくは枝状に重合した巨大分子

(多量体)をいう．グリコーゲンやセルロースなどがある．

多動 [hyperkinesis]
行動の活動性が高いことを主症状とする状態．器質性精神障害，統合失調症，躁病などで出現する．小児の注意欠陥多動性障害(attention-deficit/hyperactivity disorder；ADHD)は不注意，多動性，衝動性などの症状が7歳以前から存在するもの．原因は不明だが，最近は養育などの環境要因よりも何らかの脳の機能不全であるとする見方が強い．

多動障害 [hyperkinetic disorder]
⇨多動症候群(たどうしょうこうぐん)

多動症候群 [hyperkinetic syndrome]
〈ADHD, 多動障害〉日常生活環境において，同程度の発達児に比較して調節困難な多動を特徴とする．たとえば，通常おとなしくしている環境なのに，走りまわったり，ひどく騒がしくしたりする．いわれてもすわったままでいられない．身体を過度に動かす．こうしたことが，複数の場面(家庭，学校など)で，ある期間継続してみられるのが特徴である．発症は幼児期に多いが，小学校入学まで明らかにならないこともみられる．小児の約3%にみられ，男子に多い．不注意や衝動性を合併することが多いので，注意欠陥多動障害(ADHD)の診断名も用いられているが，研究者により必ずしも一様ではない．病因は多様であるが，素因＋環境の相互作用と考えられている．種々の心理療法，薬物療法(メチルフェニデートなど)などが行われている．

多糖類染色 [polysaccharide staining]
過ヨウ素酸シッフ(periodic acid-Schiff；PAS)，アルシアン青，アルシアン青+PAS，ムチカルミン，コロイド鉄，トルイジン，ベストのカルミン染色などの方法があり，中性粘液多糖類，酸性粘液多糖類，酸性ムコ多糖類などを1，2-グリコール基や，酸性基を利用して染色，仕分けすることができる．

田中－ビネー知能検査法 [Tanaka–Binet intelligence test]
知能レベルを客観的に評価する検査法の1つで，ビネー法(Alfred Binet, 1857～1911, 仏，心理学)を日本人向きに田中寛一(1882～1962, 心理学)が改訂したものである．対象範囲は1歳～成人で，検査内容は年齢により変えており，小児では動作性の問題が多く，成人になるにつれ言語性の問題が多くなっている．結果は精神年齢，知能指数などで示される．→知能検査[法](ちのうけんさほう)，知能指数(ちのうしすう)

多尿 [polyuria]
成人の通常1日の尿量は1,500 mL前後であるが，それが増加して1日2,000 mL以上になった状態．多飲，糖尿病，尿崩症，利尿薬投与，腎不全の回復期などにみられる．→頻尿(ひんにょう)

多能性細胞 [pluripotent cell]
さまざまな組織，器官に分化する能力をもつ細胞の総称．とくに受精卵，ES細胞などは内胚葉，中胚葉，外胚葉といったすべての種類の細胞に分化するので，全能性をもつといわれることがある．通常，細胞は分化するにしたがって多能性は失われていく．近年，多能性細胞を患者自身の体細胞から作製し治療を目指す再生医療研究が活発

に行われている．→ES細胞，再生医療(さいせいいりょう)

多能性造血幹細胞 [prulipotent stem cell]
骨髄中にあって，さまざまな系統の細胞に分化しうる造血幹細胞である．多能性造血幹細胞は自己複製能を有し，まず骨髄系前駆細胞とリンパ系前駆幹細胞に分化する．この骨髄系前駆細胞から，赤血球，巨核球(血小板)，単球，顆粒球が生じ，リンパ系前駆細胞からは，T細胞やB細胞などのすべてのリンパ系成熟細胞が生じると考えられている．

多嚢胞性卵巣症候群 [polycystic ovary syndrome；PCOS]
多嚢胞性卵巣とは，排卵できない未成熟な卵胞が卵巣内にとどまり排卵しない状態を指す．嚢胞間の組織の増殖によって卵巣も増大し，卵巣を覆う皮膜が厚く，硬くなり，排卵が起こりにくくなっている場合がある．超音波検査では卵巣の表面に直径5～10 cmほどの小さな袋がネックレスのように連なりあってみえる．排卵障害・月経不順・肥満・不妊・不育・男性化(多毛・にきび等)など，症状はさまざまである．血中のLH(黄体化ホルモン)基礎値，LH-RHテストでの血中LHの著明な増加(5～10倍)，血中FSH(卵胞刺激ホルモン)のわずかな増加(2～3倍)がみられる．排卵誘発にはクロミフェン，GnRH(性腺刺激ホルモン放出ホルモン)のパルス投与などがこころみられ，60～90%の排卵率が報じられている．アンドロゲンの増加(日本人には頻度は少ない)などの特徴がある．

たばこ依存症スクリーニング
[The Tabacco Dependence Screener；TDS] 禁煙治療にあたり喫煙者個人のニコチン依存の強さを回答させ，その結果を禁煙治療方針策定の参考にする質問票．5点以上を重度のニコチン依存症と判定している．

多発がん [multiple cancer]
同一臓器に独立して発生した複数個のがんがある場合をいう．→重複(じゅうふく)がん

多発筋炎 [polymyositis；PM]
左右対称性に四肢近位筋，顔面筋，頸筋，咽頭筋などの筋力低下と筋萎縮を主体とする炎症性筋疾患．皮膚症状を伴う場合，皮膚筋炎という．急性あるいは慢性に発症し，症状は筋肉と皮膚に限局するのが特徴である．成人ではがんを合併する頻度が高い．血清クレアチンキナーゼ(CK)，アルドラーゼの上昇をみとめる．診断には筋電図，筋生検が有用である．→皮膚筋炎(ひふきんえん)

多発梗塞性認知症 [multi-infarct dementia；MID]
⇨脳血管性認知症(のうけっかんせいにんちしょう)

多発神経炎 [polyneuritis；PN]
末梢神経炎の1つ．四肢末梢神経の障害が系統的・規則的に，多くは左右対称性に発生する．感覚障害型，運動障害型，両者の合併型に分けられるが，合併型が多い．運動障害では四肢末梢優位に，筋力低下，筋萎縮がみとめられ，感覚障害は四肢末梢に手袋靴下型の分布を示すことが多い．腱反射は減弱ないし消失する．原因としては感染症，糖尿病，膠原病，ビタミン欠乏，中毒，代謝障害，悪性腫瘍などがある．

多発性丘疹状毛包上皮腫 [trichoepithelioma papulosum multiplex]
〈多発性毛包上皮腫，囊腫状腺様上皮腫，多発性良性囊胞性上皮腫〉アワ粒からエンドウ豆大の硬い充実性丘疹が鼻根・眼瞼内側・鼻唇溝，口囲の顔面正中部に対称性に多発するもの．それらの丘疹は，角質囊腫をみとめる基底細胞腫様細胞からなるものから，毛乳頭の形成がみられるものもある．常染色体性優性遺伝で，思春期ころから発生し，女性に多い．

多発性硬化症 [multiple sclerosis ; MS]
中枢神経系の代表的な脱髄疾患の1つ．20〜45歳に好発する．大脳から脊髄にかけて病巣が散在し(空間的多発性)，増悪と寛解を繰り返す(時間的多発性)のが特徴的である．症状として視力障害，複視，痙性麻痺，言語障害，感覚異常，運動失調などがみられる．髄液中γ-グロブリン，IgGの増加をみとめる．治療は副腎皮質ステロイド薬，インターフェロンが用いられる．進行性のものでは予後不良である．厚生労働省指定の特定疾患に含まれている．

多発性骨髄腫 [multiple myeloma ; MM]
〈形質細胞腫〉形質細胞の悪性増殖を本態とする原因不明の疾患．腫瘍細胞から分泌される免疫グロブリン(Ig)の種類により，IgG型，IgA型，ベンスジョーンズ型，IgD型，IgE型の骨髄腫に分けられる．骨質が侵されやすく，骨痛を訴え，病的骨折をきたしやすい．赤沈の異常亢進，免疫グロブリンの増加，尿へのベンスジョーンズ蛋白の排出，X線写真上で骨の打ち抜き像をみとめる．

多発性神経線維腫症 [multiple neurofibromatosis]
⇨レックリングハウゼン病

多発性動脈炎 [polyarteritis ; PA]
全身の中小の多数の動脈が炎症性に侵される病変で，炎症だけでなく壊死を起こす．代表的なものは，結節性多発性動脈炎(結節性多発性動脈周囲炎)である．長期間の発熱や炎症所見を表す血液データの変化がみられる．膠原病の一種で指定難病医療費等助成対象疾病として難病指定を受けている．侵される臓器によって多彩な炎症症状がみられるが，とくに腎臓が侵されることが多い．

多発性内分泌腺症 [multiple endocrine neoplasia ; MEN]
複数の内分泌腺に腫瘍または過形成が発生する常染色体優性遺伝性疾患で，2つの型に分類される．1型(MEN-1)はウェルマー症候群ともよばれ，下垂体，上皮小体(副甲状腺)，膵内分泌腺に腫瘍または過形成が多発する遺伝性疾患で，変異遺伝子はMEN-1遺伝子(11 q 13)である．膵内分泌腺腫瘍ではゾリンガー-エリソン症候群，インスリノーマおよびWDHA症候群(水様性下痢，低カリウム血症，無酸症)の場合，MEN-1を鑑別する必要がある．2型(MEN-2)では，甲状腺，上皮小体，副腎に腫瘍が発生し，膵内分泌腺の腫瘍はみられない．甲状腺髄様がん，褐色細胞腫および上皮小体腫をみとめるMEN-2 a(シップル症候群)と，甲状腺髄様がん，褐色細胞腫に内分泌腺以外の病変(神経腫，Marfan様体型など)が加わり，上皮小体腫がまれなMEN-2 bに分けられる．MEN-2の遺伝子異常は染色体10番(RET遺伝子)である．→ゾリンガー-エリソン症候群，WDHA症候群

多発性脳梗塞 [multiple cerebral infarction ; MCI]
脳梗塞とは，脳動脈の閉塞や狭窄のため，脳虚血が起こり，脳組織の酸素や栄養が不足し，壊死または壊死に近い状態になることで，それが脳内に多発している状態をいう．ほとんどは，直径15 mm以下の小さなラクナ梗塞の多発であり，多発することで認知症・パーキンソニズム(脳血管性パーキンソン症候群)の原因となることがある．リスクファクターは高血圧であり，症状は軽度または限定されたものが多く，全く無症状であることも多い．→脳血管疾患(のうけっかんしっかん)，脳血管性認知症(のうけっかんせいにんちしょう)

多発性囊胞腎 [polycystic kidney ; PCK]
腎実質内に多発性の囊胞を生じる先天性・遺伝性疾患であり，肝，脾，膵などの他臓器にも囊胞の出現を合併する．囊胞により腎実質が障害され，腎機能の低下，さらには腎不全へと移行することがある．腹痛，血尿，腹部腫瘤を呈することがある．通常保存的に治療され，腎不全が生じた場合は，透析あるいは腎移植の対象となる．→腎不全(じんふぜん)，囊胞腎(のうほうじん)

多発性毛包囊腫 [multiple follicular cysts]
〈多発性脂腺囊腫〉前胸部，頸部に多発する，球状に隆起する囊腫．数層の上皮細胞からなる薄い壁をもち，囊腫壁の外側に扁平な脂腺小葉をみる．ときに単発性で，成年男性に多くみられる．

多発ニューロパチー [polyneuropathy]
〈多発神経炎〉末梢神経の広汎な障害により生じる臨床症状の総称．左右対称性に四肢末端に症状が強く，体幹に近づくにつれて軽度となるような筋力低下と感覚障害，および深部反射の減弱をみる．感覚障害の場合，四肢末端で手袋や靴下をつけたような分布を示すため，手袋靴下型感覚消失という．原因は多種多様で，ウイルス感染症，代謝障害，膠原病，中毒などがあげられる．

WHO [World Health Organization]
〈世界保健機関〉すべての人々の精神的・肉体的な健康の向上を目的とし，1948(昭和23)年に国際連合の専門機関として発足．世界6地域に委員会と事務局を設置し，各地域の保健事業の指導・調整，衛生条約の提案，情報・援助の交換などを行っている．本部をスイス(ジュネーブ)におき，わが国は1951(昭和26)年に加盟した．→健康(けんこう)

WHO方式がん疼痛治療法 [WHO Cancer Pain Relief Program]
⇨がん性疼痛

WDHA症候群 [WDHA syndrome, watery diarrhea, hypokalemia and achlorhydria syndrome]
watery diarrhea 水様性下痢，hypokalemia 低カリウム血症，achlorhydria 胃無酸症を主徴とする．これらの頭文字をとってこの名称がついた．膵のランゲルハンス島のVIPoma(VIP産生腫瘍)により起こるが，小児の神経芽腫などに随伴することがある．大量の水様下痢，カリウム(K)の喪失などのほか，腎酸分泌や糖代謝障害など症状はさまざまであるが，血中VIP値で診断する．腫瘍の摘出が治療の基本とな

る．→消化管(しょうかかん)ホルモン産生腫瘍

WTO [World Trade Organization]
⇨世界貿易機関(せかいぼうえききかん)

WPW症候群(しょうこうぐん) [Wolff–Parkinson–White syndrome]
⇨ウォルフ-パーキンソン-ホワイト症候群

多変量解析(たへんりょうかいせき) [multivariate analysis]
目的となる事象を簡潔に記述し，その事象に対する各要因の影響の大きさを調べ，各要因を組合わせた場合，その効果がどのようになるかを探索する統計的方法．→因子分析(いんしぶんせき)

打撲(だぼく)**[傷]** [contusion]
機械的外力によって起こる体組織の損傷で，皮膚に裂傷なしに皮下出血，血腫ができる挫傷．

たむし [marginated eczema]
⇨白癬(はくせん)

多毛症(たもうしょう) [excessive hair-growth, hypertrichosis]
体毛量は人種差，個体差が大きく，臨床上問題になるのは軟毛が硬毛化した場合で，その多くはいわゆる男性型多毛症である．これは，女性や小児において，通常軟毛であるべき体毛が硬毛となるもので，女性の場合，陰毛の分布も男性型を呈し，月経異常を伴う例も多く，副腎アンドロゲンの過剰産生に起因すると考えられている．全身性多毛症の多くは先天性で，局所性多毛症は後天的な神経系あるいは内分泌疾患，ホルモン薬などの作用によるものが多い．

タモキシフェン [tamoxifen；TAM]
〈クエン酸タモキシフェン〉乳がん組織などのエストロゲンレセプターに対しエストロゲンと競合的に結合し，抗エストロゲン作用を示すことによって抗乳がん作用を発揮する．投与により副作用として子宮体がん，子宮肉腫，子宮内膜ポリープ，子宮内膜増殖症，子宮内膜症がみられることがあるので，定期的に検査を行うことが望ましい．→レトロゾール

ダリエー徴候 [Darier sign]
色素性蕁麻疹において，皮膚への線状機械的刺激により色素斑部のみが発赤し膨疹を形成すること．→色素性蕁麻疹(しきそせいじんましん)

垂れ手(たれて) [wrist-drop]
⇨橈骨神経麻痺(とうこつしんけいまひ)

痰(たん) [sputum；SP]
⇨咳嗽(がいそう)・喀痰(かくたん)

段階的患者管理(だんかいてきかんじゃかんり) [progressive patient care；PPC]
⇨PPC

段階的告知(だんかいてきこくち)
段階的告知とは，段階を追って事実を伝えていくことである．つまり，疾病が確定してからすべてを説明するのではなく，疾病が疑われた段階から，どのようなことが考えられるかという可能性を説明する．これにより，患者はさまざまな葛藤や不安を経験しながらも事実を受け止めようと心の準備をできるため，心理的な衝撃を和らげることができる．

単角子宮(たんかくしきゅう) [uterus unicornis]
⇨子宮奇形(しきゅうきけい)

痰喀出困難(たんかくしゅつこんなん)
咳嗽などによる自力での痰喀出が困難な状態を指す．原因は，慢性閉塞性肺疾患などの肺疾患による呼吸筋の機能低下，あるいは手術後患者(とくに気管挿管＋全身麻酔後)などでの痰の粘稠度の高さなどである．

胆管炎(たんかんえん) [cholangitis]
〈胆道炎〉肝内胆管，胆嚢管，総胆管などの胆管に起こる炎症．細菌性のものが多く，胆嚢炎，肝内胆汁うっ滞，十二指腸炎，腸チフス，敗血症などに続発したり，胆石や腫瘍などに併発する．症状は発熱，右季肋部痛，胆管の腫脹，黄疸などで，膵炎を合併しやすい．治療には食事を制限して抗菌薬を投与する．

胆管がん(たんかんがん) [bile duct cancer；BDC, cholangioma, cholangiocarcinoma；CC]
〈胆管細胞がん〉原発性肝がんの組織学的分類の1つ．通常，胆管がんといった場合，肝内胆管上皮細胞由来のがん腫を指し，肝外胆管がんは胆嚢がんとともに胆道がんとよばれる．胆管がんは左右肝管から下部胆管までの胆管壁から発生するが，分化した腺がんが多い．肝細胞がん類似の症状を示すが，肝細胞がんと異なり肝硬変に合併する例はあまりみられない．一般に強度の黄疸(閉塞症)がみられることが多く，臨床検査で総ビリルビン(TB)，アルカリホスファターゼ(ALP)，ロイシンアミノペプチダーゼ(LAP)の上昇をみとめる．→肝腫瘍(かんしゅよう)，肝[臓](かんぞう)がん

胆管結石症(たんかんけっせきしょう) [bile duct stone]
⇨胆石症(たんせきしょう)

胆管細胞がん(たんかんさいぼうがん) [cholangiocellular carcinoma；CCC]
⇨胆管(たんかん)がん

胆管ジスキネジア(たんかん) [biliary dyskinesia]
⇨胆道(たんどう)ジスキネジー

短期入所生活介護(たんきにゅうしょせいかつかいご)
⇨ショートステイ

短期入所療養介護(たんきにゅうしょりょうようかいご)
⇨ショートステイ

単球(たんきゅう) [monocyte]
血液中に存在する白血球細胞の1つ．直径20〜30μm，血中白血球最大の細胞でアズール顆粒がみられる．非特異的エステラーゼ染色で陽性を示す．骨髄で産生され，血管外に出るとマクロファージになるといわれる．破骨細胞にも分化する．単球の段階でも活発な貪食能をもち，細菌や原生動物，ときに赤血球なども貪食し，生体防衛に働く．→マクロファージ

単球性白血病(たんきゅうせいはっけつびょう) [monocytic leukemia]
単球を起源とする白血病細胞が増殖し造血器や他の組織へ浸潤する白血病の一種．骨髄中に単芽球と前単核球の著明な浸潤がみられ，正常造血細胞が減少する．貧血，出血素因，発熱などの急性白血病症状のほか，歯肉腫脹を合併することがある．

単極うつ(鬱)病(たんきょくうつびょう) [unipolar depression]
⇨うつ(鬱)病

単クローン性[高]γ(免疫)グロブリン血症(たんくろーんせいこうがんめんえきぐろぶりんけっしょう) [monoclonal hypergammaglobulinemia, monoclonal gammopathy]
〈M蛋白血症〉血清中あるいは尿中に単クローン性の異常な免疫グロブリンをみとめる病態の総称．形

質細胞の単クローン性増殖により生じる．多発性骨髄腫，悪性リンパ腫，原発性マクログロブリン血症，がん，膠原病，胆道系疾患などでみられる．

炭酸ガスナルコーシス [carbon dioxide narcosis]
⇨CO_2ナルコーシス

炭酸水素ナトリウム [sodium bicarbonate]
〈Nat.Bica.〉 別名「重曹」あるいは「重炭酸ナトリウム」などといわれており，制酸薬，胃炎などに使用されていたが，現在では，単独で使用されることは少なく，消化促進薬，胃炎などの健胃を目的とした薬に配合されている．なおメイロンは解毒薬，制吐薬として注射で使用されている．

短肢症 [blachydactyly]
⇨アザラシ(海豹)肢症

胆汁 [bile]
肝から老廃物を排泄するために肝細胞でつくられる液体．肝内胆管を経て(C胆汁)，胆嚢に蓄えられて濃縮され(B胆汁)，総胆管を通って十二指腸に排出される(A胆汁)．胆汁酸，胆汁色素，脂質などを含む．ヒトでは1日500～1,000 mL分泌される．腸管では脂肪の乳化，ミセル形成を促し，再度吸収されることで脂肪の消化吸収を助ける．

胆汁検査法 [bile test]
肝胆道系疾患の診断に用いられる検査法．十二指腸ゾンデを十二指腸ファーター乳頭付近まで挿入し，まず黄色のA胆汁(胆管胆汁)を採取し，次いで25% $MgSO_4$液(硫苦液) 40 mLをゾンデから注入して胆嚢の収縮を促し，暗黄褐色のB胆汁(胆嚢胆汁)を採取する．最後に淡黄色のC胆汁(肝胆汁)を採取し，これらの胆汁について，必要に応じてその性状検査，排出量の測定，細胞診，細菌培養などを行う．

胆汁酸 [bile acid]
肝でコレステロールから生合成され，胆汁の主成分として腸に排出される．食物中の脂肪の乳化を助け，その消化吸収に役立っている．また脂溶性ビタミン，ホルモン，アルカロイドの吸収にも関与している．腸内に排泄された胆汁酸の約半分は再吸収され，再度肝へ運ばれ，腸肝循環を行っている．→乳化作用(にゅうかさよう)

胆汁色素 [bile-pigment]
⇨ビリルビン

単収縮 [twitch]
⇨攣縮(れんしゅく)

胆汁性肝硬変症 [biliary cirrhosis]
肝内の胆管を中心に破壊と線維化が起こり，そのために生じる肝硬変症．長期間の胆汁うっ滞を伴う．原発性のものと続発性のものとがある．前者では自己抗体の出現がしばしば観察されるので，自己免疫反応の異常が原因と考えられている．後者の原因としては，総胆管結石，胆道系の慢性炎症や悪性腫瘍などによる胆管の狭窄・閉塞が考えられている．症状は高度の黄疸，瘙痒などで，コレステロールの増加を伴っていることが多い．→原発性胆汁性肝硬変[症](げんぱつせいたんじゅうせいかんこうへんしょう)

胆汁性腹膜炎 [biliary peritonitis]
胆汁の腹腔内漏出による急性腹膜炎で，主に結石，外傷，感染などによる胆管，胆嚢の穿孔に起因する．症状は強く，腹部仙痛，高熱，ショックなどをきたし，予後不良である．

胆汁瘻 [biliary fistula]
胆嚢摘出後，胆道再建の吻合部や肝臓切離面の胆管から胆汁が漏出することを指す．肝胆系と皮膚や他臓器との穿通を外胆汁瘻という．胆嚢と隣接臓器との穿通を内胆汁瘻とよび，胆石症や外傷，悪性腫瘍などが原因とされる．治療としてドレナージや穿刺吸引，手術が行われる．

単純骨折 [simple fracture]
〈閉鎖骨折〉 骨折部が体外に露出していない皮下骨折．体内で骨が粉砕された状態であっても，骨折部が外界と交通していなければ単純骨折である．細菌感染のおそれはほとんどなく，治療は筋骨格系に対するもののみで足りる．→骨折(こっせつ)

単純性イレウス [simple ileus]
⇨腸閉塞[症](ちょうへいそくしょう)〈イレウス〉

単純性血管腫 [hemangioma simplex, portwine stain, capillary hemangioma]
〈毛細管性血管腫，ポートワイン母斑，火炎状血管腫〉 血管腫の1つで，海綿状血管腫とともに血管腫の大部分を占める．毛細血管の増殖異常による境界鮮明な皮内紅色斑で，表皮に隆起をみない．出生時にすでにみられ，自然消退はない．20歳代以降に表皮に隆起をきたす場合がある．治療は外科的切除，ドライアイスによる圧抵法，レーザー治療などが行われる．

単純性囊胞腎 [simple renal cyst]
腎実質の一部に1～数個の囊胞が生じる病態．囊胞の大きさは，数mm～10 cmを超えるものまであり，発症原因は不明である．通常は自覚症状がなく問題にならないが，大きくなると，ときに圧迫症状や尿路閉塞などを呈し，外科的手術を必要とする場合もある．確定診断は除外診断による．まず，エコーやCTなどの画像検査で腎囊胞と診断し，腎囊胞疾患である多発性囊胞腎，多房性腎囊胞，多囊腎，髄質海綿腎などを除外することができたとき，単純性囊胞腎と診断する．

単純性肺好酸球症 [simple pulmonary eosinophilia]
⇨レフレル症候群

単純性びまん性甲状腺腫 [simple diffuse goiter]
〈非中毒性甲状腺腫〉 甲状腺機能が正常で，また腫瘍でもなく炎症でもない，びまん性の甲状腺腫のこと．発症原因は不明．がんに進行するようなことはないが，長期にわたると慢性甲状腺炎(橋本病)やバセドウ病などの自己免疫性甲状腺疾患に至ることもあるので，経過をみていくことが必要．

単純性疱疹 [herpes simplex]
起因は，単純ヘルペスウイルスの感染による．口腔型(1型)と性器型(2型)の2種があり，初期感染後は神経節などに潜伏し，口腔，口唇部または性器などへ神経行性に再発を繰り返す．初感染は，歯肉口内炎，皮膚ヘル

ペス，角結膜炎などで，再発では再発性口内炎，口唇ヘルペス，性器ヘルペスなどの形をとる．脳炎を起こすと致死率は高い．治療には，軽症は自然治癒を期待し，対症療法を行い，そのほか抗ウイルス薬が使われる．予防にワクチンはなく，抗ウイルス薬による予防が検討されている．→陰部疱疹（いんぶほうしん），疱疹（ほうしん）

単純ヘルペスウイルス [herpes simplex virus；HSV]
〈単純疱疹ウイルス〉 ヘルペスウイルス科の DNA ウイルスで，ヒトのヘルペスウイルスの代表的なもの．1型と2型とに分けられ，前者は口内炎，歯肉炎，脳炎などの原因となり，後者は性器感染により陰部ヘルペスをひき起こすことが多い．通常，感染後しばらくは神経節に潜伏し，身体の抵抗力が低下したときに顕症化して発症する．

単純ヘルペス脳炎 [herpes simplex encephalitis；HSE]
単純ヘルペスウイルス(HSV)による脳炎で，HSV には1型と2型があるが，通常1型によることが多い．脳の病変は広汎であるが，とくに側頭葉が強く障害され，壊死性脳炎の像を呈する．発熱，頭痛，嘔吐などの髄膜刺激症状に始まり，数日のうちに意識が混濁し，幻覚，妄想，せん妄，痙攣などの精神神経症状を呈する．致死率は30%と高い．臨床像，各種画像診断に加えて血清，髄液中の HSV に対する抗体検査を行う．早期診断，早期治療が必須である．

単純疱疹ウイルス [herpes simplex virus]
⇒単純(たんじゅん)ヘルペスウイルス

男女雇用機会均等法 [Equal Employment Opportunity Law]
正式名称を「雇用の分野における男女の均等な機会及び待遇の確保等に関する法律」といい，前身である「勤労婦人福祉法」〔1972(昭和47)年〕の改正，および「労働基準法」の一部改正により，1985(昭和60)年成立，翌年4月1日施行された．男女雇用機会均等法は，国連婦人の十年(1976～85年)，女子差別撤廃条約〔1979(昭和54)年〕，および女性の社会進出の拡大などの動きを受け，雇用における均等な機会・待遇の確保，職業能力の開発・向上，再就職の援助，家庭生活との調和など女子労働者の福祉の増進と地位の向上をはかることを目的とする．募集，採用，教育や昇進・昇格・福利厚生など待遇面における男女平等，女性の時間外・深夜業の規制廃止，妊産婦の就業規則の改定などが盛り込まれている．さらに本法は改正され，1999(平成11)年4月に施行された．改正のポイントは雇用のすべての分野で女性に対する差別禁止，セクシャルハラスメントの防止対策，職業生活と家庭を両立できる条件整備などである．2007(平成19)年4月，女性に対する差別を禁止する法律から性別による差別を禁止する法律に改正された．

単親家庭 [single parent family]
⇒欠損家庭(けっそんかてい)，母子家庭(ぼしかてい)

炭水化物 [carbohydrate]
⇒糖質(とうしつ)

男性型脱毛 [male pattern baldness]
〈壮年性脱毛〉 毛組織に男性ホルモンが作用することにより生じる終毛の軟毛化現象である．男性では前頭部あるいは頭頂部より年齢とともに徐々に薄くなる．進行すれば後頭～側頭部を除いて脱毛する．治療は，血管拡張薬，抗男性ホルモン薬などがあるが有効な治療法は確立していない．

弾性線維 [elastic fibers]
〈弾力線維〉 結合組織線維の1つ．弾力性に富み，血管壁や肺，皮膚，腱などに分布して組織に伸展性を与える．

弾性軟骨 [elastic cartilage]
軟骨組織の一種で，軟骨基質に多量の弾性線維を含む．肉眼的に黄色みを呈し，外力で変形しても容易にもとの形態にもどる特性がある．耳介軟骨，外耳道軟骨，耳管軟骨，喉頭蓋軟骨，楔状軟骨および小角軟骨の一部などにみられる．

男性不妊症 [male infertility]
男性側の要因による不妊をいい，生殖可能年齢にある男性が児を得ることを目的とし，正常な夫婦生活を1～2年続けながら妊娠成立をみない場合をいう．妊娠を希望する夫婦の約10%が不妊となるが，そのうち男性側に原因がある場合が50%強とされている．原因が単一であることは少ないが，①精子形成障害 ②精子の輸送路の閉鎖 ③副性器の感染 ④射精障害の4つに分類できる．頻度としては，精液中の精子の異常によるものが圧倒的に多く，そのなかには無精子症，精子減少症，精子死滅症などがある．そのほかにも精子輸送器の通過障害，副性器の障害があげられるが，男性不妊症患者の90%に精子形成障害があると考えられる．

男性ホルモン [male sex hormone]
⇒アンドロゲン

胆石 [gallstone；GS]
胆囊内でビリルビン色素またはコレステロールを主成分として，あるいは両者が混合して固形化したものを胆石という．胆石が胆囊管に嵌頓(かんとん)すると仙痛発作を起こす．超音波検査，CT などで容易に診断される．胆囊炎を併発することが多い．なお，結石の存在部位によって，肝内結石，総胆管結石とよばれる．→胆囊炎(たんのうえん)

胆石症 [cholelithiasis；chole]
〈胆管結石症〉 胆道内の胆汁成分からつくられる石を胆石という．胆石は，構成成分によってコレステロール胆石と色素胆石(ビリルビン胆石)の2つに大きく分けられる．また胆石症は，存在部位によって胆囊胆石，総胆管胆石に分けられる．脂肪摂取過多で保有率が高くなるという指摘があり，食生活との関連が強い．胆囊胆石は無症状であることが多いが，総胆管胆石は，症状を有するものが多い．最も特徴的な症状は，胆石仙痛発作とよばれる急激に起こる激しい発作性の上腹部痛である．右肩や右背部の放散痛を訴える患者も多い．近年胆石症は，内視鏡的に摘出，粉砕する手術が主流となっているが，胆石の種類，大きさ，存在部位によって治療法が異なる．

胆石仙痛 [biliary colic；BC]
典型的な胆石の症状で，右季肋部に起こる激痛発作．右背や右肩に放散痛がみられる場合もあり，嘔吐や冷汗を伴う．激痛のため前屈位となり，ショック症状を示

すこともある.

胆石破砕療法 [cholecys-olithoripsy] 〈体外衝撃波結石破砕療法〉 体外で発生させた衝撃波を胆嚢内胆石に集めてあて, 胆石を小破砕片に壊したあと, 胆嚢からのドレナージを通して腸管のなかへ排泄させる. 胆嚢内コレステロール系胆石で, 長径3cm以下で胆石の個数が少ないものに有効な治療である. 低侵襲性で副作用が少ない理想的な胆石治療法として, 1988(昭和63)年にわが国へ導入されたが, 腹腔鏡下胆嚢摘出術の普及とともに適応が減少している. →胆石症(たんせきしょう)

胆石溶解薬 [drug(s) used to dissolve gallstone, gallstone dissolving agents] ウルソデオキシコール酸またはケノデオキシコール酸などの胆汁酸を含む医薬品. 胆汁酸は胆汁中にも含まれている成分であるが, 内服することによって胆汁の組成が変化しコレステロール可溶力が増加する. カルシウム成分が少なくコレステロール含有率の高い胆石の治療に優れる. 胆石の消失には長期間の服用が必要となる. →胆石(たんせき)

断層撮影[法] [tomography ; Tomo] 〈トモグラフィー〉 X線撮影において, 特定の1層(断面)だけを分析, 読影するために周囲との重層を回避して撮影する方法. 目的外の層はぼかされた像になる. コンピュータ制御によるX線CTが多く用いられる. →CT

炭素線治療 [carbon cancer therapy] がん放射線療法の一種で, 最先端の低侵襲性の粒子線治療の1つ. 加速器でつくり出された炭素イオン重粒子を, 重粒子線加速器(サイクロトロン)によって病巣に照射する治療法. 通常の放射線では, 線量は体表面で最も大きく, 病巣に到達するまで減弱を続け, さらに病巣を通過してその後部まで進んでいく. 粒子線では, 粒子に与えるエネルギーの大きさによって体内の到達深度を調節することができる.

断綴性言語 [scanning speech] 小脳障害による運動失調性構音障害. 爆発的な発語で始まり, 音の強弱が不規則に変化し, 音節や語の間隔が伸び, 途切れ途切れとなる.

胆道 [biliary tract] 肝でつくられた胆汁を腸管へ運ぶ経路. 肝内胆管は左右の肝管となり, 肝外に出る. 左右の肝管は合流して総肝管となり, 胆嚢管と結合し, 総胆管となって十二指腸へ向かう. →肝管(かんかん)

胆道運動失調症 [motor dysfunction of the biliary tract] ⇨胆道(たんどう)ジスキネジー

胆道炎 [cholangitis] ⇨胆管炎(たんかんえん)

胆道がん [carcinoma of biliary tract] 胆嚢がんと肝外胆管がんは特有の腫瘍マーカーがなく, 診断は困難で区別をつけがたい. 臨床的にはこの両者を併せて胆道がんとよんでいる. いずれも腺がんが多く, 肝への直接的浸潤や肝門部リンパ節に転移を起こす. 予後は不良. →胆管(たんかん)がん, 胆道出血(たんどうしゅっけつ), 胆嚢(たんのう)がん

胆道機能不全 [motor dysfunction of the biliary tract] ⇨胆道(たんどう)ジスキネジー

胆道ジスキネジー [biliary dyskinesia] 〈胆管ジスキネジア, 胆道運動失調症, 胆道機能不全〉 胆道の機能障害のため, 右季肋部痛, 不定な消化器症状などを訴える病態に対する総称である. 症状と胆道造影などから, 緊張亢進性, 運動亢進性, 緊張低下性の3型に分けられる. →胆道出血(たんどうしゅっけつ)

胆道出血 [hemobilia] 肝実質, 肝内・肝外胆管, 胆嚢, 膵, 乳頭部における血管系と胆道系の交通から出血をきたすもので, 外傷, 圧迫壊死, 腫瘍, 炎症などが原因となる. 経皮的肝生検, 胆道造影, 腹腔鏡下胆摘などの診断・治療的な処置による外傷が原因となることが多い. 疼痛, 黄疸, 消化管出血が3徴とされる. →胆道(たんどう)がん, 胆道ジスキネジー

胆道閉鎖症 [biliary atresia ; BA] 肝外胆管の一部あるいは全部が閉鎖する疾患. 女児に多く(2:1), 原因は不明である. 新生児黄疸に継続した黄疸, 無胆汁性灰白色の便, 暗褐色尿, 肝腫脹などを主徴とし, のちに肝硬変をきたし死亡する. 閉塞のタイプにより, 胆汁が腸管へ排泄されるよう肝門部吻合術または肝管腸吻合術が行われる. 生後60日以内の手術が望ましく, 肝硬変への予後に影響する. 重症例には近年わが国において生体肝移植も行われている.

単糖類 [monosaccharide] これ以上加水分解を受けない簡単な構造の糖. オリゴ糖や多糖の構成単位, あるいは複合糖質, 配糖体などの成分となる. 炭素数によって三炭糖, 四炭糖, 五炭糖, 六炭糖などに, またアルデヒド基をもつかケトン基をもつかによってアルドースとケトースに分類する. 代表的な単糖類にグルコース(アルドース), フルクトース(ケトース)などの六炭糖(ヘキソース), リボース(アルドース)やリブロース(ケトース)などの五炭糖(ペントース)がある.

丹毒 [erysipelas] 溶血性レンサ球菌の感染によって生じる表在性蜂巣炎で, 顔面, 下肢に好発. 数日の潜伏期を経て局所に境界明瞭な浮腫性紅斑が出現し, 激しい自発痛, 灼熱感, 悪寒戦慄を伴う高熱がみられる. 抗菌薬の投与と対症療法を行う. →蜂巣[織]炎(ほうそうしきえん), 溶血性(ようけつせい)レンサ球菌

タンニン [tannin] ⇨タンニン酸

タンニン酸 [tannic acid] 〈タンニン〉 植物の1成分で, 没食子酸と糖が結合したものをいう. 蛋白質, アルカロイドを沈殿させ, 重金属と錯化合物をつくる. 下痢止めとして有効な作用をもつ. →止瀉薬(ししゃやく)

胆嚢 [gallbladder ; GB] 肝の解剖学的右葉の左葉分界線上で肝床に接する. 胆汁の貯蔵, 濃縮を行う. 胆嚢が収縮するとき, 同時にファーター乳頭部のオッディ括約筋が弛緩して胆汁の排泄が行われる. →ファーター乳頭

胆嚢炎 [cholecystitis]
大腸菌，ブドウ球菌などの細菌感染によって発症する．感染経路としては上行性が最も多く，下行性は肝膿瘍ないし敗血症でみられる．カタル性や化膿性，壊疽性の炎症で，急性期には発熱，上腹部痛，悪心，白血球増加がみられ，慢性に移行すると軽度の上腹部痛がみられる．胆石症を合併していることが多い．

胆嚢管 [cystic duct]
胆嚢と総胆管との間の1～4 cmの管で，これらは合流してから総胆管となる．内腔には螺旋型をした粘膜ヒダ（襞）であるハイスター弁を有する．総胆管との合流の多くは右側だが，腹side あるいは背側を通り左側に合流したり，右肝管（あるいはその分枝）に合流することもある．→総胆管（そうたんかん）

胆嚢がん [carcinoma of gallbladder]
罹患年齢は50～70歳と高く，男女比は1：3と胆石症同様に女性に多い．胆石症とは密接な関連をもち，胆嚢がんの約50～90％に胆石がみとめられるが，原因は不明．病変が進行した状態で診断されることが多い．治療は胆嚢摘出と領域リンパ節の郭清であるが，予後不良である．

胆嚢・胆管造影（法） [cholecystography, cholangiography]
造影剤を使用して胆嚢，胆管を撮影すること．経口法，経静脈法，経皮胆管造影，直接胆管造影の4種がある．経皮胆管造影は，胆管閉塞により総胆管に拡張のある場合，経口法や経静脈法より有用．直接胆管造影は内視鏡的に，または手術中に造影剤を注入して撮影する．経口法以外はヨード剤を使用するため，過敏症に注意を要する．

胆嚢摘出術 [cholecystectomy]
胆石症，胆嚢炎，胆嚢水腫などに行われる手術．胆嚢底部からの剥離，胆嚢動脈の結紮切離，胆管を含めた摘出を含む．大別すると，胆嚢管から行う方法（順行性）と胆嚢底部から行う方法（逆行性）とがある．最近は腹腔鏡下胆嚢摘出術が多く行われている．

胆嚢摘除後症候群 [postcholecystectomy syndrome；PCS]
胆石，胆嚢炎により上腹部痛，発熱，悪心などの症状があり，胆嚢摘出術を施行したにもかかわらず，術前と同様の症状やその他の不定愁訴がみられること．原因は総胆管結石，総胆管炎，総胆管狭窄，胆嚢管の遺残など．主な症候は肝機能障害，仙痛発作，黄疸，発熱などである．ほかの疾患との鑑別が重要である．

胆嚢ポリープ [gallbladder polyp]
胆嚢隆起性病変の総称．超音波所見が有用で，大きさ，形状からコレステロール，腺腫，がんなどの鑑別診断がなされる．

蛋白価 [protein score]
⇨プロテイン・スコア

蛋白細胞解離 [albuminocytologic dissociation]
髄液中に細胞数の増加を伴わない蛋白量の上昇がみられる場合をいう．クモ膜下腔交通遮断やギラン-バレー症候群に特徴的な所見である．→ギラン-バレー症候群

蛋白質 [protein]
生物体の主要構成成分で，約20種類のアミノ酸がペプチド結合して生じた高分子化合物である．糖質，脂質とともに3大栄養素の一角を占める．アミノ酸のみから構成されている単純蛋白質とアミノ酸以外の構成成分を含む複合蛋白質とがある．生体では骨格筋などの構造，酵素，ホルモン，遺伝子の調節因子，免疫グロブリンなど生体防御にかかわっている．

蛋白質所要量 [recommended protein allowances]
健康的な生活をおくる人間の1日の必要蛋白質量．尿，便，汗などに排泄される窒素量（不可避窒素損失量）に6.25を乗じた数．すなわち理想蛋白質の必要量に，日本人が摂取する蛋白質の生物価，消化吸収率を考慮し，さらに安全率をみて定める．健康な成人男性で70 g，女性で60 g．

蛋白質分解酵素 [proteolytic enzyme]
〈プロテアーゼ〉 蛋白質またはポリペプチドに作用し，そのペプチド結合を加水分解する酵素の総称．細胞内外に広く分布する．ペプシンやトリプシン，パパインなどがある．

蛋白質輸送システム [protein transport system]
リボソームで合成された蛋白質が，疎水性に富んだシグナル配列を利用して細胞小器官および細胞膜に運ばれていくシステムのこと．膜結合リボソーム合成経路，遊離リボソーム合成経路の2つの経路に分けられる．膜結合型リボソームで合成される蛋白質としては，細胞外に分泌されるインスリンなどの蛋白質，リソソーム中における加水分解酵素があげられ，遊離型リボソームで合成される蛋白質としては，細胞内にとどまるヘモグロビンなどがあげられる．

蛋白消化吸収試験 [test of protein malabsorption]
吸収不全（良）症候群の診断に使われる検査の1つ．蛋白質は窒素を含むアミノ酸から構成されている．したがって便に含まれる窒素の量を定量することで蛋白質の吸収率を算出することができる．便の有機化合物を硫酸で分解して硫酸アンモニウムとし，そのアンモニウム量から窒素量を算出するケルダール法により測定し，摂取量と排泄量の比から吸収率を算出する．→吸収不全（良）症候群（きゅうしゅうふぜんしょうこうぐん）

蛋白喪失性胃腸疾患 [protein-losing gastroenteropathy]
⇨蛋白漏出性胃腸疾患（たんぱくろうしゅつせいいちょうしっかん）

蛋白代謝 [protein metabolism]
生体内では蛋白質の合成と分解が起こり，動的平衡を保っている．経口的に摂取した蛋白質は，ポリペプチド鎖内を切断する胃ペプシンなどのエンドペプチダーゼによりポリペプチド鎖に分解され，ポリペプチド鎖のN末端側から切断するエキソペプチダーゼである小腸上皮アミノペプチダーゼなどによりアミノ酸にまで分解される．それらのアミノ酸は腸壁から吸収され，血中に入り門脈を経て肝臓に運ばれる．肝臓や血液循環に入ったアミノ酸は組織，臓器で利用され，とくに肝臓では血漿蛋白質，膵臓では消化酵素群，骨髄では血球の産生に必要な蛋白質の合成が活発に行わ

れている．細胞内における蛋白質分解では，プロリン，グルタミン酸，セリンおよびスレオニンに富む蛋白質不安定化配列やN末端アミノ酸残基が代謝回転速度に影響を与えることが知られている．

蛋白呈色反応 [protein color identification test]
蛋白質の定量には，蛋白質を構成するアミノ酸に含まれる窒素を利用した検出法，アミノ酸の呈色反応を利用した検出法，蛋白質と色素の結合を利用する検出法がある．これらの呈色反応を利用した定量方法として，フェノール試薬がチロシン，トリプトファン，システインと結合する際の吸光変化を検出するフェノール試薬法(Lowry法)や，蛋白質とクマシーブリリアントブルー(CBB)G-250の結合を利用するクマシーブルー法(Bradford法)がある．ただし，pHや温度，蛋白質に含まれるアミノ酸組成や妨害物質により影響を受けるため，目的に応じた手段，標準蛋白質の選択が必要である．

蛋白定量法 [determination of protein concentration]
蛋白質濃度を測定する方法．窒素量測定によるキエルダール法，呈色反応によるビュレット法，比濁法，屈折率法などの方法があり，試料や目的に応じて使い分けられる．臨床でも血清，髄液，尿中の蛋白質濃度測定に応用される．→血清総蛋白質測定(けっせいそうたんぱくりょうそくてい)，髄液蛋白定量法(ずいえきたんぱくていりょうほう)，尿蛋白定量(にょうたんぱくていりょう)

蛋白尿 [proteinuria, albuminuria]
健常者では一度尿細管に排出された蛋白質はほとんど再吸収されるため，尿中に含まれる蛋白質は微量であるが，尿中に5～10mg/dL以上，24時間尿中に150mg以上の蛋白質が含まれる場合を蛋白尿という．尿定性試験紙を用い簡単に判定ができる．健常者でも，病変がなくとも，起立時などに生理的蛋白尿をみとめる場合がある．病的な蛋白尿の多くは腎疾患により血清蛋白，主にアルブミンが再吸収されず漏出するもので，腎炎，ネフローゼ，遊走腎などが原因となる．また尿路結石，尿路の感染，腫瘍性病変あるいは発熱時などにもみとめられる．蛋白質が体内で過剰に産生されたり，再吸収されない異常な蛋白が産生されても，蛋白尿が出現する．アミロイドーシス，多発性骨髄腫に合併する蛋白尿はこれにあたる．→生理的蛋白尿(せいりてきたんぱくにょう)

蛋白漏出試験 [examination for protein-losing enteropathy]
蛋白漏出性胃腸疾患の診断，確認に用いられる検査．漏出のみの確認には，α1-アンチトリプシン(α1AT)クリアランス試験，ゴードン試験(^{131}I-PVP試験)，^{51}Cr-アルブミン試験などがある．α1-アンチトリプシンは，分子量約51,000kDaの糖蛋白で分子量が大きく，プロテアーゼインヒビターでもあり分解されにくく，腸管で再吸収されにくいことを利用した．^{131}I-PVP試験はポリビニルピロリドン(PVP)が生体内でのアルブミンの動態と類似していることを利用し，便中へのPVPの排泄率を求める．漏出部位の確認にはヒト血清アルブミンにジエチレントリアミン5酢酸(DTPA)を利用してテクネチウムを標識した^{99m}Tc(テクネチウム)DTPA-HSA製剤によるシンチグラムが用いられる．^{99m}Tcは半減期が6.01時間で，β線を放出せずγ線のみを放出することから，被曝が少ない．静注したあとにガンマカメラで経時的に撮像を行い，漏出部位の確認を行う．→蛋白漏出性胃腸疾患(たんぱくろうしゅつせいいちょうしっかん)

蛋白漏出性胃腸疾患 [protein-losing gastroenteropathy；PLGE]〈蛋白喪失性胃腸疾患，滲出性腸炎，本態性低蛋白血症〉消化管粘膜からの血清蛋白，とくにアルブミンの異常漏出が起こり低蛋白血症をもたらす疾患．浮腫を主症状とし，低栄養，貧血，下痢や嘔吐などの消化器症状がみられる．原発性ではメネトリエ病，腸管リンパ管拡張症があり，続発性のものとして胃がん，潰瘍性大腸炎，アミロイドーシス，クローン病などに伴うものがある．→アミロイドーシス

弾発指 [snapping finger] ⇨ばね指

ダンピング症候群 [dumping syndrome]
胃切除術後，一定の時期を経て発症する慢性の合併症には，機能的障害で誘発されるダンピング症候群，食後低血糖症，輸入脚症候群，消化吸収障害などがあり，胃切除後症候群ともよばれる．早期ダンピング症候群は，食事中ないし食後30分以内に動悸，冷汗，顔面紅潮，腹痛，下痢などが出現するもので，胃切除による胃容積の減少と幽門機能の喪失のため食物が胃内で停滞せず一気に小腸へ墜落するために起こる．迷走神経緊張，ブラジキニン，セロトニン，ヒスタミンの産生増加が病態に関与するといわれる．一方，晩期ダンピング症候群(食後低血糖症)は，食後2時間以降に冷汗，脱力感，めまい，心悸亢進などの低血糖発作に類似した症状が出現し，重症例では痙攣，意識障害を呈する．これは食後，糖質が急速に吸収され一過性の高血糖となり，これに反応してインスリンが過剰に分泌され，急激に血糖が低下するために起こる．診断は50%ブドウ糖液150mLの経口からの誘発試験による．食事指導によりかなりの症状が改善される．早期ダンピング症候群は，糖質の多いものをさけ，1回の食事摂取量を少なくして回数を増やし，ゆっくり少量ずつ食べるように指導する．また食後しばらく横臥位で安静とする．晩期ダンピング症候群には上記のほか，食後2～3時間後にアメ玉などの少量の糖質を摂取させるとよい．薬物療法は早期ダンピング症候群に対して抗コリン薬，マイナートランキライザー，抗セロトニン薬を用いる．→胃切除後症候群(いせつじょごしょうこうぐん)

タンポン法 [tamponade]
創腔から出血がみとめられる場合，ガーゼ，脱脂綿，スポンジなどの栓を創腔内に充填し圧迫止血する方法．鼻腔，耳孔，膣などに用いられる(止血タンポン)．またそれらの粘膜に薬物を使用する場合にも，タンポンに薬物を塗布し直接使用する(薬用タンポン)．→止血法(しけつほう)

単麻痺 [monoplegia] ⇨運動麻痺(うんどうまひ)

短絡行為 [Kurzschlusshandlung] ⇨短絡反応(たんらくはんのう)

短絡反応 [short circuit reaction]〈近道反応，短絡行為〉原始反応の1つ．

ある一定の刺激に対して，冷静な判断や思慮などの道筋を経ず，衝動的行動が現れること．一般に爆発反応よりは時間的経過が長く，強烈な欲求・感情にとらわれ，それを解消する方法(多くは反社会的行為)を思いつくと，その妥当性やほかへの影響などを考えずに実行に移してしまうといった場合が多い．幼児的性格，精神遅滞などにその傾向がみられる．

弾力〔性〕包帯(巻軸帯) [elastic bandage] ⇨包帯法(ほうたいほう)

弾力線維 [elastic fibers] ⇨弾性線維(だんせいせんい)

ち

チアジド系利尿薬〔けいりにょうやく〕 [thiazides]
〈サイアザイド系利尿薬〉 サルファ薬と類似の構造をもつ降圧利尿薬である．腎遠位尿細管に作用し，中等度に尿量を増加させ，Na^+，K^+，Cl^-の再吸収を抑制して尿中排泄を増加させる．穏やかな降圧作用がある．副作用に低カリウム血症，高尿酸血症および高血糖がある．肝性・腎性浮腫，高血圧，慢性心不全，尿崩症の治療に用いられる．→降圧薬（こうあつやく），利尿薬（りにょうやく）

チアゾリジン [thiazolidine；TZD]
チアゾリジン薬はインスリン抵抗性改善薬として開発された薬剤であり，脂肪細胞における作用が注目されていたが，血管平滑筋細胞の増殖や遊走の抑制に伴う抗動脈硬化作用も報告されている．トログリタゾン，ピオグリタゾンが臨床使用されていたが，トログリタゾン（商品名ノスカール）は重篤な肝障害の発現がみとめられ，1997（平成9）年に緊急安全性情報が配布され，その後保険適用除外となった．→ピオグリタゾン

チアノーゼ [cyanosis]
血液の酸素欠乏（末梢血中の酸素を放出したヘモグロビンであるデオキシヘモグロビンが5 g/dL以上）によって，皮膚・粘膜が青紫色を呈する状態．ドイツ語の，Zyanoseが語源．唇と指先に著明に現れ，臨床的にきわめて重要な徴候の1つである．中枢性チアノーゼは動脈血の酸素飽和度が低い場合で，種々の心疾患，肺機能不全により起こる．末梢性チアノーゼは組織の酸素消費の増加や寒冷などによる末梢血管攣縮が直接の原因であるが，心拍出量および血流速度の低下をきたす種々の循環系障害によって起こる場合も多い．

チアノーゼ発作〔ほっさ〕 [cyanosis attack]
⇨無酸素発作（むさんそほっさ）

チアミン [thiamine]
⇨ビタミン

チーエン-オッペンハイム病〔びょう〕
[Ziehen–Oppenheim disease]
⇨捻転（ねんてん）ジストニー

地域医療計画〔ちいきいりょうけいかく〕 [community medical program]
医療費の高騰や医学・医療技術の進歩，国民の医療需要の増大や多様化に対応して，医療提供体制の整備を促進するため，医療資源の効率的活用，医療施設間の機能連係の確保などを目的に1985（昭和60）年12月の医療法改正により法制化された．各都道府県は地域医療計画を策定すること，および5年ごとにこの計画の見直しを行うことが義務づけられた．1997（平成9）年の第三次医療法改正により，医療圏の設定および必要病床数に関する事項に加えて，医療提供施設の整備目標，医療関係施設相互の機能分担および業務の連係に関する事項，救急医療の確保など，包括的な医療提供に関する計画となった．2001（平成13）年の第四次医療法改正では，高齢化の進展に伴う疾病構造の変化などをふまえ，良質な医療を効率的に提供する体制を確立するため，入院医療を提供する体制の整備，具体的には療養病床と一般病床を区別，また必要病床数という用語を基準病床数に改め，基準病床数の算定式を提示した．さらに，医療における情報提供の推進および医療従事者の資質の向上を目的とすることが定められた．2007（平成19）年の第五次医療法改正では，地域連携医療提供体制がさらに推し進められた．主な改革内容は，①医療情報の提供，②医療法人や広告などの規制緩和，③医療計画の見直し，④医療安全の確保，⑤医療の実績情報の評価と公表，である．とくに地域医療計画では，従来のピラミッド型医療提供体制から，患者の視点に立った地域診療ネットワークへの転換がはかられている．これからの医療は，医療提供者と医療を受ける側とが一緒になって，社会資源を大切にしながら行っていく方向にある．

地域医療支援病院〔ちいきいりょうしえんびょういん〕
1997（平成9）年4月の第三次医療法改正で制度化された．原則的承認条件は，病床数が200床以上の病院であり，必要な構造設備を備えること，他の医療機関からの紹介患者数の比率が80％以上（承認初年度は60％以上），あるいは紹介率40％以上かつ逆紹介60％以上であること，他の医療機関に対して高額な医療機器や病床を提供し共同利用すること，地域の医療従事者の向上のため生涯教育等の研修を実施していること，24時間体制の救急医療を提供することと定められている．医療機関の機能別区分の一種．二次医療圏を単位に当該地域での診療連携をはかり，地域医療の充実をはかる病院に対し，都道府県知事がその名称使用を承認する．

地域看護〔ちいきかんご〕 [community health nursing]
行政・政府機関の組織である保健所・保健センターから提供される保健師活動を中心とした，従来の公衆衛生看護活動に加えて，訪問看護ステーションに代表される，地域・在宅ケアにかかわる種々サービスの提供機関を含め，地域における幅広い行政と民間の看護活動を包括的に統合した看護（の考え方）である．→公衆衛生看護（こうしゅうえいせいかんご），在宅看護（ざいたくかんご），訪問看護（ほうもんかんご）

地域社会コーピング促進準備状態〔ちいきしゃかいそくしんじゅんびじょうたい〕★ [readiness for enhanced community coping] NANDA–I分類法IIの領域9《コーピング/ストレス耐性》類2〈コーピング反応〉に属する看護診断で，診断概念としては〈コーピング〉である．

地域精神医療〔ちいきせいしんいりょう〕 [community psychiatric treatment]
症状の改善した精神障害者を積極的に退院させ，地域でサポートしていく医療のこと．いかなる障害者もできるかぎり，地域において健常者と同様の生活を営

むべきであるとのノーマライゼーションの思想が，その背景に存在する．とりわけ統合失調症患者は社会で生活していく能力が低下している場合があるので，さまざまな社会資源やマンパワーを用いての支援が必要である．そのためにデイケア，精神保健福祉法に規定された精神障害者社会復帰施設，精神障害者居宅生活支援事業などの利用，訪問看護，就労支援などが行われている．

地域精神保健活動[community mental health] 地域住民の協力を得て，精神保健福祉ならびに精神障害者福祉に関する知識の普及をはかり，相談指導や調査研究などを行うこと．各都道府県に設置されている精神保健福祉センターが中心となり，さまざまなフォローアップを行っている．

地域包括支援センター 住み慣れた地域において高齢者が尊厳あるその人らしい生活を継続するためには，要介護とならないための予防対策と，適切な介護・医療サービスを提供することが必要であり，そのために必要なさまざまな支援を行う中核機関として2006(平成18)年4月より設置されている．新予防給付や介護予防ケアマネジメント業務，多様なネットワークを活用しての総合的相談支援業務，権利擁護業務，高齢者の状態に対応した長期・継続的なマネジメントの後方支援を行う包括的で継続的なマネジメント業務などを担う．原則として保健師，主任ケアマネジャー，社会福祉士の3専門職の常駐が規定されている．

地域保健法[Community Health Law] 日本国憲法に基づき国民の生存権の確立と生活の向上に資する公衆衛生の推進を目的として，1947(昭和22)年に保健所法が制定されて，保健所は公衆衛生行政の第一線機関として機能してきた．その後，従来の感染症が減少する一方，少子・高齢化や慢性疾患の増加に伴う疾病構造の変化および保健衛生行政を取り巻く社会環境の著しい変化を背景に保健所法が改正され，1994(平成6)年，地域保健の新たな体系の構築を目的とする「地域保健法」が制定された．これに基づき1994(平成6)年12月，厚生労働大臣が「地域保健対策推進に関する基本的な指針」を策定し，また，対人保健サービスの実施主体を住民に身近な市町村に変更し，都道府県から市町村に対する権限委譲や都道府県から保健所設置市に対する権限委譲も行われた．本法制定後に，大震災や地域住民の生命，健康の安全を脅かす大きな社会事件などが頻発し，介護保険制度も施行されたことから，2000(平成12)年3月に上記基本指針が一部改正され，地域における危機管理体制の確保，介護保険制度の円滑な運用のための地域保健対策の強化，保健所と保健センターの整備などが示された．さらに，健康増進法の施行と社会状況の変化に伴い，2003(平成15)年に基本指針の一部が改定された(表)．地域保健法において，保健所は地域保健における広域的・専門的・技術的拠点として機能を強化するとされており，2007(平成19)年の全国の保健所設置数は518か所である．市町村保健センターは地域住民に対する対人保健サービスを総合的に行う拠点であり，2005(平成17)年の全国の設置数は2,692か所である．

地域密着型サービス 2006(平成18)年4月の介護保険法の改正により創設された介護予防を目的としたサービス体系．要介護高齢者等が，できるかぎり住み慣れた地域での生活を継続できるように，日常生活圏域内の小規模施設などで，利用者のニーズにきめ細かく応えることを目的として創設された．利用対象者は，事業者が所在する市町村に居住する者に限定される．サービス形態としては，小規模多機能居宅介護，認知症対応型通所介護(デイサービス)，夜間対応型訪問介護，認知症対応型共同生活介護(グループホーム)，地域密着型特定施設入居者介護，地域密着型介護老人福祉施設などである．

地域連携[クリティカル]パス[liaison critical path] 保険医療機関が転院後または退院後の地域における患者の治療を総合的に管理するための情報共有をねらいとした，疾患ごとの診療計画書．2006(平成18)年4月の診療報酬改定により，転院先やリハビリテーション施設との連携において地域連携パスを文書による治療情報として患者ならびに施設間で利用した場合，地域連携診療計画加算料が算定される．2006(平成18)年においては，対象疾患として大腿骨頸部骨折(人工骨頭置換術)の地域連携パスが地域連携診療計画書として認められており，対象疾患は拡大する可能性が高い．→クリニカルパス

チーマン・カテーテル[Tieman catheter] ゴム製の中空の細い管(カテーテル)で，先端が軽度に屈曲している．検査や治療の目的に使われるが，とくに前立腺肥大症の導尿に用いる．→カテーテル管理

チームナーシング[team nursing] 看護方式の1つで，看護師，准看護師，および看護補助者などによるチームをつくり，リーダーのもとで，それぞれの能力，立場をいかしながら，より有効な看護体制をとろうとするもの．チームメンバーによるカンファレンスで，情報提供，評価などがなされ，全員が一体となった看護を行うことができる．米国で1940年代後半から始められた．→看護(かんご)チーム，機能別看護(きのうべつかんご)，プライマリーナーシング

チールシュ植皮術[Thiersch skin graft] 〈表皮植皮術〉 遊離植皮術の分層植皮術に属し，表皮と真皮上層からなる薄い植皮片を，血行を遮断して創面に移植するもの．生着は良好であるが単に創の被覆であり，汗腺などを含まないため皮膚機能は十分でなく，全層植皮術と比べ美容形成的には劣る．この方法は同一部位から数回にわたって皮膚採取が可能なため，広範囲熱傷・外傷などの際に用いられる．Karl Thiersch(1822〜1895，独，外科)．

チェストドレーンバッグ[chest drainage bag] 胸腔ドレナージの際に排

■表　地域保健法の主な改正事項
1. 国民の健康づくりの推進
2. 次世代育成対策の総合的かつ計画的な推進
3. 精神障害者施策の総合的な取り組み
4. 児童虐待予防対策に関する取り組み
5. 生活衛生対策
6. 食品衛生対策
7. 地域保健と産業保健の連携

液を吸引・貯留する容器．排液を貯留するボトルと吸引圧制御用のボトルからなる．吸引圧は水圧を利用してつくり出す．→吸引(きゅういん)

チエノピリジン [tienopyridine]　アテローム血栓症治療の中心的な薬物は抗血小板薬で，アスピリンやチエノピリジン系薬としてチクロピジン／クロピドグレルがある．血小板凝集の抑制作用は異なり，アスピリンはシクロオキシゲナーゼ(COX)を阻害して，アラキドン酸からのトロンボキサン A_2 (TXA$_2$)の生成を抑制するが，チエノピリジン系薬は，血小板膜上のADP(アデノシン二リン酸)受容体と結合することにより，ADPが誘導する血小板凝集を特異的に抑制する．

遅延型アレルギー [delayed type allergy]　⇨Ⅳ型(よんがた)アレルギー[反応]

遅延型過敏症 [delayed type hypersensitivity ; DTH]　⇨Ⅳ型(よんがた)アレルギー[反応]

知覚 [perception]　感覚としばしば混同されるが，感覚は sensation に対応し，感覚受容器を通じて外部からの刺激によりひき起こされる，心的あるいは意識現象を指す．知覚とは perception に対応し，これらの情報を統合して外部の対象を把握する働きを指す．実際には厳密に区別して使われることは少ない．また，本来感覚・知覚ともに，視覚，聴覚，嗅覚，味覚，平衡覚などの特殊感覚を含んだ概念であるが，臨床の場ではこれらを含まずに使用されることが多い．

知覚解離 [sensory dissociation]　⇨解離性感(知)覚障害(かいりせいかんかくしょうがい)

知覚過敏症 [hypersensitivity]　〈象牙質知覚過敏症〉　冷水や冷気により，一過性に歯頸部に刺激痛を感じるものをいう．歯のエナメル質やセメント質が歯ブラシの誤った使用により磨耗することで，象牙質が露出し，そこに刺激が加わることで生じるが，刺激の消失とともに痛みもなくなるのが特徴である．治療は，正しいブラッシングの指導とともに，洗口法，欠損部の充填などを行う．

知覚神経系 [sensory system]　⇨感覚器系(かんかくきけい)

知覚的便秘★ [perceived constipation]　NANDA-Ⅰ分類法Ⅱの領域3《排泄と交換》類2《消化器系機能》に属する看護診断で，診断概念としては〈便秘〉である．

近道反応 [short cut reaction]　⇨短絡反応(たんらくはんのう)

蓄尿 [collection of urine]　24時間の全尿量の把握や尿中に排泄される成分を分析・定量する目的で行う．方法は，指示された時刻(たとえば午前8時に排尿して，以後の排尿から翌朝8時まで)の尿を目盛りのある容器にためて計測する．容器は直射日光の当たらない低温の場所に置く．

蓄膿[症] [empyema]　〈慢性副鼻腔炎〉　蓄膿とは，感染などに起因する炎症による膿の貯留をいい，胸腔，関節腔あるいは胆嚢，卵管，子宮，虫垂など体内のさまざまな空腔にみとめられる．部位名をつけずに単に蓄膿[症]という場合には，一般に慢性副鼻腔炎による副鼻腔の蓄膿を指すことが多い．→副鼻腔炎(ふくびくうえん)

治験 [clinical research]　⇨薬効評価(やっこうひょうか)

治験コーディネーター [clinical research coordinator ; CRC]　臨床試験(治験)の倫理性，科学性，信頼性を保証する目的で生まれた職種．1994(平成6)年，新GCP(good clinical practice ; 医薬品の臨床試験の実施基準)を契機に治験コーディネーターは治験責任医師と被験者とその家族との調整をはかり，専門的に治験実施過程に関することを支援する役割と責務をもつ治験協力者として明記されており，看護師や薬剤師がその役割を担っている．→新(しん)GCP，リサーチナース

恥骨 [pubic bone]　骨盤を構成する骨の一部．寛骨の前下部にあり，体部・上枝・下枝からなる．左右の恥骨は正中部で恥骨間円板を介して恥骨結合を形成する．→恥骨結合(ちこつけつごう)

恥骨結合 [pubic symphysis]　骨盤正中前下部において左右の恥骨が連結する部分をいう．結合面は，線維軟骨性の恥骨間円板と，上恥骨靱帯，恥骨弓靱帯からなる．分娩時あるいは外力により恥骨結合離開をきたすことがある．

知識★ [knowledge]　NANDA-Ⅰ分類法Ⅱの領域5《知覚/認知》類4〈認知〉に配置された看護診断概念で，これに属する看護診断としては〈知識獲得促進準備状態〉〈知識不足〉がある．

知識獲得促進準備状態★ [readiness for enhanced knowledge]　NANDA-Ⅰ分類法Ⅱの領域5《知覚/認知》類4〈認知〉に属する看護診断で，診断概念としては〈知識〉である．

致死性家族性不眠症 [fatal familial insomnia ; FFI]　プリオン蛋白(prion protein; PrP)遺伝子の変異に関連するきわめてまれな疾患で，視床変性を示し，常染色体優性遺伝の形式をとる．クロイツフェルト-ヤコブ病との関連が指摘されている．睡眠・覚醒サイクルの混乱をひき起こし，発症初期に患者は軽度な睡眠困難と間欠的な運動困難を覚えることがある．この段階が数か月続き，やがて不眠，運動失調，自律神経障害，ミオクローヌスなどが起き，認知症へと進行する．

智歯難生[症] [difficult dentition of wisdom tooth]　智歯(第3大臼歯，親しらず)の萌出障害をいう．智歯は，一般には10歳代の終りから20歳代半ばまでに最後の永久歯として萌出するが，第2大臼歯に妨げられ，半萌出状態あるいは位置・角度に異常をきたしやすい．萌出障害は下顎智歯に多く，智歯周囲炎の原因となる．

致死率 [fatality rate]　⇨致命率(ちめいりつ)

ちしりよう

致死量 [lethal dose ; LD]　薬物を投与したとき，死亡する量を致死量という．通常，一群の動物に投与し，その50%が死亡する量を50%致死量(LD₅₀)とし，薬物の毒性の強さの比較に用いる．→LD₅₀，用量反応曲線(ようりょうはんのうきょくせん)

チステルナ穿刺法 [Zisternenpunktion]　⇨大槽穿刺[術](だいそうせんしじゅつ)

腟炎 [vaginitis]　トリコモナス原虫，カンジダ，淋菌などの感染による腟の炎症．トリコモナスとカンジダによるものは成人女性に多く，淋菌性腟炎は幼少女に多い．ほかに更年期以降にみられる老人性腟炎がある．成熟期健常女性ではエストロゲンによる腟の自浄作用があるが，幼少女や閉経後の女性では，この分泌が十分でないため感染などを起こしやすい．一方カンジダ，トリコモナスなどの真菌，原虫は，この自浄作用の影響を受けにくいとされている．症状は瘙痒感，帯下の増量，腟の発赤などである．帯下の検鏡・培養により菌を確定・診断する．治療は，各病原菌に適応した化学療法や，エストロゲン不足にはエストリオール薬の与薬を行う．→外陰腟真菌症(がいいんちつしんきんしょう)

腟外陰カンジダ症 [candidiasis vulvovaginalis]　⇨外陰腟真菌症(がいいんちつしんきんしょう)

腟拡大鏡診 [colposcopy]　⇨コルポスコピー

腟鏡診 [vaginoscopy, speculum examination]　婦人科診察における内診法の1つ．視診の範囲を広げるためクスコ腟鏡，ジモン腟鏡，桜井式腟鏡などを用いて腟腔を開き，腟分泌物，子宮腟部および腟壁などの診察をすること．→コルポスコピー

チック [tics]　不随意に反復される無目的な筋肉の運動で，首をふる，肩をすくめる，うなずく，身体をねじる，足をビクビクさせるなどのほか，まばたきする，鼻をならす，声を出すなどの多様な症状を呈する．また，いくつかの症状が重複してみられる場合もある．心理的ストレスや脳の器質的障害によると考えられている．

腟痙 [vaginism]　腟入口や腟付近の筋肉に起こる不随意的な痙攣性収縮．多くは疼痛を伴う．神経性腟痙もあるが，大部分は性交に対する不安・嫌悪に起因する精神性腟痙で，性交不能や陰茎抜去不能をきたす．治療は，鎮痙薬の投与，精神療法などによる．

腟式帝王切開術 [vaginal cesarean section]　腟内より子宮下部を切開し，胎児，胎盤などを娩出する方法．妊娠第5～7月の中絶など，母体保護を目的とした急速娩出に用いられるが，現在では行われなくなった．生児娩出を目的とした腹式帝王切開術とは異なる．→腹式帝王切開術(ふくしきていおうせっかいじゅつ)

腟自浄作用 [autopurification of vagina]　成熟期女性の腟にみられる浄化現象．エストロゲンの作用により腟粘膜上皮細胞が剝離し，細胞内のグリコーゲンが分解して単糖類を生成する．腟内の非病原性のデーデルライン桿菌がこれに作用し，生じた乳酸によって腟内が強酸性に保たれ，結果として雑菌，病原菌が繁殖できず腟内は清潔に保たれる．幼少女，閉経後の女性はエストロゲン分泌が少ないので，自浄作用は弱い．

腟スミ(メ)ア [vaginal smear]　〈腟内容物塗抹標本〉　腟内容物を小綿棒，へらなどを用いて採取し，スライドグラスに塗抹・固定し，通常はパパニコロウ染色をして鏡検する方法である．子宮がんなど性器悪性腫瘍の有無の判定や局所の炎症，性周期の時期などを判定する．

腟洗浄 [vaginal irrigation]　イリゲーターに適当な長さの管を接続し，先端に噴管をつけて腟を洗浄する方法．腟炎の治療や手術前あるいは検査前の処置として行う．悪臭や刺激性分泌物の除去および細菌の繁殖防止を目的とする．洗浄液には0.02～0.5%逆性石けん液，温湯，2%重曹水，1～2%食塩液，グルコン酸クロルヘキシジン(0.02%ヒビテン・グルコネート液)などが使用される．→洗浄[法](せんじょうほう)

窒息 [asphyxia]　主要臓器の組織呼吸障害を意味する内窒息と，さまざまな原因により気道の閉塞，肺実質の広汎な病変，外気の異常などに起因する外窒息とがある．一般的には，外窒息のことを窒息といっている．

窒息★ [suffocation]　NANDA-Ⅰ分類法Ⅱの領域11《安全/防御》類2《身体損傷》に配置された看護診断概念で，これに属する看護診断としては〈窒息リスク状態〉がある．

窒素平衡 [nitrogen equilibrium, nitrogen balance]　動物体の窒素化合物は大部分が蛋白質なので，排泄された窒素の総量を測定すると，体内で分解した蛋白質の量が推定できる．生物が摂取した窒素の総量と排泄された窒素の総量との差を窒素平衡という．健康な成人の場合は，窒素の摂取量と排泄量は等しく，窒素平衡が保たれているという．成長している乳児や妊婦の場合は，窒素の摂取量が排泄量よりも大きく，正の窒素平衡にあるという．病者や手術後の患者のように身体が消耗している場合には，窒素の排泄量が摂取量よりも大きく，負の窒素平衡にあるという．

腟トリコモナス症 [vaginal trichomoniasis]　〈トリコモナス腟炎〉　原虫である腟トリコモナスの侵入，繁殖により発症する外陰・腟炎の一種．腟トリコモナスは楕円の形をした鞭毛虫で女性の腟内，尿道に寄生し，性交により男性の生殖器にも移行する．症状は黄色泡沫性帯下を主症状とし，外陰部の灼熱，瘙痒感をみとめる．帯下の検鏡でトリコモナスを証明し診断する．治療は，抗トリコモナス製剤の腟錠の挿入あるいは経口投与を行う．なお性行為による感染症の治療は，夫・パートナーにも同時に同様な治療が必要である．

腟内容物塗抹標本 [vaginal smear preparation]　⇨腟(ちつ)スミ(メ)ア

知的障害児 [children with mental retardation]　一般に知能発達が遅れ(IQ 70～75以下)，正常な社会適応や身辺の処理が困難な小児をいう．医学の分野では精神遅滞，教育や福祉の分野では知的障害といわれる

知的障害児施設　[facility for children with mental retardation]
児童福祉法に定められた児童福祉施設の1つ．入所対象児童は18歳未満の知的障害児で保護者のいない児童，または保護者の養育が不可能または不適当な場合の児童で，治療や生活指導，学習指導，職業指導をとおして独立自活や社会適応ができるように支援する．

知的障害児通園施設　[day care center for mentally retarded children]
児童福祉施設の1つ．目的，指導内容は知的障害児施設と同じで，家庭に保護者がいて本人自身も毎日通園できる場合に利用できる．

知的障害者　[intellectual disability]
先天的または出生後早期に受けた脳病変によって，知的機能(空間・時間・数などの概念，言語やコミュニケーション能力，身辺処理，運動機能，学習能力，社会性)の発達に遅れがある人．

知的障害者福祉司　[welfare officer for people with mental retardation]
知的発達障害者などへの福祉のため，専門的な知識をもって指導にあたるケースワーカー．知的障害者福祉法により，各都道府県の福祉事務所などに所属し，所轄管内の18歳以上の知的障害者の実態把握および福祉事務所との調整，職場開拓と就職後の指導などを行う．

知的障害者福祉法　1998(平成10)年に精神薄弱者福祉法から改称された．児童対象の児童福祉法に対して，18歳以上の成人の知的障害者に対して1960(昭和35)年に制定された．2005(平成17)年に制定された障害者自立支援法と相まって，知的障害者の自立と社会経済活動への促進に向けて必要な保護(更生援護)をもって福祉をはかることを目的としている．市町村の福祉事務所が窓口となり，知的障害者福祉司によって，専門的援助・助言が行われる．関連して知的障害者更生相談所，施設入所支援，介護給付などについて定められている．

チトクロム　[cytochrome]
⇨シトクロム

知能検査〔法〕　[intelligence test]
知能の水準や発達程度を知るための検査．この検査には一般的知能検査と，記銘力検査のように知能の一部を測る特殊知能検査がある．検査結果は精神年齢，知能指数(IQ)，知能偏差値，知能段階，パーセンタイル値などで表される．→精神年齢(せいしんねんれい)，知能指数(ちのうしすう)

知能指数　[intelligence quotient; IQ]
知能の発達の程度を量的に表す尺度の1つ．算出方法は

$$知能指数 = \frac{知能年齢(精神年齢)}{生活年齢(暦年齢)} \times 100$$

この指数は，知能が年齢とともに発達している小児には適合しているが，成人の場合には知能偏差値(intelligence deviation)で表すほうが合理的とされている．

知能偏差値 = $\dfrac{個人の得点 - その年齢の平均得点}{その年齢の得点の標準偏差} \times 10 + 50$

知能年齢　[mental age, intelligence age ; IA]
⇨精神年齢(せいしんねんれい)

遅発月経　[delayed menstruation]
〈遅発初潮，遅発初経，晩発月経〉　遅れていると考えられている年齢に発来する初潮をいう．ヒト社会では通常16歳以後を指す．わが国では12歳を中心に，10～15歳の間に約99％が初経を迎える．遅発月経が疑われる場合，満18歳になっても初潮がみられない原発性無月経も視野に入れつつ，単なる思春期発動の遅延であるのか，性管分化異常，染色体異常，視床下部・下垂体・卵巣・副腎・甲状腺などの分泌異常がないかを精査していく必要がある．

遅発性ジスキネジア　[tardive dyskinesia ; TD]
抗精神病薬などのドパミン拮抗薬の長期投与に伴い，遅発性の副作用として出現する不随意的な運動障害の一種．重度の場合，常同的な不随意運動へと進展する．口をもぐもぐさせるような不随意運動が比較的多くみられる特徴をあるが，身体のどの部位にも出現し，嚥下や呼吸に影響することもある．正確な発症機序は不明であり，原因薬物の漸減・中止以外の有効な治療法も確立されていない．→向精神薬(こうせいしんやく)

チフス菌　[Salmonella typhi]
サルモネラ属の1菌種でグラム陰性桿菌で鞭毛を有する．腸チフスの原因菌．通性嫌気性菌で通常寒天培地に発育しやすい．経口的に感染する．毒力が強く，発病，治癒後には強い免疫はできない．慢性保菌者では胆汁中に見出されることがある．→腸(ちょう)チフス

遅脈　[slow pulse, pulsus tardus]
穏徐に立ち上がり，穏徐に下降する脈拍のこと．触診では脈拍が徐々に指に触れ，徐々に消失する．大動脈弁狭窄症，動脈硬化症などでみられる．→脈拍測定法(みゃくはくそくていほう)

チミン　[thymine ; Thy]
〈5-メチルウラシル〉　ピリミジン塩基の1つ．主にDNAの構成成分．DNAの二重らせんのなかではアデニンと2個の水素結合によって結ばれている．→アデニン，ウラシル，グアニン，シトシン

致命率　[fatality rate]
〈致死率〉　ある特定の疾患に罹患した患者のなかで，その疾患が原因で死亡した患者の割合を示す．

$$致命率 = \frac{特定の疾患による死亡者数}{特定の疾患の患者数} \times 100$$

一般にその疾患の重症度を示す1つの指標となる．

チメロサール　[thimerosal]
〈エチル水銀チオサリチル酸ナトリウム〉　水銀を含む消毒薬．無色で特有のかすかなにおいをもち，すべての細菌，糸状菌に有効であるが，芽胞には無効．組織蛋白を凝固せず，深達性があり，刺激性が弱い．皮膚，創傷，結膜などの消毒に用いる．

チモール混濁試験　[thymol turbidity test ; TTT]
肝障害(急性肝炎，肝硬変症な

ど）の診断，治癒の判定のために行われる血清膠質反応の1つ．チモール飽和緩衝液に血清を混ぜた際に生じる混濁の程度から判定する．基準値は 4 Kunkel 単位以下．→血清膠質反応（けっせいこうしつはんのう）

着衣失行 ［dressing apraxia］
運動障害や感覚障害，あるいは意識混濁がないにもかかわらず，着衣という行為が遂行できない状態をいう．劣位（右側）大脳半球の頭頂葉ないし後頭葉の病変が主因である．

着床 ［implantation］
卵管膨大部で受精した受精卵が子宮内膜下に沈下して埋没される現象をいう．胞胚となった卵が透明帯から抜け出して，栄養胚葉（トロホブラスト）の力で子宮内膜を溶かして，子宮内膜の緻密層内に埋設されることで，受精後6〜7日に起こる．子宮内膜は分泌期の中間期にある．正常の妊卵の着床部位は，子宮体腔の上部ないし中部である．

着床前診断 ［preimplantation genetic diagnosis；PGD］
〈受精卵診断，着床前遺伝子診断〉 着床前あるいは女性の体内で妊娠が起こる前に，受精卵の遺伝子を診断する技術．体外受精時に胚移植を行い，女性が妊娠を成立させる前に，特定の遺伝病のない受精卵のみを移植する．この検査は，受精後3日目の受精卵から細胞を1〜2個取り出し，特定の遺伝子異常がみられないかどうかを，遺伝学的に診査するものである．異常が発見されたときには，残りの胞胚を再検する．これらの検査では誤診のおそれがあるので，絨毛採取あるいは羊水検査などによる確認検査が必要である．適応としては，X連鎖疾患の性状決定，高年齢女性の染色体異数性スクリーニング，男性不妊患者の染色体異数性スクリーニング，両親の転座染色体（染色体の一部が本来の場所でない染色体上の場所に結合したもの）による習慣性流産などがある．わが国における着床前診断の適応は，重篤な遺伝病と染色体異常に限るべきとの見解も多く，倫理的な法的整備が課題である．

着帯 妊婦が初めて腹帯を着けることをいい，一般に着帯の日は，安産を願う意味で，妊娠第5月（16〜19週）の戌（いぬ）の日が選ばれる．腹帯には一般に岩田帯（さらし半反のもの）が使われる．着帯は受診している施設の看護師長や助産師によって行われることが多く，実母や姑によることもある．→腹帯（ふくたい）

チャドウィック徴候 ［Chadwick sign］
⇨リビド着色

チャドック反射 ［Chaddock reflex］
足外顆部下の皮膚をうしろから前へ弧を描くようにこすると，第1趾が背屈し他趾が開扇状態となる現象で錐体路障害時にみられる．Charles Gilbert Chaddock（1861〜1936, 米，神経科）．→バビンスキー徴候（反射）

中医協 ⇨中央社会保険医療協議会（ちゅうおうしゃかいほけんいりょうきょうぎかい）

注意欠陥多動障害 ［attention deficit/hyperactivity disorder；ADHD］
⇨多動（たどう），多動症候群（たどうしょうこうぐん）

中央社会保険医療協議会 厚生労働大臣の諮問機関で，診療報酬の内容や点数につき審議・答申することを目的に設置されている．委員数は20名で，医師，歯科医師，薬剤師など「診療側」委員7名，健康保険組合や経営者の代表である「支払い側」委員7名，学識経験者など中立的立場の「公益委員」6名という構成である．

中央値 ［median］
ある標本をデータの大きさの順に並べたとき，その中央に位置する標本のもつデータの数値．標本数が偶数の場合は該当する標本が存在しないので，順番が中央の前後になる2つの標本のデータの平均をとる．→最頻値（さいひんち），代表値（だいひょうち），平均値（へいきんち）

中央滅菌材料室 ［central sterile supply］
病院内で使用する医療機械，器具，材料などを洗浄，滅菌して保管管理し，各部署への供給を担当する部門である．滅菌業務の遂行管理だけでなく，滅菌医材の取り扱い，使用部署での保管管理，汚染医材の処理方法，交差をさける搬送などの管理も含め，院内感染防止にとって重要な役割を担っている．

中隔子宮 ［uterus septus］
⇨子宮奇形（しきゅうきけい）

中間施設 ［transitional facility］
〈社会復帰施設〉 病院からの退院後の社会復帰や家庭内生活が困難な精神障害者や高齢者に対し，援助や訓練を行う施設の総称．病院と家庭ないしは社会生活の「中間」という意味である．精神障害者に対しては，生活訓練施設・授産施設・福祉ホーム・福祉工場・地域生活支援センターなどがあり，高齢者では老人保健施設などがこれにあたる．→デイケア，デイホスピタル

中間宿主 ［intermediate host］
寄生虫の生活史のなかで，成虫となる終宿主に対し，幼虫時代を過ごす宿主をいう．種により幼虫期に2つ以上の宿主を要するものがあり，経時的に第1中間宿主，第2中間宿主とよぶ．ヒト寄生虫では，多くはヒトは終宿主であるが，ヒトを中間宿主とするものもある．→終宿主（しゅうしゅくしゅ），宿主（しゅくしゅ）

肘関節脱臼 ［dislocation of elbow joint］
肘関節は腕橈関節，腕尺関節，近位橈尺関節からなり，このうち腕尺関節すなわち上腕骨遠位部と尺骨近位部が蝶番関節となっている．いわゆる外傷性肘関節脱臼は腕尺関節の脱臼で，上腕骨に対する尺骨の位置により，後方，前方，内側，外側脱臼に分類される．しばしば起こるのは後方と後外側である．ときに腕橈関節の脱臼（橈骨頭脱臼）が起こるが，この場合先天性との区別が必要である．外傷性の場合，徒手整復ののち10〜14日間のギブス固定を行う．X線撮影により骨折の有無を確認する必要がある．

注察（視）妄想 ［delusion of observation］
絶えず他人から自分がみられ，監視されていると確信する被害妄想の1つ．主として統合失調症などの初期症状にみられる．→妄想（もうそう）

中耳炎 ［otitis media；OM, ear infection］
中耳腔の粘膜や骨膜に起こる炎症を一般に中耳炎といい，急性中耳炎，滲出性中耳炎，慢性中耳炎に分けら

れる．急性中耳炎は，インフルエンザ菌，肺炎球菌，モラキセラ・カタラーリスなどの感染により，耳痛や耳漏をきたす．滲出性中耳炎は中耳カタルともよばれ，中耳腔内に滲出液が貯留し難聴をきたす．慢性中耳炎は中耳腔内に慢性的な炎症巣があり，鼓膜穿孔，耳漏，難聴を主徴とするが，このうち真珠腫性中耳炎は骨破壊が進行し，眩暈や顔面神経麻痺をきたすことがある．慢性中耳炎は手術の適応となる．→耳性頭蓋内合併症（じせいとうがいないがっぺいしょう）

注視痙攣（ちゅうしけいれん）［oculogyric crisis］
⇨眼球挙上（がんきゅうきょじょう）

注射法（ちゅうしゃほう）▶大項目参照

中心暗点（ちゅうしんあんてん）［central scotoma］
視野の中心部に生じた暗点．黄斑部疾患や軸性視神経炎などで生じる．診断は中心暗点計による検査などにより視野の測定を行う．→暗点（あんてん），絶対暗点（ぜったいあんてん）

中心気質（ちゅうしんきしつ）［central temperament］
精神科医の安永浩（1929〜）によって提唱された気質概念．正常で平均的な子どもにみられる自己発散するような，無垢で天真爛漫なタイプを指す．中心気質の精神生活・行動パターンは本能的で，身体や感覚の「快・不快」によって決定される部分が大きい．

中心静脈圧（ちゅうしんじょうみゃくあつ）［central venous pressure；CVP］
大静脈の圧のことで，右房圧とほぼ等しい．カテーテルを経静脈的に上・下大静脈口付近まで挿入して測定する．基準値は5〜10 cmH₂Oである．心不全や循環血液量の増大により上昇し，ショックや循環血液量減少により低下する．

中心静脈栄養（ちゅうしんじょうみゃくえいよう）［intravenous hyperalimentation；IVH, total parenteral nutrition；TPN］〈静脈栄養，高カロリー輸液，完全静脈栄養〉 生命維持に必要なエネルギー源，主として高張ブドウ糖液，アミノ酸類，電解質などを非経口的に補給する場合，末梢静脈から注入すると静脈炎を起こす．これをさけるため，内頸静脈，外頸静脈，上腕静脈，鎖骨下静脈，大腿静脈などからカテーテルを挿入し，心臓に最も近い中心静脈（大静脈）に高張栄養液を注入する方法を中心静脈栄養という（図）．人工呼吸管理中，集中管理中または術前・術後の管理など，経口的栄養摂取が不可能な症例に対

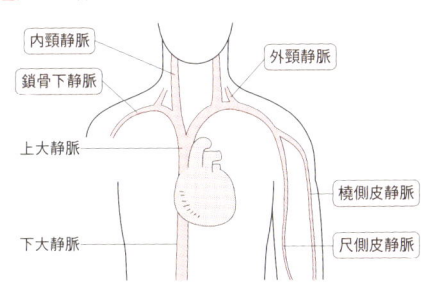

して広く行われ，2,000 kcal/日以上の投与が可能である．

中心性〔漿液性〕網脈絡膜症（ちゅうしんせい［しょうえきせい］もうみゃくらくまくしょう）［central serous chorioretinopathy］ 40歳前後の壮年男性に好発する黄斑部の限局性の網膜浮腫あるいは剝離をみとめる疾患．片眼の急激な視力低下あるいは変視に始まり，中心暗点，小視症を伴うことが多い．

中心性網〔脈絡〕膜症〔炎〕（ちゅうしんせいもうみゃくらくまくしょう［えん］）［central chorioretinopathy］
⇨中心性〔漿液性〕網脈絡膜症（ちゅうしんせいしょうえきせいもうみゃくらくまくしょう）

虫垂炎（ちゅうすいえん）［appendicitis；Appe］
虫垂内腔の閉鎖による細菌の増殖が原因となって，虫垂が炎症を起こした状態．急性虫垂炎と慢性虫垂炎とに区別される．進展して穿孔すると腹膜炎あるいは膿瘍を形成する．これを穿孔性虫垂炎とよぶ．症状は右下腹部痛とともに，急性の場合には悪心・嘔吐，発熱などがみられる．治療は抗菌薬の投与，または外科的に切除する．→急性虫垂炎（きゅうせいちゅうすいえん），マックバーネー圧痛点，慢性虫垂炎（まんせいちゅうすいえん）

虫垂切除〔術〕（ちゅうすいせつじょ［じゅつ］）［appendectomy；AP］
急性虫垂炎の診断のもとに一般的には腰椎麻酔，幼・小児は全身麻酔にて開腹し，病的虫垂を切除する根治的な外科的療法．ほとんどが緊急手術として行われる．腹腔鏡下手術として行われることもある．

中枢神経〔系〕（ちゅうすうしんけい［けい］）［central nervous system］
脳と脊髄からなり，中心部に位置して中枢作用を営む．12対の脳神経と31対の脊髄神経によって末梢神経と連絡し，身体各部の機能をつかさどる．

中枢神経系に作用する薬物（ちゅうすうしんけいけいにさようするやくぶつ）▶大項目参照

中枢伝導時間（ちゅうすうでんどうじかん）［central conduction time；CCT］
⇨磁気刺激検査（じきしげきけんさ）

中性脂肪（ちゅうせいしぼう）［neutral fat］
〈グリセリド〉 食事により摂取している脂質の主成分で，グリセロールに脂肪酸がエステル結合したもの．1分子のグリセロールに3個の脂肪酸が結合したものを，トリアシルグリセロール（トリグリセリド）という．生体内ではエネルギーの貯蔵体として脂肪組織に多く存在する．血中を運搬されるときにはリポ蛋白の形をとり，その値は年齢，妊娠などにより変動する．→カイロミクロン

中世の看護（ちゅうせいのかんご） 中世ヨーロッパはキリスト教を中心とした時代で，ローマ帝国の東西分裂や民族の大移動などがあり，世の中は混乱した．この状況下でローマ帝国の支配に代わって教会の勢力が拡大していった．カトリック教会は政治的・経済的にも巨大な力をもつようになり，キリスト教の教義に根ざした看護もますます発展し，看護の黄金時代となる．この時代の看護は大きく3つに分類される．①軍看護団による看護組織：十字軍の傷病兵を収容し看護することから発展した．聖ヨハネ騎士団，チュートン騎士団，聖ラザロ騎士団など．②僧籍者からなる看護組織：修道院（ベネディクト修道院など）に設立された救療施設による看護や，修道院や教会に付属しない病院で修道者や尼僧によって行われていた看護（オテル・デュー，ローマ聖霊病院な

■図　中心静脈栄養に使用される血管（上半身）

内頸静脈
鎖骨下静脈
上大静脈
下大静脈
外頸静脈
橈側皮静脈
尺側皮静脈

ど).③俗籍者からなる看護組織：俗籍者を含む托鉢僧団(聖フランチェスコ教団,聖ドミニコ教団など).日本の中世の看護もまた宗教(仏教)看護全盛時代で,あらゆる文化の実権を僧侶が握っていたため,医療看護もその多くが僧侶によって行われた.①高僧によるもの：叡尊,忍性による活動.②庶民階級のための新仏教が興り,それらの僧により行われた看護：僧のための医術書,看護の本が著述された.『看病用心鈔』(良忠),『産生類聚抄』(劍阿),『喫茶養生記』(栄西)などがある.

注腸造影〔法〕 [barium enema ; BE]
⇨大腸造影〔法〕(だいちょうぞうえい ほう)

中毒★ [poisoning]
NANDA-I分類法Ⅱの領域11《安全/防御》類4〈危険環境〉に配置された看護診断概念で,これに属する看護診断としては〈中毒リスク状態〉がある.

中毒疹 [toxicoderma]
体外性の物質が体内に入り,あるいは体内で生じた中毒性物質が血行性に皮膚へ作用して起こる発疹の総称.薬物,ウイルス,細菌,食物など病態・原因により正確に診断されるべきという考えが主流で,中毒疹という名称は国際的には用いられない.

中毒性精神病 [toxic psychosis]
中枢神経系,とくに脳に対して作用の強い有機物あるいは無機物が主な原因となる精神病をいう.アルコール精神病,また麻薬性鎮痛薬を含む向精神薬による中毒性精神病,その他炭坑爆発による一酸化炭素急性中毒およびその後遺症,さらに化学工業や重工業の発達に伴ってうみだされるようになった化学物質による中毒性精神病がある.アルコール精神病には振戦,せん妄,コルサコフ病,アルコール幻覚症,アルコール妄想病,アルコールてんかんの型がある.麻薬性鎮痛薬を含む向精神薬による中毒性精神病では,麻薬中毒(モルヒネ中毒,コカイン中毒),睡眠薬中毒(バルビツール酸誘導体,ブロム尿素系薬物),覚醒剤中毒,幻覚剤中毒(LSD-25,アンフェタミン)などがある.いずれも強い習慣性をもち,また薬物耐性の上昇と薬物に対する耐えがたい渇望(嗜癖)をひき起こすため,これらを入手するために犯罪をも辞さず行動することもある.一酸化炭素による急性中毒の場合には,応急処置が遅れると死亡する危険も高い.後遺症を残すことが多く,軽度で神経衰弱様症状,重症では大脳局所症状のほか記憶障害,人格変化などの全般性脳器質症状を残す.化学物質による中毒性精神病には,テトラエチル鉛中毒,有機水銀中毒(水俣病など),また医薬品によるものなどがあり,増加する傾向にある.→向精神薬(こうせいしんやく)

中毒性表皮壊死症 [toxic epidermal necrolysis Lyell ; TEN]
〈ライエル症候群〉皮膚の大部分が表皮壊死を伴う紅斑を呈し,熱傷のように皮膚が剥脱する症候群.しばしば弛緩性の水疱を伴う.薬物過敏症による他の原因で起こる.皮膚剥脱の状態は表皮下であり,ブドウ球菌性熱傷様皮膚症候群が角層下で起こる点で両者は鑑別診断される.

肘内障 [internal derangement of elbow]
橈骨頭が輪状靱帯から亜脱臼した状態.2～4歳に多くみられ,手を強く引かれるなどわずかな外力によって起こる.肘関節の変形や腫脹はないが,患児は手を全く動かさなくなる.徒手整復が可能であるが,繰り返しによって習慣性となることもある.

中年期 [middle age]
⇨壮年期(そうねんき)

中皮 [mesothelium]
上皮組織のうち,体腔(心膜腔,胸膜腔,腹膜腔)の最表面を覆う単層扁平上皮を中皮とよぶ.中胚葉由来である.中皮由来の悪性腫瘍を中皮腫とよび,がん,肉腫とはいわないのがならわしである.発生部位により,心膜中皮腫,胸膜中皮腫,腹膜中皮腫に分類される.近年,胸膜中皮腫と腹膜中皮腫の多くは,アスベスト(石綿)の吸引が関与していると指摘されている.→上皮組織(じょうひそしき)

チューブ栄養法 [tube feeding]
⇨経管栄養法(けいかんえいようほう)

肘部管症候群 [cubital tunnel syndrome ; CUTS]
尺骨神経は,肘の内側の関節部分を通過し,前腕の小指側まで走行している.この尺骨神経が圧迫されて生じた絞扼性神経障害を肘部管症候群という.原因には,小児期の骨折後の変形や変形性肘関節症,スポーツ外傷がある.症状は尺骨神経領域の感覚麻痺や運動障害,母指内転筋,小指外転筋の筋萎縮である.初期の治療には保存療法が行われるが,一般的に手術療法が主である.

中膜壊死 [medionecrosis]
動脈の壁は,内膜,中膜,外膜の3層からなり,その中膜の平滑筋細胞が壊死した状態をいう.原因や病態はさまざまであり,高血圧による動脈病変から起こったり,解離性大動脈瘤の原因になったりする.→解離性大動脈瘤(かいりせいだいどうみゃくりゅう),動脈硬化症(どうみゃくこうかしょう),マルファン症候群

中葉症候群 [middle lobe syndrome]
中葉気管支領域に限局した無気肺および慢性炎症性病変を特徴とする症候群.咳嗽,喀痰,発熱などの呼吸器感染症状を示す.

中和試験 [neutralization test]
毒素やウイルスなどの抗原に対して,抗体を反応させて抗原の活性が阻害されるかを確認する試験.毒素中和反応では,毒素とそれに対する抗体である抗毒素が結合することにより,毒素の作用が中和される.ウイルス中和反応では,中和抗体がウイルスに結合し,ウイルスの増殖を防ぐ.

腸アニサキス症 [intestinal snisakiasis]
⇨アニサキス症

腸運動 [movement of intestine]
〈腸管運動〉消化管では,口側の収縮と肛門側の弛緩を同時に生じさせて内容物を肛門側へ送り込んでいく蠕動運動が起こる.これに加えて小腸では,平滑筋によって腸がくびれたり広がったりすることで内容物が消化液と混和するのを助ける分節運動が生じる.また同じく小腸では,縦走筋によって腸管の縦方向への収縮・弛緩を繰り返す振り子運動がみられる.これらの蠕動運動,分節運動,振り子運動を総称して腸運動という.

腸炎 [enteritis]
〈腸カタル〉 腸粘膜の炎症．急性のものと慢性のものとがある．症状は，腹痛，下痢，嘔吐などの消化器症状のほか，発熱，脱水症状，全身倦怠感，筋肉痛などを伴うこともある．主な原因として，感染，薬物などがある．

超音波映像下治療 ⇨経皮的(けいひてき)エタノール注入療法

超音波検査法 ▶ 大項目参照

超音波断層法 [ultrasound tomography；UST, ultrasound echogram]
超音波診断法にはパルス反射法(エコー法)，ドップラー法，透過法などがあるが，断層法はこのうちパルス反射法を用いる．方法は体表から発振した超音波パルスが，放射領域に周囲と異なった部分があると反射してブラウン管にパルス状波形を描き(Aスコープ)，これをテレビ画面のように走査させて断面画像(Bスコープ)を得るものである．頭部の検査は，頭蓋内血腫や脳腫瘍，交通外傷の救急診断によく用いられる．乳腺の検査は，Bモードの超音波断層写真法で行い，乳腺症，線維腫，囊腫，乳がんの鑑別に有用である．腹部の検査はBモードの断層法で行われ，胆結石の有無や，肝，膵，腎，卵巣，子宮内の腫瘍・囊腫などの発見に優れている．循環器については，弁膜症，心囊水の有無，心筋の律動・収縮力および筋肥厚などを知るのに有用な方法である．

超音波ドップラー法 [ultrasonic Doppler flowmeter]
運動している物体に超音波が当たると，ドップラー効果により周波数が変化し，送信波と反射波との間で強弱の変化(唸り現象)を生じる．この原理を利用して生体内の運動を把握しようとする検査方法．臨床的には胎児心拍動検査法や心臓弁の運動状態の把握，血流計測などに応用されている．この方法では，胎児心音は妊娠9週で50％，13週ではほぼ100％確認できる．Christian Doppler(1803～1853，オーストリア，数学・物理学)．

超音波内視鏡 [endoscopic ultrasonography；EUS]
消化管内視鏡検査に使うスコープの先端に超音波検査用のプローブをつけたもの．通常の内視鏡が食道，胃，腸などの粘膜表面しか調べられないのに比較し，超音波内視鏡では粘膜下腫瘍まで検査できる．また，観察しながら粘膜下腫瘍の一部を針生検すること(超音波内視鏡下生検法，EUS-FNA)も可能である．胆囊がん，膵がんなどの早期発見には欠かせず，とくに慢性膵炎と膵がんの鑑別診断には超音波内視鏡検査が有用である．

超音波乳化吸引術 [phacoemulsification and aspiration]
超音波チップを超音波振動させ，チップ先端部に水を送って水晶体を乳化させて吸引する白内障の手術法である(図)．前房の深さが安定していること，強角膜あるいは角膜切開の幅が2 mm前後と小さいことなど，本法によって手術の安全性と術後の社会復帰が早くなった．

超音波ネブライザー [ultrasonic nebulizer；USN]
超音波振動により，薬物を含んだ溶液を数μmの均一な粒子として噴霧吸入させる装置(図)．→ネブライザー法

■図　超音波乳化吸引術

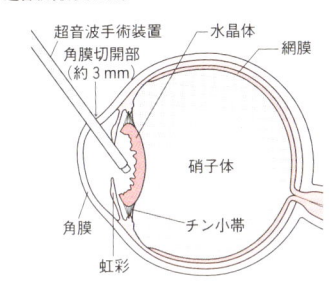

超音波手術装置／水晶体／角膜切開部(約3 mm)／網膜／硝子体／チン小帯／角膜／虹彩

■図　超音波ネブライザー

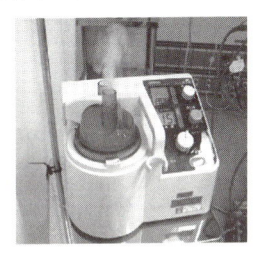

超音波療法 [ultrasonic therapy]
超音波のもつ深部温熱作用と振動によるマッサージ作用を利用した治療法．血行促進や代謝亢進などを期待し，主に筋・関節・神経系の障害の治療に用いられる．

聴覚 [audition]
音刺激に対する感覚をいう．音波による鼓膜の振動は，耳小骨，前庭窓，蝸牛内リンパを経て基底膜を振動させ，コルチ器において電気信号に変換されて聴神経に送られ，大脳の聴中枢に達して音感覚となる．ヒトの可聴範囲は，音の高低をなす周波数で16～20,000 Hz，音の大小をなす音圧レベルで0～130 dBといわれる．音質あるいは音色の差は，基音に対する上音の周波数および強度分布などによって生じるが，その弁別のメカニズムについては不明の点が多い．→蝸牛(かぎゅう)，鼓膜(こまく)

聴覚検査 ▶ 大項目参照

聴覚障害 ▶ 大項目参照

腸カタル [intestinal catarrh]
⇨腸炎(ちょうえん)

腸管グルカゴン [enteroglucagon, glucagon-like peptide；GLP]
〈グルカゴン様ペプチド〉膵臓から分泌されるペプチドホルモンであるグルカゴンに類似した構造をもつ，消化管由来のグルカゴン様ペプチド(GLP)のこと．血糖値に依存したイン

スリン分泌促進，インスリンを産生するβ細胞の再生に関与することから，2型糖尿病の治療薬としてGLPよりも半減期を長くしたGLP-1誘導体の研究・臨床試験が行われている．

腸管出血性大腸菌（ちょうかんしゅっけつせいだいちょうきん）[enterohemorrhagic *Escherichia coli*；EHEC]
病原性大腸菌は病態生理から5種類に分けられるが，その1つに，腸管出血性大腸菌がある．O-157：H7に代表され，きわめて感染力が強く，ベロ毒素1，2（VT1，VT2）を産生して，血便と腹痛を主症状とする出血性大腸炎を起こし，数％が致死性合併症として溶血性尿毒症症候群（hemolytic uremic syndrome；HUS）や中枢神経障害を起こすことがある．その他，O-26，O-111，O-128，O-145などが報告されている．腸管出血性大腸菌感染症は，三類感染症である．

腸管出血性大腸菌感染症（ちょうかんしゅっけつせいだいちょうきんかんせんしょう）[enterohemorrhagic *Escherichia coli* infection]
O-157に代表される，ベロ毒素を産生する腸管出血性大腸菌（EHEC）によってひき起こされる特異的な出血性大腸炎である．ベロ毒素は，ベロ細胞という培養細胞の一種に致死的なダメージを与える．汚染された飲食物などの経口摂取で感染するが，潜伏期間が長く，感染が広がり始めたときには感染源の特定が不可能になっていることが多い．ときに溶血性尿毒症症候群（HUS）などを起こし，重症化することがある．

腸肝循環（ちょうかんじゅんかん）[enterohepatic circulation]
総胆管から胆嚢を経て十二指腸に排出された胆汁中ビリルビンの大部分は，腸内細菌の作用によって分解されるが，ウロビリノーゲンとなる．多くは便中に排出されるが，一部は小腸から再吸収され，門脈を通って肝に戻り，その大半はビリルビンに再合成される．この過程を腸肝循環という．腸肝循環は他の物質（コレステロールなど）においてもみられる．

腸間膜（ちょうかんまく）[mesentery, mesenterium]
空腸と回腸を覆う腹膜は，腸管を包んだのちに合わさって二重膜となり後腹壁に付着する．この二重膜を腸間膜とよび，後腹壁の第2腰椎の左方より起こり，15〜20cmの腸間膜根を経て，扇状をなして著しく拡張し，腸管に至る．2層の膜の間には，脂肪に富む結合組織，多数のリンパ節，腸管へ至る血管と神経が存在している．

腸間膜血行不全症（ちょうかんまくけっこうふぜんしょう）[mesenteric vascular insufficiency]
何らかの理由（多くは動脈硬化）によって腸間膜の動脈確保が不十分になる状態で，食後の腹痛や体重減少，便通異常などを生じる．とくに食後の腹痛はこの疾患に特徴的な症状とされる．腸間膜は，空腸，回腸，虫垂，横行結腸，S状結腸などの腹壁から離れている臓器を包み込んで，つり下げて定着させていると同時に，このなかを走る血管がこれらの消化管を栄養している．そのため，食後に多くの血流を必要としているにもかかわらず血流が不十分であれば，この部分の消化管はほかの部位に比べて相対的に虚血となるため腹痛が起こるといわれているが，詳細は明確でない．

腸間膜動脈性十二指腸閉鎖症候群（ちょうかんまくどうみゃくせいじゅうにしちょうへいさしょうこうぐん）[arteriomesenteric duodenum occlusion syndrome]
⇨上腸間膜動脈症候群（じょうちょうかんまくどうみゃくしょうこうぐん）

腸間膜嚢腫（ちょうかんまくのうしゅ）[mesenteric cyst]
腸間膜にできた囊胞であり，比較的まれな疾患といえる．症状・病態が多彩であるため術前診断が困難で，とくに卵巣や腎・尿路系，肝，膵などの囊腫との鑑別には注意が必要である．腸間膜囊腫はイレウスの原因となる．

腸管麻痺（ちょうかんまひ）[paralysis of intestine]
〈麻痺性イレウス〉腸管壁の浮腫，血行障害，腹部手術などにより神経・筋が影響を受け，腸管運動が麻痺した状態．腹膜内臓器手術後，汎発性腹膜炎，腹腔内出血などで起こる．症状は腹部膨満，腸蠕音の減弱ないし聴取不能，ガス停止，悪心・嘔吐がみられる．

長期記憶障害（ちょうききおくしょうがい）[long-term memory disorders]
⇨記憶障害（きおくしょうがい）

腸球菌（ちょうきゅうきん）[*Enterococcus*]
⇨エンテロコッカス

腸結核［症］（ちょうけっかく［しょう］）[intestinal tuberculosis]
腸の結核性炎症で，痰とともに嚥下された結核菌により肺結核に続発するものが多い．今日では比較的まれな疾患である．空腸や回盲部に好発するが，大腸各部や十二指腸にも発生する．病変部に潰瘍を形成し，治癒期に瘢痕化して狭窄をきたすことがある．小腸結核では，便秘と軟便を繰り返し，大腸結核では頻回の下痢がみとめられる．全身症状として，発熱，寝汗，体重減少などがある．

徴候（ちょうこう）[sign]
第三者が客観的に認めることのできる他覚的症状を徴候（sign）とよぶ．これに対し，症状（symptom）は患者が主観的に知覚する自覚的症状である．両者を合わせて症候（sign and symptom）という．

調剤薬局（ちょうざいやっきょく）[dispending pharmacy]
院外処方箋発行に伴い病院・診療所の発行した処方箋を応需して，調剤を専門とする薬局と，このほかに，一般大衆薬などの販売を兼ねて，処方箋を応需して調剤する薬局もある．前者は病院，診療所の近くに位置していることが多い．いずれも患者への服薬指導をとおして，正しい薬物療法を行う役割を果たしている．→医薬分業（いやくぶんぎょう）

長鎖脂肪酸（ちょうさしぼうさん）[higher fatty acid]
⇨高級脂肪酸（こうきゅうしぼうさん）

超雌（ちょうし）[super-female-syndrome]
⇨XXX症候群

長時間心電図（ちょうじかんしんでんず）[dynamic ECG, ambulatory ECG]
⇨ホルター心電図

腸軸転症（ちょうじくてんしょう）[volvulus of the intestine]
⇨腸［軸］捻転［症］（ちょうじくねんてんしょう）

腸軸捻症（ちょうじくねんしょう）[torsion of the bowel]
⇨腸［軸］捻転［症］（ちょうじくねんてんしょう）

腸［軸］捻転［症］（ちょうじくねんてん［しょう］）[volvulus of intestine]
〈腸軸転症，腸軸捻症〉腸間膜根部を軸として180度以上回転した状態で，腸閉塞の症状をきた

す．S状結腸に好発する．内視鏡で整復できなければ緊急手術が必要．

腸重積[症] [invagination, intussusception]　腸管内腔に腸管の一部が入り込んで嵌頓(かんとん)し、内腔を閉塞する型の腸閉塞(イレウス)．好発部位は回盲部で、この場合は回腸が回盲弁を通って上行・横行結腸に入り込む．乳幼児とくに離乳期に多い．症状は乳幼児の場合には腹痛、嘔吐、腫瘤触知および血便が主なものである．治療は乳幼児では高圧浣腸が有効．浣腸で改善がみられない場合には緊急手術を行う．

長寿食 [macrobiotic]　⇨マクロビオティック

腸上皮化生 [intestinal metaplasia]　長期にわたる萎縮性胃炎で、胃粘膜の腺上皮が小腸粘膜の型に類似した細胞に置き換わっていくこと．加齢とともに発生頻度が高くなり、がん化との関係が重要視されているため、腸上皮化生を起こしている異型性の胃粘膜が見つかった場合は、がん化に注意が必要である．

聴診 [auscultation]　身体各器官、とくに呼吸器・循環器・消化器などから発する音（呼吸音、心音、胸・心膜摩擦音、血管音、胎児心音、腸音など）を聴取し、病態を知る診察行為．聴診器を用いる間接法が一般的に行われている．

聴診器 [stethoscope]　医師、看護師が間接的聴診法に用いる器具．主として胸部では呼吸音、心音の聴診、その他血圧測定時の血管音聴取、胃管の挿入確認などにも使用される．→診察用(しんさつよう)トレイ

聴神経腫瘍 [acoustic tumor ; AT]　〈聴神経鞘腫〉聴神経の神経鞘を構成するシュワン細胞から発生する良性の腫瘍である．徐々に聴神経を圧迫するため、患側の耳鳴、難聴、眩暈の症状から始まり、やがて顔面神経麻痺、嚥下障害をきたす．治療は主に腫瘍摘出術が行われる．近年、手術療法以外の選択肢として、ガンマナイフ照射などの定位的放射線療法も行われる．

聴性人工脳幹インプラント [auditory brainstem implant ; ABI]　聴神経腫瘍摘出術において聴神経切断などにより、聴力を失った聴覚喪失患者の脳幹表面の蝸牛神経核に電極を設置し、外部からの音刺激を電気刺激に変換して伝達することによって聴力を回復させる方法である．失われていた聴力を復活させる埋め込み型のデバイスとして実用化が期待されている．

聴性脳幹反応 [auditory brainstem response ; ABR]　〈聴性誘発反応〉新生児や乳児の聴覚障害、脳幹に障害をきたす聴神経腫瘍や脳死などの診断に有用である．音刺激によって発生する脳幹の聴覚路に起源をもつ電位をコンピュータで分析し記録する．

調節呼吸 [controlled respiration, controlled ventilation]　患者の自発呼吸を止めて、体外に装着した呼吸器により人工的に呼吸を管理すること．手術時の麻酔中、あるいは重症呼吸不全時の血液ガス管理が必要なときなどに行う．→人工呼吸(じんこうこきゅう)

腸洗浄 [colonic irrigation, cleaning enema]　〈洗腸〉腸内容物を排除し腸内を浄化すること．注腸造影、大腸内視鏡検査、消化管手術などの前処置として実施される．一般に下剤を用いるが、イリゲーターを用いた高圧浣腸を併用し、大量の洗浄液の注入・排出を反復させることもある．→洗浄[法](せんじょうほう)

腸線[縫合糸] [catgut]　⇨カットグート

超速効型インスリン [rapid-acting insulin]　速効型インスリンとして使用されているヒトインスリンは人間の天然のインスリンであるが、皮下注射では到達最高血中濃度が低く、立ち上がりが遅いため、食後高血糖の改善は十分ではなかった．この難点を克服したのが、超速効型インスリンである(図)．吸収・消失がすみやかで食後高血糖が改善され、低血糖の頻度も減少した．ヒトインスリンは食前30分前投与が原則であったが、超速効型は食事の直前投与が原則なので、患者にとって好都合である．ヒトインスリンB鎖28番目のプロリンと29番目のリ

■図　インスリン製剤の作用時間

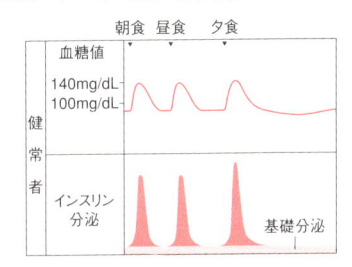

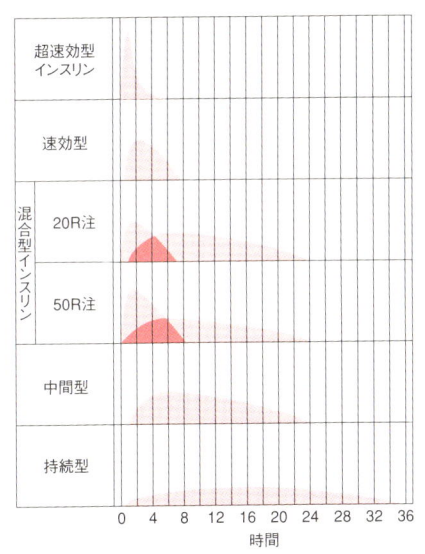

ジンを入れ替えたインスリンリスプロと，B鎖の28番目のアミノ酸であるプロリンをアスパラギン酸に変えたインスリンアスパルトがある．

腸チフス [typhoid fever, typhus abdominalis]
三類感染症の1つ．腸チフス菌の経口感染による．菌が腸間膜リンパ節から血中に入る菌血症の段階を経て発症するため，比較的緩徐な経過をとる．10〜14日の潜伏期ののち，全身倦怠感，食欲不振，頭痛を訴え，熱は悪寒を伴い，第1週は徐々に上昇し，第2週（極期）では高熱（稽留熱）が続き，その後解熱に向かうことが多い．比較的徐脈，ばら疹，脾腫をみとめ，白血球減少，ウィダール反応陽性の所見を得る．クロラムフェニコールが著効を示すが胆道系の長期保菌者には注意が必要である．→ウィダール反応，チフス菌，パラチフス

超低出生体重児 [extremely low birth weight infant]
出生体重1,000g未満の児をいう．従来，超未熟児とよばれていたもので，正常出生児の備える諸機能はほとんど未発達の段階であるが，医療技術の進歩により救命・養育が可能となってきている．

超低体温法 [profound hypothermia]
20℃以下の超低体温を維持することにより，組織の代謝を極端に低下させる方法．脳外科・心臓外科手術などの際に組織を保護することができる．通常の体温では，中枢神経系の機能維持は3分が限界である．これを最長60分に延ばすことが可能となる．

貼付試験 [patch test]
⇨パッチテスト

腸吻合〔術〕 [enteroanastomosis]
腸管同士あるいは腸管と他の管腔臓器を縫合することにより，管腔間の交通を確立する方法．端端吻合術，端側吻合術，側側吻合術がある．吻合臓器により，回腸-回腸吻合術，食道-空腸吻合術，胃-十二指腸吻合術，肝-空腸吻合術，総胆管-空腸吻合術，膵-空腸吻合術などがある．縫合には，絹糸，カットグート，合成糸を用いた用手縫合や吻合器が用いられる．

腸閉塞〔症〕〈イレウス〉 ▶ 大項目参照

腸ポリープ [intestinal polyp]
腸粘膜から発生した隆起性の病変で，広い基盤，あるいは有茎性の乳頭状やきのこ状のものまでさまざまである．小腸に発生はきわめて少なく，結腸下部および直腸などでしばしば多発性にみとめられる．組織学的には腺腫で，乳頭状に増殖し，母指頭大にまでなることもあり，がんに移行することもある．臨床的には一般に無症状で，原因不明の血便，下血で受診し，注腸造影，大腸内視鏡検査で発見される．治療は内視鏡的にポリペクトミーが行われる．→大腸（だいちょう）ポリープ，ポリープ

腸腰筋 [iliopsoas muscle]
主として腸骨筋，大腰筋からなる複合筋である．その作用は股関節を軸に大腿の挙上，回外運動，腰椎を軸とした前屈位などに関与し，日常生活に不可欠の機能を担う．また前屈位には大腿直筋，恥骨筋，大腿内転筋などがその補助的な役割を果たす．

腸腰筋膿炎 [iliopsoitis]
感染性の疾患で，黄色ブドウ球菌が起炎菌となり，腸腰筋膿瘍を形成して，悪寒・高熱・鼠頸部から腰部への疼痛，股関節の屈曲拘縮などを呈する．外傷や糖尿病などの合併症として発症する．診断は単純X線，CT，MRI，また血液検査の炎症反応によって行われる．治療は抗菌薬の投与や切開，または経皮的に排膿が行われる．

腸溶錠 [enteric coated tablet]
内服したとき，胃内で溶けず，腸に入って初めて溶けて薬物を放出するようにつくられた錠剤．薬物が胃酸で分解したり，胃粘膜を刺激するのを防ぐ目的で用いる剤型である．酸性では溶けず，中性・アルカリ性で溶ける高分子膜で薬物を覆ってつくられる．コーティングには酢酸フタル酸セルロース（cellulose acetate phthalate）がよく用いられている．

聴力検査 [audiometry]
⇨聴覚検査（ちょうかくけんさ）

腸瘻 [intestinal fistula]
腸管の内腔がほかの部位と交通している状態をいう．体外に開口部のあるものを外腸瘻といい，体外に開口せず体内で腸管と他の臓器が交通しているものを内腸瘻という．外腸瘻は，外傷や縫合不全によるもののほか，体液ドレナージや栄養補給のために人工的に造設する場合（腸瘻造設術）がある．→腸瘻造設術（ちょうろうぞうせつじゅつ）

腸瘻造設術 [enterostomy]
消化管内腔と体表面を，腹壁をとおして人工的に交通させた開口部を腸瘻といい，これをつくること．腸瘻造設の目的は腸内容の排出や栄養補給である．空腸などの上部消化管では栄養摂取経路として，回腸以下の下部消化管では腸内容や便の排泄経路（人工肛門）としてつくられることが多い．→腸瘻（ちょうろう）

直視下心手術 [open heart surgery]
⇨開心術（かいしんじゅつ）

直接〔型〕ビリルビン [direct bilirubin ; DB]
〈抱合型ビリルビン〉 ビリルビンは赤血球のヘモグロビンを母体として網内系で生成される（非抱合型）が，その大部分は肝でグルクロン酸抱合を受け（抱合型），胆汁中に排泄される．この抱合型のビリルビンを直接ビリルビンといい，肝・胆道疾患で上昇することが多い．これに対し非抱合型のものは間接型ビリルビンといい，溶血性疾患で上昇することが多い．いずれも黄疸（おうだん）の原因となる．

直接看護
診察・治療の補助，および療養中の患者に対して，呼吸，食事，排泄，睡眠，歩行，運動，身体の清潔，体温の保持などの援助を行う直接的な看護ケアをいう．一般的にベッドサイドケアということも多い．→間接看護（かんせつかんご）

直接クームス試験 [direct Coombs test]
⇨クームス試験

直達牽引 [direct traction]
⇨牽引療法（けんいんりょうほう）

直達喉頭鏡 [direct laryngoscope]
⇨喉頭鏡（こうとうきょう）

直腸 [rectum]　腸管としては最下端で，S状結腸から肛門までの間に位置する大腸をいう．その長さは約20 cm．男性は膀胱の背側に，女性は腟と子宮の背側で小骨盤腔内に存在する．腸の内容物をいったん停留し，容量の増加と腸管内圧の亢進によって排便を支配している．→大腸(だいちょう)

直腸鏡検査〔法〕 [rectoscopy, proctoscopy]　直腸内腔を内視鏡を用いて直視下に検査する方法．従来は金属製の硬性鏡であったが，最近ではファイバースコープが用いられることが多い．直腸粘膜の炎症，潰瘍，腫瘍の診断，または生検材料の採取などを行う．前処置としてはグリセリンあるいは微温湯浣腸によって腸内容物を排除する．

直腸・肛門奇形 [anorectal anomaly]　⇨鎖肛(さこう)

直腸周囲膿瘍 [perirectal abscess]　⇨肛[門周]囲膿瘍(こうもんしゅういのうよう)

治療共同社会 [therapeutic community]　イギリスの精神科医ジョーンズ(Maxwell Jones，1907～1990)により提唱された概念である．精神病院は従来，管理的色彩の濃い治療体制であった．これに反対し，平等で民主的な開かれた治療体制を確立することが重要と考え，階層構造の打破，自由な交流，積極的なリハビリテーションなどをとおして，患者と職員が一体となった共同体を形成し治療を行っていくとした．これらの考えはのちの精神病院の解放制や地域精神医療へと発展していく．

治療計画管理★ [therapeutic regimen management]　NANDA-I 分類法 II の領域 1《ヘルスプロモーション》類 2《健康管理》に配置された看護診断概念で，これに属する看護診断としては〈効果的治療計画管理〉〈治療計画管理促進準備状態〉〈非効果的家族治療計画管理〉〈非効果的地域社会治療計画管理〉〈非効果的治療計画管理〉がある．

治療計画管理促進準備状態★ [readiness for enhanced therapeutic regimen management]　NANDA-I 分類法 II の領域 1《ヘルスプロモーション》類 2《健康管理》に属する看護診断で，診断概念としては〈治療計画管理〉である．

治療食 [therapeutic diet]　食事療法のため特別に調整された食事をいう．食事療法は，薬物療法，外科療法，理学療法などと並んで疾病の治療・コントロールに重要な手段となる．塩分，蛋白質，脂肪，熱量などについて疾患ごとに適正に配分された食事が決められている．また疾患の急性期には制限食(庇護食)，回復期には補強食としたり，手術前後の特別食，あるいは一般的な流動食，軟食，普通食などの別がある．

治療的自我 [therapeutic self]　医療従事者などの理想的な精神状態，行動などを示す用語で，主に精神医学の分野で用いられる．とくに心の病と対峙する心療内科の領域においては，医師(セラピストなど)自身の心の状態が患者に対してさまざまな影響を及ぼす．患者にとって自分の苦痛に共感し，理解し，ともに戦ってくれる医師や看護師の姿勢は大きな心の支えであり，その発言や態度のみならず，人柄さえもが治療効果に影響を及ぼす．このような，医療従事者の利他の姿勢，患者に治療効果を及ぼす理想的な心のありようを，治療的自我という．現在，治療的自我の形成を目指して，さまざまなトレーニングが模索されている．また治療的自我を形成することで，医療従事者自身も心の病から守られるとされる．→エゴ，自我(じが)

治療同盟 [therapeutic alliance]　精神科領域や心理療法的アプローチで用いられることが多い語．治療契約に基づき現実的で合理的な協力関係を医療スタッフと患者とが築き，治療のゴールにむけて共同作業を行うことを指す．患者側が自身の病状を理解していること，そして改善や治癒にむけての治療計画や目的はもとより，それらの障害となる要因など，多岐にわたり相互理解がなされていないと同盟関係は成立しない．作業同盟もほぼ同義語として用いられる．

治療乳 [therapeutic milk]　治療の目的でつくられた種々の乳をいう．高蛋白質・低脂質乳(低出生体重児用)，無乳糖乳(乳糖不耐症など用)，低ナトリウムミルク(心疾患，腎疾患用)，ペプチドミルク(牛乳アレルギー用)などがある．また，低フェニルアラニンミルク(フェニルケトン尿症用)など薬物扱いのものもある．

治療必要数 [number needed to treat]　⇨NNT

治療薬物血中濃度モニタリング [therapeutic drug monitoring ; TDM]　〈薬物血中モニタリング〉　患者個々の体液中(血中)の薬物濃度(図)をモニタリングし，測定値を薬物動態学的に解析し，用法用量の最適化を行うなど，有効で安全な薬物療法を支援するための医療技術．

■図　薬物血中濃度

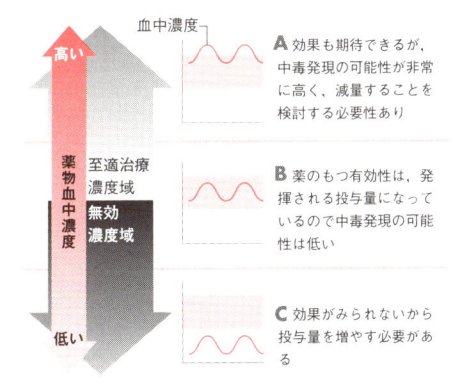

A　効果も期待できるが，中毒発現の可能性が非常に高く，減量することを検討する必要性あり

B　薬のもつ有効性は，発揮される投与量になっているので中毒発現の可能性は低い

C　効果がみられないから投与量を増やす必要がある

チログロブリン [thyroglobulin]　⇨サイログロブリン

チロシノーシス [tyrosinosis]
〈チロシン症〉アミノ酸の一種であるチロシンはα-ケト酸として体内で燃焼される．本症はその代謝が不全で，肝，脾の腫大がみられる．肝の遺伝性代謝障害が原因として考えられている．

チロシン [tyrosine；Tyr]
アミノ酸の一種で，肝にてフェニルアラニンから生成される．チロシン代謝経路の酵素欠損により，アルカプトン尿症やフェニルケトン尿症が起こる．また，チロシンはメラニンの前駆物質でもあり，その代謝経路の酵素欠損により白皮症となる．

チロシン症 [tyrosinosis]
⇨チロシノーシス

チロシン水酸化酵素 [tyrosine hydroxylase]
チロシンを水酸化して神経伝達物質となる3,4-ジヒドロキシフェニルアラニン(dopa)を生成する酵素で，補酵素としてテトラヒドロビオプテリンと還元型ニコチンアミドアデニンジヌクレオチドリン酸(NADPH)を必要とする．ノルアドレナリン合成の律速酵素である．副腎髄質，脳，交感神経系に存在する．

チロシン法 [tyrosine method]
フィブリノゲン定量法の1つ．フィブリノゲンを凝固塊とし，加水分解する試薬により発色させ，吸収曲線からチロシン量をフィブリノゲン量に換算する．精度は高いが定量に時間を必要とするため，最近はトロンビン法が多く用いられている．

チロトロピン [thyrotropin]
⇨甲状腺刺激(こうじょうせんしげき)ホルモン

鎮咳薬 [antitussives]
咳嗽を抑制する薬物で，作用点により中枢性鎮咳薬と末梢性鎮咳薬とがある．中枢性鎮咳薬は咳中枢を抑制するもので，コデイン，ジヒドロコデイン，ノスカピンなどがある．また咳反射の末梢受容器の刺激を軽減する末梢性鎮咳薬として含嗽薬，去痰薬などが使われる．→呼吸器系(こきゅうきけい)に作用する薬物

沈下性肺炎 [hypostatic pneumonia]
〈就下性肺炎〉患者背景による肺炎の分類．長期臥床において，重力や横隔膜の動きの制限によって起こる背側面の肺うっ血，換気の低下，分泌物貯留，無気肺に細菌感染を伴う肺炎像をいう．嚥下性肺炎であることも多く，その鑑別は困難である．→誤嚥性肺炎(ごえんせいはいえん)

チンキ薬 [tincture]
生薬をエタノールあるいはエタノールを精製水で希釈した液で浸出した液剤をいう．アヘンチンキ，苦味チンキ，トウヒチンキ，ホミカチンキなどがある．例外としてヨードをヨードカリとアルコールに溶かしたヨードチンキもチンキとよんでいる．

鎮痙薬 [spasmolytics, spasmolytic agents, antispasmodics, antispasmodic agents]
消化管平滑筋の痙攣性収縮およびそれによる疝痛を抑制する薬物をいう．メチルスコポラミンなどの4級アンモニウム抗コリン作用薬が主であるが，アヘンアルカロイドの一種パパベリンも用いられる．

沈降反応 [precipitin reaction, precipitin test]
抗原抗体反応の一種．可溶性の多価抗原と，その抗体とを溶液中で混合すると，ある抗原抗体濃度比の範囲内で特異的な不溶性の沈降物が生じる．この反応に関与する抗原を沈降原，抗体を沈降素，生じた沈殿を沈降物とよぶ．抗原・抗体の検出，存在の証明と定量が可能である．

チン小帯 [Zinn zonule]
〈水晶体小帯，チン帯，チン毛様体，毛様体小帯〉水晶体の赤道付近の表面とこれに対する毛様体内面を結ぶ線維のこと．水晶体はこれによって支持されている．Johann Zinn(1727～1759，独，解剖学)．→眼球(がんきゅう)

鎮静 [sedation]
⇨セデーション

鎮静催眠薬 [sedative hypnotics]
⇨催眠薬(さいみんやく)

鎮静薬 [sedatives]
⇨催眠薬(さいみんやく)

チン帯 [zonules of Zinn, zonular fiber]
⇨チン小帯

鎮痛薬 [analgesics]
中枢神経系に作用し，痛みを選択的に除去，緩和する薬物．麻薬性鎮痛薬と解熱性鎮痛薬に分けられる．麻薬性鎮痛薬は中枢神経のオピオイド受容体に作用し，痛覚の一次ニューロンの刺激伝達の抑制または延髄から脊髄に下行する痛覚抑制系を興奮させることで作用する．解熱性鎮痛薬はプロスタグランジンなどの発痛増感物質の生成を抑制することで鎮痛作用を現す．

チン毛様体 [Zinn zonule]
⇨チン小帯

沈黙 [silence]
沈黙は，通常の社会関係では，会話する者双方の手落ちであるとみなされる．そのため，正直な感情が伝わるのを互いにさけている場合が多いにしろ，会話が中断するとどちらかが話題を提供しようとする．治療の関係の間に沈黙が起こると，看護者の援助欲求からくる不安が高まり，沈黙はさらに耐え難いものとなる．しかし，沈黙は1つの表現でもある．慌てて塗り潰さず，背後に隠された不安やおそれなどを対象者自身が話せるようにかかわることが重要である．

つ

椎間[円]板 [intervertebral disc, discus intervertebralis]
脊柱の上下の椎体の間を連結する組織で，中央部にあって弾性に富む髄核と，外周を輪状に囲む線維輪からなり，円板状の形状を呈する．

椎間孔 [intervertebral foramen]
椎骨間に位置し，上下の椎体関節と椎体および椎間円板によって囲まれた孔をいう．脊髄神経と血管が通っている．

椎間板造影[法] [discography]
椎間板に細い針で造影剤を注入し，X線撮影を行うこと．椎間板のヘルニア，変性などの診断に用いられたが，最近ではMRI検査に代わった．

椎間板ヘルニア [herniated intervertebral disc ; HID, disk herniation]
椎間板は髄核を中心に周辺部は線維輪層で形成されるが，退行性変化あるいは外傷などの原因によって椎間板線維輪層の後部に損傷裂隙を生じ，内部の髄核が脱出した病態(図)をいう．髄核は後方あるいは側方に偏位し，ヘルニア様に突出して脊髄神経根を圧迫する．部位的には腰椎下部，とくに第4，第5腰椎間が最も多く，次いで頸椎にみられるが胸椎には少ない．腰椎下部はほかの部位に比べて負荷と運動量が大きいため，退行性変化をまねきやすいことによる．20〜30歳代の男性に多くみられる．治療は，軽度の場合には臥床安静と牽引を行い，重度の場合にはヘルニア摘出術を行う．さらに脊椎固定術を行うこともある．→坐骨神経痛(ざこつしんけいつう)

■図 腰椎の解剖と椎間板ヘルニア

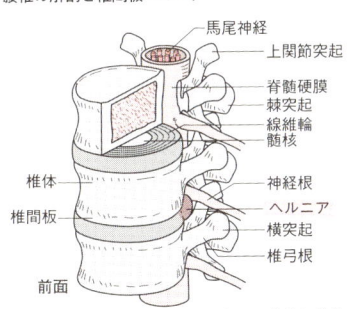

馬尾神経
上関節突起
脊髄硬膜
棘突起
線維輪
髄核
椎体
神経根
椎間板
ヘルニア
横突起
椎弓根
前面

椎間板は脊椎のユニットの前方で，椎体と椎体をつなぐ役目をしている

椎弓切除[術] [laminectomy]
〈椎板切除術〉罹患した脊椎の棘突起，椎弓，黄色靱帯を切除する手術．脊髄腫瘍，脊椎カリエス，外傷などによる病変のため脊髄が圧迫され，脊髄麻痺のみられる場合や椎管腔内の病変に対して実施する．

椎骨 [vertebrae]
〈脊椎骨〉椎体，横突起(左右)，棘突起からなり，椎体と棘突起との間に脊髄が通る椎孔がある．軟骨板で上下に連結して脊柱を構成する．32〜34個からなり頸椎(7個)，胸椎(12個)，腰椎(5個)，仙椎(5個)，尾椎(3〜5個)からなる．→頸椎(けいつい)，脊柱(せきちゅう)，尾骨(びこつ)，仙骨(せんこつ)

椎骨動脈 [vertebral artery ; VA]
鎖骨下動脈から分枝し，脳底動脈を形成する動脈．左右の椎骨動脈は，第6頸椎横突孔から環椎，大後頭孔をそれぞれ上行し，頭蓋内にて合流する．この動脈に硬化ないし狭窄が起こると，種々の脳症状が出現する．選択的血管造影を行わないと正確な診断ができない．

追跡妄想 [delusion of persecution, delusion of persuit]
統合失調症などでみられる症状の1つ．だれかが自分を追跡し，害を与えようとしているといった観念にとらわれる妄想．→被害妄想(ひがいもうそう)

椎板切除術 [laminectomy]
⇒椎弓切除[術](ついきゅうせつじょじゅつ)

対麻痺 [paraplegia ; Para]
⇒運動麻痺(うんどうまひ)

通院医療公費負担制度(精神障害者の)
⇒自立支援医療(じりつしえんいりょう)

痛覚 [pain sensation, algesthesia]
痛みの感覚をいう．痛みは身体のさまざまな部位について自覚されるが，生理学的には表在痛，深部痛，内臓痛に分けられる．表在痛は皮膚感覚の1つで，刺激受容器である感覚神経線維終末が，組織損傷によって放出されるブラジキニンやヒスタミンなどの発痛物質により刺激されて生じる．深部痛は皮下の筋・腱・関節などの痛みや痛痛，内臓痛は腹部・胸部などの痛みをいうが，身体内部には皮膚の痛点のような刺激受容器はなく，炎症や筋の収縮・痙攣，血管・血流の障害によって放出される発痛物質が神経線維終末を刺激して生じる．また，内臓痛ではしばしば，その支配する脊髄神経のかかわる領域の皮膚に関連痛を起こす．→痛(いた)み(疼痛)，関連痛(かんれんつう)

痛覚計 [algometer, algesiometer]
痛覚を検査する道具で注射管方式(1/2静脈用注射針を注射管に取り付けたもの)，テンションメーター式またはペンシル式などがあり，痛覚計の先で軽く突くことで痛覚を調べる．→診察用(しんさつよう)トレイ

痛覚検査（つうかくけんさ）[pain sensation test] 身体各部位の痛覚閾値あるいは脳神経疾患などに伴う痛覚の鈍麻・消失・過敏などを調べる検査．針などの刺激による表在痛覚検査と，筋・関節の圧迫による深部痛覚検査とがある．

通所介護（つうしょかいご）[day service] ⇨老人（ろうじん）デイサービス事業

通所リハビリテーション（つうしょ―）[day care] ⇨デイケア

痛風（つうふう） ▶ 大項目参照

ツェンケル憩室（―けいしつ）[Zenker diverticulum] ⇨食道憩室（しょくどうけいしつ）

つきもの妄想（―もうそう）[delusion of possession] ⇨憑依妄想（ひょういもうそう）

ツツガムシ病（―びょう）[tsutsugamushi disease, scrub typhus] 古典的ツツガムシ病は，*Orienta tsutsugamushi* を保有するアカツツガムシに媒介されるリケッチア感染症で，かつて新潟，山形，秋田各県の河川流域に多発し，風土病とされていた．夏季に多く，約1週間の潜伏期ののち局所リンパ節の腫脹で始まる急性発疹性熱性疾患で，重症例では死亡率も高かったが，近年激減した．新型ツツガムシ病は，日本各地に分布するフトゲツツガムシあるいはタテツツガムシに媒介されるもので，近年増加しているが，古典型に比べ一般に軽症である．いずれもヒトからヒトへの伝染はなく，テトラサイクリンが有効である．

ツベルクリン反応（―はんのう）[tuberculin skin test, tuberculin reaction; TR]
〈マントゥー反応〉 遅延型アレルギー反応を用いた結核の診断法である．結核菌感染やBCG接種により2〜8週後に結核菌に感作された状態になると陽性を示す．一般には，精製ツベルクリン（PPD）0.1 mLを前腕皮内に注射し，日本では48時間後に判定し，発赤径0〜9 mmを陰性，10 mm以上を陽性とする．陽性は，弱陽性（発赤のみ），中等度陽性（硬結あり），強陽性（二重発赤，水疱，壊死を伴う）に区分する．

つぼ[acupuncture] ⇨経穴（けいけつ）

ツラレミア[tularemia] ⇨野兎病（やとびょう）

て

手足口病（てあしくちびょう）[hand, foot and mouth disease；HFMD]
コクサッキーA 16およびA 5・A 10ウイルス，エンテロ71型ウイルスなどによる伝染性疾患で1～3歳の幼小児に多い．口腔，咽頭，手掌，足蹠に小水疱や丘疹が出現する．不顕性感染も多い．10日くらいで自然治癒し，予後は良好である．

ディアコネス[deaconess]
初期のキリスト教の聖職者で，病人や高齢者，貧困者などの家庭を訪ね，看護や日常生活の世話を行った女性奉仕者たちの呼称．彼女たちは女性信者が洗礼を受ける際の介助および訪問看護活動を行った．

[低圧]持続吸引器（ていあつじぞくきゅういんき）[continuous suction unit]
一定の陰圧で持続的に吸引する場合に用いる吸引器．開胸術後，あるいは胸部外傷や自然気胸などの場合に胸腔から血液，滲出液，空気などを低圧で長時間，持続的に吸引する場合に用いる．胸腔内吸引の場合の圧は－10～－20 cmH₂Oの範囲とする．→吸引（きゅういん）

低アルブミン血症（ていアルブミンけっしょう）[hypoalbuminemia]
アルブミンの喪失とアルブミン分解の亢進が原因で，血清中のアルブミンが基準値(5.5 g/dL)以下に低下した状態．浮腫，腹水などが現れ，感染に対する抵抗性が減弱する．

DIC[disseminated intravascular coagulation]
〈播種性血管内凝固症候群〉 基礎疾患(感染症，ショック，悪性腫瘍，産科的疾患，血管内溶血，大手術・外傷・熱傷などの組織損傷，血管病変，その他)が原因となり，全身の血管内で血小板系および凝固系の活性化が起こり，凝固亢進状態をきたすことにより，主に細小血管内で微小血栓が多発する症候群．血栓が多発し，凝固因子が消費されるために出血傾向を生じる．臨床症状としてはさまざまな出血症状(紫斑，注射部位からの出血，下血，血尿，歯肉出血，鼻出血など)とともに，臓器循環障害による症状(無尿，乏尿，呼吸困難，ショック，黄疸，動静脈血栓など)が発現し，重篤化すれば多臓器障害に至る．診断基準としては，厚生省(当時)特定疾患血液凝固異常症調査研究班によるDIC診断基準(1988年改訂)が用いられるが，最近の日本救急医学会による急性期DIC診断基準(2005年公表)では，SIRS(systemic inflammatory response syndrome，全身性炎症反応症候群)診断基準，血小板数，PT比，FDP値を参考とし4点以上をDICと診断する．血液検査成績では，①血中FDP(フィブリン/フィブリノゲン分解産物)の増加，②血小板数の減少，③血中フィブリノゲン量の低下，④プロトロンビン時間の延長がみとめられる．治療法は基礎疾患の治療が最も重要であるが，ヘパリンの投与，血小板の補充，アンチトロンビンⅢ製剤の輸注などが行われる．

TEE[total energy expenditure]
⇨必要(ひつよう)エネルギー量

TESE[testicular sperm extraction]
⇨不妊症(ふにんしょう)

定位的ガンマ・ナイフ放射線治療（ていいてきガンマ・ナイフほうしゃせんちりょう）⇨ガンマ・ナイフ

定位[的]放射線照射（ていい[てき]ほうしゃせんしょうしゃ）[stereotactic irradiation]
CTなどで得られた病変部と身体に設けた座標(たとえば脳腫瘍と頭蓋骨に設置された座標付きのフレーム)の関係から照射中心軸を求め，病変部を2 mm以内の位置精度をもって，照射装置(ガンマ・ナイフやライナック)から細いビームで集中的に線量を集めて照射する方法をいう．したがって，病変部には高線量が照射され，病変部の周辺は急激に線量が低下するので，病変部の治療効果は高く副作用は少ない．定位[的]放射線照射は，1回照射による定位手術的照射と分割照射による定位[的]放射線治療に分けられる．前者の代表は，ガンマ・ナイフであり手術的な要素が高く，後者の場合はライナックが用いられ，放射線治療目的といえる．

TAE[transcatheter (hepatic) arterial embolization]
⇨肝動脈塞栓術(かんどうみゃくそくせんじゅつ)

TAT[thematic apperception test]
〈絵画統覚テスト，主題統覚テスト〉 性格検査を絵に対する投影で行うもの．被検者が感情移入できるような登場人物を含めた一定の図版(20枚)について被検者に空想の物語をつくらせ，そこから意識・無意識の状態，対人関係や行動様式，願望などを精神力動的に探ろうとするもの．1935 (昭和10)年，米国のマレー(Henry A. Murray，1893～1988)とモルガン(Christiana Drummond Morgan，1897～1967)により作成された．

DSA[digital subtraction angiography]
⇨デジタルサブトラクション血管造影

TSH分泌試験（TSHぶんぴつしけん）[thyroid stimulating hormone stimulation test]
甲状腺刺激ホルモン放出ホルモン(TRH)を投与して甲状腺刺激ホルモン(TSH)の分泌能を測定し，甲状腺機能低下症の鑑別に利用される．→甲状腺疾患(こうじょうせんしっかん)

DSM[degradable starch microspheres]
〈微小デンプン球〉 微小デンプン球ともいわれる．抗がん薬との併用では，一過性に塞栓を形成することで，腫瘍部に抗がん薬が高濃度のまま長時間滞留することになる．こうした抗がん薬の局所における抗腫瘍効果の増強を期待し，開発された動脈塞栓材の一種．

DSM[Diagnostic and Statistical Manual of Mental Disorders]
精神障害の統計調査や研究，臨床活動などを円滑にするため

の客観的診断基準として，米国精神医学会が発表した『精神障害の分類と診断の手引』．1952(昭和27)年の第1版DSM-I以来改定を重ね，1994(平成6)年DSM-IVが制定された．臨床症状に加え，多面的アセスメントを行ってこれを記載する5つの軸を設定しているのが特徴．

THP [total health promotion plan]
⇨トータル・ヘルス・プロモーション・プラン

DNR [do not resuscitate order]
1974(昭和49)年に米国医師会が提唱したもので，末期がんなど100％死亡予測が可能な症例に対し，事前の患者の延命拒否の意思がある程度信頼性をもって確認できており，かつ家族の希望や，医師の説明による家族の了解のもと，心肺停止時に蘇生術を施行しない指示のことをいう．これにはリビングウィルの考え方が大前提となる．わが国でも1992(平成4)年での日本医師会生命倫理懇談会でこの考え方を容認するようになった．

DNR [daunorubicin]
⇨ダウノルビシン

DNA [deoxyribonucleic acid]
〈デオキシリボ核酸〉 デオキシリボースを含む核酸．ヒストンやプロタミンなどの塩基性蛋白と結合し，染色体の主要成分として遺伝子の本体を構成し，個々の遺伝情報を担っている．→RNA，核酸(かくさん)，突然変異(とつぜんへんい)

DNAR [do not attempt resuscitation]
⇨ALS〈二次救命処置〉

DNA[型]ウイルス [DNA-type virus]
DNA(デオキシリボ核酸)を遺伝子としてもつウイルス．代表的ウイルスとしては，アデノウイルス，単純ヘルペスウイルス，サイトメガロウイルス，EBウイルス，B型肝炎ウイルス，痘瘡ウイルスなどがある．→RNA[型]ウイルス

DNAチップ [DNA chip]
DNAマイクロアレイによる遺伝子解析の際に，検体から抽出したRNAと反応させるフィルターやスライドグラスをいう．数千から数万のDNA断片がスポットされている．相補的DNA(cDNA)を貼り付ける方法と20塩基前後のオリゴヌクレオチドを配列する方法がある．→DNAマイクロアレイ

DNAトポイソメラーゼ [DNA topoisomerase]
DNAの代謝にかかわる酵素で，大きく分けてI型，II型の2つに分類される．I型はスウィベラーゼともよばれ，DNAの二本鎖のうち片方だけを切断する．DNAにニック(切れ目)を導入し，ホスホジエステル結合を切断し，そのエネルギーを他方の一本鎖DNAとの結合に用いることからアデノシン三リン酸を必要としない．II型はアデノシン三リン酸を必要とし，DNAの二本鎖の両鎖を切断し，再結合する．

DNAマイクロアレイ [DNA microarray]
1995(平成7)年に発表された画期的な遺伝子発現解析方法．検体に含まれる数万種類の発現RNAを1回で包括的に測定できる．大量の遺伝子の発現状況を高い精度で検出できることを応用して，がんの悪性度診断や遺伝子多型の解析などに用いられる．→DNAチップ

TNF-α [tumor necrosis factor-α]
腫瘍に出血性壊死を生じる因子として発見され腫瘍壊死因子といわれる．17 kDaのポリペプチド3本からなる三量体で，マクロファージ・線維芽細胞など多数の細胞で産生され，抗腫瘍活性以外に，炎症反応，免疫反応など多様な作用がある．→腫瘍壊死因子(しゅようえしいんし)

TNM分類 [TNM classification]
悪性腫瘍の臨床病期を国際的に統一して分類したもの．原発腫瘍の進展度(T；tumor)をT_0～T_4で，所属リンパ節の所見(N；nodes)をN_0～N_3で，遠隔転移の有無(M；metastasis)をM_0～M_1で表し，乳がん，食道がん，胃がんなどの悪性腫瘍についてそれぞれ評価基準を設け，一定の規定のもとに判定する．治療前の分類と手術後の分類とがあり，手術の適否や予後判定の基準として使用される．→乳(にゅう)がん

T細胞 [T cell]
〈Tリンパ球〉 造血幹細胞が胸腺内に移行して分化したのち，末梢のリンパ組織に分布したものである．胸腺(thymus)由来であるのでT細胞という．抗体を産生せず，抗原に特異的な受容体を細胞表面にもっている．抗原の刺激によって，機能の異なる何種類かの細胞に分化する．細胞傷害性T細胞(キラーT細胞)は，移植された細胞，ウイルスに感染した細胞，がん化した細胞などを破壊する．ヘルパーT細胞は，B細胞の分化を助け，細胞傷害性T細胞の作用を高める．制御性T細胞はその他のT細胞の機能を抑制する．→B細胞

TCA回路 [tricarboxylic acid cycle]
⇨クエン酸回路

TJ療法 [TJ(chemo)therapy]
パクリタキセル(paclitaxel)とカルボプラチン(carboplatin)の2剤併用療法．卵巣がんの治療に用いられる化学療法で，通常3週間を1コースとして，3～6コース反復投与する．また，再発卵巣がんの治療には1週を1コースとして投与する，ウイークリーTJ療法も行われている．パクリタキセルの医薬品にはタキソールが，カルボプラチンにはパラプラチンがある．

T字帯 [T-bandage]
腰部を一巡して結べる十分な長さのヒモの中央に，陰部を覆う幅と長さのさらし布をつけてT字にしたもの．主に肛門部，外陰部の手術後や分娩後などのほか，重症患者の下着の代用に用いられる．市販もされている．

DDS [drug delivery system]
⇨ドラッグデリバリーシステム

TPI試験 [Treponema pallidum immobilization test]
⇨ネルソン試験

TPHA試験 [Treponema pallidum hemagglutination test]
〈梅毒トレポネーマ感作赤血球凝集反応〉 梅毒血清反応による検査の一種．梅毒トレポネーマを抗原としてヒツジ赤血球を感作させておき，種々操作した患者血清中の抗トレポネーマ抗体と反応させる．血球の凝集が出れば陽性と判定する．感染後5～8週で陽性となる．特異性，再現性に優れ，生物学的偽陽性はほとんどないとされている．

TPN [triphosphopyridine nucleotide] ⇨NADP

TPN [total parenteral nutrition] ⇨中心静脈栄養(ちゅうしんじょうみゃくえいよう)

DPN [diphosphopyridine nucleotide] ⇨NAD

DPC [diagnosis procedure combination] ⇨診断群分類(しんだんぐんぶんるい)

TP療法(りょうほう) [TP(chemo)therapy] パクリタキセル(paclitaxel)とシスプラチン(cisplatin)の2剤併用療法．TP療法のTはパクリタキセルの医薬品タキソール(taxol)を表し，Pはシスプラチンを表す．卵巣がんの治療に用いられる化学療法で，通常3週間を1コースとして，2〜6コース反復投与する．シスプラチンの医薬品にはランダとブリプラチンがある．

DV [domestic violence] ⇨ドメスティックバイオレンス

t分布(ぶんぷ) [t distribution] 正規分布によく似た分布で，平均0を対称軸として左右対称な一峰性の分布．正規分布と異なり，自由度をもつ．自由度が大きくなるにつれ，正規分布に近づく．スチューデント分布ともよばれる．→ウェルチの検定，正規分布(せいきぶんぷ)

Tリンパ球(きゅう) [T lymphocyte] ⇨T細胞

帝王切開術(ていおうせっかいじゅつ) [cesarean section;CS,Kaiser schnitt] 妊娠子宮を切開して胎児を娩出させる手術．cesareanのもとの言葉であるラテン語のcaedareの意味は「切る」で，sectio(切開)の意味が加わるので重複語である．帝王切開は胎児仮死，児頭骨盤不適合，胎児位置異常，前置胎盤，臍帯脱出，常位胎盤早期剥離，多胎妊娠，未熟児などの胎児の異常や，狭骨盤，骨盤内腫瘍，子宮破裂，母体合併症などの理由により経腟分娩が困難な場合，急速遂娩が必要なときに行われる．手術は全身麻酔あるいは局所麻酔のもとに開腹し，子宮体下部に横切開を加えて胎児とその付属物を娩出させる．妊娠中期では古典的な縦切開が行われる．最近はきわめて安全に行われている．

低カリウム血症(ていけっしょう) [hypopotassemia, hypokalemia] 血清中のカリウム(K)濃度が3.5mEq/L以下に低下した状態．症状として食欲不振，脱力，無気力，胃や腸のアトニー，麻痺性イレウス，低血圧，不整脈などがみられ，ときに低カリウム血症周期性四肢麻痺をきたすことがある．心電図上ST下降，T波平低化などをみとめる．原因はカリウム摂取の不足，持続する下痢などによる体液喪失，細胞内への移動，利尿薬長期投与による腎からの過剰排泄，グリチルリチン・甘草の内服などがある．また，まれな原因に，原発性アルドステロン症，クッシング症候群などがある．

低カルシウム血症(ていけっしょう) [hypocalcemia] 血清カルシウム(Ca)濃度が8.5mg/dL以下に低下した状態．上皮小体(副甲状腺)機能低下症，ビタミンD欠乏症(くる病)，骨軟化症，腎不全，急性膵炎，大量輸血，妊娠などの際にみられる．症状としてテタニー，精神・行動異常などをみとめる．→テタニー

低γ-グロブリン血症(ていけっしょう) [hypogammaglobulinemia] 血清中のγ-グロブリン濃度の低下した状態．原発性(先天性と後天性)と続発性に分けられるが，免疫グロブリンのすべてのクラスが低下しているものと，1つないし2つが低下しているものとがある．いずれも臨床的に免疫不全を示し，免疫不全症候群と一括している．

啼泣(ていきゅう) [crying] 泣くこと．乳幼児にとっての意思伝達の方法である．年齢によってその表現する意味はさまざまであり，乳児の泣きは生理的欲求や不快の表現である．幼児期には目的を意識して泣いたり，情緒的な要求で相手の反応をみながら泣くこともある．

低緊張性十二指腸造影(ていきんちょうせいじゅうにしちょうぞうえい) [hypotonic duodenography] 十二指腸粘膜のX線造影法の1つ．副交感神経遮断薬(抗コリン薬)や麻酔薬により十二指腸の緊張や蠕動を抑制した状態で，十二指腸ゾンデからバリウムと空気を注入し，腸管腔を十分拡張して二重造影を行う．本法はファーター乳頭部を中心とする十二指腸病変の診断に用いられるほか，膵疾患でとくに膵頭部がんの診断にも役立つ．

ディ・ググリエルモ症候群(しょうこうぐん) [Di Guglielmo syndrome] ⇨赤白血病(せきはっけつびょう)

デイケア [day care] 〈通所リハビリテーション〉 慢性疾患患者および心身症患者，精神障害者が社会復帰するための制度の一環である．昼間だけそれぞれの医療施設で治療を受け，夜間は自宅に戻って療養生活をおくる制度をいう．病院あるいは家だけに患者を閉じ込めるのではなく，交互に往来させることにより治療と社会性の回復を目指す．デイホスピタルが主に精神障害者を対象とした言葉であるのに対し，デイケアは概念が広い．介護保険制度では，被保険者が介護サービスを受けるには，介護認定審査会で要介護度の認定を受ける必要がある．要介護者，要支援者には通所サービスとして，通所リハビリテーション(デイケア)がある．→デイホスピタル，ナイトホスピタル

低血圧(ていけつあつ) [hypotension, hypotonia] 収縮期血圧が100mmHg(Torr)以下の状態．心疾患や出血，薬物服用などが原因の症候性のものと，原因の特定できない体質性(本態性)のものとがある．また，急激な低血圧の出現は，神経性や末梢循環不全によるものを考える．家族性にみられるものは持続性のものが多い．低血圧に伴い立ちくらみなどの症状があれば，低血圧症とよばれる．

低血糖症(ていけっとうしょう) [hypoglycemia] 血液中のブドウ糖(血糖)値が異常に低下した状態をいう．正常人の血糖値は空腹時でも70〜110mg/dLに維持されており，血糖値が40〜50mg/dL以下に低下すると低血糖による症状が出現してくる．しかし，血糖値と発現する症状の程度は必ずしも比例しない．原因は体内におけるインスリン作用の過剰や経口血糖降下薬の服用などがあるが，その起因疾患により機能的低血糖と器質的低血糖を区別し，これらの疾患による一連の症状を低血糖症候群とよぶ．症状は，急性では飢餓感，発汗，動悸(頻脈)，蒼白，脱

でいこう

力など自律神経系の症状がみられ，慢性では頭痛，抑うつ症状，眠気，集中力不足，反応時間の延長など，中枢神経系症状や精神症状がみられる．重症の低血糖では意識障害(低血糖性昏睡)を起こし，遷延すれば脳の不可逆的変化をきたして植物状態となる．

泥膏（でいこう）［paste］
〈パスタ剤〉 皮膚外用薬の1つ．粉末剤を油脂で練って適度な硬さとしたもので，油脂性軟膏より粉末の含有量が多い．病巣部の保護，乾燥，炎症緩和，分泌物吸収などの作用があり，主に乾燥性の皮膚病変に塗布・貼付する．

抵抗力★ ［protection］
NANDA-I分類法Ⅱの領域11《安全/防御》類2《身体損傷》に配置された看護診断概念で，これに属する看護診断としては〈非効果的抵抗力〉がある．

デイサージェリー ［day surgery］
⇨日帰(ひがえ)り手術

デイサービス事業（じぎょう）［day service］
広義には在宅の障害児(者)，高齢者を保健，医療，福祉の施設に日中の数時間受け入れ，日常生活の援助やリハビリテーションを行うサービス．高齢者に対する制度としては老人福祉法に基づく通所事業であり，これを介護保険制度では通所介護という．

テイ－サックス病（びょう）［Tay–Sachs disease］
〈GM_2-ガングリオシドーシスⅠ型〉 家族性黒内障性精神発達遅滞の幼児型で，乳児期に発病する．知能障害，視力障害，硬直，てんかん発作などの症状が進行し，ほとんどが2歳未満で死の転帰をとる．脳へのGM_2-ガングリオシド蓄積による．Warren Tay(1843～1927, 英, 眼科)，Bernard Sachs(1858～1944, 米, 神経科)．

低残渣食（ていざんさしょく）［low residue(fiber) diet；LRD］
食物繊維の少ない食品により調理された治療食をいう．摂取されて胃・小腸で消化・吸収された食物は，大腸で水分・Na^+が吸収され，多数の細菌によりビタミンが合成される．回盲部での消化物は1～2Lになり，多くの水分が吸収されて排泄される．大腸疾患では食物繊維の少ないものがよい．また大腸の検査や開腹手術(消化器系，女性生殖器系など)時に事前に指示される．このほかに注腸食として低繊維の流動食もある．

低酸素症（ていさんそしょう）［hypoxemia］
循環血液中の酸素濃度が低い状態，すなわち動脈血ガス分析において動脈血酸素分圧(PaO_2)が80 mmHg(Torr)以下に低下した状態のこと．肺換気量減少による動脈血酸素飽和度(SaO_2)の低下，貧血，うっ血，虚血，ヘモグロビンの酸素運搬能力の低下，供給量を上回る酸素消費，動静脈シャントの形成などがある．症状は，初期にはチアノーゼ，集中力低下などの精神症状，呼吸促進，頻脈などがみられ，悪化すると意識障害，血圧下降，徐脈をきたす．放置すれば死に至るため，早急に適切な酸素補給処置を行う．また，二酸化炭素の蓄積を伴わないものをⅠ型呼吸不全，高二酸化炭素症を伴うものをⅡ型呼吸不全とよぶこともある．

低酸素症（ていさんそしょう）［hypoxia］
〈ハイポキシア〉 生体組織の酸素欠乏状態をいい，著明な場合には無酸素症(anoxia)という．肺でのガ

ス交換の障害，血中ヘモグロビンの酸素運搬能の障害，循環障害，組織での酸素利用の障害で起こる．チアノーゼ，意識障害，痙攣などを起こし，放置すれば致命的である．

低酸素発作（ていさんそほっさ）［anoxic spell］
⇨無酸素発作(むさんそほっさ)

低色素性貧血（ていしきそせいひんけつ）［hypochromic anemia］
赤血球中のヘモグロビン(血色素)量の低下を示す貧血で，色素指数0.85以下，あるいはMCH(平均赤血球血色素量)27 pg以下の場合をいう．多くはMCV(平均赤血球容積)が低下している小球性貧血で，ヘモグロビン(血色素)合成の障害が背景にある．鉄欠乏性貧血が代表的であるが鉄欠乏を示さない原発性鉄芽球性貧血，サラセミア，鉛中毒などにも観察される．一方平均赤血球血色素量(へいきんせっけっきゅうけっしきそりょう)，平均赤血球容積(へいきんせっけっきゅうようせき)．

低周波治療（ていしゅうはちりょう）［low frequency therapy］
主に末梢神経麻痺の治療に用いられる電気刺激療法．低周波(10,000 Hz以下の交流または断続平流)を患部に通電し，電気刺激により筋収縮を起こし，血行代謝を促進する．廃用性萎縮の防止や疼痛軽減を目的とする．

低出生体重児（ていしゅっせいたいじゅうじ）［low birth weight infant］
〈未熟児〉 出生体重が2,500 g未満の児をいう．また，低出生体重児のうち，1,500 g未満を極低出生体重児，1,000 g未満を超低出生体重児としている．1961(昭和36)年のWHO勧告によって従来の「未熟児」は「低出生体重児」と改められた．したがって，現在では，未熟児とは胎外生活に適応するために十分な成熟度に達していない未熟徴候を有する児のことをいう．

ディジョージ症候群（しょうこうぐん）［DiGeorge syndrome］
〈第3・4鰓弓症候群〉 心奇形や血管異常を伴う胸腺発生異常による細胞性免疫不全症候群である．胎児6週ころに発生する胸腺と上皮小体(副甲状腺)の無形成を本態とする．上皮小体副甲状腺機能低下症による血中カルシウム濃度の低下，新生児テタニー，異常な顔貌(円錐動脈幹異常顔貌)，T細胞の機能不全などから診断されることが多い．染色体22 q 11.2の部分欠失を有する．一般に遺伝性はない．Angelo Mario DiGeorge(1921～，米，小児科)により1965(昭和40)年に報告された．

低侵襲性手術（ていしんしゅうせいしゅじゅつ）［minimally invasive surgery；MIS］
外科的処置に伴う侵襲の少ない手術をいう．内視鏡下手術では，開腹手術に比べ創が小さいために腹壁(胸壁)の破壊が少なく，IL-1，IL-6などのサイトカインの上昇や炎症反応が軽度である．また，術後の疼痛は軽微で，整容上も優れている．

低身長症（ていしんちょうしょう）［short stature］
⇨小人症(こびとしょう)

低心拍出量症候群（ていしんはくしゅつりょうしょうこうぐん）［low cardiac output syndrome；LOS］
開心術後などに循環血液量の減少，心筋障害，弁の障害，心タンポナーデなど，さまざまな原因により心拍出量が減少して循環不全となり，組織での代謝異常をきたす症候群をいう．

ディスク法 [disc test]
⇨感受性(かんじゅせい)ディスク

ディスチャージプランニング [discharge planning]
「退院計画」ともよばれる。入院中に個々の患者について、退院後の生活を予測し、その予測に基づいた特定のニーズに応じたケアプランを立案し、実施・評価するための病院内におけるシステム化された活動であり、一連のプロセスといえる。在宅へのスムースな移行を果たすことができるよう、MSW(医療ソーシャルワーカー)との協調、社会資源の紹介といったこれまでの退院指導の考え方だけでなく、入院治療から介護保険サービスへの受け渡しなども含め、より具体的なレベルでの支援プランの作成が必要とされる。

ディスポーザブル製品 [disposable products]
病院などで医療に使用する使い捨ての資材・物品。注射器、注射針、カテーテル、メスなど。これらの製品は人的労力、費用、時間など経済的節約と注射器・注射針などが医療器具による微生物学的感染防止の目的で開発された。ディスポーザブル注射針・注射器の普及により、B型肝炎の注射器による感染は減った。現在では、人工心肺、吸入器用回路、人工透析関係の製品にまで及んでいる。

ディスレクシア [dyslexia]
〈失読症〉 学習障害の一種で、知的能力や知覚能力には問題がないにもかかわらず、読み書きに困難を示すことを指す。原因は解明されていないが、視覚情報から文字を構成する音に結びつける音韻処理能力や、単語のつづりから文字を想起する正字法的処理能力の異常と推察されている。→学習障害(がくしゅうしょうがい)

低体温★ [hypothermia]
NANDA-I分類法IIの領域11〈安全/防御〉類6〈体温調節〉に属する看護診断で、診断概念としては〈体温〉である。

低体温法 [hypothermia]
〈低体温麻酔〉 心臓・大動脈・脳手術など、比較的長時間の血流遮断を要する手術の際、冷却により体温を下げること。体組織の代謝を抑えることを目的とする。生体の酸素需要が減少するため、生体は低酸素状態でも耐えることができる。近年頭部外傷の治療にも応用されている。程度により軽度低体温法、中等度低体温法、超低体温法などがある。

低体温麻酔 [hypothermia]
⇨低体温法(ていたいおんほう)

低蛋白血症 [hypoproteinemia]
血清蛋白は種々の成分からなるが、健常者ではその濃度が7.0～8.0 g/dL前後に保たれている。この血清蛋白濃度が正常値以下に減少したものを低蛋白血症といい、その多くはアルブミンの減少による。原因は蛋白質の摂取不足、吸収・合成障害、消費・喪失の過剰で、栄養不良、悪性腫瘍に伴う悪液質、蛋白漏出性胃腸症、高度の肝障害、ネフローゼ症候群、熱傷、妊娠などでみられる。主症状として全身性の浮腫がみられる。原因疾患の治療と輸血・輸液を行う。

ティッシュエンジニアリング [tissue engineering]
わが国では組織生体工学と訳されている。狭義には再生医学を意味するものとして用いられている概念。バイオマテリアル(人工材料)に細胞を組み込み、その性能を極限にまで高めた人工組織を生み出す工学ジャンルをいう。原則的には、生殖細胞は用いず、組織幹細胞を抽出し、増殖させて適切なスキャフィールド(細胞の足場)と組み合わせ人工的に組織や臓器を組み立てるプロセスを経ており、受精卵由来の幹細胞を用いることはないため、倫理的な問題は少ないとされている。

TIPS [transjugular intrahepatic portosystemic shunt]
⇨経頚静脈的肝内門脈系短絡術(けいけいじょうみゃくてきかんないもんみゃくけいたんらくじゅつ)

低ナトリウム血症 [hyponatremia]
血清ナトリウム濃度が134 mEq/L以下に低下した状態をいう。臨床では130 mEq/L以下を問題にすることが多い。ナトリウム絶対量の減少によるナトリウム欠乏性低ナトリウム血症と、体液量の増加(水分貯留)による希釈性低ナトリウム血症とがある。前者は嘔吐・下痢などによるナトリウム喪失、副腎皮質機能低下や腎炎による尿中へのナトリウム喪失などに起因し、後者は大量輸液、多飲、抗利尿ホルモン分泌異常症候群(SIADH)、うっ血性心不全などに起因する。症状として全身倦怠感、傾眠、筋痙攣などがみられる。

低肺機能 [impaired pulumonary function]
肺結核の後遺症や各種慢性閉塞性肺疾患、肺線維症、間質性肺炎、塵肺といった病態により、呼吸機能が低下した状態をいう。息切れを主徴とする慢性の呼吸器疾患であり、軽い労作で低酸素血症となる。高齢者に多く、その大半は治癒を期待できない。低肺機能患者に対しては、残された肺機能をできるかぎり有効に機能させることが重要であり、それには在宅酸素療法、呼吸リハビリテーションなどの質的向上が求められる。→呼吸(こきゅう)リハビリテーション、在宅酸素療法(ざいたくさんそりょうほう)、慢性閉塞性肺疾患(まんせいへいそくせいはいしっかん)

低比重リポ蛋白〔質〕 [low density lipoprotein]
⇨LDL

ディフィシレ菌 [Clostridium difficile]
グラム陽性桿菌で周毛性鞭毛をもつ。芽胞形成。本来腸管内正常細菌叢の一員だが、抗菌薬の投与により選択増殖し、偽膜性大腸炎の原因菌となる。→偽膜性腸炎(ぎまくせいちょうえん)

低フィブリノゲン血症 [hypofibrinogenemia]
血液中のフィブリノゲンの量が基準値よりも減少した状態(100 mg/dL以下)をいう。血液凝固障害のため出血しやすくなる。先天性のものは血友病類似の症状を示す。後天性には重症肝疾患やDIC(播種性血管内凝固症候群)などがある。

低分子蛋白質 [low molecular weight proteins]
アルブミン(分子量69,000)より分子量の小さな蛋白で、$α_1$-ミクログロブリン、$β_2$-ミクログロブリンなどが代表的なものである。これらの蛋白は腎尿細管が障害されると尿中で増加する。→尿細管(にょうさいかん)

デイホスピタル [day hospital ; DH]
在宅の精神障害者を主な対象とし、昼間のみ病院で治療を受け、夜間は帰宅させ、普通の生活をおくらせることによって、社会復帰を促進させる治療形態をいう。デイホスピタルでは薬物療法だけでなく、作業療法、生活療法なども行われる。→ナイトホスピタル

TIMIグレード [thrombolysis in myocardial infarction grade]
急性心筋梗塞症における冠動脈造影法の所見に基づいて、梗塞領域の責任冠動脈の血流状態をグレーディング（0～3度）した基準である。血栓溶解療法（PTCR）やPTCA後の血流再開の程度の評価にも用いられる。

剃毛 [shaving]
手術創の感染予防の目的で手術前に術野の体毛を除去すること。手術直前に行う。方法は、剃毛部位を微温湯で湿らせ、石けんをつけ、剃刀を皮膚に対し20～30度の角度に当てて皮膚を傷つけないように剃る。除毛クリームやアリムーバーを用いる方法もある。剃毛後は、石けん成分やクリーム、皮脂などが残らないようにあたためたタオルで清拭する。剃毛範囲は、以前に比べて狭くなっているが、最近の研究で剃毛は易感染率を高めるという報告があり、剃毛せず手術を行う場合もある。

低用量ピル [low-dosage pill]
⇒ピル

停留精巣 [undescended testis, cryptorchism]
〈停留睾丸、潜伏睾丸〉精巣は通常、出生前に鼠径管を下降して陰嚢内に収まるが、何らかの異常で下降不全が起こり陰嚢内に達せず、腹腔内あるいは鼠径管にとどまったもの。精巣腫瘍や男性不妊症の原因となる。

ティンパノメトリー [tympanometry]
⇒聴覚検査（ちょうかくけんさ）

データ [data]
ある要素を測定したり、分類・区別したりした結果であり、数字や文字で表現したもの。それらを分析した結果を指すこともある。→計数（けいすう）データ、計量（けいりょう）データ

データベース [data base]
基礎データ。保健医療従事者にはクライエントに必要なケアを提供するために、それぞれの専門分野のデータ分析に必要な系統的データ収集の枠組みがある。看護では、採用した看護実践理論の枠組みに沿ってデータベースシート（看護歴聴取時に用いられる看護記録用紙）が作成され、これに基づいてデータが収集・蓄積・整理・分析される。

デオキシリボース [deoxyribose]
五炭糖に属する有機化合物で、リボースとともに核酸の重要な構成成分である。デオキシリボースを含む核酸が、デオキシリボ核酸（DNA）である。→核酸（かくさん）

デオキシリボ核酸 [deoxyribonucleic acid]
⇒DNA

テオフィリン [theophylline]
〈1,3-ジメチルキサンチン〉茶葉に含まれるメチルキサンチンの一種で、組成式は$C_7H_8N_4O_2$で表す。覚醒作用、強心作用、利尿作用がある。サイクリックAMPを分解するホスホジエステラーゼを阻害し、気管支を拡張するので、気管支喘息の治療に用いられる。またヒストン脱アセチル化酵素活性を増強し、気道の炎症に対する抗炎症作用をもつといわれる。

適応 ①[adaptation, adjustment]
環境条件の変化に対して生体が示す、個体の維持に有利な方向への生理的・形態学的あるいは精神的変化およびその過程をいう。一般には遺伝的変化・非遺伝的変化を含めて用いられる。類義語として、適合、順応、馴（順）化があるが、適合は適応とほぼ同義で一般用語に近い意味で、順応は視覚の明順応・暗順応のように比較的短時間の変化に、馴化は気候馴化のように気候・風土などに徐々に馴れていく場合に用いられる傾向が強い。
②[indication]
治療法や薬物が、ある疾患・障害に対して有効性をもち、使用に適すること。

適応機制 [adjustment mechanism]
⇒防衛機制（ぼうえいきせい）

適応障害 [disturbance of adjustment, impaired adjustment]
〈不適応〉通常ならば、防衛機制が働き、周辺の環境に適応するようになっているが、自らを取り巻く環境や状況に適切に対応したり、心身の状態や欲求をコントロールすることができず、混乱をきたしたり、一過性、ときに慢性的に不適切な反応や行動をすることをいう。主観的な苦悩、不安、情緒障害、抑うつ気分が起こり社会的機能にも支障をきたす。個人的な素質の上にストレス因子が加わったときに発症する。→防衛機制（ぼうえいきせい）

適応症候群 [adaptation syndrome]
汎適応症候群（はんてきおうしょうこうぐん）

適合度 [goodness of fit]
標本の分布が理論値（推定値）の分布に一致している程度。クロス表では、実現値と期待値との一致の程度を知るためにχ二乗値による適合度検定が行われる。→χ二乗分布（かいじじょうぶんぷ）、期待度数（きたいどすう）

デキサメタゾン [dexamethasone ; Dex]
合成副腎皮質ステロイド。コルチゾールの20倍の抗炎症作用があるが、ナトリウムの貯留作用は弱い。種々の炎症性疾患、アレルギー疾患、白血病の治療、臓器移植時の拒絶反応の抑制に、抗炎症薬、免疫抑制薬として用いられる。副腎皮質刺激ホルモン（ACTH）の分泌を抑制するので、デキサメタゾンの長期投与は副腎皮質を萎縮させる。

滴状類乾癬 [guttate parapsoriasis, parapsoriasis guttata]
〈慢性苔癬状粃糠疹〉角化細胞の異常増殖を伴う原因不明の慢性炎症性疾患であり、乾癬の1つである。小児から青壮年に多く、滴状紅色小丘疹、紅斑が多発し、白色の鱗屑（りんせつ）の付着を特徴とする。皮疹消失後に、色素沈着や色素脱失斑を残す。治療はPUVA（ソラーレン紫外線）療法を行う。

デキストラン 〔dextran；DX〕 乳酸菌の一種に蔗糖からつくらせた高分子多糖体を加水分解したもの．溶液として血漿に近い粘稠度や浸透圧に調整されたものが，血漿増量薬として輸液に用いられる．分子量40,000のデキストラン40および70,000のデキストラン70が臨床で用いられる．

適性（てきせい） 〔aptitude〕 ある仕事に適した性質．ある人のもっている身体的・知的能力，感覚，性格などが，特定の作業を遂行するうえで有効である場合に適性があるという．適性検査によって判定する．

滴定（てきてい） 〔titration〕 ⇨タイトレーション

摘便（てきべん） 〔stool extraction〕 直腸に停滞した糞便を，示指を挿入して取り除く方法（図）．硬便で排出困難な場合や腹圧がかけられない場合に行う．手袋をつけて潤滑油を塗り，粘膜を傷つけないように肛門の周辺からなぞるように便を少しずつ掻き出す．

■図 摘便の方法

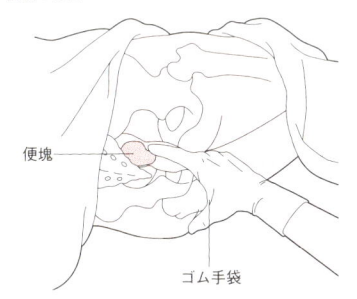

便塊
ゴム手袋
指先で少しずつ便塊を砕き出す

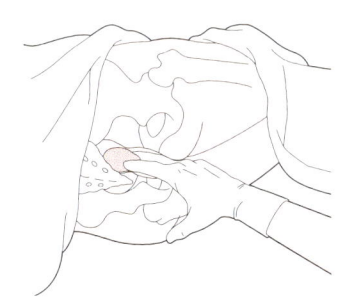

あるいは，便塊を示指と中指で挟んで引き出す

テクノストレス 〔technostress〕 コンピュータテクノロジーの普及に伴って，健全な形で対処できないことから起こる身体または精神への影響を指す．大きくは，テクノ不安症（techno-anxious）とテクノ依存症（techno-centered）とはっきりと異なる2つの反応に分けられる．前者は，初期症状として，コンピュータ操作に対する苦手意識や理解不足により，心身の拒絶反応がさまざまな形となって現れ，短気，頭痛，コンピュータに関する学習への抵抗や拒否などとなって現れる．後者は逆にコンピュータテクノロジーとうまく同化した人々にみられ，感情の起伏に乏しく，執着的な性質，社会的な不適合などが現れやすい．

デコルマン 〔decollement〕 鈍的な外傷により皮膚には損傷がみとめられないが，皮膚，皮下組織と筋膜の間が剝離してその場所に血液やリンパ液が貯留している状態をいう．

DESIGN（デザイン） 〔depth, exudate, size, inflammation/infection, granulation/tissue, necrotic tissue, pocket〕 ⇨褥瘡（創）（じょくそう）

デジタルサブトラクション血管造影（けっかんぞうえい） 〔digital subtraction angiography；DSA〕 通常の血管撮影と比較して非常に低い濃度の造影剤でも血管影を描出できる．静注法による動脈造影も可能である．また，本法は骨陰影を消去して血管像のみを描出することができる．原理は，螢光面およびテレビカメラにより得られるビデオ信号を増幅してアナログ‐デジタル変換器により数値化する．これらのデータと造影前のデータ（マスク）との間で演算し，再びアナログ画像に変換することにより骨などの背景の陰影が消去され，血管影のみとなったX線像を得ることができる．

デシベル 〔decibel；dB〕 音などの強さを比較するのに用いる単位．2つの音圧を p_1，p_2 とすると，その強さの差は音レベルとして，音圧の比の常用対数をとって

$$n = 20 \log \frac{p_1}{p_2} \quad (単位:dB)$$

で表される．聴覚検査では正常者の聴力を基準（0 dB）として，難聴者の聴力を測定する．→聴覚検査（ちょうかくけんさ）

デジャヴュ 〔déjà vu〕 ⇨既視感（きしかん）

デジャルダン型胆石鉗子（がたたんせきかんし） 〔Desjardin gallstone forceps〕 フランスの外科医デジャルダン（Abel Desjardin）が考案した胆石鉗子．先端がやや大きく，術中に胆石を挟んだとき砕けないように軟式につくられている．

テステープ 〔Tes-Tape〕 尿の水素イオン指数（pH），尿中の蛋白質，潜血，尿糖，ケトン体，ウロビリノーゲン，ビリルビンなどの半定量化学検査を行う試験紙のこと．尿糖用試験紙はブドウ糖酸化酵素，ペルオキシダーゼおよびオルトトルイジンを含ませた黄色の濾紙テープで，これを患者尿につけて空気中に1分間放置する．尿中にブドウ糖があれば青色を示す．

テストステロン 〔testosterone〕 精巣（睾丸）から分泌されるステロイド骨格をもつ男性ホルモンの一種．男性生殖器の発育と第二次性徴の発現を促進する．さらに蛋白同化作用をもち，窒素

出納を正にする。

デスモソーム [desmosome] 細胞間を連結する細胞間接着装置で、表皮細胞などに存在する。接着斑ともいう。

デスラットル [death rattle] ⇨死前喘鳴(しぜんぜんめい)

テタニー [tetany] 主として低カルシウム血症に起因する筋肉の攣縮。四肢に多く、しばしば屈曲をみとめ、ときに痛みを伴う。重度の場合は全身に及び、横隔膜などに起こると呼吸困難に陥ることがある。典型的なものでは、助産師様手、クヴォステック徴候、トルソー徴候などがみられる。低カルシウム血症をきたす代表的疾患として上皮小体(副甲状腺)機能低下症、原発性アルドステロン症、過換気症候群、ビタミンD欠乏症などがあり、アルカローシスにより増悪する。→低(てい)カルシウム血症

テタヌス [tetanus] ⇨痙攣(けいれん)

鉄欠乏性貧血 [iron deficiency anemia ; IDA] ヘモグロビン合成に必要な鉄の不足により生じる小球性低色素性貧血。原因は鉄の摂取不足か、出血、妊娠、出産、成長などによる鉄需要の増大である。胃がん、大腸がんなどの悪性腫瘍による消化管出血を見落とさないことが重要である。治療は原因の除去と鉄剤の投与である。→貧血(ひんけつ)

鉄剤 [iron preparation] 鉄欠乏性貧血の治療薬であり、内服としてクエン酸第一鉄、フマル酸第一鉄、ピロリン酸第二鉄、硫酸鉄などが用いられるが、テトラサイクリン系抗菌薬やニューキノロン系抗菌薬との併用でキレートを形成し、薬剤の吸収が阻害される。また、濃い緑茶、コーヒーなどタンニン酸を含む飲み物で服用すると不溶性の塩を形成し、吸収阻害を起こすことがある。注射薬としては、含糖酸化鉄、シデフェロンが用いられる。→鉄欠乏性貧血(てつけつぼうせいひんけつ)

徹照法 [direct illumination, diaphanoscopy] 白内障などによる水晶体、硝子体の混濁の有無および程度を調べる眼底検査法。暗室において患者の瞳孔に斜めから光線を投射し、眼内反射像または検眼鏡によって観察する。

鉄代謝 [iron metabolism] 体内の鉄(Fe)の大部分はヘモグロビン内に存在するが、赤血球の崩壊によって放出された鉄も再び骨髄で造血に利用されるため、排便・発汗などによる損失はわずかである。一方、吸収は小腸で行われ、主に肝で合成されるトランスフェリンに結合して血中を運ばれる。輸送されてきた鉄は、肝・細網内皮系、筋肉、骨髄などにおいてフェリチンとして貯蔵される。→トランスフェリン

テトラサイクリン系抗菌薬 [tetracycline antibiotics ; TC] 広汎な抗菌スペクトルをもち、四環構造をもつ抗菌薬。グラム陽性・陰性菌、マイコプラズマ、リケッチア、クラミジアなどに有効である。テトラサイクリン、オキシテトラサイクリン、デメチルクロルテトラサイクリンなどのほか、現在この系統の抗菌薬ではドキシサイクリン、ミノサイクリンがもっとも主流である。内服でよく吸収されるが、排泄は遅い。カルシウムとキレート結合し、カルシウムの吸収を阻害する。小児では骨、歯の成長を阻害する。菌交代症や肝障害を起こしやすい。

テトラヒドロ葉酸 [tetrahydrofolic acid ; THFA] ビタミンB複合体に属する抗貧血因子の一種である葉酸(プテロイルグルタミン酸)が還元されて生じた活性型ビタミン。生体内でホルミル基、メチル基などのC_1化合物の転移反応の補酵素として働く。プリン、ピリミジン、セリン、グリシン代謝などに重要。→ビタミン

テトロドトキシン [tetrodotoxin] 海水中の微生物により産生され、フグに蓄えられている毒素で、主としてフグの卵巣や肝に含まれている。神経のナトリウムチャネルをブロックすることにより神経の刺激伝導を阻害する。フグ毒による中毒は、口唇、舌あるいは四肢末端のしびれ感に始まり、骨格麻痺、呼吸筋麻痺により死亡する。

テニス肘 [tennis elbow] 〈上腕骨外上顆炎〉 種目に特徴的なスポーツのけがの代表的なもので、上腕骨外上顆炎をいう。肘関節の外上顆を中心とする痛みを伴い、不適切なバックハンドストロークが原因となる。肘の内側の痛みもあり、内側型テニス肘またはフォアハンドテニス肘とよばれている。治療として急性期は安静・薬物療法、慢性期はストレッチ、筋力トレーニング、テーピング、装具などがある。→野球肩(やきゅうかた)、ランナー膝

デヒュージング [defusing] 災害現場では、救援活動を行う人々のなかにも、うっ積した感情が募りがちである。そのため、救援者の感情のはけ口を設けることが必要となる。救援チームのメンバーが1日の終りに集まって、その日に体験したことを話し合う機会を設ける。これをデヒュージングという。このとき、他者の批判や非難をせず、体験を「共有する」「互いの活動を認め合う」よう心がけることが重要である。→デブリーフィング

デファンス・ムスクレール [défense musculaire] ⇨筋性防御(きんせいぼうぎょ)

デブリードマン [debridement] 挫滅創や感染創などにおける壊死組織や異物、不良肉芽などを掻爬や切除などによって除去し健全な創とすること。褥瘡においては、外科的デブリードマンが可能であれば最も有効となる。壊死組織が薄く健全な組織が損傷する場合は、酵素的デブリードマンや化学的デブリードマン、機械的デブリードマンが行われる。→褥瘡(じょくそう)

デブリーフィング [debriefing] 災害現場で救援活動に携わっていた人々が、任務が完了して帰還し、日常に移行するときに、心の整理をすることが必要である。救援メンバーが集まり、活動中に体験した出来事や感じたこと、いまの感情を分かち合うことで、それぞれの反応や感情を共有し、ストレスの原因を考える機会とする。これをデブリーフィングとい

う．その際に守ることは，①デブリーフィングで話し合ったことの秘密を保持する，②批判や非難をせず，互いの活動体験やこれまでの感情を分かち合う，③心のケアの必要性や方法について理解する，の3つの条件である．→デヒュージング

テフロン・パッチ [teflon patch]
合成樹脂の一種であるテフロンを加工して生体の欠損部にあてがう手技，または，そのあてがうものを指すこともある．血管の修復によく用いられる．

デメチルクロルテトラサイクリン
[demethylchlortetracycline]
⇨テトラサイクリン系抗菌薬

デモグラフィック変数 [demographic variables]
人口学的変数のこと．年齢，性別をはじめとした人間の集団の特徴を表す変数．調査用紙のフェイスシートでは，これに関した質問項目が設けられることが多い．→変数(へんすう)

デュークス分類 [Dukes classification]
大腸がんの進行度分類の1つ．A：がんが腸壁内に限局するもの(腸壁内とは固有筋層までとする)，B：がんが腸壁を貫いて浸潤するがリンパ節転移のないもの，C：リンパ節転移のあるもの，の3つのステージに分類する(表)．本分類を細分化したAstler-Coller分類もよく用いられる．また，遠隔転移のあるものをDとして加える場合もある．→Astler-Coller(アスラカラー)分類，大腸(だいちょう)がん

■表　デュークス分類

A	がんが腸壁内*に限局するもの
B	がんが腸壁を貫いて浸潤するがリンパ節転移のないもの
C	リンパ節転移のあるもの

*腸壁内とは固有筋層までとする

デューク法 [Duke method]
出血時間測定法の一種．針，メスで耳たぶを3 mm前後の深さに傷つけ，圧迫のない状態で，30秒ごとに血液を濾紙に吸着させ，付着する血液の直径が1 mm以下になる時間を測定する．基準値は5分以内．William Waddell Duke(1883〜1945，米，病理学)．

デュシェンヌ型筋ジストロフィー
[Duchenne muscular dystrophy；DMD]
骨格筋の変性・壊死が起こり，進行性の筋萎縮と筋力低下を呈す進行性筋ジストロフィーの1つ．1868(明治元)年にフランス人医師デュシェンヌ(Guillaume Benjamin Awand Duchenne，1806〜1875，神経科)が記録していることから命名された．3歳前後の主に男児に発病し，女児の発病はきわめてまれである．筋ジストロフィーのなかでは約半数を占め，近年の統計データからは出生男児1万人当たり2〜3人の罹患児が発生するといわれる．DMDの病因は，ジストロフィンの異常(欠失，重複，遺伝子の点変異)に関係し，初期より腰帯部の筋が侵され，登攀性起立(ガワーズ徴候)が出現する．

下腿の仮性肥大がみられ，11歳ころに自立歩行不能となり，20〜30歳代で呼吸筋も侵され人工呼吸器が必要になる．現在のところ，根治療法は確立していない．→進行性筋(しんこうせいきん)ジストロフィー

デュナン，アンリ [Jean Henri Dunant, 1828〜1910]
国際赤十字の提唱者．スイス人で，1859年に旅行中のイタリアの戦場での悲惨な状態の目撃体験が動機となり，戦傷者救護と戦争による被害者を救助するための国際的機関の必要性を説いた．1863年，ジュネーブでの国際会議により支持を得て，ジュネーブ条約に基づき国際赤十字(The International Red Cross)が成立した．

デュビン-ジョンソン症候群 [Dubin-Johnson syndrome；DJS]
遺伝性抱合型高ビリルビン血症の1つであり，慢性非溶血性黄疸である．常染色体劣性遺伝で発症頻度はきわめて低い．胆汁うっ滞を伴わない抱合型高ビリルビン血症を呈することから，肝胆道系に閉塞をきたさないため，予後は良好である．ポリフィリン代謝異常を伴う．Isidor Nathan Dubin(1913〜1981，米，病理学)，Frank B. Johnson(1919〜，米，病理学)．→ローター症候群

デルタ波 [delta(δ) wave, delta rhythm]
①脳波の波形の1つ．3 Hz以下の徐波で，特発性てんかん，意識障害などの場合に現れやすい．睡眠時以外のデルタ波の出現は，成人では常に異常で，重篤な器質的障害を意味することが多い．②ウォルフ-パーキンソン-ホワイト(WPW)症候群患者の心電図において，P波とQRS波の間に現れる小さな波形(図)．→ウォルフ-パーキンソン-ホワイト症候群

■図　デルタ波

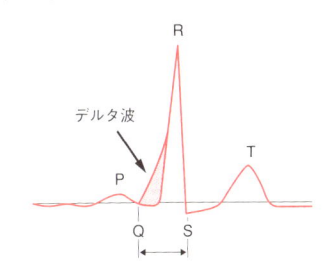

デルマ(ダーマ)トーム [dermatome]
脊髄神経に入る感覚神経と対応する皮膚の痛覚，触覚，温覚などの感覚神経支配領域をいい，皮膚感覚帯，皮膚分節，皮節とよぶこともある．皮膚は顔面の三叉神経支配域以外は，ほとんどが脊髄神経の分布域で，おのおのの神経分枝により支配される皮膚領域はほぼ水平の帯状に区分でき，その区分は脊髄神経の高さに順次従っている．

デルマドローム [dermadrome]
内臓疾患を生じた場合，皮膚病変として反映されることもあり，これをデルマドロームという．

テレサーモグラフィー [telethermography]
皮膚温を身体から離れたところで（非接触で）測定し、二次元の画像として描出する方法。通常は赤外線温度計を用いて測定される（赤外線サーモグラフィー）。単にサーモグラフィーという場合、一般的には赤外線サーモグラフィーを指す。皮膚温は血管分布、神経調節、代謝などによって変化するので、これらの異常を把握する目的で臨床的に用いられている。

テレメトリー [telemetry]
遠隔測定の意味で、医療においては、心電図モニター法などを指す。つまり病室の患者の心電図情報を無線でナースセンターのモニター画面まで送ることをいう。

転移 [metastasis；M]
腫瘍細胞（あるいは病原体）の生体内での広がり方の一形態。腫瘍細胞が体液とともに移動し、原発巣から離れた部位で同一の腫瘍性変化を形成することをいう。血流により他の組織・臓器に達する血行性転移と、リンパ流によりリンパ節に達するリンパ行性転移とがある。→播種［転移］（はしゅてんい）

転移RNA [transfer RNA；tRNA]
通常、tRNAの略称でよばれる。蛋白質合成の際、それぞれ対応するアミノ酸と結合してアミノアシルtRNAを形成し、続いてmRNA上の暗号を読みとってリボソームに結合し、そのアミノ酸を転移させてペプチド鎖を延長させる。一般に、分子量25,000〜30,000の比較的小さなRNAでクローバー葉型の二次構造をとる。細胞質中には20種のアミノ酸それぞれに対応するtRNAが必ず1種以上存在し、通常の数は40〜60種である。

転位（移）・逆転位（移） [transference/counter transference]
精神科領域や心理療法的アプローチで用いられることが多い語。患者の幼少時の体験に関与する重要な人物、たとえば両親や親友などへの感情や態度が、そのまま現在の人間関係に置き換えられ反復・再現される現象を指す。患者—看護者関係を例にあげれば、看護師の役割を患者がかつての自身の母親の存在に置き換えることも多い。好意やあこがれといった陽性の転位と、不信、恐怖、嫌悪といった陰性の転位の2種類に分けられ、それらが共存し、局面によりどちらか一方が表面化する。逆転位とは、医療者側が患者の「転位」に反応してもつ、不合理で無意識的な感情や態度を指す。

転移酵素 [transferase]
〈トランスフェラーゼ〉基質のもっているある基を、ほかの基質に転移させる酵素の総称。転移させる基はC_1の基、アルデヒド基、ケトン残基、アシル基、グリコシル基、アルキル基、窒素を含む基、リンを含む基、硫黄を含む基などがある。たとえばアラニンから2-オキソグルタル酸へアミノ基を転移させるアラニンアミノトランスフェラーゼ（ALT）や、アデノシン三リン酸（ATP）からクレアチンへリン酸基を転移するクレアチンキナーゼなどがある。

→ALT

転移性肝がん [metastatic liver cancer]
消化器、乳腺、肺、卵巣など、あらゆる臓器の悪性腫瘍は血行性またはリンパ行性に肝転移をきたす。そのため、転移性肝がんは原発性肝がんを上回り、肝腫瘍のなかで最も発症の頻度が高い。原発巣に対して根治的治療がなされ、病巣が肝内に限局している場合、肝に対する積極的外科治療の対象となる。大腸がんや神経内分泌腫瘍の肝転移がその代表例であり、切除可能な病巣であれば肝切除が行われる。また最近では、外科的切除に代ってマイクロウェーブやラジオ波による熱凝固療法も行われるようになってきた。抗がん薬の肝動注療法は、肝切除例に対する再発防止や肝切除不能例に対して行われる。

転移性骨腫瘍 [metastatic bone tumor]
がんおよび肉腫が骨に転移したもの。中高年に多い。肺がん、乳がんのほか、腎、前立腺、子宮、甲状腺などから椎骨・骨盤に転移する頻度が高い。主症状は疼痛で、病的骨折を伴うものも少なくない。予後は不良。

転移性肺がん [metastatic pulmonary cancer]
〈肺転移〉肺、肝、リンパ節は代表的ながん転移臓器である。転移には血行性とリンパ行性の経路がある。転移性肺がんは血行性転移が圧倒的で、しかも多発性の場合が多い。大腸がん、胃がん、肝がん、乳がんなどから転移し、予後はきわめて不良である。外科的切除の適応となる例もある。

電解質 [electrolyte]
医学でいう電解質とは、ヒトの身体の約60％を占める体液中にイオンとして存在するナトリウム（Na）、カリウム（K）、塩素（Cl）、カルシウム（Ca）、無機リン（P）、マグネシウム（Mg）などを指す。Na^+は細胞外液に含まれる主要な陽イオンであり、体液の浸透圧を規定するとともに、種々の調節系を介して細胞外液量をも規定している。K^+は、主として細胞内液に含まれる陽イオンで、Na^+やH^+とともに酸塩基平衡に関与するとともに、神経、筋肉の機能に影響を与えている。Cl^-は細胞外液の主要な陰イオンであり、通常Na^+に並行して変化する。Ca^{2+}、PO_4^{3-}、Mg^{2+}は細胞内外液に少量存在し、生体の生理的機能に重要な役割を担っている。

てんかん ▶大項目参照

点眼 [instillation]
眼疾患の治療、検査、手術に際して、薬物を主に結膜嚢を介して投与すること。点眼液の滴下、眼軟膏の点入、点眼麻酔などが含まれる。眼球深奥部への浸透、吸収については、十分な効果を期待できない。

転帰 [result, consequence, outcome]
疾病ないし病変の結末をいう。結末は一般的に治癒、軽快、不変、増悪、死亡、診断のみ、の6種に区分される。

電気泳動 [electrophoresis]
電導性を有する溶液に荷電粒子を溶解し、この溶液に電圧をかけると、自身がもつ荷電と反対の電極に向かって荷電粒子が移動する。この現象を電気泳動とよび、蛋白質、ペプチド、核酸などの分離分析に用いられる。アガ

ロースゲルやポリアクリルアミドゲルなどの支持体を用いて試料をバンド状に分離する手法が一般的である．最近では，多数の核酸試料を高速に解析するのに，毛細管内のゲル上で泳動現象を起こす，キャピラリー電気泳動法が用いられることが多い．

電気凝固〔法〕　[electrocoagulation；EC]　電極を通じて高周波電流を流し，限られた範囲の組織を破壊・凝固する方法．電気メスによる止血，小腫瘍や疣贅(ゆうぜい)の焼灼，毛根処理などが代表例である．→電気(でんき)メス

電気痙攣療法　[electroconvulsive treatment]　⇒電気(でんき)ショック療法

電気ショック療法　[electroshock therapy, electroconvulsive therapy；ECT]　〈電気痙攣療法，電撃療法〉　1938(昭和13)年，セルレッティ(Ugo Cerletti, 1877～1963，伊)らが創始した治療法で，統合失調症，うつ病(とくに内因性うつ病)や心因性精神病に行われる攣療法．通常，痙攣による骨折，脱臼などをさけるため筋弛緩薬を前投与し，左右前額部に100V前後の交流を2～3秒間通電して行う．憂うつ気分，昏迷状態，不安や興奮状態にも有効とされているが，現在では薬物療法が主体となっている．

電気生理学的検査　[electrophysiological study；EPS]　不整脈の原因を特定するための検査法．心腔内に挿入したペーシング用電極カテーテルにより心内電位を記録しつつ，電気的刺激を加え，体表面心電図からは得られない心臓内の電気現象を観察する．

電気損傷　[electrical injury, electrical damage]　⇒電撃症(でんげきしょう)

電気的除細動　[electrical defibrillation]　⇒カウンターショック

電気分解法　[electrolysis]　電解質溶液などの化学成分を電流を通すことで分解すること．

電気メス　[electric knife, electric cautery]　高周波電流を利用した医療用の器機で，切離・切開，凝固，止血に用いられる．利点は，出血量や手術後の疼痛が少ないことなどである．

電気療法　[electrotherapy]　電気エネルギーの刺激効果，温熱効果，振動効果を利用した治療法．平滑電気療法，光線療法，高周波療法(ジアテルミー)，低周波療法，超短波療法，超音波療法などのほか，直流刺激による電気的除細動などが含まれる．→カウンター・ショック

デング熱　[dengue fever]　熱帯・亜熱帯地方に多く発生するフラビウイルスによる感染症．ウイルスは血清型により4型に分類される．ネッタイシマカ，ヒトスジシマカによって媒介され，3～8日の潜伏期のののち急激に発熱し，同時に強い頭痛，関節痛や筋肉痛，結膜充血を呈する．いったん解熱し，再度発熱するときに，発疹，出血斑などの症状を示す．血液検査では，白血球，血小板が減少する．比較的良性の経過をとる．一方，デング出血熱は，感染数日後に著明な出血傾向やショック状態を示す病型である．治療はともに対症療法であるが，デング出血熱は致死率が高いので，出血傾向，ショックへの治療が重要である．予防ワクチンはない．

典型値　[mode]　⇒最頻値(さいひんち)

電撃症　[electrical injury, electrical damage]　〈電気損傷〉　体外から生体へ電流が流れて生ずる反応を感電といい，それによって生ずる障害を電撃症という．心室細動が感電現場での即死の原因となる．電撃症は，クラッシュ症候群に類似した広範囲の筋肉損傷，Ⅲ度熱傷，高ミオグロビン血症による急性腎不全，動脈瘤の形成などを生ずる．

電撃性肝炎　[fulminant hepatitis]　⇒劇症肝炎(げきしょうかんえん)

電撃痛　[lancinating pain]　脊髄癆などでみられる電気に触れたときのような，ピリピリ走るひき裂かれるような激痛．通常持続時間は短く数秒から数分であるが，繰り返し起こることが多く耐えがたいものとなる．→脊髄癆(せきずいろう)

電撃療法　[electroconvulsive therapy]　⇒電気(でんき)ショック療法

電子カルテ　[electronic medical record]　電子化された診療録システムのこと．従来はカルテなどの診療録は紙での保管が義務づけられていたが，1999(平成11)年に厚生省(当時)が「診療録等の電子媒体による保存について」とする通知を出し，真正性・見読性・保存性が確保される場合には，電子媒体での保存が認められるようになった．会計部門との連動，他科，他院とのデータの共有化，画像の蓄積や転送など，さまざまな分野での効率化がはかられるなど利点は多い．→医療情報開示(いりょうじょうほうかいじ)，看護記録(かんごきろく)

電子スコープ　[video endoscope]　〈電子内視鏡〉　先端に電荷撮影素子(CCD)カメラのついた内視鏡で，現代内視鏡の主流である．大きなテレビモニターに画像を映し，消化管を観察する．ポリペクトミーなどの作業や消化管出血時の止血などにも使用する．→ポリペクトミー

電子内視鏡　[electronic endoscope]　⇒電子(でんし)スコープ

点耳法　[dripping, ear drops]　外耳道や鼓室内に点耳びんやピペットを用いて薬液を滴下注入する方法．化膿性炎症の消炎のために行われる．通常，患耳を上に向け，外耳道入口部が真っすぐになるように耳介を引き，外耳道後壁に沿って薬液を流し込むようにする．

転　写　[transcription]　蛋白質合成の第1段階に相当する．遺伝子DNAの塩基配列として保存されている，遺伝情報の必要な部分のみが，メッセンジャーRNA(mRNA)に変換されることを転写という．転写が起こる部位でDNAの2本鎖の結合がはずれて一方のDNA鎖のみが鋳型となり，RNA合成酵素の働きにより相補的なmRNAが合成される．そのmRNAの塩基配列が蛋白質のアミノ酸配列に変換(翻訳)され，蛋白質が合成される．

天井効果 [ceiling effect]
一般的に薬物を投与した場合，投与した量に応じてその作用が強く発現されるが，ある種の薬物では一定以上投与した場合に，それ以上の量を投与しても作用の増強がみとめられなくなることをいう．非麻薬性鎮痛薬のブプレノルフィンやブトルファノールなどは，一定量を超えて投与しても鎮痛効果が増強しなくなるが，モルヒネの鎮痛効果には天井効果がないとされており，強い痛みには投与量を増量することで効果をあげられる．

点状表層角膜症 [superficial punctate keratopathy ; SPK]
角膜上皮に点状のびらんを生じた状態．以前はびまん性表層角膜炎といわれた．ドライアイなどの涙液異常，コンタクトレンズ装用に伴うもの，睫毛乱生，流行性角結膜炎などを原因とする．

伝染性紅斑 [erythema infectiosum, fifth disease, Sticker disease]
〈リンゴ病，第五病，スティッカー病〉 主に幼児，学童に流行するパルボウイルスB-19による伝染性疾患．潜伏期は10日前後，感冒様症状ののち，初期には左右の頬を中心にしたびまん性紅斑が蝶形をなし，次いで四肢，体幹にも紅斑（網状，レース状）が現れる．予後は良好．

伝染性単[核]球[増加]症 [infectious mononucleosis]
〈腺熱，EBウイルス感染症〉 エプスタイン-バー（Epstein-Barr ; EB）ウイルスの感染によって起こる急性疾患の一．発熱，リンパ節腫脹，咽頭炎を3主徴とし，肝炎，脾腫がみられ，一過性の異好抗体の出現，異型性リンパ球の増加を伴う．小児期の初感染は通常軽症か無症状であるが，青年期から成人期の初感染で症状を呈する．感染は主に唾液による．血清学的検査として異好抗体価の測定（ポール-バンネル試験），EBウイルス特異抗体の測定が行われる．対症療法が主で，一般に予後は良好である．→ポール-バンネル反応

伝染性軟属腫 [molluscum contagiosum]
〈伝染性軟疣，水いぼ〉 伝染性軟属腫ウイルス（ポックスウイルス科）の感染による皮膚良性腫瘍．粟粒〜エンドウ豆大，淡紅色ないし淡褐色の中央のへこんだ半球状の弾力性に富む小結節で，多発傾向をもつ．アトピー素因をもつ小児に好発するが成人にもみられる．ウイルスを含む粥（じゅく）状内容物の接触感染により，他者および自己他部位に伝播する．

伝染性膿痂疹 [impetigo contagiosa]
〈とびひ〉 ブドウ球菌，レンサ球菌による皮膚感染症の1つで，水疱および痂皮（かひ）の形成を主徴とする．水疱型伝染性膿痂疹は夏季に多く，黄色ブドウ球菌やレンサ球菌などの感染により幼・小児の全身に水疱を形成する．水疱は破れてびらんを生じ，その際滲出液の接触感染により自己の他部位および他者に伝播する．痂皮型のものは，主にA群β-溶レン菌（ときに黄色ブドウ球菌）の感染によって起こり，成人にも，また夏季以外にもみられる．四肢および顔面に多発し，膿疱から痂皮を形成するほかに，伝染性が弱いが，ブドウ球菌感染により，毛孔一致性に毛包浅在性の膿疱を形成するものにボックハルト膿痂疹がある．いずれも抗菌薬の内服・外用が有効である．→膿痂疹（のうかしん）

伝染病 [communicable disease]
感染症のうち，ヒトからヒトへと病原微生物が伝播していくものの総称．したがって，伝染病は一般に流行性をもち，いったん発生すると社会的な影響が大きい．このため日本では感染症法，検疫法，学校保健法，予防接種法，食品衛生法などにより感染源，感染経路対策および感受性について個人・集団予防対策が講じられている．→感染症法（かんせんしょうほう），検疫（けんえき）

伝染病予防 [control of communicable disease]
⇨防疫（ぼうえき）

伝染病予防法 [Communicable Disease Prevention Law]
伝染病の予防を目的として1897（明治30）年に制定された法律．法定伝染病，指定伝染病，届出伝染病について，届出の義務・様式，患者の強制収容などが規定されていたが，1999（平成11）年の感染症法の制定により廃止された．→感染症法（かんせんしょうほう）

伝達麻酔 [conduction anesthesia]
局所麻酔法の一種で，神経幹または神経叢に局所麻酔薬を注射する方法．この麻酔により，末梢からの痛みの刺激および末梢に向かう交感神経や運動神経を遮断することができる．

点滴静注腎盂造影法 [drip infusion pyelography ; DIP]
経静脈性に水溶性ヨード造影剤を投与し，腎実質（ネフログラム），腎杯，腎盂を描出して腎排泄機能と形態を検査するほか，尿管や膀胱に至る全尿路が観察されるため，経静脈性尿路造影（intravenous urography ; IVU）ともよばれる．このうち，40〜100 mLの造影剤を点滴により投与する点滴静注腎盂造影法は，1964（昭和39）年Schenckerにより発表されて以来，全尿路の造影が良好なため汎用されている．本法は，ヨード過敏症，高度の腎不全，多発性骨髄腫などの患者では禁忌である．造影剤による副作用は，悪心・嘔吐，一過性の顔面紅潮や皮疹のほか，意識消失や呼吸停止などの心血管のショックを起こすこともあり，注意が必要である．しかし，最近開発された非イオン性のヨード造影剤では，これらの副作用の出現頻度は大幅に減少した．

点滴静注胆道造影法 [drip infusion cholangiography ; DIC]
点滴静注にて胆囊・胆管造影剤であるイオトロクス酸メグルミン（ビリスコピン）を投与して，胆道（とくに総胆管および胆囊）を造影する方法である．経口胆囊造影法で無造影の胆囊や急性胆囊炎のほか，胆囊摘出後や胆石症の胆管の検索などその応用範囲は広い．方法は，造影剤100 mLを30〜60分かけて注入し，通常20分，40分，60分で撮影し，必要により断層法を併用する．禁忌は，ヨード過敏症，重篤な甲状腺疾患，マクログロブリン血症などである．副作用としては，悪心・嘔吐などの軽症のものから，アナフィラキシーショック，腎不全など重篤なものがあり，アレルギー歴などの問診や検査前の水分の補給などが予防に大切である．

転倒★ [falls]
NANDA-I分類法IIの領域11《安全/防御》類2

電導(気)収縮解離 [electromechanical dissociation ; EMD]
⇨無脈性電気活動(むみゃくせいでんきかつどう)

点頭てんかん [epilepsia nutans, infantile spasm]　生後3か月ないし1歳未満の乳幼児に多い．頸部や体幹の激しい前屈，四肢の伸展が特徴的な発作を示す．そのほか精神運動機能の発達停止や知能低下がみられる．病因はびまん性または多発性脳病変で，比較的治りにくく，予後は不良である．治療はACTHやステロイド薬が第一選択とされる．West症候群ともよばれる．

転倒・転落防止 ▶ 大項目参照

伝導路 [pathway]　刺激と興奮が伝わる神経路のこと．伝導路には運動に関与する遠心性伝導路と，感覚に関与する求心性伝導路とがある．前者は中枢から末梢へ興奮を伝達するもので，随意運動は錐体路，不随意運動や筋の緊張は錐体外路によってつかさどられている．後者は感覚情報を伝達するもので，末梢の感覚受容器から脊髄後根を経て大脳皮質感覚領域へ至る系をいう．→遠心性伝導路(えんしんせいでんどうろ)，求心性伝導路(きゅうしんせいでんどうろ)

天然痘 [smallpox]　⇨痘瘡(とうそう)

伝播様式 [route of infection]　⇨感染経路(かんせんけいろ)

癜風 [tinea versicolor, pityriasis versicolor]　〈くろなまず〉　皮膚真菌症の1つ．癜風菌(*Malassezia furfur*)の感染により，主として頸部・体幹に米粒大ないし爪甲大の境界明瞭な褐色円形斑が出現し，ときに多発融合して地図状となる．自覚症状は少ないが，掻破により容易に鱗屑(りんせつ)の剝離をみる．高温・多湿の季節に成人男性に好発する．イミダゾール系抗真菌薬の外用で容易に治癒するが，繰り返し発症する場合が多い．

デンプン [starch, amylum]　高等植物の根茎や種子などに多量に含まれる貯蔵炭水化物でヒトの最も重要な栄養源の1つ．D-グルコースが α1→4 あるいは α1→6 結合で連なった多糖類(α-グルカン)．α1→4 結合のみでできた直鎖状のものをアミロース(約25%)，α1→4 に α1→6 結合が加わって枝分かれ構造をしたものをアミロペクチン(約75%)とよぶ．

天疱瘡 [pemphigus]　表皮細胞を有機的に互いにつなぎ止めている細胞間物質に対して，自己抗体(主にIgG)ができる原因不明の自己免疫疾患である．表皮では容易に棘融解を起こして細胞同士がはずれ，その間隙に表皮外液の貯留が起こり水疱を形成する．表皮上層(顆粒層)で棘融解が起こるものを落葉状天疱瘡とよび，表皮下層(基底層直上)で棘融解が起こるものを尋常性天疱瘡とよぶ．前者ではデスモグレイン1，後者ではデスモグレイン3が抗原となる．水疱は破れやすくなりびらんを形成する．皮膚と口腔粘膜が主病変で，外陰部，肛門，眼瞼結膜なども傷害されることもある．治療は，副腎皮質ステロイド薬内服(通常プレドニゾロン換算20〜40 mg/日から開始するが，重症例では80〜100 mg/日を要する場合もある)，難治例にはステロイドパルス療法，免疫抑制剤投与，γ-グロブリン製剤の大量投与などが行われる．血漿交換療法によっても効果がみられる．厚生労働省指定の特定疾患に含まれる．

と

トイレットトレーニング [toilet training]
幼児期の排泄(排尿・排便)の自立のための訓練. 幼児が歩行し始め18か月～24か月のころになると, 尿道括約筋や肛門括約筋も発達し始め, 身体的に排泄訓練に適したころとなる. 実際に排泄訓練を開始するには, 子ども自身が尿意を感じられることや, それを言語的・非言語的に伝えられる能力なども必要なため, 開始時期には個人差がある.

頭位眼振(とういがんしん) [positional nystagmus]
特定の頭位において出現する持続性の律動的な眼球運動. 平衡機能検査として行われる. 坐位あるいは臥位において, 注視による眼振抑制が起こらない状態にして, 基本的な頭位から順次頭位を変更して行う. この際, 急激な動きを与えると動的刺激による頭位変換眼振が起こる場合があるので, 頭位の変更はゆっくりと行う.

同位元素(どういげんそ) [isotope]
⇨アイソトープ

頭位測定(とういそくてい) [cephalic presentation measurement]
⇨身体計測(しんたいけいそく)

ドゥーラ効果(支援)(こうか) [doula effect]
出産の見守り人, 出産付き添いなどと同義であり, 一般には妊娠・出産・育児の際に, 妊産婦に寄り添う, 語りかけるなどの心理・社会的サポートを指す.

投影法(とうえいほう) [projective method, projective test]
曖昧かつ多義的な検査刺激を呈示し, それに対する回答ないし反応の内容・形式・過程を分析・解釈し, 被検者の内面の隠れた心的特性や人格特性を表出させようとするもので, ロールシャッハ・テスト, 主題統覚検査(TAT), 文章完成テストなどがある.

頭蓋咽頭腫(とうがいいんとうしゅ) [craniopharyngioma; CRP]
〈ラトケ囊腫〉下垂体下部の頭蓋咽頭管から発生する良性腫瘍. 全頭蓋内腫瘍の4～6%を占める. 囊腫と充実性に区別され, 石灰沈着を伴うことが多い. 若年者のトルコ鞍部に発生し, 周囲脳を圧迫して視力・視野障害, 下垂体性小人症, 第二次性徴の発育不良, 間脳症状などを示す.

頭蓋骨(とうがいこつ) [skull bone]
頭蓋を構成する骨をいう. その総数は15種23個に達し, 下顎骨と舌骨以外はすべて不動的に結合されている. 通常脳頭蓋と顔面頭蓋とに大別される. 脳頭蓋は頭頂骨(2), 前頭骨(1), 後頭骨(1), 側頭骨(2), 蝶形骨(1), 篩(し)骨(1)の6種8個, 顔面頭蓋は, 鼻骨(2), 鋤骨(1), 涙骨(2), 下鼻甲介(2), 上顎骨(2), 頬骨(2), 口蓋骨(2), 下顎骨(1), 舌骨(1)の9種15個, 合わせて15種23個である.

頭蓋骨骨折(とうがいこつこっせつ) [skull fracture]
頭部外傷による頭蓋骨の骨折. 交通事故や高所からの墜落など, 過度の外力が頭部に加えられると, 頭蓋骨にさまざまな骨折が起こる. 単純骨折と複雑骨折に大別される. 形状的には線状骨折, 陥凹骨折がある. 頭部外傷の場合, 骨折の有無, 程度と臨床症状とは必ずしも一致しない. 側頭骨の線状骨折の場合, 中硬膜動脈が損傷され, 急性硬膜外血腫を生じることがある. 頭部X線単純撮影のみでなく, CTを併用すると診断は容易である.

頭蓋底骨折(とうがいていこっせつ) [basal skull fracture]
頭部外傷による頭蓋底の骨折. 多くは線状骨折で, 縦骨折, 横骨折, 後頭蓋窩環状骨折の3種がある. X線像では骨が重畳し診断が困難なことが多く, 臨床症状から診断する. 鼻腔, 外耳道への出血や髄液漏, 眼窩内出血, 眼瞼の浮腫とその辺縁の皮下出血(black eye), バットル徴候などがみられる. 広汎な脳挫傷を伴い, 予後不良のことが多い.

頭蓋内圧亢進(とうがいないあつこうしん) [intracranial hypertension, increased intracranial pressure; I-ICP]
〈脳圧亢進〉頭蓋骨内の圧力のことで, 脳圧と同義である. 基準値は150～180 mmH$_2$Oである. 軽度の場合は, 頭痛, 悪心・嘔吐, 視力障害などの症状が生じるが, 長期化すると, うっ血乳頭, 外転神経麻痺が生じる. 重症化すると意識障害が進行し, 脳ヘルニアが生じると不可逆的になり致命的となる. 副腎皮質ステロイド薬投与や高浸透圧液などによる保存的治療が主に行われるが, 症例により手術療法(外減圧術), バルビツレート療法や低体温療法が行われることもある.

頭蓋内許容量★(とうがいないきょようりょう) [intracranial adaptive capacity]
NANDA-I 分類法IIの領域9《コーピング/ストレス耐性》類3《神経行動ストレス》に配置された看護診断概念で, これに属する看護診断としては〈頭蓋内許容量減少〉がある.

頭蓋内出血(とうがいないしゅっけつ) [intracranial hemorrhage; ICH]
頭蓋内における出血に対する総称. 高血圧性脳内出血, 脳室内出血, 脳動脈瘤破裂によるクモ膜下出血, 脳動静脈奇形の破裂やその他の血液性疾患による出血など. または頭部外傷による急性硬膜下血腫, 硬膜外血腫, 外傷性クモ膜下出血, 外傷性脳内出血などがある. 急激な発症または外傷に起因する. 頭部CT撮影で診断は容易. →クモ膜下出血, 脳出血(のうしゅっけつ)

頭蓋内腫瘍(とうがいないしゅよう) [intracranial tumor; ICT]
⇨脳腫瘍(のうしゅよう)

同化作用(どうかさよう) [anabolism]
生物が外界から物質を生体内へ取り入れて, 生体構成成分を合成する作用をいう. この過程を通じて, 生体は生命活動に必要な物質を調達する. 緑色植物が太

動眼神経 [oculomotor nerve]　〈第Ⅲ脳神経〉　眼球の運動をつかさどる末梢神経．動眼神経は大脳脚底の動眼神経核から出て，海綿静脈洞の上壁を通り上眼窩裂を経て眼窩内に入る．上直筋，下直筋，内側直筋，下斜筋および上眼瞼挙筋に分布し，その運動を支配する．また動眼神経下枝に混在する副核からの副交感神経線維は，毛様体神経節に入り，毛様体筋や瞳孔括約筋を支配する．→脳神経(のうしんけい)

動眼神経麻痺 [oculomotor [nerve] paralysis]　動眼神経(第Ⅲ脳神経)の支配領域(眼瞼挙筋，上・下・内直筋，下斜筋，瞳孔括約筋)にみられる麻痺症状．脳幹ないし海綿静脈洞における腫瘍・動脈硬化・動脈瘤や糖尿病などに起因する．上方・下方・内方への眼球運動の障害，眼球の位置異常，眼瞼下垂，散瞳，対光反射消失，調節障害などをきたす．原疾患の治療を行う．

動悸 [palpitation ; pal]　〈心悸亢進〉　心拍数の増加時あるいは拍動の増大時に起こる自覚性状．貧血，発熱，弁膜症，心不全，虚血性心疾患，バセドウ病，不安神経症，頻脈性不整脈や頻発する期外収縮などの不整脈のサインであることが多い．しかし，運動時，飲酒時，緊張・興奮時などに生理的に生じることもある．

同義遺伝子 [multiple gene]　同一の形質の発現に関与する，ゲノム上の他の位置にある遺伝子のこと．メンデル遺伝にほぼ従う質的形質ではなく，量的に計測できる身長や皮膚の色調のような量的形質に関与する多数の同義遺伝子をポリジーン(多因子遺伝)とよび遺伝学において重要な概念の1つとされる．

動機づけ [motivation]　行動を考えるための概念であり，生体をある一定の目標志向的行動へと駆りたてていく過程をいう．生体内にあって生体を駆りたてる原動力となるものを動因(あるいは欲求，要求，動機)，生体外にあって生体をひきつけ行動の対象となるものや状況を誘因(あるいは目標)という．大脳辺縁系は摂食行動や性行動，生命が脅かされたときの逃走行動や攻撃行動など，個体維持と子孫存続のための基本的な生命活動を推進する．大脳辺縁系は，視床下部を介して自律神経系や内分泌系に影響を与えると同時に，動機づけや情動機能を実行する際に視床下部からの情報を利用する．さらに，上位から前頭前野がこの動機づけや情動の機能を調節する．欲求が充足されず不快な緊張状態(フラストレーション)や，ほぼ等しい強さで複数の誘因が存在し，どう行動したらよいか決定が困難な状況(コンフリクト)になると，場合によっては不適応行動や異常な心的反応などが現れる．

洞[機能]不全症候群 [sick sinus syndrome ; SSS]　〈病的洞症候群，徐拍-頻拍症候群〉　さまざまな組合わせの頻拍性や徐拍性不整脈を症候とする，心刺激生成異常および心房内，房室伝導の障害を生じる症候群である．治療方法は個々の患者の症候による．抗不整脈薬，ペースメーカー植え込みなどが必要となる．

道具的条件づけ [instrumental conditioning]　⇨オペラント条件づけ

凍結乾燥[法] [lyophilization, lyophile process method]　物質を，ドライアイスや液体窒素などで瞬間的に凍結させたのち，凍結乾燥機を用いて凍結したまま乾燥保存する方法．細菌やウイルスを生存状態のまま保存したり，酵素や細胞内構造物などを破壊・不活性化することなく保存できる．凍結乾燥法は，長時間の安定的保存に最良の方法とされる．またBCG，乾燥血漿の製法などにも用いられる．

凍結血漿 [frozen plasma]　ヒトから採血した血液を冷却遠心分離し，すみやかに-20℃以下で冷凍保存したもので，採血後1年間有効．血漿蛋白減少，出血性ショック，広範囲熱傷による体液成分の滲出と漏出によるショック例などに投与される．血小板を除く各種の凝固因子のすべてが補給できる．

頭血腫 [cephalohematoma]　新生児の頭蓋骨と骨膜との間に生じた血腫(骨膜下出血)．分娩の際の児頭への持続的圧迫や一過性の強い圧力により，出生2～3日後に発現するが，1～3か月後に消失する．産瘤と異なり，周囲との境界が明確で，波動があり分娩後増加する．1つの頭血腫が骨縫合や泉門を越えることはない．複数生じる場合もある．→産瘤(さんりゅう)

糖原 [glycogen]　⇨グリコーゲン

糖原性アミノ酸 [glycogenic amino acid]　アミノ酸のなかで，その代謝分解時に，炭素骨格が脱アミノまたはアミノ基転移ののちクエン酸回路に入って糖新生に加わり，グルコースあるいはグリコーゲンに転換されうるアミノ酸をいう．→グリコーゲン，グルコース，糖新生(とうしんせい)

糖原蓄積病 [glycogenosis]　⇨糖原病(とうげんびょう)

糖原病 [glycogenosis, glycogen storage disease ; GSD]　〈糖原蓄積病〉　生体に取り込まれたブドウ糖は，グリコーゲン(糖原)として蓄えられ必要時に分解・利用されるが，この代謝系の先天性異常(酵素欠損)により，組織グリコーゲンの量的・質的異常をきたした病態の総称．欠損酵素から，現在までに14種類の病型が報告されている．また主要な罹患臓器によって，肝型，筋型，全身型に分けられる．

瞳孔異常 [pupillary abnormalities]　瞳孔は正常では左右同大，正円形で，その大きさは周囲の明るさにより敏感に反応する．これらに異常のみとめられるものを瞳孔異常といい，前眼部虹彩周辺の疾患や各種の神経疾患にみられる．瞳孔異常には縮瞳，散瞳，瞳孔左右不同，対光反射消失，輻輳(ふくそう)反射消失，アーガイルロバートソン瞳孔，アディー症候群などがある．

登校拒否 [school avoidance, school refusal, school phobia]　⇨不登校(ふとうこう)

統合失調症　▶大項目参照

瞳孔反射　[pupillary reflex]
瞳孔反射の主なものには対光反射(light reflex)，近見反射(near reflex)がある．対光反射は一定量以上の光が眼内に入ると縮瞳が起こる反射である．一方の眼に光を入れるとその眼の縮瞳が起こるのを直接対光反射とよび，同時に他眼に縮瞳が起こるのを間接対光反射とよぶ．視神経障害の検査に用いられる．近見(輻輳)反射は，近くのものを見るときに，輻輳と同時に両眼の縮瞳が起こる反射である．

橈骨神経麻痺　[radial nerve palsy]
橈骨神経は上腕骨の外側の外側を比較的表在性に走行するため，圧迫，外傷などの影響を受けやすい．上腕骨折のほか，睡眠時その他の圧迫によって麻痺をきたし，手関節，母指の伸展障害により独特の下垂手(垂れ手)を呈する．また，手背橈側，前腕では感覚障害をみとめる．

橈骨動脈　[radial artery, arteria radialis]
肘関節の屈側において尺骨動脈とともに上腕動脈より分かれる動脈で，前腕屈側に枝を出しながら，橈骨の前方を下行し，手根部に至る．橈骨下端部において，脈拍を触れることができる．

動作減退症候群　[akinesia]
⇨無動症(むどうしょう)

洞察　[insight]
自身の病態・行動・思考・感情などについて新しく認識することをいう．精神分析学においては，意識下に抑圧されていた欲求・願望・嫌悪・体験・記憶などの心的内容を自覚し，現実の行動・思考・感情などとの因果関係に気づく心理過程をいう．治療者との言語的やりとりなどによって患者を洞察に導くものを表現的洞察的精神療法という．

凍死　[death from cold]
低温によって体熱放散が高まり，体温が下がり，主要臓器が機能しなくなり，死に至る場合をいう．直接の死因は，血液の粘稠性増加と循環障害による心不全である．死亡の臨界直腸温は26～29℃とされる．

糖脂質　[glycolipid]
哺乳動物に存在するものは主にスフィンゴシンをもったスフィンゴ糖脂質である．加水分解すると脂肪酸，スフィンゴシンおよび糖を生じる．糖としてガラクトースまたはグルコースを含むものをセレブロシドといい，シアル酸を含む複雑なオリゴ糖をもつものをガングリオシドという．細胞膜の成分であり，ガングリオシドは脳の灰白質に多い．また，グリセロールをもったグリセロ糖脂質としては精(子)細胞に存在するセミノリピドがある．

糖質　[carbohydrate]
〈炭水化物〉　3大栄養素の1つ．C, H, Oの3元素からなり，$C_n(H_2O)_m$の一般式をもつ．単糖類，オリゴ糖，多糖類に分類されている．生物の構成物質，貯蔵物質，代謝産物として自然界に広く分布している．

糖質コルチコイド　[glucocorticoid ; GC]
⇨グルココルチコイド

等尺性運動訓練法　[isometric exercise]
筋長の変化を伴わずに，筋力が生じる運動で，ウエイトリフティングに代表される．等尺性運動は，収縮期・拡張期ともに血圧が大きく上昇し心臓への負荷が大きく，高齢者，高血圧や心疾患患者には不適である．

等尺性収縮　[isometric contraction]
筋の両端を固定し筋の長さを変えずに筋が収縮し張力を発生する．発熱量は等張性収縮よりも少ない．→等尺性運動訓練法(とうしゃくせいうんどうくんれんほう)，等張性収縮(とうちょうせいしゅうしゅく)

凍傷　[frostbite, congelation]
低温による血行障害に起因する末梢組織障害のこと．病態により第1度から第3度までの3段階に分けられる．第1度は皮膚がうっ血し，発赤・腫脹した状態で，しもやけがこれに相当する．第2度では水疱形成，血疱をみとめ，疼痛を伴う．さらに第3度では組織壊死，潰瘍をきたす．治療は，第1度では保温と血行促進，第2度以上では障害の拡大予防と感染予防を中心に行い，外科的切除が必要な場合もある．→凍瘡(とうそう)

動静脈瘻　[arteriovenous fistula ; AVF]
動脈と静脈が正常の交通部以外で短絡したもの．外傷性のものと発育奇形によるものとがあり，大半は前者である．四肢に最も多く，そのほか脳や肺の末梢血管にみられる．短絡部は腫脹し，拍動を触れ，連続性雑音を聴取する場合が多いが，確診は血管撮影による．外科的治療が行われることがある．→シャント

洞徐脈　[sinus bradycardia]
心臓の規則正しい正常調律(洞調律)が1分間60回以下のとき洞徐脈という．迷走神経緊張，頭蓋内圧亢進，甲状腺機能低下症などでみられ，またジギタリス服用の副作用としてもみられる．一方運動を常時行っている人にみられることもあるが，その場合は，病的意義はない．→洞頻脈(どうひんみゃく)

糖新生　[gluconeogenesis]
非炭水化物からのグルコースまたはグリコーゲンの形成反応．その主要経路は解糖の逆であり，主な基質は糖原性アミノ酸，乳酸，ピルビン酸，グリセロールである．哺乳類では肝と腎で行われ，エネルギー源の貯蔵にきわめて重要である．→グリコーゲン，グルコース，糖原性(とうげんせい)アミノ酸，ピルビン酸

同性愛　[homosexuality]
性欲満足の対象として自己と同性のものを求めることをいう．対象が同性のみに限られる真性同性愛，同性愛も対象とする両性愛，異性に接することのできない環境(刑務所・修道院など)のなかでのみ同性を対象とする機会的同性愛に分けられる．かつては性的偏奇とされ社会的な偏見や差別にさらされる傾向にあったが，徐々にその人権を認めるべきであるという考えも多くなってきている．

洞性不整脈　[sinus arrhythmia]
洞結節からの刺激発生(洞調律)が不規則になったために起こる不整脈をいう．ジギタリス製剤やキニジンの服用，あるいは心筋の退行性変化などが原因となる．生理的なものとしては呼吸性不整脈がある．

透析アミロイドーシス　[dialysis amyloidosis]
透析患者において，β_2-ミクログロブリン(β_2-MG)を前駆蛋白とするアミロイドが，

透析療法（とうせきりょうほう）　[dialysis]　〈人工透析〉　慢性または急性腎不全その他の疾患により腎機能が荒廃したとき，水分と血中の窒素化合物や老廃物を体外に排出する機能を人工的に行うものを透析療法という．透析膜（人工腎臓）を用いる血液透析（hemodialysis；HD）と，腹膜を半透膜として用いる腹膜透析（peritoneal dialysis；PD）とがある．最近では，腎不全だけでなく，薬物中毒，膠原病，劇症肝炎の治療にも応用されている．→急性腎不全（きゅうせいじんふぜん），血液浄化療法（けつえきじょうかりょうほう），CAPD，腹膜透析（ふくまくとうせき）

凍瘡（とうそう）　[chilblain]　〈しもやけ〉　手指，足趾，耳朶，頰，鼻など末梢部位が低温に曝露することで起こる局所的な循環障害．皮膚の発赤，腫脹，瘙痒などに始まり，うっ血，水疱形成，びらん，ときに潰瘍を生じる．治療は，保温，マッサージなどによる血行促進，ビタミンE投与などである．→凍傷（とうしょう）

痘瘡（とうそう）　[smallpox, variola]　〈天然痘〉　痘瘡ウイルスによる全身性発疹性疾患．経気道的感染により伝播し，高熱と水疱状ないし膿疱状の発疹を全身にみる．ワクチン（種痘）の予防効果により，現在では地球上から駆逐され，1980（昭和55）年5月WHOにより根絶宣言がなされた．

銅代謝（どうたいしゃ）　[copper metabolism]　銅（Cu）は体内に広く分布し，種々の酵素の成分となる．小腸で吸収された銅は肝でセルロプラスミンという銅蛋白質に合成され，血中を末梢組織へと運ばれ利用される．一方，排泄は胆汁を介して腸管内になされる．

糖蛋白質（とうたんぱくしつ）　[glycoprotein；gp]　糖と蛋白質が共有結合した複合蛋白質の総称．すべての細胞に存在し，唾液や胃液などの分泌液，コラーゲンのような線維蛋白質，血液型物質のような細胞膜成分，免疫グロブリンのような抗体中にも含まれている．糖鎖と蛋白質との結合様式は，①N-アセチルグルコサミンとアスパラギン間のN-グリコシド結合（卵白アルブミンなど），②N-アセチルガラクトサミンとセリンまたはトレオニン間のO-グリコシド結合（顎下腺ムチンなど），③ガラクトースとヒドロキシリシン間のO-グリコシド結合（コラーゲン）の3種がある．→コラーゲン，免疫（めんえき）グロブリン

等張液（とうちょうえき）　[isotonic solution]　血漿浸透圧とほぼ等しい浸透圧をもつ輸液剤．3種類に大別される．①浸透圧が等しい等張液でNaとClを154 mEq/L含んでいるもの（例：生理食塩液）．②生理食塩液よりも体液に近い成分をもち，KやCaなども含むもの（例：リンゲル液）．③リンゲル液のClを減らし，乳酸を加え，さらにK，Caを加え，より正常の血漿電解質成分に近づけたもの（例：ラクテック，ハルトマン，ポタコール，ヴィーンD，フィジオ70など）．→輸液（ゆえき）

等張性収縮（とうちょうせいしゅうしゅく）　[isotonic contraction]　筋肉の長さを変化させて荷重を移動させる状態をいう．ダイナミックな運動にみられ，血圧の過度の上昇はなく，運動療法に適した収縮動態である．→等尺性収縮（とうしゃくせいしゅうしゅく）

等張尿（とうちょうにょう）　[isosthenuria]　健常者の尿比重は1.010～1.030の間で変化し，1日尿では1.012～1.025の間にあるが，腎に濃縮力および希釈力の低下を伴う機能障害があると，腎は体液と同等の浸透圧の尿比重約1.010の尿しかつくれなくなる．これを等張尿といい，腎不全の多彩期にみられる．

頭頂葉（とうちょうよう）　[parietal lobe]　大脳半球の頭頂部で，前方はローランド溝により前頭葉から，側方はシルビウス溝で側頭葉から隔てられ，後方は後頭葉に接している．主として感覚中枢があり，皮膚感覚中枢などの体性感覚野も頭頂葉にある．

頭頂葉症候群（とうちょうようしょうこうぐん）　[parietal lobe syndrome]　⇨ゲルストマン症候群

洞調律（どうちょうりつ）　[sinus rhythm；SR]　洞房結節の規則正しい興奮刺激が正しく心臓に伝わることで起こる心臓の拍動のこと．健常者では1分間70回前後であり，100回以上を洞頻脈，60回以下を洞徐脈という．→洞徐脈（どうじょみゃく），洞頻脈（どうひんみゃく）

疼痛（とうつう）　[pain]　⇨痛（いた）み〈疼痛〉

疼痛＊（とうつう）　NANDA-I分類法Ⅱの領域12〈安楽〉類1〈身体的安楽〉に配置された看護診断概念で，これに属する看護診断としては〈急性疼痛〉〈慢性疼痛〉がある．

疼痛外来（とうつうがいらい）　[pain clinic]　⇨ペインクリニック

道徳的苦悩＊（どうとくてきくのう）　[moral distress]　NANDA-I分類法Ⅱの領域10〈生活原理〉類3〈価値観/信念/行動の一致〉に配置された看護診断概念で，これに属する看護診断としては同名の〈道徳的苦悩〉がある．

導尿（どうにょう）　[urethral catheterization]　外尿道口から膀胱にカテーテルを入れ，膀胱内の尿を排出する方法．導尿は尿閉や残尿が予測される場合，尿失禁の処置，滅菌尿の採取後，分娩の前処置として行う．カテーテルはゴム製または金属製を使用し，男性の場合は尿道が一直線になるように陰茎を約60度の角度で持ち上げて，潤滑油を塗ったカテーテルを約20 cm挿入する．女性の場合は小陰唇を開き，カテーテルを4～6 cm挿入する（図）．この際，滅菌された物品を使用し，尿道口の消毒を行

主として滑膜，腱，靱帯，軟骨，椎間板，骨に沈着し，手根管症候群，囊胞性骨病変，破壊性関節症，破壊性脊椎関節症などの骨関節障害を生じ，進行すると全身の諸臓器に沈着し，消化器障害，心機能障害などをきたす疾患．β_2-MGの分子量が11,733であり，透析にて除去しにくく蓄積したものと考えられている．発症例と非発症例における血中濃度には差はなく，何らかの修飾因子が関与しているものと考えられている．治療は，high-flux膜を用いた血液透析，血液濾過透析，β_2-MG吸着カラムの使用により除去をはかる．腎移植の場合，移植直後に骨関節障害は劇的に改善消失するが，一度形成された骨嚢胞に縮小・消失は知られていない．→アミロイドーシス，血液浄化療法（けつえきじょうかりょうほう）

とうによう

■図 尿道カテーテルの挿入

a. 男性の場合

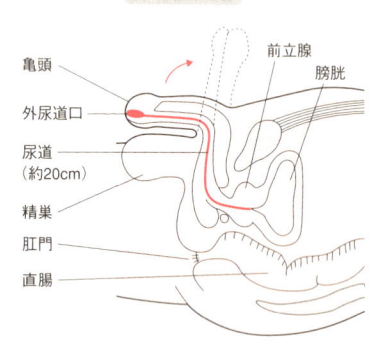

亀頭／前立腺／外尿道口／膀胱／尿道（約20cm）／精巣／肛門／直腸

b. 女性の場合

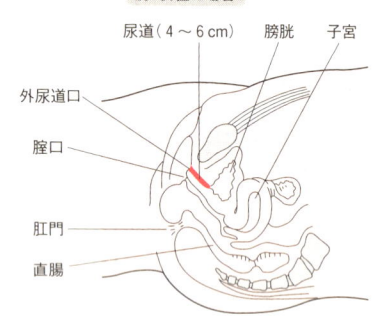

尿道（4〜6cm）／膀胱／子宮／外尿道口／腟口／肛門／直腸

って無菌的操作で進める．また，導尿の目的を患者に説明し，腹圧がかからないように口で呼吸してもらう．身体の露出を最小限にしてプライバシーに配慮する．

糖尿病 ▶ 大項目参照

糖尿病性壊疽 [diabetic gangrene] 通常10年以上の罹病期間を有する糖尿病患者の，主として足に生じる潰瘍である（図）．神経障害と細小血管症の進行した患者に多く，したがって網膜症，腎症の合併率も高い．些細な外傷や火傷などを契機に発症することが多く，通常は無痛性である．インスリンによる血糖コントロール，抗菌薬，血管拡張薬，抗血小板薬が用いられるが，進行例では，外科的処置が必要になることもある．

糖尿病性筋萎縮症 [diabetic amyotrophy, proximal motor neuropathy] 腰帯部と大腿部を中心に，非対称性に急速に起こる筋萎縮と筋力低下が特徴である．一般に強い自発痛を伴うが末梢の感覚障害はなく，下肢深部反射の消失がある．血糖コントロールの悪い，栄養状態が不良の中高年の糖尿病患者にみられる．

■図 糖尿病性壊疽

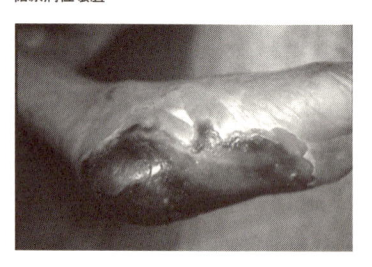

糖尿病性ケトアシドーシス [diabetic ketoacidosis; DKA] インスリン作用不足による高血糖，高ケトン血症，アシドーシスを特徴とする糖尿病急性合併症であり，初発の糖尿病以外では，感染，インスリン注射の中断などによりひき起こされる頻度が高い．口渇，多尿，体重減少に加えて，嘔吐，腹痛といった症状を伴うことも多い．徴候としては，頻脈，血圧低下，皮膚緊張低下，アセトン臭などをみとめる．治療は，通常，生理食塩液による補液，インスリンの静脈内投与，カリウム補充などを中心に行う．→ケトアシドーシス，糖尿病（とうにょうびょう）

糖尿病性昏睡 [diabetic coma] 糖尿病に特異的な昏睡としては，ケトアシドーシス性昏睡と非ケトン性高浸透圧性昏睡がある．前者は若年者に多く，インスリン分泌能の低下した者によくみられる．脂肪変化が急速に進行し，血中ケトン体が増加したものである．後者は50歳以降に多く，比較的軽症の2型糖尿病患者が急激な高血糖や脱水の状態におかれたとき（高カロリー輸液，熱傷など）に極度の高血糖，高 Na 血症が生じ，血漿浸透圧が上昇することによって発症する昏睡である．→糖尿病（とうにょうびょう）

糖尿病性糸球体硬化症 [diabetic glomerulosclerosis] 狭義の糖尿病性腎症である．糖尿病の糸球体病変は細小血管症の1つであるが，病理学的には結節性病変，びまん性病変，滲出性病変に大別される．微量アルブミン尿をみる早期腎症期には主としてびまん性病変であり，顕性腎症期以後に結節性病変が出現する．結節性病変は糸球体毛細血管を圧迫して血流を阻害する．以前は，結節性病変がある場合をキンメルスチール－ウィルソン（Kimmelstiel-Wilson）症候群とよんだ．Paul Kimmelstiel（1900〜1970，独，病理学），Clifford Wilson（1906〜1997，英，医師）．

糖尿病性視神経症 [diabetic papillopathy] 〈糖尿病性視神経乳頭症〉 糖尿病の合併症の1つである細小血管症によるもので，乳頭部に分布する短後毛様体系動脈の閉塞による（虚血性視神経症の範疇に属するものと考えられている）．うっ血乳頭を伴うため，糖尿病性視神経乳頭症ともよばれる．視力障害は比較的軽度のことが多い．また部分的な視野欠損をきたすことがある．→うっ血乳頭

糖尿病性神経障害　[diabetic neuropathy]
⇨糖尿病(とうにょうびょう)

糖尿病性腎硬化症　[diabetic nephrosclerosis]
糖尿病患者の腎の病理学的所見としては，①糖尿病性糸球体硬化症，②腎動脈および細動脈硬化症，③尿細管・間質病変，がある．早期には糸球体肥大が特徴的であり，しだいにメサンギウム基質の増加と糸球体基底膜の肥厚が起こり，最終的に糖尿病性糸球体硬化症へと進行する．腎症は糖尿病性代謝障害に加えて，何らかの遺伝因子が関与して発症，進展すると考えられていて，近年アンジオテンシン変換酵素(ACE)遺伝子の多型性が注目されている．→糖尿病性糸球体硬化症(とうにょうびょうせいしきゅうたいこうかしょう)

糖尿病性腎症　[diabetic nephropathy]
⇨糖尿病(とうにょうびょう)

糖尿病[性]網膜症　[diabetic retinopathy]
糖尿病[性]網膜症は糖尿病罹病期間20年以上で70〜80%にみとめられ，後天性失明の原因の第1位である．病期は，通常，単純[性](図)，前増殖[性]，増殖[性]に分けて評価する．年1回以上眼科専門医による眼底検査が必要であり，内科的管理としては，低血糖を起こさず，良好な血糖コントロール状態を維持するようにすることのほか，血圧の管理も重要である．→糖尿病(とうにょうびょう)

■図　単純[性]網膜症の眼底所見

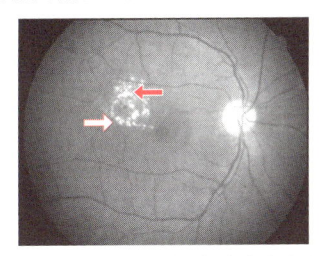

輪状の硬性白斑(⇢)と少数の点状出血(→)がみとめられる

糖尿病治療薬　[antidiabetic drugs]
インスリン製剤と経口血糖降下薬とがある．インスリンはヒト型のものが注射で用いられ，作用時間の異なる剤型がある．経口血糖降下薬には，①スルホニル尿素(SU)薬(β細胞のインスリン分泌を促進)，②ビグアナイド薬(インスリン感受性を高める)があり，そのほか③速効型インスリン分泌促進薬(SU構造をもたないナテグリニドなど)，④チアゾリジンジオン類(PPARγのアゴニストでインスリン抵抗性を軽減)，⑤α-グルコシダーゼ阻害薬(食物のデンプンをグルコースに分解する酵素を阻害し，吸収を抑制する)なども用いられる．Ⅱ型糖尿病は経口血糖降下薬とインスリンで治療できるが，インスリン分泌のないⅠ型糖尿病にはインスリンのみが有効である．インスリン自己投与のためのペン型注射器，簡易血糖測定器は糖尿病患者のQOL向上に役立つ．

糖尿病療養指導士　[certified diabetes educator；CDE]
⇨日本糖尿病療養指導士(にほんとうにょうびょうりょうようしどうし)

逃避　[escape, elusion]
①エスケープ(escape)：適応が困難な苦痛や不安から逃げること．白昼夢など空想への逃避，ゲームやインターネットに凝るといった問題とは直接関連のないことでの時間潰しによる現実への逃避，あるいは身体症状を起こす疾病への逃避といった防衛機制．②イリュージョン(elusion)：レイン(Ronald David Laing, 1927〜1989, 英, 精神科)は，著書『自己と他者』(1961年)のなかで，本来の自己として，直接の対決や問題解決を行わずに，与えられた役割を演じることで，葛藤を切り抜ける過程を逃避とよんだ．レインは，結婚していることを望ましく思っていないにもかかわらず，別れるのが怖いために，「結婚していない」と想像しつつ，妻として振る舞うことで対処している例をあげている．

洞頻脈　[sinus tachycardia]
心拍数が規則正しい調律で，1分間に100回以上の状態をいう．興奮時，運動時など生理的にもみられるが，病的には発熱，貧血，バセドウ病，心不全，肺疾患などの際にみられる．→洞徐脈(どうじょみゃく)

頭部外傷　▶大項目参照

糖負荷試験　[carbohydrate tolerance test, glucose tolerance test；GTT]
〈耐糖能検査〉糖を経口的あるいは経静脈的に投与して，糖代謝の異常の有無を検査する試験．通常，糖負荷試験は，経口ブドウ糖負荷試験(OGTT)を指す．方法は，早朝空腹時にブドウ糖75gを含む溶液を経口的に摂取し，血糖値の変動を摂取前および摂取後30分ごとに2時間まで経時的に検査する．必要により血中インスリン値(IRI)も測定する．糖尿病の診断やインスリン分泌反応の検査に有用である．→血糖値(けっとうち)

動物介在療法　[animal assisted therapy；AAT]
一般的にはアニマルセラピーとよばれる，動物を用いた治療法の1つである．動物行動学，認知行動学，ゲシュタルト療法，神経言語プログラミング(Neuro-Linguistic Programming；NLP)などの理論に基づくセラピー技法で，身体障害者の平衡感覚獲得や筋肉運動を目的とした乗馬療法や，自閉症患者に対するイルカセラピーなど医学的治療の補助療法が知られている．また高齢者施設などで同様に動物を利用した活動が行われているが，厳密には動物介在活動(animal assisted activity；AAA)と区分する方向にある．注目される療法である一方で，ヒトと動物間での感染症やアレルギーの問題，ひいては動物の福祉の観点からもさまざまな課題を残している．

動物原性(由来)感染症　[zoonosis]
⇨人獣(畜)共通感染症(じんじゅうきょうつうかんせんしょう)

盗癖　[cleptmania]
「物を盗むこと」に対する強迫的な衝動に基づき，窃盗行為を繰り返す性癖．歴史的には疾病単位の1つとして扱われた時期もあるが，現在は強迫行為や行為・衝動性

の障害，心理的嗜癖として考えられている．学童期，思春期における家族関係，妊娠・月経，周期的気分変調，持続的かつ閉塞的な心理的状況などと関連するものもあるとされる．窃盗が習慣化，職業化されているときには盗癖とは区別される．→衝動行為（しょうどうこうい）

洞房結節 [sino-atrial node; S-A node] 〈静脈洞結節〉 右房の上大静脈開口部に存在する特殊心筋線維の集合体（図）．心臓の刺激伝導系の起点として，心臓の収縮を調律する．洞結節，静脈洞結節，あるいは発見者の名をとってキース・フラックの結節ともよばれる．洞房結節での自動的な一定の興奮は，心房から房室結節を経て，心室へと伝達され，心臓全体の動きとなる．

■図 洞房結節

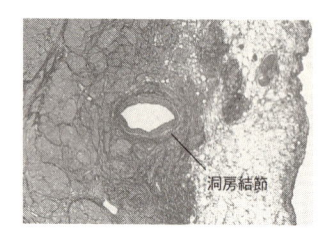

洞房結節

洞房ブロック [sino-atrial block; S-A block] 洞結節と心房との間の電気的興奮の伝導障害で，洞不全症候群の1つに分類される．理論的には房室ブロックと同様にさまざまな程度のブロックが存在するが，洞結節電位は心電図に現れないため診断は容易でない．P-P間隔が徐々に短縮し，突然P波が脱落する場合には房室ブロックでいうウェンケバッハ（Wenckebach）型が考えられ，また急にP-P間隔が2倍に延長する場合は房室ブロックでいうモビッツ（Mobitz）Ⅱ型に相当する（図）．

■図 洞房ブロック（モビッツⅡ型）

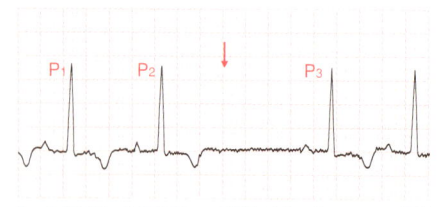

P_2–P_3間隔が，その前のP_1–P_2間隔の2倍になっている．洞結節からの刺激が1つ絶えた（↓）ため，P波が欠如している

動脈 [artery; A, arteria] 動脈とは血液を心臓から遠心性に運ぶ血管で，心臓へと求心性に走る静脈，および物質代謝を行う機能血管でもある毛細血管とともに血管系を構成する．壁は，内膜，中膜，外膜の3層よりなり，静脈に比べて厚く，大動脈では中膜の弾性線維が発達し弾性に富む．また中小の動脈では内膜の平滑筋が発達している．

動脈圧 [arterial blood pressure; ABP] 動脈血管内の血液の圧力．通常は動脈圧のことを血圧という．

動脈圧迫止血法 動脈を圧迫し血流を遮断することにより止血を得る方法．小動脈からの出血では永久止血を得ることができるが，比較的太い動脈では一時止血を得るにとどまる．直接的に動脈を圧迫する方法と間接的に動脈を圧迫する方法があり，指で圧迫したり，止血帯で緊縛する方法がある．→止血法（しけつほう）

動脈カテーテル法 [arterial catheterization] 動脈の末端から血管カテーテルを挿入し，左室や目標の動脈までカテーテルを進めて心血管の病態を調べる方法．カテーテルの挿入場所は大腿動脈と上腕動脈が使われる．カテーテルからの造影検査，血液サンプリング，薬物注入などを行う．→セルディンガー法

動脈管 [ductus arteriosus] 〈ボタロー動脈管〉 胎児にみられる肺動脈と下行大動脈起始部とを交通する短い動脈．胎児循環において肺動脈の血液を大動脈へ短絡させている．出生後は肺循環の開始とともに閉鎖し，線維性索状物（動脈管索）に変性する．→胎児循環（たいじじゅんかん），動脈管開存[症]（どうみゃくかんかいぞんしょう）

動脈管開存[症] [patent ductus arteriosus; PDA] 〈ボタロー管開存症〉 大動脈と肺動脈を連絡する動脈管は胎児循環に必要であるが，生後自然に閉鎖する．これが閉じることなく開存している状態をいい，大動脈より肺動脈に左→右短絡（シャント）を生じるため，肺血流量が増大して肺高血圧をきたし多呼吸となる．チアノーゼはみとめられない．ときに心負荷により心不全に陥ることもある．合併症として気道感染をきたしやすく，また感染性心内膜炎を起こしやすい．治療は，乳幼児期にカテーテルによる動脈管塞栓術，または外科的手術として動脈管切離または結紮術を行う．→胎児循環（たいじじゅんかん），先天性心疾患（せんてんせいしんしっかん）

動脈血 [arterial blood; a] 肺でのガス交換を終えたあとの酸素含量の増加した血液．心血管奇形のない正常な個体では肺静脈，左房，左室，動脈（肺動脈を除く）中の血液を含める．酸素分圧75～100 mmHg（Torr），酸素飽和度94～100％，酸素含量15～23 mL/dLで，鮮紅色を呈する．原因不明の高熱などでの血液培養では，静脈血に比べ動脈血における起炎菌の検出率が高い．

動脈血ガス分析 [blood gas analysis; BGA] ⇒呼吸機能検査（こきゅうきのうけんさ）

動脈血酸素分圧 [partial pressure of arterial oxygen, arterial oxygen tension; PaO_2] 血液に溶解できる酸素量は酸素分圧に比例するが，全体としては少量で，血中酸素の大半はヘモグロビンと結合して運ばれている．ヘモグロビンに結合する酸素の量は酸素分圧の増加に伴いS状の曲線（酸素解離曲線）関係で増加するため，動脈血の酸素分圧を測定することによって，血中の酸素量を推測することができ

動脈血酸素飽和度 [arterial O₂ saturation, saturation of arterial blood oxygen ; SaO_2]　血液中のヘモグロビンのうち酸素と結合したヘモグロビンの割合を示す．非侵襲的な測定には，酸素結合したヘモグロビンによる赤色光と赤外光の吸収と指尖容積脈波測定法を利用したパルスオキシメーターが用いられる．

動脈血二酸化炭素分圧 [partial pressure of arterial carbon dioxide, arterial carbon dioxide pressure ; $PaCO_2$]　肺のガス交換機能を評価する指標の1つであり，肺胞低換気によって上昇する．動脈血を採取しCO_2ガラス電極が組み込まれた血液ガス自動分析装置で測定する．基準値は35～45 mmHg(Torr)である．また，プレホスピタルケアにおいては，$PaCO_2$と相関関係にある呼気終末二酸化炭素($ETCO_2$)を測定する簡便な測定装置(カプノメーター)も利用されている．

動脈硬化[症] [arteriosclerosis ; AS]　脂質蓄積，線維性増653，血栓形成，石灰沈着，ガラス様変性などにより，動脈壁の肥厚，弾力性低下，内腔の狭小化などをきたした状態をいう．動脈硬化を形態学的にみると，粥(じゅく)状硬化(アテローム硬化)症，中膜硬化症，細動脈硬化症の3つがあるが，粥状硬化症が最も重要で，一般に動脈硬化症という場合は粥状硬化症を指す．粥状硬化症は，血管内膜に限局性の脂質沈着を起こしたもので，脳や心臓，あるいは局所の動脈に閉塞性の変化をきたし，狭心症，心筋梗塞，脳梗塞，あるいは四肢の動脈硬化性閉塞症の原因となる．また，動脈壁の変性が局所的に進行し動脈壁が脆弱な部分が瘤状に拡張すると動脈瘤となる．原因・要因としては，動脈の老化とともに，遺伝的素因，高血圧，脂質異常症，肥満，糖尿病，内分泌機能の異常などがあげられている．近年ではLDL-コレステロールが酸化した酸化型LDL-コレステロールを貪食したマクロファージの血管内への沈着が成因として注目されている．治療は，原疾患の治療のほか，日常生活全般にわたる適切な規制による自己管理が大切である．

動脈硬化性心疾患 [arteriosclerotic heart disease ; ASHD]　心臓の冠動脈に起こる動脈硬化の進展と血流障害に起因する心疾患．胸痛発作を示す狭心症，冠血流障害によって心筋壊死に至る心筋梗塞などが含まれる．

動脈硬化プラーク [atheroma plaque]　動脈内壁に沿ってコレステロールを主体とする脂肪の沈着した病変をプラークとよぶ．プラークにより動脈内壁は厚くザラザラになる．冠動脈硬化プラークの成長は動脈内壁を狭窄し，血流を妨げるので狭心症の病因となる．プラークの破裂は血栓を誘発し冠動脈の閉塞による不安定狭心症，心筋梗塞を発症する．頸動脈などのプラークは，脳の血管を塞栓する危険性がある．→虚血性心疾患(きょけつせいしんしっかん)

動脈周囲炎 [periarteritis ; PA]　動脈の外膜とその周囲組織に炎症を起こした病態をいう．→結節性動脈周囲炎(けっせつせいどうみゃくしゅういえん)

動脈性充血 [arterial hyperemia]　⇨充血(じゅうけつ)

動脈瘤 [aneurysm ; An]　動脈壁が変性を起こし弾力性を失い，血圧の作用で限局性に拡張または腫瘤を形成した状態．先天性のものもあるが，多くは後天性で，動脈硬化，動脈炎，外傷などが原因となる．動脈炎は梅毒などの細菌感染によるものが多い．しかしかつて多くみられた梅毒性動脈瘤は梅毒の減少とともに少なくなり，現在は動脈硬化性動脈瘤が最も多い．病理学的には，動脈壁そのものが局所的に拡張・突出する真性動脈瘤と，血管壁の正常構造を欠く仮性動脈瘤に区別される．好発部位は胸部大動脈および腹部大動脈であるが脳動脈や末梢動脈にも発生する．動脈瘤による死因の半数以上は瘤破裂である．治療には，外科的切除と人工血管による置換がある．脳動脈瘤はクリッピングあるいはラッピングという方法で処置されることもある．→解離性大動脈瘤(かいりせいだいどうみゃくりゅう)，大動脈瘤(だいどうみゃくりゅう)

同名半盲 [homonymous hemianopsia]　⇨半盲症(はんもうしょう)

動揺病 [motion sickness]　〈加速度病〉非生理的で受動的な速度にさらされ，身体の種々の不規則な運動によって自律神経反射の異常をきたす一過性の病的反応(いわゆる乗物酔い)．誘因としては疲労，睡眠不足があり，また他人の嘔吐による視覚刺激や嗅覚刺激によることもある．症状は3期に分けられ，初期症状はあくび，頭痛や頭重感，冷汗，顔面蒼白などの不定愁訴，中期症状は悪心，最終期症状として嘔吐がみられる．予防にはトランキライザーやクロルプロマジンの内服，あるいはジフェンヒドラミン・ジプロフィリン配合などの抗ヒスタミン薬が有効とされる．

投与線量 [given dose]　⇨照射線量(しょうしゃせんりょう)

投与量規定因子 [dose limiting factor ; DLF]　がん化学療法において投与された抗がん薬によりひき起こされる薬物有害反応ごとに，投与量が規定される目安となるべきものをいう．白血球減少，骨髄抑制，好中球減少など，投与薬物によりおのおの定められている．

トゥレット症候群 [Tourette syndrome]　反復性，不随意性の筋群の収縮運動を生じるチックの一種で，このトゥレット症候群は声のチックともいえる．通常のチックより重症で，しかも長時間持続する．奇妙な発語やときに汚言(卑猥な言葉を発する)を伴う．強迫行動や多動，学習障害を伴うことがある．21歳以前の発症で難治性であり，遺伝傾向もある．ハロペリドールなどの薬物を使用する．Georges Gilles de la Tourette(1857～1904, 仏, 医師)．→汚言(おげん)，チック

トーキングエイド [talking aid]　神経難病などで四肢運動障害があり，会話が困難な人が，文字盤のキーを押すことにより会話をするコミュニケーション機器である．「重度身体障害者日常生活用具給付事業」の給付対象に指定されている．

トークン・エコノミー法 [token-economy program]

行動療法の一種．患者が望ましい行動をしたら，直ちに代用貨幣(トークン)を与え，それを強化する．貨幣が約束の額に達したら，患者と約束していた望みのもの(ビデオ鑑賞，好きな食べ物など)と取り換える方法である．重症の統合失調症や自閉症の行動改善などに効果があるとされる．→行動療法(こうどうりょうほう)

トータルペイン(全人的痛み) [total pain]

末期患者が経験している痛みのことをトータルペインという．これは，身体的な痛みにとどまらず，精神的，社会的，スピリチュアル(霊的)な痛みが相互に影響し合って表される(図)．患者の複雑な痛みを緩和し，QOL を高めるためには，病気をかかえた一人の人間としての患者を全人的にとらえ，総合的にケアすることが必要である．→スピリチュアルペイン

■図　トータルペインの理解

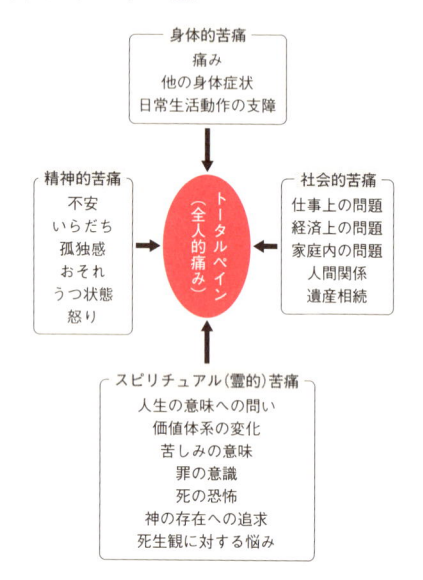

```
                    身体的苦痛
                     痛み
                   他の身体症状
                 日常生活動作の支障
                       ↓
  精神的苦痛                    社会的苦痛
   不安                          仕事上の問題
  いらだち      トータル         経済上の問題
  孤独感    →  ペイン    ←     家庭内の問題
  おそれ      (全人的痛み)       人間関係
  うつ状態                       遺産相続
   怒り
                       ↑
                スピリチュアル(霊的)苦痛
                  人生の意味への問い
                   価値体系の変化
                   苦しみの意味
                    罪の意識
                    死の恐怖
                  神の存在への追求
                  死生観に対する悩み
```

トータル・ヘルス・プロモーション・プラン [total health promotion plan；THP]

1988(昭和63)年に労働安全衛生法が改正されたことにより，厚生労働省が推進している健康保持増進事業であり，働く人の心と身体の健康づくりを目的としたものである．日常生活状況調査や医学的検査，運動機能検査といったさまざまな面から健康状態を評価し，その結果に基づいて専門スタッフが運動指導，栄養指導，保健指導，心理相談(メンタルヘルスケア)を行う．

TORCH 症候群 [TORCH syndrome]

胎内感染によって，胎児に重篤な先天異常や疾患をきたすことがある重要な妊婦感染症．toxoplasmosis(トキソプラズマ症)，other agent(梅毒)，rubella(風疹)，cytomegalovirus(サイトメガロウイルス)，herpes simplex virus(単純ヘルペスウイルス)の頭文字をとって名づけられた．

ドーピング [doping]

競技能力を高めるために薬物などを使用することである．競技者の尿などに禁止物質(興奮剤，蛋白同化ステロイドなど)，その代謝物またはマーカーが存在することで，選手の健康に害をもたらすとともに，不誠実，社会悪，そしてスポーツ固有の価値を損ねるという理由から禁止されている．

ドール手術 [Dor operation]

モナコの心臓外科医ドール(Vincent Dor)が開発した心筋梗塞後心不全など虚血性心筋症に対する左室瘤切除・左心室形成術．広範囲に壊死した左心室を切除し，左心室の容積を縮小して心臓全体のポンプ機能を高める．→バチスタ手術

トガウイルス[科] [togavirus, Togaviridae]

正二十面体状のエンベロープ(被膜)をもった RNA ウイルスである．アルファウイルス属とルビウイルス属があり，後者には風疹ウイルスがある．他のエンベロープウイルス同様，エーテルにより被膜が破壊され，感染性を失う．

ドキシフルリジン [doxifluridine]

抗がん薬の一種．腫瘍組織で高い活性を有する酵素，ピリミジンヌクレオシドホスホリラーゼ(PyNPase)によりフルオロウラシル(5-FU)に変換され，抗腫瘍効果を発揮する．消化器がん(胃がん，結腸・直腸がん)，乳がん，子宮頸がんに効能を有するが，テガフール・ギメラシル・オテラシル配合薬(医薬品名はティーエスワン)との併用は禁忌である．→5(ファイブ)-FU[5-fluorouracil]

トキソイド [toxoid]

〈アナトキシン〉　菌体外毒素を免疫原性を失うことなく無毒化したもの．毒素にホルマリンを加えることで作成される．トキソイドを投与すると，宿主はそれに対する免疫を獲得するため次回毒素に接触したとき，その毒性の影響をなくしたり，軽くしたりできる．ジフテリア，破傷風のトキソイドがそれらの疾患の予防に用いられている．→免疫(めんえき)，免疫療法

トキソプラズマ症 [toxoplasmosis]

Toxoplasma gondii による原虫感染症で，後天性感染症と先天性感染症とがある．主に中枢神経が侵される．トキソプラズマは多くの動物の細胞内で増殖し，ヒトへは食肉，家畜類あるいは飼育用のイヌ，ネコから感染する．一般に成人では症状の出ないことが多いが，発症すると高熱，リンパ節腫脹，肺炎，心筋炎，脳炎を呈し，ときに発疹をみる．また妊娠初期に感染すると早・死産の原因となり，後期の感染では奇形が生じることがある．これを先天性トキソプラズマ症という．治療にはアセチルスピラマイシン，ピリメタミンなどが有効とされる．

ドキソルビシン [doxorubicin；DXR] 〈アドリアマイシン，塩酸ドキソルビシン〉 腫瘍細胞のDNAと複合体を形成することによって，DNAポリメラーゼ連鎖反応，RNAポリメラーゼ連鎖反応を阻害し，DNA, RNAの双方の生合成を抑制することによって抗腫瘍効果を示す．胆嚢・胆管がんや膀胱腫瘍にも有効であるが，そのほかにもシクロホスファミドとの併用で乳がん，シスプラチンとの併用で子宮体がん，悪性骨腫瘍，ビンクリスチンおよびデキサメタゾンとの併用で多発性骨髄腫に，また，メトトレキサート，ビンブラスチン，シスプラチンとの併用(M-VAC療法)で尿路上皮がんにも使われる．

特異体質 [idiosyncrasy] 多くの個体に対しては特別な作用を起こさない食物や薬物を摂取すると，異常に強い反応あるいは異常な型の反応を示す特殊な体質をいう．多くの場合，たとえば酵素欠損のような先天性の素因による．→薬物特異体質(やくぶつとくいたいしつ)

特異度 [specificity] 感度と対をなす言葉．疾患をもっていない人にある検査を行った場合に，どの程度正しく陰性と判定できるかの割合．真陰性/(偽陽性＋真陰性)で計算される．特異度が高い検査を実施して陽性であれば，疾患である可能性が高いと判断できる．検査においては特異度が高いことが望まれるが，特異度を高くしようとすると感度が悪くなる．→感度(かんど)

毒ガス [poison gas, war gas] 化学兵器として使われる有毒化学物質である．神経麻痺を生じるサリン(神経剤)，皮膚粘膜を破壊させるマスタードガス(びらん剤)，酸素摂取を阻害するシアン(血液剤)，肺水腫を生じるホスゲン(窒息剤)などの種類がある．→サリン，生物化学兵器(せいぶつかがくへいき)

独語 [monologue] 相手の存在なしに1人でなされる会話．幼児の発達段階においてや成人でもみられるが，主に，統合失調症などで多くみられる．「考えたことがふと口から出てしまう」「何かが私の口を借りてしゃべっている」と表現されることが多い．

ドクター・ショッピング [doctor shopping] 患者が，よりよい，あるいは納得のいく医療を求めて複数の医療機関を受診して回ることを，自分の気に入る商品を求めて人々がデパートなどを回るショッピングになぞらえてドクター・ショッピングとよぶ．ただしこのようなばらばらの行動は，セカンドオピニオンを求めるような治療方針・内容を納得するための行動ではなく，単に自分の思い込みを満足させてくれる医療機関を求め続ける姿勢であると批判されている．→セカンドオピニオン

ドクターズカー [doctor's car] 救急隊員以外に医師や看護師などのスタッフが乗り込み，搬送途中に集中治療室と同等レベルの治療を並行して行う機能を備えた救急車．各種医療機器，多機能型ストレッチャーや道路交通情報通信システム(VICS)などを備え，心肺蘇生が必要，あるいはそれに準じた重症患者，救出に時間を要する患者などに対し，現場でのより迅速な救急医療の提供を可能とした高機能の車を指すのが一般的である．ただし，明確な規定はなく，施設側が地域での訪問診療などに使用する車を呼称することもある．

ドクターヘリ [doctor-heli] 医師がヘリコプターに同乗して救急現場に出動し，現場で緊急処置を開始し，同時に救急初期診療(advanced triage)を行う．2007(平成19)年現在，全国11施設でドクターヘリが運用され，二次医療圏を超えた重症患者の搬送が実現している．→ドクターズカー

ドクターレター [doctor letter] ⇨緊急安全性情報(きんきゅうあんぜんせいじょうほう)

特定機能病院 [special functioning hospital] 1992(平成4)年の医療法改正により創設された．高度医療の提供，高度医療技術の開発，高度医療の研修を主な機能とする病院．内科など基本的診療科を10科以上，病床500床以上，集中治療室設置，医師や看護師などの人員配置基準などの条件があり，ほかの医療機関からの紹介患者の割合を30％以上に高めることが求められている．厚生労働大臣の承認が必要で，全国79の大学病院と国立がんセンター中央病院，国立循環器病センター，大阪府立成人病センターが承認されている．

特定疾患 [specified diseases] ⇨難病(なんびょう)

特定保健用食品 [food for specified health use] 食品は栄養，味覚，体調調節という3機能をもつ．体調調節とは，体調のリズム調節や疾病予防，老化防止などの，健康を維持する機能である．特定保健用食品とは，体調調節機能に注目し，生活習慣病の危険要因の低減・除去に役立つように工夫され，その効用が科学的に証明されたことを厚生労働大臣がみとめ，健康表示(健康への効用を示す表現)をつけた食品．この制度は1991(平成3)年より導入され，2007(平成19)年5月現在，680品目が認定されている．

特定療養費 1996年(平成8年)に行われた健康保険法の改正により，それまで診療のなかに保険適用外の医療などが含まれた場合は，原則として，その診療全体が保険給付外とされていたのを改め，一般保険診療と共通する部分(診察・検査・投薬・入院料など)については保険適用を認め，それ以外の特別な医療やサービスなど自費負担となる部分を指す．2007(平成19)年現在，「特定療養費」は，「特別の療養環境の提供」「前歯部の材料差額」「金属床総義歯」「先進医療」などの16項目が定められている．

禿髪症 [alopecia] ⇨脱毛症(だつもうしょう)

特発性壊疽 [spontaneous gangrene] ⇨閉塞性血栓血管炎(へいそくせいけっせんけっかんえん)

特発性拡張型心筋症 [idiopathic dilated cardiomyopathy] 心室の収縮能の低下と著しい拡張を特徴とする心筋症である．うっ血性心不全をきたしやすい．心収縮力が減弱し，心室拡張期ならびに収縮期容量は増大，駆出率は低下する．低心拍出量性心不全に至る．致死性心室性不整脈による突然死もみられる．呼吸困難，心悸亢進，易疲労感，浮腫，不整脈

などがみられる．一部を除き原因不明である．治療は，安静，塩分制限，アンジオテンシン変換酵素（ACE）阻害薬，AⅡ受容体拮抗薬，β-遮断薬，利尿薬，ジギタリスなどが用いられる．心房細動や重症心不全例には，血栓塞栓予防のために抗血小板療法や抗凝固療法が行われることもある．厚生労働省の特定疾患に含まれる．

特発性間質性肺炎 [idiopathic interstitial pneumonias；IIPs]
〈特発性肺線維症，肺線維症〉原因が特定されていない間質性肺炎の総称で，特定疾患に指定されている．臨床病理学的な分類では，特発性肺線維症（IPF），非特異性間質性肺炎（NSIP），急性間質性肺炎（AIP），特発性器質化肺炎（COP）もしくは特発性 BOOP，呼吸細気管支炎関連性間質性肺疾患（RB-ILD），剝離性間質性肺炎（DIP），リンパ球性間質性肺炎（LIP）の7つに分類されている．診断基準では，高分解能CT（HRCT）が有効とされ，IPF以外では組織診断が必要とされる．主要症状は IPF を除き，聴診により肺野に特徴的な捻髪音が聴取される．乾性咳嗽，労作時の呼吸困難，ばち状指などいずれかの所見をみとめる．間質線維化の進行にともない，低酸素血症（拡散障害）や拘束性換気障害を呈する．難治性であり，高率に肺がんを合併することで知られている．→拘束性換気障害（こうそくせいかんきしょうがい）

特発性血小板減少性紫斑病 [idiopathic thrombocytopenic purpura；ITP]〈ウェルホフ［紫斑］病，本態性血小板減少性紫斑病〉原因不明に末梢血中の血小板が減少する疾患で，抗血小板抗体の関与が考えられている．急性型は主に小児，慢性型は成人女性に多い．骨髄中の巨核球数は正常か増加を示し，血小板寿命短縮，血清中の抗血小板抗体の出現を証明する．皮膚に出血斑，点状出血が多発し，口腔粘膜出血，歯肉出血，鼻出血，血尿，性器出血などがみられる．治療には副腎皮質ステロイド薬や免疫抑制薬の投与，または脾摘が実施されている．予後はよい．

特発性血尿 [essential hematuria]
⇨特発性腎出血（とくはつせいじんしゅっけつ）

特発性呼吸窮迫症候群 [idiopathic respiratory distress syndrome；IRDS]
⇨呼吸窮迫症候群（こきゅうきゅうはくしょうこうぐん）

特発性骨折 [spontaneous fracture]
⇨病的骨折（びょうてきこっせつ）

特発性食道拡張症 [idiopathic esophageal dilatation]
⇨アカラシア

特発性心筋症 [idiopathic cardiomyopathy；ICM]
〈原発性心筋症〉原因不明の心筋の病変を主とする疾患．心内腔の著明な拡張をきたすうっ血型（拡張型）心筋症，心筋の著明な肥厚をみとめる肥大型心筋症，心内腔の狭小化と左室流出路の閉塞がみられる閉塞性肥大型心筋症に分けられる．これらの相互の移行もみられる．息切れ，動悸，易疲労感，呼吸困難，狭心症，失神などが出現し，不整脈が出現し急死の原因となることがある．胸部Ｘ線では心陰影の著明な拡大，肺うっ血がみとめられる．組織学的には心筋線維の肥大がみられる．治療はきわめて困難である．→心筋症（しんきんしょう）

特発性腎出血 [essential renal bleeding；ERB，idiopathic renal hemorrhage]
〈特発性血尿〉病因が発見されない腎性血尿をいう．無症候性の血尿が突然現れ，数日でとまるが，以後同欠的に反復するものもある．治療には止血薬や抗ヒスタミン薬，抗プラスミン薬，副腎皮質ステロイド薬などが用いられる．

特発性総胆管拡張症 [idiopathic dilatation of the common bile duct]
⇨先天性胆道拡張症（せんてんせいたんどうかくちょうしょう）

特発性大腿骨頭壊死症 [avascular necrosis of the femoral head]
非外傷性に大腿骨頭の無菌性，阻血性の壊死をきたし，大腿骨頭の圧潰変形が生じ，二次性の股関節症に至る疾患である．骨頭前外側の荷重部に骨壊死が発生し，骨壊死部は無反応性壊死部，分界部，健常部に分けられる．分界部は，さらに壊死部側の分界部肉芽層と健常部側の分界部骨硬化層からなる．大腿骨頭の圧潰変形が進行すると疼痛の増強，跛行，関節の可動域制限が出現する．原因は，骨頭栄養血管の粥状動脈硬化や血栓によるという説，脂肪細胞肥大や骨髄浮腫などの原因で骨髄内圧が上昇することによる大腿骨頭の血行障害説，脂肪塞栓説，血管内血液凝固能の亢進と線溶系異常によるという説などがあるが，いまだ原因は明らかではない．大腿骨頭回転骨切り術や内反骨切り術などの手術療法のほかに，疼痛に対する薬物療法，理学療法や松葉杖による免荷などの保存療法が施行される．厚生労働省指定の特定疾患に含まれている．

特発性多発性色素性肉腫 [idiopathic multiple pigmented sarcoma]
⇨カポジ肉腫

特発性多発性出血性肉腫 [idiopathic multiple hemorrhagic sarcoma]
⇨カポジ肉腫

特発性てんかん [idiopathic epilepsy]
⇨真性（しんせい）てんかん

特発性肺線維症 [idiopathic pulmonary fibrosis；IPF]
特発性間質性肺炎（IIPs）の50％以上を占め，小葉間隔壁を中心とした線維化と胸膜直下の蜂巣肺病変を特徴とする難治性の疾患．肺の線維化の形成機序は，肺間質を主座とした慢性炎症がやがて線維化という不可逆的損傷に至るとされていたが，最近では，肺の局所で何らかの刺激により繰り返し生じる肺胞上皮細胞傷害とその異常修復の結果であると考えられている．治療はステロイド薬や免疫抑制薬を用いる薬物療法が主体．慢性的な経過をたどる場合は，下肢・上肢主体運動トレーニングを主とする呼吸リハビリテーションにより運動耐容能の改善がはかられる．

特発性浮腫 [idiopathic edema]
原因となる器質的疾患をみとめない原因不明の浮腫で，起立性の浮腫がみられる．疲労，不安や精神症状を伴うことが多い．若年から中年にわたる女性に多く，昼間の尿量の減少，夜間尿の増加，朝夕の著しい体重の

変動(1.4 kg 以上)がみとめられる．体位依存性で，立位の持続で尿量・Na 排泄量が減少し，腹部から下肢にかけ浮腫が出現する．心性，腎性，肝性，内分泌性，妊娠性，栄養失調(障害)性，薬物性など，浮腫をきたす原因疾患がないことを確認する必要がある．→浮腫〈水腫〉(ふしゅ)

特発性慢性肺血栓塞栓症 [idiopathic chronic pulmonary thromboembolism] 全身のある部分の静脈系で形成された塞栓子(血栓，脂肪，腫瘍塊，空気など)が遊離したのち，肺循環系に流入して肺血管床を閉塞する．その結果，肺循環障害を起こし多くは慢性に進行する疾患で，肺高血圧をきたす．自覚症状として，特発する労作性の呼吸困難，胸痛，動悸，喀血，またチアノーゼ，ショックなどがみられる．ワルファリン投与による抗凝固療法が主体であり，再発予防に努める．慢性であっても急性発作を反復後 6 週間以内の症例には，血栓溶解療法が有効な場合がある．近年，肺血管拡張療法(プロスタサイクリン)がこころみられることもある．臓器に大きな障害がなければ，肺血栓内膜摘除術の適応も考えられる．厚生労働省指定の特定疾患に含まれている．

特発性門脈圧亢進症 [idiopathic portal hypertension；IPH] 〈バンチ症候群〉 門脈閉塞，肝硬変，寄生虫感染などの原因が特定できない原因不明の門脈圧亢進症．症状は，脾腫，貧血，腹水，静脈怒張，静脈瘤などの典型的な肝硬変症状のほか，消化管症状，出血などがみられる．→門脈圧亢進症(もんみゃくあつこうしんしょう)

特別支援学校 [special needs education] 学校教育法第71条の「視覚障害者，聴覚障害者，知的障害者，肢体不自由者又は病弱者(身体虚弱者を含む)に対して，幼稚園，小学校，中学校又は高等学校に準ずる教育を施すとともに，障害による学習上又は生活上の困難を克服し自立を図るために必要な知識技能を授けること」を目的とした学校を指し，2007(平成19)年 4 月より順次従来の盲・聾・養護学校が名称変更されることとなった．

特別地域加算 厚生労働大臣が定める離島・僻地・豪雪地帯などの特定地域のサービス事業所が，訪問介護サービスや介護予防サービスのなかで，いくつかの特定サービスを提供したときは，通常の介護報酬単位に15％を加算する制度．離島などの振興対策の一環として位置づけられている．

特別養護老人ホーム [special nursing home for the elderly] 1963(昭和38)年の老人福祉法制定に伴って創設された介護施設．入所対象は65歳以上の者で，身体上または精神上著しい障害があるために常時の介護を必要とし，居宅において適切な介護を受けることが困難な者と規定されている．2000(平成12)年に創設された介護保険法では，施設サービスの 1 つと位置づけられ，介護老人福祉施設，あるいは都道府県知事の指定を受けることから指定介護老人福祉施設とよばれる．こちらでは，40歳以上の要介護者が入居対象となっている．→老人福祉施設(ろうじんふくししせつ)

毒薬 [poison, toxicant] 医薬品のうち，生命・健康に及ぼす有害な薬理作用が強く，また常用薬用量と致死量の差が小さいものについて，厚生労働大臣が薬事法において指定したもの．毒薬は専用の保管場所に鍵をかけて保管し帳簿上の管理も厳重にしなければならない．ラベルは黒地に白枠，白字で薬品名と(毒)の文字が表示されている．→薬物(やくぶつ)の管理

独立変数 [independent variable] ⇨説明変数(せつめいへんすう)

特例記録方式 [charting by exception] ⇨CBE

吐血・下血 ▶大項目参照

吐根 [ipecac, ipecacuanha root] ブラジル原産の植物 Cephaelis ipecacuanha の根を乾燥したものでアルカロイド(エメチン)を含む．トコンシロップが吐剤として用いられるほか，気道液分泌を増加するので，去痰薬としても使用される．副作用として多量服用の際悪心・嘔吐がある．

吐剤 [vomitive] ⇨催吐薬(さいとやく)

塗擦法 [inunction] 液状あるいは軟膏やクリーム製剤を，手で摩擦しながら皮膚にすりこむ与薬方法．薬物を局所的に患部に作用させるものと，皮膚をとおして吸収させ全身的な作用を期待するものとがある．

徒手筋力テスト [manual muscle test；MMT] 〈6 段階筋力評価〉 臨床場面で多く用いられる，徒手的な筋力測定をいう．大まかに知るには簡便な方法である半面，データとしては検査者の主観的な判断による部分が大きく，ほかの検査者が行ったデータとの比較には再現性がないなどの弱点がある．その評価は，検査者が被検査者の肢位持続力に抵抗できない(5)から，筋収縮が確認できない(0)まで 6 段階である．

兎唇 [hare lip] ⇨口唇裂(こうしんれつ)

度数 [frequency] データを階級(クラス)に区分したとき，各階級に属するデータの数のこと．頻度ともいう．→クラス，度数分布表(どすうぶんぷひょう)，ヒストグラム

度数分布表 [frequency table] 各データを大きさの範囲によって階級に区分し，それぞれの階級ごとの度数を，表にして示したもの．→度数(どすう)，ヒストグラム

努責 [pushing] 〈いきみ呼吸〉 分娩時に胎児を娩出しようと腹圧をかけていきむこと．腹圧は，腹直筋，横隔膜が協働して収縮し，腹腔内圧を上昇させ，子宮体に波及して胎児の娩出を助ける．娩出が近づくと産婦の多くは努責したい衝動を感じるが，分娩初期の努責は無意味で，むしろ頸管裂傷などを起こしやすくので，子宮口が全開大してから，あるいは医師や助産師の指示によって行うのがよい．

突然の心停止 [sudden cardiac arrest；SCA] わが国では毎年約10万人が病院外で突然死するが，その原因は急性冠症候群(ACS)が最も多い．病院外心原性心停止の70％は家庭で起こり，50％は目撃者が

とつぜんへ

いる場で起こっていたという報告がある。そのような状況からみれば，5分以上の胸痛持続時には119番通報し，家族による一次救命処置(BLS)の重要性が啓発されなければならない。胸痛の発症から初期診療までの1時間における対応が重要であり，地域における経皮的冠インターベンション(PCI)や心臓外科手術を受けられる心疾患集中治療室(CCU)ネットワークの構築が必要である。→心停止(しんていし)

突然変異〔とつぜんへんい〕［mutation］
遺伝子の本体であるDNA(デオキシリボ核酸)が何らかの作用により異常を起こし，遺伝子の構成が質的あるいは量的に変化した場合をいう。自然条件下でのDNA複製の誤りによる変異を自然突然変異，X線や化学物質などによるDNA変化に基づく突発突然変異とよぶ。また，DNAの変化の様式により，点突然変異，欠失，挿入，重複，逆位などに分類される。なお，突然変異という言葉は，染色体異常を含めた遺伝的変異全体を指して使われる場合も少なくない。→DNA

突発性難聴〔とっぱつせいなんちょう〕［sudden deafness］
突然に耳が聞こえなくなる疾患で，耳鳴や眩暈を伴うこともある。いつから聞こえなくなったのかはっきりといえること，高度の感音性難聴の特徴を呈すること，原因が不明であることが，この疾患の特徴といえる。現在推測される原因のうちでは，ウイルス感染と内耳循環障害があり，治療もそれに則してステロイド療法と内耳循環改善のための血管拡張薬などが用いられる。また，突発性難聴は再発しないことも特徴の1つなので，再発があればほかの疾患を疑うべきである。

突発性発疹〔とっぱつせいほっしん〕［exanthema subitum］
〈小児ばら疹，第六病〉　ヒトヘルペスウイルス(HHV)6型による初感染で2歳以下の乳幼児に多くみられる。高熱が3～4日続き，この間特別な所見はなく，解熱直後，斑状ないし丘疹状の鮮紅色の発疹が全身にいっせいに出現し，下痢症状が起こることもある。発疹は2～3日で消失し，色素沈着も残さず，経過は良好である。

ドップラー効果〔こうか〕［Doppler principle］
観測者が，ある一定の振動数をもった波を観測する際に，波の震源(光源や音源など)または観測者が移動していると，観測者はその波をもとの波の振動数と違った振動数の波として認識する。これをドップラー原理という。音の場合は，速度と振動数の間には，
$f(a) = f(b) \times (V - v(a))/(V - v(b))$
の関係が成り立つ。$f(a)$は観察する振動数，$f(b)$は実際の振動数，Vは音速，$v(a)$，$v(b)$はそれぞれ観察者と音源の速度を表す。観測者は，観測者に近づく音源は実際の振動数より高いものとして，遠ざかる音源は実際より低いものとして認識する。Christiann Doppler(1803～1853，オーストリア，物理学)。

届出伝染病〔とどけでんでんせんびょう〕［reported communicable diseases］
⇨感染症法

ドナー［donor］
臓器・組織(角膜・骨髄・血液など)を提供する人のこと(とくに血液を提供する人のことは供血者という)。ドナーには脳死ドナーと生体ドナーがある。脳死ドナーは，臓器移植法により脳死とみとめられたドナーである。生体ドナーとは，健康なドナーが自発的な意思のもと臓器や組織を必要とするレシピエントへ臓器(腎)や臓器の一部(肝)を提供したり，組織(骨髄・血液)などを提供するドナーをいう。生体ドナーからの移植は，健康な身体から臓器を取り出さなければならないので倫理的な問題がある。移植医療の進んだ欧米では脳死ドナーからの移植が多いのに比べて，脳死ドナーの少ない日本では，生体ドナーからの移植が多いのが特徴である。→移植(いしょく)

ドナーカード［donor card］
⇨臓器提供意思表示(ぞうきていきょういしひょうじ)カード

ドナーリンパ球輸注〔きゅうゆちゅう〕［donor leukocyte infusion ; DLI］
造血器悪性疾患に対して造血幹細胞移植は有効な治療手段ではあるが，約30％の確率で再発する可能性をもつ。その再発した患者に対し，移植で造血幹細胞を提供したドナーのリンパ球を輸注(輸血)し，悪性細胞を攻撃する治療法。移植したドナーのTリンパ球は患者の身体を異物と認識して攻撃するが，同時に再発の原因となっている患者体内の悪性細胞をも攻撃するため(移植片対白血球細胞反応＝GVL)，状況に応じて治療効果が期待できる。

ドナンの膜平衡〔まくへいこう〕［Donnan membrane equilibrium］
容器を半透膜で完全に隔て，一方に電解質コロイド溶液を，もう一方に電解質溶液を入れたとき，半透膜を自由に出入りできるはずの電解質イオンが，コロイド溶液の分子が膜を通過できないために，両側で同濃度にならず一定の平衡を保っていることをドナンの膜平衡という。Frederick G. Donnan(1870～1956，英，物理化学)。

吐乳〔とにゅう〕［vomiting of milk］
乳児が乳汁を勢いよく吐き出す状態をいう。溢乳とは区別する。病的でない場合と病的な場合とがある。前者は乳児の消化器系統の発育状態と関連し，乳児では一般に胃の発育が不十分で垂直円柱状の形をなし，噴門筋も弱いため，自然に吐乳をまねきやすい。また，哺乳とともに嚥下した空気が胃を刺激して吐乳の原因になる。後者は噴門狭窄症，噴門発癌症，巨大結腸症，腸重積症などのほか，髄膜炎，脳炎の際にもみられる。→溢乳(いつにゅう)

(L-)ドパ［dopa］
⇨レボドパ

ドパミン［dopamine ; DA］
カテコラミンに属する神経伝達物質で，ドパミン受容体に作用する。ノルアドレナリンの前駆体である。腹部臓器の血流を減少せずに昇圧作用があるためショックの治療に用いられる。→カテコラミン，レボドパ

とびひ［impetigo］
⇨膿痂疹(のうかしん)

ドブタミン［dobutamine hydrochloride ; DOB］
〈塩酸ドブタミン〉　心不全の循環管理に用いられる強心カテコラミンの一種で，薬効はドパミンと同じく，心収縮力の増強による心拍出量の増加，およびその結果としての血圧上昇である。ドパミン同様，ほかのカテコラミンに比べて不整脈の誘発は少ない。→レボドパ

塗布法〔とふほう〕［embrocated method］
患部に各種薬物を直接塗るか，あるいは布など

につけて間接的に貼付する与薬方法．間接的に用いる場合は，吸収と湿気の保持に優れた綿布，柔らかいリント布などが多く使われる．ローション，軟膏，クリームなどの剤形で用いられる．

と ふん　吐糞　[fecal vomiting, stercorous vomiting]
糞臭をもつ吐物を吐くことをいう．腸閉塞症状の進展に伴い，閉塞部口側にうっ滞した腸内容物が，細菌の腐敗作用により糞臭を帯びることによる．

トムゼン病　[Thomsen disease]
〈先天性筋緊張症〉 1876（明治9）年に，Julius Thomas Thomsen（1815～1896，デンマーク，医師）が初めて記載した優性遺伝を呈する疾患で，彼自身が本症を有していた．しっかりにぎった手を急に開こうとしてもすぐには開けないなど，筋の最大収縮後の急速な弛緩が障害された状態（筋緊張症，ミオトニー）が先天的に現れるのが特徴である．非進行性で，予後は良好である．→筋強直性（きんきょうちょくせい）ジストロフィー

ドメイン　[domain]
ドメインネームなどインターネットのアドレスの一部を指す用語として広く知られるようになったが，生化学の分野において用いられる場合は，分子構造上の領域などを意味し，看護診断では「ヘルスプロモーション」から「成長/発達」までの13の概念領域を示す．

ドメスティックバイオレンス　[domestic violence；DV]
夫や恋人，婚約者など，個人的で親密な関係にある男性から女性に加えられる暴力をいう．その種類は身体的だけに限らず，精神的，性的，経済的，社会的なものにわたり，実際の場面では複合して繰り返され習慣化していく．日本の社会では，これまで家庭内の問題として認識され，行政の介入はなされてこなかった．しかし，このような状況のなかで繰り返し暴力を受ける女性や，それを目のあたりにする子どもの精神的な影響が問題視されるようになり，2000（平成12）年10月に施行されたDV法やストーカー規制法など法律の施行をきっかけに，民間団体や行政も対応を変え介入してきている．被害者の救済や自立支援の相談窓口として，配偶者暴力相談支援センターや女性センター，民間のシェルターなどが種々の活動をしている．また，加害者の行為は精神疾患の一種であるとし，治療やカウンセリングによるアプローチも試行されている．

トモグラフィー　[tomography]
⇨断層撮影[法]（だんそうさつえいほう）

ドライアイ　[dry eye]
涙液の分泌減少により眼球表面が乾燥するために起こる一群の症状をいい，異物感，疼痛，充血，眼精疲労などを主訴とする．原因として，パソコンなどディスプレイを凝視する作業によるまばたきの減少，空調設備の普及による空気の乾燥，結膜炎などの炎症のほか，原因疾患としてシェーグレン症候群がある．治療は，人工涙液の点眼やモイスチャーエイド（眼のまわりを覆うゴーグルのような器具）などにより乾燥を防ぐ対症療法が中心となる．→眼球乾燥症（がんきゅうかんそうしょう），眼精疲労（がんせいひろう）

トライアンギュレーション　[triangulation]
調査研究などの際，複数の視点をもつことにより質的あるいは量的研究結果の真実性を高める方法．その手法としては，データ収集における，①異なる領域の研究者による協働，②異なる収集方法の採用，③異なる理論による分析方法の採用，などがある．単独の研究者や方法から得られる情報だけでは結果の客観性が低くなるのはさけられないが，複数の観察者から複数の方法で収集されたデータにより，相互に裏づけられた新たな知見は客観性が高いと考えられる．

ドライウエイト　[dry weight]
体内の過剰な水分がすべて除去されたときの体重を指し，血液透析時に除水量の重要な目安となる．浮腫がなく血圧正常，心胸郭比（CTR）50％以下で，それ以下の体液量レベルでは透析中に血圧を維持できない臨界域の体重ともいえるが，臨床的にはさまざまな病態に応じ総合的に判断して決定する必要がある．

ドライサイド　[dry side drive]
輸液管理の手法で，過少輸液ともいわれる．意図的に点滴投与速度や輸液量を制限することを指す場合もある．過少輸液による脱水では，腎不全や血液粘稠度の増加による血栓症（肺梗塞や脳梗塞，心筋梗塞など）が起こりやすくなる．過剰輸液（ウエットサイド）による合併症で多いのは，肺水腫や心不全で，まれに脳浮腫などをみることがある．

ドライシャンプー　[dry shampoo]
洗髪ができない状態にある場合に用いられる頭皮・頭髪の清潔方法の1つ．ドライシャンプー剤をガーゼにつけ頭皮をこするように拭く，毛髪をガーゼで包み込むように拭くなどし，その後ブラッシングで汚れを取り除く方法や，ドライシャンプー剤の種類によっては，手で髪全体につけたあと，湯で絞ったタオルで拭き取る方法がある．

トライツ靱帯　[ligament of Treitz, Treitz ligament]
〈十二指腸提筋〉 十二指腸から空腸へ移行する部位である十二指腸空腸曲を，横隔膜右脚に固定する平滑筋と結合組織の混じった索状構造物．十二指腸提筋ともいう．表面は腹膜に覆われ，上十二指腸ひだをなす．これがあるため立位の際に十二指腸空腸曲が下降しない．手術のときに手で触れることにより空腸の起始部を確認できる．Wenzel Treitz（1819～1872，オーストリア，解剖学）．

ドライパウダー吸入器　[dry powder inhaler；DPI]
自分で吸引するタイプの吸入器で，主として喘息の治療に用いられる．乾燥粉末状の吸入ステロイドであるフルチカゾンなどの製剤を専用の器具に装着して吸入使用する．操作性や簡便性，あるいは薬剤の残量が把握しやすいなどの長所がある．→加圧式定量噴霧器（かあつしきていりょうふんむき）

ドライマウス　[dry mouth]
唾液分泌量が減少することによる，口腔内の異常な乾燥感のほか，口腔粘膜の違和感，義歯不適合などさまざまな症状の総称．高齢者の発症が増加しており，そのQOL向上のためにもケアの充実が望まれている．

トラウベ聴診器　[Traube stethoscope]　〈桿状聴診器〉　一方を妊婦の腹上に、他方を診察者の耳に当てて用いる桿状の聴診器をいう。聴診される音は、児心音、臍帯雑音、胎動音、子宮雑音、腸雑音など、妊娠17〜20週以後であれば、胎児心音を確実に聴取できる。Ludwig Traube(1818〜1876, 独, 内科).

トラウマ　[trauma]　⇨心的外傷(しんてきがいしょう)

トラコーマ　[trachoma]　眼瞼結膜に慢性の濾胞を生じる伝染性の疾患で、Chlamydia trachomatis による。約1週間の潜伏期ののち、急性の濾胞性結膜炎で始まり、2〜4週間で定型的な慢性トラコーマに移行する。治療にはテトラサイクリン、エリスロマイシンの点眼および眼軟膏が用いられる。

トラスツズマブ　[trastuzumab]　遺伝子組み換え分子標的治療薬。蛋白質の一部を修飾することにより、がん細胞の増殖を抑えることを可能とした最初のヒト化モノクローナル抗体治療薬である。医薬品名ハーセプチンとして HER 2過剰発現が確認された転移性乳がんに適用される。副作用として心不全などの重篤な心障害が現れることがあり、心エコーなどの心機能検査が必要である。→分子標的治療薬(ぶんしひょうてきちりょうやく)

ドラッグチャレンジテスト　[drug challenge test ; DCT]　神経因性疼痛など有効な治療法に乏しい難治性の疼痛に対し、鎮痛機序が明らかとされているモルヒネ、ケタミン、リドカイン、チオペンタール、フェントラミンの5種類の薬物少量を1日1薬物経静脈的に試験投与し、各薬物による痛みの軽減の度合いから、疼痛発生機序を鑑別し、有効な治療法を見出す臨床薬理学的評価法.

ドラッグデリバリーシステム　[drug delivery system ; DDS]　〈薬物送達システム〉　薬物を選択的に目標である病変部位に到達させることで、効果の増強と副作用の軽減をはかることが可能となる。このため、薬物の構造の一部を修飾したり、適切なキャリア(運搬体)を利用するといった製剤上の工夫により生体内での薬物の働きを制御し、治療効果を高めると同時に、副作用の軽減を目的とする薬物の投与形態を指す。投与経路の工夫として代表的なものに、カテーテルを用いた動脈内注入(動注)があげられる。

トラッピング　[trapping]　脳動脈瘤破裂によるクモ膜下出血の手術治療でクリッピングが不可能な場合に行われる。動脈瘤の親血管の両側(動脈瘤に血液が流れ込む血管と流れ出す血管)をクリップなどにより遮断し、再出血を予防する。側副血行などにより、動脈瘤の末梢側の血流が確保されない場合は、バイパス術を併用する必要がある。→クモ膜下出血, クリッピング, ラッピング

トラフェルミン　[trafermin]　遺伝子組み換え分子標的治療薬。血管内皮細胞、線維芽細胞などに存在するFGF(線維芽細胞成長因子)受容体に特異的に結合し、血管新生作用や肉芽形成促進作用などを示すことにより、褥瘡、皮膚潰瘍に対して噴霧にて治療効果を示す。in vitro 試験において一部のヒト腫瘍細胞の増殖促進作用、また in vivo 試験において、一部のげっ歯類およびヒト腫瘍細胞の増殖促進作用などを示したとの報告があり、投与部位以外に悪性腫瘍のある患者またはその既往歴のある患者には慎重に使用する。→分子標的治療薬(ぶんしひょうてきちりょうやく)

トラベルビー, ジョイス　[Joyce Travelbee, 1926〜1973]　米国の看護理論家。精神科看護の臨床経験を経て多くの大学で教授活動をし、エール大学から修士号を得た。トラベルビーは、看護を、対人関係のプロセスである、とした。このプロセスにおいて専門実務看護師は、個人・家族・地域社会が病気や苦難を体験しないように防いだり、それに立ち向かうように援助したり、必要なときはそれらの体験のなかに意味を見出すことができるように、彼らを援助する。最初の出会いから、アイデンティティの出現、共感、同情、ラポールまでをプロセスとし、この段階に達したとき、看護師と看護を受ける人の関係が確立するといった、人間対人間の関係に焦点をあてている。主著には『人間対人間の看護』(1971)がある。

トランキライザー　[tranquilizer]　精神安定薬あるいは静穏薬ともいわれる精神抑制薬の一種。抗精神病薬(メジャートランキライザー)と抗不安薬(マイナートランキライザー)の2種に大別され、通常は抗不安薬を意味する。→向精神薬(こうせいしんやく)

トランスアミナーゼ　[transaminase]　⇨アミノトランスフェラーゼ

トランスサイレチン　[transthyretin ; TTR]　⇨レチノール結合蛋白

トランスジェニック　[transgenic]　トランスジェニック生物、トランスジェニック・アニマルなどと用いられる。発生初期の卵核中に外来遺伝子を導入することにより、新たなDNAが組み込まれた細胞をもつ遺伝子導入生物をこのようによぶ。トランスジェニック・マウスとよく知られており、これは疾患の原因究明、遺伝子機能の解析などのために、本来自然界ではもたない遺伝子を人工的に発現させたマウスである。また、同様の目的で遺伝子の一部を破壊したマウスを、ノックアウト・マウスとよぶ.

トランスセクシャリズム　[transsexualism]　〈性転換症〉　ICD-10では性同一性障害の下位分類。主として中核性同一性の障害により、自己に与えられた生物学的な性を否定または嫌悪し、逆の性役割を望む。外科的治療やホルモン療法などによる性別適合手術を希望する、または行った者。半陰陽やほかの精神疾患症状によるものは除外される。→性同一性障害(せいどういつせいしょうがい)

トランスファーテクニック　[transfer technique ; TF]　⇨移動(いどう)と移送

トランスフェラーゼ　[transferase]　⇨転移酵素(てんいこうそ)

トランスフェリン [transferrin; Tf] 血清蛋白の一種．肝で合成される糖蛋白で，血中の鉄と結合する性質をもち，生体内での鉄の輸送を行っている．鉄欠乏時，妊娠中は著しく増加し，慢性感染症，肝疾患，悪性貧血では著しく減少する．→鉄代謝（てつたいしゃ）

トランスフォーミング増殖因子β（ぞうしょくいんし） [transforming growth factor-β] 細胞の増殖抑制，細胞外マトリックスの産生促進作用をもつサイトカインの一種．→サイトカイン

トランスロケーション [(bacterial) translocation] 腸内細菌や有害物質が腸粘膜から全身に侵入すること．重症患者や長期の中心静脈栄養療法の施行例などに起きやすいとされ，粘膜バリア機能の破綻，腸内細菌の異常増殖，宿主免疫機能の低下などが主な機序である．

トリアージ ▶ 大項目参照

鳥インフルエンザ（とり） [avian influenza] 家禽に病原性を発揮するインフルエンザウイルスのうち，強毒株を高病原性鳥インフルエンザウイルスとよび，現在までH5亜型とH7亜型のA型インフルエンザウイルスが知られている．このウイルスによるヒトの感染症を鳥インフルエンザとよび，感染症法では四類感染症に分類されている．ヒトへの感染は罹患鳥の体液・排泄物などの濃厚な接触もしくは飛沫を吸入して成立するが，その感染効率は低い．ヒトからヒトへの感染については，家族内などの小集団発生事例において，濃厚かつ密接な接触による感染がいくらか報告されているが，パンデミック（感染爆発）につながる効率的で持続的な感染例は存在しない．→インフルエンザ

トリガ [trigger] 患者の吸気努力が人工呼吸器に伝わるサインのこと．圧トリガ（回路内圧の変動で感知）やフロートリガ（気流の変動で感知）などがある．

トリガポイントブロック [trigger point block] 筋組織または筋膜内にある，過度に敏感で圧迫されると痛みを生じ，特徴的な関連痛や自律神経系の症状などを生じる部位であるトリガポイント（発痛点）を特定し，局所麻酔薬を注入する神経ブロック治療．

鳥飼病（とりかいびょう） [bird breeders disease] 鳥類の排泄物（糞）や羽毛などの異種蛋白の長期間にわたる吸入によって起こるアレルギー炎症性肺疾患．過敏性肺炎の一亜型である．発熱，呼吸困難などの肺炎様症状，胸部X線写真上びまん性小粒状陰影散布などを呈するが，室内で飼っている鳥が少ないなど，抗原の曝露が少量の場合は症状が潜在的で，徐々に進行する肺線維症の形をとる場合もある．→過敏性肺炎（かびんせいはいえん）

トリカルボン酸回路（さんかいろ） [tricarboxylic acid cycle] ⇨クエン酸回路

トリグリセリド [triglyceride; TG] ⇨中性脂肪（ちゅうせいしぼう）

トリクロルメチアジド [trichlormethiazide] チアジド系利尿薬で高血圧症，浮腫などに適応．遠位尿細管曲部の管腔側に局在するナトリウム-クロール（Na$^+$-Cl$^-$）共輸送体を阻害することによりNa$^+$，Cl$^-$の再吸収を抑制し，尿中への排泄を増加させることで水の排泄が増加する．脱塩・利尿作用による循環血液量の減少，あるいは交感神経刺激に対する末梢血管の感受性の低下により，血圧が下降する．副作用として，電解質失調（低ナトリウム血症，低カリウム血症，低クロール性アルカローシス，血中カルシウムの上昇など），脱水に注意．→ヒドロクロロチアジド

トリコスポロン [Trichosporon] 家のなかの高温で湿気の多い場所や腐った木の部分などに生息するカビの一種で，自然界に広く分布し，ヒトの咽頭や皮膚からもときに分離される．夏型過敏性肺炎のアレルゲンと推定されているが，ときに重篤な日和見感染症もひき起こす．→夏型過敏性肺炎（なつがたかびんせいはいえん）

トリコチロマニー [trichotillomania]（抜毛症，抜毛癖） 精神的ストレスや欲求不満から身体の毛，とくに頭髪をひき抜く症状で，女子によくみられる．コントロールできない気持ちを抜毛によって解消するとされている．精神障害分類（DSM-Ⅳ）では衝動制御の障害に含まれている．SSRI（選択的セロトニン再取り込み阻害薬）という抗うつ薬の一種が有効な場合がある．

トリコモナス腟炎（ちつえん） [trichomonas vaginitis] ⇨腟（ちつ）トリコモナス症

トリソミー [trisomy] ヒトの染色体は22対の常染色体と2つの性染色体（男性XY，女性XX）からなる．卵子や精子の形成過程に行われる減数分裂の際に，ある相同染色体が両方の極に分かれずに，ともに一方の極にいくことを不分離といい，このような不分離を生じた配偶子が正常の配偶子と受精すると，ある特定の染色体において相同の2個のほかに，もう1つの染色体をもつ個体が生じる場合がある．これをトリソミー（3染色体）といい，染色体異常の1つである．代表的なものとして21，18，13染色体のトリソミーが知られており，21-トリソミーはダウン症候群である．→13-トリソミー症候群，18-トリソミー症候群，ダウン症候群

13-トリソミー症候群（しょうこうぐん） [13-trisomy syndrome]（パトー症候群） D群13番目の染色体が3つある染色体異常で，5,000人に1人以下の発症で，性差はない．高齢初産婦からの出生が多く，重度の精神発達遅滞を伴う．小頭症，小眼球症，口唇・口蓋裂，耳介奇形，難聴，皮膚欠損などがあり，四肢では多指（趾）症，中指に示，環指を重ねたにぎり方，凸形の足底，爪の低形成，母指反屈などがみられる．心疾患の合併（中隔欠損，動脈管開存）が多く，心不全で早期に死亡する例が多い．

18-トリソミー症候群（しょうこうぐん） [18-trisomy syndrome] トリソミー症候群のうち，18番目の常染色体が3つある染色体異常のものをいう．発症は4,000～5,000人に1人で，ダウン症候群に次いで多く，女児に多い（男児の3～4倍）．高齢初産婦からの出生が多い．

症状として小顎症，耳介下方付着，指の屈曲奇形，後頭部の突出，口唇・口蓋裂など重度の発育障害のほか精神発達遅滞をみとめ，また心奇形の合併頻度が高く，生後1年までにほとんど死亡する．

21-トリソミー症候群 [21-trisomy syndrome]
⇨ダウン症候群

トリパノソーマ [Trypanosoma]
トリパノソーマ科に属する血液寄生性の鞭毛原虫．ヒトまたは動物に対して医学上重要な病原性をもつ．虫体は魚の形に似ており，扁平で細長い鞭状をしている．トリパノソーマ・ガンビエンゼとトリパノソーマ・ローデシエンゼの2種がヒトに関係し，ともにアフリカにおいてツェツェバエを媒介して感染し，アフリカ睡眠病の原因となっている．

トリハロメタン [trihalomethane ; THM]
メタン(CH_4)の4つの水素原子のうち3つがハロゲン[塩素(Cl)，臭素(Br)など]で置換されたメタン誘導体のことで，代表的なものにクロロホルム($CHCl_3$)がある．浄水場では，植物などが微生物により分解された場合の最終生成物であるフミン質などの有機物質を含む水を次亜塩素酸ナトリウムにより処理することで生成されるが，水質基準を満たすために，生成されたトリハロメタンを活性炭，オゾンにより除去・分解する場合がある．

トリプシノーゲン [trypsinogen]
トリプシンの前駆体で，膵で生合成され，膵液中に含まれて十二指腸に分泌される．さらに十二指腸粘膜にあるエンテロキナーゼまたはトリプシンの作用により活性化されトリプシンに変わる．→トリプシン

トリプシン [trypsin]
膵液中に含まれる蛋白質分解酵素の一種．膵でトリプシノーゲンとして生合成され，十二指腸に分泌されたのち，エンテロキナーゼまたはトリプシンの作用で限定的加水分解を受けて活性トリプシンとなる．主に腸内で食物蛋白質類の消化時に働く．→蛋白質分解酵素（たんぱくしつぶんかいこうそ），トリプシノーゲン

トリプトファン [tryptophan]
蛋白質を構成する芳香族アミノ酸の1つで，必須アミノ酸である．キヌレニンなどの生体色素，セロトニン，メラトニンなどのホルモン，NAD，アルカロイドなどの前駆体である．→必須（ひっす）アミノ酸，NAD，セロトニン

トリプルX症候群 [triple X syndrome]
⇨XXX症候群

トリプルマーカー [triple marker]
〈母体血清マーカー〉 妊娠15〜18週ころ，母体血清中のα-フェトプロテイン，ヒト絨毛性ゴナドトロピン(hCG)，非抱合型エストリオールの3つの性質を利用し，母体血によるマーカー検査が実施されるようになり，最近ではインヒビンを加えた4種類でクワトロテストも行われている．しかし，胎児の神経管欠損やダウン症の確率がわかるだけであり，その結果の解釈において混乱をきたす場合もある．確定診断法ではなく，羊水検査も必要である．医師のインフォームド・コンセントや遺伝カウンセリング，その後の説明などが今後の課題であるといえる．

トリブレー反応 [Triboulet reaction]
下部消化管潰瘍から滲出する可溶性蛋白を検出する便の化学的検査法．潰瘍性大腸炎などの炎症性腸疾患や，とくに腸結核の場合に陽性となる．Henri Triboulet(1864〜1920, 仏, 小児科)．

とりめ [night blindness, nyctalopia]
⇨夜盲症（やもうしょう）

努力呼吸 [forced respiration]
呼吸困難の徴候の1つで，呼吸筋(外肋間筋，横隔膜)の動きだけでは必要な換気量を得られないために，補助呼吸筋をも動かして非常に努力して呼吸運動を行っている状態をいう．吸息時に鎖骨上窩や肋間が陥没したり，肩や口，鼻翼，下顎などを動かす．→呼吸測定法（こきゅうそくていほう）

努力肺活量 [forced vital capacity ; FVC]
〈努力呼気肺活量，肺活量〉 呼吸機能検査で，ゆっくりと最大吸気をして，その後，急速に最大努力で呼出することによって求められる肺活量のことである．努力肺活量と時間をかけてゆっくり吐きだす肺活量は通常同じ値である．喘息や肺気腫のような閉塞性換気障害では，この検査の1秒率が低下することが特徴で，間質性肺炎のような拘束性換気障害では，通常，1秒率は正常である．→呼吸機能検査（こきゅうきのうけんさ）

トルエン中毒 [toluene addiction, toluene intoxication, toluene poisoning]
〈シンナー中毒〉 トルエン(フェニルメタン，メチルベンゼン)はさまざまな化学物質の基礎原料として用いられ，ペンキ，塗料用シンナー，接着剤などに溶剤として含まれている．薬物依存性があり，長期間にわたって体内に取り込まれると，視野狭窄，難聴，運動失調，記憶喪失などの中枢神経機能の障害が起こる．液体からの蒸気吸入だけでなく，土壌汚染，地下水汚染，自動車の排気ガスなどからも体内に取り込まれる．また，シックハウス症候群の原因物質の1つともいわれている．

トルコ鞍 [sella turcica, Turkish saddle]
頭蓋底にある蝶形骨の上面にある突起と陥凹によりつくられる鞍様構造．中頭蓋窩の正中に位置する．このなかに下垂体がある．下垂体腫瘍ではトルコ鞍の拡大，変形がみられる．→下垂体腫瘍（かすいたいしゅよう）

トルコ鞍部腫瘍 [sellar tumor]
⇨下垂体腫瘍（かすいたいしゅよう）

トルソー徴候 [Trousseau sign]
上腕に血圧測定用のマンシェットを巻き圧迫を加えると，手指のしびれ感に続き特有の痙攣が生じる現象．このときの手つきは「産科医(助産師)の手」とよばれる．つまり母指の内転および中手指節関節の軽度屈曲である．潜在性テタニーにみとめられ，運動神経，筋の興奮性の亢進によるとされる．テタニーの診断に重要な徴候．Armand Trousseau(1801〜1867, 仏, 医師)．→テタニー

トルブタミド [tolbutamide]
スルフォニル尿素(SU)系血糖降下薬．膵β細胞を刺激して，内因性インスリンの分泌を促進することにより，血糖降下作用を発現する．作用機序は主に心筋細胞ATP依存性のカリウムチャンネルの遮断による．副作

用として重篤かつ遷延性の低血糖症を起こすことがあり，用法・用量，使用上の注意に留意する．→糖尿病治療薬（とうにょうびょうちりょうやく）

トレオニン [threonine；Thr]〈スレオニン〉 多くの蛋白質に広く分布する必須アミノ酸の1つである．糖原性アミノ酸で，生体内ではα-ケト酪酸に分解される．ヒトではトレオニンのみの欠乏症は知られていない．→アミノ酸，糖原性（とうげんせい）アミノ酸，必須（ひっす）アミノ酸

ドレッシング [dressing] ドレッシングとは創傷面を直接覆うことをいい，創傷治癒を促進する最適の局所環境を整えるために行う．目的は，感染の防止，滲出液の吸収，創傷保護，疼痛軽減などである．ドレッシング法は，ガーゼドレッシング法と，創部に湿潤環境を整え防水・感染予防ができる閉鎖性ドレッシング法の2つに大別される．閉鎖性ドレッシング材には，フィルムドレッシング材（創傷の観察が可能），ハイドロコロイドドレッシング材（弱酸性で滲出液を吸収し保持する），ハイドロファイバー，カルシウムアルギネートドレッシング材（吸収力が高く死腔にも使用しやすい），ハイドロゲルドレッシング材（乾燥した創傷に湿潤環境を整え観察も容易），フォーム材（滲出液を吸収・保持し創に固着しにくい）などがある．すべての創に対し最適なドレッシング材は存在しないため，創の状況に合わせて選択することが重要である．

トレッドミル [treadmill] 体力測定用の無限走行ベルト．被検者はベルトの上でその走行と逆方向に進む．健常者および心疾患患者の運動負荷時の心肺機能検査として，また歩行のリハビリテーションに用いる．→運動負荷試験（うんどうふかしけん），虚血性心疾患（きょけつせいしんしっかん），負荷試験（ふかしけん）

ドレナージ ▶ 大項目参照

トレポネーマ [Treponema] スピロヘータ科に属し，細長いらせん状で線維状の軸糸をもつ1群をトレポネーマといい，梅毒トレポネーマがよく知られている．染色は鍍銀（とぎん）法かギムザ法で行う．

トレンデレンブルグ体位 [Trendelenburg position] ⇨体位（たいい）

トレンデレンブルグ徴候 [Trendelenburg sign] 患側の下肢のみで立つと，骨盤を水平に保持することができず健側の骨盤が下降する状態（図）．骨盤の傾斜は，前方から左右の上前腸骨棘の高さを比較することなどによって判断できる．先天性股関節脱臼や殿筋の障害などを原因とした骨盤固定力の減弱によって生じるため，これを診断に用いる．Friedrich Trendelenburg（1844～1924，独，外科）

ドロシー・リード細胞 [Dorothy Read cells] ⇨ステルンベルグ巨細胞

トロポコラーゲン [tropocollagen] コラーゲン線維はある単位が規則的に会合してできあがったもので，この単位をトロポコラーゲンとよぶ．しかしこの単位は，コラーゲン分子と同一であるため，コラーゲンとよんでいる．3本のα鎖の右巻きらせんよりなっている．→コラーゲン

トロンビン [thrombin] 血液凝固のときにプロトロンビンからつくられる凝固因子．セリンプロテアーゼ活性のある糖蛋白質で，水溶性フィブリノゲンを不溶性フィブリンに変え血栓をつくり止血する．止血薬として出血局所に散布または噴霧して用いる．

トロンボキサン [thromboxane；TX] アラキドン酸代謝物の1つ．血小板においてアラキドン酸から合成されるシクロオキシゲナーゼ代謝物である．トロンボキサン受容体に結合し，強い血小板凝集誘起作用と血管平滑筋収縮作用を示す．冠動脈硬化などの血管変性の原因とされている．→アラキドン酸カスケード

トロンボプラスチン [thromboplastin] 血液凝固因子の一種で，プロトロンビンをトロンビンに変化させる蛋白質である．血液中に存在する血液完全トロンボプラスチン（内因性トロンボプラスチン）と，血管外の組織に存在する組織完全トロンボプラスチン（外因性トロンボプラスチン）がある．生体での実際の凝固では血漿，血小板，組織から由来するものが共同で凝固を促していると考えられる．

トロンボモジュリン [thrombomodulin] トロンボモジュリンは血管内皮細胞膜を貫通して血管孔に達する抗血栓因子で，アミノ酸残基数が575，分子量が約100 kDaである．血中のトロンビンと結合し，複合体を形成する．この複合体は，プロテインCを活性化して補酵素であるプロテインSと協働して第Va因子および第Ⅷa因子を分解・失活させ，トロンビンの生成を抑制する．

吞気症 [aerophagia, aerophagy] ヒトは普段から飲食などの際にいくらかの空気を嚥下している．主に心理的要因により，通常よりも大量の空気を嚥下することで，消化管内にガスが充満して腹部膨満感，腹痛，噯気，放屁などの症状を訴えること．→空気嚥下（症）（くうきえんげしょう）

■図　トレンデレンブルグ徴候

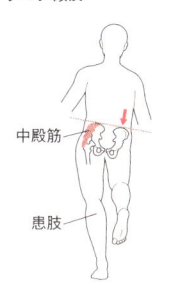

吞酸感（どんさんかん）〈むしず〉 [phagocyte]「酸っぱい」あるいは「苦い」胃液が口中にこみ上げてくることを吞酸感とよぶ。逆流性食道炎の主訴である胸やけなどの過酸症状の1つとして訴えられることが多い。

貪食細胞（どんしょくさいぼう） [phagocyte]
⇨食細胞（しょくさいぼう）

貪食作用（どんしょくさよう） [phagocytosis]
⇨食作用（しょくさよう）

頓服[薬]（とんぷくやく） [dose of medicine to be taken only once]
疼痛，発熱，便秘，不眠，狭心症発作時など必要時に1回分を服用することで，効果を期待する用法．内服のみならず，坐薬，吸入薬などの外用薬も使用される．

な

ナーシングインターベンション [nursing intervention]
⇨看護介入(かんごかいにゅう)

ナーシングオーディット [nursing audit] ⇨看護監査(かんごかんさ)

ナーシングホーム [nursing home] 欧米の身体的・精神的障害をもつ高齢者のための中長期ケア施設. 医療と福祉両面からのサービスを提供する施設として, 米国では病院よりも多くのベッド数を有する. 施設の許認可や指導, 経営面などは基本的に病院と同じシステムをとっている. 日本の特別養護老人ホームはナーシングホームをモデルにしたといわれており, 現在は介護保険施設(介護老人福祉施設, 介護老人保健施設, 介護療養型医療施設)やケア付有料老人ホームなどがこれに相当するといわれる.

ナースバンク [nurse bank] 都道府県看護協会が運営する看護師のための無料職業紹介事業の名称. 就業促進目的での求人情報の公開, 離職者や転職希望者のための再就職優先斡旋などを主業務として行う機関.

ナースプラクティショナー [nurse practitioner ; NP] 米国において認定されているプライマリヘルスケアチームの重要メンバーである. 看護師有資格者が大学院レベルにおいて約2年間の専門領域の教育を受けたのち資格を与えられる. 主としてプライマリの患者・クライエントに対し身体的な初期診断や心理・社会的側面より対象のニードをアセスメントし, かつマネジメントを行う. また健康上の相談のみならず問題の所在に応じて医師やそのほかのコメディカル・スタッフへの紹介なども大切な役割である. また, 州によって異なるが, 独立したクリニックを開業でき, 許可された範囲内において薬物の処方や医療処置などを行う権限も与えられている. なお経済的な問題ではナースプラクティショナーのみでは保険などのカバーが認められず, 医師に属して仕事をしなければならないという場合もある. 多彩な業務をこなしている半面, プラクティショナーの経済面も含めての法制化という点については州によって異なっており, 国全体としての統一見解は得られていない.

NERD [non-erosive gastroesophageal reflux disease]
〈非びらん性胃食道逆流症〉
⇨胃食道逆流症(いしょくどうぎゃくりゅうしょう)

ナイアシン [niacin] ⇨ビタミン

内圧尿流測定 [pressure-flow study] 排尿中の膀胱内圧(実測の膀胱内圧から直腸内圧を差し引いた値)と尿流量率との相互関係を同時に測定し, 下部尿路排尿障害の原因を調べる方法. そのパターンより閉塞型, 非閉塞型, 判定不能に分類する. →尿流測定(にょうりゅうそくてい), 泌尿器科系検査法(ひにょうきかけいけんさほう)

内因子 [intrinsic factor] 胃壁から分泌され, 胃液中に含まれる糖蛋白. 食物中のビタミンB_{12}(外因子)と結合すると, ビタミンB_{12}が回腸末端から吸収されやすくなる. 内因子の分泌は塩酸の分泌と関連があるとされ, 内因子が不足すると吸収の障害を介したビタミンB_{12}欠乏が起こり, 悪性貧血を生じる. →キャッスル因子

内因性精神病 [endogenous psychosis] 精神疾患のうち一般に先天的な素因によるもの, または身体的原因が見出されないものをいうが, まだ実体は明らかではなく, 環境の影響も無視できない. しかし, これは機能面の障害とする考え方もあり, ICD-10では機能性(functional)と表現している. 統合失調症, 感情精神病(躁うつ病)などはこの範疇に属する. 最も多いのは青年期の発病であるが, 初老期に発病することも多い. →外因性精神病(がいいんせいせいしんびょう)

内因性モルヒネ様物質 [endogenous morphine like substance]
⇨オピオイドペプチド

内頸動脈 [internal carotid artery ; ICA] 大脳のうち後頭葉を除く大部分を支配する動脈で, 第3～4頸椎の高さで総頸動脈から分岐し, 頸動脈孔から破裂孔を経て頭蓋内に入る. 眼動脈, 後交通動脈, 前脈絡叢動脈を分岐したのち, 前大脳動脈と中大脳動脈に分かれる. →頸動脈(けいどうみゃく)

内肛門括約筋 [internal sphincter muscle of anus] 肛門管の内層を形成する幅(高さ)約20mmの平滑筋. 直腸の輪走筋は肛門部で厚く発達し内肛門括約筋を形成する. 内肛門括約筋は外肛門括約筋および肛門挙筋との作用により肛門の開閉を行う. →外肛門括約筋(がいこうもんかつやくきん)

内耳 [inner ear] 側頭骨内で, 中耳の内側にある. その複雑な形状から迷路とよばれる管状の器官で, 骨迷路とそのなかの膜迷路からなる. 膜迷路には内リンパが入り, 骨迷路と膜迷路の間は外リンパで満たされている. 聴覚をつかさどる蝸牛と平衡覚をつかさどる前庭からなり, それぞれ第Ⅷ脳神経(聴神経または内耳神経)の蝸牛神経と前庭神経に支配される. →蝸牛神経(かぎゅうしんけい), 前庭神経(ぜんていしんけい)

内耳炎 [labyrinthitis, otitis interna ; OI] 〈迷路炎〉 内耳(迷路)に起こる炎症で, 細菌や

ないじかく

ウイルスによる感染，梅毒，薬物，外傷，白血病などに起因する．一過性の眩暈，悪心・嘔吐，聴力低下などがみられるが，ときに難治性の難聴となることがある．

内痔核 [internal hemorrhoids]
直腸静脈領域の上痔静脈叢に生じた静脈瘤をいう．好発部位は直腸粘膜下で，妊娠，便秘，門脈圧亢進などが原因となるほか，飲酒，喫煙，腹圧などによって誘発される．主症状は出血と排便時疼痛で，ときに脱肛をきたす．薬物による保存的治療と手術的治療とがある．

内視鏡 [endoscope；E]
体腔あるいは中空臓器に挿入して当該部位を直接観察し，診断・処置を行う目的で開発された器具．使用部位・目的に応じていろいろな型のものが使われているが，代表的なものとして食道・胃・十二指腸・大腸などのファイバースコープ，気管支ファイバースコープ，膀胱鏡，腹腔鏡，関節鏡，脳室鏡などがある．最近では，ディスプレイでモニターする電子内視鏡や超音波装置を組み込んだ超音波内視鏡も使われる．→関節鏡(かんせつきょう)，ファイバースコープ

内視鏡下〔外科〕手術 ▶ 大項目参照

内視鏡技師 [gastroenterological endoscopy technician]
日本消化器内視鏡学会により認定された資格．内視鏡検査に用いる器械や処置具の準備，内視鏡機器類の点検・整備・保守，治療介助，補助を主業務とする．正式な資格名は日本消化器内視鏡学会認定消化器内視鏡技師．

内視鏡検査 [endoscopy, endoscopic examination]
内視鏡による検査．直視観察のみならず，生検鉗子を用いた組織採取による病理学的検査(内視鏡的生検)，カテーテルを併用した内視鏡的造影法，内視鏡先端に超音波発振装置を組み込み，局部の超音波診断を行う方法など，種々の検査法が行われている．→胃生検(いせいけん)

内視鏡的逆行性膵胆管造影
[endoscopic retrograde cholangiopancreatography；ERCP]

■図　慢性膵炎の ERCP 所見

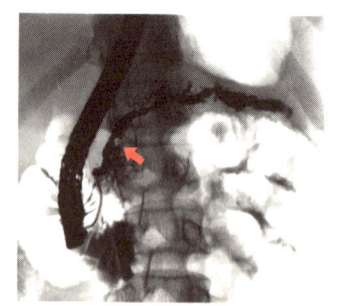

主膵管の拡張・狭窄，分枝膵管の拡張，分枝膵管内の透亮像(膵石と考えられる：➡)がみとめられる

内視鏡を用いた造影検査法の1つ．内視鏡下に十二指腸のファーター乳頭から総胆管にチューブを挿入して，X線透視下に膵管および胆管を造影すること(図)．急性・慢性膵炎や膵腫瘍などの膵疾患や総胆管結石，胆管腫瘍，良性胆管狭窄などを診断する．

内視鏡的硬化療法 [endoscopic injection sclerotherapy；EIS]
胃・食道静脈瘤に対して，内視鏡下で硬化薬を静脈瘤内部または静脈瘤周辺に注入して線維化を起こし，止血および出血予防をはかる方法(図)．低侵襲性であり，有効な治療法として定着している．

■図　内視鏡的硬化療法の手技

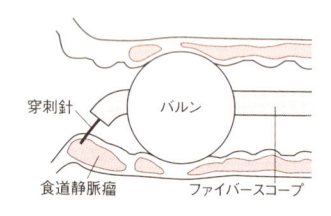

穿刺針　バルン
食道静脈瘤　ファイバースコープ

内視鏡的止血法 [technique of endoscopic hemostasis]
消化管からの出血に対して内視鏡を用いて止血を行う方法を総称して，内視鏡的止血法という．胃・食道静脈瘤に対して内視鏡下で行う硬化薬注入療法や胃・十二指腸潰瘍に対する局注療法，レーザーなどを用いる熱凝固法などがある．

内視鏡的静脈瘤結紮術
[endoscopic variceal ligation；EVL]
胃・食道静脈瘤に対して，内視鏡下で金属製ループやゴム製リングをかけて結紮する方法．薬剤や注入針などを用いないので低侵襲であり，硬化薬による合併症のおそれもない．内視鏡的硬化療法(EIS)が適応できない高度肝障害のある場合や緊急時の止血にも利用できる．一方，単独治療では EIS に比べて再発しやすいので，硬化療法と併用することがある．→内視鏡的硬化療法(ないしきょうてきこうかりょうほう)

内視鏡的膵管胆管造影法
[endoscopic pancreatocholangiography；EPCG]　十二指腸ファイバースコープを使用して，十二指腸ファーター乳頭開口部より造影剤を注入し，膵管，胆管を逆行性に造影する方法．がん，結石などによる閉塞性黄疸の診断に有用である．

内視鏡的粘膜下層剥離術 [endoscopic submucosal dissection；ESD]
内視鏡を用いて行う低侵襲の術式であり，スコープの先端に装着する IT ナイフ，ニードルナイフなどのデバイスの進歩・発展に伴い，消化器領域の手術において多く取り入れられている．鏡視下で確認しながら病変の周囲の粘膜を切開したのち，粘膜下層を剥離し病変を切除する方法により，病変を一括切除できることから，病変を隆起させワイヤーをかけ，

高周波により病変を焼灼する従来の内視鏡的粘膜切除術(endoscopic mucosal resection；EMR)の対象とならない病変における大きな腫瘍などへの適用が増えている．→ITナイフ，内視鏡下〔外科〕手術(ないしきょうかげかしゅじゅつ)

内視鏡的粘膜切除術（ないしきょうてきねんまくせつじょじゅつ）[endoscopic mucosal resection；EMR]
⇨EMR

内耳神経（ないじしんけい）[vestibulocochlear nerve]
第Ⅷ脳神経．脳幹の橋と延髄の間より出て，第Ⅶ脳神経の顔面神経とともに内耳道に入り，平衡覚をつかさどる前庭神経と，聴覚をつかさどる蝸牛神経の2つに分かれる．→蝸牛神経(かぎゅうしんけい)，前庭神経(ぜんていしんけい)

内耳性難聴（ないじせいなんちょう）[cochlear hearing loss]
〈迷路性難聴〉障害部位が内耳伝音系，血管系，有毛細胞にある難聴の総称．補充現象が陽性であり，語音明瞭度は低下することが多い．原因は音響性，薬物中毒性，メニエール病，遺伝，内耳炎，頭部外傷，内耳の奇形などがあるが，原因不明のものもあり，難治性である．

内シャント（ない）[internal shunt]
〈パーマネントシャント〉血液透析で用いられるブラッドアクセスで，皮下動静脈瘻のこと．一方，外シャントは，体外で静脈と動脈のブラッドアクセスを行う．一般的には利き腕とは逆の前腕部の橈側皮静脈と橈骨動脈の間に，作成されることが多い．

内旋（ないせん）[internal rotation；IR]
⇨外旋(がいせん)

内臓脂肪〔症候群〕（ないぞうしぼう〔しょうこうぐん〕）[visceral fat]
⇨メタボリックシンドローム

内臓痛（ないぞうつう）[visceral pain]
消化管の平滑筋に分布する感覚神経終末刺激に対し平滑筋の痙攣，伸展，拡張などの物理的刺激，酸素欠乏などがあると疼痛を感じる．代表的なものに胆石仙痛発作があり，管腔ないし囊状臓器の伸展による差し込むような反復する痛みをいう．痛み刺激は交感神経の求心性神経線維を通って大脳皮質に達する．→痛(いた)み

内臓リーシュマニア症（ないぞう）[visceral leishmaniasis]
⇨カラアザール

内鼠径ヘルニア（ないそけい）[internal inguinal hernia]
⇨鼠径部(そけいぶ)ヘルニア

ナイチンゲール誓詞（せいし）[the Nightingale Pledge]
米国デトロイトのファランド看護師訓練所学校の監督(1889〜1907)をした，リスツラ・E. グレッターにより1893(明治26)年に作成された．ナイチンゲールの偉業を称え，その教えを『ヒポクラテスの誓い』を参考にして看護師の心得として誓詞にしたもの．

ナイチンゲール，フローレンス
[Florence Nightingale, 1820〜1910] イギリスの看護師で，近代的看護法の創始者である．クリミア戦争時に従軍看護団のリーダーとして傷病者の看護にあたり，「クリミアの天使」とよばれた．その後1860年にはイギリス国民の献金によってロンドンの聖トーマス病院内にナイチンゲール看護学校を設立し，「ナイチンゲール方式」による細心・節制・公平・忍耐を提唱した看護師の養成を行い，その教育の思想は全世界に広まった．1910(明治43)年世を去るまで多くの業績を残し，主な著書に『看護覚え書』，『病院覚え書』などがある．1860年に書かれた『看護覚え書』は多くの国で看護を志す人々に読まれている．わが国でも原著，新説を含め多くの出版社から刊行されている．この書は英国の当時の女性達が家族の健康について責任をもっている状況のなかで，どのように考えていくかのヒントを与える目的で書かれたものである．その内容は，病気とは何か，環境の重要性(換気，保温，住居，物音，採光など)，清潔や食事および病人の観察の注意点，病人とのコミュニケーションなどである．これらが現在，看護を学ぶ者にとってナイチンゲールの健康管理の姿勢や統計的解釈など現代に通じる問題として受け止められている．→カイゼルスベルト学園

内転（ないてん）[adduction；add]
⇨外転(がいてん)

内転足（ないてんそく）[pes adductus]
⇨先天性内転足(せんてんせいないてんそく)

内毒素（ないどくそ）[endotoxin]
⇨エンドトキシン

ナイトホスピタル[night hospital]
〈夜間病院〉精神障害者の社会復帰療法の1つとして利用される制度(施設)．昼間は通勤，通学，家庭生活をし，夜間は病院に戻って治療を継続する．退院前の社会復帰への中間的環境である．→デイケア，デイホスピタル

ナイトロジェンマスタード[nitrogen mustard]
第一次世界大戦中に用いられた毒ガス(マスタードガス)のS(硫黄)をN(窒素)に変えてつくられたアルキル化薬に属する悪性腫瘍治療薬．とくにDNA鎖のグアニンの7位のNをアルキル化し，DNAの複製やRNAの合成を阻害し，腫瘍細胞の増殖を阻止する．2001(平成13)年，製造・販売中止になった．→アルキル化薬

内反下腿（ないはんかたい）[clus varum]
〈内反膝〉下腿が内側に凸状に彎曲しており，大腿が内側に凸状に彎曲する内反大腿と同様に，いわゆるO脚といわれる内反膝に含まれる．変形性膝関節症やくる病，外傷などが原因として考えられる．

内反膝（ないはんしつ）[bowleg, genu varum]
〈O脚〉外反膝とは反対に，下肢が膝の位置で外方凸に彎曲したものをいう．生後2年ほどは生理的にもみられるが，その後しだいに修正され，3〜4歳で外反膝の傾向を示す．したがって，小児が歩行を開始後に内反膝を呈する場合は病的と考えられる．原因は変形性膝関節症，関節リウマチ，くる(佝僂)病などである．治療は病的な場合を除き，自然矯正が一般的とされる．変形性膝関節症の場合は，時期をみて骨切り術が施行される．→外反膝(がいはんしつ)

内反手（ないはんしゅ）[club hand]
〈橈側列形成不全〉上肢の形態異常である橈側列形成不全は，前腕から変形のある内反手と，手にのみ形成障害のある母指形成不全がある．胎生期4〜7週は上肢の形成時期だが，この時期に何らかの原因によって異常が生じると形成障害となる．内反手は，手が腕関節で橈骨側に屈曲し

ており，高度のものは前腕が著明に短くなっている．治療は，内反の進行予防のための装具療法や仮骨延長術などの手術療法を行う．

ないはんそく [club foot]
内反足 足の変形の1つで，足長軸を中心に，足の先端部が距踵（きょしょう）関節部で内側へ屈曲・捻転した状態（図）．先天性内反足が最も多くみられ，多くは尖足，凹足，内転足，下腿内方捻転などを伴う．ほかに麻痺性や拘縮性にもみられる．

■図　内反足

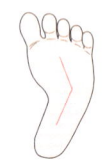

ないぶかんきょう [internal environment]
内[部]環境 個体（生活体）の基本構成単位を細胞と考え，その細胞を取り巻いている環境，すなわち細胞周囲に存在する細胞外液（体液）を指す．細胞外液の組成や状態は，外部環境の変化にもかかわらずほぼ一定に保たれ，恒常性が維持されている（恒常性維持；ホメオスターシス）．内部環境の概念は，フランスの生理学者ベルナール（Claude Bernard, 1813～1878）によって導入された．→外[部]環境（がいぶかんきょう），環境（かんきょう）

ないぶしょうしゃ [internal irradiation]
内部照射 （体内照射）放射性物質を体内に入れて，内部から病変部に照射すること．放射線を病巣の近くから局所的に照射するため，放射線の全身への影響を軽減できる．腔内照射，組織内照射がある．→腔内照射（くうないしょうしゃ），組織内照射（そしきないしょうしゃ）

ないぶろかそくしんがたけつえきとうせき
内部濾過促進型血液透析
[internal filtration enhanced hemodialysis；IFEHD] 血液および透析液の流路抵抗に伴う圧力損失により，ダイアライザー内部で，正濾過と逆濾過が同時に生ずることを内部濾過現象という．この現象を意識的に促進することにより，通常の血液透析（HD）モードで，血液透析濾過（HDF）に近い溶質除去効果を得る，簡便性と経済性に優れた透析療法として汎用が期待されている．→血液浄化療法（けつえきじょうかりょうほう），透析療法（とうせきりょうほう）

ないぶんぴつけい
内分泌系 ▶大項目参照

ないぶんぴつしょうがいぶっしつ
内分泌障害物質 [endocrine disruptor, endocrine disrupting agent]
〈環境ホルモン，内分泌攪乱化学物質，ホルモン様化学物質〉生体内ホルモンの合成，分泌，作用などに介入することによって生体のホメオスターシスの維持，生殖，発達，行動などに影響を与える外来物質で，現在約70の物質が知られている．そのなかでもフタル酸ジエチルヘキサン，ビスフェノールA，ダイオキシンは，環境中への拡散が進んでいるとみ

られ，注目されている．性ホルモンに酷似していて，エストロゲン（女性ホルモン）に似た作用とアンドロゲン（男性ホルモン）に拮抗作用を示す．ダイオキシンが血中に高濃度になれば，免疫反応が低下することもわかってきた．→外因性内分泌攪乱化学物質（がいいんせいないぶんぴつかくらんかがくぶっしつ），ホメオスターシス

ないぶんぴつせいこうけつあつ [endocrine hypertension]
内分泌性高血圧 内分泌系の疾患で昇圧性物質（カテコラミン，アルドステロンなど）が過剰産生，分泌されて高血圧となる場合をいう．この原因となる疾患として，褐色細胞腫，クッシング症候群（病），原発性アルドステロン症などがあげられる．

ないぶんぴつせいしんしょうこうぐん [endocrine psychosyndrome]
内分泌精神症候群 種々の内分泌疾患において，その疾患あるいはホルモンに一致した精神症状が出現するわけではないが，ある程度共通した精神症状を伴うことが明らかとなり，1979（昭和54）年 Bleuler（Manfred Bleuler, 1903～1994，スイス，医師）によって本症候群の概念が確立された．活動性の亢進または低下，うつ状態，基本的欲動の亢進・減退や睡眠覚醒リズムの異常などがある．内分泌疾患の治癒によって，多くの場合に精神症状も消失するが，一部には持続するものもある．

ないぶんぴつせん [endocrine glands]
内分泌腺 ホルモンを血液，リンパ液中へ分泌する組織で，下垂体，甲状腺，上皮小体（副甲状腺），副腎，卵巣，胎盤，膵島などがある．

ないぶんぴつりょうほう [endocrine therapy]
内分泌療法 腫瘍のうち，その発育がホルモンに依存しているものに対して，ホルモン作用の除去を目的として行われる．たとえば男性ホルモンに依存している前立腺がんに対して，男性ホルモンの供給源を取り除くための除睾術や，抗男性ホルモン薬やエストロゲンの投与が行われる．また子宮体がんや乳がんなどにも，それぞれホルモン療法が行われている．一方，内分泌疾患で欠落したホルモンを補充するのも広義の内分泌療法といえるが，これらは一般にホルモン補充療法（HRT）とよばれる．→ホルモン療法

ないほう [internal capsule]
内包 大脳半球の視床・尾状核とレンズ核（被殻，淡蒼球）の間にある白質（有髄神経線維）の部分を内包という．大脳皮質と皮質下の諸核，脳幹，脊髄を連絡する運動および感覚の伝導路の大部分が集まってここを通る．脳梗塞，脳出血で障害されることが多く，片麻痺（半身不随）となる．→大脳（だいのう），伝導路（でんどうろ）

ないほうししょうしょうこうぐん
内包・視床症候群 [capsulo-thalamic syndrome]
外側のレンズ核と内側の視床尾状核の間にある内包は血管障害の好発部位であり，この内包が損傷されることによって生じる．病巣反対側に高度の深部感覚障害，感覚過敏，自発的に起こる異常感覚，自痛痛（灼熱痛や視床痛），不完全麻痺，運動失調などをみとめる．視床症候群のデジェリンールーシー症候群（Déjérine-Roussy syndrome）と同義的によばれることもある．

ナチュラルキラーさいぼう [natural killer（NK）cells]
ナチュラルキラー細胞 白血球のなかのリンパ球に

は NK 細胞(ナチュラルキラー細胞)，T 細胞，B 細胞の 3 種がある．NK 細胞は細胞傷害活性が高く，がん細胞やウイルス感染細胞を殺傷することができ，白血球全体の15〜20％を占めるといわれる．一般の細胞に比べてやや大きく，細胞質内に多数の顆粒を有する形態的特徴から，粗大顆粒リンパ球(LGL)ともよばれる．

夏型過敏性肺炎〔summer-type hypersensitivity pneumonitis〕
〈アレルギー性肺炎，過敏性肺炎〉 過敏性肺炎の1つで，夏季，湿った家屋内に繁殖した真菌を反復吸入することによって起こる．トリコスポロン(*Trichosporon cutaneum*)という酵母型真菌によるⅢ・Ⅳ型のアレルギー性肺炎である．わが国の過敏性肺炎の3/4を占めるといわれる．症状としては，咳，発熱，呼吸困難があり，治療は，抗原からの隔離や，ステロイド薬の投与が一般的である．→過敏性肺炎(かびんせいはいえん)

Nat.Bica.〔natorium bicarbonate〕
⇨炭酸水素(たんさんすいそ)ナトリウム

ナトリウム〔sodium, natrium；Na〕
アルカリ金属の一種．記号Na，原子番号11，原子量23．細胞内よりも外液中に多く含まれ，細胞外液の浸透圧を一定に保つ働きをし，体内の水分平衡に関与している．主に食塩として摂取され，小腸で吸収される．腎疾患，循環器疾患などではNa⁺が体内に蓄積するため，食事中の塩分量を制限する．

ナトリウム過剰血症〔hypernatremia〕
⇨高(こう)ナトリウム血症

ナトリウム欠乏型脱水〔salt deficit dehydration〕
細胞外液からNaが水分よりも多く喪失し，血漿浸透圧の低下をきたした型の脱水．下痢，嘔吐，消化管出血，火傷，腸閉塞などの体液喪失時に低張補液を行うと発症しやすい．循環血漿量低下による循環不全の症状が出やすい．→脱水症(だっすいしょう)

ナトリウム制限〔sodium restriction〕
〈食塩制限，塩分制限〉 ナトリウムの摂取量と血圧の間には正相関がみとめられ，とくに食塩摂取量の多いわが国では，高血圧の促進因子として重要性が高い．現在わが国では10g/日以上(10.7g/日)の食塩が摂取されているが，減塩は降圧，高血圧性心血管合併症の予防に有効で，わが国の『高血圧治療ガイドライン2004』では，6g/日未満を推奨している．

ナトリウムポンプ〔sodium pump〕
細胞膜に存在するATPからの代謝エネルギーを用いて，能動的に細胞内から細胞外へNa⁺を排泄し，逆に細胞外から細胞内にK⁺を吸収する機構のこと．

鉛中毒〔lead poisoning〕
鉛の多量体内摂取による神経系の障害．多くは慢性に経過し，貧血，便秘，腹部仙痛，歯肉炎の黒褐色化，下垂手のような末梢神経麻痺症状などがみられる．ポルフィリン・ヘム代謝系の異常がみられ，コプロポルフィリンの尿中への増加が特徴的である．誤飲，吸入による急性中毒は，急性胃腸炎，肝障害を起こす．

生ワクチン〔live vaccine〕
弱毒した病原体(ウイルス，細菌など)を含むワクチン．感染性と抗原性を保ったまま，病原性をなくすか，あるいは非常に弱くした生きたままの病原体であるので，接種することにより宿主に病気を起こすことなく，自然感染とほぼ同様の強力な免疫を獲得させる．弱毒生ワクチン(attenuated live vaccine)ともいう．現行のわが国のワクチンでは，ウイルスではポリオ，麻疹，風疹，MR混合(麻疹，風疹)，おたふくかぜ，水痘，黄熱，細菌ではBCG，腸チフスがある．→予防接種(よぼうせっしゅ)

ナラティブ・アプローチ〔narrative approach〕
ナラティブは「物語り」を意味する．患者の語る「病いの体験の物語り」を決して評価的な態度をとらずに傾聴し，そうした対話のなかから新たな物語りや意味を見出していくかかわりをナラティブ・アプローチとよぶ．健康問題に対する理解に関して，科学的な説明だけを唯一の真実とするのではなく，それを医療人類学や医療社会学，医療倫理の立場から相対化し，結果として補完しようとするアプローチ法である．臨床の場だけでなく，看護教育上においてもナラティブ・アプローチをいかすこころみがなされている．

ナラティブ・セラピー〔narrative therapy〕
本療法の語源は，ナラティブ(narrative)，すなわち「語り」である．対象となる患者のライフイベントに根ざした出来事や問題を治療者との対話によって物語ることにより，「自分の経験したことの物語の再構成」を行うという心理療法の1つである．社会構成主義の観点からは，さまざまなマイノリティが受ける差別的待遇改善の社会活動そのものを指して用いられることもある．精神医学や臨床心理学領域の臨床においては，以下に示す3つのアプローチがこの療法の主要なものとされている．①リフレクティング・プロセス：より広汎な変化の可能性を治療に反映させるため，双方の自己回帰性(reflectivity)を高めることを可能とするアプローチである．治療者の家族との面接場面を治療チームが観察し，その観察結果について協議を行う．そのチームの話し合いをそのまま家族に観察させることで，家族を含めて交わされた意見のなかから，その後の治療の進めかたに反映させる．②ホワイト・モデル：問題に左右され，無力化しているという，人にとって受け入れがたい自分についての物語を，書きかえるアプローチである．問題に対抗しようとする本人の取り組みや意見(病気に打ちかちたい)を肯定しつつ，本人にとって受容しがたい問題(たとえば痛みや苦痛，不全感)のみを外在化して否定的に扱う．そして，外在化した問題を解消する代替のストーリーをつくれるように働きかける．③コラボレイティブ・アプローチ：科学的真実に基づくディスコース(言説)だけを重視するのではなく，本人独自のローカルなディスコース(個人的経験から生み出された知識や情報)を対話によってひき出すアプローチである．対話という共同作業そのものが大きな治療的意味をもつと位置づけられており，治療者は患者が語る内容を単に「アセスメントに必要な情報」ではなく，まだ語られていない患者の経験として対話にひき出せるようにすることで，本人が自らの物語を再構成し，新たな現実を再構成することを援助する．

ナラティブ・ベイスド・メディスン

[narrative based medicine ; NBM] 従来の医療では扱われていなかった「患者のストーリー」を重視し，そのストーリーに基づき，医学的処置や医療サービスを位置づけるべきとする考え方．イギリスのジェネラル・プラクティショナー（わが国の開業医にあたる）から出てきた運動が発端となっている．たとえば，同一の医療処置を施行する場合でも，おのおのの患者の経験を包括する物語に応じた「語り」を医療者側が行うことが重要とされる．科学的な根拠に基づくEBMと対極の関係に位置づけるものではなく，科学としての医学と，人間の触れ合いとしての医療とのギャップを埋める手段の1つとして提唱された「物語と対話に基づく医療」に対する1つの指針ともいえる．心理療法としてのナラティブ・セラピーと混同されることもあるが，若干意味合いが異なる．

ナリジクス酸 [nalidixic acid ; NA]
抗菌性化合物の一種で，細菌の DNA 複製を阻害し，とくにグラム陰性菌に対して強い効果を示す．尿路感染症，胆道感染症，腸炎，細菌性下痢，細菌性赤痢などに対し経口投与を行う．副作用として胃腸障害や，まれに光線過敏症などがみられる．

ナルコチン [narcotine]
⇨ノスカピン

ナルコレプシー [narcolepsy]
〈ジェリノー症候群，居眠り病〉 覚醒時に突然に襲ってくる睡眠発作，情動（笑い，怒りなど）による脱力発作，睡眠麻痺，入眠時幻覚を主症状とする症候群．前兆としてしびれ感，めまい，眼痛などもある．発症は15～20歳代が多く，遺伝的素因の関与が考えられている．

ナルシシズム [narcissism]
〈自己愛〉 ギリシャ神話の美童である Narcissus を語源とする．自己を対象とする愛の欲求，自己愛（selflove）を指す用語．過度な自尊心と独自性の感覚，批判や敗北に対する過剰反応は，ナルシシズム人格障害という．

ナロキソン [naloxone ; Nx]
モルヒネと似た構造をもつ合成の麻薬拮抗薬．オピオイド受容体のうち，ミュー(μ)，カッパ(κ)，シグマ(σ)の受容体に対して拮抗的に作用する．モルヒネなどの麻薬やペンタゾシンなどの非麻薬性鎮痛薬のもつ呼吸・循環抑制作用に拮抗するが，その作用時間は比較的短い．→レバロルファン

喃語（なんご）[babbling]
正常な乳児が生後2か月ころ，機嫌のよいときに出す「アー」「マー」などの声をいう．6か月ころになるとさらに話をするように声を出す．喃語はのちの情緒や言語の発達の基礎となる．→小児（しょうに）の成長・発達

軟膏療法（なんこうりょうほう）[ointment therapy, topical treatment]
〈外用療法，膏薬療法〉 皮膚病に対する局所療法．軟膏その他の外用薬を皮膚に塗布または貼布して，皮膚疾患を治療するもの．外用薬は薬効をもつ薬物である主剤（配合剤）と基剤からなる．基剤には粉末剤，油剤，油脂性軟膏，乳剤性軟膏，水溶性軟膏，ゲル基剤がある．

軟骨形成不全症（なんこつけいせいふぜんしょう）[achondroplasia]
〈胎児性軟骨形成異常症，胎児軟骨異栄養症〉 先天的な全身性骨格障害を示す遺伝性疾患の1つで，小人症の代表的疾患．四肢骨が極端に短く巨大頭蓋，鼻根陥没，胸椎の亀背，腰椎後彎などの特徴的症状を呈す．X線写真上，骨端部に異常がみられる．

軟骨腫（なんこつしゅ）[chondroma]
良性骨腫瘍であり，単発性と多発性がある．発症年齢は10～20歳が最も多い．手の指節骨と中手骨，足の趾骨に好発する．多発性では片側半身の長管骨骨端や扁平骨に多発性の軟骨塊を伴うもの，血管腫を伴うものなどがある．X線像では，骨幹端から骨幹に骨皮質の非薄化と膨隆を伴った境界明瞭な骨透明巣がみとめられる．腫瘍切除術後に骨移植を行うと治癒へと向かう．→骨腫瘍（こつしゅよう）

軟骨組織（なんこつそしき）[cartilaginous tissue]
軟骨は結合組織であるが血管および神経支配がなく，細胞間質の硬さが特徴的である．軟骨細胞と基質（線維，コンドロムコイド）からなり，主たる組織成分から硝子軟骨，弾性軟骨，線維軟骨の3種に分類される．胸部を形成する肋骨軟骨が代表的．

軟骨肉腫（なんこつにくしゅ）[chondrosarcoma]
原発性または二次性の軟骨形成性悪性腫瘍．成人男性の大腿骨，脛（けい）骨に好発し，患部の疼痛・腫脹が主症状．分化型，未分化型に区別する．治療は外科的に摘除を行う．

軟性下疳（なんせいげかん）[chancroid, soft chancre]
デュクレイ桿菌による性感染症の一種．性交にて感染し，2～3日の潜伏期後，感染部位に紅色小丘疹の発現をみ，膿疱となって痂皮（かひ）を形成する．次いで圧痛を伴う潰瘍を生じ，自家接種により増加する．鼠径部には有痛性のリンパ節腫脹と排膿をみる．治療はエリスロマイシンの内服を行う．→性病（せいびょう）

NANDA [North American Nursing Diagnosis Association]
〈北米看護診断協会〉 看護診断のための標準化された用語の開発を目的に，看護診断分類会議を推進している中心的組織である．会議は1973（昭和48）年から2年ごとに米国で開催され，討議・検証を続け，看護診断の明確化や分類・記述の方法の開発を進めてきたが，2000（平成12）年4月，これまでのユニタリーパーソンという概念基盤のなかで看護診断を導く人間の反応を9領域（分類法Ⅰ）から13領域に組み替え，診断の配置の修正や変更を行った（分類法Ⅱ）．2002（平成14）年，NANDA インターナショナル（NANDA-I）に改組され，偶数年ごとに新しい看護診断の採択や改訂を行っている．2007（平成19）年現在，分類法Ⅱは13領域と47の類から構成され，187の診断ラベルが承認されている．13領域の内容は次のとおりである．①ヘルスプロモーション，②栄養，③排泄と交換，④活動／休息，⑤知覚／認知，⑥自己知覚，⑦役割関係，⑧セクシュアリティ，⑨コーピング／ストレス耐性，⑩生活原理，⑪安全／防御，⑫安楽，⑬成長／発達．→看護診断（かんごしんだん），NIC（ニック），NOC（ノック）

NANDA-I [NANDA-International]
⇨NANDA（ナンダ）

難聴（なんちょう）[deafness, hearing loss]
聴覚の障害により聴力低下をきたした病態．伝音系の外耳道，鼓膜，耳小骨など外耳・中耳の障害に起因す

る伝音性難聴と，感音系の内耳蝸牛，聴神経，聴覚中枢などの障害に起因する感音性難聴とに分類される．後者はさらに内耳性難聴と，神経および中枢性の障害による後迷路性難聴とに分けられる．また原因によって，感染性，中毒性，心因性，職業性などに分けられる場合もある．→聴覚障害(ちょうかくしょうがい)

難病（なんびょう） ▶ 大項目参照

に

ニーチャム混乱・錯乱スケール
[NEECHAM confusion scale；J-NCS] 日本語版のニーチャム混乱・錯乱スケール．せん妄，急性混乱や錯乱の発生の可能性や誘発要素の分析，発症した際の程度などにつき，患者の行動や認識レベル，環境要因などをもとに評価するアセスメントツール．

ニード
[need, needs] 人間が何らかの行動を起こす際には，意識下・無意識下を問わず，その行動をひき起こす要因が背景にある．この要因をニードとよぶ．心理学的には「欲求」，「要求」とよばれ，「人間の行動を生起させたり，変容させたりする要因」と規定されている．ニードは行動のように具象的なものではないが，その充足へ向けての行動の一貫性によりその存在が推定される．マズロー(Abraham Harold Maslow)によると，ニード(基本的欲求)は生存にかかわる呼吸・飲食・排泄・睡眠・安全などの生理的・一次的欲求と，それらが充足されたうえで起こる愛情・美・承認・自己実現などの二次的欲求とに大別される．

ニード理論
[need theory] 人間の行動を内的欲求によって説明しようとする心理学理論．看護においても，患者が人間としてどのようなニードをもっているかを把握し，その内的欲求と行動との関係をとらえて，ケアに反映させようという動きがみられた．生活環境は，物的・心的な多くの要因の相互作用のうえに成り立っており，個人的価値観の相違と相まって，ニードはそれぞれに個別の特性をもっていると考えられる．健康・安楽に対するニードが自己充足できなくなった際に生じるさまざまな事態を，常にフィードバックしながら看護にあたることが重要とされている．個別的なニードを分析するうえでは，マズロー(Abraham Harold Maslow, 1908～1970, 米，心理学)の「ニードの5段階」理論が広く知られている．空気・水・食物などを求める①生理的ニードがまず根底としてあり，このレベルにおいては生命維持と密接に結びついた緊張関係が存在する．このニードが充足されると，次に②安全・安楽のニードが生じる．次いで，社会的充足を得るための③帰属・愛情に対するニード，さらに自尊心を満たす④承認のニードと，より高次のものを希求し，最終的には認識的・審美的完成を求める⑤自己実現のニードへと至る，というものである．ただし，これらのニードは，個人によって価値観や表現方法・行動様式が異なることもあり，すべての人がこの段階どおりに進むとは限らないとされている．

ニール−ムーザー反応
[Neill–Mooser reaction] 発疹熱の診断法．ニールは，メキシコチフスの患者の血液を雄のモルモットの腹腔内に接種し，陰嚢が発赤腫脹するのを発見した．ムーザーは，腫脹した精巣から病原体を発見し，その病原体が *Rickettsia mooseri*(*R.typhi*)とした．このニール(Mather Humphrey Neill, 1882～1930, 米，細菌学)とムーザー(Herman Mooser, 1891～1971, メキシコ，細菌学)の名前に由来する．

2型糖尿病
[type 2 diabetes millitus] ⇨糖尿病(とうにょうびょう)

にきび
[acne vulgaris] ⇨尋常性痤瘡(じんじょうせいざそう)

にぎり反射
[grasp reflex] ⇨把握反射(はあくはんしゃ)

肉芽形成
[formation of granulation tissue] 創傷治癒の初期は，炎症反応に伴い，血小板，凝血塊によるフィブリン塊が欠損部を覆うが，増殖期では，上皮化が進むとともに，初期にはフィブリン，フィブロネクチンなどからなる肉芽組織が形成され，しだいに血小板，破壊された細胞，マクロファージなどから放出された増殖因子により刺激を受けた線維芽細胞がコラーゲンを産生し，血管内皮細胞の増殖により血管新生も起こる．さらに，成熟期になると，ヒアルロン酸，フィブリン，フィブロネクチン，Ⅰおよび Ⅲ型コラーゲンが再構築され，Ⅲ型コラーゲンの減少，プロテオグリカンの蓄積が起こり，ヒアルロン酸，フィブリン，フィブロネクチンはしだいに分解されていく．

肉芽腫性炎
[granulomatous inflammation] ⇨炎症性肉芽腫(えんしょうせいにくげしゅ)

肉芽組織
[granulation tissue] 線維芽細胞，多数の毛細血管，炎症性滲出細胞からなる増殖能をもつ幼若な結合組織．表面は赤く，細顆粒状，易出血性である．創傷治癒の際にみられる．組織の修復，器質化に重要な組織で，やがて線維化し，収縮，瘢痕を形成する．→異物[性]肉芽腫(いぶつせいにくげしゅ)

肉腫
[sarcoma；SA] 非上皮性の悪性腫瘍．がん腫(上皮性)とは組織学上区別される．若年者に多く，増殖力が強く，血行性に転移しやすい．線維肉腫，筋肉腫，脂肪肉腫，軟骨肉腫，骨肉腫，リンパ肉腫，神経肉腫などがある．→悪性新生物(あくせいしんせいぶつ)，胃肉腫(いにくしゅ)

にくずく肝
[nutmeg liver] ⇨うっ血肝

二元配置分散分析
[two-way analysis of variance] 2要因によって分類された標本群をとって表を作成し，2要因それぞれ単独による変動と誤差変動の分散比を検討し，それぞれの要因の影響の有意性を検討する方法．two-way ANOVA とよばれる．→分散分析(ぶんさんぶんせき)

二項分布
[binominal distribution] *n*回の独立試行を行う際の成功回数の確率

分布．1回の試行においては成功か失敗かの2通りの結果しか起こらないとする．離散分布の1つ．→ポアソン分布

ニコチン [nicotine]
たばこに含まれる主なアルカロイド．毒性が強いので臨床的には用いられない．交感神経および副交感神経の神経節のニコチン受容体を強く刺激し，さらに増量すると麻痺させる．→アルカロイド

ニコチン依存症 [nicotine dependence]
たばこの煙には多数の有害物質が含まれており，慢性閉塞性肺疾患，動脈硬化症，発がんへの関与などが明らかとなり，禁煙は公衆衛生上の大きな課題となっている．その際，問題になるのがたばこに含まれているニコチンへの依存である．ニコチンは精神依存と身体依存の両方を起こすので，そのために禁煙に失敗することが多い．禁煙治療には，前者への行動療法や，後者への離脱症状の対処とニコチン置換療法がある．ニコチンパッチやニコチンガムが離脱症状軽減に利用されている．

ニコチン依存度質問票 [fagerstrome test for nicotine dependence；FTND]
⇨FTND

ニコチンガム [nicotine gum]
禁煙時に起こる離脱症状緩和の目的で用いられる禁煙補助薬である．たばこに代わって代替的にニコチンを体内に入れ，血中のニコチン濃度をある程度維持することにより，離脱症状の出現を少なくする．ニコチンガムは微量のニコチンを含有するチューインガム型の製剤で，噛むことにより口腔粘膜からニコチンが吸収され，血中に入る．ほかにニコチンを含有する貼付剤で，皮膚に貼付して経皮的にニコチンを吸収させるニコチンパッチがある．

ニコチン酸 [nicotinic acid]
⇨ビタミン

ニコチン[酸]アミド [nicotinic acid amide]
⇨ビタミン

ニコチン酸欠乏症候群 [nicotinic acid deficiency syndrome]
⇨ペラグラ

ニコチン酸製剤 [nicotinic acid]
肝でのコレステロール合成を抑え，中性脂肪の分解を促進すると考えられている．ほかの脂質異常症治療薬と比較すると作用は穏やかで，総コレステロール値は10〜15%，中性脂肪は20%程度下げるが，コレステロール低下作用のみならずほかの脂質にも作用して，動脈硬化の進行を防ぐ働きがあるとされている．ニセリトールが脂質異常症，レイノー症候群・閉塞性動脈硬化症などに伴う末梢循環障害に，ニコチン酸トコフェロールが高血圧症に伴う随伴症状，脂質異常症，閉塞性動脈硬化症に伴う末梢循環障害に使用される．

ニコチンパッチ [nicotine patch]
⇨ニコチンガム

ニコラ-ファーブル病 [Nicolas-Favre disease]
⇨鼠径（そけい）リンパ肉芽腫症

ニコルスキー現象 [Nikolsky sign]
皮膚に軽い物理的刺激を加えただけで，表皮剝離や水疱形成をきたす現象．尋常性天疱瘡（じんじょうせいてんぽうそう），先天性表皮水疱症，新生児剝脱性皮膚炎などでみられる．Pyotr Vasilyevich Nikolsky（1858〜1940，ロシア，皮膚科）．

二次感染 [secondary infection]
〈続発感染〉 1つの病原体による感染症が成立したのちに，新たに加わった他種の病原体による感染をいう．たとえば麻疹の経過中に細菌性肺炎に罹患した場合，前者を初感染，後者を二次感染という．

二次救命処置 [advanced life support；ALS, advanced cardiac life support；ACLS]
⇨ALS〈二次救命処置〉

二次結核 [secondary tuberculosis]
⇨結核［症］（けっかくしょう）

二次出血 [secondary hemorrhage]
⇨後出血（こうしゅっけつ）

二次性高血圧 [secondary hypertension]
⇨高血圧症（こうけつあつしょう）

二次性上皮小体（副甲状腺）機能亢進症 [secondary hyperparathyroidism]
〈続発性上皮小体（副甲状腺）機能亢進症〉 低カルシウム血症が長期間持続していると，それによって PTH（上皮小体ホルモン）分泌が刺激されて慢性的な高 PTH 血症状態となり，汎発性線維性骨炎を中心とした骨病変が形成されるものである．低カルシウム血症の原因としてはビタミン D の欠乏や活性化障害，PTH 抵抗性などの基礎疾患があるが，圧倒的に多いのは慢性腎不全による低カルシウム血症である．

二次性心筋疾患 [secondary myocardial disease]
〈続発性心筋症，特定心筋症〉 心筋症は原因不明のものがほとんどだが，そのうち，心筋病変の原因や背景にある全身疾患などの原因または関連が明らかにされている心筋疾患のことをいう．アルコール性，産褥性，SLE の一部などである．予後は一般に不良で，治療も原因疾患に対して行われる．

二次性ネフローゼ症候群 [secondary nephrotic syndrome]
⇨ネフローゼ症候群

二次性白血病 [secondary leukemia]
〈治療関連白血病〉 骨髄傷害性の抗がん薬や化学物質，放射線照射を受けたことによって誘発される白血病で，とくに急性骨髄性白血病（AML），骨髄異形成症候群（MDS）が誘発されることが多い．放射線照射あるいは，抗潰瘍薬であるアルキル化薬の長期使用による AML 発症への関与が指摘されている．→アルキル化薬

二重見当識 [double orientation]
正しい見当識と誤った見当識が共存し，現実の世界と非現実の妄想の世界にまたがって住んでいる状態．たとえば患者は妄想体験では自分は皇族であると主張しても，現実の精神科病院内の生活においてはある程度正しい行動がとれる．統合失調症でみとめられる代表的な症状．

にじゅうじんかく 二重人格 [double personality]
一人の人格が全く変貌し，他の人格に変わったと思われる状態が一定期間続き，もとの人格に復したときに第２人格のときの言動を一切記憶していない状態．さらにより多くの人格に変化するときは多重人格という．精神障害分類(DSM-Ⅳ)やICD-10では解離性障害のなかに含められている．

にじゅうぞうえいほう 二重造影法 [double contrast method, double contrast technique]
消化管各部や膀胱などの造影において，造影剤と空気により微細な病変までも描出しようとするもの．通常は造影剤を注入後，発泡錠を服用させるか，空気を直接注入して行う．→充満撮影法(じゅうまんさつえいほう)

にじゅうちかく 二重知覚 [duplex perception]
初めてのことであるのに，以前に全く同じことを体験したと感じることをいう．その１つが既視体験で，全く初めて出会った光景をかつて見たことがあると感じるものである．てんかん発作や，離人症症状を伴うさまざまな精神疾患，疲労しているときなどにみられる．現在は「二重知覚」より「既視感」のほうがよく用いられている．→既視感(きしかん)

にじゅう 二重らせん [double helix]
1953(昭和28)年にワトソンとクリックが提唱したDNAの立体構造(図)．DNAの立体構造にはA型(右巻き)，B型(右巻き，細胞内では一般的)，Z型(左巻き)がある．水溶液中ではB型で，らせん一巻きに10個のヌクレオチド対が含まれる．また，このヌクレオチド対ではアデニン(A)とチミン(T)による２本，グアニン(G)とシトシン(C)よる３本の特異的な水素結合はDNAの半保存的複製に重要である．James Dewey Watson(1928～，米，分子生物学)，Francis Harry Compton Crick(1916～2004，英，生物学)．

■図　DNAの立体構造

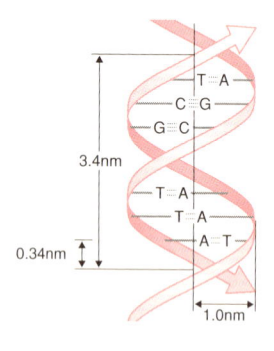

にしょくがたしきかく 二色型色覚 [dichromatism]
二色型色覚は，３種のうち２種しか錐体が働かないために起こる色覚異常である．これには第一色覚異常(赤色盲)，第二色覚異常(緑色盲)，第三色覚異常(青色盲)があり，それぞれ赤錐体色素，緑錐体色素，青錐体色素を欠くために起こると考えられている．第一，第二色覚異常は伴性劣性遺伝で，９割以上が男性である．→一色型色覚(いっしょくがたしきかく)，色覚異常(しきかくいじょう)

にじワクチンふぜん 二次ワクチン不全 [secondary vaccine failure ; SVF]
わが国で使用されているワクチンは優秀なものが多いが，数％の確率でワクチンを接種しても十分な抗体が得られない場合があり，これを一次ワクチン不全(primary vaccine failure : PVF)とよぶ．一方，ある病原体に対するワクチンを接種後，長期間経過すると予防接種によって十分な抗体が獲得できた場合でも，その効果はしだいに弱くなっていく．通常は，ある病原体に対する免疫が有効な状況下でその病原体にときどき接触すると，そのつど，免疫がより強くなる(ブースター効果)．しかし，当該感染症の発生頻度が低下すると，病原体に接触する機会が減りブースター効果が得られなくなる．このため，その病原体に対する免疫力が低下して，感染症に罹患する場合がある．このことを二次ワクチン不全とよぶ．→ワクチン

ニスタグムス [nystagmus ; Ny]
⇨眼振(がんしん)

にせんべん 二尖弁 [bicuspidal valve]
⇨僧帽弁(そうぼうべん)

にそうせいじょさいどうき 二相性除細動器 [biphasic defibrillator]
⇨除細動器(じょさいどうき)

にだんはいにょう 二段排尿 [two-phase micturition, micturition in two stages]
排尿後，まもなく尿意をきたし，再び排尿する状態をいう．膀胱憩室などでみられる症状である．膀胱憩室では，排尿を行うと，まず膀胱内に貯留した尿が排泄されるが，その後，からになった膀胱に憩室内に貯留してた尿が流入するため，再び尿意を感じて排尿する．膀胱憩室は男性に多く，膀胱鏡や膀胱造影で診断を行う．二段排尿は，膀胱尿管逆流現象によって水腎症や水尿管症でもみられることがある．→膀胱憩室(ぼうこうけいしつ)

にだんみゃく 二段脈 [bigeminy ; big]
〈二連脈，二拍家〉心臓のある部位に形成された異常刺激により，心臓の正常な収縮と異常な収縮(期外収縮)が交互に起こり，それが規則的に反復するもの．連続した２つの収縮のあとにやや長い休止期が入る．正常拍１つに２つの期外収縮や，２つの正常拍に１つの期外収縮が規則的に反復する場合は三段脈という．

にちじょうせいかつじりつど 日常生活自立度 [degree of self-reliance of the disabled elderly in daily life]
〈寝たきり度〉介護保険法により「障害老人の日常生活自立度(寝たきり度)」として定められている．その判定基準は表のとおりである．判定時は，補装具や自助具などの器具類の使用の有無は問わない．

にちじょうせいかつどうさ 日常生活動作 [activities of daily living ; ADL]
⇨ADL訓練

にちじょうせいかつようぐとうきゅうふとうじぎょう 日常生活用具等給付等事業
介護保険による給付等ではなく，寝たきりや独居の高齢者，重度の障害者などに対して，車椅子や緊急通報装置など日常生活用具を給付または貸与することにより，対象者の生活の便宜をはかる制度．給付対象となる用具

■表　障害老人の日常生活自立度(寝たきり度)判定基準

生活自立 ランク J	何らかの障害等を有するが，日常生活はほぼ自立しており独力で外出する ①交通機関等を利用して外出する ②隣近所へなら外出する
準寝たきり ランク A	屋内での生活は概ね自立しているが，介助なしには外出しない ①介助により外出し，日中はほとんどベッドから離れて生活する ②外出の頻度が少なく，日中も寝たり起きたりの生活をしている
寝たきり ランク B	屋内での生活は何らかの介助を要し，日中もベッド上での生活が主体であるが座位を保つ ①車椅子に移乗し，食事や排泄はベッドから離れて行う ②介助により車椅子に移乗する
寝たきり ランク C	1日中ベッド上で過ごし，排泄，食事，着替において介助を要する ①自力で寝返りをうつ ②自力で寝返りもうたない

(平成3年11月18日　老健第102-2号　厚生省大臣官房老人保健福祉部長通知)

や負担方法は地域により異なる．

日内変動　にちないへんどう　[circadian rhythm]
⇨サーカディアンリズム

日没現象　にちぼつげんしょう　[setting sun phenomenon]
⇨落陽(日)現象(らくようげんしょう)

日勤　にっきん　[day shift]
⇨勤務体制(きんむたいせい)

NIC　ニック　[Nursing Interventions Classification]
〈看護介入分類〉　ICN(国際看護師協会)では世界各国で行われている看護実践を，看護プロブレム/看護診断(nursing problems/nursing diagnosis)，看護介入(nursing intervention)，患者成果(=看護成果)(patient outcome)の3つの観点から分類し，相互の関係を明らかにする体系 ICNP(看護実践国際分類)の開発を行っている．看護介入分類は看護方法論の枠組みである．1987(昭和62)年からアイオワ大学の研究チームは，全米で行われている看護介入行為について調査を始め，多くの専門職能団体からの情報によって分類，開発している．年々，新しい介入を追加し刊行している．NICは看護師が実施する治療を記述するために用いる最初の包括的標準用語である．→NOC(ノック)

日光過敏症　にっこうかびんしょう　[photosensitivity]
⇨光線過敏性皮膚疾患(こうせんかびんせいひふしっかん)

日光皮膚炎　にっこうひふえん　[solar dermatitis, sunburn；SB]
〈日やけ〉　日光によりひき起こされる皮膚炎．中波長紫外線(UVB)が原因となる．日光照射数時間後にびまん性に発赤，しばしば浮腫，水疱を伴って灼熱感，疼痛がある．このような皮膚炎は病態的に全身の熱傷に類似し，治療もこれに準ずる．

日光浴　にっこうよく　[sun bath, insolation]
日光には熱線や紫外線など，波長の異なる光線がいろいろ含まれていて，皮膚表面や皮膚の内部に刺激を与えて機能を高める働きがある．その効果は，①皮膚機能を高め，寒冷に対する抵抗力を増し，②皮膚のなかにあるエルゴステリンがビタミンDに変わり，くる(佝僂)病の予防に役立つ，③カルシウムやリンの同化作用を増進させ，赤血球の増加を促す，④紫外線による殺菌作用などである．ただし，強い紫外線による皮膚への悪影響も問われているため，適当な時間帯，適度な照射時間に注意する．

ニッシェ　[niche]
胃・十二指腸潰瘍などのX線検査でみられる所見の1つで，造影剤による組織欠損部の陰影をいう．ニッシェのみられる位置により，側面ニッシェと正面ニッシェを区別する．多くの場合，内視鏡と生検による確定診断が必要となる．

ニッシェ型喉頭巻綿子　がたこうとうけんめんし
喉頭への薬物塗布などに用いるもので，先端に綿を巻いて使用する．その際，使用中に綿がはずれないようしっかりと巻くことが重要．

日射病　にっしゃびょう　[sun stroke]
⇨熱中症(ねっちゅうしょう)

ニッスル小体　しょうたい　[Nissl body]
神経細胞質中の塩基好性の顆粒で，ニッスル染色により青紫色の点状に染色される構造．RNA分解酵素処理で消失し，顕微分光分析で紫外部に特有の吸収を示すことからRNAであることが分かり，その本体は粗面小胞体のリボソームである．

二糖類　にとうるい　[disaccharide]
2分子の単糖が1分子の水を失ってグリコシド結合したもので，マルトース(麦芽糖)，スクロース(蔗糖)，ラクトース(乳糖)が代表的である．これらは生体のエネルギー源，生体構成成分として重要である．

ニトラゼパム　[nitrazepam；NZP]
ベンゾジアゼピン系の抗不安薬．一般にベンゾジアゼピン系薬物は抗不安作用，催眠作用，抗痙攣作用，筋弛緩作用を有する．ニトラゼパムは，催眠薬として用いられる．呼吸抑制，依存性，錯乱が副作用としてある．

ニトログリセリン　[nitroglycerin；NTG]
狭心症発作の治療薬．舌下錠，点滴静注，貼布薬として投与する．効果発現は速く，労作型狭心症，安静狭心症ともに有効である．一酸化窒素(NO)を産生することで，血管平滑筋を弛緩させて末梢血管を拡張し，冠血流はむしろ減少する．血液還流の減少による心仕事量の減少，太い冠動脈の拡張により心筋虚血部に優先的に血流を送り込むことで奏効する．

二拍脈　にはくみゃく　[bigeminy]
⇨二段脈(にだんみゃく)

ニフェジピン性歯肉増殖症　せいしにくぞうしょくしょう
[gingival hyperplasia induced by nifedipine]　〈歯肉肥大症〉
ニフェジピンとは，カルシウム(Ca)拮抗薬で，冠状血管拡張や血管平滑筋の収縮に関与するCaイオンの細胞内への流入を阻害する薬物である．原因は解明されていないが長期服

用により歯肉が過度に増殖し肥厚をきたすことがあるといわれている．発現部位は歯の存在する部位の歯肉に限定されており，前歯で最も多い．

二分口蓋垂 [bifid uvula]
〈口蓋裂〉 口蓋裂の軽症例で，口蓋垂が2つに割れている口蓋裂の軽症例で，口蓋垂が2つに裂けている先天異常．二分されている部分は，口蓋垂の先端部から全体に及ぶものまであるが，いずれも自覚症状はみられない．

二分脊椎 [spina bifida]
⇨脊椎披裂(せきついひれつ)

日本医師会 [Japan Medical Association ; JMA]
日本国内の医師を会員として構成される専門学術団体であり，日本の医師の意見集約集団でもある．国民が安心して医療を受けることができるよう体制整備を行うほか，最高水準の医の倫理についての教育と実践を目標に掲げて幅広い活動を行っている．

日本医療機能評価機構 [Japan Council for Quality Health Care ; JCQHC]
1995(平成7)年，国と医療関係団体等の出資により設立された財団法人．1997(平成9)年より病院機能評価事業を開始．病院の現状の問題点を明らかにするとともに，その改善を支援し，一定の基準を満たした病院に対しては認定証の発行を行う．審査結果の広告が可能となったことや，認定が一部の診療報酬の取得要件とされたことから受審件数は年々増加し，2007(平成19)年11月末現在の認定病院は2,417となっている．認定有効期限は5年間で，すでに更新認定を受けた病院は674病院．2003(平成15)年に認定病院による患者安全推進事業，翌年には厚生労働省の委託で医療事故情報収集等事業を開始するなど，医療の質・安全の向上を支援する中立的な第三者機関として活動の幅を広げている．→医療施設(いりょうしせつ)

日本看護協会 [Japanese Nursing Association ; JNA]
安全な看護の提供と質の向上，保健師・助産師・看護師・准看護師の連帯と福祉，専門的な学術の研究を目指す職能団体．1946(昭和21)年，日本産婆看護婦保健婦協会の名で発足し，1951(昭和26)年に現在の名称に改称された．日本看護学会を組織し，年1回の総会を行うほか，看護の質の向上やガイドラインの作成，看護教育の推進，看護の生涯学習の推進，看護業務拡大に伴う専門看護師，認定看護師制度の発足など責任を通じて国民の福祉に貢献するため，調査・研究，出版など幅広い活動を行っている．

日本住血吸虫症 [schistosomiasis japonica]
〈片山病，佐賀流行病，山梨病〉
ミヤイリガイを中間宿主とする日本住血吸虫セルカリアが，経皮感染により門脈系の血管内に寄生して起こる疾患．虫卵は腸管壁，肝，そのほかの臓器組織に栓塞し，虫卵結節を形成する．栓塞周囲組織に壊死が起こると二次感染を伴って粘血便をみる．感染4～7週で急性腸炎，チフス様高熱が5～7日続き，慢性になると肝硬変，巨大脾腫をみる．かつては広島，山梨，筑後川，利根川流域に多く見出されたが，最近は患者数が激減している．治療にはプラジカンテルが有効である．→寄生虫[症](きせいちゅうしょう)

日本精神科看護技術協会 [Japanese Association of Psychiatric Nursing] 精神科看護などに従事している人々で組織されている団体のこと．1947(昭和22)年男性看護者の質的向上を目的として「全日本看護人協会」として発足．1958(昭和33)年「日本精神科看護協会」と改称し女性看護者の入会可能となる．1976(昭和51)年「社団法人日本精神科看護技術協会」と改称．会員は看護師，准看護師であることが条件となる．精神科看護唯一の職能団体として，教育・研究活動を中心とし，精神科看護の専門的技術の向上，職業倫理の向上，精神衛生思想の普及，会員相互の交流と親睦などの活動をしている．

日本精神病院協会 [Japanese Association of Psychiatric Hospitals]
1949(昭和24)年私立精神病院の発展向上をはかることを目的として設立された．会員は全国の私立精神病院経営者および管理者により構成されている．1954(昭和29)年社団法人化した．精神病院の管理運営，精神医療における法的問題，精神病院職員の教育，ならびに各種刊行物の出版などの活動を続けている．

日本赤十字社 [Japanese Red Cross Society ; JRC]
1877(明治10)年，西南戦争の際に佐野常民(1823～1902，政治家)により創始され，民家において官軍・幕軍の区別なく援護にあたった博愛社が前身である．1886(明治19)年の日本のジュネーブ条約加盟を受けて，1887(明治20)年に日本赤十字社と改称した．日本赤十字社の看護師には日清・日露戦争，第一・第二次大戦で活躍し，各国の評価を受けた．現在は，多数の病院と看護師養成施設を擁し，国際的な傷病者の救済治療や，献血事業を行っている．

日本臓器移植ネットワーク [Japan Organ Transplant Network] 臓器提供者(ドナー)とその家族の意思を尊重し，臓器移植を希望する人(レシピエント)に，最善の方法で臓器が提供されるように橋渡しをする組織．1997(平成9)年の「臓器の移植に関する法律」によって設置された．①心停止後の腎移植に加え，「臓器移植法」に規定する臓器(心臓・肝・肺・膵・腎・小腸)のあっせん，②公平かつ適正なシステムづくり，③レシピエント登録およびドナー情報の一元化，④レシピエントの公平かつ適正な選択，⑤必要情報の公開，⑥関係者の協力体制の整備，⑦意思表示カードの普及・啓発を業務とする．全国を3つのブロック(東日本・中日本・西日本)に分け，地域ごとにブロックセンターを設置している．→移植(いしょく)コーディネーター，臓器提供意思表示(ぞうきていきょういしひょうじ)カード

日本知的障害者福祉協会 [Japanese Association on Intellectual Disabilities] 知的障害者の福祉増進を目的に，知的障害施設の運営と療育・援助活動への指導や職員の養成と研修，福祉思想の普及を目指した広報活動，行政機関・団体との協力や連携，海外視察や受け入れや情報誌の作成をはじめとする国際交流，さらに調査研究，研究誌や図書の出版などを行っている．1934(昭和9)

日本糖尿病療養指導士 [certified diabetes educator of Japan; CDEJ]

糖尿病とその療養指導全般に関する正しい知識を有し、医師の指示の下で患者に熟練した療養指導を行うことのできる医療従事者〔看護師、管理栄養士、薬剤師、臨床検査技師、理学療法士の資格を有する者および准看護師、栄養士の資格を有する者。ただし、准看護師、栄養士に対する受験資格附与は2000(平成12)年度より2004(平成16)年度までとする〕に対し、日本糖尿病療養指導士認定機構が与える資格で、2000(平成12)年度より毎年2,000名弱が誕生している。

日本脳炎 [Japanese encephalitis]

病原体は日本脳炎ウイルスで、主としてコガタアカイエカの媒介で感染する。2〜7日の潜伏期ののち、発熱、頭痛、嘔吐、項部強直、ケルニッヒ徴候、腱反射亢進、意識障害などがみられる。死亡率は30〜50%と高く、予防接種による予防以外は対症療法しかない。

日本ホスピス緩和ケア協会

[Hospice Palliative Care Japan] 1990(平成2)年4月、厚生省(当時)の末期がん患者のケアを行う緩和ケア病棟の施設基準が設けられ、緩和ケア病棟入院料の定額制も導入された。それに伴い、ホスピス・緩和ケア病棟への社会的関心も高まり、1991(平成3)年10月に全国ホスピス・緩和ケア病棟連絡協議会として発足し、2004(平成16)年に改称した。この会の目的は、ホスピス・緩和ケアの普及と啓発や資質の向上である。活動内容は年次大会にて各施設に共通する問題や課題について意見交換を行うほか、積極的なアプローチも行っている。2006(平成18)年9月現在、緩和ケア病棟承認届出受理施設のA会員が164施設、未承認のホスピス・緩和ケア施設や病棟開設準備中のB会員が77団体である。

日本薬局方 [Japanese Pharmacopoeia; JP]

薬事に関する法令で、医薬品の適正を期すために、厚生労働大臣によって定められた規格書。薬品の製法、性状、純度、定量法、常用量、極量、貯法などを規定している。

入院基本料 [admission fee]

2000(平成12)年度の診療報酬改定から新たに導入された項目で、患者の入院医療サービスに対する価格を指す。それまで個別に算定されていた入院環境料(ホテルコスト)、看護料(看護配置基準)、入院時医学管理料(ドクターフィー)等がすべて包含され一本化されたもので、10種の病棟種類に区分されている。平均在院日数、有資格看護要員数、看護師比率など細かな規定により日額点数などが決定される。2006(平成18)年の診療報酬改定においては、「7対1入院基本料」(24時間平均で患者7人に看護職員1人という常勤換算での人員配置基準)という区分が最高位として設定され、看護師の獲得に向け一部大病院への集中化が進んだ反面、中小病院での深刻な人材不足なども生じている。看護配置基準の設定については、現場の実情に即していないなど否定的な見解も多くある。→基準看護(きじゅんかんご)、新看護[体系](しんかんごたいけい)

入院時看護

医療施設に入院する患者がかかえるさまざまな問題の解決や、療養生活を援助、支持すること。入院の目的は安静、検査、診断、治療、症状の観察、隔離、専門的看護の必要などさまざまである。患者はいままでの社会生活を離れて病院という特殊な環境で生活しなければならない。それは衣・食・住を他者に依存せざるをえない生活であり、さらに検査・処置・手術などという苦痛、不快、不安を伴った生活でもある。したがって、患者と看護師の間にはよりよい人間関係を早期に成立させることが重要である。病院での生活に早く適応させ、安定させ、さらに健康へ向かうための療養生活に積極的な姿勢をもたせるべくオリエンテーションを行うことが大切である。一般には①自己紹介、②職員の紹介、③同室の患者の紹介、④病室の設備と使用法、⑤病棟の構造、⑥日課の説明、⑦病棟のスケジュール、⑧療養上の必要事項、⑨外泊・外出の説明、⑩貴重品や必要物品の取り扱い、⑪患者からの要望、⑫予定されている検査・処置の説明などを行う。そのほかに行う情報収集としては、患者・家族より主観的情報として主訴、現病歴、既往歴、家族歴、日常生活状況など、客観的情報としては一般状態、診察所見、バイタルサイン、検尿、血液検査所見などを外来カルテや主治医、医療チームメンバーなどからも情報を聴取する。また入院時の患者心理、希望、経済的問題、患者の役割は何かをアセスメントし、患者に適した看護計画を立て看護にあたる。なお患者への応対は相手の立場に立ったコミュニケーションに配慮する。

入院診療計画

入院した患者への診療計画を説明、文書を渡すことは患者へのインフォームド・コンセント(十分な説明を受けたうえでの同意)として必要なことである。診療報酬では入院診療計画は、医師、看護師、その他必要に応じ関係職種が共同で策定し、病名、症状、検査内容、手術内容、入院期間などについて入院後7日以内に説明することが求められ、文書などで説明した場合、加算するしくみがある。1996(平成8)年から診療報酬でインフォームド・コンセントが診療行為として点数化(350点加算、入院診療計画が策定され、説明が行われていない場合は、入院基本料より減算になる)されていた。2006(平成18)年4月の診療報酬改定では、入院基本料算定要件となり減算項目削除となった。

乳化剤 [emulsifying agent, emulsifier]

少量で界面の性質を変化させる性質を有する物質。界面活性剤の一種で、化学構造的には1分子内に親水性原子団と疎水性原子団をもつ両親媒性物質である。天然に存在する乳化剤としては胆汁酸塩、リゾリン脂質、石けんなどがあり、脂肪を乳化して消化を助けている。

乳化作用 [emulsification]

水と油のように互いに混じらない液体の混合物に、石けん水を加えて撹拌するとコロイド状の乳濁液となる。石けんのこのような作用を乳化作用という。石けんは親水性の原子団と疎水性の原子団をもっており、水のなかでは疎水性の部分同士が互いに引き合って内側へ入り、そこへ油の粒子が取り込まれ、親水性の部分は外側に向かい、全体として親水性の表面をもち、水のなかに分散している。→胆汁酸(たんじゅうさん)

乳がん ▶ 大項目参照

乳管内乳頭腫 [intraductal papilloma]
多くは乳輪直下の乳管内に発生する乳頭状腫瘍で，組織学的には，乳管上皮と筋上皮の2層をなして乳頭状，樹枝状に発育し，間質結合組織に富む．臨床上乳頭からの血性分泌をみることが多く，柔らかい小腫瘤として触知されることもある．診断には超音波検査，乳管造影，細胞診などが用いられる．

乳がんの進行度 腫瘍径（T），リンパ節転移（N），遠隔転移（M）の有無により，病期0からⅣに分類され，Ⅱ，Ⅲ期はさらにA，Bに細分化されている．たとえば，肝などへの遠隔転移を有するものは病期Ⅳに相当する．→乳（にゅう）がん

乳剤性軟膏 [emulsion ointment]
水溶液，油成分および乳化剤を混合し乳剤としたもの．水相中に油滴の分散した水中油型（O/W）乳剤性軟膏と油相中に水滴が分散した油中水型（W/O）の2種がある．乳剤性軟膏は薬物を経皮浸透させる力が強く，また容易に水で洗い落とせる．各種外用薬の基剤として用いられ，親水軟膏（O/W），セタノール軟膏（W/O）などがある．

乳酸アシドーシス [lactic acidosis]
体内に乳酸が蓄積した結果，体液が酸性に傾いた状態を乳酸アシドーシスといい，代謝性アシドーシスの1つの型．激しい運動や痙攣などの際，酸素の供給が不十分となり，ピルビン酸の酸化が障害され，乳酸が蓄積する．

乳酸桿菌 [lactobacillus]
〈ラクトバチラス〉 グラム陽性嫌気性桿菌で，普通寒天培地には発育しない．多くは運動性がなく一般に非病原性である．自然界に広く分布し，人体の細菌叢とくに消化管および腟内に常在する．酸を形成し，ほかの細菌の繁殖を抑える．

乳酸性閾値 [lactate threshold]
⇨乳酸性作業閾値（にゅうさんせいさぎょういきち）

乳酸性作業閾値 [lactate threshold；LT]
〈乳酸性閾値〉 運動の強さが大きくなると，有酸素的解糖や脂肪酸化によるエネルギー供給では不十分となり，乳酸性解糖によるエネルギー供給が必要となる．その結果，乳酸が筋肉内，血液内に貯留するようになる．血中乳酸濃度が急に増加する時点を指す．

乳酸脱水素酵素 [lactate dehydrogenase；LDH]
〈乳酸デヒドロゲナーゼ〉 L-乳酸を脱水素してピルビン酸を生じる反応，ならびにその逆反応を触媒する酵素．反応平衡は乳酸生成の方向に傾いており，解糖系でピルビン酸から乳酸を生成するために重要である．4個のサブユニットよりなる四量体であり，M型とH型の2種のサブユニットの構成比（M4，M3H，M2H2，MH3，H4）によって5種のアイソザイムを生じる．5種の存在比は組織によって異なり，とくに血中酵素のそれは鑑別診断に重要である．→アイソザイム，解糖（かいとう）

乳酸デヒドロゲナーゼ [lactic dehydrogenase；LDH]
⇨乳酸脱水素酵素（にゅうさんだっすいそこうそ）

乳歯 [deciduous tooth, milk tooth]
〈第一生歯〉 生後6～7か月から萌出し，3歳ころまでに生えそろう20本の歯のこと．萌出順序は下顎乳中切歯，上顎乳中切歯，下顎乳側切歯，上顎乳側切歯，下顎第一乳臼歯，上顎第一乳臼歯，下顎乳犬歯，上顎乳犬歯，下顎第二乳臼歯，上顎第二乳臼歯である．6歳ころから萌出順に乳歯が抜けはじめ，永久歯に替わる．→永久歯（えいきゅうし）

乳児院 [home for infants]
棄児，両親の病気あるいは死亡などの理由で家庭において療育することのできない乳児（必要な場合は幼児を含む）を収容し，昼夜を問わずその養育にあたる施設で，児童福祉法に基づいて設置されている．養育については医学的配慮が必要とされ，医師，看護師，栄養士などが常駐し，常に乳児の健全な発育を保持，増進することに努力がはらわれている．→児童福祉法（じどうふくしほう），児童養護施設（じどうようごしせつ）

乳児栄養障害 [nutritional disorders of infant]
調和のとれた栄養摂取が行われず，適切な代謝が営まれないために，乳児の良好な発育と健康が維持できない状態をいう．一般には低栄養で，栄養失調症（malnutrition）と同義語とされている．広義には過剰栄養すなわち肥満症（obesity）も含めて考える必要がある．また，熱量や蛋白量だけではなくビタミンの欠乏や過剰も障害を呈する一因となる．

乳児壊血病 [infantile scurvy]
〈メラー-バーロー病，バーロー病〉 長期間（数か月）にわたるビタミンC摂取量の不足により起こる．煮沸した乳汁で保育された人工栄養児の離乳期ころにみられる．化骨障害と出血傾向を示す．歯肉，皮膚，粘膜などの出血をみとめ，膝関節部は腫脹し疼痛のため動かさなくなる．ビタミンCの摂取で急速に回復する．最近ではほとんどみられない．

乳児期 [infancy]
出生から満1歳未満の小児をいう．乳児期の発育は著しく，一生のうち最も旺盛な成長，発達を示す．また母体から得た免疫が減少する一方，行動範囲が拡大するので，感染や事故防止など十分な養護を必要とする．生後12か月ころには，一人立ちができ，また数個の単語を話せるようになる．

乳児下痢症 [infantile diarrhea]
〈急性消化不良症〉 2歳ころまでの乳幼児がかかる下痢症を意味しており，特殊な病原菌による下痢は除く．原因は食事の過誤，非病原菌による腸管内感染，感冒・肺炎などの腸管外感染，そのほか，体質異常などによる．症状はさまざまで，次のように分類される．①単一性症候性下痢症：軽い下痢のもの．②多発性症候性下痢症：一般の急性消化不良症で治療が必要．③消化不良性中毒症：消化不良症の重症なもので，高度の脱水，アシドーシスを伴い，意識障害や痙攣を起こすこともある．④遷延性または慢性乳児下痢症：乳児難治性下痢症ともいい，新生児ないし乳児前期のものに多く，あらゆる治療に抵抗し死亡率が高い．

乳児行動統合★ [organized infant behavior] NANDA-I 分類法 II の領域9《コーピング/ストレス耐性》類3〈神経行動ストレス〉に配置された看護診断概念で，これに属する看護診断としては〈乳児行動統合障害〉〈乳児行動統合障害リスク状態〉〈乳児行動統合促進準備状態〉がある．

乳児行動統合促進準備状態★ [readiness for enhanced organized infant behavior] NANDA-I 分類法 II の領域9《コーピング/ストレス耐性》類3〈神経行動ストレス〉に属する看護診断で，診断概念としては〈乳児行動統合〉である．

乳児死亡 [infant death] 生後1年未満の死亡をいう．母体の健康状態，栄養条件や育児環境の改善，および医療の普及，進歩により減少させることが可能である．その国の文化，衛生水準に大きく影響される．

乳児死亡率 [infant mortality rate] 特定期間(通常1年間)の出生数(通常1,000人)に対する，その期間の生後1年未満児の死亡比率をいう．単一年齢の比率であり，人口，年齢などの構成に影響されず，地域国間の比較や，同一地域における年次推移などが比較できる．

乳児脂漏性皮膚炎 [infantile seborrheic dermatitis] 乳児期の初期にみられる皮膚炎で，皮脂分泌の多い部分に，鱗屑(りんせつ)と皮膚が混じり合って痂皮(かひ)形成がみられるもの．多くは頭頂部に黄褐色粃糠(ひこう)様の脂性の鱗屑が付着することから始まり，当該部位の発赤が増強する．全頭部，顔面に拡大し，さらに頸部，体幹，四肢にまで波及する場合がある．

乳児突然死症候群★ [sudden infant death syndrome] NANDA-I 分類法 II の領域11《安全/防御》類2〈身体損傷〉に配置された看護診断概念で，これに属する看護診断としては〈乳児突然死症候群リスク状態〉がある．

乳児梅毒 [infantile syphilis] 梅毒トレポネーマが経胎盤的に胎児に侵入し生後2～6週ころに発症する．血行性感染のため第1期症状はなく，内臓が強く侵され，体重の増加不良，発熱などの全身症状のほか，斑状丘疹梅毒，手掌，足底への浸潤，鼻炎，脱毛，骨軟骨炎，そのほか肝腫脹，貧血などがみられる．ペニシリンで治療する．→先天[性]梅毒(せんてんせいばいどく)

乳児ビタミンK欠乏性出血症 [vitamin K associated hemorrhagic disease of newborn] ビタミンK依存性の凝固因子の低下によって生後3～10週の乳児に生じる皮膚，粘膜，消化管，頭蓋内などの出血をいう．大部分が母乳栄養児で，全例の約80％は致死的な頭蓋内出血である．予防的に生後1週間以内と1か月検診にてビタミンK投与が行われている．

乳児ボツリヌス症 [infant botulism] 偏性嫌気性グラム陽性芽胞桿菌であるボツリヌス菌(Clostridium botulinum)に起因する．一般的なボツリヌス食中毒と異なり，ボツリヌス菌芽胞を生後1年未満の乳児が経口的に摂取し，腸管内で発芽・増殖して産生された毒素により発症する．国内患者の半数はハチミツが原因食である．ボツリヌス食中毒と同様に中枢神経系が冒されて弛緩性の麻痺，呼吸麻痺を主症状とするが，致命率は1～3％と低い．→ボツリヌス中毒

乳児哺乳パターン★ [infant feeding pattern] NANDA-I 分類法 II の領域2《栄養》類1〈摂取〉に配置された看護診断概念で，これに属する看護診断としては〈非効果的乳児哺乳パターン〉がある．

乳汁 [milk] 妊娠期間中，胎盤より分泌される卵胞ホルモンと黄体ホルモンにより乳腺の増殖と乳管が発達して乳房は増大していき，出産の直前より少量の黄色の乳汁が分泌する．乳汁は，乳腺房の腺上皮細胞にプロラクチンが作用し，多量の脂肪球(乳小体)や蛋白顆粒が分泌・排出したものである．乳汁は出産後多く分泌するが，性状によって初乳，出産5日目ころから移行乳，7日目ころから成熟乳となる．乳汁分泌促進のためには十分な栄養，十分な睡眠，心身の平静，乳房マッサージ，早期からの定期的な児の吸啜刺激，搾乳などが効果的である．→授乳(じゅにゅう)，乳房(にゅうぼう)マッサージ

乳汁うっ[鬱]滞 [galactostasis] ⇨うつ乳

乳汁分泌ホルモン [milk secreting hormone] ⇨プロラクチン

乳製品 [milk products, dairy products] 乳，および乳を原料としてつくられる加工品をいう．主に牛乳が用いられる．代表的な乳製品にはクリーム，チーズ，バター，バターオイル，濃縮ホエイ，アイスクリーム類，濃縮乳，脱脂濃縮乳，無糖練乳，無糖脱脂練乳，加糖練乳，加糖脱脂練乳，全粉乳，脱脂粉乳，クリームパウダー，ホエイパウダー，バターミルクパウダー，加糖粉乳，調整粉乳，発酵乳，および乳酸菌飲料などがある．

乳腺エコー [mamma-echo] ⇨マンマエコー

乳腺炎 [mastitis] 乳腺の炎症性疾患で，細菌感染はみとめられない「うっ滞性乳腺炎」と乳頭表皮から逆行性に細菌感染した「急性化膿性乳腺炎」に分類できる．好発時期は産褥2週目ころで，産後1か月以後に発症することはまれである．起因菌は黄色ブドウ球菌によるものが最も多いが，混合感染も多い．最近は MRSA による乳腺炎もみられるようになってきている．臨床症状は局所の熱感，腫脹，疼痛で，感染を伴う場合は急な悪寒，戦慄を伴う38℃以上の高熱をみる．診断は局所所見でほぼ確定する．乳腺炎を発症した場合には，早期に対処して重症化を防ぐことが大切である．炎症・感染がみられない場合は，搾乳や乳房マッサージで乳汁のうっ滞を除去し，炎症・感染がひどい場合は患側の授乳は中止し，局所の安静と消炎，乳汁分泌抑制のために冷罨法を行う．また，抗菌薬や消炎剤を投与する．膿瘍が形成された場合は穿刺または切開排膿などの外科的処置が必要となることがある．乳腺炎は予防が重要なので，授乳や搾乳による十分な排

乳腺結核 [tuberculosis of the mammary gland, mammary gland tuberculosis]
乳腺結核には一次性および二次性のものがあるが、他臓器の結核から血行性に菌体が散布され乳腺に病巣を形成する、二次性のものが多い。主な症状は乳房での腫瘤形成である。現在では乳腺疾患のなかでもまれな疾患であるが、悪性腫瘍を診断する場合は、乳腺結核との鑑別を考慮する必要がある。→結核[症](けっかくしょう)

乳腺刺激ホルモン [lactogenic hormone]
⇨プロラクチン

乳腺症 [mastopathy, fibrocystic disease]
〈慢性乳腺症〉性周期に伴うホルモンバランスの不均衡(エストロゲンの過剰分泌や黄体機能の低下)から乳腺組織が過度に変化した病態の総称で、多くは両側上外側に有痛性腫瘤、硬結を触知する。組織学的には増殖性変化と退行性変化とが共存し、乳管過形成、嚢胞形成、乳頭形成、アポクリン化生、結合組織の増生、リンパ球浸潤などをみとめる。がんとの鑑別が臨床上重要である。

乳腺線維腺腫 [fibroadenoma of breast]
比較的若年の女性に発生する孤立性、または多発性の表面平滑、可動性のある境界明瞭な良性腫瘍であり、エストロゲンの過剰により発生すると考えられている。組織学的には、乳管上皮よりなる腺腫成分と線維成分とからなり、硝子化、石灰化を伴うこともある。

乳糖 [milk sugar, lactose]
〈ラクトース〉二糖類の1つでグルコースとガラクトースよりなる。人乳は約7%、牛乳には4~5%含まれる。乳児の重要な炭水化物源である。成人に対しても整腸作用がある。

乳頭炎 [papillitis]
視神経乳頭局所に炎症症状をみとめるもので、眼底検査では乳頭の発赤と腫脹を示す。症状として急性の経過をとり、中等度ないし高度の視力障害や中心暗点を示す視神経炎の一種で、小児の乳頭炎にみられる。成人では球後視神経炎の型をとる。原因としては、小児ではウイルス感染の頻度が高い。予後は良好である。

乳頭亀裂 [mamillary fissure]
乳頭のもともと弱い皮膚部分に張力や圧力が加わることにより形成された切り込みのような傷をいう。不適切な抱き方やくわえさせ方によって乳頭に新生児の吸啜刺激が加わったことや、不適切な乳頭マッサージなどが原因になりうる。亀裂の程度により発赤、疼痛、哺乳痛、出血などを伴う。対処法は症状の程度により異なるが、消毒、清潔保持に努め、直母の時間や方法・薬剤の使用を検討する。妊娠中からの乳頭マッサージ、新生児に乳輪部深くまで含ませることは予防効果がある。

乳糖負荷試験 [lactose tolerance test]
乳糖を経口的に負荷し、血糖の変化を経時的に測定して、腸粘膜のラクターゼ活性を知る方法。乳糖20g負荷の場合、基準値は最高血糖上昇値10mg/dL以上である。→ラクターゼ

乳頭浮腫 [choked disc, papilledema]
⇨うっ血乳頭

乳糖不耐症 [lactose intolerance]
乳糖摂取により下痢、嘔吐、腹痛などの消化器症状を呈すること。種々の原因による乳糖分解酵素の欠損や活性低下による乳糖吸収不全症。治療は乳糖除去食あるいは乳糖分解酵素の投与を行う。

乳突洞炎 [mastoiditis]
⇨乳様突起炎(にゅうようとっきえん)

乳び(糜) [chyle]
リンパ・血漿中にカイロミクロンが多量に存在する状態。消化管系からの脂肪は、外因性脂肪としてカイロミクロンの状態でリンパ液に入り(胸管)、リポ蛋白リパーゼ(LPL)の作用を受けるが、食物の吸収のときやLPL活性の欠如・低下している病態では、細かい脂肪球が分解を受けずに多量に含まれ、乳のように濁っているので乳びといわれる。→カイロミクロン、胸管(きょうかん)

乳び(糜)胸 [chylothorax]
微小脂肪球からなる乳び液が胸膜腔内に貯留した状態。先天性のリンパ管形成異常のほか、外傷や手術による胸管の損傷、隣接部位の病変とくに悪性腫瘍により胸管の破綻などが主な原因で、呼吸困難、ときに虚脱状態となる。

乳び(糜)槽 [cisterna chyli]
第1、2腰椎部、腹部大動脈の右側に位置し、腸リンパ本幹と両側の腰リンパ本幹が合流して胸管に移行する膨大部をいう。腸管からのリンパはとくに脂肪に富み、乳びとよばれるためこの名がある。

乳び(糜)尿 [chyluria]
腹部リンパ管や胸管の狭窄・閉塞などによりリンパの流れに異常をきたし、腎から尿中にリンパ液が漏出して尿の色が乳白色を呈したもの。乳びの凝固を伴うものでは尿閉をきたすこともある。フィラリアの寄生に起因するものが多いが、まれに尿路系の損傷による場合もある。

乳房温存手術 [breast conserving surgery]
乳がんに対する手術方法。乳房の一部とリンパ節(通常、腋窩のみ)を切除する方法で、扇状部分切除と円状部分切除に分かれる。術後、残存乳房と腋窩に放射線照射を加えることが多い。腫瘤径3cm以下を適応としていることが多く、広汎な乳管内進展が予測される症例は適応とならない。局所の再発率は10~30%と報告により異なるが、局所再発しても乳房切除術を行うことにより、長期生存が可能であるといわれ、5年生存率も乳房切除術と大差ないと考えられる。→乳(にゅう)がん

乳房切除術 [mastectomy]
乳がんに対する手術で、定型的(乳腺組織、大小胸筋、腋窩リンパ節を切除)、非定型的(大小胸筋を温存するオーキンクロス(Auchincloss)法(図)、大胸筋を温存するペティー(Patey)法)、拡大(定型的切除に胸骨傍、鎖骨上リンパ節郭清を加えたもの)の各術式がある。また最近では乳房温存術として、乳房切除術(部分切除、全切除)、部分的乳房切除術(クアドランテクトミー(quadrantectomy)など)も行われる。

乳房マッサージ ▶ 大項目参照

■図　胸筋温存乳房切除術後の創部

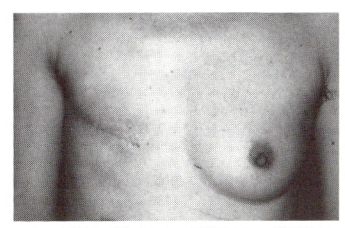

大・小胸筋が残るため、乳頭はないが男性の胸部と同様になる

ニューマン，マーガレット・A．
[Margaret Ann Newman, 1933～]
米国の看護学者．テキサス州ベイラー大学で家政学と英語学の学士号取得後，カリフォルニア大学サンフランシスコ校で看護学学士・内科/外科看護学と教育の修士号・社会学修士，ニューヨーク大学で看護科学とリハビリテーション看護学で博士号を取得している．ニューサイエンスの考え方を基盤として，時間・空間・運動という概念から健康を意識の拡張であると定義している．そして看護を，意識の拡張する過程においてパートナーを提供するものであるとし，看護の対象の意識を理解するためには，それぞれのパターンを認識することが重要であると指摘している．主著に『マーガレット・ニューマン看護論──拡張する意識としての健康』(1994)などがある．

ニューモシスチス肺炎 [Pneumocystis pneumonia; PCP, pulmonary pneumocystosis]
真菌に近い病原体であるニューモシスチス・ジロヴェチ(Pneumocytis jiroveci)による間質性形質細胞性肺炎で，未熟児や虚弱な乳幼児，先天性免疫不全患者，白血病患者，HIV感染者，あるいは抗がん薬や免疫抑制薬で治療を受けている成人などに発症する．チアノーゼ，呼吸困難などが強く，基礎疾患が重篤なものが多く，予後は不良である．治療にはST合剤，ペンタミジンが有効とされる．従来はニューモシスチス・カリニ肺炎とよばれていたが，ヒト型はニューモシスチス肺炎に改称された．

乳幼児突然死症候群 [sudden infant death syndrome; SIDS]
それまでの健康状態および既往歴からその死亡が予測できず，しかも死亡状況調査および解剖検査によってもその原因が同定されない，原則として1歳未満の死亡をいう(厚生労働省研究班，2005年)．原因は明らかでないが，睡眠時無呼吸から覚醒反応への低下をきたす中枢神経機能の異常や，感染症，養育者の喫煙，うつぶせ寝，人工栄養などが，リスクとなる因子として考えられている．

乳様突起 [mastoid process, processus mastoideus]
側頭骨椎体部にある乳様の形状をした突起．含気蜂巣の洞をなし，耳介の後方に触知する．骨性隔壁により乳突蜂巣を形成し，細菌性炎症の場ともなる．

乳様突起炎 [mastoiditis]
〈乳突洞炎〉乳突蜂巣の急性あるいは慢性炎症．多くは中耳炎に続発し，蜂巣間の骨破壊や蓄膿が起こる．発熱，乳突部痛，難聴，耳鳴，鼓膜穿孔，耳漏などがみられる．治療は化学療法，乳様突起開放術．

入浴サービス [bathing service]
在宅で入浴が困難な寝たきりなどの高齢者を対象に入浴介助を行うサービス．介護保険制度の居宅サービスでは，訪問看護による入浴介助，訪問介護(ホームヘルプサービス)の身体介護としての入浴介護，通所介護(デイサービス)による入浴，移動入浴車が居宅を訪問し浴槽を提供して行う訪問入浴介護がある．

入浴/清潔セルフケア不足★ [bathing/hygiene self-care deficit]
NANDA-I分類法IIの領域4〈活動/休息〉類5〈セルフケア〉に属する看護診断で，診断概念としては〈セルフケア不足〉である．

乳輪腺 [areolar gland]
⇨モントゴメリー腺

ニューロトランスミッター [neurotransmitter]
⇨神経伝達物質(しんけいでんたつぶっしつ)

ニューロパチー [neuropathy]
末梢神経障害の総称である．原因は，非遺伝性(感染および感染後，糖尿病などの内分泌および代謝性，ビタミン不足などの栄養障害，薬物や重金属などによる中毒，膠原病，腫瘍，外傷，圧迫)と遺伝性・家族性などである．左右対称性の四肢遠位部優位の運動・感覚障害(手袋靴下型障害)を伴う末梢神経障害である多発性神経炎，栄養血管の血栓や局所の炎症などによる1つの末梢神経障害が多発している多発性単神経炎，1つの末梢神経が冒される単神経炎などに分類される．自律神経障害の症状を伴う場合がある．

ニューロパチックペイン [neuropathic pain]
〈神経因性疼痛〉神経組織が損傷を受けたことにより発症する疼痛性病態で，組織損傷が治癒したあとにも疼痛が続く．反射性交感神経性ジストロフィーやカウザルギーが代表的疾患で，幻肢痛や帯状疱疹後神経痛などがある．一般的には，治療に対して抵抗を示すことが多い．最近はNMDA(N-メチル-D-アスパラギン酸，N-methyl-D-aspartate)受容体などが関与することが知られるようになり，ケタミンをはじめとした治療が奏功することがある．がん性疼痛でもニューロパチックペインの関与があると考えられる．

ニューロン [neuron]
〈神経細胞，神経単位〉神経細胞単位のことで，細胞体には短い樹状突起と長い軸索とが存在する．興奮は通常，細胞体から軸索，シナプスを介して他のニューロンへと伝達される．

尿 [urine; U]
生体の物質代謝の結果，生じる不要代謝産物を水溶液として体外に排泄し，水・電解質や酸塩基平衡の調節など，生体のホメオスターシスを維持するために腎で生成される液体．腎の糸球体・尿細管において血液が濾過・再吸収さ

れて，通常1日に1.0〜1.8Lが尿として排泄される．成分は，水分が95〜96％，尿素，クレアチニン，アンモニア，塩化ナトリウム，カリウムなどの固形成分が4〜5％である．通常pH5.0〜7.0の弱酸性で，比重1.006〜1.025，ウロビリンにより黄色ないし黄褐色を呈する．蛋白は正常でもごく微量排泄されるが，4 mg/m²/時以上になると病的とされる．そのほか赤血球や白血球の増加，ブドウ糖や細菌などの検出により異常を知ることができる．

尿意 [micturition desire]
膀胱に貯留した尿の刺激が，骨盤神経，下腹神経を介して脊髄(腰髄，仙髄)の排尿中枢，大脳皮質に伝えられる知覚．→排泄(はいせつ)，排尿(はいにょう)

尿意減少〔症〕 [oligakisuria]
〈希尿症〉尿の回数が異常に少なくなる状態．膀胱が膨満しても感覚神経障害により尿意がない状態や，乏尿のときにみられる．尿意に関係なく，一定時間ごとに排尿するようにする．→乏尿(ぼうにょう)

尿意頻数 [urinary frequency, pollaki(s)uria]
⇨頻尿(ひんにょう)

尿円柱 [urinary cast]
尿を遠心して試験管内底に沈殿した細胞成分を顕微鏡で観察すると，赤血球が柱状に連なってみえることがあり，これを赤血球円柱(円柱の1つ)とよぶ．慢性糸球体腎炎などでみられる症状で，白血球円柱もある．これは尿細管で尿が停滞した場合に，尿細管から分泌される物質と血清アルブミンが，水分吸収によって濃縮され，ゲル状となり円柱型になったものである．

尿カテコラミン定量 [determination of urine catecholamine]
カテコラミンは副腎髄質由来のノルアドレナリンと，副腎髄質および交感神経や脳に分布し神経伝達物質として働くアドレナリン，およびその前駆物質としてのドパミンなどをいう．カテコラミン尿中排泄量の測定は，副腎髄質および交感神経由来の腫瘍(褐色細胞腫や交感神経芽細胞腫)の診断や循環器，消化器，内分泌系，自律神経系の異常を知るうえに役立つ．→褐色細胞腫(かっしょくさいぼうしゅ)

尿管 [ureter]
腎の腎盂から尿を膀胱まで導く左右一対の口径4〜7 mm，長さ約30 cmの管．やや扁平で，腎門を出たあと後腹膜外で大腰筋の前を下行し，左右別々に膀胱底に開口する．粘膜は移行上皮，筋層は平滑筋よりなり，1分間に1〜4回の蠕動運動を行い，尿流通を助ける．

尿管異所開口 [ectopic ureteral opening]
本来左右の膀胱三角部に開口する尿管が，発生上の異常により三角部以外に開口する状態をいう．男性では精管，精嚢，精巣上体に，また女性では腟，腟前庭，尿道に開口する．男性では尿路感染症，女性では持続的尿失禁により発見されることが多い．治療としては尿管・膀胱再吻合が行われるが，腎機能が荒廃している場合，腎尿管摘出術もしくは半腎切除が行われる．→膀胱三角(ぼうこうさんかく)

尿管カテーテル [ureteral catheter]
膀胱鏡を用いて左右の尿管へ挿入する内腔を有する細い管．左右別々の腎からの尿の採取(分腎尿)，尿管結石や腫瘍などの部位の確定，治療などに用いる．→カテーテル管理

尿管狭窄 [ureteral stricture]
尿管内腔に狭窄が生じた結果，尿の通過障害をきたした状態．下大静脈後尿管や腎盂尿管移行部に狭窄などが先天的にある場合や，尿管腫瘍，炎症，転移リンパ節や後腹膜線維化症による圧迫，手術や放射線療法による損傷，血流障害などが原因として考えられる．巨大な尿管瘤がある場合は排尿障害をきたす．また子宮がんや直腸がん術後の場合などでは両側尿管に狭窄をきたし，総腎機能低下から尿毒症症状を呈することがある．治療は狭窄の部位・範囲・原因疾患にもよるが，外科的には，尿管剝離術や尿管吻合術，尿路変向(更)術などが行われる．

尿管結石 [ureteral stone]
尿管結石が尿管内に下降した状態をいう(図)．結石部位は生理的狭窄部位である腎盂尿管移行部や腸骨血管との交叉部，尿管膀胱移行部に多い．尿管結石の70％にみられる仙痛発作は，腰部，側腹部，下腹部，外陰部に多発する．また疼痛と同時に血尿もみられることが多い．疼痛と血尿，尿検査，膀胱鏡，X線検査などから診断される．結石の大多数は自然に排石される．しかし，排石不可能な場合は経尿道的尿管切石術(TUL)や体外衝撃波結石破砕術(ESWL)，経皮的腎尿管切石術(PNL)なども行われる．

■図 腎盂結石と尿管結石

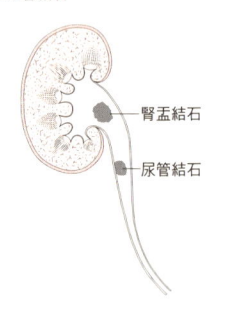

尿管ステント [ureteral stent]
尿管の内腔を確保して尿の流出をはかる目的で使用される．片側の先端のみが弧状にとぐろを巻くような形をしており，この部を腎盂内に位置させることによりカテーテルの脱落を防ぐようにしてある．これをシングルJステントとよぶ．両端が弧状を呈し，一方を腎盂内，他方を膀胱内に位置させ，腎盂から膀胱への尿の流出をはかろうとするものをダブルJステントとよぶ．→泌尿器科系検査法(ひにょうきかけいけんさほう)

尿管腟瘻 [ureterovaginal fistula]
尿管と腟との間に瘻孔を生じ，腟から尿の流出をみるもの．感染を併発し発熱，下腹部痛をみとめる．先天性のものもあるが，多くは子宮摘出などの婦人科的手術や尿管外傷により生じる．経静脈腎盂尿管撮影，逆行性腎盂撮影などで診断する．

尿管[皮膚]瘻術 [cutaneous ureterostomy]
尿管の断端を腹部皮膚表面に吻合して外瘻とする尿路変更術. 膀胱がんに対する膀胱全摘出術後や, 直腸がん, 子宮がんなどによる尿管閉塞に対して行われる. そのほか, 一時的に腎機能を保全するために行うこともある. カテーテルを挿入して蓄尿器(人工膀胱)に採尿する.

尿管閉塞用カテーテル [uresteral occlusion catheter]
尿管を一時的に閉塞する目的で使用する. カテーテルの先端に小さなバルーンがついており, これを膨らませることにより尿管の内腔を閉塞する. 腎盂あるいは尿管上部の結石などが下方に落下するのを防ぐ目的で使用される. →カテーテル管理, バルーンカテーテル, 泌尿器科系検査法(ひにょうきかけいけんさほう)

尿管膀胱鏡 [ureterocystoscope]
カテーテルを通す側管のついた膀胱鏡. 尿管カテーテル法による逆行性腎盂撮影あるいは分腎尿採取などの検査, 尿管狭窄の拡張, 腎盂・尿管の洗浄や薬液注入などの処理に用いられる.

尿管瘤 [ureterocele]
尿管下端の囊胞状拡張で, 膀胱内に膨隆する球状の腫瘤としてみとめられる. 膀胱鏡観察によりその存在が明らかとなる. 無症状で経過する場合と, 尿管口の狭窄を伴い上部尿路(尿管・腎盂・腎杯)の拡張を呈する場合がある. 経尿道的に, 尿管口の切開あるいは尿管瘤の壁を切除する方法により解決されることがあるが, 膀胱尿管逆流(vesicoureteral reflux; VUR)をきたすことが多い. そのため尿管・膀胱再吻合術による逆流防止手術が根治的治療として行われる. →泌尿器(ひにょうき)・[男性]生殖器系(だんせいせいしょくきけい)

尿器 [urinal]
トイレに行けない患者が床上排尿のために用いる容器(図). 開口部が円形で筒状のものが男性用. 女性用は広口のくちばし様で, その先端を会陰下部に密着させて使用する. →排泄(はいせつ)

■図 尿器の種類

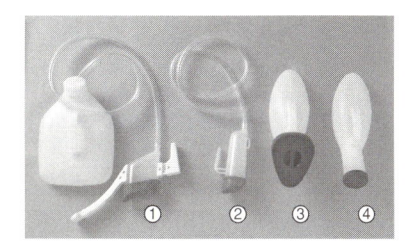

①受尿蓄尿部別体型収尿器, ②コンドーム式男性用収尿器, ③女性用尿器, ④男性用尿器

尿検査 [urinalysis; UA]
尿には終末代謝産物, 各種の塩類, 解毒物質, 微量のホルモン, ビタミン, 酵素などが排泄され, 各種疾患罹患時にこれらの物質が量的・質的に変化する. また正常時には出現しない物質(糖, ケトン体, ヘモグロビン, 胆汁色素, 円柱など)も, 疾患罹患時には検出されることがある. 腎・尿路系の疾患ばかりでなく, 心臓, 肝, 胆, 膵, 各内分泌代謝系, 筋肉系などの疾患の診断に役立つ. ルーチンに行われる尿検査では, 尿の色調, 清濁, 量, 糖, 蛋白質, ケトン体, ウロビリノーゲン, 潜血, 円柱などを検査する. また蓄尿して, 24時間後に尿中に排泄される糖・蛋白質やホルモン, あるいは代謝産物の定量を行い, 疾患の診断, 病態の把握に役立てることができる. →ウロビリノーゲン

尿混濁鑑別法 [differential diagnosis of urinary cloudiness]
肉眼的に尿に混濁がみとめられる場合には, 原因として血尿, 膿尿, 細菌尿, 乳(糜)尿, 塩尿などが考えられる. 一般に尿を加熱したあとに種々の試薬を加えてその変化で尿混濁の原因を鑑別する.

尿細管 [renal tubule]
腎を構成する主要な器官. 腎小体で産生された尿を移送する直径20〜30 μm の細い管で, 管壁の上皮の種類と走行により近位尿細管, ヘンレ係蹄, 遠位尿細管に分けられる. 糸球体で濾過された水分, および濾液中の物質の再吸収, 不要な物質の分泌が行われる.

尿細管最大輸送量 [tubular transport maximum; Tm]
糸球体で濾過されたグルコースなどは尿細管で再吸収される. この再吸収には限度があり, これを超えると, 超えた分は尿中に排泄される. 再吸収の限度を尿細管最大輸送量という. グルコースでは約300 mg/分である. →グルコース

尿酸 [uric acid; UA]
核酸の構造の一部をなすプリン体の最終分解産物. 成人では体液に溶解した状態で約1,200 mg の尿酸を体内に保有している. このうち, 約500 mg が尿中に, 約200 mg が汗や胆汁・胃液・腸液中に毎日排泄され, 同量が生成されている. 尿酸の生成過剰あるいは排泄障害により, 高尿酸血症が起こる. →高尿酸血症(こうにょうさんけっしょう)

尿酸塩尿 [uraturia]
尿酸塩が尿に多量に排泄され, 析出して混濁した尿. 加熱すると透明になる. 細胞の崩壊が盛んなときや痛風などの高尿酸血症のときにみられる.

尿酸過剰血症 [hyperuricemia]
⇨高尿酸血症(こうにょうさんけっしょう)

尿酸排泄促進薬 [uricosuric agent]
尿細管における尿酸の再吸収を阻害し, 腎からの尿酸クリアランスを増加させ, 血清尿酸値を低下させる. ベンズブロマロンは尿酸排泄促進薬のなかで最も作用が強い薬剤であるが, 副作用として劇症肝炎などの肝機能異常に注意が必要である.

尿失禁 [urinary incontinence]
⇨失禁(しっきん)

尿水力学的検査 [urodynamic study]
尿の貯留, 排尿の機構は, 排尿筋の収縮の状態, 括約筋の収縮・弛緩の状態あるいは尿道内抵抗の協調作用により調節, 制御が行われている. 各種の排尿の

にょうせん

異常はこの協調作用の異常により生じる．これら異常の部位，程度，原因を検索することはこの種の疾患の診断・治療上きわめて重要である．尿水力学的検査とは膀胱内圧測定，尿流測定，尿道外括約筋筋電図などの経時的な記録をもとに尿路機能を総括的に観察する検査法を指し，尿流動態検査ともいわれる．神経因性膀胱や尿道疾患などの鑑別診断のほか，排尿困難などの経過観察を目的として施行される．→泌尿器科系検査法(ひにょうきかけいけんさほう)

尿線中絶 [interruption of urinary stream]
⇨尿線途絶(にょうせんとぜつ)

尿線途絶 [interruption of urinary stream]
〈尿線中絶〉排尿障害の一種で，排尿の途中で突然，排尿がとまる現象をいう．原因疾患としては膀胱結石，前立腺肥大症，膀胱頸部腫瘍などがある．

尿素 [urea]
〈カルバミド〉蛋白質代謝の最終産物．ヒトでは肝で尿素サイクルによって合成される．通常尿中に15〜30 g/日排泄され，総窒素排泄量の80〜90%を占める．腎機能障害があると体内に蓄積し，肝実質障害があるときには尿素の合成が抑えられ排泄量が減る．

尿素クリアランス [urea clearance]
尿素は糸球体で濾過されると同時に尿細管より再吸収されるため，クリアランステストとしてはクレアチニン・クリアランスに劣る．尿中への尿素の排泄速度を血漿中の濃度で割ったもの．→クレアチニン・クリアランス試験

尿素窒素 [urea nitrogen；UN]
尿素量を尿素中に含まれる窒素量で表したもの．尿素は腎の主要排泄物であり，腎に障害があると血中の血清尿素窒素(BUN)は著しく上昇する．BUNの基準値は8〜20 mg/dL．尿中に排泄される量は6〜17 g/日．

尿蛋白定量 [quantitative determination of urinary proteins]
尿中蛋白の排泄量をみる検査．スルホサリチル酸法(キングスベリー－クラーク法)やベンゾニウムクロライド法などの比濁法と，蛋白と色素の結合を利用した比色法がある．比濁法は蛋白の種類によって濁度が変化することから，現在は比色法が多く用いられる．

尿中17-OHCS [urinary 17-hydroxycorticosteroids]
⇨17-ヒドロキシコルチコステロイド

尿中副腎皮質ホルモン定量
[quantitative determination of urinary adrenocortical hormone] 副腎皮質からは，コルチゾールなどのグルココルチコイド，アルドステロンなどのミネラルコルチコイド，アンドロゲンなどの性ホルモンが分泌されている．これらのホルモンのうち，前二者それぞれの代謝産物として尿中に排泄される，17-ヒドロキシコルチコステロイド(17-OHCS)や，17-ケトステロイド(17-KS)を測定することにより，副腎皮質機能を知ることができ，疾患の診断に役立つ．クッシング症候群などで異常高値を示し，アジソン病などで異常低値を示す．また，17-KSの分画は先天性副腎過形成の酵素障害部位の診断などに有用である．

尿沈渣 [urinary sediment]
新鮮尿を遠心し，上清を除いた尿中有形成分．有機性(赤血球，白血球，上皮細胞，尿円柱など)と無機性(結晶など)に分けられる．沈渣の種類とその量の顕微鏡検査は腎・尿路系疾患の鑑別に重要である．通常は顕微鏡倍率400倍の一視野(high power field；HPF)当たりの個数(個/HPF)で表す．

尿定性検査 [urinary qualitative test]
プラスチックフィルムの支持体に，ブドウ糖，蛋白，ケトン体，潜血，pH，比重，ウロビリノーゲン，ビリルビン，白血球などの反応試験紙が貼付された尿試験紙が用いられる．簡便，迅速な尿のスクリーニング検査である．

尿糖 [sugar in urine]
尿中に含まれる糖類のこと．通常の尿糖検査ではブドウ糖酸化酵素，過酸化水素分解酵素およびオルト・トリジンを使用した試験紙を用いてブドウ糖の検出を行う．健常者では，尿糖は概ね20 mg/dL以下で，100 mg/dL以上になると検出される．アスコルビン酸(ビタミンC)により発色が阻害されるので，ビタミンCを多く含む食品，飲料，柑橘類を摂取すると偽陰性になることがある．

尿道 [urethra]
膀胱から尿を体外に排泄する外尿道口までの管．男性は精液路の一部をなし，全長約16〜18 cmで，前立腺部・隔膜部・海綿体部に区別する．女性は約3〜4 cmと短い．

尿道圧測定 [urethral pressure]
膀胱頸部より尿道にかけてガスまたは，生理食塩液をカテーテルで注入して尿道内圧を測定し(図)，尿道抵抗を客観的に評価する方法．→泌尿器科系検査法(ひにょうきかけいけんさほう)

■図 尿道内圧曲線

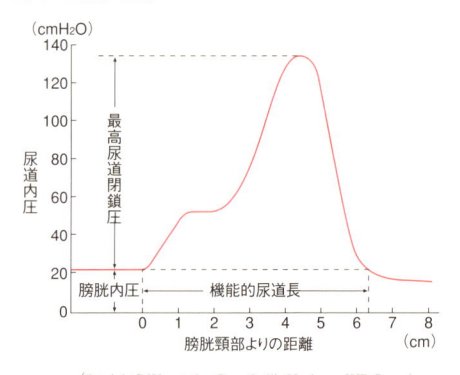

尿道炎 [urethritis]
尿道粘膜に限局した炎症のこと．急性または慢性，あるいは淋菌性または非淋菌性に分けられる．女性で

は，外陰部から尿道に細菌感染が波及して起こり，容易に膀胱炎を併発する．男性の淋菌性尿道炎の場合，疼痛，膿尿などを伴い苦痛が大きい．このほか，機械的刺激によるものもある．

尿道外括約筋筋電図 [sphincter electromyography]
尿道外括約筋機能を客観的に評価する方法．電極を直接尿道外括約筋に刺入し筋電図を得る．→泌尿器科系検査法(ひにょうきかけいけんさほう)

尿道外尿失禁 [extraurthral incontinence]
⇨失禁(しっきん)

尿道括約筋 [sphincter muscle of urethra]
⇨膀胱括約筋(ぼうこうかつやくきん)

尿道カテーテル [urinary catheter ; UC]
人為的に排尿させるために外尿道口から膀胱へ挿入する管．ゴム製，金属製，ガラス製などがあり，柔軟性のあるゴム製の使用が多い．ゴムあるいはプラスチック製の軟性のネラトン・カテーテル，先端がやや先曲りとなっており，主に男性の導尿に使用するチーマン・カテーテル，先端に球状に膨らむ袋がついており，空気あるいは水を注入しこれを膨らますことができるバルーン・カテーテルなどがある．→カテーテル管理，尿道留置(にょうどうりゅうち)カテーテル法，泌尿器科系検査法(ひにょうきかけいけんさほう)

尿道下裂 [hypospadias]
尿道部の奇形．外尿道口が陰茎亀頭先端に開口せず，陰茎腹側から会陰部に開口する状態をいう．通常陰茎腹側皮下に線維性組織の索状物が存在し，これにより陰茎が腹側に弯曲することが通常である．尿道の開口部位により亀頭部尿道下裂，陰茎部尿道下裂，陰茎陰嚢部尿道下裂，陰嚢部尿道下裂，会陰部尿道下裂に分類される．治療としては，皮下索状物の切除，尿道形成術が行われる．→尿道上裂(にょうどうじょうれつ)，泌尿器(ひにょうき)・[男性]生殖器系(だんせいせいしょくきけい)

尿道がん [urethral carcinoma]
40歳以上の，とくに女性に多くみられる．組織的には扁平上皮がんが主である．症状として，排尿困難，排尿初期血尿，尿道出血，尿道周囲硬結などがみとめられる．

尿道球腺 [glandula bulbourethralis]
⇨カウパー腺

尿道鏡 [urethroscope]
尿道内部炎症，狭窄，腫瘍の部位・程度あるいは前立腺肥大などを観察・診断する内視鏡．従来のマッカーシー汎用内視鏡から，最近はファイバースコープや電子スコープ式の尿道膀胱鏡が用いられるようになった．腫瘍の切除，狭窄部切開，止血などの治療に用いられる．

尿道狭窄 [urethral stricture]
尿道の内腔が狭くなり，排尿困難をみとめる状態．炎症後(とくに淋疾)や外傷後の治癒瘢痕に起因するものが多い．ブジー，拡張器での拡張や，手術療法(内尿道切開術，外尿道切開術)を行う．放置すると膀胱炎，上部尿路の拡張および感染などを合併する．

尿道憩室 [urethral diverticulum]
尿道壁の一部が囊状に拡張した状態(憩室)である．多くは後天性であり，成人女性の1～5％にみとめられる．主な原因として，出産時の尿道損傷，前立腺手術のカテーテル留置，尿道外傷や尿道狭窄の手術後の後遺症などが考えられる．排尿後に常に少量の尿漏出がみられ感染の合併も多くある．憩室の範囲が大きいときには，排尿困難を訴えることもある．男性では陰茎腹側および会陰部の膨隆部を，女性では腟前壁を圧迫することで，外尿道口からの尿の流出により診断が行える．治療としては，憩室摘出術がある．

尿道形成術 [urethroplasty]
先天性疾患あるいは後天性疾患の尿道狭窄などに対して，尿道を回復させる形成手術を総称していう．この手術は，主に先天性疾患の尿道下裂の患者に行われる．尿道下裂の陰茎腹側には索状物が不完全な状態で残ることが多い．このため陰茎は腹側に屈曲している．手術はこの索状物を完全に除去し，陰茎屈曲の矯正切除術を行う．次いで一期的あるいは二期的に尿道形成することが多い．

尿道腫瘍 [urethral tumor]
尿道腫瘍の発生頻度は非常に低い．尿道は性差が大きい箇所であり，本症の診断や治療などは男女で異なる．男性では，排尿困難が生じ腫瘤を触知するとともに，血尿，尿道痛などの症状がみられる．良性腫瘍には，尿道ポリープ，乳頭腫，血管腫，尖形(圭)コンジロームなどがある．悪性腫瘍は，組織学的には扁平上皮がん，移行上皮がん，腺がんの順に多い．表在がんでは，内視鏡下での腫瘤切除術など保存的手術が主体となる．浸潤がんでは陰茎切除術を行うが，腫瘍が海綿体まで浸潤しているものについては，陰嚢，恥骨，前立腺を含めて切除する．さらに，鼠径部リンパ節郭清術も並行して行う．女性では，ほとんどの場合が頻尿，排尿痛などを伴う尿道出血をみる．最も多いのは尿道カルンクルで，閉経後の経産婦にしばしばみとめられる良性腫瘍である．悪性腫瘍では扁平上皮がんが最も多い．表在がんの場合，内視鏡下や開腟での腫瘍切除術，レーザーによる焼灼が行われ，場合によっては尿道の部分切除もある．浸潤がんでは，術前の放射線照射と前方骨盤内臓器の全摘出術と同時に，鼠径リンパ節郭清術も行われる．男女ともに，術前には放射線療法，化学療法が併用される．

尿道上裂 [epispadias]
尿道部の奇形．発生はまれである．尿道が陰茎背側にあり，尿道の遠位側または全長にわたり尿道の背側部が欠損している状態をいう．女児にも起こる．→尿道下裂(にょうどうかれつ)，泌尿器(ひにょうき)・[男性]生殖器系(だんせいせいしょくきけい)

尿道造影 [urethrography ; UG]
尿道部の狭窄，前立腺部の閉塞の有無などを外尿道口より直接造影剤を注入してX線撮影し，尿道の異常(主に狭窄の有無など)を検査する方法．→泌尿器科系検査法(ひにょうきかけいけんさほう)

尿糖定性法 [qualitative determination of urine suger]
尿中に糖(通常はブドウ糖)が存在するか否かを調べる検査．ブドウ糖に特異性が高く，簡便で正確なブドウ糖酸化酵素を

用いる試験紙法が一般的である．定性陽性者のなかには，糖尿病ではなく，ほかの糖代謝異常や人工的な尿糖陽性の場合もある．

尿糖定量法〔quantitative determination of urine suger〕
尿中の糖(通常はブドウ糖)の量を測定する検査．尿糖定性陽性のときは定量を行う．還元法，酵素法，縮合法などがあるが，現在は特異性が高いことから酵素法が一般に用いられる．簡便法として，酵素を試験紙にしみこませた試験紙法が広く用いられている．

尿道ブジー〔urethral sound〕
⇨泌尿器科系検査法(ひにょうきかけいけんさほう)

尿道ポリープ〔urethral polyp〕
尿道に発生する良性の腫瘍の1つ．組織学的には結合織，血管，平滑筋よりなる．男性よりも女性に多い．男性の好発部位は後部尿道の精阜付近や内尿道口，尿道前立腺部で，女性では後部尿道，内尿道口付近にみられる．尿路感染，血尿，排尿障害を伴う．治療として経尿道的切除術が行われる．

尿道留置カテーテル〔法〕〔urethral indwelling catheter method〕
膀胱・前立腺・尿道の疾患や神経因性膀胱などで尿閉や排尿困難，あるいは多量の残尿がみられる場合や手術後の血尿による尿のうっ滞が生じる場合には，尿流出障害の予防や下部尿路の手術創の安静を目的にカテーテル挿入・留置される．また，一般的に外科手術で麻酔のために排尿できない場合にも適応となる．尿道留置カテーテルが実施された場合には，カテーテルの固定，カテーテル挿入部の清潔・消毒などの管理が重要である．尿路感染を防止するうえでは留置しないことが望ましい．→カテーテル管理，尿道(にょうどう)カテーテル，留置(りゅうち)カテーテル法

尿道瘻〔urethral fistula〕
尿道と皮膚との間に瘻孔を形成したものをいう．炎症性では尿道周囲炎から尿浸潤を伴い尿道周囲膿瘍を形成し，尿道直腸瘻，尿道腟瘻，尿道会陰瘻などとなる．外傷性では出産時の尿道損傷，尿道外傷とその術後の後遺症として発生する．尿流出がみられ，瘻孔の部位によっては膿汁排出や瘻孔周囲の発赤・腫脹などが生じる．尿道造影や瘻孔造影により診断され，治療は瘻孔摘出術や閉鎖術が行われる．

尿毒症〔uremia〕
腎機能低下に伴う，水・電解質代謝および酸塩基平衡の失調，尿成分の体内蓄積など，腎不全にみられる症候を一括していう．急性のものとして，①腎前性(大量出血，高度の脱水など)，②腎実質性(①の持続，急性腎炎，アレルギー性腎障害，DIC(播種性血管内凝固症候群)，急性乳頭壊死など)，③腎後性(閉塞性尿路疾患，尿路結石など)がある．また慢性のものには慢性腎炎，腎硬化症，糖尿病，嚢胞腎，痛風，膠原病などによるものがある．臨床検査所見として，血中尿素窒素・クレアチニン・尿酸値の上昇など高窒素血症がみられる．症状としては，食欲不振，頭痛，悪心・嘔吐を訴え，尿量減少，血圧上昇がみられる．末期には意識障害，痙攣をきたし，昏睡に陥る．患者の皮膚は黄褐色調を呈

し，瘙痒(そうよう)を訴える．そのほか，貧血，うっ血性心不全，肺水腫，出血傾向などがみられる．人工透析や腎移植などが行われる．→腎不全(じんふぜん)

尿毒症毒素〔uremic toxin〕
腎機能が低下すると異常代謝産物が蓄積し，多臓器に多彩な症状を示す．尿毒症毒素とは，これらの蓄積物質の総称である．腎機能の低下により体内に蓄積される物質は実際には数千にのぼるが，このうちの尿毒症毒素とよべる(すなわち尿毒症の症状と確実な関連性があると考えられる)のはクレアチニン，メチルグアニン，グアニジノコハク酸，フェノールなどである．体内に蓄積したこれらの毒素を除去する方法として透析療法が行われているが，透析によって改善する症状もあることから，透析で除去しにくい中分子量物質のなかにも尿毒症毒素があると考えられている．

尿の観察〔urine ovservation〕
腎糸球体で血液の濾過により尿が生成されるが，そのなかには生体の代謝物が含まれる．したがって尿の成分や排尿状態を観察することにより腎尿路系の異常，および水・電解質代謝を含む生体の代謝異常などの情報が得られる．一般的な観察として尿量，色調，臭気，混濁の有無をみる．必要に応じて，蛋白，糖，ウロビリノーゲン，胆汁色素などの尿成分測定には化学的検査法を用いる．また，排尿状態の観察としては，排尿回数や排尿時の様子，たとえば排尿困難，排尿時の灼熱感，残尿感，尿失禁の有無を把握する(表)．

■表　尿の観察

項　目	正　　常	備　考
排尿回数	4〜6回/日 (夜間0〜1回)	
量	150〜300mL/回 1日量1,000〜2,000mL	水分摂取量によって変化する
比重	1.015〜1.030, PH5〜7	
色調	淡黄色〜淡黄褐色(透明色)	尿量によって変化する
臭気	無臭	放置するとアンモニア臭
混入物	水分95％，固形物5％	長時間放置すると温度やpH変化により塩類が析出し，混濁する

尿比重〔specific gravity of urine〕
尿比重は，尿と溶質を含まない水との重量比である．ちなみに，尿比重は溶質粒子の数には比例せず，溶質粒子数を測定する尿浸透圧とは異なる．測定意義としては，腎における尿の濃縮力を反映し，随時尿にて比重1.003〜1.030程度である．フィッシュバーグ濃縮試験では，1.022以上なら濃縮力正常といえる．希釈試験では1.003以下となれば正常．→フィッシュバーグ濃縮試験

尿閉〔urinary retention〕
尿が膀胱内にあるにもかかわらず排尿すること

ができない状態．完全尿閉と不完全尿閉とがある．膀胱結石，尿道狭窄，前立腺肥大，尿道・膀胱腫瘍などでみられるほか，術後，脳や脊髄の疾患の際にもみられる．膀胱内にカテーテルを挿入して導尿する．

尿閉★ [urinary retention]　NANDA-I 分類法 II の領域 3《排泄と交換》類 1〈泌尿器系機能〉に配置された看護診断概念で，これに属する看護診断としては同名の〈尿閉〉がある．

尿ペーハー測定 [urine pH test]　試験紙による測定が一般的であるが，pH メーターでの測定も行われる．基準値は 4.5〜7 で，通常は弱酸性を示す．アルカリ尿は，尿路感染症，カリウム減少アルカローシスでみられ，酸性尿は，発熱，フェニルケトン尿症，激しい運動後やアシドーシスでみられる．

尿崩症 [diabetes insipidus; DI]　尿の濃縮障害による多尿，口渇，二次性多飲を主徴とする病態．視床下部下垂体後葉系の障害による抗利尿ホルモン（バソプレシン）の分泌障害で起こる中枢性尿崩症と，抗利尿ホルモンに対する腎の不応性による腎性尿崩症とがある．一般に尿崩症という場合は前者を指す．病因により一次性（特発性および家族性）と二次性（脳腫瘍，脳炎，頭部外傷などによる）とに分けられる．約半数が特発性，1/3 が脳腫瘍による．一次性では，下垂体系の障害の程度により，完全型と不完全型（部分型）とに分けられる．主な症状は多尿（5〜10 L/日），口渇，多飲で，小児では遺尿症，成長障害をみとめることがあり，乳児では脱水症状を伴いやすい．そのほか二次性では尿疾患による症状，すなわち脳腫瘍による神経症状や下垂体前葉機能障害を伴う場合の内分泌症状をみとめる．ただし，下垂体後葉不全に前葉不全を合併すると多尿をみとめる場合がある．検査所見として尿比重低値（1.001〜1.008），尿浸透圧低値（40〜200 mOsm/kgH$_2$O）のほか，血清浸透圧および血清ナトリウム濃度上昇傾向，高カルシウム血症，低カリウム血症，血中尿素窒素（BUN）の上昇などをみとめる．また，水制限試験（高張食塩水試験）およびバソプレシン試験により，完全型または部分型尿崩症，腎性尿崩症，多飲症，心因性尿崩症などの鑑別が可能である．治療は，特発性，二次性尿崩症ともにデスモプレシン（DDAVP）の鼻腔内投与により尿量をコントロールする．二次性尿崩症に対しては同時に原疾患の治療を行う．そのほかサイアザイド系利尿薬，クロルプロパミド，クロフィブラート，カルバマゼピンなどにも尿量を減少させる効果があり併用される．

尿膜管腫瘍 [urachal tumor]　膀胱壁内の尿膜管（胎児期のものが盲管として残存）に発生する腫瘍．良性の腺腫と悪性のがん腫と肉腫とがある．組織学的には腺がんが最も多い．血尿，頻尿，粘液尿，排尿痛などの症状があり，膀胱鏡で膀胱頂部に腫瘍をみとめる．生検で確診する．治療は膀胱の部分切除術あるいは全摘出術を行う．

尿流測定 [uroflowmetry; UFM]　排尿困難の客観的指標としての検査方法．自然排尿時における排尿に要する時間（排尿時間）と排尿された尿量の関係を記録し，平均尿流量，最大尿流量，さらには残尿量を知ることにより排尿障害の程度を客観的に評価しうる．→内圧尿流測定（ないあつにょうりゅうそくてい）

尿量異常 [abnormality in the volume of urine]　尿排泄量の異常で，乏尿と多尿に分ける．通常尿量が 0.8 mL/kg/時以下を乏尿といい，糸球体腎炎，脱水，ショックなどでみられる．また 1 日尿排泄量が成人で 2,500 mL 以上の場合を多尿といい，疾患により 1 日の尿量が 3〜20 L にも達することがある．尿崩症，糖尿病などで多尿がみられる．

尿量過少症 [oliguria]　⇨乏尿（ぼうにょう）

尿量測定バッグ [urine collecting bag with measured volume]　1 日の尿排出量を正確に把握するための，目盛りがついた袋状の容器．

尿路感染症 ▶大項目参照

尿路感染治療薬 [urinary tract infection therapeutic drug]　⇨尿路消毒薬（にょうろしょうどくやく）

尿路結核 [urinary tract tuberculosis]　腎，尿管，膀胱および尿道の結核性病変の総称．肺の初感染巣から結核菌が血行性に散布され，病変が腎実質から腎杯に及び，尿中に結核菌が証明されるようになると確定診断ができるが，腎実質内病変にとどまる場合は診断が困難で，不明熱の原因となる．尿路結核と腎結核は同義語であり，腎結核が発症すると，尿管結核，膀胱結核，尿道結核を合併する．

尿路結石〔症〕 [urinary tract stones; UTS]　尿路各部位において，尿中の難溶性塩類が析出・結晶化したもの．結晶成分としてカルシウムを含むものが多い．部位により腎結石，尿管結石，膀胱結石，尿道結石に分けられる．青年期・壮年期の男性に多い．原発性上皮小体（副甲状腺）機能亢進症ではしばしば多発，再発をみる．→結石（けっせき）

尿路消毒薬 [urinary antiseptics; urinary disinfectants]　〈尿路感染治療薬〉　体内に吸収されたのち，腎から尿中に排泄されるため尿路消毒作用を示す薬剤．尿路感染症治療に用いられる．種々の抗菌薬やサルファ薬のほかにナリジクス酸，ピロミド酸，ヘキサミンなどがある．

尿路真菌症 [mycosis of urinary tract]　真菌による尿路の感染症で，Candida albicans によるものが多い．膀胱や性器から尿路に広がる例がよくみられ，主に日和見感染として起こる．悪性疾患や抗菌薬を大量使用した場合や，膀胱カテーテルの留置を行っている場合に検出されやすい．尿路に浮遊する球形の菌塊が発生し，尿路障害を起こすこともある．5-Fu の経口投与や注射による治療がこころみられている．

尿路変向（更）術 [urinary diversion]　膀胱全摘出術後や尿管のがん浸潤などで，膀胱や尿管・尿道が本来の機能を果たせなくなった場合に，それに代わる尿排出の経路を造設するために行われるものである．ときに，下部尿路病変の改善促進を目的とすることもある．尿路変向（更）の術式は，尿管皮膚瘻，回腸導

管，導尿型代用膀胱，自然排尿型代用膀胱に分けられるが，患者の病態を考慮しつつ，患者の意向を取り入れながら決定していくことが重要である．→代用膀胱（だいようぼうこう）

二連脈 [bigeminy]
⇨二段脈（にだんみゃく）

任意入院 [voluntary admission]
精神保健福祉法に定められている入院形態の1つ．本人の同意に基づく精神病院への入院．任意入院者自身の申し出によって退院できるが，精神保健指定医による診察で入院継続の必要がみとめられれば，72時間にかぎり退院を制限することができる．→医療保護入院（いりょうほごにゅういん），措置入院（そちにゅういん）

人間関係 [human relation[s]]
人と他者との個人相互のかかわり．医療の場では患者と患者，患者と保健医療スタッフ，とくに看護師などが患者とかかわり合う場合の人間関係はよく保たれなければならない．さらに患者と家族の人間関係もある．一方，看護師個人を中心とした人間関係としては，管理者，上司に対する満足度，同僚との関係，仕事の協働者としての医師との関係，そのほかの保健医療スタッフとの関係などがある．また実際の臨床場面では，患者との関係の温かさ，寛容，誠実などが必要とされ，患者が一人の人間として尊重されているという実感をもつことのできる関係の形成が期待される．

人間ドック [multiphasic health check-up]
船舶がドックに入り定期点検を受けることになぞらえた，健康である個人を対象として行われる総合的な健康診断をいう．検査結果に基づいた生活指導が行われ，何らかの疾患の疑いがあれば，精査が必要となる．検査項目は一様ではなく，実施施設や健康診断の目的，範囲によって異なる（日帰りドック，脳ドックなど）．

人間の尊厳★ [human dignity]
NANDA-I 分類法Ⅱの領域6《自己知覚》類1〈自己概念〉に配置された看護診断概念で，これに属する看護診断としては〈人間の尊厳毀損リスク状態〉がある．

妊産婦健康診査 [health examination for expectant mother]
母子保健法第13条で「市町村は，必要に応じ，妊産婦または乳児若しくは幼児に対して，健康診査を行い，または健康診査を受けることを勧奨しなければならない」と定められている．この法に基づき妊婦に実施される妊婦健康診査は妊娠23週までは4週間に1回，妊娠24〜35週までは2週間に1回，妊娠36週以降分娩までは1週間に1回となっている（妊婦は2回まで公費で受診できる）．分娩経過中は必要に応じた回数，産褥初期入院期間は毎日1回，産褥後期4週間前後に1回受診する．健康診査の内容は妊娠経過，合併症，偶発症にかかわる診察・検査などである．

妊産婦死亡 [maternal death]
妊娠中または分娩後42日未満の母体の死亡をいい，妊婦の保健管理の指標となる．1995(平成7)年以降，妊産婦死亡の原因は「直接産科的死亡及び間接産科的死亡に原因不明の産科的死亡，産科的破傷風及びヒト免疫不全ウイルス(HIV)病」に分類され，「不慮又は偶発の原因によるものは除く」とされている．直接産科的死亡は子宮破裂，前置胎盤など妊娠そのものに付随する原因によって，間接産科的死亡は妊娠中あるいは妊娠前に罹患した疾患が妊娠によって増悪したことによって死亡に至ったものをいう．妊産婦死亡率は1年間の出産10万件当たりの妊産婦死亡数を示すもので，以下の式によって表される．

1年間の妊産婦死亡数／1年間の出産数(出生数＋妊娠12週以後の死産数)×100,000

妊娠 ▶大項目参照

妊娠悪阻 [hyperemesis gravidarum]
⇨悪阻（おそ）

妊娠高血圧症候群 ▶大項目参照

妊娠性疱疹 [prurigo of pregnancy, herpes gestationis]
〈疱疹状類天疱瘡〉自己免疫性の機序で発生し，表皮と真皮の接合が破壊されて表皮下に水疱を生じる．妊娠中期から発症することが多く，前駆症状として倦怠感や発熱，嘔気，頭痛などにひき続き，激しい瘙痒感が身体を中心に浮腫性紅斑とともに多発する．治療としてはステロイドの外用薬とヒスタミン薬の内服が効果的で，中等以上の場合は，プレドニゾロンの投与が必要である．

妊娠線 [striae gravibarum]
妊娠末期における腹壁の伸展によって，皮下結合組織に断裂が生じた不定形の線．頭尾方向に波状の青赤色〜赤褐色の皮膚沈着線となり，周囲の皮膚表面よりやや窪んでいる．妊娠終了とともに退色し白色瘢痕となり，これを旧妊娠線(old striae)というが，生涯消失しない．腹壁のほか乳房，大腿部，殿部などに出現し，かゆみを伴う場合もある．

妊娠早期診断法 [early diagnosis of pregnancy]
妊娠の早期診断法には以下の方法がある．①基礎体温の高温相が21日以上続くとき．②免疫学的妊娠反応による尿中のヒト絨毛性ゴナドトロピン(hCG)の証明(妊娠5〜6週)．③超音波断層法による胎嚢(GS)の確認(妊娠5週)．④超音波ドップラー法による胎児心音の確認(妊娠7〜8週)．⑤予定月経が来潮せず，頸管粘液のシダ葉状結晶形成がひき続き陰性を持続する場合．⑥ホルモン投与による方法など．→基礎体温（きそたいおん），生物学的妊娠反応（せいぶつがくてきにんしんはんのう）

妊娠糖尿病 [gestational diabetes mellitus；GDM]
妊娠の経過中に一定基準以上の耐糖能異常をきたすが，分娩後正常化するものである．妊娠によって相対的なインスリン欠乏状態をきたしたものと考えられている．巨大児や新生児低血糖の発症率が高いことや，妊娠糖尿病を呈した女性は将来高率に2型糖尿病に移行することが知られている．

妊娠反応 [pregnancy test]
妊娠の早期診断法で，抗原抗体反応により尿中のヒト絨毛性ゴナドトロピン(hCG)を定性的に測定する方法である．hCGは胎盤のシンチウム細胞から産生される糖蛋白ホルモンであり，妊娠していなければ産生されず，黄体形成ホルモン(LH)，甲状腺刺激ホルモン(TSH)と共通のαサブユニットという構造をもつ．近年，この方法を用いた

検査薬がキット化され市販されており，妊娠4週以降であれば，1分以内に判定される．妊娠反応陽性の場合は，経腟超音波診断法で子宮内の胎囊（GS）を確認し，子宮外妊娠でないことを確認する．さらに微量のhCGを測定したい場合には，血中βhCGを測定する．月経歴，基礎体温，超音波検査，子宮の大きさなどで妊娠時期を総合的に判断する．→ヒト絨毛性ゴナドトロピン

妊娠貧血 [anemia of pregnancy]
妊娠による血液量（血漿量）の増加が赤血球やヘモグロビンの増加を上回るため，水血症とよばれる生理的妊娠貧血を呈する場合もあるが，多くは胎児・胎盤の鉄の需要が増えるため，一般に日常の食物から吸収される鉄では鉄分の摂取が不足となり，鉄欠乏性貧血を呈しやすい状態になる．ヘモグロビン11 g/dL 未満になると病的と考える．母体が鉄欠乏状態にあっても児への必要な鉄は移行する．鉄を多く含む食生活の改善を心がけるとともに鉄剤の投与が必要になってくる．

妊娠浮腫 [pregnancy induced edema]
腎臓や心臓による浮腫性の原発疾患がなく，妊娠中に発生する浮腫で，妊娠後半の8か月くらいに出現することが多い．胎児の成長に伴い，子宮の増大による骨盤内静脈や下大静脈の圧迫により下肢の浮腫がみられる．脛骨前面に圧痕がみとめられるようになり，外陰部や下腹部まで悪化し，顔面の浮腫に至る．下肢の血流の停滞と，静脈圧の上昇により発生する場合が多く，1週間に500 g以上の体重増加がある場合は，早期の治療と指導介入が必要である．2005（平成17）年4月，「妊娠中毒症」から「妊娠高血圧症候群」への定義改正の際に，「浮腫」は除かれた．

認知 [cognition]
認知とは「知ること」であり，そこには，感覚器に入力された情報が変換，整理，単純化され，表現を与えられ，記憶に貯蔵され，必要に応じて再生，利用されるという知的過程が関係する．知能と近縁の用語である．認知障害という場合，記憶，思考，見当識，理解，計算，学習能力，言語および判断などの高次機能の障害を指す．

認知機能改善薬 [cognitive emhancing drugs]
⇨脳機能改善薬（のうきのうかいぜんやく）

認知機能障害 [cognitive impairment]
⇨脳機能改善薬（のうきのうかいぜんやく）

認知行動療法 [behavioral and cognitive therapies]
クライエントの不適応状態（否定的な考えや反応）に関連する行動的，情緒的，認知的な問題を治療標的とし，学習理論をはじめとする行動科学理論や行動変容の技法を用いて，不適応反応を軽減するとともに，適応的な反応を学習させていく治療法．クライエントがどんな問題をもち，またどんな状況で不適応反応に至るのかを正確にアセスメントすることが治療の成功の鍵となる．→行動変容（こうどうへんよう），行動療法（こうどうりょうほう）

認知症（痴呆） ▶ 大項目参照

認知心理学 [cognitive psychology]
近年，発達心理学，情報処理理論，コンピュータ科学などの発達に伴って急速に進歩し，行動主義心理学に代わって心理学の主流になった領域．認知とは意志，感情，記憶，言語，思考，知覚，注意などを含む「知的活動」で，これらを研究対象とし，脳科学や生理学とも関連して，計算心理学，認知神経科学，比較認知科学などの領域に発展している．→認知（にんち）

認定遺伝カウンセラー [certified genetic counselors]
⇨遺伝（いでん）カウンセラー

認定看護師 [certified nurse ; CN]
「ある特定の看護分野において，熟練した看護技術と知識を有することがみとめられた者（日本看護協会認定看護師規則第3条）」であり，より質の高い看護を提供するために，1996（平成8）年より日本看護協会が認定審査を始めた．その役割は，水準の高い看護の実践，他の看護職者に対する指導，および相談を行うことである．認定看護分野には，救急看護，皮膚・排泄ケア，集中ケア，緩和ケア，がん性疼痛看護，感染管理，がん化学療法看護，糖尿病看護，訪問看護，不妊症看護，新生児集中ケア，透析看護，手術看護，乳がん看護，摂食・嚥下障害看護，小児救急看護，認知症看護の17分野がある［2007（平成19）年現在］．認定看護師になるためには，以下の要件を満たしている必要がある．①日本の保健師，助産師，看護師いずれかの資格を取得していること，②通算5年以上の実務経験があり，そのうち3年以上の特定の看護分野での経験を有すること，③認定看護師教育機関における6か月または同等以上の教育課程を修了していること．そのうえで認定審査に合格すると，認定看護師として認められる．なお，資格は5年ごとに更新しなければならない．→皮膚（ひふ）・排泄（はいせつ）ケア認定看護師

認定輸液専門看護師 [certified registered nurse infusion ; CRNI]
米国において，静脈注射専門の輸液看護師（infusion nurse）の資格は，専門看護師（CNS）の1つに認定されている．教育・認定を主に行ってきた輸液看護師協会（Infusion Nurses Society ; INS）が設けた，輸液療法に専門的に携わる看護師の認定資格．規定の教育・臨床実践経験をもつことが要件とされている．

ニンヒドリン反応 [ninhydrin reaction]
〈アブデルハルデン反応〉蛋白質のアミノ基検出のための呈色反応．蛋白分子中のα-アミノ基がニンヒドリンと反応すると，紫色または帯紅青色の物質を生じる．近年は，アミノ酸，ペプチドの検出に高速クロマトグラフィーを用いる．

ニンフォマニア [nymphomania]
⇨色情症（狂）（しきじょうしょう）

妊婦外診法 [external examination of pregnant woman]
〈産科的外診法〉妊婦に仰臥位をとらせて，視診，触診，聴診，計測診などを行う方法．妊婦は事前に排尿をすませておく．乳房は，視診と触診で乳腺の発育状態，初乳圧出の有無をみ，腹部は，視診および触診で膨隆，胎児の状態，子宮の大きさ，胎児の位置，数，羊水の多少，骨盤腔への進入などをみる．聴診では，胎児心音，子宮雑音，大動脈音を調べる．

計測診では骨盤外計測や腹囲，子宮底長などを計測する．
→レオポルド触診法

妊婦体操 [prenatal exercise]

妊娠に伴う筋肉や内臓の機能低下を防ぎ，妊婦が健康に過ごせるようにすること，および分娩時に使われる多くの筋肉や関節，靱帯の柔軟性の増進をはかり，安全かつすみやかな分娩に導くことを目的とした機能訓練．妊婦体操はリードなどによって産科理学療法として普及し，今日のラマーズ法にも取り入れられている．妊婦体操は，身体機能面の効果をはかるとともに，分娩や育児に主体的に取り組むことなど意識や精神面での効果も期待できる．流早産の徴候がある場合や，体操によって徴候が誘発されるおそれがある場合には行ってはならない．

妊孕性 [fertility]

〈生殖能力，受胎能力〉 生殖可能な状態，妊娠しやすさ，妊娠できる能力のこと．狭義では妊娠だけをとらえるが，広義では受精から着床，分娩後の産褥なども含めた，女性の現象としてとらえることができる．加齢により卵巣機能が低下し，妊娠しにくい状態になる．この場合には，妊孕性が低下するという．妊孕性を判断するためには，男女ともに性器や性腺，性行為が正常にできることが条件であるが，環境，生活習慣，生活様式も関与している．

ぬ

ヌーナン症候群 [Noonan syndrome]　男女両性にみられる常染色体優性の遺伝疾患．主な臨床象としては低身長，翼状頸，両眼解離，内眼角贅皮，耳介の低位，外反肘などのほか，軽度の精神発達遅滞，肺動脈弁狭窄などの心奇形があげられる．先天性異常症候群(奇形症候群)の1つであり，欧米では出生1,000～2,500人に1人の頻度と報告されている．わが国では明確な判断基準がなく，推計では10,000人に1人ともいわれている．根本的治療はないが，合併症に対する対症療法が必要．Jacqueline Anne Noonan(1921～，米，小児心臓病学)．

ヌクレアーゼ [nuclease]　核酸分解酵素群のことで核酸を加水分解する．基質の種類により RNA を分解するリボヌクレアーゼ(RNase)と DNA を分解するデオキシリボヌクレアーゼ(DNase)に大別されるが，両方に作用するものは単にヌクレアーゼとよぶ場合もある．分解様式からはエンドヌクレアーゼとエキソヌクレアーゼに分類される．DNA 二本鎖の特定の塩基配列を切断する酵素は制限酵素とよばれ，遺伝子工学に用いられている．

ヌクレオシド [nucleoside]　プリン塩基またはピリミジン塩基のような窒素を含む塩基と糖の還元基とが，N-グリコシド結合をした化合物．糖が D-リボースのものをリボヌクレオシド，D-2-デオキシリボースのものをデオキシリボヌクレオシドといい，それぞれ RNA，DNA の加水分解により得られる．→RNA，DNA

ヌクレオソーム [nucleosome]　染色質(クロマチン)のヌクレオヒストンの繰り返し基本単位構成のこと．H2A，H2B，H3，H4ヒストン各2分子に約200対の DNA が巻きつき，H1ヒストンが1分子外側に付いている構造をとる．

ヌクレオチド [nucleotide]　ヌクレオシドの糖部分の OH 基がリン酸とエステル結合をつくっている化合物(図)．塩基部分がプリン誘導体のものをプリンヌクレオチド，ピリミジン誘導体のものをピリミジンヌクレオチドといい，これらの重合体が核酸である．→核酸(かくさん)

■図　ヌクレオシドとヌクレオチド

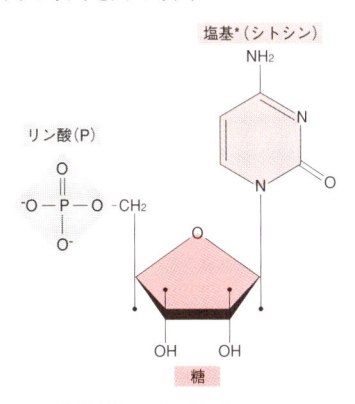

塩基*(シトシン)
リン酸(P)
糖

塩基＋糖＝ヌクレオシド
塩基＋糖＋リン酸＝ヌクレオチド

*塩基はほかにウラシル，チミン，アデニン，グアニンがある

ヌクレオヒストン [nucleohistone]　塩基性の蛋白質ヒストンとデオキシリボ核酸(DNA)が結合した複合蛋白質である．染色質の成分で，細胞核のなかに見出される．

布かけテスト [cloth on the face test]　〈顔布テスト，ハンカチテスト〉　6～7か月健診において，発達の評価として行うものである．仰臥位の子どもの顔に厚手のハンカチ大の布をかけて両目を覆い，かけたハンカチの取り方をみるテストである．5か月では両手を使い，6か月では片手で取ることが多くなる．片麻痺，脳性麻痺，精神発達遅滞などのスクリーニングとして行われる．

ね

ネーゲレ鉗子 [Naegele forceps] 児頭を挟んで娩出させる産科鉗子の一種．鋼鉄製で左右同形の両葉からなり，児頭を挟む把持部，左右両葉が接合交差する接合部，術者がにぎる柄部からなる．児頭が骨盤出口部にあるときに使用される．Franz Karl Naegele(1777～1851，独，産科)．→鉗子(かんし)，産科鉗子(さんかかんし)

ネーゲレ穿頭器 [Naegele perforator] 胎児が死亡した場合，子宮内あるいは産道内の児の娩出を容易にするために行う頭蓋切開術で用いる器具の1つ．鋏状をしており，刃は外側につき，柄をにぎれば刃部が開くようになっている．

ネオマイシン [neomycin] ⇨フラジオマイシン

ネガティブ・フィードバック機構 [negative feedback] 人間の身体ではホルモン系などにみられる制御機構である．たとえば，昇圧薬という情報が入力されると出力は血圧上昇である．しかし血圧上昇が高すぎた場合はその出力情報は入力に戻って，血圧を下げるような調節(ネガティブ・フィードバック)が行われる．このようにある値を定値に保つような制御を行う機構である．一方，ポジティブ・フィードバックは出力から入力に戻った情報はプラスにのみ働くので，値は上昇を続けることになる(図)．

■図　フィードバック機構の例

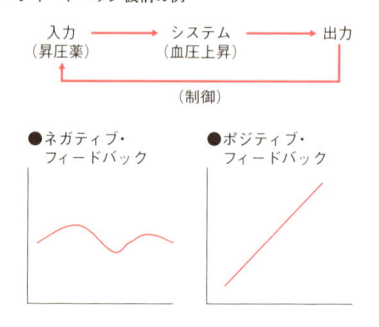

入力（昇圧薬）→ システム（血圧上昇）→ 出力
　　　　　　　　　（制御）

●ネガティブ・フィードバック
●ポジティブ・フィードバック

ネグリ小体 [Negri bodies] 狂犬病に感染したヒトおよび動物の大脳海馬角の脳細胞内などにみられる．2～10μm大の楕円形をなし，ヘマトキシリン・エオジン染色で赤く染まる細胞内封入体である．本小体はウイルスそのものではなく，細胞内の反応物質と考えられている．Adelchi Negri(1876～1912，伊，医師)．

ネグレクト [neglect] 〈育児放棄，児童虐待〉児童虐待の4つの分類(身体的虐待，性的虐待，心理的虐待，ネグレクト)のうちの1つ．ネグレクトは，不適切な養育，保護の怠慢や拒否により，児童の健康や安全を損なう行為で，情緒的ネグレクト，身体的ネグレクト，教育的ネグレクトに分けられる．故意に，栄養不良になるほど食事を与えない，病気にかかっても医師にみせない，長時間放置する，学校に行かせないなど，成長に必要な情緒的行為を怠ることである．→児童虐待(じどうぎゃくたい)

ネクローシス [necrosis] ⇨壊死(えし)

ネコひっかき病 [cat scratch disease] 〈良性リンパ細網症〉*Bartonella henselae*が病原体である．亜急性で伝染性のない細菌性疾患で，倦怠感，肉芽腫性リンパ節炎，発熱をきたす．ネコのひっかき傷，咬傷により発症することが多い．その部位に紅丘疹が生じ，所属リンパ節が腫脹し，数か月で自然退縮する．

寝たきり度 ⇨日常生活自立度(にちじょうせいかつじりつど)

熱希釈法 [thermodilution method] 心拍出量の測定方法には熱希釈法とフィック法があるが，現在後者はほとんど行われず，前者の方法が汎用される．スワンガンツカテーテルは動脈圧と心拍出量(CO)が測定できるが，この先端には温度計がついていて，途中に開いている穴には冷水の入ったシリンジが付属している．冷水を注入すると穴を通じてそれが動脈内に流出し，動脈の流れに沿って温度計の方向に流れる．冷水を流した時間から温度が下がった時間差と，どの程度温度が下がったかという温度変化をモニタリングし，この2つから心拍出量を測定する．

熱気浴 [hot-air therapy] 乾熱を利用する温熱療法で，60～90℃に加熱した乾燥空気を10～40分程度，全身的あるいは局所的に作用させる．慢性の神経痛，関節痛やリウマチ，鼓腸(こちょう)などに用いられる．→温熱療法(おんねつりょうほう)

熱虚脱症 [heat collapse] 〈熱失神〉高温環境のもとで体温が上昇すると，皮膚血管の拡張による血液の皮膚への貯留，活動筋の血流増加，発汗による脱水などにより循環血流量は減少する．このとき体位の変動や身体運動が加わると，容易に循環不全に陥って脳虚血を生じる．これが熱虚脱症である．顔面蒼白，全身脱力感，低血圧，意識喪失などが起こる．→熱中症(ねっちゅうしょう)

熱型 [fever type] ⇨発熱(はつねつ)

熱産生 [thermogenesis]　骨格筋，肝臓，呼吸筋，消化管，褐色脂肪細胞（新生児）などが熱を産生すること．熱産生は，糖質，脂質，蛋白質などが代謝されて起こる．熱産生は代謝の盛んな筋，肝で大きく，それ以外の組織では少ない．たとえば，寒さを感じたときにふるえるのは，骨格筋による熱産生により体温を上昇させようとするためである．また，新生児期には脂肪分解と脂肪酸化化が高い褐色脂肪細胞による発熱が重要で，この細胞はノルアドレナリンの作用により多くの熱をすみやかに産生することができる．褐色脂肪細胞は，加齢とともに減少し，成人ではほとんどみられなくなる．

熱射病 [heat stroke]　⇨熱中症（ねっちゅうしょう）

熱傷 ▶ 大項目参照

熱傷ショック [burn shock]　体表面積30％以上でⅡ度以上の広範囲熱傷に伴って起こるショック．循環血液量が減少し，全身の毛細血管における透過性亢進による血漿成分の血管外漏出に起こる浮腫，熱傷面からの体液喪失，不感蒸泄の増加などが生じる．受傷後早期は，心拍出量の減少，頻脈，脈圧の減少，尿量減少，頻呼吸，末梢のチアノーゼが起こるため，集中的な治療が必要となる．熱傷面積，熱傷の深度，年齢，受傷部位などから総合的に治療方針が決定される．

熱ショック蛋白質 [heat-shock protein；Hsp]　細胞や個体が平温より10℃程度高い温度にさらされたときに誘導される蛋白質のことでHspともよばれ，原核生物から高等真核生物まで広く存在する．Hspは熱のほかさまざまな化学物質，エタノール，電子伝達系阻害薬によっても誘導されるため，ストレス蛋白質ともよばれる．Hsp 40はHsp 70とともに蛋白質のフォールディングを制御する分子シャペロンとしての機能を果たしている．

熱性痙攣 [febrile convulsion]　発熱時，ことに高熱時に数分間続く強直性，間代性の痙攣．生後6か月前から4歳ごろに好発する．一般的には学齢期に入ると痙攣を起こさなくなる．しかし学齢期になっても頻回の発作を繰り返すもの，家族性にみられるものなどもあり，一部はてんかんに移行する．

熱中症 ▶ 大項目参照

熱の産生 [heat production]　⇨体温調節中枢（たいおんちょうせつちゅうすう）

熱放散 [heat dissipation]　⇨体温調節中枢（たいおんちょうせつちゅうすう）

熱量 [calorie]　⇨カロリー

ネブライザー法 [nebulization therapy]　超音波などにより，薬物を霧状にして気道に吸入する方法．喀痰の喀出を容易にしたり，局所に薬物を作用させる目的で行う．そのほか，副鼻腔炎などの治療目的で経鼻的に行うものもある．→超音波（ちょうおんぱ）

ネブライザー

ネフローゼ症候群 [shoukougun]　▶ 大項目参照

ネフロン [nephron]　〈腎単位〉　1つの腎小体（糸球体とボーマン嚢からなる）と，これに連なる尿細管を腎の1つの機能的，構造的単位としたもの．左右の腎はそれぞれ100万個にのぼるネフロンを含んでおり，そこで尿がつくられる．→腎［臓］（じんぞう）

ネラトン・カテーテル [Nélaton catheter]　ゴム製の屈曲のない管で，先端側面に穴があり，柔軟性に富んでいる．洗腸，導尿，吸引，注入などに用いる．外径1.5 mmのものを1号とよび，号数が1号上がるごとに外径が0.5 mmずつ太くなる．通常8〜12号のものが多く用いられる．Auguste Nélaton (1807〜1873，仏，外科)．→カテーテル管理

ネルソン試験 [Nelson test，*Treponema pallidum* immobilization test；TPI test]　〈TPI試験，梅毒トレポネーマ不動化試験〉　生きているトレポネーマに患者血清を加えると，血清中の抗体によりトレポネーマの活動が抑制される．これを利用した梅毒の抗体検査で，現在はほとんど行われない．→トレポネーマ

粘液産生膵腫瘍 [mucin-producing pancreas tumor]　〈膵管内乳頭腫瘍〉　わが国では1980年代，多量の粘液産生，主膵管拡張，十二指腸乳頭部大などの特徴をもつ病変を「粘液産生膵がん」とよんでいた．その後，病変の発育や浸潤の程度，予後が異なる腺腫や過形成がみとめられ，「粘液産生膵腫瘍」と総称されたが，のちに「いわゆる粘液産生膵腫瘍」として「膵管内乳頭腫瘍」と「粘液性嚢胞腫瘍」が区別された．病変分類に関してはさまざまな議論があり明確とはいえない．1996（平成8）年にWHOは，粘液を産生する嚢胞性膵腫瘍を「膵管内乳頭粘液腫瘍（intraductal papillary mucinous tumor；IPMT）」と「粘液性嚢胞腫瘍（mucinous cystic tumor；MCT）」に分類した．その後，tumorをneoplasmに改訂し，前者をIPMN，後者をMCNとした．わが国では，「膵癌取扱い規約」第5版においてもtumorとされ，WHOの呼称とは異なっている．症状は心窩部，腹部，背部の痛みである．腫瘍の発育は遅く浸潤や転移が少ないため，通常の膵がんと比較すれば予後はよいが，進行度によっては予後が悪い症例もある．→膵管内乳頭粘液性腫瘍（すいかんないにゅうとうねんえきせいしゅよう）

粘液腫 [myxoma]　胎生期の臍帯の結合組織に類似した粘液組織で，組織学的には星状の粘液細胞が網状に連なり，その間隙に粘性のある内容の腫瘤を形成したものをいう．軟らかいゼリー状の良性腫瘍である．発生部位により，筋肉内粘液腫，心臓粘液腫，顎骨内粘液腫などとよばれる．

粘液水腫 [myxedema]　後天性の甲状腺機能低下症である．冷たく乾燥しざらざらした，しかもむくんでいるという皮膚の特徴からこの名でよばれる．皮膚組織にはムコ多糖類が蓄積している．乳児期に発症するとクレチン症と同様に著明な成長障害をきたすが，知能障害をみとめることは少ない．年長にな

って発症すると無力感，寒さに敏感，発汗減少，便秘，言語緩徐などの甲状腺機能低下症状を呈する．→クレチン症，甲状腺疾患(こうじょうせんしっかん)

粘液性嚢胞腫瘍(ねんえきせいのうほうしゅよう)　[mucinous cystic tumor ; MCT]　⇨粘液産生膵腫瘍(ねんえきさんせいすいしゅよう)

粘液変性(ねんえきへんせい)　[mucous degeneration]　粘液(ムチン，ムコイドなど)が異所性に細胞内，組織間質に浸潤した病態．胃，直腸，乳腺に発生する腺がんでは粘液変性を生じ，粘液がんへと移行することも多い．

粘液包(囊)炎(ねんえきほう(のう)えん)　[bursitis]　⇨滑液包(囊)炎(かつえきほうえん)

捻挫(ねんざ)　[sprain, distortion]　関節の過度の運動や，外力による可動範囲以上の動きによって，靱帯や関節包などの関節支持組織が損傷されたもので，関節面の位置関係の異常(脱臼)をみとめないものをいう．上肢や下肢の関節，とくに足関節に起こりやすい．症状は局所の腫脹と疼痛である．治療は湿布やギプス固定が行われるが，手術を要する場合もある．→脱臼(だっきゅう)

念珠(ねんじゅ)　[rosary, rachitic rosary]　〈肋骨念珠〉　小児のくる病にみられる骨変形の1つである．肋軟骨移行部の膨隆が起こり，胸郭を前方からみると膨隆が上下に連なって念珠様にみえることから，この名がある．しばしば胸郭や脊柱の変形も伴う．

燃焼水(ねんしょうすい)　[combustion water]　⇨代謝水(たいしゃすい)

粘性(ねんせい)　[viscosity]　ある物体に力を加えたとき，物体はその力によって変形するが，力を加えるのをやめたときに変形が元に戻る物質には弾性があり(弾性体)，戻らない物質には粘性がある(粘性体)．水に代表される液体の多くも，空気も粘性体である．物体を変形させるのにかかる力(粘性応力)は，ずり速度(分子の移動速度)に比例し，その比例定数は粘性率とよばれ，粘性体に固有の定数である．粘性率は，オストワルド型粘度計などの毛管粘度計で測定される．

粘稠痰(ねんちゅう(ちょう)たん)　[viscous phlegm]　粘り気を生じ白濁しているものを指す．喀痰の性状は漿液性，粘稠性，膿性，血性，泡沫状などに分類される．黄色ないし緑色の粘稠痰は細菌感染を伴う場合にみとめられる．気管支結核では少量の粘稠な喀痰と頑固な咳が特徴的である．→咳嗽(がいそう)・喀痰(かくたん)

捻転ジストニー(ねんてんジストニー)　[torsion dystonia, torsion spasm]　〈捻転性筋緊張異常症，チーエン-オッペンハイム病〉　四肢・体幹のねじれと不随意運動を主徴とする進行性病変．遺伝性の線条体変性が原因と考えられている．少年期に発症し，頸部・体幹・四肢に緩徐な強直・捻転をきたし，異常姿勢をとる．睡眠時・安静時よりも意図的な動作の際に持続的な不随意運動が起こる．種々の治療がこころみられているが，現在のところ予後不良である．

捻転性筋緊張異常症(ねんてんせいきんきんちょうじょうしょう)　[torsion dystonia]　⇨捻転(ねんてん)ジストニー

粘膜(ねんまく)　[mucous membrane]　呼吸器，消化管，泌尿器，生殖器などの内膜面を形成する組織．表面から粘液を分泌する．組織学的には，粘膜上皮，粘膜固有層，消化管にあってはさらに粘膜筋板を含む．器官により，保護，分泌，吸収，輸送などの作用をもつ．

粘膜下腫瘍(ねんまくかしゅよう)　[submucosal tumor]　消化管の粘膜よりも深部の組織から発生する腫瘍で，平滑筋腫瘍，神経鞘腫，GIST(gastrointestinal stromal tumor)，囊腫，悪性リンパ腫，脂肪腫，カルチノイド腫瘍などが含まれる．

粘膜皮膚眼症候群(ねんまくひふがんしょうこうぐん)　[mucocutaneous ocular syndrome]　⇨ベーチェット病

粘膜免疫(ねんまくめんえき)　[mucosal immunity]　粘膜組織は生体外からの抗原が最初に到達する部位であり，消化器，呼吸器，生殖器などに存在し，固有の免疫システムを保持し抗原や病原体の侵入を防ぎつつ炎症反応を抑制する．抗原が粘膜上皮により取り込まれたのち，粘膜系樹状細胞による抗原提示によりB細胞が活性化され，腸管からは粘膜を介して免疫グロブリンであるIgAが粘液中に分泌され抗原と結合し，粘膜下への侵入を防いでいる．

年齢調整死亡率(ねんれいちょうせいしぼうりつ)　[age adjusted mortality rate]　年齢構成が異なる人口集団間で年齢構成の差を取り除いて比較するために用いられる指標．年齢差による影響を除くために，たとえば共通の年齢構成をもった集団を想定したり，「昭和60年モデル人口」を用いたりする．調整死亡率は相互比較を目的とした相対的な値であり標準人口の取り方によって値は変わるので，率の絶対値はあまり意味をなさない．具体的な計算方法として直接法と間接法がある．

の

ノイラミニダーゼ阻害薬 [neuraminidase inhibitor]
ノイラミニダーゼは、新しいインフルエンザウイルス粒子がつくられ、別の細胞に感染する際に必須となる酵素であるが、この酵素を阻害してウイルスの増殖サイクルを防ぐもの。ザナミビルが吸入薬として、オセルタミビルが経口薬として使用されている。オセルタミビルは服用後の異常行動が報告されているが、この異常行動はインフルエンザ脳炎・脳症との関係も示唆されており、究明が待たれている。

ノイラミン酸 [neuraminic acid]
アミノ糖の代表的なものの1つで、九炭糖の糖酸誘導体である。生体膜を形成している糖脂質の構成成分であるシアル酸は、ノイラミン酸のアセチル誘導体である。

ノイローゼ [neurosis, Neurose]
⇨神経症(しんけいしょう)

膿 [pus]
黄色または黄緑色で、不透明な希薄または濃厚粘稠な液体で、膿清と膿球に分けられる。膿清は血漿成分のほか、種々の蛋白酵素様物質を含み、膿球は細胞成分の総称で、主として多核白血球を含有し、その大部分が壊死に陥っている。その他膿球中にはリンパ球、プラズマ細胞がみられる。

脳圧亢進 [brain hypertension]
⇨頭蓋内圧亢進(とうがいないあつこうしん)

脳炎 [encephalitis]
脳の炎症性疾患の総称。脳炎には主として麻疹、風疹、水痘、流行性耳下腺炎などのウイルス感染症にひき続いて起こるもの(二次性脳炎)と、単純ヘルペスウイルス、コクサッキーウイルス、エコーウイルス、日本脳炎ウイルスなどが脳に感染して起こるもの(一次性脳炎)とがある。主な症状は発熱、痙攣、意識障害であり、そのほかに嘔吐、頭痛、異常行動などを起こす場合もある。

膿痂疹 〈とびひ〉 [impetigo]
皮膚の表在性の化膿性疾患。水疱や丘疹が多発し、膿疱となり、やがて膿疱の表面が乾燥して痂皮化する。伝染性膿痂疹が代表的で乳幼児に多く、顔面、四肢に好発する。原因はブドウ球菌、レンサ球菌による感染。→伝染性膿痂疹(でんせんせいのうかしん)

脳下垂体 [hypophysis]
⇨下垂体(かすいたい)

脳嵌頓(入) [cerebral herniation]
⇨脳(のう)ヘルニア

脳機能改善薬 [cognitive enhancer, nootropic agent]
〈向精神薬、抗認知症薬、認知機能改善薬〉 ATD(アルツハイマー型認知症)の中核症状は記憶の障害を中心とした認知機能障害であり、その障害によってさまざまな精神症状や行動障害が出現するようになる。このような症状を示すATDの薬物療法は、認知機能障害の改善、認知症の進行を遅延すること、ATDに伴う精神症状や行動障害を改善することを目的としている。ATDの治療薬としては、アセチルコリンエステラーゼ阻害薬であるタクリン(tacrine)、ドネペジル(donepezil)、リバスチグミン(rivastigumine)、ガランタミン(galantamine)が諸外国では用いられている。わが国では、ドネペジルが認可されている。

脳機能マッピング [brain functional mapping]
〈脳活動解析装置〉 頭蓋外から特定の機能に応じた神経活動の分布を測定する装置を使って、脳の各部位の機能の働きを明らかにし、脳の構造データ(脳地図)を作成すること。とくに記憶、言語、認識などの高次脳機能分布を知るために用いられている。また脳神経外科分野では脳腫瘍などの病巣を摘出する場合、脳の重要な機能を傷つけないようにマッピングを用いて手術が行われ、術後後遺症の低減が期待されている。現在は脳磁図(MEG)、MRIなどが使用されている。→脳磁図(のうじず)

膿胸 [pyothorax, thoracic empyema]
胸膜の化膿性炎症によって胸腔内に膿性滲出液が貯留する状態。主として開胸術の術後や肺炎、肺結核に続発し、とくに小児の場合には細菌性肺炎の進行中に合併することが多い。呼吸困難、高熱がみられる。試験穿刺で確認する。治療は胸腔ドレナージと化学療法。

脳血管拡張薬 [cerebro-vasodilator]
⇨脳循環改善薬(のうじゅんかんかいぜんやく)

脳血管疾患 ▶ 大項目参照

脳血管性認知症 [cerebrovascular dementia, vascular dementia；VD]
〈血管性認知症〉 脳梗塞、脳出血など脳血管障害に起因する認知症をいい、病理学的には、脳の各部に多数の梗塞と組織壊死がみとめられる。多発性脳梗塞によることが最も多く、それにより生じた場合には多発梗塞性認知症とよばれる。脳血管障害があれば年齢を問わず出現しうるが、60歳代からの発生が多く、女性よりも男性に多い。認知症の出現は、血管障害の性質、部位、広がりによって一様ではない。認知症状として、部分的な知的機能障害(まだらぼけ)をみとめるほか、情動失禁、易刺激性がみられるが、人格障害は比較的軽度であるといわれている。→認知症(にんちしょう)

脳血管造影(法) [cerebral angiography；CAG]
脳に栄養を供給する血管のX線検査法。内頸動脈あるいは椎骨動脈に造影剤を注入、脳の血管を描出する。造影剤注入には内頸動脈の穿刺法、一般的にはセルディンガーカテーテルを大腿動脈に挿入する方法が主として行われ、動脈相を撮影後に静脈相の連続撮影が行われてい

る．脳疾患，脳血管病変，頭部外傷の診断に有用な検査法である．

脳血管攣縮〘のうけっかんれんしゅく〙[cerebral vasospasm] 脳血管が異常に収縮し，はなはだしい場合は閉塞をきたすもの．攣縮部より末梢の虚血症状として脳浮腫が起こり，運動麻痺や意識障害をきたし，重篤となる場合もある．クモ膜下出血の際に多くみられ，発症24時間以内にみられる早期攣縮と1〜2週後にみられる遅発性攣縮とがある．原因の詳細は不明であるが，発作早期のクモ膜下血腫を十分に除去することが予防に有効である．

膿血症〘のうけつしょう〙[pyemia] 化膿菌によってひき起こされる敗血症で，身体各部に転移巣をつくるもの．主としてブドウ球菌が化膿巣から血行性に伝播し，腎・肺・脳などに化膿性炎症巣を形成する．治療は，抗菌薬の大量投与が必要である．→脳膿瘍(のうのうよう)，肺膿瘍(はいのうよう)

脳血栓〔症〕〘のうけっせんしょう〙[cerebral thrombosis] 多くは動脈の硬化性病変により脳血管の狭窄が起こり，この部位に血栓が生じて血流が途絶し，脳組織の虚血性障害を起こすもの．脳出血とほぼ同様の症状を呈するが，脳出血に比べて，より高齢者に多く発症し，意識障害や麻痺の出現が緩徐で，再発しやすい．発症早期では血栓溶解薬を用いることもあるが，血圧のコントロール，脂質異常症の是正など動脈硬化症の予防に努めることが大切である．

脳血流量〘のうけつりゅうりょう〙[cerebral blood flow ; CBF] 脳に流れる血液の量のことである．健常人の場合，大脳皮質で100g当たり約80 mL/分が流れており，脳重量1300gとして700〜900 mL/分(=50〜70 mL/100g/分)で，心拍出量(5〜6 L/分)の約15%を占める．15〜20 mL/100g/分以下に低下すると，神経細胞の電気的活動が停止し(脳波が平坦化)，細胞死が起こり始める．また，10〜15 mL/100g/分以下の虚血により，細胞のエネルギー代謝が障害され，その状態が一定時間以上持続すれば壊死に至る．血流安全域の下限を30 mL/100g/分(正常血流量の約40%低下)とすると，内頸動脈の狭窄度は直径で75%，断面積で94%の狭窄までは必要な血流量が保たれることになる．

脳腱黄色腫〔症〕〘のうけんおうしょくしゅしょう〙[cerebrotendinous xanthomatosis ; CTX] 全身の腱黄色腫，神経症状，知能低下，早発性の動脈硬化，白内障を主徴とする常染色体劣性遺伝の代謝異常症である．本症の本態は胆汁酸合成障害であり，胆汁酸生成過程の側鎖切断にかかわるミトコンドリアの27(または26)-水酸化酵素の欠損である．ケノデオキシコール酸の産生が障害されコレスタノールが増加する．病態としてはコレスタノールやコレステロールが神経や腱などの組織に蓄積する黄色腫病変である．診断は，症状に加えて血清中のコレスタノールの増加や胆汁中のケノデオキシコール酸の著減による．

脳梗塞〘のうこうそく〙[cerebral infarction ; CI] 脳を栄養する動脈の閉塞(ときに狭窄)によってその環流域に脳の壊死を生じたもの．以前は大きく血栓性と塞栓性に分けられていたが，最近の分類では，アテローム血栓性，心塞栓性，ラクナ(穿通枝領域の小梗塞)およびその他に分けられている．→脳血管障害(のうけっかんしょうがい)

濃厚流動食〘のうこうりゅうどうしょく〙[concentrated liquid diet] ⇨高(こう)カロリー流動食

脳挫傷〘のうざしょう〙[brain contusion, cerebral contusion] 鈍的外力により起こる脳の器質的損傷．直達外力の及んだ部位のほか，反対側にも損傷が起こることがある(反衝損傷)．前頭葉，側頭葉が損傷を受けやすい．脳浮腫，脳内出血を合併，頭蓋内圧亢進症状がみられる．また後遺症として視力障害，失語症，片麻痺，ジャクソンてんかんなどを残すことがある．→機械的損傷(きかいてきそんしょう)，ジャクソンてんかん

脳死〘のうし〙 ▶ 大項目参照

脳磁図〘のうじず〙[magnetoencephalography ; MEG] 脳の活動によって生じる電流があり，その電流に伴う弱い磁場を測定した記録のこと．脳波よりも脳の電気的活動を詳しく調べることができる．たとえばてんかんの場合，脳磁図によって異常な活動部位が特定され，発作の始点がわかるなど，状態をより詳しく知ることができる．→脳機能(のうきのう)マッピング

脳室〘のうしつ〙[cerebral ventricle] 脳の内部にある腔所で，脳脊髄液で満たされる．中枢神経系の発生過程において，神経管の内腔が脳脊髄の発育変化に伴って拡張した部分．左右の大脳半球には側脳室が，間脳には第三脳室が，小脳と橋，延髄の間には第四脳室がある．第三脳室と第四脳室は中脳の中脳水道で連絡され，第四脳室は脊髄中心管へ続く．第四脳室には外側口と正中口が開き，脳室系とクモ膜下腔とが連絡する．

脳室上衣腫〘のうしつじょういしゅ〙[ependymoma] 〈上衣腫〉神経上皮性細胞の脳腫瘍の1つで，脳室上衣細胞への分化を示す腫瘍細胞からなり，小児に多い．原発性脳腫瘍での占める割合は比較的少ない．脳室に接して発生するが，好発部位は第四脳室，脊髄下端で，水頭症を起こす．組織学的には上皮様配列を示し，血管周囲偽ロゼットや管腔を形成(花冠状配列)する上衣細胞ロゼットが特徴的所見である．

脳室心房シャント〘のうしつしんぼう〙[ventriculo-atrial shunt] 〈V-Aシャント〉頭蓋内圧亢進症に対する減圧手術法．脳室から右房間に髄液の排出路を設けるもの．脳室にチューブを挿入，他端を内頸静脈から右房へ誘導する．

脳室穿刺〔法〕〘のうしつせんしほう〙[ventricular puncture] 髄液の排出，薬物注入，X線撮影のための造影剤注入を目的とし，側脳室を穿刺針で穿刺すること．大泉門閉鎖以前の乳児では大泉門から行われる．成人では後頭結節から3〜6 cm上方，正中線より3 cm側方に穿刺する．→脳室造影〔法〕(のうしつぞうえいほう)

脳室造影〔法〕〘のうしつぞうえいほう〙[ventriculography] 脳室をX線写真に描出する方法．脳室から穿刺針またはカテーテルで髄液を排出しつつ空気，酸素または造影剤を注入しX線撮影をする．脳室付近の脳腫瘍や水頭症の診断に用いるが，CTの発達した今日ではほとんど行われない．→脳室穿刺〔法〕(のうしつせんしほう)

脳室ドレナージ〘のうしつ〙 ▶ 大項目参照

脳室排液管 [ventricular drainage tube]
髄液排出のために，頭蓋より脳室内に挿入するチューブ．材質はシリコンなど，軟らかく刺激が少ないものを用いる．

脳室腹腔シャント [ventriculo-peritoneal shunt ; V-P shunt]
〈V-Pシャント〉脳室拡大による水頭症に対する減圧手術法．脳室から腹腔への髄液の排出路を設けるもの(図)．右側後頭部に小孔を設け，側脳室内にチューブ端を挿入し，他端は皮下を通してダグラス窩，または横隔膜下に開放する．短絡術の第1選択である．

■図　脳室腹腔シャント手術

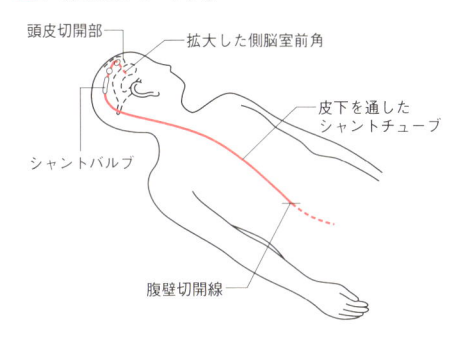

頭皮切開部　　拡大した側脳室前角

皮下を通したシャントチューブ

シャントバルブ

腹壁切開線

囊腫 [cystoma]
腺腫の一種で，腺腫細胞からの分泌液が腺管内で貯留し，腺管がしだいに拡張して囊腫となったもので，卵巣に多く発生する．貯留液の性状から漿液性と粘液性囊腫に分けられる．大きくなれば圧迫症状が出現し，エコー，CTなどで容易に診断される．→腺腫(せんしゅ)

濃縮試験 [concentration test]
⇒フィッシュバーグ濃縮試験

脳腫脹 [brain swelling]
⇒脳浮腫(のうふしゅ)

脳出血 [cerebral hemorrhage ; CH]
脳内血管が破綻して脳実質内に出血するもの．動脈硬化，動脈瘤，血管腫などが原因となるが，高血圧性の変化を伴うものが大半を占める．突然発症し，激しい痙攣，嘔吐がみられ，意識障害，片麻痺，言語障害などを起こす．発作直後は絶対安静を保ち，脳CT検査などで出血部位と出血巣の大小を診断で，治療と予後判定の参考とする．→頭蓋内出血(とうがいないしゅっけつ)

脳腫瘍 [brain tumor ; BT]
〈頭蓋内腫瘍〉頭蓋内に発生した新生物(neoplasm)のこと．頭蓋内組織から発生した原発性脳腫瘍とほかの臓器のがんが転移した転移性脳腫瘍に分類される．原発性脳腫瘍は，神経膠腫，星細胞腫，神経膠芽腫など神経上皮細胞由来の腫瘍，髄膜腫など髄膜由来の腫瘍，神経鞘腫などの神経鞘腫，下垂体腺腫，胚細胞腫などに分類される．それぞれの腫瘍の発生頻度は年齢や性別により異なる．症状は腫瘍の発生部位や大きさ，性状によりさまざまである．診断は

CTやMRIなどの画像検査により行われるが，必要に応じて脳血管撮影が行われることもある．脳腫瘍の確定診断は，生検または摘出した腫瘍組織の病理学的診断によるが，さらに免疫組織学的検査が行われることもある．治療は脳腫瘍の種類，部位，大きさにより手術療法，放射線療法(最近ではガンマナイフによる定位手術的照射も行われる)，化学療法などが選択される．さらに温熱療法，免疫学的治療法，遺伝子治療などもこころみられている．

脳循環 [cerebral circulation]
左心室から駆出された血液は，大動脈弓から分岐した左右の内頸動脈と，左右の椎骨動脈が合流した脳底動脈から，ウイリス動脈輪を通じ，脳軟膜動脈として脳表に分布する．その後，脳実質内に入り，組織を還流した血液は静脈洞から内頸静脈を通って体循環系に入る．この一連の血液の流れを脳循環という．

脳循環改善薬 [ameliorants of cerebral circulation]
〈脳血管拡張薬〉脳血管障害(脳出血，脳梗塞)などの慢性期における脳血流不全や代謝障害に対して投与される．作用機序から，血管を拡張することにより脳血流を増加させる薬剤(カルシウム拮抗薬など)と脳代謝を改善させる薬剤がある．かつては多くの薬剤が使用されていたが，効果の評価が困難で大半の薬が発売中止となり，現在では一部の薬剤のみ保険認可を受けるにとどまっている．長期予後の改善目的で，脳梗塞後遺症，脳出血後遺症などという適応症で用いられる．

脳循環動態検査 [measurement of cerebral circulation]
総合的な脳虚血病態の評価をするために行う検査には，不活性ガス法(N_2O法)，RI法として^{133}Xe法，SPECT，PETなどの脳核医学検査，超音波法(超音波ドップラー法，超音波エコー法)，MRI(磁気共鳴画像診断法)などがある．これらの比較的低侵襲性の検査により血流の動態や分析を行い，脳疾患の病型・重症度の診断や治療に役立てられている．→脳循環(のうじゅんかん)

脳循環不全症 [cerebral insufficiency]
〈脳動脈硬化症，慢性脳循環不全症〉脳動脈硬化によって脳内の血液循環が低下し，脳機能の低下をきたす病気である．症状は，物忘れ，肩こり，四肢の痺れ，頭痛，めまい，立ちくらみ，耳鳴，冷感，不眠，精神的な症状(性格の変化)など，さまざまある．治療は，脳代謝改善薬で脳を活性化し，脳循環改善薬で血流を回復させる．向精神薬，降圧薬，脂質代謝改善薬などを使うこともある．また低脂肪，低コレステロールの食事摂取，適度な運動をする，などの生活習慣の改善も重要である．→脳動脈硬化症(のうどうみゃくこうかしょう)

脳症 [encephalopathy]
何らかの原因により大脳皮質および皮質下領域の両者，またはいずれかが広汎に侵されるびまん性障害を指す．例として，低酸素脳症，肝性脳症，インフルエンザ脳症，牛海綿状脳症(BSE)などがあげられる．→脳炎(のうえん)

囊状胃 [wallet stomach]
胃角が消失し，胃小彎が著しく短縮して胃全体が袋状に変形した状態．胃小彎短縮の原因は，付近の線状潰

瘍による縦走筋層の収縮や瘢痕である。そのため，X線検査で嚢状胃がみられた場合には，線状潰瘍の存在を疑う．

脳真菌症 [mycosis of brain]
中枢神経系の真菌症を指す．起炎菌はクリプトコッカスが多く，そのほかカンジダ，トリコスポロン，アスペルギルス，ムコールなどがあげられる．皮膚または肺真菌症からの続発例が多いが，水頭症の治療時の脳室腹腔短絡術(V-Pシャント)カテーテルを介した感染や，脳外科手術後の感染もある．

脳神経 ▶ 大項目参照

脳神経障害 [cranial nerve injury]
脳神経には第Ⅰ(嗅)脳神経から第Ⅻ(舌下)脳神経まで12対が存在する．各種の病因で，そのいずれかが障害されるものが脳神経障害である．第Ⅰ脳神経と第Ⅱ脳神経は脳と直接の連絡があり，ほかの脳神経は中脳から延髄までの脳幹と連絡する．第Ⅰ神経障害では嗅覚障害，第Ⅱ(視)神経障害では視力障害，第Ⅲ(動眼)，第Ⅳ(滑車)，第Ⅵ(外転)神経障害では眼球運動障害，第Ⅴ(三叉)神経障害では顔面の感覚障害，第Ⅶ(顔面)神経障害では顔面麻痺，第Ⅷ(聴)神経障害では聴覚障害，第Ⅸ(舌咽)，第Ⅹ(迷走)，第Ⅻ障害では嚥下困難や構音障害など，その機能に関連したさまざまな障害を生じる．→脳神経(のうしんけい)

膿腎症 [pyonephrosis]
腎内に膿が詰まった状態の重篤な腎障害．水腎症に感染を起こし化膿するものと，腎の感染症が膿瘍化して腎盂内に破れるものの2種がある．多くはブドウ球菌，レンサ球菌などの起炎菌によるが，結石，結核によって起こることもある．根治的治療は腎摘出術である．

脳振盪 [cerebral concussion]
頭部に衝撃を受けたときの一過性の意識喪失で，受傷時は顔面蒼白，冷汗，血圧の低下，意識消失などがみられるが，2～6時間後には意識は清明となり，平衡障害，運動麻痺などは全く残らない．

脳性喘息 [cerebral asthma]
脳動脈硬化症や脳腫瘍などによる呼吸中枢の血流障害が誘因となって，周期的な呼吸困難が発作的に生じる病態である．→喘息(ぜんそく)

脳性ナトリウム利尿ペプチド [brain natriuretic peptides ; BNP]
心房性ナトリウム利尿ペプチド(ANP)に続いて脳から単離されたペプチドホルモンの一種であり，主として心室から分泌される．主な標的臓器は腎臓，血管で，血管拡張作用，利尿作用により体液量調節，電解質濃度調節，血圧の調節に関与する．うっ血性心不全患者においては血清BNP，ANP濃度が重症度に応じて著明に増加し，機能障害との相関が高いことから，診断，予後評価に使われる．

脳性麻痺 [cerebral palsy ; CP]
出生前から生後4週くらいに脳に非進行性で不可逆的な病変を受けたもので，2歳くらいまでに発現する．発生率は出生児の0.1～0.2%といわれる．先天性のものは脳形成異常，感染などが原因と考えられるが，多くは分娩時の頭蓋内出血，未熟児，低酸素性脳障害，新生児重症黄疸など周産期の障害によって発生する．後天性のものは脳炎や外傷などが原因としてあげられる．①筋緊張，腱反射亢進がみられる痙直型，②不随意運動がみられるアテトーシス型，③強度の筋緊張を示す強剛型，④筋相互の平衡を失う失調型，⑤筋緊張低下型，⑥混合型，に分けられ，四肢のいずれかあるいは全部が片側，両側に侵され，歩行障害を起こす．また顔面筋，頸筋が侵されることも多く言語障害を伴う．そのほか知的障害やてんかん発作もみられる．

脳脊髄液 [cerebrospinal fluid ; CSF]
⇨髄液(ずいえき)

脳脊髄液減少症 [cerebrospinal fluid hypovolemia]
腰椎穿刺後など脊髄硬膜から髄液が漏出することにより，頭痛，頸部痛，めまい，倦怠感などさまざまな症状をきたす疾患．最近では交通事故などによる鞭打ち症との関連も指摘されている．従来は低髄液圧症候群とよばれていた．本人の静脈血を硬膜外腔に注入し，その凝固で穴を塞ぎ，漏れを防ぐブラッドパッチ療法により7割に改善効果を示すとされる．

脳脊髄膜 [meninges encephali et spinales]
⇨髄膜(ずいまく)

脳塞栓 [cerebral embolism]
心臓大動脈，内頸動脈をはじめとする主幹動脈などに生じた血栓が剥離して血流中に入り，脳動脈を閉塞して脳組織の壊死をきたしたもの．心疾患に続発することが多いが，大動脈疾患や内頸動脈狭窄に由来する場合もある．まれに脂肪や空気による塞栓の場合もある．

脳卒中 [cerebral apoplexy ; Apo]
脳組織に分布している各脳血管(主に動脈)自体の病的過程(閉塞または破綻)のため，脳組織の破壊をきたし，神経症状を発現する病的状態が発作的に起こるものを指す．含まれる疾患として，脳梗塞，一過性脳虚血発作(TIA)，脳出血，クモ膜下出血がある．脳血管障害もほぼ同義で使われるが，その場合は血管性認知症などの慢性に経過する疾患も含み，より広い概念となる．→脳血管疾患(のうけっかんしっかん)

脳卒中機能評価法 [stroke impairment assessment set ; SIAS]
脳卒中の機能障害を定量化し，総合的に評価する方法である．麻痺側運動機能，筋緊張，感覚機能，関節可動域，疼痛，体幹機能，視空間認知，言語機能，健側運動機能の9種類の機能障害に分類される22項目について，おのおの0点から3または5点の間で評価する．リハビリテーションの進展度の尺度となし，評価結果がレーダーチャートで示されるので，患者の理解度も高くなる点が評価されている．

脳卒中病院前看護 [prehospital stroke life support ; PSLS]
救急の初療時や，脳卒中患者の搬送途中のケアの充実により救命はもとより，後遺症の減少を目指す救急ケアを指す．脳卒中，とくに脳梗塞など虚血性の事例では，発症後3時間以内の投与が原則とされる血栓溶解薬t-PAの開発をはじめ，治療法の急速な進歩に伴い，発作時，搬送時など初期段階での迅速な判断と治療，そして適切な治療機関への搬送が重要視されており，日本臨床救急医学会でも定期的な講習会を開催している．

脳代謝　[brain metabolism]
脳は血流によって運搬された大量の酸素とブドウ糖を取り込んで代謝を行い、炭酸ガスと代謝産物を排泄しながら機能を果たしている。安静状態では、脳の代謝は身体全体の代謝の15%で、脳の重量あたりでは他の部位の7.5倍も代謝が大きい。また、嫌気的な代謝はほとんど行われず、酸素の蓄えもきわめて少ないので、ニューロン活動は血液から供給されるブドウ糖と酸素に絶えず依存している。ニューロンには2分間分のグリコーゲンが蓄えられているにすぎず、脳で使われるエネルギーのほとんどは血液からのブドウ糖で供給される。ニューロン内部へのブドウ糖移送にインスリンは不要である。

脳代謝改善薬　[ameliorants of cerebral circulation, brain metabolic stimulants]
脳の代謝を活発にする薬理作用をもつとされ、脳梗塞や脳出血に伴う意欲低下、情緒障害を適応症とする薬品が使用されていたが、1996(平成8)年、再評価のため有効成分非含有のプラシーボ(偽薬)との比較試験を実施した多くの医薬品で、効果に有意差がないという結果が出て効能取り消しとなった。アデノシン三リン酸二ナトリウム(ATP)は、再審査により脳卒中関連の効能が削除され、頭部外傷後遺症に限定された。そのほかの効能は変わらず、「心不全、眼精疲労、慢性胃炎、メニエール病、内耳障害によるめまい」などに適応が残った。同様に、メクロフェノキサートは「頭部外傷後遺症におけるめまい」、イフェンプロジルは「脳梗塞後遺症に伴う慢性脳循環障害によるめまいの改善」となった。

脳蛋白質　[brain proteins]
脳に特異的に存在するか主に発現している蛋白質のこと。2',3'-環状ヌクレオチドホスホジエステラーゼ(CNPase)、髄鞘構成糖蛋白(PLP)、ミエリン関連糖蛋白(MAG)などがあげられる。中枢神経の髄鞘はオリゴデンドログリアから、末梢神経の髄鞘はシュワン細胞からなり、上記のような蛋白質は主にオリゴデンドログリアに発現していると考えられる。このことが、中枢神経を傷害する自己免疫疾患である多発性硬化症と末梢神経を傷害する自己免疫疾患である免疫性ニューロパチーという異なる疾患が生じる原因と考えられる。

脳低温療法　[brain hypothermia treatment]
⇒脳低体温療法(のうていたいおんりょうほう)

脳低体温療法　[brain hypothermia treatment]
〈脳低温療法〉　脳温を下げることにより脳代謝を抑制し、必要エネルギーを最小限とし必要酸素量を低下させ、脳浮腫や脳虚血状態を切り抜けようとする方法。通常は体表冷却により体温32〜34℃に保つが、技術的に低体温維持が難しく、長期間の低体温による免疫低下などの合併症の問題がある。あまり行われないが選択的脳低温法や超低体温法もある。

脳底部異常血管網症　[abnormal vascular net at the brain base]
⇒モヤモヤ病

脳動静脈奇形　[cerebral arteriovenous malformation]
胎生期に分化する動脈、毛細血管、静脈の先天性異常で動脈と静脈間吻合があり、血管塊(ナイダス)がある。動脈血が直接静脈に流入するので、痙攣発作や脳出血、クモ膜下出血などを起こす。治療は脳動静脈奇形摘出手術、放射線療法(ガンマ・ナイフ、サイバーナイフ)、血管内手術を組み合わせて行うことが多い。

能動的圧迫-減圧 CPR
[active compression-decompression-cardiopulmonary resuscitation ; ACD-CPR]　⇒ACD-CPR

能動的ターゲッティング　[active targetting]
生体内に存在する標的病変部位に指向する性質を薬物やキャリアにもたせ、薬物や生理活性物質を正確に送達すること。異物処理機構など生体が自然な状態で備えている機能を利用する受動的ターゲッティングに対し、生物学的な特異的相互作用(抗原抗体反応など)や温度、pHなど物理的・化学的刺激を利用するなどして、積極的に特別な工夫をすることにより標的指向化をはかること。→ドラッグデリバリーシステム

脳動脈硬化症　[cerebral arteriosclerosis, Hirnarteriosklerose]
脳動脈の硬化性病変により血行障害を起こし、身体症状と精神・神経症状を示すが脳の局所症状が明確でなく、他の診断が確定できないものを一般に脳動脈硬化症とよんでいたが、最近ではほとんど用いられることはなくなった。

脳動脈瘤　[cerebral aneurysm]
脳動脈の壁の一部が嚢状に拡張した状態。5〜10mm程度の大きさのものが多い。成因として先天性、動脈硬化性、梅毒性、外傷性などがある。動脈の中膜筋層あるいは弾性板が破壊され、血圧により動脈層が伸展拡張して生じるもので、クモ膜下出血の原因となる。内頸動脈、前交通動脈、中大脳動脈分岐部に好発する。40〜50歳代に多い。治療として、動脈瘤柄部をクリップで閉塞し破裂を防止する。

能動免疫　[active immunity]
〈自動免疫〉　抗原によって特異的免疫反応が誘導されて免疫能(力)を得ること。感染症を経過して免疫ができる場合と、予防接種により人工的に得られる場合とがある。臨床的には、ワクチン、トキソイドなどの予防接種による能動免疫が種々の感染症に対して応用されている。→受動免疫(じゅどうめんえき)、免疫(めんえき)、免疫療法

膿尿　[pyuria]
〈白血球尿〉　一般に尿中に多数の白血球(膿球)が顕微鏡的にみられるものをいい、膿尿が著明であれば肉眼的に黄白色に混濁してみえる。膿尿の原因の多くは尿路感染症で、培養で一般細菌が検出される。培養で一般細菌が検出されない場合、無菌性膿尿といわれる。

脳膿瘍　[brain abscess]
主として化膿菌による脳実質内の膿瘍形成をいう。中耳、副鼻腔、眼窩など隣接化膿巣からの波及によることが多いが、遠隔化膿巣からの血行性伝播や頭部外傷の際の菌の直接的侵入による場合もある。原因菌はレンサ球菌、黄色ブドウ球菌、グラム陰性桿菌などが多い。症状は感染症状、頭蓋内圧亢進症状、脳の局所症状の3つの症候群がみられる。→膿血症(のうけっしょう)、膿瘍(のうよう)

脳波　[brain wave, electroencephalogram ; EEG]

頭皮上に電極を設置し、大脳に生じる電位微変動を電極間の電位差として誘導して10⁶オーダーに増幅記録したもの。深部脳波を必要とする場合は、電極を刺入する。波形は周波数によって、β波(速波)・α波、θ波・δ波(徐波)に分けられる。健常者の覚醒時の脳波はβ波、α波が主で、θ波、δ波は睡眠時に現れる。てんかんでは発作性異常波が現れ、診断に重要な役割をもつ。→脳波検査(のうはけんさ)

脳梅毒　[cerebral syphilis]

梅毒の3期あるいは2期にみられる神経梅毒で、脳・脊髄が障害される。梅毒患者の3％、3期梅毒の約20％にみられる。髄膜血管型、実質型、無症状型があり、2期にみられる多くのものは髄膜血管型で、激しい神経症状を呈する。3期の代表は実質型で、脳組織の破壊が著しく、認知症、人格変化、麻痺、痙攣などの多彩な症状を呈し、脳実質や髄膜にしばしばゴム腫を形成する。髄液梅毒反応の陽性以外に全く神経症状を示さないのが無症状型である。強力なペニシリン療法を行うが、3期に至った場合は治療は困難である。→神経梅毒(しんけいばいどく)、梅毒(ばいどく)

脳波検査　[electroencephalography]

脳細胞の電気的活動性を頭蓋表面より誘導増幅して記録したものを脳波といい、この波形を脳波計を用いて検出する検査法。通常20〜22本の電極を頭皮上の一定部位に接着して記録する。安静閉眼時、睡眠時の記録のほか、開眼・光・音・過呼吸あるいは薬物などの刺激による賦活法がある。意識障害、てんかんの診断に必須の検査であるが、行動異常、頭部外傷、脳腫瘍、脳血管性病変なども対象となる。脳波検査は、神経学的診断のうえに重要な意味をもつが、その他の神経学的診察、検査と相まって初めて意義をもつもので、脳波検査が正常であるからといって疾患を除外することはできない。→脳波(のうは)

脳波賦活検査法　[method of EEG activation]

通常の仰臥安静閉眼状態では現れない、もしくは軽度であるために発見しにくい脳波の異常を、刺激によって明確に記録しようとする方法。刺激としては、まばたきやストロボスコープによる光刺激、音刺激、過呼吸などのほか、種々の薬物(賦活薬)による方法がある。→脳波検査(のうはけんさ)

脳貧血　[cerebral anemia]

全身の血管拡張や起立性低血圧による脳血流量の減少のため脳の機能障害をきたし貧血様症状を呈する病態。医学的には用いられず、一般的な名称である。失血や貧血によっても起こる。顔面蒼白となり、動悸・めまいを覚え、目前が暗くなって失神することもある。→貧血(ひんけつ)

脳浮腫　[cerebral edema]

〈脳腫脹〉 脳組織内に水分が異常に貯留し、脳の容積が増えた状態。脳腫瘍、脳血管障害、頭部外傷などさまざまな原因によって起こり、これら原疾患の経過を不良にする。血液脳関門や脳細胞の代謝の障害によるとされている。脳が腫脹し、脳室は狭くなり、頭蓋内圧も亢進する。脳ヘルニアを併発すると急激な呼吸麻痺や意識障害をきたし、死亡することもある。早期発見に努め、脳圧降下薬(グリセオール、マンニトールなど)、副腎皮質ステロイド薬を投与し、ときに減圧開頭術によって減圧をはかる。

農夫症　[farmer syndrome]

長期間の農作業が原因となって起こる一定の自覚症状を示す慢性疲労症候群。腰痛、肩こり、手足のしびれ、夜間頻尿、頭痛、息切れ、不眠、めまいなどがみられる。

脳ヘルニア　[cerebral herniation]

〈圧迫円錐、脳嵌頓(入)〉 頭蓋内圧が亢進し、脳組織の一部が変形して頭蓋からはみ出した病態(脳嵌頓)。嵌頓の生じる部位は、テント切痕、大脳鎌下、小脳扁桃(大後頭孔)、蝶形骨縁などである(図)。テント切痕の嵌頓では脳幹の圧迫により意識障害、除脳硬直を示す。小脳扁桃の嵌頓では延髄の圧迫により急激な呼吸停止をきたす。いずれも早急な処置が必要である。

■図　脳ヘルニア

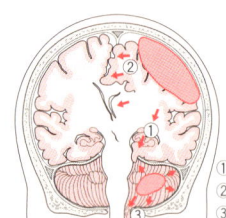

①テント切痕ヘルニア
②大脳鎌下ヘルニア
③小脳扁桃(大後頭孔)ヘルニア

囊胞腎　[polycystic kidney]

〈多発性囊胞腎〉 腎組織内に多数の囊胞(被膜により周囲と境界される液体を含んだ袋状の腫瘤)の発生をみる進行性疾患。先天性のものと成人発症のものがある。囊胞が巨大化すると、腎腫大、腎機能障害をきたし、予後不良となる。大部分のものは両側性に発生する。

膿疱性乾癬　[pustular psoriasis]

尋常性乾癬の経過中もしくは前駆症状もなく、全身に紅斑(紅皮症)とその紅斑上に小膿疱を生じ、発熱を伴う。低蛋白血症をきたすと、全身状態が悪化して死亡することもある。原因については不明の点が多いが、尋常性乾癬の治療中に副腎皮質ステロイド薬を全身投与した際、膿疱性乾癬に移行する場合がある。皮膚症状は、全身に紅斑がみられ、その上に小膿疱が白く点々とみえ、それらが一部癒合する。ときに疼痛を伴うこともある。膿疱は無菌性で、破れたあとはびらんを形成する。爪甲変形、剥離、口内炎、眼瞼結膜炎、陰部粘膜疹なども起こる。全身状態では、発熱、関節痛などがみられ、全身衰弱に至ることもある。治療は、副腎皮質ステロイド薬、活性型ビタミンD軟膏の塗布、シクロスポリン、エトレチネート、メソトレキセートなどの投与を行う。上記治療と並行してまれに改善傾向がみられたあとに、メトキサレンを内服または外用し、長波長紫外線(PUVA療法)、中波長紫外線(ナローバンドUVBなど)の照射を行うこともある。日光浴なども有効である。厚生労働省指定の特定疾患に含まれている。

嚢胞性腎疾患 [cystic disease of kidney]
⇨腎嚢胞(じんのうほう)

膿盆 [pus basin]
患部の下方にあてがい、膿や薬液、洗浄液などを受けたり、処置後の脱脂綿やガーゼ、使用後の器具を入れたり、患者の吐物や含嗽水を入れるための容器。身体の彎曲に合うようにソラ豆(腎)の形をしている。以前はステンレス製のものが主であったが、近年オートクレーブに耐える樹脂製のものや紙製のディスポーザブル製品も多くなってきている。サイズも、患者の吐物を受ける深いものや、処置用の浅いものなど用途に応じて数種類ある。→診察用(しんさつよう)トレイ

脳膜 [membranes covering brain]
⇨硬膜(こうまく)

農薬中毒 [pesticide poisoning]
農薬が経口的、経気道的あるいは経皮的に吸収されて起こる中毒。有機リン系、有機水銀系、有機塩素系、カーバメイト系など種類も多く症状もさまざまである。農薬は自殺や他殺に利用されたり、環境汚染をまねくおそれがあるため厳しい使用規制が施行されている。かつては散布曝露による全身中毒が多かったが、近年は接触によって皮膚や粘膜が侵されたり、アレルギー、慢性中毒となるものが多い。現在、わが国では食品中の残留農薬について残留基準が定められている。

膿瘍 [abscess]
限局性の化膿性炎症により局所的な組織の融解を起こして、好中球を中心とした滲出液の固まり(膿)を形成したものをいう。急性の化膿菌によるもので局所に熱をもつものを熱性膿瘍、結核性の無熱性のものを冷膿瘍とよぶことがある。また、毛包を中心とする膿瘍を癤(せつ)、その集まりを癰(よう)という。臓器深部の膿瘍は瘻管をつくりやすい。ときに血行性に広がり、全身に多発性膿瘍を形成することがある。治療は、外科的な穿刺または切開と、内科的な抗菌薬療法とを併用する。→肝膿瘍(かんのうよう)、脳膿瘍(のうのうよう)

脳梁 [corpus callosum]
〈胼胝体〉大脳半球内側の中央部にある白質で、左右の大脳半球を結ぶ。多数の交連線維からなる。後方より前方に、膨大部、体部、膝部、吻部に分けられるが、脳梁体部が大部分を占める。脳梁前部の交連線維は主として運動系に、後部のものは感覚系に関与する。

ノーマライゼーション [normalization]
すべての障害者・要援護者にその地域の一般市民と同じ生活水準・生活様式を提供することを目指す理念。「常態化」「正常化」と訳された時期もあったが、カタカナでそのまま表記されることが多い(ノーマリゼーションという表記法もある)。もともとは1950年代にデンマークの知的障害者の運動、とくに施設の改善運動から始まったものであるが、その後身体障害・精神障害など障害者全体の運動のなかに広がり、地域生活の保障を求める運動へと展開していった。国連が1981(昭和56)年の「国際障害者年」および「国連・障害者の10年」のなかで強調したこともあって国際的に浸透し、近年では高齢者や児童などを含む、社会福祉の全領域に共通する基本理念となっている。障害者専用ではなく、「すべての人にとって使いやすい」設備や環境を整備しようとするバリアフリーの考え方にも、その背景にノーマライゼーションの思想が存在する。

ノーマルフローラ [normal flora]
⇨正常細菌叢(せいじょうさいきんそう)

ノカルジア症 [nocardiosis]
真菌感染症の一種。好気性放線菌類のNocardia属、とくにNocardia asteroidesによる。呼吸器とくに肺を侵されやすく、日和見感染によることが多い。膿胸を生じ、また血行性に伝播して脳膿瘍、髄膜炎を起こすこともある。サルファ薬やテトラサイクリン系、マクロライド系の抗菌薬やニューキノロン系薬が有効である。

ノスカピン [noscapine]
〈ナルコチン〉ベンジルイソキノリン骨格をもつアヘンアルカロイドの1つで、強力な鎮咳作用をもつが、耐性、依存性はなく麻薬より除外されている。鎮咳薬として用いられる。

NOC [Nursing Outcomes Classification]
〈看護成果分類〉ICN(国際看護師協会)では世界各国で行われている看護実践を、看護プロブレム/看護診断(nursing problems/nursing diagnosis)、看護介入(nursing interventions)、患者成果(=看護成果)(patient outcome)の3つの観点から分類し、相互の関係を明らかにする体系ICNP(看護実践国際分類)の開発を行っている。看護成果分類は看護介入によって現れる成果の範囲や評価の方法論の枠組みである。1991(平成3)年、アイオワ大学のNOC研究チームにより開発・精錬されて、年ごとに新しい成果が追加されている。看護介入の効果をアセスメントするために成果、評価指標、測定尺度についてテキスト化し、刊行している。日本では、医療情報システムの電子化や看護の評価に関する取り組みとして、看護ケアによる患者の達成目標としてNOCを取り入れる施設もみられる。→NIC(ニック)

伸び反応 [lengthening reaction]
⇨折(お)りたたみナイフ現象

ノルアドレナリン [noradrenaline;NA]
〈ノルエピネフリン〉中枢神経、交感神経の神経伝達物質で、チロシンからドパミンを経て体内で合成されるカテコラミンの一種。交感神経を興奮させたときと同様の薬理作用を示す交感神経作用薬である。αアドレナリン作用はβ作用より強く、血管収縮作用を利用して、ショック時の昇圧に用いられる。内服では分解されるので、注射で投与する。日光により分解されるので、遮光保存する。→α-受容体、交感神経(こうかんしんけい)

ノルエピネフリン [norepinephrine;NE, NEP]
⇨ノルアドレナリン

ノロウイルス [Norovirus]
従来、非細菌性急性胃腸炎の原因ウイルスをノーウォーク様ウイルスあるいは小型球形ウイルスとよんでいたが、2002(平成14)年にノロウイルスと正式に命名された。ノロウイルスは汚染された飲食物の経口摂取や、患者の糞便や吐物などを介した二次感染、家庭や共同生活施設などヒト同士の接触する機会が多いところでの飛沫感染などにより、ヒトへの感染が成立する。感染すると腸管で増殖

し，嘔吐，下痢，腹痛などの感染性胃腸炎・食中毒を起こす．

ノンコンプライアンス [noncompliance] コンプライアンスの逆である．つまり，患者が治療や看護上の指示に従った行動がとれない状態，あるいはこれらの指示を拒絶する，あるいは守ろうとしない，またそれを守らせない原因がある状態をいう．看護師はこれらノンコンプライアンスを示す行動を直接観察し，その原因を早期に発見するようこころみるとともに，患者への介入を成功させる必要がある．これは北米看護診断協会(NANDA)の全米看護診断グループによる看護診断リストの1つにあげられている．→コンプライアンス

ノンコンプライアンス★ [noncompliance] NANDA-I 分類法 II の領域10《生活原理》類3〈価値観/信念/行動の一致〉に配置された看護診断概念で，これに属する看護診断としては同名の〈ノンコンプライアンス〉がある．

ノンストレステスト [non-stress test ; NST] 胎動による胎児心拍数の変化から胎児胎盤系の機能を検査するもの．分娩監視装置により胎児心拍数をモニターしながら，妊婦が胎動を感じたときにボタンを押すと心拍曲線上に記録され，一定時間内の両者の所見から判定する．コントラクション(contraction)に対し陣痛のストレスがないときに行われるのでノンストレステストの名がある．判定は胎動時に心拍数の増加がみられれば反応性(reassuring fetal state)で胎盤機能は正常，胎動時に変化がなければ無反応性で胎児仮死の潜在が推察され帝王切開などの急速遂娩が必要となる．したがって，ハイリスク妊娠はもとより，正常妊娠でも分娩前によく行われる．

ノンネ-アペルト反応 [Nonne-Apelt globulin reaction] 髄液中の蛋白質(とくにγ-グロブリン)の検出法．小試験管に飽和硫酸アンモニアを0.5 mL入れ，等量の髄液を加え，重層する．両液の境界に白輪がみとめられれば陽性とする．小試験管を振とうし，混濁する．その白濁の程度によって(−)〜(卌)の5段階に分けられる．細菌性髄膜炎，進行性麻痺，脳・脊髄腫瘍で陽性を示す．Max Nonne(1861〜1959, 独, 神経科)，Friedrich Apelt(1877〜1911, 独, 医師).

ノンバーバルコミュニケーション [non-verbal communication]〈非言語的コミュニケーション〉言葉以外のあらゆる形のコミュニケーションを指す．主に，ボディ・ランゲージと声によるものをいう．つまり，声の高さ・強弱，話す速度，顔の表情，視線，目の動き，息づかい，姿勢，相手との距離，身体の動き，服装などが含まれる．これらのメッセージはほとんど無意識のうちに伝達されるが，伝達力は大変大きく，サービス提供者にとって重要である．→コミュニケーション

ノンパラメトリック検定 [nonparametric test] 母集団の分布に特別な仮定をおかない，つまり分布に依存しない検定法のこと．順序尺度や名義尺度による検定で，代表的なものに，ウィルコクスン(Wilcoxon)検定，マン・ホイットニー(Mann-Whitney)検定などがある．→パラメトリック検定

ノンプロテインカロリー/窒素比 [non-protein calorie/nitrogen ; NPC/N] 蛋白質の効率よい合成にはエネルギーとアミノ酸のバランスが重要であり，そ

■表　中心静脈栄養投与量のまとめ

栄養成分	成人1日量			小児
必要エネルギー量 (kcal/kg/日)	非侵襲時　30	中等度侵襲時　30〜35	高度侵襲時　35〜40	90〜120
アミノ酸 (g/kg/日)	0.8〜1.0	1.2	1.5〜2.0	3〜4
NPC/N	150〜200	130〜160	80〜140	270以上
脂肪	全投与エネルギーの10〜20%			2〜3g/kg
水分量	1,500〜2,500 (mL)			100〜140 (mL/kg)
Na^+	60〜100 (mEq)			2.5〜5.0 (mEq/kg)
K^+	40〜80 (mEq)			2.0〜4.0 (mEq/kg)
Cl^-	60〜100 (mEq)			2.0〜5.0 (mEq/kg)
Ca^{2+}	10〜20 (mEq)			3.0〜4.0 (mEq/kg)
Mg^{2+}	15〜30 (mEq)			1.0〜2.0 (mEq/kg)
P	300〜500 (mg)			20〜40 (mg/kg)
Zn	20〜40 (μ mol)			0.5〜1.0 (μ mol/kg)

(小野寺時夫編：輸液・栄養リファレンスブック．最新版, p.137, メディカルトリビューン, 2003 より改変)

のバランスを示す値として用いられる指標(表).一般的には150～200程度が効率のよい蛋白合成が行える値である.侵襲が大きい場合はアミノ酸を多く必要とするため100前後,腎不全などアミノ酸の投与量が制限されている場合は300～500程度となる.

ノンレム睡眠(すいみん) [non-rapid eye movement sleep, NREM]
⇨徐波睡眠(じょはすいみん),睡眠(すいみん)

は

バーキットリンパ腫 [Burkitt lymphoma；BL] 〈バーキット腫瘍〉 1958年バーキットにより報告された小児の高悪性度B細胞リンパ腫で，赤道アフリカ，ニューギニアに多発するアフリカ型(地方型)，欧米，日本などにみられる散発型と免疫不全関連型に分けられる．アフリカ型の95%にEBウイルス感染がみられ，非アフリカ型では感染率が低く10～40%である．EBウイルス感染による発がんが推定されており，c-myc遺伝子が存在する第8番染色体の異常が多くみられる．組織学的特徴は，びまん性に増殖する腫瘍細胞間に核片を貪食したマクロファージが明るく抜けてみえる組織像(星空像)である．Denis Parsons Burkitt(1911～1993，英，医師)．

パーキンソン症候群(しょうこうぐん) [Parkinson syndrome] 振戦，運動性低下，筋固縮などパーキンソン病類似の症状を呈する疾患群．パーキンソン病以外の神経変性疾患(進行性核上性麻痺，大脳皮質基底核変性症など)，脳血管障害(多発性脳梗塞など)のほか，脳炎，一酸化炭素(CO)中毒，重金属中毒，薬物中毒，頭部外傷などが原因となる．

パーキンソン病(びょう) [Parkinson disease；PD] 〈振戦麻痺〉 50～65歳を中心に中・高年に多くみられ，筋の硬直・固縮，振戦，運動性低下(無動)，仮面様顔貌，突進現象などを特徴的症状とする錐体外路系退行性変性疾患．中脳の黒質に主病変があり，ドパミン代謝障害がみられる．治療にはL-ドパ，アマンタジン，ドパミン受容体刺激薬などが用いられる．厚生労働省指定の特定疾患に含まれている．James Parkinson(1755～1824，英，医師)．→仮面様顔貌(かめんようがんぼう)，筋緊張(きんきんちょう)

把握反射(はあくはんしゃ) [grasp reflex] 〈にぎり反射〉 正常な新生児の手掌を検者の指で軽くこすると，児の指が強く屈曲してにぎり込む動作をする．これを把握反射という．足でも同様の反射がみられる．新生児の原始反射の1つで3～4か月ごろに消失する．重篤な脳障害時，足では脊髄障害のときに消失する．脳血管疾患などを有する高齢者で本反応がみられるときは，前頭葉の障害が考えられる．

バージャー病(びょう) [Buerger disease] ⇒閉塞性血栓血管炎(へいそくせいけっせんけっかんえん)

バースプラン [birth plan] 分娩計画あるいは出産計画として妊婦が主体的に記載するプランをいう．出産に至る過程での陣痛促進の方法，分娩方法，母児の過ごし方などさまざまな妊婦や家族の希望を医療機関に伝える書式であり，医療者側が参考にしてケアを行うために用いられる．

パーセンタイル曲線(きょくせん) [percentile curve] ⇒成長曲線(せいちょうきょくせん)

パーセンタイル値(ち) [percentile] 計測値の分布のばらつきを表す指標の1つ．身長や体重のような一連の連続変量において，たとえば身長の場合，90番目のパーセンタイルを超える個体は，その集団の中で90%の人々より大きな身長の値をもつことを意味する．50パーセンタイルは，しばしば中央値(またはメディアン)とよばれる．

パーソナリティ [personality] 〈人格〉 個人のもつ行動特性のことで，各人において一貫性を示す．パーソナリティは，心理的・生理的・社会的・物理的要因や経験が複雑にからみ合って形成される．

パーソンズ，タルコット タルコット・パーソンズ (Talcott Parsons, 1902～1979，米，社会学者)は機能主義社会学と社会システム理論領域で代表的な米国の理論家．社会全般にわたる一般理論の構築を目指し，行為を行為システムととらえるところから出発している．そしてその行為システムのサブシステムとして，文化システム，パーソナリティシステム，社会システムなどをあげている．このなかでもとくに社会システムについて，有名な構造機能分析およびAGIL図式などの，独特な理論を唱えた．構造機能分析とは，社会システムを構造と機能に分けて分析したものである．構造は定数部分であると定義され，社会システムのなかでも変化に乏しい安定的な部分である．そして機能とは，その構造の安定に寄与する部分であり，社会システムの内で変化がみられる部分である．機能は変数部分と定義される．つまり構造機能分析とは，この構造と機能の分析により，社会一般を分析できるとした構造機能主義的な考えである．→病者役割(びょうしゃやくわり)

バーチャル内視鏡(ないしきょう) [virtual endoscopy] 体外撮影したCTなどの二次元画像をコンピュータで三次元CG画像に変換処理し，消化管内腔像を再現する．その像を使って，あたかも術者が実際に内視鏡を体内に挿入し内視鏡画像を見ているような仮想(バーチャル)画像をモニターに描出する，新しいコンセプトに基づく内視鏡．医学教育における挿入シミュレーションのほか，内視鏡が到達しにくい部位や病変部などの診断への応用が期待されている．消化管以外に血管内腔にも応用可能である．

ハーバーヒル熱(ねつ) [Haverhill fever] ⇒鼠咬症(そこうしょう)

パーマネントシャント [permanent shunt] ⇒内(ない)シャント

ハーラー症候群 <small>しょうこうぐん</small> [Hurler syndrome]
〈ガーゴイリズム〉 常染色体劣性遺伝で，生後数か月で発病し，10歳ころまでに死に至る．本態はムコ多糖類の代謝異常で，種々の組織に蓄積することによる．特異な怪人様の顔と頭（ガーゴイリズム gargoylism），角膜混濁，小人，短く太い四肢，関節の拘縮，肝脾腫，ヘルニア，知的障害などがみられる．きわめてまれな疾患である．Gertrud Hurler(1889～1965, オーストリア，小児科).

バーロー病 <small>びょう</small> [Barlow disease]
⇨乳児壊血病（にゅうじかいけつびょう）

バーンアウト症候群 <small>しょうこうぐん</small> [burnout syndrome]
⇨燃（も）えつき症候群

肺 <small>はい</small> [lung]
横隔膜の上方で胸腔を満たす実質臓器で，縦隔を挟み左右1対となっている．上端を肺尖，下端を肺底という．斜裂により，右肺は上，中，下の3葉に，左肺は上，下の2葉に分かれる．左肺は心臓の存在の影響で右肺より15％ほど容積が小さい．内側中央の肺門より気管支および肺動静脈が出入して肺内で分枝している．気管支は左右各10本に分かれ，おのおの10区域に入る．その肺区域はさらに肺小葉に分割され，最終的には無数の肺胞となって肺胞壁にある毛細血管網の血液とガス交換を行っている．

バイアス [bias]
抽出された標本データは必ずしも母集団を反映するものとは限らない．こうしたズレをバイアスもしくは偏りという．バイアスには，選択バイアス，測定バイアス，交絡因子などがある．→標本（ひょうほん），母集団（ぼしゅうだん）

バイアル [vial；V]
ガラスびんにゴム栓をし，アルミニウムなどのキャップで巻き締めたもので，清潔と堅牢性を有した，医薬品を保護するもの．栓は針を複数回刺すことが可能で，薬液を分割使用したり，封入された固形剤に用時溶解液を加えて注射剤として使用したりすることが可能．ガラスアンプルと異なり，ガラス片が発生することはないが，針を刺す際にゴム栓の一部が削り取られて容器内に落ち込み，異物となること（コアリング）がある．

肺移植 <small>はいいしょく</small> [lung transplantation]
⇨移植（いしょく）

肺うっ（鬱）血 <small>はい けつ</small> [pulmonary congestion]
〈うっ血肺〉 主として左心機能不全により，肺循環系にうっ滞が起こり，肺の間質に血液成分が漏出した病態をいう．呼吸困難のため起坐呼吸をとり，咳嗽，血痰，チアノーゼなどがみられる．肺X線写真で，肺静脈陰影の拡張をみとめる．治療としてジギタリス，利尿薬の投与，酸素吸入などを行う．→心臓[性]喘息（しんぞうせいぜんそく），肺水腫（はいすいしゅ）

肺壊疽 <small>はいえそ</small> [pulmonary gangrene, lung gangrene]
嫌気性菌の感染により，肺組織が破壊・壊死をきたし，膿瘍を形成する肺の化膿性疾患．悪寒，高熱とともに悪臭を伴う痰や濃緻膿性粒子（ディットリッヒ栓子）を排出する．また，肺壊疽の場合，混合感染の型を多くとるため一般の化膿菌による肺膿瘍と区別しにくく，一括して肺化膿症という．→肺化膿症（はいかのうしょう）

肺炎 <small>はいえん</small> ▶大項目参照

肺炎桿菌 <small>はいえんかんきん</small> [Klebsiella pneumoniae]
グラム陰性桿菌で，腸内細菌科 Klebsiella 属の代表種．厚い莢（きょう）膜をもち，鞭毛，芽胞はない．普通寒天培地で培養される．ヒトの口腔，上気道，腸管内に常在し，肺炎，尿路感染，肝・胆道感染の原因菌の1つである．

肺炎桿菌属 <small>はいえんかんきんぞく</small> [Klebsiella]
⇨クレブシエラ

肺炎球菌 <small>はいえんきゅうきん</small> [Streptococcus pneumoniae]
グラム陽性レンサ球菌．鞭毛，芽胞はなく，莢（きょう）膜に囲まれており，通常双球菌の形態をしている．莢膜の構成成分の違いにより抗原性が異なり，84のタイプに類別されている．ヒト上気道の常在菌として存在するが，細菌性肺炎の原因菌として頻度が高い．最近では β-ラクタム耐性菌が問題となっている．→レンサ球菌

肺炎クラミジア <small>はいえん</small> [Chlamydia pneumoniae]
⇨クラミジアニューモニエ

バイオエシックス [bioethics]
生命倫理と訳される．科学の進歩により近年さまざまな技術が医療の分野に入り込み，人間が生命を操作することが可能になってきた．それに伴い生じてきた，従来の倫理観では解決できない事象に対処するための新しい倫理観のこと．具体的には臓器移植，脳死，遺伝子操作（遺伝子組み換え，クローン動物，遺伝子診断など），出生前診断と中絶，性転換などに対する倫理観がある．

バイオクリーンルーム [biological clean room；BCR]
〈無菌室〉 無菌状態を維持するために特殊な空調設備などを有し，特別な管理下におかれる病室や手術室を指す．室内は厳密に清浄度管理(contamination control)が行われ，無菌状態に近い空気が循環できるよう常に陽圧に保たれる．エアシャワーを通り入室する施設もある．また外気の取り込みには特殊なヘパフィルター（超高性能フィルター）を介するほか，当然ながら室内に持ち込まれる器具や寝具なども可能なかぎり滅菌されたものとなる．主に化学療法あるいは移植手術後など，感染防御能が低下している患者への感染防止目的で用いられる．ISOやJISでは，BCR内の清浄度は空気中の浮遊微粒子によってクラス1からクラス9まで規格が定められている．クリーンルームと略してよぶこともある．

バイオケミカルモジュレーション [biochemical modulation]
抗がん薬とある薬剤(modulator)を併用し，抗がん薬の薬理動態を変化させ，その効果を特異的に増強したり毒性を特異的に軽減したりすること．MTX＋5-FU 交代療法は，メトトレキサート(MTX)を先行投与，一定時間後にフルオロウラシル(5-FU)を投与すると，投与順序依存的に相乗効果が得られる時間差療法である．→MTX＋5-FU 交代療法

バイオテクノロジー [biotechnology]
生物がもっている機能を人間の利益のために利用しようとする技術．遺伝子組み換えによる種々の蛋白質の合成，細胞融合技術を利用したモノクローナル抗体の生成，遺伝子治療，クローン動物の開発，また遺

伝子組み換え植物の開発などもこの範疇(はんちゅう)に入る.

バイオハザード [biohazard]
病原微生物を扱う実験室や研究所において,感染力の強い微生物がヒトに感染する事故や人体影響の総称で「生物災害」とも訳されている.潜在的に病原体をもつ実験動物を扱う,あるいは遺伝子組み換え実験などを行う研究施設からの排気・排水,感染性廃棄物,人為的ミスなどにより漏出した病原体や組み換え微生物によりひき起こされ,住民への感染事故なども含まれる.設備,取扱い法などについてガイドラインを作成することが,予防対策の第一歩となる.また,図に示すバイオハザードマーク(生物学的危険指標)の意味合いを認識することも重要である.このマークは,関係者が感染性廃棄物であることを一目で識別できることを目的としており,マークの色の意味は以下のとおりである.

■図　バイオハザードマーク(巻頭カラーfig.27参照)
　赤色：液状または泥状のもの(血液など)
　橙色：固形状のもの(血液などが付着したガーゼ,
　　　　注射筒など)
　黄色：鋭利なもの(注射針,メスなど)

バイオフィードバック [biofeedback]
通常の生体反応は,無意識に生体の内部環境を調節しているが,この生体情報の出力の一部を筋電計などの計測機器により取り出し,得られた身体諸器官の機能情報を,光や音といった信号に変換して生体にフィードバックし,もとの出力を低減ないし増大させ生体の諸機能を制御する臨床技術をいう.バイオフィードバック法はその技術を応用した訓練療法で,具体例としては,書痙や振戦の筋電図の変化を点滅灯やブザーで本人に知覚させ,過剰な筋放電を減少させる,ある程度自己制御(セルフコントロール)できるようにする療法,脳波のα波出現時に光や音で本人に知覚させ,α波の出現頻度を高めるよう心身状態を調整する訓練などが実用化されている.今後も脳血管障害のリハビリテーションをはじめ,さまざまな領域で治療への応用がこころみられ,発展することが期待されている.

バイオフィルム [biofilm]
バイオフィルムは物質表面に形成された微生物によるフィルム状構造体である.その主な成分は,微生物が産生する菌体外多糖である.代表的なものは歯の表面に発生して虫歯や歯周病をひき起こすプラーク,排水管内のヌメリなどである.バイオフィルムが関与する感染症では,病原体は生体の感染防御機構や抗菌薬から防御されるようになり,慢性難治性となる場合が多い.

バイオプシー [biopsy；Bx]
〈生検,生体組織検査〉診断,予後の判定のため,生体の臓器・組織から材料を採取し,病理組織学的に検査すること.必要により生化学的・免疫化学的・電子顕微鏡的検査を併用する.消化管内視鏡検査時にはしばしば粘膜標本の採取が行われ,確定診断に供される.ほかに骨髄穿刺,肝生検,腎生検などの穿刺針を用いる方法や,甲状腺,リンパ節生検など外科的切開により材料を得る方法がある.

バイオマイシン [viomycin；VM]
放線菌によってつくられる,結核菌に対して抗菌性のある塩基性抗菌薬の一種.ストレプトマイシン抵抗性結核菌に対して用いられる.毒性は比較的弱いが,副作用に腎機能障害,難聴がある.わが国では構造が類似しているエンビオマイシン(enviomycin；EVM)が用いられている.

バイオリズム [biorhythm]
〈生体時計〉生体の行動,生理現象,生化学的変化などの周期的変動をいう.生体の恒常性維持のメカニズムの1つと考えられている.ほぼ1日単位のものを概日(サーカディアン)リズムといい,睡眠と覚醒,活動と静止,ホルモン分泌,体温,心拍数,血圧の日内変動などはこのリズムに当てはまる.またこれより短いリズム(新生児の睡眠－覚醒は約90分ごと)や,長い概月リズム(月経など),概年リズムがある.→サーカディアンリズム

肺音(はいおん) [lung sound, respiratory sound]
〈呼吸音〉肺で起こる音の総称で,聴診器により聴取する.正常呼吸音には,気管(支)呼吸音,気管支肺胞呼吸音,肺胞呼吸音がある.正常では聴取されない異常呼吸音を副雑音という.荒い断続性副雑音(水泡音)は,気道内の分泌物が呼吸によってはじける音といわれ,分泌物除去の援助が必要である.細かい断続性副雑音(捻髪音)は,呼気時に閉塞した細い気道が吸気時にもう一度開通するときの音といわれ,拘束性肺疾患などの吸気の後半で聴取される.連続性副雑音は気道のどこかに狭窄があることを表し,太い部分では低音(いびき音),細い部分では高音(笛音)となる.肺外で起こる異常な音として胸膜摩擦音もある.

徘徊(はいかい)★ [wandering]
NANDA-I分類法Ⅱの領域5《知覚/認知》類2〈見当識〉に配置された看護診断概念で,これに属する看護診断としては同名の〈徘徊〉がある.

徘徊癖(はいかいへき) [poriomania]
欲動,意志障害の1つで,衝動的に本来いるべき場所を離れて,あてもなくさまよう,動機や目的のはっきりしない行動.心因性のものはある葛藤からの逃避行為で,ほかに意識障害,急性精神病,認知症などでみられる.

肺拡張不全(はいかくちょうふぜん) [pulmonary atelectasis]
⇨無気肺(むきはい)

肺活量(はいかつりょう) [vital capacity；VC]
最大吸気の状態から最大呼気によって呼出されるガス量を肺活量という.ハッチンソン肺活量計で簡便に測れるが,正確にはスパイロメーターによって測定する(図).健常者では,身長にほぼ比例する.基準値は成人男性で3,000〜4,000mL,女性で2,500〜3,000mLである.→換気量(かんきりょう),スパイロメーター

肺活量計(はいかつりょうけい) [spirometer]
⇨スパイロメーター

肺活量測定法(はいかつりょうそくていほう) [spirometry]
肺機能検査の1つで肺容量を計測するもの.肺活量計またはスパイロメーターを用いて行う.立位で,できるだけ深い吸気を行わせたのち(最大吸気),マウ

■図　スパイログラム

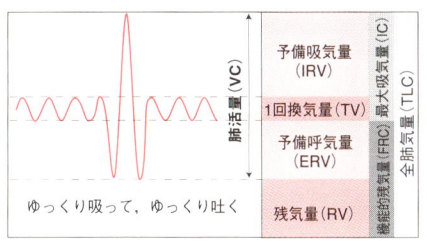

（50歳代男性の例）

スピースを口に当てて最大限の呼気(最大呼気)を行わせ，連結ドラムの目盛りを読んで測定する．通常3回繰り返し，最大値をとる．

肺化膿症　[lung suppuration, pulmonary suppuration]
細菌感染により組織の破壊・壊死をきたし，膿瘍を形成する肺疾患の総称．嫌気性菌の感染による肺壊疽と，一般の化膿菌の感染による肺膿瘍があるが，肺壊疽では混合感染の型をとることが多く，明確な区別はしにくい．ともに悪寒・高熱，咳嗽で発病し，大量の喀痰があり，排膿後は空洞を形成する．喀痰の菌の検索を徹底し，抗菌薬の投与が必要である．難治性の場合には外科的切除も行われる．→肺壊疽(はいえそ)，肺膿瘍(はいのうよう)

肺がん　[lung cancer；LC]
肺胞および気管支の上皮細胞にみられるがん腫(図)．遺伝的素因や，喫煙，大気汚染，重金属，放射線などが病因として関与する．組織学的には非小細胞がん(扁平上皮がん，腺がん，大細胞がん)と小細胞がんに分けられ，非小細胞がんは頻度が高く，末梢型肺がんの形態をとることが多い．通常，咳嗽，喀痰(ときに血痰)，胸痛，発熱などをみるが，無症状のこともある．診断には，喀痰の細胞診，気管支鏡(生検)，CT・MRI検査，PET検査が行われる．治療は，手術，放射線，化学，免疫の各療法があるが，手術可能例の予後はよい．→肺腫瘍(はいしゅよう)

■図　肺門型(中心型)肺がんと肺野型(末梢型)肺がん

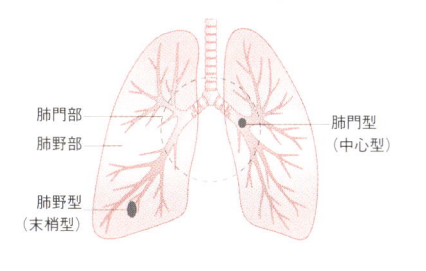

肺気腫　[pulmonary emphysema；PE]
呼吸細気管支および肺胞壁の拡張ないし破壊により，肺胞(内腔)が異常に拡大した病態で，現在では慢性閉塞性肺疾患(COPD)の病型の1つとされている．形態的には小葉中心型と汎小葉型とに分けられる．わが国では喫煙者が大半を占め，男性に多い．労作時の息切れ，咳嗽・喀痰を主徴とし，視診ではビア樽状胸郭や呼吸補助筋(胸鎖乳突筋など)の肥大をみる．X線検査では肺野の透過性の亢進，横隔膜の平低下，滴状心が特徴で，肺機能検査では閉塞性換気障害〔1秒量(率)の低下〕，残気量(率)の増加を示す．一般に慢性の経過をとり，治療は禁煙，薬物療法，運動・理学療法(呼吸リハビリテーション)，栄養指導，感染対策，(在宅を含む)酸素療法などが実施される．最近では気腫性変化の強い部分を外科的に切除する肺容量減少術が行われることもある．

肺機能検査　[pulmonary function test；PFT]
⇒呼吸機能検査(こきゅうきのうけんさ)

肺機能障害　[pulmonary function insufficiency]
広義には換気機能，肺循環，ガスの運搬・拡散，換気-血流分布，呼吸中枢による調節などの障害が含まれるが，狭義には肺におけるガス交換の障害を指していうことが多い．①拘束性換気障害：肺線維症，間質性肺炎，肺切除術後などにみられるコンプライアンス低下に伴う肺気量の減少．②閉塞性換気障害：気管支喘息，肺気腫などの慢性閉塞性肺疾患における気道閉塞により気道抵抗が増大し，換気血流比不均等をきたし，低酸素血症をひき起こす．なお，混合性(拘束性-閉塞性)換気障害もある．③肺循環障害：肺性心，肺塞栓症，肺高血圧などによる肺循環機能の障害．④拡散障害：肺気腫，間質性肺炎などの際にみられるガス交換・酸素拡散の障害．⑤その他：肺胞低換気の際の血液ガスの運搬障害や脳神経障害時の呼吸調節機能の障害など．→気道抵抗(きどうていこう)

肺吸虫症　[paragonimiasis]
〈肺ジストマ症〉　肺吸虫の寄生による肺病変．ヒトに寄生するものとしてウェステルマン肺吸虫と宮崎肺吸虫の2種が確認されている．前者は第2中間宿主の淡水産カニ(モクズガニ)に寄生するメタセルカリアを経口摂取することにより感染する．体内に入った吸虫は小腸の壁を破り，腹腔，横隔膜を経て肺に侵入し成虫となる．成虫は限局性慢性炎症を起こし，症状は血痰や咳嗽がみられ肺結核に似る．診断は胸部X線検査，便・痰からの虫卵の証明による．後者は第2中間宿主のサワガニの生食によって発生する．突然の胸痛，胸水と気胸を伴い，咳嗽，痰はまれである．治療はプラジカンテルを経口投与する．

肺虚脱療法　[lung collapse therapy]
歴史的な肺結核治療法の1つ．罹患側の胸腔内に，または両側肺結核では腹腔内に気胸器または気腹器を用いて送気して横隔膜を挙上させ，病巣を圧迫，安静にして治療効果を期待するもの．横隔膜神経捻転(麻痺)術も，同様に横隔膜運動を消退させ，横隔膜を上昇・肺を虚脱して治療効果を得る術式である．現在ではほとんど行われない．

肺気量分画測定検査　[factional lung capacity test]
肺機能を知り，肺障害の程度，障害機転，あるいは手術前の肺の予備機能などを知るために，安静呼吸，努力性呼吸のレベルによって全肺気量(TLC)の各分画を測定するもの．肺活量，1回換気量，予

はいぐうし

備吸気量，予備呼気量，最大吸気量は通常のスパイロメーターで測定できるが，機能的残気量，残気量，全肺気量はガス希釈法を用いて測定する．

配偶子病 [gametopathy]
配偶子(精子と卵子)が生成してから受精が完了するまでの間に起こる疾患で，その形質および融合異常が原因とされている．染色体異常と同義に用いられ，ターナー症候群，ダウン症候群などの奇形や，流産の要因となることがある．しかし突然変異遺伝子は，分子レベルですでに生じている場合も多く，配偶子病は定義が曖昧であり，最近ではこの用語はあまり用いられない．→染色体異常(せんしょくたいいじょう)

配偶子卵管内移植 [gamete intrafallopian transfer ; GIFT]
⇨GIFT(ギフト)

敗血症 [sepsis, septicemia]
生体内の感染病巣から血液中に細菌が侵入・増殖して，全身的な感染症状を発現する病態に対する病名．個体の抵抗力が減弱したときに発病しやすく(日和見感染)，原因菌としてグラム陽性球菌(ブドウ球菌，レンサ球菌など)，グラム陰性桿菌(大腸菌，緑膿菌，肺炎桿菌など)がある．症状は悪寒戦慄，弛張熱，関節痛，発疹などがみられ，ときに意識障害，ショック(グラム陰性桿菌敗血症)を起こす．治療は，菌の検索(血液培養)を行い，感受性のある抗菌薬の投与を行う．→菌血症(きんけつしょう)

敗血症性流産 [sepsis abortion]
⇨感染流産(かんせんりゅうざん)

肺血栓塞栓症 [pulmonary thromboembolism ; PTE]
下肢，骨盤などの深部静脈血栓が血流に乗り肺動脈を閉塞し，急性・慢性の肺循環障害を形成した病態．基礎疾患として片麻痺，心疾患，悪性腫瘍のほか，長期臥床，肥満，骨折，外傷，手術などが誘因となる．またループスアンチコアグラント陽性，アンチトロンビンⅢ(ATⅢ)欠損症，プロテインC・S欠損症などの凝固異常も誘因としてあげられる．臨床症状を示さない軽微なものから突然死をきたすものまで幅広いスペクトラムをもち，病期により急性と慢性に分けられる．本症の問題点は低診断率にあり，早期診断・治療に努める必要がある．急性期の診断のために，肺換気血流シンチではなく造影CTを用いることが多くなった．治療法としては抗凝固療法(ヘパリン，ワルファリン)，血栓溶解療法[ウロキナーゼ，組織プラスミノーゲン活性化酵素(t-PA)]，下大静脈フィルター，緊急血栓摘除術(ショック例，心肺停止例)，肺血栓内膜摘除術(器質化した血栓を内膜とともに摘出)．→肺塞栓[症](はいそくせん[しょう])

肺血流量測定 [measurement of pulmonary blood flow]
単位時間内に流れる肺動脈血流量を測定すること．酸素消費量から求めるフィック(Fick)の直接法あるいは色素希釈法がある．肺血流量は，健常成人では心拍出量とほぼ等しく，3～4 L/分/体表面積(㎡)である．心不全や心臓弁膜症などで減少し，心室中隔欠損[症]などで増加する．Adolp Eugen Fick(1820～1901，独，生理学)．

肺好酸球増加症 [pulmonary eosinophilia]
⇨PIE症候群

肺梗塞症 [pulmonary infarction ; PI]
肺動脈が塞栓，血栓により閉塞され，急性あるいは慢性の肺循環障害を起こした状態．突然の呼吸困難，胸痛，血痰がみとめられる．肺動脈主幹部などの太い血管の梗塞では失神を起こすこともある．肺血管撮影，肺シンチグラムなどで診断する．→肺塞栓[症](はいそくせんしょう)，旅行者血栓症(りょこうしゃけっせんしょう)

肺呼吸 [pulmonary respiration]
外気とつながる肺の肺胞は肺胞壁，毛細血管壁を介して外気と血液間のガス交換を行っているが，これを肺呼吸という．肺による外呼吸ともいわれる．

肺サーファクタント [pulmonary surfactant]
肺胞に存在する界面活性物質で，肺胞表面張力を低下させ肺胞の虚脱を防止する働きをする．サーファクタントの産生障害は呼吸窮迫症候群を生じる．→L/S比

肺腫瘍 [pulmonary tumor]
肺および気管支に発生する腫瘍．上皮性の腫瘍として良性のものでは乳頭腫，腺腫などがあり，悪性のものは肺がんである．非上皮性のものとして血管腫，脂肪腫，線維肉腫などがある．→アスベスト，塵肺[症](じんぱいしょう)，肺(はい)がん

肺循環 [pulmonary circulation]
〈小循環〉 身体循環のことを大循環とよぶのに対し，右室→肺動脈→肺胞の毛細血管(ここでガス交換が行われる)→肺静脈→左房に戻る血液の循環経路のことを小循環または肺循環という．

肺循環障害 [disorder of pulmonary circulation]
心疾患や肺疾患による肺血管抵抗の上昇は，肺循環障害を生じる．肺血管抵抗の増加は肺高血圧症をきたす．肺高血圧症は，左心系の圧の上昇に伴う肺静脈性肺高血圧症，肺小動脈抵抗の上昇による肺動脈性肺高血圧症に分かれる．主に病因の明らかでない原発性肺高血圧症，先天性シャント性心疾患と関連した肺高血圧症(アイゼンメンゲル症候群)などが知られる．心室中隔欠損[症]，ボタロー管開存症などにみられる．→肺循環(はいじゅんかん)

肺硝子膜症 [pulmonary hyaline membrane disease]
⇨呼吸窮迫症候群(こきゅうきゅうはくしょうこうぐん)

肺静脈 [pulmonary vein ; PV, vena pulmonalis]
肺でガス交換の行われた動脈血を左房に導く血管．肺側の肺門から2本ずつほぼ水平に，左房上後部に至る．名称は静脈であるが内容は動脈血．

肺真菌症 [pulmonary mycosis]
肺の真菌類および放線菌類による感染症の総称．カンジダ症，アスペルギルス症，クリプトコッカス症，放線菌症，ムコール症，ノカルジア症などが，局所性あるいは全身性に抵抗力が弱まったときに発病してくる．抗菌薬，抗真菌薬の投与を必要とする．

肺浸潤 [pulmonary infiltration]
肺結核の症状が進展する過程でみられる所見．肺には明らかな空洞はなく，病巣が増悪する段階で，微

肺腎症候群 [pulmonary-renal syndrome]
⇨グッドパスチャー症候群

肺水腫 [pulmonary edema；PE]
左心不全，腎不全，大量輸液・輸血などで肺胞内に漏出液，滲出液が貯留した状態．多くは左心不全による肺うっ血により起こる．呼吸困難が強くなるため，半坐位，酸素吸入などを行う．→肺(はい)うっ(鬱)血

バイスタンダー [by stander]
心肺停止かつ緊急事態が発生したとき，そこに偶然居合わせた第一発見者．バイスタンダーによる応援の要請，確実な心肺蘇生法（CPR），自動体外式除細動器（AED）の使用といった流れが切れ目なく続くことで，病院での治療に対する反応が改善する．

胚性幹細胞 [embryonic stem cell；ES cell]
⇨ES 細胞

肺生検 [lung biopsy；LB]
患者の肺から組織を採取してその検体を主に病理学的に観察すること．組織採取のための手技を意味することもある．肺腫瘍，とくに肺がんの組織型およびほかの疾患との鑑別診断，診断困難なびまん性肺疾患の診断などに用いられる．方法として開胸肺生検法と経気管支肺生検法が多く用いられる．

肺性心 [cor pulmonale；CP]
肺疾患の影響により肺動脈圧が亢進し，このため右室に障害をきたした状態をいう．慢性，急性，亜急性に分けられる．慢性肺性心は肺結核，肺気腫，慢性気管支炎などが原因疾患となる．急性肺性心は肺塞栓によるものが代表的で，また亜急性のものは肺がんなどが原因疾患となる．通常，肺性心というと慢性肺性心を指す．症状として呼吸困難，チアノーゼ，心悸亢進，咳嗽などがみられる．予後は一般に不良である．

肺性脳症 [pulmonary encephalopathy]
肺の機能障害に由来する脳症状のこと．肺と脳は重要な相関関係にあり，肺の異常は脳にさまざまな影響を及ぼす．呼吸不全ではPaCO$_2$の上昇，PaO$_2$や酸素飽和度の低下などにより，種々の精神神経症状をきたす．CO$_2$ナルコーシスはとくに重要である．→CO$_2$ナルコーシス

肺性肥大性骨関節症 [hypertrophic pulmonary osteoarthropathy]
〈肥大性骨関節症，マリー・バンベルガー症候群〉 ばち状指，長管骨の骨膜下に骨新生をきたす慢性増殖性変化，骨関節症を主徴とする症候群で，原発性肺がんに最も高頻度で合併する．胸膜腫瘍，縦隔腫瘍などでもみられ，家族性に発症するものもある．本症は四肢末端に発生するのが一般的であるが，まれに手根，肘，膝でもみられる．

バイセクシュアリティ [bisexuality]
両性愛と訳される．両性に対して美的・精神的・情緒的な魅力を感じ，さらに性的・肉体的な欲望をもつ性的指向を一般的にバイセクシュアリティという．両性愛は，同性愛と異性愛の間にあるものなのか，独立したものなのか，その概念はきわめて曖昧である．同性愛が社会生活上でも承認されつつある現在，両性愛もまた異常とはいえなくなっている．人間の性愛心理・行動を，異性愛と同性愛を両極とする線上で概観するとき，個人はその線上における快適な場所を選ぶことになる．成長発達の過程では，同性と異性のそれぞれ特定の対象に性愛的な感情をいだく場合がある．また基本的には同性愛を指向する人でも，社会的行動から結婚し子どもをもつ例は多い．このような人々は一見両性愛者のようであるが，自己の意識においては同性愛者といえる．

排泄 ▶ 大項目参照

排泄訓練 [excretory training]
排尿訓練と排便訓練があり，発達段階に応じたしつけとしての小児に対するものと，さまざまな疾患から排泄機能障害に至った患者に対するものとに分かれる．たとえば神経因性膀胱患者が膀胱に貯留した尿を排出する訓練では，自分の手で腹部を圧迫して膀胱内部の圧を上昇させ排尿を行う方法を習得できるようにする．排便に関しても，障害が脳・脊髄疾患からのものか，生活習慣か，肛門周囲の疼痛によるものなのかなどか，原因を明らかにし，その状況に合った訓練を行うことが重要である．

肺切除術 ▶ 大項目参照

排泄性腎盂造(撮)影 ⇨静脈性腎盂造影（じょうみゃくせいじんぞうえい）

排泄セルフケア不足★ [toileting self-care deficit]
NANDA-I 分類法 II の領域 4《活動/休息》類 5〈セルフケア〉に属する看護診断で，診断概念としては〈セルフケア不足〉である．

肺線維症 [pulmonary fibrosis, fibroid lung]
種々の原因で肺内に線維性結合組織の異常増殖を起こした状態．病理学的には肺胞性，間質性，混合型がある．肺組織の硬化と萎縮，呼吸面積の縮小，呼吸量の減少から梗塞性肺機能障害に陥り，労作時の呼吸困難などがみられる．肺性心の原因の1つ．→肺性心（はいせいしん）

肺尖撮影[法] [apical radiography]
通常のX線正面像の撮影では，肺尖部が鎖骨および第1肋骨と重なり合い，病変の判読が困難なことがある．しかしX線を斜め上方，または下方から投射すると骨と重ならないで肺尖部が撮影できる．このX線検査法のことをいう．肺尖結核の診断などに有用である．

肺塞栓[症] [pulmonary embolism；PE]
肺動脈に，血栓，空気，ガス，脂肪，腫瘍，異物などの塞栓子が詰まり，肺血管系の循環障害を起こした病態．心疾患，産褥，下腹部手術，潜函病，人工心肺などが原因となり，ほかの部位の血栓が剝離して生じることもある．塞栓の大きさ，部位，種類や程度により症状はさまざまで，無症状のものから呼吸困難，胸痛，血痰，失神などを伴うものもある．飛行機旅行で長時間すわっていると下肢静脈に血栓ができて，それが右心系を通り肺動脈へ入り肺塞栓を起こす旅行者血栓症が報告されている．→肺梗塞症（はいこうそくしょう），旅行者血栓症（りょこうしゃけっせんしょう）

バイタルサイン [vital sign；VS]
〈生命徴候〉 生きている人間が示す

培地 [culture medium]
微生物，細胞を人工的に増殖させるためにつくった環境をいう．対象とする微生物に適合する組成（栄養分，発育因子など）と状態（液状・固形の形状，温度，湿度など）を備えたものが要求される．使用前に滅菌が必要である．→確認培地（かくにんばいち）

肺中葉症候群 [middle lobe syndrome]
さまざまな炎症の結果，右肺の中葉や左肺の舌葉領域が閉塞・虚脱する状態．約半数が肺実質の炎症に関係している．そのうち15％が気管支拡張症，9％が肺結核，22％が悪性腫瘍に由来する．発症機序としては，広い領域からリンパ流が流れ込み炎症を起こしやすいこと，比較的長くて細い気管構造のため圧迫狭窄をきたしやすいこと，上下葉から隔絶され副行換気が乏しいため換気不良の肺胞では分泌物が貯留しやすいことなどが考えられている．

肺転移 [metastasis]
⇒転移性肺（てんいせいはい）がん

配糖体 [glycoside]
〈グリコシド〉糖のアルデヒド基またはケトン基に由来する水酸基が，ほかのアルコールやカルボン酸と結合してできたグリコシド結合をもった物質の総称で，生体成分として広く分布している．糖同士が結合したものもあるが，狭義には糖と糖以外の成分（アグリコン）からなるものをいう．医学的に重要なものにジギタリスやストレプトマイシンなどがある．

肺動脈〔幹〕 [pulmonary artery；PA，pulmonary trunk]
心臓に集まった静脈血をガス交換のために肺胞へ送る血管．肺循環の一部である．右室を出て第4胸椎の高さで分枝し，左右の肺に至る．肺内で右肺動脈は3枝に，左肺動脈は2枝に分枝する．肺動脈の正常血圧は，収縮期22～27 mmHg（Torr），拡張期8～11 mmHgである．

肺動脈血栓塞栓症 [pulmonary thromboembolism；PTE]
〈旅行者血栓症，深部静脈血栓症〉肺動脈そのものに血栓ができ，肺への血流を妨げる場合や，下肢の深部の静脈血栓が，肺動脈を閉塞する塞栓症がある．多くの場合は塞栓症である．肺動脈の主幹の閉塞は，致死的な場合が多い．→旅行者血栓症（りょこうしゃけっせんしょう）

肺動脈〔弁〕狭窄 [pulmonary stenosis；PS]
先天的に肺動脈弁に狭窄がある状態をいう．弁自体の狭窄と漏斗部狭窄および弁上狭窄がある．心電図上では右室肥大を示す．通常チアノーゼはみとめられず，自覚症状も少ない．狭窄が中等度以上の場合では易疲労性，呼吸困難など，また高度の場合では胸痛，失神発作もみられる．治療は重症度に応じてバルーン拡大術または手術療法を行う．

肺動脈弁閉鎖不全症 [pulmonary regurgitation；PR]

肺高血圧症に合併して起こりやすい．機能性逆流である．通常は拡張期逆流性雑音のみで，特別の症状はみられない．心エコー図で右室拡大を，ドップラー心エコー図で逆流をみとめる．本症自体は治療の対象となることはないが，肺高血圧症の原因疾患に対する治療が必要である．

梅毒 [syphilis]
梅毒トレポネーマ（TP）を病原体とする性行為感染症．感染後，さまざまな臨床症状を呈する顕症期と，臨床症状のない潜伏期とを繰り返しながら進行する．病期は1期から4期に分けられる．1期は感染後3か月までで，感染3週間目前後に TP の侵入部位（陰茎，冠状溝，大小陰唇，口唇など）に通常1個の初期硬結を生じ，自潰して硬性下疳となる．その際，所属リンパ節も無痛性に腫脹するが，いずれも自然に消失する．2期は3か月から3年目までをいい，この間紅斑（梅毒ばら疹），丘疹（扁平コンジローム，手掌足蹠の梅毒性乾癬），後頭部の脱毛などを生じる．3期は10年目までで，ゴム腫を生じ，4期は10年目以降で，心血管系を侵す変性病変となるが，近年3期，4期はほとんどみられない．確定診断は，病変部からの梅毒 TP の検出，STS，TPHA が陽性で高値であることなどによる．梅毒血清反応は梅毒の診断と治療効果の判定に有効な検査である．梅毒血清反応は梅毒 TP に対する抗体を測定する検査法で，梅毒 TP 由来の抗原を用いる特異的な方法（梅毒 TP 抗原法）と脂質抗原を用いる非特異的な方法〔梅毒血清反応（STS）〕がある．前者には梅毒 TP 間接赤血球凝集反応（TPHA）と，梅毒 TP 蛍光抗体吸着法（FTA-ABS）が，後者には緒方法（ワッセルマン反応），ガラス板法（VDRL），梅毒凝集法，RPR カード法などがある．治療はペニシリンの内服が有効である．→緒方法（おがたほう），梅毒血清反応（ばいどくけっせいはんのう），ワッセルマン反応

梅毒血清反応 [serological test for syphilis；STS]
血清学的反応を用いて梅毒の罹患の有無，軽重を知る方法．脂質抗原（カルジオリピン抗原）に対する反応と病原菌の梅毒トレポネーマ（TP）に対する反応する2種類がある．脂質抗原に対する検査は鋭敏で，かつ安価であることから従来ガラス板法（沈降反応；VDRL）と緒方法〔補体結合反応（ワッセルマン反応）〕がよく用いられているが，梅毒以外の疾患でも偽陽性を示すことがある（生物学的偽陽性）．病原菌梅毒 TP に対する検査は TP 感作赤血球凝集反応（TPHA）と蛍光 TP 抗体吸着法（FTA-ABS）などがあり，鋭敏度はきわめて高く，また，偽陽性も除外できる．→緒方法（おがたほう），凝集反応（ぎょうしゅうはんのう），偽陽性（ぎようせい），ワッセルマン反応

梅毒腫 [syphiloma]
⇒ゴム腫

梅毒トレポネーマ感作赤血球凝集反応 [Treponema pallidum hemagglutination test；TPHA test]
⇒TPHA 試験

梅毒トレポネーマ不動化試験 [Threponema pallidum immobilization test；TPI test]
⇒ネルソン試験

バイトスプリント [bite splint]
〈咬合挙上副子〉 顎関節症の際の疼痛緩和や開口障害の改善などの治療，あるいは顎関節症の原因の1つでもある咬合不全の改善に用いられる副子（スプリントタイプ）のマウスピース．

ハイドロゲルカテーテル [hydrogel-catheter]
カテーテル先端外壁による血管壁の損傷を予防するために，その部分にハイドロゲルのコーティングを施した血管形成用のカテーテル．ハイドロゲルコーティングにより親水性が増し，抗血栓作用と生体適合性が高くなり，バクテリア増殖や血小板付着の抑制効果が期待される．

ハイドロコロイドドレッシング〔材〕 [hydrocoloid dressing]
水と親和性のよいコロイドをハイドロコロイドという．このハイドロコロイド性をもつ親水性ポリマーと，疎水性ポリマーの混合物をシート状にしたもので，外層をフィルムまたは気泡層で覆った閉鎖性ドレッシング材である．創傷面では，親水性ポリマーが滲出液を吸収してゲルを形成する．湿潤環境を保つことで創が清浄化され，肉芽や表皮形成が加速し，創傷治癒が促進される．一般的の弱酸性で細菌が増殖しにくく，保湿効果がある．通気性がなく，防水性があるため，細菌の侵入・拡散を防止する．

肺内シャント [pulmonary internal shunt]
急性呼吸窮迫症候群（ARDS），肺水腫，無気肺，肺炎などにより一部の肺区で換気が得られないため，静脈血が酸素化されずそのまま動脈側に流れ込む病態．吸入酸素分圧を上昇させてもPaO_2の改善はほとんど効果が得られないので，虚脱している肺区に換気を取り戻す方法，すなわち，体位変換，喀痰の除去や呼気終末陽圧換気（PEEP）などを行う．→シャント

排尿 [micturition]
尿を体外へ排出すること．膀胱に尿がたまると，膀胱壁の刺激が脊髄の排尿中枢および大脳皮質に達して尿意を知覚し，排尿反射が起こる．大脳皮質から排尿コントロールを解除すると，副交感神経（骨盤神経）を介して膀胱括約筋（内尿道口周囲）の弛緩と排尿筋の収縮が起こり，次に反射的に尿道括約筋が弛緩し排尿が行われる．→尿意（にょうい），排泄（はいせつ）

排尿 [urinary elimination]
NANDA-I 分類法 II の領域3《排泄と交換》類1《泌尿器系機能》に配置された看護診断概念で，これに属する看護診断としては〈排尿障害〉〈排尿促進準備状態〉がある．

排尿後消毒 ⇒悪露交換（おろこうかん）

排尿困難 [dysuria]
排尿障害の一種．膀胱に尿があり，排尿しようとする意思があるにもかかわらず尿が出にくく，排尿のために非常に努力が必要な状態．膀胱，尿道の機能的・器質的障害が原因となる．排尿の開始に時間のかかる遷延性排尿と排尿終了までに時間のかかる蔓延性（ぜんえんせい）排尿とがある．代表的疾患として神経因性膀胱，前立腺肥大症などがある．→排尿障害（はいにょうしょうがい）

排尿時膀胱造影 [voiding cystography ; VCG]
膀胱尿管逆流（vesicoureteral reflux ; VUR）の有無を検索する方法．膀胱内にカテーテルを挿入し，膀胱を造影剤で充満させ，排尿時にX線撮影を行い，膀胱より尿管，腎盂への造影剤の逆流の有無を観察する方法．→泌尿器科系検査法（ひにょうきかけいけんさほう）

排尿障害 [disturbances of urination]
排尿困難や尿失禁など排尿状態の異常，乏尿・多尿など尿量の異常，頻尿・希尿など排尿回数の異常を総称していう．原因となる疾患は多く，診断には尿検査，残尿量や膀胱圧の測定，X線造影検査，神経検査などを行う．→排尿困難（はいにょうこんなん）

排尿促進準備状態★ [readiness for enhanced urinary elimination]
NANDA-I 分類法 II の領域3《排泄と交換》類1《泌尿器系機能》に属する看護診断で，診断概念としては〈排尿〉である．

排尿痛 [miction pain]
排尿時に自覚する痛み．初期排尿痛（排尿開始時の痛み）は前部尿道炎（とくに淋菌による）や前立腺炎などでみられ，全排尿痛（全排尿期間を通じての痛み）は膀胱炎，また終末排尿痛（排尿の終りころの痛み）は後部尿道疾患，膀胱頸部疾患で多くみられる．

ハイネ-メジン病 [Heine-Medin disease]
⇒急性灰白髄炎（きゅうせいかいはくずいえん）

肺嚢胞 [pulmonary cyst, lung cyst]
〈気腫性肺嚢胞，胸膜下嚢胞，ブラ，ブレブ〉肺原基の異常などによりはじめて形成された空胞性疾患．結核性空洞など原因が明らかなものを除くブラ（気腫性嚢胞；emphysematous bulla）やブレブ（胸膜下嚢胞），巨大気腫性嚢胞が代表的．ブラ，ブレブともに胸膜直下に形成されたものであるが，臓側胸膜にある2層の弾力板の内側にあるものをブラ，2層間に形成されたものをブレブという．肺尖部に好発する．無症状のことが多く検診時の胸部X線検査で発見されることが多い．嚢胞が大きくなり健常肺を圧迫し呼吸困難が出現したり，感染の合併や嚢胞の破裂による気胸を発生することがある．多発性肺嚢胞は，結節性硬化症やマルファン症候群などでみられることがある．

肺膿瘍 [pulmonary abscess, lung abscess]
肺の化膿性疾患の1つ．肺炎，肺がん，肺梗塞あるいは機械的損傷の続発症として，また隣接臓器からの波及および遠隔病巣からの血行性転移によって発症する．症状は発熱，悪寒，咳嗽，ときに胸痛，喀血をみる．原因菌はバクテロイデス，黄色ブドウ球菌，レンサ球菌，緑膿菌などで，喀痰培養により証明される．X線像で円形均等陰影と空洞をみとめることが多い．治療は，原因菌に応じた抗菌薬を使用する．→膿血症（のうけつしょう），肺化膿症（はいかのうしょう）

ハイパーサーミア [hyperthermia]
⇒温熱療法（おんねつりょうほう）

背部叩打法 [back blows method]
救急蘇生手技の1つで，気道内異物除去あるいは窒息をみとめる場合，全年齢で，患者の左右の肩甲骨の間を手掌基部で叩く．肥満者や妊婦には胸部突き上げ法

を行う．→BLS

ハイブリダイゼーション [hybridization] 1本鎖核酸と，それに対して相補的な塩基配列をもつ1本鎖核酸断片（プローブ）が，互いに2本鎖を形成する（ハイブリダイズする）こと．ゲル電気泳動で分離されたDNAを膜に移し，プローブをハイブリダイズさせて目的の塩基配列を検出する方法をサザンブロットハイブリダイゼーション法といい，RNAを用いた同様の方法をノザンブロットハイブリダイゼーション法とよぶ．核酸を分離せずに膜に吸着させ，プローブとハイブリダイズさせる方法をドットブロットハイブリダイゼーション法という．

肺分画症 [pulmonary sequestration] ⇨肺分離症（はいぶんりしょう）

肺分離症 [pulmonary sequestration] 〈肺分画症〉 気管・気管支との交通のない肺組織が存在する状態．発生異常による．大動脈から分枝した異常動脈で栄養され無症状であるが，感染源となるため切除が必要．

排便 [defecation] 便を体外へ排出すること．直腸内に便塊が送られると直腸壁が伸展され，この刺激が脊髄の排便中枢および大脳皮質，延髄に達して便意を知覚し，排便反射が起こる．すると反射的に交感神経の緊張がとれ，同時に副交感神経（骨盤神経）が興奮し，内肛門括約筋の弛緩と直腸の蠕動が起こる．次に陰部神経を介して意識的に外肛門括約筋を弛緩させ，肛門挙筋を収縮することによって排便が行われる．→排泄（はいせつ），便意（べんい）

肺胞 [pulmonary alveolus, air vesicle] 肺内気管支の末端に相当し，組織学的には肺胞嚢は小さな袋状をなしている．内径は0.1 mm程度で，肺全体では数億個存在し，呼吸によるガス交換はここで行われている．

肺胞死腔 [alveolar dead space] ⇨死腔（しくう）

肺胞蛋白症 [pulmonary alveolar proteinosis ; PAP] 肺胞腔内にPAS染色陽性の蛋白と脂質が充満する疾患．30〜50歳代の男性に多い（男女比3：1）．発症機序としてはⅡ型肺胞上皮細胞による表面活性物質の過剰産生や肺胞のクリアランス障害が考えられている．呼吸器症状や体重減少があり，低酸素血症などが出現する．治療は，全身麻酔下での気管支肺胞洗浄法（BAL）が有効である．また近年GM-CSF療法が注目されており，GM-CSF吸入療法の臨床試験が行われている．→気管支肺胞洗浄法（きかんしはいほうせんじょうほう）

肺胞低換気症候群 [alveolar hypoventilation syndrome] 〈低換気症候群〉 体内での二酸化炭素の産生に比べ，二酸化炭素の排出が低下し，動脈血中の二酸化炭素が増加した状態をいう．主として原因が肺にある場合を指すことが多い．原因としては，中枢・脊髄・末梢神経や呼吸筋の異常，末梢化学受容体の異常，上気道・胸郭・肺の異常などがある．

肺胞-毛細管ブロック症候群 [alveolocapillary block syndrome ; A-C block] 〈A-Cブロック症候群〉 肺毛細血管における酸素の拡散過程が障害されて，低酸素血症を示す症候群をいう．肺線維症，肺肉芽腫症，がんの肺内転移などが含まれる．→肺線維症（はいせんいしょう）

ハイポキシア [hypoxia] ⇨低酸素症（ていさんそしょう）

肺門 [hilus of lung, hilum pulmonis] 両肺の縦隔面にあるくさび形をした陥凹部分で，気管支，血管，神経，リンパ管が出入りしている．

培養検査 [bacterial culture] 細菌学的検査の1方法．塗抹検査では検体のごく一部をとって検査するので，そこに含まれる菌の量が少ないと見逃すおそれがある．そこでこれらの菌をよい条件で繁殖（培養）させてから行う検査で，好気性培養（酸素を入れた培養のこと）と嫌気性培養がある．

廃用症候群 [disuse syndrome] これまでの医学では，回復力温存という意味で安静が治療の重要な位置を占めてきた．しかし，他の全身の臓器・器官にとっては，それを使わないことによって起こる二次的な機能低下が問題となる．全身状態の悪化のため，本来の疾患以上の問題が起こることもある．これら安静によりひき起こされる二次的な機能低下，障害を総称して廃用症候群という．本来治療の目的で行われる過度の安静による弊害に注目して提唱された概念．具体的な機能障害としては，筋力低下，骨の萎縮，関節の拘縮などがある．心血管系，呼吸器系，代謝系などの機能低下も重要である．さらに，精神的・心理的な問題として，うつや認知症もある．ほかに骨粗鬆症，起立性低血圧，血栓性静脈炎，褥瘡，沈下性肺炎などがある．とくに高齢者における脳血管障害，心疾患，骨折などの治療の際には注意が必要である．たとえば大腿骨頸部骨折である．手術とその後の安静により骨の癒合は得られても，筋力低下，関節拘縮，認知症などのために，歩行不能，寝たきりになってしまう例も少なくない．対策としては予防が第一である．不要な安静は極力さけ，必要な局所の安静を保ちながら，できるだけ早期に，病状に合わせた四肢・体幹の他動運動，坐位，立位，歩行など適切な運動を行うべきである．→廃用性萎縮（はいようせいいしゅく）

廃用性萎縮 [disuse atrophy] 〈非活動性萎縮，無為萎縮〉 機能を営む臓器組織が，長期間にわたって持続的な制限あるいは静止状態におかれるときに生じる萎縮．骨折後のギプス固定による四肢の筋や骨の萎縮はその代表．→萎縮（いしゅく），廃用症候群（はいようしょうこうぐん）

肺葉切除術 [lobectomy] 解剖学的に，右肺は上・中・下葉の3葉，左肺は上葉と下葉とに分かれている．肺葉切除はそれぞれの肺葉を単位として切除する術式である．適応は肺結核，肺腫瘍，肺化膿症，気管支拡張症など．ほかに肺部分切除，肺区域切除，片肺の全摘出術などがある．→肺切除術（はいせつじょじゅつ）

培養皮膚 [cultured skin] 熱傷などで皮膚組織を損傷した場合，一般

的に自分の皮膚を移植(自家移植)するが,重症熱傷や広範囲に及ぶ場合には限界がある.自家皮膚移植の代替療法として,少量の皮膚組織を採取し,細胞を増殖培養することで治療に必要な量の培養皮膚を生成する技術があり,再生医療の1つとして注目されている.患者自身の細胞による培養皮膚は永久生着を目的とするのに対し,それ以外のヒトの細胞による培養皮膚を一時的な創傷面の保護や治癒促進の目的で使用することもある.培養皮膚による治療は,患者の痛みの負担を軽減するとともに,手術回数を減らすという利点がある.

肺容量(はいようりょう) [lung volume ; LV]
呼吸の際に吸気,呼気で移動する外気の量を肺気量といい,その外気を受け入れる肺の状態,すなわち肺の容量のこと.肺容量は以下の項目に関与する.①全肺気量:最大吸気時の肺全体の気量,②肺活量:肺の最大の呼吸容量,③深吸気量:安静呼吸時の最大吸気位までの容量,④機能的残気量:安静呼気位における肺容量.正確にはスパイロメーターで測定され,拘束性・閉塞性換気不全などの診断に有用である.→機能的残気量(きのうてきざんきりょう)

肺容量減少術(はいようりょうげんしょうじゅつ) [lung volume reduction surgery ; LVRS]
慢性化した重症肺気腫患者を対象に,過膨張肺の一部を切除し肺容量全体の減少をはかる手術である.肺の過膨張を適正な大きさに戻すことにより横隔膜運動の回復が可能となり,呼出機能の改善が得られる.術式には両側同時切除,胸骨下中切開法あるいは胸腔鏡化法(video-assisted thoracic surgery ; VATS)などがある.機能改善のピークは術後3〜6か月とされるが,恒久的な機能改善をもたらすわけではない.呼吸リハビリの継続的実施なども必要となることを患者に認識させることが重要である.

排卵(はいらん) [ovulation]
性周期の14日目ころに起こる成熟した卵胞から卵子が排出される現象を指す.性周期とは,卵胞の発育(卵胞期),排卵,黄体形成(黄体期)とに分けられ,妊娠の成立をみないかぎり繰り返される.この性周期は視床下部・下垂体系によって支配され,下垂体前葉から分泌される卵胞刺激ホルモン(FSH)および黄体形成ホルモン(LH)の2種類のゴナドトロピン(性腺刺激ホルモン)によって調節されている.卵胞の発育は主にFSHの作用に依存しているが,LHの作用もわずかながら必要とされる.卵胞が発育すると卵胞ホルモン(エストロゲン)の分泌が亢進し,急増したエストロゲンのポジティブフィードバック作用により大量のLH放出(LHサージ)が誘発され,卵胞内圧は亢進し,卵胞斑で卵胞破裂を生じ,卵子は顆粒膜細胞に包まれたまま卵胞液とともに排出される.通常はLHサージから約36時間以内に排卵が起こるとされている.排卵後はLHの作用により黄体ホルモン(プロゲステロン)の分泌が亢進し,子宮内膜は分泌期に入り妊娠に備える.→女性生殖器系(じょせいせいしょくきけい),性周期(せいしゅうき),排卵誘発薬(はいらんゆうはつやく),無排卵性月経(むはいらんせいげっけい)

排卵誘発薬(剤)(はいらんゆうはつやく) [ovulatory agent, ovulationinducing agent]
無排卵症や不妊治療において排卵を促進する目的で使用される薬物.クロミッド錠(クエン酸クロミフェン)の内服や性腺

刺激ホルモン(HMGおよびHCG)の注射がある.いずれも副作用として多胎妊娠やHMG–HCGでは卵巣過剰刺激症候群(OHSS)などがみられる.→不妊症(ふにんしょう)

肺理学療法(はいりがくりょうほう) [lung physical therapy]
⇨呼吸理学療法(こきゅうりがくりょうほう)

ハイリスクインファント [high-risk infant]
〈ハイリスク新生児〉 出生前,分娩中の諸因子により子宮外での生活に危険が及ぶことの予測される新生児.臨床的には,その既往および所見から児の生命および予後に対する危険性が高いことが予想され,出生後の一定期間は,観察を必要とする新生児をいう.ハイリスク因子としてはSFD,LFD(在胎週数に比べ出生体重が小さすぎる,大きすぎる場合),多胎,異常分娩仮死,妊娠中の母親の疾患(妊娠高血圧症候群,糖尿病など),母児間の血液型不適合,児の奇形などがあげられる.ハイリスク新生児は,医師や看護師の監視下におき,リスクの程度に応じた看護が必要であるため,新生児集中治療室(neonatal intensive care unit ; NICU)を設けて万全の態勢を整えることが望ましい.→SFD[児],LFD[児],新生児集中治療室(しんせいじしゅうちゅうちりょうしつ)

ハイリスク新生児(しんせいじ) [high-risk infant]
⇨ハイリスクインファント

ハイリスク妊娠(にんしん) [high-risk pregnancy]
さまざまな要因により母体あるいは胎児(新生児)が,正常な妊娠に比べて危険にさらされ,重大な予後のある妊娠のことをいう.ハイリスク妊娠はその程度に応じて特別の管理下におき,妊産婦死亡,周産期死亡,低出生体重児出産などを防止する必要がある.ハイリスク妊娠の要因としては,妊婦の生活環境要因,体質的諸条件によるもの,不良産科歴(帝王切開,早産,不妊など),妊娠歴と婦人科ならびに他科領域における合併症など,多種に及ぶ.

パイロットドレナージ [pilot drainage]
⇨インフォメーションドレナージ,ドレナージ

ハインリッヒの法則(ほうそく) [Heinrich's law]
リスクマネジメントの現場などで頻繁に用いられる法則で,「1:29:300の法則」ともいわれる.重大な事故1件の背後には,29件の軽微な事故が,軽微な事故の背後には300件の「ヒヤリ・ハット」という被害のない事故が発生していることを表す.この数字は,米国のハーバート・ウィリアム・ハインリッヒ(1886〜1962)という損害保険会社社員が労働災害に関する調査のなかから導き出したもので,さらに事故の起こった背景には数千件の「不安全状態」や「不安全行動」があるとし,「労働災害全体の98%は予防できたもの」であり,「不安全行動は不安全状態の約9倍の頻度で出現している」ことを分析から明らかにした.

ハウスダスト [house dust]
室内塵を指す用語である.近年,居住環境におけるアルミサッシ窓の普及,住宅建材の進歩に伴う気密性の増加,冷暖房の普及,カーペット使用の増加などにより,室内塵中のダニ数が増加している.室内塵中のダニは

生体のみならず，その死骸，排泄物が小児喘息やアレルギー性鼻炎などのアレルギー性疾患の抗原となることが判明している．

パウダーフリー手袋　[powder free glove]
医療用手袋の装着補助材として（製造工程での鋳型からの分離剤としての面もあるが），パウダーが用いられることがある．そのパウダーのアレルゲンによるかぶれの問題が指摘されていることから開発された，パウダーを用いない手袋をいう．代替として手袋の内側にポリマーコーティングなどを施して装着のしやすさを実現したものや，アレルゲン含有量の少ない低パウダー塗布の製品も流通している．

バカンピシリン　[bacampicillin]
〈塩酸バカンピシリン〉　ペニシリン系抗菌薬．バカンピシリンは，生体内でアンビシリンに変換され，細菌の細胞壁合成を阻害することにより殺菌的に作用する．→アンビシリン

はきけ　[nausea]
⇨悪心（おしん）・嘔吐（おうと）

白衣高血圧　[white coat hypertension]
家庭など医療環境以外での血圧測定値よりも，医療機関での測定値が高くなり高血圧と診断される現象を指す．成因は不明だが，血圧は自律神経系の影響に左右されるといわれ，医師や看護師による測定が緊張を高める，あるいは血圧値に関する診断結果や医療環境そのものに由来する警戒心などが背景にあると推測されている．WHOのガイドラインでは，「診察室だけの高血圧」という表現が推奨されている．

迫害妄想　[delusion of persecution]
⇨被害妄想（ひがいもうそう）

麦芽糖　[maltose]
〈マルトース〉　2分子のグルコース（ブドウ糖）からなる還元性二糖類で，アミラーゼやマルターゼによってデンプンが分解されて得られる．インスリン非依存性で，高血糖，糖尿病などの場合の，非経口的糖質としてエネルギー補給の目的で用いられる．→アミラーゼ

白質　[white substance, white matter]
神経線維よりなる中枢神経系の刺激伝導路で，肉眼で白っぽく見えるため，灰白質に対し白質とよばれる．白質と灰白質との分布は脳と脊髄とで異なり，大脳や小脳では灰白質が白質を囲み，脊髄では逆となる．脊髄の白質は，その位置により後索，側索，前索に分けられる．→灰白質（かいはくしつ）

白日夢　[day dream]
覚醒時に生じる夢に似た意識状態．夢同様に内容は願望充足的であるが，夢と違って内容の変形は少なく，その展開は白日夢を見ている人の任意性が高い．空想との違いは，生々しく現実味をおびていることである．健常者にもみとめられ，幼小児にはごく一般的な現象である．幼小児の場合，精神的未発達で空想に現実が浸透しやすいのがその理由と考えられる．病的な意義としては，児童期の統合失調症の症候の1つとして重視される．

爆傷　[blast injury]
テロリズムの約70％は基幹交通網を狙った爆弾による．一次衝撃外傷は，中空構造で内部に気体を有する臓器（鼓膜・肺・腸管），あるいは眼への直接的な衝撃波により発生する．二次衝撃外傷は，爆発に伴う瓦礫・金属片・ガラスなどの飛来物による損傷で，四肢切断，骨折など死因の頻度として最も高い．三次衝撃外傷は，爆風により身体が投げ出されて地面・壁などに衝突して生ずる外傷で，頭部・脊椎部に多い．また，屋外より閉鎖空間が，空中より水中が被害が甚大となる．1回目の爆発あとに再度（1時間後など）爆発する二次爆発装置は，現場に集まった救助者を狙っている．爆弾の種類やテロ現場から災害規模と爆傷を予測し，適切なトリアージが救急対応に必要である．→トリアージ

瀑状胃　[cascade stomach]
X線像にみられる胃の形状の1つ．飲み込まれた造影剤はまず上部の胃嚢にたまり，次いで下部の胃嚢へ滝のように流れる．生理的なものが多いが，その他の原因として，脾臓曲部付近の結腸のガス貯留，潰瘍などの病変，隣接臓器の腫脹・変形による圧迫などがある．

白色角化症　[leukokeratosis]
⇨白板症（はくばんしょう）

白癬　[trichophytia, trichophytosis, tinea]
皮膚糸状菌症の一種で，主に白癬菌，ほかに小胞子菌，表皮菌を原因菌として起こる皮膚疾患．皮膚，毛髪，爪などを侵す．浅在性白癬として頭部白癬（しらくも），顔面白癬（はたけ），斑状小水疱白癬（ぜにたむし），頑癬（いんきんたむし），汗疱状白癬（みずむし），爪白癬などがある．深在性白癬としては，疣毛（ぜいもう）部白癬，白癬性肉芽腫などがある．一般に春から夏にかけて感染，増悪し，冬季に軽快する．種々の軟膏のほか，グリセオフルビンの内服が効果を示す．→白癬菌（はくせんきん）

白癬菌　[*Trichophyton*]
皮膚糸状菌3属のうちの1つで，白癬の原因となる真菌．ヒトを含む動物の皮膚に寄生し，接触により感染する．ケラチン分解能をもち，皮膚，爪，毛髪にさまざまな病型の白癬をひき起こす．日本では，毛瘡白癬菌，猩紅色白癬菌をはじめとする10数種類がある．→白癬（はくせん）

薄層クロマトグラフィ　[thin-layer chromatography；TLC]
アルミニウム，ガラス，プラスチックなどの平板にシリカゲルやアルミナなどの担体を薄い層になるように塗布し，この上で試料を展開させるクロマトグラフィのこと．ペーパークロマトグラフィと比べて展開に要する時間が短く，担体と移動層との組合わせでさまざまな分離法を選択できる利点がある．

白帯下　[white flow, leukorrhea]
⇨帯下（たいげ）

バクテリアルトランスロケーション
[bacterial translocation；BT]
⇨トランスロケーション

バクテリオシン　[bacteriocin]
細菌が産生する，抗菌作用をもつ蛋白質またはペプチド類の総称．大腸菌から産生されるコリシン，緑膿菌から産生されるピオシンなどがある．バクテリオシンをコードする遺伝子をバクテリオシン因子といい，その

ほとんどはプラスミド上にコードされるが、ピオシンR因子のように染色体上にコードされるものもある。

バクテリオファージ [bacteriophage]　〈細菌ウイルス，ファージ〉
細菌に感染するウイルスで、細菌内で容易に増殖する。DNA，あるいはRNAを遺伝記としてもつ。ウイルスの増殖機序、遺伝因子の発現機構の解明モデルとして分子生物学上多用される。

バクテロイデス [Bacteroides]　〈グラム陰性無芽胞桿菌群〉　胞子を形成しないグラム陰性の偏性嫌気性の１群の桿菌で、口腔や消化管に常在し、ときに局所的炎症を起こす。

白内障 [cataract；CAT]　〈しろそこひ〉　先天的または後天的に水晶体の混濁をみとめ、視力障害をきたす病態をいう。後天性のものの多くは進行性で、原因により老人性白内障、併発白内障（糖尿病性、外傷性など）とよばれ、ほかに薬物や放射線、電撃などさまざまな原因によって生じる。原因不明の老人性白内障が最も多い。外科的に水晶体を摘出する以外に治療法はなく、摘出後には眼内レンズ（人工水晶体）の挿入、眼鏡、コンタクトレンズによって視力の回復をはかる。→先天性白内障（せんてんせいはくないしょう）

白内障治療薬 [cataract curative, anti-cataract agent]
白内障は、濁った水晶体を除去して眼内レンズを入れる手術が根本的な治療法であり、薬物治療は米国など先進諸国では行われていない。わが国においては、白内障の進行を抑える目的で、点眼薬（成分名ピレノキシン、グルタチオン）や内服薬（成分名チオプロニン、パロチン）も多用されているが、有効性は十分証明されておらず、欧米の診療指針には薬物治療の項目がないのが現状である。→白内障（はくないしょう）、ピレノキシン

白斑 [leukoderma]　限局性色素脱失または局所性貧血による白色の斑。先天性（結節性硬化症、脱色素性母斑など）と後天性（尋常性白斑、老人性白斑など）に大別される。ある発疹のまわりにみられる白斑を白暈という。→尋常性白斑（じんじょうせいはくはん）、白板症（はくばんしょう）

白板症 [leukoplakia]　〈白色角化症〉　口唇、口腔などの粘膜や皮膚粘膜移行部に発生する白色角化症。良性のものと前がん性のものとがある。良性のものは、物理的・化学的刺激（義歯、飲酒、喫煙など）や栄養状態に起因するものと、カンジダ症その他の疾患の１症状として生じるものとがあり、口唇、口角、口蓋、頬、舌、外陰部、腟などに多い。前がん性のものは浸潤性で、肥厚、びらん化など異型性を示す。がん化率は１／３以下であるが、早期の治療を要す。治療法には、凍結療法、電気焼灼（しょうしゃく）法、外科的切除がある。

麦粒腫 [hordeolum]　〈ものもらい〉　黄色ブドウ球菌の感染による眼瞼部の急性化膿性炎症。眼瞼腫脹・発赤・疼痛をきたし、多くは数日のうちに膿点をつくって自然に排膿治癒する。睫毛（しょうもう）脂腺に生じる外麦粒腫と、マイボーム腺に生じ眼瞼結膜面に小膿瘍を形成する内麦粒腫を区別する。治

療は抗菌薬の塗布・内服によるが、必要に応じて外科的切開を行う。

曝露後感染予防 [post exposure prophylaxis；PEP]
HIV感染症治療においてHIV血液に曝露された場合、曝露グレードにより感染防止策をとる。とくに感染リスクが高いケース、たとえば末期エイズ患者の血液による曝露、血管穿刺針による曝露、血液の付着した器具による曝露、皮下に達する針刺しによる曝露などの４つを想定し、医療従事者の安全を確保するため、72時間以内、できれば２時間以内の適切な抗レトロウイルス薬の投与などによりHIV感染を予防すること。

跛行 [limping, claudication]　歩けないわけではなく、健常の歩行型ではない病的な歩行型をいう。一定距離を歩くのに通常より多くのエネルギーを消耗するような歩行。①末梢神経麻痺（ポリオなど）によって起こる麻痺性跛行、②脳性麻痺や脳血管障害など中枢神経麻痺疾患によって起こる痙性跛行、③小脳性・脊髄性失調にみられる失調性跛行、④先天性股関節脱臼にみられる墜落跛行、⑤坐骨神経痛や下肢の疼痛性疾患などによる回避跛行などに分けられる。→間欠性跛行（かんけつせいはこう）

箱庭療法 [sandplay therapy]　箱庭をつくることによって患者の心理を理解するための治療法。箱に砂を敷き詰め、人、動物、木や花、建築物、乗り物、石などあらゆるミニチュアモデルを用意しておき、患者の好きな物を使って作成してもらう。作品の内容から、患者の心理状態を把握し、次の治療に発展させる。1929（昭和４）年イギリスの小児科医ローエンフェルト（Margaret Lowenfeld，1890〜1973）により開発された。初めは意思の疎通が不十分な小児の心理療法として開発されたが、現在は心身症や統合失調症の治療に用いられることもある。

はしか [measles]　⇒麻疹（ましん）

はしかウイルス [measles virus]　⇒麻疹（ましん）ウイルス

はしか口内疹 [Koplik spots]　⇒コプリック斑

橋本病 [Hashimoto's disease]　〈慢性甲状腺炎〉　1912（大正元）年、橋本策（1881〜1934、外科学）によってリンパ腫性甲状腺腫として報告された。現在では甲状腺を構成する諸成分に対する種々の自己抗体（サイログロブリン抗体など）が検出されることから、臓器特異性自己免疫疾患の１つと考えられている。女性に圧倒的に多く、甲状腺腫は主要症状である。ときに甲状腺機能亢進症状を伴うこともある。甲状腺はびまん性ないし多結節性に腫大し、典型例ではゴム様硬である。終局的には甲状腺機能低下に陥る。

播種性血管内凝固症候群 [disseminated intravascular coagulation；DIC]
⇒DIC

播種〔転移〕 [dissemination]　病巣、腫瘍の広がり方の１つ。播種とは

原病巣から細菌や病的細胞が直接連続的に拡大(浸潤)していくのではなく，ばらまかれるように離れた場所に広がっていくことをいう．血行性転移(播種)，リンパ行性転移(播種)などがある．→転移(てんい)

波状熱(はじょうねつ) [undulant fever]
⇨ブルセラ[症]

破傷風(はしょうふう) [tetanus；TE]
クロストリジウム属の嫌気性グラム陽性桿菌である破傷風菌の産生する外毒素[神経毒(tetanospasmin)]または破傷風毒素(tetanus toxin)による中毒性疾患．創傷部と汚染土壌などとの接触により罹患する場合が多い．侵入局所での破傷風菌増殖の際に産生された毒素は，主として血行性に中枢神経に達して中毒症状をひき起こす．潜伏期は6日〜3週間で，潜伏期間の短いものほど重症で予後も不良である．発症は頭痛，倦怠感，発汗などで始まり，咀しゃく筋のこわばり，痙攣から牙関緊急をきたし，開口不能，嚥下困難がみられ，次いで全身の筋肉の強直性・間代性痙攣が発現する．顔は特有の痙笑(破傷風顔貌)を呈する．10日目ころから症状が軽快すれば予後良好である．治療は創傷部を切開開放し，血清療法を中心にして対症的に抗痙攣薬の投与を行う．破傷風トキソイドの予防接種が有効である．患者は照明や物音に対して敏感に反応し，痙攣を起こすため，室内は暗くし，できるだけ静かな環境を整えることが重要である．→クロストリジウム，破傷風(はしょうふう)トキソイド

破傷風トキソイド(はしょうふう) [tetanus toxoid；TT]
破傷風菌の菌体外毒素を，ホルマリン処理により免疫原性を保ったまま無毒化(トキソイド化)してアルミニウム塩を加え製品化したもの．破傷風の予防に用いる．通常，4〜8週間間隔で2回皮下(筋肉内)に接種し，3回目を6〜18か月後に接種することにより十分な基礎免疫ができる．以後，10年ごとの追加接種が勧められる．→破傷風(はしょうふう)

VAS(バス) [visual analogue scale]
〈視覚アナログスケール〉 VASは，痛みの強さを評価する方法の1つである．100 mmの直線の一方を「痛みなし」，もう一方を「最悪の痛み」として，線上に印を付けることで患者の感じている痛みを表現する．使い方を十分理解できない場合や視力障害のある場合には，VASを用いることは適さない．→痛(いた)み〈疼痛〉

PAS(パス) [para-aminosalicylic acid]
⇨パラアミノサリチル酸

破水(はすい) [rupture of membranes；ROM]
分娩第1期の終りころ，頸管内に膨隆した胎胞の表皮である卵膜が破れて，なかの羊水が流出すること．①子宮口が8〜10 cm開大してから破水するものを適時破水，②陣痛の発来前に破水するものを前期破水，③陣痛はあるが子宮口全開大前に破水するものを早期破水，④子宮口が全開大しても破水しないものを延滞破水(遅滞破水)という．まれに破水をせずに卵膜をかぶったまま生まれてくる児を被膜児または幸帽児という．また，人工的に破膜することを人工破膜または人工破水という．→胎胞(たいほう)

バスキュラーアクセス [vascular access]
腎不全における血液浄化法の維持血液透析を行う際のシャント増設のことを指す．日本透析医学会では，"脈管から血液を取り出し血液浄化器を通過させて再び脈管へ血液を戻すしくみ"としている．血液透析の場合，腕の血管に短絡路を増設することから，以前はシャントという言葉が使用されていたが，現在はこのバスキュラーアクセスが用いられている．2005(平成17)年10月には「血液透析用バスキュラーアクセスの作製および修復に関するガイドライン」が日本透析医学会より出された．使用するバスキュラーアクセスには，①穿刺が容易，②必要な血流量が確保できる，③長期的に良好な開存性を有する，④修復には手技上の容易さと経済性が求められること，などの諸条件があげられている．直訳して血管アクセスともいう．

バスケット・カテーテル [basket catheter]
尿管結石を採取する際に使用する，細いバスケット状の金属ワイヤーのついたカテーテル(図)．バスケット状のワイヤーの内側に結石あるいは異物を捕捉し，カテーテルごと引き出す．→カテーテル管理，尿管結石(にょうかんけっせき)，泌尿器(ひにょうき)・〔男性〕生殖器系(だんせいせいしょくきけい)

■図 バスケット・カテーテル

バスケット状に開くワイヤー

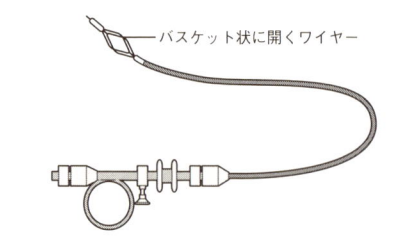

パスタ剤(ざい) [paste]
⇨泥膏(でいこう)

VASテスト(バス) [vibro-acoustic stimulation test；VAST]
〈振動刺激テスト，FASテスト〉 音響振動刺激テスト．胎児がノンレム睡眠中でノンストレステスト(NST)に反応しない場合に誤って「反応なし」と判定されるのを防止するため，母体の胎児の頭部近くで人工声帯器による音響振動刺激を与えて胎児心拍数の変化をみる．

長谷川式簡易知能力評価スケール(改訂)(はせがわしきかんいちのうりょくひょうか)
[Hasegawa dementia scale-revised；HDS-R] 認知症(痴呆)の評価方法の1つ．簡便で日本人の評価に適し，広く使われている．→認知症(痴呆)(にんちしょう)

バセドウ病(びょう) [Basedow disease]
⇨甲状腺疾患(こうじょうせんしっかん)

バソプレシン [vasopressin；VP]
⇨抗利尿(こうりにょう)ホルモン

バソプレシン試験(しけん) [vasopressin test]
〈抗利尿ホルモン(ADH)試験〉 中枢性尿崩症と腎性尿崩症との鑑別に用いる試験．通常，水制限試験にひき続き，バソプレシン5単位を皮下注射する．中枢性尿崩症の場合は，バソプレシンの皮下注射後，尿量の

減少をみとめ，尿浸透圧および尿比重が上昇する．→下垂体機能検査法(かすいたいきのうけんさほう)，抗利尿(こうりにょう)ホルモン

バタードウーマン [battered women]
暴力的パートナー(バタラー)により虐待されている女性を指す．バタードウーマンは，虐待を受けている現状から自発的に逃げ出そうとはしないという，周囲からみると理解できない行動をとることが多い．長女的性格で，面倒見がよく，気がつかないうちに人の世話をすることにアイデンティティを見出そうとする傾向がある．自己評価が低く，虐待されるのは自分に非があるからだと考え，さらにバタラーから離れては生きていけないと思い込んでいるとも考えられる．

パターナリズム [paternalism]
強者が弱者に対して，後者の利益になるとして，その後者の意思に反していても，その行動に介入・干渉することをいう．日本語では「家父長主義」「父権主義」「温情主義」「父権的干渉主義」などと訳される．医療現場においては，患者の最善の利益の決定の権利と責任は医師にあり，医師はその専門性において最終判断を行うので，患者はすべて医師にゆだねればいいという独善的な考え方を指す．

破綻性出血 [hemorrhage per rhexis]
⇒漏出性出血(ろうしゅつせいしゅっけつ)

ばち[状]指 [clubbed(drumstick)finger]
〈鼓桴(こふ)状指〉 指趾の末端が丸く膨らみ，爪が丸みを帯びて，その上に乗っているような状態を指す(図)．正常では爪と皮膚のなす角度は160度以下であるが，ばち[状]指ではこの角度が開き180度を超えるようになる．チアノーゼ型の先天性心疾患，慢性気管支炎，肺気腫，間質性肺炎，肝硬変などでみられる．

■図 ばち[状]指の診断

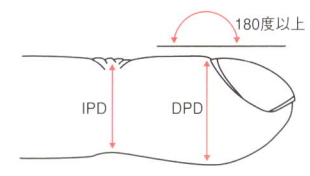

爪と指末端皮膚部との角度が180度以上
下爪皮膚部(DPD)／中間手指関節部の太さ(IPD)>1

バチスタ手術 [Batista operation]
〈左心室縮小形成術〉 拡張型心筋症の手術の1つで，拡張した左心室の心筋の一部(左室後側壁)を広汎に切除して心室を縮小し，正常に近い大きさに戻すとともに心臓の機能を回復させるような手術である．ブラジルのランダス・J.V.バチスタが1980年代に考案し，世界的に広まってきている．1996(平成8)年以降，わが国でも実施されるようになった．Randas J.V.Batista(1947〜，ブラジル，外科)．→拡張型心筋症(かくちょうがたしんきんしょう)

8020運動 [8020 movement]
厚生労働省と日本歯科医師会とが提唱している，口腔衛生保持のキャンペーンの名称．2000(平成12)年には8020推進財団が設立されている．80歳になっても自身の歯が20本は残っているようにという意味で，正しい口腔ケアのあり方を本人はもとより，家族，地域などに幅広く知らしめることを目的としている．

発育 [growth]
成長と発達とを合わせた概念，または「成長」と同義語として用いる語である．受精卵から成体へ向けて，ヒトが成長,発達していく過程をいう．主として成長(growth)は形態的増大，発達(development)は機能的進歩を指し，両者は密接に，また複雑に関連し合いながら連続的に変化していく．→成長(せいちょう)，発達(はったつ)

発育因子 [growth factor]
〈成長因子，成長・発達の因子，増殖因子〉 生体細胞が成長・増殖するための栄養素のほかに，微量ではあるがそれなしでは成長・増殖できないもの．ビタミン類や，必須アミノ酸などをいう．子どもの成長・発達には遺伝的因子と文化・社会・生活環境などの多くの環境因子が相互に複雑に影響しあう．

発育加速現象 [acceleration of growth]
小児の身体発達が世代を重ねるうちに，時間的・量的に早まっていく現象をいう．近年，身長，体重などの年次的増加や，性成熟(女子初潮年齢や男子性機能発来年齢)の早まりがみられている．原因としては，食事の変化，生活水準の向上，生活様式の変化などと合わせて，都市化に伴う心理的・文化的刺激の変化などが大きく影響していることが考えられる．

麦角 [ergot]
ライ麦などの穂に寄生する麦角菌の菌核を乾燥したもので，麦角アルカロイドを含む．麦角アルカロイドは化学構造からアミノ酸アルカロイドとアミンアルカロイドに分けられ，アミノ酸アルカロイドには血管収縮作用のあるエルゴタミン，アミンアルカロイドには子宮収縮作用のあるエルゴメトリンがある．麦角アルカロイドの研究から幻覚薬LSD 25が合成された．

発汗 [sweating]
皮膚に開口する汗腺から汗を分泌することをいう．気化に伴う体熱放散による体温調節に加えて，皮膚の乾燥を防ぐ働きもある．発汗は温熱性発汗と精神性発汗とに大別される．前者の中枢は視床下部にあり，外的には気温の上昇，内的には体温の上昇の際にみられる熱放散のための発汗で，手掌・足底以外の全身にみられる．後者は大脳皮質と関連し，情緒的要因や精神的興奮による発汗で，局所的に手掌・足底にみられる．ほかに，辛いものを食べたときなどに顔面にみられる味覚性発汗がある．一方，糖尿病，頻回の嘔吐，下痢，粘液水腫，強皮症などでは全身の発汗の減少がみられる，ホルネル症候群では局所的な発汗減少がみられる．また特殊な病態として無汗症がある．

発汗過多症 [hyper[h]idrosis]
⇒多汗症(たかんしょう)

発がん物質 [carcinogen]
〈がん原性物質〉 天然または合成の化学

発がん補助物質 [cocarcinogen, promotor]

〈プロモーター〉 発がん促進物質ともいう．それのみでは発がん作用をもたないが，発がん物質と同時に投与した場合，発がん物質単独投与の場合に比べ，がんの発生が速くなるか発生頻度が高くなる物質をいう．クロトン油の有効成分であるホルボールエステル，フェノバルビタールは肝がんの，オカダ酸は多くのがんの，アルコールは食道がん，胆汁酸は大腸がんのプロモーターとなる．→発(はつ)がん物質

バッキング [bucking]

人工呼吸器装着中に気道分泌物の貯留などで起こる咳嗽反射をいう．その結果，人工呼吸器と患者の呼吸リズムが合わなくなることは，ファイティング(fighting)という．

バッグバルブマスク [bag valve mask ; BVM]

〈自己膨張式バッグ〉 吸入気の酸素濃度を上げるための用手的換気法に用いるマスクを指す．バッグを1秒かけて押し，胸郭の挙上がみとめられる程度の量を送気する．救助者が1人の場合，マスクを片手でEC法にて顔面に密着させる．救助者が2人いる場合，マスクを両手でEC法か母指球法で顔面に密着させ，ほかの1人がバッグを押す．BVMによる換気が十分であれば気管挿管を急ぐべきではなく，除細動や静脈確保を優先する．この意味で，BVMによる換気は医療従事者の基本手技として重要である．気管挿管などの高度な気道確保が行われた場合，気管チューブとBVMを接続し，1分間に10回の換気を胸骨圧迫と非同期で行う．→EC法，ALS〈二次救命処置〉

バックレスト [backrest]

患者の上半身を起こし，床上で半坐位や坐位などをとらせる場合に，背後から支える器具(図)．寝たきりの患者・高齢者などで，ギャッチベッドを使用していない場合に用いる．リクライニングは何段階かに調節できる．起こすときに布団やマットレスの下に入れて使用する．

■図 バックレスト

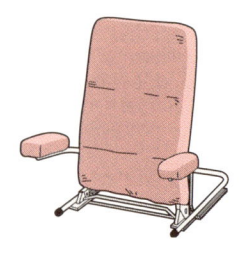

白血球 [leukocyte, white blood cell ; WBC]

末梢血中の有核細胞で，正常では血液1μL中に4,500～7,000個含まれる．形態学的に顆粒球と無顆粒球(単球，リンパ球)に大別される．顆粒球と単球は骨髄性細胞由来，リンパ球はリンパ組織由来で，直径は顆粒球10～15μm，リンパ球6～15μm，単球15～25μmである．顆粒球はさらに染色性により好中球，好酸球，好塩基球に分けられる．各球の百分率(白血球分画，白血球像)は，正常では好中球40～70％，好酸球1～6％，好塩基球0～1％，リンパ球27～46％，単球3～7％である．好中球と単球は微生物などに対する防御に，好酸球はアレルギーやアナフィラキシーに，リンパ球は免疫反応に関与する．白血球数および分画は病的状態に応じて変動する．→核左方移動(かくさほういどう)

白血球減少症 [leukopenia]

末梢血液白血球数が4,000/μL以下に減少した状態．ウイルス感染症，アレルギー，薬物服用などが原因となる．病態により減少する白血球の種類が異なり，減少している白血球の種類によりそれぞれ好中球減少症，好酸球減少症，リンパ球減少症とよばれる．

白血球除去フィルター [leukocyte reduction filter]

血液製剤(濃厚赤血球製剤，血小板製剤)での輸血に際し，用いるフィルターを指す．このフィルターは，赤血球や血漿は通すが，白血球などの大きい細胞は通さない．白血球除去の目的は，発熱，悪寒などの非溶血性副作用と移植片対宿主反応(GVHD)の予防にある．長方形のポリエステル繊維不織布を，中心の血液を通すパイプの周囲にコイル状に巻き，さらに両端をポリウレタンで巻いて密閉してあり，不織布を血液が通過する間に，白血球(リンパ球，単球，顆粒球)が血液中から取り除かれるしくみである．

白血病 ▶大項目参照

白血病化学療法 [chemotherapy for leukemia]

白血病は造血器の悪性腫瘍で，手術や放射線による腫瘍除去は期待できないため，抗白血病薬によって白血病細胞を根絶する治療が行われる．慢性白血病の場合は，急性白血病への転化を予防するためインターフェロンが用いられる．白血病の治療に用いられる化学療法の特徴は，作用の異なる3～4剤を組み合わせる多剤併用が基本である．治療期間中に白血病細胞を根絶し骨髄抑制をできるだけ軽度にとどめることを目指す．これを寛解導入とよぶ．この寛解導入によって白血病芽球が5％未満に低下することを完全寛解とよぶ．完全寛解後，地固め療法，維持療法を行い，全治療が終了する．全行程には1～1.5年を要する．白血病化学療法は，白血病細胞のほかに正常細胞も死滅させてしまうため，化学療法の作用だけでなく副作用の看護が重要である．→白血病(はっけつびょう)

白血病裂孔 [leukemic hiatus, hiatus leukemicus]

急性骨髄性白血病(AML)の骨髄血液所見でみられる現象．多数の病的な幼若型白血球(骨髄芽球および前骨髄球)と，少数の成熟型白血球(桿状核球，分葉核球)がみられ，その中間に位置する細胞(骨髄球および後骨髄球)が少なくなる(あるいはみとめられない)状態のこと．各成熟段階細胞のみられる慢性骨髄性白血病(CML)との鑑別に重要である．

発現調節 [regulation of expression]
遺伝情報が蛋白質として発現するまでに行われる調節．ヒストン修飾によるクロマチン構造の変化や，DNAのメチル化などの後成的(エピジェネティック)なDNAの修飾による転写・複製の調節，転写段階における転写因子複合体による調節，転写後のmRNAへのpoly A付加による安定性の違いによる調節，3'非翻訳領域(3'-UTR)などによる翻訳調節などがある．

発酵 [fermentation]
有機物質が，酵母，細菌，カビなどの微生物の作用によって，嫌気的に分解される現象を指す．代表的なものに酵母のアルコール発酵，乳酸菌の乳酸発酵などがあり，呼吸とならんで重要なエネルギー獲得過程である．

抜糸 [sutures removed；SR]
外科的処置や手術において縫合糸を用いて切断部や創傷の縫合が行われた場合，創傷の治癒状態を観察しながら，通常1週間前後で使用した縫合糸を取り除く処置をいう．患者の状態によって抜糸までの期間は異なる．縫合糸の種類として，創傷の治癒過程で組織により消化吸収，加水分解し同化されてしまう糸(カットガットなど)と，生体組織内で酵素分解されず吸収されない糸(絹，ナイロン，テトロン，ステンレス，スチールなど)とがあり，後者の場合には抜糸が必要となる．→カットガット

抜歯 [tooth extraction]
歯槽骨より歯を摘出すること．高度のう蝕で残根歯が義歯の支台歯とならないもの，歯槽膿漏などで歯としての機能を果たせない歯，ほかに障害を与える歯などがその適応となる．

バッシニー手術 [Bassini operation]
鼠径ヘルニア手術の代表的方法の1つ．外鼠径輪から少し上方で鼠径管に一致して皮膚切開を行い，外腹斜筋膜を内鼠径輪の近くまで切開する．次いでヘルニア嚢を精索から剝離し，嚢頸部を結紮切除する．精索の後方で内腹斜筋膜を鼠径靱帯に縫合，その上に精索をおいたのち外腹斜筋膜を縫合する．主として成人に対して行われる．Edoardo Bassini(1844～1924, 伊, 外科)．→鼠径部(そけいぶ)ヘルニア

発達 [development]
個体が，その発生とともに成熟へむけて機能を質的・量的・時間的に変化させていく過程をいう．すなわち器官の機能や，運動面・精神面などの機能の進歩や向上を指す．→小児(しょうに)の成長・発達，成長(せいちょう)，発育(はついく)

発達★ [development]
NANDA-I分類法IIの領域13《成長/発達》類2〈発達〉に配置された看護診断概念であり，これに属する看護診断としては〈発達遅延リスク状態〉がある．

発達課題 [developmental task]
人が発達成長していく過程(乳児期, 幼児期, 児童期, 青年期, 成年期, 成熟期など)で，それぞれの発達段階において達成すべき課題があるとの考え方．教育心理学者のハヴィガースト(Robert James Havighurst, 1900～1991, 米)が最初に提唱し，その後エリクソン(Erik Homburger Erikson, 1902～1994, 独)などさまざまな心理学者

が，それぞれの発達課題を提唱している．発達課題は自己成長と社会に対する健全な適応のためには必須であり，原則として該当時期に学習されなくてはならない．時期を過ぎても存在し続ける課題もあるが，その意義は弱体化していく．

発達指数 [developmental quotient；DQ]
乳幼児の発達検査の結果により，全般的な発達の遅滞を表す．発達年齢(各問題が発達の順序性に基づいて配列されており，どの年齢級までできたかによって算出される)と，生活年齢(暦年齢)との比によって算出される．

発達年齢(DA)／生活年齢(CA)×100＝発達指数(DQ)

指数100は年齢相応の発達を示す．→知能指数(ちのうしすう)，発達年齢(はったつねんれい)

発達障害 ▶ 大項目参照

発達心理学 [developmental psychology]
1970年代に，それまでの児童心理学，青年心理学，老年心理学など年齢区分で切り離されたものではなく，人を受精から出生を経て死に至るまでの経過をとおして統一的に理解しようとする，生涯発達心理学の構想が生まれた．人間が受精とともに成熟に向けて機能を質的，量的，時間的に変容させていく，心理的特質や機能，発達のメカニズムや法則性，発達と価値などが研究されている．

発達年齢 [developmental age；DA]
種々の発達検査や知能検査などを用いて，被検児の精神発達が，正常な小児の各年齢で期待されている発達の標準と比較したときに何歳何か月相当であるかを表したもの．検査の方法論や施行の手技，被検児の情緒状態などが結果に大きく影響するので，判定には慎重を期さなければならない．→発達指数(はったつしすう)

パッチテスト [patch test]
〈貼付試験〉アレルギー性接触皮膚炎や薬疹の原因物質(アレルゲン)を究明するための試験．通常，アレルゲンと考えられる物質を，背部か上腕屈側に貼付し，48時間後に除去して，1時間後と翌日に反応を検査する．→アレルゲンテスト

ハッチンソン-ギルフォード症候群 [Hutchinson-Gilford syndrome]
〈早老症，早発性老人症〉プロジェリア(progeria)ともいわれ，劣性遺伝の多くは乳児期に発症する原因不明の疾患．白髪や脱毛，しわの多い皮膚など老人様の顔貌を呈する．全身的には皮下脂肪に乏しく，発育も不良である．知能の発育はみられるが，身体的には老化が進行し，動脈硬化や脳血管障害などにより，ほとんどは10代までに死亡する．Jonathan Hutchinson(1828～1913, 英, 外科), Hastings Gilford(1861～1941, 英, 医師).

ハッチンソンの三徴候 [Hutchinson triad]
晩発性先天梅毒でよくみられる3つの徴候をいう．それは，①永久歯上顎(ときに下顎)切歯の半月状欠損，②角膜深在実質に混濁をみる実質性角膜炎，③内耳性難聴または聾(ろう)の3つを指す．Jonathan Hutchinson(1828～1913, 英, 外科).

バッド-キアリ症候群 [Budd-Chiari syndrome]
肝静脈あるいは肝部下大静

はつねつ

門脈の閉塞ないし狭窄によって主に門脈圧亢進症の症状を示す疾患である．静脈炎を原因とする肝静脈血栓症や閉塞性肝静脈炎として報告されていたが，最近では肝静脈起始部閉塞に肝部下大静脈の閉塞を伴う疾患と定義されている．症状として，門脈圧亢進症状としての食道胃静脈瘤，脾腫，脾機能亢進症などのほかに，下大静脈閉塞による腹水，下腿浮腫，下肢静脈瘤，胸腹壁の皮下静脈怒張，肝腫大腹痛などもみとめられる．治療は，バルーンカテーテルやステント挿入などによる血管拡張術(interventional radiology)が第一選択となる．また，閉塞，狭窄部を手術により直接解除する方法もある．重症肝障害，肝硬変末期の患者には肝移植の適応となる．厚生労働省指定の特定疾患に含まれている．

発熱 ▶ 大項目参照

発熱療法 [pyretotherapy, fever therapy] 神経梅毒のうち，とくに進行麻痺に対して用いられた治療法．三日熱マラリア病原菌を接種して人工的に高熱を起こさせ，組織中の梅毒トレポネーマの死滅を期待した．その後マラリア病原菌が入手困難なために，チフス菌のワクチンが用いられたが，今日では抗菌薬療法に取って代わられている．

発病率 [attack rate] ⇨罹患率(りかんりつ)

VAP [ventilator associated pneumonia] ⇨人工呼吸[器]関連肺炎(じんこうこきゅうきかんれんはいえん)

パップ [cataplasm, poultice] ⇨罨法(あんぽう)

ハッフィング [huffing] 手術後の患者や慢性閉塞性肺疾患(COPD)患者によく用いられる喀痰喀出補助法である．強い咳嗽は体力を消耗させ，術後患者においては創部に負担となりやすいため，咳嗽に替る方法としてハッフィングを用いる．吸気をゆっくりと大きく行い，最大吸気のあと，声門と口を開けて呼気を強く速く一気に「ハッ」「ハッ」と3～4回繰り返し，最後に咳払いをして喀痰を排出．その際，看護者は胸部を圧迫する．術後患者では，創部が振動することで痛みを感じることのないよう，その部位を枕や手で保護しながら行う．

馬蹄[鉄]腎 [horseshoe kidney] 腎の先天性奇形で，左右の腎が下極で結合し，馬の蹄鉄の形をなしたもの．両側の尿管はこの腎の上を越えて膀胱へ通じる．そのため，尿流停滞を起こしやすく，水腎症，結石形成，感染症などを生じることもある．

パトー症候群 [Patau syndrome] ⇨13-トリソミー症候群

鳩胸 [pigeon breast] 胸骨体部を中心とした胸郭の隆起変形．側胸部の肋骨，肋軟骨は逆に陥没する．先天性，内分泌性，代謝性などの種々の発生原因が考えられており，横隔膜に付着する筋の先天的発育異常に基づくとの説が多い．胸骨隆起自体は機能障害の原因にはならないが，側胸部の陥没が心臓，肺を圧迫することがあり，この場合は手術療法を行う必要がある．単なる変形の場合は深呼吸，胸郭運動により胸郭のよい発育

を期待するほか，程度によってはコルセット療法を行う．

鼻たけ [nasal polyp] 〈鼻茸〉 鼻粘膜に発生する炎症性のポリープ(有茎性腫瘤)．表面は平滑で中鼻道粘膜に多い．鼻閉塞，鼻漏をきたし副鼻腔炎の原因にもなる．アレルギーによる慢性炎症に関与するといわれる．外科的切除を行うが，再発も少なくない．

鼻血 [epistaxis, nasal bleeding] ⇨鼻出血(びしゅっけつ)

鼻水 [nasal secretion] ⇨鼻汁(びじゅう)

パニック [panic] 〈恐慌〉 外的，内的を問わず自らを取り巻く環境や状況に対応しきれずに強い恐怖や不安をいだくこと．この状態に陥ると，知的な判断能力は失われ，意識野の狭窄も伴うため，的確な対応ができなくなる．身体的には，動悸，心悸亢進，窒息感などの自律神経症状が顕著にみられる．この自律神経症状に加え，現実感消失，死への恐怖などが予知されずに突然起こるものをパニック発作という．

パニック障害 [panic disorder ; PD] 〈恐慌障害，不安障害〉 特別なストレス状況がなくとも，突然強い恐怖感や不安を感じて，動悸，頻脈，めまいなどのパニック発作の症状4つ以上が出現して10分以内にピークに達し，通常それを2～3回反復する．加えて「こういう状態がまた起こるのではないか」という予期不安も持続する病態．DSM-Ⅳ(精神障害分類診断基準-第4版)では不安障害に含まれる．

バニリルマンデル酸試験 [vanillyl mandelic acid test ; VMA test] バニリルマンデル酸(VMA)は，交感神経節細胞や副腎髄質の細胞内で産生されている．小児の悪性固形腫瘍として頻度の高い神経芽細胞腫において尿中排泄が増加する．VMA定性検査が，乳児のマススクリーニングとして実施されていたが，現在は行われていない．→神経芽細胞腫(しんけいがさいぼうしゅ)

ばね指 [trigger finger, snapping finger] 〈弾発指〉 指の屈伸運動の際，ある角度で抵抗が生じ，曲がったまま動かなくなり，その抵抗に打ち勝つ力を加えると弾発的に真っすぐになるもの．狭窄性腱鞘炎のために指屈筋腱と腱鞘が肥厚し，腱が円滑に滑動しにくくなることで起こる．幼児および中年女性の2つのピークがあり，前者では母指，後者では母指のほか中指・環指に多い．治療は腱鞘内への副腎皮質ステロイド薬の注入あるいは腱鞘の切開を行う．

羽ばたき振戦 [flapping tremor, asterixis] 上肢を伸展し，側方水平に挙上させたときにみられる上肢の各関節の振戦で，鳥が羽ばたくように上下する．手首で著明．ウィルソン病，肝性昏睡，尿毒症性昏睡，肺性脳症などでみられる．→肝脳疾患(かんのうしっかん)

パパニコロー検査 [Papanicolaou smear test] がんの細胞診の検査法の1つ．染色により細胞の異型性を判定する．分泌物，組織の擦過標本による細胞診としてとくに婦人科領域で頻用されていた

が，現在ではさまざまな臓器の細胞について，がん診断の有効な手段として行われるようになった．George Nicholas Papanicolaou(1883～1962, 米，解剖学).

バビンスキー徴候(反射) [Babinski sign]
フランスの医師バビンスキー(Joseph François Félix Babinski, 1857～1932)によって報告された病的反射である．足底部の外縁に沿って踵から趾のほうへ向かってゆっくりこすると，正常では母趾は足底のほうへ屈曲するが，錐体路障害時には逆に背屈がみられる(図)．ほかの4趾は同時に扇形に開くことがある．これをバビンスキー徴候といい，乳児では生理的にみられる．

■図　バビンスキー徴候(反射)

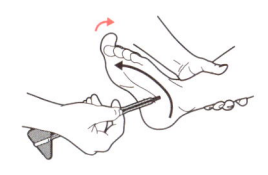

母趾が背屈，他の趾が開く

パポバウイルス [papovavirus]
papilloma, polyoma, vacuolating agent から2文字ずつとって命名されたウイルス．現在は，papillomavirus 科と polyomavirus 科として独立して分類されている．

HAM [human T-lymphotropic virus type 1 associated myelopathy ; HAM]
〈ヒトT細胞好性ウイルス(HTLV-1)関連脊髄症〉　成人T細胞白血病リンパ腫(adult T-cell leukemia/lymphoma; ATL, ATLL)の原因ウイルスであるヒトT細胞(リンパ)好性ウイルス(human T-lymphotropic virus type; HTLV-1)感染でひき起こされる緩徐進行性の痙性脊髄麻痺．症状は緩徐進行性の痙性性下肢麻痺とそれによる歩行障害，排尿障害，感覚障害の出現である．病因は，脊髄などの中枢神経系の細胞が HTLV-1 に感染した結果の直接的な影響ではなく，HTLV-1 感染による異常な免疫応答が中枢神経系の細胞に影響を及ぼすためと考えられている．病理学的にはリンパ球を中心とする小円形細胞が脊髄などの中枢神経系に浸潤していることが明らかにされている．HTLV-1 の感染経路は，出産あるいは出産後の母乳による垂直感染，または輸血によるものがほとんどである．HTLV-1 感染者の約1,000人に1人が発症すると考えられている．主な治療法は，抗縮縮薬による対症療法である．その他，ステロイド療法やインターフェロン療法や血漿交換療法などが試みられている．→成人(せいじん)T細胞白血病リンパ腫

ハム [hum]
⇨交流障害(こうりゅうしょうがい)

ハム雑音 [hum noise]
医療用語では，電極装置の不備や病室内の電気器具からわずかに漏れる電流などによる交流障害を指して用いられる．心電図に交流電源から誘導された60Hzのサイン波などが重畳して，正確な心電図波形が記録できなくなる現象．予防策は，シールドシートを敷く，あるいはベッドの位置を変更するなどである．

パラアミノサリチル酸 [para-aminosalicylic acid ; PAS]
合成結核治療薬．イソニアジド，硫酸ストレプトマイシンとの三者の併用で用いられたが，作用が弱いため現在は用いない．副作用として胃腸障害がある．

ばら疹 [roseola]
紅斑のうち，エンドウ豆大から爪甲大くらいのものをいう．紅斑の特徴として膨隆はせず，押すと一時退色する．主なものには，梅毒性ばら疹と腸チフスばら疹がある．前者は，梅毒の第2期に全身に発生する．後者は，腸チフスの第2週目から胸腹部，背部に発生する．

パラセタモール [paracetamol]
⇨アセトアミノフェン

パラダイム [paradigm]
直訳は理論，範例，規範であり，一般には，ある時代や分野においての支配的規範といった「もののとらえ方や見方」そのものを指す．時代の変遷あるいは何らかの改革に伴い，この規範そのものが大きく変容することをパラダイムシフトという．

原田病 [Harada disease]
原因不明の網脈絡膜剥離を伴うブドウ膜髄膜炎．症状は両眼視力の急激な低下，頭痛，高音性耳鳴などで，一過性あるいは永続性の聴力低下をきたすことがある．脱毛，皮膚白斑，白毛症がみられることもある．フォークト-小柳-原田症候群ともいう．全身の色素細胞の系統的障害の関与が推察されている．治療は早期のステロイド療法を行う．原田永之助(1892～1946, 眼科).

パラチオン [parathion]
殺虫剤として農業に用いられる有機リン剤．不可逆的コリンエステラーゼ阻害薬．皮膚粘膜より吸収され中毒を起こすことがある．中毒症状は痙攣，嘔吐，下痢，意識喪失，肺浮腫，呼吸停止など．中毒には解毒薬アトロピン，パリドキシム(PAM)を投与し，人工呼吸などの処置を行う．

パラチフス [paratyphoid fever]
パラチフスA菌の感染によってひき起こされる熱性疾患で，一類感染症の1つ．腸チフスと同様の経過で感染し，同様の症状を呈するが，一般に腸チフスより軽症である．10～12日の潜伏期を経て発熱をもって発症し，弛張熱型をとるものが多い．再発，再燃もみられる．検査，治療，予防とも，腸チフスと同様に行われる．→感染症(かんせんしょう)，腸(ちょう)チフス

パラノイア [paranoia ; Pa]
〈偏執症，妄想症〉　広義には妄想だけで，幻覚などの症状を欠く精神病をいう．狭義には性格異常(偏執性格)を基盤として，幻覚や思考障害を伴わず，人格は保たれるが，誇大妄想，被害妄想を主とした妄想体系が慢性に経過し，それを指摘されても改めることができない治癒不能な精神障害を指す．

パラフィン浴 [paraffin bath]
温熱療法の1つ．融点50℃前後のパ

ラフィンを浴槽のなかに溶かして使用する．そのなかに患部を1回数秒で，12～13回出し入れして，パラフィン膜の積層で厚く覆って温める．関節リウマチ，小関節の拘縮などの治療に用いる．

パラミクソウイルス　[paramyxovirus]
多形性で直径100～300nm，らせん状ヌクレオカプシド，エンベロープ，1本鎖RNAをもつウイルスで，インフルエンザウイルスに類似している．パラインフルエンザウイルス，ムンプスウイルス，麻疹ウイルス，RSウイルスなどが含まれる．→HVJウイルス

パラメディカル・スタッフ　[paramedical staff]
⇒コメディカル・スタッフ

パラメトリック検定（けんてい）　[parametric test]
母集団の分布に一定の仮定をおき，それに基づいて統計的に仮説検定を行う方法．たとえば，t検定や分散分析がこれにあたり，いずれも母集団が正規分布であることを前提としている．なお，変数は原則として間隔尺度以上であることが求められる．→正規分布（せいきぶんぷ），t分布，分散分析（ぶんさんぶんせき）

パリアティブケア　[palliative care]
⇒緩和（かんわ）ケア

パリアティブケアユニット　[palliative care unit ; PCU]
〈緩和ケア病棟〉　わが国では，施設（独立型ホスピス，院内緩和ケア病棟，一般病棟での緩和ケアチーム）で受ける緩和ケアと在宅緩和ケアがある．緩和ケア病棟は，がんに対する積極的治療は行わないが，がんに伴うつらい症状の緩和や心のケア，薬物療法以外の症状緩和ケアなどをとおして，患者と家族が最後までできるかぎり希望に添った生活をおくれるように支援する場である．緩和ケア病棟には，緩和ケア病棟承認を国から受けている施設と承認を受けていない病床をもつ施設がある．日本ホスピス緩和ケア協会の資料によると，2007（平成19）年現在，全国で緩和ケア病棟は174施設3,351床が稼働している．

バリアフリー　[barrier-free]
バリアは英語で障壁や障害物の意味．バリアフリーとは高齢者や障害者の社会参加を妨げる障壁を除去するという考え方に基づき，都市や住宅を設計したり改修することをいう．最近では物理的な障壁を取り除くだけでなく，制度的なバリアフリー，心理的なバリアフリー，情報のバリアフリーなど生活全般に関して述べられる．

バリアンス　[variance]
クリニカルパスにおいて，予測された経過の変動など，示された基準からアウトカムが逸脱することをいう．バリアンスには，ポジティブ（＋）バリアンスとネガティブ（－）バリアンスの2種類がある．前者は予測されたアウトカムよりも早く達成，あるいは予測されたケアが不必要となった場合，後者はアウトカムの達成の遅れや，達成が不可能な場合に発生する．このバリアンスがなぜ発生したかを詳細に検討・分析することをバリアンス分析といい，このプロセスを経てクリニカルパスの再評価，改善につなげることが重要である．

バリウム　[barium]
アルカリ土類金属の1つ．塩化バリウムのような水溶性のバリウム塩は内服で腸管から容易に吸収されて中毒を起こす．バリウム中毒の症状は粘膜刺激症状，低カリウム血症（筋線維性攣縮，不整脈），心不全であり，胃洗浄，解毒薬（硫酸マグネシウム），下剤，カリウム投与で治療する．なお消化管X線検査の造影剤は，不溶性の硫酸バリウムを用いるので中毒を起こさない．

ハリス-ベネディクトの式（しき）　[Harris-Benedict]
⇒基礎（きそ）エネルギー消費量

バリデーション療法（りょうほう）　[validation therapy ; VT]
米国のソーシャルワーカーであるナオミ・フェイル（Naomi Feil）が開発した認知症患者のケアに用いられるコミュニケーション技法．直訳すると批准・承認であるが，共感的理解療法などとも訳されている．本療法の考え方では認知症患者の言動には，必ず根拠となる理由があるとしてとらえ，否定的に接することはせず，まず経験や表明された感情をみとめ共感したうえでのコミュニケーションスタイルをとることが勧められている．具体的にはリフレージング，タッチング，アイコンタクトなどの手法を用いる．

パリノー症候群（しょうこうぐん）　[Parinaud syndrome]
一般に中枢性の眼球運動障害のうち，上方共同注視麻痺または上下両方向への垂直共同注視麻痺をいう．輻輳麻痺を伴う．四丘体（中脳蓋），中脳水道周辺，後交通などの出血，腫瘍による障害の際にみられる．Henri Parinaud（1844～1905，仏，眼科）．→松果体腫瘍（しょうかたいしゅよう）

ハリ（鍼）麻酔（ますい）　[acupuncture anesthesia]
ハリをつぼ（経穴）といわれる個所に刺入し，鎮痛効果を得ることで手術を可能にする麻酔法．通常弱電流で絶えずハリを刺激して痛覚閾値（いきち）を上昇させる．1960（昭和35）年ころから中国で実施されはじめ，簡便で経済的で，副作用もないことなどから爆発的に広がり，いろいろな手術に適用されるようになった．しかし，効果に個人差が大きく，鎮痛が不十分な場合もある．術中に術野の変換が困難など問題点も多い．→経穴（けいけつ）

バリン　[valine ; Val]
必須アミノ酸の1つ．同じ分枝鎖アミノ酸であるロイシン，イソロイシンがケトン体原性アミノ酸であるのに対し，バリンは糖原性のアミノ酸として，これらとともに生体の重要な蛋白代謝をつかさどっている．

BAL　[British anti-lewisite]
⇒ジメルカプロール

バルーン・カテーテル　[balloon catheter]
二重管になったカテーテルで，先端から数cmの部分が風船状に膨らむようになったもの．カテーテル挿入後に滅菌水や滅菌生理食塩液を注入して膨らませ，抜けないように固定する．一般的には膀胱留置（尿道）カテーテルとして用いられるが，心臓血管系の検査・治療に用いられるものもある．→カテーテル管理

バルサルバ法（ほう）　[Valsalva maneuver]
①耳管通気法：患者自身に鼻をつまま

せ，口を閉じさせて呼気努力を行わせると，胸腔内および咽頭・鼻腔内の圧力が高まり，空気は耳管を通って外へ出る．このときの通過音から耳管狭窄を診断することができる．②患者に①の操作を行わせながら，心拍数・血圧の測定，X線撮影などを行い，胸腔内圧上昇に伴う心肺の反応を調べ，心疾患の有無を検査する．③本法を行うと，迷走神経の刺激が起こるので，発作性上室頻拍の治療に用いられる．Antonio Maria Valsalva(1666～1723，伊，解剖学)．→耳管通気法(じかんつうきほう)

パルスオキシメーター [pulse oximeter]
動脈血酸素飽和度モニターともよばれ，動脈血酸素飽和度(SpO_2)と脈拍の監視をする機器である．小さなセンサーを指先などに簡単に装着するだけで即座に測定できる(図)．非侵襲的であり，連続的に酸素飽和度をモニターできることから，呼吸機能障害のある患者の低酸素血症の早期発見や在宅酸素療法中の在宅モニターとしても用いられている．このパルスオキシメーターの出現以前はSpO_2は動脈血を採取して動脈血分析器で行わなければならず，測定は容易ではなかった．SpO_2の値と動脈血酸素分圧(PaO_2)の値との関係がおおよそ明らかになっており，SpO_2をみることでPaO_2を類推できる．SpO_2 90%は，PaO_2 60 mmHgに相当し，危険な状態と考えなければならない．SpO_2 97～98%がPaO_2 90 mmHgに相当し，正常の状態である．

■図　パルスオキシメーター

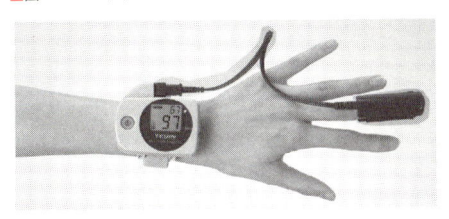

パルス療法 [pulse therapy]
短期間に薬物を大量投与し，その後間欠的に薬物を投与する治療法をいう．抗がん薬，免疫抑制薬の投与の際に用いられることがある．代表的なものには，全身性エリテマトーデス(SLE)に対するステロイドパルス療法がある．点滴により3～4日にわたりステロイドを大量投与し，その後経口投与へと移行する治療法である．→ホルモン療法

バルトリン腺 [Bartholin gland]
〈大前庭腺〉　腟入口部の後部両側にあるエンドウ豆大の扁平な粘液分泌腺．性的興奮時に乳白色の潤滑作用のある粘液を分泌する．男性のカウパー腺(尿道球腺)に相当する．Caspar Thoméson Bartholin(1655～1738，デンマーク，解剖学)．→カウパー腺，バルトリン腺炎

バルトリン腺炎 [bartholinitis]
腟前庭部に開口するバルトリン腺の感染性炎症．レンサ球菌，ブドウ球菌，淋菌，大腸菌などが原因菌となる．炎症により排泄管の閉塞をきたしやすく，バルトリン腺膿瘍を形成しやすい．腟入口部の片側性の腫脹，疼痛があり，発熱もみられる．治療は抗菌薬の投与，膿瘍形成時は切開排膿，慢性重篤の際はバルトリン腺摘出を行う．→バルトリン腺

バルビツール酸誘導体 (さんゆうどうたい) [barbiturates]
尿素とマロン酸の縮合で生じるバルビツール酸を基本構造とする一群の薬物である．主な薬理作用は，中枢神経系に対する全般的な抑制作用である．用量を増加するにつれ鎮静から催眠・麻酔作用が現れ，大量では死に至る．催眠作用の持続時間により次の4種類に分類される．①長時間型(6時間以上)：フェノバルビタール，②中間型(3～6時間)：アモバルビタール，③短時間型(3時間以下)：シクロバルビタール，ペントバルビタール，④超短時間型(1時間以下)：ヘキソバルビタール，チオペンタール．①は熟眠薬，持続睡眠薬(バルビタール)，催眠・鎮静薬，抗てんかん薬(フェノバルビタール)，②は催眠・鎮静薬，③は催眠薬(ペントバルビタール)，④は静脈内麻酔薬として用いられる．連用すると耐性および精神的・身体的依存を生じる．→催眠薬(さいみんやく)

バルビツレート療法 (りょうほう) [barbiturate therapy]
頭部外傷，脳卒中，心停止患者などでの虚血性脳損傷や頭蓋内圧亢進を最小限に抑えるためにバルビツール酸系の薬物を用いて行われる療法である．これらの薬物には，脳代謝抑制作用，脳血流分布改善作用，頭蓋内圧降下作用などがあり，具体的にはチアミラールナトリウム，ペントバルビタール塩，フェノバルビタールのような薬物が用いられる．

パルミチン酸 (さん) [palmitic acid]
〈ヘキサデカン酸〉　生物界に最も普通にみられる炭素数16の飽和直鎖脂肪酸である．動物ではとくに肝，脂肪組織，乳腺などで多く合成される．水には難溶で，アルコール，エーテルなどに溶けやすい．

パレステジア [paresthesia]
⇨感覚(知覚)異常(かんかくいじょう)

バレット食道 (しょくどう) [Barrett's esophagus]
逆流性食道炎による刺激で胃粘膜が食道内に連続性異所性に増殖した状態．前がん病変の1つで腺がんを発生しやすく，食道がんの発生母地として最近注目されている病巣．食道胃粘膜接合部から3 cm以上の長さにわたってみとめられる，食道の円柱上皮化を指す．Norman Rupert Barrett(1903～1979，英，外科)．→食道炎(しょくどうえん)

パロー仮性麻痺 (かせいまひ) [Parrot pseudoparalysis]
〈パロー偽性麻痺〉　先天性乳児梅毒による骨軟骨炎罹患児にみられる仮性麻痺．四肢の骨端部の骨端離解により腫脹，機能障害を起こす．四肢の神経に異常はないが，患児が疼痛により患肢を動かさないため，麻痺があるようにみえる．治療は駆梅療法による．Joseph Marie Jules Parrot(1829～1883，仏，医師)．→先天[性]梅毒(せんてんせいばいどく)

ハロー牽引 (けんいん) [halo traction]
頭蓋骨に刺したピンを固定する円形のリング(ハローリング)を取り付け，それを牽引するハローリング牽引，ハローリングと腸骨稜下に固定した骨盤リング(ペ

ルビックリング）と支持棒（バー）と接合し脊柱に直接的かつ持続的な牽引力を働かせ，重度の側彎症や頸椎・腰椎部の脱臼整復や椎体の固定などを目的に行うハローペルビック牽引，ハローリングと体幹部で固定する肩付きプラスチックジャケット（ハローベスト）とを連結させ，頸椎の牽引を行うハローベスト牽引などがある（図）．→牽引療法（けんいんりょうほう）

■図　ハロー牽引

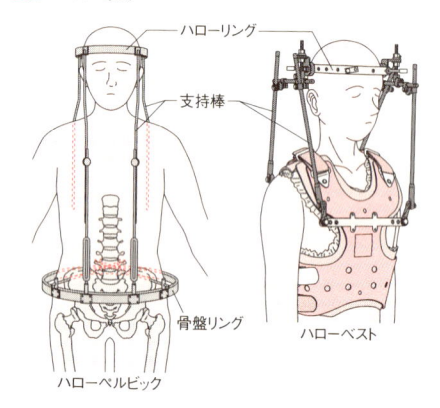

（ハローリング，支持棒，骨盤リング，ハローペルビック，ハローベスト）

ハロタン　[halothane；H]
無色透明の揮発性液体で，導入の早い吸入麻酔薬．不燃性で粘膜を刺激せず，強力な麻酔作用をもち，あらゆる種類の手術に全身麻酔の目的で用いられる．副作用として，ときに麻酔後に悪心・嘔吐を生じ，カテコラミンの併用で不整脈をきたしやすい．繰り返し投与で肝障害を起こす．使用頻度は減っている．

バロットマン　[ballottement]
〈浮球感〉妊婦の腹部外診の際，胎児の頭を一方から指で押すと他方の手に突きあたるような感じが伝わる現象のこと．水面にボールを浮かべ，一方の手で押すと他方の手にボールが軽くはね返ってくるような感じと似ている．妊娠中期に現れる徴候であるが，とくに骨盤位の場合にみとめられる．

パワー★　[power]
NANDA-I 分類法 II の領域 6《自己知覚》類 1《自己概念》に配置された看護診断概念で，これに属する看護診断としては〈パワー促進準備状態〉がある．

パワー促進準備状態★　[readiness for enhanced power]
NANDA-I 分類法 II の領域 6《自己知覚》類 1《自己概念》に属する看護診断で，診断概念としては〈パワー〉である．

パワードップラー法　[power Doppler method]
⇨カラードップラー法

ハワード-ラパポート試験　[Hawerd-Rapaport test]
⇨ラパポート試験

範囲　[range]
データ群の最大値と最小値の間の差．→データ

半陰陽　[hermaphroditism]
生殖腺および外性器の分化・発育異常により，外観上どちらの性にも属しがたい状態をいう．真性半陰陽と偽半陰陽の2つに分けられる．真性半陰陽は1個体が男女両性の生殖腺（精巣および卵巣）をもち，その他の性器の部分も多少にかかわらず両性のものをかね備えているものをいう．月経が発来し，乳房も女性化する．偽半陰陽は生殖腺に反する内外性器や不明確な性器をもつものをいい，遺伝的性別・生殖腺は男性で，外陰部・第二次性徴は女性という男性半陰陽と，遺伝的性別・生殖腺は女性で，外陰部が男性化を示す女性半陰陽の2つに分けられる．女性半陰陽の原因のほとんどが先天性副腎性過形成症（副腎性器症候群）である．ほかに妊娠中の流産防止のホルモン注射による場合などもある．

反回神経麻痺　[paralysis of recurrent nerve]
反回神経は迷走神経の分枝で，頸部を下行し胸郭内で反転して喉頭に分布する．この反回神経の走行経路のいずれかの部位での障害によって起こる喉頭部の麻痺を反回神経麻痺という．症状は声帯麻痺による発声障害と呼吸困難で，両側性の場合は窒息の危険がある．原因には頸部の腫瘍，縦隔洞腫瘍，頸部リンパ節転移，甲状腺手術時損傷，大動脈瘤などがある．原因疾患の治療を行う．

汎下垂体機能低下症　[panhypopituitarism]
すべての下垂体ホルモンの分泌低下をきたした病態を指すが，実際には不全型も少なくなく，多種ホルモン欠損症と同様の意味をもつことが多い．病因としては下垂体腫瘍が最も多く，下垂体機能低下症を呈するシーハン（Sheehan）症候群，頭蓋咽頭腫，胚芽腫によるものが続く．多種のホルモン欠落症状が起こり，対応するホルモンの補充が必要となるが，とくに副腎皮質ホルモンと甲状腺ホルモンの補充は必須である．→下垂体機能低下症（かすいたいきのうていかしょう）

汎眼球炎　[panophthalmitis]
⇨全眼球炎（ぜんがんきゅうえん）

反弓緊張　[opisthotonus]
⇨弓（ゆみ）なり緊張

反響症状　[echosymptom]
他者の動作，言葉，態度や表情などを無意味にかつ自動的に模倣する現象．緊張型の統合失調症の症状として顕著にみられるが，進行麻痺や脳血管性（多発梗塞性）認知症などの脳器質性疾患にもみとめられることがある．

パンクレオザイミン-セクレチンテスト
[pancreozymin secretin test；PS test]　〈セクレチン試験〉膵外分泌機能の検査法．早朝空腹時に，十二指腸液を選択的に採取できるチューブを挿入し，パンクレオザイミンとセクレチンそれぞれ1単位/kgを，20～30分間隔をおいて静脈内注射をする．セクレチン静注後60～90分間，10分ないし20分おきに十二指腸液を採取し，液量，重炭酸塩濃度，膵酵素濃度を測定する．慢性膵炎をはじめとする膵疾患や胆道疾患の診断に有用である．なお，パンクレオザイミンを使わず，セクレチンのみで実施する場合もある．

バンクロフト糸状虫症 [Wuchereria bancrofti infection]

代表的なフィラリア症の1つである．病原体のバンクロフト糸状虫は糸状の虫（雄成虫約4 cm, 雌成虫約8 cm）で，ヒトのリンパ節やリンパ管に寄生する．潜伏期は6か月から1年である．主な症状はリンパ腺炎，悪寒，発熱などであるが，象皮病を起こすこともある．外力によりこれらに亀裂が入ったり，辺縁に剥離が起こることをいう．バスケットボール，ラグビーなど急停止，方向転換を頻繁に行う運動時に発生しやすい．症状としては腫脹，疼痛，可動域制限（引っかかって，ある肢位で動かなくなることもある）などである．診断は徒手検査のほか関節造影，関節鏡による．これまでは関節を開いて手術を行っていたが，現在では鏡視下手術が一般的である．

半月板損傷 [meniscus injury, meniscus lesion]

膝関節には大腿骨と脛骨に挟まれるようにして内側，外側に半月板が存在する．外力によりこれらに亀裂が入ったり，辺縁に剥離が起こることをいう．バスケットボール，ラグビーなど急停止，方向転換を頻繁に行う運動時に発生しやすい．症状としては腫脹，疼痛，可動域制限（引っかかって，ある肢位で動かなくなることもある）などである．診断は徒手検査のほか関節造影，関節鏡による．これまでは関節を開いて手術を行っていたが，現在では鏡視下手術が一般的である．

半月弁 [semilunar valve]

心臓の大動脈弁と肺動脈弁を形成する半月状の弁尖のこと．半月状のくぼみをもつ3つの弁尖が重なりあって弁口を閉鎖することで，収縮期に駆出した血液が拡張期に心室内へ逆流することを防いでいる．

反抗期 [period of resistance]

3歳前後の発育段階にある幼児が自我の芽ばえに伴い自己主張が盛んになり，周囲の人々や，環境に対して反抗的になる時期（第一反抗期）をいう．また，思春期に入り，自我意識の急速な発達により，社会的権威，親，教師などに対して激しい反抗がみられるが，これを第二反抗期という．

バンコマイシン耐性腸球菌 [vancomycin resistant *Enterococcus*；VRE]

バンコマイシンに対する抵抗性を獲得し，耐性となった腸球菌属の菌（*Enterococcus faecium, Enterococcus faecalis*）．VREは1986（昭和61）年に，腸球菌感染症に対してグリコペプチド系抗菌薬であるバンコマイシンが第一選択として使われていたイギリスで最初に報告され，その10年後にはわが国でも報告された．VREが獲得した*van A, van B*などの耐性遺伝子は菌種間を伝播する．2001（平成13）年，バンコマイシン耐性*Enterococcus faecium*に対し細菌の蛋白合成阻害作用を有するリネゾリドの使用が開始されたが，投与にあたり感受性の確認，治療上必要な最小限の期間にとどめるなどVRE感受性抗菌薬の適正使用が必要である．病院内感染対策を要する重要な耐性菌であり，感染防止には耐性菌の発現防止に加えて，VRE保菌者の糞便（尿）に対する適切な処理，接触者への伝播防止など感染拡大防止措置がはかられる．

瘢痕 [scar]

組織欠損が生じたとき，その欠損部を埋めるために増殖性の肉芽組織によりつくられた線維性の結合組織をいう．一般に表面はなめらかでつやがあり，皮膚では毛孔，汗腺を欠く．瘢痕組織が過剰に形成されるとケロイドになる．→ケロイド，瘢痕拘縮（はんこんこうしゅく）

瘢痕期 [time of scar]

創傷治癒の成熟期において，肉芽組織の再構築が不十分である場合，増殖因子による刺激の継続，筋線維芽細胞の残存などにより，間質成分とくにコラーゲンの産生が持続し，創は瘢痕となる．

瘢痕狭窄 [cicatricial stricture]

消化管の粘膜下層に深く及ぶ創傷治癒過程において，感染，虚血，免疫反応などによって炎症が持続する結果，主として粘膜下層，筋層における間質成分，とくにコラーゲンが過剰に蓄積し，管腔が狭小化するもので，全周性であれば通過障害をきたす．消化管吻合後の縫合不全に伴うもの，消化性潰瘍，クローン病，腸結核，虚血性腸炎などの慢性炎症に伴うもの，放射線腸炎に伴うものなどがある．

瘢痕拘縮 [cicatricial contracture, scar contracture]

創傷面が大きい場合，治癒過程で生じた肉芽組織の瘢痕化のためにひきつれが生じ，筋肉，関節などの機能障害が起こるもの．最も多いのが熱傷による広汎な瘢痕性のもので，乳幼児期に受傷した場合，成長につれ機能障害，骨変形，脱臼を起こすことがある．→瘢痕（はんこん）

瘢痕ヘルニア [cicatricial hernia]

〈腹壁瘢痕ヘルニア〉腹壁の切開手術による瘢痕から起こるもので，術後瘢痕部の抵抗が弱まり，腹圧により内臓が腹膜に覆われた状態で脱出・膨隆する．創感染や縫合不全に起因するものが多い．治療は，ヘルニア嚢の切除と瘢痕部の腹壁強化縫合である．

犯罪精神医学 [criminal psychiatry]

精神医学の一分野で，犯罪を研究する精神医学の総称．とくに犯罪の原因についての精神医学的アプローチを行う．犯罪を起こしやすい性格や，精神医学的特性が存在するとの主張は古くからみられ，さらにそれらの性格や特性が生育環境のみにより規定されるのではなく，遺伝要因についても関連があるといった主張もなされている．一方，こうした議論が精神障害者に対する偏見を助長するといった懸念も表明されている．→司法精神医学（しほうせいしんいがく）

反射弓 [reflex arc]

刺激により末梢の感覚神経に起こった興奮が，求心路により中枢神経系に伝達され，その反応が遠心路を経て再び末梢の効果器に返ってくる全経路をいう．すなわち，末端受容器→求心神経→反射中枢→遠心神経→効果器よりなる．反射弓にかかわるニューロンが多いものほど反射弓は複雑となる．最も簡単な場合は求心ニューロンと遠心ニューロンのみよりなる．反射中枢の存在部位により脊髄反射，延髄反射，中脳反射などに分けられる．

反射性瞳孔強直 [ridigitas pupillae reflectoria]

⇨アーガイル ロバートソン瞳孔（徴候）

反射性尿失禁 [reflex urinary incontinence]

⇨失禁（しっきん）

反射性尿失禁★ [reflex urinary incontinence]

NANDA-I 分類法Ⅱの領域3《排

泄と交換〉類1〈泌尿器系機能〉に属する看護診断で，診断概念としては〈失禁〉である．

斑状歯（はんじょうし）［mottled tooth］
歯のエナメル質表面が乳白色の斑点ないし縞状の模様を呈するものをいう．実質欠損を伴うと褐色になるものもある．フッ素の慢性中毒によるエナメル質形成不全で，一般の飲料水中のフッ素濃度が1 ppm前後になると発症し，特定地域に多発する傾向が強い．

斑状出血（はんじょうしゅっけつ）［ecchymosis］
〈皮下溢血，紫斑〉発疹のなかの1つである紫斑に特徴的な出血の状態．5 mmを超える大きなものをいい，その他の点状出血と区別する．原因としては，血小板の減少や機能異常，血液中の凝固因子と線維素溶解現象の異常，血管壁の異常による出血が考えられる．

反芻症（はんすうしょう）［rumination, merycism］
消化器心身症の1つと考えられる．食後に胃内容物の一部が悪心・嘔吐を伴わずに意図的または反射的に口腔内に逆流し，これを再び咀しゃく・嚥下することをいう．

伴性遺伝（ばんせいいでん）［sex-linked inheritance］
性染色体(X, Y染色体)に存在する遺伝子によって伝わる遺伝形式．伴性遺伝を示す代表的な疾患には，X染色体に存在する遺伝子の異常に起因する赤緑色盲，血友病などがある．

ハンセン病（はんせんびょう）［leprosy, Hansen disease］
〈らい（癩）〉らい菌の感染によって起こる全身性の慢性感染症．乳幼児期に感染することが多く，成人で感染することはまれである．発症までの潜伏期間が非常に長く，感染後数年から20数年経って発症することが多い．病型により，らい腫型，類結核型の2型と，両者の中間ないしは境界群，未定型群に分けられる．なお現在ハンセン病は化学療法でほぼ完治できる．1953(昭和28)年制定の「らい予防法」は1996(平成8)年に廃止された．Gerhard Henrik Armauer Hansen(1841～1912，ノルウェー，医師)．

ハンタウイルス感染症（はんたういるすかんせんしょう）［Hantavirus infections］
本疾患は症状の特徴から腎症候性出血熱(HFRS)とハンタウイルス肺症候群(HPS)とに分けられる．病原体はブニヤウイルス科のハンタウイルスである．齧歯(げっし)類が自然宿主であり糞尿中にウイルスを排泄する．ヒトへの感染は飛沫や咬傷により起こる．ヒトからヒトへの感染は起こらないと考えられている．両疾患ともにインフルエンザ様症状で発症する．その後，HFRSでは腎臓の機能障害と皮膚の皮下出血がみられるようになる．HPSでは呼吸困難とショック症状からしばしば死に至る(致死率は約50%)．

バンチ症候群（ばんちしょうこうぐん）［Banti syndrome］
⇨特発性門脈圧亢進症(とくはつせいもんみゃくあつこうしんしょう)

反跳[圧]痛（はんちょうあつつう）［rebound tenderness］
⇨ブルンベルグ徴候

反跳性不眠（はんちょうせいふみん）［rebound insomnia］
睡眠薬服用を継続することによって睡眠がとれていたにもかかわらず，急にその服用を中断するとかえって不眠が増強したり，浅く不安定な睡眠状態となることをいう．ベンゾジアゼピン系睡眠薬のなかでも作用時間が短い短時間型(トリアゾラムなど)によって生じることが多い．

ハンチントン病（はんちんとんびょう）［Huntington disease］
〈ハンチントン舞踏病〉一般に20～45歳の成人に出現する，優性遺伝性かつ慢性進行性の脳の退行変性による疾患．発症は緩徐で，不随意運動と知能低下，精神症状(憂うつ，不機嫌，なげやり，感情鈍麻)を主症状とする．予後不良で，診断から平均15年で死亡する．厚生労働省指定の特定疾患に含まれている．George Sumner Huntington(1850～1916，米，神経学)．→舞踏病(ぶとうびょう)

パンディー反応（ぱんでぃーはんのう）［Pandy reaction］
髄液中の蛋白を検出する検査で，グロブリン反応の一種．きわめて感度が高いため健常者でも陽性に出ることがある．方法は時計皿にパンディー試薬2～3 mLをとり，髄液1～2滴を皿の縁から注入し，3分以内に両液の境界部に白濁をみとめれば陽性とする．Kalman Pandy(1868～1944，ハンガリー，神経科)．

汎適応症候群（はんてきおうしょうこうぐん）［general adaptation syndrome ; GAS］
〈適応症候群〉セリエ(Hans Selye, 1907～1982，カナダ，内分泌学)によって提唱された．生体がストレッサー(さまざまな有害物質)にさらされると身体に防御反応が起こる．その際に，脳下垂体，副腎皮質の機能を重視した．①警告反応期(ショック相，反ショック相)：ストレッサーに対する防御反応がひき起こされる時期，②抵抗期：ストレッサーに対する抵抗力が最も強まる時期，③疲憊期：ストレッサーが長期に及んだ場合，抵抗に疲労し，適応状態が崩壊する時期，に分かれる．→セリエ，ハンス

パンデミック［pandemic］
ある感染症によって世界的な規模で患者が多発し流行すること．これに対してある感染症が一部地域で流行することを地域流行＝エピデミック(epidemic)，患者数が少なく，少しずつ継続的に発生する場合を散発的流行(sporadic infection)という．

ハント症候群（はんとしょうこうぐん）［Hunt syndrome］
⇨[ラムゼイ]ハント症候群

パントテン酸（ぱんとてんさん）［pantothenic acid］
〈ビタミンB_5〉ビタミンB複合体の1つで動植物組織に広く存在する．CoA(補酵素A)の構成要素で，生体内ではCoAとして機能する．欠乏症として，動物実験では皮膚，副腎，末梢神経，消化管などに機能障害が起こる．腸管麻痺，腸アトニー，脱毛症などの治療に用いられる．

反応[性]精神病（はんのうせいせいしんびょう）［reactive psychosis］
⇨心因[性]精神病(しんいんせいせいしんびょう)

万能内視鏡（ばんのうないしきょう）［panendoscope］
〈パンエンドスコープ〉尿道，膀胱，前立腺を，全般にわたって同時に観察できる内視鏡．とくに尿道が十分に観察できる．直視型で，先端が斜視鏡になっている．→内視鏡(ないしきょう)

汎発性強皮症（はんぱつせいきょうひしょう）［scleroderma diffusum］
〈全身性強皮症，進行性全身性強皮

症〉 原因不明であるが，何らかの免疫異常が線維芽細胞に作用して膠原線維が基質成分の産生を促進し，皮膚硬化がみられ，内臓が侵される全身性疾患である．初期には真皮中層の膠原線維の膨化，線維間の浮腫がみられる．多くの場合レイノー現象を伴い，しだいに近位に向かい硬化が進み，肺線維症などの内臓病変をきたし，慢性の経過をたどる．腎や肺病変が進行したり，感染症を合併した場合は予後が悪い．→強皮症（きょうひしょう）

汎発性神経皮膚炎 ［neurodermatitis diffusa］
⇨アトピー性皮膚炎

汎発性腹膜炎 ［generalized peritonitis］
何らかの理由による腹腔内の細菌感染によって，腹膜全体に炎症が起こった状態をいう．腹痛，発熱，筋性防御，腹水，蠕動運動低下，白血球とC反応性蛋白（CRP）の増加，X線検査でガス像やニボー像などを呈する．X線検査で空気遊離像（フリーエア）をみとめる場合は消化管穿孔が疑われるため，迅速な診断と緊急手術を要する．重症では敗血症性ショックや播種性血管内凝固症候群（DIC），多臓器不全（MOF）などの致死的状況をまねく．

汎発性扁平椎 ［generalized platyspondyly］
〈モルキオ・ブレイルスフォード型骨軟骨異形成症〉 先天性の骨系統疾患であり，脊椎の変形によって体幹が短縮し，小人の状態を呈する．遅発性脊椎骨幹端低形成症などの疾患を包含した名称だが，とくに低身長，鳩胸，X脚，視力障害を症状とするモルキオ（Morquio）病が代表的である．

反復言語 ［palilalia］
〈同語反復〉 ある語句を自発的に繰り返し反復して発語するが，反復するにしたがって，しだいに発語の速度を増していくという特徴がある言語症状．アルツハイマー病，仮性球麻痺，ハンチントン病などの器質性脳疾患にみられる．→ハンチントン病

反復語唱 ［verbigeration］
意味のない単語や短い文章を何度も常同的に雑然と意味なく繰り返す言語症状．しばしば一定の節をつけて繰り返す．統合失調症の緊張型で最もよくみられるが，老年期認知症などでも出現する．

反復性耳下腺炎 ［recurrent parotitis］
耳下腺が数か月〜1年の間隔で，反復性に腫脹を繰り返すものをいい，腫脹時は，頰部の疼痛がある．原因として，細菌感染やアレルギーが考えられている．唾液腺造影により唾液管の拡張をみることが多く，血清アミラーゼは高値である．ムンプス（流行性耳下腺炎）と誤診されやすいので，注意が必要である．→耳下腺炎（じかせんえん）

反復性腹痛 ［recurrent abdominal pain］
発作的に臍部に腹痛が繰り返し起こること．好発年齢は4〜14歳で，とくに学童期前半が多い．器質的疾患によるものは少なく機能的または心理的要因によるものが多い．→臍仙痛（さいせんつう）

反復唾液嚥下テスト ［repetitive saliva swallowing test；RSST］
嚥下障害の診断に有効とされる嚥下ビデオレントゲン撮影（VFG）は，設備，被曝などの問題が指摘されている．RSSTはベッドサイドなどで安全かつ簡便に行うことができる嚥下障害の簡易スクリーニング法である．喉頭隆起および舌骨に指腹を当て，唾液運動を繰り返し行ったときの嚥下回数を触診で把握し障害の有無を評価する．

ハンマー指 ［mallet finger］
〈マレット指〉 遠位指節間関節（DIPJ）の外傷または変形性関節症などにより，伸筋腱付着部の断裂が起こり，末節が屈曲し変形を生じたもの．槌指（ついし）ともいう．

半盲症 ［hemianopsia］
半盲症は視野狭窄の一種．視神経の視交差部またはそれ以後の伝導路の圧迫や病変によってさまざま視野狭窄が起こる．両眼または1眼の右か左半分の見えない場合を半盲症という．両眼の同側の視野が欠損したものを同名半盲といい，右または左同名半盲がある．両眼の反対側が見えない場合を異名半盲といい，両耳側半盲と両鼻側半盲がある（図）．ほかに両眼の同側の視野が1/4欠損した四分盲，上または下水平半盲などがある．下垂体腫瘍や脳腫瘍（転移性），血行障害などによる圧迫で起こることが多い．

■図 主な半盲症

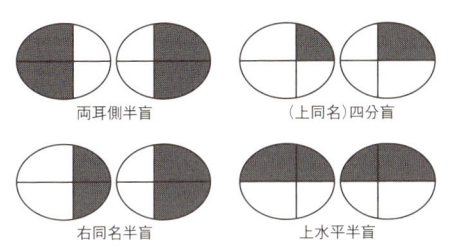

両耳側半盲　（上同名）四分盲

右同名半盲　上水平半盲

ひ

ビアーズ，C. W. [Clifford Whittingham Beers, 1876〜1943]
米国の一市民であったビアーズが，うつ病で入院した精神病院での不良な設備，不十分な治療や看護，人権の不当な圧迫という体験から，『わが魂に会うまで』[A mind that found itself, 1908(明治41)年]という自叙伝を出版し，精神疾患患者の理解や精神病院の改善を社会に訴えた．この主張は多くの人々の支持を得て，精神衛生を目的とするコネチカット州精神衛生協会が設立された．

悲哀★ [sorrow]
NANDA-I 分類法 II の領域9《コーピング/ストレス耐性》類2〈コーピング反応〉に配置された看護診断概念で，これに属する看護診断としては〈慢性悲哀〉がある．

ピア・カウンセリング [peer counseling]
同じ背景をもつ者同士(ピア)が対等な立場で話を聞き会話するなかで，自己信頼の回復と人間関係の再構築を目指す，自立生活に向けてのサポート手法．

ピアジェ，ジャン [Jean Piaget, 1896〜1980]
スイスの心理学者．児童の言語や知能の発達に関する研究が有名で，彼は子どもの思考を特徴づけるために「自己中心性」という概念を提案した．また乳児の行動観察やその概念形成の研究から，彼は乳児の感覚運動的活動は周囲の事物を探求し理解する努力から成立し，これが知能の原型をなして，内面化された形のものがやがて出現するイメージや概念であることを明らかにした．また彼は発生的認識論の研究も行い，認知発達に関する構造主義(構成説)的視点を展開し，新しい認知的アプローチへの流れをつくった．

ピアソンの積率相関係数 [Pearson product moment correlation coefficient]
2変数の相関の強さをみる指標．一般に相関係数といえば，これを指す．r と表される．この値は-1〜1までの値をとる．符号がマイナスの場合は負の相関，プラスの場合は正の相関である．Karl Pearson(1857〜1936, 英，数理統計学)．→スピアマンの順位相関係数，相関係数(そうかんけいすう)

非アルコール性脂肪肝 [non alcoholic fatty liver disease; NAFLD]
非アルコール性脂肪肝(NAFLD)は，非飲酒者で単純性脂肪肝から脂肪性肝炎，線維症，肝硬変までの肝障害を含んだ疾患群である．非アルコール性脂肪性肝炎(NASH)は飲酒歴が乏しいにもかかわらず，肥満，糖尿病，脂質異常症，長期経静脈栄養などによる過剰栄養摂取などが原因と考えられる肝障害(壊死，炎症，線維化など)をみとめる症例に対する疾患概念である．いずれもメタボリック・シンドロームなどインスリン抵抗性症候群に伴ってみられる肝疾患であることから，生活習慣病としての性格をもつ．NAFLD の一部が重症化し，NASH になり，さらにその一部が肝硬変に進展する．→脂肪肝(しぼうかん)

非アルコール性脂肪肝炎 [non alcoholic steatohepatitis; NASH]
⇒非(ひ)アルコール性脂肪肝

ヒアルロン酸 [hyaluronic acid]
多糖類の一種で，D-グルクロン酸残基と N-アセチルグルコサミン残基よりなるヒアルビウロン酸残基を反復単位とする直鎖構造をもつ．眼の硝子体，関節滑液や結合組織に広く存在し，その保水力や粘弾性の特性を利用し，関節機能改善や美容整形領域，眼科手術補助などに用いられている．

鼻アレルギー [nasal allergy]
〈アレルギー性鼻炎〉アレルギー反応として鼻粘膜浮腫，鼻閉塞，水様鼻漏，くしゃみをきたし，さらに羞明(しゅうめい)，流涙，頭痛を伴う．鼻汁中に好酸球がみとめられることが多い(I 型アレルギー)．→アトピー，花粉症(かふんしょう)

PRSP [penicillin resistant *Streptococcus pneumoniae*]
⇒ペニシリン耐性肺炎球菌

PR 時間 [PR interval]
⇒PQ 時間

PIE 症候群 [pulmonary infiltration with eosinophilia syndrome]
〈肺好酸球増加症，好酸球性肺疾患〉胸部X線写真上に異常な浸潤陰影がみられ，同時に末梢血に好酸球の増加がみられるものを一括していう．本症候群は5つに分けられている．①単純性(一過性のものでレフレル症候群といわれる)，②遷延性(①，②は細菌感染，寄生虫，薬物アレルギー)，③喘息性(アスペルギルスによるアレルギー)，④熱帯性，⑤結節性動脈周囲炎(ウェゲナー肉芽腫症に伴うもの)．いずれも抗原抗体反応であるが，抗原に対する反応時間が異なり，病像が変化する．治療として病因(抗原)の除去やステロイド療法，免疫抑制療法が行われる．→レフレル症候群

BIA 法 [bacterial inhibition assay]
⇒ガスリーテスト

BIP 療法 [BIP[chemo]therapy]
ブレオマイシン(bleomycin)とイホスファミド(ifosfamide)とシスプラチン(cisplatin)の3剤併用療法．BIP 療法の B はブレオマイシンを，I はイホスファミドを，P はシスプラチンを表す．子宮頸がんの治療に用いられる化学療法で，通常3週間を1コースとして反復投与する．ブレオマイシンは1日目，シスプラチンは2日目に，イホスファミドは2〜6日目に投与する．ブレオマイシンの医薬品としてブレオが，イホスファミドにはイホマイドが，シスプラチ

ンにはランダとブリプラチンがある．

BEE [basal energy expenditure]
⇒基礎(きそ)エネルギー消費量

PEA [pulseless electrical activity]
⇒無脈性電気活動(むみゃくせいでんきかつどう)

PELD [percutaneous endoscopic lumbar discectomy]
⇒経皮的内視鏡椎間板(けいひてきないしきょうついかんばん)ヘルニア摘出術

PEPマスク [postive exipiratory pressure mask]
呼吸時に陽圧をかけることを目的としたマスク．通常は，マスク装着時に数回の安静換気のあと，ハッフィングを実施して痰を喀出する動作を約20分間反復継続する．

PE療法 [PE[chemo]therapy]
シスプラチン(cisplatin)とエトポシド(etoposide)の2剤併用療法．PE療法のPはシスプラチン，Eはエトポシドを表す．小細胞肺がんの治療に用いられる化学療法で，通常3〜4週間を1コースとして，4コース反復投与する．シスプラチンは1日目，エトポシドは1日目，2日目，3日目に投与を行う．シスプラチンの医薬品にはランダとブリプラチンが，エトポシドにはペプシドとラステットがある．

PAE [postantibiotic effect]
〈抗菌薬持続効力〉 細菌は有効濃度の抗菌薬にさらされると，抗菌薬を完全に除去しても，その後一定時間増殖を始めない．この現象をPAEといい，薬物と菌種の組合わせによりPAEの効果が異なる．PAEのある薬物はPAEだけ間隔をおいて投与することが可能である．

PaO₂ [arterial oxgen pressure]
⇒動脈血酸素分圧(どうみゃくけつさんそぶんあつ)

PAC [parent-adult-child]
⇒自我状態(じがじょうたい)モデル

PaCO₂ [arterial carbon dioxide pressure]
⇒動脈血二酸化炭素分圧(どうみゃくけつにさんかたんそぶんあつ)

PAC療法 [PAC[chemo]therapy]
パクリタキセル(paclitaxel；PAC)の単剤療法．非小細胞肺がん，胃がん，卵巣がん，乳がんの治療に用いられ，通常1日1回210 mg/m²を3時間かけて点滴静注し，少なくとも3週間休薬する．また，パクリタキセルを3分割して毎週投与する，ウイークリーPAC療法も多く用いられている．パクリタキセルの医薬品にはタキソールがある．

BSE [bovine spongiform encephalopathy]
⇒ウシ海綿状脳症，プリオン

PSLS [prehospital stroke life support]
⇒脳卒中病院前看護(のうそっちゅうびょういんぜんかんご)

PSW [psychiatric social worker；PSW]
⇒精神保健福祉士(せいしんほけんふくしし)

BSP試験 [bromsulphalein test；BSP test]
〈ブロムスルファレインテスト〉 肝の異物排泄機能を調べる検査．ブロムスルファレイン(BSP)という青色色素を前腕の静脈に注射し，45分後に他側の前腕静脈から採血して血中に残留する色素量を測定する．5％以上の色素残留がみとめられた場合は肝実質障害の存在を疑う．ショックなどの副作用が報告されたため，最近ではICG(インドシアニングリーン)試験が代わりに行われている．→ICG

PSP試験 [phenolsulfonphthalein test；PSP test]
〈フェノールスルホンフタレインテスト〉
腎の排泄機能，とくに尿細管の働きを知るための検査で，フェノールスルホンフタレイン色素排泄検査法の略称．フェノールスルホンフタレイン(PSP)という赤色の色素液を静脈注射し，15分，30分，1時間，2時間後にこの色素が何％尿中に排泄されるかを調べる．健常者では15分後に注射量の25〜50％，2時間で60〜80％である．これ以下の場合は腎の排泄機能障害が考えられる．

PSVT [paroxysmal supraventricular tachycardia]
⇒発作性上室性頻拍(ほっさせいじょうしつせいひんぱく)

PNI [prognostic nutritional index]
⇒予後栄養指数(よごえいようしすう)

PFCバランス [protein–fat–carbohydrate balance]
ヒトが栄養を摂取する際の3大栄養素によるエネルギーバランスの比率．この比率がおおよその栄養の質を測る目安となる．適正比率は蛋白質(P = protein)15〜20％，脂質(F = fat)20〜25％，糖質(C = carbohydrate)55〜60％とされており，簡略して15：25：60と覚えても可．

BMI [body mass index]
⇒肥満(症)(ひまんしょう)，標準体重(ひょうじゅんたいじゅう)

PMS [premenstrual syndrome]
⇒月経前(緊張)症候群(げっけいぜんきんちょうしょうこうぐん)

BLS〈一次救命処置(いちじきゅうめいしょち)〉 ▶ 大項目参照

PL-B [polymyxin B]
⇒ポリミキシンB

POS [problem-oriented system]
⇒問題志向型(もんだいしこうがた)システム

POMR [problem-oriented medical record]
⇒問題志向型(もんだいしこうがた)システム

BOMP療法 [BOMP[chemo]therapy]
ブレオマイシン(bleomycin)とビンクリスチン(vincristine)とマイトマイシンC(mitomycin C)とシスプラチン(cisplatin)の4剤併用療法．BOMP療法のBはブレオマイシンを，Oはビンクリスチンの医薬品オンコビン(oncovin)を，Mはマイトマイシンを，Pはシスプラチンを表す．子宮頸がんの治療に用いられる化学療法で，通常3週間を1コースとして，2〜4コース反復投与する．ブレオマイシンとシスプラチンは1〜5日目に，ビンクリスチンとマイトマイシンCは5日目に投与する．ブレオマイシンの医薬品としてブレオが，マイトマイシンCにはマイトマイシンが，シスプラチンにはランダとブリプラチンがある．

B型肝炎(がたかんえん) [viral hepatitis type B, hepatitis B；HB]
B型肝炎ウイルス(HBV)の感染によって起こる肝炎．感染経路は血液あるいはこれが混入した体液を

介したもので，感染血の輸血，出生時の母子感染，性行為，外傷，刺青，静注用麻酔の濫用などがある．また医療現場では「B型肝炎ウイルスに汚染された注射針を誤って刺してしまう」といった針刺し事故による感染経路があるので注意が必要である．HBV 感染は，経過により一過性感染と慢性感染に分けられる．一過性感染のほとんどは不顕性感染であるが，約20〜30％が急性肝炎を起こし，一部慢性化する．まれに劇症肝炎を起こして死亡する場合がある．新生児が母子感染などで感染すると免疫が成立せず，ウイルスを排除できないため，生涯ウイルスが体内に残るいわゆるキャリアとなる．キャリアの10〜20％は慢性肝炎を起こし，さらに肝硬変，肝がんに進行することもある．診断は抗原，抗体の検出による．急性肝炎は対症療法が中心である．慢性肝炎の治療としては，DNA 合成阻害薬の使用が標準的だが，ウイルスを完全に排除できないうえ，耐性ウイルスの出現が問題となっている．予防には高力価抗体含有ヒト免疫グロブリン製剤，HB ワクチン（B型肝炎母子感染対策）が用いられる．→ウイルス性肝炎，セロコンバージョン，B型肝炎母子感染対策

B型肝炎母子感染対策〔B type hepatitis maternal-child infection strategies〕 新生児がB型肝炎ウイルスに感染すると，免疫が成立しないため生涯ウイルスを排除できず，いわゆるキャリア化する．母親がB型肝炎のキャリアであった場合，新生児は出産時にウイルスに感染した母親の血液に接触するため，感染が成立してキャリアになる確率が高い．B型肝炎のキャリアには，高率に慢性肝炎，肝硬変，肝がんが発症するため，母子感染を予防することは意義がある．B型肝炎キャリア(HBs 抗原陽性)の妊婦はさらに HBe 抗原を調べ，HBe 抗原陽性の場合は感染力が強いため，より注意が必要である．分娩後72時間以内に新生児に抗 HBs ヒト免疫グロブリン(HBIG)製剤を投与し，ひき続き HB ワクチン投与を併用する(図)．→HBIG，B型肝炎

■図 B型肝炎ウイルス母子感染予防のためのワクチン投与スケジュール(白木1986)

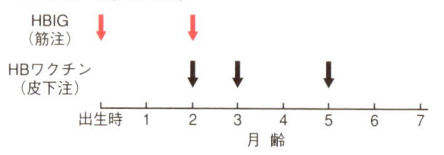

PQ 時間〔PQ interval〕〈PR 時間〉 心電図上のP波の始まりから，QRS 波の始まりまでの時間(図)．房室伝導時間にあたり，房室ブロックでは延長がみられる．成人の基準値は0.12〜0.20秒．

B細胞〔B cell〕〈Bリンパ球〉 骨髄由来のリンパ球で体液性免疫に関与する．末梢血リンパ球の約10％を占める．細胞表面に免疫グロブリン分子が存在しており，抗原に対応する抗体を産生したり，抗原を記憶したりする働きをする．抗体の多様性は Ig 遺伝子の再構成により生じる．→T細胞

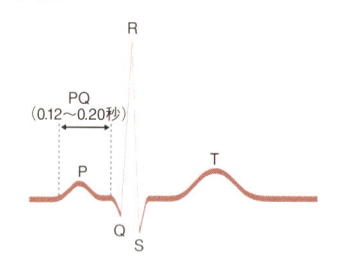

■図 PQ 時間

B細胞型悪性リンパ腫〔B cell lymphoma〕 悪性リンパ腫は，臨床所見，リンパ腫細胞の形態等からB細胞型とT細胞型に大別され，それぞれが多くの組織型に分かれる．治療としては化学療法，放射線療法，抗体療法，造血幹細胞移植などがあり，組織型や疾患の進行状況に応じて組合わせて治療する．→悪性(あくせい)リンパ腫

PCR法〔polymerase chain reaction〕〈ポリメラーゼ連鎖反応〉 遺伝子工学で DNA や RNA の解析を行う手法の1つ．1980年代後半に分子生物学的研究手法に取り入れられて以来，生命科学の研究対象が著しくミクロ化し，研究精度は細胞レベルから分子レベルに著しく向上した．具体的には，①2本鎖 DNA から1本鎖への熱変性，②目的とする DNA 断片両端の塩基配列に相当する2つのオリゴヌクレオチド(プライマー)の1本鎖 DNA への結合，③耐熱性 DNA ポリメラーゼを用いたプライマーから開始される相補鎖 DNA 合成，異なる温度によるこれら3つの過程から構成されるサイクルを繰り返すことによって鋳型 DNA 上の特定の領域を指数関数的に増幅できる．→遺伝子診断(いでんししんだん)

PCA法〔patient controlled analgesia〕〈患者自己鎮痛管理法〉 主に術後の疼痛やがん性疼痛に対する鎮痛薬の投与法の1つ．患者自身が投薬を行う，すなわち自身で痛みをコントロールすることにより，最小鎮痛効果濃度を見つけ出す．それにより最小量の投薬で疼痛と副作用の発現を抑えることができる．PCA法では，静脈，皮下，硬膜外腔内からの投与が一般的であり，施行の際には安全をはかるために以下の2種類のタイプのポンプが用いられている．第一のタイプは携帯性に優れたコンピュータ内蔵のバッテリー駆動のもの．第二のタイプはバルーン式の持続注入ポンプに PCA 回路が接続された，ディスポーザブル型である．

BCG〔bacille de Calmette-Guérin〕 フランスの細菌学者カルメットとゲランが13年間にわたりウシ型結核菌を培養し，弱毒化したもの．現在ではほとんど無毒化された凍結乾燥ワクチンとして，結核の発病予防のために接種されている．わが国では生後0日以上，6か月未満に経皮接種することが予防接種法で定められている．これまでの成績では小児結核の予防には効果があるとされる．

PCB [polychlorinated biphenyls]
⇨ポリ塩化ビフェニル[類]

PCPS [percutaneous cardiopulmonary support]
⇨経皮的心肺補助(けいひてきしんぱいほじょ)

PCU [palliative care unit]
⇨パリアティブケアユニット

P 痰(たん) [purulent sputum]
⇨咳嗽(がいそう)・喀痰(かくたん)

PDE 阻害薬(そがいやく) [phosphodiesterase inhibitor]
⇨ホスホジエステラーゼ阻害薬

PTA [percutaneous transcatheter angioplasty]
⇨経皮的血管形成術(けいひてきけっかんけいせいじゅつ)

PDS [postprandial distress syndrome]
⇨食後不定愁訴症候群(しょくごふていしゅうそしょうこうぐん)

PTSD [post-traumatic stress disorder]
〈[心的]外傷後ストレス障害〉 殺人,事故,災害,戦争,暴力,強姦などのだれにとっても生命が脅かされる経験や,目撃のあとにみられる障害.心的外傷となる出来事が夢や覚醒時に繰り返し想起されること,体験を思い出させるようなことを持続的に回避し,反応性に感情の麻痺があること,睡眠障害や過剰な驚愕反応,易刺激性等の覚醒亢進状態が主な症状である.抑うつ,不安,注意集中の困難といった状態を呈することも少なくない.4週間以内の発症で症状が2日から4週間持続する場合には急性ストレス障害と診断される.症状の持続が3か月未満であれば急性,3か月以上であれば慢性と診断する.治療としては,イミプラミン,アミトリプチリン,選択的セロトニン再取り込み阻害薬(SSRI)といった抗うつ薬,抗不安薬などを用いて症状の軽減をはかる.精神療法については個別の対応が必要であるが,集団療法や家族療法も有効である.ストレスに対しては再度の曝露を避け,家族や,友人による支持的な環境が必要である.→急性(きゅうせい)ストレス障害,ストレス

PTO [percutaneous transhepatic obliteration]
⇨経皮経肝門脈側副血行路塞栓術(けいひけいかんもんみゃくそくふくけっこうろそくせんじゅつ)

PTC [percutaneous transhepatic cholangiography]
⇨経皮経肝胆道造影[法](けいひけいかんたんどうぞうえいほう)

PTCR [percutaneous transluminal coronary recanalization]
⇨経皮的冠動脈再開通療法(けいひてきかんどうみゃくさいかいつうりょうほう)

PTCA [percutaneous transluminal coronary angioplasty]
⇨経皮[経管]的冠動脈形成術(けいひ[けいかん]てきかんどうみゃくけいせいじゅつ)

PTCD [percutaneous transhepatic cholangio drainage]
⇨経皮経肝胆管(けいひけいかんたんかん)ドレナージ

PTD [preventable trauma death]
〈防ぎえた外傷死〉 外傷による死亡のうち,本来は死に至るはずではない損傷程度であるにもかかわらず,診療経過中の不適切な対応が死亡の原因となった症例をPTDと称する.PTDの原因は,病院前救護,病院での初療,手術,集中治療などの診療経過で発生する.PTDの科学的な判定方法は,TRISS(trauma and injury severity score)法によ る予測生存率とカルテの参照によるpeer reviewを用いる.わが国の発生率は,2002(平成14)年の調査で38.1%と高値であり,外傷初期診療ガイドライン(JATEC)の普及によりPTDの減少が望まれる.

PTBD [percutaneous transhepatic biliary drainage]
⇨経皮経肝胆管(けいひけいかんたんかん)ドレナージ

P 糖蛋白(とうたんぱく) [P-glycoprotein ; P-gp]
抗がん薬耐性細胞の細胞膜上に発現し,抗がん薬の細胞外排出を行い,多剤耐性をひき起こす蛋白で,薬物相互作用の評価項目としても重要視される.ABCトランスポータファミリーに属し,MRD-1遺伝子によりコードされる.

PPI テスト [proton pump inhibitor test]
逆流性食道炎を疑わせる症状があるにもかかわらず,内視鏡にて病変が確認できないときに,治療と診断を兼ねて胃酸の分泌を抑えるプロトンポンプ阻害薬(PPI)を投与(内服)する.これによって症状が消失すれば逆流性食道炎と診断できる.これをPPIテストとよぶ.→胃食道逆流症(いしょくどうぎゃくりゅうしょう),プロトンポンプ阻害薬

PPE [personal protective equipment]
〈個人曝露防護具〉 感染性物質からの防護の目的で,医療スタッフが装着する用具類をいう.具体的には,微粒子マスク,アイガード(ゴーグル),フェイスシールド,帽子,ガウン,エプロン,シューズカバー,手袋などである.

BPSD [behavioral and psychological symptoms of dementia]
〈認知症随伴心理行動異常〉 認知症の行動心理学的症候あるいは,認知症の行動と心理症状と訳され,一般には認知症の行動障害全般を指す.患者および介護者の負担となる重要な症状である.認知症の症状を「中核症状と周辺症状」に分別した場合の「周辺症状」にあたる.中核症状には,実行機能障害,記憶障害,失認,失行,失語があげられるが,この中核症状から二次的に出現するさまざまな精神障害や行動異常(抑うつ,焦燥,興奮,徘徊,不眠,幻覚,妄想,食行動異常など)の総称といえる.BPSDへの介入は,非薬物的治療が第一選択とされる一方で,介護者や家族の負担などが増大しておりBPSD対策は急務とされる.

PBL [problem based learning]
〈問題基盤型学習〉 学習目標に照合して設定された状況における問題を発見し,さらに問題解決にむけて学生主導で行う小グループでの学習方法をとることから「チュートリアル」とよばれることも多い.最初に問題をもつことで,主題への関心が高まり,具体的な取りかかりがつく.また,協力し合って新しい知識と古い知識を統合して進めていく必要があるために,個々の問題解決能力が向上する.さまざまな教育分野での応用が可能だが,導入にはカリキュラムへの取り入れ方,教材開発,学習資源の充実,教師の訓練や評価方法の検討など十分な準備を要する.わが国において

PPC [progressive patient care]
〈段階的患者管理〉 1957(昭和32)年,米国のマンチェスター市立病院で始められたもので,PCU方式ともいわれる看護単位の考え方.この方法は,治療および看護を必要とする程度によって看護単位を編成し,その対象に応じた適切な看護を提供しようとするものである.一般には,①集中ケア(ICU,CCUなど),②普通ケア,③セルフケア,④長期ケア,⑤ホームケア,⑥外来ケアの6段階に組織されているが,場合により集中ケアと普通ケアの間に中間集中ケアをおくこともある.

BBT [basal body temperature]
⇨基礎体温(きそたいおん)

Bモード心エコー [brightness-mode]
超音波の信号表示法の1つである.心エコー検査には,①Bモードエコー法(断層法),②Mモード(motion-mode)心エコー法,③ドップラー心エコー法があり,①が心臓・大血管の全体像を把握でき,弁運動・壁運動・シャント・疣贅・血栓・腫瘍などを描出するのに対し,②は壁厚・心内径の測定,弁の動きの詳細評価など,心構造物の動きを詳しく観察する際に利用され,通常,①のあとに行われる.③は血流の異常やその方向性などの観察に用いられる.最近はBモードが主流となっている.→心(しん)エコー図,超音波検査法(ちょうおんぱけんさほう)

PPD [purified protein derivative]
⇨精製(せいせい)ツベルクリン

PEEP [positive end-expiratory pressure]
〈呼気終末陽圧,終末呼気陽圧〉 補助呼吸施行時,呼気相の気道内圧を大気圧に戻さず,数〜20 cmH₂Oの陽圧に保つこと.肺胞虚脱に対する有効な手段である.このPEEPに対し,患者に常に自発呼吸を行わせることをCPAP(シーパップ,持続的気道内陽圧呼吸)という.→CPAP(シーパップ),人工呼吸(じんこうこきゅう)

BUN [blood urea nitrogen]
⇨血中尿素窒素測定(けっちゅうにょうそちっそそくてい)

PUFA [polyunsaturated fatty acids]
⇨多価不飽和脂肪酸(たかふほうわしぼうさん)

Bリンパ球 [B lymphocyte]
⇨B細胞

鼻咽頭エアウェイ [nasopharyngeal airway]
気道確保のための補助器具.たとえば,脳血管障害などにより意識はないが,呼吸・循環が安定している患者に使用される.咳・咽頭反射のある患者にも使用される.頭蓋底骨折が疑われる場合は避ける.→ALS,カフ付き口咽頭エアウェイ

ビウレット反応 [biuret reaction]
蛋白質およびペプチドを強アルカリ中に溶解した溶液に希硫酸銅溶液を加えると,ポリペプチド鎖が銅(Ⅱ)イオンと錯体を形成し,赤紫色に呈色する反応を指す.この反応はポリペプチド主鎖の2個の-CO-NH-によるものなので,蛋白質の種類,アミノ酸の組成に左右されず発色率にあまり差がないことから,広く蛋白質の定量に用いられている.

ピオグリタゾン [pioglitazone]
〈塩酸ピオグリタゾン〉 糖尿病治療のためのインスリン抵抗性改善薬.インスリン受容体以降のインスリンシグナルを正常化し,インスリン抵抗性を軽減する.食事療法,運動療法に加えスルホニル尿素薬使用,さらにα-グルコシダーゼ阻害薬使用で効果不十分な2型糖尿病に対しても有効.副作用として心不全の発症や増悪があり,心不全患者には禁忌.また,心電図異常や心胸郭比増大が現れることがあるので,定期的に心電図検査を行うなど,十分に観察すること.医薬品名はアクトス.→糖尿病治療薬(とうにょうびょうちりょうやく)

ビオチン [biotin]
⇨ビタミン

ピカ [pica]
⇨異食症(いしょくしょう)

被害妄想 [delusion of persecution]
他人や未知の力などが自分に危害を加えると考える統合失調症に典型的にみられる症状の1つである.ほかに覚醒剤中毒,アルコール依存症などにも発現する.危害の内容により,追跡妄想,被毒妄想,嫉妬妄想,迫害妄想,関係妄想,注察妄想,憑依妄想などがある.→追跡妄想(ついせきもうそう),妄想(もうそう)

皮下埋め込み型ポート [implantable subcutaneous infusion port]
〈CVポート〉 抗がん薬などの投与回数が多い場合や,静脈が細い,薬液が漏れやすい,薬剤投与が長時間に及ぶなどの患者に対し,予め血管内にカテーテルを刺入して薬液注入用に皮下に留置しておく小型のデバイスを指す(図).通常の点滴と異なり,①安静を保たずにすむ,②必要時にポートに穿刺するだけで確実な与薬ができる,③不要時に特別な管理を必要としない,などの利点があり,広く用いられている.リザーバーともよばれている.

■図 皮下埋め込み型カテーテルシステム

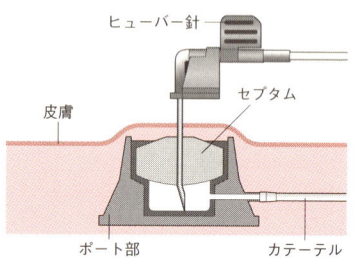

ヒューバー針を輸液ラインに接続してリザーバーのセプタム部分に穿刺

日帰り手術 [day surgery, same-day surgery]
〈デイサージェリー〉 患者が手術日に来院して手術を受け,当日に帰宅できる手術である.これは従来外来で行われていた手術とは異なり,入院して受けなければならなかった手術に対して在院日数の短縮,患者のQOL維持を目的に行われる.日帰り手術は,安全性の確立が重要

皮下気腫 [subcutaneous emphysema ; SCE]　比較的粗糙(そぞう)な皮下の結合組織の間に空気が貯留した状態．その部分の皮膚は扁平に軟らかく膨隆する．触診による圧迫で捻髪音を聴取することがある．気管支切開，喉頭，気管，気管支，肺などの損傷などが原因となる．軽度の場合には自然吸収するが，疼痛や圧迫症状がみられるときは注射器などによる吸引が必要となる．

比較文化精神医学 [transcultural psychiatry]　2つ以上の文化圏間の精神医学的諸観察を行う研究分野．すなわち，おのおのの文化的・社会的環境をふまえながら各文化圏間の精神障害を比較することにより，その共通性や特殊性を研究するというものである．ウイットコワー(Eric David Wittkower, 1899～1983, 独，精神分析)により提唱され，さらにクレペリン(Emil Kraepelin, 1856～1926, 独，精神科，医師)による比較精神医学が米国において文化精神医学へと発展し，さらにそれが発展したものである．

皮下注射 [subcutaneous injection ; IS]　⇨注射法(ちゅうしゃほう)

非活動性萎縮 [disuse atrophy]　⇨廃用性萎縮(はいようせいいしゅく)

光凝固法 [light coagulation, photocoagulation]　キセノン光または各種レーザー光線を経瞳孔的に眼底に照射し，その熱エネルギーで網膜色素上皮を熱凝固する方法．網膜剝離，糖尿病性網膜症などが適応．最近では経内視鏡的に消化管などで出血部位の止血や小病変部の切除などにも利用されている．→レーザー治療

光受容細胞 [photoreceptor cell]　⇨視細胞(しさいぼう)

光パッチテスト [photopatch test]　(光[線]貼付試験)　光接触皮膚炎，薬物性光線過敏症の原因物質の検索のためのテスト．疑わしい物質を背部皮膚に貼付し，完全に遮光する．24時間後，パッチテストが陰性であることを確かめたうえで，同部に長波長紫外線(UVA)を十分量(例：5 J/cm²)照射し再び遮光する．照射24～48時間後，紅斑，丘疹，小水疱などが生じたとき陽性とする．

非観血的治療 [non-invasive treatment]　手術などの外科的侵襲を加えずに病変に対する治療を行うことで，例としては経内視鏡的治療(ポリープ切除，粘膜切除，レーザー焼灼，局注・拡張など)，超音波下穿刺(膿瘍，胆汁ドレナージなど)，血管造影下治療(止血，薬物注入，血管拡張術など)がある．

ひきこもり [withdrawal]　ほとんど家に閉じこもって人間関係を拒絶し，社会参加を拒否している状態のこと．かつては狭義の自閉という言葉が使われていたが，最近はこの表現が一般的に用いられている．厚生労働省・国立精神・神経センター精神保健研究所社会復帰部により，「さまざまな要因によって社会的な参加の場面がせばまり，就労や就学などの自宅以外での生活の場が長期にわたって失われている状態」(10代・20代を中心としたひきこもりをめぐる地域精神保健活動のガイドライン―精神保健福祉センター・保健所・市町村でどのように対応するか，援助するか―平成15年より)と，定義されている．ただし，不登校の児童・生徒のみならず年齢の幅やその数は拡大傾向にあると考えられている．精神病に罹患している場合も少なからずみられるものの，そうでないことも多く「社会的ひきこもり」として問題化してきている．

被虐待児症候群 [battered child syndrome]　虐待を受けている小児を被虐待児といい，被虐待児に共通にみられる諸症状を示すものをいう．多くの場合，肉体的・精神的虐待の両方が併せて行われ，しかも反復，継続して加えられることが多い．症状としては肉体的外傷，精神的虐待によってひき起こされる症状が混在する．擦過傷，打撲傷，骨折，裂傷，熱傷などによる新旧の傷や瘢痕が混在すること，凶器の形(手町，棒，ムチなど)を反映した傷がみられるなどの特徴を示す．精神環境に対して無表情，無関心，不活発，異様な怖がり，用心深く疑い深いといったさまざまな症状を呈する．精神発達も遅れ，知能指数の低下もみられる．また栄養失調，成長障害などを示す．虐待者には家庭環境が大きく影響する．親子を隔離して，医療ソーシャルワーカー(MSW)，児童相談員，保健師そのほかの協力を得ながら，家族や親の考えや行動の矯正をはかる．

鼻鏡 [rhinoscope]　鼻腔を外鼻孔より観察するのに用いるもので，ハルトマン型，フルンケル型，和辻型などがある．鼻鏡の先端が左右に開閉できるので，この部分を外鼻孔に挿入し，鼻前庭を拡張して奥のほうを観察する．→副鼻腔(ふくびくう)

鼻腔 [nasal cavity]　鼻孔は鼻中隔により左右の2腔に分けられ，前面は外鼻孔により外界と，後面は後鼻孔により咽頭鼻部につらなる．鼻翼部分を鼻前庭，その後方を固有鼻腔とよんでいる．固有鼻腔は粘膜に覆われ，側壁には上・中・下鼻甲介が隆起し，その内側，鼻中隔との間を総鼻道という．上方の一部には嗅覚器が存在し，副鼻腔とも通じ，鼻涙管が開いている．→副鼻腔(ふくびくう)

非結核性抗酸菌肺炎 [atypical mycobacterial pneumonia]　結核菌以外の抗酸菌によって起こる肺感染症．肺病変が結核に似ているので，数回の菌検査による菌の同定と臨床症状を総合してはじめて非結核性抗酸菌による肺炎と診断できる．有効な治療薬は少ないが，抗結核薬や，菌種によりクラリスロマイシンが有効なことがある．

非行 [delinquency]　ある社会にとって法律上，道徳・倫理上認められない行為をいう．一般的には児童，青少年の犯罪行為またはそれに類する反社会的行為を指す．窃盗，薬物乱用，浮浪，性的非行などさまざまなものがある．原因は不満・劣等感が転じての攻撃・逃避，社会への不適応現象，情緒障害など多種なものが考えられる．精神医学の領域のみでなく，家庭環境，社会的背景なども含めた多角的な検討・対応が必要となる．

皮垢（ひこう）[dander] ⇨垢(あか)

非効果的家族治療計画管理★ [ineffective family therapeutic regimen management] NANDA-I 分類法 II の領域1《ヘルスプロモーション》類2〈健康管理〉に属する看護診断で、診断概念としては〈治療計画管理〉である。

非効果的気道浄化 [ineffective airway clearance] NANDA-I 分類法 II の領域11《安全/防御》類2〈身体損傷〉に属する看護診断で、診断概念としては〈気道浄化〉である。

非効果的健康維持 [ineffective health maintenance] NANDA-I 分類法 II の領域1《ヘルスプロモーション》類2〈健康管理〉に属する看護診断で、診断概念としては〈健康維持〉である。

非効果的コーピング [ineffective coping] NANDA-I 分類法 II の領域9《コーピング/ストレス耐性》類2〈コーピング反応〉に属する看護診断で、診断概念としては〈コーピング〉である。

非効果的呼吸パターン [ineffective breathing pattern] NANDA-I 分類法 II の領域4《活動/休息》類4〈循環/呼吸反応〉に属する看護診断で、診断概念としては〈呼吸パターン〉である。

非効果的セクシュアリティパターン★ [ineffective sexuality patterns] NANDA-I 分類法 II の領域8《セクシュアリティ》類2〈性的機能〉に属する看護診断で、診断概念としては〈セクシュアリティパターン〉である。

非効果的組織循環 [ineffective tissue perfusion] NANDA-I 分類法 II の領域4《活動/休息》類4〈循環/呼吸反応〉に属する看護診断で、診断概念としては〈組織循環〉である。

非効果的体温調節機能★ [ineffective thermoregulation] NANDA-I 分類法 II の領域11《安全/防御》類6〈体温調節〉に属する看護診断で、診断概念としては〈体温調節機能〉である。

非効果的地域社会コーピング★ [ineffective community coping] NANDA-I 分類法 II の領域9《コーピング/ストレス耐性》類2〈コーピング反応〉に属する看護診断で、診断概念としては〈コーピング〉である。

非効果的地域社会治療計画管理★ [ineffective community therapeutic regimen management] NANDA-I 分類法 II の領域1《ヘルスプロモーション》類2〈健康管理〉に属する看護診断で、診断概念としては〈治療計画管理〉である。

非効果的治療計画管理★ [ineffective therapeutic regimen management] NANDA-I 分類法 II の領域1《ヘルスプロモーション》類2〈健康管理〉に属する看護診断で、診断概念としては〈治療計画管理〉である。

非効果的抵抗力 [ineffective protection] NANDA-I 分類法 II の領域11《安全/防御》類2〈身体損傷〉に属する看護診断で、診断概念としては〈抵抗力〉である。

非効果的乳児哺乳パターン★ [ineffective infant feeding pattern] NANDA-I 分類法 II の領域2《栄養》類1〈摂取〉に属する看護診断で、診断概念としては〈乳児哺乳パターン〉である。

非効果的否認★ [ineffective denial] NANDA-I 分類法 II の領域9《コーピング/ストレス耐性》類2〈コーピング反応〉に属する看護診断で、診断概念としては〈否認〉である。

非効果的母乳栄養★ [ineffective breastfeeding] NANDA-I 分類法 II の領域7《役割関係》類3〈役割遂行〉に属する看護診断で、診断概念としては〈母乳栄養〉である。

非効果的役割遂行★ [ineffective role performance] NANDA-I 分類法 II の領域7《役割関係》類3〈役割遂行〉に属する看護診断で、診断概念としては〈役割遂行〉である。

肥厚性瘢痕 [hypertrophic scar] 〈瘢痕ケロイド〉挫創、熱傷、外科手術などの外傷後に創部が隆起して紅色調の硬い瘢痕を形成するもの。増大時には、瘙痒感や圧痛が強い。広範囲の皮膚欠損、熱傷、血腫、異物、細菌感染、創面に絶えず刺激が加えられるなどの因子があれば生じる。通常は1～数年以内に萎縮性瘢痕となる。→瘢痕(はんこん)

腓骨 [fibula] 下腿を構成する2本の骨の1つで、脛骨の外側に並行している細い三角柱状の長骨。上端部は腓骨頭となり、下端部は外果となって外側のくるぶしの隆起を形成する。

尾骨 [coccyx, coccygeal bone] 椎骨の下方端に存在する小さな骨で、3～5(ときに6)個の尾椎が癒合してできており、下のものほど退縮し小さくなっている。人類が太古に有していた尾が退化したものとみられる。→椎骨(ついこつ)

鼻骨 [nasal bone] 顔面頭蓋の骨の1つ。鼻根部で左右一対の長方形の小骨で形成されている。上端は前頭骨、側方は上顎骨、下端は鼻軟骨に接している。

ピコルナウイルス [picornavirus] 直径20～30 nm の正二十面体で、エンベロープをもたず4種類のキャプシド蛋白質をもつ動物 RNA ウイルスである。ゲノムを一本鎖(+)RNA としてもち、その大きさは 2.5×10^3 kDa である。ピコルナウイルス科は急性心筋炎および心嚢炎をひき起こすコクサッキーウイルスおよびポリオウイルスが含まれるエンテロウイルス属、かぜ症候群をひき起こすライノウイルス属、口蹄疫ウイルスが含まれるアフトウイルス属、EMC ウイルスが含まれるカルジオウイルス属の4つの属に分類される。

皮脂欠乏症 [asteatosis] ⇨乾皮症(かんぴしょう)

皮脂腺 [sebaceous crypt]
⇨脂腺(しせん)

皮質性運動性失語 [cortical motor aphasia]
⇨ブローカ失語[症]

皮質性感覚性失語 [cortical sensory aphasia]
⇨ウェルニッケ失語症

皮質脊髄路 [tractus corticospinalis]
⇨錐体路[系](すいたいろけい)

脾腫 [splenomegaly, splenoma]
脾が正常(100～150g)の2倍以上に腫大した場合をいう．脾機能亢進症(hypersplenism)を伴うことが多い．脾腫をきたす原因となる疾患は多く，感染症(腸チフス，マラリア)，肝疾患(肝硬変)，門脈圧亢進症，血液疾患(白血病，バンチ症候群，悪性リンパ腫)，代謝障害(ニーマン-ピック病，ゴーシェ病)などがある．

鼻汁 [nasal secretion]
〈鼻漏，鼻水〉 鼻粘膜，鼻腺などより分泌される粘液．一部は涙液や粘膜血管からの漏出液である．咽頭に流出する場合も後鼻漏という．鼻汁の量の増加や性状の変化は，診断の参考となる．①水様：鼻アレルギー，初期の急性鼻炎，②粘・膿状：慢性副鼻腔炎，急・慢性鼻炎，③片側の出血状：鼻・副鼻腔のがん，④悪臭，血・膿状：感染症，上顎がん，骨壊死など．

鼻出血 [epistaxis, nasal bleeding]
〈鼻血〉 鼻腔内の出血．鼻中隔前下方のキーセルバッハ部位からの出血が大部分であり，多くの場合，ガーゼ圧迫により止血可能である．止血困難な場合には，電気凝固や後鼻タンポン(ベロック・タンポン)の使用，動脈結紮術を施行することもある．→キーセルバッハ部位，ベロック・タンポン

鼻茸 [nasal polyp]
⇨鼻(はな)たけ

尾状核 [caudate nucleus]
大脳半球の深部に側脳室に接して存在する大脳核の1つ．頭部，体部，尾部からなり，錐体外路系の運動中枢をなす．尾状核の障害により，舞踏病，アテトーシスが起こる．

微小デンプン球 [degradable starch microspheres] ⇨DSM

皮静脈 [cutaneous vein, superficial vein]
皮下組織内を走る浅静脈の総称で，皮下静脈ともいう．これに対し身体の深部を走る静脈を深静脈という．深静脈は一般に伴行静脈として同名動脈に伴うが，皮静脈は皮下にある動脈とは無関係に走行し，深静脈とは多くの枝で交通する．橈側皮静脈，尺側皮静脈，大伏在静脈，小伏在静脈などが，上肢・下肢の主要な皮静脈である．

皮疹 [skin lesion]
〈発疹〉 正常の皮膚・粘膜とは異なり，部分的に何らかの色調や形の変化を示すものを皮疹という．皮疹には斑，膨疹，水疱，嚢腫，びらん，潰瘍，瘢痕などがあり，それぞれ特有の状態を示す．発疹の形，色調，数，大きさ，様相，発生した部位などの特徴により診断が行われる．

非侵襲的間欠的陽圧呼吸 [noninvasive intermittent positive pressure ventilation；NIPPV]
非侵襲的陽圧換気(NPPV)ともいう．急性・慢性呼吸不全，および閉塞型睡眠時無呼吸症候群の患者の自発呼吸を補助する鼻マスク式の人工呼吸法．自発呼吸があることを原則として使用され，いわゆる生命維持のための人工呼吸器ではない．在宅での人工呼吸，慢性呼吸不全の急性増悪時，挿管下人工呼吸のウィーニング期などにも用いられる．

ピスカツェック[妊娠]徴候 [Piskacek sign]
妊娠子宮は軟らかく変化するが，着床部においてはとくに膨大軟化し，子宮体部は左右不均等となる．妊娠初期の内診を行うと，着床部を腫瘤のように触れる．これをピスカツェック徴候といい，妊娠の補助診断に用いられる．Ludwig Piskacek(1854～1933，ハンガリー，産科)．

ヒス束 [bundle of His]
⇨房室束(ぼうしつそく)

ヒス束心電図 [His bundle electogram；HBE]
経静脈的に三尖弁付近に留置したカテーテル電極で記録される心内電位図．心房電位A，ヒス束電位H，心室電位Vからなり，房室ブロックの位置診断をはじめ，種々の不整脈診断や治療薬の効果判定に用いられる．William His(1863～1934，独，医師)．

ヒスタミン [histamine]
動植物界に広く分布するオータコイドの1つ．L-ヒスチジンから酵素的に生成される．肥満細胞顆粒内ではヘパリンと結合して貯蔵されており，種々の刺激により細胞外に放出される．胃液分泌亢進，気管支収縮，毛細血管透過性亢進などの作用があり，抗原抗体反応によるアレルギーやアナフィラキシー症状発現に関与している．ヒスタミンの作用するヒスタミン受容体はH_1，H_2，H_3の3種に分類される．ヒスタミンの血圧低下，毛細血管透過性上昇作用はH_1-受容体を介し，胃液分泌亢進作用はH_2-受容体を介する．H_1，H_2それぞれの受容体に対する特異的遮断薬がある．→アナフィラキシー

ヒスタミン拮抗薬 [histamine antagonists]
⇨抗(こう)ヒスタミン薬

ヒスタミン試験 [histamine test]
褐色細胞腫の診断法の1つ．ヒスタミンのもつアドレナリン分泌刺激作用を利用したもの．褐色細胞腫患者が存在すると，ヒスタミンを投与により腫瘍細胞から過剰にアドレナリンが分泌され血圧が上昇するが，この血圧上昇が観察されれば陽性とする．近年褐色細胞腫は，尿中カテコラミン定量，^{131}I標識メタヨードベンジルグアニチジン(^{131}I-MIBG)を用いるシンチグラム，CTなどの画像診断などで診断されるが，それらによる診断が不確実であったとき，ヒスタミン試験が有益なことがある．→褐色細胞腫(かっしょくさいぼうしゅ)

ヒスタミン遮断薬 [histamine blocking agents]
⇨抗(こう)ヒスタミン薬

ヒスタミン性頭痛 [histamine cephalalgia]
⇨群発頭痛(ぐんぱつずつう)

ヒスチジン [histidine]
アミノ酸の1つ．ヒスチジンからヒスジン脱炭酸酵素の働きで組織内にヒスタミンが合成される．

ヒスチジン血症 [histidinemia]
肝のヒスチダーゼ酵素活性の先天的欠乏により，血液中および尿中ヒスチジンの増加をみる劣性遺伝性代謝異常である．多くは言語発達遅延や，軽度の知能障害をきたす．

ヒステリー [hysteria；Hy]
ヒステリーは，退行性神経症の1つとして位置付けられる．身体表現性障害として，腰痛（自分を支えられない），嘔吐（事態を受け入れられない）など，身体言語として表現することが特徴的である．また演技性障害として，悲しみ，苦悩，不安を人前で表情豊かに表現し，泣き崩れることもあるが，人がいなくなると表現しないという特徴もある．疾病利得はヒステリーにしばしばみられるという説もある．→神経症（しんけいしょう）

非ステロイド性抗炎症薬 [non-steroidal anti-inflammatory drugs；NSAIDs] ステロイド構造をもたず，糖質コルチコイド作用のない一群の抗炎症薬を非ステロイド性抗炎症薬という．シクロオキシゲナーゼを阻害し，プロスタグランジン産生を抑制し，鎮痛，解熱，抗炎症作用を示すが副腎皮質萎縮を起こさない．代表的薬物にアスピリンがある．

ヒストグラム [histogram]
一般に，横軸に順序尺度もしくは名義尺度の変数を，縦軸に度数をとったグラフのこと．横軸になる変数がもともと間隔尺度以上であっても，クラス別にすることでヒストグラムを作成できる．度数分布図ともいわれる．→度数分布表（どすうぶんぷひょう）

ビスマス薬 [bismuth compounds]
〈蒼鉛薬〉 ビスマス（蒼鉛）を含む薬物は，収れん作用および防腐作用があるため止瀉薬として用いられる．次硝酸ビスマス，次サリチル酸ビスマスなどがある．大量投与で中毒することがある．急性中毒では痙攣，血圧降下，慢性中毒では下痢，嘔吐などの消化管症状や口中にビスマス沈着による黒ずみがみられる．

非政府機関 [non-governmental organization]
⇨NGO

ひぜん [itch]
⇨疥癬（かいせん）

鼻洗浄 [nasal irrigation, rhinenchysis]
鼻腔内の分泌物の洗浄を目的とする．患者を前屈させ，口による呼吸を行わせながら，生理食塩液（または重曹水など）を微温にして鼻孔から左右交互に注入する．洗浄水は一方の鼻孔から鼻咽腔を経由して，他方の鼻孔より流出させるようにする．

脾〔臓〕 [spleen]
左上腹部に位置する重さ100～150ｇの実質臓器．循環系に属し，古い赤血球の破壊，リンパ球産生，細菌などの異物の貪食，循環血液量の調節などを行う．脾機能亢進症，急性感染症，肝硬変，慢性骨髄性白血病などで腫大する．

ヒ素中毒 [arsenic poisoning]
ヒ素化合物の体内蓄積によりひき起こされる中毒．塗料，蓄電池，殺虫剤，ガラスなどの製造工場でみられることが多い．主に気道や消化管の粘膜から吸収される．急性中毒では，下痢，嘔吐，腹痛などの消化器症状や虚脱，痙攣，乏尿などがみられる．慢性中毒では，胃腸障害，消化不良，腎障害，肝障害，皮膚がん，神経炎などをきたす．治療は，気管支肺胞洗浄（バル；BAL），カルシウム，ハイポ（チオ硫酸ナトリウム）などによりヒ素の排泄を促す．

肥大 [hypertrophy]
細胞，組織または臓器の容積が増す現象．生理的肥大と病的肥大とがある．生理的肥大のなかで，構成成分の増大による肥大を単純性肥大といい筋線維にみられる．また数の増加も加わったものを過形成（増殖）といい，妊娠子宮にみられる．病的肥大には，心肥大，前立腺肥大などがある．→仮性肥大（かせいひだい），肝肥大（かんひだい）

肥大型心筋症 [hypertrophic cardiomyopathy；HCM]
原因不明の心筋変性により異常な肥大が起こった状態．左室肥大が主徴である．約半数は家族性例であり，常染色体優性遺伝形式をとる．左室流出路狭窄の有無によって，閉塞性肥大心筋症（HOCM）と非閉塞性肥大心筋症（HNCM）に分類される．基本病態は，HOCMでは心流出路の狭窄による心拍出量低下であり，HNCMでは心室筋の肥大による左室拡張能の低下および不整脈である．30～40歳代の男性に多く，HOCMよりHNCMのほうが多い．比較的予後は良好だが，突然死の予防が重要である．

比体重 [body-weight ratio]
⇨ケトレー指数

ビタミン ▶大項目参照

ビタミンE [vitamin E；VE]
⇨ビタミン

ビタミンA [vitamin A；VA]
⇨ビタミン

ビタミンH [vitamin H；VH]
⇨ビタミン

ビタミンL [vitamin L；VL]
ネズミの乳汁分泌に必要で，ウシの肝から抽出された因子をビタミンL_1（アントラニル酸），酵母からのものをビタミンL_2（メチルチオアデノシン）という．ヒトの乳汁分泌に対する効果は確認されていない．

ビタミンK [vitamin K；VK]
⇨ビタミン

ビタミンC [vitamin C；VC]
⇨ビタミン

ビタミンC欠乏症 [vitamin C deficiency]
⇨壊血病（かいけつびょう）

ビタミンD [vitamin D；VD]
⇨ビタミン

ビタミンP [vitamin P；VP]
毛細血管透過性の増大を防ぎ，血管の抵抗性を回復させるビタミン様作用因子で，ヘスペリジンとルチンなどからなる．柑橘類（レモンなど）に多量に含まれ，紫斑病の治療にアスコルビン酸とともに用いられる．そのほかにもフラボノイド化合物などがあり，その総称である．

ビタミンB_1	[vitamin B_1] ⇨ビタミン	
ビタミンB_2	[vitamin B_2] ⇨ビタミン	
ビタミンB_3	[vitamin B_3] ⇨ビタミン	
ビタミンB_5	[vitamin B_5] ⇨パントテン酸	
ビタミンB_6	[vitamin B_6] ⇨ビタミン	
ビタミンB_{12}	[vitamin B_{12}] ⇨ビタミン	
ビタミンB_{13}	[vitamin B_{13}] ⇨オロチン酸	
ビタミンB複体(ふくごうたい)	[vitamin B complex] ⇨ビタミン	
ビタミンU	[vitamin U；VU] 〈塩化メチルメチオニンスルホニウム〉	

抗潰瘍性のビタミン様作用因子. キャベツやパセリなどの緑黄野菜に含まれる. 胃・十二指腸潰瘍など潰瘍性疾患の治療に有効, さらに肝にも好影響がある.

悲嘆(ひたん) [grief] 愛情や依存の対象を失った際のいたみや嘆きの情緒体験. 悲嘆が大きかったり悲嘆の状態が長く続くと, 落胆し絶望状態に陥ったり, 身体疾患や死亡に至ることも多い. こうした対象喪失反応については, 乳幼児の抑うつやがん患者への心理的影響の問題として, 広く研究されている. 失った対象を慕う気持ち, 罪悪感, 悔やみ, あるいは怒りや憤りなどの感情を伴った, アンビバレンスな体験を苦悩し, 解決していく心理的過程を悲哀(mourning)という. →アンビバレンス, 病的悲嘆(びょうてきひたん)

悲嘆★ [grieving] NANDA–I 分類法 II の領域9《コーピング/ストレス耐性》類2〈コーピング反応〉に配置された看護診断概念で, これに属する看護診断としては〈悲嘆〉〈悲嘆複雑化〉〈悲嘆複雑化リスク状態〉がある.

鼻中隔(びちゅうかく) [nasal septum] 鼻腔を左右に分けている隔壁をいう. 前方は鼻中隔軟骨により, 後上部は篩(し)骨の垂直板により形成されており, その下部に鋤(じ)骨がある. 篩骨には小孔が多数存在し, この小孔を通って嗅神経が鼻腔内に分布している.

鼻中隔奇形(びちゅうかくきけい) [septal deformity] ⇨鼻中隔彎曲症(びちゅうかくわんきょくしょう)

鼻中隔彎曲症(びちゅうかくわんきょくしょう) [devatio septi nasi；DSN, deviation of nasal septum] 〈鼻中隔奇形〉 鼻中隔は成人では一般に多少彎曲していることが多いが, とくに左右どちらかへの彎曲が強く, 鼻閉塞や鼻炎などの原因となっているものをいう. 頭重感, 記憶力の減退や注意力散漫を訴えるものも多い. 治療は, キリアン粘膜下窓手術を行う.

ピック病(びょう) [Pick disease] ⇨収縮性心膜炎(しゅうしゅくせいしんまくえん)

ヒックマンカテーテル [Broviac, Hickman catheter] ダクロン・カフ付きシリコンラバー性の埋め込みタイプの中心静脈カテーテルである. 素材のシリコンラバーは生体適合性が高く, 抗血栓性に優れ, 血栓が付着しにくい. また, 皮下トンネル下に留置される高分子繊維のカフは管外性の感染を抑制する働きをもち, 長期留置に適している. →カテーテル管理, 留置(りゅうち)カテーテル法

必須(ひっす)アミノ酸 [essential amino acid；EAA] 〈不可欠アミノ酸〉 正常な成長や健康な生命の維持のために体内では必要な速度で合成できないため, 食物として摂取しなければならないアミノ酸. 成人では, バリン, イソロイシン, ロイシン, リジン, フェニルアラニン, トレオニン, メチオニン, トリプトファンの8種. 小児では, これにヒスチジンが加わる. →アミノ酸, イソロイシン, トリプトファン, トレオニン, ロイシン

必須脂肪酸(ひっすしぼうさん) [essential fatty acid；EFA] 〈不可欠脂肪酸〉 脂肪酸のなかのリノール酸, リノレン酸, アラキドン酸などの多価不飽和脂肪酸で, 生体内で合成できないものをいう. プロスタグランジンの前駆体として不可欠. 欠乏症状は成長障害, 皮膚炎, 腎障害など.

HIT(ヒット) [home infusion therapy] 〈在宅輸液療法〉 動詞の infuse は, 注ぐ・流し込むという意味である. 在宅でチューブなどの器材を使用し輸液, 薬物, 栄養剤を体内に注入する療法を総称して HIT(ヒット)とよぶ. 米国では1980年代から盛んに行われるようになった. HIT には, 在宅中心静脈栄養法(HPN), 末梢静脈からの輸液療法, 悪性腫瘍患者に対する化学療法や疼痛管理, 抗生物質療法, 経管・経腸栄養法などがある. このほか, 皮下注射や持続硬膜外麻酔法などを含める考え方もある. HIT を実施する際に患者および家族に対して行う指導の項目は, ①治療の概要, ②物品の使用方法・保存方法, ③清潔・滅菌操作, ④操作手順, ⑤輸液・注入療法に伴い起こりうるトラブルと対処方法, ⑥廃棄物の処理方法など多岐にわたる. 在宅医療で HIT を行うためには, 病院と診療所が連携し, 患者に対して継続的なケアを提供できるシステムが必要である. また, 医師, 看護師, 薬剤師, 栄養士などが医療チームとして治療を行い, 患者の教育や指導を行うことが重要である. 看護師は患者をよく理解し, HIT が患者と家族の生活の質(QOL)を高めるものとなるよう患者の生活支援の観点から看護を行うことが必要である.

必要(ひつよう)エネルギー量(りょう) [total energy expenditure；TEE] 1日に必要とされるエネルギー量は以下の式により算出する.

必要エネルギー量 TEE(kcal/日)＝基礎消費エネルギー量 BEE(kcal/日)×生活活動強度係数×ストレス強度係数

生活活動強度係数(activity factor；AF)とは, 安静度などの活動レベルの尺度であり, ストレス強度係数(損傷係数) (stress factor；SF)として代謝亢進時におけるエネルギー必要量の計算値の修正を1.0より始め37℃を1℃超えるごとに0.13加算, 外傷や疾病が有る場合にさらに加算して算出される.

ひてい　[negation]
精神分析学の用語．自我の防衛機制の1つで，抑圧された無意識の内容が意識化されたり言語化されたりしながら，しかも言ったことを本心からではない，言った覚えはない，そんなことはありえないなどと否定する態度のこと．→防衛機制(ぼうえいきせい)

非定型精神病　[atypical psychosis]
内因性精神病の非定型像を呈する病型のこと．統合失調症と躁うつ病の病像特徴を有しているが，その過程と症状がそのどちらにも定型的でない一群がある．これを2つの混合状態と考える見方と，独立した疾患群とする見方がある．後者の立場であるレオンハルト(Karl Leonhard, 1904～1988, 独, 精神科)によって分類整理された．特徴は急激に発症し，発症に際しては多く精神的または身体的契機がみとめられる．意識，情動，精神運動性の障害が支配的であり，幻覚は感覚性が著しく，妄想は非系統的なものが多い．病前性格は内閉的でなく，易感性，几帳面，頑固という面がある．予後はよい．満田久敏らは，てんかんとの関係も考察した．エー(Henri Ey, 1900～1977, 仏, 精神科)のいう，急性精神病の意識の病態とも理解できる．

ヒト塩基性線維芽細胞増殖因子
[basic fibroblast growth factor ; bFGF]　血管内の血液凝固防止や周囲組織間の物質交換，細胞移動を行う血管の内膜を構成する細胞．創傷治癒過程では，血管内皮細胞の増殖，分化により血管新生が促され肉芽組織が形成される．褥瘡や皮膚潰瘍の治療に有効な成分である．

ヒトゲノム　[human genome]
各生物の生命現象を規定する染色体上の遺伝情報全体をゲノムといい，ヒトゲノムは46本の染色体に分かれて細胞核に局在している(22対の常染色体＋1対の性染色体)．ヒトゲノムDNAは約30億(3×10^9)の塩基対からなり，その解読は世界レベルのプロジェクトにより2001(平成13)年2月にほぼ完了した．蛋白をコードするヒト遺伝子は全部で約2.2万～2.5万個と予測され，個人差を示す代表的な変異であるSNP(single nucleotide polymorphism＝単塩基多型)は約600万～1,000万個存在する．同一染色体上に位置する塩基は通常約3万～7万個のブロック単位で遺伝し，このブロックをハプロタイプとよぶ．→ゲノム

ヒト絨毛性ゴナドトロピン
[human chorionic gonadotropin ; hCG]　〈ヒト絨毛性性腺刺激ホルモン〉　胎盤絨毛のシンチウム細胞から分泌されるホルモンである．妊婦の尿中，血中に証明され，妊娠10週ころピークに達し，その後減少して，分娩後，約2週間で検出されなくなる．尿中のhCGテストは，妊娠の早期診断や流産，胞状奇胎の診断およびその経過観察に利用されている．

ヒト白血球抗原　[human leukocyte antigen]
⇨HLA

ヒト免疫不全ウイルス　[human immunodeficiency virus]
⇨HIV

ヒドララジン　[hydralazine]
〈塩酸ヒドララジン〉　ヒドラジン誘導体の抗高血圧薬．小動脈平滑筋に直接作用し，血管拡張作用により血圧を下降させる．副作用として，頭痛，心悸亢進，嘔吐のほか，鼻づまり，流涙，発熱，エリテマトーデス様の皮膚発疹などが起こる場合がある．

一人暮らし高齢者緊急通報システム
一人暮らしの高齢者に緊急事態が起こったことを知らせるシステムである．ペンダント型通報装置と，トイレや浴室などの壁に設置する押しボタン式装置があり，ボタンを押すと緊急通報先の協力員宅や消防署などに通報される．緊急通報システムとしては，日常的な安否確認や俳徊する認知症高齢者の居場所を確認するシステムもある．

17-ヒドロキシコルチコステロイド
[17-hydroxycorticosteroid ; 17-OHCS]　17-OHCSはC_{17}位に-OH基を有するステロイドの総称で，大部分が副腎皮質から分泌されるグルココルチコイドに由来している．尿中の17-OHCSの測定は，グルココルチコイドの分泌量を知るために重要である．尿中の17-OHCSのグルクロン酸抱合体をβ-グルクロニダーゼで水解し，生じたステロイドをジクロルメタンで抽出し，弱アルカリで洗浄したのち，フェニルヒドラジン・硫酸液，エタノールを加え，一定時間加温後比色する．基準値：男性4～12 mg/日，女性2～8 mg/日．

5-ヒドロキシトリプタミン
[5-hydroxytryptamine]
⇨セロトニン

ヒドロキシプロリン　[hydroxyproline ; Hyp]
〈オキシプロリン〉　アミノ酸(正確にはイミノ酸)で，動物のコラーゲンなど特殊な蛋白質にのみ存在し，プロリンの水酸化により生じる．コラーゲンの消化または水解によって生じる．先天性代謝異常であるヒドロキシプロリン血症では，血中，尿中のヒドロキシプロリンの増量がみられる．→コラーゲン，ヒドロキシプロリン血症

ヒドロキシプロリン血症　[hydroxyprolinemia]
常染色体劣性遺伝によるヒドロキシプロリン代謝異常．血中，尿中にヒドロキシプロリンの増量がみられ，精神発達遅滞が著しい．ヒドロキシプロリン酸化酵素の欠損が原因とされる，非常にまれな疾患である．→ヒドロキシプロリン

ヒドロキシリジン　[hydroxylysine]
コラーゲンに特有のアミノ酸の1つ．プロコラーゲンα鎖中で特定の部位のリジンが水酸化されて生じる．ヒドロキシリジンは，糖鎖の結合，コラーゲン分子の集合，架橋形成に役立つ．

ヒドロクロロチアジド　[hydrochlorothiazide]
チアジド系利尿薬．遠位尿細管においてナトリウム(Na^+)，クロール(Cl^-)の再吸収を抑制することにより，腎からのNa^+，Cl^-および水の排泄を増加させる．長期投与時においてはカルシウム(Ca^{2+})の排泄が減少する．単独での使用は少ないが，2006(平成18)年10月に本薬とロサルタンカリウムとの合剤(プレミネント錠)が承認されている．→トリクロルメチアジド

ヒドロコルチゾン [hydrocortisone ; HC]
⇨コルチゾール

ヒドロラーゼ [hydrolase]
⇨加水分解酵素(かすいぶんかいこうそ)

皮内注射 [intradermal injection]
⇨注射法(ちゅうしゃほう)

皮内反応 [intracutaneous reaction]
皮内に抗原となる薬液を投与し，局所に発現する反応から抗原に対する感受性をみる検査．反応には即時反応と遅延反応があり，薬物に対する過敏反応などの検査は前者を，精製ツベルクリン抗原を皮内に注射して結核に対する反応を検査するマントウー反応は後者を利用したものである．また皮内に抗原を投与する方法には，①皮内注射法，②スクラッチ法，③穿刺法などがある．

泌尿器 [urinary organs]
⇨泌尿器(ひにょうき)・〔男性〕生殖器系(だんせいせいしょくきけい)

泌尿器科系検査法 ▶ 大項目参照

泌尿器・〔男性〕生殖器系 ▶ 大項目参照

否認* [denial]
NANDA-I 分類法 II の領域 9《コーピング/ストレス耐性》類 2《コーピング反応》に配置された看護診断概念で，これに属する看護診断としては〈非効果的否認〉がある．

避妊〔法〕 ▶ 大項目参照

ビネー，A. [Alfred Binet, 1857〜1911]
フランスの心理学者でビネー式知能検査の考案者である．ビネー式知能検査は，文部省(当時)の依頼による知的障害児の鑑別という実際的な要求に応じてシモン(Théodore Simon, 1873〜1961, 仏, 医師)とともに1905(明治38)年に児童用の精神検査法として考案したものである．その後もこの検査はビネー自身や世界各国で改訂されて現在も使用されている．わが国では田中-ビネー式知能検査法，鈴木-ビネー式知能検査法などが用いられている．

ピネル，P. [Philippe Pinel, 1745〜1826]
ピネル(仏, 精神科)は「精神病患者を鎖から解き放った」初めての医師として知られている．1793(寛政5)年に自らが医師として勤めていたビセートル貧民病院で看護師長のジャン・バチスト・ピュサン(Jean-Baptiste Pussin, 1746〜1811, 仏)らと協力して精神疾患患者を鉄鎖から解放した．その後も1801(享和元)年にはサルペトリエール病院でも鉄鎖を廃止した．それだけでなく患者を人間として尊重し，病人として医療を受ける権利のあることを社会に訴えた．当時はビセートル貧民病院，サルペトリエール病院ともに劣悪な環境であった．ピネルの著書には『精神病に関する医学＝哲学論』(1800年)などがある．

被囊性腹膜硬化症 [encapsulating peritoneal sclerosis ; EPS]
継続的な CAPD 療法における，もっとも重篤な合併症である．本症は腹膜の限外濾過能が低下すると発症の可能性が高くなる．たとえ，CAPD が中止されたとしても発症する場合がある．発症すると肥厚した腹膜の広範囲の癒着により，イレウス状態(悪心・嘔吐，腹痛)を呈する．腹膜透析液に含まれる高濃度のグルコースが腹腔内の蛋白を糖化する，などが原因とも考えられるが，真の成因はまだ解明されていない．確定診断は腹膜生検によるが，CT などの画像診断も役に立つ．治療の基本は，発症が疑われたら絶飲・絶食としてイレウス症状が改善するまで完全静脈栄養(TPN)を継続する．初期には副腎皮質ステロイドホルモンが奏効することがある．

ビハーラ [vihara]
サンスクリット語で，僧院，住居，休憩などを意味しており，仏教理念を背景としたスピリチュアルケアを実践する緩和ケア施設(ホスピスなど)の名称として用いられている．加療中の患者や家族あるいは高齢者への幅広い支援活動をビハーラ活動ともいう．

肥胖細胞 [mast cell]
⇨肥満細胞(ひまんさいぼう)

批判的吟味 [critical appraisal]
文献などの情報を評価するプロセスのことで，一般には普遍的・科学的な正しさと個別行動的妥当性の2側面に注目する．EBM においては，「問題の定式化→情報収集」に続くステップで，「患者への適用→アウトカム評価」の前段階と位置づけられる．→EBM, 付録3参照

非びらん性胃食道逆流症 [non-erosive gastroesophageal reflux disease ; NERD]
⇨胃食道逆流症(いしょくどうぎゃくりゅうしょう)

皮膚 [skin, cutis]
皮膚は体表を覆う生体で最大の組織で，表皮，真皮，皮下組織の3層より構成される．付属器として毛，脂腺，汗腺，爪がある．皮膚の生理学的な作用としては，身体の保護，感覚器官，末梢血流の維持，分泌・排泄，体温調節，栄養貯蔵，呼吸などがある．

皮膚アミロイドーシス [cutaneous amyloidosis]
〈皮膚アミロイド症〉 アミロイドーシスとは身体の臓器にアミロイドが沈着して生じる病態であるが，そのなかでも皮膚に限局してアミロイド沈着をきたすものを皮膚アミロイドーシスという．多くの分類があるが，代表的なものにアミロイド苔癬，斑状アミロイドーシスなどがある．

皮膚アレルギー [allergic dermatitis]
〈アレルギー性接触性皮膚炎〉 何らかの物質(抗原)に皮膚が接触し，その刺激で出現する皮膚炎で，異物に対する免疫反応やアレルギー反応の結果で生じる．これらには，接触性皮膚炎やアトピー性皮膚炎などが含まれる．症状は，瘙痒感，発疹などが多い．治療は，副腎皮質ステロイドなどの外用薬や抗ヒスタミン・抗アレルギー薬の内服を行う．→アトピー性皮膚炎，接触〔性〕皮膚炎(せっしょくせいひふえん)

皮膚アレルギー性血管炎 [cutaneous allergic vasculitis, vasculitis allergica cutis]
真皮から皮下の小血管を侵す壊死性血管炎で，免疫複合体が下腿の血管壁に沈着し，その結果発症する

と考えられている．細菌・ウイルス感染，薬物，膠原病，悪性腫瘍などが誘因となる．前腕，下腿下部から踝部に好発し，紅斑，膨疹，紫斑，結節，水疱，潰瘍，壊死などが生じる．

皮膚萎縮症 [atrophoderma]
表皮，真皮，皮下組織の萎縮がある状態で，代謝異常や加齢変化，自己免疫疾患などが原因として考えられている．弾性線維の結合が減弱し，皮膚に張りがなくなるので，表面に細かなしわがみられる．

皮膚移植術 [skin graft]
⇨植皮術(しょくひじゅつ)

皮膚炎 [dermatitis]
⇨湿疹(しっしん)

皮膚温[度] [skin temperature]
皮膚表面の温度を指して用いられる．皮内または皮下温度ではない．皮膚温に大きく影響するのは皮膚血流であり，体温調節反応として重要なものである．温刺激により皮膚血管が拡張して，皮膚血流量が増す結果，皮膚温が高くなり，発汗などにより外環境に向かって熱放散させる．逆に寒冷環境などでは皮膚血管の収縮と立毛により皮膚温が低くなり，熱放散が抑制される．

皮膚外用薬 [topical agent]
外用薬はその治療目的別に分かれる．すなわち，消炎作用を目的としたもの，感染症治療を目的としたものなどである．消炎作用を目的としたものの代表として，副腎皮質ステロイド外用薬があげられる．このほか，非ステロイド性消炎外用薬，保湿薬などがある．また，白癬・カンジダ症に対する抗真菌外用薬，細菌感染に対する抗菌薬含有軟膏などがある．→抗炎症薬(こうえんしょうやく)

皮膚がん [skin cancer, cutaneous carcinoma]
皮膚原発のものと，転移性のものに大別される．発生母地により表皮由来の有棘細胞がん，基底細胞がんなどと，皮膚付属器由来のものに分類される．アニリン色素やコールタールを扱う産業などに長期間従事している人にみられる皮膚がんや，X線被曝，熱傷後の瘢痕を母地とするものなどは有名である．→ボーエン病

皮膚感覚 [cutaneous sensation]
〈表在知覚，表面知覚〉 皮膚にある受容器に基づく感覚の総称．圧・振動・触・温・冷・痛覚，かゆみ，くすぐったさに分けられる．

皮膚乾燥症 [xeroderma, dry skin]
⇨乾皮症(かんひしょう)

皮膚筋炎 [dermatomyositis; DM]
皮膚および筋肉が同時に，系統的に侵される膠原病の1疾患．高齢者ほど予後は不良で，半数例では悪性腫瘍を伴う．皮膚症状は光線過敏症，紅斑，浮腫，血管拡張，皮膚の萎縮，色素沈着や脱毛などさまざまであり，筋症状は対称性に四肢筋肉の自発痛，圧痛，易疲労感などが出現し，心筋障害や消化管での潰瘍形成，下痢などがみられる．筋肉症状のみのものは多発筋炎という．治療は副腎皮質ステロイド薬による．→膠原病(こうげんびょう)，多発筋炎(たはつきんえん)

皮膚結核[症] [cutaneous tuberculosis, tuberculosis cutis]
結核菌の感染による皮膚病変．病巣に結核菌が陽性である真(正)皮膚結核と，菌ないしその分解産物に対する過敏反応として生じる結核疹とに分類される．

皮膚血管腫 [angioma of the skin]
毛細血管の増殖と拡張によって外観上赤色を呈する疾患．扁平で隆起しない単純性血管腫(ポートワイン母斑)と，皮表から隆起し，イチゴを半切りして皮膚に置いたような外観を呈するイチゴ(苺)状血管腫(海綿状血管腫)が代表的なものである．イチゴ(苺)状血管腫は学童期までに大部分が自然消退する．→イチゴ(苺)状血管腫

皮膚呼吸 [cutaneous respiration]
皮膚をとおして酸素を吸収する呼吸．人間では1％以下．特別な呼吸器官をもたないカエル，ウナギなどでは，ガス交換全体に対する皮膚呼吸の割合が大きい．一酸化炭素中毒や潜水病などでは，この皮膚呼吸を利用し，高圧のもとで生体内に酸素を強制的に送り込み，治療を行う．

皮膚細菌感染症 [cutaneous bacterial infection]
毛包性感染症，汗腺性感染症，皮表の感染症などがある．毛包性感染症としては癤(せつ)，癰(よう)が代表的なものであり，汗腺性感染症としては乳児多発性汗腺膿瘍(あせものより)などがある．皮表の感染症としては伝染性膿痂疹(とびひ)が代表的なものである．これらの起因菌は黄色ブドウ球菌によるものが多いが，表皮ブドウ球菌，レンサ球菌によるものがこれに次ぐ．ほかに丹毒，蜂窩織炎，慢性膿皮症などがある．

皮膚細網症 [cutaneous reticulosis]
皮膚における細網内皮細胞の増殖を主体とする疾患．レトレ-シーヴェ病，ハンド-シュラ-クリスチャン病，好酸球性肉芽腫の3疾患で，一括してhistiocytosis X(組織球増殖X)と総称する場合もある．

皮膚試験 [skin test]
⇨皮膚反応(ひふはんのう)

皮膚線維腫 [dermatofibroma]
直径数mm〜2cm大までの皮表より隆起した硬い小結節あるいは皮内の硬結で，四肢に好発し，単発ないし多発，表面正常皮膚色〜茶褐色〜黒褐色を呈する．組織学的に，線維成分の多いものと細胞成分の多いもの(いわゆる組織球腫)がある．治療としては切除術を行う．

皮膚線条 [striae atrophy]
皮膚の弾性線維の弾力性が失われた結果生じる，線条の皮膚萎縮を指す．原因としては，皮膚の過伸展や副腎皮質ホルモンの過剰分泌のほか，ステロイド薬の副作用があげられる．皮膚の過伸展に伴い生じ，代表的なものには妊娠線がある．

皮膚瘙痒症 [pruritus cutaneous]
皮膚上に病変がみられないのに瘙痒感のある状態をいう．全身性のものと限局性のものがある．両者とも内的原因によるものとされているが，全身性の場合の原因は多様で，代謝・内分泌異常，慢性腎炎，肝炎，糖尿病，悪性腫瘍，神経疾患や薬物などによる．限局性のものとしては寄生虫による肛門瘙痒，女性ではカンジダ症や白帯下(たいげ)による外陰瘙痒などがある．

皮膚知覚帯 [dermatome]
⇨デルマ(ダーマ)トーム

皮膚ツルゴール [turgor of the skin] 前胸部，腹部などの皮膚と皮下組織を指でつまんだ際に，その弾力から感じる緊張感のこと．健康乳幼児では張りきった感じを与えるが，脱水や栄養失調状態では皮膚の緊張度が低下する．

皮膚統合性* [skin integrity] NANDA-I分類法IIの領域11《安全/防御》類2《身体損傷》に配置された看護診断概念で，これに属する看護診断としては〈皮膚統合性障害〉〈皮膚統合性障害リスク状態〉がある．

皮膚・排泄ケア認定看護師 [wound, ostomy and continence certified nurse] 皮膚・排泄ケア(Wound, Ostomy and Continence Nursing)を専門的に行う看護師で，スキンケアを基盤としている．日本看護協会，または日本看護協会が認定した教育機関で教育を受け，日本看護協会の審査を受けて認定される．ストーマや瘻孔などの管理，褥瘡・慢性潰瘍や感染創のケア，排尿・排便障害や尿・便失禁に対するスキンケアなどを専門的な知識と熟練した技術を用いて実践，指導，コンサルテーションを行うリソースパーソンである．2007(平成19)年7月にWOC看護から名称変更となった．→ET，認定看護師(にんていかんごし)

皮膚剝削術 [skin abrasion technique] 〈皮膚剝離術，サンドペーパー法〉 浅い瘢痕，爆粉沈着症，硬毛斑の治療などに用いられる治療法で，高速度回転するバーで皮膚を削る手術．

皮膚剝離術 [skin abrasion technique, dermal planing] ⇨皮膚剝削術(ひふはくさくじゅつ)

皮膚斑症 [dermography, dermographism] ⇨皮膚描記症(ひふびょうきしょう)

皮膚反応 [skin reaction, cutireaction] 〈皮膚試験〉 パッチテスト，皮内注射，スクラッチ法などにより，ごく少量の抗原を皮膚に作用させ局部の変化・反応をみる方法．30分ないし1～2時間以内で判定する即時反応(主として抗物質，ヨード含有薬，その他の薬物など)と，Ⅳ型アレルギー反応(ツベルクリン反応)に代表される遅延反応(24～48時間後に判定)とがある．アレルゲンの同定，疾患の診断に有用．→アレルギー

皮膚描記症 [dermographism] 〈皮膚斑症，皮膚紋画症〉 先端の鈍なもので皮膚をこすると，その部分のみが紅色となり隆起する現象をいう．蕁麻疹患者で陽性になりやすく，アトピー性皮膚炎では逆に白くなる．

皮[膚分]節 [dermatome] ⇨デルマ(ダーマ)トーム

皮膚紋画症 [dermatographism] ⇨皮膚描記症(ひふびょうきしょう)

皮膚紋理 [dermal ridge pattern] 手掌と足底の皮膚にみられる紋様．手掌と足底の皮膚には毛がなく，細かい隆線(皮膚小稜)が皮膚紋理を構成する．各個人に特有(万人不同)で，終生変わらない(終生不変)ので，皮膚紋理は法医学，人類学および臨床医学において，個人別の手段の1つとして広く用いられてい

る．指にあるものを指紋，手掌にあるものを掌紋，足底にあるものを足紋という．

飛蚊症 [myodesopsia, muscae volitantes, floaters] 硝子体混濁による視覚異常の自覚症状．白い紙などの明るく模様のない対象を見たときに，視野に小さな浮遊物が見え，視線の動きとともに移動するのが自覚される．加齢，高度近視，後部硝子体剝離，網膜剝離などが原因となる．

鼻閉塞 [nasal obstruction] 鼻腔の一部が閉塞した状態をいい，鼻呼吸に障害をきたす．ほとんどの鼻疾患で閉塞がみられるが，原因別に分けると，①炎症によるもの：鼻炎，アレルギー性鼻炎，副鼻腔炎，②異物によるもの：鼻腔結石，③腫瘍によるもの：鼻たけ，④奇形によるもの：先天性後鼻孔狭窄，などとなる．このほか上咽頭の腫瘍，アデノイドも鼻呼吸障害の原因となる．なお，降圧薬，血管拡張薬の服用で閉塞感をきたすことがあり，また飲酒，月経でも起こる．

被包[化] [encapsulation] 生体組織の防御反応の1つ．組織が損傷を受けたり，異物が侵入して炎症を生じた場合，肉芽組織による創傷部位の修復や異物の排除が行われるが，損傷や異物が大きいときは，周囲に生じた肉芽組織が緻密化して結合組織の被膜で覆われるようになる．このように，ほかの組織から創傷部を隔絶して炎症の拡大を防ぐ反応のことをいう．

非抱合型高ビリルビン血症 [unconjugated hyperbilirubinemia] 〈間接[型]高ビリルビン血症〉 ヘモグロビンが網内系で分解を受けると非抱合(間接)型ビリルビンとなるが，その大部分は肝細胞でグルクロン酸抱合を受け，抱合型(直接型)ビリルビンになり最終的に胆汁に排出される．この代謝過程の障害あるいは非抱合型ヘモグロビンの生成過剰により，血中に非抱合型ビリルビンの増加した状態を非抱合型高ビリルビン血症という．原因疾患としては，肝障害，新生児黄疸，溶血性黄疸，ジルベール病，シャント高ビリルビン血症などがある．→高(こう)ビリルビン血症

ヒポクラテス [Hippocrates, BC 460～375ころ] ギリシャの医学者で「医学の父」とよばれる．ソクラテスと同時代の人．エーゲ海のコス島に生まれた．ギリシャの医神アスクレピオスを先祖とする家系といわれる．各地を旅行して医術を研究し，高齢でテッサリア地方のラリサで病没した．没年については異説が多い．従来の迷信的医学を排して実験・実証的観察に基づく科学的な医学を広めた．全著作は87篇の論文集『ヒポクラテス集典』(Corpus Hippocraticum)として残され，そのうち13篇がヒポクラテスの手によるといわれる．名句「学芸の命は永く，人生は短い」は『集典』の金言集にある．従来，神業によると信じられてきたてんかんが脳の疾患であり，また，脳のなかに精神が存在することを説いた『神聖病について』も残している．エーゲ海北部のタソス島で数年にわたる治療中に書かれた臨床観察記録の『流行病』，また医師のモラルの指針とされた『ヒポクラテスの誓い』など，いずれも医術分野としてだけでなく，啓蒙思想としての特徴を備えている．ヒポクラテス振水音(Hippocratic succussion sound)，ヒポクラテス顔貌(Hippocratic facies)，ヒポクラテスの指(Hippocratic fin-

ヒポクラテス顔貌 [Hippocratic facies]
ger；ばち状指），ヒポクラテスの爪（Hippocratic nail）など，現在までその名を冠した症候が残されている．→ヒポクラテス顔貌

衰弱が激しく死期が間近い患者に共通してみられる顔貌をいう．顔面蒼白，鼻梁がとがり，頰とこめかみがこけるなどの独特な顔の状態．→ヒポクラテス

非ホジキンリンパ腫 [non-Hodgkin lymphoma；NHL]
悪性リンパ腫はリンパ組織の原発性悪性腫瘍であり，組織学的にホジキン病とそれ以外の非ホジキンリンパ腫とに分けられる．非ホジキンリンパ腫はわが国の悪性リンパ腫の大部分を占める．病理組織分類は REAL/WHO 分類，LSG 分類が用いられる．臨床病態も考慮して低悪性群，中等度悪性群，高悪性群に分けられる．診断はリンパ節の生検組織診断による．治療は化学療法，放射線療法を主体とし，手術療法や骨髄移植も含めて集学的に行われる．→悪性（あくせい）リンパ腫

飛沫感染 [droplet infection]
保菌者のくしゃみ，咳などにより排出された喀痰，唾液中の病原体により感染が広がる感染様式をいう．インフルエンザ，結核などはこの感染様式によることが多い．

非麻薬性鎮痛薬 [non-narcotic analgesics]
⇨解（下）熱薬（げねつやく）

肥満細胞 [mast cell]
〈肥胖（ひはん）細胞〉　細胞質に分泌顆粒を充満させた間葉組織由来の大型遊走細胞で，小血管周囲の結合組織に多くみられる．顆粒は血液凝固阻止作用を有するヘパリンや，血管の拡張・透過性を高めるヒスタミンなどを含む．肥満細胞は，血液中の好塩基細胞や好酸性細胞とともに，アレルギー発現に重要な働きをしている．

肥満〔症〕　▶大項目参照

びまん性汎細気管支炎 [diffuse panbronchiolitis；DPB]
慢性副鼻腔炎と慢性炎症性下気道疾患を有する副鼻腔気管支症候群の一つ．慢性の膿性痰，咳，副鼻腔炎などの症状を示し，閉塞性障害を呈する．COPD との鑑別は，喫煙とは無関係であること，より多くの喀痰，慢性副鼻腔炎の存在，小葉中心性の粒状影や分岐状態といった特徴的な CT 画像所見により容易である．

百日咳 [pertussis, whooping cough]
百日咳菌による気道感染症で，飛沫感染による．7～14日間の潜伏期ののち，鼻カタルの症状を示すカタル期（10～14日），次いで痙攣性，連続性の咳嗽（レプリーゼ），吹笛様吸気（フープ）などをみる痙咳期（痙攣期）が4～6週続き，発作の回数，程度ともに少なくなり，回復期（2～3週）を経て治癒する．治療は鎮咳薬，抗菌薬（エリスロマイシン）の投与を行う．予防接種は現在ジフテリア（および破傷風）トキソイドとの混合ワクチンが普及している．

日やけ [sunburn]
⇨日光皮膚炎（にっこうひふえん）

ヒヤリ・ハット委員会 [Hiyari Hatto committee]
看護を実践しているときに，まちがいにひやりとしたり，はっと気がついたことのデータを蓄積・分析し，看護師の医療事故防止をはかろうとする委員会．だれもがひやりとしたり，はっとした経験はもっており，そのときのケアの内容，患者の状況，看護師の思考・判断，ケアの提供システムなどについて検討を重ね，専門職集団の教育や組織改善をはかり，質保証に役立てる．

ヒュー-ジョーンズ分類 [Hugh-Jones classification；H-J classification]
主として呼吸器疾患症例を対象とした呼吸困難の程度を分類したもの．Ⅰ度からⅤ度までの5段階に分けられ安静度などの目安として用いられる（表）．Philip Hugh-Jones（英，呼吸器，医師）．

■表　ヒュー-ジョーンズ分類

Ⅰ度（正常）	同年齢の健常者と同様に仕事ができ，歩行や階段の昇降も健常者なみにできる
Ⅱ度（軽度呼吸困難）	平地では同年齢の健常者と同様に歩行できるが，坂や階段は健常者なみに昇れない
Ⅲ度（中等度呼吸困難）	平地でさえ健常者なみに歩けないが，自分のペースなら1km以上歩ける
Ⅳ度（高度呼吸困難）	休みながらでなければ，50m以上歩けない
Ⅴ度（重度呼吸困難）	会話や着物の着脱にも息切れがする

ヒュ（フ）ーナーテスト [postcoital test, Huhner test]
〈性交後テスト〉　不妊検査法の in vivo テストの1つ．精子が頸管粘液のなかに進入し，子宮のなかに入っているかどうかをみる検査である．4日間の禁欲後，排卵期に性交し，その後2～5時間以内に膣内，頸管粘液の中に精子がみとめられるかどうかを顕微鏡下に見る．強拡大して1視野中顕管内に15～20個の精子がみとめられれば合格とされる．しかし何回か繰り返し行い，フォローする必要がある．Max Huhner（1873～1947, 米, 泌尿器）．→不妊症（ふにんしょう）

ヒューマンカウンター [human counter]
⇨ホールボディカウンター

ヒューマン・ケアリング [human caring]
⇨ケアリング

ヒューマンファクター [human factors]
主としてリスクマネジメント用語として用いられる．事故発生要因には必ず「ヒューマンファクター＝人間側の要因」があり，また，事故を未然に防ぐというプラス面にも，この「人間側の要因」が機能するという考え方．→リスクマネジメント

ビュルガー病 [Buerger disease]
⇨閉塞性血栓血管炎（へいそくせいけっせんけっかんえん）

病衣　[clothing of patient]
⇨衣生活（いせいかつ）

病衣交換　[change patient's clothing]
⇨衣生活（いせいかつ）

憑依妄想　[delusion of possession]
〈つきもの妄想〉霊，悪魔，またはキツネなどの動物がとりついて，自分の意思や行動がその命令に従わされたり，しゃべらされているという妄想．統合失調症の「させられ体験（作為体験）」から生じることが多く，被害的・誇大的な内容が多い．→作為体験（さくいたいけん）

病院　[hospital]
⇨医療施設（いりょうしせつ）

病院機能評価　質の高い医療を効率的に提供するためには，医療機関の自らの努力が最も重要であるが，こうした努力をさらに効果的なものとするためには，第三者による評価を導入する必要がある．わが国では，財団法人日本医療機能評価機構（以下，機構と略）により，病院機能の第三者評価が実施されている．機構による病院機能評価は「訪問審査」とそれに先立って実施される「書面審査」により構成され，「訪問審査」は，一定の研修を受け，経験を積んだ複数のサーベイヤーが「訪問審査調査票」に基づいて実施する．2005（平成17）年7月からの訪問審査の評価体系（Ver.5.0）では，①病院組織の運営と地域における役割，②患者の権利と安全確保の体制，③療養環境と患者サービス，④医療提供の組織と運営，⑤医療の質と安全のためのケアプロセス，⑥病院運営管理の合理性，⑦精神科に特有な病院機能，⑧療養病床に特有な病院機能，が評価対象領域となっている．

病院立ち入り検査　⇨医療監査（いりょうかんさ）

病院到着前出産　妊婦が救急車で搬送されている間に車中で出産することをいう．同乗の救命救急士の介助が必要となる可能性があるため，近年，救命救急士への助産教育の必要性が指摘されている．

病院薬剤師　[hospital pharmacist]
病院薬剤師の業務には，①調剤，②DI（医薬品情報），③注射薬調剤，④TPN（高カロリー輸液）調製，⑤製剤，⑥TDM（血中濃度測定）など多岐にわたっている．また薬剤管理指導業務は病棟において薬剤師が，医師や看護師と連携を取り，患者にとって安全・適切な薬物療法を提供する業務である．薬歴管理のもと，患者に対し服薬に関する指導を入院中ならびに在宅治療に向けて実施し，服薬指導記録を残している．

病因論　▶大項目参照

病原真菌　[pathogenic fungus]
真菌（カビ）のなかでとくにヒトに対して病原性を示すものをいう．多くの種類があり，内臓から表皮・爪までさまざまな部位に感染症を起こす．代表的なものに，カンジダ，クリプトコッカス，アスペルギルス，放線菌，ムコール，ノカルジアなどがある．→真菌症（しんきんしょう）

病原性大腸菌　[enteropathogenic *Escherichia coli* ; EPEC]
通常，大腸菌は腸管内では病原性がなく，異所性感染（膀胱炎，肺炎など）を起こすことがある．しかし一部の血清型では，腸管内で病原性があり腸炎を起こす．そういったものを総称して［腸管］病原性大腸菌（広義）（下痢原性大腸菌）という．病態生理から5種類に分けられる．腸管病原性大腸菌（狭義）（EPEC）は，小児の腸炎の原因菌であり，腸管組織侵入性大腸菌（enteroinvasive *E. coli* ; EIEC）は赤痢様下痢の原因菌である．また，腸管毒素原性大腸菌（enterotoxigenic *E. coli* ; ETEC）は，旅行者下痢症の主な原因菌であり，O-157で知られる腸管出血性大腸菌（enterohemorrhagic *E. coli* ; EHEC）は，重篤な合併症を起こすことがあり，三類感染症に指定されている．腸管凝集付着性大腸菌（enteroaggregative *E. coli* ; EAggEC）は，小児の慢性下痢症の原因菌である．

病原巣　[reservoir of infection]
病原微生物が生存，発育，増殖している場所をいう．感染源として個体単位のものを指す場合と，感染巣として個体内の1部位を指す場合がある．前者は病原体を保有・媒介する個体で，ヒトでは患者および保菌者（キャリア），動物の場合はレザバーあるいはベクターとよばれ，ペストにおけるネズミやマラリアにおけるカなどがある．特殊なものとして破傷風菌における土壌も含める場合がある．後者の場合，病原体の侵入部位（創傷部や呼吸器感染での肺など）を一次病原巣といい，血行性，リンパ行性に伝播してほかの部位に二次病原巣がつくられる場合も多い．

病原体　[pathogen]
生体に侵入し，疾病の原因となる生物をいう．病原微生物と寄生虫があり，病原微生物にはウイルス，リケッチア，細菌，真菌，原虫などがある．

表在知覚　[superficial perception]
⇨皮膚感覚（ひふかんかく）

病識　[insight into disease]
自分の罹患している疾病や症状，とくに精神障害者が自分の異常行動について，それらを病的であるかどうかを正確に判断できる能力をいう．自身が病気であるという漠然とした意識をもつ病感とは区別する．精神疾患では病識が欠如し，神経症では病感はあるが，病識は無意識のうちに回避する．

病室　[sickroom]
入院をして診療を受ける患者のための病床（ベッド）が用意された部屋．多人数部屋，準個室（2人部屋），個室がある．各病室には患者が療養生活を支障なくおくれるように，ベッド，床頭台，椅子，電気スタンド，インターホン，ロッカー，床上卓（オーバーテーブル），およびプライバシー保持のためのカーテンなどが設置されている．病室は患者の安全性，安楽性をふまえたものでなければならず，建築基準法，医療法施行規則，消防法などにより詳細な基準が定められている．

病者役割　[sick-role]
病者は治療に専念する義務を負うとともに，通常の社会的責任を免除されるという，米国の社会学者パーソンズ（Talcott Parsons）が社会的役割理論の視点から提唱した概念．この「病者役割」は以下の4つの側面（権利と義務）よりなる．①正規の社会的役割から免除される，②好んで罹患したわけでもない病者は，自己のおかれた立場や

条件に責任を負わないし，無力であり，他人の援助を受ける権利がある，③早期回復や治癒に向け努力をしなくてはならない，④専門的援助すなわち治療を医師より受けるため，医師に協力する義務がある．

標準正規分布〔standardized normal distribution〕
平均値が0で，標準偏差が1である正規分布のこと．→正規分布（せいきぶんぷ）

標準体重〔standard body weight〕
身長に対して統計的に最も病気にかかりにくい体重で，健康のバロメータの1つとして用いられている．年齢・性別により異なるが，簡単な方法として従来は，身長から100を引くというブローカ指数を多く用いていた．日本人の場合は，身長から100を引いた数値に0.9をかけて算出したものが用いられてきた．各年齢層における標準体重は世代とともに変わり，現在はボディマスインデックス（body mass index ; BMI）を用い，身長(m)²×22で算出するのが最もよく標準体重を表すとされている（正確には年齢別・性別・身長別標準体重表を用いる）．こうして得られた標準体重と実際の体重との差が，プラスマイナス10％以内であれば健康体重としている．→肥満［症］（ひまんしょう），やせ

標準偏差〔standard deviation ; SD〕
データの集団のばらつき（変動）を表す指標で，分散の平方根として計算する．sあるいはSDと表す．→分散（ぶんさん），偏差（へんさ）

病床 ▶大項目参照

病前性格〔premorbid character〕
統合失調症や躁うつ病などの発病前にみとめられる，ある一定の共通した性格特性．クレッチマー（Ernst Kretscher, 1888～1964, 独, 精神科, 医師）は，それを「分裂気質」や「循環気質」などと名づけた．

瘭疽〔felon, whitlow, paronychia〕
指趾の化膿性炎症をいう．黄色ブドウ球菌が原因となることが多い．指先は強靱な結合組織性線維が骨に直角に存在し，炎症が横に広がらず，腱や骨組織など深部に進行しやすい．また，この部位は感覚神経が鋭敏なため痛みが激しい．治療は早期に切開を行う．

病巣感染〔focal infection〕
慢性閉鎖性の化膿巣があって，それより遠隔の一見無関係な部位に病変を起こす疾患．原病巣として扁桃炎，歯周囲炎などが，二次疾患として腎炎，心筋炎，関節リウマチなどがある．

病巣周囲炎〔perifocal inflammation〕
結核リンパ節が周囲のリンパ節に波及して，いわゆる腺塊を形成するときにみられる炎症．

病的骨折〔pathological fracture〕
〈特発性骨折〉骨に何らかの病的欠陥があるため，その抵抗性が減弱し，わずかな外力によっても折れてしまう骨折のこと．基礎疾患として，骨粗鬆症，骨腫瘍，多発性骨髄腫，化膿性骨髄炎，腫瘍の骨転移などがある．

病的骨突出〔apophysis〕
褥瘡発生の危険要因の1つ．寝たきりなどが原因の廃用性症候群による殿筋の萎縮などにより，相対的に仙骨が突出した状態を指して用いられる．

病的脱臼〔pathological dislocation〕
関節の内部に何らかの病的変化があるため，軽い力でも脱臼をきたすもの．①関節内の液貯留・拡大により起こる拡張性脱臼，②関節構成体の破壊による破壊性脱臼のほか，②変形性脱臼，④麻痺性脱臼，⑤癖性脱臼などがあり，主として股関節に多い．→脱臼（だっきゅう）

病的洞症候群 ⇨洞［機能］不全症候群（どうきのうふぜんしょうこうぐん）

病的反射〔pathologic reflex〕
一般には，健常者にはみとめられない反射で，神経診断学上重要な反射を意味する．前頭葉の障害による吸引反射のほか，錐体路系の各器質的障害でみられる口とがらし反射，手指屈曲反射ではホフマン反射，トレムナー反射，ワルテンベルク反射などの3反射，足底部ではバビンスキー反射やチャドック反射，ロッソリーモ反射などがよく知られている．→チャドック反射，バビンスキー徴候，ロッソリーモ反射

病的悲嘆〔pathological grief〕
悲嘆は喪失に対する正常な情緒的反応であるが，病的悲嘆はその過程が長期間にわたり過度に続いている状態．喪失体験後の周囲の理解不足，短期間でのたび重なる喪失体験，予期的心配のできない突然の喪失などによって病的悲嘆へと発展する危険性が高い．→悲嘆（ひたん）

病的酩酊〔pathological drunkenness〕
飲酒酩酊のうち，責任無能力に相当するもの．飲酒量は多くないのに，意識混濁，失見当識，健忘がある．運動性興奮や気分不安定などの激しく著しい変化を示すのが特徴である．最後に睡眠に入り，覚醒後その間の記憶を欠如する．原因は明確になっていない．

病棟開放制 ⇨開放病棟（かいほうびょうとう）

皮様嚢腫〔dermoid cyst〕
⇨類皮嚢胞（るいひのうほう）

表皮〔cuticule, epidermis〕
皮膚の一番外側の層．厚さは，一般体部0.1～0.3 mm，手掌0.7 mm，足底1.3～2.0 mm．神経，血管はない．上方から角質層，透明層（手掌・足底のみ），顆粒層，有棘（ゆうきょく）層，基底層に区分される．→皮膚（ひふ）

表皮形成〔epidermal regrowth〕
表皮の傷害あるいは欠損には潰瘍とびらんがある．表皮の欠損は体液の漏出や細菌などへの易感染性の原因となり，生体維持に不都合が生じる．このため，表皮の傷害が発生すると，表皮細胞増殖因子の活性化が起こり，表皮の再生が始まる．潰瘍ではまず真皮に肉芽の増生が起こり，毛嚢の残存がない場合，潰瘍周囲から表皮の増殖が始まる．このような場合，創傷治癒後に瘢痕を残す．浅い潰瘍やびらんのように毛嚢が残存している場合には，周囲からの表皮増殖とともに毛嚢からの表皮細胞の増生が始まる．→表皮（ひょうひ）

表皮細胞〔epidermal cells〕
表皮細胞のほとんどは角化細胞（ケラチノサイト）からなり，これに色素細胞（メラノサイト）とランゲルハンス細胞などが少数存在している．角化細胞はその真皮側から基底層，有棘層，顆粒層，透明層，角層に分かれる．

透明層は手掌足底にのみにみられる．有棘層は有棘細胞からなり表皮の大部分を占める．その隣接細胞間はデスモゾームで結合している．

表皮植皮術（ひょうひしょくひじゅつ）［epidermal graft］
⇨チールシュ植皮術

表皮剝脱（ひょうひはくだつ）［abrasion, excoriation］
⇨擦過創（さっかそう）

標本（ひょうほん）［sample］
実際にデータを集める対象で，想定された母集団に属するもの．この標本のデータを分析して，そこから母集団の性質を推し計るために統計学的手法が用いられる．→標本抽出（ひょうほんちゅうしゅつ），母集団（ぼしゅうだん）

標本抽出（ひょうほんちゅうしゅつ）［sampling］
調査や分析の対象とするために，母集団からその一部分を取り出すこと．取り出された標本が母集団の性質をある程度反映するように，抽出にはさまざまな方法が考えられている．→母集団（ぼしゅうだん），無作為抽出法（むさくいちゅうしゅつほう）

標本抽出調査（ひょうほんちゅうしゅつちょうさ）［sampling survey, sampling research］
⇨サンプリング調査

表面知覚（ひょうめんちかく）［superficial perception］
⇨皮膚感覚（ひふかんかく）

病理解剖（びょうりかいぼう）［pathologic autopsy］
⇨剖検（ぼうけん）

病理学（びょうりがく）［pathology］
病因を追求し，疾病によって生じた形態・機能的異常を解明する学問．方法論の主体は形態学（肉眼による肉眼病理学と顕微鏡による病理組織学）にある．

病理学的検査（びょうりがくてきけんさ）［pathological examination］
⇨病理学（びょうりがく）

病理組織学的検査（びょうりそしきがくてきけんさ）［histopathologic examination］
疾病の診断，治療方針決定のために，外科的切除，生検または病理解剖などで必要な組織を採取・固定し，標本を作製・染色して顕微鏡で診断すること．悪性腫瘍をはじめ，多くの疾病診断に必須．

病理組織迅速［顕微鏡］検査（びょうりそしきじんそくけんびきょうけんさ）［frozen section, histopathological quick microscopic examination］
外科手術や生検で得られた組織を用いて短時間に病理組織診断を行う方法．通常の組織固定方法ではなく，凍結により薄切組織切片を作成する．検査や手術の途中で治療法の選択や術式を決定するために行う．→病理組織学的検査（びょうりそしきがくてきけんさ）

日和見感染（ひよりみかんせん）［opportunistic infection；OI］
がんの末期，高齢者など体力・抵抗力の消耗した状態に，病原性の低い細菌やウイルスによって生じる感染症．抗生物質や免疫抑制薬の使用など，治療の高度化により生体内のバランスが崩れることが原因．

ピラゾロン誘導体（ピラゾロンゆうどうたい）［pyrazolone derivatives］
ピラゾロン骨格をもつ薬物をいい，酸性抗炎症薬フェニルブタゾン，解熱鎮痛薬アミノピリンなどがある．フェニルブタゾンは骨髄障害・肝障害・浮腫などの副作用が強く使われなくなった．→解（下）熱薬（げ

つやく）

ピラテス［Pilates method］
人間本来の自然の姿勢のあるべき姿を意識しながら行うエクササイズの一手法．正しい呼吸が正しい姿勢や身体の動きを導き出すという理念に基づき行われる．発案者はジョセフ・ピラテス（Joseph Pilates, 1880〜1967, 独）．

ヒラメ筋（ヒラメきん）［soleus muscle］
腓骨および脛骨の上端を起始とし，アキレス腱に停止する筋．腓腹筋の下部にあって下腿三頭筋の1つ．足の底屈，回外を行う．

びらん（糜爛）（びらん）［erosion；Er］
⇨潰瘍（かいよう）

比率（ひりつ）［proportion］
割合のこと．計数データの場合は，たとえば「はい」「いいえ」と答えた人数など，カテゴリーごとの計数値をもとに分析するので，絶対的な量ではなく比率が問題になる．→計数（けいすう）データ

ピリドキサールリン酸（ピリドキサールリンさん）［pyridoxal phosphate］
ビタミンB_6リン酸エステル化合物の1つで，生理的には，生体内でアミノトランスフェラーゼ，ラセマーゼなど，アミノ酸代謝酵素の補酵素として働く．熱，光に不安定である．→アミノトランスフェラーゼ，ビタミン

ビリベルジン［biliverdin］
老廃赤血球が処理される過程では，まずヘモグロビンが生じ，ヘモグロビンからグロビンが除去されヘムが生じる．そのヘムより生じる緑色の色素がビリベルジンである．肝でビリルビンに転化し，胆汁中へ捨てられる．ビリルビンの酸化でも生成される．→ビリルビン

ピリミジン［pyrimidine；Pyr］
窒素原子を2つもった環状構造の有機化合物である．ピリミジンおよびその誘導体をピリミジン塩基といい，ウラシル，シトシン，チミンなどがある．生体中では核酸，ヌクレオチド，ヌクレオシドの構成成分として存在している．

稗粒腫（ひりゅうしゅ）［milium］
〈粟粒腫〉眼瞼に多くみられる円形，粟粒大，白色の硬い小丘疹．青年女性に好発し，炎症症状はない．自然退縮するものもあるが，感染時には抗菌薬の投与により治療する．

微量元素（びりょうげんそ）［trace element, microminerals］
生体にとって，要求量は微量だが欠くことのできない構成元素．クロム，コバルト，銅，ヨウ素，鉄，マンガン，モリブデン，セレン，亜鉛，フッ素などがあげられる．酵素活性などに関与している．

ビリルビン［bilirubin；BIL］
ビリルビンはヘムの代謝産物である．ヘムはヘモグロビン，ミオグロビン，カタラーゼなどのヘム蛋白に含まれる．生体内のビリルビンの80％はヘモグロビン由来である．老廃赤血球は主として脾に取り込まれて破壊される．生じたヘモグロビンは肝，腎で代謝される．ヘモグロビンのグロビンは分解されてアミノ酸プールに入り，ヘムはビリベルジンを経て，ビリルビンになる．ビリルビンはアルブ

ミンと結合して肝に運ばれ，肝細胞内でグルクロン酸と結合し胆汁中に排泄される．十二指腸に入ったビリルビンは腸内細菌によりウロビリノーゲンに変えられる（図）．→グルクロン酸抱合

■図 ビリルビンの生成・代謝

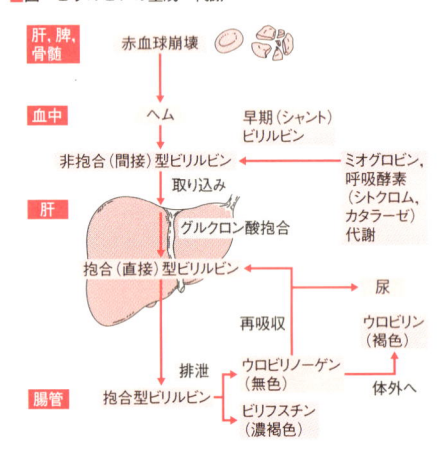

肝，脾，骨髄：赤血球崩壊
血中：ヘム → 早期（シャント）ビリルビン
非抱合（間接）型ビリルビン ← ミオグロビン，呼吸酵素（シトクロム，カタラーゼ）代謝
肝：取り込み → グルクロン酸抱合
抱合（直接）型ビリルビン → 尿
再吸収 → ウロビリン（褐色）
腸管：排泄 → 抱合型ビリルビン → ウロビリノーゲン（無色） → ビリフスチン（濃褐色） → 体外へ

ビリルビン過剰血症 [hyperbilirubinemia]
⇒高（こう）ビリルビン血症

ビリルビン脳症 [bilirubin encephalopathy]
⇒核黄疸（かくおうだん）

ピル [pill]
〈経口避妊薬〉 卵胞ホルモンと黄体ホルモンの合剤あるいは黄体ホルモン単独を一定期間内服するもの．避妊の機序は排卵抑制あるいは卵の着床障害による．投与法により一相性・二相性・三相性ピルに分類される．血栓症，脳血管障害，心血管障害などの副作用がまれにある．卵胞ホルモン（エチニルエストラジオール）含有量が50μg以下の低用量ピルが多く用いられている．

鼻涙管 [nasolacrimal duct]
眼角の内側深部にある涙嚢から上顎骨を通り，下鼻道に開口するまでの管．ところどころに絨毛をもった重層円柱上皮により覆われる．涙嚢と鼻腔を結んでいる．

ヒルシュスプルング病 [Hirschsprung disease ; HSCR]
直腸から結腸の一部またはすべての神経節（ガングリオン）欠如をきたして，不十分な副交感神経支配しか受けられないため正常な腸蠕動を行えず，それより口側では便が停滞し，ガスが多量に発生し腸が巨大に拡張する．症状として頑固な便秘，食欲不振，嘔吐，ときには腹痛を訴える．腹部膨満，悪臭のある排便がみられる．X線検査で巨大な結腸をみとめ，肛門直腸内圧反射の測定，直腸粘膜組織の生検にて診断する．注腸X線検査では，肛門側の狭小腸管から口側の巨大結腸への口径変化（caliber change）を示す．治療は，外科的に神経節欠如領域を切除する．Harald Hirschsprung（1830～1916，デンマーク，医師）．

ピルビン酸 [pyruvic acid]
〈焦性ブドウ酸〉 解糖の重要な中間体で，クエン酸回路などへの分岐点にあたる．ホスホエノールピルビン酸のリン酸転移で生じ，嫌気状態では乳酸に還元されるほか，好気状態ではピルビン酸デヒドロゲナーゼによりアセチルCoAになり，クエン酸回路に入る．→解糖（かいとう），クエン酸回路，糖新生（とうしんせい）

ビルロート胃切除術 [Billroth operation]
再建術式を含めた胃の幽門側部分切除のこと．本術式はオーストリアのビルロート（Christian Albert Theodor Billroth, 1829～1894, 外科）が1881（明治14）年に成功した．再建法によって，ビルロートⅠ法（胃・十二指腸吻合）とビルロートⅡ法（胃空腸吻合）に分かれる．→胃切除術（いせつじょじゅつ），輸入脚症候群（ゆにゅうきゃくしょうこうぐん）

比［例］尺度 [ratio scale]
絶対的な0（ゼロ）値が意味をもつ量のデータ（例：身長，体重，血圧など）．四則演算すべてが可能であり，さまざまな統計手法が利用できる．→間隔尺度（かんかくしゃくど），順序尺度（じゅんじょしゃくど），名義尺度（めいぎしゃくど）

ピレノキシン [pirenoxine]
白内障の点眼用治療薬．白内障のうち最も多い老人性白内障の成因の1つは，水晶体内の水溶性蛋白質がトリプトファンなどの有核アミノ酸の代謝異常で生じるキノイド物質によって変性し，不活化されることである．本薬はキノイド物質の作用を競合的に阻害することにより，水晶体膜機能障害，蛋白質変性などを抑制する．→白内障（はくないしょう），白内障治療薬

疲労★ [fatigue]
NANDA-I分類法Ⅱの領域4〈活動/休息〉類3〈エネルギー平衡〉に配置された看護診断概念で，これに属する看護診断としては〈消耗性疲労〉がある．

鼻漏 [nasal discharge]
⇒鼻汁（びじゅう）

疲労骨折 [fatigue fracture]
通常は骨折を起こさない程度の負荷が繰り返し及んだ場合に生じる骨折．脛骨や中足骨の骨幹部に多くみられ，X線上，亀裂様の陰影で周囲に骨硬化像を伴うのが特徴である．長時間の歩行やランニングにおいて発生することが知られている．安静を保つのみで修復機転である骨膜反応や仮骨形成がみられ治癒へ至る．

疲労測定 [measurement of fatigue]
疲労はよくみられる愁訴で，退屈，失望，睡眠不足，本人にとって過重な仕事などと関係し，心理的な問題から起こる場合も多い．自覚的な疲労は定量化が難しく，被験者に対する質問紙法などの結果を解析する程度の方法しかないが，他覚的な疲労は平時に比較しての作業量の量的および質的低下，あるいは刺激に対する反応性の低下により，ある程度の定量化が可能である．よく知られている検査法として，膝蓋腱反射およびアキレス腱反射の疲労による刺激閾値の上昇，フリッカー値（点滅した光を目視した場合に，低い周波数ではちらつきとして認識するが，周波数を上げていくとあるときから連続光と判断するようになる．その境界

となる周波数を求め，これを疲労度の指標とする．値が平均値よりも低い場合には，疲労または目の異常として判定する)の下降が知られている．

ピロカルピン [pilocarpine]
〈塩酸ピロカルピン〉 ジャボランジ葉に含まれるアルカロイドで，コリン受容体に作用薬として働き，アセチルコリン類似の薬効を示す．ニコチン様作用よりムスカリン様作用が強く，とくに分泌腺刺激作用が強い．緑内障の眼圧下降，縮瞳薬として用いられる．

ピロカルピン試験（しけん） [pilocarpine test]
薬理学的自律神経機能検査の1つ．1％塩酸ピロカルピン液を体重10 kgにつき0.13 mLの割合で皮下注射後，脈拍測定と唾液量の測定(患者に唾液を飲み込ませず吐き出させる)を行う．注射後1時間以内で唾液を75 mL以上分泌する場合，発汗が著明(玉のような汗)な場合，脈拍が20〜30回/分以上増加した場合を病的と考える．検査中は，上記以外の副作用(顔面紅潮，悪心・嘔吐，鼻汁，尿意など)も観察する．

ピロキシカム [piroxicam]
非ステロイド系消炎鎮痛薬．炎症・疼痛に関与するプロスタグランジンの生合成を抑制することにより，鎮痛効果を発現する．半減期が長く，持続効果がある．関節リウマチ，外傷後，手術後などに適応．副作用として消化性潰瘍，胃腸出血などが現れやすいので注意する．

広場恐怖症（ひろばきょうふしょう） [agoraphobia]
安全な場所(通常は自宅)にすぐに回避することができないような場所をおそれることをいう．語源となったアゴラとは古代ギリシャの人込みの多い公共の広場を指し，多くの場合，そのような場所にいるとパニック発作を生じやすくなる．→パニック

ヒロポン [Philopon]
⇨メタンフェタミン

ピロリ菌（きん） [*Helicobacter pylori*]
⇨ヘリコバクター・ピロリ

ピロリン酸（さん） [pyrophosphoric acid]
オルトリン酸の2分子縮合化合物．生体内では，たとえばアシルCoA合成のようなリガーゼ反応の際にアデノシン三リン酸(ATP)からピロリン酸が遊離してアデノシン一リン酸(AMP)が生じる．骨の石灰化を抑制する．

ピロルスステノーゼ [Pylorusstenose]
⇨幽門狭窄［症］(ゆうもんきょうさくしょう)

頻回インスリン注射法（ひんかいちゅうしゃほう） [multiple daily insulin injection regimen]
分割混注療法にて良好な血糖コントロールが得られない糖尿病患者に適応となる．食事の時刻や量，運動量に応じてインスリン注射の時刻や量を調節できるため，生活の自由度を高められる．朝・昼・夕食前に超速効型または速効型インスリンを注射する．1型糖尿病では，血糖に応じインスリン量を調節することもある．就寝前には中間型，または持効型溶解インスリンを基礎分泌を補うために注射する．→糖尿病(とうにょうびょう)

貧血（ひんけつ） ▶大項目参照

頻呼吸（ひんこきゅう） [tachypnea]
〈呼吸促迫〉 呼吸の深さは変化しないが呼吸数が1分間に24回以上になる呼吸状態．肺炎，うっ血性心不全，発熱時，精神的興奮などで起こりやすい．→過換気症候群(かかんきしょうこうぐん)，多呼吸(たこきゅう)

頻尿（ひんにょう） [frequency of micturition, pollaki(s)uria]
〈尿意頻数〉 正常な排尿回数4〜6回/日を超えて，10回/日以上にも及ぶ場合をいう．寒冷や精神的緊張などの影響による生理的な場合や，高齢者，尿路感染症，神経因性膀胱，骨盤腔内の手術後にみられる．尿量の増加を伴うものをとくに多尿という．→多尿(たにょう)

頻拍（ひんぱく） [tachycardia ; tachy]
⇨頻脈(ひんみゃく)

頻脈（ひんみゃく） [tachycardia ; tachy]
〈頻拍，心拍急速〉 脈拍数が基準(成人では60〜80回/分)よりも多いこと．一般には100回/分を超える場合をいう．脈拍数は身体的活動，精神的興奮，発熱などでも増加するが(生理的洞頻脈)，ショック状態や心不全などの心臓の収縮力低下によっても起こる(病的洞頻脈)．また発作性頻脈，心房粗動，心房細動でもみられる(不整脈による頻脈)．これらの鑑別は心電図によって行う．

ふ

ファージ [phage]
⇨バクテリオファージ

ファージディスプレイ法 [phage display]
大腸菌に感染するウイルスM13などに代表される線維状ファージの外郭蛋白質が、ファージの宿主細胞への吸着機能を保持させたまま、抗体などの目的とする蛋白質の外来遺伝子を融合させ、目的蛋白質を発現させる遺伝子工学の先端的研究手法。内部に遺伝子情報を有する100種以上の目的蛋白質をファージ表面に一度に提示でき(ライブラリー化)、また目的に応じてそれぞれの分子種を個別に選択することが可能である。

ファーストエイド [first aid]
災害や事故による負傷者または急病人に対して市民が行う応急処置をいう。救急車や医師が到着する前に、身近にあるものを利用して、とりあえず必要な処置を行い、命を助け、状態の悪化を防ぐとともに精神的パニックへの対処も含め、回復を助けることである。日本医師会による応急処置の内容は、一次救命処置(BLS)に加え、保温、体位維持、骨折部の固定、止血、創傷保護、観察、器具を使った気道確保、口腔内の吸引、在宅療法中の患者の処置の維持継続などを含む。

ファーター乳頭 [Vater papilla]
十二指腸下行脚の後内側壁に総胆管(膵管の大部分は総胆管に合流する)が開口しているところ。ドイツの解剖学者ファーター(Abraham Vater, 1684～1751)が記述した。

ファーマシューティカルケア [pharmaceutical care ; PC]
〈服薬ケア〉 1993(平成5)年米国医療薬剤師協会(American Society of Health-System Pharmacists;ASHP)によれば「ファーマシューティカルケアは、患者のQOL向上というアウトカムに到達するために薬物治療に関連したケア提供を薬剤師が責任をもって行うことである」と定義されている。薬剤師がほかの医療チームメンバーと協働して患者の薬物治療が効果的に行われるように服薬指導や相談を行うことを指し、わが国では1996(平成8)年に「調剤を行った薬剤に関する医薬品の情報提供」が義務づけられた。

ファイティング [fighting]
患者の呼吸と人工呼吸器の補助や強制換気が合わないこと。チューブの位置や気道内の分泌物、低酸素血症、高二酸化炭素[血]症など、生体の異常の前駆症状であることが多い。適切な鎮静やケアが重要であるが、原因の追究とともに人工呼吸器の設定を再考することも必要となる。

ファイバー・ガストロスコープ [fiber gastroscope ; FGS]
胃内視鏡検査に使用される器具の一種で、光ファイバー束が用いられている。胃粘膜を直接観察でき、同時に胃内撮影も可能である。生検材料の採取や異物の摘出を行うことも可能である。スコープ径が3 mmほどのものは、鼻腔から挿入してスコープを胃部に進めることも可能となっている。また、ビデオ・カメラを取り付けることで、患部をモニターに表示しながら手術などを行うこともできる。

ファイバースコープ [fiberscope]
グラスファイバーの全反射の性質を利用した内視鏡。外部光源の光を誘導して臓器内を照らし、また臓器内の映像を接眼レンズに導く2系統のファイバーからなる。目的に応じて、接眼部カメラ、送気管、生検鉗子孔、治療用レーザーなどを装備したものが用いられる。近年、電子スコープに取って代わられつつある。

5-FU [five-fluorouracil]
〈フルオロウラシル〉 悪性腫瘍に対する化学療法薬のうちのピリミジン代謝拮抗物質の1つ。腫瘍細胞の代謝亢進を抑え、細胞の増殖抑制、死滅を目的とする。注射・内服薬として固形がんに広く用いられる。ほかに、軟膏として皮膚がんの治療に用いられる。→抗悪性腫瘍薬(こうあくせいしゅようやく)

ファウラー位 [Fowler position]
⇨体位(たいい)

ファシリティ・マネジメント [facility management]
企業・団体などが効率的な組織活動を行うために施設や機器とそれらを利用する人々の環境を「ファシリティ」とし、ひと・もの・かね・情報に次ぐ第五の経営資源ととらえ、それらを企画、管理、活用する経営管理活動をいう。

ファブリー病 [Fabry disease]
1898(明治31)年にドイツの皮膚科医ファブリー(Johannes Fabry, 1860～1930)が、「びまん性ート幹被角血管腫」として初めて報告した全身疾患である。細胞内のライソゾーム内に存在するα-ガラクトシダーゼAの活性低下により、糖脂質代謝産物(スフィンゴリピドーシス)が各種臓器に蓄積する。新生児期の発育不全、乳児期の精神発達の遅滞、幼少時からの被角血管腫、四肢疼痛発作、発汗低下、心血管障害、水晶体混濁などがみられ、40歳くらいまでに腎不全に至る場合が多い。心筋肥大のみを有する亜型のファブリー病も存在する。伴性劣性遺伝(X染色体異常)が原因と考えられているが、女性の発症もみられる。治療は、欠如した酵素の補充、骨髄移植、遺伝子治療、沈着物の除去などが行われる。厚生労働省指定の特定疾患に含まれている。→難病(なんびょう)

ファロー四徴[症] [tetralogy of Fallot ; TOF]
心室中隔欠損[症]と肺動脈狭窄を主徴とし、これに大動脈騎乗、右室肥大の四徴をもつ先天

性心疾患をいう．大動脈騎乗と心室中隔欠損[症]によって右室の静脈血が大動脈に入る[右→左短絡(シャント)]ため動脈血酸素飽和度は低下し，また肺動脈狭窄によって肺血流量は減少し低酸素の状態におかれるため，著明なチアノーゼ症状を呈する．チアノーゼに伴い赤血球数増加，ばち状指がみられたり，低酸素状態が増強すると無酸素発作を起こすこともある．肺血流量が少ないため，歩いたりすると息切れがしたり，しゃがみこみ[蹲踞(そんきょ)]の姿勢をとる．治療は，乳児期に無酸素発作を頻発するものには鎖骨下動脈-肺動脈(Blalock-Taussing)短絡手術を行い，肺血流量を増加させて低酸素血症の程度を軽減させ，成長を待って心室中隔欠損[症]，肺動脈狭窄の根治手術を行う．現在では手術成績の向上に伴い，乳幼児期に根治手術が行われている．Étienne-Louis Arthur Fallot (1850～1911, 仏, 医師).

不安(ふあん) ▶ 大項目参照

不安(ふあん)★ [anxiety]
NANDA-I 分類法 II の領域9《コーピング/ストレス耐性》類2〈コーピング反応〉に配置された看護診断概念で，これに属する看護診断としては〈死の不安〉〈不安〉がある．

ファンクショナル MRI [functional MRI]
血中の酸素飽和度の変化を MRI 信号の変化としてとらえたもので，これを BOLD (blood oxgenation level dependent) 効果とよぶ．たとえば指を動かすなどにより脳に局所の活動が生じると，局所の血流量と酸素消費量の変化に依存するデオキシヘモグロビン(de-oxy-Hb)に濃度変化が生じる．この変化を賦活前と比較して MRI の信号変化で示し，脳の活動部位を表示する方法．脳神経領域で主に行われているが，腹部においても応用が進められている．

ファンコニ症候群(しょうこうぐん) [Fanconi syndrome]
何らかの原因による近位尿細管の再吸収障害の結果起こる病態で，アミノ酸，ブドウ糖，リン酸，重炭酸，尿酸，ナトリウム(Na)，カリウム(K)などが尿中へ漏出される．ビタミンD活性化障害，重炭酸漏出による近位型(typeⅡ)尿細管アシドーシスを呈し，低リン血症なども伴って成長障害をみとめる．原因は，シスチノーシス，チロシン血症，ウィルソン(Wilson)病，ロウ(Lowe)症候群，遺伝性フルクトース不耐症などの先天的遺伝性疾患，後天的なものには巣状糸球体硬化などによるネフローゼ症候群などの腎疾患，多発性骨髄腫，シェーグレン症候群，アミロイドーシス，重金属，また，イホスファミドやシスプラチン，アミノグリコシド系抗菌薬などの薬物でも発症することがある．通常は食欲不振，嘔吐，脱水，発育障害，くる(佝僂)病などで発見される．一般的にみられる検査値は，アミノ酸尿，尿糖，アシドーシス，低リン血症などであるが，尿中β2-ミクログロブリンの増加，低ナトリウム血症，低カリウム血症もみられる．Guido Fanconi(1892～1979, スイス, 小児科).

不安障害(ふあんしょうがい) [anxiety disorder]
⇨パニック障害

不安定狭心症(ふあんていきょうしんしょう) [unstable angina pectoris]
⇨虚血性心疾患(きょけつせいしんしっかん)

VRE [vancomycin resistant *Enterococcus*]
⇨バンコマイシン耐性腸球菌

VEGF [vascular endothelial growth factor]
⇨血管内皮細胞増殖因子(けっかんないひさいぼうぞうしょくいんし)

フィードバック [feedback]
一般には，ある目的のために行われた操作・行為・作用などの結果，得られたものを再び最初の段階に還元し，それをもとに操作・行為・作用などの修正を行うことをいう．生体内ではその恒常性維持のためいろいろなしくみのフィードバックが絶えず作動しており，たとえば，下垂体から分泌される副腎皮質刺激ホルモンはコルチゾールの分泌を促進するが，血中コルチゾールが多くなると，それが視床下部-下垂体系に作用して副腎皮質刺激ホルモンの分泌は抑制される．これも自動制御すなわちフィードバック制御の1つである．

V-A シャント [ventriculo-atrial shunt]
⇨脳室心房(のうしつしんぼう)シャント

VSD [ventricular septal defect]
⇨心室中隔欠損[症](しんしつちゅうかくけっそんしょう)

不育症(ふいくしょう) [infertility]
〈習慣性流産〉生殖年齢にある1組の男女が，妊娠を希望し，妊娠成立には至るものの，胎児が発育せず，常に流産あるいは子宮内胎児死亡に終り，生児を得ることができない病態をいう．原因としては染色体異常，子宮奇形，甲状腺機能低下症，クラミジアなどの感染症，抗リン脂質抗体症候群といった自己免疫疾患を含む免疫異常が考えられている．

フィジカルアセスメント [physical assessment]
⇨フィジカルイグザミネーション

フィジカルイグザミネーション ▶ 大項目参照

フィステル [fistel, fistula]
⇨瘻孔(ろうこう)

フィゾスチグミン [physostigmine]
〈サリチル酸エゼリン〉抗コリンエステラーゼ薬．コリンエステラーゼを阻害してアセチルコリンの分解を阻止し，副交感神経興奮，副腎髄質アドレナリン分泌増大，運動神経興奮作用を現す．投与後，唾液，胃液，気管支粘膜の分泌増大，腸管運動亢進，縮瞳，眼圧低下，少量で血圧上昇，大量で血圧下降，呼吸麻痺を起こす．緑内障治療薬(縮瞳薬)，抗クラーレ薬として用いる．→クラーレ

フィッシュバーグ濃縮試験(のうしゅくしけん) [Fishberg concentration test]
〈水制限試験〉腎の濃縮機能を検査する方法．検査前日に夕食として乾燥食を摂らせたのち飲食を禁止し，検査当日覚醒時に第1尿，1時間後に第2尿，さらに1時間後に第3尿を採取して，それぞれの尿比重と浸透圧を測定する．その比重が1回でも1.022(浸透圧は850 mOsm/kg・H_2O)以上であれ

ふいつしゆ

ば正常，それ未満の場合は腎の濃縮機能低下と判定する．Arthur Maurice Fishberg (1898〜1992, 米, 医師)．→フォルハルト希釈試験

フィッシュボーン・ダイアグラム [fishbone diagram]
特性要因図などともいい，品質管理において用いられている分析手法．ある問題や結果を「魚の頭」に，それらをひき起こしている原因や要因を「魚の骨」に見立てることができ，この名が冠されている(図)．医療現場においても，医療事故の分析などに活用されており，チームスタッフがブレーンストーミングにより，問題や結果をひき起こした原因として考えられる要素をプロセスごと，もしくはカテゴリーごとに抽出し，次いで具体的な内容を書き出し，「なぜそうなったのか」という背景要因などの分析を進める．チームスタッフの共同理解を促す手法．

■図　フィッシュボーン・ダイアグラムの構成

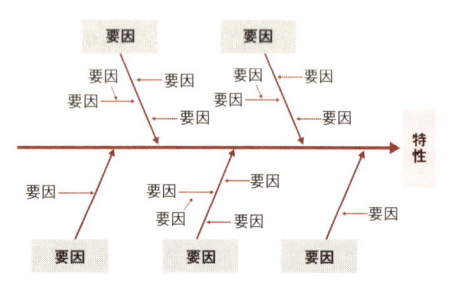

フィットテスト [fit-test]
二次感染予防目的のマスク装着時に，マスクが顔と密着して確実に密封(seal)されているかを確認する方法．厳密なテストではフードタイプのミストスプレー式フィットテスターなどを使用する(マスクを着用してフードをかぶり，そのフードのなかに，サッカリンの味がするエアロゾルを流す．味を感じなければマスクがしっかりフィットしていることが証明される)．マスクのフィットの状態は一定ではないので，作業前に必ずフィットテストを行うことが勧められる．

フィットネス [fitness]
個人がもつ身体活動を行う能力をフィットネスという．一般に日本語では「体力」と訳される．俊敏性，身体バランス，体組成，心肺持久力，柔軟性，筋持久力，最大筋力などの構成要素からなる．

VDT 症候群 [visual display terminal syndrome ; VDT syndrome]
OA機器などを長時間連続して使用する作業(VDT作業)によって生じるさまざまな症状をいう．キーパンチャー病にみられる腱鞘炎や頸肩腕症候群も VDT 症候群の特徴的症状である．一般に頭痛，眼の疲れ，視力障害，手指のしびれ，腰痛などから始まり，頸，肩，腕，手，手指のこり，だるさ，痛みを訴える．また精神的なストレスも加わり，精神神経的疲労が大きく，疲労感，不安感，イライラ，根気がなくなるなど，いろいろな症状を呈する．これをテクノストレスという．作業環境・条件の改善を進め，整形外科的治療とともに，必要に応じて心理・精神面のケアを行う．→職業病(しょくぎょうびょう)，テクノストレス

フィトヘマグルチニン [phytohemagglutinin]
⇨植物性血球凝集素(しょくぶつせいけっきゅうぎょうしゅうそ)

V-P シャント [ventriculo-peritoneal shunt]
脳室腹腔(のうしつふくくう)シャント

VP 療法 [VP[chemo]therapy]
ビンクリスチン(vincristine)とプレドニゾロン(prednisolone)の2剤併用療法．VP療法のVはビンクリスチンを，Pはプレドニゾロンを表す．急性リンパ性白血病，慢性骨髄性白血病の急性転化時の治療に用いられる．ビンクリスチンを週1回静注し，プレドニゾロンは連日経口投与を行う．ビンクリスチンの医薬品としてオンコビンが，プレドニゾロンにはプレドニンがある．

フィブラート治療薬 [fibrate drug]
高トリグリセリド(TG)血症治療の第一選択薬．初期に開発されたクロフィブラート，クリノフィブラートなどは，リポ蛋白リパーゼ活性上昇，脂肪酸合成抑制，β酸化促進，コレステロール合成抑制作用を有する．現在，フェノフィブラート，ベザフィブラートなどコレステロール低下作用の強いフィブラート製剤も開発されている．

フィブリノゲン [fibrinogen ; Fbg]
〈線維素原，第Ⅰ因子〉　血漿中に存在するグロブリンの一種で，血液凝固にかかわる凝固第Ⅰ因子の線状蛋白質．トロンビンの作用で不溶性のフィブリンに変わり，これによって血液凝固は完了する．肝で生成され，通常ヒトの血漿中には0.2〜0.4 g/dL くらい含まれるが，心筋梗塞，動脈硬化，脳梗塞，妊娠，悪性腫瘍，肺炎などの炎症疾患があると血漿中のフィブリノゲンは増加し，逆に播種性血管内凝固症候群(DIC)，重症肝障害などの疾患があると低下する．血漿中のフィブリノゲンが0.1 g/dL 以下になると血液凝固能は低下する．→フィブリン

フィブリノゲン分解産物 [fibrinogen degradation products ; FDP]
血管内のフィブリンおよび血中のフィブリノゲンがプラスミンによって分解された産物の総称．FDPの測定により凝固した血液が再液化する線維素溶解現象(線溶現象)が生体内で起きているか，あるいは起きていたかを推測できることから，DICの診断をするうえで重要な指標となる．

フィブリン [fibrin]
〈線維素〉　血漿中のフィブリノゲンがトロンビンにより特異的に加水分解されて生じる難溶性の分画．第XⅢ因子(フィブリン安定化因子)が作用すると分子間架橋が形成されて不溶性の蛋白繊維塊となる．→トロンビン，フィブリノゲン

フィブロネクチン [fibronectin ; FN]
細胞接着性糖蛋白の一種．細胞と細胞とを接着する作用や細胞形態調節作用，細胞構築，細

胞分化調節など多様な働きをする．→細胞接着(さいぼうせっちゃく)

ブイヨン [bouillon, broth]
肉水または肉エキス，ペプトン，食塩を含む細菌の基本的な液体培地．肉水を用いるためフランス語のブイヨン(肉汁)にちなんでこの名称でよばれるようになったが，現在では液体培地の総称として使われている．

フィラリア症 [filariasis]
〈糸状虫症〉フィラリア(糸状虫)によって起こる寄生虫疾患の1つ．熱帯や亜熱帯地域に多くみられ，主にリンパ管に寄生するバンクロフト糸状虫やマレー糸状虫，皮下組織に寄生するロア糸状虫や回旋糸状虫などの種類がある．わが国では九州・四国地方にバンクロフト糸状虫症がみられる．脊椎動物の血管やリンパ管に寄生するフィラリアの成虫がミクロフィラリアを産出し，吸血昆虫に媒介され感染幼虫となって伝播される．潜伏期間は数か月から1年で，「くさふるい」とよばれる悪寒・ふるえを伴う発熱をきたし，リンパ管炎からリンパ管閉塞を起こすと象皮病が顕著となり，脂肪や蛋白質を含んで白濁した乳び尿や，血液が混入した乳び血尿もみられるようになる．治療にはジエチルカルバマジンが有効であるが，重症の場合には外科的手術が必要となる．→寄生虫[症](きせいちゅうしょう)

フィルムドレッシング[材] [film dressing]
ポリウレタンなど半透過性の透明なフィルムに粘着剤をつけたもので，二次ドレッシングとして使用されることが多い(図)．多くは，通気性があり水蒸気も通すが，水やバクテリアは透過しないため，体内からの不感蒸泄を妨げず外部からの汚染を防ぐことができる．また，透明であることから創の観察がしやすい．滲出液のほとんどない創には，一次ドレッシングとして創に直接使用されることもあるが，注意すべきは，創傷被覆材として医療用具に承認されている製品と，「雑品」扱いとなる非承認の製品との2種が存在することである．創に使用できるのは前者のみで，「雑品」はガーゼや創傷被覆材のカバーなど，創に直接貼付しない場合，または表皮剝離がない場合に使用される．→ドレッシング

■図 フィルムドレッシング

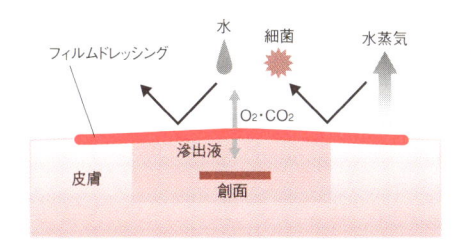

フィンガーブジー [finger bougienage]
主に灌注排便などの際に，微温湯の注入前にストーマに指を挿入して，腸の走行の確認や狭窄の有無などを確認する手技をいう．

フィンク，ステファン・L. [Stephen L. Fink]
米国の精神分析医．危機を，個々人のもつ通常の対処能力が，その状況における要求を満たすのに不十分な出来事としたうえで，危機発生直後から適応までのプロセスを，ショックの段階・防御的退行の段階・承認の段階・適応の段階とした(図)．そしてそれぞれの段階における危機介入を打ち出した．フィンクの危機理論は，突然おそってきた衝撃的な出来事によって生じた危機に対してその人がどのような受容過程をたどるのかに焦点をあてたものである．主著に『Crisis and Motivation ; A Theoretical Model』(1973)などがある．→危機理論(ききりろん)

■図 フィンクの危機モデルによる悲嘆のプロセス

衝撃	患者の死の予告，死別という脅威による心理的衝撃：強烈な不安，パニック，茫然自失など
防衛的退行	死別という出来事に対する防衛機制：否認，抑圧，現実逃避など
承認	死別という現実への直面：怒りを伴う抑うつ，激しい悲しみ，強度の不安など 再度混乱を示すが，現実の知覚と自己再調整の時期．自殺企図を示す場合があるので注意
適応	やがて訪れる死別の状況や死別の現実に対応：建設的方法で家族員の死を受け入れ，新たに自己の存在や価値観を見い出す

風疹 [rubella, German measles]
〈三日はしか〉風疹ウイルスによる急性発疹性伝染病．飛沫感染による．2～3週間の潜伏期ののち，発熱とともに後頭部，頸部のリンパ節腫脹をきたし，第3病日ころに淡紅色の斑状丘疹が全身に広がる．発疹は通常2～3日で消失する．妊娠3か月以内の妊婦では先天性奇形児出産の確率が高い．→先天性風疹症候群(せんてんせいふうしんしょうこうぐん)，胎芽病(たいがびょう)

風疹ウイルス [rubella virus ; RV]
非節足動物媒介性であるトガウイルス(togavirus)の1つで，大きさ50～70 nmのRNAウイルス．風疹の病原体である．

風疹生ワクチン [live rubella vaccine]
風疹予防のために接種される弱毒性風疹ウイルスを含む製剤．免疫のない妊娠3か月以内の妊婦が風疹に罹患すると奇形児を出産する確率が非常に高いことから，これを防ぐために風疹生ワクチンの接種が行われる．ワクチンとして高橋株，松浦株など，わが国では5種類が開発されている．接種後3週目ころより免疫が始まり10年以上持続する．妊婦への接種は行ってはならない．予防接種法改正により2006(平成18)年よりMR(麻疹，風疹)混合ワクチンとして，定期2回接種が行われている．

プール熱 [pool fever]
⇒咽頭結膜熱(いんとうけつまくねつ)

フールプルーフ [fool proof]
安全性確保の基本的概念で、それについて知識をもたない者や子どもなど、だれが操作しても危険をまねかないように設計されたもの。たとえば、ドアを閉めないと加熱できない電子レンジなど。→フェールセーフ

フェイスシールド [face shield]
口対口人工呼吸を行う際、患者の口にかぶせて呼気を吹き込むための感染防護具。→ポケットフェイスマスク

フェールセーフ [fale safe]
事故などの異常発生時に備え、代替となる手段を予め用意しておき、安全性を確保するしくみをいう。→フールプルーフ

フェティシズム [fetishism]
性倒錯の1つ。相手の身体の一部(毛髪、手足、唇など)や、身につけているもの(靴、下着、ハンカチなど)に対する性的欲求。そのものによって性的満足を得る。

フェトスコピー [fetoscopy]
⇒胎児鏡検査(たいじきょうけんさ)

フェニルアラニン [phenylalanine ; Phe]
蛋白質を構成する芳香族アミノ酸の1つ。必須アミノ酸で、1日必要量は成人で1.1～1.12gである。フェニルアラニン水酸化酵素によりチロシンになるが、フェニルケトン尿症ではこの酵素が先天的に欠損している。→チロシン、必須(ひっす)アミノ酸、ホモゲンチジン酸

フェニルケトン尿症 [phenylketonuria ; PKU]
先天性アミノ酸代謝異常症の1つ。染色体12番のフェニルアラニン水酸化酵素の遺伝子変異により、常染色体劣性遺伝を示す。フェニルアラニン水酸化酵素欠損により血中フェニルアラニンが増加し、尿中にフェニルビルビン酸などのフェニルケトン体が排泄される。治療されずに放置すると、新生児期は無症状であるが、しだいに重度知能低下、赤毛、色白などの症状を呈する。最近は新生児マススクリーニングの普及により早期に発見されるようになった。治療はフェニルアラニン制限食事療法を行う。→新生児(しんせいじ)マススクリーニング

フェノール [phenol]
⇒石炭酸(せきたんさん)

フェノバリン [phenovalin]
フェノールフタレイン系の下剤。無味・無臭。水に溶けにくい白色の結晶性粉末。大腸粘膜を刺激し緩下作用を生じる。1回に0.2～0.4gを服用すると4～5時間後に軟便が排出される。尿および便が赤色を呈することがある。

フェノバルビタール [phenobarbital ; PB]
長時間作用型のバルビツール酸誘導体。作用の発現は遅く、排泄速度も遅く、完全に体内から消失するのに1週間近くかかる。肝薬物代謝酵素誘導作用があり、他剤と併用するときには薬物相互作用に注意が必要あり。催眠・鎮静・抗てんかん薬として用いる。繰り返し投与により身体的・精神的依存を生じる。

フェリチン [ferritin]
分子量約45万の蛋白質アポフェリチンに鉄が結合した複合蛋白で、鉄貯蔵の役割をする。消化管から吸収された鉄の一部はフェリチンとして小腸粘膜や肝、脾などに貯蔵され、血清中の鉄が不足すると、フェリチンから還元鉄が血中に放出される。

フェンタニル [fentanyl]
フェンタニルはオピオイドμ受容体に作用する麻薬性鎮痛薬である。フェンタニルの鎮痛作用はモルヒネの約80～100倍で脂溶性が高く、循環動態への影響が少ないことや短時間作用性であるために手術時の全身麻酔(導入・維持)、局所麻酔に使用されてきた。がん性疼痛には、わが国では2002(平成14)年に経皮投与薬(フェンタニルパッチ)が発売された(図)。この薬物の特徴は、①経皮的投与、②作用継続時間が72時間と長い、③便秘などの副作用が少ない、などである。ただし貼付してから効果を発現するまでに12～24時間かかるため、急性の疼痛増悪に対しての管理も含め、通常短時間作用の鎮痛薬と併用して投与を行う。今後はがん性疼痛の鎮痛に対するモルヒネ以外の鎮痛薬としての貢献が期待される。副作用としては、悪心、頭痛、皮膚のかぶれがある。またパッチをはがしたあとも薬物が消失するまで最大36時間かかることや、加温によって薬物の吸収が速まる製剤特性も使用上理解しておく必要がある。

■図 経皮投与薬(フェンタニルパッチ)の模式図(断面)

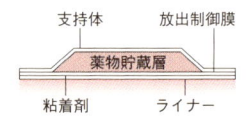

支持体　　放出制御膜
薬物貯蔵層
粘着剤　　ライナー

不応期 [refractory period]
興奮性組織である神経や筋肉にみられるもので、刺激を受けていったん興奮すると、いかに強い刺激が加わっても反応しない時期がある。これを絶対不応期という。その後ひき続いて強い刺激が加われば反応する時期がみられる。これを相対不応期という。絶対不応期は1～5 msec程度である。心臓の場合、絶対不応期の心筋に刺激が加わると、正常拍動とは別に反応が起こる。これを期外収縮という。

フォーカス・グループ・インタビュー
[focus group interview ; FGI] ある与えられたテーマに関連して、質問に答えたり議論するために召集された人々の集団に対して行われるインタビュー。質的研究の際のデータ収集の方法の1つ。→質的研究(しつてきけんきゅう)

フォーカスチャーティング [focus charting]
1981(昭和56)年、スーザン・ランピー(Susan Lampe)を中心とする米国の臨床看護師らによって開発された、コラム形式のプロセス・レコード(経過記録)の一種。記録に要する時間を短縮し、かつ、アセスメントや看護診断などでの混乱を生じにくく、さらに問題志向型ではとかく見失われがちな患者の全体像をみえるようにすること、などを目的開発された。記録のフォーマットとしては、経過記録として日時欄から始まり、フォーカス欄とDAR(Data, Action, Responseの頭文字をとったもの)

欄，そして署名欄で構成される．フォーカス欄には，患者の行動や症状・徴候，状態の変化などのほか，看護診断などの看護上の問題点を記載する．また DAR 欄についてはフォーカスごとに，データ(Data)としてはフォーカスをあてた事項の観察内容やその根拠となる主観的・客観的情報を，アクション(Action)としては看護師の実施した言動すべてを，レスポンス(Response)としては看護師のアクションに対する患者の反応を，それぞれ記載する．このシステムでは，看護師のアセスメントは主にフォーカスとして記載されるが，データやレスポンスとしても表現される．なお，「フォーカスチャーティング」は Creative Health Care Management, Inc. の登録商標．→プロセス・レコード

フォルクマン拘縮 [Volkmann contracture]

〈阻血性拘縮〉 上腕骨顆上骨折や前腕骨骨折などの際に，上腕動静脈が圧迫，損傷，浮腫，血腫などの影響を受けると，前腕屈筋群の血行障害をきたし，壊死・瘢痕化するために起こる拘縮をいう．一般に筋深層部ほど強く，また多くの場合に正中神経，尺骨神経麻痺が発生する．症状は初期には激痛を伴い，手関節掌屈，前腕屈側の萎縮，感覚異常，末梢循環障害などをみる(図)．拘縮の発生を予防することが重要で，拘縮の徴候や症状が生じた場合には，すみやかにギプス固定を除去し，筋膜切開などを行う．Richard von Volkmann(1830～1889, 独, 外科)．

■図 フォルクマン拘縮の外形

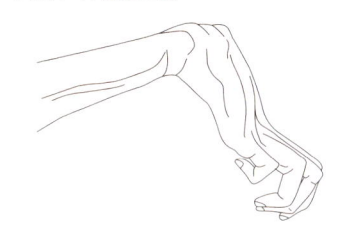

フォルクマン副子 [Volkmann splint]

下肢の骨折などの場合に行われる牽引療法の際，患肢を適当な肢位に保持するために使われる架台の一種．下肢を伸展位に保持する場合に使用する．

フォルトツリー解析 [fault tree analysis；FTA]

信頼性工学・安全性工学の分野でしばしば用いられる，故障や事故の分析法．ある欠陥事象につき，その事象が発生した条件や要因を分析し，その事象を発生せしめた基本事象のすべてを漏れなく明らかにしていく．想定される事故などの潜在的要因の検出に優れているため，医療においてもヒューマンエラー防止の手段として注目されている．

フォルハルト試験 [Volhard's test]

〈希釈濃縮試験〉 腎の排泄機能試験の１つ．禁食・排尿後，水分を1,000 mL 摂取させ，その後４時間は30分ごと，さらに２時間ごと５回，その後10時間分を夜間尿として採取し，希釈力および濃縮力を調べる．Franz Volhard(1872～1950, 独, 医師)．→フィッシュバーグ濃縮試験

FOLFIRI療法 [five fluorouracil, leucovorin and irinotecan (FOLFILI) regimen]

進行大腸がんに対する標準的な抗がん薬の多剤併用療法．注射用5-FU(持続注入)，ロイコボリン，イリノテカンの3剤を併用する．イリノテカンの併用で，5-FU とロイコボリンの2剤併用に比べて，奏効率が2倍(約40％)に改善された．しかし副作用の強さや3剤の投与スケジュールの複雑さも指摘されている．

FOLFOX 4療法 [five fluorouracil, leucovorin, irinotecan and oxaliplatin (FOLFOX 4) regimen]

進行大腸がんに対する抗がん薬の多剤併用療法の1つ．注射用5-FU(持続注入)，ロイコボリン，イリノテカン，オキサリプラチンの4剤併用療法であり，投与スケジュールにより FOLFOX 1～7 まで行われている．

フォローアップミルク [follow-up milk]

離乳後期から幼児にかけての栄養摂取量を質的・量的に理想的なものにすることを目的として用いられる育児用乳製品の一種．わが国では生後6～9か月からの幼児を対象とした製品がある．離乳食で不足しがちな栄養成分であるビタミン，鉄などの補給を目的として成分組成を調整した補完食品．

フォンテイン分類 [Fontaine classification]

閉塞性動脈硬化症の症状の重症度によって病期分類したもの．Ⅰ度は冷感，しびれ感，レイノー症候．Ⅱ度は間欠性跛行．Ⅲ度は安静時疼痛．Ⅳ度は虚血性潰瘍あるいは壊死．René Fontaine(1899～1979, 仏, 外科)．

不快指数 [discomfort index；DI]

人間がむし暑さに感じる不快さを表す指数．この指数は次式によって求められる．不快指数(DI)＝ $0.72 \times$ (乾球温度℃＋湿球温度℃)＋40.6＝ $0.4 \times$ (乾球温度℉＋湿球温度℉)＋15．日本人では，この指数が65～70では快く，75で約10％，77で65％の人が不快を感じ，85では95％の人が不快を感じる．ただし，人が暑さ寒さを感じる因子として気温，湿度，熱輻射，気流の4つがあるが，不快指数には気流が考慮されていない．そのため，本来なら不快に感じるところを，風があるために不快に感じないという場合もある．

不可欠アミノ酸 [indispensable amino acids]

⇒必須(ひっす)アミノ酸

不可欠脂肪酸 [essential fatty acid[s]]

⇒必須脂肪酸(ひっすしぼうさん)

負荷試験 [load test, tolerance test]

生体に物理的あるいは化学的負荷を加え，負荷前後の生体の反応から臓器の機能の良否を判定する．潜在している病気を発見するのに有用な試験である．肝機能検査や耐糖能試験では薬物，腎機能検査では水分・薬物など，心肺機能検査では運動を負荷する．

負荷心電図 [exercise electrocardiogram]

被検者に一定の運動をさせ(運動負荷を与え)心電図検査を行うこと．運動負荷により，安静時にはみられない不整脈や心電図波形の変化が検出されることがある．虚血性心疾患のスクリーニング，管理に頻用される．マ

不活化 [inactivation]
⇨解毒(げどく)

不活化ワクチン [inactivated vaccine]
病原体を加熱あるいは薬品処理することによってその病原性を低下，失活させ，抗原性だけをいかしたワクチン．わが国ではウイルスの場合は不活化ワクチン，細菌の場合は死菌(killed)ワクチンとよぶことが多い．欧米では killed vaccine として統一されている．生ワクチンに対して，トキソイドなども広義では不活化ワクチンとみなす．生ワクチンに比べ免疫持続が短く，基礎免疫，追加免疫が必要なため，接種回数が多い．現行のわが国の不活化ワクチンでは，ウイルスではインフルエンザ，日本脳炎，A型肝炎，B型肝炎，死菌では百日咳，コレラ，トキソイドではジフテリア，破傷風などがある．

不感蒸散 [insensible perspiration]
⇨不感蒸泄(ふかんじょうせつ)

不感蒸泄 [insensible perspiration]
〈不感蒸散〉　広義には皮膚表面および呼吸気道からの，狭義には皮膚表面のみからの水分の拡散をいうが，いずれの場合も発汗による水分の損失は含まない．発散されることが自分で感知できないことから不感蒸泄といわれる．これによる1日の水分排泄量は，気温・湿度によって異なるが，通常成人で広義の不感蒸泄の場合は0.8〜1.2L，狭義の不感蒸泄の場合は0.5〜0.8Lに達する．

浮球感 [ballottement]
⇨バロットマン

腹圧性尿失禁 [stress urinary incontinence]
⇨失禁(しっきん)

腹圧性尿失禁★ [stress urinary incontinence]
NANDA-I 分類法Ⅱの領域3《排泄と交換》類1《泌尿器系機能》に属する看護診断で，診断概念としては〈失禁〉である．

腹囲 [abdominal circumference ; AC]
仰臥位で四肢を伸展させ，臍の位置で腹部の周囲を計測した長さ．腹部膨隆がある場合は最も高位を示す部位も測定する．腹囲測定は，妊娠時の胎児の発育状態の目安となるほか，肥満，腹水を伴う疾患などの状態把握として有用である．

腹腔 [abdominal cavity]
横隔膜，腹壁，骨盤に囲まれた腔を腹腔という．通常は，胃，小腸，大腸，肝，胆嚢，脾など漿膜に包まれた臓器が存在する腹膜腔を指す場合が多い．解剖学的に女性では腟・子宮・卵管を通じ，外界と交通している．腹膜腔の後部には脊椎との間に腎，尿管，膵，十二指腸，大血管などの存在する後腹膜腔があり，また腹膜腔の下部には膀胱，子宮，直腸などの存在する骨盤腔があって，臨床的に使い分けられている．

腹腔鏡下手術 [laparoscopic surgery]
⇨内視鏡下〔外科〕手術(ないしきょうかげかしゅじゅつ)

腹腔鏡検査 [laparoscopy ; LAP, Laparo]
〈ラパロスコピー〉　腹壁に局所麻酔を施し，内視鏡の挿入が可能な大きさに皮膚切開する．腹腔鏡(ラパロスコープ)を挿入し，腹腔内臓器，とくに肝の表面の診断と写真撮影，生検材料の採取などを行う．近年では全身麻酔下でこの腹腔鏡を利用して胆嚢摘出術をはじめとする各種の手術が可能であり，侵襲が少ないため広く利用されつつある．

腹腔神経叢ブロック [celiac plexus block]
第1腰椎前面，腹腔動脈起始部の後腹膜腔に存在する交感神経叢．主にT_5〜T_{12}の交感神経が入り，上腹部内臓に分布している．腹腔神経叢ブロックは合併症も少なく，膵がんや胃がんなどの上腹部の内臓がんに起因する疼痛に有効である．X線透視下で経皮的に穿刺し，神経破壊薬の無水アルコールが使用されることが多い．

腹腔穿刺 [abdominocentesis, abdominal puncture]
腹腔内にたまった液体を穿刺針を用いて体外に吸引排出すること．大量の腹水が腹腔内の臓器を圧迫している場合，それを和らげるために治療目的で行われるが，貯留腹水が滲出性のものか漏出性のものか，または血性であるかを診断するため，細菌または細胞診の病理学的検査，腹膜透析を目的として行うこともある．→穿刺法(せんしほう)

腹腔洗浄 [peritoneal lavage]
①腹部の鈍的外傷例で，腹腔内に生理食塩液を注入し，その排液中に含まれる赤血球量から腹腔内出血を診断する方法．②腹膜炎の際に，開腹ないし腹腔鏡下に，膿汁，消化管穿孔による腸内容物などを洗浄除去すること．③開腹術で，血液などを温生理食塩液により閉腹前に洗浄すること．

腹腔動脈 [celiac trunk, celiac artery ; CA, truncus celiacus]
第12胸椎，または第1腰椎の高さで腹大動脈より起こる長さ1〜2cmの短い動脈で，腹部の内臓に血液を送る左胃動脈，総肝動脈，脾動脈の3枝に分かれる．

副血行 [collateral channel]
⇨側副循環(そくふくじゅんかん)

副睾丸 [epididymis]
⇨精巣上体(せいそうじょうたい)

副睾丸炎 [epididymitis]
⇨精巣上体炎(せいそうじょうたいえん)

副交感神経 [parasympathetic nerves]
交感神経とともに自律神経系をなし，自分の意思では左右することのできない心臓，消化管，血管，瞳孔などの機能を調節する．脳神経の動眼・顔面・舌咽・迷走の各神経，仙骨の骨盤内臓神経から発して各器官に分布する神経を介して，筋・内臓の運動や唾液腺などの分泌をつかさどる．機能として，心臓では心拍数減少，収縮性減少，血管では拡張，瞳孔では縮瞳，気管では狭窄，腸管運動では活動亢進の作用をもつが，交感神経とは，これと拮抗して作用する．交感神経と副交感神経は，同一臓器に対しては，ほぼ相反する作用を与えているといえる．→交感神経(こうかんしんけい)

副交感神経遮断薬 [parasympatholytic agents, anticholinergic drugs]

〈抗コリン[作用]薬〉 抗ムスカリン作用をもつ薬物で，副交感神経節後線維末のムスカリン受容体でアセチルコリンに競合的に拮抗する．代表的な薬物はアトロピン，スコポラミン（ベラドンナアルカロイド）および合成抗コリン薬で，散瞳薬，鎮痙薬，消化性潰瘍治療薬，麻酔前投薬として使われる．→アトロピン，アトロピン試験，スコポラミン

副交感神経[様]作用薬 [parasympathomimetic drugs]
〈コリン作用薬〉 副交感神経節後線維が興奮したときと同様な作用，すなわちアセチルコリンと同様な作用（ムスカリン様効果）を起こす薬物をいう．アセチルコリンやベタネコールなどのコリンエステル類，ムスカリンやピロカルピンなどのアルカロイドがある．本薬物の投与により，血管拡張による血圧下降，心筋収縮力の低下と遅脈，気管収縮，腸管の緊張の増大，腺分泌の増加などが起こる．

副甲状腺 [parathyroid gland ; PTG, accessory thyroid gland]
⇨上皮小体（じょうひしょうたい）

副甲状腺機能亢進症 [hyperparathyroidism]
⇨上皮小体機能亢進症（じょうひしょうたいきのうこうしんしょう）

副甲状腺機能低下症 [hypoparathyroidism]
⇨上皮小体機能低下症（じょうひしょうたいきのうていかしょう）

副甲状腺（上皮小体）ホルモン負荷試験 [parathyroid hormone infusion test]
⇨エルスワース-ハワード試験

複合性局所疼痛症候群 [complex regional pain syndrome]
⇨CRPS

複合多糖体 [complex polysaccharide] 2種以上の異なる単糖で構成される多糖類で，溶解度や物理的・化学的性質が単糖類とは大きく異なる高分子化合物を指し，代表的なものにヒアルロン酸，コンドロイチン硫酸，ペクチンなどがある．

複雑骨折 [compound fracture]
〈開放骨折〉 骨折部位と外界が連絡している状態の骨折を複雑骨折あるいは開放骨折といい，体外に開放されていない骨折は単純骨折と称する．複雑骨折は，皮膚および皮下組織に損傷があり，骨折片が内部より皮膚を破って外に露出していることが多い．骨折の様態が複雑という意味でなく，その治療は，筋骨格系と感染症の治療を複合的に行わなくてはならないことから，複雑骨折とよばれる．→骨折（こっせつ）

複雑性イレウス [complex obstruction]
⇨腸閉塞[症]（ちょうへいそくしょう）〈イレウス〉

複雑部分発作 [complex partial seizure]
⇨精神運動発作（せいしんうんどうほっさ）

副作用 [side effect ; SE] 一般に薬物のもつ作用のなかで，本来その薬物の主作用として期待する薬理作用，治療効果とは別に現れる作用を副作用という．副作用には生体に有効に作用するものも，害を与えるものもあるが，通常副作用という場合は，その作用は生体に不快かつ有害で不必要な作用を指す場合が多い．副作用には，その発現機序から，悪性腫瘍の放射線治療における白血球数減少にみられるような，それ自体のもつ毒性による副作用，薬物に対する患者のアレルギーや特異体質による副作用，薬物の併用による相乗作用に基づく副作用，肝や腎あるいは胃腸障害など薬物の臓器に対する直接作用による副作用など，多くのものがある．また，これらの副作用が重複した形で表出することもある．一方，抗ヒスタミン薬のもつ副作用である催眠作用を利用して，これを睡眠薬として用いることがある．このように治療の目的によって，副作用を主作用として用いることもある．

副子 [splint]
〈副木，スプリント，シーネ〉 打撲，捻挫，外傷などにより，身体の一部が転位・変形した際に固定・支持して修正したり，患部の動きを制限し安静をはかる用具．主な材質としては，金属，プラスチック，ギブスなどがある．

複視 [double vision ; DV]
単一物体が2つに重なって見える状態をいう．両眼を開いて見たときに起こる複視を両眼複視，片眼で見たときに起こるものを単眼複視といい，区別する．両眼複視の原因は本来，像を1つに結ぶように作用する眼筋が麻痺したために起こることが多く，単眼複視の場合は水晶体脱臼，角膜瘢痕，硝子体の混濁に起因することが多い．

腹式呼吸 [abdominal respiration ; abd resp]
〈横隔膜呼吸〉 呼吸は主に肋間筋と横隔膜がともに働いて行われる胸腹式呼吸が正常であるが，場合によってそのいずれかが主となる．腹式呼吸は横隔膜の運動を主とする呼吸運動をいう．一般に男性は腹式呼吸を，女性は胸式呼吸を主に行っているといわれる．→胸式呼吸（きょうしきこきゅう）

腹式帝王切開術 [abdominal cesarean section]
開腹し子宮体下部を切開して人工的に胎児を娩出する術式．適応としては，自然分娩が困難な前置胎盤や児頭骨盤不適合（CPD）などの場合，その他急速遂娩を必要とする場合に行われる．→腟式帝王切開術（ちつしきていおうせっかいじゅつ）

福祉住環境コーディネーター [housing environment coordinator for elderly and disabled people]
在宅療養中の高齢者や障害者を対象に，住みやすくかつ安全な住環境を提案するアドバイザー．医療・福祉・建築についての体系的で広汎な知識を有し，各種専門職と連携をとりながら利用者に適切な住宅改修プランなどを提示するほか，福祉関連情報などについてのアドバイスも行う．

腹斜筋 [oblique muscle of abdominal wall]
腹壁を構成する筋肉の一種．下位第8肋骨から始まり剣状突起から恥骨結合までの白線につく腱膜に終る外腹斜筋と，外鼠径靭帯・前腸骨稜から始まり第8～12肋骨の下縁・恥骨に終る内腹斜筋の2種類がある．腹部の収縮，脊柱の屈曲・外側回転，肋骨の下降などの作用をもつ．→巻頭カラー Fig. 20参照

福祉用具貸与 [lending for welfare implements]
介護保険制度において、要介護者2～5および要支援者と要介護者1を対象に、在宅生活を支援するサービスの1つ。地域包括支援センターなどを通じて、車椅子、介護用ベッドなどが貸与される。福祉用具貸与はケアプランに組み込まれており、支給限度額範囲内にある場合に、介護保険給付対象となる。ただし、2006(平成18)年の介護報酬改定により、「その状態像からは利用が想定されにくい種目について、一定の条件に該当する者を除き、保険給付の対象としない」こととなった。それにより、原則として要支援者と要介護者1に対しては一部の物品について貸与の制限があるが、日常生活に著しく支障のある場合はこの限りではない。なお、車椅子、歩行器、歩行補助杖については、身体障害者福祉法の補装具給付制度でも給付される。

副腎 [adrenal gland]
〔腎上体〕左右腎の上端に接する1対の内分泌器官で、生命維持に欠くことのできないホルモンを分泌する。通常、成人で8～12g程度の小体である。発生学的・機能的に全く異なる外側の皮質と内部の髄質から形成されている。副腎皮質は中胚葉性の細胞がそれぞれ異なった配列をする球状層、束状層、網状層の3層からなり、副腎髄質は交感神経節から発生したクロム親和性細胞からなる。副腎皮質からはミネラルコルチコイド、グルココルチコイド、副腎性男性ホルモンが分泌され、血中ナトリウム・カリウム量調節、血糖上昇、蛋白質の異化・同化、男性化、性欲亢進などの作用をつかさどる。副腎髄質からはアドレナリンとノルアドレナリンが分泌され、血圧上昇、脈拍亢進などの働きをする。→副腎髄質(ふくじんずいしつ)、副腎髄質ホルモン、副腎皮質(ふくじんひしつ)、副腎皮質ホルモン

副腎〔急性〕発症 [adrenal crisis]
⇒副腎(ふくじん)クリーゼ

副腎クリーゼ [adrenal crisis]
〔副腎〔急性〕発症、急性副腎皮質不全〕慢性副腎皮質機能不全に感染症の急性のストレスが加わったときや、ステロイド療法の離脱期などに、副腎髄質ホルモンの欠乏によって発現する。悪心・嘔吐、高熱、髄膜刺激症状、ショック、脱水症状などを示し、ときに死に至る。

副腎腫 [hypernephroma]
⇒腎細胞(じんさいぼう)がん

副腎腫瘍 [adrenal tumor]
副腎皮質腫瘍と副腎髄質腫瘍に大別される。副腎皮質腫瘍の亢進あるいは低下によるホルモン分泌異常の症状が現れる。コルチゾールやコルチコステロン分泌過剰によるクッシング症候群、アンドロゲン分泌過剰による副腎性器症候群、アルドステロン分泌過剰による原発性アルドステロン症がある。副腎髄質腫瘍には神経芽細胞腫、褐色細胞腫があり、ともにカテコラミンの過剰分泌による高血圧などの症状が現れる。副腎がんはまれであるが予後不良である。→褐色細胞腫(かっしょくさいぼうしゅ)、神経芽細胞腫(しんけいがさいぼうしゅ)

副腎髄質 [adrenal medulla ; AM]
副腎の上部に位置し、外胚葉性のクロム親和性細胞で内部を構成する内分泌組織である。周囲を副腎皮質に覆われている。コリン作用性交感神経の支配を受け、カテコラミンであるアドレナリン、ノルアドレナリンを分泌する。→アドレナリン、クロム親和性細胞、ノルアドレナリン、副腎(ふくじん)

副腎髄質ホルモン [adrenomedullary hormone]
副腎髄質から血中に分泌されるカテコラミンに属するホルモン。アドレナリンとノルアドレナリンの2種類が分泌されるが、生体内ではアドレナリンの割合が多い。血流を介し諸臓器に達したアドレナリン受容体を刺激することによって交感神経を興奮させる。その結果アドレナリンは脈拍増加、肝グリコーゲンの分解による血糖上昇、瞳孔散大などを起こし、ノルアドレナリンは末梢血管収縮による血圧上昇作用を起こす。→アドレナリン、ノルアドレナリン

副腎白質ジストロフィー [adrenoleukodystrophy ; ALD]
極長鎖脂肪酸を含むコレステロールエステルが蓄積する遺伝性(伴性劣性)代謝異常症である。代謝異常の場がペルオキシソームにあるため、ペルオキシソーム病の1つとして位置づけされている。副腎機能不全と大脳白質を主体とした中枢神経系の脱髄が特徴で、中枢神経系の白質の系統的な脱髄を生じる疾患は白質ジストロフィーとよばれ、ライソゾーム病の異染性白質ジストロフィーと同様の病変を示す。原因は、脳白質、副腎、白血球、赤血球、血清などの全身の組織、体液における極長鎖脂肪酸の増加、免疫学的な要因が考えられている。発症年齢と主症状から、小児大脳型、思春期大脳型、成人大脳型、小脳脳幹型、副腎脊髄ニューロパチー、アジソン病のみ、症候性女性保因者の7つの病型に分類されている。根本的な治療法はないが、造血幹細胞移植がこころみられている。対症療法として抗痙攣薬、抗縮薬が用いられ、副腎不全に対してステロイド薬が投与される。厚生労働省指定の特定疾患に含まれている。→難病(なんびょう)

副腎皮質 [adrenal cortex ; AC]
腎の上側に位置する副腎の表層部位の組織。ヒト副腎皮質は外側より球状層、束状層、網状層の3層からなり、それぞれミネラルコルチコイド(アルドステロンなど)、グルココルチコイド(コルチゾールなど)、副腎性男性ホルモン(アンドロゲン)を分泌している。→副腎(ふくじん)

副腎皮質機能低下症 [adrenal cortical insufficiency, adrenocortical insufficiency]
〈副腎〔皮質〕〔機能〕不全〉副腎組織の萎縮などによる副腎皮質ホルモンの分泌不全に起因する病態。急性のものと慢性のものとがある。前者は副腎クリーゼ、ウォーターハウス-フリーデリクセン症候群とよばれる。後者には、副腎自体に障害がある原発性副腎皮質機能低下症(アジソン病)と、下垂体の障害による副腎皮質刺激ホルモン(ACTH)分泌低下に起因する続発性副腎皮質機能低下症とがある。→アジソン病、副腎(ふくじん)クリーゼ

副腎〔皮質〕〔機能〕不全 [hypoadrenocorticism]
⇒副腎皮質機能低下症(ふくじんひしつきのうていかしょう)

副腎皮質刺激ホルモン　[adrenocorticotropic hormone ; ACTH]
〈コルチコトロピン〉　下垂体前葉においてプロオピオメラノコルチンから生成されるホルモンで，分子量約4,500のポリペプチド．血流を介し，副腎皮質とくに束状層に作用して，コルチゾールやそのほかの副腎皮質ホルモンの合成・分泌促進と副腎皮質細胞の肥大をもたらす．ACTHの分泌は視床下部から分泌される副腎皮質刺激ホルモン放出因子(CRF)により調節される．副腎皮質刺激ホルモンの分泌過剰はクッシング症候群をひき起こし，分泌低下は副腎皮質機能低下症(アジソン病)をまねく．→アジソン病，クッシング症候群

副腎皮質ステロイド　[adrenocorticoid]
医薬品として副腎皮質ステロイドを利用する際の作用は，抗アレルギー作用であり，サイトカインや抗体の産生を抑制し，細胞性免疫を低下させ，胸腺，リンパ節などの免疫組織を萎縮させて，リンパ球，好酸球を減少させることである．また，副腎皮質ステロイドは抗炎症作用も有し，これは生体における炎症反応に必要なプロスタグランジンの生合成を阻害することによるものと考えられている．注射薬，内服薬，塗布・吸入などの外用薬と，幅広く臨床使用されている．→ステロイドホルモン，副腎皮質(ふくじんひしつ)ホルモン

副腎皮質ホルモン　[adrenocortical hormone ; ACH]
副腎皮質から分泌されるホルモン．ステロイド骨格をもち，コルチゾールなどのグルココルチコイド，アルドステロンなどのミネラルコルチコイド，および副腎性男性ホルモンがある．グルココルチコイドは血糖上昇作用，抗炎症作用，免疫抑制作用などをもち，ミネラルコルチコイドは体内にNa$^+$と水分を貯留させ，K$^+$を減少させる作用をもつ．抗炎症作用を強め，Na$^+$貯留作用を弱めた合成副腎皮質ホルモンが多数合成され，リウマチ，アレルギー性疾患，ネフローゼ，白血病など多くの疾患の治療に用いられている．→抗炎症薬(こうえんしょうやく)，免疫抑制薬(めんえきよくせいやく)

腹水　[ascitic fluid ; AF]
腹腔内に体液が貯留した状態およびその液体をいう．蛋白成分の少ない漏出性の腹水と，蛋白質に富む滲出性の腹水とに分けられる．肝硬変，うっ血性心不全，ネフローゼ症候群，門脈圧亢進症などの際に血漿膠質浸透圧低下や低蛋白症などにより血液成分が漏出して貯留する場合と，結核性・がん性腹膜炎あるいは悪性腫瘍，炎症性などによる血管透過性の亢進により貯留する場合がある．また，フィラリアや腫瘍の圧迫によってリンパ管閉塞や乳び管の破裂をきたし，乳び様腹水がみられることがある．→腹部膨満(ふくぶぼうまん)

覆髄法　[pulp capping]
〈歯髄覆罩(とう)法〉　歯髄を保護するために行われる治療法．歯髄を包む象牙質が欠損し，歯髄が露出した場合，薬物で直接歯髄を覆ってしまう直接覆髄法と，象牙質を包んではいるものの非常に薄い場合，象牙質の上から薬物によって覆い，歯髄を保護する間接覆髄法がある．水酸化カルシウム，亜鉛華などを亜鉛華ユージノールで粘土状にして用いる．

複数菌感染　[polymicrobial infection]
〈混合感染，多重感染，重複感染〉　2種以上の病原体が同一宿主に同時に感染することである．同時に複数の病原体に感染する場合から，1種類の病原体による感染が成立したあとにひき続いて別の病原体による感染が成立する場合がある．二次感染，菌交代現象などの概念との重複や感染部位，時間経過など厳密な定義は難しい．混合感染，多重感染，重複感染なども同義語として用いられている．→菌交代現象(きんこうたいげんしょう)，二次感染(にじかんせん)

輻輳　[convergence]
小さな物体を顔の真正面から眉間へゆっくり近づけると，両眼球とも物体を追って内側へ寄ってくる．このように両眼の視線を眼前の1点に集中させる機能を輻輳とよぶ．輻輳は両眼内直筋と動眼神経内直筋核の働きによるが，この働きをつかさどる中枢神経系に異常が生じると輻輳に障害が起こり，めまい，頭痛，複視などの自覚症状が現れる．→近見反応(きんけんはんのう)

服装倒錯[症]　[transvestism]
〈異性装，服装転換症〉　性倒錯の1つで，異性の服装を身に着けたり，そのほかの異性的表現をすることで性的ないし精神的に満足を得ること．同性愛，フェチシズム(異性の毛髪，爪など肉体の一部や下着などによって性的興奮を得る)，露出症との関連性が指摘されている．

輻輳反射　[convergence reflex]
⇨瞳孔反射(どうこうはんしゃ)

腹帯　[abdominal bandage]
①腹部手術後の傷口の保護・固定を目的とするもので，幅30 cm前後，長さ120～150 cmのさらし布を2，3枚重ねて2か所で縦に縫い合わせ，一番外側の布の両端を4本くらいに裂いたもの．腹部に巻く際は，裂いていない側の布が直接肌に触れるように腰背部に置き，左右交互に腹部に巻き，最後に脚部分を多少引き上げながら左右交互に重ね，最後の1対を軽く結ぶ．より強く固定したい場合は，左右相対する脚部をすべて結んでしまう．②妊婦が使用するもので，日本古来のもの．さらし布半反を半幅にし，腹部全体を覆うように，下から上へきつ過ぎないようにゆとりをもたせて巻く．腹壁の弛緩や懸垂腹の予防，妊婦の正しい姿勢の保持，外部刺激からの腹部の保護，腹部の保温，妊婦やその家族の妊娠や分娩に対する自覚の促進および母性意識の育成などの効果がある．→着帯(ちゃくたい)

腹大動脈　[abdominal aorta ; AO, aorta abdominalis]
胸大動脈に続き，横隔膜の大動脈裂孔に始まり，第4と第5腰椎の間で終る大動脈で，下横隔動脈，腰動脈，正中仙骨動脈などの壁側枝と，腹腔動脈，上と下の腸間膜動脈，中副腎動脈，腎動脈，精巣(男性)あるいは卵巣(女性)動脈などの臓側枝を出す．

フグ中毒　[fugu intoxication]
フグの卵巣，肝，腸などに含まれるテトロドトキシンという有毒物質による食中毒．テトロドトキシンは熱や酸に強く，人体内に入ると嘔吐，感覚鈍麻，四肢の運動障害などクラーレ(筋弛緩)作用を起こし，呼吸中枢の麻痺のため死に至ることが多い．

腹直筋 [rectus abdominis muscle]　恥骨稜・恥骨間靱帯から始まり，第5〜7肋軟骨・剣状突起に終る筋肉．腹部の収縮，脊柱の屈曲などの作用をもつ．正中の白線と横走する腱画に分節され，腹直筋鞘に被覆される．→巻頭カラー Fig. 20参照

腹痛 ▶大項目参照

副伝導路症候群 [preexcitation syndrome]　⇨ウォルフ-パーキンソン-ホワイト症候群

副乳[房] [accessory mamma]　ヒトで，胸部の正規の1対以外に乳房組織をもつ奇形の一種．腋窩付近に多く，腋窩から正常乳頭を経て陰部を結ぶいわゆる乳線上からはずれることはまれである．女性の場合，分娩後にわずかに腫大するが，乳汁分泌はほとんどみられない．

副鼻腔 [paranasal sinuses]　鼻腔と交通を有する空洞で頭蓋骨，顔面骨で形成され，内壁は粘膜で覆われる．前頭洞，蝶形骨洞，上顎洞，篩(し)骨洞の4つがある．副鼻腔の内腔粘膜は鼻腔粘膜と続いているため，鼻腔の炎症が上行性に移行し，副鼻腔炎や蓄膿症が発生する．→鼻腔(びくう)，副鼻腔炎(ふくびくうえん)

副鼻腔炎 [sinusitis]　副鼻腔〔上顎洞，篩(し)骨洞，前頭洞，蝶形骨洞〕の粘膜と骨の急性あるいは慢性の炎症．1洞より2洞以上にわたって炎症が広がることが多く，4つの副鼻腔すべてに炎症の及んでいるものを汎副鼻腔炎という．急性副鼻腔炎はかぜ，麻疹，う歯，外傷後の感染が原因となって一時的に起こる炎症で，とくにかぜによる急性鼻炎に続いて発症することが多く，頭痛，発熱，鼻閉，鼻漏，雑音洞圧痛などの症状がみられる．慢性副鼻腔炎は，アレルギーなどの体質，膿汁排泄を妨げる鼻腔・副鼻腔の形態異常に細菌感染が合併したもので，鼻閉，鼻漏，頭重，嗅覚障害などの症状とともに，しばしば記憶力の低下や鼻たけ(鼻茸)形成をみることもある．治療には，化学療法，抗炎症薬，上顎洞洗浄，プレッツ置換法，ネブライザー法のほか，慢性の場合には手術が必要とされる場合もある．→蓄膿[症](ちくのうしょう)

腹部血管造影[法] [abdominal angiography]　経皮的にカテーテルを腹部大動脈または下大静脈に挿入して造影剤を注入し造影する場合と，選択的に特定部位を造影して臓器組織の病変または血管性病変の診断を行う場合とがある．→血管造影法(けっかんぞうえいほう)

腹部大動脈瘤 [abdominal aortic aneurysm; AAA]　動脈硬化，先天性疾患，外傷などにより腹部大動脈壁が脆弱化し局所的または全周性に拡張をきたしたものである．瘤の成因により真性，解離，仮性瘤に分類される．最近では解離性大動脈瘤が多い．破裂と末梢動脈への塞栓症の防止を目的に，横径が6 cmを超えると手術適応となる．手術は単純遮断で可能であり，成績は高齢者でも良好である．→解離性大動脈瘤(かいりせいだいどうみゃくりゅう)，胸部大動脈瘤(きょうぶだいどうみゃくりゅう)

腹部突き上げ法 [abdominal thrusts]　成人および小児の窒息と判断すれば，患者のうしろから心窩部に両手を回し，握りこぶしの母指側を心窩部に当て，手前上方に向かって圧迫するように突き上げる．→BLS

腹部膨満 [abdominal distension]　胃腸管内容物やガスの充満(鼓腸)，腹腔内実質臓器の腫大あるいは腹腔内の水分貯留などによって腹部がはって不快感を覚えること．鼓腸は腸管麻痺(腹膜炎，開腹術後，外傷)，腸閉塞，腸血行障害などによる腸吸収不全，発酵しやすい食物の摂取などによって腸管内に大量のガスが打診して起こるもので，打診を行うと腹部の全般にわたって高調音を発する．また腹水は腹腔内の漏出液，滲出液の貯留によるものである．打診では体位変換による音響変化を確認でき，触診では波動をみとめる．→鼓腸(こちょう)，腹水(ふくすい)

腹壁瘢痕ヘルニア [incisional hernia]　⇨瘢痕(はんこん)ヘルニア

腹壁反射 [abdominal skin reflex]　脊髄反射の1つ．腹壁の皮膚を先の硬いもので外側から中央に向けて軽くこすると，同側の外腹斜筋が収縮を起こす現象．必ず左右両側について検査する．錐体路障害があると麻痺側の腹壁反射は消失あるいは減弱する．また，反射中枢が胸髄にあるため，脊髄障害がある場合も反射は消失，減弱する．なお腹壁反射は，腹部肥満や腹壁弛緩の著しい者，乳児や高齢者で欠く場合があるが，両側性の減弱や消失であれば必ずしも異常とはいえない．

腹壁ヘルニア [ventral hernia, abdominal hernia]　腹壁から腹腔内臓器が腹膜に包まれて脱出するもので(鼠径ヘルニア，臍ヘルニアは除く)，以下の3型がある．①正中腹壁(白線)ヘルニア：腹壁正中線(白線)から脱出するもので，20〜40歳の男性に好発する．②側腹壁(半月状線)ヘルニア：半月状線の下部の，とくに抵抗力の弱い部分から脱出するもの．③腹壁瘢痕ヘルニア：術後または外傷後などの瘢痕部に発生するもの．どの型においても治療は手術的処置が行われるケースが多い．

複方ヨードグリセリン [compound iodine glycerin]　⇨ルゴール液

副木 [splint]　⇨副子(ふくし)

腹膜 [peritoneum; P]　腹膜腔の内壁(壁側腹膜)と腹腔内臓器の表面(臓側腹膜)を覆う漿膜で，中皮とその下の結合組織からなる吸収漏出作用に富んだ強靱で薄い膜．腹膜の表面積は体表面積にほぼ匹敵する広さをもち，成人で1.7 m²に及ぶ．臓側腹膜には感覚はないが，壁側腹膜には感覚がある．

腹膜炎 [peritonitis]　腹膜の炎症性疾患．最も重要で多くみられるのは外傷，急性虫垂炎，消化管の穿孔などによる腹膜刺激，感染で起こる急性腹膜炎である．腹部の激痛，嘔吐，腹部膨満，ショックがあり，開腹洗浄ドレナージ術が必要となる．慢性のものは結核性のものが多い．→急性腹膜炎(きゅうせいふくまくえん)

腹膜外帝王切開〔術〕　[extraperitoneal cesarean section]
腹壁切開後、膀胱子宮窩の腹膜剝離を行い、その位置より腹腔内に入らないまま子宮壁を切開する帝王切開術。子宮内感染がある場合、これが腹腔内に及ばないように考えられたもの。この術式は、抗菌薬の発達により最近はあまり行われない。

腹膜がん症　[peritoneal carcinomatosis]
⇨がん性腹膜炎

腹膜灌流　[peritoneal lavage]
⇨腹膜透析(ふくまくとうせき)

腹膜鞘状突起　[peritoneal vaginal process]
男児では胎児期に精巣が腹腔から陰嚢まで下降してくる。この際、腹膜も陰嚢まで引きずって下降する。すなわち陰嚢に腹膜が尾のように入り込んでいて、精巣に付着している。生後は、この尾の付け根が閉じて腹腔との連絡は閉鎖する。この腹膜の尾を腹膜鞘状突起という。腹膜鞘状突起が開存していると、腹腔内の臓器・腸管がその孔を通って陰嚢内に嵌頓する鼠径ヘルニアをひき起こす。女児では陰唇で同様のことが生じるが、ほとんどが発症せず出生前に消失する。

腹膜透析　[peritoneal dialysis ; PD]
〈腹膜灌流〉荒廃した腎機能を代行するために、腹膜カテーテルを介して膜腔内に透析液を注入し、腹膜を半透膜として用い、拡散と浸透の原理により透析を行う方法。間欠的腹膜透析(IPD)と持続的外来腹膜透析(CAPD)とがある。血液透析に比べ、大きな装置を必要としないため、在宅での透析が可能な CAPD が広く行われている。→血液浄化療法(けつえきじょうかりょうほう)、CAPD、透析療法(とうせきりょうほう)

腹鳴　[borborygmus]
〈グル音〉腸管内に存在するガスと液体が、腸管の蠕動運動によって混合し、または移動するときに発するゴロゴロという音。腹鳴は必ずしも病的なものとはいえないが、下痢や腹膜炎による鼓腸では亢進し、麻痺性腸閉塞による鼓腸では消失するなど、鑑別診断の際には有用な徴候である。

服薬確認　[directly observed treatment short course ; DOTS]
精神医療において薬物療法は大きな役割を果たす治療法であり、適切な服薬は回復のために重要である。この領域で使用される薬物の多くは長期間にわたり使用する必要があるうえ、場合によっては患者にとって不快な副作用もある。たとえば、薬物の効果で症状が安定してもその患者にとって気になる副作用があれば服薬したくないかもしれないし、薬物が不要にもかかわらず悪化をおそれて薬の減量や中止を拒むかもしれない。薬に要する費用の負担を非常につらいと感じたり、服薬することで社会的なハンディを感じたりしているかもしれない。さまざまな思いで患者が服薬していることを理解し、薬物の効果が十分で副作用は最小かを判断しながら、その患者に合った方法で服薬を確認する必要がある。これらは精神医療以外の領域においても同様である。

服薬ケア　[medication teaching]
⇨ファーマシューティカルケア

服薬コンプライアンス　[medication compliance]
服薬遵守あるいは服薬忠実度などともいわれる。薬剤の服用回数や処方など医師の指示どおりに患者が守っているか否かの状態を指して用いられる。医師やスタッフにより、治療目的や計画などの十分なインフォームド・コンセントが患者になされることが、何よりもコンプライアンスを向上させる結果につながることはいうまでもない。その観点から服従を意味するコンプライアンスではなく遵守(アドヒアランス)を用いるべきという意見もある。→インフォームド・コンセント

賦形剤　[excipients, fillers]
主薬に所要の量、形態、硬さを与えたり、主薬を溶かすことによって、調剤および使用を平易にするために加えられる物質。補形薬ともよばれ、錠剤には乳糖、デンプン、丸剤にはカンゾウ、デンプン、散剤には乳糖、白糖、デンプン、坐薬にはカカオ脂が添加される。→補助薬(ほじょやく)

不潔恐怖　[mysophobia]
排泄物や菌などが極端に不潔に思え、その恐怖から、さまざまな対象物に触れることができなくなる状態。主に自分の手が汚れているのではという恐怖感から頻回に手を洗い、ひどくなると強迫的に手を洗うようになる。また、手袋をはめないとものに触れられないこともある。不潔恐怖が極端になると、著しく日常生活が制限され、ほとんど身動きもできないほどになる。

不顕性がん　[occult cancer]
⇨偶発(ぐうはつ)がん

不顕性感染　[inapparent infection, subclinical infection]
〈無症候性感染〉生体内に病原体が侵入したにもかかわらず、臨床的に変化が現れず症状が顕在化しない状態をいう。抗体価の上昇によって初めて感染の存在が証明される。日本脳炎、ポリオ、B型肝炎、エイズなどが代表例である。不顕性感染者はキャリア(保菌者)となることがあり、その場合は感染源となりうる。

不顕性誤嚥　[silent aspiration]
〈サイレント・アスピレーション〉嚥下性肺炎は誤嚥に対する防御反応(むせこみや咳)が破綻している患者に発生しやすい。このように気道の感覚障害などの理由により、誤嚥していてもむせないで、本人が気づかないまま摂食を続け、誤嚥量が多くなって起こす肺炎をいい、臨床症状などからは判断しにくい誤嚥である。嚥下ビデオレントゲン撮影(VFG)が診断には有効。

不合理な信念　[irrational beliefs]
認知行動療法を行う際の認知的変数の1つ。自己期待、問題回避、内的無力感という3つに代表される合理的でない信念(スキーマ)。→スキーマ

腐骨　[sequestrum]
骨の一部が骨髄炎や骨の栄養血管の塞栓などによって壊死に陥り、周囲の骨から分離した状態。通常、腐骨が形成されると、その周囲の健康な骨の新生が起こり、骨は肥厚する。骨髄炎では、新生骨が完成した段階で手術的に膿、肉芽組織の搔爬と腐骨除去を行うことがある。

ブジー [bougie, sound]
〈消息子，ゾンデ〉 管状の器官内の探索や計測，狭窄部位の拡張などのために用いられる細長い器具．ゴム製・金属製などがあり，目的に応じてさまざまな形が工夫されている．食道ブジー，直腸ブジー，尿道ブジーなどがある．

浮腫（ふしゅ） ▶大項目参照

不使用性シンドローム★ [disuse syndrome]
NANDA-I 分類法 II の領域4《活動/休息》類2《活動/運動》に配置された看護診断概念で，これに属する看護診断としては〈不使用性シンドロームリスク状態〉がある．

不随意運動（ふずいいうんどう） [involuntary movement ; IVM]
本人の意思や目的とは無関係に生じる不特定な筋の運動．本人の意思で調節ができない．神経疾患においてしばしばみとめられ，振戦，舞踏病様運動，バリズム，アテトーゼ様運動，ジストニー，痙攣などがある．

不随意筋（ふずいいきん） [involuntary muscle]
意思によって動かすことのできない筋肉．内臓，血管壁などの筋肉がこれに属し，一般に平滑筋である．ただし，心筋は横紋筋であるが不随意筋に属する．

不正咬合（ふせいこうごう） [malocclusion]
〈咬合異常〉 個々の歯の位置や上下の歯列の不正による咬合の異常で，歯だけでなく顎や顔面の発育および形態・機能の異常によっても生じる．原因には遺伝，発育障害，唇顎口蓋裂，悪習癖，顎関節の異常，外傷などがある．治療法は一般的には歯科矯正であるが，骨格性や先天性の異常では顎矯正手術が必要である．

不正性器出血（ふせいせいきしゅっけつ） [genital bleeding]
月経以外に起こる不規則な性器出血．機能性と器質性があり，あらゆる年齢に起こり，中間期出血（排卵時出血）以外は，疾患に関連する．主な原因は腫瘍であるが，悪性と良性の両方で不正性器出血がみられる．悪性には子宮頸がんや子宮体がんがある．良性でも子宮頸管のポリープ，びらん（糜爛），子宮筋腫などでは不正性器出血が起こる．また子宮に疾患がないにもかかわらず子宮内膜から出血することもあるが，これは卵巣のホルモンバランスの崩れによって起こると考えられる．そのほか産科的出血として，流産，子宮外妊娠，胞状奇胎，早産，前置胎盤，常位胎盤早期剥離などが考えられる．→子宮（しきゅう）がん

不整脈（ふせいみゃく） ▶大項目参照

不整脈治療薬（ふせいみゃくちりょうやく） [antiarrhythmic drugs]
⇨抗不整脈薬（こうふせいみゃくやく）

不正乱視（ふせいらんし） [irregular astigmatism]
角膜表面の凹凸不正形，水晶体の屈折不規則，透光体の内部構造などの異常のために網膜上に物体の正しい像が結べず，物の形がゆがんだり二重になって見える状態．眼精疲労，頭重，頭痛，視力障害の原因となる．円柱レンズで矯正可能な場合を正乱視，円柱レンズでは矯正できないものを不正乱視という．なお検査には，プラシド角膜計が一般的に使用されている．→乱視（らんし）

不全麻痺（ふぜんまひ） [paresis]
⇨運動麻痺（うんどうまひ）

ふたご [twins]
⇨双胎〔児〕（そうたいじ）

プチアリン [ptyalin]
⇨唾液（だえき）アミラーゼ

フッ化水素酸（ふっかすいそさん） [hydrofluoric acid]
フッ素化合物の一種で，原形質毒（細胞の原形質を侵す物質）である．その水溶液が皮膚に触れると急性の深達性の化学熱傷をひき起こす．

フックナイフ [hook knife]
⇨IT ナイフ

復古作用（ふっこさよう） [involution]
分娩終了後，妊娠，分娩による母体の諸器官（子宮，腟，外陰，腹壁など）の解剖的・機能的変化が妊娠前の状態に戻ることをいう．約6～8週間で各器官はもとの状態に復する．

物質代謝（ぶっしつたいしゃ） [metabolism]
⇨代謝（たいしゃ）

フットケア [foot care]
広義には足の手入れに関連するケアすべてをいう．医学的には，2003（平成15）年に足病変にかかわる多職種が専門的知識・テクニックを集約・統合し治療やケアを進めるフットケア学会が設立されるなど，新しい専門分野として注目されている．

フットボード [foot board]
〈足〔底〕板〉 足の補正に使われる中敷のようなもので，麻痺患者や長期安静臥床患者の尖足予防のために用いる板などがある．足底を板に押しつけるように密着させ，足関節の基本肢位（0度）を保持するために用いる．フットボードに加え，仰臥位の場合は巻いたシーツ（あるいはバスタオル）や枕で股関節・膝関節部を固定し，下肢の外旋，内旋を防止する．→尖足（せんそく）

不定愁訴（ふていしゅうそ） [indefinite complaint]
一般に臓器関連性のない漠然とした身体に関する自覚的症状で，それに見合う他覚的所見が乏しいかあるいはないものをいう．愁訴は多彩で，その程度も不相応で変動も大きいのが特徴である．精神・神経的に不安定な場合や，不安神経症，仮面うつ病などでみられやすい．代表的なものとして，腹部不快感，発汗，動悸，頭重感，しびれ，めまいなどがある．

不適合輸血（ふてきごうゆけつ） [incompatible blood transfusion]
ABO 型，Rh 型やその他の血液型が適合しない血液を輸血すること．臨床症状としては，軽度のアレルギー反応から胸内苦悶，呼吸困難，悪寒，高熱がみられ，さらに進むとショック，腎不全，播種性血管内凝固症候群（DIC）などをまねき，死亡する場合もある．不適合輸血防止のためには，輸血前に血液交差適合試験を行い，輸血の際も2人で患者名，血液型の確認を行う．さらに最初の10～15分間はベッドサイドで全身状態の観察を行う必要がある．→血液型（けつえきがた），血液型不適合

ブドウ球菌（ぶどうきゅうきん） [Staphylococcus]
ブドウの房状に配列し増殖するグラム陽性球菌（図）．耐塩性で，寒天培地でよく生育する．臨床的に

はコアグラーゼ、腸管毒などを産生する病原性の強い黄色ブドウ球菌と、病原性の弱い表皮ブドウ球菌の2つに大別される。黄色ブドウ球菌はヒトの化膿性疾患や食中毒の代表的な原因菌の1つである。→黄色（おうしょく）ブドウ球菌、球菌（きゅうきん）

■図　ブドウ球菌

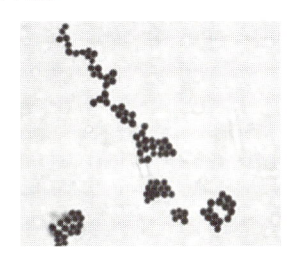

不登校　[school non-attendance, school refusal]
〈登校拒否〉「何らかの心理的、情緒的、身体的あるいは社会的要因、背景により登校しない、あるいはしたくともできない状況にあるために、年間30日以上欠席した者のうち病気や経済的理由による者を除いたもの」（文部科学省）と定義されている。登校時間が迫ると、頭痛、悪心、腹痛など不定の症状が起こることもある。学校に行けないことが必ずしも「拒否」ではないため、近年では、「登校拒否」ではなく「不登校」の用語が用いられている。原因は多様で、学校、教師や友人関係、家族関係、学業不振、発達障害や神経症、精神疾患の初期症状の場合もある。不登校児童・生徒への対策としてスクールカウンセラー配置拡充、適応指導教室の設置、スクーリングサポート・ネットワーク事業などが進められつつある。

不等像性眼精疲労　[aniseikonic asthenopia]
眼像の形や大きさが、左右眼で異なる不等像視のために起こる眼の疲れ。強度になると頭痛、眼痛、前額部圧迫、悪心・嘔吐などの不快感を伴う。不等像視には、左右の網膜に結ぶ像の大きさや形が異なって起こる場合と、左右網膜に結ぶ像は同じでも各脳の感じ方が違うために起こる場合がある。→眼精疲労（がんせいひろう）

ブドウ糖　[glucose；Glu, dextrose]
⇒グルコース

舞踏病　[chorea]
大脳の線条体の障害によるものといわれ、顔をしかめ手足をくねらせるなど、不随意性の、無目的で速い運動を示し、軽い場合は行儀の悪いような、著明な場合は踊るような連続性の運動がみられる、筋緊張の低下と失調を示す症候群。代表的なものに小舞踏病（大部分がリウマチ熱によるもの）、ハンチントン病、大舞踏病（ヒステリー性）がある。→アテトーシス、小舞踏病（しょうぶとうびょう）、ハンチントン病

ブドウ膜　[uvea]
眼球壁の中層を形成する脈絡膜、毛様体、虹彩の各部からなる血管と神経に富む一連の組織を合わせてブドウ膜という。メラニン色素を多量に含み、ブドウの皮に似ていることからブドウ膜と称される。虹彩、毛様体、脈絡膜の炎症を一般にブドウ膜炎といい、ブドウ膜全体にわたる炎症を全ブドウ膜炎、ブドウ膜前部（虹彩、毛様体）の炎症を前部ブドウ膜炎または虹彩毛様体炎、ブドウ膜後部の炎症を後部ブドウ膜炎または脈絡膜炎とよぶ。

不妊手術　[sterilization]
〈避妊手術〉避妊を目的とした手術で、男性、女性のいずれにも行われる。男性では外陰部に小切開を加え、輸精管を結紮・切断して精子の通路を断つものである。したがって、精液中には精子が含まれなくなる。女性では開腹により卵管を結紮（マドレーネル手術）あるいは切断して、精子や卵子の輸送を阻止する。また、開腹せずに腹腔鏡や子宮鏡を用いて、卵管を凝固あるいは圧挫する方法もある。男性、女性ともにいずれの方法にもまれに不成功例がある。

不妊症　▶大項目参照

部分寛解　[partial response；PR]
⇒寛解（かんかい）

不偏分散　[unbiased variance]
母集団から得られた1組の標本の統計量である標本分散は、母集団の分散（母分散）の期待値とはならず、

不偏分散＝標本分散×標本数÷（標本数－1）

で計算される不偏分散がこれに相当する。→標本（ひょうほん）、分散（ぶんさん）、母集団（ぼしゅうだん）

不飽和脂肪酸　[unsaturated fatty acid]
1個またはそれ以上の二重結合をもつ脂肪酸をいう。天然に多く存在しているものは二重結合1個のオレイン酸、2個のリノール酸、3個のリノレン酸である。

不眠★　[insomnia]
NANDA-I分類法Ⅱの領域4《活動/休息》類1《睡眠/休息》に配置されている看護診断概念で、これに属する看護診断としては同名の〈不眠〉がある。

不眠〔症〕　[insomnia]
睡眠の質、量が低下した状態であり、睡眠障害で最も多くみられる。大別して入眠障害、熟眠障害、早朝覚醒に分類される。原因としては、騒音などの外部の環境によるもの、心因によるもの、精神疾患に伴うもの、身体疾患に伴うもの、薬物の離脱に伴うものなどがあげられる。不眠症という場合は、神経質な人が客観的には睡眠がとれている状態であっても主観的に不眠を訴え、不眠恐怖に陥った状態となる神経症性不眠を指すことが多い。

ブラ　[bulla]
⇒肺囊胞（はいのうほう）

プラーク　[plaque]
本来は「斑」という意味をもつ。①冠状動脈内膜面の腫脹、脂肪の付着によって生じる粥腫（プラーク）には、線維成分に富む安定性、脂質成分に富む不安定性がある。不安定狭心症、急性心筋梗塞は、外因的な要因である血行動態の変化によって不安定プラークが破裂し、血栓が形成されて内腔が閉塞することによって起こることが明らかにな

ふらい

った．②歯垢もプラークという．→歯垢(しこう)

フライ，エリザベス・G. [Elizabeth Gurney Fry, 1780〜1845]
19世紀イギリスで女性の地位向上に尽力した社会活動家．クェーカー教徒の人道主義者で，当時の刑務所における囚人たちの非人間的なあつかわれ方を知り，待遇面・衛生面・精神面での改善をはかるための活動を起こし，さらに社会復帰への道を開いた．その後1840(天保11)年に，イギリスで初めての看護師養成施設を創設し，貧富・階級の別なく病人に対する訪問看護活動を行い，のちのフリードナー夫妻に大きな影響を与えた．→フリードナー夫妻

フライ反応(はんのう) [Frei reaction]
鼠径リンパ肉芽腫（第四性病）の診断に用いられる皮内反応．罹患した患者の鼠径リンパ節から採取・精製した不活化ワクチンを患者の前腕皮内に接種し，48時間後に直径6 mm以上の硬い丘疹ができるとフライ反応陽性とする．特異性が低く，最近ではあまり行われない．Wilhelm Siegmund Frei(1885〜1943, 独, 皮膚科).

プライマリ・ケア [primary care]
⇨かかりつけ医

プライマリナーシング〈個別看護〉 [primary nursing]
1人の患者の入院から退院までを1人の看護師が受持継続して看護を提供する看護方式．他の看護師が関与することもあるが，1人の看護師がその患者を十分に把握し，中心となって看護する．この看護師をプライマリナースという．1970年代に米国の看護界で考えられた看護方式である．チームナーシングに比べ，責任の所在が明確であり，計画した人が実施するので評価がしやすいなどの利点がある．看護師には十分な知識と技術に基づく判断が求められる．→看護方式(かんごほうしき)，チームナーシング

プライマリヘルスケア [primary health care ; PHC]
学問として定まった定義はない．プライマリヘルスケアの意味については，WHOの定義とわが国などで使われているものとは違いがある．WHOは，1978(昭和53)年9月にアルマ・アタ宣言のなかで「プライマリヘルスケアとはessential health careである」と定義している．すなわち個人が受ける最も基本的で本質的な保健医療を意味し，次の条件を加えている．①個人と家族のだれもが等しく受けられ，実際的で，科学的に完全に支持され，かつ社会的に受け入れられることができる「方法と技術」に基づくこと，②開発，発展の段階に応じて，コミュニティあるいは国の負担可能な範囲内の費用で行うこと，③住民が施策に参加してのエッセンシャルヘルスケアであることの3つである．一方，わが国では1975(昭和50)年10月，厚生省(当時)が初めてその概念を次のように示した．「一般に個人や家族と最初に接する保健医療のことをいうが，ここでは医師は初診患者の問題を的確に把握して適切な指示，緊急に処置の実施および他の適切な医師への委託等を行い，また個人や家族の継続的健康の保持や慢性疾患の継続的な治療とリハビリテーションについて，いわゆる主治医としての役割を果たすことをいう」．

プライミング効果(とうか) [priming effect]
事前に相互に関係した単語や絵，音などの先行刺激（プライミング）が提示されたときに，提示された先行刺激によって，後続刺激の認知・判断処理の反応時間や思考に影響を及ぼす現象を指す．一般に，先行刺激と後続の単語に意味的な相関がある場合，たとえば先行刺激が「医師」で後続刺激が「看護師」では，「看護師」の認知や記憶は促進され，相関がない場合は後続の認知・判断処理において，とくに影響がないか，抑制される傾向にある．認知心理学領域では，文脈効果の1つとされる．

ブラインド [blinding]
調査研究において参加者(被験者)が実験的介入を受けていることを隠蔽し，バイアスのかかる余地を減ずるために用いる手法．無作為化比較試験(RCT)においては，そのレベルが一重盲検，二重盲検，三重盲検などに分けられる．参加者とアウトカム評価者の双方が盲検化されている試験は二重盲検試験(ダブルブラインドテスト)とよぶ．近年，盲検という表現は，重度視覚障害者に対する不適切な用語(politically incorrect)という認識が一般的となり，「マスク」「マスキング」などとよぶように変わりつつある．

ブラウン，エスター・L. [Esther Lucile Brown]
米国の社会学者．第二次世界大戦後，米国の看護師不足が起こった際，米国政府と看護協会の依頼で，ニューヨークのカーネギー財団の援助を受け実態調査を実施．その結果『Nursing for the Future(将来の看護)』と題した報告書を1948(昭和23)年に公表した(ブラウンレポート)．同報告書は，社会のためにどのような看護が必要かとそのための看護教育はどうあるべきかという課題を提示し，米国の看護の方向性を明確にしたもので，20世紀後半の専門職業看護の概念(健康を維持させる包括的看護)に大きな影響を与えた．

ブラウン〔脚〕架台(きゃくかだい) [Browne splint]
〈ブラウン副子〉 ベッド上で，患肢をのせ，膝関節を軽く屈曲して固定できる台．牽引にも応用できる．膝関節および股関節を良肢位に保てるほか，心臓よりも下肢を高く保持できるので患肢の浮腫防止や安静のための効果も大きい．Denis John Browne (1892〜1967, 英, 外科).

ブラウン砕頭器(さいとうき) [Braun cranioclast]
死亡した胎児を子宮内あるいは産道から容易に娩出するため行う砕頭術の際に使用する器具．内葉と外葉からなっている．穿術などにより縮小した頭部を挟んで牽引し，母体外に娩出させる．Christopher Heinrich Braun(1847〜1911, 独, 外科).

ブラウン・セカール症候群(しょうこうぐん) [Brown-Séquard syndrome]
〈脊髄半側傷害症候群〉 脊髄の左右どちらか半側がある部位で損傷されたときに生じる症候群．腫瘍，外傷，梅毒性疾患など種々の原因により起こる．症状として損傷側半身の運動麻痺と触覚・深部感覚の鈍麻，および反対側の感覚障害(痛覚，温冷覚)がみられるのが特徴である．Charles Edouard Brown-Séquard(1817〜1894, 仏, 神経・生理学).

ブラウン副子(ふくし) [Braun splint]
⇨ブラウン〔脚〕架台

ブラウンレポート [Brown report]
⇨ブラウン，エスター・L.

プラシーボ(プラセボ) [placebo]
⇨偽薬(ぎやく)

プラシーボ(プラセボ)効果 [placebo effect]
が薬物の効果に影響し、治療効果が左右されることが少なくない。薬理学的に活性のない物質を薬効評価の対照薬として用いるときプラシーボ(偽薬)という。プラシーボを用いても治療上有効な結果を示すことがあるが、これをプラシーボ効果という。→偽薬(ぎやく)

フラジオマイシン [fradiomycin；FRM]
〈硫酸フラジオマイシン、ネオマイシン〉アミノ配糖体系抗菌薬の一種。グラム陽性・陰性菌、結核菌、緑膿菌などに抗菌作用を示す。毒性が強いため、外用薬として用いる。

フラストレーション [frustration]
⇨欲求不満(よっきゅうふまん)

プラズマ [plasma]
⇨血漿(けっしょう)

プラズマ細胞 [plasma cell]
⇨形質細胞(けいしつさいぼう)

プラスミド [plasmid]
細菌がもっている染色体とは別に、独立して自律複製するDNA分子をいう。プラスミドは、通常多くの抗菌薬を失活させる遺伝子をもっているので、宿主細菌は抗菌薬に対する耐性をもつようになる。最近では組み換えDNA実験において、プラスミドにほかのDNA断片を組み込ませ、宿主に運搬させるベクターとして用いられる。

プラダー−ウィリー症候群 [Prader-Willi syndrome；PWS]
乳児期の重度の筋緊張低下と摂食障害にひき続き、過食による病的肥満を主徴とする先天性の疾患。一般的に低身長、アーモンド様顔貌とよばれる特異な顔貌、精神運動発達遅滞、性腺発育不全などの症状がみられる。発症には15番染色体の父親由来の遺伝子群の欠如といったインプリンティング(遺伝子の刷り込み)機構が大きく関与していると考えられている。

ブラックストン-ヒックス回転術 [Braxton Hicks version]
⇨双合回転術(そうごうかいてんじゅつ)

フラッシュバック現象 [flashback phenomenon]
LSD、マリファナ、覚せい剤など精神異常発現物質摂取の結果、生じる幻覚などの異常体験が、そのような薬物の中止によって正常に復したあとも、自然再燃して異常体験が再発することをいう。薬物中止後なぜ使用時の異常体験が再燃するのかは不明であるが、この現象は統合失調症の再発モデルとしての意味があるとされる。またこの用語は、PTSD(心的外傷後ストレス障害)の症状である侵入的回想を表すためにも使用される。

フラッターバルブ [fluter valb]
手薬大の喫煙パイプ状で、内部に埋め込まれた金属球をとおして器具のマウスピースに呼出しかかることによるPEEP圧と15Hz前後の振動が気道内にかかることで喀痰排出を促す排痰器具。通常は、10～15回を1セットとし、分泌物が中枢気道に移動してきたらハッフィングなどで痰を喀出する。1回5～10分間、1日2～4回を目安に行う。

プラバスタチンナトリウム [pravastatin sodium]
スタチン系薬で、脂質異常症の第一選択薬。コレステロール合成の律速酵素であるHMG-CoA還元酵素の特異的な拮抗阻害剤であり、血中コレステロールを低下させる。また、LDLレセプター活性を増強することにより、リポ蛋白代謝を改善する。副作用としてフィブラート系薬との併用で急激な腎機能悪化を伴う横紋筋融解症が現れやすい。ほかのスタチン系薬と比し、肝代謝酵素チトクロームP4503A4(CYP3A4)による薬物相互作用が少ないとされている。→脂質異常症(ししついじょうしょう)、スタチン、律速酵素(りっそくこうそ)

フラビンアデニンジヌクレオチド [flavin adenine dinucleotide]
⇨FAD

ブラロック-トーシッグ手術 [Blalock–Taussig operation]
1944(昭和19)年、ブラロックがファロー四徴症(肺動脈狭窄、心室中隔欠損[症]、大動脈右室起始、右室肥大)に対し初めて行った、体循環系と肺循環系を短絡させるために鎖骨下動脈と肺動脈を吻合する手術。ほかに肺動脈狭窄を伴う両大血管右室起始症、修正大血管転位、三尖弁閉鎖などチアノーゼの強い症例に適応となる。Alfred Blalock(1899～1965、米、外科)、Helen Brooke Taussig(1898～1986、米、小児科)。

ブランチテスト [blanch test]
START(simple triage and rapid treatment)方式によるトリアージで、循環状態の把握に用いられる。爪床再充血時間をみるもので、爪を数秒押して、爪床の毛細血管が2秒以内に戻れば循環状態は安定、2秒以上かかる場合は、末梢循環不全と判断する。ただし、冬季の屋外などでは慎重に判断する。

フリードナー夫妻 [Mr. and Mrs. Fliedner]
テオドール・フリードナー(Theodor Fliedner, 1800～1864, 独, プロテスタント牧師)と妻のフリードリケ(Friederike Fliedner, 1800～1842)はイギリスのフライ(Elizabeth Gurney Fry, 1780～1845)の活動に心をうたれ、協力して女囚の保護・更生指導に着手した。1836(天保7)年には、専門知識をもつ看護師育成のため、ディアコネス(女執事)の教育機関カイゼルスベルト学園を設立した。夫妻の死後1865(慶応元)年には修学年限が3年の本格的な看護師養成学校に発展し、近代看護教育の基礎が築きあげられた。

ブリーフセラピー [brief therapy]
現状を改善する方向へ誘導することに焦点をあて、早期(ブリーフ)解決を目的とした、短期の精神・心理療法である。ブリーフセラピーでは、精神分析のように「なぜ問題が生じたか」といった過去の問題の原因究明に主眼をおくのではなく、「問題解決に、現在の何が使えるか」を重要視する。問題の早期解決と目標到達のために

は，①いままでうまくいったことを，そのまま続ける，②うまくいっていないことはとりあえずやめて，何か違う行動を起こし，小さな変化を目指す，③全体を通じて患者を賞賛することの3点が原則とされる．

フリーラジカル [free radical]
⇨酸素(さんそ)フリーラジカル

プリオン [prion]
米国の科学者プルシナー(Stanley Ben Prusiner, 1942～)が，1982(昭和57)年に発表したproteinaceous infectious particles(感染性をもつ蛋白質粒子)という意味の造語．もともと体内に存在する蛋白質であるが，高次構造が変化した異常型プリオンが存在すると，それを鋳型にして次々と正常プリオンが異常型へと変わる．異常型プリオンは神経系に蓄積し，脳に海綿状変化をもたらすことで，ヒトでのクロイツフェルト-ヤコブ病，ヒツジのスクレイピー，ウシのウシ海綿状脳症(BSE)などの致死性の神経変性疾患を発症させる．→ウシ海綿状脳症，クロイツフェルト-ヤコブ病

フリクテン [phlycten]
〈ほしめ，めぼし〉 主に結核菌やブドウ球菌などを抗原とするアレルギー性の炎症．まぶたの結膜の縁，眼球の結膜や角膜に小さな灰白色の水疱状隆起を生じる．菌を根絶することによりアレルギー反応はおさまるが，菌が内深部にひそむため抗菌薬が浸透せず治りにくい病気である．現在，菌に耐性ができて根治しにくくなっている．治療は抗菌薬をはじめとする化学療法薬が用いられる．

プリシード・プロシードモデル
[precede-proceed model ; PPM] ヘルスプロモーションの理念をもとにローレンス・グリーン(Lawrence W. Green)らによって開発された計画評価枠組みモデル．環境要因の分析や効果的な健康教育，ヘルスプロモーション活動などの計画によって，政策開発につなげていくもの．QOLや健康に対するビジョンなど，それらの指標から多岐にわたって健康の要因を規定している．わが国ではMIDORI(ミドリ)モデルともよばれている．とくに健康教育に直接かかわる要因として，前提要因(predisposing factors)，実現要因(enabling factors)，強化要因(reinforcing factors)の3つをあげ，おのおのの健康決定要因を検討して，健康教育や活動のプランニングに役立てるモデルとして用いられる．→ヘルスプロモーション

プリセプターシップ [preceptor ship]
1人のプリセプティ(指導を受ける側)に対し，1人のプリセプター(担当者)が，マンツーマンで臨床での教育を担当する方法．米国で広く導入されており，わが国においては，新人看護師が看護職によりよく適応できるようにという目的で，ある期間マンツーマンで教育指導する方法として普及している．プリセプター(先輩看護師)はプリセプティ(新採用看護師)と一定の期間，日勤，夜勤を一緒に行い，看護実践モデル，相談者となり，新人の立場にたって支援する．

フリッカー測定 [flicker measurement]
〈フリッカー検査〉 点滅する光刺激の頻度を上げていったときに，連続光に見えた時点の1秒あたりの点滅回数をフリッカー(ちらつき)値といい，これを測定する．フリッカー測定は，高血圧や心臓病の診断，疲労検査，薬物の血管に対する作用の検査などに使用される．フリッカー値は大脳皮質の活動水準に対応すると考えられ，一般に異常があるときは低値を示し，また疲労の進行とともに低下する．

プリン [purine]
複素環式化合物の1つ．無色の針状結晶．化学式 $C_5H_4N_4$．核酸，ヌクレオチド，ヌクレオシドの構成成分であるプリン塩基には，アデニンやグアニンなどが含まれる．プリン化合物の最終分解産物が尿酸で，尿酸の生成と腎からの排出のバランスで血中尿酸量が決まる．

ブリンクマン指数 [Brinkman index ; BI]
喫煙指数といわれる指数で，喫煙年数×1日の喫煙本数で表される．発がん率との密接な関連があるとされる(表)．400以上：肺がんが発生しやすい状態．500以上：慢性閉塞性肺疾患(COPD)の危険値．600以上：肺がんの高度危険値．1,000以上：喫煙者の喉頭がん発症者平均値．1,200以上：肺がんに加え喉頭がんの危険性が激高．

■表 ブリンクマン指数別にみた喫煙開始年齢と肺がん死亡率との関係(平山 雄：1966～81，日本の男性)

喫煙開始年齢	～200	200～400	400～600	600～800	800～
吸わない	1.0	1.0	1.0	1.0	1.0
30歳以上	1.6	1.5	2.3	3.4	4.1
25歳～29歳	1.6	3.9	4.1	3.4	7.9
20歳～24歳	2.0	2.8	4.8	5.4	7.1
19歳以下	4.6	3.4	6.0*	5.9	6.8

*19歳から1日20本ずつ20年間喫煙した人のブリンクマン指数は400となり，肺がんで死亡する確率はたばこを吸わない場合の6倍となる．

フルオロウラシル [fluorouracil]
⇨5(ファイブ)-FU

プルキンエ細胞層 [layer of Purkinje cells]
⇨小脳(しょうのう)

プルキンエ線維 [Purkinje fiber]
洞結節，房室結節，ヒス束を経て左脚，右脚に分かれたのち，心臓乳頭部に至る心筋の刺激伝導系を構成する特殊筋線維系をいう．Johannes Evangelista Purkinje(1787～1869，チェコ，動物生理学)．

フルクトース [fructose]
〈果糖，レブロース〉 重要な炭水化物の1つで，ケトヘキソースの一種である．蔗糖の形で摂取される．還元力をもち，糖類の中で最も甘味が強い．果実，蜂蜜などに単糖として存在するほか，二糖の蔗糖，三糖および多糖のフルクタンの成分として生物界に存在する．肝でフルクトース-1-リン酸となり，解糖系へ入る．→スクロース

ブルセラ[症] [brucellosis]
〈波状熱〉 人獣共通の病原菌であるブルセラ菌属(Brucella melitensis, B. abortus, B. suis が含まれ

る)の感染により発症したものをブルセラ症という．家畜の飼育関係者や食肉業者にみられる．ヒトの臨床症状としては，高熱が続き，経過が遷延して波状の熱型を示すのが特徴である．テトラサイクリンやストレプトマイシンにより寛解するが，再発しやすい．家畜にはワクチンがあり，流行を防止している．

ブルヌヴィーユ病（びょう） ［Bourneville disease］
⇨結節性〔脳〕硬化症（けっせつせいのうこうかしょう）

ブルンストローム・ステージ ［Brunnstrom stage］
〈片麻痺機能テスト〉 脳血管障害による片麻痺の程度を上肢，手指，下肢の3つの項目に分け，おのおのの回復段階を6段階の評価で表す判定法．麻痺の状態を把握し，治療の成果の評価や患者の目標の設定などに活用されている．

ブルンネル腺（せん） ［Brunner glands］
〈十二指腸腺〉 幽門付近の十二指腸の粘膜下に多く存在する粘液腺．蛋白分解酵素を多く含む消化液や，十二指腸粘膜を胃酸から保護するアルカリ性分泌物を分泌する．Johann Conrad Brunner(1653～1727，スイス，解剖学)．

ブルンベルグ徴候（ちょうこう） ［Blumberg sign］
〈反跳［圧］痛〉 腹壁を強く手で圧迫し，急にその手を離したとき，回盲部に疼痛を感じる状態（図）．急性虫垂炎により壁側腹膜の腹膜炎が発生した場合に出現するが，回盲部に限らず汎発性腹膜炎の診断にも用いられる．Jacob Moritz Blumberg(1873～1955，独，外科，のちに英，婦人科)．→胃穿孔（いせんこう），穿孔性腹膜炎（せんこうせいふくまくえん）

■図 ブルンベルグ徴候

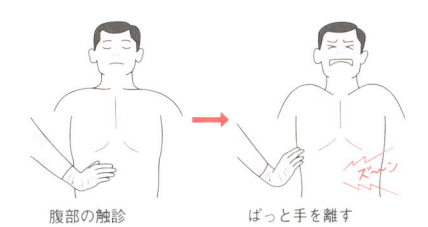

腹部の触診　　　ぱっと手を離す

フレアアップ ［flare up］
前立腺がんの内分泌治療としては，LH-RHアゴニスト（黄体形成ホルモン放出ホルモン作動薬）療法が一般的とされる．この療法において，初回投与時に性腺刺激ホルモンの分泌が亢進する結果，精巣からのアンドロゲン分泌が促進され，尿路閉塞，がんの転移巣に由来する骨痛，脊髄圧迫が起きる現象を指してフレアアップという．予防には抗アンドロゲン薬などの併用投与が行われる．子宮筋腫に用いられるホルモン療法においても同様に，性腺刺激ホルモンの濃度の上昇により，出血が増える現象を指す語として用いられる．→前立腺（ぜんりつせん）がん

プレイセラピー ［play therapy］
⇨遊戯療法（ゆうぎりょうほう）

プレート固定（こてい） ［plate fixation］
骨折の観血的骨接合術の1つ．長管骨の骨幹部の骨折の場合に多く行われる．骨折部位にプレート（金属板）を当て，両端の骨に数本のボルトで固定する．手術後は外固定はほとんど不要となる．

ブレオマイシン ［bleomycin hydrochloride］
〈塩酸ブレオマイシン〉 放線菌から分離された糖ペプチドの抗悪性腫瘍抗生物質で，腫瘍細胞のDNA合成阻害およびDNA鎖切断作用により抗悪性腫瘍効果を有する．皮膚がん，頭頸部がん，肺がん，陰茎がんなどに適用されるが，とくに扁平上皮がんには感受性が高い．重篤な副作用として間質性肺炎，肺繊維症などの症状に注意が必要である．
→BIP療法，BOMP療法

プレグナンジオール ［pregnanediol；P_2］
黄体から，妊娠中には胎盤からも分泌されるプロゲステロンの代謝産物で，肝で還元されて尿中に排出されるステロイドホルモン．妊娠中は初期から末期にかけてしだいに増量する．

プレグネノロン ［pregnenolone］
ステロイドホルモン系の重要な代謝産物で，コレステロールから側鎖が切れてできる．これからプロゲステロンや，さらに側鎖が切れたデヒドロエピアンドロステロン(DHA)ができる．

フレグモーネ ［phlegmon］
⇨蜂巣［織］炎（ほうそうしきえん）

プレシード・プロシードモデル ［precede-proceed model］
⇨プリシード・プロシードモデル

フレックスナイフ ［flex knife］
⇨ITナイフ

プレドニゾロン ［prednisolone；PDL］
合成副腎皮質ホルモンの一種．天然の副腎皮質ホルモンより強いグルココルチコイド作用をもつが，ミネラルコルチコイド作用［ナトリウム(Na^+)貯留作用など］は弱い．抗炎症作用，免疫抑制作用を有するため，リウマチ性疾患や気管支喘息，膠原病，白血病を含め多くの疾患の治療に用いられる．経口，注射，軟膏，点眼，エアゾル，貼布薬として投与される．

フレドリクソン分類（ぶんるい） ［Fredrickson classification］
脂質代謝過程で障害されている経路や機構を把握する目的でリポ蛋白分画を測定し，リポ蛋白の増加の種類によりⅠ型からⅤ型までに分けた脂質異常症のWHOの表現型分類（表）．図のようにリポ蛋白の三角形を書いて覚えることも可能．三角形の頂点にCM(カイロミクロン)，LDL，VLDLを予め書き込んでおき，増えたリポ蛋白によっておのおのの型を記入する方法である．なおⅢ型はLDLからVLDLまで広汎にIDLの成分が多く存在する．→リポ蛋白〔質〕

プレパレーション ［preparation］
子どもが検査や医療処置，看護ケアによって受ける，本人や家族の心理的不安を，医療者が

■表　脂質異常の分類（Fredrickson, WHO）

型		増加するリポ蛋白	増加する脂質	電気泳動法
Ⅰ型		CM	トリグリセリド	原点
Ⅱ型	Ⅱa型	LDL	コレステロール	β
	Ⅱb型	LDL, VLDL	コレステロールエステル, トリグリセリド	$\beta + pre\beta$
Ⅲ型		IDL	コレステロールエステル, トリグリセリド	broad β
Ⅳ型		VLDL	コレステロールエステル, トリグリセリド	pre β
Ⅴ型		CM, VLDL	トリグリセリド	原点 + pre β

■図　リポ蛋白の三角形

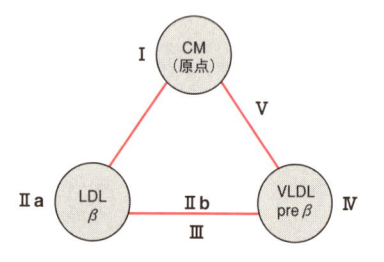

説明を行うことにより取り除き，それぞれの行為に主体的に取り組めるよう援助すること．患児の成長発達段階や理解度に応じ，具体的に説明を行うことが重要とされている．

ブレブ　[bleb]
⇒肺嚢胞（はいのうほう）

プレフィルドシリンジ　[prefilled-syringe]
予め薬液が注射器に注入された製剤．シリンジに薬液を吸引する必要がなく，医療従事者の作業の能率を上げるとともに，医療過誤の発生を防ぐことができる．

プレホスピタルケア　[prehospital care]
病院前救護．救急患者の発生直後から病院へ搬送するまでの現場および搬送中における処置．プレホスピタルケアの担当者は，一般市民，職場の管理者，警察官，消防官，自衛隊員，医療関係者であるが，中心的担い手は救急隊員である．救急救命士による特定行為，ドクターカーによる医師・看護師の派遣とともに，現場に居合わせた人（バイスタンダー）による心肺蘇生（CPR）が救命率の改善に寄与する．

フレンチ・パラドックス　[French paradox]
高脂肪食摂取が冠動脈疾患の重要なリスクファクターであるにもかかわらず，フランスでは冠動脈疾患による死亡率が低く，その背景をポリフェノールを豊富に含む赤ワインの摂取によるものとした説を指す．ポリフェノールのLDL酸化の抑制作用のほか，血小板凝集抑制作用，血管拡張作用，抗炎症作用や抗酸化作用を介して動脈硬化を抑制し，心血管疾患のリスクを軽減することが明らかにされている．→動脈硬化［症］（どうみゃくこうかしょう）

フロイト，ジグムント　[Sigmund Freud, 1856〜1939, オーストリア]
精神分析学の創始者．ウィーン大学を卒業し，神経組織学および神経病理学的研究に従事し，さらに臨床神経学を学び，神経科医として開業．やがてヒステリーの研究から催眠暗示療法をこころみ，自由連想を用いた精神分析療法を創始し，無意識，エディプス・コンプレックス，抑圧，夢機制，小児性欲などを主内容とした精神分析学を展開した．『ヒステリー研究』，『夢判断』，『精神分析入門』などの著書がある．1910（明治43）年には国際精神分析学会を創立した．→エディプス・コンプレックス，抑圧（よくあつ）

ブローカ指数　[Broca index]
ブローカの変数により求めた標準体重の値である．身長をL(cm)とすると，

$$標準体重(kg) = (L - 100) \times 0.9 (ブローカ変数)$$

となる．現在，わが国では独自の身長別体重基準値（BMI）が標準体重として主に用いられるが，本指数もまれに利用されている．

ブローカ失語［症］　[Broca aphasia]
〈皮質性運動性失語〉　自発言語の障害が中心であり，言語は非流暢で，重症例ではほとんど発語がない．前置詞や助詞，助動詞（て，に，を，は）などを省いた電報文に似た文章が特徴．言語了解は複雑な文では障害され，言葉を用いて答えられない．言語復唱も障害される．前頭葉のブローカ領域および周辺の障害により発生する．

ブローカ中枢　[Broca center]
〈運動性言語中枢〉　前頭葉の一部にあり，聴覚性言語中枢，視覚性言語中枢とともに言語中枢を形成する．この部位の障害では，発声器官に異常がなくても運動性失語症が発症する．Pierre Paul Broca（1824〜1880，仏，解剖・外科・人類学）．→運動［性］失語［症］（うんどうせいしつごしょう）

フロートナース　[float nurse]
一般的には，フルタイム雇用の看護師であるが病院内で決まった部門あるいは病棟には属さず，その日の院内の看護関連業務の需要に応じて看護業務を行う，遊軍的な看護師を指す．米国での勤務形態にみられたが，シフトが組めないときに対応できるようなしくみづくりに活用できると，わが国でもその役割の効果が期待されている．

プローブ　[probe]
消息子，ゾンデ，探触子も同義であるが，エコーなどの診断機器で洞や創を査査する際に用いられる探査用の先端部などを指していうことが多い（図）．プローベともいう．超音波プローブの場合は，電圧を加えると超音波を

発生する薄膜(振動子)が内蔵されており, 超音波の発信・受信を行う. 分子生物学領域では, 主にサンプルのDNAやRNAに存在する特定の塩基配列をハイブリダイゼーションによって検出するための核酸断片を指して用いられる.

■図 電子リニア方式の体表専用プローブ

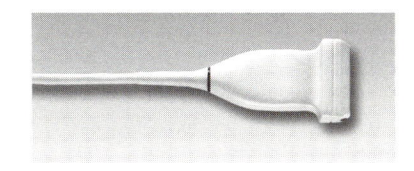

フローボリウム曲線 [flow-volume curve]
（きょくせん）
⇨呼吸機能検査(こきゅうきのうけんさ)

プロカイン [procaine]
合成局所麻酔薬で, 浸潤, 伝達, 脊髄, 硬膜外麻酔に用いる. コカインに比べて毒性が少なく(1/6～1/10), 刺激も少ないが, 粘膜への浸透力が弱いので鼻粘膜, 眼の表面麻酔には不適. また血管収縮作用がないので, 作用持続時間延長の目的でアドレナリンを加えることがある.

プロゲスチン [progestin]
⇨ゲスターゲン

プロゲステロン [progesterone ; PG]
卵巣黄体および胎盤から分泌されるステロイドホルモンで, 天然の黄体ホルモンの主要なもの. 月経周期のなかでは排卵後黄体からの分泌が増え, 子宮内膜を増殖期から分泌期の状態に変化させる. 妊娠中は増加する. またプロラクチンと協働し乳腺を増殖させる. 子宮筋に対しオキシトシンに対する感受性を低下させるため切迫流産などに対して用いられるが, 肝で代謝され失活するため, 経口投与では無効である. →黄体(おうたい)ホルモン

プロスタグランジン [prostaglandin ; PG]
ヒトおよび動物の各臓器に分布し, さまざまな生理活性を示す脂溶性・酸性の物質. ヒトではとくに精嚢, 子宮内膜, 甲状腺, 腎髄質などに多く分布する. A～Jの各群があるが, そのうちプロスタグランジンE₁, E₂は血管や気管支の拡張作用があり, またE₂, F₂αは分娩誘発促進薬として用いられている. またE₂は炎症反応のメディエータとして作用する. →アラキドン酸カスケード

プロセス・レコード [process record]
〈経過記録〉看護において, ある場面の患者の言動と看護師の言動・考察したことなどをありのままに経時的に記録したもので, 1つの客観的資料として, 看護評価や看護研究に利用される. →看護記録(かんごきろく)

フロセミド [furosemide]
ループ利尿薬の1つ. 作用の発現が速く, 最も強力な利尿作用をもつ. 主として尿細管のヘンレ係蹄に作用し, ナトリウムとクロールの再吸収を抑制する. 低カリウム血症, 高尿酸血症, 高血糖, 低血圧などの副作用に注意する. →ループ利尿薬

ブロック手術 [Brock operation]
（しゅじゅつ）
経右室肺動脈弁切開術. 肺動脈狭窄症の外科的治療の1つ. 右室前壁から肺動脈弁切開刀を挿入し, 非直視下に狭窄部を切開する. 主に, 乳児の緊急救命手術として行われる. 現在は直視下手術が主流. Russell Claude Brock(1903～1980, 英, 外科).

フロッピーインファント [floppy infant]
⇨筋緊張低下児(きんきんちょうていかじ)

プロテアーゼ [protease]
⇨蛋白質分解酵素(たんぱくしつぶんかいこうそ)

プロテアーゼ阻害薬 [protease inhibitor]
蛋白質分解酵素阻害薬. 感染細胞からHIVがつくられるとき, HIVの部品の1つである蛋白部分を, 成熟した部品に加工するのが蛋白質分解酵素であるが, その活性を阻害することによりウイルスの増殖を防ぐ. 逆転写酵素阻害薬が細胞に組み込まれる前に働くのに対し, 蛋白質分解酵素阻害薬は感染細胞からウイルスが増えるのを止める作用がある. HIVに対する多剤併用療法に使用されることがある.

プロテアソーム [proteasome]
すべての真核生物と古細菌およびいくつかの細菌に存在する巨大なATP依存性プロテアーゼ複合体である. 真核生物の26Sプロテアソームは20Sプロテアソーム(触媒ユニット)の両端にPA700(調節ユニット)が結合した構造をとっている. 真核生物ではこの複合体は核と細胞質に存在する. プロテアソームは不要な蛋白質や異常な蛋白質をプロテオリシスによって分解することで蛋白質の品質管理機構を担っている. また, 正常な蛋白質の分解することで, 代謝調節, ストレス応答, 免疫反応を制御している. 分解される標的蛋白質にはユビキチンリガーゼによりユビキチンとよばれるタグ(標識)が複数付けられる(ポリユビキチン化). このように標識された蛋白質が26Sプロテアソームにより分解される. また, IFN-γに応答して触媒サブユニットが置換した機能変換型の抗原プロセシング酵素である免疫プロテアソームは, 抗原提示による免疫識別の制御に関与している.

プロテイン・スコア [protein score]
〈蛋白価〉食品中の8種類の必須アミノ酸について, それらがヒトにとって理想的と思われる割合で含まれる標準蛋白質と比較して, 最も少ないアミノ酸(第一制限アミノ酸)の値を百分率で示したもの. この値が100に近いほど理想的な蛋白質とされる.

プロテオグリカン [proteoglycan]
〈ムコ蛋白[質]〉コア蛋白質とよばれる骨格ポリペプチドにグリコサミノグリカンが架橋結合したもので, 軟骨の成分や粘液性物質をつくり, 組織の運動性の向上や保護, 情報伝達などに役立っている. →グリコサミノグリカン

プロトコル [protocol]
語源は外交上の儀礼や条約の議定などである．実験や治療において用いられる場合は，定められた手順や運用方法あるいは規範そのものを指す．コンピュータ関連用語では，データ通信を行うためのフォーマットや規約などをいう．

プロドラッグ [prodrug]
それ自体には薬効がないが吸収後体内で代謝されて有効な型になる薬物をいう．非ステロイド性抗炎症薬(NSAIDs)の内服による胃腸障害を防ぐ目的で，ロキソプロフェンなどのプロドラッグがつくられた．→アンテドラッグ

プロトロンビン [prothrombin]
血液凝固の第Ⅱ因子で，トロンビンの前駆体．分子量約72,000の糖蛋白で，活性化第Ⅹ因子の作用で限定分解を受けてトロンビンに変換する．この際，カルシウムイオン，リン脂質，第Ⅴ因子などが同時に必要である．ビタミンK依存性蛋白であり，ビタミンK欠乏症，肝障害，白血病などの疾患によって減少する．

プロトロンビン時間[法] [prothrombin time ; PT]
外因系凝固因子(Ⅱ，Ⅴ，Ⅶ，Ⅹ)とフィブリノゲンの欠乏状態をみる検査法である．外因系は組織因子と第Ⅶ因子複合体が形成され，第Ⅹ因子を活性化し共通系に進む．プロトロンビン時間のみが延長する場合は第Ⅶ因子の低下を考慮する．必ず正常血漿を対照として比較するが，基準値は80%以上である．→プロトロンビン，プロトロンビン消費テスト

プロトロンビン消費テスト [prothrombin consumption test]
血液が凝固するとき，プロトロンビンがトロンビンに変化する．したがって，凝固完了後(一定時間後)血清中に残るプロトロンビンを測定することにより，プロトロンビン活性化因子の異常を推測できる．凝固第1相，第2相に関する因子の欠乏があると，プロトロンビンの消費が悪くなる．正常では80%が消費される．

プロトンポンプ阻害薬 [proton pump inhibitors ; PPI]
胃酸は胃粘膜の壁細胞でプロトンポンプ(H^+, K^+-ATPase)によってつくられる．プロトンポンプ阻害薬は不可逆的にH^+, K^+-ATPaseを阻害して胃酸の産生を抑制する．オメプラゾールなどの薬物があり胃潰瘍の治療に用いられる．

プロバイオティクス [probiotics]
消化管内の細菌叢のバランスを改善し，宿主に有益な作用をもたらしうる有用な生きた微生物と，それら微生物の増殖促進物質を指す．消化管内の有用菌の増殖を促進したり有害菌の増殖を抑制して，健康に有利に働く酵母や乳酸菌といった細菌類のことである．

プロプラノロール [propranolol]
〈塩酸プロプラノロール〉 β-アドレナリン受容体を遮断する代表的薬物である(図)．$β_1$-，$β_2$-受容体をともに遮断し，アドレナリン受容体刺激効果はない．注射，内服により狭心症予防薬，抗高血圧薬，抗不整脈薬として用いる．副作用には心不全，気管支喘息の悪化がある．

■図 塩酸プロプラノロール

分子量 295.81

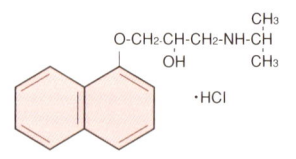

O-CH$_2$-CH-CH$_2$-NH-CH
　　　OH　　　　　CH$_3$
　　　　　　　　　CH$_3$
・HCl

ブロムワレリル尿素 [bromvalerylurea]
非バルビツール酸系の古い催眠・鎮静薬．ブロムイオンを遊離して大脳皮質の機能を抑制する．0.5 gの内服で20〜30分後に催眠作用を生じる．普通量では副作用は少ないが，まれに紅斑，瘙痒，発疹などがみられる．また依存性，耐性がある．

プロモーター [promoter]
⇒発(はつ)がん補助物質

プロラクチン [prolactin ; PRL]
〈黄体刺激ホルモン，乳腺刺激ホルモン〉 下垂体前葉から分泌され，腺房の腺上皮細胞から乳汁を産生させる作用をもつホルモン．妊娠中は，胎盤から分泌されるエストロゲンとプロゲステロンの作用によりその分泌が抑制されているが，分娩後，胎盤の娩出によって抑制がとれ，この作用が活発になり乳汁分泌を促進する．

プロリン [proline ; Pro]
イミノ基を有するアミノ酸の一種．コラーゲン中に多く存在する．一部はヒドロキシプロリンに変換される．

ブロンコレア [bronchorrhea]
⇒気管支漏(きかんしろう)

ブロンプトンカクテル [Brompton cocktail]
イギリスの Brompton Chest Hospital で末期がん患者のがん性疼痛に初めて用いられたのでこの名がついた．モルヒネを主剤としてアルコールを加えた水剤である．疼痛をコントロールするために，モルヒネの効果が切れる4時間ごとに内服する必要がある．がん性疼痛に頻用されたが，モルヒネ徐放錠が頻用されるようになった現在では，ほとんど使われていない．

吻合術(ふんごうじゅつ) [anastomosis]
消化管，血管などを縫合材料あるいは器械を用いて，連続性が保たれるようつなぎ合わせる手技のこと．消化管を例にとると，手縫い法では吻合法により1層吻合ないしは2層吻合，あるいは連続吻合，結節吻合などがある．2層吻合では全層の連続吻合および漿膜筋層の結節吻合を行うアルベルト-ランベル(Albert-Lembert)吻合，1層吻合では結節吻合を行うギャンビー(Gambee)吻合，あるいは最近では連続1層吻合も行われている．器械吻合ではステイプルによる閉鎖とその間を打ち抜く，あるいは切除する刃が一体となった吻合器，あるいは縫合器が用いられる．

分散(ぶんさん) [variance]
データ1つ当たりのばらつきを表し，偏差の2乗の総和(偏差平方和)を標本数で割って求められる．→標準

偏差(ひょうじゅんへんさ), 偏差(へんさ)

分散分析 [analysis of variance ; ANOVA]　2個を超える標本群の平均値の差の有意性を検討する場合などに使われる分析方法. 検討しようとしている要因による変動とそれ以外の誤差などによる変動との分散比の分布がF分布に従うことから, 要因によって分けられた水準間に差があるかどうかを検定する. ANOVAとよばれる. →一元配置分散分析(いちげんはいちぶんさんぶんせき), 自由度(じゆうど), 二元配置分散分析(にげんはいちぶんさんぶんせき), 分散(ぶんさん)

分時換気量 [minute ventilation ; MV]　1回換気量(mL/回)×換気回数(回/分)のこと. 1分間の換気量を指していう. 人工呼吸器の設定分時換気量と呼気分時換気量とが大きく異なる場合は, 回路のリークなどを考える.

[分時]最大換気量 [maximum breathing capacity ; MBC, maximum voluntary ventilation ; MVV]　できるだけ深く速く呼吸したときに1分間に行いうる最大の換気量をいう. 呼吸計(スパイロメーター)による呼吸曲線(スパイログラム)によって測定する換気機能検査の指標の1つ. 基準値は成人男性145 L/分, 成人女性110 L/分.

分子生物学 [molecular biology]　生命現象を分子レベル, とくに生体高分子の構造と機能に基づき解明しようとする生物学の一分野. ほとんどすべての生命科学に取り入れられているが, デオキシリボ核酸(DNA)の二重らせん構造の発見, 蛋白質のアミノ酸配列や立体構造の解析, 制限酵素や逆転写酵素の発見, 塩基配列決定法やベクターの開発などの遺伝子工学の進歩によって, DNAレベルで生命現象が明らかにされるようになった. 疾患の病因・病態解析や診断, 遺伝子治療, さらには創薬など医学の面でも発展しつつある.

分子標的治療 [molecular targeted therapy]　疾患に関係する遺伝子や遺伝子産物を標的とし, 特異的に作用する薬剤を使用する治療法. 1995(平成7)年米国で承認された急性前骨髄性白血病に対するレチノイン酸受容体に作用する分化誘導剤トレチノインが最初で, 腫瘍細胞を分化誘導し, 腫瘍を制御する治療である. 分子標的治療には, 抗体を用いる方法[乳がんに対するヒト化抗HER2抗体(トラスツマブ)やB細胞リンパ腫に対するキメラ型抗CD抗体(リツキシマブ)など], サイトカイン・増殖因子およびその受容体を標的にする方法(冠動脈拡張術後再狭窄治療薬(アブシキシマブ)や慢性骨髄性白血病治療薬(イマニチブ), 非小細胞肺がん治療薬(ゲフィチニブ)など), 細胞内シグナル伝達物質を標的とした方法, 転写制御分子を標的とした方法などがある. 肺がん, 乳がん, 大腸がん, 急性・慢性骨髄性白血病, 悪性リンパ腫, 多発性骨髄腫, 消化管系系腫瘍(GIST), 炎症性腸疾患, 関節リウマチ, 急性GVHDなどに分子標的治療が行われている. 従来の治療法よりも効果的で, 副作用も少なく, QOLの向上が期待できる. 対象症例を的確に選択するためのバイオマーカー[乳がんにおけるc-erb-2(HER2)過剰発現やGISTにおけるTyr kinase分子c-kitの機能獲得型変異]を確立し, 治療の個別化を行うことができるが, 分子標的治療薬耐性や至適投与量についての課題もある.

分子標的治療薬 [target-based drug]　核酸合成や細胞分裂過程など正常細胞に対しても作用する従来型の抗悪性腫瘍薬とは異なり, 特定の細胞にのみ選択的に作用する新しいタイプの薬剤. 正常細胞への作用が減少することにより, 重篤な副作用が防止できる. 従来は狭義的に抗悪性腫瘍薬に対してこの名称を使用していたが, 疾患に関する遺伝子および遺伝子産物を標的とし, 特異的に作用する薬剤の総称として用いられつつある. →イマチニブ

分腎機能検査 [split renal function test]　⇨ラパポート試験

分蓄尿　時間帯を決めてその時間ごとの尿を蓄尿びんにためること. 通常, 蓄尿は24時間の尿全量をためるが, 必要により分割してためる場合がある. たとえば昼間尿と夜間尿に分け, それぞれ蓄尿量や尿中成分の測定を行ったりすることがある. 正確に測定する場合はそれぞれの終了時刻の排尿を含めて行う. 慢性腎炎や腎硬化症, 慢性心不全などでは臥床時間が長く腎血流が増加するので, 夜間尿のほうが昼間尿より多い.

憤怒痙攣 [breath holding spells]　〈泣き入りひきつけ〉　乳幼児期(主に生後6か月～2歳)に好発する. 種々の刺激により誘発され, 急激な呼吸停止(啼泣が先行することが多い), チアノーゼあるいは蒼白, 意識喪失, 痙攣を生じる. 予後良好な一過性機能性疾患である.

分娩 ▶大項目参照

糞便検査 [stool examination]　主に消化器系疾患の診断や寄生虫の検出などのために行われる検査. 便の肉眼的観察として硬度, 色調, 粘度, 血液の混入などがあり, 寄生虫, 虫卵・虫体の検査として直接鏡検法, 遠心沈殿法, 浮遊法などがある. ほかに脂肪・蛋白の定量や, 試薬を用いる検査として潜血検査がある. さらに必要に応じて病原菌の培養検査が行われる.

分娩誘発 [induction of delivery]　⇨陣痛誘発(じんつうゆうはつ)

噴門 [cardia]　食道から胃への移行部をいう. 噴門括約筋は食道からの流入量を調節する. また噴門腺分泌液は胃粘膜を保護する. 胃から十二指腸への移行部は幽門という. →胃(い)

噴門痙攣症 [cardiospasm]　⇨アカラシア

噴門側胃切除術 [cardiectomy]　⇨胃切除術(いせつじょじゅつ)

噴門無弛緩症 [cardiochalasia]　⇨アカラシア

分利 [crisis]　大葉性肺炎などにみられる解熱の1つのタイプ. 高熱が短時間のうちに急速に平熱になり, 症状が落ち着くもので, 多くは発汗を伴う分利性解熱により呼吸数や脈拍数も正常化する.

分離肺換気 [differential lung ventilation ; DLV]　肺分離専用のチューブを用いて, 左右の

肺のどちらかを換気したり，別々の換気様式にしたりする方法．一側性の出血（喀血）や肺炎，分泌過多などに対して対側の肺を守る目的や，肺全摘術，胸腔鏡下手術などの呼吸管理目的で行われる．

分離培養〔isolation culture〕
病巣や自然界から特定の微生物のみを純培養すること．検体を平板培地で増殖させると，混在する微生物はそれぞれ同一菌種で1つの孤立集落を形成する．そこから目的の菌体をとり，新しい培地に移植することによって純培養は得られる．この際，目的とする菌を集落群から選別するには，菌のもつ性状や薬物感受性を利用した培地を用いる．

分離不安〔separation anxiety〕
乳児が母親またはそれに相当する人物と離された場合にみられる不安反応．生後5か月ころからみられ，1歳ころに最も多い．短期の分離ではまもなく解消されるが，長期に及ぶと情緒の発達などに問題が起こることがある．

粉瘤〔atheroma〕
⇨アテローム

分裂気質〔schizothymia〕
クレッチマー（Ernst Kretschmer，1888～1964，独，精神科医）による性格類型の1つで，分裂病質にみられる性格特徴と同じような性格傾向が存在する健常者の気質型をいう．分裂気質のタイプとしては，まじめ，ひかえめ，非社交性に代表されるが，繊細，敏感，神経質，激情家といった側面と，従順，温和，無頓着，愚鈍といった側面のように，感受性において全く相反する性格を併せもつ点も特徴的である．一般にやせ型の体型者に多い．この気質の病的異常のものを分裂病質といい，統合失調症の病前性格とされているが，分裂気質自体は統合失調症の発病に直接関係するものではない．→分裂病質（ぶんれつびょうしつ）

分裂病質〔schizoid〕
クレッチマー（Ernst Kretshmer，1888～1964，独，精神科医）による異常性格の1類型で，分裂気質（性格）と統合失調症の間に位置づけられる．統合失調症の病前の性格に多くみられる．非社交的，無関心，過敏，鈍感などの要素を併せもつ．→分裂気質（ぶんれつきしつ）

糞瘻〔fecal fistula〕
大腸と皮膚が交通した腸瘻から糞便が排出されてくる状態．虫垂炎膿瘍手術などによる腸壁・腸管の損傷，腸の潰瘍性病変，悪性腫瘍による大腸壁の壊死と穿孔などによって発生する．人工肛門によって糞便を体外に排泄するような人工的糞瘻と区別する．糞瘻は，炎症が鎮静した時点で自然に閉鎖するが，外科的治療によって閉鎖することもある．

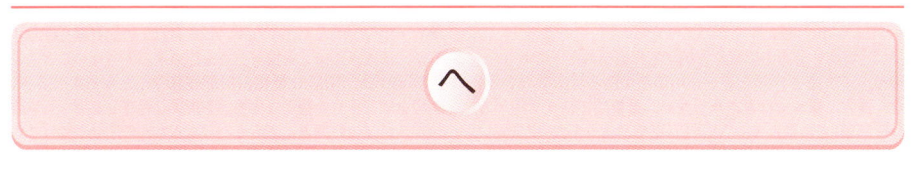

ヘアリムーバー [hair remover] 手術前に手術部位の体毛を除去(除毛)するための除毛クリームのこと．クリームにより化学的に毛を溶かし除毛するため，皮膚の弱い人は過敏性を確認しておく必要がある．また長い毛は予めカットしておく．→手術(しゅじゅつ)を受ける患者の看護

ペアレンティング [parenting] 良好な親子関係を築くための方法全般をいう．そのために，親としてのあり方や効果的な子育てなど，さまざまな方法や手段が提唱されている．たとえば，子どもが与えられた課題・問題にうまく対処・適応できない場合は，親が子どもにまず手本を示し，具体化し，正しくやり直させるというプログラムをとおして，対処方法の技術を体得させることが勧められる．

ペアレンティング* [parenting] NANDA-I 分類法 II の領域 7《役割関係》類 1〈介護役割〉に配置された看護診断概念で，これに属する看護診断としては〈ペアレンティング障害〉〈ペアレンティング障害リスク状態〉〈ペアレンティング促進準備状態〉がある．

ペアレンティング促進準備状態* [readiness for enhanced parenting] NANDA-I 分類法 II の領域 7《役割関係》類 1〈介護役割〉に属する看護診断で，診断概念としては〈ペアレンティング〉である．

ペアン鉗子 [Péan forceps] 外科手術で血管を挫滅させて止血を行うための鉗子(図)．先端は膨らみをもち，挫滅させるための部分全体に横溝がついているが，同じ止血用鉗子であるコッヘル鉗子のように先端に鉤はついていない．曲・直および長・短の種類がある．Jules Emile Péan(1830〜1898，仏，外科)．→鉗子(かんし)

■図　麦粒状ペアン止血鉗子

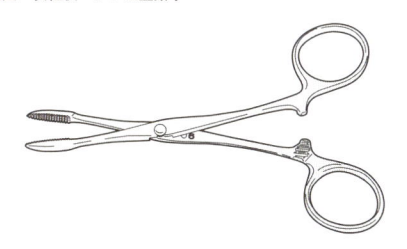

平滑筋 [smooth muscle ; SM] 平滑筋線維からなる筋組織．長さ 20〜200 μm，太さ径 4〜7 μm の平滑筋線維からなる．血管・リンパ管壁，咽頭・喉頭・上部食道を除く内臓諸臓器，眼球内部の筋・立毛筋などにみられる．平滑筋の運動は緩慢で，意思により運動を支配できないため不随意筋ともいわれる．→不随意筋(ふずいいきん)

平滑筋腫 [leiomyoma] 平滑筋から生じた良性腫瘍．子宮筋腫がその代表で，増殖は緩慢であるが，多発傾向がみられる．消化管，皮膚，腎などにも生じる．被包された硬い球状腫瘍で，灰白色にみえる．大きさは不定で，子宮筋腫の場合は小児頭大にもなる．組織割面は唐草模様をなし，線維腫と混合して線維筋腫となることもある．超音波検査，CT 検査で容易に診断できる．治療は保存的治療または摘除術．

平均気道内圧 [mean airway pressure ; MAP] 呼吸周期で変動する気道内圧の平均値．血液の酸素化と平均気道内圧は直接関係している．平均気道内圧を規定する因子としては換気回数，1 回換気量，吸気時間，呼気終末陽圧(PEEP)，吸気圧パターンなどがある．

平均寿命 [mean life, natural span] 〈0 歳平均余命〉 0 歳，つまり生まれた瞬間から計算した平均余命のこと．この平均寿命は，国勢調査とその年の年齢別死亡者数とによって各年齢の死亡率を算出した生命表の生命関数として最も多く使用される．平均寿命は医学の長足の進歩とともに伸びている．また，公衆衛生が普及し，気候，風土に恵まれた国や地域ほど寿命は長い．日本人の平均寿命は，男女とも世界のトップレベルにある．男性は 79.00 歳，女性は 85.81 歳[ともに 2006(平成 18)年]．

平均赤血球血色素濃度 [mean corpuscular hemoglobin concentration ; MCHC] 赤血球 1 つずつの血色素濃度の単位面積当たりの平均値．基準値は 32〜36 g/dL．血液疾患のスクリーニングや診断の鑑別などに用いる．悪性貧血，再生不良性貧血，溶血性貧血などでは高値となり，鉄欠乏性貧血，慢性感染症などでは低値となる．

平均赤血球血色素量 [mean corpuscular hemoglobin ; MCH] 赤血球 1 つにある血色素量の平均値．基準値は 29〜35 pg．貧血患者の診断に用いる．高値なら高色素性貧血，低値なら低色素性貧血，基準値なら正色素性貧血と診断される．

平均赤血球容積 [mean corpuscular volume ; MCV] 血球成分のなかの赤血球 1 つずつの容積の単位面積当たりの平均を求めたもの．基準値は 83〜100 fL．血系疾患のスクリーニングや診断の鑑別などに用いる．巨赤芽球性貧血，肝硬変などでは高値となり，鉄欠乏性貧血，慢性感染症などでは低値となる．

平均値 [mean]
分布の位置を要約する代表値の1つであり，通常はデータ値の合計をデータの個数で割る算術平均を用いる．通常，標本では $\bar{X}$ や m を使い，母集団では μ を用いる．
→最頻値(さいひんち)，代表値(だいひょうち)，中央値(ちゅうおうち)

平均余命 [expectation of life, life expectancy]
生命表に用いられる算出用の関数であり，ある期間で得られた年齢別死亡率がその後も不変であると仮定し，特定の年齢の個人が今後生存できる年数の期待値をいう．0歳の平均余命を平均寿命(life expectancy at birth)という．また，ある有害要因に曝露し，その結果，疾病などで死亡すれば，その個人は本来なら生存したであろう時間，すなわち平均余命を損失したと考え，この損失した時間を平均余命損失という．

閉経 [menopause]
女性の卵巣嚢胞活動が消失し，月経が永久に停止すること．自然閉経(natural menopause)は明らかな病理学的・生理学的な原因がなく，12か月以上の無月経を確認するか，黄体ホルモンを投与しても出血をみとめないことにより判定する．閉経は最終月経期(FMP)とともに生じるが，閉経を知るための適切な生物学的指標は存在しない．日本産科婦人科学会の調査によると，日本人女性の閉経年齢は45〜56歳(中央値50.5歳)である．閉経前後の分類を表と図に示す．

■表 閉経の分類 (WHO)

閉経前期	この用語は臨床においてしばしば曖昧に用いられており，閉経の1〜2年前，あるいは閉経前の生殖期すべてを指していうこともある．WHOの更年期障害研究グループでは，この用語を後者の意味，すなわち最終月経期(FMP)に達するまでのすべての生殖期の意味で，使用することを推奨している
閉経後期	閉経が人工的になされたか，自然に起こったかにかかわらず，最終月経期(FMP)以降の期間と定義される
閉経移行期	最終月経期(FMP)前の時期で，一般に月経周期のばらつきが大きい時期を指す
閉経周辺期	閉経直前の時期(閉経開始に至る内分泌学的，生物学的，臨床的特徴)から閉経後の最初の年をいう

■図 閉経前後の経時的関係

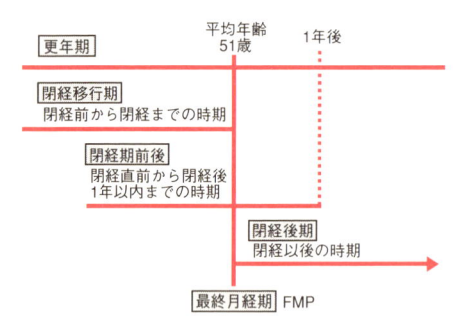

更年期
閉経移行期：閉経前から閉経までの時期
閉経期前後：閉経直前から閉経後1年以内までの時期
閉経後期：閉経以後の時期
平均年齢 51歳　1年後
最終月経期 FMP

(友池仁暢監訳：女性の健康と更年期：包括的アプローチ—NIH 2002国際方針声明書より．p.32, 学習研究社, 2003)

平衡[感]覚 [equilibratory sense, sense of equilibrium, static sense]
内耳の前庭器官(半規管と耳石器)による，頭部の空間的位置(傾き)，回転，加速度の知覚．前庭器官への刺激は，前庭神経(第Ⅷ脳神経)，延髄の前庭神経核，視床を経て側頭葉に伝わると考えられている．平衡覚は，そのほかの感覚(視覚，深部感覚)や眼球運動，小脳と密接に関係し，全身の骨格筋に一定の緊張を与えて意識しなくても姿勢を保つ働きをしている．

平衡機能検査 [balance function test, vestibular function test]
〈前庭機能検査〉体平衡の機能検査には，身体動揺の検査と眼振を含めた眼球運動の検査の2つがある．身体動揺をみる四肢平衡機能検査は，平衡機能の異常や筋緊張の異常を総合的にとらえる検査法で，起立検査と足踏み検査の2種類がある．起立検査には，両足のつま先をそろえて直立させるロンベルグ検査(Romberg test, 両脚起立検査)，両足を前後に一直線上に置くマン検査(Mann test, 継ぎ足立ち検査)，片足立ちで起立させる単脚起立検査があり，それぞれ30秒間，開眼時と閉眼時の動揺の程度を観察する．足踏み検査は，閉眼で起立し，両側上肢を前に伸展し，同じ場所で50〜100歩足踏みさせ，その際の移行距離，角度を測定する．100歩足踏みでは1m以上の移行距離，90度以上の移行角度を異常と判定する．一方，眼振検査には広義の自発眼振検査と温度眼振検査(Caloric test)とがあり，前者は前庭眼反射の異常として生じる眼振を観察する検査である．裸眼，フレンツェル眼鏡または赤外線カメラ下に観察する．裸眼で検者の指先を注視させたとき(注視眼振検査)，さまざまな頭位または頭位を変換したとき(頭位眼振・頭位変換眼振検査)にみられる眼振を観察する．特徴的な眼振が観察できる場合は，その所見より前庭障害または中枢障害を鑑別できる．温度眼振検査は，一側の外側半規管に対して温度刺激を行い，眼振を誘発する．左右の前庭機能を別にとらえられる利点がある．冷水(30℃)と温水(44℃)を交互に外耳道に注入し，この際に生じる眼振をフレンツェル眼鏡，赤外線カメラまたは電気眼振計で観察する．正常では冷水，温水刺激で逆方向の眼振が誘発されるが，反対側に比較して眼振の誘発が弱い場合，その側の前庭機能障害と診断される．

平衡失調 [imbalance]
⇨平衡障害(へいこうしょうがい)

平衡障害 [dysequilibrium]
〈平衡失調〉前庭系(耳石，半規管)，眼球運動系，深部感覚運動系などの末梢器官，および脳幹，小脳，脊髄などの中枢神経系の障害により身体平衡のバランスを失う状態．めまい，眼振，眼前暗黒感，歩行障害などを訴える．

米国医療機関認定合同審査会 [Joint Commission on Accreditation of Healthcare Organizations ; JCAHO]
米国において医療施設の第三者評価事業を実施している団体．1951(昭和26)年に設立された病院認定合同審査会(Joint Commission on Accreditation of Hospitals ; JCAH)を前身とし，1987(昭和62)年，対象を在宅ケアに拡大することを契機に米国医療機関認定合同審査会と改称された．医療機関からの申請を受けてその格付けを行う審査機関であり，日本医療機能評価機構(JCQHC)のモデルとなった．→日本医療機能評価機構(にほんいりょうきのうひょうかきこう)

米国医療研究・品質局
[Agency for Healthcare Research and Quality ; AHRQ]
米国厚生省の下部組織で，医療分野の研究や医療の質向上を推進することを目的とした部門である．前身は米国医療政策研究局(Agency for Health Care Policy and Research ; AHCPR)．

米国看護師協会 [American Nurses Association ; ANA]
米国の看護師の教育や看護業務，待遇などの調査・改善を目的として，1911(明治44)年に設立された職業団体．米国における看護師職能団体としては，ハンプトン・ロブ(Isabel Hampton Robb)が中心となり1894(明治27)年に米国看護学校監督者協会(のちに全米看護教育連盟)，続いてそれまで各看護学校にあった同窓会を組織して1896(明治29)年に米国・カナダ看護師卒業者連合が結成された．その後カナダの看護師は離脱し，1911(明治44)年に至り米国看護師協会が設立された．1952(昭和27)年に再編が行われ，米国看護師協会と全米看護教育連盟および公衆衛生看護師協会が合同し，米国看護師協会と全米看護連盟(National League of Nursing ; NLN，主として教育関係)として新発足した．→看護過程(かんごかてい)

閉鎖式輸液システム [closed transfusion system]
点滴における閉鎖式注入システムのことをいう．末梢静脈ならびに中心静脈における点滴では点滴の管の途中には，点滴の本管と支管をつなぐ分岐点の栓である三方活栓が付いていることが多い．通常，三方活栓を使って，抗がん薬や抗生物質を注入するが，三方活栓の開閉による細菌感染のリスクが指摘され，三方活栓からゴム栓(ロックコネクタ)に換え閉鎖式としたシステムである(図)．この注入システムは針を刺して使うタイプと針を使わないタイプがある．近年，感染防止(クローズド化)，さらに針刺し事故防止(ニードルレス化)という目的で製品開発がなされ，普及し始めている．閉鎖式輸液システムの主な製品としては，インターリンクシステム，シュアプラグシステム，セイフアクセスシステム，ニードルレスインジェクションポートなどがある．→カテーテル管理

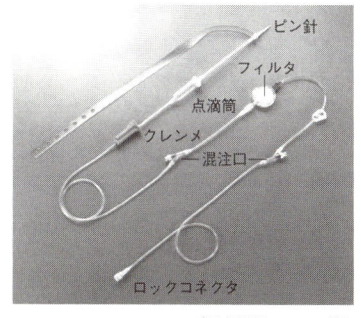

閉鎖病棟 [closed ward]
病棟の入口が施錠されており，入院患者の出入りが制限されている病棟をいう．精神病患者で病気の認識が不十分な者を入院させるのを目的とする．しかし，治療法の進歩や人権の問題もあり，最近は開放病棟への収容が多くなってきている．→開放病棟(かいほうびょうとう)

閉鎖包帯法 [closed dressing method]
⇨ODT療法

並数 [mode]
⇨最頻値(さいひんち)

閉塞性イレウス [obstructive ileus]
⇨閉塞性腸閉塞症(へいそくせいちょうへいそくしょう)

閉塞性[換気]障害 [obstructive [ventilatory] impairment]
換気障害の1つの型で，気道の狭窄・閉塞・痙攣などによる気流抵抗の上昇に起因する．スパイロメトリー上，肺活量は正常範囲であるが，1秒量が低下し，努力肺活量の70%未満になる．気管・気管支の腫瘍，浮腫，分泌物貯留などのほか，慢性閉塞性肺疾患の際にみられる．

閉塞性血栓血管炎 [thromboangiitis obliterans ; TAO]
〈特発性壊疽，バージャー病，ビュルガー病〉 若年男性に好発し，主として四肢動脈とくに下肢の動脈に発生する血栓性血管炎．日本人にはとくに多く，わが国の四肢慢性動脈閉塞の2/3を占めるといわれる．症状は足の冷感，感覚異常，蒼白，間欠性跛行などで，重症例では趾の潰瘍・壊死を合併する．病因は不明であるが，喫煙が発症に深く関与するとされる．治療は禁煙，血小板凝集阻止薬，抗凝固薬，末梢血管拡張薬の投与などのほか，外科的治療として，交感神経節切除術，血栓除去術が行われる．厚生労働省指定の特定疾患に含まれている．→血栓症(けっせんしょう)

閉塞性腸閉塞症 [obstructive ileus]
〈閉塞性イレウス〉 腸管内腔が狭窄，または閉鎖されることによって生じる．食物残渣，胆石，異物，寄生虫，がんなどによって内部から，あるいは索状物，癒着，腹部腫瘤などによって外部から圧迫されることが原因となる．なお，腸管自身の器質的変化により狭窄・閉塞をきたすこともある．腹痛，悪心・嘔吐など腸閉塞の症状をみるが，絞扼(こうやく)性腸閉塞症と異なり全身症状は軽度である．外科的治療として，閉塞腸管の除去術を行う．軽度の狭窄によるものはデニスチューブ挿管で軽快することもある．→腸閉塞[症](ちょうへいそくしょう)

閉塞性動脈硬化症 [arteriosclerotic obliteration；ASO]
腹部大動脈，中等大動脈，四肢動脈などが動脈硬化のために狭窄ないしは閉塞をきたし下肢などの虚血症状を呈する疾患．動脈内膜にアテロームが徐々に沈着して閉塞を生じる．糖尿病，脂質異常症，高血圧，喫煙などがリスクファクターであり，主症状としては四肢のしびれ，皮膚温低下，間欠性跛行(はこう)，安静時疼痛などがあるが，梗塞が広範囲に及ぶ重症例では，筋萎縮，阻血性潰瘍，壊死に進展する．軽症例では，食事療法や薬物治療を，重症例に対しては，血栓内膜摘除術により血栓やアテロームを内膜とともに切除するほか，人工血管，自家静脈によるバイパス術などを行う．

ペインクリニック [pain clinic]
〈疼痛外来〉 痛みを伴う疾患，自律神経疾患などの診断・治療を行う専門分野．治療手段の1つとして神経ブロックを用いるのが特徴．神経炎や神経痛など神経自体の病変による痛み，悪性腫瘍に伴う疼痛，頭痛，バージャー病などの血管・循環障害，外傷や手術が原因とする痛み，筋・骨格・関節に関する痛みなどが対象となる．また，神経ブロックが有効な顔面神経麻痺や顔面痙攣，網膜血管閉塞症なども取り扱う．痛みは個人の経験，知的レベル，環境などの多くの因子に影響される複雑な感覚であるため，治療法も単一ではなく，また精神面の治療を必要とすることも多い．治療法として，神経ブロック，薬物療法(消炎鎮痛薬，麻薬，麻薬拮抗性鎮痛薬，抗痙攣薬，鎮静薬，向精神薬)，東洋医学(漢方，鍼)，刺激的除痛法(stimulation produced analgesia)などが用いられる．末期がんの疼痛対策としては，硬膜外麻酔や硬膜外への鎮痛薬の投与，クモ膜下フェノールブロック，下垂体ブロック，腹腔神経叢ブロック(celiac plexus block)，脊髄視床路切断術(spinothalamic cordotomy)などのほか，WHO方式の三段階除痛ラダーが用いられている．これはがん性疼痛に苦しんでいる患者の対策にWHOが出した指針で，鎮痛薬の内服による使用を柱としている．とくに麻薬の長期使用による耐性と依存性の発現は，がん性疼痛では問題とならず，十分な量の鎮痛薬を使用すべきである．また，悪性腫瘍に伴う疼痛対策は，ターミナルケアの一部をなし，クオリティ・オブ・ライフ(quality of life)の面からも，十分な鎮痛が望ましく，近年モルヒネの徐放錠や坐薬が多用されている．→神経(しんけい)ブロック

ペインコントロール [pain control]
痛みは生命維持に必要不可欠な感覚である．しかし，持続する疼痛は生体にストレスを与え，体力の消耗と抵抗力の減弱をきたし，判断能力を損なうため，除去や軽減が必要である．ペインコントロールは痛みを訴える患者への対応であり，原因や状況により神経ブロック，薬物療法，外科的療法，心理療法などの方法が選択される．→痛(いた)み〈疼痛〉

ペインスケール [pain scale]
患者が感じている主観的な疼痛の強さの程度を客観的に示すためのツール．代表的なものには，VAS(visual analogue scale)，0-10スケール，フェイススケールなどがある．スケール使用時には，疼痛を緩和するためには患者・医療者双方が疼痛の強さや変化を知ることが重要であることを患者に説明する．→痛(いた)み〈疼痛(とうつう)〉

ペースメーカー [pacemaker；PM]
⇨人工(じんこう)ペースメーカー

ペースメーカー・コード [pacemaker code]
徐脈性不整脈に対する植込み型治療器具であるペースメーカーの機能を表示するコード．通常3文字のICHD(Inter-society Commision on Heart Desease)が用いられる．第1文字はペーシング部位で，Aは心房，Vは心室，Dは心房と心室の両者を表示する．第2文字はセンシング(検知)部位(A，V，Dは共通)，Oは心房・心室の両者とも感知しないことを意味する．第3文字はペースメーカーの応答形式を示す．Iは自己リズムが出現したときにペーシングが抑制されるタイプ，Tは自己リズム感知時に刺激を発生するタイプ(同期)，Dは同期＋抑制を意味する．代表的なコードとしてVVI(R波抑制型心臓ペーシング)，DDD(ユニバーサルペーシング)，DDI(P波抑制R波抑制型心房心室順次ペーシング)などがある．第4文字にRと記載される場合は，心拍レート応答機能を有することを意味する．→人工(じんこう)ペースメーカー

β-アドレナリン遮断薬 [β-adrenergic blocking agent]
⇨β-[受容体]遮断薬

β-エンドルフィン [β-endorphin]
内因性モルヒネ様物質(オピオイドペプチド)の一種で，構造中にエンケファリンを含む．下垂体で，前駆体プロオピオメラノコルチンから副腎皮質刺激ホルモン(ACTH)などとともに生成される．→エンケファリン，エンドルフィン

β-ガラクトシダーゼ [β-galactosidase]
⇨ラクターゼ

β-[受容体]遮断薬 [β-adrenergic blocking agent, β-blocker]
〈アドレナリンβ-受容体遮断薬，β-アドレナリン遮断薬〉 交感神経系の細胞に存在するアドレナリン作用性β-受容体の作用を特異的に遮断する薬物で，狭心症，高血圧，心室性不整脈などの治療に用いられる．$β_1$-受容体は心臓に多く分布して主に心拍数と心収縮力の増大に，$β_2$-受容体は気道と血管に分布して気管支や血管の拡張などに，それぞれ影響を与える．前者の遮断薬にはアテノロール，メトプロロールなどがあり，不整脈の治療にも使用される．後者の遮断薬にはブトキサミンがあるが，臨床利用はない．→α-受容体

β線 [β-rays]
放射線の一種で，放射線物質の原子核がβ崩壊するときに核外に放出される電子線．そのエネルギーを種々の疾患の治療に用いる．生体組織内ではβ線の放射到達距離は数mmであるため，臨床的には表在性疾患の治療が適応となる．医療用線源としてはストロンチウム(^{90}Sr)が眼科領域で用いられている．

ベータトロン電子線治療 [betatron electron radiotherapy]
磁気誘導電子加速装置であるドーナツ型真空容器で回転・加速された強力な電子流を電子線として管外に取り出し，治療に応用したもの．この電子線のエネルギーは深達度の調節が

可能なため，比較的限局性に照射できる特徴をもち，表在性リンパ節・皮膚がんの治療，術中照射，乳がんの術後照射などに用いられる．

β-ラクタマーゼ陰性アンピシリン耐性ヘモフィルスインフルエンザ菌
[β-lactamase-negative ampicillin resistant *Haemophilus influenzae*；BLNAR] ヘモフィルスインフルエンザ菌の一種だが，β-ラクタマーゼは産生せず，β-ラクタム系菌薬の作用するペニシリン結合蛋白質の変異により，アンピシリン(ABPC)に耐性を示す菌である．主に呼吸器感染症に関与し，高齢者の肺炎や小児の急性中耳炎，副鼻腔炎，気管支炎，化膿性髄膜炎の起炎菌となる．感染者には，第三世代セフェム系抗菌薬やニューキノロン系抗菌薬を投与する．

ベーチェット症候群 [Behçet syndrome]
⇨ベーチェット病

ベーチェット病 [Behçet disease]
〈ベーチェット症候群〉 再発性のアフタ性口内炎，外陰潰瘍，前眼房蓄膿性ブドウ膜炎(または虹彩炎)を3主徴とし，さらに結節性紅斑様の皮疹をみとめる全身性の慢性炎症性疾患(図)．20～30歳代に好発する．急性増悪を反復し，失明に至る場合もある．症状は中枢神経，循環器，消化器に及ぶことがあり，神経型ベーチェット病，血管型ベーチェット病はとくに予後不良とされる．わが国で多くみられ，欧米ではきわめて少ない．病因は不詳であるが，レンサ球菌に対する免疫反応の異常が発症の大きな要因と推察されている．本症は，厚生労働省指定の特定疾患に含まれる．今日なお確立された治療法はないが，抗炎症薬や副腎皮質ステロイド薬などが用いられている．Hulusi Behçet(1889～1948，トルコ，皮膚科)．→アフタ，外陰潰瘍(がいいんかいよう)

■図 ベーチェット病の症状

中枢神経症状／前眼房蓄膿性ブドウ膜炎／再発性のアフタ性口内炎／結節性紅斑様の皮疹／血管症状／消化器症状／外陰潰瘍／出現頻度の高い4症状

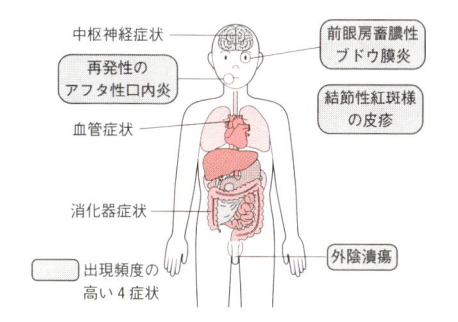

pH [pondus hydrogenii]
〈水素イオン指数，水素指数〉 水溶液中の水素イオン濃度を$[H^+]$で表すと，$-\log_{10}[H^+]$で定義される．pH＝7が中性であり，pH＜7の水溶液は酸性，pH＞7の水溶液はアルカリ性である．

pH測定法 [pH measurement]
液体の水素イオン濃度すなわち酸性，アルカリ性の度合いを測定する方法．酸塩基指示薬の滴下，pH試験紙による比色測定法，pHメータによる測定方法などがある．臨床では血液，胃液，尿においてpH測定が行われる．

ペーパーバッグ呼吸 [paper bag rebreathing]
血液中の二酸化炭素濃度低下によりひき起こされる過換気症候群に対処する呼吸法．紙袋などを口に当て，深呼吸させることで，血中二酸化炭素濃度を高める効果がある．施行にあたっては，過換気症がパニック障害などほかの原因によるものか否かの見きわめを行う必要がある．

ヘガール徴候 [Hegar sign]
妊娠により軟化した子宮を内診(双合診)したときにみられる所見で，第1徴候と第2徴候とがある．第1徴候は，妊娠初期では頸管の軟化が体部より遅れるため，その境界部では軟らかい子宮壁に触れたとき内診指と腹壁上の外診指が容易に接近し，あたかも子宮壁がないように感じるものである．第2徴候は，流産の危険があるため行われないが，内診指と外診指とで軟化した子宮前壁をつまむことができる．Alfred Hegar(1830～1914，独，産科)．

壁細胞 [parietal cell]
胃体部に存在し，塩酸を分泌する．この分泌が胃液の酸度を決め，酸による消化・殺菌作用を働かせ，ペプシノーゲンを活性化してペプシンとして消化を促進する．消化性潰瘍の根源である．また，ビタミンB_{12}の吸収に必要な内因子も産出するため，胃全摘後では貧血が起こる．→消化性潰瘍(しょうかせいかいよう)

ヘキサクロロフェン [hexachlorophene]
クロールを含むフェノール類に属する殺菌・消毒・防腐薬で，石炭酸係数は125．白色乳状の液体である．手指の消毒，洗浄のほか，手術器具などの洗浄に使用される．

ヘキサデカン酸 [hexadecanoic acid]
⇨パルミチン酸

ヘキサメトニウム [hexamethonium]
自律神経節のコリン受容体に作用し，ニコチン作用を遮断する．自律神経節シナプス伝達を遮断し，降圧作用をもつ．副作用として起立性低血圧，視力障害，悪心・嘔吐，口渇，便秘がみられる．→自律神経節遮断薬(じりつしんけいせつしゃだんやく)

ヘキソース [hexose]
⇨六炭糖(ろくたんとう)

PEG [percutaneous endoscopic gastrostomy]
⇨経皮内視鏡的胃瘻造設術(けいひないしきょうてきいろうぞうせつじゅつ)

ベクトル心電図 [vectorcardiogram；VCG]
心臓周期の間に生じる起電力の経時的変化を立体的電気現象としてとらえ，大きさ，方向の変化する電気軸(ベクトル)の先端が描く空間図形をオシロスコープ上に環として表したもの．その形態，走行，原点に対する位置などから心臓の異常を診断する．

PECO [patient, exposure, comparison, outcome；PECO]
EBM(evidence-based medicine)を考えるときのフローチャー

トの一部分．まず研究テーマ設定がなされるが，その第1ステップとして「問題の同定」が行われる．そのときに用いられる用語で，P(patient, 患者)，E(exposure, 介入)，C(comparison, 比較)，O(outcome, 結果)で表すが，PECOではPは疾患名，Eは治療法などを意味する．EBMは，PECOのデータをもれなく収集し，各研究の妥当性の評価，アブストラクトフォーム(構造化抄録)の作成，統計学的解析，結果の解釈，最後に編集，更新する作業が必要とされる．→EBM

ペスト [pest]　**(黒死病)**　かつて黒死病としておそれられた伝染病で，わが国では一類感染症に指定されているが，1927(昭和2)年以降発生をみない．ペストの原因となるペスト菌は野生齧(げっ)歯類から家ネズミ，ノミを介して人間に感染し，患者からの飛沫感染や分泌排泄物により伝染する．リンパ節が侵される腺ペストと，肺炎を併発する肺ペストがある．近年は，東アフリカ，東南アジア，南米の一部で若干の患者をみるのみである．ストレプトマイシン，テトラサイクリンが有効である．

ペスト菌 [Yersinia pestis]　ペストの病原菌．卵円形のグラム陰性，好気性の桿菌で，芽胞も鞭毛ももたない．齧(げっ)歯類およびヒトに感染がみられ，ノミによって媒介される．菌は血液，膿汁，喀痰，組織液などから分離される．→ペスト

ベック類肉腫 [Boeck sarcoid]　⇨サルコイドーシス

PET〈ポジトロン断層撮影法〉　大項目参照

ベッドメーキング [bed making]　⇨病床(びょうしょう)

ベナー，パトリシア [Patricia Benner]　米国の看護学者．カリフォルニア大学バークレイ校で，ラザルスの研究助手を務める傍らストレス・コーピングを専攻し，博士号を取得した．臨床における達人看護者の実践を素材とし，技術修得に関するドレイファスモデルを理論的根拠におきながら，novice(初心者)，advansed beginner(新人)，competent(一人前)，proficient(熟練者)を経て，expert(達人看護者)の看護実践に至るまでの技能修得モデルを導き出した．そして達人の実践に内包された意味と知識を発見し記述している．主著である『ベナー看護論――達人ナースの卓越性とパワー』(1984)は8か国語に訳されている．ほかに，『現象学的人間論と看護』(1989)，『看護ケアの臨床知』(1999)，『エキスパートナースとの対話』(2002)などの著書がある．

ベニエー-ベック-シャウマン病 [morbus Besnier–Boeck–Schaumann]
⇨サルコイドーシス

ペニシリナーゼ [penicillinase]　ペニシリンの活性中心である$β$-ラクタム環を加水分解し，ペニシリン作用を不活性化する酵素．この酵素を産生するグラム陰性桿菌やペニシリン耐性ブドウ球菌などは，ペニシリンに対して抵抗性を示す．類似酵素にセファロスポリンを分解するセファロスポリナーゼがあり，これらを総称して$β$-ラクタマーゼという．

ペニシリン [penicillin；PC]　1929(昭和4)年，イギリスのフレミング(Alexander Fleming, 1881～1955，細菌学)により発見された青カビの一種(Penicillium属)が産生する抗生物質．細菌の細胞壁合成を阻害することにより殺菌的に作用する．化学構造は$β$-ラクタム環を有し，天然ペニシリンとしてはペニシリンGが基本型である．ペニシリンGは胃内の酸によって分解され，経口では無効なので筋肉内に投与する．グラム陽性球菌，グラム陰性球菌，嫌気性桿菌，放線菌，スピロヘータに有効であるが，グラム陰性桿菌，抗酸菌，原虫類，リケッチア，ウイルス，真菌，ペニシリナーゼ産生菌には無効である．ペニシリンの抗菌スペクトルを拡大し，ペニシリナーゼ抵抗性とするために，種々の半合成ペニシリンがつくられている．ペニシリンの毒性は少ないが，アレルギー性反応がある．ときにペニシリンショックは致命的なことがある．皮内テストなどでペニシリンアレルギーのないことを確認したうえで投与する．→化学療法(抗微生物)薬(かがくりょうほうやく)

ペニシリン系抗菌薬 [penicillin antibiotics]　ペニシリンは1929(昭和4)年フレミングによって発見されて以来，数多くの注射薬，経口薬が出現している．最初のペニシリンはグラム陽性菌，ブドウ球菌，レンサ球菌などに抗菌を有していた．その後，ペニシリンのもつ$β$-ラクタム骨格をベースにセフェム系抗菌薬が開発され，現在では便宜上4世代に分類されて繁用されている．一方近年これらの薬剤に対する耐性菌が出現し，乱用の警鐘もあり，各種ガイドラインが発行されている．

ペニシリンショック [penicillin hypersensitivity]　ペニシリンは安全な薬物であるが，まれにアレルギーが原因でアナフィラキシーショック，蕁麻疹，喘息発作などを起こす．抗原はペニシリン分解産物である．ほかの抗菌薬でもアレルギーの可能性がある．抗菌薬使用時にはブリックテストや皮内テストでアレルギーの有無を検査する．

ペニシリン耐性肺炎球菌 [penicillin resistant Streptococcus pneumoniae；PRSP]　肺炎球菌は大葉性肺炎の主な原因菌で，その他中耳炎，髄膜炎，敗血症，膿胸などの原因菌ともなり得る．従来ペニシリンが最も有効な薬物だったが，1970年代から耐性菌が報告されており，現在ではかなりの比率を占めている．細胞壁合成酵素であるペニシリン結合蛋白(PBPs)の変異により，ペニシリンに対する結合性が低下していることによる．→肺炎球菌(はいえんきゅうきん)

ベネディクト試薬 [Benedict reagent]　還元法に基づく尿糖半定量に用いられる試薬．青色の$Cu(OH)_2$が糖により還元され，黄色$[Cu_2(OH)]$または赤色(Cu_2O)になることを利用したもの．グルコース以外の還元糖も検出できる．Stanley Rossister Benedict(1884～1936，米，生物学)．

ヘパトーム [hepatoma]　⇨肝細胞(かんさいぼう)がん

ヘパトブラストーマ [hepatoblastoma]　⇨肝芽[細胞]腫(かんがさいぼうしゅ)

ヘパプラスチンテスト [hepaplastin test ; HPT]
肝で合成される凝固因子の総合機能をみる検査で，リアルタイムの肝予備能をよく表現するとされる．

ヘパリン [heparin]
食用獣の肝，肺，腸粘膜から抽出されたムコ多糖硫酸エステルで，人体に投与しても試験管内でも血液凝固阻止作用をもつ．アンチトロンビンIIIと結合し，アンチトロンビンIIIのトロンビン不活化作用を増強する．抗凝血薬療法および人工透析や，播種性血管内凝固症候群(DIC)の治療に使われる．→[血液]凝固阻止薬(けつえきぎょうこそしやく)

ヘパリン血 [heparin blood]
血液凝固阻止薬であるヘパリンが添加された血液．通常，血液10 mLに対し50～100単位を添加する．血液検査時などに用いられる．

ヘパリンロック [heparin lock]
間欠的に末梢や中心静脈ラインなどを使用する場合に血栓が生じてルート閉塞を起こさないように，一定量の抗凝固薬(ヘパリン)と生理食塩液でルート内を満たすことをいう．

ベビーブルー [baby blue]
⇒マタニティーブルー

ペプシノゲン法 [pepsinogen(PG)test]
消化酵素の前駆物質であるペプシノゲンの血清中濃度を測定し，胃がんのハイリスク群である萎縮性胃炎の進行度を推定する．血清中のペプシノゲンI，IIを測定して，I/II比を算出する．I/II比＞3の場合は，慢性萎縮性胃炎，早期胃がん，胃ポリープなど胃粘膜の萎縮を伴う疾患を疑う．I，IIの総和が高値の場合は，消化性潰瘍再発を疑う．

ペプシン [pepsin]
胃液中の蛋白質消化酵素で，胃底腺主細胞で生産される不活性のペプシノーゲンが胃内に分泌され，胃内の塩酸およびペプシン自体によって活性化され，ペプシンとなる．蛋白質を消化し加水分解して，ペプトンにまで分解する．→胃底腺(いていせん)

ペプチダーゼ [peptidase]
ペプチドのペプチド結合を加水分解する酵素．ジペプチド，トリペプチドを分解する酵素をジペプチダーゼ，トリペプチダーゼとよぶ．またプロテアーゼの蛋白質基質に対する活性をプロテイナーゼ活性，ペプチド基質に対する活性をペプチダーゼ活性と区別する．広義には蛋白質やペプチドのペプチド結合を水解する酵素をいう．

ペプチド [peptide]
2個以上のアミノ酸がアミド結合(ペプチド結合)により結合したもので，結合するアミノ酸数により，オリゴペプチド(2～10)，ポリペプチド(10～50)，50以上を蛋白質とよぶ．生体内では代謝調節などの幅広い活性をもつ．

ペプトン [peptone]
蛋白質を蛋白質分解酵素や酸などで部分的に加水分解したとき生じるポリペプチドである．水に溶け，熱で凝固せず，硫安飽和溶液で沈殿しない．細菌の培地に用いられる．

ペプロー，ヒルデガード・E. [Hildegard Elizabeth Peplau, 1909～1999] 米国の看護学者．看護学校を卒業後，ペニングトン大学で人間関係の心理学を研究し，次いでコロンビア大学で精神科看護の学位を取得した．また，看護師としての実務経験も豊富で，患者と看護師の対人関係は治療的プロセスにあると唱えた．米国看護師協会長，国際看護協会理事を歴任．著書『人間関係の看護論』など．

ヘマトクリット[値] [hematocrit ; Ht]
全血中の赤血球容積率(％)のこと．基準値は成人男性で40～50％，成人女性では35～45％である．赤血球増加症や脱水症で増加，貧血で減少する．静脈血をヘマトクリット管に入れ，遠心し，血漿から分離した赤血球分画の長さの全体の長さに対する比を百分率で表したものである．

ヘム [heme]
ヘモグロビンの色素成分．ポルフィリンの第一鉄錯体で，グロビンと結合してヘモグロビンを構成する．単独では非常に不安定で，酸素と結合するとヘマチンとなり，酸にさらされると鉄を分離してプロトポルフィリンになる．

ヘモグラム [hemogram]
⇒末梢血液像(まっしょうけつえきぞう)

ヘモグロビン [hemoglobin ; Hb]
〈血色素〉成人のヘモグロビンは2つのα鎖と，2つのβ鎖から構成される四量体($α_2β_2$と記載)のグロビンと，鉄を含んだヘムから構成したもので，赤血球内に大量に存在し，ヘムに酸素を可逆的に結合することにより，酸素の運搬を行う．胎児ヘモグロビン(ヘモグロビンF)は$α_2γ_2$の四量体で，生後数か月で成人型(ヘモグロビンA)と入れ替わる．血中の基準値は男性で13.5～17 g/dL，女性で11.5～15 g/dLである．

ヘモグロビンS症 [hemoglobin S disease]
⇒鎌状赤血球貧血(かまじょうせっけっきゅうひんけつ)

ヘモグロビン計 [hemoglobinometer]
⇒血色素計(けっしきそけい)

ヘモグロビン測定[法] [hemoglobin quantification]
〈血色素定量法〉赤血球中のヘモグロビン(血色素)量を測定する方法．貧血あるいは多血症の診断に用いられる．ザーリ法とシアンメトヘモグロビン法がある．ザーリ法は，一定量の塩酸を加え，ヘモグロビンと塩酸からできる塩酸ヘマチンをザーリ血色素計で比色する．シアンメトヘモグロビン法は，ヘモグロビンとフェリシアン化カリウムからできるシアンメトヘモグロビンを光電比色計で測定するもので，精度が高く広く普及している．→シアンメトヘモグロビン法

ヘモグロビン尿症 [hemoglobinuria]
〈血色素尿症〉尿中に血色素(ヘモグロビン)が排泄されるものをいう．尿の色調が特有のブドウ酒様になる．原因は血管内溶血あるいは赤血球の大量崩壊による．化学薬品や一酸化炭素などによる中毒，マラリア，チフス，猩紅熱(しょうこうねつ)などの感染症，敗血症，自己免疫反応などのほか，熱傷や蛇毒などでも起こるこ

とがある．また赤血球膜異常による発作性夜間ヘモグロビン尿症，原因不明の行軍血色素尿症がある．

ヘモクロマトーシス [hemochromatosis] 皮膚の色素沈着，肝，膵，心，その他の組織への鉄含有蛋白質であるヘモジデリンの全身性の沈着が特徴で，その際組織の障害を起こし肝硬変，糖尿病を伴う．原発性と続発性がある．原発性は遺伝的に小腸での鉄の吸収が亢進している．続発性は輸血や，鉄の過剰摂取などいろいろな原因によって起こる．治療は瀉血により過剰の鉄を除く．

ペラグラ [pellagra] 〈ニコチン酸欠乏症候群〉 ニコチン酸欠乏を主因とする慢性全身性疾患で，多くはビタミンB_2欠乏と日光曝露により誘発される．食欲不振，全身倦怠感などで発症する．皮膚症状として顔面や前腕など露出部に紅斑を生じ，瘙痒，熱感を伴い，水疱化，びらん，痂皮(かひ)，落屑(らくせつ)をみる．さらに消化器症状として下痢，精神神経症状として感覚異常，麻痺，認知症をきたし，放置すれば数年のうちに死に至る．治療は日射をさけ，高蛋白食，ニコチン酸アミド，ビタミンB群を与える．

ベラドンナ [belladonna] 欧州産ナス科の多年草(学名；*Atropa belladonna*)で，ベラドンナアルカロイドを含む．アトロピンの原料として栽培され，根葉は鎮痛・鎮痙薬として用いられる．誤ってこの植物を摂取すると，中毒症状として口渇，便秘，瞳孔散大，さらに興奮，幻覚などが生じる．→アトロピン，アルカロイド

ヘリコバクター・ピロリ [*Helicobacter pylori*；HP] 1982(昭和57)年にオーストラリアで初めて分離培養され，組織学的胃炎の原因で消化性潰瘍の再発因子と考えられており，胃がんとの関連も指摘されている．日本人の過半数は保菌者である．3μm前後のらせん状(*helico*の名の由来)の短桿菌で，4～7本の長い鞭毛をもつ．感染経路は経口で，胃の粘液層内に生息する．ヘリコバクター・ピロリは尿素を特異的に分解してアンモニアを産生し，自身の胃内生存を可能としているが，アンモニアは同時に胃粘膜表層の粘液層を破壊して胃上皮に傷害をひき起こす．検査としては，ヘリコバクター・ピロリに対する抗体を調べる血液検査，糞便中のピロリ抗原を調べる便中抗原測定法，胃内視鏡生検材料の顕微鏡検査と細菌培養，迅速ウレアーゼ試験，経口投与した標識炭素を含む尿素が分解されて出てくる呼気を集めて行う尿素呼気試験(UBT)がある．2000(平成12)年11月に除菌療法が保険適用となり，消化性潰瘍の基本的治療法となっている．除菌療法は，酸分泌抑制薬(プロトンポンプ阻害薬；PPI)と，抗菌薬(クラリスロマイシンとアモキシシリン)の併用によるもので，PPIと2種の抗菌薬を併用することから「3剤併用療法」とよばれている．→胃MALT(いまると)リンパ腫，消化性潰瘍(しょうかせいかいよう)，慢性胃炎(まんせいいえん)

ヘリコプター救急医療サービス [helicopter emergency medical service] ⇨ドクターヘリ

ペリスタルティック方式 [peristaltic pump] 輸液ポンプの送液方法の1つ．輸液ポンプは輸液剤の注入量を正確にするために使用され，ペリスタルティック(フィンガー)方式(蠕動型)とローラー方式(図)などがある．ペリスタルティック方式は小児用から成人用まで輸液セットで利用できるが，薬液の自動注入や自動点滴の際には，回路内圧上昇や輸液の粘稠度などの変化により，滴下数の正確さが損なわれる可能性があるので注意が必要である．

■図　輸液ポンプの送液方法

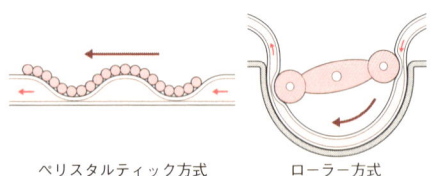

ペリスタルティック方式　　ローラー方式

ペリメータ [perimeter] ⇨視野計(しやけい)

ペルオキシダーゼ [peroxidase；POD] 酸化還元酵素の一種で過酸化水素を分解し酸素を生じる反応を触媒する酵素．

ヘルシーフードピラミッド [healthy food pyramid] ウィレット博士(Walter C. Willett, 1945～, 米, 医学)によって提唱されたもので，運動で体重をコントロールし，「バランスのよい食事」を摂るという考えである．ピラミッド下層のものを多く摂取し，上層のものほど少量にする(図)．以

■図　ウィレット博士によるヘルシーフードピラミッド

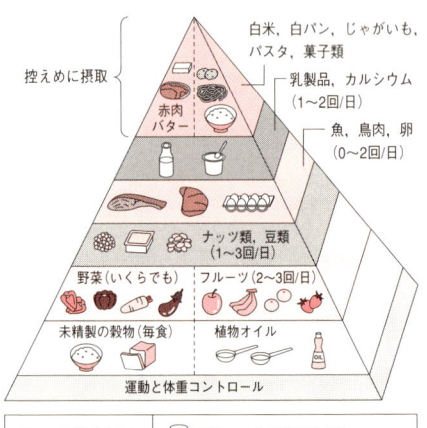

下にポイントをあげる．①植物性の食品から良質な脂肪を摂る．②未精製の穀類を摂る．③豆類，魚類などで良質の蛋白質を摂る．④野菜と果物を十分に摂る．⑤アルコールは少量にする．

ヘルシンキ宣言（せんげん）[Helsinki declaration]　1964(昭和39)年にヘルシンキで行われた世界医師連盟総会で採択された理論綱領であり，「臨床実験についての医師への勧告」という副題が示すように，臨床実験の根本原則について述べている．緒言と基本的原則，治療と関連した臨床実験，治療と関連しない臨床実験の三部よりなっている．臨床実験の正当性，患者への十分な説明，患者の自由な意思による承諾の必要性，中止の求めには従うことなどが詳細に規定されている．

ヘルスアセスメント　[health assessment]　健康状態を総合的に診査(アセスメント)し，クライエントの看護ケアを決定するための基礎資料となる．クライエントの健康状態をアセスメントすることは，疾病の早期発見や疾病の悪化を防ぎ，早期治療を受け治療の有効性を高めることにつながる．また，潜在的・顕在的障害の確認や特定疾患のスクリーニングやフォローアップをすることにもなる．さらに個別的なアセスメントは，健康をより増進させることにもつながる．これらの資料は総合的かつ継続的に収集される必要があり，看護師だけでなく保健医療チーム全体が活用できるものである．アセスメントの内容には，①健康歴の聴取，②身体の診査(フィジカルイグザミネーション)，③心理社会的状態，④セルフケア能力が含まれる．以上の健康状態に関するデータを看護師が分析解釈し，看護診断を特定させて看護ケアのニードを決定することができる．正確にアセスメントするためには，視診・触診・聴診・打診の診査技術と人間関係をつくる技術などのアセスメント技術の修得が必要である．→フィジカルイグザミネーション

ヘルスケアプロバイダー　[health care provider ; HCP]　日常的に蘇生を行う機会がある医師，歯科医師，看護師，救急救命士，臨床技師などの医療従事者．健康管理のプロフェッショナルとして，質の高い一次救命処置(BLS)を実際に行えることが要求される．救急医療において用いられることが多い．

ヘルス・ビリーフ・モデル　[health belief model]　個人の態度と行動変容に関する健康行動理論で，邦訳は健康信念モデルという．治療過程において，患者に知識を与えても行動に必ずしも結びつかないことが多く，個人がどのように疾病や行動を認識しているかをアセスメントする必要性に注目した，社会心理学的な分析法といえる．とくに近年では，生活習慣病予防などにおいても患者へのアプローチの際に有益とされている(図)．ローゼンストック(Rosenstock)やベッカー(Becker)らが提唱したモデル．→行動変容(こうどうへんよう)

ヘルスプロモーション　[health promotion]　1986(昭和61)年 WHO のオタワ憲章では「人々が自らの健康をコントロールし，改善することができるようにするプロセス」と定義されており，

■図　ヘルス・ビリーフ・モデル

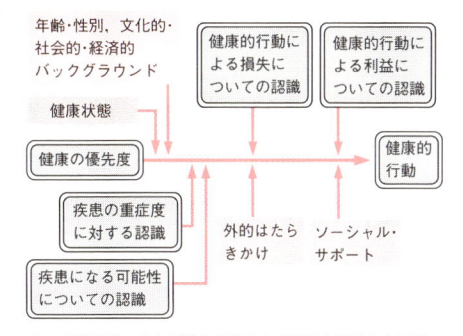

人々が健康的，または逆の行動をとる要因を説明したモデル
(Becker, M. H., 1974)

「健康は，身体的な能力であると同時に，社会的または個人的資源であることを強調する積極的な概念」とされている．人々が日常生活のなかで，環境や地域，他の人々に働きかけ，可能なかぎり自分で予防したり，健康な生活を維持していくための能力を発揮し，高めていくプロセスと考えられ，個人の健康生活と地域や社会の健康生活づくりが強調されている．

ヘルスマンパワー　[health manpower]　医療・保健に関する専門教育を受け，その分野に従事する人々を人的資源としてとらえた表現．保健要員あるいは保健医療従事者を指している．

ヘルックスハイマー反応（はんのう）[Herxheimer reaction]　⇨ヤーリッシュ—ヘルックスハイマー反応

ペルテス病（びょう）[Perthes disease]　〈若年性変形性骨軟骨炎〉　大腿骨近位骨端部の骨病変をきたす疾患．股関節の可動域制限および股関節痛が起こる．3，4歳から12歳の男児に多い．原因として，大腿骨頭核の栄養動脈血行障害説があるが，不明である．負荷装具による保存療法が，治療としての第一選択であるが，手術的治療が必要な場合もある．Georg Clemens Perthes(1869〜1927, 独, 外科)．

ヘルニア　[hernia]　広義では，臓器全体あるいは一部の体腔外への脱出を外ヘルニア，体腔内へのものを内ヘルニアという．一般には，腹壁の先天性の間隙や，後天的に抵抗の弱い部位から腹腔内臓器が壁側腹膜に包まれたまま腹腔外に脱出することから，脱腸ともいう．鼠径ヘルニア，大腿(股)ヘルニア，臍ヘルニア，横隔膜ヘルニア，術後腹壁瘢痕ヘルニアなどがある．ヘルニアは，腹腔からの出口となるヘルニア門，脱出物を包む腹膜などでつくられるヘルニア嚢，ならびに脱出臓器としてのヘルニア内容から構成される．ヘルニア内容は小腸，大網膜が最も多くみられ，高齢や立ち仕事，または腹圧などが誘因となる．腹部以外のヘルニアには脳ヘルニア，髄膜ヘルニア，筋ヘルニアなどがある．治療は保存的治療と根治的手術．→横隔膜(おうかくまく)ヘルニア，滑

脱(かつだつ)ヘルニア

ヘルパー [helper]
⇨ホームヘルパー

ヘルパーT細胞(さいぼう) [helper T cell ; Th]
T細胞サブセットの1つで、表面マーカーとしてCD4抗原を有し、抗原認識の際、自己MHCクラスⅡ抗原の存在を必要とする。活性化されたTh細胞はさらに2つの亜集団に分かれ、Th1はキラーT細胞の成立を助け、IFN-γを産生して遅延型過敏症の成立に働く。一方、Th2はインターロイキン(IL)-4, 5, 6などを産生し抗体産生を助ける。→キラーT細胞、サプレッサーT細胞、T細胞

ベルビュー式知能検査(しきのうけんさ) [Bellevue intelligence scale]
⇨ウェクスラー式知能検査

ヘルペス [herpes]
⇨疱疹(ほうしん)

ヘルペスウイルス [herpes virus ; HV]
〈疱疹ウイルス〉 ヘルペスウイルス科のDNAウイルス。二本鎖DNAの核酸を含む正20面体のカプシドをもつ径180 nm前後のウイルスで、ヒトおよび動物に病原性をもつ。ヒト病原性のものとして単純ヘルペスウイルス(HSV)、水痘・帯状疱疹ウイルス、EBウイルス、サイトメガロウイルスがある。通常、単にヘルペスウイルスという場合は単純ヘルペスウイルスを指すことが多い。→単純(たんじゅん)ヘルペスウイルス

ヘルペス性角膜炎(かくまくえん) [herpetic keratitis]
⇨角膜(かくまく)ヘルペス

ベル麻痺(まひ) [Bell palsy]
⇨顔面神経麻痺(がんめんしんけいまひ)

ベロック管(かん) [Bellocq tube]
大量の後鼻腔出血時に用いるベロック・タンポンを、外鼻孔から挿入するのに用いる器具。タンポンが出血部位に固定されたら外鼻孔より引き抜く。ネラトンカテーテルでも代用される。Jean Jacques Bellocq(1732～1807, 仏、外科)。→ベロック・タンポン

ベロック・タンポン [Bellocq tamponade]
鼻出血に対する鼻咽腔の塞栓法で、大量の出血で止血困難な場合に用いられる。ベロック管を用い、ガーゼタンポンを上咽頭から後鼻孔へ圧迫して止血する。中耳炎を合併しやすいために緊急の場合に限って行われ、長時間に及ぶ使用をさけるのが望ましい。近年は、ゴムバルーンを用いる方法が多く利用されている。→ベロック管

便意(べんい) [defecation desire, desire to defecate]
直腸内容物の刺激が、直腸壁の粘膜に分布する骨盤神経を介して脊髄(仙髄)の排便中枢ならびに大脳皮質に伝えられること。→排泄(はいせつ)、排便(はいべん)

辺縁性歯周炎(へんえんせいししゅうえん) [marginal periodontitis]
歯肉炎が深部組織に波及し、歯槽骨および歯根膜まで炎症が広まったもの。歯槽骨の破壊吸収、排膿へと進展する。慢性排膿のものをとくに歯槽膿漏という。原因は、栄養障害、糖尿病、血液疾患、感染などである。治療は、抗菌薬の投与、歯肉切除術、場合により抜歯である。→歯周炎(ししゅうえん)、歯肉炎(しにくえん)

便器(べんき) [bedpan]
トイレで排泄できない場合に、室内または床上で使用する器具(図)。室内ではポット式便器やポータブル便器を用いる。床上では差し込み便器を用い、患者の体型やマットレスの弾性などから型(和式、洋式、和洋折衷型)と材質(ほうろう製、ステンレス製、プラスチック製、ゴム製)を選択する。→排泄(はいせつ)

■図　便器の種類

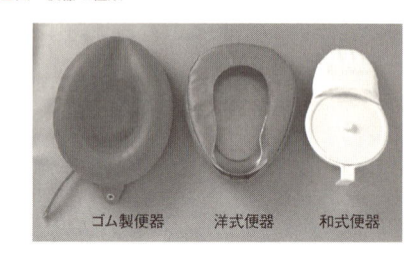

ゴム製便器　　洋式便器　　和式便器

変形視症(へんけいししょう) [image distortion]
⇨変視症(へんししょう)

変形性関節症(へんけいせいかんせつしょう) [osteoarthritis ; OA]
関節の退行変性により種々の変形がみられるもので、股・膝・肘関節に多くみられる。頸椎や腰椎の関節にもみられる。中年以降に多い。一次性のものは関節軟骨の加齢現象に機械的刺激が加わって起こる磨耗変性をいい、これに対し二次性のものは先天性あるいは以前に罹患した疾患または外傷などにひき続いて変形をきたしたものをいう。一次性のものは膝関節に、二次性のものは股関節に多くみられる。潜行的に発症し、疼痛、関節運動制限がみられ、ときに関節液が貯留することもある。X線像では関節縁の尖鋭化、骨棘の形成などがみとめられる。主な治療は、疼痛の軽減、除去を目的とした安静、温熱療法など。さらに機能障害の著しいものは、人工関節置換術などの外科的治療が行われる。

変形性膝関節症(へんけいせいしつかんせつしょう) [gonarthrosis, knee osteoarthritis]
関節軟骨の損傷により軟骨の質の低下をきたし、膝関節の磨耗や変形が生じる退行性の病態をいう。病因としては主に加齢が考えられるほか、二次性に分類される肥満、遺伝的素因、半月板損傷などの外傷、関節リウマチがあげられる。症状は疼痛が最も多く、腫脹、熱感といった炎症症状も呈する。進行につれ歩行困難や前屈み歩行を続けて円背や亀背の増悪をまねくなど、膝関節の可動域制限が生じる。大腿四頭筋に対する伸展位下肢挙上訓練や足底板の使用などの運動療法、手術療法としては人工膝関節形成術(TKA)、人工膝関節置換術(TKR)などが行われる。

変形性脊椎症(へんけいせいせきついしょう) [osteoarthritis of the spine]
⇨脊椎症(せきついしょう)

偏見(へんけん) [prejudice]
物事に対する偏った見方。差別や暴力など現実場面での行為につながるとき、問題として認識されるように

偏差 [deviation]
個々のデータの代表値(通常は平均値)からの偏り，ずれ．→標準偏差(ひょうじゅんへんさ)，分散(ぶんさん)

変視症 [metamorphopsia]
〈変形視症〉物体がゆがんで見える状態．黄斑部ならびにその周辺の病変による網膜視細胞の配列の乱れに起因するものが多い．中心性漿液性網脈絡膜炎，網膜剝離，網膜出血，および乱視などの際にみられる．

便失禁★ [bowel incontinence]
NANDA-I 分類法 II の領域3《排泄と交換》類2〈消化器系機能〉に配置された看護診断概念で，これに属する看護診断としては同名の〈便失禁〉がある．

偏執症 [paranoia]
⇨パラノイア

偏食 [unbalanced diet]
食物に対して好き嫌いが強く，特定の食品をいやがって食べないこと．現代の日本の偏食は，すなわち栄養の偏りを示すものではないが，幼児をもつ母親の4分の1は，子どもの食事で困っていることとして偏食をあげている．特定の食品を食べないことを問題とせず，調理法を工夫したり食事を楽しくできるように環境を整えることで，バランスのよい食事が摂取できるようにする．

ベンジルペニシリンカリウム [benzylpenicillin ; PCG]
白色の結晶または結晶性の粉末であり，グラム陽性菌およびグラム陰性球菌に抗菌作用を示すペニシリン系抗菌薬．使用にあたっては，耐性菌の発現などを防ぐため，高度の腎障害のある患者には投与量・投与間隔の適切な調節をするなど，慎重な投与が必要．ペニシリンGともよぶ．

変数 [variable]
統計では一般に，標本となった属性の1つとして観測されたものを指す．変数を性質によって，名義尺度，順序尺度，間隔尺度，比[例]尺度，と分類することができる．→確率変数(かくりつへんすう)，説明変数(せつめいへんすう)，デモグラフィック変数，目的変数(もくてきへんすう)

ベンス・ジョーンズ蛋白[質] [Bence Jones protein ; BJP]
ベンス・ジョーンズ(Henry Bence Jones, 1813〜1873, 英，医師)が発見した骨髄腫患者の尿中の特殊蛋白質．56〜64℃に加熱すると凝固し，さらに90℃以上に加熱すると再び溶解，その後，冷却すると56〜64℃で再び沈殿を生じるというように特有な熱凝固を示す．その本体は骨髄腫蛋白すなわち単クローン性免疫グロブリンL鎖の単量体または二量体である．→骨髄腫蛋白[質](こつずいしゅたんぱくしつ)

片頭痛 [migraine]
〈片頭痛型血管性頭痛〉発作性，反復性に通常片側性に生じる頭痛．機序はまだ十分に解明されていないが，三叉神経を中心とした神経血管，脳幹部の異常，さらに神経ペプチドが重要な役割を果たしていると考えられている．大きく，前兆のあるものと，ないものに分けられ，そのほか特殊な型として，脳底型片頭痛，網膜片頭痛などがある．前兆を伴う場合は，頭痛に30分ほど先行して視野障害，閃輝暗点などが出現する．頭痛は発作的に始まり数時間〜72時間程度続く激しい拍動性の痛みで，羞明，音過敏，悪心・嘔吐を伴うことが多い．誘発因子として，喫煙，飲酒，睡眠不足，精神緊張，疲労などがあり，女性では月経と関連して起こりやすい．しばしば家族歴を有する．→頭痛(ずつう)

片頭痛型血管性頭痛 [vascular headache of migraine type]
⇨片頭痛(へんずつう)

変性 [degeneration]
組織細胞が代謝異常により形態学的変化をきたした状態をいい，一般には，細胞や組織内に質的に，あるいは量的に異常な物質が出現し，その結果細胞機能低下がみられる病変を指している．しかし，この概念は古くからあるもので，必ずしも今日の生化学的・細胞学的所見とは一致しない．変性には，蛋白変性(顆粒状変性，空胞変性，粘液変性，硝子様変性，アミロイド変性，角質変性に区別される)，脂肪変性，糖原変性，色素変性などがある．

変性疾患 [degenerative disease]
組織または細胞が質的・量的に変化して，その機能を失うことを変性といい，その変性が進行する病気である．たとえば，神経が変性していく「神経性疾患」には，アルツハイマー病，パーキンソン病，筋萎縮性側索硬化症(ALS)などがある．→アルツハイマー病，筋萎縮性側索硬化[症](きんいしゅくせいそくさくこうかしょう)，パーキンソン病

変性梅毒 [metasyphilis, quaternary syphilis]
〈第4期梅毒〉梅毒感染後，10年以上経過し，中枢神経が侵されたもので，脊髄癆(せきずいろう)や麻痺性認知症，または進行性麻痺がみとめられる．初期に適切な治療が行われなかったり放置された場合にみられ，現在，第4期に至る例はほとんどない．治療はペニシリンを主とする駆梅療法が行われる．→脊髄癆(せきずいろう)，梅毒(ばいどく)

片側無視★ [unilateral neglect]
NANDA-I 分類法 II の領域5《知覚/認知》類1〈注意〉に属する看護診断で，診断概念としては〈無視〉である．

ヘンダーソン，ヴァージニア
[Virginia Henderson, 1897〜1996] 1921(大正10)年米国の陸軍看護学校を卒業し，コロンビア大学ティーチャーズカレッジで学士および修士課程を修め，ティーチャーズカレッジ，またエール大学で看護教育に携わるとともに多くの著書もある．看護研究者としても著名．長年の経験から一貫して患者ケアを中心とした独自の看護教育を展開していた．その1つに『看護の基本となるもの』がある．このなかには看護の本質について米国で考察が進められてきた経緯と，人間の基本的欲求(need)に着目した「ニード理論」が展開されてい

へんだあそ

る．これは，1958(昭和33)年に ICN の看護業務委員会が「……医学がどんなに専門化したとしても看護にはあらゆる場面に適用できる基礎理論がある」という確信のもとにヘンダーソンに要請を行い，これに応えて誕生した小冊子である．ヘンダーソンはこのなかで「看護の独自の機能」とは，「病人または健常人であれ，各自が健康，健康の回復あるいは平和な死への助けとなるような生活行動を行うことを援助することで，その人が必要なだけの体力と意志力と知識とをもっていれば，生活行動は他者の援助を受けなくとも可能となる．すなわち援助はその人ができるだけ早く自立できるようにしむける方法で行うことが必要である」と述べ，ニードに基づいた看護の基本的構成要素は，①正常な呼吸，②適切な飲食，③老廃物の排泄，④良肢位の保持，⑤休息・睡眠，⑥衣服の着脱，⑦体温保持，⑧身体の清潔，⑨危険回避，⑩他者とのコミュニケーション，⑪信仰，⑫達成感のある仕事，⑬レクリエーションへの参加，⑭成長発達の継続，の14をあげ，看護は患者のニードを満たすために必要なあらゆる援助を提供することであると定義づけた．

ヘンダーソン-ハッセルバルヒの式
[Henderson–Hasselbalch equation]
⇨酸塩基平衡（さんえんきへいこう）

ペンタゾシン [pentazocine]
ベンゾモルファン構造をもち，モルヒネ拮抗性のある中枢性鎮痛薬．オピオイド受容体に作用し，強い鎮痛作用をもつが，モルヒネに比べ依存性・耐性ともに弱いので，麻薬には指定されていない．

胼胝（べんち）[callosity]
〈たこ〉手掌や足の指などに同じ機械的刺激が連続的に加えられることによって，その部位の表皮角質が結合組織とともに硬く扁平に隆起したもの．すわりだこ，ペンだこなど．

弁置換術（べんちかんじゅつ）[valve replacement]
心臓内の弁の機能に障害を生じ，交連切開や弁輪形成術などの手術法では修復不能の病態が適応となる．病変部を切除して，ボール弁，ディスク弁などの人工弁を置換する．大動脈などの生物弁も最近では多く使われる．

胼胝体（べんちたい）[corpus callosum]
⇨脳梁（のうりょう）

ベンチマスク [ventimask]
⇨ベンチュリーマスク

鞭虫（べんちゅう）[whipworm, Trichuris trichiura]
蠕虫類，線虫綱に属する人畜の寄生虫で脚や環節はない．成虫は雄が 3～4.5 cm，雌が 3.5～5 cm もあり，経口感染ののちヒトの盲腸の粘膜に寄生する．無症状のことが多いが，ときに腹痛，下痢，神経症状を起こし，これを鞭虫症とよぶ．メベンダゾールが有効である．

ベンチュリーマスク [venturi mask]
〈ベンチマスク〉酸素マスクの一種(図)．慢性閉塞性肺疾患(COPD)などの治療に使用される．二酸化炭素(CO_2)の蓄積を防ぎながら酸素濃度を正確に一定に調整できるようになっており，酸素濃度によってダイリューターが色分けされている(表)．ディスポーザブルのものもある．

■図　ベンチュリーマスク

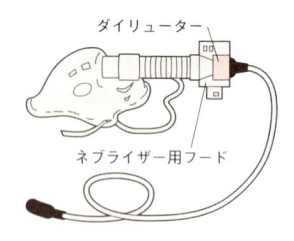

■表　酸素濃度による色分け

ダイリューターの色	総流量	酸素濃度
青	4L/分	24%
黄	4L/分	28%
白	6L/分	31%
ピンク	8L/分	40%
オレンジ	12L/分	50%

ベンチレーター [ventilator, artificial ventilator]
〈人工呼吸器，レスピレーター〉器械的に人工呼吸を行う装置．麻酔中の人工換気装置を指す場合もある．予め設定した圧まで加圧する従圧式や，一定容量の換気量を送り込む従量式，吸気時間を設定する時間サイクル式などに分類されていたが，現在の呼吸器は多種の機能を備えるようになってきた．初期には従圧式が用いられたが，その後，従量式が主に用いられてきた．しかし，近年ME（医用電子工学）の発達により，新しいタイプの従圧式換気法が使われている．また，気道内圧や換気量などの呼吸に関する各種のモニターを内蔵している器械が増加しており，呼吸モニターとしての役割も果たしている．→人工呼吸（じんこうこきゅう）

扁桃（へんとう）[tonsil, tonsilla]
口腔と咽頭の間に位置するリンパ器官で，上皮の下に一列に胚中心をもつリンパ小節が配列している．存在部位により，舌扁桃，口蓋扁桃，耳管扁桃，咽頭扁桃とよばれている．これらは咽頭上部で輪状に配列し，この輪をワルダイエル咽頭輪（環）という．→ワルダイエル咽頭輪（環）

扁桃炎（へんとうえん）[tonsillitis]
通常，口蓋扁桃に起こる炎症をいう．急性のものは感冒などに伴い，レンサ球菌，ブドウ球菌，肺炎レンサ球菌などにより起こる．発熱，咽頭痛，局所の腫脹などがあり，頸部のリンパ節腫脹もみられる．とくに小児では，急性のものを繰り返しているうちに慢性扁桃炎になることもある．→扁桃肥大〔症〕（へんとうひだいしょう）

扁桃肥大〔症〕（へんとうひだいしょう）[tonsillar hypertrophy]
リンパ濾胞からなる扁桃組織が異常に肥大する状態をいい，通常は口蓋扁桃の肥大を意味する．児童期には口蓋扁桃が生理的に肥大し，年齢によって肥大，あるいは退縮するので，生理的肥大と病的肥大の鑑別はこの時期では困難とされる．ただし，病的肥大でも急性炎症の反復や合併症がないかぎり，とくに重視する必要は

ない．扁桃肥大症は口蓋扁桃肥大のほかに咽頭扁桃，耳管扁桃，舌扁桃などの肥大がある．

ペントース [pentose]
⇨五炭糖（ごたんとう）

便の観察 [feces observation]
便は食物の分解産物で，消化液や腸管の脱落上皮細胞などを含む．便の観察によって消化吸収機能がわかるほか，消化器系疾患の早期発見や寄生虫，病原菌の検出が可能である．便の性状が変化しないうちに量，形状・硬度，色調，臭気，混入物の有無を観察する（表）．排便状態の観察としては排便回数や排便時の様子，たとえば排便困難，肛門痛，しぶり腹，便失禁の有無を把握する．

■表　便の観察

項目	正常	備考
排便回数	1～2回／日	
排便時の様子	排便動作をとってから5～10分以内に排便できる	排便後は残便感がなく，便意は完全に消える
量	1回量100～250g／日	
形状・硬度	有形軟便（水分70～80%）	大便の停滞時間の影響を受ける
色調	黄褐色	食事内容や薬物の作用により変化する
臭気	スカトールなどによる臭気	食事内容，腸内発酵の程度により異なる
混入物	食物残渣が主な便は混入物がない	

便秘 [constipation]
⇨下痢（げり）・便秘（べんぴ）

便秘* [constipation]
NANDA-I分類法IIの領域3《排泄と交換》類2《消化器系機能》に配置された看護診断概念で，これに属する看護診断としては《知覚的便秘》《便秘》《便秘リスク状態》がある．

扁平コンジローマ [flat condyloma]
⇨コンジローマ

扁平上皮 [squamous epithelium]
扁平な細胞が隙間なく並び，比較的なめらかな表面を形成する上皮をいう．腎の糸球体囊および肺・胸膜，腹膜，心膜などの漿膜は単層扁平上皮よりなり，皮膚表面および角膜・口腔・食道粘膜などは重層扁平上皮よりなる．

扁平上皮がん [squamous cell carcinoma ; SCC]
皮膚，口腔，咽頭，食道，子宮腔部など，重層扁平上皮をもつ粘膜に発生する，組織学的に扁平上皮に類似したがん腫．乳頭状で潰瘍を形成しやすく，リンパ行性・血行性転移を起こす．中心部に特徴的な角化層（がん真珠）がみられることもある．角化扁平上皮がん，有棘細胞がん，基底細胞がんに分類される．

扁平足 [flat foot]
足底内側の縦軸方向のアーチ（土ふまず）が低下して扁平になるもの．最も多いのは静力学的扁平足といわれるもので，足底の筋や靱帯の弱い人が長時間の立ったままの作業を行った場合などに生じる．疼痛のみられるものもある．そのほか，先天性・麻痺性・外傷性扁平足などがある．治療は，足底板を使用したり扁平足運動を行う．

弁膜症 [valvular disease]
⇨心臓弁膜症（しんぞうべんまくしょう）

片麻痺 [hemiplegia]
⇨運動麻痺（うんどうまひ）

鞭毛 [flagella]
細菌や原虫などの表面に付着し，運動機能をつかさどる線維状，毛状の構造物．太さ10～40μm，長さ3～10μmで，蛋白質からなり，鞭毛染色あるいは電子顕微鏡により観察される．鞭毛はその付着の形態から，コレラ菌などの単毛性，ラセン菌のような両毛性，大腸菌のような周毛性に分けられる．

ほ

ボアス圧痛点 [Boas point]
内臓疾患の際に，その内臓支配神経の投影される脊髄付近の皮膚に圧痛を生じることがある．このうち第10～12胸椎の棘突起部分に生じる圧痛をボアス圧痛点といい，胆石や胆嚢炎では右側に，胃潰瘍では左側にしばしばみられるとされる．ドイツの医師ボアス(Ismar Isidor Boas, 1858～1938)が唱えた．→圧[痛]点(あっつうてん)

ポアソン分布 [Poisson distribution]
データ数が大きく，かつ事象が起こる確率が小さいときの分布．離散分布の1つ．二項分布の標本数が増加すると，ポアソン分布に近づく．この分布では平均値と分散が一致する．Poisson siméon-Denis(1781～1840, 仏，数学・物理)．→二項分布(にこうぶんぷ)

保育器 [incubator]
胎外生活に適応できない低出生体重児，あるいは新生児の保温，加湿，換気と酸素供給，および感染予防などを目的にした機能をもつ装置．新生児を裸で収容することができるため，観察を容易にする．開放式保育器(自然換気)，閉鎖式保育器(強制換気)，搬送用保育器などがある．

保育所 [day nursery, nursery school]
児童福祉法に定められた乳幼児のための児童福祉施設の1つ．児童福祉法第1条「児童が心身ともに健やかに育成される」という目的に基づき，同法第39条により保護者の委託を受けて，それらの乳幼児を保育する施設である．対象は乳児から5歳児までで，保育所への入所は市区町村長が措置し，保育料は所得階層に応じて変わる．

ポイツ-ジェガース症候群 [Peutz-Jeghers syndrome]
母斑症の一種．口唇，口腔，頬粘膜の色素沈着と腸管ポリポーシスによる消化器症状を特徴とする常染色体優性遺伝性疾患である．ポリープはとくに小腸に多く発生し，ほかに胃，十二指腸，大腸にも生じる．本症のポリープは過誤腫と考えられ，がん化の危険性が高い．Johannes Laurentius Augustinus Peutz(1886～1957, オランダ，内科)，Harold Jeghers(1904～1990, 米，医師)．→家族性大腸(かぞくせいだいちょう)ポリポーシス

法医学 [forensic medicine, legal medicine]
社会医学系の1つで，法律上問題となる医学関係の分野を扱う．個人の識別や親子の鑑別，司法解剖(犯罪による死体)，行政解剖(変死体)などの法医解剖を行い，専門的検討を加える．近年は医学生物学的研究の発展とともに，その領域も広がってきている．

防衛機構 [defense mechanisms]
⇒防衛機制(ぼうえいきせい)

防衛機制 [defense mechanisms]
〈防衛機構，適応機制，心的機制〉強い心的ストレスや衝動により自我が不安定になったときに，安定を得るために働く心的機構．抑圧，反動形成，退行，同一化，否定，投影，代償，昇華などがある．過度に働くと病的状態になることもある．

防疫 [communicable disease control]
〈伝染病予防〉伝染病の侵入，流行を防止すること．感染源，感染経路などの究明，感染源や患者の早期発見，必要に応じた患者の隔離，媒介となる動物の駆除，さらに予防接種の実施などがあげられる．伝染病発生時に行われる対策は感染症法に定められているが，それ以外に，平常時にも疫学的調査活動を行い，伝染病の発生・流行を未然に防止する対策も行われている．

蜂窩織炎 [phlegmon]
⇒蜂巣[織]炎(ほうそうしきえん)

包括[的]看護 [comprehensive nursing]
健康の保持・増進，疾病管理，リハビリテーションなどの健康に関する総合的・包括的サービスを行う総合保健活動における看護活動．個人をとりまく，健康に関するあらゆる条件について，総合的な理解が必要となる．

包括的高齢者運動トレーニング
[comprehensive geriatric training ; CGT] 将来的に身体機能の低下により要介護状態となるのを防ぐため，高負荷レジスタンストレーニングなど，筋力，バランス，柔軟性，歩行などについての包括的なトレーニングを行うこと．医師，理学療法士，健康運動指導士など多職種の医療専門職がかかわり，介護予防に結びつけようというこころみ．

包括的呼吸リハビリテーション
[comprehensive pulmonary rehabilitation] 米国立衛生研究所(NIH)「ワークショップ1993」の定義によると，「肺疾患をもつ個人と家族に対して，多分野の専門家で構成されるチームより提供される多面的，継続的なサービスであり，個人の最大限の自立と社会における役割回復という目標を達成し，維持すること」とされる．肺気腫などの閉塞性肺疾患，間質性肺疾患や神経・筋疾患のほかの拘束性肺疾患，そのほかに肺移植・容量減少術の前後や長期人工呼吸管理者などが対象となる．一般に，①患者教育，②リラクセーション，口すぼめ呼吸や腹式呼吸などの呼吸指導，気道クリーニング，基本的動作訓練などの肺理学療法，③運動療法，④日常生活動作(ADL)訓練などの作業療法，⑤心理的サポート，⑥酸素療法などの機械的換気療法，⑦薬物療法，⑧栄養管理，⑨禁煙指導，⑩心理・社会的なサポートなどより構成される．さらに自己管理へのフォローアップ，チームによるアセスメントなどから成り立つ．こうした包括的ケアを実践するためには，多職種のスタッフの参加と協働とが不可欠な要素となる．→呼吸(こきゅう)リハビリテーション

防御的コーピング*　[defensive coping]　NANDA-I 分類法 II の領域 9《コーピング/ストレス耐性》類 2〈コーピング反応〉に属する看護診断で，診断概念としては〈コーピング〉である．

包茎　[phimosis]　包皮が長く，陰茎亀頭部を覆っている状態をいう．包皮を反転して亀頭の露出ができないものを真性包茎，露出可能なものを仮性包茎とよんでいる．包茎状態が長く続くと，排尿障害や性交障害をきたし，亀頭包皮炎，ときには陰茎がんの誘因となる．また，包皮口の狭いものを無理に反転したために戻らなくなり，絞扼され循環障害を起こしたものを嵌頓（かんとん）包茎という．真性包茎，嵌頓包茎は包茎切開術の適応となる．

剖検　[autopsy]　〈病理解剖〉死後，死因の究明のため，病理医が死体を解剖すること．肉眼的観察および組織学的検査によって，病理形態学的変化と臨床所見との関係を究明し，臨床診断，治療，経過の形態学的裏づけと，病理学的診断を行うことを目的としたもの．遺族の承認が必要である．

縫合　[suture]　①頭蓋にみられる骨と骨との不動結合の 1 つで，線維性結合組織により結合している状態．結合部の形から，両骨縁の凹凸が深くかみ合った鋸状（きょじょう）縫合，薄くなった骨縁が魚の鱗のように重なる鱗状（りんじょう）縫合，また両骨縁が直線的に接する直線縫合などに分けられる．②手術や外傷による組織の解離，損傷などを縫い合わせること．縫合法には，1 針ずつ結ぶ結節縫合と連続縫合があり，部位，患部の状態，目的によって多くのバリエーションがある．使用される糸には組織吸収性のものと非吸収性のものがある．組織吸収性のものには腸糸（カットグート），ポリグリコール酸（PGA）糸などがあり，主に胃腸管などの内臓の縫合に使用される．一方，非吸収性のものとしては，絹のほか，合成繊維や金属線が使用される．

膀胱　[urinary bladder]　骨盤腔内前面，恥骨結合後方にある臓器で，尿の貯留と排出の機能を担う．平均容量は 300〜500 mL である．膀胱底部には，左右の尿管とその前方に尿道の開口する平坦な部分があり，膀胱三角部とよばれる．粘膜は移行上皮で，膀胱三角部以外は多数のひだをなす．筋層は排尿筋とよばれ，3 層の平滑筋からなり，収縮によって排尿を促す．一般に尿が 250 mL 前後貯留すると尿意を感じ，排尿反射により排尿がみられる．→膀胱三角〔部〕（ぼうこうさんかくぶ）

膀胱異物　[foreign body in bladder]　膀胱内の異物で，多くは自慰の目的で使用した体温計，ヘアピン，ろうそくなどが尿道を経て膀胱内に入ったものであるが，手術の際のカテーテルやガーゼなど医原性のこともある．膀胱壁を貫通して入るものもある．診断は，膀胱鏡・超音波・X 線・CT 検査など多岐にわたる．膀胱鏡を用いて摘除するか，不可能の場合は観血的に摘除する．

膀胱炎　[cystitis]　膀胱の細菌感染により発症する．成人女性に好発し，男性においてはまれである．男性で膀胱炎が発症した場合，前立腺肥大症，尿道狭窄，神経因性膀胱などによる残尿など，基礎疾患の存在が予想される．頻尿，排尿痛などの膀胱刺激症状と尿混濁，排尿終末時血尿を伴う．ときとして強度の血尿を呈する場合がある．検尿所見で白血球数の増加，膿尿，細菌尿が証明されるが，通常発熱を伴うことはない．発熱の有無が腎盂腎炎との鑑別上重要である．起因菌として大腸菌が最も多い．抗菌薬などを使用した化学療法で治癒する．→女性生殖器系（じょせいせいしょくきけい）

膀胱外傷　[bladder injury]　下腹部の強打により膀胱挫傷を受ける程度のものから，転落，墜落，衝突などによる腹部，腰部の損傷で骨盤骨折を伴い，膀胱破裂に至るものまである．単独損傷は少なく，ほとんどが多発外傷の一部としてみられ，血尿が主症状で尿量は少ない．鋭的損傷は創口などより診断が可能である．破裂は膀胱が充満しているとき，腹膜に覆われていない後面で起こり，超音波・CT・MRI 検査により後腹膜腔に尿の貯留像がみられる．造影剤の漏出で診断し，治療は縫合術を行う．

膀胱外反症　[bladder exstrophy]　先天的膀胱形成異常であり，胎児期に左右生殖結節の癒合が不完全なため生じる．膀胱の粘膜面が腹壁外に露出し，尿失禁をきたす．治療として膀胱形成術あるいは尿路変向〔更〕術が行われる．

抱合型ビリルビン　[conjugated billirubin]　⇨直接〔型〕（ちょくせつがた）ビリルビン

膀胱括約筋　[musculus sphincter vesicae]　内括約筋と外括約筋とがある．内括約筋は平滑筋で，内尿道口にあって膀胱の筋層がとくに肥厚した部分をいう．正常では，膀胱に尿が 250〜300 mL 貯留すると尿意をもよおし，副交感神経によって膀胱壁の筋層が収縮し，同時に内括約筋が弛緩して尿が排出される．外括約筋は尿道括約筋ともいい，尿道が尿生殖隔膜を貫く部分を輪状に上行する横紋筋である．陰部神経支配の随意筋で，意識的に収縮・弛緩させることにより排尿をコントロールすることができる．

膀胱がん　[bladder carcinoma]　わが国における泌尿器科悪性腫瘍中最も頻度の高い悪性腫瘍である．芳香族アミン（ベンチジン，ベーターナフチラミンなど染料の成分で現在は製造が中止されている），喫煙などがその原因として明らかにされている．90 % の膀胱がんは移行上皮がんであるが，このほか，ビルハルツ住血吸虫症における扁平上皮がん，膀胱外反症におけるムチン産生腺がん，尿膜管由来の腺がん（膀胱の頂部に発生する）が有名である．症状は，無症候性血尿が間欠的であることが多く，静脈性腎盂造影（IVP）で膀胱部の陰影欠損をみとめることが多いが，膀胱鏡により直視下に腫瘍の存在を観察する．尿細胞診は，腫瘍の存在の有無の判定に有用であるが，low-grade 腫瘍での陽性率は低い（15〜30%）．CT 検査，経腹的あるいは経尿道的超音波診断などの画像診断は，腫瘍の存在診断よりむしろ腫瘍の深達度診断のために行われる．つまり，腫瘍の深達度によってその治療法が大きく異なるからである．膀胱がんで特殊なものとして上皮内がん（carcinoma in situ）があり，これは上皮内がん単独の場合（この場合は尿細胞診によってのみその存在が疑われる）と，腫瘤を形

成する腫瘍の関連病変として存在する場合がある．通常悪性度の高いことが多く，浸潤がんへと移行することが多い．治療は深達度と悪性度により決定されることが一般的である．すなわち表在性腫瘍(腫瘍が筋層に達していない場合)は経尿道的腫瘍切除術を行い，術後再発予防として抗がん薬[マイトマイシンC(MMC)，アドリアマイシン(DXR)，チオテパ(TESPA)]による化学療法，あるいは免疫療法として BCG (ウシ型結核菌)の膀胱注入療法が行われることが多い．浸潤性腫瘍(筋層に腫瘍が浸潤している場合)は膀胱全摘出術が適応となる．表在性腫瘍で悪性度の高い(high-grade: grade 3・4)場合，膀胱全摘出術を主張する意見もあるが結論は出ていない．上皮内がんの場合，抗がん薬あるいは BCG の膀胱内注入を行い厳重に観察を続け，尿細胞診が陰性化しない場合，あるいは浸潤がんに移行する場合は膀胱全摘出術が行われる．BCG 膀胱内注入は膀胱上皮内がんの治療法としてきわめて有効であることが報告されている．

膀胱がんは，リンパ節，肺，肝，骨などに転移をきたすことが多く，このような転移性病変あるいは high-stage (pT3b, pT4)に対して抗がん薬による多剤併用化学療法(シスプラチンを中心としたレジメンが多い)が行われる．また放射線感受性も良好であり，術前・術後の照射を推奨する意見もある．膀胱全摘出術に伴って何らかの尿路変更術が必要であり，尿管皮膚瘻，回腸導管，結腸導管など皮膚にストーマを造設し採尿袋を装着する方法が主体であったが，最近消化管を使用した低圧の貯蔵部をつくり，さらに上部尿路およびストーマへの逆流防止機構をもった尿禁制型尿路変更術(continent urinary diversion)あるいは，これを尿道に吻合した自然排尿型尿路変更術が広く普及しつつある．→ストーマケア，泌尿器(ひにょうき)・[男性]生殖器系(だんせいせいしょくきけい)

膀胱憩室 [vesical diverticulum]
膀胱の壁の一部が外方に囊腫状に伸展・突出したもの．先天性に壁の一部が弱い場合や，後天性では尿道狭窄，前立腺肥大，神経因性膀胱などに起因する場合が多い．男性高齢者に多くみられ，残尿感，二段排尿をみとめることがあり，憩室炎，膀胱炎を起こしやすい．原因疾患の治療，憩室の外科的摘除を行う．

膀胱結核 [vesical tuberculosis, tuberculous cystitis]
〈結核性膀胱炎〉 膀胱の結核性炎症．腎の結核巣からの下行性感染である．臨床的には慢性の膀胱刺激症状をみとめ，症状の再燃，無菌性膿尿など難治性膀胱炎様の症状がみられる．進行とともに，潰瘍，瘢痕の形成により萎縮膀胱をきたし，尿失禁をみる．X線・膀胱鏡・尿検査による結核菌検出により診断する．

膀胱砕石術 [cystolithotripsy]
膀胱結石の治療法の1つ．膀胱鏡下で経尿道的に膀胱内に挿入した膀胱砕石器により，あるいはレーザー，超音波などによって膀胱内の結石を細かく砕いて，尿とともに排出させる方法．

縫合材料 [suture material]
縫合に用いられる材料で，生体内での吸収の有無から，吸収性・非吸収性，繊維の形状から，single filament, multifilament に分類される．非吸収糸には，polypropylene (Prolene)，ナイロン，絹糸などがある．吸収糸には polydioxanone (PDS)，poliglecaprone 25 (Monocryl)，polyglactic acid (Vicryl)，polyglycolic acid (Dexon)などがある．

膀胱三角[部] [trigone of bladder, trigonum vesicae]
膀胱底部で，後方左右の尿管口と前方の内尿道口とで形づくられる三角形の粘膜部分をいう．他の部分の膀胱壁と異なりヒダ(襞)がなく，構造的にも粘膜下組織が未発達で，固有層に静脈叢の発達をみる．また，粘液腺である膀胱三角腺が分布する．→膀胱(ぼうこう)

膀胱子宮靱帯 [vesicouterine ligament]
〈前部子宮帯〉 子宮を正常な位置に保持する結合組織．子宮側前方と膀胱壁を連結する．前部子宮帯ともいわれ，中央部を尿管が貫通し，動脈および静脈叢を含む．

縫合糸膿瘍 [suture sinus]
非吸収性のより糸などを用いて縫合した場合，その糸が感染を起こし皮膚表面に穿通して生じる膿瘍．皮膚表面より感染源である縫合糸を除去することによって治癒する．縫合糸がみつからない場合は，数週間自然排出を待ったほうがよい．難治性の場合は，感染部位を完全に開放し，縫合糸を除去する必要がある．

傍甲状腺 [glandura parathyroidea]
⇨上皮小体(じょうひしょうたい)

膀胱洗浄 [bladder irrigation, bladder lavage, vesicolysis]
膀胱内に挿入したカテーテルを利用して，滅菌水，滅菌生理食塩液，薬液などを注入，もしくは灌流させて膀胱内を洗浄すること(図)．手術後の膀胱内の凝血や組織片による尿流障害の防止と膀胱内の洗浄，膀胱炎の治療，膀胱検査前の処置および検査後の感染予防，尿の停滞による沈殿物や浮遊物の除去などを目的に行う．細菌感染の予防には役立たない．洗浄時にカテーテルに付着した細菌を膀胱，腎盂内に逆流させ，感染の機会を増やすことになるので安易に行わない．→カテーテル管理

■図　膀胱洗浄

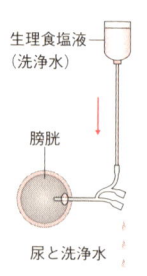

生理食塩液
(洗浄水)

膀胱

尿と洗浄水

縫合線離開 [separation of the suture line]
〈縫合離開〉 小児で頭蓋内圧亢進があり冠状縫合や矢状縫合が離開することを縫合線離開という．頭部外傷で，縫合線に一致した骨折を縫合離開ともいう．

膀胱造影法 [cystography ; CG]
尿道から膀胱にカテーテルを挿入し，こ

のカテーテルを通じて造影剤を注入し，X線で膀胱を撮影する方法．主に膀胱腫瘍の診断に用いられるが，最近その適応はほかの画像診断法の発展により減少している．→泌尿器科系検査法（ひにょうきかけいけんさほう）

膀胱体操（ぼうこうたいそう）［bladder gymnastics］
膀胱の尿排泄機構が麻痺している場合に行われる，一種の訓練法である．主として，広汎性子宮全摘術に伴う神経系の損傷に起因する膀胱麻痺に対して施行される．具体的には，生理食塩液を約1,000 mL イリゲーターより膀胱内に注入し，ある一定の耐容量に達したのち排尿させる．以上の操作をある一定期間繰り返すことにより膀胱壁が刺激され，膀胱収縮筋の活性化が促されるようになり，その結果，排尿感を習得するようになる．

膀胱直腸障害（ぼうこうちょくちょうしょうがい）［dysfunction of urinary bladder and rectum］
膀胱・直腸を支配する領域よりも中枢側の自律神経系の損傷，変性，遮断によって両器官の機能が消失した状態．自発的な排尿・排便はなく，失禁をきたし，また多くの場合は介助がなければ膀胱・直腸が充満し，腹部膨満がみられる．導尿・摘便を行う．代表的なものに直腸がん手術後，脊髄損傷，脊髄腫瘍，脊髄癆（梅毒）などがある．

膀胱内圧測定（ぼうこうないあつそくてい）［cystometry；CM］
膀胱に水あるいは気体（二酸化炭素）を注入し，経時的に膀胱内圧の変化を測定する検査．膀胱排尿筋の伸展と膀胱内圧の変化，尿意と膀胱容量との関係を調べ，膀胱神経支配，容量の異常の有無について診断する方法．図に膀胱内圧曲線の一例を示す．このなかで最小尿意とは，はじめて尿意を感じた時点をいい，最大尿意とはがまんする限界点をいう．→泌尿器科検査法（ひにょうきかけいけんさほう）

■図 膀胱内圧曲線の例

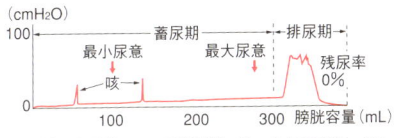

（cmH₂O）

（高木永子監：New 看護過程に沿った対症看護.p.308，学習研究社，2005）

膀胱乳頭腫（ぼうこうにゅうとうしゅ）［bladder papilloma］
膀胱上皮から発生する乳頭状の有茎腫瘍で，悪性度は低い．症状は症候性血尿が主で，ときに凝血による膀胱血液タンポナーデ，または膀胱頸部の腫瘍では尿閉を起こすことがある．膀胱容量の減少はみられない．膀胱鏡検査による絨毛，血管の透視と，生検が必要となる．治療は経尿道的切除を行うが，再発がみられる．

膀胱破裂（ぼうこうはれつ）［bladder rupture］
下腹部に加わった強い鈍力によって膀胱壁が破裂した状態．膀胱充満時に多く，したがって前立腺疾患，尿道狭窄などで膀胱が拡張している状態に起こりやすい．腹膜内破裂，後腹膜腔破裂，混合破裂がある．

縫合不全（ほうごうふぜん）［failure of sutures, ruptured suture, suture insufficiency］
消化管などの病変部を切除後，再建のため吻合した部位が完全に一次癒合せず，部分的に哆開（しかい）または離開した状態をいう．感染，内圧の上昇，血腫，縫合不全，低栄養などが原因となって起こる．消化管手術で最も重篤な術後合併症の1つ．

縫合離開（ほうごうりかい）［diastasis of suture］
⇨縫合線離開（ほうごうせんりかい）

膀胱留置カテーテル（ぼうこうりゅうち）［indwelling catheter in bladder］
⇨導尿（どうにょう）

防護環境（ぼうごかんきょう）［protective environment］
廊下に比較して陽圧の空気流（空気が病室から隣接の外部空間に流れ出ること）が設定された特別な患者ケア区域であり，通常は病院内に設置されている．超高性能濾過空気（HEPA）や12回以上/時の換気，室内への空気漏れを最小にすることを組合わせることで，重症免疫不全の患者を安全に収容できる環境をつくる．

ホウ酸（ほうさん）［boric acid］
弱い殺菌力（とくに糸状菌）があり刺激性がないので，水溶液を洗眼用薬として用いる．ホウ酸はゴキブリダンゴに含まれ，これを誤食して中毒を起こす．中毒症状は嘔吐，痙攣などがみられる．→洗眼（せんがん）

放散痛（ほうさんつう）［radiating pain］
内臓痛の性状の1つ．疼痛が刺激の原因となった局所にとどまらず，周辺やほかの部位に広がって感じるものをいう．発症機序は中空臓器の痙攣，伸展，拡張などで，自覚的に放散するように感じるのが特徴である．胃潰瘍や膵炎における背部痛，胆石症における肩甲部痛など放散する部位にも特徴があり，鑑別診断にも有用である．

胞子（ほうし）［spore］
⇨芽胞（がほう）

傍糸球体細胞（ぼうしきゅうたいさいぼう）［juxtaglomerular cells］
遠位尿細管に接し，糸球体に入る直前部分の輸入動脈壁にある，特殊な分泌顆粒をもつ上皮細胞様の中膜平滑筋細胞をいう．血圧調節にかかわるレニンの分泌を行う．→レニン

房室解離（ぼうしつかいり）［atrioventricular dissociation］
房室伝導が正常であるにもかかわらず，心房と心室が別々のリズムで収縮している状態．①洞調律が非常に遅いとき，②下位中枢の刺激発生機能が亢進しているとき，③両者が組合わさった状態，の3つの場合がある．

房室結節（ぼうしつけっせつ）［atrioventricular node；AVN］
〈アショフ−田原結節〉 心臓刺激伝導系の一部で，右房壁と心室の境界部の心内膜下にある特殊な心筋線維からなる結節．洞房結節から発した刺激は心房を経て房室結節に伝わる．さらにここからヒス束，プルキンエ線維などを経て左右の心室へ伝えられる．房室結節は第二次刺激中枢としても自動能をもち，上位伝導系に障害があれば，自ら刺激を発して補充調律の中枢となる．

房室束（ぼうしつそく）［atrioventricular bundle］
〈ヒス束〉 心臓の刺激伝導系のうち，房室結節から心室中隔に至る心筋線維の束．心房と心室は結合組織性

ぼうしつぶ

房室ブロック [atrioventricular block ; A-V block]
心房-心室間の興奮伝導が遅れることをいう．心電図上その伝導障害の程度によりⅠ～Ⅲ度に分類される．Ⅰ度ブロック：房室伝導時間(PQ時間)が0.2秒以上に延長するもの．Ⅱ度ブロック：房室伝導がときおり遮断されるもので，さらにモビッツⅠ型とⅡ型の2型に分ける．モビッツⅠ型はウェンケバッハ周期(PQ時間が徐々に延長)を示しついにQRS波の脱落をみるもの．モビッツⅡ型はPQ延長を伴わず急に心室収縮が脱落するもの．Ⅲ度ブロック：完全房室ブロックとよばれ，房室伝導が完全に遮断され，心房解離の状態となるもので，心房は洞房結節の調律によって，心室は異所性の刺激によってそれぞれ別のリズムで収縮するもの．軽度のものは基礎疾患の治療のみを行うが，高度のものでは人工ペースメーカーの植え込みが必要である．Ⅰ～Ⅱ度のブロックは，健常者にもみられることがある．→虚血性心疾患(きょけつせいしんしっかん)

房室弁 [atrioventricular valve ; AVV]
心房と心室の間にあり，心房から心室へ送られる血液の逆流を防ぐ装置．左心房と左心室の間にある僧帽弁，および右心房と右心室の間にある三尖弁の両者を指す．→僧帽弁(そうぼうべん)

放射性同位元素 [radioisotope, radioactive isotope ; RI]
〈ラジオアイソトープ〉ある元素と同じ原子番号で質量数の異なる同位元素のうち，エネルギー状態が不安定なために核崩壊によりエネルギーを放出しながら安定な状態になろうとするものをいう．生体に投与して崩壊時に放出される放射線を追跡・測定することにより，循環・代謝・体内分布などの種々の動態を知ることができる．

放射線宿酔 [radiation sickness]
放射線照射療法を施した初期段階でみられる急性反応で，悪心・嘔吐，食欲(思)不振，全身倦怠感，めまいなどがみとめられる．照射開始の当日または翌朝から始まり，2～3日目でピークに達し，以後漸減する．1日のなかでは朝食ころに著明で，症状が二日酔いに似ているので宿酔といわれる．→放射線療法(ほうしゃせんりょうほう)

放射線障害 [radiation hazards, radiation injury]
人体に吸収された放射線エネルギーによって体細胞に有害な生物学的変化を生じ，それにより起こる身体的影響および遺伝的影響をいう．急性・亜急性の身体的影響は1Gy(グレイ，1Gy=100 rad)以下でも食欲低下などとして現れる．5Gy以上では骨髄造血機能障害，10Gyでは胃腸障害，20Gy以上で中枢神経障害が起こる．晩発性の身体的影響として，免疫抑制，発がん，寿命短縮，白血病，不妊，慢性骨髄障害などの全身性障害のほか，白内障，肺線維症，腸管や膀胱粘膜の萎縮・炎症，皮膚の異常などの局所障害がある．遺伝的影響は遺伝子突然変異と染色体異常であり，子孫に遺伝性の疾患や障害の発生頻度が増加する．影響の程度は明らかではない．→許容線量(きょようせんりょう)，放射線被曝(ほうしゃせんひばく)

放射線被曝 [radiation exposure]
放射線の照射を受けること．被曝の機会としては，ほとんどの生物が受ける自然放射線の被曝のほか，放射線技師や核施設の従業員が受ける職業上の被曝，患者が診断・治療に際して受ける医療上の被曝などがある．また，被曝機序として全身被曝・局所被曝，少量ずつ長時間の被曝・大量一時の被曝，線源が体外にある場合・体内にある場合などの区別がある．放射線被曝は人体に長期的・短期的に種々の影響を及ぼすため，許容線量・防護対策などについて厳重な法的規制がなされている．→許容線量(きょようせんりょう)，放射線障害(ほうしゃせんしょうがい)

放射線療法 ▶ 大項目参照

放射免疫測定法 [radioimmunoassay]
⇨ラジオイムノアッセイ

傍腫瘍性小脳変性症 [paraneoplastic cerebellar degeneration]
悪性腫瘍の転移や直接浸潤などの病変や化学療法の影響ではなく，免疫学的機序によるものと考えられる，特徴的な小脳症状がみられる傍腫瘍性神経症候群(paraneoplastic neurologic syndrome)の一型．中高年の女性に多く，亜急性の経過で小脳失調や眼球運動障害などの増悪に次いで歩行障害に陥る．原発巣の治療により，通常は改善される．

傍腫瘍性神経症候群 [paraneoplastic neurologic syndrome]
⇨傍腫瘍性小脳変性症(ぼうしゅようせいしょうのうへんせいしょう)

胞状奇胎 [hydatidiform mole ; Mole]
絨毛組織が水腫状に変化して大小多数の嚢胞を形成し，ブドウの房状の外観を呈し子宮腔を満たすようになったもの．胎芽は死滅する．絨毛組織の全部が嚢胞化したものは全胞状奇胎といい，絨毛の一部が嚢胞化したものは部分胞状奇胎と定義される．また奇胎が子宮筋内部へ侵入しているもので部分的なものは侵入部分奇胎，全部に及ぶものを侵入全奇胎という．肉眼的に診断しうることもあるが確定診断は組織診断に行う．発生頻度は全分娩の0.3%前後で，多くは妊娠中期ほかに流産する．症状は，①子宮増大と胎児徴候欠如，②妊娠悪阻症状が比較的強く出現する，③妊娠初期からの茶褐色の性器出血があり，流産が開始すると大量の出血をみる．診断には尿中HCG値の測定や超音波断層診断法が用いられる．診断が確定すれば直ちに子宮内容除去術が行われる．奇胎娩出後は絨毛がんの発生予防対策として化学療法が行われることもあるが，基礎体温の測定，妊娠反応，子宮内膜生検，胸部X線撮影，臨床症状の観察などによる定期的経過観察が重要である．また少なくとも1年間は避妊する．→絨毛(じゅうもう)がん

疱疹 [herpes]
〈ヘルペス〉皮膚の発疹の性状を示す用語で，小水疱，小膿疱がみられる状態．代表例として，ヘルペスウイルスの感染による単純性疱疹と，神経細胞に潜伏後，皮膚に帯状に発疹する帯状疱疹がある．→帯状疱疹(たいじょうほうしん)，単純性疱疹(たんじゅんせいほうしん)

疱疹ウイルス [herpesvirus]
⇨ヘルペスウイルス

房水 [aqueous humor]
〈眼房水〉 眼房の毛様突起上皮細胞から分泌され，眼圧保持とともに水晶体，硝子体，角膜，虹彩などの眼球組織の栄養・代謝をつかさどる液で，後房から前房を経て，眼静脈系へ流出する．房水の通過障害により眼圧が亢進し，緑内障の原因となる．

紡錘運動ニューロン [fusimotor neuron]
⇨γ-運動ニューロン

放線菌 [actinomyces]
真菌と細菌との中間に位置するグラム陽性の桿状ないし球状の菌．口腔，扁桃，腸管などに常在し内因性感染を起こすが，増殖の際，放射菌糸の末端に菌塊（ドルーゼ）を形成する．外因性には皮膚，創傷部，肺などに感染症を起こす．治療にはグラム陽性菌感受性の抗菌薬を用いる．

胞巣構造 [cancer cell nest]
上皮性悪性腫瘍（がん腫）のがん実質細胞が互いに密着したがん細胞のみからなる集団（細胞巣）を形成すること．細胞巣内には間葉細胞はみられず，結合織（間質）はがん胞巣周囲にみられ，上皮性腫瘍の組織学的に特徴的な所見である．非上皮性悪性腫瘍（肉腫）では，それぞれの肉腫細胞周囲に細い間質線維がみられ，胞巣構造を示さない．がん腫と肉腫の組織学的鑑別所見である．

蜂巣［織］炎 [phlegmon]
〈蜂窩織炎，フレグモーネ〉 皮下の疎性結合組織にみられるびまん性の表在性化膿性炎症．ときに筋肉や臓器の周囲などの結合組織に生じる深在性蜂巣織炎もある．多くはレンサ球菌，ブドウ球菌などの創傷部からの侵入によって起こる．通常，悪寒・戦慄とともに発熱し，局所は発赤・腫脹し，自発痛・圧痛を伴って進行し，びまん性に拡大する．抗菌薬の十分な投与を行う．→丹毒（たんどく）

蜂巣肺 [honeycomb lung]
〈嚢胞性肺線維症，蜂窩肺〉 細気管支が線維化ないし肉芽組織により閉塞され，蜂の巣のような小嚢胞が肺に分布する状態の肺のことである．特発性肺線維症の診断や予後を考えるうえで重要な所見となる．→間質性肺炎（かんしつせいはいえん），肺線維症（はいせんいしょう）

包帯交換 [dressing change ; DC]
患部に使用している各種包帯材を新しいものと交換すること．創傷ならびに滲出液の性状・量の経過観察を行うとともに，消毒，洗浄などの処置も同時に含まれる．包帯交換は無菌操作で行われる．従来，専用の包帯交換車を使用して行うことが多かったが，感染予防の観点から，現在は患者ごとに必要な包帯材，消毒薬，減菌資材，単包の減菌器具をトレイに準備して実施することが推奨されている．近年は，創傷治癒の促進，感染防止の観点から，ドレッシング材として種類も豊富になっているので，創の状況に合わせて使い分けることが大切である．

膨大部括約筋 [musculus sphincter ampullae]
⇨オッディ括約筋

包帯法 ▶ 大項目参照

法定伝染病 [legal communicable disease]
法定伝染病は医学分野では伝染病予防法［1897（明治30）年］，また獣医学分野では家畜伝染病予防法［1951（昭和26）年］に定められた疾病．伝染病予防法は1998（平成10）年に廃止され，感染症法が制定されたため，現在は獣医学分野の26疾患（口蹄疫，ヨーネ病など）に限られる．→感染症法（かんせんしょうほう）

乏尿 [oliguria]
〈尿量過少症〉 尿量が減少した状態で，通常1日尿量が400 mL以下の場合をいう．急性腎不全，急性腎炎，ネフローゼ症候群などの腎疾患，心不全，脱水症による水分欠乏，結石や腫瘍による膀胱・尿道の障害，浮腫や滲出液の体内貯留などでみられる．無尿とは異なり，膀胱内には尿の貯留が多少ともみられる．→尿意減少［症］（にょういげんしょうしょう）

ボウマン嚢 [Bowman capsule]
⇨糸球体嚢（しきゅうたいのう）

訪問介護員 [home helper]
⇨ホームヘルパー

訪問看護 ▶ 大項目参照

訪問看護ステーション [visiting care station]
⇨訪問看護（ほうもんかんご）

訪問服薬指導 [visiting-home instruction for drug use]
2006（平成18）年，医療法の改正があり，第1条の2第2項において「医療は，国民自らの健康の増進のための努力を基礎として，医療を受けるものの意向を十分に尊重し，病院，診療所，介護老人保健施設，調剤を実施する薬局その他の医療を提供する施設（以下「医療提供施設」という），医療を受けるものの居宅等において，医療提供施設の機能に応じ効率的に提供されなければならない」とされ，患者居宅を訪問して服薬指導を実施することが可能となった．

暴力 [violence]
NANDA-I 分類法 II の領域11《安全/防御》類3〈暴力〉に配置された看護診断概念で，これに属する看護診断としては〈対自己暴力リスク状態〉〈対他者暴力リスク状態〉がある．

暴力行為 [act of violence]
暴力には，ホルモンなどの生物学的な原因を超えて，養育および生活環境での社会的な学習が大きく影響している．たとえば，「感情や性格的な弱さをみせられない」といった伝統的な男性役割を学習するなかで，うつ症状が暴力として現れることもある．また，レノア・ウォーカーは，緊張の高まる第1相，激しい暴力の起こる第2相，優しさと悔恨そして愛情によって共生的絆が強まる第3相という暴力の嗜癖的なサイクルが問題であることを指摘している．

飽和脂肪酸 [saturated fatty acid ; SFA]
二重結合をもたない脂肪酸．天然に多く存在するものはパルミチン酸とステアリン酸である．

ボーエン病 [Bowen disease]
前がん性皮膚疾患．赤褐色の扁平丘疹で，しばしば多発・拡大する．長期にわたって表皮内増殖をつづけ，表皮内がんの様相を呈するが，深層に及ぶことは少ない．扁平上皮がんへの移行もみられる．John Templeton Bowen（1857～1941，米，皮膚科）．→皮膚（ひふ）がん

ボーズマン・フリッチュカテーテル
[Bozeman–Fritsch catheter]
子宮内感染や子宮内異物がある場合に，子宮腔内の洗浄を行うために用いるカテーテル．管は洗浄液の注入管とその液の排出管とに分かれている．先端を子宮底の部分まで挿入し，滅菌食塩液などを使用して子宮腔内を洗浄する．最近では抗菌薬を用いて排膿を行うことが多い．Nathan Bozeman(1825～1905，米，外科)，Heinrich Fritsch(1844～1915，独，婦人科)．

ポート
[port]
ポートとは，内視鏡下[外科]手術において，器具や内視鏡を体腔内に挿入するために作成された，体外と体内を連絡する経路のことである．すべての手術操作がポートから挿入した器具により腹腔鏡の視野下で行われた場合，「腹腔鏡下——」という接頭語を用いる．上記手術操作に加え，一部の手術操作を小切開創を通して直視下に体内，あるいは体外に誘導して行った場合は，「腹腔鏡補助下——」という接頭語を用いる．→内視鏡下[外科]手術(ないしきょうかげかしゅじゅつ)

ポートワイン母斑
[portwine stain]
⇨単純性血管腫(たんじゅんせいけっかんしゅ)

ホーマンズ徴候
[Homans sign]
⇨深部静脈血栓症(しんぶじょうみゃくけっせんしょう)

ホーミング
[homing]
末梢血中の造血幹細胞が再び骨髄に戻り，生(定)着することを指す．幹細胞移注療法において臨床結果を大きく左右する因子と考えられている．

ホームヘルパー
[home helper]
(訪問介護員) 都道府県知事の指定する「養成研修」を修了した者に資格が与えられる．3級は家事援助(調理，洗濯，掃除，買い物など)をすること，2級以上では身体介護(食事介助，排泄介助，清拭・入浴介助など)ができる．日常生活が困難な対象者(高齢者，心身障害(児)者，身体障害者，難病患者など)の家庭に，自立支援を目的に派遣される．介護保険制度では訪問介護員ともいう．

ボーラス注入
[bolus injection]
臨床では数分程度の時間で急速に薬液を注入することをいい「IV-push」ともいう．ボーラス投与の目的には，疼痛緩和，その他の薬物投与(血圧管理，化学療法など)，セデーション(鎮静)などがあげられる．投与ルートには，皮下，静脈，硬膜外，クモ膜下投与がある．急速に薬物を注入することで迅速な吸収が期待できる半面，薬物の副作用出現にも十分に注意しなければならない．疼痛緩和に使用するPCAでは，必要時に患者自身が一定量の鎮痛薬を追加使用することをボーラスとよぶこともある．→PCA法

ポール-バンネル反応
[Paul–Bunnell test]
血清中の異種血球凝集抗体を検出する非特異性血清反応の1つ．伝染性単核球症の診断に応用される．患者血清とヒツジ血球浮遊液で凝集反応を行うことにより，伝染性単核症では高い凝集価がみられる．近年，本反応の代わりにモノスポットテストも用いられる．John Rodman Paul(1893～1971，米，内科)，Walls Willard Bunnell(1902～1966，米，内科)．→伝染性単[核]球[増加]症(でんせんせいたんかくきゅうぞうかしょう)

ホールボディカウンター
[whole body counter]
(ヒューマンカウンター) 体内より発生する放射線の測定装置．微量の放射性同位元素から発生する放射線量と種類を測定することができる．①低レベルカウンター：0.001～1 μCiの測定領域で，原子力施設従事者の健康管理，神経筋疾患や低カリウム疾患の診断に用いる．②中レベルカウンター：0.1～100 μCiの測定領域で悪性貧血，消化吸収障害のアイソトープ検査に用いる．③高レベルカウンター：50～100 μCiの測定領域で^{131}I治療のフォローに用いられる．

ボールマン分類
[Borrmann classification ; Borr]
ボールマンが1926(昭和元)年に記載した進行胃がんの肉眼的分類で，1型：内腔に突出した境界の明瞭ながんで，著しい潰瘍形成を伴わないもの(腫瘤型)，2型：潰瘍を形成し，境界明瞭な周堤を有するもの(潰瘍限局型)，3型：潰瘍を形成し，一面には隆起した辺縁をもつが，他の部ではびまん性に浸潤するもの(潰瘍浸潤型)，4型：びまん性に浸潤し，潰瘍形成のあまり目立たないもの(びまん浸潤型)に分けられる．→胃(い)がん

保温
[temperature control, keep warm]
室温，寝具，衣類を調節して体表面からの熱の放散を防いだり，また温熱刺激(温罨法)を与えて熱の産生を高めて体温を保つこと．保温することによって，血液循環を促進し新陳代謝を高めるとともに，悪寒や冷感などの不快な症状を排除する．とくに発熱初期の悪寒のある患者，末梢循環の低下している衰弱患者や手術患者，体熱を失いやすい小児や高齢者，やせた人の場合の保温に留意する．

ホーン・ヤールの重症度分類
[Hoehn-Yahr classification]
パーキンソン病の重症度分類で，進行と程度により5段階に分類される(表)．厚生労働省の特定疾患対策の治療対象疾患として認定されるのは，Ⅲ度以上．→パーキンソン病

■表 ホーン・ヤールの重症度分類

Ⅰ度	症状が片方の手足のみの状態で，日常生活への影響はまだきわめて軽微
Ⅱ度	症状が両方の手足にみられるが，まだ障害は軽く，日常生活は多少の不自由はあっても従来通り可能であり，歩行障害はないか，あっても軽微である
Ⅲ度	症状が両方の手足にみられ，典型的な前屈姿勢，小刻み歩行がみられる．日常生活は自立しているが，職種の変更などかなりの制約を受けている
Ⅳ度	両方の手足に強い症状があり，歩行は自力では不可能であるが，支えてもらえば可能である．日常生活でもかなりの介助を要する
Ⅴ度	ベッドまたは車椅子の生活で，ほとんど寝たきり．全面的介助を要する

ほけんしど

補完医療 [complementary medicine]
⇨補完代替医療（ほかんだいたいいりょう）

補完代替医療 ▶ 大項目参照

保菌者 [carrier]
〈キャリア〉ある菌に感染はしているが，症状が現れず，なお感染源となる可能性を有する者をいう．①潜伏期保菌者（前駆期保菌者）：菌が潜伏していて，やがて発病する者，②回復期保菌者：外見上の症状が消えても依然保菌状態にある者，③健康保菌者：症状が全く現れない者，に区別される．

北米看護診断協会 [North American Nursing Diagnosis Association]
⇨NANDA（ナンダ）

ほくろ [lentigo]
〈黒子〉一般に直径数 mm の黒褐色扁平状の色素性母斑をいう．表皮と真皮の境界または真皮内にメラニン産生能力を有する母斑細胞が存在することによる．小児期にみられる単純性黒子と高齢者の皮膚露出部にみられる老人性黒子がある．老人性黒子のうち急速に拡大し数 cm となるものには悪性黒色腫に移行するものがある．

ポケットフェイスマスク [pocket face mask]
呼気吹き込みによる人工呼吸の際に使用されるマスクタイプの感染防護具．救助者の送気が逆流しない一方向弁が付いている．とがっている側を鼻側にして両手で患者の顔面に密着させるが，その方法には，EC 法と母指球法がある．→EC 法，フェイスシールド

保健医療福祉 [health and medical care]
1987（昭和62）年，医療法を改正し，保健医療サービス化がはかられた．疾病の予防，健康の保持，治療，リハビリテーションを含めた包括的な医療を社会的な方面から効果的に実施すること，現在では保健，医療に福祉を総合したサポートシステムづくりが重要な社会課題となっている．その保健医療サービスの組織は，①セルフケア（self care）：包括的保健医療サービスの基礎レベルとして健康の回復・維持・増進に必要な健康管理活動を自分自身で行う．②プライマリ・ケア（primary care）：一次医療で，家庭医や一般医が担当している医療レベルで生活圏に密着した医療である．③セカンダリーケア（secondary care）：二次医療で，一般的な入院を主体とする医療．④ターシャリーケア（tertiary care）：三次医療で，高度・特殊医療の専門的医療，大学病院やがんセンター，循環器センターなどとなっている．サポートシステムは，ノーマライゼーション（normalization）を目標とする在宅福祉サービスの充実をはかるようにすすめられている．とくに高齢者保健のシステムづくりの方向は図のとおりである．→総合看護（そうごうかんご）

保健活動 [health care activity]
社会生活における健康の保持，増進を目的として，保健医療従事者が個人あるいは社会集団に健康的なよい習慣あるいは健康的な生活環境をつくるように実践的に働きかけること．具体的活動として，保健管理（保健活動における管理運営），保健教育（家庭，学校，職場などを通じて行われる），保健サービス（予防接種，集団検診）などがある．

保健教育 [health education]
⇨衛生教育（えいせいきょういく）

保健師 [public health nurse ; PHN, community health nurse]
保健師助産師看護師法で定められた，「厚生労働大臣の免許を受けて，保健師の名称を用いて保健指導に従事することを業とする者」をいう．職務の内容は主に公衆衛生活動で，保健所や市町村役場などにおいて健康相談，衛生教育，予防，訪問看護などを地域住民の生活に密着して行う．免許は，看護師国家試験に合格した者および看護師国家試験受験資格のある者で，該当する教育を受けたのち，保健師国家試験に合格した者に与えられる．→医療（いりょう）チーム

保健師助産師看護師法 [Public Health Nurse, Midwife, Nurse Law]
1948（昭和23）年7月30日に「保健婦助産婦看護婦法」として公布された法律．この法律は，保健師，助産師および看護師の資質を向上し，医療および公衆衛生の普及・向上をはかることを目的としている．その内容は保健師，助産師，看護師，准看護師の定義，免許に関する項，試験に関する項，業務に関する項，罰則など5章（60条）から構成されている．この法律により，旧来の保健婦規則，産婆規則，看護婦規則が一本化され，また看護の機能を広く包括的にとらえて看護関係職を専門職として確立した．これに伴い，免許資格が大幅にひき上げられた．現在，看護師は高等学校卒業後3年間の専門教育を履修することが国家試験の受験資格とされている．1951（昭和26）年の法律改正（第二次）で甲種看護婦，乙種看護婦の区別を廃止して看護婦とし，別に准看護婦制度が設けられた．2002（平成13）年に「保健師助産師看護師法」として改正され，同年3月より，保健婦は保健師に，助産婦は助産師に，看護婦は看護師に，そして准看護婦は准看護師に名称が変更された．さらに2006（平成18）年の改正では，保健師および助産師資格の取得の前提条件や，看護師，准看護師，助産師についての名称独占資格などが盛り込まれた．

保健指導 [health guidance]
疾病の予防・早期発見を含め，個人または集団の健康を保持・増進するために専門的見地から教育・支援すること．健康診断や健康相談，栄養指導，衛生教育，生活環境の改善指導などを行う．指導にあたっては目的と目標を明確にし，対象とする人々の理解力，教育レベル，年齢，

■図 高齢者保健のシステムづくりの方向

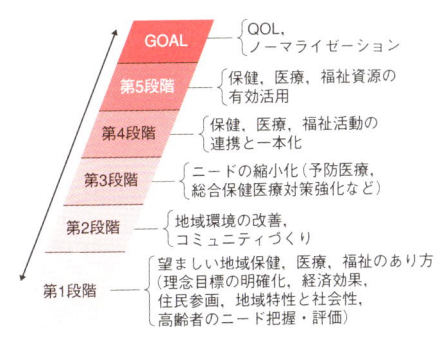

```
GOAL     { QOL，
           ノーマライゼーション
第5段階  { 保健，医療，福祉資源の
           有効活用
第4段階  { 保健，医療，福祉活動の
           連携と一本化
第3段階  { ニードの縮小化（予防医療，
           総合保健医療対策強化など）
第2段階  { 地域環境の改善，
           コミュニティづくり
第1段階  { 望ましい地域保健，医療，福祉のあり方
           （理念目標の明確化，経済効果，
           住民参加，地域特性と社会性，
           高齢者のニード把握・評価）
```

保健所法 [Health Center Law]　1947(昭和22)年に制定された法律で保健所に関する基本的事項を定めていたが，1994(平成6)年に地域保健法に改正された．→地域保健法(ちいきほけんほう)

保健統計 [biostatistics]　〈衛生統計〉　人口集団の健康水準を，統計的手法を用いて，数量的に表したものを保健統計(衛生統計)という．保健統計は，①人口集団の健康状態，②生活環境状態，③保健サービス・保健活動に関するものに大別される．①の健康状態に関しては，人口統計(人口静態統計および出生・死産・結婚・離婚・死亡に関する人口動態統計)と疾病統計(罹患率・有病率・受療率)があり，②の生活環境に関しては，生活環境施設および公害に関する統計，③の保健サービス・保健活動に関しては，医療施設，医療関係者および検診状況に関する統計がある．

母原病　マスコミの造語．保育者(主として母親)の日常の育児がもとになって，小児の人格形成にゆがみ・ひずみが生じるものをいう．言葉の遅れ，多動，無気力，協調性の乏しさなどとして現れる．

保健婦 [public health nurse, community health nurse]　⇨保健師(ほけんし)

歩行★ [walking]　NANDA-I分類法Ⅱの領域4《活動/休息》類2〈活動/運動〉に配置された看護診断概念で，これに属する看護診断としては〈歩行障害〉がある．

歩行訓練 [gait training]　事故や疾病など，さまざまな原因で立位保持能力や歩行能力を失った患者に対して，再び立って歩く能力を習得させるための訓練．個々の患者の残存能力によって，どのレベルから開始するかは違ってくるが，一般には次のようにして行われる．①何にももたれかかることなく，坐位を保てるようになる(坐位バランス訓練)．②斜面台を使用して，「立つ」という感覚を思い出すとともに筋力の回復を目指す(立位訓練)．③平行棒や4脚杖，T字杖などの補助器具を使用して，実際に歩く練習をする(歩行訓練)．訓練の際に注意すべきことは転倒であり，起立性低血圧など転倒につながる疾病の有無にも注意をはらうことが重要である．

補酵素R [coenzyme R]　⇨ビタミン

補酵素Q [coenzyme Q]　⇨ユビキノン

歩行補助具 [cane, crutch, walker]　杖，歩行器など立位や歩行の際，安定を得たり，体重を支持したり，場合によっては方向を支持するものである．歩行補助具は，杖と歩行器に大別され，杖は視覚障害者用安全杖と，その他の身体障害による歩行補助杖に大別される．歩行補助杖には，T字杖，多点杖，松葉杖，カナディアン杖，ロフストランド杖などがある．

保護者 [guardian]　精神障害者(任意入院中，病院や診療所に通院中の者を除く)には，その後見人または保佐人，配偶者，親権者および扶養義務者のうち家庭裁判所で選任された者が保護者になる(「精神保健及び精神障害者福祉に関する法律」，略称「精神保健福祉法」第20条)．保護者制度は，精神障害者の人権を尊重し利益を擁護するために，精神障害者への適切な医療と保護の機会を提供する役割を果たす者が必要という観点から設けられている．保護者には，財産上の利益の保護や治療を受けさせる義務(第22条)といった義務のほか，医療保護入院の同意(第33条)などが定められている．1993(平成5)年の法改正では，保護者の義務が過重だというこれまでの批判を受け保護義務者の名称が保護者に変更され，1999(平成11)年の改正では，「精神障害者が自身を傷つけ，他人に害を及ぼさないように監督する義務」「自らの意志で継続して医療を受けている患者の保護義務」が免除された．該当する保護者がいない場合は精神障害者の居住地の市区町村長が保護者となる(第21条)．扶養義務者は，直系血族および兄弟姉妹のように法律上当然に扶養する義務を有する者，特別の事情がある場合に家庭裁判所の審判により扶養義務が発生する三親等内の親族をいう(民法第877条)．

母子愛着関係　⇨アタッチメント発展

母児異室制 [rooming-out system]　分娩後，褥婦と新生児をそれぞれ褥室と新生児室に別々に収容し，管理および看護ケアを行うシステム．同室制に比べると，分娩後の褥婦の疲労回復や感染予防，および管理面では有利とされるが，母子関係確立などの面で問題点をもつ．→母児同室制(ぼじどうしつせい)

母子家庭 [single mother family]　母親と児童で構成される世帯をいい，2003(平成15)年現在で母子家庭の世帯数は122万5,400世帯である．2005(平成17)年の国民生活基礎調査によると，平均所得は233万4,000円と一般世帯に比較して約50％以下．しかし，2002(平成14)年11月における「母子及び寡婦福祉法」の改正により，母子家庭等の生活の安定・向上の基本的方針が策定され，近年においては都道府県，市および福祉事務所設置の町村で就業相談・就職支援などの具体策が展開されている．対して父子家庭は17万世帯と少数であるが，「児童扶養手当」の対象外であるいは，医療費助成がないなど母子家庭に比して支援対策の遅れが目立つ．

ホジキン病 [Hodgkin disease ; HD]　悪性リンパ腫の1型．全身のリンパ節腫脹，ペル-エブスタイン型発熱(2～3週ごとに3～7日高熱を繰り返す)などを主徴とし，しばしば脾腫を伴う．男性に多く，進行性で予後不良の疾患である．病理学的には，リンパ節生検により特徴的なホジキン細胞，リード-スタンバーグ細胞(CD 30陽性)をみとめることで組織診断をくだす．本症では細胞性免疫の障害があり，感染症を併発しやすい．化学療法薬と副腎皮質ステロイド薬などによる多剤併用療法が行われる．Thomas Hodgkin(1798～1866，英，医師)．→悪性(あくせい)リンパ腫，リンパ肉腫

母子健康センター [maternal and child health center]　〈市区町村保健センター〉　母子保健法第22条に基づき，近くに保健所や助産施設のない市区町村における母子保健事業推進の拠点として設置された施設．母性，乳児，幼児に関する各種の相談および保健指導を行い，併せて助産を行うことを目的としている．現

母子健康手帳 [mother handbook for health]
母子保健法第16条により，市町村が妊娠の届け出をした女性に対して交付するもの．妊産婦または乳幼児が健康診査や保健指導を受けたとき，母子健康手帳に必要事項が記載される．内容としては，妊娠経過，出産状態，児の発育・健康状態，予防接種などの項があり，これにより母児に対して一貫した健康管理を行う．妊娠，出産および育児に関する一貫した健康記録であるとともに妊娠および乳幼児に関する行政情報，保健，育児情報を提供する．

ポジショニング [posisioning]
ポジショニング(体位調整)は，患者の安楽や身体状態を快方に導くためのケア技術といえる．したがってポジショニングは，一人ひとりの異なる病態や状態を考慮して行うことが重要である．たとえば脳損傷患者のリハビリテーション開始にあたって，正しい四肢体幹の位置を決定することである．脳損傷患者は，筋緊張の異常不均衡を起こしやすく，麻痺肢は無動による拘縮や褥瘡を起こしやすい．不良肢位での拘縮や筋緊張，姿勢反射を抑制するようなポジショニングが必要である．→褥瘡(創)(じょくそう)，体位(たいい)

母子生活支援施設 [mother home, home for mothers and children]
児童福祉法第38条に基づき，市区町村や社会福祉法人が運営する児童福祉施設の1つ．配偶者のいない母親(死別，離別などによる)，またはそれに準じる女性と，その養育すべき子を入所させて保護し，自立促進のための生活を支援，指導する．退所後も相談やその他援助を継続している．

母児(母子)接触 [mother infant contact, skin to skin contact]
母子関係を築くために重要であり，母子相互に愛情形成促進作用がある．とくに，出生直後の母子間の皮膚接触がのちのちの母子関係確立に有効であるといわれ，短い時間でもこやタッチングなど母子の接触をはかることで母親の子への愛情を深める．近年，母子関係確立に向けて，出生直後からの母子同室や低出生体重児のカンガルーケアなど，積極的に母子接触を行っている施設が増えている．→タッチング

母子相互作用 [mother-infant interaction]
母と子の人間関係は，1人の人間が一生の間でもつ多様な人間関係のなかで最初のものであり，母子結合(mother-infant bonding)あるいは母子関係という人間関係で構成される．これを形成するメカニズムが母子相互作用といわれるもので，母親がわが子に対する愛情をもつこと(母性の確立)と子どもの母親に対する愛着(attachment)からなっている．この母子相互作用によって強い母子結合が形成され，豊かな母子関係がもたれると，母親の育児期間の心理状態が安定し，よい育児が手際よく行え，子どもの心身の発育および人格形成などによい影響を与える．

母児同室制 [rooming-in system]
〈ルーミングイン・システム〉母児ともに異常のない場合，生後24時間くらいたってから，母親と新生児を同室にして母親が児の世話をするシステム．母乳栄養が確立しやすく，母親と児の絆を深めることは長所であるが，母親の睡眠や休息を妨げることなどの短所がある．→母児異室制(ぼしいしつせい)

ポジトロンCT [positoron computed tomography]
⇨PET(ペット)

母子保健法 [Maternal and Child Health Law]
母性，乳児，幼児の健康の保持・増進をはかることを目的として，保健指導，健康診査，医療などについて規定した法律[1965(昭和40)年制定]．具体的内容としては，保健指導，各種健康診査，母子健康手帳の交付，母子健康センターの設置，未熟児養育医療，妊胎調整指導などが規定されている．これらの趣旨を受け，地域に密着した活動により市区町村における母子保健事業の推進をはかるため，1968(昭和43)年，母子健康推進員制度が設けられた．推進員は，各市区町村の保健師，助産師，民間ボランティアによって構成され，地域の実状を把握し，個別的・具体的な指導・援助を行うものである．近年，少子化や核家族化の進行，女性の社会進出の増大など母子を取り巻く社会環境が大きく変化していることから，1994(平成6)年6月，多様化する行政ニーズに対応し，住民に身近な市区町村において妊娠，出産から育児まで一貫したサービスの提供をはかるため，母子保健事業の実施主体を市区町村に一元化するなどの一部改正が行われ，1997(平成9)年4月より施行されている．→母子健康(ぼしけんこう)センター

ほしめ [phlycten]
⇨角膜(かくまく)フリクテン，フリクテン

母集団 [population]
分析の対象として想定される概念上の集団．母集団の性質を検討しようという場合，そのすべてを調査することは不可能なので，その一部を標本として取り出して調査・研究することが必要になる．→標本(ひょうほん)，標本抽出

捕食現象 [phagocytosis]
⇨食作用(しょくさよう)

補助呼吸 [assisted ventilation]
自然呼吸のリズムに合わせて呼吸を人工的に補助する人工呼吸法のことをいう．呼気吹き込み人工呼吸法，バッグ・マスク人工呼吸法，ベンチレーターによる機械的人工呼吸法などがある．→調節呼吸(ちょうせつこきゅう)

補助薬 [adjuvant]
〈矯正薬，佐剤，佐薬〉処方される薬剤の成分は，その作用から主薬，補助薬，矯正薬，賦形薬に分けられる．主薬は主たる薬効をもつ薬物であり，補助薬は主薬の薬効を助け，副作用を防ぐものをいう．なお矯正薬は薬のにおい・味・色を変えて服用しやすくするもの，賦形薬は薬物に適当な形を与えて調剤しやすくするものである．→賦形剤(ふけいざい)

ホストマザー [host mother]
⇨代理母(だいりはは)

ホスピス [hospice]
死期の迫った患者を安楽にし，延命のための治療ではなく，限りある生を充実させ，尊厳を保った死を迎えられるようにする専門のケア[ホスピスケア，緩和ケア(palliative care)]を行うことを目的とした施設，システムあ

るいは理念のこと．近代ホスピスは，1967(昭和42)年ロンドンのセント・クリストファーホスピスの設立に始まる．創設者であるシシリー・ソンダース(Cicely Sannders, 1918～2005, 英)のホスピスに対する基本的な考え方は，①ホスピスが対象としている患者は，安楽をもたらすケアを必要としている，②安楽をもたらすケアは症状緩和が中心となる，③患者と家族の社会的・心理的なニーズに応じた個別的なケアを行う，④ケアが医師・看護師のほか，宗教家，臨床心理士，ソーシャルワーカーやボランティアなどのケアチームによってなされること，にまとめられる．形態としては，①病院に属しながら独立した建物をもつ院内独立型，②病院の一部の病棟を専有するホスピス病棟型，③独立した建物や病棟をもたず，病院内でチームが緩和ケアを行う院内分散型，④ホスピスチームによる往診と訪問看護によりケアを行う在宅ホスピス，⑤一般病院とは無関係に空間的に独立して存在する院外独立型などがある．わが国では，厚生省(当時)が1990(平成2)年4月の診療報酬改定で「緩和ケア病棟入院料」を新設したことによって，施設ホスピスの増加が促進された．また2002(平成14)年には，一般病棟でも一定条件の下でなされる緩和ケアに対して診療報酬が加算されるようになった．厚生労働省認可緩和ケア病棟として承認された医療施設は，2007(平成19)年1月現在，164施設(3,143床)ある．また，仏教の立場からターミナルケアを行う目的で，ビハーラとよばれる緩和ケア施設も設立されている．1990(平成2)年WHOが発表した緩和ケアの定義では「治癒不能な状態の患者および家族に対して行われるケア」とされていたが，2002(平成14)年には「疾患の早期より」ホスピス緩和ケアが提供されるべきと変更されている．2006(平成18)年6月にわが国で成立した「がん対策基本法」にも，疾患の早期から緩和ケアが提供される体制をつくると明記され，同基本法や，2004(平成16)年から進められている「第3次対がん10か年総合戦略」に基づいて各地に緩和ケアチームがつくられている．→危篤時(きとくじ)の看護，ターミナルケア

ホスピタリズム [hospitalism]
〈施設症〉 病院や施設に長期間入っていることによって起こるさまざまな障害．とくに小児では，母親との接触不足により心身の発達障害や情緒障害をひき起こす．年齢が低いほど，また収容期間が長いほど重くなる．

ホスピタルドール [hospital doll]
成人に比較して，小児は医療行為を受け入れるための理解力や，不安を表現する手段に乏しい．そのため小児にわかりやすい方法で説明する必要がある．人形は小児にとって身近であり，それを使って治療や入院中の説明をし，不安の軽減をはかる．海外のボランティア団体がこの普及に力を入れていて，わが国でもこの手法を取り入れる施設が増えてきている．

ホスファターゼ [phosphatase]
リン酸エステルおよびポリリン酸の加水分解を触媒する酵素の総称．リン酸モノエステルを加水分解するホスホモノエステラーゼ，リン酸ジエステルを加水分解するホスホジエステラーゼに分けられる．

ホスファチジルコリン [phosphatidylcholine]
〈レシチン〉 コリンを含むリン脂質．大豆や卵黄中に多く含まれる．天然の両性界面活性剤で，毒性はなく，粘膜・皮膚に低刺激性である．医薬品の乳化剤，リポ剤に用いる．

ホスファチド [phosphatide]
⇨リン脂質

ホスホジエステラーゼ阻害薬
[phosphodiesterase inhibitor ; PDEI] 〈PDE阻害薬〉 ホスホジエステラーゼ(PDE)はサイクリックAMP，サイクリックGMPを分解する酵素であり，組織分布，基質親和性などが異なるPDE 1～PDE 7の7種類のアイソザイムがある．ホスホジエステラーゼ阻害薬はサイクリックAMP，サイクリックGMPを介するトランスミッターやホルモンの作用を増強する．アイソザイム特異的阻害薬と非特異的阻害薬があり，強心薬(アムリノン，ベスナリノン，PDE 3阻害)，気管支喘息治療薬(テオフィリン，非特異的阻害)，抗血小板薬(シロスタゾール，PDE 3阻害)，勃起不全治療薬(シルデナフィル，サイクリックGMP選択的PDE 5阻害)として用いられる．

母性 [motherhood, maternity]
母性とは，生殖機能すなわち妊娠，出産および育児などに特徴づけられた女性の機能・特性を表すもので，授乳その他の育児についての母性に基づく行動を母性行動という．母性や母性愛は女性の生殖機能にとってきわめて重要なものであるが，これは女性が本能として先天的に所有するものだけではなく，その大部分は生後の学習により獲得される．最近の先進国における出生率の低下や核家族化などの社会の変化は，育児の経験やそれを見聞きする機会を少なくし，母性行動を学習しにくくしており，さらに母親の社会への参加および父親の役割の不足などが加わり，母性行動に変容が起こっている．母性行動における質の低下は児の心身の発達を障害すると考えられており，また動物実験によってもそれが証明されている．母性(愛)は妊娠や分娩をとおして発達し，分娩後は母子相互作用などのためさらに増強し，授乳や育児をとおしても高められる．母性行動として最も重要なものは児の基本的欲求である空腹，排泄，温かさ，睡眠などに対する質の高い世話である．

母性愛 [maternal affection]
女性が母として子どもに対してもつ意識・態度・行動をいう．母性愛は，生まれながらにして備わっているものもあるが，多くは後天的に母子関係のなかから経験，学習するものといわれている．つまり母性愛は潜在的にもち続けているが，思春期，結婚，妊娠，出産，育児などの母になる過程において徐々に確立されていくもので，この過程で社会が女性に期待する母性としての役割意識が影響を与えているものと考えられる．このような母親的要素の強い母性愛に対して，父性愛とは父親的要素の強い愛情で，善し悪しの判断，規律，責任，忍耐，役割など社会のルールに対するモデルを示すものといわれている．子どもの成長過程にはこの母性愛と父性愛のバランスのとれた親の愛情が重要であるといわれている．

母性看護[学] [maternity nursing]
とくに女性の性・生殖・育児で生じる健康現象に焦点をあてた看護の一領域である．リプロダクティ

ブヘルス, リプロダクティブライツ, つまり女性が生涯にわたって自分の性と生殖の健康を維持・増進することができ, また女性自身が性と生殖と自分の身体に関する自己決定を可能にするように援助する. まずは, 女性のヘルスプロモーション能力を高め生涯にわたって健康で幸福であることを目的とする. 女性理解の視点についてや, 看護過程とそれを支える理論, 性・生殖上の健康問題などについて, 教育, 実践, 研究する. →リプロダクティブヘルス

保存血 [preserved blood]
抗凝固薬と, 赤血球の崩壊を防ぐ保存薬を加えて4℃に保存された血液で, 採血後20日以内であれば輸血に用いることができる. 一般的な保存薬として, クエン酸 (0.8%), クエン酸ナトリウム (2.2%), グルコース (2.2%) の混合液を血液100 mLに対し15 mL添加する.

保存[的]療法 [conservative treatment]
手術療法を行わず, 内科的治療により, 自然の治癒力を補足・保存する方向で計画的に行われる治療法. 全身状態が回復した場合や患部の状態変化によって, 外科的療法に切り替えられる場合もある.

POTA [Psychiatric Occupational Therapy Association]
1965 (昭和40) 年に設立された精神科作業療法協会が, 2005 (平成17) 年から, 特定非営利活動法人 (NPO法人) となりPOTAに名称変更された. 精神科作業療法に携わる職種が会員となっている. 設立当初は, 看護師などが主な会員だったが, 現在では作業療法士が中心となり, 看護師, PSWなど会員数約500名で構成されている. 精神医療福祉の向上を目指して, 講演, 実践報告や施設見学などが企画される全国研修会や, 毎年出版される精神科作業療法協会機関誌などをとおしての活動をはじめ, 日本作業療法士学会など関連団体との情報交換なども行っている.

補体 [complement ; C]
抗体の作用を補う新鮮血清中の蛋白成分. 炎症や感染に対する生体防御の反応系として食作用, 血管透過性の亢進, 免疫応答, 細胞溶解などに関与する. 補体はC1, C4, C2, C3, C5～C9からなり, 古典的経路, 副経路の2つによって順次活性化される.

補体結合反応 [complement fixation reaction ; CFR]
抗原または抗体の検出法の1つ. 原理は, 抗原抗体複合物と補体の結合が起こることから, まず, 抗原–抗血清 (抗体)–補体の結合を起こさせ, その後抗血清 (溶血素) で感作した赤血球を加え反応させて溶血の有無をみるものである. 補体が消費されて残っていない場合は溶血が起こらない (陽性). 一方, 抗原あるいは抗体が存在していなければ, 残っている補体が感作血球に反応して溶血が起こる (陰性). この反応を利用して抗原, 抗体の存在や抗体力価を知ることができる.

母体保護法 [Maternal Protection Law]
不妊手術および人工妊娠中絶に関する事項を定め, 母性の生命・健康を保護することを目的として, 従来の1948 (昭和23) 年「優生保護法」を改正し, 1996 (平成8) 年6月26日制定, 同年9月26日施行された法律. 優生保護法における「優生上の見地から不良な子孫の出生を防止する」といった表現や, 精神疾患・遺伝性疾患をもつ者について本人の意思によらずに審査によって優生手術 (不妊手術) を施すといった優生思想に基づく規定が, 障害者の人権を侵害するものであるとする障害者団体の要請などによって改正された. 本法では優生保護法にみられた「優生」という表現および精神疾患・遺伝性疾患にかかわる条項はすべて削除・改正され, 新たに「受胎調節実地指導員の指定」に関する規定が追加された.「母体保護法」における本人および配偶者の同意を得たうえでの不妊手術の要件は, 以下の2項である. ①妊娠または分娩が, 母体の生命に危険を及ぼすおそれのあるもの, ②現に数人の子を有し, かつ分娩ごとに母体の健康度を著しく低下させるおそれのあるもの. また, 同じく本人および配偶者の同意を得たうえでの人工妊娠中絶の要件は, 以下の2項である. ①妊娠の継続または分娩が, 身体的または経済的理由により母体の健康を著しく害するおそれのあるもの, ②暴行もしくは脅迫によってまたは抵抗もしくは拒絶することができない間に姦淫されて妊娠したもの. なお, 本法の制定により, 優生保護法に規定された都道府県優生保護審査会および優生保護相談所は廃止された.

ボタロー管開存症 [patent ductus Botallo]
⇒動脈管開存[症] (どうみゃくかんかいぞんしょう)

ボタロー動脈管 [Botallo duct]
⇒動脈管 (どうみゃくかん)

勃起障害 [erectile dysfunction ; ED]
男性の性行動は, 性欲, 勃起, 性交, 射精, 極致感という連続した経過をたどる. 勃起は, 性的刺激により神経末端より一酸化窒素 (NO) が放出され, 陰茎海綿体内のサイクリックGMPが増加し海綿体平滑筋を弛緩させ, 海綿体に血液が流入するという機序により生じる. 性的刺激を受けても十分な勃起がえられず, 満足な性交が行えない状態を勃起障害 (ED) という. この状態を以前は, インポテンス, 性交不能[症] とよんだが, 現在ではこの用語は使われなくなった. わが国においてEDを自覚している成人男性は, 1,000万人を超すという報告がある. EDの原因は, 心因性の機能性のものと, 腹部手術による神経切断や糖尿病性神経障害などの器質性のものに大別される. 心因性EDに対する治療としては, カウンセリング療法がある程度有効である. カウンセリング療法無効の心因性EDや器質性EDに対する治療としては, サイクリックGMP分解酵素阻害薬である, シルデナフィル (バイアグラ) やバルデナフィル (レビトラ) が用いられている.

勃起不全 [apareunia, impotentia coeundi]
⇒勃起障害 (ぼっきしょうがい)

ポックスウイルス科 [Poxviridae]
痘瘡ウイルス, 伝染性軟属腫ウイルス, 牛痘ウイルス, ワクシニアウイルスなどを含む大型のDNAウイルスの一群. 細胞質で封入体を形成し増殖する.

ポックリ病 [pokkuri desease]
⇒青壮年急死症候群 (せいそうねんきゅうししょうこうぐん)

発作性上室性頻拍 [paroxysmal supraventricular tachycardia ; PSVT]
心電図上規則正しい幅の狭いQRS波からなる頻拍. 大部分

ほつさせい

はリエントリー現象により発生し，発作性に始まり突然停止する．動悸，呼吸困難のほか，めまいや失神をきたすこともある．頻拍の停止には迷走神経刺激や薬物投与が行われ，予防にはカテーテル・アブレーションや予防薬投与が考慮される．

発作性頻拍〔症〕 [paroxysmal tachycardia ; PT] 突然に1分間に150回以上の頻拍が発生すること．自然にもとに戻る場合もある．比較的症状の軽い上室性のものと，急性心筋梗塞などの重篤な病態に伴う心室性のものがある．

発作性夜間血色素尿症 [paroxysmal nocturnal hemoglobinuria]
⇨発作性夜間(ほっせいやかん)ヘモグロビン尿症

発作性夜間ヘモグロビン尿症 [paroxysmal nocturnal hemoglobinuria ; PNH] 〈発作性夜間血色素尿症〉 後天性溶血性貧血で，早朝尿の赤褐色尿(ヘモグロビン尿)や血管内溶血が特徴である．多能性幹細胞の遺伝子変化により，貧血のほかに顆粒球や血小板の減少がみられる．通常，骨髄は低形成を示さないが，全血球減少，骨髄低形成，PNHに特徴的な赤血球膜異常を示す場合は，再生不良性貧血-PNH症候群とよばれる．幹細胞レベルで糖脂質(glycosyl phosphatidylinositol ; GPI)の合成障害がみられ，PIG-Aの遺伝子異常がみられる．GPIアンカー型膜蛋白であるDAF(decay accerating factor)CD 55が欠損し，補体感受性が亢進して溶血することが原因である．したがって輸血を要する際には，補体を除いた洗浄赤血球を用いる．全血輸血や血漿輸注を行ってはならない．また静注鉄剤は溶血を誘発するため禁忌である．感染症は溶血発作を起こすため感染予防に努める．血栓症を合併する．多くは深部静脈血栓症である．腸間膜静脈血栓で，腹膜やイレウス症状，肝静脈血栓症でバッド-キアリ症候群を示すことがある．まれに急激な溶血発作に伴って腎不全を起こすことがある．赤血球の補体感受性の亢進を表すHam試験や砂糖水試験(sugar-water試験)は，PNHに特徴的な検査である．→ヘモグロビン尿症

発疹 [eruption, exanthema] 皮膚にみられる病変で次のようなものがある．①皮膚の色調の変化を主体とした斑(紅斑，紫斑，色素斑など)．②皮膚表面に隆起した変化を示す丘疹，膨疹，結節，腫瘤，膿疱，水疱，嚢腫など．③表皮の欠損を伴う表皮剝離，びらん，潰瘍，鱗屑(りんせつ)，亀裂，痂皮など．④感染性病変としての膿瘍．⑤結合組織，肉芽形成による治癒過程を示す瘢痕．⑥皮膚組織の退行性変化を示す萎縮など．発疹のうち，粘膜(口腔，外陰部)に生じたものを粘膜疹という．

発疹チフス [epidemic typhus] コロモシラミによって媒介されるリケッチアプロワツェキィイ(Rickettsia prowazekii，自然宿主はネズミ)を病原体とする熱性発疹性疾患で，感染症法の4類感染症である．10～15日の潜伏期間ののち，高熱，悪寒，頭痛で急激に発症する．40℃近くの発熱が10日以上も続くことがあり，重症例では昏迷，昏睡に陥ることもある．発病後4～7日してピンク色のばら疹が体幹から全身に広がり，回復例では2週間に消退して解熱する．ワイル-フェリックス反応(間接蛍光抗体法など)によって診断する．治療はテトラサイクリン系抗菌薬による．1957(昭和32)年以降，国内での発生はなく，常在しないとされている．

発疹熱 [endemic typhus, murine typhus, typhus fever] 発熱と発疹を主症状とするリケッチア感染症の一種．病原体はリケッチアチフィ(Rickettsia typhi)で，ネズミに寄生するノミにより感染する．8～16日の潜伏期を経て発熱，頭痛で発症する．発熱は10～12日間続く．発疹は発病3～5日後に現れ，急速に広がり間もなく淡紅色から暗赤色に退色する．ワイル-フェリックス反応陽性を示す．予後は良好で，抗菌薬が有効であるが，自然治癒の傾向もある．

発疹熱リケッチア [murine typhus rickettsia] 発疹熱の病原体．リケッチア科に属し，リケッチアチフィとよばれる．家ネズミ，ドブネズミが保菌し，ネズミのノミによって媒介される．発疹チフスリケッチアに類似し，ワイル-フェリックス反応では両者の鑑別は困難で，ニール-ムーザー反応や，補体結合反応，間接蛍光抗体法により鑑別する．→発疹熱(ほっしんねつ)

HOT [home oxygen therapy]
⇨在宅酸素療法(ざいたくさんそりょうほう)

ホットフラッシュ [hot flush] 閉経期の前後数年にわたり，多くの女性が主として自律神経失調による多様な症状を自覚する(更年期障害)．その代表的なもので，いわゆる"のぼせ"である．発作性の血管拡張に伴う熱感で，通常は顔面，頸部にときに胸部，上半身にみられ，しばしば発汗を伴う．ホルモン補充療法(HRT)が症状の予防，改善に適用される．→更年期障害(こうねんきしょうがい)

ボツリヌス中毒 [botulism] ボツリヌス菌(Clostridium botulinum)の菌体外毒素により起こる食中毒．きわめて強力な神経毒により中枢神経系が侵される．潜伏期は通常10～24時間．早期では嘔吐，下痢などの消化器症状，後期では呼吸困難のほか，視力障害・散瞳・眼瞼下垂などの多彩な症状，嚥下障害，発語障害その他の中枢神経症状がみられる．発熱はない．ソーセージ，塩漬食品によることが多い．治療は抗毒素血清を早期に用いる．

ボツリヌス療法 [muscle efferent block by botulinum toxin] 中高年の女性に多くみられる眼瞼痙攣や片側顔面痙攣などの治療法．嫌気性菌であるボツリヌス菌が産生するボツリヌストキシンは神経毒であり，呼吸筋麻痺などを引き起こす作用がある．この筋弛緩作用を利用して，筋緊張が原因となる眼痙攣などの症状を緩和する療法．

ボディイメージ [body image] 〈身体像〉 自分の身体に対する知覚・期待・評価の相互作用によって形成される意識的および無意識的認識の総体をいう．身体の劇的変化を伴う外科領域はもとより，内科的領域や精神・神経科領域まで含めて，あらゆる領域において重要な概念とされている．ボディイメージを測定するためのツールとしては，身体各部の満足感を問うボディ・カセクシス・スケール(body cathexis scale)をはじめ，各種のアセスメントツールが現在開発されている．

ボディイメージ* [body image]　NANDA-I分類法Ⅱの領域6《自己知覚》類3〈ボディイメージ〉に配置された看護診断概念で，これに属する看護診断としては〈ボディイメージ混乱〉がある．

ボディ・サブスタンス・アイソレーション
[body substance isolation；BSI]　〈生体物質隔離〉　CDC（米国疾病管理センター）が1996（平成8）年に出した隔離予防策ガイドラインは，標準予防策と感染経路別予防策から成り立っている．すべての患者に適応される標準予防策は，医療者をHIV感染から守るための普遍的予防策（universal precautions；UP)の考え方を受け継ぐもので，ボディ・サブスタンス・アイソレーションはそのなかに含まれる．患者の血液・体液，分泌物，排泄物(湿性生体物質)は感染の危険性があるので，触れたら手を洗う，触れる機会のあるときには手袋，マスク，エプロンなどを着用して予防する考え方である．

ボディメカニクス ▶大項目参照

母乳　[breast milk；BM]　〈人乳〉　初乳(出産後10日前後)と成熟乳とに分けられる．初乳は分泌量が少ないが，感染抑制作用のあるIgA，リゾチームなどを多量に含んでいる．成熟乳に移行すると，成分組成はほぼ一定となる．母乳の乳糖は人工乳の2倍であり，カルシウムや無機質の吸収を促進している．無機質は1/3であるため，乳児の未熟な腎機能への負担が小さく，ラクトアルブミンが多く，カゼインが少ないので消化されやすい．ビタミンK以外はビタミン類の欠乏はない．また新生児の発育に最適なタウリン，システイン，アルギニンを含有している．→IgA，初乳(しょにゅう)，成熟乳(せいじゅくにゅう)，母乳栄養(ぼにゅうえいよう)

母乳栄養　[breast feeding]　最も自然で，乳児にとって必要な栄養素を含有する母乳のみによる栄養法である．母乳栄養は，単に栄養素的に優れているだけでなく，母と子のふれあい，コミュニケーションの場としてアタッチメント促進に貢献する．子どもがほしがったときにほしがるだけ与える自立授乳法と，一定の授乳間隔で与える規則授乳法がある．母乳で子どもを育てることを「母乳育児」といい，1989（平成元)年にWHO/UNICEFは「母乳育児を成功させるための10カ条」を発表し，全世界で母乳育児が推奨されている．それに倣い，わが国でも近年，母乳育児を支援する施設が増えてきている．→小児(しょうに)の栄養，乳汁(にゅうじゅう)

母乳栄養* [breastfeeding]　NANDA-I分類法Ⅱの領域7《役割関係》類3〈役割遂行〉に配置された看護診断概念で，これに属する看護診断としては〈効果的母乳栄養〉〈非効果的母乳栄養〉〈母乳栄養中断〉がある．

哺乳困難　[poor sucking，sucking difficulty，Trinkschwierigkeit]　哺乳は，吸啜と嚥下と呼吸の協調運動によって行われる．哺乳困難は，大きく吸啜障害(吸啜力低下を含む)と嚥下障害に分けられる．原因は，哺乳行動における機能的あるいは構造的異常や心不全，代謝異常などさまざまな疾患などに起因するものと，母親の乳房の形態異常(扁平乳頭，陥没乳頭，乳腺炎など)に起因するものがある．

母乳性黄疸　[breast milk jaundice]　生後2週間を過ぎても肉眼的黄疸が消失しない場合は，母乳性黄疸と考えられる．母乳に含まれるホルモン(プレグナンジオール)がビリルビンのグルクロン酸抱合化を抑制することが原因で起こると考えられている．遷延性新生児黄疸になりやすく，ビリルビン値は第2～3週に高値に達することもある．母乳を中止すると黄疸は消退する．一般的には良性であるため，1～2か月間継続することがあるが，原則として母乳は中止しない．まれに核黄疸になることもあるため，観察が必要である．→核黄疸(かくおうだん)，新生児高(しんせいじこう)ビリルビン血症

母乳哺育　[breast feeding]　⇨母乳(ぼにゅう)

母斑　[nevus]　発生異常により生じる皮膚の限局性の組織奇形をいう．ほとんどが先天性であるが，ときに後天性のものもある．主なものとして扁平母斑，色素母斑[小さなものは黒子(ほくろ)という]，太田母斑，蒙古斑などがある．

母斑細胞性母斑　[nevus cell nevus]　〈色素性母斑，くろあざ〉　多くは先天性でさまざまな黒色～黒褐色の色素斑．硬さは正常皮膚と同じ軟性母斑．形状から有毛性，獣皮様，点状集簇(てんじょうしゅうちく)性などに分類される．一般に良性であるが，まれに悪性黒色腫へがん化する．悪性黒色腫との鑑別にはダーモスコピー所見が重要である．治療として凍結療法，剥離術，切除・縫縮・植皮などが行われる．

ポビドンヨード　[povidone iodine]　ハロゲン化物に分類される消毒薬．スポールディング(Spaulding, E. H.)の分類による効力評価は，中等度である(一般細菌，結核菌，真菌，ウイルスには有効だが，芽胞に無効)．環境や器具の消毒には用いられず，人の皮膚，手指，粘膜の消毒に適している．商品名イソジンなどの一般名．

ホフマン症候群　[Hoffmann syndrome]　〈甲状腺機能低下性ミオパチー〉　成人発症の甲状腺機能低下に伴ってみられる筋肉肥大，筋力低下，易疲労性，動作緩慢などの症状を示すものをいう．筋症状は，甲状腺薬により軽快することが多いが，治療中止後再発することがある．Johann Hoffmann（1857～1919，独，神経学）．

ホフマン反射　[Hoffmann reflex]　患者の手関節を軽く背屈させ，さらに検者は患者の中指の末節を挟み，母指で患者の爪の部分を鋭く手掌側にはじく．この刺激により患者の母指が内転，屈曲すれば陽性となる．本反射は錐体路障害時によくみられ，1側のみに陽性のとき，病的意義がある．Johann H.Hoffmann（1857～1919，独，神経科）．→錐体路障害(すいたいろしょうがい)

ホメオスターシス　[homeostasis]　〈恒常性〉　米国の生理学者キャノン(Walter Bradford Cannon, 1871～1945)が提唱した生体

ホメオパシー [homeopathy]

同種療法, 同毒療法, 同病療法などと訳される. ドイツ人医師のサミュエル・ハーネマン(Samuel Christian Friedrich Hahnemann, 1755〜1843)によって始められた. その原理は,「健康な人間に投与してある症状を起こさせる物質は, 似た症状を生じる病気を癒やすことができる」というもの. したがって, 個別の患者の症状を正しく把握するための問診が重要となってくる. 十分な問診をしたうえで, その症状を起こす物質(植物, 鉱物, 動物など)を水やアルコールでごく薄く希釈したものを与える. ヨーロッパ, 米国, インドなどでは非常に支持されている民間療法である.

ホモゲンチジン酸 [homogentisic acid]

〈2,5-ジヒドロキシフェニル酢酸〉フェニルアラニンとチロシンの分解中間産物. ホモゲンチジン酸オキシゲナーゼの先天的欠損によるアルカプトン尿症では尿中に多量に排出され, 空気中の酸素で酸化されると黒色の色素に変化する. →アルカプトン尿症, チロシン, フェニルアラニン

ボランティア活動 [voluntary activity]

ボランティアによる自主運営の無料奉仕の社会活動. 欧米では昔から公衆衛生活動は民間組織による各種ボランティア活動により支えられて発展してきた. わが国でも地域において宗教活動などをとおしての奉仕活動は多くみられたが, 組織的な社会活動とはならず, 個人の思いやり, やさしさが形となった行為として民間に広がるにとどまった. 近年では地域・学校などが中心となり医療施設, 社会福祉施設, その他で各種活動が活発化し, 民間非営利組織(NPO)も多くつくられている. →民間非営利組織(みんかんひえいりそしき)

ポリアクリルアミドゲル電気泳動

[polyacrylamide gel electrophoresis ; PAGE] 電気泳動は, 荷電粒子あるいは分子が電場(電界)中を移動する現象であり, 蛋白質やDNAを分離する方法として広く用いられている. 構造的(容量的)な大きさ, 構造的特徴, その物質が有する荷電の性質(荷電している分子は, その荷電と反対の極に向かって移動する)を利用した分離技術といえる. 蛋白質の分離には, ポリアクリルアミドゲルを重合させたゲル中で荷電粒子に電圧を付加し, その移動度によってそれぞれの粒子を分離できることを利用したポリアクリルアミドゲル電気泳動と, 荷電状態(等電点)の違いにより分離する等電点電気泳動(isoelectric focusing)が主に行われている. ポリアクリルアミドゲルの中では, 分子がすべて均一に正か負に荷電していないと移動度と分子の大きさが比例しないため, 負電荷界面活性剤には分子量の違いから分離するドデシル硫酸ナトリウム(sodium dodecyl sulfate ; SDS)で, 変性させてから行う方法(SDS-PAGE)が用いられる. →電気泳動(でんきえいどう)

ポリープ [polyp]

〈茸腫(じょうしゅ)〉上皮の限局性増殖により隆起した病変をいい, 一般には有茎性の腫瘤を指す. 外皮, 粘膜, 漿膜などの面に突出し, 球状, 半球状, 盃状を呈する. 鼻茸(びじょう=はなたけ), 胃ポリープ, 大腸ポリープ, 子宮内ポリープ, 膀胱ポリープなどがある. 多発傾向がみられる場合ポリポーシスという. 多くのものは血管に富み, 表面はなめらかである. →胃(い)ポリープ, 有茎性(ゆうけいせい)ポリープ

ポリ塩化ビフェニル類 [polychlorinated biphenyls ; PCB]

塩素を含む有機化学物質の一種であり, 一般には, PCBと表記されポリ塩化ビフェニル化合物の総称として用いられることが多い. 化学的にきわめて安定で, 電気絶縁性に優れているため電気製品やノンカーボン紙, 熱交換器の熱媒体などに使用されていた. その毒性が問題となり, かつ環境での残留性がきわめて高く, 食物連鎖による生物学的濃縮を起こしやすいことや, 生体中での残留性も高いため現在各国で製造や使用が強く規制されている. 分子中に保有する塩素の数やその位置の相違により, 理論的には200種以上の異性体が存在する.

ポリオ [poliomyelitis ; polio]

⇒急性灰白髄炎(きゅうせいかいはくずいえん)

ポリペクトミー [polypectomy]

消化管にできたポリープを切除すること. 外科的な方法もあるが, 内視鏡を用いてポリープを切除することが多い. →電子(でんし)スコープ

ポリペプチド [polypeptide]

2個以上のアミノ酸が, 一方のアミノ基の水素原子と他方のカルボキシル基の水酸基が水を離脱して結合(ペプチド結合)したもの. 結合するアミノ酸の数によりジペプチド(2個), トリペプチド(3個), テトラペプチド(4個)というが, これ以上のものも含めてポリペプチドと総称する. 蛋白質の構成成分で, そのアミノ酸の配列は遺伝的に規制される.

ポリミキシンB [polymyxin B ; PL-B]

塩基性ペプチドの抗菌薬. グラム陰性桿菌とくに緑膿菌感染症に用いられる. 作用機序は細菌細胞膜の障害により膜透過性の変化を起こし, 殺菌的に作用する. 通常, 静脈内に投与する. 経口投与では吸収されないが, 消化管内殺菌効果がある. 毒性が強く, 副作用として腎機能障害, まれに難聴, 知覚異常, めまいなどがある.

ポリメラーゼ連鎖反応 [polymerase chain reaction]

⇒PCR[法]

ボリュームレンダリング [volume rendering]

従来型のCTとは異なり, X線検出器が体軸方向に複数列装備され複数のスライス撮像が可能となった, 多列検出型CT(multidetector row CT ; MDCT)による画像データをもとに, 三次元的な画像を作成することを指す. より実物の機能(動態, 弾性, 血流など)の描出が可能とされる画像診断の一種.

ホルター心電図 [Holter electrocardiogram]

〈長時間心電図〉ホルター(Norman Jeffers Holter, 1914〜1983, 米, 生物・物理学)により開発されたホルター心電計により記録された長時間心電図. 24〜

48時間連続して2誘導の心電図記録が可能で，不整脈や狭心症の診断，およびこれらに対する薬物の効果判定，心拍変動解析などに用いられる．

ホルネル症候群 [Horner syndrome]
頸部交感神経の障害によって起こる症候群で，一側の瞳孔の縮小，眼瞼裂の狭小，眼球の陥凹を3主徴とする．外傷による頸部交感神経の障害，頸部または縦隔の腫瘍や動脈瘤，頸椎症，脳幹病変，脊髄病変などが原因となる．1865(慶応元)年，スイスの眼科医ホルネル(Johann Friedrich Horner, 1831〜1886)によって報告された．

ポルフィリン [porphyrin]
4個のピロール環が環状に結合したポルフィンの誘導体である．ポルフィリンの特徴的性質はピロール環の窒素原子に金属イオンが結合した化合物をつくることである．ヘモグロビン，ミオグロビン，シトクロムなどのヘムのような鉄ポルフィリン，光合成の植物色素であるクロロフィルのマグネシウムポルフィリンである．

ポルフィリン症 [porphyria]
〈皮膚型ポルフィリン症〉 ヘム生成にかかわる酵素の障害により，その中間代謝産物であるポルフィリン体や前駆物質が内臓，皮膚に蓄積して発症する．皮膚に蓄積したポルフィリン体に日光の紫外線が作用して活性酸素を形成させ，組織を破壊する．日光にあたる皮膚露出部に瘙痒感，発赤，腫脹，水疱形成，表皮剝離，びらん・潰瘍形成，瘢痕形成，脱色，色素沈着などの過敏症状を起こす．

ホルマリン [formalin]
ホルムアルデヒドの35％水溶液．脂溶性で蛋白質を凝固させる作用があり，希釈液でも強力な殺菌作用を呈する．芽胞，ウイルスにも作用する．消毒，防腐の目的に使用される．主として器具(0.5〜1.0％溶液)，室内(10％溶液噴霧)の消毒に用いる．副作用として，ガスにより呼吸器などの粘膜の刺激，咽頭充血，呼吸困難，蛋白尿などがみられる．

ホルムス(ホームズ)，トーマス
[Thomas Holmes, 1918〜1988] 米国の精神科医．ライフイベンツからうけるストレスについて探究した．ラーエとの共同研究において，社会的再適応評定尺度(social readjustment rating scale)を開発した．これは，生活習性の変化，入学，卒業などの環境上の諸変化，失敗，家族成員の誕生と死の日付，基本的に重要な環境変化など，個人の生活様式に重大な変化をもたらすような出来事を，ライフイベンツの変化としてとらえたとき，どの程度の大きさの変化であるかを測定するこころみである．また，この変化を調整するのにどのくらい時間の集中度と長さをかけなければならないか，その程度をマグニチュード(magnitude)として評定させるもので，この数値の高いほどストレス値が高いことを示し，配偶者の死(100)，離婚(73)，夫婦別居(65)，刑務所などへの収容(63)，近親者の死(63)などが例示されている．→ストレス，ラーエ(レイ)，R. H.

ホルモン ▶ 大項目参照

ホルモン放出因子 [hormone-releasing factor]
⇨ホルモン放出ホルモン

ホルモン放出ホルモン [hormone-releasing hormone]
〈ホルモン放出因子，視床下部性調節因子〉 視床下部のニューロンにより分泌され，下垂体前葉ホルモンの放出を調節するホルモン．ゴナドトロピン放出ホルモン(GnRH)，甲状腺刺激ホルモン放出ホルモン(TRH)，副腎皮質刺激ホルモン(CRH)，成長ホルモン放出ホルモン(GHRH)などがある．プロラクチンはドパミンの抑制作用により調節される．下垂体前葉ホルモンの放出は放出ホルモンの濃度により調節されており，放出ホルモンは逆に視床下部に達する下垂体前葉ホルモンの濃度によって調節されている．

ホルモン様化学物質 [phytoestrogen]
⇨外因性内分泌攪乱化学物質(がいいんせいないぶんぴつかくらんかがくぶっしつ)，内分泌障害物質(ないぶんぴつしょうがいぶっしつ)

ホルモン療法 [hormone therapy]
ホルモン薬投与による治療をいう．①糖尿病や内分泌機能不全などに対する不足ホルモンの補充投与，②膠原病やリウマチなどに対する薬理作用の強い副腎皮質ステロイド薬の大量(薬理量)投与，③ホルモン依存性腫瘍に対する拮抗ホルモンの投与などに分けられる．ステロイド療法において，パルス療法や長期投与が多く行われ，副作用や離脱症状が問題となっている．→パルス療法

ポロー手術 [Porro operation]
帝王切開術後，出血多量による母体の危険を救うため，頸部を残して子宮を摘除する術式．常位胎盤早期剝離や子宮破裂などに適応となる．Edoardo Porro(1842〜1902, 伊，産科)．

本態性血小板減少性紫斑病 [essential thrombocytopenic purpura]
⇨特発性血小板減少性紫斑病(とくはつせいけっしょうばんげんしょうせいしはんびょう)

本態性高血圧症 [essential hypertension]
⇨高血圧症(こうけつあつしょう)

本態性低蛋白血症 [essential hypoproteinemia]
⇨蛋白漏出性胃腸疾患(たんぱくろうしゅつせいいちょうしっかん)

本態性てんかん [essential epilepsy]
⇨真性(しんせい)てんかん

奔馬性調律 [gallop rhythm]
心音聴診時に，正常な第Ⅰ音および第Ⅱ音のほかに過剰な心音(第Ⅲ音または心房音の第Ⅳ音)が聞かれ，あたかも馬が駆けているときのような3部調律を示すのをいう．第Ⅲ音の聞かれるものを拡張早期奔馬性調律，第Ⅳ音の聞かれるものを前収縮期奔馬性調律といい，心不全に特徴的な調律である．

ま

マーキュロクロム [mercurochrome] 有機水銀系の消毒薬．2％水溶液は赤色を呈し，刺激性が少なく，皮膚，粘膜，創傷面の消毒に用いる．

マールブルグ病（びょう） [Marburg disease] 〈ミドリザル出血熱〉フィロウイルス科に属するマールブルグウイルス（*Marburg virus*）に起因する急性熱性疾患であり，エボラ出血熱，ラッサ熱，クリミア・コンゴ出血熱とともに，ウイルス性出血熱（VHF）の一疾患である．エボラ出血熱同様に自然界の宿主は確定されていない．ヒトからヒトへの感染は，感染者や患者の血液，体液，分泌物，排泄物などの汚染物との濃厚な接触による．感染症法では一類感染症に分類されている．

マイクロサージェリー [microsurgery] 〈顕微鏡下手術〉手術用顕微鏡を使用して行う手術．歴史は古く，眼科，耳鼻咽喉科，形成外科，脳神経外科などで多用されている．狭い手術野で顕微鏡により拡大された手術野で神経，血管を安全に保存したり，血管吻合に使用される低侵襲手術の１つ．マイクロサージェリー用手術機器，光学機器の発達，さらに最近の電子工学の発達によるコンピュータ組み込み，内視鏡併用などにより，より一層安全・確実な手術が行えるようになってきている．

マイクロスコピーコイル [microscopy coil] 臨床 MRI 装置で応用され始めている，微細病変の描出に有効な直径 5 cm 以下のシングルループタイプの高分解能小型コイル．骨関節領域など，撮像時の肢位や設定位置により撮影が困難な症例に対し利用することで，手関節や膝関節などの微細病変の撮像が可能で，整形外科領域など適用範囲が広がっている．

マイコバクテリウム [*Mycobacterium*] ⇨抗酸菌（こうさんきん）

マイコプラズマ [mycoplasma] グラム陰性多形性で，0.2μm 前後の微生物．細胞壁をもたない点が特徴的で，人工培地でも増殖する．ヒトや動物の体内に寄生するが，病原性のものとそうでないものとがある．ヒトへの病原性としては，非淋菌性尿道炎，腟炎，肺炎などを起こす．テトラサイクリン系，マクロライド系抗菌薬が有効である．→寒冷凝集反応（かんれいぎょうしゅうはんのう）

マイコプラズマ肺炎（はいえん） [mycoplasma pneumonia; MPP] ウイルスと細菌との中間的な性質をもつマイコプラズマニューモニエ（*Mycoplasma pneumoniae*）によって起こる肺炎．激しい咳嗽が続き，39〜40℃の発熱を伴う．上気道炎が先行する場合が多い．胸部Ｘ線上すりガラス様の陰影が特徴的で，血清マイコプラズマ抗体価の上昇，寒冷凝集反応の上昇などにより診断する．治療はマクロライド系，テトラサイクリン系抗菌薬による．比較的短期間で治癒に向かう．→寒冷［血球］凝集素症（かんれいけっきゅうぎょうしゅうそしょう），原発性異型肺炎（げんぱつせいいけいはいえん）

マイスネル触覚小体（しょっかくしょうたい） [Meissner tactile corpuscles] 〈触覚小体〉手掌や足底とくに指趾先端部の真皮乳頭内に分布する感覚神経終末装置．重なり合った多数の触覚細胞を薄い被膜が覆って小体を形成し，無髄神経のみが分枝して触覚の受容体となっている．Georg Meissner（1829〜1905，独，生理・解剖学）．

マイスネル神経叢（しんけいそう） [Meissner plexus] 胃・腸の粘膜下層に存在する神経叢．神経細胞を含む．筋層間に存在するアウエルバッハ神経叢と連絡し，消化管運動を支配する一方，粘膜筋層・分泌腺に神経を及ぼしそれらの活動を支配する．また，腸絨毛の運動を助長するともいわれている．

マイトマイシンＣ [mitomycin C; MMC] 抗生物質の一種でDNAをアルキル化し，フリーラジカルを産生して細胞毒性を現す抗腫瘍薬．抗腫瘍スペクトルは広く，胃がん，子宮がん，白血病などに用いる．内服，注射，腫瘍内注入により使用する．血管外に漏れると壊死を起こす．副作用として骨髄機能抑制，溶血性尿毒症，間質性肺炎，ショックなどがある．

マイナートランキライザー [minor tranquilizer] ⇨抗不安薬（こうふあんやく）

埋伏歯（まいふくし） [impacted tooth] 一定の萌出時期が過ぎても，歯冠が萌出せず，口腔粘膜下または顎骨内にとどまっている歯のことで，上顎では犬歯，下顎では智歯（第３大臼歯）が最も多く，過剰歯では上顎正中部に多い．また多数歯が埋伏している場合には，ダウン症候群，鎖骨頭蓋異骨症，クレチン病，外胚葉異形成症，先天性梅毒など全身的な障害が考えられる．炎症を起こしたり，歯列不正の原因となる場合には抜歯する．

マイボーム腺（せん） [Meibomian glands] 〈瞼板腺〉瞼板中に腺組織をもつ脂腺の一種．瞼縁に開口しており，その分泌物は中性脂肪で，涙液が蒸発したり溢れたりするのを防ぐとともに，眼瞼の開閉を滑らかにする役割をもっている．Heinrich Meibom（1638〜1700，独，解剖学）．→霰粒腫（さんりゅうしゅ）

マウス・ケア [mouth care] ⇨口腔（こうくう）ケア

MAO（マオ） [monoamine oxidase] ⇨モノアミン酸化酵素

マギール鉗子（かんし） [Magill forceps] 気道異物による窒息に対して腹部突き

上げ法や背部叩打法などをこころみるが、喉頭鏡があれば喉頭展開を維持しながら、咽喉頭を占拠する異物が視野内に発見された場合、マギール鉗子(図)を利用して異物を除去する.

■図　マギール鉗子

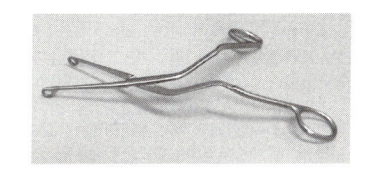

マキシマル・バリアプリコーション
[maximal barrier precaution]
カテーテル関連血流感染(CRBSI)などのリスクの高い中心静脈カテーテル挿入時に、標準的予防策に加え、キャップ、サージカルマスク、滅菌手袋、滅菌ガウン、患者の全身を覆う大型滅菌ドレープなどを用いての無菌操作を行うこと. CDCにおいても強く推奨されている.

膜型人工肺 [extracorporeal membrane oxygenation；ECMO(エクモ)]
⇨体外膜型人工肺(たいがいまくがたじんこうはい)

マクギル式疼痛質問紙 [McGill pain questionnaire；MPQ]
メルザック(Ronald Melzack, 1929〜、カナダ)によって開発された客観的な痛みの測定用具である. 痛みを表現する78の単語で構成されている. これらの単語は、感覚的性質、感情的性質、評価的性質、そのほかの性質を表わす4つの群に分類される. 回答に時間を要し簡便性に欠けるため、15語で構成される簡易版が開発された.

マクニール分類 [McNeal's classification]
前立腺を機能的・組織解剖学的に中心領域(central zone；CZ)、辺縁領域(peripheral zone；PZ)、移行領域(transitional zone；TZ)の3つの領域に分け

■図　マクニール分類

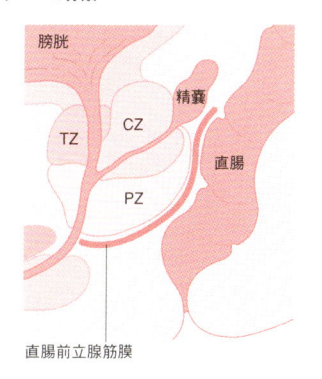

（膀胱／精嚢／TZ／CZ／直腸／PZ／直腸前立腺筋膜）

る分類法(図). がんはPZより発生する場合が多いとされる. 従来は、尿道周囲の内腺と本来の前立腺である外腺とに分類され、内腺から前立腺肥大症が、外腺から前立腺がんが発生するとされていた.

マグネシウム [magnesium；Mg]
マグネシウムは2価の陽イオンで血中に1.3〜1.8 mEq/L存在し、種々の酵素反応や神経筋の機能に必要である. 経口マグネシウム薬は制酸薬、下剤として利用され、マグネシウム注射薬は子癇や不整脈の治療に用いられる.

マグネシウム製剤 [magnesium agents]
マグネシウムを原料としてつくられた薬物の総称. 制酸薬には酸化マグネシウム、水酸化マグネシウムが用いられ、塩類下剤としては硫酸マグネシウムが用いられる.

マグネットホスピタル [magnet hospital]
看護師および病院利用者にとって優れた、あるいは魅力的な病院のこと. 1980年代初頭、米国看護学士院(American Acade my of Nursing；AAN)は看護師にとって魅力的なので人員確保に成功している病院と、それらの病院に共通する組織の特徴を明らかにする目的で研究を行い、それらの病院をマグネット「優良」病院と指定した. 1990年代にはアメリカ看護協会は優秀な看護サービスを承認する「マグネット看護サービス認定プログラム」を確立している.

マクログロブリン [macroglobulin]
免疫グロブリンの一種で、分子量40万以上のもの. 通常免疫グロブリンM(IgM)を指す. 全免疫グロブリンの5〜10%を占める. 凝集反応、溶血、殺菌作用のほか、補体結合能を有する.

マクロビオティック [macrobiotic]
マクロ＋ビオティックの合成語で、古代ギリシャ語「マクロビオス(macrobios)＝偉大なる生命」に由来する. 桜沢如一(1893〜1966)が「食養生法」として考案し、そのなかで無農薬有機栽培による農産物の摂取など厳格な選択基準を推奨している. 一般的には、自然の生命力を食を通じて人体に取り込むという長寿法の意味でも用いられる.

マクロファージ [macrophage]
〈大食球、大食細胞〉貪食機能(各種異物、膠質、脂肪、細胞組織の破壊産物などを消化する作用)をもった大型の細胞で、血液やリンパをはじめとする全身の組織や臓器に存在する. 通常は不動性であるが、マクロファージ活性化因子や炎症によって活発な運動性を示し、組織内で増殖する. 貪食能のほか、細胞毒性においてはエフェクターとしての機能を、また抗原を取り込むことによって抗原提示細胞としての機能を果たす. 破骨細胞などにも分化する能力をもっている. →細網細胞(さいもうさいぼう)、食作用(しょくさよう)、組織球(そしききゅう)、単球(たんきゅう)

マクロファージコロニー刺激因子
[macrophage-colony stimulating factor；M-CSF]
単球、マクロファージ系の前駆細胞に作用し、分化・増殖を

促進する増殖刺激因子であり，産生された血液の末梢血への流出を促進する造血因子の1つ．がん化学療法時の顆粒球減少症，骨髄移植などへの臨床応用が期待されている．

マクロライド系抗菌薬 [macrolides；MLs]
分子量700〜800の大きなラクトン環をもつ配糖体抗菌薬．蛋白合成阻害により抗菌作用を現す．エリスロマイシン，クラリスロマイシン(14員環)，アジスロマイシン(15員環)，アセチルスピラマイシン，ミデカマイシン(16員環)はこれに属す．グラム陽性菌，グラム陰性球菌・桿菌，スピロヘータ，マイコプラズマ，クラミジア感染症に有効．

マゴット療法 [maggot debridement therapy；MDT]
糖尿病性壊疽など治癒しにくい四肢の潰瘍に対し，無菌マゴットすなわちハエの幼虫(ウジ)を用いて治癒促進をはかる治療法．生物学的デブリードメントの一種でもあり，わが国では，保険適用外の治療法であるが，糖尿病性壊疽あるいは褥瘡の治療法として欧米などでも注目を集めている．無菌化したマゴットに，膿や壊死組織を食べ(除去)させ，またその際の分泌液の殺菌作用も利用し，創傷の治癒を促す治療法で，生理食塩液などで洗浄した創部にマゴットを複数閉じ込め，専用器具あるいはガーゼなどで覆い，2〜3日ごとに交換する．通常は約2週間で効果が現れる．

麻疹 [measles]
〈はしか〉麻疹ウイルスによる感染症．1歳代の患者が多く，春から初夏にかけて流行する．潜伏期間は約14日である．前駆期(カタル期)に発熱，鼻汁，眼脂，くしゃみ，羞明(しゅうめい)，結膜の腫脹・発赤などを伴い，口腔粘膜にコプリック斑が出現する．これが早期診断の1つの決め手になる．熱は下降したのち再び上昇し，発疹が耳後部から出現し，体幹，上肢，下肢と全身に広がる．発疹は鮮紅色から徐々に暗赤色となり融合する．7〜10日の過程で回復し，解熱後は発疹が消退し，数週間褐色の色素沈着が残る．合併症として肺炎，中耳炎，脳炎などがみられる．治療は対症療法のみであり，細菌性肺炎を合併した場合は，抗菌薬の投与が必要となる．予防接種は2006(平成18)年4月からMRワクチン(麻疹・風疹混合ワクチン)を使って，満1歳児と小学校入学前の1年間を対象とした2回接種となっている．

麻疹ウイルス [measles virus；MV]
〈はしかウイルス〉パラミクソウイルス科のRNAウイルスで，ヒトのみが感受性をもつ麻疹(はしか)の病原ウイルス．感染力が強く，空気感染(飛沫核感染)，飛沫感染，接触感染があり，飛沫感染により小児期に95%以上が感染・発病する．加熱および紫外線により不活化するが，低温に対しては抵抗性をもつ．

麻酔 ▶大項目参照

麻酔前投薬 [preanesthetic medication]
⇨前投薬(ぜんとうやく)

麻酔分析 [narcoanalysis]
⇨麻酔分析療法(ますいぶんせきりょうほう)

麻酔分析療法 [narcotherapy]
〈麻酔分析，アミタール・インタビュー〉アミタール・インタビュー，イソミタール・インタビューともよばれる．主としてアミタール，ペントタールなどのバルビツール酸系の薬物を少量，ゆっくりと静脈注射することにより，半覚醒状態とする．最近はジアゼパムを用いることがある．このことにより抑制や不安，緊張を取り除き，患者の内面を語らせ，診断や治療に役立てる手法．

マススクリーニング [mass screening]
スクリーニングとは健常者と非健常者をふるい分けることをいい，マススクリーニングとは，地域または職場の人々を対象に，ある特定疾患を発見するための集団検診のことである．二次予防の早期発見のために行われ，乳児の代謝異常などを早期発見するための先天性代謝異常マススクリーニング，学校の定期健康診断において行われる尿検査，胃がん発見のために行われる胃のX線検査などがある．→集団検診(しゅうだんけんしん)

マススペクトロメトリー [mass spectrometry]
⇨質量分析法(しつりょうぶんせきほう)

マスタード手術 [Mustard operation]
心臓の先天性奇形である完全大血管転位症に対する手術法．上下大静脈と肺静脈の血流を心房内で転換させる．William Thornton Mustard(1914〜1987，カナダ，胸部外科)．

マスター二階段試験 [Master two step test]
〈マスター負荷試験〉1段の高さ9インチ(約23 cm)の2段の階段を昇降することで心臓に運動負荷をかけ，潜在している心臓病を心電図から見つけ出す方法(図)．虚血性心疾患の診断に広く用いられている．Arthur Morris Master(1895〜1973，米，循環器科)．→負荷心電図(ふかしんでんず)

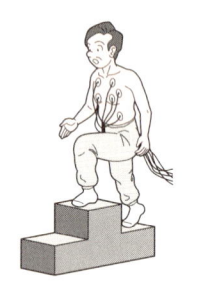

■図 マスター二階段試験

マスター負荷試験 [Master two step test]
⇨マスター二階段試験

マスト細胞 [mast cell；MC]
⇨肥満細胞(ひまんさいぼう)

マストパチー [mastopathy]
⇨乳腺症(にゅうせんしょう)

マズロー，アブラハム・H. [Abraham Harold Maslow, 1908〜1970]
米国ブルックリン生まれの心理学者．1951(昭和26)年以降はブランダイス大学教授，のち，米

国心理学会会長を務める．人間の本性を「基本的欲求」に求め，同時にこれについて，①生理的欲求（飢え，渇き，排泄，休息，水，空気など），②安全の欲求，③帰属・愛情の欲求，④自尊心（尊敬されることへの欲求），⑤自己実現の5段階に人間のさまざまな欲求があり，それらは共通的・基本的なもので，その行動をひきおこし，強さにおいて一定の順位をもっている．最も強い欲求が満たされたとき，その次の強さの欲求が現れ，満足を求めるという「階層説」を提唱した．フロイト主義，実験実証行動主義に続く心理学における第3勢力となった人間主義心理学の提唱者である．動物の行動や病的人格よりも，成熟した健康な人間について研究すべきことを主張し，自己実現，創造性，至高体験などについて研究した．著書に『可能性の心理学』(1966)などがある．

マゾヒズム [masochism]
⇒サディズム

マタニティーブルー [maternity blues]
〈ベビーブルー〉産褥3～4日ころに一過性の抑うつ，不眠および涙もろさなどをきたすもので，多くは1～2週間で自然に治癒する情動障害である．原因は不明であるが，妊娠中のホルモン変動に加えて分娩時の子宮収縮，胎盤の排出，乳汁分泌などめまぐるしい間脳-下垂体系の変動や，分娩時の心身のストレスがトリプトファンその他の一時的な脳代謝異常を起こし，抑うつ状態になるものと思われる．治療は対症療法として睡眠薬の投与，育児の世話，精神的支持などがある．鑑別診断は統合失調症や産後のうつ病，そのほかの産褥精神障害がある．

末期感染 [terminal infection]
全身状態が悪化し，抵抗力の減退した患者において，直接の死因となるような感染．たとえば，末期がん患者に合併した肺炎，内因性感染の真菌症，菌血症，敗血症などの重篤な感染をいう．→日和見感染（ひよりみかんせん）

末期腎不全 [end-stage renal disease；ESRD]
腎の老廃物排出，尿濃縮，電解質調節の機能が完全または，ほぼ完全に失われた状態を指し，腎機能が持続的に正常の10％未満になるまで慢性腎不全が進行した場合に起こるとされる．この段階では，腎機能の低下のため，透析または腎移植を行わなければ重篤な合併症を多発し，水分と老廃物の蓄積により死に至る．→腎不全（じんふぜん）

マックバーネー圧痛点 [McBurney point；McB]
臍と右上前腸骨棘とを結んだ線上で外側1/3の点，またはこの線上で右上前腸骨棘より約5cm臍側の圧痛点．虫垂炎で最も著明にみとめられ，診断に有用である．米国の外科医マックバーネー(Charles McBurney, 1845～1913)が提示した．

マッサージ [massage]
主に手掌を使って身体を圧刺激することで．血行の改善，新陳代謝の促進，筋緊張の緩和，関節機能の改善，瘢痕癒着の剥離，軟化などが主な目的である．身体の末梢から心臓に向かい，血液の還流方向（求心性）に沿って行う．軽擦法，揉捏（じゅうねつ）法，摩擦法，打拍法，振戦法などの技法に分けられる．この西洋式マッサージに対し，あん（按）摩は東洋的手法の代表的なもので，主に指先を使って圧刺激を加えるものである．血行および新陳代謝を促進させ，自律神経に作用するとともに内臓機能を亢進させる．

末梢血液像 [peripheral blood smear]
塗抹染色標本による末梢血の形態学的検査．赤血球，白血球，血小板についてその数と形態を調べる．白血球分画，すなわち各顆粒球，単核，リンパ球の百分率はとくに重要で，一般に末梢血液像というと白血球分画を指すことも多い．ギムザ染色が主に用いられる．

末梢血管造影法 [peripheral angiography]
末梢の動脈や静脈に局所的に造影剤を注入してX線撮影を行う検査法．先天異常や動脈硬化などによる動脈の狭窄・閉塞部位の発見，あるいは静脈のうっ滞部位の診断などに有用である．

末梢循環不全 [peripheral circulatory insufficiency]
末梢血管の循環障害のこと．全身性のものと局所性のものがある．前者は末梢からの還流血液量低下に伴い心拍出量が低下したもので循環ショックを示し，早急な対応を行わなければ致命的となる．後者は局所的な充血やうっ血，末梢血管の狭窄や閉塞（梗塞，血栓），出血などにより諸臓器の機能不全が起こる．→ショック

末梢神経 [peripheral nerve；PN]
脳と脊髄を中枢神経というのに対し，それらから分岐して全身に及ぶ神経をいう．解剖学的には，末梢の受容器からの刺激情報を脳・脊髄に伝える求心性線維と，中枢からの指令を末梢に伝える遠心性線維とを区別する．また機能的には，12対の脳神経と31対の脊髄神経，および自律神経としての交感神経と副交感神経に分類することができる．→自律神経[系]（じりつしんけいけい），神経系（しんけいけい），脊髄神経（せきずいしんけい），中枢神経[系]（ちゅうすうしんけいけい）

末梢神経系に作用する薬物 ▶大項目参照

末梢神経最大伝播速度 [peripheral nerve conduction velocity]
感覚神経の場合は，末梢側（下流）に電気刺激を加え，刺激が中枢側（上流）に到着する時間を測定する．測定値は，運動ニューロンの疾患や末梢神経の炎症があると低下する．糖尿病性神経症でも低下するのでその診断の1方法として行われる．逆に運動神経の場合は，中枢側に電気刺激を加え，刺激が末梢側に到着する時間を測定する．

末梢性神経血管性機能* [peripheral neurovascular function]
NANDA-I 分類法Ⅱの領域11《安全/防御》類2《身体損傷》に配置された看護診断概念で，これに属する看護診断としては〈末梢性神経血管性機能障害リスク状態〉がある．

末梢性神経麻痺 [peripheral paralysis]
頭蓋腔と脊柱管から出て全身に分布する末梢神経には，中枢に向かう求心性（感覚）線維と末梢に向かう遠心性（運動）線維とがある．それぞれの神経伝導路の障害により，その支配領域に生じる感覚麻痺，運動麻痺を末梢性神経麻痺という．一般には，筋萎縮を伴う弛緩性運動麻痺を指す場合が多い．

まつしょう

末梢動脈疾患 [peripheral arterial disease ; PAD]　閉塞性動脈硬化症(arteriosclerosis obliterans ; ASO)，閉塞性血栓性血管炎(thromboangitis obliterans ; TAO)，急性動脈閉塞などが中心となる疾患群の総称として用いられることが多い．動脈硬化による狭窄性病変であり，四肢などの末梢動脈の閉塞や狭窄で血流障害をきたし，四肢の冷感や間欠性跛行など下肢虚血症状や重症虚血肢が主症状．→閉塞性血栓性血管炎(へいそくせいけっせんけっかんえん)，閉塞性動脈硬化症(へいそくせいどうみゃくこうかしょう)

末端肥大症 [acromegaly]　⇨先端巨大症(せんたんきょだいしょう)

マッチング [matching]　患者・対照研究(case-control study)を行う場合，問題を有する患者群と，そうでない対照群(個人群)とを選択する必要がある．患者群と対照群を選択するときに，交絡因子(疑わしい要因以外の諸要因)を群間でそろえて差がないように適切なコントロール群をつくる作業のことをマッチングとよぶ．

MAP [mannitol–adenine–phosphate]　⇨血液製剤(けつえきせいざい)

マップ(MAP)キナーゼ [mitogen-activated protein kinase]　〈マイトジェン活性化プロテインキナーゼ，分裂促進因子活性化蛋白質〉　アデノシン三リン酸(ATP)などの高エネルギーリン酸結合を有する分子から，リン酸基を基質あるいはターゲット分子に転移(リン酸化)する酵素である「リン酸化酵素(キナーゼ)」の一種．MAPキナーゼの活性化は細胞の増殖，分化や細胞情報伝達に重要な役割を果たすが，その活性化にはトレオニン残基とチロシン残基のリン酸化が必要である．

マトリックスメタロプロテアーゼ [matrix metalloproteinase ; MMP]　細胞外マトリックスの分解作用をもち，細胞の移動や増殖を促進する酵素．とくに血管周囲の基底膜を分解することにより，血管新生を促進することから，腫瘍の増殖への関与が大きいとされる．

魔乳 [witch's milk]　〈奇乳〉　男女ともに新生児の乳腺にときにみられる初乳様分泌物．母乳と同様，下垂体からのプロラクチン分泌の作用で生じる．生理的なもので，1週間くらいで自然に消失する．

マネジドケア [managed care]　1980年代後半から米国で急速に普及した医療保険．診療ガイドラインや事前承認制を導入して医師に診療内容を標準化したり，受診できる医療機関を制限することなどにより，従来型の医療保険に比べて保険料を安価に抑えている．加入者に対して定額医療費前払い制のもとで，決められた病院・医師のみ受診できるHMO(Health Maintenance Organization=健康維持組織)や，より制限の少ない，POS(Point of Service)，PPO(Preferred Provider Organization)などがある．受診制限や医療の質の低下が大きな社会問題となっており，最近では州法などによる規制強化が進んできている．

麻痺性イレウス [paralytic ileus]　⇨腸管麻痺(ちょうかんまひ)

麻痺性認知症 [dementia paralytica]　⇨進行麻痺(しんこうまひ)

まぶしがり症 [photophobia]　⇨羞明(しゅうめい)

麻薬 [narcotics]　乱用を防ぐため，「麻薬及び向精神薬取締法」で麻薬に指定された薬物を麻薬という．アヘンおよびアヘンアルカロイド(モルヒネ，ヘロインなど)，コカ葉およびコカアルカロイド(コカイン)，合成麻薬(ペチジン，フェンタニル)，大麻樹脂(テトラヒドロカンナビノール)，幻覚薬(LSD25，サイロシビンおよびこれを含むきのこ)が含まれる．これらは取り扱い，使用に厳しい制限があり，免許を受けた者のみが取り扱うことができる．→アヘン，麻薬取締法(まやくとりしまりほう)

麻薬中毒 [narcotism, narcotic addiction]　麻薬の繰り返し摂取により，麻薬に対し生じた精神的・身体的依存状態をいう．身体的依存のある場合には，摂取を突然中止すると禁断現象(退薬症候)を起こす．→薬物依存(やくぶついぞん)，離脱症候群(りだつしょうこうぐん)

麻薬取締法 [Narcotic Control Law]　1953(昭和28)年に制定された，麻薬の乱用を防止し，公共の福祉を目的として，麻薬の輸出入，製造，製剤などに関する規定，および麻薬中毒者の措置規定が定められている法律．現在は「麻薬及び向精神薬取締法(Narcotic and Psychotropic Control Law)」として，幻覚薬，向精神薬の一部の取り扱いもこの法律で規制されている．→麻薬(まやく)

マラリア [malaria]　ハマダラカにより感染する．三日熱，四日熱，卵形，熱帯熱の4種の原虫によるマラリアがある．主に熱帯，亜熱帯で年間1億人以上が罹患している．症状は悪寒戦慄を伴う急激な発熱で発病し，短時間で解熱するが，2～3日ごとに反復する．進展すると貧血，脾腫がみられる．また熱帯熱マラリアは発熱時の戦慄がなく，発見が遅れ悪性マラリアになると予後不良となる．治療はキニーネ，クロロキン，ピリメタミン，プリマキンなどが用いられるが，薬剤耐性の問題がある．

マリー遺伝性小脳性運動失調症 [Marie hereditary cerebellar ataxia]　〈マリー病〉　脊髄小脳変性症の1型．優性遺伝で種々の小脳性失調徴候を示し，下肢深部反射は亢進または正常であり，感覚障害はみとめられないものである．単一疾患ではなく，メンツェル型失調症やホームズ型失調症およびその亜型を含む．近年，遺伝性脊髄小脳変性症は原因となる遺伝子異常が明らかになりつつあり，これらの人名を冠した分類に代わって遺伝子異常に基づく分類が導入されつつある．Pierre Marie(1853～1940，仏，神経科)．

マリー病 [Marie disease]　⇨マリー遺伝性小脳性運動失調症

マリオット盲点 [Mariotte spot]
片眼である一点を注視すると，注視点の耳側（右眼で見た場合右側）約15度やや下方の部分に視野の欠損した領域がある．これをマリオット盲点（または単に盲点）といい，視細胞のない視神経乳頭部が入射するために生じる生理的暗点である．通常は，対側眼によってカバーされるために意識することはない．Edmé Mariotte(1620～1684, 仏, 物理学). →暗点（あんてん）

マリファナ [marihuana]
⇨大麻（たいま）

マルキアファーヴァ–ミケリ症候群 [Marchiafava–Micheli syndrome]
⇨発作性夜間（ほっさせいやかん）ヘモグロビン尿症

マルチウス法 [Martius roentgen pelvimetry]
⇨X線骨盤計測

マルチドーズ [multidose]
点眼液，バイアル入り注射薬など1つの容器で複数回使用が可能なデバイスがあり，多くは保存剤が添加されているが，近年防腐剤無添加マルチドーズ点眼容器も開発されている．また，点鼻薬においても，液剤と同じように数週間分の薬剤が容器に充填され，操作ごとに1回分の粉剤が出てくる粉剤用鼻スプレー投与器が臨床で使用されている．

マルチプルリスクファクター症候群 [multiple risk factor syndrome]
⇨メタボリックシンドローム

マルトース [maltose]
⇨麦芽糖（ばくがとう）

マルピギー小体 [Malpighian corpuscle]
⇨腎小体（じんしょうたい）

マルファン症候群 [Marfan syndrome]
〈クモ指症〉長管骨の細長変形があるため四肢が長く，クモ状指（指趾がクモの足を想像させるように細長い），関節の過伸展，脊椎の後彎・側彎などを示す症候群．水晶体脱臼や心奇形（解離性大動脈瘤）などを合併する．常染色体優性遺伝性に発生する疾患であるが，約15％以下に突然変異による発症がみられ，とくに両親が高年齢の場合に多い．Bernard Jean Antonin Marfan(1858～1942, 仏, 小児科).

マレット指 [mallet finger]
⇨ハンマー指

マロリー染色 [Mallory stain]
マロリー(Frank Burr Mallory, 1862～1941, 米, 病理学)が考案した染色法．酸性フクシン，アニリン青，オレンジGの3種の酸性色素で膠原線維をはじめとする結合組織線維とほかの組織とを染め分ける．その後，酸性フクシンの代わりにアザンカルミンGを用いる改良法が考案され，マロリー・アザン染色法とよばれている．

マロリー–ワイス症候群 [Mallory–Weiss syndrome]
激しい悪心・嘔吐を繰り返し，同時に大量の吐血をきたす状態で，上部消化管出血の3～5％を占めている．嘔吐が原因となって噴門付近の粘膜が裂け動脈性出血を呈するもので，多量の飲酒，食道炎，萎縮性胃炎などでみられる．George Kenneth Mallory(1900～1986, 米, 病理学), Soma Weiss(1898～1942, 米, 医師).

マンガン [manganese; Mn]
動植物にとって不可欠な元素で，ヒト生体内では鉄と共存して広く微量に存在している．とくに肝，筋肉，毛に多い．ある種の加水分解酵素，カルボキシラーゼ，トランスフェラーゼなどの補因子として作用する．

満月様顔貌 [moon face]
⇨ムーンフェイス

マン検査 [Mann test]
平衡機能検査の一種．被検者にマン姿勢（片方の足先を他方の足の踵に付け，前後に一直線に並べて立ち，背すじを伸ばして顔を正面に向ける）をとらせ，開眼状態および閉眼状態にさせて全身を観察する．30秒以内に動揺をきたし姿勢がくずれる場合を異常とする．→平衡機能検査（へいこうきのうけんさ）

マンシェット [manchette]
〈カフ〉血圧計の圧迫帯のこと（図）．空気の入るゴム嚢（カフ）が内蔵されている．マンシェットの幅は理論的には測定する部位の円周の40％のもので，長さは測定部位を1周する圧迫可能なものが必要である．一般には，成人の場合は上腕用12 cm，大腿用18 cm幅のものを使用する．小児の場合には，年齢や体格に合った大きさを選択する．測定時はゴム嚢の中心が動脈の走行の真上に位置するように固定する．駆血（止血）や血管の圧迫を目的として用いられることもある．→血圧計（けつあつけい）

■図 マンシェットの巻き方

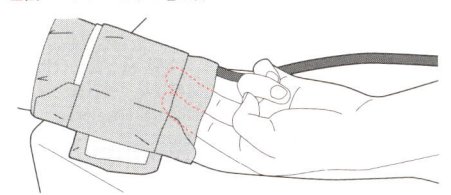

マンシェットの下縁は肘窩の2～3 cm上部で，指が1～2本入るぐらいに巻く

慢性胃炎 [chronic gastritis]
さまざまな病因により胃粘膜の慢性的な傷害が発生して，その修復が不完全となるため生じる．組織学的には，胃粘膜組織中に炎症細胞が浸潤し，胃分泌腺細胞の数が減少し，胃粘膜の高さが低下（萎縮とよぶ）する．古くは加齢とともに胃粘膜が年をとる，生理的な状態と考えられていたが，胃粘膜に感染するラセン菌（ヘリコバクター・ピロリ）の発見により，疾病として認識されるようになった．本菌の長期感染により慢性胃炎が発生し，進行することが知られている．慢性胃炎が進行すると萎縮性胃炎となり，これは胃がんの発生母地として重要である．ヘリコバクター・ピロリを除菌することにより萎縮性胃炎が改善することが明かとなり，さらに胃がん発生の予防になることも期待され，検討が

慢性萎縮性胃炎 [chronic atrophic gastritis；CAG]
萎縮性胃炎は，胃粘膜にびらんと再生を繰り返した結果，不可逆性の胃粘膜の萎縮が起こった状態で，幽門腺や胃底腺での腺細胞の減少や腸上皮化生がみられる．慢性胃炎の多くがこれで，加齢によると考えられることもあるが，若年者の場合の慢性萎縮性胃炎は自己免疫が関連している．ヘリコバクター・ピロリ(*Helicobacter pylori*)感染が原因ともいわれている．→腸上皮化生（ちょうじょうひかせい）が進められている．→胃 MALT(いまると)リンパ腫，消化性潰瘍（しょうかせいかいよう），ヘリコバクター・ピロリ

慢性肝炎 ▶ 大項目参照

慢性関節リウマチ [rheumatoid arthritis；RA]
⇨関節（かんせつ）リウマチ

慢性完全閉塞病変 [chronic total occlusion；CTO]
冠動脈のプラークや狭窄が進行し完全に閉塞した結果，慢性的に心筋への血行動態が悪くなり血行そのものが遮断される病態を指す．

慢性気管支炎 [chronic bronchitis]
慢性または反復性に喀出される気道分泌物の増加状態が，2年以上連続し，1年のうち少なくとも3か月以上，大部分の日に喀痰がみとめられる場合，慢性気管支炎という．高齢男性に多く，喫煙や大気汚染が病因といわれ，とくに喫煙が重視されている．肺気腫と慢性気管支炎は同一個体に共存することが多く，一括して COPD という．→慢性閉塞性肺疾患（まんせいへいそくせいはいしっかん）

慢性下痢症 [chronic diarrhea]
〈慢性消化不良症〉 下痢症とは1日に排泄する便の総量が増加することで，これが2週間以上続く場合，慢性下痢症とされる．原因として，炎症性疾患（限局性腸炎，先天性巨大結腸の偽膜性小腸大腸炎）と吸収不全症候群（脂質の吸収不全），機能性慢性下痢症などがある．

慢性硬膜下血腫 [chronic subdural hematoma]
頭部打撲後およそ2，3週間～2，3月過ぎた時期に，徐々に強くなる頭痛，半身の脱力としびれ，歩行障害，物忘れで気づかれることが多い．高齢者の場合，認知症と間違われることもある．打撲による脳の前後方向の移動により架橋静脈が断裂し，硬膜とクモ膜の間に血腫を形成する．血腫が大きくなると，脳を圧迫して，頭痛，意識低下，筋力低下，構音障害，視野欠損などが出現する．血腫が増大すれば頭蓋内圧が亢進し脳ヘルニアを起こすこともある．→硬膜下血腫（こうまくかけっしゅ）

慢性骨髄性白血病 [chronic myelogenous leukemia；CML]
⇨白血病（はっけつびょう）

慢性混乱★ [chronic confusion]
NANDA-I 分類法 II の領域5《知覚/認知》類4《認知》に属する看護診断で，診断概念としては〈混乱〉である．

慢性糸球体腎炎 ▶ 大項目参照

慢性湿疹 [chronic eczema]
さまざまな外因，内因により起こる皮膚慢性的炎症反応．慢性湿疹では皮膚表面が苔癬（たいせん）化して粗大となり，浸潤性はあるが滲出傾向はみられない．代表的なものにアトピー性皮膚炎がある．→湿疹（しっしん）

慢性腎盂腎炎 [chronic pyelonephritis]
⇨腎盂腎炎（じんうじんえん）

慢性腎炎 [chronic nephritis]
⇨慢性糸球体腎炎（まんせいしきゅうたいじんえん）

慢性腎臓病 [chronic kidney disease；CKD]
〈慢性腎不全〉 慢性腎臓病は2002（平成14）年に米国腎臓財団(NKF)により概念が提唱された．慢性腎臓病とは，原疾患にかかわらず広汎に腎臓病の存在を診断するものである．慢性腎臓病の定義は，以下のとおりである．①腎障害(kidney damage)が3か月以上継続する．腎障害とは，腎臓の形態的または機能的な異常を指し，糸球体濾過量(GFR)低下の有無を問わない．腎障害の診断は，病理学的断，または腎障害マーカーによって行う（このマーカーとして血液，尿検査，また画像診断がある）．②GFR＜60 mL/分/1.73 ㎡が3か月以上継続する．この場合，①で示された腎障害の有無を問わない．上記①②のどちらかを満足する場合を慢性腎臓病という．表に病期分類を示す．慢性腎臓病の問題点と課題は，以下のとおりである．①慢性腎臓病の進行により至る末期腎不全患者を減らす必要がある．②慢性腎臓病自体が心血管系疾患のリスクになる．つまり，心筋梗塞などの心血管系疾患を減らすために，慢性腎臓病対策が必要となる．③厳格な降圧，アンジオテンシン作用の抑制，尿蛋白の減少などの治療で，慢性腎臓病の進行だけでなく，心血管系疾患の発症を抑制する．わが国の慢性腎臓病患者数は2,000万人と推計されており，高齢化に伴い増加傾向にある．日本腎臓学会などが中心となり，末期腎不全への進行を抑制するこころみがなされている．

慢性腎不全 [chronic renal failure]
⇨腎不全（じんふぜん）

慢性膵炎 [chronic pancreatitis]
⇨膵[臓]炎（すいぞうえん）

慢性前立腺炎 [chronic prostatitis]
⇨前立腺炎（ぜんりつせんえん）

慢性単純性苔癬 [lichen simplex chronicus]
⇨ヴィダール苔癬

慢性虫垂炎 [chronic appendicitis]
長期にわたり反復する軽度の虫垂炎様の症状のみとめられるもの．通常は付属器炎，大腸憩室炎などが誤診され慢性虫垂炎と診断されることが多く，実際の慢性虫垂炎はまれである．

慢性疼痛 [chronic pain]
急性組織損傷の消退後にも痛みが3か月以上続いている，または組織損傷に関連持続または進行すると予想される痛みと定義は広義かつやや曖昧である．慢性疼痛は，生物学的適応の役割はない．自律神経症候（例：倦怠感，食欲減退，食物に対する味覚低下，体重減少，性欲減少，便秘など）が徐々に発症し，うつ状態がこれに続くことがある．2000（平成12）年の日本ペインクリニック学会シンポジウムで

■表 慢性腎臓病(CKD)の病期分類

病期 Stage	重症度の説明	換算GFR値 (mL / min / 1.73m²)	診療計画 (Clinical action plan)
	リスクの増大 (CKDには至っていない病期)	CKD危険因子が存在する (糖尿病,高血圧など) (≧90)	1. CKDスクリーニング実施 (アルブミン尿など) 2. CKD危険因子の減少
1	腎障害(+) GFR正常または亢進	≧90	CKDの診断と治療の開始 併発疾患の治療 CKD進展遅延の治療 CVDリスク軽減の治療
2	腎障害(+) GFR軽度低下	60〜89	CKD進行を予測
3	腎障害(+) GFR中等度低下	30〜59	CKD合併症の治療 (貧血,血圧上昇,続発性副甲状腺機能亢進症など)
4	腎障害(+) GFR高度低下	15〜29	透析または移植の準備
5 5D	腎不全 透析期	<15 透析	透析または移植の導入 (尿毒症の症状があれば)

注)腎移植した場合には腎機能に応じてT1〜T5[K/DOQI-KDIGOガイドラインより一部改変]

(杉山 斉ほか:慢性腎臓病一診断と治療の進歩 I 概念.日本内科学会雑誌,96(5):866,2007)

は,「慢性疼痛は,炎症などの肉体的な痛みの原因を除去しただけでは改善しない身体の痛み,心の痛み,社会的な痛み,霊的な痛みの4要素が関係しており,多職種(麻酔科医,ソーシャルワーカー,臨床心理士,精神科医ら)による総合的な治療の関与が必要である」と意見が一致している.→心因性疼痛症候群(しんいんせいとうつうしょうこうぐん)

慢性疼痛★ [chronic pain]
NANDA-I分類法IIの領域12《安楽》類1〈身体的安楽〉に属する看護診断で,診断概念としては〈疼痛〉である.

慢性乳腺症 [chronic mastopathy]
⇨乳腺症(にゅうせんしょう)

慢性肺気腫 [chronic pulmonary emphysema ; CPE]
⇨肺気腫(はいきしゅ)

慢性悲哀★ [chronic sorrow]
NANDA-I分類法IIの領域9《コーピング/ストレス耐性》類2〈コーピング反応〉に属する看護診断で,診断概念としては〈悲哀〉である.

慢性B型肝炎 [chronic hepatitis B]
⇨B型肝炎,慢性肝炎(まんせいかんえん)

慢性鼻炎 [chronic rhinitis]
鼻腔粘膜に慢性的な炎症がみとめられるもの.粘膜病変の性状から,単純性鼻炎,粘膜容積の増大する肥厚性鼻炎および粘膜容積が減少する萎縮性鼻炎,そのほか乾燥性前鼻炎,乾酪性鼻炎などに分けられる.症状は鼻閉塞,鼻漏,嗅覚減退や頭重感を訴えることもある.

慢性疲労症候群 [chronic fatigue syndrome ; CFS]
1980年代後半から米国を中心に注目され,わが国では1990年代前半から報告されるようになった.「従来行ってきた職業生活や日常生活が困難となるほどの極端な慢性の全身倦怠感・疲労を主訴とする症候群」と定義され,20〜50歳が多い.診断基準は,①強い疲労が6か月以上に及ぶこと,②慢性の身体疾患,精神疾患が除外されていること,③自覚症状(微熱,咽頭痛,筋力低下など)や他覚所見(微熱,咽頭炎,リンパ節腫大)がそろっていること,である.病因,病態は明らかではなく,有効な治療法は確立されていない.

慢性副鼻腔炎 [chronic sinusitis]
⇨蓄膿[症](ちくのうしょう)

慢性腹膜炎 [chronic peritonitis]
慢性の臨床経過をたどる腹膜炎のことで,結核症の滲出型の病態がその代表的なものである.腹膜内に結核病巣を形成すると限局性腹膜炎の症状を示す.症状は軽度の腹部膨満から進行し,消化障害,痛痛などを起こす.治療は抗結核薬の投与.

慢性閉塞性肺疾患 ▶大項目参照

慢性辺縁性歯周炎 [chronic marginal periodontitis]
歯周組織の慢性疾患.歯肉の腫脹および退縮,歯周嚢からの排膿,歯槽骨の吸収,歯の動揺などの症状をきたす.初期には自覚症状に乏しく,進行して慢性化をみることが多い.従来は歯槽膿漏といわれたが,現在この言葉は医学的にはほとんど用いられない.原因は,局所的要因だけでなく,全身的要因が関与するといわれる.

慢性扁桃炎 [chronic tonsillits]
⇨習慣性(しゅうかんせい)アンギーナ

慢性リンパ性白血病 [chronic lymphocytic leukemia ; CLL]
⇨白血病(はっけつびょう)

マンソン裂頭条虫

[*Diphyllobothrium mansoni*, Manson tapeworm] イヌ，ネコなどの腸管を終宿主として寄生するヒモ状の条虫．ときに幼虫が人体に寄生する場合もあるが，それらはマンソン孤虫とよばれる．孤虫の大きさは0.5〜50 cm．人体では皮下をはじめ各臓器に寄生し，移動性腫脹をきたす．これをマンソン孤虫症という．Patrick Manson(1844〜1922, 英，熱帯医学)．→寄生虫[症]（きせいちゅうしょう）

マントゥー反応 [Mantoux reaction]

⇨ツベルクリン反応

マンニトール [mannitol]

〈マンニット〉 六炭糖の一種で分子量182．体内では細胞外液に分布し，代謝されずに尿中に排泄される．血液浸透圧を高めるために15〜20％の高張液を静注し，脳圧降下薬や浸透圧利尿薬として用いる．→利尿薬（りにょうやく）

マンマエコー [mamma-echo]

〈乳房超音波検査，乳腺エコー〉 乳房にゼリーを塗り，超音波を発するエコー発信機により乳房の断面像を描出し，乳腺内の腫瘤やリンパ節の状態などを調べる検査法．マンモグラフィ(乳房レントゲン)は乳房を圧迫板に挟むため痛みを伴うことがあるが，マンマエコーは苦痛を伴わず簡便に行える．乳がんの早期発見に役立つ．→マンモグラフィ

マンモグラフィ [mammography]

マンモグラフィは，単純乳房X線撮影のことである．乳腺疾患診断上基本的な画像診断手技であり，検診にも取り入れられている．腫瘤陰影の有無と，石灰化腫瘤が存在した場合には棘状突起の有無，などが良性・悪性の鑑別診断に重要な所見となる．特殊なものとして spot撮影，拡大撮影，造影マンモグラフィなどがある．→乳(にゅう)がん，乳腺症(にゅうせんしょう)

マンモトーム生検 [mammotome biopsy]

画像ガイド下または超音波ガイド下で使用される乳房専用の吸引式の組織生検システムで，マンモグラフィで発見された微細な石灰化組織の採取に用いられる．→マンモグラフィ

み

ミエローマ [myeloma] ⇨骨髄腫(こつずいしゅ)

ミエローマ蛋白[質] [myeloma protein] ⇨骨髄腫蛋白[質](こつずいしゅたんぱくしつ)

ミエログラフィ [myelography] ⇨脊髄造影[法](せきずいぞうえいほう)

ミエロパチー [myelopathy] 頸椎症などのために,障害高位における感覚障害,筋力低下,腱反射の減弱などの髄節症状と,障害高位以下の体節・下肢に及ぶ感覚障害,痙性運動麻痺,腱反射亢進,膀胱直腸障害などの長索路症状が,程度の差があるものの出現する場合をミエロパチーという.

ミオクローヌス [myoclonus] ⇨間代性痙攣(かんたいせいけいれん)

ミオグロビン [myoglobin ; Mb] 動物の筋肉組織にみられるヘム蛋白質.ヘモグロビンと同様,酸素を可逆的に結合するが,酸素親和性が高いので生理的には酸素貯蔵体として機能する.分子量は17,200.ヘモグロビンの約1/4である.

ミオパチー [myopathy] 〈筋症〉 骨格筋に発生する疾患の総称である.大きく,遺伝性ミオパチーと後天性ミオパチーに分けられる.→筋肉系(きんにくけい)

味覚 [gustation, sensation of taste] 舌の味蕾により摂取した飲食物の味を選択的に判別する感覚.舌,口腔内の各部位により感受性が異なる.一般には,舌先部では甘味,舌縁部では酸味,舌根部では苦味に敏感で,塩味は舌先部と周縁で感じられる.苦味に対する感受性は舌根部で舌先部の約5倍といわれる.化学療法や放射線治療後,味覚を失う場合がある.

ミクリッツタンポン法 [Mikulicz tampon] 主として骨盤静脈叢の止血を目的としたタンポン法.外科手術で高度の癒着剥離を行う腎摘出術後など,広汎な組織の欠損や大きな創腔があり,毛細血管性出血があって止血しにくい場合にガーゼをもって圧迫止血する方法である.まず創腔内にハンカチ大の大きなガーゼを敷き,その縁が創外になるように広げ,そのなかに必要数の単ガーゼをつめ込む.これを術後3～7日ぐらいの間に1,2枚ずつ除去,さらに大きなガーゼを4,5日かけてひき抜く方法である.Johannes von Mikulicz-Radecki(1850～1905,ポーランド,外科)

ミクロコッカス [Micrococcus] グラム陽性の球菌で自然界に広く分布し,ヒトや動物の表面にも見出されるため,ブドウ球菌と混入して検出されることがある.グラム染色での鑑別は困難であるが,糖を好気的に分解し,リゾスタフィンに抵抗的などの点でブドウ球菌と異なる.病原性はない.→ブドウ球菌

ミクロゾーム [microsome] 粗面小胞体やミトコンドリアなどの細胞内小器官をいう.

未熟児 [premature infant ; PI, immature infant] ⇨低出生体重児(ていしゅっせいたいじゅうじ)

未熟児訪問指導 [home-visit the premature infant] 家庭内で養育されている未熟児について,母子保健法第19条「未熟児の訪問指導」に基づいて行われる指導.各都道府県および市または特別区の長が養育上必要があると認めたとき,医師・保健師・助産師またはそのほかの職員に未熟児の保護者を訪問させ,必要時指導を行うものである.

未熟児網膜症 [retinopathy of prematurity ; ROP] 〈水晶体後部線維増殖症〉 網膜血管の未熟性と,動脈血酸素分圧の上昇により,生後3～5週ころに発症する.在胎28週未満で,出生体重が1,000g以下の全例にみられる.初期には網膜血管の攣縮,血管新生がみとめられ,進行すると網膜出血,網膜剥離などがみられるようになり,硝子体出血,硝子体内の線維様増殖が生じてくる.重症なものは視力障害を起こす危険もある.→光凝固法(ひかりぎょうこほう)

未承認薬 [non-approval drug] 医薬品は薬事法で定義され,厚生労働大臣による製造販売承認が必要となるが,この承認のないものをいう.抗がん薬などですでに諸外国において使用されている医薬品が,国内において未承認であることにより保険適応外として使用されていることが問題視され,承認制度の見直しが行われている.

水制限試験 [concentration test] ⇨フィッシュバーグ濃縮試験

水[負荷]試験 [water loading test] 〈希釈試験〉 水を負荷して腎の尿希釈力を検査する試験.正常では負荷量の大部分が尿として排泄されるが,抗利尿ホルモン分泌異常症候群(SIADH)や副腎皮質機能障害では排泄量の低下をみる.

水ぼうそう [chickenpox] ⇨水痘(すいとう)

水虫 [athlete foot] ⇨汗疱状白癬(かんぽうじょうはくせん)

三日はしか [rubella] ⇨風疹(ふうしん)

MIC [minimum inhibitory concentration] ⇨最小[発育]阻止濃度(さいしょうはついくそしのうど)

みつくち　[cleft lip]
⇨口唇裂（こうしんれつ）

ミッシェル鉤　[Michel clip(clamp)]
フランスの外科医ミッシェル（Gaston Michel, 1875～1937）によって考案された表皮切開創を密着させるための金属製の鉤．両端に爪のついたクリップを曲げて皮膚を挟むように接合し，縫合の代わりに用いる．スキンステープラー（皮膚器械縫合器）の1つ．

光田反応　[Mitsuda reaction]
〈レプロミン反応〉癩（らい）菌に対する遅延型過敏反応で，ハンセン病の病型診断に用いられる．広義にはレプロミン反応と同義に用いられるが，狭義には早期のフェルナンデス反応に対して晩期反応を指している．生理食塩液で抽出した光田抗原を皮内接種して反応をみる．らい腫型と境界型の多くで陰性，類結核型で陽性を示すが，健常者にも陽性に反応するため診断的意義は高くない．

密封包帯法　[occlusive dressing technique]
⇨ODT療法

密封療法　[occlusive dressing technique]
近年皮膚科領域において，有効性が認知されている創傷治療法の概念．皮膚病変に対し副腎皮質ステロイド軟膏などの外用薬の塗布をし，さらに保湿性のシート（ポリエチレンフィルムで食品用のラップなどの代用も可）で創部を覆い（密封）治癒促進をはかる治療法．ガーゼを用いずに創部の湿潤環境を保持する閉鎖療法でもあり，褥瘡ケアにおいても本法が用いられることが多くなっている．しかし，密封療法を行うことにより，軟膏の薬効吸収量が高くなりすぎるため，注意を要する薬剤もある．→褥瘡（じょくそう）

ミトコンドリア　[mitochondria]
〈糸粒体〉細胞内にみられる球形あるいは長方形の小器官で，細胞のエネルギー産生に密接な関係をもつ．酸素を消費して高エネルギーリン酸化合物であるアデノシン三リン酸（ATP）を合成する（酸化的リン酸化）．主にリボ核酸，リン脂質からなり，蛋白質を合成し，自己増殖する．

水俣病　[Minamata disease]
1953（昭和28）年から1961（昭和36）年にかけて熊本県水俣地方で発生した公害病で，化学肥料工場からの排水による有機水銀中毒．症状は，四肢末端，口の周囲のしびれから始まり，言語障害，運動失調などの精神・神経症状を中心とし，死亡例も多い．1964（昭和39）年には新潟県阿賀野川流域に同様の水銀中毒が発生し，「第2の水俣病」といわれている．両者とも1969（昭和44）年，「公害健康被害補償法」の指定を受けた．→金属中毒［症］（きんぞくちゅうどくしょう）

ミニョン妄想　[Mignon delusion]
⇨血統妄想（けっとうもうそう）

ミネラル　[mineral]
〈無機質〉生体構成成分のうち炭素，酸素，水素，窒素を除いた成分のことで，カルシウム，リン，ナトリウム，カリウムなど約20種類の元素がある．骨，歯，血液などの成分となるほか，酸塩基平衡，浸透圧平衡，酵素活性などに関与する．

ミネラルコルチコイド　[mineral corticoid; MC]
〈鉱質コルチコイド〉アルドステロンに代表される副腎皮質ホルモン．腎の遠位尿細管に作用して，ナトリウム（Na⁺）の再吸収を増加させ，これと交換してカリウム（K⁺）の排泄を促す作用がある．→副腎皮質（ふくじんひしつ）ホルモン

未分化がん　[undifferentiated carcinoma]
がん組織が分化の特徴を示さず，細胞起源を形態学的に把握することが困難なため，腺がん，扁平上皮がん，移行上皮がんといった組織型に分類できないものをいう．腫瘍細胞の形態から小細胞がん，大細胞がんに大別される．上皮性腫瘍の特性である胞巣状構造を示すのが原則であるが，細胞が相互接着性を失って個々ばらばらに見えるものもあり，極端な場合は肉腫と区別がつかない．未分化がんは，一般に細胞異型が高度，増殖が急速で早期に転移を起こしやすく，予後はきわめて不良である．

耳あか　[cerumen]
⇨耳垢（じこう）

耳たけ　[aural polyp, ear polyp, otopolypus]
〈耳ポリープ，耳茸（じじょう）〉慢性中耳炎の際，中耳粘膜から鼓膜穿孔をとおして外耳道に伸びた肉芽様組織をいう．紅色ないし赤色を呈し，多くは可動性である．治療は耳茸絞断器を用いて切除する．

耳鳴り　[tinnitus]
⇨耳鳴（じめい）

耳ポリープ　[ear polyp]
⇨耳（みみ）たけ

脈圧　[pulse pressure; PP]
収縮期血圧（最大血圧）と拡張期血圧（最小血圧）の差をいい，50 mmHg（Torr）前後が基準である．心臓の拍出量によって変化し，拍出量増加（動脈硬化，スポーツ心臓など）では脈圧は大きくなり，拍出量減少（心不全，頻脈，出血など）では脈圧は小さくなる．

脈管炎　[angiitis, angitis]
⇨血管炎（けっかんえん）

脈なし病　[pulseless disease]
⇨大動脈炎症候群（だいどうみゃくえんしょうこうぐん）

脈波　[pulse wave]
心室の収縮によって生じる大動脈の弾性波が末梢動脈に伝播していく現象．圧脈波，容積脈波として記録される．臨床検査上，脈波というと指尖部の容積脈波を指すことが多く，心・血管系疾患の診断に有用である．

脈拍　[pulse; P]
体表から触知できる動脈の拍動をいう．数，リズム，大きさ，緊張，遅速の5つの因子よりなる．

脈拍欠損　[pulse deficit]
⇨結（欠）滞（代）（けったい）

脈拍測定法
▶大項目参照

脈絡叢　[choroid plexus, plexus chor[i]oideus]
側脳室，第三および第四脳室に存在する器官．単層の上衣細胞と軟膜からなる脈絡板があり，これが毛細血管を包み脳室内に突出し，髄液を分泌する．

脈絡膜 [choroid]
眼球を包む3層の膜のうち，強膜と網膜の間にあるブドウ膜の虹彩，毛様体に続く後方部分を脈絡膜とよぶ．眼球を栄養するために多くの血管を有し，メラニン色素によって眼球内への光線をさえぎっている．→眼球（がんきゅう）

ミュージックセラピー [music therapy, musictherapy]
⇨音楽療法（おんがくりょうほう）

ミューゾ双鈎鉗子 [uterine tenaculum]
⇨子宮［腟部］鉗子（しきゅうつぶかんし）

ミュラー管 [Müller duct, Müllerian duct]
胎生期にウォルフ管の両側に生じる一対の管で，のちに下部の左右が癒合して子宮および腟上部を形成し，上部の非癒合部分は卵管となる．男性では退化し，痕跡のみを残す．Johannes Peter Müller（1801～1858，独，解剖・生理・病理学）．

ミラー−アボット管 [Miller-Abbott double lumen tube]
先端にゴム製バルーンと吸引用の側孔とをもつ外径6 mm，長さ3 m程度のゴム製チューブで，バルーンを膨らませるための管と吸引のための管よりなる二重管である．腸閉塞や腸狭窄の治療のほか，X線診断にも用いられる．経鼻的に挿入し，幽門を越え十二指腸に達したところで水や空気を注入してバルーンを膨らませ，腸の蠕動運動によって閉塞部まで到達させる．側孔より腸内容を吸引したり，必要に応じ薬物注入などを行って腸閉塞の改善をはかる．Thomas Grier Miller（1886～1981，米，内科），William Osler Abbott（1902～1943，米，内科）．

ミラー型喉頭鏡 [laryngeal mirror]
⇨喉頭鏡（こうとうきょう）

ミラークルツロックテスト [Miller-Kurzrok test]
精子と子宮頸管粘液の適合性をみるための in vitro テスト．排卵予定日の数日前から禁欲し，当日，精液と子宮頸管粘液を採取し，スライドグラス上で両者を接触させ顕微鏡で見る．不妊症検査の1つ．Thomas Grier Miller（1886～1981，米，内科），Raphael Kurzrok（1895～1961，米，産婦人科）．

味蕾 [taste buds]
舌の粘膜の乳頭中に多く存在する花蕾（つぼみ）状の味細胞の集合体をいい，味覚を感じるところである．上端に開口した味孔があり，内部に味管をもつ．

ミルキング [milking]
ミルキング（搾取法）とは，ドレーンの閉塞を防止するために，ドレーン挿入部側より排出側に向かい，ミルキングローラー（図）/ローラー鉗子，手指などを用いてしごくことで，ドレーンチューブ内腔の復元力（圧）を利用して排出を促す方法である．ミルキングを行うときは次のことに注意する．①片方の手でドレーンの挿入側をしっかりと固定し，決して挿入部が引っ張られることのないようにする．②内腔の広さ，一度にしごく長さに注意し，ドレーン挿入先に無理な陰圧がかからないようにする．③ドレーンの素材，太さなどに注意して，ミルキングによってドレーンを損傷することがないようにする．

■図 ミルキングローラー

胸腔ドレーン
ミルキングローラー

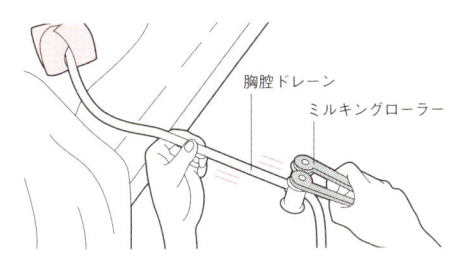

ミルク嫌い [bottle shy]
母乳栄養から何らかの状況で人工栄養に変えたとき，味や乳首の違いから一時的に授乳をいやがることをいう．また，何らかの理由で授乳をいやがる児に対して強制授乳を行うことによって，ミルク嫌いが起こる．

ミレニアムプロジェクト [millennium project]
厚生労働省が2000（平成12）年に発表した，情報化，高齢化，環境対応の3分野に関する新しい千年紀の産学官共同プロジェクトをいう．認知症，がん，糖尿病，高脂血症（現脂質異常症），高血圧，気管支喘息息など高齢者の主要な疾患に関連する遺伝子から個人の特性に応じた医療（オーダーメード医療）の実現や画期的な新薬開発の推進を目標とする疾患ゲノムプロジェクト，生物の発生などの機能解明に基づく自己修復能力などを利用した骨，血管などの再生医療の実現などを含む．

民間非営利組織 [non-profit organization ; NPO]
福祉，環境，町づくりなど，ボランティア活動によって市民活動を行う団体のことをいう．広義には公益法人などもこのなかに含まれる．また，社会貢献活動の健全な発展を促進することを目的として，1999（平成11）年に特定非営利活動団体に法人格を与えるNPO法が施行された．保健・医療・福祉の増進，社会教育の推進，文化・芸術・スポーツの振興，災害救援活動，人権擁護，国際協力，子どもの健全教育，男女共同参画社会の形成などの活動であり，不特定多数の利益の増進に寄与することが定められている．→ボランティア活動

民族看護学 [ethnonursing]
人々は，その属する環境や文化的状況，およびそれらの歴史的変化に応じて，異なる信念や価値観を形成すると考えられる．そうした多様性を個々の文化的集団の内と外の両方の見方をとおして探究することで，看護ケアの文化特異的な特性や普遍的な特性を明らかにしようとする理論．特定状況下の看護現象を解き明かしていく質的研究の方法論的基盤の1つを提供する．→レイニンガー，M. M.

む

無意識 [unconsciousness] 一定の時点にあって意識されない事象．意識外の行動を意味する用語として用いられることもある．フロイト(Sigmund Freud, 1856〜1939, オーストリア, 精神病理学)の精神分析理論では，抑圧されていて意識化されない領域で，意識，前意識との対比のなかで人の心の深層部分(領域)として考えられる．これは，夢や神経症となって現れるとされている．一方，ユング(Carl Gustav Jung, 1875〜1961, スイス, 精神・心理学)は集団における無意識をとなえた．

無為(症) [abulia] 統合失調症患者にみられる主症状の1つ．意志，欲動が減退し，自分の周囲に関心や反応を示さなくなる．日常生活をぼんやりと過ごし，何もしていなくても退屈だと感じない．中毒性精神障害，脳器質性疾患，とくに前頭葉の障害時にみられる．

ムーアの4相 侵襲に対する生体反応の時間的推移をムーア(Francis Dennis Moore, 1913〜2001, 米, 外科)は1959(昭和34)年に，次の4期に分けた．第1期：傷害期(early phase, injury, いわゆる異化期，胃切除術であれば手術開始から術後2日まで)，第2期：転換期(turning point, corticoid withdrawal phase, 異化期から同化期への転換点，同3〜4日ごろ)，第3期：同化期(spontaneous anabolic phase, 同5〜6日から始まり2〜5週間)，第4期：脂肪合成期(fat gain phase, 同数か月〜1年)．

ムーンフェイス [moon face] 〈満月様顔貌〉 クッシング症候群患者や副腎皮質ステロイドの長期投与を受けた患者にみられる副腎皮質ホルモンの作用による特有の丸顔．→クッシング症候群

無顆粒球症 [agranulocytosis] 〈顆粒球減少症〉 主に薬物により白血球のなかでも顆粒球が減少すること．顆粒球数が1,000/μL以下となることを無顆粒球症といい，1,500/μL以下となることを顆粒球減少症と定義している．顆粒球は，さらに好中球，好酸球，好塩基球に分類される．最も深刻なのは細菌を食し殺菌する作用をもつ好中球の減少である．原因の大半は，薬剤投与によるものである．とくに抗菌薬，鎮痛薬，抗がん薬，抗甲状腺薬などによってひき起こされる．

無関心 [apathy] 統合失調症のとくに慢性期には，喜怒哀楽などの心情的な感情や道徳あるいは美的感情が鈍くなる結果，身だしなみもだらしなく，それに対する他者からのまなざしにもかまわなくなることがある．こうした場合，周囲に対して無関心となっており，行動も乏しくひきこもりがちな生活をおくりがちになる．しかし，器質性疾患と異なり，特定の事柄に敏感に反応することもある．感受性の低下に加え，自閉的な態度が影響しているためである．

無γ-グロブリン血症 [agammaglobulinemia] 血中のγ-グロブリンが欠如もしくは極端に減少している病態．免疫不全のため感染が起こりやすい．伴性遺伝による先天性無γ-グロブリン血症は男性に多い．

無機質 [mineral] ⇨ミネラル

無気肺 [atelectasis] 〈肺拡張不全〉 空気量が少なく，肺胞が萎縮した肺のこと．肺の拡張が制限され，肺の中に空気が入らないことが原因である．胸膜炎，気胸，腫瘍などにより外部から肺が圧迫を受けて生じるものと，異物，気管支がんにより気管が閉塞し，空気の流入が妨害されて生じるものなどに分けられる．

無菌室 [biological clean room; BCR] ⇨バイオクリーンルーム

無菌性髄膜炎 [aseptic meningitis] 〈漿液性髄膜炎〉 多くはウイルスによって起こる髄膜炎である．造影剤などの髄腔内注入による髄膜炎を含む．以前は，普通の細菌用培地では病原体が分離されないレプトスピラ，梅毒トリポネーマ，結核菌，ブルセラ，クリプトコッカスによる髄膜炎も含んだが，診断技術の進歩により現在は含まない．→ウイルス性髄膜炎

無菌操作 [aseptic technique, aseptic manipulation] 感染予防のために用いられる方法の1つで，処置時に使用物品，適用部位を無菌状態に保つこと，および無菌状態に保って施行する操作をいう．手術，注射，穿刺，導尿，洗浄，吸引などの処置時や創の消毒時などに適用される．

無緊張性便秘 [atonic constipation] 〈弛緩性便秘〉 栄養不良，運動不足，老衰などにより大腸壁の緊張が低下し，腸の蠕動運動が減弱，内容物の移送が遅れることによる慢性的便秘状態をいう．食物繊維の摂取，膨張性下剤の服用などが有効である．

夢幻様状態 [oneiroid state, dreamy state] 精神病的な意識障害の一種で，外界からの影響は受けず，内部では夢をみているのと同じように活発な精神活動を経験している状態のこと．意識混濁があり，せん妄や朦朧(もうろう)状態と同じ部類のもの．側頭葉てんかん発作などでみられる．

無鉤鉗子 [toothless forceps] 先端の嘴(し)部に鉤のあるものを有鉤鉗子といい，丸く鉤のない直線的なものを無鉤鉗子という(図)．ネジ(支点)部は横はずしネジ止め，箱型で，ストッパーがあり，柄部は剪刀のように1対の指環状となっている．止血などに用いられる．

■図　無鉤鉗子・有鉤鉗子

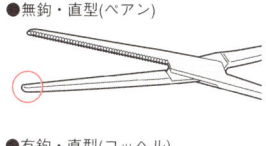

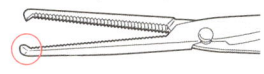

●無鉤・直型(ペアン)

●有鉤・直型(コッヘル)

無鉤条虫　[beef tapeworm, *Taenia saginata*]　条虫類の一種．ウシを中間宿主，ヒトを終宿主として腸管に寄生し，腹痛，嘔吐などの消化器症状を起こす．成虫は4～10mに及び，数千の体節をもつ．頭部には鉤がなく，4つの吸盤がある．牛肉の生食により感染する．

無呼吸　[apnea]　呼吸運動が一時的に数秒間停止すること．血中二酸化炭素（CO_2）の欠乏，過度の人工呼吸，アドレナリンの大量注射などによって起こる．睡眠時無呼吸症候群，チェーン-ストークス呼吸や，ビオー呼吸でも無呼吸期がみられる．

無呼吸低呼吸（換気）指数　[apnea hypopnea index ; AHI]　睡眠時無呼吸症候群の診断に用いられる指標で，睡眠1時間当たりの無呼吸（10秒以上の呼吸気流の停止）と低呼吸（睡眠中に10秒以上換気が50％以下に低下し，かつSpO_2が3％以上低下）の回数合計で表わす．AHIが5～15で軽度，16～30で中等度，30＜で重度．→睡眠時無呼吸症候群（すいみんじむこきゅうしょうこうぐん）

無呼吸テスト　[non-breathing test]　法的脳死判定に必要とされる5項目の1つ．深昏睡，両側瞳孔径≧4mmの瞳孔固定，脳幹反射の消失，平坦脳波に加えて，基本的条件を満たす状態で，100％酸素により10分間の人工呼吸を行い，動脈血二酸化炭素分圧が基準値の範囲内であることを確認後，人工呼吸を中止し自発呼吸がないことを確認．この間6L/分の100％酸素を気管内チューブにより投与する．動脈血二酸化炭素分圧が一定値を超えても（$Paco_2$≧60 mmHg）自発呼吸がないことを確認できた時点でテストを終了する．なお，第1回目と2回目の法的脳死判定は6時間以上の経過が必要とされる．

ムコ多糖類　[mucopolysaccharide]　⇨グリコサミノグリカン

ムコ蛋白[質]　[mucoprotein]　⇨プロテオグリカン

無作為化比較試験　[randomised controlled trial ; RCT]　⇨ランダム化比較試験

無作為抽出法　[random sampling]　データの偏りを防ぐために，母集団のなかのどの標本も等しい確率で選ばれるように計画された標本抽出法のこと．確率抽出ともよばれる．乱数表やコンピュータの乱数機能を用いる．→標本（ひょうほん），標本抽出

無酸症　[anacidity]　〈胃酸欠乏症〉胃において酸分泌が減少あるいは全くなくなる病態．症状としては食欲不振，胃部不快感，下痢などがみられる．また内因子の分泌障害を伴い悪性貧血をきたす場合もある．高齢によるもの，慢性萎縮性胃炎，胃がん，ポリープなどに起因するものがある．

無酸素運動　[anaerobics]　〈エアロビック運動〉陸上競技での100m走，重量挙げ，相撲や柔道など運動強度が高く，短時間の労作で，酸素を利用せず筋肉内に貯蔵された高エネルギーリン酸化合物や，筋肉グリコーゲンの解糖から，エネルギーを供給する運動をいう．筋力強化を主目的とした場合がそれにあたるが，強度が高い場合には血圧の上昇がみられ，運動療法に取り入れるときには注意を要する．

無酸素症　[anoxia]　〈酸素欠乏症〉動脈血中，体組織中の酸素が高度に欠乏した状態．吸入空気の酸素分圧低下，肺胞のガス交換障害，循環障害などによりもたらされる低酸素血症に起因する．頻脈，呼吸促迫，精神神経症状をきたし，死に至る例もある．→低酸素症（ていさんそしょう）

無酸素発作　[anoxic spell]　〈低酸素発作，チアノーゼ発作〉肺血流量減少性の先天性心疾患（とくにファロー四徴症）にみられる発作性呼吸困難．高度の発作では意識喪失，痙攣をきたし，死亡することもある．乳幼児期に多く，起床，啼泣，食事摂取，排便などが誘因となる．治療は胸膝位をとらせ酸素投与，薬物投与を行う．→チアノーゼ

無視★　[neglect]　NANDA-I 分類法 II の領域5《知覚/認知》類1〈注意〉に配置された看護診断概念で，これに属する看護診断としては〈片側無視〉がある．

無症候性感染　[asymptomatic infection]　⇨不顕性感染（ふけんせいかんせん）

無症候性血尿　[asymptomatic hematuria]　腎機能が正常で高血圧，浮腫などの内科的腎症候や，排尿異常，仙痛発作などの泌尿器科的症候を伴わない肉眼的あるいは顕微鏡的血尿（沈渣赤血球数21個/HPF以上）．原因としては，特発性腎出血，腎腫瘍，膀胱腫瘍などが高率にみられるほか，遊走腎，尿路結石，慢性膀胱炎などが考えられる．

無症候性疾患　[silent disease]　臨床症状を全く伴わない疾患のこと．自覚症状がないので検診などにより発見される．無症候性血尿，腎疾患，心疾患などがある．

夢精　[nocturnal pollution]　〈夜間遺精〉夜間睡眠中に，無意識の状態で射精が起こる現象．青年期には正常でも生理的にみられる．病的には，精神的疲労，慢性前立腺炎，脊髄疾患などが原因となる．

無精子症　[azoospermia]　精子が精液中に存在しない病態．精子の生成機構あるいは輸送過程の障害によって起こる．造精機能障害では原因不明のものが大部分を占めるが，遺伝性疾患，放射線，薬物による場合もある．男性不妊の主因となる．

無増悪生存期間 [progression-free survival ; PFS]
臨床研究などにおいて，臨床的評価項目として用いられる指標で，病気の増悪(再発)もしくは死因を問わない生存している期間のこと．

無胆汁便 [acholic stool]
⇨灰白色便(かいはくしょくべん)

鞭打ち損傷 [whiplash injury(syndrome)]
⇨外傷性頸部症候群(がいしょうせいけいぶしょうこうぐん)

夢中遊行 [sleep walking]
⇨夢遊症(むゆうしょう)

無痛性横痃 [indolent bubo]
〈硬結性リンパ節炎〉 梅毒の初期感染後に生じる局所の初期硬結に続いて，所属リンパ節(鼠径部リンパ節)が無痛性に腫脹するものをいう．この時期には初期硬結の潰瘍底から梅毒スピロヘータを証明できる．

無痛分娩 [painless labor]
分娩時，意図的に産痛の軽減・緩和(和痛)あるいは除去(無痛)をはかって行う分娩．産痛の緩和や除去のため，以下のような方法がとられる．①薬物による各種方法として鎮痛薬・睡眠薬の投与，産科麻酔法(局所・伝達麻酔，全身麻酔，脊髄性遮断麻酔など)．②心理的不安除去・産痛緩和よる方法として暗示・催眠法，自律訓練法，精神予防性無痛分娩法，ラマーズ法(分娩前に呼吸法・弛緩法を訓練など)など．また，鍼(はり)麻酔による減痛分娩も行われる．

無動症 [akinesia]
〈動作減退症候群〉 運動器官に器質的な問題がないにもかかわらず，自発性や意欲の低下，錐体外路症状により随意運動がみとめられない，あるいは動作が非常に緩慢な状態．働きかけにも反応が乏しい．昏迷状態，うつ状態，統合失調症，パーキンソン症候群などにみられる．脳幹や前頭葉障害で生じることもある．

無動無言症 [akinetic mutism]
まったく無言で，眼球運動を除いて身体の動きが一切みられない状態．刺激によって開眼したり，対象を目で追ったりする．嚥下反射は存在する．主病変は脳幹網様体，視床，視床下部の一部であり，意識障害の1型とみなされる．

無尿症 [anuria]
腎からの尿の生成・分泌がほとんどみとめられないものをいう．一般に400 mL/日以下の場合を乏尿といい，100 mL以下となったものを無尿とよぶ．膀胱内に尿がみられない点で尿閉と区別する．障害部位により，腎前性，腎性，腎後性に分けられる．原因として，急性腎不全で多くみられるほか，急性腎炎初期，慢性腎不全末期，ショック，圧挫症候群，不適合輸血，術後，薬物中毒などでみられる．

胸やけ [heartburn, pyrosis]
剣状突起と胸骨柄の間で胸骨後部に感じる焼けるような感じをいう．症状が増強すれば疼痛となる．胸やけの原因は食道裂孔ヘルニア，逆流性食道炎などの器質的なものと，空気嚥下症などの機能的なもの，あるいは精神的な原因による食道痙攣などもある．薬物療法として制酸薬の治療が行われる．→空気嚥下[症](くうきえんげしょう)，食道裂孔(しょくどうれっこう)ヘルニア

無脳症 [anencephaly]
頭蓋上部と脳実質を欠損し，頭蓋底の露出をみる中枢神経系の致死的奇形．超音波検査による出生前診断が可能であり，母体の血清または羊水でα-フェトプロテインが検出される．

無排卵性月経 [anovulatory menstruation]
月経は間脳−下垂体−卵巣系のホルモン支配によって通常，排卵12〜16日後に分泌期子宮内膜から起こるが，排卵がなくても子宮内膜から起こる月経様の子宮出血をいう．これは卵胞ホルモン性消退出血であり，子宮内膜は分泌がみられず，増殖期内膜から出血する．思春期や産褥期，更年期にみられることが多い．

無表情 [amimia]
顔つきに活気がなく，喜びや，悲しみなどのいきいきとした感情の表出や緊張感がなく，表情が乏しい状態．自発性や能動性は低下している．パーキンソン症候群，抑うつ状態，統合失調症，認知症などでみられる．

無脈性電気活動 [pulseless electrical activity ; PEA]
〈電導(気)収縮解離〉 心停止の心電図診断(4波形)の1つ(図)．心室細動，心室頻拍以外の何らかの心電図波形はみとめられるが，心臓からの有効な拍出が得られないため，表在の動脈で脈拍が触知されない状態．電気的除細動の適応ではない．→ALS，心肺蘇生法(しんぱいそせいほう)

■図　PEAの一例

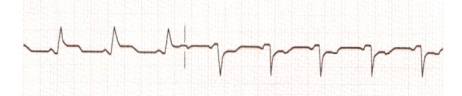

無名動脈 [innominate artery]
⇨腕頭動脈(わんとうどうみゃく)

夢遊症 [sleepwalking, somnambulism]
〈睡眠時遊行症，夢中遊行，夢遊病〉 俗に「ねぼけ」といわれる現象である．小児の男児に多く，とくに夜間睡眠中の最初の1/3の時間内に起こることが多い．茫然としてベッド上にすわったり，ゆっくり歩き回ったり，ときには実際に玄関の外に出ていったりする．多くは自分でベッドに戻るが，あるいはだれかがベッドに誘導すると眠りに戻る．またその間，この状態から完全に覚醒させることは難しく，翌朝この間の記憶は全くない．ストレス，発熱，騒音などで誘発されることもある．

夢遊病 [somnambulism]
⇨夢遊症(むゆうしょう)

無欲状態 [apathy]
感情鈍麻，無感情と同義語であり，意欲障害ではなく，感情障害である．内科系では，神経疾患の感情鈍麻，無関心，意欲低下が高度にな場合を「無欲状態」とよぶこともある．統合失調症でみられることもある．

ムラミダーゼ [muramidase]
⇨リゾチーム

無力★ ［powerlessness］
NANDA-I 分類法 II の領域 6《自己知覚》類 1〈自己概念〉に配置された看護診断概念で，これに属する看護診断としては〈無力〉〈無力リスク状態〉がある．

無力症 ［adynamia］
一般にアジソン病(副腎皮質機能低下症)にみられる全身的な筋力低下をいう．疲労しやすく，病状が進行すると筋肉労作ができなくなる．原因は両副腎の障害で，筋肉運動に必要な副腎皮質ホルモンの欠乏による．

ムンプス ［mumps］
⇨流行性耳下腺炎(りゅうこうせいじかせんえん)

め

名義尺度〔nominal scale〕 質的データであり，その順番にも意味がないようなもので，カテゴリーによる区別だけが可能(例：性，職業，血液型など). →間隔尺度(かんかくしゃくど)，順序尺度(じゅんじょしゃくど)，比〔例〕尺度(ひれいしゃくど)

明順応〔light adaptation〕 暗所から明所に移動した際，網膜の光に対する感受性が低下し，明るい環境に慣れる現象. 網膜の錐体(光受容器の1つ)の働きによるもので，暗順応より速く，一時的な羞明(しゅうめい)ののち，本来の視力に回復する. →暗順応(あんじゅんのう)

名称独占 人の身体，生命に直接重大な影響を及ぼす業務に従事する医師や看護職(保健師，助産師，看護師)に対して国は，その職務の重要性に対して免許を与え有資格者のみに仕事を独占させ，業務の遂行をはかるとともに法律上の義務を課している. この場合，名称独占と業務独占の2種がある. 名称独占とは免許を受けた者でなければその名称，またはそれに類似する名称を用いてその業務を行うことはできない. 看護職のうち保健師は名称独占である. つまり保健師でないものは保健師の名称を用いて保健指導を業とすることはできない. 看護師や助産師は，業務独占になっている. 助産師でなければ助産または妊婦，褥婦，新生児の保健指導を業とすることはできない. これは助産師の業務独占という. 医師や歯科医師は名称独占，ならびに業務独占である.

迷走神経〔vagus nerve〕 12対の脳神経のうちの第X脳神経で，感覚と運動の両者をつかさどる. 延髄より頸静脈孔を通り頭蓋の外に出て，頸部，胸部臓器，一部は横隔膜食道裂孔を通って腹部臓器に分布する. 副交感神経線維が主体となる. →舌咽神経(ぜついんしんけい)，副交感神経(ふくこうかんしんけい)

酩酊〔状態〕〔drunkenness〕 飲酒や薬物摂取によりひき起こされる精神症状の1つで，急性中毒と考えられる. 大脳の高等な思考，感情をつかさどる精神機能が発揚した状態で，抑制がなくなり，無反省になり，注意力，判断力が低下する. 異常酩酊には，複雑酩酊(量的酩酊)と病的酩酊(質的酩酊)があり，普通(単純)酩酊とは問題行動のみられない一般的な「酔い」の状態を指す. →異常酩酊(いじょうめいてい)，病的酩酊(びょうてきめいてい)

迷路炎〔labyrinthitis〕 ⇨内耳炎(ないじえん)

迷路性(前庭性)運動失調〔labyrinthine ataxia〕〈前庭性失調〉 迷路の障害による起立時や歩行時の平衡障害であり，末梢性(三半規管，卵形嚢，球形嚢，前庭神経の障害)と中枢性(前庭神経核よりも中枢の障害)に大別される.

メコリール試験〔mecholyl test〕 メコリールの筋注によりひき起こされる末梢血管拡張・血圧低下に対して，血圧を上昇・回復させようとする交感神経の反応を調べる自律神経機能検査法の1つ. 現在はメコリールが製造中止となったため行われない.

メサンギウム細胞〔mesangial cell〕 血管極から始まり，糸球体小葉の隅々にまで広がる血管係蹄の支持構造である. 糸球体を束ねる役目をするとともに種々の物質の影響を受けて収縮・弛緩して，糸球体濾過量を調節している. さらに貪食作用も有し，免疫複合体などの貪食により種々の生理活性物質を産生・分泌することから，多くの糸球体疾患への関与が示唆されている.

メサンギウム増殖性糸球体腎炎〔mesangial proliferative glomerulonephritis〕 ⇨糸球体腎炎(しきゅうたいじんえん)

メジャートランキライザー〔major tranquilizer〕 抗精神病薬の別名. マイナートランキライザー(抗不安薬)に対して用いられることば. 精神病とくに統合失調症，躁病の治療に用いられ，不安，緊張，興奮，幻覚，妄想などを抑制する. クロルプロマジン，ハロペリドールなどが含まれる. →抗不安薬(こうふあんやく)

メシル酸イマチニブ〔imatinib mesilate〕 ⇨イマチニブ

メズイック，ジャニス・M.〔Janice M. Messick〕 米国の精神分析医. アギュララとともに危機モデルを提唱した. →アギュララ，ドナ・C.，危機理論(ききりろん)

メズーサの頭〔Medusa head, caput medusae〕 臍の周囲の腹壁静脈が放射状に怒張・蛇行した状態をいう. ギリシャ神話の蛇の頭髪をもつ女性の名に由来する. 門脈圧亢進症の兆候の1つ. 門脈流が妨げられ，腹壁の静脈と側副路を形成し，そこに血液が多く流れ込むことに起因する. 肝硬変でよくみられる.

メタアナリシス〔meta-analysis〕 研究の統合，および研究の評価を行う手法. 1つの課題につき，これまでの複数の研究を系統的に集め，数量的複合データについて統計学的評価を行う. 臨床研究においてより質の高い科学的根拠(evidence)を導きうる分析法といえる. 小さな標本数では見出せなかったことが，多量の標本数を収集することによって統計学的に有意となるので，研究効率や経済性の面でも優れている.

メタノール [methanol] ⇨メチルアルコール

メタボリックシンドローム ▶大項目参照

メタロプロテアーゼ組織阻害物質
[tissue inhibitor of metalloproteinase；TIMP] マトリックスメタロプロテアーゼ(MMP)の作用を調節する組織阻害物質．TIMP 1〜4までの4種が知られており，これらの阻害因子はMMPと1：1の複合体を形成しその活性を抑制する．

メタンフェタミン [methamphetamine]
覚せい剤取締法によって指定されている薬物で，ヒロポンはその商品名．強い覚醒作用と精神賦活作用をもち，覚醒，疲労感の減少，発揚感などをひき起こす．副作用として脱力感や食欲(思)不振をきたすため，再服用するという悪循環を起こし，習慣性を生じやすい．医薬用としては，術後麻酔や睡眠薬中毒からの覚醒，ナルコレプシー，うつ病などの治療に用いられる．用量および使用期間は十分に注意する必要がある．

メチオニン [methionine；Met]
生体内で合成されない必須アミノ酸の1つで，含硫アミノ酸である．リン脂質(レシチン)の前駆物質でもあるコリンの生合成に関与する．また含硫アミノ酸であるシステインはメチオニンから生合成され，酸化ストレスの緩和に働く．→エチオニン

メチシリン耐性黄色ブドウ球菌 [methicillin-resistant *Staphylococcus aureus*；MRSA] 新世代セフェム系抗菌薬の普及と乱用により，多剤耐性化した黄色ブドウ球菌．あらゆる臓器，器官，皮膚などが感染母地となり，術後患者，寝たきりの高齢者などの免疫機能の低下した患者に重篤な感染症をひき起こす．また患者からの汚染された分泌物，あるいは医療器具，医療従事者を通じて院内感染をきたす．予防としては，起炎菌を同定し，適切な抗菌薬を使用することにより耐性菌の誘導を防止することが最も重要であるが，保菌者の隔離，医療器具の汚染の予防，医療従事者の手指の消毒の徹底などの対策も重要である．→院内感染(いんないかんせん)

メチルアルコール [methyl alcohol]
〈メタノール〉 木材の乾留によって得られる一価の低級アルコール．飲用により体内で酸化されてホルムアルデヒド，蟻(ぎ)酸に変化して毒性を現す．メチルアルコールはエタノールより中枢神経抑制作用は弱いが，毒性は強い．急性中毒症状は数時間〜数日後に出現し，失明，アシドーシス，昏睡があり，死亡することもある．治療は，胃洗浄，催吐などの毒物排除を直ちに行い，さらに血液透析を行う．

メチルグリコシアミン [methylglycocyamine] ⇨クレアチン

メチルドパ [methyldopa]
抗高血圧薬．中枢神経系においてα-メチルノルアドレナリンとなり，中枢性のα₂-アドレナリン作用により交感神経を抑制し，降圧作用を示す．副作用は眠気，抑うつ．

滅菌[法] ▶大項目参照

メッケル憩室 [Meckel diverticulum]
胎生期の臍腸管が生後も完全に閉鎖しないで回腸内腔と交通しているもの．憩室の内壁は腸粘膜からなるが，胃粘膜や膵組織が含まれることがある．炎症を起こすと虫垂炎に類似した症状を現す．Johann Friedrich Meckel(1781〜1833，独，解剖学)．

メッセンジャー [messenger] ⇨医療(いりょう)チーム

メッセンジャーRNA [messenger RNA；mRNA]
RNAの一種で，DNA 2本鎖のうちの一方の塩基配列を転写した構造をもつ．このRNAの情報に従ってリボソーム上で蛋白質の合成が行われる．DNAから蛋白質へ情報を受け渡すメッセンジャーの働きをする．

滅裂思考 [incoherence of thought]
考えに相互の関連がなく，言葉や文句がバラバラにならんでいて話のまとまりのないことをいう．自分で新しい言葉を勝手につくり，自分勝手な意味をつけたり(言語新作)，最も極端な場合は言葉を単に羅列する(ことばのサラダ)．統合失調症にみられる．→言語新作(げんごしんさく)，ことばのサラダ

メディエーター [mediator]
メディエーションにあたる第三者のことで，対立する当事者それぞれを援助し，エンパワーすることで，自分たち自身で葛藤を乗り越えられるようにサポートする．さまざまなメディエーション・モデルをふまえた高度なスキルが求められる役割である．→[医療](いりょう)コンフリクト・マネジメント，[医療](いりょう)メディエーション

メディカルインタビュー [medical interview]
〈医療面接〉 最も基本的な診察方法の1つで，コストもかからない優れた検査法といわれる．正確で詳細な身体診察と併用し，そこで得られた臨床情報と適切な検査の選択により，的確な診断に結びつけることが可能とされる．近年，オスキー(OSCE)が医学教育に導入され，インタビュースキルの習得は不可欠とされ，面接手法，質問方法など多様なコミュニケーションスキルを身につけたうえで，患者へのインタビューを行うことが必要とされている．患者との信頼関係が構築されたうえで，受け答えが行われることが重要視されるのは，医学のみならず看護においても同様である．

メディカル・エンジニアリング [medical engineering；ME] 〈医用工学〉 システム理論，情報理論，計測学などの基本的な考え方は，生体についての理解を深めるのに役立ち，その現象的解明を進展させることが可能となる．また，診療面においても，画像診断装置，人工臓器，医療情報システムなど，工学技術の適用により有効な手段の提供がなされうる．このように，医学のなかには，理工学の基本理論が大幅に取り入れられ，重要な骨組みを形づくっており，メディカル・エンジニアリング(医用工学，ME)として

メディカルコントロール [medical control ; MC] わが国の病院収容までの医療行為(プレホスピタルケア)の担い手である救急隊の現場における医療行為の質の向上をはかるための制度．2003(平成15)年から全国的にMC体制が整備された．都道府県MC協議会はMCの大枠を定め，救急活動の標準化プロトコール，搬送先病院の選定基準，病院での再教育プログラム，気管挿管・薬剤投与の認定救急救命士養成講義および実習指導などを行い，また，二次医療圏ごとに地域MC協議会が設置され，現場活動の直接指導・助言，事後検証作業などを行っている．

メディカルソーシャルワーカー [medical social worker ; MSW] ⇨医療(いりょう)ソーシャルワーカー

メディケア [Medicare] 1965(昭和40)年の社会保障法改正によってスタートした米国の医療保険．65歳以上の高齢者と身体障害者を対象とし，2種類の制度からなる．メディケアパートAは入院医療費を中心にした給付制度で，1疾病につき最大100日という給付制限がある．パートBは任意の給付制度で，パートAを補足する．パートAではカバーできない医療ケア，在宅保健サービス費用を負担するが，請求費用の2割が利用者自己負担となる．

メディケイド [Medicaid] 米国の公的な医療扶助制度．低所得者を対象とし，連邦政府の指導と財政援助に基づき，運営は各州政府が独自の基準のもとに行う．受給対象者は，①要扶養児童家庭，老齢者，身体障害者などのうち一定基準以下の所得の者で，AFDC(要扶養児童家庭補助)などの公的生活保護の受給者，②基準以上の所得があっても高額な医療費を差し引くと基準以下の所得になる者，③各州が独自に定めた者，となっている．給付は原則として現物給付で，各種医療サービスの形で支給される．1965(昭和40)年にメディケアとともに制度化された．

メトキシフルラン [methoxyflurane] 揮発性液体の強力な吸入麻酔薬で，爆発性がなく，心臓，血管系に対する副作用は少ないが，麻酔の導入および覚醒は遅い．体内で代謝され血中フッ素濃度が高まると，腎尿細管が障害されて尿崩症様の副作用を生じる．

メトトレキサート [methotrexate ; MTX] 抗がん薬．腫瘍細胞において，核酸合成に必須の酵素であるジヒドロ葉酸還元酵素の活性を抑制し，還元型葉酸を枯渇させる作用を有する，葉酸代謝拮抗薬である．また，関節リウマチの滑膜病変を沈静化させることにより，関節リウマチへの効能もあるが，投与方法，投与量の選択に注意する．骨髄機能抑制，肝・腎機能障害などの重篤な副作用が起こることがあるので，頻回の臨床検査(血液検査，肝機能・腎機能検査，尿検査など)が必要．→CMF(classical)療法，代謝拮抗薬(たいしゃきっこうやく)

メトヘモグロビン [methemoglobin ; Met Hb] ヘモグロビン分子中の2価鉄(Fe^{2+})が3価鉄(Fe^{3+})に酸化されたもの．酸素を運搬する機能はない．生理的に，また酸化性の化学物質の作用により形成されるが，還元酵素の働きにより大部分が還元され酵素運搬が可能になる．還元酵素の欠乏などにより異常に増加した場合メトヘモグロビン血症とよばれ，チアノーゼ，酸素欠乏などの症状を呈する．

メトラ・ゾンデ [Métras bronchial tube] 気管支造影に用いるゴム製のチューブ．目的とする気管支に選択的に適合するよう，種々の異なった彎曲をつけた先端部をもつ．フランスのメトラ(Henri Métras, 1918~1958)により考案された．しかし現在は気管支造影に代わり気管支ファイバースコープが多用されるようになっているので使用頻度は減っている．

メトロイリーゼ [metreurysis] 妊娠中期以後の人工妊娠中絶や分娩誘発に際して，子宮頸管の開大，人工的胎胞形成および卵膜剥離により分娩促進の目的で行われる緩徐な頸管拡張術．メトロイリンテルとよぶゴム袋を子宮腔内に挿入，留置して行う．

メニエール病(びょう) [Ménière disease] 発作性，反復性のめまい，耳鳴，難聴，悪心・嘔吐などを主症状とする疾患．めまいは回転性のことが多く，発作は突発性，間欠性であるのが特徴である．原因は確定されていないが，内リンパ水腫と考えられている．治療は，鎮静薬の内服，制吐薬，鎮暈薬の静注などを行う．Prosper Ménière(1799~1862, 仏, 耳科)．

メニンギスムス [meningism, meningismus] ⇨髄膜症(ずいまくしょう)

メニンジオーマ [meningioma] ⇨髄膜腫(ずいまくしゅ)

メビウス徴候(ちょうこう) [Möbius sign] 眼球の輻輳障害．ある点を注視させて注視点を徐々に近づけたとき，眼球が内転しきれずに片眼が外転してしまう現象．バセドウ病の眼症状の1つのこと．Paul Julis Möbius(1853~1907, 独, 医師)．

メフェナム酸(さん) [mefenamic acid] 非ステロイド性抗炎症薬(NSAIDs)の1つで，解熱鎮痛作用は比較的強い．消化管からよく吸収される．作用機序はプロスタグランジンの生合成抑制である．副作用として下痢があり，血液障害(自己免疫性溶血性貧血，無顆粒球症，白血球減少症)を起こすため1週間以上は使用できない．

メプロバメート [meprobamate] 抗不安薬(マイナートランキライザー)の一種．メフェネシンの類似化合物であり，筋弛緩作用と精神安定作用をもつ古典的薬物．→抗不安薬(こうふあんやく)

めぼし [phlycten] ⇨フリクテン

めまい [dizziness, vertigo] ⇨眩暈(げんうん)

メラー-バーロー病 [Moller-Barlow disease]
⇨乳児壊血病(にゅうじかいけつびょう)

メラトニン [melatonin]　松果体ホルモン. 松果体においてセロトニンが N-アセチル化されて生じる. メラトニンはゴナドロピン分泌を抑制し, 性機能を低下させる. また生体の日内リズム形成に関与していると考えられている.

メラニン [melanin]　皮膚, 毛髪にあるメラニン細胞によりつくられる不溶性の黒色色素. ドパ(DOPA)の重合により生じる.

メラニン〔形成〕細胞 [melanocyte]
⇨色素細胞(しきそさいぼう)

メラニン細胞刺激ホルモン [melanocyte stimulating hormone ; MSH]
⇨メラノサイト刺激ホルモン

メラノーマ [melanoma]　⇨悪性黒色腫(あくせいこくしょくしゅ)

メラノサイト刺激ホルモン [melanocyte stimulating hormone ; MSH, melanocortin]〈メラニン細胞刺激ホルモン, 色素細胞刺激ホルモン〉下垂体前葉, 視床下部などで産生されるホルモン. α-MSH, β-MSH があり MSH 受容体に作用する. カエルではメラノサイト中のメラニン色素顆粒を拡散させ, 皮膚を黒くする.

メランジュール [mixing pipette, mélangeur]　血球数算定用の小型ピペット. 一端の膨らんだ細いガラス管で, 血液と希釈液とを正確に採取・混合できる. 赤血球用と白血球用がある.

メルツァー-リオン法 [Meltzer-Lyon test]　ファーター乳頭部付近までゾンデを挿入し, 硫酸マグネシウムを注入したときの胆汁の流出状態や性状を観察し, 同時に細菌学的検査などを行う. かつて肝・胆道系疾患の診断・治療に用いられたが最近はあまり行われない. Samuel James Meltzer(1851～1920, 米, 生理学), Bethuel Boyd Vincent Lyon(1880～1953, 米, 医師).

メレナ [melena]〈下血〉便のなかに血液が混入している状態. 性状からタール便(上部消化管からの出血. 狭義のメレナ), 鮮血便(下部消化管からの出血), 粘血便(潰瘍性大腸炎, 赤痢などによる)に分類される. →新生児(しんせいじ)メレナ, 吐血(とけつ)・下血(げけつ)

免　疫　▶大項目参照

免疫応答 [immune response]　抗原が生体内に入ってきたときに起こる抗体生成や感作リンパ球の産生による抗原の中和, 排除による諸反応の総称

免疫芽球性肉腫 [immunoblastic sarcoma]〈びまん性リンパ腫免疫芽球型〉びまん性(非ホジキン)リンパ腫の一種. レンネルト(Karl Lennert, 1921～, 独)およびルークス(Robert John Lukes, 1922～, 米)とコリンズ(Robert Collins, 1909～2000, 米)が提唱した疾患で, 新 WHO 分類では, びまん性大細胞型 B リンパ腫の免疫芽球性変異体に分類される. 組織学的には, 核中心部に明瞭な好酸性の核小体と, 好塩基性の細胞質を有する大型細胞からなる. 予後に関しては一定の見解は得られていないが, 予後不良との報告がみられる. →非(ひ)ホジキンリンパ腫

免疫拡散法 [immunodiffusion]　抗原と抗体を混合すると沈降物を生じる沈降反応を利用して, 寒天ゲルなどの支持体により抗原または抗体と抗体を拡散させ, 両者の濃度比が最適となった位置に沈降リングまたは沈降線を形成させる方法. 単純(単一)拡散法, 二重免疫拡散法がある. 単純拡散法では沈降リングの大きさから抗原濃度を算出する. 二重免疫拡散法では抗原決定基の同一性, 一部同一性, 非同一性の判定を行う.

免疫学的診断法 [immunological diagnosis]　疾患の診断に際して免疫学的手法(検査)を用いる方法. 主な免疫学的検査として, ①免疫グロブリンの測定, ②自己抗体検査(リウマトイド因子, 抗核抗体, 抗 DNA 抗体, LE 細胞テスト, クームス試験など), ③補体(CH_{50}, C3・C4 など), ④免疫複合体, ⑤免疫担当細胞(B 細胞の算定, フローサイトメトリー, T 細胞幼若化反応など)などがある. →クームス試験

免疫学的妊娠反応 [immunological pregnancy test]　妊婦の尿中に比較的多量に排出されるヒト絨毛性ゴナドトロピン(hCG)を, 抗 hCG 抗体を用いて特異的に検出する妊娠早期の補助的な診断法の1つ. 方法として赤血球凝集阻止反応, ラテックス凝集反応, 酵素免疫測定法などがあり, 試験管やガラス板上で簡便に操作, 判定できる. 酵素免疫法の検出感度は 25～50 IU/L であり, 妊娠3～4週で陽性となる. また, 尿中および血中 hCG 測定は, 子宮外妊娠の補助的診断や予後追跡, 絨毛性疾患の腫瘍マーカーなどとしても使用される. →生物学的妊娠反応(せいぶつがくてきにんしんはんのう)

免疫監視 [immune surveillance]　バーネット(F. M. Burnet)が提唱した概念で, ウイルスに感染した細胞や生体内の突然変異などで生じた異常細胞などは, 自己と異なる抗原性をもち, 排除されるという考え方. 提唱者であるバーネットは T 細胞が免疫監視の主役と考えていたが, 現在では NK 細胞やマクロファージなど複数の細胞系が関与すると考えられている.

免疫グロブリン [immunoglobulin ; Ig]　抗体としての活性をもつ蛋白分子の総称で, 5つのクラス(IgG, IgA, IgM, IgD, IgE)があり, それぞれに2つのタイプ(κ, λ)がある. さらに IgG は4種, IgA は2種のサブクラスに分けられる. これら免疫グロブリンは抗体であるから, 抗体産生系の異常(自己免疫疾患, 腫瘍, 免疫不全, 感染症など)の際に変動する. IgG は最も多くみられるグロブリンで, 血中免疫グロブリンの70～80％を占める. 分子量は約16万である. ウイルス, グラム陽性化膿菌, 毒素などに対する抗体の大部分は IgG で, 主に免疫機序による感染防御の役割をなす. IgA は血中免疫

グロブリンの20〜30％を占め，血液および涙液，唾液，鼻汁，気管支分泌液などの各種分泌液中にみられ，分泌型免疫グロブリンともよばれる．IgMは分子量約100万で，マクログロブリンともよばれ，血中免疫グロブリンの約10％を占める．IgEはレアギンとして鼻アレルギーや気管支喘息（Ⅰ型アレルギー）と関連が深い．→IgE, IgA, IgM, IgG, IgD, γ-グロブリン, 糖蛋白［質］（とうたんぱくしつ）

免疫蛍光法 [immunofluorescence ; IF]
⇒蛍光抗体法（けいこうこうたいほう）

免疫血清 [immune serum]
〈抗血清〉 毒素，細菌，ウイルスを抗原として免疫された動物血清．細菌の固定や血清療法に用いられている．

免疫細胞 [immunocytes]
⇒リンパ球

免疫調節薬 [immunomodulators]
生体の過剰な免疫状態を抑制する免疫抑制薬，あるいは低下した免疫反応を増強する免疫強化（賦活）薬をいう．がん，ウイルス感染によって低下した免疫能を回復させる目的で使用される薬物に，レバミゾール，イノシンプラノベクスなどがある．→免疫抑制薬（めんえきよくせいやく），免疫療法（めんえきりょうほう）

免疫能* [immunization status]
NANDA-Ⅰ分類法Ⅱの領域11《安全/防御》類1《感染》および類5《防御機能》に配置された看護診断概念で，これに属する看護診断としては〈免疫能促進準備状態〉がある．

免疫能促進準備状態* [readiness for enhanced immunization status]
NANDA-Ⅰ分類法Ⅱの領域11《安全/防御》類1《感染》および類5《防御機能》に属する看護診断で，診断概念としては〈免疫能〉である．

免疫賦活薬 [immunostimulant]
〈免疫促進薬〉 がん，重篤な感染症などで免疫機能低下時に使用する薬剤．免疫グロブリンをはじめ，インターフェロン，インターロイキン2，好中球，マクロファージ，リンパ球の増加や，NK細胞の活性化がみとめられたピシバニール，マクロファージ走化性とインターフェロン産生能を回復させるクレスチンなどが臨床使用される．→免疫（めんえき）グロブリン

免疫不全 [immunodeficiency]
免疫を担当するリンパ球（B細胞，T細胞），単球や好中球，形質細胞の機能低下，免疫グロブリンや補体の量的異常などにより，免疫機構が正常に働かない状態．先天的な障害による原発性免疫不全と，薬物，放射線，ウイルス感染などによる外来性要因や他の疾患に続発する続発性免疫不全とがある．

免疫不全症候群 [immunodeficiency syndrome ; IDS]
生体のもつ体液性免疫または細胞性免疫の機能不全により，抵抗力が極度に減弱したために生じる疾患の総称．先天性のものと後天性のものとがある．前者には，代表的なものとして無γ-グロブリン血症，IgA欠損症，補体欠損症，ディジョージ症候群（胸腺形成不全），慢性肉芽腫症などがある．後者の代表的なものとしては自己免疫疾患，リンパ系の悪性腫瘍などがあるが，ウイルス感染（HIV感染）や副腎皮質ステロイド，免疫抑制薬，抗がん薬などの薬物，あるいは放射線などに起因するものも多い．これら一連の疾患では，感染を受けやすく，症候は難治性で遷延し，重篤化する．日和見（ひよりみ）感染も多くみられる．治療は，原疾患の治療および抗菌薬・γ-グロブリン製剤の投与，骨髄移植などを行う．→エイズ，HIV

免疫抑制 [immunosuppression, immunodepression]
免疫抑制には抗原特異的なものと非特異的なものがある．抗原特異的な免疫抑制の例として経口免疫寛容があり，抗原を摂取することにより免疫寛容が誘導される．非特異的な免疫抑制の例としては移植臓器に対する拒絶反応の抑制，多発性硬化症などの自己免疫疾患の治療で使用される免疫抑制薬などがあげられる．→免疫抑制薬（めんえきよくせいやく），免疫療法（めんえきりょうほう）

免疫抑制薬 [immunosuppressive drug]
過剰な免疫応答を抑制する薬物を免疫抑制薬といい，移植臓器の拒絶反応の抑制や自己免疫疾患の治療に用いられ，以下の4種類に分けられる．①副腎皮質ステロイド薬：抗原提示細胞，リンパ球の機能を抑制する．②特異的免疫抑制薬：リンパ球のサイトカイン産生を抑制する（シクロスポリン，タクロリムス，デオキシスパーガリン）．③細胞毒性薬：核酸の合成を阻害する（シクロホスファミド，メトトレキセート，アザチオプリン）．④分子標的治療薬：免疫応答の各ステップをなす細胞の膜抗原，受容体，接着因子，サイトカインを標的分子として，標的分子を特異的に阻害するモノクローナル抗体や可溶性蛋白（ムロモナブ，エタネルセプトなど）．免疫抑制薬は免疫機能全般を非選択的に抑制するので，感染症の誘発，悪性腫瘍の発生など重篤な副作用が多い．

免疫療法 ▶大項目参照

メンタ温布 [mentha oil hot fomentation]
腹部膨満感の改善，排ガスを促す目的で行われる腹部温湿布の1つ．湯の温度は熱傷を防ぐために55℃程度にし，お湯のなかにメンタ油を数滴落とし，タオルなどの湿布材料を浸したのち絞り，腹部に湿布する．その際，患者の腹部には皮膚を保護するために油剤を薄く塗布する．保温の意味から湿布材料よりひとまわり大きな防水布で温布を覆い，その上をさらにタオルなどで包み腹部に当てるようにする．温湿布後は貼用部位の状態に注意する．

メンタルヘルス 〈精神保健〉 [mental health]
WHOの健康の定義のなかでいわれている身体的，心理的，社会的well beingを指している．したがって対象は精神障害者のみならず，すべての人々の精神の健康の維持増進をはかることを目指している．狭義の精神保健は精神障害者の発生の予防（一次予防）と精神障害の早期発見早期治療（二次予防），そして精神障害の社会復帰を目指すリハビリテーション（三次予防）に分けられる．広義には一般国民が身体のみならず，精神の健康の保持増進をはかりライフサイクルに応じた心身の健全な成長，発達を目指している．人生各期（胎児期〜乳幼児期〜児童期〜思春期〜成人期〜老年期）に応じ段階的なライフタスクの

達成，アイデンティティの確立が精神保健の重要な課題といわれている．科学技術の発達したストレスフルな現代社会では単に個人のみならず，家庭，学校，産業(職場)，地域社会等，集団への適応も容易ではない．精神保健の向上を目指すうえで，医師，看護職，ソーシャルワーカー，臨床心理士，カウンセラー等，専門職による援助も重要である．

メンタルヘルスマネジメント [mental health management]
労働者の心の健康保持増進を積極的に取り組むために，2006(平成18)年3月，厚生労働省「労働者の心の健康保持増進のための指針」が公示された．①労働者自らストレスに気づき，これに対処するための知識，方法を身につけるセルフケア．②管理監督者が心の健康に関して職場環境などの改善や労働者に対する相談対応を行うラインによるケア．③事業場内の産業保健スタッフなどが，事業場の心の健康づくり対策の提言を行い，労働者および管理監督者を支援する事業場内産業保健スタッフなどによるケア．④事業場外の機関や専門家を活用してその支援を受ける事業場外資源によるケア．この4つのメンタルヘルスケアを効果的に推進し，職場環境などの改善，メンタルヘルス不調への対応，職場復帰のための支援などが円滑に行われるようにすることである．
→メンタルヘルス

面疔 めんちょう [facial furuncle]
〈顔面癤〉ブドウ球菌が感染し，毛孔を中心に深く化膿し，赤く腫れた癤(せつ)や癰(よう)が顔面にできたものをいう．局所の疼痛，リンパ節腫脹，発熱をみとめる．面疔は，頭蓋内の海綿洞の血栓性静脈や脳底動脈炎，さらに全身の敗血症を起こす危険がある．治療は早期に行う．患部を清潔にし，掻いたり刺激したりしないようにする．抗菌薬の軟膏や内服薬，注射を用いる．症状に応じて安静を保つ．また，糖尿病，白血病，悪性腫瘍などの全身性疾患との関連も考慮する．→癤(せつ)

面皰 めんぽう [comede]
性ホルモンの影響により皮脂分泌が亢進し，さらにこの刺激を受けて増殖した角質が毛嚢孔に貯留，塞栓するために生じる．思春期に多くみられる．毛孔が開大し，皮脂や角質が酸化して黒点に見えるものが多く，これを黒色面皰(開放面皰)といい，黄白色のものは閉鎖面皰という．尋常性痤瘡(にきび)の初発の病変．→尋常性痤瘡(じんじょうせいざそう)

も

モイレングラハト(MG)法 [Meulengracht method]
〈黄疸指数〉 血清の黄色度を基準液と比色することにより,血清ビリルビン量を概測する方法.基準液(重クロム酸カリウム溶液)と同色になるまで生理食塩水で希釈し,同じ色調になったときの希釈倍数で表す.健康人のモイレングラハト値(黄疸指数)は4~6で,7以上は黄疸の存在が示唆される.現在血清ビリルビン測定法としては,分光光度法,アゾビリルビン法,ビリベルジン法などが普及し,本法はほとんど用いられない.Einar Meulengracht(1887~1976,デンマーク,内科).

妄覚 [false perception]
〈感覚錯誤〉 感覚障害の一種で幻覚と錯覚の総称.ほかの事象と連続性,相関性がなく,対象物を誤って知覚したり,対象がないのに知覚したりすること.→幻覚(げんかく),錯覚(さっかく).

盲管症候群 [blind loop syndrome]
〈盲係蹄症候群〉 何らかの機転により,腸管内に盲管(内容物が流入してきても流出できない部分)ができることによって起こる栄養吸収障害のある症候群をいう.小腸の吻合術後の腸内容停滞や,クローン病やがんによる狭窄や内腸瘻によって,腸内細菌が増殖してビタミン類や脂肪の吸収不全などが生じる.

盲検化 [masking]
⇨ブラインド

毛孔性角化症 [keratosis pilaris]
⇨毛孔性苔癬(もうこうせいたいせん)

毛孔性苔癬 [lichen pilaris, pilar keratosis]
〈毛孔性角化症〉 毛孔に一致してできる粟粒大,角化性の小丘疹.思春期の女性に多い.病因として常染色体優性遺伝を示すものがあり,ほかに内分泌障害が考えられる.一般に肥満者に多く,四肢とくに上腕伸側,肩,側腹部などに多発するが,自覚症状はない.思春期以降は目立たなくなる場合が多い.

蒙古症 [mongolismus]
⇨ダウン症候群

蒙古斑 [Mongolian spot]
〈小児斑〉 新生児の仙骨部や殿部の皮膚にみられる暗青色の大きな色素斑.黄色人種や黒色人種に多い.真皮内のメラニン細胞による着色で,数年ないし10年くらいのうちにほぼ自然消退する.

毛根鞘 [root sheath]
毛根を囲み保護する毛包の構造物.表皮が深く真皮深層~皮下まで嵌入した上皮性毛根鞘(内毛根鞘と外毛根鞘に大別され,前者は内側より鞘上皮,ハックスレー層,ヘンレ層の3層をなす)と,これを囲む結合織性毛根鞘(内線維層と外線維層に分けられる)がある.→皮膚(ひふ)

毛細管性血管腫 [capillary hemangioma]
⇨単純性血管腫(たんじゅんせいけっかんしゅ)

毛細血管 [capillary]
末梢部において細動脈と細静脈とを結ぶ直径5~15μmの微細な血管.網目状の分枝によって各組織を網羅する.組織学的には内皮と基底膜からなり,間隙の多い内皮を通じて血液・組織間のガス交換および物質交換を行う.

毛細胆管 [bile canaliculi]
胆汁排出機構を解剖すると,毛細胆管は肝細胞に囲まれた間隙であり,肝臓内を網目状に走行してはいるが,実質的な管の形態があるわけではない.毛細胆管壁は,肝細胞膜で形成されているといえる.肝細胞で生成された胆汁は,まず毛細胆管に分泌されると,毛細胆管は小葉間結合組織に入ると小葉間胆管となり,隔壁胆管→左右肝内胆管→肝管→総肝管→総胆管となる.

網[状]赤血球 [reticulocyte]
赤芽球から成熟して生じる若い赤血球のうち,ヘモグロビンの合成能をもち,脱核によって核を失ったものである.網状赤血球は超生体染色によって網目状に染色される幼若赤血球であり,ミトコンドリア,リボソームを有しヘモグロビンの合成を行うことができる.微細構造物をすべて失うと,ヘモグロビン合成を行うことができない成熟赤血球となる.

毛瘡 [sycosis]
毛包に結節または膿疱をつくる状態.かゆみと灼熱感を伴う.男性の須毛部の深在性毛包炎を尋常性毛瘡という.

妄想 [delusion]
社会性,集団性がなく,全く一個人にだけ起こる思考で,客観的にみて明らかに不合理である思考内容を,事実あるいは正当であると病的に確信すること.またその内容,根拠が薄弱であるにもかかわらず確信が異常に強固で,経験や説得によっても訂正が困難であり,内容はありえないことなどの特徴をもつ.統合失調症,躁うつ病,進行麻痺などにみられる.妄想の内容により被害妄想,関係妄想,微小妄想,誇大妄想,宗教妄想など,多くの種類がある.→心気妄想(しんきもうそう),注察(視)妄想(ちゅうさつもうそう),被害妄想(ひがいもうそう)

妄想症 [paranoia]
⇨パラノイア

妄想知覚 [delusional perception]
知覚した現象に対して病的な意味づけが行われて生じた妄想のこと.たとえば,犬が吠えているのを聞いて,自分は妻と離婚をしなければならないと思い込むなど.妄想知覚は一次妄想ともよばれ,妄想の発生のしかたが

明確でなく，唐突であり，心理的に了解できないものである．統合失調症にみられる．

盲腸（もうちょう）[cecum；C]
上行結腸の下部で，右腸骨窩にふくろ状を呈する．長さ5〜8cmで腹膜に覆われ，内腔は上端部に回盲弁（回腸よりの開口部），下端には虫垂口があり虫垂が連なる．
→移動［性］盲腸（いどうせいもうちょう），回盲部（かいもうぶ）

盲点（もうてん）[blind spot]
⇨マリオット盲点

毛嚢（もうのう）[hair follicle]
⇨毛包（もうほう）

毛嚢炎（もうのうえん）[folliculitis]
〈毛包炎〉単一毛包に限局した細菌感染症．毛孔の外傷，掻破，発汗過多による角質の浸軟やステロイド外用などが誘因となり，毛包へ黄色ブドウ球菌（*Staphylococcus aureus*）や表皮ブドウ球菌（*S. epidermidis*）などが感染して起こる．紅斑を伴う膿疱としてみとめられる．病状が進行すると癤（せつ）や癰（よう）に発展する．思春期の顔に多発する場合，尋常性痤瘡（にきび）とよぶ．→黄色（おうしょく）ブドウ球菌，尋常性痤瘡（じんじょうせいざそう），癰（よう）

毛包（もうほう）[hair follicle]
〈毛嚢〉毛根を取り囲み保護する組織．表皮が深く嵌入した上皮性毛根鞘と，これを囲む硝子膜，結合織性毛根鞘からなる．

網膜（もうまく）[retina]
眼球壁の最も内層にある膜状の組織で，色素上皮層，視細胞層，神経節細胞層，神経線維層など10層から構成されている．網膜深部ほぼ中央には視神経乳頭があり，この陥没部から視神経や血管が網膜全体に網の目状に分布する．これらの機能により視神経を通じて光刺激を脳に伝達する．→黄斑（おうはん）

網膜芽［細胞］腫（もうまくがさいぼうしゅ）[retinoblastoma；RB]
〈神経膠腫〉網膜から発生する悪性の神経腫瘍．RBがん抑制遺伝子の欠失により起こる．乳幼児に好発する．初発症状として白色瞳孔（眼内腫瘍が白いために瞳孔が白く光ってみえる），斜視，視力低下などがみられる．頭蓋内あるいは血行性に肝，腎，卵巣，肺，脾などに転移する．治療としては，腫瘍が大きい場合や硝子体播種を伴う場合は眼球摘出，腫瘍が小さい場合はその局在によりレーザー光凝固法や放射線療法などの保存的局所療法を行う．早期発見が大切である．

網膜欠損（もうまくけっそん）[coloboma of retina]
網膜剥離は網膜が組織から剥がれ，視野の欠損をまねく疾患であるが，網膜欠損は網膜の部分的あるいは完全な欠如状態を指す．

網膜色素変性［症］（もうまくしきそへんせい［しょう］）[pigmentary degeneration of the retina, retinal pigment degeneration]
遺伝性の網膜疾患で，進行性の夜盲と強度の視野狭窄が両眼性にみられ，のちに失明に至ることもある．近親婚に多い．原因は不明で，確立された治療法はない．厚生労働省指定の特定疾患に含まれている．

網膜静脈閉塞症（もうまくじょうみゃくへいそくしょう）[retinal vein occlusion]
網膜中心静脈の閉塞と動静脈交差部に起こる網膜静脈分枝閉塞がある．硬化した動脈による圧迫や凝固系の異常による血栓症や血管炎などが原因．出血，白斑，網膜浮腫により視力に障害をきたす．中高年者に多い．血栓溶解，抗凝固療法のほか，症状により光凝固療法が適応となる．

網膜中心静脈血栓症（もうまくちゅうしんじょうみゃくけっせんしょう）[central retinal vein thrombosis]
⇨網膜静脈閉塞症（もうまくじょうみゃくへいそくしょう）

網膜中心動脈血栓症（もうまくちゅうしんどうみゃくけっせんしょう）[central retinal artery thrombosis]
⇨網膜動脈閉塞症（もうまくどうみゃくへいそくしょう）

網膜動脈圧（もうまくどうみゃくあつ）[retinal arterial pressure]
⇨眼底血圧（がんていけつあつ）

網膜動脈硬化症（もうまくどうみゃくこうかしょう）[arteriosclerotic retinopathy]
動脈硬化のため管壁が肥厚し，その程度により種々の症状を呈する．眼底所見として血管反射の亢進や動静脈交差現象などが現れ，その程度はキース-ワグナー分類でⅠ〜Ⅳ度に分けられる．→キース-ワグナー（ウェージナー）分類

網膜動脈閉塞症（もうまくどうみゃくへいそくしょう）[retinal artery occlusion]
網膜中心動脈の閉塞と，動脈交差部に多くみられる網膜動脈分枝閉塞とがある．高血圧や動脈硬化に伴う心内膜や頸動脈からの遊離栓子，血栓などによって急激に起こることが多い．閉塞した動脈支配の網膜は白濁を示し，視力障害と視野欠損をきたす．中心動脈の閉塞では黄斑部に独特の赤色斑（cherry red spot）をみる．早期に眼球マッサージ，前房穿刺，亜硝酸アルミの吸入，線溶療法，高圧酸素療法などを行う．→黄斑（おうはん）

網膜剥離（もうまくはくり）[retinal detachment；RD, detachment of retina]
網膜が色素上皮と視細胞層との間ではがれ，間隙に液体が貯留したり眼球壁から離れたりした状態．網膜裂孔が原因となることが多く，視野欠損，変視症などをみる．黄斑部を含む剥離では著明な視力障害をきたし，予後不良となる．→黄斑（おうはん）

毛様体（もうようたい）[ciliary body]
ブドウ膜の一部で，眼球血管膜の前方部が内側に突出してできたもの．多数の毛様体突起と毛様体筋よりなり，強膜の内側にあって虹彩と脈絡膜を連絡する．三叉神経から感覚神経を，動眼神経から運動神経を受けて毛様体筋を動かし，水晶体（レンズ）の調節作用と眼房水の産生をつかさどる．→眼球（がんきゅう）

毛様体小体（もうようたいしょうたい）[ciliary zonule]
⇨チン小帯

網様体賦活系（もうようたいふかつけい）[reticular activating system；RAS]
〈上行性網様体賦活系，脳幹網様体賦活系〉延髄，橋，中脳被蓋すべての灰白質部分を含む範囲の脳幹を脳幹網様体といい，上行性の賦活系があることが知られている．脳幹網様体は，視覚，聴覚，皮膚感覚などの求心性インパルスによって，活動を亢進し，上行性出力を大脳皮質に送り込んで脳波の低振幅速波と睡眠からの覚醒行動を生じさせ，意識水準の維持に働くと考えられている．この覚

盲聾唖児施設（もうろうあじしせつ） [home for blind, deaf and mute children]
児童福祉法第43条に基づく盲児，聾唖児を保護するとともに，自立に必要な指導，援助をするための施設．生活指導，学習指導，職業指導と，社会復帰に備えて盲児施設では感覚訓練，歩行訓練が，聾唖児施設では聴能言語訓練などが行われる．

もうろう（朦朧）状態（じょうたい） [twilight state]
軽度の意識混濁があり，外界を正しく把握，理解することが困難な状態．意識野が高度に狭窄された意識障害である．発現の原因は，てんかん，ヒステリー，アルコール依存症，頭部外傷などが考えられる．→意識障害（いしきしょうがい）

燃えつき症候群（もえつきしょうこうぐん） [burnout syndrome]
〈バーンアウト症候群〉 1960（昭和35）～70（昭和45）年にかけて，米国のフロイデンバーガー（Herbert Freudenberger）が社会復帰施設に従事するボランティアを観察し，対人専門職が人を援助する過程で，献身的努力にもかかわらず期待された結果が得られない無力体験から身体的・情緒的消耗状態をきたす例を報告し，バーンアウト（burnout）と名づけた．当初，看護師やソーシャルワーカーなどに多くみとめられたが，やがて医師，教師，管理職など，社会の変化や科学技術の進歩へのたゆまぬ対応，人間関係への配慮，過酷な条件での労働を求められるさまざまな職種にもみられるようになり，社会的な現象としてみとめられるようになった．

モーニング・ケア [morning care]
朝，起床時に行う患者の洗面介助，ベッド周囲の環境整備，寝衣の交換，排泄介助などをいう．

模擬患者（もぎかんじゃ） [standardized patient；SP]
〈標準模擬患者〉 医療専門職の教育・学習のための資源であり，PBL（problem-based learning）に沿った教育プログラムで活用される，患者役割を演じる人のこと．実際の患者ではないため，失敗をおそれずに患者に対応するための技術や態度を修得したり，それらを評価したりする目的で活用される．以前は simulated patient とよばれていた．現在では評価のために患者としての標準化が必要とされる．米国やカナダでは OSCE（オスキー）の導入によって，医師国家試験などにも用いられており，わが国においても，医学教育だけでなく看護教育でも注目されつつある．→OSCE（オスキー），PBL

目的変数（もくてきへんすう） [objective variable, dependent variable]
ある変数（説明変数）によって影響を受けると考えられる変数のこと．従属変数ともよばれる．→説明変数（せつめいへんすう）

沐浴（もくよく） [bathing, bath]
入浴と同義語として使用される．身体を洗うことにより清潔を保持するとともに血行や新陳代謝を促し，さわやかな気分にする．また，乳幼児では全身を観察するよい機会ともなる．乳児の場合は児の大きさに見合った沐浴槽で石けんを用いて行い，数分以内で終らせる．その場合の室温は24℃前後とし必要物品を整え手際よく行う．また授乳や食事の前後1時間はさけることが望ましい．ある期間の療養後，初めて入浴許可が出た児や患者に対しては，入浴は比較的体力の消耗を伴うので，適宜介助するとともに入浴前・中・後の注意深い観察が必要である．

モザイク [mosaic]
1個の受精卵より生じる遺伝的性質や染色体の数や構造が異なる複数個体（組織，細胞，核，染色体など）を指していう．2対以上の遺伝的に異なった細胞からなる複合個体はキメラである．→キメラ

モジュール型継続受持方式（がたけいぞくうけもちほうしき） [modular primary nursing]
1看護単位で2以上のモジュール（チーム）を編成し，そのモジュールのメンバーは一定期間固定されている．看護師には受持患者が決められ，その患者の入院から退院まで，また，24時間継続して看護のすべてを，その看護師あるいはモジュールの看護師が行う方式．同じ看護師により，入院から退院まで看護の継続性が保証される．看護師の能力の差は同一モジュールの看護師のサポートによって是正できる．→受持制看護（うけもちせいかんご）

モジュレータ [modulater]
細胞や神経，遺伝子など受容体に直接作用することで，その機能・構造・活性を変換するいわゆる活性調節因子のこと．活性化因子ではない．

モスキート止血鉗子（しけっかんし） [mosquito hemostatic forceps]
小血管に用いる止血用の鉗子で，血管の断端を挟み固定する．止血用鉗子のなかでは最小のもので，長さは10 cmくらいである．

MOPP併用療法（もっぷへいようりょうほう） [MOPP combination [chemo] therapy]
ホジキン病治療のために考え出された化学療法である．メクロレタミン，オンコビン，メトトレキサート，プレドニゾロンの併用である MOMP 療法が行われていたが，のちにメトトレキサートの代わりにプロカルバジンを併用した MOPP 併用療法となった．日本ではメクロレタミンが未承認なので，シクロホスファミドを併用する．→ホジキン病

モニター [monitor]
血圧や心拍数，動脈血酸素濃度などを持続的に測定し記録すること．患者の様子や手術の状況をテレビカメラを通じてテレビ画面で観察すること．特定の内容について多くの意見を集約するためにアンケート調査を行うこと．またそれを依頼される人を指すこともある．

モニリア症（しょう） [moniliasis]
⇨カンジダ症

モノアミン酸化酵素（さんかこうそ） [monoamine oxidase；MAO（マオ）]
カテコラミンなどのモノアミンより，酸化的脱アミノ反応によってアルデヒドを生じる酸化酵素のこと．ミトコンドリアの外膜に存在し，組織中に広く分布する．補酵素としてフラビンアデニンジヌクレオチド（FAD）を含有する．

ものもらい [hordeolum]
⇨麦粒腫（ばくりゅうしゅ）

モビッツⅠ型（がた） [Mobitz Ⅰ-type]
⇨ウェンケバッハ型

モヤモヤ病 [moyamoya disease] 〈特発性ウィリス動脈輪閉塞症，脳底部異常血管網症〉 頭蓋内内頸動脈終末部の狭窄・閉塞が両側性に生じる原因不明の疾患．以前は特発性ウィリス動脈輪閉塞症とよばれたが，現在は血管造影上，もやもやしたように見える血管からモヤモヤ病とよぶ．確定診断はこれまで脳血管造影で行われていたが，現在はMRA/MRIのみでの診断も可能となった．反復性の一過性脳虚血発作症状，脳機能障害(知能低下など)を主徴とする．日本人とくに若年女性に多くみられる．厚生労働省指定の特定疾患に含まれている．

モラトリアム [moratorium] もとは，経済用語で支払い猶予期間を意味する．エリクソンは，すでに大人としての能力が身体的，社会的などあらゆる面で獲得できているにもかかわらず，さらに心理社会的な成熟を果たすための猶予期間が提供されることをこうよんだ．換言すれば自己の確立のために与えられた猶予期間ともいえるが，現代ではこの期間の延長が30代にまで延長されていることもよくある．Erik Homburger Erikson(1902〜1994, 米, 精神分析)．

森田療法 [Morita therapy] 1920(大正9)年ごろ，森田正馬(1874〜1938, 精神科)によって創始された神経症患者に対する精神療法の1つ．自分の症状に過敏(ヒポコンドリー性基調)で，それが心身に悪循環(精神交互作用)をもたらす患者に対し，その状況を理解させ，症状をあるがままに受け入れて生活するという態度を身につけさせようとするものである．治療は，第1期の絶対臥褥期(約1週間)，第2期の軽作業期，第3期の重作業期(1〜2週間)，第4期の日常生活訓練期(1〜2週間)からなる，入院による．→神経症(しんけいしょう)

モルヒネ [morphine] 〈塩酸モルヒネ，硫酸モルヒネ〉 麻薬性鎮痛薬の代表．アヘンから単離されたアルカロイドで，中枢神経および腸壁神経叢にあるオピオイド受容体に直接作用する．少量の投与で意識が消失せずに痛覚が抑制される．量を多くするに従って鎮静，催眠作用が現れ，呼吸麻痺により死亡する．縮瞳があり，消化器では胃および腸の運動を抑制し，便秘となる．連用すると耐性が生じ，精神的，身体的依存を起こす．多幸感があり，乱用されるため麻薬に指定されている．用途：鎮痛薬，鎮咳薬，止瀉薬．モルヒネは従来の注射剤に加え，がん性疼痛緩和のため内服用の製剤として塩酸モルヒネの錠剤，硫酸モルヒネを用いた徐放錠，カプセル，顆粒および塩酸モルヒネの坐剤が使用されている．→がん性疼痛，モルヒネ徐放錠

モルヒネ受容体 [morphine receptor] ⇒オピオイド受容体

モルヒネ徐放錠 [morphine sulfate controlled release] 重症の持続性疼痛をもつ患者に，安定した鎮痛が得られるよう工夫したモルヒネ内服製剤である(図)．MSコンチン錠とカディアンカプセル，カディアンスティックが用いられる．MSコンチン錠は硫酸モルヒネを，セルロースを主成分とする多孔性の微小カプセルで包んだものであり，カディアンカプセル・スティックは芯粒子，硫酸モルヒネ層，放出制御層

の3層構造の球状粒剤からなる．どちらも内服後，胃・小腸上部で徐々にモルヒネが放出され，モルヒネの有効血中濃度が持続する．鎮痛作用は速効性ではないが，長時間(12〜24時間)持続するため，1日1〜2回の内服で安定した鎮痛が得られる．→モルヒネ

■図 塩酸モルヒネ製剤とモルヒネ徐放錠

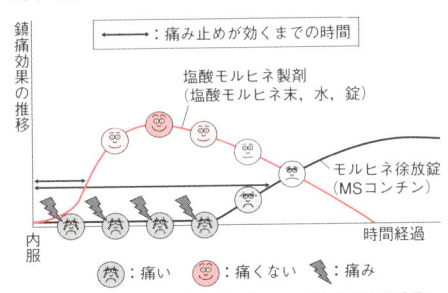

(樋口比登実ほか：モルヒネを使いこなす がん性疼痛の看護2. 月刊ナーシング, 22(6)：113, 2002より改変)

モロー反射 [Moro reflex] 乳児の後頭を一方の手で，殿部をほかの手で抱きかかえるようにして上体を支え，頭部に当てた手を一瞬離すと，上肢を対称性に伸展・外旋して手を開き，その後，上肢をかかえ込むような姿をとる原始反射．生理的な反応で生後4か月ぐらいまでみられる．この反射が新生児期に消失したり6か月以降にもみられる場合，または左右非対称に現れる場合には脳そのほかの障害を疑う．Ernst Moro(1874〜1951, 独, 医師)．

問診 [interview, inquiry] ⇒フィジカルイグザミネーション

問題基盤型学習 [probrem based learning] ⇒PBL

問題行動 [problem behavior] 問題行動は大別すると，①反社会的行動，②ひきこもってしまい，社会参加が達成されない，③習癖や自傷行為などの，3種類に分けられる．アイゼンク(Hans J. Eysenck)の行動療法では問題行動の多くを学習性行動とみなし，条件づけの過剰または不足に起因すると考える．そのため，客観的目標行動を定め，その消去，または獲得といった行動変容をこころみる．行動療法はその後，ベック(Aaron T.Beck)らの認知療法と結びつき，認知行動療法として発展している．

問題志向型システム [problem-oriented system ; POS] 1968(昭和43)年，米国のウィード(Lawrence L.Weed, 1924〜)らによって提唱された問題解決技法に基づくシステムで，POS(ピーオーエスまたはポス)と略称されることが多い．この技法によって書かれた診療記録および看護記録はそれぞれPOMR(problem oriented medical record), PONR(problem oriented nursing record)とよばれる．問題解決技法は，①情報の収集，②情報の分析，③計画の立案，④計画の実施，

⑤結果の評価の5つのステップからなり，最後のステップが最初につながってサイクル（円環）をなす．看護過程も問題解決技法に基づいており，一般に，ⓐアセスメント，ⓑ診断，ⓒ計画，ⓓ実施，ⓔ評価，の5つのステップが1サイクルとされている．POSにおいては，こうした問題解決技法を1つ1つのプロブレム（問題）ごとに働かせ，①情報収集，②問題明確化，③計画立案，④計画実施，⑤評価というサイクルで展開していくことに特徴がある．POSを構成する要素としてデータベース，プロブレムリスト，初期計画，経過記録，オーディット（監査）がある．→看護記録（かんごきろく），SOAP（ソープ）

モントゴメリー腺（せん）[Montgomery glands] 〈乳腺腺〉乳輪のなかにある小円形に隆起した皮脂腺あるいは乳腺痕跡で，アポクリンを分泌する．William Fetherstone Montgomery(1797～1859, アイルランド, 産科).

門脈（もんみゃく）[portal vein ; PV] 毛細血管網が統合して静脈となったのち再び毛細血管網へと分岐する血管系のこと．下垂体などにも存在するが，一般に門脈というと腹腔内の消化管や脾からの静脈が合流して肝に入り，肝内で再び毛細血管に分岐する肝の門脈系を指すことが多い．

門脈圧亢進症（もんみゃくあつこうしんしょう）[portal hypertension ; PHT] （肝の）門脈系において，種々の原因によるうっ血，狭窄あるいは閉塞のために血流抵抗が増大し，内圧の上昇をきたした状態．肝硬変によく伴うが原因不明の場合もある．→肝循環（かんじゅんかん），特発性門脈圧亢進症（とくはつせいもんみゃくあつこうしんしょう）

門脈圧亢進性胃症（もんみゃくあつこうしんせいいしょう）[portal hypertensive gastropathy ; PHG] 〈門脈圧亢進性胃疾患〉門脈圧亢進症は，門脈圧（正常は100～150 mmH$_2$O）が200 mmH$_2$O以上と定義されている疾患であり，血行動態変化によるさまざまな消化管壁への影響があり，なかでも胃粘膜に特徴的な病変として，胃・食道静脈瘤が発生することが知られている．静脈瘤に次いで，本症（PHG）の出現もみられ，出血頻度は静脈瘤に比べ高くはないが，致命的な出血をきたす場合もあり，門脈圧亢進症患者の治療時の重要な病態とされている．肝硬変などで門脈圧が亢進している場合に発生する胃粘膜のうっ血性病変をいい，内視鏡所見では，胃粘膜のうっ血により生ずる浮腫，斑状・点状の発赤やびらん，組織所見では，粘膜下層の血管拡張などがみられる．→門脈圧亢進症（もんみゃくあつこうしんしょう）

モンロー孔（こう）[Monro foramen] ⇨モンロー[の]室間孔

モンロー[の]室間孔（しつかんこう）[foramen of Monro] 〈モンロー孔〉左右の側脳室とその下方にある第三脳室との間にある室間孔（間隙）をいう．左右の側脳室間の髄液の交通，さらに左右の側脳室と第三脳室との髄液の交通がある．

や

ヤーリッシュ−ヘルックスハイマー反応 [Jarisch–Herxheimer reaction] 〈ヘルックスハイマー反応〉
梅毒の治療において，ペニシリンなど強力な抗菌薬を使用した際にみられる．急激かつ強力な抗菌薬治療を行った結果，トレポネーマの死滅により多量の抗原が遊離し，菌体成分に対するアレルギー反応が起き，ときとして局所症状の悪化や発熱などの全身反応がみられる現象．Adolf Jarisch(1850～1902, オーストリア, 皮膚科)，Karl Herxheimer(1861～1944, 独, 皮膚科).

ヤールの重症度分類 [Yahr classification]
⇨ホーン・ヤールの重症度分類

夜間遺精 [night pollution]
⇨夢精（むせい）

夜間せん（譫）妄 [night delirium]
夜間は外的な刺激が少ないことや，脳の代謝が低下することなどで夜間のみに起こるせん妄状態をいう．精神運動興奮があるなど初期のせん妄に現れることが多い．脳器質性疾患や脳血管性疾患でみられる．とくに高齢者などでは，これらの疾患が基盤となって，意識水準が低下し，かなり活発な幻覚妄想を示し，騒いだり歩き回ったりすることもある．

夜間対応型訪問介護
2006（平成18）年の介護保険改正により創設された地域密着型サービスの一種．主として独居老人あるいは高齢者のいる世帯などを夜間定期的に訪問する定期巡回サービスと，要請があった際に訪問する随時訪問サービスの2種に分かれている．サービス内容は身体介護のみに限定されている．対象が広域かつきめ細かいサービスと緊急対応が求められることから，報酬単価を勘案すると事業所経営が成立するか，危惧する意見もある．

夜間病院 [night hospital]
⇨ナイトホスピタル

夜間頻尿 [nocturia, nycturia]
とくに夜間の排尿回数の多いものをいう．病的でないものもあるが，神経の不安定状態や軽度の心不全，前立腺肥大の初期症状として現れる場合が多い．

野球肩 [baseball sholder]
投球により肩痛を生じる疾患の総称である．オーバーユース症候群であり，筋攣縮，運動制限，肩甲骨の外側偏位がみられる．X線上，関節窩部後下面，上腕三頭筋頭筋腱付着部の骨化がみられ，関節鏡下では関節唇の断裂をみる．→テニス肘，ランナー膝

夜驚 [night terrors]
小児が睡眠中突然起きて泣き叫んだり，不安，恐怖の表情を呈する症状をいう．しばらくすると静まになり，翌日には思い出せない．神経質な子どもや精神的緊張状態の強い場合にみられるが，多くの場合，成長とともに消失する．→夜泣（よな）き

夜 勤 [night shift]
⇨勤務体制（きんむたいせい）

薬剤師 [pharmacist]
薬剤師国家試験に合格し，免許を受けた者．薬剤師法による薬剤師の任務は，「調剤，医薬品の供給その他薬事衛生をつかさどることによって，公衆衛生の向上及び増進に寄与し，もって国民の健康な生活を確保するものとする」とある．→医療（いりょう）チーム

薬剤性過敏症候群 [drug-induced hypersensitivity syndrome ; DIHS]
スティーブンス−ジョンソン症候群および中毒性表皮壊死症(TEN)とならぶ重症薬疹の1つであり，原因薬剤としてはカルバマゼピン，フェニトイン，フェノバルビタール，ゾニサミド，メキシレチン，アロプリノール，ミノサイクリンなどがある．全身症状を伴い，薬剤投与後2～6週間に発症しやすく，原因薬剤を中止しても症状が消退せず，二峰性あるいは遷延性の経過をとることが特徴とされる．

薬剤比率 [ratio of charge for medicine]
薬剤比率とは，総点数に占める「投薬」および「注射」のなかの薬剤点数の割合である．それに対し，全薬剤比率とは，総点数に占める「投薬」「注射」およびその他診療行為中の薬剤点数の割合となる．ここ数年，薬剤比率は総点数の2割程度で推移している．

薬 札 [medication card]
個々の入院患者にまちがいなく能率的に与薬を行うために使用されるカード．通常，患者の氏名，病室，ベッド番号，医師の指示簿に基づく薬物名，量，与薬時間，方法などを記入する．必要事項の記入後，記入もれを点検し，作成者の氏名を必ず明記する．与薬の変更が生じた場合も同様に行う．現在は転記による事故を防止するため，医師の指示簿と薬袋から直接配薬するようになっている．

薬事法 [Pharmaceutical Affairs Law]
薬事法は医薬品，医薬部外品，化粧品および医療器具に関する事項を規制していて，これらの品質の有効性および安全性を確保することを目的としている．そして医薬品の定義，薬局開設の許可，許可の基準，医薬品の製造および輸入販売業の許可などを定めている．このほか医薬品の取り扱いとして，毒薬・劇薬の取り扱い，要指示薬の取り扱い，習慣性のある医薬品に「注意−習慣性あり」の文字の記入などの義務づけを制定している．また医薬部外品として，脱毛の防止，育毛または除毛，ネズミ，ハエ，カなどの駆除・防止などについて規定している．

ヤクシューハイエム貧血 [Jaksch–Hayem

anemia, infantile splenic anemia〕〈幼児偽白血病性貧血〉
生後6か月～3年くらいの乳幼児にみられる高度の貧血で，単一の疾患ではなく，種々の原因（栄養不全，消化器障害，結核などの感染症）による二次的貧血を示す症候群のこと．発熱，消化器障害，顔面蒼白，肝・リンパ節の肥大などがみられ，白血球は増加を示す．治療は，貧血の一般療法に従う．Rudolf von Jaksch（1855～1947，オーストリア，医師），Georges Hayem（1841～1933，仏，医師）．

薬疹 [drug eruption]
薬物の内服や注射によって起こる皮疹，粘膜疹の総称．中毒またはアレルギー性機序で生じる．

薬杯 [medicine cup]
目盛りのついた小コップ．経口与薬のときに，水剤を入れ正確な量を計ったり，散剤を水やシロップなどで溶解して与えるのに用いる．

薬物依存 [drug dependence]
モルヒネのような薬物を反復使用していると，その薬なしではいられない状態になる．この状態を薬物依存といい，どうしても薬が欲しいという欲求をもつ精神的依存と，薬を止めたときに禁断症状（退薬症候）を示す身体的依存とがある．モルヒネやバルビツール酸薬のように両方の依存を生じるものと，コカインのように精神的依存が主なものとがある．→依存（いぞん），覚醒剤（かくせいざい），麻薬中毒（まやくちゅうどく）

薬物感受性テスト [drug sensitivity test, antibiotic susceptibility test]
通常は病原菌の薬に対する反応をみるテストを指していう．感染症の治療に際して，薬物の選択と使用量を決めるために行う．希釈法とディスク法があるが，現在，薬物をしみ込ませた濾紙片（ディスク）を被検菌が培養・塗布された寒天上におき，その反応をみるディスク法が広く行われている．→感受性（かんじゅせい）ディスク

薬物血中モニタリング [therapeutic drug monitoring；TDM]
⇨治療薬物血中濃度（ちりょうやくぶつけっちゅうのうど）モニタリング

薬物性肝炎（障害） [drug-induced hepatitis]
薬物の使用後に肝細胞の変性・壊死が生じるもので，ときに炎症性反応を伴う．多くは急性肝炎の臨床像を呈する．薬物の直接的な肝毒性によるもの（中毒性）と生体側の薬物に対する過敏性（アレルギー）によるものがある．アレルギー性肝障害では胆汁うっ滞型を示すことが多く，発疹や好酸球増加がみられることもある．

薬物相互作用 [drug interaction]
2つ以上の薬物を併用することにより，互いにほかの薬物の効力を変化させる現象．その機序に薬物動態的相互作用と薬力学的相互作用とがある．効力が増強（相加作用または相乗作用）するときと減弱（拮抗作用）するときがある．

薬物送達システム [drug delivery system；DDS]
⇨ドラッグデリバリーシステム

薬物代謝 [drug metabolism]
薬物は吸収されたあと，酵素的に構造の異なった物質に変化される．これを薬物代謝という．代謝形式は分解反応である第1相反応（酸化，還元，加水分解）と合成反応である第2相（抱合）反応とがある．加水分解はエステラーゼなどの酵素でなされ，酸化還元は薬物代謝酵素（1群のモノオキシゲナーゼ）でなされる．薬物代謝は主に肝でなされ，薬物代謝の程度，代謝系路は薬物により異なる．代謝された薬物は水溶性が増加し薬理活性は通常減弱するが，薬理活性のある代謝物ができることもある．代謝により不安定な中間体ができると，蛋白や核酸と結合して細胞毒性，アレルギー，催奇形性の原因となる．→グルクロン酸抱合

薬物代謝酵素 [drug metabolizing enzymes]
主に肝ミクロソーム分画にある膜蛋白酵素シトクロムP450で，薬を酸化あるいは還元する．ヒトでは約20種以上の分子種があり基質特異性が低く100万以上の脂溶性化合物を代謝できる．薬物や食品により酵素阻害や酵素誘導を受け，薬物相互作用の原因となる．→薬物代謝（やくぶつたいしゃ）

薬物代謝酵素誘導 [enzyme induction]
〈酵素誘導〉　薬物代謝酵素のあるもの（CYP3A，CYP2B6など）は脂溶性薬物の投与により肝で合成が促進され薬物代謝が亢進する．これを酵素誘導という．誘導薬にはフェノバルビタール，リファンピシン，エタノールなど多種の薬物があり，薬物相互作用の原因をなす．→薬物代謝（やくぶつたいしゃ）

薬物耐性 ①[drug resistance]
〈薬物抵抗性〉　病原体の化学療法薬抵抗性と，人体の薬効減弱の両方の意味に使われる．ある化学療法薬により，微生物の増殖が抑制されたり死滅したりするときその薬物に感受性があるといい，抑制されないとき耐性であるという．耐性には，もともと耐性の場合（自然耐性）と，感受性菌が耐性になる場合（獲得耐性）とがある．後者の耐性の原因には，ⓐ突然変異により生じた耐性菌が化学療法薬で選択される場合と，ⓑ感受性菌が耐性菌から耐性遺伝子を伝達されて耐性菌になる場合とがある．耐性の機序として，薬物不活化酵素の産生，細胞膜の薬物透過性の低下，リボソームの変化など種々のものがある．→化学療法（かがくりょうほう）（抗微生物）薬

②[drug tolerance]
〈薬物耐性〉　同一個体に同種の薬物を連続して，あるいは繰り返し用いると薬効が低下して，同じ効果を得るためには増量せざるをえなくなる現象をいう．耐性を生じやすい薬物としては，麻薬性鎮痛薬，バルビツール酸系催眠薬などが代表的である．耐性は一種の生体適応現象であり，機序として薬物感受性の低下，受容体の減少，代謝機能の亢進などがあげられているが，完全には解明されていない．

薬物抵抗性 [drug resistance]
⇨薬物耐性（やくぶつたいせい）

薬物動態 [pharmacokinetics]
〈ADME〉　人体に投与された薬物が体内を移行し排泄されるまでの過程を薬物動態という．これには吸収・分布・代謝・排泄が関与する．一般に簡単に測定できる血中薬物濃度により体内薬物動態を研究する．

薬物特異体質 [drug idiosyncrasy]
通常では特別の作用を現さない薬物の

量で異常な反応(異常に強い反応や思いがけない症状)を示す個体を薬物特異体質という．先天性の素質を意味することが多い．

薬物の管理 ▶ 大項目参照

薬物有害反応 [adverse drug reaction；ADR] 投与量にかかわらず，投与された薬物によりひき起こされた有害で意図しない反応をいう．これに対して副作用とは，治療用量の範囲内で起こり，用量と関連した予測できる薬理学的作用であり，治療状況下で望まれないものとされる．

薬用植物 [medicinal plant] 医薬品として用いられる生薬か，または医薬品の原料となる植物．有効成分としてアルカロイド，配糖体，精油，苦味質，脂肪，タンニンなどがある．

薬用量 [medicamentous dose, effective dose] 〈有効量〉ある個人に投薬する量をしだいに増していくと，一定量以上になって初めて薬効が現れる．さらに増量していくと薬効も増加するが，一定量以上では中毒症状を起こす．中毒を起こさずに薬効が得られる範囲の薬物量を薬用量という．

薬力学 [pharmacodynamics] 薬物の生体に及ぼす生化学的・生理学的作用について，作用機序および薬物の作用と化学構造の関連性などにより研究する学問である．薬物動態学(pharmacokinetics)と薬力学を調べるために人に対して行う試験を総称して臨床薬理試験という．→臨床薬物動態学(りんしょうやくぶつどうたいがく)

役割演技 [role–playing] ⇨ロールプレイング

役割葛藤 [role conflict] NANDA-I 分類法 II の領域 7〈役割関係〉類 3〈役割遂行〉に配置された看護診断概念で，これに属する看護診断としては〈親役割葛藤〉がある．

役割遂行* [role performance] NANDA-I 分類法 II の領域 7〈役割関係〉類 3〈役割遂行〉に配置された看護診断概念で，これに属する看護診断としては〈非効果的役割遂行〉がある．

ヤコビー線 [Jacoby line] 左右の腸骨稜の最高点を体背部において結ぶ仮想の線をいう．腰椎穿刺の際に穿刺針を安全に刺入できる部位が第 4 および第 5 腰椎の棘突起間であるが，第 4 棘突起の先端がこの線の上あるいは直上に位置するため，この線が穿刺部位のよい目標として使われている．Abraham Jacoby(1830～1919, 米, 小児科)．

ヤスパース，カール [Karl Jaspers 1883～1969] ドイツの精神医学者および実存哲学者．彼の研究は『精神病理学総論』(1913)で集大成される．それは現象学，了解心理学(了解と説明)を用いて患者の訴えをはっきり聞き取り，心のなかに描出して術語で厳密に記載し区別していく方法で，精神現象学に心理了解と自然科学的因果関係による説明との対比によって近づくという手法がとられている．了解の限度や了解と説明に関する批判も多いが，彼の仕事はさらにシュナイダー(Kurt Schneider, 1887～1967, 独, 精神医学)やグルーレ(Hans Walter Gruhle, 1880～1958, 独, 精神医学)らにより発展された．

やせ〈るいそう〉 ▶ 大項目参照

矢田部-ギルフォード検査 [Yatabe–Guilford test；Y-G test] 〈Y-G テスト〉 矢田部達郎(1893～1958, 心理学)がギルフォード(Joy Paul Guilford, 1897～1987, 米)の性格検査をもとに日本人向けに作成した質問紙による代表的な心理検査法．各10項目からなる12の測定特性の組合わせによって，情緒の安定，社会的適応，性向などを検査する．

薬価基準 [standard prices of medicines(drugs)] 保険医療で用いられる医療品の品目，価格を規定した基準．現行では厚生労働省が決定している．2006(平成18)年 4 月の改定では，11,600品目がリストに計上されている．薬の値段(薬価)は，厚生労働省が，薬の実際の流通価格を調べ，その結果に基づいて決定する．薬のなかには，特許期間が終了して，全く同じ成分でも違った名称で別の会社から売られているもの(ジェネリック薬品)がある．ジェネリック薬品の薬価は一般的に低く設定されている．近年厚生労働省はこのジェネリック薬品の使用を推奨している．また，患者数が少なく需要は少ないものの，患者にとっては有益であるため，製薬会社が採算を度外視してつくっているオーファンドラッグ(希少疾病用医薬品)とよばれる薬がある．1993(平成 5)年度の薬事法改正でオーファンドラッグ指定制度が導入され，オーファンドラッグの製造者を保護する動きがあるが，米国の制度に比べるとまだ不十分である．

薬効評価 [clinical evaluation of new drugs] 〈治験〉 新しくつくられた薬がヒトの疾患に有効であり(有用性)，薬として安全であるか(安全性)を健康人または患者を対象として調べることを薬効評価という．正しい薬効評価には，①対照薬と比較する，②患者群のランダム化，③二重盲検試験，が必要である．

野兎病 [tularemia] 〈ツラレミア, 大原病〉 野ウサギ，リスなどによって媒介される野兎病菌が原因となって起こる急性の熱性疾患．3～5日の潜伏期ののち発症するが，わが国でみられるものの大部分は，四肢の潰瘍リンパ節型で，菌の侵入した部位の皮膚に斑状あるいは紅斑状の皮疹が生じ，まもなく小水疱→膿疱→潰瘍 となる．この時期に所属リンパ節が腫脹し，39～40℃ の発熱が 4～5 日持続し，その弛張熱はやがてつづき，未治療例では 1 か月に及ぶ．発熱時には筋肉痛，関節痛などの症状を伴う．治療は菌侵入部位の消毒，抗菌薬の塗布を行う．ストレプトマイシンが有効である．多くは予後良好であり，回復後終生免疫を獲得する．

夜尿症 [nocturia] 〈おねしょ〉 夜間の睡眠中に無意識に排尿する症状．乳児期から続いている夜尿で排尿訓練の失敗によるものと，心因的原因による退行現象から発生した夜尿の 2 種類がある．4歳以後の小児につけられた診断名であり，1晩に 1～数回，毎晩，2～3 日に 1 度，1 週に 1 度夜尿をする者とさまざまである．尿路感染症，糖尿病，尿崩症，てんかんなどを基礎疾患としてもっている場合もある．

山梨病（やまなしびょう） ⇨日本住血吸虫症（にほんじゅうけつきゅうちゅうしょう）

病みの軌跡（やみのきせき） ［trajectory of illness］
慢性疾患は，時間をかけて多様に変化していく1つの行路（course）をもつと考え，この行路について，疾病の器質的変化だけでなく，患者を取り巻く環境，家庭や社会での本人や家族によるケアの歴史，その慢性状況に至るまでの多様な局面ごとの歴史を軌跡（trajectory）とした考えで，ストラウス（Anselm L. Strauss）らが提唱した（図）．

■図 痛みの軌跡

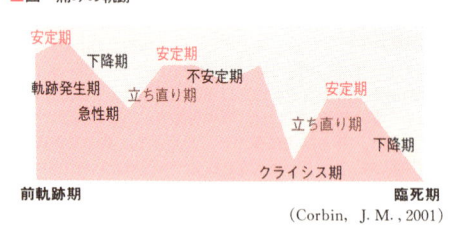

安定期／下降期／軌跡発生期／急性期／安定期／不安定期／立ち直り期／安定期／立ち直り期／下降期／クライシス期／前軌跡期／臨死期

(Corbin, J. M., 2001)

その軌跡のおのおのの局面（急性期，安定期，不安定期，下降期，臨死期）での本人や家族の管理の是非などを聞き出し，さらに分析し，対処すべき問題や，疾病に随伴する症状の適切なコントロールに結びつけ安定を維持することも可能とする考え方．

夜盲症（やもうしょう） ［night blindness］
〈とりめ〉 網膜杆状体の機能障害により光覚の低下，暗順応の遅延がみられる状態．後天的にはビタミンA欠乏による特発性夜盲症が知られているが，緑内障などでもみられる．先天的には小口病，先天性停止性夜盲，網膜色素変性症などでみられる．

ヤングの式（やんぐのしき） ［Young formula］
イギリスの医師ヤング（Thomas Young, 1773～1829）によって考案された小児の薬用量を算定する換算式．年齢を基準とした計算式で，算出された量は少なすぎる．→小児薬用量（しょうにやくようりょう）

$$小児薬用量 = 成人量 \times \frac{年齢}{年齢+12}$$

ゆ

有意水準 [significance level]
仮説を棄却するか採択するかを決定する確率の大きさを意味し，一般に5％もしくは1％が用いられる．危険率ともいう．たとえば5％の有意水準で仮説を棄却しても，それが誤りとなる可能性が5％あることになる．→帰無仮説（きむかせつ）

融解 [melting, fusion]
氷から水への変化のように，加熱により固体が液体に変化する過程をいう．また生体高分子（核酸，蛋白質）の場合は，加熱していくと立体構造に極端な変化が起こり，たとえばヘリックス構造がランダム構造に変化したりする．このような変化を生体高分子の融解という．

融解壊死 [colliquative necrosis]
〈液化壊死〉壊死に陥った組織が酵素の作用で溶解・軟化し，液状となった状態．原因として，壊死組織の凝固を阻害する物質や液化を促進する蛋白分解酵素の存在が考えられる．

有害事象 [adverse event]
治療過程において生じる医学的・臨床的に好ましくないイベント発生を指す．主として薬物療法や化学療法における副作用または有害反応である悪心・嘔吐，下痢・便秘，骨髄抑制や臓器障害，アナフィラキシーショックなどである．投与された医薬品との関連性がない，すなわち基礎疾患や合併症に起因するものとの判定はきわめて困難とされ，しばしば「有害事象」と「有害反応」とは明確な区別なしに用いられることが多く，医薬品の安全確保や，患者のQOL向上の観点から，統一的な用語の使用がWHOにより推奨されている．

有害事象共通用語規準 [common terminology criteria for adverse events；CTCAE]
薬剤の副作用や治療や処置に際してみられる好ましくない症状・徴候・疾患を有害事象（AE）と呼ぶ．これらのAEを表す記述用語の統一規準として，米国国立がん研究所（NCI）が策定した．医学的な記録や報告ならびに臨床試験など科学的分析などに広く活用されている．

有棘細胞がん [prickle cell carcinoma]
皮膚，粘膜，気管支などの表皮有棘細胞より発生する悪性腫瘍．増殖が速く，かつ転移も起こしやすく，潰瘍あるいは腫瘤を形成する．健康な皮膚にも発生するが，主として熱傷瘢痕部，放射性皮膚炎などの先行病変をもつ部位に好発する．治療法は早期の切除とリンパ節郭清が適応となる．

遊戯療法 [play therapy]
〈プレイセラピー〉子どもを対象として遊びを通じて行う心理療法．子どもは言語表現力が乏しく，治療への動機づけも難しくなる場合が多いものの，遊びのなかでは容易に自己表現や対人交流を行い，治療の継続もスムースとなる．標準的なものとしては玩具や遊具を備えた遊戯治療室で週に1回30～50分程度，子どもとセラピストが1対1で行っていく（集団の場合もある）．わが国では遊びに砂箱を用いる箱庭療法が盛んに行われている．→精神療法（せいしんりょうほう）

有茎性ポリープ [pedunculated polyp]
粘膜などの表面の限局性隆起性病変をポリープと称し明らかな茎をみとめるものを有茎性ポリープという．消化管（胃腸管）粘膜，子宮頸部や鼻腔粘膜によく発生する．ポリープを形成する原因・病態として炎症，過形成と良・悪性腫瘍（胃腸管の腺腫やがんなど）がある．胃隆起性病変の肉眼分類を図に示す．→大腸（だいちょう）ポリープ

■図　**胃隆起性病変の肉眼分類**

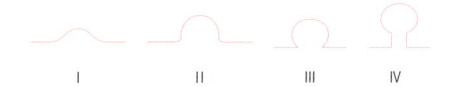

I型：隆起の起始部がなだらかで境界線が不明なもの
II型：隆起の起始部が鋭角的で境界も明確だがくびれのないもの
III型：隆起の起始部はくびれているが茎のないもの（亜有茎性）
すなわち半球～球形のものを平面上にのせたような形
IV型：有茎性の隆起

（山田達哉，福富久之，1966より一部改変）

有鉤条虫 [Taenia solium, pork tapeworm]
ブタなどを中間宿主とし，ヒトを終宿主とする体長2～3m，幅5～6mmの腸管寄生性条虫．成虫では一般に消化器症状を示すが，自家感染などにより体内に囊虫（条虫類が中間宿主あるいは終宿主において形成する幼虫）が形成されるとさまざまな囊虫症を誘発する．とくに脳で囊虫が形成されるとてんかんをひき起こし，それによって感染に気づくことも多い．

融（癒）合腎 [fused kidney]
腎の発生学的異常により，先天的に左右の腎が融合している状態をいい，最も多い形が馬蹄腎である．両側の腎が融合した部を峡部といい，腹部の中央に位置し，この部を腎盂尿管がまたぐように走行するため，ときとして尿管の閉塞をきたすことがある．一般的には無処置でよいが，腹痛などの症状あるいは水腎症などの合併症状を伴う場合，峡部の離断術が行われる．→馬蹄〔鉄〕腎（ばていてつじん），泌尿器（ひにょうき）・〔男性〕生殖器系（だんせいせいしょくきけい）

有溝ゾンデ [sulcated sound]
金属性で全長15cmほどの棒状のゾン

有効量 [effective dose；ED]
⇨薬用量(やくようりょう)

有酸素運動 [aerobic exercise]
〈エアロビック運動〉 ウォーキング、ジョギング、サイクリング、クロスカントリースキーなどが代表的な運動で、全身の大きな筋肉をリズミカルに動かすタイプである。運動に必要なエネルギー源であるアデノシン三リン酸(ATP)を、酸素を使った解糖および脂肪分解から産出して、運動が継続される。健康のための運動として勧められ、生活習慣病の予防・治療のための運動の主体をなす。

UCG [ultrasonic cardiogram]
⇨心(しん)エコー図

有志共立東京病院看護婦教育所
1885(明治18)年に高木兼寛によりイギリスの聖トマス病院看護婦訓練学校の看護教育にならい、米国よりリード(M.E. Reade)を招いて開設されたわが国で最初の看護師の教育施設。のちに東京慈恵会医科大学付属看護婦講習所に発展した。

有糸分裂 [mitosis]
細胞分裂には、無糸分裂と有糸分裂からなり、有糸分裂は体細胞分裂と生殖細胞減数分裂とに区別される。動植物界では最も一般的な分裂であり、核動ともよばれる。核分裂の際に紡錘体、紡錘糸が出現するのが特徴である。次の4期に分けられる。①前期：核内に染色糸が出現して染色体を形成し、中心紡錘が生じる。②中期：娘染色体の形成。③後期：娘染色体が両極に変位する。④終期：中心紡錘が分断され、細胞体は赤道部で2個に分裂する。

疣贅 [wart]
〈いぼ〉 ヒトいぼ(乳頭腫)ウイルスの感染によりできるもので、増殖が速く他者にも感染する。白っぽく盛り上がりがあるものを尋常性疣贅といい、身体のどこにでもできる。やや褐色で半米粒大の扁平に盛り上がるものを扁平疣贅といい、主として若い人の顔や手にできる。また、肛門、外陰部などにできるいぼは、尖形コンジロームとよばれ、花野菜のような形状で集合する。足底や手のひら、指の爪の周囲にできることも多い。治療は、電気焼灼(しゃく)術、液体窒素などによる冷凍凝固術、ブレオマイシンの局所注射などを行う。→尖形(圭)(せんけい)コンジローム

優性遺伝 [dominant inheritance]
メンデルの法則に従って起こる遺伝様式。ヒトの細胞には46本の染色体(22対44本の常染色体と2本の性染色体からなる)があり、遺伝子はこれらの染色体の上にのっている。1対の染色体は受精によって1本は父、1本は母由来し、次の世代へと伝達される。この場合、遺伝子に異常が生じたとき1対の常染色体のうち1本に存在する病的遺伝子によって発病するものを優性遺伝といい、2本とも病的遺伝子であるときのみ発病するものを劣性遺伝という。

優生保護法 [Eugenic Protection Law]
⇨母体保護法(ぼたいほごほう)

有窓鋭匙 [curet with window]
先端が丸く、中央に窓がついて、その内側に向かって刃がついている掻爬(そうは)器。骨や組織の掻爬、切除、採取などに用いられる。

遊走腎 [floating kidney]
〈腎下垂症〉 腎の可動性が大きく正常の位置を離れ、著しく下降した状態。他の臓器下垂も合併していることが多い。やせた若い女性や経産婦に多い。背部痛の原因ともなることがある。治療はコルセットや腎固定術による。→起立性蛋白尿(きりつせいたんぱくにょう)

誘導ブジー [lead bougie]
〈糸状ブジー〉 尿道の狭窄部を検索したり拡張するときに用いる。先端が細く弾力性のある素材で狭窄や屈曲した管腔を通過しやすくなっている。拡張をはかる場合は、まずこのブジーを通し、その尾側端に追従ブジーを接続して用いる。

誘導物質 [inducing substance, inducer]
①ある物質を細胞に与えると、細胞は物質の代謝・摂取に関連する新しい酵素を生成する。このような酵素の誘導を起こさせる物質をいう。②発生学において、ある未分化の胚組織(反応系)の発生経路が、近接する胚域(能動系)の影響によって決定される現象を誘導といい、このとき能動系にあって誘導作用を現す物質を誘導物質とよぶ。その本態については諸説あるが、まだ解明されていない。

尤度比 [likelihood ratio；LR]
尤度は「もっともらしさ」を意味し、尤度比は検査の特性を表す指標で、一般に検査結果が正しい場合の割合を、検査結果が誤りである場合の割合で割った値。→付録3参照

有熱流産 [febrile abortion]
⇨感染流産(かんせんりゅうざん)

有病率 [prevalence rate]
ある時点における疾病をもつ者の数と人口との比率をいう。特定の地域の特定時における有病者の占める割合を示す疫学的指標である。→罹患率(りかんりつ)

幽門 [pylorus]
第1腰椎の高さで胃の右側に存在する胃から十二指腸への移行部。この部には括約筋が存在し、粘膜が内腔に突出し幽門口が狭められることにより弁作用を有し、胃内容の排出の調節を行っている。→消化器系(しょうかきけい)

幽門括約筋 [pylorus sphincter]
胃の内輪筋層が肥厚したもので、幽門の括約機構をつかさどる。胃の内輪筋層は幽門の数 cm 手前で厚くなり始め幽門で最大の厚さに達し、十二指腸に入ると突然厚さを減じる。一般に小彎側のほうが厚い。

幽門狭窄[症] [pyloric stenosis；PS]
〈ピロルスステノーゼ〉 胃幽門部の内腔が狭窄された状態であり、胃内容物の正常な十二指腸への通過が妨げられることをいう。膨満感、悪心と頻回の嘔吐、体重減少、低栄養などを主症状とする。原因は機能的・器質的に大別され、器質的なものとしては先天性、瘢痕治癒による変形や腫瘍、筋組織の肥厚などさまざまある。瘢痕性狭

窄の場合，内視鏡によるブジーで効果がなければ手術を行う．

幽門形成〔術〕 [pyloroplasty]
〈幽門成形術〉瘢痕性幽門狭窄，または迷走神経切離術後に起こる幽門の通過障害に対し，幽門を拡大することを目的にして行う手術．①ハイネ-ミクリッツ法，②フィニー法，③ホルスレイ法，④ジュード法，⑤ホール法，⑥幽門輪切除法，⑦幽門筋切開法，⑧幽門圧挫法などの種類がある．術式の選択は術者に委ねられるが，幽門筋切開法は小児に行われる（ラムステット-ウェーバー手術）．

幽門痙攣〔症〕 [pylorospasm]
幽門部の筋肉の痙攣性収縮によって狭窄を起こした状態のこと．繰り返し起こるため，幽門部の筋肉が肥厚して狭窄を起こしてくる．胃のうっ積拡張などの原因になり，嘔吐を誘発しやすい．新生児に多く，乳児幽門痙攣とよばれ，発育が障害される．→〔先天性(乳児)〕肥厚性幽門狭窄症（せんてんせいひこうせいゆうもんきょうさくしょう）

幽門側胃切除術 [distal gastrectomy]
⇨胃切除術（いせつじょじゅつ）

遊離植皮 [free skin]
〈遊離移植術〉皮膚組織を個体から完全に切り離したあと，再び同一個体またはほかの個体に移植する方法．移植する皮膚を恵皮部（donor site）から完全に切り離して，移動させる．したがって植皮片は，虚血状態を経てから血行再開によって生着する．

有料老人ホーム [nursing home]
老人福祉法第29条の定義では，「有料老人ホーム（老人を入居させ，入浴，排せつ若しくは食事の介護，食事の提供又はその他の日常生活上必要な便宜であつて厚生労働省令で定めるもの(以下「介護等」という)の供与(他に委託して供与をする場合及び将来において供与をすることを約する場合を含む)をする事業を行う施設であつて，老人福祉施設，認知症対応型老人共同生活援助事業を行う住居その他厚生労働省令で定める施設でないものをいう」となっている．高齢者が住むための居住機能と日常生活に必要なサービス機能とを併せもった高齢者住宅といえる．「介護付き」「ケア付き」といわれるタイプでは，介護保険法による「特定施設入所者生活介護」の事業者指定を受けていれば，介護保険の適用を得られ介護保険サービスを受けることができる．「住宅型」は，生活支援サービスなどがついているが，介護が必要な場合には，外部の介護事業者と契約して介護サービスを受けるタイプ．「健康型」は基本的に住宅型と同様であるが，介護が必要になった場合には，契約を解除し退去する必要がある．2000(平成12)年の介護保険スタート以降急増し，2007(平成19)年現在で1,400ホーム以上と推計されているが，自治体によっては介護保険負担増などが背景となり総量規制も厳しくなっており，新規建設は少なくなりつつある．

輸液 ▶大項目参照

輸液フィルター [infusion filter]
点滴ラインの途中に接続するインラインフィルターが一般的で，微生物除去による感染予防，微小異物除去，配合変化で生じた微小沈殿物の除去，および空気除去などの目的で使用される．フィルターを通過しない薬物，すなわち血液製剤，血漿分画製剤，粘性輸液（グリセオール），油性製剤（ビタミンA，D），また，吸着が問題となる抗がん薬（注入量5μg/mL以下，あるいは1日注入総量5 mg以下）ではフィルターの下部から注入せざるをえない．フィルター上部から注入すべき薬物としては，凍結乾燥製剤の抗菌薬や抗がん薬（微小異物の混入），高カロリー輸液併用時のメイロン注（二酸化炭素の発生），アルカリ性薬物（メイロンなど）併用時の塩酸ドパミン（黒色に変色）などがある．→輸液（ゆえき）

ゆきめ [ultraviolet ophthalmia]
⇨雪眼炎（せつがんえん）

輸血 ▶大項目参照

輸血後肝炎 [post-transfusion hepatitis；PTH]
〈血清肝炎〉肝炎ウイルスが混入している血液，血液製剤の輸血をすることによって発症する肝炎のこと．主にB型肝炎ウイルスによるものとC型肝炎ウイルスによるものがある．B型では1～6か月，C型では2週間～6か月の潜伏期間の後発症するとされる．B型ではほとんどが急性肝炎，または不顕性肝炎の形をとり治癒する．しかし，一部は劇症化して死の転帰をとったり，慢性化することもある．一方，C型では，不顕性感染，急性肝炎，劇症化は少ないとされ，7割以上が慢性化する．B型，C型の慢性肝炎ともほとんど自覚症状がないまま肝硬変症，肝がんに進展する例があるので注意を要する．

輸血反応 [transfusion reaction]
輸血によってひき起こされる急性の副反応をいい，溶血と非溶血性反応に大きく分けられる．溶血反応は血液型不適合によってひき起こされ，ABO不適合輸血はしばしば生命の危険となる．非溶血性反応には，発熱反応や蕁麻疹などのアレルギー反応，さらに呼吸困難やショックなどを呈するアナフィラキシー反応や急性肺障害，容量負荷による循環障害，大量の輸血によるクエン酸中毒などがある．発熱反応やアレルギー反応は，軽症であるが，頻回輸血患者ではしばしばみとめられる．→血液型不適合（けつえきがたふてきごう），輸血（ゆけつ）

癒合歯 [fused teeth]
歯の発生過程（歯胚形成期）に，隣接する2本（ごくまれに3本以上）の歯が癒合したもの．歯根ゾウゲ質の癒合が一般的であるが，ときに歯冠エナメル質にまで癒合が及ぶこともある．下顎切歯に多くみられる．

輸出脚症候群 [efferent loop syndrome]
ビルロートⅡ法胃切除後に，輸出脚が閉塞することによる通過障害で，内ヘルニア，癒着，あるいは空腸が残胃に重積することによって生じる．腸閉塞の症状，すなわち，腹痛，腹満，胆汁性の嘔吐をきたす．急性空腸重積の場合，約1/3の患者は外科的治療を要する．重積が解除されなければ，腸切除をし，脚を横行結腸間膜に固定する．→胃切除後症候群（いせつじょごしょうこうぐん），ビルロート胃切除術

癒着 [adhesion]
近接する臓器の粘膜や漿膜に炎症性ないし腫瘍

癒着歯 [concrescent teeth]　歯のセメント質が肥厚し接近歯と癒着したもの。多くは2本の歯が癒着するが、まれに3本以上の歯が癒着することもある。

癒着性中耳炎 [adhesive otitis media]　慢性中耳炎(多くの場合、滲出性中耳炎)が原因で、内耳の貯留液が器質化し、鼓膜が鼓室内(中耳内壁)に癒着した病態。癒着は、内陥鼓膜後半部が癒着する部分癒着の場合と、鼓膜の緊張部全体が癒着する全面癒着がある。鼓膜や耳小骨の癒着による難聴が主徴。鼓室形成術などの手術によっても聴力の改善は50%前後である。

癒着胎盤 [placenta accreta]　発症頻度は0.001～0.002%とまれであるが、全母体死亡では約3%と高い疾患である。発症後に胎盤の用手剥離などにより大量出血となり、二次的にDIC(播種性血管内凝固症候群)をきたす場合が多い。胎児娩出後30分以上経過しても胎盤剥離徴候がみられず、また一部の剥離部分から大量出血がみられる場合もある。胎盤の絨毛が子宮筋層内に侵入し、胎盤の一部または全部が子宮壁と癒着し、子宮収縮に伴う自然な剥離がみられない状態をいう。原因としては、①先天的な子宮内膜形成不全、②人工妊娠中絶時の掻爬、③子宮の手術瘢痕などがある。癒着の占める割合により、部分癒着胎盤と完全癒着胎盤の2つに分類できる。胎盤が自然娩出される場合には、すぐに用手剥離をせずに、大量出血のリスクを考慮し、子宮摘出術に移行できる準備が必要である。→DIC

癒着防止対策 [prevention of intra-abdominal adhesion]　開腹術後に起こりやすい腸管相互ないし腸管と体腔側漿膜との不正な癒着を防止し、腸閉塞を予防するために行われる方法。自然吸収性人工膜の腹腔内挿入、腸管運動促進薬の投与などの方法がある。

ユニットケア [unit care]　特別養護老人ホームや介護老人保健施設などの高齢者施設で取り入れられている小規模ケアの方式。施設内のケアを従来のような集団対象のケアから、10人程度の小グループを対象とし、一人ひとりの個性や、生活リズムに合わせたケアを提供できるよう導入施設が増えている。食事あるいはレクリエーションなども各グループ単位に行われ、しかもケアワーカーも専従配置されるなど、ケアの質の向上にもつながると期待されるが、施設運営者には手厚い人員配置が要求される。福祉先進国の北欧ではもちろん、わが国でもグループホームなどでの小規模ケアが効果をあげている実例も多い。

ユニバーサルデザイン [universal design]　直訳すれば「すべての人のためのデザイン」のことであり、障害の有無や年齢、性別、国籍にかかわらず、だれもが使いやすい施設、製品、環境などのデザインをいい、今世紀の共生型社会づくりに不可欠な考え方とされている。このユニバーサルデザインは「すべての人が人生のある時点で何らかの障害をもつ」ということを、発想の起点としており、その点では、障害の部位や程度によりもたらされる「バリア(障壁)」に対処することが目的の「バリアフリーデザイン」の概念とは大きく異なっている。

ユニバーサルプリコーション [universal precaution；UP]　1985(昭和60)年、血中ウイルスによる感染から医療従事者を保護することを契機に考えられた予防方法で、すべてのヒトの血液や体液を、感染の危険があるものとして取り扱うこと。1996(平成8)年に範囲が拡大され、スタンダードプリコーションでは、排泄物、傷のある皮膚・粘膜も感染の危険があるものとして取り扱うことになった。→感染管理(かんせんかんり)、スタンダードプリコーション

ユニフィケーション [unification]　一般には統合、統一、単一化を意味する。医学・看護教育の現場では、研究、教育、実践臨床などの統合により、教育的効果の向上と、現場への有効なフィードバックのプロセス全般を指して用いられる。

輸入感染症 [afferent infectious disease, imported infection]　本来は、わが国に常在しない感染症が旅行者や輸入食品などによって国内に持ち込まれた場合のことを指していた。しかし現在では、かつてはわが国に常在していたが、いまでは激減した感染症も含めて、国外で感染して国内に持ち込まれた感染症まで広く指すようになった。代表的な輸入感染症として、細菌性赤痢、コレラ、マラリア、デング熱などがあげられる。

輸入脚症候群 [afferent loop syndrome]　ビルロートⅡ型胃切除術による胃・空腸吻合術後に空腸輸入脚に通過障害があるときに起こる術後合併症の1つ。輸入脚内に胆汁、膵液などが貯留し、腸内細菌の異常増殖をきたし、脂肪吸収障害、巨赤芽球性貧血などを呈してくる。→胃切除後症候群(いせつじょごしょうぐん)、ビルロート胃切除術

ユビキチン [ubiquitin]　原核生物からヒトまであらゆる細胞にユビキタスに存在することからユビキチンと名づけられた。76個のアミノ酸からなる熱安定性の蛋白質である。細胞内における選択的な蛋白質分解のタグ(標識)として働き、ポリユビキチン化された標的蛋白質はプロテアソームにより分解される。→プロテアソーム

ユビキノン [ubiquinone]　〈補酵素Q〉　キノンの一種で生体内で酸化還元反応を行う。ユビキノンの40%は動物のミトコンドリアに存在し、呼吸(電子伝達)に不可欠である。心筋の回復を早める効果があるとされ、虚血性心疾患の患者に投与されることがある。

指しゃぶり [finger sucking, thumb sucking]　乳児期の子どもに多くみられ、5～6歳ごろにほぼなくなる。その後も指しゃぶりがみられる場合は、欲求不満などの情緒不安や混乱、緊張などに伴うストレスを緩和しようとこころみる手段であると考えられている。

指-指試験 [finger to finger test]　小脳性運動失調に対する検査法の1つ。患

者を閉眼させ，両手を左右に水平に開いた位置から弧を描いて近寄らせ，両示指先端を正面で合わせる動作を行わせる．両示指の動きの軌跡と目標(片方の指の先端)への到達度で判定する．小脳性運動失調があれば，左右の示指をうまくつけ合わせることができない．→小脳性運動失調症(しょうのうせいうんどうしっちょうしょう)

弓なり緊張(ゆみなりきんちょう)〔opisthotonus〕〈後弓反張，反弓緊張，強直性発作〉反射的に頸部を強くうしろへ反らし，全身を弓なりに反りかえらせる姿位を示す発作．破傷風，中脳腫瘍，脳炎，てんかんなどの際にみられる．またヒステリーの徴候の1つとしてもみられる．

輸卵管(ゆらんかん)〔uterine tube〕
⇨卵管(らんかん)

ユング，カール・G.〔Carl Gustav Jung, 1875〜1961〕
スイスの精神医学者．分析心理学の創始者として知られる．フロイトに学ぶがのちに決別．無意識には個人的無意識とさらに深い集合的無意識があるとし，集合的無意識と神話を結びつけ，「元型(アーキタイプ)」という概念を提唱した．元型とは，宗教的シンボルや神話の主人公となりうる一種の人格イメージであり，人類共通のものとされ，幻覚や妄想にもこの元型を見出しうるとした．また，自然科学やキリスト教を相対化するこころみでも知られ，ときに神秘主義的と解釈されることもある．

よ

癰 [carbuncle]
〈カルブンケル〉 皮膚の限局性化膿性炎症の一種.癤(せつ)の集合した状態で,多数の毛嚢の化膿により,皮膚に発赤を伴う有痛性の硬結ができる.中心部には複数の小膿疱がみられる.項部,背部,大腿に好発.主要原因菌は黄色ブドウ球菌である.治療は化学療法,膿瘍を形成した場合は切開術を施行する.

養育医療 母子保健法第20条に基づき,養育のために入院を必要とする未熟児に対し,入院における医療処置を公費によって行うもの.出生体重が2,000 g以下あるいは体重がそれ以上でも,低体温,呼吸器異常,消化器異常,重症黄疸などの児に対して,医療機関に収容されてから退院までの期間(最長1歳未満)は,医療給付が受けられる.ただし,所得に応じて費用の別途徴収がある.

要介護認定 [care need certification]
⇨介護保険(かいごほけん)

溶菌 [bacteriolysis]
細菌の菌体が破壊されること.低張液,化学療法薬,抗体と補体の作用などで起こる.

溶血性 [hemorytic]
赤血球が破壊されることを溶血といい,溶血性とはそれに起因する生体内でのさまざまな変化,症状をいう.溶血性貧血,溶血性の黄疸などがある.

溶血性黄疸 [hemolytic jaundice]
体内で大量の赤血球の破壊が起こり,血中にビリルビンが過剰に産生されたために生じる黄疸.肝前性黄疸ともいわれ,主に間接型ビリルビンが増加する.悪性貧血,悪性リンパ腫,リンパ性白血病などの血液疾患や薬物服用,新生児の生理的黄疸などによる溶血が原因となる.→溶血性貧血(ようけつせいひんけつ)

溶血性貧血 [hemolytic anemia ; HA]
赤血球の寿命は120日であるが,その寿命が短くなり貧血となる疾患群の総称を溶血性貧血という.先天性と後天性に大別される.先天性では赤血球自体の異常が原因で,赤血球膜の異常など遺伝性,色素の異常,酵素の異常によるものがある.後天性には,自己免疫が原因であるもの,人工弁置換や弁膜障害による心疾患に起因し狭窄した血管内腔を通過する際,赤血球が破壊されるために起こるものがある.例外として,赤血球膜の異常である発作性夜間血色素尿症も後天性溶血性貧血である.臨床所見として黄疸,貧血,脾臓腫大がみられる.→貧血(ひんけつ)

溶血性レンサ球菌 [hemolytic streptococcus]
〈溶レン菌〉 レンサ球菌は,溶血性によりα,β,γに分類される.また細胞壁の抗原性によりAからV(I,Jを除く)の群に分類される.ヒトに病原性をもつものは,β溶血を起こすA群とB群であるが,ほとんどがA群であり,化膿性レンサ球菌(streptococcus pyogenes)がその代表である.猩紅(しょうこう)熱,リウマチ熱,腎炎,咽頭炎などの原因となる.ときに劇症化して,突発性の敗血性ショックを起こす劇症型A群レンサ球菌感染症(toxic shock like syndrome ; TSLS)が問題となることがある.→急性腎炎(きゅうせいじんえん),丹毒(たんどく)

溶血性レンサ球菌感染症 [infectious disease due to hemolytic streptococci] レンサ球菌のうちで血液寒天培地上でβ溶血を示す菌を一般に溶血性レンサ球菌とよぶ.臨床上問題となるのはA群とB群である.A群レンサ球菌による感染症には,上気道感染症(咽頭炎,扁桃炎),発熱毒素(SPE)を産する菌の場合,上気道感染症に続発し猩紅熱,皮膚感染症(膿痂疹,丹毒,蜂巣炎,壊死性筋膜炎),劇症型A群レンサ球菌感染症(TSLS),その他中耳炎などがある.A群レンサ球菌感染症による続発症としては,急性糸球体腎炎,リウマチ熱がある.B群レンサ球菌は健康成人女性の直腸や腟に常在し,新生児の敗血症,肺炎,髄膜炎の原因菌となり,また分娩後の妊婦の子宮内膜炎や敗血症の原因菌ともなる.

溶血[反応] [hemolysis, hemoclastic reaction]
赤血球の破壊によって血中にヘモグロビンが遊離する現象.赤血球自体に原因のある内因性のもの(異常赤血球)と,赤血球以外に原因のある外因性のものがある.溶血の起こる部位から,血管内溶血と血管外溶血(網内系,とくに脾)とに分けられる.溶血性貧血が代表例である.→溶血性貧血(ようけつせいひんけつ)

養護 [protective care, nursing]
一般的には,危険だから守り,養い育てるという意味であるが,保健・福祉の分野では,生命を保持し,情緒を安定させ,十分に活動できるように保護・訓練・指導することを指す.

葉酸 [folic acid ; FA]
⇨ビタミン

要支援 [support need]
⇨介護保険(かいごほけん)

幼児期 [early childhood]
満1歳から就学前までの小児,あるいはその時期を指す.運動・精神機能の発達が著しく,言語の発達も目ざましい時期で,自我の芽ばえ,基本的生活習慣の基礎も,主にこの時期に形成される.

幼児偽白血病性貧血 ⇨ヤクシューハイエム貧血

幼児共生精神病 [symbiotic infantile psychosis]
⇨共生幼児精神病(きょうせいようじせいしんびょう)

養子免疫療法 [adoptive immunotherapy ; AI]
抗体ではなく感作されたリンパ球を移

痒疹〔prurigo〕 強いかゆみを伴う丘疹または小結節形成を特徴とする皮膚疾患。掻くと小水疱や膿疱となりやすい。急性のものに小児ストロフルス、蕁麻疹様苔癬、夏季痒疹、急性単純性痒疹、慢性のものに多形慢性痒疹、結節性痒疹、ヘブラ痒疹、慢性単純性痒疹などがある。

謡人結節〔singer nodule〕 〈声帯結節、歌手結節〉声帯に生じる炎症性の腫瘤で、小児結節とともに結節性声帯炎とよばれる。発声時に振動する声帯膜様部の前1/3の部位に粟粒大の無茎結節がみられ、嗄声(させい)や音声疲労を主症状とする。声の乱用をひかえ、ネブライザーによる治療や摘除術を行う。

腰髄〔lumbar segment〕 胸髄と仙髄との間の部分で、隣接部位に比べてやや太くなっており腰膨大とよばれる。位置的には第10〜12胸椎の高さに相当し、5対の腰神経が出入りしている。

羊水過多〔症〕〔polyhydramnios, hydramnion〕 羊水の量が800mLを超えたものを羊水過多〔症〕といい、100mL以下を羊水過少〔症〕(oligohydramnios)という。一般に羊水の分泌量は妊娠7か月ころが最大で、約700mLとなり、以後減少する。原因は胎児先天異常では消化管閉鎖による羊水の嚥下困難、腎機能障害による尿の排泄増加および脊椎破裂による閉鎖不全などのほか、一卵性双胎、母体の糖尿病や心・腎疾患などがある。診断は超音波断層法や羊水穿刺などによる。治療は対症療法として羊水穿刺や利尿薬、減塩食などがあるが、胎児に対しての治療は困難で、母体に悪影響を及ぼすときは妊娠中絶も行われる。

羊水分析〔analysis of amniotic fluid〕 羊水穿刺により採取した羊水細胞による診断法。妊娠中期では、胎児性別判定、染色体異常症や一部の先天代謝異常の出生前診断に用いられ、妊娠後期では、胎児成熟度判定に用いられる。羊水穿刺を行う時期は妊娠中期では16〜20週に、後期では37週以前に行う。

陽性石けん〔cationic soap〕 ⇨逆性石(ぎゃくせいせき)けん

陽性尤度比〔positive likelihood ratio〕 検査結果が陽性であった場合に、本当に疾患がある確率。→付録3参照

ヨウ素-131(¹³¹Ⅰ)〔iodine-131〕 ヨウ素は原子番号53の元素で、天然に存在するのは質量数127で、安定しているが、それ以外のヨウ素は不安定で、一般にβ線とγ線を放出してほかの元素に壊変する。このようなヨウ素を一般に放射性ヨウ素(放射性同位元素)とよぶ。放射性ヨウ素のうち、半減期が8.06日のヨウ素-131(¹³¹Ⅰ)は医療用としても用いられ、甲状腺に集積しやすいヨウ素(Ⅰ)の性質を利用し、甲状腺機能亢進症や甲状腺がんの治療に用いられる。この治療法は放射線ヨード療法(radioiodine therapy)などとよばれている。

腰椎〔lumbar vertebra ; LV, vertebra lumbalis〕 脊椎骨のうち腰部にある椎骨で、5個ある。ほかの椎骨と比べ、椎体は大きく、椎孔は小さく(脊髄が第1腰椎の高さで終るため)、肋骨突起(臨床では横突起とよばれることも多い)をもち、水平な棘突起が形態上の特徴である。

腰椎穿刺〔lumbar puncture ; LP〕 〈腰部脊髄クモ膜下穿刺〉脊髄麻酔、脳脊髄液の圧の測定、髄液の採取、髄液の細菌学的・化学的検査、あるいは治療を目的として行われる穿刺法である。通常第3〜4腰椎間で、腰椎穿刺針を用いて無菌的操作で行う。→髄液(ずいえき)、髄液検査、穿刺法(せんしほう)

腰椎麻酔〔lumbar anesthesia〕 ⇨脊髄麻酔(せきついますい)

腰痛〔low back pain ; LBP, lumbago〕 腰部に起こる疼痛の総称。多くは整形外科疾患によるが、腹部諸臓器から発生する場合もある。整形外科疾患で多いのは腰部痛・筋膜炎、腰部椎間板ヘルニア、変形性脊椎症、腰椎分離症などである。外科疾患では尿路結石、膵炎、胆嚢炎など、婦人科疾患では子宮筋腫、子宮内膜症、子宮外妊娠などがある。既往歴や病歴を念頭におき、注意深い診察が大切である。

用量反応関係〔dose-response relationship〕 ⇨用量反応曲線(ようりょうはんのうきょくせん)

用量反応曲線〔dose-response curve〕 〈用量反応関係〉薬用量と致死量との間隔を表す治療係数の基準となるグラフ曲線。横軸に用量、縦軸に有効率または死亡率をとり、50％有効量、50％致死量を明らかにし、治療係数を算出する。

葉緑素〔chlorophyll〕 ⇨クロロフィル

溶レン菌〔hemolytic streptococcus〕 ⇨溶血性(ようけつせい)レンサ球菌

ヨード塩〔iodide〕 ヨードは甲状腺機能亢進症状に対し抑制効果を有する。抗甲状腺薬の補助薬として使用される。また慢性気管支炎や喘息には、ヨウ化カリウム、ヨウ化ナトリウムなどのヨード塩が用いられる。

ヨード過敏症〔iodine hypersensitivity〕 ヨウ素に対する過敏症をいう。血管造影の造影剤およびヨード製剤を使用する際に問題となる。悪心・嘔吐、発疹などをきたし、高度の場合はショックに陥り、死に至ることもある。

ヨーヨー現象 ダイエットを行う際に、無理な減量で筋肉や骨などを減少させたあとに、体重がもとに戻る場合、ほかの組織はやせたままであり、体脂肪の占める割合が高くなって、前よりも肥満の度合いがひどくなる。この現象を指して一般にリバウンドという。このような減量と体重増加の繰り返しを玩具のヨーヨーになぞらえ「ヨーヨー現象」あるいは「ウエイトサイクリング」という。摂取エネルギーの抑制(バランスのよい食事)と消費エネルギーの増加(適度な運動量)のバランスが不均衡だと、この状態を招来してしまう。

善きサマリア人の法〔good Samaritan law〕 医療従事者ではない一般市民が行う救急救命処置についての考え方。新約聖書ルカによる

よきふあん

福音書第10章第25〜37節におけるイエスと律法家の対話から，善きサマリア人の行為は，隣人愛で行われた緊急の手当てであり，その行為を通常の法律の枠組みで問うべきではないとするものである．米国の一部の州では，法的責任の免責の要件として救助者に一次救命処置(BLS)トレーニングを課す．わが国では，一般市民による心肺蘇生行為は，民法第698条「緊急事務管理」として，また，刑法第37条「緊急避難」として，故意や重大な過失がないかぎり罰せられない．一般市民が，偶然心室細動(VF)などの者に遭遇して自動体外式除細動器(AED)を使用した場合について，厚生労働省は，反復継続性がみとめられないため，医業には該当せず，医師法違反とはならないと判断している．

予期不安 [expectation anxiety]
〈予期神経症〉以前に体験した失敗を回避しておきたい状況に，再び直面せざるをえないときや直面することを想像するだけでも生じる強い不安．予期不安のために，通常ならばうまく行えることも過度の不安や緊張のために失敗してしまう．さらには失敗が不安を増強させるという悪循環をまねくことになり，これを予期神経症という．→パニック障害，不安(ふあん)

抑圧 [repression]
受け入れがたい観念や記憶，情動などを無意識のなかに閉じ込めてしまおうとするもの．自我の基本的防衛機制で，精神分析の基本的な概念であり，フロイト(Sigmund Freud)によって最初に提唱された．意識的に働く場合は抑制という．→フロイト，ジグムント

[抑]うつ(鬱)状態 [depressive state]
悲哀感，悲観的気分などの感情障害に伴い，思考静止や遅滞，虚無的，厭世(えんせい)的，自責感などの思考内容の変化が生じ，ときに自殺念慮，自殺企図を示す．行動の減退もみられる．内因性うつ病の主要症状の1つ．

翼状針 [winged needle]
点滴の際に用いる翼の付いたディスポーザブル針で，点滴セットと連結できるように細いチューブが付いている．針の両側に付いている翼により，血管内に刺入した針が固定しやすくなっている．針は長さ約16〜19 mmで，太さは18〜27 Gなどがあり，固定しにくい部位に点滴する場合や，長時間の点滴固定が必要な場合などに用いられることが多い．

抑制[法] ▶大項目参照

欲動 [drive, instinct]
人間をある目標へ向かって努力させる力動過程のこと．広義には栄養欲動，危険防御欲動などの動物学的な本能をも含むが，心理学的にはフロイト(Sigmund Freud, 1856〜1939，オーストリア，精神病理学)が提唱した欲動の概念を指すことが多い．フロイトは，まず性の欲動に関して考察する．欲動において，目標は身体的だが，その具体的な対象を決定するは個人個人の生活史によって異なると考えたのである．また，性欲動の発現とともに，愛や人格の完成を求める「性愛の欲動」と攻撃・怒りを求める「死の欲動」といった，2つの相反する欲動が形成されてくる．このように人間の内部では2つの相反する欲動が働きあって(両価性)，人

間の活動を根本的に規定しているとした．→クレッチマー，E.，フロイト，ジグムント

予後 [prognosis]
本来は，病状の経過についての見通しをいうが，病後の経過のことを指すことも多い．ギリシャ語を合成した言葉で，予め(pro)知る(gnosis)という意味．治療の予後，生命の予後，回復の予後がある．

予後栄養指数 [prognostic nutritional index；PNI]
Buzbyが提案した，術前の患者栄養状態を評価し，術後の予後予測の一手段．具体的にはアルブミン，上腕三頭筋部皮下脂肪厚，トランスフェリン，遅延型過敏反応の有無から算出された数値で手術の予後を判定するもので，40未満(低危険率)，40〜49(中間の危険率)，50以上(高危険率)と判定する．

$$PNI = 158 - (16.6 \times Alb) - (0.78 \times TSF) - (0.22 \times TFN) - (5.8 \times DH)$$

Alb：アルブミン，TSF：上腕三頭筋部厚，TFN：血清トランスフェリン，DH：遅延型皮膚過敏反応

よこね [bubo]
⇨横痃(おうげん)

よだれ [dribble]
生後3か月くらいから唾液の分泌が増加するが，これをうまく飲み込めない場合に，唾液が口外に漏れて出ることをいう．唾液の分泌の増加は歯の生え始めの時期に顕著であるが，脳神経疾患などの病原因によっても起こる．

欲求不満 [frustration]
〈フラストレーション〉内的または外的な原因によって欲求の満足が阻止された結果，生じた緊張状態．欲求が満足されると，生じた緊張は解消されるが，欲求不満が持続すると緊張が高まり，生理的・心理的反応が現れ，神経症の原因にもなりうる．→神経症(しんけいしょう)

夜泣き [night cry]
生後2，3か月〜1歳半くらいの間に起こる，原因がはっきりしないまま泣きやまない状態．睡眠リズムが確立していく過程において，子どもの体内時計のリズムが乱れ，夜泣きをひき起こすと考えられている．体内時計のリズムが安定してくれば，自然に解決される．→夜驚(やきょう)

予備吸気量 [inspiratory reserve volume；IRV]
安静吸気位から，さらに吸入しうる最大ガス量．スパイロメトリーでは残気量以外の肺気量分画が求められるが，予備吸気量とともにその一部を構成する．肺活量は最大吸気位から最大呼気位までゆっくり呼出させたときの気量であり，

肺活量＝予備呼気量(ERV)＋1回換気量(TV)＋予備吸気量(IRV)

で表せる．→肺容量(はいようりょう)，予備呼気量(よびこきりょう)

予備呼気量 [expiratory reserve volume；ERV]
安静呼気位より呼出しうる最大ガス量．スパイロメトリーでは残気量以外の肺気量分画が求められるが，予備吸気量とともにその一部を構成する．肺活量は最大

吸気位から最大呼気位までゆっくり呼出させたときの気量である．→肺容量(はいようりょう)，予備吸気量(よびきゅうきりょう)

予防医学(よぼういがく) 〔preventive medicine〕 治療医学と対比して用いられるもので，疾病の原因を除去したり発生を予防するための医学．食品・環境などの公衆衛生，職業病の発生予防，予防接種などによる特定疾患に対する予防，集団検診活動や，個人・団体における衛生推進による健康の増進などを対象領域とする．

予防看護(よぼうかんご) 〔preventive nursing〕 疾病予防の見地から，健康な個人または集団に密着して，家庭・職場・学校・地域社会において，健康的なよい習慣づくりや生活環境の調整などに直接的に援助・支援すること．

予防接種(よぼうせっしゅ) ▶大項目参照

予防的ドレナージ(よぼうてき) 〔prophylactic drainage〕 ⇨ドレナージ

与薬(よやく) ▶大項目参照

Ⅳ型アレルギー(がた)**〔反応**(はんのう)**〕** 〔cell mediated type allergy reaction, type Ⅳ allergic reaction〕 〈細胞免疫型アレルギー，遅延型過敏症，遅延型アレルギー〉 細胞性免疫が主として関与する．T細胞(CD4陽性)表面のT細胞レセプター(TCR)と抗原提示細胞により，MHC-クラスⅡ分子とともに提示された抗原が反応し，活性化されたT細胞からサイトカイン(インターロイキン2，インターフェロンγ，腫瘍壊死因子など)が分泌される．さらに，細胞傷害性T細胞(cytotoxic T cell)やマクロファージが，エフェクターとなって過敏症がひき起こされる．ツベルクリン反応などの皮内反応や接触性皮膚炎，臓器移植の拒絶反応(慢性型など)が含まれる．→アトピー性皮膚炎，即時型(そくじがた)アレルギー

ら

ラーエ（レイ），リチャード・H. ［Richard.H. Rahe］
米国の精神科医．ホルムス（ホームズ）とともに，ライフイベンツから受けるストレスについて探究した．→ホルムス（ホームズ），T.

らい（癩） ［leprosy］
⇨ハンセン病

ライ症候群 ［Reye syndrome］
上気道感染，ことにウイルス感染のあと，発熱，頑固な嘔吐，呼吸異常，意識レベルの変化，肢位の異常や痙攣を伴い，肝をはじめ諸臓器に脂肪沈着をみとめる急性非炎症性脳症である．症状は重篤で死亡例も多い．基本的には全身のミトコンドリア障害とされているが，現時点では，まだ有効性の確立した特異的治療法はない．先に，サリチレートとの関連性が注目されているが，結論はまだ出ていない．Ralph Douglas Kenneth Reye（1912〜1977，オーストラリア，病理学）．

ライソゾーム病 ［lysosome disease］
ライソゾーム性蓄積症ともよばれる．遺伝子異常によってライソゾーム中の特定酵素の合成に異常が生じ，その結果，酵素欠損により蓄積する物質（ムコ多糖，オリゴ糖，脂質など）が組織内にたまる疾患の総称である．ライソゾーム内の先天的に欠損する酵素の種類により，蓄積する代謝産物や組織に違いがあり，多彩な臨床症状を示す．約30種類の疾患に分類されている．多くは常染色体劣性遺伝形式をとり，一部では伴性劣性遺伝形式もみられる．厚生労働省指定の特定疾患に含まれている．

ライナック ［linac］
⇨線形加速器（せんけいかそくき）

ライフサイエンス ［life science］
〈生命科学〉 分子生物学などの進歩による生命現象や遺伝の解明とともに，その知識を利用して自然界と調和した人間の生活環境をつくりだし，健康障害や環境破壊などをもたらすことのない技術を開発していく研究領域をいう．近年の先進的な医療においては，これらの研究の成果の応用が欠かせないものとなっている．広義のライフサイエンスは単に自然科学にとどまることなく，社会科学や人文科学，宗教，思想などあらゆることがらが，その研究範囲に含まれる．人間が未来に生存するための，総合的な学際的研究領域である．

ライフサイクル ［life cycle］
本来は生物学領域で用いられ，生物がその生物固有の発達の位相を示しながら世代交代を繰り返すことをいう．一般には人の場合「人間の誕生から死までの一生の過程」として生活環，あるいは人生周期ともいわれている．人の一生の世代分類は一様ではなく諸説があるが，一般的には胎生期に始まり，乳幼児期〜児童期〜青年期〜成人期〜老年期に区分できる．エリクソン（Erik Homburger Erikson，1902〜1994，独，心理学）が1950（昭和25）年に人生の各世代の歩みを総称してライフサイクルとよび，人は誕生以降，各年代の経験の積み重ねによって加齢とともに人生の完成に近づくとしている．個人のライフサイクルは文化，価値観など心理，社会面の影響を受けながら一生をとおして各期に応じた発達を続け生涯を終るといわれている．その間にはまた多くの危機，解決すべき課題に直面する．また女性の視点からライフサイクルをみた場合，女性ホルモンの消長により，小児期〜思春期〜成熟期〜更年期〜老年期に大別される．小児期は第一次性徴のほかに男女の別はないが，初経に始まる思春期，結婚，出産，（第1子〜末子）育児を中心とした成熟期，閉経前後の更年期，など女性特有のライフサイクルをもっている．現代における女性のライフサイクルの特徴は初経の早期化，結婚年齢と初産の高齢化，少子化に伴う出産時期の短縮，そして平均寿命の延長に伴う老年期の長期化など，統計の示すところである．

ライフスタイル ［lifestyle］
人生，または日々の生活における行動様式や生き方．具体的には，衣食住や交際，娯楽などの生活様式，または生活の行動や様式を形づくる考え方や習慣である．特定の社会・集団のなかで共通してみられるものから，地域や民族，階層の違いによるもの，そして個々人がもつものまで，幅広くとらえられる．公衆衛生の領域では，健康や慢性疾患罹患状況との関連性からライフスタイルの調査方法が研究されている．

ライフスタイル★ ［lifestyle］
NANDA-I 分類法 II の領域4《活動/休息》類2《活動/運動》に配置された看護診断概念で，これに属する看護診断としては〈坐位中心ライフスタイル〉がある．

ライフレビュー ［life review］
自分の過去の出来事や思い出などを回想し語ることによって，自己の存在を確かめ，人生を意味あるものと信じて新たな価値づけができ，生きる力をひき出すことができる．これまでの人生を総括することを助ける援助であり，とくに，さまざまな喪失を体験する高齢者や終末期患者に対して行われる．

ライム病 ［Lyme disease, Lyme borreliosis］
動物由来感染症の1つで，野ネズミや小鳥などを保菌動物とし，野生のマダニによって媒介される．起因菌であるライム病ボレリアはスピロヘータ科に属するグラム陰性のらせん状桿菌である．症状は発熱，関節炎，遊走性皮膚紅斑，筋肉痛，髄膜炎，心筋炎などである．感染症法では4類感染症に分類されている．→スピロヘータ感染症

らい（癩）予防法 ［Leprosy Prevention Law］
1953（昭和28）年8月に制定された法

律で，らい（ハンセン）病の予防，診療した医師の都道府県知事への届け出，療養所への入所の勧奨，国立療養所の設置，福祉のことなどが定められた．1996（平成8）年廃止とともに，病名としての「らい」も使用されなくなった．

ラ音 [rale, rhonchus ; rh] 〈ラッセル音〉 管腔が狭くなった気管・気管支を，空気が通過するときに発せられる雑音．胸部聴診により聴取される．原因として気管内への分泌物・膿・血液の貯留，または気管壁の腫脹・痙攣などがある．ラ音の性状は原因によって異なり，連続性(乾性)ラ音と断続性(湿性)ラ音とがある．前者は狭窄した気管・気管支を空気が振動しながら通るときに聴取され，笛声音(ピーピー)，きしみ音(ギーギー)などとして表現され，気管支喘息でよく聴かれる．後者は気管支内に貯留した分泌液や粘液，血液，膿のなかを空気が振動して通るとき聴取されるもので，水泡音(ブツブツ，バリバリ)として表現され，肺炎，気管支炎，肺うっ血などで聴かれる．そのほか特殊なものとして，びまん性間質性肺炎で聴取されるベルクロ音(バリバリ)がある．

落屑（らくせつ） [desquamation] 皮膚続発疹の1つである鱗屑（りんせつ）が皮膚から剥がれて脱落する現象を落屑という．一般に鱗屑は角化異常，あるいは炎症性の変化のあとにみられる．皮膚の感染に注意するとともに，皮膚の症状が軽快すれば鱗屑が改善し落屑も減少するので，鱗屑の状態でこすらないように注意する．→鱗屑（りんせつ）

ラクターゼ [lactase] 〈β-ガラクトシダーゼ〉 ラクトース(乳糖)をグルコースとガラクトースに加水分解する酵素で，小腸粘膜上皮細胞に局在する．これが先天的または二次的に活性低下ないし欠如するとラクトース不耐症となる(ミルクで下痢をする)．→乳糖負荷試験（にゅうとうふかしけん）

ラクトース [lactose] ⇒乳糖(にゅうとう)

ラクトース輸送体（ゆそうたい） [lactose transporter] ⇒M蛋白〔質〕

ラクトバシラス [lactobacillus] ⇒乳酸桿菌（にゅうさんかんきん）

ラクナ [lacuna] 脳の深部にみられる直径15mm未満の小さな梗塞巣のことをいう．わが国の脳梗塞では最も多い病型で，通常高血圧による穿通枝動脈のリポヒアリン症や血管壊死に起因するものが多い．→脳血管疾患（のうけっかんしっかん）

落陽（日）現象（らくよう（ひ）げんしょう） [setting sun phenomenon] 〈日没現象〉 上眼瞼を閉じないのに，地平線に日が沈むように眼球が下眼瞼に沈み込んでいく眼球の反射的下方回転をいう．原因は，頭蓋内圧が亢進したときに，第三脳室の松果体上陥凹が四丘体を圧迫するためといわれる．新生児では，無酸素脳症や核黄疸初期には必ず出現する特徴的症状であるが，軽度のものは未熟児にもみられることもある．この現象が少なくとも4週間続くと，強い脳障害が存在すると考えられる．

ラザルス，リチャード・S. [Richard Stanley Lazarus, 1922〜2002] ストレスに関する研究と理論の開拓を行った心理学者．カリフォルニア大学バークレー校の名誉教授．1966(昭和41)年に『Psychological Stress and the Coping Process』(心理的ストレスと対処過程)を出版後，1984(昭和59)年に『Stress, Appraisal, and Coping』(ストレス，評価，対処行動)を発表し，今日の理論に発展させた．ラザルスのストレスの過程を，刺激特性，認知的評価・対処，反応カテゴリーの3つで構成されているとしている．人間は外的/内的環境の刺激が自己の資源に負担をかけたり安寧を脅かすものかを評価し(一次評価)，それに対して何ができるかを明らかにする(二次評価)という認知的評価を行う．人間はその評価に基づき，問題志向型もしくは情動志向型の認知的/行動的努力を用いて処理する(対処)．その結果の適応は，身体的健康やモラール，社会的機能性の3側面の反応カテゴリーでとらえることができる．また，健康や肯定的信念，社会的能力などの人間の能力は，資源として二次評価，コーピングに影響を与え，ストレスを緩和するものであると位置づけられている．→コーピング機制，ストレス

ラジウム照射（しょうしゃ） [radium radiation] 半減期の長い放射性同位元素ラジウム226(^{226}Ra)を放射線源に用いたγ線による悪性腫瘍の治療法．密封小線源として体内に挿入し，舌がんや皮膚がんの組織内照射，子宮頸がんの腔内照射などが行われたが，現在はセシウム137(^{137}Cs)やイリジウム192(^{192}Ir)により代用されるようになった．

ラジオアイソトープ [radioisotope ; RI] ⇒放射性同位元素（ほうしゃせいどういげんそ）

ラジオアイソトープ検査（けんさ） [examination of radioactive isotope ; RI test] 放射性同位元素（ラジオアイソトープ）を経口的，あるいは経静脈的に生体へ投与して行う検査の総称．放射性同位元素の特定の臓器への集積，体内での変化を観察し，各種疾患の診断に用いる．アイソトープを扱う場合は法的規定に従い，放射線による被曝，汚染に注意する．

ラジオイムノアッセイ [radioimmunoassay ; RIA] 〈放射免疫測定法〉 ラジオアイソトープ（放射性同位元素）の抗原抗体反応の特徴を活用し，血中に存在する微量の物質（ホルモン，酵素，ビタミンなど）を測定する方法．

ラジオサージェリー [radiosurgery] 病変部を選択的に治療する新しい放射線治療技術の総称．病変を中心とした狭い領域に対する多方向からの放射線照射により，病変部に高い線量を与えながらも周辺正常組織への被曝を最小限に抑え治療することができる．従来であれば開頭手術でしか治療できなかった病変の治療が可能となり，手術と比較して低侵襲，低リスクであり，かつ短期入院ですむなどの利点があげられる．厳密には1回照射を指し，定位手術的照射(streotactic radiosurgery)のことであるが，一般にはXナイフなども含めて定位放射線治療としてよばれることも多い．

ラジオ波焼灼療法（はしょうしゃくりょうほう） [radiofrequency ablation ; RFA]

らしこてい

超音波画像やCT画像で観察しながら，経皮的にがん組織に直径約1.5 mmの電極を挿入し，周波数の比較的低いラジオ波を流して約100℃の高熱で焼灼し，病変部を壊死・凝固させる治療法．従来の化学療法や放射線療法とは異なる機序に基づく治療法として，各種悪性腫瘍の治療に応用され始めている．本法の適用には，低侵襲性でかつ根治も可能という利点があり，とくに肝腫瘍などへの適用では臨床的有用性が多数報告されている．

螺子固定法(らしこていほう) [screwing method] 骨折部の整復固定に用いられる方法で，小さな切開創で手術が可能である．螺子は釘に比べて旋回に対する固定力が強く，打ち込む本数が少なくてすむ．

ras 遺伝子 [ras gene, ras family] がん遺伝子の1つ．GTP結合蛋白質(G蛋白質)をコードし，白血病，甲状腺がん，子宮頸がん，膵がん，胆管がん，大腸がん，さらには前白血病状態(前がん状態)などで異常がみられる．

ラスパトリウム [raspatory, raspatorium] 骨膜剝離器．手術時，骨に対する処置の際，骨膜を剝離する目的で用いる．

ラセーグ試験(しけん) [Lasègue test] 坐骨神経痛の理学所見のうちで重要な検査法の1つである．患者を仰臥位とし，膝を伸展させた状態で患側股関節を屈曲していく．途中で下肢(坐骨神経領域)に放散する疼痛を訴えたり，抵抗があり挙上ができなくなった場合にラセーグ試験陽性とする．腰部椎間板ヘルニアの診断法として必須である．Ernest charles Lasègue(1816〜1883, 仏，精神神経科，医師).

ラセーグ徴候(ちょうこう) [Lasègue sign] 仰臥位で下肢を伸展した状態のまま挙上させたとき，坐骨神経に沿った疼痛や抵抗感を自覚するために下肢の挙上が困難となる症候．坐骨神経根部に炎症，腫瘍，圧迫などの異常がある場合にみられ，坐骨神経痛，腰部椎間板ヘルニアの主要徴候の1つである．Ernest Charles Lasègue(1816〜1883, 仏，神経・精神科).

らせん(螺旋)帯(たい) [spiral bandage] ⇨包帯法(ほうたいほう)

ラッサ熱(ねつ) [Lassa fever] アレナウイルス科に属するラッサウイルス(*Lassa virus*)に起因する西アフリカ一帯にみられるウイルス性出血熱である．自然宿主であるマストミスネズミの排泄物からヒトに感染する．また，感染者や患者の血液や体液，排泄物によりヒトからヒトへも伝播する．潜伏期間は7〜18日で，突発的な発熱，頭痛，咽頭痛を主症状とし，重症化するとしばしば死に至る(致死率約30%)．感染症法では一類感染症に分類されている．

ラッセル音(おん) [rales] ⇨ラ音

ラッセル牽引(けんいん) [Russell traction] 4〜6歳児の大腿骨骨折に対して用いられる介達牽引の一方法．下腿部にスピードトラック包帯を巻いて長軸方向に牽引する一方，膝後面に包帯をかけてハンモック状に吊り上げる．約3〜4週で仮骨が形成され，その後ギブス固定に変更する．→牽引療法(けんいんりょうほう)

ラッパ管(かん) [uterine tube] ⇨卵管(らんかん)

ラッピング [wrapping] 〈コーティング〉 脳動脈瘤破裂によるクモ膜下出血の手術治療でクリッピングが不可能な場合，またはクリッピング後の補強目的で行われる．手術用圧縮綿や筋肉片で動脈瘤全体を覆い，生体接着剤(フィブリン糊)などで固定する．再破裂の危険性は軽減できるが，完全に防止することはできないため，クリッピング後の補強目的で行われることが多い．最近では，使用した圧縮綿や筋肉片から肉芽腫が生じることが報告され原則として行われなくなっている．→クモ膜下出血，クリッピング，トラッピング

ラップ療法(りょうほう) [wrap therapy] 褥瘡や皮膚潰瘍の治療法として注目を集めている治療法．高価な創傷被覆材などを用いず，食品用ラップなどを用いることから命名された．本法を，創部の湿潤環境を保ちながら滲出液を排除することもできる開放性のウエットドレッシング法と位置づけ，開放性ウエットドレッシング療法(open wet-dressing therapy; openWT)と考案者らが名称変更を唱えている．

ラテックスアレルギー [latex allergy; LA] 天然ゴム(natural rubber latex)製品に接触することによって起こる蕁麻疹，アナフィラキシーショック，喘息発作などの即時型アレルギー反応を指す．天然ゴム製品は手袋，カテーテルなどの医療用具の素材として用いられることが多く，感染防止上の目的でラテックス製手袋の装着機会が増えてきたのに伴い，医療従事者の罹患率が高くなっている．ゴム手袋についているパウダーとの化学反応を原因としている説があり，パウダーフリー(パウダーのついていない)ゴム手袋を使用する施設も出てきている．

ラテックスアレルギー反応(はんのう)★ [latex allergy response] NANDA-I 分類法IIの領域11《安全/防御》類5《防御機能》に属する看護診断で，診断概念としては〈アレルギー反応〉である．

ラテックスアレルギー反応リスク状態(はんのうじょうたい)★ [risk for latex allergy response] NANDA-I 分類法IIの領域11《安全/防御》類5《防御機能》に属する看護診断で，診断概念としては〈アレルギー反応〉である．

ラテックス凝集反応(ぎょうしゅうはんのう) [latex agglutination reaction; LAR] ポリスチレンラテックス粒子に免疫グロブリンG(IgG)を吸着させ，間接凝集反応により血中抗体を検出する方法．リウマトイド因子の検出に利用されている．

ラテントがん [latent cancer] ⇨偶発(ぐうはつ)がん

ラトケ囊腫(のうしゅ) [Rathke pouch tumor] ⇨頭蓋咽頭腫(とうがいいんとうしゅ)

ラドンシード [radon seed] ラジウム226(^{226}Ra)がα壊変してできたガス状のラドン222(^{222}Rn)を金の細管中に封入したもの．ラドンガスのα壊変によって放出されるα線とγ線のうち，

金に吸収されないγ線の放射を用いて間隔照射，腫瘍内照射治療を行う際に使用する．通常，厚さ0.3mm，外径0.8mm，長さ3mm前後の黄金粒で1個につき約1mCiのラドンガスを含むものが多用されている．ラドンは半減期が3.8日と非常に短く，体内放置が可能で，悪性腫瘍内への永久刺入，刺入後除去が困難な場合などに用いられる．ラジウムの取り扱いと同様，ピンセットを用い，素手での取り扱いは危険である．現在は198Auグレインが使用されている．

ラヌーラ [ranula] ⇨ガマ（蝦蟇）腫

ラパポート試験（しけん） [Rapaport test] 〈分腎機能検査〉 クレアチニンに対するナトリウム濃度比を，尿管カテーテルを挿入して採取した分腎尿で比較する検査である．主に腎血管性高血圧症で行われ，50％以上の左右差があれば低値のほうが罹患側と判定される．現在はほとんど行われていない．→腎機能検査（じんきのうけんさ）

ラパロスコピー [laparoscopy] ⇨腹腔鏡検査（ふくくうきょうけんさ）

ラビング法（ほう） [rubbing method] 〈擦式法〉 感染防止の観点から行われる手指の衛生的洗浄・消毒法の1つ．通過菌の除去・殺菌のため，擦式消毒用アルコール製剤を手指や指間に擦り込み，手指消毒を行う．手指が汚れている場合には，予め石けんと流水での洗浄を行うことが必要．手術時など，高い清潔度が要求される場合に適用される．

ラブ法（ほう） [love operation] 腰部椎間板ヘルニアの手術的治療法の1つ．腹臥位にて，腰椎後方より神経を圧迫している黄色靱帯を切開して，腰髄神経根を内方に後退しながらヘルニアを除去する方法．ラブ法後の安静度は，手術当日はベッド上安静であるが，翌日から他動的下肢挙上訓練（straight leg raising；SLR）を開始し，痛みが軽減したら，自動的SLRを開始する．その後，軟性コルセットを着用して，坐位，起立，歩行を開始する．

ラポール [rapport] 〈疎通性〉 意思の交流とくに親和的感情についていうことが多い．思考，興味，感情などの疎通性のよい対人関係をいい，医療スタッフと患者・家族などの間に程度の高い信頼関係があることを意味している．①気楽で親密な関係，②信頼され尊敬される関係，③合理的・客観的に理解する関係などを特色とする．

ラミナリア桿（かん） [laminaria] ラミナリアジギタタとよばれる海草の根を乾燥後消毒し，桿状に加工し5～6cmに切って糸を付けたもの．太さは数種類あるが，水分を吸収するとゆっくり膨張し，数時間後にはもとの太さの数倍となる．この性質を利用して，子宮頸管を徐々に拡張して分娩を誘導したり，子宮内容物搔爬の前処置として用いられる．→陣痛（じんつう）

［ラムゼイ］ハント症候群（しょうこうぐん） [Ramsay Hunt syndrome] ①小脳歯状核および上小脳脚の進行性の変性・萎縮を主病変とする遺伝性疾患．若年期に発症し，小脳症状（運動失調，筋緊張低下，企図振戦，言語障害など）にミオクローヌスを合併する．予後不良．②耳部を中心とする帯状疱疹に顔面神経麻痺，内耳神経障害を伴う病態．耳性帯状疱疹ともいう．James Ramsay Hunt（1872～1937，米，神経科）．

ラリンジ（ゲ）アルマスク［エアウェイ］ [laryngeal mask airway；LMA] 小児麻酔において多用されている気道確保用の機材．気管挿管に比較し侵襲が少ないのが利点とされる．チューブの先端にマスクがあり，その周りにカフが付いている．マスクを喉頭まで挿入しカフを膨らませて固定する（図）．サイズは，新生児用に1号，小児用に2号，成人用に3，4号がある．適切な位置に挿入・固定されれば確実に人工呼吸ができる．救急救命士の特定行為のうち，気道確保に使用が許可されている器材でもある．→エアウェイ，気道確保（きどうかくほ）

■図 ラリンジ（ゲ）アルマスクと挿入位置

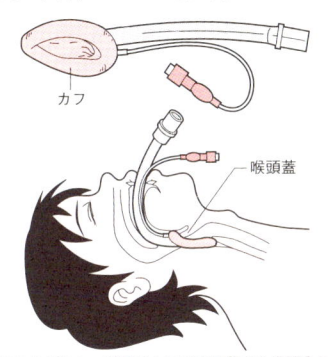

マスクを挿入し，周囲のカフで喉頭蓋から喉頭入口部を覆い，気道を確保する

ラロキシフェン [raloxifene] 〈塩酸ラロキシフェン〉 閉経後骨粗鬆症治療薬．エストロゲンに対し複数の作用をもつ選択的エストロゲン受容体モジュレーター（SERM）であり，骨量に対してエストロゲンのアゴニスト（エストロゲンと同じ機能を発現するもの）としての作用を示し，骨密度を増加させ，椎体骨折の発生を抑制する．副作用として静脈血栓塞栓症（深部静脈血栓症，肺塞栓症，網膜静脈血栓症を含む）が現れることがあり，下肢の疼痛・浮腫，突然の呼吸困難，息切れ，胸痛，急性視力障害などの症状には注意．医薬品名はエビスタ．→アゴニスト

卵円孔（らんえんこう） [oval foramen, foramen ovale] ①頭蓋底の中頭蓋窩において，蝶形骨の大翼に存在する小孔で，三叉神経第三枝（下顎神経）がこの孔を通り頭蓋底の外部へと走行する．②胎生期に心房中隔に存在する孔．胎児循環において，下大静脈から右房に流入した血液の大部分は，この孔を通り左房に入り，全身への血行に入る．出生後，肺循環が開始されると機能的に閉鎖し，さらに大部分の例では後日に閉鎖癒合する．

卵管　[oviduct, uterine tube]

〈輸卵管，ラッパ管〉子宮底両端から出て，腹腔に向かって走る左右一対の全長10～12 cm の細管状の器官．卵管筋層の蠕動運動と卵管内膜の上皮細胞にある線毛の運動によって卵子を卵巣から子宮へ運ぶとともに，黄体期には線毛細胞の外側にある分泌細胞から分泌される栄養を卵子に与える機能をもつ．子宮腔に開口する一端を卵管子宮口，腹腔に開口する一端を卵管腹腔口とよび，卵管子宮口側から順に，間質部，峡部，膨大部，采部(さいぶ，漏斗状の部分) の4つの部分からなっている．卵巣で生産され腹腔内に出た卵子は漏斗末端の卵管采に吸引され，膨大部で受精が行われ，受精卵は峡部，間質部を通って子宮に着床する．

卵管結紮術　[tubal ligation]

女性に行われる不妊法の1つ．卵管の通過性を妨げて不妊とすることを目的とする手術で，卵管峡部を圧挫して結紮する(マドレーネル法)．術式としては腟式と腹式がある．

卵管疎通検査法　▶大項目参照

ラングハンス巨細胞　[Langhans giant cell]

結核病巣の病理組織標本でみられるエオジン好性の多核巨細胞．細胞は円形または長円形をなし，原形質周辺に多数の核がならんでみられる．細胞内には貪食された結核菌(好酸性)がみとめられることが多い．Theodor Langhans(1839～1915，独，病理学)．

ランゲルハンス島　[Langerhans islands, pancreatic islet]

〈膵島〉膵内に島状に散在する内分泌機能を営む腺細胞群．発見者であるドイツの病理学者，ランゲルハンス(Paul Langerhans, 1847～1888)の名前からこうよばれる．ヒトの場合，1個の直径が100～200μm の多角形の島が膵全体に点在するが，とくに膵尾部に多く集まっている．α，β，δの3種類の異なった細胞があり，糖の代謝に重要な役目を果たすインスリンを分泌するβ細胞が最も多い．α細胞からグリコーゲン分解を促進するグルカゴンが，δ細胞からはソマトスタチンが分泌されている．インスリンは血糖を低下させる働きをもち，グルカゴンは血糖を上昇させる働きをもつ．→インスリン

卵細胞質内精子注入法　[intracytoplasmic sperm injection；ICSI]

⇨不妊症(ふにんしょう)

卵子　[ovum]

女性の卵巣内にある細胞で，胎生期に無数にでき，発育していく．直径約0.2 mm の円形細胞で，人体細胞中最大のものであり，肉眼でさえ小白斑としてみとめられるが，運動性はない．ヒトでは思春期以後受精能力をもつようになる．→卵巣(らんそう)

乱視　[astigmatism]

屈折異常により平行光線が1点に集光せず，外界の物体を明視できない状態．角膜，ときに水晶体の表面にゆがみを生じ経線の屈折力が異なるために生じる正乱視(円柱レンズで矯正)と，角膜の表面が凹凸不正の不正乱視(ハードコンタクトレンズで矯正)とがある．→不正乱視(ふせいらんし)

卵巣　[ovary]

子宮の両端に接して存在する左右1対の女性性腺．卵子を発育・成熟させ，それを排出させる機能と，卵胞ホルモンや黄体ホルモンを分泌する内分泌腺としての機能をもつ．長さ3～5cm，幅1.5～2 cm，厚さ1 cm，重さ4～8 g 程度のほぼ母指頭大の扁平な楕円形を呈する．成熟した卵巣の表面は卵胞や黄体のため灰白の凹凸状で，固有卵巣索，卵巣提索などによって支えられている．卵巣実質の皮質層には，発育段階にある大小の卵胞が無数に存在する．→黄体(おうたい)，卵子(らんし)，卵胞(らんぽう)

卵巣がん　[ovarian cancer；Ova Ca]

卵巣に発生する悪性腫瘍で，そのほとんどは硬い有茎のがん腫であるが，ときに肉腫のこともある．発生状態から原発性卵巣がん(単純性卵巣がん)，続発性卵巣がん，転移性卵巣がんの3種類に分類される．原発性卵巣がんは比較的まれで，ほとんどが後二者である．続発性卵巣がんは良性の卵巣嚢腫，とくに漿液性嚢胞腺腫，乳嘴(にゅうし)性卵巣嚢腫が悪性化したものである．転移性卵巣がんは胃腸から転移することが多く，消化管を原発巣とするものはクルケンベルグ腫瘍とよばれる．卵巣がんは，無症候性疾患(silent disease)とよばれるようにほとんど症状がないため，発見が遅れ，予後不良となることもある．しかし現在ではシスプラチン，カルボプラチンなどの抗がん薬が有効に作用することが多く，手術療法と化学療法との組合わせ治療が可能となる．

卵巣奇形腫　[ovarian teratoma]

〈類皮嚢胞腫，成熟嚢胞性奇形腫〉20歳前後に多く，卵巣良性奇形腫の主成分は皮膚であるので，皮様嚢胞(dermoid cyst)ともよばれる．胚細胞腫瘍のなかでは最も頻度が高いものは皮膚や毛髪，骨や軟骨であり，黄色で表皮の角化物質と皮脂腺から分泌された脂肪である．未熟成分を含むときは境界悪性あるいは悪性であり，未熟奇形腫とよばれる．10～20％は両側で摘出手術を行う．

卵巣機能検査　[ovarian function test]

卵巣は視床下部-下垂体系のホルモンによって調節され，排卵とホルモンの分泌を周期的に行っているが，この機能に何らかの障害が生じた場合，性器発育不全，無月経，不妊症などが現れてくる．卵巣機能の検査には，基礎体温の測定，腟内容細胞診，黄体ホルモンの測定とともに子宮内膜の日付け診断，頸管粘液検査などのほか，卵胞刺激ホルモン(FSH)，黄体形成ホルモン(LH)，プロゲステロンなどのホルモンの測定などがある．→黄体(おうたい)ホルモン

卵巣機能不全[症]　[ovarian dysfunction]

卵巣が分泌するホルモンバランスが崩れ，月経異常や機能性出血，排卵障害が起こる場合をいう．卵巣からはエストロゲン(卵胞ホルモン)，プロゲステロン(黄体ホルモン)の2つの卵巣ホルモンが分泌され，エストロゲンによって子宮内膜が増殖し，排卵後のプロゲステロンによって分泌期となる．卵巣機能不全の原因は卵巣の発育不全や形成不全，下垂体や甲状腺の疾患などによる場合もある．診断としては，基礎体温測定やホルモン値の測定などを行い，障害の部位を明確にすることが必要である．→ターナー症候群

卵巣欠落症候群 [ovarian deficiency symptom, ovarian defect syndrome]

機能していた卵巣が完全に機能しなくなり，ときに身体や顔面のほてりやのぼせ(顔面紅潮，hot flush)，発汗が著明になる，などが典型的症候である．エストロゲンの急激な減少，たとえば早期閉経や疾病による両側卵巣摘出の手術後などに起こる．更年期障害と同様の自律神経障害，無月経，性器萎縮などのほかに，頭痛や肩こり，冷え症，感情の不安定な変化がみられる．エストロゲン療法が効果的である．また不定愁訴の原因としてストレスが大きい場合には，精神的支援を行う．→更年期障害(こうねんきしょうがい)

卵巣周期 [ovarian cycle]

下垂体前葉から分泌される卵胞刺激ホルモン(FSH)により卵巣内の卵胞は発育，成熟しエストロゲンを分泌する．これがピークに達すると視床下部-下垂体前葉に働き，黄体形成ホルモン(LH)を分泌させ，この作用により排卵，黄体形成，黄体ホルモンの分泌，黄体退行を28～30日のサイクルで反復する．これを卵巣周期といい，月経開始期より閉経時まで妊娠時を除き繰り返される．月経開始から排卵までを卵胞期，排卵から月経開始までを黄体期という．→卵巣機能検査(らんそうきのうけんさ)

卵巣腫瘍 [ovarian tumor]

卵巣に発生する腫瘍は多様であるが，発生母地により以下の3つに分類される．①表層上皮・間質性腫瘍：表層上皮や間質を起源として発生し，全卵巣腫瘍の70％を占める．漿液性腫瘍，粘液性腫瘍，類内膜腫瘍，明細胞腫瘍などがあり，さらにそれぞれに良性，境界悪性，悪性の区別がある．その他，特殊型としてブレンネル(Brenner)腫瘍(良性，境界悪性，悪性)，移行上皮がん，未分化がんなどがある．②性索間質性腫瘍：性索間質に由来しホルモン産生細胞が腫瘍化したもので，全卵巣腫瘍の6％程度を占める．エストロゲン産生腫瘍である莢膜細胞腫(良性)，顆粒膜細胞腫(境界悪性)，アンドロゲン産生腫瘍であるセルトリ(Sertoli)・間質細胞腫瘍(良性，境界悪性，悪性)，ライディッヒ(Leydig)細胞腫(良性)などがある．③胚細胞腫瘍：胚細胞，すなわち卵細胞を起源として発生した腫瘍で，全卵巣腫瘍の25％を占める．発生源によって絨毛がん，奇形腫，卵黄嚢腫瘍，未分化胚細胞腫，胎芽性がん，多胚芽腫などに分かれ，多くは悪性である．また，奇形腫はさまざまな成熟段階の体組織に分化した組織像をもつ．そのなかで成熟した像(良性)をもつのが成熟嚢胞性奇形腫(皮様嚢腫)，未熟な像(境界悪性，悪性)をもつのが未熟奇形腫である．

卵巣に発生する腫瘍は，小さければほとんどが無症状であるが，主な症状としては，①下腹部腫瘤感または腹部膨満感(腫瘍が手拳大以上の場合)，②周囲臓器に対する圧迫症状(膀胱圧迫による頻尿または無尿，直腸圧迫による便秘，腰痛，下腹痛)，③月経異常または不正性器出血(頻度は低いが，ホルモン産生腫瘍でみられる)，④合併症状(茎捻転，腹水貯留)がある．

卵巣腫瘍の診断は，①問診(家族歴，月経歴および年齢など)，②画像診断(発生臓器，腫瘍の広がり・進行，超音波断層法，CT，MRI，PET など)，③腫瘍マーカー(良性・悪性の識別，CA 125，CA 19-9，CEA，AFP など)である．腫瘍の進行はⅠ期(卵巣内にとどまっている)，Ⅱ期(骨盤内にとどまっている)，Ⅲ期(腹腔内にとどまっている)，Ⅳ期(他の臓器に転移している)に分けられ，一般的には手術による卵巣と子宮の摘出が行われるが，進行の程度(Ⅰa, Ⅰb期)により子宮・卵巣の温存も可能である．→卵巣(らんそう)がん，卵巣嚢腫(らんそうのうしゅ)

卵巣上体嚢胞 [epoophoritic cyst]

〈副卵巣嚢胞〉卵巣上体(胎生期の中腎管の上端部の遺残)が思春期後にも存在，嚢胞化したもの．卵巣と卵管の間の卵管間膜内にできる嚢胞．卵巣上体から発生したもので，嚢胞は壁が薄くて単房性である．内容物は透明の水様の液体で，こぶし大の大きさになることもある．無症状のことが多いが，茎捻転を起こすこともある．治療は開腹手術が適用される．

卵巣摘除術 [ovariectomy, oophorectomy]

卵巣を観血的に取り除く術式．患者の年齢，妊娠(にんよう)性の有無，腫瘍の良性・悪性などの諸条件により，全摘術あるいは部分摘除術などさまざまな術式がある．卵巣嚢腫の場合では，対象が若年者の場合は腫瘍のみを摘出し，卵巣の実質を残すように配慮する(保存的卵巣嚢腫切除術)．

卵巣嚢腫 [ovarian cystoma]

卵巣にみられる嚢胞性腫瘍の総称．貯留する液体の種類により漿液性嚢胞腺腫，ムチン性嚢胞腺腫，類内膜腺腫，類皮嚢胞腫などがある．卵巣は腺組織のため，内部に液体を貯留し嚢腫を形成しやすく，これら卵巣嚢腫が良性卵巣腫瘍の約80％を占める．

卵巣濾胞 [ovarian follicle]

⇒卵胞(らんぽう)

ランダム化比較試験 [randomised controlled trial；RCT]

臨床研究としては厳密な実験研究に属し，とりわけサンプリングについては実験群と対照群のそれぞれの割付に際し，ランダム化やマッチングといった操作を施し，評価についても盲検化を前提とする研究デザイン．こうした研究によるエビデンスは，メタアナリシスによるものに次ぐ強さをもつ，とされる．

ランツ圧痛点 [Lanz point]

左右の上前腸骨棘を結ぶ線の，右から1/3のところで，マックバーネー圧痛点に次ぐ虫垂炎の圧痛点の1つ．Otto Lanz(1865～1935，スイス，外科)．→マックバーネー圧痛点

ランドー反射 [Landau reflex]

〈ランドー反応〉乳児を腹臥位の状態にして，胸部を手で支えて持ち上げると，頭部が挙上し，顔が垂直位になる．頭部挙上後，脊柱と下肢に緊張性伸展が生じて全身が後方へそり返る反射をいう．緊張性と立ち直り反射の組合わさったもので，脳性麻痺の診断，発達の評価に使用される．生後6か月から出現し，正常では2～2歳半までである．Leopold Landau (1848～1920，独，産婦人科)．

ランナー膝 [runner's knee]

ランニングにより膝痛を生じる疾患の総称である．診断のつかない膝痛や中高年ランナーに多い変形性膝関節症など走り過ぎによる慢性的障害である．練習内容，コンディショニング，下肢の形態，シューズ，路面など

に原因がある．→テニス肘，野球肩(やきゅうかた)

ランバーツェン(ランパートセン)，エレノア・C.
[Eleanor C. Lambertsen, 1916〜1998] 米国の看護学者．1939(昭和14)年オーバールック病院看護学校を卒業したのち，理学士号，文学修士号を取得し，カリキュラムと教授法において教育学博士号を受けた．コロンビア大学ティーチャーズカレッジで博士号取得後，看護学教育に従事する一方で，米国病院協会の専門職に関する会議看護部門理事兼副幹事などさまざまな看護の組織の要職につき，出版関係の顧問も務める．米国の看護管理学と看護教育学の発展に貢献した．とくに，チームナーシングを開発し，患者中心の看護を最も効果的に行うための看護要員の組織のしかたとその方法および業務管理について論じ，チームナーシングを確立するためには，ことに看護師のチームリーダーとしての機能と問題解決法による看護を取り入れること，カンファレンスの導入が不可欠であることを論じた．加えて，専門職として継続教育の必要性を打ち出し，その教育プログラムを確立しその発展に貢献した．→チームナーシング

ランベール縫合 [Lembert suture]
胃，腸管の手術で用いられる基本的な縫合方法で，創縁から漿膜面，筋層，漿膜面と縫合していく．その結果，対面する漿膜面が接着し内反した形になる．Antoine Lembert (1802〜1851, 仏, 外科)．

卵胞(らんぽう) [ovarian follicle]
〈卵巣濾胞〉 卵巣皮質内にあって卵細胞(卵子)とそれを囲む細胞集団．ここで卵胞ホルモンがつくられる．卵胞は発育過程から原始卵胞，発育卵胞，成熟卵胞(グラーフ卵胞)に分けられる．通常，卵胞数は出生後200万個のものが漸減し，思春期には20万〜30万個にまで減少する．原始卵胞は卵子が1層の卵胞上皮に囲まれ，発育卵胞は原始卵胞の卵胞上皮が重層して顆粒膜を形成したもので，これがさらに増大し卵胞液を貯留したものを成熟卵胞という．この成熟卵胞は直径1〜2 cmまで膨隆し，黄体形成ホルモン(LH)の作用により破れて卵胞液とともに卵を排出する．これを排卵といい，1回の排卵によって1個だけが排出され，それ以外の発育中の卵胞は排卵後退行変性し消滅する．→成熟卵胞(せいじゅくらんぽう)，卵巣

卵胞期(らんぽうき) [follicular phase]
性周期のうちの月経の開始(出血)から排卵までの時期を指し，性周期の前半約14日に相当する期間．この期間は活性黄体がなく黄体ホルモンが分泌されていないことから，基礎体温は高温相より約0.5℃程度低い低温相となる．月経は黄体から分泌される卵胞ホルモンと黄体ホルモンの減少により肥厚した子宮内膜が剥離し，子宮口から排出されることで起こる．卵胞刺激ホルモンにより卵胞の発育が促進され，1個の卵胞のみが選択され成熟卵胞となる．成熟卵胞からは卵胞ホルモンが分泌され，下垂体前葉からの黄体形成ホルモンの分泌を促す．黄体形成ホルモンと卵胞刺激ホルモンの急速な増加から，およそ16〜32時間後に排卵が起こる．

卵胞刺激ホルモン [follicle-stimulating hormone ; FSH]
下垂体前葉から分泌される性腺刺激ホルモン(ゴナドトロピン)は女性では卵巣を，男性では精巣を刺激して，精子形成，精巣発達を促進する．またゴナドトロピンは視床下部のゴナドトロピン放出ホルモンによって調節され，卵胞刺激ホルモン(FSH)と黄体形成ホルモン(LH)に分けられる．卵胞刺激ホルモンは卵巣を刺激して，黄体形成ホルモンと共同で排卵までの卵胞の成熟とエストロゲンの分泌を促進する働きをもつ．→黄体形成(おうたいけいせい)ホルモン

卵胞存続 [follicle persistence]
成熟卵胞が排卵もせず，退行変性して消滅することもなく存続している状態のこと．卵胞が存続し，分泌される卵胞ホルモンが過剰となるエストロゲン過剰症により子宮内膜が増殖し破綻出血をひき起こす．無排卵性子宮出血ともよばれ，思春期および更年期に多い．

卵胞ホルモン [follicular hormone]
〈エストロゲン〉 卵巣や副腎，脂肪組織，胎児胎盤系から分泌されるホルモン．エストロン，エストラジオール，エストリオールの3種類がある．主に子宮の発育，子宮内膜の増殖，第二次性徴の発現，月経の発来，乳腺の発育をつかさどる．合成製剤は，経口避妊薬，不妊症治療，更年期障害治療に用いられる．→エストラジオール

卵母細胞(らんぼさいぼう) [oocyte]
受精能力をもつに至るまでの成熟過程にある卵細胞を卵母細胞という．卵原細胞は発育して第一次卵母細胞となり，卵胞上皮細胞に囲まれて卵胞を形成する．これが排卵の直前に減数分裂を行い，第二次卵母細胞(卵娘細胞)を経て受精能力をもつ成熟卵子となる．

卵膜(らんまく) [fetal membrane]
胎児付属物の1つであり，外層の脱落膜と内層の羊膜，その中間に位置する絨毛膜の3層からなっている．胎児および羊水を保持する乳白色の膜状嚢で，卵膜が破れ羊水が流出することを破水という．分娩終了により胎盤とともに子宮外に排出される．

乱用薬物(らんようやくぶつ) [abused drug]
社会的許容から逸脱した目的や方法で自己使用する薬物のこと．麻薬や向精神薬などは有用性が非常に大きい半面，ひとたび乱用されると乱用者個人の健康ばかりか社会的にも大きな弊害をもたらす．乱用を防止するため，2007(平成19)年1月に塩酸ケタミンが，同年2月にスルピリンが麻薬指定を受けた．

り

リアーゼ [lyase] 〈離脱酵素，除去酵素〉 基質のC-O，C-N，C-Cなどの結合を解裂させ，水，アンモニア，二酸化炭素などの原子団を取り去り，二重結合を残す反応を可逆的に行う酵素である．アルドラーゼ，フマラーゼ，アスパルターゼなどがある．生合成上重要な酵素が多く，合成反応を重視する場合にはシンターゼとよばれる．→アルドラーゼ，脱水酵素（だっすいこうそ）

リアーゼ阻害薬（そがいやく）[lyase inhibitor] 吸入麻酔薬セボフルランによる長時間麻酔における腎毒性，および低流量麻酔におけるセボフルランと二酸化炭素吸着剤であるソーダライム・バラライムとの相互作用により発生するcompound Aは，ラットに対して腎障害を示すが，その代謝系においてグルタチオン抱合体やシステイン抱合体が生成し，さらにβ-リアーゼ経路により代謝される．リアーゼ阻害薬であるAminooxyacetate Acid(AOAA)により，compound Aの腎毒性が低下することが分かっている．→脱水酵素（だっすいこうそ），リアーゼ

リアリティオリエンテーション [reality orientation; RO] 認知症患者に対する治療的アプローチ法で，見当識訓練と訳される行動療法の一種．一般には教室型と随時型の2種が導入されており，両者は併用されることが多い．前者は少人数の患者グループを対象に特定の治療者が一定時間の学習活動を繰り返すもので，患者の名前，いまいる場所，日時などの見当識や客観的現実への関与に重点が置かれる．後者は患者と接するスタッフのすべてが関与して，機会あるごとにさまざまな事象についての見当識の強化を行うものである．

リアリティショック [reality shock] 一般には，現実が理想とかけ離れていることに衝撃を受けることをいう．看護の現場においては，新人看護師が陥りやすい．学生時代にできた看護行為が，実際の職場で患者を目の前にしてうまくできなかったり，教育現場とは異なる実際の機器や処置量などに圧倒されることが要因となる．

リアルタイムノートテーキング [realtime note-taking] 聴覚障害学生の学習支援法として発生したものであり，教師の言葉などをパソコンの画面に即座に表示して理解を促す手法．医療・福祉領域においては，被介護者や患者の行動観察記録，すなわちその言動や，介護・看護記録などをリアルタイムで記録することを指す．

リーダーシップ [leadership] 指導力，指導的地位の意味をもつ．ある目標をもつチーム（グループ）の活動が効率的に進められるために必要とされる統率性，あるいはチームをまとめ，指導し，コントロールする力を指す．リーダーシップには，強力な引率性によりチームを支配するタイプと，チームのメンバーの考えをうまくひき出し，メンバーの自発的活動を最大限にいかしたまとめ方をするタイプとに分けられる．

リード−スタンバーグ巨細胞（きょさいぼう）[Reed–Sternberg giant cells] ⇨ステルンベルグ巨細胞

リープマン現象（げんしょう）[Leepman's symptom] アルコール依存症患者などで振戦・せん妄がある場合，閉眼させ，上眼瞼を覆うように軽く圧迫することによって，何かが幻視としてみえてくること．離脱期などにもみられる．→アルコール依存症

リープマン効果（こうか）[Leepman's effect] 色彩心理学で用いられることが多い語．色相が異なっていても，背景と図との明度差が小さい場合（赤と緑という明度が近い組合わせ）に，図を認識，すなわち可視化しにくくなる現象を指す．

リール黒皮症（こくひしょう）[Riehl melanosia] 主として成人女性の側頸部，顔面などの露出部に発生し，瘙痒・発赤などの炎症症状を経て，紫褐色，びまん性ないし網目状の境界不明瞭な色素斑をみとめる．ときに毛孔一致性の丘疹を伴う．原因は，タール系色素成分を含む化粧品による接触皮膚炎．最近は化粧品に使用できる化学物質が規制されているため，ほとんどみられない．治療は原因となる化学物質と日射をさけ，副腎皮質ステロイド薬外用，ビタミンC内服などを行う．Gustav Riehl（1855〜1943，オーストリア，皮膚科）．

離院（りいん）精神科領域の臨床で使われることが多い用語．入院中の患者が治療の途中であるにもかかわらず，意図的または非意図的に治療者の判断を得ることなく，無断で退去すること．自傷他害のおそれのある場合や，精神保健福祉法第29条による措置入院患者が離院した場合は，病院管理者は同法第39条に基づく措置をすみやかに取らねばならない．→精神保健福祉法（せいしんほけんふくしほう）

リヴァルタ反応（はんのう）[Rivalta reaction] 体腔内貯留液（胸水，腹水，心囊液）が滲出性であるか，漏出性であるかを見分けるために実施されることの多い検査．酢酸に貯留液を滴下して白く濁った場合に陽性とする．滲出液で陽性となるとされるが，陰性になってしまう場合もあり，現在では臨床的意義があまり大きくない検査と考えられている．→胸水（きょうすい），滲出液（しんしゅつえき），腹水（ふくすい）

リヴァ・ロッチ血圧計（けつあつけい）[Riva Rocci sphygmomanometer] 〈水銀血圧計〉 水銀柱，マンシェット（カフ），送気球からなり，血圧を非観血的に測定する．上肢または下肢にマンシェットを巻き，空気を送入して動脈に圧迫を加え，水銀柱により血圧を知る．リヴァ・ロッチ（Scipione Riva Rocci，1863〜

1937, 伊)は考案者. →血圧測定〔法〕(けつあつそくていほう)

リウマチ [rheumatism] 筋肉, 靱帯, 骨, 関節などの運動器の疼痛・硬直を主症状とする一連のリウマチ性疾患の一般的総称.「リウマチ」はギリシャ語で「流れる」の意の語に由来し, リウマチ性疾患の特徴的症状である関節疼痛が多発的かつ移動性で「流れる」ように全身を侵すところからきている. リウマチ性疾患は数多くあるが, 通常リウマチというと関節リウマチ (ときにリウマチ熱) を指していうことが多い. →関節(かんせつ)リウマチ, リウマチ熱

リウマチ結節 [rheumatic nodule] 〈リウマトイド結節〉 リウマチ熱で心臓の間質にみられる肉芽腫である. リウマチ性心筋炎に特有の心筋線維束中の毛細血管内の細胞増殖と, アショッフ細胞が現れることにより, 結節性の病変としてみとめられる. この結節は, 関節リウマチにみられる皮下結節とは別のものである.

リウマチ小結節 [rheumatic nodule] ⇨アショッフ小体

リウマチ性関節炎 [rheumatic arthritis] ⇨関節(かんせつ)リウマチ

リウマチ性心内膜炎 [rheumatic endocarditis] リウマチ熱は, 心臓では主に心外膜, 心筋, 弁尖に炎症を起こす. とくに弁尖での炎症は頻度が高く, 弁膜の狭窄や閉鎖不全などによる身体症状を呈する. 臨床所見として急性期には赤沈亢進, 白血球増多をみとめ, 心拡大, I音の減弱・収縮期雑音などが聴取される. 心電図上では房室ブロックがみとめられる. →心内膜炎(しんないまくえん), リウマチ熱

リウマチ性多発筋痛〔症〕 [polymyalgia rheumatica ; PMR] 主として高齢者にみられる頸部, 肩甲部, 腰背部などに多発する筋肉の痛みとこわばりを主徴とする疾患. 高齢女性に多い. 検査所見上赤沈の亢進, CRP 陽性以外に特別な異常を示さない. リウマトイド因子(RFF)および抗核抗体は陰性である. 少量の副腎皮質ステロイド薬が奏効する. 巨細胞動脈炎との合併もみられ, 大量の副腎皮質ステロイド薬や免疫抑制薬を用いる場合もある.

リウマチ熱 [rheumatic fever ; RF] 〈急性関節リウマチ〉 3〜15歳ころまでにみられる全身性の炎症性疾患. 関節, 心臓, 神経系が侵されることが多く, 後天性心臓弁膜症のほとんどがリウマチ熱の後遺症である. A群レンサ球菌の感染と密接な関係があり, レンサ球菌感染に続発する自己免疫性疾患であると考えられている. 扁桃炎, 鼻咽頭炎が先行し, 2〜3週後に原因不明の発熱, 関節痛, 鼻出血, 食欲不振, 倦怠感, 心悸亢進などで発症することが多い. 診断にはジョーンズ基準が用いられる. ①心炎(心膜炎, 心雑音, 心不全など), ②移動性多発性関節炎, ③皮下結節, ④舞踏病, ⑤輪状紅斑の5つの大症状と, リウマチ熱およびリウマチ性疾患の既往, 関節痛, 発熱, 赤沈亢進, CRP 陽性, 白血球数増加, 心電図上 PR 時間延長などの小症状に分けられる. このうち大症状2つ以上, あるいは大症状1つと小症状2つ以上がみられ, かつ AS〔L〕O(アスロー)などのレンサ球菌抗体の上昇がみられる場合は, リウマチ熱の可能性が高いと診断する. 治療は, A群レンサ球菌根絶のためにペニシリンまたはエリスロマイシン抗菌薬が, 炎症を抑えるためにアスピリンや副腎皮質ステロイド薬が有効である. リウマチ熱は再発率が60%と高く, 再発防止のために抗菌薬の常用が必要となる. →リウマチ

リウマチ様関節炎 [rheumatoid arthritis] ⇨関節(かんせつ)リウマチ

リウマトイド因子 [rheumatoid factor ; RF] ヒト IgG の Fc 部分に存在する抗原決定基と特異的に反応する自己抗体で, 通常は IgM 型リウマトイド因子を指す. 関節リウマチ(RA)患者の約80%で検出され, 米国リウマチ学会 RA 分類基準の1項目となっている. しかし, 健常者の5%程度でも陽性となる. →関節(かんせつ)リウマチ, リウマチ熱

リエゾン精神医学 [liaison psychiatry] リエゾンには連絡, 連携などの意味があり, 精神科医が他科の医師や看護師, ケースワーカーなどと継続的な連携関係のもとに医療チームをつくり, そのスタッフの一員として他科の診療の精神医学的問題に協力, 教育する機能をいう. 従来, 精神科医が他科の医師の依頼に応じ, 患者の精神状態や行動に関して診断や治療, 処置について相談, 助言していく機能をコンサルテーションといい, 臨床の現場では日常的に行われていた. この双方の機能を包括したコンサルテーション・リエゾン精神医学は, 今後 ICU, CCU, 人工透析, 無菌病棟, 熱傷ユニット, がん患者, 臓器移植, 臨死患者など, 新しい医療技術の発展・進歩に伴い, 新たに生じた医学的諸問題について対応を要請される.

リエゾン精神看護 [liaison psychiatric nursing] 身体疾患をもつ患者の精神看護をコンサルテーションとリエゾン(連携)によって行うこと. わが国では, 1980年代の後半から注目されはじめ, 修士課程以上の専門教育を受けた看護師が, 一般病棟での了解しにくい, あるいは対応が難しい患者の精神看護を家族との関係も含めて実践している. また, コメディカルとの治療関係の調整, 看護師自身の適応上の問題改善, 教育啓発活動も行っている.

リエントリー [reentry] 不整脈, とくに上室性頻拍などの頻拍型不整脈の発生機序の1つである(図). 刺激伝導系(プルキンエ線維など)を伝わる興奮波が繰り返し旋回するため, 頻拍発作となる. 分岐した興奮波のある方向は伝導が遮断される(一方向性ブロック). しかし, 別の方向に進んだ興奮波はそれぞれの部位を刺激し, またもとの部位に戻り, 興奮の伝

■図 リエントリー

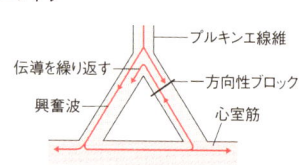

導を繰り返す（興奮旋回）．→回帰収縮（かいきしゅうしゅく）

リガーゼ 〔ligase〕
⇨合成酵素（ごうせいこうそ）

理学療法（りがくりょうほう） 〔physical therapy；PT〕
運動器の機能障害の回復を目的とする非観血的療法をいう．従来は温熱療法（全身浴，熱気浴など），光線療法（赤外線療法など），放射線療法（ラジウム照射など），電気療法（低周波，超音波，電気ショック）などの物理的療法とマッサージ〔軽擦法，強擦法，叩打（こうだ）法，揉捏（じゅうねつ）法〕が主であったが，最近は運動療法（他動運動，自動運動，介助自動運動，抵抗運動，伸張運動）と日常生活動作（ADL）訓練が中心となってきている．作業療法とともにリハビリテーション医学の中心的治療法である．理学療法士の指導のもとに疾患に応じた治療法が用いられる．→運動療法（うんどうりょうほう），ADL訓練，温熱療法（おんねつりょうほう），リハビリテーション

理学療法士（りがくりょうほうし） 〔physical therapist；PT〕
身体に運動機能障害のある患者の，主に基本的な運動能力の維持・回復・向上，あるいは筋・関節の拘縮予防などを目的として，治療的運動療法や電気刺激，マッサージ，温熱，そのほかの物理的手段を用いることのできる専門技術者をいう．「理学療法士及び作業療法士法」により国家試験を受け，厚生労働大臣の免許を受けて，医師の指示下に，理学療法を行うことを業とする．→医療（いりょう）チーム，理学療法（りがくりょうほう）

リカバリールーム 〔recovery room；RR〕
⇨回復室（かいふくしつ）

リガンド 〔ligand〕
ラテン語のligo（結ぶ）が語源で，受容体（レセプター）に結合する能力をもつ分子の総称として用いられる．放射性標識したリガンドと受容体の結合実験により，受容体数，リガンドと受容体の親和性を測定できる．

罹患率（りかんりつ） 〔morbidity〔rate〕, incidence rate〕
〈発病率〉ある集団における疾病にかかる割合を示す指数で，一定期間内に発生した新患者数（罹患数）をその集団のその期間の人口で割ったもの．通常，期間は1年，人口は年央人口（1年の中央日：7月1日の人口）を用い，人口10万人あるいは1,000人に対しての数で表す．一方，ある集団の全患者数を人口で割ったものを有病率といい，集団における疾病の蔓延状況を知る1つの指標で，罹患率とは区別して用いられる．→有病率（ゆうびょうりつ）

力動精神医学（りきどうせいしんいがく） 〔dynamic psychiatry〕
米国精神医学界で提唱された学説で，生物的・心理的・環境的な諸要因の力学的な関係によって，人間の精神現象や行動が方向づけられたり決定されたりするとする立場．物理的な力学という考え方を精神医学へ導入したもので，記述的精神医学に対比する．狭義の精神分析学．

リキャップ 〔recap〕
患者に使用した注射針にキャップを再装着すること．臨床では，患者の血液が付着した注射針による医療従事者の針刺し事故がみられ，血液を媒介にした感染（HBV, HCV, HIVなど）が問題になっている．針刺し事故の原因としてはリキャップが指摘されており，ほとんどの施設では，患者に使用した注射針は，①使用後直ちに針専用廃棄容器に捨てる，②使用後リキャップをしないでトレイもしくは処置用膿盆に入れ，所定のバイオハザードマーク（黄色）がついた感染性廃棄物容器にそのまま廃棄する，などの対処策がとられている．

裏急後重（りきゅうこうじゅう） 〔tenesmus〕
⇨しぶり〔腹〕

リクルートメント現象（りくるーとめんとげんしょう） 〔recruitment phenomenon〕
⇨聴覚検査（ちょうかくけんさ）

リケッチア 〔Rickettsia〕
グラム陰性の桿状もしくは球状の微生物群．細菌より小さく，人工培地では増殖せず，生きた細胞で増殖するなどウイルスに近い性質をもつが，構造上細胞壁が存在し，2分裂により増殖する点などは細菌に類似し，細菌とウイルスの中間的性質をもつ．ネズミなどの野生動物体内に生息し，シラミ，ノミ，ダニなどの節足動物が媒介となってヒトに感染する．→Q熱

リサーチナース 〔research nurse〕
新薬や医療用具を開発する際の臨床試験や新しい治療法の検討を行ったり，それらの臨床試験（治験）を専門的立場から支援する人や職種をいう．欧米ではリサーチコーディネーター，スタディコーディネーター，モニタリングナースともよび，治験に関する医学的な判断を伴わない業務のすべてを行い，治験の全プロセスで治験責任医師をサポートしている．→CRC，治験（ちけん）コーディネーター

リザーバーバッグ 〔reservoir bag〕
酸素を補給するリザーバーバッグは，吸気内の酸素濃度をあげるための有効な手段であり，バッグバルブマスクなどの換気を併用する場合は，できるだけリザーバーバッグを使用する．→バッグバルブマスク

梨状筋（りじょうきん） 〔piriform muscle〕
仙骨神経叢の支配を受け，大腿の外旋・外転をつかさどる外旋筋群の1つ．仙骨全面で前仙骨孔より起こり大坐骨孔を通り骨盤外に出て大転子につく．

リシン 〔lysine；Lys〕
蛋白質を構成する塩基性の必須アミノ酸の1つであり，体内では合成されない．乳幼児の発育促進，貧血の回復，創傷の治癒，成人の窒素平衡の維持に有効である．

離人症（りじんしょう） 〔depersonalization〕
人格感（人格意識，自我の意識）が消失し，現実感が失われること．心因性に出現したり，神経症，うつ病，統合失調症の際にみられる．自分の身体のような気がしない，自分の手足でないようだなど身体に関するものと，自分が行っているような気がしない，夢のようだなど行為に関するもの，および自分自身が存在しないような感じがする（自己消失感），以前の自分でないようだ（自己変化感）など自己の人格に関するもの，皆が変わってしまった（疎外感），実際には存在しないようだ（生命消失感）などの外界の知覚対象に関するものなどがある．

リスクアセスメント 〔risk assessment〕
リスク評価あるいはリスク査定ともいわれ，広義には環境に悪影響を与える可能性を評価

するプロセスを指す．労働安全衛生法においては，労働者の安全性確保，環境への曝露防止などの手段として義務付けられており，危険あるいは有害な要因を把握し，適切な対応策を講じることが求められている．医療の現場においては，転倒・転落防止や褥瘡予防のためのスケール策定の基盤となる考え方ともなっている．近年，医療安全においては，失敗モード影響分析法（FMEA）あるいは根本原因分析（RCA）などによるリスクアセスメント手法も取り入れられている．→リスクマネジメント

リスク傾斜健康行動* [risk-prone health behavior]
NANDA-I 分類法 II の領域 9《コーピング/ストレス耐性》類 2《コーピング反応》に配置された看護診断概念で，これに属する看護診断としては同名の〈リスク傾斜健康行動〉がある．

リスクファクター [risk factor；RF]
〈危険因子，リスク要因〉保健医療分野では，直接的・間接的作用により生活習慣病などを起こし，疾病発症確率や死亡率の増加をもたらす危険因子（肥満，喫煙，飲酒，脂肪摂取，ストレスなど）が問題になっており，健康を維持・増進，疾病の罹患を回避するには，疾病の発症に至る危険因子を明らかにし，予防行動をとることが必要で，幼少時からの適切な生活態度や生活改善のための教育活動が重要な課題となっている．

リスクマネジメント ▶大項目参照

リスクマネジャー [risk manager]
⇨リスクマネジメント

リスク要因 [risk factor；RF]
⇨リスクファクター

リステリア症 [listeriosis]
グラム陽性，通性嫌気性の桿菌リステリア菌（*Listeria monocytogenes*）によってヒトと動物に起こる感染症．近年，本菌に汚染された乳製品，畜産物，野菜類の摂取による感染が増加している．髄膜脳炎，子宮感染，敗血症などを起こし，妊婦では流産，死産の原因となる．

リゾチーム [lysozyme]
〈ムラミダーゼ〉細菌細胞壁のムコペプチドのグリコシド結合を加水分解する結晶性，塩基性の酵素で，ヒトでは涙液，鼻汁，唾液，白血球などに存在する．1922（大正11）年にフレミング（Alexander Fleming，1881～1955，英，細菌学）により分離された．

離脱症候群 [withdrawal symptoms, abstinence symptoms]
〈禁断現象，禁断症状〉依存性のある薬物やアルコールを長期にわたって連用していると嗜癖になる．それを突然中止した際に現れる，激しい身体的，精神的症状をいう．①モルヒネ，コカインなど麻薬によるものと，②バルビツール系薬物やアルコールによるものがある．症状は，人種差・個人差があり多彩であるが，①では散瞳，発汗，悪心，流涙，不眠など，また自律神経症状がみられる．②では不安，不眠，幻覚，振戦，全身痙攣など，主に精神症状がみられる．→依存（いぞん），麻薬中毒（まやくちゅうどく）

離脱症状 [withdrawal symptom]
⇨退薬症状（たいやくしょうじょう）

離断症候群 [disconnection syndrome]
大脳半球の異なる皮質領域間を連絡する連合線維や，両側大脳半球を連絡する交連線維が損傷されることによって生じる高次脳機能障害を指す．連合線維の障害によるものを半球内離断症候群といい，伝導性失語などがある．交連線維の障害を半球間離断症候群といい，脳梁病変によって左手の失行，純粋失読などを生じる．→連合線維（れんごうせんい）

離断性骨軟骨炎 [osteochondritis dissecans；OCD]
〈野球肘〉関節遊離体（関節ねずみ，loose body）という骨や軟骨が関節内に遊離する症状を呈する代表的な疾患の1つである（図）．小児期から青年期の男子に多くみられ，肘関節・膝関節・足関節が好発部位で，ときに両側性となる．外傷やスポーツなどが原因となり，とくに肘関節は野球をする男子に多いことから野球肘ともいわれる．症状は関節痛と運動障害が中心で，診断にはX線・CT・MRIが用いられる．初期の遊離体形成前であれば，安静を中心とした保存療法で治癒が可能であるが，形成後は，観血的に骨軟骨片を固定もしくは摘出する．骨軟骨片が完全に遊離すると完治は困難である．

■図　離断性骨軟骨炎

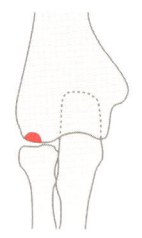

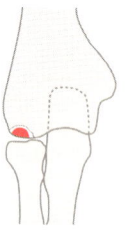

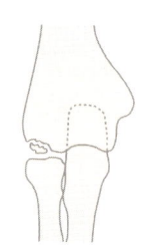

初期（透亮像）　　進行期（離断像）　　終末期（遊離体像）

利胆薬 [cholagogue]
肝細胞からの胆汁分泌を促進する催胆薬と十二指腸への胆汁排泄を促進する排胆薬に分けられる．催胆薬には胆汁酸，デヒドロコール酸，ウルソデスオキシコール酸〔熊胆（くまのい）に含まれる〕があり，排胆薬にはオッディ筋の弛緩作用をもつ硫酸マグネシウム，ヒメクロモン，フロブロピオンなどがある．

リチウム [lithium]
以前は抗躁薬とよばれ躁状態の治療薬と考えられてきたが，最近ではうつ状態に対する治療効果も確認されたことから，気分安定化薬とよばれる．過量投与により中毒症状を起こすことがあり，血清濃度を確認する必要がある．有効血中濃度は0.3～1.2 mEq/Lである．副作用としては，食欲減退，悪心・嘔吐，口渇，手指振戦などがあり，重篤になると不整脈，運動失調，意識障害などが出現する．

リッカートスケール [Likert scale]
質問紙などでよく用いられる，数段階から1つの選択肢をとらせる形式の質問項目．変数として本来的には順序尺度だが，各段階を厳密に等間隔な

表現とすることによって，間隔尺度として扱うことも可能となると考えられている．しかし，さまざまな議論があり，用いる場合は慎重を期すべきであろう．この名称は，組織心理学領域で実証的研究を行った米国の心理学者リッカート(Rensis Likert, 1903～1981)に由来する．→間隔尺度(かんかくしゃくど)，順序尺度(じゅんじょしゃくど)

リツキシマブ [rituximab] 遺伝子組み換え分子標的治療薬．Bリンパ球表面に発現する抗原 CD 20 に対するモノクローナル抗体である．CD 20 陽性の B 細胞性非ホジキンリンパ腫の治療薬であり，補体依存性細胞傷害作用など既存の化学療法薬とは異なる作用機序で抗腫瘍効果を発現する．投与後重篤な副作用(アナフィラキシー様症状，心障害など)が生じることがあるので，緊急対応できる環境で投与されるのが望ましい．また，投与の際に頻発して現れる発熱，悪寒，頭痛などを軽減させるために，30分前に抗ヒスタミン薬，解熱鎮痛薬などの前投与を行う．→分子標的治療薬(ぶんしひょうてきちりょうやく)

律速酵素 [limiting enzyme, rate-limiting enzyme] 1つの代謝系は，いくつかの連続する酵素反応から成り立つが，代謝系を構成する酵素の活性は同レベルではなく，代謝活性は最も低い酵素活性の段階で制約され、この段階の活性の変動が系全体に反映される．このような段階を律速段階といい，また，この段階を触媒する酵素を律速酵素という．

立体[感]覚 [stereognostic sense] 〈立体認知〉視覚によらず，物を手で触れることにより，その物体の形，材質，名称などの認知が可能になる感覚．主に触覚や圧覚の皮膚感覚と，運動覚，位置覚などの深部感覚の総合による．頭頂葉に障害があるとこの判断能力が失われることがある．これを立体覚失認という．

立体視[覚] [stereoscopic vision] 物体の立体感，外界の遠近感を認知する眼の機能．両眼視であることが条件であり，ある物体の一点を注視したとき，左右網膜の対称点に写るため像を結ぶが，その物体に奥行きがあると，注視点の前後の各点は網膜に対称点から左右に偏って写る．たとえば，注視点より遠い物体は右眼では対称点より左に偏り，左眼では反対に右に偏る．このずれが融像されると立体感が発生する．立体視の検査は，通常，立体鏡で双眼図を見せてその遠近感を判断させるか，シノプトスコープを用いて立体視スライドを見せ，立体感の有無，もしくは図形の深さの順序を答えさせることによって調べる．→両眼視(りょうがんし)

立体認知 [stereognosis] ⇨立体[感]覚(りったいかんかく)

リットル部位 [Little area] ⇨キーセルバッハ部位

立毛筋 [musculi arrectores pilorum, erector muscle of hairs] 毛包から斜めに真皮乳頭層に達する平滑筋．交感神経の支配を受け，興奮により収縮して毛根を直立させる．この際，皮膚に生じる隆起は鳥肌とよばれる．

立毛筋反射 [pilomotor reflex] 立毛筋は，毛包腺とともに毛根の傾斜面にある平滑筋で，寒冷刺激を受けたり，恐怖や驚きを感じてアドレナリンが作用し交感神経が興奮したりすると皮膚する．これを立毛筋反射という．立毛筋の収縮により皮膚表面に粟粒大の小隆起を生じる．この状態が「鳥肌」である．頸部，腹部，胸部，背部，四肢近位部の皮膚によくみられる．

リテラシー [literacy] 狭義には読み書き能力あるいは識字能力を指して用いられるが，広義にはある分野に関する知識，教養，能力を意味し，それらを批判的に読み解き，分析や解説ができる能力をいう．メディア・リテラシー，リスクリテラシーなどさまざまな語と組み合わせて用いられている．

リドカイン [lidocaine] 〈キシロカイン〉局所麻酔薬であり，抗不整脈薬としても用いられる．粘膜浸透力が強く，プロカインの2倍以上の麻酔力をもち，表面麻酔(1～2%)，浸潤麻酔(0.5～2.0%)，神経ブロック，硬膜外麻酔(0.5～2.0%)，脊髄麻酔(3～5%)などに用いられる．副作用としてショックを起こすことがある．→麻酔(ますい)

リトマス試験 [litmus test] 液体の酸性・アルカリ性を判定する簡便な試験法．リトマスゴケから抽出される酸により赤変し，アルカリにより青変する色素を用いる．

リトラクションスコア [retraction score] ⇨シルバーマン[‐アンダーソン]スコア

リニアック [liniac] ⇨線形加速器(せんけいかそくき)

リニメント剤 [liniment] 〈糊剤〉液状もしくは泥状の外用薬．乾燥すると皮膚に被膜をつくり，はがれにくくなるので一緒に混和した薬剤を患部に長くとどまらせる，または外部と患部を遮断できるなどの利点がある．フェノール亜鉛華リニメントなどがある．

離乳 [weaning] 乳汁のみを栄養源とする状態から，徐々に半固形食の硬さや量，種類を増やしながら幼児期の食事に移行すること．普通生後5か月くらいから開始して，11か月ころに完了する．

利尿薬 [diuretics] 心疾患，腎疾患，肝疾患などに起因する全身性浮腫をとるために用いられる，尿量を増加させる薬物．高血圧症に降圧薬として用いられるものもある．利尿薬にはマンニトール(浸透圧利尿薬)，アセタゾラミド(炭酸脱水酵素阻害薬)，フロセミド(ループ利尿薬)，クロロチアジド(チアジド系利尿薬)，スピロノラクトン(アルドステロン拮抗薬)などがあり，尿量のみならず尿中への Na⁺, Cl⁻, K⁺ の排泄を増加させるものもある．→チアジド系利尿薬，ループ利尿薬

リノール酸 [linoleic acid] 不飽和脂肪酸の1つ．二重結合が2つある必須脂肪酸で，欠乏すると皮膚炎が起こり，腎などにも障害がみとめられる．血中コレステロールを低下させる作用が

あり，動脈硬化の発生を抑える．これはコレステロールの腸への排泄と胆汁酸への酸化を促進するためといわれている．

リノレン酸 [linolenic acid]
不飽和脂肪酸の1つで，二重結合が3つあり，生体内では合成されない必須脂肪酸の1つ．還元すればステアリン酸となる．

リパーゼ [lipase]
中性脂肪(主としてトリグリセリド)を脂肪酸とグリセロールに加水分解する一連の酵素の一般名．動物の諸器官とくに膵液，腸液などの消化液および脂肪組織中に存在し，さまざまな生理機能にかかわる．

リバウンド [rebound]
ある刺激に対し，反対の現象が強調されて起こること．たとえば，胃切除後のダンピング症候群では，小腸に墜落した食物による高血糖が引き金となり，インスリンが過度に分泌される結果，逆に低血糖をきたしてしまう．→ダンピング症候群

リハビリテーション ▶ 大項目参照

リハビリテーション看護 [rehabilitation nursing]
リハビリテーションは第二次世界大戦後にわが国に認識された，第3の医療である．現在では医学的，心理的，社会的・職業的リハビリテーションの総合リハビリテーションをいい，患者の生活の場である病棟での看護者のかかわりは重要である．急性期リハビリテーション看護では，良肢位の保持，関節可動域の保持，体位変換，床上訓練などが看護者により実施される．それが土台となり回復期患者のセルフケアの自立につながる．コミュニケーション，栄養・食事，清潔，排泄，歩行，衣服の着脱，呼吸の方法，循環障害・褥瘡などの援助の基本と，現在では障害別リハビリテーション看護に広がり，外科的障害だけではなく，内科系障害の場合も早期にリハビリテーションが実施される．たとえば脳血管障害患者の場合，日常生活動作(ADL)評価を行い，意識障害期(I期)看護では二次障害の予防として，良肢位の保持，2～3時間おきの体位変換，他動運動(関節可動域訓練)を発症直後から開始する．バイタルサインの安定，意識障害の回復，麻痺の進行の停止がみられたら半坐位訓練(II期)に移行し，次いで起立，歩行訓練へと移りADLの拡大を目標とする．心疾患患者の場合も，冠疾患集中治療室(CCU)に入院した時点から患者の状態を見きわめながらのリハビリテーションプログラム(坐位，シャワー，室内歩行，入浴方法，100m運動など)が組まれる．段階的負荷は，心臓への急激な過負荷を予防するうえで重要である．回復期には運動療法や食事指導，心理的支援が回復期リハビリテーション看護の重要な点である．

リハビリテーションプログラム [rehabilitation program]
一般に，疾患，障害が回復したあとに身体面・精神面に障害を残している患者に対して，できるかぎり健常者に近い日常生活や社会生活に復帰できるよう，各患者の能力や状況に即した個別的な訓練・指導を行うための計画をいう．

リピーター医師
医療事故，医療過誤のみならず不正請求や不祥事を反省なく何度も繰り返す医師を指す．

リピオドールCT [lipiodol CT]
肝細胞がんが疑われるが，血管造影などでは病巣が不明瞭な場合や，主病巣以外の微小な転移巣の検出を目的に施行される．油性造影剤のリピオドール(エステルヨード化ケシ油脂肪酸エチルエステルの商品名)を注入し単純CTを撮影する方法を指すが，リピオドールの代わりにゼラチンスポンジや抗がん薬を併用したTAE(経カテーテル的肝動脈塞栓術)後に撮影するCTもこの範疇に含まれる．現状では，肝細胞がんの小転移巣の検出に最も感度が高く有用な方法とされている．

離被架 [cradle]
寝具の重みによる圧迫や疼痛をさけるために用いるアーチ形の金属製の枠．重症患者，手術後患者，ギプス装着患者などの患部を離被架で覆い，その上に毛布などの掛け物をかける．

リビドー [libido]
性欲．精神分析学で，性本能，性的欲動をエネルギー論により性的エネルギーとしてとらえたフロイトの概念．広い意味では，性欲だけではなく，精神的エネルギー，生命のエネルギーをも意味する．

リピドーシス [lipidosis]
〈脂質蓄積症〉 リソソームの水解酵素障害により，種々の脂質が臓器や組織のリソソームに蓄積する疾患の総称．末梢組織に蓄積すると著明な肝脾腫，中枢神経に蓄積すると精神運動発達遅滞やさまざまな神経症状を呈する．テイ-サックス病，ゴーシェ病，ニーマン-ピック病，異染性ロイコジストロフィーなどがある．

リビド着色 [livid]
〈チャドウィック徴候〉 妊娠の6～8週以降に，うっ血や血流増加によって子宮腔部や腟粘膜が充血し紅紫色から暗紫色に着色していく変化をいう．妊娠徴候の1つ．

リビングウィル [living will]
⇒尊厳死(そんげんし)

リファンピシン [rifampicin ; RFP]
グラム陽性菌，グラム陰性桿菌に強い抗菌作用があり，主に結核の化学療法に用いられる半合成抗菌薬で，RNAポリメラーゼを阻害し，結核菌のRNA合成を阻害する．結核初回治療の3剤併用の1つとしてストレプトマイシン，イソニアジドとともに用いられることが多い．副作用には血小板減少，肝機能障害，胃腸障害がみられる．肝薬物代謝酵素を誘導し薬物相互作用を起こす．

リプロダクティブヘルス [reproductive health]
女性の性と生殖に関する健康のこと．女性が生涯に渡り，身体的，精神的，社会的に良好な状態であることを指し，そのためには同時にリプロダクティブヘルスを享受する権利が重要視されている点から，リプロダクティブヘルス/ライツと表現されることが多い．WHOの定義では「安全で満足できる性生活」「安全な出産」を「健康」とし，「子どもを産むかどうか，産むとすればいつ・何人まで産むかを決定する自由」「生殖と性に関する適

切な情報とサービスを得られる権利」を「権利」としており，保健医療にとどまらず，男女平等，人口問題，生命倫理などかなり広い範囲にわたる内容を基本要素として含んでいる．1994(平成6)年，カイロで開催された国際人口開発会議でこの概念が明確に規定されて以降，広く一般に普及してきている．→母性看護[学](ぼせいかんごがく)

リプロダクティブライツ 〔reproductive rights〕 ⇨リプロダクティブヘルス

リポイド肺炎（はいえん）〔lipoid pneumonia〕 慢性間質性肺炎の1つで，動物油，植物油，鉱物油などの誤嚥や吸引で起こる外因性の場合と，炎症などによる気管支の閉塞，リンパ管の閉塞による循環障害，肺内における局所の組織破壊により，局所的にコレステロール濃度が上昇することで起こる内因性の場合がある．無症状のことも多く，その場合，胸部X線写真撮影で偶然に発見されることが多い．→間質性肺炎(かんしつせいはいえん)

リボース 〔ribose〕 細胞内の蛋白質の合成に重要な役割をもつRNA(リボ核酸)の構成成分．炭素原子5個をもつ単糖類．

リボ核酸（かくさん）〔ribonucleic acid〕 ⇨RNA

リボザイム 〔ribozyme〕 リボ核酸(RNA)と生体内における種々の代謝・生理反応を触媒する分子種である酵素＝enzymeとを合わせた造語で，触媒活性をもつRNA分子を意味する．RNAを加水分解することから，遺伝子治療への応用などが期待されている．

リボソーム 〔ribosome〕 すべての生物の細胞質やミトコンドリア中に多数存在する，RNA(リボ核酸)と蛋白質の複合体よりなる粒子．細胞の種類により，それぞれ異なった沈降係数を示す蛋白質とサブユニットから構成されている．蛋白質合成に必須のものとして重要である．→核小体(かくしょうたい)

リボソームRNA 〔ribosomal RNA〕 リボソームにおいて蛋白質と複合体を形成しているRNA分子の総称．多数の遺伝子をもち，蛋白質合成に重要な役割をもつ．

リポ多糖体（たとうたい）〔lipopolysaccharide；LPS〕 〈エンドトキシン，内毒素〉 グラム陰性菌の細胞壁外膜に存在するリピドAとよばれる脂質に各種の糖により構成された多糖が共有結合した複合体を指し，動物に対して内毒素として作用する．リポ多糖は，CD 14，TLR-4/MD 2受容体などの受容体を介して認識され，活性化する．活性化されたマクロファージは炎症性サイトカインやプロスタグランジンを産生し，それらによってひき起こされる全身性炎症反応症候群やDIC(播種性血管内凝固症候群)などから敗血症，多臓器不全を経て死に至る場合がある．

リポ蛋白[質]（たんぱくしつ）〔lipoprotein〕 脂質と蛋白質との複合体．構造リポ蛋白としては細胞膜，ミトコンドリア膜などの膜成分があり，可溶性リポ蛋白としては血漿リポ蛋白，ミルクリポ蛋白，卵黄リポ蛋白などがある．血漿リポ蛋白は水に不溶性の脂質を蛋白質と結合することによって可溶性のものとし，各組織へ運搬する．密度別では，α-(高比重)，プレβ-(超低比重)，β-(低比重)リポ蛋白およびカイロミクロンがある．→カイロミクロン

リポ蛋白定量（たんぱくていりょう）〔determination of lipoprotein〕 コレステロール，中性脂肪などは水に難溶性のため，血中では血清蛋白と結合して溶解した状態で存在する．これをリポ蛋白質とよび，蛋白質の種類により各脂質の含量が異なっている．リポ蛋白定量には，超遠心法によりカイロミクロン，超低比重リポ蛋白(VLDL)，低比重リポ蛋白(LDL)，高比重リポ蛋白(HDL)の4種に分ける方法と，電気泳動法により，カイロミクロン，プレβ-リポ蛋白，β-リポ蛋白，α-リポ蛋白の4種に分けて測定する方法とがある．得られたリポ蛋白分画は，脂質異常症の分類・診断などに用いられる．→カイロミクロン

リボフラビン 〔riboflavin〕 ⇨ビタミン

リポプロテイン 〔lipoprotein〕 ⇨リポ蛋白[質]

リモデリング 〔remodeling〕 広義には，繰り返す炎症や著しい組織損傷ののちに，当該組織が本来のものではない組織に置きかわること．骨リモデリングという場合は，破骨細胞による骨吸収と骨芽細胞による骨形成が繰り返され再構築されることを指す．心筋梗塞後の心筋や，高血圧症の心・血管などに起こる血管リモデリング(狭窄)などのほか，動脈硬化も動脈におけるリモデリングとされる．

硫化水素中毒（りゅうかすいそちゅうどく）〔hydrogen sulfide poisoning〕 硫化水素により生じる中毒で，主な症状としては皮膚や粘膜に対する障害，刺激作用がある．硫化水素は腐卵臭のする無色の気体として知られている．空気よりも重いことから，硫化水素が発生すると思われる下水処理施設や温泉地，火山などの地下やくぼ地で人が倒れている場合には二次災害を防ぐために防毒マスクなどの装備なしに救出してはならない．5 ppmで不快臭，10 ppmで労働安全衛生法第65条に基づく気中有害物質の管理濃度，20 ppmで気管支炎，肺気腫および肺炎をひき起こし，350 ppmで生命に危険が及び，700 ppm以上では昏倒，呼吸停止を起こし最終的には死に至る．

流行周期（りゅうこうしゅうき）〔epidemic cycle〕 ある感染症の流行を時間を追って観察すると，疾病により一定の流行パターンを示すことがある．これを流行周期とよぶ．流行周期には10～50年にわたる一定傾向の変動を示す長期変動(すう勢変動)，2～5年ごとに一定傾向の変動を示す循環変動，季節的な流行条件の変動により起こる季節変動がある．

流行性角結膜炎（りゅうこうせいかくけつまくえん）〔epidemic keratoconjunctivitis；EKC〕 アデノウイルスによって起こる伝染力の強い結膜の炎症で，学校，職場などで集団発生する．症状は結膜が充血し，眼瞼(まぶた)が腫れ，涙が出てまぶしく感じたり，ときには疼痛を自覚する．7～10日後に，角膜に多数の斑点がしばしばできることがある．ウイルスは感染力が強いので，手は流水と石けんで洗い，そのほかの感染予防法を実行する．治療は，混合感染を防ぐため，抗菌薬の内服および点眼をする．

流行性肝炎 [infectious hepatitis]
⇨A型肝炎

流行性感冒 [epidemic catarrh, grip]
⇨インフルエンザ

流行性筋痛症 [epidemic pleurodynia]
〈ボルンホルム病〉 コクサッキーB群ウイルスに起因する感染症である．また，バルト海のデンマーク領ボルンホルム島での流行から「ボルンホルム病」ともよばれる．本疾患はどの年代でもみられるが，小児に最も多い．発熱，咽頭発赤などに加えて，局所的な圧痛，感覚過敏，胸部や上腹部の激しい筋肉痛が起こる．通常は2～4日にて軽快する．治療は対症療法を行う．→コクサッキーウイルス感染症

流行性耳下腺炎 [epidemic parotitis, mumps]
〈おたふくかぜ，ムンプス〉 ムンプスウイルスによる急性感染症．とくに幼児から学童にかけて多い．飛沫感染によって咽頭，眼から侵入し，耳下腺，各臓器，さらに中枢神経系も侵される．潜伏期は2～3週間で，食欲不振，嘔吐，嚥下時の咽頭痛，中等度の発熱がみられ，その1～3日後に耳下腺が腫脹し，3日後にピークに達する．耳下腺腫脹は10日程度で漸次消退する．髄膜脳炎，膵炎，精巣炎，卵巣炎などの合併症を起こすことが多く，思春期以降の成人罹患では卵巣炎，精巣炎の発症が高く，男性の不妊の原因ともなる．一度罹患すると終生免疫を得られる．→耳下腺炎（じかせんえん）

流行性髄膜炎 [epidemic meningitis]
⇨髄膜炎菌性髄膜炎（ずいまくえんきんせいずいまくえん）

流行性脳脊髄膜炎 [epidemic cerebrospinal meningitis]
⇨髄膜炎菌性髄膜炎（ずいまくえんきんせいずいまくえん）

流行〔性〕モデル [epidemic model]
感染症の制圧，共存が大きな社会問題となっていることから，感染症の流行を予測することは公衆衛生上の重要な課題の1つである．感染症の流行は患者の急激な増加から始まり，ピークを過ぎて徐々に終息へと向かう．この現象を解明するために考案された種々の流行要因（感染源，感染経路，初発患者数，流行期間，流行周期など）を構成変数とする確率論的な感染症疫学モデルのことである．→流行周期（りゅうこうしゅうき）

流行性予測 [prediction of epidemics]
感染症のさまざまな関連要因や曝露の頻度などについて定量的かつ疫学的な検証を行うことで，その流行や発生を予測することをいう．わが国では，国立感染症研究所感染症情報センターが，ポリオ，インフルエンザ，日本脳炎，麻疹，風疹の流行性予測を発表している．

硫酸亜鉛混濁試験 [zinc sulfate turbidity test ; ZTT, ZST]
〈クンケル試験〉 肝機能検査の一種でZTTと記される．血清に硫酸亜鉛緩衝液を加えると混濁を呈する反応．混濁の強さが血清γ-グロブリンの濃度やアルブミンの減少と関係することを利用したもので，慢性肝炎，肝硬変，自己免疫性肝炎などで高値を示す．基準値は2～12 Kunkel単位．→血清（けっせい），血清膠質反応

硫酸アトロピン [atropine sulfate]
⇨アトロピン

硫酸カナマイシン [kanamycin sulfate]
⇨カナマイシン

硫酸キニジン [quinidine sulfate]
⇨キニジン

流産・早産 ▶大項目参照

硫酸バリウム [barium sulfate]
消化管のX線検査に用いる造影剤．安定度が高く，水，アルカリ，酸にも不溶性であり，添加剤を加え懸濁液状にしたものを用いる．

硫酸フラジオマイシン [fradiomycin sulfate]
⇨フラジオマイシン

硫酸マグネシウム [magnesium sulfate]
塩類下剤としてよく用いられ，苦味がある．服用して1～3時間後に作用する．連用すると脱水症や栄養障害を起こす危険がある．胆道のオッディ括約筋を弛緩させるので排胆薬としても用いる．

硫酸モルヒネ [morphine sulfate]
⇨モルヒネ

留置カテーテル法 [indwelling catheter method]
〈持続カテーテル〉 カテーテルを血管，尿道，腎瘻，胃瘻などに挿入し，そのまま留置する方法．血管内留置カテーテル（点滴用カテーテル，ヒックマンカテーテル），尿道留置カテーテルなど多種類ある．→カテーテル管理

流動食 [liquid diet]
消化吸収機能の低下や嚥下困難の場合に指示される病人食の1形態で，固形分を含まない液体状の食物．重湯，くず湯，野菜スープ，果汁，牛乳などの普通流動食と，消化態栄養剤や半消化態栄養剤を使用した濃厚流動食がある．→重湯（おもゆ），常食（じょうしょく）

隆鼻術 [augmentation rhinoplasty]
先天性または外傷性の鞍鼻や口唇裂に伴う鼻の変形の治療や，美容の目的で鼻の形成を行うこと．口唇口蓋裂で鼻の奥まで裂傷がある場合に，口唇，口蓋の縫合と隆鼻術が施行される．素材は，自家骨，シリコンなどが用いられるが，シリコンなどを用いた場合，感染を起こす可能性がある．最近ではヒアルロン酸の注入による隆鼻も隆鼻術という．美容整形で本手術を行う場合には，術前に十分なカウンセリングを行う必要がある．

流量計 [flowmeter]
液体または気体の流れる量を計測する器具．流速や圧力を測定して流量に変換・表示する．吸入麻酔や酸素療法などにおいて，気体の流量の測定や調節を行う重要な器具である．

流涙〔症〕 [lacrimation, epiphora]
涙液が眼瞼からあふれ落ちる状態．原因は，結膜・角膜・虹彩の炎症，および光，味覚，嗅覚などの刺激に対する神経反射による涙液の分泌過剰の場合と，涙点閉塞，涙管狭窄，涙小管閉鎖，慢性涙嚢炎など涙道の排泄障害による場合とがある．→涙液分泌機能検査（るいえきぶんぴつきのうけんさ）

流涙反射 [lacrimal reflex]
涙液が流れ出る反射で，眼涙反射と鼻涙反射がある．角膜，結膜や鼻粘膜に分布している三叉神経を求心路とし，遠心路は上唾液核の近くから始まる副交感神経である．角膜，結膜や鼻粘膜への直接刺激以外に，くしゃみやあくびなどによる三叉神経の刺激や，大脳での精神的刺激でも流涙反射が起こり，涙液が流れ出る．

了解心理学 [comprehensive psychology]
了解という特殊な認識方法を用いて，心理現象を研究しようとするもので，ディルタイ(Wilhem Dilthey, 1833〜1911, 独)によって唱えられ，シュプランガー(Eduard Spranger, 1882〜1963, 独)により発展した．ディルタイによれば，了解は感性的に与えられる表現または言語，身振り語などの記号を通じて，その内的精神を追体験し認識する作用である．

両価性 [ambivalence]
⇨アンビバレンス

両価的感情 [ambivalent feeling]
両面感情ともいい，「苦手な相手だけれど，話をしてみたい」といった，一見すると相反する感情や欲求を同時にもち合わせること．

両眼共同運動 [binocular synergic movement]
眼球運動を行ったときに，両眼が共同して動く運動である．むき運動とよせ運動に分けられる．むき運動(version movement)は両眼で同じ方向を向く運動である．よせ運動(vergence movement)は両眼の反対方向の運動であり，両眼を内側によせる輻輳(convergence)と外側に戻す開散(divergence)とがある．

両眼視 [binocular vision]
左右両方の眼を使って，物体を同時に見ること．両眼視によって視野が拡大し，視力を補強して目測の精度を高め，立体感覚を完全なものとする．→立体視［覚］(りったいしかく)

良肢位 [functional position]
〈機能的肢位〉 関節に拘縮が起こり可動制限が生じても，日常生活をおくるうえで保持しておきたい，機能的で苦痛の小さい肢位をいう(表)．とくに長期臥床を強いられる患者においては，把握しておく必要がある．

■表 良肢位の角度

部 位	角 度
肩関節	外転 10〜30°
肘関節	屈曲 90°
前 腕	回内・回外中間位，背屈 10〜20°
股関節	屈曲 10〜30°，内旋・外旋中間位，外転位 0〜10°
膝関節	屈曲 10°
足関節	背屈・底屈 0°

良性腫瘍 [benign tumor]
⇨腫瘍(しゅよう)

良性腎硬化症 [benign nephrosclerosis]
〈細動脈性腎硬化症〉 腎は高血圧の代表的な標的臓器の1つであり，本態性高血圧によって二次的に細小動脈硬化をきたしたものである．高血圧による症状が中心となり，軽度の蛋白尿があるものの，腎自体の自覚症状は乏しい．腎硬化が進行してくると腎は萎縮して腎血流量，糸球体濾過値ともに低下する．高血圧の治療が主体であり，塩分摂取制限と降圧薬による血圧コントロールが行われる．

両性代謝経路 [amphibolic pathway]
生合成(同化)的に働く経路と分解(異化)的に働く経路の両方をもつ代謝経路のこと．代表的な例としてクエン酸回路があり，グルタミン酸前駆体の α-ケトグルタル酸を合成する同化的な経路とピルビン酸を二酸化炭素と水に分解する異化的な経路を併せもつ．

良性反復性血尿症候群 [benign recurrent hematuria syndrome]
〈良性家族性反復性血尿〉 反復して血尿を呈するが，蛋白尿は陰性またはごく軽度であり，また浮腫や高血圧などの腎炎の症状を呈さない血尿症候群である．腎生検所見において，糸球体基底膜の菲薄化がみられる．予後は良好であり，経過中に消失することもあるが，まれに慢性腎不全になる症例もあるために，経過観察は必要である．家族や同胞に同じ症状がみとめられる．常染色体優性遺伝である．→血尿(けつにょう)

良性リンパ細網症 [lymphoreticulosis benigna]
⇨ネコひっかき病

量的研究 [quantitative study]
系統的，客観的アプローチである．データ収集の条件をかなりコントロールしたなかで，数量的データを収集し，統計学的手法を使ってそのデータを分析する．一般的には，質的研究に比して，より信頼性のある知識を提供すると考えられている．現時点では，この研究方法が看護の科学的探究法として使用頻度が高い．

両頭鉤
主として手術で術野を広げておくために，組織を保持・固定する場合などに使う鉤の一種．ヘラの両端が同側に90度屈曲した形をしている両頭鈍鉤や，逆方向に異なる2種類の鉤がついているものなどがある．

療養型病床群
第二次医療法改正[1992(平成4)年]において医療施設機能の体系化の一環として，特定機能病院と療養型病床群が制度化された．療養型病床群は，病状が不安定であり回復期にある亜急性期の患者と，病状が安定し疾病や障害をかかえた慢性期の患者を対象とした看護，介護，療養生活の環境を重視した病床である．療養病床には，医療保険適用と介護保険適用の2種がある．2006(平成18)年の医療制度改革では，2012(平成24)年までに療養病床総数38万床(平成18年当時)のうち，介護保険適用の療養病床14万床を全廃し，医療保険適用の療養病床のみ15万床までとする大幅な削減予定としたが，高齢者人口の伸びと早期リハビリテーション重視の観点から，削減病床数を5万床減らし，合計20万床を存続させる方針に修正された．

療養通所介護
2006(平成17)年4月の介護報酬改訂時に新設された通所介護の1類型．神経難病や末期がん，重度の脳血管障害患者など，医療ニーズと介護ニーズを併せもつ中重度の在宅療養者とその介護者の支

緑内障 [glaucoma]

〈あおそこひ〉 眼内圧が亢進して視機能に障害をきたす疾患. 視力を失った瞳孔が青くみえるので「あおそこひ」ともいう. 前眼房の房水の流出障害による. 遺伝的素因をもつ原発性緑内障と, いろいろな眼疾患, 外傷, 手術などに起因する続発性緑内障とがある. 急性のものは, 急激な視力障害や眼痛があり, 慢性のものは老人に多く, さほど視力低下もないので自覚のないままに進行することが多い. 治療は早期治療が効果的で, 薬物療法や手術療法がある. →眼圧測定(がんあつそくてい)

緑膿菌 [Pseudomonas aeruginosa]

〈シュードモナス・エルジノーサ〉 グラム陰性の小桿菌. ピオシアニン色素を産生するため, 培地が緑色となる. 本来は病原性が弱いが, 身体が弱っているときなどに感染を起こす. この菌はほとんどの抗菌薬に抵抗性があるので, いったん感染すると治療が困難となる. 自然界の土壌中・水中に広く分布し, 人間の腸管内・皮膚などにも存在する.

緑膿菌感染症 [Pseudomonas aeruginosa infection]

緑膿菌感染症は易感染宿主に発症する日和見感染症である. 医療用カテーテル, 気管挿管, 手術などの医療行為, また, 火傷や創傷部から感染することが多い. 局所感染の場合は, 角膜炎, 外耳炎, 化膿性発疹, 肺炎などを起こす. 局所感染にひき続き, 菌体が血行性に散布され, 敗血症, 心内膜炎などの重篤な疾患をひき起こす場合もある. 感染症法においては薬剤耐性緑膿菌感染症が5類感染症定点把握疾患に指定されている. →緑膿菌(りょくのうきん)

緑便 [greenish stool]

糞便の色が緑色を帯びているものをいう. 乳児にみられ, ビリベルジンを多く含むことによる. 母乳栄養の場合には生理的に起こり, 病的とは限らない. 近年は人工栄養児でも, 乳糖含有量が増えているため緑便が多い. ただし, 酸臭・腐敗臭の強い水様で顆粒が混じる緑便は, 急性下痢症が想定される.

旅行者血栓症 [traveler's thrombosis]

〈肺動脈血栓塞栓症〉 俗に「エコノミークラス症候群」の呼称で知られる. 長時間の下肢の安静は, 下肢の深部静脈血栓症(DVT)を誘起しやすい. 同様に航空機による長時間の旅行でも同じ坐位をとりがちになることから, 下肢の深部静脈血栓症を起こしやすくなる. 症状としては, 初期には足や膝の腫脹, 大腿やふくらはぎの疼痛が起こる. また, その後に歩行などを始めると, 下肢を循環していた血栓は静脈の血流によって右心に入り, さらに肺動脈に流れて閉塞させるおそれもある. これが肺動脈血栓塞栓症であり, 血栓が肺動脈の主幹を閉塞すると致命的となる. 予防策としては, 十分な水分補給, 足と身体を動かす, 身体を締め付ける服を避けるなどが有効. 必ずしもエコノミークラスばかりでなく, ファーストクラスや他の旅行手段でも起こりうることから, 日本旅行医学会では「ロングフライト血栓症」ともよんでいる. →深部静脈血栓症(しんぶじょうみゃくけっせんしょう)

リラクセーション [relaxation]

ストレスなどによる過緊張は, 心身症をはじめとする身体的・精神的不調を誘発する. このような過緊張を軽減し, ゆったりとした弛緩状態になることを指す. リラクセーション訓練では, 緊張を除去, コントロールすることにより, 心身の活動の調和と活性化を目指している. 心理的側面からの技法としては, 自律神経訓練法や催眠法, 音楽療法, 瞑想法などがあり, 身体的側面からの技法としては, 漸進的リラクセーション法などがある.

リロケーションダメージ [relocation damage]

リロケーションとは移住や転院などを意味する. 在宅で介護を受けていた高齢者が, グループホームや介護老人福祉施設等に入所した際に急激に不安感が高まり, 心理的な混乱によってそれまでになかった障害などが生じる現象である. 予防としては, 転院先や移住先の環境に, 本人の思い出のあるなじみのものを配置するなど, 安心できる居場所づくりの工夫, 配慮が求められる.

淋菌 [gonococcus ; GC, Neisseria gonorrhoeae]

グラム陰性の双球菌で, 淋疾の原因菌. 性交により直接感染することが多い. 熱, 低温, 乾燥に弱く, 死滅しやすい. 診断は淋汁の培養検査による. 検体採取後, 直ちにチョコレート寒天培地を用い培養する. ペニシリンなどのペニシリン系の抗菌薬に感受性であるが, 耐性菌もみられる.

淋菌性結膜炎 [gonococcal conjunctivitis]

⇒淋菌性膿漏眼(りんきんせいのうろうがん)

淋菌性膿漏眼 [gonococcal blennorrhea]

〈淋菌性結膜炎〉 淋菌感染による強い結膜炎症状. 風眼ともいわれる. 眼瞼および結膜の腫脹とともに膿性の眼脂を多量に分泌する. 一般に新生児結膜炎として, 分娩時に母体から産道感染により伝播されることが多い. 角膜潰瘍の合併により失明する場合もある. 抗菌薬の点眼を行う.

リンクナース [link nurse ; LN]

複数の病棟, 複数の診療科を有する病院において, 病棟間や診療科間の会議での討議や連絡を行う看護師. 院内感染対策や看護過誤防止のみならず, 本来は, さまざまな院内の横断的問題を討議する. また, 患者の直接的ケア提供者の視点から所属部署のリスクアセスメントを行い, 部署の特性に応じた適切な対策を立案・実施・評価するとともに, スタッフへの情報提供や教育を行う役割を担う.

リンケージ解析 [linkage analysis]

同じ染色体の上に座位した複数の非対立遺伝子が, メンデルの独立遺伝の法則から期待される頻度よりも高い頻度で結びついて行動することを連鎖といい, 連鎖した一連の遺伝子群の組み換え価から交叉価を推定し, 三点試験により遺伝子の相対距離を決定する手法. 標的疾患と連鎖する DNA 多型性マーカーを目印にした連鎖解析で疾患原因遺伝子の同定が行われ, 見出された疾患原因遺伝子は

創薬ターゲットとして研究されている．

リンゲル液〔Ringer solution〕
イギリスの生理学者リンゲル（Sydney Ringer, 1835～1910）によって処方された生理的塩類溶液．陽イオンとしてNa^+のほかにK^+，Ca^{2+}を含み，血液と等張になっており，血液代用液として細胞外液の補充の目的で用いられる．大量出血，重症の下痢，熱傷などに対し，皮下，静脈内，または注腸に投与する．

リンゴ病〈slap cheek, infectious blushing〉
⇨伝染性紅斑（でんせんせいこうはん）

リンコマイシン系抗菌薬〔lincomycin antibiotics〕
リンコマイシンとクリンダマイシンがこの系に属する．作用機序はマクロライド系抗菌薬に類似しており，50Sサブユニットに作用し，ペプチド転移酵素反応を阻止して蛋白質合成を阻害する．抗菌スペクトルもマクロライド系抗菌薬と類似であり，グラム陽性球菌に抗菌作用を示すが，さらに*Bacteroides*などの嫌気性菌にも優れた抗菌活性を有する．副作用は少ないが，消化器障害のほか，偽膜性大腸炎に注意する必要がある．

リン酸〔phosphoric acid〕
五酸化リンP_2O_5が種々の程度に水化して生成する一連の酸の総称で，オルトリン酸H_3PO_4（$P_2O_5・3H_2O$），ピロリン酸$H_4P_2O_7$（$H_2O_5・2H_2O$），メタリン酸HPO_3（$P_2O_5・H_2O$），その他がある．通常オルトリン酸を単にリン酸とよんでいる．

リン酸コデイン〔codeine phosphate〕
⇨コデイン

臨死患者〔dying patient〕
あらゆる治療によっても治癒を望めず，死が迫っている患者を指している．患者は，未知なる死を前に，身体的苦痛のみならず，死に対する不安，おそれ，孤独感などさまざまな苦痛を感じている．患者の苦痛をできるかぎり緩和し，残された生をその人らしく全うでき，やすらかな死を迎えられるように援助することが必要である．医師や看護師だけでなく，医療ソーシャルワーカーや宗教家，ボランティアなどとの連携も重要である．→ターミナルケア

リン脂質〔phospholipid；PL〕
〈ホスファチド〉リン酸を含む複合脂質で，細胞膜の主要成分である．グリセロリン脂質とスフィンゴリン脂質とに大別される．血清中ではリポ蛋白の形で存在し，肝で産生され，肝および肝外組織に取り込まれる．

リン脂質症〔phospholipidosis〕
本症は細胞質内にリン脂質あるいはリン脂質複合物が蓄積し，ライソゾーム内に多重板構造物が観察されることが特徴．体内のあらゆる臓器，組織に発生する可能性があり，マクロライド系抗菌薬や向精神薬などによる医原性疾患と考えられている．脂質異常症，血栓症，網膜障害などの発症への関与が知られている．→血栓症（けっせんしょう），脂質異常症（ししついじょうしょう）

淋疾〔gonorrhea〕
淋菌が原因となって起こる性感染症の1つ．主に直接感染する．2～14日の潜伏期を経て，男性は尿道炎，女性は膣炎，子宮頸管炎から発症する．女性の場合，自覚症状のないことが多く，慢性化して子宮付属器炎や骨盤腹膜炎を発症し，卵管およびその周辺の癒着損傷により，卵管性の不妊症になっている例も少なくない．そのほかに淋菌性の結膜炎，咽頭炎，関節炎，直腸炎などがある．診断は膿汁中の淋菌証明による．性交を禁じ，ペニシリン系の抗菌薬を投与する．→性病（せいびょう）

臨時追加投与〔rescue dose〕
⇨レスキュードーズ

臨終〔dying hour〕
死に臨むこと，死の瞬間をいう．一般的には，患者の死亡を確認した医師が，その時刻とともに死を宣告する際の「ご臨終です」という場合以外に用いられることは少ない．→死（し）

臨床疫学〔研究〕〔clinical epidemiology〕
統計学的に妥当な分析方法を用いたうえで，新しい診断法や治療法を科学的に評価する臨床の場で行われる疫学研究を指していう．広義の医学判断学（medical decision making）に含まれることもある．今日のEBMの基盤となる学問として，わが国においても，臨床医による合理的な検査や治療手順の決定，最適な治療計画の選択，治療効果の判定やコストーベネフィット（対費用効果）分析などに適用されている．

臨床化学検査〔clinical chemistry test〕
身体から分泌・排出される物質，血液中の物質あるいは細胞中に含まれる酵素などを試料として生化学的に検査し，病態の把握や診断，治療，予後などに役立てる検査の総称である．最近では，各分野にわたって機械化が進行しており，少量の血液で数十種類もの検査項目を処理する自動分析装置が普及している．一般的に頻用される検査項目として，血清蛋白，血清膠質反応，血中非蛋白窒素化合物，血清脂質，血糖，総ビリルビン，血中電解質，血液中の酵素，尿素窒素，クレアチニン・クリアランスなどがある．

臨床検査〔clinical examination〕
臨床検査は，理化学を利用した科学的な方法によって得られた結果（情報）を，診断，治療の参考とする手法である．患者から採取された検体材料を対象とする検体検査と，患者自身を対象とする生理機能検査とに大別される．検体検査は，患者の尿，血液，便，分泌物，膿および，生検あるいは剖検材料を用い，血液一般，血液生化学，免疫血清学，内分泌，臨床化学，病理ならびに寄生虫などの検査を行うもので，近年は，遺伝子診断へも応用されている．主な生理機能検査には，循環器系検査（心電図，心音図，心臓カテーテル検査など），呼吸器系検査（肺機能検査），脳神経検査（脳波，筋電図），基礎代謝検査，超音波検査，内視鏡検査などのほか，眼科検査（視力，視野，眼底，眼圧検査など），耳鼻科検査（聴力，平衡機能検査など）などがあげられる．また，患者の器官や臓器を形態学的に診断する画像診断の進歩は，救命救急医療の現場に限らず顕著である．通信手段の発達による検査データ（三次元画像も含む）の高速伝送なども発展が目ざましい．

臨床検査技師〔medical technologist；MT〕
法律で定められた資格で，厚生労働大臣の免許を受けて，主として病院・衛生検査所（検査センター）などで臨床検査業務に携わる．医師の指示のもとに，検体検査，生理学的検査，採血を行う．高校卒業後，専門学校

・短大・大学で所定の課程(3年以上)を修了すると国家試験の受験資格が得られる.

臨床工学技士 [clinical engineer ; CE]　臨床工学技士は，医師の指示のもとに生命維持管理装置(人工心肺装置，補助人工心臓，人工透析装置，人工呼吸器など)の操作および保守点検を業とするものである．国家試験を受け厚生労働省認定の免許を取得しなければならない．名称独占の資格である．近年医療機器・技術の進歩が目覚ましく，医学・工学的な知識を必要とする専門職者としての役割は大きい．

臨床指標 [clinical indicator ; CI]　診療の質を評価する指標のこと．診療のアウトカムとして，治癒率や生存期間，合併症の有無などをはじめとしたさまざまな数値化可能な指標が開発されてきている．

臨床心理学 [clinical psychology]　基本的には，個人の人格ないし適応上の困難を扱う心理学の一領域として理解される．その名称は，19世紀末に心理学クリニック(ペンシルバニア大学)を開いた米国のウィトマー(Lightner Witmer, 1867～1956)に始まる．領域体系は，人格，適応などに関する基礎研究および理論，心理診断，心理療法を柱とする．個人または集団の心理的活動に関連する諸困難，心理学的知識および技術によって解決をこころみる心理臨床の基礎学である．同時に，臨床上の諸問題における現象的および法則的解明にとどまらず，解決のための実践的活動を含むものである．→異常心理学(いじょうしんりがく)，精神病理学(せいしんびょうりがく)

輪状膵 [annular pancreas]　膵形成異常の1つで十二指腸下行脚を膵臓が輪状に取り囲んでいる状態をいう．上腹部痛や嘔吐などの症状がみられる．狭窄が強い場合には手術療法になる場合もあるが，手術以前に脱水，電解質異常，酸塩基平衡の失調を管理し，胃・十二指腸内のガスと消化液の吸引を行うことが重要である．

臨床精神医学 [clinical psychiatry]　精神医学が積み重ねてきた知識を臨床場面でいかしていく実践的活動，および実践的活動から得られた知見をさらなる精神医学の発展に結びつけようとする活動を指す．

臨床的脳死 [clinical brain death]　⇨脳死(のうし)

輪状軟骨 [cricoid cartilage]　喉頭の骨格を形成するのは舌骨と喉頭軟骨である．喉頭軟骨は6種9個の軟骨よりなる．輪状軟骨はそのなかの1つで，甲状軟骨の下に位置する．輪状軟骨の後面が食道開始点である．気管切開術の1法である輪状甲状軟骨間膜切開術では，この輪状軟骨と甲状軟骨の間を切開する．また，救急現場では輪状軟骨を圧迫することで，人工呼吸時の胃の膨満を防ぎ，逆流と誤嚥の危険性を減らす(セリック法)．

輪状軟骨圧迫法 [cricoid pressure techinique]　⇨セリック法

臨床認知症評価スケール [clinical dementia rating ; CDR]　認知症の程度を全般的にとらえ，重症度を評価するためのスケール．記憶，見当識，判断力と問題解決，社会適応，家庭状況および趣味，関心，介護状況の6項目について，健康(CDR 0)，認知症の疑い(CDR 0.5)，軽度認知症(CDR 1)，中等度認知症(CDR 2)，重度認知症(CDR 3)，によって評価する．

臨床判断値 [decision value]　基準値は検査値を臨床的に解釈するときの基本的な尺度となるが，特定の臨床的目的で意思決定するために基準となる値を示すことを臨床判断値という．意思決定値ともいわれることもある．個々の診断に用いる病態識別値，治療開始の判断基準となる治療目標値，定量的な検査結果を定性的に判断するカットオフ値，緊急時の病態を反映するパニック値などの総称として用いられる．

輪状ヒダ(襞) [circular folds]　⇨ケルクリングヒダ(襞)

臨床薬物動態学 [clinical pharmacokinetics]　体内での薬物の動きを，速度論的手法を用いて定量的に解析する学問．体内での薬物の動きを知ることは，薬物の適正な製剤化のうえでも必要不可欠であり，また薬物の投与設計を行う場合は速度論的解析に基づく予測が重要である．→コンパートメントモデル

臨床薬理学 [clinical pharmacology]　臨床薬理学は，科学的な「合理的薬物治療」を志向する学問領域であり，薬物治療の有効性と安全性を最大限に高め，個々の患者に最良の治療(治療の個別化)を提供できることを目指す学問．合理的薬物治療を実現するためには，サイエンスとしての①創薬と育薬のための臨床試験，②個々の患者を対象にした合理的薬物投与計画法とそのために役立つ臨床薬物動態学，③患者と医療者との「治療のよきパートナーシップと信頼関係」の形成，が重要となる．

鱗屑 [scale]　鱗屑は続発疹の1つで，表皮角層が正常より厚くなり，これが脱落し，または脱落直前の状態をいう．この現象を落屑といい，細かく小さいものを粃糠様，大きいものを葉状という．ほかに薄板状のものを剝脱性，鱗を並べたようなものを魚鱗癬状という．→発疹(ほっしん)，落屑(らくせつ)

隣接遺伝子症候群 [contiguous gene syndrome]　染色体上に隣接してある遺伝子はそれぞれ機能が異なっているが，それらのうち複数が，染色体の微細欠失や重複などにより同時に傷害されて発症したものを隣接遺伝子症候群という．染色体異常と単一遺伝子疾患の中間型ともいうべきものである．アラジール症候群，アンゲルマン症候群，ウィリアムズ症候群，ディジョージ症候群などがあるが，たとえば，ウィリアムズ症候群は7番染色体(7 q 11, 23)の欠失による隣接遺伝子症候群であり，心血管病変が突然死の原因として示唆される．ウィリアムズ症候群の罹患率は，わが国では出生1～2万人に1人である．

リン中毒 [intoxication of phosphorus, phosphorism]　無機リン中毒は黄リンによるものが多く，黄リンマッチやネコいらず(殺鼠薬)の誤飲によるものが主である．急性中毒の場合，まず消化器症状が発現し，中毒が進むと肝変性，痙攣

を伴った精神症状をきたし，ショックから死亡することもある．慢性中毒の場合は肝硬変をきたす．有機リン中毒は毒ガスや農薬によるもので，コリンエステラーゼが阻害され，多汗，悪心・嘔吐，歩行障害，言語障害，意識混濁，肺水腫などを生じる．

RIND [reversible ischemic neurological deficit]
〈可逆性虚血性神経脱落，回復性虚血性神経脱落症候〉脳虚血による症状が24時間以上持続するが，3週間以内に消失するものをいう．病巣が小さいためと考えられるが，脳虚血性病変の経過的な病態であるため，現在ではこの疾患名はほとんど使われていない．

リンパ [lymph]
組織間液が毛細リンパ管を経てリンパ管に集められたもの．無色透明の液体で，細胞成分は主としてリンパ球である．血液に比べて蛋白質の濃度は低い．腸管のリンパは脂肪吸収に役立っており，食後には白濁するため乳び(糜)とよばれる．病原体や毒物に対する防御作用もある．

リンパうっ(鬱)滞 [lymphostasis]
リンパ液の低拍出が原因で，リンパ管内にリンパ液がうっ滞する状態．日常多くみられるのはリンパ管の圧迫，狭窄，閉塞の原因として，炎症(蜂窩織炎，フィラリア症など)や腫瘍転移(がん性リンパ管症)，リンパ節郭清によるリンパ液の持続的慢性うっ滞(リンパ水腫，象皮病)などの続発性リンパ浮腫．また，乳房切除やリンパ節郭清後に長期間リンパ液のうっ滞が続き，リンパ管の腫瘍性増殖により，リンパ管肉腫が発生(Stewart-Treves syndrome)することがある．原発性リンパ浮腫としては，ミルロイ病，クリッペルウェイバー症候群などがある．→象皮病(ぞうひびょう)，リンパ水腫

リンパ管 [lymphatic vessels]
リンパ液が流れる管をいい，静脈に似た構造をもつ．血管系とは別の系統として全身に分布する．身体各部の組織内で毛細リンパ網として始まり，しだいに統合されて胸管，右リンパ本幹を形成し，それぞれ左静脈角，右静脈角に流れ込んでいる．→胸管(きょうかん)

リンパ管炎 [lymphangitis]
毛細リンパ管やリンパ幹管の炎症性の病変をいう．原因の多くはブドウ球菌，レンサ球菌などによる皮膚・粘膜の感染で，局所の炎症性変化がリンパの流れに沿って毛細リンパ管，リンパ幹管へと波及したもので，多くはリンパ節炎を伴う．急性のものと慢性のものとがあり，後者ではリンパ管閉塞をきたし，硬結として触知される．

リンパ管腫 [lymphangioma]
リンパ管の先天的組織奇形(過誤腫)と考えられ，形態学的に毛細リンパ管腫，海綿状リンパ管腫，嚢状リンパ管腫に分類され，良性腫瘍である．小児の頸部に嚢状リンパ管腫である嚢状ヒグローマ(漿液性の内容をもつ嚢子)が好発する．全身に多発する場合は全身性リンパ管症とよび，悪性のものをリンパ管肉腫という．→リンパ管

リンパ管静脈吻合術 [lymphangiovenous anastomosis]
〈リンパ管形成術〉四肢のリンパ浮腫に対して実施される外科的療法．リンパ管と静脈の吻合によって浮腫を軽減させる．悪性腫瘍の治療後や腫瘍切除後リンパ郭清術を行いリンパ浮腫が生じた症例で，保存的療法で効果がなかったものに対して行われる．

リンパ管肉腫 [lymphangiosarcoma]
⇒リンパ管腫

リンパ球 [lymphocyte]
〈免疫細胞〉白血球の一種．球形の細胞で，リンパ中の細胞成分の大多数および末梢血中白血球分画の1/3程度を占める．直径7〜8 μm の小リンパ球と，10 μm を超える大リンパ球とがある．抗体産生，拒絶反応または過敏反応など生体の免疫・防御機構の発現に重要な働きをもつ．機能的にT細胞(細胞性免疫に関与)，B細胞(液性免疫に関与)，NK細胞(ナチュラルキラー細胞，抗がん免疫に関与)などに分けられる．

リンパ行性転移 [lymphatic metastasis]
〈リンパ節転移〉原発部位におけるがん細胞や病原体などのリンパ管侵入が原因で，リンパ管を通じて離れた部位に病巣を形成することをいう．リンパ節転移はがん(上皮性悪性腫瘍)ではよくみられる現象で，とくに食道がん，子宮頸がんでは主たる進展経路になる．胃がんは進行すると左鎖骨上窩リンパ節に転移することが多く，ウイルヒョウの転移とよばれている．

リンパ循環 [lymphatic circulation]
リンパ系は，リンパ器官(リンパ節，リンパ管など)からなるシステムで，第2の循環系として機能し，組織間隙からの水分や蛋白質を輸送している．毛細血管壁から透過された細胞の組織液は，一部も毛細血管の動脈側から静脈側に取り込まれ，一部がリンパ中に流れ，リンパ系を循環する．循環経路は以下のようになる．下半身および左半身からのリンパ液は，左内頸静脈と鎖骨下静脈の接合部に注ぎ込まれ循環する．右半身からのリンパ液は，右内頸静脈と鎖骨下静脈の接合部に注ぎ込まれ循環する．右頭頸部，右胸部，右上肢からのリンパ液は，右リンパ本幹を経て右鎖骨下静脈へ循環する．残りの部位からのリンパ液は，胸管を経て左鎖骨下静脈に循環している．消化器系のがんのリンパ節への転移の好発部位が左鎖骨下であるのはこのためである．1日のリンパ流出量は，2〜4 L である．

リンパ小節 [lymph(atic) nodule]
〈リンパ濾胞〉リンパ節や脾臓などのリンパ組織と，粘膜固有層における小リンパ球の集塊(粘膜関連リンパ組織)にみられるリンパ濾胞で，B細胞からなっている．免疫応答により，B細胞が分裂増殖し胚中心が形成され，胚中心には樹状細胞(生体中で広汎に存在する強力な抗原提示細胞)やマクロファージが存在し，その周囲を小型Bリンパ球が囲む．胚中心をみとめない小型リンパ球からなる集塊を一次濾胞，胚中心をみとめるものを二次濾胞とよぶ．→マクロファージ，リンパ節

リンパ水腫 [lymphedema]
組織間隙に血管から出た水分が貯留することで，しだいに組織細胞の変性，線維化が起こり，硬くなる．主な原因としては，リンパ管の圧迫，狭窄，閉塞やリンパ節郭清によるリンパ液の還流障害と，静脈の血流障害により静水圧が上昇し，組織間隙に血管内の水分が多量に流出，貯留することがある．原因として炎症(フィラリア症など)や腫瘍転移(がん性リンパ管症)があり，リンパ節郭清では，乳

房切除，腋窩リンパ節郭清後の患側上肢のリンパ液の持続的うっ滞（リンパ水腫）が長期間続き，リンパ管の腫瘍性の増殖によりリンパ管肉腫が発生(Stewart-Treves syndrome)することがある．→象皮病(ぞうひびょう)，リンパうっ(鬱)滞

リンパ性白血病 [lymphocytic leukemia]
⇨白血病(はっけつびょう)

リンパ節 [lymph node；LN, lymph gland；LG]
〈リンパ腺〉 リンパ管の随所に分布する網状組織からなる小体．2〜30 mm の大きさでエンドウ豆に似た形をもつ．ここでリンパ球の分化成熟が起こり感染防御，腫瘍の進展防御に役立っているとされる．一般にリンパ腺ともいわれる．

リンパ節炎 [lymphadenitis]
〈リンパ腺炎〉 起炎性の病原微生物や毒素などがリンパ流へ侵入し，リンパ節に取り込まれることによって起こる炎症．急性のものと慢性のものがある．急性のものの代表として化膿性リンパ節炎があり，身体末梢部から侵入した化膿菌による局所リンパ節の腫脹，皮膚発赤，疼痛がみられる．慢性のものの代表として結核性頸部リンパ節炎がある．一般に細菌によるものは局所性に，ウイルスによるものは全身性にリンパ節腫脹がみられる．→結核性頸部(けっかくせいけいぶ)リンパ節炎

リンパ節郭清 [lymph nodes excision]
種々の悪性腫瘍切除術において，転移・再発防止のために行われる術式．病変部周囲の臓器・組織とともに，所属リンパ節を脂肪組織ごと摘出する．悪性腫瘍の出現部位・進行度により，摘出範囲が異なる．

リンパ節鉗子 [lymph nodes clamp]
悪性腫瘍の手術に伴い，臓器付属のリンパ節を切除する際に，リンパ節を挟んで固定するための鉗子．臓器ごとに用いる鉗子が違っており，肺リンパ節用には有鉤型，無鉤型，匙包(ひほう)型の各鉗子，婦人科用には小石型把持鉗子などがある．

リンパ節腫脹 [lymph node swelling, lymphadenopathy]
リンパ節が腫れること．感染症の徴候の1つであるほか，リンパ管炎，悪性腫瘍，リンパ腫などに起因するものもある．急性・炎症性のものは圧痛，発赤を伴うことが多いが，慢性のものでは無痛性のこともある．

リンパ節生検 [lymph node biopsy]
⇨リンパ節穿刺

リンパ節穿刺 [puncture of lymph node]
〈リンパ節生検〉 疾患の原因を特定するために，炎症や腫瘍の侵潤などにより腫大したリンパ節の一部を穿刺により採取すること．または，採取した検体を病理学的に観察すること．疾患・病態によっては危険を伴うこともある．

リンパ節転移 [metastasis in lymph node]
⇨リンパ行性転移

リンパ腺 [lymph gland]
⇨リンパ節

リンパ腺炎 [lymphadenitis]
⇨リンパ節炎

リンパ造影法 [lymphography, lymphangiography]
リンパ管内に直接造影剤を注入する直接リンパ造影法(kinmonth 法)と皮下組織や臓器内に造影剤を注入し，それがリンパ管内に吸収されることを利用する間接リンパ造影法がある．適応疾患は，悪性リンパ腫，骨盤内悪性腫瘍，その他のリンパ節腫大をきたす疾患で，禁忌としては右→左短絡型心疾患と高度の肺疾患があげられる．しかし，最近では CT や MRI 検査などの普及により，本法は行われなくなった．

リンパ組織 [lymphoid tissues]
身体の免疫機能を担うリンパ球を産生する網状の組織．胸腺，脾臓，扁桃，腸管粘膜をリンパ組織という．そのうち胸腺は中枢性リンパ器官といい，小児期に発達しほかのリンパ器官を発達させ免疫機能を促進させる．脾臓，扁桃，腸管粘膜のリンパ組織は，末梢性リンパ器官といい，リンパ球を産生し免疫機能を担う．

リンパ肉腫 [lymphosarcoma；LS]
リンパ球系細胞の腫瘍性増殖性疾患の1つ．悪性リンパ腫の1つの型として従来分類されていたが，現在この名称はあまり用いられない．未分化型と分化型とがあり，分化型が白血病性変化をきたすと慢性リンパ性白血病と本質的に同一の病態を示す．→悪性(あくせい)リンパ腫，細網肉腫[症](さいもうにくしゅしょう)，ホジキン病

リンパ[性]浮腫 [lymphedema]
⇨浮腫(ふしゅ)，リンパ管腫

リンパ濾胞 [lymph follicle]
⇨リンパ小節

リンホカイン [lymphokine]
リンパ球が産生し，免疫，炎症，造血などの機能を制御する分子量9万以下の蛋白質群をリンホカインといい，強い作用をもつ．マクロファージ，血管内皮細胞その他の細胞も同様な蛋白質を産生するので，現在リンホカインも含め，これらを総称してサイトカインという．インターロイキン，インターフェロン，腫瘍壊死因子(TNF)などがある．→サイトカイン

倫理的ジレンマ [ethical dilemma]
看護師には患者の最善の利益と希望が擁護されるように患者や家族を支援する役割と責任があるが，日常の看護実践において解決が困難なジレンマに遭遇することは多い．ジレンマの解決にあたり，同等の望ましい(あるいは望ましくない)2つ以上の倫理的判断基準の選択肢があり，その選択が困難な状態を指す．たとえば，患者が真実の病名を知りたがっている(自律の原理：真実を知る権利)が，家族や医師がそれを望んでいない(善行の原理：患者にとって善いことをする)場合などは典型的な倫理的ジレンマである．

る

涙液分泌機能検査（るいえきぶんぴつきのうけんさ）　[lacrimal secretion test]　涙液の分泌異常の検査法．一般的にはシルマー・テストが多く用いられる．5×35 mmの大きさの試験紙の端を4〜5 mm折って下眼瞼にひっかけるようにして挟み，5分後に涙のしみた端から折辺までの長さを計測する．10〜20 mmを基準とする．基礎分泌量のみを求めたい場合は，麻酔薬を点眼して試験紙の刺激による反射性分泌を除いたうえで行う．→流涙〔症〕（りゅうるいしょう）

類がん腫（るいがんしゅ）　[carcinoid tumor]　⇨カルチノイド

類乾癬（るいかんせん）　[parapsoriasis]　皮膚に紅斑が出現し，表面は落屑がみられる．罹患期間が長く，時間が経過すると色素沈着していく．発疹があっても瘙痒感はない．滴状類乾癬や局面状類乾癬に分かれる．局面状類乾癬は悪性の菌状息肉症へ移行する場合があるので注意が必要である．→滴状類乾癬（てきじょうるいかんせん）

類上皮細胞（るいじょうひさいぼう）　[epithelioid cell]　単球や組織球（マクロファージ）に由来する細胞で，豊富な細胞質をみとめる上皮細胞に類似した細胞であることから類上皮細胞とよばれる．類上皮細胞の形成には，細胞性免疫が関係し，特異性炎である類上皮細胞性肉芽腫（結核，梅毒，ハンセン病，サルコイドーシスなど）を形成する．→マクロファージ

類上皮細胞性肉芽腫（るいじょうひさいぼうせいにくげしゅ）　[epithelioid cell granuloma]　⇨類上皮細胞（るいじょうひさいぼう）

累積和法（るいせきわほう）　[cumulative sum method]　〈キューサム法〉　臨床検査における精度管理方法の1つ．管理血清を前もって繰り返し測定して，平均値を求めておく．当日の測定では，10〜20検体ごとに同じ管理血清をはさんで測定を行う．それぞれの管理血清の測定値と平均値の差を出し，それを時系列に沿って累積加算していく（累積和）．測定が正常に行われていれば，累積和は0を中心にプラスまたはマイナスの方向に均等に分布する．どちらか一方向に変化するようならば，試薬や機器に問題があると考えられる．この方法は，分析法が比較的安定な状態の際に，継続的に起こる小さな偏りの検出に優れている．

涙腺腫瘍（るいせんしゅよう）　[abscess lacrimal gland]　真性の涙腺腫瘍の場合，複数の構成要素からなるので多形腫瘍，混合腫瘍などともよばれる．良性か悪性かはほぼ半々で，良性の場合は良性混合腫瘍のほかに腺腫，囊胞があり，悪性の場合は悪性混合腫瘍，腺様囊胞がん，腺がんなどがある．また悪性リンパ腫が涙腺に発生することもある．涙腺が腫大するため，早期には上眼瞼耳側部の腫脹がみられ，軽度の眼瞼下垂などが起こる．腫瘍の増大に伴い，眼球突出，複視，眼球運動制限などが現れてくる．診断は血液検査に加え，CT, MRIなどの画像検査を行い，真性であるか偽腫瘍であるかを判断する．治療は，良性悪性にかかわらず原則的に全摘出する．

るいそう　[weight loss, emaciation]　⇨やせ〈るいそう〉

類属反応（るいぞくはんのう）　[paragglutination, group agglutination]　抗原を動物に注射して得られた抗血清はポリクローナル抗体であり，抗原の複数のエピトープを認識するさまざまな抗体が含まれている．抗原と類似した部分をもつ抗体がある場合には，抗血清には類似した部分（類属抗原）を認識する抗体が含まれるために交差凝集反応が起こる．この類似した部分に対する反応を類属反応とよぶ．抗血清に対する共通の抗原性を確認する方法として二重免疫拡散法がある．→免疫拡散法（めんえきかくさんほう）

類皮囊胞（るいひのうほう）　[dermoid cyst]　〈皮様囊腫〉　毛，皮脂，角化物などを内容とし，表面を毛囊，汗腺，皮脂腺などを含む皮膚上皮様組織で包まれた囊胞をいう．卵巣にもみられる良性囊胞性奇形腫は成熟型の奇形腫のなかでも最も一般的なもので，卵巣腫瘍の20〜40％を占める．卵巣以外に皮膚，仙骨部，膀胱，縦隔洞，直腸などにも生じることがあるが，概ね良性である．→卵巣（らんそう）がん

ルードウィッヒアンギーナ　[Ludwig angina]　〈口底フレグモーネ，口底蜂窩織炎〉　通常，溶血性レンサ球菌とブドウ球菌の混合感染によって起こる口腔底や下顎部の化膿性の炎症．かつては敗血症などを誘発する危険な疾患であったが，化学療法の発達した今日ではまれである．Wilhelm Friedrich von Ludwig（1790〜1865, 独，外科）．

ループス腎炎（ループスじんえん）　[lupus nephritis；LN]　代表的な膠原病である全身性エリテマトーデス（SLE）の60％あるいはそれ以上に合併する免疫複合体型の糸球体腎炎．そのうち20〜30％がネフローゼ症候群を呈し，腎不全に至ることもある．

ループ利尿薬（ループりにょうやく）　[loop diuretics]　主にヘンレ係蹄の上行脚に作用してNa^+の再吸収を抑制し利尿を生じる．現在最も広く使用され，作用が強力である．エタクリン酸，フロセミドなどがある．副作用としてK^+の喪失，聴力障害がある．→利尿薬（りにょうやく）

ルーミングイン・システム　[rooming-in system]　⇨母児同室制（ぼじどうしつせい）

ルームエア　[room air]　人工呼吸器など装着せずに自然換気での呼吸を行っている状態を指す．

ルーY法 [Roux-en-Y anastomosis；R-Y]　空腸を切断し、肛側断端を食道、胃、胆嚢、総胆管、肝管、膵管などと吻合、その40〜50 cm肛側にて口側断端を空腸の側壁に吻合し、Y字形の消化管再建をはかる方法。十二指腸内容の胃内への逆流が起こらないことから広く用いられている。César Roux(1857〜1934、スイス、外科)。→胃切除術(いせつじょじゅつ)

ルゴール液 [Lugol solution, compound iodine glycerin]　〈複方ヨードグリセリン〉　1830(文政13)年ころフランスの医師ルゴール(Jean Guillaume Auguste Lugol、1786〜1851)によって考案されたヨウ素、ヨウ化カリウム、フェノール、グリセリンを含む消毒液。消毒の目的で皮膚、咽頭に塗布する。

ルシュカ関節 [Luschka's joint]　〈鉤椎関節〉　第3〜7頸椎の上面で、上方に突出した椎体鉤(鉤状突起)を指す。加齢的な変化で骨膜が厚くなり、次第に関節軟骨が変性し骨棘(骨のトゲ)を形成し、頸椎の神経を刺激するなど、いわゆる頸椎性神経根症などをひき起こす。Hubert von Luschka(1820〜1875、独、解剖学者)。

流注膿瘍 [gravitation abscess]　骨関節結核により生じた冷膿瘍が関節包を破り、重力によって組織抵抗の少ない筋の間隙などを移動し、遠隔部位に貯留したものを指す。しだいに体表に近づき、難治性の瘻孔や潰瘍を形成すると混合感染を繰り返す。→冷膿瘍(れいのうよう)

ルビンテスト [Rubin test]　⇨卵管疎通検査法(らんかんそつうけんさほう)

ルポイド肝炎 [lupoid hepatitis]　自己免疫反応により肝臓に慢性的な炎症がもたらされる疾患である。女性に多い。多くの例でLE細胞現象が陽性で抗核抗体を含む自己抗体の出現、IgG高値がみとめられる。臨床像は慢性肝炎で治療には副腎皮質ステロイド薬が用いられる。

ルミノール試験 [luminol test]　血液の鑑別に用いられる検査法で、ルミノールのアルカリ溶液および過酸化水素水の混合液をヘミンと反応させると強い蛍光を発することを応用している。

ルリッシュ症候群 [Leriche syndrome]　〈大動脈分岐部慢性閉塞症〉　腹部大動脈分岐部の動脈硬化性血栓性閉塞症により下肢血行障害を起こし、大腿動脈の拍動欠如、殿部・大腿部の間欠的疼痛、間欠的跛行、インポテンスなどがみられる一連の症候群をいう。René Leriche(1879〜1955、仏、外科)。

ルンド-ブラウダー図表 [Lund–Browder chart]　身体各部位の表面積の全体表面積に対する割合を患者の年齢別(0、1、5、10、15、成人)に表した図表。熱傷範囲の算定に用いる。小児では頭部が大きく下肢が小さいため、ワレスの9の法則による熱傷範囲の算定は不正確であり、この図表を用いる必要がある。→熱傷(ねっしょう)

ルンペル-レーデ試験 [Rumpel–Leede test]　異常出血の検査法の一種で、毛細血管の透過性、抵抗性を調べる。上腕を血圧計のマンシェットで収縮期血圧と拡張期血圧の中間の圧で5分間縛り、その後のうっ血による出血斑を数えて点状出血10個以上を病的とする。Theodor Rumpel(1862〜1923、独、医師)、Stockbridge Carl Leede(1882〜1964、独、医師)。→壊血病(かいけつびょう)

れ

冷罨法 [cold pack]
⇨罨法(あんぽう)

励起移動 [excitation transfer]
励起状態とは物質のエネルギー準位が基底状態より高い状態にあることで，このような励起状態の分子から他の分子に励起エネルギーが光の放出をしないで移動することを励起移動という．

冷却鎮痛法 [cryotherapy]
〈アイシング〉 炎症部位の皮膚の冷却による神経伝達障害を利用した疼痛緩和目的の治療法．冷却により血管収縮，一時的な血管拡張，浮腫抑制，鎮痛，炎症抑制，筋緊張低下が生じ，代謝を低下させることで細菌などの活動を抑制する作用もある．皮膚温を14〜20℃で10〜30分ほど冷却する．長時間冷却すると凍傷をひき起こす可能性もあるので，注意が必要である．

霊的安寧★ [spiritual well-being]
NANDA-I 分類法Ⅱの領域10《生活原理》類2〈信念〉に配置された看護診断概念で，これに属する看護診断としては〈霊的安寧促進準備状態〉がある．

霊的安寧促進準備状態★ [readiness for enhanced spiritual well-being]
NANDA-I 分類法Ⅱの領域10《生活原理》類2〈信念〉に属する看護診断で，診断概念としては〈霊的安寧〉である．

霊的痛み [spiritual pain]
⇨スピリチュアルペイン

霊的苦悩★ [spiritual distress]
NANDA-I 分類法Ⅱの領域10《生活原理》類3〈価値観/信念/行動の一致〉に配置された看護診断概念で，これに属する看護診断としては〈霊的苦悩〉〈霊的苦悩リスク状態〉がある．

冷凍血液 [frozen blood]
〈冷凍保存液〉 赤血球を凍結した保存血のことをいう．赤血球は凍結させると，解凍したときに溶血するため，凍害防止薬を加えた特殊な処理を施行する．10年という長期の保存が可能であるため，特殊な血液型を保存し必要時に用いる．→保存血(ほぞんけつ)

レイニンガー，マデリン・M.
[Madeleine M. Leininger, 1925〜] 米国の看護学者．文化人類学と社会人類学の博士号を取得し，transcultural nursing(文化を超えた看護)の創始者であり，ここから民族看護学を打ち出した．transcultural nursingは，文化に特有な看護と文化に普遍的な看護ケアを提供するために科学的で人間的な知識体系を開発することを目標とする．そして世界のさまざまな文化や下位文化を人々のケアリング行動，看護ケア，健康・疾病についての価値観・信念・行動パターンなどの点から比較研究し，分析することに焦点をあてた看護の主要な領域であるとした．主著には『レイニンガー看護論──文化ケアの多様性と普遍性』(1991)，『看護における質的研究』(1985)などがある．

冷膿瘍 [cold abscess]
〈寒性膿瘍〉 発熱，熱感，疼痛などの急性炎症を伴わない結核性膿瘍を指す．膿の性状は漿液性で，乾酪壊死物質や結核菌を含んでいる．結核性の瘻孔は難治性であるため，冷膿瘍の切開は原発巣の治療に伴うものを除き禁忌とされ，穿刺によって排膿する．

レイノー症候群 [Raynaud syndrome]
四肢末梢の発作的な血流障害によって，蒼白からチアノーゼ，発赤という色調変化を示すレイノー現象が，原疾患に伴って二次的に生じる場合をいう．原因疾患としては，振動病，バージャー病，膠原病，脊髄損傷などがある．一次的に2年以上，原因疾患が明らかでないにもかかわらずレイノー現象を生じる場合をレイノー病という．Maurice Raynaud(1834〜1881，仏，医師)．

レイノー病 [Raynaud disease]
〈対称性壊疽(えそ)〉 血管運動神経の異常により四肢の小動脈あるいは細小動脈が発作性に攣縮をおこし，指・趾などに冷感，蒼白，チアノーゼなどの症状をみるもの．若い女性に好発する．レイノー病という名称は原因不明のものについて用い，原因となる疾患がある場合にはレイノー現象(症候群)として区別する．Maurice Raynaud(1834〜1881，仏，医師)．

レイノルズ・リスクスコア [Reynolds Risk Score]
女性の心臓病リスクを予測するスコア．心血管疾患の主要リスクファクターである年齢，喫煙の有無，収縮期(最高)血圧，総コレステロール値，HDL コレステロール値などの因子に加えて，C反応性蛋白(CRP)値，両親の心臓病歴などの新しい因子を加えて評価し，10年後やそれ以後の心血管疾患のリスク発生予想に用いられるスコア．

レイプ [rape]
〈強姦〉 性行為の形をとった暴力．狭義には女性の同意なしの暴行や脅迫による性交のこと．広義には女性の意思に反する性行為をすべて指す．わが国の刑法177条には，「暴行又は脅迫を用いて13歳以上の女子を姦淫した者は，強姦の罪とし，3年以上の有期懲役に処する．13歳未満の女子を姦淫した者も同様とする」とある．

レイプ-心的外傷シンドローム★ [rape-trauma syndrome]
NANDA-I 分類法Ⅱの領域9《コーピング/ストレス耐性》類1〈心的外傷後反応〉に配置された看護診断概念で，これに属する看護診断としては〈レイプ-心的外傷シンドローム〉〈レイプ-心的外傷シンドローム：沈黙反応〉〈レイプ-心的外傷シン

冷房病 [cooling disorder]
エアコンによって，外気温に対して過度に室温を下げることが原因で起こる自律神経失調症状．倦怠感，月経不順，食欲不振，頭痛，めまいなどを伴う．対策としては，外気温との差を5℃以内に調節し，冷風が直接，身体に当たらないように配慮する．

レヴィー小体型認知症 [dementia with Lewy bodies ; DLB]
⇨レヴィー小体病

レヴィー小体病 [Lewy body disease]
神経細胞内に円形，好酸性のレヴィー小体という細胞内封入体が特異的に出現する神経精神疾患であり，わが国の小阪らにより提唱された．レヴィー小体内には α-シヌクレインという蛋白質が蓄積している．臨床的には初老期ないし老年期に発症し，パーキンソン症状，認知症，幻視などの精神症状を起こす．レヴィー小体が脳幹部に多く出現すればパーキンソン病であり，大脳に多く出現して認知症や精神症状が発症すればレヴィー小体型認知症とよばれる．Frederic Henry Lewy(1885〜1950, 独, 米, 神経学)．→パーキンソン病

レヴィンチューブ [Levin tube]
⇨胃(い)ゾンデ

レーザー血管形成術 [laser angioplasty]
末梢動脈の閉塞性疾患，虚血性心疾患に対して行われる治療．狭窄・閉塞している動脈にレーザーのカテーテルを挿入して，蒸散あるいは焼灼して，狭窄や閉塞を治療する．再狭窄する可能性も指摘されているので，ステントの留置も併せて行われる．→経皮的血管形成術(けいひてきけっかんけいせいじゅつ)，ステント

レーザー顕微鏡 [laser microscope]
レーザーを光源として測定試料に照射し，その透過光または反射光をとらえて画像を得る顕微鏡で，蛍光顕微鏡としても用いることができる．解像度が高く，良好な画像が得られる．現在広く用いられているのは，反射光をピンホールをとおして受光し，コンピュータで画像を解析，構築する共焦点レーザー顕微鏡．この顕微鏡では試料表面の微細な構造や立体的な像を得ることができる．

レーザー刺激 [laser stimulation]
⇨レーザー治療

レーザー治療 [laser treatment]
医用レーザーによる治療は，レーザーの光刺激利用，光化学的利用，熱的利用に区別される．具体的には，①ヘリウム-ネオン(He-Ne)レーザーによるレーザー鍼治療，②アルゴン(Ar)レーザー，ヤグ(Nd-YAG)レーザーによる悪性腫瘍(気管支，食道，胃など)の内視鏡的治療，眼底光凝固，アザ・シミ取り，③二酸化炭素(CO_2)レーザーによるレーザーメスなどがある．

レーザー鍼治療法 [laser acupuncture]
⇨レーザー治療

レーザーメス [laser surgical unit]
レーザー光線を利用し，メス状の先端部にて生体組織の外科的切開や凝固を行う装置．頭蓋や肝などの外科手術には，非接触的な切開や切離が可能な CO_2 レーザーが用いられ，ヤグレーザー，アルゴンレーザーなどは生体組織の凝固，止血に応用されている．いずれも出力をコントロールすることで切離深度を設定できるほか，低侵襲性であり治療への応用のメリットは大きく，美容整形領域などでも多用されている．→レーザー治療

レートポテンシャル [late potential ; LP]
遅延電位ともいい，心電図のQRS波の終りからST部分にかけてわずかにみとめられる電位変化である．心筋内の電気的興奮の部分的な伝達遅延による．心室頻拍の発生と密接な関係があるとされる．

レーベル視神経萎縮症 [Leber optic atrophy]
〈レーベル視神経症〉
10〜20歳代の男性に比較的急激に発症するミトコンドリア遺伝子の異常を示す視神経萎縮である．初期から視力障害，中心部視野異常をきたす．眼底は初期には微細血管症(microangiopathy)を視神経乳頭付近にみとめ，乳頭浮腫，乳頭部付近の小出血斑をみとめる．発症1〜2か月で視神経乳頭は蒼白となる．診断には臨床症状とミトコンドリア遺伝子異常を同定すれば確定診断できる．ミトコンドリア遺伝子の異常で現在までわかっているのは，11778番，3460番，14484番である．視力の予後は10歳代発症の例では自然寛解がみられることがあるが，一般には不良である．Theodor Leber(1840〜1917, 独, 眼科)．

レオポルド触診法 [Leopold maneuver]
一般的に行われる妊産婦の腹部の触診法である．第1〜4段の一連の触診法を用いて以下の項目を診察する．第1段は，子宮底の位置，形，胎児部分など．第2段は，胎位，胎向，子宮筋の緊張の程度，羊水量など．第3段は，先進部の種類と大きさ，その移動性．第4段は，先進部の種類およびその移動性，骨盤内進入の程度．Christian Gerhard Leopold(1846〜1911, 独, 医師)．→妊婦外診法(にんぷがいしんほう)

レオロジー [rheology]
流動学ともよばれる．物質の変形および流動に関する学問の1つだが，これらを扱う弾性力学，流体力学，塑性力学の対象よりもさらに複雑な物質を扱う．とくに生体内におけるレオロジーをバイオレオロジー，このうち血液循環に関与するものが血液レオロジーとよばれる．血液レオロジー研究で使用される代表的な装置として血液微小流動性検査装置(MC-FAN)があり，毛細血管を模したシリコンチップ流路における血液の変形状態，粘弾性，凝集状態などの観察ができるが，実際の生体内における挙動を反映しているかについては根拠が確立されておらず，検証が必要である．

レクリエーション療法 [recreation therapy]
精神医学分野におけるリハビリテーションの1つで，運動，音楽，絵画，ゲームなどを通じて，そこに含まれる競争的，協力的な要素や自己表現する要素などを治療に役立てる治療法．

レコーディングリサシアン [recording resuscianne]
気道確保，人工呼吸(口対口など)，胸骨圧迫などの救急蘇生法を練習するための人形で，換気量や心臓への圧力のかけ方がシグナルで表示され，記録することができる．

レジオネラ [Legionella]
在郷軍人(legionnaire)から派生した用語で細菌レジオネラ属を指す．1976(昭和51)年に米国で在郷軍人病と名づけられた重症の呼吸器疾患が発生し，その患者より多形性のグラム陰性菌 Legionella pneumophila が発見された．10株，11血清群，21菌種がある．

レジスタンストレーニング [resistance training]
筋力トレーニングなどで，重りなど使って負荷をかけて行う運動のこと．ウエイトトレーニングやチューブトレーニング，フィットネスボールや自重を利用したものなどがある．臨床検査でのエルゴメーターやトレッドミル，階段昇降もその一種である．

レシチン [lecithin]
⇨ホスファチジルコリン

レシチン・スフィンゴミエリン比 [lecithin-sphingomyelin ratio]
⇨L/S比

レジメン [regimen]
主としてがんの化学療法薬に関するエビデンスに基づいた，投与方法，投与量・回数，毒性の予測と対処法など詳細かつ標準的な治療スケジュールを指す．禁忌事項や患者支援あるいは服薬指導まで広汎な情報を網羅し，治療にかかわるスタッフの共通理解に役立てることが肝要とされる．

レジン [rosin]
⇨ロジン

レスキュードーズ [rescue dose]
〈臨時追加投与，応急投与〉
「レスキュー」とは疼痛緩和において，オピオイド鎮痛薬を定期的に投与しているにもかかわらず痛みが緩和しない，あるいは増強した場合，臨時にオピオイド鎮痛薬を投与する方法で，臨時追加投与ともいう．このように投与された量をレスキュードーズという．1回使用量は，内服の場合1日使用量の1/6，注射剤の場合は1時間量が適切と考えられている．経口投与の場合には作用時間の短い塩酸モルヒネを使用する．使用回数に制限はないが，臨時追加投与後は薬物の作用時間(注射薬：15〜30分，塩酸モルヒネ水溶液：1時間，坐薬：1〜2時間)経過後に効果を観察する．翌日の投与量は，定時に使用した1日量にレスキュードーズとして使用した1日量を加えたものとする．レスキュードーズを適切に使用すれば，患者に必要なオピオイド鎮痛薬の量を早く決定することができる．

レストレス・レッグ症候群 [restless legs syndrome；RLS]
〈下肢静止不能症候群，むずむず脚症候群〉 多くは成人以後にみられ，安静時，あるいは夕方から夜間にかけ下腿にむずむずした不快感を生じる．入眠が妨げられ睡眠障害を呈することもある．足を動かすことによって不快感から逃れられることから「むずむず脚症候群」ともよばれている．重症例では苦悶，抑うつが強くなる．クロナゼパムが有効なことがある．

レスパイトケア [respite care]
レスパイトケアとは，障害児(者)の親や家族が介護から一時的に開放されて休息(レスパイト)することを目的とした援助である．医療・福祉分野では1960年代後半に米国の脱施設化運動の結果として行われた「レスパイトプログラム」が始まりとされる．米国におけるレスパイトケアは，家庭にホームヘルパーや介護者を派遣するインホームサービスと，施設・病院のショートステイや里親を利用するアウトオブホームサービスの2種類がある．わが国においては，インホームサービスをレスパイトケアとして提供する事業は少ない．近年，難病などの在宅療養者の家族に対してバックベッドを準備してレスパイトケアを提供する医療機関が増加しつつあるが，社会的なケアシステムが整備されているとはいえない現状である．

レスピレーター [respirator]
⇨ベンチレーター

レスピロメーター [respirometer]
⇨スパイロメーター

レスポンダー [responder]
同じ医薬品を服用しても，有効性や副作用の発現の程度には個体差があり，無効な人は必ず存在する．医薬品に対する反応性の違いは薬物応答性といわれるが，レスポンダーは反応性のよい人をいう．逆に無効となる人をノン・レスポンダーという．こうした個体差の原因の1つには遺伝的素因がある．

レセプター [receptor]
⇨受容体(器)(じゅようたい)

レセルピン [reserpine]
インド蛇木からとれるラウオルフィアアルカロイドの1つ．カテコラミン，セロトニンを枯渇させ，降圧作用を有する．高血圧の治療に用いられるが，副作用として鼻閉，うつ状態，パーキンソン症候群がみられる．

レチノール [retinol]
⇨ビタミン

レチノール結合蛋白 [retinol-binding protein；RBP]
主に肝臓で産生される分子量21,000の蛋白で，血中レチノール(ビタミンA)の特異的輸送蛋白である．腸管より吸収されたレチノールはいったん肝臓に貯蔵され，RBPと結合して血中に分泌される．したがって，血中ビタミンA濃度は肝のRBP産生能と関連する．逆に，RBPの産生は，肝細胞内のビタミンAレベルによる調節を受けている．ビタミンAと結合したRBPはさらにトランスサイレチンと結合して全身の組織に移送されるが，ビタミンAを組織内に移行させたあとにはRBPからトランスサイレチンが遊離し，RBPは腎糸球体の濾過および尿細管での再吸収を経て異化される．RBPは血中半減期が12〜14時間と短いため，短期間の栄養状態の変動をとらえる指標として優れており，術前の栄養状態評価などにも用いられる．

レックリングハウゼン病
[von Recklinghausen disease, neurofibromatosis] 〈神経線維腫症〉 皮膚の色素斑，神経系腫瘍を呈する遺伝性疾患群で神経皮膚症候群の1つ．臨床的に8つの病型に分類される

神経線維腫症(NF)のなかの NF 1 である．17番染色体(17 q 11.2)上にコードされる neurofibromin 蛋白の異常による，カフェオレ斑(乳褐色の色素斑)と多発性神経線維腫を中心像とする常染色体優性遺伝性疾患．Friedrich Daniel von Recklinghausen(1833～1910，独，病理学)．→神経線維腫症(しんけいせんいしゅしょう)

劣性遺伝（れつせいいでん）[recessive inheritance]　1対，2個の遺伝子が異型接合体(ヘテロ接合体)の場合には，その遺伝形質が現れないか一部しか現れず，そろった2個の遺伝子による同型接合体(ホモ接合体)のときに，その遺伝形質が発現する遺伝を劣性遺伝とよび，1個のみで発現する優性遺伝と区別する．→優性遺伝(ゆうせいいでん)

裂創（れつそう）[lacerated wound]　強い外力によって牽引され，組織が耐えられなくなった場合に生じる創傷．創縁および創面が不規則で，多量の出血と痛みを伴う．原則として創を洗浄したのち一次縫合を行う．

劣等感（れつとうかん）[inferiority feeling]　劣等感は意識的，無意識的に自分が他者より劣っているとひけ目を感じたり，卑下する感情をいう．あくまでもこれ自体は主観的なもので，必ずしも事実によるものではない．日常では「コンプレックス」と混同して使われがちであるが，精神分析学用語では，「コンプレックス」は複合概念という意味なので，区別すべきである．

レトロウイルス [retrovirus]　宿主の細胞に RNA と逆転写酵素を送り込み，ウイルスの RNA を鋳型にして DNA を合成するウイルス．α～ε レトロウイルス，レンチウイルス，スプマウイルスの7つの属に分類されている．ヒト免疫不全ウイルスはレンチウイルス属に，ヒト白血病ウイルスは δ ウイルス属に分類される．

レトロゾール [letrozole]　閉経後乳がんのホルモン療法として，エストロゲン受容体を阻害する抗エストロゲン薬と，エストロゲン合成経路における律速酵素を阻害するアロマターゼ阻害薬がある．本薬は後者に属し，血漿中および腫瘍内エストロゲン濃度を抑制し，腫瘍を退縮させる．塩酸ファドロゾールより特異的かつ強力にアロマターゼ活性を阻害する．副作用として肺塞栓症，脳梗塞，動脈血栓症，血栓性静脈炎，心筋梗塞などの血栓症および塞栓症の発現に注意．→乳(にゅう)がん，律速酵素(りっそくこうそ)

レニン [renin]　腎で分泌される蛋白分解酵素．傍糸球体より産生され，アンジオテンシンを増加させる作用がある．アンジオテンシンは血管を収縮させ，血圧を上昇させる．

レニン-アンジオテンシン-アルドステロン系 [renin-angiotensin-aldosterone system；RAA]　腎臓および副腎による血圧を調整するためのしくみである．血圧が低下するとレニンというアンジオテンシノーゲンを分解する酵素が血液中に分泌される．血液中のアンジオテンシノーゲンはレニンにより分解されアンジオテンシン I になる．さらに，アンジオテンシン I はアンジオテンシン変換酵素(ACE)により活性の高いアンジオテンシン II(AII)というホルモンに変換される．アンジオテンシン II は細動脈平滑筋を収縮させ血圧を上昇させる．同時に，副腎皮質にも作用しアルドステロンというホルモンを分泌させる．アルドステロンは腎尿細管においてナトリウムの再吸収を促し，カリウムの排出を促進する．その結果，水分が貯留され細胞外液量が増加し血圧が上昇する．高血圧薬はこの系を標的として開発が進められ，最初はレニンを阻害する薬品の開発が行われてきたが，この系が明らかになるにつれて ACE を標的とする阻害薬の開発が進められ，12種類ほどが使用されている．また，最近ではアンジオテンシン II タイプ1(AT 1)受容体に ATII が結合するのを妨げる ATII 受容体拮抗薬も用いられている．

レニン分泌刺激試験（ぶんぴつしげきしけん）[renin stimulating test]　血漿活性レニン濃度(PRA)または血漿レニン活性の異常高値または低値を判断するための試験．レニン低値を示す疾患として原発性アルドステロン症，低レニン性アルドステロン症があり，高値を示す疾患として腎血管性高血圧症，悪性腎硬化症があげられる．レニン分泌刺激は，レニンは低ナトリウム下に分泌が亢進され，高ナトリウム下では抑制されるが，一般的には立位フロセミド負荷試験により，フロセミド40 mg を静脈投与して120分後の血漿レニン活性または活性レニン濃度を測定する．

レノグラム [renogram]　〈腎シンチグラム〉腎・尿路疾患，腎機能の診断のために，放射性同位元素で標識した物質を静脈内に注入し，左右腎部に検出器を当てて放射能を測定し，時間的変化を記録するもの．一般には排泄のすみやかな ^{131}I 標識馬尿酸塩が用いられる．

レバロルファン [levallorphan]　麻薬拮抗薬．モルヒネによる呼吸抑制作用を弱める目的でモルヒネの急性中毒治療に用いられる．→ナロキソン

レフェトフ症候群（しょうこうぐん）[Refetoff syndrome]　〈下垂体型甲状腺ホルモン不応症〉本症は下垂体にのみ甲状腺ホルモン不応がみられる特異的な症候群である．下垂体にホルモン不応があると甲状腺刺激ホルモン(TSH)分泌は甲状腺ホルモンによる正常な抑制を受けず，甲状腺ホルモンは高値で血中 TSH も正常～高値となる．末梢組織のホルモン応答性には異常がないので，臨床的には甲状腺機能亢進症の症状を呈する．→甲状腺疾患(こうじょうせんしっかん)

レフサム症候群（しょうこうぐん）[Refsum syndrome]　常染色体劣性遺伝によるもので，フィタン酸という脂肪酸が臓器や血清に蓄積する．10～20歳ころから小脳性運動失調，末梢神経障害，視力障害，皮膚症状，心伝導障害などを生じる．食事療法で臨床症状の改善をみとめる．Sigvald Bernhard Refsum(1907～1991，ノルウェー，医師)．

レプチン [leptin]　遺伝性肥満マウスの病因遺伝子として同定された蛋白性ホルモンである．分子量は約16 kDaで146個のアミノ酸により構成されている．脂肪細胞より分泌され，視床下部弓状核に存在する受容体を通じて摂食抑制，エネルギ

一消費の亢進をひき起こす．血中レプチン濃度は肥満者において体重，体脂肪量に比例して増加している．これはレプチン過剰発現マウスによる研究や肥満者での食欲抑制がみられないことから，レプチンが肥満をひき起こしているのではなくレプチン抵抗性の状態を示していると考えられる．

レプトスピラ [*Leptospira*] スピロヘータ目に属し，密な波形をもつらせん形のグラム陰性菌．ヒトに病原性があるのは黄疸出血性レプトスピラが代表的．自然界では主にネズミやイヌに感染しており，その排出物が土壌や水に入り，ヒトに経皮・経口的に感染するとワイル病や地方病の秋疫（あきやみ）レプトスピラ症などを起こす．→黄疸出血性（おうだんしゅっけつせい）レプトスピラ症，スピロヘータ

レフレル症候群 [Löffler syndrome]〈一過性肺浸潤，単純性肺好酸球症〉末梢血中好酸球増加と胸部X線における肺浸潤陰影を特徴とする好酸球増加性肺浸潤（PIE）症候群の1つ．急性例では，発熱・咳嗽・呼吸困難をみとめるが，慢性例では臨床症状をほとんどみとめず，上記所見も一過性で数日ないし数週間で消失する．寄生虫や薬物，花粉などによるⅠ型あるいはⅢ型アレルギーに起因すると考えられている．Wilhelm Löffler(1887～1915，スイス，医師)．→PIE症候群

レブロース [levulose] ⇒フルクトース

レプロミン反応 [lepromin reaction] ⇒光田反応（みつだはんのう）

レボドパ [levodopa, L-dopa] ドパミンの前駆物質で，パーキンソン病治療薬として使用される．パーキンソン病では脳内のドパミンが減少するが，ドパミンは血液脳関門を通りにくい．ドパミンの代わりに血液脳関門を通過しやすいレボドパを与えることで脳内のドパミンを補う．

レム [rem] ⇒シーベルト

レム睡眠 [REM sleep] ⇒睡眠（すいみん）

レムナント [remnant] レムナントリポ蛋白は小腸で生成されたカイロミクロンや肝で生成された超低比重リポ蛋白（VLDL）などが，血中でリポ蛋白リパーゼにより分解されて生じる中間代謝産物で，前者はカイロミクロンレムナント，後者はVLDLレムナント（IDL）とよばれる．糖尿病や原発性Ⅲ型高脂血症でみられる高レムナント血症による脂質代謝異常は，動脈硬化の危険因子として考えられている．

レリー徴候 [Léri sign] 上肢を軽く屈曲，回外させておき，手を強く受動的に内側に屈曲させると，正常では上腕二頭筋が収縮し，肘が軽く屈曲するが，錐体路障害があるとその現象がみられない．これをレリー徴候という．一側のみにレリー徴候が出現すると，その側の錐体路障害が示唆される．André Léri(1875～1930，仏，医師)．→錐体路障害（すいたいろしょうがい）

レリーフ [relief] 彫刻・彫塑のレリーフに由来する．皮丘や皮溝より細かい皮膚表面の模様を指す．消化管にあるヒダ（襞）を指してよぶこともある．とくに消化管造影において，隆起性病変や胃がんの記述に用いられる．

レルミット徴候 [Lhermitte sign] 頸を受動的に屈曲させると，電撃的疼痛が背中から腰にかけて上から下に走ることをいう．多発性硬化症の症状として知られているが，変形性脊椎症，頸髄腫瘍，放射線脊髄症などでも出現することがある．Jacques Jean Lhermitte(1877～1959，仏，神経学)．→多発性硬化症（たはつせいこうかしょう）

恋愛妄想 [erotomania, delusional loving] 自分が他人から愛されているという妄想的確信．「あの人は私のことを愛している」など．妄想の対象として有名人があげられることもある．DSM-Ⅳによる診断基準を満たせば，妄想性障害の病型の1つで色情型とされる．

連関痛 [referred pain] ⇒関連痛（かんれんつう）

連合線維 [association fibers] 同一半球内でさまざまな皮質領域を結合している大脳皮質の神経線維のこと．短い連合線維は隣接する脳回の細胞を連結する．長い連合線維は同一半球内の異なる葉の皮質を結合する．これには鉤状束，弓状束，帯状束がある．

連合中枢 [association center] 大脳皮質のうち，感覚や運動に関する以外の領野をいい，概念中枢ともよばれる．言語，認識，記憶などをつかさどる重要な中枢である．ヒトではきわめてよく発達している．

レンサ球菌 [*Streptococcus*]〈ストレプトコッカス〉グラム陽性，通性嫌気性の球菌で，連鎖状の配列をなす（図）．血液を含む寒天培地でよく発育するが，溶血性によりα，β，γに分けられる．また，細胞壁の抗原性によりAからV（Ⅰ，Jを除く）の群に分類される．ヒトに対して病原性をもつものがあり，敗血症，猩紅熱，扁桃炎などの原因菌となる．病原菌としては*Streptococcus pyogenes*が代表的である．→血液寒天培地（けつえきかんてんばいち）

■図　A群溶レン菌

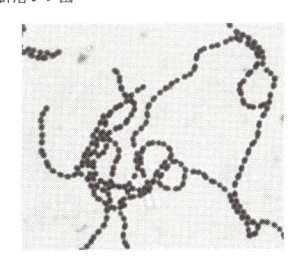

攣縮 [twitch]〈単収縮〉横紋筋に特徴的にみられる筋収縮

で，単一刺激に対して，単一の筋収縮・弛緩が一過性に起こることをいう．攣縮がみられる場合，単一の筋収縮に対応する1回の活動電位が生じている．

レンズ核 [lentiform nucleus]
大脳核の1つで，外側部の被殻と内側部の淡蒼球からなる．内面は内包を隔てて視床および尾状核に対し，外面は外包によって前障と隔てられる．レンズ核は，尾状核とともに線条体とよばれるが，これらの線条体は錐体外路系運動に関係し，骨格筋の緊張を支配しており，その障害により舞踏病やパーキンソン症候群が起こる．→線条体(せんじょうたい)

連想試験 [association test]
一定の刺激語に対して被検者が自然に連想した言葉を答え，これを分析して性格診断をする精神科の診断や評価に用いられる検査法．1つの刺激語に対して最初に想起される語を答える個別的連想，いくつも連想される語を答えていく連続的連想，自由に自然な状態で想起する語を答える自由連想などがある．コンプレックスがあると反応時間の延長，一般的でない反応や無反応，刺激語の誤解釈などが現れるといわれる．

連続携帯式腹膜透析 [continuous ambulatory peritoneal dialysis; CAPD]
⇨CAPD

レントゲン[線] [roentgen ray, X-ray]
⇨X線

レンノックス症候群 [Lennox syndrome]
〈レノックス・ガストー症候群〉潜因性ないし症候性全般てんかんに分類される，主に8歳以前の幼児期(ピークは3〜5歳)に発症する難治性てんかん．主な病因は明らかでなく，周産期脳障害，脳変性疾患など推定原因は多様である．強直発作，非定型欠神発作，脱力発作などを生じる．脳波上で遅い棘徐波複合を生じ，精神発達遅滞を伴うことが多い．William Gordon Lennox (1884〜1960, 米, 神経学).

ろ

ロイコトリエン [leukotriene；LT] 白血球，マクロファージ，粘膜型肥満細胞において，アラキドン酸から5-リポキシゲナーゼにより生成される生理活性の強いアラキドン酸代謝物．LTA$_4$，LTB$_4$のほか，スルフィドペプチドを含むLTC$_4$，LTD$_4$，LTE$_4$がある．SRS-A(slow reacting substance of anaphylaxis)はLTC$_4$，LTD$_4$，LTE$_4$の混合物である．ロイコトリエンは抗原抗体反応により生じ，腸管平滑筋，気管支筋を収縮させ，血管透過性を亢進する．

ロイ，シスター・C. [Sister Callista Roy, 1939〜] 1976(昭和51)年に発表された看護理論「ロイ適応看護モデル」の提唱者であり，マウンツ・セント・メリー大学看護学部(ロサンゼルス)の看護教育者．ロイは看護の概念の骨子として，人間はまず変化する環境に対し，生理的ニード，自己概念，役割機能，相互依存の適応様式をもって絶えず交流し合う存在で，看護とは看護過程を通じてこの4つの様式の適応を回復・促進させることであり，看護活動は，問題解決の過程と考え，患者がどのような行動をとるかを観察することによって，それに対応するための看護介入を行うことであるとしている．著書『ロイ看護論——適応モデル序説』．

ロイシン [leucine；Leu] 生体内では合成されない，必須アミノ酸の1つ．→必須(ひっす)アミノ酸

ロイシンアミノペプチダーゼ [leucine aminopeptidase；LAP] 〈ロイシルペプチドヒドラーゼ〉蛋白分解酵素の1つで，LAPはペプチド鎖のN末端よりロイシンを切り離す作用がある．本酵素は主に腸粘膜から見出される．また血中活性は肝機能に影響する．

聾啞 [deaf and mute] WHOの分類では会話音域での両耳の聴力レベルが91 dB(デシベル)以上を最重度難聴としており，わが国の身体障害者福祉法では，100 dB以上を2級(両耳全聾)と分類している．また，2002(平成14)年の学校教育法施行令の改正では，近年の人工内耳などの治療法の進歩を勘案し「両耳の聴力レベルがおおむね60 dB以上で，補聴器等の使用によっても通常の話し声を解することが不可能もしくは著しく困難なもの」と特別支援学校(従来の聾学校など)の就学基準に定められた．聾啞とは，この聾であることにより言語を獲得できない，あるいは獲得した言語を何らかの原因により失った場合を指して用いられる．聾の原因としては遺伝(内因性聾もしくは先天聾)と胎生期〜乳幼児期の障害(外因性聾もしくは後天聾)があげられる．幼児期の補聴器の早期着用以外に，聴能訓練，感覚訓練，発語訓練などにより聴能や言語能の発達を促すための早期教育が重要とされる．→難聴(なんちょう)

老化現象 [aging] ⇨加齢現象(かれいげんしょう)

老化プログラム [aging program] 老化のメカニズムに対する1つのとらえ方で，「老化は予め人間のDNAのなかに組み込まれている」というもの．したがって，ヒトの細胞は時間の経過とともに分裂能力を失い，いずれは増殖が止まってしまう．このようになった細胞のことを老化細胞という．細胞老化をつかさどっている遺伝子がテロメラーゼ遺伝子である．ただし，老化プログラムには，遺伝的な背景のみでなく個人の生活習慣や環境も関連していると考えられている．→加齢現象(かれいげんしょう)

老眼 [presbyopia] ⇨老視(ろうし)

老研式活動能力指標 [Tokyo Metropolitan Institute of Gerontdogy index of competence] 高齢者のADL(日常生活動作)をアセスメントする指標の1つ．高齢者の生活全般について，身体的自立レベルのみでなく社会的な健康も含めて評価しようとしたものである．ロートン(Powell M. Lawton, 1923〜2001, 臨床心理学)がADLの段階を体系化した人間の活動能力の諸段階(Lawton, 1972)のうち，手段的自立，状況対応，社会的役割に対応する評価項目を用いている．

瘻孔 [fistula] 〈フィステル〉ある長さ(深さ)にわたる組織の管状欠損．小さな壊死(感染)巣が連続的にある方向に形成され瘻孔となる場合と，ある炎症(感染)巣から周囲に破壊的に広がり瘻孔が形成される場合がある．一般に炎症性の機転でできることが多いが，先天性の奇形として形成されているものもある．体内腔同士の内瘻(孔)と，体外に通じる外瘻(孔)とに分けられる．

瘻孔造影[法] [fistulography] 瘻孔内に造影剤を注入してX線撮影をし，瘻孔の走行を検査する方法．

労災保険 [Workmen's Accident Compensation Insurance Law] ⇨労働災害補償(ろうどうさいがいほしょう)，労働者災害補償保険法(ろうどうしゃさいがいほしょうほけんぽう)

労作量指数 [work coefficient] ⇨エネルギー代謝率

老視 [presbyopia] 〈老眼〉加齢により水晶体の弾性が低下し，近方視が困難になる状態で，近くにあるものが見えにくくなる．凸レンズを用いて矯正する．正視者では40歳代前半ころから老視が始まる．→遠視(えんし)

漏出性出血 [diapedetic hemorrhage] 血液成分，とくに赤血球が血管外へ出

ることを出血といい，血管が破綻し出血する破綻性出血と，血管壁に破綻のない漏出性出血に分類される．漏出性出血は滲み出るような出血で，毛細血管などでみられることが多い．基底膜などの障害による透過性の亢進が原因で，出血傾向，アレルギー性炎症（皮膚など）や慢性うっ血（肺など）でみられる．出血性素因の原因として，血管系の異常（後天性紫斑病など），凝固系の異常（血友病，後天性凝固異常など），線溶系の異常（DICなど），凝固線溶系阻害要因の異常，血小板の異常（減少，機能異常など）などがある．

ロウ症候群 [Lowe syndrome]
〈眼脳腎症候群〉 X染色体短腕の25～26領域の染色体異常である．主要病変部位は，眼，中枢神経，腎である．臨床所見は生活力微弱，発育不全，知能発達障害，筋緊張低下，深部腱反射の減弱ないし消失，異常行動（母指を眼窩に押し込む動作），弾性の低下した柔らかな皮膚，白内障，緑内障，くる病，腎不全などである．発症は男性に多い．Charles Upton Lowe(1921～，米，小児科，医師)．

老人医療費支給制度 1963(昭和38)年に制定された老人福祉法に基づき，1973(昭和48)年より70歳以上を対象に老人医療費支給制度が実施された．しかし，老人医療費増に伴い，1983(昭和58)年，老人保健法の制定とともにこの制度は廃止され，1997(平成9)年4月の医療保険制度改正（同年9月実施）では，一部自己負担の制度に移行した．以来，同制度は改正を重ね，2001(平成13)年1月には，外来の月額上限制度ならびに診療所における定額負担選択制が廃止され，定率1割負担（一定以上の所得者は2割）がスタートした．さらに2002(平成14)年10月改正では，対象年齢が70歳から75歳以上に引き上げられている．

老人性黄斑変性 [senile macular degeneration]
⇨加齢黄斑変性（かれいおうはんへんせい）

老人(年)性色素斑 [senile pigment freckle]
〈老人斑〉 中年以降，顔面や手背などの露出部位に出現し，加齢とともに増加する色素斑．褐色ないし黒褐色で境界明瞭，大きさは数mm～数cmである．病理学的には色素増殖型，黒子型，色素失調型に分けられる．悪性黒子とは異なり，良性である．

老人性紫斑 [senile purpura]
規則性のない形をした斑状出血で，血管周囲の支持組織が加齢変化により脆弱となった結果の出血傾向に起因する．真皮上層から中層にかけて毛細血管拡張がみとめられるが，血管壁には形態学的異常はみられない．外的刺激を受けやすく，その反応は，前腕伸側から手背へと多く出現する．自覚症状はないが色調の変化がみられ，出現当初は赤紫であるものが，徐々に橙黄色になり消退する．全身に及ぶ臓器出血はなく皮膚のみにみられる出血斑であり，積極的な治療の必要はない．

老人性振戦 [senior tremor]
字を書くときに手がふるえるなど，上肢の症状を多くもつ姿勢時振戦を主徴とする本態性振戦の一種．高齢になって初発し，振戦の原因疾患がパーキンソン病や甲状腺疾患でないものをいう．

老人性瘙痒症 [senile pruritus, pruritus cutaneous senilis]
〈老人性皮膚瘙痒症〉 老化やその他の原因による皮膚機能の低下により皮膚は乾燥し，外的刺激に弱くなる．とくに冬になると発汗，皮脂分泌が低下し，皮膚の乾燥から浅い亀裂が発生するため，瘙痒感を生じ，掻破によりて湿疹をきたしやすい．近年，角質層内の水分保有に働くセラミドの減少が原因であると考えられている．治療は抗ヒスタミン薬や，アレルギー薬の内服，保湿剤や止痒性軟膏などの外用薬療法が行われる．→かゆみ

老人性腟炎 [senile vaginitis]
〈萎縮性腟炎〉 更年期には卵巣機能が低下し閉経するが，老年期では卵巣機能は消失する．そのため腟粘膜上皮は萎縮し，卵巣ホルモンの強い影響で保持されていた腟の自浄作用が低下して腟炎を起こしやすくなる．これを老人性腟炎（萎縮性腟炎）という．腟は湿潤を失って乾燥し，出血しやすくなり，点状の粘膜発赤がみられ，また薄い血性帯下もしばしばみられる．

老人性難聴 [presbyacusis]
〈老年性難聴〉 加齢に伴う聴力の低下で，加齢現象の1つと考えられている．個人差はあるが，一般に初めは高音域が聞こえにくくなり，やがては低音域まで及ぶ．程度によるが，補聴器などをつければ日常生活は問題ない．→聴覚障害（ちょうかくしょうがい）

老人性白斑 [leukoderma senile]
体幹，四肢に散発する境界不明瞭な1cm径までの脱色素斑．高齢者に多くみられる皮膚の変化である．加齢に伴い表皮基底層でメラニン顆粒が減少し，メラノサイトの数が減少して機能低下が生じることによる．→白斑（はくはん）

老人性疣贅 [verruca seniles]
〈脂漏性角化症〉 加齢に伴い表皮に生ずる，良性腫瘍である．脂漏部位に多く，表面は軽度疣状のものが多い．外的刺激により発赤，出血，痂皮をみとめることがある．増殖のしかたは，上方に盛り上がつていく形で，有棘細胞と基底細胞で増殖するが，細胞の比率や増殖のパターンは多種多様である．表面の角質が取れて一時的に扁平化することはあるが，自然消退はまれである．治療法としては，外科的切除，液体窒素療法，レーザー療法などがある．

老人知能の臨床的判定基準 [りんしょうてきはんていきじゅん]
柄澤式「老人知能の臨床的判定基準」は，直接本人が質問に答えることが難しい高齢者の知能レベルを，日常生活におけるその人の言動や態度，作業遂行能力などから，その人をよく知る周囲の人によって判断することができる評価方法である．この評価法は，知能レベルの大まかな段階づけ評価を目的としており，それ以上の目的に用いることはふさわしくない．

老人デイサービス事業 〈通所介護〉 老人福祉法に基づき，原則として65歳以上の在宅の虚弱高齢者や寝たきり高齢者を，老人デイサービスセンターに送迎し，健康チェック，入浴，給食など日常生活サービスを提供する通所事業．介護保険制度では通所介護という．→デイサービス事業

老人デイサービスセンター [day service center for elderly]
⇨老人福祉施設(ろうじんふくししせつ)

老人の日 [Day of the Eldery] 老人福祉法の改正により2002(平成14)年に施行．国民の間に広く高齢者の福祉についての関心と理解を深めるとともに，高齢者に対し自らの生活の向上に努める意欲を促すため，老人の日および老人週間を設けることが老人福祉法第五条で定められている．老人の日は9月15日とし，老人週間は同日から同月21日までとされ，国および地方公共団体は，老人週間において高齢者の団体そのほかの者によ る，趣旨にふさわしい行事が実施されるよう奨励されている．なお，敬老の日は国民の祝日に関する法律改正により，2003(平成15)年からは9月の第三月曜日になった．

老人斑 [senile plaque] 神経原線維変化とならんでアルツハイマー病の代表的な神経病理所見である．大脳皮質を中心にして出現する顆粒状の異常構造物．近年の分子生物学的研究により，アミロイドβ蛋白(amyloid β-protein; Aβ)が，その主要構成成分の1つであることが明らかにされた．

老人福祉施設 ▶ 大項目参照

老人福祉法 [Welfare Law for the Aged] 老齢者福祉の基本を法律で明示したもの．心身の健康保持，生活の安定によって福祉をはかることを目的として1963(昭和38)年7月11日に施行された．健康診断，老人医療費，各種老人福祉施設その他を規定している．これまでは，概ね65歳以上の要援護者にサービスを給付していたが，介護保険法の導入により，40～64歳までの15疾患の該当者，65歳以上の要支援，要介護者に限定されるようになった．また，老人福祉施設では，特別養護老人ホームでのサービスが介護保険の給付の対象となる．

老人保健医療総合開発事業 厚生省(当時)が1978(昭和53)年～1982(昭和57)年まで全国のモデル市町村で行った老人保健医療対策の総合的事業．老人健康診査，老人医療費支給制度，老人保健学級，在宅老人機能回復訓練事業，老人健康相談事業，在宅老人家庭訪問指導事業を一貫して行った．1982(昭和57)年に老人保健法が成立し，モデル事業に基づく総合的な保健医療対策が行われている．

老人保健施設 [facilities for health activities for the aged]
⇨医療施設(いりょうしせつ)，老人福祉施設(ろうじんふくししせつ)

老人保健法 [Elderly Health Law]「国民の老後における健康の保持と適切な医療の確保」と「国民保健の向上及び老人福祉の増進」を目的として1982(昭和57)年に制定，翌年施行された．同法に基づく保健事業には，①70歳以上の者および65歳以上70歳未満の寝たきり高齢者などを対象とする医療および，②40歳以上の者を対象とする医療以外の保健事業として健康手帳の交付，健康教育，健康相談，機能訓練，訪問指導などがあり，いずれも市町村が実施主体となっている．老人医療費の増大に対応するために1986(昭和61)年以降改正が続けられ，老人保健施設の整備，老人訪問看護の制度化などが行われている．2000(平成12)年4月には介護保険法の施行に伴い老人保健施設療養費の全部，老人訪問看護療養費および(介護療養型医療施設入院費など)老人医療費の一部が介護保険制度下に移行した．2001(平成13)年1月の改正では月額上限付きの定率1割負担制の導入，高額医療支給制度の創設などが行われ，2002(平成14)年10月には，受給対象年齢が75歳以上に引き上げられ，患者負担の定率1割負担(一定以上所得者は2割)が徹底された．さらに2006(平成18)年10月から，現役並みの所得を有する者については，定率3割負担となっている．

老衰 [insenescence, senility] 老化の進行によって全器官，全組織の生理的能力が消耗する状態．この過程が非可逆的に進行し，個体の自然死に至ることを老衰死とよぶが，大部分は何らかの病変がみられる．→加齢現象(かれいげんしょう)

狼瘡 [lupus] 皮膚病変の一種．表皮の潰瘍形成，欠損と周囲組織の新生，硬結，肥厚を特徴とする．膠原病(全身性エリテマトーデス；SLE)，結核(尋常性狼瘡)，サルコイドーシスなどでみられる．

労働安全衛生法 [Industrial Safety and Health Law] 職場における労働者の安全と健康を確保・増進するとともに，快適な作業管理の形成をはかるために1972(昭和47)年に制定された法律である．労働災害を事前に防止するための措置を講じ，責任体制を明らかにし，自主的に災害防止活動を展開するための総合的な施策を推進することを目的としている．

労働基準法 [Labor Standards Law] 1947(昭和22)年4月に公布された労働条件の最低基準を定めた法律．賃金，労働時間，休日，有給休暇，安全・衛生，年少者・女性の労働，災害補償などが規定されている．表に2006(平成18)年改正後の同法を一部抜粋して示す．

労働災害 [labor accident] 就業中の突発的事故，あるいは職場の設備・作業工程・原材料・ガス・粉塵などに起因して労働者が受ける傷害．1972(昭和47)年に，労働安全衛生法およびこれに基づく諸規則として，災害防止に対する事業者および労働者の遵守事項が制定された．2006(平成18)年に過重労働・メンタルヘルス対策としての医師による面接指導制度の導入をはじめとする改正が行われている．→職業病(しょくぎょうびょう)

労働災害補償 [worker's compensation] 社会保障給付費の項目のなかに労働災害があり，それに対する補償が労働災害補償である．労働により疾病や傷害が生じた場合には，労働災害として，労働基準法，労働者災害補償保険法により補償を行うことが義務づけられている．この労働災害の補償は保護対象者の業務上の災害，病気，障害，死亡に対する労働災害補償制度から支払われる給付が対象となる．わが国においてこれが適用となる保険は労働者災害補償保険，船員保険，公務員の災害補償保険であり，その補償を義務づけているのが「労働基準法」と

■表 労働時間・休憩時間・産前産後休暇・育児時間について（一部抜粋）

第32条 労働時間	①使用者は、労働者に、休憩時間を除き1週間について40時間を超えて労働させてはならない。 ②使用者は、1週間の各日については、労働者に、休憩時間を除き1日8時間を超えて労働させてはならない。
第34条 休憩時間	使用者は、労働時間が6時間を超える場合においては少なくとも45分、8時間を超える場合においては少なくとも1時間の休憩時間を労働時間の途中に与えなければならない。
第65条 産前産後休暇	①使用者は、6週間（多胎妊娠の場合にあっては14週間）以内に出産する予定の女性が休業を請求した場合においては、その者を就業させてはならない。 ②使用者は、産後8週間を経過しない女性を就業させてはならない。 ③使用者は、妊娠中の女性が請求した場合においては、他の軽易な業務に転換させなければならない。
第67条 育児時間	①生後満1年に達しない生児を育てる女性は、第34条の休憩時間のほか、1日2回各々少なくとも30分、その生児を育てるための時間を請求することができる。 ②使用者は、前項の育児時間中はその女性を使用してはならない。

「労働者災害補償保険法」である。労働基準法においては、会社が労働者の療養費を負担すること、労働災害により働くことができずに賃金がもらえない場合には、会社はその平均賃金の60%以上を支払うことを規定している。労働者災害補償保険法においては、経営者に労災保険への加入を義務づけている。近年では高齢化や技術革新の進展に伴う労働環境などの変化により、ストレスに伴う心理的な問題や過労死などの、従来とは違った労働災害のための補償が注目されている。

労働者災害補償保険法 [Workmen's Accident Compensation Insurance Law]
〈労災保険〉 会社が労働災害に備えて「労働者災害補償保険」に強制加入し、労働災害が発生した場合にはその保険により補償を行うことを定めた法律である。原則として労働者を雇用している会社は必ず加入しなければならない。保険料は会社が全額負担する。補償給付の内容としては、療養補償給付、休業補償給付、傷病補償年金、障害補償給付、遺族補償給付、葬祭料がある。また通勤に際しての事故やけがに対しては「通勤災害給付」を適用することができる。

漏斗胸 [funnel breast] 胸骨の下部および肋軟骨が著しく陥没した結果、前胸壁が卵円形に陥没したもの。ほとんどのものは無症状であるが、程度がはなはだしく心臓に機能障害が生じた場合は、手術による加療が必要となる。

老年看護 [old age nursing] 「老人看護」についての最初の定義は1950（昭和25）年ニュートンによって示された。その後1970年、米国看護師協会が示した定義「老人の看護上のニードをアセスメントし、それらのニードを充足するための看護ケアを計画・実施し、老人の加齢過程に伴う制限をふまえて一定の安寧を達成し維持するうえでそのケアが有効であったかどうかを評価する」は、米国で広く認定され用いられてきた。わが国では以前から高齢者への看護は行われていたが、1990（平成2）年の保健婦助産婦看護婦学校養成所指定規則の改定により初めて基礎教育課程のカリキュラムに「老人看護学」が位置づけられ、その後1997（平成9）年には「老年看護学」と変更されるに至っている。今日までの歴史のなかで「老年看護」についての明確な定義は存在していないが、「老年看護」は老年期にある人々の看護であり、知識体系としての老年看護学と、活動としての老年看護実践の両方を含むものといえる。

老年期 [senescence, senium] 壮年期に次ぐ年齢層の1つの呼称。この特徴は身体的、社会的、心理的のすべての機能が退行していく過程にある。身体的には生活習慣病の罹患率が高く、社会的には第一線活動を退き個人としての生活が主となる。そのため身体的な力や健康の衰退にどのように適応していくか、経済的収入減少に対する適応や、ときには配偶者の死をどう受け止めるかなど多くの社会的・家庭的な課題がある。肉体的な状況を受け入れ、そのレベルで満足する生活をおくれるよう、また人間関係においても明るい親密な同輩や近親者との関係を形成し、その人のレベルにあった社会的役割をひき受けることが課題となる。老年期は孤独感と絶望感を受けやすい時期なので、看護の対象としては理解的対応が望ましい。また老年期は個人差が非常に大きく、その人が過去にどのような生活をおくってきたかということと密接な関係がある。わが国では一般に還暦をもって老年期に入るとするものとされてきたが、近年では平均余命の延長や社会的条件（定年退職年齢・老齢年金の受給開始年齢）などさまざまな要因が関与し、国勢調査で区分される65歳が目安とされるようになった。→成人期（せいじんき）、青年期（せいねんき）、壮年期（そうねんき）

老年期うつ（鬱）病 [senile depression] 老年期うつ病は、老化に伴う脳の機能的変化により新しいことに適応しにくくなったり、心理的な問題にも柔軟に対応できないなど、さまざまな要因が関与して発症する。症状は、抑うつ気分、意欲低下などがあるが、症状を訴えることは少なく、不眠、頭痛、胸内苦悶などの心気症状や強い焦燥感、妄想、錯乱がみとめられるのが特徴である。うつ病による行動の減少が認知症と間違われることがあり、それにより発見が遅れると他のうつ病よりも治癒しにくくなるので、細心の注意が必要である。→うつ（鬱）病

老年〔期〕認知症 [senile dementia；SD] 〈アルツハイマー型老年認知症〉 老年期に発症する認知症の代表的な疾患の1つで、アルツハイ

マー病と同質の脳の病理組織学的所見がみられる．症状は，物忘れを主体とする知能の低下（記銘・記憶力の低下）のほか，見当識障害，判断力の低下，日常生活能力の低下をきたす．また抑うつ，幻覚，妄想，不潔行為，夜間せん妄などの症状を示し，さらに人格の崩壊に達する．病理組織学的には，大脳皮質，皮質下など神経細胞の萎縮，アルツハイマー神経原線維変化，脳室の拡大などの老人性変化がみられるが，発症にはそのほか遺伝的素質，生活環境，栄養，中毒，性格なども影響する．原因療法はなく対症療法が行われるが，認知症患者への接し方は，患者のペースに合わせて対応し，自尊心を傷つけないようにかかわる．日常生活への援助は，具体的に分かりやすく指示，注意することが必要である．→アルツハイマー病，認知症（にんちしょう），脳血管性認知症（のうけっかんせいにんちしょう）

老年者高血圧 [senile hypertension] 高齢になると血管の弾力性が低下し，伸展性が失われる．それに伴い，大動脈伸展による収縮期の血圧緩衝作用が低くなり，収縮期血圧の上昇が著しくなる．また心臓や血管・副腎髄質支配の交感神経の緊張が高まり，血中のカテコラミン濃度も増加し，末梢血管抵抗が上昇して，心臓の負担となる．血管抵抗が高まると心臓にかかる負担は大きくなり，その負担に適応するために左心室の壁は加齢とともに厚みを増していく．

老年人口指標 [elderly population index] 人口の高齢化の程度を測る指標で，老年人口指数，老年化指数が用いられる．老年人口指数は，老年人口（65歳以上）の生産年齢人口（15～64歳）に対する比率で，老年化指数は，年少人口（0～14歳）に対する比率である．

老年性記憶障害 [age-associated memory impairment] ⇨AAMI，軽度認知障害（けいどにんちしょうがい）

漏便 [fecal leakage] ストーマケアにおいては，採便袋から便が漏れ出している状態を指していう．手術後などの便汚染（soiling）自体を指していうこともある．

ローカルドラッグ [local drug] ⇨カントリードラッグ

ローゼンシュタイン徴候 [Rosenstein sign] 急性虫垂炎のときにみられる腹部の理学的所見の1つ．患者を左側臥位にしてマックバーネー圧痛点を触圧すると，仰臥位のときと比べて強い疼痛を訴える．腸間膜が緊張して起こるものとされる．→マックバーネー圧痛点

ローゼンバッハ反応 [Rosenbach reaction] 尿中ビリルビンの検出法．尿を濾過した濾紙に希塩酸を滴下し，緑色の変化をみれば陽性とする．グメリン法の変法．Ottomar Rosenbach（1851～1907，独，医師）．

ローター症候群 [Rotor syndrome；RS] 〈ロータ一型高ビリルビン血症〉肝におけるビリルビン代謝異常による遺伝性黄疸である．小児期から発症する慢性非溶血性黄疸で，家族内発症がみとめられる．症状は黄疸を除いてはほとんどなく，肝機能の異常もみられない．とくに治療の必要はなく，予後は良好である．ローター症候群と同様に慢性非溶血性黄疸を呈するデュビン-ジョンソン症候群との鑑別点は，BSP負荷試験時の血中濃度，尿中Ⅲ型コプロポルフィリン量，肝細胞内粗大黒色顆粒などである．Arturo Belleza Rotor（1907～1988，フィリピン，医師）．

ロービジョン [low vision] 視力あるいは視野に障害があり，視覚的に行動制限などがある状態をいう．具体的には視力や視野が障害されているが完全失明してはおらず，残された視力・視野を使うことによって外界の情報を得ながら日常生活をおくる人の視覚を意味する．文字や画像の拡大装置，大きな文字が表示される腕時計などロービジョン用の製品も普及しており，こういった製品の購入の補助などについては，先天的であるか後天的であるかを問わず公的な援助対象ともなっている．→視覚障害（しかくしょうがい）

RomeⅢ [ローマサード] 2006（平成18）年に改訂された機能性消化管障害（FGID）の診断基準をいう．1996（平成8）年に国際消化器学会の Rome 委員会によって組織された Rome 委員会によって作成された診断基準は，RomeⅠ，RomeⅡ，そしてこのRomeⅢと，修正・更新が行われてきた．2006（平成18）年の改訂は，①FGIDの診断期間の変更，②分類カテゴリーの変更，③機能性ディスペプシアの取り扱い，胆嚢とオッディ括約筋の機能障害に関しての除外基準，IBSの亜型分類の見直しについての基準変更，といった3点で行われた．

ロールガーゼ [roll gauze] 葉巻状に巻いたガーゼを指し，1枚ずつに製品化されたものと区別していう．レーヨンや合成繊維（ポリエチレンなど）や不織布，創傷面への固着を防ぐ多孔性フィルム付きの製品など多くの種類がある．

ロールシャッハ・テスト [Rorschach test] スイスの精神科医ロールシャッハ（Hermann Rorschach，1884～1922）によって創案された心理（性格）検査で，投影法の一種．インクのしみ状の左右対称の不規則な模様の図版10枚を一定の順に被検者に示し，何に見えるかを答えさせて性格や心理状態をとらえようとする検査．

ロールプレイング [role-playing] 〈役割演技〉精神医学において，一定の場面を設けて，ある役割を演じることにより社会的な適応や，適切な行動ができるようにする治療・訓練法をいう．また看護演習では，ある看護場面を設定し，医師・患者・看護師の役割を決めそれを演じることにより，コミュニケーション，患者指導，患者の不安の理解など，学生や看護師が参加して実際に近い形で学習することをいう．

ローレル指数 [Röhrer index；RI] 現在のBMI（body mass index，体格指数）の原型となったものである．体格の特徴を表示する体型指数で，カウプ指数とともに重要な指数の1つである．発育や体型，肥満の程度を判定する．学童期以後に用いられる．115～144を標準とし，160以上を肥満とする．Fritz Rohrer（1888～1926，スイス，生理学）．→カウプ指数

$$\text{ローレル指数} = \frac{\text{体重(g)}}{\text{身長(cm)}^3} \times 10^4$$

ローン・ガノン・レヴァイン症候群（しょうこうぐん）

[Lown-Ganong-Levine syndrome；LGL syndrome]
〈LGL症候群〉 すべての心房刺激が房室結節をバイパスしてPR間隔の短縮を生じ，房室結節遠位部で心室内伝導系に入ると考えられている．このため正常の心室脱分極および再分極をきたし，QRS群とT波は正常である．LGL症候群は，再発作性上室性頻拍型不整脈を起こしやすく，場合によっては心房細動，心室細動が起こるため注意が必要である．Bernard Lown（1921～，米，心臓），William Francis Ganong（1924～，米，生理），Samuel A.Levine（1891～1966，米，心臓）．

濾過（ろか） [filtration]
液体が膜を通して相互に移動する現象．また布などの濾材を通して，液体と固体とに分離することも指す．生理的濾過の最も一般的なものとして，腎糸球体における濾過があげられる．

濾過滅菌（ろかめっきん） [filter sterilization]
ある一定の大きさの孔が無数にあいた濾過フィルターを用い，微生物を除去する方法．通常，気体や，可溶性で熱や化学変化に弱い物質を含有する培地，血清，液状の医薬品などに用いられる．滅菌用フィルターには，孔径0.22または0.45μmのものが用いられる．孔径よりも小さい微生物（ウイルスなど）は除去することができないので注意を要する．

6段階筋力評価（だんかいきんりょくひょうか）
⇨徒手筋力（としゅきんりょく）テスト

六炭糖（ろくたんとう） [hexose]
〈ヘキソース〉 炭素6個をもつ単糖類（$C_6H_{12}O_6$）の総称．アルデヒド基をもつアルド糖16種とケトン基をもつケト糖8種の計24種が知られている．主なものにグルコース，ガラクトース，フルクトースなどがある．

ロゴセラピー [logotherapy]
1938（昭和13）年，フランクル（Viktor Emil Frankl，1905～1997，オーストリア，精神医学）によって提唱された実存的精神療法．ロゴス（精神的なもの）とセラピー（療法）との合成語．患者の悩みを単に取り除くのではなく，患者をあえて苦悩しうる者にすることを基本理念とする．ロゴセラピーの特徴の1つ，逆説志向とよばれる技法では，不安や恐怖の対象をさけるのではなく積極的にその場面を思い浮かべることにより自らのその行動に対して決定し，責任がもてると実感することを目的とする．

ロサルタンカリウム [losartan potassium]
ARB（angiotensinⅡreceptor blockers）と呼称される降圧薬．高血圧の発症および進展にはレニン・アンジオテンシン系が関与する．本薬はアンジオテンシンⅡ受容体拮抗薬（A-Ⅱアンタゴニスト）であり，A-Ⅱ受容体に特異的に拮抗する．ブラジキニン代謝に直接影響を及ぼさないため，ACE阻害薬の特異的副作用である空咳などの発現が少ないとされている．高血圧と，高血圧および蛋白尿を伴う2型糖尿病における糖尿病性腎症の適応を有す

る．→高血圧症（こうけつあつしょう）

ロサンゼルス分類（ぶんるい） [Los Angeles classification]
逆流性食道炎（GERD）において，胃十二指腸内視鏡検査は診断に不可欠な検査法とされている．その内視鏡検査によって得られた粘膜の発赤，びらん，潰瘍，白苔などの粘膜障害の所見に基づく国際的重症度分類であり，グレードはAからDまでの4段階で，LA分類と略されることもある．わが国においては，内視鏡的に変化をみとめないグレードNと色調変化をみとめるグレードM（minimal change）を加えた改訂分類が用いられる．→胃食道逆流症（いしょくどうぎゃくりゅうしょう）

ロジェ病（びょう） [Roger disease]
⇨心室中隔欠損［症］（しんしつちゅうかくけっそんしょう）

ロジャーズ，カール・R. [Carl Ransom Rogers, 1902～1987]
米国の心理学者．非指示的・受容的に来談者〔クライエント（client）〕の話を聞き，来談者が自分自身で洞察を得られるように導く，来談者中心療法，または非指示的療法の創始者として知られる．保守的なプロテスタントの両親のもとで育った彼は当初神学を学び，神学学習の一部として，バーモントの小さな教会で牧師をしていた．その後コロンビア教育大学で臨床心理学および教育心理学を学んだ．そこでランク（Otto Rank，1844～1939，独）やデューイ（John Dewey，1859～1952，米）の影響を受けた．

ロジャーズ，マーサ・E. [Martha Elizabeth Rogers, 1914～1994, 米]
ニューヨーク大学で教鞭をとっていた看護学者，理論家．ロジャーズは，看護は「行う」だけでなく「知る」という部分をもっていることを強調し，看護が専門職であるための独立した学術体系を示した．また看護理論の基本となるものは人間観に基づいたもので，統一された全体的存在としての人間に対して，看護者も統一された全体的存在であり，看護はこの両者間の相助作用であるとしている．さらに全体的存在の把握には科学的知識が重要であるが，単に基礎知識の寄せ集めではなく，統合されたものでなければならないとした．著書『ロジャーズ看護論』．

濾出液（ろしゅつえき） [transudate]
〈漏出液〉 血液の液状成分が血管壁を通過（濾出）して組織間隙や体腔内に出たもの．炎症による滲出液に比べて，蛋白含有量は2.5%以下，比重は1.015以下と低く，黄褐色で透明なものが多い．

露出症（ろしゅつしょう） [exhibitionism]
自己の肉体を他者に見せることによって性的な快感を得る性的倒錯の一種．露出部は性器が多く，対象は異性が多いが，全身を露出する場合，不特定多数を対象とする場合もある．性格異常，精神遅滞，脳神経疾患，アルコール依存症などでみられる．

ロジン [rosin]
〈レジン，松脂〉 もともとはマツ科の植物の分泌物（松脂）から精製する樹脂のことだが，一般的には熱硬化性樹脂を指す．義歯，義眼，義足の製作に使用される．

ロスバスタチンカルシウム [rosuvastatin calcium]

スタチン系脂質異常症治療薬．適応は高コレステロール血症，家族性高コレステロール血症である．肝内に取り込まれ，コレステロール生合成系の律速酵素であるHMG-CoA還元酵素を選択的かつ競合的に阻害する．それにより，肝のコレステロール含量が低下し，コレステロール含有率の高いリポ蛋白であるLDLの肝への取り込みが増加して血中コレステロールが低下する．→スタチン，プラバスタチンナトリウム，律速酵素（りっそくこうそ）

ロゼット [rosette]
〈花冠（かかん）〉 上皮様配列を示す小型腫瘍細胞が管腔を形成し，花冠状（菊座状）に放射状配列するものを真性ロゼット，腔がない場合や中心に血管がある場合を偽ロゼットという．脳室上衣腫や神経上皮腫に真性ロゼットをみとめ，髄芽腫，網膜芽細胞腫や神経芽細胞腫に偽ロゼットをみとめる．→脳室上衣腫（のうしつじょういしゅ）

ロタウイルス性腸炎 [rotavirus enteritis, infantile diarrhea]
〈乳幼児下痢症〉 レオウイルス科（Reoviridae）のロタウイルス（Rotavirus）によるウイルス性下痢症の1つである．わが国では冬場に2歳前後の乳幼児に流行がみられ，乳幼児下痢症ともよばれる．潜伏期間は約2日で，嘔吐，水様性下痢（米のとぎ汁のような白色便），発熱が主な症状である．ロタウイルスは感染力が非常に強く，糞便中のウイルスに汚染された飲食物や汚染物を触った手などから口に入り伝播する．

肋間筋 [intercostal muscles]
胸部を形成する肋骨と肋骨の間に存在する内肋間筋と外肋間筋からなる．胸郭運動には不可欠な筋肉で，肋間神経の支配を受け，肺と共動しながら呼吸に関与している．

肋間神経痛 [intercostal neuralgia]
肋骨に沿って走る肋間神経領域の神経痛．第4～9肋間に好発，多くは一側性である．インフルエンザ，帯状疱疹，脊椎疾患，肋骨骨折などに伴って発症する．基礎疾患の治療を行う．

肋骨 [costal, rib]
骨性胸郭を形成する主柱の胸椎と前胸壁を支える胸骨の間に存在する12対の弓状の長骨．第1～7肋骨までを真肋，第8～12肋骨までを仮肋という．第1～10肋骨までは胸骨と肋硬骨または肋軟骨で融合して胸郭形成をなしているが，第11および第12肋骨は単独で対をなしている．→胸郭（きょうかく）

ロッソリーモ反射 [Rossolimo reflex]
錐体路障害検査法としての足底筋反射の1つで，同系のメンデル-ベヒテレフ反射よりも鋭敏な反射である．第2・3趾を底部よりたたくか，あるいは趾根の足球部をたたいたとき，足趾が足底方向へ屈曲した場合に陽性とし，錐体路障害を疑う．まれに障害のない場合にもみられることがある．臨床で行われることは少ない．Gregorij Ivanovich Rossolimo（1860～1928，ロシア，神経科）．→バビンスキー徴候（反射）

ロビンソン-パワー-ケプラー試験 [Robinson–Power–Kepler test]
副腎皮質の機能を検査する方法．夜間尿を採取し，早朝に採血を行い，血漿および夜間尿について，尿素と塩素，尿量より計算式で算出し，測定する．

濾胞性結膜炎 [follicular conjunctivitis]
濾胞の多発を特徴とする結膜炎．急性のものと慢性のものとがある．急性のものは流行性角結膜炎，ヘルペス結膜炎，トラコーマ初期，淋菌感染などの際にみられる．慢性のものは原因不明の場合が多いが，概して伝染性はなく予後も良好である．一般に児童に多い．

ロボトミー [lobotomy]
〈精神外科，前頭葉白質截術〉 精神症状の改善を目的に脳の一部を切断する治療法．モニスが創始し，その後前頭葉白質切截術標準法が一般的となった．難治の精神病の治療に用いられたが，重大な人格変化を生じることがあり，薬物療法の発達に伴い現在はほとんど施行されていない．Antonio Caetano de Abreu Freire Egas Moniz（1874～1955，ポルトガル，精神科）．

ROM [range of motion]
⇒関節可動域（かんせつかどういき）

ROMT [range of motion test]
⇒関節可動域（かんせつかどういき）テスト

ロングフライト血栓症 [long flight thrombosis]
⇒旅行者血栓症（りょこうしゃけっせんしょう）

ロンベルグ徴候 [Romberg sign]
〈運動失調性動揺徴候〉 被検者に両足の爪先をそろえて立たせ，さらに閉眼させて身体の動揺の程度を観察する．閉眼により動揺が増強する場合，ロンベルグ徴候陽性とする．脊髄の後根，後索を侵す疾患（脊髄癆，亜急性連合変性症など）で深部覚が障害されて起こる．Moritz Heinrich Romberg（1795～1873，独，医師）．→運動失調［症］（うんどうしっちょうしょう）

わ

ワーカホリック [workaholic]
〈仕事依存症〉 仕事に依存し，仕事に対して自己のコントロールの範疇を超え，日常生活に支障をきたすようになった不適切な習慣のことをいう．終始，仕事をしていないと落ち着かない状況に陥る．ワーカホリックは本人だけでなく，家族を巻き込んでいるケースが多く，家族を含めた対応，対処が重要となる．

Y-Gテスト [Y-G test]
⇨矢田部(やたべ)-ギルフォード検査

Y染色体(せんしょくたい) [Y chromosome]
ヒトの場合23対の染色体があるが，そのうち1対が性を決める染色体である．この性染色体のうち雄に1本だけある染色体をY染色体という．多くの動物種では雌はXX，雄はXYと表すことができる．Y染色体は原始生殖組織を精巣に分化させるのに必要である．

歪度(わいど) [skewness]
分布が正規分布からどの程度逸脱しているかをみる統計量の1つであり，分布の左右の分布形状がどの程度非対称であるかどうかを表すもの．正規分布などの左右対称の分布では歪度 $s=0$ となる．→正規分布(せいきぶんぷ)，尖度(せんど)

ワイル病 [Weil disease]
⇨黄疸出血性(おうだんしゅっけつせい)レプトスピラ症

ワイル-フェリックス反応(はんのう) [Weil-Felix reaction]
リケッチアは，プロテウス菌の特定株(OX-19, OX-2, OX-K)と共通抗原を有する．リケッチア症患者の回復期血清は，特定株に対する凝集素を有する．回復期血清に特定株を加え凝集反応を起こさせ診断に用いる．発疹チフス，発疹熱では，OX-19株を凝集し，ツツガムシ病では，OX-K株を凝集する．現在では，補助的診断法である．Edmund Weil(1879～1922, オーストリア・チェコ，細菌学)，Arthur Felix(1887～1956, 英・ポーランド，細菌学)

わきが [osmidrosis axillae]
⇨腋臭症(えきしゅうしょう)

ワクシニアウイルス [vaccinia virus]
ポックスウイルス科に属するDNAウイルス．痘瘡(天然痘)予防のための生ワクチンに使用された．WHOの痘瘡根絶宣言[1980(昭和55)年]により，実用的価値はなくなっていたが，近年，HIVやSARSなどほかのウイルスのワクチン開発研究に用いられている．

ワクチン [vaccine]
種々の微生物に対する免疫原として投与し，人為的にそれぞれの微生物に対する感染防御免疫を獲得させる方法が実用化されている．この微生物免疫原をワクチンといい，ワクチンを投与することを予防接種という．語原はジェ

ンナー(Edward Jenner, 1749～1823, 英，医師)の種痘 vaccinia に由来する．→予防接種(よぼうせっしゅ)

わざとらしさ [mannerism]
⇨衒奇症(げんきしょう)

鷲手(わして) [claw hand]
〈鉤爪[様]手〉 尺骨神経麻痺による特有な姿勢をとる手の状態(図)．手背骨間筋と小指球筋が萎縮し，指の基節骨が強く背屈，末梢が屈曲位を示すのが特徴的．ハンセン病による麻痺，進行性脊髄性筋萎縮症，尺骨神経の外傷などでみられる．鷲の手に似ているのでこの名がある．→猿手(さるて)，尺骨神経麻痺(しゃっこつしんけいまひ)

■図 鷲手

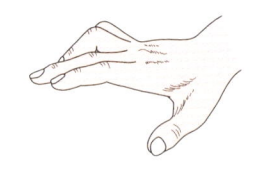

和痛分娩(わつうぶんべん) [Schmerzlinderung während der Geburt]
⇨無痛分娩(むつうぶんべん)

ワッセルマン反応(はんのう) [Wassermann reaction ; WaR]
梅毒の血清学的診断法の1つ．1906年，ワッセルマンらによって創案された．わが国では緒方法とよばれる改良法が一般的である．August Paul von Wassermann(1866～1925, 独，細菌学)．→緒方法(おがたほう)，梅毒血清反応(ばいどくけっせいはんのう)

WAM NET [welfare and medical service network system]
独立行政法人福祉医療機構が運営している福祉，保健，医療の総合情報サイト．福祉・介護保険情報や，全国の介護保険事業者情報の検索サービスなどを提供している．

ワルダイエル咽頭輪(いんとうりん)〔環〕 [Waldeyer tonsillar ring]
〈咽頭リンパ輪〔環〕〉 口蓋扁桃，舌扁桃，咽頭扁桃，耳管扁桃の総称．これらが輪状に配列することから，ドイツの解剖学者ワルダイエル(Heinrich Wilhelm Gottfried von Waldeyer, 1836～1921)が名づけたものである．

ワルファリン [warfarin ; WF]
クマリン系の経口抗凝血薬．作用発現は30～40時間でピークに達し，2～5日間作用は持続する．ビタミンK作用に拮抗して，肝でのビタミンK依存性凝固因子である第Ⅱ，Ⅶ，Ⅸ，Ⅹ因子の蛋白合成を阻害することにより抗凝血作用，血栓形成抑制作用を示す．心筋梗塞，脳梗塞症，静脈血栓症などの血栓塞栓症の治療および予防に広く

使用される．効果に個人差が大きく，また食事や他薬物の影響を受けやすいので定期的な凝固検査が必要である．

ワレンベルグ症候群　[Wallenberg syndrome]　〈延髄外側症候群，後下小脳動脈血栓〉後下小脳動脈や椎骨動脈に生じる血栓または狭窄，圧迫により，延髄の背外側部が障害を受けることによって起こる症候群をいう．症状としては，めまい，悪心・嘔吐，頭痛などで始まり，感覚解離，嚥下困難，発声困難，上下肢の小脳性失調，ホルネル症候など複雑な症状を呈する．診断には CT, 選択的脳血管造影が有効．Adolf Wallenberg (1862〜1942, 独，医師)．→解離性感(知)覚障害(かいりせいかんかくしょうがい)

ワンサンアンギーナ　[Vincent angina]　口蓋扁桃もしくはその付近の咽頭粘膜に起こる灰白色の膜様潰瘍を伴う炎症性病変．紡錘状菌とスピロヘータの感染が原因．特有の口臭，発熱，疼痛，嚥下困難，呼吸困難などがみられる．今日ではまれな疾患．治療は口腔内の清潔とペニシリン投与．Henri Vincent (1862〜1950, 仏，医師)．

腕神経叢　[brachial plexus]　第 5, 6, 7, 8 頸神経前枝と第 1 胸神経前枝からなり，しばしば第 4 頸神経と第 2 胸神経よりの細枝とも結びつく複雑な構造をしている．脊髄を出て鎖骨下動脈に沿って走り，上肢および肩甲部の運動と感覚を支配する多くの神経を分枝する．

腕神経叢麻痺　[brachial plexus palsy]　腫瘍，炎症，外傷などが原因で腕神経叢に起こる麻痺．傷害を受けた神経根によって一側上肢全体が麻痺する全型と，部分的に麻痺するものがある．治療は電気療法，運動療法などが行われる．

腕頭動脈　[brachiocephalic trunk]　〈無名動脈〉大動脈弓から起こる 3 本の太い枝のなかで最も太いもの．胸鎖関節の後方で右総頸動脈と右鎖骨下動脈とに分かれる．→循環[器]系(じゅんかんきけい)，動脈(どうみゃく)

大項目

あ行 ………… 676
か行 ………… 775
さ行 ……… 1027
た行 ……… 1235
な行 ……… 1297

は行 ……… 1344
ま行 ……… 1437
や行 ……… 1464
ら行 ……… 1485

疾患・症状

アルコール依存症	678
アレルギー	681
胃がん	694
意識障害	697
胃・十二指腸潰瘍	700
胃食道逆流症	709
痛み〈疼痛〉	720
うつ(鬱)病	740
運動麻痺	743
エイズ	746
嚥下障害(困難)	765
黄疸	768
悪心・嘔吐	771
咳嗽・喀痰	780
潰瘍性大腸炎	786
喀血	796
かゆみ	803
感覚(知覚)障害	812
肝硬変	823
がん性疼痛	851
関節リウマチ	856
感染症	863
眼伝染性疾患	871
気管支喘息	874
寄生虫[症]	881
急性肝炎	899
急性腹症	902
胸痛	908
虚血性心疾患	911
クモ膜下出血	919
痙攣	927
劇症肝炎	930
血液循環障害	939
結核[症]	947
下痢・便秘	951
高血圧症	969
膠原病	973
甲状腺疾患	976
喉頭がん	982
更年期障害	986
呼吸困難	1000
骨折	1021
再生不良性貧血	1033
視覚障害	1059
子宮外妊娠	1062
子宮がん	1064
糸球体腎炎	1069
自己免疫疾患	1074
脂質異常症	1077
失禁	1082
湿疹	1086
出血傾向	1103
腫瘍	1106
褥瘡(創)	1136
ショック	1150
心臓弁膜症	1167
心不全	1179
腎不全	1185
膵[臓]炎	1189
睡眠時無呼吸症候群	1198
頭痛	1208
摂食障害	1221
先天性心疾患	1227
先天性代謝異常	1231
躁うつ(鬱)病	1233
体液循環障害	1241
大腸がん	1245
脱水症	1247
聴覚障害	1261
腸閉塞[症]〈イレウス〉	1263
痛風	1266
てんかん	1269
統合失調症	1277
糖尿病	1282
頭部外傷	1287
吐血・下血	1289
乳がん	1306
尿路感染症	1311
妊娠高血圧症候群	1318
認知症(痴呆)	1321
熱傷	1325
熱中症	1329
ネフローゼ症候群	1331
脳血管疾患	1334
肺炎	1344
白血病	1353
発達障害	1357
発熱	1361
肥満[症]	1380
貧血	1388
腹痛	1397
浮腫〈水腫〉	1400
不整脈	1403
不妊症	1408
慢性肝炎	1442
慢性糸球体腎炎	1445
慢性閉塞性肺疾患	1449
メタボリックシンドローム	1455
やせ〈るいそう〉	1468
流産・早産	1494

治療・処置・検査

移植	703
胃切除術	716
遺伝子診断	724
遺伝子治療	725
ALS〈二次救命処置〉	753
MRI〈磁気共鳴画像[診断法]〉	763
開頭術	783
カテーテル管理	801
がん化学療法	805
感染管理	859
肝・胆道機能検査	869
ギプス療法	888
血液浄化療法	941
血液製剤	944
牽引療法	956
呼吸機能検査	997
骨髄移植	1018
災害医療	1027
在宅酸素療法	1042
酸素療法	1051
CT〈コンピュータ断層撮影法〉	1055
JATEC, ATLS〈外傷の初期治療法〉	1057
止血法	1071
循環機能検査	1114
人工呼吸	1159
心臓手術	1163
心肺蘇生法	1175
水分出納	1192
スクイージング	1203
穿刺法	1224
超音波検査法	1256
聴覚検査	1258
トリアージ	1292
ドレナージ	1294
内視鏡下[外科]手術	1297
脳室ドレナージ	1340
肺切除術	1350
BLS〈一次救命処置〉	1365
泌尿器科系検査法	1373
PET〈ポジトロン断層撮影法〉	1416

大項目 目次

放射線療法 1418
麻酔 1437
免疫療法 1462
輸液 1471
輸血 1474

薬理
化学療法(抗微生物)薬 789
抗炎症薬 963
向精神薬 980
呼吸器系に作用する薬物 994
循環〔器〕系に作用する薬物 1111
消化器系に作用する薬物 1119
自律神経系に作用する薬物 1153
中枢神経系に作用する薬物 1253
ビタミン 1370
末梢神経系に作用する薬物 1440

解剖・生理
感覚器系 808
筋肉系 916
血液 936
呼吸器系 992
骨格系 1016
酸塩基平衡 1045
循環〔器〕系 1108
消化器系 1117
女性生殖器系 1145
神経系 1156
内分泌系 1299
脳神経 1341
泌尿器・〔男性〕生殖器系 1374
ホルモン 1434
免疫 1460

診療補助
罨法 689
吸引 891
救急処置 895
吸入 905
血圧測定〔法〕 932
呼吸測定法 1004
消毒 1123
注射法 1249
包帯法 1423
滅菌〔法〕 1458
与薬 1482

生活行動援助
安全 685
安楽 692
衣生活 714
移動と移送 726
ADL訓練 757
環境調整 815
キネステティク 886
口腔ケア 966
食事 1132
睡眠 1194
清潔 1216
体位 1237
転倒・転落防止 1273
排泄 1347
病床 1385
ボディメカニクス 1431
抑制〔法〕 1476

看護一般
カウンセリング 788
家族看護 793
看護 818
看護過程 826
看護記録 832
看護研究 842
看護診断 843
看護における観察 845
看護理論 848
患者−看護者関係 850
危機理論 879
グランデッドセオリー・アプローチ 922
ケアリング 925
健康 959
交流分析 990
コーチング 991
呼吸理学療法 1007
コミュニケーション 1024
在宅看護 1036
死 1053
自己概念 1073
質的研究 1091
重症集中ケア 1097
手術を受ける患者の看護 1100
身体計測 1172
ストーマケア 1210

セクシュアリティ 1220
ターミナルケア 1235
体温測定法 1242
不安 1391
フィジカルイグザミネーション 1393
訪問看護 1427
脈拍測定法 1452
リスクマネジメント 1487

小児・母性
遊び 676
悪露 774
学校保健 799
臍帯と臍 1034
採尿法(小児の) 1044
産褥〔期〕 1048
授乳 1104
小児の栄養 1125
小児の成長・発達 1129
陣痛 1174
乳房マッサージ 1310
妊娠 1313
避妊〔法〕 1379
分娩 1411
卵管疎通検査法 1485

医療一般
医療施設 730
医療情報開示 733
院内感染 737
AED〈自動体外式除細動器〉 750
NST〈栄養サポートチーム〉 761
介護保険 775
感染症法 866
緩和ケア 873
クリニカルパス 923
呼吸リハビリテーション 1012
児童福祉法 1093
難病 1302
脳死 1338
病因論 1383
補完代替医療 1429
薬物の管理 1464
予防接種 1478
リハビリテーション 1490
老人福祉施設 1497

遊び
play

Ⅰ 定義・概念

遊びという概念は，仕事や労働に相対する概念として用いられている．仕事には，遂行すべき目標があり，強制や義務感を伴うが，遊びは，自由で任意の活動であり，遊んでいる人は楽しい，おもしろいと感じられるものである．とくに，子どもにとっては遊びが生活の中心部分をなし，遊びをとおして成長・発達する．大人の場合，遊びは明日の活力のためというレクリエーション，余暇的意味をもち，「働く」ことへの従属的な位置関係にあるといえる．

Ⅱ 遊びの発達

遊びは，子どもの成長につれて，その内容が変化していく．

ピアジェは，子どもの思考の発達の観点から次のように区分している．

1．機能遊び（練習遊び）

出生から2歳ころまでにみられる自発的な遊びで，主として感覚運動的な機能的快楽のための反復運動が多い．

2．象徴遊び（ごっこ遊び）

2歳ころから7歳ころの間に展開される「ごっこ遊び」に代表され，以前体験したこと，かつて見たことのある事象を自分が「ふり」をしたり，模倣したり，人形などに事物や身近な人物などのしぐさをまねさせて遊ぶ．

3．ルールのある遊び（ゲーム遊び）

7歳ころから12歳ころまでに展開される．一定のルールに沿い，役割の協同が増加する．

これらの区分は，遊びの社会化というような変化を示唆し，「機能遊び」では，子どもにとって外界のルールを発見することが中心で，自分自身が享受するような段階であり，「象徴遊び」では，一人遊びから集団遊びへ，機能遊びから規則遊びへ，感覚運動的遊びから知的遊びへという発達の傾向がある．

「ルールのある遊び」の段階は，自らルールを取り入れたり，ルールをつくってみたりすること自体を楽しむことや役割交代の体験であり，自他相互間で自由に分かち合う体験や，他者との間でルールを守る楽しさを味わうことができるようになる．

すなわち，機能遊びの十分な体験を基盤として，象徴的な遊びを豊かに展開させ，その豊かな体験をとおして，ルールのある遊びを開花させていく．

Ⅲ 遊びの意義・分類

遊びは子どもの仕事であるといわれ，子どもは精神的にも肉体的にも，遊びによって栄養を与えられて成長する．その成長を次のように分類してみる．

分　類	成長の内容
①身体的発達	身体を動かし，手先を使った自発的・活動的な遊びは身体の発達を促し，また，余ったエネルギーのはけ口や日常生活での緊張からの解放としても大切である．積極的な戸外の遊びは健全な身体的発達を促す
②知的発達	遊びによって子どもは知識を広げ，技能を身につける．学校教育や本では得られない知識や生活環境についての知識を得たり，遊びをとおして創造的思考がどんどん広がっていく
③情緒の発達	子どもは，遊びの集団の一員として受け入れられるため，公平，正直，誠実，わがままでないことなどの徳性を身につけることを要求される．子どもの遊びの集団は，ルールを守らなかったり，フェアでないものに対しては，家庭や学校集団より厳しく対処し，集団からはじき出すため，子どもはほかの場面より早く，遊びのルールを守ることや他人の立場や感情を考えること，がまんすることなどを覚える．また，やりとげることで満足感，充実感がもて，自信につながり自己肯定感を育てる
④社会性の発達	ほかの子どもとの遊びから，初対面の人との関係づくりや，対応のしかたを覚える．また，遊びをとおして，周囲の人間関係を学習する．さらに，ごっこ遊びやルールをもった遊びをとおして，社会的役割やチームワークの重要性などを認識する

IV 遊びの機能的分類

機能的側面から，遊びは以下のように分類できる．

分 類	内容・遊び
①感覚遊び	聴覚・視覚・触覚に訴える遊びで，主として感覚玩具による．くす玉，メリーゴーラウンド，ガラガラ，ラッパ類，オルゴールなど
②運動遊び	身体を動かすなどの要素が加わるような遊び．1歳を過ぎるころから現れ，年齢とともに内容が変化するが，長期間継続する．ボール，ボウリングセット，卓上ピアノ，三輪車，すべり台などの遊具類
③模倣遊び	生活の模倣をして楽しむ遊び．ままごと，人形遊び，電車ごっこ，電話ごっこ，お医者さんごっこなど
④受容遊び	絵本，テレビ，映画などを見たり聞いたりする受け身の遊び
⑤構成遊び	組み立てたり，形・絵などをつくり出したりする遊び．ブロック，積み木，パズル，折り紙，砂遊び，お絵描き，粘土など

V 遊び道具

玩具・遊具類は，遊びを動機づけ，その活動を展開させる役割をもっている．子どもは年齢とともに遊びに合った遊具類を意図的に選択し，利用していくようになる．乳幼児の玩具は心身の発育と創造性の育成に役立ち，かつ安全なものがよい（表1）．

玩具の選び方・与え方は，次のとおりである．
①心身の発達段階に適合したものを選ぶ．
②安全性に留意する．有害な塗料，引火性の強い素材，形が鋭利なものはさけ，洗ったり，拭いたりできて壊れにくいものがよい．
③使用方法が多く，工夫して遊べるものを選ぶ．
④一度に多くを与えず，興味・関心を観察しながら，種類や数を調整する．
⑤市販のおもちゃだけでなく，生活用具や手づくりの玩具もよい．

VI 遊びの指導と遊ばせ方

遊びは，子どもが自発的に行うものであり，大人は子どもに豊かな経験をさせてやることが大切である．

■表1 年齢別の玩具・遊具類

年 齢	種 類
0～6か月ころ	ガラガラ，メリーゴーラウンド，おしゃぶり，オルゴール人形，ミュージックモビール，ふわふわボール
7か月～1歳	人形，太鼓，ラッパ，卓上ピアノ，動物のおもちゃ，押し車，プルトーイ
2～3歳	動物や乗り物の玩具，ブランコ，すべり台，砂遊び道具，水遊び道具，クレヨン，絵本，積み木，クーゲルバーン・ブロック
4～6歳	ままごと遊び，ボール，三輪車，紙とはさみ，クレヨン，文字板，絵本，粘土，テレビ，楽器（木琴，ピアノ），折り紙，着せ替え人形，ゲーム遊び（魚つりなど），組み立て遊び
7～12歳ころ	カセットテープ，テレビ，構成遊び，紙飛行機，ジグソーパズル，ルービックキューブ，コリントゲーム

そのために，成長・発達にとって望ましい遊びができるように，適切な玩具・遊具と安全な環境を用意する．大人が子どもの遊びに干渉しすぎたり，命令や強制をすることは，遊びから楽しさ，おもしろさという，遊びの本質を取り除いてしまう．自由に遊ばせ，遊びの発展性を阻害しない程度に指導することが大切である．

VII 入院児の遊び

病気の子どもにとっての遊びは，成長発達や教育的見地からだけでなく，病気や入院によって生じる苦痛・不安の緩和や，闘病意欲を高め回復を早めるなど治療的役割の1つとして大きな意味をもっている．

また入院児が検査や手術を受ける場合の説明や，心の準備のための遊びの役割は，さらに重要なものとなってきている．以下に，入院児の小児各期別の遊びについて述べる．

1．乳児期：さまざまなおもちゃに触れさせ，感覚や知覚の発達を促すと同時に，できるだけ多くの言葉かけや微笑を与えたり，スキンシップをとおして心身の安定をはかる．

2．幼児期：ごっこ遊びや絵本などをとおして，生活日課の理解や治療・看護への協力，入院生活への適応を助け，さらに，失われがちな日常生活習慣の自立にも重要な役割を担う．

3．学童期：入院による友人との分離や学習の中断などによるストレスを軽減するため，入院児同士の交流や学習活動への援助など，闘病意欲を失わせないような働きかけが大切である．

アルコール依存症
alcohol dependence

I 定義・概念

アルコール依存症は，精神作用物質の依存症候群のなかで最も一般的なものである．強い飲酒欲求を生じ飲酒コントロールが困難となる．アルコールに対して耐性を生じ，飲酒量が増加する．精神依存からしだいに身体依存を生じる段階へと進むことが多く，飲酒を中止すると離脱症状が出現するようになる．

さまざまな身体・精神症状が出現し，社会生活に不都合が生じるに至っても，飲酒をやめることができない．長期に経過すると，気分障害や，不安障害との合併が問題となる場合や，幻覚妄想状態が生じて統合失調症との鑑別が問題となる場合がある．

II 症状・経過

機会飲酒から，習慣飲酒を経て長期の経過をたどって依存が形成されることが多い．アルコール依存により行動・身体・精神面の変化をきたす(図1)．

1．社会生活面の障害

情動は不安定となり，注意集中困難，作業能率の低下をみとめる．対人関係の維持が困難となり社会生活に支障をきたし，家庭不和を生じることも珍しくない．飲酒行動による問題から逃れるために飲酒する悪循環を繰り返す．断酒をこころみるようになるが困難な場合が多く，さらに強迫的な飲酒行動を生じるようになる．

2．身体面の障害

消化器疾患，代謝障害，循環障害，神経障害といった多彩な障害が出現する．アルコール摂取により，消化吸収や，栄養素の吸収が阻害され，重篤な場合にはビタミンB欠乏症となる．身体合併症の重症化，頻回の外傷，事故により社会復帰が困難となり，死亡するケースも多い．

3．精神面の障害(表1)

長期間の依存の結果，アルコールによる直接・間接的な作用のために，アルコール誘発性持続性認知症や，長期のアルコール大量使用により短期記憶障害を主としたアルコール誘発性持続性健忘性障害を生じる(表2)．最終的には不可逆的な障害に至ることがある．

III 治療

患者は自らの飲酒問題を認識していることは少なく，積極的に治療を希望することはまれである．患者のみならず，周囲の家族も巻き込まれて共依存をみとめることが往々にしてあり，結果的に患者の飲酒行動を助長することがある．そのことを家族自らが認識することは困難であり，両者へのアプローチが必要である．患者本人が自分の責任を自分で負うようにし，家

■表1 アルコール依存症による精神面の障害

アルコール精神病	振戦せん妄	全身の粗大振戦を伴う特有のせん妄状態．幻視を伴う
	アルコール幻覚症	意識障害はなく，身体的にも著しい所見はないが，被害的な内容の幻聴が主にみられるもの
	アルコール妄想症	アルコールによる人格低下，性能力の低下から配偶者への嫉妬妄想，不貞を確信するようになるもの
	アルコール性コルサコフ病	健忘，記銘力障害，失見当識，作話を主症状とし，身体的には多発性神経炎を主とするもの．予後が悪く認知症を残す

■表2 アルコール誘発性障害(DSM-IV分類)

303.00	アルコール中毒
291.81	アルコール離脱
291.0	アルコール中毒せん妄
291.0	アルコール離脱せん妄
291.2	アルコール誘発性持続性認知症
291.1	アルコール誘発性持続性健忘性障害
291.5	アルコール誘発性精神病性障害，妄想を伴うもの

■図1 アルコール依存症の疾病構造

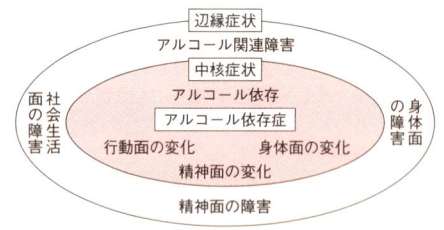

辺縁症状
アルコール関連障害
中核症状
アルコール依存
アルコール依存症
社会生活面の障害 — 行動面の変化 — 身体面の変化 — 身体面の障害
精神面の変化
精神面の障害

[山中 學ほか編：アルコール―上手につきあうために．メディコピア35，p.129，富士レビオ，1997より改変]

(髙橋三郎ほか訳：DSM-IV-TR 精神疾患の診断・統計マニュアル．新訂版，p.210，医学書院，2004より抜粋)

族には患者の自主性を尊重するように指導する．アルコール依存症では，飲酒のコントロールが困難であるため，断酒が治療の基本である．長期間の飲酒歴を有する場合には，飲酒の中断後に離脱症状が出現するため入院が望ましく，必要に応じて輸液などの全身管理を行う．外来治療では，抗酒薬を併用し，断酒会やAA(alcoholics anonymous，アルコホーリクス・アノニマス．匿名のアルコール依存症患者の集まり)への参加を推奨する．家族に対しても共依存を理解して，患者の主体性を確立させるように指導する．

IV 予防・予後

アルコール依存症患者の予後は決して良好とはいえない(表3)．気分障害，経済的な貧困，重篤な身体疾患の合併などから，およそ10～15％の自殺頻度がみとめられる．以下のような予防的措置が重要である．
①正しい知識の普及をする．
②未成年者に対するアルコール飲料の広告・販売の規制をする．
③健康審査体制の確立
④酒害相談窓口の拡大，充実をはかる．

行われた治療が適切かを評価し，抗酒薬の服用，自助グループ，通院などアフターケアも継続する．

表3 アルコール依存症患者の予後(国立療養所久里浜病院)

死因	頻度(％)	死因	頻度(％)
突然死	40	肺炎	5
肝不全	20	脳卒中	4
食道静脈瘤破裂		心筋梗塞	3
肝細胞がん		吐血	3
事故死	7	その他	12
その他のがん	6		

①退院後5年以内に21％(99/472例)が死亡，②平均死亡年齢は51歳，③死亡例では87％が飲酒
(Yokoyama, A., et al.: The impact of diabetes mellitus on the prognosis of alcoholics. Alcohol and Alcoholism, 29(2): 181-186, 1994)

アルコール依存症患者の看護

■看護のポイント

アルコール依存症患者は，「依存」という精神科医療の対象として，飲酒が及ぼす自身の性格上の問題や反社会的行動といった問題をかかえている．また，肝障害や栄養障害などの身体的な障害を併せもっている．さらに，家族や社会的側面の問題も切り離して考えることはできない．それゆえ，入院・外来という施設内治療だけでなく，地域医療ネットワークが必要であり，保健所，精神保健福祉センター，福祉事務所などとの連携や，自助グループ(AA，断酒会)などへの導入が大切になってくる．

■観察のポイント

①全身状態の観察(入院時)．とくに酩酊時は転倒の有無の確認，意識障害の有無を確認
②飲酒の経過や状況，背景の把握(酒歴)
③離脱症状の早期発見：離脱症状は早くて7～8時間で出現．発汗，発熱，手足の振戦，下痢，幻覚など
④アルコール性臓器障害，栄養障害の程度
⑤自律性の回復度
⑥アルコール関連問題の認識(否認の程度)
⑦入院・受療動機，断酒の動機づけの強さ
⑧自助グループへの参加とつながりの度合い
⑨家族や関係のある知人との関係修復度

■具体的なケア

入院治療を大きく2期に分けてとらえる．
1 1期：アルコール・リハビリテーション・プログラム(ARP)への導入期
①離脱症状の管理
　・自律神経失調症状，振戦，幻視，幻聴，失見当識，夜間せん妄発現など全身状態の観察
　・せん妄時の衝動行為の防止(隔離，拘束など)
　・失見当識による危険な行動の予測と防止
　・身体の清潔の保持(発汗，失禁，感染予防)
　・水分出納のチェック，水分補給(点滴管理)
　・ジアゼパム(抗不安薬)の与薬
②生活リズムの改善(自律性の回復)と内省
2 2期：ARPの実施
共通の治療目的をもった集団生活のなかで，同じ体験をもつ仲間と，「しらふ」の状態で考え，内省を深めながら，断酒という目的に向かって，患者が本来もっている身体的・精神的・社会的に調和のとれた健康のイメージを掘り起こす過程である．

①アルコール依存症の正しい知識を指導する.
②自己をみつめる時間をもたせ,社会性を身につけられるよう支援する.常に患者に対し受容的態度で接し,指示的態度は不可である.
③生活の改善と他者との関係性の回復を目指す.
④患者自治会活動(治療的雰囲気をつくり,仲間として支え合う)への理解と積極的関与を促す.
⑤回復への意欲を高め,回復過程で挫折しないように支援する.
⑥自助グループへの積極的参加(AA,断酒会など)
⑦抗酒薬(シアナミド,ジスルフィラム)の服用習慣(断酒継続のために有効)を指導する.
⑧退院準備・指導:外泊の開始,規則正しい生活,社会生活への適合,断酒の継続の確認など
⑨地域医療ネットワークの活用:保健所,精神保健福祉センター,福祉事務所などとの連携

看護の役割は,これらの断酒教育を通じ,患者の自発的な意思(動機)の発現へ働きかけることである.自分のことは自分で行い(自律性の回復),周囲と協力して物事を進める(関係性の回復)ためにも,三本柱(外来通院,抗酒薬服用,自助グループ参加)を実行できるように助言・支援することが重要となる(表4).

③ 家族への支援

アルコール依存症は,患者だけでなく家族をも巻き込み,健康な家族システムを崩壊させていることも多い.過去のトラブルの経験から,患者の受容・支援に抵抗を示すこともありうる.家族とのかかわりを密にし,個々の環境や回復の段階で起こる諸問題への対処・支援が看護師の重要な役割となる.そのため,アルコール依存症の正しい知識や対応の指導が必要となる.患者に対し早い回復を期待し過ぎる,あるいは「イネイブラー=させる人」といわれる行動(患者の起こした問題の後始末や身の回りの世話をし,結果的に飲酒を許してしまうアルコール依存症患者の家族に多くみられる行動)の防止など,具体的に指導する.また,孤立させず,家族教室,家族会,AKK(アディクション問題を考える会),アラノン(患者の配偶者の会)などへの参加や電話相談などを契機に,家族自身が悩みを解決し,心の健康を取り戻せるよう支援し,アルコール依存症患者に振り回されないようになることが求められる.

■表4 ARP週間予定表　　★内観は自由参加.第1~4は開催曜日

	午前	午後	夜間
月	朝礼 自治会連絡会(朝礼終了後)	講座・立川マック(13:45~15:00) 全体会(第1)(13:00~) 自治会グループワーク(不定期)(13:45~15:00)	
火	朝礼 自主活動 外来グループワーク	自主活動	
水	朝礼 ウォーキング(第2)(10:00~15:00) 栄養指導(第1)(10:30~11:30)	レクリエーション(13:45~15:00)	●AAメッセージ (19:10~20:30)
木	朝礼 自治会集会(朝礼終了後)	OT(作業療法)プログラム(13:30~15:00)	
金	朝礼 体験発表	S・G・W(スモールグループワーク) (13:45~14:45)	
土	朝礼 外来グループワーク	家族会(第1・3)(13:30~) 家族教室(第1・3)(13:30~) ★内観(第2)(13:30~)	●断酒会院内例会(第2・4) (19:10~20:30)
日	●AAレクリエーション(第2) (10:00~11:30)	●AAメッセージ(第2)(13:30~15:00) ●懇談会(第4)(13:30~15:00) 入浴	

(駒木野病院)

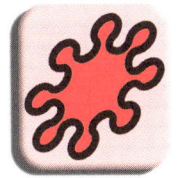

アレルギー
allergy

ギリシャ語の allos と ergo に由来する造語で，1906年にピルケ(Pirquet)が初めて用いた．元来の「生体の変化に対する反応」という意味から転じて，免疫と過敏症を包括する概念として用いられている．

I 定義・概念

生体が異種の物質にさらされると，その抗原に対する抗体が生じる一連の免疫反応が起こる．この免疫反応が生体の防御として働くだけでなく，生体を全身性または局所性に障害することがある．すなわち，免疫反応に基づく生体の障害をアレルギーという．

II 発症機序

異種の抗原が生体内に入ると免疫反応系が賦活されるが，それには，骨髄幹細胞中のT細胞，B細胞およびマクロファージ，血清中の抗体，補体の免疫細胞系が複雑かつ相互に関与する．一般にアレルギーは，B細胞から分化する抗体産生形質細胞による免疫反応系と，T細胞から分化する感作Tリンパ球による免疫反応系に大別される(図1)．

III 分類

クームス(Coombs)およびゲル(Gell)の分類が広く用いられている．この分類ではアレルギー反応をI～IV型に分類し，I～III型が従来の即時型，IV型が遅延型アレルギーである(表1，図2)．

1．I型アレルギー

外来性抗原に感作すると，主としてIgE抗体と結合し，ヒスタミン，アナフィラキシー遅発反応物質(SRS-A)などの化学伝達物質を放出することにより生じるアレルギー反応である．I型アレルギーは，抗原に接してからの症状出現時間が短く，典型的な即時型アレルギーである．代表的な疾患としては，アナフィラキシーショック，気管支喘息，蕁麻疹などがある．

2．II型アレルギー

細胞傷害型アレルギーであり，細胞膜または基底膜抗原にIgGまたはIgM抗体が結合することによるアレルギー反応である．代表的なII型アレルギーは血液障害であるが，ほかにグッドパスチャー症候群，尋常性天疱瘡などがある．

3．III型アレルギー

外来性抗原や自己抗原とIgG，IgM抗体とが結合した免疫複合体が組織に沈着し，さらに補体が活性化されて組織傷害を起こすアレルギーである．血清病が代表的な疾患であるが，ほかに糸球体腎炎，膠原病の一部，過敏性肺炎などがある．

4．IV型アレルギー

抗原と反応した感作リンパ球からリンホカインが遊離されて起こるアレルギー反応であり，抗体，補体は関与しない．ツベルクリン反応に代表されるように反応の出現が遅く，遅延型アレルギーともよばれる．ほかに，接触性皮膚炎，移植片拒絶反応などがある．

■図1　抗原抗体反応

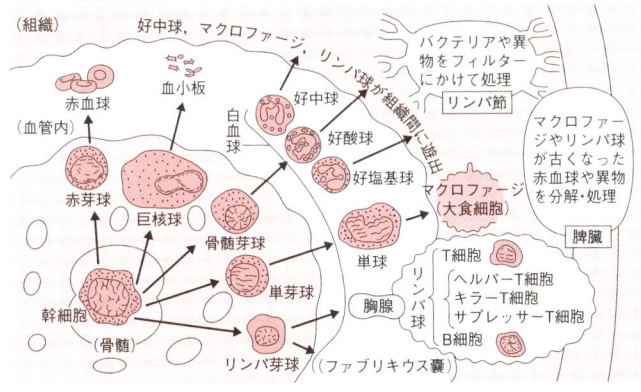

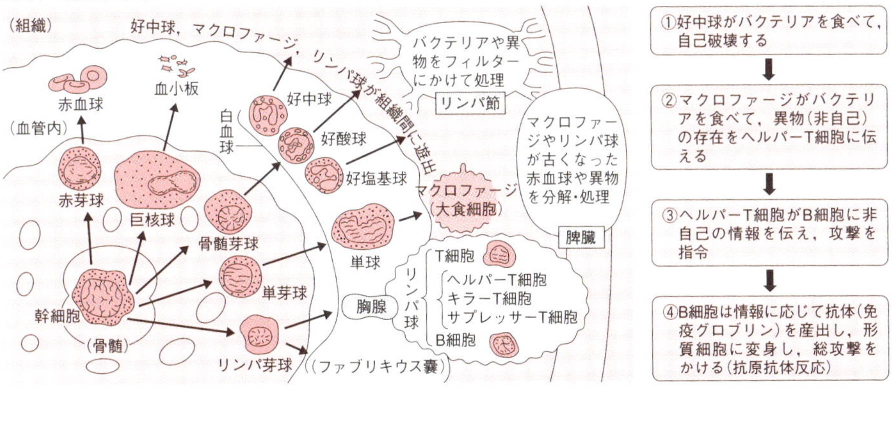

■表1 アレルギーの分類

分類		抗体	症状
即時型	(1) I型アレルギー（アナフィラキシー型）	IgE	薬物アレルギー，気管支喘息，蕁麻疹，鼻アレルギー，眼アレルギー，食事性アレルギーなど
	(2) II型アレルギー（細胞傷害型）	IgG IgM	溶血性貧血，血小板減少性紫斑病，顆粒球減少症など
	(3) III型アレルギー（免疫複合体型）	IgG IgM	血清病，ループス腎炎，一部の気管支喘息，アレルギー性気管支肺アスペルギルス症など
遅延型	(4) IV型アレルギー（ツベルクリン型）	感作リンパ球	接触性皮膚炎，結核アレルギー（ツベルクリン反応），移植不適合現象など

■図2 免疫（アレルギー）反応の4型模式図

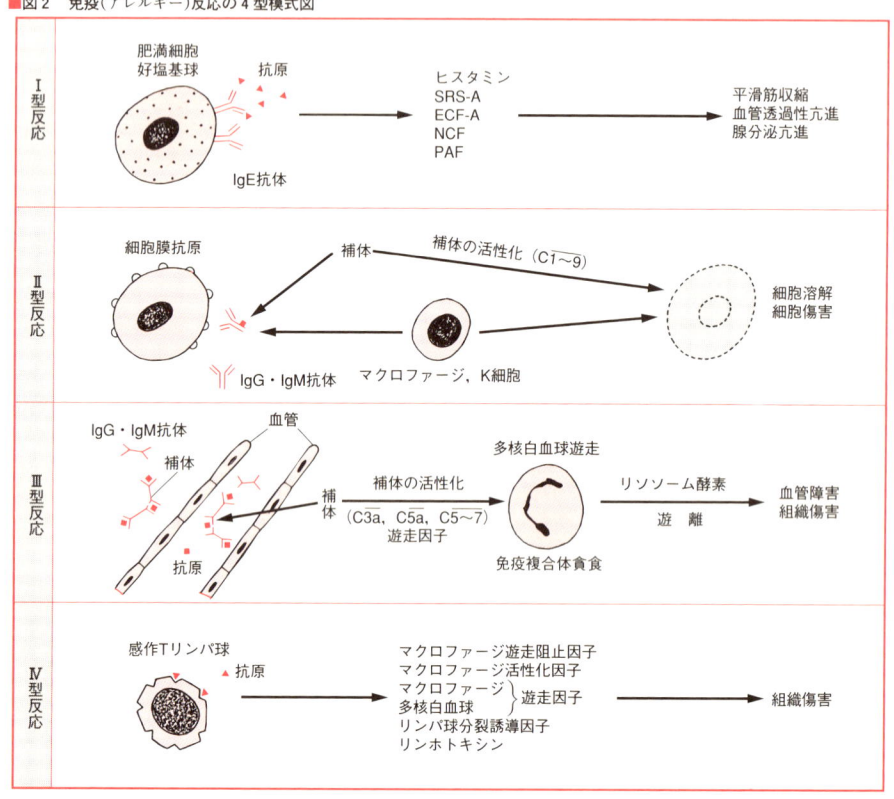

I型反応: 肥満細胞・好塩基球、抗原、IgE抗体 → ヒスタミン、SRS-A、ECF-A、NCF、PAF → 平滑筋収縮、血管透過性亢進、腺分泌亢進

II型反応: 細胞膜抗原、IgG・IgM抗体、補体、マクロファージ、K細胞 → 補体の活性化（C1〜9）→ 細胞溶解、細胞傷害

III型反応: IgG・IgM抗体、血管、補体、抗原 → 補体の活性化（C3a, C5a, C5〜7）遊走因子 → 多核白血球遊走、免疫複合体貪食 → リソソーム酵素遊離 → 血管障害、組織傷害

IV型反応: 感作Tリンパ球、抗原 → マクロファージ遊走阻止因子、マクロファージ活性化因子、マクロファージ・多核白血球遊走因子、リンパ球分裂誘導因子、リンホトキシン → 組織傷害

IV 診断

1. 皮膚反応

原因抗原に対する抗体の有無を検査する方法で，プリックテスト，皮内テスト，パッチテストなど種々のものがある．

2. 誘発試験

原因と考えられる抗原を，眼粘膜，鼻粘膜，気管支粘膜などに投与し，症状の発現の有無を観察することにより診断する．

■図3　Ⅰ型アレルギー治療薬の作用機序

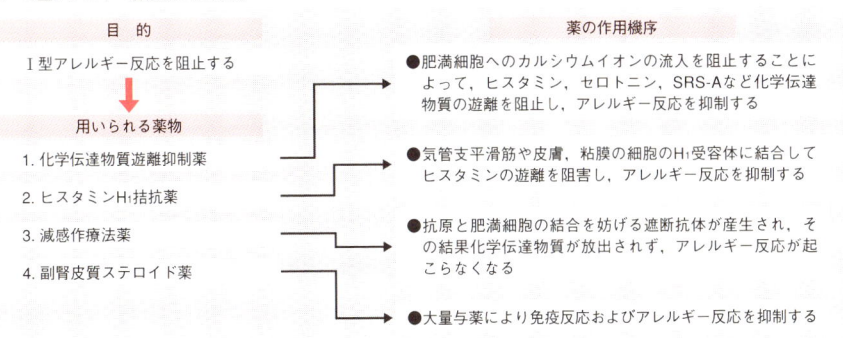

目　的		薬の作用機序
Ⅰ型アレルギー反応を阻止する		●肥満細胞へのカルシウムイオンの流入を阻止することによって、ヒスタミン、セロトニン、SRS-Aなど化学伝達物質の遊離を阻止し、アレルギー反応を抑制する
用いられる薬物		
1. 化学伝達物質遊離抑制薬		●気管支平滑筋や皮膚、粘膜の細胞のH_1受容体に結合してヒスタミンの遊離を阻害し、アレルギー反応を抑制する
2. ヒスタミンH_1拮抗薬		
3. 減感作療法薬		●抗原と肥満細胞の結合を妨げる遮断抗体が産生され、その結果化学伝達物質が放出されず、アレルギー反応が起こらなくなる
4. 副腎皮質ステロイド薬		
		●大量与薬により免疫反応およびアレルギー反応を抑制する

3．試験管内検査法

アレルギー性疾患では、従来 in vivo における検査法が主であったが、最近は in vitro における検査法が普及してきた。

血清中総 IgE 量を測定する RIST 法(radioimmunosorbent test)、血清中の原因抗原に対する特異的 IgE 抗体を半定量的に測定する RAST 法(radioallergosorbent test)、MAST 法、免疫複合体を二重拡散による寒天ゲル内の沈降線として測定する沈降抗体法、その他クームス試験、リンパ球芽球化反応などがある。

Ⅴ　治　療

①アレルゲンの除去、②減感作療法、変調療法、③薬物療法が行われる。アレルギーの発症は抗原曝露によるので、抗原を決定し除去・回避することが重要である。Ⅰ型アレルギーでは、室内塵(ハウスダスト)、ダニ、花粉、真菌、食物、動物の毛が原因として頻度が高い。アレルギー患者の体質を変える目的で減感作療法(少量のアレルゲンの皮下注射を繰り返す)や、変調療法(金剤、ヒスタグロビンの注射)もなされる。

薬物療法(図3)には①抗アレルギー薬、②副腎皮質ステロイド薬、③対症療法薬が用いられる。抗アレルギー薬にはⅠ型アレルギーの発症予防薬で肥満細胞から化学伝達物質が放出されるのを阻害する化学伝達物質遊離抑制薬(クロモグリク酸ナトリウム、トラニラストなど)と、ヒスタミンが H_1 受容体に結合するのを阻止するヒスタミン H_1 拮抗薬(フマル酸ケトチフェン、アゼラスチンなど)がある。そのほか、トロンボキサン A_2 阻害薬(オザグレル、セラトロダストなど)や、ロイコトリエン拮抗薬(プランルカスト水和物)、Th2サイトカイン(IL-4、IL-5)阻害薬(トシル酸スプラタスト)なども使用されるようになった。抗アレルギー薬は急性発作を抑えるものではなく、長期投与により効果が現れる。もともと気管支喘息治療薬として開発されたが、喘息のほかアレルギー性鼻炎、アレルギー性結膜炎、アトピー性皮膚炎にも用いる。

副腎皮質ステロイド薬は抗炎症作用、免疫抑制作用が強く、種々のアレルギー性疾患に有効であり、全身的・局所的(皮膚、粘膜に直接)に用いられる。感染症の悪化、副腎皮質萎縮などの多くの副作用に注意が必要である。Ⅰ型アレルギーでは肥満細胞から放出された化学伝達物質が標的器官に働いて発症するので対症療法薬は有用である。ヒスタミン H_1 拮抗薬(H_1 遮断薬)、抗コリン薬(気管支平滑筋および分泌腺のムスカリン受容体を遮断して平滑筋収縮、粘液分泌を抑制する臭化イプラトロピウムがある)、$β_2$-アドレナリン受容体刺激薬(気管支平滑筋の $β_2$-受容体を刺激して気管支を拡張する。心臓に対する作用が少ない $β_2$-選択性の高いものが好まれる)、キサンチン誘導体(テオフィリン徐放薬、アミノフィリンなど)が喘息治療に用いられる。キサンチン誘導体は、ホスホジエステラーゼ阻害作用、アデノシン受容体拮抗作用により作用する。なお、テオフィリン徐放薬は中毒が起こりやすいので、血中濃度を測定しながら投与する。

アレルギー疾患患者の看護

アレルギーの分類は、抗原-抗体の感作反応によるⅠ～Ⅳ型の分類が一般的であるが、看護においては、アレルゲンの感作経路に対応したケアが必要である。また、呼吸困難、ショック、喘息(平滑筋の収縮)、蕁麻疹(血管透過性の亢進)、鼻アレルギー・眼アレルギー(分泌亢進)など、個々の患者のアレ

ルギー反応を理解し、看護にあたる。

■看護・観察のポイント

1 吸入性アレルギー
1) 環境の整備によるアレルゲンの回避
(1) アレルギー性のある花粉：花，植木の持ち込み制限
(2) 塵埃：①マスクの使用，②ほこりのたたない掃除方法の工夫
(3) 羊毛，羽毛，そばがら，カーペットをさける．
(4) ペット類を飼わない．
(5) 香料，ヘアスプレー，刺激性の強い物質をさける．
(6) 空気の調節：①清浄化，②適温の維持，③湿度の保持（40〜60％），④禁煙と他者からの受動喫煙にも注意

2) 身体的・精神的に安定した生活習慣の確保
(1) 栄養，睡眠，休息を十分とり，規則正しい生活を維持する．
(2) 感染，ある種の薬物，寒冷，高温，高湿，過労，深酒をさける．
(3) 適度な運動と身体の鍛練
(4) 感情を調整しながら，精神活動を意欲的・建設的に行う．

3) アレルゲン検索と減感作療法の介助
患者が治療を中断せず受けられるような精神的支援と相談

2 摂取性アレルギー
1) アレルゲンの観察
(1) 食物：アジ，サバ，カニ，エビ，貝類，肉類，牛乳，乳製品，卵，ナス，キノコ，タケノコ，ヤマイモ，ピーナッツなどの摂取の有無

3 薬物性アレルギー
1) アレルゲンの観察
(1) 薬物：ペニシリン，ヨード薬，血清，アスピリン，サルファ薬などの使用の有無
(2) その他：病巣感染，寄生虫，物理的な圧迫，寒冷，温熱，心因などの有無

2) 蕁麻疹の原因除去
(1) 原因となった食物，薬物，刺激をさける．
(2) 食品は調理をし（アレルギー性を減少させ）て摂取

3) 便通の調整
症状のみられる期間は食事に注意する．

4) 薬物療法時の注意
(1) ヒスタミンH_1拮抗薬は注射または内服で用いるが，眠気をもたらすので注意する．
(2) 副腎皮質ステロイド薬は，長期連用や安易な使用はさける．

4 接触性アレルギー，その他
1) 刺激性の塗料や化学的処理をした家庭用品は使用しない．
2) 食器洗剤，液体洗剤などに注意する．
3) 衣服
(1) 羊毛，ナイロンなどの化学繊維の衣類のような皮膚を刺激するものの着用はさける．
(2) 新品の衣類，とくに下着類は一度洗ってから着用する．
4) 化粧品は，ためし塗りをして反応をみる．使用後にかゆみ，発疹をみたら直ちに中止する．
5) 発汗などによる湿潤は放置しない．
6) 皮膚をこすったり，掻いたりしない．

■具体的なケア

1 安静の保持
発作時の精神的な安静：談話をさけ，面会人・読書の制限，気分転換，体位の工夫などに留意する．

2 室内の気温・湿度の調整
気温の変化と湿度の変化を少なくする．

3 感染の予防
(1) 一般的な注意：口腔内の清潔，うがいを励行し，人込みへの外出はさける．看護師や面会人が感染源にならないように注意する．
(2) 皮膚の清潔：発汗，高熱時は乾いた衣服に着替える．
(3) 体力維持：栄養補給に留意し，体力の消耗をさける．

4 発作時の患者の処置・治療の介助
(1) 呼吸困難時：①安楽な体位の工夫，②気道確保，③酸素吸入，④発汗の世話，⑤精神的支援，⑥意識状態の把握，⑦水分の補給，⑧排尿に対する配慮，⑨環境の整備など
(2) 治療の介助

5 リハビリテーション
徐々に外出・外泊を勧める．

6 患者・家族への指導
その他アナフィラキシーショック，気管支喘息，血清病などは，それぞれの臨床症状に応じて看護を行う．

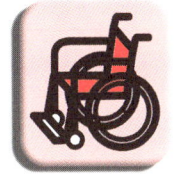

安（あんぜん）全
safety

I 定義・意義

安全は「安らかで危険がないこと」を意味するが，人間が生きていくうえで危険がない状態はありえないといってもよいであろう．人間は，内(部)環境・外(部)環境の変化のなかでたえず変動している存在である．天災，戦争，事故，貧困，老化，病気，不安などの生存を脅かす危険がいつも内在している状況のなかで生きている．人間にとっての「安全」は，さまざまな危険とかかわり合いながら危険を制御し，より安心で安楽な生活を築くという積極的な広い意味をもち，人間の永遠の課題ととらえることができる．

II 安全の水準

生活の場における安全を阻害する種々の因子(危険因子)と人間行動のあり方(適応行動や支援システム)とによって危険の程度が決まる．内・外の危険因子を，個人および個人を取り巻く社会の安全機構でコントロールできる場合は安全な状態といえるが，コントロールできない場合は事故，災害などの状態に陥るといえる．つまり，危険のコントロールのありようによって，安全であったり事故になったりする(図1)．

III 援助の目的

「安全」は，健康の概念と同様に，
① より安全な状態からより危険な状態までを含み，同一線上で連続的にレベルが変化している．
② 個々の状況やその対処方法によって安全の状態は異なり，しかも流動的である．
③ 安全と危険の状態の相違は，実際に危険の起こる可能性の程度(生命を脅かされる度合い)による．

看護の目的は，対象の個々の安全のレベルに応じて，環境との相互作用が円滑に行われるように，危険因子の調整(排除，軽減，予防)を行うことである．

人間は通常，自らの環境を調整し，何か危険があるときには回避行動や予防的手段を講じて生活することが可能である．しかし，小児や高齢者あるいは健康上に何らかの問題を有する人々の場合には，生理的調整機能や情報処理能力の低下および生活環境の変化などにより，生活行動の制約を受けるので，適応行動がとりにくく，安全へのニードが高くなる．より安全な生活を維持するために，個人の生体に備わっている能力を高めるとともに，危険による被害が最小限になるように安全機構としてのシステムづくりをする．

■図1 安全の水準

内・外の危険因子　　個人および個人を取り巻く社会の安全機構

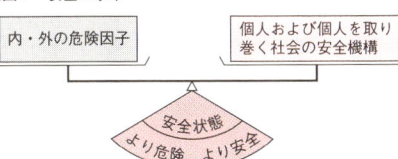

安全状態
より危険　より安全

■表1 患者を取り巻く危険因子

	危険因子
生活環境のもの	(1) 環境衛生上の問題 ・大気汚染，屋内気候，屋内空気，水，音，振動，病原微生物など (2) 設備環境上の問題 ①建物の構造，床材，付属設備，物品の配置など ②患者の身辺上の物品の問題 ・寝具，寝衣，履物，花，刃物など (3) 患者の社会的側面の問題 ・家族関係，交友関係，患者関係，職業，学業，経済状態など (4) 医療体制，医療関係者の問題 ①組織，理念，知識，技術，態度など ②診療に伴う問題 ・検査，与薬，手術，吸引，包帯交換，複雑な器械・器具の使用など ③盗難，災害時の対応など
患者自身のもの	(1) 日常生活行動を制限する問題 ・年齢，体力，気力，疾病，意識障害など (2) 安全に対する認識の問題 ・知識，性格，考え方，習慣など

IV 危険因子

入院している患者を取り巻く生活環境と患者自身のもつ危険因子について，表1にまとめた．

V 安全機構

人間がより安全でより健康な生活を維持するために2つの安全機構がある．

1) 個人的レベルで行われる安全機構

生体に備わっている安全機構(生理的防衛機構：各反射，食菌作用，抗原抗体反応，および情報処理機構など)．

2) 社会的レベルで行われる安全機構

行政・組織などで行われている安全機構(安全基準,安全装置,安全教育,危険信号,危険物表示など).

VI 安全の援助のポイント

①個々の患者の健康レベルに応じて提供される看護技術(知識,技術,態度が統合されたもの)が安全であること.
②生活の場である病院全体が安全であること.

これらにより,看護者一人ひとりの看護能力の向上と病院全体の安全システムの充実が求められる.

なお,事故につながるエラー行動に潜む因子には,①情報の受容と確認のエラー,②習慣行動によるエラー,③忘却によるエラー,④意識の中断によるエラーの4つがある.これらの因子を自他の安全性を評価する際の視点として活用し,錯誤の心理解析や「なぜエラーやミスが起こったのか」という原因分析に応じた適切な対応に役立てるようにする.

VII 事故防止の方法

病院管理,看護管理によって,表2にあげた項目が適切に行われれば事故および被害を最小限にすることが可能である.安全は医療従事者および看護師に安全教育,安全対策が浸透し,おのおのの職務のなかに反映されることによって成立するものである.

したがって,終始,患者とともにいる看護師は,患者の状態を常に観察できるので,治療や看護が適切に行われるしくみについて精通し,個々の患者へのケア

■表2 事故防止のための安全教育と対策

(1) 安全教育
　①患者への直接的・間接的援助の充実
　②患者教育(指導や相談など)
　③災害時対策
　④感染予防対策
(2) 環境調整
　①物理的環境調整
　②人間関係の調整

■表3 病院内で起こりやすい事故 —その1—

事故	危険な場所・物品	被害を受けやすい患者	安全対策
転倒	・床・廊下 ・風呂場	・視力や体力の衰えた患者 ・歩行障害者 ・高齢者	・水をこぼさない.水がこぼれている場合はすぐに拭き取る ・物品の整理整頓 ・段差をなくす ・夜間の足元照明
転落	・ベッド ・搬送車	・幼児・高齢者 ・意識障害者	・サイドレールをきちんと上げる ・ベッドの高さを低くする
切傷	・ガラス,陶器製品の破損	・注意力が低下している患者	・患者の身辺の整理整頓 ・物品の取り扱い方法の指導
熱傷	・湯沸かし室 ・床頭台→ポットなど ・温罨法	・幼児・高齢者 ・麻痺患者 ・麻酔患者	・ポットはきちんと栓をし,安全な位置に置く.または,必要時,看護者に依頼するように説明する ・湯たんぽは,カバーを厚めにして身体より離す ・湯たんぽや温湿布をする場合は,貼用時温度を確認し,時間ごとに皮膚の状態を観察する
感電	・コンセントの取り付け口 ・電気製品の取扱時	不特定	・コンセントは乾いた手で操作する ・電気器具はアース線を取り付ける
窒息	・ベッド上→寝具	・乳幼児 ・意識障害者	・体動により,顔に覆いかぶさる危険のある物品は取り除く(タオル,ちり紙など)
爆発	・ガス使用場所 　→湯沸かし室,手術室 ・酸素使用中の病室	・重症患者 ・手術中の患者 ・その他不特定	・定期的に安全点検を行う ・酸素使用時の火気の注意
火災	・湯沸かし室 ・喫煙場所の灰皿 ・消毒器などの火気のある場所	不特定	・ガスの元栓の確認 ・初期消火の訓練 ・たばこの火の始末 　→灰皿に水を入れる
中毒	・火災時などに併発 ・冬季の暖房器具による不完全燃焼	不特定	・換気を心がける ・火災時,ぬれタオルを口に当てて煙を吸い込まないようにする

■表4 病院内で起こりやすい事故 —その2—

事故	原因	安全対策
誤薬 (内服,注射のミス)	・確認不足 ・指示票の略語,わかりにくい表記,口頭指示 ・患者・薬物・量・手技に対する知識不足 ・思考の中断	・確認の徹底(3回以上の指示票と現物の照合) ・指示ルートのシステム化(略語・口頭指示の中止,表記のしかたの統一) ・使用目的・薬理作用・適正量・方法の把握 　→わからないことは調べたり,ほかの人に確認する姿勢を身につける 　→患者の状態把握,薬物知識の習得 ・内服薬の与薬中,注射薬の作成時は声かけやナースコールによる作業の中断がないシステムをつくる
患者の誤認 (診察,治療,検査時のミス)	・確認不足 ・ダブルチェックの認識不足	・確認の徹底(伝票とフルネームの声出し確認,IDカードや患者バーコードと照合) ・確認ルートのシステム化(すべての部門の医療従事者が複数間で患者氏名を確認する認識をもつ) 　→外　来：事務スタッフ,看護師,医師,検査技師 　→手術室：病棟看護師,手術室看護師,麻酔医,主治医,執刀医
ME機器事故 (設定,操作,管理ミス)	・知識不足と未熟な技術 ・機器構造上の問題	・使用方法の講習会や取扱説明書の熟知の徹底 　→アラームの原因がわからないときにはほかの人に確認する習慣を身につける 　→定期的に看護スタッフのME機器管理のしかたについて評価し教育する ・使用中の経時的確認と業者による定期的点検 　→問題発生時と停電時の対応マニュアル化 　→設定や操作ミスを起こしやすい機器は業者に提言し改善する
チューブ・ドレーントラブル (観察,管理ミス)	・患者の状態把握とアセスメントの不足 ・知識不足と未熟な技術	・患者の状態と使用目的の把握 　→ケア後のチューブ・ドレーンの確認の徹底 　→患者が自己抜去する危険性のあるときには説明や監視を強化 ・チューブ・ドレーンについての学習と知識・技術の再確認 　→チューブ・ドレーン挿入時の観察・管理のマニュアル化

をとおして,安全システムの改善や充実のための提言者としての役割を担うようにする.

　病院における事故発生の問題は,床面の段差,廊下,階段,手すりなどの設備要因,輸血,与薬(注射を含む),チューブ類管理,患者の取り違えなどの診療に伴う要因,合併症などの予測および対応の不十分さなどが考えられる.また火災・自然災害などの不慮の出来事に対する病院全体の対応策の欠如があげられる(表3,4).安全と事故は表裏一体の関係にあることを自覚し,医療従事者一人ひとりが予め事故を防止できるような予測的行動がとれることが必要である.

1. 患者への直接的・間接的援助とシステムの充実

　患者に行われる検査,治療,看護は,患者の健康の回復・維持・増進のために行われるものであるが,同時にこれらは安全に施行されなければ,患者の生命の消耗もしくは死に直結するという関係にある.したがって,患者の状態に応じて,検査,治療,看護が計画され,これらの一つひとつの技術のプロセスが安全・安楽に進められなければならない.

　個々の患者に提供される医療や看護が適切に安全に行われるためには,複数の人々による判断,確認,評価が必要である.報告,記録,カンファレンスなどをとおしてチーム間でケアの評価,修正を行いながら継続的に次のケアに反映させていくことが大切である.

　そのためには,日々の実践のなかでの安全教育のほかに,各種マニュアルの作成,院内研修,講習会,指導者の育成などを行い,医療従事者の実践能力を高めていくことが必要である.これらを円滑に機能させていくためには,個々の責務と権限について熟知し,それぞれの責任の範囲において判断能力を高め,職務を果たしていくことが求められる.

2. 患者教育(指導と相談)

　患者教育には,次のようなものがある.
①患者自身が疾病の理解を深め,セルフケアができるような日常生活行動全般の指導
②入院・退院オリエンテーション,手術オリエンテーション
③各種検査,治療に伴う教育・指導

　患者教育はいずれも,患者の生活および将来の出来事について患者自身ができるだけ安定した心理状態で事態をとらえ,適応行動がとれるようにするために行われる.人間は起こりうる事態に対して的確な情報が与えられ,解決方法がわかればそのことに積極的に取り組むことができる.したがって,患者の安全を維持するために以下の点に留意する.

■図2 災害時対策

火災

予防
① 火元近くで引火性薬品を扱わない
② 喫煙は所定の場所で行うよう指導
③ 消火器、消火栓、火災報知機の確認、使用法の熟知
④ 非常口、避難方法の説明と点検、確認
⑤ ガス湯沸器やコンロなど、使用しないときは元栓を閉める
⑥ 病室入り口の患者氏名札に、担送・介助・自立などの救護区分を明確に表示

火災発生時
① 急報(初期消火とともに、ほかのメンバーに伝える)
② 病院警備、消防署、責任者に連絡
③ 患者に火災発生を知らせ、落ち着かせる
④ 患者の救出(非常口の開放、避難場所の指示と患者にぬれタオルを渡し誘導または搬出する)
⑤ リーダー看護師は最後の患者を搬出後、患者数を確認する
⑥ 患者一覧表となるものを持ち出し、余裕があればカルテなども搬出する

地震発生時
● 大小にかかわらず地震発生時には必ず、すぐに病室を巡回、患者の心理的動揺を鎮め、異常・負傷の有無を確認する
〔大地震時〕
① ガス・酸素などの元栓を閉める
② 出入り口・避難路の確保
③ 患者一覧表と救護区分の確認
④ 患者にタオルと毛布を持たせ、落ち着かせる
⑤ 窓ガラスによる外傷防止のためカーテンを閉め、窓際から患者を離す
⑥ 病室内、廊下の器具機材の転倒・落下の防止、ストッパーの確認、必要に応じて一室に納める
⑦ 輸液は直ちに抜去する
⑧ IVHはヘパリンロック、ドレーン・留置カテーテル挿入中の場合はドレーン鉗子で留める
⑨ 酸素吸入中は小ボンベに切り替える
⑩ レスピレータ使用中はアンビューバッグに切り替える
⑪ 牽引はシーネ固定にする
⑫ 手術や分娩・透析中の場合は、その場の医師の指示に従う
⑬ 全体の避難は上部の指示に従う

強風雨発生時
① 天気予報、院内通達に注意し、必要物品や補修の依頼は早めにする
② 窓はしっかりと施錠する
③ 停電に備え懐中電灯、用水の準備、非常電源の確認をしておく
④ 酸素吸入や吸引器・特殊器機使用患者の配慮
⑤ 出入り口扉を閉め、開放時は留め具をする
⑥ 窓際のベッドは安全な場所に移動する

① 患者の判断に必要な情報提供をする。
② 患者の種々の不安感を軽減するように働きかける。

不安が強い場合には、当面の直接状況や対象物にだけ注意が集中し、注意の縮小化が起こる。また不安の持続は、身体的・精神的疲労をきたし、眠気、動作の硬直、姿勢のくずれなどの症状を伴いやすくなる。その結果、生活に必要な情報を見逃したり、適切な行動ができなくなったり、事態に対応する体力や気力が減退することになるので、事故が起こりやすくなる。

したがって、患者の不安徴候をアセスメントし、不安の程度に応じた援助を行うとともに、患者がいつでも看護師に相談できる雰囲気をつくることが必要である。相談内容によっては、ケースワーカー、医事課などと連携をとり、少しでもよりよい解決策が見出せるようにすることが必要である。

3．災害時対策

「災害は忘れたころにやってくる」といわれるが、患者の生命を預かる医療従事者は、いつでも最善の措置がとれるような対策が必要である。火災、地震、強風雨などについて、常日ごろから対処方法について確認し、落ち着いた対応をすることが望まれる(図2)。

これらの注意事項はほんの一例であり、それぞれの病院内で患者の特徴をふまえて、対応策を明らかにしておくことが必要である。また、医療従事者の相互協力で災害による被害を最小限にすることが必要である。報告・指示システム、応援システム、避難路などを予め明確にしておき、新人スタッフのオリエンテーション・定期訓練にいかすようにする。

災害時の対応については、患者の入院オリエンテーションのなかにも必ず組み込み、指導が行われることが必要である。

4．感染予防対策
→感染管理(かんせんかんり)

5．環境調整
→環境調整(かんきょうちょうせい)

罨法
compress, fomentation, poultice

I 定義・意義

身体の一部分あるいは局所的病変部に寒冷刺激や温熱刺激を与えることによって，血管の収縮や拡張を起こし，血液循環を変化させ，消炎・鎮痛などの効果を期待する方法．古くから，循環系，神経系，筋肉系，炎症などに対する治療法として，また患者を安楽にするための看護方法の1つとして用いられている．

II 原理

罨法は，温度刺激の区別によって冷罨法と温罨法に大別される．冷罨法は，寒冷刺激を与え，局所の血管を収縮させ血行を緩徐にし，組織の新陳代謝を低下させ細胞の活性を抑制する．温罨法は，温熱刺激を与え，局所の血管を拡張させて血行を促進し，組織の新陳代謝を亢進させて炎症性産物や疲労性物質などを取り除き，細胞の活性を回復する．

III 適応・禁忌

罨法は，炎症，疼痛，高体温，低体温などがみられる患者に対して，症状緩和のために用いられることが多く，病院や家庭で広く活用されている．治療の一環として用いられる場合には，罨法の種類，使用部位，持続時間などについて，医師の指示が必要である．

罨法は循環系に作用して次のような影響をもたらすので，適応・禁忌に留意する．

1．冷罨法
①血液温度を下げ，体温下降をはかり，精神的鎮静により高体温による気分不快を緩和する．
②炎症部の組織や細胞の活性を抑制し，細菌の活動を抑制することによって，炎症の進行を遅らせ，化膿を防止する．炎症の初期，極期，および急性炎症時に行う．
③組織への血行の減少は，知覚神経の活性を抑制するため，疼痛感覚を鈍くし疼痛を緩和する．
④出血部位の血管を収縮させ，止血処置に用いることもある．血管収縮は血圧を上昇させることもあるので注意する．

2．温罨法
①血液温度を上げ，体温上昇をはかり，精神的緊張を緩和し低体温による気分不快を緩和する．
②組織への血行の増加は，炎症部の白血球の防衛反応を促進し炎症の進行過程を速め，炎症性産物（膿，滲出液など）の吸収が急速に行われるため，炎症の消退を促進する．炎症の晩期および慢性炎症時に行う．
③局所の炎症性産物の消退により知覚神経の緊張・興奮も低下するため，疼痛が緩和する．
④筋肉などの疲労性物質の分解・吸収を速める．
⑤血行の促進は血液のうっ滞を取り除き，浮腫の軽減や術後の腸管の蠕動運動を回復する．
⑥炎症の急性期，炎症が強いとき，炎症の拡大や悪化が考えられる患者，血栓症や出血傾向のある患者には禁忌である．

冷罨法と温罨法では作用や影響が異なるため，患者の状態をよく見きわめて効果的に使用することが大切である．罨法は局所の皮膚から作用を及ぼす方法であることに留意し，循環障害，感覚麻痺，凍傷や熱傷などをひき起こさないように注意する．

また，温度刺激に対する個人差を考慮に入れるほか，浮腫，脱水などで皮膚の抵抗力が減弱している患者や麻痺のある患者，体温調節機能が不十分な小児や高齢者などに罨法を使用する場合には，細心の注意をはらうことが必要である．

IV 種類

冷罨法および温罨法にはそれぞれ，湿性罨法（moist fomentation：水分でぬれている状態にあるもの）と乾性罨法（dry fomentation：水分でぬれていない状態にあるもの）が含まれる（図1）．熱の伝導は，空気（不良導体）より水（良導体）のほうが優れているので，乾性罨法より湿性罨法のほうが効果的に作用する．

しかし，湿性罨法は皮膚に直接使用するので，
①熱傷や不快感を起こしやすい，
②表皮が湿潤するため皮膚の防御作用を弱める，

■図1　罨法の種類

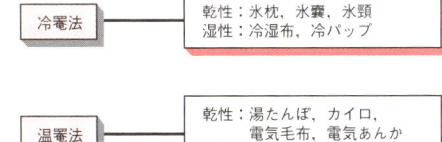

冷罨法	乾性：氷枕，氷嚢，氷頸 湿性：冷湿布，冷パップ
温罨法	乾性：湯たんぽ，カイロ，電気毛布，電気あんか 湿性：温湿布，温パップ

③熱の伝導率が高いので，使用効果時間が短くなりやすく，交換が頻回に必要．
④寝具類などがぬれやすく，気化熱によって寒さや気分不快を生じる，

など，マイナスの要因も多く，乾性罨法のほうが利用されやすい．

Ⅴ 方　法

1．冷罨法
1）冷湿布
(1) 目的：急性炎症時の腫脹・充血の軽減，鎮痛
(2) 用法：冷水または冷却した薬液（2％ホウ酸水，0.1％アクリノール液など）に，ガーゼなどの布片を浸し，固く絞って使用する．
(3) 留意事項
　①寝具類をぬらさないように湿布は固く絞って当て，布片より大きめの油紙やビニールで覆い，四隅を絆創膏でしっかり固定する．必要に応じて包帯などで湿布がずれないように再固定する．
　②皮膚に直接使用するので，皮膚の観察を行い，ときどき皮膚を清拭し乾燥させる．
　③使用後30分くらいで体温程度になるので，使用目的に応じて交換頻度を決める．持続して目的の温度を保持したい場合は湿布の上から氷嚢などを当てる．
　④創傷のある部位に用いる場合には，創部の包帯材料を汚染しないように大きめの油紙またはビニールを当て，創傷周囲に湿布材料を使用する．
　⑤長期間の湿布は皮膚の抵抗力を弱めるので，必要に応じてオリーブ油や，クリーム，パウダーを塗布し皮膚を保護する．
　⑥アクリノールは衣類につくと取れにくいので注意する．

2）冷パップ
(1) 目的：骨，筋肉，関節などの鎮痛，炎症の軽減
(2) 用法：かつては糊状，泥状の湿布薬（ゼノールなど）をリント布にのばし貼付していたが，現在は，簡便に貼付できるものが市販されているので，患部の大きさに合わせて切って貼付する．
(3) 留意事項
　①パップ剤を適当な大きさに切って貼付し，必要時，絆創膏で固定する．
　②四隅に3〜4 cmの切り込みを入れて貼付すると皮膚からずれにくく，密着する．
　③パップ剤は乾燥しやすく，2〜3時間は効果を保持できるが乾燥すると効果が消失するので，不必要に長く貼付しない．
　④パップ剤除去後は，温いぬれタオルで清拭する．
　⑤薬物による発赤，瘙痒感，発疹，皮膚炎などの皮膚反応に注意し，異常があれば中止する．
　⑥パップ剤を定期的に交換する場合にも清拭して皮膚を保護する．
　⑦パップ剤は室温保存でもよいが，効果を期待する場合は冷所保存するとよい．この場合，患者の好みの温度に合わせる．

3）氷　枕
(1) 目的：発熱時，頭痛時などに頭部や腋窩などに使用し，皮膚の冷却や疼痛の緩和をはかる．
(2) 用法：ゴム製の枕に氷片を2/3程度入れ，カバーで保護し局所を冷却する．
(3) 留意事項
　①空気が入っていると熱伝導が悪く，冷却効果が下がるうえ，安定性がなくなるため，少量の水を入れ，氷と氷との間隙をなくす．
　②水漏れがしないことを確認するとともに，水滴などで寝具をぬらさないようにビニール袋で包む．
　③留め金で頭部や皮膚を損傷しないように，また冷却しすぎないように，氷枕カバーもしくはタオル，バスタオルでしっかり保護する．
　④氷枕と接触する部位の観察を行い，循環障害や感覚麻痺，凍傷に注意する．
　⑤頭部に使用する場合には，肩などを冷却しないように位置に注意する．

4）氷　嚢
(1) 目的：氷枕と同様．発熱時に前額部や腋窩部，鼠径部などに使用する．そのほか，出血部の冷却や眼，鼻，耳などの消炎にも用いられる．
(2) 用法：ゴム製の袋に氷片を入れ，局所の冷却をする．
(3) 留意事項
　①氷枕に準じる．
　②前額部や鼠径部など，目的とする部位に氷嚢吊りや離被架を利用して吊るす．
　③氷嚢吊りを用いない場合には，氷嚢の重さが患者の負担とならないように，また氷嚢の安定を保つために当て物を利用して固定する．
　④冷たすぎる場合は，ガーゼ，ハンカチーフ，小タオルなどを使用部に当て，皮膚を保護する．
　⑤氷嚢の氷は溶けやすいので，頻回に交換する．
　⑥冷却部位以外に当たらないようにする．

5）氷　頸
(1) 目的：氷枕，氷嚢と同様．とくに頸部の炎症や疼痛緩和
(2) 用法：ゴム製の細長い袋に氷片を入れ，頸部を冷

却する．
(3) 留意事項
① 氷枕，氷嚢に準じる．
② 氷頸は使用部位に応じて中央を1回転させて頸部に添いやすいように工夫する．
③ 三角巾の頂点から氷頸を巻き，両端の布部分をヒモ代わりに利用して結び，固定する．
④ 頸部を圧迫していないかを患者に確かめ，ゆるみをもたせる．

6) その他
コールドパック (cold pack)
冷凍庫で冷却し，タオルに包んで簡便に使用でき，氷のいらない氷枕として市販され利用されている．サイズも各種あるので，使用部位に応じて選択すれば，乾性冷罨法の代用品となる．凍結したコールドパックは落とすと破損することがあるので注意する．

2．温罨法
1) 温湿布
(1) 目的：静脈注射液の皮下の漏れや筋肉注射時の薬液吸収促進，腸蠕動促進，炎症の排膿促進，疼痛の緩和
(2) 用法：温湯にタオルを浸し，固く絞って使用する．
(3) 留意事項
① 冷湿布の①，②，④に準じる．
② 厚手のゴム手袋を使用してタオルを準備した温湯につけ，十分絞る．
③ オリーブ油やワセリンを皮膚に塗り保護したうえで，タオルを直接皮膚に使用する．
④ 熱傷を予防するためにも，直接使用温度は50℃を限界とし，患者に温度の適否を確かめる．
⑤ 使用部位を油紙またはビニールで覆い，絆創膏で固定する．
⑥ 熱の放散を防ぐために，さらに局所を乾燥したタオルやバスタオルで覆う．
⑦ 使用後10分前後で体温以下になるので，使用目的に応じて交換頻度を決める．持続して温度を保持したいときには湿布の上からゴム製湯たんぽなどを当てる．
⑧ メントール湿布の場合は，温湯に2〜3滴のメントールを加えたものを同様の手順で行う．
⑨ 腹部に創があり，腸蠕動を促進したい場合は，温湿布を腰背部に当てる．
⑩ 温湿布は冷めやすいので，すばやく行う．

2) 温パップ
(1) 目的・用法：冷パップに準じる．

(2) 留意事項
① 冷パップの①〜⑥に準じる．
② パップ剤は室温保存でよいが，効果を期待する場合は温めて用いるとよい．この場合，熱傷に注意し，患者の好みの温度に合わせる．

3) 湯たんぽ
(1) 目的：患者の末梢部の保温，循環促進，低体温，悪寒時などに用いられる．
(2) 用法：金属製，プラスチック製，ゴム製などの湯たんぽに温湯を入れ，局所を保温する．
(3) 留意事項
① 熱傷を防ぐため破損の有無を必ず確認する．
② 注入する湯の温度は，金属製，プラスチック製湯たんぽ80℃，ゴム製湯たんぽ60℃を限度とする．熱伝導をよくするためできるだけ空気を抜く．ゴム製のものでは，温湯は2/3程度入れる．
③ 乳幼児，高齢者，麻痺や循環障害のある患者，意識障害のある患者は，皮膚感覚が弱くなっていたり，訴えることができないので，熱傷防止のためゴム製湯たんぽを用いる．
④ 湯たんぽには必ず厚手の布カバーを使用し，直接皮膚に当たらないように約10cm離して用いる．
⑤ 湯たんぽ使用時は頻回に観察を行い，熱傷を防止する．目的が達成されたらすみやかに除去する．

4) カイロ (使い捨てカイロ)
(1) 目的：局所の保温，疼痛の緩和
(2) 用法：軽く振ってから下着や寝衣の上から胸帯，腹帯，三角巾などを利用して局所に当てる．
(3) 留意事項
① 直接皮膚に当たらないようにし，定期的に観察を行い，熱傷を防止する．
② カイロの温度は大きさによって異なるが，平均温度55℃前後，最高温度70℃，効果時間10時間なので，長時間の使用による低温熱傷に注意する．
③ 就寝時の使用は，最高温度を上回ることがあるので，タオルで包むなどの工夫をする．
④ 使用後は燃えるゴミとして処理する．

5) 電気毛布
(1) 目的：湯たんぽに準じる．
(2) 用法：電源を入れ，温度調節して用いる．
(3) 留意事項
① 酸素を使用している患者の場合は引火の原因にもなるので使用しない．
② 電気毛布は患者の不感蒸泄を促進するので，直接的に用いるよりも寝床を温めるために用いる．

安楽 (あんらく)
comfort

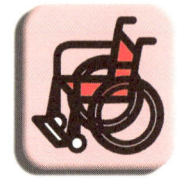

I 定義・意義

安楽は安全(safety)とともに人間の基本的欲求であり、また「苦痛や心配がないこと」「健康、安寧、満足、充実の感覚や状態」である．これは生命の安全を基盤に、その人の価値観や日常生活のあり方に深くかかわりをもつ概念であり、人間がその人らしくよりよく生きるために欠くことのできないものとしてとらえられる．

II 安全と安楽の関係

人間がよりよく生きるためには、その無数の生活行動の一つひとつに安全・安楽が保たれなければならない．これらは、常に同時にある関係であり、切り離しては考えられない．

たとえば、安全・安楽の視点で「食べる」ということをみてみると、まず、食材が新鮮であること、清潔に調理されること、栄養のバランスのとれた食事内容であること、などが生命を安全に保つために必要となる．

そして同時に、食事内容、時間、環境を自由に選択でき、自分の生活習慣や様式に従って食べることができるということが欠かせない要件となる．

安全・安楽はこの要素のそれぞれのなかに表裏のように存在する．たとえば、栄養のバランスを欠いた食事を続ければ、身体的な不調が生じ安全が阻害される．そして、またその身体的不調は心理的な安寧を妨げ、安楽が守れなくなる．同じように、選択の自由のない食生活は不満足感を生み、それが食欲不振などの身体的不調につながり、安全が守れなくなるという関係にある．

III 看護における安楽の概念

安楽は、対象がその人らしく生きていくことを援助する看護の基本的な概念であり、安全とともに具体的なケアの一つひとつに具現化されるものでなければならない．

安楽の一般的概念から看護における安楽の概念を考えると、「人間が一人ひとり尊厳をもったかけがえのない存在だという認識のうえに立って、その人に看護の必要性が生じたとき、生命の安全を基盤に、その人がそのときおかれている状況でその状況に適応しつつ、その人らしく生活できるように、その人がそれまでもち続けてきた習慣や価値観を大切に、やむをえないときにもその認識を基盤に、それを妨げている諸要因を知り、それを取り除くことができるように補い助けることである」といえる．

IV 安楽を阻害する因子

人間が生きて生活していくとき、「安楽が阻害される状態」は自分自身の意思で自分の望む日常生活行動を選択し行動できなくなる状態であり、これはその人にかかわる内的・外的因子によってもたらされる．これを病気、あるいは入院時に限ってみれば、次のようにいうことができる．

1) 内的因子(身体的条件)によるもの
  ①「病気」そのものが原因となる痛みや不安などによる身体的・精神的苦痛
  ②「病気の状態」によって自分でできる日常生活行動の範囲が狭められることによる苦痛(たとえば、痛みや麻痺のために自分で体位を変えることができない身体的苦痛やジレンマ、援助されなければならない精神的苦痛など)
2) 外的因子(環境的条件)によるもの
  ①「入院という環境の変化・規制」によって、それまでもち続けてきた生活様式や生活習慣を自分の意思に反して変更せざるをえなくなる、生活行動を選択したり決定できる範囲が狭められる、あるいはできなくなることによる苦痛．またこれまでと異なる人間関係のなかで生じる緊張、不安、不快など
  ②医療従事者側によってもたらされるもの
  ・人間・看護のとらえ方の誤り．対象の価値観や意思を尊重せずに与える苦痛(たとえば、診断・治療・看護に対して意思決定のチャンスを与えない、情報を与えず知る権利をはばむ、医療従事者の無神経な言動などによって苦痛を与えるなど)
  ・看護・医療技術の未熟さによって与える苦痛

V 安楽への援助

1．援助の視点

安楽への援助は、対象がその人らしく生活できるように助けることである．病気・入院という条件のなかでその人が、自分の意思で自分の望む、あるいは納得

する生活ができるように，その人の安楽を阻害する因子を把握し，一つひとつ取り除くことが必要となる．

1) その人らしい日常生活習慣・日常生活行動のしかたと日常生活行動能力の理解
  ①病気による身体的・精神的苦痛，不安はないか．
  ②日常生活行動に制約はないか．
  ③日常生活行動がそれまでもち続けてきた習慣に合っているか．
  ④日常生活習慣の規制をどのように感じているか．

2) 治療・看護・日常生活について自分で選択・決定ができているか
  ①治療・看護・日常生活について，自分の考えを言えているか．
  ②治療・看護・日常生活について，価値観や意見は尊重されているか．
  ③その他，苦痛・不安に感じていることはないか．

2．援助の実際

「安楽な姿勢(体位)を保つ」ことは，人間の基本的ニードであり，看護の重要な援助の1つである．安楽への援助を姿勢(体位)への援助を例にみてみよう．「安楽な姿勢(体位)を保つ」ための援助は，「よい姿勢(体位)を保つ」ことと「長時間の同一体位による弊害や苦痛を防ぐ」ことに集約される．よい姿勢(体位)は次のような点を含むもので，どのような姿勢(体位)をとる場合にもこの点が満たされる必要がある．
  ①身体内臓器が圧迫されない．
  ②脊柱の生理的彎曲が保たれている．
  ③身体の各部分のバランスがとれている．
  ④基底面に平均した圧がかかっている．
  ⑤身体各部の筋肉が弛緩している．
  ⑥違和感がない．

図1は臥床での安静を余儀なくされた場合に長時間の臥位で安楽を保つための体位の一例である．
どんなに安楽な姿勢(体位)でも，長時間同じ姿勢をとり続けるとさまざまな弊害や苦痛が生じる．すなわち，以下のようなことである．
  ①長時間にわたる同一部位への圧迫による循環障害
  ②同一体位の維持による疲労と苦痛
  ③同一体位によって固定される変化のない環境にいることの苦痛

疲労や苦痛を敏感に感じること，苦痛の表現を助けること，体位変換やマッサージによって同一体位による弊害や苦痛を防ぐことは，安楽を保つための重要な援助である．

VI 看護師に求められるもの

①看護師自身の看護観の基盤に，人間についての本質的な理解をもつ．個々の看護師が行う看護はそれぞれがもつ人間の見方，看護の考え方によってその質が左右される．人間一人ひとりが尊厳をもったかけがえのない存在であり，誰もがよりよく生きる権利をもつこと，また，一人ひとりが自立した存在であり，自分で自分の始末をしたいというニードをもち，自分でそれを行う権利と尊厳をもつという認識をもつことが求められる．
②きめ細かい観察力と，それに基づいて，その人にとって何が安楽で何が安楽でないかを見抜く洞察力をもつ．
③安楽を阻害されたときの対象の苦しみに共感できる感性をもつ．
④熟練した看護技術を提供できる．

■図1　安楽な体位

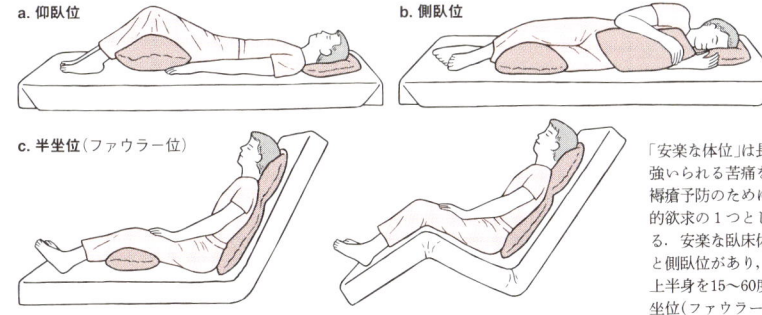

a. 仰臥位

b. 側臥位

c. 半坐位(ファウラー位)

「安楽な体位」は長時間の臥床を強いられる苦痛を和らげ，また褥瘡予防のために，人間の基本的欲求の1つとしてとらえられる．安楽な臥床体位には仰臥位と側臥位があり，また仰臥位で上半身を15〜60度に起こした半坐位(ファウラー位)がある．

胃がん
gastric cancer ; GC, Magenkrebs ; MK

I 定義・概念

胃の粘膜上皮細胞ががん細胞に変化し，胃壁に広がる(浸潤する)のみでなく，リンパ節，腹膜，肝，骨髄，脳などを含め，全身へ広がっていく(転移する)疾患である．

II 病態

胃がんの発生原因については，遺伝因子，食事を含めた環境因子，感染(とくにヘリコバクター・ピロリ)などが考えられている．はっきりとした定説はないが，WHOではヘリコバクター・ピロリを胃がんの一因としている．

わが国での発生頻度は男女とも世界で最も高い．また，国内での全悪性腫瘍死亡数の約1/6を占める．世界的な傾向として，訂正死亡率では減少しつつある．男女比では約2：1の割合で男性に多く，年齢分布では20歳代から80歳代まで広く分布している．50歳代後半から頻度は高くなる．

III 病型

胃がんの病型は，『胃癌取扱い規約』(日本胃癌学会編)に準じて理解するとよい．所見は原発巣の数と大きさ，占居部位，肉眼型分類，胃壁深達度などが記載されている．

1) 胃がんの占居部位

胃の3領域区分と胃壁の断面区分がある．

(1) 胃の3領域区分(図1)

胃の大彎および小彎を3等分し，それぞれの対応部を結んで上部(U)，中部(M)，下部(L)の3領域に分ける．

(2) 胃壁の断面区分(図2)

小彎，大彎，前壁，後壁および全周に区分し，これらを小(Less)，大(Gre)，前(Ant)，後(Post)，および周(Circ)で表す．

2) 肉眼型分類

胃壁は解剖学的に内腔側から粘膜，粘膜筋板，粘膜下層，固有筋層および漿膜からなる．肉眼型分類ではがんの浸潤を0型から5型に分け，粘膜下層までのものを早期がん(表在型，0型)，それを越えるものを進行がん(1～5型)と定義している．

図3，4に早期がんおよび進行がんの病変断面像を示す．なお，5型は分類不能のものである．

3) 胃がんの進行度(Stage)

胃がんの進行度は，原発巣の深達度(T1～4)，リンパ節転移(N0～3)と肝転移(H)，腹膜転移(P)，遠隔転移(M)，腹腔細胞診(CY)の結果をもとにStage I A～IVに分類される(図5)．

IV 症状

早期がんの場合，胃・十二指腸潰瘍のようなはっきりとした症状がないのが一般的である．食欲不振，胸やけなどの不定の症状があったり，定期健診で検査を受けて初めて発見されることが多い．

進行がんの場合は上腹部に腫瘤を触れたり，がんがくずれて出血し，吐血・下血やそれに伴う貧血があっ

■図1　胃の3領域区分

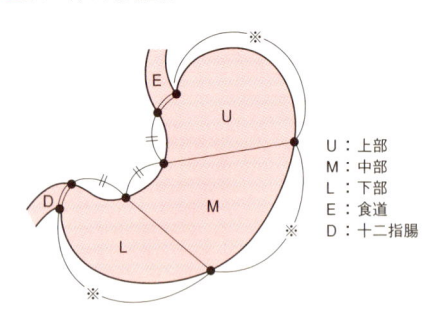

U：上部
M：中部
L：下部
E：食道
D：十二指腸

■図2　胃壁の断面区分

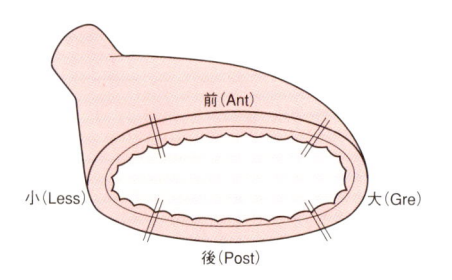

前(Ant)
小(Less)
大(Gre)
後(Post)

(図1，2とも　日本胃癌学会編：胃癌取扱い規約．第13版，p.4，金原出版，1999より改変)

■図3 早期がん(表在型, 0型)の亜分類

Type Ⅰ　　　隆起型
Type Ⅱ
　Ⅱa　　　表面隆起型
　Ⅱb　　　表面平坦型
　Ⅱc　　　表面陥凹型
Type Ⅲ　　　陥凹型

■図4 進行がんの分類(ボールマン分類)

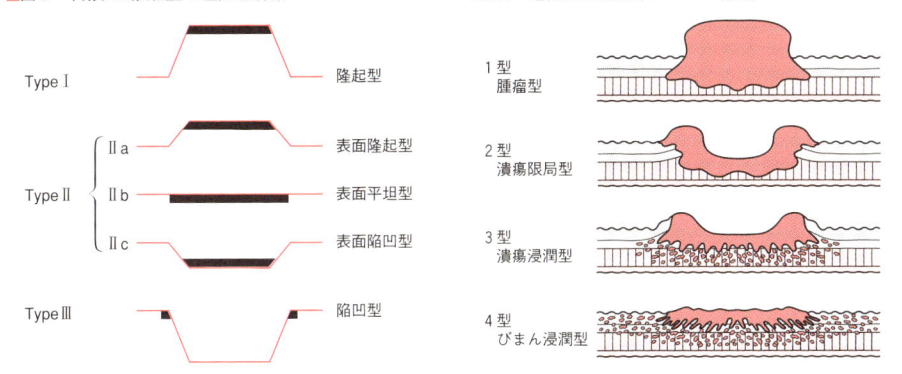

1型 腫瘤型
2型 潰瘍限局型
3型 潰瘍浸潤型
4型 びまん浸潤型

(図3, 4とも　日本胃癌学会編：胃癌取扱い規約. 第13版, p.5, 金原出版, 1999より改変)

■図5 胃がん進行度(stage)

	N0	N1	N2	N3
T1	ⅠA	ⅠB	Ⅱ	
T2	ⅠB	Ⅱ	ⅢA	
T3	Ⅱ	ⅢA	ⅢB	
T4	ⅢA	ⅢB		
H1, P1, CY1, M1				Ⅳ

＊N：リンパ節転移の程度, T：胃壁深達度, H：肝転移, P：腹膜転移, CY：腹腔細胞診, M：遠隔転移
(日本胃癌学会編：胃癌取扱い規約. 第13版, p.13, 金原出版, 1999より改変)

て初めて来院することが多い.

　がんが幽門付近で大きくなり, 胃の出口が狭くなってくる(幽門狭窄)と, 嘔吐, やせ(るいそう)などの症状がみられる.

　左鎖骨上窩リンパ節への転移(ウィルヒョウ転移)や卵巣への転移(クルケンベルグ腫瘍)も進行がんでみられることがある.

Ⅴ 診 断

　上部消化管のX線検査および内視鏡検査を行う. X線造影検査によりがんの部位, 広がりを知り, 深達度を推定することも可能である. 内視鏡検査では生検による組織診断を行う. 両者を駆使して, 病変の胃内における広がりを正確に把握する.

　がんの他臓器への浸潤・転移の程度を知る目的で, 超音波検査, CT, 血管造影も行う. また, 胃がん患者には大腸がんが少なくないとされており, 注腸検査も大切な検査である. ほかに, 便潜血反応, 血液生化学(ペプシノーゲン法), 腫瘍マーカー(CEA, CA19-9)などの検査も, 胃がん発見のきっかけになったり, 病状・病期の把握に役立つことが多い.

Ⅵ 治 療

　胃がんをきわめて早期に発見して, 内視鏡的に病巣を切除する方法が最も負担が軽い治療法といえる. より進行していれば手術療法となる. しかし他の疾患の合併, あるいは高齢などにより, 手術侵襲に耐えられない場合もあり, 内視鏡的にレーザー照射を行うこともある.

　がんが高度に進行していて手術が行えない場合や, がんを手術的に切除できない場合には内科的治療を行う. 抗がん化学療法が代表的であるが, 白血球減少, 食欲不振, 色素沈着, 脱毛などの副作用がみられることがあり, 慎重に治療が進められねばならない.

　がんに対する免疫能を高める免疫賦活薬による治療も行われることがある. 放射線療法は, 胃がん組織の放射線感受性が比較的低いことや嘔吐や頭痛など有害事象のため, あまり行われていない.

　経口摂取が十分行えない場合には, 中心静脈カテーテルから高カロリー輸液を行い, 栄養状態を良好に維持する. 手術直後の疼痛のみならず, がんの再発・再燃によるがん性疼痛に対しても鎮痛薬により有効な緩和治療を行う.

Ⅶ 予 後

　早期がんの術後5年生存率は90％以上であり, がん

といえども早期に治療が始められれば治癒が可能である.

進行がんでも,広汎なリンパ節郭清と術後補助化学療法により,再発のみられない症例も多い.手術不能例の予後はきわめて悪い.

VIII 予防

50～60歳代の,社会的・家庭的に責任のある世代を襲う胃がんの予防は,早期発見が最も有効であり,X線・内視鏡検査による定期健診が重要といえる.

胃がん患者の看護

早期胃がんは健診で発見されることが多いため,自覚症状はなく患者の全身状態も良好である.入院後の諸検査の結果で内視鏡下切除・手術の可能性,方法などが決定される.患者は入院による社会的な役割の中断,検査や手術,また胃切除後の食生活などに不安をいだいている.

進行がんの場合には,食物摂取障害,低栄養状態,貧血,腫瘍の浸潤および痛みなど,さまざまな身体上の問題によって多様な症状が出るため,病気の進行について不安を強くいだいている.また,食欲不振によりやせ(るいそう)が著明となり,ボディイメージの変化をきたす.

■看護のポイント

早期がんの場合には,内視鏡治療,腹腔鏡下手術,開腹手術などさまざまな治療方法が適応になるので,まず患者がこれらの方法を十分理解し,納得して適切な治療が受けられるよう援助する.さらに,身体的な状況を整え,心理的にも安定した状態で手術が受けられるように援助する.

進行がんで化学療法を行う場合,副作用の悪化を予防する援助や副作用の早期発見に努める.可能な範囲での食事摂取やボディイメージ変化の受容への援助,予後に対する不安軽減援助を行う.

以下,進行がんの看護について述べる.

■観察のポイント

1) 胃腸症状
 食欲不振,悪心・嘔吐,嚥下障害,胃部重圧感,腹部膨満感,便秘,心窩部痛など.
2) 体重減少の有無と程度
3) 患者の心理的状態
 ボディイメージの状況,病気の進行に対する不安への援助.
4) 痛みの観察
 痛みの部位・範囲・性質・持続時間.

■具体的なケア

1 内科的治療の看護
1) 抗がん薬投与による副作用の予防
(1) 悪心・嘔吐時の対処
 ①体位の工夫
 ②制吐薬の使用
(2) 感染予防
 白血球減少により易感染状態である.白血球1,000/μL以下になった場合,次のことを指導する.
 ①手洗い
 ②含嗽
 ③排泄後の清潔保持(洗浄器付き便座の使用)
 ④かぜをひいた人との面会の中止
(3) 口腔ケア
 ①実施前後に口腔内を氷で冷やす.
 ②口内炎予防のために含嗽水(アロプリノール,メシル酸カモスタット)を用いたうがいもある.
 ③口腔内の感染予防には,ポビドンヨード含嗽水を用いる.
(4) 食欲不振
 ①好みの食品が少量ずつでも摂取できるように配慮する.
 ②高カロリー輸液の管理
 ③胃管栄養の管理
(5) 脱毛
 キャップ,かつらなどの相談にのる.
2) 疼痛への対処
 ①WHO三段階除痛ラダーに沿った鎮痛薬を患者の痛みの状況に合わせて用いる.
 ②安楽な体位の工夫
 ③代替療法(マッサージなど)の実施
2 外科的治療の看護
 →胃切除術(いせつじょじゅつ)

意識障害
disturbance of consciousness ; DOC

I 概説

意識障害は，中枢神経系自体の疾患ばかりでなく，中毒，一般内科的疾患などの全身性の疾患でも発現することはよく知られている．急性に出現した意識障害は，直ちに救急処置を必要とする．できるだけ早く原因を特定し，治療を開始する必要がある．

II 原因疾患

1．既往歴により推定されるもの

診断にあたっては，既往歴が重要であるが，意識障害の程度によっては，当人から問診により聞き出すことが不可能な場合もある．このような場合は，家族または同行者から聞き出すことが必要である．既往歴の重要なものを表1に示す．

2．発症の状態により推定されるもの

発症時の症状によっても特徴のあるものがあり，次のような病態を考える．
①突発したとき：脳血管疾患，心筋梗塞など
②痙攣を伴ったとき：てんかん，脳腫瘍，脳出血，脳血管奇形など
③頭痛を伴ったとき：クモ膜下出血，高血圧性脳症，髄膜炎など
④発熱のあるとき：脳炎，髄膜炎，脳膿瘍など

3．脳局所症状などにより推定されるもの

既往歴または発症時の症状により，ある程度の病態が把握できる．次のような症状に注意して観察する．半身の麻痺，感覚障害，失語をはじめとして，脳神経麻痺の有無，筋力の状態，反射の左右差などを参考にして局所症状の発見に努める．

1) 脳の局所症状のあるもの
脳血管疾患(脳出血，脳梗塞)，脳腫瘍，脳膿瘍，硬膜下血腫などが考えられる．

2) 脳の局所症状はなく，髄膜刺激症状のあるもの
項部硬直，ケルニッヒ徴候が存在するときにはクモ膜下出血，脳炎，髄膜炎などを考える．

3) 脳以外の疾患によって発現したもの
この場合は前記のような既往歴とその治療における薬物の使用状況なども考慮して慎重に診察する．内分泌疾患，代謝性疾患，中毒，心疾患，高血圧，感染症，電解質異常などを考える．

III 分類

意識障害は程度により，昏睡，半昏睡，昏迷，傾眠と分類される．しかし，これらは検者の主観的な表現であり，各人の手技により相違がみられることがある．そこで意識障害をある程度客観的に評価する方法として，表2に示したジャパン・コーマスケール(3-3-9度方式)が一般的に使用される．頭部外傷患者にはグラスゴー・コーマスケール(表3)が便利である．

■表1 意識障害の原因となる主な既往歴

①高血圧	脳出血，脳梗塞，高血圧性脳症
②腎疾患	尿毒症性昏睡，高血圧に付随する疾患
③心疾患	心筋梗塞(心脳卒中)，心房細動による脳塞栓(心原性脳塞栓症)，アダムス-ストークス症候群
④糖尿病	糖尿病性昏睡，低血糖性昏睡
⑤肝疾患	肝性昏睡
⑥肺疾患	CO_2ナルコーシス(肺性脳症)
⑦がん	髄膜・脳実質への転移
⑧慢性感染症	耳鼻科的疾患よりきたした脳膿瘍など
⑨内分泌疾患	アジソン病，バセドウ病によるクリーゼ
⑩急性疾患	ウイルス感染などによる脳炎・髄膜炎
⑪外傷	脳挫傷，硬膜外血腫，硬膜下血腫，熱射病
⑫てんかん	
⑬中毒など	

■表2 ジャパン・コーマスケール(Japan coma scale ; JCS)

Ⅲ．刺激をしても覚醒しない状態(3桁で表現)
  3．痛み刺激に反応しない (300)
  2．痛み刺激で少し手足を動かしたり，顔をしかめる (200)
  1．痛み刺激に対し，はらいのけるような動作をする (100)

Ⅱ．刺激すると覚醒する状態(刺激をやめると眠り込む)(2桁で表現)
  3．痛み刺激を加えながら呼びかけを繰り返すとかろうじて開眼する (30)
  2．大きな声または体を揺さぶることにより開眼する (20)
  1．普通の呼びかけで容易に開眼する (10)

Ⅰ．刺激しないでも覚醒している状態(1桁で表現)
  3．自分の名前，生年月日がいえない (3)
  2．見当識障害がある (2)
  1．意識清明とはいえない (1)

注) R：不穏状態(restlessness) I：失禁(incontinence)
A：無動無言症(akinetic mutism)，失外套状態(apallic state) ※レベル評価例：Ⅱ-3-R(30-R)

■表3　グラスゴー・コーマスケール
　　　　(Glasgow coma scale ; GCS)

A．開眼(eye opening)		
	自発的に(spontaneous)	4
	呼びかけにより(to sound)	3
	疼痛刺激により(to pain)	2
	開眼せず(nil)	1
B．最良言語反応(best verbal response)		
	見当識良好(orientated)	5
	会話混乱(confused conversation)	4
	言語混乱(inappropriate words)	3
	理解不明の声(incomprehensive sounds)	2
	発語せず(nil)	1
C．最良運動反応(best motor response)		
	命令に従う(obeys)	6
	疼痛部を認識(localizes pain)	5
	逃避反応(withdrawal)	4
	異常屈曲(abnormal flexion)	3
	伸展反応(extensor response)	2
	全く動かず(nil)	1

注1：A＋B＋C＝3～15　合計点が3ないし4は昏睡
注2：B，Cでは，繰り返し検査したときの最良点をとる

IV　診　断

診断を進めるにあたって，治療に急を要するものかどうかを念頭に，鑑別することが重要である．

低酸素血症，低血糖，心疾患など，直ちに生命に関係する疾患を常に念頭におき，可及的すみやかにおおよその診断をつける．一般神経学的検査では，四肢の動きの左右差，病的反射の有無，瞳孔の状態が重要である．

V　検　査

①動脈血ガス分析，酸塩基平衡，②末梢血・血液生化学，③尿検査，④心電図，が最重要である．場合により頭部，胸部，腹部のX線検査を行う．また，CT，MRI，髄液検査が必要なこともある．

これらの検査は，最小限の患者の負担で最大の効果が得られるように考慮する．

VI　治　療

治療は原因疾患により全く異なるので，救急処置，全身管理，脳浮腫の治療を念頭におき治療する．

救急処置では，気道と静脈の確保が重要であり，痙攣の軽減をはかる．

全身管理では，呼吸状態の管理，循環系統の管理，感染予防，電解質の管理などが基本的なものである．

脳浮腫の存在が考えられる場合は，頭蓋内圧亢進の改善を期待してグリセオールなどの投与を考慮する．

意識障害患者の看護

意識障害は，ごく短時間の一過性のもの(失神)から持続性の高度障害(昏睡)まで，発症のしかた，原因，程度(レベル)はさまざまであるが，急性の意識障害は常に生命の危機をはらんでいるため，緊急性の高い病態である．

■看護のポイント

(1) 第一に生命の維持に努め，基本的欲求を満たす．
(2) 二次的障害となるような事故を防止し，合併症を予防する．
(3) 意識障害および原因疾患の回復をはかる．

■観察のポイント

1) バイタルサインのチェック
(1) 意識：意識レベルの変化を経時的に観察して変化を見逃さないようにする．とくに頭部外傷，脳血管障害などでは意識レベルの変化が脳幹部の障害程度の判定の指標となる．
(2) 呼吸：頻呼吸，徐呼吸，クスマウル大呼吸，チェーン-ストークス呼吸，過呼吸など
(3) 脈拍：頻脈，徐脈，不整脈の有無
(4) 血圧：血圧上昇，血圧低下などの経時的変化
(5) 体温：体温上昇および体温低下の有無と程度，体温上昇のしかた(急激に，昏睡とともに)

2) 皮膚，呼気の変化
(1) 皮膚の変化：ピンク色，蒼白，チアノーゼ，黄疸などの有無
(2) 呼気臭：アセトン臭，アルコール臭，尿臭などの有無

3) 神経学的症状
(1) 眼症状：瞳孔の左右差・眼球位置異常，眼球運動の変化など
(2) 髄膜刺激症状：項部硬直，ケルニッヒ徴候の有無
(3) 痙攣：痙攣の起こり方，発現部位，持続時間，

後弓反張の有無
(4) **姿勢の異常**：除皮質硬直(上肢屈曲，下肢伸展・内旋)，除脳硬直(上下肢伸展・内旋，四肢硬直)の有無(図1)
4) **発症様式と発現時の症状**
(1) **発症様式**：急速に，または徐々に発症したか，臥床中，歩行中など
(2) **発現時の症状**：頭痛，めまい，悪心・嘔吐，胸痛，外傷，出血など
5) **検査データ**
(1) **血液検査**：白血球数，腎機能(BUN，クレアチニンなど)，肝機能(AST, ALT)，電解質(Na, Ca, K)，血糖，梅毒反応，動脈血ガス(Pao_2, $Paco_2$)など
(2) **尿検査**：尿糖，アセトンなど
(3) **その他**：髄液検査，基礎代謝，血液・便培養など

図1　異常姿勢
a.　除皮質硬直

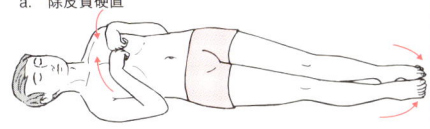

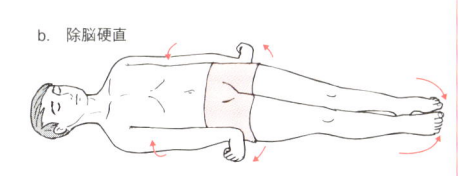

b.　除脳硬直

■具体的なケア

1 救急処置
(1) 昏睡に陥っている場合
　①気道を確保する．
　②必要に応じて人工呼吸を行う．
　③酸素吸入を行う．
　④血管を確保し，輸血や電解質是正に備える．
(2) ショック
　昇圧薬投与
(3) 痙攣
　抗痙攣薬(ジアゼパム)の筋注または静注

2 栄養管理
(1) 経管栄養法の場合
　嚥下性肺炎に留意する．
(2) 意識障害が回復し嚥下反射がみられる場合
　少量の水を与え，安全に飲み込めることを確認してから，経口栄養を開始する．

3 排泄のケア
　①留置カテーテル法や体外排尿装置(安楽尿器，コンドームカテーテル)の使用
　②膀胱容量や筋緊張維持，感染予防のための間欠的導尿
　③尿量測定と外陰部の清潔
　④排便のコントロール

4 眼のケア
(1) 角膜の乾燥や感染を防ぐ．
　①眼瞼を閉じさせる．
　②自力で不可能な場合は，ガーゼなどで覆い，留める．

5 口腔のケア
　①1日2回以上，口腔内を歯ブラシや巻綿子を用いて清潔にする．
　②舌，歯肉，口唇，鼻孔内も巻綿子で清拭する．
　③グリセリンを塗布して，粘膜を保護する．

6 事故の防止
(1) 窒息防止
　枕の高さに注意する．
(2) 転落防止
　①ベッド柵を使用する．
　②体動が激しい場合には，抑制帯を使用する．
　③①，②以降，転落の危険がある場合は，ベッドのマットレスを床に置き，臥床させる．

7 合併症の予防
　肺炎や褥瘡，さらに長期にわたる同一体位による関節の拘縮を予防するために以下のケアを行う．
　①2～3時間ごとの体位変換
　②良肢位の保持
　③身体の皮膚清潔
　④褥瘡好発部位のマッサージ
　⑤皮膚乾燥，発赤(圧迫創徴候)の早期発見

8 治療の介助
　意識障害の原因疾患に対する原因療法，対症療法に協力し，早期に病態の改善をはかる．

胃・十二指腸潰瘍
gastric ulcer；GU, duodenal ulcer；DU

I 定義・概念
胃液中の塩酸やペプシンが胃・十二指腸の粘膜を破壊し，粘膜筋板を越える深さの組織欠損がみられるものをいう．

II 病態
潰瘍が形成される原因として，攻撃因子と防御因子のバランスの破綻が考えられている(図1)．
① 攻撃因子：塩酸・ペプシン(胃液，十二指腸液)，ヘリコバクター・ピロリ
② 防御因子：粘膜血流，粘液
③ バランスを破綻させる因子：ガストリン，ヒスタミン，カフェイン，ストレス，薬物，アルコールなど

III 疫学
男女比では2～3：1で男性に多く，年代別では30～60歳代に多い．

IV 病型分類
組織欠損の深さにより図2のように分類される．

V 症状
心窩部痛が一般にみとめられ，胃潰瘍では食後30分から1時間，十二指腸潰瘍では食間空腹時に痛みがある．さらに胃・十二指腸潰瘍の合併症として以下のものがある．
① 穿孔が生じた場合，突然の心窩部激痛，悪心・嘔吐がみられ，腹部は板状硬となる．手術を前提とした適切な処置が行われない場合はショックに陥ることもある．
② 潰瘍底から出血すると，吐血や黒色のタール便がみられ，徐々に貧血が進行する．一時期に大量出血が生じると出血性ショックに陥り，脈拍の増加，血圧の低下がみられる．
③ 胃・十二指腸潰瘍の瘢痕性収縮による狭窄のために通過障害をきたし，胃のもたれ，食後の嘔吐がみられる．

VI 診断
X線あるいは内視鏡検査による潰瘍の証明が行われる(図3，4)．

VII 治療
1．内科的治療
潰瘍が発見された場合，まず内科的治療(薬物療法，食事療法，ストレスの除去による精神的・肉体的安静)を行う．薬物療法としてはプロトンポンプ阻害薬や，ヒスタミン H_2 受容体拮抗薬を中心に，副交感神経遮断薬，抗ペプシン薬などが投与される．ヘリコバクター・ピロリが証明された例では，除菌のため抗菌薬も使用される．また，粘膜保護薬，粘膜防御因子増

■図1　潰瘍発生の機序

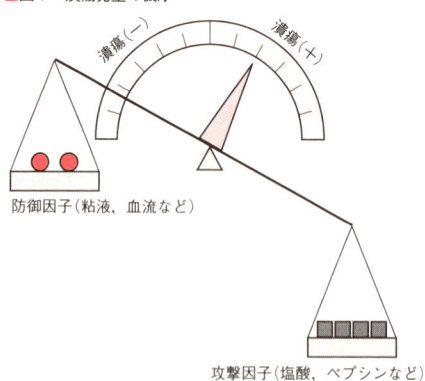

■図2　胃粘膜欠損の分類

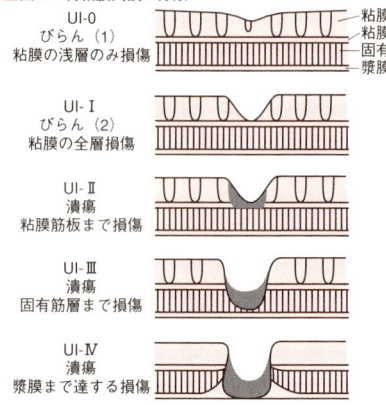

UI-0
びらん(1)
粘膜の浅層のみ損傷

UI-I
びらん(2)
粘膜の全層損傷

UI-II
潰瘍
粘膜筋板まで損傷

UI-III
潰瘍
固有筋層まで損傷

UI-IV
潰瘍
漿膜まで達する損傷

■図3 出血性胃潰瘍(内視鏡画像)
a. タール便をきたした胃潰瘍例. 動脈の露出をみとめる 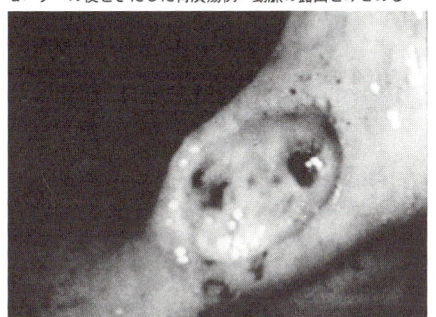
b. 内視鏡下に止血術(エタノール局注)を行っている

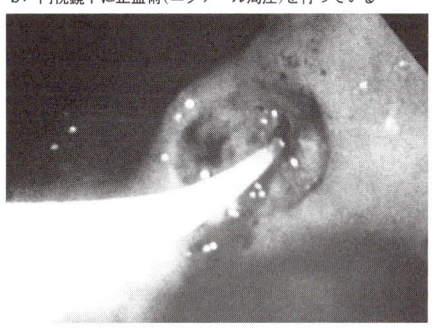

■図4 穿孔性十二指腸潰瘍. 十二指腸球部前壁に穿孔部をみとめ緊急手術が行われた(腹腔鏡画像)
a. 十二指腸球部前壁に穿孔部をみとめる 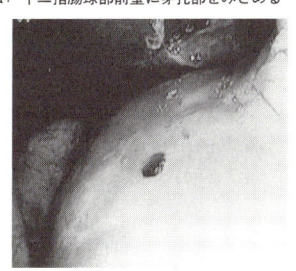
b. 腹腔内洗浄(生理食塩液5〜10L)
c. 穿孔部閉鎖・大網被覆術が行われている

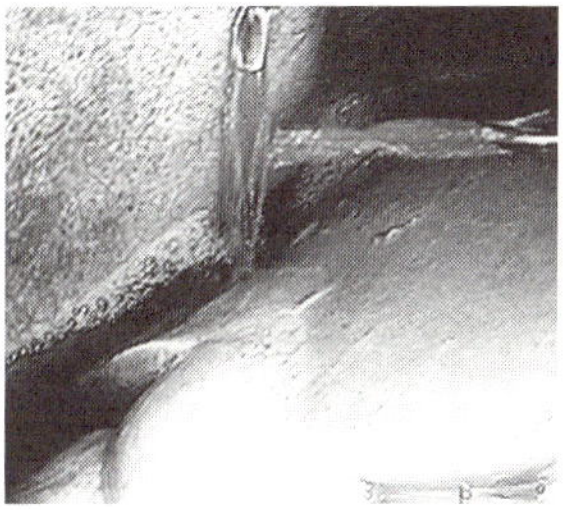

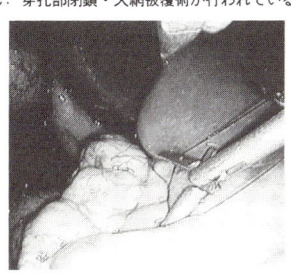

強薬の投与も行われる. 食事療法としては, 急性期には消化のよい, 刺激の少ない軽食とし, 症状の軽快に伴い栄養を十分摂るよう指導する. 精神的・肉体的なストレスの除去は, 潰瘍の治療にきわめて重要である. 患者の家庭的・社会的背景を十分把握したうえで生活指導を進めていくことが必要である.

2. 外科的治療

腹膜炎を伴う穿孔, 大量出血, 狭窄がみられる場合は, 手術の適応となる. また内科的治療で症状が軽快しないもの, 再発・再燃を繰り返すもの, がんの存在が否定できないものも手術の適応となる.

手術の方法は, 穿孔部閉鎖術(図4), または胃切除術(多くは広範囲胃切除)が行われる.

胃・十二指腸潰瘍患者の看護

潰瘍は, 精神的ストレスや不規則な生活により誘発されやすく, 自然に治癒する反面, 再発する可能

性も高い.
　さらに幽門狭窄を起こしたり,出血や穿孔を生じ重篤な状態になるなど,さまざまな状態がある.

■看護のポイント

　患者の疾患の段階に応じた看護を行う.慢性期には,日常生活を整え,心身の安静を守り,薬物の正しい服用ができるように援助する.急性期には,大量出血によるショックを予防し,激しい痛みを伴う場合には穿孔を疑い,適切な対処と心身両面の苦痛軽減に努める.

■観察のポイント

1) 出血
   ①吐血
   ②下血(タール便,黒色便)の有無,糞便検査データ
2) 胃腸症状の有無
   胸やけ,げっぷ,悪心・嘔吐,食欲不振.
3) 痛み
   ①痛みの部位(心窩部,上腹部)
   ②痛みの性質(刺すような痛み,焼けつくような痛み)
   ③食事から痛みが起こるまでの時間,食事により痛みが軽減するか.
   ④持続時間
4) 食事摂取状態
   時間,食事の種類・量,嗜好品(刺激物など)摂取.
5) 日常生活習慣
   喫煙あるいは飲酒の習慣,生活スタイル.
6) ストレスの有無
   患者の家庭・職業生活状況,患者の性格によるストレッサーの有無.
7) 薬物の服用の有無
   ステロイド薬,消炎鎮痛薬,感冒薬,サリチル酸塩,レセルピンなど.
8) 体重減少・貧血(ヘモグロビン)の有無と程度
9) 穿孔の疑われるとき
   ショックを起こすことがある.上腹部の激痛,悪心・嘔吐,冷汗,腹部圧痛などショックの徴候,意識状態を注意深く観察する.

■具体的なケア

1 食事の援助
　安定している時期における食事の基本は,潰瘍の治癒を促すことと胃酸分泌を抑制することである.具体的には以下の点に注意する.
　①高カロリーで栄養バランスのよいものを摂る.
　②消化吸収のよいもの(軟らかいもの,胃内停滞時間の短いもの,繊維の少ないもの)を摂る.
　③回数を増やし(分割食),1回量を少なくし,間食を入れる(長時間の空腹はさける).
　④うす味にする.
　⑤規則的な食事とする.
　⑥よく噛んで食べる.
　⑦穏やかな気持ちで食事をする.
　⑧就寝前の食事摂取はひかえる.
　⑨刺激物(辛いもの,たばこ,カフェイン,アルコール,炭酸飲料,熱いもの・冷たいものなど)は胃酸分泌を促進するのでさける.ただし,少量のアルコール摂取はストレス軽減となる.
　⑩禁煙を勧める.

2 心身の安静の保持
　①食後30分～1時間安静にする.
　②規則的な生活をする.
　③十分な睡眠をとる.不眠や不安を訴える場合は精神安定薬などの処方について医師と相談する.
　④ストレスが増すような話はさけるように医療従事者,面会者が統一した態度で接する.
　⑤患者がストレスとなる環境条件に対処する方法を身につけられるように指導する.対処が困難な場合には,専門家(精神科医など)と相談する.

3 薬物療法への援助
　①薬物の作用を考慮し,指示どおりに規則的に服用するように指導する.ヒスタミンH_2受容体拮抗薬は,継続的に指示されている時間に服用することを説明する.
　②薬物により特有の副作用があることを説明する.たとえば排尿障害,口渇,下痢・便秘,視力障害,発熱,血圧上昇,頻脈など

4 吐血・下血を伴う場合の看護
　→吐血・下血(とけつ・げけつ)

5 外科的療法の看護
　再発を繰り返したり,吐血・穿孔などにより手術適応となった場合の看護に準ずる.
　　→胃切除術(いせつじょじゅつ)

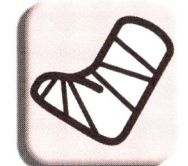

移植
transplantation；Tx

I 概説

疾病や老化により機能しなくなった臓器を健康なものと交換することで，生命を維持し快適な生活を行えるようにという発想のもとに臓器移植が行われるようになった．輸血，皮膚移植などは以前から行われていた移植医療であるが，その後，角膜と腎の移植も広く行われ，最近では欧米を中心として，心臓，肝，肺，小腸などでも行われている．わが国でも，1997（平成9）年6月，臓器移植の場合に限って脳死を人の死とする「臓器の移植に関する法律」が制定され，今後の発展が期待されている．

II 分類

1．移植の構成要素

臓器移植の場合，臓器を提供する者をドナー，移植される臓器をグラフト，臓器をもらう患者をレシピエントとよぶ．心臓，肝，腎などは移植される臓器の代表例であるが，これら「臓器移植」ばかりでなく，皮膚や角膜などの「組織移植」や骨髄（造血幹細胞）などの「細胞移植」も移植医療において重要な位置を占めている．移植されるグラフトの提供者が生体の場合は「生体ドナー」とよばれるが，死亡した者がドナーとなる場合にはその死の定義によって「脳死[体]ドナー」と「心停止ドナー」に分類される．

2．ドナーとレシピエントとの関係による分類

1）自家移植（autotransplantation）

同一個体内で行われる移植．外傷性脾損傷により摘出した脾臓の組織小片を腸間膜へ移植することや，大動脈-冠動脈（A-C）バイパスにおいて同一患者の小伏在静脈をバイパスに用いること，また，乳がんの根治術後の皮膚欠損部に同一患者の体表部分から正常皮膚を移植すること，などが含まれる．さらに，強力な化学療法の副作用としての骨髄造血機能の低下を見越して，化学療法薬の投与前に患者本人の骨髄を冷凍保存し，化学療法後に解凍して輸注する方法が，小児の固形腫瘍などの治療に用いられている．

2）同系移植（isogeneic transplantation）

レシピエントとドナーが遺伝的には同一とみなされる場合，たとえば一卵性双生児や，動物実験では近交系動物間での移植をいう．

3）同種移植（allogeneic transplantation）

現在最も一般的に行われているもので，同じ種属の2個体間での移植をいう．組織適合性が低いと拒絶反応が重症となるため，いかに組織適合性の高い2個体間で移植を行うかが大きなポイントとなる．

4）異種移植（xenotransplantation）

種属の異なる2個体間での移植をいう．臨床的には，拒絶反応が強いこと，チンパンジーやヒヒなどの霊長類に対する動物保護の問題，また動物からヒトへのウイルスや寄生虫の感染などが問題となっているため，現実にはほとんど行われていない．放射線照射や化学処理によって移植片の抗原性を消滅させてから異種移植を行うことが，心臓弁，血管，皮膚などで臨床的に行われている．

3．移植部位による分類

1）同所性移植

移植臓器が，本来臓器のあった場所に移植される場合をいう．

2）異所性移植

腎移植においては，受腎者（レシピエント）の右腸骨窩に腎提供者（ドナー）の腎を移植する方法が一般に用いられている．このように，解剖学的に本来あった場所と別の部位に移植が行われる場合をいう．

III 拒絶反応と免疫抑制剤

最も一般的に施行されている同種移植において，移植される臓器または組織はレシピエントにとって非自己であり，レシピエントの免疫機構によって排除されてしまう．同種移植を成功させるためにはこの免疫反応を抑制することが重要であり，現在以下の免疫抑制剤が主に使用されている．

1．シクロスポリン（ciclosporin）

1970年に真菌の代謝物から単離された環状ペプチドで1978年からケンブリッジ大学のカーンらによって腎，肝，膵移植に臨床応用され，以来，臓器移植の成功率は飛躍的に高まった．インターロイキン-2（IL-2）の産生阻害により急性拒絶反応の主体となるTリンパ球の働きを抑制することが主な免疫抑制剤の作用機序である．易感染性，腎障害，高血圧，中枢神経障害，消化器症状，耐糖能障害などの副作用がある．代表的な薬品名にサンディミュン，ネオーラルがある．

2．タクロリムス（tacrolimus）

1984年に放線菌の代謝産物から単離されたマクロラ

イド系化合物である．1989年からピッツバーグ大学のスタツールらによって肝移植で使用され，その優れた臨床効果により腎，心臓，小腸，骨髄移植にも使用されるようになった．易感染性，腎障害，高血圧，中枢神経障害，消化器症状，耐糖能障害などの副作用や，インターロイキン-2阻害によるTリンパ球抑制という作用機序も，シクロスポリンと類似である．代表的なものにプログラフがある．

3．ステロイド (steroid)

ステロイドは多様な抗炎症作用と免疫抑制作用を有する．現在多くの臓器移植においてシクロスポリン(またはタクロリムス)とステロイドが併用されている．また，ステロイドパルス療法は急性拒絶反応に対する基本治療となっている．ステロイドの代表的な薬品名にはプレドニン，ソル・メドロールなどがある．

4．アザチオプリン (azathioprine)

プリン核酸合成阻害により DNA，RNA の合成が阻害され，結果として拒絶反応にかかわるTリンパ球，Bリンパ球の増殖反応が抑制される．シクロスポリン(またはタクロリムス)やステロイドと併用することで，免疫抑制作用を増強する．代表的なものにイムランがある．

5．ミゾリビン (mizoribine)，ミコフェノール酸モフェチル (mycophenolate mofetil; MMF)

アザチオプリン同様にプリン核酸の生合成を阻害するが，*de novo* 経路のみを抑制するため作用がリンパ球により選択的である．アザチオプリンと同様に他剤と併用される．薬品名はミゾリビンがブレディニン，ミコフェノール酸モフェチルがセルセプトである．

6．シクロホスファミド (cyclophosphamide)

ナイトロジェン・マスタードの誘導体で，グアニンの NH_2 基をアルキル化し，DNA 合成を阻害することで拒絶反応にかかわるTリンパ球，Bリンパ球の増殖反応が抑制される．アザチオプリンと同様に，免疫抑制効果を増強する目的で他剤と併用される．エンドキサンがその代表である．

IV 免疫抑制剤の副作用

免疫抑制剤は拒絶反応を予防・治療する反面，副作用として易感染性を伴う．一般細菌ばかりでなく，真菌感染症，サイトメガロウイルスや EB (エブスタイン-バー) ウイルス感染症，カリニ肺炎など一般の術後患者と異なる感染症を合併しうることに注意をはらう必要がある．

また移植後急性期には，シクロスポリン(またはタクロリムス)やステロイドが高用量で投与されるため，腎障害，高血圧，耐糖能異常，中枢神経障害，創傷治癒遅延などの副作用に留意する．

■表1 腎移植の適応の一般的条件

年　齢	5〜65歳[*1]
原疾患	オキサローシスならびに悪性腫瘍を除く大部分の腎不全に陥る疾患は適応となるが，疾患により考慮しなければならない条件がある
腎機能	慢性腎不全の状態で透析を行わないと BUN 80 mg/dL ないしはクレアチニン 80mg/dL 以上になる
身体的条件	感染症，肝機能障害，悪性腫瘍，消化管潰瘍を伴わず，提供予定者に対する既存抗体[*3]をもたず，全身麻酔を実施しうる身体的条件を備えていること．移植既往例は症例に応じて考慮
精神的条件	精神的に安定していること

[*1] 65歳以上でも実施しうる
[*2] 血漿交換で削除れば適応になりうる
[和田達雄監(太田和夫)：臓器移植．新外科学大系 12，p.185，中山書店，1989]

■表2 生体腎提供者の条件

年　齢	20〜60歳[1)](例外規定あり)
患者との関係	親族に限定[2)](例外規定あり)
ABO 血液型	患者と同一または適合する組合わせ[3)]
組織適合性	良好であることが望ましい
腎の形態と機能	腎の形態的な異常[4)]をみとめず，機能は正常 (Ccr 80mL/分以上) である
一般的・身体的条件	高血圧，糖尿病などの代謝疾患，一般感染症，肝炎[5)]などを伴わず，臨床所見ならびに検査値より，全身麻酔の手術に耐えられる身体的条件を備えていると考えられるもの
精神医学面	精神医学的に考えて異常とはみとめられないもの

1) 成人になっている必要があるため下限を20歳とし，上限は60歳としたが，腎機能が良好で全身的に問題がなければ60歳以上でもドナーになりうる
2) 親族とは6親等内の血族と3親等内の姻族とする
3) 最近では凝集素の除去により ABO 不適合者間の腎移植も行われている
4) 単腎ないしは一側腎形成不全は適応とならない．馬蹄腎も特殊な例外を除いて使用されない．重複尿管，3本ないしそれ以上の重複血管は条件によって考慮する
5) HIV および HB 抗原陽性者は除外するが，HCV 抗体陽性者については国により対応が異なる

[和田達雄監(太田和夫)：臓器移植．新外科学大系 12，p.186，中山書店，1989 より『日本移植学会倫理指針』(2003 年改正)をもとに改変]

■図1 腎移植の手術方法

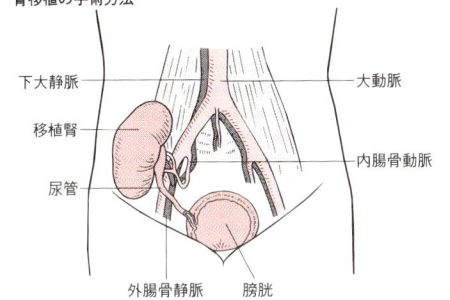

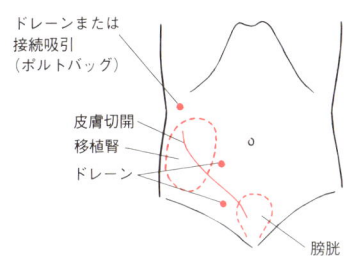

■図2 急性拒絶反応の病態と所見

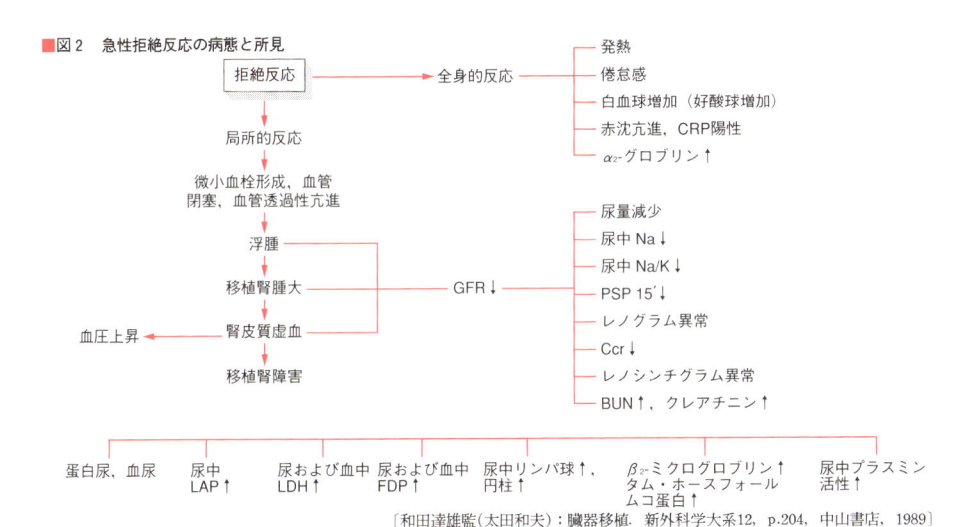

〔和田達雄監(太田和夫):臓器移植. 新外科学大系12, p.204, 中山書店, 1989〕

V 腎移植

1. 頻度
1964(昭和39)年にわが国で第1例が行われて以来，現在では年間約1,000件の腎移植が国内で行われている．とくに，国内では脳死または心臓死ドナーからの臓器提供が不足しているため，主に身内をドナーとした生体腎移植が84%を占めている．海外では欧米を中心に年間2万件を超える腎移植が行われている．

2. 適応
腎移植の適応の一般的条件を表1に示す．

3. 腎提供者の条件
生体腎の提供に適した条件を表2に示す．

4. 術式
一般にドナーの左腎を腹膜外にて取り出し，反転してレシピエントの右腸骨窩に置く方法が用いられている．尿管は膀胱に直接吻合する(図1)．

5. 拒絶反応(rejection)

1) **超急性拒絶反応**(hyperacute rejection)
レシピエントがドナーの抗原に対しすでに抗体をもっている場合．血液型不適合症例の拒絶反応はこれである．移植後，24時間以内に腎の機能は停止する．

2) **急性拒絶反応**(acute rejection)
移植後1〜7日にみられる拒絶反応であり，臨床症状としては発熱，乏尿を伴い腎機能が低下する．
急性拒絶反応の病態と所見についてまとめると図2のようになる．

3) **慢性拒絶反応**(chronic rejection)
移植後3か月以降に発症する．蛋白尿，高血圧などを伴って腎機能の悪化がみられ，やがて腎不全に陥る．

6．術後管理

とくに注意する点は，拒絶反応発症の早期発見，その予防として投与される免疫抑制剤の副作用の早期チェック，および感染予防の3点である．

Ⅵ 肝移植

1．適応

移植以外の治療法では救命しえない末期肝不全(小児では胆道閉鎖症が中心であり，成人ではウイルス性肝硬変，アルコール性肝硬変，劇症肝不全，原発性胆汁性肝硬変，原発性硬化性胆管炎など)，または肝に基づく代謝異常(家族性アミロイドポリニューロパチー，ウィルソン病など)が対象となる．レシピエントと血液型が一致または適合することが原則で，HLAの適合性は問わない．

2．術式

原則としてレシピエントの病的肝を全摘したのちに提供された肝を移植するが，まれに病的肝の再生を期待して一部を温存し，部分肝を移植する場合(auxiliary partial orthotopic liver transplantation; APOLT)もある．臓器提供者によって生体肝移植と脳死[体]肝移植に，グラフトが全肝かその一部分かによって全肝移植と部分肝移植に分類される．生体ドナーからの移植では必然的に部分肝移植になるが，最近では脳死[体]ドナー不足を補うために，脳死[体]肝を2つに分割して2人のレシピエントに移植する分割肝移植も普及しつつある．

3．成績

海外では脳死[体]肝移植を中心に年間約1万例が施行され，その過半数を行っている米国では，脳死[体]肝移植の1年，5年累積生存率は87%，73%と報告されている．国内では，2005(平成17)年末までに3,782例，年間約550例の生体肝移植と30例の脳死[体]肝移植が行われた．国内生体肝移植の1年，5年累積生存率は82%，76%，脳死[体]肝移植の1年，5年累積生存率は85%，80%である．

4．術後管理

免疫抑制剤はタクロリムス(またはシクロスポリン)，ステロイドの2剤を基本とする．また，術後遠隔期には拒絶反応のリスクが減少するため，ステロイドを中止できる症例が多い．

急性拒絶反応の多くは無症状のうちに血液検査による肝機能異常で発見されるが，進行すると全身倦怠感，発熱，黄疸，肝腫大，腹水などが出現する．

逆に，移植後の肝機能障害を拒絶反応と決めてかかるのは危険であり，感染症，血栓症(肝動脈，肝静脈，門脈)，胆管合併症との鑑別が重要となる．したがって，超音波カラードップラーによる肝血流測定と胆管拡張の有無，各種培養・ウイルス学的検査などが，肝生検と並行して施行される．

急性拒絶反応の治療はタクロリムス(またはシクロスポリン)やステロイドの増量，アザチオプリンの追加，ステロイドパルス療法などが行われ，これが無効な場合に抗リンパ球抗体が使用される．

Ⅶ 心移植

1．適応

拡張型心筋症，肥大型心筋症，虚血性心筋疾患などで，従来の治療法が無効な重度の心不全(NYHAクラスⅢ～Ⅳ)を伴うものが適応となる．患者の年齢は60歳未満が望ましく，活動性感染症，悪性腫瘍の合併，高度肝，腎，肺などの，心臓以外の重要臓器不全の合併は除外される．臓器提供は必然的に脳死[体]ドナーからであり，レシピエントとの血液型の一致または適合，リンパ球クロスマッチ検査陰性が原則となる．

2．成績

海外では年間約4,000例の心臓移植が行われ，5年生存率は約70%である．国内では，1997(平成9)年の臓器移植法制定以来，2006(平成18)年末までに43例が施行されている．最近ではドナー不足から移植待機期間が長くなる傾向にあるため，左室補助人工心臓，完全置換型人工心臓をはじめとした補助循環装置を待機期間に装着し，全身状態を安定させてから移植を行う方法が普及しつつある．

3．術後管理

術後免疫抑制剤はシクロスポリン(またはタクロリムス)，ステロイド，アザチオプリンの3剤を基本とする場合が多い．発熱，心不全症状，心電図異常，心臓超音波検査異常所見などをみとめた場合，経静脈的に挿入するバイオトームにより心筋生検が行われ，拒絶反応の有無を診断する．

急性拒絶反応にはシクロスポリンやステロイドの増量，またはステロイドパルス療法が行われる．移植後慢性期の予後を左右する因子として，冠動脈の狭窄病変が最大の問題であり，再移植に至る原因となる．

Ⅷ 肺移植

1．適応

肺気腫，嚢胞性または特発性肺線維症，α_1-アンチトリプシン欠損症，原発性肺高血圧症などの慢性進行性肺疾患で，従来の治療法では救命しえないものが対象となる．術式は片肺移植，二期的両肺移植，両肺同時移植がある．臓器提供は脳死体と生体の双方が可能であるが，生体肺移植では肺葉を移植するため，2人

のドナーが必要となる．ドナーはレシピエントと血液型が一致または適合すること，リンパ球クロスマッチ試験が陰性であることが原則であるが，HLAの適合性は問わない．

2．成績

海外では年間約2,700例が行われ，1年，5年累積生存率はそれぞれ83％，47％と報告されている．国内では1997（平成9）年の臓器移植法制定以来，2006（平成18）年までに34例の脳死〔体〕肺移植と55例の生体肺移植が施行された．2006（平成18）年1月の時点で，わが国の成績は1年生存率が86.2％，5年生存率が79.3％であり，欧米での肺移植の成績を大きく上回っている．

3．術後管理

術後免疫抑制剤はシクロスポリン（またはタクロリムス），ステロイド，アザチオプリンの3剤を基本とする場合が多い．呼吸機能検査〔1秒率（FEV$_{1.0\%}$）の低下〕や胸部X線異常をみとめる場合，急性拒絶反応と感染症を鑑別するために，さらに胸部CT検査，気管支鏡下の肺胞洗浄と経気管支肺生検が行われる．

急性拒絶反応の治療はステロイドパルス療法が第一選択であり，これが無効な場合に抗リンパ球抗体が使用される．また移植後慢性期の予後を左右する因子として，閉塞性細気管支炎が問題となっている．

Ⅸ 骨髄移植（造血幹細胞移植）

1．造血幹細胞源からみた分類

白血球，赤血球，血小板などすべての血球に分化・増殖する機能を有する細胞を造血幹細胞といい，骨髄ばかりでなく，少数ながら末梢血や臍帯血（出産時の臍帯と胎盤に含まれる血液）中にも存在する．最近では骨髄とともに，末梢血や臍帯血も移植のための造血幹細胞源として使用されるようになったため，「骨髄移植」よりも「造血幹細胞移植」というよび方が一般的になりつつある．ドナーからの骨髄採取には全身麻酔を必要とするが，臍帯血や末梢血から造血幹細胞を分離する場合には全身麻酔を必要とせず，ドナーの身体的負担を軽減できる特徴がある．→骨髄移植（こつずいいしょく）

2．造血幹細胞提供者からみた分類

造血幹細胞移植ではドナーとレシピエントのHLAの適合性が重要となるため，1/4の確率でHLAが一致する同胞（兄弟・姉妹）をドナーとした移植がこれまで主に実施されてきた（HLA一致同胞間移植）．しかし，HLA一致同胞ドナーがいない患者には，非血縁者のHLA一致ドナーが必要である（HLA一致非血縁者間移植）．日本骨髄バンクは，ボランティアとしてのドナーを登録し，造血幹細胞移植が必要な患者に対して適切な非血縁者ドナーを仲介するシステムとして機能している．また最近では，患者自身の骨髄や末梢血幹細胞を分離して，患者自身に移植する方法（自家移植）も確立されている．

3．適応

造血幹細胞移植の適応疾患は，白血病，悪性リンパ腫，再生不良性貧血，骨髄異形成症候群，先天性免疫不全症および一部遺伝性疾患などである．

4．移植片拒絶とGVHD

腎，肝などの実質臓器の移植では，レシピエント（宿主）のT細胞がグラフト臓器を非自己として拒絶すること（拒絶反応，宿主対移植片病）が問題となる．造血幹細胞移植ではこの拒絶反応と逆に，移植片中のT細胞がレシピエントの体を非自己と認識して攻撃する（移植片対宿主病，GVHD）．ターゲットになる主な臓器は，皮膚，肝，小腸であり，紅斑・水疱などの皮膚症状，黄疸などの肝障害，下痢・悪心・腹痛などの消化器症状を呈する．→GVHD

5．移植前後の治療

造血幹細胞の前治療（conditioning）は，宿主の造血幹細胞を完全に再生不能に陥らせるとともに，骨髄における造血環境が保持される必要がある．これにより移植された造血幹細胞は宿主から拒絶されることなく宿主の造血幹細胞と置きかわって分化・増殖することが可能となる．具体的には，全身放射線照射とシクロホスファミドやブスルファンなどの薬物が使用される．また，適応疾患が血液悪性腫瘍の場合，この前治療は腫瘍細胞を殺傷する効果もある．

一方，移植後GVHDの予防としては，メトトレキサート短期投与とシクロスポリン（またはタクロリムス）の併用が一般的である．通常の臓器移植と異なり，慢性GVHDをみとめなければ，移植後約6か月で免疫抑制剤の投与は中止される．移植前治療から移植後生着した造血幹細胞の機能が回復するまで，患者は強い免疫抑制状態にあり，無菌室での管理が必要になる．

移植を受ける患者の看護

■術前の看護のポイント

1) 全身状態の管理

術前の看護で最も大切なことは，移植を受ける患

者（レシピエント）の状態を手術に耐えられるように，最善の状態に維持することである．

原疾患だけではなく，新たな健康上の問題発生の有無も含め，全身状態を注意深く観察することが大切である．たとえば，中心静脈栄養カテーテルによる感染や全身状態の悪化に伴う肺炎など感染症を併発しただけでも移植手術を延期しなければならないことも少なくない．また，慢性的な胃潰瘍や胃炎，う歯なども術前に治療されることが大切である．

2）栄養管理

肝不全の状態で腹水を減らしたあとなど，状態に応じて中心静脈栄養による十分な蛋白質やビタミンの補充がなされることが必要となる．

3）精神的ケア

移植後は一生涯免疫抑制剤を服用し続けなければならないことに加え，日常生活上の注意や，外来通院・定期検診などによる全身管理が継続して必要となってくる．移植医療の内容を理解できない小児や，移植医療に対して過剰な期待をしてしまう成人患者もいるので，看護師は，レシピエントや家族が移植についてどうとらえているのかを注意深く分析し，それに応じてサポートすることが必要となる．

4）自己管理の教育

術後の呼吸器合併症を予防するための呼吸訓練や，移植後の免疫抑制剤についても，患者の理解度や状況に合わせて術前から説明する．

5）社会・経済的側面への支援

原疾患や臓器によって保険適用とならない場合もあり，また実際に臓器提供に至らなかった生体ドナーの術前検査費用は自費になるなど，移植に関する保険のシステムは複雑である．

また，直接の費用負担以外に，遠方から移植を受けにきた際には滞在費が必要となるうえ，生体間の移植の場合には一家族中2人が同時に入院するために，経済的負担は当然大きくなる．経済面に関しては事前に支払い能力の確認が必要となる．

■術後の看護のポイント

1）感染の予防

周手術期の看護は，ほかの開心術や開腹術後の看護と基本的には同じである．ただ，レシピエントは免疫抑制下にあるため，感染予防に対しては細心の注意が必要となる（表3）．

感染は致命的にもなるので，中心静脈栄養カテーテルやドレナージチューブの清潔操作，ケア前後の徹底した手洗いを行うことが重要である．

2）合併症の予防

臓器によって起こりやすい合併症は異なる．それぞれの合併症の予防と早期発見に努める．そのためバイタルサイン，水分出納，ドレナージチューブや創部などを注意深く観察することが大切となる．

3）拒絶反応への指導

周手術期から回復期・慢性期にかけて常に注意しなければならないのは，感染と拒絶反応である．

拒絶反応は，ゆっくり起こることもあれば急に起こることもある．早期に治療されれば治癒しやすいため，定期的な外来での血液検査などのチェックは不可欠となる．

レシピエントには，拒絶反応の症状も含め関連の事項を正確に理解してもらうと同時に，移植担当医の指示に従った免疫抑制剤の服用を励行することの重要性を認識してもらう．

4）自己管理にむけた教育（表4）

術前にひき続き大切である．看護師はレシピエントの状態に合わせ，退院後に一緒に生活をする家族を含めて指導をする．

5）精神的ケア

レシピエントは，拒絶反応や感染に対する不安をかかえながら新しい臓器とともに生きていくわけである．レシピエントの気持ちを尊重しながらのサポートが重要となる．

■表3　移植看護によく使われる看護診断

- 移植手術による組織の外傷に関連した疼痛
- 非効果的気道浄化：全身麻酔・術後の体動制限に関連した
- 体液量の過剰：手術による循環血液量過多・免疫抑制剤投与による腎への負担に関連した
- 感染のリスク状態：免疫抑制療法に関連した
- 合併症の潜在的状態：拒絶反応，血管吻合部の損傷または血栓症，出血傾向，低蛋白血症などに関連した
- 活動耐性低下：移植後の体力低下と疲労に関連した
- 家族の不安：手術後の状態，予後に関連した
- 知識不足：移植手術，術後の経過，術後の自己管理の方法

■表4　自己管理にむけた教育

連絡方法：連絡すべき症状，情報，連絡先など
免疫抑制剤：免疫抑制剤の基本的知識，服用方法
拒絶反応：拒絶反応の基本的知識，症状
感染予防：検温，発熱時の症状と対処，感染予防，予防接種
食事：栄養バランス，食事の安全性
外来通院：通院の方法，血液検査（免疫抑制剤の血中量の測定）
日常生活：入浴／シャワー，傷やチューブの手当て，通勤／通学，運動など

胃食道逆流症
gastroesophageal reflux disease ; GERD

I 定義

2002(平成14)年,わが国において胃食道逆流症(gastroesophageal reflux disease ; GERD)研究会が,GERDを"胃食道逆流による身体的合併症や,逆流関連症状により健康な生活を障害しているものを指す"と定義した.しかし2006(平成18)年の国際的な定義では,"胃内容物の食道内逆流によって不快な症状あるいは合併症を起こした状態を指す"とされている.

II 概念

GERDは,食道内に胃酸が逆流することによって胸やけや呑酸といった自覚症状がみられること,あるいは,酸性の胃内容物が食道内に逆流することによる食道下部の粘膜障害が生じること,のいずれかあるいは両方がみられる状態を指す.したがって,症状の有無,粘膜障害の有無の組合わせをすると,GERDはおおよそ以下の3群に分けられる.
①症状があるものの食道粘膜障害がないGERD:非びらん性胃食道逆流症(non-erosive reflux disease ; NERD)
②症状があり食道粘膜障害があるGERD:症候性逆流性食道炎(symptomatic reflux esophagitis ; s-RE)
③症状はないが食道粘膜障害が存在するGERD:無症候性逆流性食道炎(asymptomatic reflux esophagitis ; as-RE)

III 症状

GERDの症状は,定型的逆流症状として胸やけや呑酸があるが,胸痛の頻度も高く逆流性胸痛症候群とよばれる.

非定型的逆流症状としては,食道が症状の原因であるとすぐには判断できない逆流関連の病態を食道外症候群とよび,胃食道逆流との関連性が確認されているものとして,耳鼻科領域では,慢性的な咳嗽,咽頭部違和感,嗄声そして嚥下困難がある.呼吸器科領域では,喘息,睡眠時無呼吸症候群,歯科領域ではう歯が知られている.その他,胃食道逆流との関連性が示唆されているものとして,咽頭炎,副鼻腔炎,特発(本態)性肺線維症,反復(再発)性中耳炎などがある(図1).

IV 原因

食道内圧は健常者において−5 mmHgと陰圧になっているが,下部食道括約部(LES)により20 mmHg程度の陽圧で胃の内容物が食道に逆流しないように生理的な逆流防止機構が存在している.この生理的逆流防止機構が破綻してしまうとGERDを発症するが,その原因として食道裂孔ヘルニアがある.また近年の食生活の変化により,摂食量の増加のため食後一過性に下部食道括約部が弛緩したり,肥満により腹腔内圧の亢進が生じたりすることでも胃食道内酸逆流がひき起こされる.

■図1 GERD 国際分類/モントリオール体系(GERD 研究会による改変)

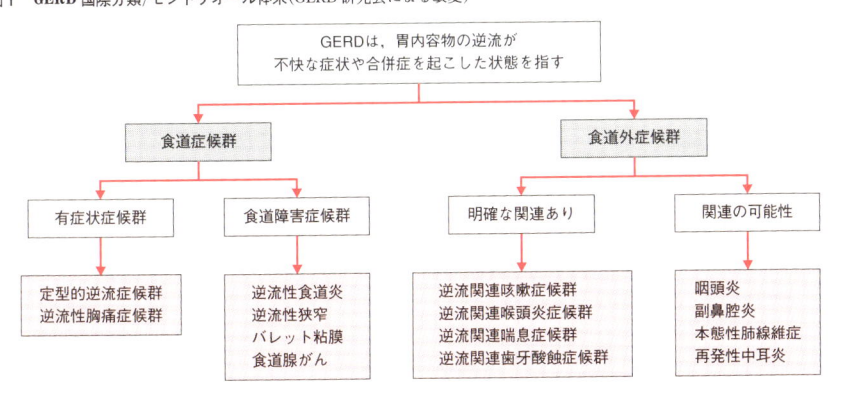

```
                GERDは,胃内容物の逆流が
              不快な症状や合併症を起こした状態を指す
                    ┌──────────┴──────────┐
                食道症候群                食道外症候群
            ┌──────┴──────┐        ┌──────┴──────┐
         有症状症候群   食道障害症候群   明確な関連あり   関連の可能性
         定型的逆流症候群  逆流性食道炎   逆流関連咳嗽症候群  咽頭炎
         逆流性胸痛症候群  逆流性狭窄    逆流関連喉頭炎症候群 副鼻腔炎
                      バレット粘膜   逆流関連喘息症候群   本態性肺線維症
                      食道腺がん    逆流関連歯牙酸蝕症候群 再発性中耳炎
```

しかしながら、NERD 患者は、食道内への酸逆流は必ずしも顕著ではなく、非肥満者の若年女性に多く、食道裂孔ヘルニアが少ないという特徴ももっている。症状発現の原因として、NERD 患者では酸に対する知覚神経の閾値が低下している(知覚過敏)のではないかという見方もある。

V 検査・診断

1. 問診表

カールソン(Carlsson, R.)とデント(Dent, J.)らが作成した questionnaire for the diagnosis of reflux disease(QUEST、患者自己記入式質問表)(表 1)は、GERD の問診表としてつくられた代表的問診表である。わが国においては草野らが、簡便で初期診断および薬物療法による治療効果の判定を目的とし frequency scale for the symptoms of GERD(FSSG、通称 F スケール)を開発した。

いずれも典型的な胃食道逆流現象に伴う症状を的確に判別する目的で質問項目を設定し、回答事項を点数化することで GERD の初期診断と臨床的重症度の予測に用いられている。

2. 内視鏡検査

GERD の診断に上部消化管内視鏡検査は必須ではないが、食道粘膜傷害の程度や GERD の原因となりうる食道裂孔ヘルニアの合併の有無、さらにはバレット(Barrett)食道、バレット腺がんの有無の診断には非常に有用である。わが国では逆流性食道炎による粘膜傷害の評価には、改変ロサンゼルス分類が広く使用されている(図 2)。

3. PPI(proton pump inhibitor：プロトンポンプ阻害薬)テスト

PPI テストとは、GERD の酸性胃内容物の食道内逆流による病態を考慮し、PPI を投与しその後の症状から GERD の有無を判断する診断的治療法である。PPI テストは簡便、低コスト、非侵襲的で外来診療において施行しやすく、欧米では GERD 診断のファーストステップとして行われている。ファス(Fass, R.)らは、逆流性食道炎の症状の 90％以上が PPI 1 週間投与により改善すると報告している。

4. 24 時間 pH 測定

食道 pH モニタリングは食道への酸逆流を経時的に測定できるため、客観的な評価が可能である。しかし、診断には 24 時間に及ぶ検査が必要であるため被検者へのストレスは大きく、検査には十分な説明が必要となる。NERD 症例、GERD 関連の非典型的症状を有する症例、治療に抵抗性を示す症例、外科的な逆流防止術の術後に持続する酸逆流症状の症例などが適応

となる。

VI 治療・予後

1. 薬物治療(酸分泌抑制薬)

酸逆流に伴う症状および粘膜傷害の治癒を目的として、従来 H_2 受容体拮抗薬(H_2RA)が投与されてきたが、現在は粘膜傷害の改善には、H_2RA より強い酸分泌抑制作用を有する PPI が第一選択薬であり、症状がコントロールされるようであれば、PPI の長期連続投与が最も望ましいというエビデンスも得られている。

■図 2　逆流性食道炎の改変ロサンゼルス分類

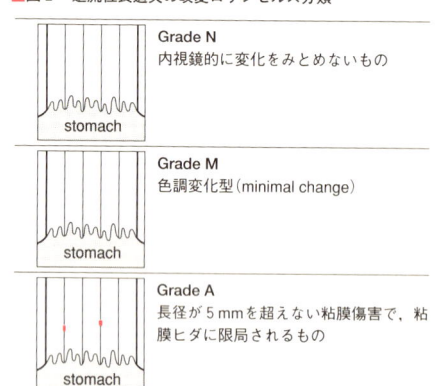

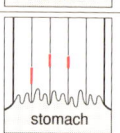

Grade N	内視鏡的に変化をみとめないもの
Grade M	色調変化型(minimal change)
Grade A	長径が 5 mm を超えない粘膜傷害で、粘膜ヒダに限局されるもの
Grade B	少なくとも 1 か所の粘膜傷害の長径が 5 mm 以上あり、それぞれ別の粘膜ヒダ上に存在する粘膜傷害が互いに連続していないもの
Grade C	少なくとも 1 か所の粘膜傷害は 2 条以上の粘膜ヒダに連続して広がっているが、全周性(75％以上)でないもの
Grade D	全周性(75％以上)の粘膜傷害

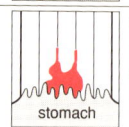

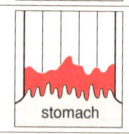

mucosal break(粘膜傷害)：より正常にみえる周囲粘膜と明確に区分される白苔ないし発赤を有する領域

付記項目：食道狭窄、食道潰瘍、バレット食道の有無

(星原芳雄：逆流性食道炎の診断．逆流性食道炎—新しい視点．消化器病セミナー，72：91，へるす出版，1998 より一部改変)

■表1 QUEST 日本語版

患者さんへのアンケートのお願い

前文（省略）

最近のあなたの症状（今、胃腸薬を服用されている場合は、薬剤服用前の症状）につき、下記質問の中からあてはまるものを1つだけ選び、各質問の空欄（□内）に印（✓）を付けてください。ただし、質問3については、それぞれに印を付けてください。

1. 次の症状の中で、あなたの胃または胸の不快感に最も近いものはどれですか？

	スコア
胃または胸の下あたりから上がってくる「灼熱感」または「胸やけ」	□ (5)
はき気または吐き気のような気分の悪さ	□ (0)
ものを飲み込むと、胸の中央部が痛む	□ (2)
その他（症状を具体的に書いて下さい）	□ (0)

2. 次の項目で、あなたの不快感が起こる時期に最も近いものはどれですか？

	スコア
いつも不快で、身体によって良くも悪くもならない	□ (-2)
食後2時間以内に起こることが多い	□ (3)
食事に関係なく、いつも日中または夜間の決まった時間帯に起こる	□ (0)

3. 次のことから起こった時、あなたの不快感はどうなりますか？

	悪くなる	良くなる	変わらない／わからない
	スコア	スコア	スコア
いつもより多く食べすぎたとき	□ (1)	□ (-1)	□ (0)
脂肪分の多い食事	□ (1)	□ (-1)	□ (0)
香辛料の多い食事	□ (1)	□ (-1)	□ (0)

4. 次の項目の中で、あなたの不快感に対して胃腸薬を服用したことによる効果に最も近いものはどれですか？

	スコア
効果なし	□ (0)
15分以内に症状がなくなる	□ (3)
15分以降に症状がなくなる	□ (0)
あてはまらない（消化剤は服用していない）	□ (0)

5. あなたの不快感は、横になったり、前かがみになるとどうなりますか？

	スコア
変わらない	□ (0)
さらに悪くなる	□ (1)
楽になる	□ (-1)
わからない、あてはまらない	□ (0)

6. あなたの不快感は、ものを持ち上げたり、引っ張ったり、あるいは呼吸が激しくなったときどうなりますか？

	スコア
変わらない	□ (0)
さらに悪くなる	□ (1)
楽になる	□ (-1)
わからない、あてはまらない	□ (0)

7. 食べたものやすっぱい液体が口のどちらかにもどってきたとき、あなたの不快感はどうなりますか？

	スコア
変わらない	□ (0)
さらに悪くなる	□ (2)
楽になる	□ (0)
わからない、あてはまらない	□ (0)

性別：男・女　生年月日　明治・大正・昭和　年　月　日生まれ
身長　　　cm　体重　　　kg
現在かかっている病気：
以前にかかった病気：
アンケートに回答した年月日　平成　年　月　日

医師記入欄
カルテ：No.
診断名：
患者イニシャル：　　　　　　　内視鏡実施日：平成　年　月　日
胃腸薬の服用：有・無　　　　　：入院・外来　：ヘルニア（　cm）・再発・無
薬剤名　　　　　　　　　　　　：食道裂孔　　：初発（／日）
薬剤名　　　　投与量　　　　　　　　　　　　：投与量（／日）
備考：　　　　　投与量

*1から7の設問は-2点から5点にスコア化され、合計が-7点から18点になるように設計されている（色文字はサンプル）（永野公一ほか：GERDの診断に関する研究—上部消化管症状を訴える患者におけるアンケート（QUEST）による検討．新薬と臨床, 47 (6)：171, 1998）

一方, NERD患者においては酸逆流症状の頻度はさまざまであり, 症状が強いときのみに頓服で酸分泌抑制薬を内服する治療法がとられることがある. 薬理作用上, H₂RAはPPIに比較し酸分泌抑制作用の効果発現が早く, オンデマンド(on demand)治療には適しているといわれている.

2. 外科的治療

外科的治療の適応は, PPIなどの薬物治療に抵抗する症例や大きな食道裂孔ヘルニアを有する症例などである. 術式は, 全周型噴門形成術(Nissen法)や非全周型噴門形成術(Toupet法)などがあり, これらは最近, 腹腔鏡下手術でも行われている.

3. 内視鏡治療

内視鏡治療には, 内視鏡的薬物注入法, 内視鏡的縫合法などがある. 内視鏡的薬物注入法は, ポリメチルメタクリル酸, バイオポリマー, ヒドロゲルの3種類の注入薬が考案されており, 下部食道括約部に注入することにより物理的に下部食道括約部の働きを強固にするものである.

内視鏡的縫合法は, 特殊な器具を内視鏡の先端に装着し, 吸引を用いて下部食道括約部の粘膜を器具の内部に吸い込み, 針糸で縫合するという方法である. この操作を数回繰り返し, 下部食道括約部にコブのようなヒダを数個形成し, 下部食道括約部の圧を高めることにより胃食道逆流を抑制しようという方法である.

4. 生活指導

食事により, 胃食道逆流症状が増悪する事実は以前より知られている. 当初, 高脂肪食による下部食道括約部圧低下が指摘されていたが, 現在は否定的に考える報告が多く, むしろ脂肪の割合よりも全体のカロリーのほうがより胃食道逆流にかかわっているという報告もある.

ほかに酸逆流を増悪させる食物としては, チョコレート, ペパーミント, 香辛料, タマネギ, アルコール, コーヒー, 炭酸飲料, そして柑橘類のジュースなどが知られており, これらの食品を控えるよう指導することがGERDの予防に重要である.

胃食道逆流は, 肥満や喫煙との関連性も指摘されている. 喫煙は消化管運動障害による下部食道括約部圧低下や胃排出時間の延長が, また, 肥満は食道裂孔ヘルニアの増加や腹圧の上昇などがGERD出現の原因と考えられており, ダイエットにより胃酸逆流を改善させるという報告がなされている.

胃食道逆流症患者の看護

■看護のポイント

GERDは, さまざまな要因によって発生するため, どのような人に多く発生するのかをよく理解しておく必要がある(発生要因は「Ⅳ 原因」参照).

また, GERDの多くは慢性・再発性であり, 長期にわたる継続的治療が必要である. 食事や姿勢などの生活習慣とも密接にかかわっているため, 食事摂取方法の改善, 食品の選択や姿勢など日常生活指導と確実な服薬指導に積極的にかかわることが大切である.

患者との信頼関係を構築し, 患者の年齢, ライフスタイルや社会的背景を考慮したうえで, 個々の患者に最適な援助や指導をともに考えていく必要がある.

■観察のポイント

1) 定型的症状
(1) 胸やけ, 呑酸
　前屈姿勢時, 食事摂取後や夜間, また, 脂肪分, 菓子類, コーヒーなどの摂取後に出現する.
(2) 心窩部痛, 胸骨部痛, 胸骨後部灼熱感
　胸やけにひき続き起こり, 酢の物や酒がしみると訴えることもある.
(3) 嚥下困難感
　食事は通るが, 何かつかえているような気がすると訴える. また, 狭窄例では実際に食物がつかえることもある.

2) 非定型的症状
(1) 非心臓性胸痛
　狭心症に類似した胸痛を訴えることがあるが, 心臓そのものには異常がない.
(2) 呼吸器症状
　逆流した胃酸が気管に入り, 気管支喘息, 慢性咳嗽, 慢性気管支炎などをひき起こす.
(3) 咽喉頭部の違和感, 嗄声
(4) 耳痛, 中耳炎
　食道への刺激が耳の痛みとしても感じられ, 耳の違和感, 副鼻腔炎の原因となることもある.

3) 日常生活習慣の観察
(1) 食事習慣
　食事時間，食事の種類・量，嗜好品などの有無．
(2) 日常生活
　喫煙，あるいは飲酒の習慣，ライフスタイル，過飲過食，食後すぐの臥床，前屈姿勢などの有無，肥満の程度を観察する．

(3) ストレス状況
　家庭環境，職業，性格によるストレッサーの有無．
4) 検査値の把握
　出血を伴う場合，貧血(ヘモグロビン値低下など)の有無と程度を観察する．

■具体的ケア

1) 薬物療法への援助(服薬指導)
①薬物の作用を考慮し，指示どおりに規則的に服用するように指導する．
②患者の年齢や理解度に応じて，具体的に説明することが重要である．薬物の飲み忘れは比較的早期に自覚症状の再発をまねくため，自己管理が容易なことが多いが，自覚症状に乏しい場合は，服薬の動機づけが不十分なこともあり，十分な指導を要する．
③薬物により特有の副作用があることを説明する．

2) 外科的治療
　薬物療法抵抗例や巨大な食道裂孔ヘルニア合併例，深い潰瘍，狭窄例で手術適応となる．
→手術(しゅじゅつ)を受ける患者の看護

3) 日常生活指導
　GERDは長期治療が必要な疾病であり，逆流を誘発するような日常生活習慣の是正が重要である．また，ストレスの解消も有効である．
　具体的には以下の点に注意する．
(1) 食事指導
①食事摂取方法の改善
　食事と同時に空気を飲み込むことや大量の食事摂取は一過性下部食道括約部弛緩の誘因となるため，早食い，すするような食べ方，大量摂取を改善する．
　1回の摂取量をなるべく少なくすることや食事時間は規則正しく，時間をかけて摂取するよう指導する．また，食後数時間以内の臥床は食道内逆流の誘因となるため，就寝前の摂取禁止や食後1～2時間は坐位で過ごすように説明する．
②食品の選択
　逆流症状を増悪させる高カロリー食，高蛋白食はさけるよう説明する．またオレンジなどの柑橘類，トマトなどの野菜や豆類，いも類，饅頭やチョコレートなどの菓子類，炭酸飲料，香辛料，カフェイン，アルコール類などの胸やけを誘発する食品の摂取を控えるように指導する．さらに，塩分の摂り過ぎもGERDの新たなリスクとして報告されており，塩分を控えるように指導することが重要である．
③肥満
　肥満は腹圧を上昇させるため，逆流の危険因子である．また，肥満を起こしやすい過食や高脂肪食などは逆流につながりやすいため，肥満の解消は重要である．減量に向けて食生活の指導を行う．
(2) 日常生活動作について
①腹圧について
　重いものを持ち上げるなどの力仕事，前傾姿勢での作業や腹部を圧迫するベルト，帯やコルセットの着用は，腹圧を上昇させ逆流を誘発しやすくするため，さけるように指導する．腹圧の上昇を抑えるため，便秘を解消する．また，妊娠中は胃が圧迫されるため，食事は一度に摂らず，何回かに分けて摂取するよう説明する．
②就寝時の姿勢
　夜間の逆流を抑えるため，枕や座布団を使用した上半身挙上(ファウラー位)を指導する．
③喫煙
　喫煙習慣は，下部食道括約部圧を低下させ，胃食道運動を障害する．また，喫煙による慢性気管支炎などは症状を悪化させる可能性があるため，禁煙を勧める．

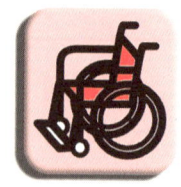

衣生活
clothing

I 着衣の目的(図1)

1) 保健衛生的ニードの充足を促す
   ①皮膚機能を高める.
   ②衣服気候(皮膚と衣服の間につくられる空気の層)による体温調節を行う. 衣服気候範囲の適温は32℃前後で, 湿度は50％前後である.
2) 生活行動を機能的にする
   ①日常生活動作・作業動作のしやすさを保つ.
   ②外的危険から皮膚を保護する.
3) 社会生活の円滑化をはかる
   「目的」「場所」に合った服装により, よりよい人間関係を形成する.
4) 装飾的・審美的機能により満足感を得る
   好み, 美的満足により心理的・心情的満足を得る.

II 患者の衣生活への援助

衣類の選択, 管理, 着脱について援助する.
1) 患者個々に適した衣類を選択する
〈判断基準のポイント〉
   ①衣類着用の目的を達しているか.
   ②患者の症状や状態を配慮しているか.
   ③着脱動作の安全性と安楽性が配慮されているか.
2) 衣類の管理について熟知し, 患者に適切にその知識を提供する
3) 熟練した技術で衣類の着脱の援助を行う

III 寝衣(病衣)の条件

1) 材 質
   ①肌ざわりがよく, 通気性・吸湿性があり, 皮膚を刺激せず, 体温調節が可能なもの. さらし木綿, ちぢみ, 綿メリヤスなど
   ②摩擦や洗濯に耐えて変質しないもの
   ③管理がしやすく, 経済的(安価)なもの
2) デザイン
   ①着脱が容易にできる形. ヒモ, ファスナー, 接着テープの活用など
   ②縫い目が少なく, 幅と長さにゆとりがある形
   ③医療処置, 治療が受けやすい形. 浴衣式寝衣など
3) 色, 柄, 組合わせ
   ①汚れがめだつ色
     ・変色しない
     ・色落ちしない(皮膚の観察に影響を与えない)
   ②清潔感のあるもの

■図1 衣服の機能

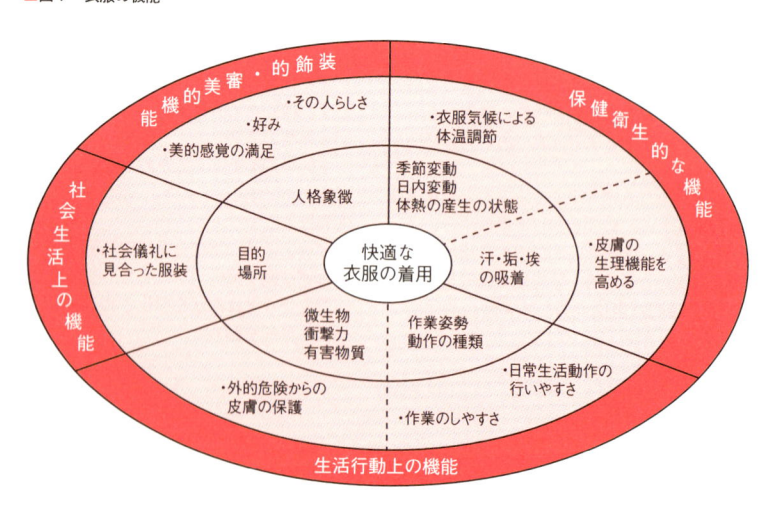

4) 「目的」「場所」に合った服装
　①健康障害の程度に合った服装
　　・急性期：着脱のしやすい浴衣式寝衣など
　　・慢性期：日中は日常着，夜間は寝衣に交換するなど
　　・リハビリテーション期：日中は活動・運動しやすい運動着，夜間は寝衣に交換するなど
　②生活習慣に合った服装

IV 衣類の管理

　必要枚数，交換頻度を予測して管理を行う．看護師は数の確保だけでなく，材質の変化や洗濯の状態などに関心を向ける必要がある．また家族に気づいた点を連絡するなど，患者にとって常に心地よい状態を提供できるように心がけることが大切である．

V 寝衣(病衣)の交換の実際

　臥床患者の寝衣交換(看護者1人で浴衣式寝衣を交換する場合)を表1に示す．

VI 全体に共通する行動のポイント

①着脱時，患者の肩関節に強い負担を加えず行う．
②着脱時，手関節・肘関節・足関節・膝関節の支えを十分に行う．
③新しい寝衣と汚れた寝衣を区別しながら行う．
④患者に圧迫感がないように寝衣を整える．
⑤施行者にとってよいボディメカニクスを活用する．
　・患者に近づいて仕事を進める
　・必要物品を手の届く範囲内に準備する

■表1 浴衣式寝衣(病衣)交換の手順

行動目標	手　順	行動目標	手　順
1．患者の準備をする	①患者に寝衣交換の必要性と，どのような順序で行うかを説明し，同意を得る ②患者に排尿・排便の有無を確認する		⑧汚れた寝衣は内側をなかに丸め，背中の下へ深く入れる ⑨新しい寝衣の脇縫いを側腹部に合わせる 　・背縫いを脊柱に合わせる 　・肩線を肩山に沿って合わせる
2．必要物品の準備をする	①下記の物品を準備する 　・寝衣，下着，その他 ②患者に交換する寝衣の希望を聞き，承諾を得る ③交換する寝衣は，予め温めておく(冬季や悪寒のある場合など) ④寝衣のほころびや汚れがないことを確かめ，使用する順番にワゴンの上に重ねておく		⑩新しい寝衣の残りを扇子折りにして背中の下に入れる ⑪ヒモを締める位置に置き，半分は背中の下に入れる ⑫肩と殿部を支えながら，静かに患者を仰臥位にする
3．安全・安楽に行うための準備をする	①施行者は時計をはずし，爪が切ってあること，手が温かいことを確認する ②すきま風を防ぎ，室温を調節する ③カーテンまたはスクリーンをする ④床頭台，椅子をベッドから離し，スリッパをベッドの下へ動かす ⑤掛け物をはずす ⑥当て物があれば，はずす		⑬新しい寝衣を引き出し広げる ⑭汚れた寝衣の袖を脱がせ，新しい寝衣で覆いながら汚れた寝衣をすばやく取り除く 　・寝衣の内側をなかに丸める 　・肩から足元の方向に行う ⑮新しい寝衣の袖と身頃を患者に着せる ⑯いったん前身頃を合わせる ⑰ヒモを引き出す
4．寝衣交換をする	①施行者は患者の側方に立ち，行動しやすい姿勢をとる ②ヒモをほどき，静かに抜き取る ③患者を施行者側に側臥位にし，安全・安楽な体位と位置であることを確認する ④新しい寝衣を患者の背中側に，上側の袖がすぐに着られるように広げて置く ⑤汚れた寝衣の袖を脱がせやすいように脱ぐ側にゆとりをもたせる ⑥汚れた寝衣の袖を脱がせ，新しい寝衣の袖を通す ※通常は施行者の手前から脱がせ，手前から着せる．創傷，片麻痺，点滴などがある場合は，健側から脱がせ，患側(障害側)から着せる ⑦上側にある汚れた寝衣を除きながら，新しい寝衣の身頃をすそまでかける		⑱背部および腰から下の寝衣のしわを伸ばす 　・患者の膝を立ててもらう(可能時) 　・腰の部分の寝衣を横に引っぱる 　・膝の下から手を入れ寝衣の背縫いをつかみ，片手は腰を上げ寝衣を足の方向に引く ⑲肩山，衿もと，前身頃，袖を整える 　・衿もとは後頸部に手を入れて整える(衿を左前にしない) ⑳ヒモを締める(ヒモを縦結びにしない)
		5．終了後の環境を整える	①汚れた寝衣を所定の場所に片づける ②床頭台，椅子，スリッパをもとに戻す ③カーテン，スクリーンを取り除く ④掛け物を整える
		6．観察・記録をする	①ワゴンなど使用物品を片づける ②施行前・中・後の状態を観察し記録する

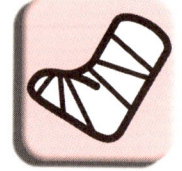

胃切除術
gastric resection；GR, gastrectomy

I 概説

胃切除の方法には数多くの種類があり，食物の通路であるため再建も必要である．疾患により，また患者の年齢，体格，活動性などによって慎重に手術方法が決定される．

II 解剖

胃の解剖を図1に示す．食道に続いて胃の噴門部に至る．噴門部，胃底部，胃体部，胃前庭部，幽門部，十二指腸に分けられる．

胃の支配神経は迷走神経である．この神経は消化性潰瘍の成因および治療との関係において重要である．

迷走神経は前幹と後幹に分けられる．

胃枝は前・後幹よりさらに分かれたもので，その末梢は，幽門洞枝となり，胃液の分泌と重要な関係をもつ．

III 適応疾患

良性疾患では，難治性および狭窄を伴う胃・十二指腸潰瘍，出血・穿孔などの緊急症例が，悪性疾患では，胃がん，胃肉腫，胃悪性リンパ腫，転移性胃腫瘍などが胃切除術の適応となる．

IV 切除範囲

胃・十二指腸潰瘍に対しては，広範囲切除術が行われることが多く，胃がんには幽門側胃切除術，またはがんが噴門の近くにある場合は胃全摘，噴門側胃切除術が選択されている(図2)．

胃がんでは，胃切除とともに隣接するリンパ節の郭清を行う．

また，周囲臓器(膵，脾，肝，副腎など)に浸潤がみられる場合には，それぞれの臓器の合併切除が行われる．

V 再建術式

大きく分けて，胃を全部切除する場合と，胃の口側あるいは肛門側が残る場合とで再建方法は異なる．

主な再建法を以下に示す．
①胃全摘後の再建法(図3)
②幽門側胃切除後の再建法(図4)
③噴門側胃切除後の再建法

VI 術後合併症

胃切除術は，再建を伴う大手術の1つであり，合併症はときとして重大な危険を生じうる．平均寿命が延長し，高齢者の手術が行われることもまれではなくなった．

一方，麻酔の技術，術中・術後のモニター設備，自動消化管吻合器の導入を含めた手術技術の向上などに

■図1　胃・十二指腸の区分と名称

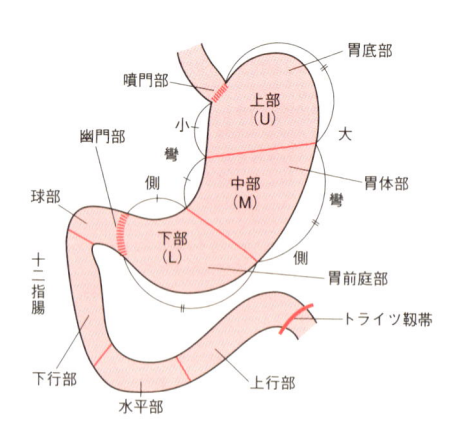

■図2　胃の切除範囲

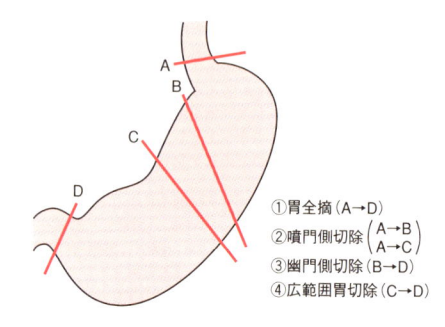

①胃全摘(A→D)
②噴門側切除 $\begin{pmatrix} A→B \\ A→C \end{pmatrix}$
③幽門側切除(B→D)
④広範囲胃切除(C→D)

■図3　胃全摘後の再建法

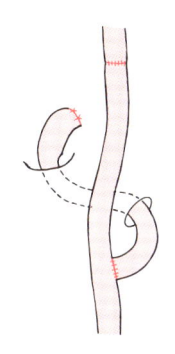

a. ルーY法　　　　b. ダブルトラクト法　　　　c. 空腸間置法

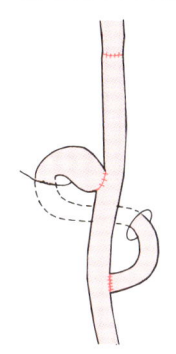

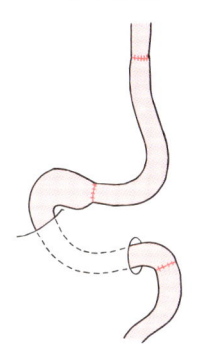

■図4　幽門側胃切除後の再建法

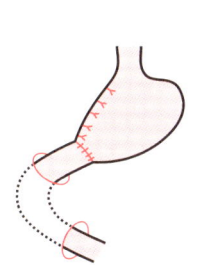

a. ビルロートⅠ法　　　b. ビルロートⅡ法　　　c. ルーY法

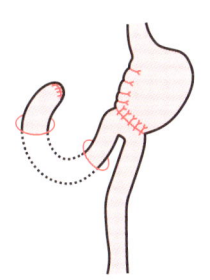

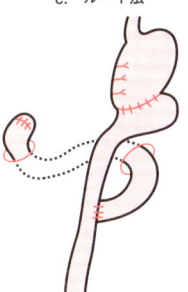

より，手術による合併症の予防もかなり確実に行えるようになってきた．

胃切除後は以下の合併症の予防と早期発見，早期対応に努めなければならない．

1．術直後から術後24時間
①麻酔からの覚醒が不十分なための舌根沈下による呼吸困難
②術中の輸液・輸血量の過不足による心臓・肺・腎機能障害
③吻合部または腹腔内からの大量出血によるショック

2．術後24時間から72時間
①気管内分泌物による呼吸障害(肺炎，無気肺)
②手術中の機械的刺激により生じる急性膵炎
③長期臥床から生じる下肢静脈血栓による血栓症(肺)

3．術後4日目から2週目
①縫合不全
②手術のストレス，長期臥床によるせん妄状態(とくに高齢者)
③吻合部狭窄による胸やけ，胃部停滞感
④皮膚縫合部の感染

4．2週目以降
①ダンピング症候群による食後のめまい・動悸
②各種薬物による肝機能障害
③術後胆囊炎
④癒着による腸閉塞

5．1か月以降
①逆流性食道炎による胸やけ
②ビタミンB_{12}吸収障害による貧血
③消化不良による下痢
④輸血によるウイルス性肝炎
⑤腹壁瘢痕ヘルニア

胃切除術を受ける患者の看護

術前の看護

■看護のポイント

患者が事前に，疾病の状況や手術方法について十分に説明を受けて理解し，意思決定ができること．さらに手術に臨む気持ちや身体の準備ができるように援助をする．

また，家族も手術について理解し，患者を援助できるようにする．緊急手術時は，患者も家族も事態がよくわからず混乱している場合がある．手術のプロセスが理解できるよう，とくに配慮しながら準備を行う．

■観察のポイント

(1) 栄養状態および体重の変化
(2) 食事摂取状況：食品の種類，量，水分摂取量
(3) 自覚症状：食欲，悪心・嘔吐，痛みの有無
(4) 他覚症状：顔・皮膚の色，皮膚の乾燥・弾力性，浮腫の有無
(5) 手術に対する心理的状態，予後に対する不安の内容など
(6) 血液検査データ：血漿蛋白，血漿アルブミン，赤血球，白血球，ヘモグロビン，ヘマトクリット値，出血時間，血清電解質値
(7) 各機能検査データ，呼吸機能〔1秒率，%VC（%肺活量），血液ガスなど〕，循環機能（心拍出量，心電図，血圧など），腎機能〔尿，BUN（尿素窒素），クレアチニンなど〕，代謝機能（血糖値など）

■具体的なケア

1 低栄養状態の改善
①経口摂取可能なときに少量ずつ食事を勧める．
②高蛋白・高エネルギーで，消化のよい食品を選ぶ．
③検査による食事摂取の妨げは最小限とする．
④経口からの栄養摂取で十分補えないとき，経管栄養法，輸液の管理を行う．

2 検査時の看護
①検査目的・方法をよく説明する．また，疲労・苦痛を伴う検査は同一日に重複しないように調整する．
②検査の副作用，疲労の程度をよく観察し，早期回復をはかる．

3 不安への援助
①患者が不安を十分表現できる環境をつくる．
②話を十分に聞く．
③不安の内容によっては医師に相談する．
④手術のプロセスを説明し，手術がイメージできるようにする．
⑤手術のため患者自身が準備することを説明する．

4 術前準備
①深呼吸や咳をする目的を説明し，その方法を練習する．
②胃腸をからにするための禁飲食（12時間以上），胃洗浄，緩下剤を医師の指示どおり与薬する．
③剃毛を行う．
④精神安定薬を用いて十分な睡眠がとれるようにする（医師の指示による）．
⑤術後の身体状況（創部の位置，酸素を用いていること，チューブやドレーンの挿入部位など），食事開始予定を説明する．

術後の看護

■看護のポイント

年々手術を受ける患者の年齢が高くなっている．術直後の看護は慎重に注意深い観察と適切な判断のもとで進め，合併症を予防し，回復への援助を行う．

術後5日目以降，腸蠕動運動をみとめると経口摂取が開始される．食事開始に伴い，吻合部狭窄，縫合不全，ダンピング症候群などの合併症を起こしやすい．この時期の看護は，胃切除による胃の容積お

よび胃液分泌状態の変化を考慮し，食事摂取が円滑にできるような指導とともに，合併症を早期に発見し対処できるように援助する．

■観察のポイント

1 手術直後から翌日
(1) 呼吸の管理
　麻酔の覚醒状態を観察し，覚醒が十分でない場合は以下の点に留意する．
　①エアウェイやバイトブロックを挿入して舌根沈下による呼吸困難を予防する．
　②酸素吸入
　③深呼吸するよう声をかける．
(2) バイタルサインのチェック
　体温，脈拍，呼吸，血圧の経時的測定．
(3) 輸液量，輸血量，尿量の測定
(4) 創部ドレーンからの出血や滲出液の有無を確認
(5) ショック症状の観察(腹腔内に大量出血した場合に起こる)
　①意識
　②バイタルサイン，顔面蒼白，虚脱，冷汗，脈拍触知不可の有無

2 術後2日から4日
(1) 気管内分泌物の排出状態
(2) 呼吸状態の観察
(3) 腹部膨満，腸管の動きを観察
(4) 胃ドレーンからの排液量，色，性状の観察
(5) 創部の縫合不全，感染，出血の有無と程度

3 術後5日から退院
(1) 食事で摂取したものの種類，量
(2) 摂取後の悪心・嘔吐，胸やけ，腹痛，胃部停滞感の有無
(3) 縫合不全症状(疼痛，発熱など)の有無
(4) ダンピング症候群：早期症状(食後20～30分に出現するめまい，頻脈，発汗，蠕動運動亢進，腹痛，嘔吐など)，後期症状(食後2～3時間の高血糖に続く低血糖症状)

■具体的なケア

1 術直後から4日
1) 換気
　深呼吸，咳を行うよう声をかける．
2) 体位
　意識覚醒後，ファウラー位とする．
3) 体位変換
　①覚醒後，とくに安静の指示がないかぎり，積極的に体位変換を行う．
　②痛みを誘発しないように行う．
　③体位変換の意味を患者に説明する．
4) 排気
　自然排気がなく腹部膨満があるときは体位変換，腹部温湿布，坐薬により排ガスを促す．
5) 口腔の清潔
　うがいを行い，口腔の清潔を保ち乾燥や潰瘍形成を防ぐ．
6) 血栓症の予防
　計画的に坐位，起立，歩行と早期離床を進めて血液循環を促し，血栓症，塞栓症を予防する．
7) 胃管の管理
　固定を十分行い，抜去を予防する．胃管を開放して胃内容を持続的に排出する．
8) ドレーン・チューブの管理
　排泄量・性状を観察する．固定を十分にして抜去を防ぐ．

2 術後5日から退院
1) 食事指導
　①分割食(6回)とする．
　②少量ずつよく嚙んで摂取する．
　③消化のよいものを摂り，アルコールやコーヒー，炭酸飲料，刺激物はさける．
2) ダンピング症候群のあるとき
　①ダンピングの発生する原因と時期を説明する．
　②ゆっくり食べる．
　③流動物よりも固形物を摂取する．
　④糖質は控え，蛋白質や脂質を中心とした食事にする．
　⑤食後1時間は安静にする．
　⑥後期症状発生時はあめをなめることを説明する．
3) 術後の運動
　他臓器の合併切除や高齢者，合併症のない患者は，早期離床，歩行により諸機能の改善に努めるように指導する．
4) 退院指導
　①食事指導とダンピング症候群への対応方法
　②3か月以降は，食事の摂取回数・内容を徐々に正常に戻すように指導する．
　③消化がよくバランスのよい食事を勧める．
　④体重測定を定期的に行い，体調の自己管理を勧める．

痛み〈疼痛〉
pain, dolor ; dol.

I 定義・概念
痛み(疼痛)とは、「痛い」と感じる感覚で、身体の異常を知らせる最初の徴候であり、生体を保護するために生じる最も多い症状である。

痛みは、さまざまな身体的原因で発生し、心理的・社会的要因によっても影響を受け、助長されることがある。患者の QOL の面からもその緩和はきわめて重要である。

II 痛みの発生と伝導
物理的疼痛は、組織の崩壊のため、皮膚または内臓にある疼痛感知受容器からの刺激の発生による。この受容器には疼痛の閾値があり、それを上回る刺激を受けると興奮して痛みが発生する。

痛み刺激を伝導する線維は、脊髄の後根から入り、灰白質内でシナプスを形成する。

その後、反対側の脊髄視床路を上方に向かい、視床でシナプスをつくり、視床から大脳皮質の感覚領野につながる。痛み刺激はこの経路に従って求心性に伝えられる。

III 痛みの種類
痛みは、それを感じている人だけが表現するものであるから、人により、その部位や性質によって、さまざまに分けられる。

(1) 発生部位による分類
頭痛、腹痛、神経痛、関節痛、歯痛など

(2) 痛みの種類・程度による分類
① 自発痛:刺激が加わらないときでも自然に起こる痛み
② 圧痛:圧迫することによって起こる痛み
③ 鈍痛:漠然とした鈍い痛み
④ 激痛:激しい痛み

(3) 痛みの性質による分類
① 体性痛(表1):局所的傾向があり、皮膚領域または脊髄分節性がある。
② 内臓痛(表1):あまり局所性を保っておらず、障害のある器官からほかの内臓領域や皮膚の領域に放散することが多い。
③ 神経因性疼痛:慢性の筋肉緊張から生じる。頭部、腹部、腰部に多く、種々の表現が使われる

■表1 内臓痛と体性痛との鑑別

	内 臓 痛	体 性 痛
部 位	限局的でなく、移動する	非対称性、限局性
性 状	鈍痛	突き刺す、鋭い
持 続 時 間	間欠的	持続的
悪 心 ・ 嘔 吐	あり	なし
体 動	軽快する場合がある	増悪する
発 症 機 序	中空臓器の痙攣、伸展、拡張	壁側腹膜、腸間膜、小網などの物理的・化学的刺激
求 心 路	細径、無髄、内臓神経	大・中径、有髄神経
薬 物	鎮痛薬	鎮痛薬

■図1 皮膚の神経支配(Hansen-Schliack による)

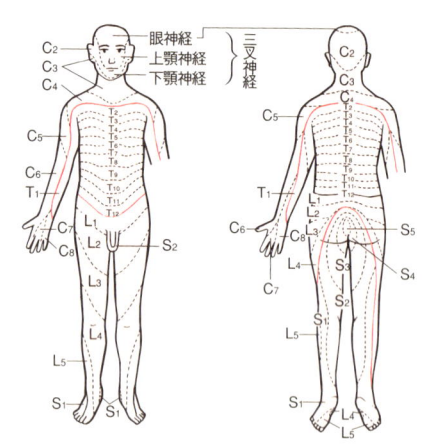

部位/神経:顔面・前頭部/三叉神経、後頭部/C_2、頸部/C_3、肩上部/C_4、三角筋部/C_5、上肢・手/C_6〜T_1、胸部臓器/T_1〜T_4、乳頭部/T_5、腹部臓器/T_6〜T_9、臍部/T_{10}、下肢/L_1〜S_2、外陰仙骨部/S_3〜S_5

が、神経解剖的な経路を決めるのは難しい。
④ 視床痛:視床出血後に発現する比較的まれな痛みである。非常に強く、しばしば持続する。
⑤ がん性疼痛:悪性腫瘍の進行や転移に起因する痛み。腫瘍による神経の圧迫や浸潤、脊椎への転移時の加重による脊髄や神経根の圧迫、血管やリンパ管の狭窄・閉塞による血流障害や浮腫、管腔臓器の閉塞などが原因となる。

■図2　ペインスケールのいろいろ

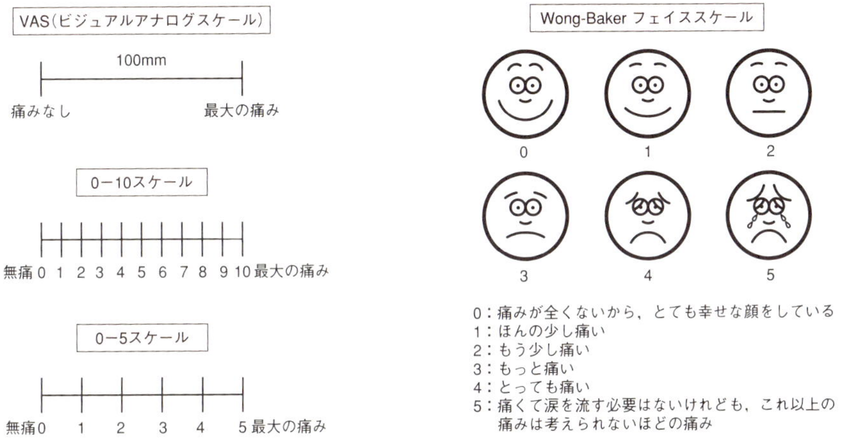

VAS(ビジュアルアナログスケール)
100mm
痛みなし　　　　　最大の痛み

0-10スケール
無痛 0 1 2 3 4 5 6 7 8 9 10 最大の痛み

0-5スケール
無痛 0　1　2　3　4　5 最大の痛み

Wong-Baker フェイススケール
0　1　2
3　4　5

0：痛みが全くないから，とても幸せな顔をしている
1：ほんの少し痛い
2：もう少し痛い
3：もっと痛い
4：とっても痛い
5：痛くて涙を流す必要はないけれども，これ以上の痛みは考えられないほどの痛み

IV 神経支配領域

全身は一定の分節性神経支配を受けており，その支配領域(図1)を知ることが痛みの診断には重要である．

V 診　断

痛みはおのおのの疼痛刺激の種類，伝導路などの相違によって感じ方が異なる．皮膚では，刺す，切るといった，組織を傷つける刺激が痛みとして自覚されるが，同様な刺激を内臓，深部骨格筋に加えても痛みとして自覚されず，内臓では炎症，充血，伸展などが，骨格筋では断裂，壊死，出血などの刺激が痛みとして自覚される．

このような痛みの構造，神経支配を熟知し，ペインスケールなどを利用して患者の訴える痛みの程度を判定し(図2)，治療方針を立てることが重要である．

VI 治　療

痛みの治療は個々の臓器や疾病によって異なる．それは発生要因の違いにもよる．以下にその例を示す．

1．頭　痛
1) 片頭痛

発作性，拍動性に生じるもので，病態は十分に解明されていないが，三叉神経を中心とした神経血管，脳幹部の異常，さらに神経ペプチドが重要な役割を果たしていると考えられている．

頭痛発作時の治療薬としては，トリプタン製剤，エルゴタミン製剤などが使用され，予防的にはカルシウム拮抗薬，β-[受容体]遮断薬，抗うつ薬，バルプロ酸ナトリウムなどが使用される．

2) 群発頭痛

2～6週にわたり群発する頭痛である．発作時はトリプタン製剤のほか，純酸素吸入が有効である．

3) 緊張型頭痛(筋収縮性頭痛)

不安が前景にあることが多いため，種々の検査のうえ器質的病変のないことを確認し，患者によく説明して納得させることが重要である．マイナートランキライザー，筋弛緩薬，抗うつ薬などを使用する．

4) 三叉神経痛

非ステロイド性抗炎症薬(NSAIDs)，カルバマゼピンなどを使用するが，神経ブロック，手術による神経血管減圧術を必要とするときもある．

2．胸　痛

胸痛は，原因疾患が多数あり，心臓に由来するもの，大動脈，肺起源のものなどを鑑別することが重要である．疾患により治療法も異なるが，腹部疾患，とくに消化性潰瘍，胆石，急性膵炎でも胸痛をきたすことがあるので，注意が必要である．

3．突然の腹痛

腹痛も多くの疾患で起こるが，それぞれ治療法が全く異なるので，疾患の鑑別がまず第一である．

4．がん性疼痛

可能であれば原因の除去，WHO方式とよばれる麻薬を主体とした薬物療法，放射線療法，外科的療法，化学療法に加え，腹腔神経叢ブロックや硬膜外麻酔などの神経ブロックが適応となる．

痛みのある患者の看護

痛みを全人的な痛み[身体的,心理的・社会的,霊的痛み(スピリチュアルペイン)]として理解し,緩和ケアを行うとともに,患者の生活の質を維持できることが看護の目標となる.痛みの状態,その原因,増強の要因,日常生活への影響をアセスメントし,緩和のための援助を実践する.また,痛みは主観的であるため,患者の訴えを尊重するとともに患者自身が痛み緩和のセルフケア能力をもてるように指導する.全人的な痛みへの対応は,さまざまな専門家が協力してチーム医療を行う.患者と接することが長く,最も多く情報をもっている看護師は,チーム医療のコーディネーターとしての役割がある.

■看護のポイント
(1) 痛みの状況を的確に把握する.
(2) 適切な鎮痛薬を選択し,効果的に緩和する.
(3) 身体的側面,および心理的・社会的側面,霊的側面の援助を行う.

■観察のポイント

1 痛みの性質
(1) 痛みの発現部位と深さ(表層痛か深部痛か),放散の部位
(2) 痛みの強さ:ビジュアルアナログスケール(VAS)やフェイススケール,簡易表現スケールなどを用いて痛みの強度を観察する.
(3) 痛みの種類:鈍痛,仙痛,激痛
(4) 痛みの性質
　①内臓痛:鈍く疼くような痛み
　②体性痛:ズキズキする痛み
　③神経因性疼痛:締めつけられる,または刺すような痛み,電気が走るような痛み
(5) 痛みの出現の特徴,持続時間,日内変動
　①急性痛か慢性痛か.
　②自発痛か労作時痛か圧迫痛か.
　③睡眠との関係:痛みは睡眠を妨げているか.
　④食事との関係:空腹の程度,食事摂取からの経過時間
　⑤体位,体動との関係:臥床時,起坐時,運動後の痛み

2 痛みに伴う症状
(1) 消化器症状:悪心・嘔吐,胃部不快感,下痢,便秘,吐血,下血,腹部膨満,蠕動運動の異常,筋性防御,食欲減退,体重減少
(2) 神経症状:運動神経麻痺,感覚神経麻痺
(3) 呼吸・循環症状:冷汗,チアノーゼ,呼吸困難,血圧の異常,脈の異常,発熱,四肢冷感,咳嗽,喀痰,浮腫

3 痛みに影響する因子
(1) 身体的状況:病気の進行状況(転移の部位),行われている検査・治療,装着された器械・器具,褥瘡,同一体位
(2) 心理的・社会的状況
　①疾患や症状,治療法や治療効果に対する患者のとらえ方
　②相談相手の有無
　③社会的役割の中断に対するとらえ方
　④家族の協力,経済的状況
　⑤職場・学校での立場と協力の状況

4 痛みに対する反応
(1) 身体的反応:バイタルサインなどの変化
(2) 心理的反応:不安,抑うつ,おそれ,悲しみ,興奮,怒り,否認などの情緒的反応
　①言葉での表現:うめき声をあげる,激しい口調
　②表情での表現:歯を食いしばる,眉を寄せる.
　③行動,しぐさによる表現:拳をにぎる,痛みのある部分をつかむ,乱暴な行動,落ち着かない状態,行動の抑制
　④他者への反応:拒否的な態度,好意的な態度

5 痛みや鎮痛薬に対する患者の理解度
　①痛みの原因に対する認識
　②痛みを訴えることに対する認識
　③鎮痛薬に対する知識
　④鎮痛薬を使うことに対する認識

■具体的なケア

1 身体的援助
1) 薬物療法
(1) 実施方法
　①痛みの種類に応じた薬物を,医師の指示に従って適切に用いる.とくにがん性疼痛の場合は,WHOの3段階除痛ラダーを用いて除痛する.
　②疼痛緩和の目標
　・第1段階:痛みに妨げられることなく夜間,

良眠できる．
- 第2段階：安静時に痛みがない
- 第3段階：体動時に痛みがない

③薬物投与経路を以下の方法のなかから患者の状態に応じて選択する．
- 経口的方法
- 経腸的方法
- 注射的方法

④薬物の用い方
- 定時に使用する
- レスキュードーズを効果的に用いる

⑤副作用の有無を観察する．
- 血圧降下，呼吸抑制，便秘，悪心・嘔吐など

(2) 患者に対する指導
①痛みを十分表現することが痛み緩和のポイントであることを説明する．
②ペインスケールを使う目的，方法を説明する．
③薬物の使用について患者・家族に説明する．
- 麻薬は，中毒や耐性のないことを十分説明する
- 副作用と対策を説明する

④PCAポンプを使用する目的，方法を説明する．

(3) 効果の確認
①使用した鎮痛薬の種類，量，方法(注射，経口)，使用時間，効果発現の時間を把握する．
②痛みの強さをビジュアルアナログスケールに表し，痛みの変化を把握する．効果確認の時期は，鎮痛薬の最大効果時間，定時に薬物を服用するときなど
③副作用について確認する．
④鎮痛薬の効果がない場合，次のことを考え医師と相談する．
- 薬物の量は適切か
- 痛みの種類と薬物の種類との関係は適切か
- 新しく痛みの増える原因はないか

2) 安静を保つ
(1) 痛みのある局所的部位を安静にする．
(2) 全身を安静にする．
①心筋梗塞発作時など
②消化器系の痛みの場合，禁食にしたり消化のよいものを食べるようにする．

3) 体位変換，体位の工夫
(1) 痛みのある部位を弛緩させる．
(2) 良肢位を保持する．
(3) 同一部位の圧迫による痛みを防ぐために定期的に体位変換を行う．
(4) 体位を工夫する．たとえば，腫脹した部位は挙上，関節障害のある部位は半屈曲位，頭蓋内圧亢進の場合は頭部挙上

4) マッサージ：アロマセラピーを取り入れる．

5) 罨法の利用
痛みの種類に応じて，温罨法あるいは冷罨法を行う．
(1) 温罨法：血行を促進させ，筋肉の緊張を緩和して痛みを軽減させたいときに用いる．
(2) 冷罨法：血管を収縮させて痛みを軽減させたいときに用いる．

2 心理的・社会的・霊的側面への援助
1) 不安の軽減
(1) 病気・治療に関する適切な説明(医師より)
(2) 患者の訴えを共感的態度で聞く．
(3) 患者のそばにいる．
(4) 患者指導：痛みについて説明しておく．
- 痛みの出る理由や性質と，痛みの対処方法について説明する

2) 気分転換
(1) 環境の調整：騒音防止，照明・室温の調整
(2) 身体の清潔：痛みが緩和されているときに行う．リラックスでき，眠気を誘うこともある．
(3) 趣味をいかす：読書，会話，テレビ，散歩

3) 人間関係の調整
患者の医療従事者に対する信頼感が痛みの感じ方や治療に対する効果に大きく影響する．
(1) 患者に関心をもち，痛みの理解に努める．
(2) 痛みの出現時や増強時に，迅速に対処する．
(3) 患者の期待していることを把握し，それに沿えるように努力する．
(4) コミュニケーションをとる時間を多くもつ．
(5) ライフレビューを勧める．

4) 日常生活への援助
状況に応じた援助を行い，日常生活を保持できるようにする．痛みが緩和した時期にケアを行う(排泄，歩行練習)．

3 チーム医療を進める
①医師と看護師間で疼痛緩和について十分に話し合って進める．
②緩和ケアチーム，がん看護専門看護師，がん性疼痛看護認定看護師，ホスピスケア認定看護師などの専門家に相談する．

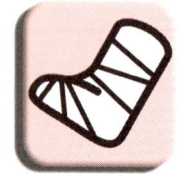

遺伝子診断
genetic diagnosis

I 定義・概念

患者から採取した組織・細胞あるいは細菌・ウイルスに由来する DNA や RNA を用いた，遺伝子レベルでの根拠に基づく診断行為全般を指す．ときに染色体や蛋白質を用いたアプローチも含まれる．

II 対象病因

細菌・ウイルスなどの病原体による外因性の病因および細胞内における遺伝子の変化・異常による内因性の病因のいずれもが遺伝子診断の対象となる（表1）．

遺伝子診断による病原体の同定は，対象である病原体のゲノムに由来する遺伝子断片の検出によって行われ，細菌と比べて分離同定が困難であるウイルス，発育速度が遅く培養では同定に時間を要する結核菌，早急な診断が求められる原因菌や多剤耐性菌の同定に有用である．また内因性の病因の遺伝子診断については，特異的な遺伝子異常を検出しうるがんおよび単一遺伝子病が主な対象である．

最近では生活習慣病に代表される多因子疾患も，種々の疾患感受性遺伝子の型を判定することによって発症や予後を予測するという，新たなアプローチの対象疾患として注目されている．さらに病態に関連した遺伝子の発現プロフィールによる病型・病期診断も，新しい遺伝子診断の1つとして期待されている．

III 方法

PCR（ポリメラーゼ連鎖反応，polymerase chain reaction）法の登場以前は，ドットハイブリダイゼーション，サザンハイブリダイゼーション，ノーザンハイブリダイゼーションおよび塩基配列決定法（sequencing）が主な解析法であったが，煩雑かつ解析に必要な DNA や RNA 量が多く，感度にも限界があって臨床検査に適せず，研究レベル域を超えない方法であった．

PCR法の導入とオートシークエンサーの普及により，現在では少量の DNA や RNA でも解析でき，かつ一度に多数のサンプルの処理が可能となった．これらの進歩は，遺伝子診断が臨床行為としてルーチン化した技術面での大きな要因である．さらに近年登場した DNA チップは，ゲノム全体を対象とする包括的・網羅的な遺伝子解析の高速・大量処理が可能とされ，遺伝子診断の現場に導入されつつある（図1）．

IV 今後の展望

ヒトゲノム研究の進展と解析技術の向上は遺伝子診断の普及を着実に促している．それに伴い，生命倫理に根ざした新たなルールとシステムづくりが必要である．診断後の診療戦略，インフォームド・コンセントの徹底と診断後のカウンセリング体制，個人の遺伝子情報の機密管理，診断の精度の標準化などが今後の重要な課題である．

■図1　PCR法を用いた遺伝子診断法
1．**PCR 法による目的の遺伝子断片の増幅**

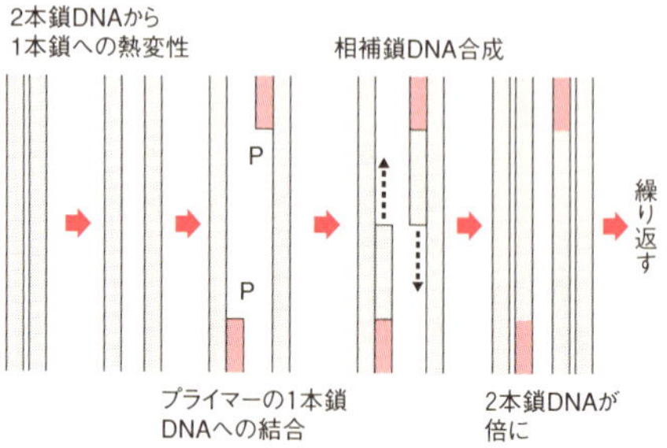

2本鎖DNAから1本鎖への熱変性 → P → 相補鎖DNA合成 → P → プライマーの1本鎖DNAへの結合 → 2本鎖DNAが倍に → 繰り返す

2．**多型・変異の同定**
①**PCR-SSCP**（PCR-single strand conformation polymorphism）：塩基配列の違いに基づく DNA の高次構造の差を利用
②**制限酵素断片長多型**（restriction fragment length polymorphism; RFLP）：多型・変異による制限酵素切断部位の塩基配列の変化を利用
③**直接塩基配列決定法**（direct sequencing）：オートシークエンサーを用いて塩基配列を決定し，複数のサンプル間での比較により同定
④**DNA チップ法**：DNA チップを用いたハイブリダイゼーションにより同定

■表1　遺伝子診断の対象病因

外因性の病因
　　病原体のゲノム
　　特定の遺伝子（薬物耐性遺伝子や毒素遺伝子など）
　　腫瘍性ウイルス
内因性の病因
　　発がん遺伝子
　　がん抑制遺伝子
　　責任遺伝子（単一遺伝子病）
　　疾患感受性遺伝子（多因子疾患）
　　病態に関連して発現量が変化する遺伝子

遺伝子治療
gene therapy

I 定義・概念

細胞内への遺伝子導入技術に基づく治療行為全般を指す．病的細胞の機能修復と正常細胞の機能修飾の2つに大別される．

前者には，疾患の原因である異常遺伝子を正常遺伝子に置換させて根治を目指すアプローチ，正常遺伝子を付加させて機能回復をはかるアプローチ，異常遺伝子がもたらす病的効果を抑制する機能を有する遺伝子を導入して病勢を抑えるアプローチがある（図1）．

後者の代表例は，免疫系サイトカイン遺伝子導入による患者リンパ球の抗腫瘍免疫能強化である（図2）．

II 対象疾患

遺伝子治療はまだ安全性が十分に確立された治療法ではなく，その対象はほかに有効な治療法がない致死的疾患に限られる．

このため，主に予後不良の単一遺伝子病およびがんに対して遺伝子治療が実施されているが，生活習慣病をはじめとする種々の慢性疾患の遺伝的要因が明らかになるにつれて，対象疾患の範囲は広がりつつある．

III 方法

遺伝子治療に用いられる遺伝子導入法は，体外（ex vivo）法と体内（in vivo）法に大別される（図3）．その選択は，病変の特性と遺伝子導入に用いるベクターの特性により決められる．ベクターとは細胞内へ遺伝子を導入するための運搬役であり，ウイルスベクターと非ウイルスベクターがある．

体外法は，患者由来の細胞をいったん体外で培養し，遺伝子導入ののち患者に移入する治療法である．体内法は，注射や吸入により遺伝子導入ベクターを直接患者体内へ投与する治療法である．

体外法では遺伝子導入細胞の安全性を患者への移入前に把握できる利点がある反面，大量細胞培養技術に要する煩雑さと費用が問題となる．一方，体内法では遺伝子導入ベクターの投与は簡単であるが，患者体内における安全性には未知の点もあり，より慎重な検討が必要とされる．

IV 今後の展望

遺伝子治療は，ほかに有効な治療法が存在しない疾患に対する新たな治療法として期待され，その臨床試験の規模および対象疾患が広がっているものの，いまだ開発途上の段階にある．因果関係の詳細は不明であるが，遺伝子治療後の白血病発症例が報告されており，安全性に関する基礎検討がさらに求められている．

基礎面では，より高い有効性を得るため，遺伝子導入効率の向上と遺伝子発現レベルの十分な制御が最大の課題である．臨床面では，有効性，安全性，合理性の追求とともに倫理上の細心の配慮とQOLの維持の徹底，さらなる臨床試験結果の集積がひき続き重要である．

■図1　遺伝子導入による病的細胞の機能修復

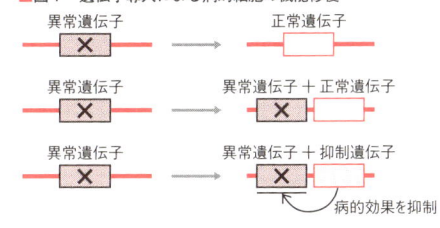

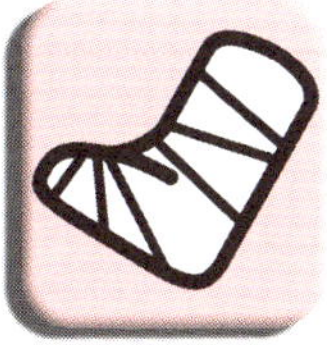

異常遺伝子 → 正常遺伝子
異常遺伝子 → 異常遺伝子＋正常遺伝子
異常遺伝子 → 異常遺伝子＋抑制遺伝子 → 病的効果を抑制

■図2　患者リンパ球の抗腫瘍免疫能強化

免疫系サイトカイン遺伝子の導入 → 患者リンパ球 → サイトカイン産生 → 免疫応答の増強 → がん細胞を攻撃

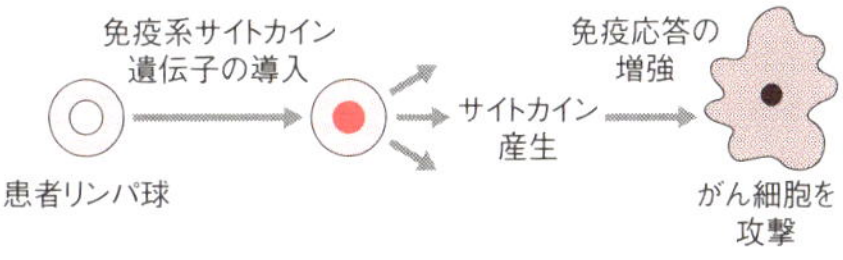

■図3　遺伝子治療に用いられる遺伝子導入法

体外（ex vivo）法：患者から細胞を採取 → 培養および遺伝子導入 → 体内に細胞を移入

体内（in vivo）法：腫瘍内局注，気道内投与，静脈内投与，門脈内投与，腫瘍内局注，筋肉内投与

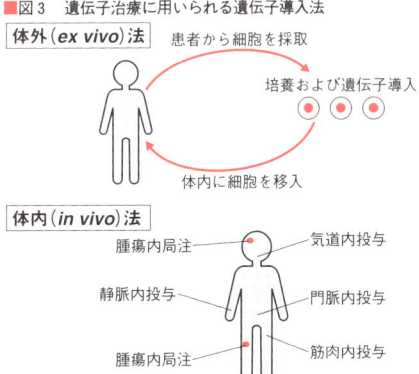

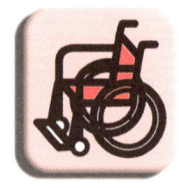

移動と移送
transfer and transportation

I 移動と移送に共通した要素

移動動作に制限が加えられると，身体機能が低下するだけでなく，生活空間の縮小に伴って精神活動も後退する．急性期が過ぎたら，できるだけ早く生活空間を拡大し，自立への意欲を高めるように援助することが大切である．

以下に，患者の移動と移送を援助する際の要素をあげる．

1) 動作の目的・効果を患者に説明する

動作の目的と効果を患者に説明し，了解を得てから始め，患者の目標に沿って進める．

患者のニードを確かめて，協力を得ながら行うことが大切である．とくに移動動作では，看護師は患者の自立訓練または運動に協力する立場で援助し，自力でできない部分を助けるが，あくまでも患者の自立を目標とした援助であることを忘れてはならない．

2) ボディメカニクスの原則に従った援助を行う

患者および看護師のボディメカニクスの原則に従った動作で行う．

(1) 作業姿勢の安定性を保つ

安定性を得るには，重心を低くし，支持基底面積を広くとり，重心線が支持面積の内側を通る作業姿勢をとらなければならない．つまり，両足を左右に30〜40 cm開き，片方を一歩出して基底面積を広くし，さらに膝関節を軽く曲げて重心を低く保った姿勢である．

(2) てこの原理の活用

効率のよい動作や運動では，てこの原理が応用される．たとえば，仰臥位から側臥位にする場合に，患者の両膝を垂直に立てて膝を手前に倒すと腰が回転し，続いて体幹も回転し，少ない力で全身の回転が可能となる．

(3) 適切な作業域の条件づくり

肘関節が中心の正常作業域では，正確で素早い動作が可能であり，肘関節を支点としたてこの原理も応用しやすい．

正常作業域で仕事を進めるためには，必要物品を近くに準備すること，患者に十分に接近することが大切である．

(4) 動作の経済性

その動作に適した大きな筋群を活用し，動作を開始するときには下腹部の筋肉を緊張させて，動作が開始

■図1 上方移動時の看護師の位置

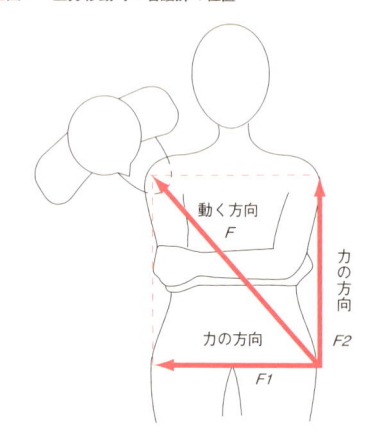

- 肩と腸骨棘部を結ぶ四角形の対角線上に看護師の膝を置く
- ベッド柵方向ではなく，看護師の体軸方向(F)に引き寄せる

したらリズミカルに進める．とくに，患者がふりかえる動作の場合は，体幹のねじれが生じないように注意する．

3) 援助方法を判断する

看護師1人で援助できるかどうかを判断し，無理な場合は，メンバーに協力を求めたり，補助具の活用を考える．患者の体格，健康状態などによって方法を検討し，患者および看護師の安全・安楽を配慮することが大切である．

II 移動と移送の実際

1．ベッド上方への移動

看護師が1人で行う場合は，患者に前胸部で両腕を深く組んでもらい，可能であれば膝を立てて足底でベッドを踏みつけるように説明する．

看護師は患者の頭より少し上の位置に立ち，患者の上半身の対角線の延長線上に左膝を置く(図1)．次に患者の後頭部を経て肩甲骨に左手を入れ，肘関節で後頸部を支える．さらに患者の右腕全体を看護師の右手でかかえ，患者と息を合わせて，看護師の体軸方向に引き寄せ，膝にのせる．最後に患者の上半身をベッド中央に戻す．

看護師2人または3人で行う場合は，身体各部の重

■図2　歩行への援助
　a. 起立動作の訓練　　　　　　　b. 歩行訓練

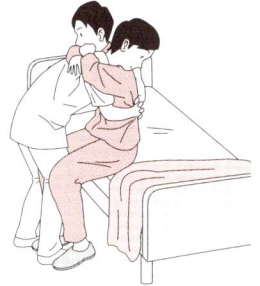

患者の身体を上方向へ持ち上げる
のではなく、手前に引き寄せるつ
もりで立ち上がりを介助する
〈立ち上がり介助〉

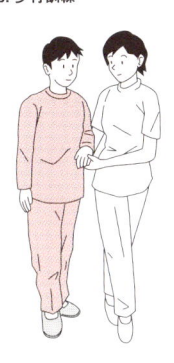

〈自力歩行の介助〉

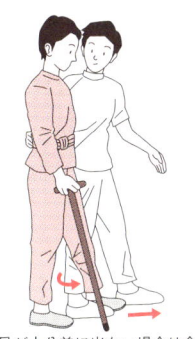

患足が十分前に出ない場合は介助
者の下肢(患足側)で介助する
〈杖による歩行の介助〉

■図3　車椅子への移動(乗)

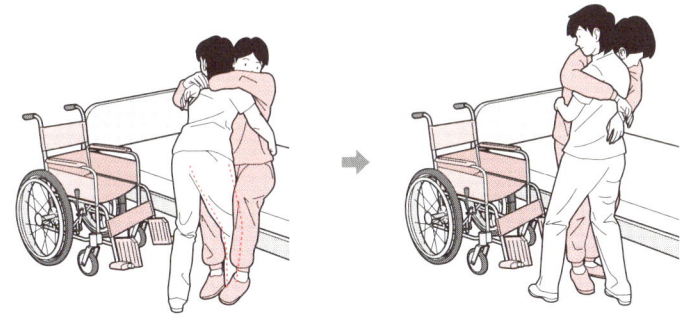

・患者と看護師の重心を近づけ，患者の体重を看護師の肩と大腿部に分散させるのがポイント
・車椅子に近い側の患者の下腿部を看護師の両膝で挟む(図中点線)
・身体を上方に持ち上げるのではなく，手前に引き寄せるつもりで患者自身の立ち上がり動作を介助する

量比を考えて分担し，合図によって息を合わせて同時に移動する．

2．歩行への援助(図2)

臥床生活の長い患者が歩行を始めるためには，
①起立動作ができる，
②歩行動作の保持ができる，
のプロセスをたどる．

したがって，臥床生活を続ける間も，良肢位の保持と積極的な体位変換や四肢の他動運動を行って，
①筋力の低下の防止，
②関節可動域(ROM)の維持・拡大，
③療養生活に対する意欲の維持，

をはかることが重要である．

起立動作の訓練は，ギャッチベッドを操作して仰臥位から坐位へ進め，坐位バランスが安定したら，ベッドの端に深く腰かけ，患者の足底で床を踏みしめてもらう．

看護師は患者の正面に立ち，患者の両腕は看護師の首に回してもらい，看護師は患者の腰のうしろに手を回し，しっかり組み，患者を引き寄せるように立たせる．このとき，両手を組まないと患者を落とす危険がある．

歩行訓練は，患者本人，医師，理学療法士，作業療法士を交えて，障害の回復状態，生活様式，補助具の

■図4 車椅子での段差越え

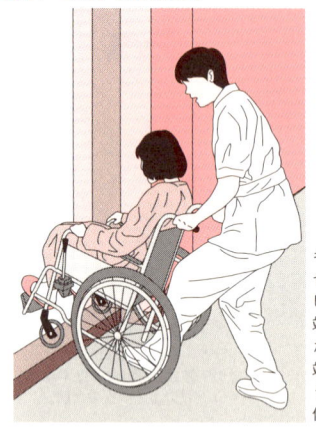

キャスターを浮かせるため、ティッピングレバーの先端に足を乗せ、また、ハンドルの先端を押し下げるように手・足両方に体重をかける

選択、本人・家族の意欲などをアセスメントし、訓練の方法を検討する。歩行の介助には次の2つがある。
①自力歩行の介助
②歩行器または杖(松葉杖など)による歩行介助

いずれの場合も、歩行にとって安全な衣類と履物を用意する。裾のまとわりつく服装は転倒の原因になる。膝関節の屈曲や伸展状態、歩幅、下肢の運び方などが観察しやすい軽装で、裾さばきのよいものが適している。

履物は、足のサイズに合ったゴム底の靴で、足背部に伸縮性のベルト付き、あるいはマジックテープ式などの着脱が容易な靴が望ましい。

3. 車椅子への移動(図3)と移送

車椅子を使用する対象者は、①坐位になることはできるが、歩行ができない、②歩行をしてはいけない患者である。

車椅子の操作は、介助者が操作して移動する場合と、患者自身が行う場合がある。いずれにしても、看護師は、車椅子の構造と機能を熟知し、患者および介助者に安全な操作法を指導することが大切である。

(1) 移動(乗)前に、車椅子の整備状態を確認する

大車輪・キャスターの回転状態、タイヤの空気圧、ブレーキのかかり具合、座席シートの硬さ、フットレストの開き具合を点検する。

(2) 患者に適した方法を選択する

長期臥床患者や循環動態が不安定な患者の場合、体位変換に伴う血圧変動をきたす可能性がある。移乗前に、バイタルサインの測定によって患者の状態を把握する。また、麻痺の有無と程度、筋力、関節可動域、立位バランスの程度、体重などの情報をもとに、車椅子を選択し、看護師が1人で行うか、2人で行うかを判断する。

(3) 一連の動作について患者に説明する

患者の動作と看護師の動きを説明し、協力を得る。また、患者の疑問や心配にこたえる。

(4) 目的地までの気温・湿度・気流を予測する

患者の衣服や靴下、膝かけを準備する。

(5) 乗降時は、必ずブレーキをかける

フットレストは上げておき、患者と看護師が動く空間をつくり、患者が座席に腰かけてからもとに戻す。

(6) 立ち上がり動作を誘導し、ゆっくり車椅子に腰かける

患者は両足をうしろに引き、看護師の首のうしろで手を組み、前傾姿勢をとる。看護師は患者の腰のうしろでしっかり手を組み、患者を引き寄せながら立ち上がる。看護師は車椅子に近いほうの足を軸に、患者の身体を回転させながら車椅子にすわらせる。

(7) 移送中は、振動をできるだけ少なくし、安全と安楽をはかる

直進の場合は、両ハンドルに均等に力を入れながら進む。段差のある場合は、ティッピングレバーを踏み込んでキャスターを浮かせ、大車輪だけで進む(図4)。また、急な下り坂ではうしろ向きに進み、患者が前のめりになる不安の軽減と、看護師自身の体重がブレーキの役割を果たすことを活用する。

4. 輸送車への移動と移送

臥位の状態の患者を目的地まで移送する場合は、輸送車(ストレッチャー)を使用する。輸送車への移動の際は、患者の状態、体格(体重)、病室の構造などの条件を検討し、人数や方法を決定する(図5、6)。

(1) 移動する目的に従って輸送車の種類を選択し、整備状態を確認する

患者の状態や移動の目的によっては、輸液架台や酸素ボンベの設置が必要である。また、キャスターの回転状態、ストッパーのかかり具合、防護柵や高さの調節具合を点検する。

(2) 目的地までの気温・湿度・気流を予測する

掛け物(種類と枚数)を準備する。

(3) 移動時は、ベッドの高さと輸送車の高さを調節し、必ずストッパーをかける

腰部に負担のない作業姿勢を確保するために、看護師が直立して手のひらがつく高さに調節し、同時にベッドの高さと輸送車の高さを合わせる。

(4) 1回の移動距離を短くするために、一連の動作を分割する

患者の腕を胸の上で体幹に密着させ、移動中に腕が引きずられないようにする。

適正な作業範囲を考えて、1回の移動距離を50 cm程度とし、看護師の身体から離れた作業をさける。そのため、いったんベッドの端に寄せてから、合図をとりながら移動する。

(5) **移送は2人以上で行い、移動動作以外は必ず防護柵を上げる。移送中は振動をできるだけ少なくし、安全と安楽をはかる**

平坦な通路では患者の足元から進み、前方の看護師は輸送車を引き、後方の看護師が患者の状態を観察しながら走行させる。上り坂では頭部が先になり、下り坂では足元から走行させ、常に頭部を高い位置に保つ。段差のある場所では一時停止し、車輪を持ち上げながらゆっくり操作する。また、カーブの前に減速し、頭部を軸として足元を回転させて、患者の気分不快をさける(図7)。

■図5　ローリングシートを用いる移動

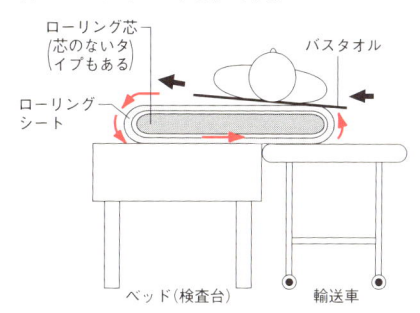

移動方向(←)にバスタオルを引く。バスタオルを用いない場合は、身体の側面を押すと、矢印のようにマットがローリングし、簡単に移動できる。摩擦係数の小さい生地を使用しているので、小さな力でも楽にスライディングできる

■図6　輸送車への移動

①腰部、②脚部、③頭部の順に下ろす

輸送車を持ち上げ、車輪を浮かせる

段差のある場合

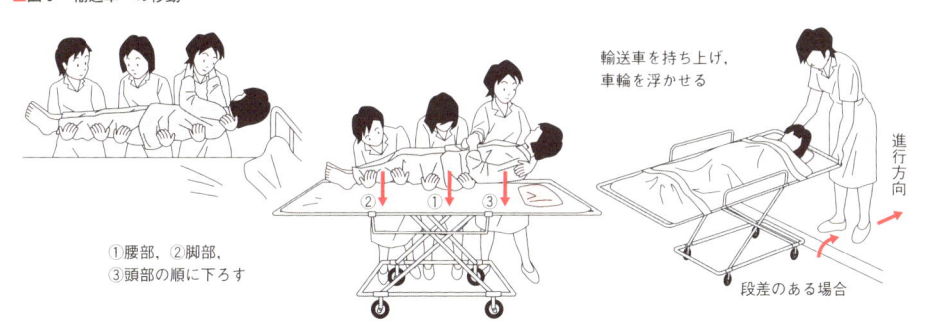

■図7　輸送車による移送法
a. 2人の看護師による移送

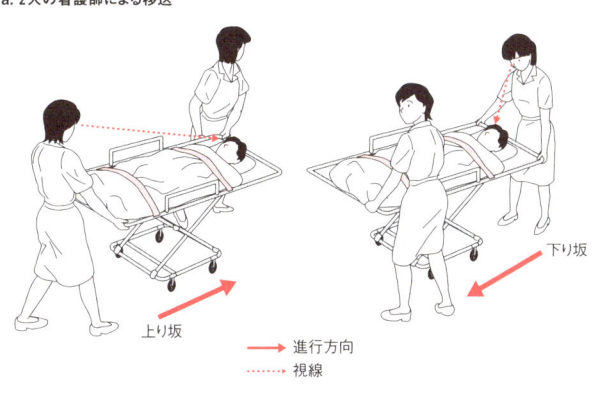

b. 1人の看護師による方向転換(左折時)

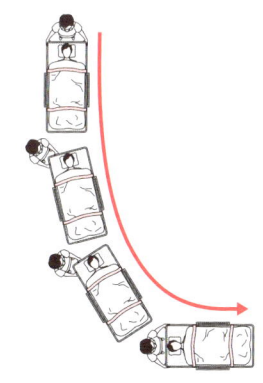

上り坂　下り坂
　→ 進行方向
　…… 視線

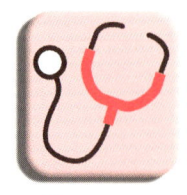

医療施設
medical institution

I 概説

1）定義

医療法では，「病院，診療所，介護老人保健施設，調剤を実施する薬局，その他の医療を提供する施設」を医療提供施設（以下，医療施設）と定義し，医療がこれを受ける者の居宅等において医療提供施設の機能に応じ効率的に提供されなければならないとしている．

厚生労働省の「医療施設調査」によると，2007（平成19）年9月現在の医療施設数は176,215．その内訳は病院8,862，一般診療所99,546，歯科診療所67,807となっている．

なお，医療法が医療施設の施設基準や人員基準を法律上明確にするのに対し，医師法や保健師助産師看護師法などは医療従事者としてのあり方を規定するものである．

2）医療法上の分類

医療法（第1条および第2条）では，各医療施設は次のように定義されている．
①病院：医師または歯科医師が，公衆または特定多数人のため医業または歯科医業を行う場所であって，20人以上の患者を入院させるための施設を有するもの
②診療所：医師または歯科医師が，公衆または特定多数人のため医業または歯科医業を行う場所であって，患者を入院させるための施設を有しないもの，または19人以下の患者を入院させるための施設を有するもの
③介護老人保健施設：介護保険法の規定による介護老人保健施設
④調剤を実施する薬局：薬事法の規定により，薬剤師が医師または歯科医師が交付した処方箋に基づき医薬品を調剤する薬局
⑤助産所：助産師が，公衆または特定多数人のためその業務（病院または診療所において行うものを除く）を行う場所．妊婦，産婦またはじょく婦10人以上の入所施設を有してはならない．

なお，③の介護老人保健施設や訪問看護ステーションなどを，医療施設の範疇に含めて用いることがあるが，指定の根拠や依拠する法律などが異なるため，注意が必要である．

II 医療施設の機能分化と地域連携

1）医療を取り巻く環境変化

近年，人口高齢化や疾病構造の変化，医療技術の進歩などにより国民医療費が増大する一方，医療保険財政は逼迫している．多様な需要に対応して医療資源を公平かつ効率的に配分するために，医療提供体制の改革が必要とされている．そこで，各医療施設の機能を明確にし，地域内で機能分化・連携する体制づくりが進められている．

2）基幹病院に求められる役割

病院は，機能面から次のように分類されている．
①特定機能病院：1992（平成4）年の第2次医療法改正により創設された，高度医療の提供機関として，一定の要件を満たした施設
→特定機能病院（とくていきのうびょういん）
②地域医療支援病院：1997（平成9）年の第3次医療法改正により創設された，地域医療連携における基幹的施設．都道府県知事が承認する．
→地域医療支援病院（ちいきいりょうしえんびょういん）
③国立病院：2004（平成16）年に再編が行われ，6つの国立高度専門医療センターと13のハンセン病療養所が国立医療施設となり，ほかの146病院は独立行政法人国立病院機構による運営となった．国立病院は，がん，感染症，循環器病など国民の健康に重大な影響のある疾患や成育医療など，国の医療政策としての「政策医療」を担っている．

3）第4次医療法改正と病床区分

わが国の平均在院日数は諸外国と比べてきわめて長い．この理由として，①人口当たり病床数が多い，②マンパワー不足，③急性期と慢性期の混在，などが考えられる．そこで，2000（平成12）年の第4次医療法改正では，患者の病態にふさわしい医療を提供するために，急性期と慢性期の病床区分を行った．結核・精神・感染症病床を除くすべての病床について，2003（平成15）年8月までに病床区分の届け出が義務付けられた．

①精神病床：病院の病床のうち，精神疾患を有する者を入院させるためのもの
②感染症病床：病院の病床のうち，感染症の予防および感染症の患者に対する医療に関する法律に規

定する一類感染症，二類感染症および新感染症の患者を入院させるためのもの
③結核病床：病院の病床のうち，結核の患者を入院させるためのもの
④療養病床：病院または診療所の病床のうち，精神・感染症・結核病床以外の，主として長期にわたり療養を必要とする患者を入院させるためのものをいう．
⑤一般病床：①～④以外の病床で，主に急性期患者を対象とするもの

長期療養患者のための療養型病床は削減の方向にある．2006（平成18）年の第5次医療法改正では，2012（平成24）年までに療養病床総数38万床（2006年当時）のうち，介護保険適用の療養病床14万床を全廃し，医療保険適用の療養病床のみ15万床までとする大幅な削減予定とした．しかし，高齢者人口の伸びと早期リハビリテーション重視の観点から，削減病床数を5万床減らし，合計20万床を存続させる方針に修正された．

4）看護職員配置基準の強化

病床区分に併せて，一般病床の看護職員の配置基準が強化された．以前は4：1（入院患者4人を受け持つ雇用看護職員は1人）であった基準が，3：1に引き上げられた（療養病床は6：1）

さらに，2006（平成18）年度の診療報酬改定では急性期入院医療の実態に即した評価（実質配置）として，7：1（入院患者7人を受け持つ実働看護職員は1人．改定前の表記では1.4：1）の配置基準を新設．手厚い看護に対し高い加算評価がなされるようになった．

5）地域連携における看護職の役割

看護職は，患者本位の地域医療を円滑に進めるために各施設を連携する役割を担っている．役割遂行のためには，地域の保健医療サービスに関する幅広い知識や技術の習得，情報の蓄積などが必要とされている．

III 地域医療計画の見直し

医療計画は，医療法に基づいて都道府県が策定する

■表1　第5次医療法改正の概要

〔理念〕
「患者の視点に立った，患者のためのの医療提供体制の改革」という患者本位の医療提供体制に基づく，効率的な医療提供と医療従事者の人材・資質の向上を目指す
（1）医療情報の提供
・都道府県による医療情報の集約と提供
・相談・助言機能の充実
・IT化→情報公開と迅速な対応が求められる
（2）規制緩和
・診療所の規制緩和：一般病床における入院期間制限（48時間）規定の廃止
・病院の広告規制緩和：医療従事者の専門性（例：専門看護師と認定看護師），診療・治療内容，院内感染対策，医療機器などの情報
（3）医療計画の見直し
「III　地域医療計画の見直し」参照
（4）医療安全の確保
・医療安全支援センターの制度化
・医療安全にかかわる指針の整備
・再発防止，処分を受けた者の再教育
（5）アウトカム（医療の実績情報）の評価と公開
・治癒率，術後生存率，患者満足度などのアウトカムの検証手法開発→情報公開→広告へ

■図1　医療計画見直しの方向性

階層型構造の医療提供体制から住民・患者の視点に立った診療ネットワークへの転換

〔これまでの医療計画の考え方〕　→　〔新しい医療計画の考え方（イメージ）〕

3次医療：先進的な技術や特殊な医療，発生頻度が低い疾病に関するものなどの医療需要に対応した医療

2次医療：入院治療を主体とした医療活動がおおむね完結する医療

1次医療：普段からの健康相談が受けられる，かかりつけ医を中心とした地域医療体制の確立を目指した医療

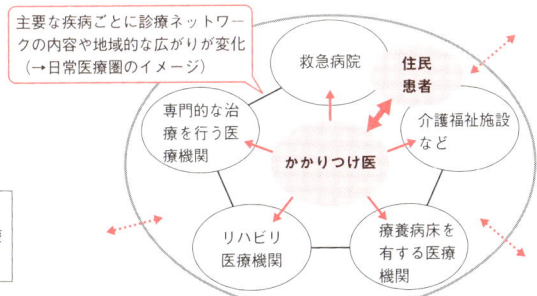

主要な疾病ごとに診療ネットワークの内容や地域的な広がりが変化（→日常医療圏のイメージ）

救急病院／住民・患者／介護福祉施設など／かかりつけ医／療養病床を有する医療機関／リハビリ医療機関／専門的な治療を行う医療機関

（厚生労働省：平成17年3月28日開催　第7回「医療計画の見直し等に関する検討会」資料より抜粋）

計画で，5年ごとに見直しが行われる．地域住民に質の高い医療を効率的に提供するため，病床数や医師の数，救急医療体制などについて目標値を定めて計画的に整備するものである．1985(昭和60)年の第1次医療法改正により義務化され，2006(平成18)年の第5次改正で抜本的な見直しが図られることになった．つまり，これまでの「量」の重視から「質」により重点を置くよう，指導方針が改められた．

具体的な見直しとしては，「4つの疾病」(がん，脳卒中，急性心筋梗塞，糖尿病)」と「5つの事業(救急医療，災害医療，へき地医療，周産期医療，小児医療)の整備」について，より詳細な計画を立てることが求められている．これまでの「治療」中心から「生活支援」への転換を迫られているのである．

従来，医療施設は1次医療(先進的医療)，2次医療(入院治療)，3次医療(地域医療)というピラミッド型の医療提供体制で機能分化されていた．これが第5次改正により，患者が急性期から在宅療養まで一貫した治療方針のもとで，切れ目のない医療を受けることができるよう，地域での医療連携体制が促進されている(表1，図1)．

近年の動向として，医療法人などが多様な施設や機関および周辺医療施設を有し，地域密着型の医療サービスを行っている．これらの施設には，介護老人保健施設，訪問看護ステーション，ホスピス，緩和ケア病棟(病床)などがあり，施設間で直接的・間接的に連携しながら地域完結型の医療が進められている．

Ⅳ 医療施設の第三者評価

第三者による医療施設の評価の目的は，施設の活動内容を専門的かつ中立的な立場で評価して問題点を明確にすること，さらに問題点の改善を支援し，質の高い医療を効率的に提供できる環境を創出することである．下記に主な評価機関をあげる．

①財団法人日本医療機能評価機構

1995(平成7)年に，厚生省(当時)，日本医師会，日本病院会などの共同出資により発足した第三者機関．施設設備や組織など多項目にわたる書面審査(現況調査と自己評価調査)と，複数の調査者による訪問審査が行われる．認定の有効期間は5年間で，更新には再審査が必要．2007(平成19)年11月現在，2,417病院が認定を受けている．

→日本医療機能評価機構(にほんいりょうきのうひょうかきこう)

②ISO

ISOはスイスに本部がある民間の国際標準化機構．「ISO 9001」は，組織の品質保証の国際規格(品質マネジメントシステム規格)を示す．日本における認定機関は財団法人日本適合性認定協会である．

評価結果である認証は，消費者である患者が病院を選ぶ際の指標になる．また，審査過程における内部監査や標準化をとおして，部署間の情報共有が進捗したりコミュニケーションが活性化する場合もある．

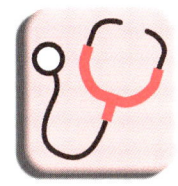

医療情報開示
a release of medical informations

I 歴史的経緯

カルテ開示の重要性が公的文書で初めて取り上げられたのは1996(平成8)年7月,厚生省(当時)の報告書「医薬品による健康被害の再発防止対策について」とされている.その後,1997(平成9)年7月には「カルテ開示等診療情報の活用に関する検討会」が設置され,翌1998(平成10)年6月には検討会が診療情報開示の法制化を提言した.

これに対し日本医師会は,1999(平成11)年1月の「診療情報提供に関するガイドライン検討委員会」中間報告前文において「法律によって医師に強制しようという考え方には,断固反対の意を表明する」と記すなど,強硬な反対姿勢を示した.

一方,日本看護協会は医療審議会に対して「法制化により,診療記録の管理体制の整備,教育の充実,用

■表1 個人情報保護法と診療情報の提供等に関する指針との関係

診療情報の提供等に関する指針	個人情報保護法
目的 ・医療従事者等と患者等とのよりよい信頼関係の構築	目的 ・個人情報の有用性に配慮した,個人の権利利益の保護
対象 ・死者の情報(遺族への配慮)も対象 ・取り扱う個人情報が5,000件以下の事業者も対象	対象 ・死者の情報は対象外 ・取り扱う個人情報が5,000件以下の事業者は対象外
積極的な情報提供 ・懇切丁寧な診療情報の提供 ・①口頭による説明,②説明文書の交付,③診療記録の開示等具体的な状況に即した適切な方法により診療情報を提供	利用目的の特定等 ・個人情報の利用目的をできるかぎり特定 ・特定された利用目的の達成に必要な範囲を超えた個人情報の取り扱いを原則禁止 利用目的の通知等 ・利用目的の本人への通知または公表 ・変更した利用目的の本人への通知または公表
診療記録の正確性の確保 ・診療記録の正確性,最新性の確保 ・訂正時の記録義務等	適正な取得,正確性の確保 ・不正な手段による個人情報の取得の禁止 ・個人データの正確性,最新性の確保
診療情報の提供に関する規程の整備 ・規程の整備,院内掲示等による患者への周知	安全管理措置,従業者・委託先の監督 ・個人データの安全管理措置(規程の整備等) ・従業者,委託先に対する必要かつ適切な監督
医療従事者の守秘義務 ・患者の同意を得ずに患者以外の者に診療情報を提供することは医療従事者の守秘義務違反	第三者提供の制限 ・本人の同意を得ない個人データの第三者提供の原則禁止
開示 ・患者等が開示を求めた場合は原則として応じること	開示,訂正等,利用停止等 ・本人からの求めに応じた保有個人データの開示等
(本人以外に開示の求めができる者) ・患者の法定代理人 ・患者から代理権が与えられている親族等 ・患者が成人で判断能力に疑義がある場合は,現実に患者の世話をしている親族およびこれに準ずる者 ※死者の情報についても遺族へ開示することとされており,開示対象は,患者の配偶者,子,父母およびこれに準ずる者(これらの法定代理人を含む)	(本人以外に開示等の求めができる者) ・未成年者または成年被後見人の法定代理人 ・開示等の求めをすることにつき本人が委任した代理人
苦情処理 ・苦情処理体制の整備等	苦情処理 ・苦情処理体制の整備等

(厚生労働省:「医療機関等における個人情報保護のあり方に関する検討会」資料,平成16年9月9日)

語標準化等の行政事業が円滑に進められるようになると考えられる．また，各医療機関の取り組みも促進されよう」とした見解を提出するなど，法制化に積極的な姿勢であったが，意見調整が難航し，結局，法制化は見送られることとなった．

なお，日本医師会は1999(平成11)年4月に独自の「診療情報の提供に関する指針」を公表し，ほかにも文部省（当時）「国立大学附属病院における診療情報の提供に関する指針」(1999年2月)，東京都「都立病院における診療情報の提供に関する指針」(1999年9月)，日本看護協会「看護記録の開示に関するガイドライン」(2000年5月)，全国国立大学病院看護部長会議「国立大学病院における看護記録の開示に関する指針」(2000年5月)，厚生省（当時）「国立病院等における診療情報の提供に関する指針」(2000年7月)などのガイドラインが相次いで公表された．

日本医師会は，2002(平成14)年に「診療情報の提供に関する指針」を改定し，第2版を公表した．2003(平成15)年9月12日には，厚生労働省（医政局長）が医療機関において則るべき「診療情報の提供等に関する指針」を都道府県知事に通知し，管内の市町村・関係機関・医療従事者等に対し「周知徹底および遵守」の要請をするよう指示した．これを受けて，2006(平成18)年に「国立大学附属病院における診療情報の提供に関する指針」も見直された．この改定では，情報提供対象者に遺族が加えられ，遺族の範囲等についても示された．また紹介状も提供できることが含められた．

2005(平成17)年4月からは，「個人情報の保護に関する法律（個人情報保護法）」が全面施行となった．この施行に併せて，厚生労働省からは「医療・介護関係

■図1 医療・健康・介護・福祉分野の情報化の進め方

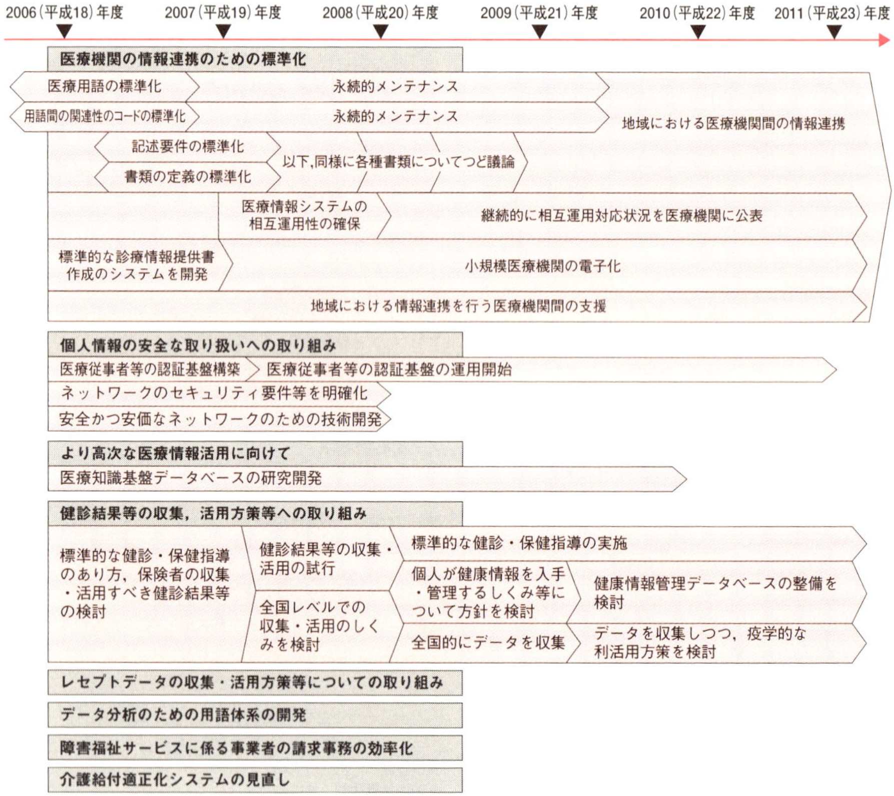

(厚生労働省：医療・健康・介護・福祉分野の情報化グランドデザイン．2007より改変)

■表2　診療録管理体制加算に関する施設基準
(2000年4月診療報酬改定)

1. 診療記録(過去5年間の診療録ならびに過去3年間の手術記録,看護記録など)のすべてが保管・管理されていること
2. 中央病歴管理室が設置されていること
3. 診療録管理部門または診療記録管理委員会が設置されていること
4. 診療記録の保管・管理のための規定が明文化されていること
5. 1名以上の専任の診療記録管理者が配置されていること
6. 保管・管理された診療記録が疾病別に検索・抽出できること
7. 入院患者についての疾病統計には,ICD大分類程度以上の疾病分類がされていること
8. 全診療科において退院時要約が全患者について作成されていること
9. 患者に対し診療情報の提供が現に行われていること.なお,この場合,日本医師会が作成した「診療情報の提供に関する指針」を参考にすること

事業者における個人情報の適切な取扱いのためのガイドライン」,日本看護協会からは「看護記録および診療情報の取り扱いに関する指針」が公表されている.個人情報保護法は,体系的に整理された個人情報(個人情報データ,個人情報データベース)を5,000件以上保有する民間事業者が対象となる.ただし,「医療・介護関係事業者における個人情報の適切な取扱いのためのガイドライン」では,個人情報保護法の法令上の義務を負わない医療・介護関係事業者であっても,このガイドラインを遵守する努力を求めている.

表1に個人情報保護法と診療情報の提供等に関する指針との関係を,図1に2007(平成19)年3月の「医療・健康・介護・福祉分野の情報化グランドデザイン」で公表された情報化政策を示す.

II　情報開示と診療報酬

2000(平成12)年4月の診療報酬改定において診療録管理体制加算に関する施設基準(表2)が新設された.2002(平成14)年4月の診療報酬改定においては,診療録管理体制加算は,急性期入院加算と急性期特定入院加算を算定するための一つの要件となった.その後も,DPC(診断群分類,Diagnosis Procedure Combination)の準備病院となるための要件の1つとして組み込まれている.

なお施設基準の中に参照としてあげられている「診療情報の提供に関する指針」では,開示を求めることができる者として,患者本人,法定代理人,任意後見人,患者本人から代理権を与えられた親族,患者が成人で判断能力に疑義がある場合は,現実に患者の世話をしている親族およびこれに準ずる縁故者としている.またこの指針では,「遺族に対する診療情報の提供」が含まれており,医師および医療施設の管理者は,患者が死亡した際には遅滞なく,遺族に対して死亡に至るまでの診療経過,死亡原因などについての診療情報を提供する旨が規定されている.診療記録等の開示を求めることができる者については,患者の法定相続人となっている.

III　医療情報開示体制の整備

1．個人情報保護法

個人情報保護法施行により,個人情報取扱事業者(病院)は,本人から保有個人データの開示を求められたときは,①本人または第三者の生命,身体,財産その他の権利利益を害するおそれがある場合,②当該個人情報保護取扱事業者の業務の適正な実施に著しい支障を及ぼすおそれがある場合,③他の法令に違反することとなる場合のいずれかに該当するときを除いては,遅滞なく開示を行うことが義務付けられた.診療録や看護記録は保有個人データとしてみなされ,開示対象となる.なお,6か月以内で消去することが予定されている情報や情報の存否を明らかにすることによって公益等が害される個人情報は,開示の対象から除外されている.

また,保有個人データの内容が事実でないという理由によって当該個人データの内容の訂正,追加または削除を求められた場合は,利用目的の達成に必要な範囲内において,遅滞なく必要な調査を行い,その結果に基づき,保有個人データ等の訂正を行うことも定められている.個人情報保護法にも応じた,適切な医療情報開示体制を整備することが求められる.

2．電子カルテ

厚生労働省は,2001(平成13)年12月に「保健医療分野の情報化にむけてのグランドデザイン」を発表し,2006(平成18)年度までに電子カルテを全国の400床以上の病院,全診療所の6割以上に普及すること等を掲げた.

しかし,2005(平成17)年10月1日時点における普及率は,病院全体で5.2％,400床以上の病院で16％,診療所全体では6.3％であり,導入は進んでいない(厚生労働省「医療施設調査(平成17年)」).これを受けて政府は,2006(平成18)年の「IT新改革戦略」で新たな普及目標を設定し,2008(平成20)年度までに400床以上の病院のほとんどに,2010(平成22)年度までには200床以上400床未満の病院のほとんどに,電子カルテシステムを含んだ医療情報システムを普及させる,と

している.

→看護記録(かんごきろく)

電子カルテの開示に関しては，開示申請のあったカルテを CD-R にコピーして申請者に手渡したり，患者が電子カルテを閲覧できる ID を発行するなどの方法が行われている．またインターネットを通じてカルテ開示を行っている施設もある．ユビキタスネットワークの下では，診療情報などをさまざまな医療機関や患者などが共有でき，「いつでも，どこでも，だれでも」必要な情報を参照できる．

Ⅳ 看護記録の開示への対応

1. 看護記録記入の際の留意点

開示される医療情報には，看護記録も含まれる．いままで以上に的確で客観性のある記録を心がけるのはもちろんのこと，看護の視点に関しても改めて深く考察する必要がある．だれにでも読みやすい文字，理解しやすい文章・内容であり，看護の実践が明示されていることは当然である．

患者にわかる看護記録とは，ケアの根拠となるアセスメント，ケアの実施，その結果が書かれていることが必須で，基本的な日本語の能力のほかにも専門用語の使い方，アセスメント能力など，専門職としての教育が問われる．

2000(平成12)年5月に日本看護協会のガイドラインにより定められた，看護記録記入に際しての基本的な留意点を以下に示す．

1) 行うべきこと
①ケアを行う前と行ったケアを記録する前に，他のケア提供者が何を書いているかをよく読む．
②問題点としてあげられたものがケアされずに放置されていないかどうかを確認する．
③ケアを行ったあとはできるだけ早い時点で記録するようにする．
④患者の行動や言葉を直接引用し，患者に何が起こったか，どのようなケアをだれがいつ実施したのか，またその反応などの事実を正しく記録する．必要に応じて，関連図や絵(例：褥瘡など)，写真を貼付するなどして具体的に示すようにする．
⑤読みやすいように書く．決められた記録の様式で記入する．略語を用いるときは，各施設のマニュアルに記載され，かつ，みとめられている略語のみを用いる．
⑥すべての記載に日付と時刻を記入する．
⑦記載者は定められた形式で署名を行う．
⑧訂正するときには2本線を引き，署名と日時を記載する．
⑨どのページにも記入されているか，もし両面使用紙なら両面ともに記入されているか確認する．

2) 行ってはいけないこと
①前もって，これから行う処置やケアを書いてはいけない．
②自分が実際にみていない患者の記録をしない．
③意味のない語句や，患者のケアおよび観察に関係のない攻撃的な表現をしない．
④患者にレッテルをはったり，偏見による内容を記録してはならない．
⑤「〜と思われる」「〜のようにみえる」といったあいまいな表現はしない．
⑥施設においてみとめられていない略語を使わない．
⑦イニシャルや簡略化した署名は使わない．
⑧記述まちがいを修正液で消したり，消しゴムを使ってはならない．まちがった個所を記録から除いてはならない．
⑨消されるおそれのある鉛筆や，コピーでよく写らない青インクでの記載はしない．
⑩記録の途中で行をあけない．

3) 注意深く行うこと
①患者の態度や性格などについて否定的な内容の記述をすること
②病状や診断，治療など医師の領域に踏み込んだ書き方をすること
③その他患者との信頼関係を損なうおそれのある事項を記載すること

2. 記録開示に際しての留意点

記録開示に際しては，細やかな対応によるコミュニケーションの技術が必要となる．

看護の現場では，ガイドラインをもとに，記録の開示にむけた作業，課題検討の取り組みを行っている．たとえば看護記録の様式も，経時的叙述的記録，問題志向型システム，フォーカスチャーティング，クリニカルパス，フローシートなどのなかから，施設の方針や実情を考慮し，選択することが求められる．

さらに具体的な記入方法のマニュアル作成をはじめ，用語や様式の標準化，略語の整備，患者も含めたチーム医療における統合化された記録のあり方の検討なども進められている．また，電子カルテ導入に際し，看護計画などもコンピュータ利用できるシステムの構想がなされている．

いずれもそれぞれの施設での開示にかかわる方針や具体的な方策の策定にあたって，看護職として積極的に参画することが求められている．

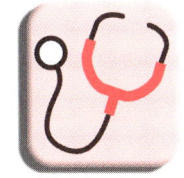

院内感染
hospital infection, nosocomial infection

I 概説

1．定義
院内感染とは狭義には，病院内で発生した感染のことで，「医療施設において入院患者が原疾患とは別に新たに罹患した感染症ならびに医療従事者等が医療施設内において感染した感染症」〔2005(平成17)年，厚生労働省通達〕をいう．

現在は，社会的な背景もふまえて，次のように定義されている(米国病院疫学会：SHEA; Society for Healthcare Epidemiology of America)．
① 入院時にその感染病原体を患者がもっておらず，通常入院後48～72時間以上，あるいは退院後10日以内に起こった感染症
② 医療手技，処置に関連した感染症

この定義では，入院患者のみならず外来患者，在宅患者，医療従事者，ボランティア，業者，見舞い客など，病院にかかわるすべての人々の感染症が含まれる．しかし，病院内で発症したとしても，患者が市中(病院外)で医療処置等に関係なく感染したのであれば，院内感染(医療関連感染)ではなく，市中感染ということになる．

2．感染様式
院内感染は感染様式により，外因性感染(exogenous infection; 交差感染 cross infection)と内因性感染(endogenous infection; 自己感染 self infection)に分けられる．

前者は，ヒトからヒトへ直接的に，または不適切な手技や汚染された器械・器具によって間接的に微生物が伝播される感染であり，後者は，ヒトの皮膚や粘膜，生活環境に常在する微生物によって起こる感染である．

近年，化学療法薬や消毒法の発達，衛生教育の普及，生活環境の向上によってさまざまな感染症や古典的感染症の減少はみられるものの，院内感染の大部分を占める常在菌による弱毒菌感染は増加の傾向を示し，病院管理上問題になっている．

院内感染が非院内感染と異なる点は，健康人には無害である常在菌が感染防御機能の低下している患者に威力を示し，ほかの患者へ伝播してゆく点である．このような感染を日和見感染(opportunistic infection)というが，この原因としては，

① 悪性腫瘍，糖尿病，肝硬変，ネフローゼなどの疾患をもつ患者の増加，
② 高齢で抵抗力の低下した患者の増加，
③ 抗悪性腫瘍薬，ステロイド薬，免疫抑制薬などの使用の増加，
④ 放射線治療，臓器移植などによる患者の易感染性，

があげられる．

これに加えて，病院では，
① 救命医療や医療技術の進歩により，身体への器械・器具の挿入頻度が高まり，感染の機会が増加していること，
② グラム陽性菌，グラム陰性菌のうちの弱毒菌は薬物耐性が強いうえ，菌交代現象がみられ，難治性であること，

などが問題を複雑にしている．

3．医療従事者の責務
院内感染は，患者の原疾患に新たな疾患を付し，患者の加療期間を長期化し，症状の悪化や不必要な苦痛を与え，患者の生命力を低下させることにつながる．

したがって，医療従事者は，患者側および医療者側の身体的・精神的・経済的負担を考えて，医療の本来の目的に反する院内感染をできるだけ阻止するように院内感染防止対策の重要性を認識し，医療の役割と責任を果たしていく必要がある．

II 院内感染対策の方法

感染症をひき起こす要素(感染の成立要素)は，
① 感染源：causative agent,
② 宿主：reservoir,
③ 排出門戸：portal of exit,
④ 伝播様式：mode of transmission,
⑤ 侵入門戸：portal of entry,
⑥ 感受性宿主：susceptible host,
の6点があげられる．

これらに対する院内感染対策の基本として，
① 感染源対策(病原体の除去)，
② 感染経路対策(人体への侵入遮断)，
③ 感受性対策(人体の抵抗力の増強)，
の3点があげられる．

III 院内感染対策委員会の設置と活動

院内感染の基本的方針を実行するためには，医療施

設内全体で統一された対策を組織的に運用していくことが重要であり、多くの病院では院内感染対策委員会を設置している。

院内感染対策委員会の活動の主なものを以下に列挙する。

① **院内感染防止マニュアルの作成と推進**：消毒、清掃、廃棄物処理などの方法について手引書を作成し、すべての医療従事者がこれに準拠して感染防止を実行するように監視・指導する。

② **院内感染防止の教育・啓発**：マニュアルに沿った感染防止を継続的に周知徹底する。具体的には交差感染と、医療従事者自身への感染の防止をはかる。

③ **サーベイランス**：感染発生時に感染源、発生原因、感染経路、感染の広がりなどについてすみやかに把握して、対応策を実施・評価する。

④ **病院環境の管理**：院内の構造設備、空調、清掃、滅菌消毒業務については、定期的に CDC（米国疾病管理予防センター、Centers for Disease Control and Prevention）ガイドラインに基づいて清浄度を保つ。

この委員会は、病院長の直属機関として病院全体の各部門の代表者で構成され、診療部門、看護部門、検査部門、薬剤部門、中央材料部門、設備管理部門（設備、清掃、洗濯など）、事務部門などが集結し、院内感染の調査・管理・予防面に関する責任を担い、組織的・効率的・統一的な対処によって効果を得ようとするものである。

とくに、患者の生活に関して責任をもち、環境調整や診療介助の任にあたり、患者と接触する機会の最も多い看護師にとって、院内感染防止における役割はきわめて大きい。

感染管理看護師（ICN；infection control nurse）は感染対策を専門業務とし、病院・病棟レベルでの権限をもち、教育、サーベイランス、対策の検討と実行を担う専門の看護師（感染管理の専門看護師や認定看護師）であり、その導入を義務づけている病院もある。

Ⅳ 主な感染症への対応

1．MRSA

MRSA（メチシリン耐性黄色ブドウ球菌, methicillin-resistant *Staphylococcus aureus*）は多剤耐性黄色ブドウ球菌ともいわれ、ペニシリン系抗菌薬やセフェム系抗菌薬、アミノ配糖体系抗菌薬に強い抵抗性を示す。

MRSA は熱に弱く、消毒薬での死滅も可能な弱毒性の菌であり、健康人の場合は問題ないが、重症患者、手術患者、慢性疾患患者などの易感染状態の患者では、感染症を起こすと治療が困難であり、予後を不良にすることも少なくない。

MRSA はヒトの鼻咽頭・皮膚などの体表面に常在し、医療従事者の手、医療器具などを介して汚染・伝播されていくことが多い。そのため、感染症の治療における化学療法薬の選択に十分留意することはいうまでもないが、医療従事者を媒介にした交差感染を防ぎ、汚染物の取り扱いを適正に行うことが必要である。

【防止対策】
1) 予防的対応
　①医療従事者の医療処置前後、看護ケア前後の手洗いの励行
　②環境整備と、病室やドアノブ、ベッド柵、手すりなどの適切な清掃（乾式清掃、高頻度接触面の家庭用住居洗浄剤での拭き取り）
　③各病室入り口に手指消毒薬として擦式消毒用アルコール製剤を設置する。

2) MRSA 感染患者が発生した場合の対応
　①院内感染対策委員会に報告する。
　②他患者への伝播を防止するために、患者・家族に説明し協力を得て、手洗いの励行と擦式消毒用アルコール製剤の使い方を指導する。
　③患者が手洗いができない場合、MRSA が混入している体液により環境汚染の危険性が高い場合には、説明と同意を得て個室隔離し、標準予防策を実施する。

3) MRSA 感染患者への主な対応
　①基本は手洗いと手袋の着用をし、患者の状況とケアの内容によって防護具の使用を選択、追加する。
　②患者の使用物品（血圧計、聴診器、体温計など）は、専用のものを用意する。
　③共有する器械・器具類などは、使用後に家庭用住居洗浄剤やアルコールで十分清拭する。
　④リネン類は所定のビニール袋に入れて処理する。
　⑤室内の清掃や食器は一般と同様とする。

2．B型肝炎ウイルス（HBV）・C型肝炎ウイルス（HCV）

肝炎ウイルスのうち、院内感染の対象となるのは、B型とC型である。感染源かどうかは、血液中のウイルス（HBV、HCV）マーカーを調べることで判明する。このウイルスは主として血液中に存在するため、血液を介した感染である。

現在は献血時にウイルス検査が行われるため、輸血製剤によるウイルス感染は予防可能になった。医療従事者で問題となっているのは、血液の付着した注射針

の刺傷事故による感染である．

B型肝炎ウイルスに対しては，個人的段階の感染予防の指導および予防措置(抗HBs人免疫グロブリン：HBIG, HBワクチンの使用)などにより，発症の防止はほぼ可能になった．C型肝炎ウイルスについては，まだ発症予防措置が確立されていない．

【防止対策】
1) **HBV，HCV感染患者への主な対応**
①患者の血液に触れる可能性のある場合は手袋を装着する．また，処置の内容によって，マスク，ゴーグル，エプロンを着用する．
②血液を取り扱うときには，可能なかぎりディスポーザブル製品を使用する．
③使用した注射針はキャップをせず，直ちに注射針抜き取り容器で処理するか，そのまま廃棄するようにする．
④血液で物品などが汚染された場合には，手袋を装着し，紙で血液を拭き取ったあと，次亜塩素酸ナトリウム溶液などで消毒する．
⑤患者に生活指導をする．
- カミソリ，歯ブラシ，タオルなどは専用とする．
- 血液(鼻出血や切り傷，月経)の処理は自分で行い，血液・体液の付着したものはビニール袋に入れて焼却する．
- 性生活におけるコンドームの使用を指導する．
- 献血はしない．

⑥家族への感染予防・治療の情報提供を行う．
⑦妊娠の可能性がある場合には，母子感染について情報提供を行う．

2) **医療従事者の事故時の対応**
肝炎ウイルス患者の針刺し事故にあった場合には，以下の対応をする．
①直ちに汚染部を流水で十分洗い流す．
②管理者および院内感染対策委員会に報告する．
③患者および当該医療従事者の採血検査(肝炎ウイルスマーカー，肝機能)を行う．
④必要に応じて48時間以内に抗HBs人免疫グロブリン，当日と1か月後と6か月後にHBワクチンの注射を行う．
⑤患者がHCV抗体陽性であり，万が一肝炎になった場合には，時期をみてインターフェロンの治療を行う．
⑥6か月間，肝機能，肝炎ウイルスの抗原・抗体の経過観察を行う．

3．**HIV**(human immunodeficiency virus)
HIVはヒト免疫不全ウイルスの略で，エイズ(acquired immunodeficiency syndrome；AIDS)の病原体として注目されている．HIVは比較的感染力が弱いが，発症予防措置・治療法が確立されていないので，予防的対応が大切である．

HIVは主として血液，精液，腟分泌物を介して伝播する．

【防止対策】
1) **HIV感染患者への主な対応**
肝炎ウイルスの感染防止対策と同様の対応が必要である(HBV・HCV感染防止対策を参照)．
2) **医療従事者の事故時の対応**
HIV感染者の血液に汚染された場合は，以下の対応をする．
①処置は肝炎ウイルス患者の針刺し事故に準じる．
②予防薬として，事故の2時間以内にAZT(ジドブジン)，3TC(ラミブジン)を内服し，この2剤プログラムを1か月間継続する．感染の危険性が高い場合は，NFV(ネルフィナビル)，IDV(インジナビル)など3剤目を追加し，3剤プログラムの内服を行う．
③HIV抗体の経過観察を6か月間行う．

4．**その他**
1) **感染性肺結核患者への主な対応**
空気感染するので陰圧空調設備のある個室に隔離し，N95マスクを正しく装着して入室する．体液を取り扱うときは，手袋を装着する．病室の清掃は通常どおり行う．

2) **疥癬感染患者への主な対応**
接触感染するので個室管理とし，使用物品は専用とする．長袖ガウン，手袋(マスク，帽子は適宜)を装着し，看護師の皮膚が露出しないようにしてケアする．患者の寝衣やリネン類は毎日交換し，所定のビニール袋に入れて処理する．病室の清掃では，ベッド上のほこりは掃除機で吸い取り，床は化学モップで拭く．

以上，MRSA，肝炎ウイルス，HIVなど，代表的な感染症の対応について述べたが，いずれの場合も過剰な防衛をしたり医療行為に消極的になったり，患者・家族を差別したりすることは，医療従事者としてあるまじき行為である．人権に十分配慮し，専門家として援助することが必要である．

うつ(鬱)病
depression；D

I　定義・概念

うつ病は，米国診断基準 DSM-IV（精神疾患の診断・統計マニュアル第4版）を用いた場合，生涯有病率が15％を超える罹患頻度の高い疾患である．しかし，患者が専門医を受診することが少ないため，適切な診断・治療に結びつかず，最悪の場合には自殺に及ぶ危険がある．このため早期に適切な治療を行うことが重要となる．

伝統的な臨床類型を考え合わせて大別すると，うつ病は単極性うつ病，双極性うつ病，反応性うつ病，身体因性うつ病（器質性・症候性うつ病），気分変調症（神経症性うつ病）に分類される．DSM-IV では気分障害のカテゴリーに含まれ，躁とうつを繰り返すことがある（図1）．躁状態をみとめずにうつ病相のみを示す概念は，うつ病性障害と分類される．

■図1　躁うつ病の症状

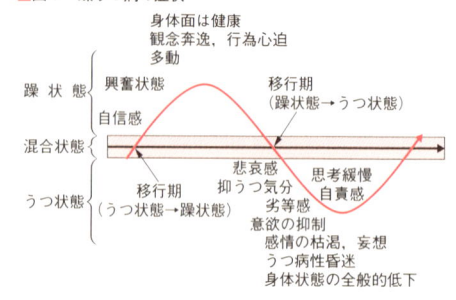

```
                        身体面は健康
                        観念奔逸，行為心迫
                        多動
躁状態      興奮状態               移行期
            自信恋                 （躁状態→うつ状態）
混合状態 {
                        悲哀感     思考緩慢
            移行期      抑うつ気分  自責感
うつ状態    （うつ状態→躁状態）    劣等感
                        意欲の抑制
                        感情の枯渇，妄想
                        うつ病性昏迷
                        身体状態の全般的低下
```

II　原　因

従来，うつ病は遺伝的疾患，すなわち内因性と考えられていたが，現在は患者特有の性格，患者をめぐる環境の変化や患者の生物学的素因が相互に作用していると考えられている．

1．性　格

クレッチマー（Ernst Kretschmer，1888〜1964，独，精神科）の循環気質がポピュラーであるが，下田の提唱する執着性格も重要である．これは，強い責任感や正義感，仕事熱心，几帳面，徹底性，熱中性などの性格特徴をもつ．ちなみに，クレッチマーの性格類型は，①分裂気質は細長型，②循環気質は肥満型，③粘着気質は闘士型と分類されている．

また，テレンバッハのメランコリー型性格もうつ病に関係すると提唱されている．

2．原　因

うつ病の発症メカニズムは現在のところ解明されていないが，病前性格に加え生活や環境の変化が誘因となる．近親者の死亡，リストラ，定年，転勤，身体的疾病，外傷，結婚などによる子どもの独立などといった喪失体験のみならず，昇進，結婚，出産など，一見喜ばしいことも環境の変化となり，発病の契機となる．また，薬物がうつ病を誘発することもある．

3．生化学的要因

うつ病では生物学的異常が存在し，脳内の神経伝達物質の異常が報告されている．最近のアミン仮説によると，神経終末のシナプス間隙に放出される生理活性物質のカテコラミン（ドパミン，アドレナリン，ノルアドレナリン）やインドールアミン（セロトニン）の減少により神経伝達が障害され，抑うつ症状が出現すると考えられている．

III　症　状

①気分の落ち込み，抑うつ，といった憂うつ感や，楽しみ，生き生きとした感情の消失をみとめ，抑うつ状態となる．思考・行動が抑制され，言動が緩慢になり，注意・集中力が低下する．意欲は低下し，能率の低下をみとめ，ちょっとしたことにも時間がかかるようになる．不安感，焦燥感，自責感が強まり，ときには妄想が出現する．考え方が悲観的となり，自殺企図に至ることがある．自殺，自殺企図は，症状が悪化しているときよりも，発病初期や回復期が多い（図1）．

②身体症状が出現し，睡眠障害，食欲不振，性欲減退，体重減少，易疲労感，頭重感，脱力感，動悸，めまい，便秘，下痢，胸部不快感，四肢冷汗，発汗異常などがみとめられる．

③典型的には日内変動がみとめられる．抑うつ感は午前中，とくに起床時が最も強く，夕方から夜にかけて軽快する．

④精神症状が目立たず，身体症状が前景にみとめられる病像をクラールは「仮面うつ病」と名付けた．まず身体疾患を除外したのちにうつ病を考慮する．Brody らは2項目の質問でうつ病のスクリーニングを可能とする診断方法を開発した（表1）．

■表1 Brodyらによるうつ病診断システム

第1段階(スクリーニング)
この1か月間、しばしば
1. 何をするにも興味がないか、楽しめないことでとても悩んでいますか？（興味、喜びの減退）
2. 気分が落ち込んだり、憂うつであったり、または、絶望的な気持ちでとても悩んでいますか？（抑うつ気分）
以上のうち1項目以上に該当する場合、次の4項目を検討する

第2段階(診断)
この2週間、ほとんど毎日、以下の問題がありますか？
1. 寝つきが悪かったり、途中で目が覚めたり、または逆に寝すぎたりしていますか？（睡眠障害）
2. 何事にもほとんど興味がないか、または楽しめないでいますか？（興味、喜びの減退）
3. 自分に嫌悪感を感じますか？ または、自分は失敗したとか、自分自身や家族をだめにしていると感じていますか？（自責感）
4. 食欲がない、または食べすぎていますか？（食欲の変化）
以上4項目のうち2項目該当する場合 → うつ病と診断する

(Brody, D.S., et al.: Identifying patients with depression in the primary care setting: a more efficient method, Arch. Intern. Med., 22: 2469-2475, 1998)

■表2 抗うつ薬の分類

分類		一般名	商品名
第一世代	三環系抗うつ薬	塩酸イミプラミン 塩酸アミトリプチリン 塩酸クロミプラミン 塩酸ノルトリプチリン 塩酸ロフェプラミン アモキサピン 塩酸ドスレピン	トフラニールほか トリプタノールほか アナフラニール ノリトレン アンプリット アモキサン プロチアデン
第二世代	四環系抗うつ薬	塩酸マプロチリン 塩酸ミアンセリン マレイン酸セチプチリン	ルジオミール テトラミド テシプール
	その他の構造式	塩酸トラゾドン	レスリン、デジレル
SSRI		マレイン酸フルボキサミン 塩酸パロキセチン水和物 塩酸セルトラリン	ルボックス、デプロメール パキシル ジェイゾロフト
SNRI		塩酸ミルナシプラン	トレドミン
その他		スルピリド	ドグマチールほか
気分安定薬		炭酸リチウム カルバマゼピン バルプロ酸ナトリウム	リーマス テグレトール デパケン

(上島国利ほか：うつ病治療の実際―抗うつ薬の使い方. 臨床と研究, 77(5): 73, 2000 より改変)

IV 検査

精神科の診察は問診が主となる．尿，血液，血圧などの一般検査，神経学的検査，X線検査，頭部CT，脳波検査などによる器質的疾患の確認，心理検査などが行われる．

V 治療

抑うつ患者の諸症状の鎮静と社会復帰を目的として，通院または入院治療が行われる．

入院治療は，患者を日常生活の負担や家庭・職場のストレスから解放し，また，発病初期や回復期にみられる自殺企図の防止に役立つ．治療法には薬物療法，精神療法(心理療法)，修正型電気ショック療法，生活療法，光刺激療法などがあるが，現在は，抗うつ薬，抗不安薬などの薬物療法と精神療法が中心となっている．

1．薬物療法

抗うつ薬は，化学構造から三環系抗うつ薬，四環系抗うつ薬，その他の構造の薬物に分けられるが，最近では，SSRI(選択的セロトニン再取り込み阻害薬)，SNRI(選択的セロトニン-ノルアドレナリン再取り込み阻害薬)が用いられるようになっている(表2)．抗うつ薬はセロトニンやノルアドレナリンの再取り込みを阻害してシナプス間隙のモノアミン濃度を上昇させ，これが抗うつ作用の機序とされる．

また抗うつ薬はムスカリン，ヒスタミン，ノルアドレナリンなどの受容体遮断作用があり，副作用の原因とされる．第一世代抗うつ薬は副作用が強いが，第二世代抗うつ薬，SSRI，SNRIは副作用が少ない．

抗うつ薬の治療効果は①抑うつ気分の解消，②意欲の高揚，③焦燥の除去であり，各抗うつ薬はこの3作用を異なった割合でもつ．副作用の少ないSSRI，SNRIから服薬するが，効果が十分でないときは変薬を考慮する．抑うつ気分には塩酸イミプラミン，意欲の低下には塩酸ノルトリプチリン，焦燥には塩酸アミトリプチリンが有効とされる．抗うつ薬の特徴を知り，患者の状態に応じて薬物を選択することが必要である．

2．精神療法(心理療法)

認知療法，カウンセリング，自律訓練法，精神分析療法などがある．

3．電気ショック療法(電撃療法)

薬物療法で効果を得ることが困難な場合や，速効性が重視されるときなどに検討される．全身麻酔下で筋弛緩薬を用いる修正型電気ショック療法が，安全性の面から推奨されている．

4．持続睡眠療法

不安，焦燥が強く，自殺の危険のある場合に用いられる．

5．社会療法

日常生活指導，レクリエーション療法，作業療法などがある．また，職場復帰を目標としたデイケアなども施行されている．

6．その他

近年，難治性うつ病に対して，経頭蓋磁気刺激（transcranial magnetic stimulator）の効果が注目を集めている．

うつ病患者の看護

■看護のポイント

うつ病患者は，悲観，不安，焦燥，罪悪感などが強いことに加え，身体的不調の訴えも多い．看護師は，患者の訴えを傾聴し心情を理解するとともに，日常生活では本人のペースを重視し，援助する．

■観察のポイント

1) ストレスの原因の確認
2) 生い立ち，性格，本人および家族の事件の有無
3) 日常生活状況
   ①言動の経過・変化，訴えの有無，②自殺念慮の有無，③活動と休息のバランス，④食事・水分摂取状況，栄養状態，⑤清潔状態，⑥環境の安全性
4) 身体状況や薬物の副作用の有無

■具体的なケア

1 基本的な看護

1) 不安や負担の軽減
   ①精神的負担を理解し，必ず状態が改善することを保証する．
   ②できている点を認め，現状でよいことを伝える．
   ③常に共感的態度と理解しようとする姿勢を示す．
   ④激励はさけ，見守り，思いを表現できる雰囲気づくりをする．
   ⑤活動性低下により，患者は自責的になりがちだが，病状が安定すれば回復することを伝える．
   ⑥気分転換やリラックスできる環境をつくる．
2) 身体的異常の察知
   ①心気的訴えの繰り返しであると思わず，身体症状を注意深く観察し，冷静に判断する．
3) 自殺の防止
   ①自殺念慮の早期察知
   ②気持ちの支持と信頼関係の確立
   ③孤独・疎外感の軽減
   ④感情の言語化を促す援助
   ⑤ため込んだ薬物などを含めた危険物の管理
   ⑥促進因子となりうる刺激・苦痛の除去
   ⑦睡眠状況の確認と行動化しやすい早朝に注意
4) 家族への援助
   ①疾病や症状の正しい理解を促す．
   ②励ましや強制をせず患者のペースを尊重した姿勢の必要性を伝える．
   ③自殺を防止する環境づくりに協力を得る．
   ④医療従事者と協力し，統一した方向性のもとにかかわるように働きかける．

2 薬物療法と看護

1) 薬物に対する正しい知識をもち，援助する．
2) 患者の精神・身体症状の観察や訴えなどから，薬物の効果，異常の有無を把握する．
3) 副作用の観察：排尿障害，便秘，振戦，発汗，口渇，倦怠感，頻脈，ふらつきなど，出現しやすい副作用に注意する．
4) 薬物への思いを言語化できるように援助する．
5) 正確な服薬を促す．服薬を確認し，薬物のため込みに注意する．
6) 状況に応じ薬物の必要性や安全性，治療効果を説明し，不安の軽減に努める．

3 電気ショック療法と看護

安全かつ効果的に治療が進むための援助を行う．
①必要物品の確認と患者の安全確認
②プライバシーへの配慮
③手順に沿った安全な介助
④異常の早期発見
⑤軽率な言動や，不安軽減への配慮
⑥意識回復までの安静を保持できる環境づくり
⑦治療経過の把握と適切な記録の記載

4 レクリエーション療法・作業療法と看護

レクリエーションや作業への参加は，回復期の活動拡大を目的として行われる．患者本人の活動のペースを重視するとともに，精神状態の変化を十分観察する．また，活動中の情報は他職種との間で共有し，ケアにいかす．

運動麻痺
motor paralysis

I 定義・概念

麻痺には，運動が不可能となる運動麻痺と，感覚が低下または消失する感覚麻痺とがある．一般に，麻痺とは運動麻痺を指すことが多い．大脳の運動領野に存在するベッツ細胞が運動支配の中枢である．大脳半球では，顔面，体幹，四肢に対応する中枢が，左右別々に局在している．大脳半球運動中枢より出た神経線維は，内包(internal capsule)を通り，脳幹を下行して延髄に達し，反対側に交差する．すなわち，右の大脳半球の運動中枢より出た線維は，交差して延髄以下では，左側の脊髄側索を下行する．このように運動神経は，大脳の中枢領域と末梢器官との間では左右反対の関係となる．

脊髄側索を下行した神経線維は，同側の前角細胞に入り，そこより末梢筋群に達する．そのため，この走行経路のいずれかに障害をきたすと運動麻痺を生じる．この大脳の運動中枢より反対側の脊髄前角細胞に達するまでの下行運動神経路を錐体路といい，運動神経より考えるときは，上位運動ニューロンと称し，脊髄前角細胞以下を下位運動ニューロンとよぶ(図1)．障害の程度により，完全麻痺と不全麻痺がある．
→感覚(知覚)障害(かんかくしょうがい)

II 病変部位と特徴

障害部位が，上位運動ニューロンに属するか，下位運動ニューロンの部位かを考えることが重要である．

上位運動ニューロン障害と下位運動ニューロン障害による運動麻痺は，前者を中枢性麻痺，後者を末梢性麻痺という．

1) 上位運動ニューロンの障害

上位運動ニューロンは，下位運動ニューロンを常に抑制していると考えられている．上位運動ニューロンの障害によってその抑制がとれ，下位運動ニューロンの活動が亢進する．このため，筋肉は常に刺激に対して亢進状態となり，痙性麻痺とよぶ状態となる．そのため，膝蓋腱反射・アキレス腱反射などの深部反射は亢進する．また，病的反射といわれるホフマン反射，バビンスキー反射などが現れる．筋肉の栄養は，前角細胞が関係しているので，一般には，上位運動ニューロン障害では筋萎縮をきたさない．しかし，長期間病床にあるときは，麻痺側が不動性となるため，廃用性の筋萎縮をきたすことがある．線維束性収縮(安静時に筋肉が細かく収縮する症状)はみとめない．

2) 下位運動ニューロンの障害

下位運動ニューロンの障害は，脊髄の前角細胞以下の障害であるので，上方からの刺激が全く伝達できず弛緩性麻痺の状態となる．前角細胞を介する膝蓋腱反射などが消失または減弱する．栄養神経も障害され，筋萎縮が著明にみとめられる．そのほか，線維束性収縮をみとめることが多い．

III 種類

1) 単麻痺(monoplegia)

上肢と下肢の2対4肢のうち，1肢のみの麻痺を単麻痺とよぶ．上位運動ニューロンでは，大脳中心前回に位置する大脳皮質運動領野の限局性の病変で起こる．脊髄前角，前根，末梢神経の病変でも発症する．

錐体路は延髄で交差するので，大脳皮質運動領野の病変では，病変と反対側に運動麻痺が出現する．脊髄前角，前根，末梢神経の病変では，同側の下肢に運動麻痺が起こる．大脳皮質運動領野の病変としては，脳

図1 中枢および末梢運動系

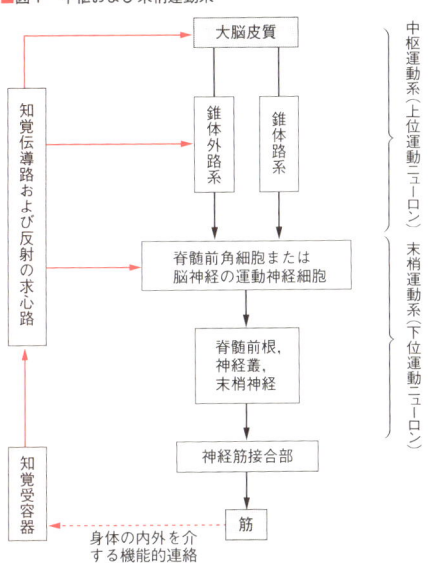

外傷，脳血管疾患，脳腫瘍などがある．
　下位運動ニューロンでは，一側の末梢神経叢，前根，脊髄前角の病変で単麻痺をきたす．麻痺は弛緩性で，著明な筋萎縮をみとめることが多い．

2) **片麻痺**(hemiplegia)
　いわゆる半身不随である．一側の上下肢にみられる運動麻痺である．病変部位は，一側の大脳皮質から内包を経て，脳幹に至る部分の錐体路であるが，頻度的には内包部が最も多い．脳血管疾患によることが多く，そのほかに外傷・脳腫瘍などでもみられる．片麻痺では，廃用性萎縮を除いて一般には筋萎縮はみられない．

3) **対麻痺**(paraplegia)
　両側下肢の麻痺をいう．脊椎・脊髄疾患により発生することが多い．多くは痙性対麻痺を示す．成人においては，脊髄損傷，脊髄血管障害のほか，脊髄炎，デヴィック症候群，腫瘍，脊髄前角炎などがあり，多発性硬化症，脊椎症でもみられる．

4) **四肢麻痺**(quadriplegia, tetraplegia)
　上下肢が両側性に麻痺する．障害部位としては，両側大脳のほか，脳幹，脊髄，末梢神経，いずれでも起こるが，頸髄障害が多く，腫瘍，椎間板ヘルニア，頸椎損傷，炎症などによる．

Ⅳ 治　療

　原疾患により治療法は異なるが，原疾患の治療と並行して，できるかぎり早期よりリハビリテーションを施行する．

運動麻痺のある患者の看護

　運動麻痺は，障害の部位，程度，性質によって起こり方が異なる．筋拘縮，変形が起こりやすく，これらが一度起こると治りにくい．また，行動が制限されるために合併症を生じやすく，心理的・社会的にも大きな影響を及ぼす．

■看護のポイント
1) 物理的・機械的刺激を与えて血流を促し，筋萎縮による拘縮，変形を予防する．
2) 合併症の予防
3) 身体的・心理的・社会的に最大限の自立ができるように援助する．

■観察のポイント
1) 運動機能：麻痺の性質，部位，筋力，拘縮・変形の有無と程度
2) 反射：腱反射の亢進・低下・消失の有無
3) 感覚：感覚障害の有無
4) 精神機能：理解力，コミュニケーション，記憶障害・見当識障害の有無，性格，闘病意欲，障害に対する認識

■具体的なケア

1 拘縮・変形の予防
(1) 良肢位の保持：片麻痺患者の場合
　①内転内旋拘縮の予防(上肢は外転外旋位をとらせる)．
　②尖足の予防：足関節は0度〜底屈10度にして，足底板(フットボード)や枕，砂嚢などで保持する．
　③膝関節の伸展拘縮を防ぐ．膝下にスポンジ，枕を入れて下肢を軽く屈曲させる．
　④股関節外旋予防：大腿の横にバスタオルなどを巻いて当てる．
　⑤手指の屈曲拘縮予防：ボールかハンドロール(タオル)をにぎらせる(図2)．
(2) 関節の運動
　①他動運動(関節可動域訓練)：ゆっくり，無理なく進める．疼痛のない程度にとどめる．進め方は，手(足)指→手(足)関節→肘(膝)関節→肩(膝)関節．運動回数，時間を徐々に増やす(図3)．
　②自動運動：〈例〉片麻痺では，健側で患肢の運動をさせ，患肢だけの自動運動へと進める．無理な運動や過剰な訓練は，事故・障害・機能低下の原因となるので注意する．

2 褥瘡の予防
　①2時間ごとに体位変換を行う．
　②麻痺側の上肢・下肢が体重で圧迫されないように注意する．
　③麻痺側への体位変換は短時間にする．
　　→褥瘡(じょくそう)

3 起坐・歩行訓練

(1) 起坐訓練
① 時期：医師の指示による．
② 起こし方の原則：ギャッチベッドを30度ぐらい挙上し，約5分間．徐々に挙上角度や起坐時間を増やしていく．起坐位に慣れるにつれて肢位を工夫し，安楽にすわれるようにする．
③ 注意事項・対策：麻痺側の肩が下がり，姿勢の変形や肩関節の脱臼を起こしやすい．起坐時は，オーバーテーブル上に腕をのせる，または三角巾を使用して脱臼を予防する．

(2) 起立訓練
① 時期：起坐位でバランスが保てるようになったとき
② 手順：〈例〉片麻痺の場合，健側上肢でベッドの柵などをつかませる．両下肢を開いて，上半身を前傾にして立ち上がらせる．
③ 起立性低血圧の徴候の観察：脈拍，血圧，顔色などのチェック

(3) 歩行練習
① 原則：安全性，安定性，耐久性(時間，距離)，スピード，回復状態に合わせて段階的に行う．
② 安全確保：歩きやすく，脱げにくく，底がすべりにくい靴を着用する．
③ 手順：平行棒内で行う．患側肢から健側肢へとゆっくり歩行．平行棒外の歩行は，歩行器やT字杖を使用する．

4 日常生活動作の練習
自助具や装具を使用し，介助のない状態で動作ができることを目指す．①床上動作，②起坐動作，③衣服の着脱動作，④移動・歩行動作，⑤食事動作，⑥整容動作，⑦入浴・排泄動作があげられる．

5 精神的援助
患者を慰め，勇気づけ，希望をもたせて，医師の運動処方に従って，リハビリテーションを積極的に行えるように指導する．

■図2　正しい姿勢とベッド

(　の部位が麻痺側)

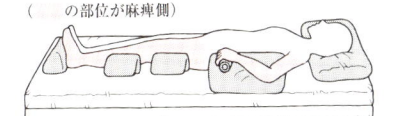

背臥位では，患側下肢の足関節には砂嚢を当て，中間(直角)位に保つ(尖足予防)．股関節外旋を防ぐために大腿，下腿の外側にも長めの砂嚢を置く．脇の下にはクッションを当て，上肢をクッションの上にのせて手先が心臓より高くなるようにする(浮腫の予防)．

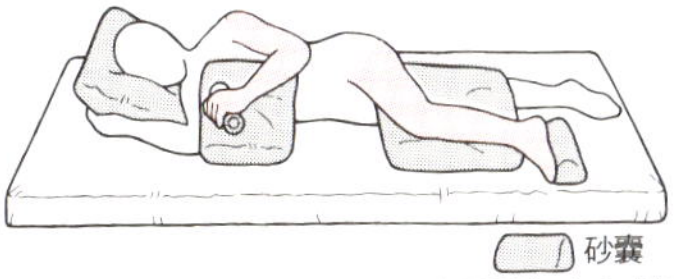

砂嚢

側臥位では，患側を上にするのを原則とする．砂嚢により足関節をできるかぎり中間(直角)位に保つ．膝の間にはクッションを挟む．患側上肢は心臓の高さ以上に保ち，手先には包帯を巻いたもの(ハンドロール)をにぎらせる(これは背臥位でも同様)

● マットレスの硬さ

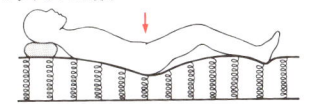

マットレスは硬過ぎると褥瘡をつくる危険があるが，柔らか過ぎると上図のように殿部が沈み，股関節の屈曲・拘縮を起こしやすくする．体格，体重，栄養状態などを考え合わせて適切な硬さのマットレスを選ぶべきである

■図3　可動域の維持訓練(上肢・下肢)

a.　肩関節の屈曲

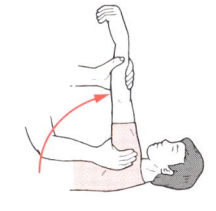

弛緩期には，肩関節の他動的屈曲は正常の可動域の約半分(90度)にとどめる．関節窩に骨頭を軽く押しつけるようにして動かす

b.　母指の運動

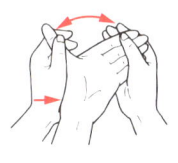

母指は，非常に複雑な運動をするので，そのすべてをゆっくりと行う

c.　股関節の伸展

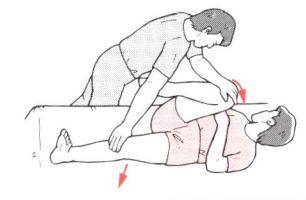

健側の下肢を十分に屈曲させ，腹部に押しつけて骨盤を固定し，患側の膝を下に押して股関節を十分伸展させる

エイズ〈後天性免疫不全症候群〉
acquired immunodeficiency syndrome ; AIDS

I 疾患の概念と診断基準

エイズウイルス(ヒト免疫不全ウイルス, human immunodeficiency virus ; HIV)による感染症．和名は「後天性免疫不全症候群」である．Tリンパ球を中心に免疫システムが破壊され，日和見感染や悪性腫瘍などを併発しやすく，現在においても予後不良の疾患である．

わが国のサーベイランス(発生動向調査)の基準では，HIV感染が抗体確認検査，あるいは病原検査(HIV抗原検査，ウイルス分離あるいは核酸診断法など)によって診断されたのち，ニューモシスチス肺炎，カンジダ症など23種の指標疾患が1つ以上みとめられた場合，エイズと診断する．

II 臨床経過と治療

HIVの平均潜伏期間は約10年と考えられている．感染後ウイルス血症の状態となり，長い無症候性キャリアののち，再度ウイルス血症の状態となってエイズ関連症候群(AIDS-related complex ; ARC)，エイズへと進展していく．病状はCD4陽性リンパ球数などによる免疫機能評価とHIV-RNA量によるHIVの活動性によって評価する．

1996(平成8)年のプロテアーゼ阻害薬の導入までは，エイズ発症後は1～2年以内に死の転機をとると考えられていたが，最近の多剤併用療法により5年以上の生存例もまれではなくなってきている．現在の治療は，上記2つの指標を中心に，ウイルスのサブタイプ，薬剤耐性なども調べ，患者の薬物に対するコンプライアンス，副作用を考慮しながら，多剤併用抗レトロウイルス療法と日和見感染症に対する治療を行うのが基本である．しかしながら，根治薬およびワクチンの開発・実用化は現在も困難な状況で，人権面を考慮した予防教育がひき続き重要である．

III 世界の状況

UNAIDS(国連合同エイズ計画)等による最新の推

■図1 地域別HIV感染者/エイズ患者数，HIV罹患数，エイズ死亡者数

北アメリカ 140 / 4.3 / 1.8
西インド諸島(カリブ海) 25 / 2.7 / 1.9
ラテンアメリカ 170 / 14 / 6.5
西ヨーロッパ 74 / 2.2 / 1.2
北アフリカおよび中近東 46 / 6.8 / 3.6
サハラ以南のアフリカ 2,470 / 210 / 210
中央／東ヨーロッパおよび中央アジア 170 / 27 / 8.4
南アジアおよび東南アジア 780 / 86 / 5.9
東アジアおよび太平洋地域 75 / 10 / 4.3
オーストラリア/ニュージーランド 8.1 / 0.71 / 0.4

■ 2006年末現在の推定生存HIV感染者／エイズ患者数　総計 約3,950万人
■ 2006年1年間の推定HIV罹患数　総計 約430万人
■ 2006年1年間の推定エイズ死亡者数　総計 約290万人

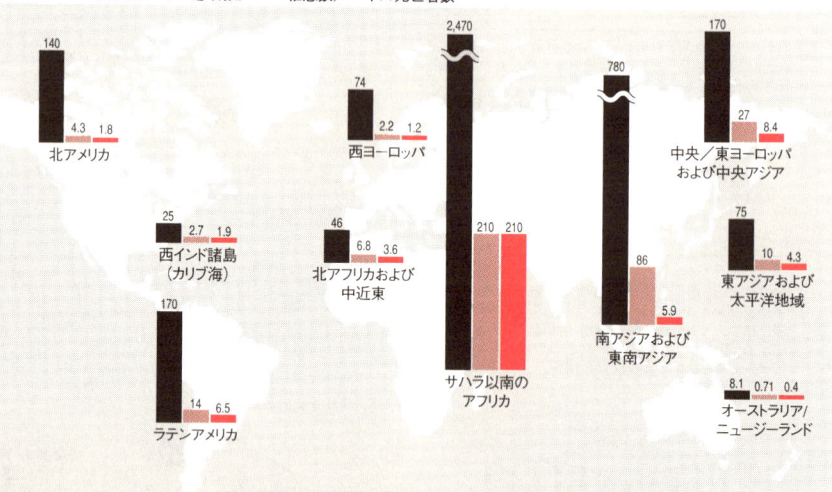

(単位:万人)

[UNAIDS(国連合同エイズ計画)/WHO : AIDS epidemic upolate, 2006]

■表1 HIV感染者およびエイズ患者の国籍別・性別・感染経路別報告数の累計(2006年末現在)

診断区分	感染経路	日本国籍			外国国籍			合計		
		男	女	計	男	女	計	男	女	計
HIV感染者	異性間の性的接触	1,507	479	1,986	296	714	1,010	1,803	1,193	2,996
	同性間の性的接触[*1]	3,495	1	3,496	231	0	231	3,726	1	3,727
	静注薬物濫用	18	1	19	20	2	22	38	3	41
	母子感染	13	8	21	4	7	11	17	15	32
	その他[*2]	106	29	135	28	17	45	134	46	180
	不明	527	66	593	279	496	775	806	562	1,368
	HIV合計	5,666	584	6,250	858	1,236	2,094	6,524	1,820	8,344
エイズ患者	異性間の性的接触	1,195	142	1,337	211	152	363	1,406	294	1,700
	同性間の性的接触[*1]	1,055	1	1,056	90	2	92	1,145	3	1,148
	静注薬物濫用	11	2	13	18	0	18	29	2	31
	母子感染	9	3	12	1	4	5	10	7	17
	その他[*2]	72	13	85	16	9	25	88	22	110
	不明	582	58	640	279	125	404	861	183	1,044
	エイズ合計[*3]	2,924	219	3,143	615	292	907	3,539	511	4,050
凝固因子製剤による感染者[*4]		1,420	18	1,438	—	—	—	1,420	18	1,438

[*1] 両性間性的接触を含む
[*2] 輸血などに伴う感染例や推定される感染経路が複数ある例を含む
[*3] 1999(平成11)年3月31日までの病状変化によるエイズ患者報告数154件を含む
[*4] 「血液凝固異常症全国調査」による2006(平成18)年5月31日現在の凝固因子製剤による感染者数

(厚生労働省健康局エイズ動向委員会:平成18年エイズ発生動向年報,2007)

定値をみると,2006(平成18)年末現在の世界のHIV感染者(生存エイズ患者を含む)数は3,950万人,同年1年間に生じた新たな感染者が430万人,死亡者が290万人と推定されている.

ここ数年間の動向をみると,罹患数は多少減少傾向にあるが依然として500万人近く,今後も激減することはないものと考えられる.また,逆に疾病の最終段階であるエイズ死亡の数は漸増傾向にあり,先進国にみられる1996(平成8)年以降のプロテアーゼ阻害薬を含む抗レトロウイルス療法の効果は世界全体では示されていない.新規感染者の90%以上が開発途上国で生じており,現在生存しているHIV感染者の分布においても,その60%を超える2,470万人がサハラ砂漠以南のアフリカに集中している(図1).

IV わが国の状況

2006(平成18)年12月31日までに厚生労働省エイズ動向委員会に報告された凝固因子製剤による感染者1,438名(大半が血友病患者)を除くわが国のHIV感染者は8,344人(うち外国国籍2,094人),またエイズ患者は4,050人(うち外国国籍907人)であった(表1).

感染者に占める相対的割合は減少しつつあるものの,血液凝固因子製剤輸注により感染した患者が依然少なからぬ割合を示している点,「静注薬物濫用」「母子感染」による感染者の割合が少ない点,日本国籍男性感染症例において「同性間の性的接触」を感染経路とする例が最も多い点などがわが国の特徴である.また,「凝固因子製剤」を除いた場合,国内で総人口の2%以下を占めるに過ぎない外国人の症例がHIV感染者のなかで25.1%,エイズ患者のなかでは22.4%と相対的に高い割合を示しているのもわが国の特徴である.

報告件数の年次推移をみると,HIV感染者の報告件数は外国国籍女性が1992(平成4)年に一過性のピークを示し,その後減少したが,日本国籍男性はサーベイランス開始以来ほぼ一貫して増加傾向にあり,国内の性的接触による感染症例が70%を超えている(図2).また,エイズ患者数の報告件数も日本国籍男性を中心に増加傾向が続いている.

V 医療現場における予防と注意点

病原巣はヒト,主な感染源は体液として血液,精液および膣分泌物である.HIVは,唾液,涙,尿,髄液からも分離されているが,感染源としての意義は低い.母乳は,抗体陽性の母親が子どもに授乳する場合の感染の危険が指摘されている.

HIVの母子感染については,ネビラピンなどの抗レトロウイルス薬投与により感染効率を下げる対策がとられている.産道感染に対しては経腟分娩をさけ帝王切開を行う,またキャリアの母親の母乳を授乳しな

■図2　国内の国籍・性別HIV感染者年次報告（血液凝固因子製剤輸注例を除く）

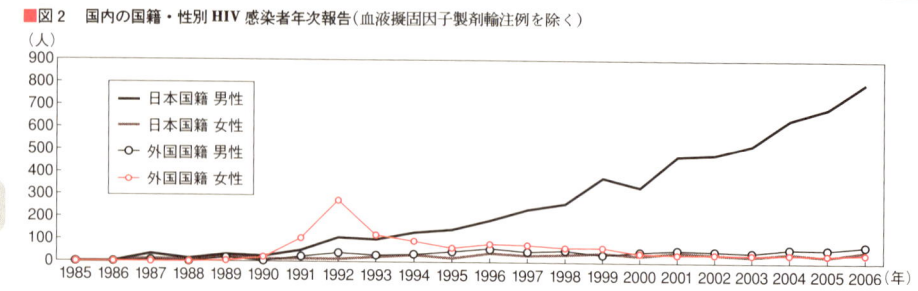

（厚生労働省エイズ動向委員会・平成19年資料より作成）

いなどの注意が必要である。

わが国では1986（昭和61）年11月以降，輸血血液の抗体検査が行われているが，現在までに輸血・血液製剤によって感染したと考えられる症例が4例報告されており，このため日本赤十字社は献血のプール血清に対するPCR検査を行っているが，感染を完全に防ぐことはwindow期の存在により困難である。

医療現場における具体的予防措置としては，患者の個人特定をさけるなど人権面を配慮しながら，感染力のある検体に留意する。とくに血液検体は，ラベルの色などにより一見してわかるようにすることが重要である。検体の取り扱い，内視鏡検査や手術などの観血的処置，病室における取り扱いについては，HIVよりも感染力の強いB型肝炎ウイルスの対策に準じて行えばよいとされている。

医療事故で最も多いのは注射針の針刺し事故であるが，1回の事故による感染の危険性は0.2～0.3％程度と考えられている。針刺しなど体液曝露事故の際には，迅速な予防内服を含めた対策マニュアルが作成されている。

HIV抗体検査を行うときには，患者本人の承諾が必要である。また，HIV感染者に対しては医師が告知を行うのが原則である。患者からの信頼を得ること，本人の精神的動揺を十分に配慮すること，カウンセラーの常置など告知したあとのフォローについても十分配慮することなどが重要である。家族に告げる場合には，患者本人の承諾を得て行うようにする。

HIV感染にかかわるカウンセリングは，次のような対象者に必要になると考えられている。
①感染したかもしれないと恐れている人
②検査を受けようかどうしようかと迷っている人
③検査を受けたが，結果を医師に尋ねようかどうしようかと迷っている人
④未成年者のHIV感染者をもつ両親
⑤感染が明らかになった人
⑥子どもの感染を知った両親
⑦HIV感染者と生活をともにする配偶者，近親者，知人，学校教師，職場関係者など

いずれの場合も，HIV感染についての情報が正しく得られているかどうかを確認する必要がある。医療職に相談しにくい状況にあるときは，エイズ予防財団などへの電話相談を勧めることもできる。

HIV感染者の看護

■看護のポイント

HIVの感染を心配するような出来事があれば，window期（感染から抗体検査で陽性判定可能になるまでの期間）を過ぎた2～3か月後に検査を受けるように指導することが大切である。

HIVは血液，体液（精液，腟分泌物など）により感染する。感染経路は以下のものが代表的である。
①性行為による感染
②血液を介した感染（輸血，血液製剤，静注薬物の濫用など）
③母子感染（経胎盤感染，産道感染，母乳によるものなど）

このなかで世界的に最も感染者が多いのが性行為による感染であり，STI（性感染症，sexual transmitted infection）としての感染予防教育が重要である。

医療従事者の場合はこれに加えて針刺し事故，血液の粘膜曝露による感染もあり注意が必要である。

感染者は発症予防のため長期に薬物を内服し続け

■図3　エイズでみられる主な日和見感染

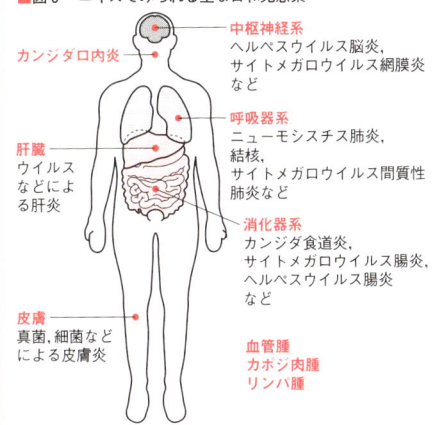

- 中枢神経系：ヘルペスウイルス脳炎，サイトメガロウイルス網膜炎など
- カンジダ口内炎
- 呼吸器系：ニューモシスチス肺炎，結核，サイトメガロウイルス間質性肺炎など
- 肝臓：ウイルスなどによる肝炎
- 消化器系：カンジダ食道炎，サイトメガロウイルス腸炎，ヘルペスウイルス腸炎など
- 皮膚：真菌，細菌などによる皮膚炎
- 血管腫，カポジ肉腫，リンパ腫

（山本直樹ほか：新 エイズの基礎知識．岩波ジュニア新書328，p.15，岩波書店，1999より改変）

■図4　CD4陽性リンパ球数の変化による日和見感染

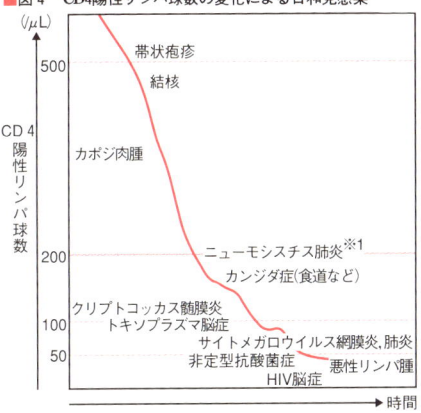

（縦軸：CD4陽性リンパ球数 /μL）

- 500：帯状疱疹，結核
- カポジ肉腫
- 200：ニューモシスチス肺炎※1，カンジダ症（食道など）
- 100：クリプトコッカス髄膜炎，トキソプラズマ脳症
- 50：サイトメガロウイルス網膜炎，肺炎，非定型抗酸菌症，HIV脳症，悪性リンパ腫

※1　CD4陽性リンパ球数が200以下で発症の可能性がある
（エイズ治療・研究開発センター資料より一部改変）

ることが必要となるので，将来への不安に対するカウンセリングを含め，治療継続のために看護師・薬剤師・臨床心理士など医療関係者同士の連携が大切となる．また家族・友人など重要他者を含めたコミュニティに対し，偏見や差別がないよう指導することが必要となる．とくに人権への配慮は重要である．

医療従事者は，万が一事故が発生した場合に備えて，各施設の対処マニュアルを熟知していることが重要である．

■観察のポイント

(1) 既往歴，生活習慣の聴取
(2) 全身症状：呼吸器症状をはじめ一般状態，急性HIV感染諸症状（発熱，咽頭痛，発疹，筋肉・関節痛，下痢，頭痛，リンパ節腫脹など）の有無と程度，出血傾向．症状が進んだ場合は意識レベル，褥瘡の有無などの一般状態・症状（図3）
(3) 心理面：精神的ストレス，生活状況，自暴自棄に陥っていないかなど
(4) 検査値の把握：CD4陽性リンパ球数（図4），HIV-RNA量，リンパ球の減少・免疫機能の低下の程度
(5) 感　染：ニューモシスチス肺炎，肺結核ほか，カポジ肉腫の発症の有無
(6) 薬物療法：内服の確認，副作用の有無・程度

■具体的なケア

1）心理的ケア

医師が告知をする場合，患者の承諾が得られれば同席し，態度，説明の理解度を把握し，既往歴，生活習慣を知り，治療・ケア計画に役立てる．

内服継続に関しては，副作用による内服薬変更の希望などを聞く．患者の精神的状況を理解して，十分時間をかけて話を聞くことが大切である．

2）感染防止対策

基本的には標準予防策（スタンダードプリコーション；SP）の遵守に努めるが，患者の不安，苦悩を察知して，よき理解者となることが大切である．

入院患者の感染防止は，易感染状態に対する感染防止と医療従事者の感染予防が必要である．①鼻出血，喀血，吐血，下血，皮膚からの出血などが持続している，②脳神経障害による異常行動がある，③結核の空気感染の危険がある合併症をきたしている場合は結核病棟入院とする．器具・機材によっては専用とし，またディスポーザブル製品を活用し，これらは感染性廃棄物として処理する．

看護に際しては患者の易感染状態を知り，症状・状態の予防，早期対策を行う．患者の状態に応じてスタンダードプリコーションを使い分けることが必要となる．

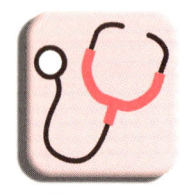

AED〈自動体外式除細動器〉
automated external defibrillator

I 概説

心室細動(ventricular fibrillation；VF)/無脈性心室頻拍(pulseless ventricular tachycardia；pulseless VT)の患者に対し除細動が1分間遅れるごとに7〜10%救命率が低下する(図1)．除細動器には，使用者が心電図を見て行うマニュアルタイプと，心電図自動解析機能をもつAEDタイプがある．後者は，①心電図の自動解析，すなわちVF/心室頻拍(ventricular tachycardia；VT)，そのいずれでもない，の二者択一の解析，②除細動が必要，除細動は不要，の二者択一の選択を提示し，除細動が必要な場合は自動的に充電を開始する．簡単な操作性，指示が音声ガイダンスで行われること，3 kg以下と軽量なので片手で運べることが特徴である．

II 電気ショックのパターン

VF/pulseless VTは，2つの心房・2つの心室による一連の収縮期・拡張期のリズムが崩れ，心臓全体として無秩序な動きとなり，十分な心拍出量を得られない状態である．この無秩序状態を電気ショックにより一斉に脱分極させ，洞結節からの一連のリズムが回復することを期待する．電流の供給形式は，単相性と二相性があり，前者では電流が電極間を一方向に流れるのに対して，後者では途中で逆方向となり双方向となる．二相性波形はエネルギー量が少なくて効果が得られやすく，心筋傷害を軽減させる(図2)．

III 基本的手順

1. BLSアルゴリズム

患者に反応がなければAEDの持参を依頼する．救助者が1人の場合，AEDの設置場所を知っていれば取りに行く．2人以上の場合，現場に残った救助者は

■図1 軽快退院率と電気ショック実施までの時間の関係

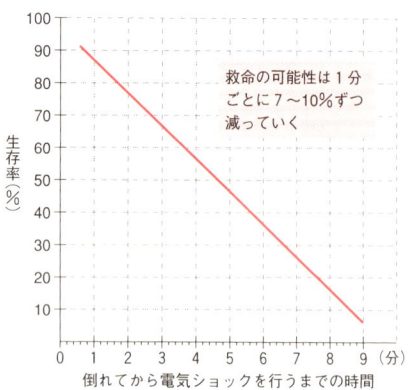

救命の可能性は1分ごとに7〜10%ずつ減っていく

(AHA in Collaboration with ILCOR:The automated external defibrillator. Circulation 102, p.71-89, 2000より改変)

■図2 単相性と二相性の波形の例

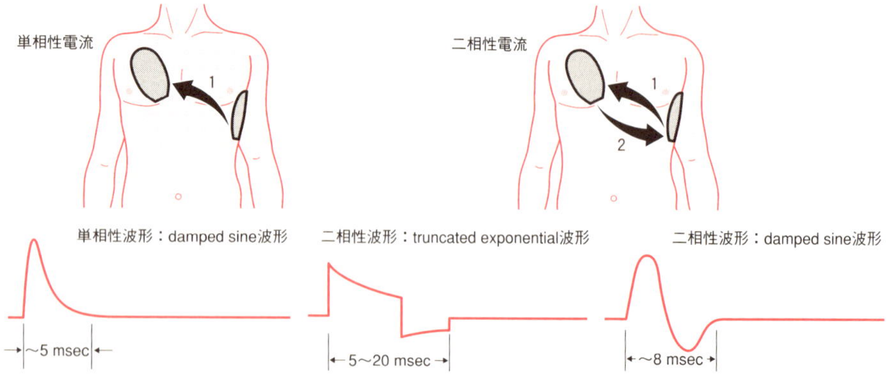

単相性電流

二相性電流

単相性波形：damped sine波形 〜5 msec

二相性波形：truncated exponential波形 5〜20 msec

二相性波形：damped sine波形 〜8 msec

(小川樹美：バイフェージック除細動器の特徴と有用性. クリニカルエンジニアリング, 15(9)：923, 2004より改変)

心肺蘇生(cardiopulmonary resuscitation；CPR)を開始し心筋の酸素化を改善させる．

2．電源を入れる
電源ボタンを押す機種と，ふたを開けると自動的に電源が入る機種がある．

3．電極パッドを貼る
音声メッセージに従い，電極パッドを右鎖骨の下で胸骨の右および左わきの下5～8 cm，あるいは左乳頭の斜め下に密着させて貼り付ける(図3)．電極パッドのケーブルを本体の差し込み口に挿入する機種がある．1歳以上8歳未満の小児には，エネルギー減衰機能付きの小児用パッドがあれば使用する．なければ，成人用電極パッドを用いるが，重ならないように貼付する．

4．心電図解析
「患者から離れてください」のメッセージで心電図解析を開始する．機種によっては解析ボタンを押す．

5．電気ショックと心肺蘇生の再開
「ショックが必要です」という音声メッセージと同時に充電が開始される．周囲の人に患者の身体に触れないように声をかけ確認する．充電が完了すると，電気ショックを行うようにメッセージが流れるので，連続音やショックボタンの点滅に従い，ボタンを押す．電気ショック後，直ちに胸骨圧迫からCPRを再開する．

6．CPRとAEDの繰り返し
CPRを再開後約2分(胸骨圧迫30回と人工呼吸2回の組合わせを5サイクル)経過後，自動的に心電図解析を開始する．音声メッセージに従って操作を繰り返す．心電図波形を確認できる半自動型除細動器では，2分おきのリズムチェックのたびに心電図波形に従って除細動の有無を決定する．自己心拍が再開しても，貼付されている電極パッドは患者の胸からはがさず電源も入れたままにして，二次救命処置(advanced life support；ALS)チームの到着を待つ．

7．特殊な状況
患者の胸がぬれている場合，タオルで水を拭ってから電極パッドを貼り付ける．胸毛が多い場合，予備の電極パッドがあれば最初のパッドをすばやく胸毛ごとはがし，新しいパッドを貼る．あるいは，かみそりで剃る．ニトログリセリン，ニコチン，鎮痛薬，ホルモン薬，降圧薬などの貼付薬や湿布薬が電極パッドを貼る範囲内にある場合，これをはがし薬剤を拭き取ってパッドを貼付する．範囲外にあっても，目につくものははがしておいたほうがよい．皮下に心臓ペースメーカーや除細動器が埋め込まれている場合は，その位置から2～3 cm離して貼付する．

Ⅳ 各AEDの使い方と特徴

製造メーカーにより使用方法が異なるので注意する．厚生労働省で現在認可されている3社のAEDを

■図3　電極パッドの装着

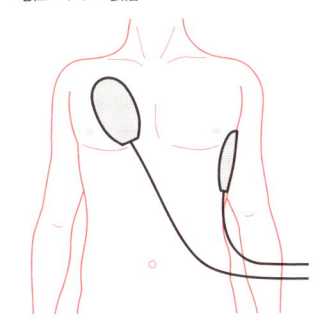

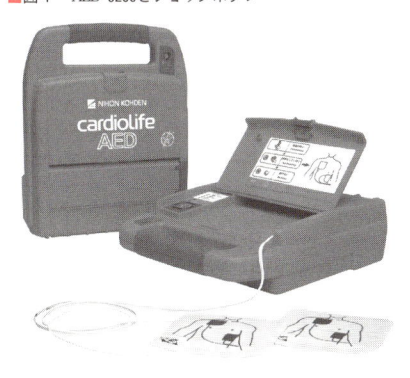

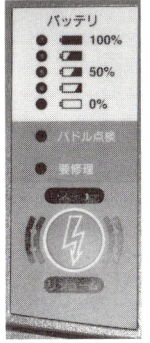

■図4　AED-9200とショックボタン

示す．日本光電工業(株)のAED-9200は，ふたを開ければ電源が入り，操作ボタンはショックボタン1つだけである(図4)．日本メドトロニック(株)のLIFE-PAK 500 Bは，電極の接続が必要で，電源・解析・通電の3つのボタンがある．指示は音声表示およびカタカナの画面表示がある(図5)．フィリップスエレクトロニクスジャパン(株)のハートスタートFR 2+は，電源，パッドの装着，パッドコネクターの差し込み，通電の順序で行い，心電図が画面表示される(図6)．

V PAD (public access defibrillation) プログラム

AEDのメンテナンス，一次救命処置(basic life support；BLS)トレーニング，地域の救急医療システムとの連携，AEDの事後検証を包含する，早期除細動体制構築のためのプログラム．

1．病院内

病院内での早期除細動の目標は心停止から3分以内とすることが目標とされている．医師が直ちに対応しにくい場所へのAEDの計画的配備が必要である．また，第一発見者となる可能性の高い病院職員に対し，BLSおよびAEDの教育訓練を行う必要がある．

2．病院外

空港・駅・競技場・劇場・マラソンイベントなど大勢の人が集まる施設で早期除細動を実現する体制を構築するために，AEDを常備し(図7)，その場に居合わせた人々による早期除細動を可能にする教育プログラムが開始されている．この有用性は，2005(平成17)年の愛知万国博覧会で確認された．

3．使用実態

2007(平成19)年1月現在までに販売された約5万台のAEDに関するメンテナンス，使用実態等については3％程度しか把握されていない．今後，事後検証体制の確立が望まれる．

■図5　3つのボタンがあるLIFEPAK 500 B

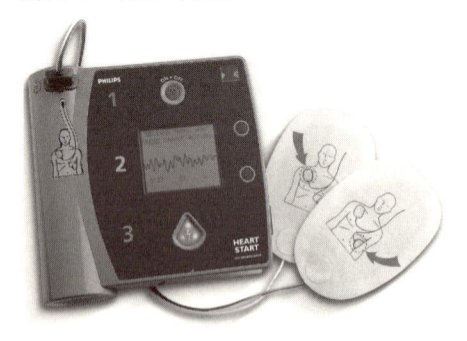

■図7　市中でよく見かけるようになったAEDマーク

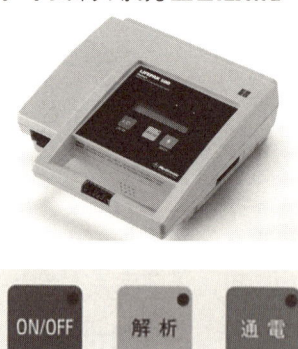

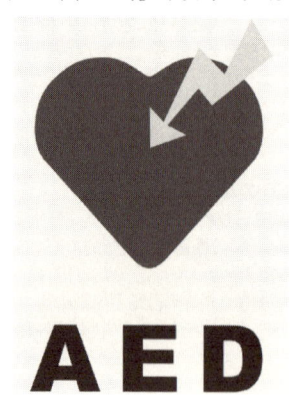

■図6　ハートスタートFR2+

ALS〈二次救命処置〉
advanced life support

I 定義・概念

医師あるいは医師の指導のもとに訓練を受けた日常的に蘇生を行う者が，原因を問わず，あらゆる傷病者の呼吸や循環機能の停止あるいは著しい低下に対して，器具・薬剤を用いて行う処置．呼吸器・循環器系の救命処置，静脈路確保，救急薬品の使用などからなる．蘇生を担当する者は心停止アルゴリズムを共有し，資器材やマンパワーのさまざまな状況に臨機応変に対応する．

II 適応

一次救命処置(BLS)がなされている状態で引き継がれた心停止，あるいは呼吸停止から心停止に陥る可能性があると判断されるすべての傷病者．

III ALS手技

手順についてはALSにおける心停止アルゴリズムを参照されたい．→心肺蘇生法(しんぱいそせいほう)

1．成人の心肺停止
1）補助器具による気道確保
（1）口咽頭エアウェイ

意識はないが，呼吸・循環が安定し，咳・咽頭反射のない患者に使用する(図1)．

（2）鼻咽頭エアウェイ

咳・咽頭反射のある患者にも使用可能である．頭蓋底骨折が疑われる場合は避ける(図2)．

（3）ラリンゲアルマスクエアウェイ(laryngeal mask airway；LMA)→ラリンジ(ゲ)アルマスク［エアウェイ］

（4）コンビチューブ(combitube) →コンビチューブ

（5）気管挿管

最も確実な気道確保である．気管挿管成否の確認方法として，呼気二酸化炭素検知器［比色法(図3)，カプノメータ］を使用する．それでも疑わしい場合は，喉頭鏡で直視して確認する．

2）外科的気道確保
（1）輪状甲状間膜穿刺・切開

輪状甲状間膜経由により最短距離で気道に達することができる(図4)．緊急時に最も適している．穿刺の場合はジェット換気を用いる．切開では内径5 mm以上のチューブを挿入する．切開用キットが市販されている．

（2）気管切開

時間を要するため緊急時には適さない．セルジンガー法を利用した気管切開用キットが市販されている．

3）呼吸管理
（1）自己膨張式バッグ(bag valve mask；BVM)

■図1　口咽頭エアウェイ

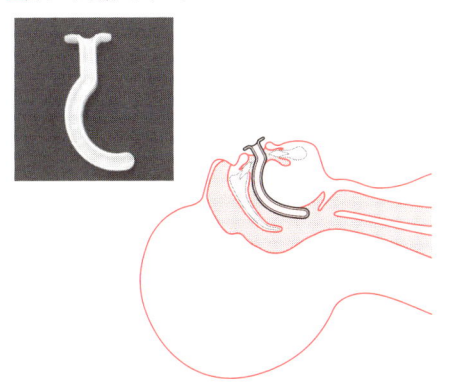

■図2　鼻咽頭エアウェイ

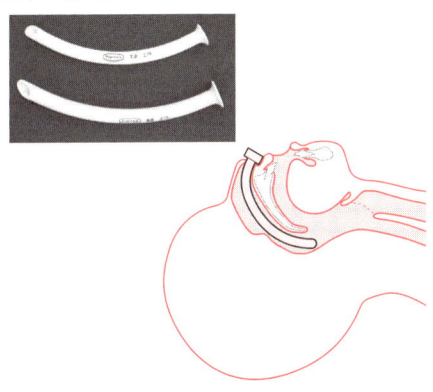

［図1，2とも　杉本　壽ほか監：BLS：写真と動画でわかる一次救命処置．p.41, 43(図1)，p.44(図2)，学習研究社，2007より改変］

■図3　呼気二酸化炭素検知器(比色法)

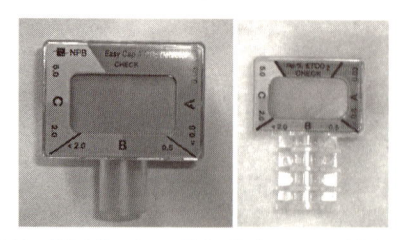

(杉本 壽ほか監：ALS：写真と動画でわかる二次救命処置.
p.20, 学習研究社, 2007)

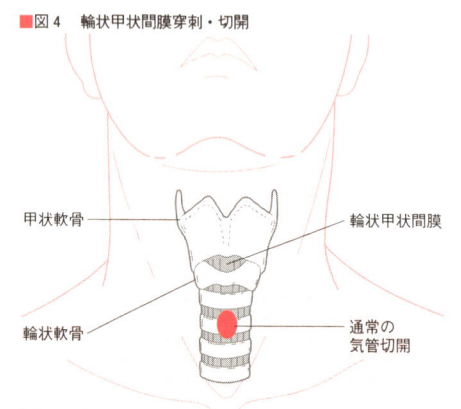

■図4　輪状甲状間膜穿刺・切開

甲状軟骨　　　輪状甲状間膜
輪状軟骨　　　通常の気管切開

(芦川和高監：New 図解救急ケア. 2 nd, p.46, 学習研究社,
2007より改変)

■図5　BVMを片手で保持する方法

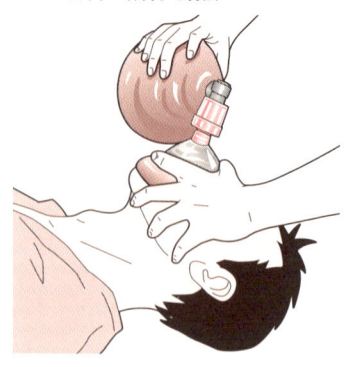

■図6　BVMの換気を2人で行う方法(EC法)

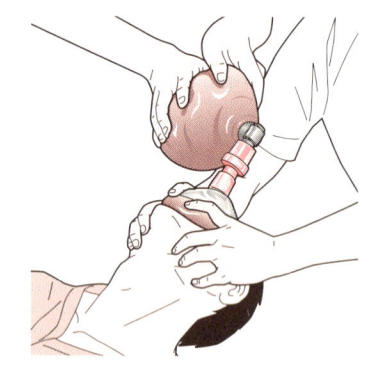

■図7　BVMの換気を2人で行う方法(母指球法)

BVM にマスクを接続して用手的に換気する．吸入気の酸素濃度を上げるためにリザーバー付き BVM を使用する．毎回1秒かけて胸郭の挙上がみとめられる程度とする．救助者が1人の場合、マスクを片手でEC法にて顔面に密着させる(図5)．もう一方の手で1回に1秒かけバッグを押し、送気で胸が上がるのを確認する．救助者が2人いる場合、マスクを両手でEC法か母指球法で顔面に密着させ、ほかの1人がバッグを押す(図6, 7)．BVMによる換気が十分であれば気管挿管を急ぐべきではなく、除細動や静脈確保を優先する．この意味で、BVMによる換気は医療従事者の基本手技として重要である．気管挿管等、高度な気道確保が行われた場合、チューブとBVMを接続し、1分間に10回の換気を胸骨圧迫と非同期で行う．

(2) 流量膨張式バッグ(ジャクソンリースバッグ)
　自発呼吸のある患者の呼吸に合わせて100％酸素を投与できる(図8)．バッグを押しながら肺のコンプライアンスを推測できるなどの利点がある．

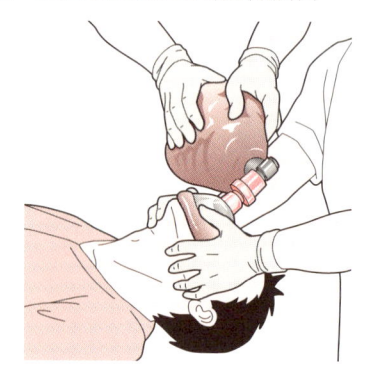

(図5, 6, 7とも　日本救急医療財団心肺蘇生法委員会監：改訂3版 救急蘇生法の指針2005―医療従事者用. p.15, へるす出版, 2007)

■図8 流量膨張式バッグ(ジャクソンリースバッグ)

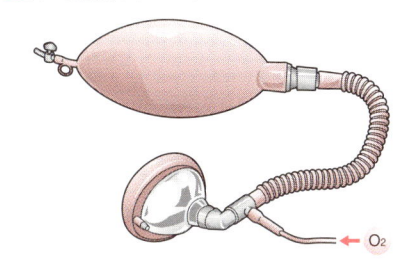

■図9 心停止の心電図波形
1．VF
2．pulseless VT
3．PEAの一例
4．asystole

■図10 除細動器の設定パネル

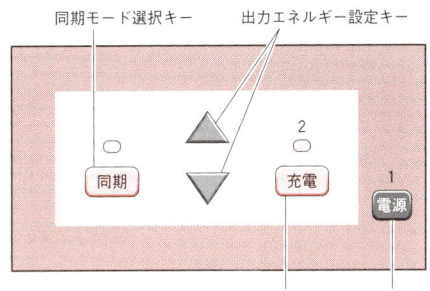

同期モード選択キー　出力エネルギー設定キー
同期　充電　電源
エネルギー充電キー　電源スイッチ

〔相川直樹ほか編(副島京子)：救急レジデントマニュアル．第3版，p.392，医学書院，2003〕

■表1　頻拍に対する電気ショックのエネルギー量

1．同期電気ショックのエネルギー量
　1）二相性：初回エネルギー量100〜120Jが望ましい
　2）単相性：初回エネルギー量
　　　①心房細動：100〜200J，単形性心室心拍：100J
　　　②心房粗動，PSVT(paroxysmal supraventricular tachycardia)：50J
　　・初回ショックが無効の場合，エネルギー量を漸増させて最大量(単相性は360J)までショックを行う
2．非同期電気ショックのエネルギー量(初回)
　1）二相性：120J(矩形波形)，150〜200J(切断指数波形)，200J(波形が不明な場合)
　2）単相性：360J

(日本救急医療財団心肺蘇生法委員会監：改訂3版　救急蘇生法の指針2005—医療従事者用．p.67，へるす出版，2007より改変)

4) 心電図診断と対処

　心停止は心電図波形から，心室細動(ventricular fibrillation；VF)，無脈性心室頻拍(pulseless ventricular tachycardia；pulseless VT)，無脈性電気活動(pulseless electrical activity；PEA)，心静止(asystole)の4つの状態に分類される(図9)．

(1) **VF・pulseless VT**

　救命できる可能性があり，早期の除細動と良質の心肺蘇生(CPR)が薬剤投与よりも優先される．電気ショックを1回行い，直ちに胸骨圧迫を再開する．電気ショック後もVF・無脈性VTが続いていたり，心静止やPEAに至った場合は，薬剤投与をこころみる(除細動および薬剤投与量は，ALSにおける心停止アルゴリズムを参照)．→心肺蘇生法(しんぱいそせいほう)

(2) **PEA**(無脈性電気活動)・**asystole**(心静止)

　PEAとは，心室細動，心室頻拍以外の何らかの心電図波形はみとめられるが，脈拍が触知されない状態．心静止とは，心電図波形がみとめられない状態．いずれも除細動の適応ではない．CPRを継続しながら心室細動，無脈性心室頻拍が隠れていないかを調べる．誘導を変える，感度を上げる，コードのはずれの有無をチェックする．アドレナリン，バソプレシンの投与量はアルゴリズムを参照されたい．徐脈性PEAおよび心静止にはアトロピン1mgを3〜5分ごとに投与し，総投与量3mgとする．原因(4H4T)を検索し解決にあたる．→心肺蘇生法(しんぱいそせいほう)

■図11 骨髄内輸液針と投与個所

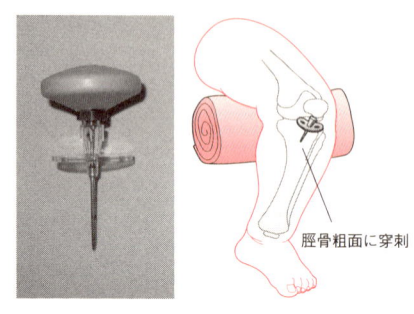

脛骨粗面に穿刺

(Henretig, F. M., et al ed. : Textbook of Pediatric Emergency Procedures. Williams & Wilkins, 1997)

(3) 徐拍

心拍60/分未満を徐拍という．循環が不安定であれば経胸壁ペーシング，アトロピン(初回0.5 mg，3～5分ごとに総量3 mgまで)，アドレナリン，イソプロテレノールの順に治療し，経静脈ペーシングへつなぐ．循環不全の原因が不整脈ではない場合，徐拍性PEAに進展しうる病態の治療を最優先する．

(4) 頻拍

心拍100/分以上を頻拍という．循環が不安定であり，その原因が頻拍であれば同期電気ショックを迅速に施行する(図10，表1)．安定した状態で頻拍をみとめる場合は薬物治療が必要であり，12誘導心電図を記録して循環器医へ依頼する．

5) 静脈以外の薬剤投与経路

(1) 骨髄内投与

静脈路の確保が困難な場合，骨髄内輸液針(16～18G)を下肢脛骨粗面から脛骨髄内へ穿刺する(図11)．末梢静脈からの投与と同程度の血中濃度が得られる．

(2) 気管内投与

静脈路も骨髄路も確保できず，気管挿管されている場合，気管内に蘇生に必要な薬剤を投与できるが，至適投与量は状況による．

6) CPRの補助的な手技と装置

(1) 緊急開胸術

左第5～6肋間開胸下に直接心臓マッサージをすることにより，冠潅流圧の上昇や自己心拍再開率の増加が報告されている．開胸術中，胸部外傷者など開胸が可能な場合は行う．

(2) ACD(active compression-decompression)-CPR
→ACD-CPR

(3) 経皮的心肺補助装置(percutaneous cardiopulmonary support ; PCPS)

心停止時間が短いと考えられる症例，心停止の原因を解除できると考えられる症例(低体温，薬物中毒，急性心筋梗塞など)には，PCPSの実施が考慮される．

(4) 経胸壁ペーシング(transcutaneous pacing ; TCP)

患者の状態が不安定なⅢ度房室ブロックおよび高度房室ブロックに対して行う人工ペーシング．パッドを右前胸部と心尖部あるいは前胸部と背部に貼る．除細動器をペーシングモードに切り替え，モニター上でペーシング波(ペーシングに一致したQRS波形)が出現するまで電流量を上げる．電流量＞50 mAで痛みや筋肉の収縮が出現するので鎮痛薬が必要である．ペーシング中は脈拍の確認を行う．

7) CPRの質の評価

胸骨圧迫の効果指標は，拡張期動脈圧を高くして冠還流圧(拡張期大動脈圧－拡張期右房圧)を高くすることが必要である．心拍出量の非侵襲的指標として呼気終末二酸化炭素分圧($ETco_2$)のモニタリングが有用．

2．小児の心肺停止

さまざまな原因が呼吸窮迫かショックに収束し心肺停止に発展するので，呼吸窮迫あるいはショックの病態を早期に評価し初期治療を開始する．小児ALSにおける心停止アルゴリズムは成人とほぼ同一であるが，電気的除細動のエネルギー量や昇圧薬投与量などに相違がある．気道確保と呼吸管理にはサイズの小さい補助器具を用いる．静脈路確保に難渋する場合は，骨髄内投与を選択する．小児・乳児における除細動の初回エネルギー量は，単相性・二相性を問わず2～4 J/kg，2回目以降は4 J/kgとする．

Ⅳ 鑑別診断

心停止の原因がより早期に把握できるように，4H 4Tとして心停止アルゴリズムに掲載されている．小児では，低血糖(hypoglycemia)，アシドーシス(hydrogen ion)，外傷(trauma)なども原因として考慮する．
→心肺蘇生法(しんぱいそせいほう)

Ⅴ 家族への対処

通常，予測しない心肺停止に対して心肺蘇生が行われるが，すべての治療を尽くし終えた末期的時期の心肺停止に対しては，担当医と家族の合意に基づき蘇生を実施しないことが書面で明示されている場合，この指示に従う(do not attempt resuscitation ; DNAR)．それ以外は蘇生に全力を傾注する．蘇生メンバーの一員は家族の疑問や不安に対応し，蘇生の現場を見せる配慮をする．特別な状況，たとえば冷水中での溺水，薬物中毒などでは蘇生努力を長く続けることが必要である．

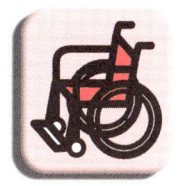

ADL 訓練
ADL training

I 定義・概念

ADL(activities of daily living：日常生活動作)とは，1人の人間が独立して生活するために行う基本的な，しかも各人ともに毎日繰り返される一連の身体的作業動作をいう．

II 評価尺度

ADL の評価の対象となる能力は，障害のある人間が一定の環境において発揮しうる残された能力である．主として食事，排泄などの身体的運動機能であるが，精神活動やコミュニケーション能力などが評価される場合もある．

リハビリテーション医療においては，能力低下の原因を探る際や，治療目標の設定などに際し，患者がADL を介助なしに行えるか，またどの程度介助を要するのかを評価し，併せて ADL 訓練を行って，身の回りの動作を自立して行うことができるようにすることが重要な課題となる．ADL の範囲は家庭における身の回りの動作を意味し，交通機関の利用および家事動作は生活関連動作(APDL; activities parallel to daily living)，または IADL(手段的 ADL; instrumental ADL)とされる(図1)．

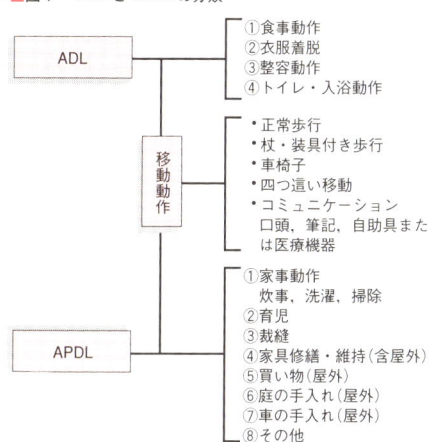

III 評価法

ADL の評価および訓練は，作業療法士ばかりでなく理学療法士，看護師などの関与するものであるが，その評価にあたっては，さまざまな評価表が用いられている．その代表的なものには，バーセルインデックス(Barthel index；BI)や機能的自立度評価法(functional independence measure；FIM)(表1)がある．BI は過去に脳卒中を中心に広く国際的に用いられてきたが，FIM は，表1のように BI の評価項目にコミュニケーションと社会認知および行動を含めて ADL を7段階で評価し，これまで BI では検出できなかった細かな ADL の変化をも記載できる．また FIM を用いることで，これまでに明らかでなかった疾患の国際比較などにも応用されている．また子どもについては Wee FIM(子どものための機能的自立度評価法)が用いられている．

IV 評価項目と訓練内容

以下，各項目においてその評価と訓練について述べるが，これらは作業療法の訓練にとどまることなく，病室での看護師による訓練，退院後には家庭での訓練というように，実際面での応用を常に考えたプログラムとすべきである．また ADL は障害の種類やその程度，また環境によっても変化することを念頭におき，自助具や環境制御装置なども積極的に利用すべきである(表2，図2)．

1) 食事動作

上肢の機能障害，すなわち筋力低下，関節可動域制限，巧緻障害，切断などにより，患者は自分自身で食事ができなくなる．上肢の筋力低下には，筋疾患，ニューロパチーのように全般的に筋力低下をきたすものや，頸髄損傷のように損傷された脊髄節以下の筋が麻痺する場合など，疾患，障害によって異なる．

食事の基本動作は，片方の手で茶碗を持ったり皿を固定し，他方の手で箸またはスプーンを用いて食物を口に運ぶことである．筋力低下のために食事動作が不可能な場合には，固有筋を中心とする把持能力の低下によるものか，また上肢の中枢の筋力低下のために保持できないのかなどを検索し，把持力の障害によるものであれば自助具の利用を考え，中枢筋の筋力低下の場合には肩屈曲補助装具(deltoid aid)などを用いる．

■図1 ADL と APDL の分類

```
ADL ─┬─ ①食事動作
     │   ②衣服着脱
     │   ③整容動作
     │   ④トイレ・入浴動作
     │
     ├─ 移動動作
     │   ・正常歩行
     │   ・杖・装具付き歩行
     │   ・車椅子
     │   ・四つ這い移動
     │   ・コミュニケーション
     │     口頭，筆記，自助具または医療機器
     │
APDL ─┴─ ①家事動作
         炊事，洗濯，掃除
         ②育児
         ③裁縫
         ④家具修繕・維持(含屋外)
         ⑤買い物(屋外)
         ⑥庭の手入れ(屋外)
         ⑦車の手入れ(屋外)
         ⑧その他
```

■表1 FIMの評価尺度,評価項目および評価内容

	自立	介助者なし	部分介助		介助者あり
レベル	7 完全自立(時間,安全性含めて) 6 修正自立(補装具などを使用)		5 監視または準備 4 最小介助(患者自身で75%以上) 3 中等度介助(50%以上) 完全介助 2 最大介助(25%以上) 1 全介助(25%未満)		

評価項目	内容(要点のみ抜粋)	評価項目	内容(要点のみ抜粋)
セルフケア		トイレ	便器へ(から)の移乗
食事	咀しゃく,嚥下を含めた食事動作	風呂,シャワー	風呂おけ,シャワー室へ(から)の移乗
整容	口腔ケア,整髪,手洗い,洗顔など	移動	
入浴	風呂,シャワーなどで首から下(背中以外)を洗う	歩行,車椅子 階段	屋内での歩行,または車椅子移動 12から14段の階段昇降
更衣(上半身)	腰より上の更衣および義肢装具の装着	コミュニケーション	
更衣(下半身)	腰より下の更衣および義肢装具の装着	理解	聴覚または視覚によるコミュニケーションの理解
トイレ動作	衣服の着脱,排泄後の清潔,生理用具の使用	表出	言語的または非言語的表現
排泄管理		社会的認知	
排尿	排尿コントロール,器具や薬物の使用を含む	社会的交流	他患者,スタッフなどとの交流,社会的状況への順応
排便	排便コントロール,器具や薬物の使用を含む	問題解決	日常生活上での問題解決,適切な決断能力
移乗		記憶	日常生活に必要な情報の記憶
ベッド,椅子,車椅子	それぞれの間の移乗,起立動作を含む		

〔道免和久ほか:機能的自立度評価法(FIM).総合リハビリテーション,18(8):628,1990〕

■表2 ADL

食事動作	急性期臥床からバックレストやギャッチベッドを使用して支え,坐位が可能になった時点から,食事動作の一部は自分でできるようになる.食事動作を右の4動作に分けて考えてみる	**食事の4動作** ①スプーン,フォーク,箸の使用 ②食物をすくって口に運ぶ ③食物をすくうとき,器を固定する ④コップから飲む	
整容動作	整容動作は,洗面所へ行く,用具を整えるなどの準備段階で介助を要するときは,できることも手伝ってしまいがちである.ベッド上でも顔を拭く,髪をとかす,歯を磨くなどできることは,なるべく自分でやろうとする気持ちと,機会をつくることが大切である	**整容の4動作** ①タオルで顔を拭く,手を洗う ②水道栓をひねる ③歯磨き,ひげ剃り,整髪 ④爪切り	
更衣動作	更衣動作は車椅子上で坐位がとれれば練習することができる.入院中であっても,食堂や訓練室へ行くときはパジャマを着替えたほうが清潔であり,心理的にも気分が変化してよい	**更衣** ①衣服の選択,改良 ②上衣,ズボンの着脱 ③靴,靴下の着脱	
入浴動作	排泄動作と同様に起居・移動動作に大きく影響される動作である.病院生活では大きい浴室,短い入浴時間などのため家庭の入浴方法とは異なる	**入浴動作** ①浴室内での移動 ②浴槽への出入り ③洗体	

リウマチなどで関節可動域の制限がある場合には,長い柄のスプーンや箸などが便利である.

2) 更衣動作

上下肢や体幹の障害によって患者は,袖に腕をとおしたり,ズボンに足を入れたり,またボタンを掛けたり,ヒモを結ぶような細かい動作が困難となる.患者の障害と残存機能を評価する一方,片麻痺患者であれば片手で着脱衣ができるような手技を指導する.たとえばボタンを面ファスナーに変更したり,自助具を利用したりする.

3) 整容動作

主な整容動作には洗顔,歯磨き,洗髪などがある.

■図2 トイレと自助具
a. トイレの工夫

▲補高便座　▲トイレットフレーム

▲コンドーム式集尿器　▲安楽尿器

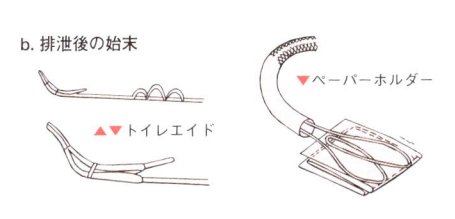

b. 排泄後の始末

▲▼トイレエイド　▼ペーパーホルダー

食事動作と同様に上肢の握力，関節可動域，巧緻運動などを評価する一方，歯ブラシやくしなどを患者に持たせて目的にかなった動作訓練を行う．種々の自助具と併せて電動歯ブラシなどがよく利用される．

4）入浴動作

入浴は浴室までの移動，脱衣，浴室内の移動，浴槽への出入りや洗体や洗髪，体を拭き着衣，浴室からの移動という一連の動作からなる．日本式入浴は最も困難な ADL 動作であり，入浴に必要な動作を訓練することばかりでなく，浴室をその患者の能力に合わせて改造することも検討しなければならない．

5）移乗動作（図3）

対麻痺および四肢麻痺患者では移乗動作の基本はプッシュアップ動作であり，そのためには両上肢に十分な筋力がなければならない．実用的には第7頸髄節レベルの機能が残存していることが必要である．

片麻痺患者では，移乗するに際し，手すりなどにつかまり健側下肢を軸に立ち上がること，そして後方へ回転し，乗り移ることが一般的である．

6）トイレ動作

トイレ動作はトイレまでの，あるいはトイレからの移動，便器への乗り降り動作，排便，排尿のための衣服の着脱動作，ならびに局所の清拭に分けられる．

■図3　移乗動作

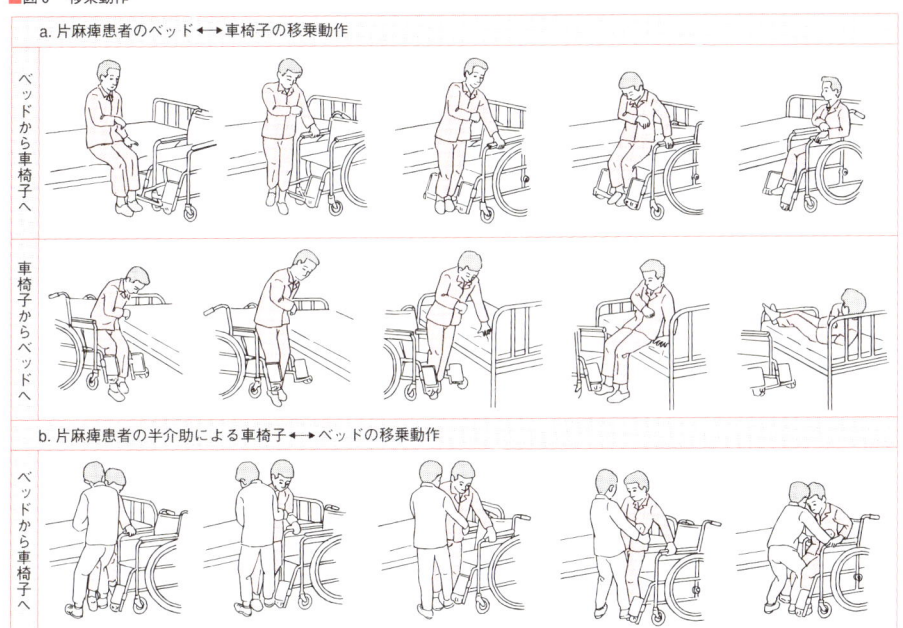

a. 片麻痺患者のベッド ←→ 車椅子の移乗動作

ベッドから車椅子へ

車椅子からベッドへ

b. 片麻痺患者の半介助による車椅子 ←→ ベッドの移乗動作

ベッドから車椅子へ

ADL訓練

c. 片麻痺患者の全介助によるベッド⇔車椅子の移乗動作

車椅子からベッドへ

ベッドから車椅子へ

車椅子からベッドへ

d. 対麻痺患者の車椅子からベッドへの移乗動作（前方移動）

車椅子からベッドへ

e. 片麻痺患者の車椅子からトイレへの移乗動作

車椅子からトイレへ

f. 対麻痺患者の車椅子からトイレへの移乗動作

車椅子からトイレへ 〈側方移乗動作〉 〈後方移乗動作〉

片麻痺患者の介助方法 片麻痺患者の移乗動作では，まず体幹を十分に前屈させ，立ち上がりを介助する．そのうえで，健側下肢を支点として回転し，車椅子に健側上肢を持ち替えて，着座させる．全介助でも半介助でも，最も重要なことは，体幹の前屈からの立ち上がりである．

また排便に際しての坐薬挿入や排尿動作としての自己導尿なども必要となる場合もある．

障害をもった患者では和式便器でのトイレ動作は困難であり，洋式便器への改造が勧められる．

7) 移動動作

歩行が困難な患者には杖，装具，歩行器を利用する．また歩行が可能な患者に比べ，障害により車椅子が必要な患者ではおのずと ADL 全体に及ぼす影響は大きい．とくに日本式生活様式では車椅子は実用的とは言い難い．

8) コミュニケーション

脳障害による失語症患者では失語症の検査をすることばかりではなく，日常生活場面でのコミュニケーション能力の実用性を測定し，訓練することも重要となる．実用コミュニケーション能力検査(CADL 検査)が開発され，用いられつつある．

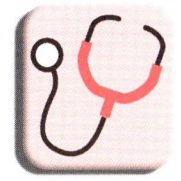

NST〈栄養サポートチーム〉
nutrition support team

I 定義・概念

わが国では，過食・飽食による生活習慣病のみならず，重症化した入院患者の低栄養が問題になっており，栄養管理の必要性が急務となっている．適切な栄養管理は人々の自然治癒力を高め，健康の回復過程を促進し健康障害を予防することで，在院日数の短縮ならびに医療費削減などの効果が期待できる．このような経緯から，医療従事者が協同して，入院患者ごとの栄養状態や摂食状態，および食形態を考慮した栄養管理計画を作成している場合，平成18年度診療報酬改定で「栄養管理実施加算1日12点」が入院基本料の加算として認められた．

栄養管理は，人々が健康を維持・増進，回復するために必要不可欠である．患者個々に応じて栄養管理を適切に実践することを栄養サポートといい，管理栄養士，看護師，医師，検査技師，薬剤師，理学療法士などの医療従事者が，おのおのの専門的知識・技術を生かしてチームを組み，栄養管理を行うことを栄養サポートチーム(nutrition support team；NST)という．栄養管理の適否は治療に大きく影響する．患者にとって最善の栄養状態になるように，栄養状態の評価に基づいて計画的に維持・管理することが求められる．

II 目的・役割

1．目的
①適切な栄養管理法の選択
②適切な栄養管理
③栄養障害の予防・早期発見・治療
④栄養療法による合併症の予防
⑤感染症や褥瘡の発生予防
⑥栄養材料の適正使用による経費削減
⑦医療従事者のキャリアアップ，質的向上

2．役割
①栄養アセスメント
②適正な栄養管理の監視
③適切な栄養管理法の相談，助言・提言
④栄養障害や合併症の治療
⑤新しい知識や技術の紹介，開発

III 栄養管理の実際

1．栄養アセスメント

栄養状態について査定し，栄養療法の適応であるかを判定する．

問診(体重変化，摂食状況，消化器症状，基礎疾患と重症度，ADL状況など)，身体計測(BMI，皮下脂肪厚など)，摂取量と消費量のエネルギーバランス，血液生化学検査(血清蛋白，窒素平衡，免疫指標)，輸液や経腸栄養剤などの情報収集をする．

2．栄養必要量の算定(表1)

基礎代謝エネルギー量(basal energy expenditure；BBE)を算出する．一般的に，ハリス-ベネディクトの式(性別・年齢・身長・体重から算出)を予測し，活動係数(activity factor；AF)とストレス係数(stress factor；SF)を乗じて算出する．

栄養必要量の算定後，エネルギーとなる三大栄養素である糖質，蛋白質，脂質の必要量を決定するが，病態に応じて摂取割合を算出する．1g当たりのエネルギーは糖質と蛋白質が4 kcal，脂質は9 kcalである．なお，栄養必要量の計算を急ぐ場合には，25〜30 kcal/kg(現体重)の範囲で決定する．

糖質必要量は，通常，栄養必要量の50〜60%であるが，糖尿病や慢性呼吸器疾患では制限される．

蛋白質必要量は，0.6〜1.0 g/kg/日であるが，代謝

■表1　栄養必要量の算出式

ハリス-ベネディクトの式 (A：年齢　H：身長cm　W：体重kg)	男性(kcal/日)＝66.47＋13.75×W＋5.0×H－6.76×A 女性(kcal/日)＝65.51＋9.56×W＋1.85×H－4.68×A
活動係数	安静：1.0，歩行可能：1.2，労働軽度：1.4，労働中等度：1.6，労働重度：1.8
ストレス係数	手術後：1.0 がん・慢性呼吸器疾患・腹膜炎・敗血症：1.10〜1.30 骨折：1.15〜1.30 重症感染・多発外傷：1.20〜1.40 熱傷・多臓器不全：1.20〜2.00

■図1　NST活動の例

入院時栄養評価／入院中栄養障害　‥‥‥‥看護師・医師
　　　↓
NST患者抽出　‥‥‥‥‥‥‥‥‥‥‥‥看護師・医師
　　　↓
栄養アセスメント，栄養必要量の算定　‥‥管理栄養士・看護師・検査技師・医師・薬剤師
　　　↓
事例検討，栄養管理計画　‥‥‥‥‥‥‥‥管理栄養士・看護師・医師・検査技師・薬剤師・
　　　↓　　　　　　　　　　　　　　　　理学療法士
栄養療法の実施　‥‥‥‥‥‥‥‥‥‥‥‥看護師・薬剤師・理学療法士
　　　↓
栄養状態のモニタリングと評価　‥‥‥‥‥看護師・管理栄養士・検査技師・医師
　　　↓
栄養療法の再検討　‥‥‥‥‥‥‥‥‥‥‥管理栄養士・看護師・医師・検査技師・薬剤師・
　　　　　　　　　　　　　　　　　　　　理学療法士

亢進時は軽度：1.0～1.2 g/kg/日，中度：1.2～1.5 g/kg/日，高度：1.5～2.0 g/kg/日とする．なお，肥満や浮腫がある場合には，理想体重で算出する．

　脂質必要量は，栄養必要量の25～30％とし，生活習慣病がある病態では，25％を大幅に上回らないようにする．慢性呼吸期疾患ではCO_2産生を抑制する目的で脂質の比率を高める場合もある．

3．栄養管理計画（栄養療法の方法と内容の決定）

　経口，経腸，経静脈栄養法かを選択する．
　算出された栄養必要量と各種栄養素量から，患者の状態や病態に合わせて，栄養剤の選択，組合わせ，投与法などを決定する．

4．栄養療法の実施

　立案された栄養管理計画に沿って，実施する．

5．栄養状態のモニタリングと評価

　身体計測，血液生化学検査などで栄養状態をモニタリングし，摂取エネルギーと内容，皮膚・粘膜・爪の状態，顔色，浮腫の有無，ストレスの有無，食事をつくる人などの情報を得て，評価する．

6．栄養療法の再検討

　評価をもとに，計画の継続と変更について検討する．

Ⅳ　看護師の役割

　看護師は24時間継続して患者ケアを行っており，どの医療従事者よりも患者と接しているため，栄養アセスメントにおける情報収集，栄養療法の実施，栄養状態のモニタリングなどにおいて中心的役割を担う．

1．栄養アセスメントのための情報収集とモニタリング

　患者の皮膚・粘膜や口腔の状態，食事摂取量・食欲や排便状態，顔色や行動の様子，体重や検査値について，観察し記録に残すとともに，毎日，情報を交換し，複数の目でデータを確認することによって，変化をふまえた患者の栄養状態について把握・評価できる．また，看護師は生活の観点からも情報収集をしているため，食習慣や家族関係，患者の意向や希望，退院後の食生活などを含む多様な情報を得て活用することが可能である．

2．栄養療法の実施

　看護師は経口，経腸，経静脈栄養法の直接的な実施者である．
　経口摂取できる食品の内容などについて幅広い知識をもって患者教育するほか，経腸栄養法では，胃と小腸では投与速度や投与量，投与内容が異なること，経静脈栄養法では感染やルート閉塞，事故抜去防止の管理技術，また，嚥下障害患者の誤嚥防止ケアなど，根拠をふまえた知識と技術をもって安全に実施していくことが必要である．

Ⅴ　NST活動の例

図1にNSTの活動の例を示す．

MRI〈磁気共鳴画像[診断法]〉
magnetic resonance imaging

I　原　理

　ある種の原子核は磁石としての性質をもち，定磁場のなかに置くと原子核の磁気は一方向に整列する．これに対して一定の周波数の電磁波エネルギーを与えると原子核の磁気は横向きに倒れ（共鳴現象），その後，もとの定常状態に復する（緩和現象）．緩和の速度は組織あるいは病変により異なり，この放出された電磁波（ラジオ波）を解析することにより原子核の密度や緩和の速度を知ることができる．
　MRIはこの情報を白黒の濃淡で画像に表示したものである．現在使われている原子核は，主に水素原子（プロトン）である．

II　装置の種類

　MRI装置には，0.2T（テスラ）の永久磁石を用いたもの，超伝導による中磁場の0.5T，高磁場の1.5T，3.0Tの装置がある．一般的に高磁場の装置ほど信号強度は高いが，低磁場の装置では逆に雑音（ノイズ）を低く抑えられる特徴があり，画質の評価には信号雑音比（signal-to-noise ratio；SNR）が使われる．
　またMRI装置には長い筒状の磁石内に身体を置く装置のほかに，2枚の平面磁石の間に身体を置く開放型の装置があり，後者は閉所恐怖症の患者や小児の検査に適しているほか，MRIガイド下の治療や生検の手技にも応用されている．

III　撮像方法

　MRI信号の強さは，①プロトン密度，②T_1値，③T_2値の3つのパラメータにより変化する．そこで，それぞれのパラメータの影響が強く現れる画像を作成する．代表的な撮像法として次のようなものがある．

1．T_1強調画像（図1）

　スピンエコー法による画像の1つである．繰り返し時間（repetition time；TR），エコー時間（echo time；TE）ともに短く設定する．T_1強調画像においては，脂肪組織や亜急性期の血腫は高信号，水を含む囊胞などは低信号を示す．

2．T_2強調画像（図2）

　繰り返し時間，エコー時間ともに長く設定される．T_2強調画像では水や海綿状血管腫などを明瞭な高信号として描出する．

■図1　T_1強調画像（正常像）

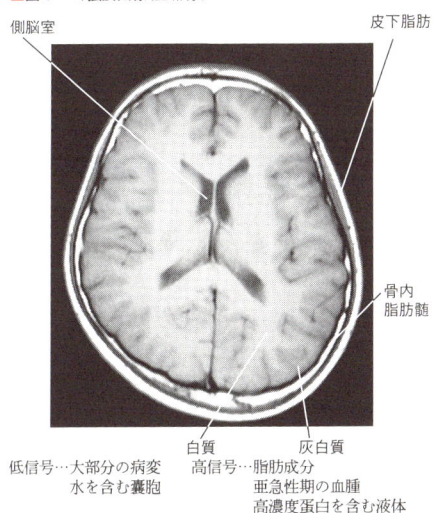

側脳室　　　　　　　　　　皮下脂肪

骨内
脂肪髄

白質　　灰白質
低信号…大部分の病変　　高信号…脂肪成分
　　　　水を含む囊胞　　　　　　亜急性期の血腫
　　　　　　　　　　　　　　　　高濃度蛋白を含む液体
　　　　　　　　　　　　　　　　メラニン

■図2　T_2強調画像（正常像）

側脳室

脳溝

灰白質

白質
低信号…急性期の血腫　　高信号…大部分の病変
　　　　陳旧性の血腫　　　　　　水を含む囊胞
　　　　瘢痕などの線維成分　　　海綿状血管腫
　　　　メラニン

■図3　腹部冠状断像

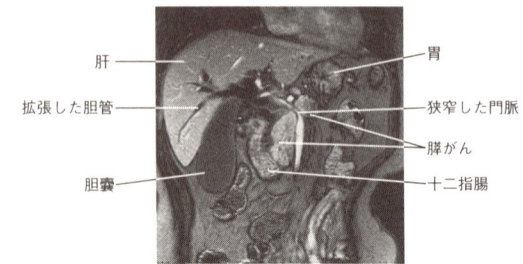

肝／胃／拡張した胆管／狭窄した門脈／膵がん／胆嚢／十二指腸

■図4　MR膵胆管造影

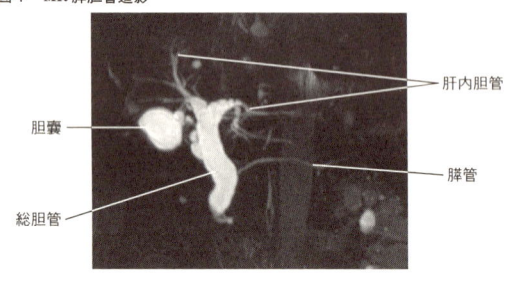

肝内胆管／胆嚢／膵管／総胆管

3．プロトン密度画像

　脳神経領域でよく使用される画像で，繰り返し時間は長いのに対して，エコー時間は短く設定される．

　上記のほかに，高速撮像法として使用されるグラディエントエコー法がある．生体内では大部分のプロトンは静止しているが，血管内を流れる血流は高速で移動しており，スピンエコー法では流速がある一定以上になると無信号となる(フローボイド，flow void)．これに対して，グラディエントエコー法では原則として血管内の血流を高信号に示すことができるため，MRアンギオグラフィ(MR angiography；MRA)として応用されている．MRI用造影剤には，血行動態を評価するガドリニウム製剤のほか，臓器(組織)特異性造影剤も臨床応用されている．たとえば鉄コロイド製剤を静脈内投与すると，肝および脾に選択的に取り込まれ，正常肝組織の信号が低下するため，微小な肝腫瘍の拾い上げ能(検出能力)が向上する．

れる．また，水と脂肪ではプロトンの共鳴周波数が異なる(たとえば1.5 Tの装置では224 Hzの差異がある)ことを利用して，脂肪成分の信号のみを選択的に抑制し低下させる方法(脂肪抑制法)のほかに，水のみを描出する撮像方法(hydrography)を用いて胆道や膵管を描出するMR膵胆管造影(MR cholangiopancreatography；MRCP)(図4)，尿路系を示すMRウログラフィ(MR urography；MRU)，あるいは脊髄腔を描出するMRミエログラフィ(MR myelography)などの新しい臨床応用も行われている．

　そのほか最近の装置では，四肢の運動などに伴う脳内の活動を示す機能画像(functional imaging)も可能である．さらに高速撮像法の進歩により，胎内で動く胎児を撮像する，あるいは身体の動きをリアルタイムに画像化することもこころみられている．

Ⅳ　特徴とその応用

　X線CTと比較したMRIの長所は，①電離放射線の被曝がない，②任意の断層面が撮像できる(図3)，③骨によるアーチファクト(偽像)がない，④軟部組織のコントラスト分解能に優れる，⑤造影剤を用いることなく血流や髄液流の情報が得られる，などがあげら

Ⅴ　検査の禁忌

　心臓ペースメーカー使用者，磁性体クリップを用いた脳動脈瘤術後の患者，眼窩内に磁性体異物が侵入した患者は絶対禁忌である．また，補聴器などの機器やハサミ，あるいは酸素ボンベなどの持ち込みはできない．そのほか，クレジットカードなど磁気を用いたカード類は使用できなくなるため，検査室には持ち込めない．

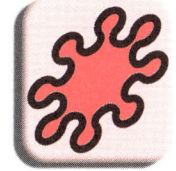

嚥下障害(困難)
dysphagia

I 定義・概念

飲食物が口から入り、口腔・咽頭・食道を通過して胃に達するまでの一連の過程を嚥下という。その際、何らかの異常がみられる場合が、嚥下障害である。

II 分類

嚥下障害は、以下のように分けられる。
①神経障害(中枢・末梢神経障害、神経・筋障害)によるもの
②機械的障害(食道内腔の狭小化)によるもの
③疼痛(嚥下痛)によるもの
④その他:心因性障害(神経性、ヒステリー)によるもの

III 成因・病態

食物を口腔内より胃へ送り込む嚥下運動は、次の3相からなる(図1)。
①第1相(口腔から咽頭まで):顎舌筋(舌と口頬)の働きによる随意運動
②第2相(咽頭から食道入口まで):嚥下反射による不随意運動
③第3相(食道入口から噴門まで):食道による蠕動運動(不随意運動)

嚥下障害は、口腔から胃に至るまでの第1相〜第3相(①〜③)において運動が障害されて起こる(表1)。

嚥下障害の患者は経口的に必要な栄養素や熱量が摂取できないため、低栄養や脱水を起こす。また、食物や唾液を誤嚥し、誤嚥性肺炎を起こすこともある。

これらの問題を予防するために、嚥下障害の原因・

■表1 嚥下障害の原因(主なもの)

1. 口腔・咽頭
   炎症(口内炎、咽頭・扁桃炎)/嚥下麻痺(中枢神経障害)/プランマー−ビンソン症候群
2. 食道機能異常
   食道痙攣/食道麻痺/食道強皮症
3. 食道内腔の圧迫・閉塞
   甲状腺腫/縦隔洞腫瘍/リンパ節腫大/大動脈瘤/巨大腹部腫瘤/異物
4. 食道病変
   a) 憩室(ツェンカー憩室、牽引性憩室)
   b) 良性腫瘍
       腺腫、乳頭腫、平滑筋腫/線維腫、血管腫
   c) がん(扁平上皮がん)
   d) 炎症、潰瘍
       急性食道炎/慢性食道炎、カンジダ症(モニリア症)/逆流性食道炎/食道潰瘍、瘢痕性狭窄
5. 神経叢異常
   特発性食道拡張症(アカラシア)/シャーガス病
6. その他
   心因性(神経性、ヒステリー)

(正津 晃ほか監:成人看護3. 新図説臨床看護シリーズ3, p.2, 学習研究社, 1995より一部改変)

■図1 嚥下運動

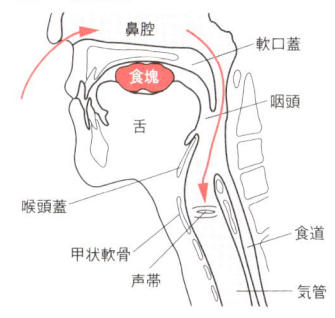

第1相(口腔期)
食塊が口中にあるときは気道が開き呼吸している

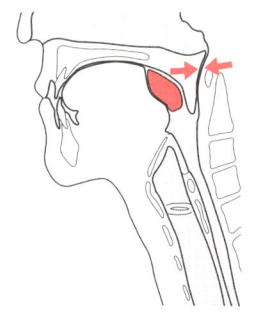

第2相(咽頭期)
軟口蓋が咽頭後壁に押しつけられ、喉頭蓋が気管の入口をふさぎ、声門も閉じる

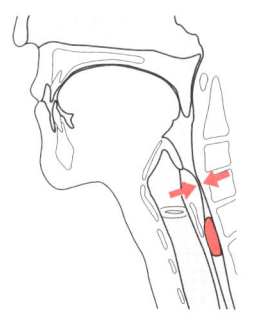

第3相(食道期)
上部食道を食塊が蠕動により通過する

程度・障害部位などに応じて，以下の方法を行う．
①原因療法(耳鼻咽喉科的処置，外科的治療など)
②食事療法(軟食，流動食，経管栄養など)

IV 診断

嚥下障害をきたす疾患は数多く，その診断の過程で問診の意義は大きい．
①既往歴や，嚥下の異常が急激に生じたものか徐々に進行したものか，
②発熱，咽頭痛などはないか，
③食物の形状で差はないか，
④異物を飲み込まなかったか，
などは重要なポイントになる．

また，嚥下障害の一般的診査以外に，反復嚥下テスト(RSST)，ビデオ嚥下造影法(VF)などによる障害の詳細なスクリーニングが行われる．原因疾患の確診のためには，上部消化管透視，内視鏡検査を行う．

V 治療

原因疾患の除去に努める．
消化管の疾患としては食道がん，食道炎が多く，その手術方法については，他項にゆずる．

嚥下障害のある患者の看護

■看護のポイント

1) 嚥下運動のどの相が障害されているかを把握し，障害の部位や程度に合わせた食事方法を工夫し，苦痛や誤嚥することなく経口摂取できるように援助する．
2) 嚥下障害は，患者の食生活のパターンに変化を起こす．障害が続くと，「食」のニードが障害され心理的不満が表れるため，心理的側面への援助を行う．
3) 経管栄養を行う目的を理解し，適切な方法で効果的に受けられるように援助する．とくに高齢者の場合，脳血管疾患や神経変性疾患によって嚥下障害をもっていることが多く，誤嚥性肺炎により死亡する場合もあるため，嚥下障害に対するケアは重要となる．

■観察のポイント

1) 嚥下機能の状態
   第1相か，第2相かを下記により判断する(表2)．
   ①口腔粘膜の状態
   ②舌の運動
   ③下顎の運動
   ④口蓋垂の動き
   ⑤食べこぼしの状態
   ⑥口腔内への食物の残り具合
   ⑦流涎(りゅうぜん)の状態
   ⑧構音障害の有無
   ⑨嚥下時の甲状軟骨の動き
   ⑩嚥下時のむせの有無
   ⑪夜間の咳嗽の有無
   ⑫嗄声の有無
2) 食事摂取状態
   ①食欲の有無
   ②食事をするときの姿勢
   ③1回に食べる量
   ④食物の食べこぼしの有無
   ⑤食物が口腔に残るかどうか
   ⑥食事にかかる時間
   ⑦嚥下時のむせの有無と食物の形態との関係

■表2 第1相，第2相における嚥下障害時の特徴

相	嚥下障害時の特徴
第1相 (口腔期) の障害	口唇の動き 　口唇が閉じられない，口すぼめができない 舌の動き 　前に突き出したり，左右に動かすことができない 下顎の動き 　口を開けることができない，一方に偏っている 口蓋垂の動き 　挙上できない，健側に引っ張られている 食べこぼしの状態 　麻痺側よりこぼす 口のなかの食物の残り具合 　食物が口のなかに残る 流涎の状態 　流涎がある 構音障害 　子音，母音の誤りがある，抑揚が少ない
第2相 (咽頭期) の障害	甲状軟骨の動き 　飲み込むとき，甲状軟骨が動かない むせの状態 　むせがある 咳嗽の状態 　夜間に咳込む 嗄声の状態 　嗄声がある

3) 嘔吐，嚥下痛など
4) 全身の状態
　①意識は清明か．
　②知的障害の有無
　③発声麻痺・構音障害の有無
　④坐位の姿勢が保持できるか．
　⑤顔面の左右差
　⑥表情が乏しいなどの変化
　⑦流涎の有無
　⑧咳嗽・吃逆(きつぎゃく)の有無
　⑨頸部の支持状態
　⑩呼吸状態
　⑪義歯は合っているか．
　⑫誤嚥性肺炎の既往
　⑬意欲的かどうか．
5) 心理的状態
　①食物摂取に関する不安と恐怖の程度
　②嚥下障害に対する理解と受け止めの状態

■具体的なケア

1) ほかの医療チームメンバーとの連携
　嚥下障害に対するチームアプローチでは，PTによる呼吸訓練，OTによる上肢機能訓練，STによる構音訓練などが行われるが，個々の患者へのケアや訓練の進捗など，チームメンバー間で密な連絡をとり，一貫した方法で実施することが重要である．
2) 誤嚥予防のための指導および訓練方法
　①嚥下反射の誘発・強化のため，食前に寒冷刺激（冷水や凍らせた綿棒での口蓋弓や舌根部の刺激）を行う．
　②口唇・舌・軟口蓋・下顎の運動を行う．
　③唾液を飲み込むようにし甲状軟骨を挙上させる．
　④大きく息を吸ってとめ，空嚥下（空気を飲み込む）を行い，すぐに咳払いをする練習を行う．
3) 体位の工夫
　①嚥下しやすい体幹後傾，頸部屈曲位とする．
　②片麻痺がある場合，麻痺側を上にした側臥位がよいが，嚥下障害の種類や程度により体位が異なるため，最適体位を医師と調整する．
4) 食事の介助と工夫
　①食事しやすい環境の整備を行う．
　②リラクセーションと嚥下体操を行う．
　③半固形食から始め，ペースト食，軟食，きざみ食と徐々に摂取量を増やす．飲み込みやすくするため増粘剤（とろみ）を利用するのもよい．
　④1回量を小さいスプーン半分程度の量とする．
　⑤飲み込みを確認し，次の食物を口に運ぶ．
　⑥食材ごとに適温を保つ．とくに嚥下障害食に多いゼリー状の食物は，室温で放置すると溶け出すこともあるため適温に保存しておくことが大切である．全粥の場合は，逆に少し冷めたほうが重湯に粘りが生じ，飲み込みやすくなる．
　⑦舌切除の患者などでは，重力を利用し，頸部を伸展させて食塊を咽頭部へ送り込む．咽頭部へ達したら，誤嚥防止のため直ちに顎引き姿勢に戻す．
　⑧患者の嗜好を栄養士に伝え，極力反映させる．
　⑨低栄養や脱水の早期発見に留意する．
　⑩食事補助用品（介助用・自助具）についても理解を促し，自立への意欲を高めるようにする．
5) 誤嚥のサイン「むせ」への対応
　①酸味の強い料理など刺激の強い料理はむせやすいので可能なかぎりさける．
　②誤嚥してもむせない不顕性誤嚥も，念頭におく．
　③口腔内の食塊を吐き出させる．呼吸困難時には，すみやかに指を挿入して掻き出し，ハイムリック法で残りを吐き出させる．
　④呼吸が正常となってから，次の食物を口に運ぶ．
　⑤咀しゃく（嚼）中には話しかけない．
　⑥誤嚥の危険が高い場合は，禁食も考慮する．
6) 口腔内の清潔
　食前食後の歯磨き，または含嗽を行う．患者には味覚を保つだけでなく，口内炎や誤嚥性肺炎の予防のためにも重要であることを十分に理解させる．
7) 心理的援助
　①嚥下障害がなぜ起こっているかを説明する．
　②嚥下障害への不安や不満を表出しやすいように接する．
8) 日常生活について
　ADLの低下は嚥下機能の低下につながるため，日常生活行動はなるべく自分で行うよう勧める．
9) 経管栄養
　①とくに注入中・後の姿勢の変化に注意する．
　②流動物注入後は，上半身を10〜15度挙上する．
　③定期的に歯磨き・含嗽を行い清潔を保つ．
　④悪心・嘔吐，鼻痛などの副作用に注意する．
　→経管栄養（けいかんえいよう）
10) 在宅療養時の家族への指導
　①家族に対しても，上記ケアの要点を指導する．
　②嚥下障害に関する知識や不安の程度を把握し，ストレスの解消など心理的なサポートも行う．

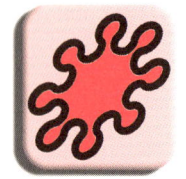

黄疸
jaundice, icterus

I 定義

ビリルビンの増加により，皮膚・可視粘膜が黄色調に変化した状態をいう．通常，血清ビリルビン値が2.0〜3.0 mg/dLを超えると黄疸を呈する．

II 成因

主に赤血球ヘモグロビンの代謝産物であるビリルビンは，肝〔臓〕で非抱合型(間接)ビリルビンから抱合型(直接)ビリルビンに変換され，胆道系を経て腸管から糞便中，一部は尿中に排泄される．この代謝・排泄経路のいずれかの障害により，血清ビリルビンが増加すると黄疸を呈する(図1)．

III 分類基準

①ビリルビン代謝・排泄経路による肝前性・肝性・肝後性
②非抱合型，あるいは抱合型ビリルビンの優位性
③臨床的に，表1のように大別される．

IV 診断

黄疸の診断には，血清ビリルビン分画である，非抱合型と抱合型ビリルビンのどちらが優位に増加してい

■図1 黄疸の発生機序

1. 溶血性(肝前性)黄疸(非抱合型上昇) → ヘモグロビン → ビリルビン(非抱合型) ―(溶血性黄疸，ジルベール症候群)
2. 肝細胞性黄疸(抱合型優位上昇) → 肝ビリルビン → グルクロン酸抱合 → 抱合型ビリルビン → 大循環血中
3. 閉塞性黄疸(抱合型上昇) → 胆汁 → 毛細胆管 ← 門脈血
腎 → ビリルビン(抱合型)ウロビリノーゲン → 尿
腸管(ウロビリン体) → 大便

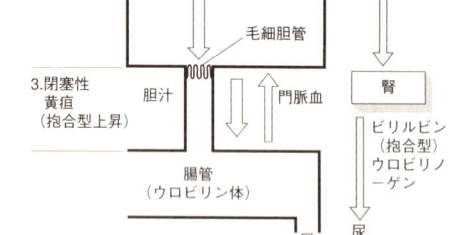

■表1 黄疸の鑑別

		自覚症状	他覚症状	尿ビリルビン	尿ウロビリノーゲン	AST(GOT)ALT(GPT)	ALP,LAP,γ-GT,LDH	画像診断	主な疾患
非抱合型(間接)ビリルビンの増加する黄疸	溶血性	貧血症状	貧血, 脾腫	−	3+	ASTのみ軽度上昇	LDHの上昇	脾腫をみとめることあり	溶血性黄疸
	非溶血性(体質性)	ないことが多い	ないことが多い	−	±	正常	正常	正常	ジルベール症候群，クリグラーナジャー症候群
抱合型(直接)ビリルビンの増加する黄疸	肝細胞性	全身倦怠感，食欲不振，悪心・嘔吐	肝腫大	+	3+	↑↑↑	正常〜↑	胆道閉塞なし	急性肝炎
	肝内胆汁うっ滞性	薬物服用歴，全身状態はやや軽い	肝腫大−〜±	+	−〜±	正常〜↑	↑↑〜↑↑↑	胆道閉塞なし	原発性胆汁性肝硬変，薬物性肝障害
	肝外性(閉塞性) 結石性	上腹部痛，発熱	右季肋部痛	+	−〜±	正常〜↑	↑↑↑	胆道閉塞の所見あり	胆石症，総胆管結石
	肝外性(閉塞性) 腫瘍性	徐々に悪化	ときに胆嚢腫大	+	−〜±	正常〜↑	↑↑↑	胆道閉塞の所見あり	胆道系悪性腫瘍，膵頭部がん

〔井村裕夫ほか編(戸田剛太郎)：肝・胆道疾患1．最新内科学大系47, p.81, 中山書店, 1991より改変〕

るかを鑑別することが重要である．

非抱合型ビリルビンが優位に上昇している場合，溶血性黄疸などのビリルビン産生過剰によるものと，肝細胞の摂取・抱合障害によるものとがある．両者とも，通常肝機能検査は異常を示さないため，その鑑別には，末梢血，脾腫，ハプトグロビン測定により異常を示せば，溶血性黄疸と診断可能となる．

抱合型ビリルビンが優位に上昇している場合，体質性黄疸（抱合型と非抱合型がある），肝細胞性黄疸，肝内胆汁うっ滞性黄疸，閉塞性黄疸に分けられる．
①体質性黄疸では，通常肝機能検査は正常範囲である．デュビン-ジョンソン（Dubin-Johnson）症候群，ローター（Rotor）症候群が知られている．
②肝細胞性黄疸では，AST(GOT)，ALT(GPT)などの肝機能検査異常を伴い，ウイルス性，薬物性，アルコール性などの鑑別には，病歴，ウイルス性抗原検査，好酸球などの諸検査が有用である．
③肝内胆汁うっ滞性黄疸は，ALP，LAP，γ-GTなどの胆道系酵素の上昇が特徴的である．とくに，慢性に経過する原発性胆汁性肝硬変では，IgMの上昇，抗ミトコンドリア抗体陽性，肝組織所見の慢性非化膿性破壊性胆管炎がみられる．
④閉塞性黄疸は，胆管から十二指腸のファーター乳頭開口部までの経路が何らかの原因により閉塞または狭窄した場合に起こり，先天性と後天性に分けられる．後天性の場合は，胆管，膵頭部領域の腫瘍，結石，炎症が原因となり，診断には，腹部エコー，CT，MRI，内視鏡的逆行性胆管造影，経皮経肝胆管造影などの画像診断が有用である．

Ⅴ 治 療

基本的には原疾患の治療が中心であるが，一般的には安静・食事療法を行い，悪心・嘔吐，かゆみなどの症状がみられるときは，対症療法を行う．

Ⅵ 感染防止

1．**B型肝炎ウイルス（HBV）**
①HBVは熱に弱く，15分間の煮沸かオートクレーブ消毒で十分である．これが不可能な場合は流水洗浄後，2％グルタルアルデヒド液で消毒する．
②患者に接する職員以外にも，リネン類や医療廃棄物を処理する職員には，HBs抗体陽性者を除き全員にHBワクチンを接種する．
③HBs抗原陽性と思われる患者血液の針刺し事故の場合には，48時間以内に抗HBs人免疫グロブリンを筋注する．従来，患者のHBe抗原抗体の有無によって判定していたが，まれにセロコンバージョン（鎮静化）後の血液からの場合も劇症化する症例があるので，HBs抗原陽性ならば必ず接種する．また，HBs抗体陰性の場合は，HBワクチンを併用する．

2．**C型肝炎ウイルス（HCV）**
①HCV持続感染者の血清HCV濃度はHBV持続感染者のものと比較しきわめて低く，HCV持続感染者の針刺し事故での感染成立は1％程度と考えられる．HCVには免疫グロブリン製剤やワクチンはないので，定期的な経過観察が重要である．事故直後から3か月後までの毎月1回と6か月後にHCV抗体とAST，ALT検査を行う．
②感染が成立し肝炎が発症した場合，30〜40％はHCVが排除され完治することから，初期からインターフェロンは考慮せず，経過中に持続陽性化へ移行すると判断したら，C型慢性肝炎に対するのと同様の用法用量にてインターフェロン治療を行う．C型急性肝炎に対するインターフェロンのHCV排除の確率は高い．

黄疸のある患者の看護

■看護のポイント

看護は，安静の保持や栄養補給への援助をする．また，苦痛緩和やボディイメージ変化を受容するための援助を行う．急性期には患者が容易に重篤な状態になるため，その異常を早期に発見することが必要である．ウイルス性肝炎による黄疸の場合，感染予防を考慮した看護を行う．

■観察のポイント

1) 黄疸の部位と程度
 皮膚，眼球結膜・強膜，口腔粘膜を自然光のもとで観察する．
2) 便の色と便秘の有無

 胆道系の閉塞がある場合は，灰白色便となり，便秘傾向となる．
3) 尿の色，量
 ①黄褐色から褐色となる．

②尿量が減少してくる．
4) かゆみの有無
　全身の皮膚の状態(血液中に増加したビリルビンが神経終末を刺激するために起こる)．
5) 出血傾向の有無と部位
　脂溶性ビタミンKの吸収障害が起こり，肝での凝固因子(プロトロンビン)の生成が障害されるため，出血傾向が現れる．皮下出血の有無，歯肉からの出血を観察する．
6) 消化器症状
　食欲不振，悪心・嘔吐，下痢，便秘，門脈圧亢進症状(腹水，鼓腸，腹壁静脈怒張)．
7) 徐脈
　ビリルビン増加で徐脈が生じるため脈拍測定．
8) 発熱の有無
　①急性ウイルス肝炎のときに生じやすい．
　②悪寒・発熱は感染症，胆石症を疑う．
　③高熱はまれである．
9) 精神神経症状
　急性期においては精神症状が生じやすい．肝性脳症，不安感，異常行動，錯覚，興奮状態，意識低下，羽ばたき振戦を観察する．

■具体的なケア

1) 安静への援助
　①筋力や意欲の低下をさけるため，必要最小限の安静とする(肝機能障害による黄疸は安静にして肝への血流をよくし，肝細胞を修復させる)．
　②患者の不安の表出を助け，精神的な安静が保てるように援助をする．
2) 食事への援助
　①基本的にはバランスのとれた食事とする．
　②閉塞性黄疸の場合には脂肪を制限する．
　③肝硬変患者では，消化のよいものにしBCAA(分岐鎖アミノ酸)製剤でアミノ酸を補う．
　④肝性脳症を伴う場合には，蛋白質を制限する．
　⑤食べやすく食欲がでるように工夫する．
　⑥食物繊維を多く摂り，便通を整え，胆汁排出を増加させる．
　⑦アルコール，コーヒーなどは胆嚢を収縮させるので制限する．
3) かゆみに対する援助
　かゆみは夜間はとくに増強しやすく，精神的安静や睡眠が妨げられる．以下の方法で軽減に努める．
　①皮膚の清潔
　　・清拭(皮膚の汚染，発汗はかゆみを誘発)
　　・清拭用薬物として，重曹液，メントール，アルコール，ヨモギの抽出液などを用いる
　　・入浴可能な場合には，重曹，ぬか，カミツレソウなどを浴槽に入れるのも効果がある
　　・皮膚の乾燥は，清拭後にオリーブ油，ジフェンヒドラミン(レスタミン軟膏)を塗布し，一時的に緩和させる
　②衣服の調整
　　・肌着はウール，化学繊維製品，のり付きのものはさける
　　・通気性，吸湿性のよい素材を選ぶ
　　・厚着をさけ，清潔な衣類を着用させる
　③水分摂取を勧め，胆汁色素を尿とともに排泄させる．
　④室内および病床内の温湿度を適度に調整する．
　⑤爪を短く切り，夜間は手袋を装着させるなどして皮膚の掻破を予防する．
　⑥爪で掻かないで軽く叩くように説明する．
　⑦気分転換を勧め，患者の注意をかゆみ以外のことに向けるようにする．
　⑧薬物の使用：抗ヒスタミン薬，向精神薬，止痒薬を与薬する．
4) ボディイメージの変容に対する援助
　患者は，黄染した皮膚の色が受け入れられず，他人の目を気にするようになる．病気によって生じていることを理解し，受け入れられるように援助する．
　①患者の不安，苦痛を表出させる．
　②患者の気持ちを受容的態度で理解する．
　③患者が皮膚の色について気にするような発言や表情はさける(医療従事者間で統一するとともに面会者にも指導する)．
5) 経皮経肝胆管ドレナージ法(PTCD)時の看護
　高度の閉塞性黄疸には，経皮的に胆管を穿刺してドレーンを挿入し，胆汁の体外排出(減黄)をはかる．減黄後，閉塞性黄疸の根治治療が開始される．
　①胆汁の流出状態，性状，量を測定・観察する．
　②ドレーンの屈曲・抜去を防ぐ．患者にも体動の方法を指導しておく．
　③挿入部の清潔をはかる．
6) 院内感染防止
　ウイルス肝炎(B型，C型)患者には，院内感染防止対策に沿って，使用器具の取り扱い，消毒・滅菌，手洗いを施行し，感染防止に努める．
　→院内感染(いんないかんせん)，感染管理(かんせんかんり)，C型肝炎，B型肝炎

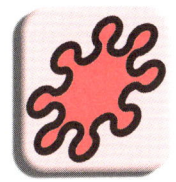

悪心・嘔吐
nausea and vomiting ; N/V

I 定義とメカニズム

悪心・嘔吐はともに延髄の外側網様体にある嘔吐中枢が刺激されることによって出現する．嘔吐は次の3段階からなる．

① 悪心（nausea）：胃内容を吐出したいという非常に不快な感覚が生じ，胃蠕動が消失して十二指腸内圧が上昇し内容物が胃に逆流する．
② 嘔吐反射（retching）：強い吐き気を催し横隔膜・腹筋の急激な痙攣性収縮により，瞬間的腹圧上昇が起こる．
③ 嘔吐（vomiting）：これにより噴門が挙上し，胃の強い逆蠕動運動が加わって，胃内容が勢いよく食道・口腔を逆流して外に排出され，嘔吐に至る．

嘔吐は中枢性と反射性の2つに分類できる（図1）．

1．中枢性嘔吐
1) **機械的刺激**（嘔吐中枢が直接刺激される場合）：頭蓋内圧亢進をきたす脳腫瘍，髄膜炎，脳出血，脳外傷，硬膜外血腫などの疾患による．
2) **化学的刺激**〔第四脳室底に接して存在するCTZ（化学受容器引き金帯）が血液中の催吐物質によって活性化され，嘔吐中枢を刺激する場合〕：モルヒネ，ジギタリス，抗がん薬，アルコールなどの薬物・化学物質によるもののほか，尿毒症，肝不全などの代謝性疾患による．
3) **精神的刺激**（高位中枢からの刺激による場合）：視覚，嗅覚，味覚など大脳皮質を介した刺激が嘔吐中枢に影響を与える．また，激しい感情の変化などによる嘔吐もこれに含まれる．疾患としては神経性食欲不振症，ヒステリーなどがある．

2．反射性嘔吐
内臓臓器からの求心性刺激が，迷走神経，舌咽神経，嗅神経，前庭神経，視神経，内臓交感神経などから嘔吐中枢に伝達され，反射的に生じる嘔吐である．消化性潰瘍，肝胆膵疾患，腹膜・泌尿器・女性生殖器疾患などのほか，心疾患（心筋梗塞など）でも起こる．

II 原因の鑑別診断

悪心・嘔吐の患者の診療に際して，詳細な病歴聴取，神経学的検査を含む理学的所見は必須といえる．悪心・嘔吐の重症度，回数，量に加え，吐物の性状（色調，血液や胆汁の混入の有無），随伴症状を正確に把握する．血液一般・生化学・尿検査に加え，必要に応じて腹部・消化管X線撮影・内視鏡検査，腹部超音波検査，頭部・腹部CTあるいはMRI，心電図，耳鼻咽喉科的検査（前庭神経機能検査など），妊娠反応などを適宜実施する．

■図1　悪心・嘔吐の原因

中枢性嘔吐（嘔吐中枢およびその引き金帯を刺激）

機械的刺激
- 頭蓋内圧亢進（脳腫瘍，髄膜炎など）
- 脳の血行障害（脳出血，脳梗塞など）

化学的刺激
- 薬物（モルヒネ，コデイン，ジギタリス，シスプラチンなど）
- 体内性毒素（尿毒症，肝不全，糖尿病性昏睡，妊娠悪阻，バセドウ病など）

精神的刺激
- 感覚刺激，神経症，ヒステリー，情緒の不安定など

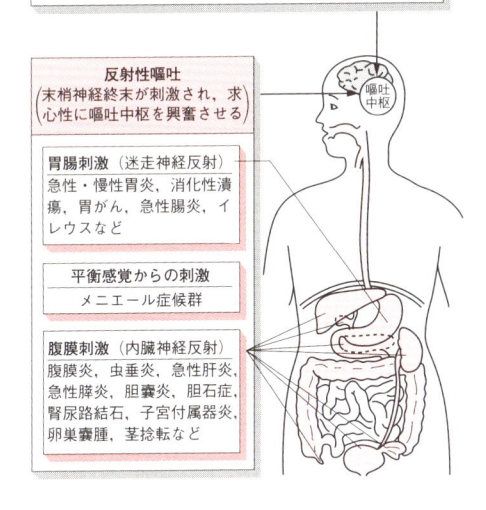

反射性嘔吐（末梢神経終末が刺激され，求心性に嘔吐中枢を興奮させる）

胃腸刺激（迷走神経反射）
急性・慢性胃炎，消化性潰瘍，胃がん，急性腸炎，イレウスなど

平衡感覚からの刺激
メニエール症候群

腹膜刺激（内臓神経反射）
腹膜炎，虫垂炎，急性肝炎，急性膵炎，胆嚢炎，胆石症，腎尿路結石，子宮付属器炎，卵巣嚢腫，茎捻転など

III 随伴症状

原因疾患が存在する場合，それによる徴候がみられる．嘔吐中枢の近傍（図2）には，呼吸中枢，唾液分泌中枢，消化管運動中枢，前庭神経核が存在するため，嘔吐に伴い，唾液の過剰分泌，小腸蠕動異常，迷走神

■図2　嘔吐中枢の解剖

大脳半球断面図(左側面)

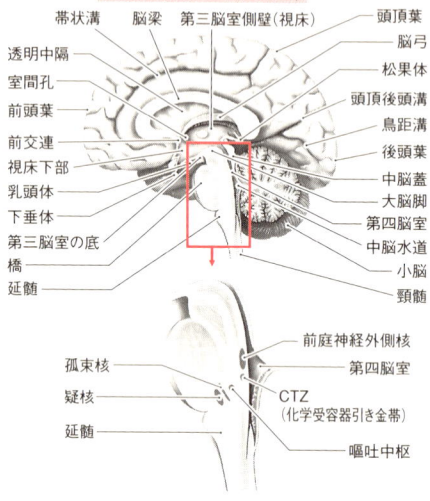

帯状溝　脳梁　第三脳室側壁(視床)　頭頂葉
透明中隔　脳弓
室間孔　松果体
前頭葉　頭頂後頭溝
前交連　鳥距溝
視床下部　後頭葉
乳頭体　中脳脚
下垂体　大脳脚
第三脳室の底　第四脳室
橋　中脳水道
延髄　小脳
　　頸髄

孤束核　前庭神経外側核
疑核　第四脳室
延髄　CTZ（化学受容器引き金帯）
　　嘔吐中枢

経刺激症状（徐脈など），排便促迫感などを生じる．

吐物中には，食物残渣，塩酸，ナトリウム，カリウム，そして水が含まれている．したがって，大量の嘔吐によりこれらの欠乏による低クロール血性代謝性アルカローシス，低カリウム血症，脱水，栄養状態悪化，テタニーなどの障害が現れることがある．

IV　治　療

原因疾患の診断が確定した場合は，原因療法を行う．合併症が存在する場合は，治療として輸液による水・電解質バランスの補正，栄養補給などを施行する．悪心・嘔吐の薬物療法としては，メトクロプラミド，ドンペリドンなどのベンザミド系，アザセトロン，オンダンセトロン，グラニセトロン，トロピセトロン，ラモセトロンなどの$5-HT_3$受容体拮抗型制吐薬，スルピリド，クロチアゼパムなどの精神安定薬，ソマトスタチンアナログ，糖質コルチコイドなどがある．高齢者において嘔吐が激しい場合や意識障害がある場合は，誤嚥の危険性があるため側臥位とし，必要に応じて胃チューブ挿入や気管内挿管を実施する．

悪心・嘔吐のある患者の看護

嘔吐は，胃液などの消化液を吐き出すので，水分やナトリウム，クロール，カリウムなどを喪失する．大量の嘔吐や持続する嘔吐の場合には，脱水になったり電解質のバランスがくずれることがある．また，患者は，悪心・嘔吐により身体的苦痛や不安を感じている．

■看護のポイント

①悪心・嘔吐の原因を明らかにし，悪心・嘔吐を予防したり，原因を除去する．
②嘔吐を繰り返す場合には，脱水を予防し，電解質のバランスを保つ．
③患者の身体的苦痛や不安を軽減する．

■観察のポイント

(1) 前駆症状
　唾液分泌の増加，発汗，めまい，顔面蒼白，頻脈．
(2) 嘔吐の状況
　勢いよく嘔吐するか，だらだらと少量ずつ嘔吐するか，嘔吐回数．
(3) 嘔吐物の観察
　吐物の量，性状，食物残渣の状態（食物は消化されているか），混入物（胃液，胆汁，血液）の有無，臭気（酸味臭，糞臭，腐敗臭）．
(4) 悪心・嘔吐と食事との関係
　悪心・嘔吐があるのは食事中か，食直後か，食後何時間後か，空腹時か．
(5) 脱水の有無と電解質のバランス
　水分摂取量，排泄量（尿量，排便に含まれる水分量，嘔吐回数・量，胃管からの排液量，発汗量）を観察し，水分出納バランスを把握する．

* 口渇の有無，皮膚，舌，口唇の乾燥，脱力感，めまい，乏尿，血圧の変化，食欲の変化などの有無
* 検査データでは，尿比重，血中電解質（ナトリウム，カリウム，クロール），ヘモグロビン(Hb)，ヘマトクリット(Ht)，血清総蛋白(TP)

(6) 随伴症状
①中枢性嘔吐の場合：頭痛，痙攣，意識障害などの有無
②反射性嘔吐の場合：腹痛，腹部膨満感，下痢，便秘などの有無

■具体的なケア

1) **胃の安静を保つ**
   ① 嘔吐の激しいときは，胃の安静のために禁飲食とする．
   ② 胃部に氷囊を貼用する．冷たい刺激で消化器の動きが抑制され，悪心が軽減する．
   ③ 深呼吸を勧める．横隔膜を下げたり，胃内へ空気が入るのを少なくすることができ，悪心の軽減に役立つ．

2) **経口摂取の工夫**
   ① 症状が軽減したら，白湯・番茶を摂取する．
   ② 悪心・嘔吐がなければ，消化のよいものを少量ずつ摂取する．
   ③ 食物の温度は適切にし，刺激の強い食品（カフェインを含むもの）や香辛料はさける．

3) **安楽の工夫**
   ① 体位：嘔吐するときは，吐物が気道内に入らないように，腹臥位か側臥位とする．とくに，高齢者や意識障害のある場合には，吐物を誤嚥し，誤嚥性肺炎を起こすことがある．急な嘔吐に備えて側臥位にする．仰臥位の場合には，顔を横向きにする．
   ② 衣服をゆるめ，胃部に柔らかい枕を当て，膝を曲げ，腹部の緊張をとる．
   ③ 嘔吐時には，背中をマッサージすると吐き出しやすくなる場合がある．
   ④ 嘔吐が消化管の運動抑制により起こる場合には，胃管を挿入し胃内容物を吸引する．

4) **環境調整**
   ① 吐物は再嘔吐の刺激にならないよう，手早く処理する．
   ② 吐物で汚染されたリネン類は手早く片づけ，室内換気をし，臭気を取り除く．
   ③ 膿盆やティッシュペーパーをそばに置く．室内を少し暗くし安静が保てるようにする．

5) **口腔内の清潔**
   ① 嘔吐後は冷たい水でうがいをする．
   ② うがいができない場合には巻綿子またはガーゼで口腔清拭を行う．嘔吐反射を予防するために舌根，口蓋垂，軟口蓋に触れないように行う．
   ③ 鼻をかんで鼻腔内に吐物が残らないように清潔にする（悪心・嘔吐の誘発，誤嚥による肺炎の可能性があるため）．
   ④ うがいや口腔清拭後に，氷片を含ませると気分が爽快になる．

6) **不安の軽減**
   ① 患者を1人にしない．症状が落ち着くまでは，看護師か家族がそばに付き添う．
   ② 患者の訴えをよく聞き，思いやりをもって接する．
   ③ 嘔吐の原因・検査・処置・治療について医師に説明してもらう．

7) **輸液の管理**
   ① 輸液が行われる場合には，その管理を行い，指示量を正確に輸液する．

8) **適切な薬物の使用**
   ① 指示された制吐薬・鎮静薬を正確に用いる．
   ② 原因疾患に対する抗菌薬，制酸薬，抗コリン薬など指示された薬物を正確に用いる．

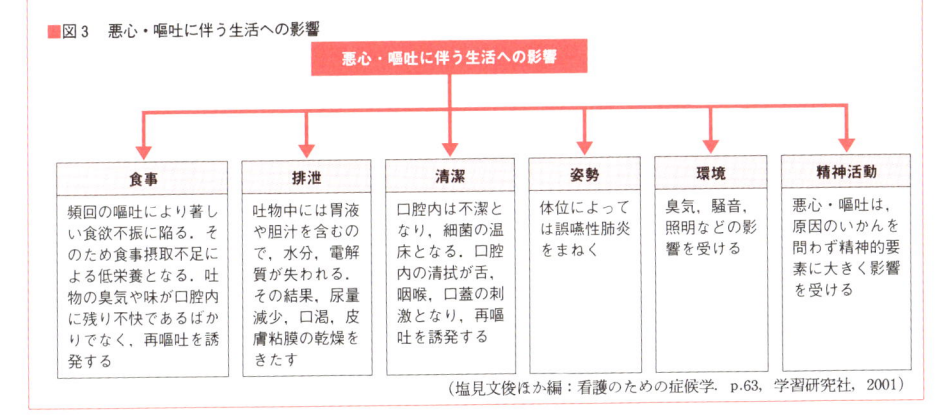

■図3 悪心・嘔吐に伴う生活への影響

悪心・嘔吐に伴う生活への影響						
食事	排泄	清潔	姿勢	環境	精神活動
頻回の嘔吐により著しい食欲不振に陥る．そのため食事摂取不足による低栄養となる．吐物の臭気や味が口腔内に残り不快であるばかりでなく，再嘔吐を誘発する	吐物中には胃液や胆汁を含むので，水分，電解質が失われる．その結果，尿量減少，口渇，皮膚粘膜の乾燥をきたす	口腔内は不潔となり，細菌の温床となる．口腔内の清拭が舌，咽喉，口蓋の刺激となり，再嘔吐を誘発する	体位によっては誤嚥性肺炎をまねく	臭気，騒音，照明などの影響を受ける	悪心・嘔吐は，原因のいかんを問わず精神的要素に大きく影響を受ける

（塩見文俊ほか編：看護のための症候学．p.63, 学習研究社, 2001）

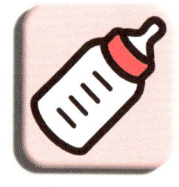

悪露
lochia

I 定義

分娩終了後から産褥期の間には，生殖器から相当量の分泌物が排泄される．これを悪露という．悪露には，主成分の血液のほか，リンパ液，脱落膜残片，脱落膜細胞，細菌などが含まれている．

II 分類

産褥中の悪露の総量は250〜1,000gで，その3/4は初期の4日間で排泄される．なかでも1〜2日目の悪露はかなりの量である（悪露の性状は表1参照）．

主な悪露の異常として，悪露滞留がある．その原因と症状を表2に示す．悪露滞留は，長く続くと子宮腔内で腐敗作用が起こり，子宮内膜の深層まで壊死が進み，腐敗性子宮内膜炎に移行する．治療は，悪露の排泄促進，子宮収縮薬・抗菌薬の投与を行う．

■表1　悪露の種類

悪露の種類	内容
血性悪露 （赤色悪露）	・産褥3日までの悪露 ・1日目の悪露は，純血性で最も多く，凝血もない ・産褥2〜3日目になり，暗赤色を示すようになる
褐色悪露 （漿液性悪露）	・産褥3〜4日から8〜10日までの悪露 ・血液成分が減少し，ヘモグロビンが分解して褐色となる
黄色悪露	・産褥2〜3週までの悪露 ・悪露中の赤血球成分はさらに減少し，白血球がさらに増加して黄色くなり酸性を示す
白色悪露	・産褥4週以降の悪露 ・量が減り，正常の腟分泌物に近くなる ・個人差はあるが，産褥4〜6週にほとんど停止する

III 悪露交換

1．目的
①外陰，会陰および肛門部から悪露を除く．
②子宮や会陰の感染予防
③会陰の創傷の治癒を促進する．
④悪臭防止
⑤局部を清潔にし，乾燥させる．
⑥悪露交換が適切に褥婦の手で行われているかどうかの評価
⑦復古現象の観察など

2．実施上の留意点
①外陰部の清拭は前方から後方に行い，拭き綿はひと拭きごとに交換する．
②当て綿は前方から後方にはずし，新しい当て綿の外陰部に触れる面は清潔を保持する．
③手指は必ず清潔にしてから実施し，実施中に外陰部や創面，当て綿に触れてはならない．

3．必要物品（施設により使用する物品，手順は異なる）
当て綿，拭き綿2パック，洗浄剤，ティッシュペーパー，膿盆，腰枕，懐中電灯，ディスポーザブル手袋，消毒綿球，鑷子．

4．手順
1）看護師が行う場合
①拭き綿を開封し，新しい当て綿を準備する．

■表2　悪露滞留の原因と症状

原因	症状
・過度の安静 ・便秘，膀胱充満 ・不適切な悪露交換 ・凝血による子宮頸管の閉塞 ・強度の子宮前屈，後屈 ・子宮収縮不全	・悪露の減少と悪臭 ・子宮収縮不良 ・子宮底上昇 ・下腹痛 ・発熱

②褥婦に必要な説明をしたのち，腰枕を当て，外陰部を露出する．
③子宮底を輪状マッサージし，悪露排出を促す．
④洗浄剤を用い，ティッシュペーパーで清拭し，悪露を拭き取る．
⑤拭き綿で外陰部の真ん中，両側面，創部の順に拭き，消毒綿球で創部を消毒する．
⑥当て綿をし，産褥用ショーツかバンドで固定する．
⑦悪露は性状を観察したのち処理する．

2）褥婦自身が行う場合
褥婦自身が排尿後に消毒として行うことがほとんどなので，2．であげた実施上の留意点と観察すべき悪露の性状など，看護師に報告してもらう事項を説明する．睡眠中を除き，昼間の時間帯は3〜4時間ごとに行う．

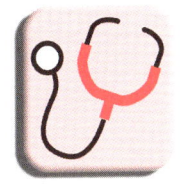

介護保険
long-term care insurance

I 概説

社会の高齢化に対応するために創設された社会保険方式による公的な介護制度である．1997(平成9)年に公布された介護保険法により，2000(平成12)年4月から施行された．財源は公費と保険料がそれぞれ50％である．

保険者は市町村および特別区であり，被保険者は市町村に住所のある，①65歳以上の者(第1号被保険者)，②40歳以上65歳未満の医療保険加入者(第2号被保険者)である．第1号被保険者の介護保険料は個別徴収と年金からの天引き，第2号被保険者の保険料は医療保険の一般保険料とともに徴収される(図1)．

介護保険法の附則に基づき介護保険実施5年目の見直しによる法律の一部改正が行われ，2006(平成18)年4月より軽度者(要支援・要介護1)に対して，自立支援を徹底する「新たな予防給付」が開始された．

II 介護保険給付の手続き

介護保険給付(介護サービス)を受けるには，被保険者が市町村等の窓口に介護認定を申請し，要介護認定を受ける必要がある．

市町村などに設置される介護認定審査会は，保健・医療・福祉の学識経験者で構成され，認定調査に基づく一次判定(コンピュータ判定)の結果と調査における特記事項および主治医の意見書に基づき，合議による二次判定(要介護状態または要支援状態にあるかどうかの最終判定)を行う(図2)．判定の結果は，①非該

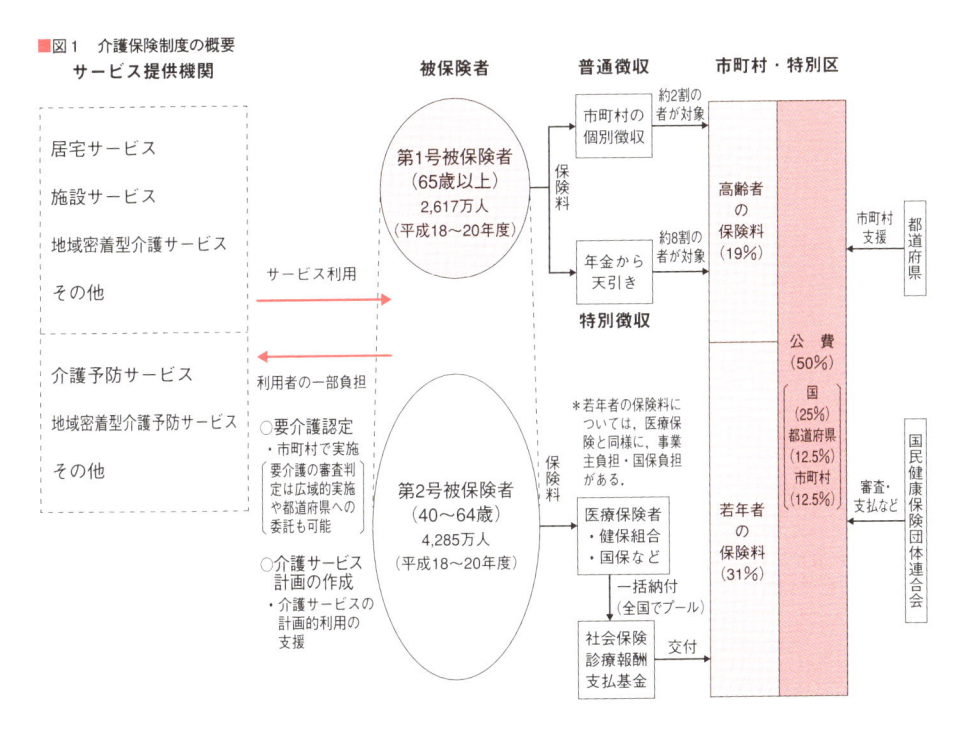

■図1 介護保険制度の概要

〔厚生労働省編：厚生労働白書(平成18年版)．p.486，ぎょうせい，2006より改変〕

■図2　介護サービスの利用手続き

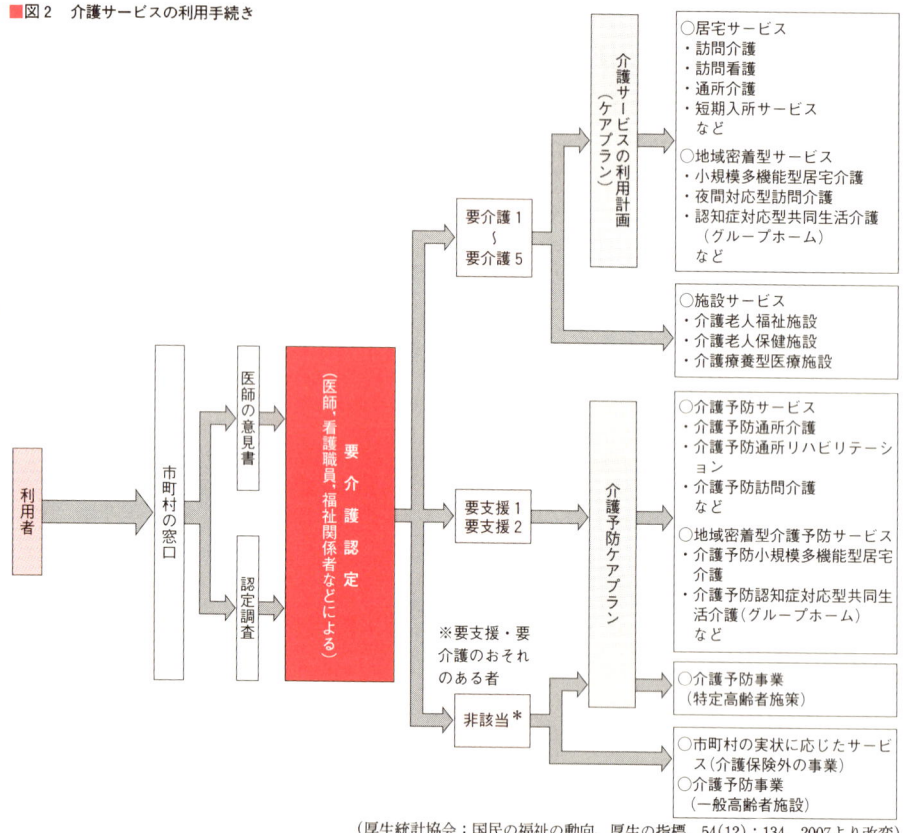

```
利用者 → 市町村の窓口 → [医師の意見書／認定調査] → 要介護認定（医師，看護職員，福祉関係者などによる）
```

- 要介護1～要介護5 → 介護サービスの利用計画（ケアプラン）
  - ○居宅サービス
    - ・訪問介護
    - ・訪問看護
    - ・通所介護
    - ・短期入所サービス
    - など
  - ○地域密着型サービス
    - ・小規模多機能型居宅介護
    - ・夜間対応型訪問介護
    - ・認知症対応型共同生活介護（グループホーム）
    - など
  - ○施設サービス
    - ・介護老人福祉施設
    - ・介護老人保健施設
    - ・介護療養型医療施設

- 要支援1／要支援2 → 介護予防ケアプラン
  - ○介護予防サービス
    - ・介護予防通所介護
    - ・介護予防通所リハビリテーション
    - ・介護予防訪問介護
    - など
  - ○地域密着型介護予防サービス
    - ・介護予防小規模多機能型居宅介護
    - ・介護予防認知症対応型共同生活介護（グループホーム）
    - など

- ※要支援・要介護のおそれのある者
  - ○介護予防事業（特定高齢者施策）

- 非該当＊
  - ○市町村の実状に応じたサービス（介護保険外の事業）
  - ○介護予防事業（一般高齢者施設）

(厚生統計協会：国民の福祉の動向．厚生の指標，54(12):134, 2007より改変)

■表1　介護保険法で定める特定疾病

1. がん（医師が回復の見込みがない状態であると判断したものに限る）
2. 関節リウマチ
3. 筋萎縮性側索硬化症
4. 後縦靱帯骨化症
5. 骨折を伴う骨粗鬆症
6. 初老期における認知症（脳血管疾患，アルツハイマー病，その他の要因に基づく脳の器質的変化による記憶および認知機能の低下で日常生活に支障が生じる程度）
7. 進行性核上性麻痺，大脳皮質基底核変性症およびパーキンソン病
8. 脊髄小脳変性症
9. 脊柱管狭窄症
10. 早老症
11. 多系統萎縮症
12. 糖尿病性神経障害，糖尿病性腎症および糖尿病性網膜症
13. 脳血管疾患
14. 閉塞性動脈硬化症
15. 慢性閉塞性肺疾患
16. 両側の膝関節または股関節の著しい変形を伴う変形性関節症

当，②要支援1・2，③要介護1〜5に区分され，毎月の介護給付額が決定する．

第2号被保険者の介護給付は限定されており，加齢による心身の変化に起因する特定疾病（表1）により要支援・要介護となった場合に給付の対象となる．

III 介護サービス計画

介護認定の結果，「要介護1〜5」と認定されると介護給付の対象となり，受給者は介護支援専門員（ケアマネジャー）に介護サービス計画（ケアプラン）の作成を依頼しサービスを利用する．介護サービス計画は受給者本人が作成することもできる．介護支援専門員は，利用者が適切なサービスを利用できるようにサービス業者・施設などと連絡調整を行う．

利用者は都道府県知事の指定した介護サービス事業者と契約を結び，利用料の1割を自己負担してサービスを利用する．「要支援1・2」と認定されると介護予防給付の対象となり，地域包括支援センターの保健師などに介護予防サービス計画（介護予防ケアプラン）の作成を依頼し，サービスを受給する．「非該当」と

■図3　介護保険サービス等の種類

	予防給付におけるサービス	介護給付におけるサービス
都道府県が指定・監督を行うサービス	◎介護予防サービス 〔訪問サービス〕 ○介護予防訪問介護 ○介護予防訪問入浴介護 ○介護予防訪問看護 ○介護予防訪問リハビリテーション ○介護予防居宅療養管理指導 〔通所サービス〕 ○介護予防通所介護 ○介護予防通所リハビリテーション 〔短期入所サービス〕 ○介護予防短期入所生活介護 ○介護予防短期入所療養介護 ○介護予防特定施設入居者生活介護 ○介護予防福祉用具貸与 ○特定介護予防福祉用具販売	◎居宅サービス 〔訪問サービス〕 ○訪問介護 ○訪問入浴介護 ○訪問看護 ○訪問リハビリテーション ○居宅療養管理指導 〔通所サービス〕 ○通所介護 ○通所リハビリテーション 〔短期入所サービス〕 ○短期入所生活介護 ○短期入所療養介護 ○特定施設入居者生活介護 ○福祉用具貸与 ○特定福祉用具販売 ◎居宅介護支援 ◎施設サービス ○介護老人福祉施設 ○介護老人保健施設 ○介護療養型医療施設
市町村が指定・監督を行うサービス	◎介護予防支援 ◎地域密着型介護予防サービス ○介護予防小規模多機能型居宅介護 ○介護予防認知症対応型通所介護 ○介護予防認知症対応型共同生活介護（グループホーム）	◎地域密着型サービス ○小規模多機能型居宅介護 ○夜間対応型訪問介護 ○認知症対応型通所介護 ○認知症対応型共同生活介護（グループホーム） ○地域密着型特定施設入居者生活介護 ○地域密着型介護老人福祉施設入所者生活介護
その他	○住宅改修	○住宅改修
市町村が実施する事業	◎地域支援事業 ○介護予防事業（運動器の機能向上，栄養改善，口腔機能の向上等） ○包括的支援事業 ・総合相談支援事業　・包括的・継続的ケアマネジメント支援事業 ・権利擁護事業　・介護予防ケアマネジメント事業 ○任意事業	

（厚生統計協会：国民の福祉の動向．厚生の指標，54(12)：135，2007より改変）

判定された場合は，介護保険外の市町村等のサービスを利用することになる．

IV 介護サービスの種類

介護保険によるサービスは，介護給付によるサービスと介護予防給付によるサービスに分けられる(図3)．

介護給付によるサービスには，従来の居宅サービス，施設サービスに加えて，2006(平成18)年度からは「地域密着型サービス」が開始された．このサービスは，認知症高齢者や一人暮らしの高齢者が住み慣れた地域で生活を継続できるように，介護保険制度の見直しにより創設されたものである．

V 介護保険制度見直しの要点

介護保険制度見直しの背景には，「制度の定着とともに介護保険の総費用が急速に増大したため，『制度の持続可能性』が課題となった(厚生労働省)」ことがあげられる(図4)．

介護保険制度改革の最大の柱は，施行後5年間で増加が著しい軽度者(要支援・要介護1)について，従来の「予防給付」を再編し，状態の維持・改善の可能性に関する審査を行うことで，自立支援を徹底する「新たな予防給付」を創設したことである．また，「新たなサービス体系」として「地域密着型サービス」を推進し，地域において公正・中立な立場で介護予防マネジメントや介護に関する総合相談，認知症高齢者の権利擁護などを担う中核機関として「地域包括支援センター」(図5)を創設した．

■図4 介護保険制度の見直しの要点

1．予防重視型システムへの転換	(1) 新予防給付の創設 (2) 地域支援事業の創設
2．施設給付の見直し	(1) 居住費・食費の見直し (2) 低所得者に対する措置
3．新たなサービス体系の確立	(1) 地域密着型サービスの創設 (2) 地域包括支援センターの創設 (3) 有料老人ホームの見直し等 (4) 医療と介護の連携の強化 (5) 地域介護・福祉空間整備等交付金の創設
4．サービスの質の確保	(1) 介護サービス情報開示の標準化 (2) 事業者規制の見直し (3) ケアマネジメントの見直し
5．負担のあり方・制度運営の見直し	(1) 第1号保険料の見直し (2) 市町村の保険者機能の強化 (3) 要介護認定の見直し (4) 介護サービスの適正化・効率化
6．被保険者・受給者の範囲	社会保障制度の一体的見直しと併せて検討，その結果に基づいて，平成21年度を目途として所定の措置を講ずる

(厚生統計協会：国民の福祉の動向．厚生の指標，54(12)：146，2007より改変)

■図5 地域包括支援センター（地域包括ケアシステム）のイメージ

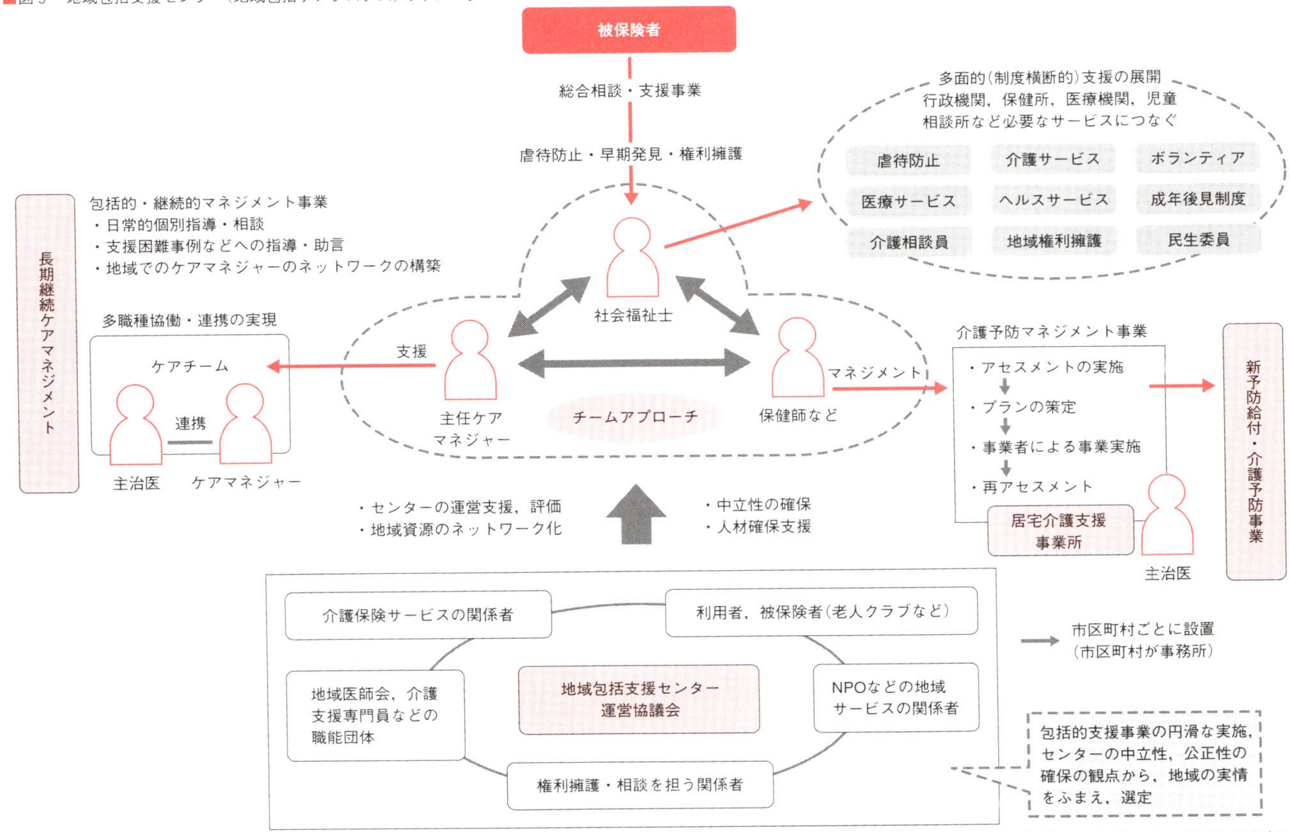

(厚生統計協会：国民の福祉の動向. 厚生の指標 54 (12)：147, 2006より改変)

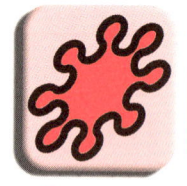

咳嗽・喀痰
cough and sputum

I 咳嗽

1. 概念
咳嗽は、気道内の異物、炎症などに対する生体の防御反射の1つで、深い吸息のあとに続く突然の強制呼息である。分泌物が増加する湿性咳嗽と増加しない乾性咳嗽に分けられる。

2. 原因
気道内における異物、炎症性変化などが、機械的あるいは化学的に咳嗽受容体を刺激し、反射性に咳嗽中枢を介して咳反射が起こる(図1、2)。原因疾患は、感冒をはじめ、慢性閉塞性肺疾患、肺結核、気管支喘息、胸膜炎、肺浮腫など、ほとんどの呼吸器疾患で起こりうる。

3. 種類
(1) **百日咳様発作**：激しい咳嗽で、とくに吸気を阻害し、チアノーゼを起こしうる。
(2) **犬吠(けんばい)様咳嗽**：喉頭蓋に病変があるときに起こる。
(3) **ラッパ音様(brassy)咳嗽**：気管および大気管支に病変があるときに起こる。
(4) **喘鳴を伴う咳嗽**：気管支痙攣時に起こる。
(5) **夜間に起こる咳嗽**：うっ血性心不全時に起こる。
(6) **食事に関係した咳嗽**：気管食道瘻、食道裂孔ヘルニア時に起こる。
(7) **体位変換によって誘発される咳嗽**：肺膿瘍、気管支拡張症によって起こる。

4. 治療
一般に、咳嗽は生体の防御反射であるため、安易に咳を止めることは、かえって生体に不利な状況を起こしうる。そのため咳を止める前に、原因疾患の治療を優先することが重要である。

鎮咳薬は、咳嗽反射経路に対する作用部位により、中枢性と末梢性に分けられる。ほかに副交感神経遮断薬、交感神経刺激薬、キサンチン誘導体などの気管支拡張薬が使用される。

II 喀痰

1. 概念
気道内の分泌物が病的に増量し、分泌物内に細菌、ウイルス、塵埃、各種細胞が混入したものである。

2. 分類
ミラーらにより、膿を含む度合いによってM痰、P痰に分類される(表1)。

3. 原因
気管支分泌腺の腫脹と分泌により起こる。その誘因は、性、年齢、環境、喫煙、感染症、肺うっ血、アレルギー、腫瘍などが関係する。

■図1　咳嗽・喀痰の原因・誘因

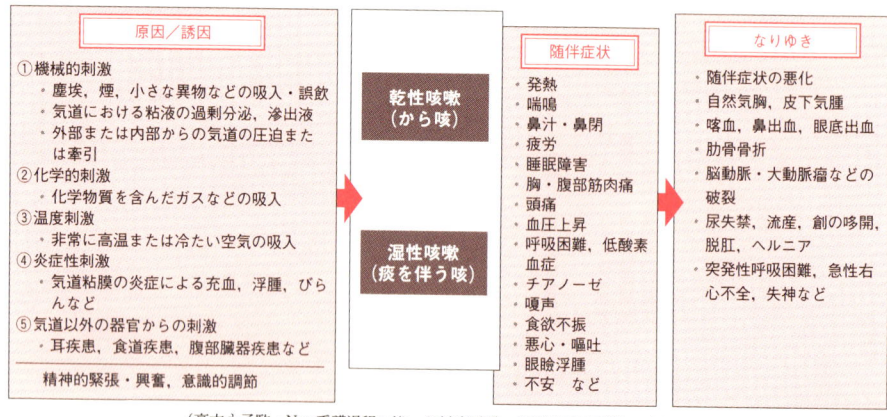

原因／誘因		随伴症状	なりゆき
①機械的刺激 ・塵埃、煙、小さな異物などの吸入・誤飲 ・気道における粘液の過剰分泌、滲出液 ・外部または内部からの気道の圧迫または牽引 ②化学的刺激 ・化学物質を含んだガスなどの吸入 ③温度刺激 ・非常に高温または冷たい空気の吸入 ④炎症性刺激 ・気道粘膜の炎症による充血、浮腫、びらんなど ⑤気道以外の器官からの刺激 ・耳疾患、食道疾患、腹部臓器疾患など 精神的緊張・興奮、意識的調節	乾性咳嗽 (から咳) 湿性咳嗽 (痰を伴う咳)	・発熱 ・喘鳴 ・鼻汁・鼻閉 ・疲労 ・睡眠障害 ・胸・腹部筋肉痛 ・頭痛 ・血圧上昇 ・呼吸困難、低酸素血症 ・チアノーゼ ・嗄声 ・食欲不振 ・悪心・嘔吐 ・眼瞼浮腫 ・不安　など	・随伴症状の悪化 ・自然気胸、皮下気腫 ・喀血、鼻出血、眼底出血 ・肋骨骨折 ・脳動脈・大動脈瘤などの破裂 ・尿失禁、流産、創の哆開、脱肛、ヘルニア ・突発性呼吸困難、急性右心不全、失神など

(高木永子監：New看護過程に沿った対症看護―病態生理と看護のポイント. p.167, 学習研究社, 2005)

■図2 咳嗽反射(Cherniack による)

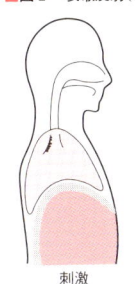

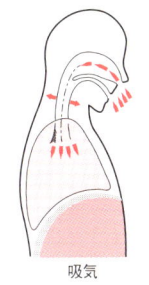

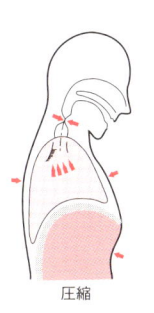

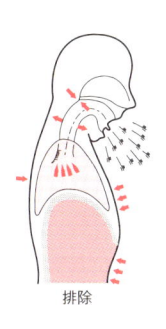

刺激　　　　吸気　　　　圧縮　　　　排除

■表1　膿性痰の分類 (Miller-Jones による)

M_1	膿を含まない純粋の粘性痰
M_2	多少膿性の感がある粘性痰
P_1	粘膿性痰　1度：膿が1/3以下
P_2	粘膿性痰　2度：膿が1/3～2/3
P_3	粘膿性痰　3度：膿が2/3以上

4. 治　療

治療は痰産生の原因除去，痰喀出の促進，気管支拡張の3つに大別される．

痰を産生する原因疾患の治療を優先し，続いて，痰の喀出を促進するために痰の粘稠性，構造を変える．具体的には，補液，気管支分泌腺の分泌能を変える薬物(ブロムヘキシン)，抗炎症薬(副腎皮質ステロイド)，粘液溶解薬などを投与する．さらに，気管支を拡張し痰の喀出を容易にするために，キサンチン誘導体，β-[受容体]刺激薬なども治療に使用される．

III 診　断

感冒，上気道炎，気管支炎などは，通常2週間以内に治癒するが，それ以上症状の続く場合は別の疾患を考える．病歴，胸部単純X線検査，喀痰検査，血液検査，肺機能検査，画像診断を適宜行い，診断する．頻度的には，慢性気管支炎，気管支喘息，肺結核が多くみられる．

咳嗽・喀痰のある患者の看護

咳嗽や痰は主に気道内異物や，咽頭，気管支，肺などの疾患にみられるが，外耳疾患やヒステリーなども，咳嗽の原因となる場合がある．咳嗽は，急激な呼気運動によって気道内の分泌物を押し出す生体の防御反射であり，このとき排出される気道内容が痰である．

■看護のポイント

咳嗽の発作が連続して起こると，胸腔内圧が一時的に高まるために心拍の異常や顔面うっ血，胸痛，悪心・嘔吐，睡眠・摂食障害などが起こり，患者にとってかなり苦痛である．

痰は，気道粘膜の炎症や刺激性ガスなどで分泌量が増加し，気道内に貯留すると，肺換気障害や細菌感染を起こしやすくなる．また，多量の痰喀出は水・電解質バランスをくずし，一般状態が悪化する．

咳嗽が持続すると体力が消耗するので，鎮咳薬，去痰薬，抗菌薬などを与薬し，安静の保持，安楽な体位や痰喀出の工夫をし，栄養補給に努めなければならない．

■観察のポイント

1 臨床症状と苦痛の程度
　①咳嗽の有無と種類・程度
　②喀痰の有無と種類・性状・量
　③胸腹部痛の有無とその程度
　④呼吸困難の有無と呼吸状態
　⑤その他の全身症状の有無
2 各種検査所見・検査結果
　呼吸器疾患などの基礎疾患の有無．
3 治　療
　①必要な安静度とその保持状況
　②薬物療法：種類，量，作用，副作用
4 患者背景
　社会的・家族的背景
5 患者の認識状況

疾患・治療に対する理解

■具体的なケア

1 気道刺激の原因除去に努める
1) 汚染した大気，塵埃，刺激性ガス，臭気，アレルゲン，室内の汚染空気などが気道粘膜を刺激し，咳嗽反射を誘発するので注意する．
   (1) 乾燥した空気，冷たい空気，熱い空気の吸入をさける．
   (2) 温度・湿度の調整をする(室温18〜23℃，湿度50〜70％)．
2) 上気道炎，下気道炎の予防：咳嗽が頻発する場合，咽・喉頭痛やいがらっぽさで苦しむことがある．
   (1) 含嗽の励行
   (2) 外出時マスクの使用
3) 刺激性食品，アレルゲンとなる食品を除去する．

2 苦痛の緩和をはかる
1) 体位
   (1) 患者が希望する安楽な体位をとらせる．
      ① 起坐位，ファウラー位
      ② 側臥位で膝を深く曲げた体位をとる(横隔膜の運動を助け，腹筋の収縮や腹圧を加えるのを容易にする)．
      ③ 激しく咳込む場合，上半身を起こして上体を前屈させた起坐位や膝胸位
   (2) 痰の貯留を防ぎ，喀出を促す．
      ① 長時間の同一体位はさける．
      ② 体位変換を定期的に行う．
   (3) 有効な咳のしかたを指導する．
      ① 半坐位または起坐位
      ② 上体を前屈させ，胸腹部に手掌を広げて押えながら咳をする．
2) 痰喀出について
   (1) 水分の補給は1日1,500mL以上を目安にする：水分が不足すると，痰の粘稠度が増す．炭酸飲料はさける(炭酸飲料は腹部を膨満させ横隔膜運動を妨げる)．
   (2) 自力で喀出できない場合は，巻綿子や吸引器によって除去する．
   (3) 正確な与薬と観察
      ① 鎮咳薬を使用すると，排痰が困難になる場合があるので注意する．
      ② リン酸コデイン使用時は便秘に注意する．
3) 吸入・加湿療法
気道の病的状態に対して，エアロゾル化した薬物や水分を与える治療法である．
   (1) 加湿療法：各種加湿器やネブライザー(噴霧器)を用いる．
   (2) 薬物吸入療法：ネブライザーにより気道や肺の奥深く薬物を到達させる．作用発現時間も短く，薬物使用量も少なく，コントロールしやすい．
      ① コンプレッサー式ネブライザーの使用方法は，薬物の入ったコンプレッサーの吸入口を口にくわえ，水平に保持してゆっくり呼吸しながら吸入する．
      ② 超音波ネブライザーは，吸入用マウスピースまたはマスクを患者が持ち，ゆっくり吸入する．
      ③ IPPB(間欠的陽圧呼吸)療法では，エアロゾル化した各種薬物を吸気とともに送る．
   (3) 薬物濃度，吸入時間，副作用に注意する．緊張感や不安を除去し，効果的に吸入させる．
4) 体位ドレナージ
重力によって肺内の分泌物が流れやすい体位(病巣部が上になる)をとって，気道の浄化をはかる方法である．
患者の状態や解剖学的位置を考えて行う．
   (1) 予め薬物吸入療法を行っておく．
   (2) 患者の病態に合った体位をとる．
   (3) 実施中に，バイブレーターやクラッピング(軽打法)を併用すると効果的である．
   (4) 事前に胸部X線写真や聴診による病巣部位の確認をしておく．
5) 感染の予防
   (1) 口腔の清潔
   (2) 使用器具の滅菌消毒を厳重に行う．
6) 栄養補給
食事の際，咳を誘発しない工夫も必要である．
   (1) 良質の蛋白質に富む食品を食べやすくする．
   (2) 水分含量を多くする．
   (3) 半固形の食品
   (4) 体位は側臥位やセミファウラー位
7) 患者指導
   (1) 咳をするときの体位
   (2) 痰を喀出すること
   (3) 感染症の場合は，ほかの人に感染させないように注意する．

開頭術
craniotomy

I 定義・概念

開頭術とは，頭蓋内での手術的処置を目的として頭蓋を開く操作をいう．開頭部位により，前頭開頭術，側頭開頭術，頭頂開頭術，後頭開頭術，後頭下開頭術に分類され，ときには前頭側頭開頭術など複数にまたがることも多い．また，患者の症状・状態などから，骨を弁状に開く骨形成的開頭術，頭蓋内の圧力が高い場合に選択される減圧的開頭術などがある．

頭蓋内の手術を行うにあたっては，ほかの手術と変わりはないが，術前から意識のない場合を除いて，患者に十分な説明が行われなければならない．また，硬い骨に囲まれた球状の空間に存在する頭蓋内の手術を行うためには，目的とする部位に到達するまでに，頭皮・頭蓋骨・硬膜を越えなければならず，時間と労力が必要である．したがって，これらの操作をスムースに行うために，病棟での準備に漏れがないように注意が必要となる．術後管理については，意識状態の観察が重要なポイントとなる．

II 手術

以下の手順で開頭および閉頭を行う．

1．麻酔後の準備
①全身麻酔導入後，まず手術に適した体位とする．
②剃髪・消毒：体位固定後，必要最低限の剃髪を行い，入念に消毒する．場合により手袋を新しくする．サージカルドレープで頭皮を覆う．

2．開　頭
①皮膚切開，骨膜・筋膜の露出
②開頭は頭蓋穿頭器を用い，目的の範囲に小孔をあけ，クラニオトーム(骨を切る機械)で小孔をつなぐ要領で行い，骨弁としていったん除去する．
③頭蓋穿頭器は高圧窒素ガスを動力源としてタービンを作動させるものや，内蔵されている電気モーターを作動させて穿頭器先端の刃先を高速回転させるものがあるので，各種機器の取り扱い方，管理方法は十分に把握しておく必要がある．
④脳を傷つけないように注意深く硬膜を切開する．

3．閉　頭
①閉頭に先立ち，まず止血の確認を行う．
②硬膜を密に縫合し，ドレーンを留置する．
③硬膜を骨縁につり上げる．
④頭蓋骨を固定する．
⑤筋膜・皮膚を縫合する．

III 術後管理

開頭術後の管理は，一般外科の術後管理と著しく異なることはないが，脳外科手術後には，以下の点にとくに注意しなければならない．

1．意識レベル
麻酔から覚醒後，数時間以内に意識レベル低下がみられた場合，後出血による血腫の形成を第一に疑う．それ以降，術後2日目ころまでの意識レベル低下は，何らかの原因による脳浮腫(図1)が第一に疑われる．

2．痙攣発作
何らかの原因で痙攣発作がみられた場合，すみやかに鎮静させなければならない．抗痙攣薬を投与する．

3．バイタルサイン
血圧上昇は頭蓋内圧亢進によることが多い．呼吸障害は脳幹部の呼吸中枢障害によることが多い(表1)．

4．褥瘡の予防
とくに意識レベルの低い患者では，術直後から頻回に体位変換を行い，褥瘡の予防に努める．

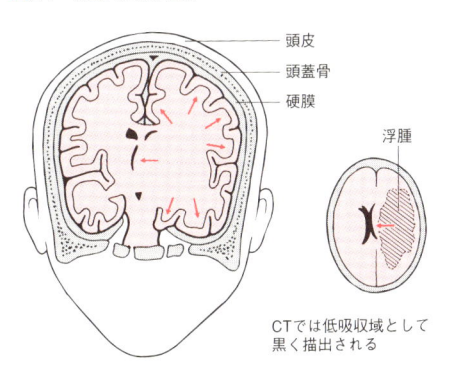

■図1　頭蓋内の脳浮腫例
頭皮／頭蓋骨／硬膜／浮腫
CTでは低吸収域として黒く描出される

■表1　術後バイタルサインの変化

	血圧	脈圧	脈拍数	呼吸数
頭蓋内圧亢進	↑	↑	↓	↓
低酸素血症	↓	↑	↑	↑
出血性ショック	↓	↓	↑	↑

開頭術を受ける患者の看護

■看護のポイント

開頭術を受ける患者は緊急手術になることもあり,「植物状態になるのではないか,意識は戻るのか,後遺症はどうなのか」という恐怖感や不安をいだきやすい.

また,術前より意識障害や言語障害を伴うこともあり,患者自らの訴えを表現できない状態にあることも多いため,細やかな精神的援助とフィジカルアセスメントを行い,頭蓋内圧亢進症状,術後合併症の危険を考慮した看護実践が重要である.

■術前の観察のポイント

1) 既往歴の把握
  糖尿病,心疾患,高血圧,アレルギー,手術歴(治療経過,治療内容,内服薬)など.
2) 現病歴の把握
3) 一般状態
4) 神経症状
  意識レベル,瞳孔および対光反射,麻痺や失語の有無,除皮質・除脳硬直姿勢の有無.
5) 頭蓋内圧亢進症状
6) 痙攣の有無
7) 検査データの把握
  ①血液検査:血算,生化学検査,凝固系検査
  ②尿検査:尿一般,沈渣,培養
  ③X線検査:頭部X線,胸部X線,脳CT
8) 全身状態の準備
  ①身体の清潔
  ②口腔内の清潔
  ③頭髪,爪
  ④栄養状態・睡眠
  ⑤排泄:便秘の場合,不必要な努責,腹圧をかけると頭蓋内圧亢進をきたすため,下剤・坐薬により便通を整えておく.
9) 患者・家族の疾患に対する理解の程度
10) 手術に対する理解の程度

■術前の具体的なケア

1 安心して手術を受けられるような患者・家族への援助
  ①患者の性格,理解力,病識,病気の受け止め方,生活背景を考慮して説明のしかたを工夫する.
  ②患者の訴え,表情,言動などをよく観察し,心理状態を把握して,不安の軽減に努める.
  ③患者の状態が重症なとき(意識障害や麻痺を伴うとき,緊急手術のとき,予後の悪化が予想されるとき)は,家族の精神的動揺が大きく,情緒不安定となるため,家族の気持ちを理解し訴えを十分に聞き,精神的援助に努める.
2 経時的な全身状態の観察
3 検査時の看護
  不安や恐怖感を増強させないために,患者・家族に十分に説明を行う.
4 手術前2~4日の看護
  一般術前患者に準じる.

■術後の観察のポイント

1) 全身状態の観察
(1) バイタルサイン
  意識,呼吸,脈拍,血圧,体温.
(2) 神経症状
  意識レベル,瞳孔・対光反射などの脳幹反射,麻痺,異常肢位.
(3) 麻酔からの覚醒状態
  意識障害が,麻酔の未覚醒によるものか,頭蓋内圧亢進によるものかを経時的に観察・判断する.
(4) 手術創
  ①出血の有無
  ②滲出液の有無および性状・量
  ③発赤・壊死の有無
  ④抜糸後の離開の有無
  ⑤創の汚染,循環不全,縫合不全,頭蓋内感染徴候
2) ドレーンの種類と管理
  ドレーンの種類や挿入部位,本数によって管理方法を考慮する.
3) 電解質バランス
4) 術後合併症の有無
  後出血,脳浮腫,痙攣,消化管出血,感染症.

■術後の具体的なケア

1 脳血流の維持と循環動態の安定
① 頭蓋内圧を静水力学的に低下させるために頭部を15〜30度挙上する．
② 至適血圧を維持する：薬物の投与

2 頭蓋内圧を亢進させる因子の除去・軽減
① 低酸素血症
② 後出血：収縮期血圧の上昇，徐脈，不規則な呼吸などの出現
③ 脳浮腫：痙攣

3 異常徴候の早期発見
① 基本的には，術前の神経学的症状と比較し，どのような点で改善がみとめられ，またどのような点で悪化がみとめられたかを評価する．
② バイタルサイン・神経症状の経時的変化を正確に評価し記録する．
③ 意識レベルの低下，瞳孔不同，異常肢位（除脳硬直，除皮質硬直）などが出現したときは，迅速に報告し対処する．
④ 術中の患者の情報を把握する．

4 合併症の予防
(1) 呼吸管理
脳は低酸素にきわめて弱い臓器であり，また血中二酸化炭素濃度は頭蓋内圧に大きな影響を与えるので，術後には厳重な管理が必要である．
① レスピレーター，酸素マスク，酸素カニューレなどは，患者の状態により選択されるので，医師に指示されたとおりに確実に行う．
② 深呼吸，体位変換，タッピングを行い，肺合併症の予防に努める．

(2) 循環管理
開頭術後の循環動態は麻酔の影響や術中出血，さらに中枢性の要素が加わるため，複雑で不安定な状態になる．
① 観血的動脈圧，心電図を厳重にモニタリングする．

(3) 体液管理
① 輸液量，経管または経口による摂取量，尿量や排液量などの排出量を正確に計測し，経時的に記録する．
② 指示どおりの輸液量を正確に管理する．
③ マンニトール，グリセオールなど高浸透圧利尿薬や副腎皮質ステロイド薬が使用されるが，これらの薬物は水分バランスや血中電解質に異常をきたすことがあるので注意する．
④ 下垂体近傍の手術では，尿崩症や抗利尿ホルモン分泌異常症候群(SIADH)を起こす可能性があるので，検査データ，水分バランス，体重などをチェックする．

(4) ドレーンの管理
① 各ドレーンの目的，構造，特徴が異なることを理解して管理する．
② 意識障害のある患者による自己抜去や，不注意による抜去などの危険防止に努める．必要により抑制帯を使用する．
③ ドレーンからの逆行性感染を予防する．
④ 脳室ドレーン，脳槽ドレーンの管理の要点
- 医師の指示どおりにチェンバーの高さ（設定圧）を保つ
- ドレーンチューブの屈曲，閉塞に注意し，液面の呼吸性移動，拍動の有無をチェックする
- 排液の量，性状を経時的に記録する
- ベッド挙上，体位変換，検査時の移動には必ずチューブをクランプする

→脳室（のうしつ）ドレナージ

(5) 患者・家族への精神的援助
① 患者が状況を受け止められるように，医師や家族の協力を得る．
② 意識レベルの比較的高い患者は，精神的動揺，不安，苦痛がきわめて強いため，少しでも軽減させられるように根気強く説明する．

5 回復期〜退院までの看護
社会復帰に向けて，患者・家族に対する励ましや，患者の可能なかぎりの自主的活動に対する介助が重要となる．

(1) 合併症の予防
症状を増悪させないようにスキンケア，体位変換，良肢位の保持を行う．

(2) 残存機能の維持
① 深呼吸の練習
② 眼球の保護：顔面神経麻痺が残っている場合
③ 日常生活動作の介助
- 関節可動域の訓練
- バランス保持ならびに坐位訓練
- 起立運動訓練

(3) 機能の回復
個別に機能回復計画を作成し，実施する．
① 運動機能障害
② 認知障害
③ 視力障害
④ 意思の伝達障害

潰瘍性大腸炎
ulcerative colitis ; UC, colitis ulcerosa ; CU

I　定義・概念

大腸のびまん性非特異的炎症で，自己免疫疾患の1つといわれているが，原因については明らかでない．直腸，S状結腸を中心に大腸粘膜にびらんや潰瘍の形成がみられる．欧米に比べると日本人の有病率は低いといわれているが，近年わが国においては，人口10万人当たり0.3～0.4人前後の年間発生率とされ，2005(平成17)年の推定患者数は8万人を超えている．
厚生労働省指定の特定疾患に含まれている．

II　症状および合併症

通常，持続性，または寛解と増悪を繰り返す．粘血便や下痢をみとめ，腹痛，発熱，体重減少がみられる．重症になると，大量の下血，腸管壁の穿孔を生じる．関節炎，皮膚炎，ぶどう膜炎，虹彩炎などが約5～10％の症例にみられる(図1)．

III　分類

1．病変の広がりによる分類
①全大腸炎型
②左側大腸炎型：病変の範囲が横行結腸の中央部を越えないもの．ただし欧米では病変の範囲が脾彎曲部を越えないものを左側大腸炎型としている．
③直腸炎型
④右側または区域性大腸炎型

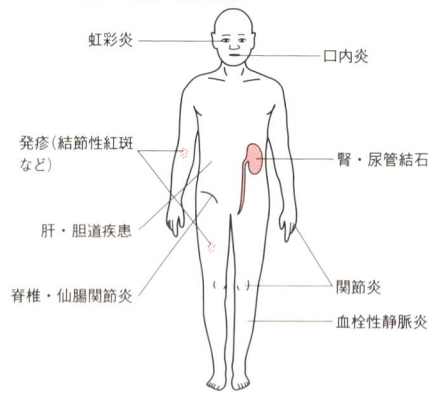

2．病期分類
①活動期：血便などの症状があり，内視鏡的にも活動性をみとめる状態
②寛解期：血便などの症状がなく，内視鏡的にも活動性をみとめない状態

3．臨床的重症度による分類(表1)
①軽症：全身症状が欠如またはきわめて軽微
②中等症：軽症と重症の中間の臨床像
③重症：頻回の粘血・水様便，発熱，頻脈などの全身症状．赤沈亢進

4．臨床経過による分類
①再燃寛解型
②慢性持続型：初回発作より6か月以上活動期にあるもの
③急性電撃型：激烈な症状で発症し，中毒性巨大結腸症，穿孔など重篤な合併症を伴うもの
④初回発作型：発作が1回だけのもの

5．病変の肉眼所見による病型分類
①偽ポリポーシス型
②萎縮性大腸炎型

IV　診断

反復する下痢，粘血便がみられる場合は，内視鏡検査，注腸造影を行う．血液生化学的所見と併せて総合的に診断される．

内視鏡検査では，粘膜面の発赤，浮腫，細顆粒状変化，びらん，潰瘍，偽ポリポーシスなどがみとめられる．また粘膜生検も診断の助けとなる．

注腸X線検査では，細顆粒状の粘膜変化，多発性のびらん，潰瘍がみられる．偽ポリポーシス，腸管の狭小，短縮をみとめることもある．

■図1　潰瘍性大腸炎の全身合併症
（虹彩炎，口内炎，発疹(結節性紅斑など)，肝・胆道疾患，脊椎・仙腸関節炎，腎・尿管結石，関節炎，血栓性静脈炎）

■表1　潰瘍性大腸炎の臨床的重症度分類

	重症	中等症	軽症
排便回数	6回/日以上	重症と軽症との中間	4回/日以下
顕血便	(#)		(+)～(−)
発熱	37.5℃以上		(−)
頻脈	90/分以上		(−)
貧血	Hb10g/dL以下		(−)
赤沈	30mm/時以上		正常

(富松昌彦編：消化器疾患ナーシング．Nursing Mook 2, p.89, 学習研究社, 2000)

V 治療

1. 内科的療法
緊急性のあるものを除き，まず内科的治療を行う．
①薬物療法：サラゾスルファピリジンの内服が行われる．サラゾスルファピリジンに対する副作用（発熱，皮疹，肝機能障害など）をみとめる症例ではメサラジン内服が行われる．また，直腸，S状結腸に限局する症例ではサラゾスルファピリジン坐薬，ベタメタゾン坐薬の投与を行う．メサラジンやステロイド薬の注腸も行われる．重症例にはステロイド薬（プレドニゾロン）の投与が行われる．抗菌薬，または，対症療法として止瀉薬，抗コリン薬，整腸薬などが併せて投与される．最近，難治例やステロイド薬依存例では，白血球除去療法や免疫抑制薬の投与が行われる．
②食事療法：刺激性のもの（アルコール，香辛料，コーヒーなど），また野菜など繊維の多いものはさける．

2. 外科的療法
手術の適応として，大出血，穿孔，狭窄の著しいものがあげられる．中毒性巨大結腸症，がんの存在が否定できないもの，内科的治療に抵抗性で社会生活に支障があるものなども，外科的治療の適応となる．

潰瘍性大腸炎患者の看護

■看護のポイント
情報収集を十分にし，現状を正しく把握することにより，そのときどきの症状を患者によく説明し理解できるようにする．また長期にわたる療養のための不安や焦りに対して，精神的援助も常に心がけることが大切である．

■観察のポイント
①下痢，血便症状：下痢の軽重，回数，便の性状，血便・粘血便の出血程度（量）
②発熱，頻脈の有無
③全身症状：食欲不振，体重減少，全身倦怠感など
④腹痛の有無：排便前に腹痛があり，排便後に消失する場合もある．
⑤電撃型または劇症再発症状の有無：大出血と激しい下痢，高熱など
⑥合併症の有無：中毒性巨大結腸症，大出血，穿孔，がん化など
⑦検査成績：赤沈，白血球，CRP，ヘモグロビン（貧血），血清蛋白など

■具体的なケア

1 安静
 ①軽症，中等症：通院治療可．過労をさけた規則正しい日常生活を指導する．
 ②重症：入院が必要．心身の安静，栄養管理，対症看護を行う．

2 下痢・血便・腹痛
 ①安楽な体位による全身の安静
 ②水分，栄養補給
 ③腸管安静：静脈栄養，止瀉薬・抗コリン薬投与

3 食事と栄養
 ①治療食：高エネルギー食，高蛋白食，低残渣食，低脂肪食
 ②牛乳，アルコール，コーヒーをさける．
 ③食事による腹痛，下痢，下血，食欲不振などで経口栄養，経管栄養が困難な場合，経静脈的に輸液を行い，電解質，栄養を補給する．

4 精神的ストレスの軽減
 ①疾病に対する知識を与えて不安やストレスの除去・軽減に努め，うつ状態を防止する．
 ②日常的に患者を勇気づける．

5 薬物療法
 ①活動期，寛解期，症状の軽重などで異なる．
  ● サラゾスルファピリジン（主に経口），ステロイド薬，免疫抑制薬，抗菌薬（重症時），精神安定薬
 ②正確な投与と効果および副作用の有無の観察

6 電撃型または劇症再発症状出現時の管理
 ①薬物の経口投与は禁止
 ②強力静注療法
 ③プレドニゾロン動注療法
 ④輸液，輸血
 ⑤緊急手術

カウンセリング
counseling

I カウンセリングとは

悩みなどの心の問題をもつ人が自主的な力で問題を解決していけるように，言語的および非言語的コミュニケーションをとおして，専門的な立場から直接面接し，問題解決をはかる相談技術をいう．このとき悩みや問題をもつ人がクライエントで，それを援助する人がカウンセラーである．一般に，心理療法(psychotherapy)との違いは，カウンセリングが，指示的，支持的，教育的な相談指導で解決できる適応水準の高い健常者を対象とするのに対し，心理療法は神経症や境界例など病理の深い人が対象であることとされている．

II カウンセリングの理論

わが国ではロジャーズ(Rogers, Carl Ransom, 1914～1994, 米)が創始した来談者中心療法による非指示的な相談がカウンセリングであるとしてきた傾向がある．しかし，カウンセリングには，精神分析法，行動療法，認知療法，論理療法，ゲシュタルト療法，交流分析，トランスパーソナルなど数々の理論がある．これらの相違は，人間観や病因論，性格論などの立場における違いであり，優劣はない．効果的なカウンセリングのためには，理論に基づく一貫性のある援助が必要で，そのためには専門的な訓練が必要である(図1)．

III カウンセラーの基本的な態度

効果的なカウンセリングのために，ロジャーズはカウンセラーの基本的態度として，3つの条件をあげた．それは①無条件の積極的関心(クライエントを批判したり評価したりせず，1人の人間として無条件に価値をみとめて尊重し，ありのままに受け入れる)，②共感的理解(クライエントの立場や見方に立って，クライエントがみているように理解し，同じような世界を追体験する)，③自己一致あるいは純粋性(自己の感情の流れに沿いながら，十分に感情がこもった状態で，現実の体験と自分の考えが一致している)である．

IV カウンセリングで問題が起こるとき

問題が起こりやすい状況例を表1に示した．

V 看護職とカウンセリング

21世紀の医療は関係性中心の医療であり，医療者とクライエントのよいコミュニケーションが，クライエントのQOLを高める重要な決定要因になりうるといわれている．人生の途上で予期せぬ病気のためストレス状態や危機状態にある人への心のケアが，看護職の重要な役割である．また，看護職によるこの心のケアは，面接室だけではなく看護のあらゆる場面における日常的な活動をとおして，クライエント(患者)の身体状態や病気に関心を払いながら提供されるものである．欧米では，カウンセラーの役割と看護職の役割を1人のクライエントに対して同時にもつことを禁じている．これは，秘密保持など，2つの役割で相反する要素が対立せざるをえない場合，クライエントに混乱が生じ，心理的な傷を負わせることになりかねないからである．したがって，看護職は，その問題がカウンセリングをとおして援助が必要か，看護業務のなかで援助できる問題かを的確に判断し，クライエントに対して最善の対処をとることが必要である．

■図1 カウンセリングの段階

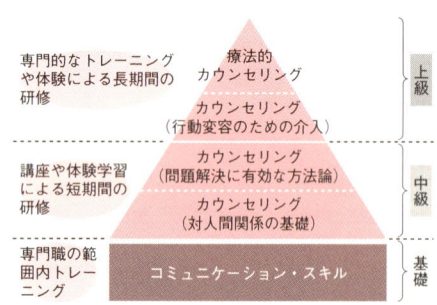

研修	カウンセリング段階	レベル
専門的なトレーニングや体験による長期間の研修	療法的カウンセリング	上級
	カウンセリング(行動変容のための介入)	
講座や体験学習による短期間の研修	カウンセリング(問題解決に有効な方法論)	中級
	カウンセリング(対人間関係の基礎)	
専門職の範囲内トレーニング	コミュニケーション・スキル	基礎

(Lorraine, S. : The Psychology of Pregnancy and Childbirth. p.10, Blackwell Science, 1995より改変)

■表1 カウンセリングで問題が起こるとき

①カウンセラーが主導権を握ろうとしたとき
②カウンセラーが問題の性質や規模に圧倒されたとき
③カウンセラーがおびただしい助言を与えようとしたとき
④カウンセラーが正直でなかったり，誤っているとき
⑤カウンセラーが問題をすべて解決しようとしたとき
⑥カウンセラーの時間的な余裕がないとき
⑦カウンセラーの訓練が適切でなかったとき
⑧カウンセリングをする環境が秘密を守れるものでないとき
⑨クライエントが不本意ながら強制的なとき

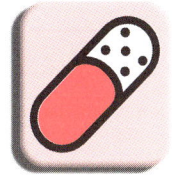

化学療法(抗微生物)薬
chemotherapeutics, antimicrobial

I 概念

化学療法とは本来，合成した化学物質を用いて感染症を治療することである．化学合成で製造された薬物のほかに，微生物により生産される薬物(抗生物質)も広い意味の化学療法薬に含まれる．

悪性腫瘍を抑制する化学療法薬は抗悪性腫瘍(がん)薬として別項で述べる．

→抗悪性腫瘍薬(こうあくせいしゅようやく)

II 化学療法薬の歴史

化学療法は，人体には毒性が弱く，病原微生物に毒性が強いという選択毒性(selective toxicity)のある合成有機化合物を用いた治療で，1910年にエールリッヒ(Paul Ehrlich，1854～1915，独，細菌・免疫学)および秦佐八郎(1872～1938，細菌学)が，梅毒スピロヘータ治療薬として，有機ヒ素化合物サルバルサンをつくったのが最初である．

1) 細菌に有効な化学療法薬

1935年ドマーク(Gerhard Domagk，1895～1964，独，実験病理学，薬理学)によるプロントジルの発見に始まり，多数のサルファ薬や結核菌に有効なイソニアジドが合成された．ニューキノロン系合成抗菌薬が，現在好んで使用されている．

2) 抗生物質

1929年，フレミング(Alexander Fleming，1881～1955，英，細菌学)が青カビの培養液からペニシリンを発見し，新しい化学療法薬の1つとして抗生物質を開発した．

ストレプトマイシン，クロラムフェニコール，テトラサイクリンなどを次々に開発し，さらに，これらをもとにして性質の異なる半合成誘導体が多種つくられた．

III 化学療法薬の性質

化学療法薬が有効な病原微生物の種類の範囲を示すのが，抗菌スペクトルである．多くの種類の病原微生物に有効な薬物は広域スペクトルであるという．

化学療法薬には，病原微生物の発育を阻止する静菌的(bacteriostatic)なものと，病原体を殺す殺菌的(bactericidal)なものとがある．殺菌的薬物には，濃度に応じて殺菌作用が強まる濃度依存性薬物(例：アミノ配糖体系)と殺菌作用発現に時間を要する時間依存性薬物(例：セフェム系)とがある．

化学療法薬の抗菌力は最小[発育]阻止濃度(minimum inhibitory concentration；MIC)で表される．また抗菌薬を短時間細菌と接触させ除去したのちに，細菌の再増殖が一定時間起こらないことがあり，この増殖抑制効果を PAE(postantibiotic effect)といい，抗菌薬の投与法に関与する性質である．

IV 作用機序

化学療法薬は病原微生物に高い選択毒性をもつことが必要である．また化学療法薬は，人体と病原微生物との間の構造・機能の違いを利用して，選択毒性を発揮している．

化学療法薬の作用機序を表1に示す．

1．細胞壁合成阻害

細菌は細胞膜の外に細胞壁をもつ．

グラム陽性菌ではタイコ酸を含むペプチドグリカンの厚い細胞壁があり，グラム陰性菌では薄いペプチドグリカン層と，その外側のリポ多糖体を含む外膜が細胞壁をつくっている．細胞壁の合成を阻害すると，細

■表1 化学療法薬の作用機序

作用機序	化学療法薬
①細胞壁合成阻害	β-ラクタム系抗菌薬 サイクロセリン ホスホマイシン
②細胞膜障害	ポリエン系抗菌薬 ペプチド系抗菌薬
③核酸合成阻害	キノロン系抗菌薬 リファンピシン フルシトシン HIV逆転写酵素阻害薬
④蛋白合成阻害	テトラサイクリン系抗菌薬 クロラムフェニコール アミノ配糖体系抗菌薬 マクロライド系抗菌薬 HIVプロテアーゼ阻害薬
⑤葉酸合成阻害	サルファ薬，トリメトプリム パラアミノサリチル酸(PAS) ジアミノジフェニルスルホン(DDS)
⑥ウイルスの感染，遊離阻害	アマンタジン ノイラミニダーゼ阻害薬

胞壁を失った細胞は，細胞内部の高い浸透圧のため破裂して死滅する．

細胞壁は人体細胞にないので，細胞壁合成阻害薬は選択毒性の高い抗菌薬となる．

β-ラクタム系抗菌薬およびホスホマイシンはペプチドグリカン合成を阻害して抗菌作用を現す．

2．細胞膜障害

ペプチド系抗菌薬は細菌細胞膜のリン脂質に結合して膜構造を障害し，膜透過性を変化させ，細胞内成分の漏出により細菌を死滅させる．ポリエン系抗菌薬は，真菌細胞膜の構成成分のエルゴステロールに結合して真菌に障害を与える．

これら抗菌薬は増殖していない菌にも作用するが，ヒト細胞膜も障害するので選択毒性は高くない．

3．核酸合成阻害

核酸合成阻害薬の多くは選択毒性が低い．抗菌薬のほか抗ウイルス薬・抗がん薬として用いられる．

DNAジャイレースを阻害し，DNAの複製を阻害するものにキノロン系抗菌薬があり，RNAポリメラーゼに作用し，DNAからmRNAへの転写を阻害するものにリファンピシンがある．

核酸の代謝拮抗薬として，核酸アナログであるフルシトシン，ビダラビンなどがあり，これらはそれぞれ抗真菌薬・抗ウイルス薬として用いられる．

逆転写酵素阻害薬はHIVがRNAからDNAをつくる過程を阻害し，ヌクレオシド系（ジドブジンなど）と非ヌクレオシド系（ネビラピンなど）薬物がある．

4．蛋白合成阻害

蛋白質はmRNAをもとにしてリボソーム上で合成される．細菌のリボソームのみに結合して蛋白合成を阻害するが，ヒトリボソームには作用しない薬物は選択毒性を発揮する．

この機序で作用する薬物にはクロラムフェニコール，マクロライド系抗菌薬，テトラサイクリン系抗菌薬，アミノ配糖体系抗菌薬がある．

HIVプロテアーゼ阻害薬（サキナビルなど）はHIV前駆体蛋白の切断により，HIV構造蛋白ができる過程を阻害する．

5．葉酸合成阻害

葉酸は核酸やアミノ酸生成に必要な補酵素でテトラヒドロ葉酸の前駆体である．葉酸合成阻害薬は細菌の葉酸合成を阻害して抗菌作用を発揮するが，ヒトは食物中の葉酸を利用するので，葉酸合成阻害薬の作用を受けない．

また，サルファ薬とトリメトプリム（スルファメトキサゾール・トリメトプリム；ST合剤）は葉酸合成を異なる段階で阻害するので，併用により抗菌力が相乗的に強くなる．

6．ウイルスの感染，遊離阻害

インフルエンザウイルスの感染（脱殻）を阻害するアマンタジン，ノイラミニダーゼを阻害し感染細胞から成熟ウイルスが遊離するのを妨げるリン酸オセルタミビルがある．

V 化学療法薬の種類

一般に化学構造により分類されるが，結核菌，ウイルスのように特殊な病原体に対する薬物は別にまとめられている（表2）．

1．サルファ薬

耐性菌が多く，抗菌力が弱いのでほとんど使われない．スルファメトキサゾールとトリメトプリムあるいはピリメタミンとの合剤（ST合剤）が原虫感染症に用

■表2　化学療法薬の種類

合成抗菌薬	
A．サルファ薬	スルファメトキサゾールなど，ST合剤
B．ピリドンカルボン酸系抗菌薬（キノロン系薬）	ナリジクス酸など
C．ニューキノロン系薬	ノルフロキサシンなど
D．オキサゾリジノン系薬	リネゾリド

抗生物質		
A	β-ラクタム系薬	
	1）ペニシリン系薬	ペニシリンG(PCG)，メチシリン(DMPPC)など
	2）セフェム系薬	注射用セファゾリン(CEZ)など，経口薬セファレキシン(CEX)など
	3）カルバペネム系薬	イミペネム(IPM)
	4）モノバクタム系薬	アズトレオナム(AZT)
	5）ペネム系薬	ファロペネム(FRPM)
	6）β-ラクタマーゼ阻害薬配合薬	アンピシリン・スルバクタム(ABPC/SBT)
B	アミノ配糖体系薬	ストレプトマイシン(SM)，ゲンタマイシン(GM)
C	マクロライド系薬	エリスロマイシン(EM)，クラリスロマイシン(CAM)
D	ケトライド系薬	テリスロマイシン(TEL)
E	リンコマイシン系薬	リンコマイシン(LCM)
F	テトラサイクリン系薬	テトラサイクリン(TC)
G	ポリペプチド系薬	ポリミキシンB(PL-B)
H	グリコペプチド系薬	バンコマイシン(VCM)，テイコプラニン(TEIC)
I	ストレプトグラミン系薬	キヌプリスチン・ダルホプリスチン(QPR/DPR)
J	その他	クロラムフェニコール(CP)，ホスホマイシン(FOM)

抗結核薬	イソニアジド，リファンピシンなど
抗ウイルス薬	アシクロビルなど
抗真菌薬	ポリエン系（アムホテリシンB），アゾール系（ミコナゾール），キャンディン系（ミカファンギン）

いられる．

2．ピリドンカルボン酸系抗菌薬
グラム陰性菌に抗菌作用のあるナリジクス酸は尿路感染症に用いられる．ニューキノロン系薬物は広い抗菌スペクトルをもち，よく用いられる．

3．オキサゾリジノン系薬
リネゾリドは既存の抗菌薬と交差耐性がなく，耐性菌にのみ用いる．

4．β-ラクタム系薬
β-ラクタム環をもつ，ペニシリン類，セフェム類，カルバペネム類，モノバクタム類の総称．天然抗生物質ペニシリンGやセファロスポリンCの抗菌スペクトルを拡大する目的で多数の半合成誘導体がつくられた．セフェム類は開発時期により第1～第4世代に分類される．

β-ラクタマーゼで分解されやすいβ-ラクタム系薬にはβ-ラクタマーゼ阻害薬を併用する．

5．アミノ配糖体系薬
抗結核薬ストレプトマイシン，緑膿菌に有効なゲンタマイシンなどがある．腎障害，第Ⅷ脳神経障害（難聴，めまい）を起こす．

6．マクロライド系，ケトライド系薬
巨大ラクトン環をもつエリスロマイシンは静菌的に作用し，ジフテリア，マイコプラズマに有効である．ケトライド系薬（例：テリスロマイシン）もラクトン環をもち，肺炎球菌に有効である．

リンコマイシン系薬は構造は異なるが，マクロライド系薬に似た性質をもつ．

7．テトラサイクリン系薬
静菌作用のある広域スペクトル抗菌薬である．マイコプラズマ，リケッチア，クラミジアの治療に用いられる．菌交代症を起こしやすい．

8．ペプチド系薬
ポリペプチド系薬ポリミキシンBは枯草菌の産生する抗菌薬で緑膿菌に有効であるが，腎障害，呼吸麻痺などの副作用が強い．グリコペプチド系薬バンコマイシンはメチシリン耐性黄色ブドウ球菌（MRSA）に有効である．

9．ストレプトグラミン系薬
キヌプリスチン・ダルホプリスチン（3：7合剤）はバンコマイシン耐性腸球菌（VRE）に用いる．

10．クロラムフェニコール
リケッチア，サルモネラ菌に有効な広域スペクトルの抗菌薬であるが，再生不良性貧血を起こすので使われなくなった．

11．抗結核薬
抗結核薬は長期間使用する必要があるため，耐性菌，副作用が出やすく，これを防ぐため併用療法がなされる．

各薬物に特徴的な副作用があり，イソニアジドは末梢神経炎，肝障害，リファンピシンは肝障害，ストレプトマイシンは第Ⅷ脳神経障害，エタンブトールは視力障害をきたす．

12．抗ウイルス薬
単純ヘルペス，水痘にはアシクロビル，サイトメガロウイルスにはガンシクロビル，インフルエンザにはアマンタジンのほかに，ザナミビルやオセルタミビルといったノイラミニダーゼ阻害薬がある．

肝炎ウイルスには，リバビリン，ラミブジン，エンテカビル，アデホビルピボキシルが使われる．

HIVには，逆転写酵素阻害薬とプロテアーゼ阻害薬が併用される．核酸系逆転写酵素阻害薬にはラミブジン，ジドブジンなど，非核酸系逆転写酵素阻害薬にはエファビレンツ，プロテアーゼ阻害薬にはリトナビルなど，多数の薬物が開発された．

13．抗真菌薬
糸状菌，カンジダなどの真菌感染症の治療薬である抗真菌薬には，浅在性真菌症に外用されるものと，深在性真菌症に内服や注射により全身的に投与されるものがある．

外用薬にはクロトリマゾール，テルビナフィン，トルナフタートなどがあり，全身的に投与できる薬物には，アムホテリシンB，アゾール系抗真菌薬（ミコナゾール，フルコナゾール，ボリコナゾール），ミカフ

■表3 抗菌薬の主な副作用

系別薬物	主な副作用
β-ラクタム	アレルギー反応，胃腸障害，偽膜性腸炎
アミノ配糖体	腎障害，耳毒性
マクロライド	胃腸障害，肝障害，QT延長
ケトライド	胃腸障害，肝障害，QT延長，意識障害
テトラサイクリン	胃腸障害，偽膜性腸炎，肝障害，中枢神経障害，光線過敏，腎障害
ニューキノロン	胃腸障害，中枢神経障害，肝障害，腎障害，アレルギー反応，光線過敏，血糖異常
グリコペプチド	アレルギー反応，腎障害，耳毒性
オキサゾリジノン	血小板減少，貧血，白血球減少，胃腸障害
ストレプトグラミン	血管刺激性，関節痛，皮疹，胃腸障害

（平松和史ほか：新感染症学 上─抗菌薬の選択に関する基本的な考え方．日本臨牀，65（増刊号2）：309，2007）

ァンギン，フルシトシン，グリセオフルビン，ナイスタチンなどがある．
　また，ニューモシスチス肺炎にはイセチオン酸ペンタミジン，ST合剤が使われる．

VI　薬物耐性

　化学療法薬が有効な菌を感受性菌，無効な菌を耐性菌という．感受性菌でも抗菌薬使用中に耐性を獲得し耐性菌に変わることが多い．
　また，ある1つの薬物に耐性になった菌が同時にほかの薬物にも耐性になることがあり，交差耐性，多剤耐性などという．耐性のメカニズムは，
　①薬物を不活化する酵素を産生する．
　②薬物の作用部位の変化
　③薬物の菌体内取り込みの低下
　④薬物により阻害される酵素の代替酵素の産生
など多様である．

VII　化学療法薬の副作用

　化学療法薬は元来人体に毒性が弱く安全なものが選択されているが，それでも人体に望ましくない作用(副作用)を生じることがある．肝・腎機能が低下した患者や高齢者では副作用が起こりやすい(表3)．
　直接的な副作用には，ストレプトマイシンによる第VIII脳神経障害(聴覚障害)，クロラムフェニコールによる造血器障害，ポリミキシンBによる腎障害，ペニシリンその他多数の薬物によるアレルギー反応などがある．間接的な副作用には菌交代症がある．
　核酸系逆転写酵素阻害薬はミトコンドリア毒性があり，ザルシタビン，サニルブジンはミトコンドリアの酸化的リン酸化を阻害し高乳酸血症を生じる．
　リファンピシンは薬物代謝酵素CYP 3 A 4を誘導し，多くの併用薬の薬効を減弱する．
　CYP 2 B 6*6/*6の遺伝子型をもつ患者では，非核酸系逆転写酵素阻害薬エファビレンツの血中濃度が上昇し，中枢神経系副作用が増強される．

VIII　化学療法薬の選択

　重症感染症は経験的に殺菌性の強い広域スペクトルの抗菌薬で治療するが，早期に起炎菌を決定し，感受性のある化学療法薬による治療に移行する必要がある．抗菌薬は臓器移行性，抗菌スペクトル，副作用を考慮して選択する．その薬物のPK/PD(薬物動態／薬力学)的性質に基づいて，投与法，投与量を調節する．
　薬効を増やすためには，時間依存性薬物(例：β-ラクタム系薬)では投与回数を増やし，濃度依存性薬物(例：アミノ配糖体系薬)では1回投与量を増やす．併用禁忌薬にも注意する．
　また耐性菌を誘導しないような投与法，投与量が推奨されている．

家族看護
family nursing

I 概説

　家族看護とは，家族の集団としての健康，家族のQOL，家族の機能を高めるために支援・ケアすることである．家族成員の健康問題のために家族が身体的，精神的，社会的に大きな影響を受けている場合や家族が家族成員の健康を守るために重要な役割を担っているときなどに，家族のセルフケア機能が発揮できるように家族看護は行われる．

　従来，看護学は健康障害や疾病のある個人に焦点をあて，家族はその人を介護・支援する存在としてとらえる傾向にあった．しかし，社会の変化とともに家族の構造・機能・役割も変化し，家族全体をケアの対象としてとらえることが重要視されるようになった．

　家族看護の目的は，家族が発達課題を達成し健康的なライフスタイルを維持できること，家族の健康の維持・増進，家族がかかえている健康問題の解決能力，対応能力，適応能力を高めることなどにある．

II 主な家族理論

　従来，家族の概念は，結婚や血縁関係によって成り立つ1つの世帯を表した．しかし，家族の概念は社会的，文化的背景の影響を受け，現代では血縁といった伝統的ないくつかの要件がはずされ，「家族とは，絆を共有し情緒的な親密さによって互いに結びついた，しかも家族であると自覚している2人以上の成員」（Friedman, M.M.）と定義される．

　家族理論には，次のようなものがある．

1．家族発達理論

　個人に発達段階があるように，家族にも発達段階があり，家族の誕生，出産・育児期，教育期，子の自立期，壮年期，完結期などの家族周期の各期にある発達課題を達成しながら，家族として成長すると考える理論である．

　各発達段階における家族を理解し，発達における問題を予測，生じやすい特有の健康問題を把握し，家族全体を統合的にとらえやすい．

2．家族システム理論

　家族は何人かの家族成員によって構成され，家族成員同士の相互作用および社会との相互作用によって成り立つシステムであるとする考え．家族成員は互いの間に境界をもつ独立した存在であるが，夫婦，親子，兄弟などのサブシステムを形成し，階層的に全体としての家族システムを保つ．そのため，家族成員の変化

■表1　家族システムの特性

①全体性(Wholeness)
　家族成員の変化は必ず家族全体の変化となって現れる
②非累積性(Nonsummativity)
　全体の機能は家族成員の機能の総和以上のものになる
③恒常性(Homeostasis)
　家族システムは内外の変化に対応して安定状態を取り戻そうとする
④循環的因果関係(Circular Causality)
　1家族成員の行動は家族内に次々と反応をよび起こす
⑤組織性(Organization)
　家族には，階層性と役割期待がある

(鈴木和子，渡辺裕子：家族看護学―理論と実践．第3版，p.55，日本看護協会出版会，2005)

■図1　家族適応の二重ABCXモデル(McCubbin & Patterson, 1981)

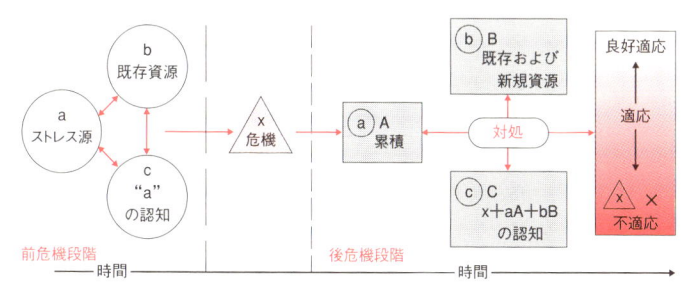

(石原邦雄編著：家族生活とストレス．講座 生活ストレスを考える 第3巻，p.31，垣内出版，1985)

は家族全体の変化として現れ，相互作用には相乗効果があるため家族は家族成員の総和以上のものになる．家族システムは内外の変化に対応して恒常性を維持しようとする（表1）．

3．家族ストレス対処理論

さまざまなストレス状況におかれた家族が，その状況にどう対処していくかを明らかにしようとする理論．マッカバン(Marilyn A. McCubbin)の家族適応の二重ABCXモデルが代表的である(図1)．横軸の時間軸は前危機段階と後危機段階に分けられ，ストレス源と既存資源，ストレス源に対する認知が相互に影響して危機をもたらし，累積されたストレスは新旧の資源や認知をもって家族が対処した結果，適応に至るという一連の過程を示し，家族対処を「危機状態に直面した家族が家族機能のバランスを保とうとしてなされる資源，認知，行動的対処の相互作用である」と定義している．

III 主な家族アセスメントモデル

1．カルガリー家族アセスメントモデル(Calgary family assessment model；CFAM)

家族システム理論に基づいて，ライト(Lorraine M. Wright)とリーヘイ(Maureen Leahey)によって開発されたアセスメントモデルで，家族内部の構造や機能に焦点があてられている．アセスメントは，①家族の構造，②家族の発達，③家族の機能の3つのカテゴリーとその下位カテゴリーで構成されている(図2)．アセスメントはインタビュー形式で行われ，障害されている領域，問題発生のパターンが明らかにされる．また，このアセスメントの結果をふまえ，家族機能の認知領域，感情領域，行動領域に介入する，カルガリー家族介入モデル(Calgary family intervention model；CFIM)がある．

2．フリードマン(Friedman)家族アセスメントモデル

このモデルでは，家族は地域社会を構成する下位システムの1つととらえられ，家族内部の構造や機能よりも家族と社会との関連性が重要視される．①基礎データ，②家族の発達段階と歴史，③環境的データ，④家族構造，⑤家族機能，⑥家族のストレスと対処方法，の6つのカテゴリーで構成される．一般的に地域の在宅療養者の家族に用いられることが多い．

3．ベルク(Berke)とハンソン(Hanson)の家族アセスメント・介入モデル

家族のストレス因子と家族の強みについて看護者と家族が調査票に記入し，結果を共有してケア計画が立てられる．調査票は，①一般的にみられる家族のストレス因子の認識，②その家族固有のストレス因子の認識，③家族のもつ強みの認識，の3つから構成されている．家族自身も調査票に記入するため，それ自体が援助の意味合いをもつ．

4．渡辺式家族アセスメントモデル

渡辺裕子が開発した，わが国の文化や社会性を考慮したモデルである．家族発達理論，家族システム理論，家族ストレス対処理論にその基盤をおく．

アセスメントの構造は，①家族の発達，②家族の対応能力，③家族の対応状況，④家族の適応状況，の4つから構成されている．基礎データ収集後は，問題の明確化，援助方針の明確化，援助目標の明確化，ニーズと援助のポイントの明確化，の4つの段階を経てアセスメントが行われる．

IV 援助の方法

家族のセルフケア機能を高めるための具体的な看護介入では，①家族の日常生活の強化，②情緒的支援・カウンセリング，③家族教育，④家族のヘルスプロモーション，⑤意思決定への支援，⑥対処行動の強化，⑦家族関係の調整・強化，⑧コミュニケーションの促進，⑨家族役割の調整，⑩危機への働きかけ，⑪親ズ

■図2 カルガリー家族アセスメントモデル(CFAM)の分岐図

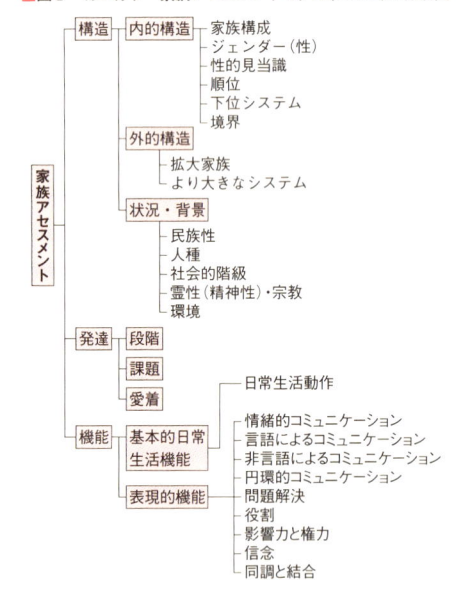

家族アセスメント
- 構造
  - 内的構造
    - 家族構成
    - ジェンダー(性)
    - 性的見当識
    - 順位
    - 下位システム
    - 境界
  - 外的構造
    - 拡大家族
    - より大きなシステム
  - 状況・背景
    - 民族性
    - 人種
    - 社会的階級
    - 霊性(精神性)・宗教
    - 環境
- 発達
  - 段階
  - 課題
  - 愛着
- 機能
  - 基本的日常生活機能
    - 日常生活動作
  - 表現的機能
    - 情緒的コミュニケーション
    - 言語によるコミュニケーション
    - 非言語によるコミュニケーション
    - 円環的コミュニケーション
    - 問題解決
    - 役割
    - 影響力と権力
    - 信念
    - 同調と結合

[Lorraine M. Wright(早野真佐子訳)：カルガリー家族アセスメントモデル．家族看護，2(2)：58，2004]

■表2 あらゆる対象に共通の家族援助方法

1．家族成員に対する援助方法	2．家族成員間の関係性に働きかける援助方法	3．家族単位の社会性に働きかける援助方法
1）家族成員のセルフケアを促す 　①療養者のセルフケア意識，行動を促す 　②介護者のセルフケア意識，行動を促す 　③その他の家族成員のセルフケア意識，行動を促す 2）認識を深める 　①家族が病状や障害を理解できるように説明する 　②家族の課題と役割を提示する 　③家族に可能なケアを提示する 　④家族の学習過程をサポートする 3）情緒の安定をはかる 　①不安な気持ちを受け止める 　②家族の苦労をねぎらう 　③看護者は家族のパートナーであることを伝える 4）意欲を高める 　①家族が行っていることの意義を評価する 　②家族の目標を設定する 　③療養者のよい変化を伝える	1）コミュニケーションを促進する 　①自己表現を促す 　②コミュニケーションの方法を助言する 　③コミュニケーションの場をつくる 2）相互理解を助ける 　①互いに何を望んでいるのかを考える機会をつくる 　②他の家族成員の思いを代弁する 3）役割分担の調整を助ける 　①役割分担について考える機会をつくる 　②役割分担について助言する 　③役割分担の方法について評価する 4）情緒的関係性を調整する 　①家族の絆を意識させる 　②情緒的交流の場を提供する 　③ときには心理的な距離をおくことを勧める 5）家族の意思決定を促す 　①意思決定に必要な情報を提供する 　②意思決定のために話し合いを勧める	1）生活上の調整をする 　①介護以外の生活の見直しを勧める 　②家族成員の生きがいを尊重する 　③家族の発達課題を達成できているかを評価する 2）社会資源を調整する 　①社会資源を紹介する 　②社会資源の導入についての家族の意思決定を促す 3）環境へ働きかける 　①生活環境を調整する 　②主治医との仲介をする 　③近隣との関係を強化する 　④家族会などの組織を紹介する 4）ケアマネジメント 　①家族に対してケアの窓口となる 　②ケアに必要なあらゆる関連職種と連携をとり，ケア体制を確立する 　③経過に合わせてケア体制を再検討する

(鈴木和子，渡辺裕子：家族看護学—理論と実践．第3版，p.151，日本看護協会出版会，2005)

や社会資源の活用，⑫発達課題達成への支援，などが行われる．

これらは，家族成員個々に焦点をあてて介入する場合，家族成員間の関係性に焦点をあてて介入する場合，さらに家族単位の社会性に焦点をあてて介入する場合というように広がりをもった援助過程のなかで応用される(表2)．

1．家族成員個々に対する援助

家族成員個々のセルフケア意識を高め，その行動を促すために，健康管理への助言，身体的ケア，日常生活の強化などの具体的な援助を行う．同時に，疾患や健康障害あるいは家族の課題や役割などへの認識を深める援助，情緒の安定をはかる援助，意欲を高める援助などが必要である．

2．家族成員間の関係性に働きかける援助

サブシステムを構成する家族成員間の関係の調整，その強化に働きかける援助で，コミュニケーションを促進し，相互理解を助け，情緒的関係性を調整する．また，家族内の役割分担の調整を助け，家族の意思決定を促す援助を行う．

3．家族単位の社会性に働きかける援助

家族成員それぞれの生きがいや発達課題の達成はもちろんのこと，家族の発達課題の達成やQOL向上のために，生活上の調整を行う．また，社会資源の活用や生活・社会環境調整の助言を行い，ケアマネジメントの役割を担う．

V 家族看護のポイント

家族看護における看護者の役割は，家族が主体的に健康問題に取り組み，自ら変化し，セルフケア能力を高められるように条件を整えることである．したがって，深刻な問題をかかえている場合や非常にセルフケア能力が低いと思われる家族の場合にも，看護者が問題解決を急いだり目標を指示したりせず，家族成員それぞれが最大限の力を発揮し，自らの力で家族関係を整え目標達成できるよう，パートナーシップをもち続けることが求められる．また看護者には，個々の家族成員を尊重し理解する視点と，家族の関係性や家族全体にかかわるときには個々の家族成員に対して中立の立場を貫く視点が必要で，個から全体を，全体から個を見渡せる柔軟な援助姿勢が必要とされる．

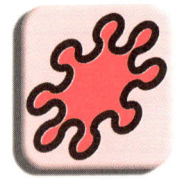

喀血
hemoptysis

I 定義・概念

呼吸器系からの出血で，咽頭以下の喉頭や気管，気管支および肺からの出血を喀出することである．痰の成分が多く含まれる場合を血痰といい，血液成分が多いものを喀血とよぶが，両者のはっきりとした区別はない．食道，胃，十二指腸などからの出血である吐血との鑑別が必要である（表1）．

II 原因

出血部位としては，肺，または気管の血液循環系や血管を多く含む肉芽組織がある．肺の血液循環の約95％は肺循環系で，残りの5％が大循環系である．そのどちらからも出血する可能性がある（図1）．

血痰はよくみられる訴えであり，上気道感染や気管支炎が原因のことが多い．血痰症例の80〜90％は炎症が原因である．気管支拡張症では半分の症例にみられる．古い気管支拡張性の囊胞，治癒した空洞，または囊胞性病変における感染は，血管拡張をきたし，血管の充血をもたらし，喀血の原因となる（図2）．アス

■表1　喀血をきたす疾患

咽頭，喉頭
　リンパ腫，悪性腫瘍，結核性潰瘍

気管，大気管支
　良性・悪性原発性腫瘍，大動脈瘤によるびらん，気管支囊胞，リンパ節・食道・縦隔内臓器の腫瘍によるびらん，重症急性気管支炎，外傷

心血管系
　左心不全，僧帽弁狭窄症，肺塞栓，肺梗塞，原発性肺高血圧，肺動脈瘻，肺動脈閉塞を伴った線維性縦隔炎，肺実質に漏出を伴う大動脈瘤

小気管支
　悪性腫瘍，腺腫，急性気管支炎，気管支拡張症，慢性気管支炎，外傷

肺実質
　原発性・転移性腫瘍，梗塞，膿瘍，活動性肉芽性病変（結核，真菌，寄生虫，梅毒），急性肺炎，特発性ヘモジデローシス，グッドパスチャー症候群，外傷

凝血障害
　血小板減少症，ビタミンK障害，プロトロンビン・スチュアート因子・第Ⅶ因子・第Ⅸ因子障害，血管内凝固，ヘパリン，ウロキナーゼ・ストレプトキナーゼ治療

■図1　喀血のメカニズム

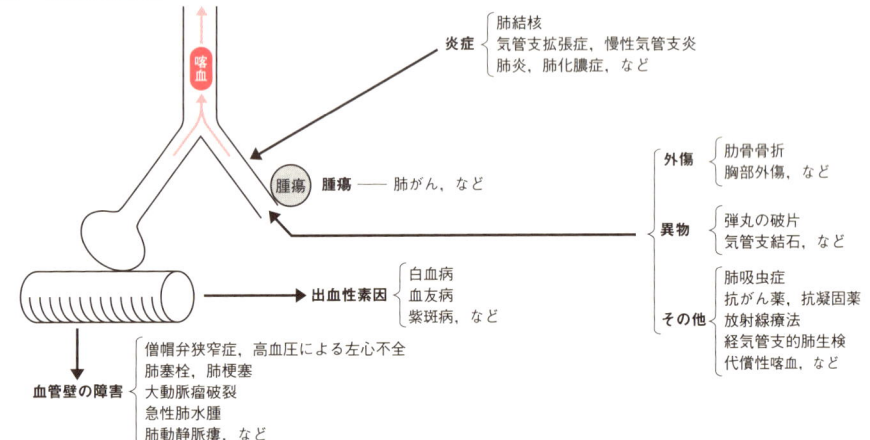

炎症 ― 肺結核／気管支拡張症，慢性気管支炎／肺炎，肺化膿症，など

腫瘍 ― 肺がん，など

外傷 ― 肋骨骨折／胸部外傷，など

異物 ― 弾丸の破片／気管支結石，など

出血性素因 ― 白血病／血友病／紫斑病，など

その他 ― 肺吸虫症／抗がん薬，抗凝固薬／放射線療法／経気管支的肺生検／代償性喀血，など

血管壁の障害 ― 僧帽弁狭窄症，高血圧による左心不全／肺塞栓，肺梗塞／大動脈瘤破裂／急性肺水腫／肺動静脈瘻，など

これらの原因・誘因による病変が肺内の血管へ波及して血管が破れ，血液が気道に入った場合にみられる．心身が受ける種々の刺激によってひき起こされる悪心，くしゃみ，咳嗽，むせ，あくび，深呼吸，努責，血圧上昇などは，いずれも喀血の誘発因子になりやすい

（和田正久ほか：チャートによる　内科診断学．p.207，中外医学社，1973より改変）

ペルギルス（Aspergillus）属の感染や肺結核では喀血をみとめることが少なくない．

III 診 断

血液を含んだ喀出物は，原因追求に使用される．新鮮な血液が 10 mL 以上出たときは，大量出血が予想され，注意が必要である．量だけではなく，出血の正確な場所を調べなくてはならない．とくに，吐血との鑑別は重要である．そのほかに，鼻，咽頭，喉頭などからの出血を肺に吸引した場合を見分けることも重要である．

一般的に，喀血の場合は鮮血色であり，泡沫を含んでいることが多い．吐血のときは胃液を含んでいるため黒褐色を呈することが多く，いわゆるコーヒー残渣様と表現される．しかし大量の吐血の場合，鮮血色になるため鑑別が難しい．

X線を含めた理学的検査で，外傷，腫瘍，結核，心不全，肺梗塞などは診断しやすい．また必要により，血管造影，CT，気管支鏡検査などを行う．

IV 治 療

出血量の少ない場合は，まずその出血源の同定が治療方針を決定するうえで重要である．
①安静（入浴不可），
②鎮咳薬，抗菌薬の投与，
③喀血した血液の呼吸性吸引の予防（出血側を下にして側臥位とする），
④凝血塊による気管閉塞の予防，
⑤出血の治療，
⑥不安の解消，

■図2　炎症に伴う気管支動脈の増生

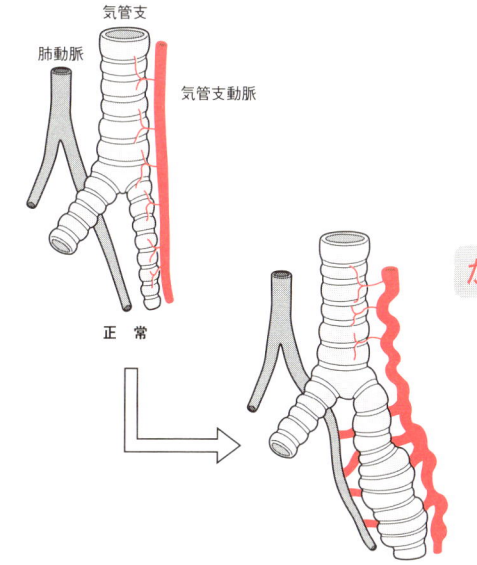

(金井弘一編：病態生理 I ―症候編．臨牀看護セレクション01，p. 59, へるす出版，1996)

などが必要である．

出血量が多いときは輸血を必要とすることもある．
急性期に無理に凝血塊を喀出させることは，大量喀血の原因となるので禁忌である．慢性期で凝血塊の除去が難しいときは，気管支鏡を用いる．

喀血患者の看護

■看護のポイント

喀血時には患者は生命に対する不安が強く，また止血促進の治療が行われるため ADL の制限を余儀なくされることから，心身ともに苦痛が大きいといえる．

したがって，喀血時には，気道を確保し，心身の安静をはかって止血を促進し，再喀血を誘発する因子を除去し再喀血を予防することが求められる．

〔期待される結果〕
①自分の状況を知り，気分が落ち着く．
②傷害部位が止血し，バイタルサインが安定する．
③気道が清浄化し，二次的合併症（窒息，無気肺，肺炎）が起こらない．
④回復を促進し，再発を予防する生活方法を理解し，実践する．

■観察のポイント

1）喀血の原因と症状の観察
　①喀出物の性状，量，喀出状況，喀血と吐血の鑑別（表2，3参照）

②喀血に関連する病歴
③出血の前兆（前胸部の重く苦しい感じ）
④失血による影響（血圧低下，脈拍の微弱速拍化，

呼吸困難など）など
2) 合併症を示唆する症状の観察
   ①窒息や無気肺
   ②ショック
   ③肺炎，感染症など
3) 検査データの把握
   血液検査（ガス分析，貧血など），胸部X線検査，喀痰検査，気管支造影・肺動脈造影，気管支鏡など
4) 精神状態の観察
   ①不安や恐怖の程度
   ②感情・考えを表現できているか，など
5) 日常生活への影響の観察
   ①痰の喀出，処置，検査，治療などによるエネルギーの消耗度
   ②排痰，安静のための体位による活動制限の影響
   ③不快感の除去，清潔の保持の程度
   ④飲食，排泄，睡眠への影響など

■表2　喀血の量および状況による性状の変化

喀血の量および状況	喀血の性状
・小喀血（10〜20mL，盃に1〜2杯程度）	▶喀痰と混和しているか純血液
・中喀血（20〜100mL，コップあるいは茶碗に1杯程度）	▶泡沫を含んだ血液
・大喀血（100mL以上あるいは24時間以内に600mL以上の喀血）	▶鮮紅色，咳嗽，泡沫を含まないこともある
・出血直後に喀出された血液	▶鮮紅色
・気管支内に停滞してやや古くなった血液	▶暗色，凝固血
・喀血液が一度胃内へ嚥下されてから吐出されたもの	▶胃液の作用を受けて暗褐色

■表3　吐血と喀血の鑑別

	吐血	喀血
原因疾患	食道・胃・十二指腸疾患	呼吸器・血液・心疾患など
発現状態	嘔吐時に排出　悪心，腹痛を伴いやすい	咳嗽時に排出　呼吸困難，胸内苦悶を伴いやすい
性状	凝固性，泡沫なし	流動性，泡沫状
色	暗赤色〜コーヒー残渣様	鮮紅色，時間経過によって暗色
反応	酸性	アルカリ性
食物残渣	あり	なし
糞便	黒色，タール便	正常

（表2, 3とも　高木永子監：New 看護過程に沿った対症看護——病態生理と看護のポイント．p.191，学習研究社，2005）

■具体的なケア

1) 症状改善のための援助
   ①健側肺への血液流入を防ぐために出血肺を下にした側臥位をとり，血液の喀出を促す，
   ②血液，凝血塊を除去（吸引，体位ドレナージ）し，気道を確保する，
   ③血液を飲み込まないようにゆっくりと呼吸をするように，急いで話をしないように，声をかけながら落ち着けるように促す，
   ④救急の処置や輸血，酸素吸入などを必要とする場合は，目的・方法などの説明の理解・受け止めを確認し，苦痛が少ないように介助する，
   ⑤安静の必要性を説明し，患部への刺激をさける．患部に冷罨法を施す，
   ⑥口腔内に残存する血液や血液臭は不快感を催し，嘔吐を誘発するので，口腔内，周囲の清潔を保つ，
   ⑦上記の援助を的確に行い患者の安心感を得るとともに，患者の気持ちの表出を助け，支える，など．

2) 症状を悪化させないための生活の援助
   ①咳嗽，くしゃみ，強く鼻をかむなどは再出血の誘因となるので，これらの誘因をできるだけ除去し，静かな呼吸の必要性を説明し，促す，
   ②うがいをして口腔内を清潔に保つ，
   ③食事は医師の許可が出てから，流動食から段階的に進める．刺激物，極度に冷たい・熱い物はさける，
   ④便秘により努責しないように，便通を整える，
   ⑤人とのかかわりは，会話などにより疲労が増すことのないように調整する，
   ⑥血液による汚れを目にしたり，血液臭による刺激がないように環境を清潔に保つ，
   ⑦自分に起こったこと（喀血）や今後の見通しが理解できるように，医師の説明に対しての理解・納得状況を観察し，主体的に治療に参加できるように支える，
   ⑧予防的な生活がおくれるように指導する，など．

学校保健
school health

I 概説

　学校保健とは，学校における幼児，児童，生徒，学生および教職員の健康の保持増進をはかると同時に，学校教育活動に必要な施設・設備の安全管理を行い，さらに児童生徒が自ら健康の保持増進をはかることができるような能力を育成することを目的としている．
　活動領域は保健管理と保健教育に分ける場合が多いが，保健組織活動を加える場合もある．

II 保健管理

　学校における保健管理は，主として学校保健法の規定によって行われ，健康診断，健康相談，伝染病・食中毒の予防，学校環境衛生，学校安全管理などが含まれる．これらは学校教育活動全般を通じて，全職員により行われるが，主として担当する職員は，学校教育法に規定された保健主事および養護教諭，学校保健法に規定された学校医および学校薬剤師である．

1．健康診断

　現行の健康診断には「就学時の健康診断」「児童，生徒，学生および幼児の定期・臨時の健康診断」「職員の定期・臨時の健康診断」がある．

1) 健康診断の時期
　①就学時：就学4か月前(11月30日)までに行う．
　②定　期：毎学年6月30日までに行う．
　③臨　時：とくに必要のあるときに行う．
2) 健康診断項目(表1～3)
3) 事後措置
　健康診断は，疾病や異常の有無を識別する目的で行われるものであり，確定的な健康障害の診断・治療について，次のような事項が事後措置として行われる．
　①就学時：治療の勧告，保健上の必要な助言，就学義務の猶予・免除，特殊教育諸学校への就学に関する指導など
　②児童，生徒，学生および幼児：疾病の予防処置，運動および作業の軽減，治療を受ける指示など

2．健康相談

　健康診断の結果を児童，生徒，学生または幼児の教育や日常生活に反映させるために行われる．このほか，日常の健康観察の結果，継続的な観察・指導などを必要とする者，病気欠席がちな者，自ら健康相談の必要をみとめた者，保護者から健康相談を求められた者などが対象となる．

3．伝染病予防

　学校伝染病は第一種，第二種，第三種に分類され，発病者から他への伝染を防ぐために，次のような対策が決められている．

1) 出席停止
　学校保健法施行令に定める伝染病にかかっている者，その疑いのある者，かかるおそれのある者の出席を停止することができる(表4)．
2) 臨時休業
　伝染病予防上，必要があるとみとめられたとき，学校の一部または全部の休業を行うことができる．

4．学校環境衛生

　学校保健法に基づき「学校環境衛生の基準」が定め

■表1　就学時健康診断
　①栄養状態
　②脊柱および胸郭の疾病および異常の有無
　③視力および聴力
　④眼の疾病および異常の有無
　⑤耳鼻咽頭疾患および皮膚疾患の有無
　⑥歯および口腔の疾病および異常の有無
　⑦その他の疾病および異常の有無

■表2　児童・生徒・学生および幼児の健康診断
　①身長・体重・座高
　②栄養状態
　③脊柱および胸郭の疾病および異常の有無
　④視力および聴力
　⑤眼の疾病および異常の有無
　⑥耳鼻咽頭疾患および皮膚疾患の有無
　⑦歯および口腔の疾病および異常の有無
　⑧結核の有無
　⑨心臓の疾病および異常の有無
　⑩尿(蛋白・糖)
　⑪寄生虫卵の有無
　⑫その他の疾病および異常の有無

■表3　臨時の健康診断
　次の場合で必要と判断されたときに，必要な検査項目について行う
　①伝染病または食中毒の発生したとき
　②風水害等により，伝染病の発生のおそれがあるとき
　③夏季における休業日の直前または直後
　④結核，寄生虫，その他の疾病の有無について検査を行う必要があるとき
　⑤卒業のとき

られ，照度および照明環境，自然換気，飲料水の管理など15の検査項目があげられている．次については毎学年，定期的に検査を行わなければならない．
　①飲料水や水泳プールの水質および排水状況
　②水道，水泳プール，学校給食用設備と，設備の衛生および浄化消毒設備の機能
　③学校（教室その他）の採光・照明，空気，暖房，換気方法，騒音
　④その他校長が必要とみとめる項目

III 保健教育

児童・生徒が健康の保持，増進を自らはかれる能力の育成を目的とし，保健学習と保健指導からなる．

保健学習は1998（平成10）年度告示による学習指導要領の改訂により変更され，小中学校は2002（平成14）年度，高等学校は2003（平成15）年度より以下のとおり実施されている．また保健指導は学校生活など，幼児，児童，生徒の全生活を通じて行われる．

1）　小学校
　①毎日の生活と健康
　②育ちゆく体とわたし
　③けがの防止
　④心の健康
　⑤病気の予防
2）　中学校
　①心身の機能の発達と心の健康
　②健康と環境
　③傷害の防止
　④健康な生活と疾病の予防
3）　高等学校
　①現代社会と健康
　②生涯を通じての健康
　③社会生活と健康

■表4　学校における伝染病にかかっている者についての出席停止の基準　　　　（学校保健法施行規則などにより作成）

	種類	考え方	出席停止の期間の基準
第一種	エボラ出血熱 クリミア・コンゴ出血熱 重症急性呼吸器症候群 （病原体がSARSコロナウイルスであるものに限る） 痘そう 南米出血熱 ペスト マールブルグ病 ラッサ熱 急性灰白髄炎 ジフテリア	感染症予防法の一類感染症および二類感染症（結核を除く）	治癒するまで
第二種	インフルエンザ 百日咳 麻疹 流行性耳下腺炎 風疹 水痘 咽頭結膜熱 結核	飛沫感染する伝染病で児童生徒の罹患が多く，学校において流行を広げる可能性が高いもの	・インフルエンザ：解熱したあと，2日を経過するまで ・百日咳：特有の咳が消失するまで ・麻疹：解熱したあと，3日を経過するまで ・流行性耳下腺炎：耳下腺の腫脹が消失するまで ・風疹：発疹が消失するまで ・水痘：すべての発疹が痂皮化するまで ・咽頭結膜熱：主要症状が消退したあと，2日を経過するまで ・結核：病状により学校医その他の医師において伝染のおそれがないとみとめるまで
第三種	コレラ 細菌性赤痢 腸管出血性大腸菌感染症 腸チフス パラチフス 流行性角結膜炎 急性出血性結膜炎 その他の伝染病	学校教育活動を通じ，学校において流行を広げる可能性があるもの	病状により学校医その他の医師において伝染のおそれがないとみとめるまで

（厚生統計協会編：国民衛生の動向．p.363，2007より改変）

カテーテル管理
catheter-related care

I 概説

カテーテルは細い管状で中空の器具で，一般的に材質は金属，ゴム，シリコーン，ポリエチレン，プラスチックなどでつくられている．鼻腔や気管，膀胱，血管内などに挿入し，用いられる．カテーテルは分泌物や喀痰などの吸引・排泄，また，検査のための検体採取など，体内からの排出を目的に用いるか，あるいは，薬液注入を目的に用いられる．

カテーテルの種類は，材質，長さ，太さ，目的，用途に応じてさまざまである．ここでは主に体内に留置するカテーテル（留置カテーテル）について説明する．カテーテルを用いた患者のケアではカテーテルの目的，管理上の基礎的知識を理解し，安全なケアを行うことが求められる．とくに尿路カテーテル感染，カテーテル関連の血液感染の防止は重要である．

II 種類（図1, 2, 3）

1．尿道・尿管・膀胱カテーテル

尿路系留置カテーテルとして，先端にバルーンのついたフォーリーカテーテルが使われる．膀胱体温測定が可能な，センサー付きのスリーウェイカテーテル，灌流用フォーリーカテーテルなどがあり，材質は塩化ビニル製である．導尿にはネラトンカテーテルが多く使用され，男性の尿道カテーテルには先曲がりのチーマンカテーテルが適している．

2．胃管カテーテル

胃内に挿入し，胃内減圧，胃液採取，胃洗浄，経管栄養などに用いられる．塩化ビニル製で材質がやや硬質なゼオンサンチューブなど空気孔を取り付けたサンプタイプチューブ，ゴム製，シリコーン製などの軟質な素材のレヴィンタイプチューブなどがある．

3．静脈内留置カテーテル

1）末梢静脈カテーテル

金属製の内針とプラスチック製の外針からなり，外針のみを血管内に留置できるタイプの静脈留置針（サーフロー留置針）などを用い，肘正中皮静脈，尺側皮静脈，橈側皮静脈，前腕正中皮静脈や背側中手静脈などに挿入し，点滴静脈内注射に用いる．

2）中心静脈カテーテル

カテーテルの内腔が1つのシングルルーメンと，別ルートでの輸液や輸血と同時に中心静脈圧（CVP）を測

■図1　各種カテーテル
a．ネラトンカテーテル
b．チーマンカテーテル
c．ツーウェイバルーンカテーテル（フォーリーカテーテル）
d．スリーウェイバルーンカテーテル（フォーリーカテーテル）

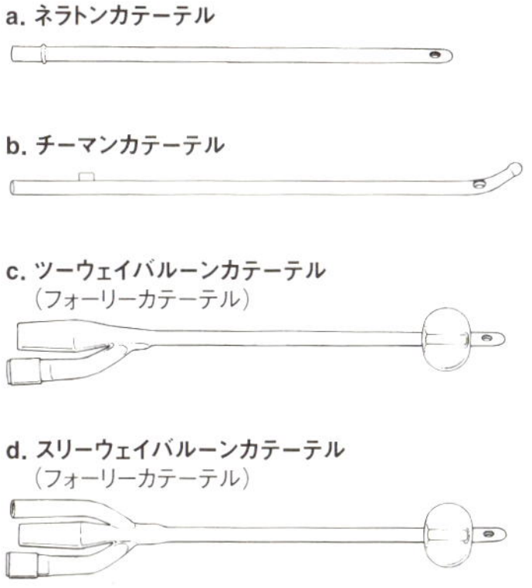

■図2　チューブタイプドレーン
デュープル型　単孔型 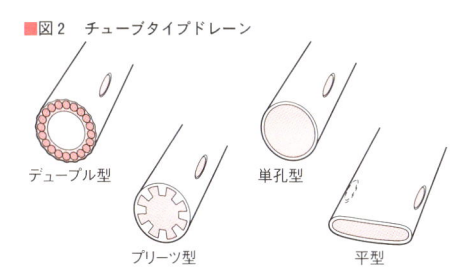
プリーツ型　平型

■図3　サンプタイプドレーン
2腔型　3腔型　マルチドレーン
先端　中央

定する場合などに便利なダブルルーメン（2腔）の2タイプのカテーテルキットがある．鎖骨下静脈，尺側皮静脈，大腿静脈，内頸静脈，外頸静脈などに挿入し，経静脈栄養，高カロリー輸液を注入する．

ヒックマンカテーテルはダクロン・カフ付きシリコーンラバー製の埋め込みタイプの中心静脈カテーテル

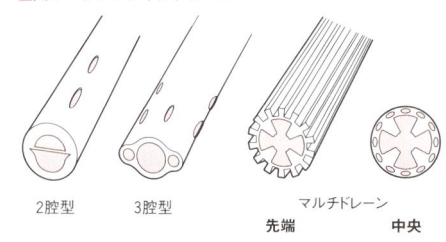

■図4　インターリンクシステムの原理

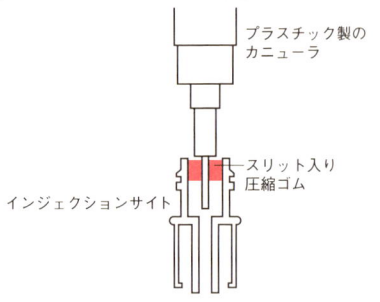

［資料提供：日本ベクトン・ディッキンソン㈱／バクスター・インターナショナル］

■図5　末梢静脈カテーテルの固定法

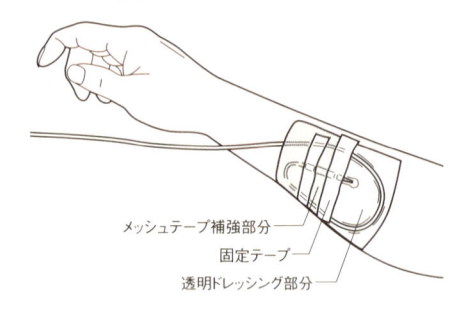

■図6　中心静脈カテーテルの固定法

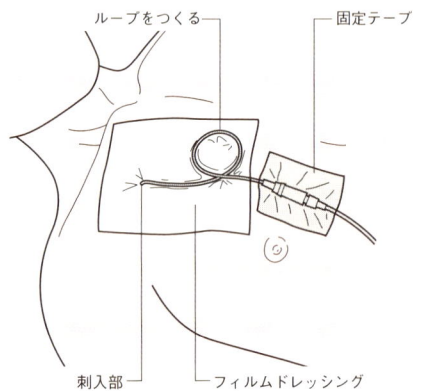

である．シリコンラバーの素材は生体適合性が高く，材質が変化しにくく長期留置に適している．

　静脈内留置カテーテルは，一般的には末梢・中心静脈内に金属針を刺入し，輸液ラインに連結するが，最近では金属針を使用せず，また，回路が閉鎖式のものが開発，使用されている．それらは「インターリンクシステム」「シュアプラグシステム」「セイフアクセスシステム」などの商品名で販売されている（図4）．

　これらの閉鎖式輸液システムは，輸液ラインを閉鎖状態に保つことによりカテーテル感染防止に，金属針を使わないことにより医療従事者の針刺し事故防止に有用である．

III　カテーテル管理の留意点

　カテーテルの脱落，埋没，残存などがないように固定し，また，屈曲や閉鎖，ねじれなどがないように管理することが大切である．

　カテーテル管理上，最も大きな問題は感染である．感染防止への対応としてカテーテル挿入は十分な手洗いと無菌操作で行う．中心静脈内留置カテーテルの場合は手術と同様に手袋，ガウン，マスクを使用して挿入する．

　カテーテル刺入部は，消毒乾燥後，フィルムドレッシング（オプサイト，テガダームなど）で固定し，密閉状態にする．カテーテルはループをつくり，刺入部が見えるようにして伸縮性のある粘着テープ（シルキーテックスなど）で固定する（図5，6）．

　APIC（米国感染防止管理士学会）のガイドラインによると，どのような中心静脈カテーテルであっても，フィルムドレッシングは48〜72時間ごとに交換することが望ましいとされている．

　カテーテル留置後は刺入部位の固定状態，皮下ポケットの滲出液の有無，感染徴候の有無，ドレッシング材による皮膚のかぶれの有無などを観察する．

　尿路感染防止では管内性上行感染防止のために閉鎖式採尿システムを採用し，採尿バッグは膀胱より低く，床に触れない高さに保つ．採尿バッグ内の尿は8時間ごとにからにし，カテーテルと採尿バッグの接続部ははずさない．

　挿入部は会陰部，尿道口とも石けんと温水で1日1回は洗浄する．カテーテル交換の際は採尿バッグも交換する．膀胱洗浄はカテーテルの閉塞が疑われる場合のみ，無菌的に行う．

　どんなカテーテルでも，カテーテル挿入による組織の小さな損傷部からの細菌感染が起こりうる．カテーテル挿入後に起こる一時的な高熱を，カテーテル熱という．カテーテル熱を起こした場合，培養検査による確認がなく，カテーテルを抜去したのちに解熱した場合はカテーテルによる感染が疑われる．

　感染防止上，挿入期間はできるだけ短期間が望ましい．

かゆみ
itch[ing]

I 定義・概念

かゆみ（瘙痒感）は，掻破を起こさせる一種の皮膚感覚である．

かゆみを感じる特別の受容器は存在しないと考えられており，一説によると，表皮および表皮直下に存在する痛覚の受容器を介して生じるとされる．

II 原因

かゆみの原因（起痒刺激）は，大きく3つに分けられる（図1）．
1) 物理的刺激
　①温度，②湿度，③光線，④電気，⑤機械，など
2) 化学的刺激
　①プロスタグランジン，②ヒスタミン，③アセチルコリン，④各種アミノ酸，⑤蛋白分解酵素，⑥尿酸，などの物質
3) 心理的要因
　①神経症，②ストレス，など

III 分類

皮膚に原発疹をみとめず，かゆみを主訴とする疾患群を皮膚瘙痒症という．かゆみを生じるその他の代表的皮膚疾患には，疥癬（かいせん），蕁麻疹，接触性皮膚炎，虫刺され，毛じらみ，扁平苔癬（たいせん）などがあり，症候性瘙痒として分類される．

皮膚瘙痒症は中高年層の人に多い疾患群で，かゆみを主訴とする症状であり，①全身性，②局所性，に大きく分けられる．

代表的なものを表1に示す．

全身性疾患に伴う瘙痒症は，薬物治療に抵抗性で，遷延することが多い．全体に占める頻度は低いが，常に念頭におくことが重要である．瘙痒症を合併することのある疾患を表2に示す．

IV 治療

1) 内服薬
　①抗ヒスタミン薬：眠気が生じ，前立腺肥大症や緑内障を悪化させるので注意を要する．
　②精神安定薬：奏効することがある．
　③副腎皮質ステロイド薬：重症例では，ときに経口投与する．
2) 外用薬
　①サリチル酸ワセリン：皮膚の乾燥を防ぎ，症状を軽快する．
　②抗ヒスタミン軟膏：局所のかゆみを抑制するため，よく使用される．
　③ステロイド軟膏：症状を軽減する．

■図1　かゆみの原因・誘因

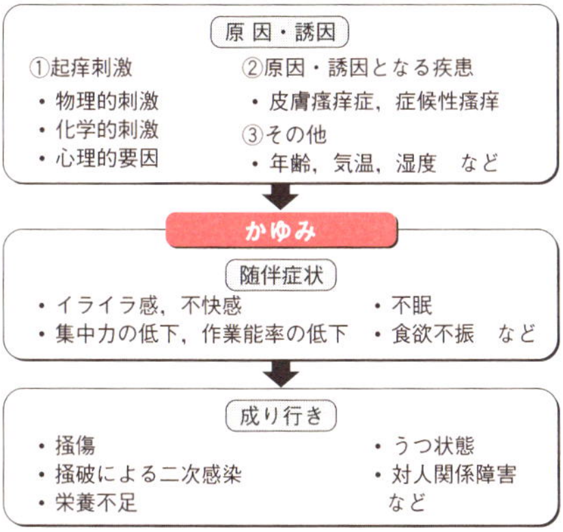

原因・誘因
- ①起痒刺激
  - 物理的刺激
  - 化学的刺激
  - 心理的要因
- ②原因・誘因となる疾患
  - 皮膚瘙痒症，症候性瘙痒
- ③その他
  - 年齢，気温，湿度　など

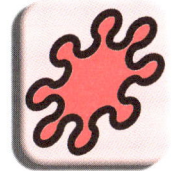

↓ かゆみ

随伴症状
- イライラ感，不快感
- 集中力の低下，作業能率の低下
- 不眠
- 食欲不振　など

成り行き
- 掻傷
- 掻破による二次感染
- 栄養不足
- うつ状態
- 対人関係障害
- など

（高木永子監：New 看護過程に沿った対症看護—病態生理と看護のポイント．p.696，学習研究社，2005より改変）

■表1　皮膚瘙痒症の分類

全身性		局所性	
冬季瘙痒症		肛門瘙痒症	
精神性瘙痒症		陰部瘙痒症	
入浴による瘙痒症		陰嚢瘙痒症	
薬物性瘙痒症		頭部瘙痒症	
全身性疾患に伴う瘙痒症		眼瞼瘙痒症	
		日光性瘙痒症	

■表2　皮膚瘙痒症を伴うことがある代表的全身疾患

肝障害	・種々の肝障害に伴う黄疸により生じる．とくに強い瘙痒感を伴うものに，原発性胆汁性肝硬変症がある
内分泌・代謝機能障害	・糖尿病，腎不全，卵巣機能低下（閉経女性），痛風，副甲状腺機能亢進症
薬物性障害	・バルビタールの副作用で，皮膚瘙痒症を伴うことがある
悪性疾患	・ホジキン病，悪性リンパ腫，種々のがん
その他	・疾患ではないが，妊娠，飲酒なども皮膚瘙痒症の原因となる

かゆみのある患者の看護

■看護のポイント

かゆみが肉体的・精神的な不快感や苦痛を伴うものであることを理解し，原因の除去とともに症状の緩和と消失を目標として援助を行っていく．

■観察のポイント

1）かゆみの症状と程度
  ①かゆみの部位：全身性，局所性
  ②皮膚の状態：発疹・発赤の有無，乾燥・湿潤の有無，搔破傷の有無
  ③精神状態の変化：不安感，焦燥感，情緒不安定，集中力の低下など
  ④かゆみによる睡眠障害や夜間覚醒の有無
2）原因・誘因の有無と程度
  ①起痒刺激の有無
    ・物理的刺激（温度，湿度，日光など）
    ・機械的刺激（摩擦，圧迫など）
    ・化学的刺激（薬品類，化粧品，植物毒など）
    ・アレルギーを起こしやすい食品の摂取（サバ，カニ，貝類，ヤマイモなど）
    ・心理的要因（神経症，ストレスなど）
  ②原因疾患の有無
    ・湿疹，アトピー性皮膚炎，蕁麻疹，接触性皮膚炎（かぶれ），薬疹などの炎症性皮膚炎
    ・肝障害，内分泌・代謝機能障害，悪性疾患などが関与する皮膚瘙痒症の有無と程度
3）治療内容と効果の確認，副作用の有無
  ①局所療法：副腎皮質ステロイド軟膏，抗ヒスタミン軟膏などの止痒薬軟膏
  ②内服療法：抗ヒスタミン薬，精神安定薬，副腎皮質ステロイド薬
4）治療・検査に対する患者・家族の反応と期待

■具体的なケア

1）原因の除去
  ①外因刺激の除去
  ②アレルギーを起こしやすい食品の除去
  ③全身疾患の有無と病状・治療の把握
2）搔破の防止
  ①爪切り
  ②手袋の使用
  ③局所の叩打
  ④冷湿布の施行
3）皮膚の保護
  ①皮膚の清潔を保つ．
    ・できるだけ刺激の少ない清潔ケアの工夫（摩擦しないように清拭，ぬるめのお湯で短時間入浴）
  ②皮膚の乾燥を防ぐ．
    ・保湿や保脂目的の外用薬の使用
    ・室内の温度や湿度を適度に保つ
4）衣類・寝具の調整
  ①過剰の衣類・寝具を減らす．
  ②素材を選ぶ（毛や化繊をさけ，吸湿性に富む木綿などを選ぶ）．
  ③電気毛布はさける（かゆみを誘発する）．
5）環境の調整
  ①高温・多湿をさける．
  ②乾燥を防ぐ．
6）気分転換の促進
  適度な運動，趣味など．
7）薬物療法の管理
  ①内服薬・外用薬の確実な投与と使用
  ②副作用の早期発見に努める．
8）患者・家族への生活指導
  ①かゆみの発現と増強を防ぎ，搔破による二次感染を予防する．
  ②無意識下に搔破が癖になっていることに気づかせる．搔破していることに気づいたら手を組む，何かをつかむなどの行動変換を指導する．
  ③日常生活指導．
    ・入浴時はナイロンタオルなどでこするのをさけ，ぬるめの湯に短時間で入るよう指導する
    ・入浴後（皮膚が乾く前）に水分を保持するためのクリームまたはローションで乾燥性の皮膚を保護する
    ・衣類・寝具は吸湿性のよいものを選び，刺激のあるものはさける
    ・室内の環境を整える（加湿器の使用など）
  ④自己判断で治療を中止しないように指導する．
  ⑤市販の軟膏・ローションなどによる自己治療を控えるように指導する．

がん化学療法
cancer chemotherapy

I 概要

化学物質（抗がん薬）などを注射や内服で投与して、がん細胞の分裂を抑え、がん細胞を破壊する治療法。抗がん薬は、投与後血液中に入り、全身をめぐり体内のがん細胞を攻撃して破壊するので、全身のどこにがん細胞があっても、それを壊滅させる力をもっている。化学療法は、がんが全身に広がった（転移）状況に、より適した治療法と考えられる。

II 抗がん薬の種類

作用のしかたなどにより、代謝拮抗薬、アルキル化薬、抗がん性抗生物質、植物アルカロイドなどに分類される。

1. 代謝拮抗薬
増殖の盛んながん細胞に多く含まれる酵素を利用して、分裂を抑え込もうとする薬物。代謝拮抗薬はプロドラッグといって、本来の働きをする前の化学構造をもった薬として投与されることが多い。がん細胞の中にある酵素の働きを受けて活性化され、抗がん薬としての効果を発揮するようにつくられている。

2. アルキル化薬
もともと毒ガスの研究から開発された薬で、遺伝情報の伝達など生命の本質に重要な役割を果たしているDNAに働く。アルキル化薬は強力で異常な結合をDNAとの間につくり、DNAの遺伝情報を障害する。またDNAそのものも損傷を受け、がん細胞が分裂して増殖する際に、アルキル化薬が結合した場所でDNAはちぎれ、がん細胞は死滅する。

3. 抗がん性抗生物質
ある種の抗菌薬と同様に、土壌に含まれる微生物からつくられたもの。

4. 植物アルカロイド
植物由来のアルカロイドという化学物質群の総称。細胞の分裂に重要な微小管の働きをとめることにより、がん細胞を死滅させる。

5. 白金製剤
DNAと架橋形成し、DNA合成を阻害する。

III 薬物の投与方法

薬物の投与方法は、通常、静脈注射、経口投与だが、胸腔内、腹腔内、あるいは各種臓器や腫瘍そのものに直接投与する場合もある。治療効果を上げるため、がん病巣の血管に抗がん薬を直接注入する動注化学療法が行われることもある。

抗がん薬の主な投与方法と適応を以下に示す。

①経静脈投与：最も一般的な投与方法で、通常は末梢静脈から、ときには中心静脈（central vein；CV）から投与され、ワンショット静注、点滴、および持続点滴法がある。
②経口投与：シクロホスファミド、エトポシド、メルカプトプリン、ホルモン薬など
③胸腔内投与：がん性胸水治療などに使われる。
④腹腔内投与：卵巣がん、がん性腹膜炎などの治療に使われる。
⑤髄液内投与：がん性髄膜炎の治療に使われる。
⑥選択的動脈内投与：肝細胞がん、転移性肝腫瘍、頭頸部がん、脳腫瘍などの治療に使われる。

IV 有害事象（副作用）

薬物には、一般に「効果」と「有害事象（副作用）」の2つの作用があるが、抗がん薬は有害事象がほかの薬に比べて非常に強い。悪心・嘔吐、脱毛、白血球減少、血小板減少、肝機能障害、腎機能障害などが症状として強く現れ、有害事象で亡くなる患者もいる。

さらに、抗がん薬では、効果を現す量と有害事象を出す量がほぼ同じか、場合によってはこれが逆転している場合さえある。したがって、投与する際は患者に十分に説明し、同意のうえでの使用が不可欠となる。

V 効果

1) **抗がん薬で完治する可能性のある疾患**
急性白血病、悪性リンパ腫、精巣（睾丸）腫瘍、絨毛がんなど。

2) **進行を遅らせることができるがん**
乳がん、卵巣がん、骨髄腫、小細胞肺がん、慢性骨髄性白血病など。

3) **投与したうちの何％かで効果があり症状が和らぐがん**
前立腺がん、甲状腺がん、骨肉腫、頭頸部がん、子宮がん、肺がん、大腸がん、胃がん、胆道がんなど。

4) **効果がほとんど期待できず、がんが小さくならないがん**
脳腫瘍、黒色腫、腎がん、膵がん、肝がんなど。

VI がん告知

現在がん告知は,「告げるか,告げないか」という議論をする段階ではなく,「いかに事実を伝え,その後いかに患者に対応し援助していくか」という,告知の質と告知後の対応を考える時期にきている.

「事実をありのままに話す」という名目のもとに,「ただ機械的に病名を告げる」ことへの批判も高まっているので,告知を行う際の心構えが重要となる.

告知における一般的な留意点は,以下のとおり.

①原則として本人に伝える.
②初診から治療開始まで,できるだけ同じ医師が担当し,人間としての信頼関係を構築する.
③説明する場所は患者が十分に感情を表出でき,プライバシーが保てる空間が望ましい.
④初診から一貫して真実を述べることを心がけ,わかる範囲の情報をそのつど伝えていく.必要があれば段階的に,何度も面接を行う.
⑤患者の心理状態も考慮して,常に時間をかけて正確に説明し,その後の配慮を十分に行う.
⑥患者は医師に対して遠慮があるので,医師と看護師の協力体制は,がん告知の場面でもきわめて重要である.
⑦常に患者の立場に立ってものを考えること

がん化学療法を受ける患者の看護

■看護のポイント

がん化学療法は有効な抗腫瘍効果をもつ反面,その副作用も強く,患者の受ける身体的・精神的苦痛は大きい.看護師の役割としては,がん化学療法の理念,また抗がん薬の薬理作用・副作用を理解したうえで,積極的な副作用対策と精神的援助が求められる.

■具体的なケア

1 外来・入院時

1) 経 過
- 治療方針の説明
- 検査(血液検査,心電図,X線など)
- 入院診療計画書
- オリエンテーション

2) 看護上の留意点

(1) インフォームド・コンセント

患者は自分の健康問題と診断・治療の情報を知る権利があり,それを理解したうえで治療方法を自己決定によって選択することが望まれる.医師は治療内容,期待される治療効果,予測される副作用とその対処方法,治療後の生活の質,治療費などを十分に説明する.

看護師には,患者の理解度や判断能力の把握とともに,わかりやすい情報提供をして理解を促進し,患者が意思決定できるよう支援する役割がある.

(2) 不安への介入

患者やその家族は,精神的に不安定ななかで治療を選択することになる.その危機的状況に対して社会的背景,サポート体制を把握し,精神状態をアセスメントして精神的ケアを行う.

(3) 全身状態の把握

これまで使用された抗がん薬の種類と投与量を把握する.また治療に耐えられる臓器機能であるか,骨髄抑制時に感染源となるリスクの有無を含め,患者の全身状態を評価する.

(4) 患者教育

具体的な治療のスケジュールを十分説明する.また予測される副作用とその予防法・対処法について指導を行う.

感染予防行動は,手洗いと1日3回以上のブラッシング,8回の含嗽による口腔ケアが重要であり,治療前に習慣化されることが目標となる.

2 治療開始および治療後

1) 経 過
- 薬物準備
- 薬物投与
- 検査(血液検査,各種培養など)

2) 看護上の留意点

(1) 抗がん薬の取り扱い方

抗がん薬の準備は,医療従事者が抗がん薬に曝露しないような安全対策に基づいて施行する.

(2) 確実な薬物投与

抗がん薬の効果は,その薬物と腫瘍細胞が接触している濃度や時間に影響を受けるため,投与スケジュールは厳守する.

(3) 副作用の観察(表1)・対処

①血管外漏出:多くの抗がん薬はそれ自体が強い細胞毒性を有するため,薬物が血管外に漏出す

■表1 がん化学療法の薬物有害反応の発現時期

投与当日	・アレルギー反応 ・アナフィラキシーショック ・インフュージョンリアクション ※抗がん薬トラスツズマブの有害反応のうち、投与開始後24時間以内に多く現れ、症状のほとんどは初回投与時にのみとめられる。トラスツズマブ特有の症状(主に発熱、悪寒)がみられる
投与後 2〜3日	・全身倦怠感 ・食欲不振・悪心・嘔吐(遅延性)
投与後 7〜14日	・口内炎 ・下痢 ・食欲不振 ・胃部不快感 ・血液毒性〔白血球(好中球)数減少、貧血、血小板減少〕
投与後 7〜28日	・臓器障害(骨髄、生殖器、内分泌腺、心、肝、腎) ・膀胱炎 ・脱毛 ・神経障害(中枢・末梢) ・免疫不全 ・皮膚毒性(角化、肥厚、色素沈着)

(古川裕之:ナースのための図解くすりの話. p.153, 学習研究社, 2006より改変)

■表2 血管外漏出時に処置が必要となる抗がん薬

壊死性抗がん薬	
植物アルカロイド	ビンクリスチン、ビンデシン、ビンブラスチン、ビノレルビン
抗がん性抗生物質	マイトマイシンC、アクチノマイシンD、ドキソルビシン、ダウノルビシン、エピルビシン
炎症性抗がん薬	
アルキル化薬	シクロホスファミド
トポイソメラーゼ阻害薬	エトポシド
白金製剤	シスプラチン
代謝拮抗薬	フルオロウラシル
抗がん性抗生物質	ブレオマイシン、硫酸ペプロマイシン、ミトキサントロン

ると、重篤な皮膚障害を起こしうるので注意が必要である。治療前に血管外漏出のリスクをアセスメントし、十分な観察を行う。また患者へも、異常の早期発見のための説明を行う。

万が一、薬物投与中に注射部位の疼痛や腫脹がみとめられた場合は、直ちに投与を中止し、副腎皮質ステロイド薬の局注やアクリノール湿布を行う。とくに処置が必要となる抗がん薬の種類を表2に示す。

② アレルギー反応:早期に出現する副作用。発疹、発熱やアナフィラキシーショックによる血圧低下がみられる。症状発現時の対策の準備をし、十分な観察を要する。

③ 悪心・嘔吐:抗がん薬の直接的な影響のほかにも精神的因子が関与する場合があり、そのメカニズムに違いはあるが、多くの患者にみとめられる。適切な制吐薬の投与と食事の種類の工夫、精神的要因も考慮したアセスメントを行う。

④ 口内炎:口腔内の細菌数を最小限にすることが口内炎重症化の予防になるため、治療前から口腔衛生を向上させておくことと、口内炎出現後も口腔ケアの継続が重要である。口内炎に伴う疼痛への援助も積極的に行う。オーラルクライオセラピー(抗がん薬投与時、氷片を口に含むなど)も予防法の1つである。

⑤ 血液毒性:白血球減少に伴う感染予防が重要である。患者の感染予防行動の徹底とともに、面会者へ指導を行う。好中球500/μL以下が持続する場合は層流式空気清浄化装置(laminar air flow;LAF)の使用を検討する。

食事は『大量調理施設衛生管理マニュアル』(厚生労働省)に沿った衛生的な食事とし、生ハムやカビを含んだチーズなどはさける。

⑥ 脱毛:可逆性であることを患者に説明し、スカーフや帽子を準備してもらう。

(4) 不安への介入

副作用による精神的な負担が大きい。患者の訴えに耳を傾け、積極的に症状の緩和に努める。また家族・キーパーソンへの援助も継続して行う。

③ 退院前

1) 経過
- 検査(血液検査)
- 今後の方針についての説明
- 退院療養計画書
- 退院オリエンテーション

2) 看護上の留意点

(1) 患者の受け止め

今後起こりうる症状や治療方針について、医師からの説明をどのように理解できたかを確認する。

不確かな点については情報提供し、または再度医師の説明を依頼する。

(2) 患者教育

これまでの感染予防行動や副作用対策についての教育を強化し、自宅での自己管理を目指してより具体的に指導を行う。また外来・地域での支援方法について情報提供する。

感覚器系
sensory system

I 感覚の分類

身体の表面や深部には，種々の感覚器が数多く分布している．感覚器によって生体の内外にあるさまざまの刺激が受け取られ，そこからの求心性のインパルスが視床あるいは大脳皮質に到達して，感覚として認識される．

感覚は表1のように一般体性感覚(皮膚・粘膜・深部組織に生じる感覚)，内臓感覚，特殊体性感覚(視覚，聴覚，平衡覚，味覚，嗅覚の五感)に分けられる．本項ではこのうち主として一般体性感覚のなかの表在感覚，深部感覚について解説する．

II 感覚器系の解剖と生理

1．感覚受容器

感覚系において，最初に刺激に反応して興奮が起こる部位が感覚受容器であり，皮膚，粘膜，深部組織，内臓など広く体表面や体内に分布している．

感覚受容器は，反応する刺激の種類により機械刺激受容器，化学刺激受容器，光刺激受容器，温度刺激受容器，侵害受容器などに分類される．

感覚受容器の分類と種類を表2に示す．

2．感覚の伝達

受容器はその刺激の強さに応じて脱分極し，起動電位を生じる．受容器は，種々のかたちの刺激を電気エネルギーに変換する装置と考えられる．

受容器電位の発生により神経終末に脱分極を生じ，これが徐々に大きくなってある閾値を超えると活動電位が発生する．

この活動電位を伝達する神経線維にはさまざまなものがあるが，通常その神経線維の太さによって，表3のように4つのグループに分類される．

表からわかるように，伝導する感覚の種類によって線維の太さが異なり，また太さによって伝導速度も異なっている．

四肢および体幹の皮膚，粘膜，関節，筋肉に達する感覚性末梢神経線維は，脊髄後根の後根神経節内にある細胞から出た軸索がY字状に分かれ，その一方が末梢側に走ってきたものである．もう一方は中枢側に走り後根をなし，脊髄へ達する．これらの線維受容器よ

■表1 感覚の分類

I．一般体性感覚	II．内臓感覚
1．外界感覚	1．臓器感覚(空腹，悪心など)
a．表在覚(皮膚感覚)	2．内臓痛
① 触覚	III．特殊体性感覚
② 痛覚	1．視覚
③ 温度覚	2．聴覚
2．自己覚(固有感覚)	3．平衡覚
a．深部感覚	4．味覚
① 位置覚	5．嗅覚
② 運動覚	
③ 振動覚	
b．複合感覚(識別感覚)	
① 立体覚	
② 二点識別覚	
③ 書画感覚	
④ 圧覚	
⑤ 局所認知	

■表2 感覚受容器の種類

分類	受容器	対応する感覚
機械刺激受容器	皮膚神経終末器（マイスナー小体，メルケル触覚細胞，パチーニ小体，毛包神経網など）	触覚 振動覚
	関節神経終末器（ゴルジ小体，ルフィニ小体など）	運動覚
	筋紡錘	運動覚
	蝸牛有毛細胞	聴覚
	迷路有毛細胞	平衡覚
化学刺激受容器	味細胞（味蕾）	味覚
	嗅細胞（嗅粘膜）	嗅覚
光刺激受容器	網膜視細胞	視覚
温度刺激受容器	自由神経終末	温覚
	自由神経終末	冷覚
侵害受容器	自由神経終末	痛覚

■表3 感覚の求心性線維

筋由来	皮膚由来	神経線維径 (μm)	神経伝導速度 (m/秒)	感覚の種類
Ia, Ib	Aα	13〜20	80〜120	深部感覚
II	Aβ	6〜12	35〜85	深部感覚，触覚
III	Aδ	1〜5	5〜30	温痛覚
IV	C	0.2〜1.5	0.5〜2	温痛覚，触覚

り伝えられた刺激を後根神経節細胞へ伝え、刺激はここから後根により脊髄内に伝達される。頭頸部の表在性および深部感覚は同様に三叉神経の半月神経節、舌咽神経および迷走神経の神経節内の神経細胞から出る線維により、脳幹内へ伝えられる。

3. 中枢神経内感覚系伝導路

中枢神経内の感覚系の伝導路は、感覚の種類によって経路が違っている。

1) 温痛覚(図1)

(1) 四肢・体幹からの一般経路

温度覚、痛覚を伝える線維は脊髄後根より脊髄内に入り、後角でシナプスをつくる。後角からの二次ニューロンは脊髄中心管の腹側(白交連)で交叉(差)し、反対側の外側脊髄視床路を上行して視床の後外側腹側(VPL)核に終る。外側脊髄視床路内では、下肢からきた線維が脊髄から橋までは最も外側に、上肢や頸部由来の線維は内側に位置している。また脊髄では痛覚線維は前側に、温度覚線維はやや後側に位置する。

VPL核より生じた三次ニューロンは大脳皮質知覚領野、中心後回に終る。

(2) 顔面からの一般経路

顔面の温痛覚も同様に3つのニューロンにより中枢に伝達される。三叉神経は3つの枝(第1枝:眼神経、第2枝:上顎神経、第3枝:下顎神経)により橋中部から脳幹内に入り、同側の三叉神経脊髄路内を頸髄上部まで下行し、同側の三叉神経脊髄路核に終る。三叉神経脊髄路では第1枝からの線維が最も腹側に位置し、第3枝からの線維が最も背側に配列している。さらに各枝のうち顔面中央部に分布する線維ほど吻側に、周辺部に分布する線維ほど尾側に終っている。

三叉神経脊髄路核に由来する二次ニューロンは、正中を交差して腹側三叉神経視床路を視床の後内側腹側(VPM)核まで上行する。

三次ニューロンはVPM核より起こり、大脳皮質知覚領野に達する。

2) 触覚(図2)

(1) 四肢・体幹からの経路

触覚の一次ニューロンは、脊髄後根の内側より脊髄内に入ったあと、2つの系統に分かれる。

1つは内側毛帯系で、局在、空間的形状、時間的経過のはっきりした触覚を伝える。同側の後索に入ったあと、T_4以下の感覚は後索内側の薄束を、T_3以上の触覚は後索外側の楔状束を上行し、延髄下部の薄束核および楔状束核でシナプスをつくる。同部より出た線維は、毛帯交差で交差したあと反対側の内側毛帯を上行し、視床VPL核に達する。

■図1 温痛覚の経路

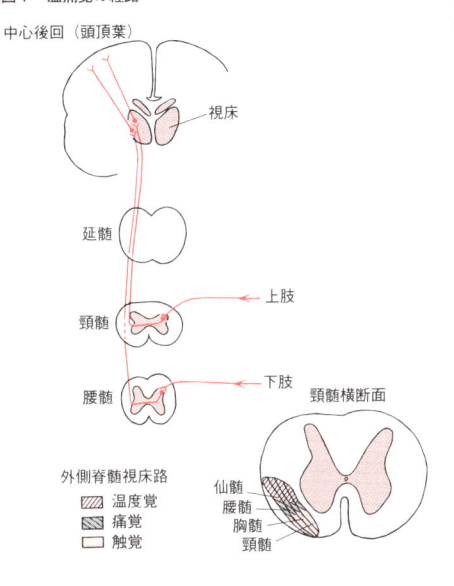

■図2 触覚・深部感覚の経路

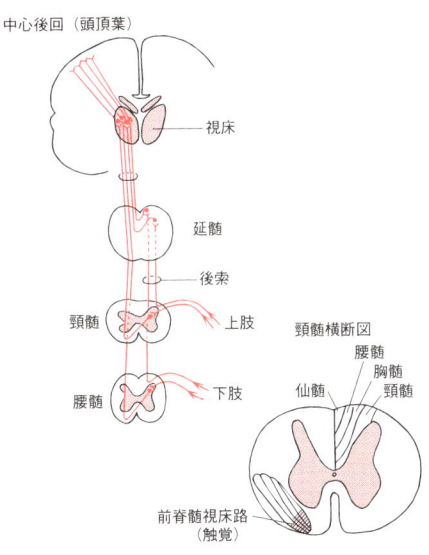

もう1つは前脊髄視床路系で，局在の不明瞭な漠然とした触覚を伝える．後角に入ったのち固有核とシナプスをつくり，二次ニューロンは左右が交差したあと，前脊髄視床路を上行する．脳幹では内側毛帯に近接して走行し，視床のVPL核に達する．

視床VPL核から出る三次ニューロンは中心後回および近接する頭頂葉皮質に終る．

(2) 顔面からの経路

顔面のなかでも，口唇と舌尖は感覚受容器の最も豊富な部位として知られている．これらの受容器に由来する一次ニューロンは同側の三叉神経主知覚核に達したあと，同部からのニューロンのうち一部は同側を，また一部は交差して対側の内側毛帯の近くを上行し，視床VPM核に到達する．VPM核より出る三次ニューロンは中心後回に終止する．

触覚も温痛覚も，視床および中心後回でも明らかな体部位局在を示す．頭頂葉知覚領野においては，上から下にかけ，下肢，上肢，顔面に対応する感覚情報が局在している．

3) 深部感覚(図2)

(1) 四肢・体幹の神経経路

深部感覚を伝える線維は後根の内側部より後索に入り，識別性触覚と同様，内側毛帯に入って視床から大脳皮質に伝えられる．脊髄内では脊髄前角運動ニューロンや介在ニューロンとシナプスを営み，筋伸展反射など，種々の反射経路を形成している．

振動覚を伝える経路には，ほかの深部感覚とともに後索を上行する経路だけではなく，同側の側索を上行する経路も知られている．これは，臨床的には脊髄空洞症の例で，位置覚と振動覚の障害に解離がみられることからも推定されている．

(2) 顔面の神経経路

硬口蓋，咬筋，顎関節などに由来する顔面の深部感覚は，三叉神経により伝えられるが，その一次ニューロンの細胞体は，半月神経節でなく，第四脳室から中脳水道にかけての中心灰白質内にある三叉神経終板に存在する．

以上のように，温痛覚，触覚および深部感覚は，それぞれ脊髄，脳幹のなかを異なる経路をたどって上行するため，神経疾患の障害部位によってある種の感覚だけが障害され，ほかの感覚は正常に保たれるという特異な感覚障害，すなわち解離性感覚障害が出現することがある．

III 感覚障害（知覚障害）

1. 感覚障害の種類

感覚障害には，感覚消失(anesthesia)，感覚鈍麻(hypesthesia)，感覚過敏(hyperesthesia)，異常感覚，痛み(pain)などがある．

異常感覚には，自発的に起こる異常感覚(しびれなど)を指すパレステジア(paresthesia)と，外からの刺激を現実のものとは異なった刺激として感じるジセステジア(dysesthesia，触覚刺激を痛みとして感じるなど)がある．パレステジアは，ジンジンする感じ(tingling)，ムズムズする感じ(crawling)，何か1枚膜をかぶっている感じ(numbness)などさまざまである．なお，パレステジアとジセステジアをそれぞれ反対に使っている人もあり，これらの用語は使わないことが望ましい．

2. 感覚障害の診察

感覚障害の診察は，あくまで患者の主観に頼らなければならず，患者の協力がなければ不可能である．

まず，問診でしびれや痛みなどの自覚的な感覚障害について，性状，部位などの問診を行う．次に診察では，表在感覚は，筆やティッシュペーパーで触覚，安全ピンで痛覚，温冷水で温度覚を，正常部を10として数字で答えてもらう．深部感覚は，音叉で振動覚，手指や足趾を他動的に動かすことにより位置覚と運動覚を調べる．

3. 感覚障害の部位および原因

病巣部位による感覚障害の主なパターンを図3に示す．

1) 末梢神経または神経根障害

(1) 単神経障害

侵された1つの神経の支配領域にのみ感覚障害が生じる．

　原　因：外傷，捕捉〔entrapment，手根管症候群(CTS)など〕，虚血性障害など

(2) 多発性単神経障害

単神経障害が離れた部位で複数に生じたもの．

　原　因：膠原病など

(3) 神経叢障害

腕神経叢，腰神経叢など神経叢での障害．

　原　因：外傷，腫瘍，虚血性障害など

(4) 脊髄神経根の障害

神経後根の障害．

　原　因：変形性脊椎症，椎間板ヘルニア，脊髄髄外腫瘍，脊髄癆など

(5) 多発性神経炎(多発性ニューロパチー)

四肢遠位部優位の感覚障害で，手袋・靴下型分布を示す．

　原　因：ギラン-バレー症候群，中毒(ヒ素，タリウム，鉛など)，糖尿病，ビタミン欠乏症など

■図3　病巣部位による感覚障害のパターン

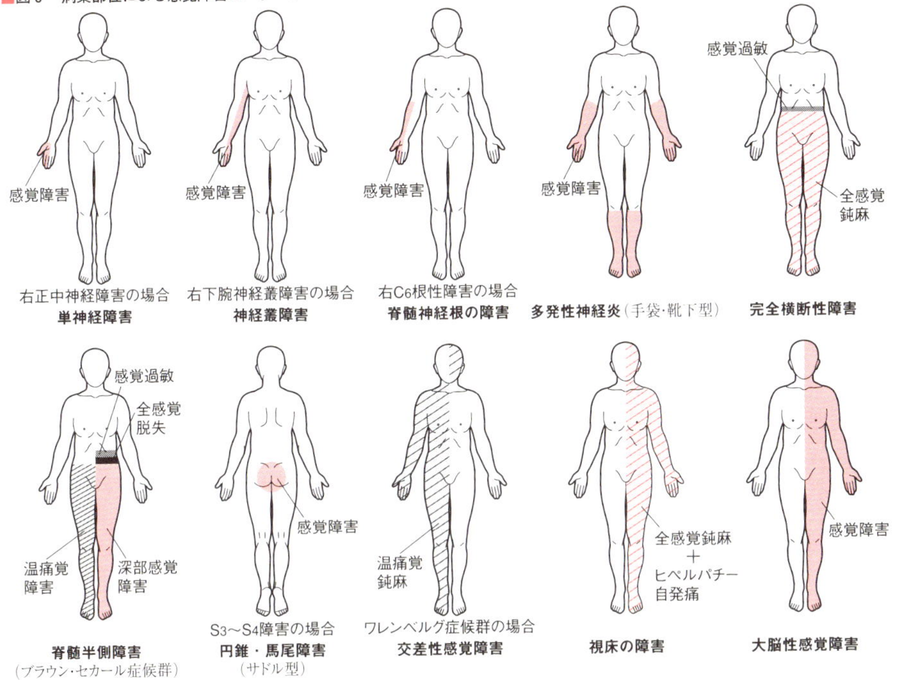

右正中神経障害の場合
単神経障害
感覚障害

右下腕神経叢障害の場合
神経叢障害
感覚障害

右C6根性障害の場合
脊髄神経根の障害
感覚障害

多発性神経炎（手袋・靴下型）
感覚障害

完全横断性障害
感覚過敏
全感覚鈍麻

脊髄半側障害
（ブラウン・セカール症候群）
感覚過敏
全感覚脱失
温痛覚障害
深部感覚障害

S3〜S4障害の場合
円錐・馬尾障害
（サドル型）
感覚障害

ワレンベルグ症候群の場合
交差性感覚障害
温痛覚鈍麻

視床の障害
全感覚鈍麻＋ヒペルパチー自発痛

大脳性感覚障害
感覚障害

2）脊髄の障害
(1) 完全横断性障害
　脊髄の完全な横断性障害で，全感覚障害および運動障害，膀胱直腸障害を伴う．
　　原　因：脊髄腫瘍，脊髄損傷，多発性硬化症，横断性脊髄炎など
(2) 脊髄半側（横断性）障害（ブラウン・セカール症候群）
　脊髄の左右どちらかの半側の障害で，そのレベルでの全感覚消失とそれ以下での同側の触覚・深部感覚障害および運動障害と反対側の温痛覚障害をみとめる．臨床的には本症候群はまれである．
　　原　因：脊髄損傷，脊髄腫瘍，多発性硬化症など
(3) 前側索の障害
　脊髄の前2/3の障害で，温痛覚障害および運動障害，膀胱直腸障害を伴う．
　　原　因：前脊髄動脈閉塞症
(4) 後索の障害
　深部感覚障害を前景とし，ロンベルグ徴候陽性となる．
　　原　因：脊髄癆，亜急性連合性変性症など
(5) 円錐・馬尾障害
　サドル型感覚障害がみられる．
　　原　因：脊髄硬膜外腫瘍など
3）脳幹部の障害
　反対側の感覚障害，同側顔面と反対側体幹・四肢の交差性感覚障害（ワレンベルグ症候群），または両側の感覚障害がみられる．
　　原　因：脳血管障害，脳幹腫瘍，多発性硬化症など
4）視床の障害
　反対側の全感覚障害がみられ，同部の強いしびれ感や疼痛（視床痛）を伴うことがある．
　　原　因：脳血管障害，脳腫瘍など
5）大脳の障害
　反対側の感覚鈍麻や複合感覚（立体覚，二点識別覚など）障害がみられる．
　　原　因：脳血管障害，脳腫瘍，脳炎，外傷など

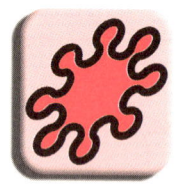

感覚(知覚)障害
sensory disturbance, dysesthesia

I 定義・概念

感覚とは,与えられた刺激が感覚受容器に入り,求心性神経路を通じて大脳皮質の感覚中枢に達した結果,刺激となった対象物の,熱い,痛いなどの性質や,大きい,硬いといった形態などをみとめる働きをいう.

こうした感覚のいずれかが障害されたものを感覚障害という.感覚の種類は,大きく分けて特殊感覚と一般感覚とに分類される(表1).

II 病態・分類

(1) 量的変化:感覚鈍麻,感覚脱失,感覚過敏
(2) 質的変化:自発的に起こるもの,刺激により起こるもの
(3) 型:感覚障害の型は,前項目「感覚器系」の図3を参照されたい.末梢から中枢に向かう上行路が感覚の経路であり,表在感覚と深部感覚とがある.その経路は,次の4種類に分けることができる(図1).
① 頸部・体幹・四肢からの温痛覚の伝導路
② 頸部・体幹・四肢からの触覚の伝導路(原始的な触覚)
③ 頸部・体幹・四肢からの深部感覚と触覚(識別覚)の伝導路

■表1 感覚の種類

特殊感覚:嗅覚,視覚,聴覚,平衡覚,味覚
一般感覚
 体性感覚
  表在感覚:体表面の刺激を感じる感覚(触覚,痛覚,温度覚)
  深部感覚:体内の筋肉,腱,関節の刺激を感じる感覚(運動覚,位置覚,深部痛覚,振動覚)
  複合感覚:(立体覚,2点識別覚,筆跡覚,重量覚,大きさ,形,硬さ,材質などの認識能など)
 内臓感覚:内臓の刺激を感じる感覚(臓器感覚,内臓痛)

■図1 各種感覚とその感覚伝導路

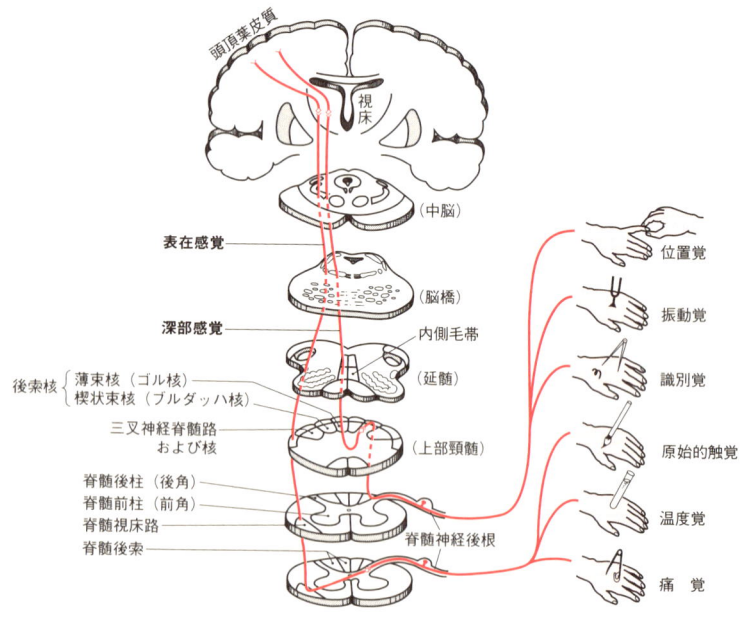

(平山惠造:神経症候学.p.728,文光堂,1971より改変)

■図2　内臓と脊髄神経との関係(Hansen-Schliack による)

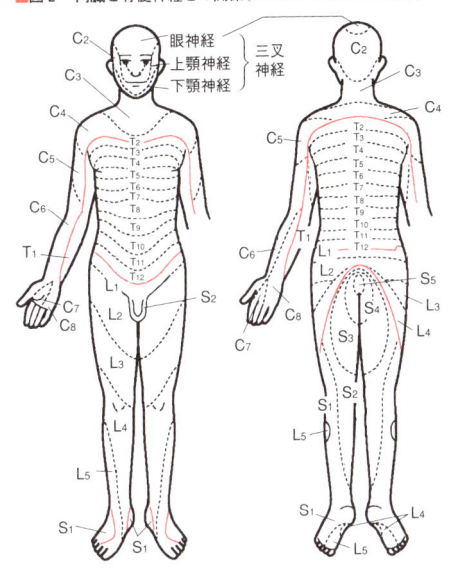

C_4…………心膜，横隔膜の腱中心
C_4…………肝靱帯と肝被膜
T_1-T_3……心臓：左側では T_7 まで広がることもある
T_1-T_5……肺
T_6-T_9……胃：右側では主として T_7-T_8
T_6-T_{11}……肝，胆，膵
T_6-T_8(左側)……脾
T_6-T_{12}……横隔膜の辺縁
T_8-T_{12}……小腸，大腸：両者の大部分
$T_{11}-L_1$……虫垂(右)：下方の脊髄節は横隔膜に連絡していない
$T_{10}-L_1$……腎盂
$T_{11}-L_3$(とくに L_1 と L_2)……輸尿管
L_1-L_2………S 状結腸
S_2-S_4………直腸
S_2-S_4………膀胱主要部
L_1-L_2………膀胱出口
S_1-S_4………尿道括約筋と尿道の大部分
T_{10}…………卵巣
$T_{10}-T_{12}$……子宮
$T_{10}-L_2$……子宮体
S_2-S_4………子宮頸：骨盤神経を介す
$T_{10}-T_{12}$……精巣
$T_{10}-T_{11}/S_2-S_3$……前立腺
L_2-L_3………バルトリン腺

C……頸椎
T……胸椎
L……腰椎
S……仙骨

④頭部・顔面からの深部感覚と触覚の伝導路
　これらがどのレベルの障害か，また，脊髄(図2)であれば何番目の障害かにより，型が変わる．

III　観察・検査

病態の把握が原疾患の診断の助けとなる．
(1) 触覚：筆，綿などで行う．
(2) 痛覚：針で行う．
(3) 温度覚：氷水，温湯(40〜45℃)などで行う．
(4) 深部感覚：音叉(128 Hz)で振動覚をみる．患者の手足を他動し，位置覚をみる．
(5) 複合感覚：2点識別法(皮膚の2点を同時に刺激し，2点として識別する最短距離をみる)など．

IV　治療

内科的治療が中心である．ごく一部の例に外科的治療が行われる場合もある．

感覚障害のある患者の看護

■看護のポイント

患者が感じる異常な感覚には，表在(皮膚)感覚障害の感覚過敏，感覚鈍麻，感覚脱失などがある．このうち，患者の日常生活上問題となるのは，末梢神経性感覚障害の温度覚・痛覚の鈍麻ないし脱失であり，運動障害を伴う場合が多い．
感覚障害を起こす原因疾患の治療に協力して，症状の軽減をはかり，事故や合併症を予防する．

■観察のポイント

1) 感覚障害の把握
　部位・範囲，異常感覚の種類，発症のしかた，持続性，誘発または増悪因子の有無．
2) 随伴症状の有無
　運動麻痺，筋萎縮，筋力低下，直腸・膀胱障害，起立性低血圧．
3) 合併症の有無
　熱傷，褥瘡，外傷．

■具体的なケア

1) **熱傷の予防**
 温度覚障害の強い場合は,浴槽の湯,シャワー,保温器具,湯たんぽなどで熱傷を起こしやすい.
 ①湯温度の確認
 ②保温器具はカバーをかける.
 ③湯たんぽなどは身体に直接当てない.
 ④頻回に観察を行う.

2) **外傷防止**
 痛覚障害のある場合は,外傷を受けやすく,また,受傷に気づかない場合もある.
 ①患者の行動範囲に障害となる物品や危険物を置かない.
 ②夜間の照明に配慮する.

3) **失禁時**
 ①定期的排尿
 ②間欠的または持続的導尿
 ③おむつの使用
 ④膀胱訓練など状態に合わせて援助する.
 ⑤排泄後は肛門部,外陰部を清拭し,乾燥させる.

4) **褥瘡の予防と早期発見**
 感覚障害に運動麻痺を伴う場合に生じやすい.
 ①2〜3時間ごとの体位変換
 ②褥瘡予防用具・除圧用具の使用
 ③好発部位の清拭とマッサージ

5) **筋萎縮と筋力低下の予防**
 ①感覚障害部位のマッサージ
 ②他動運動を行う.
 ③温浴や手足浴をしながら行うと効果がある.

6) **感覚過敏の場合**
 わずかでも物理的・化学的・機械的刺激となる行動をさける.

7) **患者教育(生活指導)**
 自ら損傷を受けないように身体を保護することを指導する.
 ①日常生活動作(ADL)における安全な行動のしかた
 ②感覚障害部位の損傷の有無の観察方法の説明
 ③予防,早期発見,早期治療の必要性の指導(変化を発見したら報告する)

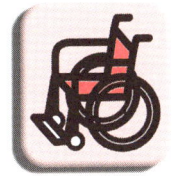

環境調整
environmental regulation

I 定義・意義

人間の健康状態は，外[部]環境条件と密接に関係している．個体は外[部]環境条件から与えられる刺激に反応し，生命を維持するために都合のよいように内・外の環境を変えながら，恒常性を保つようにしている．このような種々の反応を調整というが，調整には受動的調整と能動的調整とがある（図1）．

ここでは，看護の独自の機能である対象の生活の質を高めるという日常生活行動の援助の観点から，環境調整を病床の外[部]環境調整に限定して述べる．

II 目的

人間は成人になるにつれて生活の場を拡大するが，健康レベルの低下により入院あるいは自宅療養を余儀なくさせられる．その結果，健康時の日常生活とは異なり，生活空間の縮小，生活手段の変化と画一化，生活時間の変化などが起こり，患者が病気を癒やすための生活環境自体がかなり変化し，制約を受ける状況になる．また，本来は独自に環境調整をすることが可能であっても，心身の機能の低下によりそれができなくなり，外[部]環境の影響を受けやすくなる．

看護師は患者の心身の消耗を最小限にし，患者が療養生活に適応できるように種々の外[部]環境条件を調整することが必要である．

III 環境調整の視点

病床は患者にとって24時間の生活の場となる．したがって，病気や障害のために心身の機能が低下していても，支障なく基本的ニードが満たせ，その人の心身両面の安全性・安楽性が保障される環境を提供することが必要となる．

環境調整は自然的環境条件の調整と社会的環境条件の調整に分けられる．前者は環境整備といわれる病床整備と，設備・物品管理の適正化，感染予防対策などであり，後者は，患者対患者，患者対家族・職場・学校関係者，患者対医療従事者など，主に人間関係の調整をいう（図2）．

→院内感染（いんないかんせん）

IV 援助の実際

1．自然的環境条件の調整
1）病床整備

患者が健康を回復・維持・増進できるための病床の必要条件としては，次のような事項があげられる．

① 気温，湿度，気流などの屋内気候や屋内空気が適切であること
② 照明（自然照明，人工照明）が適切であること
③ 騒音がないこと
④ 清潔であること
⑤ 病床の整理・整頓・配置が適切であること
⑥ 感覚的満足感，生活リズムが保持されること
⑦ 個人空間が確保され，プライバシーが保障されていること

■図1 調整の分類

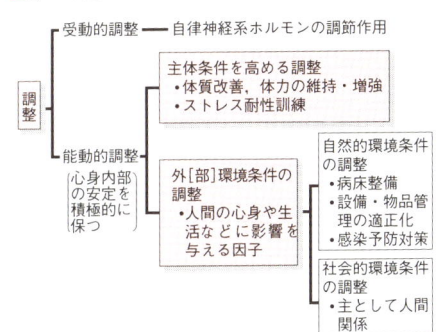

- 調整
  - 受動的調整 ── 自律神経系ホルモンの調節作用
  - 能動的調整（心身内部の安定を積極的に保つ）
    - 主体条件を高める調整
      - 体質改善，体力の維持・増強
      - ストレス耐性訓練
    - 外[部]環境条件の調整（人間の心身や生活などに影響を与える因子）
      - 自然的環境条件の調整
        - 病床整備
        - 設備・物品管理の適正化
        - 感染予防対策
      - 社会的環境条件の調整
        - 主として人間関係

■図2 患者を取り巻く生活環境

物理的・化学的環境要因
- 屋内気候：温度，湿度，気流
- 空気の状態：酸素，二酸化炭素，塵埃，臭気，その他
- 光
- 音
- 色彩
- 物品：医療機械・器具，生活用品，設備
- 空間：病室，ベッド周囲

生物的環境要因
- 病原微生物
- 植物：花
- その他：ハエ，カ，ゴキブリ

社会的・文化的環境要因
- 人的要因：家族，友人，同僚，近隣の人との対人関係，医療従事者，同室者などとの関係
- 制度的要因その他：政治・経済関係とのかかわり，医療・福祉制度とのかかわり，ラジオ，テレビ，新聞など

■表1 病床整備に必要な留意事項

項目	留意事項
屋内気候	屋内気候は温度，湿度，気流によって影響される．快適な有効温度は気流0.5m/秒で，冬は19±2℃(湿度40～60％)，夏は22±2℃(湿度45～65％)で，夜間はこれよりやや低めとする．冷房使用時は，外気温より2～3℃低め，あるいは25℃よりやや高めが快適温度といわれている．患者の個人差，特殊条件をふまえ，室温および掛け物の調節を行う
室内空気	換気量の指標は室内のCO_2濃度によって決められる．CO_2は室内の人数，活動状況，閉鎖時間などによって変動するが，吸気0.03％(有害CO_2濃度0.07～0.1％)を維持するためには，少なくとも2～3時間おきの定期的換気が必要である．通常，病院はエアコンディショナーにより送排気が行われているが，自然の空気を取り入れ外気との接触を増やすことは，患者の適応力を高めるのに役立つ
照明	病院の窓は医療法施行規則第16条で床面積の1/14以上と規定され，自然光をできるだけ取り入れるように紫外線の透過するガラスが用いられている．ただし，カーテンなどによって採光が調節できるようにする．JISの照明基準では，日常生活に必要な明るさは，覚醒安静時50～100ルクス，読書500～1000ルクス，足灯(夜間灯)1～2ルクスとされている．また，スタンドは患者の左床頭(非利き手側)の位置に設置するとまぶしさを減少させ，陰影を生じさせない(患者の利き手を考慮する)．ただし，明るさの調節は患者の病気などの特殊条件をふまえることが必要である
音	病院における騒音の基準は昼間50dB以下，夜間40dB以下が望ましいといわれている．一般に50dB以上の騒音で人間は不快感(精神不安定，疲労，作業能率低下，血圧上昇，分泌力低下，筋緊張など)をもつ．病院では，ドアの開閉音，医療機械の音，話し声，看護師の足音，ナースコールや院内放送の音量などに留意する
清潔	汚物・汚水の処理，害虫・小動物の駆除，消毒・滅菌の徹底，掃除の徹底
整頓	設備・物品配置を適切にする(患者の状態に合わせて配置することや，患者の意向を確認し患者が使いやすいように整頓することは事故防止につながる)，不用品の整理・片づけ
感覚的満足	色彩は心理的作用，生理的作用がある．現在は安静色としてのベージュ色は心を和らげ，暖かさの感覚が得られるため，壁，床，カーテンなどに用いられている．また，暖色(赤，橙，ピンク系)は食欲増進，血圧低下，代謝低下，乳汁分泌，副交感神経亢進などの効果があり，部分的色彩として活用することが必要である．患者の寝衣や医療従事者のユニフォームに淡い色彩を取り入れたり，患者の視覚的印象が単調にならないように季節感を取り入れた置物の工夫，および風景や自然の緑が目に入るようにベッドの配置などを考慮する
プライバシー	プライバシーは対人相互関係における境界のことを指し，それぞれの個人に分有される人と人との間隔・空間をいう．病室の広さは医療法施行規則第16条により患者1人当たりの床面積は6.4m²(ただし，既設の一般病床は4.3m²以上)，ベッドの間隔は1m以上と定められている．個体距離として親しい者との距離(近接相)は45～75cm，においや温度は分からず，声のレベルは中くらいとする距離(遠方相)は75～120cmであるが，大部屋では少なくともベッド間隔が120cm以上あることが望ましい

これは患者の健康状態や患者の受け止め方によって幅がみられるが，これらの条件をふまえて，調整・工夫していくことが必要である(表1)．

2) 設備・物品管理の適正化

患者の日常生活行動はかなり制限され，転落や転倒，外傷を起こしやすくなったり，災害時などに迅速な行動がとりにくくなるので，看護師は病棟，病床，器械・器具の取り扱いに留意し，事故を未然に防止する環境の調整が必要である．

(1) 病棟
  ①廊下や通路に物品を置かないようにする．やむをえず置く場合には，定められたルールに従って置く(どちらか一方の側に統一する)．
  ②ストレッチャー，車椅子，包交台，ワゴンなどはストッパーをかけておく．
  ③段差やぬれた床など転倒原因の要素を改善・排除する．
  ④院内設備(ベッドなど)の故障・破損の修復
  ⑤給湯装置(湯沸かし室，浴室など)，熱器具(湯たんぽ，あんかなど)，暖房装置の取り扱いに注意する．
  ⑥喫煙に関する指導を行い，規定を明確にする．

(2) 病床
  ①ギャッチベッドのハンドルは必ず収納し，ストッパーを必ずかける．
  ②ナースコールは必ず患者がすぐ押せるようにセットする．
  ③ベッド柵使用患者はケアや処置後，忘れずにベッド柵を上げておく．
  ④ベッドの高さは患者の状態に合わせて調節する．
  ⑤患者の安静度に合わせて，床頭台，日用品など，患者が使いやすいように配置する．

(3) 器械・器具，薬品の取り扱いと危険物の表示
  ①コンセントのタコ足配線はしない．
  ②酸素ボンベ類は必ず固定しておく．
  ③酸素使用中，火気の原因となるものは排除する．
  ④電気器具・器械の使用時は，漏電していないことと，アースの確認をする．
  ⑤針，カミソリ，ガラスびんなどの危険物は定められた方法で処理する．
  ⑥薬品は種類別に保管し，区別を明確にしておく（アルコール・ベンジン類は火気の近くに置かない．劇薬，毒薬，麻薬などは決められた方法で保管・管理する）．
  ⑦シンメルブッシュ(煮沸滅菌器)を使用している場合は，空だきに注意する．

2．社会的環境条件の調整

今日の環境問題の１つに人間関係の問題があげられる．人間は互いの外[部]環境であり，その相互関係のあり方によっては，健康レベルを左右する．

また入院の場合，家庭内や職業上の役割の変更，患者役割の付与，新しい人間関係の出現，自分の価値規範から病院の価値規範への変更，減収，失業などをもたらし，患者のストレス状況を高める．

看護師は，患者の自立性，自尊心を尊重し相手の立場になって理解するように努め，よい人間関係を成立させていくことが必要である．一般的によい人間関係を保つための条件としては，それぞれの立場をみとめ合い，コミュニケーションをよくとること，同じ目的（健康回復・維持・増進）にむけて，互いに協力し合うことが重要である．

看護師はどのように患者の人間関係について調整・配慮をしていくことが必要かを，以下に述べる．

1) 患者対患者の調整

入院患者の場合，24時間の生活の場をともにする関係であるため，患者同士の関係が円滑にいっている場合は問題にならないが，関係がこじれると療養生活そのものがストレス状況になる．

看護師は同室内あるいは病棟内の患者関係に目をむけ，患者同士がよい人間関係を保てるように仲介，調整，助言，支援をする．
  ①多床室のなかで孤立している患者がいないか，コミュニケーションの程度(身体的接近の程度，視線の交錯，表情，会話の内容，声の調子など)を観察し，個々の患者の状況についてアセスメントする．
  ②病気や治療が同じ患者の関係にも注意し，個人が他者と比較して自分の状況を正しく判断できない場合には指導・説明を十分行い，マイナス要因を軽減するように働きかける．
  ③患者会などを積極的に紹介し，患者同士が理解し合い，支え合う関係が保てるように支援する．

2) 患者対家族・職場・学校関係者の調整

患者は病気により，これまでの役割を果たせなくなり，人間関係に問題を生じやすくなる．
  ①看護師は，面会時の患者の対応に注意するとともに，入院によって社会的役割がどのように変化したのかをアセスメントする．
  ②患者の病状によっては，家族や職場・学校関係者に協力を求め，連携をとる．患者の現在および今後の状況について，正しい認識が得られるように説明をし，患者の周囲の人々を強力なサポートシステムとして機能させる．
  ③家族や友人が患者の病気という出来事をとおしてさらに強く結ばれ，それぞれの成長の機会となるように調整する．

3) 患者対医療従事者

健康レベルが低下すると，人々には患者役割が付与され，専門家の注意を守り，健康についての学習を行い，個々の健康認識や健康管理を高めていくことが求められる．
  ①患者と医療従事者は，援助を与える者と受ける者という上下関係に陥りやすい．信頼関係が得られない人間関係では専門家としてのソーシャルサポートの機能は発揮できない．患者の24時間の生活にかかわっている看護師はこの点に十分に留意し，患者を尊重した人間関係を成立させていくよう努力する．
  ②看護師は患者の種々の問題を調整する役割も担っており，患者が随時相談できるような態度で接する．
  ③患者自身のもっている機能を最大限に発揮させるために，患者が理解され受け入れられていると感じられるように，患者の気持ちを尊重する．
  ④医療従事者が患者にとってマイナス因子とならないよう，提供する知識・技術・態度を個々の患者に合わせ，高い水準を維持する．
  ⑤医療従事者は，患者に対して受容的・支持的態度で接し，それぞれの専門性を発揮し，患者の健康回復・維持・増進をはかるように努力する．
  ⑥医療従事者は，患者にとって外[部]環境であることを自覚し，患者に自分がどのように受け止められているか，自己洞察を深めながらよりよい看護・医療が提供できるように研鑽を重ねる．

看護
nursing

I 概念

看護の概念(図1)は，1987(昭和62)年に国際看護師協会(ICN)の会員協会代表者協会において採択され，2002(平成14)年に出された簡約版によれば，以下のように示されている．

「看護とは，あらゆる場であらゆる年代の個人および家族，集団，コミュニティを対象に，対象がどのような健康状態であっても，独自にまたは他と協働して行われるケアの総体である．看護には，健康増進および疾病予防，病気や障害を有する人々あるいは死に臨む人々のケアが含まれる．また，アドボカシーや環境安全の促進，研究，教育，健康政策策定への参画，患者・保健医療システムのマネージメントへの参与も，看護が果たすべき重要な役割である」
(社)日本看護協会訳 (社)日本看護協会ホームページ
http://www.nurse.or.jp
Ⓒ ICN(International Council of Nurses)

II 看護の概念の変遷

看護の概念は，国や社会の移り変わり，医学の発達や医療の変化などにより，時代の要請とともに変化している(図2)．

1．看護の概念

ナイチンゲール(Florence Nightingale)は，『看護覚え書』(1859年)のなかで「病気とは回復過程である．看護とは，新鮮な空気，陽光，暖かさ，清潔さ，静かさを適切に保ち，食事を適切に選択し管理すること，すなわち，患者の生命力の消耗を最小にするように整えること」と述べている．
→ナイチンゲール，フローレンス

ヘンダーソン(Virginia Henderson)は，『看護の基本となるもの』(1960年)のなかで「看護師の独自の機能は，健康・不健康を問わず，各個人を手助けすることにある．その援助は健康あるいは健康の回復(または平和な死への道)に役立つ諸活動，できるだけ早く自立できるようにする活動」と述べている．
→ヘンダーソン，ヴァージニア

セルフケアは，慢性疾患患者の増加，医療費の高騰，医師―患者関係の懐疑などを背景に生まれた概念であるが，オレム(Dorothea E. Orem)は，『オレム看護論』(1971年)のなかで，人間のセルフケアに視点をあて，「セルフケアとは，個人が生命，健康，安寧を維持する上で自分自身のために開始し，遂行する諸活動の実践である」と定義づけ，人は自らのヘルスケアに責任と権利をもっていると述べている．現在，これらの考えは，高齢者ケアや慢性疾患管理，患者の意思決定支援の理論的根拠として高い評価を得ている．
→オレム，ドロセア・E.

看護過程を系統的・理論的に展開するためには，人

■図1　看護とは

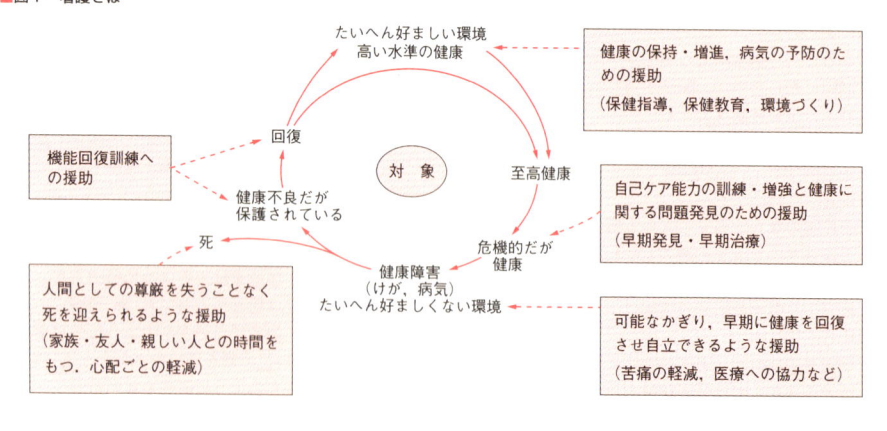

■図2-1　看護概念の変遷

年代	個人著者名・団体名	書名・報告書・その他	看護の概念
1859年	フローレンス・ナイチンゲール（イギリス）	看護覚え書	看護とは、患者の生命力の消耗を強いることを最小に抑えながら、新鮮な空気・光・暖房・清潔・静けさを与えること、そして食事を正しく選択し管理すること
1914～1919年　第1次世界大戦			
1923年	ジョセフィン・ゴールドマーク（米国）	ゴールドマーク報告書	●病院中心の看護から家庭や保健機関における患者や健常者へのサービス ●看護教育の設備・人材・カリキュラムの改善について
1939～1945年　第2次世界大戦（太平洋戦争　1941～45）			
1946年	アニー・W.グッドリッチ（米国）	看護の定義	看護は、身体的な病気、そのケア、治療、予防に関する医学および社会科学の成果を、的確な指導と指揮のもとで、行為を通して説明しようとする社会的活動の表現である
1948年	エスター・L.ブラウン（米国）	これからの看護 ブラウン報告書	●包括的看護：病人だけでなく、一般の人々をも対象とする ●看護師の社会的地位向上 ●看護教育の大学化
1951年　保健婦助産婦看護婦法改正（准看護婦制度の制定）			
1952年	ヒルデガード・E.ペプロー（米国）	人間関係の看護論	看護は治療的な対人的プロセス 『発達モデル』（プロセスレコード）
1953年	エレノア・C.ランバーツェン（米国）	チームナーシング —その組織と機能—	●看護師は、専門職業人としての機能を果たすためには、とくにリーダーシップを十分に養うこと ●リーダーシップをベースに『チームナーシング』理論を展開
1959年	ドロシー・E.ジョンソン（米国）	看護の科学	●専門職というものは、その実践に関する理論的な裏づけを明確にしなければならない ●ストレスによる平衡をとりもどす援助が看護である 『行動システムモデル』
1960年	フェイ・G.アブデラ（米国）	患者中心の看護	看護教育の高等教育化、看護研究・看護援助に必要な『21の問題点』。看護はテクノロジー（科学技術）
1960年	ヴァージニア・ヘンダーソン（米国）	看護の基本となるもの	ニードを充足し、自立へと援助する『14の基本的看護の構成因子』
1961年	アイダ・J.オーランド（米国）	看護の探究 —ダイナミックな人間関係をもとにした方法—	看護の目的は、患者のニードを満たすために、患者の求める助けを与えることである 看護師（私）-患者関係論　『相互作用モデル』
1961年	吉田時子（日本）	基礎看護学	看護は、健康の維持・増進をはかり、疾病を回復へと助け導き、また回復が不可能と思われる場合は、苦痛・苦悩を除去し、安楽にすることである
1964年	アーネスティン・ウィーデンバック（米国）	臨床看護の本質 —患者援助の技術—	臨床看護の目的は、その個人が「援助を要するニード」として体験しているニードを満たすことにある
1964年	日本看護協会	看護制度に関する意見要旨〔厚生省（当時）〕	健康であると不健康であるとを問わず、個人または集団の健康増進および健康の回復を援助すること
1966年	ジョイス・トラベルビー（米国）	人間対人間の看護	人間を個別的・独自的存在としてとらえた 『看護は人間関係の過程』人間関係理論を看護に導入
1968年　看護教育に新カリキュラム実施.「ニッパチ闘争」起こる			
1970年	マーサ・E.ロジャーズ（米国）	ロジャーズ看護論	看護の目的は、できるだけ最高の健康を達成できるように人々を援助すること　『生活過程モデル』
1970年	マジョリー・ゴードン（米国）	11領域の機能的健康パターン	患者情報をアセスメントし、看護診断を導くための枠組み
1971年	ドロセア・E.オレム（米国）	オレム看護論	看護は、諸個人あるいは複数の人々からなる集団のために、治療的セルフケアのシステムを、彼らの日常生活活動のなかで立案・準備し、運営する献身的な努力のことである　『セルフケア・モデル』
1972年　基準看護に特類看護が加わる			
1973年	全米看護診断分類会議（のちのNANDA）	看護診断分類	看護を必要とする現象に共通の用語をつけ、医学診断に相当する看護の診断分類を開発
1976年	シスター・カリスタ・ロイ（米国）	ロイ看護論 —適応モデル序説—	健康と疾病の状況において人間の適応を促進すること 『適応システムモデル』

■図2-2 看護概念の変遷（続き）

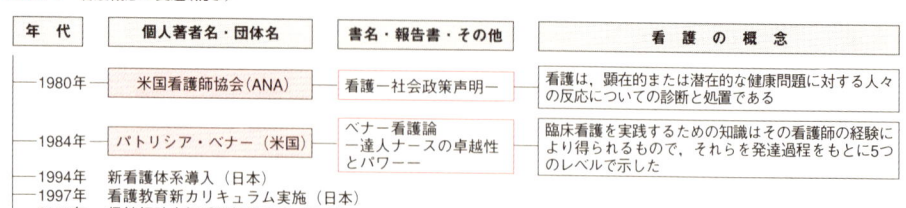

年　代	個人著者名・団体名	書名・報告書・その他	看　護　の　概　念
1980年	米国看護師協会(ANA)	看護―社会政策声明―	看護は、顕在的または潜在的な健康問題に対する人々の反応についての診断と処置である
1984年	パトリシア・ベナー（米国）	ベナー看護論―達人ナースの卓越性とパワー	臨床看護を実践するための知識はその看護師の経験により得られるもので、それらを発達過程をもとに5つのレベルで示した
1994年	新看護体系導入（日本）		
1997年	看護教育新カリキュラム実施（日本）		
2002年	保健師助産師看護師法改正（日本）		

間や健康、看護に関する概念枠組みや看護モデルに依拠することが必要となる。

ゴードン(Majory Gordon)は、1970年代に患者情報をアセスメントし、看護診断を導くための枠組みとして11領域の「機能的健康パターン」を開発した（表1）。人間を全体としてとらえ、健康が生活機能に及ぼす影響をみるようにつくられているため、対象の年齢、性別、疾患を選ばず適用できるようになっている。

2．看護診断の発展

「看護診断は、顕在的・潜在的な健康問題・生活過程に対する個人、家族、地域の反応を臨床的に判断することである。看護診断によって、看護師は責務を有する成果を達成するための看護介入を選択する根拠がえられる」(NANDA、1990年)と定義されている。

NANDAは、北米看護診断協会(North American Nursing Diagnosis Association)の略称で(2002年からはNANDA International; NANDA-I)、1973年、看護を必要とする現象に共通の用語をつけようとする活動から、医学診断に相当する看護診断分類を開発し、NANDA看護診断をつくった。

→NANDA(ナンダ)

NOC(Nursing Outcome Classification)はアイオワ大学のグループが開発した看護成果分類で、従来「患者目標」といわれていたもの。看護成果を段階尺度で測定可能にした分類体系で、NANDA、NICと併せて使われる。

→NOC(ノック)

NIC(Nursing Intervention Classification)はアイオワ大学のグループが開発した看護介入分類で、従来「看護ケア計画」といわれていたもの。看護介入を統合した分類体系で、臨床実践や記録システムを円滑に行うために、NANDA、NOCと併せて使う。

→NIC(ニック)

看護実践国際分類(ICNP)は看護職を専門職として確立させるための国際的な看護用語の体系化である。

→ICNP

■表1　ゴードンの11領域の機能的健康パターン

1．健康知覚－健康管理
2．栄養－代謝
3．排泄
4．活動－運動
5．睡眠－休息
6．認知－知覚
7．自己知覚－自己概念
8．役割－関係
9．性－生殖
10．コーピング－ストレス耐性
11．価値－信念

3．成果医療

医療においても、その施設が提供する医療サービスの成果が患者アウトカムとして評価され、患者に保証されなければならない。

近年、医療データの蓄積により、さまざまな臨床指標の検討が可能となり、効率性・安全性・患者満足・経済性などの視点から根拠に基づいた質の高い医療・看護の提供方法の検討が可能となった。

また、退院基準の明確化により、退院後の生活に必要な療養体制や生活の自立支援のための支援体制として地域連携を可能にするクリティカルパスなどが開発されている。

III　看護の対象とは

1．看護の対象

看護の対象は、統一体としての全人間であり、あらゆる健康水準にある人々が対象となる。

対象を理解するためには、その特性として、受精から一生を終えるまでの生涯にわたる、身体的・心理的・社会的・精神的な発達的変化の過程やライフサイクルから、人間としての共通性と個別性を理解しなければならない。

人間の行動は、欲求(ニード)に深く関連しているので、人間の欲求とこれに基づく行動傾向を理解しなければならない。

心理学者であるマズロー(Abraham H. Maslow,

■図3 ニードと優先順位

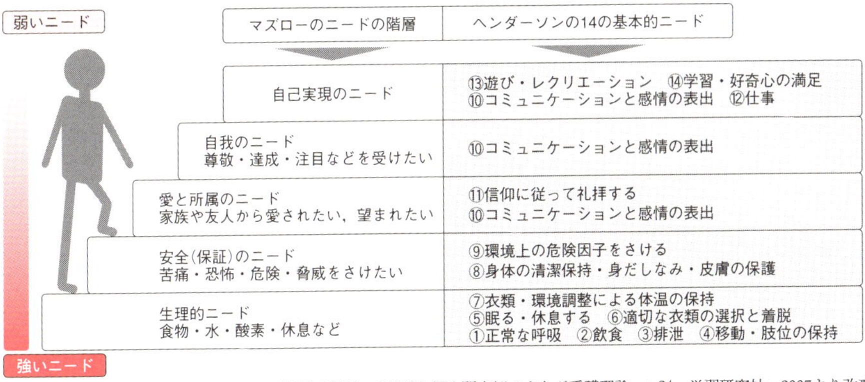

マズローのニードの階層	ヘンダーソンの14の基本的ニード
自己実現のニード	⑬遊び・レクリエーション ⑭学習・好奇心の満足 ⑩コミュニケーションと感情の表出 ⑫仕事
自我のニード 尊敬・達成・注目などを受けたい	⑩コミュニケーションと感情の表出
愛と所属のニード 家族や友人から愛されたい、望まれたい	⑪信仰に従って礼拝する ⑩コミュニケーションと感情の表出
安全(保証)のニード 苦痛・恐怖・危険・脅威をさけたい	⑨環境上の危険因子をさける ⑧身体の清潔保持・身だしなみ・皮膚の保護
生理的ニード 食物・水・酸素・休息など	⑦衣類・環境調整による体温の保持 ⑤眠る・休息する ⑥適切な衣類の選択と着脱 ①正常な呼吸 ②飲食 ③排泄 ④移動・肢位の保持

弱いニード → 強いニード

(竹尾惠子監:新訂版 超入門事例でまなぶ看護理論. p.24, 学習研究社, 2007より改変)

1908〜1970)は，人間がいかに環境に適応するかを分析し，ニードを生存の重要性によって大きく5つの階層に分類した．すなわち，①生理的ニード，②安全(保証)のニード，③愛と所属のニード，④自我のニード，⑤自己実現のニードである(図3)．

→マズロー，アブラハム・H．

ヘンダーソンは人間の生存を支える基本的ニードを14項目に分類し，必要なだけの体力・意志力・知識をもっていれば自分でできる行動の一つひとつに対し，不足している部分に対する援助の必要性と，本人の自立に向けて支援するという看護の方向性と目的を打ち出した．

→ヘンダーソン，ヴァージニア

個人的特性を知る情報として，年齢，性別，未婚・既婚や家族の状況，生活環境，職業，教育程度，経済状態，宗教，本人の性格や行動の特徴などが対象を把握するための目安となる．

看護では，対象が健康に関係して生じる欲求を自己充足できなくなったとき，援助する．また看護の対象の個人的特性，すなわちパーソナリティを考慮して看護しなければならない．パーソナリティは患者の過去から現在までの生活の歴史を入院時の問診やコミュニケーション(言語的，非言語的)をとおして把握する．

2．看護の対象を理解するために

人間は独自(個別的)な存在であるが，疾患や身体の障害，老いや親しい人との死別など，生命や自己の存在を脅かされる体験には，その心理過程において多くの共通した特徴がみられる．

フィンク(Stephen L. Fink)は受傷患者の継続的な研究結果から，危機理論モデルを提唱し，危機のプロセスを衝撃，防衛的退行，承認，適応の4段階で表し，危機介入時における適応について，対象のニードに合った援助を提供していこうとする考え方を示した．

→フィンク，S. L.

終末期の患者の心理は，キュブラー・ロス(Elizabeth Kubler-Ross)によると，第1段階(否認)，第2段階(怒り)，第3段階(取り引き)，第4段階(抑うつ)，第5段階(受容)の5段階に分けられるとする．

→キュブラー・ロス，エリザベス

IV 看護活動

看護は，保健・医療・福祉の一部であり，社会保障制度改革や診療報酬改定等，社会の変化に影響を受ける．保健医療は，疾患治療における医療だけでなく，生涯を通じてできるだけ健康な生活ができるように一貫した援助を行い，人間の健康を総合的に支える「総合保健医療」の方向にある．

2005(平成17)年の医療制度改革においては，国民の求めている医療の安心・信頼の確保を軸に，急激な少子高齢化の進展のなかで，経済財政と均衡のとれた持続可能な医療の方向性が提案された．急性期から回復期を経て自宅に戻り継続治療を行うまで，従来の医療では，各施設(病院)で完結していた医療から，地域全体で医療を提供する地域完結型医療へ転換する時代がやってきた．すなわち，地域での医療資源全体の連携をはかり，かかりつけ医療機関を中心として，急性期医療を担う中核病院や在宅療養を支える訪問看護ステーションなどの地域医療機関の連携強化により，継続的な療養管理・指導や，看取りなど，安心して医療が受けられる体制づくりがこの医療制度改革のなかで志

向されている.

一方，医療費の3割を占めるといわれる生活習慣病の予防や重症化の予防など，保健指導や健診も保健医療の大きな柱である．今日の看護は，各医療専門職で組織される保健医療チームのメンバーと協働し，自律的に役割を果たすことが求められている．

急性期医療を担う機関では，患者・家族が自分の疾患や障害，治療を理解し，患者自身が医療に関する選択に資するため，十分な情報提供と意思決定支援を行う必要がある．とくに，対象者に直接接する看護師は，状態の変化や反応を正確に観察し，チームに報告する責任がある．さらに，医師の指示による治療行為が安全に実施されることや，患者の日常生活が可能なかぎり快適に，安全に，自立できるよう，患者目標を明確にして計画的な看護活動を実践する必要がある．

また，急性期医療から在宅ケアの構築まで，患者が一貫した治療方針のもとで，切れ目のない医療が受けられるために地域医療の連携体制の構築が急務である．そのためには，複数の医療機関，医療職種が協働して患者の利益を中心とする計画的で質の高い安全な医療提供体制が求められている．

その実現のためには，多職種で構成されるチーム医療が不可欠であるが，看護職は責務を明確にし，常に療養生活支援の専門家として主体的な意見を述べる能力が求められる．

Ⅴ 看護関係従事者と看護活動

看護は，人々が健康に生活していくことを支援する地域の保健医療・福祉システムの一部であるが，高齢社会の到来，在院日数の短縮や療養病床の再編等により在宅への移行が進められるなか，医療依存度の高い在宅療養者の地域での生活を支えるためには，有資格者（保健師，助産師，看護師，准看護師）のほかに一般人，ボランティア，家族，ヘルパー，保育士，救急隊員など，看護師などの資格をもたない多数の人々の関与も不可欠である．

また，在宅医療・在宅ターミナルケア推進の観点から，訪問看護ステーションに対し24時間体制による訪問看護の提供が求められており，在宅における看護職の役割がますます期待されている．

Ⅵ 医療制度における看護の位置づけ

1963(昭和38)年には厚生省健康政策局(当時)に看護

■図4 厚生労働省内の看護課の位置づけ

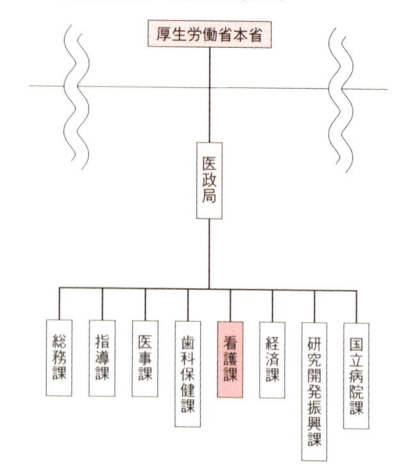

課が設置され，現在は厚生労働省医政局看護課において看護行政を進めている(図4).

ここで行われる看護行政は2002(平成14)年より改正された「保健師助産師看護師法」にかかわる問題，看護職の需給対策(養成に関すること，就業者の処遇の改善など)，資質向上のための施策などである．また，病院など医療施設に必要な看護要員の定員は「医療法施行規則」で定められているが，社会保険制度による医療サービスの一端として1958(昭和33)年に基準看護が設けられ1994(平成6)年に新看護体系が併設された．

さらに，2006(平成18)年の診療報酬改定で急性期入院治療を実態に即して評価する看護師配置基準7：1が実施された．しかし，大病院への看護師の集中が助長され，一部病院で病棟閉鎖に追い込まれるなどの事態が起こり，看護必要度と人員配置評価の適正化が検討されている．

今後，わが国の医療システムの高度化や高齢社会の到来に伴う諸問題の解決に果たす看護の役割はますます大きくなることは明らかであり，制度面や行政面ではさらなる改善に向け，国レベルでの検討がなされていくものと考えられる．

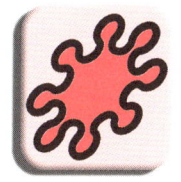

肝硬変
hepatic cirrhosis, liver cirrhosis ; LC

I 定義・概念

種々の肝障害が長期間続いたのちの終末像である．多くは肝炎ウイルス(主にB型，C型)の感染，過度の飲酒によるものであるが，栄養障害，心不全，薬物，寄生虫感染(主に日本住血吸虫症)，代謝異常(ヘモクロマトーシス，ウィルソン病，α_1-アンチトリプシン欠損症など)，胆汁うっ滞(主に原発性胆汁性肝硬変症)に伴っても起こる．欧米では肥満に伴う肝障害による肝硬変が問題になっているが，わが国ではその頻度はまだ低い．肝[臓]に線維が増え，肝の本来の構造(小葉構造)が失われ，線維に取り囲まれた偽小葉結節が肝全体にみとめられ，肝機能が著しく低下する．

II 症状

初期の段階では慢性肝炎の症状と同じで，軽度の倦怠感，易疲労感をみとめる程度で目立った症状はないが(代償期)，病状の進行とともにいろいろな症状が出現する(非代償期)．

非代償期の症状の背景は，肝機能の全般的な荒廃と，肝の血管周囲の線維化によってもたらされた門脈圧亢進と側副血行路の発達である(図1)．肝ではアルブミンやコレステロールの生成が低下し，低コレステロール血症，低アルブミン血症が起こり，とくに後者は，腹水や浮腫，さらに循環血漿量の低下や腎血流の低下による腎障害の原因となる．また，電解質の異常を伴うこともある．肝によるビリルビンの分解が悪くなると黄疸が生じる．

黄疸，腹水，電解質異常などは食欲低下の原因となる．肝でのアンモニア，芳香族アミノ酸，低級脂肪酸，アミン類などの処理が低下すると，それらの血液中の濃度が上昇し，意識障害(肝性脳症，肝性昏睡)が起こる．また，肝での女性ホルモン分解能の低下により，手掌紅斑，クモ状血管腫が生じ，男性では女性化乳房，精巣萎縮が起こる．しかし，腹水が進行すると陰嚢にも水がたまり，陰嚢は腫れる(陰嚢水腫)．また，免疫能が低下し，感染症を起こしやすくなる．門脈圧の亢進は，門脈系の血管の拡張をもたらし，食道(胃)静脈瘤，腹壁静脈の怒張(メドゥーサの頭)，痔核が出現する．食道(胃)静脈瘤は破裂すると大出血を起こし，患者を死に至らしめることもある．門脈圧の亢

■図1 肝障害の進展と肝硬変の完成

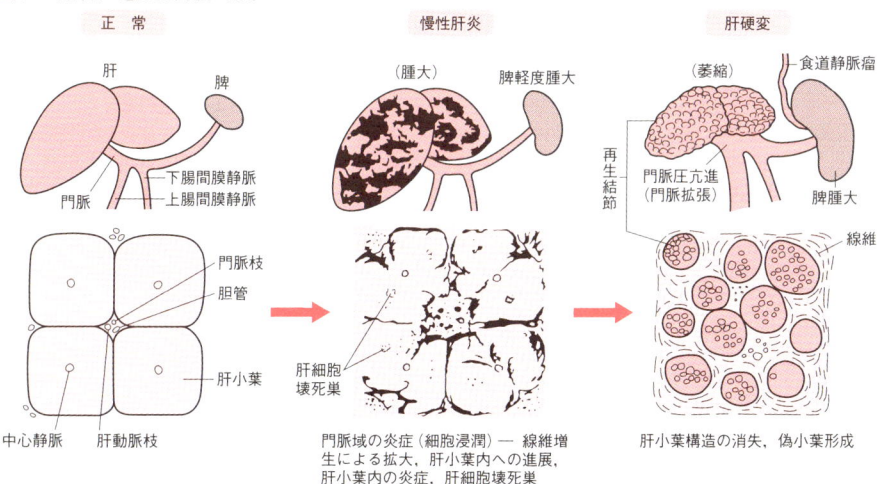

(正津　晃ほか監：成人看護3．新図説臨床看護シリーズ3，p.170，学習研究社，1995より改変)

■図2　肝硬変の徴候

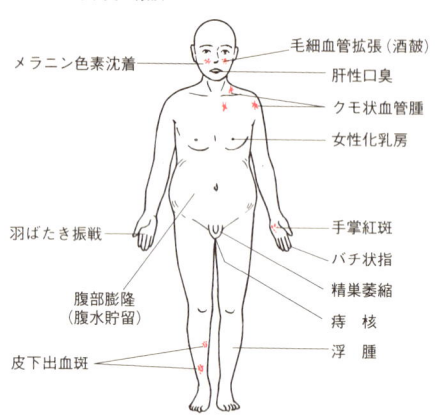

- メラニン色素沈着
- 毛細血管拡張(酒皶)
- 肝性口臭
- クモ状血管腫
- 女性化乳房
- 羽ばたき振戦
- 手掌紅斑
- バチ状指
- 精巣萎縮
- 腹部膨隆（腹水貯留）
- 痔核
- 浮腫
- 皮下出血斑

■図3　慢性肝炎から肝硬変を経て肝がんに至る経過

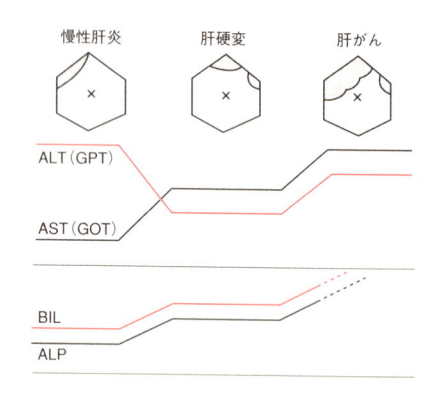

慢性肝炎　　肝硬変　　肝がん

ALT(GPT)
AST(GOT)
BIL
ALP

(図2, 3とも　正津　晃ほか監：成人看護3．新図説臨床看護シリーズ3, p.179, 学習研究社, 1995より改変)

進に伴う脾臓の腫大による血小板減少，肝での凝固因子産生低下は，出血傾向の原因となる(図2)．進行した肝硬変の肝にはしばしば肝がんが発生する(図3)．
→肝不全(かんふぜん)

III　検査

慢性肝炎の検査に加え肝硬変の進行の評価をする．末梢血液検査では，血小板の減少（進行例では汎血球減少），凝固能検査ではプロトロンビン時間の延長，臨床化学検査では血清中のアルブミン，コレステロールやコリンエステラーゼの低下がみられる．インドシアニングリーン(ICG)試験による色素排泄の遅延も特徴的な所見である．非代償期には血清中のビリルビン，アンモニアの上昇がみられる．

腹部超音波検査，CT検査などの画像検査では，肝の肥大，肝表面の凹凸のほか，脾臓の腫大，門脈の側副血行路などが描出される．腹腔鏡下，または経皮的に肝生検を行い，上述の本症に特徴的な肝の組織像を証明することも有効であるが，肝機能低下が著しい場合，出血傾向がある場合には本検査は行わない．

なお，ビリルビン値，アルブミン値，腹水，肝性脳症，プロトロンビン時間の程度をスコア化し肝硬変の程度を3段階で表すチャイルド-ピュー(Child-Pugh)分類法がよく用いられる．
→慢性肝炎(まんせいかんえん)

IV　治療

1．代償期の治療

代償期には，慢性肝炎の治療に準じる．ビタミン類が多い，高蛋白・高エネルギー食を摂取し，食後の安静を心がける．

グリチルリチン，ウルソデオキシコール酸，漢方薬などが投与されることがあるが，肝機能低下の著しい例では推奨されない．

2．非代償期の治療

1) 腹水対策

非代償期には，浮腫および腹水の対策として，塩分制限を行う．コントロール不良の場合，利尿薬の投与を行う．さらに治療抵抗性の腹水に対しては，腹水穿刺を行って一定量の腹水を抜くこともあるが，適応については慎重に検討する．腹水の治療は電解質，腎機能をモニターしながら脱水に注意して行う．

2) 高アンモニア血症および脳症の場合

非代償期には，高アンモニア血症および肝性脳症の対策として，蛋白質の摂取はむしろ制限する．

高アンモニア血症および脳症が出現した場合は，分岐鎖アミノ酸製剤(アミノレバン)，ラクツロース，非吸収性抗菌薬(硫酸カナマイシン，硫酸ポリミキシンBなど)を投与する．便秘は高アンモニア血症を助長するため，便秘には下剤を使用する．

3) 食道(胃)静脈瘤のある場合

進行した食道(胃)静脈瘤に対しては，内視鏡的静脈瘤硬化療法，内視鏡的静脈瘤結紮術を行う．内視鏡的治療が無効の場合は手術の適応となるが，肝機能の低下が著しい場合は手術，内視鏡的治療とも適応がないこともある．食道(胃)静脈瘤の破裂の際には，大量出血によるショックを補正しながら緊急内視鏡治療を行うが，止血が難しい場合は，ゼングスターケン-ブレ

ークモアチューブ（S-Bチューブ）という特殊なチューブを用いた治療が必要になる．感染症に対しては抗菌薬を投与する．
→ゼングスターケン-ブレークモアチューブ

4）肝移植
　コントロール不良な肝硬変に対して，肝移植を行うことがある．治療適応，また，その保険適用については厚生労働省のガイドラインに沿って決められる．

肝硬変患者の看護

■看護のポイント

　患者の多くは，40～50歳代の男性であり，家庭・社会生活において重責を担っている．長期の療養生活は，患者・家族に精神的・経済的・社会的な問題を生じさせることが多い．

　病態が進行すると，肝性脳症を起こしたり，急激な変化として消化管からの大出血により死に至る危険もある．細心の観察により，前駆症状を早期に発見することが必要である．

■観察のポイント

[1] 症状の有無と程度
(1) 消化器症状：食欲不振
(2) 全身症状：倦怠感，易疲労感，黄疸，クモ状血管腫，手掌紅斑，皮下出血，歯肉出血，浮腫，皮膚瘙痒感
(3) 門脈循環障害による症状：食道（胃）静脈瘤，腹壁静脈の怒張・静脈瘤，腹水
(4) 肝性脳症による症状：手指の振戦，羽ばたき振戦，不眠，指南力・記銘力の低下，体重・腹囲の増加，尿量・排便回数の減少

[2] 原因・誘因の有無と程度
　原疾患の経過を知る．
[3] 検査結果の把握
　AST，ALT，総ビリルビン，アルブミン，γ-グロブリン，TTT，ZTT，コリンエステラーゼ，コレステロール，血中アンモニア，プロトロンビン時間，血小板数，白血球数，赤血球数，ICG試験
[4] 治療の内容の把握
[5] 患者・家族への理解
　検査や治療に対する患者・家族の反応と期待

■具体的なケア

[1] 症状による安静度の確保
　患者に病状と安静の必要性を説明し，認識・理解してもらう．
[2] 食事療法時の援助
(1) 肝庇護食：高蛋白・高エネルギー量・高ビタミンの食事（非代償期には蛋白質は制限する）
(2) 腹水，浮腫を伴う場合：水分・塩分の制限
(3) 食品成分表などを用いた具体的な指導
(4) 禁酒・禁煙
[3] 皮膚・粘膜の保護と損傷予防
[4] 環境調整
　室温，湿度，衣類，寝具．
[5] 便通の調整
　便の性状，回数のチェック．
[6] 薬物療法の管理
(1) 腹水のある場合：利尿薬の与薬，低蛋白血症の補正
(2) 抗菌薬
(3) 効果判定や副作用の早期発見：腹囲・体重・尿量の測定，下肢の浮腫
(4) 意識状態の変化や倦怠感・易疲労感など

[7] 異常事態への対応
1) 食道（胃）静脈瘤破裂
①突如として吐血・下血を起こすため，患者自身がパニック状態になるので，たびたび声かけをし，精神的に落ちつかせるとともに力づける．
②バイタルサインのチェック
③誤嚥をしないような体位をとらせる．
④必要な治療の介助：S-Bチューブによる圧迫止血，あるいは内視鏡的硬化療法
⑤ショックへの対応
⑥外科的治療：決定したらすみやかに対応する．
2) 肝性脳症への対応
(1) 精神神経症状の観察：錯行，興奮状態，性格変化→肝性昏睡
(2) 輸血の介助
[8] 精神的援助
①患者・家族とよく話し合い，悩みや不安を知る．
②患者の状態に合った適切なアドバイスを行う．
③退院後の生活を自己管理できるように指導する．

看護過程
nursing process

I 定義・概念

看護過程は効果的な看護の展開を方向づけるための道すじであり看護実践の1つの方法論である.

1. 看護過程のとらえ方

看護過程のとらえ方には, 大きく2つの流れがある. 1つはオーランド(Ida Jean Orlando, 1926～, 米)やペプロー(Hildegard E. Peplau, 1909～1999, 米)に代表される人間関係論に立脚した考え方であり, もう1つは, 対象者の健康上の問題解決に主眼をおく問題解決技法を基礎理論とする考え方である.

1973(昭和48)年, ANA(米国看護師協会)が看護過程の要素を, アセスメント・計画立案・実施・評価とし, 専門職業人としての看護師には問題解決能力が必須であることを明示して以来, 看護過程の問題解決過程の側面が重視されている.

看護実践過程において, この2つの要素が同時に活用され, 看護師は対象との相互作用のなかで, 対象のもつ健康上の問題を共有し, 解決にあたることが求められる.

2. 問題解決過程としての看護過程

問題解決過程としての看護過程は「ヘルスケアを必要とする人々の健康上の問題を看護の立場から系統的に判別し, 解決するための方法を計画し, それに基づいてケアを実施し評価するという意図的な看護活動を可能にする看護実践の方法論である」と定義される.

3. 看護過程の構成要素

看護過程の構成要素は, 一般に「アセスメント・診断・計画立案・実施・評価」の5つのプロセスに分類され, それぞれの内容はさらにいくつかの要素に細分化される(図1). 1991(平成3)年, ANAは計画立案の「目標の設定」と「ケア計画の立案」をそれぞれ独立させ,「アセスメント・診断・目標(成果)・計画立案・実施・評価」の6つのプロセスを明示した.

この過程は大きくは構成要素順に進むが, 各段階は相互に関連し合い, ケアをしながらアセスメントをしたり, また評価をするというように, 各要素が同時に機能したり, あるいはフィードバックを繰り返しながら問題が解決するまで動的に循環するダイナミックな過程である. この系統的な思考と実践の方法はあくまで問題解決を導くための枠組みであり, プロセスそれ自体では機能しえない. そこに問題を解決に方向づける看護師の考え, 価値観, 知識, 技術が適用されて, 初めてこの枠組みがいかされるといえる.

4. 問題解決過程としての看護過程展開の意義

看護実践に看護過程を活用する意義は, 問題解決過程のもつ特徴から次のように考えられる.

① この過程は対象となる個人の情報から出発し, 対象との相互作用のなかで, その情報が終始確認されながら問題が特定, 解決されていくので, 個別的な看護が提供できる.
② 科学的思考により, 看護実践が系統的・組織的に方向づけられ, 効率的看護展開が可能となる.
③ フィードバック機構により, 目的に照らしそれぞれの過程が詳細に吟味され必要に応じて修正されるので, 正確で質のよい個別的看護が実践できる.

5. 看護過程を展開するために必要な能力

看護過程を展開させていくためには,
① 看護理論や諸科学の知識を活用する技能,
② 看護問題を系統的・論理的に推論, 判断, 決定し

■図1 看護過程の前後の段階の関連性

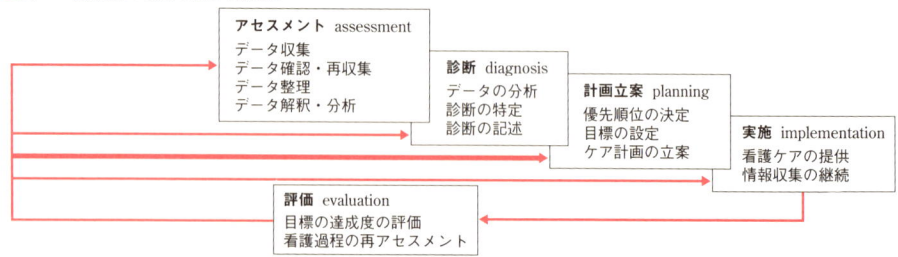

アセスメント assessment	診断 diagnosis	計画立案 planning	実施 implementation
データ収集 データ確認・再収集 データ整理 データ解釈・分析	データの分析 診断の特定 診断の記述	優先順位の決定 目標の設定 ケア計画の立案	看護ケアの提供 情報収集の継続

評価 evaluation
目標の達成度の評価
看護過程の再アセスメント

(Alfaro, R.: Application of nursing process, A step-by-step guide. J. B. Lippincott, 1990より改変)

■表1 主なアセスメントの枠組み

V. ヘンダーソン 基本的看護の構成要素	①適切な呼吸　②適切な飲食　③適切な排泄　④適切な姿勢と活動　⑤休息と睡眠　⑥衣類の選択と着脱　⑦体温の調節　⑧清潔と皮膚の保護　⑨個人の安全と他者への危険防止　⑩意思の達と欲求の表現　⑪信仰に基づいた礼拝と価値に従った行動　⑫充実感のある生産的な仕事をもつ　⑬レクリエーション活動への参加　⑭学習
S. C. ロイ 4つの適応様式	①生理的様式：基本的ニード〔酸素化・栄養・排泄・活動と休息・防御（保護）〕 　調節機能（感覚・体液と電解質・神経学的機能・内分泌機能） ②自己概念様式：身体的自己（身体感覚，ボディイメージ） 　　　　　　　　人格的自己（自己一貫性，自己理想，道徳的・倫理的・霊的自己） ③役割機能様式：一次的役割・二次的役割・三次的役割 ④相互依存様式：重要他者とサポートシステムとの特定の関係性
D. E. オレム 3つのセルフケア要素	①普遍的セルフケア要素：空気・水・食物，排泄，活動と休息，孤独と社会的相互作用，生命と安寧に対する危険，正常であること ②発達的セルフケア要素：発達過程のある段階において特定の問題に対応が必要となる状況 ③健康逸脱セルフケア要素：疾病，傷害，およびそこから生じる障害に関連したときに必要とされる要素
NANDA 13の人間の反応パターン	①ヘルスプロモーション　②栄養　③排泄　④活動/休息　⑤知覚/認知　⑥自己知覚　⑦役割関係　⑧セクシュアリティ　⑨コーピング/ストレス耐性　⑩生活原理　⑪安全/防御　⑫安楽　⑬成長/発達
M. ゴードン 11の機能的健康パターン	①健康知覚－健康管理　②栄養－代謝　③排泄　④活動－運動　⑤睡眠－休養　⑥認知－知覚　⑦自己知覚　⑧役割－関係　⑨セクシュアリティー生殖　⑩コーピングーストレス耐性　⑪価値－信念
松本 光子 生活行動様式による分類	①健康－健康管理　②呼吸・循環・体温調節　③栄養－代謝　④排泄　⑤活動－運動　⑥皮膚－粘膜の保全　⑦性－生殖　⑧感覚－知覚　⑨自己像－自己表現　⑩役割－関係

ていくクリティカルシンキングの技能，
③対象との信頼関係を築き，効果的に看護を展開していくための人間関係の技能，
④ケアを具体的に実践するための技術的技能，
などの専門的な能力が必要となる．

Ⅱ　アセスメント（assessment）

1．アセスメントの目的と構成

アセスメントの本来もつ意味は，「査定」「事前評価」である．看護におけるアセスメントは看護過程の第1段階であり，その目的は，次に続く診断過程に先行して対象の健康問題を評価し，看護上の問題とその原因や対象自身の問題を解決する力（強みと限界）を判断するのに必要なデータ（手がかり）を収集，検討することであり，次の要素で構成される．

①データの収集
②データの確認と再収集
③データの整理（クラスタリング）
④データの解釈・分析

この過程は，アセスメントの結果導かれた問題がそれに続く診断，ケアを決めていくという点で看護過程の最も要になる過程である．正確な観察力と論理的に推論し，判断し，決断するクリティカルシンキングの能力が求められる．

2．アセスメントの枠組み（表1）

アセスメントの過程では，どのようなアセスメント枠組みでデータを収集し，問題を検討していくかによって看護診断や看護ケアの方向が異なるので，これを明らかにしておくことが必要である．

ANAは「看護とは，現存または潜在している健康問題に対する人間の反応を診断し，かつそれに対処すること」と定義している．「看護におけるアセスメントの枠組み」は人間を総合的な存在として把握できること，また，人間の反応が系統的に観察でき，看護が責任をもつ問題（看護診断・共同問題）を導きやすいことが必須の条件となる．

3．アセスメントの過程
1）データの収集

データの収集では，看護が重視する人間の反応を意識して対象の徴候や症状を把握する．

データの収集は，対象や対象を取り巻く人々とのコミュニケーションや，看護師による面接やフィジカルアセスメントなどによる観察記録類などをとおして行われる．

データの収集にあたっては，看護上の問題の関連因子，症状や徴候についての知識をもとに，仮説をもって収集できる能力や人間関係を築く能力が重要になる．

→看護（かんご）における観察

(1) 情報の種類

収集する情報の種類には，主観的情報(subjective data, 以下，Sデータ)と客観的情報(objective data, 以下，Oデータ)がある．Sデータは対象の自覚症状や考えであり，対象自身の言葉によって表現される．Oデータは看護者あるいは他の医療従事者によって観察される対象の示す徴候や行動の事実であり，観察，フィジカルアセスメント，測定，検査所見などによって得られる．これら2つの情報を分類することは，OデータでSデータを裏づけたり，両者のデータが食い違う場合にはさらに情報を集め正確なデータを得ることに役立つ．この過程ではいずれのデータも解釈や判断を加えずありのままに収集することが重要である．

(2) アセスメントの種類

①包括的アセスメント(データベースアセスメント)

看護の視点から患者の健康状態を把握するための情報を総合的にもれなく収集する方法．収集には健康問題や生活過程に対する人間の反応を把握しやすい，看護問題(看護診断・共同問題)を導きやすい理論を基盤としたデータベースが用いられる．一般に入院時や看護師が対象と出会う初回に行われる．

②重点アセスメント(フォーカスアセスメント)

対象自身が訴えている問題や，看護師が包括的アセスメントで看護問題が疑われると思った点について，関連情報を重点的・系統的に収集する方法．たとえばある人が「腹が痛い」と訴えた場合，問題状況を明らかにするために腹痛の症状や部位，腹痛の要因，腹痛に対する対象の対処法など，関連するSデータ，Oデータを収集する．

2) データの確認と再収集

正確な診断や看護ケアは，確実な情報と必要な情報が十分に得られることによって導かれる．データの確認は以下の点について行う．

①曖昧なデータを明確にする．
②データは十分か，重要であるかを確認する．
③データの信頼性・妥当性を判断する．

3) データの整理(クラスタリング)

看護問題(診断)を疑わせるデータと類似あるいは関連するデータをデータ群として整理する．整理には採択するアセスメントの枠組みを用いる．たとえば「ゴードンの11の機能的健康パターン」を用いれば，11の情報群に分類・整理される．情報の整理の具体的な進め方は，以下のとおりである．

①収集した情報から，対象の属する集団のもつ特性(性別・年齢・発達段階など)や対象の日常性などを勘案し，ニードの充足状態を判断基準にして，逸脱しているデータを見出す．

②その情報が患者にとってどのような意味をもつのかを判断する．たとえば，対象が示すある状態，「5日間排便がない」ことについて，その状態がなぜ起こっているのか，健康状態に影響はないのかなど，関連情報を集め，重点的にその状態を検証していく．その結果，その状態が問題につながる有効な「手がかり(cue)」になると判断した情報を該当パターンに整理する．正確なクラスタリングには，パターンに分類される看護診断の指標・関連因子についての知識が必要である．

③クラスター間の関連を分析しデータ群を再構成する．各パターン内で確認した手がかりに基づいて，その手がかりに関連するデータをすべてのパターンから集め，データ群を再構成する．たとえば「5日間排便がない」から「便秘」を推測した場合，便秘の発生機序から便秘に関連するデータ(症状・徴候，原因など)をすべてのパターンから集め，データ群を再構成する．同時に，問題の存在を確認するために不足データがあれば収集する．

4) データの解釈・分析

データ整理のあと，対象を全体像として統合し，そのなかでケアが必要な問題とその原因を推測し診断仮説を立てる．具体的には，再構成したデータ群から推測した問題とその原因について，それを立証するためのデータを看護診断カテゴリーの定義，診断指標，関連因子に照らして確認し，不足データを補充して仮の診断を立てる．

III 診断(diagnosis)

看護の守備範囲の問題(看護上の問題)には，看護が独自に解決していく問題(看護診断)と，医師などと協力し解決していく問題(共同問題)の2つがある．

この段階は，アセスメントの結果明らかにした看護上の問題(仮の診断)を吟味して，問題とその要因，対処能力を特定し，記述する．診断の過程は，①仮の診断(問題と要因)を裏づけるためのデータの分析，②問題と原因を特定，③対象の強さなど対処能力の特定，④特定された診断の記述の4要素で構成される．

1. 看護診断と共同問題

1) 看護診断

看護診断には顕在的問題と潜在的問題があり，次のようなタイプに分類される．

(1) 実在型看護診断

原因の確定と診断指標に含まれる特徴的な症状や徴候の存在によって問題の実在が確認されたもの．

(2) リスク型看護診断

症状や徴候は現れていないが，危険因子(原因・誘

因)が確認されており,問題の発生の危険があるもの.
(3) 可能性の看護診断
問題の存在が疑われるデータがあるが危険因子や特徴的な症状や徴候が曖昧,あるいは不明な未確認の看護診断.この場合は,必要ならばさらに情報を収集して状況を確認することが必要となる.
(4) ウエルネス型看護診断
特定のウエルネスのレベルを維持,あるいはさらにウエルネス状態を促進するもの.
2) 共同問題
疾病や治療などに関連する危険因子によって生じる合併症の潜在的状態.

2. 診断の過程
1) データの分析
アセスメントの結果,明らかにした看護問題(診断仮説)の問題・要因・症状や徴候が正確で十分なデータに基づいて分析されているか,データを見直し,不足データを補充して,再度,看護問題を吟味する.
2) 診断の特定
診断仮説(問題・要因・症状や徴候)を理論をもとに再度確認し,診断を特定する.最終的に看護診断と共同問題を判断し区別する.
(1) 問題(problem ; P)の特定
看護問題を診断リストの定義と診断指標と照合し,問題(P)が定義に適合しているかを確認する.次に,症状・徴候を診断指標と照合しその存在を確認し,問題(P)を特定する.
(2) 問題の要因(etiology ; E)の特定
看護問題を惹起している要因を診断リストの関連因子と照合し,適合を確認し,関連因子(E)を特定する.
診断の特定は,問題の種類によって特定のしかたが異なる.リスク型看護診断の場合には,問題を起こす危険因子がみとめられるが,症状や徴候はまだ存在していない状態であるため,看護診断は危険因子の存在で特定する.また,ウエルネス型看護診断の場合は,いずれの問題でも関連因子がより高いウエルネスの状態を目指すことであるため記述しない.状態や行動を診断指標と照合し,診断を特定する.共同問題は疾病や治療による危険因子の存在で特定する.
表2にNANDA(北米看護診断協会)の診断カテゴリー(定義・診断指標・関連因子)を例として示す.
3) 対処能力(強み)の特定
対象のプラスの機能を示すデータとその程度に注目し,対象の問題解決に活用できる力を判断する.
身体的強みの例:残存機能がある,栄養状態がよい
心理的・社会的強みの例:意欲がある,知識がある,問題を解決する力がある,家族の支援がある,など

■表2 NANDAの診断カテゴリー(活動耐性低下)
領域4[活動/休息]類4[循環/呼吸反応]診断概念[活動耐性低下]

活動耐性低下(旧称:活動耐性の低下)
Activity Intolerance (1982年) 00092

| 定　義　Definition |
必要な日常活動または望ましい日常活動を行ったり,あるいはそれに耐えるには十分ではない生理的または心理的エネルギーの状態

| 診断指標　Defining Characteristics |
活動に対する血圧の異常な反応
活動に対する心拍数の異常な反応
不整脈を示す心電図所見
虚血性変化を示す心電図所見
労作時の不快感
労作時の呼吸困難
倦怠感の訴え
衰弱の訴え

| 関連因子　Related Factors |
床上安静
全身衰弱
酸素の供給/需要バランスの異常
体動不能
坐位中心のライフスタイル

[NANDA〈北米看護診断協会〉(日本看護診断学会監訳):NANDA-Ⅰ看護診断 定義と分類 2007-2008. p.89, 医学書院, 2007]

■表3 NANDAの看護診断分類と看護診断の構成要素
◆領域(ドメイン)
◆類(クラス)
◆診断概念(ダイアグノスティック・コンセプト)
◆看護診断

構成要素 (記述部分)	診断ラベル	問題の簡潔な説明
	定　義	診断ラベルの内容の意味の的確な説明
	診断指標	問題の存在を証拠づける症状や徴候
	関連因子 危険因子	問題をひき起こす原因,あるいは寄与する因子

4) 診断の記述
(1) NANDAの看護診断分類と記述(表3)
2000(平成12)年に採択されたNANDAの看護診断の分類(分類法Ⅱ)は13の領域と46の類と7軸に分類され,155の看護診断から構成される.しかしこの分類はまだ開発途中であり,その後看護診断の構成は,2003(平成15)年は167,2005(平成17)年は172,2007(平成19)年は188と修正されている.
(2) 診断の要素と記述
診断の記述には,アセスメントの結果,導かれる対象の健康状態とその状態を惹起する要因が簡潔に表現され,看護の方向性が示される.記述は,問題(problem),

■表4 主な看護上の問題の種類と記述の方法

	記述の方法
●看護診断	
1．実在型看護診断 ①問題（P） ②関連因子（E） ③症状・徴候（S）	診断名　①関連因子（E）に関連する＋問題（P）＋症状・徴候（S） ◆診断例　不規則な排便習慣，運動不足に関連する便秘：腹満感，硬便，排便困難によって証明される 診断名　②症状・徴候（S）によって証明される＋関連因子（E）に関連した＋問題（P） ◆診断例　腹満感，硬便，排泄困難によって証明される，不規則な排便習慣，運動不足に関連する便秘
2．リスク型看護診断 ①問題（P） ②危険因子（E）	診断名　危険因子（E）に関連する＋問題（P）のリスク状態 ◆診断例　不規則な排便習慣に関連する便秘のリスク状態
3．可能性の看護診断 ①問題（P） ②危険因子（E）	診断名　関連因子／危険因子（E）に関連する＋問題（P）の疑い ◆診断例　乳がんの手術に伴うボディイメージの変化に対する不安の疑い
4．ウエルネス型看護診断 ①状態や行動の促進因子（P）	診断名　状態や行動の促進 ◆診断例　効果的な母乳栄養
	＊上記のほかにNANDAにはシンドローム型看護診断がある
●共同問題 ①問題（P） ②危険因子（E）	診断名　合併症の可能性：危険因子（E）に関連する＋問題（P） ◆診断例　合併症の潜在的状態：肝硬変による出血（または，PC：肝硬変による出血）

（高木永子ほか監：臨床に活かす看護診断．ナーシング・ブックス2，p.32，学習研究社，1998）

要因（etiology），症状・徴候（symptoms and signs）の3要素すなわちPESによって表現されるが，看護診断の種類によって3要素すべてを含むもの，2要素を含むもの，1要素で表されるものがある（表4）．

Ⅳ 計画立案（planning）

看護診断で明らかにされた問題を解決するためのケア計画を立案する過程．この過程には①問題の優先順位の決定，②目標（期待される結果）の設定，③看護ケア計画の立案が含まれる．

1．優先度の決定

看護診断によって明らかにされた対象の問題が複数の場合に，問題解決に緊急を要するものを判断してアプローチの順位を決める過程．優先度の決定は，対象の全体像のなかで問題ごとの関連性をみて，問題の本質をよく見きわめて判断される．優先順位決定の指標には，①生命の危険度，②対象の主観的な苦痛の程度，③健康回復に及ぼす問題の影響などがあるが，マズロー（A. H. Maslow，1908〜1970，米，心理学）の基本的欲求のヒエラルキーは優先度決定の1つの指針として参考になる．→看護（かんご）

2．看護目標の設定

看護診断で確認した問題ごとに患者の到達目標を設定する過程．看護目標は看護介入によって問題が解決されたときに予測される患者の状態を示すもので，期待される結果（expected outcome）として表される．

1) 看護目標設定の意義
①問題の解決の方向が示されることによって一つひとつの看護ケアが，目標に向けての意識的な行動になり，適切なケアの提供が期待できる．
②目標が明確に表現されることによって，看護ケアの評価が可能になる．

2) 看護目標の設定の実際
(1) 看護診断と目標
目標は看護診断によって導かれる．したがって，目標の設定は一つひとつの看護診断を確認して，その問題に関与している因子が取り除かれたときに，患者にどのような状態が期待できるのかを予測し，判断することが必要となる．

(2) 短期目標と長期目標
看護目標は短期目標と長期目標に分けられ，短期目標は短時間あるいは短期間（通常数日）に問題解決ができる結果を示す．長期目標は長期間（通常入院期間）を要して問題解決できる結果を示すものであり，短期目標の積み重ねで達成される．

(3) 看護目標の設定の指標
指標はRUMBAC，すなわちreal（現実的），understandable（理解可能），measurable（測定可能），behaviorable（行動可能），achievable（到達可能），changeable（変更可能）であることが求められる．

3) 看護目標の表現
①それぞれの目標については現実的な到達期日，あ

るいは時期を設定する．
②目標は抽象的なものではなく，対象にどのような状態が期待できるのか，具体的に何が，いつまでに，どのようになるのかを対象の行動として表す．
③目標を設定する領域ごとに，対象の目標行動が測定できる動詞を用いて表現する．
- 認知領域：述べる，説明する，記述する，など
- 精神運動領域：行う，模倣する，準備する，など
- 情意領域：示す，表現する，反応する，など

3．看護ケア計画の立案

対象が目標を達成できるように，それぞれの看護診断について最も効果的な看護ケアを選択し立案する過程である．看護ケアは，看護診断で明らかにされた問題に関与する因子を取り除く，あるいは軽減できるという視点で選択される．

1) 計画に含まれる解決方法の要素
①観察項目（Observational plan）：問題の変化への対応，ケアの成果の確認をするための計画
②治療項目（Therapeutic plan）：具体的な看護ケアを効果的に行うための計画
③教育項目（Educational plan）：対象が自分で問題を解決していくために必要な知識・技術の指導計画

2) 立案にあたって考慮されるべき解決方法の選択
①看護診断による問題の原因を取り除けるもの
②対象に適したもの
③対象あるいは看護師の能力や設備・物品に見合った実現可能なもの
④科学的根拠に裏づけられた安全・安楽を保障するものであること

また，計画の表現は看護チームのだれもが同じように活用できるように，具体的に5W1Hすなわち「何を」「だれが」「いつ」「なぜ」「どこで」「どのように」を含んで立案する．計画は固定されたものではなく，対象の状況の変化に対応しながら修正・変更され，「現在」に即応するものでなければならない．

V 実 施（implementation）

看護診断に対して対象が期待する成果を達成できるために，計画に基づいて実際に看護ケアを提供する過程．これには看護ケアの提供，情報収集の継続がある．

1．看護ケアの提供

この過程は動作を伴う援助過程であり，一つひとつの看護ケアは個別性をふまえ，その行為の原理や根拠を理解し，安全・安楽に熟慮された動作として提供されなければならない．また，ケアの実施には，患者の同意を得て患者が主体的にケアに参加できるような専門的な助力が必要である．

まず，ケア実施の判断から始まる．具体的には，①行おうとしているケア計画の内容の確認，②ケア計画が対象の現在の状態に合っているかどうかの確認，③ケア実施についての対象への説明と同意，参加の意思の確認，④必要な人員や物品・環境の確認，を行い，ケア実施あるいは変更の判断をする．

ケア実施が決定したら，具体的にどのように行うか，実施のスケジュールをたてる．ケアの実施は原則的に計画に基づいて行われるが，対象の状態，反応を敏感に察知して調整・修正しながら，そのときどきに合ったケアを提供することが大切である．

ケア実施後には，ケア実施状況と対象の反応の評価についての記録を行う．実施後の経過記録には，診断ごとに記録する方法，対象のデータや反応・行った行為に焦点を絞るフォーカス・チャーティングによる記録方法，フローシート形式の方法などがある．

→看護記録（かんごきろく）

2．情報収集の継続

ケア実施の場は対象とのコミュニケーションを深めることができる場であり，信頼性のある情報を得るためのよい機会となる．ケアを実施しながら対象の健康状態やケアへの反応を観察し，再アセスメントすることによって，看護診断，期待される成果，ケアの提供が妥当であったかを確認できる．

VI 評 価（evaluation）

ケア提供の結果，問題が解決されたかどうかを判定する過程であり，①目標の達成度の評価，②看護過程全体の評価が含まれる．

1．目標の達成度の評価

評価は対象の看護目標が基準となる．看護診断ごとに記述された達成時期の対象の状態・行動を目標と照らし合わせて判定する．目標の達成度の判断は，①達成できた（全面達成，部分達成），②達成できなかった（未達成）で行う．

2．看護過程の全体の評価

目標の達成度の結果を分析し，達成できた問題については，ケアの提供を終了するか，あるいはさらに継続し強化するかを決定する．未達成の問題についてはアセスメント・看護診断・計画立案・実施の全過程を系統的に見直し，どの過程に問題があったかを再評価し，それに基づいて修正あるいは再計画が行われる．この過程は行われた看護が適切であったかを見きわめ，看護の質的な維持・向上をもたらそうとする重要な過程であり，効果の確認という最終段階で，また，新たな展開に向けてスタートをする段階でもある．

看護記録
nursing record

I 看護記録の種類

看護における記録には，施設の管理・運営上に必要な記録として看護業務の計画，看護管理に関する記録類と，個々の患者記録がある．個々の患者記録は，診療に関する諸記録（病歴，診療経過記録，手術記録など）と看護記録とに大別される．診療記録は，医師法第24条2により，5年間の保存が定められている．看護記録は診療記録と同様に医療行為の法的証拠資料の1つであるので，5年間の保存が必要である．

II 看護記録の意義と目的

「記録」は，伝える必要のある事実を書き記し，他の医療従事者に正確に事実を伝え，情報を共有化し，患者のケアに役立てることができる．なかでも看護記録は，事実が正確に観察され，どのような判断のもとにケアを実施し，患者がどのように変化したのか，さらにその目的の達成度などが記録されるため，ケアの質を保証する資料ともなる．今日では，診療情報の患者への提供を積極的に行っていくことが求められており，診療記録などの開示を求められた場合には，原則として診療記録そのものの提示が必要になる．したがって看護記録も同様に開示の対象となる．看護の思考プロセスに沿った記録は看護の質を示し，専門性も問われるものである．記録として残されていないものは，看護を実践したことにはならないので，事実と判断および結果をきちんと記録することが重要である．

1995（平成7）年日本看護協会作成の「看護業務基準」には，「看護実践の一連の過程は記録される」とし，さらに「看護実践の一連の過程の記録は，看護職者の思考と行為を示すものである．吟味された記録は，他のケア提供者やケアの向上開発の貴重な資料となる．必要な看護情報をいかに効率よく，利用しやすい形で記録するかが重要である」と記されている．

最近では，医療情報の多様化，複雑化，増大化に伴い，電子カルテが導入されるようになった．それにより従来の診療記録やX線写真などがペーパーレスとなり，保管場所をとらなくなり，同時間に医師や他の看護職が閲覧できるなどの利点がある．また情報開示にも貢献できるであろう．1999（平成11）年4月，厚生省（当時）健康政策局長，医薬安全局長，保険局長通知によりそれが認められ，真正性，見読性，保存性の3条件を満たし，患者のプライバシーの保護と安全性を確保して実施することが求められている．

看護記録については，情報開示に見合うものが必要であり，看護用語の統一やデータベースの構築を整えていくことが求められている．データベースにどのような枠組みを使用するかは，各施設の看護観に基づいて決定される．最近ではゴードンの健康機能パターン（11の健康パターン）に依拠したものやNANDA（北米看護診断協会）の分類法II［13の領域（ドメイン）から構成される］に基づく枠組みなど，さまざまな枠組みが活用されている．また，看護問題の記述についても「看護診断」して記述している施設も多い．

このように，系統的な看護プロセスに沿った看護記録は，看護師や医療従事者の教育・研究のための資料

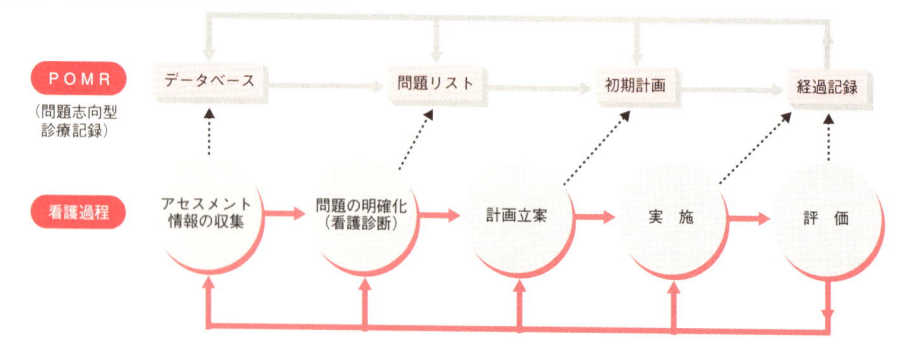

■図1　看護過程と問題志向型診療記録（POMR）

POMR（問題志向型診療記録）	データベース → 問題リスト → 初期計画 → 経過記録
看護過程	アセスメント情報の収集 → 問題の明確化（看護診断）→ 計画立案 → 実施 → 評価

図2　ヘンダーソンの枠組みに沿って患者の健康問題を明確にするために必要な情報

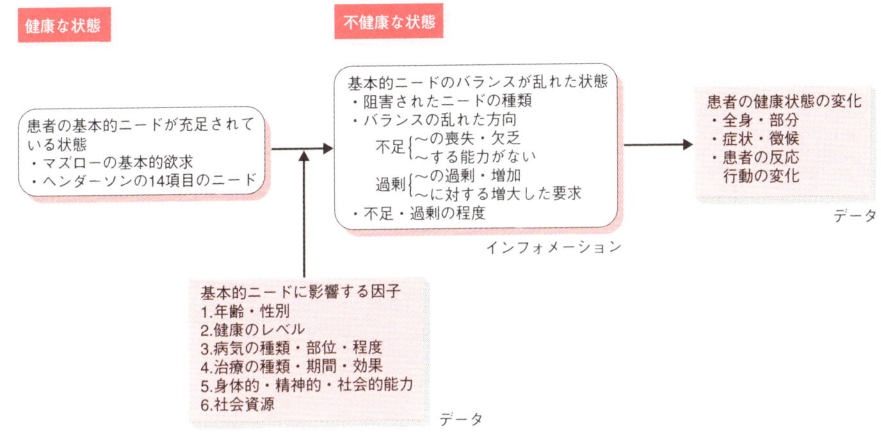

健康な状態

不健康な状態

患者の基本的ニードが充足されている状態
・マズローの基本的欲求
・ヘンダーソンの14項目のニード

基本的ニードのバランスが乱れた状態
・阻害されたニードの種類
・バランスの乱れた方向
　不足｛〜の喪失・欠乏／〜する能力がない
　過剰｛〜の過剰・増加／〜に対する増大した要求
・不足・過剰の程度

患者の健康状態の変化
・全身・部分
・症状・徴候
・患者の反応
　行動の変化

基本的ニードに影響する因子
1. 年齢・性別
2. 健康のレベル
3. 病気の種類・部位・程度
4. 治療の種類・期間・効果
5. 身体的・精神的・社会的能力
6. 社会資源

データ　　インフォメーション　　データ

(日野原重明総監：基礎看護技術マニュアルI. ナーシング・マニュアル14, p.35, 学習研究社, 1988)

にもなる(図1, 2). またケアの質を保証し,「ケアの監視装置」としても機能する.

III　看護記録の内容

看護記録には，以下のような内容が記載される．
① 患者の背景(住所，職業，家族構成，家族歴など)
② 既往歴(これまでに罹患した主な疾患名とその治療結果)
③ 現病歴(受診または入院に至る現疾患の経過)
④ 生活状況に関する情報(日常生活動作の自立の程度，その他生活上の情報)
⑤ 看護の目標，問題(看護診断)リストと援助計画
⑥ 実施された看護とその経過
⑦ 看護要約(サマリー)

入院患者の看護記録は，個別に24時間継続し，日時を追って患者のもつ問題や実施された援助とその結果が他者にわかるように記載されるので，医療上重要なものである．また，看護の継続性をはかるためにも，看護要約(サマリー)として看護問題(看護診断)ごとに行われた看護の過程を要約して記録する．これは主に，転科・転院時，退院時に行い，看護の継続に役立つ．看護記録は，以上のような内容が適切に記録されるような看護記録用紙を各施設で決定し，運用方法を取り決めて記録される．代表的な記録用紙は以下のとおり．
① 看護情報：患者個人に関する全般的な情報(患者の背景，主訴，診断名，既往歴，現病歴など)を記録したもの(図3-a)，身体診査の記録(系統レビュー)(図3-b)

② アセスメントシート(図3-c)，看護計画用紙(図3-d, e)：看護診断(看護問題)，共同問題，看護計画の記録
③ 経過表：体温(T)，脈拍(P)，呼吸(R)，血圧，体重，食事，排泄，安静度などの一般状態と与薬，手術，検査や処置などの治療経過をグラフ様式にして記録(図3-f)したもの．看護経過を記録した経過記録(図3-g，一般に看護日誌またはプロセス・レコードとよばれる)
④ カーデックス：患者の情報，治療処置，看護計画などを一括して記録したビジブルブック
⑤ 看護要約(サマリー)(図3-h)

電子カルテによる看護記録事例を図4に示す．

また，一定の疾患や治療を受ける患者に行われる全体スケジュールとして，クリニカルパス(図5)の導入が行われるようになっている．患者ケアを効率的に行えるように表に整理されたケアプログラムのフローシートである．クリニカルパスは，医療チームにおける患者のゴールが明確になるので，情報交換のツールとして活用でき，目標達成状況が確認しやすい．つまり，情報開示やインフォームド・コンセントの徹底など質の高い医療を目指すことになる．また，ケアの標準化や効率化にもつながり，在院日数を短縮することにもなる．これは，クリニカルパスが臨床アウトカムを中心につくられるケアプログラムだからである．
→クリニカルパス

記録方式としては，ウィード(Lawrence L. Weed)博士によって提唱された問題志向型診療記録システム

■図 3　看護記録事例（資料提供：昭和大学病院看護部）

a．看護情報

看護情報

この用紙は，患者様のケアに活用させていただくものです．ご記入内容の秘密を守ることをお約束します．できるだけ具体的にお書きください．　昭和大学看護部

診察券番号　012345
フリガナ
氏名　○山○子　男・女　50歳
連絡先　①氏名　○山△郎　続柄　夫　TEL　03-0000-0000
②氏名　△田○夫　続柄　弟　TEL　045-000-0000
生年月日　明・大・昭・平　25年7月10日　職業　小学校教員

治療中（または入院中）あなたに協力してくださる方はどなたですか．
①氏名　○山△郎（52歳）　続柄　夫　②氏名　○山△子（20歳）　続柄　娘

日常生活についてお聞かせください．（該当するものに○印をつけ，内容をお書きください）
食事の介助は必要ですか　（いいえ・はい／　）
入浴の介助は必要ですか　（いいえ・はい／痛みが強い時，湯ぶねへの出入りに介助が必要　）
歯磨きの介助は必要ですか　（いいえ・はい／　）
排便の介助は必要ですか　（いいえ・はい／洋式トイレなら介助なしで大丈夫　）
排尿の介助は必要ですか　（いいえ・はい／　〃　）
排尿は（一日　7　回位）　夜間排尿は（ない・ある／　回位）　排便は（毎日　／　日おき）
排便に問題があるとき，薬剤を使用していますか　（いいえ・はい　薬剤名　コーラック　）
お酒は（飲まない・飲む一日量　350mlの缶ビール1/2本）　たばこは（吸わない・吸う一日　本）
日常生活は（規則的・不規則　）
睡眠は（11時～6時）　熟睡感は（ある・ない／　）
最近ふらついたり，つまずいたり，転んだりしたことはありますか
（いいえ・はい／いつ頃ですか　）
大切にしていることがありますか：趣味や生きがい等
（　）
備考

記載日　年　月　日（　）外来　看護師　本人・他
記載日　13年5月10日（整形外科）病棟　看護師　○原○子　本人・他

I-2-1　昭和大学　看護情報 I

診察券番号　012345　氏名　○山○子　様

入院が決まるまでの経過をお書きください．
（いつ頃から，どのような症状があり，どのような対処をしましたか．入院の目的はなんですか）
数年前から体育の授業や長く歩くと左足が痛み，とくに股関節の痛みが強かった。1か月前から痛みが強くなり，整形外科を受診した。
手術をすすめられ，入院した。

今回の病気，入院について医師からどのような説明をうけましたか．
変形性股関節症なので手術をし，リハビリで機能を回復していきましょうといわれた。

病気についてどのように受け止めましたか．その他，心配や不安なことなどについてお書きください．
痛みがなくなり，元の生活ができるために手術を受けるしかない。
できるだけ早く職場復帰したい。

生まれてから最近まで，入院や治療・手術を受けたことがありましたらお書きください．
該当するものに○を付けてください．

年齢	病名	入院	現在の状況
（45歳）	（子宮筋腫）	（有・無）	（治癒・治療中・中断）
（　歳）	（　）	（有・無）	（治癒・治療中・中断）
（　歳）	（　）	（有・無）	（治癒・治療中・中断）
（　歳）	（　）	（有・無）	（治癒・治療中・中断）
（　歳）	（　）	（有・無）	（治癒・治療中・中断）

記載日　年　月　日（　）外来　看護師　本人・他
記載日　13年5月10日（整形外科）病棟　看護師　○原○子　本人・他

I-2-2　昭和大学　看護情報 II

b. 系統レビュー

系統レビュー

| 入院時診断名： | 左 変形性股関節症 | 氏名： ○山○子 様 主訴： 左下股の疼痛 |

該当する項目に「レ」印でチェックをし、その詳細を右欄に記入する。

一般	☑体重 増加 □減少　☑最高 68 kg	ここ数年で 4〜5kg 増加
	□衰弱 □倦怠感 □発熱 □その他	
皮膚	□発疹 □発赤 □発痒 □爪の変化	
	□色 □つや □搔痒 □その他	
	□褥瘡 □その他 □毛髪の変化	
	□浮腫 □発汗 □運動 □表情	
頭部		
顔面		
眼	□視力障害 ☑眼鏡 □コンタクト	近視
	□結膜の黄染 □その他	
耳	□聴力障害 □補聴器	
	□アレルギー □その他	
口腔	□齲歯 □義歯（部分・総）	
	□舌 □その他	
乳房	□月経周期 □初潮 歳 □整・不整	
婦人科	□閉経 日 □量 □その他	らら歳
呼吸器	□咳嗽 □喀痰 □呼吸苦	
	□その他 □チアノーゼ	
循環器	□動悸 □胸痛 □静脈怒張	
	□不整脈 □夜間発作性呼吸困難	
	□浮腫 □その他	
消化器	□腹痛 □悪心 □嘔吐	
	□胸やけ □下痢 □便秘 □その他	
泌尿器	□排尿困難 □尿線の変化	
	□血尿 □失禁 □その他	
筋骨格	☑疼痛 ☑関節痛 □運動（脊柱・四肢）	歩行時、股関節痛あり
脳神経	□痙攣 □麻痺 □協調運動	
	□健忘 □意識障害 □言語障害	

| ☑確認事項：□高血圧 有/無 □繰内障 有/無 □糖尿病 有/無 ☑心疾患 有/無 |
| □前立腺肥大 有・無 □禁忌・アレルギー：無 | 病棟：○原○子 本人・他： |

記載日： 13 年 5 月 10 日 (整形外科) 看護師

---

c. アセスメントシート（自由記載）

アセスメントシート

月日	[アセスメント]	サイン
5/10	痛みが出現し、昨年には痛みが強くなったため、整形外科を受診した。その結果、左変形性股関節症と診断され、手術をすすめられ入院に至った。

○山氏は長年、小学校の教員をされており、長時間立位をとっていることも多く、また、体育の授業で運動することも週2回あり、股関節への負担があったと思われる。

さらに、ここ数年、体重が4〜5kg増加しており、股関節への負担を増していると考えられる。

○山氏は体重が増加していること、仕事を継続していること等による治療を受け入れ入院された。しかし、術後のリハビリについては詳しい説明を受けていない様子であるので、主治医からの説明に加えて、看護師からも十分な説明をし、治療に専念してもらうことが大切と思われる。

また、体重が標準体重を多少上回っている程度だが、+11％あるので、±0％（52kg）程度に減量したほうが股関節の負担もより少ないと考えられるので、指導が必要と思われる。

入院中は、夫、娘が家事を担当することになっており、職場も3か月体職が許可されているので、治療に専念できると考えられる。 | か |

e. 看護計画（フローシート）

フローシート2 No.___　　氏名 ○山○子 様

月日	5/20	1/21	1/22	1/23	1/24	1/25		
	0・3・6・21	0・3・6・21	0・3・6・21	0・3・6・21	0・3・6・21	0・3・6・21	/	/
巡視	自夕B手足	自夕B手足	自夕B手足	自夕B手足	自夕B手足	自夕B手足		
清潔ケア	髪シ浴陰	髪シ浴陰	髪シ浴陰	髪シ浴陰	髪シ浴陰	髪シ浴陰		
内服	朝昼夕眠	朝昼夕眠	朝昼夕眠	朝昼夕眠	朝昼夕眠	朝昼夕眠		
	パルスレニブ 25mg×2	25mg×1						
	CPM	10.14	10.14	10.14	10.14	10.14		
	リハビリセンター		″	″	″	″		
点滴		ソリタT₃ 500×3 セフメゾン 2g	ソリタT₃ 500×1 セフメゾン 2g					
サイン								
巡視	日 夜	日 夜	日 夜Ⅱ	日 夜Ⅲ	日 夜Ⅱ	日 夜Ⅲ		
清潔ケア	0・3・6・21	0・3・6・21	0・3・6・21	0・3・6・21	0・3・6・21	0・3・6・21		
	自夕B手足	自夕B手足	自夕B手足	自夕B手足	自夕B手足	自夕B手足		
	髪シ浴陰	髪シ浴陰	髪シ浴陰	髪シ浴陰	髪シ浴陰	髪シ浴陰		
内服	朝昼夕眠	朝昼夕眠	朝昼夕眠	朝昼夕眠	朝昼夕眠	朝昼夕眠		
サイン	日 夜	日 夜	日 夜	日 夜	日 夜	日 夜		

I-9-2　昭和大学　フローシート2

d. 看護計画（プランニングシート）

看護計画 (NO.1)　氏名 ○山○子 様　受持看護師 ○原○子

退院時アウトカム：股関節の痛みが消失し、日常生活動作が自立する

月日	問題リスト（解決日）(評価日)	期待される結果	計画	サイン
5/15	#1 感染や術後疼痛による安楽の変調・疼痛 (5/17)	痛みの訴えが1日1回以下になる (5/18)	O-P ①疼痛の有無と程度、出現時の受傷 ②パイタルサインの変動 T-P ①指示による鎮痛薬の投与 ②罨法、マッサージ等による緩和 ③評価と傾聴する E-P ①疼痛の原因を説明する ②疼痛に対じっくり持続するかを説明し、薬物の使用について説明し、正確な知識を提供する	
5/25	#2 身体可動性の障害 (5/27)	一部介助で車椅子移動、移乗ができる (5/30)	O-P ①車椅子、ベッドへの移乗時、安全の確認 ②上肢関節の可動域、体重の増減 ③一般状態 T-P ①移乗時、移動時の環境を整備し安全を確保する ②安全のためのADL介助 E-P ①治療計画について主治医より説明を十分行ってもらう ②患者の理解度に応じて補足説明する	

I-5-1　昭和大学　看護計画

看護記録

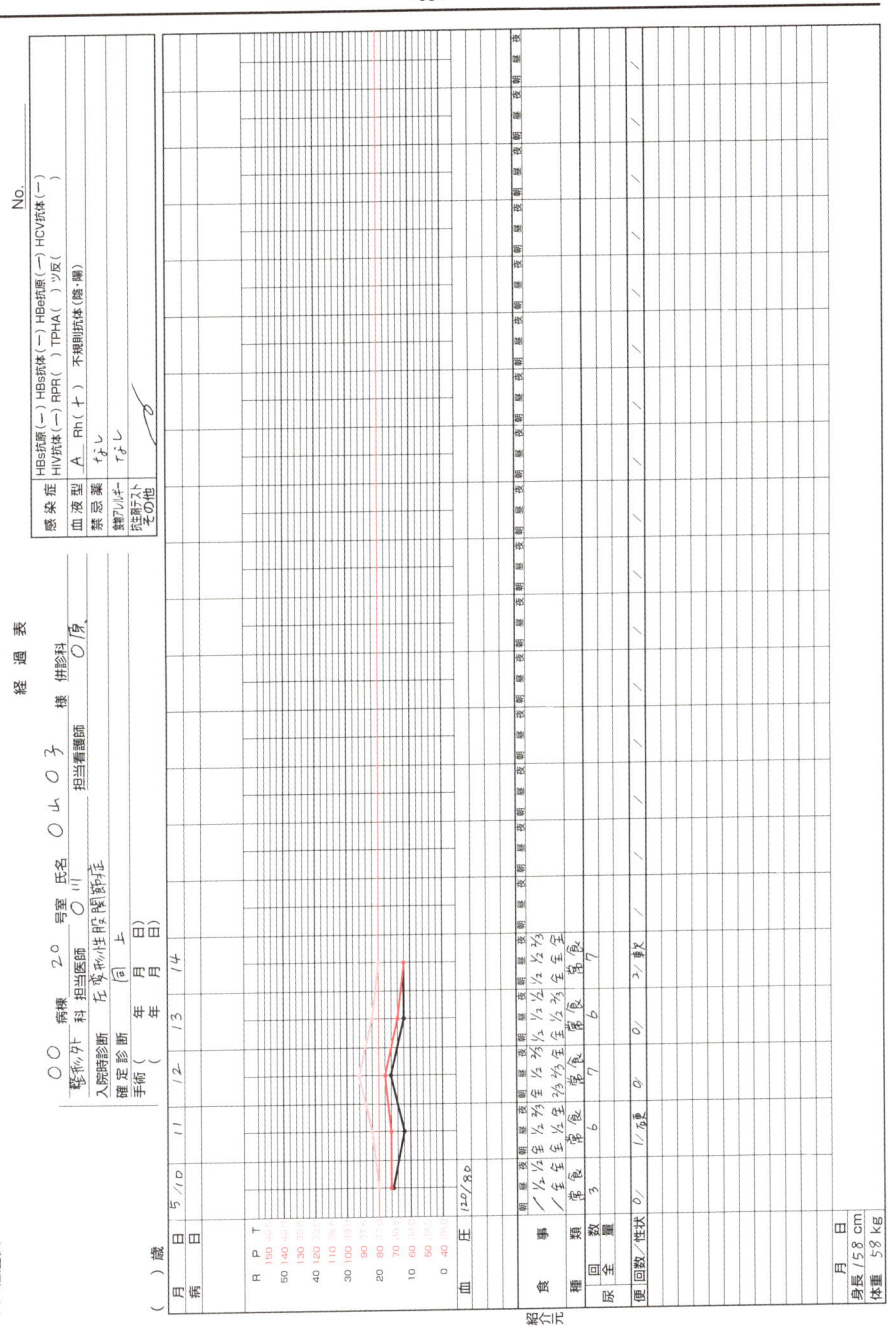

経過表

f. 経過表

h. 看護要約（サマリー）

看護サマリーⅠ (退院・転科・転棟・転院・在宅)

氏名 ＿＿＿＿＿＿＿ 様 ID ＿＿＿＿＿ 明・大・昭・平 年 月 日生 男・女 歳
病棟名 ＿＿＿＿＿＿＿＿ 棟 診療科 ＿＿＿＿＿＿ 診断名 ＿＿＿＿＿＿＿＿＿＿
入院期間 ＿＿＿＿ 年 月 日 ～ 年 月 日 術式 ＿＿＿＿＿＿＿＿＿＿
外来日 ＿＿＿＿ 年 月 日 時 受診科 ＿＿＿＿ 外来担当医 ＿＿＿＿＿

退院後のケア提供者（患者様にとって重要な人）＿＿＿＿＿＿＿＿＿＿＿＿＿＿

受け持ち期間の問題リスト

継続問題 [   ]

日常生活について（必要な項目にはレをつけ具体的に書いてください）
□呼吸 □循環 □栄養 □清潔 □睡眠 □排泄 □活動 □言語 □視力 □聴力 □義処置 □その他

備考（転科・転院理由／医療についての情報提供内容など）

記載日 ＿＿ 年 ＿＿ 月 ＿＿ 日 記載者 ＿＿＿＿＿ 責任者 ＿＿＿＿＿ 主治医 ＿＿＿＿＿

I-1-1 昭和大学病院：昭和大学病院付属東病院 看護サマリーⅠ

g. 経過記録

経過記録

No. ＿＿＿＿＿＿＿ 氏名 ＿＿＿＿＿＿＿ 様

月日	時・項・#	S・O・A/経過記録	P/処置	サイン
5/15	10:00 #1	S: 昨夜何度も痛みが走るのよ。 夜中に何回か目がさめた。 O: 保食時に上記を訴えあり。 表情硬く体動あり、引き攣るような 痛み時指示のボルタレン坐薬挿入 A: 切開後の疼痛が断続的に持続していると思われる。少しでも痛みを軽減し、安眠を得るために薬剤を使用し、体位変換や温罨法を行なった。疼痛時指示に従い鎮痛をはかりたい。	10:10 ボルタレン坐薬挿入 鎮痛をはかる 経過観察	O氏

I-7-1 昭和大学 経過記録

■図4 電子カルテによる看護記録事例（資料提供：昭和大学横浜市北部病院看護部）

a. データベース画面

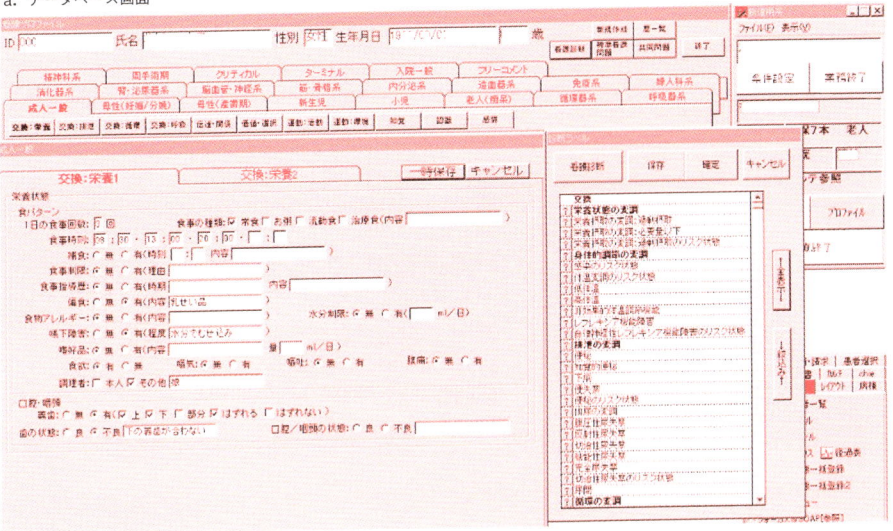

b. 看護計画画面

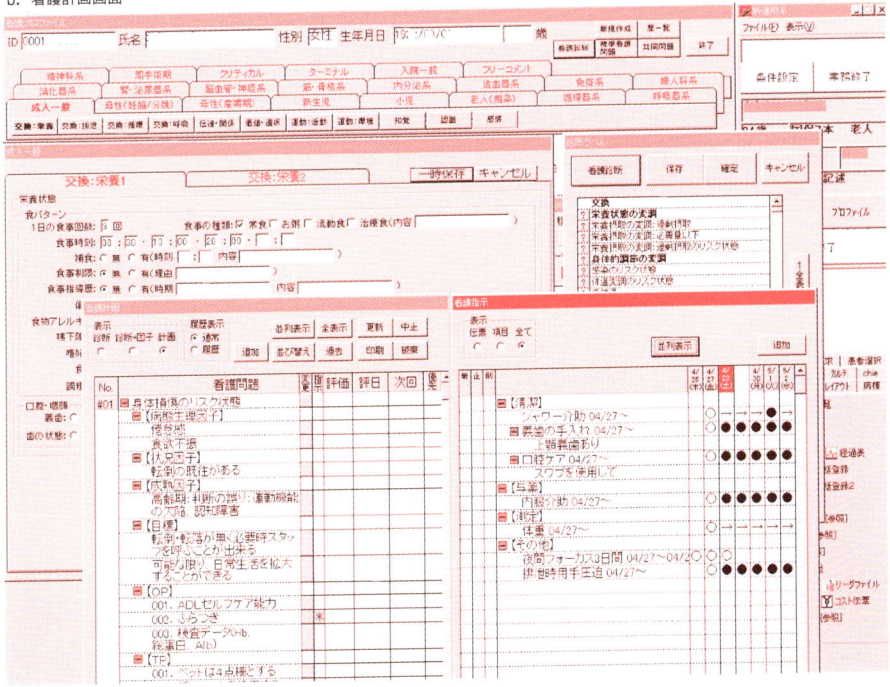

c. 看護記録画面

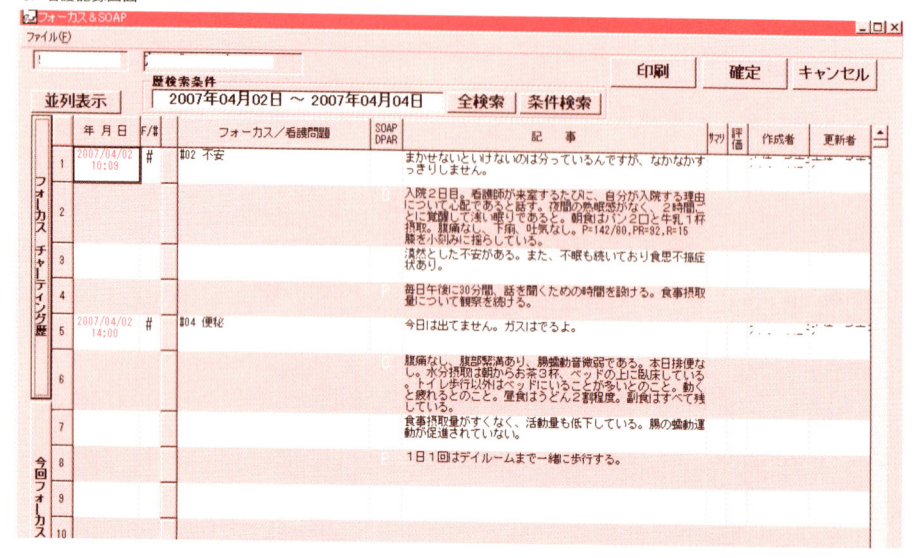

d. 経過表画面

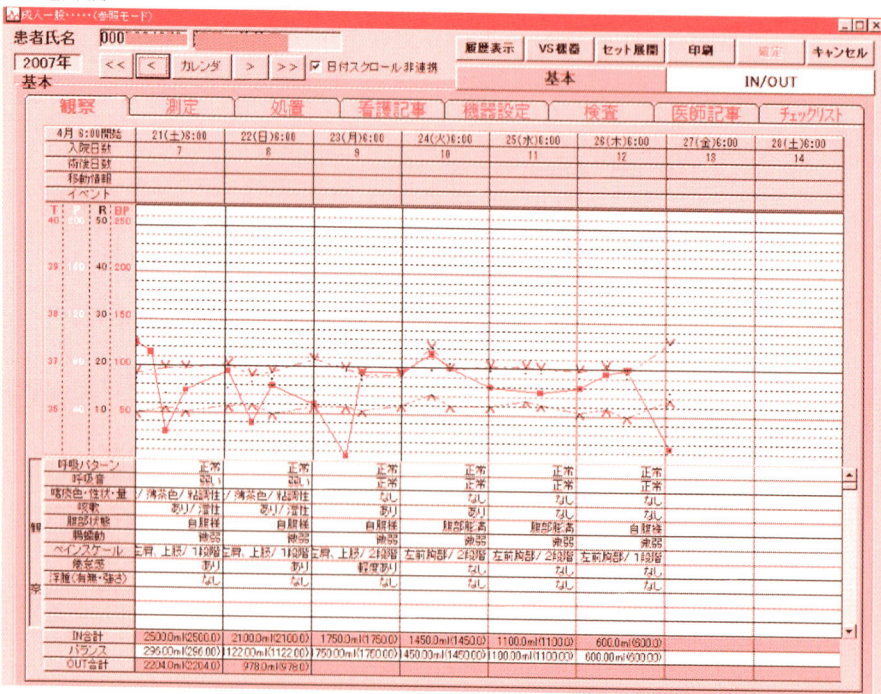

■図5　クリニカルパス(耳鼻咽喉科病棟)例(資料提供：昭和大学病院看護部)

鼻手術クリニカルパス　患者氏名　(　　)歳　血液型(　　)　cm　kg　入院日　平成　年　月　日

主治医　担当看護師　診断名　術式　退院日　平成　年　月　日

看護診断/共同問題	期待される結果（患者が期待すること）	結果	理由	月/日サイン
疼痛 出血 知識不足	＃1内服により疼痛のコントロールがつく。　＃2綿球の交換頻度が減る。 ＃3手術前後の処置経過につけ説明を受け不明な点を質問できる。 ＃4退院後の注意事項についていうことができる。 ＃5術中異常の早期発見。　＃6患者が術中安全安楽に経過し帰室できる。			

ケアの要素	入院　／　： 手術前日	／ 術前	手術室入室　／　術中	術後	／ 術後1病日	／ 術後2病日	／ 3病日	／ 術後4・5病日	退院 ／　： 術後6病日
アセス メント	アナムネ聴取 鼻閉　有　無 鼻汁　有　無 頭重感　有　無 <アレルギー> 喘息　有　無 最終発作（　　） アスピリン有無 薬剤　有　無 食事　有　無 その他 アルコール綿 テープかぶれ 禁忌薬 感染症（有／無） 意識障害（有／無） 機能障害： 言語（有／無） 運動（有／無） 聴力（有／無） 視力（有／無） 手術準備□ OPE袋 EKG X−P パス用紙作成	バイタルサイン測定 → プレメディ 前／後 ： ： 血圧 脈拍 呼吸数 体温 最終水分摂取量： 内服薬： 排尿：　時　分 バルーン Fr　Way　mL	【直接／間接介助共通】 □挨拶，自己紹介 □名前の確認 □装着物除去の確認（義歯，ピン，コンタクト，爪，貴金属等） □術前オリエンテーション □患者の状態観察（皮膚，痛み，運動機能と可動域の確認） □手術同意書確認 □鼻内挿入物の確認 【直接介助】 □局麻の確認 ・0.5%キシロカインE ・カクテルボスミンの作成1：1 5,000倍アドレナリン20mL： 4%キシロカイン20mL □消毒液の確認 （0.05%ヂアミトール水） □使用器具の器械の点検，確認 □使用衛生材料の確認 □布片鉗子などによる付加的侵襲の予防 【間接介助】 □モニター装着 □KTPレーザー使用時の処置 （両眼アイパッチ貼用） □バイタルサイン測定と報告 □出血量の報告 □内視鏡ユニットへの器具接続 □必要に合わせた物品の提供 □摘出物の保存 □術式の確認 （□2件目以降直列手術時前投薬の連絡）	体温測定 → RR ope後：術直後／21時／6時／14時 BP P Spo₂/R BT 出血 疼痛 嘔気 嘔吐 顔色 蕁麻疹（　）（　） 胃痛（　）（　） 下痢（　）（　） DIV管理 → 綿球交換 → 氷嚢貼用 → 自尿（　）		6°　14° ガーゼ 抜去 出血 （　） 蕁麻疹（　） 胃痛（　） 下痢（　）	（　） 蕁麻疹（　） 胃痛（　） 下痢（　）	14° 内服確認□ 鼻かみ確認□ （　）	（　）
	【持参物品】 入院・外来カルテ　IDカード，心電図 手術説明・同意書，温度板 看護情報録，リストバンド X−P：／　胸部　枚 ／　腹部　枚 その他：								

(Problem Oriented Medical Record System)といわれる POS または POMR システムが導入されている施設が多い．問題志向型の看護記録 PONR(Problem Oriented Nursing Record)の構成は，①基礎データ，②問題リスト(プロブレムリスト)，③看護ケアプラン，④経過記録，⑤退院時要約(サマリー)，の5つである．

これらの記録は，看護問題ごとにSOAP(ソープ)に分けて記録する．S は subjective の略で，患者本人から得た主観的な情報，O は objective の略で，医療者が観察した客観的な情報や検査・測定結果などの客観的情報，A は assessment の略で，SO 情報から導き出された結論や判断，P は plan の略で，判断に応じた計画を意味する．このような記録は，診療記録だけでなく，看護の問題についても同様に展開して記録することができる．このシステムの導入によって，1人の患者の問題解決が効果的に推進され，記録を通して互いに評価し，科学的思考と実践が行われていく．

Ⅳ　記録上の留意点

看護記録は，客観的でだれが読んでも正確に伝わるように，施設の方針や記入マニュアルに沿って，簡潔にわかりやすく記入する．また，記入に費やす時間が多くならないよう工夫することも大切である．具体的な留意点を以下にあげる．

①誤字，脱字などがないようにする．

②日時，場所，だれからのどのような情報であるかを明確に記録する．

③事実情報と推察・判断を混同しない．

④あいまいな表現をしない(具体的，かつ簡潔に)．

⑤略語はできるだけさけ，共通理解できるもののみ使用する．

⑥責任の所在を明らかにするために，記録者はそのつどサインをする．

⑦間違えたときは，その個所に2重線をひき，訂正印またはサインをする．

⑧記録は，ボールペンなどの消えないもので書く．

Ⅴ　看護記録監査

看護の質の向上をはかるためには，看護記録監査(オーディット)を実施し，患者に行われた看護が適切であったかを評価することが大切である．問題リスト，看護ケアプラン，経過記録，退院時要約の各記録に対して，次の3点について日々のカンファレンスや第三者の監査者が監査を行う必要がある．

①記録内容が適正であるか，②記録内容が確実であるか，③記録内容に欠陥がないか．

看護研究
nursing research, nursing study

I 概念

わが国における看護研究の発展は，看護基礎教育の高等教育化の動向に負うところが大きい．看護の高等教育化や質の向上といった，従来からの看護の課題に取り組んでいく過程で，当然のこととして，根拠をもった(evidence-based)看護行為の判断や説明，依って起つ，立証された理論の存在，あるいは看護行為そのものの時代に即した改善や工夫などが問われている．看護研究にはこれらに応えうる情報を提供し，看護の知識体系に貢献することが期待されている．

II 定義

患者ケアにかかわる看護活動や実践，あるいは看護の人材育成やマネジメントにかかわる看護教育や看護管理など，多側面から生じる看護に関する疑問に応えたり，問題を解決したり，あるいは看護現象の説明や検証をするために，組織的・科学的方法を用いて行う，系統的な探求である．さらには，これらの取り組みに対して，一定の秩序(研究のプロセス)に従って，明確な目的・方法・原理(理論枠組み)を活用し，一方では，事物間の関係を解明し，他方では，新しい理論の構築や検証をこころみることである．データは観察や立証が可能である経験的(empirical)な世界から収集される．

■表1 論文の構成(例)

一章 序論
　　1)背景・概念枠組み
　　2)研究の必要性
　　3)問題提起
　　4)目的
　　5)定義
　　6)限界
二章 文献レビュー
三章 研究方法
　　1)母集団
　　2)サンプル
　　3)データ収集法
　　4)データ分析
四章 結果
五章 考察・結論
　　1)考察
　　2)研究の意義
　　3)今後の研究への示唆
引用・参考文献

III 研究の種類

研究は，みる側面によって，いくつかの種類に分類できる．主なものを以下に列記する．

一般的に知られている研究に量的・質的研究，実態調査(サーベイランス)，事例研究，文献研究がある．

研究の精度(コントロール)による分類では，実験研究，準実験研究，非実験研究があり，主に量的研究で使われる．質的研究には，現象学的研究，グランデッドセオリー，民族学的研究，歴史[学]的研究，哲学的探求などが含まれる．経時的な研究として，横断的・縦断的(コホート)研究，さらには，研究の目的・内容によっては，基礎・応用研究，記述的研究，探査的研究，遡及的研究，評価研究，アクションリサーチなどに分類される．概念や理論に関しては，演繹的・帰納的研究が使われることもある．

IV 研究のプロセス

大きくは，以下の4段階に分けられる．各段階の主なポイントを概説する．

1．プロジェクトの計画

研究可能な問題をみつけ，文献をレビューし，倫理的検討を加える．概念や変数の定義をし，目的や研究デザイン，種類と研究方法を記述した，研究計画書を作成する．報告方法(学会発表，論文，ジャーナル投稿など)を計画する．

2．データ収集

研究協力依頼，母集団やサンプルの抽出，データ収集ツールの選択または開発，インフォームド・コンセントに基づく研究参加承諾書の確保などに伴い，計画に沿ったデータ収集法を実施し，データを確保する．

3．データの分析と解釈

生データを検討し，計画に基づいて，分類と分析または統計処理と分析を行い，研究の目的や仮説に照らし，データを解釈し，結論を導く．

4．結果の報告

結果の報告方法を決定し，公表のために，研究テーマ，研究の背景，研究方法，結果(表やグラフを含む)，考察の順に，研究をまとめ，看護への貢献，今後の研究への示唆などを含めて，論文や発表原稿を仕上げる(表1)．抄録，要約および引用・参考文献のリストを完成させる．

看護診断
nursing diagnosis ; ND

I 看護診断の歴史的変遷

看護診断についての考え方は1930年ごろから米国においてその萌芽がみられるが,今日に発展する看護診断開発のスタートは1973(昭和48)年であった.同年,米国のセントルイス大学の要請に応じて第1回全米看護診断分類会議が開催され,全米から参加した100名を超える看護のリーダーたちによって,看護問題の共通言語開発のための作業が開始された.この会議では,34の看護診断が選択され,承認された.この会議の開催は,セントルイス大学病院がコンピュータによる病歴管理システムを導入するにあたって,看護問題について共通言語の必要性が生じたことがきっかけとなった.1972(昭和47)年,ニューヨーク州看護業務法令で,看護診断が専門的看護の合法的な一部として明確化された.1973年には米国看護師協会(ANA)が,看護業務基準に看護診断を専門的看護の機能として位置づけ,以後,これにならって,多くの州が看護業務基準を改定した.

このような社会的背景のなかで,この時期,看護の独自の機能として看護診断を位置づける動きが全米規模で急速に進展を始めた.1975(昭和50)年の第2回会議では,ロイ(Sister Callista Roy)によって,看護診断の概念枠組み構築の必要性が提起された.これを受けて,1977(昭和52)年,第3回会議でロイを委員長とする14名の理論家集団が組織され,5年後の第5回会議にむけ,看護診断分類の理論的枠組みの開発に着手した.検討を重ねた結果,ユニタリーパーソンを概念基盤に据え,人-環境の相互作用パターンを9つにまとめ,看護診断分類体系の概念枠組みとし,1982(昭和57)年の第5回会議に提出した.この年から,会議の名称が北米看護診断協会(North American Nursing Diagnosis Association ; NANDA)と改められた.

概念検討の経過のなかで1980(昭和55)年,ANAは次のような社会政策声明を出し,看護の定義を「看護とは,現存するまたは潜在的な健康問題に対する人間の反応を診断し治療することである」と述べている.ここで述べられている「人間の反応」の10項目がNANDAの9つのパターンと整合性があったことから,それを根拠に「9つの人間の反応パターン」と変更することが1986年の第7回会議で採択された.1973(昭和48)年の第1回看護診断分類会議から30年以上たった現在まで,看護診断はその概念や分類,記述まで大きく発展した.2000(平成12)年4月の第14回会議ではそれまでの分類法Iから分類法IIへの変更が採択された(分類法IIについては,III 看護診断の概念枠組みと構造に示す).同時に,団体名がNANDAインターナショナル(NANDA-I)に変更された.

看護診断の開発に伴って,アイオワ大学中心の介入プロジェクトにより,それぞれの看護診断に対する看護介入分類(NIC)と看護成果分類(NOC)の用語の標準化の開発が進められ,現在,NANDA-NOC-NICの結合が実現した.共通言語の統一が診断だけではなく,看護実践全体の問題として発展した.

→NIC(にっく), NOC(のっく)

II 看護の守備範囲の問題
(看護診断・共同問題)

看護上の問題は看護師が独自に診断し,そのケアに責任をもつ看護診断と,他の医療従事者,とくに医師とともにケアを行う共同問題を含み,看護師はこの2つの問題に責務をもつ.共同問題はNANDAの看護診断分類では取り上げられていないが,生理的看護診断の部分にはこの概念に当てはまるものが多くある.

1. 看護診断の定義

NANDAは第9回大会で次の定義を採択している.「看護診断とは,実在または潜在する健康問題/生活過程に対する個人・家族・地域社会の反応についての臨床判断である.看護診断は,看護師に責務のある目標を達成するための決定的な治療の根拠を提供する」

2. 共同問題の定義

カルペニート(Linda Juall Carpenito)は,看護師は2つの問題(看護診断と共同問題)を扱う責任があるとして,「二重臨床実践モデル」を提唱している.すなわち,共同問題を「看護師が病気の発症や状態の変化を見つけるためにモニターする身体的合併症のことである」と定義し,「看護師は医師が処方した介入と看護師自身が処方した介入を使って共同問題を扱い,合併症の発症をできるだけ少なくする」としている.

III 看護診断の概念枠組みと構造

NANDA-Iは2000(平成12)年4月,これまでのユニタリーパーソンという概念基盤のなかで看護診断を導く人間の反応を9領域(分類法I)から13領域(分類

■表1　看護診断の概念枠組みと構造（NANDA-Ⅰ：分類法Ⅱ，2007）

〈ユニタリーパーソンの行動〉
　〈人－環境の相互作用のパターン〉
　　〈13の人間の反応パターン〉

◆領域（ドメイン）：13
◆類（クラス）：47
◆診断概念－看護診断：188（00001～00188）
・定義
・診断指標
・関連因子

【7つの軸】
第1軸：診断概念
第2軸：診断対象（個人，家族，地域）
第3軸：判断（障害，非効果的）
第4軸：部位（膀胱，聴覚器，脳）
第5軸：年齢（新生児，小児，成人）
第6軸：時間（慢性，急性，間欠的）
第7軸：診断状態（実在型，リスク型，ウエルネス型，ヘルスプロモーション型）

■図1　診断プロセス

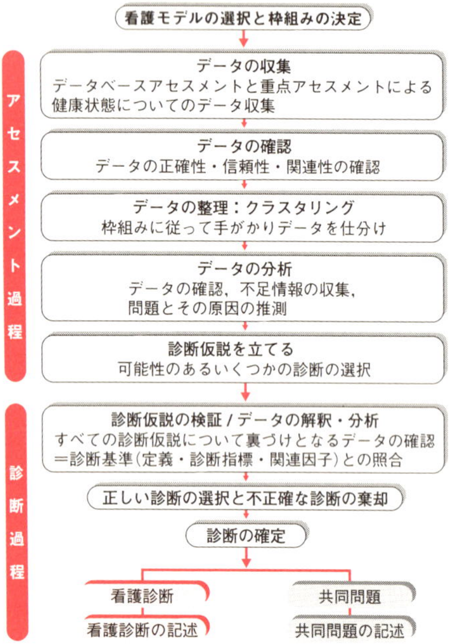

【アセスメント過程】
- 看護モデルの選択と枠組みの決定
- データの収集
  データベースアセスメントと重点アセスメントによる健康状態についてのデータ収集
- データの確認
  データの正確性・信頼性・関連性の確認
- データの整理：クラスタリング
  枠組みに従って手がかりデータを仕分け
- データの分析
  データの確認，不足情報の収集，問題とその原因の推測
- 診断仮説を立てる
  可能性のあるいくつかの診断の選択

【診断過程】
- 診断仮説の検証／データの解釈・分析
  すべての診断仮説について裏づけとなるデータの確認
  ＝診断基準（定義・診断指標・関連因子）との照合
- 正しい診断の選択と不正確な診断の棄却
- 診断の確定
- 看護診断 / 共同問題
- 看護診断の記述 / 共同問題の記述

法Ⅱ）に組み替え，診断の配置の修正や，変更を行った．2007（平成19）年現在，分類法Ⅱは13の領域（ドメイン）と47の類（クラス），188の診断名で構成される．

13領域とは，①ヘルスプロモーション，②栄養，③排泄と交換，④活動/休息，⑤知覚/認知，⑥自己知覚，⑦役割関係，⑧セクシュアリティ，⑨コーピング/ストレス耐性，⑩生活原理，⑪安全/防御，⑫安楽，⑬成長/発達である．

分類法Ⅱの特徴の1つは，分類構造が階層性をもたない点である．分類法Ⅰは上位概念，下位概念に分類され階層構造をもっていたが，下位概念の診断項目が増加してくるに従って，階層のレベルを細かく落として設定しなければならなくなり，非階層的コード体系に変更されている．米国国立医学図書館は位置とレベルに関するコードを含まないよう勧告しており，分類法Ⅱはこれに従っている．また，コードの非階層化によって，コードの体系を変更することなく，診断を追加したり，抹消したりすることが可能である．

分類法Ⅱのもう1つの特徴は，多軸構造である．軸とは「NANDAの分類法の目的に対しては，診断過程のなかで考慮される人間の反応の特質である」と定義され，7つの軸を設定している．7つの軸とは，①診断概念，②診断対象（個人，家族，地域），③判断（障害，非効果的），④部位（膀胱，聴覚器，脳），⑤年齢（新生児，小児，成人），⑥時間（慢性，急性，間欠的），⑦診断状態（実在型，リスク型，ウエルネス型，ヘルスプロモーション型）であり，命名が柔軟になり，追加や修正が容易になるように考慮されている（表1）．

→看護（かんご）における観察

Ⅳ　診断プロセス

看護における診断プロセスは論理的思考で看護上の問題（看護診断・共同問題）を導く過程である（図1）．

まず，アセスメントの段階で収集し整理されたデータに基づいて推論し，可能性のあるいくつかの診断仮説を立てる．さらに提起されたすべての診断仮説について，診断を裏づけるデータ（定義・診断指標）を確認しながら診断を導く．プロセスの結論では，不正確な診断を棄却し，正確な診断を選択し確定する．確定された看護診断はケア介入の根拠を示し，看護実践を方向づける．

→看護過程（かんごかてい）

看護における観察
nursing observation

Ⅰ 定義・概念

観察は，問題意識からスタートする情報収集の1つの方法であり，客観的に存在しているある事実が認識されたとき，その事実が何を意味しているかを知ろうとして，その事実に関心を広げていく能動的な働きがその本質である．

この働きには，事実をありのままにみつめる，という実証的な側面と，諸原理を活用してその事実に関連する事実間のつながりを探り，事実のもつ意味を見きわめていくという合理的な側面があり，観察時には，事実に気づく能力と事実の意味を読み取る論理的な能力が求められる．

Ⅱ 看護における観察とは

看護における観察とは，看護過程の第1段階であるアセスメントの主な要素であるとともに，看護が行われる全過程に欠かすことのできないものである．

ある事実や現象には，さまざまな側面があり，何のために観察するのか，という目的によって観察内容や結果が異なってくる．

看護における観察は，「看護するために」という目的にむけて行われる．すなわち看護のための観察とは，「対象の生活過程をととのえる，という看護の目的をふまえ，その人が健康的な生活を営むために必要な条件が満たされているか，という視点でその人の生活のあり方をみつめ，さらに，その人らしい生活をととのえるために何が欠け，どのように満たしたらととのえたことになるか，までに認識を進めてみつめること」である．

この機能は，看護が行われるすべての過程で連続的に働くものであり，看護を進めながら，目的に照らして，絶えず事象の発見・分析・判断のプロセスが繰り返される．看護が観察で始まり，観察に終るといわれるゆえんである．

Ⅲ 看護における観察の目的

看護における観察には，次のような目的がある．
① 「対象の生活過程をととのえる」ために，援助の必要性を判断し，かつ援助の実践過程を評価する．また，次の実践に役立つための情報を得る．
② 看護師やほかの医療チームメンバーに役立つ情報を提供する．
③ 看護研究の資料とする．

Ⅳ 観察の方法と視点

1．観察の方法

観察の方法には，次の2つがある．
① 直観的観察法
② 系統的観察法

①，②の方法はそれぞれ対立するものではなく，目的を明確にもつことによって，2つの方法が補い合って効果的な観察を可能にする．

1）直観的観察法

ある予期しない事象に直面したとき，「おや？」と感じたり，あるいはある事実をみたとき，経験や知識が土台になって，観察者のなかにある事象と結びつき関連をもってくる，ということがある．このような形で行われる観察を，直観的観察法とよぶ．

この方法は，豊富な経験や知識が土台にあるときには，事実を正確に感じ取っていることが多いが，必ず質問・確認・調査などを通じて，問題を明確にすることが必要である．

2）系統的観察法

ある原理や法則によって観察の視点を順序立て，系統的に観察する方法である．看護においては，「対象の生活過程をととのえる」という，看護の目的に沿って立てられるが，この観察法は，生活している人間としての対象の全体像や，援助の必要性を導きやすい系統で立てられる．

2．観察の視点

1）観察の枠組み（視点）

人間のみつめ方や，看護の領域のとらえ方などが示される看護理論やモデルによって看護の視点が示され，それに基づいて観察の枠組み（視点）が導かれる．

人間の反応を系統的に観察するための枠組み（視点）として，次のようなものがよく用いられている．

- ヘンダーソンの14項目の基本的看護の構成要素
- ロイの4つの適応様式を枠組みとする適応看護論
- オレムの3つの援助システムで示されるセルフケア理論
- NANDAの看護診断概念モデル：ユニタリーパーソンの9つの人間の反応パターン（2000年，13の反応パターンに組み替えられた）

看護における観察

■図1　観察の手段

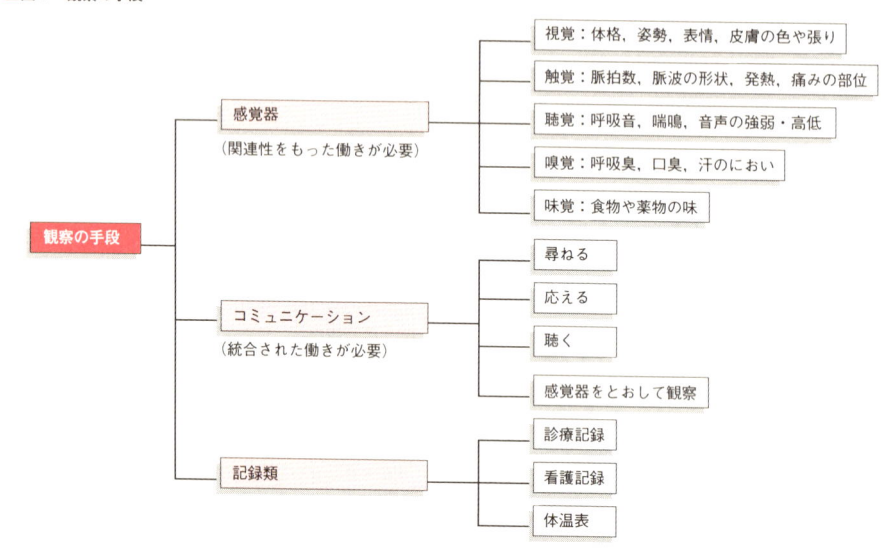

```
観察の手段
├─ 感覚器（関連性をもった働きが必要）
│   ├─ 視覚：体格，姿勢，表情，皮膚の色や張り
│   ├─ 触覚：脈拍数，脈波の形状，発熱，痛みの部位
│   ├─ 聴覚：呼吸音，喘鳴，音声の強弱・高低
│   ├─ 嗅覚：呼吸臭，口臭，汗のにおい
│   └─ 味覚：食物や薬物の味
├─ コミュニケーション（統合された働きが必要）
│   ├─ 尋ねる
│   ├─ 応える
│   ├─ 聴く
│   └─ 感覚器をとおして観察
└─ 記録類
    ├─ 診療記録
    ├─ 看護記録
    └─ 体温表
```

- NANDAの看護診断概念モデルを基礎にしたゴードンの11の機能面からみた健康パターン
- 松木の10の行動様式
- 薄井の12のニードの項目を生命維持，生活過程，社会関係の3つの過程に整理した科学的看護論

2) 具体的な観察項目

実際に観察を行う場合には，それぞれの理論から導かれる具体的な観察項目の内容まで理解しておかなければならない。

どの理論を活用する場合にも，具体的な観察項目がどのような考え方から導かれているのか，その理論やモデルの概念の一つひとつの用語の示す意味や内容，その範囲をよく理解して活用することが大切である。

V　観察の手段

看護における観察は，対人関係や記録類をとおして行われる。観察の手段を図1に示す。

1．対人関係をとおして行うもの

直接対象や対象を取り巻く人々とのかかわりをとおして行う観察に用いられる手段で，言語，非言語（感覚器）によるもの，身体検査や測定など観察器具を用いているもの，がある。

これらは同時に用いられることが多いが，それぞれに求められる能力，すなわち，コミュニケーション能力，感覚器の機能の発揮のしかた，器具の操作や診察技術などが，一つひとつ効果的に働き，しかも統合されて用いられることがよい観察につながる。

1）面接（インタビュー）をとおして

面接は入院時の看護歴の聴取や看護相談・治療などが予め設定されて行われる。プライバシーに配慮する，その人に関心をよせる，傾聴する態度などが相手との関係を築き，よい観察につながる。

2）あらゆる看護場面をとおして

日常のケアの場面で生じる多くの事実のなかでの気づきが観察につながる。さりげないかかわりのなかで，多くの現象から情報につながる事実に気づくためには，常に看護の視点での問題意識をもっていることや，それに基づく直感力や洞察力が求められる。

3）身体診査（フィジカルイグザミネーション）をとおして

身体的な状態の客観的な情報を得るために，また，対象の訴えを確認するために，視診・触診・聴診・打診の診察技術を用いた観察を行う。

診察の方法には「頭の先から足の先まで」を系統的にレビューする方法と，訴えや徴候のある部分に関連する系統を中心に診察を行う方法がある。

診察技術の熟練度が観察の正確さを左右し，また対象の安全・安楽にも影響する。熟練した診察技術が求められる。

→フィジカルイグザミネーション

4) 対象を取り巻く人々をとおして

対象を支援する家族や友人，かかわりのある他の医療メンバーをとおして情報を得る．自分では気づかない有効な情報や，自分と違う視点でみた情報が得られる．

情報を得るにあたっては，対象本人や情報を提供する人々の了承を得ることや情報の秘密保持などについて配慮が必要である．

2．記録類をとおして行うもの

看護記録あるいは医師や他の医療従事者によって記録される診療記録などは，重要な情報源であり，有用な観察の手段となる．

この場合には，記録によって得た情報を先入観から分析することのないように注意し，客観的な判断材料として活用することが大切である．また，その情報を，いつ，だれが，だれから，どのようにして得たものであるかを確認して活用することも，判断材料として必要である．

VI 観察の条件
―― 看護師に求められること ――

1．目的・視点が明確であること

看護が何のために，何をみるのかが明らかでなければ，無限にある現象のなかから看護に必要な情報を選び取ることはできない．

看護における観察は，「その人の生活過程をととのえる」という目的をふまえ，意識的に行うことが求められるが，そのためには，常に「人間とは」「生活とは」「健康的な生活とは」「どのようにととのえるのか」という目的についての自分の考え(看護観)を明らかにしておかなければならない．

2．対象が個別的な存在であるという認識をもってみること

看護の対象となる人々は，人間に共通するニードをもっているが，その人のもつ種々の条件によって，それぞれニードの現れ方(生活のあり方)や援助の必要性が異なる．

観察がその人の援助に役立つためには，一般論を基盤とした個別的なその人の生活のあり方をみつめる，個別への視点が求められる．このことを意識的に積み重ねることによって，その人の認識やその人らしさに近づいた観察が可能になる．

3．知識や知識を活用する能力が必要であること

看護における観察には，「対象の生活過程をととのえる」という看護の目的にむけて，必要な情報を選び取っていくために，諸科学の知識(生活している人間を理解するための心理学・社会学・哲学・医学的諸知識，看護の原則となる知識など)と，それを活用する能力が求められる．観察は，知識量，その知識に対する理解の深さ，それを活用する力の程度によって，その範囲が決まる．常に知識を広く深めるための学習を積むこと，また諸科学の知識を，具体的な看護実践に意識的に活用して知識を深め，活用するための力を獲得する努力を続けることが大切である．

4．観察の限界を知り，謙虚にみること

観察は，客観的に事実をみることであるが，あくまでも自分の目をとおして，しかも自分の範囲でみているわけであるから，得た情報が完全に客観的ではありえないこと，また，対象のすべてをとらえることなどできないのだ，ということを謙虚に受け止めることが大切であり，それがより事実に近づくことになることを知る必要がある．そのためには，先入観をもたず自分の考えを排除して，事実をみようと意識してみること，常に自分の判断と相手の判断を突き合わせる努力をしながらみることができなければならない．

5．基盤に対象との信頼関係が必要であること

信頼関係のないところによい観察は成り立たない．自分がその人の生活にかかわる，責任ある存在として対象の前に立つこと，その人が自分に何を期待しているのか，また，みられていることをどのように感じているのかを，敏感に感じ取れる感性や，相手を尊重する気持ち，温かい目をもってかかわることが，その人との関係を成り立たせていく．

真にその人に役立つ情報を得ることには，このような看護師の人間としての要件が，専門的な知識や技術と調和することによって可能となる．

看護理論
nursing theory

I 定義・意義

理論の語源は「theoria＝見ること」で，各学問で取り扱う現象間(概念間，変数間)の関係について，組織的な説明をもたらす抽象的一般化のことをいう．

したがって看護理論とは，看護学で取り扱う現象(患者・家族またはクライエント，看護職者，患者-看護者関係，健康，看護方法，看護を取り巻く環境など)について，記述，説明，予測，制御するための原理を記述したもので，研究によって高められ，かつ実践で検証されたのちに，実践に役立てて看護学の知識体系の発展ならびに質的向上に寄与する．

看護理論を学習し活用することは，看護現象についてこれまでと異なった見方ができたり，看護実践を導き改善したり，看護研究で検証すべき仮説を導くことなどの基盤となる．

II 理論のタイプ

理論は扱われる概念の幅と抽象度により，以下のように分類される．

1．大範囲理論

看護学領域全般にわたる一般理論で，看護の全体的な見方を説明する．現在，看護理論・看護モデルと称されるもので，一般的に抽象度が高い．ただし，ロイ(Sister Callista Roy)やオレム(Dorothea E. Orem)の理論などのように，実践にいかせるまでに具体化され，検証可能な理論もある．

2．中範囲理論

看護学における特定の現象あるいは概念を対象にした，限定された理論．直接的に検証できるため，一般性をある程度備えている．慢性疾患患者の看護，危機理論，ストレス理論，発達理論，リーダーシップ行動，家族理論，症状マネジメントなど．

3．小範囲理論

特定の看護問題を取り扱い，通常の研究仮説が証明された理論．

III 理論の開発過程

理論は研究という手段によって発展し，いずれの過程にあっても，ある特定もしくは一連の問題に関係のある多くの考えや情報をもたらす．

(1) 記述理論：現象を要約・記述し，説明する理論

(2) 説明理論：出来事，現象間の関連性を説明する理論

(3) 予測理論：将来起こりうることを予測する理論

(4) 制御理論：結果を制御する理論

研究の積み重ねにより理論をどのように発展させていくのかについて，手術後の患者にときどきみられる一過性の失見当識や錯乱などを例に取り上げ，以下に説明する．

① 研究動機：1970年代，手術後に一時的におかしな行動をとる患者に遭遇したが，術後の経過とともに軽快し，その後，精神的に不可解な行動をとることはなかった(看護現象)．

② 記述理論レベル：このような現象はその患者特有の問題なのか，手術後しばしばみられる現象なのか，手術を受けた患者で一過性の失見当識や錯乱などがみられた患者をカルテで調べたところ，同じような行動をとっている患者が少なからずいたので，その特徴についてまとめ，術後精神障害と命名し(概念化またはラベル化)，定義をする．

③ 説明理論レベル：この現象がどのような患者に発生しているのか，要因(高齢，緊急入院・緊急手術，栄養低下，水分出納アンバランス，睡眠障害など)を明らかにする．

④ 予測理論レベル：術後精神障害はA，B，C要因で発症するという仮説を立て，証明する．

⑤ 制御理論レベル：仮説で検証された要因がみられる患者に対して，予め看護介入をして術後精神障害を起こさないことを証明する．

このように，理論は修正され，高められていくという特徴をもつので，理論は確証されたものとしてではなく，暫定的なものとして取り扱うことが必要である．

IV 理論の構成要素

1．概念と定義

理論を構成する複数のキーワードの説明とその関係を明示し，取り上げた現象を組織化する．対象，特性，事象に対する考え方を示す．

なお，看護を構成する中心概念は「人間」「環境」「健康」「看護」の4つといわれており，この4概念の定義のしかたによって具体的な看護の視点や諸活動は異なる．

たとえば，中範囲理論であるセリエ(Hans Selye)のストレス理論の概念は，「ストレス」「汎適応症候群」「身体的防衛機制」「特異的防衛機制」であり，それぞれ定義がされている．

2．モデル

理論の概略や前提で，最小限の言葉や数値で概念を象徴的に図式化したり，または数式に表したもの．

たとえば，心理学では人間の行動(Behavior)を人間(Person)と環境(Environment)の関数で表している．

$B = f(P, E)$

3．陳述または命題

概念間の関係について示す検証可能な記述もしくは仮説．

たとえば，セリエのストレス理論の陳述は，「ストレスとストレスに対する身体的防衛機制の関係」もしくは「副腎皮質ホルモンのレベルは汎適応症候群の段階(警告反応期，抵抗期，疲弊期)によって変化する」とし，検証をしている．

なお理論は，もとの命題から新しい陳述を論理的に導き出すのに役立つものでなければならない(演繹的仮説の形成)．

たとえば，「ACTH(副腎皮質刺激ホルモン)産生は，持続的点滴静脈注射開始前よりも施行中のほうが少ない」などと，セリエのストレス理論を看護分野に適用し，看護におけるストレス状況下の研究仮説として活用できるものであることが求められる．

V 看護諸理論の概要

看護論・看護モデルの発展は，ナイチンゲール(Florence Nightingale)を「土づくり期」とすると，ヘンダーソン(Virginia Henderson)のニード論やペプロー(Hildegard E.Peplau)の人間関係理論は「種まき期」に相当する．その後，ニード志向理論，相互作用志向理論にシステム志向理論が加わり，多くの理論が開発される「萌芽期」となり，現在は実践を方向づける種々の実践理論が開発され，「開花期」に相当する．

表1に，わが国で翻訳されている看護論・看護モデルの理論家，著書，理論の特徴を示した．

これらの看護論・看護モデルは，看護実践における目的と範囲を明確にし，看護介入・効果について一般的な指針を与えると同時に，看護実践の考え方を統合し焦点を明確にすることによって，看護活動を系統立てる．また，概念間の関係を明らかにし，看護学における知識体系の不足部分を明確にする．

表1に示した看護論・看護モデルの見解の一致点としては，

- 「人間」「環境」「健康」「看護」などの4概念の重要性
- 看護の対象の自立，適応，快適さを高める目標
- 全体論(holism)的アプローチ
- 一連の明確な看護の価値・重要性

があげられる．

■表1 看護諸理論の概要

看護理論家	著書	理論の特徴
ナイチンゲール	看護覚え書	環境理論，環境を重視
ペプロー	人間関係の看護論	発達モデル，人間関係モデル
ヘンダーソン	看護の基本となるもの	ニード理論，14の基本的看護の要素，看護の定義
アブデラ	患者中心の看護	21の看護上の問題の類型
オーランド	看護の探究	意図的看護過程理論，相互作用モデル
ウィーデンバック	臨床看護の本質	臨床看護の援助技術理論，相互作用モデル
トラベルビー	人間対人間の看護	相互作用理論
ロジャーズ	ロジャーズ看護論	生命過程システムモデル，統一された人間モデル
オレム	オレム看護論	看護の一般理論，セルフケアシステムモデル
キング	看護の理論化	象徴的相互作用理論，目標達成システムモデル
ロイ	ロイ適応看護論	適応システム理論
ワトソン	ワトソン看護論	ヒューマンケアリング理論
パースィ	パースィ看護理論	人間生成理論，現象学的接近による健康を生きる人間理論
ベナー	ベナー看護論	臨床看護実践における技能修得モデル
リール	リールの相互作用モデル	シンボル相互作用理論
レイニンガー	レイニンガー看護論	文化ケア理論
B.ニューマン	ベティ・ニューマン看護論	人間の全人的モデル，クライエントのストレス関係システムモデル
M.ニューマン	マーガレット・ニューマン看護論	ホログラフィック*モデル，人間の意識の進化・拡張に焦点

*ホログラフィック：対象を3次元画像に記録すること．M.ニューマンはnew scienceの影響を受け，人間の意識が空間，時間，運動を支配しているととらえた

(松木光子：看護理論とその実践への展開．看護MOOK 35, p.5, 金原出版, 1990をもとに作成)

患者-看護者関係
relationship between nurse and patient

I 概説

看護者は対象のニードを認識し、それを充足するために専門的な看護行為をもって患者に接する。この関係を成立させるにあたり、看護者は看護対象のかかえている問題を見出し、その問題の性質を理解して、問題解決のために専門的知識を土台にして、技術的手段その他の対応を考える。加えて患者-看護者間のより望ましい関係を成立させるためには、看護者は深い専門知識や熟達した技術を身につけ、かつまた人間的に優れた人格をもって、看護対象に積極的な関心や尊敬の念をいだいて接することが大切である。

〔看護者に対する患者の信頼度〕

一般に医師は患者の身体面の問題を解決するため、比較的容易に信頼・尊敬される存在となる。

だが看護者はそれに加えて精神的・心理的側面、社会的側面における配慮をすることにより、患者や家族から、また社会的にも信頼を得ることは可能であり、それは同時に良好な人間関係を成立させるための要素となる。したがって、対象のニードを充足させる目的で看護者が存在していることを理解させるための説明や行動が必要である。

II ペプローの4段階

米国のペプロー(Hildegard E. Peplau, 1909～1999)は、患者-看護者関係を以下の4段階に分け、この段階はそれぞれ連動するとしている。

① 方向づけ(orientation)：患者に、自身のニードを自覚させ、その解決のための援助を求められるように方向づける。
② 自己同一化(identification)：母親あるいは同胞など、代理人の役割をもって連帯感をもてるように努力する。
③ 開拓利用(exploitation)：情報提供や教育・指導、リーダーシップなどの機能が求められる。
④ 問題解決(resolution)：一人立ちできる能力を身につけ、諸々の問題を自分で解決できるようにする。

III 患者の問題

1．内面的な問題

患者の内面には、自己回復、自己再生、自己意識なとの過程がある。身体的・心理的・社会的問題など、患者のかかえている困難な問題に対して、看護者はカウンセラー(counselor, 助言者, 相談者)の役割も果たさなければならない。

このカウンセリングという援助過程は、もっぱら面接技術をベースにした、言葉のやりとりを主にして行われるものであり、相互の人間性が浮き彫りにされる場面でもある。

看護者はカウンセリングにおいて、提供される問題に対して、自由な感情表出、受容、自己決定などの援助技術の基本原則をふまえて、対等な対人関係にあるという認識のもとに、冷静かつ客観的に問題解決のための援助を行う。

2．患者のストレス

患者は欲求不満(フラストレーション)を起こす場合が少なくない。これが継続すると非協力的になったり、攻撃的、自己中心的な行動を起こしやすくなり、不安が強い場合に怒りや攻撃性などが強くなる。

これらの行動に対して、看護者は受容的な態度で接し、原因をすみやかに取り除く必要がある。

IV コミュニケーション手段

顔つき、身振りなどの身体的表現や行動表現は感情や思考を伝達する1つの方法であり、非言語的コミュニケーション(ノンバーバル・コミュニケーション)とよばれる。

言語的・非言語的コミュニケーションによる伝達が不十分または不可能な場合は、患者の感情や思考を深く探究したり、ニードを表現できるように支援することが、患者の成熟を助けることにもつながる。

患者-看護者が対等の立場であり、それぞれの固有の問題があるがままに受容され、快適な人間関係のなかで提供される看護活動は、患者に最高の治療効果をもたらすことになる。

→コミュニケーション

V 専門職業人としての関係

患者-看護者関係のなかでは、患者に最善の利益が生ずるようにケアすることが重要である。インフォームド・コンセントの考え方やクオリティ・オブ・ライフ(QOL, 生命の質, 生活の質)とSOL(sanctity of life, 生命の神聖さ)に基づいた対応が望まれる。

がん性疼痛
cancer pain

I　がん性疼痛とその対策

がんの転移や浸潤，神経の圧迫などがん自体による痛みのほか，口内炎，褥瘡，血管やリンパ管の狭窄や閉塞などが原因となる．がん患者のクオリティ・オブ・ライフ(QOL)向上に疼痛緩和は必須である．

痛みの対策として，WHO方式による麻薬を主体とした薬物療法が中心となるが，神経ブロックや放射線療法が効果的な場合がある．精神面のケアも必要である．睡眠がとれる，安静時の痛みの消失，体動時の痛みの消失など，段階的な目標を設定して対策を行う．

II　薬物療法

WHO方式では，①経口的に，②痛みの程度に応じて鎮痛薬を使い分け，③痛みが始まる前に時間を決め，④患者ごとに個別的な量を決めて，⑤細かく配慮して投与することを基本事項としている．痛みの強さにより，三段階(図1)に使い分け，弱い痛みには非麻薬性鎮痛薬(非ステロイド性抗炎症薬)，中等度の痛みには弱い麻薬性鎮痛薬，強い痛みにはモルヒネなどの麻薬を使用する．

わが国におけるモルヒネの使用量は，硫酸モルヒネ徐放錠が発売された1989(平成元)年以降急速に増加したが，現在でも欧米諸国に比べると少ない．麻薬に対する誤った認識(麻薬中毒になる，呼吸抑制を起こすなど)と不十分な副作用対策が，その使用を阻んできた．

しかし，慢性疼痛刺激のあるがん患者では，κ-受容体が賦活化されμ-受容体などの身体的・精神的依存性を抑制するため，依存は起こらないか，非常に弱い．またWHO方式(1.5倍ずつの増量)により呼吸抑制を回避することができる．モルヒネには天井効果がないので，痛みの強さに応じて投与量を決めるべきである．

麻薬性鎮痛薬は注射薬，散剤，錠剤，徐放錠，坐薬のほか貼付薬があり，経口，経肛門，経皮，静脈内，皮下，硬膜外，クモ膜下投与など，種々の経路での投与が可能となった．また，モルヒネ，オキシコドン，フェンタニルなど薬剤の種類も増え，オピオイドローテーションが可能となってきた．患者自己調節鎮痛法(PCA; patient controlled analgesia)も普及してきている．

徐放錠(MSコンチン，オキシコンチンなど)は，がん性疼痛対策の主体となっている．痛みの増強時には即効性で作用時間の短い薬剤を，経口では1日量の1/6，注射薬では1時間量程度の追加投与量(レスキュードーズ)を予め処方しておき，投与する．

1日のレスキュードーズの量を，翌日の1日量に加えることで，患者が必要としている麻薬の量を早く決定できる．また，起き上がるなどして疼痛が強い時期に鎮痛薬の血中濃度を一時的に増やすことで，疼痛の軽減をはかることができる．

麻薬の副作用は悪心・嘔吐，便秘，眠気，せん妄などで，悪心・嘔吐と便秘は頻度が高い．投与開始時に制吐薬や緩下剤を処方することが大切である．

麻薬性鎮痛薬と非ステロイド性抗炎症薬とは作用機

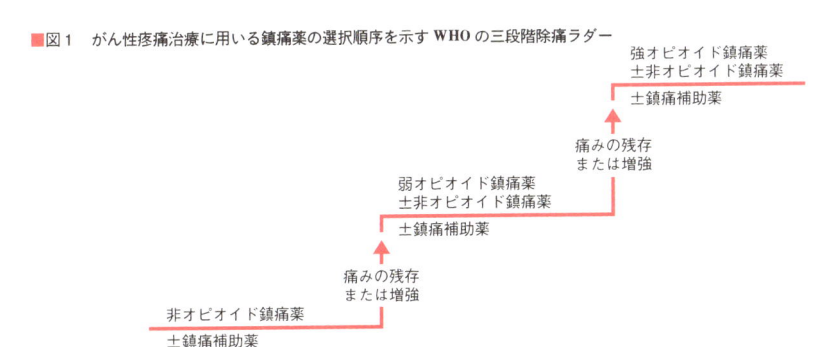

■図1　がん性疼痛治療に用いる鎮痛薬の選択順序を示すWHOの三段階除痛ラダー

```
                                    強オピオイド鎮痛薬
                                    ±非オピオイド鎮痛薬
                                    ±鎮痛補助薬
                              痛みの残存
                              または増強
                    弱オピオイド鎮痛薬
                    ±非オピオイド鎮痛薬
                    ±鎮痛補助薬
              痛みの残存
              または増強
    非オピオイド鎮痛薬
    ±鎮痛補助薬
```

序が異なるので，併用が効果的であることが多い．ステロイド薬，抗うつ薬，抗痙攣薬などの鎮痛補助薬はモルヒネの効きにくい神経因性疼痛（ニューロパチックペイン）に効果的で，麻酔薬のケタミンの併用も有用である．

オピオイドの投与も含めて鎮痛薬の投与の際に重要なことは，①痛みの原因も含めて疼痛緩和治療計画について患者・家族が説明を受け，理解する，②鎮痛薬の十分な副作用対策，③痛みの緩和状況の確認（鎮痛薬の服用，効果，副作用），再評価，計画の変更である．

また，患者が十分な痛みの緩和治療を受けるために重要な点を表1にあげる．

III 神経ブロック

神経ブロックには，以下の2種類がある．
① 局所麻酔薬や鎮痛薬を使用する方法
　代表的なものに持続硬膜外注入がある．カテーテルを皮下に埋め込めば，感染の機会を減らし長期に在宅での使用が可能となる．
② 神経破壊薬を使用する方法
　腹腔神経叢ブロックやクモ膜下フェノールブロックなどがあり，神経を非可逆的に変性させるので，十分なインフォームド・コンセントを得たうえで行う必要がある．

表1　緩和治療における留意点

① 痛みの原因，病状を医師に確認すること
② 鎮痛薬の正しい知識を得ること
③ 服用している薬の説明を受けること
④ 医師と相談して決めた服用方法を守ること
⑤ 痛みの記録（強さ，鎮痛薬の服用時間，副作用）をすること

IV チーム医療と緩和ケア

がん性疼痛は多部門による対策が必要であり，心理的・社会的・精神的苦痛も加わることから，専門職の医療チームによる対応が望ましく，主治医やプライマリ・ナースとの連携も必要である．

また，家族への精神的サポートや，経済的な問題についてのサポート，在宅のための地域医療体制も重要である．

がん性疼痛が緩和されていることは，緩和ケアの基本である．

2006（平成18）年4月に施行された「がん対策基本法」では，がん医療の全病期を通じて主治医，看護師とその他の医療・社会福祉関係者，緩和ケアチームが連携して医療・ケアを提供し，患者・家族の生活の質を向上することが，がん医療を行う医療従事者の役割であると明記されている．

がん性疼痛患者の看護

がん性疼痛は，次のような原因で起こる．
① がんそのものに由来する痛み
② 手術や化学療法，放射線療法など治療に伴う痛み
③ 感染症
④ 活動制限による筋肉，関節などの痛み　など

痛みの部位は複数にわたることが多く，その痛みは十分に緩和されていないことも多い．痛みの緩和は患者・家族にとってのQOLの向上，医療の質の保証の面からも最優先で医療従事者が取り組むべき課題である．

■看護のポイント

① 痛みに関連する情報収集，アセスメントを行う．
② 痛みの緩和に関連する知識を医療従事者，患者・家族がそれぞれ理解する．
③ トータルペインの考え方を理解したうえで援助を多職種からのアプローチで行う．
④ 疼痛緩和の効果判定を患者とともに行い，疼痛緩和計画を再検討する．
⑤ 患者の自律性を尊重する．

■観察のポイント

1) **痛みの初期アセスメント（図2）**

図2のようなシートを用いて，痛みの部位，性質，強さ，痛みによって障害されている日常生活は何か，現在使用している鎮痛薬の種類，量，投与方法などを患者から聴取する．

2) **ペイン表（図3）**

図2 痛みの初期アセスメントシート（慶應義塾大学病院）

患者のID：|||||||||
○d ○f

記入年月日　200X年　○月　○日
記入者　　患者本人　家族　看護師　その他

どこがどんなふうに痛いのか、どれくらい痛いのかを一番わかっているのは患者さんご自身です。この用紙は私たちが、患者さんの痛みについて知り、痛みを和らげるために一緒に考え、工夫をしていきたいので教えていただきたいと思いますので、以下の質問にご記入をお願いします

1. 痛みの部位：身体の痛みを感じている部分に斜線////をつけて下さい。その部位の中で痛みが最も強いところには□をつけてください

（人体図　右・左）

2. 1) 痛みの強さ：あてはまる数字に○をつけてください
この24時間であなたが感じた安静時の痛みはどれくらいになりますか？
痛くない　0　1　2　3　4　⑤　6　7　8　9　10　これ以上の痛みは考えられない

2) この24時間であなたが感じた最も強い痛みはどれくらいでしたか？
痛くない　0　1　2　3　4　5　6　7　8　9　⑩　これ以上の痛みは考えられない

3. 痛みの性質：どのような痛みですか？
☑ズキズキする　☑灼けるよう　☑ぴりぴり　□鈍い　☑しめつける感じ
☑電気が走るような　□引きつれるような感じ
□その他（　　）

4. 現在感じている痛みはいつ頃から始まりましたか？
1) 痛みの場所　もっと
2) 痛みの場所　200X年1月頃から　　年　月頃から
3) ☑一日中痛い　□時々、発作的に痛い　□動いたりするときだけ痛む

5. どのようなことが痛みを強くしますか？
□座る、立つ　☑歩く　□身体の向きを変える
□温める　☑冷やす　□その他（同じ体勢をしている時）

6. 痛みを楽にするために自分で工夫していることがありますか？
□温める　□冷やす　□マッサージ　□その他（何をしてもきかない）

7. 24時間のうちで、痛みがどれほどあなたの生活に支障となりましたか？
最も近いものに○をつけてください

1) 日常生活全般　支障なし　少し支障がある　⑯かなり支障がある
2) 睡眠　支障なし　少し支障がある（例：痛みで寝付けない、寝て起こしてしまう）⑯かなり支障がある（例：痛みで眠れない、全く眠れない）
3) 食事　支障なし　⑯少し支障がある（例：痛みで食欲がない）かなり支障がある（例：座れないので食事量が減った）
4) 排泄　支障なし　⑯少し支障がある（例：痛みで便秘になった、下痢になった）かなり支障がある
5) 家事や仕事　支障なし　少し支障がある（例：手伝いが必要、全く出来ない）⑯かなり支障がある
6) 歩行　支障なし　少し支障がある（例：杖などを使う、車いすが必要になった）⑯かなり支障がある
7) 気持ち　支障なし　少し支障がある（例：いつも痛みが気になる、いらいらする）⑯かなり支障がある（人に当たる）

8. 痛み止めをどれくらいにしたらいいとお考えですか？（例えば：夜はゆっくり眠りたい等）
しびれをとってほしい

9. 現在使用している鎮痛剤は、何という薬ですか、気になる副作用はありますか
薬品名：オキシコンチン
副作用：☑が痛い
1) 現在の痛み止めはどれくらいの時間効いていますか
□薬は効かない　☑1～2時間　□3～4時間　□5～6時間
□7～11時間　□12時間以上

10. □痛み止めに関して、あなたの考えに近いものがありましたらチェックしてください
□薬は効かない　□痛みはなるべく我慢した方がよい
□痛み止めは身体に良くない　☑副作用が心配である
□痛み止めは中毒になる
□その他（　　）

がん性疼痛

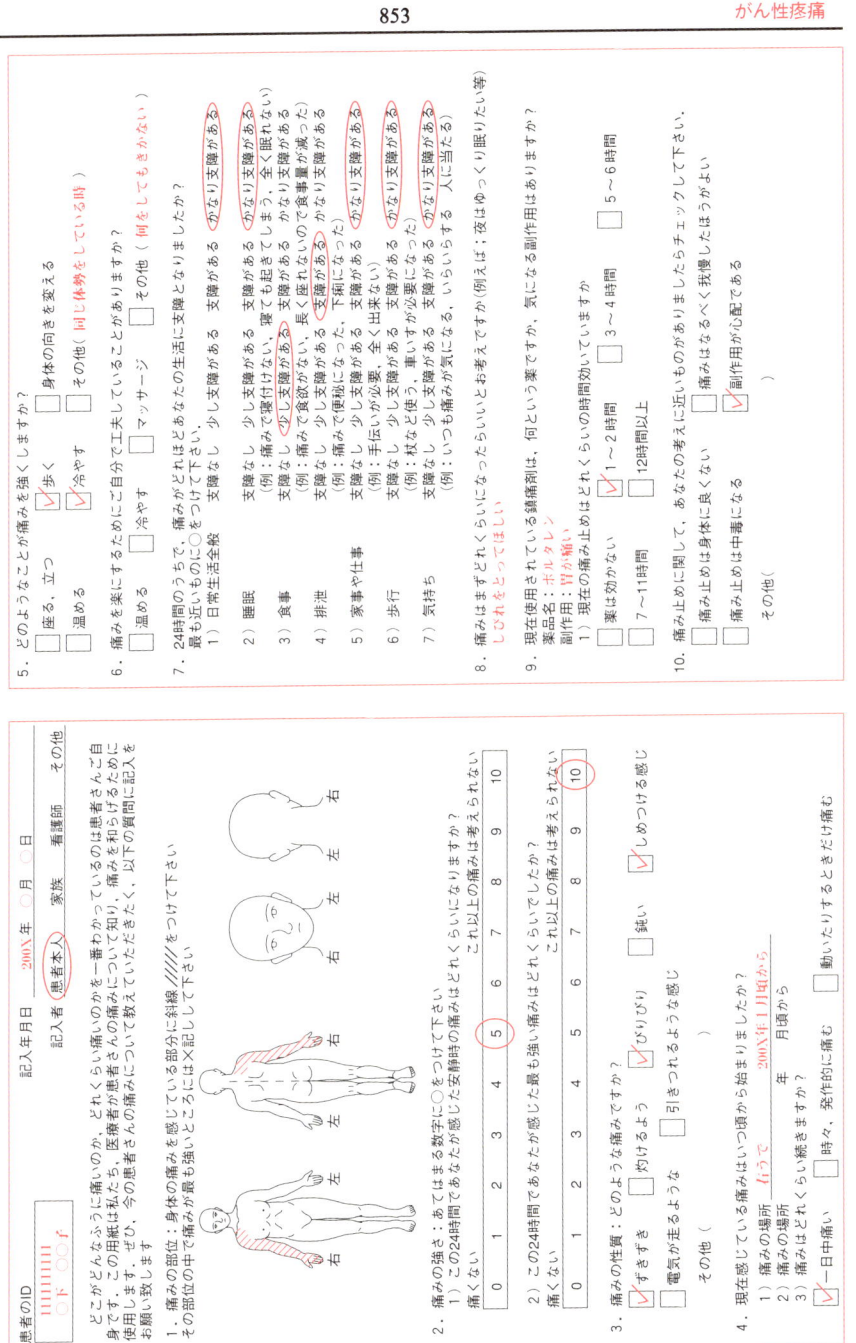

図3 ペイン表(慶應義塾大学病院)

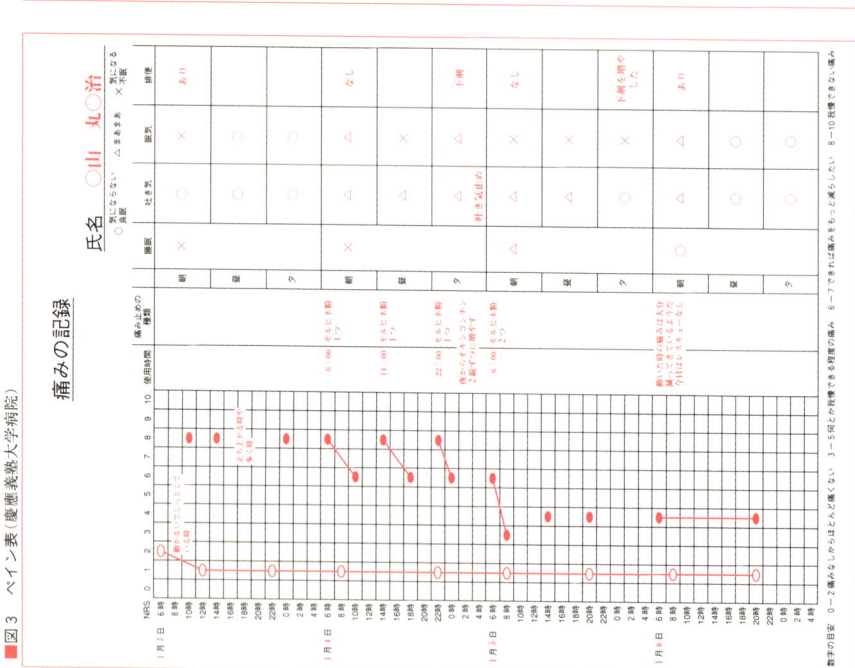

図3のような記録紙を用いて疼痛緩和状況を患者に評価してもらい，その結果をもとに患者とともに疼痛治療計画を再検討する．

■具体的なケア

疼痛緩和の治療の主体はあくまでも患者であることを認識した援助を行う．場合によっては，その援助は，医療従事者がベストと考えるものとは違う場合もあることを理解する．

1) **疼痛緩和の正しい知識**
   ①患者の疼痛アセスメントを手順に従って行う．
   ②疼痛緩和の薬物治療・非薬物治療の正しい知識（WHO方式三段階除痛ラダー，とくにモルヒネに関する知識，放射線治療，化学療法，手術，神経ブロックの治療効果，心理的・社会的介入の重要性についてなど）を医療従事者，患者・家族が理解する．

2) **疼痛緩和への効果的な援助**
   ①身体的な疼痛の緩和を第一に行う．心理的・社会的要因は疼痛の閾値を低下させるが，それだけで痛みを起こしているわけではないことを医療従事者が理解して，疼痛緩和にあたる．
   ②痛みや疾患について患者・家族がどのように考えているかを知る．患者にとって何が最も優先して改善したいと考えている点なのかを明らかにする．
   ③身体的痛みのほか，心理的要因，社会的要因，スピリチュアルな要因の痛みへの影響を考慮し，主治医，看護師の援助だけでなく，疼痛緩和の専門的知識，技術をもった専門家も活用する．

3) **疼痛緩和状況の評価**
   ①疼痛緩和の目標設定を患者とともに行い，治療計画を患者に説明する．
   ②疼痛が改善したかどうかを，設定した目標に沿って，患者とともに評価する．
   ③評価した結果も含めて，患者の状況に合わせた疼痛緩和計画の再検討を行う．

関節リウマチ
rheumatoid arthritis ; RA

I 概念

関節リウマチ(RA)は原因不明の全身性炎症性疾患で，関節炎を主徴とする．その特徴は対称性多関節炎で，寛解と増悪を繰り返し，大半は進行性で関節は破壊され，変形，強直に至る(慢性変形性破壊性関節炎)．わが国では全人口の0.3〜0.5％の頻度で発症し，女性が男性より4倍多く，30〜50歳代に好発する．近年，60歳以後の発症も注目されており，高齢発症のものでは男性の頻度も増加してくる．

II 臨床症状

活動期には体重減少，倦怠感，疲労感など全身症状がみられる．

1．関節症状

罹患関節では関節の運動痛，圧痛，腫脹，発赤など活動性滑膜炎の所見がみとめられる．関節炎の部位の対称性が特徴で手指，手関節，膝，足趾に初発することが多く，一般に，遠位指節間(DIP)関節は侵されにくい(図1)．関節破壊が進行すると亜脱臼，脱臼を起こし，中手指節間(MCP)関節では尺側偏位が起こり，進行例では手指にスワンネック変形，ボタン穴変形など特徴的な変化をきたす(図2)．末期には頸椎も障害され，第1，2頸椎の亜脱臼(環軸椎亜脱臼)により頸髄の圧迫症状を起こすことがある(表1)．朝のこわばりはRAに特徴的で，朝，起床後1時間以上にわたって罹患関節に運動時の抵抗感(ぎこちない感じで痛みではない)を感じる．症状の好発部位を図3に示す．

2．関節外症状

皮膚(リウマトイド結節)，心臓(心膜炎)，肺(胸膜炎，肺線維症)，眼(強膜炎)，神経(多発性単神経炎)などに病変を起こすことがある．全身の中小血管の炎症を伴うとき，悪性関節リウマチといわれる．

III 検査所見

リウマトイド因子はRA患者の80％で陽性になり，診断補助に大切であるが，RA以外の疾患でも陽性となるものがあり注意する．一方，抗CCP(環状シトルリン化ペプチド)抗体はRAの特異度が98％と高く，診断に有用である．ほかに赤沈亢進，CRP(C反応性蛋白)増加，貧血など炎症性疾患の所見がみられる．血清補体価は正常かむしろ増加しているが，悪性関

■図1 手指の関節

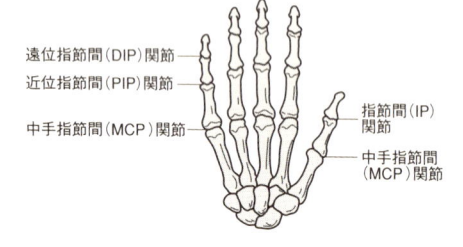

遠位指節間(DIP)関節
近位指節間(PIP)関節
中手指節間(MCP)関節
指節間(IP)関節
中手指節間(MCP)関節

■図2 リウマチによる手の変形

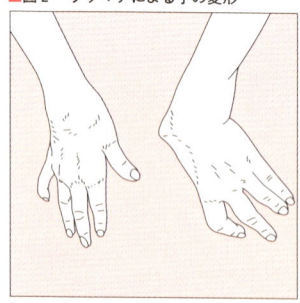

a. 尺側偏位
関節破壊により固定性が悪化し，腱の引く力により中手指節間関節において亜脱臼や脱臼を起こし，尺側偏位をきたす

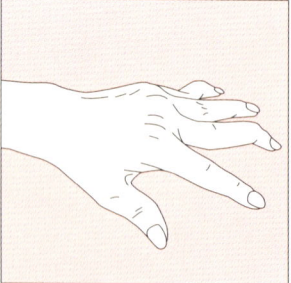

b. スワンネック変形
近位指節間関節で過伸展となり，遠位指節間関節が屈曲位をとる変形

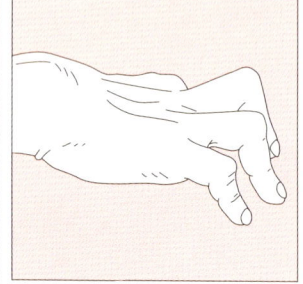

c. ボタン穴変形
近位指節間関節で屈曲位となり，遠位指節間関節が過伸展位となる変形

■表1　関節リウマチの病期(進行度) 　　　　　　　　　　　　　　　　　　　　　　　　　　(米国リウマチ学会, 1973より改変)

stage	X線所見	筋萎縮	皮下結節,腱鞘炎	関節変形	関節強直
I	骨粗鬆症はあっても骨破壊はない	ない	ない	ない	ない
II	骨粗鬆症が明らかにあり,軟骨,軟骨下骨の破壊を伴うことがある	関節周囲の筋萎縮	ときにある	ない	ない
III	骨粗鬆症,軟骨・骨の破壊がある	広範囲な筋萎縮	ときにある	尺側偏位,スワンネック変形,ボタン穴変形,亜脱臼,過伸展	ない
IV	stage IIIの変化に強直が加わる	stage IIIに同じ	ときにある	stage IIIに同じ	線維性・骨性強直

■表2　関節リウマチの分類基準　　　　　　　　　　　　　　　　　　　　　　　　　　　　(米国リウマチ学会, 1987改訂)

基準項目	定　　　義
①朝のこわばり	少なくとも1時間は持続すること
②3か所以上の関節炎	同一時期に医師によって確認されうる3か所以上の関節に軟部組織腫脹または関節液貯留の存在すること
③手の諸関節の関節炎	手関節,MCP関節,PIP関節の少なくとも1か所の腫脹
④対称性の関節炎	身体の両側における同一の関節領域が同時に侵されていること
⑤リウマトイド(皮下)結節	骨突出部,伸展筋表面,傍関節周辺にみられる皮下結節
⑥血清リウマトイド因子	正常人コントロールで5%未満の陽性率を示すものであれば,どの方法でもよい
⑦X線上の変化	手〜手指の正面写真で,罹患関節の骨びらん,骨萎縮像を含めたRAに典型的なX線変化

上記7項目中,4項目以上あればRAとして分類される.①〜④の項目は少なくとも6週間存続していなければならない

■図3　関節リウマチの好発部位

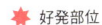

★ 好発部位
☆ 比較的多い
☆ 比較的少ない
☆ まれ

MCP関節
PIP関節
DIP関節

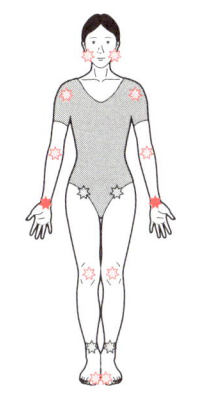

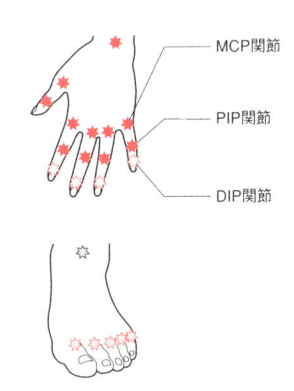

(高木敏貴:目で見る慢性関節リウマチ—慢性関節リウマチ患者の看護.クリニカルスタディ,21(2):7,2000より改変)

リウマチではしばしば低下する.関節液は細胞数の増加を伴い粘稠度が低く,ムチン含量は低下している.

IV　診　断

臨床・検査所見を組み合わせ,診断基準に表2の米国リウマチ学会RA分類基準を用いる.特異的マーカーとして抗CCP抗体も早期診断に有用とされる.

V　治　療

治療目標は疼痛と炎症の軽減,機能保持とされる.

1. 基礎療法

適度な安静および関節可動域の維持と筋力保持のため,運動療法(リハビリテーション)が重要である.

2. 薬物療法

関節破壊の進展を阻止あるいは遅延させるために,疾患修飾性抗リウマチ薬(注射用または経口金製剤,D-ペニシラミン,ブシラミン,サラゾスルファピリジン,メトトレキサート)が使用される.低用量(10 mg/日以下)の副腎皮質ステロイド薬は長期的には副作用があるものの骨破壊の進行を抑制する可能性

が示されている．非ステロイド性抗炎症薬(NSAIDs)は，鎮痛効果を期待して頓服の形式で用いられる．COX-2選択的阻害薬(セレコキシブ)も新しい消炎鎮痛薬として用いられる．

また，新たな治療薬として免疫抑制薬(ミゾリビン，レフルノミド，タクロリムス水和物)や生物学的製剤(インフリキシマブ，エタネルセプト)が認可され使用されている．

3．外科的療法

整形外科的に膝，股関節などの人工関節置換術など機能再建を目指した手術が行われている．

関節リウマチ患者の看護

■看護のポイント

関節リウマチは，進行性の変形性関節疾患であり，機能障害のない軽度のものから，高度関節障害や全身症状を示すものまで，さまざまであり，寛解と再燃を繰り返す．精神的安静と苦痛の緩和，機能障害の進行防止に努め，自立性を維持するように援助することが重要である．

日常生活の遂行に必要な関節機能の侵され方を4つに分けた機能障害度分類を表3に示す．

■表3　関節リウマチの機能障害度分類　(Steinbrocker分類)

クラス1	日常生活の普通の作業に支障ない
クラス2	関節痛や関節の運動制限はあるが，正常の活動には差し支えない
クラス3	日常の生活や，自分の身の回りのことをするにも不自由を感じる
クラス4	身の回りのこともほとんどできず，寝たきりか，車椅子の生活で，他人の介助が必要

■観察のポイント

①関節症状：こわばり，疼痛，運動制限，関節変形
②全身症状：発熱，易疲労性，脱力感，体重減少，貧血
③薬物の副作用：抗リウマチ薬(皮膚症状)，副腎皮質ステロイド薬(消化器症状，感染症の誘発など)，非ステロイド性抗炎症薬(消化器症状)

■具体的なケア

1 安　静
①急性期には全身および局所の安静をはかる．臥床による安静と十分な睡眠をとらせ，関節局所の安静には副子やサポーターで固定する．
②精神的安定を保つ．精神的ストレスは関節リウマチの増悪や痛みの増強をまねく．
③炎症の強いときは安静を重視するが，炎症の軽いときは適度の運動(可動域の改善および保持)をするように援助する．

2 疼痛の緩和
①心身の安静を保つ．
②温浴，シャワー浴，ホットパックを実施する．
③鎮痛薬の投与を行う．

3 全身症状の改善
①高蛋白でバランスのとれた食事を摂る．
②薬物療法(非ステロイド性抗炎症薬，抗リウマチ薬，副腎皮質ステロイド薬，免疫抑制薬，生物学的製剤)

4 関節可動域・筋力の維持・改善
①安静時は良肢位を保持し，変形を防ぐ．
②理学療法士による他動運動訓練を行う．
③関節可動域の自動運動訓練を行う．
④運動は疲労や疼痛が残らない程度とする．上肢は手指の協調性，巧緻性の動作訓練も行う．

5 教育的ケア
①できるだけ日常生活動作(ADL)訓練を行い，日常生活の自立をはかる．
②装具や自助具を活用し，生活動作を拡大する．
③体重コントロール(肥満防止)と松葉杖などの使用で，膝・股関節の体重負荷を軽減する．
④薬物の正しい服用法や副作用，感染予防について指導する．

6 心理的・社会的アプローチ
①患者や家族とのコミュニケーションをはかり，訴えをよく聞き，理解し，精神的に支援する．
②患者・家族が，疾患や治療法，安静，日常生活における諸動作のしかたなどを十分理解して，クオリティ・オブ・ライフ(QOL)を維持・向上できるように指導する．
③「リウマチ患者友の会」などへの参加，社会保障制度活用，自助具の選定，リウマチ体操など，患者の必要度に応じた援助を行う．

感染管理
infection control

I 定義・意義

感染症の発生を予防し、感染による危険から患者および医療従事者を守り、かつ経費・労力・人権面において組織的・効果的な感染対策を実施すること。病院感染を防止するためには院内全体で組織的に感染対策に取り組み、患者ケアを行う看護師が感染管理に対して正しい知識をもって実践することが重要である。

II 新しい感染対策

1996(平成8)年、CDC(米国疾病管理予防センター、Centers for Disease Control and Prevention)は「病院における隔離予防策のためのガイドライン」を発表し、以下の2点を推奨している。
〔なお、2007(平成19)年6月に公表された改訂版では、病院だけでなく訪問ケア施設や長期療養施設などあらゆる医療現場を対象とした内容になっている〕

1. スタンダードプリコーション
(standard precaution)

標準予防策。感染症と診断されたあとの対応では感染拡大の危険性が高いため、予め感染源とみなして対応することが有効とする考え方。すべてのヒトの血液・体液・排泄物・傷のある皮膚および粘膜を感染の危険性のある対象として取り扱い、医療従事者がこれらに接触する場合、適切な手洗い、手袋の着用、マスク、ゴーグル、フェイスシールド、プラスチック製のガウンまたはエプロンなどの着用を厳守する。その主な内容は以下のとおりである(図1)。

1) 手洗い

①湿性生体物質(血液、体液、喀痰、尿、便、膿など)に触れたあと、②患者ケアの前後、③手袋をはずしたあとには、石けんで手洗いを行い、蛇口はペーパータオルを使用して閉める。接触感染する疾患(MRSAなど)の場合は、手指消毒薬(擦式消毒用アルコール製剤)を各病室入り口に設置する。

2) 手袋

湿性生体物質やそれらで汚染された物品・器具に触れるとき、粘膜や創傷に触れるときにはディスポーザブル手袋を装着し、使用後は廃棄する。手袋の交換は厳重にし、患者ごと、業務別、部位別などで新しい手袋を使用する。

3) マスク、ゴーグル

湿性生体物質がケア中に飛散する危険性があるときに使用する。飛沫感染症では厳密な防御マスクが必要であるが、通常はディスポーザブルマスクでよい。

4) ガウンまたはエプロン

湿性生体物質で白衣や皮膚が汚染する危険性があるときには防水性のプラスチック製のガウンやエプロン

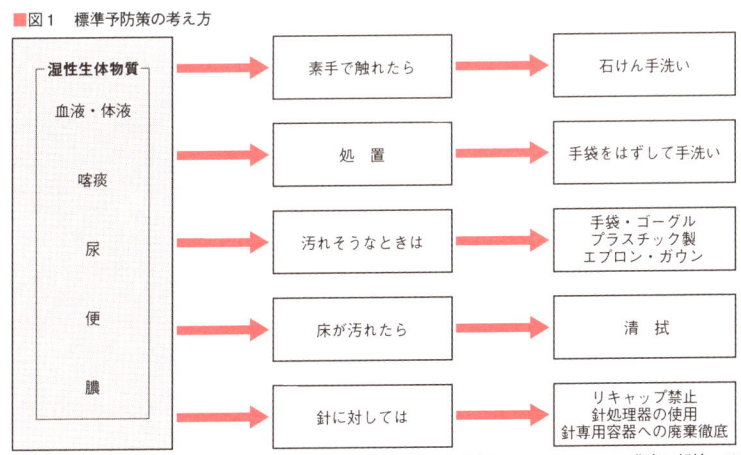

■図1 標準予防策の考え方

湿性生体物質	→	素手で触れたら	→	石けん手洗い
血液・体液				
喀痰	→	処置	→	手袋をはずして手洗い
尿	→	汚れそうなときは	→	手袋・ゴーグル プラスチック製 エプロン・ガウン
便	→	床が汚れたら	→	清拭
膿	→	針に対しては	→	リキャップ禁止 針処理器の使用 針専用容器への廃棄徹底

(日本環境感染学会監:病院感染防止マニュアル. p.8, 薬事日報社, 2001より改変)

■図2　主な感染経路

(空気感染)
空中を浮遊．直径5μm以下

(飛沫感染)
咳，くしゃみ，会話，気管吸引など約1m以内で感染．直径5μmより大

(接触感染)

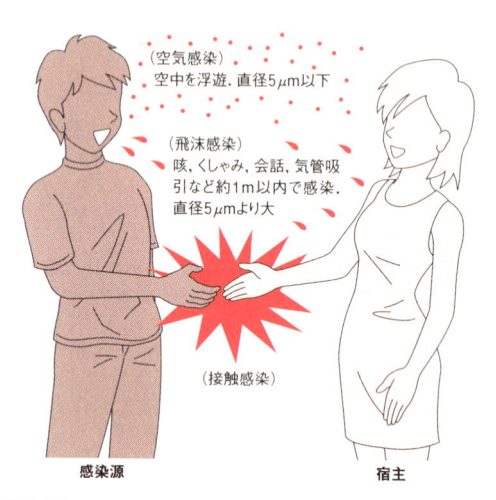

感染源　　　　宿主

■表1　感染経路別原因微生物(病態含む)

接触感染
・多剤耐性菌(MRSA，VRE，PRSPなど)，ジフテリア菌(皮膚感染)
・腸管出血性大腸菌，赤痢菌，ロタウイルス，A型肝炎ウイルス(失禁状態)，クロストリジウム・ディフィシル
・RSウイルス，パラインフルエンザウイルス，エンテロウイルス
・単純ヘルペスウイルス，エボラウイルス(ウイルス性出血熱)
・ウイルス性出血性結膜炎，呼吸器感染症(乳幼児)
・疥癬，しらみ症，癤，創感染，膿痂疹，褥瘡，膿瘍，熱傷(大きいもの)

飛沫感染
・インフルエンザウイルス(乳幼児感染)，髄膜炎菌(肺炎，髄膜炎)，ジフテリア菌(喉頭ジフテリア)，百日咳菌，ペスト菌(肺ペスト)，溶レン菌(肺炎，乳幼児感染)
・マイコプラズマ
・アデノウイルス，インフルエンザウイルス，ムンプスウイルス，パルボウイルス，風疹ウイルス

空気感染
・麻疹ウイルス，水痘・帯状疱疹(ヘルペス)ウイルス，結核菌

(日本環境感染学会監：病院感染防止マニュアル．p.10，薬事日報社，2001)

を着用し，使用後は廃棄する．

5) 使用器具，リネン類

　湿性生体物質で汚染された器具は，アルコールなどによる清拭や温湯洗浄で適切に消毒・滅菌する．リネン類は周囲を汚染しないよう運搬し，熱湯消毒する．

6) 環境整備

　日常的な清掃を十分に行う．湿性生体物質で汚染されたときには，手袋を使用し乾いたペーパータオルで拭き取り，次亜塩素酸ナトリウムで消毒し，拭き取りに使用したものは所定の感染性廃棄物容器に捨てる．

2．アイソレーションプリコーション
　　　(isolation precaution)

　感染経路別予防策．病院感染の拡大には感染源因子(感染微生物を保有する患者および医療従事者や器具・薬品など)，宿主因子(感染源に対する感受性で，患者の免疫能を示す)，感染経路因子(接触感染，飛沫感染，空気感染)が関与するが，病院は不特定多数の人や物が出入りすること，種々の治療による易感染患者の増加は免れないことから，感染源と宿主因子をコントロールすることは困難である．したがって，感染経路を遮断して感染拡大を予防し，かつ過剰な隔離対策を防止する方法である(図2，表1)．

　感染経路別の予防は，スタンダードプリコーションに加え，特定の感染症やその疑いのある患者に対し追加実施する対策である．

　接触感染の予防は，手洗い，手袋・ガウンの着用，個

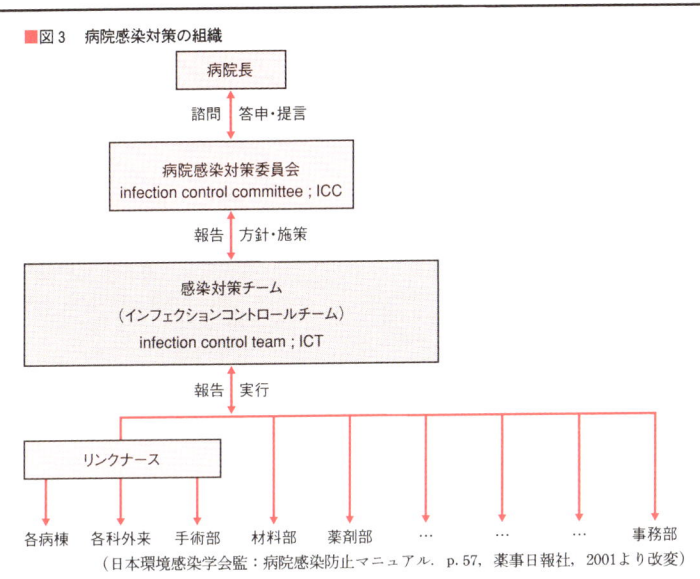

■図3　病院感染対策の組織

```
                    病院長
                  ↓諮問  ↑答申・提言
            病院感染対策委員会
            infection control committee ; ICC
                  ↓報告  ↑方針・施策
              感染対策チーム
         （インフェクションコントロールチーム）
            infection control team ; ICT
                  ↑報告  ↓実行
              リンクナース
```

各病棟　各科外来　手術部　材料部　薬剤部　…　…　…　事務部

（日本環境感染学会監：病院感染防止マニュアル．p.57，薬事日報社，2001より改変）

室隔離，機器の専用使用と使用後の適切な管理をする．

飛沫感染の予防では，個室隔離を行い，患者の1m以内に接近する場合はマスクを着用する．

空気感染の予防では，陰圧空調がある個室隔離，専用の高性能濾過マスク（N95マスク）の着用をする．

III　病院感染対策の組織

病院感染対策を効果的に実施するためには，以下の組織体制が必要である（図3）．

1．感染対策委員会
（infection control committee ; ICC）

病院内の各部門の責任者で構成され，感染対策に対する決定権と権限を有する．感染症の実態把握，感染対策マニュアル作成，感染対策の推進と評価，予算の獲得などを行う．

2．感染対策チーム（infection control team ; ICT）

感染対策委員会の下部組織として，感染対策の実践的活動を推進するチームで，感染症専門医，感染管理看護師，薬剤師，検査技師，事務部門などから選出されたメンバーからなる．病院感染の実態把握，疫学的調査，薬物（消毒薬，抗菌薬）に対する助言，感染症患者の治療・管理に関する相談，病院感染対策の予算計上と要求などを行う．

3．感染管理看護師（infection control nurse ; ICN）

看護部門で感染対策の推進的役割を担うリーダーで，感染症のサーベイランス（病院感染の発生率と傾

■表2　病院感染対策のポイント

①感染症に対する認識の啓発
②院内教育の徹底
③正確なサーベイランスの確立
④清浄度の適正化
⑤効率的・効果的防止対策の設定
⑥的確な予算化
⑦地域（利用者）への理解と協力要請

（日本環境感染学会監：病院感染防止マニュアル．p.4，薬事日報社，2001より改変）

向把握），感染対策マニュアルの推進と浸透，感染症患者への対応と指導，針刺し事故防止，感染対策の教育・啓発活動などを行う．1995（平成7）年から，国立大学病院ではICNを置くことが義務づけられている．

4．リンクナース（link nurse）

感染対策チームの活動を実践するために，病棟で看護スタッフと連携をはかるナースで，感染対策の実践並びに推進・支援，患者とスタッフの教育などを行う．

IV　病院感染対策のポイント

病院感染は市中感染に比較して日和見感染が多く，しかも抗菌薬に抵抗する薬物耐性の感染症が少なくない．したがって，病院感染を防止するためには，医療関係者全体が病院感染を理解し，協力して取り組むことが必要である．表2にそのポイントを列挙した．

■表3 感染レベル別防具の使用方法

	行　為	防具
レベル1	・湿性生体物質に触れない日常業務（検温，血圧測定，会話など）	手洗いのみ
レベル2	・小規模な観血的医療行為（採血，注射，点滴，点滴抜針など） ・湿性生体物質に接触する医療行為（吸引，創傷処理，尿や便の処理など）	手洗い ディスポーザブル手袋
レベル3	・中規模な観血的医療行為（下血・吐血の処理，透析など） ・ドレーンからの多量の排泄物の処理 ・周囲を汚染する，あるいはしている可能性のある吸引，排泄物処理，創傷処置	手洗い ディスポーザブル手袋 ＊必要時 マスク，エプロンまたはガウンなど

（小林寛伊監：新しい感染制御看護の知識と実際．臨牀看護セレクション02，p.182，へるす出版，1996より改変）

■表4 感染リスク別消毒法

リスク	対　象	消毒法のレベル
最小	皮膚に直接接触しないもの，深刻な数の病原体の汚染がないもの（床，壁など）	洗浄，乾燥
低度	損傷のない正常な皮膚に接触するもの（洗面台，便器，リネンなど）	洗浄，乾燥
中等度	粘膜に接触する物品，易感染患者の使用物品，体液や病原体に汚染された機器（体温計，胃内視鏡，呼吸器回路など）	消毒
高度	皮膚や粘膜を経て生体内（血管内や臓器・体腔）に直接接触・挿入される機材（注射針，ドレッシング材，手術器具など）	滅菌

V　看護部門における感染管理

1．アセスメント

病棟の現状を把握し，感染症発生に対する潜在的リスクとその対応ができる環境であるかを査定し，問題点を明確にする．それには易感染患者，病棟の構造・設備・備品，スタッフの実践能力などを把握する．

2．日常的な感染管理

感染予防管理として，感染管理の方針と方法の明示，環境整備，適切な器具の保管と使用，感染対策に必要な備品の準備，感染対策推進の人材育成と手順作成などを実施する．また，感染拡大防止管理として，病院感染の頻度が高い感染症の特徴・感染経路・対策の検討，感染対策マニュアルに基づく教育・指導，事故発生時の報告ルートと対応システムの整備，感染レベル別防具の使用方法（表3），感染リスク別消毒法（表4）などを明確にしておく．

3．医療従事者の交差感染の防止

交差感染を予防する対策で最も効果的で重要であるのは適切な手洗いであり，ケアや処置ごとに行うようにする．また，手荒れ防止のハンドケアや手袋の着用についても指導する．

感染症患者が発生した場合には，交差感染を防ぐような病室配置や患者受持分担も併せて検討する．

4．職務感染予防

職務感染とは，医療従事者および病院関連業務従事者が職務遂行中に感染することで，主として，針刺し事故によるウイルス感染をいう．

予防対策としては，リキャップ禁止，針処理器の使用，針専用容器への廃棄徹底などである．事故発生時には，感染防止マニュアルに沿って，当事者の心身のフォローを最優先し，その後，事故報告書に基づいて原因究明，事故再発防止を行う．

5．感染症発生時の対応

病院感染対策をシステム化するとともに，正確な状況分析と適切な対応策を共有化し，組織全体で感染拡大のリスクを最小限にするための行動をとる．

6．倫理的配慮

感染症の発症は，患者やその家族を身体的・精神的・社会的苦痛に陥れる．

感染対策が患者の立場を優先しているか，人権が守られているか，不満や不安はないかなどについて把握し，隔離対策などによって患者が被差別感や疎外感を生じないようにする．常日ごろから，インフォームド・コンセントや信頼関係が得られるケアを実施することが肝要である．

7．他部門・家族との調整

感染管理を効果的に実施するためには，医療従事者と患者・家族が共通認識と知識をもち感染対策を実践することが必要であり，患者を中心にしたチーム医療を行えるように他部門との調整・仲介ならびに患者・家族との調整を行う．

8．サーベイランス

病院感染で問題となっている感染症や病棟，処置などに焦点をあて，サーベイランスを継続的に行い，現在行われている感染対策の効果判定と対応策の再検討を行う．

感染症
infectious disease；ID

I 定義・概念

微生物のなかで，ヒトや動物に疾患をひき起こすものを病原微生物(病原体，pathogen)という．この病原微生物が生体内(宿主，host)に侵入し，組織内で増殖する状態となった場合に，感染が成立したといい，感染が成立し，臨床症状を呈した場合を感染症という．また，感染症のなかで，ヒトからヒトへ病原体が伝播するものをとくに伝染病とよぶ．

感染症が成立していても，臨床症状がみとめられない場合を不顕性感染(inapparent infection)といい，病原体を生体内に保有し，排泄するものを保菌者(carrier)という．

II 病態・成因

感染が成立し感染症となるかどうかは，病原体側因子と宿主側因子の相互作用により決定される．

1．病原体側因子
1) **感染力**(infectivity)
   病原体が宿主に侵入していく能力．
2) **病原性**(pathogenicity)
   病原体の種類によって規定される．病原体が宿主をどの程度発病させるかという性質．
3) **ビルレンス**(毒力，virulence)
   病原体が感染症を起こす力の程度・強弱．
   ①定着因子(colonization factor)：線毛，鞭毛など
   ②侵入因子(invasion factor)：莢膜(きょうまく)・粘液層(食細胞からの保護)，組織消化酵素類
   ③毒素(toxin)
   ・外毒素(exotoxin)：蛋白質；細胞毒，神経毒，腸管毒などがある
   ・内毒素(endotoxin)：リポ多糖である

2．宿主側因子(生体側因子)
1) 自然抵抗性
(1) 先天性の抵抗性
   先天免疫ともいわれ，各動物がもっている病原体に対する抵抗性の遺伝子で，動物の種類により，また同じ動物間でも差がある．
(2) 固有の抵抗性
   ①生理的障壁：消化管の蠕動運動，気管の線毛運動，排尿作用，皮膚の角化・脱落など
   ②体液性因子：特異抗体，リゾチーム(涙，唾液などの分泌液に含まれる)
   ③細胞・組織性因子：食細胞
   ・大食細胞(マクロファージ)
   ・小食細胞(好中球)
2) 獲得抵抗性
   ①自動免疫：病後あるいはワクチン接種後に獲得
   ②受動免疫：免疫血清療法あるいは母体の抗体を経胎盤的・経母乳的に獲得
3) 常在細菌叢
   鼻腔，咽頭，口腔，腸管，皮膚，膣などの外界と接する部分に，生後から形成される．

III 分類

1．法律による分類

1999(平成11)年4月1日より施行されている感染症法は，すべての感染症をその対象としており，感染症はその原因となる病原体の感染力と感染した場合の症状の重症度より一類から五類に類型化されている．

また，この法律ではさらに指定感染症，新感染症などの分類も加えられている．

そのほか，学校保健法では第一種から第三種までの伝染病とその出席停止の基準が定められており，検疫法では感染症法の一類感染症(7種)，デング熱，マラリア，H5N1型インフルエンザの10種の疾患が検疫感染症として定められている．

→学校保健(がっこうほけん)，感染症法(かんせんしょうほう)

2．病原体別分類
①蠕虫(線虫，吸虫，条虫)，②原虫，③真菌，④スピロヘータ，⑤細菌，⑥リケッチア，⑦クラミジア，⑧マイコプラズマ，⑨ウイルス，⑩プリオン．
プリオン(prion)は核酸を有する生命体ではないが，正常プリオン蛋白が感染型の異常プリオンに変化して脳内に蓄積するとプリオン病を発症する．

IV 症状

発赤，腫脹，発熱，疼痛の炎症症状と発疹が代表的である．
①消化器系疾患：嘔吐，下痢，腹痛，肝腫大，脾腫大など
②呼吸器系疾患：咳嗽，鼻汁，喀痰，嗄声など
③脳神経系：頭痛，嘔吐，意識障害，痙攣など

④その他：局所の炎症など

V 検査・診断

1．病原体分離同定
1) 検査材料
  ①消化器系：便，尿，吐物，胆汁，血液
  ②呼吸器系：喀痰，咽頭粘液，血液
  ③脳神経系：髄液，血液
  ④その他：膿など
2) 検査方法
(1) 染　色
  ①細菌：単染色，グラム染色，チール−ネールゼン染色，異染小体染色，鞭毛染色，莢膜染色，陰性染色
  ②原虫：ハイデンハイン鉄ヘマトキシリン染色，ヨード染色，ギムザ染色
  ③真菌：グラム染色
  ④スピロヘータ，リケッチア，クラミジア，マイコプラズマ：ギムザ染色
(2) 鏡　検
  ①光学顕微鏡：細菌，原虫，真菌，リケッチア，クラミジア
  ②暗視野顕微鏡：スピロヘータ，マイコプラズマ
  ③位相差顕微鏡：細菌
  ④蛍光顕微鏡：細菌，蛍光抗体法(細菌，リケッチア，マイコプラズマ，ウイルス)
  ⑤電子顕微鏡：ウイルス
(3) 培　養
  微生物を人工的に増殖させる方法を培養という．微生物を培養するために，栄養分を多く含むように調整されたものを培地という．細菌，原虫，真菌，マイコプラズマは，この培地で増殖させることができる．しかし，ウイルス，スピロヘータ，リケッチア，クラミジアは，生きた細胞のなかでしか増殖できない．

2．血清学的診断
1) 細菌
  ①沈降反応
  ②毒素中和反応
  ③凝集反応：ウィダール反応
2) ウイルス
  ①ウイルス中和試験(neutralization test；NT)
  ②赤血球凝集阻止反応(hemagglutination inhibition；HI)
  ③補体結合反応(complement fixation；CF)
  ④蛍光抗体法(fluorescent antibody technique；FA)
  ⑤ラジオイムノアッセイ法(radioimmunoassay；RIA)
  ⑥エライザ法(enzyme–linked immunosorbent assay；ELISA)
  ⑦エンザイムイムノアッセイ(enzyme immunoassay；EIA)
3) スピロヘータ
  以下の梅毒血清反応が用いられる．
(1) カルジオリピンを抗原として
  ①沈降反応：ガラス板法
  ②補体結合反応：緒方法(ワッセルマン反応)
  ③凝集法
(2) トレポネーマを抗原として
  ①赤血球凝集反応(*Treponema pallidum* hemagglutination；TPHA)
  ②蛍光抗体法(fluorescent treponemal antibody absorption test；FTA–ABS)
4) リケッチア
  ①凝集反応：ワイル−フェリックス反応
  ②補体結合反応
  ③蛍光抗体法
5) クラミジア
  ①補体結合反応
  ②蛍光抗体法
  ③エンザイムイムノアッセイ
  ④中和試験
6) マイコプラズマ
  ①補体結合反応
  ②受身血球凝集反応(passive hemagglutination；PHA)

3．遺伝子診断
近年，感染症の診断にもPCR(ポリメラーゼ連鎖反応)法などの遺伝子診断が導入されるようになったが，対象は病原体の遺伝情報の解析で，その目的は，
1) 培養が困難な微生物の同定(真菌のニューモシスチス・ジロヴェチなど)
2) 培養する手技が煩雑な微生物の同定(リケッチア，クラミジア，マイコプラズマ，ウイルス，細菌ではレジオネラ菌など)
3) 培養に時間を要する微生物の同定(結核菌)
4) 抗体検査が困難な場合
などに集約される．ほかの検査結果および臨床診断と併せて活用することが重要である．

VI 治　療

1．安　静
2．食事療法
3．一般対症療法
  ①一般対症療法薬
  ②輸液

③外科的処置
4．化学療法
1) 化学療法の分類
①抗菌薬 {抗生物質／化学療法薬}
②抗ウイルス薬
③抗真菌薬
④寄生虫原虫治療薬

2) 抗生物質の化学構造による分類
①ペニシリン系
②セフェム系
　・セファロスポリン系
　・セファマイシン系　} β-ラクタム系
③その他のβ-ラクタム
　　カルバペネム
　　モノバクタム
④マクロライド系
⑤リンコマイシン系：クリンダマイシンなど
⑥テトラサイクリン系
⑦クロラムフェニコール系
⑧アミノ配糖体系
⑨ポリペプチド系
⑩その他：リファンピシン, ホスホマイシン, バンコマイシン

3) 抗生物質の作用機序による分類
①細胞壁合成阻害薬
　・β-ラクタム系
　・ホスホマイシン　} 殺菌的作用
　・バンコマイシン
②細胞膜障害薬
　・ポリペプチド系………殺菌的作用
③核酸合成阻害薬
　・リファンピシン………静菌的作用
④蛋白合成阻害薬(リボソームに作用)
　・マクロライド系
　・リンコマイシン系
　・テトラサイクリン系　} 静菌的作用
　・クロラムフェニコール系
　・アミノ配糖体系………殺菌的作用

5．血清療法
1) 抗血清療法
外毒素による感染症．
2) γ-グロブリン療法
麻疹, 水痘, A型肝炎, B型肝炎などのウイルス性疾患．

VII 予後
医療技術, 医療機器, 感染症診断技術の進歩や抗生物質の発見により, 基礎疾患をもたない人における感染症は, 一部を除き飛躍的に治癒率が向上している. しかし, 人口の高齢化や, 免疫抑制薬, 副腎皮質ステロイド薬, 外科手術, 治療具装着, 放射線被曝, HIV感染, 糖尿病などの免疫低下状態で生じる日和見感染症は, 重要な死亡原因となりうる.

VIII 予防
化学療法, 予防接種, 対症療法などの医療の進歩や衛生環境の改善, 個人および集団全体の予防接種などによる特異的免疫力向上, また栄養改善などによる非特異的免疫力向上により感染症は減少している. しかし, 化学療法の結果としての耐性菌による感染症, 常在細菌叢の変化による菌交代症, 各種疾病に伴う宿主の免疫能低下による日和見感染症, 疾病の診断・治療に伴う医療原性感染症などは, 増加傾向にある. 感染症の予防は, 感染症法, 検疫法などに基づいて行われるが, 以下, 具体的な手技・方法に関して述べる.

1．感染源対策
①患者の隔離
②発生場所の消毒
③保菌者(キャリア)の発見
④汚染物品の焼却・消毒・滅菌

2．感染経路対策
①消化器系伝染病：水や, 感染媒体(調理人の手, ハエ, ゴキブリなど)の発見・消毒, 手洗いの励行
②呼吸器系伝染病：飛沫感染予防(マスクなど), 集団生活の中止(学校閉鎖など)
③媒介動物(ベクター)：カ, シラミ, ノミ, ダニ, ハエなどの駆除
④検疫伝染病：交通遮断など

3．個人予防対策
①予防接種
　・予防接種法(定期, 臨時)
　・海外渡航時の予防接種
　・任意の予防接種
②抗生物質・化学療法薬による予防
　・A群溶血性レンサ球菌感染症：ペニシリン
　・結核：イソニアジド
　・髄膜炎菌性髄膜炎：リファンピシン
　・マラリア：クロロキン

4．集団予防対策
①情報の集中化：感染症サーベイランス
②患者・感染者の早期診断
③衛生教育, 栄養指導
④食品衛生：食中毒の予防
⑤抗菌薬の適正使用

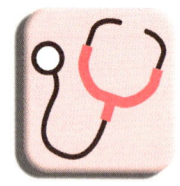

感染症法
Infectious Diseases Prevention Law

I 法の理念と成立の背景

1999(平成11)年4月1日より「感染症の予防及び感染症の患者に対する医療に関する法律」(略称:感染症法)が施行されている.

これに伴い1897(明治30)年の制定以来100年以上を経過した「伝染病予防法」は廃止され、併せて「性病予防法」「エイズ予防法(略称)」も廃止されることになった. その背景には、保健医療環境の変化とそれに伴う疾病構造の変化、国際交流の発展による迅速な対応の必要性、近年の感染症の再流行化および新流行化、そしてとくにハンセン病やエイズに代表される患者・感染者の人権尊重への要請などが考えられる.

本法の理念としては、感染症の患者に対する人権保護、感染症全般にわたる基本法の成立、感染症医療を一般医療の延長線上に位置づけること、発生動向調査の整備、保健所の機能強化などをあげることができる. 2003(平成15)年の改正ではいくつかの感染症が追加され、4分類から5分類になった. 2006(平成18)年の改正ではさらに対象疾患が追加され、病原体の管理要綱も強化された. また結核予防法が廃止され、結核が二類感染症となった.

II 感染症法の疾病分類

感染症法では、感染症はその原因となる病原体の感染力と感染した場合の症状の重症度から、一～五類に類型化され、さらに「指定感染症」「新感染症」などの新しい分類も加えられている(表1).

また、感染症類型に応じた対応ができる医療機関の整備が規定されていることも特徴である. その類型、感染症名、医療体制を含めた対応、届け出の詳細などを表1、2に示した. また、人に感染させるおそれが高いウイルス性出血熱であるサル類のエボラ出血熱、マールブルグ病などについても、それを診断した獣医師の届け出が定められている. 一～四類感染症を診断した医師は、直ちに氏名、年齢、性別その他厚生労働省令で定める事項を最寄りの保健所長に届け出なければならない. 五類感染症については、「感染症発生動向調査に基づく報告基準」が定められており、全数把握の対象となる感染症(15疾患)と定点把握の対象となる感染症(27疾患)とに分けられている.

III 入院の手続き・保障

本法は入院についての手続き・保障を細かく規定しているのも特徴の1つで、とくに一類感染症と二類感染症については、患者の意思に基づいて入院を促す入院勧告、都道府県知事の命令による72時間を限度とする入院命令、保健所に設置される「感染症の診断に関する協議会」の意見を聴いたうえでの最大限10日ごとの入院継続、入院が30日を超える患者の行政不服審査請求とその5日以内の採決の条文化など、入院についての患者の意思の尊重と、入院の必要性の客観的判断が規定されている(表2).

IV 罰則規定

感染症法では、罰則について、以下のような規定がある.

① (第67条第1項)医師が、感染症の患者(類似症患者及び無症状病原体保有者並びに新感染症の所見がある者を含む)であるかどうかに関する健康診断又は当該感染症治療に際して知り得た人の秘密を正当な理由がなく漏らしたときは、1年以下の懲役又は100万円以下の罰金に処する.

② (第67条第3項)職務上前項の秘密を知り得た他の公務員又は公務員であった者が、正当な理由がなくその秘密を漏らしたときも、第1項と同様とする.

③ (第68条)感染症の患者であるとの人の秘密を業務上知り得た者が、正当な理由がなくその秘密を漏らしたときは、6月以下の懲役又は50万円以下の罰金に処する.

④ (第69条第1項)規定による届出をしなかった医師は、50万円以下の罰金.

上記①～③の「正当な理由」としては、たとえば次のようなものが考えられている.

- 法廷で証言する場合
- 法の規定に基づき保健所長に通報する場合
- 医師が医療従事者の感染防止のため必要な指示を行う場合
- 医療機関の職員等が診療報酬の請求のため病名を付した関係書類を関係機関へ提出する場合
- 医師が救急隊員などの感染防止のため消防機関に連絡する場合

■表1 感染症法による感染症の類型化

一類感染症	・感染力, 罹患した場合の重篤性等に基づく総合的な観点からみた危険性がきわめて高い感染症 ・患者, 擬似症患者および無症状病原体保有者について, 入院等の措置を講ずることが必要 エボラ出血熱, クリミア・コンゴ出血熱, 痘そう, ペスト(腺ペスト), ペスト(肺ペスト), マールブルグ病, ラッサ熱, 南米出血熱
二類感染症	・感染力, 罹患した場合の重篤性等に基づく総合的な観点からみた危険性が高い感染症 ・患者および一部の擬似症患者について, 入院等の措置を講ずることが必要 急性灰白髄炎, ジフテリア, インフルエンザ(H5N1)(指定感染症. 二類相当), 重症急性呼吸器症候群(SARS), 結核
三類感染症	・感染力, 罹患した場合の重篤性等に基づく総合的な観点からみた危険性は高くないが, 特定の職業への就業によって感染症の集団発生を起こしうる感染症 ・患者および無症状病原体保有者について, 就業制限等の措置を講ずることが必要 コレラ, 細菌性赤痢, 腸チフス, パラチフス, 腸管出血性大腸菌感染症
四類感染症	・動物, 飲食物等の物件を介して人に感染し, 国民の健康に影響を与えるおそれがある感染症 　(人から人への伝染はない) ・媒介動物の輸入規制, 消毒, 物件の廃棄等の物的措置が必要 A型肝炎, Bウイルス病, E型肝炎, Q熱, ウエストナイル熱(ウエストナイル脳炎を含む), エキノコックス症, 黄熱, オウム病, 回帰熱, 狂犬病, 高病原性鳥インフルエンザ, コクシジオイデス症, サル痘, 腎症候性出血熱, 炭疽, ツツガムシ病, デング熱, ニパウイルス感染症, 日本紅斑熱, 日本脳炎, 発疹チフス, ハンタウイルス肺症候群, ブルセラ症, ボツリヌス症, マラリア, 野兎病, ライム病, リッサウイルス感染症, レジオネラ症, ワイル病(レプトスピラ症), オムスク出血熱, キャサヌル森林病, 西部ウマ脳炎, ダニ媒介脳炎, 東部ウマ脳炎, 鼻疽, ベネズエラウマ脳炎, ヘンドラウイルス感染症, リフトバレー熱, 類鼻疽, ロッキー山紅斑熱
五類感染症	・国が感染症の発生動向の調査を行い, その結果等に基づいて必要な情報を国民一般や医療関係者に情報提供・公開していくことによって, 発生・まん延を防止すべき感染症 (全数把握疾患) B型肝炎, C型肝炎, アメーバ赤痢, 急性脳炎(ウエストナイル脳炎および日本脳炎を除く), クリプトスポリジウム症, クロイツフェルト・ヤコブ病, 劇症型溶血性レンサ球菌感染症, 後天性免疫不全症候群(HIV感染およびエイズ診断), ジアルジア症, 髄膜炎菌性髄膜炎, 先天性風疹症候群, 破傷風, 梅毒, バンコマイシン耐性黄色ブドウ球菌感染症, バンコマイシン耐性腸球菌感染症 (定点把握疾患) A群溶血性レンサ球菌咽頭炎, RSウイルス感染症, 咽頭結膜熱, インフルエンザ(高病原性鳥インフルエンザを除く), 感染性胃腸炎, 急性出血性結膜炎, クラミジア肺炎(オウム病を除く), 細菌性髄膜炎, 水痘, 性器クラミジア感染症, 性器ヘルペスウイルス感染症, 尖圭コンジローマ, 手足口病, 伝染性紅斑, 突発性発疹, 百日咳, 風疹, ペニシリン耐性肺炎球菌感染症, ヘルパンギーナ, マイコプラズマ肺炎, 麻疹, 無菌性髄膜炎, メチシリン耐性黄色ブドウ球菌(MRSA)感染症, 薬剤耐性緑膿菌感染症, 流行性角結膜炎, 流行性耳下腺炎, 淋菌感染症
指定感染症	既知の感染症のうち上記一〜三類に分類されない感染症であって, 一〜三類に準じた対応の必要性が生じた感染症
新感染症	ヒトからヒトに伝染するとみとめられる疾病であって, 既知の感染症と症状等が明らかに異なり, 当該疾病に罹患した場合の病状の程度が重篤であり, かつ, 当該疾病のまん延により国民の生命および健康に重大な影響を与えるおそれがあるとみとめられるもの

V 今後の課題

各都道府県で指定が遅れている第1種感染症指定機関の設置施設数の問題，感染症類型の見直し，サーベイランスの質の保証など，感染症法には今後の経緯が注目されている課題も多い．

VI 感染症と看護師

病院内の感染を効率よく予防するには，1996(平成8)年，米国疾病管理予防センター(CDC)により提唱されたスタンダードプリコーション(標準的予防策)の考え方が役立つ．

この予防策は，感染症の診断を受けている患者のみならず院内でケアを受けているすべての患者を対象としたもので，血液を含むすべての体液や分泌物，排泄物，粘膜，創傷のある皮膚などに接する場合には，手袋を着用し，手袋をはずしたら必ず手洗いを行い，汚染が拡散しそうな場所では必要に応じてマスク，ガウン，ゴーグルなどの防具を使用することを基本的な手技としている．

感染を予防するための最も基本的で重要な手技は適切な「手洗い」である(表3)．さらに感染リスクの程度を把握して，上記防具の使用，器具の滅菌，消毒，洗浄，患者の個室隔離(感染源対策あるいは易感染者の保護)などを追加していく．清掃を含む環境の浄化，患者の身体の清潔の維持，各種のチューブ，カテーテル，ドレーンドレッシングなどの管理，事故対策，ワクチン接種なども感染対策に含まれ，広範囲にわたる持続的な点検と対策が常に要求される．

■表2 感染症法における疾病分類別の主な措置　　(○は適用・実施可能，×は不可能を示す)

疾病名の規定方法	一類	二類	三類	四類	五類	疾病名の規定方法	一類	二類	三類	四類	五類
	法律	法律	法律	政令	省令		法律	法律	法律	政令	省令
擬似症患者への適用	○	○	×	×	×	汚染された場所の消毒	○	○	○	○	×
無症状病原体保有者への適用	○	×	×	×	×	ねずみ・昆虫等の駆除	○	○	○	○	×
積極的疫学調査の実施	○	○	○	○	○	汚染された物件の廃棄等	○	○	○	○	×
医師の届け出	○(直ちに)	○(直ちに)	○(直ちに)	○(直ちに)	○(7日以内)	死体の移動制限	○	○	○	○	×
						生活用水の使用制限	○	○	○	×	×
獣医師の届け出						建物の立ち入り制限・封鎖	○	×	×	×	×
健康診断の受診の勧告・実施	○	○	○	×	×	交通の制限	○	×	×	×	×
就業制限	○	○	○	×	×	動物の輸入禁止・輸入検疫	○	○	○	○	×
入院の勧告・措置・移送	○	○	×	×	×						

■表3 手洗いの種類

種類	目的	方法と留意点
手洗い (日常的手洗い)	汚れおよび一過性微生物の除去	・石けんあるいは界面活性剤を用いて10〜15秒間以上洗浄する ・手を流水でぬらしたのち，洗浄薬を手にとり，手のひら全体になじませる ・10〜15秒間，両手をよく擦り，手指の表面をすべて擦り洗いする ・流水で完全にすすぎ流し，乾燥させるが，手洗い設備にペダル式の開閉栓あるいは自動的開閉栓がない場合は，再汚染防止のため，ペーパータオルを用いて蛇口に触れる
手指消毒 (衛生学的手洗い)	一過性微生物の除去あるいは殺菌	・手指消毒薬3〜5mLを用いて10〜15秒間以上，手指を擦り洗いする ・必要な抗菌作用を得るには，抗菌洗浄薬との十分な接触時間が必要である ・手指に汚染がなく清潔な場合，手洗い設備がない場面では，アルコール含有の消毒薬の使用も可能である ・有機物質により手指がひどく汚染された場合は，アルコール含有の消毒薬を使用する前に物理的に汚れを除去するため，流水での手洗い，または，界面活性剤を含有するペーパータオルを使用する
手術時手洗い	一過性微生物の除去および殺菌．皮膚常在菌を著しく減少させ，抑制効果を持続	・消毒薬を用いて120秒間以上ブラシで擦り洗いするか，アルコール含有の消毒薬を20秒以上かけて擦り込み，手指を消毒する

肝・胆道機能検査
liver and biliary function test

I 目 的

肝・胆道は，生体代謝，栄養素貯蔵，消化吸収などに重要な役割を果たす臓器である．本稿ではこれらの臓器の機能やその障害を，主として血液生化学的な観点よりとらえることを目的とした検査を述べる．

なお，肝炎ウイルス，肝〔臓〕がんとそれらに関連した検査については別項の「肝細胞がん」「肝〔臓〕がん」「急性肝炎」を参照のこと．

II 肝・胆道機能検査法

1．血清ビリルビン

黄疸を起こす黄色の色素がビリルビンである．主にヘモグロビンが肝で代謝されてビリルビンとなり，胆道より排泄されるが，肝・胆道系に障害があるとビリルビンが蓄積し，黄疸症状を呈する．ビリルビンは肝で代謝されると，非抱合型(間接)ビリルビンから抱合型(直接)ビリルビンに変換される．したがって，非抱合型の上昇は溶血性貧血，肝細胞への取り込みや抱合の障害時に，抱合型の上昇は肝細胞内での輸送障害，および胆道の排泄障害などでみられる．血清総ビリルビン濃度が 2〜3 mg/dL 以上になると臨床的に黄疸としてみとめられるようになる．

2．血清蛋白，蛋白分画

アルブミンをはじめ，多くの蛋白が肝で合成される．そのため，劇症肝炎や肝硬変では肝細胞における合成障害のため，血清総蛋白，アルブミンが減少する．

血清蛋白は，電気泳動法により，アルブミン，α_1-，α_2-，β-，γ-グロブリンの5分画に分類され，さらにγ-グロブリン分画は免疫グロブリンとCRP(C反応性蛋白)で構成される．α_2-グロブリンの増加は，肝がん，肝膿瘍などでみられ，β-グロブリンの増加は胆汁うっ滞時にみられる．慢性の肝疾患ではアルブミンの減少とγ-グロブリン(とくに免疫グロブリン)の増加をみとめ，とくに，自己免疫性肝炎の診断にはγ-グロブリンが 2.5 g/dL 以上であることが重要である．慢性肝疾患の場合，A/G比(血清アルブミン値/血清グロブリン値)は低下する．

3．血清膠質反応

肝疾患患者において膠質反応の異常をみとめることが多く，経験的に硫酸亜鉛試験(ZTT)とチモール混濁試験(TTT)が汎用されている．これらは免疫グロブリンを含む多種の血清蛋白異常を総体的に示すものとされている．一般的に，ZTT は IgM と，TTT は IgG と相関することが知られている．したがって，多くの慢性炎症性肝疾患ないし肝硬変などで両者とも高値を示すが，特異性は低く，膠原病，慢性感染症，慢性甲状腺炎などでも異常を示す．A型急性肝炎ではTTTがZTTと解離して上昇することが著名である．

4．血清酵素

1) **AST** (アスパラギン酸アミノトランスフェラーゼ，GOT)および **ALT** (アラニンアミノトランスフェラーゼ，GPT)

アミノトランスフェラーゼはアミノ酸とα-ケト酸との間のアミノ基転移に関与する酵素である．AST, ALT とも肝細胞内に存在するが，AST は肝以外にも心筋，骨格筋，腎，赤血球などに存在するため，異常値の解釈には注意する．AST, ALT とも，肝細胞の変性，壊死により上昇するため(逸脱酵素)，急性・慢性肝炎，肝硬変，脂肪肝，閉塞性黄疸などで上昇がみられる．正常では AST＞ALT であるが，種々の肝疾患で AST と ALT の比が異なっており，診断の一助となる．慢性肝炎，(肥満性)脂肪肝，急性肝炎回復期などで AST＜ALT，肝硬変，肝がん，(アルコール性)脂肪肝，急性肝炎極期，劇症肝炎などで AST＞ALT を示すことが多い．

2) **ALP** (アルカリホスファターゼ)

ALP は核酸代謝に関与する酵素であり，肝以外にも骨，小腸，胎盤などに存在する．胆道系の閉塞や胆汁うっ滞で ALP は上昇する．具体的疾患としては，閉塞性黄疸をきたす総胆管結石，胆管がん，膵頭部がんや原発性胆汁性肝硬変，末期肝硬変などがある．慢性肝炎や肝硬変などのびまん性肝疾患や，肝がん・肝膿瘍などの限局性肝疾患でも上昇することがある．また，肝・胆道疾患以外の骨生成異常，甲状腺機能亢進症，妊娠後期でも ALP の上昇がみられるが，ALP のアイソザイムをみることにより，鑑別が可能である．

ALP のアイソザイムは，I・II型(肝とくに毛細胆管由来)，III型(骨由来)，IV型(胎盤由来)，V型(小腸由来)に分類される．

3) **γ-GT** (γ-グルタミルトランスフェラーゼ)

ALP, ロイシンアミノペプチダーゼ(LAP)とともに胆道系酵素とよばれ，閉塞性黄疸，肝内胆汁うっ滞などで上昇し，ALP と比較的よく相関する．また，γ-

GTはアルコールによって誘導されるため，アルコール性肝障害の診断に有用である．抗てんかん薬，抗凝固薬などの薬物服用中にも上昇がみられる．

4) LDH（乳酸脱水素酵素）

LDHは種々の内臓，骨格筋，血液などに存在する酵素であり，これらの組織が破壊されると血中LDH濃度が上昇する（逸脱酵素）．したがって，肝細胞障害以外にも，心筋梗塞，白血病，溶血性貧血などでも上昇する．その鑑別はLDHのアイソザイムをみることにより可能である．LDH_1は血液疾患，心疾患，筋疾患，LDH_3は悪性腫瘍，LDH_5は肝疾患で，それぞれ上昇する．

5) その他

以上の血清酵素以外にも，ChE（コリンエステラーゼ），LAPが検査に繁用されるが，ChEは血清アルブミンと相関し，肝実質障害の重症度の指標として有用であり，劇症肝炎，慢性肝炎の活動期，肝硬変などで低下する．LAPは，ALP，γ-GTと同様に胆汁うっ滞病変で上昇する．

5．色素排泄試験

BSP（ブロムスルファレイン），またはICG（インドシアニングリーン）の色素を静脈内に注入し，その血中色素濃度より，肝細胞機能および有効肝血流量を推測する．BSPはときにアナフィラキシーを起こすため，最近では主にICGを使用する．

6．脂質代謝

肝障害では，血清コレステロールとLCAT（レシチンコレステロールアシルトランスフェラーゼ）の減少がみられる．とくに，劇症肝炎，肝硬変では血清コレステロールとエステル型コレステロールの著明な減少がみられ，肝障害の重症度の判定に有用であるが，血清コレステロールの変動は，食事，内分泌代謝異常な

どでもみられるため，特異性は低い．

7．血液凝固因子

第Ⅷ因子を除く多くの血液凝固因子は肝細胞でつくられるため，肝障害の重症度の指標として有用である．一般には，プロトロンビン時間（PT）測定とヘパプラスチンテスト（HPT）を行う．

8．アンモニア

肝障害により尿素サイクルの障害が起こると血中アンモニアが上昇する．重度肝硬変などでみられ，通常，羽ばたき振戦，傾眠などの精神神経症状がみられる．

9．血中遊離アミノ酸，分岐鎖アミノ酸/芳香属アミノ酸（BCAA/AAA）比

劇症肝炎ではその重症度に比例して低下する．慢性肝疾患では，慢性肝炎，代償性肝硬変，非代償性肝硬変と進行するにしたがい低下する．

10．肝線維化マーカー

Ⅲ型プロコラーゲンペプチド，Ⅳ型コラーゲンなどが用いられる．ヒアルロン酸は関節リウマチ患者においても高値を示すことがあり注意を要する．

11．免疫学的検査

1) 自己抗体

抗核抗体，抗平滑筋抗体，抗ミトコンドリア抗体，抗PDH抗体などの血清中の自己抗体を測定することにより，全身性エリテマトーデス（SLE），原発性胆汁性肝硬変（PBC）などの診断に有用である．

Ⅲ 診 断

上記の肝機能検査の各項目の意義を十分に理解し，各項目の検査結果の異常が肝・胆道系のいかなる病態を反映するかを考えて診断を進めていくことが肝要である．肝の主な病状とそれに関連する検査項目を表1に示す．

■表1 肝・胆道系の病態と肝機能検査項目

病　態	肝機能検査項目	増加・減少
肝細胞の変性・壊死	AST(GOT)，ALT(GPT)，LDH	↑
肝細胞の機能障害	直接ビリルビン，BSP，ICG，アルブミン，ChE，総コレステロール	↑
	血液凝固因子	↓
間葉系の反応	膠質反応，免疫グロブリン	↑
	A/G比	↓
肝血管系の変化	BSP，ICG	↑
胆汁うっ滞	ALP，LAP，γ-GT，直接ビリルビン	↑
	血液凝固因子，総コレステロール	↓
アルコール性	γ-GT	↑
肝がん	α-フェトプロテイン（AFP），ALP	↑

（中村正夫ほか監：新訂版　ナースに必要な臨床検査マニュアル．p.119, 学習研究社，2000）

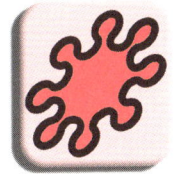

眼伝染性疾患
infectious diseases of eye

I 定義・概念

細菌，ウイルスなどにより生じる眼科的疾患で，伝染性のものをいう．流行性角結膜炎，急性出血性結膜炎などが代表的なものである．これら伝染性疾患は，職場，学校，院内での感染の危険性があるため，注意を要する疾患である．

II 分類・代表的疾患

細菌，ウイルス，クラミジアなどが病原体としてあげられ，いずれも結膜炎をきたす(表1)．

1．流行性角結膜炎 (epidemic keratoconjunctivitis；EKC)

1) 原因
アデノウイルス8型によるものが最も多く，4型，19型，37型もときに原因となる．

2) 症状
伝染力が非常に強く，俗に「はやり目」といわれるものの代表的疾患である．

潜伏期間は約1週間で，結膜に強い充血がみとめられ，眼瞼も腫脹する．眼球結膜の充血と眼瞼結膜に濾胞がみとめられ，濾胞性結膜炎の状態を呈する．眼脂のため朝起床時，開瞼できないこともあるが，流涙が強く，異物感を訴える．

小児においては，結膜に偽膜がみとめられ，ときには出血を伴うこともある．耳前リンパ節の腫脹がみられたり，小児ではかぜの症状を呈し，発熱のみられることもある．

急性結膜炎の症状は約2週間程度で消失するが，成人ではそのころより角膜表層に点状の混濁を生じ，羞明(しゅうめい)感や視力低下をきたす．この角膜の病変を点状表層角膜炎という．

3) 検査・診断
予診で患者の訴えと経過を聞き，急性濾胞性結膜炎と球結膜充血，耳前リンパ節の腫脹などをみれば診断は容易である．最近では，患者の結膜の分泌物に対して免疫クロマトグラフィーを応用した検査法であるアデノチェックが診断に有用となった．

また，患者と生活をともにする周囲の人に，本疾患の患者がいないかを確かめることも診断を確定するうえで重要である．

4) 治療
アデノウイルスによる感染であるため，特効薬はない．しばしば細菌による二次感染を起こすので，抗菌薬の点眼液と点状表層角膜炎を予防する意味でステロイド薬の点眼液を用いる．

5) 予防
非常に伝染力が強いので，消毒を厳重に行う必要がある．通常の消毒薬は無効なので，患者の眼に触れた場合には，流水で手指をよく洗い，また煮沸できるものは煮沸する．患者が触れたドアのノブや器具などは，アルコールガーゼで十分清拭する必要がある．

本疾患に罹患した学生・生徒には登校を禁止する．

2．咽頭結膜熱 (pharyngoconjunctival fever；PCF)

1) 原因
アデノウイルス3型，7型，11型による感染で，プールで感染することが多いので「プール熱」ともよばれている．

2) 症状
結膜炎，咽頭炎，発熱を伴う．結膜炎は，流行性角結膜炎とほぼ同様の症状であるが，眼症状は軽く，全身症状のほうが強い．小児に多くみられる．

3) 診断
濾胞性結膜炎の症状と発熱，咽頭炎の症状があれば容易に診断がつく．アデノチェック(アデノウイルス抗原検査)も陽性であれば確実である．

4) 治療・予防
流行性角結膜炎に準じる．

3．急性出血性結膜炎 (acute hemorrhagic conjunctivitis；AHC)

1) 原因
エンテロウイルス70(EV 70)による．1969(昭和44)

■表1 結膜炎の主要病原体

細菌	化膿性菌
	肺炎球菌
	黄色ブドウ球菌
	インフルエンザ菌
	(コッホ・ウィークス菌)
	非化膿性菌
	モラー・アクセンフェルト菌
ウイルス	アデノウイルス
	エンテロウイルス
クラミジア	トラコーマ病原体

年にガーナで発生し，その年に月面着陸に初めて成功したアポロ11号が打ち上げられたことからアポロ病とよばれ，わが国には1971(昭和46)年に上陸した．

2) 症状

潜伏期間は1日で，強い異物感・灼熱感・眼痛を伴って発症し，両眼にほぼ同時にみとめられ，眼瞼の腫脹・発赤がみられる．

発症時には水様の眼脂が大量に出て，のちには粘液膿性の眼脂となる．最も特徴的なものは，球結膜下出血がみとめられる．

発症1～2日目に多発性角膜びらんがみとめられる．結膜の濾胞・乳頭増殖・耳前リンパ節腫脹は，流行性角結膜炎に比べると軽い．

症状は発症2日目が最も強く，発症後約1週間から10日で症状は改善する．

3) 診断

球結膜下出血，結膜炎，多発性角膜びらんをみとめれば，診断可能である．

4) 治療

ウイルスであるので抗菌薬の点眼は無効であるが，二次感染を予防する意味で使用する．

5) 予防

院内感染，家族内感染を起こさないよう患者への指導を十分に行い，院内では診察時に水道の流水下での十分な手洗い励行と，医療器具の消毒を十分に行う．

患者に触れた器具などは煮沸消毒をする．できない器械類は，70％アルコールで清拭，乾燥させる．

4．トラコーマ(trachoma)

1) 原因

Chlamydia trachomatis による．結膜上皮細胞のなかにみとめられるプロワツェク(prowazek)小体は病原体の集団と考えられている．

2) 症状

結膜の充血・混濁・濾胞を生じ，濾胞性結膜炎を発症する．のちに瘢痕となって種々の合併症を生じる．結膜の血管が角膜に入り込むパンヌスがみられ，慢性の経過をたどる．合併症として，眼瞼内反，睫毛(しょうもう)乱生，鼻涙管閉塞，慢性涙嚢炎，角膜混濁などがみられる．

現在わが国では，新鮮例はほとんどみとめられず，合併症のある陳旧例のみがみられる．

3) 診断

症状と結膜上皮細胞にみられるプロワツェク小体の証明による．

4) 治療

テトラサイクリン系薬物の点眼，軟膏塗布を行う．合併症に対してはそれに対する治療が行われる．

最近，クラミジア感染症が，眼ばかりでなく，性器感染症として注目されるようになっている．病原菌は Chlamydia trachomatis である．

成人に起こるものは成人型封入体結膜炎であるが，これは性器感染から起こるので，眼に対するニューキノロン系抗菌薬やテトラサイクリン系抗菌薬の点眼と同時に，抗菌薬の全身投与も行う必要がある．

また新生児に起こるものでは肺炎を併発するので，眼局所治療と抗菌薬の全身投与を行う必要がある．

5．細菌性結膜炎(bacterial conjunctivitis)

1) 原因

黄色ブドウ球菌，肺炎球菌，インフルエンザ菌などによる．

2) 症状

カタル性結膜炎の症状で充血，眼脂，流涙，異物感などがみられる．

3) 診断

結膜炎の症状と，原因となる細菌の種類を明らかにすることで診断が可能である．

4) 治療

抗菌薬の点眼液を使用する．

5) 予防

ウイルス性結膜炎に比べると伝染性は少ないが，家族内の発症もみられるので，手指の消毒などの注意が必要である．

III 看護上の留意点

看護上重要なことは，前記の伝染性疾患に対する正確な知識を知っておくことである．外来，病棟を問わず，眼脂，充血を訴える患者はこれらの伝染性疾患の可能性がある．発見したらすぐに医師に報告する．

また外来では，眼脂，充血のみられる患者には点眼を行わないことが重要である．外来，病棟を問わず，点眼する場合には点眼びんの先が患者の睫毛などに触れないように注意する．

伝染性疾患の患者を誘導する場合，直接患者に触れたら必ず流水で手をよく洗い，患者が触れた個所をアルコールガーゼでよく拭いておく．この場合，患者の心理を傷つけないよう配慮することも必要である．

看護師は，自身が絶対に感染しないように注意しながら，実際の看護にあたることが必要である．

院内感染は医療従事者によって起こっている場合が多いので，院内で集団発生が起こらないように普段から医師，看護師，視能訓練士(ORT)などの協力体制を確立させておく．病棟での定期点眼では患者一人ひとりに点眼びんを用意して，1個の点眼びんを複数の患者に使用してはならない．

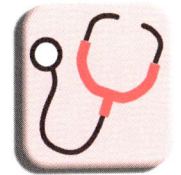

緩和ケア
palliative care

I 定義

緩和ケア(パリアティブケア)とは，進行したがんやエイズなど治癒的治療に反応しない患者に対する積極的な全人的医療をいう．その目的は，死に至るまでの期間，痛みや苦しみなどを除き，患者のクオリティ・オブ・ライフ(QOL)を向上させることで，できるかぎり症状をコントロールし，患者の心理的・社会的・精神的側面から，人間性を尊重した医療と援助を行うことにある．

WHOの定義では，緩和ケアは，疾患の末期にのみ提供されるものではなく，早期から治療に伴う苦痛の緩和も含めて提供され，対象は患者のみではなくその家族も含まれること，ニーズに応じた悲嘆のケア，チームアプローチを行うことが明記されている．

治癒を目的とした医療から緩和を目的とした医療へ，さらに終末期の医療への移行は徐々に行われるもので，明確な境はなく，それまでの治療を行ってきた医師・看護師と密な連絡をとり，継続したケアが受けられることが望まれる．

II 内容

ケアの内容は，本人や家族の希望，疾患の内容や病状，住宅事情など，患者を取り巻くさまざまな要因によって異なる．意識が低下しても呼吸困難感を取り除きたいのか，多少の呼吸困難があっても意識を残してほしいのか，あるいは在宅でのケアを希望するのか，病院やホスピスでのケアを希望するのかなど，希望はさまざまなので，型にはまった対応ではなく，個人の人間性を尊重したきめ細やかな対応が必要である．

苦痛を取り除くことが主目的で，がん患者では疼痛対策が中心となるが，精神的ケア，家族や患者の仕事とのつながり(社会的ケア)も重要である．またターミナルケアにおいても，気道閉塞に対する気管切開など，苦痛を取り除く医療行為は必要である．しかし，患者が望んでいないような延命治療をすべきではない．

どこで自分の最期を迎えたいかは個人の希望による．医療や看護力の充実した病院，終末期医療を目的としたホスピスや緩和ケア病棟(PCU)，家族に囲まれた自宅など，病状が許せば選択することができる．「平成16年終末期医療に関する調査等検討会報告書」では，高齢になった場合の終末期自宅療養希望者は23%，痛みを伴う末期になった場合に最後まで自宅で過ごしたい者は11%であった(一般者対象)．緩和ケアは特定の場所や施設でのみ行われるものではない．

III 看護上の留意点

1. 身体症状のコントロール

身体症状，とくに疼痛コントロールが達成されていることは，患者や家族の心理的，社会的，スピリチュアルな苦痛の緩和にとっても重要なことである．

2. 患者の自己決定権

患者の自律性(autonomy)の尊重は忘れてはならない．医療従事者のための緩和ケアとなっていないか，患者の決定権を現実的・専門的視野でサポートできているか，常に自己確認する姿勢をもちたい．

3. 情報提供

がん医療に関する情報提供の整備は，2007(平成19)年4月に施行された「がん対策基本法」でも明記された．患者・家族が必要な情報を必要なときに入手できるように支援する．とくに病状が進行し，介護を受けながら重要な決定をしていく立場におかれる進行がん患者とその家族には，医療や看護，介護，社会資源に関する情報は必要不可欠なものである．

4. 看護師の役割

緩和ケアは，特定の建物で提供されるものではない．患者・家族が希望する療養場所，どこにおいても提供できるケアの考え方である．

医療チームのなかで看護師は，緩和ケアの実践場面で患者の代弁者としてチーム内のコーディネーター役となり，患者・家族を取り巻く医療従事者がそれぞれの役割を効果的に果たすための調整役を期待されている(表1)．

■表1 緩和ケアにおける看護師の役割

1. ケアの実践者としての役割	症状のコントロール 死(喪失)に対する心理的適応の援助 日常生活の援助 家族への支援
2. ケアチームのコーディネーターとしての役割	チームメンバーへの情報の提供 チームメンバーへの協力の要請と役割の調整 患者とのコミュニケーションの調整 入院ケアと在宅ケアの継続性の維持

(渡辺孝子：これからの看護活動と緩和ケア．臨牀看護，22(13)：1844，1996)

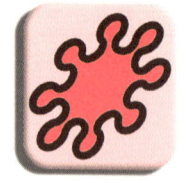

気管支喘息
bronchial asthma；BA

I 概説

気管支喘息は，過敏性を伴う気道の慢性炎症であり，この炎症には好酸球，マスト細胞(肥満細胞)，Tリンパ球が関与する．種々の刺激に対する反応として気管支平滑筋の収縮，気道粘膜の浮腫，粘液の分泌亢進が生じ気道狭窄が起こる．このことにより，呼吸困難，喘鳴が生じる．また，粘稠性の喀痰の増加は喀出困難で，咳嗽を誘発する．これらの症状は深夜より早朝にかけて増悪する傾向があり，不安状態が呼吸困難に拍車をかける．しかし，気管支喘息において，気道に生じた変化は，肺気腫などの慢性閉塞性肺疾患などと異なり，自然または治療により可逆性を有する．

アトピー型(外因性)，非アトピー型(内因性)に分けられ，前者では幼小児期発症，環境に存在する抗原(アレルゲン)に対する血清 IgE 高値，他のアトピー疾患の合併が多く，即時型皮内反応が陽性である．

II 病態

1．気道炎症の発症機序

肥満細胞，Tリンパ球，好酸球，好中球などの細胞とそれらより放出されるヒスタミン，ロイコトリエン，血小板活性化因子などの化学伝達物質が炎症病態に関与する(図1)．

2．喘息反応の種類

抗原吸入後数分から30分で生じる気道狭窄を即時型喘息反応といい，3〜8時間後には気道への好酸球浸潤を伴った遅発型喘息反応がみられ，その後数日間にわたる気道の反応性亢進を後遅発型喘息反応という．

3．気道のリモデリング

喘息発作を繰り返すと気道壁の肥厚や種々の器質的変化(リモデリング)が生じる(図2)．

III 診断

発作性の呼吸困難，喘鳴，息苦しさ，咳嗽(夜間，早朝)をみとめる場合，診断は困難でないが，鑑別診断として慢性閉塞性肺疾患や心不全などを忘れてはならない．また，重要な点はそれらの症状が可逆的であることで，非発作時にはほとんど無症状の場合が多い．またアトピー素因や家族歴の聴取も重要である．

発作時の肺機能検査での閉塞性換気障害〔1秒率($FEV_{1.0\%}$)，1秒量($FEV_{1.0}$)の低下〕が特徴である．

■図1　アレルギー性気道炎症の発症機序

■図2　気道のリモデリング

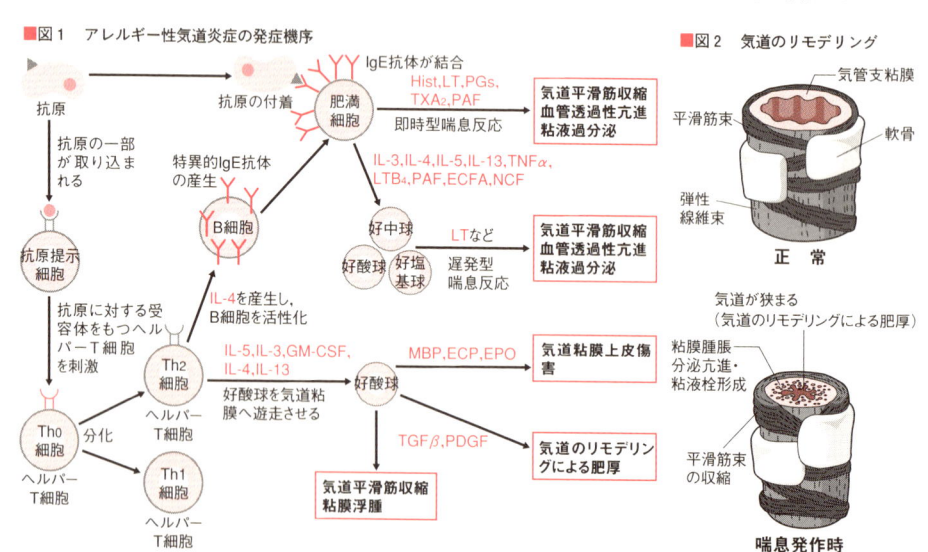

〔図1，2とも　山脇　功編：呼吸器疾患ナーシング．Nursing Mook 1，p.52(図1)，p.51(図2)，学習研究社，2000〕

正常では反応しない程度の刺激(ヒスタミン, アセチルコリン)で気道収縮反応を生じる．皮内反応, スクラッチ・テスト，血清IgE値，抗原吸入誘発試験，喀痰中・末梢血中の好酸球数などの検査も重要である．

IV　治　療

　気管支の攣縮を抑え，正常に近い肺機能を維持することが目標となるが，ピークフローメータによる肺機能の自己評価や喘息日記の記載などによる自己管理が重要である．現在の治療を考慮した喘息重症度の分類を表1に示す．

1) 原因(アレルゲン)の除去などや増悪因子(表2)からの回避
2) 薬物療法
　喘息の長期管理における重症度分類とそれに対応した段階的薬物療法のプロトコル(表3)

(1) 抗炎症薬
　①副腎皮質ステロイド薬(経口・静注・吸入)：急性増悪時には副腎皮質ステロイド薬の経口投与や静

■表1　現在の治療を考慮した喘息重症度の分類(成人)

現在の治療における患者の症状	現在の治療ステップ			
	ステップ1	ステップ2	ステップ3	ステップ4
ステップ1：軽症間欠型相当 ・症状が週1回未満 ・症状は軽度で短い ・夜間症状は月に1～2回	軽症間欠型	軽症持続型	中等症持続型	重症持続型
ステップ2：軽症持続型相当 ・症状は週1回以上，しかし毎日ではない ・月1回以上日常生活や睡眠が妨げられる ・夜間症状が月2回以上	軽症持続型	中等症持続型	重症持続型	重症持続型
ステップ3：中等症持続型相当 ・症状が毎日ある ・短時間作用性吸入β₂-刺激薬がほとんど毎日必要 ・週1回以上日常生活や睡眠が妨げられる ・夜間症状が週1回以上	中等症持続型	重症持続型	重症持続型	重症持続型
ステップ4：重症持続型相当 ・治療下でもしばしば増悪 ・症状が毎日 ・日常生活に制限 ・しばしば夜間症状	重症持続型	重症持続型	重症持続型	最重症持続型

(日本アレルギー学会喘息ガイドライン専門部会監：喘息予防・管理ガイドライン2006. p.7, 協和企画, 2006より改変)

■表2　喘息の危険因子

1. 個体因子
    ①遺伝子素因
    ②アレルギー素因
    ③気道過敏性
    ④性差
2. 環境因子
    (1) 発病因子
        ①アレルゲン
        ②ウイルス性呼吸器感染症
        ③その他の因子
            ⅰ) 大気汚染(屋外・屋内)
            ⅱ) 喫煙(能動・受動)
            ⅲ) 食品・食品添加物
            ⅳ) 寄生虫感染
            ⅴ) 薬物
    (2) 増悪因子
        ①アレルゲン
        ②大気汚染(屋外・屋内)
        ③呼吸器感染症
        ④運動ならびに過換気
        ⑤喫煙　⑥気象
        ⑦食品・食品添加物
        ⑧薬物
        ⑨激しい感情表現とストレス
        ⑩刺激物質(煙，臭気，水蒸気など)
        ⑪二酸化硫黄
        ⑫月経　⑬妊娠
        ⑭肥満
        ⑮アルコール
        ⑯過労

(日本アレルギー学会喘息ガイドライン専門部会監：喘息予防・管理ガイドライン2006. p.30, 協和企画, 2006)

注がきわめて有効である．気道局所に作用する吸入ステロイド薬は全身性副作用がほとんどない．
②抗アレルギー薬：化学伝達物質を遊離し，作用を調節するすべての薬物を抗アレルギー薬とよぶ．

(2) 気管支拡張薬
β-受容体刺激薬，テオフィリン薬，抗コリン薬．

(3) その他
漢方薬，減感作療法も有効なことがある．

■表3 喘息の長期管理における重症度に対応した段階的薬物療法

重症度[*1]			ステップ1 軽症間欠型	ステップ2 軽症持続型	ステップ3 中等症持続型	ステップ4 重症持続型
喘息症状の特徴	頻度		週1回未満	週1回以上だが毎日ではない	毎日	毎日
	強度		症状は軽度で短い	月1回以上日常生活や睡眠が妨げられる	週1回以上日常生活や睡眠が妨げられる	日常生活に制限
					短時間作用性吸入β_2-刺激薬頓用がほとんど毎日必要	治療下でもしばしば増悪
	夜間症状		月2回未満	月2回以上	週1回以上	しばしば
PEF $FEV_{1.0}$[*2]	%$FEV_{1.0}$, %PEF		80%以上	80%以上	60%以上80%未満	60%未満
	変動		20%未満	20〜30%	30%を超える	30%を超える

*1 いずれか1つがみとめられればそのステップと判断する
*2 変動からの判断は重症例や長期罹患例で重症度を過小評価する場合がある．呼吸機能は気道狭窄の程度を客観的に示し，その変動は気道過敏性と関連する．%$FEV_{1.0}$＝（$FEV_{1.0}$測定値/$FEV_{1.0}$予測値）×100，%PEF＝（PEF測定値/PEF予測値または自己最良値）×100

	ステップ1	ステップ2	ステップ3	ステップ4
長期管理薬 ●…連用 ○…考慮	○喘息症状がやや多いとき（たとえば月1〜2回），血中・喀痰中に好酸球増加のあるときは下記のいずれか1剤の投与を考慮 ・吸入ステロイド薬（低用量） ・テオフィリン徐放製剤 ・ロイコトリエン受容体拮抗薬 ・DSCG ・抗アレルギー薬[*1]	●吸入ステロイド薬（低用量）連用 ●上記で不十分な場合は，下記のいずれか1剤を併用[*3] ・テオフィリン徐放製剤 ・ロイコトリエン受容体拮抗薬 ・長時間作用性β_2-刺激薬（吸入/貼付/経口） ○DSCGや抗アレルギー薬の併用可	●吸入ステロイド薬（中用量）連用 ●下記のいずれか1剤，あるいは複数を併用[*3] ・テオフィリン徐放製剤 ・ロイコトリエン受容体拮抗薬 ・長時間作用性β_2-刺激薬（吸入/貼付/経口） ○Th2サイトカイン阻害薬の併用可	●吸入ステロイド薬（高用量）連用 ●下記の複数を併用[*3] ・テオフィリン徐放製剤 ・ロイコトリエン受容体拮抗薬 ・長時間作用性β_2-刺激薬（吸入/貼付/経口） ○Th2サイトカイン阻害薬の併用可 ●上記のすべてでも管理不良の場合 ・経口ステロイド薬の追加[*4]
発作時	短時間作用性吸入β_2-刺激薬[*2]	短時間作用性吸入β_2-刺激薬[*2]	短時間作用性吸入β_2-刺激薬[*2]	短時間作用性吸入β_2-刺激薬[*2]

*1 抗アレルギー薬：本表では，メディエーター遊離抑制薬，ヒスタミンH_1拮抗薬，トロンボキサンA_2阻害薬，Th2サイトカイン阻害薬を指す
*2 発作時には短時間作用性吸入β_2-刺激薬を頓用するが，感冒などの特殊な増悪因子がない普段は短時間作用性吸入β_2-刺激薬の頓用が不必要な状態になるように長期管理を行う．発作時でも短時間作用性吸入β_2-刺激薬を3〜4回/日必要になることが週に3日以上ある場合は，長期管理をステップアップする
*3 記載順は選択順を示すものではなく，各症例に基づいて，担当医が決定する
*4 経口ステロイド薬は，まず間欠投与から開始する
※ステップアップをする場合は，各ステップにおける薬剤アドヒアランスが十分であることを確認したあとに行う

ステップアップ：現行の治療でコントロールできないときは次のステップに進む
ステップダウン：治療の目標が達成されたら，少なくとも3か月以上の安定を確認してから治療内容を減らしてもよい．以後もコントロール維持に必要な治療は続ける

（日本アレルギー学会喘息ガイドライン専門部会監：喘息予防・管理ガイドライン2006．p.105，協和企画，2006より改変）

気管支喘息患者の看護

■看護のポイント

適切に自己管理を行い，気道上皮組織や基底の損傷や肥厚，線維化の進行を回避し，喘息発作を起こさない安定したよい状態を維持することを目指して，患者自身が主体的に取り組めるよう援助する．

発作時には，患者の状態に合わせながら，呼吸困難による苦痛を最小にとどめ，気道の閉塞状態がすみやかに改善するよう援助が必要である．

■観察のポイント

1 発作の程度の把握
 ①意識状態，チアノーゼ，頻脈（呼吸停止切迫時は徐脈），血圧低下
 ②呼吸困難，話し方，呼吸数，喘鳴，咳嗽，呼吸音（呼気時の連続ラ音，清明な呼吸音への変化は中枢気道の閉塞による窒息状態を意味する場合があるので注意），痰，補助呼吸筋の使用，動脈血酸素分圧（PaO_2），動脈血二酸化炭素分圧（$PaCO_2$），経皮的動脈血酸素飽和度（SpO_2），使用薬剤の内容や使用状況

2 発作による日常生活への影響の把握

3 発作の原因や誘因の把握

4 精神状態の把握

■具体的なケア

1 発作時のケア

1) 症状緩和のための援助

(1) 低酸素血症の改善
 ①酸素吸入
  ・$PaO_2 \geq 60$ mmHg(Torr)に維持するように注意
 ②体位の工夫
  ・セミファウラー位あるいはファウラー位
  ・オーバーテーブルに前腕をかけ，よりかかる姿勢
 ③労作負荷軽減の工夫
  ・寝衣交換や排泄動作など

(2) 脱水の改善
 ①経口からの水分摂取を増やす．
 ②点滴による水分補給．

(3) 咳嗽，排痰
 ①副腎皮質ステロイド薬やβ_2-刺激薬などの吸入
 ②徒手的呼吸介助（血痰，気胸，胸痛，肋骨骨折などの場合は禁忌．胸部の叩打や過度の圧迫による気管支攣縮や肺胞虚脱に注意しながら実施）
  →呼吸理学療法（こきゅうりがくりょうほう）

2) 日常生活の援助
 その患者の状態に合わせて必要な援助を行う．

3) 精神面への援助
 すみやかに改善しない呼吸困難は，生命の危機感や不安感などを生じさせる．このような精神の動揺は心拍数を増加させたり，呼息が不十分なまま吸息を行って呼吸困難を増悪させてしまったりする．そして，さらに精神を不安定にするという悪循環に陥る場合もある．このような患者の状況を理解し，精神が安定するように働きかける必要がある．

4) 薬物療法時の援助
 重症であるほど薬物療法の効果に期待するところが大きいため，使用される薬物の作用や副作用について正しく理解し，与薬や観察をする．テオフィリンは有効血中濃度（$5 \sim 15$ μg/mL）の閾値が狭く，それを超えると悪心・嘔吐などの消化器症状や30 μg/mL以上では不整脈や痙攣，昏睡などの重篤な症状を起こす場合があるため，適宜，薬物血中濃度をモニタリングしながら使用する．

2 非発作時のケア
 喘息のコントロールと目標を表4に示す．

1) 指導のポイント

(1) これまでの生活を見直し，発作を予防するために今後の生活をどう整えたらよいか話し合う．

(2) 患者自身が主体的に日常生活を改善できるように支援する．
 ①生活環境の整備：ダニやハウスダスト，ペットの毛などがアレルゲンの場合は，寝具や家屋から極力，排除する必要がある．
   寝具はダニが通過できない高密度繊維のカバーで覆い，可能なものは丸洗いをしてよく乾燥させるのが望ましい．
   掃除機は排気によるアレルゲンの飛散に注意しながら効果的に使用する必要がある．

■表4　喘息のコントロールと目標

- 慢性喘息症状がわずか(できれば消失)，夜間症状がわずか(できれば消失)
- 喘息症状増悪の少ないこと(できればまれに)
- 喘息発作による死亡のないこと
- 経口副腎皮質ステロイド薬の使用がわずか(できるだけ不使用)
- 運動を含む活動の制約のないこと
- 換気機能がほぼ正常であること
- ピークフローの日内変動が20％未満(できれば10％未満)
- ピークフローがほとんど正常
- 薬剤の副作用が少ないか，あるいはない
- 短時間作用性β_2-刺激薬の吸入をほとんど使用しない

(日本アレルギー学会喘息ガイドライン専門部会監：喘息予防・管理ガイドライン2006, p.103, 協和企画, 2006 より改変)

②気道感染の予防：含嗽，手洗いを習慣化する．インフルエンザワクチンの接種を受ける．

　風邪の流行時には人ごみをさけたりマスクを使用したりする．家族や職場など周囲の人たちにも協力してもらうことが必要である．感染の徴候があれば早めに対処する．日頃から患者自身の免疫力を高める生活を心がける．

③過労をさけ，十分な睡眠をとる．適度な運動を行い，バランスのよい食事を摂る．

④ピークフローの測定(ピークフローメータで，最大吸気位から力いっぱい吐き出したときの最大呼気流速を知ることによって，気道狭窄の程度を測定する)や喘息日記などを活用し，自分自身の状態を客観的に把握する．

2) 薬物療法を継続していく患者への指導

①吸入：エアロゾル化した薬物を気道局所へ効果的に沈着させる吸入方法(必要に応じてスペーサーを利用し，苦しくない程度に息を十分に吐き出したあと，5～6秒かけてゆっくり薬剤を吸い込み，無理のない程度に5～10秒くらい息を止め，鼻からゆっくり吐き出す方法)を習得できるようにする．

　副腎皮質ステロイド薬の吸入後はカンジダ症や嗄声を予防するため含嗽する．

②自己判断で薬の使用を中止したり調整したりするのは病状の悪化につながり，危険なことであることを理解したうえで，適切に薬物療法を行えるようにする．

危機理論
crisis theory

I 概説

危機理論は，米国における精神医学の発達(1960年代～1970年代前半)のなかで，予防精神医学として広がったものである．

キャプラン(Gerald Caplan)は危機予防の考え方をもとに予防精神医学を提唱し，「第一次予防」「第二次予防」「第三次予防」の重要性を強調した．この考え方が具体的な危機介入の方法として展開され，30数年来，米国の地域精神医療の目ざましい活動とともに急速に発展している．そして，危機理論や対処理論，最近ではストレス脆弱性モデルへと発展した．この危機予防の考え方が，精神科看護の基本理念として導入され，次いでほかの看護領域の理論としても活用されるようになっている．キャプランは，危機の状態を「人生の重要目標が達成されるのを妨げられる事態に直面したとき，習慣的な課題解決方法をまずはじめに用いてその事態を解決しようとするが，それを克服できない結果，発生する事態である」と定義している．

すなわち危機とは，人間は絶え間なく変化する環境のなかで生理的にも心理的にも平衡を保つこころみをしているが，この平衡を保つことが困難になった状態である．喪失や脅威に直面し，これまでの対処機制や問題解決方法では克服できず，不適応あるいは成長を損なう急激な情緒的混乱をきたした一過性の障害といえる．人間は危機に陥ると注意力の散漫や無気力，不安感，抑うつ，怒り，パニック状態，絶望感，精神身体状態がみられるようになる．

II 危機の3つのタイプ

危機には，大きく分けて以下にあげる3つのタイプがある．
(1) 発達的危機：発達的危機は人間の成長発達のうえでさけることができないもので，精神の健康，望ましい自我の発達にみられる段階上の各課題を乗り越える際の危機をいう．
(2) 状況的危機：家族の突然の死や離別，悪性疾患に罹患する，失業・転職や急な配置転換，能力以上の昇格と責任，受験の失敗など，特定の外的な出来事が個人あるいは家族の心理的均衡を脅かす状態．
(3) 偶発的危機：大規模な地域的天災・大事故などで，大勢の人々をパニック状態に陥らせた状態が偶発的危機である．

危機から発するストレス刺激は，個人の認知的評価のしかたによって，脅威として受け止められる程度が変化する．また危機状況は，問題発生状況から脅威を受けてもすぐには発生しない．その脅威から受ける苦痛を回避するための対処法を人は習慣的に身につけているからである．しかし，過去に身につけた防衛機制(無意識・自動的)や対処機制(意識的・全体的)をすべて用いても問題が解決されないときに，危機状態は発生する．

■表1 理論家によるいくつかの危機モデル

理論家	特徴	危機プロセス
フィンク	マズローの動機付け理論に基づく脊椎損傷患者を対象とした危機モデル	●衝撃→●防御的退行→●承認→●適応
ションツ	乗り越えがたい障害に直面した危機モデル	●最初の衝撃→●現実逃避→●防御的退却→●承認→●適応
エンゲル	悲嘆のプロセス	●ショックと否認→●意識化→●復元
ラマーズ	悲嘆のプロセス	●抗議→●絶望→●離脱→●回復
デーケン	悲嘆のプロセス	●精神的打撃と麻痺状態→●否認・パニック・怒りと不当感・敵意→●罪の意識→●空想・幻想→●孤独感と抑うつ→●精神的混乱・無関心・あきらめ→●新しい希望・立ち直り＝新しいアイデンティティの誕生
コーン	突然身体障害を受けた患者の障害受容のプロセス	●ショック→●回復への期待→●悲嘆→●防御→●適応
キュブラー・ロス	死を受容する患者の心理的プロセス	●ショック→●否認→●怒り・うらみ→●取引・抑うつ→●受容

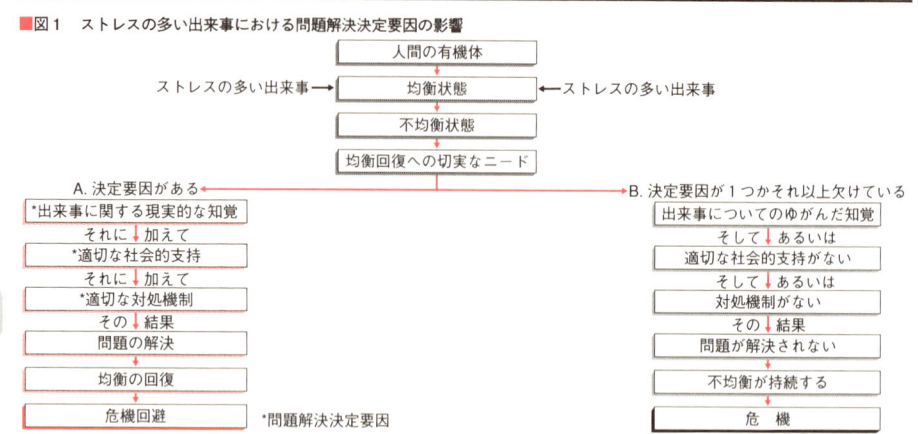

■図1　ストレスの多い出来事における問題解決決定要因の影響

```
                            人間の有機体
       ストレスの多い出来事 →  均衡状態  ← ストレスの多い出来事
                            不均衡状態
                       均衡回復への切実なニード
```

A. 決定要因がある
* 出来事に関する現実的な知覚
　↓それに加えて
* 適切な社会的支持
　↓それに加えて
* 適切な対処機制
　↓その結果
　問題の解決
　↓
　均衡の回復
　↓
　危機回避

B. 決定要因が1つかそれ以上欠けている
　出来事についてのゆがんだ知覚
　↓そしてあるいは
　適切な社会的支持がない
　↓そしてあるいは
　対処機制がない
　↓その結果
　問題が解決されない
　↓
　不均衡が持続する
　↓
　危機

*問題解決決定要因

［Donna C. Aguilera（小松源助ほか訳）：危機介入の理論と実際．p.25，川島書店，1997］

III　危機状況の段階（キャプランによる）

危機の段階を，キャプランは以下のように定義している．

1．第1段階
急激な緊張が起こり，それを解消し，平衡を保つために，習慣的な問題解決反応が喚起される．

2．第2段階
習慣的な問題解決方法がうまくいかないことによる緊張・動揺の増大と不安にかられる状態が続き，新たな対処方法を求める動機が強くなる．

3．第3段階
新しい内的・外的資産が動員されるときである．新しい対処方法の導入により，解決されるべき問題が明確になり，ある解決に到達する．また新しい資産の導入が不適切な場合は，結果的に緊張と不安が持続する．

4．第4段階
第3段階で問題解決されないときに生じる．解決されないために残る緊張や不安は抑圧され，何らかの平衡状態を保つが，結局は未解決の問題やコンフリクト状態（葛藤）をかかえ込む．

IV　危機モデル

危機のたどる特有の経過を模式的に表現したもので，危機の構造を示し，その概念を具象化したものを「危機モデル」とよび，さまざまな理論家によっていくつかのモデルが定義されている．

フィンク（Fink）やションツ（Shontz）は，危機のたどるプロセスを「危機モデル」として示し，エンゲル（Engel），ラマーズ（Lamers），デーケン（Deeken）は，危機のプロセスを「悲嘆のプロセス」として，コーン（Cohn）はそれを「障害受容のプロセス」として，キュブラー・ロス（Kübler-Ross）はそれを「死の受容過程」として表した（表1）．

危機の過程について，アギュララ（Aguilera）とメズイック（Messick）は図1のように図式化し，危機に陥るかどうかを左右する重要な要因として「対処＝コーピング」をあげている．

ラザルス（Lazarus）は「対処＝コーピング」を，ストレスや脅威をもたらす出来事を緩和したり除去しようとする認知的・行動的努力であると定義している．

そこで危機介入の概念や方法が，地域精神衛生，地域精神医学，コミュニティ心理学の理論と実践のなかから登場した．

V　危機介入の基本的考え方

①危機状態に陥り情緒的均衡が崩れている人に対して，少なくとも以前のような均衡を回復させることを目標にする．自己および環境への新しい意味づけ，柔軟な知覚，新しい対処方法の獲得があり，新しい均衡に至り，結果として自己成長がなされる．

②危機介入は限られた時間および回数で対処する．現時点の危機状態のなかで問題になることの解決に集中する．

③その人のパーソナリティ資源のポジティブな側面と，その人を取り巻く外的資源のポジティブな側面を積極的に利用する．

④その人を取り巻く環境への働きかけや調整も同時に行う．

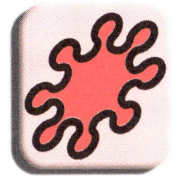

寄生虫〔症〕
parasitic disease

I 定義・概念

寄生虫(parasite)とは，ヒトを含む動物の体内または体表に存在し，そこから栄養分などを摂取するという形で依存しないと生活環を維持できない単細胞または多細胞動物をいう．このような存在形態を寄生(parasitism)とよび，寄生虫による疾患を寄生虫症(parasitic disease)とよぶ．

一方，寄生しなくとも生活環を維持できるものを自由生活性(free living)の生物という．

II 寄生虫の種類

単細胞の寄生虫を原生動物または原虫(protozoa)といい，多細胞の寄生虫を蠕虫(helminth)と総称する．いずれも人体内部に寄生する内部寄生虫であり，体表に寄生する体外寄生虫(たとえばダニなど)とは区別される．原虫類は一般には数十μm以下で小さいが，きわめて分化した機能を有している．一方，人体に寄生する蠕虫類の大きさは変異に富み，数十μmから10mにも達する．

寄生虫の分類は生物学上の規約にそってなされるが，寄生部位，たとえば組織内寄生，消化管寄生と分けるほうが診断，治療の面から考えても理解しやすい．また感染ルートや感染にかかわる要因から考えるのも現実的で，問題を把握しやすい．これらに関しては表1，2を参照されたい．

III 寄生虫の発育と生殖

1. 単純二分裂

単純二分裂は原虫でみられる．赤痢アメーバやランブル鞭毛虫などは単純二分裂で母虫体(栄養型虫体ともいう)が同一の形態の2つの娘虫体に分裂する．ト

■表1 主要な人体寄生虫の生物学的分類

原虫（Protozoa）
　根足虫類（Rhizopoda）
　　赤痢アメーバ（Entamoeba histolytica）
　鞭毛虫類（Mastigophora）
　　ランブル鞭毛虫（Giardia lamblia）
　　腟トリコモナス（Trichomonas vaginalis）
　　ガンビアトリパノソーマ（Trypanosoma burcei gambiense）
　　ローデシアトリパノソーマ（Trypanosoma burcei rhodesiense）
　　クルーズトリパノソーマ（Trypanosoma cruzi）
　　ドノバンリーシュマニア（Leishmania donovani）
　　ブラジルリーシュマニア（Leishmania braziliensis）
　　熱帯リーシュマニア（Leishmania tropica）
　　メキシコリーシュマニア（Leishmania mexicana）
　胞子虫類（Sporozoa）
　　トキソプラズマ（Toxoplasma gondii）
　　熱帯熱マラリア原虫（Plasmodium falciparum）
　　三日熱マラリア原虫（Plasmodium vivax）
　　四日熱マラリア原虫（Plasmodium malariae）
　　卵形マラリア原虫（Plasmodium ovale）
　繊毛虫類（Ciliata）
　　大腸バランチジウム（Balantidium coli）

蠕虫（Helminth）
　線虫類（Nematoda）
　　回虫（Ascaris lumbricoides）
　　アニサキス（Anisakis simplex）
　　蟯虫（Enterobius vermicularis）
　　ズビニ鉤虫（Ancylostoma duodenale）
　　アメリカ鉤虫（Necator americanus）
　　東洋毛様線虫（Trichostrongylus orientalis）
　　広東住血線虫（Angiostrongylus cantonensis）
　　糞線虫（Strongyloides stercoralis）
　　有棘顎口虫（Gnathostoma spinigerum）
　　バンクロフト糸状虫（Wuchereria bancrofti）
　　マレー糸状虫（Brugia malayi）
　　回旋糸状虫（Onchocerca volvulus）
　　イヌ糸状虫（Dirofilaria immitis）
　　鞭虫（Trichuris trichiura）
　　旋毛虫（Trichinella spiralis）
　吸虫類（Trematoda）
　　肝吸虫（Clonorchis sinensis）
　　横川吸虫（Metagonimus yokogawai）
　　宮崎肺吸虫（Paragonimus miyazakii）
　　ウェステルマン肺吸虫（Paragonimus westermani）
　　肝蛭（かんてつ）（Fasciola hepatica）
　　日本住血吸虫（Schistosoma japonicum）
　　マンソン住血吸虫（Schistosoma mansoni）
　　ビルハルツ住血吸虫（Schistosoma haematobium）
　条虫類（Cestoda）
　　広節裂頭条虫（Diphyllobothrium latum）
　　マンソン裂頭条虫（Spirometra erinacei europaei）
　　大複殖門条虫（Diplogonoporus grandis）
　　無鉤条虫（Taenia saginatus）
　　有鉤条虫（Taenia solium）
　　単包条虫（Echinococcus granulosus）
　　多包条虫（Echinococcus multilocularis）
　　小形条虫（Vampirolepis nana）

■表2　主要な寄生虫の感染要因別分類

①食物由来の感染	赤痢アメーバ，アニサキス，横川吸虫，広節裂頭条虫，無鉤条虫など
②性行為による感染	赤痢アメーバ，腟トリコモナスなど
③ペットからの感染	トキソプラズマなど
④ベクターによる感染	トリパノソーマ，リーシュマニア，マラリア原虫，バンクロフト糸状虫など
⑤わが国にみられる輸入寄生虫	マラリア原虫，赤痢アメーバ，ランブル鞭毛虫，リーシュマニア，無鉤条虫，有鉤嚢虫(有鉤条虫の幼虫)など
⑥人獣(畜)共通感染	トキソプラズマ，赤痢アメーバ，アニサキス，イヌ糸状虫，多包虫など
⑦日和見感染	ニューモシスチス，トキソプラズマ，クリプトスポリジウム，糞線虫など

■図1　三日熱マラリア原虫(*Plasmodium vivax*)の赤血球内での単純多数分裂
ギムザ染色体標本で赤紫に染色されているのが，多数分裂して形成されたメロゾイトの核．このステージの虫体を分裂体(シゾント，schizont)とよぶ．

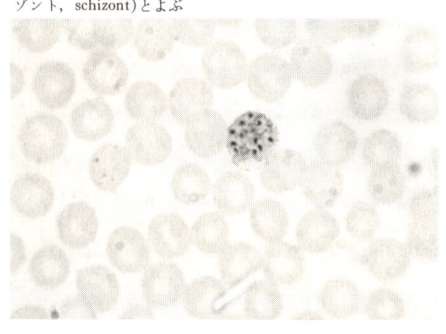

リパノソーマ，リーシュマニアなどは細胞寄生原虫なので，宿主細胞内で単純二分裂で増殖する．

2．単純多数分裂

マラリア原虫などの胞子虫類の場合にみられるシゾゴニー(schizogony)のことで，母虫体の内部に娘虫体(メロゾイト，merozoite)が多数形成され，最後に娘虫体が外部に脱出する．マラリア原虫のシゾゴニーは感染後まず肝細胞内，ついで赤血球内(図1，2)で起こる．

3．胞子虫類にみられる有性生殖

たとえば，マラリア原虫では宿主の赤血球内で雌雄の生殖母体(macrogametocyte, microgametocyte)が形成され，カによって吸血されたのちに成熟し，その中腸において microgamete が macrogamete 内に侵入し，受精が起こって融合体(ザイゴート，zygote)ができる．この融合体が最終的に胞嚢体(オーシスト，oocyst)となり，内部に多数のスポロゾイト(sporozoite)が形成される．

4．両性生殖

蠕虫類において最も普遍的にみられる生殖の方法であるが，種によって雌雄異体のものと雌雄同体のものとがある．一般に線虫類は前者，吸虫類と条虫類は後者である．ただし，住血吸虫は雌雄異体である．雌雄同体の吸虫類，条虫類であっても，交接は異なった個体間で行われるといわれる．

5．単為生殖

処女生殖ともいわれる．雄の成虫が存在しなくても雌の成虫のみで生殖が行われる．人体内での寄生世代の糞線虫にみられる．

6．幼生生殖

吸虫類が幼虫のときに行う生殖方法である．たとえばマメタニシ(第1中間宿主)体内で肝吸虫が示すように，スポロシスト体内に多数のレジアができて成熟す

ると遊出する．レジアの体内にも多数のセルカリア(図3)が形成され，やはり成熟するとレジアから脱出していく．

蠕虫類では虫卵内に幼虫が形成されると，幼虫は一定期間後に脱出し，いくつかの幼虫の段階を経てから成虫となる．この際に宿主を変え，変態(metamorphosis)を伴いながら寄生を続けないと生活環が完成しないものが多い．

この場合，最後の宿主を終宿主(final host)，そこに至るまでに宿主が必要な場合は，それらを中間宿主(intermediate host)とよび，発育の順序に従って第1中間宿主，第2中間宿主とする．

Ⅳ　寄生虫の感染と発症

1．寄生虫の感染

寄生虫の感染要因に関しては表2に示したが，具体的な寄生虫の人体内への侵入ルートとしては，経口，経皮，経胎盤があり，例外的に生殖器や目に局所的な接触感染が起こる．

まず経口感染は原虫類，蠕虫類の広い範囲にわたってみられる．原虫類では赤痢アメーバなどでは嚢子(シスト，cyst；図4)，トキソプラズマなどではオーシスト(図5)が感染源となるが，蠕虫類では成熟虫卵，幼虫などが経口感染する．幼虫は水，食物などのほか中間宿主とともに経口摂取される．また待機宿主(paratenic host；中間宿主を捕食して感染能力のある幼虫を長期間そのまま保持している動物)を摂取して感染することもある．

経皮感染は幼虫が能動的に皮膚を通過して体内に侵入するもの，感染形を有する昆虫[これらをベクター(vector)とよぶ]が吸血する際に送り込まれたり，傷

■図2　マラリア原虫のライフサイクル

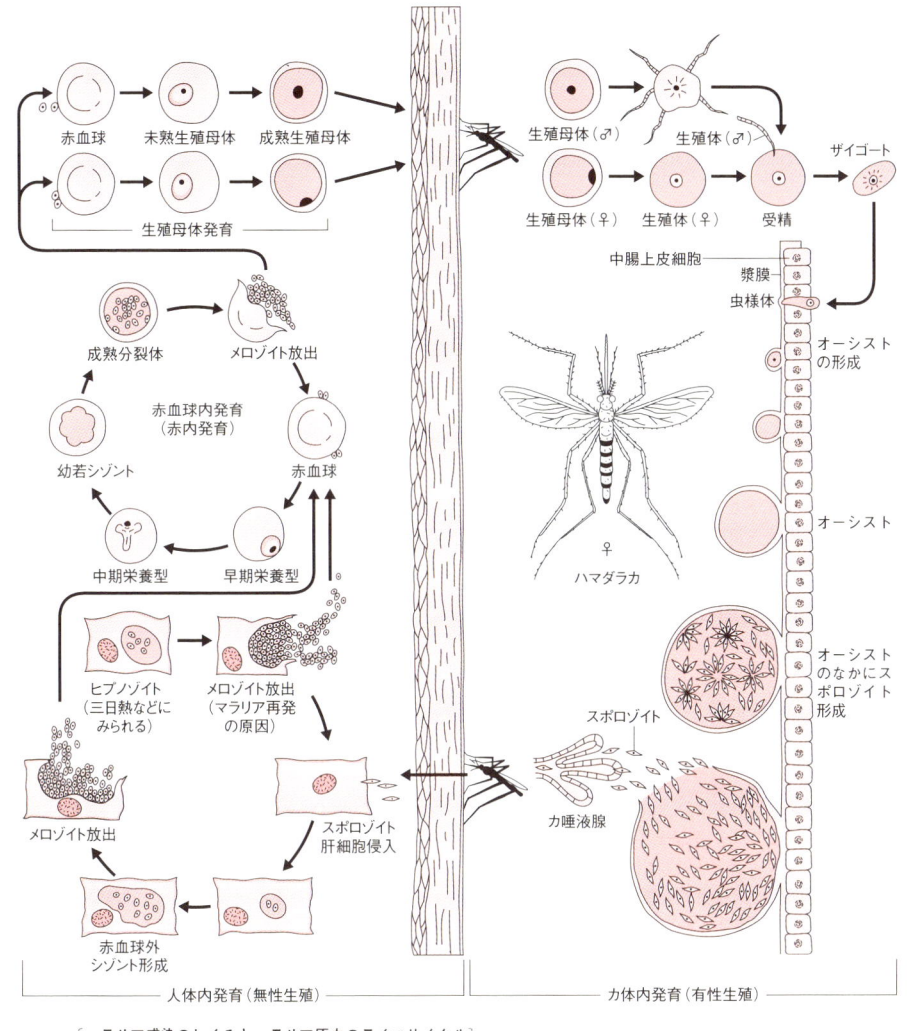

[マラリア感染のしくみとマラリア原虫のライフサイクル]
- 病原体保有者：感染したヒト
- 媒介物：ハマダラカ
- カがマラリア原虫に感染したヒトから吸血する際，生殖母体を取り込む
- カの体内で雌雄の生殖体が受精してザイゴートとなる
- ザイゴートはカの腸壁漿膜下で発育してオーシストをつくり，多数のスポロゾイトができる
- スポロゾイトがカの唾液腺に入る
- カが吸血したとき，スポロゾイトが人体内に注入される
- スポロゾイトは肝細胞内で増殖し（赤外型），さらに赤血球内で増殖して（赤内型）多数のメロゾイトを放出する
- 雌雄の生殖母体ができる

■図3　マンソン住血吸虫(*Schistosoma mansoni*)のセルカリア
体部と先端が分岐した尾部よりなる．全長約400μm．住血吸虫の感染形で，皮膚を体部だけ穿通して感染する

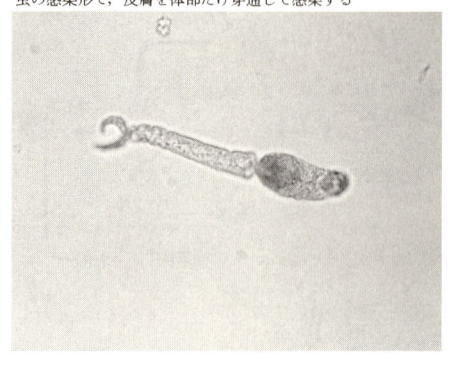

■図4　赤痢アメーバ(*Entamoeba histolytica*)の未成熟囊子
鉄ヘマトキシリン染色標本で特徴的な，両端が鈍円状の類染色質体(chromatoid body)をみる．成熟すると4核を有する囊子となり，感染能力を有する．径10～17μm

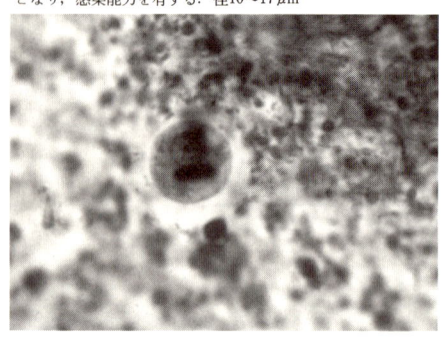

■図5　トキソプラズマ(*Toxoplasma gondii*)の未成熟胞囊体
長径10～13μmの楕円形で，成熟すると内部に2個のスポロシスト，そのおのおのに4個のスポロゾイトが形成される．終宿主であるネコの糞便中に出現する

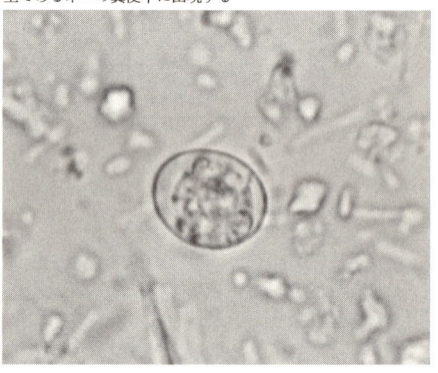

口から侵入したりするものがある．前者の例としては住血吸虫のセルカリア，後者はマラリア原虫がカの吸血時に感染することなどが例としてあげられる．

経胎盤感染はトキソプラズマなど血液中の細胞に寄生する原虫類にみられる．局所の接触感染は生殖器でのトリコモナスなどにみられる．

また，人獣(畜)共通感染症(zoonosis)という概念は重要で，ヒトと動物との間で移行する疾患をいう．すなわち動物が病原体を有していて，それがヒトへの感染源となりうるような疾患を意味している．WHOは88種類の疾患を人獣(畜)共通疾患とし，関与する病原体として103種類をあげている．そのなかに寄生虫は56種類含まれており，線虫類が最も多い．

2．発症

寄生虫に感染しても，発症するかどうかは多くの要因に左右される．このことは寄生虫疾患にはキャリア(症状のない病原体保有者で，新しい感染源となりうる)が多いという特徴の原因となっている．

寄生虫感染による症状の出現は，物理的な要因と化学的な要因に大別できる．前者の例ではエキノコックス症などがあげられるが，主に虫体による圧迫・閉塞など，また，鉤虫にみられる腸粘膜吸着(図6)による吸血なども含まれる．

一方，化学的な要因としては寄生虫の増殖，代謝，排泄，分泌，あるいは虫体の死滅に際して放出される物質などによる宿主側の種々の生物学的な反応(アレルギー反応など)があげられる．また蠕虫類の感染時にIgEの上昇がしばしばあり，好酸球の増加がよくみられることも知られている．

発症に関連しては，日和見感染(opportunistic infection)の意義も理解する必要がある．日和見感染とは宿主の免疫機能が正常なときには発症しないが，免疫機能が落ちたときに発症してくるものをいう．

寄生虫領域の日和見感染としては，悪性リンパ腫などにみられるトキソプラズマ症，エイズに伴うトキソプラズマ脳炎，クリプトスポリジウム症などがある．

3．宿主特異性

寄生虫の感染・発症は，寄生虫の宿主特異性(host specificity)によっても左右される．自然界の多くの寄生虫のなかにはヒトに感染しても全く発育しないものもあり，また前述のように人獣(畜)共通疾患として，広い宿主特異性を有するものもある．たとえばマラリア原虫などは比較的この宿主特異性がはっきりしており，原則的には動物のマラリア原虫はヒトに感染しな

■図6 小腸粘膜に咬着した鉤虫(hookworm)の成虫縦断切片標本(×100)

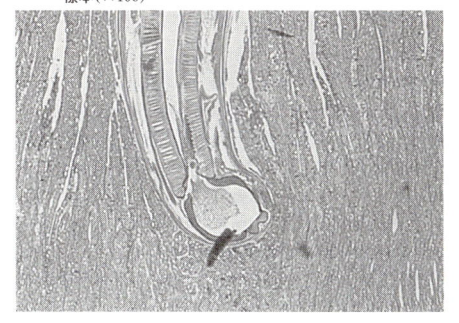

■図7 胃粘膜内に頭部を刺入させたアニサキス幼虫(内視鏡所見,慶應義塾大学内科症例)
最も多いアニサキスⅠ型幼虫は体長約2.8 cm

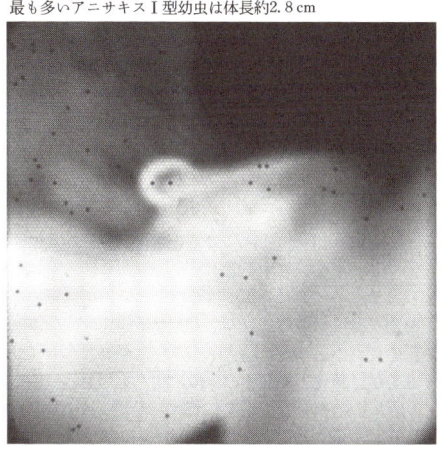

い.一方シャーガス病の病原体であるクルーズトリパノソーマはヒトを含む多種の動物に感染する.

しかし,ヒトの体内では成熟できなくても感染・発症する場合があり,幼線虫移行症(larva migrans)はその例である.アニサキス亜科線虫,イヌ回虫,広東住血線虫など,本来人体内では成虫に発育できない線虫の感染幼虫(第3期幼虫)が食物(アニサキス亜科線虫の場合は第2中間宿主である海産の中〜小型魚類)などとともに摂取されると,それ以上発育することはないが,幼虫は種々の臓器を移動(migrate)してアレルギーによる炎症をひき起こす(図7).

容易にわかるようにアニサキス感染はわが国に多く,サバ,アジ,スルメイカ,サケ,タラなど多岐にわたる魚が中間宿主となっている.

Ⅴ 寄生虫症の診断と治療

1. 診 断

寄生虫症の診断は,虫体を人体材料から検出することによって確定する.しかし,細胞内寄生の原虫類など,あるいは組織内寄生の蠕虫類の一部,とくに幼線虫移行症などの場合は虫体を検出するのが困難なことがある.このため,最近では血清反応を多用している.ゲル内沈降反応,間接蛍光抗体法,ELISA法(酵素免疫吸着測定法)など方法は多種あり,感度,信頼度も疾患によって異なるが,反復検査も可能など利点も多い.疾患によっては確定診断も可能である.

また,Western blotting,PCR(polymerase chain reaction;ポリメラーゼ連鎖反応),モノクローナル抗体などを利用した特異抗原検出なども広く使用されつつある.

2. 治 療

治療は,一部を除いて化学療法が主体となる.外科療法はエキノコックス症,有鉤嚢虫症などに根治療法として行われる.薬物は一部わが国では市場化されておらず入手できない.

寄生虫の化学療法の問題もいくつか存在するが,近年,薬物耐性マラリア原虫感染がわが国でも次第に多くみられるようになってきていることは重要である.

Ⅵ 寄生虫症の疫学

わが国における寄生虫症は,第二次大戦後しばらくの間は回虫などが高い感染率を有していたため,公衆衛生上の大きな問題となっていた.しかし効果的な対策の実施などによって,ほとんどの寄生虫症は根絶された.現時点では,アニサキス症の患者が食習慣のため比較的多くみられる.

ほかにも北海道のエキノコックス症(多包虫症),沖縄などの糞線虫症,輸入感染症としてのマラリア,性感染症としてのアメーバ赤痢症などが問題となっており,たとえば五類感染症のアメーバ赤痢症は750例近くの届出がある.ほかの寄生虫疾患も診断・治療などについて問題を有している.

しかし,寄生虫症はわが国を含む先進諸国では一般に大きな問題とみなされていない.他方,熱帯地方の開発途上国では,現時点で最も重要な公衆衛生・医学上の問題となっている.たとえば最近のWHOの推計では,マラリアの被感染者は3〜5億人,死亡者が150〜270万人とされている.このように,寄生虫症は熱帯病として重要な位置を占めており,先進諸国のこの分野における医学上の貢献も期待されるところである.

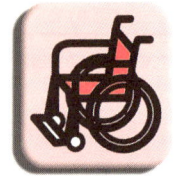

キネステティク
Kinästhetik

I 概説

1．定義
ギリシャ語の kinesis（動き）と aisthesis（感覚）の合成語で，行動サイバネティクス研究者であるフランク・ハッチ（Frank Hatch）が命名した．「動きの感覚の学習」という意味で，患者が不必要な力を使わないで動けるテクニックを身につけ，患者自身の感覚や動きの能力を伸ばすために，介助者が効果的な身体的接触や動きについて知り，動きの感覚を学習しながら援助する方法．患者と介助者の身体の関係を効果的に使用し，互いの負担を最小限にして，患者と一緒に動きながら介助することをいう．

2．歴史的背景
1940年代に米国で行動サイバネティクス研究が盛んになった．1970年代にコミュニケーションの手段を「身体的接触と動き」においたキネステティク概念が開発され，1980年代半ばにはスイスとドイツにおいて介助者の腰痛軽減のために，専門的職業教育に導入された．行動サイバネティクスはフィードバック・コントロール理論ともいわれる．これは，有機的システムの感覚系と運動系の間には絶えずコミュニケーションが生じていて，システムのひき起こした反応は感覚系をとおして運動系に伝えられ，動きをコントロールし，その動きはまた感覚系に入力され，新しい動きをコントロールするために利用されるという考え方で，人間が動きによってどのように行動を調整しているのか，また動きをどのようにとらえて動き続けるのかという研究に基づいている．わが国には，2000（平成12）年以降に翻訳書や講習会などで紹介され，その効果について着目されているが，方法の体得に研修（体験）を必要とするため，導入は一部にとどまっている．

3．意義
「人間の動き」の知識をもとに動きのプロセスに注意を向けるため，障害の大小にかかわらず患者の動く能力に焦点をあて，介助者自身の動きをコントロールしながら援助できる．すなわち，患者のどのような動きの能力に介助が必要で，どのような動きを自由に使えるのかをアセスメントし，患者の健康増進のために必要な動きを発展させ，継続的に支援できる．

4．ボディメカニクスとの相違点
ボディメカニクスは，主として介助者の動きに焦点をあて，物理学的知識に基づき，安全で安楽な援助を目指す方法である．キネステティクは，人の動きに焦点をあてながら，患者の動きの能力開発と介助者自身の動きのコントロールについて解明しながら援助する方法である．

5．看護・介護での活用
人の動きに焦点をあてているので，人間の活動の基盤である寝る，すわる，立つ，歩くことのみならず，患者の生活活動としての呼吸，食事，排泄，清潔，衣服の着脱，喀痰の喀出などの自立支援を促進できる．

II キネステティクの原則

1．6つの概念
1) インタラクション（相互作用）

患者と介助者が共通目標を達成するために，情報交換や身体的接触により相互作用をすること．ここでいう身体的接触とは，介助者が動きをリードして効果的な動きを患者に教えるという意味である．インタラクションの要素は，当事者，交流手段，動きの要素，パターンからなり，これらは相互関係があり，ある要素が変化すると全体が変化する．

①当事者：患者と介助者
②交流手段：インタラクションの目的は情報交換であるので，動きによってひき起こされる情報を聴覚，視覚，触覚，嗅覚，キネステティク感覚をとおして，諸感覚で感じ取る．介助するときには，患者に話しかけ，行うことを説明し，同意を得て，身体的接触と動きで患者を目的のところに動かし，そのプロセスをチェックする．患者は何をするのか感じ取り，目的のところにセルフケア能力を使用して動く．
③動きの要素：時間，空間，力の3つの要素を調整して，インタラクションの基本的変化を起こす．
④パターン：インタラクションのパターンには3パターンあり，インタラクションの要素（当事者，交流手段，動きの要素）が決定する．
- 一方向性インタラクション：介助者から患者への一方通行で応答のない情報の流れで，緊急時に用いられる
- 調歩式インタラクション：患者と介助者が会話により交互に情報を交換することで，与えた情報の結果をみて次の情報を与える

■図1　キネステティクの機能解剖と動き

a．リンク機構としての人体モデル

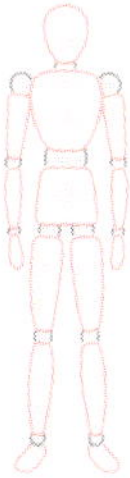

b．仰臥位からの起き上がり

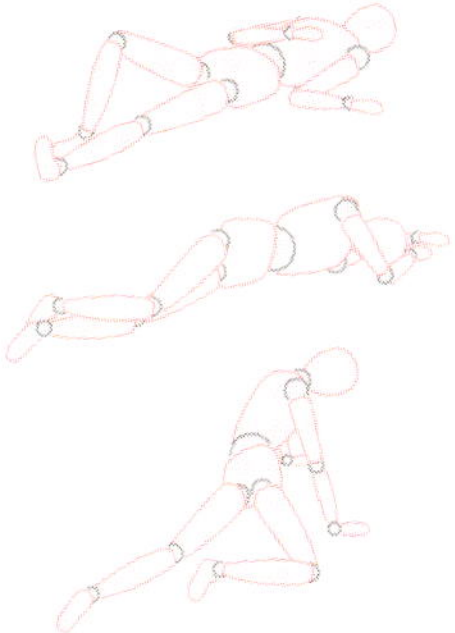

①右膝を立てて，右足底をすこし引き寄せる．右上肢を軽く胸の上に置き，左上肢は軽く折り曲げる

②右上肢を大きく上に振り出し，振り出した右上肢を左側に回転させ，半腹臥位になる

③右手と左肘を床について，さらに右肘を伸ばすことで上体が起き上がる

c．坐位からの起立

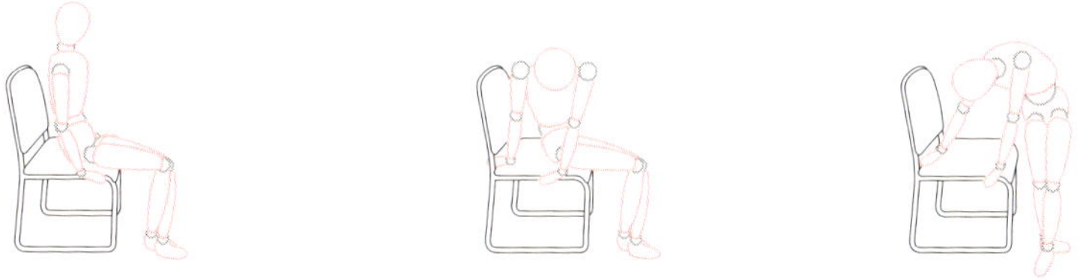

①浅く腰かけ，椅子の前で左足首を交差させる

②右手で右殿部横の坐面を押す

③反動で殿部が浮き，回転し，両膝を伸ばすことで起立できる

- 同時性インタラクション：共通目標に向かって患者に動機づけをしながら身体的接触を行い，介助者が患者の動きに合わせ一体となって動く

2）機能解剖

人間の運動器官がどう動くかを，マス(頭部，胸部，骨盤，上肢：上腕・前腕・手，下肢：大腿・下腿・足)とツナギ(頸部，肩関節，肘関節，手関節，ウエスト，股関節，膝関節，足関節)という観点からとらえ(図1 a)，介助するときは①マスを支えてツナギを自由にする，②ツナギは支えず，運ぶ(連れていく)，③2つの隣り合ったマスを1つにして機能させるときには，そのツナギにしっかりコンタクトする，などを原則とする．

3）人の動き

人の動きは安定性のあるマスと可動性のあるツナギからなり，この動きの特性が基礎となる．マスがスパイラルな(らせん状の)動きをすると，マスが身体の垂直線から離れにくいので，わずかな力で身体を動かし方向を調整できる(図1 b, c)．

4）人の機能

体位の保持，体位変換，移動は人間の基本的で複雑な機能である．マスとツナギの動きが組み合わされ，ツナギの動きが最大限になるとマスが次々と動くことを利用し，キネステティクでは患者をコンパクトにまとめず，自分で動くように動かすことを原則とする．

5）力

インタラクションの原動力で，動きに伴って出す力であり，時間，空間，物理学的な力をいう．介助者の押しや引きを患者の押しや引きの力に合わせ，患者が必要とする機能を楽に自身でできるように介助する．

6）環境の整備

患者と介助者の動きと力に影響し，両者の活動を容易にする環境を整備すること．患者にとってできるだけ簡単に動けるように，ベッド，付属設備，看護・介護用具，介助者，空間を整える．

2．看護・介護上の留意点

身体的接触は患者と介助者のインタラクションとして効果的な手段であるが，介助プロセスについて系統的に学習していないと，動きをリードしようと手の接触よりも言葉と視覚による合図を多用したり，従来の体位変換技術のようなつかみ方・持ち方をしてしまい，キネステティクの目的を達成できなくなる．したがって，キネステティクの目的，理論，方法を修得して，実施することが肝要である．

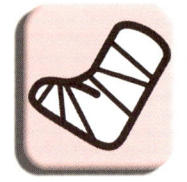

ギプス療法
plaster therapy

I 定義・概念

ギプス療法は，ギプス包帯によって患部を固定する治療法であり，古くから整形外科において基本となっている．ギプス包帯は，ギプス（石膏）粉を包帯に固着させたものである．ギプス粉は硫酸カルシウム（$CaSO_4$）からなり，水が加わると硬化する．

近年，軽量，耐水性を特徴とした水硬化性・熱可塑性プラスチックギプスが市販されるようになり，現在ではほとんどの施設で使用されるに至り，キャストともよばれている．

II 目的・種類

骨折（脱臼も含む）の外固定として用いられるが，捻挫，腫脹が強い場合の安静を目的として使用されることも多い．また，使用目的によって表1の分類も用いられる．部位別ギプスの例を図1に示す．

III 手法

固定は，骨折部を中心として隣接関節にわたって行う．たとえば下腿骨の場合，膝関節と足関節が固定される必要があるため，ギプス包帯は大腿上部から足部までである．皮膚を清拭後，介助者に大腿と足部を保持させる．綿包帯（またはストッキネット）を巻いたのち，常温の水にプラスチック製ギプスを浸して用いる．内反足など特殊な場合には従来のギプスが使われることがあるが，このときは40℃前後の湯に通す．均等な厚さになるように行うことと，関節部分で包帯が皮膚に食い込まないようにすることの2点が重要である．余剰部分（足趾や手指など）は固定後に切除する．歩行を許可する場合，ゴム製ヒールをつける場合もある．

IV 効果・指導

骨折部が固定されることにより仮骨が形成され，保存的治療として重要な方法である．靭帯損傷の場合も，包帯や金属シーネに比較して固定力に優れている．打撲や安静目的の場合でも，腫脹を減弱させる効果は大きいため，患者によく説明したのちに行われる

■図1　部位別ギプス

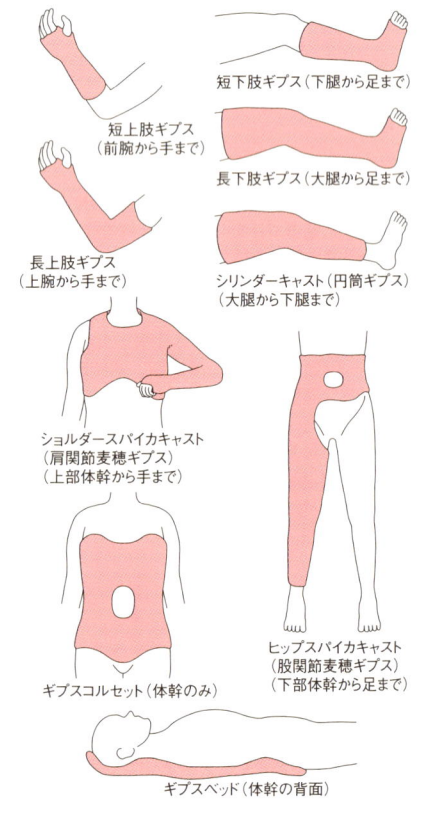

短上肢ギプス（前腕から手まで）
短下肢ギプス（下腿から足まで）
長上肢ギプス（上腕から手まで）
長下肢ギプス（大腿から足まで）
シリンダーキャスト（円筒ギプス）（大腿から下腿まで）
ショルダースパイカキャスト（肩関節麦穂ギプス）（上部体幹から手まで）
ヒップスパイカキャスト（股関節麦穂ギプス）（下部体幹から足まで）
ギプスコルセット（体幹のみ）
ギプスベッド（体幹の背面）

■表1　使用目的による種類

有窓ギプス	創傷部に窓をあけ，治療ができるようにする
歩行ギプス	ゴム製ヒールをつけ，ギプスのまま歩行ができる
免荷ギプス	ギプスに「あぶみ」をつけ，歩行時に免荷（体重がかからない）させる
架橋ギプス	金属棒などで上下のギプス間を連絡して固定させる
ギプスシーネ	ギプス巻軸帯を一定の長さと幅に何回か折り返してつくったシーネ
ギプスベッド	ギプスを折り返して，脊柱の彎曲に合わせてつくった脊柱固定用のシーネ

方法である．

固定後2～3週間を経過すると腫脹が減弱し，ゆるくなるので，適宜巻き替えが必要である．その際，X線撮影を行い，仮骨形成の状況，変形の有無をチェックするとともに，骨癒合までの時間的予測をたてる．ギプス固定期間中も，筋の等尺性運動，固定部以外の関節の運動は積極的に行うよう指導する．

ギプス療法を受ける患者の看護

■看護のポイント

治療目的に沿った適切な肢位固定によるギプスの装着と，ギプス装着時やギプス硬化後の循環障害や合併症の注意深い観察が必要である．また，ギプス除去後のリハビリテーション治療に，早期に，円滑に移行できるように援助することが大切である．

■観察のポイント

(1) 循環障害の有無
　①疼痛，腫脹，爪床および指頭のチアノーゼや色調変化
　②知覚異常
　③上肢・下肢伸展時の手指・足趾の痛み
　④四肢皮膚温の変化(低下)
(2) ギプス装着による組織・神経の圧迫の有無(図2)
　①褥瘡や神経麻痺
　②骨突出部の疼痛
(3) 出血の有無
　手術後のギプス装着の場合，出血部位のギプス表面に血液が滲み出ることがある．
　①滲出範囲の拡大
　②ギプス下側への血液滲出
　③バイタルサインのチェック
　④顔色の変化

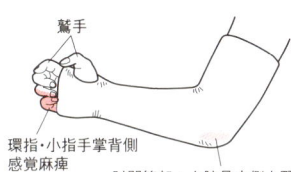

■図2　ギプス装着による神経の圧迫部位と麻痺症状

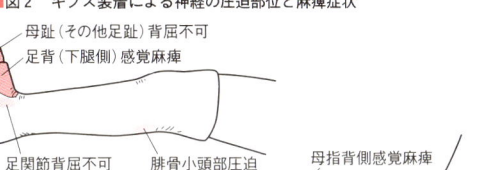

母趾(その他足趾)背屈不可
足背(下腿側)感覚麻痺
足関節背屈不可
腓骨小頭部圧迫
a. 総腓骨神経麻痺

母指背側感覚麻痺
手指・中手指節関節伸展不可
手関節背屈不可
b. 橈骨神経麻痺

鷲手
環指・小指手掌背側感覚麻痺
肘関節部：上腕骨内側上顆下での圧迫
c. 尺骨神経麻痺

(伊藤晴夫編：運動器疾患ナーシング．Nursing Mook 5, p.23, 学習研究社, 2001)

■具体的なケア

1 ギプスの装着時
(1) 準　備(図3)
　①患肢または固定部位にストッキネット・包帯を巻き，骨突出部にスポンジを当てる．
　②ギプス巻軸帯を縦にして湯に入れ，気泡が消えるまで浸す．
　③両端を持って軽くしぼり，術者(医師)に渡す．
(2) 装　着
　①介助者は患者の肢位を一定に保ち，姿勢と四肢を正しく維持する．
　②術者は，遠位端からていねいに均等に巻き，表面を手早くなでつけてなめらかにする．

2 ギプス装着後
(1) ギプスの乾燥
　①通風，ドライヤー，扇風機などで手早く乾かす．
　②乾燥するまで，手での圧迫(へこみ)や体重負荷をかけないように注意する．
　③体温管理を行う(乾燥は体熱を奪う)．

■図3　ギプス装着前の準備

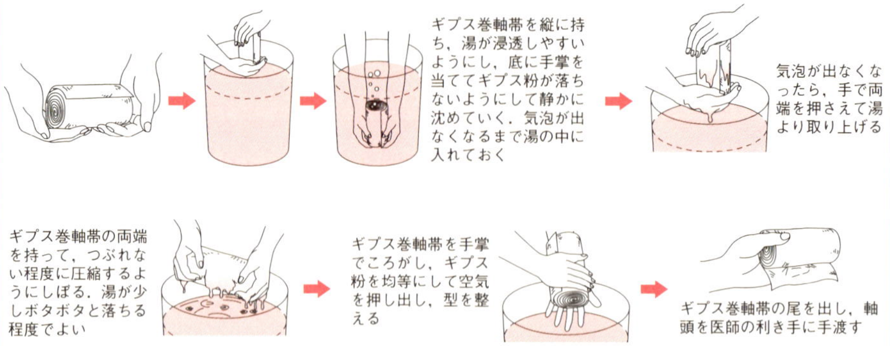

（磯部文子監：改訂版 外科的療法を受ける患者の看護. p.271, 学習研究社, 1999）

④体位変換を行って，ギプス全体の乾燥を促す.
(2) 固定肢位の保持
　枕，砂嚢，クッション，ブラウン架台などを用いて肢位を固定する.
(3) 観察と注意事項
　①患者の訴えに耳を傾ける.
　②圧迫による循環障害に注意する．とくに上肢の場合，肘関節部内側で圧迫が起こりやすく，注意が必要である(疼痛の有無，指の色に変化はないか，指の部分の腫脹が増加していないか，動きは正常か，しびれの有無など). 入院患者の場合は医療従事者側で監視できるが，外来患者の場合は注意事項を十分説明し，以上の徴候があればすぐに連絡可能な配慮が必要である.
　③異常症状が持続するときは，医師に報告する．ギプスを除去する場合もある.
(4) ギプスの保護
　ギプスは水分を吸収すると軟化・破損する．
　①排泄で汚染されるギプス縁をビニールで保護し，汚染時には早期に乾燥させる.
　②下肢ギプスはビニール布や靴下などで覆う.
　③キャストブールを使用して歩行する.
3 ギプス乾燥後
(1) 皮膚の乾燥
　①褥瘡の予防：褥瘡の好発部位と，刺激を受けやすいギプス辺縁部の清拭，アルコールによる乾燥およびマッサージを行う.
　②ギプスが陰部の近くにかかる場合は，排泄後の外陰部・殿部の清潔保持に注意する.
(2) ギプス内のかゆみ
　①ギプスの上から軽く叩く．孫の手，物差しなど

をギプス内に入れて皮膚を損傷しないよう注意して掻く.
　②ギプス内に冷風を送る.
　③気分転換をはかる.
(3) ギプス症候群
　体幹ギプスの場合，急性の胃腸障害を起こす場合がある．次のような処置を行う.
　①腹臥位にして圧迫症状を軽減する.
　②胃チューブを挿入して胃内容物を吸引する.
　③輸液により電解質を補正する.
　④改善されなければギプスを除去する.
(4) 運動訓練の指導
　筋力を維持し筋萎縮を防ぐ.
　①等尺性運動(関節を動かさずに筋肉を収縮させる訓練)の指導.
　②固定されている関節以外は，関節運動を積極的に行う.
　③上肢ギプスの場合は，手指の屈曲・伸展運動を行う.
　④歩行により全身運動を行う.
4 ギプスの除去時
(1) 除去前
　ギプスカッターの音・振動は大きいが，痛みのないことを十分説明する.
(2) 除去後
　①温湯と石けんで清拭し，乾燥した皮膚にはオリーブ油を薄く塗布する.
　②筋力回復まで，弾性包帯でギプス除去部位を固定し，装着時と同じ肢位を保つ.
　③リハビリテーション訓練の開始時期，方法などは医師の指示に従う.

吸引

きゅういん

suction, aspiration

I 定義・概念

吸引は，管腔内，体腔内や臓器などに貯留した分泌物，滲出液，血液，空気などを，圧力差や重力を利用して体外に排出することで，診断・治療に用いられる技法の1つである．

広義には，穿刺法・導尿法なども含まれるが，通常，気道内分泌物の一時的吸引と，管腔内・体腔内や臓器内などにドレーンを挿入し，一定期間，低圧で持続的に吸引する持続的吸引をいう．

吸引は医師の指示によって行われるが，看護師が関与する部分も多く，的確な観察力，判断力，習熟した援助技術が必要である．

II 一時的吸引法（気道内吸引の場合）

1. 目的

気道分泌物は，通常，生理的咳嗽反射によって喀痰として喀出され，量的にも少ない．しかし，意識障害のある患者，衰弱している患者，術後患者などは，喀痰を喀出することが困難な状況のときもあり，気道内分泌物の貯留によって，気道が閉塞し，正常な呼吸を妨げる危険性も高い．気道内吸引は，鼻腔，口腔，気管切開孔，気管内チューブから，吸引カテーテルを用いて分泌物を吸引し，気道を確保し必要な換気量を維持するために行われる．

2. 種類

一時的吸引器には，電動式吸引器，中央配管方式（図1，2）の吸引装置などがある．

3. 中央配管方式による吸引法

1) 原理

病院内の1か所に吸引ポンプを設備し，ここから病室，外来，手術室などに配管し，各室内に接続口を設け，吸引圧力調整装置を接続して使用する．電動力で吸引ポンプを回転させることによって生じる陰圧を利用する．接続口（outlet）に圧力調整装置，吸引びんをセットし，圧力調整装置を作動させると，びん内が陰圧になり，液体（分泌物）が吸い込まれて，吸引びんのなかに貯留するようになっている．場所をとらずに操作することが可能で，多くの病院で使用されている．

2) 施行手順

① 呼吸状態（呼吸音聴取を含む）を観察後，患者の状態に応じて咳嗽，排痰を促し，吸引しやすい体位（側臥位など）をとらせ，嘔吐による誤嚥を防ぐために顔を横に向ける．右気管支内を吸引する場合は左に，左側を吸引する場合は右に顔を向ける．

② 看護師は施行前に必ず手洗いを行い，ディスポーザブル手袋をつけ，手指消毒薬（擦式消毒用アルコール製剤）で手指を消毒する．

③ 連結管にカテーテルを接続後，カテーテル先端を不潔にしないようにしてスイッチを入れる．

④ 鑷子または手袋を装着した手でカテーテルを持

■図1　中央配管方式

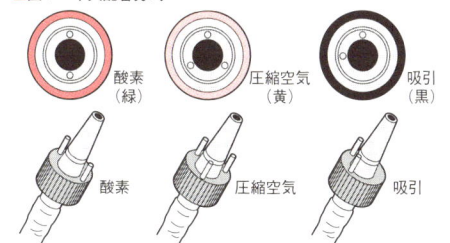

酸素（緑）　圧縮空気（黄）　吸引（黒）

酸素　圧縮空気　吸引

それぞれの穴の色や数，位置が決まっており誤接続を防いでいる
*配管の色分けの実際は巻頭カラー Fig. 25参照．

■図2　中央配管方式吸引器

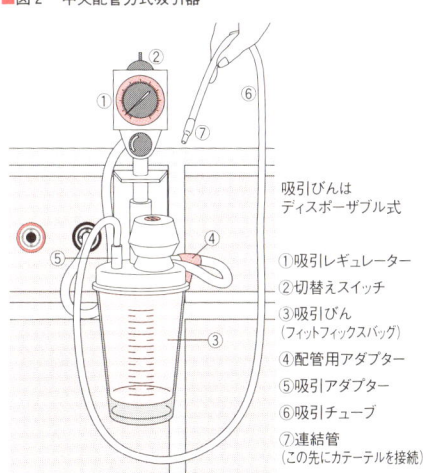

吸引びんはディスポーザブル式

① 吸引レギュレーター
② 切替えスイッチ
③ 吸引びん（フィットフィックスバッグ）
④ 配管用アダプター
⑤ 吸引アダプター
⑥ 吸引チューブ
⑦ 連結管（この先にカテーテルを接続）

■図3　ネラトンカテーテル挿入時の操作
a. 鑷子を用いる場合　　　　　　　　　　　　　　　　　b. 手袋をはめた指先で行う場合

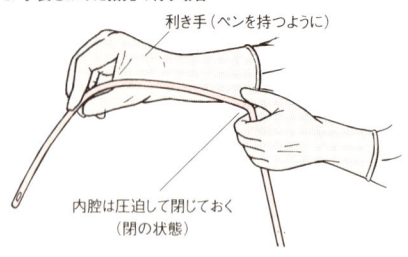

利き手
（ネラトンカテーテルの閉の状態）
連絡管
ネラトンカテーテルの把持のしかた

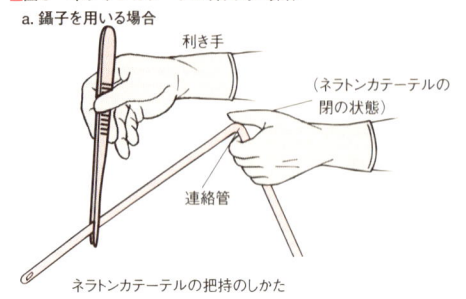

利き手（ペンを持つように）
内腔は圧迫して閉じておく（閉の状態）

ち，吸引水(吸引前洗浄水)を吸引し，消毒液を洗い流して吸引状態を確認する．
⑤カテーテルを閉の状態にし(連結管とカテーテル接続部位を折り曲げる)，静かに鼻腔または口腔からカテーテルを咽頭まで(約10〜15 cm)挿入する(図3)．
⑥無理なく挿入できる範囲まで入れたら，患者の呼気に合わせて，カテーテルを開の状態にして，カテーテルの先を回転させつつ徐々に抜去しながら吸引する(吸引圧150〜200 mmHg，1回の挿入から抜去までの時間は10〜20秒以内にとどめる)．このとき，連結管から分泌物の量，色，性状を観察する．
⑦1回の吸引ごとに，アルコール綿でカテーテル周囲に付着した分泌物を取り除き，吸引水(吸引後洗浄水)を吸引して，カテーテル，ゴム管の内腔を洗浄する．
⑧再吸引が必要な場合は，患者に深呼吸させたあと，⑤〜⑦を繰り返して吸引する．
⑨必要に応じて，両鼻腔，口腔内を吸引する．
⑩吸引終了後は，吸引装置のスイッチを切り，カテーテル，鑷子をもとの場所に戻し，使用したアルコール綿，ディスポーザブル手袋を捨てたのち，手指を擦式消毒用アルコール製剤で消毒する．
⑪患者に深呼吸させ，呼吸状態を観察したのち，ねぎらいの言葉をかけ，体位を整える．
⑫手洗いを行い，記録，報告する．
⑬吸引の必要がなくなったときには，吸引器具，吸引セットを片づけ，吸引接続口にはふたをしておく．吸引びんの汚物を捨て，吸引圧力調整装置をはずしたキャップとともに洗浄する．連結管，ゴム管は内腔をよく洗浄し，薬液で消毒したのち，乾燥させる．カテーテルを再利用するときには，洗浄後まとめて物理的消毒方法で消毒する．

3） 留意事項
①吸引に際しては，患者に目的・方法を説明して同意を得る．
②カテーテルは，穴が2個以上あいたものを使用し，気道粘膜の損傷をさける．カテーテル外径の色分けは巻頭カラー Fig. 30参照．
③吸引に際しては，一度に頻回の吸引はさけ，酸素不足をきたさないようにし，チアノーゼの出現に注意する．低酸素状態にある患者の吸引は10秒以内にする．
④低酸素状態にある患者の吸引前後には酸素の補給をし，バッグバルブマスクで加圧呼吸を行う場合もある．
⑤口腔，咽頭の吸引時には，患者に口を開かせ，舌を前に出して深呼吸させるとカテーテルが挿入しやすい．
⑥カテーテルの挿入の長さは，切歯から咽頭10 cm前後，鼻腔から咽頭12〜15 cm，気管切開孔10 cm前後，気管内チューブ25 cm前後を目安とする．気管内チューブの吸引は，気管内チューブの内径の1/2程度の太さでチューブより長い専用のサクションカテーテルを用いる．
⑦カテーテルは吸気時に挿入を進め，呼気時に合わせて吸引する．
⑧吸引びんの汚物は，最大目盛りの60〜70%になったら，適宜交換する．また，吸引セットの補充・点検を行い，毎回の吸引がスムースに行われるようにする．通常1日1回は，吸引びん，吸引セット，カテーテルの交換を行う．
⑨吸引の作動不良がないように，キャップのパッキングやゴム管の破損の有無，圧力計を定期的に点検する．
⑩気管内チューブなど，厳重な無菌操作下で吸引を要する場合には，1回の吸引ごとにカテーテルを

■図4　在宅で用いられる一時的吸引装置

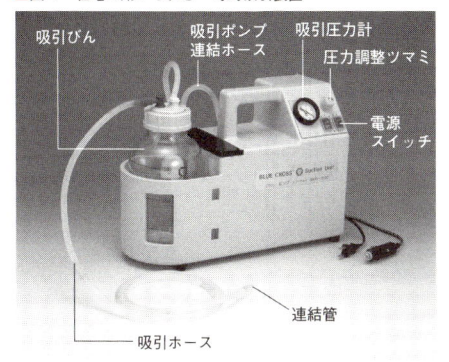

[写真提供：(株)ブルークロス・エマージェンシー]

■図5　ウォーターシール(水封)式吸引法

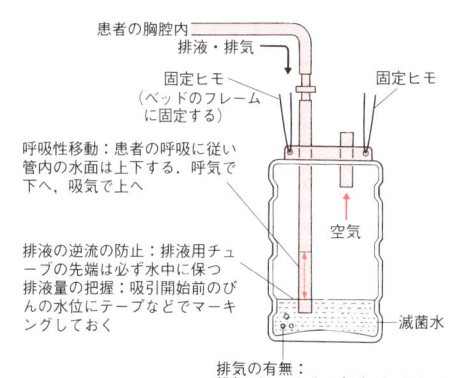

(吉田時子ほか監：成人看護学総論2．標準看護学講座16，p.173，金原出版，1991より改変)

■図6　電動式低圧持続的吸引器

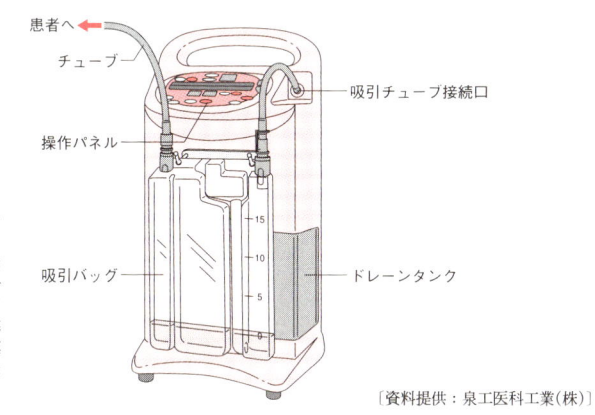

吸引バッグはウォーターシール式吸引法に使用するものと同様，あるいは形式的に似たタイプが用いられ，1ボトルタイプや2ボトルタイプなどがある．吸引バッグには基準線(0点)まで給水し(滅菌蒸留水を用いる)，指示された吸引圧とする

[資料提供：泉工医科工業(株)]

交換したり，滅菌手袋を使用して操作する．

III　持続的吸引法

1．目　的

ウォーターシール(水封)式吸引法(水の落差を利用：図5)と電動式低圧持続的吸引法(図6)とがある．

管腔内，体腔内などに異常に貯留する体液や空気は，組織を圧迫し，循環障害，感染などの種々の重篤な弊害をもたらすため，穿刺やドレーン挿入により，液体や空気を排除することが必要である．

持続的吸引法では，周囲の組織を損傷しないように，陰圧で持続的に液体や空気を体外に排除する．

開胸・開腹手術後の肺拡張不全や手術創の縫合不全の予防，胸腔内貯留物(血液，膿，空気など)や消化管内容の除去の際に用いられる．

2．ウォーターシール式吸引法

1) 利　点

胸腔内ドレナージの場合に，排気や呼吸性移動を観察できる．

2) 原　理

サイフォンの原理を応用した装置である．ガラス管の先端を何cm水中に入れるかによって吸引圧を調整できる．

一般に落差1m，水中に入っている管3cmで，$-10\ \mathrm{cmH_2O}$の陰圧吸引ができる．したがって，原則として，患者側の排液管は水中に保ち，装置がドレーン挿入部位よりも低い位置にあること，接続管が閉塞・破損されていないことが必要である．

■図7 三びん(三連ボトル)法の原理

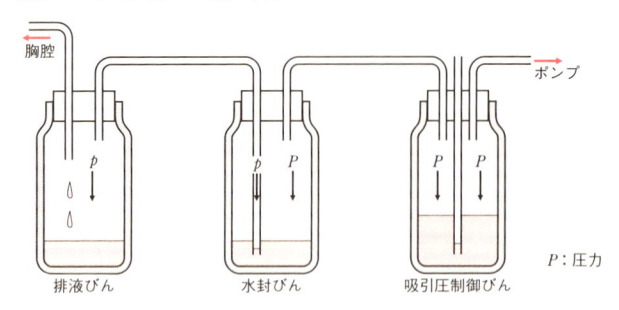

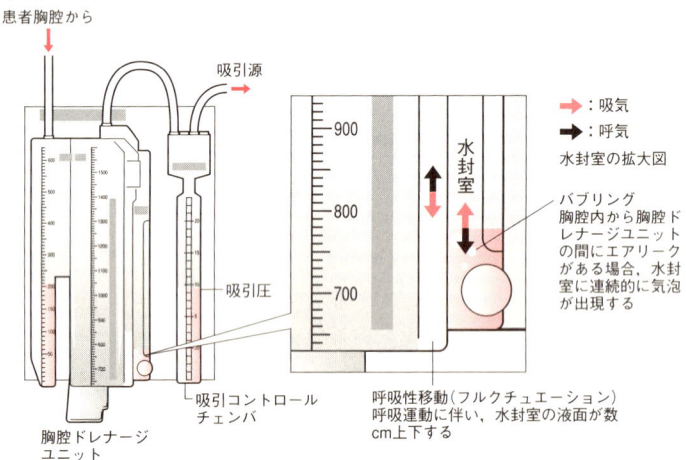

胸腔　　　　　　　　　　　　　　　　　　　ポンプ

P：圧力

排液びん　　　　水封びん　　　　吸引圧制御びん

■図8 チェストドレーンバッグ

患者胸腔から　　吸引源

→：吸気
→：呼気

水封室の拡大図

バブリング
胸腔内から胸腔ドレナージユニットの間にエアリークがある場合，水封室に連続的に気泡が出現する

吸引圧

吸引コントロールチェンバ

胸腔ドレナージユニット

水封室

呼吸性移動(フルクチュエーション)
呼吸運動に伴い，水封室の液面が数cm上下する

　これには，中山式・改良型バッグ，三びん法(図7)を利用したチェストドレーンバッグ(図8)があり，これらはディスポーザブル製品である。

3．電動式低圧持続的吸引法
1) 利点
　貯留物の量が多い，排除しにくい部位にある，早急に排除する必要がある，空気のリーク(漏れ)がある，ウォーターシール式吸引法では十分に吸引できない，などの場合に用いられる。

2) 原理
　装置には吸引するためのダイアフラムポンプなどが内蔵され，バッグ内を一定の陰圧にして貯留物を吸引するしくみになっている。

　電動式の場合，近年はダイアフラムポンプの制御にトランスデューサー(変換機)が用いられており，センサーが感知したバッグ内の圧を電気信号などに変換し，吸引圧を表示するとともにバッグ内を一定圧に保つ。

4．異常時の処置
　以下のような異常時には，吸引装置，バイタルサインのチェックをして医師に報告する。
　①血性排液が100 mL/時以上のとき。
　②ドレーン挿入部痛がひどい場合。
　③胸腔内ドレナージでウォーターシール式吸引法を施行している間に，排液や呼吸性移動が急にみられなくなった場合や排気が急に出現したとき。

救急処置
emergency treatment, first aid

I 看護師の心構え

時代の要請として，増え続ける軽症～中等症の救急患者に対応するためには，待合室で待機中の来訪患者のなかに生命の危険な状況にある患者を早期に見つけ出したり，救急部門における診察室・処置室での全体の流れを管理するトリアージナースの役割が重要となっている．

また，診療の介助にあたる看護師は，救急医療チームの一員として，初期情報の収集，医療資器材や医薬品の準備，バイタルサインや診療処置の記録，患者本人や付き添い家族への配慮などを心がけると同時に，種々の初期診療手順について知識・技術を共有することが必要である．

II 救急患者・家族への接し方

救急車で搬送される患者の情報については，救急隊員からの事前の情報を医師と共有し，到着までに標準防護策，輸液(加温)のセット，生体情報モニター・超音波診断装置・気管挿管セットなどの準備を行う．

救急車同行の目撃者・家族・介護者などからキーパーソンを把握し，発症時刻，既往歴，服薬状況，発症前の日常生活動作(activities of daily living；ADL)，紹介状の有無などの情報を採取する．患者・家族は突然の発症や事故に対し精神的に混乱状態であることが多く，温かいまなざしと看護の手を差しのべることが必要である．診察時に患者の手から離れた所持品は必ずチェックし，ビニール袋に保存して家族に渡す．

心肺停止の場合，救急医療チームの一員は家族の疑問や不安に対応するために蘇生の現場を見せて説明を行うが，その後，看護師は家族に寄り添って家族からの素朴な疑問に答えたり，冷静なフォローを行うことが必要である．

III 症状・疾患別の救急処置

1．急性冠症候群(acute coronary syndrome；ACS)

急性心筋梗塞，不安定狭心症，心臓突然死が包括された症候群．胸痛，胸部不快感を伴う息切れ，冷汗，悪心，めまいなどが15分以上続く場合はACSを疑う．治療方針は12誘導心電図で分類される．到着後10分以内に心電図を記録し，治療方針を決定する．

ST上昇型心筋梗塞は緊急経皮的冠インターベンション(percutaneous coronary intervention；PCI)(図1)に関連する部署への連絡を迅速に行う．緊急PCIを施行できない施設で，発症後3時間以内のST上昇型心筋梗塞は，緊急PCIが可能な施設への転送にあたり，経静脈的線溶療法を考慮する(図2)．

心電図モニターのほかに，モナー(MONA)〔モルヒネ(Morphine) 2～4 mg 静注，酸素(Oxgen)，硝酸薬(Nitrate など)を舌下またはスプレーで5分おき，アスピリン(Aspirin)を噛み砕いて1回投与〕を考慮する．抗凝固薬のヘパリンも準備する．

2．脳卒中(cerebral apoplexy；Apo)

片麻痺，言語障害，視力障害，運動失調，片側の感覚障害，回転性めまい，意識障害，激しい頭痛が急に発症した場合，脳卒中や一過性脳虚血発作(transient

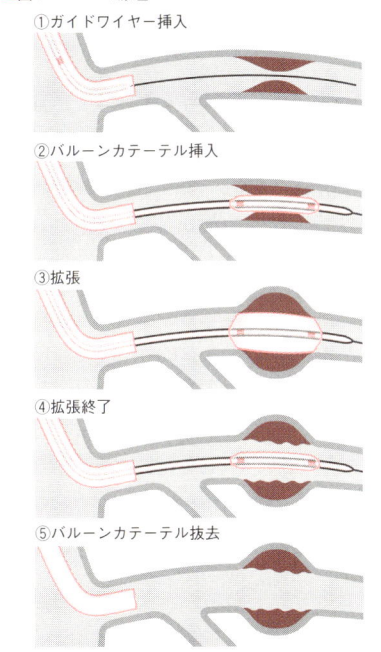

■図1　PCIの原理
①ガイドワイヤー挿入
②バルーンカテーテル挿入
③拡張
④拡張終了
⑤バルーンカテーテル抜去

(杉本　壽ほか監：ALS：写真と動画でわかる二次救命装置．p.107, 学習研究社，2007)

■図2　線溶療法チェックリスト

第1段階　虚血性胸痛（不快感）の持続時間は，15分以上かつ12時間以内　→　NO
↓ YES
12誘導心電図所見は，隣接する2誘導以上でST上昇，または新規に出現した脚ブロック　→　NO
↓ YES

第2段階　以下の11項目すべて「YES」であれば血栓溶解療法を実施する

		YES	NO
①年齢75歳未満		● YES	● NO
②収縮期血圧	180mmHg以下	● YES	● NO
③収縮期血圧の左右差	15mmHg以下	● YES	● NO
④拡張期血圧	110mmHg以下	● YES	● NO
⑤頭蓋内疾患の既往症	なし	● YES	● NO
⑥3か月以内の明らかな非開放性頭部または顔面外傷	なし	● YES	● NO
⑦6週間以内の明らかな外傷，手術，消化管出血	なし	● YES	● NO
⑧出血・凝固系異常	なし	● YES	● NO
⑨心停止時のCPRは10分以内		● YES	● NO
⑩妊娠していない		● YES	● NO
⑪進行性または末期の悪性腫瘍，重篤な肝または腎疾患	なし	● YES	● NO

第3段階　以下の1項目以上を満たす高リスク例は緊急PCIがただちに実行できる施設へ救急車で搬送

	YES	NO
①心拍数≧100回/分　かつ収縮期血圧＜100mmHgである	● YES	● NO
②湿性ラ音を聴取（Killip分類2以上）する	● YES	● NO
③ショック徴候・症状がある	● YES	● NO
④血栓溶解療法が禁忌である	● YES	● NO

（第2段階の②〜⑪に1項目でも「NO」があるもの）

（日本救急医療財団心肺蘇生法委員会監：改訂3版　救急蘇生法の指針2005−医療従事者用．p.147，へるす出版，2007）

ischemic attack；TIA）が疑われる．来院時，誤嚥，上気道感染，低換気などの呼吸障害により経皮酸素飽和度が低い場合は酸素を投与する．発症早期の発熱は転帰に悪影響を及ぼすので，37.5℃以上の場合はすみやかに解熱を考慮する．急性虚血性脳卒中で，発症後3時間以内の場合は組織プラスミノーゲンアクチベータ（tissue plasminogen activator；t-PA）の静脈内投与による線溶療法が推奨されているので，来院後60分以内に頭部CT・MRIなどの画像検査を終了し，脳卒中専門科に依頼する．

血圧管理については，一律に適用できる基準はなく病型ごとに対応する．線溶療法を行う場合，収縮期血圧＞185 mmHg または拡張期血圧＞110 mmHg であれば降圧をはかる．高血糖（＞180 mg/dL）は是正する．クモ膜下出血の再出血を予防するためには，十分な鎮痛・安静と積極的な降圧が必要である．CTで出血が確認されない場合，腰椎穿刺が行われる．

3．電解質異常

1）高カリウム血症（hyperkalemia）

血清K濃度＞5.5 mEq/L．腎不全，細胞崩壊に伴うKの流出，下肢の虚血再環流，クラッシュ症候群などを原因とする．心電図モニターでテント状T波が見られれば，血清Kを上昇させる薬物を中止し，血清K濃度に応じて以下の薬物を投与する．ポリスチレンスルホン酸ナトリウム（ケイキサレート）（経口または注腸投与），フロセミド，50％ブドウ糖50 mLにレギュラーインスリン10単位混合，炭酸水素ナトリウム，2％塩化カルシウムを準備する．最終的には血液透析とする．

2）低カリウム血症（hypokalemia）

血清K濃度＜3.5 mEq/L．不整脈があるか，血清K濃度＜2.5 mEq/L の場合，カリウムを10〜20 mEq/時で持続静注する．心停止が切迫している場合，K 10 mEq を5分かけて静注する．カリウム静注投与の理由をカルテに記載する．

3）高マグネシウム血症（hypermagnesemia）

血清Mg濃度＞2.2 mEq/L．腎不全，医原性などが原因．呼吸筋麻痺・血管拡張によるショック・Ⅲ度房室ブロックを呈する．カルシウム製剤を反復投与する．

4）低マグネシウム血症（hypomagnesemia）

血清Mg濃度＜1.3 mEq/L．痙攣および致死性不整脈（トルサード・ド・ポワント，心室細動）を生ずる．心停止の場合，硫酸マグネシウム1〜2 gを投与する．

5）低カルシウム血症（hypocalcemia）

血清イオン化Ca濃度≦4.2 mg/dL（血清Ca濃度

＜8.5 mg/dL）．大量輸血後，甲状腺手術後，利尿薬大量投与後，がん化学療法後などが原因．痙攣，心不全を呈する．グルコン酸 Ca あるいは塩化 Ca を静注する．

4．急性中毒

化学物質が，経口摂取，吸入，皮膚・粘膜の経路を介して体内に入ったことにより生ずる病態で，1回の曝露によるものを急性中毒という．薬毒物の服用後1時間以上を経過すると胃洗浄の効果は低下するので，致死量を超えた中毒の可能性がある場合はすみやかに準備する．胃洗浄後，活性炭と下剤を投与する．意識レベルの低下時は気管挿管後洗浄する．石油・ガソリンなど揮発性物質，酸・アルカリなど腐食性物質の場合，胃洗浄は禁忌で牛乳などを投与する．

5．溺水

低酸素症の程度が予後に最も大きな影響を与える．低体温，潜在的な脊椎損傷についても対処する．心停止では通常の一次救命処置（basic life support；BLS）と二次救命処置（advanced life support；ALS）を行う．

6．偶発性低体温症

意図されずに直腸・膀胱・鼓膜温などの中心部体温が35℃以下になった状態．

粗暴な処置は心室粗動（ventricular flutter；VF）を誘発するので，愛護的な処置を優先する．ぬれた冷たい衣服を脱がせ，電気毛布などによる加温，暖かい環境温度の保持，加温輸液を行う．

7．致死的気管支喘息

気管支攣縮，浮腫，分泌物などによる末梢気道の閉塞による低酸素症が心停止の原因となるため，換気の確保と酸素投与が救命の要件となる．重症喘息では呼吸筋疲弊のため喘鳴が弱くなる．リザーバ付きバッグバルブマスク，β_2-刺激薬のネブライザー投与，ステロイド薬の静脈内投与，アドレナリンの皮下注，吸入麻酔薬を準備する．

8．アナフィラキシー

ハチ毒，抗菌薬，造影剤，食物（牛乳，卵，魚介類），運動などで発症する．原因薬物が含まれている輸液ルートは新しくする．

嗄声，舌浮腫，咽頭・喉頭浮腫など気道閉塞が進行している場合は，気管挿管や輪状甲状間膜切開を準備する．アドレナリン0.3 mg を筋注，あるいは10倍希釈液1 mL（0.1 mg/mL）をモニター監視下にゆっくり静注する．血圧低下には等張電解質液の大量投与（1〜2 L）が必要となる．抗ヒスタミン薬，ステロイド薬，気管支拡張薬を準備する．

→JATEC（ジェーエーテック），ATLS〈外傷の初期治療法〉

9．外傷

日本外傷初期診療ガイドライン（Japan Advanced Trauma Evaluation and Care；JATEC）の primary survey の手順に従って観察，処置，蘇生が行われる．気道確保にあたり頸部保護に努める．頭蓋骨折，顔面外傷，上気道閉塞などに対し緊急気道確保の準備を進める．緊張性気胸が疑われれば患側胸壁の第5肋間前腋窩線から胸腔ドレーンを挿入するが，準備できない場合は切開し開放する．

心肺停止の場合，穿通性心外傷・心タンポナーデの治療，止血のための下行大動脈遮断などを可能とする緊急開胸術を行うので，開胸セットの準備が必要となる．出血部位の画像診断としてFAST（focused assessment with sonography for trauma）を準備する．全身を脱衣し体表面の止血処置を行うと同時に不必要な露出を避け保温に努める．ポータブルX線検査やCT，IVR，緊急手術の手配などに必要な連絡を行う．

→JATEC（ジェーエーテック），ATLS〈外傷の初期治療法〉

10．妊婦

妊婦を臥床させる処置の際は，子宮による下大静脈の圧迫を避けるために左側臥位（15度）が推奨される．

11．急性腹症

開腹手術などの緊急処置が必要であるか鑑別しなければならない腹部の急性疾患群で，手術などの要否について最終判断が得られるまでの間，これらの疾患群を一時的に急性腹症と総称する．問診にあたり，全身の動作，姿勢，表情，意識レベル，バイタルサインをまずチェックし，自発痛の初発部位と現在の範囲，痛みの性質（①日常経験する痛みか，初めての痛みか，②突然の発症か，③仙痛か鈍痛か，④周期的・間欠的か，持続的か，⑤放散痛があるか），随伴症状の有無（発熱，悪心・嘔吐，吐血・下血，下痢，排ガス停止，腹部膨満，腫瘤，血尿，タール便など），既往歴をチェックする．臥位のまま動けない，体位変換による圧痛の増強など腹膜炎が疑われる場合は，治療の優先度を高くする．

→急性腹症（きゅうせいふくしょう）

12．意識障害

意識レベルの低下があれば，BLS・ALSの手順で蘇生を進める．原因は，頭蓋内病変として，脳血管障害，急性・慢性硬膜下血腫，脳腫瘍，髄膜炎，脳炎，てんかん，頭蓋外病変として，低血糖，糖尿病性ケトアシドーシス，肝性昏睡，尿毒症，低酸素血症，急性中毒，熱中症，出血性ショック，敗血症，解離性障害など広範囲の鑑別診断が必要である．意識レベルの評

■表1 創傷被覆材

被覆材料	素材と機能	商品名
ポリウレタンフィルム・ドレッシング材	透明なフィルムで、創を密閉する。水蒸気は通過し細菌は通さない。感染がなく浅い創で滲出液が少ない場合、あるいはほかの被覆材の最上層として、または、褥瘡のずれや摩擦軽減に使う	オプサイト、テガダームなど
ハイドロコロイド・ドレッシング材	カルボキシルメチルセルロース、ペクチン、ゼラチンなどの親水性コロイド粒子と疎水性ポリマーで構成され、滲出液を吸収することで湿潤したゲルとなり、湿潤環境をつくる	デュオアクティブ、アブソキュアサージカルなど
ポリウレタンフォーム・ドレッシング材	ハイドロセラー構造となった親水性ポリウレタンフォームからなり、創部の滲出液を吸収し、湿潤環境を保持する。ゲル化しないので滲出液の多い創に使う	ハイドロサイト
アルギン酸塩被覆材	海草から抽出されたアルギン酸塩を繊維状にして不織布にしたもので、カルシウムと結合して重合体を形成する。強力な止血効果があり、受傷直後に使う	クラビオAG、カルトスタットなど
ハイドロジェル・ドレッシング材	水溶性の架橋ポリマーで、シート状とペースト状のものがある。湿潤環境を保つと同時に、創や皮下ポケットに充填して自己融解デブリードマン効果がある	ビューゲル、イントラサイトゲルなど
ハイドロポリマー	ハイドロポリマー・吸収パッド、不織布シート、ポリウレタンカバーフォームの3層構造からなり、吸収した滲出液が漏れず、また、水蒸気が外層から蒸散する	ティエール
ハイドロファイバー	カルボキシルメチルセルロースナトリウム100％からなるハイドロファイバーという繊維でつくられ、滲出液の多い創に適する	アクアセル

価法に通暁し、経時的な変化に注意する。

13. 熱中症

高温多湿の環境における過剰の熱産生、熱放散の障害により脱水、組織障害をきたす疾患群の総称。高温環境における放熱は、水(汗)が気化する際にエネルギーが消費される蒸発機構に依存する。放熱反応としての発汗が増加し体液量の減少や浸透圧異常を生ずる結果、比較的軽症の熱浮腫、熱失神、熱痙攣、熱疲労が出現する。

しかし、熱放出の抑制が、
①高温多湿環境、
②慢性的な脱水および心機能の低下、
③未熟な蒸発機構、
により助長されると、深部体温が上昇し生体の恒常性が破綻し熱射病となる。

熱射病は、深部体温>40.5℃、意識障害、発汗の停止を三徴とする。

初期の冷却法として、
①体表冷却(腋窩・鼠径部に氷嚢を当て、ぬるま湯で拭き、扇風機を当てて気化熱を亢進させる)、
②体腔内冷却(冷水の胃内注入など)
を行う。深部体温>40.5℃であれば、30分以内に38℃台へ下げる。

14. 異物

耳孔・鼻孔・眼・咽頭・喉頭・食道内への異物および皮下へ侵入した針などの異物(伏針)がある。

耳孔・鼻孔異物は小児に多く、摘出にあたっては、うしろから抱きかかえて足を固定し、さらに毛布で上肢とともに上半身をくるんで固定する。

角結膜上の異物は生理食塩液で洗浄後、綿棒で摘出する。上気道異物で窒息を呈する場合は、BLS手技、喉頭鏡による喉頭展開後マギール鉗子による除去、あるいは外科的気道確保の準備を行う。魚骨や医薬品のシートタイプの包装(press through package;PTP)などによる咽頭・食道異物は、内視鏡下摘出する。伏針はX線透視下で皮膚切開し摘出する。

→BLS

15. 創傷処置

新しい創傷被覆材料が研究・開発され、特定保険医療材料として数多く認可されている。対象は真皮まで到達している擦過傷、裂創、Ⅱ度熱傷創、褥瘡などであり、創環境を湿潤環境に保つことにより、生存した真皮中の表皮再生能あるいは炎症機転による創傷治癒過程を促進する。アルギン酸塩繊維、ハイドロコロイド、ハイドロゲル、ポリウレタンフィルムなどに分類される。創傷被覆材の使用は、3〜7日間隔での包帯交換ですみ、患者の疼痛・不快感を減少させることができる(表1)。

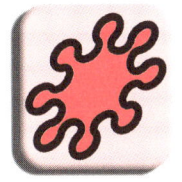

急性肝炎
acute hepatitis ; CP

I 概説

肝[臓]に炎症が生じ，肝細胞に壊死が起こり，肝障害が生じる病態を肝炎という．このうち急性の転帰をとるものを急性肝炎という．

II 病態

急性肝炎の主な原因は，ウイルス感染，飲酒，薬物の服用である．

1．ウイルス性肝炎

急性肝炎を起こすウイルスを表1に示す．

1) 1群

典型的な肝炎ウイルスで，発症すると肝障害が起こるウイルス群である．

A型，E型肝炎ウイルスは，水系などを介して経口感染するため流行性肝炎ウイルスとよばれる．E型肝炎は野生の動物の肉を食べることで感染する例もある．一方，B型，C型，D型肝炎ウイルスは，感染者の血液や体液を介して感染するため，血清肝炎ウイルスとよばれる．これらのウイルスは，輸血，汚染注射針の針刺し事故，性交渉が感染経路となる．ただし，C型肝炎ウイルスが水系感染した報告もある．

A型，E型の肝炎ウイルス感染は，ほとんどが急性肝炎の転帰をとり，慢性化することは少ない．B型は急性の転帰をとるものと，慢性の転帰をとるものがある．D型肝炎ウイルスは単独では肝障害を起こさないとされ，B型肝炎ウイルスと共感染することで劇症肝炎を起こすとされている．一方，C型肝炎ウイルスに感染した場合は，慢性肝炎へ移行することが多い．

感染症法では，A型・E型肝炎は四類感染症，それ以外のウイルス性肝炎は五類感染症に分類される．新たな患者をみた場合，前者は直ちに，後者は7日以内に保健所へ届出をする必要がある．

2) 2群

当初肝炎ウイルスと考えられたが，現在はその意義が疑問視されている．

3) 3群

肝炎ウイルスには分類されないが，感染すると肝炎を随伴症状として起こすこともあるウイルス群である．主に感冒をもたらし肝障害を併発するもの，免疫不全の宿主に感染した場合，肝障害をもたらすものなどがある．

■表1 急性肝炎を起こすウイルス

(1群)
A型肝炎ウイルス	流行性肝炎
B型肝炎ウイルス	血清肝炎
C型肝炎ウイルス	血清肝炎，流行性肝炎
D型肝炎ウイルス	B型肝炎ウイルスとの共感染
E型肝炎ウイルス	流行性肝炎

(2群)
G型肝炎ウイルス
TTウイルス

(3群)
ヒトアデノウイルス
単純ヘルペスウイルス1型
単純ヘルペスウイルス2型
EBウイルス(伝染性単核球症)
サイトメガロウイルス
パルボウイルス
コクサッキーウイルス
エコーウイルス
出血性発熱を起こすウイルス群(黄熱病ウイルス，ラッサ熱ウイルス，マールブルグウイルスなど)

EB(エプスタイン-バー)ウイルス感染は，咽頭痛，リンパ節腫脹，肝障害を特徴とする伝染性単核球症を起こす．

出血性発熱を起こすウイルス群はわが国ではほとんどみられないが，宿主に多臓器不全(MOF)をもたらし，その一部として肝障害が出現するものである．

2．アルコール性肝炎

飲酒による急性肝炎(アルコール性肝炎)は，慢性的にアルコールを摂取する大酒家が飲酒量をさらに増やしたときに起こる．アルコールそのものの肝毒性のほか，腸管の細菌によって産生されるエンドトキシンという毒物などが原因とされる．

3．薬物性肝障害

薬物による急性肝炎は，薬物または薬物の代謝産物による肝毒性が原因となる．肝における薬物の代謝・分解には個人差があり，同じ薬物を同じ量服用しても肝障害を起こす人と起こさない人がいる．

III 臨床症状・所見

急性肝炎の患者は，その原因にかかわらず，自覚症状として，全身倦怠感，食欲不振，悪心・嘔吐，発熱などを訴える．他覚的には黄疸，肝の腫大や圧痛をみとめる．黄疸発現前から尿中へのビリルビンの排泄が

増加し、尿が濃染することがある。

診断のために、流行性肝炎の流行地への旅行をしていないかどうか、家族に肝炎の者がいないかどうか、薬物服用歴、飲酒歴などを聴取する。

IV 検査所見・診断

1. 血液生化学検査

肝機能検査で血液中の AST(GOT)、ALT(GPT)、LDH 活性の上昇がみとめられる。同時に ALP、γ-GT、LAP の活性上昇を伴うことがある。薬物性では ALP の上昇、アルコール性では γ-GT の上昇をみとめることが多い。

多くの例で血液中のビリルビンの上昇を伴う。

2. 免疫血清検査

末梢血では、ウイルス性、薬物性の場合はリンパ球が増えるが、アルコール性の場合は好中球が増える。

A型肝炎では血清中の IgM 型 HA 抗体の検出が確定診断となり(図1)、B型肝炎では発症初期の血液中の IgM 型 HBc 抗体の検出、HBs 抗原の検出が確定診断となる(図2)。またC型肝炎では血清中の HCV 抗体の検出が確定診断になるが、急性期の陽性率は50％程度であり、陰性で、C型肝炎がなお疑われる場合は PCR 法を用いた HCV-RNA の検出もこころみる(図3)。

E型肝炎は、IgG 型 HE 抗体の測定が可能だが、急性期には検出されず、検査が行える施設も限られる。

3. その他

薬物性の場合は、薬物を用いたリンパ球刺激試験で陽性になれば確定診断であるが、確実に陽性になる例は一般に少ない。アルコール性の場合は、飲酒歴が確定診断の決め手である。

V 予防

A型肝炎、B型肝炎は予防法が確立している。短期間の予防であれば、免疫グロブリン製剤を投与することで予防が可能である。しかし効果は数か月間しか持続しない。長期間の免疫を得るためにはワクチンの接種が望ましい。

現在用いられているA型肝炎ワクチン、B型肝炎ワクチンはともに、十分な効果を得るためには3回の接種が必要である。スケジュールはどちらも1回目の4週間後に2回目、6か月後に3回目を接種する(図4)。

VI 治療

1. 食事療法

安静を原則とし、糖質、果汁、野菜などの消化のよいものを摂らせ、ビタミン、蛋白質を十分補給する。

■図1 A型急性肝炎の臨床経過

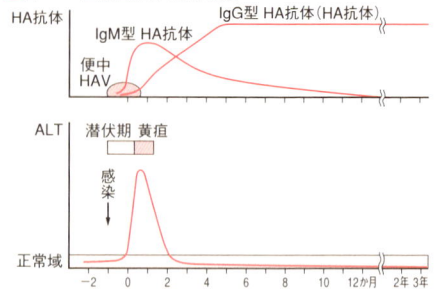

■図2 B型急性肝炎の臨床経過

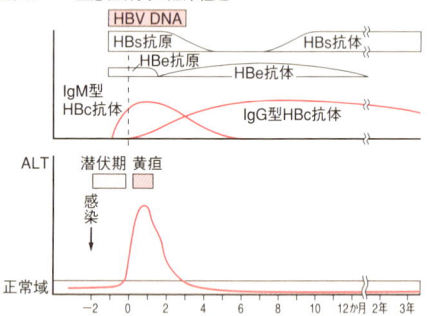

■図3 C型急性肝炎の臨床経過
a. 治癒例
b. 慢性化例

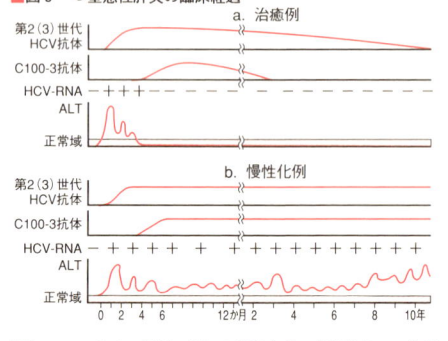

(図1、2、3とも 黒川 清ほか編集主幹：内科学Ⅱ－5分冊版、第2版、p.889、文光堂、2003)

■図4 ワクチン接種の間隔

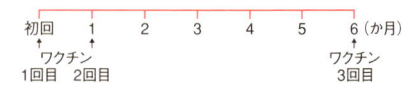

十分なカロリー摂取が必要であるが、脂質の過剰摂取はさける。重症化した場合は全身管理を行い、脂質、

蛋白質の摂取を厳しく制限する．

2．薬物療法

肝庇護薬(グリチルリチン製剤，プロパゲルマニウム，チオプロニン，グルタチオンなど)やビタミンB類の投与が行われる．重症化の場合，近年ではインターフェロン投与，ラミブジンなどの抗ウイルス薬投与などもこころみられている．

3．その他

アルコール性の場合は禁酒，薬物性の場合は薬物服用の中止が原則である．

そのほか重症化した場合に，副腎皮質ステロイド薬の投与，グルカゴン-インスリン療法，血漿交換，白血球除去療法などが行われる．しかし，重症化した急性肝炎の治療法はまだ確立されていない．

急性肝炎患者の看護

■看護のポイント

肝炎に感染したのち身体症状が急激に現れる場合が多い．また症状が進行して重症となり死の転帰をとることもあるので，倦怠感，発熱，悪心など身体的苦痛に対する援助が必要である．

一方，肝機能低下のみで自覚症状がない場合，あるいは長期に療養を要する場合は，精神的な面での援助も重要である．また，感染に対する基本的な知識をもって看護することが大切である．

■観察のポイント

1 肝炎の種類と重症度の把握
2 身体症状
1) 全身症状
   悪寒，全身倦怠感，発熱，関節痛，黄疸など．
2) 消化器症状
   食欲不振，悪心・嘔吐，腹部痛，下痢，腹部膨満，消化管出血，下血(タール便)．
3) 肝性脳症症状
   傾眠傾向，反応が鈍い，ろれつが回らない，失禁，見当識・記銘力の低下，黄疸，アンモニア臭，意識障害．
3 検査結果の把握
   ①尿の色，白眼の色に注意
   ②腹部の触診
   ③肝機能検査値の確認
4 治療内容と効果，副作用
5 治療，検査，病状に対する患者・家族の理解度

■具体的なケア

1 安静への援助
   ①臥床安静
   ②苦痛の緩和
   ③環境の調整：室温，湿度，換気，照明，寝衣，寝具
   ④精神的支持と支援：患者の不安に配慮し，精神的・心理的安静が得られるよう援助する．
2 日常生活行動の援助
   歩行，入浴・シャワー，洗面，洗髪，排泄，体位など．
3 身体的症状に対するケア
   ①全身倦怠感や瘙痒感の緩和：マッサージや温湯(2％重曹水，メンタ油など)による清拭
   ②発熱時は氷枕使用
   ③便通コントロール
   ④不眠に対するケア
4 食事療法
   ①肝庇護食：高蛋白質，高エネルギー量でバランスのとれた食事
   ②水分・塩分制限(ただし発熱時は考慮する)
   ③禁酒・禁煙
   ④標準体重の維持
5 院内感染の予防
   患者・家族に感染の危険性について十分に説明し，感染防止の指導を行うと同時に，医療従事者間でも共通認識のもと，感染防止マニュアルなどに基づいた行動をとるようにする．
6 患者指導
   ①自覚症状が消失しても，寛解したと判断せずに定期的に受診することを勧める(慢性肝炎への移行予防)
   ②食後1時間の臥床安静の実施
   ③規則正しい生活習慣の習得：適切な運動量の維持など

急性腹症
acute abdomen

I 定義・概念

激しい腹痛を主訴として緊急開腹手術を必要とする可能性の高い疾患の総称である．消化器系の疾患のみならず，腹痛をきたす腎尿路や婦人科領域の疾患も含まれる(図1)．

いずれも緊急性が高く，手術を行うか，保存的治療を進めるか，適切な診断と治療が手際よく行われなければならない．

II 病態

腹痛は，大きく分けて2種類あり，シクシクした鈍痛の内臓痛と，ズキズキした鋭い痛みの体性痛に分類される．前者は主に管腔臓器(胃，十二指腸，空腸，回腸，大腸)の痙攣，拡張，伸展に起因する痛みで，後者は壁側腹膜，腸間膜，小網，横隔膜の牽引，炎症などによる痛みである．ただし，管腔臓器の痙攣は仙痛発作を起こす．

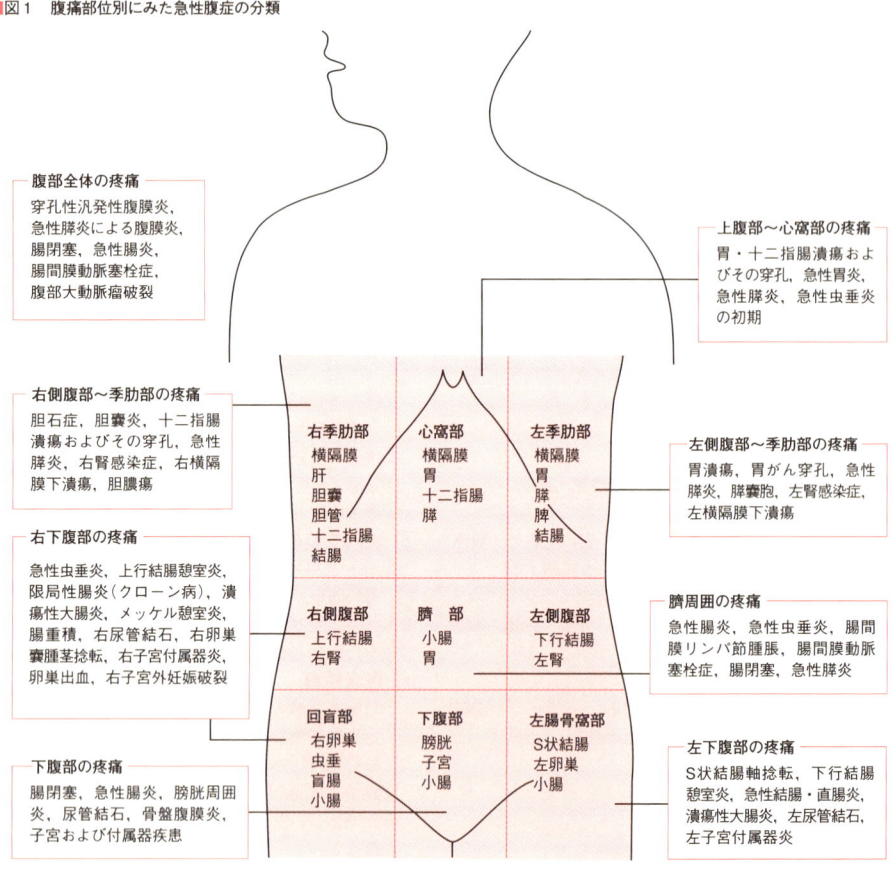

■図1 腹痛部位別にみた急性腹症の分類

腹部全体の疼痛
穿孔性汎発性腹膜炎，急性膵炎による腹膜炎，腸閉塞，急性腸炎，腸間膜動脈塞栓症，腹部大動脈瘤破裂

上腹部～心窩部の疼痛
胃・十二指腸潰瘍およびその穿孔，急性胃炎，急性膵炎，急性虫垂炎の初期

右側腹部～季肋部の疼痛
胆石症，胆嚢炎，十二指腸潰瘍およびその穿孔，急性膵炎，右腎感染症，右横隔膜下潰瘍，胆膿瘍

左側腹部～季肋部の疼痛
胃潰瘍，胃がん穿孔，急性膵炎，膵嚢胞，左腎感染症，左横隔膜下潰瘍

右下腹部の疼痛
急性虫垂炎，上行結腸憩室炎，限局性腸炎(クローン病)，潰瘍性大腸炎，メッケル憩室炎，腸重積，右尿管結石，右卵巣嚢腫茎捻転，右子宮付属器炎，卵巣出血，右子宮外妊娠破裂

臍周囲の疼痛
急性腸炎，急性虫垂炎，腸間膜リンパ節腫脹，腸間膜動脈塞栓症，腸閉塞，急性膵炎

下腹部の疼痛
腸閉塞，急性腸炎，膀胱周囲炎，尿管結石，骨盤腹膜炎，子宮および付属器疾患

左下腹部の疼痛
S状結腸軸捻転，下行結腸憩室炎，急性結腸・直腸炎，潰瘍性大腸炎，左尿管結石，左子宮付属器炎

右季肋部	心窩部	左季肋部
横隔膜 肝 胆嚢 胆管 十二指腸 結腸	横隔膜 胃 十二指腸 膵	横隔膜 胃 膵 脾 結腸
右側腹部 上行結腸 右腎	**臍部** 小腸 胃	**左側腹部** 下行結腸 左腎
回盲部 右卵巣 虫垂 盲腸 小腸	**下腹部** 膀胱 子宮 小腸	**左腸骨窩部** S状結腸 左卵巣 小腸

■表1　腹痛発生原因別による急性腹症の分類

腹痛発生原因	疾患名
平滑筋の痙攣	胆石症，尿路結石症
臓器の急激な腫大，伸展	うっ血肝，転移性肝がん，鼓腸，急性胃腸拡張症，中毒性巨大結腸症
臓器の炎症	急性虫垂炎，急性胆嚢炎，急性膵炎，急性憩室炎，急性胃腸炎，急性腹膜炎
臓器の穿孔または破裂	胃・十二指腸潰瘍穿孔，胃腸腫瘍性穿孔，虫垂穿孔，胆嚢穿孔，肝破裂，脾破裂，腎破裂，子宮外妊娠破裂，腹部大動脈瘤破裂
血行障害	急性腸間膜動脈血栓症，腸重積，絞扼性イレウス，卵巣腫瘍茎捻転，ヘルニア嵌頓

(川村忠夫ほか：急性腹症における腹痛の発生機序．消化器外科セミナー，9：p.15，へるす出版，1982 より改変)

III 疾患

急性腹症をきたす疾患を表1に示す．

IV 症状

鑑別診断を進めるうえで重要なポイントとなる疼痛の部位について図1に示す．

腹痛の部位以外にも，発症前に前駆症状があったか(胃・十二指腸潰瘍穿孔)，月経の遅れはないか(子宮外妊娠破裂)，血尿の有無(尿路結石症)，血便の有無(腸重積，S状結腸軸捻転，直腸炎)，開腹手術の既往(癒着性イレウス)，副腎皮質ステロイド薬，鎮痛薬の長期使用の有無(消化性潰瘍)，胆嚢結石症の既往(胆嚢炎，胆嚢の穿孔)，消化性潰瘍の既往(潰瘍穿孔)，血栓症の既往(腸間膜動脈血栓症)などを問診などにより正確に把握する．

V 診断

① ショックの有無：バイタルサインのチェック
② 胸部・腹部単純X線検査
③ 末梢血，出血・凝固時間，検尿(尿アミラーゼを含む)，血液型
④ 血液生化学検査(肝機能，電解質，アミラーゼ，BUN，クレアチニン)
⑤ 動脈血ガス分析
⑥ 心電図検査
⑦ 腹部超音波検査
⑧ CT，⑨アンジオCT または血管造影
⑩ 腹腔穿刺，⑪内視鏡(上部・下部消化管)
①〜⑦を第一に，⑧〜⑪は必要に応じて施行する．

VI 治療

緊急手術を行うかどうかが第一のポイントとなる．緊急開腹手術の適応としては，保存的治療に反応しない大量の出血がみられる場合，穿孔し腹膜炎の所見がある場合，重症の臓器の炎症がある場合などである．

緊急手術を行う方針が決定したら，まず全身状態の改善をこころみる．すなわち輸液，輸血などにより循環血液量を維持するとともに，電解質バランスを正常化する．明らかな感染の症状がみとめられれば抗菌薬の投与を開始する．胃管の挿入により，胃内容の吸引および消化管内圧の減少をこころみる．また，低酸素血症がみとめられれば酸素投与を開始する．

手術の方法については，各項にゆずることとするが，疾患の緊急性から診断のための術前検査が十分に行えない場合もあるので，手術開始後，臨機応変に対処できるように心がける必要がある．

急性腹症患者の看護

■看護のポイント

急激に発症し，激しい痛みで全身状態に大きな影響を与えている場合は，緊急手術を要する疾患が少なくないため，的確な観察とすみやかな対応が必要となる．

■観察のポイント

[1] 症状の種類，有無と程度
① 腹痛：発症時期，腹痛の部位，痛みの性質・放散の部位，食事摂取や飲酒との関係，痛みの経過，痛みが和らぐ姿勢など．
② 腹部膨満の程度の把握
- 腹囲，体重，水分出納の程度
- 腹部の状態，形，波動，緊満，腹水貯留など

による濁音などの腹部の打診音，腹鳴，腫瘤，皮膚，静脈の状態など

[2] 全身症状の有無と程度の把握

既往手術(開腹)，長期の服薬，冷汗，腹部膨満感，食欲不振，噯気(げっぷ)，悪心・嘔吐，胸やけ，便通異常，呼吸困難，倦怠感，抑うつの気分，腰痛，作業能力の低下，緩慢な動作，ショック症

状，月経の困難［症］，血尿，血便など．

■具体的なケア

① 痛みに対するケア
　使用した薬物に対する反応に注意する．

② 痛み以外の症状に対するケア
　発熱，腹部膨満感，無尿，呼吸困難，吐血，出血など，それぞれの症状に応じてケアを行う．

③ 検査時のケア
　苦痛や緊急性のために検査は必要最小限に施行する可能性があるため，とくに適切な援助が必要である（表2）．

④ ショック時の対応

⑤ 手術決定後の対応
- 緊急手術となるため敏速に行動する
- 手術前処置（除毛，その他）
- 全身状態の改善
- 輸液・輸血の介助
- 抗菌薬投与の援助

⑥ 精神面での援助
　患者・家族に十分説明し，励ます．

■表2　主な検査と看護

検査名	内容	ポイント
バイタルサイン	体温，脈拍，呼吸，血圧	・経時的に測定，観察する
血液一般検査	赤血球，白血球，ヘマトクリット値，ヘモグロビン値	・すみやかに行う―患者・家族の不安を理解し，十分に説明する ・患者に付き添い，検査の介助にあたる（採血後の止血） ・検体は緊急とし最優先で結果を出してもらう
動脈血ガス分析	Pao_2，$Paco_2$，pH	
血液生化学検査	血清総蛋白，ビリルビン，アミノトランスフェラーゼ，アルカリホスファターゼ，アミラーゼ，LDH，糖，電解質など	
検尿	比重，蛋白，糖，アミラーゼ，ポルフィリン，沈渣，妊娠反応	・タイミングを逃さず採取する ・看護師は治療やほかの検査時も観察する
検便	性状，色調，粘液，粘血便，膿汁	
胸部・腹部単純X線検査	肺・心陰影，大動脈の病変，気胸，胸膜炎，横隔膜の位置，気腹像，消化管内ガス像，腹腔内出血，滲出液，結石，大動脈石灰化	・患者・家族に理解させる（説明する） ・不必要な苦痛を少なくするため体位などスムースにとれるようにする ・悪心・嘔吐などに対処する
心電図検査	12誘導記録，心筋梗塞との鑑別，手術への対応準備	・臥床安静 ・患者・家族に十分説明し不安を軽減する
胃内容・胃液検査	性状，胃内出血，胃液の状況，胃内容物点検	・検査の方法や注意点を患者，家族に十分説明する ・検査中の苦痛を最小限にする
診断的浣腸	便の性状，粘液，粘血，膿汁，ガス	・患者に不安を与えないように十分説明する ・浣腸の手技はスムースに行い，苦痛を与えない ・排泄物の観察
内視鏡検査	上部・下部消化管	・検査にあたり，患者・家族の不安を十分理解して説明し，協力を得る ・緊急処置を優先させる ・各種検査時も身近にいて適切な励まし，なぐさめの声をかける（検査の順序などを伝えることもある） ・一般状態の観察をする ・検査後の苦痛を除去する ・温かく見守り，症状や経過についての不安を十分理解する
消化管X線造影	経口，逆行性（造影剤による）	
胆嚢・胆管X線造影	経静脈または内視鏡的逆行性	
腹部超音波検査	胆石，尿管結石，肝腫瘍，胆嚢炎の診断	
腹部CT検査	腹部大動脈瘤破裂，肝・脾破裂の診断	
ダグラス窩穿刺	子宮外妊娠の診断	・患者の不安を理解し，十分説明する ・排泄をさせ，安静臥床させて患者の準備をする ・検査中は無菌操作に注意し，患者の苦痛を最小限にする

吸入 (きゅうにゅう)
inhalation

I 定義・意義

吸入療法とは，広義には経気道的に行う療法のすべてを指し，吸入麻酔や救急蘇生時の人工呼吸などを含む．狭義には加湿や薬物治療の噴霧吸入と酸素吸入をいう．ここでは，噴霧吸入に限定して述べる．

吸入療法は，何らかの原因で肺のガス交換が障害された状態を改善し，組織レベルでのガス分圧を正常に保たせるために行う．つまり，気道の分泌物・抵抗などの閉塞因子を排除し，適正な肺胞換気量を維持し，低酸素状態の改善をはかり，二酸化炭素を排除する．

吸入療法は治療の1つであり，医師の指示によって行われるきわめて日常的な診療に伴う援助技術である．気道内の吸入に使用するガスは高速度の空気または酸素が基本であり，ガス交換をよくするために湿度を維持し薬物の作用を助け，しかも物理的に効果をあげられるように使用器具が工夫されている．

II 目的

① 気道分泌物の排除
② 気道閉塞・気道抵抗の緩和
③ 気道感染の治療
④ 気道粘膜の乾燥の緩和・予防

III 方法

噴霧器(ネブライザー，nebulizer)によって薬物を噴霧して，微粒子状の霧(mist)としてガス中に浮遊させ吸入させる．

① 自然呼吸下でのネブライゼーション：ハンドネブライザー，超音波ネブライザー
② 機械的な補助によるネブライゼーション：間欠的陽圧呼吸(intermittent positive pressure breathing；IPPB)による吸入

IV 吸入薬物の種類

吸入薬物には，気管支拡張薬，粘液溶解薬，気道清浄薬のほか，特別の場合として，副腎皮質ステロイド，抗菌薬，抗アレルギー薬，肺表面活性薬(20～50％エタノール)，表面麻酔薬などがある(表1)．

主な施行時の留意点を以下にあげる．
① 食前，食後はさける．
② 施行前，患者に目的と方法を説明し，同意を得て口腔内を清浄にする．
③ 吸入の施行前後に呼吸音を聴取する．

■表1 ネブライザーに用いられる主な薬物

薬物	用法	副作用	注意事項
気管支拡張薬：塩酸イソプレナリン(アスプール)，硫酸オルシプレナリン(アロテック)，塩酸クロルプレナリン(アストーン)，硫酸サルブタモール(ベネトリン) など	1回0.5 mL以内	心悸亢進，頻脈，血圧上昇，頭痛，悪心・嘔吐，めまい	・交感神経刺激薬なので血圧，脈拍の変動に注意する ・指示された量を厳密に守る．副作用が出現したら中止し医師の指示を得る
粘液溶解薬：塩酸ブロムヘキシン(ビソルボン)，アセチルシステイン(ムコフィリン)，アチキサポール(アレベール) など	1回1～5 mL	心悸亢進，頭痛，悪心・嘔吐，胃部不快，食欲不振，過敏症状	・塩酸ブロムヘキシンは混合によって白濁するので，分けて吸入する
気道清浄薬：1％生理食塩液，2％重曹水，蒸留水 など	1回1～5 mL	悪心・嘔吐，過敏症状	・重曹は結晶になりやすいので，器具の洗浄をきちんと行う
副腎皮質ステロイド：ベタメタゾン(リンデロン)，プロピオン酸ベクロメタゾン(アルデシン，ベコタイド) など	1回0.5 mL以内	口渇，腹部膨満，食欲亢進，筋肉痛，不眠，抑うつ，易感染	・指示された量を厳密に守る．副作用が出現したら中止し医師の指示を得る
抗菌薬：トブラマイシン(トブラシン)，硫酸ゲンタマイシン(ゲンタシン) など	1回1mL以内	心悸亢進，食欲不振，頭痛，悪心・嘔吐，過敏症状，下痢，難聴など	・他薬と混合せず単独で吸入する
抗アレルギー薬：クロモグリク酸ナトリウム(インタール) など	1回1カプセル	咽頭・喉頭部の刺激感	・気管支喘息時に使用される ・吸入容器スピンヘラーを用いて使用する

④吸入の施行前後に深呼吸，排痰を促す．
⑤施行中は，呼気を十分吐き出させ，吸気をゆっくり深く行うように指導する．
⑥使用物品は消毒された清潔なものを用いる．
⑦薬物の作用，副作用を知り，異常があれば中止し医師に報告する．とくに薬物アレルギーのある患者には注意して行う．
⑧経過観察を行い，病状の変化や効果について記録，報告をする．

V 噴霧吸入の種類と実際

1．ハンドネブライザー

少量の薬液を短時間で吸入させる方法（図1）．
ネブライザーに空気または酸素を噴出することによって，濃度の高い小さい粒子（1～5 μm）を産生し，末梢気道に効果的に作用を及ぼす．

1）原 理

霧吹きと同じで，ガスが太い管から急に細い管に出ると，ベンチュリー効果により下から液体が吸い上げられて霧となる．霧はさらにガラス球に衝突してより小さな粒子となる．

2）施行手順

①指示された薬液をネブライザーの薬物注入口から注入し（薬液びんより薬液を注射器に吸い上げるときには注射と同様の無菌操作で行う），薬液の混濁，沈殿のないことを確認し，ゴム栓をする．
②患者の体位を整え（坐位または半坐位），前胸部に患者用タオルを置き，含嗽用膿盆をセットする．
③装置にネブライザーを接続し，噴霧状態を確認する（酸素を使用する場合は流量を3～5 L/分にする．高炭酸ガス血症傾向のある患者の場合は酸素を用いない）．
④患者にネブライザーを水平に持たせ，先端を口にくわえさせる．
⑤ゴム栓をはずし，患者の示指でふたをする．吸気時にはそのままで，呼気時に指を離すよう指導し，薬液がなくなるまで吸気と呼気を繰り返させる．
⑥終了後，装置を止め，深呼吸，排痰，うがいをさせ，患者の楽な体位にする．
⑦必要物品を片づけ，ネブライザーは水洗後，消毒をする．

3）施行時の留意点

①口にたまった薬液は嚥下しないようにし，含嗽用膿盆に喀出させる（表面麻酔薬吸入の場合は，唾液は飲み込ませず，含嗽用膿盆に喀出させる）．
②患者が指定の体位をとれないときは，できるだけ気道を確保できる体位で行う．

2．超音波ネブライザー

主に長時間の吸入療法が必要な患者，たとえば気管切開や気管内挿管を受けた患者や術後患者の吸気の加湿のために用いられる装置（図2）．
超音波の作用で1～5 μmの小粒子を発生させ，それをファンによる空気で送り込み，湿度を大量に得るように考案されている．薬液のみを噴霧する場合は，薬液槽が付属している機種を用い，指示された吸入薬を入れ噴霧する．
気道内分布の粒子の大きさは，肺胞1～2 μm，細気管支5～10 μm，気管支12～20 μm，上気道40 μm以上である．したがって，吸入する粒子の大きさもこれに合わせると粒子の気道内沈着がしやすくなる．

1）原 理

1.7 MHz前後の超音波をあてると液体に激しい渦の流れをひき起こし，液体の気化と多量の粒子が発生することを応用している．この装置では，超音波エネルギーが発振筒内の振動子に作用し，なかの液体を霧状にし，送風ダクトを介して空気を送り込むことによって，吸入ホースに加湿した空気を送る構造になっている．吸入ホースは，ベンチュリーマスクの高加湿アダプターにも接続することができる．

2）施行手順

①超音波ネブライザーをセットする．
②ミスト吸入ホースの先端にマウスピースを付け，くわえさせる．患者の状況により，ベンチュリーマスク，気管切開用マスクなどに接続して用いる．
③噴霧する部位の掛け物あるいは患者の首など，前胸部をタオルで覆う．
④電源スイッチを入れ噴霧を開始する．
⑤患者にはゆっくり呼吸を行うように指導する．
⑥定期的に，注入びんの薬液の量や，噴霧状況，寝

■図1　ハンドネブライザーのしくみ

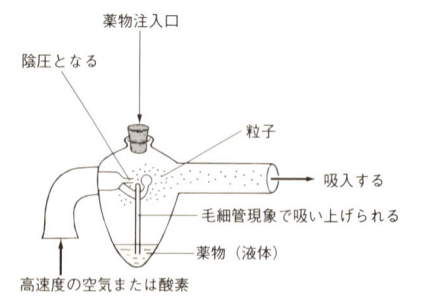

■図2 超音波ネブライザー

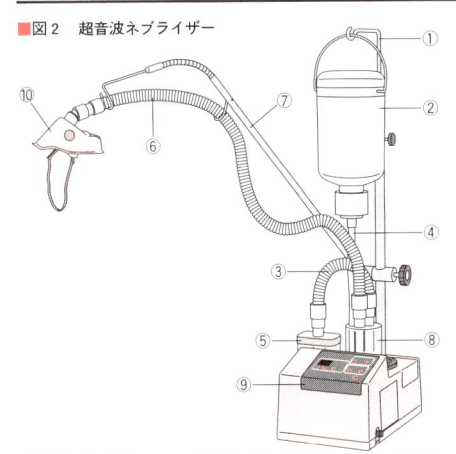

①注入びん支持アーム　②注入びん　③送風ダクト　④注水用チューブ　⑤バクテリアフィルター　⑥吸入ホース　⑦吸入ホース支持アーム　⑧発振筒　⑨操作パネル　⑩エアロゾルマスク
〔資料提供：アコマ医科工業㈱〕

具の湿気について観察する．
⑦顔面，頸部をときどき清拭する．
⑧吸入が中止になった時点でネブライザーを片づける．チャンバーの水は排水し，なかを乾いた布で拭く．本体の外側，電源コードは薬液で拭く．マウスピース，カートリッジカップ，キャップ，注入びん，ホースは洗浄後，薬液で消毒し，乾燥後さらに物理的方法による消毒を行う．

3）施行時の留意点
①超音波ネブライザーによる噴霧は大量なので，患者の顔や寝衣，掛け物が湿気を帯びやすい．適宜タオルの交換をしたり，寝衣がぬれないような工夫をする．また，湿気による気分不快，かぜなどを起こしやすいので注意する．
②ホースの回路中に水分が貯留すると吸入効果を低下させるので定期的に水滴，水分を除去する．
③カートリッジカップの底はひび割れや変形を起こしやすいので点検を注意深く行う．
④警報はチャンバーの作用水およびカートリッジカップ内の精製水の量によって作動する．
⑤長期間施行時には注入びんの精製水，チャンバー内の作用水，ホースの消毒・交換を定期的に行う．

3．IPPB（間欠的陽圧呼吸）
　間欠的陽圧呼吸装置による薬液吸入をいう．IPPB装置は，調節呼吸や加圧補助呼吸が行われるようにつくられており，吸気時に機械的陽圧を加え，薬物や酸素を供給する方法である．主に深呼吸のできない患者，気道閉塞の不均等がみられる閉塞性肺疾患患者の吸入療法に使用される．また，術後に呼吸器合併症のリスクが高い患者の術前訓練，術後ケアにも用いられる．

1）原理
　この方法では機械的な圧呼吸によって，患者の呼吸仕事量を減らし，吸気量を増加して呼吸パターンを整え，肺胞換気を是正し，吸入薬物の気道末梢への浸透を徹底させる．さらに圧による機械的気道拡張により，気道内の分泌物の排除に役立つ．

2）施行手順
①IPPB装置をセットする．酸素濃度調節ノブをセットする（通常は酸素60％，高炭酸ガス血症のある患者は酸素40％，いずれも医師の指示）．
②指示された薬物をネブライザーのなかに入れる．
③患者の体位を整え（坐位または半坐位），患者用タオルと含嗽用膿盆をセットする．
④マウスピースを取り付け，ネブライザー用バルブで噴霧量を調節する．
⑤患者が口にくわえているマウスピースとマニホールドが水平になるように，サポートアームを調節する．
⑥背中を伸ばし，ゆっくり深く吸気を行わせる．
⑦施行中，セット圧力メーター（通常10～15cmH$_2$O，医師の指示による）と気道内圧メーターが指示された圧を示しているか観察する．
⑧患者が苦痛を訴えたら，調節圧を少し下げてみる．
⑨終了後は，患者をゆっくり休ませる．
⑩使用物品は水洗後，消毒する．

3）施行時の留意点
①マウスピースの周辺から酸素が漏れないように，しっかりくわえさせる．
②患者の吸気に合わせて陽圧になるので，自然な腹式呼吸でよいが，吸気時，胸郭が拡張し，呼気が自然に行われていることを確認する．呼吸数10～12回/分くらいを目安にするとよい．
③吸気の終りで2～3秒呼吸を停止させ，気道粘膜への薬物の効果を高めるようにする．
④患者の状態に応じて休憩をしながら行う．
⑤患者にとって陽圧呼吸は負担が加わり苦痛を訴える場合もあるので，調節圧と吸入圧および吸入の状態を記録し，次回の圧力の目安とする．また，患者を励ましながら行うようにする．
⑥IPPBによる院内感染の問題もあるので，定期的に本体および吸入回路の消毒を行う．
⑦IPPBは適切な指導・介助が行われないと，状態を悪化させる場合もあるので注意する．

胸痛
chest pain ; CP

I 定義・概念

日常，臨床で最も多く遭遇する症状の1つとして，胸痛がある．

胸痛とは，胸部に発生する疼痛をいい，器質的な病変がない胸痛を訴える心臓神経症の患者も多い反面，生命に関連する胸痛も多いので，胸痛を決して軽視することはできない．

II 原因疾患

胸痛の原因疾患を表1に，胸痛の部位と主な疾患との関係を図1に示す．胸郭内にある臓器からだけでなく，多くの臓器，器官の障害により生じることが知られている．

III 診 断

胸痛の診断には，その性質（圧迫感，絞扼感），部位，持続性（持続的，発作的），発生の経過，付随する臨床症状や経過を十分聴取することが重要である．付随する臨床症状と原因疾患について表2にまとめた．

IV 検 査

一般検査として，心電図，血液検査〔末梢血白血球数，赤沈，CRP，AST(GOT)，LDH，CPK，トロポニンTなど〕，胸部X線，動脈血ガス分析などを行う．そのほか，症状に応じて，心エコー，胸部CT，肺血管造影，胃透視，換気血流シンチグラムなどを行う．

V 治 療

原因疾患の治療が重要であり，ときには緊急の外科手術を要する．

また，解離性大動脈瘤の場合の降圧薬治療や肺塞栓の場合のヘパリン療法など，原病に対する内科的選択

表1 胸痛の原因疾患

原因臓器	疾 患 名
肺	肺塞栓症*，肺梗塞症*，気胸（自然気胸，外傷性気胸，緊張性気胸*），肺炎，胸膜炎，肺がんの胸膜浸潤
心・血管	虚血性心疾患（狭心症，急性心筋梗塞*），心膜炎，解離性大動脈瘤*
消化管	食道静脈瘤破裂*，食道炎，横隔膜ヘルニア，胃炎，胃潰瘍，胆石，胆嚢炎
その他	過換気症候群，心臓神経症，肋間神経痛，肋骨骨折，ティーツェ病，筋肉痛，帯状疱疹

*緊急の処置を必要とされることが多い疾患

表2 胸痛の診断に重要な臨床症状と原因疾患

臨床症状	原因疾患
呼吸困難	肺塞栓症，肺梗塞症，気胸，肺炎，急性心筋梗塞，過換気症候群，心臓神経症
動悸	虚血性心疾患（狭心症，急性心筋梗塞），心臓神経症
ショック状態	肺塞栓症，肺梗塞症，緊張性気胸，急性心筋梗塞，解離性大動脈瘤，食道静脈瘤破裂
発熱	肺炎，胸膜炎，心膜炎，胆嚢炎
血痰	肺塞栓症，肺梗塞症，肺炎，肺がんの胸膜浸潤
吐血	食道静脈瘤破裂，胃潰瘍

図1 胸痛の部位と主な疾患との関係

胸骨裏面部
虚血性心疾患
心外膜炎
食道炎
肺塞栓症・肺梗塞症
解離性大動脈瘤

上腕部
虚血性心疾患

右下前胸部
胸膜炎
胆嚢炎
胃・十二指腸潰瘍

心窩部
胸膜炎
虚血性心疾患
心膜炎

食道炎
胃・十二指腸潰瘍
胆嚢炎

肩部
虚血性心疾患
心膜炎
胸膜炎
筋骨格痛

左下前胸部
肋間神経痛
肺塞栓症・肺梗塞症
筋炎
胸膜炎

肩甲骨間部
虚血性心疾患
筋骨格痛
胆嚢炎
解離性大動脈瘤

帯状疱疹は神経に沿って痛みがあり，あらゆる部位に発現する

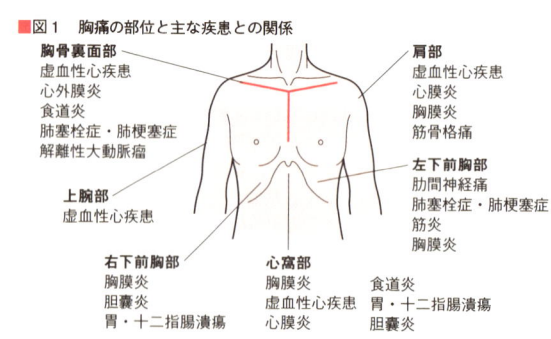

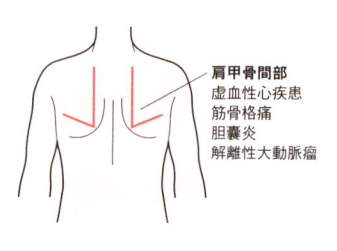

■表3 主な疾患とその治療

主な疾患	治療
1. 狭心症	・硝酸イソソルビド(ニトロール)舌下. 症状が軽快しない場合は, 3錠まで投与可
2. 急性心筋梗塞, 肺塞栓症, 肺梗塞症, 解離性大動脈瘤	・塩酸モルヒネ5〜10mg筋注, または静注
3. 肺がんの胸膜浸潤	・塩酸モルヒネ投与. ときに神経ブロックが必要なことがある

療法が重要なこともある.

表3の疾患以外の軽度な胸痛では, 一般の鎮痛薬で十分なこともあるが, 胃潰瘍や胃炎に基づく痛みに対するアスピリンなどの経口投与は禁忌である.

また, 急性の胃潰瘍や胆嚢炎などでは, 鎮痛薬〔臭化ブチルスコポラミン(ブスコパン)など〕による痛みの除去を優先させることにより, 病状を悪化させ, 手遅れになることがあるので注意する.

胸痛のある患者の看護

■看護のポイント

胸痛は, 多くの原因によって起こるものであり, その部位から精神的な影響も大きいので, 患者の訴え方にもさまざまな特徴があり, 診断が容易でないことが多い. また, 心筋梗塞や狭心症, 解離性大動脈瘤, 肺塞栓症などの場合には, 胸痛は生命の危機を示す徴候でもある.

これらのことをふまえたうえで適切なアセスメントを行い, 生命維持のための救急看護を行いながら, 患者の苦痛や不安の緩和に努めることが必要とされる.

■観察のポイント

1) 胸痛の原因の把握
　①痛みの状況:部位, 程度, 持続時間, 放散痛の有無, 誘因, 薬物使用後の痛みの変化
　②全身状態:バイタルサイン, 顔色, 皮膚の冷感・チアノーゼ・冷汗の有無, 意識レベル, 酸素飽和度, 呼吸困難の有無, 心電図の変化

2) 精神状態の把握
　とくに急性期には, 患者はさまざまな不安や死への恐怖を体験する. 表情や言動からこうした精神状態をとらえることや, 家族など重要他者の不安の程度・状況の受け止めを把握することが必要である.

3) 胸痛を起こす主な疾患とその特徴(表4)

■具体的なケア

1 胸痛を緩和するための援助

1) 薬物による鎮痛
　①医師の指示による薬物の量, 投与経路, 時間を正確に与薬する.
　②投薬後は, 痛みの変化や血圧低下などの副作用の有無を観察する.
　③症状や疾患によって禁忌の薬物があるので注意する.

2) 安静および安楽な体位への援助
　①患者の好む安楽な体位の工夫(ファウラー位など)
　②静かな環境を提供する.
　③心負荷や呼吸筋の仕事量を軽減する目的で安静が必要であることを説明し, 理解と協力を得る.

3) 排便コントロール
　胸痛出現後の急性期には, 集中的な全身管理のために安静が課せられる. 飲食の制限や過度の緊張, ストレスなどにより, 患者にとってのスムースな排便機能は妨げられる状況になる. 便秘による無理な努責は, 心負荷を増やし, 新たな胸痛の誘因ともなりうるため, 患者の状態に合わせた排便コントロールを行うことは重要である.
　①患者の通常の排便習慣, 排便パターンを把握する.
　②医師の指示により, 排便による胸痛発作を予防するために硝酸薬の投与を行う.
　③排便しやすい環境を整える.
　　・スクリーンやカーテンで排便時のプライバシーが守れるようにする
　　・後始末は手早く行い, 換気を十分に行う
　④温罨法, マッサージなどで腸管運動を促進させる.
　⑤必要時, 医師の指示により緩下薬, 坐薬, 浣腸などにより排便を促す.

■表4　胸痛を起こす主な疾患とその特徴

特徴＼疾患	狭心症	心筋梗塞	解離性大動脈瘤	肺塞栓症
痛みの性質・部位	心筋の虚血で起こる胸痛で，心臓への酸素供給量が不足した状態で起こる．患者は胸部の圧迫感や胸骨後部の痛みを訴えることが多い．左肩→上腕・下顎などへの放散痛を伴うこともある	一般に痛みは前胸部を中心とした激痛であり，放散痛を伴うことも多い．冷汗や呼吸困難，悪心・嘔吐などの随伴症状がみられることも多い	前胸部，または背部に及ぶ激痛．解離が進むにつれて痛みが移動することがある．ショック状態にあり，顔面蒼白，チアノーゼを伴うことが多い	肺静脈圧の急激な上昇による血管壁の伸展，心拍出量の減少に伴う冠不全などにより，胸痛が起こると考えられている．突発的な胸骨後部の痛みで，呼吸困難，血痰，チアノーゼを伴うことが多い
持続時間	1〜3分程度が多い．また，もう少し短いことも，15〜30分と長いこともある	30分以上持続することが多く，数時間に及ぶこともある	(持続時間は長い)	(持続時間は長い)
痛みに対する処置	ニトログリセリン，硝酸イソソルビドの舌下が有効である	ニトログリセリンは無効．塩酸モルヒネなどの麻薬系鎮痛薬が必要	塩酸モルヒネなどの麻薬系鎮痛薬を使用する	塩酸モルヒネなどの麻薬系鎮痛薬を使用する
検査所見	・心電図：ST-Tの変化	・心電図：急性期にはSTの上昇，のちにT波の逆転，異常Q波の出現 ・血液検査：白血球増加，赤沈亢進，CPK・LDH・AST値の上昇 ・トロポニンTの出現	・心電図：心筋梗塞の所見を示さない ・胸部X線検査：大動脈弓の拡大がみられる ・CT：造影剤の使用により，偽腔と真腔を確認することができる	・心電図：右軸偏位，右脚ブロックをみとめることがある．Ⅰ誘導でS波，Ⅲ誘導でQ波が出現することがある ・血液検査：白血球増加，赤沈亢進，LDH値上昇など ・肺血流シンチグラム：肺野の区域性血流欠損を証明する
留意点	不安定狭心症の場合には心筋梗塞へ移行する可能性がある．また，慢性安定期の狭心症では，日常生活における症状のコントロールが重要であり，患者の自己管理能力を高める看護が必要である	急性期には不整脈，ショック，心破裂などの致死的な合併症をひき起こす可能性がある．また，急性期を脱したあとは，リハビリテーションの段階に応じた観察や日常生活への援助，精神面へのケアが必要になる	早急に血圧のコントロールをはかることが必要である．外科的治療への準備を含めた看護を行う	塞栓の大きさや部位により症状はさまざまであるが，抗凝固薬の持続投与が行われるので，出血傾向に注意しながら活動耐性のアセスメントを行い，援助を行うことが必要である

② 精神面への援助

胸痛は痛みのなかでも，患者に強い不安や死への恐怖を起こさせる症状である．また，急性期にはCCU(ICU)への入室により特殊な環境での療養生活を余儀なくされる．こうした状況にある患者の心理やストレスを十分に理解し，心身の安静が保てるように援助を行うことが重要である．

① 胸痛などの症状出現時は，症状がおさまるまで患者のそばを離れない．
② 患者の訴えに耳を傾け，感情に伴う言語表現を促す．
③ 処置やケアを行う際にはよく説明し，処置中も言葉をかけて励ます．
④ 呼吸法，タッチングなどのリラクセーションを実施する．
⑤ 医師と相談し，精神安定薬や睡眠導入薬などを効果的に使用し，精神の安静をはかり睡眠がとれるように援助する．
⑥ 視野に入る位置に時計やカレンダーを置くなどして，時間の感覚を維持できるように働きかける．
⑦ 不穏，せん妄状態がある場合は，医師の指示により向精神薬を使用して鎮静をはかる．また，ライン・チューブ類の抜去や，転倒・転落などの事故の防止に努め，患者の安全を確保する．
⑧ 家族の不安を理解し，十分にコミュニケーションをとることで，患者に精神的な援助を与えられるようにする．

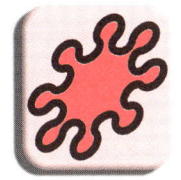

虚血性心疾患
ischemic heart disease ; IHD

I 概説・分類

虚血(ischemia)とは，ある臓器に対する血流の一時的あるいは恒常的な欠乏である．心筋虚血のほとんどは冠動脈硬化あるいはスパスム(攣縮)による．動脈硬化と関連した血液凝固による冠血栓も重要である．

虚血性心疾患のISFC/WHOおよびAHA(米国心臓協会)の分類は，以下のとおりである(表1, 2)．近年，不安定狭心症，急性心筋梗塞など急性の病態を急性冠症候群(acute coronary syndrome)と総括する方向にある．

■表1 1975年の狭心症のAHA分類
①(労作)狭心症
②不安定狭心症
　1)新しく始まった労作狭心症(新規の労作狭心症)
　2)changing pattern(症状が増悪した狭心症)
　3)新しく始まった安静狭心症

■表2 虚血性心疾患の臨床分類(ISFC/WHO 1979)
①一次性心停止(cf. 突然死)
②狭心症
　1)労作狭心症(初発狭心症，安定労作狭心症，増悪狭心症)
　2)自発狭心症(cf. 初発・増悪および自発狭心症と合わせて不安定狭心症とよぶ)
③心筋梗塞
　1)確定梗塞, 2)梗塞が疑われる場合
④虚血性心疾患による心不全
⑤心筋虚血による不整脈

II 狭心症 (angina pectoris)

1. 病態生理

心筋は持続的に酸素供給を必要とする．冠動脈の障害により血流供給が減少する．低酸素血症も心筋への酸素供給を低下させる．労作などにより心筋酸素需要が増えても供給が不十分なため，酸素不足を起こすと前胸部に痛みの発作を起こす．この痛みは狭心痛発作とよばれる．通常，中年以上で起こるが，まれに川崎病などを原因として若年者にもみられる．

心筋の酸素供給と需要は，時間当たりの運動量による．運動量は心拍数と代謝量に影響する．壁張力(収縮期心室内圧，心室容積，心室壁厚)および心収縮性なども心筋酸素消費量の規定因子である．

これら因子の変動による需要増大に血流供給が対応できないとき，たとえば，冠動脈の狭窄により冠血流量が増加できないときに虚血を生じる．痛みではなく圧迫あるいは重い感じとして訴える場合もある．痛みは左肩，腕，頸部，下顎に放散することもある．

症候としての狭心症は，一般に労作で痛みが悪化し，安静によりすみやかに寛解する．誘発因子としては，寒冷，大食，感情的な緊張などがあげられる．

2. 診断

狭心症の診断は非定型的胸痛との鑑別が問題となる．食道スパスムによる痛みは狭心症にそっくりな場合がある．そのほか，心膜炎，肺塞栓症による胸膜炎などを鑑別しなければならない．心電図は狭心症診断

■図1 運動負荷心電図法

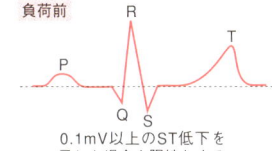

トレッドミル

負荷前
0.1mV以上のST低下を示した場合を陽性とする

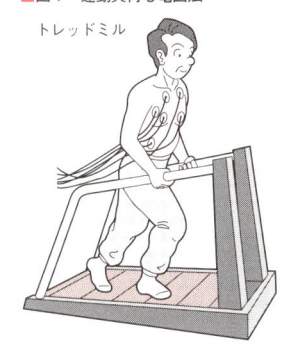

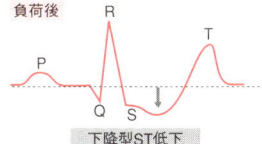

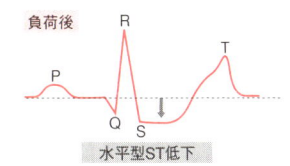

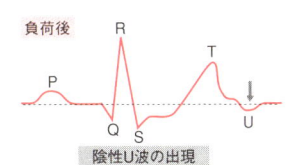

負荷後
水平型ST低下

負荷後
下降型ST低下

負荷後
陰性U波の出現

■図2　虚血性心疾患に用いる薬物

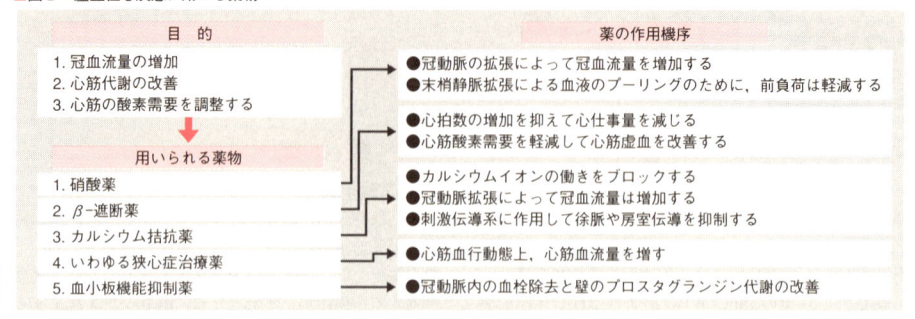

目的	薬の作用機序
1. 冠血流量の増加 2. 心筋代謝の改善 3. 心筋の酸素需要を調整する	● 冠動脈の拡張によって冠血流量を増加する ● 末梢静脈拡張による血液のプーリングのために、前負荷は軽減する ● 心拍数の増加を抑えて心仕事量を減じる ● 心筋酸素需要を軽減して心筋虚血を改善する ● カルシウムイオンの働きをブロックする ● 冠動脈拡張によって冠血流量は増加する ● 刺激伝導系に作用して徐脈や房室伝導を抑制する ● 心筋血行動態上、心筋血流量を増す ● 冠動脈内の血栓除去と壁のプロスタグランジン代謝の改善

用いられる薬物
1. 硝酸薬 2. β-遮断薬 3. カルシウム拮抗薬 4. いわゆる狭心症治療薬 5. 血小板機能抑制薬

(柏木政伸ほか監：新訂版・薬物療法　疾患別服薬指導ガイド．p.60，学習研究社，1997より改変)

の重要な武器であるが，発作時以外には異常はみられない．トレッドミルあるいは自転車エルゴメーターを用い運動負荷心電図法（図1），運動負荷試験にラジオアイソトープ法を組み合わせるタリウム心筋シンチグラフィ，冠動脈造影法などによる診断が行われる．

3. 治療

内科的治療は，血圧，心拍数および収縮性と左心室容積を薬物により調節し，心筋酸素消費量を減少することである．硝酸薬（ニトログリセリン，硝酸イソソルビドなど），β-〔受容体〕遮断薬，カルシウム拮抗薬などが用いられる（図2）．

薬物療法では管理できない狭心症患者では，1960年代から冠動脈バイパス術が行われてきた．静脈の一部あるいは内胸動脈を閉塞冠動脈につなぎ閉塞部をバイパスする．狭心発作の寛解に著しい効果がある．

1977年グルンツィヒ（A. Gruntzig，スイス）が冠動脈形成術を開発し，冠狭窄を除去する手段として用いられるようになった．カテーテルの先に付けたバルーンを閉塞冠動脈に挿入し，バルーンを膨らませ動脈硬化性プラークを圧迫して内腔を広げる方法である．血流は著明に改善する．緊急バイパス術の場合に備えて外科設備が必要である．

III　不安定狭心症 (unstable angina pectoris)

動脈硬化によるプラーク（図3）ばかりでなく冠動脈スパスムおよび血栓の相互関与により，冠血流が障害され，狭心痛発作が起こりやすくなり，労作時ばかりでなく安静時にも起こる．心筋梗塞への移行頻度が高い．入院治療が不可欠である．異型狭心症も一亜型とすることができる．これは，労作とは関係なく起こる狭心症で，心電図上で心筋虚血に伴うST上昇がみられるため，異型（variant）とよばれる．スパスムの診断は難しいが，冠動脈造影検査中に血管平滑筋を収縮させるマレイン酸エルゴメトリンやアセチルコリンなどを用いて発作を誘発することができる．

IV　心筋梗塞 (myocardial infarction)

急性心筋梗塞（AMI）は血液供給の途絶による心筋壊死である．心筋梗塞での死亡の約半数は，患者が病院に搬送される前の致死性不整脈によると推定される．

初期症状は狭心症に似るが，さらに重症の胸痛を含む．重症の痛みは，硫酸モルヒネを約10分間隔で何回かに分けての少量投与（静注）で軽減する．酸素療法は，ルーチンである．1970年代後期から冠血栓溶解療法がこころみられ，一般化した．ウロキナーゼ，組織プラスミノーゲンアクチベータ（t-PA）が用いられる．

頻度の高い合併症としてポンプ失調による心原性ショック，電気的失調による各種不整脈が問題となる．

ポンプ失調の指標としてKillip分類，Forrester分類がしばしば用いられ生命予後の目安とされる．徐脈性不整脈，伝導障害，心ブロックおよび心室細動などの心室性不整脈もしばしば合併する．

急性期には，設備を備えた冠疾患集中管理治療室（coronary care unit ; CCU）への入院を必要とする．

■図3　正常冠動脈の断面と不安定化したプラーク（粥腫）

a. 正常血管
　血管内皮細胞
　内膜
　内弾性板
　中膜と血管平滑筋
　外弾性板
　外膜

b. 破綻して血栓が付着した粥腫
　血栓
　酸化LDLを貪食して泡沫化したマクロファージ
　破綻した粥腫
　内膜に侵入した平滑筋細胞

連続的な心電図モニタリングは患者の状態を把握する基本的手段である.

合併症の多くは薬物投与に反応する. 外科的治療を必要とする合併症として心室中隔破裂, 僧帽弁置換術を必要とする乳頭筋の破裂, 瘤切除術を必要とする左心室瘤などがある.

合併症のない急性心筋梗塞症例では, 通常, 数日間のCCUモニターののちに軽い下肢の運動を開始する. 数週間以内に退院が可能となり, 通常, 約2か月以内に通常の仕事に戻ることができる. 高血圧, 喫煙, 肥満, 脂質異常症, 糖尿病などの冠危険因子は管理が必要である.

虚血性心疾患患者の看護

心筋の虚血は主に冠動脈の粥状硬化による冠動脈内腔の狭窄や, 冠動脈のスパスムにより, 冠動脈の血流予備能が減少し, 心筋に必要な酸素が不足する状態である. これにより, 一時的に胸痛を起こすのが狭心症発作であり, 長時間に及ぶと, 不可逆性の変化である心筋梗塞に陥る.

狭心症患者の看護

狭心症は, その性状から安定狭心症と不安定狭心症に, 要因から労作性狭心症と安静狭心症に, 機序から器質性狭心症と冠攣縮性狭心症に分類されるが, 一般的には, ①慢性安定狭心症, ②不安定狭心症, ③冠攣縮性狭心症の3型に大別される.

①**慢性安定狭心症**：一定の労作により心筋の酸素消費量がその供給量を超えると胸痛（狭心痛）が出現し, 安静により胸痛（狭心痛）が消失する. 数か月にわたって, 頻度, 持続時間, 程度のパターンが一定している.

②**不安定狭心症**：症状発現レベルや頻度に変化が起こるか, 安静時にも起こるもの, あるいは初めて起こったもの. 心筋梗塞へ移行する可能性が高いといわれる.

③**冠攣縮性狭心症**：不安定狭心症の一亜型である. 運動に関係なく, 安静時や睡眠中に起こり, 同時刻であることが多い. 冠動脈のスパスムにより起こる.

これらのなかで, 不安定狭心症は入院加療が必要であるが, そのほかは日常生活が可能であり, 自己管理が重要となるため, ここでは, その指導について述べる.

■看護のポイント

慢性安定期の狭心症では, 狭心症発作をコントロールすることが可能であり, 日常生活の自己管理の内容について指導することが看護のポイントとなる. しかし, 日常生活を自己管理していても, 不安定狭心症や心筋梗塞へ移行することがありうるため, その際の対処も含めて指導する.

■具体的なケア

1) 運動耐容能について

とくに慢性安定狭心症では, 発作の誘因となる運動量を把握し, 患者に可能な運動量を示す. 運動耐容能以上の運動を行えば, 発作を起こす危険性の高いことを理解させる.

2) 食生活について
   ① 糖, 飽和脂肪酸, コレステロール, 塩分の過剰摂取を行わないように指導する.
   ② 大食をさけ, 食直後はなるべく安静にする.

3) 服薬について

服薬の中断は, 狭心症発作, 心筋梗塞への移行の危険性を増大することから, 飲み忘れや自己判断で中止することのないようにしなくてはならない. また, 異型狭心症で, 就寝後から朝方に発作を起こしやすい場合などでは, 夜間の薬物の血中濃度の維持が重要であり, 服薬時間の重要性も理解してもらう.

4) 禁煙について

喫煙は冠動脈のスパスム, 末梢血管の収縮などの作用により, 心筋梗塞への危険性を高めるため, 禁煙を指導する.

5) ストレスについて

ストレスは心負荷となるため可能なかぎりさける.

6) 発作への対応について

発作が起こった場合には, ①安静にして, ②硝酸薬を舌下投与する. 溶けにくい場合は水を少量含ませて, 溶解させる. その後5分以内に改善がないときは追加投与する.

硝酸薬は血管拡張作用により, 低血圧, 頭痛を起

7) 受診が必要な場合について
　発作が起こる状況，頻度，疼痛の程度・部位について普段から注意しておく．運動耐容能の低下，発作頻度の増加は不安定狭心症に移行した可能性がある．また，発作がいつもより強く硝酸薬が全く効果がない場合は，心筋梗塞の可能性がある．
　いずれもすぐに受診し，医学的処置を受ける．

急性心筋梗塞患者の看護

■看護のポイント

　広汎な心筋梗塞では死に至る．また急性期には，不整脈，心不全，心原性ショック，心破裂などの重篤な合併症をひき起こす．そのため，十分な観察により早期に発見し，すみやかに対処する．身体的・精神的な安静の保持が望まれる．
　急性期を脱したあとも，広汎な心筋梗塞後にはさまざまな負荷により心不全を起こすことがある．また，ほかにも冠動脈に病変がある場合には，狭心症をひき起こしたり，再梗塞を起こすことがある．こうした患者や狭心症患者には，酸素需要量が増大することで，狭心症発作を起こしたり心筋梗塞に移行しないよう，退院後の生活指導が重要となる．

■観察のポイント

1 心筋梗塞の程度の把握
　①心筋梗塞では，心筋の虚血により心筋細胞が障害を受けることにより，疼痛が突然に出現する．心筋組織の壊死時，心筋から酵素が血中に流出する．心筋にのみみとめられるクレアチンホスホキナーゼ(CPK)の MB アイソザイム観察が確実である．心筋が破壊されることにより，トロポニンTが血中に出現する．
　②疼痛の部位と程度は心窩部，頸部，背部であったり，上腕に放散する痛みであったりする．疼痛は強く，ときには随伴して悪心・嘔吐があることもある．疼痛の増強は新たな梗塞の進展を反映しているおそれがあり，入院時より疼痛の程度を把握しておく必要がある．
　③梗塞部位・範囲は，12誘導心電図と心エコー図により入院時から変化を把握し，胸痛出現時に梗塞の進展がないかを12誘導心電図で確認する．経時的に心電図をモニターする．
　④心筋梗塞が発症した時間の把握．発症直後ほど死亡率は高いため，それを念頭において観察する必要がある．また発症後12時間以内であれば，再灌流療法の適応になる．

2 合併症の早期発見
　心筋梗塞の患者では，重篤で致命的となる合併症をひき起こすことが多く，すみやかに対処されなければ死に至ることもある．
　1) 不整脈
　心電図モニターにより，不整脈を監視する必要がある(図4)．
　　①房室ブロック
　　　● Ⅰ度房室ブロック
　　　● Ⅱ度房室ブロック
　　　● Ⅲ度(完全)房室ブロック

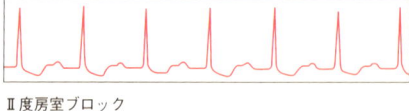

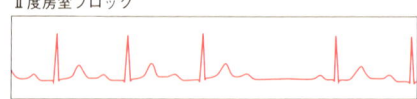

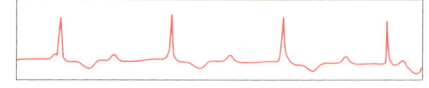

■図4　心電図

Ⅰ度房室ブロック

Ⅱ度房室ブロック

Ⅲ度（完全）房室ブロック

心室性期外収縮

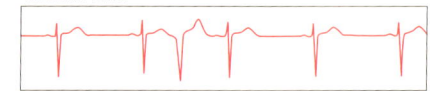

心室頻拍

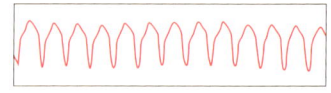

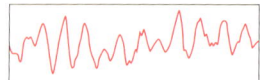

心室細動

②心室性期外収縮：心室細動へ移行する．R on Tに注意．
③心室頻拍：心室細動へ移行するおそれがある．
④心室細動：梗塞が小さくても発生し，早期死亡原因となる．直ちに処置しなければならない．

2）心不全
心筋梗塞による心不全の原因は，以下のとおり．
①心筋壊死ないし重症虚血による収縮心筋の欠落と収縮不全．
②急性の僧帽弁逆流や心室中隔穿孔による機械的障害．
③頻脈や高度徐脈も心不全の原因となる．
④収縮不全と心筋障害の間に悪循環が起こるため，たとえ軽度の心不全でも十分に管理する．

3）心原性ショック
心拍出量の著しい低下と末梢循環不全の進行過程と考えられ，進行した心原性ショックでは死亡率は高率である．

4）心破裂
心破裂には，心室中隔穿孔，乳頭筋断裂，左室自由壁破裂の3つの型がある．一般的に前兆となる症状はなく，心タンポナーデ，急性肺水腫を起こして突然死することが多い．

③ 精神状態を把握する
急性心筋梗塞患者は，生命の危機に瀕しており，不安，死の恐怖をもつことが少なくない．ショック，否認，あるいは怒りなどの反応がみられることがある．ときにはCCUシンドロームとよばれる不穏状態に陥る場合もある．
このような反応は，前述の疼痛刺激同様，交感神経を興奮させ，心負荷を高めることになる．
患者・家族の不安のレベル，コミュニケーションパターンに変化がないか観察していく．
→ショック，心不全(しんふぜん)

■具体的なケア

① 疼痛の緩和
前述のように苦痛は交感神経を興奮させ，心負荷を高めるため，すみやかに緩和する必要がある．
①麻薬性鎮痛薬の静脈内投与を行う．
②経時的にバイタルサインをチェックする．
③悪心・嘔吐がある場合，制吐薬を静脈内投与する．投与は静脈ラインからが望ましい．
④苦痛を自制し，心負荷を高めることがないように配慮する．

② 心筋梗塞の進展の予防
①酸素を投与する．
②リハビリテーションプログラムに従って，心筋の酸素需要量を最小限にとどめながら，また，病状をみながら慎重に安静度を拡大していく．
③排便はリハビリテーションプログラムに沿った方法で行う．便秘予防に下剤を適宜投与する．
④新たに胸痛が出現した場合には，12誘導心電図にて虚血の有無を確認する．虚血がある場合には硝酸薬の投与を行う．

③ 合併症へのすみやかな対処
(1) 不整脈
①心室細動を発見したら，以下の処置を行う．
・蘇生術を開始しながら，除細動器を準備する
・アシドーシス，低酸素血症を改善する措置をとる
・除細動後は，意識レベル，バイタルサイン，水分出納の観察をする
・意識レベルの低下では，脳虚血を疑う
・吐物の誤嚥の徴候を観察する
②心室頻拍がある場合は，以下の処置を行う．
・意識，血圧の低下がない場合は，リドカインの投与の準備をする
・意識，血圧の低下がある場合には，心室細動と同様の処置を行う
③房室ブロックがある場合には，高度の徐脈時に体表面ペーシングや一時的ペースメーカーの挿入の準備をする．
④その他の不整脈の場合は，血行動態に悪影響を与えることのないよう，対処する．

(2) 心不全
→心不全(しんふぜん)

(3) 心破裂
緊急に手術の対象となることが多い．手術まで心不全の管理が重要となる．

④ 患者と家族の不安の軽減
①患者の状況が許せば，できるだけ早期にCCUや使用される装置，リハビリテーションプログラムに沿って活動範囲を拡大する必要性と，それに応じた看護の内容を説明する．
②急性心筋梗塞では，一連の感情変化(不安，否認，うつ状態，最後に受容)は正常であることを患者に納得させ安心させる．家族の精神的援助を受けられるようにする．患者が不穏状態となったり，心拍数の上昇など血行動態への悪影響がある場合には，鎮静薬の投与を考慮する．

筋肉系
muscular system

I 筋肉の分類

　筋肉は，運動器官としてだけでなく，エネルギー貯蔵・代謝器官としても重要な役割を果たしている．筋肉は，随意筋である骨格筋，不随意筋である心筋および平滑筋（消化管，血管など）の3種類に大きく分けられる．骨格筋は，1つ以上の関節を越えて骨と骨につくもの，または骨と皮膚につくもので，身体の動きに関与している．骨格筋，心筋は，光学顕微鏡で観察すると横紋構造がみられるため横紋筋とよばれ，平滑筋とは区別される．筋肉の種類と構造を図1に示す．ヒトには約2億5千万本の筋線維からなる217対，434個の骨格筋が存在し，体重の40〜45％を占めている．ここでは骨格筋について解説する．

II 筋肉の解剖と生理

1．筋組織と筋細胞

　筋肉は，肉眼的には半透明の筋上膜（外筋周膜）により覆われている．光学顕微鏡で観察すると，筋周膜（内筋周膜）により筋束（筋線維束）に分けられており，筋束はさらに筋内膜により個々の筋細胞（筋線維）に分けられる．筋細胞は多数の筋芽細胞が癒合し，核分裂をして完成した多核の非常に細長い細胞である．心筋や平滑筋の筋細胞が1つの核しかもたないのに対し，骨格筋の成熟した筋細胞の核は数百から数千に達することもある．1つの筋細胞は，直径が30〜60μmで，長さは約1 mmから10数cmにも及ぶ．各筋細胞はそのほぼ中央部に1個の運動終板（神経筋接合部）を有する．筋細胞の表面は筋内膜により包まれ，細胞質は大部分が筋原線維により占められている．そのほかにミトコンドリア，筋小胞体，グリコーゲン顆粒などの細胞内小器官が含まれる．筋原線維の周囲には，筋膜が深部まで入り組んで形成されるT管（横細管）系とよばれる膜系が網状に発達している．T管系は，細胞膜の興奮を筋小胞体を介して筋原線維に伝達して収縮・弛緩を調整する重要な働きを担っている．

　筋原線維は太さ1〜2μmの細線維で，明るく見える部分と暗く見える部分が規則正しく配列している．明るい部分をI帯といい，その中央にZ線が存在する．暗い部分をA帯といい，A帯の中央にはやや明るい部分があり，これはH帯とよばれる．H帯の中央にはM線がある．Z線からZ線までをサルコメア（筋節）とよぶ（図2）．

　電子顕微鏡で観察すると，筋原線維は2種類のフィラメントの一定配列により構成されていることがわかる．太いフィラメントは直径約10〜15 nm，長さ1.5μmのミオシンフィラメントで，細いフィラメントは直径6 nm，長さ1μmのアクチンフィラメントである．アクチンフィラメントには，アクチン以外にトロポニン，トロポミオシンが含まれ，トロポニンとトロポミオシンの作用によりアクチンとミオシンの相互作用が調整されている．アクチンフィラメントの一端はZ線で連結されており，他端はミオシンフィラメントのなかに入り込んでいる．すなわち，A帯はミオシンフィラメントとアクチンフィラメントよりなり，I帯はアクチンフィラメントだけでできている．A帯ではアクチンフィラメント6本が1本のミオシンフィラメントを囲んでおり，逆に1本のアクチンフィラメントを3本のミオシンフィラメントが囲んでいる．

2．筋収縮の生理

　光学顕微鏡で観察すると，収縮の際，A帯の長さは変わらず，I帯だけが狭くなることが発見され，有名な「滑り説（sliding theory）」が唱えられた．すなわち，収縮の際アクチンフィラメントがミオシンフィラメントの間に滑り込むことによって筋収縮が起こる

■図1　筋肉の種類と構造

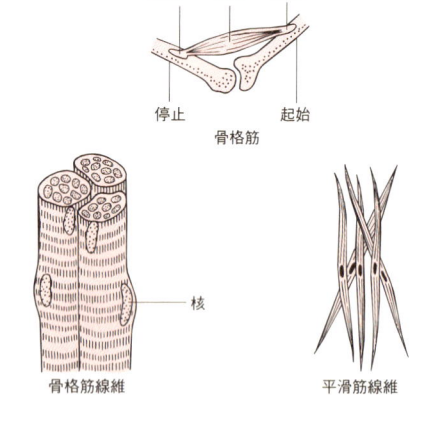

(図3).

筋の収縮は活動電位によりひき起こされる．終板部において電位がある閾値に達すると，そこで活動電位が発生する．その活動電位は筋線維の長軸に沿って終板部の両側に伝わっていく．こうして筋膜に生じた活動電位は，T管に沿って深部に到達すると，筋小胞体から細胞質にカルシウムが放出される．カルシウムイオンはアクチンフィラメントの表面に位置する蛋白質，トロポニンと結合する．その結果，筋の静止状態ではアクチンフィラメントとミオシンフィラメントとの相互作用を抑制しているトロポニン-トロポミオシン系の働きが消失し，両フィラメントは相互作用を及ぼして瞬間的に接触し，互いに移動する．ミオシンとアクチンの接触は瞬間的で，すぐに両者は分離するが，両フィラメントが互いに移動するにつれて，それぞれの別の部位が接触と分離を繰り返す．その結果，I帯が短縮し筋は収縮する．他方，細胞内カルシウムイオン濃度が上昇すると，筋小胞体はカルシウムイオンを回収し始める．カルシウムイオン濃度が下がってくると，トロポニンは結合したカルシウムイオンを遊離し，収縮時と逆の現象が起こり，筋は弛緩する．

3．筋の生化学

筋肉の組成は，約75％が水で，約20％が蛋白質である．蛋白質のうち約2/3はミオシン，アクチン，トロポミオシンなどの収縮性蛋白質からなり，残りの1/3がミオグロビンおよび各種の酵素類からなっている．

組織化学的には，筋は大別してタイプ1線維とタイプ2線維に分けられ，タイプ1線維は動物の赤筋に，タイプ2線維は動物の白筋に相当する（表1）．タイプ2線維はさらに2A，2B，2Cに分けられている．タイプ1線維では，ミオグロビンやミトコンドリアの含有量が多く，酸化的リン酸化が主なエネルギー供給源であり，主として筋緊張に関する遅い収縮に関与する．一方，タイプ2線維では，解糖酵素を多く含み嫌気性解糖が主なエネルギー源となり，主として随意運動に関する速い短い収縮に関与している．

各運動単位は同じタイプの線維からなるが，各筋には異なったタイプの線維が含まれ，筋によりタイプ1線維が多いものとタイプ2線維が多いものとがある．ヒトの上腕二頭筋ではタイプ1，2A，2Bが各1/3ずつを占めるとされ，正常ではこれらのタイプの異なった筋線維が群をなすことなくモザイク模様をなしている．筋疾患の多くはこの両型の線維を侵すが，先天性ミオパチー，筋強直性ジストロフィーの初期などにおいてはタイプ1線維が主として侵され，廃用性萎縮，ステロイドミオパチーなどではタイプ2線維が主に侵される．

4．運動単位と神経支配

ヒトは，上位運動ニューロンと下位運動ニューロン

■図2　横紋筋のつくりと筋の微細構造

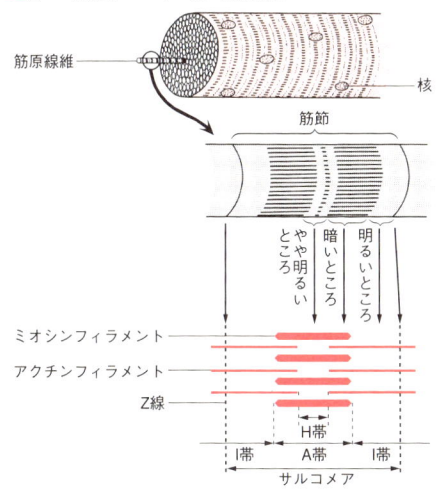

■図3　滑り説

■表1　筋線維のタイプ

	タイプ1線維 （赤筋）	タイプ2線維 （白筋）
収縮速度	遅い 持続性	速い 強い収縮
代謝		
エネルギー源	脂肪，ブドウ糖	グリコーゲン
代謝経路	酸化的リン酸化	解糖
酵素		
ミトコンドリア酵素	多	少
ホスホリラーゼ	少	多
ATPアーゼ	少	多

■図4 下位運動ニューロン

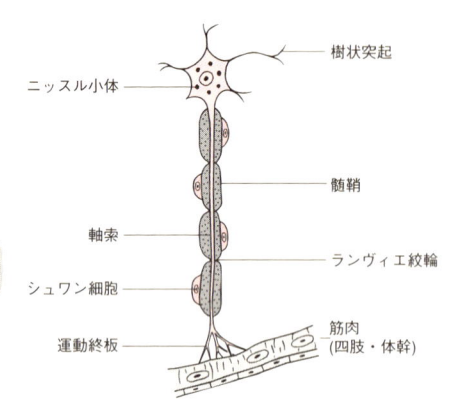

樹状突起
ニッスル小体
髄鞘
軸索
ランヴィエ絞輪
シュワン細胞
運動終板
筋肉(四肢・体幹)

の2つの運動神経と筋により随意運動を行っている．この経路のどこが障害を受けても最終的には筋の機能障害として発現する．

上位運動ニューロンは前頭葉の第4(運動)野と第6(前運動)野にあり，下位運動ニューロンは脳神経運動核と脊髄前角にある．前頭葉から脳神経運動核への伝導路を皮質延髄路，前頭葉から脊髄前角への伝導路を皮質脊髄路(狭義の錐体路)といい，両方を合わせて錐体路(広義)という．

錐体路の大部分の神経線維は延髄の錐体交差より反対側にいく．したがって，延髄の錐体交差より中枢側の錐体路障害では反対側の筋力低下が起こり，錐体交差より末梢側の錐体路障害では病巣側の筋力低下が起こる．

下位運動ニューロンは脳神経領域では脳幹部にあり，四肢・体幹の筋を支配するものは脊髄の前角に存在する(図4)．脊髄は全部で31個の髄節(頸髄8，胸髄12，腰髄5，仙髄5，尾髄1)よりなっており，個々の髄節は一定の筋を支配している．1個の髄節が支配している筋群をミオトームとよぶ．ほとんどの筋は1個の髄節のみで支配されているということはなく，2個以上の髄節による支配を受けている．下位運動ニューロンとその軸索，神経筋接合部，筋を一括して1つの単位と考え運動単位とよぶ．外眼筋のように迅速で精緻な運動を行わなければならない筋では運動単位の数は多く，1つの筋に1,000以上の運動単位が存在する．すなわち，1つの運動単位は5～10本の筋線維を支配するのみである．一方，腓腹筋では1本の運動神経が約2,000本もの筋線維を支配している．

III 筋の障害

前述のように大脳皮質から筋に至るまでの経路のうち，どこが障害されても筋力低下などの症状が出現するが，ここでは筋自体の障害について述べる．

1) 筋疾患の症状

筋力低下を訴えることが最も多く，そのほかには筋痛，筋萎縮，筋肥大，筋硬直，筋痙攣などがある．

2) 筋疾患の臨床検査

血液(血中クレアチンキナーゼ，血中アルドステロンなど)，尿(尿中ミオグロビンなど)検査のほかに，筋疾患の診断に欠かせない検査として筋電図，筋生検がある．

最近では超音波，CT，MRIなども筋疾患の診断に応用されている．

3) 筋疾患

筋疾患は非常に数多くあり，その分類も一定していない．大きく分けると，遺伝性ミオパチーと後天性ミオパチーに分けられる．前者には，筋ジストロフィー，先天性ミオパチー，ミトコンドリアミオパチーなどがあり，後者には，炎症性ミオパチー，内分泌・代謝性ミオパチー，薬物性ミオパチーなどがある．さらに生化学的検査の進歩に伴い，現在も新しい疾患が報告されつつある．主なもののみを以下に掲げる．

(1) **進行性筋ジストロフィー**：筋を侵す遺伝性疾患で，その遺伝形式，臨床像などより，デュシェンヌ型，ベッカー型，肢帯型，顔面肩甲上腕型，遠位型などに分けられる．

(2) **筋強直性ジストロフィー**：ミオトニアを特徴とする遺伝性疾患で，前頭部脱毛，白内障，内分泌異常などを伴う．

(3) **先天性ミオパチー**：乳児期より症状がみられ，緩徐に進行するか，ほとんど進行しない．ネマリンミオパチー，ミオチュブラーミオパチー，セントラルコア病などがある．

(4) **ミトコンドリアミオパチー**：細胞のエネルギー産生を担うミトコンドリアの機能異常によって起こり，筋のほかに中枢神経，心臓などが侵される．MELAS(ミトコンドリア脳筋症，乳酸アシドーシス，脳卒中発作様症候群)，MERRF(赤色ぼろ線維・ミオクローヌスてんかん症候群)などがある．

(5) **炎症性ミオパチー**：代表疾患である多発筋炎は，近位筋を主に侵し，筋力低下と筋痛を主症状とする．ときに皮膚症状を伴い，その場合は皮膚筋炎とよばれる．

(6) **内分泌・代謝性ミオパチー**：糖尿病，甲状腺疾患，低カリウム血症などに伴ったミオパチー．

クモ膜下出血
subarachnoid hemorrhage ; SAH

I 定義・概念

脳は3層の膜(硬膜,クモ膜,軟膜)で覆われ保護されている.そのクモ膜の下にある髄液腔(クモ膜下腔)に出血したものがクモ膜下出血である.クモ膜下出血の原因は脳動脈瘤や脳動静脈奇形の破裂が主であるが,外傷によって生じることもある.本項では,脳動脈瘤破裂によるものについて説明する.

動脈瘤(図1)は,内頸動脈,前交通動脈,中大脳動脈および脳底動脈などウィリス動脈輪近傍に存在することが多い(図2).出血後の主な合併症は,再出血,脳血管攣縮,水頭症であり,約1か月間は不安定な状態にある.

1) 再出血:破裂した動脈瘤は再び破裂しやすく,再出血すると重症化する.死亡原因の多くが再出血である.
2) 脳血管攣縮:出血後,約4〜15日目(ピークは7日目前後)に血管が細くなる(攣縮する)ことがある.これにより脳梗塞や脳浮腫が生じ,意識障害や麻痺などが出現して後遺症を残し,予後不良となる場合もある.
3) 水頭症:出血後,1か月前後に血腫が髄液の吸収を障害し,正常圧水頭症(交通性水頭症)をきたすことがある.また,出血後数日以内に血腫が髄液の通過を阻害し,脳室拡大を伴う急性水頭症(非交通性水頭症)を合併し,脳室ドレナージが必要となる場合もある.

予後は報告により異なるが,社会復帰できるのは2人に1人程度である.

II 主症状

出血時の症状は,突然の激しい頭痛(しばしば嘔吐を伴う),髄膜刺激症状(項部硬直など),意識障害などである.

特徴は,非常に激しい頭痛であることと,瞬間的に起こることである.ほかの頭痛では「〜ころから痛くなった」「だんだんひどくなった」などと表現するのに対し「〜したときに痛くなった」「〜しようとしたら」など始まった瞬間を具体的に訴える場合が多い.

脳血管攣縮によって脳血流低下が生じると,それに応じた脳虚血症状が出現する.意識レベルの低下や麻

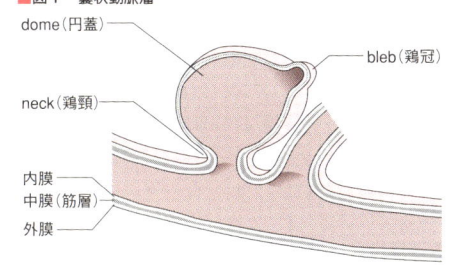

■図1 囊状動脈瘤
- dome(円蓋)
- bleb(鶏冠)
- neck(鶏頸)
- 内膜
- 中膜(筋層)
- 外膜

〔松本 悟監(大井静雄):図説 脳神経疾患 診断・治療学—その標準と最近の動向.p.48,メジカルビュー社,1992〕

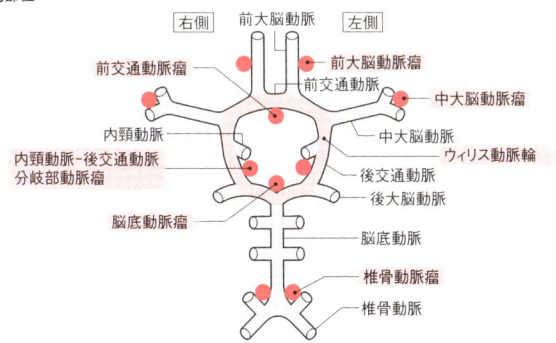

■図2 脳動脈瘤の好発部位
- 前交通動脈瘤
- 前大脳動脈瘤
- 中大脳動脈瘤
- 内頸動脈
- 内頸動脈〜後交通動脈分岐部動脈瘤
- 中大脳動脈
- ウィリス動脈輪
- 後交通動脈
- 脳底動脈瘤
- 後大脳動脈
- 脳底動脈
- 椎骨動脈瘤
- 椎骨動脈

■図3　脳動脈瘤術式

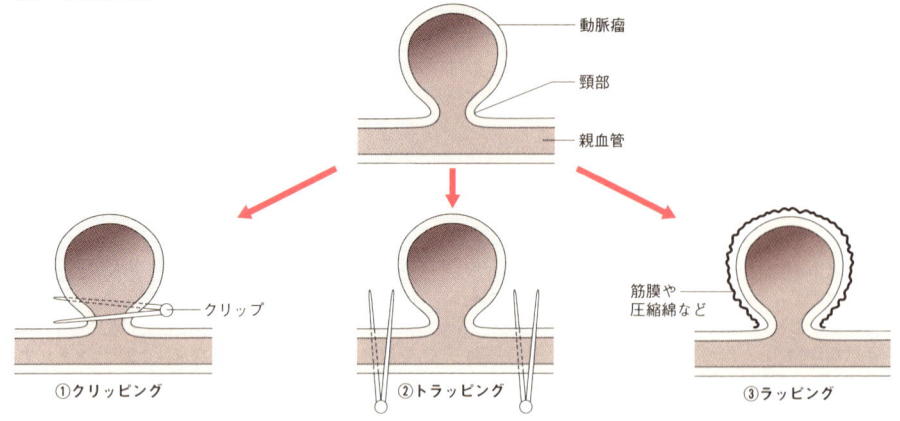

①クリッピング　②トラッピング　③ラッピング

動脈瘤／頸部／親血管／クリップ／筋膜や圧縮綿など

痺が生じることが多い．

正常圧水頭症では認知症症状(意識レベルの低下)，歩行障害，尿失禁の三主徴が生じ，急性水頭症では頭痛，嘔吐など頭蓋内圧亢進症状が生じる．

III　診断

CTにてクモ膜下腔の血腫が高吸収域として描出されることにより診断する．出血が少量でCTでは診断困難な場合，腰椎穿刺で採取した髄液が血性であることにより診断する．ひき続き，出血源を検索するため，脳血管造影を行い，破裂した動脈瘤を確定する．

IV　治療

再出血予防の目的で手術(クリッピングなど)を行う．クリッピングとは全身麻酔下にて開頭し，顕微鏡下に動脈瘤の根元(頸部)をクリップでつまみ，出血しないようにする手術である．動脈瘤の部位，大きさ，形により，クリッピングができない場合，トラッピングやラッピングが行われることもある(図3)．

また，低侵襲な治療として，血管内手術によるコイル塞栓術も行われるようになってきた．

脳血管攣縮に対しては，血流改善薬や抗血小板薬，脳保護薬，カルシウム拮抗薬などが投与される．クリッピング術後であれば降圧療法なども行われる．最近では血管内手術による血管拡張術を行うこともあるが，決定的な治療法はない．

水頭症に対しては，短絡術(V-Pシャント，L-Pシャント)が行われる．

V　看護上留意すべき点

クリッピング術前患者に対しては，再出血予防のため，血圧の変動予防やストレスの少ない状態にすることが肝要である．そのため，部屋を少し暗くしたり，静かな個室で対応する．頭痛軽減のため鎮痛薬の投与，マイナートランキライザーによる不安除去，緩下薬投与による便秘の予防を行う．

再出血の際は，通常突然に意識レベルが低下する．そのため十分に注意して観察する必要がある．

また，手術施行の有無にかかわらず，4～15日目に脳血管攣縮が生じると，脳虚血症状が出現する．バイタルサイン以外に，神経学的な変化についても迅速な対応が必要になる．

クモ膜下出血患者の看護

クモ膜下出血患者が健康を回復する過程では，看護能力が患者の予後に影響を与えることを認識して，看護上以下のような注意を要する．

■看護のポイント

クモ膜下出血を起こした患者は，突然激しい頭痛で発症し，意識障害や髄膜刺激症状(悪心・嘔吐など)を伴う．

原因は圧倒的に脳動脈瘤の破裂によることが多

く，治療は緊急を要する．
　この疾患は再出血や頭蓋内圧亢進症状による脳ヘルニアを起こしやすく，生命の危機的状況へと変化しやすいので，患者の病態(出血の部位，程度など)を把握し，心身の安静をはかりながら，異常徴候などを観察し，早期発見に努めることが肝要である．

■観察のポイント

1) **破裂直後・手術直後**
①意識障害の程度をみる．
②瞳孔の状態：対光反射，左右差，大きさなど
③バイタルサインのモニタリング(呼吸，脈拍，体温，血圧)
④呼吸状態の変化：低酸素血症に注意する．
⑤循環動態の変化：血圧が安定しているか．
⑥脳室ドレナージ中は指示された脳圧を確認
⑦髄膜刺激症状の有無と程度：頭痛，悪心・嘔吐，痙攣・項部硬直など
⑧神経脱落症状：運動・言語障害の有無と程度
⑨術後出血の早期発見：急激な血圧上昇，意識低下，片麻痺の出現，瞳孔不同など
⑩精神・心理の安定状態をみる．
⑪皮膚の状態：褥瘡発生の早期発見など

2) **血管攣縮期**(発症後4～15日ころ)
①意識の状態：意識低下は徐々に進行する．
②麻痺の有無：発症部位，程度
③痙攣の有無(突然出現する)：発症部位，持続時間，痙攣のタイプ，眼球の状態
④髄液ドレナージ：性状，量などを経時的に観察
⑤髄膜刺激症状・発熱は髄膜炎の徴候
⑥消化管出血の有無：胃管の排泄液の性状，便の性状など

3) **回復期**(手術後10日以降)
①正常圧水頭症の観察：意識低下，認知症状，尿失禁，歩行障害など
②再出血の症候：意識低下の有無，血圧の変動など
③痙攣発作の出現の有無：抗痙攣薬の服用確認
④日常生活行動の変化
以上，この疾患は長期間の観察を要する．

■具体的なケア

1) **破裂急性期**
急変の可能性があり，迅速な対応が必要である．
①患者の病態(出血の部位，程度など)を把握する．
②再出血の予防：血圧と呼吸の安定，スムースな排便
③苦痛症状の緩和：嘔吐後の誤嚥予防のため側臥位にする．安楽で安全な体位の工夫(昏睡体位：コーマポジション)
④急変(呼吸停止時や痙攣時)に対する迅速な対応
⑤ストレスを最小限にする配慮：不安の除去，面会人の制限，病室の静寂な環境など
⑥筋力や関節可動域など，身体機能の維持
⑦失語症と構音障害の違いによるコミュニケーションの工夫
⑧患者や家族への病状や手術(緊急が多い)の説明と同意・不安な心理状態をサポートする．
⑨頭蓋内圧をコントロールするための指示された与薬を確実に行う．

2) **血管攣縮期**
この時期には，合併症の予防に努める．
①脳血管攣縮の予防：呼吸・循環管理と血圧の安定をはかる．
②体液の管理：水分のバランス(ヘマトクリット35％程度)維持
③頭蓋内圧亢進の予防：頭部を20～30度挙上
④脳室ドレナージの管理：指示された高さの設定と抜去予防(ベッドの挙上時やシーツ交換時にとくに注意し，不穏がある場合は抑制を考慮)
⑤感染予防：創部やドレーンの無菌操作
⑥二次障害による神経脱落症状の早期発見：直腸膀胱障害など

3) **亜急性～慢性期**
この期から，日常生活への自立を促す．
①運動障害，言語障害などの障害が受け止められるように患者や家族を支援する．
②日常生活で自立するための援助：患者の残存機能を評価して，機能訓練を継続的に指導する．生活の調整，血圧のコントロール，減塩食事摂取の指導など
③痙攣発作予防：長期的服薬の必要性をわかりやすく指導する．
④家族の介護負担の軽減：身体・心理・経済・社会的な視点で支援する．社会資源の情報提供

グランデッドセオリー・アプローチ
grounded theory approach

I 概説

グランデッドセオリーは、その事象の本質や意味、パターンなどを探求する質的研究方法の1つであり、1960年代後半に社会学者であるグレイザー(Barney G. Glaser, 1930～, 米)とストラウス(Anselm L.Strauss, 1916～1996, 米)によって開発された。その目的は、社会現象や心理現象に共通してみられる基本的なパターンを説明する理論を生み出すことにある。グランデッドセオリー・アプローチの原則には、①研究対象者の視点から事象のもつ意味を理解する、②意味を理解するためには、人間関係の文脈のなかで、研究者の五感や認識を用いて研究対象者の行動を観察する、の2点がある。この原則の基盤には、人間の行動は他者や社会との相互作用により学んでいくその人の意味づけによって導かれると考える象徴的相互作用論がある。

グランデッドセオリー・アプローチの特色は、技法に従って質的データの収集と分析、概念の抽出を繰り返し、理論を生成する点にある。技法があることで、他の質的研究方法に比べて研究者が研究過程を振り返りやすいが、技法を追えば機械的に理論が生成されるということではない。理論は、研究者が今までの自分の経験や社会通念から完全に自由にはなれないことを自覚しながら、注意深くデータを収集し分析することによってこそ生成されるのである。

II 分析技法

グランデッドセオリー・アプローチのデータ収集は、参加観察法や半構成的面接法、記録資料収集によって行われる。参加観察や面接の状況は研究対象者の許可を得たうえでメモや録音を行い、それをフィールドノートや逐語録に起こしてデータとして用いる。分析*の鍵概念は、coding(コード化)、すなわちデータをいったんバラバラにしたうえで概念化し、統合化していくことにある。まず、得られたデータを研究対象者の立場に立って丹念に読み込み、理解する。研究テーマと関係のあると思われる文章を1つの内容ごとに分け、それぞれを概念化しラベル名をつける。ついでラベルをグループ化し、ラベルよりも抽象度の高いカテゴリーを抽出する。そして、カテゴリー間の関連を検討し理論を導く。これらコード化の手がかりには、データのほかに、特性(プロパティ)や次元(ディメンション)、理論コードなどが用いられる。

このデータ収集とコード化は繰り返し行われる(比較分析法)。たとえば、1回目の面接データの分析結果を2回目の面接にいかす、2回目の面接データの分析に1回目のデータも用いるなど。データ収集とコード化は、導かれた理論が収集されるデータによって検証される(理論的飽和)まで繰り返される。なお、コード化の具体的方法論についてはいくつかの文献がある。やや複雑に感じても自己流に陥らずに、文献の示す方法を行ってみることが重要である。

III 質的研究の論文作成

グランデッドセオリー・アプローチは、社会状況のなかでの体験の過程を問う研究に有用とされている。研究の標本数は、導かれた理論が収集されるデータによって検証する必要があるため、ある程度の数が必要である。なお、看護研究でデータ収集、とくに参加観察法を行う場合、看護者は自分が研究者であり看護ケア提供者であることをわきまえ、研究対象者から傍観者と受け取られない態度で臨むことが重要である。

質的研究の論文作成で特徴的なことは、①文献レビューは、概念枠組みを示すことではなく、研究に着手した時点での研究者の視点を読者に示す、②研究の成果にはその研究で得られた理論枠組みを提示する、③理論枠組みは、文献を利用して外側から補強するとともに研究対象者の語った言葉や行動などの生のデータを用いて説得力を高める、ことがあげられる。

論文の評価の視点は、この3つの特徴をクリアしているかとともに、グランデッドセオリー・アプローチに適したテーマであるか、その理論が看護実践にもつ意味合いを説明しているかがポイントとなる。

IV 分野別アプローチ

看護学では、グランデッドセオリー・アプローチを用いて、看護ケア対象者と看護者との関係を問う研究、看護実践から看護理論を導く研究などが進んでいる。また、人々が社会状況のなかでどのように「病い」を生きているのか、その過程を問う研究は、看護学のみならず社会学や保健医療にかかわるさまざまな分野で扱われている。

*Barney G.Glaser : Theoretical Sensitivity. University of California San Francisco, 1978.

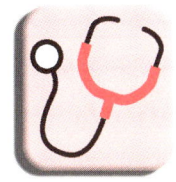

クリニカルパス
clinical path ; CP

I 定義

クリニカルパスとは，一定の疾患をもつ患者，検査を受ける患者に対して，入院指導，オリエンテーション，ケア処置，検査，退院指導などをルーチンとしてスケジュール表のようにまとめてあるものを指すが，名称は「クリニカルパス」「クリティカルパス」「ケアガイド」などさまざまであり，統一したよび方はない．

クリニカルパスは1980年代初頭，医師，看護師，コメディカル・スタッフなどの多職種が連携し，ケア提供の効率性と質の向上を目標として使われ始めた．この方法を考案した米国の一看護師，カレン・サンダーは，ニューイングランド・メディカルセンターでクリニカルパスをつくりあげ，「ケアマップ」として商標登録している．

II 背景と経緯

米国におけるクリニカルパスの利用は，1983(昭和58)年にメディケア(65歳以上の老齢者保険)やメディケイド(貧困者公的保険)を対象にDRGs(diagnosis-related groups；診断別医療支払い制度)が導入され，診断名に基づいた予見定額しか支払われないことになったのが普及のきっかけである．

検査の遅れや合併症の併発による退院の遅れはそのまま病院の損害になる．そこで病院経営上，決められた時間枠内で良質な医療提供を行うことが課題となってきた．その結果，マネジドケアが盛んに行われるようになり，そのツールとしてクリニカルパスの開発が行われ実施されるようになったのである．

わが国には1994(平成6)年に紹介され，在院日数の短縮化や医療費削減，経費削減が叫ばれるなか，医療の質を保証し，効率化をはかるこころみとしてクリニカルパスを開発，利用している．同パスの利用は転院やリハビリテーション施設などの医療機関間の診療情報共有化へのツールとして発展し，地域連携クリニカルパス(地域連携パス)作成・利用に拡大している．

III フォーマット

クリニカルパスのフォーマットは，時間(病日)を横軸に，仕事を縦軸にとったものが最も一般的である(図1)．

仕事の部分(縦軸)の項目には，治療，処置，薬物療法，食事療法，排泄，教育，コンサルテーション，退院計画などが含まれる．

クリニカルパスは，治療，看護経過の計画図であり，その配置は臨床経過の標準を目安に行い，その時間枠になされるべき検査，看護ケアを最も望ましい順序とタイミングでまとめる．また，患者アウトカム(結果)なども含まれる．

ケアマップでは「ケアの内容」に「期待されるケアの結果(アウトカム)」をまとめ，表にしている．

クリニカルパスの用紙は，病院内で統一したフォーマットを使用しているところもあれば，異なったフォーマットを使用しているところもある．

IV 作成上の留意点

クリニカルパスはケアの質保証のためのツールであり，その作成・実施にあたっては医療チーム全体の参加が望まれ，とくに医師の参加は不可欠である．クリニカルパス作成の対象となる疾患は，その病院で扱うことの多い疾患，あまり複雑な要素がかかわらないで標準化しやすい疾患，医師間の治療計画に差がない疾患が選定される．

クリニカルパスをケアの質保証として利用する場合，バリアンス(variances；変化，例外・逸脱)・データをとることが大切である．患者のケア計画は，クリニカルパスで示している順序，内容どおりに進まない場合もある．たとえば患者の尿道留置カテーテルの抜去が表記されている時期より遅れたり，退院が延びたりする場合である．計画どおりに進まない場合には，患者あるいは家族の問題，医療者側の問題，システムの問題などがバリアンスの原因として考えられる．バリアンスの原因を追求し，クリニカルパスの修正，改善を行うことは重要な作業である．

V 期待される効果

①情報を共有しチーム医療を展開できる．
②治療，ケアの経過がわかりやすい．
③インフォームド・コンセントの推進
④医療・看護サービスの質のばらつきを縮小できる．
⑤記録の効率化
⑥入院期間の短縮や医療資源の効率化

クリニカルパスは望ましい入院期間と検査に対する

基準を設定し，作成されているので，一定の質の医療が受けられるようになっている．患者はクリニカルパスで自分の治療・看護ケアを一目瞭然に把握し，時間どおりに行われることで納得や満足が得られる．一方，患者に対して一律に立てられた計画であり，個別性への配慮が不足しがちな点が指摘されている．

■図1　乳がん手術を受ける患者のクリニカルパスの例

患者番号＿＿＿＿　患者氏名＿＿＿＿　生年月日＿＿＿＿　性　別＿＿＿＿

		手術（当日） （　／　）	1POD （　／　）	2POD （　／　）	3POD （　／　）	4POD （　／　）
期待される結果		疼痛が軽減され，苦痛がない バイタルサインが安定する	自分の状態がイメージでき，対処方法を言葉で表現できる 指示範囲で患肢を動かすことができる			
Ⅰ．日常生活	活動	ベッド上安静	制限なし	→	→	→
	食事	禁飲食	朝：飲水可　昼：□五分粥一食あがり □治療食［　　］	□一般食 □治療食 ［　　］	→ →	→ →
	清潔	イブニングケア	モーニングケア 清拭 下半身シャワー	 → →	 → →	 → →
	排泄	バルーンカテーテル留置 床上排泄	バルーンカテーテル抜去→トイレ	自立	→	→
Ⅱ．検査	画像		□X-P：胸			
	生理機能検査					
	検体検査		□生化・末血			
Ⅲ．処置・治療	麻酔科処置	午前の場合　午後の場合 □ザンタック 150mg　1錠 内服　［7：30］［　：　］ □セルシン 2mg　1錠 内服　［7：30］［　：　］				
	処置	□朝グリセリン浣腸　110mL　（　：　） 全麻・挿管(スタンダード)→覚醒後抜管→酸素：(6L) 40％マスク→ □帰室後カニューレ 3L　4時間後［　：　］中止→経皮的酸素飽和度96％以下カニューレ 3L再開（　：　）～（6：00）中止			術後創傷処置	→
	注射	輸液　□①ヴィーンF注　500mL　□②ラクテック注500mL 手術前［　　］［　　］ 手術後［　　］［　　］［　　］ □セファメジンα注 1g＋生食　100mL div　2回／日 □セフメタゾンα注 1g＋生食　100mL div　2回／日 □ホスミシンS注 2g＋5％ブドウ糖　100mL div　2回／日 出棟時［　：　］［　：　］	［　　］［　　］19：00抜去 ［9：00］［18：00］			
	内服		□疼痛時の内服　4回分	□抗生物質と胃薬の内服　4日分		
Ⅳ．観察	観察	バイタルサイン測定(血圧・体温・脈拍・呼吸) 経過表　帰室後······→ 前胸部ドレーン(有・無)······→ 腋窩ドレーン(有・無)······→ 胃管チューブ　：術中······→完全覚醒後抜去 フロートロン装着　：術中······→ EKGモニター　：帰室時······→ 経皮的酸素飽和度測定　：帰室時　4時間後	 ［9：00］中止 ［9：00］中止 ［9：00］中止 ［6：00］中止		 患部の状態	 □抜去 ······→ →
	必要時処置	疼痛時□①ボルタレンズポ 25mg　1個挿肛（　：　） □②ボルタレンズポ50mg　1個挿肛（　：　） □③レペタン 0.2mg注　1A　筋注（　：　） 悪心・嘔吐時　□プリンペラン10mg注　1A　静注（　：　） 体温38.5℃以上　□ボルタレンズポ 25mg　1個挿肛（　：　） □ボルタレンズポ 50mg　1個挿肛（　：　） □インテバンズポ 25mg　1個挿肛（　：　） □インダシンズポ 50mg　1個挿肛（　：　） □血圧　180mmHg以上　アダラート 5mg　1cap舌下（　：　） □血圧　80mmHg未満　Dr.Call □尿量　100mL／3時間未満時　尿比重測定（　：　） 1.030以上　：　ヴィーンF注　500mLを3時間で負荷（　：　） 1.030未満　：　経過観察	①②③は6時間あけて4回／日まで可			
Ⅴ．教育・指導	オリエンテーション	手術当日オリエンテーション······→	退院時オリエンテーション開始	→	→	→
	指導		リハビリテーション開始	→	→	→
Ⅵ．看護ケア	ケア・処置	疼痛を緩和するための援助······→ 異常の早期発見のための援助······→	関節可動域を拡大するための援助······→ 安全にリハビリを行うための援助······→ 創の観察と感染予防······→ 日常生活の自立への援助······→ 乳房喪失に対する援助······→			患肢の機能訓練への日常生活サポート
Ⅶ．コンサルテーション	他科依頼					
Ⅷ．説明と同意	理解度					
	承諾書·同意書					
	診断書·証明書					
	その他					
サイン	看護師サイン	深夜（　）　日勤（　）　準夜（　）	深夜（　） 日勤（　） 準夜（　）	深夜（　） 日勤（　） 準夜（　）	深夜（　） 日勤（　） 準夜（　）	深夜（　） 日勤（　） 準夜（　）

ケアリング
caring

I 概念

ケアリングは,他者に対する自然な反応を示す態度であり,一般的には人間の自然なあり方である.また主観的で直感的なレベルの理解や癒やしという意味をもつ,看護の中心的概念としてみとめられている.クライエントが新しい意味を見出し,希望と癒やしに目が向けられるように援助することが,基本的な考え方と活動である.

保健医療におけるケアリングとは目に見えない癒やしであり,相手との深いかかわりのなかで気づく微妙な変化や感情,直感を大事にした実践的なものである.

ケアリングには,5つのCが重要であるとされている.Compassion(思いやり),Competence(能力),Confidence(信頼),Conscience(良心),Commitment(コミットメント)である.ベナーは,「ケアリングは,技術と問題解決能力の修得に不可欠である(1984)」と述べている.

このようなケアリングの概念が注目されるようになった背景には,近年の科学技術の進歩や医療技術の高度化に伴うさまざまな問題に医療が直面させられ,その本質が問われてきたことによると考えられる.これは,医療の成果を重視するあまり,クライエントの人権やQOLを考えずに,医療の進歩のみに視点を当ててきたことにより発生した課題といえる.

つまり,医療の成果が功を奏さないような場合,慢性疾患や障害をもつ人であっても,クライエントの最善の利益と希望がかなえられるような視点の医療や看護の役割が求められており,人間的側面の大切さが必要になってきたことを意味している.

II 主な理論

1) ミルトン・メイヤロフ(Milton Mayeroff)

『ケアの本質(On Caring)』(1971)のなかで「知ること,リズムの交替,忍耐,誠実さ,信頼,謙虚さ,希望,進取の気持ち」など,ケアリングに必要な資質を,哲学的な観点から取り上げている.そして,「ケアリングは人生に意味と秩序を与える実存主義的立場に立つもので,コミュニケーションの技法を超えたかかわりを組み立て,この世界における自分の居場所を感じとるもの」としている.

■表1 ケアリングの具体的な方法

資源利用による強化	クライエント自身のもっている固有の力と可能性を活用し,治癒能力を調整し促進すること
擁　護	保健医療の場で傷つきやすいクライエントを支援し,その権利を守るために行うすべての活動である.ときには他職種との衝突も起こりうるが,クライエントを擁護するために連絡調整,指摘や要求など勇気をもって対処する
信　頼	クライエントと深くかかわり,心から支援したいと望み,肯定的な感情と同時に否定的な感情も伝えること,理性と直感を同時に働かせることで最善を尽くすことを意味する
敏感さ	クライエントが示す微妙な非言語的手がかり(表情,声,話し方,あらゆる行動)に対する感受性が必要である.クライエントを元気づけその人らしくなれるよう,尊厳を高めるケアを行うこと.またクライエントのニーズを予期し,必要としているケアを実施することも含まれる
かかわり	義務的な要請を超えて,一人の人間としてケアをすること
ともにあること	クライエントやその家族のそばにいること,援助してくれる人がそこにいるという事実がケアリングを伝える手段となる
肯定的な意味と希望の創造	どのような状況のなかにあっても,意味と可能性を見出すのに役立つ希望的な立場を意識してもつこと.これはクライエントと家族の希望を維持するためにも必要な要素である
能　力	熟練,卓越した能力は,ケアリングのコミュニケーションには欠かせないものであり,侵襲的な処置や技術の実施にも影響する

〔Carol Leppanen Montgomery(神郡　博ほか訳):ケアリングの理論と実践―コミュニケーションによる癒し.p.58〜76,医学書院,1995より作成〕

2) マデリン・レイニンガー(Madeleine M. Leininger)

「ヒューマンケアリング」を唱え、それは看護の「心と魂」であり、看護の本質であるとした．文化的・民族的視点から理論を構築したが、とりわけ民族看護学の研究方法を開発し、看護は文化を超えたケアリングであるとする「文化ケアの多様性と普遍性」理論を構築した．イーミックな(文化の内部での)ケアは非常に多様性があり、その意味と行為の様式について多くの構成要素を抽出している．異文化間におけるケアリングは、とりわけ確認(Confirmation)の概念がケアリングの考え方と重複している．確認を通して人が認識、承認、是認される過程であり、愛を意味するという考え方である．

3) ジーン・ワトソン(Jean Watson)

ケアリングとは、クライエントと看護職間における超個人的・相互主観的な人間性の相互交換(共有)であり、コミュニケーションの技法を超えて両者が互いに学び合うものであるとした．

この考え方は、他者のなかから自分自身を認識することを学び、この相互主観性が共通の人間性に活力を与え続けるもので、クライエントと看護職は霊的な精神レベルでの結合を経験し、それが現象的場を創造し、人生のより大きな、より深いものの一部になると述べている．

つまり、クライエントの目に見えない世界に目を向け、それを擁護し、代弁することにつながるとしている．具体的な介入の組み合わせとして10のケア因子を『看護論(Nursing:The philosophy and science of caring)』(1979)で、以下のようにあげている．

①人間主義的な利他精神、②誠心誠意─希望、③「自分というもの」や相手に対する感受性、④援助─信頼、ヒューマンケアという関係のありよう、⑤プラスとマイナスの感情(フィーリング)の表現、⑥問題解決思考のケアを創造的に進めるやり方、⑦教え教えられる「トランスパーソナル」な関係、⑧心的・物理的・社会的・精神的環境からの支援・保護・是正、⑨人間的欲求への支援、⑩実存的─現象学的─精神的な力.

4) パトリシア・ベナー(Patricia Benner)

ケアリングは、個人的・文化的意味と傾倒のなかにうずもれており、「手段的役割」と「表出的役割」を融合させたものが看護の実践であり、ケアリングであるとした．

ケアリングがあれば、深いかかわりと注意力により、微妙な手がかりに気づき、そこから感情、直感で感じとれるので、バイタルサインの変化などの客観的な変化が明らかになる前に、患者の微妙な変化を正確に感じとり、把握することができるとしている．

達人ナースは、これらを融合させ絶妙な計画、実践を行っていて、分けることはできないものであると述べている．

このように、ケアリングは技術と問題解決能力の修得に不可欠であり、難しい問題の解決には知覚能力が必要であるとしている．

III 方法と効果

ケアリングの具体的な方法とその効果として、表1のような行動が考えられている．ケアリングの効果は、患者への癒やしになるだけでなく、ケア提供者にもさまざまな変容効果をもたらすといわれている．日常の平凡なことを価値あるものに変えたり、活力効果をもたらすことにつながる．

つまり、ケアリングの関係のなかで、強い親密感が生まれるので、看護職(ケア提供者)は患者の治癒効果を明白に経験し、さらにかかわりを強化する効果が生じ、看護職自身の心を癒やすことにつながる．また、ケアリングにより勇気や忍耐などにみられる自己統合感や自己意識が高まることを促進する効果があるといえる．

IV 今後の展開

現在の高度に複雑化した保健医療環境には、人間性を中心としたケアリングの概念が重要である．それにはクライエントの立場を理解し、倫理的なアドボカシー(権利擁護、代弁)を主張できるようになることを目指すことである．今後はさらに保健医療における看護活動のケアリングの質を高めていく努力が求められる．援助の専門職である看護職は、専門知識と技術だけでなく、対人関係上のさまざまな問題に対処できる能力やコミュニケーション能力を身に付けることが必要である．

また、看護教育においても新しいパラダイムとしてのケアリングカリキュラムが必要である．

痙攣
convulsion

I 定義・概念

発作性で，不随意に起こる全身または部分的な骨格筋の収縮を痙攣と称している．

痙攣には，強直性と間代性がある．強直性痙攣は筋が収縮するに際していっせいに伸筋が優位に働く．そのため背部をうしろに反らし，四肢を伸展した体位をとる．間代性痙攣は，拮抗筋が交互に収縮するので，ガタガタとふるえるような状態になる．

痙攣というのは病名ではなく，あくまで症状の一形態にすぎない．原因としては，てんかん，外傷，脳血管疾患などに代表される脳性（中枢性）のことが多いが，脊髄性，末梢神経性あるいは筋性のこともある．

II 分類・原因

1．全身型・焦点型分類とその原因
1）全身型
① 先天性：出産時外傷，発育不全
② 代謝性：尿毒症，低血糖，低カルシウム血症
③ 感染症：脳炎
④ 低酸素性：一酸化炭素中毒，高血圧性脳症，アダムス-ストークス症候群
⑤ 神経変性疾患：老人性認知症

2）焦点型
① 先天性：動静脈奇形
② 血管性：脳出血，脳梗塞
③ 感染性：脳膿瘍
④ 腫瘍性：脳腫瘍（原発性，転移性）
⑤ 外傷性：分娩時外傷，脳挫傷

2．分類とその原因
脳性，脊髄性，筋性，末梢神経性と分類することもある．脊髄性，筋性，末梢神経性はすべて筋性痙攣の型をとる．

1）脳性痙攣
（1）真性てんかん
① 全般てんかん：強直性・間代性痙攣，ミオクローヌスなど
② 部分てんかん：単純部分てんかん，複雑部分てんかん
（2）症候性てんかん
① 器質性疾患：脳血管疾患，脳腫瘍など
② 脳機能性疾患：代謝異常，中毒

2）筋性痙攣（脊髄性，筋性，末梢神経性）
① 筋痙攣：ニューロパチー，ミオパチー，代謝異常
② 筋攣縮（スパスム）：顔面スパスム
③ チック
④ 書痙
⑤ ジストニア
⑥ ミオクローヌス：クロイツフェルト-ヤコブ病など
⑦ テタニー
⑧ テタヌス

III 症状・診断

1．症状
1）てんかん発作

分類にあるように，真性てんかんと症候性てんかんとを見分けることが重要である．年齢，発作の特徴，脳波などがポイントである．

新生児の場合では，分娩時外傷，先天性代謝異常，脳出血，髄膜炎などを考え，そのほかテタニー，低血糖などを考慮する．

幼児期になると，熱性痙攣をはじめ，感染症，脳奇形などである．

小児期に入ると，真性てんかん，脳腫瘍が重要であり，一部変性疾患を考える．

成人では，真性てんかんのほか，脳腫瘍，外傷，脳血管疾患を考える．表1に痙攣発作の初発年齢とその原因を示した．

■表1 痙攣発作初発年齢と推定原因

初発年齢	推定原因
新生児	出生時損傷（無酸素症，脳出血），代謝異常（ビタミンB_6依存症，低血糖，テタニーなど），先天奇形，感染
乳児 0～2歳	出生時損傷，変性疾患，先天異常，先天性代謝異常
小児 3～10歳	出生時損傷，脳炎，髄膜炎，脳症，血栓症，てんかん，脳腫瘍
青年 11～20歳	てんかん，外傷，出生時損傷
若年成人 21～35歳	外傷，腫瘍，出生時損傷
中年 36～55歳	腫瘍，外傷，動脈硬化
老年 56～70歳	動脈硬化，腫瘍

（織田敏次ほか編：てんかん．内科セミナーPN3，p.44，永井書店，1980 より改変）

2）筋性痙攣

筋の痙攣は生理的にもみられ，運動中，運動後に経験することがある．しかし基礎疾患があり，病的な痙攣が考えられる場合もある．それは不随意運動を伴う場合で，好発部位，発症年齢，遺伝関係を考慮する．

全身性痙攣では，てんかんのほか，テタニー，全身性こむら返り病などがある．

変性疾患では筋萎縮性側索硬化症でみられる(線維束性収縮)．

ミオクローヌスはミオクローヌスてんかん，クロイツフェルト-ヤコブ病，リピドーシスなどでみられる．

2．診 断

診断には，脳波をとり，真性てんかん，ヒステリーなどを鑑別する．神経症状があり，局所症状もあるときは，神経学的検査ももちろんであるが，髄液検査，脳波，CT，脳血管造影，MRI などにより，脳腫瘍，脳出血などの器質性疾患と鑑別する．局所症状が残らないときは，一般の臨床検査により，炎症性疾患，寄生虫疾患，電解質異常，糖代謝異常，肝機能障害，子癇，免疫異常，テタニーなどを鑑別する．

しかし，上記以外にも換気不全，低酸素症，アダムス-ストークス症候群，過換気症候群，ナルコレプシー，カタレプシーなどがあるので，慎重に診断を進めることが必要である(図1)．

IV 治 療

個々の疾患により異なるが，発作時には咬舌を防止するためバイトブロックなどを用いる．

薬物は，ジアゼパム，フェノバルビタールなどの抗痙攣薬を投与する．また気道の確保，酸素吸入も必要となることがある．

■図1　痙攣患者に対する検査・診断の進め方

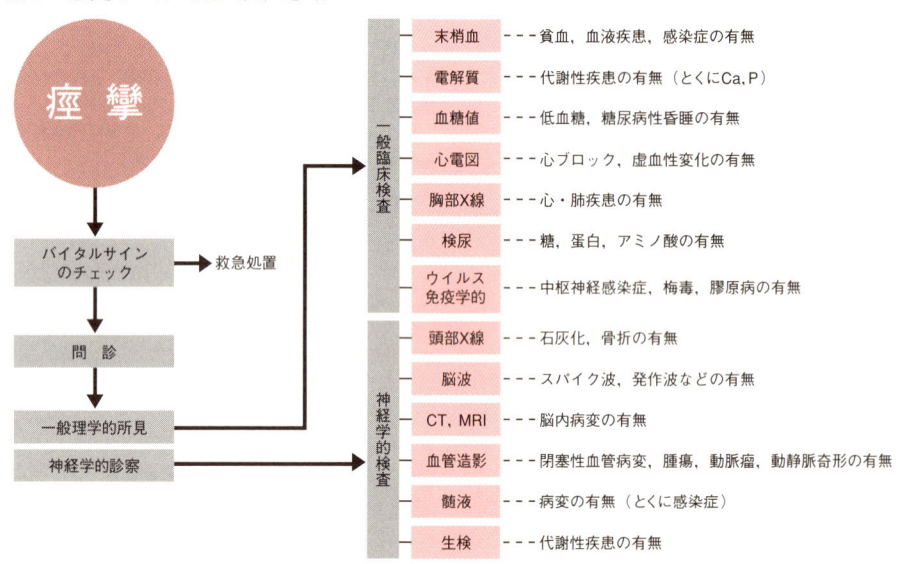

痙攣
→ バイタルサインのチェック → 救急処置
→ 問診
→ 一般理学的所見
→ 神経学的診察

一般臨床検査：
- 末梢血 --- 貧血，血液疾患，感染症の有無
- 電解質 --- 代謝性疾患の有無（とくにCa,P）
- 血糖値 --- 低血糖，糖尿病性昏睡の有無
- 心電図 --- 心ブロック，虚血性変化の有無
- 胸部X線 --- 心・肺疾患の有無
- 検尿 --- 糖，蛋白，アミノ酸の有無
- ウイルス免疫学的 --- 中枢神経感染症，梅毒，膠原病の有無

神経学的検査：
- 頭部X線 --- 石灰化，骨折の有無
- 脳波 --- スパイク波，発作波などの有無
- CT, MRI --- 脳内病変の有無
- 血管造影 --- 閉塞性血管病変，腫瘍，動脈瘤，動静脈奇形の有無
- 髄液 --- 病変の有無（とくに感染症）
- 生検 --- 代謝性疾患の有無

〔岩崎泰雄ほか：けいれん．綜合臨牀，31(増刊号)：234，1982より改変〕

痙攣発作時の看護

■看護のポイント

痙攣発作は，脳の神経に異常な興奮が起こることにより，筋肉が急激に収縮する状態である．

痙攣発作は，多くの疾患の症状としてみられ，また起こり方にも種々の型がある．ここでは，原因のいかんを問わず痙攣発作のある患者に共通な看護について述べる．

痙攣発作時の看護で大切なことは，患者の安全を守り保護すること，また注意深く観察し，その後の治療・ケアに役立てることである．
→てんかん

■観察のポイント

1) 発作の誘因の有無，前駆症状の有無
   頭重感，眩暈，不安感，食欲不振など．
2) 自覚的前兆の有無
   患者の頭部・体幹・四肢が痙攣発作の発症前後にどうであったか．
3) 痙攣の分布と経過
   どの部位から始まったか．転倒の有無と状態．
4) 痙攣の型・筋肉の収縮
   ①緊張性，間代性，局所性，全身性の別
   ②一側性，両側性の別
5) 眼球の位置
   ①眼球の偏位の有無および左右差
   ②瞳孔の大きさの変化，左右不同の有無
   ③対光反射の有無
6) 意識の状態
   ①発作中の反応
   ②発作前・発作中の意識レベル
   ③意識消失の時間
7) 発作の持続時間
   意識消失の時間，頻度，回数．
8) 痙攣以外の全身症状
   ①呼吸状態
   ②顔色，チアノーゼの有無
   ③便や尿の失禁の有無
   ④頭痛や発熱の有無
   ⑤咬舌，外傷，記憶の有無
9) 発作後の患者の状態
   ①麻痺，筋力低下
   ②間欠期の動き
   ③転倒による損傷の有無
10) 患者の背景
    ①家族性，遺伝性
    ②投与されている薬物
    ③頭部外傷・脳障害の既往など

■具体的なケア

1 発作時のケア
1) 安静臥床の保持
   ①患者のそばについて安全を確保する．
   ②患者の動きを強く抑制しない．
   ③ベッド柵を付け，柔らかいもので覆って保護する．
   ④床に倒れたらその場所に休ませ，床に頭をぶつけないように保護する．
   ⑤発作中は動かさない．
   ⑥周囲にある危険物を取り除く．
2) 気道の確保と適切な換気
   ①衣服をゆるめる（ボタンやベルト，ネクタイなど，体を締めつけているものをはずす）．
   ②気道閉塞予防のため，顔を横に向かせるか，側臥位にする．
   ③気道閉塞防止のため，枕の高さを調節する．
   ④必要時十分な酸素供給をする．
3) 咬舌防止
   ①バイトブロックをくわえさせる．
   ②発作中は無理に開口させない．
   ③歯や口唇を傷つけないよう配慮をする．
4) 環境調整
   ①静かな環境をつくる．
   ②音・光・接触など，発作を誘発する刺激をさける．
   ③患者のプライバシーを守る（カーテン，スクリーンなど）．
5) 薬物の使用
   ①痙攣発作と同時に医師に連絡する．
   ②指示により抗痙攣薬（フェノバルビタール，フェニトインなど）を投与する．
2 教育（生活指導）
   患者本人だけでなく家族または重要他者（キーパーソン）も含めた指導が有効である．
   ①アルコール，たばこ，コーヒーなどの刺激物を制限する．
   ②規則的な日常生活をし，過労，睡眠不足，便秘などをさける．
   ③発作の誘因となる精神的ストレスの軽減
   • 対人関係への指導
   • 劣等感，失望感を与えないよう言動に注意する
   • 自尊心を傷つけない配慮をする
   ④薬物療法を受けている場合は，指示された量を正確に規則的に飲む習慣をつけさせる．
   ⑤自動車の運転や高所など危険な場所での作業制限を指導する．

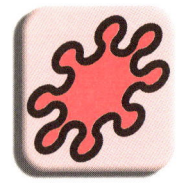

劇症肝炎
fulminant hepatitis ; FH

I 定義・概念

肝[臓]全体が急速に壊死に陥り，発症から8週間以内に肝不全を起こしたものである．Ⅱ度以上の肝性昏睡(表1)を呈し，プロトロンビン時間が40％以下になることで診断する．発症から10日までに肝不全になったものを急性型，それ以上かかったものを亜急性型と定義する．8週間以上24週間以内に完成したものは，遅発性肝不全として劇症肝炎の類縁疾患に分類される．

劇症肝炎の主な原因は，ウイルス感染，薬物摂取，飲酒である．ウイルス性はA型，B型によるものでは急性型が多く，C型によるものは亜急性型が多いとされる．B型肝炎の場合，D型肝炎ウイルス感染を合併すると劇症化しやすいとされる．

薬物では，ハロタン麻酔によるものが有名である．飲酒による急性の肝不全は，重症型アルコール性肝炎と定義され，厳密には劇症肝炎に分類されない．

→プロトロンビン時間[法]

Ⅱ 症状

急性肝炎の初期症状は全身倦怠感，食欲不振，悪心・嘔吐などであるが，通常，黄疸が出現すると徐々にこれらの症状は改善する．しかし，黄疸が出現してもなおこれらの症状が続く場合は，肝炎の劇症化を疑う．

劇症肝炎の症状は，肝機能全般が障害されることによる．まず，肝によるビリルビン処理が障害され，黄疸が生じる．さらに，肝によるアンモニア，芳香族アミノ酸，低級脂肪酸，アミン類などの処理が低下することにより，それらの血液中の濃度が上昇し，意識の混濁と羽ばたき振戦を特徴とする肝性昏睡とよばれる状態を起こす．その肝性昏睡には種々の増悪因子がある(図1)．

肝性昏睡は，表1に示すように程度によって症状が異なる．また，高アンモニア血症が進行すると，呼気はアンモニア臭を呈する(肝性口臭)．

肝の凝固因子産生低下は，プロトロンビン時間の低下を反映し，出血傾向をもたらし，肝のアルブミン合成低下は，低アルブミン血症とそれにひき続く浮腫や腹水をもたらす．

高ビリルビン血症，低アルブミン血症に伴う腎血流量の低下，プロスタグランジン代謝の異常などが腎障害を起こす．感染症を伴うこともあるので注意を要する．DIC(播種性血管内凝固症候群)を合併することもある．

Ⅲ 検査

血液検査ではプロトロンビン時間の延長，臨床化学では肝機能検査の異常[AST(GOT)，ALT(GPT)，γ

■表1 肝性昏睡の昏睡度分類 (犬山分類 1972)

昏睡度	精神症状	参考事項
Ⅰ	・睡眠−覚醒リズムの逆転 ・多幸気分，ときに抑うつ状態 ・だらしなく，気にとめない態度	遡及的にしか判定できない場合が多い
Ⅱ	・指南力(時，場所)障害，物をとり違える(confusion) ・異常行動(例：お金をまく，化粧品をゴミ箱に捨てるなど) ・ときに傾眠状態(普通の呼びかけで開眼し，会話ができる) ・無礼な言動があったりするが，医師の指示に従う態度をみせる	興奮状態がない 尿・便失禁がない 羽ばたき振戦あり
Ⅲ	・しばしば興奮状態またはせん妄状態を伴い，反抗的態度をみせる ・嗜眠状態(ほとんど眠っている) ・外的刺激で開眼しうるが，医師の指示に従わない，または従えない(簡単な命令には応じられる)	羽ばたき振戦あり (患者の協力が得られる場合) 指南力は高度に障害
Ⅳ	・昏睡(完全な意識の消失) ・痛み刺激に反応する	刺激に対して，払いのける動作，顔をしかめるなどがみられる
Ⅴ	・深昏睡 ・痛み刺激にも全く反応しない	

-GT, LDH, ALP などの上昇], 血清中のビリルビン, アンモニアの上昇, 血清中のアルブミンの低下が観察される.

画像診断, 生理機能検査では肝の萎縮が観察される. また肝性昏睡の進行例では, 脳波検査で脳波の徐波化と典型的な三相波(小さな陰性波の間に大きな陽性波があるもの)の出現が観察される.

IV 治療

1) 全身状態の管理
   絶対安静, 中心静脈栄養を含めた輸液管理, 酸素投与を含めた呼吸管理.
2) 消化管出血予防
   H_2 受容体拮抗薬投与.
3) 高アンモニア血症および脳症対策, 脳浮腫予防
   肝不全用アミノ酸製剤(アミノレバン), ラクツロース, 非吸収性抗菌薬(硫酸カナマイシン, 硫酸ポリミキシンBなど)の投与, グリセオール, D-マンニトール投与.
4) 肝不全対策
   副腎皮質ステロイド薬の投与, グルカゴン-インスリン療法, 血漿交換(図2).
5) DIC対策
   メシル酸ガベキサート投与.
6) 感染対策
   抗菌薬の全身投与.
7) 腎不全対策
   プロスタグランジン E_1 (PGE$_1$)投与, 血液透析.
   →血液浄化療法(けつえきじょうかりょうほう)

■図1 肝性昏睡の発生機序

〈増悪因子〉
①アンモニア増加
・消化管出血
・便秘
・高蛋白食

②諸代謝異常
・外科的侵襲
・感染症
・多量の腹水穿刺
・薬物の使用

・低酸素血症
・高尿素血症
・低カリウム血症
・アルカローシス
・高・低血糖

急性肝不全(劇症肝炎)
慢性肝不全(非代償性肝硬変)
→肝細胞の変性・壊死 肝機能不全

門脈循環障害 → 門脈大循環副血行路

→肝性昏睡

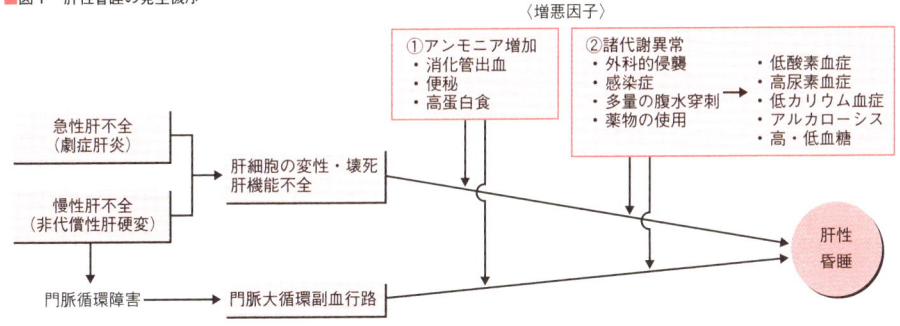

■図2 血漿交換

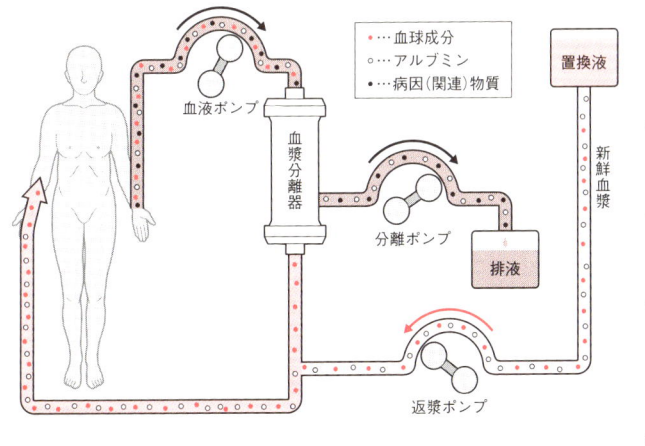

・…血球成分
○…アルブミン
●…病因(関連)物質

血液ポンプ
血漿分離器
分離ポンプ
排液
返漿ポンプ
置換液
新鮮血漿

・劇症肝炎などに対する治療法として血漿交換(プラスマフェレーシス, プラスマエクスチェンジ)が注目されている
・患者の血液を血球成分と血漿成分に分離し, 血漿成分だけを除去して新鮮血漿(新鮮凍結血漿)を投与する方法である
・肝不全における血漿交換の目的は
 ①肝不全により蓄積された毒物の除去
 ②肝不全のため低下したアルブミン, 凝固因子などの補給
 などである

(資料提供:旭化成クラレメディカル㈱)

血圧測定〔法〕
sphygmomanometry

I 定義・概念

生命活動を営んでいる生体の内部環境の重大な信号（バイタルサイン）の1つに，血圧(blood pressure)がある．血圧は血管内の血液の圧力を意味し，通常動脈圧(arterial blood pressure)のことをいう．

血圧は，心拍動に伴って生じた血管の弾性管内の拍動流であるため，収縮期に最大となり，拡張期に最小となる．収縮期の血圧を最高血圧(収縮期血圧)，拡張期の血圧を最低血圧(拡張期血圧)，最高血圧と最低血圧の差を脈圧(1回心拍出量の変化を反映)，心拍周期全期の血圧の平均を平均血圧〔平均血圧≒(脈圧/3)＋最低血圧〕という．

血液を身体各部にいきわたらせるためには，心臓の収縮によって生じた圧力に基づき，血液が圧力の勾配に沿って高いほうから低いほうに流れることが必要である．

一般的には，中枢より末梢の血管系に向かうにつれ血圧はしだいに低下し，大動脈では80〜120 mmHg (Torr)，細動脈では40〜50 mmHg，毛細血管では20〜30 mmHgとなり，圧の拍動性が失われ，静脈から大静脈では0 mmHgに近づく．

II 血圧に関与する諸因子

1．生理学的因子(Pageのモザイク説)

血圧を決定するには，①神経的因子，②化学的因子，③血管弾性，④心拍出量，⑤血液粘性，⑥血管径，⑦循環血液量，⑧血管の反応性，の8つの因子があり，これらが相互に関連し合って平衡が保たれている．

2．血行力学的因子

具体的に血圧の高さを規定する因子としては，①心収縮力，②血液量，③心拍数，④末梢血管抵抗，⑤動脈伸展性などがある．主に収縮期(最高)血圧は心収縮力と血液量に，拡張期(最低)血圧は心拍数と末梢血管抵抗に影響を受ける(表1)．これらの血行力学的因子をふまえ，一般に血圧は心拍出量と末梢血管抵抗の積として示される．

3．血圧の調節のしくみ

血圧は心拍出量と末梢血管抵抗によって変化するが，心拍出量は心臓抑制中枢，末梢血管抵抗は血管運動中枢の興奮状態に主に支配され，呼吸中枢の支配も加わって血圧を調節している(図1)．

■表1 血圧を決定する具体的決定因子

血行力学的因子		血圧 収縮期血圧	拡張期血圧	脈圧
心収縮力の	増加	⬆	↑	↑
	減少	⬇	↓	↓
血液量の	増加	⬆	↑	↑
	減少	⬇	↓	↓
心拍数の	増加	↑	⬆	↓
	減少	↓	⬇	↑
末梢血管抵抗の	増加	↑	⬆	↓
	減少	↓	⬇	↑
動脈伸展性の	増加	↓	↑	↓
	減少	↑	↓	↑

1) 心臓の働きのしくみ

心臓の働きは，心臓神経とよばれる自律神経系の交感神経と副交感神経(迷走神経)の支配を受け，自動的に調節されている．両神経の中枢は延髄にあり，それぞれ心臓促進中枢，心臓抑制中枢によって支配されている．

これらの両部の中枢はともにたえず興奮し，神経を介してインパルスを持続的に心臓に送っている．また，圧受容器，化学受容器などから中枢に伝えられるインパルスによって，中枢の興奮性が変化し，心臓の活動が調節される．心臓中枢は大脳皮質や大脳辺縁系などの上位中枢の影響を受け，種々の感情やストレスで心拍数が変化する．

(1) 圧反射

大動脈弓，頸動脈洞の血管壁には圧受容器が存在し，動脈血圧の変動に応じて興奮が起こる(大動脈弓反射，頸動脈洞反射)．血圧が上昇すると圧受容器から心臓抑制中枢に伝えられるインパルスの数が増加し，心拍数や心拍出量を減少させる．

また，後述する血管運動中枢にも伝えられ，血管拡張中枢によって，血管収縮中枢からの持続性インパルスを抑制し，末梢血管の拡張を起こす．血圧が低下すると圧受容器から心臓抑制中枢に伝えられるインパルスの数が減少し，心拍数や心拍出量を増加させ，血管収縮を起こす．

さらに右房，大静脈の血管壁にも圧受容器が存在し，右房への還流静脈血の増加によって，心拍数と心拍出量を増加させる(心房反射またはベインブリッジ

■図1　血圧調節のメカニズム

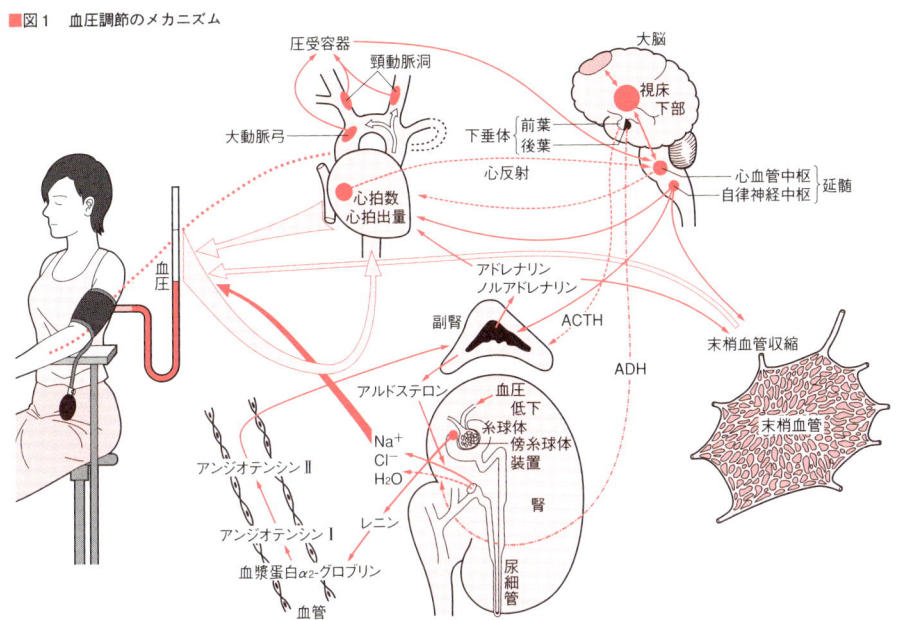

(中野昭一編：図説・病気の成立ちとからだⅠ．第2版，p.94，医歯薬出版，1999より改変)

反射).

(2) 化学受容器

　頸動脈小体にある化学受容器は，O_2の不足，CO_2の増加，乳酸の増加などによって，心臓促進中枢の興奮性を高め，心拍数を増加させる．

2) 血管の収縮・拡張のしくみ

　通常，血圧に最も影響を及ぼす因子として末梢血管の収縮・拡張があげられる．末梢血管，とくに細動脈の収縮・拡張は，神経的調節と化学的調節によって行われている．

(1) 神経的調節

　血圧調節の主因は動脈の血管運動であるが，血管の太さは血管収縮神経，血管拡張神経によって自動的に調節されている．これらの神経は，延髄にある血管運動中枢の支配を受けるが，血管収縮を起こし昇圧する血管収縮中枢と，血管拡張を起こし減圧する血管拡張中枢の部位は異なっている．

　両部の中枢は，ともに血管収縮神経を支配しており，血管収縮中枢は興奮的に，血管拡張中枢は抑制的に作用する．つまり，血管収縮は，血管収縮中枢からの持続的インパルスによって維持され，血管拡張中枢はその持続的インパルスを抑制する働きを担う．

　血管収縮神経は交感神経で，主として細動脈に強く作用し，皮膚血管，腎血管，骨格筋に作用が著しい．

　血管拡張神経は，皮膚血管，冠血管，骨格筋，口腔内などの一部にしか分布していない．多くの血管は，血管収縮神経のみで血管拡張神経の支配を受けておらず，血管収縮中枢の持続的インパルスの頻度によって血圧調節が行われている．

(2) 化学的調節

　細動脈，毛細血管，細静脈はホルモンおよび種々の物質に反応し，血管の太さを変化させ，血流量を調節している．血管収縮物質には，カテコラミン，レニン，セロトニン，バソプレシンなどがある．

　副腎髄質ホルモンであるアドレナリンは，心臓促進作用が中心で，心収縮力，心拍数を増加させる．収縮期血圧は上昇するが，拡張期血圧はほとんど上昇せず，脈圧が増加する．

　一方，ノルアドレナリンは末梢血管収縮作用が中心で，収縮期血圧，拡張期血圧ともに上昇する．レニンは腎血流量の減少により分泌され，昇圧作用のあるアンジオテンシンⅡの生成過程を促進する．アンジオテンシンは副腎皮質からアルドステロンを分泌させ，Naの再吸収を促進させる．アンジオテンシンはノルアドレナリンよりも強力な昇圧作用をもつ．

　腸および脳でつくられるセロトニンは動・静脈の血

管を収縮し，抗利尿ホルモンであるバソプレシンは水の再吸収を促進し，血圧を上昇させる．

血管拡張物質には，アセチルコリン，キニン，アデノシン，カリクレインなどがある．副交感神経の末端から遊離されるアセチルコリンは，運動開始と同時に代謝産物の増加する以前に血管拡張を起こす．キニンは小動脈，毛細血管の拡張を起こすが，内臓平滑筋には収縮するように働く．細胞の直接のエネルギー源であるATPや膵ホルモンであるカリクレインも血管拡張をひき起こす．

III 血圧測定の目的と方法

1．目　的
血圧を測定し，その変動を知ることは，生体の循環系の状態を判断するための重要な指標となる．また血圧測定は，体温・脈拍・呼吸測定と同時に行われ，異常の早期発見，健康状態の判断の目安となり，治療や看護に役立てられる．

2．方　法
①種々の変動因子を考慮して測定する．
②正確に測定することが必要である．
③測定値を判断する場合，ほかのバイタルサイン，徴候，訴え，検査データなどから血圧を変動させる実態を把握することが適切な援助につながる．

血圧測定には，間接法(非観血的動脈圧測定法)と直接法(観血的動脈圧測定法)とがある．

1) 間接法(非観血的動脈圧測定法)
(1) 聴診法
臨床で頻回に行われている血圧測定は，間接法によるリヴァ・ロッチ血圧計(図2)が用いられる．上腕にマンシェット(カフ)を巻き，その中のゴム嚢に空気を送ったのち，上腕動脈を十分に圧迫して血流をいったん止め，動脈管がちょうど閉鎖される時点の圧(収縮期血圧)と，ゴム嚢の空気を少しずつ抜き完全に動脈の狭窄が取れる時点の圧(拡張期血圧)を血管音の聴診で定める方法である．血管音は別名コロトコフ音というが，4相I～IVの音の変化がみられる．また，コロトコフ音の変化の点をスワンの点という(図3)．

(2) 触診法
ゴム嚢の空気を少しずつ抜き，動脈血流が再開して初めての動脈拍動を触知で定める(収縮期血圧)のが触診法である．触診法では，拡張期血圧は測定できない．
これら(1)(2)の方法は一般に併用されている．

(3) 振動法(オシロメトリック法)
水銀柱の振動の原理を応用したのが振動法である．家庭用血圧計，自動血圧計がこれに含まれる．
これらの間接法で測定された血圧は，実際の動脈内圧とほとんど差がない．

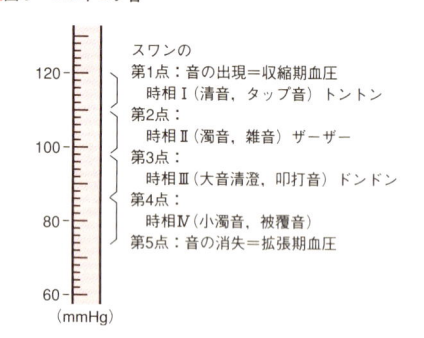

2) 直接法(観血的動脈圧測定法)
侵襲の大きい手術，血圧変動やショックが予測される場合，持続的に血圧変動を把握するために行う．利点として，動脈波形が得られ，採血が同時に可能である．橈骨(とうこつ)動脈，または大腿動脈にカテーテルを経皮的に挿入し，圧トランスデューサーを介してオシログラフシステムに接続し，血圧を測定する方法である．回路の途中に灌流ラインを接続し，ヘパリン加生理食塩液による灌流を行って，血液凝固を予防できるようにしておくことが必要である．

付記：他の重要な血圧の種類として，中心静脈圧(central venous pressure；CVP)と，肺動脈楔入圧(pulmonary capillary wedge pressure；PCWP or PWP)がある．前者は右房に近い大静脈にカテーテルを留置しCVP(基準値5〜10 cmH$_2$O)の変化によって右心状態(CVP 15 cmH$_2$O以上は右心不全)を把握する．後者は心不全，開心術後など，CVPだけでは不十分であるときスワン-ガンツカテーテルを挿入し，PCWP(基準値6〜12mmHg)，PA(pulmonary arterial pressure；肺動脈圧，基準値10〜17 mmHg)を測定す

■図2　リヴァ・ロッチ血圧計

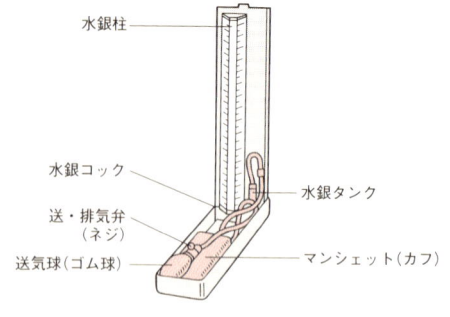

■図3　コロトコフ音

スワンの
第1点：音の出現＝収縮期血圧
　時相I(清音，タップ音) トントン
第2点：
　時相II(濁音，雑音) ザーザー
第3点：
　時相III(大音清澄，叩打音) ドンドン
第4点：
　時相IV(小濁音，被覆音)
第5点：音の消失＝拡張期血圧

るもので，左心状態(PCWP 15 mmHg 以上は左心不全)を把握するために行われる．

Ⅳ 血圧の変動因子

血圧は，日常生活上の要因によっても影響を受け，変動する．

①日　差
- 基礎血圧：夜間睡眠時血圧は最も低く，朝の覚醒時血圧はこれに近いため基礎血圧という
- 安静時血圧：覚醒後30分以上安静臥床させたあとに測定した血圧をいう．基礎血圧に近い

  また，深呼吸を10回以上1分程度させたあとに測定する血圧も基礎血圧に近い値となる．夜間に比較して日中の血圧が高くなるのは交感神経系の働きが強まること，体位や諸活動の影響が考えられている．日差は個人差が大きい．

②気　温：血圧は暑いときには低下し，寒いときには上昇する．これには，外気温による皮膚血管の拡張・収縮が関与している．

③年　齢：血管弾力性の変化により，血圧は高齢になるにつれ高くなる．

④性　差：一般に体格上，男性は女性に比較して血圧が多少高いが，女性の場合，思春期や月経時には逆に高くなることがある．

⑤体　格：身長が高く，体重の重い人は小さい人やせた人に比較して血圧が高い傾向がみられる．これには，基礎代謝の関与が考えられている．また，腕の太い人は細い人よりも血管周辺の組織が厚いため血圧が高く出やすい．

⑥体　位：循環血液量，還流静脈血などの影響から，一般に最高血圧は立位＜坐位＜臥位の順に，最低血圧は臥位＜坐位＜立位の順に高くなる．

⑦測定部位：右腕と左腕では，右鎖骨下動脈が大動脈から直接的な血流を受けているため，右腕の血圧が5～10 mmHg 程度高い．また，上肢と下肢では静水力学的作用により下肢のほうが10～20 mmHg 程度高い．

⑧食　事：食後や蛋白質の多い食事のあとでは新陳代謝が高まり，上昇する．

⑨運　動：心拍出量が増加するため上昇する．

⑩精神的作用：精神的緊張は交感神経系の作用が強く働き，上昇する．

⑪入　浴：血圧は入浴後一過性に上昇し，血管拡張に伴い低下する．

⑫たばこ，アルコール：たばこに含まれているニコチンは，血管を収縮させ血圧を上昇させる．アルコールは血管を拡張させる働きがある．

⑬マンシェットの巻き方：マンシェットの幅が上腕に対し狭すぎる場合，ゆるく巻いた場合では高く測定される．

⑭その他：聴診法では，触診法に比較して5～10 mmHg 高く測定される．

以上のことをふまえ，血圧測定値の記録では，測定時刻，測定部位，体位，被検者の状態などを明記しておくことが必要である．

Ⅴ 血圧の異常と判断

1．高血圧の判定基準

血圧が異常に上昇した状態を高血圧(hypertension)という．WHO/ISH(国際血圧学会)(1999)では，正常血圧(収縮期血圧130 mmHg 未満かつ拡張期血圧85 mmHg 未満)，軽症高血圧(同じく140～159または90～99，そのうち境界域高血圧は140～149または90～94)，中等症高血圧(160～179または100～109)，重症高血圧(180以上または110以上)，収縮期高血圧(140以上かつ90未満，そのうち境界域収縮期高血圧は140～149かつ90未満)と分類している．

2．低血圧の判定基準

血圧が異常に下降した状態を低血圧(hypotension)という(一般に最高血圧が100 mmHg 以下の場合)．

3．心血管系疾患の判定

基準範囲内を超える場合や特定の疾患では，左右・上下肢の血圧測定が必要である．
①大動脈弁狭窄症，大動脈縮窄症：右上肢＞左上肢
②大動脈炎症候群，解離性大動脈瘤，閉塞性動脈硬化症：不定の左右差がみられる．
③大動脈弁閉鎖不全症：上肢＜下肢
④大動脈縮窄症，大動脈炎症候群：上肢＞下肢の傾向がみられる．

4．その他の臨床的判断

①血圧変動の限度として，正常時の収縮期血圧の1/3または30％以上の低下は危険である(組織の酸素需要は動脈血酸素含有量と組織灌流圧の積であるから，厳密には血圧だけでなく酸素含有量も考慮されなければならない)．
②高血圧症患者の低血圧には注意が必要で，拡張期血圧を下回っていないかに留意する．
③一般に，収縮期血圧180～200 mmHg 以上，または80 mmHg 以下，あるいは拡張期血圧100～110 mmHg 以上では患者を安静臥床させ，ほかのバイタルサインを測定したうえで医師に報告し，早急に何らかの適切な処置を行うことが必要である．

　　→高血圧症(こうけつあつしょう)

血液 (けつえき)
blood

血液は血球成分と血漿成分からなり，全体重の約8%を占める．血球の主成分は白血球，赤血球，血小板で，血漿成分と相補いながら，体内において重要な役割を果たしている（表1）．

I 白血球

顆粒球，単球，リンパ球に細分される．

1．顆粒球

白血球のなかで最も多数を占め，細胞質の顆粒の染色性により，好中球，好酸球，好塩基球に分類される（表2，図1）．

1）好中球

白血球の40〜70%を占め，血管外の細菌感染巣に遊走(遊走能)し，細菌を貪食(貪食能)し，殺菌(殺菌能)する．

2）好酸球

貪食能，殺菌能とともに寄生虫傷害作用やアレルギー反応抑制作用をもつ．

3）好塩基球

表面にIgE受容体をもち，抗原抗体反応に際し顆粒内容を放出し，即時型アレルギーを起こす．

2．単球

リンホカインの働きにより，活性化マクロファージとなり，炎症局所へ遊走し，異物(真菌，細菌，腫瘍細胞など)を貪食する．また，貪食した異物の抗原情報を感知しやすいように修飾し，リンパ球に提示するとともに，インターロイキン-1(IL-1)を分泌し，リンパ球の働きを高める．

3．リンパ球（図2）

表面マーカーによりT細胞，B細胞，NK(ナチュラルキラー)細胞に大別される．T細胞は，細胞性免

■表1　末梢血基準値

検査項目	略記号	基準値	単位
白血球数	WBC	3,600〜9,300	/μL
赤血球数	RBC	男：430〜560	10^4/μL
		女：360〜490	10^4/μL
ヘモグロビン量	Hb	男：13.5〜17.5	g/dL
		女：11〜15	g/dL
ヘマトクリット値	Ht	男：40〜50	%
		女：33〜45	%
平均赤血球容積	MCV	男：86〜104	fL
		女：84〜102	fL
平均赤血球ヘモグロビン量	MCH	男：27.5〜35.8	pg
		女：26.1〜35.5	pg
平均赤血球ヘモグロビン濃度	MCHC	男：31.3〜36.6	g/dL
		女：29.7〜36.2	g/dL
血小板数	Plt	14.5〜38.0	10^4/μL
網赤血球	Retics	3〜14	‰
白血球数百分率			
桿核球	Stab	0〜18	%
分葉核球	Seg	25〜71	〃
好酸球	Eosino	0〜8	〃
好塩基球	Baso	0〜3	〃
リンパ球	Lympho	18〜57	〃
単球	Mono	1〜12	〃

（足利赤十字病院検査部）

■表2　顆粒球・単球の性状

		核	核細胞質比	染色	ミエロペルオキシダーゼ(MPO)反応	エステラーゼ反応		酸ホスファターゼ	アルカリホスファターゼ	β-グルクロニダーゼ
						NASDCA	α-NAE			
顆粒球	好中球				強陽性		陰性または強陽性			
	好酸球(幼若)	円形	大きい	顆粒はエオジンにより橙色に染まる	強陽性	陰性		陽性		陽性
	好塩基球	分節状クローバー状		顆粒は塩基性色素にて異染性(トルイジン青で強い異染性)	強陽性	幼若：陽性 成熟：陰〜陽性	幼若：陰性 成熟：弱陽性		陰性	
単球		円形ないし腎形で深い切れ込みがある	比較的大きい	細胞質は淡黄色に染まり，周辺部はやや濃染	陰性		陽性	陽性		陽性

■図1 顆粒球の分化

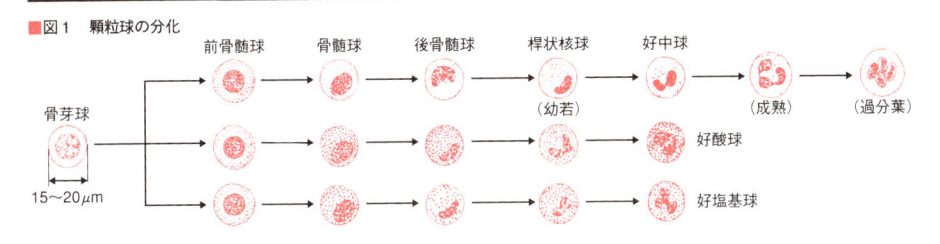

前骨髄球 → 骨髄球 → 後骨髄球 → 桿状核球 → 好中球

骨芽球（15〜20μm）

（幼若） （成熟） （過分葉）

好酸球

好塩基球

■図2 リンパ球の分化経路

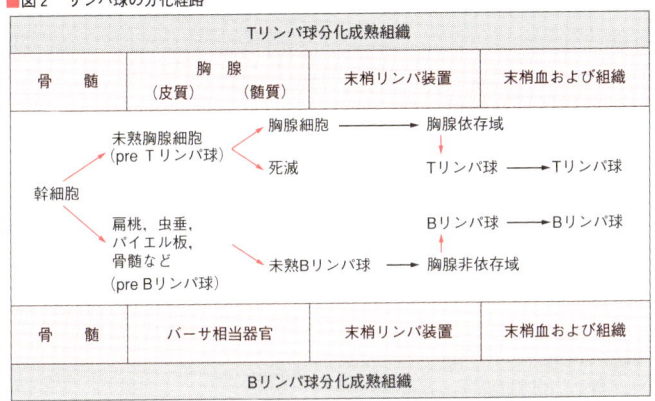

	Tリンパ球分化成熟組織			
骨髄	胸腺		末梢リンパ装置	末梢血および組織
	（皮質）	（髄質）		
幹細胞	未熟胸腺細胞 (pre Tリンパ球)	胸腺細胞 → 胸腺依存域 死滅	Tリンパ球 → Tリンパ球	
	扁桃，虫垂，パイエル板，骨髄など (pre Bリンパ球)	未熟Bリンパ球 → 胸腺非依存域	Bリンパ球 → Bリンパ球	
骨髄	バーサ相当器官		末梢リンパ装置	末梢血および組織
	Bリンパ球分化成熟組織			

疫に関与し，抗原抗体反応を促進するヘルパーT細胞，免疫反応を抑制するサプレッサーT細胞，殺細胞機能をもつキラーT細胞などに分類される．B細胞は抗体を産生し，液性免疫を担当する．NK細胞は抗原刺激なしに標的細胞を殺すリンパ球である．

II 赤血球

1．構造・生理

赤血球は，両凹円盤状の核のない細胞で，ヘモグロビン（正常成人のヘモグロビンの約97％はヘモグロビンAからなる）を有する．変形能が大きく，自己サイズよりも細い毛細血管もスムースに通過できる．ヘモグロビンは酸素を運搬する機能をもつ赤色の色素蛋白で，4個の構成単位からなり，各単位は1個のヘムを含んでいる．流血中に入ってからの寿命は約120日で，古くなった赤血球は脾，肝などの細網内皮系細胞に貪食される．健康な成人の赤血球数は，男性で約500万/μL，女性で約400万/μLである．

赤血球の生成はフィードバック的調節を受け，循環血液中の赤血球数が多くなり過ぎると生成は抑制さ

れ，減少すると促進される．また，低酸素でも促進される．赤血球の生成には，エリスロポエチンとよばれるホルモンが関与している．このホルモンは，骨髄中の赤血球系幹細胞に作用し，前赤芽球への分化を促進する．

2．ヘモグロビンS

異常ヘモグロビンの1つ．低酸素状態では，溶解度がきわめて低いので，赤血球が鎌状となる．このような血球は溶血し，鎌状赤血球貧血という重度の貧血をきたす．

3．血液型

1) ABO式血液型（図3）

ヒト赤血球膜は凝集原とよばれる各種の抗原を含んでいる．このうち最も重要かつ有名なものは，AおよびB凝集原である．この2種類の凝集原に基づいてそれぞれの凝集原をもつ個体の血液型をA, B, O, ABの4型に分類する．この凝集原は血液以外の組織にも存在する．

凝集原に対する抗体を凝集素とよぶ．これは，先天的に存在しているが，ほかの個体の赤血球に曝露され

■図3　ABO式血液型の判定

a. ABO式血液型の判定

おもて検査		血液型	うら検査	
抗A血清	抗B血清		A型血球	B型血球
+	+	AB	−	−
+	−	A	−	+
−	+	B	+	−
−	−	O	+	+

b. 血液型の判定（おもて）

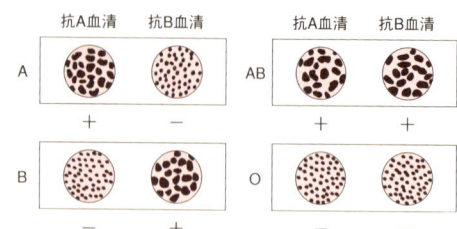

	抗A血清	抗B血清		抗A血清	抗B血清
A	+	−	AB	+	+
B	−	+	O	−	−

てできる場合もある．A凝集原を有するA型の個体には，その血漿中に抗B凝集素を多量に含んでいる．その血漿中にB型赤血球が混じるとB型赤血球は凝集し，溶血する．

同様にB型血液には抗A凝集素が，O型血液には抗Aおよび抗B凝集素の両者が存在し，AB型血液にはいずれの凝集素も存在しない．血液型の判定は，問題の個体の赤血球と適当な抗血清とを混合して凝集反応が起こるかどうかによって行う．

2) Rh式血液型

ABO式と並んで臨床上重要な血液型である．

これに関係する抗原は多種存在するが，このうちD抗原が最も抗原性が高く，Rh陽性といえば凝集原Dを有すること，Rh陰性といえば凝集原Dをもたないことを意味する．

Rh陰性の個体にRh陽性の血球が輸血されると，抗D凝集素を生成する．

III　血小板

血小板は，骨髄にある巨核球の細胞質から分離して生じ，血中に入った径2〜4μmの小体である．通常 $20 \times 10^4 \sim 35 \times 10^4/\mu L$ の濃度で存在する．血小板は血管壁の損傷部に集合し，露出した血管壁コラーゲンに粘着，内容物を放出し，多数の血小板を凝着させ，止血栓を形成する．

IV　血漿

血液の液体成分をいう．無数の各種イオン，無機物および有機物を含有し，全身の各組織に運搬する．血漿は体重の約5%を占める．血漿からフィブリノゲンやプロトロンビンなどを血液凝固させ消費させたものを血清とよぶ．

血漿は通常，血液の50〜60%を占めており，6.6〜8.0g/dLの蛋白質を含有する．蛋白質は，さらにア

■表3　血清蛋白分画

項目	基準値	単位
血清総蛋白	6.6〜8.0	g/dL
アルブミン分画	3.7〜5.7	g/dL
	56.7〜71.0	%
α_1-グロブリン分画	138〜288	mg/dL
	2.1〜3.6	%
α_2-グロブリン分画	396〜800	mg/dL
	6.0〜10.0	%
β-グロブリン分画	495〜920	mg/dL
	7.5〜11.5	%
γ-グロブリン分画	700〜1,600	mg/dL
	10.6〜20.0	%
A/G比	1.30〜2.45	
フィブリノゲン*	180〜360	mg/dL

*フィブリノゲンは血漿中に存在し，血清中にはない

（足利赤十字病院検査部）

ルブミン，グロブリン（$\alpha_1, \alpha_2, \beta, \gamma$）などに分類される（表3）．

1) アルブミン

アルブミンは肝で合成され，血漿蛋白の56.7〜71.0%を占める．膠質浸透圧の主体であり，栄養素としての意義も大きい．また薬物，ビリルビン，ホルモン，ビタミン，アドレナリン，尿酸などの担体となる．

2) グロブリン

$\alpha_1, \alpha_2, \beta$の各グロブリンは，ホルモン，ビタミン，脂質，糖質，鉄などの担体となる．

γ-グロブリンは免疫グロブリンとよばれ，形質細胞より産生される．免疫グロブリンは，G（IgG），A（IgA），M（IgM），D（IgD），E（IgE）に分類される．

3) フィブリノゲン

フィブリノゲンは血漿中に存在する蛋白質であり，血清中にはない．血液凝固因子の第I因子であり，血液凝固に重要な役割を果たす．

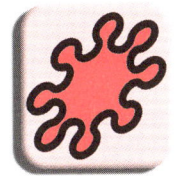

血液循環障害
disturbance of blood circulation

I 定義・概念

健康な成人の体内には約3〜4Lの血液が循環している．この血液循環によって，体内の各組織には酸素などの生体活動において不可欠な成分が供給されるとともに，各組織で生じた生体内老廃物の運搬が行われ，正常な生命活動が維持されている．したがって，この血液循環が障害されることによって，局所ならびに全身にさまざまな悪影響が生じる．

なかでも，血液循環障害がひき起こす重要かつ一般的な病態は，血流の低下に伴う組織の低酸素状態の招来であり，末梢組織の乏血，壊死をひき起こすとともに，臓器への血流の低下は臓器の機能不全へとつながる．

II 分類・病態

血液循環障害は，血管レベルでの末梢性循環障害と心臓レベルでの中枢性循環障害とに大別される．

1．末梢性循環障害

血管レベルでの循環障害には乏血，出血，充血，うっ血などの病態があり，これらが単独で存在することもあれば複合して存在することもある．

1）乏　血（虚血）

血流，とくに動脈血流の低下を指す．貧血とは血液成分中の赤血球の減少を指すが，乏血は血管系の異常による血液量全体の低下のことをいう．四肢末梢の乏血では四肢の冷感，チアノーゼを呈し，さらに重症となると壊死へ進展する．乏血はその原因によってさらに神経性乏血，圧迫性乏血，閉塞性乏血などに分類される（表1）．

(1) 神経性乏血

血管運動神経の作用による血管の収縮（血管攣縮）によってもたらされる末梢の乏血であり，しばしばうっ血を伴う．

(2) 圧迫性乏血

組織周囲から受ける何らかの圧迫で組織内圧の上昇が起こった場合に，その組織への血液の流入が阻害されて起こる乏血である．

(3) 閉塞性乏血

血管内腔の狭窄または閉塞によって起こる乏血で，動脈硬化，血栓，塞栓が代表的な原因である．

① 動脈硬化：動脈壁のコレステロール沈着，石灰化・線維化に伴って粥（じゅく）状腫を形成し，内腔の狭窄をきたす．

② 血　栓：血管内で血液が凝固し，内腔を狭窄するものである．通常，血液は血管内で凝固することはないが，動脈硬化などによる血管壁の変化，血液疾患などによる血液凝固能の亢進，血流速度の低下などに起因して血液の血管内凝固が起こり，血栓を形成する．

③ 塞　栓：流血中の血栓，組織片，異物などが末梢の血管に引っかかり，閉塞をきたした場合を指し，血栓塞栓，脂肪塞栓，空気塞栓などがある．

また，臓器組織の栄養血管の閉塞により，その支配領域の組織が部分的に壊死に陥った場合を梗塞とよび，脳梗塞，心筋梗塞などがその代表的なものである．

2）出　血

血液成分の血管外への流出損失を指す．血管壁が破れて血管外へ流出する場合（破綻性出血）と，血管壁透過性の亢進により血管外へ漏出する場合（漏出性出血）とがある（図1）．大量の出血は循環血液量の減少をひ

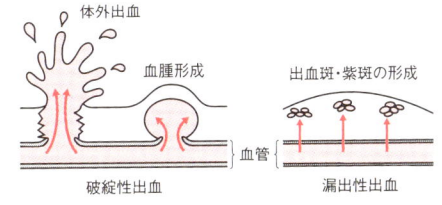

■表1　乏血の原因による分類

分　類	病態生理	原　因
神経性乏血	血管運動神経刺激による血管攣縮	交感神経刺激 レイノー病
圧迫性乏血	周囲からの圧迫による組織内圧上昇	機械的な圧迫 腫瘍による圧迫 体内貯留物（血腫など）による圧迫
閉塞性乏血	血管内腔の狭窄・閉塞	閉塞性動脈硬化症 血栓 塞栓

■図1　破綻性出血と漏出性出血

き起こし，組織の乏血をまねく．

破綻性出血の原因としては外傷性，高血圧性(脳出血など)，腫瘍によるもの(破裂，血管浸潤)，潰瘍による出血などがあげられる．また，これらは外傷性出血にみられるような，体外に破綻血管が露出して体外へ血液が損失する場合と，脳出血にみられるように，組織内へ出血し血腫を形成する場合がある．血腫はしばしば周囲組織を圧迫し，種々の機能障害を呈することも少なくない．

漏出性出血は，種々の原因疾患による出血傾向に伴ってみられることがほとんどである．

通常，これらは毛細血管領域に発生し，皮膚に出血斑や紫斑を形成する．

3) 充血

小動脈および毛細血管の拡張が，同時にあるいは単独に起こり，局所の動脈血流が増加することを指す．血管運動神経の作用による場合，運動などの機能的要求による場合，摩擦などの機械的刺激による場合などがあげられる．

また，細菌感染などによる炎症に伴ってみられる組織の発赤も充血の1つである．充血自体は生体の正常な代償反応であることが多く，充血自体がさらに二次的に悪影響を及ぼすことは少ない．

4) うっ血

静脈血の中枢への還流障害により末梢に静脈血が停滞することを指す．うっ血による静脈圧の上昇は，血漿成分の血管外漏出を促進させ，しばしば浮腫を伴う．また，高度のうっ血による静脈圧の上昇は，組織内圧自体をも高めるために，二次的に動脈血流量をも低下させ組織の乏血をひき起こす．

静脈血還流障害の原因としては，静脈の血栓，塞栓や腫瘍による浸潤，圧迫などが代表的である．

2．中枢性循環障害

血液循環の中枢である心臓のポンプ機能の障害によって起こるのが中枢性循環障害である．心ポンプ機能の低下は，心疾患を主とする種々の疾患でみられ，進行すれば心不全から心原性ショックとよばれる重篤な病態へと進行する．

心不全は，原因となる拍出量の増減によって低拍出心不全，高拍出心不全に分類される．

心不全による血液循環障害の病態は，心拍出量および心灌流量の低下，あるいは増加に起因した各末梢組織の乏血とうっ血が種々に混合し，それによって正常な生命活動が障害される重篤な状態を呈する．

中枢性循環障害が進行すると，人体各部の組織・臓器の有効血液循環量は著明に減少する．とくに脳，肝，腎などの生命維持に不可欠な重要臓器への血流量低下は致命的となる．

血液循環の生命維持のメカニズムはこれらの重要臓器の血液循環量を優先的に温存し，生命活動を維持しようとする．

その限界を超えて中枢性循環障害(心ポンプ機能障害)が進行すると，これらの脳，肝，腎などの重要臓器への血流量も低下し，重篤な臓器不全へと進展する．複数の重要臓器不全は多臓器不全(MOF)とよばれ，しばしば致命的となる(図2)．

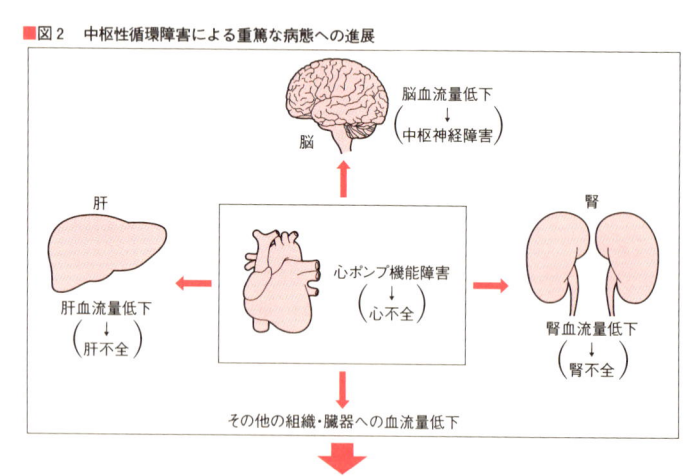

■図2　中枢性循環障害による重篤な病態への進展

脳血流量低下
↓
中枢神経障害

脳

肝

心ポンプ機能障害
↓
心不全

腎

肝血流量低下
↓
肝不全

腎血流量低下
↓
腎不全

その他の組織・臓器への血流量低下

多臓器不全(MOF)

血液浄化療法
blood purification

I 定義

血液浄化療法とは，体外循環を用いたり，腹膜を用いたりして，体内に蓄積した毒物や病気の原因物質を血液から除去して体内の環境を正常に保とうとする治療法である．腎不全，肝不全，その他の臓器不全(多臓器不全を含む)，薬物中毒，自己免疫疾患などの治療に適用されている．

II 分類と適応疾患

1．血液透析(hemodialysis；HD)

血液透析は拡散の原理を用い，酸塩基・電解質異常の是正，とくに小分子量分画の代謝蓄積物の除去に優れ，腎不全治療の主流をなし，血液浄化療法のなかで最も普及している．過剰水分については，透析液側に陰圧を加え血液より除去する．

従来の透析では，主に尿素，クレアチニンなどの小分子量物質のみが除去対象物質と考えられていたが，長期透析例で発症する透析アミロイドーシスの原因物質である β_2-ミクログロブリンも除去対象と考えられるようになった．よって，血液透析器には，小分子量物質を除去対象としたスタンダード血液透析器，小分子量物質から低分子量蛋白までの除去が可能なハイフラックス血液透析器がある．1993(平成5)年に「第1回透析医療法に関する Consensus Conference '93」がまとめたガイドラインを表1に示す．

週3回，1回4時間の維持治療により，延命のみならず社会復帰も可能となる．しかし体外循環時には広義の不均衡症候群といわれる全身倦怠感，頭痛，痙攣，血圧低下などの症状が現れることがある．これらは急激な透析が原因といわれており，透析間の体重増加を極力抑え，それでも透析中に血圧が下がるようなら，アメジニウムやドロキシドパなどの投与を行う．

長期透析患者の増加，高齢者の増加などから，ほかの合併症をもつ患者が増えており，狭心症，心不全などの循環器合併症，腎がんを筆頭とする悪性腫瘍の合併，結核を念頭においた感染症に対する注意，腎性骨異栄養症，動脈硬化，透析アミロイドーシスなどの種々の合併症に注意を要する．

2．血液濾過透析(hemodiafiltration；HDF)

血液透析の小分子量物質と，血液濾過の中～大分子量領域の除去に優れた点を組み合わせ，短時間で効率よく広範囲の物質の除去を目的とした血液浄化法である．

一般に用いられる HDF は10 L 程度の置換液を使用するもので血液透析中心であるが，オンラインHDF，push & pull HDF は大量濾過を可能にしている．後希釈法では，中空糸内で濃縮が起こり凝固しやすくなるので，大量置換は不可能であるが，同一置換量であると仮定すれば，後希釈法のほうが前希釈法より効率がよい．

3．血液濾過(hemofiltration；HF)

血液濾過では，血液側から半透膜の対側への水の流れに伴って代謝産物が移動し除去される．透析で使われる拡散では，分子量の小さい物質ほど対側へ移行しやすい．よって，小分子量物質の除去では HD がまさるものの，中分子量領域以上では HF のほうが溶質除去能に優れている．一般に補充液を10～20 L 使用し，後希釈法の血液濾過が行われる．重篤な心囊炎や腎性貧血，緑内障，心不全などで入院を要する患者や，透析アミロイドーシスその他の QOL を著しく低下させるような病態に有効とされている．

■表1 透析療法と適応病態（第1回透析医療法に関する Consensus Conference '93 より）

治療法	適応病態
血液透析(HD) ・スタンダード血液透析器 ・ハイフラックス血液透析器	腎不全により高窒素血症，溢水，電解質異常，酸塩基平衡異常などを呈する病態 上記に加え，透析アミロイドーシス，瘙痒症，不穏足症候群 (restless leg syndrome)，末梢神経障害，不眠症，イライラ症など
血液濾過透析(HDF)	上記のうち，ハイフラックス血液透析器を用いた血液透析によって対処できない透析アミロイドーシス，透析困難症，瘙痒症，不眠症，イライラ症など
血液濾過(HF)	上記に加え，心囊炎，腎性貧血，緑内障，心不全など

■図1　CAPDのしくみ

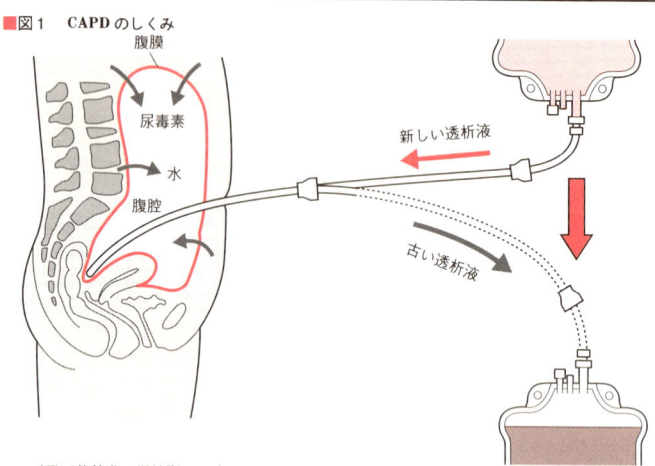

（飛田美穂監：慢性腎不全患者のセルフケアガイド．p.63, 学習研究社, 1999より改変）

ハイフラックス血液透析器を用いて濾過を行うと，1回の濾過にて4g以上のアルブミンを喪失することがあり，注意を要する．

4．持続血液透析濾過(continuous hemodiafiltration；CHDF)

急性腎不全を伴う多臓器不全やその前段階である全身性炎症反応症候群(systemic inflammatory response syndrome；SIRS)の状態では，循環動態を悪化させずに急性腎不全を治療するためのみならず，高サイトカイン血症を積極的に治療するために用いられている．重症急性膵炎の治療にも適応が拡大された．

5．腹膜透析(peritoneal dialysis；PD)

腹膜透析では主に持続携行式腹膜透析(continuous ambulatory peritoneal dialysis；CAPD)が在宅療法として行われている．これには1回2LのPD液を1日4回交換する標準的治療と，日中は数回貯留し，夜間に自動腹膜灌流装置を用いて数回交換する治療(連続循環式腹膜透析，continuous cyclic peritoneal dialysis；CCPD)とが主に用いられている．図1にCAPDのしくみを示す．

透析液交換時以外は持続的に行われている治療であり生理的である．中・大分子量物質の除去に優れ除去率もよいが，アルブミン，グロブリンなどの有用性の高い蛋白の漏出も多く，その分蛋白摂取量を増加させる必要性がある．

腹膜炎合併時にはとくに電解質や蛋白の漏出が強く，電解質異常，除水不足，栄養障害をきたしやすいので注意を要する．透析液の低pHや高ブドウ糖濃度も腹膜機能を低下させる原因となっている．

自己管理を行ううえで問題となるような精神的・性格的問題を有するものは適応外と考えられる．腹部の広範囲な癒着をみとめる場合も非適応となる．基本的には在宅医療であり，社会復帰が容易である．残存腎機能を長期にわたり維持することができる．

腹膜硬化症では，除水能低下からPDを中止して治療法を変更せざるをえない場合がある．腹膜炎を頻回に繰り返す患者は硬化性被囊性腹膜炎を併発しやすい．併発した場合にはステロイドパルス療法や，中心静脈栄養(IVH)にて栄養管理を行う．

6．血漿交換(plasma exchange；PE)

免疫グロブリンなどの蛋白領域に除去目的物質がある場合，血液より血漿を濾過法で分離・廃棄し，健常者からの血漿成分の2～5Lと交換する方法である．

劇症肝炎などでは本来，肝から除去されるべき毒性物質の除去のみならず，再生や治療に必要な物質の補給にも役立っている．

しかし，多量の血漿成分を必要とし大変高価であること，肝炎などの感染の危険性もあることから，容易に選択すべき治療法ではない．これらの欠点を補うために，廃棄する血漿成分からアルブミン分画を再分画して体内に再置換する二重濾過法(double filtration plasmapheresis；DFPP)などが実施される．

7．血液灌流法(hemoperfusion；HP)，血液吸着法(hemadsorption；HA)

血液中の有害物質を吸着剤に非特異的にまたは特異的に吸着させて除去する方法．

直接血液を吸着筒へ送る直接血液灌流と，血漿分離器により血液と血漿に分け，血漿のみを吸着器に送る

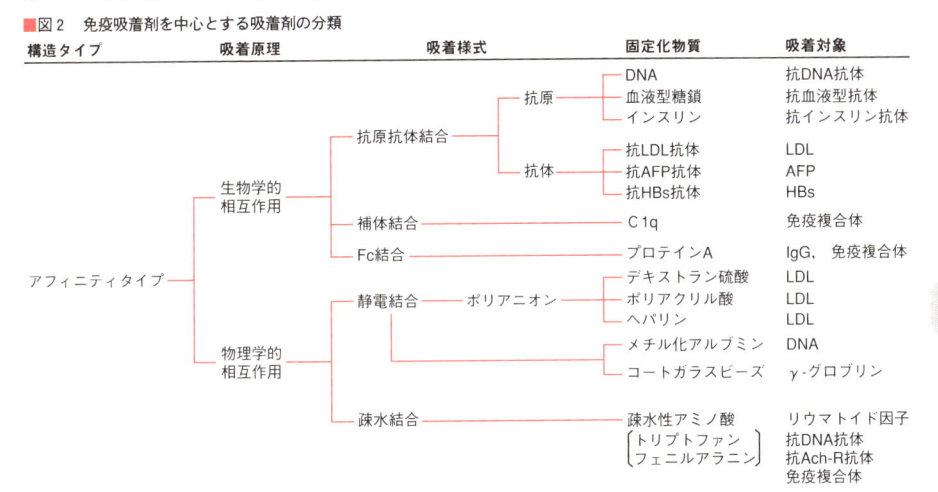

■図2　免疫吸着剤を中心とする吸着剤の分類

```
構造タイプ         吸着原理         吸着様式                      固定化物質          吸着対象

                                              ┌─ 抗原 ─┬─ DNA              抗DNA抗体
                                              │         ├─ 血液型糖鎖        抗血液型抗体
                          ┌─ 抗原抗体結合 ─┤         └─ インスリン        抗インスリン抗体
                          │                   │         ┌─ 抗LDL抗体        LDL
                          │                   └─ 抗体 ─┼─ 抗AFP抗体        AFP
              ┌─ 生物学的 ─┤                              └─ 抗HBs抗体        HBs
              │  相互作用  │
              │            ├─ 補体結合 ───────────── C1q                免疫複合体
              │            │
アフィニティ ─┤            └─ Fc結合 ─────────────── プロテインA        IgG, 免疫複合体
タイプ        │
              │                              ┌─ デキストラン硫酸   LDL
              │            ┌─ 静電結合 ─ ポリアニオン ─┼─ ポリアクリル酸    LDL
              │            │                 └─ ヘパリン           LDL
              └─ 物理学的 ─┤                 ┌─ メチル化アルブミン  DNA
                 相互作用  │                 └─ コートガラスビーズ  γ-グロブリン
                           │
                           └─ 疎水結合 ──── 疎水性アミノ酸          リウマトイド因子
                                           ┌ トリプトファン ┐    抗DNA抗体
                                           └ フェニルアラニン┘    抗Ach-R抗体
                                                                    免疫複合体
```

〔二瓶　宏ほか編：腎・尿路疾患の診療指針'99．腎と透析，47（臨時増刊）：154，東京医学社，1999より一部改変〕

■表2　各種血液浄化療法の適応疾患

血液浄化法	適応疾患
腹膜透析	・急性および慢性腎不全
血液透析	・急性および慢性腎不全，薬物中毒 ・ヨード除去，アンモニア除去など小分子量物質除去
血液濾過	・急性および慢性腎不全，薬物中毒，肝性脳症，全身性炎症反応症候群（SIRS），多臓器障害（MOF）
血液濾過透析	・小分子～大分子量物質の除去
血液灌流（吸着法）	・活性炭カラム：急性腎不全，肝不全，劇症肝炎，薬物中毒 ・ポリミキシンカラム：敗血症，エンドトキシンショック ・β_2-ミクログロブリン吸着カラム：透析アミロイド症 ・ビリルビン吸着カラム：高ビリルビン血症 ・白血球除去カラム：多発性硬化症，悪性関節リウマチ，クローン病
血漿交換 ・単純（全） ・二重濾過 ・冷却濾過 ・吸着	・肝不全，薬物中毒（サリン） ・免疫疾患〔重症筋無力症，ギラン-バレー症候群，全身性エリテマトーデス（SLE），天疱瘡〕 ・高コレステロール血症 ・多発性骨髄腫，高粘稠度血症 ・クリオグロブリン血症，関節リウマチ ・LDL吸着カラム：高コレステロール血症 ・抗アセチルコリンエステラーゼ抗体吸着カラム：重症筋無力症 ・抗A抗B吸着カラム：血液型不適合移植 ・免疫吸着カラム：SLE，多発性硬化症

〔飛田美穂監：慢性腎不全患者のセルフケアガイド．p.59，学習研究社，1999より改変〕

血漿灌流とがある．

直接血液を灌流させると血小板などの減少をきたすことがあり注意を要する．現在使用されている主な吸着剤とその除去目的物質を図2に示す．

III まとめ

最後に各種血液浄化療法とその適応疾患をまとめた表を示す（表2）．

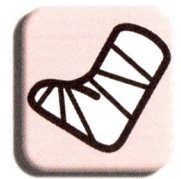

血液製剤 (けつえきせいざい)
blood derivatives

I 定義

血液製剤はヒトの血液を材料として得られる薬物である．輸血や熱傷，重症感染症など緊急を要する場合に使用されるものであり，取り扱う場所は薬剤部(薬局)や輸血センターなど施設によって異なるが，受け渡しのときには，まちがいのないようにお互い十分に注意することが肝要である．

病棟で保管する場合には保存方法を厳守することが大切である．

II 分類

血液製剤は，全血製剤と血液成分製剤(輸血用血液製剤と血漿分画製剤)の2種類に分けられる．現在，輸血用血液製剤は一部の製剤を除き，白血球による有害事象発現を回避するために白血球を除去した製剤(leukocytes reduced；LR)に代わりつつある．投与する場合は目的に応じて血液の成分を使い分ける．

主な血液製剤の使用基準を表1に，それぞれの副作用・重大な副作用を表2に示した．また，血液製剤を取り扱ううえでの注意点を表3に示す．

1. 全血製剤

1) 人全血液-LR (whole human blood-leukocytes reduced)

ヒト血液200 mL または400 mL に血液保存液(CPD液；表4)をそれぞれ28 mL または56 mL 混合して保存した濃赤色の液剤である．

2. 血液成分製剤

1) 人赤血球濃厚液-LR (concentrated human red blood cells-leukocytes reduced；CR-LR)

ヒト血液200 mL または400 mL から血漿および白血球層の大部分を除去し，赤血球保存用添加液(MAP液；表4)をそれぞれ約46 mL，約92 mL 混和した濃赤色の液剤である．

2) 洗浄人赤血球浮遊液 (washed human red blood cells；WRC)

ヒト血液200 mL または400 mL から血漿の大部分を除去した赤血球層を生理食塩液で洗浄したのち，生理食塩液を加えてそれぞれ200 mL，400 mL とした濃赤色の液剤である．

3) 解凍人赤血球濃厚液 (frozen-thawed human red blood cells-leukocytes reduced；FTRC-LR)

ヒト血液200 mL または400 mL から血漿の大部分を除去した赤血球層に凍害保護液を加えて凍結保存したものを解凍後，凍害保護液を洗浄除去した深赤色の液剤である．

4) 新鮮凍結人血漿 (fresh-frozen human plasma-leukocytes reduced；FFP)

ヒト血液200 mL もしくは400 mL から分離するか，血液成分採血で採取した新鮮な血漿を混合することなく，かつ，各種凝固因子ができるだけ損なわれない状態で凍結したもので，融解すると黄色ないし黄褐色の液剤である．脂肪により混濁することもある．

5) 人血小板濃厚液

■表1 主な血液製剤の使用基準(その1)

製剤名	効能・効果	剤形	有効期間	貯法
全血製剤				
人全血液 (whole human blood)				
人全血液-LR	一般の輸血適応症に用いる	228 mL，456 mL (200 mL 当たり28 mLのCPD液を含む)	採血後21日	2〜6℃
照射人全血液-LR	一般の輸血適応症に用いる	228 mL，456 mL (200 mL 当たり28 mLのCPD液を含む)	採血後21日	2〜6℃
血液成分製剤				
赤血球濃厚液(RCC)				
赤血球濃厚液-LR	血中赤血球不足またはその機能廃絶	200 mL，400 mLに由来する赤血球	採血後21日	2〜6℃
照射赤血球濃厚液-LR	赤血球濃厚液に同じ	赤血球に同じ	採血後21日	2〜6℃

■表1 主な血液製剤の使用基準(その2)

製剤名	効能・効果	剤形	有効期間	貯法
洗浄人赤血球浮遊液(WRC) 　洗浄赤血球	貧血または血漿成分などによる副作用をさける場合の輸血	血液200mL, 400mLに相当	製造後24時間	2～6°C
照射洗浄赤血球	洗浄赤血球に同じ	洗浄赤血球に同じ	製造後24時間	2～6°C
解凍人赤血球濃厚液(FTRC) 　解凍赤血球濃厚液	貧血または赤血球の機能低下	血液200mL, 400mLに相当	製造後12時間	2～6°C
照射解凍赤血球濃厚液	解凍赤血球濃厚液に同じ	血液200mL, 400mLに相当	製造後12時間	2～6°C
新鮮凍結人血漿(FFP) 　新鮮凍結血漿	血液凝固因子の補充，循環血漿量減少の改善と維持	80mL, 160mL, 450mLに相当．通常1日200～400mL(ショック，敗血症など重篤の場合1日800mL)	採血後1年．容器のまま30～37°Cで溶解後3時間以内に使用	−20°C
人血小板濃厚液 　濃厚血小板	血小板減少症を伴う疾患	1単位20mL, 2単位40mL, 5単位100mL, 10単位200mL, 15単位250mL, 20単位250mL	採血後72時間以内，要振とう	20～24°C
照射濃厚血小板	濃厚血小板に同じ	濃厚血小板に同じ	濃厚血小板に同じ	20～24°C
濃厚血小板HLA	血小板減少症を伴う疾患で抗HLA抗体を有するため，通常の血小板製剤では効果が得られない場合に適応	10単位200mL, 15単位250mL, 20単位250mL	採血後72時間以内，要振とう	20～24°C
照射濃厚血小板HLA	濃厚血小板HLAに同じ	濃厚血小板HLAに同じ	濃厚血小板HLAに同じ	20～24°C
免疫分画製剤				
人免疫グロブリン製剤 　ガンマグロブリン	①低または無γ-グロブリン血症，②麻疹，A型肝炎，ポリオなどのウイルス性疾患の予防および軽減，③重症感染症における抗菌薬との併用，④ITP(特発性血小板減少性紫斑病)にも一過性の血小板増加があるので手術時や出産時などに用いられる	450・1,500mg/3・10mL/V	禁凍結で2年間	10°C以下
人免疫グロブリン		1,500mg/10mL/V	禁凍結で2年間	10°C以下
ガンマガード		2,500mg/V	禁凍結で2年間	10°C以下
サングロボール		2,500mg/V	禁凍結で2年間	20°C以下
献血ヴェノグロブリン-IH		500・1,000・2,500・5,000mg/10・20・50・100mL/V	禁凍結で2年間	10°C以下
献血グロベニンI		500・2,500・5,000mg/10・20・50mL/V	禁凍結で2年間	10°C以下
献血ベニロンなど		500・1,000・2,500・5,000mg/V	禁凍結で2年間	30°C以下
アルブミン製剤 　人血清アルブミン 　　献血アルブミン"化血研" 　　アルブミン・ベーリング 　　赤十字アルブミン 　　アルブミン・カッター 　　献血アルブミン·ニチヤクなど	①アルブミン喪失(熱傷，ネフローゼ症候群など)，②アルブミン合成低下(肝硬変などによる低アルブミン血症)，③出血性ショックなどに用いられる．栄養薬として使用するなどの乱用は慎む	20％20・50mL, 25％50mL 20％50mL 20％・50mL, 25％50mL 5％250mL, 25％20・50mL 5％250mL, 20％20・50mL, 25％50mL	禁凍結で2年間	30°C以下
加熱人血漿蛋白 　　献血アルブミネート 　　プラスマネート·カッターなど		100mL・250mL 250mL	禁凍結で2年間	30°C以下

■表2 血液製剤の副作用・重大な副作用

全血製剤, 血液成分製剤
〈副作用〉　全血製剤, 血液成分製剤とも副作用として, 同種免疫による赤血球, 白血球, 血漿蛋白などに対する抗体が産出され, 溶血, ショック(呼吸困難, 喘鳴, 血圧低下, 脈拍微弱, チアノーゼ)症状, 過敏症などの免疫的副作用が現れることがある
〈重大な副作用〉　人全血液は輸血による移植片対宿主病(graft versus host disease ; GVHD)として輸血1～2週間後に発熱, 紅斑, 下痢, 肝機能障害, 感染症やショック, アナフィラキシー様反応が現れることがある

全血製剤, 血液成分製剤のうち照射製剤
〈副作用〉　GVHDを予防する目的で, 15Gy以上50Gy以下の放射線を照射した全血製剤, 血液成分製剤を使用することがあるが, この照射製剤は放射線を照射しない製剤よりも保存に伴い上清中のカリウム濃度の増加がみられるため, 腎障害や高カリウム血症の患者, 新生児, 急速大量輸血を行う患者などには注意を要する
〈重大な副作用〉　高カリウム血症, ショック, アナフィラキシー様反応, 感染症, 心不全など

人免疫グロブリン製剤
〈副作用〉　ショック症状, 急性腎不全(尿量減少, クレアチニン上昇, BUN上昇). そのほか蕁麻疹, 全身発赤などが出現したら直ちに中止する

アルブミン製剤
〈副作用〉　ショック症状. そのほか, 発熱, 顔面紅潮, 蕁麻疹などが出現したら直ちに中止する

■表3 血液製剤取り扱い上の注意点

1. 受け渡しのときはまちがいのないように十分にチェックする
2. 保管する場合には保存方法を厳守する
3. 本剤とほかの薬物との混注はさける
4. 外観上異常をみとめた場合は使用しない
5. 細菌汚染をさけるため, 残った場合は再度使用しない

■表4 血液保存液の種類と使用基準

血液保存液(CPD液)

クエン酸ナトリウム	26.30g
クエン酸	3.27g
ブドウ糖	23.20g
リン酸二水素ナトリウム二水和物	2.51g

※注射用水を加えて溶かし, 全量1,000mLに

血液保存液(ACD液)

クエン酸ナトリウム	22.0g
クエン酸	8.0g
ブドウ糖	22.0g

※注射用水を加えて溶かし, 全量1,000mLに

赤血球保存用添加液(MAP液)

D-マンニトール	14.57g
アデニン	0.14g
結晶リン酸二水素ナトリウム	0.94g
クエン酸ナトリウム	1.50g
クエン酸	0.20g
ブドウ糖	7.21g
塩化ナトリウム	4.97g

※注射用水を加えて溶かし, 全量1,000mLに

ヒト血漿に浮遊した血小板で, 血液成分採血で採取するか, またはヒト血液200mLもしくは400mLから分離する.

また, 濃厚血小板HLAは, 患者のHLA型に適合する(供血者のリンパ液と患者の血清との交叉試験に適合する)献血者から血液成分で採血した血小板を血漿に浮遊したもので, どちらも黄色ないし黄褐色の液剤. 脂肪によって混濁することがある.

3. 免疫分画製剤
1) 人免疫グロブリン製剤
　生体本来のヒト免疫グロブリンと同様, 食細胞の貪食能, 殺菌能の増加効果などのオプソニン効果がみとめられ, また正常な補体の活性化に基づく溶菌活性能を有する. つまりウイルスなどに感染したときに抑制する働きをもつ「抗体」成分を製剤化したもの.

2) アルブミン製剤
　血中アルブミンは血漿蛋白の約60%を占めており, 血液のコロイド浸透圧の約80%を担い循環血液流量維持に主要な役割を果たしている.

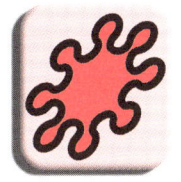

結核〔症〕
tuberculosis；TB

I　定義・概念

結核菌(*Mycobacterium tuberculosis*)による感染症であり，今日なお，わが国最大の感染症である．

わが国における結核は，1955(昭和30)年以降，その罹患率は順調に低下していたが，1980年代からその低下の程度が鈍り，1997(平成9)年に増加傾向を示した後は，きわめて緩徐な減少にとどまっている．

欧米先進国においては，罹患率はわが国に比べかなり低かったが，米国において1980年代から上昇傾向がみとめられ，また途上国においては，全世界の結核患者の95％程度を占め，再興感染症の1つとして重大な疾患である．

その原因として，全世界的には，先進国における結核対策の手抜き，途上国での結核対策の失敗，途上国から先進国への人口の流入，HIV感染者の増加などが考えられ，わが国においては，長寿社会となり既感染の高齢者と未感染の若年世代の二極化により，既感染からの発症者が未感染者に感染させる集団感染，院内感染などが問題となっている．

II　原因・病態生理

感染様式は，主に空気感染(飛沫核感染)で経気道的に菌が肺に定着し感染が成立する．そこで好中球やマクロファージが結核菌を貪食するが，殺菌できず，貪食細胞内でも菌は増殖し初感染巣をつくる．

菌の一部はリンパ管内に侵入し，付属の肺門リンパ節にも病変をつくる．これを初期変化群といい，ほとんどの場合は，このまま治癒し石灰化が起こる．

初感染巣においては，滲出性反応が起こり，細胞性免疫の成立により増殖性反応，次いで硬化巣(線維による被包化)をつくり，内部に石灰化をみて，菌は封じ込められた状態となる．また，アレルギー的機序により，滲出性，増殖性病変に伴い，乾酪性壊死，空洞といった結核の特徴的な病変をつくる．

結核では感染と発症は区別して扱われる．発症率は事例によって異なるが，平均10〜15％である．感染後，特異的な免疫が成立する以前に発症する場合を一次結核症とよぶが，BCG接種が普及している日本ではまれである．初感染巣から肺内に広がる場合や結核性胸膜炎，血行性に散布する粟粒結核や結核性髄膜炎などの病型がある．

免疫成立後の発症を二次結核症とよぶ．多くは封じ込めた菌の内因性再燃であるが，再感染して発症する場合もある．病型は肺結核が多く，肺外結核(腎，脊椎など)も起こす．発症時期は5か月以降2年以内が大半であるが，数十年経過して発症することもある．

III　症　状

一般的症状としては，発熱，全身倦怠感，寝汗，体重減少，食欲不振などがみとめられるが，肺結核と肺外結核とでは違いが生じる．

1．肺結核

軽度のときは目立った症状はないが，それでも咳嗽をみとめることが多い．咳嗽に続いて，多くは喀痰がみとめられ，その後，発熱，血痰，喀血がみとめられる．喀血は空洞壁にできた動脈瘤の破裂による．

2．肺外結核

肺外結核には①頸部リンパ節結核，②結核性胸膜炎，③粟粒結核，④結核性髄膜炎，⑤喉頭結核，⑥結核性脊椎炎(脊椎カリエス)，⑦腎結核，⑧皮膚結核，⑨腸結核があり，その臓器特有の症状がある．

IV　検査・診断

1．肺結核画像診断
1) 胸部単純X線(図1)
　日本結核病学会病型分類に従い診断する．
2) 胸部CT

2．結核菌検査
1) 検査材料
　喀痰，胃液，便，胸水，腹水，髄液，血液など．
2) 塗抹鏡検法
　チール-ネルゼン法，蛍光染色法で行い，菌の量をガフキー号数(表1)または記号−(陰性)，±(1号相当で要再検)，＋(2号相当)，2＋(5号相当)，3＋(9号相当)で表現している．
3) 培養法
(1) 固形培地
　小川培地，レーベンスタイン-ジェンセン培地，ミドルブルック7H培地など．
(2) 液体培地
　MGIT，MB/BacT，MB REDOX，BACTEC Systemなど．
(3) 固形培地と液体培地併用

■図1　日本結核病学会病型分類(胸部単純X線による分類)

A．病型分類の各項目
1．病側：Ⅰ型からⅣ型(Ⅴ型を除く)と特殊型について判定する
　　r：右側のみに病変のあるもの
　　l：左側のみに病変のあるもの
　　b：両側に病変のあるもの
2．病型（病巣の性状）
　　0：病変が全くみられない
　　Ⅰ型(広汎空洞型)　　：空洞面積の合計が第2肋骨前端上縁を通る水平線以上の肺野面積を越え，肺病変の広がりの合計が
　　　　　　　　　　　　　一側肺野面積を越えるもの
　　Ⅱ型(非広汎空洞型)　：空洞を伴う病変があって，Ⅰ型に該当しないもの
　　Ⅲ型(不安定非空洞型)：空洞はないが，不安定な肺病変があるもの
　　Ⅳ型(安定非空洞型)　：安定していると考えられる肺病変のみがあるもの
　　Ⅴ型(治癒型)　　　　：治癒所見のみ
　　特殊型
　　　H(肺門リンパ節腫脹)
　　　Pl(滲出性胸膜炎)
　　　Op(手術のあと)
3．病変の広がり：Ⅰ型からⅣ型(Ⅴ型と特殊型を除く)について判定する
　　1：第2肋骨前端上縁を通る水平線以上の肺野面積を越えない
　　2：1と3の中間
　　3：一側肺野面積を越えるもの

B．判定に際しての約束
1）X線所見上Ⅱ型あるいはⅢ型の所見であれば，治療が終了して病変が安定していると考えられるものでもⅡ型あるいは
　　Ⅲ型とする(あくまでX線所見の分類である)
2）判定に際して迷う場合は，Ⅰ型かⅡ型はⅡ型，Ⅱ型かⅢ型はⅢ型，Ⅲ型かⅣ型はⅢ型，Ⅳ型かⅤ型はⅣ型と割り切る
3）Ⅰ型からⅣ型については病側と広がり両者について判定し，病側・病型・広がりの順に記載する(例：bⅠ3，rⅢ1)．特
　　殊型は病側についてのみ判定し，広がりの記載は不要である(例：rPl，lOp)．Ⅴ型は病型のみ判定し，病側と広がりの
　　記載は不要である(例：Ⅴ)

結核病分類の例示

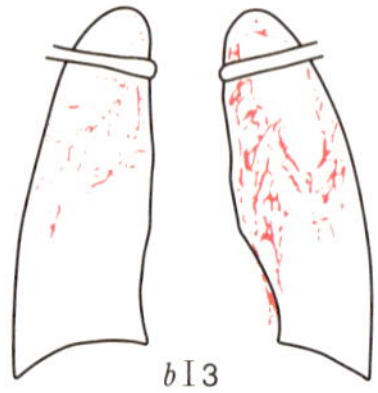

bⅠ3
多房性の巨大空洞が両側にあり，その面積の合計は明らかに広がり1を越え，全体の病変も一側肺を越えている

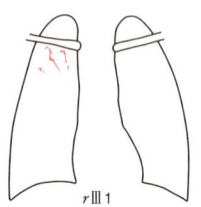

rⅢ1
周辺がぼやけた病影のみからなり不安定と考えられる

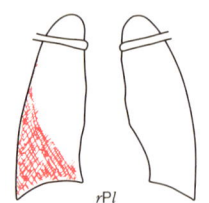

rPl
滲出性胸膜炎の像のみで肺野の病変はみえない

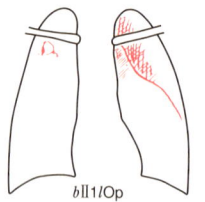

bⅡ1/Op
右に空洞，左に成形のあとがある．もし成形で虚脱した部分に空洞がみえたらbⅡ1/Opとなる

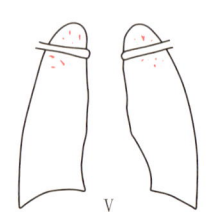

Ⅴ
癥痕状病変および石灰化像のみよりなり，治癒したものと考えられる

(日本結核病学会用語委員会編：新結核用語事典．p.138〜139，結核予防会，2001より改変)

septi-check AFB.
(4) 核酸増幅法
PCR法(アンプリコア法), LCR法など.
(5) 菌種同定法
ナイアシンテスト, アキュプローブ法, DDH法.
(6) 薬物感受性試験
1％小川培地による絶対濃度法, マイクロタイター法など.
結核菌の検出法では, 塗抹鏡検法, 培養法, 核酸増幅法それぞれに一長一短があるので, 状況に応じて併用することが望ましい.

3．その他の検査
1) 生検法
経皮的・経気管支的法, 胸(腹)腔鏡下法, 切開法など.
2) ツベルクリン反応
BCG接種の既往や自然界に多数存在する非結核性抗酸菌の曝露でも反応が増強するため, 日本では診断適中率は低いと考えたほうがよい.
3) 血液検査
①赤沈：感染により亢進
②クオンティフェロンTB検査は, 結核菌に特異的な抗菌薬(ESAT-6, CFP-10など)で被検者の血液検体中のリンパ球を刺激して, インターフェロン-γの産生量から結核感染の有無を診断する方法. BCGを接種しても陽転せず診断能力が高い.

③結核菌壁糖脂質ハプテンを抗原とするELISA法による抗体の検出
4) 胸水, 髄液, ADA(アデノシンデアミナーゼ)の上昇

V 治療

1．化学療法
抗結核薬にはイソニアジド(INH), リファンピシン(RFP), 硫酸ストレプトマイシン(SM), エタンブトール(EB), ピラジナミド(PZA), カナマイシン(KM), エチオナミドまたはプロチオナミド(TH), エンビオマイシン(EVM), パラアミノサリチル酸(PAS), サイクロセリン(CS)などがある. 図2のような方式で, 喀痰塗抹陽性例は(A)または(B), 喀痰塗抹陽性例以外では, (A)(B)(C)のいずれかで化学療法を行う. WHO, 米国胸部疾患学会(American Thoracic Society ; ATS)においてもほぼ同様の化学療法を勧告している. 必要ならDOTS(直接監視下短期化学療法, directly observed treatment, short-course)を行う.

2．外科療法
現在ほとんど行われていないが, 特殊な例では肺葉切除などが行われる.

VI 予防

従来, 結核対策のための独立した法律であった結核

■表1 ガフキー号数表

ガフキー号数 (倍率500倍)	1	2	3	4	5	6	7	8	9	10
結核菌数	全視野に 1～4個	数視野に 1個	一視野平均							
			1個	2～3個	4～6個	7～12個	やや多数 (13～25)	多数 (26～50)	はなはだ 多数 (51～100)	無数 (101～)

■図2 肺結核初回標準治療法

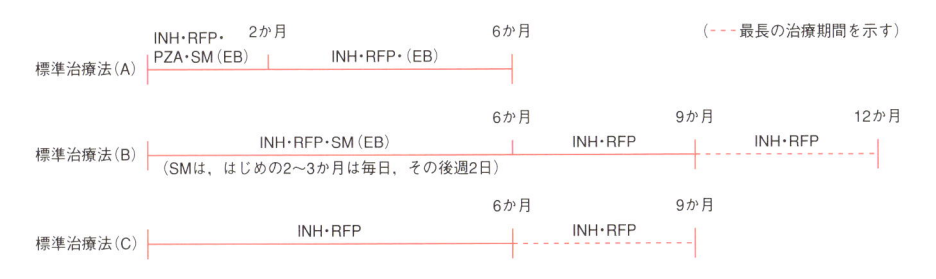

標準治療法(A): INH・RFP・PZA・SM(EB) 2か月 → INH・RFP・(EB) 6か月 (---最長の治療期間を示す)

標準治療法(B): INH・RFP・SM(EB) 6か月 (SMは, はじめの2～3か月は毎日, その後週2日) → INH・RFP 9か月 --- INH・RFP 12か月

標準治療法(C): INH・RFP 6か月 → INH・RFP 9か月

(日本結核病学会用語委員会編：新 結核用語事典. p.74, 結核予防会, 2001)

予防法は，2007(平成19)年4月に感染症法に統合されたが，特別な条項(結核予防対策規定)として運用が強化されている．
1．**健康診断**(定期・定期外)
2．**予防接種**(定期・定期外)
　BCG接種は予防接種法に組み込まれた．
3．**化学予防**
　INHの投与(わが国では6か月)．
4．**伝染防止対策**
　従業の禁止，入所命令．
5．**院内・施設での集団感染対策**
　①感染経路の遮断：感染源の早期発見・治療
　②結核菌飛沫核の除去：ヘパフィルターの設置
　③結核菌飛沫の吸入の防衛：結核感染防止用マスク(N95)の着用

肺結核患者の看護

■看護のポイント

結核の感染経路は空気感染である．病院内感染防止のためには，①結核に関する知識・早期発見，②結核排菌患者への対応，③同室患者への対応，④医療従事者への対応，が必要である．塗抹陽性患者へは，個室，陰圧の空調設備が望ましい．

将来への不安を含め，内服薬の副作用の有無・程度，服薬の継続がなされているかなどのコンサルテーションが必要となる．

■観察のポイント

免疫のない若年層の発病，罹患後無症状に経過または完治せず放置した高齢者に再燃がみられることを念頭におき，
①既往歴，とくに肺結核の既往のある患者の全身状態
②続く咳嗽(一時的中断があっても繰り返すものを含む)
③原因不明の発熱，倦怠感，食欲不振，体重減少
④易感染患者(糖尿病治療薬，副腎皮質ステロイド薬，免疫抑制薬などによる治療中，胃潰瘍など消化管潰瘍や消化管手術歴，塵肺，慢性腎不全で透析中，悪性腫瘍，やせ型の体型，大量喫煙，HIV感染者など)
などに当てはまる患者の発症，増悪に注意する．

■具体的なケア

①標準予防策(スタンダードプリコーション)＋空気感染予防策の厳守
②内科外来でのトリアージ診療，咳嗽の激しい患者にはマスクの購入を勧め，早期に診療が行えるように工夫する．
③肺結核患者への対応
　・患者・家族へのインフォームド・コンセント
　・個室隔離．廊下側のドアは必ず閉める
　・換気は最低1時間に1回，10分間以上行う
④患者が検査に出るときや会話時は，外科用マスクを着用する．
⑤喀痰の処置はティッシュペーパー等で取りビニール袋に入れ，医療廃棄物の箱に捨てる．
⑥自覚症状などは正しく訴えるように指導する(抗結核薬の副作用によっては内服中断，または変更が必要となる)．

■医療従事者に対して

①医療従事者が結核に罹患した場合，自分たちが感染源となることを認識する．
②就職時のツ反またはQFT，胸部X線撮影によってベースラインを知っている．
③胃液採取など結核を疑われる患者処置は，換気のしやすいコーナーのベッドを使用し，医療従事者は，マスクを着用する．
④医療従事者の感染防止には，結核感染防止用マスクを着用する(マスク着用基準は以下のとおり)．
　・開放性結核患者の病室に入室するとき
　・ガフキー号数にかかわらず使用．1日1回交換，息が苦しい程度に顔に密着させて装着
　・結核が濃厚に疑われる検体の取り扱い時
　・結核が濃厚に疑われる患者の検査時
⑤ガウン，手袋は通常は不要(標準予防策に準ずる)
⑥個人の健康管理，定期健診，有症状受診

下痢・便秘
diarrhea and constipation

下痢・便秘は，日常よくみられる症状である．慢性の下痢，あるいは便秘を訴えながら，通常どおりの日常生活をしている人は意外に多い．下痢・便秘には，このように機能的（常習的）なものから重大な器質的疾患，とくにがんによるものまで含まれる．

I 下痢の定義

下痢とは，大便中の水分が増加し，泥状あるいは液状に近い糞便を排泄する状態をいう．排便回数は一般に増加するが，1日1回のこともある．便が硬ければ排便回数が増えても下痢とはいわない．腹痛，残便感，テネスムス（しぶり腹）を伴うことが多い．

II 下痢の病態

液状の便が排出されるもので，とくに回数は関係ない．

ヒトは合計で1日9L近くの摂取・分泌の水分が腸に流入する．このうち，7〜8Lの水分は小腸で吸収され，残り約1.5Lが大腸で吸収される．大便中には水分量として100mLくらいが排出されるとされている．この水分量の吸収が不調となり，1日に200mL以上の水分が便中に排出された場合に下痢となる（図1，表1）．下痢では電解質バランスの異常がよくみられる．

■図1　しばしばみられる下痢の原因

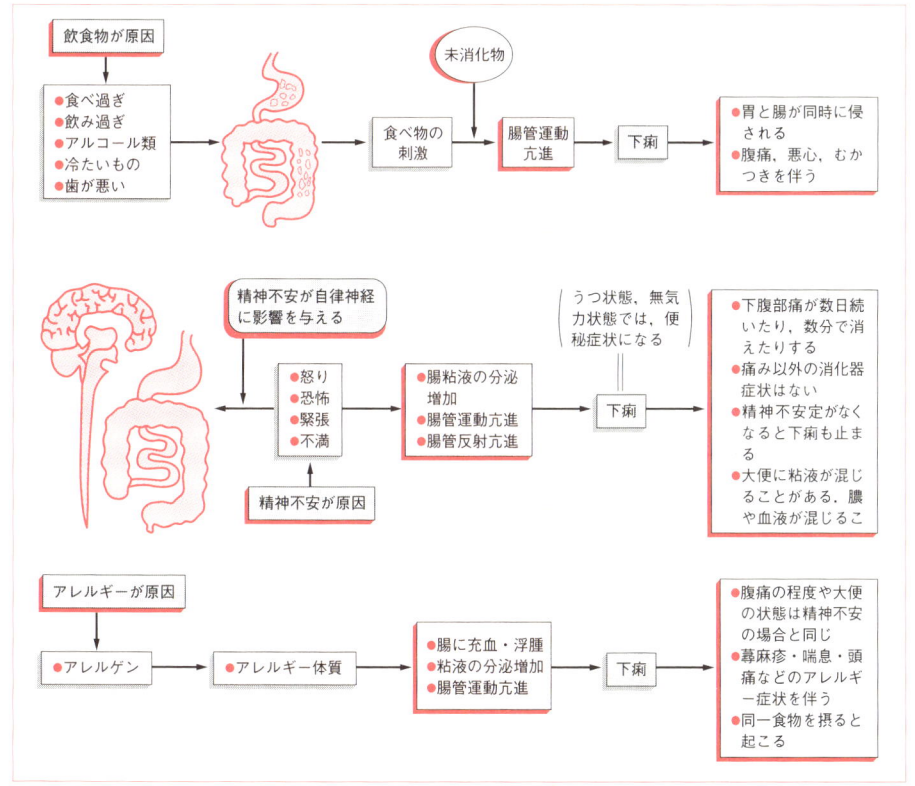

1. 急性下痢
   急性下痢は，表2のように分類される．
2. 慢性下痢
   慢性下痢は，表3のように分類される．

III 下痢の診断

急性下痢では，腹痛・嘔吐・発熱などの有無，発病地，職業，他の感染症の有無などが重要である．周囲に同様の症状を呈する人がいないかも尋ねる．アレルギーの有無，下痢便の特徴も聞き，米のとぎ汁様ならコレラが疑われるが，その他粘血便(赤痢など)，血性下痢，イチゴゼリー状下痢などの性状を聴取する．

IV 下痢の検査

便の細菌培養，便のズダンIII染色などを行う．一般検査としては，膵疾患，内分泌性疾患の検索のほか，下痢による一般状態をみる．

画像診断はX線をはじめ，エコー，CTのほか血管造影も有用なことがある．

小腸のX線検査は一般には行われないが，結核，クローン病では必要である．

V 下痢の治療

個々の疾患の治療は別として，適度な保温，絶食，消化のよい食事など対症的な治療が重要である．

■表1 腸における水分量（1日量）

• 経口	2L	• 膵液	2L
• 唾液	1L	• 胆汁	1L
• 胃液	2L	• 小腸	1L

■表2 急性下痢の分類

1. 感染性
   1) 腸管内感染症
      a) 細菌
         イ) 細胞侵入型
            細菌性赤痢
            病原性大腸菌，細胞侵入性大腸菌，腸チフス，パラチフス
            その他サルモネラ
            カンピロバクター
            エルシニア
         ロ) 細胞非侵入型(腸管内毒素産生型)
            コレラ
            腸炎ビブリオ
            毒素原性大腸菌
         ハ) 毒素型
            ブドウ球菌
            Clostridium perfringens (*C. welchii*)
            ボツリヌス菌
      b) ウイルス
         イ) 確定的なもの
            ノロウイルス
            ロタウイルス
            パルボウイルス
            カリシウイルス
         ロ) 疑わしいもの
            コロナウイルス
            アデノウイルス
            エコーウイルス
            コクサッキーウイルス
            レオウイルス
      c) 真菌
         Candida albicans
      d) 原虫
         ジアルジア・ランブリア(*Giardia lamblia*)
         アメーバ赤痢
      e) 寄生虫
         回虫，十二指腸虫，日本住血吸虫(急性期)
      f) 抗菌薬性下痢
         イ) 耐性ブドウ球菌による
         ロ) *Clostridium difficile* 毒素による
         ハ) 腸内細菌叢変化による
   2) 腸管外感染症
      急性全身感染症に随伴する下痢
      傍直腸膿瘍，腹膜炎
2. 非感染性
   1) 暴飲暴食
      不消化物摂取，生もの，未熟果物
   2) アレルギー性
      好酸球性胃腸炎，腸性紫斑病（シェーンライン－ヘノッホ紫斑病），食物〔小麦，鶏卵，牛乳蛋白，チョコレート，ホウレンソウ，魚肉(サバ)，エビ，カニ，ソバ〕
   3) 毒物
      a) 中毒：キノコ，アカドクタルミ，ジャガイモの新芽
      b) 薬物：ジギタリス，キニジン，アルコール，サリチル酸，水銀利尿薬，ヒマシ油，(リシノール酸，10－水酸化ステアリン酸)
      c) 重金属：ヒ素，リン，有機水銀，金，カドミウム，亜鉛
   4) 腸上皮傷害性物質
      コルヒチン，ネオマイシン，抗がん薬，X線
   5) 物理的原因
      寒冷，暑熱，X線，アイソトープ
   6) 神経性
   7) 他疾患
      心不全，尿毒症，ショック，塞栓，ペラグラ，悪性貧血，迷走神経切断術後
   8) 慢性下痢をきたす疾患の急性悪化

(朝倉　均：下痢・便秘．日本医事新報，3401：50，1989より改変)

■表3 慢性下痢の分類

1. 胃性
   1) 無酸症（悪性貧血，萎縮性胃炎，アルコール性胃炎，胃がんなど）
   2) 胃手術後（胃亜全摘または全摘後，胃結腸瘻，迷走神経切断術など）
2. 小腸性
   1) 炎症性疾患（クローン病，腸結核，ホウィップル病，非特異性慢性小腸潰瘍）
   2) 腫瘍（がん，肉腫，リンパ腫，悪性リンパ腫）
   3) 先天性疾患（先天性腸狭窄，多発性憩室）
   4) 原発性吸収不良［セリアック病（グルテン性腸症），熱帯性スプルー，二糖類分解酵素欠乏症（牛乳不耐症など），monosaccharide transport defect］
   5) 腸手術後（広範囲腸切除後，瘻管形成，盲係蹄症候群，小腸結腸吻合術）
   6) 腸不完全閉塞（術後，結核性腹膜炎，がん性腹膜炎）
3. 慢性感染症
   サルモネラ，赤痢，病原性大腸菌，ブドウ球菌，ウイルス性，長期抗菌薬投与後（耐性ブドウ球菌，緑膿菌，真菌）
4. 寄生虫
   アメーバ赤痢，*Leishmania donovani*, *Giardia lamblia*, 回虫，日本住血吸虫
5. 大腸器質的疾患
   潰瘍性大腸炎，悪性腫瘍，大腸憩室，ポリポーシス（クロンカイト-カナダ症候群），不完全腸閉塞，腸内膜症，クローン病
6. 機能的疾患
   神経性下痢，過敏性腸症候群
7. 腸管外疾患による反射
   骨盤内臓器の炎症，泌尿器系疾患，虫垂疾患
8. 薬物，放射線
   水銀，ヒ素，アルコール，カドミウム，ネオマイシン，キニジン，コルヒチン，6-メルカプトプリン
9. 膵疾患
   慢性膵炎，クワシオルコル，嚢胞性膵線維症，膵切除術後，膵腫瘍（がん，インスリノーマ，ゾリンジャー-エリソン症候群，WDHA症候群）
10. 肝・胆道疾患
    肝炎，肝硬変症，総胆管閉塞，胆囊炎，胆汁瘻
11. 全身性疾患
    1) アレルギー性胃腸症，カルチノイド症候群
    2) 内分泌疾患（甲状腺機能亢進症，糖尿病，アジソン病，シモンズ病）
    3) 尿毒症，強皮症，サルコイドーシス，肺結核などの重症感染症，低γ-グロブリン血症，無IgA血症，無β-リポ蛋白血症，アミロイドーシス，エイズ
12. 脈管系
    心不全，門脈圧亢進症，腸間膜動脈血栓症，腸リンパ管拡張症
13. 器質的中枢神経疾患
    梅毒，神経芽細胞腫，脳疾患

（朝倉 均：下痢・便秘. 日本医事新報, 3401：51, 1989 より改変）

止瀉薬としては，リン酸コデイン，ロートエキス，臭化ブチルスコポラミン，塩酸ロペラミドなどが使用される．収斂薬としては，タンニン酸アルブミンなどのほか，天然ケイ酸アルミニウム，ビフィズス菌，塩化ベルベリンなどが使用される．

Ⅵ 便秘の定義

便秘とは，大腸内の糞便の通過が通常より遅れて腸内に停滞し，排便が困難な状態をいう．
便秘の特徴は，排便回数の減少，硬く乾燥した糞便，排便時の強度な努責と苦痛，排便後の残便感などである．

Ⅶ 便秘の病態

排便の回数が3〜4日に1回以下のもの．便の硬度，自覚症状(腹部膨満感や腹痛など)も考慮する．

Ⅷ 便秘の分類

一般には器質性便秘と機能性便秘に分ける．それらの主な原因，誘因は以下のとおりである（図2）．

1. 器質性便秘
   ①腸管内外の腫瘍
   ②結腸の狭窄および捻転，ヘルニア，腸重積
   ③痔核，肛門裂傷，肛門周囲膿瘍
   ④ヒルシュスプルング病(先天性巨大結腸症)
   ⑤全身性硬化症
   ⑥神経系障害(脊髄損傷，脊髄腫瘍など)
   ⑦内分泌障害(甲状腺機能低下症，高Ca血症)
   ⑧代謝性・中毒性障害(脱水，全身衰弱，ポルフィリン症，鉛中毒など)
2. 機能性便秘
   1) 弛緩性便秘
      ①食事量・繊維性食品の摂取不足
      ②高齢者
      ③運動不足
      ④排便の意識的抑制(排便に不都合な仕事，貧弱なトイレなど)
      ⑤旅行や入院による食事・排泄習慣の変化など
   2) 痙攣性便秘
      動揺・緊張などの精神的・心理的ストレス，うつ病，慢性の精神病など．
   3) 直腸性便秘
      下剤・浣腸の乱用，排便の意識的抑制，腹圧の減弱など．習慣性あるいは単純性便秘ともいう．

■図2 便秘の原因と随伴症状ならびになりゆき

原　因	随伴症状ならびになりゆき

- 腸蠕動低下
- 腸の痙攣
- 胃・大腸反射の減弱
- 排便反射の減弱

→ 便秘（乾燥した硬いコロコロした便）

消化器症状：
- 腹部膨満
- 腹痛
- 悪心・嘔吐
- 頭痛

全身症状：
- イライラ
- 不安
- 不眠
- 食欲不振

随伴症状の悪化 → 肛門裂傷・痔核

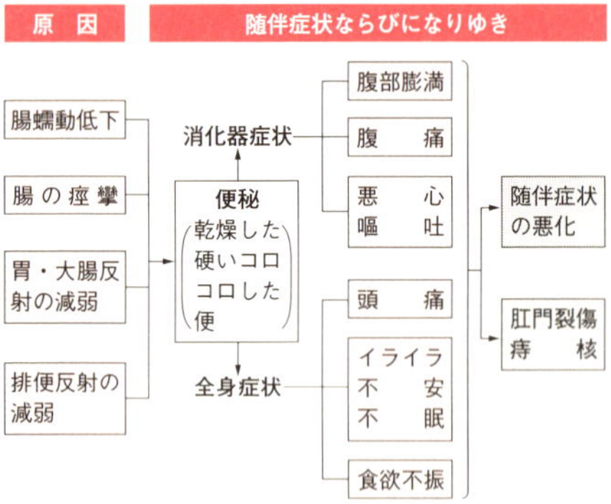

(磯部文子監：改訂版 内科的療法を受ける患者の看護. p.67, 学習研究社, 1999より改変)

4）医原性便秘
　①薬物（抗コリン薬，モルヒネ，麻酔薬，麻酔補助薬など）
　②臥床，便器使用
　③手術侵襲，脱水など

5）産科的便秘
　①妊娠中
　②分娩後

6）その他の便秘
　①大腸憩室
　②過敏性腸症候群　など

Ⅸ　便秘の検査

便の潜血反応，直腸指診，腹部単純X線（立位，臥位など）などがある．腹部エコー，CT検査では他臓器の圧排像がわかる．

また尿糖，電解質，末梢血，赤沈，甲状腺ホルモン，腫瘍マーカー（CEA, CA19-9）などを測定しておくほか，上部・下部消化管X線検査なども施行する．

必要に応じて直腸鏡検査，生検なども施行する．

Ⅹ　便秘の治療

治療は，原疾患のあるものはその治療を行い，便秘に対しては対症療法で対応する．

直腸本来の疾患には，手術をはじめ，個々の疾患に対する治療がある．

下痢・便秘患者の看護

下　痢

■看護のポイント

下痢は日常よくみられる症状である．その原因は機能的異常によるものから，感染性疾患や重大な原因疾患の症状となっている場合もある．下痢の原因を確認したのち適切な治療が行われるが，看護師は下痢が続くことによる脱水症状が重篤な病状に移行しないように援助することが必要である．

■観察のポイント

(1) 排便の状態
　①排便回数・間隔・時間
　②便の色・におい・硬さ・量・混入物
　③残便感・腹痛・テネスムス（しぶり腹）の有無
　④所要時間
(2) 排便の影響因子
　年齢，運動量，性と性周期，生活リズム，性格，排泄環境，ストレス，薬物の使用，摂取食物の内容・量，水分摂取量，生活環境
(3) 原因・誘因の有無と程度
　①感染性下痢：細菌，真菌，ウイルス，原虫，寄生虫
　②非感染性下痢：内分泌性疾患，代謝性疾患，浮腫をきたす疾患，胃の摘出，膵疾患，胆嚢・胆道疾患，腸管の器質的疾患，骨盤内疾患
(4) 随伴症状の有無と程度
　①消化器症状：食欲不振，口渇，腹鳴，空腹感，悪心・嘔吐，腹痛，肛門部痛
　②全身症状：発熱，全身倦怠感，意欲の低下，めまい，体重減少
(5) 検査の結果
　①腹部の触診，聴診，肛門診，直腸診
　②便の検査（潜血反応，細菌培養），血清・尿の電解質
(6) 治療・検査などに対する反応
　現症に対する患者・家族の理解度

■具体的なケア

1) 心身の安静と保温
2) 食事療法時の援助
   ①消化のよい食品を選択する．
   ②食物繊維の少ない食品を選択する．
   ③副交感神経を刺激する食品をさける(ナス，キノコ，ホウレンソウ，ソバなど)．
   ④酸味および水分の多い食品，炭酸飲料などはさける．
3) 薬物療法
   ①止瀉薬，整腸薬の管理
   ②排便状態の観察
4) 輸液管理
   水・電解質・栄養補給
5) 環境の整備
   ①身体，寝衣，ベッドなどを清潔に保つ．
   ②感染防止
   ③肛門部の清拭，洗浄，坐浴，乾燥
6) 下痢の状態の観察
   ①看護師が確認
   ②必要な知識と報告の重要性を十分理解させる．
7) 他者への感染防止
   排便時のルールを守らせる(細菌性下痢の場合)．

便　秘

■看護のポイント

便秘は何らかの原因で排便回数が減り，糞便が腸管内にたまるため，ガスがたまり腹部は膨満し苦痛がある．

便秘は日常的に珍しくない症状であるが，腸に病的変化がある場合も多いので，安易に考えないで検査を受けるように指導する．

また，積極的に便秘を改善するように援助することも必要である．

■観察のポイント

(1) 排便の状態
   排便回数・間隔・時間，便の色・におい・硬さと太さ・量・混入物，排便動作，努責，残便感，所要時間，最終排便
(2) 排便の影響因子
   「下痢の観察のポイント(2)排便の影響因子」参照
(3) 原因・誘因の有無と程度
   ①器質性便秘：腸管内外腫瘍，ヘルニア，腸重積，痔核，肛門周囲膿瘍，ヒルシュスプルング病，全身性硬化症，甲状腺機能低下症，脱水，全身衰弱
   ②機能性便秘：慢性の精神病，下剤・浣腸の乱用，腹圧の減弱，手術侵襲，脱水，妊娠中の異常状況など
(4) 随伴症状の有無と程度
   ①消化器症状：食欲不振，下腹部不快感，腹部膨満感，放屁，鼓腸，悪心・嘔吐，口臭，舌苔
   ②全身症状：不安，不眠，精神的イライラ，頭痛，集中力や意識の低下
(5) 検査の結果
   ①腹部の触診，聴診，肛門診，直腸診
   ②X線検査
(6) 治療・検査などに対する反応
   患者や家族が期待すること

■具体的なケア

1) 生活環境の調整
   排便習慣を確立する．
2) 食事療法時の援助
   朝食は必ず摂取する，水分の十分な摂取，食物繊維に富む食品の摂取，脂肪食品の摂取．
3) 運動療法中の援助
   腹部マッサージ，全身運動
4) 罨法
   腹部温罨法，メンタ湿布
5) 精神的・心理的要因の軽減
   不安・恐怖の除去
6) 薬物療法の管理
   ①浣腸，坐薬，摘便など期間を定め，適切に実施する．
   ②内服薬に依存すると，習慣化しやすいので十分管理する．
7) 自己管理の指導
   便秘を予防できるように指導する．

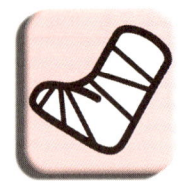

牽引療法
けんいんりょうほう
traction treatment, traction therapy

I 定義・概念

骨折部に牽引力を働かせることにより整復をはかり，これを保持しつつ仮骨の形成を待機するもので，保存的治療の重要な方法である．小児骨折の治療では，とくに重要である．

II 種類・目的

牽引の種類は，直達牽引法と介達牽引法に大別される．牽引法の部位別分類の主なものを表1に示す．

1．直達牽引法

骨に直接牽引力を作用させる方法で，通常末梢骨片の骨長軸に直角にキルシュナー鋼線を刺入し，重錘により牽引を行う方法である．骨折面の対向を良好にし，仮骨の形成を待ち，骨癒合を得ることを目的とする．とくに小児の長管骨骨折では，良好な骨癒合が達成される．5歳ぐらいより年長児の場合(あまり年少の場合は鋼線を刺入するのが困難であるし，また，次の介達牽引で足りることが多い)，および成人全般の長管骨骨折に広く用いられる(図1)．

2．介達牽引法

骨折肢に絆創膏を貼り，またはスピードトラックを弾力包帯で固定することにより牽引を行う方法である．5〜7歳以下の児童の長管骨骨折はよい適応である(図2)．なお，成人でも数日間の安静，または手術後の肢位保持などの目的で用いられることが多い．この牽引のための製品は種々販売されている．

■表1 部位別にみた牽引法の種類

部 位		直達牽引法	介達牽引法
脊椎	頸椎	クラッチフィールド牽引 ハローベスト牽引	頸椎間欠的牽引 グリソン牽引 グッドサマリタン牽引
	腰椎 脊柱	ハローペルビック牽引 ハローフェモラール牽引	骨盤間欠的持続的牽引 コトレル牽引 (キャンバス牽引)
上肢	上腕骨	肘頭部鋼線牽引	垂直牽引 ダンロップ牽引 ゼロポジション牽引
	前腕骨	中手骨鋼線牽引 ラケット鋼線牽引	
骨盤 股関節		大転子鋼線牽引	キャンバス牽引 オーバーヘッド牽引
下肢	大腿骨	大腿骨遠位部牽引	ブライアント牽引 ラッセル牽引 トーマス牽引 90-90度牽引 コトレル牽引 バランス・サスペンション牽引
	下腿骨	下腿骨近位部牽引 下腿骨遠位部牽引 踵骨部牽引	

■図1 部位による直達牽引の種類
 a．前腕部牽引 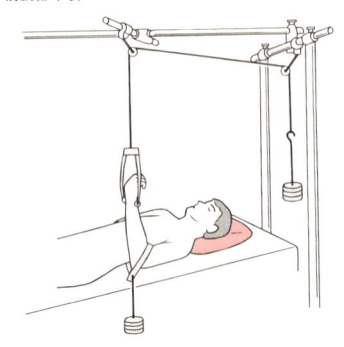
 b．肘頭部鋼線牽引

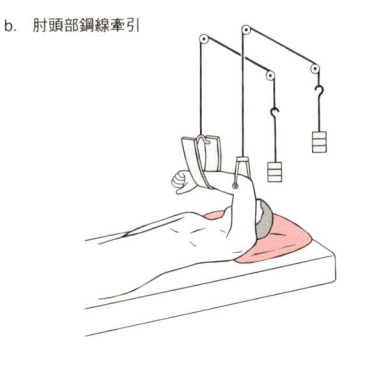

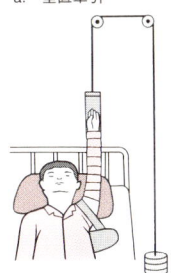

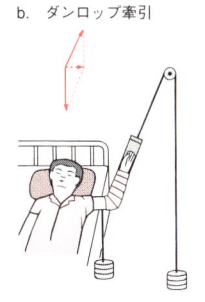

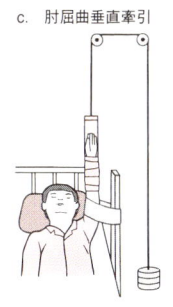

■図2　上肢の介達牽引法
a. 垂直牽引　　b. ダンロップ牽引　　c. 肘屈曲垂直牽引

III 手法

1) 直達牽引法

直達牽引は，電気ドリルに1.8～2.0mm径のキルシュナー鋼線を付け，骨折の末梢側に刺入する．刺入部位は，上腕骨の場合は肘頭，大腿骨の場合は大腿骨顆上部または脛骨粗面，下腿骨の場合は踵骨である．長軸と直角に刺入することが重要で，刺入後，時計皿を取り付け，ねじで固定する．緊張弓を付け，これにひもを付けて重錘をセットする．上肢の場合はフレームに，下肢の場合は架台にのせるのが通例である．一例として，大腿骨顆上骨折の場合の鋼線刺入部位と，鋼線および緊張弓の付け方を図3に示す．

2) 介達牽引法

介達牽引は，患肢にスピードトラックを当て，弾力包帯を巻き重錘を付ける．最近は皮膚に刺激の少ない絆創膏を用いた製品が市販されており，これを用いるとずれることがなく便利である．

IV 効果

牽引療法の効果は，骨折部の整復，手術までの短縮防止と軟部組織保護，局所の安静などである．小児の場合は，牽引療法によって骨折部の整復を行い，これを保つことにより骨癒合を期待する重要な効果がある．成人では，主に手術を前提として行われることが多く，この場合，手術に支障をきたさないよう短縮を防ぐことが主目的で，併せて血管・神経・筋肉・皮膚などの保護にも効果がある．局所の安静にも牽引療法は有効で，腫脹は急速に減少するのが通例である．

V 注意事項

1) 鋼線刺入時の注意

小児の場合は，骨端軟骨板を貫通しないように注意

■図3　キルシュナー鋼線牽引法

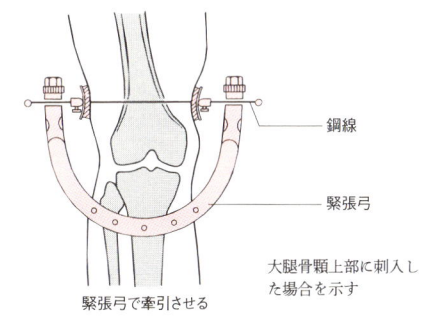

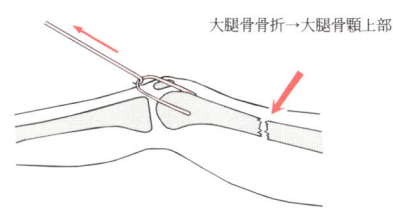

鋼線
緊張弓
大腿骨顆上部に刺入した場合を示す
緊張弓で牽引させる
大腿骨骨折→大腿骨顆上部

することが最も重要である．肘の場合は尺骨神経を貫通しないように，大腿骨顆上部の場合は後面にある血管を貫通しないように注意する．汚染された創がある場合，ここから鋼線を刺入してはならない．

2) 管理上の注意

正しい方向に牽引されているか，患者の自覚症状（疼痛，しびれ）が強くないかに注意する．鋼線を刺入している場合は，鋼線がずれて感染のもとにならないか，介達牽引の場合は，絆創膏による水疱や皮膚の障害が起こらないか，などは牽引期間中の注意として重要である．

牽引療法を受ける患者の看護

牽引療法では，骨に直接または間接的に長時間にわたって特定方向に持続した力を加えるため，患者は体位や肢位を強制され，患部の疼痛，精神的苦痛のうえに，感染症や合併症を起こしやすい．

■看護のポイント

正しい肢位を保持して，牽引方向や重さなどを適正に維持し，できるだけ少ない苦痛で，早期の仮骨形成に向けて援助する．

また，感染や，器具・体圧・不良肢位などで発生する合併症を，十分な観察とケアで予防することが重要である．

■観察のポイント

(1) 正しい牽引
　①適切な体位，肢位の保持
　②牽引方向，牽引用具(ベッド，滑車，ロープ，重錘)の用い方
(2) 循環障害の有無
　①疼痛
　②腫脹
　③皮膚蒼白化または色調変化
　④感覚・運動異常
　⑤皮膚温の変化
(3) 褥瘡の有無
　①褥瘡好発部位の圧迫・創の有無
　②牽引器具による圧迫・創の有無

■具体的なケア

[1] 介達牽引法のケア
1) スピードトラック牽引
(1) 牽引前
　患肢を清拭する．
(2) 牽引中
　①1日1回，または，ずれた場合には巻き直す．
　②巻き直す場合，皮膚の状態を観察する．
　③清拭・マッサージを行う．
2) 絆創膏牽引
(1) 牽引前
　①絆創膏過敏症の有無をみる(パッチテスト)．
　②必要時剃毛を行い，皮膚を温湯で清拭する．
(2) 牽引中：小児に用いることが多いので，以下の点に留意する．
　①絆創膏によるかぶれや，循環障害に注意する．
　②患肢以外の体動制限をさける．
　③床上での日常生活動作(ADL)を指導する．

[2] 直達牽引法のケア
1) キルシュナー鋼線牽引
(1) 牽引前
　①牽引の目的，必要性，期間，体動範囲，日常生活動作の方法などを患者に説明して，不安を軽減する．
　②器械・器具類が見えないように目を覆う．
　③体毛が多いときは剃毛をする．
(2) 牽引中
　①循環障害や褥瘡の有無の観察：正しい牽引が行われているかチェックする．
　②感染徴候の有無：鋼線刺入部の局所発赤・腫脹・疼痛
　③褥瘡の予防：好発部位の清潔・マッサージ，減圧用具の使用，体位変換
　④筋力維持と関節拘縮の予防：患肢以外の四肢の運動訓練を行う．
　⑤身体的安楽と精神的援助：牽引が長期にわたり，活動制限による精神的苦痛が強い．
2) 頭蓋直達牽引
(1) 牽引前
　①患者に牽引目的や必要性を説明する．
　②釘刺入部位の剃毛と清拭を行う．
　③指示があれば，後頭部・肩甲部を小枕などで固定する．
(2) 牽引中
　キルシュナー鋼線牽引に準じる．
　①正しい牽引が行われているかをチェックする．
　②感染・循環障害の防止
　③筋萎縮や関節拘縮の予防
　④体位変換は脊柱を真っすぐに維持した状態で慎重に行う．
　⑤バイタルサインのチェック
　⑥ねじのゆるみをチェックし，はずれに注意する．
　⑦日常生活の援助
　⑧精神的・身体的苦痛の緩和に努める．
　⑨家族を支援する．

健康
health

I 定義・概念

WHOは，身体的にも精神的にも，また社会的にも完全に良好な状態(well-being)を「健康」と定義している．このWHOが提示する健康の概念は，
① 全人的健康観，
② アルマ・アタ宣言(Alma-Ata declaration)(1978年)による「その人のありのままの状況に応じた，到達可能な最高の調和のとれたその人固有の状態」，
③ オタワ憲章(1986年)による「人生を生きる手段としての健康」，

を合わせた概念，すなわち「自己実現できる，その人の生活の状態」を具体的に表したものである．

このほか健康に関しては，時代や社会のニードの変化による変遷も含め，さまざまな定義・概念が提示されている．現代では一般に，「健康とは与えられるものではなく積極的に求めるものであって，個人の健康に対する考え方や価値観，またその人の日常生活習慣に左右されるものであり，その人の自己表現である」と考えられている．

健康は人間の基本的な権利であり，積極的に増進し，疾病の予防をし，よりよい健康状態をつくりだすことが何よりも重要である．健康の解釈をまとめると，以下のようになる(図1，2)．
① 健康と健康障害は連続的概念である．
② 主観的・客観的なものの一方だけで決めることはできない．
③ 身体的・精神的・社会的な，全人間的な生活概念である．
④ 個別的なものである．
⑤ 人生の目標を達成する手段である．
⑥ 健康の概念は時代とともに変化する．

看護領域で最初に健康の概念について述べたのはナイチンゲール(Florence Nightingale)で，「人間のよい状態を指すだけでなく，われわれがもっている力を十分に活用できている状態」と定義づけている．

マズロー(Abraham H.Maslow)は，「精神的健康はニードの充足の度合いに左右され，総体的ニードの充足と理想的な健康は，論理づければ同義である」と述

■図1　健康障害のプロセス

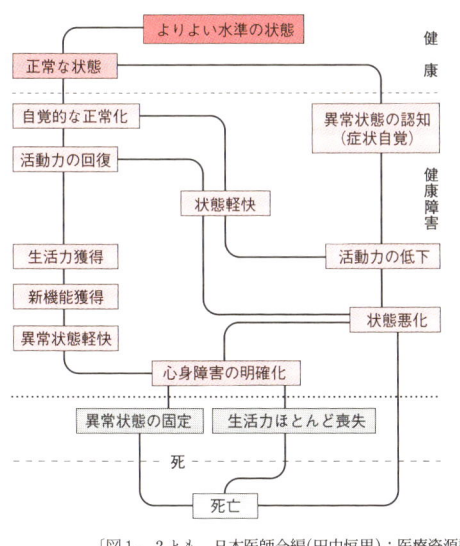

■図2　社会的健康のプロセス

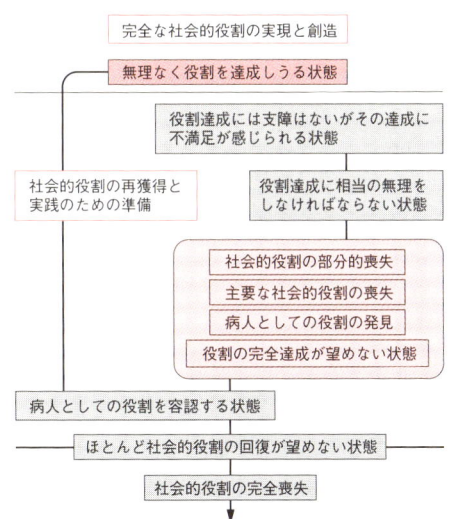

〔図1，2とも　日本医師会編(田中恒男)：医療資源論．ライフ・サイエンスの進歩，第4集，p.307，春秋社，1977〕

■図3　疾病予防の5段階

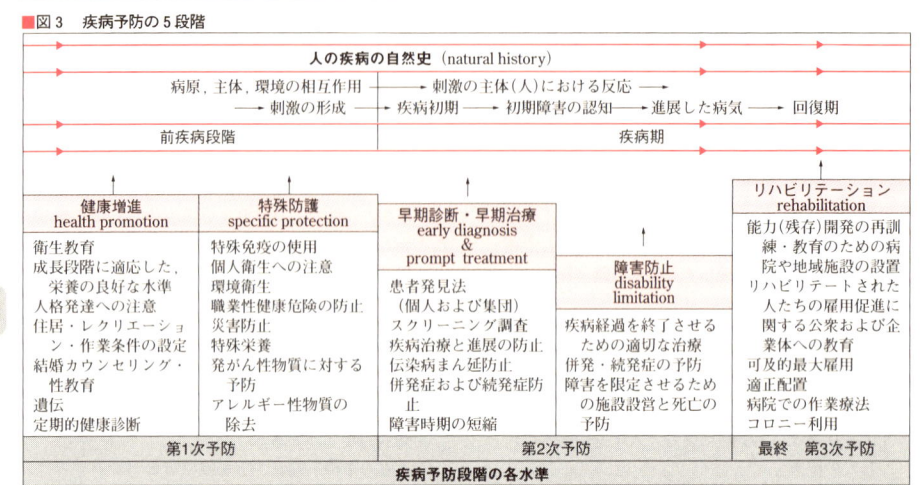

人の疾病の自然史 (natural history)						
病原，主体，環境の相互作用 → 刺激の形成		→ 刺激の主体（人）における反応 →				
		疾病初期 →	初期障害の認知 →	進展した病気 →	回復期	
前疾病段階		疾病期				
健康増進 health promotion	特殊防護 specific protection	早期診断・早期治療 early diagnosis & prompt treatment		障害防止 disability limitation		リハビリテーション rehabilitation
衛生教育 成長段階に適応した，栄養の良好な水準 人格発達への注意 住居・レクリエーション・作業条件の設定 結婚カウンセリング・性教育 遺伝 定期的健康診断	特殊免疫の使用 個人衛生への注意 環境衛生 職業性健康危険の防止 災害防止 特殊栄養 発がん性物質に対する予防 アレルギー性物質の除去	患者発見法 （個人および集団） スクリーニング調査 疾病治療と進展の防止 伝染病まん延防止 併発症および続発症防止 障害時期の短縮		疾病経過を終了させるための適切な治療 併発・続発症の予防 障害を限定させるための施設設営と死亡の予防		能力（残存）開発の再訓練・教育のための病院や地域施設の設置 リハビリテートされた人たちの雇用促進に関する公衆および企業体への教育 可及的最大雇用 適正配置 病院での作業療法 コロニー利用
第1次予防		第2次予防				最終　第3次予防
疾病予防段階の各水準						

(Clark, E. G. and Leavell, H. R. : Preventive Medicine for the Doctor in His Community. p. 22, McGraw-Hill, 1958より改変)

べている．またダン（H. L. Dunn）は，高い水準の健康状態を「他人，家族，地域集団，環境，社会などの関係より，自己の可能性を最大限に発揮することを目指して，総合的に機能しうる状態である」と述べ，さらに，健康と疾病は連続していると考えた．

この考えを受けてロイ（Sister C. Roy）は当初，健康を死からウェルネスな状態までの連続体ととらえる考え方を示し，その後，健康を「統合された全体的な存在として完成された人間としての状態，またはそのプロセス」と定義づけた．そして「看護の目標とは，人間の健康の維持・促進のため，生理的様式，自己概念様式，役割機能様式，相互依存様式の4つの適応様式での適応反応を高めること」と位置づけている．

WHOのいう「well-being」とはどういう状態を指しているのかは，それをとらえる立場によって異なっている．さらに，医学の各分野においても予防医学の積極的な導入が高まり，米国の疫学者クラーク（Edwin G. Clark）とPublic Health Practiceのリーベル（Hugh R. Leavell）は，疾病予防活動のプロセスを5段階に分け展開している（図3）．

II　健康に関する方策

わが国の健康に関する方策としては，厚生省（当時）が主に以下の3点を目標に組み込み，2000（平成12）年に第3次国民健康づくり対策「健康日本21」を策定し，2002（平成14）年には健康増進法が公布された．

1）プライマリヘルスケア（primary health care；PHC）

1978年にWHOの国際会議で出されたアルマ・アタ宣言「西暦2000年までにすべての人に健康を」（Health for All by 2000；HFA）に基づいたセルフケアの考え方．

2）ポジティブ・ヘルス（positive health）

健康を積極的に獲得しようという基本理念．

3）ウェルネス（wellness）

障害や病気があっても，人々がより幸福で充実した人生をおくるための状態．

「健康日本21」は，現在大きな課題となっている生活習慣や生活習慣病を9つの分野に分け，それぞれの取り組みの方向性と目標をあげている（表1）．

また，「生活習慣病予防対策の推進」と「介護予防の推進」を柱とする「健康フロンティア戦略」〔2005（平成17）年からの10か年戦略〕や，それを発展させた「新健康フロンティア戦略」〔2007（平成19）年からの10か年戦略〕が策定されている．

III　健康に関する因子

健康は，外的環境と主体的条件（その人自身）との相互作用により成り立つ．そこに病因が加わった結果の「不適切な反応」が，健康が障害された状態となる．

1）外的環境

人が生活している場の自然的・文化的因子には，健康に好ましく影響するものもあれば，除外すべきものもある．経済や社会の発展は，産業構造の変化をまねく，疾病や人口構造などにも影響を及ぼす．

また近年では，ストレスも健康に障害を与える重要

■表1　「健康日本21」の目標(目標年度：2010年)(その1)

栄養・食生活	
1)栄養状態,栄養素(食物)摂取レベル	・適正体重を維持している人の割合の増加 ・20～40代の1日当たりの平均脂肪エネルギー比率の減少(27.1％→25％以下) ・成人の1日当たりの平均食塩摂取量の減少(13.5g→10g未満) ・成人の1日当たりの野菜の平均摂取量の増加(292g→350g以上) ・カルシウムに富む食品の成人の1日当たりの摂取量の増加(牛乳・乳製品107g→130g以上、豆類76g→100g以上、緑黄色野菜98g→120g以上)
2)知識・態度・行動レベル	・朝食を欠食する人の減少(20代男性32.9％→15％以下、30代男性20.5％→15％以下) ・量、質ともに、きちんとした食事をする人の増加(成人56.3％→70％以上) ・外食や食品を購入するときに栄養成分表示を参考にする人の増加 ・自分の適正体重を維持することのできる食事量を理解している人の増加 ・自分の食生活に問題があると思う人のうち、食生活の改善意欲のある人の増加
3)環境レベル	・食堂などでの食生活改善のためのバランスのよいメニュー提供の増加と利用の促進 ・地域、職域において健康や栄養に関する情報を得られる場の増加と参加の促進 ・メタボリックシンドロームを認知している国民の割合の増加
身体活動・運動	・意識的に運動を心がけている人の増加 ・日常生活における歩数の増加(成人男性8,202歩→9,200歩以上、成人女性7,282歩→8,300歩以上) ・1回30分以上の運動を、週2回以上実施し、1年以上持続している運動習慣者の増加 ・高齢者で外出について積極的な態度をもつ人の増加 ・高齢者で何らかの地域活動を実施している人の増加
休養・心の健康づくり	
1)ストレス 2)睡眠	・最近1か月間にストレスを感じた人の割合の減少(54.6％→49％以下) ・睡眠による休養を十分にとれていない人の割合の減少(23.1％→21％以下) ・睡眠の確保のために睡眠補助品やアルコールを使うことのある人の減少(14.1％→13％以下)
3)自殺者の減少	・自殺者の減少(3万1,755人→2万2,000人以下)
たばこ	・喫煙が及ぼす健康影響についての十分な知識の普及 ・未成年者の喫煙をなくす(高校生男子36.9％→0％、高校生女子15.6％→0％) ・公共の場、職場における分煙の徹底および効果の高い分煙に関する知識の普及
アルコール	・1日に平均3合を超え、多量に飲酒する人の減少(男性4.1％→3.2％以下、女性0.3％→0.2％以下) ・未成年者の飲酒をなくす(中学生男子25.4％→0％、中学生女子17.2％→0％、高校生男子51.5％→0％、高校生女子35.9％→0％) ・1日1合程度の「節度ある適度な飲酒」の知識の普及
歯の健康	
1)う蝕予防	・う歯のない幼児の増加(3歳児59.5％→80％以上) ・フッ素化合物歯面塗布を受けたことのある幼児の増加(3歳児39.6％→50％以上) ・間食として甘味食品、飲料を頻回飲食する習慣のある幼児の減少 ・1人当たり平均の未治療のう歯、う蝕により失った歯、治療済みのう歯の数の減少(12歳2.9歯→1歯以下) ・フッ素化合物配合歯磨き剤の使用の増加(45.6％→90％以上) ・個別的な歯口清掃指導を受ける人の増加

■表1 「健康日本21」の目標(目標年度：2010年)(その2)

2)歯周病予防	・進行した歯周炎の3割以上の減少(40歳 32.0%→22%以下，50歳 46.9%→33%以下) ・歯間部清掃用器具(デンタルフロスなど)の使用の増加
3)歯の喪失防止	・80歳で20歯以上，60歳で24歯以上の自分の歯を有する人の増加 ・定期的な歯石除去や歯面清掃，歯科検診の受診者の増加
糖尿病	・成人の肥満者の減少 ・糖尿病検診受診後の事後指導の推進 ・日常生活における歩数の増加 ・糖尿病有病者の減少(2010年推計1,080万人→1,000万人) ・質，量ともにバランスのとれた食事 ・糖尿病有病者の治療の継続(45%→100%) ・糖尿病検診の受診の促進(4,573万人→6,860万人以上) ・糖尿病合併症の減少
循環器病	・カリウム摂取量の増加(成人 2.5g→3.5g以上) ・成人の肥満者の減少(BMI25以上の20歳以上男性15%，女性18%以下に減少) ・高血圧の改善(推計平均最大血圧約4.2mmHgの低下) ・脂質異常症の減少(男性 10.5%→5.2%以下，女性 17.4%→8.7%以下) ・健康診断を受ける人の増加(全国数 4,573万人→6,860万人以上) ・生活習慣の改善などによる循環器病の減少 ・運動習慣者の増加
がん	・野菜の摂取量の増加 ・脂肪エネルギー比率の減少 ・1日の食事において果物類を摂取している人の増加(成人 29.3%→60%以上) ・がん検診の受診者の増加(胃がん 1,401万人→2,100万人以上，乳がん 1,064万人→1,600万人以上，肺がん 1,023万人→1,540万人以上，大腸がん 1,231万人→1,850万人以上) ※循環器病，がん共通：食塩摂取量の減少，たばこ対策の充実，飲酒対策の充実

な要因の1つとして認識されており，これが原因となる疾病は，自律神経系，循環器系，消化器系，内分泌系，免疫系，筋肉・運動系などに広くみられる．

2) 主体的条件

主体的条件とは，個人の体質や遺伝，家族の生活習慣，病原との接触状態，性・年齢・民族特性・防衛機構などを指す．健康にかかわるライフスタイルの影響について，ブレスロー(N.B.Breslow)らは，日常の健康的な習慣として，次の7つをあげ，これらの健康管理のうち全部または6つを実行してきた人は，健康状態が良好で死亡率も低いと述べている．

①毎日7～8時間睡眠をとる．
②朝食を摂る．
③間食をしない．
④適切な体重を維持している．
⑤規則的な運動をする．
⑥過度の飲食をしない．
⑦たばこを吸わない．

わが国においても疾病の第一次予防として，生活習慣の改善が中心的な課題としてあげられている．

Ⅳ 健康と環境

健康生活を維持していくための要因として，一般的に人体側，病因側，環境側という3つがあげられる．

健康的な環境条件としては，まず人間の基本的な欲求が満たされ，次に自己実現欲求，審美的欲求，安全の確保がなされていることが重視される．そのためには，

①換気と室温の調整
②採光と照明の調節
③騒音防止
④清潔・整頓
⑤色彩の調和
⑥居住密度と人体の関係

などを絶えず考慮することが必要である．

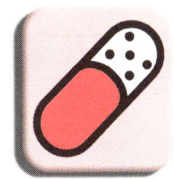

抗炎症薬
anti-inflammatory drugs, anti-inflammatory agents

I 概説・分類

炎症は，侵襲刺激に対する局所の防衛反応であり，臨床的には，発赤，熱感，疼痛，腫脹，機能障害の5つの主徴候がある．炎症は刺激が加わったのち，一定の経過をたどって治癒するが，その経過は以下の3期に分けられる．

- 第Ⅰ期：組織障害による血管拡張，透過性亢進期
- 第Ⅱ期：好中球の遊走と血栓形成期
- 第Ⅲ期：単核細胞の浸潤，肉芽形成から治癒までの時期

障害された組織から炎症のケミカルメディエーター（化学伝達物質）が産生・放出されて，炎症反応を生じる．ケミカルメディエーターとしては，次のものが関与する．

①生体アミン（ヒスタミン，セロトニン），②キニン（ブラジキニン），③脂質代謝物（プロスタグランジン，ロイコトリエン類），血小板活性化因子（PAF），④リソソーム酵素，⑤サイトカイン（IL-1, TNF-α, IL-6, IL-8），⑥活性化補体，⑦活性酸素，一酸化窒素

抗炎症薬は人体にとって好ましくない過度の炎症反応を防止する薬物で，ステロイド抗炎症薬と非ステロイド抗炎症薬（NSAIDs）とがある．また関連する薬に抗リウマチ薬，痛風治療薬がある（表1）．

II ステロイド抗炎症薬

副腎皮質からは糖新生作用の強いグルココルチコイドとナトリウム貯留作用の強いミネラルコルチコイドが分泌される．グルココルチコイドは糖代謝のほか，蛋白質，水・電解質などの物質代謝に関与し，神経，骨，筋肉など全身に作用する（表2）．グルココルチコイドは強い抗炎症作用，免疫抑制作用，リンパ系細胞の増殖抑制，抗アレルギー作用があり，臨床的に抗炎症薬，免疫抑制薬として使われる．

グルココルチコイドの生理的1日分泌量はコルチゾールとして約20 mgであるが，抗炎症薬としては生理量の10倍以上の薬理量を使う．薬理作用と生理作用の差は量的なものである．

副腎皮質のグルココルチコイドの分泌は下垂体の副腎皮質刺激ホルモン（ACTH）により増加し，逆にグルココルチコイドは視床下部や下垂体にネガティブフィードバックして，ACTHの分泌を抑制する．

グルココルチコイドは，細胞質・核に存在するグルココルチコイド受容体（GR）に結合し，特定の標的遺伝子の発現・蛋白合成を調節し，多様な作用を現す．

GRに結合したグルココルチコイドは，DNA上の特定の配列であるグルココルチコイド応答配列（GRE）に結合することや，AP-1, NF-κBなどの転写因子の作用を抑制することで，複数の炎症性分子（サイトカイン，接着分子）の産生を阻害する．

■表1 抗炎症薬の分類

ステロイド抗炎症薬
プレドニゾロン，メチルプレドニゾロン，ベタメタゾン，デキサメタゾン，トリアムシノロン，吉草酸ベタメタゾン[*1]，プロピオン酸ベクロメタゾン[*1]，プロピオン酸フルチカゾン[*1]，酪酸クロベタゾン[*1]

非ステロイド抗炎症薬（NSAIDs）

1. 酸性抗炎症薬［シクロオキシゲナーゼ（COX）阻害薬］
   ① サリチル酸系：アスピリン（アセチルサリチル酸），サリチル酸ナトリウム
   ② アントラニル酸系：メフェナム酸
   ③ フェニル酢酸系：ジクロフェナクナトリウム
   ④ インドール酢酸系：インドメタシン，アセメタシン[*2]，スリンダク[*2]
   ⑤ プロピオン酸系：イブプロフェン，フルルビプロフェン，ナプロキセン，ケトプロフェン，ザルトプロフェン，ロキソプロフェンナトリウム[*2]
   ⑥ ピラゾロン系：スルフィンピラゾン
   ⑦ オキシカム系：ピロキシカム，メロキシカム，アンピロキシカム
   ⑧ COX-2選択的阻害薬：セレコキシブ，エトドラク
   ⑨ アリール酢酸系：ナブメトン[*2]，モフェゾラク
2. 塩基性抗炎症薬　チアラミド，エピリゾール，エモルファゾン

[*1] 外用薬　　[*2] プロドラッグ

■表2 グルココルチコイドの生理作用

糖代謝	血糖上昇，肝グリコーゲン蓄積，糖新生増加
蛋白代謝	蛋白異化の亢進
脂肪代謝	脂肪動員の促進，脂肪沈着
水・電解質	水利尿の促進，Na貯留，K排泄増加
心・血管系	血圧維持，高血圧
神経系	精神活動の活性化

（柏木政伸ほか監：新訂版・薬物療法 疾患別服薬指導ガイド．p.262, 学習研究社, 1997より改変）

■表3　各種グルココルチコイドの力価と半減期

薬物名	抗炎症力価	Na 蓄積作用の強さ	血中半減期（時間）	生物学的半減期（時間）	作用時間による分類
*ヒドロコルチゾン(コルチゾール)	1	++	1.5	8〜12	短時間型
*コルチゾン	0.8	++	1.5	8〜12	〃
プレドニゾロン	4	+	3〜4	12〜36	〃
メチルプレドニゾロン	5	−	3〜4	12〜36	〃
トリアムシノロン	5	−	5〜6	12〜36	中間型
パラメタゾン	10	−	5〜6	36〜54	〃
ベタメタゾン	25〜30	−	5〜6	36〜54	長時間型
デキサメタゾン	30	−	5〜6	36〜54	〃

*天然ステロイドホルモン

〔矢野三郎監(矢野三郎)：ステロイド薬の種類と選択，ステロイド薬の選び方と使い方．p.72，南江堂，2004より改変〕

ステロイド抗炎症薬の作用機序は単一ではなく，
① リソソーム安定化作用，
② アラキドン酸代謝の抑制(ホスホリパーゼ A_2 やシクロオキシゲナーゼの発現抑制)，
③ サイトカインを介する作用(IL-1，IL-2，IL-6，IL-8，TNF-α などの合成抑制，IL-4 などの合成増加)，
④ 炎症部位への白血球浸潤抑制，
などの多様な作用の総合的結果とされる．

1．ステロイド抗炎症薬の種類(表3)

天然ステロイド(ヒドロコルチゾン，コルチゾン)および，抗炎症作用を強めナトリウム貯留作用を弱めた合成副腎皮質ステロイドとがある．作用時間によって短時間型，中間型，長時間型に分けられる．

ステロイド抗炎症薬の製剤には，全身的に投与される経口薬，注射薬のほか，局所的に作用する外用薬(軟膏，クリーム)，吸入薬，点鼻薬，坐薬などがある．内服には遊離ホルモンが用いられ，静注用にはコハク酸塩，筋注用には酢酸塩やアセトニドが使われる．錠剤は1錠中に成人副腎の1日分泌量(ヒドロコルチゾン20 mg)に相当する量のホルモンを含む．

局所的作用薬には，局所貯留性が高く，吸収されるとすみやかに代謝されて不活性になるアンテドラッグといわれる全身作用の弱い薬物が用いられる．皮膚外用のアンテドラッグに酪酸プロピオン酸ヒドロコルチゾン(パンデル)，吉草酸酢酸プレドニゾロン(リドメックス)，鼻気管支の噴霧剤としてプロピオン酸フルチカゾン(フルナーゼ，フルタイド)がある．炎症細胞に効果的に取り込ませる静注用のリポステロイド(ターゲット製剤)のパルミチン酸デキサメタゾン(リメタゾン)や経皮吸収型ステロイド薬ファルネシル酸プレドニゾロン(ファルネゾンゲル)も考案された．

短期間に大量のステロイド薬を静注し，すみやかに減量するパルス療法も行われる．

■表4　ステロイド抗炎症薬の副作用と適応疾患

副作用	適応疾患
重い副作用 消化性潰瘍 血栓症 骨粗鬆症 感染症の誘発 精神障害 副腎不全 **軽い副作用** 満月様顔貌 脂肪沈着，にきび 多毛 高血圧 糖尿 白内障および緑内障 筋力低下 更年期症状促進	内分泌疾患：アジソン病，シーハン症候群，先天性副腎過形成，急性副腎皮質不全 アレルギー疾患：薬物アレルギー，アナフィラキシーショック，気管支喘息，アトピー性皮膚炎 膠原病：リウマチ熱，全身性エリテマトーデス，全身性強皮症，結節性動脈周囲炎，皮膚筋炎，関節リウマチ 血液疾患：自己免疫性溶血性貧血，血小板減少症，再生不良性貧血，急性白血病，悪性リンパ腫 消化器疾患：潰瘍性大腸炎，自己免疫性肝炎 その他：臓器移植

(柏木政伸ほか監：新訂版・薬物療法　疾患別服薬指導ガイド．p.261，学習研究社，1997より抜粋)

2．ステロイド抗炎症薬の適応疾患と副作用

膠原病，喘息，関節リウマチ，サルコイドーシス，潰瘍性大腸炎，ネフローゼ，重症筋無力症，再生不良性貧血，薬疹，臓器移植時の拒絶反応などに用い，副腎皮質不全には補充療法として用いる．

ステロイド抗炎症薬には多数の副作用があり，長期投与により ACTH 分泌抑制を介し患者の副腎機能が低下する．副作用をさけるためには，薬効が現れたら減量し，最後には投与を中止する(ステロイド離脱)ことが望ましい．ステロイド薬の減量は，プロスタグランジン産生増加による発熱などの狭義のステロイド離脱症候群を必ず伴い，さらに原疾患の再燃，急性副腎不全によるショックをきたすことがある(表4)．

ステロイド離脱には，隔日投与や半減期の短いコルチゾールへの変更など種々の方法が考案されている．

Ⅲ 非ステロイド抗炎症薬

狭義の非ステロイド抗炎症薬には種々の化学構造をしたものがあり、薬理作用も一様でないが、多くは解熱・鎮痛作用、抗炎症・抗リウマチ作用をもち、解熱鎮痛薬はその一部である。非ステロイド抗炎症薬は、non-steroidal anti-inflammatory drugs の頭文字をとり NSAIDs と略称される。

なお、アセトアミノフェン、スルピリンのように、とくに抗炎症作用が弱いものを解熱鎮痛薬とよぶ。

1. 非ステロイド抗炎症薬の種類

非ステロイド抗炎症薬は、酸性抗炎症薬と塩基性抗炎症薬の2つに分けられる(表1)。

1) 酸性抗炎症薬

抗リウマチ作用をもち、急性および慢性炎症に用いられる。シクロオキシゲナーゼを阻害し、プロスタグランジン産生を抑制する。解熱、鎮痛、血小板凝集阻害などの作用をもつ。尿酸排泄促進作用があり、痛風に用いられるものもある。副作用として、胃腸障害があり、血漿蛋白との結合による薬物相互作用を起こすことがある。酸性抗炎症薬は、化学構造からカルボン酸のある群とカルボン酸以外の酸(エノール酸)をもつ群に分類されており、構造の類似した同系の薬物は、薬理作用、副作用とも類似する。

① サリチル酸系：アスピリンは最も古い薬物で、シクロオキシゲナーゼをアセチル化して不可逆的に不活化して作用する。抗血小板薬としても用いる。副作用に胃腸障害、耳鳴がある。
② アントラニル酸系：メフェナム酸は鎮痛作用が強く、歯痛に用いられる。
③ フェニル酢酸系：ジクロフェナクナトリウムは鎮痛作用が強い。
④ インドール酢酸系：インドメタシンは最も強い抗炎症作用があり、抗炎症薬の代表であるが、胃腸障害、頭痛など副作用が多い。
⑤ プロピオン酸系：イブプロフェンは、鎮痛、解熱、消炎作用を平均して有し、胃腸障害が少ないので繁用される。
⑥ ピラゾロン系：スルフィンピラゾンは、尿酸排泄作用をもつ。
⑦ オキシカム：ピロキシカムは作用時間が長い。
⑧ シクロオキシゲナーゼ(COX)-2選択的阻害薬：恒常的に存在するシクロオキシゲナーゼ-1よりも炎症部位に誘導されるシクロオキシゲナーゼ-2を選択的に阻害し、胃粘膜障害作用が弱い利点がある。化学的には種々の構造の酸性抗炎症薬が含まれる。
⑨ アリール酢酸系：ナブメトンは持続性の鎮痛作用をもつ。

2) 塩基性抗炎症薬

抗リウマチ作用がなく、鎮痛作用が主である。プロスタグランジン産生阻害作用がなく、胃腸障害などの副作用は少ないが、消炎・解熱作用も弱い。急性炎症に用いられる。

2. 剤形・投与法

非ステロイド抗炎症薬の主な副作用である胃腸障害を防ぐため、剤形・投与法が工夫された。剤形には、腸溶錠、徐放錠、坐薬、注射薬、経皮吸収薬、皮膚外用薬などがある。また、体内に吸収されたのち、代謝を受けて活性型になるプロドラッグ(例：スリンダク、アセメタシン)もつくられた。

3. 非ステロイド抗炎症薬の副作用

重要な副作用には、胃腸障害、腎障害、肝障害、薬疹、ライ症候群(アスピリン)、インフルエンザ脳症の悪化(ジクロフェナク)がある。

Ⅳ 広義の抗炎症薬

消炎酵素薬、関節リウマチ治療薬、痛風治療薬なども、広義の抗炎症薬に含まれる。

消炎酵素薬は、経口的に投与される蛋白分解酵素である。金製剤やD-ペニシラミンは、免疫反応を修飾することにより関節リウマチを治療する薬物である。これらは免疫調節薬(抗リウマチ薬、disease-modifying antirheumatic drugs；DMARDs)といわれ、遅効性であり、有効な場合と無効な場合がある。副作用が多く、発疹、腎障害、骨髄障害がみられる。痛風治療薬には、急性痛風発作を抑制する薬物(コルヒチン)、尿酸排泄を促進する薬物(プロベネシド、ベンズブロマロン)、尿酸合成を阻害する薬物(アロプリノール)がある。

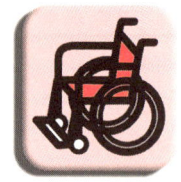

口腔ケア
oral care

I 定義・意義

現在，高齢化や疾病の重症化・複雑化により口腔ケアの重要性が高まっており，口腔ケアを適切にすることによって，誤嚥性肺炎の予防，摂食・嚥下の機能維持・回復，睡眠・覚醒リズムの確立，脳の活性化などに影響があることが明らかにされてきている．

口腔ケアとは，狭義には日常的な清潔行動として行っている歯磨きや口腔の清潔をいい，汚れを除去して う歯や舌苔，歯肉炎・口内炎・肺炎などの二次的合併症を予防することをいう．

広義には口腔の保清，二次的合併症の予防のほか，口腔機能を保持するケアを指し，口腔器官としての，①食物の咀しゃく，唾液分泌，味覚作用，嚥下などの食事，②発声，言葉の明瞭化，③呼吸，などの補助機能を円滑にすることをいう．

II 口腔アセスメントの視点

患者の口腔状態の把握と定期的なアセスメントは，口腔ケアの効果を評価し，よりよいケアを導くために役立つ．具体的な口腔アセスメントの視点は以下のとおりである．

1．セルフケア能力の有無
①口腔ケアの必要性を認識しているか．
②口腔ケアが自立してできるか．
③口腔ケアをいつ，どのように行っているか．

2．口腔内の状態
①清潔と湿潤状態が保たれているか．
②歯，歯肉，舌，粘膜に異常や病変がないか．
③義歯によるトラブルはないか．

3．口腔の機能障害の有無と程度
①開口は可能か．
②咀しゃくはできるか．
③嚥下に問題はないか．
④構音に障害はないか．

4．口腔に影響を及ぼす治療・処置の有無
①経口摂取の禁止や経鼻経管栄養チューブの挿入
②薬物療法(抗悪性腫瘍薬，抗菌薬，免疫抑制薬，副腎皮質ステロイド，副交感神経遮断薬など)
③放射線療法

5．全身状態
①栄養状態
②水分出納状態
③出血傾向
④易感染性

6．口腔に関する患者の不安・苦痛
①口腔内に手を入れられる不安はないか．
②口腔内を触れられたり見られたりする際の羞恥心はないか．
③含嗽による誤嚥への不安・苦痛はないか．
④含嗽時の呼吸困難感はないか．

III 口腔ケアの基本的方法

1．ブラッシング法(刷掃法)(図1)

口腔清掃法の基本．一般に，①スクラビング法(歯ブラシの毛先を歯肉と歯面の境目に直角に当て，数

■図1　ブラッシング法(刷掃法)

①スクラビング法

②フォーンズ法

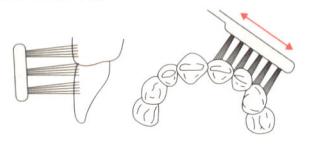

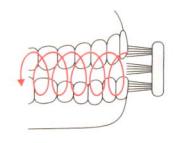

③バス法

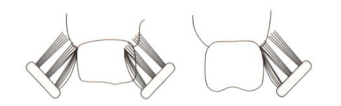

④ローリング法

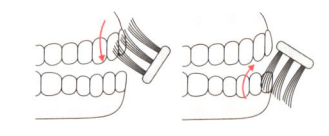

■表1 含嗽液の種類と効用

目的	薬品名	効用	つくり方
口臭	重曹＋ハッカ	粘液溶解作用	水500mL＋重曹10g＋ハッカ1滴
	オキシドール＋ハッカ	口腔粘膜の消毒，消臭	水450mL＋オキシドール50mL＋ハッカ1滴
口内炎	イソジンガーグル	口腔粘膜の消毒	水50mL＋イソジンガーグル1〜3mL
	オラドール	消臭，消毒	100倍希釈＋1錠または1包
	ハチアズレ	消臭，消毒，粘膜抵抗強化	100倍希釈＋1包
	ファンギゾン	真菌感染予防	薬剤師処方
舌苔	オキシドール	口腔粘膜の消毒	水450mL＋オキシドール50mL
	重曹	粘液溶解作用	水500mL＋重曹10g

mmずつ歯ブラシ全体をこきざみに振動させる)，②フォーンズ法〔歯ブラシの毛先を歯面に直角に当て，円を描くように磨く．歯面のみを磨く(小児向き)〕，③バス法(歯ブラシを歯肉と歯面の間に45度の角度に当てて小さく振動させ，歯肉溝を磨く．大きく振動させると歯肉を傷つける)，④ローリング法(歯ブラシの側面を歯面に平行に当て，歯肉から歯冠に向けて柄をひねりながら磨く)，などが行われる．手の不自由な患者や小児・高齢者には電動歯ブラシが効果的である．ブラッシングを行うときには，歯磨き剤を使用する必要はないが，清掃効果を高める場合はごく少量使用する．

2．フロッシング法(線掃法)

ブラッシングでとれない隣接面をデンタルフロスや歯間ブラシ，ホルダーを用いて清掃する．

3．洗口法(含嗽法)

含嗽または洗浄のこと．含嗽は，舌や口腔内圧を利用し歯間に含嗽水と空気を通過させるようにして，1回20〜30mLで3回以上行う．含嗽ができない場合には，汚れを綿棒で取り除き，洗浄と吸引を交互にしながら，洗口する場合もある．ブラッシング後に行うと効果的である．ウォーターピックを用いる場合もある．含嗽水には，微温湯のほか，種々の効用をもつ含嗽液がある(表1)．

4．清拭法

含嗽水を浸した綿棒やガーゼで清拭する方法．ブラッシング法と併用する．

5．義歯の清掃

毎食後，義歯をはずしてブラッシングし，夜間は水または義歯洗浄剤を入れたふた付き容器に入れ保管する．粒子の粗い歯磨き剤は，義歯床面を傷つけるので使用しない．

6．口腔内保湿法

唾液分泌が減少すると，自浄作用や粘膜の抵抗力が低下するため感染を起こしやすくなり，食事や会話に支障をきたすため，定期的含嗽，ネブライザー加湿，マスク使用，酸味のある食物や飲み物(梅干し，フルーツシャーベット，レモネードなど)を摂取させる．また，口・顎・頬の運動，唾液腺のマッサージをして唾液分泌を促す．

IV 摂食・嚥下リハビリテーションとしての口腔ケア

摂食・嚥下の直接訓練は食べ物を使用しての訓練であるが，口腔ケアは摂食・嚥下訓練の間接訓練として活用されている．

1．摂食・嚥下機能改善における口腔ケアの意義

①誤嚥性肺炎の予防：唾液分泌を促し，唾液の自浄作用によって細菌繁殖を防止する．
②食物嚥下の円滑化：唾液分泌を促し，食物に適度な粘稠を与え，食塊形成で飲み込みやすくする．
③味覚感受の向上：舌苔を除去し，味蕾の機能を保持し，味覚刺激による意識改善を促進する(舌前部は舌下神経・顔面神経から，舌後部は舌咽神経から，それぞれ脳幹に入り，両者は視床または大脳皮質で統合され複雑な味覚が生じるので，これらを刺激することが意識回復に何らかの影響があると考えられている)．
④う歯の予防：口腔内の清浄化をはかり，う歯による咀しゃく困難を予防する．
⑤舌運動の円滑化：舌筋の収縮運動を促進し，舌萎縮を予防する．
⑥嚥下反射の円滑化：嚥下反射誘発部位を冷水・氷マッサージで刺激し，嚥下反射を円滑にする．
⑦気分の改善：口腔内の清浄化，唾液分泌促進，会話の円滑化をはかり，気分の低下を防止する．

2．摂食・嚥下機能改善における口腔ケアの実際

①体位：通常，起坐位で行うが，臥位で行う場合には健側を下にして誤嚥を予防する．
②時期：毎食前後．間接訓練として舌運動や嚥下反射を誘発する場合には，直接訓練の前に行う．
③口腔ケアの手順：ガーゼ，綿棒で口腔内清拭を行

■図2　嚥下反射誘発部位

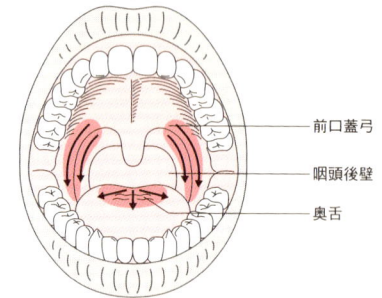

前口蓋弓
咽頭後壁
奥舌

①舌咽神経支配領域（嚥下反射誘発部）を矢印の方向へマッサージする
②咽頭後壁は嘔吐反射が起こりやすいので行わない

■図3　舌運動誘発

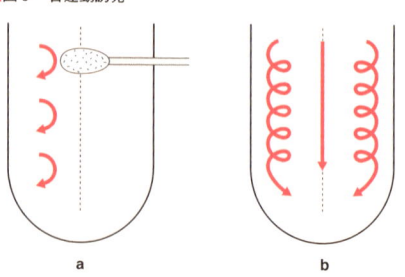

a. ハチミツや食用オリーブ油を用いて，冷やしたスプーンの背や綿棒で押さえたり摩擦する
b. 冷やした綿棒を回転させながら，舌尖へ向かってストレッチをかける

［図2, 3とも　田中靖代編：食べるって楽しい！ 看護・介護のための摂食・嚥下リハビリ．p.83(図2), p.84(図3), 日本看護協会出版会，2001より改変］

い，歯ブラシで歯頸部の汚れを除去する．次いで，軟毛ブラシで，舌苔を舌根から舌尖に向けて除去し，舌・歯茎のマッサージを行う．

最後に，嚥下反射誘発部位（奥舌や前口蓋弓）を冷たい綿棒で5～6回軽く摩擦し，口を閉じさせ，うなずき嚥下（頸部を前屈させ顎を引く）させることを10回繰り返す（図2）．

3．リハビリテーションとしての口腔ケア
　①歯根膜の刺激：唾液の分泌を促し，口腔の清浄化をはかり，肺炎を防止する．
　②舌苔の除去：味覚の感受性を正常化し，舌運動と咀しゃく運動を促進し，意識の改善につなげる．オキシフル10倍希釈液やパイナップルジュースを活用する．
　③舌の刺激：舌運動を正常化し，食塊形成と送り込みを円滑にする．マッサージ（綿棒やスプーンによる圧迫，軽擦）（図3），自動運動（前後，左右，回旋），ストレッチ（ガーゼや舌圧子などで引っ張る）を行う．
　④寒冷刺激：レモンや氷などによる感覚刺激を与え嚥下反射を誘発する．
　⑤嚥下筋群・関節への働きかけ：嚥下筋群のマッサージ（舌骨周辺や頬部を軽擦），顎関節の自動運動，下顎骨の内側を母指で圧迫し舌運動を促す．

V　臥床患者の口腔ケアの実際

1．必要物品
　ガーグルベースン（含嗽用膿盆），吸いのみ，微温湯を入れたコップ，舌圧子，タオル，ディスポーザブル手袋，綿棒，リップクリーム，必要に応じて含嗽液．

2．援助の実際
　①誤嚥を防ぐために側臥位にする（麻痺がある場合は健側を下にする）．
　②前胸部，肩をタオルで覆う．
　③ガーグルベースンの凹面または凸面を患者の頬部に当てる．
　④歯ブラシと舌圧子を水に濡らし，舌圧子を利用して歯の外側，咬合部，内側を磨く．
　⑤舌苔をブラシで軽くこすり除去する．
　⑥吸いのみに微温湯を入れ，注入，洗口を交互に繰り返す．
　⑦口腔内を観察し，汚れや口臭がないことを確認する．

3．注意事項
　①麻痺がある場合には，頬部に残渣物や汚水が貯留しやすいので，十分に洗浄する．
　②口唇が乾燥しているときにはリップクリームなどを活用する．
　③麻痺がある場合，麻痺側に舌苔がつきやすいことに留意する．
　④歯垢形成まで24時間を要するので，少なくとも1日1回は，歯垢除去を目的とした丁寧なブラッシングを行う．

高血圧症
こうけつあつしょう
hypertension ; HT, high blood pressure ; HBP

I 定義・概念

血圧は心血管系の多くの機能の1つであり，精神的・身体的状態，季節などにより変動するが，多くの統計的観点から正常範囲が想定されている．しかし正常血圧と高血圧との間を明確に画することは難しい．

高血圧治療ガイドライン2004(JSH 2004)では，随時診療所血圧を至適血圧，正常血圧，正常高値血圧，軽症高血圧，中等症高血圧，重症高血圧，収縮期高血圧に分類し，140/90 mmHg以上を高血圧と定義している(表1)．

高血圧は動脈硬化や心血管病の主要な危険因子であるが，糖尿病，肥満，脂質代謝異常，喫煙，心血管病家族歴なども危険因子となる(表2)．また高血圧性臓器障害，心血管病既往歴も評価する(表3)．JSH 2004では，血圧レベルと危険因子の存在から，高血圧患者のリスクを3層(低リスク，中等度リスク，高リスク)に層別化している(表4)．

II 病態・成因

高血圧は，原因不明の本態性(原発性)高血圧と症候性(二次性)高血圧とに分類されている．

二次性高血圧のなかには，腎実質性(腎炎，嚢胞腎)，腎血管性(硬化症など)，褐色細胞腫，クッシング症候群，大動脈狭窄症などに伴う高血圧がある．

本態性高血圧は，遺伝，肥満，ナトリウム摂取など，多くの因子が関与しているうえ，ストレスなどの環境因子も重視されており，研究中の分野である．

III 分類

上記分類とは別に，良性高血圧と悪性高血圧とに分けることがある．眼底検査においてKW(キース-ワグナー分類)Ⅲ度またはⅣ度を示すときには，悪性高血圧と考えられ，病状としては，より悪化傾向がある．

■表1 高血圧治療ガイドライン2004(JSH2004)による血圧値の分類

測定法	分類	収縮期血圧 (mmHg)		拡張期血圧 (mmHg)
随時診療所血圧	至適血圧	<120	かつ	<80
	正常血圧	120〜129	かつ	80〜84
	正常高値血圧	130〜139	または	85〜89
	軽症高血圧	140〜159	または	90〜99
	中等症高血圧	160〜179	または	100〜109
	重症高血圧	≧180	または	≧110
	収縮期高血圧	≧140	かつ	<90
家庭血圧	正常血圧	<125	かつ	<80
	高血圧	≧135	または	≧85
自動行動下血圧	高血圧	≧135	または	≧80

■表2 JSH2004による心血管病危険因子

高血圧
喫煙
糖尿病
脂質代謝異常(高LDLコレステロール血症，低HDLコレステロール血症)
肥満(とくに内臓肥満)
尿中微量アルブミン
高齢(男性60歳以上，女性65歳以上)
若年発症の心血管病の家族歴
血清CRP

■表3 JSH2004による標的臓器障害

- 脳
  脳出血・脳梗塞
  無症候性脳血管障害
  一過性脳虚血発作
  認知機能障害
- 心臓
  左室肥大
  狭心症・心筋梗塞
  冠動脈血行再建術
  心不全
- 腎臓
  蛋白尿
  腎障害・腎不全
  　(血清クレアチニン　男性≧1.3mg/dL　女性≧1.2mg/dL)
- 血管
  動脈硬化性プラーク
  頸動脈内膜-中膜壁厚>0.9mm
  大動脈解離
  閉塞性動脈疾患
- 眼底
  高血圧性網膜症
  乳頭浮腫

[表1, 2, 3とも 井上隆輔ほか：高血圧 下—最新の研究動向. 第3版, 日本臨牀, 64(増刊号6)：495(表1)，496(表2, 3)，2006]

■表4　JSH2004によるリスク層別化

重症度	グレード1高血圧（軽症）	グレード2高血圧（中等症）	グレード3高血圧（重症）
血圧値の分類(mmHg)	140〜159/90〜99	160〜179/100〜109	≧180/≧110
危険因子なし	低リスク	中等リスク	高リスク
糖尿病以外の1〜2個の危険因子あり	中等リスク	中等リスク	高リスク
糖尿病，臓器障害，心血管病，3個以上の危険因子，のいずれかがある	高リスク	高リスク	高リスク

〔井上隆輔ほか：高血圧 下―最新の研究動向．第3版，日本臨牀，64（増刊号6）：497, 2006〕

IV　検　査

一般には尿検査，腎機能検査(Cr, BUN, PSPなど)，腎盂撮影，眼底検査，心電図，胸部X線などが行われ，血液生化学としては電解質，コレステロール(Ch)，中性脂肪などの測定がある．

最近は心エコー，場合によりCTも加味される．また，尿中カテコラミン検査などホルモン検査も必要により施行する．

V　症　状

一般に高血圧症には，合併症がないかぎりこれといった症状のないのが特徴である．高血圧が長期間続くと心血管系の合併症をきたし，それ相応の症状を示してくる．

1．脳血管疾患

はじめはめまい，頭重などが多いが，動脈硬化性病変が加味されてくるので，長期間の高血圧の持続により高血圧性脳出血をきたすことがある．また，急激な血圧上昇により，急性の神経症状を呈する高血圧性脳症もある．このときは脳浮腫をきたすことが多い．

2．心臓血管障害

とくに拡張期高血圧が長期に続くと，種々の程度の心臓血管障害を呈してくる(WHOによる重症度分類がある)．悪化に伴い，X線上心陰影の肥大や，心電図上左室肥大，眼底における動脈硬化所見などが表出し，狭心症，心筋梗塞などがしばしば起こる．

VI　治　療

治療開始前に心身の過労，緊張，休養の有無など一般的事項に留意しつつ，塩分の制限と肥満の是正，禁煙，適度の運動など，生活習慣の是正に努める(表5)．このような配慮により，境界領域または正常血圧領域になることもある．

1．塩分制限

平均的日本人は1日に12g前後の塩分を摂取しており，これを6g未満にするように努力することが必

■表5　生活習慣の修正項目

1. 食塩制限：6g/日未満
2. 野菜・果物の積極的摂取：コレステロールや飽和脂肪酸の摂取を控える
3. 適正体重の維持：BMI(体重(kg)÷[身長(m)]^2)が25を超えない
4. 運動療法：心血管病のない高血圧患者が対象で，有酸素運動を毎日30分以上を目標に定期的に行う
5. アルコール制限：エタノールで男性20〜30mL/日以下，女性10〜20mL/日以下
6. 禁煙
生活習慣の複合的な修正はより効果的である

(日本高血圧学会高血圧治療ガイドライン作成委員会編：高血圧治療ガイドライン2004. p.22, ライフサイエンス出版, 2004)

■表6　主な降圧薬とその商品名

1. 利尿薬
   チアジド系利尿薬：フルイトラン，ベハイドなど
   チアジド類似(非チアジド系)利尿薬：ナトリックスなど
2. β-[受容体]遮断薬：ミケラン，カルビスケンなど
3. カルシウム拮抗薬：ノルバスク(アムロジン)，ペルジピン，アダラート，ニバジールなど
4. アンジオテンシン変換酵素(ACE)阻害薬：レニベース，セタプリル，アデカット，タナトリル，エースコールなど
5. アンジオテンシンII受容体拮抗薬(ARB)：ニューロタン，プロプレス，ディオバン，ミカルディス，オルメテックなど

要である．

2．適度の運動と体重のコントロール

運動の継続とダイエットで肥満の是正に努める．

3．薬物療法

最近は種々の薬物が用いられるようになってきている．表4に示す高リスク群では直ちに薬物療法を開始，中等リスク群では，生活習慣の改善によっても3か月以内に血圧低下がみとめられない場合に，薬物療法を考慮する．低リスク群では3〜12か月間経過観察したのち，薬物療法を考慮する．

降圧薬としては，表6に示すように，チアジド系利

尿薬，β-〔受容体〕遮断薬，カルシウム拮抗薬，アンジオテンシン変換酵素(ACE)阻害薬，アンジオテンシンⅡ受容体拮抗薬(ARB)などがあり，最近ではカルシウム拮抗薬とACE阻害薬あるいはARBの使用が多い．またβ-遮断薬は心不全などの発現に注意して使用する．

高血圧症患者の看護

■看護のポイント

　高血圧症においては，長期にわたる治療の継続が必要であり，合併症の予防が重要なポイントとなる．高血圧症患者の看護では，患者の日常生活を中心に，無理なく治療を継続できるように援助することが大切である．

　患者との信頼関係のもとに，患者のライフスタイルや家庭・社会環境を考慮したうえで，個々の患者に最適な援助・指導を考えていく必要がある．

■観察のポイント

1) **高血圧の病態の理解・把握**

　患者の身体所見や検査データ，重症度判定，臓器障害の程度などの詳細な情報をもとに病態を把握したうえでアセスメントすることにより，異常の早期発見が可能．また，これまでの日常生活習慣や家庭環境，職業などについても詳細な情報を得ておくことが，患者指導を行うためのポイントとなる．

2) **正確な血圧値の把握**

　①血圧値には日内変動があるため，毎日ほぼ同時刻に測定する．必要に応じ，臥位および立位でも測定する．
　②運動や精神的な興奮でも一過性に上昇するため，安静を促し数回測定したうえで判断する．
　③入院当初には白衣性高血圧にも注意する．

3) **自覚症状**
4) **日常生活習慣・職業・家庭環境**
5) **検査値の把握**

■具体的なケア

1 高血圧急性期の援助

　血圧が著しく上昇することにより，心不全や意識障害などが出現した場合には，集中治療室での管理が必要となる．
　薬物の持続点滴やカルシウム拮抗薬(ニフェジピン)の舌下投与を行うが，常時血圧をチェックしながら，医師の指示どおりの与薬を迅速かつ確実に行う．

2 自己管理に向けての援助・指導

1) **患者の病識を高め，治療への動機づけを行う**

　高血圧症を放置した場合には全身の血管障害が進行するが，自覚症状を伴わないことが多く，疾患の重大性に気づきにくい．疾患についての正しい理解を患者に促すことで，治療の必要性を十分認識させ，長い年月にわたっての継続的な管理の必要性を自覚させる．
　医師からの説明に加え，個々の患者に適した方法を工夫し指導する．

2) **血圧上昇をもたらす生活習慣の改善・調整**

　来院時に得た日常生活習慣に関する情報のなかにも血圧を上昇させる原因はたくさんある．看護師はこれらを見きわめ，指導にあたる．
　①睡眠と休息：過労や不安，いらだちなどによる精神的ストレスの原因を自覚し取り除くことができるように，生活習慣を見直す必要がある．
　②運　動：一般的に軽症高血圧では，適度な運動(心拍数約110回/分程度の運動～軽いジョギングや早足歩行など)を毎日30分程度続けるとよい．運動はストレス解消にもなるため効果的である．ただし，重症度により制限があるため医師の指示に従う．
　③入　浴：40℃以下の適温で10分程度とする．降圧薬服用時は起立時のめまいに注意する．
　④温度調節：冬季は寒冷刺激によって血圧が上昇しやすい．とくにトイレや浴室，脱衣場の保温に注意する．
　⑤排便のコントロール：排便時の努責は一過性に血圧を上昇させ，脳出血や心臓発作をひき起こす危険性がある．普段から便秘を予防し，必要によっては下剤を服用する．また洋式トイレのほうが和式トイレよりも，負担が少なく安全である．
　⑥喫煙の制限：喫煙は高血圧症とともに冠動脈疾患の重大な危険因子の1つで，冠動脈の攣縮を誘発し，狭心症を起こす一因にもなる．

3) **食事療法時の援助**

　食事療法は高血圧症の第一の治療法といえる．制

限を守り実行していくには，本人の意志に加え，家族の理解と協力が必要である．食事療法の意義を理解させ，食事をともにする家族を含めて指導することが大切である．

また，仕事をもつ患者の場合は外食についても考慮しなければならない．

① 塩分制限：高血圧症では，症例によっては塩分制限が有効である．

高血圧症の場合には1日6gの制限とすることが多い．入院期間中に減塩食に慣れ，味覚の程度を知り，減塩の方法を身につけられるように援助する．

② エネルギー制限：肥満は高血圧症の一要因であるため，摂取エネルギーを抑えて標準体重以下に減量する．5〜10 kgの減量で10〜20 mmHgの降圧効果がみられる．

③ 脂質制限：高血圧症に脂質の過剰摂取が加わると動脈硬化はさらに進行する危険性がある．なかでもコレステロールや飽和脂肪酸を多く含むバター，卵黄，肉の脂身などの過剰摂取をさけるように指導する．

④ 蛋白質の摂取：腎機能低下がある場合は制限されるが，それ以外は良質の蛋白質を摂取する．

⑤ アルコールの制限：過剰摂取は高血圧症を増悪させる．摂取量に注意する．

4) 薬物療法時の援助

① 服薬指導：薬物名，薬効，副作用，服薬時間，服薬量について，患者の年齢や理解度に応じて，具体的に説明する．患者の生活スタイルを考慮し，服薬の習慣を身につけさせる．また，副作用の出現は服薬拒否の原因にもなるため，予め説明し，症状が出たら報告させる．

薬物によっては，めまいや立ちくらみを起こすものもあり，夜間のトイレ歩行時などには注意を促す．

② 自己調節，中断の防止：服薬の自己調節の危険性を理解させる．自宅での血圧値をもとに，服薬量を自己調節したり，中断することのないように説明し，指導する．

突然の中断は血圧が急上昇することがあり危険である．

③ 高齢者の薬物管理：高齢者は，服薬を忘れたり，服薬量を誤って起立性低血圧を起こしたり，思考力も減退する危険性がある．服薬の指導は必ず家族にも行い，協力を得る．

5) 自宅での血圧測定の習慣づけ

自分の疾患に関心をもたせ，治療に対する意欲を高めるために，血圧を測定する習慣をつけさせる．自宅での血圧値は，医師が降圧薬の効果を判定するうえでも重要である．

しかし，血圧は常に変化することを説明し，数値にあまり神経質にならないように指導する．

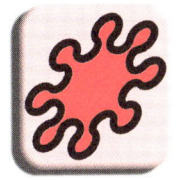

膠原病
collagen disease ; CD

I 定義・概念

膠原病とは，1942年に病理学者クレンペラー(Paul Klemperer, 1887～1945, 米, 病理学)によって提唱された，非感染性・非腫瘍性の多臓器を障害する全身性炎症性疾患の総称である．

クレンペラーはそれまで支配的であったモルガニー(Morgani)の臓器病理学的立場(あらゆる疾患は個々の臓器の病理学的変化に由来するとする考え)からは説明できない，全身の多くの臓器の結合組織にフィブリノイド変性と膠原線維の粘液性膨化のみられる多臓器障害性疾患を新しい疾患群と考え，膠原病と命名した．結合[組]織疾患(connective tissue disease)は膠原病の同義語である．

II 分類

通常，膠原病といえばクレンペラーが定義した以下の6疾患を指す．これらは古典的膠原病ともよばれる．
①全身性エリテマトーデス(SLE)
②強皮症(全身性硬化症)(SSc)
③多発性筋炎/皮膚筋炎(PM/DM)
④結節性動脈周囲炎(PN)
⑤関節リウマチ(RA)
⑥リウマチ熱(RF)

その後，類似した臨床像や免疫学的異常を伴う原因不明の疾患も，膠原病近縁疾患あるいは類似疾患として扱われるようになった．その疾患を以下にあげる．
①シェーグレン症候群(SjS)
②混合性結合組織病(MCTD)
③重複症候群
④PN以外の血管炎症候群(顕微鏡的多発血管炎，ウェゲナー肉芽腫症，高安動脈炎，側頭動脈炎など)
⑤リウマチ性多発筋痛症(PMR)
⑥強直性脊椎炎
⑦ライター症候群
⑧乾癬性関節炎
⑨再発性多発軟骨炎
⑩ベーチェット病
⑪成人発症スティル病
⑫サルコイドーシス

III 疫学

ほとんどの膠原病は圧倒的に女性に多く，しかも，生殖能力のある年代に好発する．男女比は，全身性エリテマトーデス(SLE)で1：10，関節リウマチ(RA)で1：3，強皮症(SSc)で1：5，多発性筋炎/皮膚筋炎(PM/DM)で1：2といずれも女性に多いが，結節性動脈周囲炎(PN)だけはやや男性に多い．患者数はRAが最も多く，わが国では有病率は0.6%(約70万人)とされる．SLEがこれに次いで多く，推定患者数は約5万人とされる．膠原病の多くは，いわゆる難病(特定疾患)に指定され，かつては生命予後不良と考えられていたが，近年，いずれの疾患でも著しい予後の改善がみとめられている．

IV 病因

膠原病のうち，溶レン菌感染に基づくリウマチ熱を除くすべての原因はいまだ不明だが，遺伝要因と環境要因の両方が発症に関係すると考えられている．遺伝要因の1つにヒト白血球抗原(HLA)が知られており，強直性脊椎炎とHLA-B27，RAとHLA-DR4，ベーチェット病とHLA-B51の関係は，とくに有名である．近年，国内外で種々の疾患感受性遺伝子の検索が行われている．環境要因として，ウイルスや細菌の感染が想定されているが，特定の病原体が確認された膠原病はまだリウマチ熱以外はない．紫外線，薬物，性ホルモン，妊娠・分娩などが膠原病を誘発したり，増悪させたりすることがある．

V 臨床症状

膠原病は，全身の多臓器を障害する炎症性疾患であるため，ありとあらゆる症状が起こりうるといっても過言ではない．また膠原病の症状は慢性的に経過し，寛解と増悪を繰り返す．

膠原病では発熱，倦怠感，体重減少などの全身症状を呈することが非常に多い．膠原病は，原因不明熱(FUO)の3大原因の1つに数えられる．

レイノー現象，関節症状，筋症状，呼吸器症状，心血管症状，腎症状，貧血などは，多くの膠原病で広く共通してみとめられることの多い症状である．一方で，SLEの蝶形紅斑，皮膚筋炎のヘリオトロープ疹や関節伸側の紅斑(ゴットロン疹)，強皮症の皮膚硬化

■図1　全身性エリテマトーデス(SLE)と皮膚筋炎(DM)の顔面・手の紅斑の分布のちがい

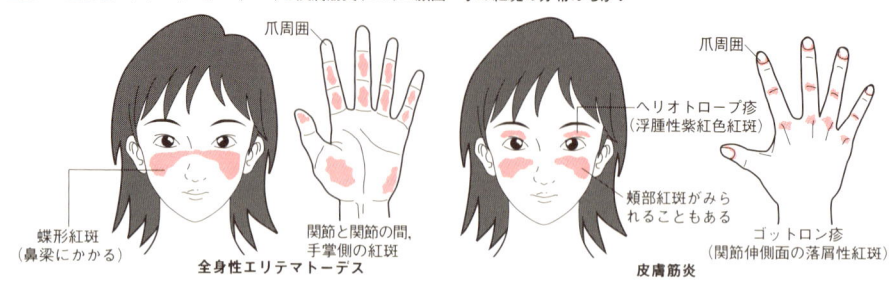

全身性エリテマトーデス
- 蝶形紅斑（鼻梁にかかる）
- 爪周囲
- 関節と関節の間、手掌側の紅斑

皮膚筋炎
- 爪周囲
- ヘリオトロープ疹（浮腫性紫紅色紅斑）
- 頰部紅斑がみられることもある
- ゴットロン疹（関節伸側面の落屑性紅斑）

症状など疾患に固有の症状もある(図1).

しかしいずれの疾患も，単一の症状・検査所見のみでは診断は不可能であり，さまざまな症状と検査所見の組合わせで，初めて診断を下すことができる．このため，各疾患について診断基準が設けられている．

VI　膠原病と自己免疫現象

膠原病に共通する大きな特徴は，自己免疫現象である．これは膠原病患者の血液中に，自己の細胞や組織構成成分と反応する抗体(自己抗体)やリンパ球(自己感作リンパ球)が見出されるもので，膠原病はまた自己免疫疾患(autoimmune diseases；AD)としても分類される．LE細胞，リウマトイド因子，抗核抗体は，膠原病にみられる代表的な自己免疫現象である．

膠原病で検出される自己抗体は，50種類以上にのぼる．多くの抗体が特定の臨床像と密接に相関することが知られており，その検出は，疾患の診断，病型分類，治療効果判定，予後推定など臨床的に有用である．

自己抗体には，自己免疫性溶血性貧血における抗赤血球抗体のように，発症に直接関与するものもあるが，膠原病に高頻度に見出される多くの抗体(抗核抗体)が，組織障害に直接かかわることはない．むしろ，DNA-抗DNA抗体複合物によるループス腎炎のように，免疫複合体の組織への沈着と，補体の活性化を通じて障害をひき起こすものと考えられている．

VII　治　療

治療法は個々の疾患によって異なり，診断名，臓器症状，重症度などに応じて非ステロイド性抗炎症薬，副腎皮質ステロイド薬，免疫抑制薬などが使い分けられる．多くの膠原病では副腎皮質ステロイド薬を第一選択薬とする場合が多い．

副腎皮質ステロイド薬が無効の難治性病態に対して，近年シクロホスファミド・パルス療法やシクロスポリンなどの免疫抑制薬療法が効果をあげている．また，抗TNF-α モノクローナル抗体や可溶型TNF-α 受容体製剤などの抗サイトカイン療法(生物学的製剤)が，膠原病(とくにRA)の新治療薬として注目されている．

膠原病患者の看護

膠原病は，全身の臓器の結合組織が非感染性の慢性の炎症を起こすため，種々の症状が現れるので，それぞれの特徴をとらえて看護を行う．

■看護のポイント

(1) 急性期の安静と保温
(2) 多彩な身体症状による苦痛の緩和
(3) 全身症状の観察，異常の早期発見
(4) 症状に適した食事療法と適切な栄養補給
(5) 皮膚・粘膜の清潔と保護
(6) 急性増悪因子の予防(感染など)
(7) 精神症状についての保護
(8) ステロイド療法時の注意
(9) 長期療養に対する生活指導・支援

■観察のポイント

① 急性活動期(再燃時)における観察
　①バイタルサイン(体温，脈拍，血圧の変化など)

②皮膚病変の部位と種類(蝶形紅斑，顔面・頸部前胸部などの日光にあたりやすい部分の皮疹，

口蓋に紫斑を伴う潰瘍など）
　③関節痛・筋肉痛の部位と腫脹の有無と程度
　④尿蛋白の出現の有無
　⑤心肺症状（呼吸困難，頻脈，胸部痛，浮腫，息切れ，発熱など）の有無
　⑥安静時の過ごし方，食事摂取状況
　⑦日々の表情，言動，面会人への態度など
　⑧精神症状（不穏，興奮，幻覚，うつ状態）の有無
② 寛解期における観察
　①食事摂取量，体重の増減
　②顔色，表情，精神状態
　③睡眠状況
　④皮膚の状態
　⑤感染の徴候

■具体的なケア

① 急性活動期（再燃時）の看護
1) 看護目標
　①関節痛・筋肉痛などの全身の痛み，筋力低下やしびれ，レイノー症状が軽減し，苦痛がなくなる．
　②バイタルサインが安定し，肺炎などの二次感染を起こさない．
　③口腔粘膜，皮膚，頭髪が清潔に保たれている．
　④悩みや感情の表出ができ，感情が安定している．
　⑤病状に応じた安静の必要性を理解し，安静が保たれている．
2) 看護計画
(1) 援助計画（TP）
　①安静度を考慮し，清潔（清拭，洗髪），寝具交換，排泄介助などを行う．
　②口腔内に潰瘍があるときは半流動食とし，食べやすい形態にする．
　③必要に応じて面会制限を行う．
　④悩みや感情を表出しやすい環境づくりを行い，共感しつつ傾聴する．
(2) 教育計画（EP）
　①病状に合わせた安静・療養についての重要性を説明する．
　②再燃防止のために，増悪因子（日光，寒冷，二次感染，疲労，妊娠・分娩，自己判断によるかぜ薬などの売薬服用など）をさけることを説明する．
　③長期にわたる生活上の自己管理が必要なことを説明する．
　④食事療法（蛋白質，高ミネラル，ビタミンを含んだバランスのとれた減塩食）の必要性を説明する．
　⑤副腎皮質ステロイド薬の服用に続発する症状（脱毛，満月様顔貌など）について説明する．また，自己判断で服薬の減量や中止をしないように指導する．

② 寛解期の看護
1) 看護目標
　①二次感染や胃潰瘍の症状がない．
　②関節，筋肉などの疼痛がなく落ち着いている．
　③日常生活における増悪因子を理解している．
　④自己否定的な表現が減少する．
　⑤日常生活の自己管理に，家族が協力できる．
2) 看護計画
(1) 援助計画（TP）
　①関節痛に対しては，湿布薬を貼用する．
　②受容的態度で接し，患者の悩み・不安をよく傾聴する．
(2) 教育計画（EP）
　①寒冷によるレイノー症状の予防．室内の保温に努める（冷房に注意）．手指が直接水に触れる機会を少なくする．寒い日の外出はさけ，手袋や靴下を着用する．また喫煙，精神的ストレスをさけるように指導する．
　②日光への曝露をさける．窓にはカーテン，スクリーンなどをつけ遮光する．紫外線の少ない時間帯に外出し，帽子，日傘，サングラス，日焼け止めクリームなどを使う．海水浴，スキー，登山はさけるように指導する．
　③薬物（ヒドララジン，プロカインアミド，サルファ薬，ペニシリンなど）により再燃が誘発される可能性があることを説明し，自己判断で服用せず，医師に相談するように指導する．
　④妊娠・分娩をさける．妊娠の予定は前もって医師に相談するように説明する．妊娠・分娩に伴う本人および児の危険性について，また育児にあたっての応援体制の必要性，また妊娠中絶が増悪因子になることも理解してもらう．
　⑤感染予防のため，外出から帰宅したときは手洗い，含嗽を励行するように指導する．
　⑥過食をせず，糖尿病，脂質異常症を予防する．
　⑦過労やストレスをさける．疲労感が強い場合は午前と午後に安静時間をとる．翌日まで倦怠感や筋肉痛が残らないように，その重要性（再燃防止）を説明する．股関節痛がある場合は杖歩行をし，定期受診以外でも受診する必要性があることを説明する．

甲状腺疾患
thyroid disease

I 甲状腺とその血管系

甲状腺とは喉頭下部から気管上端部にかかる扁平器官で，外周間には密な血管が発達している(図1)．

II 甲状腺機能亢進症 (hyperthyroidism)

1．定　義
甲状腺におけるホルモンの生成・分泌の亢進のため，血中甲状腺ホルモン濃度が上昇し，甲状腺中毒症をひき起こした状態(図2)．

2．分　類
表1を参照．

3．疫　学
バセドウ病が最も多く(88％)，次いで亜急性甲状腺炎(6％)，silent thyroiditis(潜在性甲状腺炎)(5％)，プランマー病(1％以下)の順である．

4．自・他覚症状
発汗，動悸，心房細動などの頻拍，振戦，精神症状(不安，イライラ感など)，食欲亢進，体重減少，排便回数の増加がみられる．
バセドウ病の特徴的症状は，びまん性甲状腺腫(図3)，眼球突出(図4)，頻脈，限局性粘液水腫などである．

5．検　査
血中甲状腺ホルモン濃度，血中TSH(甲状腺刺激ホルモン)濃度，甲状腺放射性ヨード摂取率，甲状腺シンチグラフィ，TSAb(甲状腺刺激抗体)などの自己抗体，一般血液検査，尿中ステロイド測定，胸部X線，心電図など．

6．治　療
①薬物療法：プロピルチオウラシル(チウラジール)，チアマゾール(メルカゾール)などの抗甲状腺薬，頻脈に対するβ-［受容体］遮断薬など
②放射線治療：ヨウ化ナトリウム($Na^{131}I$)投与．抗甲状腺薬使用不能例，無効例に使用する．
③手術療法

III 甲状腺機能低下症 (hypothyroidism)

1．定　義
甲状腺ホルモン分泌低下により血中の甲状腺ホルモン濃度が低下し，種々の症状を伴う病態．

2．分　類
表2を参照．

3．疫　学
わが国において最も頻度が高いのは慢性甲状腺炎(橋本病)，次いで，医原性甲状腺機能低下症である．

4．自・他覚症状
皮膚症状(皮膚の乾燥，浮腫，脱毛)，精神活動の低下(記憶障害，無気力，無関心，うつ状態)，動作緩慢，食欲の低下，体重の増加，便秘，嗄声など．

5．検　査
甲状腺機能亢進症とほぼ同じ．

■図1　甲状腺の構造

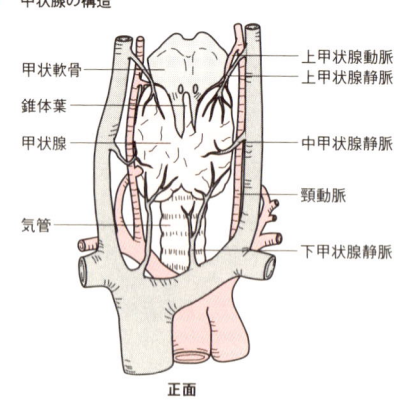

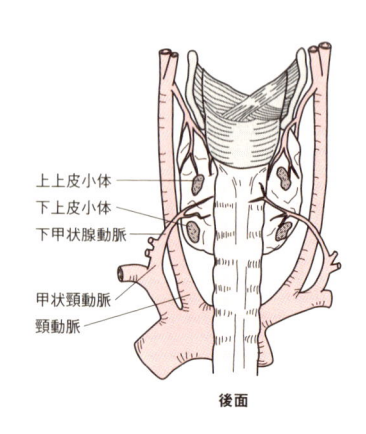

正面
甲状軟骨／錐体葉／甲状腺／気管／上甲状腺動脈／上甲状腺静脈／中甲状腺静脈／頸動脈／下甲状腺静脈

後面
上上皮小体／下上皮小体／下甲状腺動脈／甲状頸動脈／頸動脈

■図2　甲状腺ホルモンの分泌過剰による身体症状の悪循環

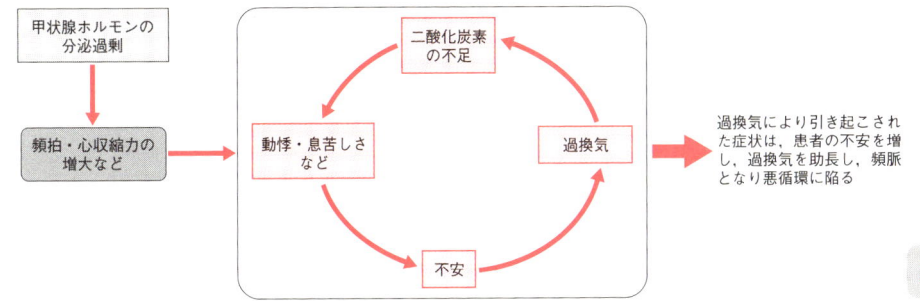

過換気により引き起こされた症状は，患者の不安を増し，過換気を助長し，頻脈となり悪循環に陥る

■表1　甲状腺機能亢進症および関連疾患の分類
1．甲状腺で過剰の甲状腺ホルモンを生成・分泌する場合
　（甲状腺機能亢進症）
　a．バセドウ病（グレーヴス病）
　b．プランマー病
　c．中毒性多結節性甲状腺腫
　d．TSH産生腫瘍
　e．胞状奇胎，悪性絨毛上皮腫
　f．橋本病の一部
　g．甲状腺がんの一部
2．甲状腺の破壊によって過剰にホルモンが放出される場合
　a．亜急性甲状腺腫
　b．無痛性甲状腺炎
　c．橋本病の一部
3．甲状腺ホルモンの服用による場合
　a．thyrotoxicosis factitia
　b．thyrotoxicosis medicamentosa
4．甲状腺ホルモンがその作用を発揮できない場合
　a．甲状腺ホルモン不応症

■図3　正常甲状腺とびまん性甲状腺腫（バセドウ病）

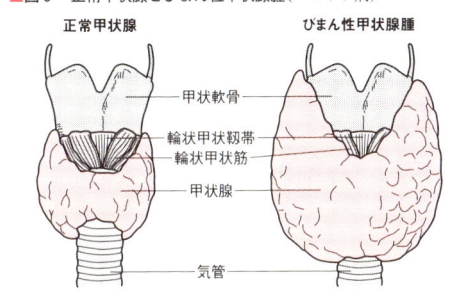

■図4　眼球突出

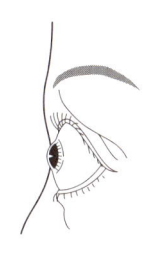

6．治　療
　甲状腺ホルモン補充療法，薬物療法（図5）．

Ⅳ　甲状腺腫瘍

1．良性甲状腺腫瘍
　一般に良性腺腫（濾胞腺腫，乳頭状過形成結節）のことを指す．

2．悪性甲状腺腫瘍
　乳頭腺がん，濾胞腺がん，未分化がん，髄様がん，悪性リンパ腫，転移性がんなどがある．乳頭腺がん，濾胞腺がんは予後良好であるが，未分化がんは悪性度が高く，治療に対する反応も不良である．

3．症　状
　結節の触知，甲状腺腫の存在．ホルモン産生腫瘍以外は甲状腺機能には異常はない．

4．検　査
　一般検査，甲状腺機能検査，超音波検査，甲状腺シンチグラフィ，頸部軟X線撮影，腫瘍マーカー，生検，超音波ガイド下穿刺吸引細胞診．

5．治　療
　良性腫瘍に対する治療方針は一定していない．
　悪性腫瘍では，乳頭腺がん，濾胞腺がんは手術や^{131}I療法であるが，未分化がんには確立されたものはない（大半が手術無効例）．
　悪性リンパ腫では放射線治療と薬物療法併用が主体となる．

表2 甲状腺機能低下症の分類

1. 原発性(甲状腺性)
   (1) 甲状腺ホルモン生成に関与する甲状腺組織の減少による低下症
       先天性甲状腺欠損症
       慢性甲状腺炎(橋本病)
       特発性粘液水腫
       医原性
   (2) 甲状腺ホルモン生成障害による低下症
       先天性：酵素欠乏症，サイログロブリン合成障害など
       後天性：ヨード欠乏，ヨード過剰，抗甲状腺薬など
2. 二次性(下垂体性)
   下垂体機能低下症
   TSH単独欠乏症
3. 三次性
4. ホルモン不応性
   全身型
   下垂体型

V 甲状腺炎

1. 急性化膿性甲状腺炎
細菌感染による化膿性炎症．治療は抗菌薬の投与，切開排膿．

2. 亜急性甲状腺炎
ウイルス感染が多い．多くは一時的に機能亢進をみるが，機能亢進症状はしだいに低下する．ステロイド薬の投与が有効である．

3. 慢性甲状腺炎(橋本病)
最も頻度が高いのは橋本甲状腺炎であり，弾性硬からさらに硬いさまざまな大きさの甲状腺腫をしばしば伴う，自己免疫疾患である．経過中に機能亢進状態となることもあるが，甲状腺機能は徐々に低下する．

検査としては，抗ミクログロブリン抗体，抗サイログロブリン抗体の証明を行う．治療は甲状腺機能に応じて行う．ほかに，リーデル甲状腺炎などがある．

図5 甲状腺機能低下症に用いる薬物

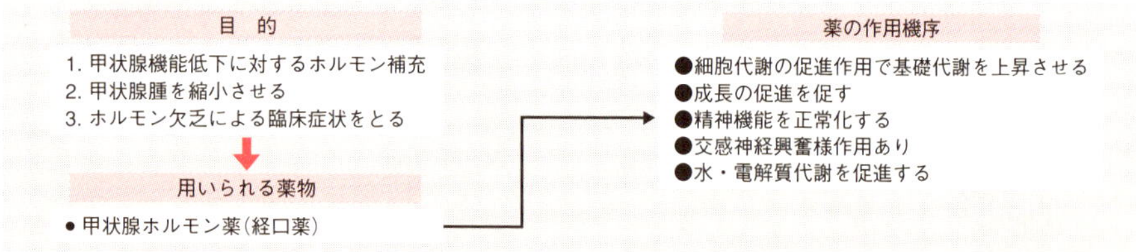

目 的	薬の作用機序
1. 甲状腺機能低下に対するホルモン補充 2. 甲状腺腫を縮小させる 3. ホルモン欠乏による臨床症状をとる	●細胞代謝の促進作用で基礎代謝を上昇させる ●成長の促進を促す ●精神機能を正常化する ●交感神経興奮様作用あり ●水・電解質代謝を促進する

用いられる薬物
● 甲状腺ホルモン薬(経口薬)

甲状腺疾患患者の看護

甲状腺機能亢進症患者の看護

甲状腺機能亢進症は血中の甲状腺ホルモン濃度が上昇し，過剰分泌症状を呈する疾患で大半がバセドウ病で，20〜50歳代の女性に多い．バセドウ病はびまん性甲状腺腫，眼球突出，頻脈を3大主徴とし，このほかに心悸亢進，発汗過多，手指の振戦，筋無力，食欲亢進，過少月経，体重減少などの諸症状がみられる．

■看護のポイント

(1) 心身の安静
　環境の調整と人間関係の調整．
(2) 栄養と水分補給
　高エネルギー・高ビタミンでバランスのとれた食事と，水分補給による脱水症の予防．
(3) 甲状腺クリーゼ(急激な増悪)の予防
(4) 抗甲状腺薬与薬上の注意と患者指導

■観察のポイント

(1) 甲状腺・眼症状
　甲状腺腫の程度，眼球・結膜・眼瞼などの眼症状．
(2) 代謝亢進症状
　食欲亢進，体重変化，体温上昇．
(3) 循環器症状
　頻脈，息切れ，不整脈，血圧上昇など．
(4) 皮膚・筋・神経症状
　発汗，皮膚発疹，脱力感，手指の振戦など．
(5) 消化器症状
　下痢，食欲低下，排便回数の増加など．
(6) その他
　月経異常，性欲減退，水分出納，情緒不安定など．

■具体的なケア

1 心身の安静，清潔，食事
① ストレスの誘因の除去に努め，面会人，家族，同室者との人間関係を調整する．
② 指示された安静度に従って体力の消耗を防ぎ，心身の安静を保持する．
③ 清拭や更衣による皮膚の清潔と保護に努める．
④ 食事は高糖質，高エネルギー食で栄養バランスと吸収のよい食品を選ぶ．
⑤ 下痢，脱水に注意して水分補給に努める．

2 薬物療法
① 指示された抗甲状腺薬などを与薬する（甲状腺ホルモンを測定しながら与薬する）．
② 皮膚発疹などの副作用の有無を観察する．

3 甲状腺クリーゼ時のケア
① 外科手術，感染，情動ストレス，薬物の中断などが誘因となるので，その除去に努める．
② 高熱，著しい頻脈，精神不安（イライラ感），下痢，嘔吐，脱水，血圧下降などに対症療法を行う．
  - 高熱に対しては全身を冷却し，解熱を促す．
  - 脱水状態，電解質異常を改善する．
③ 安全と安静に注意する．個室に収容し，室内の照明を暗くして心身の鎮静化をはかる．また室内を整備して危険防止に努める．
④ 栄養の補給
⑤ 二次感染の予防
⑥ 診療への不信感をもたせないように注意する．

甲状腺機能低下症患者の看護

甲状腺ホルモンの分泌低下により甲状腺ホルモン欠乏をきたし，全身の代謝が不活発となっている状態である．つまり，組織の熱産生が低下するため，寒がりの症状を呈する．

■看護のポイント

(1) 全身倦怠，無気力，活動力低下などに対する保護と援助
(2) 胃腸の蠕動運動低下による便秘，食欲不振に対する栄養補給と援助
(3) 皮膚の乾燥や発汗減少に対する保護
(4) 耐寒性低下，徐脈，血圧低下がみられるので保温
(5) 顔面浮腫，末梢浮腫（下腿・手背）の保護
(6) 抗甲状腺薬与薬時の注意と患者指導

■観察のポイント

患者は症状の自覚に乏しいために，積極的に訴えないので注意して観察する．
(1) バイタルサイン
  頻脈・不整脈，低体温，低血圧，息切れ（呼吸困難），胸水など．
(2) 皮膚の状態
  浮腫，皮膚の乾燥・落屑，脱毛（頭髪・眉毛），皮膚冷感，蒼白．
(3) 消化器症状
  食欲不振，悪心・嘔吐，便秘．
(4) 精神活動
  記憶力減退，倦怠感，無気力，疲労感，緩徐な言語・動作．
(5) 体重・尿量
  体重増加の推移，尿量のチェック（多尿）．

■具体的なケア

1 日常生活の援助
① 保温
  寒さに敏感となるので保温に留意．衣服や室温の調整，環境整備．
② 無気力・精神活動の低下に対する支援
③ 患者の苦痛・苦悩のきめ細かい把握
④ 皮膚の保護
  クリームなどによる保湿維持，損傷・感染の防止．
⑤ 水分・栄養の補給
  食欲不振や便秘に対する食事の工夫．
⑥ 事故防止と感染予防
  とくに上気道感染の予防に留意する．

2 薬物療法時の看護
① 患者や家族に対して
  薬物の継続服用の必要性と指導．
② 正確な与薬
③ 与薬後の脈拍変化の観察
  80回/分以上の場合は要注意．

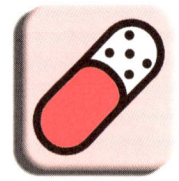

向精神薬
psychotropic drugs

I 概説・分類

中枢神経系に作用する薬物のうち，精神疾患の治療に使われる薬物および異常な精神状態をひき起こす催幻覚薬を一括して向精神薬とよぶ(表1)．

また，法的には「麻薬及び向精神薬取締法」で指定された薬物を向精神薬という．

II 向精神薬各論

1．抗精神病薬(antipsychotic drugs)

統合失調症およびその他の精神障害の治療に用いられる薬で，幻覚・妄想，不穏，興奮，躁，せん妄などを改善する作用がある．クロルプロマジンが最初に抗精神病薬として用いられて以来，多種の薬物が開発された(表2)．

一方，抗精神病薬は薬効の違いによって定型および非定型抗精神病薬に分類される(表3)．

統合失調症の症状には陽性症状(興奮，幻覚・妄想)と陰性症状(意欲欠如，感情鈍麻)とがある．定型抗精神病薬はドパミン D_2 受容体を遮断して抗精神病作用を発揮する．定型抗精神病薬は統合失調症の陽性症状には有効であるが，陰性症状への効果が不十分で認知機能障害の改善も悪く，ドパミン遮断作用による錐体外路症状や高プロラクチン血症などの副作用をもつ．

リスペリドンをはじめとして新しく開発された非定型抗精神病薬は，ドパミン遮断作用よりはるかに強いセロトニン(5-HT_2)受容体遮断作用をもち，陽性・陰性両症状に有効で，錐体外路症状や高プロラクチン血症をきたさず，認知機能障害を改善する．

リスペリドン，ペロスピロンはセロトニン・ドパミン拮抗薬(SDA)とよばれる．オランザピン，クエチアピンはセロトニン，ドパミン以外にヒスタミン，ノルアドレナリン受容体も遮断するので，多元受容体標的化抗精神病薬(MARTA)とよばれる．アリピプラゾールは D_2 受容体の部分アゴニストである．

抗精神病薬は，繰り返し投与しても薬物依存は起こさず，抗精神病作用に耐性を生じない．抗精神病作用に関与するドパミンおよびセロトニン受容体の遮断作用のほか，多くの受容体(ムスカリン，$α_1$-アドレナリン，ヒスタミン H_1)の遮断作用をもち，これら受容体遮断作用により副作用を生じる．

抗精神病薬の副作用としては鎮静，錐体外路症状(パーキンソン症候群，急性ジストニア，アカシジアなど)，悪性症候群，自律神経症状(起立性低血圧，口渇，かすみ目，便秘など)，肝機能障害などがある．

また慢性投与によっては遅発性ジスキネジア，高プロラクチン血症を起こすこともある．

抗精神病薬は，統合失調症の治療のほか，躁病，統合失調症以外の幻覚妄想状態，覚醒剤による精神症状，せん妄に用いられる．

■表1　向精神薬の分類

1	抗精神病薬
2	抗うつ薬
3	抗躁薬，気分安定薬
4	抗不安薬
5	精神刺激薬
6	催幻覚薬

■表2　化学構造による抗精神病薬の分類

ブチロフェノン誘導体	ハロペリドール，スピペロン，ピモジド
フェノチアジン誘導体	クロルプロマジン，チオリダジン，トリフロペラジン，ペルフェナジン，フルフェナジン
ベンザミド誘導体	スルピリド
イミノジベンジル誘導体	カルピプラミン，クロカプラミン
チエピン誘導体	ゾテピン
インドール誘導体	オキシペルチン
ジベンゾチアゼピン誘導体	クエチアピン
ベンズイソオキサゾール誘導体	リスペリドン
その他	オランザピン

■表3　薬効による抗精神病薬の分類

A	定型抗精神病薬	
	高力価群	ハロペリドール，スピペロン，フルフェナジン，ネモナプリド
	低力価群	クロルプロマジン，レボメプロマジン，フロロピパミド
	中間・異型群	ゾテピン，カルピプラミン，ピモジド，オキシペルチン，スルピリド
B	非定型抗精神病薬	
		リスペリドン，オランザピン，クエチアピン，ペロスピロン，アリピプラゾール

2．抗うつ薬(antidepressants)

感情の抑制を主症状とするうつ病・うつ状態の治療薬を抗うつ薬という．

抗うつ薬には①三環系抗うつ薬(イミプラミン，アミトリプチリン)，②四環系抗うつ薬(マプロチリン，ミアンセリン)，③選択的セロトニン再取り込み阻害薬(SSRI)(フルボキサミン，パロキセチン)，④セロトニン・ノルアドレナリン再取り込み阻害薬(SNRI)(ミルナシプラン)がある．三環系・四環系抗うつ薬は，シナプスのモノアミン(ノルアドレナリンやセロトニン)再取り込み阻害作用のほかにアドレナリン(a_1, a_2)，ムスカリン，ヒスタミンH_1，ドパミンD_2などの受容体遮断作用をもち，SSRI，SNRIはモノアミン再取り込み阻害作用が主で受容体遮断作用は少ない．

抗うつ薬の作用機序は，シナプス前部におけるノルアドレナリンまたはセロトニンの再取り込みを阻害する作用を介する．その結果起こる自己受容体の脱感作が関与すると想像される．

ミアンセリンはシナプス前a_2-受容体遮断によってノルアドレナリンの遊離を増加し抗うつ作用を示すという．

抗うつ薬の抗うつ作用は薬物投与後すぐには起こらない．うつ病患者に投与を始めて2～3週間後に抗うつ作用が現れる．

抗うつ薬の副作用は服薬開始早期より出現し，三環系抗うつ薬の急性中毒は致命的なことがある．また，三環系・四環系抗うつ薬では受容体阻害による副作用(鎮静，口渇，記銘力障害，起立性低血圧，錐体外路性運動障害)がある．

選択的モノアミン再取り込み阻害薬ではせん妄，幻覚，ショック，セロトニン症候群(錯乱，ミオクローヌス)，悪性症候群を起こす．モノアミン酸化酵素阻害薬と抗うつ薬の併用は，痙攣，昏睡などを生じるので禁忌である．

3．抗躁薬(antimanic drugs)，気分安定薬(mood stabilizer)

感情の高揚を主症状とする躁病の治療薬を抗躁薬という．炭酸リチウムが特異的抗躁薬であり，カルバマゼピン，バルプロ酸も用いられる．抗躁薬の薬理作用機序は明らかではない．

薬用量のリチウムは健常人には作用はないが，躁病患者では，不眠，多弁などの症状が軽快し抗躁作用を示す．血中至適濃度幅は0.8～1.5 mEq/Lと狭く，こ れを超えるとリチウム中毒になり，運動失調，発熱，痙攣発作，嘔吐，昏睡など種々の中毒症状を呈し，死に至ることがある．したがって，リチウムは血中濃度を測定して投与量を調節すること(TDM)が必要である．

4．抗不安薬(antianxiety drugs)

不安や緊張を特異的に除く作用をもつ薬物をいい，神経症の治療に用いられる．

GABAの効果を増強するベンゾジアゼピン系薬物，セロトニン5-HT_{1A}受容体サブタイプのアゴニスト，SSRIがある．

ベンゾジアゼピン系薬物(ジアゼパム，アルプラゾラムなど多数)は大脳皮質，辺縁系，間脳のベンゾジアゼピン受容体に作用して薬理作用を現し，抗不安薬，催眠薬，抗痙攣薬として用いられる．一般に安全性は高い．副作用には眠気，運動失調があり，長期投与により耐性，依存性を生じる．

5-HT_{1A}アゴニストの抗不安薬にはタンドスピロンがあり，安全性は高く，ベンゾジアゼピン誘導体とは交差耐性はない．

SSRI(例：フルボキサミン)は安全性が高く抗不安薬の第一選択薬になりつつある．肝チトクロムP450(CYP)を抑制するので薬物相互作用に注意する．

5．精神刺激薬(psychostimulants)

精神賦活薬ともいい，中枢神経刺激作用をもつ交感神経刺激薬であり，アンフェタミン，メタンフェタミン(ヒロポン)，メチルフェニデートがある．

アンフェタミン，メタンフェタミンは気分高揚，疲労感消失，不眠を起こす．乱用されるので覚醒剤として使用が制限され臨床的適応はない．慢性中毒では精神的依存を生じ，統合失調症に似た妄想を示す．

メチルフェニデートはアンフェタミンに似た作用があり，ナルコレプシーに用いられる．薬物依存を起こし乱用されるおそれがある．

6．催幻覚薬(hallucinogens)

知覚認識の変化，思考異常，気分の変化，幻覚などの精神病にみられる症状を起こす薬物である．精神病の動物モデルに用いられるが，臨床上の用途はない．①リゼルグ酸ジエチルアミド(LSD25)およびLSD様作用物質(プシロシビン，メスカリン，ブホテニン)，②中枢性交感神経作用薬(アンフェタミン，コカイン)，③大麻，④フェンシクリジンという4群の薬物がある．

喉頭がん
laryngeal cancer

I 疫 学

喉頭がんの人口10万当たりの粗罹患率は，男性4.7，女性0.4(1996年，全国推計)である．好発年齢は60歳代であり，50歳代以上の患者で全体の95％を占める．

性格的には外向的な人に多く，ヘビースモーキング〔ブリンクマン指数(Brinkman index，喫煙本数/日×喫煙年数)が平均約1,000以上〕，飲酒，多弁，口腔内不衛生などが関係する．職業的には商人，自営業者に多く，音声職業家(音楽家など)に多いわけではない．

II 病期分類

TNM分類に基づいて行われる．
1) T-原発腫瘍
TX ：原発腫瘍の評価が不可能
T0 ：原発腫瘍をみとめない
Tis ：上皮内がん

〔声門上部がん〕
T1 ：声帯運動が正常で，声門上部の1亜部位に限局する腫瘍
T2 ：喉頭の固定がなく，声門上部の他の亜部位，声門または声門上部の外側域の粘膜に浸潤する腫瘍
T3 ：声帯が固定し喉頭に限局するもの，および/または輪状後部，喉頭蓋前方の組織，声門周囲腔のいずれかに浸潤する腫瘍，または甲状軟骨のわずかなびらんを伴う腫瘍
T4a ：甲状軟骨を破って浸潤する腫瘍，および/または喉頭外，すなわち気管，舌深層の筋肉/外舌筋を含む頸部軟部組織，舌骨下筋群，甲状腺，食道に浸潤する腫瘍
T4b ：椎前間隙，縦隔に浸潤する腫瘍，または頸動脈を全周性に取り囲む腫瘍

〔声門がん〕
T1 ：声帯運動が正常で，声帯に限局する腫瘍
　T1a ：一側声帯に限局する腫瘍
　T1b ：両側声帯に浸潤する腫瘍
T2 ：声門上部，および/または声門下部に進展するもの，および/または声帯運動の制限を伴う腫瘍
T3 ：声帯が固定し喉頭内に限局する腫瘍，および/または声門周囲腔に浸潤する腫瘍，および/または甲状軟骨のわずかなびらんを伴う腫瘍
T4a ：甲状軟骨を破って浸潤する腫瘍，または喉頭外，すなわち気管，舌深層の筋肉/外舌筋を含む頸部軟部組織，舌骨下筋群，甲状腺，食道に浸潤する腫瘍
T4b ：椎前間隙，縦隔に浸潤する腫瘍，または頸動脈を全周性に取り囲む腫瘍

〔声門下部がん〕
T1 ：声門下部に限局する腫瘍
T2 ：声帯に進展し，その運動が正常か制限されている腫瘍
T3 ：声帯が固定し，喉頭内に限局する腫瘍
T4a ：輪状軟骨あるいは甲状軟骨を破って浸潤する腫瘍，および/または喉頭外，すなわち気管，舌深層の筋肉/外舌筋を含む頸部軟部組織，舌骨下筋群，甲状腺，食道に浸潤する腫瘍
T4b ：椎前間隙，縦隔に浸潤する腫瘍，または頸動脈を全周性に取り囲む腫瘍

2) N-所属リンパ節
NX ：所属リンパ節転移の評価が不可能
N0 ：所属リンパ節転移なし
N1 ：同側の単発性リンパ節転移で最大径が3cm以下
N2 ：同側の単発性リンパ節転移で最大径が3cmを超えるが6cm以下，または，同側の多発性リンパ節転移で最大径が6cm以下，または両側あるいは対側のリンパ節転移で最大径が6cm以下
N2a ：同側の単発性リンパ節転移で最大径が3

■表1　TNM分類による病期分類

0期	Tis	N0	M0
I期	T1	N0	M0
II期	T2	N0	M0
III期	T1, T2, T3	N1	M0
		N0, N1	M0
IVA期	T1, T2, T3	N2	M0
	T4a	N0, N1, N2	M0
IVB期	T4b	Nに関係なく	M0
	Tに関係なく	N3	M0
IVC期	T, Nに関係なく		M1

(日本頭頸部癌学会編：頭頸部癌取扱い規約．改訂第4版，p.39，金原出版，2005)

■図1 喉頭がんの侵襲部位と症状

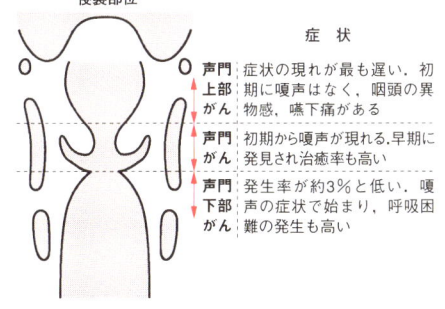

侵襲部位 / **症状**

- **声門上部がん**：症状の現れが最も遅い。初期に嗄声はなく、咽頭の異物感、嚥下痛がある
- **声門がん**：初期から嗄声が現れる。早期に発見され治癒率も高い
- **声門下部がん**：発生率が約3%と低い。嗄声の症状で始まり、呼吸困難の発生も高い

(山口瑞穂子ほか監：New 疾患別看護過程の展開. 第2版, p.865, 学習研究社, 2006)

- cm を超えるが6 cm 以下
- N2b ：同側の多発性リンパ節転移で最大径が6 cm 以下
- N2c ：両側あるいは対側のリンパ節転移で最大径が6 cm 以下
- N3 ：最大径が6 cm を超えるリンパ節転移

3) **M-遠隔転移**
- MX ：遠隔転移の評価が不可能
- M0 ：遠隔転移なし
- M1 ：遠隔転移あり

4) **病期分類**
TNM 分類による病期分類を表1に示す。

Ⅲ 病態生理

組織学的には、扁平上皮がんが全喉頭悪性腫瘍の99％を占め、腺がんは約0.2％で、転移性腫瘍は悪性黒色腫を除きほとんどみとめない。

Ⅳ 症状

喉頭がんの症状は発生部位により異なる(図1)。
声門がんでは嗄声が出現し、声帯運動が失われるようになると失声となり、気道を狭窄するようになると喘鳴や呼吸困難をきたす。声門上部がんでは咽喉頭部の違和感、嚥下痛を訴えることが多い。嗄声は声帯運動が障害されるようになるまでみとめられない。声門下部がんは無症状であることが多く、嗄声は声帯運動が障害されるまで出現しない。むしろ気管がんと似ており、血痰、口臭、咳嗽などをみとめる。

Ⅴ 診断・検査

1) **喉頭鏡検査・内視鏡検査**
   - 間接喉頭鏡検査・直接喉頭鏡検査
   - 喉頭ファイバースコープ
   - マイクロスコープ
   - 喉頭ストロボスコピー

2) **X線検査**
喉頭高圧撮影、断層撮影が行われる。近年は内視鏡検査の進歩により喉頭造影が行われることは少ない。

3) **CT検査**
ヘリカルCTによって、従来に比して詳細な画像が得られるようになった。

4) **MRI検査**

5) **生検**
内視鏡下に組織片を採取して確定診断を得る。

Ⅵ 治療

喉頭がんの治療には放射線治療、喉頭部分摘出術、喉頭全摘術があり、進行度に応じて選択される。

1) **放射線治療**
照射法は声門がんでは、5×5 cm の2門照射、計60 Gy が多い。T1～2, N0の症例が適応とされている。

2) **喉頭部分摘出術**
中期がんが適応となる。垂直部分摘出術(声門がんに行われる)と水平部分摘出術(声門上部がんに対して行われる)の2法がある。

3) **喉頭亜全摘術**
T2およびT3症例の一部が適応となる。輪状軟骨、喉頭蓋の上部1/2、舌骨を温存する。

4) **喉頭全摘術**
進行がんが対象となる。発声機能は消失する。

5) **治療成績**
5年生存率は、声門がんで約90%、声門上部がんで約60%、全体で約70%である。

喉頭がん患者(喉頭全摘術後)の看護

■看護のポイント

喉頭全摘術により、声を失うことになる。声を失うことに対する動揺、意思伝達が十分行えないためストレスの増強が考えられる。ストレスを少しでも軽減できるように、また術後のさまざまな苦痛に対して適切なケアを行い、できるだけ快適な日常生活が継続できるように援助することが必要である。

■観察のポイント

1) 手術に対する認識，理解，心情を知る
2) 創部状況
   ① カニューレの状態
   ② 出血の有無
   ③ 感染の有無
   ④ 縫合不全の有無
   ⑤ 発赤，腫脹の有無
   ⑥ 疼痛の有無
   ⑦ 浮腫の有無
3) 呼吸障害
   ① 呼吸困難
   ② 肺雑音
   ③ 咳嗽，喀痰
   ④ チアノーゼの有無
4) 全身症状
   ① 発熱の有無
   ② 痛みの有無
   ③ 嚥下障害の有無

■具体的なケア

1 呼吸器合併症の防止
気道確保することが重要である．
1) 口腔，カニューレ孔の吸引
   ① 無菌操作で行う．
   ② 口腔用とカニューレ孔用の吸引カテーテルは区別する．
   ③ 粘膜損傷を生じないように静かに吸引する．
2) 喀痰の排出を促す
   ① インスピロンの使用
   ② 加湿器の使用
   ③ カニューレ孔をガーゼで覆う．
     ・加温，加湿をはかる
     ・塵埃，異物の気管内侵入防止
   ④ 深呼吸の励行
   ⑤ 可動範囲内での体位変換

2 創部のケア
1) 頭部の安静保持(伸展，回旋を防ぐ)
   ① 砂嚢，小枕を使用して仰臥位，安静を保つ．
   ② 嚥下運動による下咽頭粘膜縫合部の哆開(しかい)を防ぐ．
     ・唾液は嚥下せず，ティッシュペーパーでとる
     ・吸引をする
   ③ 術後10日間くらいは経管栄養を行う．
2) 汚染防止
   口腔内ケアを十分に行う．
     ・飲水しないように巻絹子，スワブで清拭を行う
     ・分泌物は頻回に吸引を行う

3 全身的症状へのケア
1) 感染による発熱
   冷罨法
2) 安静臥床による全身痛
   ① 円坐の使用
   ② パップ剤の貼付
   ③ 圧迫部位のマッサージ
   ④ 四肢の屈曲運動
3) 食事
   ① 嚥下しやすい食品を選ぶ．
   ② 少量ずつ，ゆっくり摂取する．
   ③ 嚥下時の姿勢を工夫する．
   ④ 熱い湯，刺激食品はさける．

4 精神的な援助
1) 失声
声を失うことに対する動揺は大きく，手術を拒否することが多い．患者の嘆き，悲しみ，怒りを知り援助していく．
   ① 術後もほかの方法で話せるという確信をもてるように援助する．
     ・喉頭摘出をしても，ほかの手段を用いての会話が可能であることを説明する
     ・無喉頭発声の上手な人に会わせる
   ② 発声練習をする．
   術後の練習期間を短くするために術後7〜10日目から「げっぷ」を出す練習をする．
   ③ 術後のコミュニケーションをスムーズにするための準備
     ・筆談，文字板を用いて準備する
     ・簡単な手話，合図・ジェスチャーなどを患者と術前にとり決めておくのもよい

5 代用音声について
失声した場合には，代用音声を用いてのコミュニケーションが必要となる．代用音声は，①食道発声，②人工喉頭発声，③手術によるシャント形成による代用発声などに分けられる．発声のメカニズムおよび各代用音声について概略を以下に示す．

(1) 食道発声
呼吸と舌運動の組合わせで食道内に摂取した空気を吐出して下咽頭粘膜を振動させ，声帯の代わりとし音声とするもので，簡単にいうなら，胃に空気を

■図2　食道発声のしくみ

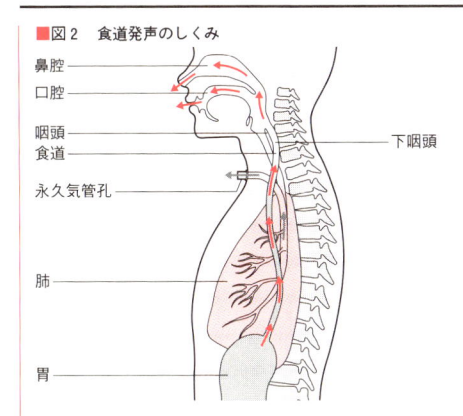

■図3　電気式喉頭発声
ネックタイプ　　口腔タイプ

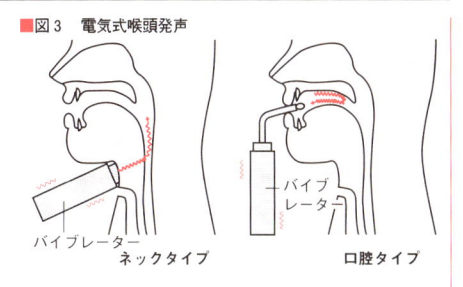

■図4　TEシャントによる発声のしくみ

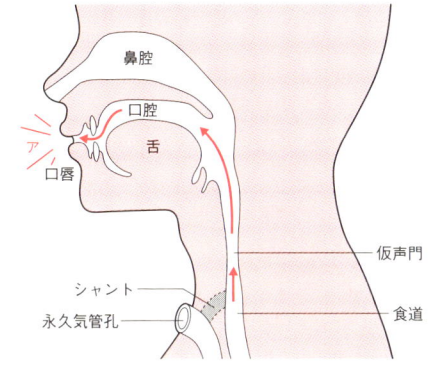

飲み込み吐き出すいわゆる「げっぷ」をすることで声にする方法である(図2).人工的な材料を必要とせずに音声を得られるが,食道内への空気摂取が少量であれば,振動を起こす駆動力が乏しくなり,発声の習得が難しく,また発声時間が短く流暢にはならないなどの問題が残る.

(2) 人工喉頭発声

音源を人工喉頭などの人工材料とするもので,呼吸,発声を器機に置き換えたり,構音器官(鼻腔,咽頭,口腔,舌)を使って発声する方法.駆動エネルギーを呼気とする笛式喉頭発声と電気的エネルギーを用いる電気式喉頭発声(図3)とに分けられる.

前者は気管孔に笛を当て,呼気を駆動源としてゴム膜を振動させた笛の音をチューブで口腔内に導き発声する方法.習得は比較的簡単で,かなり自然に近い発声が可能となる.後者は,電気エネルギーを駆動源とするもので,図中の先端の振動部分を,咽頭に当てる(ネックタイプ)または口にくわえて使用(口腔タイプ)するもので,術創が安定すれば,すぐに使用することができ,高齢者や肺活量の少ない患者でもすぐに会話が可能となる.

(3) 手術による代用発声

気管食道瘻(tracheo-esophageal shunt；TEシャント)造設が代表的な術式で,食道だけでは吸気・呼気ともに少ないことから,下咽頭や食道で連結させ瘻孔を形成する.すなわち喉頭摘出後に気管孔後壁から食道腔へ管腔を作製し,気管孔を塞ぐことで食道に誘導される呼気による粘膜振動を音源とする発声法である(図4).頸部の前の皮膚につけた瘻を指で閉鎖しながら発声するため,習得に時間がかかるが,自然に近い音声が得られる.

⑥ 退院時の指導

1) 気管孔への対応
　①ポータブル吸引器の使い方
　②異物,冷たい乾燥した空気の吸入防止
　　・ガーゼエプロン,スカーフの使用
　③入浴時の注意(水が入らないように)
　　・タオルを首に巻く
　　・浴槽の正面に鏡をつける
　　・咳,くしゃみ時は気管孔から分泌物が飛び散らないように自分で気管孔を押さえる

2) におい対策
　術後は鼻呼吸ができず,においがわからない.
　①ガス漏れ報知器を設置し不測の事態に備える.
　②腐敗臭に気づかないので食中毒に注意する.

3) 下気道感染防止
　①過労をさける.
　②規則正しい生活をおくる.

4) 腹圧がかけにくくなるので便秘に注意

5) 社会保障の説明
　①身体障害者の認定
　②障害年金の給付
　③人工喉頭の無償交付

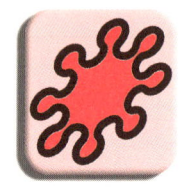

更年期障害
こうねんきしょうがい
climacteric disturbance, menopausal syndrome

I 概説

1) 定義
更年期に現れる多種多様の症状群で，器質的変化に相応しない自律神経失調を中心とした不定愁訴を主訴とする症候群のことを更年期症状(日本産科婦人科学会)と定めているが，その症状の程度が日常生活に影響を与えるほどのものを，とくに更年期障害としている．軽症の更年期症状の頻度は80％であるが，日常生活に支障をきたす更年期障害の頻度は20〜30％である．

2) 原因
卵巣機能の衰退・消失が視床下部の神経活動に変化をもたらすことによって，エストロゲンの消退を中心としたホルモン的要因に心因的要因が関与し，さまざまな症状が発症する．

3) 男性更年期障害
男性の場合，女性のように急激なホルモンの低下が生じるわけではないが(図1)，女性同様に全身機能の低下が生じることと相まって，仕事や家庭・夫婦間の葛藤などのストレスにより，倦怠感，易疲労，集中力の低下などの症状を呈する．近年，男性の更年期障害として注目されている．

II 症状

症状の程度，持続期間(図2)は個人差が大きいが，その種類は大別すると以下のように区分される．

① 血管運動性障害：のぼせ，熱感，発汗亢進，冷え(腰や手足の冷え)，動悸・息切れ，肩こり，ホットフラッシュ(顔のほてりやのぼせで，1日に数回，かっと顔がほてり，汗がたくさん出たり，息切れがする)

② 精神神経障害：頭痛，頭重感，めまい，不安，不眠(寝つかれない，眠ってもすぐ目を覚ましやす

■図1 男女のホルモン分泌グラフ

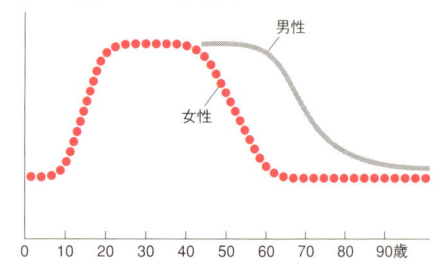

■図2 更年期症状発症時期の推移

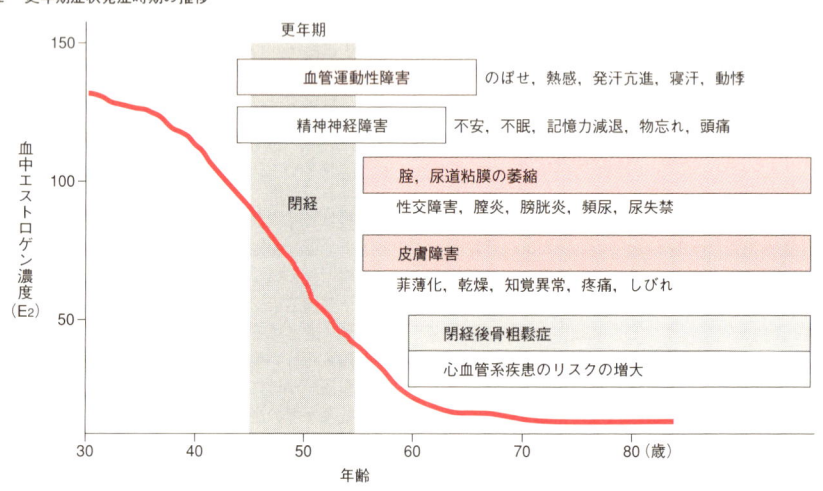

■表1 Kupperman 更年期指数

種類	重症度 強(3)	中(2)	弱(1)	無(0)	症状群	評価factor
①顔が熱くなる(ほてる) ②汗をかきやすい ③腰や手足が冷える ④息切れがする	☐ ☐ ☐ ☐	☐ ☐ ☐ ☐	☐ ☐ ☐ ☐	☐ ☐ ☐ ☐	1. 血管運動神経障害様症状	4
⑤手足がしびれる ⑥手足の感覚が鈍い	☐ ☐	☐ ☐	☐ ☐	☐ ☐	2. 感覚障害様症状	2
⑦夜なかなか寝つかれない ⑧夜眠ってもすぐ目をさましやすい	☐ ☐	☐ ☐	☐ ☐	☐ ☐	3. 不眠	2
⑨興奮しやすい ⑩神経質である	☐ ☐	☐ ☐	☐ ☐	☐ ☐	4. 神経質	2
⑪つまらないことにくよくよする 　(憂うつになることが多い)	☐	☐	☐	☐	5. 憂うつ	1
⑫めまいや吐き気がある	☐	☐	☐	☐	6. 眩暈	1
⑬疲れやすい	☐	☐	☐	☐	7. 全身倦怠	1
⑭肩こり・腰痛・手足の節々の痛みがある	☐	☐	☐	☐	8. 関節痛・筋肉痛	1
⑮頭が痛い	☐	☐	☐	☐	9. 頭痛	1
⑯心臓の動悸がある	☐	☐	☐	☐	10. 心悸亢進	1
⑰皮膚を蟻がはうような感じがする	☐	☐	☐	☐	11. 蟻走感	1

各症状の点数は,各症状群に属する症状の重症度の最高点×各症状群の評価factorであり,全症状群の点数の総和が指数となる.
(重症度:強=3,中=2,弱=1,なし=0)

い),記憶力の減退,物忘れ,抑うつ(つまらないことにくよくよする),神経症(興奮しやすい)
③消化器症状:悪心・嘔吐,食欲不振,便秘
④知覚系,運動系:しびれ,腰痛,関節痛
⑤腟・尿道粘膜の萎縮:頻尿,排尿時痛,膀胱炎,尿失禁,外陰部のかゆみ,不正出血,性交障害(性交時痛)

III 検査

更年期障害は,不定愁訴といわれるくらい多岐にわたる症状があるため,その症状の種類と程度の全体を把握するためには,指数化した問診表を用いる.また,血中ホルモン濃度の測定により卵巣機能の低下を確認する.
①問診:代表的な2つの指標を以下に示す.
　Kupperman 更年期指数(表1),簡略更年期指数(Simplified menopausal index ; SIM)(表2)などを用いる.更年期障害の程度は,患者の訴えが中心であるため客観的評価は難しいが,指数化することで変化を把握することは可能である.
②血液検査:血中エストラジオール(E_2)値が10 pg/

■表2 簡略更年期指数(SMI)

症状	強	中	弱	無	点数
①顔がほてる	10	6	3	0	
②汗をかきやすい	10	6	3	0	
③腰や手足が冷えやすい	14	9	5	0	
④息切れ,動悸がする	12	8	4	0	
⑤寝つきが悪い,眠りが浅い	14	9	5	0	
⑥怒りやすく,イライラする	12	8	4	0	
⑦くよくよしたり,憂うつになる	7	5	3	0	
⑧頭痛,めまい,吐き気がよくある	7	5	3	0	
⑨疲れやすい	7	4	2	0	
⑩肩こり,腰痛,手足の痛みがある	7	5	3	0	
合計点					

自己採点の評価:
　　0～ 25点　異常なし
　26～ 50点　食事・運動に注意
　51～ 65点　更年期・閉経外来を受診
　66～ 80点　長期間の計画的治療
　81～100点　各科の精密検査,長期の計画的な対応

mL未満，同時に卵胞刺激ホルモン(FSH)値が40 IU/mL以上であれば，卵胞成熟活動の低下がうかがえる．

③自己診断：SMIの自己採点評価で51点以上は，要受診および要治療となるが，50点以下でも食事や運動などの日常生活に注意をする必要がある．

IV 治療

1) **薬物療法**
   ①対症療法としての薬物療法
   - 精神神経症状：マイナートランキライザー，抗うつ薬，睡眠導入剤など
   - 全身症状の改善：漢方薬(当帰芍薬散，加味逍遥散，八味地黄丸など)

   ②ホルモン補充療法(HRT)：エストロゲンの欠乏に対して，エストロゲンを外部から補う．更年期障害の治療として行われる場合は長期間投与ではないが，エストロゲン依存性の悪性腫瘍(子宮内膜がん，乳がんの合併)，血栓性疾患，肝機能障害を発症している患者には禁忌である．

2) **食事・運動療法**
   日常生活を楽しむことができるように，環境や生活習慣を見直すことも大切である．とくに，運動不足や睡眠不足では，食欲が減退してしまうので，食事・運動・休息のバランスをよくとり，規則正しい日常生活をおくることが重要である．

■表3 更年期を健康的に過ごす10か条(野末悦子による)

①良い友達をつくる
②パートナーとの良い関係
③そのままの自分を大切に
④スポーツの勧め
⑤ボランティアの勧め
⑥おしゃれを楽しむ
⑦計画的な健康診断
⑧睡眠を大切に
⑨食物の質と量
⑩いつまでも勉強とチャレンジ

3) **カウンセリング**
   更年期障害の不定愁訴は，患者のみにしかそのつらさがわからないが，患者の苦痛を「受容」し，「支持」するといったかかわりが大切である．したがって，患者の話をゆっくり時間をかけて聞くことは，患者の精神的支えにつながることとなる．

V 予防

更年期障害は加齢により誰もが経験する変化であることを，自らが正しく認識することが重要である．そして，この時期は第二の人生への転機であることから，自分自身の健康管理を主体的・積極的に始められるよう，正確な知識や情報の入手方法をサポートする．

野末は，「更年期を健康的に過ごす10か条」(表3)を提唱している．

更年期障害を訴える女性への看護

■看護のポイント

更年期障害を発症する閉経前後のこの時期は，内分泌環境の急激な変化と同時に，時間と労力を注いだ子育てからの解放による役割喪失，夫の定年・病気，近親者や友人の死などによる将来の不安を感じやすい．さらに近年は高齢化社会によって，この年代の女性の約半数が介護を担うことによる心身の負担感の増強など，社会背景についても複雑な状況にあることがみとめられる．したがって，単に症状への対応といった身体的側面へのかかわりだけでなく，心理社会的側面へのアセスメントも含めた対応が大切である．

■観察のポイント

(1) 身体症状の把握

更年期障害の身体症状は，ほとんどが自覚的症状であるため，その程度を他者が判定することは難しい．したがって，対象者からその状況について詳しく聞くと同時に，そのつらさに対し共感的な会話をすることが大切である．

(2) 精神症状の把握

更年期は，人生の折り返し地点で，将来的不安感や憂うつを感じやすい．こうした精神症状は，対象者の社会背景的要因や家族関係・役割要因などの影響を受けやすいので，精神症状のみでなく，これらの情報について把握することも対処方法を考えるのに有効である．

(3) 生活習慣の把握

空調などの室温調整が難しい環境にある勤労女性などでは，のぼせ，冷えなどの身体症状が増強され

ることによって，精神症状をも増悪させてしまうことがある．これらは，日常生活を見直すことによって症状の改善が得られることもあるので，症状に関連した生活習慣についての情報収集を行う．

(4) 人間関係の把握

更年期や更年期症状について，対象者が周囲の人(同僚・友人・家族)に，どのように表出しているのか，また周囲がそのことをどう受け止めサポートしているのかによって，対象者の更年期障害の受け止め方は異なる．したがって，その人間関係について把握することも重要である．

■具体的なケア

1) 治療
(1) 薬物療法

ホルモン補充療法(HRT)では，投与の前には必ず血中ホルモン値を測定し，不足している状態の確認を行うとともに，子宮がん・乳がんの罹患の有無や肝・腎機能および心臓病・高血圧，糖尿病など全身的チェックを実施する．とくに，血栓症・塞栓症の既往者は禁忌である．

服用方法は，症状や血中ホルモン値によって異なるが，服用中は定期的に検診を行い，全身的管理をして，異常の早期発見に努める．

2) 予防と対応
(1) 生活指導

①食事指導

この時期の食生活は，食欲も低下することや子どもの独立などによって家族成員がそろって食事を摂る機会が少ないことから，バランスのとれた食生活が崩れてしまいがちである．したがって，
- 適切なエネルギーを摂取すること
- 良質の蛋白質を摂取すること
- 脂質の摂取を控えること
- ビタミンやミネラルを十分に摂取すること
- バランスのとれた食事を規則正しく摂ること
- 喫煙やアルコール摂取はほどほどにすることが大切である．

②運動指導

適度な運動を生活習慣のなかに組み入れることは，血液の循環促進や気分転換につながる．また，手足の冷えや肩こりがある場合には，運動により血行が促進されるとともに，自律神経が活性化される．さらに運動は身体疲労を伴うことから，睡眠の誘導にも効果的である．

③日常生活における対応

ホットフラッシュ：更年期の前半に7割の人に出現する，予期せず起こるので，気分が落ち込んだり外出ができなくなったりするが，大きく深呼吸をすることで交感神経の作用が和らぎ，症状が軽減することが多い．

また，この症状は本人が感じているほど周囲の人は気づかないことも多いので，タオルやハンカチを用意するなどして対応することを指導する．

手足や腰の冷え：手足を熱めの湯と冷水に交互につけて自律神経を鍛える．または，ウォーキングや適度な運動をして，全身の血行促進をはかるなどの方法を指導する．

(2) 更年期外来や女性外来での相談

気になる症状がある場合には，早めに婦人科あるいは女性外来などを受診し相談するように支援する．しかし，すべてが女性ホルモンの減少によるとは限らないので，ほかの疾患の前兆である場合も考え，受診時は気になる症状のすべてを相談することが重要である．

(3) 家族への支援

更年期にある女性は，子育てからの解放で母親としての役割の喪失感をいだいていることが多い．また，夫は社会的役割が重くなっている時期でもあるため，なかなか家族成員が更年期障害の状況に気づかなかったり，気づいていても正しく理解していないために，身体的にも心理的にもサポートしえない状況が多い．

したがって，家族成員にも更年期障害について正しく理解できるような指導が大切である．

交流分析
transactional analysis ; TA

I 定義

1958年に米国の精神科医バーン(Eric Berne, 1910～1970)が創案した心理療法で,「TAは1つのパーソナリティ理論であり, 個人が成長し, 変化するためのシステマティックな心理療法の1つ」(国際TA協会)と定義されている. 精神分析の口語版ともいわれ, 自己理解(気づき), 自発性と親密さの獲得を通じて, 個人が自律性を達成するための援助を目的とする.

II 種類

交流分析の基礎理論は以下の4種類である.
① 構造分析(自我状態): 人間には, P(Parent, 親), A(Adult, 大人), C(Child, 子ども)の3つの自我状態があり, この3領域のバランスを分析する. 3つの自我状態に気づかなかったり, バランスが崩れると悩みや葛藤が生じたり, 対人関係でトラブルが起こったりする(図1).
② 交流パターン分析: 3つの領域が対人状況でどのように交流するかを分析する. 平行的交流, 交叉的交流, 仮面的交流に分類される.
③ ゲーム分析: 個人の対人関係の行動パターンを心理ゲームとよび, ゲームを演じる人が無意識のうちに繰り返す隠れた欲求や動機から, その心理過程を分析する.
④ 脚本分析: 人間は一生を通じて, その人なりの脚本をもち, 自分の人生の舞台で脚本に書かれている役割を演じていると考え, 最終的に必要に応じて, 人生で演じているドラマの脚本を分析する.

III 交流分析エゴグラム

交流分析では, 相手の存在に対する刺激をストローク(stroke)とよび, これは称賛や賛同などの人間にとってプラスのストロークと, 侮辱や否定などのマイナスのストロークに分かれる.
デュセイ(John M.Dusay, 1935～, 米)は, 自我状態のそれぞれが放出していると想定される心的エネルギーの量をグラフ化することを考え, エゴグラム(図2)を創案した. 望ましいエゴグラムはベル型や平型であるが, エゴグラムは各人の個性や特性をとらえるものであり, 性格のよい, 悪いを決めるものではな

■図1 3つの自我状態

Parent(親の自我状態)
CP (Critical Parent):
批判的な親(道徳, 規律, しつけ)
NP (Nurturing Parent):
保護的な親(勇気づける, 愛情を込める, 優しい)

Adult(大人の自我状態)
(客観的, 冷静, 判断力, 適応力)

Child(子どもの自我状態)
FC (Free Child):
自由な子ども(創造的, 自然的)
AC (Adapted Child):
順応する子ども(従順な, 信頼, よい子)

P: 自分を育ててくれた親の影響が内在化したもの. 言動が影響される
A: 成人としての状態. 知性に関係のある心の動き
C: 本能的・衝動的に出る感情と態度. 生のままの心の表れ. 子どものときの感情体験がそのまま再現されるような状態

■図2 エゴグラム

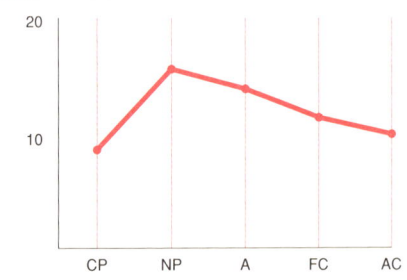

① CP, NP, A, FC, ACの5項目には, それぞれ10の質問がある. 質問内容が自分の性格に合ったものであれば○, そうでなければ×, どちらでもないときは△をつける
② ○: 2点, △: 1点, ×: 0点として, CP, NP, A, FC, ACそれぞれの合計点を出す
③ 各項目軸に点数をマーキングし, それぞれのポイントを線で結んで表れた折れ線グラフがエゴグラムである

い. したがって, 各人がどのような人になりたいかという主体性や選択のために用いることが重要である.
わが国では, 数種のエゴグラム質問紙が開発・市販されており, 心身医学領域の心理テストや職員教育や研修などに広く用いられている.

コーチング
coaching

I 定義・概念

コーチング(coaching)とは、クライエントの自発的な行動を促進するために、コミュニケーションスキルで相手を勇気づけ、質問で気づきを引き出し、クライエントの主体的取り組みにより、目標達成、問題解決、知識・技術の向上をはかる方法である。

コーチングはもともと体育教育の場で用いられてきた方法である。かつては教師から学生に知識・技術を伝達するというティーチング(teaching)が中心であったが、現在は、学生を動機づけ、学生自身の取り組みによって課題を達成させるコーチングに変化してきた。コーチングはカウンセリングをもとにしたコミュニケーションスキルの1つであるが、カウンセリングは感情に焦点をあて、過去に向かって聴くのに対し、コーチングは行動に焦点をあて、未来に向かって聴く。

II コーチングの考え方

コーチ(coach)とは四輪馬車のことで、大切な人々をその人が望むところにつれていくという意味がある。コーチングの考え方は、①人は皆、無限の可能性をもっている、②その人が必要とする答えはすべてその人のなかにある、③人は一人ひとり異なる、④相手の強み、長所に焦点をあてる、⑤別の視点を提供する、⑥いつもクライエントの味方である、を基本とする。クライエントが答えを見つけるためにはパートナー(指南役)との会話が不可欠であり、指南役としてのコーチは、気づきのきっかけをつくり、それを引き出し、目標達成への行動を促す役割を担う。

コーチングの機能は、他者から教えられた場合よりも自らその行動の意味を考えた場合のほうが行動化する(自己説得力)、上から強制されると反発したり逆に行動を取らなくなる(リアクタンス:心理的反発)、話すことで自らを律すると同時に、相手からの支援を期待する(公的宣言)などの人間行動の特徴に基づく。

III コーチングスキル

細分類すると100以上あり、通常の会話場面でも使っていることが多い。ここではコーチングで重要な質問、傾聴、承認、提案について述べる。

質問:オープンクエスチョンで、クライエントの考えを自由にいろいろな形で表現させる。なぜという

■図1 GROW モデル

Goal:目標の明確化 ····· どのような問題をいつまでに達成させようとしているのか、そのための準備などを具体的に明確にさせる

Reality:現状把握 ······· 本当の問題は何かをひき出し、確認する

Resource:資源の発見 ··· 目標達成のための資源を活用する(時間、情報、人、物、金など)

Options:選択肢の創造 ··· 気づきを促し、できるだけ選択肢をあげさせ、ベストの選択肢を選ぶようにする

Will:目標達成の意思 ···· やる気の確認をする

質問は注意して使用する。→潜在意識をひき出し、クライエントの視点を変えたり気づきを促す。

傾聴:クライエントの話したいことや心の声をじっくり聴く。話をさえぎったり口を挟んだりしない。→安心感や信頼感をいだかせ、本音を表出できるようにする。

承認:クライエントの行為や存在を認める、感謝の気持ちを素直に言葉にする。→クライエントに安心感を与え、やる気を引き出す。

提案:指示・命令するのではなく、クライエントに新たな視点を提示し、選択・決定させる。→新たな視点に気づかせ、意思決定を促進する。

IV コーチングプロセス

通常、GROW モデル(コーチングの基本過程を表すキーワードの頭文字、図1)に沿ってサポートをするが、必ずしも順番どおりのプロセスをふむ必要はない。

V 看護での活用法

コーチングは教育現場のみならず、臨床における患者や医療従事者間のコミュニケーションに導入されるようになってきている。コーチングを実際に活用するためには教育訓練が必要なので、患者やスタッフ間でコーチング理論を対人関係のベースとして活用することが望ましい。すなわち、自分の強みを再認識するとともに、相手の強みに焦点をあて、承認・伝達すること、傾聴や質問する力を培い、未来肯定型でかかわり、相手の行動を促進することによって、教育環境や職場環境を改善していくことが肝要である。

呼吸器系
respiratory system

I 定義・概念

呼吸は,「生物が外界から酸素を取り入れ,二酸化炭素を外界に放出する現象,またそのために行う筋肉運動」と定義される外呼吸と,「生物の組織や細胞が酸素を取り入れて酸化還元反応を行い,その結果生じた二酸化炭素を排出する過程」と定義される内呼吸に分けることができる(図1).

呼吸器系とは,一般に外呼吸に関与する臓器,器官を指す(図2,3).

II 呼吸器系の解剖

呼吸器系は,気道系,血管系,肺リンパ系,胸郭系の4つの系より構成される.以下にそれぞれについて示す.

1.気道系
1) 気管,気管支

気管はおおよそ第6頸椎の高さで始まり,第4～5胸椎椎間板の高さで左右の主気管支に分かれる.主気管支は肺門部より肺内に入り,数次の分岐をして区気管支となる.その後3～7分岐して細気管支から終末細気管支となる.気管から細気管支までは軟骨組織が存在する.

2) 細気管支

細気管支の始まりは終末細気管支で,その後呼吸細気管支,終末呼吸細気管支となって肺胞系に移行する.呼吸細気管支より末梢では肺胞上皮が存在するため肺胞系として分類することもある.終末細気管支では軟骨組織が存在しない.

■図1 呼吸と循環

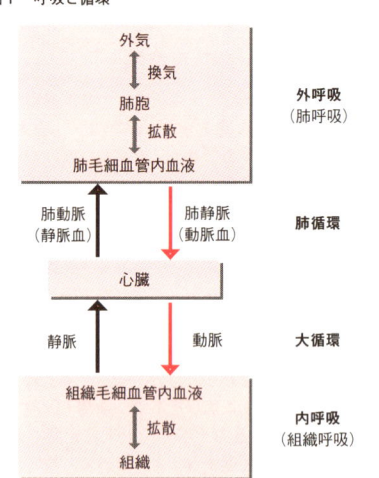

■図2 口腔・鼻腔・咽頭・喉頭の断面

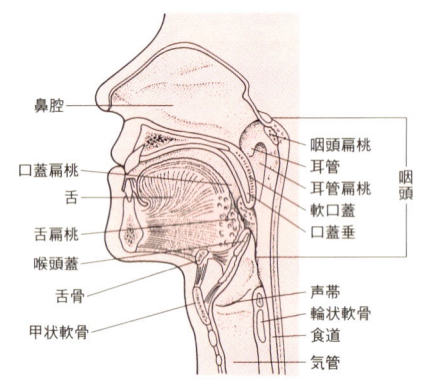

■図3 喉頭・気管・気管支・肺の断面

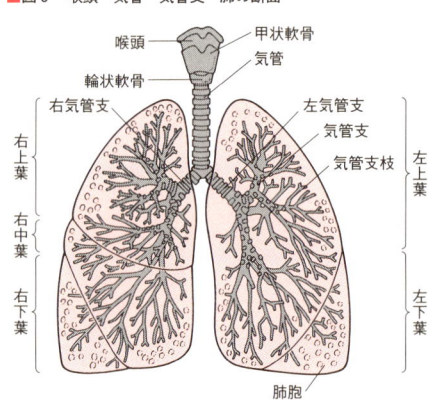

■図4 気管支と肺胞

a. 気管支の分岐と肺胞

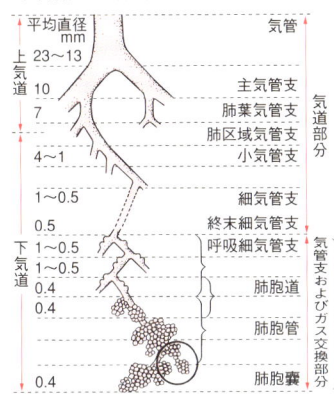

平均直径 mm		
上気道	23〜13	気管
	10	主気管支
	7	肺葉気管支
		肺区域気管支
	4〜1	小気管支
	1〜0.5	細気管支
	0.5	終末細気管支
下気道	1〜0.5	呼吸細気管支
	0.4	肺胞道
	0.4	肺胞管
	0.4	肺胞嚢

気道部分／気管支およびガス交換部分／肺葉／細葉

b. 肺胞部拡大図

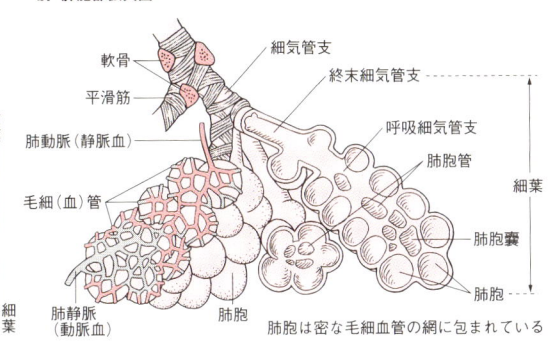

軟骨／平滑筋／肺動脈(静脈血)／毛細(血)管／肺静脈(動脈血)／細気管支／終末細気管支／呼吸細気管支／肺胞管／肺胞嚢／肺胞／肺胞は密な毛細血管の網に包まれている

3) 肺胞系(肺胞嚢，肺胞道，肺胞)

　肺胞系は肺胞上皮に覆われており，肺毛細血管内血液との間で，ガス交換が行われる部位である．肺胞系の表面積はおよそ100 m^{2}で，テニスコート1面の面積よりも大きい．気管支の分岐と肺胞の構造を図4に示す．

2．血管系
1) 肺動脈系

　肺動脈系は3つの型に分けられる．すなわち気管支に沿って走行する弾性型，終末細気管支とともに走る筋性型，弾性線維の量が両者の中間である移行型である．その後，毛細血管前細動脈から毛細血管網となり，最終的に肺静脈として左心房に入る．

2) 気管支動脈系

　気管支動脈は通常3本あるとされ，大動脈や鎖骨下動脈などより分岐する．終末細気管支までの気管支を栄養する．

3．肺リンパ系

　肺毛細血管から肺の間質には常に水分が漏出している．この水分を除去するしくみの1つが肺リンパ系である．この水分除去能力には限界があり，これを上回ると肺内に水分が蓄積し肺水腫となる．

4．胸郭系

　肋骨，肋間筋，壁側胸膜，横隔膜などを胸郭系といい，呼吸運動に深くかかわる．吸気時には外肋間筋，横隔膜，胸鎖乳突筋などが働き，呼気時には内肋間筋，腹直筋などが働く．

■表1　代表的な呼吸器疾患

1．気道系の疾患	
気管支・細気管支の疾患	気管支拡張症
	慢性気管支炎
	気管支喘息，慢性肺気腫
	気管支・細気管支炎
肺胞領域の疾患	慢性肺気腫
	間質性肺炎，肺線維症
	肺炎
	呼吸窮迫症候群
2．血管系の疾患	肺塞栓症，肺梗塞症
	原発性肺高血圧症
3．肺リンパ系の疾患	がん性リンパ管症
4．胸膜・胸郭系の疾患	自然気胸
	胸膜炎

III　呼吸器系の疾患

　種々の呼吸器疾患をその主たる障害部位で分類して表1に示した．この表にない疾患として，各種の肺腫瘍があるがここではふれない．

　気管支・細気管支の疾患では肺機能検査上，1秒率が低下する閉塞性換気障害をみとめる．これに対して肺胞領域の疾患である間質性肺炎や肺線維症では，肺機能検査上，肺活量の低下する拘束性換気障害をみとめる．このように気道系の疾患は肺機能検査所見により分類でき，その検出にはスパイログラムが有用である．血管系の疾患では，スワン-ガンツカテーテルを用いた肺血管系の圧測定が診断上有用である．

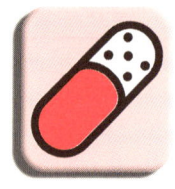

呼吸器系に作用する薬物
drugs for the respiratory organs

I 概念

呼吸器系に作用する薬物には，呼吸興奮薬，呼吸鎮静薬，鎮咳薬，去痰薬，気管支喘息治療薬が含まれる（表1）．

II 呼吸興奮（促進）薬

何らかの疾患または薬物中毒によって，呼吸中枢および呼吸が抑制されたときに用いられる薬物である．レスピレータの発達によりあまり用いられなくなってきた．呼吸中枢を直接刺激する薬物と反射的に刺激する薬物とがある．

1）直接的に呼吸中枢を興奮させる薬物

二酸化炭素（CO_2），カフェイン，テオフィリン，ジモルホラミンがある．延髄呼吸中枢の興奮性は動脈血二酸化炭素分圧（$Paco_2$）で調節されており，CO_2は強い呼吸興奮薬である．酸素吸入には呼吸中枢刺激のためCO_2を混入する．カフェイン，テオフィリンなどのキサンチン誘導体は大脳皮質を刺激し，覚醒作用があるが，延髄の呼吸中枢も興奮させる．ジモルホラミン，ジメフリンも延髄呼吸中枢を刺激し，主に催眠薬中毒の呼吸抑制に用いる蘇生薬といわれるが，大量では痙攣を生じ，次いで呼吸中枢を抑制する．モルヒネによる呼吸抑制には特異的拮抗薬ナロキソンを用いる．

2）間接的に呼吸中枢を興奮させる薬物

頸動脈小体の化学受容器を刺激し，反射的に呼吸中枢を興奮させる薬物にドキサプラムがある．呼吸窮迫症候群には，肺サーファクタントの気管内注入が行われる．

III 呼吸鎮静薬

貧血・換気障害・循環障害などによる酸素摂取不足によるチアノーゼ，過呼吸には酸素吸入を行う．

IV 鎮咳薬

咳は気道に吸入した刺激性ガス，気道異物，気道分泌物による機械的・化学的刺激で起こる突発性呼吸運動である．気管支粘膜や肺にある機械的受容器，化学的受容器，伸展受容器の刺激が求心性に延髄の咳嗽中枢に伝わり，咳嗽中枢から遠心性に声帯の筋，肋間筋，横隔膜に刺激が伝えられて咳運動が生じる（図1）．咳は防御反射なので，呼吸器の安静を保持するためや体力の消耗を防ぐため咳を抑制する必要があるときだけに鎮咳薬を使うのが望ましい．

咳嗽中枢の求心性刺激に対する閾値を上昇させて咳を抑制する中枢性鎮咳薬と，気道粘膜における求心性刺激の生成を抑制する末梢性鎮咳薬とがある．

① 中枢性鎮咳薬：コデイン，ジヒドロコデインのように麻薬に指定されている麻薬性鎮咳薬と，麻薬に指定されていない非麻薬性鎮咳薬とがある．麻薬性鎮咳薬は強い鎮咳作用のほか，便秘作用，依存性がある．なおジヒドロコデインの濃度を薄めた100倍散は家庭常備薬として，麻薬の指定から除外されている．非麻薬性鎮咳薬にはデキストロメトルファン，ノスカピン，ジメモルファン，クロペラスチン，チペピジン，ペントキシベリン，ベンプロペリンなどがある．デキストロメトルファンは麻薬としての作用はなく，コデインの1/2の鎮咳作用があり副作用が少ない．鎮咳作用のほかに，抗ヒスタミン作用（クロペラスチン），局所麻酔作用（ペントキシベリン），気管支腺分泌亢進作用（チペピジン），肺の伸展受容器の抑制作用（ベンプロペリン）をもつものがある．

② 末梢性鎮咳薬：去痰薬，局所麻酔薬，気管支拡張薬などが用いられる．

V 去痰薬

痰は気道粘膜から分泌されたムコ多糖類が主である

■表1 呼吸器系に作用する薬物

1．呼吸興奮薬	a．直接的呼吸興奮薬 　①二酸化炭素 　②呼吸中枢興奮薬 b．間接的呼吸興奮薬 　①頸動脈小体を介する薬物 　②粘膜皮膚刺激による呼吸興奮薬
2．呼吸鎮静薬	a．酸素 b．麻薬性鎮痛薬
3．鎮咳薬	a．中枢性 b．末梢性
4．去痰薬	a．反射性に気道分泌を促進する薬物 b．末梢性に気道分泌を促進する薬物 c．分泌物の粘性を下げる薬物
5．気管支喘息治療薬	a．抗炎症薬 b．気管支拡張薬

■図1　咳反射と薬の作用点

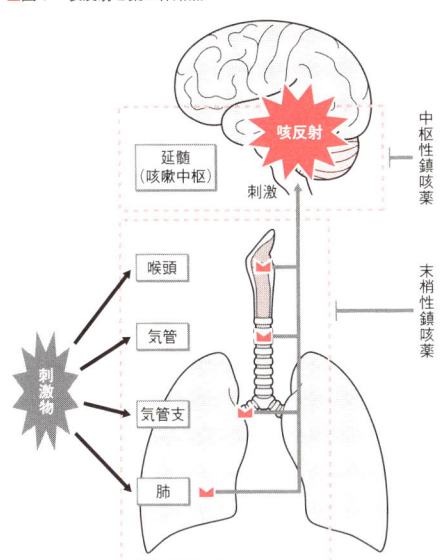

(中原保裕：やさしい薬理のメカニズム―薬のはたらきを知る．p.79, 学習研究社, 2006より改変)

が，DNA・蛋白質の増加，水分の減少により粘性が増加すると喀出しにくくなる．気道分泌を促進し，痰の粘性を下げ，気道粘膜を湿潤化して，痰の喀出を容易にする薬が去痰薬である．去痰薬には次の5種類があり，吸入あるいは経口的に投与される．

1) 反射性に気道分泌を促進する薬
　咽頭・胃粘膜を刺激して反射性に悪心を起こし，気道粘液分泌を促進するもので，トコン，サポニン類（オンジ，セネガ，キキョウ），精油類（クレオソート，テレピン油，ユーカリ油）などがある．

2) 末梢性に気道分泌を促進する薬
　いったん吸収されたのち粘膜腺から分泌され，腺細胞を刺激して気道分泌を増加する薬物で，ブロムヘキシン，ヨード塩がある．

3) 分泌物の粘性を低下させる薬
　いったん吸収されたのち，気道に分泌されて分泌物の粘性を低下させる薬物．アンモニウム塩，システイン誘導体（アセチルシステイン），酵素製剤（DNA分解酵素，蛋白分解酵素，多糖類分解酵素）が用いられる．

4) 粘液修復薬
　カルボシステインは喀痰中のフコムチン濃度を低下させ，シアロムチンを増加させて，痰構成成分を正常化する．

5) 粘液潤滑薬
　アンブロキソールは粘液分泌および肺サーファクタント産生を促進し，気道を潤滑化して痰の排出を容易にする．また，界面活性薬にチロキサポールがある．

VI　気管支喘息治療薬

気管支喘息はⅠ型アレルギーが関係し，発作性呼吸困難をきたす気道の慢性炎症性疾患で，気道粘膜に炎症細胞の浸潤，上皮の損傷，基底膜肥厚があり，気道過敏性を伴う．

喘息治療薬には抗炎症薬と気管支拡張薬が用いられ，おのおのに予防薬と緊急薬とがある．喘息に特徴的な薬物投与法に吸入法がある．これは，内服などの全身的投与に比し気道粘膜に高濃度の薬物を投与でき，すみやかな効果発現と全身性副作用が少ないという利点があるが，正確な薬物吸入のためには患者への吸入指導が必要である．

以下に，主な喘息治療薬をあげる（表2）．

1．ステロイド薬
最も強い抗炎症薬で，投与法・量を変え，予防・緊急双方に使用する．吸入ステロイドは主に予防薬として用い，定量噴霧式のベクロメタゾンと，ドライパウダーのフルチカゾン，ブデソニドがある．緊急薬としてはヒドロコルチゾンまたはメチルプレドニゾロンの静脈内短期大量投与，高用量の経口ステロイドが使用される．

2．抗アレルギー薬
抗アレルギー薬は予防薬として使用される．

1) メディエーター遊離抑制薬
　Ⅰ型アレルギー反応による肥満細胞からの炎症メディエーター（ヒスタミン，SRS-Aなど）遊離を抑制する．クロモグリク酸ナトリウム，トラニラストがある．

2) ヒスタミンH_1受容体拮抗薬
　エバスチンなど．ほかのアレルギー性疾患を合併する患者，アルコール誘発喘息に有用である．

3) トロンボキサンA_2合成酵素阻害薬
　塩酸オザグレル，セラトロダストがある．一部の患者に有効．

4) ロイコトリエン受容体拮抗薬
　ロイコトリエンC_4，D_4，E_4受容体拮抗薬である．プランルカスト水和物は運動誘発喘息，アスピリン喘息に有効．

5) Th_2サイトカイン阻害薬
　スプラタスト．IL-4, IL-5産生を抑制する．

3．気管支拡張薬
気管支拡張薬は気管支喘息，慢性閉塞性肺疾患

■表2　気管支喘息治療薬の分類と代表的な薬

分類		剤形	一般名	商品名
発作を止めるときに使われる薬	テオフィリン系薬	坐	アミノフィリン	アルビナ
		注	アミノフィリン	ネオフィリン, アブニション
			ジプロフィリン	コルフィリン, ネオフィリンM
		経口	アミノフィリン	ネオフィリン
			テオフィリン徐放剤	テオドール, テオロング, スローピッド, ユニフィル, ユニコン, ユニコンCR
	β₂-刺激薬	注	エピネフリン	ボスミン
			dl-塩酸メチルエフェドリン	メチエフ
		経口	硫酸オルシプレナリン	アロテック
			臭化水素酸フェノテロール	ベロテック
		吸入	硫酸サルブタモール	ベネトリン
			塩酸プロカテロール	メプチン
		パップ	ツロブテロール	ホクナリンテープ
発作の予防に使われる薬	ステロイド薬	注	リン酸ヒドロコルチゾンナトリウム	水溶性ハイドロコートン
			ベタメタゾン	リンデロン
		経口	プレドニゾロン	プレドニン, プレドニゾロン
			d-マレイン酸クロルフェニラミン・ベタメタゾン配合剤	セレスタミン
		吸入	プロピオン酸ベクロメタゾン	キュバール, アルデシン
			プロピオン酸フルチカゾン	フルタイド
	抗アレルギー薬	経口	トラニラスト	リザベン
			塩酸アゼラスチン	アゼプチン
			アンレキサノクス	ソルファ
		吸入	クロモグリク酸ナトリウム	インタール
	抗コリン薬	吸入	臭化イプラトロピウム	アトロベント
			臭化オキシトロピウム	テルシガン
	漢方薬	経口	小青竜湯, 麻杏甘石湯, 紫朴湯, 麦門冬湯, 五虎湯	

(中原保裕：処方がわかる医療薬理学. p.84, 学習研究社, 2006)

(COPD), 気管支拡張症の気道狭窄などの場合に, 気道を拡張させるために使用する. アドレナリンβ₂-刺激薬, テオフィリン薬, 抗コリン薬が用いられる.

1) β₂-刺激薬(図2)

β₂-刺激薬は気管支平滑筋のβ₂-受容体に作用し筋のアデニル酸シクラーゼを活性化しcAMPを増加して気管支を拡張する. β₂-刺激薬には経口薬, 吸入薬, 貼付薬, 注射薬の剤形がある. 気管支喘息の予防には抗炎症薬吸入ステロイドに長時間作用型β₂-刺激薬(サロメテロール)を併用し, 喘息発作には短時間作用型吸入β₂-刺激薬(サルブタモール, プロカテロール)を使う.

2) テオフィリン系薬(メチルキサンチン類)

テオフィリン系薬はホスホジエステラーゼを阻害しcAMPの分解を抑制して気管支筋を弛緩し, 気管支を拡張する. 喘息の予防には徐放製剤(テオフィリン)を, 喘息発作には短時間作用型製剤(アミノフィリン)を使う.

3) 抗コリン薬

気道平滑筋に分布する副交感神経から分泌されたアセチルコリンは, ムスカリン受容体(M₃)に作用して筋を収縮する. 抗コリン薬はムスカリン受容体を遮断して, 気管支を拡張する. 抗コリン薬は慢性閉塞性肺疾患(COPD)に対して, 気道拡張作用が強い.

■図2　β₂-刺激薬の抗喘息効果のメカニズム

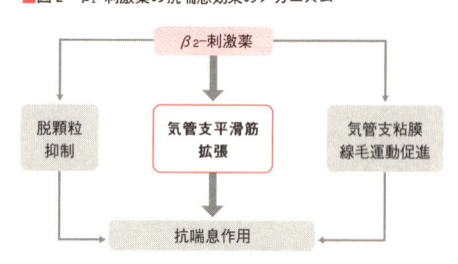

(中原保裕：処方がわかる医療薬理学. p.85, 学習研究社, 2006)

4) 副作用

β₂-刺激薬の副作用は心悸亢進, 不安, 不眠, 振戦など. テオフィリン系薬の副作用は血中濃度に依存し, 悪心・嘔吐, 興奮, 頻脈, 痙攣など. テオフィリン系薬は併用薬により代謝速度が変わり, 血中濃度, 副作用発現が変動するので血中濃度モニタリング(TDM)が必要である. 抗コリン薬は口渇, 眼圧上昇, 排尿困難などの副作用をもつ.

呼吸機能検査
respiratory function test

I 目 的

呼吸機能検査は，換気能と体内における酸素分布を検査するもので，肺疾患もしくは肺病変の存在を明らかにし，その重症度を決定するために用いられる．以下に示す種々の検査法がある．

II スパイロメーター

スパイロメーター(spirometer)を使用し，図1に示すように，安静換気，最大呼出，最大吸入，最大吸気位からの努力性呼出などを患者に繰り返し行い，主として肺活量，1秒率，最大換気量を測定する．

さらに，スパイロメーターにヘリウム閉鎖回路法を組合わせることにより機能的残気量を測定し，肺気量分画を知る．

以上の肺活量，1秒率の結果を正常の予測値と比較することにより，図2に示すように拘束性障害，閉塞性障害，両者の混合性障害を診断することが可能である．

III コンプライアンス

スパイロメーターと胸腔内圧の変化を測定する圧力トランスデューサーを用いて，コンプライアンス(C)を測定する．コンプライアンスは肺の伸展しやすさの

■図1 スパイログラムと各種肺気量の関係

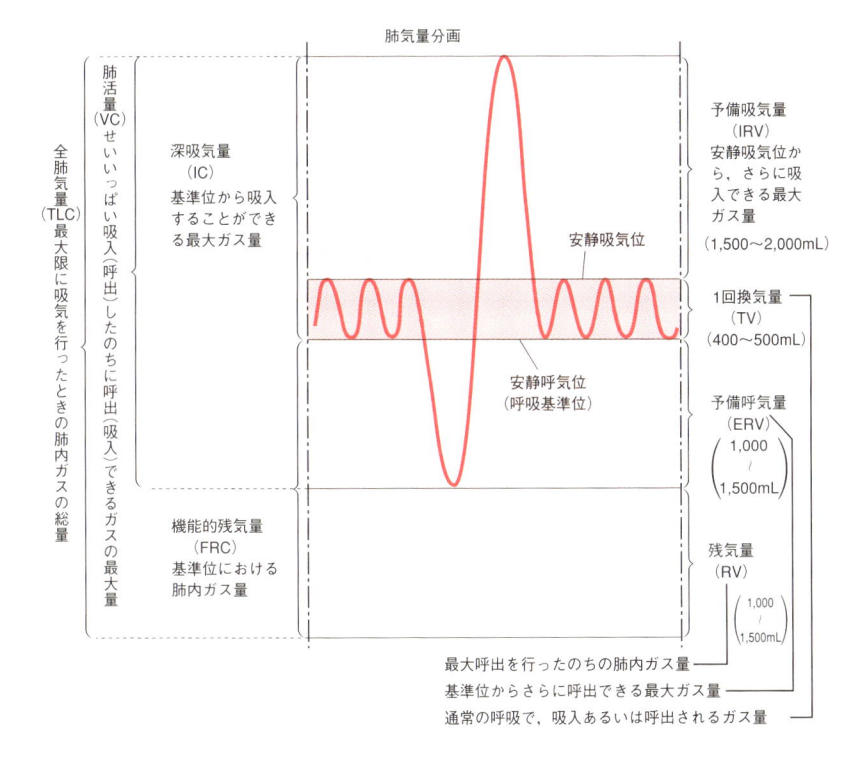

肺気量分画

全肺気量 (TLC) 最大限に吸気を行ったときの肺内ガスの総量

肺活量 (VC) せいいっぱい吸入(呼出)したのちに呼出(吸入)できるガスの最大量

深吸気量 (IC) 基準位から吸入することができる最大ガス量

機能的残気量 (FRC) 基準位における肺内ガス量

安静吸気位
安静呼気位 (呼吸基準位)

予備吸気量 (IRV) 安静吸気位から，さらに吸入できる最大ガス量 (1,500〜2,000mL)

1回換気量 (TV) (400〜500mL)

予備呼気量 (ERV) (1,000/1,500mL)

残気量 (RV) (1,000/1,500mL)

最大呼出を行ったのちの肺内ガス量
基準位からさらに呼出できる最大ガス量
通常の呼吸で，吸入あるいは呼出されるガス量

■図2　換気障害の型

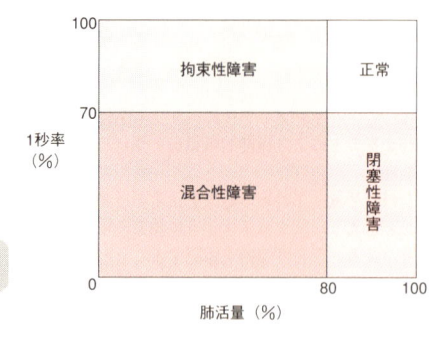

■図3　フローボリウム曲線

a. 正常①と長期間喫煙者②

b. 気道狭窄時

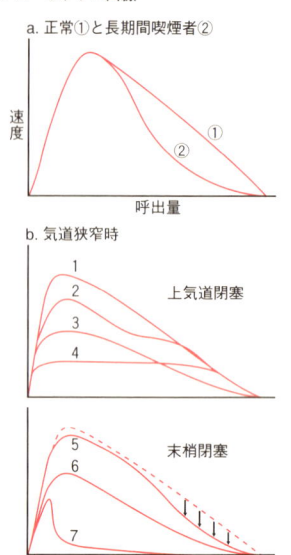

1.正常　2.胸腔内上気道可逆性狭窄　3.胸腔外気道可逆性狭窄　4.上気道固定性狭窄　5.慢性気管支炎, 高齢者など　6.気管支喘息発作　7.慢性肺気腫

指標で，下記の式で表す．

$C = \Delta V / \Delta P$

ΔP：肺を膨らますのに必要な圧変化
ΔV：肺の容量変化

コンプライアンスは肺気腫などで大きくなり，肺線維症，肺水腫で小さくなる．

IV　気道抵抗

体プレスチモグラフ法により気道内の抵抗を測定する．一般に気管支喘息，肺気腫，慢性気管支炎では気道抵抗は増大する．

V　フローボリウム曲線

最大吸気位から最大呼気位まで努力性呼出を行わせ，そのときの呼気流速を縦軸に，呼気量変化を横軸にとることで得られる曲線である(図3)．

フローボリウム曲線を測定すると，肺の各部分における気道の状態が曲線に影響するため，気道の病変が中枢性か末梢性かの鑑別に有用である．また，とくに末梢気道の病変を反映するため，閉塞性障害の早期発見に役立つ．長期間にわたって喫煙をしている人では，図3a-②のように，下降曲線が下に凸となる．この変化が，肺気腫症などにみられる閉塞性換気障害の初期像と考えられている．1秒量が正常で，フローボリウム曲線の下降曲線が下に凸な場合，治療によってもとに戻ることがある．図3bに，その他の疾患におけるフローボリウム曲線の変化を示す．

VI　クロージングボリウム

100％酸素(O_2)を用い，最大吸気位から最大呼気位まで，徐々に呼出させたときの不活性ガス(窒素またはアルゴン)濃度と肺気量変化をみた呼出曲線は，4つの相に分けられる．その最後の相は肺胞内でガス交換が十分に行われなかった相で，これをクロージングボリウム(closing volume)という．

クロージングボリウムは喫煙，加齢により増大し，末梢気道の病変の診断に有用である．

VII　ガス交換

空気中のO_2が肺胞・動脈血を経て組織で消費され，組織から産出された二酸化炭素が静脈血・肺胞を経て空気中に排泄される一連の現象を肺胞ガス交換という．基準値は年齢によって異なるが，一応の目安を記す(図4)．

このガス交換は，①吸入気酸素濃度の低下，②肺胞低換気，③拡散障害，④換気血流比不均等分布，⑤シャント(動静脈血混合)の原因により障害される．

この原因を検査するために，呼気の分析による肺胞内酸素分圧測定，肺内ガス分布測定，死腔の測定，動脈血ガス測定，一酸化炭素を用いた拡散能測定法がある．

VIII　動脈血ガス分析

肺におけるガス交換は動脈血の酸素分圧，二酸化炭

■図4　肺でのガス交換

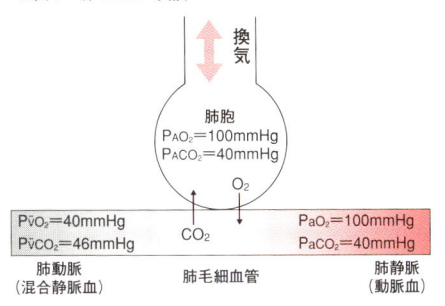

肺胞
$PaO_2=100mmHg$
$PaCO_2=40mmHg$

$P\bar{v}O_2=40mmHg$
$P\bar{v}CO_2=46mmHg$

$PaO_2=100mmHg$
$PaCO_2=40mmHg$

肺動脈（混合静脈血）　肺毛細血管　肺静脈（動脈血）

■図5　酵素-ヘモグロビン解離曲線

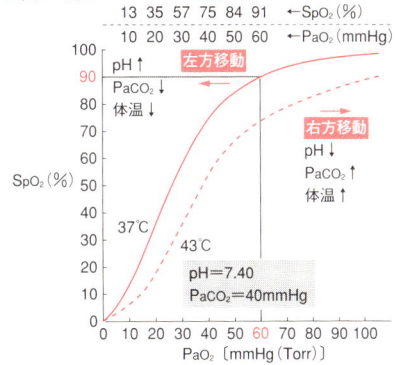

左方移動：pH↑　$PaCO_2$↓　体温↓
右方移動：pH↓　$PaCO_2$↑　体温↑

$pH=7.40$
$PaCO_2=40mmHg$

素分圧，pHを測定することにより，臨床上有益な情報を得ることができる．通常は，上腕動脈，橈骨動脈，大腿動脈を直接穿刺し，電極法にて測定する．

大気中では，動脈血酸素分圧(PaO_2)は90〜110 mmHg(Torr)，動脈血二酸化炭素分圧($PaCO_2$)は35〜45 mmHg，pHは7.35〜7.45が基準範囲である．PaO_2，$PaCO_2$の増減により種々の呼吸不全が想定され，その結果，臨床上治療が異なっている．

pHは生体の重炭酸系により規定され，下式で表される．

$$pH=6.10+\log\frac{[HCO_3^-]}{0.03\times PaCO_2}$$

すなわち，腎で調節される代謝性因子[HCO_3^-]と，呼吸性因子$PaCO_2$の増減が人体のpHを規定することとなる．

1）低酸素血症と呼吸不全

呼吸不全は動脈血ガス分析値により定義されるが，その診断基準は「室内気呼吸入時のPaO_2が60 mmHg(Torr)以下となる呼吸障害，またはそれに相当する呼吸障害を呈する異常状態」と決められている［厚生省(当時)特定疾患呼吸不全調査研究班］．

低酸素血症による症状としては，頭痛，頻脈，血圧低下，精神症状などがある．

これらの症状が出現するPaO_2は対象によって異なり，慢性に経過した呼吸不全症例では高度の低酸素血症となるまで出現しないので注意を要する．

2）高二酸化炭素血症

ガス交換が行われる肺胞領域がうまく換気されないことにより起こる．

原因疾患としては慢性肺気腫や慢性気管支炎などの慢性閉塞性肺疾患や神経筋疾患があり，これらの症例では高二酸化炭素血症が慢性に存在するため，比較的症状をみとめないことが多い．これに対して急性に出現する高二酸化炭素血症では頭痛，羽ばたき振戦，発汗，精神症状，血圧の上昇をみとめる．

この原因として注意すべきは慢性閉塞性肺疾患に高濃度の酸素を投与した場合で，平素より高い$PaCO_2$がさらに増加し，種々の中枢神経症状を呈する(CO_2ナルコーシス：高二酸化炭素血症性脳症)．

3）低二酸化炭素血症

過換気症候群において特徴的にみとめられる．本症候群では心因性の原因により発作性に呼吸数が増加し，低二酸化炭素血症をきたして，それに基づく症状としての手のしびれなどを訴える．

4）動脈血pHの異常

呼吸器機能の障害が原因で生じる呼吸性アルカローシス(pHが7.45以上)・アシドーシス(pHが7.35以下)と，代謝機能や腎機能の障害で生じる代謝性アルカローシス・アシドーシスがある．

パルスオキシメーターを用いて酸素飽和度(SO_2，パルスオキシメーターの測定値はSpO_2と表記)を非侵襲的かつ連続的に測定できるようになった．これにより患者の動脈血ガスの値を採血なしで簡便に推測できるが，いくつかの注意事項がある．図5に示すように，①酸素解離曲線がS字を描くためSpO_2のわずかな違いでも対応するPaO_2が著しく異なる，②測定部位により値が異なるということがある．

図5からわかるように，PaO_2が60 mmHgくらいまではSpO_2は90％以上を保つが，それ以下になると急激に低下する．つまり，SpO_2が90％を切ると呼吸不全状態になっている可能性がある．

呼吸困難
dyspnea

I 定義・概念

呼吸困難とは，自覚症状であり，息切れを伴う努力性呼吸の状態が，他覚的にも観察される状態である（図1）．呼吸不全とは異なり，必ずしも動脈血ガスの異常は伴わない．

II 分類

1. **原因（誘因・成因）による分類**
  表1に，呼吸困難の原因による分類を示す．
2. **重症度による分類**
  一般に，労作量が増すほど呼吸困難の程度は増強するため，労作量による重症度の分類を表2に示す．
3. **起こり方（発症様式）による分類**
  呼吸困難の発症様式による分類を表3に示す．

■図1 呼吸調節機構の概略

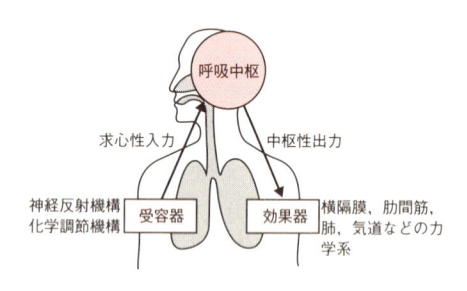

■表1 呼吸困難の種類——原因（誘因・成因）による分類

分類	主な原因・誘因	メカニズムと特徴	
肺性呼吸困難	①換気不良の室内，高山病，航空病など ②扁桃炎，咽喉頭・気管疾患，外部からの圧迫による気道狭窄など ③気管支肺炎，気管支喘息など ④肺炎，肺水腫，肺腫瘍など ⑤肺気腫，肺水腫，肺線維症，気胸など ⑥肺炎，粟粒結核，肺腫瘍，気胸など ⑦球麻痺，脊髄損傷，肋骨骨折など ⑧腹水，鼓腸，過食，便秘などによる横隔膜の挙上	▶外気の酸素（O_2）不足 ▶気道の狭窄 ▶細気管支の狭窄 ▶肺胞面積の減少 ▶肺の伸展性の減少 ▶ヘーリング–ブロイエル反射の亢進 ▶胸郭運動の低下 ▶呼吸運動の抑制	肺における換気の障害
心臓性呼吸困難	心不全	▶心臓障害による肺うっ血 → 呼吸面積の減少，肺の弾力性減退，ヘーリング–ブロイエル反射の亢進 ▶呼吸中枢の血流量減少 → 二酸化炭素（CO_2）増加による呼吸中枢の興奮性の増大 ▶動脈血中の O_2 減少 → O_2 不足による呼吸中枢の興奮性の増大（頸動脈洞反射）	
貧血性呼吸困難	重症貧血，大出血	▶ヘモグロビンの低下（30%以下），O_2 運搬能の低下 → 血中の O_2 不足，CO_2 増加による呼吸中枢の興奮性の増大	
運動性呼吸困難	運動量増加	▶筋運動による代謝亢進 → CO_2・乳酸の増加および pH 低下による呼吸中枢の興奮性の増大	
アシドーシス性呼吸困難	糖尿病，尿毒症など	▶血中 CO_2 増加，pH 低下 → 呼吸中枢の興奮性の増大	
心因性呼吸困難	ヒステリー，激痛，過換気症候群など	▶大脳視床下部よりの刺激 → 呼吸中枢の興奮性の増大	
脳性呼吸困難	高血圧，脳腫瘍など	▶呼吸中枢の血流障害，頭蓋内圧亢進 → 呼吸中枢の興奮性の増大	

（高木永子監：New 看護過程に沿った対症看護—病態生理と看護のポイント．p.149，学習研究社，2005より改変）

■表2 呼吸困難の重症度分類
a．ヒュー・ジョーンズ分類
Ⅰ度：同年齢の健常者と同様の労作ができ，歩行，階段の昇降も健常者なみにできる
Ⅱ度：同年齢の健常者と同様に歩行できるが，坂，階段の昇降は健常者なみにできない
Ⅲ度：平地でさえ健常者なみには歩けないが，自分のペースでなら1.6km以上歩ける
Ⅳ度：休みながらでなければ，50m以上歩けない
Ⅴ度：会話，衣服の着脱にも息切れがする．息切れのため外出できない

b．ニューヨーク心臓協会(NYHA)の分類
Ⅰ度：日常生活に何ら制限を受けない
Ⅱ度：日常生活に多少の制限を受け，過度の活動に際して呼吸困難，動悸などが出現する
Ⅲ度：日常生活でかなりの制限を受け，軽度の体動でも症状が出現する
Ⅳ度：安静時にも症状を有し，わずかの体動でも症状が増強するため，病床を離れることができない

■表3 呼吸困難の発症様式

A．	突発性呼吸困難	自然気胸，胸膜炎，大葉性肺炎(クループ肺炎)，肺塞栓症，過換気症候群
B．	発作性呼吸困難	気管支喘息，心臓喘息 (呼吸困難が発作的に起こり，発作のないときには異常はみられない)
C．	持続性呼吸困難	慢性肺気腫，慢性気管支炎 (呼吸困難が持続している)

Ⅲ 成因

呼吸困難は，気道の変化，肺胞腔内病変，肺間質の変化，胸膜・横隔膜病変による換気量の減少によって起こるが，そのほか肺胞-毛細管ガス交換障害，循環不全，貧血，精神的因子によっても起こりうる．

Ⅳ 検査

呼吸困難は多岐にわたる疾患で起こりうるため，原因疾患の確定が重要である．

通常の内科的一般検査に加えて，呼吸機能検査，とくに動脈血ガス分析が重要である．

何らかの呼吸不全が存在するならば，動脈血酸素分圧(Pao_2)の減少，あるいは，動脈血二酸化炭素分圧($Paco_2$)の増大をみとめるはずである．

Ⅴ 治療

原則として原因疾患の治療を優先するが，症状に応じて以下の治療を行う．
1) 安静療法
2) 薬物療法
   気管支拡張薬，去痰薬，副腎皮質ステロイド薬，強心薬，抗菌薬など．
3) 吸引・吸入療法
4) 酸素療法
5) 人工呼吸器による治療
6) 呼吸理学療法
   体位ドレナージ，呼吸訓練など．
7) 心理療法
   過換気症候群における心理療法など．
8) その他
   気管切開などの救急気道確保など．

呼吸困難のある患者の看護

■看護のポイント

呼吸困難とは，呼吸に関して自覚する不快感である．したがって，呼吸困難の自覚と客観的な検査所見とは必ずしも一致しない場合がある．その発生機序は複雑であり，まだ不明な点もある．

人間は休みなく呼吸をしている．通常，それは自覚されないのが健康なあり方だが，呼吸困難の場合には，呼吸をしていることが意識されるのである．安静時にさえ呼吸困難を感じる気管支喘息大発作のような，場合によっては死の転帰をとるものから，貧血のため労作時に自覚する呼吸困難まで，その原因や程度はさまざまである．

それぞれの患者の呼吸困難の原因や程度に応じた治療や看護が行われなければ，患者は生命が脅かされたり，死の恐怖を感じるほどの精神的ストレスを受けたりする場合がある．呼吸困難による本人の消耗はもちろん，それを見ている周囲の人々も不安定な気持ちになる．

呼吸困難のある患者が少しでも早く，死の恐怖を回避し，楽に呼吸ができるようになり，日常生活のさまざまな規制や苦痛などが軽減するよう援助するとともに，周囲の人々も安定した気持ちで患者と接することができるような配慮が必要である．

また，セルフケアを適切に行うことで，呼吸困難を起こさない，あるいは最小にとどめながら生活できるような援助が必要である．

■観察のポイント

1) **呼吸困難の原因と程度を把握する**

 呼吸困難の原因や程度によって,必要とされる援助は異なる場合があるので,呼吸困難の原因や程度を把握することが症状のすみやかな改善の助けになる.

 たとえば深呼吸を行うと肺胞換気量が増え,効率のよいガス交換が可能であるが,気胸の場合,深呼吸や咳嗽は症状を悪化させる可能性がある.小児の場合は,気道が成人に比べて細く気道抵抗が高いうえ,組織が脆弱で変形や腫脹をきたしやすく,成人よりも容易に閉塞症状が出現する.発達段階によっては言語で身体の変調を伝達するのが困難な場合もあり,対応が遅れると重篤な状態に陥りやすい.

 ①意識レベル,全身状態,バイタルサイン(意識障害,ショック状態,急性あるいは重症の低酸素血症の有無など)
 ②発症の様子(突発性,発作性,進行性,あるいは症状の悪化や改善の誘因や状況,持続時間など)
 ③胸痛の有無と程度
 ④喀痰,血痰,咳嗽の有無と程度
 ⑤呼吸音,呼吸回数,呼吸パターン,補助呼吸筋の使用など
 ⑥貧血,出血など血液の異常の有無と程度
 ⑦精神への刺激の有無や内容,程度
 ⑧既往歴,使用薬剤
 ⑨検査所見(動脈血ガス分析,胸部・腹部X線検査,心電図など)

2) **日常生活への影響を把握する**
3) **精神の状態を把握する**

■具体的なケア

1 呼吸困難を増悪させないための援助

1) **気道を確保する**
 ①口腔内の異物を除去する.
 ②エアウェイなどを使用し,舌根沈下を防ぐ.
 ③頭部を後屈,あるいは下顎を挙上する(頭部や頸部に損傷がある場合は下顎を挙上).
 ④気管内挿管を行う.
 ⑤分泌物や異物などを吸引する.

2) **酸素消費を最小限にする**
 ①労作負荷を軽減する.
 ②精神の安定をはかる.
 ③食事は1回量を少なくして数回に分け,消化のよいものを摂る.
 ④食直後,熱い湯,長時間の入浴は避ける.

3) **安楽な体位や姿勢をとる**
 ①起坐位やファウラー位,あるいは,これらのように上半身を起こした状態で,オーバーテーブルやクッションなどに腕をかけてよりかかるように少し前屈した姿勢:うっ血性心不全,気管支喘息の場合など
 ②患側を下にした側臥位:肋骨骨折,胸水や無気肺などによって,片側の肺の容量が減少している場合など.ただし,閉塞性無気肺で分泌物の除去を目的とした体位ドレナージを行う際は,患側を上にした側臥位にする方法がある.
 ③蹲踞(そんきょ):循環不全に陥っている心肺疾患,とくに右→左シャントがあるファロー四徴症などの場合

2 酸素療法時の援助

1) **通常の場合**

 生命を維持するために必要な酸素を体内に取り込めない場合の治療法として,吸入気酸素濃度を高めるために鼻腔カニューレやマスクタイプの器具を使用した酸素療法を行う.動脈血酸素分圧(PaO_2)60 mmHg(Torr)以上を目標にする.マスクタイプの器具を使用する場合は,食事や口腔ケアなどの際にそれをはずすことで低酸素状態に陥らないよう,患者の状態に合わせた援助が必要である.

 鼻腔カニューレを使用する場合は,患者の換気量や口呼吸によって吸入気酸素濃度が変化するため,有効な酸素療法が行われているか観察する.また,鼻粘膜への刺激があるため,粘膜の損傷や鼻閉がないかを観察する.

2) **高濃度の酸素吸入が禁忌の場合**

 慢性閉塞性肺疾患のように血液中に二酸化炭素の蓄積した状態($PaCO_2$が45 mmHg以上)が恒常化している場合は,かろうじて低酸素の刺激を受けて呼吸が維持されている.そのため高濃度の酸素吸入によって低酸素状態が改善すると,低酸素の刺激がなくなり呼吸が抑制され呼吸困難を増悪させる場合がある(CO_2ナルコーシス).このような可能性がある場合には通常の使用量よりも少ない1/5から1/10程度の酸素を,動脈血ガス分析を行い$PaCO_2$を上昇させないように調節しながら使用する.

3 人工呼吸療法

 酸素療法で酸素化能に改善がなければ,人工呼吸

療法が必要な場合もある．鼻あるいはフェイスマスクを使用して行う非侵襲的陽圧換気療法(non-invasive positive pressure ventilation；NPPV)，気管内挿管や気管切開を実施して人工呼吸を行う方法などがある．

4 排痰についての援助

気道内に存在する余分な分泌物は，気道抵抗として換気障害を起こし呼吸困難を増強させる可能性があるうえ，感染や無気肺を起こす原因にもなるため，すみやかに除去する必要がある．排痰を促進するために，以下の点に留意する．

① 水分の補給や去痰薬の吸入などを行い，痰の性状を軟らかくする．
② 体位ドレナージや軽打法，スクイージングなどを患者の状態に合わせて実施する(循環動態が不安定な場合や気胸，喀血，肋骨骨折などがある場合には不適)．
→呼吸理学療法(こきゅうりがくりょうほう)
③ 効果的に咳嗽を行う．
④ 気道内吸引を行う(排痰が自力で十分にできない場合)．

→吸引(きゅういん)

- 低酸素状態や無気肺などを起こしていないか，効果的に吸引ができたかを確認するために，吸引前，吸引中，吸引後の心電図や動脈血酸素飽和度(SpO_2)の変化の観察や，聴診などを行う
- 口腔内や鼻腔内を吸引する際には，異物の存在の有無や粘膜の状態などを観察する

5 精神面への援助

健康な状態であれば意識されない呼吸を，意識して行わなくてはならないのは人間にとって不快なことである．呼吸困難は本人の不快な自覚であるから呼吸の異常感が精神を不安定にし，症状がすみやかに改善しなければさらに不安定さは増す．場合によっては死の恐怖を感じたり，適切な治療が行われていないのではないかといらだちを感じたりしながら，心身ともに消耗してしまう．このような状況は，苦しむ患者のそばにいる人々へも影響する．これらを理解し，患者の精神が安定するような援助を行うとともに，周囲の人々への配慮が必要である．

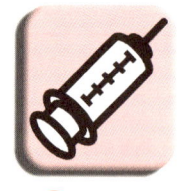

呼吸測定法
measurement of respiration

I 概念

生体のあらゆる細胞は，適切な酸素供給を必要としており，酸素なしでは生存できない．

呼吸とは，生体の物質代謝に必要な酸素を外界から取り入れ，血液を介して細胞へ酸素を供給し，物質代謝で生じた二酸化炭素を再び血液を介して外界へ排出することをいう．

呼吸は，肺胞におけるガス交換（肺胞気-血液間での酸素と二酸化炭素の入れ換え）の過程（外呼吸）と，組織における血液と組織とのガス交換（内呼吸）の2つに大別される（図1）．

II 目的と方法

呼吸の状態を観察することは，他のバイタルサイン（体温，脈拍，血圧など）の観察と同様に，人間の生命現象の営みを把握するための最も基礎的で重要な方法である．呼吸には，前述したように外呼吸と内呼吸があり，両者の過程がスムースに機能することによって維持されていることから，内呼吸の変化は外呼吸にも何らかの変化をもたらす．

通常，回数，深さ，リズム，型などに現れる外呼吸の観察によって，内呼吸を含めた生体の呼吸を把握し推定している．厳密に呼吸状態を判断するためには，呼吸音，パルスオキシメーターによる経皮的動脈血酸素飽和度（SpO_2），血液ガス分圧，X線所見などを加えた総合的観察が必要である．

III 呼吸調節のしくみ

呼吸では，延髄にある呼吸中枢のコントロールのもとに，胸腔内の陰圧と呼吸筋（肋間筋，横隔膜）の働きによって酸素の摂取と二酸化炭素の排出が行われている．呼吸筋は随意筋なので，呼吸を意識的に速めたり，遅くしたりすることが可能であるが，無意識のなかでも呼吸中枢から命令が発せられ，定期的な呼吸が行われている．

呼吸中枢は，種々の反射性調節と化学的調節によってその興奮性が維持されているが，そのなかで血液中の二酸化炭素濃度に最も大きな影響を受ける（図2）．

IV 呼吸の生理的変動因子

呼吸は以下のことに影響を受け，変動する．

■図1 呼吸の分類

呼吸 ─┬─ 外呼吸（肺呼吸） ─┬─ 呼吸運動
      │   └─ 肺胞レベルでのガス交換（空気と血液とのガス交換）
      └─ 内呼吸（組織呼吸） ─── 組織レベルでのガス交換（血液と組織とのガス交換）

■図2 呼吸調節のしくみ

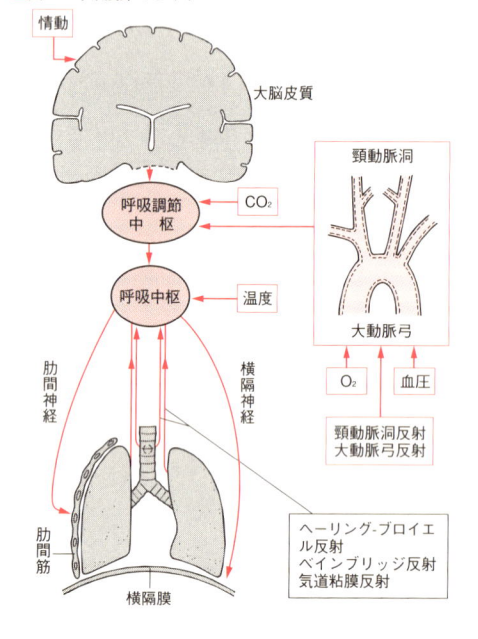

1．年齢

呼吸中枢，呼吸器系，赤血球の発達の程度によって，呼吸状態は異なる．一般に，呼吸筋が未発達な新生児や乳児ならびに肋軟骨の衰退のみられる高齢者では腹式呼吸であるが，成人では胸式呼吸をとりやすい．安静時の呼吸数は，表1のとおりである．

2．温度（外気温，体温）

一般に温度が高いときには細胞の新陳代謝が亢進す

■表1　年齢と呼吸数

年　齢	呼吸数(回/分)
新生児	30～45
乳　児	25～30
学　童	20～25
成　人	15～20

■図3　異常呼吸

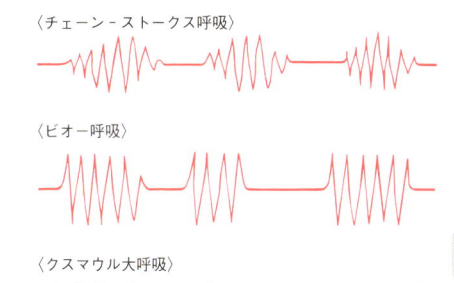

〈チェーン-ストークス呼吸〉

〈ビオー呼吸〉

〈クスマウル大呼吸〉

るため，呼吸数は増加する．また，生体が寒さを感じるときは新陳代謝を高めて熱の産生を促すメカニズムが働くので，呼吸数は増加する．低体温の状態が続く場合，呼吸は遅くなる．

3．活動量

運動，入浴，食事，飲酒，痛みなどの精神的緊張時や興奮時には，新陳代謝が亢進するので，呼吸数は増加する．

4．体　位

起坐位，仰臥位，腹臥位では呼吸筋の動きが異なるため，呼吸量に変化がみられる．呼吸量は一般に立位＞坐位＞仰臥位＞腹臥位の順に多い．側臥位では，右側臥位のほうが左側臥位よりもわずかながら呼吸量が多い．

5．性　差

胸郭の大きさの違いにより，男性より女性のほうが呼吸数がやや多い．また，衣類との関係で，男性は腹式呼吸，女性は胸式呼吸をとりやすい．

V　呼吸障害

呼吸測定は，患者の平常の呼吸状態を知り，生命活動を営んでいる内［部］環境の重大な危険信号を早期に把握し，対処するために不可欠である．人間は酸素なしには数分間しか生存できない．大脳では5分間，脳幹は20～30分間の無酸素状態が続くと，再生不可能な障害を受ける．また，酸素供給の不十分な状態が続くと細胞機能の異常が生じ，点状出血や不穏状態をひき起こす．

呼吸障害の原因は，①呼吸中枢制御障害，②気道障害，③肺障害，④胸郭障害，⑤肺血流障害(心障害)，⑥臓器・組織障害など，多岐にわたる．

VI　呼吸測定法

呼吸障害の結果は，血液ガス異常として現れるが，患者の呼吸状態を把握するためには，次の点に留意することが必要である．

1．呼吸数

呼吸数は年齢とともに減少し，成人の正常呼吸数は15～20回/分である(表1)．普段の呼吸数の2倍以上，あるいは呼吸数が成人で40回/分以上(頻呼吸)，10回/分以下(徐呼吸)のときには，何らかの処置を要する．

2．呼吸の深さ(換気量)

正確にはスパイロメーター，レスピレーターなどの器械を使用して測定されるが，臨床的には胸郭や横隔膜の動き，鼻や口に手掌を近づけて呼気を知ることによって，おおよその推定をする．

呼吸の深さの異常では，①過呼吸(1回換気量の増加：成人の場合は正常約500 mL)，②減呼吸(1回換気量の減少)，③多呼吸(呼吸数と1回換気量の増加)，④少呼吸(呼吸数と1回換気量の減少)などがある．

3．呼吸のリズム

呼吸は定期的なリズムで行われている．呼吸のリズムの異常ではチェーン-ストークス呼吸，ビオー呼吸，クスマウル大呼吸があげられる(図3)．

4．呼吸の型(呼吸運動)

呼吸の型は，胸式呼吸，腹式呼吸，胸腹式呼吸に分けられる．呼吸の型の異常としては，①努力性呼吸(鼻翼呼吸，下顎呼吸，鎖骨上窩陥没呼吸，肋間陥没呼吸，肩呼吸，起坐呼吸，あえぎ呼吸など)，②奇異呼吸，③シーソー様呼吸などがある．

5．呼吸音

呼吸音は，聴診器によって肺野の空気の出入りを観察するが(図4)，聴診しなくても喘鳴として観察できる場合がある．呼吸音の異常は肺性副雑音として，一般に呼息期に発せられる連続性(乾性)ラ音〔笛声音(ピー)，類鼾音(ガー)〕と吸息・呼息期のいずれでも発せられる断続性(湿性)ラ音〔水泡音(ブクブク)，捻髪音(チリチリ)〕として聴取される．

6．呼吸困難の有無と種類

呼吸困難は主として患者の主観的訴え(呼吸が苦し

■図4　一般的な呼吸音聴取法

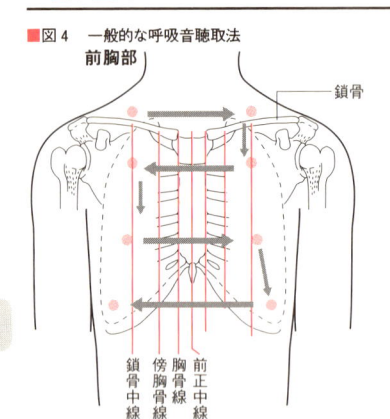

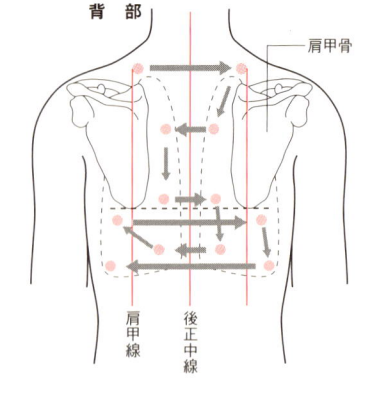

前胸部　　　　　　　　　　　鎖骨　　　　　　　　背部　　　　　　　　　　　肩甲骨

鎖骨中線　傍胸骨線　胸骨線　前正中線　　　　　　　　　　　　　　肩甲線　後正中線

い，呼吸がしにくい)をいうが，訴えがなくても客観的に努力性呼吸が観察される場合も含まれる．

呼吸困難の原因には，呼吸器疾患，循環器疾患，アシドーシス，精神的不安などがある．少数例では，血液ガスに異常のない場合もあったり，逆に呼吸困難がなくても血液ガスの異常が存在する場合がある．

したがって，呼吸困難を訴える患者の看護においては，どこに異常があるのか，また異常がない場合にはなぜ呼吸困難を訴えるのかを明らかにすることが必要である．

→呼吸困難(こきゅうこんなん)，フィジカルイグザミネーション

VII 呼吸測定の実際

①患者の心身が安静であることを確認する．
②呼吸は意識的に速さ，深さ，リズムなどを変えられるので，測定時には呼吸を患者に意識させないように注意する．通常，脈拍測定をするようにしながら，胸郭や腹部の動きをみて，呼吸の深さ，型，規則性，1分間の呼吸数を測定する．ただし，呼吸が微弱な場合には，胸部または腹部に軽く手を当てて測定する場合もある．
③異常呼吸がある場合は，聴診器で呼吸音を聴取する(左右の肺野を比較しながら前胸部，背部について順序よく行う)．呼吸困難の有無と程度，努力性呼吸の有無，異常呼吸の徴候などに注意する．
④医師に報告し，動脈血ガス分析を行う．

呼吸測定時には，酸素不足に関連した徴候として，次のような症状についても同時に観察することが必要である．

■表2　血液ガス・肺機能検査基準値

血液ガス(動脈血)	基準値
pH	7.35〜7.45
Pa_{O_2}	97〜100mmHg
Pa_{CO_2}	35〜45mmHg
HCO_3^-	24〜30mEq/L
Buffer base	46〜52mEq/L
Base excess	−2.2〜+1.2

肺機能検査	基準値
%肺活量	80%以上
1秒率	70%以上
全肺気量	5,000mL
1回換気量	500mL
予備吸気量	1,500mL
予備呼気量	1,500mL
肺活量	3,500mL
残気量	1,500mL
機能的残気量	3,000mL

1) 異常呼吸

呼吸困難，起坐呼吸，無呼吸，浅表性呼吸，過呼吸，不規則な呼吸(チェーン-ストークス呼吸など)，喘鳴，肺性副雑音，呼吸運動の異常(補助呼吸筋の運動など)．

2) ほかの症状

皮膚蒼白，チアノーゼ，点状出血，頻脈，心悸亢進，咳嗽，喀痰，喀血，過度のあくび，嗄声，胸痛，不安，興奮，疲労感，筋肉の緊張喪失，食欲不振，無関心，めまい，頭痛，混迷など．

また客観的データとして，Sp_{O_2}，血液ガス分圧，胸部X線，肺機能検査などについての情報(表2)も活用する．

呼吸理学療法
cardio-pulmonary physical therapy, respiratory physical therapy

I 概説

呼吸不全[室内気吸入下で動脈血酸素分圧：PaO_2が60 mmHg(Torr)以下]の病態には，正常肺構造の破壊のみならず，呼吸運動にかかわる横隔膜や肋間筋などの呼吸筋の障害も深く関与する．呼吸不全患者においては，呼吸困難による日常生活動作(ADL)の低下が精神面へ悪影響を及ぼすことも指摘されている．

従来より「肺理学療法」という言葉が汎用されてきたが，呼吸器疾患患者のトータルケアという観点から，近年では「呼吸理学療法」とよばれるようになった．すなわち，肺のみならず胸郭系，全身の運動機能の増進をも包括的に行う療法だからである．

呼吸理学療法の主たる目的は，①肺での酸素の取り入れおよび二酸化炭素の排出をより効果的にすること，②気道感染の予防と治療，である．

しかし，患者の理解なしに呼吸理学療法をやみくもに行うことがかえって逆効果になる場合がある．理解力がある患者にはその有用性をよく説明し，納得してもらうことが第1段階である．

この際，予め疼痛，不安，恐怖を取り除くこと(リラクセーション)はきわめて重要である．

II 方法

1．リラクセーション

呼吸不全患者は高度の息切れにより，常に恐怖，不安にさらされている状態にある．これらが筋肉の緊張を生じさせて，呼吸困難に拍車をかける．この緊張による具体的影響は，心拍出量の増加，血圧上昇，呼吸数の増加，呼吸仕事量の増加，胸郭の柔軟性の低下などである．緊張状態は患者の表情・動作から推測することが容易な場合が多い．

リラクセーションの目的は，精神的・肉体的緊張を取り除くことにより，胸郭・呼吸筋の弛緩のみならず呼吸困難感の軽減をももたらし，呼吸訓練や運動療法を容易にすることである．ジェイコブソン(Jacobson progressive relaxation)法がよく知られているが，ファウラー位で枕などを使用して，患者にとって最も楽な姿勢をとらせるだけでも効果がある．また，ヨガや禅なども有効とされる(図1)．

2．気道浄化

気道分泌物の量が多い患者では，気道内に貯留した分泌物が肺の換気不全の原因となる．さらに，気道抵抗の上昇，呼吸仕事量の増加を生じる．また，肺感染症の原因ともなるため，気道の浄化はきわめて重要である．気道浄化には体位ドレナージとともに，用手的手技を用いる．痰の性状を改善したり，気道を拡張することが有効であるため，気管支拡張薬(オルシプレナリン，サルブタモール)や去痰薬(ブロムヘキシン)の吸入を予め行うことも多い．喀痰量の少ない患者にも吸入は有効である．

3．用手的手技

軽打法(パーカッション：percussion)，振動法(バイブレーション：vibration)，スクイージング(squeezing)やスプリンギング(springing)などがある(図2，3)．これらの手技は分泌物の排出を促進させ，体位ドレナージの効果を高める．スクイージングやスプリンギングは，手での圧迫を利用することにより胸郭を拡張するもので，軽打法は手をカップ状にして手関節の力を抜き，胸部に直角に当たるよう軽打する．振動法はバイブレーターなどを用いて胸壁を持続的に圧迫しながら行う．

4．体位ドレナージ(図4，表1)

比較的中枢の気道に存在する分泌物は，線毛運動や咳嗽により排出されるが，種々の肺疾患においては分泌物の産生が亢進し，線毛機能も障害されている．肺の末梢に分泌物が蓄積すると，肺のガス交換機能を障害するのみならず，肺感染の原因となる．そこで，末梢気道に貯留した分泌物を，重力を用いて中枢気道にまで到達させ，喀出させる目的で行われるのが体位ドレナージである．分泌物を排出させたい肺区域からの気管支の位置が垂直位になるように姿勢をとらせる必要がある．

5．腹式呼吸(横隔膜呼吸)(図5)

横隔膜の動きを大きくして，胸鎖乳突筋や斜角筋などの呼吸補助筋の活動を減ずる目的で行われる．これにより，呼吸筋のエネルギー消費を抑制し，換気効率を改善する．

①背臥位(ファウラー位，セミファウラー位)で膝を軽度屈曲させ腹壁の緊張を緩和する．
②患者の手を上胸部と肋骨弓下部に置き，その手の上に介助者の手を添える．
③肋骨弓下部に置いた手に軽く圧迫を加えて，吸気時にその部分を膨らませる意識をもたせる．

呼吸理学療法　　　　　　　　　1008

■図1　部位別のリラクセーションの方法

足
1．膝を伸展し、両つま先に力を入れ、足関節を底屈する

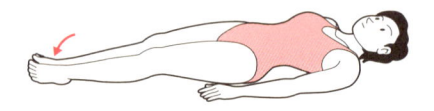

2．足関節を背屈しながら、かかとで床面を強く押す

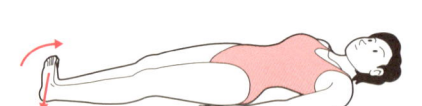

腹部と背部
1．利き手を腰の下に入れ、手を押さえるように腹筋を収縮させ腰椎の前彎をとる

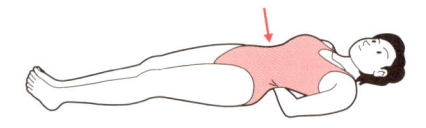

2．頭部と肩甲帯で床面を押すように力を入れる

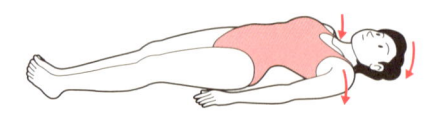

腕と手
1．手掌を下方に向けてこぶしをつくり、そのこぶしを強く握りながら、床面を強く押すように力を入れる

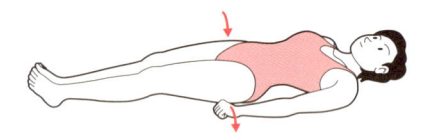

2．手掌を開いて手関節を強く背屈する

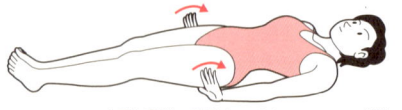

肩甲帯
1．肩甲骨を互いに引き寄せるように強く力を入れる

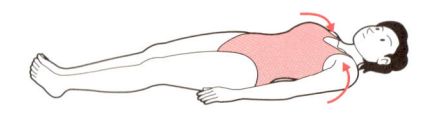

2．両側の肩甲帯を強く挙上する

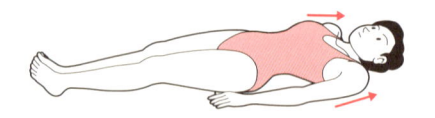

頸部
1．頭部で床面を強く押す

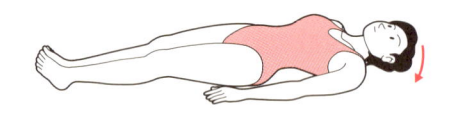

2．頭部を強く右方回旋する。次に左方回旋する

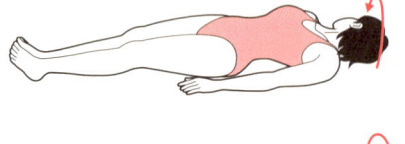

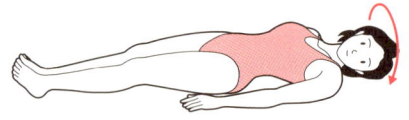

3．下顎骨を胸骨に押しつけるように強く力を入れる

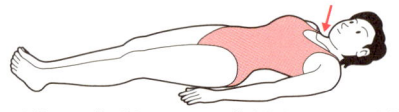

（千住秀明：呼吸リハビリテーション入門−理学療法士の立場から．第4版，p.93〜95，神陵文庫，2004より改変）

■図2 スクイージング(squeezing)

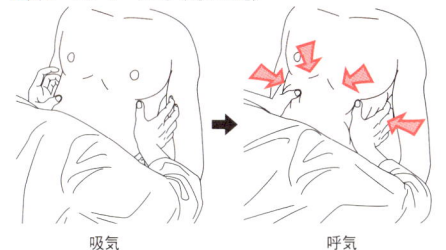

吸気 → 呼気
呼気に合わせて胸郭の運動方向に圧縮する

■図3 スプリンギング(springing)

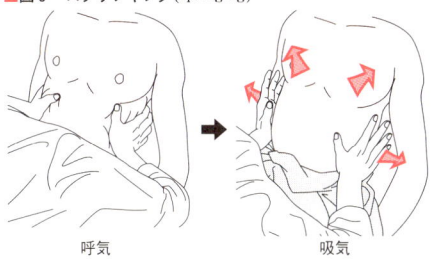

呼気 → 吸気
呼気の終りにパッと手を離して胸郭を拡張する

■図4 体位ドレナージの方法

気管支の分岐角度を頭に描きながら、排痰したい肺区域を高い位置にして、区域気管支が垂直になるような体位をとる
①目的部位　②体位　③タッピング部位（↓）

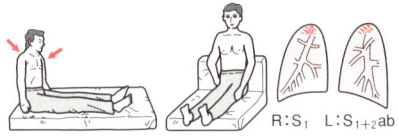

R:S_1　L:S_{1+2}ab
①右上葉肺尖区、左上葉肺尖区　②坐位、上体を垂直
③鎖骨下部、肩甲骨上部

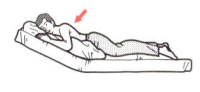

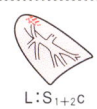

L:S_{1+2}c
①左上葉肺尖区水平区　②半坐位、腹臥位から45度左肩を上げ、枕で支える　③肩甲骨外側

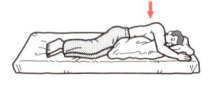

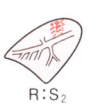

R:S_2
①右上葉後上葉区　②水平腹臥位から45度右側を起こして枕で支える。左上肢はうしろに垂らす　③肩甲骨外側

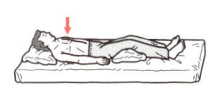

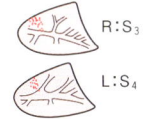

R:S_3　L:S_4
①両側上葉前上葉区　②仰臥位で膝の下に枕を入れる
③第2～4肋骨前面

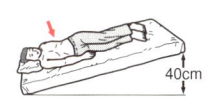

L:S_4, S_5
①左上葉舌区　②頭低仰臥位、左肩を少し浮かせる。下肢は膝で屈曲させ、腹筋を弛緩させる　③第4～6肋骨前胸側面

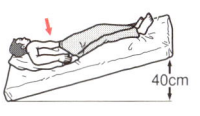

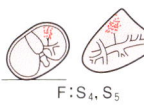

F:S_4, S_5
①左中葉区　②頭低側臥位、右肩をやや起こし、枕で支える
③第4～6肋骨前胸側面

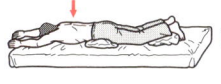

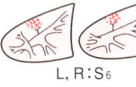

L, R:S_6
①両側下葉上-下葉区　②腹臥位、腹部に枕を入れる
③肩甲骨下角

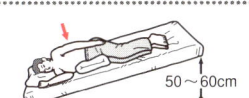

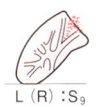

L (R):S_9
①両側下葉外側肺底区　②頭低側臥位、腰に枕を入れる
③第6～8肋骨側胸部

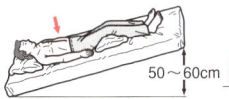

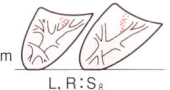

L, R:S_8
①両側下葉前肺底区　②頭低仰臥位、膝の下に枕を入れる
③左右肋骨下部

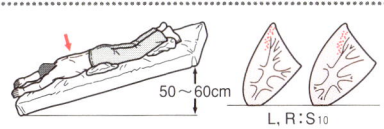

L, R:S_{10}
①両側下葉後肺底区　②頭低腹臥位、腹部に枕を入れる
③背部第10肋骨部

④鼻から静かに吸気を行わせる．その際に上胸部に置いた手で上部胸郭運動を抑制する．
⑤呼気は口から一気にさせ，介助者は肋骨弓部に置いた手に圧迫を加えて呼気を介助する．

6．口すぼめ呼吸（図6）

吸気は鼻から行い，呼気は口をすぼめてゆっくり長く行う．口をすぼめることにより気道内圧を高めて気道閉塞を防止する．これにより呼気流量を保ち，有効換気量を増やす．

7．運動療法

慢性呼吸不全患者の運動能力の低下は，運動に伴う酸素消費量の増加に酸素摂取量が伴わないために生じる「息切れ」が，動作を遂行困難とすることが原因である．息切れによる運動量の減少は廃用性の筋力低下，筋持久力の低下を生じ，さらに息切れを増強するという悪循環を起こす．加えて，息切れによる食事摂取量の減少により必要とするエネルギー量が充足できないため，筋肉の異化を生じて筋肉量が減少する．ADLの低下は患者の精神状態にも悪影響を及ぼすため，運動能力を向上させる運動療法の意義は大きい．

患者をよく観察し，患者に合った適度の運動療法を行うことが重要である．運動療法の中止基準となる自覚症状には，胸痛，悪心，めまい，ふらつき，強い動悸，極度の息切れ，急激な疲労などがあげられる．表2に呼吸不全の診断基準を示す．

■図5　腹式呼吸訓練法

■表1　体位ドレナージの適応

予防的
1．人工呼吸器装着中(気管内挿管をされている)患者
2．長期臥床患者
3．術後長期間の安静が余儀なくされる患者
4．疼痛により体位変換や十分な咳嗽ができない患者
5．意識レベルの低下している患者

治療的
1．慢性気道感染のある患者(気管支拡張症，びまん性細気管支炎)
2．喀痰量の多い患者(慢性気管支炎)
3．無気肺のある患者
4．肺膿瘍・肺炎患者

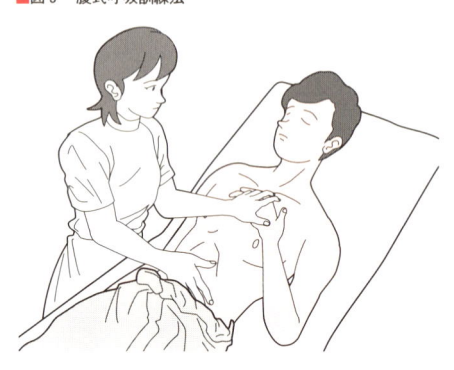

■表2　呼吸不全の診断基準

室内空気吸入時	
PaO_2　60mmHg 以下	$PaCO_2$　45mmHg 以下 (呼吸不全Ⅰ型) $PaCO_2$　46mmHg 以上 (呼吸不全Ⅱ型)
PaO_2　61〜70mmHg 以上 1か月以上持続	準呼吸不全 慢性呼吸不全

(厚生省特定疾患呼吸不全調査研究班，1987)

■図6　口すぼめ呼吸

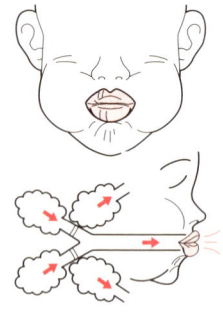

ほっぺたを膨らませ，口を丸くとがらせて，自然に呼出できるところまで，フーッと吹く

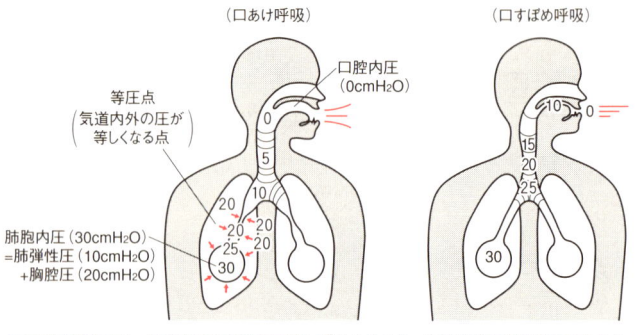

肺胞内圧(30cmH₂O) ＝肺弾性圧(10cmH₂O) ＋胸腔圧(20cmH₂O)

等圧点
(気道内外の圧が等しくなる点)

口すぼめ呼吸では，気道内の圧勾配を口側へずらせるため，気道の狭窄や閉塞を防ぐことができる

(渡辺　敏ほか監：NEW 人工呼吸器ケアマニュアル．p.319，学習研究社，2000)

呼吸理学療法を受ける患者の看護

■看護のポイント

呼吸理学療法は，気道の浄化，呼吸効率の改善，呼吸筋の強化，全身持久力の向上などを目的に行われる．

患者の病態および心理状態を理解したうえで適切な呼吸理学療法を選択し，患者自らが積極的に取り組めるように援助する．

■観察のポイント

1) 呼吸理学療法施行前
① 呼吸状態（息切れの有無，呼吸の数・リズム・深さ，胸部の動き，呼吸音）
② 酸素飽和度
③ 顔色，チアノーゼ，倦怠感の有無
④ 血圧，脈拍，体温
⑤ 喀痰（量・性状）
⑥ 栄養状態（食事の摂取量，生化学検査，体脂肪率）
⑦ 体重の変化（低栄養の監視，心不全による浮腫の出現）
⑧ 精神状態（うつ傾向など）

2) 呼吸理学療法施行中
① 呼吸状態（息切れの増悪の程度）
② 酸素飽和度の低下の程度
③ 眩暈（めまい）の出現
④ 急激な倦怠感の増悪
⑤ 意欲の変化
⑥ 血圧の変化
⑦ 動悸・不整脈の出現
⑧ 胸痛の出現
⑨ 悪心・嘔吐の出現
⑩ 精神状態（うつ傾向など）

■具体的なケア

1 心理面のケア

呼吸不全などの酸素摂取予備力の低下をもたらす疾患では，酸素摂取量の減少により生活活動が制限される．患者はそれまでの社会や家庭での役割を縮小，喪失したことで，自己の価値を見失い，生きる意欲を低下させることがある．

また，呼吸困難に起因する恐怖や不安をかかえ，睡眠障害や食欲低下，無気力などのうつ傾向を示す場合もある．あるいは自暴自棄になり，治療や治療に必要なセルフケアを放棄する患者もいる．

看護師は患者の不安や苦しみを受容し，呼吸理学療法の意義を伝え，患者が無理なく療法に取り組めるよう計画するとともに，日常生活や社会生活ができるだけ維持されるように生活の調整をはかる．

2 身体面のケア

1) 栄養状態

不安や意欲低下からの食欲不振や，食事動作自体の苦痛で食事摂取量が減少しがちである．そのうえ，呼吸筋の過剰運動に伴う消費エネルギーの増大により，低栄養状態に陥りやすい．

栄養状態の低下は免疫力や筋力の低下をもたらし，疲労しやすく，そのための活動低下が，セルフケアを困難にする．

2) 感染予防

感染はさらなる呼吸機能の低下をもたらし，それまで行えたADLさえも困難にするため，感染経路の遮断や気道浄化をはかり，感染を予防する．

3) 疼痛管理

外科手術後など，疼痛が強く呼吸理学療法を行うことで疼痛が増強する場合は，呼吸抑制やそれに伴う精神的ストレスをまねく．そのため，施行前に疼痛のコントロールを行う．疼痛をがまんさせて施行しても，効果が得られないばかりでなく，呼吸理学療法の拒否につながったり，患者の信頼を失うこともある．

3 呼吸理学療法時のケア

呼吸理学療法開始時は筋肉痛や疲労を伴うため，患者自らが積極的に続けることは容易ではない．看護師は励まし，ともに行いながら，達成可能で具体的な目標を設定し，日常生活に取り入れられるように援助する．

理学療法施行前には患者の状態を観察し，どの程度行ったらよいかを評価する．施行中，状態が悪化した場合はすみやかに中止し，医師に報告・相談する．理学療法が進み，退院の見通しがついた段階で，患者自身がセルフチェック（残存能力の把握と，パルスオキシメーターを利用して自覚症状と酸素欠乏の程度の把握を行うなど）ができる訓練や，酸素消費量を節約する生活のしかたを学習できるように支援する．

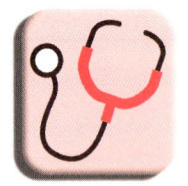

呼吸リハビリテーション
pulmonary rehabilitation

I 概説

呼吸リハビリテーション(以下,呼吸リハ)は,「呼吸器の病気によって生じた障害をもつ患者に対して,可能なかぎり機能を回復,あるいは維持させ,これにより,患者自身が自立できることを継続的に支援していくための医療である」(日本呼吸管理学会,日本呼吸器学会:呼吸リハビリテーションに関するステートメント)と定義されている.呼吸リハには,呼吸介助手技や排痰に関する手技などの呼吸器に特有の理学療法的手法から,慢性呼吸器疾患患者の維持期に行う歩行や自転車エルゴメーターなどの運動療法,さらには,患者教育や各種の患者サポートなどに至るまでの広汎な内容が含まれる.

呼吸機能低下により起こる労作時の呼吸困難は日常生活を制限する.極端に活動量が低下し廃用症候群となる悪循環に陥りやすい(息切れの悪循環,図1).したがって,活動量を維持し,食欲を回復させ体重減少に歯止めをかけるなど,悪循環を断ち切ることが重要である.運動療法は現在の呼吸リハの中核である.

呼吸リハのゴールは,患者のQOLを向上させて,それを維持することである.喀痰や息切れなどの臨床症状を緩和させ,廃用性の変化を予防および改善し,さらにはADL(日常生活動作)能力および運動耐容能を向上させていく.

II 呼吸リハビリテーションの流れ

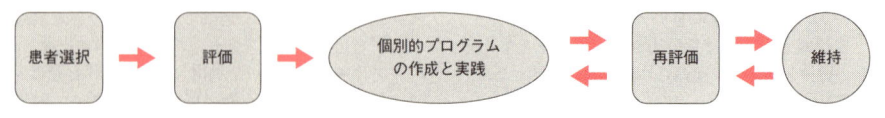

呼吸リハの流れは図2に示すプロセスからなる.患者選択では呼吸リハの適応の有無を検討する.リハの意志があって,呼吸器の機能障害を有し,息切れなどの症状のある慢性呼吸器疾患が基本である.重症度や年齢に対する適応の制限はなく,たとえば,COPD(慢性閉塞性肺疾患)ガイドラインでは,StageⅡ相当($FEV_1/FVC<70\%$,かつ$50\%≦FEV_1<80\%$)あるいはそれ以上の重症度に対して推奨されている.COPDの病期分類を表1に示す.運動療法に際しては,ハイリスクとなる虚血性心疾患,致死性不整脈,および肺高血圧症の存在などに注意する.

呼吸リハ開始時には,一般状態の臨床評価,スパイログラムなどの生理検査,ADL評価,運動機能評価,呼吸困難度評価などを行う.簡易運動検査として6分間歩行試験,シャトルウォーキング試験などの歩行検査が普及している.また,ガス交換機能として安静時の動脈血ガスを測定するだけでなく,パルスオキシメータで歩行などの労作時に低酸素血症が起こらないかを確認しておく.

患者個々の評価や患者自身の希望をもとにプログラムを個別に作成する.実施形態は,外来,入院,地域あるいはコミュニティ,在宅(ホームリハビリテーション)のいずれであっても可能である.

呼吸リハ導入後,再評価を繰り返しながら,維持プログラムを患者と共同作業で確立させる.運動療法の維持がなければその能力は再び低下する.ライフスタイルに組み込まれた形で運動療法が継続できるような環境づくりを行う.

■図1 息切れの悪循環

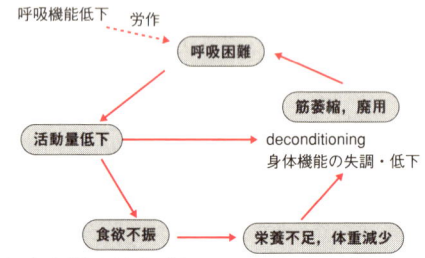

(日本呼吸管理学会監:呼吸リハビリテーション・プログラムのガイドライン.第2版,p.55,ライフサイエンス出版,1999より改変)

■図2 呼吸リハビリテーションのプロセス

患者選択 → 評価 → 個別的プログラムの作成と実践 ⇄ 再評価 ⇄ 維持

(日本呼吸管理学会,日本呼吸器学会:呼吸リハビリテーションに関するステートメント.図1,2001)

■表1 COPDの病期分類

病期	特徴
0期：COPDリスク群	スパイロメトリーは正常 慢性症状（咳嗽，喀痰）
I期：軽症COPD (Mild COPD)	$FEV_1/FVC<70\%$ $FEV_1≧80\%$ predicted 慢性症状（咳嗽，喀痰）の有無を問わない
II期：中等症COPD (Moderate COPD)	$FEV_1/FVC<70\%$ $50\%≦FEV_1<80\%$ predicted 慢性症状（咳嗽，喀痰）の有無を問わない
III期：重症COPD (Severe COPD)	$FEV_1/FVC<70\%$ $30\%≦FEV_1<50\%$ predicted 慢性症状（咳嗽，喀痰）の有無を問わない
IV期：最重症COPD (Very Severe COPD)	$FEV_1/FVC<70\%$ $FEV_1<30\%$ predicted あるいは $FEV_1<50\%$ predicted かつ慢性呼吸不全あるいは右心不全合併

補足：FEV_1値は原則として気管支拡張薬投与後の値を用いること．0期は最新のGOLD2006では記載がない．
〔日本呼吸器学会COPDガイドライン第2版作成委員会編：COPD（慢性閉塞性肺疾患）診断と治療のためのガイドライン．第2版，p.9，メディカルレビュー，2004〕

III プログラムの実際

1．運動療法開始時の概念

運動およびそのための身体づくりと呼吸法のトレーニングは，呼吸リハの最も中心的な要素である．図3に，開始時に推奨される運動療法のプログラム構成を模式的に表す．軽症患者ほど筋力・持久力トレーニングの比率を高く，重症者になるほどコンディショニングやADLトレーニングの比率を高くする．

2．筋力・持久力トレーニング

下肢の持久力トレーニングは，その有効性に関して最も強いレベルのエビデンスをもつ呼吸リハプログラムの1つであり，呼吸リハの中核として最も重要な位置づけにある．負荷が高強度であるほど得られる効果が高いが，低強度でも十分に効果は得られる．リスクと耐容性を考えながら無理のない安全な範囲を選択する．運動プログラムは，ウォームアップ，主運動，クールダウンの各セッションで構成され，主運動の間は目標至適心拍数（target HR）を目安とする（図4）．ただし，呼吸器疾患では必ずしも心拍数が適切な指標とならないため，実際の運動処方では，呼吸困難度を指標とする方法が勧められている．10段階の修正Borgスケール（図5）で3〜4程度の息切れを目安とする．

■図3 開始時に推奨されるプログラム構成

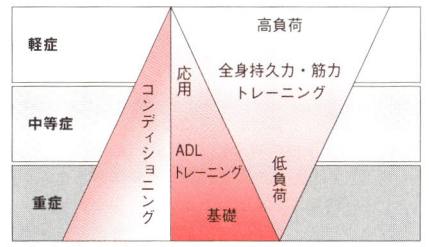

（日本呼吸管理学会呼吸リハビリテーションガイドライン作成委員会，日本呼吸器学会ガイドライン施行管理委員会，日本理学療法士協会呼吸リハビリテーションガイドライン作成委員会編：呼吸リハビリテーションマニュアル—運動療法．p.3，照林社，2003より改変）

■図4 運動プログラムの構成内容

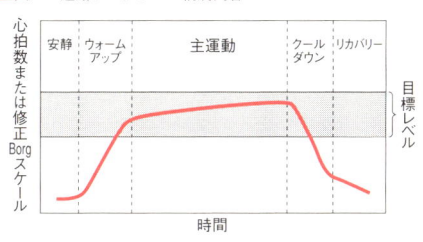

各運動セッションに費やす時間は個々の症例の状況で判断する．呼吸リハビリテーションマニュアルでは，ウォームアップが10〜20分，主運動が20〜60分，クールダウンが5〜10分と書かれているが，これは健常人の目安と考えたほうがよい．呼吸器疾患患者ではこれよりも短時間になるはずで，主運動が数分であることも重症患者では珍しくない

〔American College of Sports Medicine 編（日本体力医学会体力科学編集委員会監訳）：運動処方の指針—運動負荷試験と運動プログラム．原書第7版，南江堂，p.139，2006より改変〕

連続して長時間運動すると息切れや低酸素血症が過度に進行してしまう場合には，休憩を挟んで呼吸を整えさせてから短時間の運動を繰り返させる．運動のタイプは，トレッドミル，自転車エルゴメーター，平地歩行，階段昇降などが一般的である．運動によって低酸素血症が起こる患者には積極的に運動時の酸素投与を行う．

上肢筋トレーニングは，ADL改善を目的としている．ADLでは上肢を使う場面が多く，肩は上肢の動きを支えるために呼吸補助筋としての役割が抑制されて息切れを生じやすくなるからである．上肢筋トレーニングによりADL能力のいっそうの向上とともに，ADL時の息切れ緩和が期待される．上肢用のエルゴメーター，ダンベル，弾性バンドなどを用いるのが一

般的である．

体幹は身体の運動やADLの安定に重要であり，呼吸の面でも体幹上部の筋力強化は呼吸機能の安定と向上に欠かせない．筋力トレーニングの動作は呼吸に同調させ，力を入れる際には息を止めずに原則として呼気で行わせることがポイントである．

呼吸筋力低下は呼吸困難を増強しQOLに大きく影響する．しかしながら，それらを改善させることを目的とした呼吸筋トレーニングの効果は限定的で，メインのプログラムに必ずしも組み込む必要はないとの見解が一般的になってきた．わが国では，全身麻酔管理下での手術前に機器を用いた呼吸筋トレーニングがよく行われてきたが，呼吸筋トレーニング単独で行うよりも，運動療法を中心にすえて各種のトレーニングを副次的に加える総合的な術前リハビリテーションが望ましい．

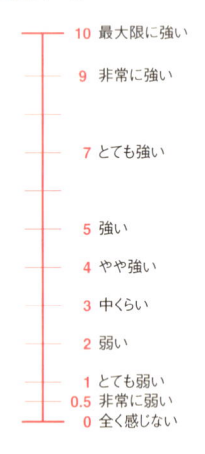

3．自立を促すADLトレーニング

重症者の廃用の状態，高齢者の肺炎あるいは各種呼吸不全の急性期，レスピレーター管理後，手術後の各回復期などでは，抗重力筋や姿勢保持筋などで筋力低下が起こり，坐位の保持や起立動作など基本的な動作が障害されている．自立を促すADLトレーニングは，基本的な起居動作の訓練を段階的に行って基本的ADLの自立を目指すものである．段階的なADLレベルに応じたプロセスにより，離床から日常生活復帰までを目標としながらトレーニングを行う（図6）．

4．コンディショニング

呼吸トレーニング，胸郭の可動域と柔軟性を含んだ呼吸運動の安定，適度な気道のクリアランス（排痰），四肢体幹の適度な柔軟性は運動療法の前提であり，それらの改善と維持を目的としたプログラムはコンディショニングと総称される．

呼吸トレーニングは口すぼめ呼吸と腹式呼吸が基本である．口すぼめ呼吸は，気道の虚脱を防いで肺胞の換気を改善し，呼気を深くすることで呼吸パターンと換気効率の改善が得られ，呼吸困難を鎮静化する．腹式呼吸は横隔膜を使った呼吸のトレーニングであるが，腹壁の腹筋群との共同作業でもある．とくに，重症COPD患者では横隔膜が平低化し吸気効率が悪いため，通常の腹式呼吸ではかえって苦しい場合がある．腹筋をうまく使用して呼気を十分に行わせるか，あるいは腹部に重錘をおくかして横隔膜に多少のストレッチ効果を与えてから吸気を行わせるような配慮が必要となる．口すぼめ呼吸は呼気を深くすることになるため，腹式呼吸と組合わせると効率的である．

■図5　修正Borgスケール

10　最大限に強い
9　非常に強い
7　とても強い
5　強い
4　やや強い
3　中くらい
2　弱い
1　とても弱い
0.5　非常に弱い
0　全く感じない

■図6　自立を促すADLトレーニング

仰臥位　　　坐位　　　坐位から立位　　　立位

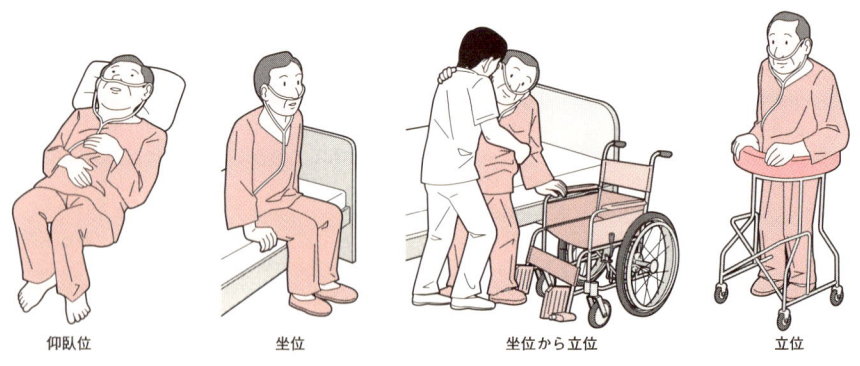

（黒澤　一・佐野裕子：呼吸リハビリテーション［DVD付き］．p.108〜109，学習研究社，2007より改変）

胸郭に対するアプローチは呼吸介助手技を代表とする呼吸理学療法的な手技と各種の呼吸リハ体操が中心となる．呼吸介助手技は肺胞の換気の改善，1回換気量と呼吸パターンの改善，胸郭可動域と柔軟性の改善，排痰促進，またそれらを通じた呼吸困難の改善を目的とする．COPDに対する呼吸介助手技は過膨張した肺気量を減少させる即時効果をもつ．頸部，上肢帯および背部には，呼吸補助筋の役割を担う筋肉が多く，呼吸困難のある患者では過緊張のため筋肉に圧痛がみられる．それらの筋のリラクセーションを行い，過緊張を和らげることは呼吸困難の緩和に結びつく．

排痰は体位ドレナージを基本とし，呼吸介助手技などの胸郭に対する用手的アプローチが併用される．スクイージングは排痰を目的とした用手的手技である．排痰を目的とした機器や患者自身が行う排痰手技が状況に応じて利用される．四肢体幹のコンディショニングはストレッチングやバランス，姿勢保持などのトレーニングが中心となる．

コンディショニングは日本では非常に重視されて行われているプログラムであるが，手技の多くについての効果に関するエビデンスや奏効機序の立証などは今後の重要な課題である．

5．教育，サポート

呼吸リハに対するモチベーションの維持には，疾病や治療に対しての理解が必要である．各種ガイドラインでは，教育と各種サポートは，患者の自己管理能力の向上，急性増悪の減少，入院日数減少などをとおしてQOLを向上させると期待されており，その実施は強く推奨されている．表2に呼吸リハにおける教育とサポートプログラムの例をあげる．

IV 効 果

呼吸リハの目指す主たる効果は呼吸困難を軽減し，運動耐容能を向上させ，QOLを改善することである．これらのエビデンスレベルは表3に示すように非常に高く，その効果は確立したものであり，COPDなどの診療ガイドラインでは薬物治療と並ぶ必須の治療として呼吸リハが位置づけられるに至っている．呼吸器患者に多い不安・抑うつなどの症状に関しても改善効果がみられる．呼吸リハプログラムのうちでは，下肢による全身持久力トレーニングが最も強いエビデンスをもっており，在宅患者の運動として毎日の歩行が推奨される根拠となっている．

V 今後の展望

これほど確立した効果を呼吸リハがもつという事実が知られ，ガイドラインで推奨される治療となっても，まだまだわが国における呼吸リハの実施率は低い．国内での医療スタッフへの啓発がまだまだ必要である．

また，いったん呼吸リハが導入された場合，継続と維持をいかにするべきかが大きな課題である．病院から在宅への円滑な移行とそれに伴う地域連携，セルフマネジメントに関する適切な教育と指導，訪問医療スタッフの充実などが今後の課題となるであろう．

■表2　呼吸リハビリテーション—教育，サポートプログラムの例

1．指導・教育	服薬指導，禁煙，自己管理，医療機器管理，栄養指導，感染対策指導，パニック管理，ほか
2．サポート	心理的支持，住環境整備，在宅機器管理，ソーシャルワーク，余暇活動支援，ほか

■表3　呼吸リハビリテーションにかかわるエビデンスの強さ

Evidence A	Evidence B	Evidence C	Evidence D
・呼吸困難感の軽減 ・運動耐容能の改善 ・健康関連QOLの改善 ・入院回数，入院期間の減少 ・COPDによる不安感，抑うつの軽減 ・運動トレーニングの持続期間は1〜2年 ・運動療法のなかで下肢による全身持久力トレーニングが最も推奨される	・上肢筋力，持久力訓練による上肢機能の改善，日常動作に伴う呼吸困難感の軽減 ・トレーニングプログラム終了後の効果の持続性 ・生存期間の延長 ・非侵襲的換気療法併用の有用性（急性効果） ・持久力，筋力トレーニング効果のオーバーラップ（心肺疾患患者）	・呼吸筋訓練の有用性，とくに全身の運動トレーニングと併用時の有用性 ・心理社会的インターベンションの有用性 ・栄養指導と運動療法の併用効果は現状では不明 ・軽症（$FEV_1 \geq 50\%$）では運動耐容能は改善するが，息切れやQOLへの有用性は不明	・プログラム構成は重症度によって異なる ・呼吸パターンの修正，柔軟性のトレーニングの有用性 ・運動の習慣がライフスタイルに組み込まれていることが望ましい ・$SpO_2 \geq 90\%$を保つ酸素投与

補足：エビデンスの強さは無作為化比較試験（RCT）の多量のデータに基づいたものでAが最も強く，一方，Dは委員会のコンセンサスに基づいた判断で，主に臨床的な知識に基づいた見解とされている．

（植木　純ほか：呼吸リハビリテーションのガイドラインとその位置づけ．総合リハビリテーション，32(2)：109，2004より一部改変）

骨格系
skeletal system

I 骨の構成

骨においては，成長，骨形状の改変，骨損傷の治癒などが骨を構成する種々の細胞により行われている．

1．骨芽細胞(osteoblast)

骨基質の合成に関与しているのが骨芽細胞であり，骨表面をすきまなく覆っていて骨被覆膜をなしている．骨芽細胞は活発な骨形成作用を行っている活動性骨芽細胞と，骨形成作用を行っていない静止性骨芽細胞に分けられる．

骨芽細胞の抑制因子として重要なものに副腎皮質ホルモン，副甲状腺ホルモンがある．したがって，これらのホルモンの多量投与や分泌が亢進されるような疾患の際には，骨は弱くなる．他方，骨芽細胞の亢進因子はほとんど解明されていない．

2．骨細胞(osteocyte)

骨芽細胞が骨形成の過程で骨基質に取り込まれ，骨細胞として存在する．活発に骨形成が起こっているところでは，骨芽細胞は数日で骨基質中に埋め込まれてしまうが，骨形成が静止しているところの骨芽細胞は，2～3か月たってもまだ骨表面にみとめられる．

3．破骨細胞(osteoclast)

破骨細胞は多核巨細胞であり，骨表面の陥凹部にみられるもので，骨吸収に関与している．正常の骨では骨形成と骨吸収とは平衡を保っており，非脱灰標本を顕微鏡でみると，骨梁表面に骨芽細胞と破骨細胞がみられる所見が容易に得られる．

II 骨の生化学

骨組織は約3/4が無機基質，約1/4が有機基質からなる(表1)．

無機基質の90％以上は石灰化物質であるカルシウム，リンからなり，ほかに炭酸，ナトリウム，マグネシウム，塩素，フッ素，カリウム，亜鉛などが微量成分として存在する．骨組織は体内における無機質の大きな貯蔵庫で，カルシウムは体内の全量の99％が骨に貯蔵されている．カルシウムとリン酸はハイドロキシアパタイト〔hydroxyapatite, $Ca_{10}(PO_4)_6(OH)_2$〕結晶の形で存在する．ハイドロキシアパタイトは骨の全重量の約2/3，体積の約1/2を占めている．一方，骨の有機基質のうち約90％を硬蛋白(scleroprotein)であるコラーゲンが占め，ほかに糖蛋白，グリコサミノグリカン，脂質などが少量ずつ存在する．骨を鉄筋コンクリートとすれば無機基質はセメントや砂にあたり，コラーゲンが鉄筋の役をしている．

■表1 皮質骨の化学組成

組　成	重量に対するパーセント	組　成	重量に対するパーセント
無機基質	76.0	有機基質	24.0
カルシウム	31.3	コラーゲン	21.2
リン酸	39.1	シアロ蛋白	0.24
炭酸	6.6	コンドロイチン	
ナトリウム	0.7	硫酸	0.19
マグネシウム	0.3	ペプチド	0.12
塩素	0.13	脂質	0.10
フッ素	0.03	その他	2.1
カリウム	0.02		

(大野藤吾ほか編：臨床整形外科学—1 基礎編．p.32, 中外医学社，1988)

III 軟骨

軟骨には硝子軟骨，線維軟骨，弾性軟骨があるが，このうち関節端に存在するのは硝子軟骨である．硝子軟骨は血管のない組織で，圧力が加わると変形し，なくなればもとに戻る特性を有している．コラーゲン線維と糖蛋白ゲルが構成成分の主体をなしている．

軟骨基質は平均してプロテオグリカン10～15％，コラーゲン10～15％，水70～80％である．関節軟骨は圧縮力を受けると関節内に水分が押し出される．軟骨はその下層にある骨と直接の栄養供給の関係は有しておらず，軟骨にとって必要な物質は関節液から供給されている．関節運動は関節液の流れをよくし，関節軟骨の栄養にとって重要である．ギプスなどで関節を固定すると，これらに障害が起こり，関節の機能は低下することになる．

IV 骨の機能

骨は構造学的に支持，運動，保護の3種，器官として造血，塩類代謝の2種の機能をもつ．全身で約200に及ぶ骨が骨格を形成し，支えとなる一方，脳，脊髄，胸腹部臓器などの保護にとって重要なものである．骨髄は赤血球，白血球，血小板を産生する場所である．カルシウム，カリウム，マグネシウムなどの無機質の代謝に関与し，とくにカルシウムの貯蔵庫となって血中濃度の調節役となっている．

V 骨の発生

およそ胎生5週に胎芽(limb pad)が出現し，そのなかに未分化間葉細胞が集合し，主な長管骨の原基が形成される．6週ごろにこれらの未分化間葉細胞は軟骨細胞に分化し，引き続き長軸方向に配列し，石灰化が基質に生じる．このような骨化を内軟骨性骨化(endochondral ossification)とよび，長径成長に関与する．

一方，軟骨モデルの周囲の被膜(perichondrium)は骨膜となり，ここでの骨形成が進む．このような骨化を骨膜性骨化(periosteal ossification)とよび，骨の幅の増大に関与する．胎生6か月ころには骨髄腔が形成され，長管骨としての形態がほぼ出来上がる(図1)．

VI 骨の成長

長管骨は両端に長径成長を担う骨端軟骨層を有し各端が何パーセント関与するか概ね決まっている．骨端軟骨層は骨端部側から次の4層に分けられる．
① 静止軟骨層：未分化軟骨細胞の層
② 増殖軟骨層：軟骨細胞の柱状配列層
③ 肥大軟骨層：泡状軟骨細胞ともいわれ，軟骨細胞は膨化・肥大し，石灰化のもととなる基質小胞を放出する．
④ 石灰化軟骨層：基質小胞を中心に石灰化が進み，軟骨細胞は膨化・崩壊する．肥大軟骨層と石灰化軟骨層の移行部は脆弱なため，小児期に起こる骨端線離開(大腿骨頭すべり症)はここに生じる．

VII 骨の加齢変化と骨量測定の意義

骨は生理的な加齢変化をきたすと骨量(骨のカルシウム量)が減少する(骨粗鬆症)．男性は生涯にわたって骨量に大きな変化はないが，女性は閉経前後より骨量減少が始まる．この結果，脊椎の圧迫骨折を起こしたり，大腿骨頸部や橈骨下端の骨折をきたし整形外科的治療の大きな対象となる．

骨量の検査法には，DXA法(弱いX線を骨格にあて，通過できないX線量から骨の骨量を計測する)，MD法(中手骨の骨幅に対する骨皮質幅を濃度計と電算処理により算出する)，超音波骨評価法(踵骨に超音波をあてて骨量を測定する)などがある．簡便さではMD法，超音波骨評価法がまさるが，信頼度ではDXA法が最も優れており，かつ治療効果追跡に有用である(表2)．

骨萎縮度Ⅱ度以下(図2)，あるいは骨量が若年成人平均値(20〜44歳)の70%未満であるときに骨粗鬆症と診断する．ただし，X線上椎体骨折をみとめる場合はⅠ度以下，80%未満をもって診断する．

■図1　長管骨の発生(大腿骨，胎生5週より生下時まで)
a. 5週　b. 6週　c. 7週　d. 6か月　e. 10か月

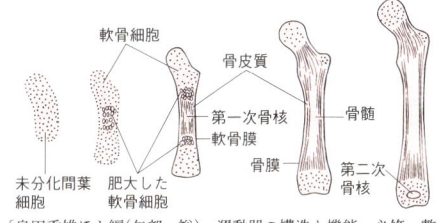

[泉田重雄ほか編(矢部 裕)：運動器の構造と機能，必修 整形外科学．p.6，南江堂，1985]

■図2　側面腰椎X線所見による骨萎縮度分類

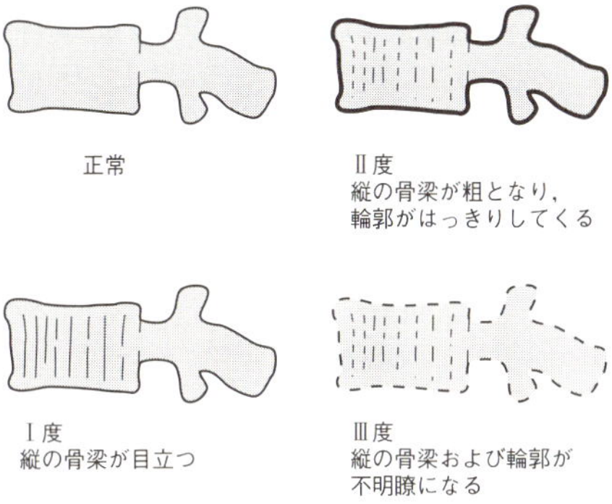

正常
Ⅱ度　縦の骨梁が粗となり，輪郭がはっきりしてくる
Ⅰ度　縦の骨梁が目立つ
Ⅲ度　縦の骨梁および輪郭が不明瞭になる

■表2　各種骨密度検査

検査法	測定線源	測定部位	長　所
DXA法	X線	腰椎正面・側面，大腿骨頸部，橈骨遠位端，全身骨	測定精度が高い 可能な測定部位が豊富
QCT法	X線	腰椎，橈骨，脛骨	単位体積当たりの骨量が測定できる
超音波骨評価法	超音波	踵骨	人体への影響がない 骨構造をある程度反映している
MD法，CXD法	X線	第2中手骨	特殊な装置がいらない

(図2，表2とも　伊藤晴夫編：運動器疾患ナーシング．Nursing Mook 5，p.118，学習研究社，2001)

骨髄移植
bone marrow transplantation；BMT

I 定義と分類

　レシピエント(受血者)の骨髄細胞を死滅させたあと，新たな骨髄細胞を輸注して，造血機能を再生させる治療法．実際には超致死量の抗がん薬投与や全身放射線照射などの強力治療によって骨髄細胞を殺したあと，回復しなくなった骨髄中の造血細胞の造血機能をドナー(供血者)の骨髄を移植することにより回復させること．

　血液細胞をつくるもとになる造血幹細胞は，骨髄のみならず末梢血中や臍帯血中にも存在し，造血幹細胞源として近年末梢血や臍帯血が使用されるようになったため，骨髄移植よりも造血幹細胞移植として一括された．

　表1に採取部位とドナーの種類による分類を示す．

■表1　採取部位とドナーの種類による分類

採取部位別分類
- 骨髄移植：骨髄から採取した造血幹細胞の移植
- 末梢血幹細胞移植：末梢血中の造血幹細胞を集めて移植
- 臍帯血移植：臍帯血中の造血幹細胞を集めて移植

ドナー別分類
- 自家移植：あらかじめ自分自身の造血幹細胞を保存しておき，自分に移植
- 同種移植：他人(血縁者，非血縁者)から造血幹細胞を授受されて移植
- 同系移植：一卵性双生児から造血幹細胞を授受されて移植

II 骨髄移植の流れ

1．レシピエント側からみた流れ

　最初に骨髄移植による合併症の発症をできるだけ少なくするためにも，肉親のなかよりHLA(ヒト白血球抗原)型が一致するドナーを探索する．いなければ骨髄バンクに患者登録する．ドナー登録者とのHLA型の照合が一致したならば，治療上重要な無菌室(最近，移植術後管理の進歩とともに，一般病棟個室での処置も多くなってきた)を確保したあと，骨髄移植手術の準備に入る．患者は無菌室にて手術2週間前より大量の抗がん薬の投与，全身放射線照射，免疫抑制薬投与などにより，がん化した骨髄細胞を完全に破壊する．治療処置に対する種々の副作用に適切に対応しながらドナーからの健康な骨髄液を輸注して正常な造血幹細胞を補充し，血球造成能を再生復活する．患者は移植後の拒絶反応，移植片対宿主病(graft-versus-host disease;GVHD)，感染症などの合併，その他の副作用に注意しながら無菌室で経過観察される．骨髄液を輸注2〜3週間後，造血能が順調に回復すれば一般病棟に移り，その後，経過良好なら退院となる．

■図1　同種骨髄移植の流れ

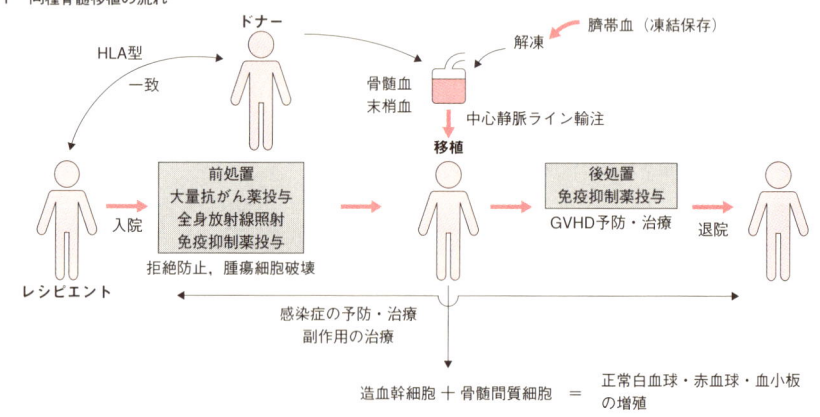

2. ドナー側からみた流れ

供血条件（年齢制限，体重制限，疾患を有しない）を確認したあと，ドナー登録を行う．登録後，採血して白血球の HLA 型を検査する．

骨髄データセンターは登録したドナーの HLA 型とレシピエントの HLA 型とを定期的に照合する．適合するとドナー候補の一人となる．骨髄提供について移植コーディネーターより詳しい説明を受け，血液検査と健康チェック，さらに DNA タイピング法によって，より精密な適合性を検査する．一致すれば，最終的に家族および本人の移植同意が再確認される．

骨髄採取には 4〜5 日の入院が必要となる．全身麻酔下で両側後腸骨稜より 500〜1,000 mL の骨髄液が採取されレシピエントに輸注される．異常がなければ 2〜3 日後に退院する．

図 1 に同種骨髄移植の流れを示す．

III 適応疾患

適応疾患としては成人で白血病，再生不良性貧血，悪性リンパ腫，多発性骨髄腫，骨髄異形成症候群，放射線の大量被曝後，小児では，これらに加えて先天性免疫不全症〔重症複合免疫不全，ウィスコット-オールドリッチ症候群（Wiskott-Aldrich syndrome），チェディアック-東症候群（Chediak-Higashi syndrome），先天性好中球減少症，慢性肉芽腫など〕，先天性代謝異常疾患〔ムコ多糖症，リピドーシス，ゴーシェ病（Gaucher disease）など〕，その他（乳がん，小細胞肺がん，精巣腫瘍，横紋筋肉腫，転移性腎細胞がんなど）に対して骨髄移植が有効である．

IV HLA（ヒト白血球抗原）型

HLA 型とはヒト白血球の組織適合抗原（human leukocyte anting; HLA）の略で，個々の個体に固有の遺伝性の抗原である．

HLA 抗原は HLA-A，B，C をクラス I，HLA-D，DR，DP，DQ をクラス II に大別され，それら多数の抗原の組合わせにより構成されている．移植によってドナーとレシピエントの間に組織適合抗原の相違がみとめられると移植免疫反応がひき起こされるので，その合併症の発現をできるだけ防止するためには，通常，HLA 型が一致したドナーからの移植が必要となる．

最近では，PCR（polymerase chain reaction；ポリメラーゼ連鎖反応）法を用いた遺伝子レベルでのタイピング（DNA typing）が可能となった．その結果，非血縁者間の骨髄移植による合併症（拒絶反応や GVHD）の発症を著しく減少させることが実証されている．拒絶反応は前処置が行われるため，その発症は少ないが GVHD は惹起され，消化器症状や感染症を合併する．

図 2 に子どもの HLA 型を示す．

HLA 抗原は両親から 1 つずつ授受した 2 つの HLA 遺伝子によって構成される．骨髄移植には HLA のうち，A，B，DR の 3 つの遺伝子座が重要であり，3 座（1 座につき 2 個，合計 6 個）の適合が必要である．兄弟姉妹間では 1/4 の確率で HLA 型が一致するが，最近の少子化傾向とともに血縁者間からのドナー検索は困難となっている．

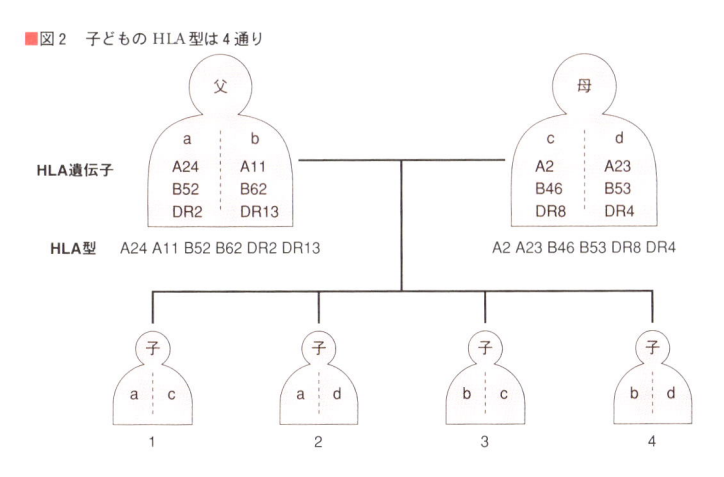

■図2　子どもの HLA 型は 4 通り

父
a: A24 B52 DR2
b: A11 B62 DR13

HLA型　A24 A11 B52 B62 DR2 DR13

母
c: A2 B46 DR8
d: A23 B53 DR4

HLA型　A2 A23 B46 B53 DR8 DR4

子1: a c
子2: a d
子3: b c
子4: b d

V 治療と管理

1．移植前

腫瘍の血液細胞を破壊して根絶するため，約2週間前より移植の準備に入る．同種移植では拒絶反応を防止する目的もある．前処置は大量の抗がん薬投与，全身放射線照射，免疫抑制効果のあるシクロホスファミドの単独または併用投与である．

骨髄機能が破壊されると免疫力が低下して感染に対する抵抗力が弱くなるため，無菌室に入る．従来は，長期間の無菌室入院が必要であったが，顆粒球コロニー刺激因子(granulocyte colony-stimulating factor; G-CSF)単独または，他のサイトカインとの併用により白血球の増殖を早めて入院期間が3～4週間に短縮される．

発熱，全身倦怠感，悪心・嘔吐，動悸，息切れ，出血，疼痛などの副作用の発現や感染症の発症などに最大限の注意を払うとともに，種々の感染予防対策の実施，副作用に対しては適切な薬物を投与して，レシピエントの苦痛をできるだけ軽減することが重要である．

2．移植当日

当日はドナーの両側後腸骨稜から骨髄液が採取され，フィルターで骨片や脂肪塊が除去されたあと，濾過された骨髄血が中心静脈ラインより輸注される．

3．移植後

前処置で破壊された造血・リンパ組織が修復，再構築されて白血球，赤血球，血小板などが増殖する．造血能の回復には2～3週間，免疫能の回復には半年～1年を要する．早期には臓器障害，感染症，GVHDが発症する．とくに急性のGVHDには注意が必要である．

後期では慢性型のGVHDが起こって多臓器が障害され自己免疫疾患類似の病態となる．看護師はレシピエントに繰り返される検査や治療によってひき起こされる副作用や治療の苦痛を最小限にするように援助するとともに，種々の合併症を防止し，精神的にもできるだけ長期間，穏やかに入院生活を過ごせるようにサポートすることが重要である．

VI 骨髄ドナーバンク

骨髄移植は兄弟姉妹間では1/4の確率でHLA型が一致するが，非血縁者間(他人)での一致は数百～数万分の1の確率であり，骨髄移植を受けられない患者も多い．

そこで，一般の人々から広く善意の骨髄提供が必要となり，国の主導のもと，骨髄ドナーバンクが設立された．その事業はHLA型が適合した非血縁者のドナー(ボランティア)から，安全性を維持しながら，無償で骨髄の提供を受け，骨髄移植を必要とするレシピエントに骨髄細胞を中立的に供給することである．

ドナー登録には年齢，体重制限があり，年齢は18歳以上で54歳以下，体重は男性が45kg以上，女性は40kg以上で傷病を有しない健康人とされる．登録されたドナー(ボランティア)のHLA型が移植を必要とするレシピエントに適合すると，移植コーディネーターがドナー(ボランティア)に提供の意思や家族の同意を確認したあと，健康状態を最終的にチェックして骨髄採取が行われる．

骨　折
fracture ; Fx, Frac.

I　定義・概念

骨折とは，骨組織が外力により，ある部分の連絡を絶たれた状態をいう．骨折は外力が骨自体のもつ強さを超えたときに発生する．骨自体のもつ強さには個人差，年齢差，部位による差があり，また外力も強さや働き方に変化が多いため，骨折の発生および状況は多岐にわたる．

骨折は原因により外傷性骨折と病的骨折に大別される．前者は大きな外力が加わり，それが骨本来の強度を超えたときに発生するいわゆる通常の骨折である．

一方，骨の質に異常(脆弱性)があったり，腫瘍の存在により強度に欠ける部位が存在したりする場合に，通常は骨折を起こしえないような弱い力で骨折を起こすことがある．これを病的骨折という．病的骨折の基礎疾患としては，先天性骨形成不全症，骨腫瘍，骨軟化症，骨粗鬆症などがある．

■図1　骨折片の転位による分類

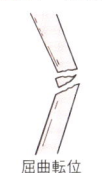

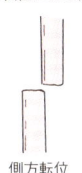

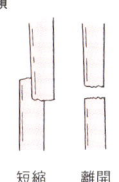

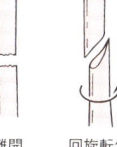

屈曲転位　側方転位　短縮　離開　回旋転位
　　　　　　　　　　　長軸転位

■図2　骨折線の形状による分類

横骨折　縦骨折　斜骨折　らせん骨折

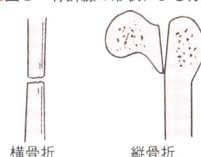

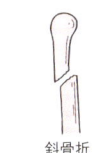

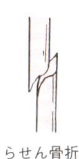

■図3　外力の働き方による分類

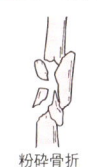

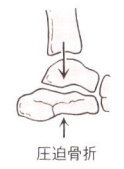

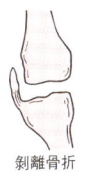

粉砕骨折　圧迫骨折　剝離骨折　捻転骨折

II　分類

1．骨折片の転位による分類
転位の方向で屈曲転位(軸転)，側方転位(側転)，長軸転位(縦転)，回旋転位(周転)に分けられる(図1)．

2．骨折線の形状による分類
骨折線の形状により横骨折，縦骨折，斜骨折，らせん骨折に分けられる(図2)．このほか小児期に特有なものに剝離骨折がある．小児の場合，骨よりも靱帯が強靱であるため靱帯断裂はまれで，靱帯付着部である骨隆起が剝離するものをいう．

3．外力の働き方による分類(図3)
1）粉砕骨折
圧縮力が働いて粉々になるもので，長管骨骨折で関節近傍に起こる場合にしばしばみられる．
2）圧迫骨折
圧迫力により起こるもので，脊椎椎体，踵骨などが典型的である．
3）剝離骨折
筋，腱，靱帯の牽引力により付着骨部が剝離されるもの．脛骨結節，上腕骨内上顆および外上顆の骨折などがこれにあたる．
4）捻転骨折
長軸に沿って捻転力が働くために起こる．投球や腕相撲による上腕骨骨折がこの典型である．
5）屈曲骨折
骨の両端に屈曲力が働いた場合に起こる．大多数の骨折はこれにあたる．

III　部位別頻度

上肢骨50％，下肢骨30％，体幹骨18％，その他2％で，とくに頻度の高いのは前腕骨，下腿骨，肋骨，鎖骨である．年齢層により骨折の部位別頻度が大きく異なることが特徴である．

1）幼・小児期
転倒，転落のため，上肢とくに肘周辺，鎖骨が多い．骨成長に大きな役割を担っている骨端軟骨板を含む骨折がみられるのも，この時期の特徴である．
2）青壮年期
スポーツや交通事故によるものが多く，大腿骨，下腿骨，体幹骨(骨盤，脊椎)に頻度が高い．

■図4 骨折のX線画像

a. 上腕骨顆上骨折(6歳)：転落により受傷　　　　b. 両下腿骨骨折(6歳)：スキーにより転倒

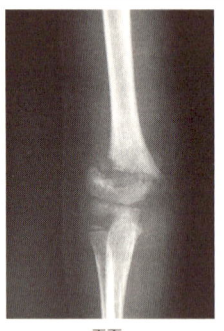

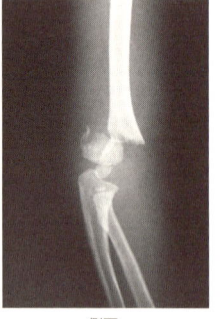

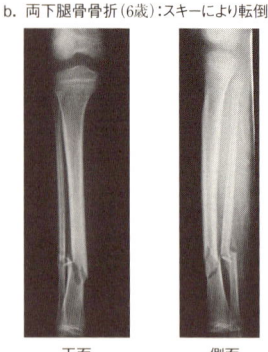

正面　　側面　　　　　　　　　　　　　　　　　　正面　　側面

3) 高齢者

運動機能の低下により些細なことで転倒しやすいことから，骨粗鬆化と相まって大腿骨頸部，橈骨下端，脊椎などに多い．

IV 症 状

局所症状は，①腫脹，②圧痛，③変形，④異常可動性，⑤皮下出血，⑥あつれき音などである．四肢長管骨骨折ではこれらがすべてみられることが多いが，骨の種類によっては必ずしもあるとは限らない．小児の場合，骨膜が厚いため変形や異常可動性が存在しないことも多い．

全身症状は，大腿骨骨折や骨盤骨折の場合の大量出血（800～2,000 mL）による血圧低下，頭部外傷による意識障害，腹部臓器損傷による出血や当該臓器特有の症状などである．

V 診 断

前項の局所症状をもとに，受傷機転や年齢による部位別頻度を念頭におきX線撮影を行う．X線撮影は少なくとも正面・側面の2方向（図4），場合によっては4方向が必要である．

大きな骨折に目を奪われて小さな骨折を見落とさないこと，小児の場合に骨端軟骨板を骨折とまちがえたり，逆に骨折が及んでいることを見落とさないことが大切である．なるべく大きなサイズのフィルムを用いることや，腫脹や疼痛のある部分のみにとらわれず慎重に診察を行って，疑いや可能性のあるすべての部分について撮影を行うことも重要である．

骨折の見逃しは患者との信頼関係を損ね，医療訴訟に発展することも多いので注意が必要である．

VI 合併症

皮膚損傷，血管損傷，神経麻痺，脂肪塞栓がある．皮膚損傷があり骨折部が外界と交通している場合を開放性骨折とよび，感染の危険が高くなる．骨折に伴う出血の多くは自然に止血するが，骨盤骨折の場合は生死にかかわることもあり，塞栓術を要する場合もある．上腕骨骨折の際の橈骨神経麻痺，小児上腕骨顆上骨折の際の正中神経麻痺などは忘れてはならない合併症である．

後遺障害としては偽関節，変形などがある．

VII 治 療

骨折治療の原則は整復，固定，後療法である．治療法は骨折部位，骨折線の状態，患者の年齢，全身状態，合併損傷の有無により決定する．

治療法は保存的治療，観血的治療に大別される．

1．保存的治療

転位がないか，あってもきわめてわずかの場合はギプスまたはギプスシーネによる固定を行う．脊椎圧迫骨折，骨盤骨折に対しては安静とする．

転位が存在する場合は牽引を行い，徐々に転位を矯正していき，仮骨がある程度形成された時点でギプス固定を行う．低年齢児（概ね4歳以下）で，牽引のみで十分な仮骨が形成される場合はギプスによる固定は不要である．牽引法には介達牽引と直達牽引がある．

→牽引療法（けんいんりょうほう）

2．観血的治療

プレート，鋼線，髄内釘，創外固定などを用い，直視下に正確な整復を行い，強固な固定を行う．治療期間を短縮でき，臥床による合併症を回避できる点で有利である．関節内骨折で早期に関節運動を開始しなけ

ればならないとき，高齢者で早期離床が必要な場合には，とくに観血的治療が要求される．

骨折患者の看護

■看護のポイント

骨折患者の看護は，骨折の種類や程度，部位などによって，苦痛，合併症，治療方法が異なるが，初期には安静を保って全身症状と局所症状の改善・軽減に努める．

整復・固定療法中は，日常生活が拘束されるなかで，患者が安楽で快適に，二次感染・合併症がなく順調に経過して治療・看護目的が達成され，早期に社会復帰ができるように援助する．

■観察のポイント

1 受傷直後
1) 骨折の状況
   ①骨折の部位
   ②骨折の状態
   ③外傷性か，病的骨折か．
2) 全身的症状
   ①臓器損傷
   ②ショック症状
   ③救急処置の必要性
3) 局所の創傷の程度と特別な処置の必要性
   ①軟部組織損傷の程度
   ②創傷洗浄の必要性
   ③破傷風予防の必要性
   ④出血(外出血，内出血)の程度
2 整復・固定治療中
1) 整復・固定
   ①正しい肢位の保持
   ②固定器具は有効に整復状態を維持しているか．

2) 循環障害
   ①強度の疼痛
   ②腫脹
   ③チアノーゼ・皮膚蒼白
   ④感覚鈍麻または感覚異常
   ⑤末梢動脈拍動の消失
3) 神経・関節障害
   ①上腕骨骨折時：フォルクマン拘縮の症状の有無(疼痛，皮膚蒼白，脈拍消失，感覚異常)
   ②上腕骨幹部骨折：橈骨神経麻痺の有無(肘関節，手関節，手指関節の背屈・伸展不能：下垂手)
   ③上腕骨顆上骨折：正中神経麻痺の有無(母指から環指橈側までの感覚異常，母指・示指の屈曲不能，母指の対立不能：猿手)
   ④上腕骨外顆骨折：尺骨神経麻痺の有無(小指，環指尺側の感覚障害と屈曲制限：鷲手)
   ⑤下肢骨折：腓骨神経麻痺の有無(足や足趾の背屈障害，下腿外側から足背の感覚障害：下垂足)

■具体的なケア

1) 疼痛と腫脹の軽減
   ①整復固定位を保持し，患部の安静を保つ．
   ②静脈還流を促すために患部を高挙する．
   ③冷罨法(出血と浮腫を抑制，患部を安楽にする．皮膚の凍傷に注意)
2) 関節拘縮予防と筋力保持
   ①健側関節の自動運動を開始する．
   ②患肢は早期に筋の等尺性運動を開始する．
   ③筋萎縮を防ぎ，関節可動域の回復，浮腫の軽減をはかる．
   ④状態に応じ車椅子・松葉杖の使い方を指導する．
   ⑤早期離床を進める．
3) 静脈血栓症の予防
   ①症状：罹患静脈に沿った疼痛，腫脹，皮膚温上昇の有無を観察する．
   ②予防：静脈還流の促進〔受傷(手術)後，早期の等尺性運動や坐位，体位変換〕
4) その他
   二次的障害を防止(とくに高齢者の肺炎，褥瘡，尿路感染症，意欲低下，精神障害などに注意)するためにも等尺性運動，健肢の自動運動を進め，早期運動，早期起立，早期離床で患部の早期機能回復を進める．
5) 患者指導
   守らなければならない運動制限と活動制限および制限期間を説明し，制限内で可能な動作を安全に行う方法を指導する．
   →ギプス療法，牽引療法(けんいんりょうほう)

コミュニケーション
communication

I 定義・概念

元来は，神が自らの徳を人間に分かち与える，熱が1つの物体からほかの物体に伝わるなど「分与，伝導，転位あるいは共有する」という意味のラテン語「communicare」に由来する言葉である．現在では，送り手(伝達者)がある事柄について受け手(受容者)に特定の刺激を意図的に送り出し，伝え知らせる心理的な伝達の手段としての意味で用いられることが多い．また，一定の意味内容について記号を媒介として伝える過程を示す．

この記号には，象徴(シンボル)と合図(シグナル)がある．象徴とは，送り手が伝えようとする事柄の特定の部分を示すもので，それが最も発達したものが言語(language)である．

言語には，記号の役割をする刺激的なもの(表情，身振り，図画，文字など)と聴覚的なもの(音声)がある．

一方，合図は，送り手が伝えようとする事柄の意味内容が受け手にわかる範囲で示し，受け手はそれに反応し行動を起こすことをいう．

コミュニケーションという現象は，生物に固有なものである．人間以外では特定の状況のなかだけで意味をもつ生理的・自動的な刺激と反応の連鎖(餌を見つけたミツバチの帰巣時の「舞踏」とよばれる飛び方や，交尾期の雄トビウオの体色変化など)として見出されるが，主には人間の社会での現象と考えられる．

II 分類

1．目的や機能による分類

1) **自己完結的(表現的)コミュニケーション**
個人に対して，嘆声や罵声のように自分の情緒的な興奮の発生が主で，必ずしも相手の反応を予想しないもの．

2) **道具的(指示的)コミュニケーション**
集団成員に対して，相手に自分の伝えたいことを理解させ，期待する反応を起こさせようとするもの．

2．人数や媒体による分類

1) **パーソナル・コミュニケーション**
個人または小集団内で，通例，直接に接触しながら行われるもの．

2) **マス・コミュニケーション**
印刷物や電波などの媒体を通じて，同時あるいは短時間の間に，多数の人に同一の内容を伝える，間接的に一方通行で行われるもの．

3．記号による分類(表1)

1) **言語的コミュニケーション**
言語的音声言語を用いて行われるもの．

2) **非言語的コミュニケーション**
非言語的音声言語および身振り言語を用いて行われるもの．狭義には，言語的音声言語に付随する音声上の特徴として「副言語(paralanguage)」ともいわれ，親近感や誠意，援助など送り手と受け手の関係についての事柄には高い確率で用いられる．

人間の社会で用いられている言語に注目すると，言語的コミュニケーション35％，非言語的コミュニケーション65％の割合で行われていることが，多くの研究で示されている．

III 手段

ウィーデンバック(Ernestin Wiedenbach)とフォールズ(Caroline E. Falls)は，コミュニケーションの手段を本来的手段と補助的手段に分けている．

本来的手段には音声言語(言語的音声言語・非言語的音声言語，voice language)と身振り言語(body language)があり，受け手と送り手が同じ時間を共有しなければコミュニケーションは成立しない．

補助的手段には生物，物質，走り書き，編集物，演劇があり，時間や場所を共有することなくコミュニケーションを成立させるために用いられる．

■表1　コミュニケーションの記号による分類

言語的コミュニケーション	非言語的コミュニケーション
・話し言葉 　言葉そのもの＋声の大きさ・高低・テンポ，語調，話す速度，ため息 ・文字 　一定時間メッセージが残る	・表情，視線 ・身振り，しぐさ，姿勢 ・距離 ・タッチング ・沈黙すること ・外見，服装，化粧，持ち物
言語は人間社会の有用なコミュニケーション手段であり，一定の共通意味内容をもつ言語によってメッセージを伝達する	無意識，意識にかかわらず，言語的コミュニケーションに伴って現れ，その補充・強化・調整・代理の働きをする
メッセージの共有には両方が重要である	

■図1 コミュニケーションの回路（A～Fは対象者）

1) 1対1型

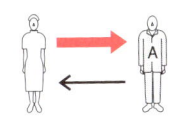

看護者から対象者Aへ．または対象者Aから看護者へ．看護者と対象者の相互方向もある

2) 直線型

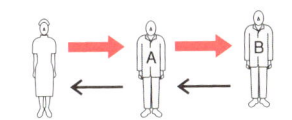

看護者から対象者Aへ．対象者Aから対象者Bへ．その逆方向もある．相互方向の場合もある

3) 車輪型

看護者から対象者A, B, C, Dへ．または対象者A, B, C, Dから看護者へ．相互方向の場合もある

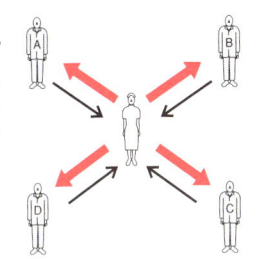

4) サークル型

対象者AまたはDからサークルのように回り看護者へ．相互方向の場合もある

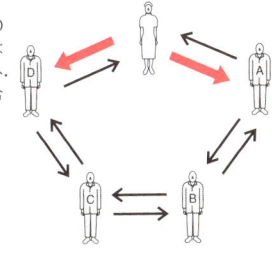

5) 連鎖型

看護者が対象者を2つのグループに分け，対象者A, Bへ．対象者A, BはそれぞれC・D, E・Fへ．相互方向の場合もある

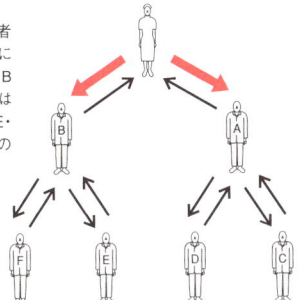

6) Y型

対象者A, Bから看護者へ．看護者から対象者Cへ．対象者Cから対象者Dへ．その逆方向もある．1方向の場合もある

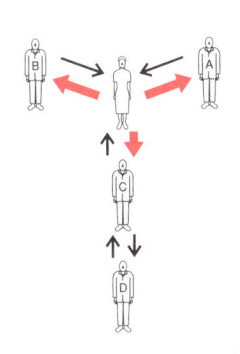

（氏家幸子ほか：基礎看護技術Ⅰ．第6版，p.7，医学書院，2005より改変）

Ⅳ コミュニケーション過程に影響する諸条件

コミュニケーションを構成する要素には，刺激，送り手，メッセージ，伝達経路，受け手の5つがある．刺激とは，送り手が受け手に，あるメッセージを伝えようと動機づけられるものすべてを示す．送り手とは，メッセージを伝えようとする人を示す．メッセージとは，送り手が本来的手段と補助的手段を用いて受け手に伝達する意味内容（思考，感情，印象など）を示す．伝達経路とは，メッセージが伝えられるための送り手とメッセージが受け手に到達する経路または道順という通路を示す．受け手とは，送り手からのメッセージを受け取り，理解しそれに対して何をするべきかを決定する人を示す．

これらの要素を用いたコミュニケーションの過程には2種類あり，一方通行的なものと両面通行的なものがある．一方通行的なものは，刺激を送り手からメッセージとして伝達経路を通り受け手に短く伝える過程である．また両面通行的なものは，一方通行的なものの延長とみなされるが，送り手と受け手が交互に役割を交替するものである．これらに影響する条件として，身体的なもの（疾患，聴覚・言語障害など），心理的なもの（興味や関心，考え方の違い，感情など），社

■表2 非言語的コミュニケーションの種類（Argyle, M. 1975より要約）

種　類	定　義
身体的接触	社会の行為・コミュニケーションのうちで最も原始的なもので、すべての動物にみられる。文化により違いはあるが、親近感・愛情などのさまざまな意味を伝える（例：手をにぎる、背中をさするなど）
身体的近接と位置	親密さや支配性を示す指標となる。物理的環境条件下では意味は異なるが、近接は同性間・異性間でも親密さの手がかりとなる。また相手より高い位置に立つことは、人を支配的立場におく。このような空間利用のしかたに関してはプロクセミックス（proxemics）という研究領域となる（例：椅子にすわって話す、ベンチで隣同士にすわるなど）
身振りと姿態	手・足その他の身体部分の運動である。身振りや姿態は会話が不可能な場合に積極的・意図的に用いられる。姿態も内的状態を表出していると考えられ、身体言語（bodily language）とよばれる。（例：頭を振る、うなずく、手を広げるなど）
顔の表情	姿態の一部であるが、とくに眼、眉、口などの変化つまり顔の表情は重要な情報源となる。顔の表情で相手の感情を知ることができ、あいさつでも重要な機能を果たしている（例：微笑む、眉間にしわを寄せるなど）
眼の運動	顔のなかでも眼はとくに重要な役割を果たしている。相互関係を維持統制するとともに、愛情、友好性、拒否、攻撃、探索などさまざまな情報を伝達している。身振り、姿態、顔の表情、眼の運動などはキネシックス（kinesics）とよばれる（例：見つめる、目をそらすなど）
会話の非言語的側面	言語的会話のうち、話の長さや速さ・間合い取り、声の大きさ・高さ、流暢さ、抑揚などは送り手（伝達者）の感情や性格を表す。これは副言語（paralanguage）とよばれる
人為的表出	化粧、衣装（ユニフォーム）、髪型、装飾品なども性格を示すものとして機能する

（久保良敏監：心理学図説. p.147, 北大路書房, 1978より一部改変）

会的なもの（職業や年齢、言葉や習慣の違い、学習や体験の違い、地理、通信方法など）がある。

Ⅴ　コミュニケーションの技法

コミュニケーションの技法とは、コミュニケーションの過程について目的をもって遂行および発展させるために、無意識あるいは意識的に用いているさまざまな工夫や方法をいう。トラベルビー（Joyce Travelbee）は、両面交通的なコミュニケーション技能について一般能力と特殊能力の2つに分けた。一般能力には、読む能力、書くことで自分を表現する能力、話すことで自分を表現する能力、傾聴し解釈する能力があり、特殊能力には、観察しそれを解釈する能力、目標実現のために相互作用を指示や指導する能力、コミュニケーションが行われているかどうかを確認する能力、対人関係の過程で何が伝達されているかを理解する能力、話すときと黙っているときとを認識する能力、待つ能力、相互作用における自分の参加を評価する能力がある。また、さらにコミュニケーションの過程について、4つの技法の利用を推奨している。

①思いどおりに答えられる意見や質問の利用
②復唱技法の利用
③知覚共有の技法の利用
④決まり文句の故意の利用

これらコミュニケーションの手段と技法の効率的な活用と、熟練した活用をしていくことが必要である。

Ⅵ　コミュニケーションの回路

看護の場におけるコミュニケーションの対象は、患者および患者の看護に関係のある人々であり、相互の情報交換にはその人間関係によって図1のようにさまざまな回路をとる。

このようにコミュニケーションには、基本的な1対1の場合から、連続する場合、対象者が複数になる場合などさまざまなパターンがある。実施にあたっては、どの型をとることが適切であるかを考え、一方通行でなく相互に作用し合うことのできる方法でパーソナルコミュニケーションを進めることが重要である。

Ⅶ　看護とコミュニケーション

看護においては看護師と対象者（クライエント）の、とくに両面交通的なコミュニケーションが重要になる。トラベルビーはその相互作用について①クライエントであるその人を知ること、②クライエントの看護上のニードを確認し満足させること、③看護の目的を遂行すること、の3つの目標を示した。

コミュニケーションは看護のために必要な過程であり、特殊技能者として看護師はその能力を高めていくことが重要である。

Ⅷ　非言語的コミュニケーション

コミュニケーションにおいて非言語的コミュニケーションが大きな役割を果たしていることは前述したとおりだが、これを分類すると概ね7つに大別される（表2）。前述の「Ⅲ 手段」を参照し、看護職としてクライエントと両面交通的なコミュニケーションが効果的に行えるよう、非言語的コミュニケーションにも注目していく必要がある。

災害医療
disaster medicine

I 概説

災害により短期間あるいは局地的に医療需要が激増し，平常の医療システムでは対処できない状況下で発生する健康危機の迅速な救護を目的に行われる医療．災害には自然災害や人為災害などがある（表1）．自然災害は広域的で，人為災害は一点集中的な場合が多い．災害リスクの増加は世界的な傾向であり，背景には人口集中による都市の過密化，交通機関の発達，核物質の利用，環境破壊，地域紛争などがあげられる．

II 医療提供体制

1．初動体制の時相（図1）

①まず救助を要する対象者を探し救出する（search and rescue）．
②救出された傷病者の重症度と緊急性をすみやかに判断し，処置や搬送の優先度を決める（triage）．
③現場救護所で必要な応急処置を施し，かつ傷病者をトリアージ区分し円滑な搬送開始地点とする（treatment）．
④トリアージ区分に従って，最適の医療機関へ分散搬送する（transportation）（図2）．

■表1 災害の分類

自然災害	地震，津波，台風（ハリケーン，サイクロン），竜巻，洪水，山崩れ，噴火，異常気象（寒波，熱波，干ばつなど）
人為災害	化学災害（hazardous material；HAZMAT），大火災，群集（mass gathering），放射線事故，交通事故（列車，高速道路における多重事故など），航空機事故，船舶事故
特殊災害（紛争関連の災害）	内戦，テロリズム〔爆破，NBC（nuclear, biological, chemical）兵器，核施設への攻撃〕

■図1 災害における医療救護の時相

災害発生
- Phase 0：生存被災者相互による探査，救助，応急手当，搬送（？時間）
- Phase 1：外部からの救援・救出活動の介入，被災者と共同の救護活動の開始，応急救護所の設営（～24時間）
- Phase 2：専門家による救出・救護活動の本格化，現場応急救護所へ医療チームの参画，災害現場での医療（confined space medicine），重傷者の後方転送，各科専門医による緊急治療，避難所の巡回診療，保健防疫対策の支援（14日）
- Phase 3：後療法，更生医療，リハビリ（数か月から数年）

■図2 災害現場からの搬送手順

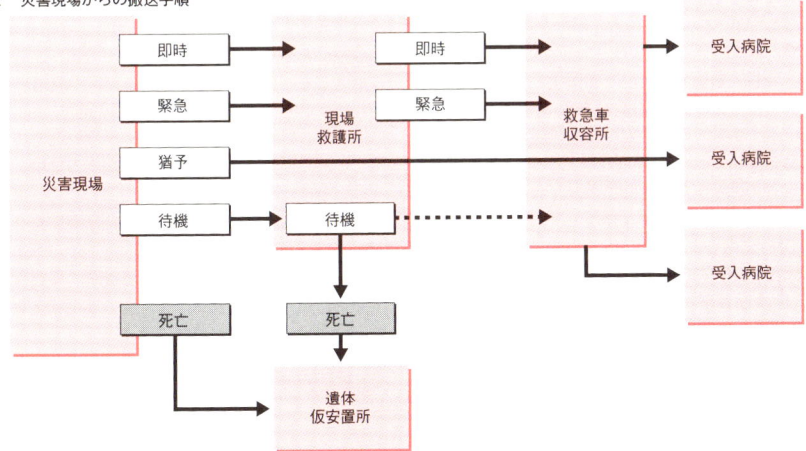

■図3 災害現場の指揮・統制上のゾーニング

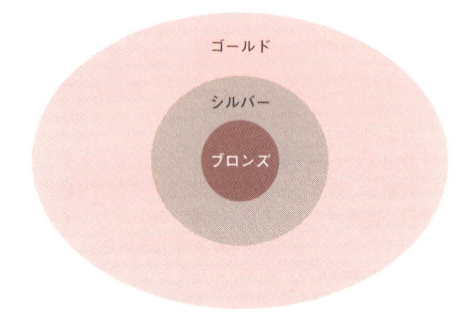

ゴールド
シルバー
ブロンズ

■表2 災害拠点病院の要件と運営方針

1. 24時間緊急対応可能な体制を確保できる
2. 災害発生時に，被災地からの傷病者の受け入れ拠点となる
3. 災害発生時には，消防機関(緊急援助隊)と連携した医療救護班を派遣する
4. 航空法上の基準を満たすヘリコプター離着陸場を有する
5. ヘリコプター搬送に同乗医師の派遣ができる
6. 医療救護チームの派遣に必要な医療資機材を備え，地域の医療機関への応急資機材の貸し出し機能を有する

⑤医療機関は日本外傷初期診療ガイドライン(Japan Advanced Trauma Evaluation and Care；JATEC™)を駆使して外傷初療を営み，かつ院内の医療資源を温存する工夫を継続する(treatment)．
⑥被災地域内の病院だけで対処不能な場合，ヘリコプターや固定翼機を用い広域搬送する．Triage・Treatment・Transportation を災害医療の3Tとよぶ．

2. 災害医療マネジメントの基本

1) 指揮(command)と統制(control)

各組織内の縦の連携を「指揮」，現場での各組織間の横の連携を「統制」という．各組織に1名の指揮官，現場ではある組織の指揮官が統制官となる．通常，警察や消防が担当する．自分はだれの指示命令を受けてだれと一緒に活動するのかを理解する．現場は，特定のハザードを囲む内側警戒線領域(ブロンズ)で実戦，災害現場全体を取り囲む外側警戒線領域(シルバー)で戦術，現場から離れた理論上の区域(ゴールド)で戦略が調整される(図3)．

2) 安全(safety)

自分・現場・負傷者の安全を確保する．自分の安全のためには，ハザードの適確な認知・予知，回避・防御策が必要である．現場の安全は警戒線を用いる．

3) 情報伝達(communication)

情報伝達の確保が最も困難であり，普段から伝達手段を習得しておかなければならない．伝えるべき情報は，災害の宣言または待機(major incident)，正確な発災場所(exact location)，災害の種類(type of incident)，危険物の現状と拡大の可能性(hazard)，到達経路(access)，負傷者数(number of casualities)，警察・消防・医療機関の対応状況(emergency services)でメタン(METHANE)と略される．

4) 評価(assessment)

現場の状況，ハザード，負傷者数，必要な資機材などを迅速に評価する．

5) 3T(triage, treatment, transportation)

現場における負傷者のふるい分け(sieve)，救護所におけるトリアージ(triage)，救命・搬送に必要な応急処置(treatment)，重症度・緊急度・人数に応じた搬送(transportation)の手配を行う．

3. 災害医療チーム

探索と救助は規模に応じて被災地域外から派遣される緊急消防援助隊や自衛隊が担う．彼らと現場で連携可能な災害医療派遣チーム(disaster medical assistance team；DMAT)が，その地域の広域搬送拠点に集結し現地に投入される．

4. 災害拠点病院

都道府県に1か所の基幹センターと，二次医療圏ごとの地域センターが整備され，2007(平成19)年現在，約550施設が災害拠点病院に指定された．各病院にはヘリポートが確保され，広域搬送基準に適応となる頭部・胸部外傷，クラッシュ症候群，広範囲熱傷を選び，被災地域外に送り出す役割を担う(表2)．

5. 情報の伝達

阪神淡路大震災では病院間の連絡が途絶えたため，各病院における医師数と傷病者数との比が3.3対147.6に拡大した．医師3人に147人の比率で傷病者が殺到すれば，必然的に医療救護の能力は落ち，「防ぎえた外傷死」の原因となる．各病院の医療資源を適切に活用するためには，一部の病院に傷病者が集中しないようにしなければならない．

1996(平成8)年から広域災害救急医療情報システム(emergency medical information system；EMIS)が稼動し，国・県・市町村および医療機関，保健所などの関係者に双方向的にリアルタイムの被害状況および医療支援情報が提供されている．

III 医療活動

1. トリアージ

トリアージにより，限られた医療資源を，優先すべ

■表3 阪神・淡路大震災における傷病による入院

傷病の種類	入院数	臓器損傷	死亡
四肢外傷(骨折475)	740		2
脊柱外傷(脊損29)	376		3
クラッシュ(下肢296)	372		50
骨盤骨折	301		6
頭部外傷	287	37	11
腹部外傷	281	35	19
胸部外傷	151	63	5
熱傷	44		1

〔阪神・淡路大震災に係る初期救急医療実態調査班(代表:杉本侃):阪神・淡路大震災に係る初期救急医療実態調査研究報告書.厚生省,1996〕

き患者に効率よく配分する.傷病者が災害現場から病院の最終治療地点まで移送される途上で,トリアージが何回も行われ修正される.トリアージオフィサーはトリアージに専念し処置には加わらない.病態を軽く判断してしまうアンダートリアージを少なくするようにする.トリアージによって災害医療の効率化がはかられる.

→トリアージ

2. 主な医療処置

病院内での混乱を回避するため,トリアージカテゴリーに相当するゾーンを設置し,重症者(赤)の蘇生処置スペース,中等症者(黄)の待機用臨時ベッドを設置し,放射線検査や病棟,手術室などへの患者の動線を混乱させない工夫をする.

軽症者は院内に入れない配慮をする.傷病者の重症度に応じて適切に医療資源を確保するために,確定診断や根本治療を目標とせず蘇生に徹する.診察にあたっては視診・触診・聴診を最大限に活用する.創は必ずしも縫合せず止血さえ確認できればよい.画像診断は制限し,骨折のX線検査はあと回しにする.胸腹腔内臓器損傷はFAST(focused assessment with sonography for trauma)を活用する.手術治療を行うことになっても短時間で確実な方法を選択する.

医療資源を確保するために早期から広域搬送を検討する.根本治療を必要とする外傷患者,透析が必要と判断されたクラッシュ症候群の患者などで,約5時間の安定状態が見込まれる場合は非被災地域への広域搬送とする.阪神淡路大震災ではクラッシュ症候群による死亡が最多であった(表3).早期の探索・救助(柱や家具による四肢の圧迫が2時間以内)と迅速な病院への搬送と治療(大量輸液)により無駄な後遺症を救える.

3. 感染症予防対策

外傷患者が集中的に治療されるのは当初の4日以内で,それ以後は内科的患者のケアが中心となる.避難所における感染症予防には,手洗いの励行,避難民の自発的努力による環境保全(ごみや排泄物の処理など)が重要である.飲用に適したきれいな水が1人当たり10〜15L確保できれば,伝染性疾患の多発は予防できる.また,難民などで極度の低栄養状態の小児に麻疹の予防接種が行われることがある.

災害時要援護者〔子供(children),女性(women),高齢者(aged people),障害者(patients)あるいは貧困者(poor people);CWAP,最近は,子供(children),高齢者(elderly people),障害者(handicapped),慢性疾患患者(chronically ill),旅行者(tourists);CEHCT〕,および在宅酸素療法,在宅人工呼吸療法,在宅経腸栄養,人工透析を受けている患者,ろうあ者,食物アレルギーなどのアレルギー疾患をもつ子供たちなどは,発災後72時間はあと回しにされやすく,自己防衛策を平素から支援しておく必要がある.

Ⅳ 被災者のニーズへの対応

1. 心理学的問題

発災直後,負傷者や無傷の生存者と同様,救助者のストレス症状や疲労徴候も注意しなければならない.早期にデブリーフィング(報告会)を開き,その後も機会をみつけて,率直に話し合い,お互いを支えあう場が設定されるように努力しなければならない.また,助かったことに罪悪感を感じる被救助者にも適切な支援活動が必要である.長期的には,心的外傷後ストレス障害(post traumatic stress disorder;PTSD)に対して精神医学的なサポートが必要である.

→デヒュージング,デブリーフィング

2. 避難場所

避難所の共同生活は1人当たり3.5m²(タタミ約2畳)が必要で,これ以下の空間ではストレスが大きくなり,集団生活に支障が出る.人口密度の度合いに応じ伝染性疾患が伝播する.発災4日目以降における臨時診療施設の対象は,呼吸器,消化器などの内科疾患や治療中の慢性疾患の増悪が主体となり,また,避難所外での生活者には巡回診療が必要となる.

3. 食糧支援

全国から届く食糧は長期保存可能なものが多く高齢者の口に合わないこともある.腎不全患者用の減塩,低蛋白,低カリウム含有食,麦や乳成分などを排除した食物アレルギー患者用食糧の補給も必要である.

4. 医療救護情報

避難所入口の掲示を通じて,集団生活者,要援護者などを対象に医療救護情報(透析施設・在宅療法ネットワークなど)を伝達する.とくに情報から孤立しや

すいろうあ者には手話を駆使することもある．避難所外での生活者には巡回診療の機会に情報伝達する．

V 災害医療対策

1．システムの整備

災害に対する全般的な対策は，国の中央防災会議が定める「防災基本計画」を基礎に各自治体が「地域防災計画」を作成し，そのなかで各地域の医療救護活動が具体的に策定されている．

しかし，阪神淡路大震災の反省から，さまざまな提言が出され，災害拠点病院，DMAT 構想など災害に対する強い組織づくりが進められてきている．

2．平時からの備え

東海地震などの広域的な自然災害発生時には，災害現場から救護施設への傷病者の搬送は一般市民（自主防災組織）に委ねられる．また，「限られた医療資源で最大多数に最良の医療を行う」という災害特有の医療を市民に理解してもらう必要がある．以上の2点を重視した市民主体の救出搬送訓練が行われなければならない．

医療側は，医療救護者として十分活動できるように，自宅の耐震化，家具の固定・整理，水・食糧の備蓄など家族の安全を確保しておく．診療所に勤務する医療従事者は，発災後直ちに指定された避難所に応急救護所を設置できるように手順を心得る．病院に勤務する医療従事者は，病院の災害マニュアルを普段から会得し，院内での対応・災害医療情報の収集・現場応援班の従事内容などを熟知しておく．

絶対的に経験不足である事象に対して，われわれは，平時と同じような対処をすることはできないことを念頭に，訓練には準体験として位置づけられるようなインパクトのある計画が必要である．

3．ボランティアの参加

災害時における救護病院活動の一助として，病院ボランティアの協力が不可欠である．現状の病院のマンパワーでは，病院内の傷病者の搬送など，たちどころにお手上げ状態になる．

平素から病院ボランティアとの緊密な関係を構築しておくことが必要である．

災害時の看護

■看護のポイント

災害看護活動は非常事態のなかで，人的・物的資源が不足している混乱した状態で行われる．

その活動内容は，災害の種類と規模，災害の時期，活動の場により違いがある．

活動現場として，災害現場，現場近くの救護所，医療機関，避難所，巡回医療，仮設住宅がある．

ケアの対象は，各年代の多数の傷病者であるが，外傷を負った人々，増悪した慢性疾患の人々，心が深く傷ついた人々など，個々の特性に対応することが求められる．

■観察のポイント

1) 被災地病院のアセスメント

活動現場を問わず，被災地域の範囲と被災者数，負傷者数と負傷内容および重症度，ライフラインの被害状況，交通機関の麻痺，近隣の医療機関の状況，外部救援者の動きなどについて情報を得，自分の所属先の救援活動上のアセスメントにいかすことが重要である．

被災病院の災害急性期における主な看護の役割は，入院患者の安全確保と被災傷病者の受け入れである．

(1) 入院患者の安全確保に関するアセスメント
  ①医療スタッフの負傷状況と参集状況
  ②入院患者の負傷状況
  ③院内の損壊状況
  ④ライフラインの確保
  ⑤機器の作動状況
  ⑥避難の必要性
  ⑦入院患者の精神的動揺の状況
  ⑧対策本部の立ち上げ状況

(2) 地域からの被災傷病者の受け入れに関するアセスメント
  ①救命救急センターの確保とトリアージ別の受け入れ体制の状況
  ②空床状況や受け入れ先などの確保状況
  ③後方病院の受け入れ状況
  ④救護資機材や医薬品の確保状況
  ⑤院内の応援体制

■具体的なケア

1) 看護援助の展開
(1) 災害サイクルに伴った看護援助展開の必要性

大災害は突然に発生し、発生直後の衝撃的な状況のなかで救出活動が行われ、急性期、亜急性期、慢性期を経て復興し、静穏期に戻る。この状況変化を災害サイクルとよんでいる(図4)。人々の生活や心身の状況はその災害サイクルに対応して変化してゆくため、看護者は災害サイクルに準じて、身体および精神の両面から看護活動を行うことが必要である。

(2) 災害発生直後の看護

看護活動現場として、被災により負傷した傷病者を受け入れる病院、災害現場の応急救護所、被災者が一時的に避難し生活する避難所、医療機関、避難所、巡回医療などがあげられる。看護職は自分の身の安全を確保すると同時に、多くの専門職である医療職、消防、行政、災害ボランティアと協働するなかで、生存者の救出とともに直接的な救命救急看護、遺体の処置、遺族に対する心のケアなどを行う。

災害現場の応急救護所や被災地の病院において、1人でも多くの傷病者を救命するには、災害医療の3Tとよばれる傷病者のトリアージ(triage)、応急処置(treatment)、後方搬送(transportation)の連携が重要となる。

現場では重症者の後方病院への搬送を優先するか、それとも応急処置を行い状態の安定化を優先するかの判断など、災害の種類や規模、傷病者の数、現場から病院までの距離と搬送手段の確保、道路事情、受け入れ病院の状況をふまえ、判断し対応することが看護活動上求められる。

大地震など大規模災害発生の場合、被災地の病院の外来には多数の傷病者が駆けつけ、院内は混乱するため、前述したアセスメントポイントをふまえ、以下のことが決定されるので、自分の役割に取り組むことが必要となる。

①トリアージポストやトリアージ別の受け入れ場所と動線
②災害対策本部の立ち上げ
③病院スタッフの配置と役割
④外部との連絡体制

看護職はトリアージや応急処置の場所で、傷病者に直接かかわることが多く、状態の的確な判断と対応が望まれる。応急処置とともに心のケアに取り組むことが傷病者の安定化に繋がる。

病棟では看護職として、アセスメントポイントをふまえ、下記の対応に取り組む。

①入院患者の安全確保として、一人ひとりの入院患者を巡回し観察と必要な処置、状況の説明を行う。その際、重症患者を優先的に行う。
②病棟内の損壊状況の確認
③避難誘導上の準備と避難ルートの安全性の確認
④災害対策本部への情報発信と情報収集
⑤必要時、被災傷病者の受け入れを行う。

2) 中・長期的な看護援助

中・長期的な看護活動の場として、避難所、仮設

■図4 災害サイクル

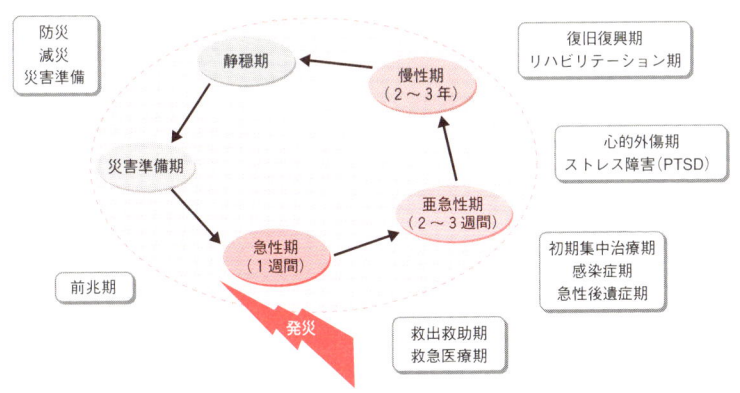

(山本保博ほか監:トリアージ——その意義と実際. p.3, 荘道社, 1999より改変)

住宅，在宅生活があげられる．被災者ができるかぎり安全で安楽な生活を過ごせるように，被災者を生活者としての視点でとらえることが重要となる．また避難所，仮設住宅での生活が住民自身の自立した生活を妨げることがないように配慮することが必要である．

避難所での活動は，コミュニティの形成に配慮しながら，安全環境の確保とともにプライバシーの確保，感染予防対策が重点となる．主な活動項目は以下となる．

①温度や照明など安全環境の調整
②個人の居住スペースの確保
③共有スペースの確保
④住民組織の立ち上げ支援
⑤健康状態の確認，衛生環境整備などの感染症対策
⑥心のケア

仮設住宅での活動は，コミュニティが形成されにくい環境で，生活の利便性も低下するため，健康状態が不安定になりやすく，以下の配慮が必要となる．

①生活の利便性への配慮
②医療相談・福祉相談の実施
③ボランティアの活用
④巡回健康調査への参加

3）災害支援ナース

被災地の医療施設や避難所などで，十分な看護を提供することができない場合，ほかの地域からの看護専門職の応援が必要となる．

ここでは，日本看護協会と都道府県看護協会との連携により，被災地に派遣される災害支援ナースについて述べる．

派遣形態は，個人の意思でボランティアとして活動する看護職と，組織が支援を決定し派遣される看護職に区分される．実際に災害支援ナースが稼働開始したのは，新潟中越地震からである．地震発生から2週間後の災害支援ナースの合計は767名(県内250名，県外517名)であった．

各都道府県看護協会は活動マニュアルを提示しているが，標準的なものを示す．

(1) 災害支援ナースの活動準備
①家族や友人などの了解を得る．
②自分の専門を明確に伝える．
③活動期間は5日間前後をめどにする．
④その他移動日を前後1日ずつ考慮する．
⑤登録したら，いつでも出かけられる準備をして待つ．
⑥心の準備を忘れない．

(2) 確認すべきこと
①職場との関係(出張，有休，その他)
②保険の有無
③身分(所属)
④現地のアクセス先

(3) 自己完結に活動するために持参する物
①支援活動に必要なもの
身分証明書(運転免許証のコピー，身分証明書，看護協会員証，保険証のコピー)，ペンライト，ゴム手袋，ウエットティッシュ，筆記用具，懐中電灯などである．
②自分の身を守るものや情報源(現地地図，携帯用ラジオ，携帯電話，テレホンカードと小銭)，生活用品として必要なものも持参する．
③現地におもむく際の注意点
・交通機関の被害状況の把握
・最新の交通情報を収集し公共交通機関で行く
・現地3～5km手前あたりからは，徒歩で目的地に向かう
④現地での活動
自分の目でニーズを確認し，確認後は滞在期間中にどんな活動をするかを決定する．実践しながら評価を行っていくと，自分の活動を見直す改善点がみえてくる．
⑤支援ナースの自己管理
疲労解消，二次災害の予防と阻止，燃え尽き症候群のチェックを行っていく．
⑥活動終了時
撤退に必要な事務的処置を行い，帰省後は職場への報告，そして何よりも自分自身の心身のケアを忘れずに行う．

再生不良性貧血
hypoplastic anemia, aplastic anemia ; AA

I 原因

再生不良性貧血の原因は，多能性幹細胞の減少あるいは機能不全，または多能性幹細胞が増殖するために必要な造血微細胞環境の異常と推測される(表1)．また，Tリンパ球を中心とする細胞性免疫機序も発症に関係していると考えられている．最も注目されているのは，何らかの免疫異常により造血機能が抑制されているという考え方である．

II 分類

再生不良性貧血は遺伝的に起こることもある．身体奇形を伴う Fanconi 貧血などである．後天性では感染や薬物，化学物質，放射線による二次性の再生不良性貧血(表2)があるが，ほとんどは特発性である．

III 治療

重症度(表3)に応じて治療が行われる．40歳未満のやや重症以上例で，同胞に組織適合性のある提供者(ドナー)が存在する場合は同種骨髄移植が第一選択となる．40歳以上でやや重症以上例や中等症例では，免疫抑制療法が行われる．メチルプレドニゾロンパルス療法，抗リンパ球グロブリン(antilymphocyte globulin ; ALG)や抗胸腺細胞グロブリン(antithymocyte globulin ; ATG)，シクロスポリンAの投与などである．二次性の治療は原病の治療と原因の除去である．ATGやALGはヒト胸腺細胞，ヒトリンパ球で免疫したウマやウサギのγ-グロブリン分画で，ヒトリンパ球に対する細胞傷害性を有し，それによって免疫抑制をもたらす．

免疫抑制療法の無効な重症例や中等症例，軽症例にはアンドロゲンや蛋白同化ステロイドが用いられる．

■表1 再生不良性貧血の診断基準(2004年度改訂)

1. 臨床所見：貧血，出血傾向，ときに発熱をみとめる
2. 末梢血で，汎血球減少をみとめる．成人で汎血球減少とは，ヘモグロビン濃度；男12g/dL未満，女11g/dL未満，白血球；4,000/μL未満，血小板；10万/μL未満を指す
3. 汎血球減少の原因となる他の疾患をみとめない．汎血球減少をきたすことの多いいくつかの疾患：白血病，骨髄異形成症候群，骨髄線維症，発作性夜間ヘモグロビン尿症，巨赤芽球性貧血，癌の骨髄転移，悪性リンパ腫，多発性骨髄腫，脾機能亢進症(肝硬変，門脈圧亢進症など)，全身性エリテマトーデス，血球貪食症候群，感染症など
4. 以下の検査所見が加われば診断の確実性が増す
   1) 末梢血所見で，好中球減少(1,500/μL未満)があり，網赤血球増加がない
   2) 骨髄穿刺所見(クロット標本を含む)で，有核細胞は原則として減少するが，減少がない場合も巨核球の減少とリンパ球比率の上昇がある．造血細胞の異形成は顕著でない
   3) 骨髄生検所見で造血細胞の減少がある
   4) 血清鉄値の上昇と不飽和鉄結合能の低下がある
   5) 胸腰椎体のMRIで造血組織の減少と脂肪組織の増加を示す所見がある
5. 診断に際しては，1と2によって再生不良性貧血を疑い，3によってほかの疾患を除外し，4によって診断をさらに確実なものとする．再生不良性貧血の診断は基本的にほか疾患の除外によるが，一部に骨髄異形成症候群の不応性貧血と鑑別が困難な場合がある

■表2 再生不良性貧血の分類

後天性	遺伝性
二次性 　放射線，薬物・化学物質， 　ウイルス，免疫疾患，発作 　性夜間ヘモグロビン尿症， 　妊娠特発性	Fanconi貧血 先天性角化不全症 Shwachman-Diamond症候群 細網発生異常 無巨核球性血小板減少症 家族性再生不良性貧血

■表3 再生不良性貧血の重症度分類

Stage 1	軽症	下記以外の場合
Stage 2	中等症	下記の2項目以上を満たす 好中球：1,000/μL未満　血小板：50,000/μL未満　網赤血球：60,000/μL未満
Stage 3	やや重症	下記の2項目以上を満たし，定期的な輸血を必要とする 好中球：1,000/μL未満　血小板：50,000/μL未満　網赤血球：60,000/μL未満
Stage 4	重症	下記の2項目以上を満たす 好中球：500/μL未満　血小板：20,000/μL未満　網赤血球：20,000/μL未満
Stage 5	最重症	好中球の200/μL未満に加えて，下記の1項目以上を満たす 血小板：20,000/μL未満　網赤血球：20,000/μL未満

注)定期的な輸血とは，毎月2単位以上の赤血球輸血をいう

(表2，3とも　厚生省特定疾患特発性造血障害調査研究班)

臍帯と臍
umbilical cord and umbilicus

I 概説

妊娠中の母子間におけるガス交換，物質交換は主に胎盤においてなされているが（図1，2），臍帯はこの胎盤と胎児臍輪とを結ぶ索状の器官である．その表面は羊膜で覆われ，なかに1本の臍静脈と2本の臍動脈を有する（図3）．

1本の臍静脈は，酸素や栄養物を十分吸収した動脈血を胎盤から胎児に運び，2本の臍動脈は酸素濃度の低い不要物質を含んだ静脈血を胎児から胎盤に運ぶ．

これらの血管は白色透明の膠様組織（Walton jelly, ワルトン膠様質）に囲まれ，臍帯血行の圧迫による障害から守られている．また，臍帯の外形は種々の程度の捻転を示している．臍帯の一部が肥厚して結節状になっている場合を偽結節という．

出産時における臍帯の長さは50～55 cm，直径は1～1.5 cmで，ほとんどの場合左右に捻転している．また胎盤の付着部により側方付着，中央付着，辺縁付着，卵膜付着に分けられている．このうち側方付着が一番多い．

II 臍帯結紮切断法

児の娩出直後，臍帯拍動の停止を待たず，臍帯内血液を胎盤側にしごき臍輪から約3 cmの部位を絹糸または臍帯クリップで結紮，その部位より3 cm胎盤側に止血鉗子をかけ，その間を臍帯剪刀で切断する．

III 臍帯脱落（臍落）

出生後，臍帯は急速に乾燥・萎縮して黒色の膠様質に変化し，生後6日前後に皮膚に接する部分より脱落する．脱落によって生じた創面は2～4日間で治癒して，しだいに陥没し臍窩を形成する．

IV 臍帯および臍の異常

1．真結節

臍帯が正常（約50 cm）より長い場合や胎児の運動が活発なとき，臍帯結節をつくることがある．固く結ばない場合は血行に障害をきたすことはない．真結節が固く結ばれるのは児の娩出後が一般的である．すみやかに結節を寛解し，仮死があれば蘇生術を行う．まれに子宮内で固く結ばれ，血行障害から発育遅延や死亡に至ることがある．

2．臍帯下垂・脱出

破水前に胎児下向部の傍に臍帯を触知するものを臍帯下垂といい，破水後に胎児先進部を越えて下降した状態を臍帯脱出という．

臍帯脱出の起こりやすい胎位としては横位が最も多く，次いで骨盤位に多くみられ，頭位は最も少ない．下垂の場合は，羊水中にあり強い圧迫は受けないが，陣痛発作時に児心音の悪化をみることがある．脱出時

■図1　子宮の断面と胎児付属物

■図2　胎盤の構造

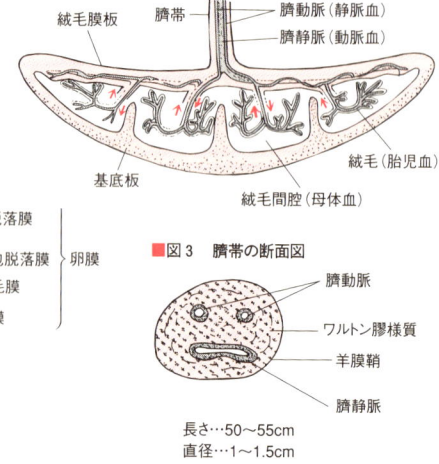

■図3　臍帯の断面図

長さ…50～55cm
直径…1～1.5cm

では児の先進部と産道壁の間に臍帯が挟まれ，直接圧迫を被るため陣痛発作時のみでなく，陣痛間欠時にも児心音が悪化し，長時間その状態が続くと仮死から死亡に至ることがある．

内診や児心音の状態などにより，早期診断が重要である．分娩監視装置を付け，胎児の生死を診断し，児の生存が確認できれば急速遂娩術を行う．また，分娩の進行状態や他の分娩要素のアセスメントを行い，適切な処置が施されなければならない．

3．臍帯巻絡

臍帯が胎児の頸部，体幹や四肢などに巻きつくことをいう．臍帯が長いとき胎動などにより自然に起こるもので，頸部の巻絡が最も多く95％を占める．1回巻絡が最も多いが2〜3回の場合もある．

ゆるやかな場合には特別な障害を起こさないが，強く，かつ2〜3回に及ぶときは胎児に発育障害などをきたす場合もある．なお，分娩時とくに第2期の遷延により，胎児仮死〜胎児死亡などに至るときもある．分娩中は分娩監視装置装着により，児の心拍数の監視を行い，経過により急速遂娩を行う．また，娩出時に臍帯巻絡1回でゆるいものは用手的に解くことが可能である．

4．臍肉芽腫

臍帯脱落後の創面に生じ増殖した肉芽組織をいう．米粒大から大豆大で，ときに茎を有する．出血しやすく感染を伴うことがある．処置としては乾燥，清潔に注意し，結紮(けっさつ)して切除，または硝酸銀棒で焼灼(しょうしゃく)する．

5．臍ヘルニア

→臍(さい)ヘルニア

Ⅴ 臍帯および臍処置

臍帯の切断部あるいは臍脱落後の臍窩部は，大きな創で出血や細菌感染を起こすおそれがある．その初期は止血に主眼をおき，乾燥後は局所の清潔保持に注意して臍処置を行う．早く脱落してきれいな臍窩を形成するように心がける．なお臍処置時は手指を消毒するとともに必要物品も消毒したものを使用する．

1．分娩直後の臍処置

①臍断端部をグルコン酸クロルヘキシジン(0.1％ヒビテン液)で消毒する．
②臍ガーゼを当て，臍帯を児の左上方に倒して臍ガーゼで包み絆創膏で固定する(図4)．ガーゼは沐浴後に取る場合もある．

2．日常の臍処置

①消毒綿棒に75％アルコールを含ませ，臍部を消毒する．
②乾燥綿棒にて抗生物質を含むパウダーをすくい取り，臍輪に沿ってパウダーを散布し，乾燥させる．
③臍ガーゼの切り込み部分に臍を挟み，包んで絆創膏で固定する．
④臍帯が乾燥したら臍帯クリップをはずし，乾燥を促進させる．

3．脱落後の臍処置

①臍窩部を75％アルコールで消毒する．
②パウダーを付ける．

4．観察のポイント

①出生直後は臍帯切断部の出血や臍輪部の発赤，腫脹の有無
②臍の乾燥状態，分泌物の色・量などの感染の有無
③脱落ならびに脱落後の臍窩の状態
④臍肉芽の有無

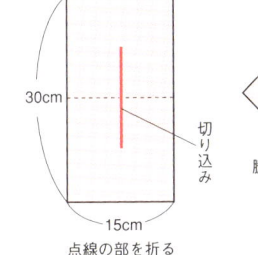

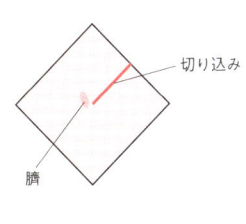

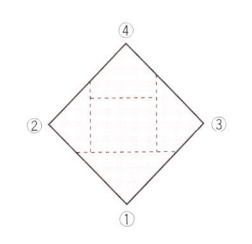

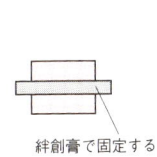

■図4　臍ガーゼの当て方

在宅看護
home care nursing

I 概説

在宅看護とは，患者が病院などの医療機関に出向いて受ける看護ではなく，患者の住居などで必要に応じて提供される専門的な看護活動をいい，地域での看護サービスや看護活動の提供形態の1つとされる．

本来的には，個人や家族の健康状況に影響を与えるヘルスプロモーションやさまざまな健康因子（環境的，心理・社会的，経済的，文化的，個人的）に焦点をおき，すべての年齢層の人に対して，すべての健康レベルすなわち健康・不健康（急性，慢性，あるいはターミナル）を問わず，在宅において看護を提供することと考えられている．高齢社会となった現在，そして近未来においても質・量ともに重要性を増す．

II 在宅看護の位置づけ

今日，一般的には在宅看護とは，地域で生活している疾病や障害をもつ人（高齢者などの身体機能の低下した人，いわゆる虚弱高齢者やターミナル期の患者を含む）やその家族を対象に，保健，医療，福祉領域の専門職や非専門職のそれぞれがサービスを提供することと理解されている．疾病や障害をもった人とその家族が地域のなかで安心して生活できるように，そのクオリティ・オブ・ライフ（QOL）を向上させるべく，職種を問わず自分たちのできうる最善のサービスを提供することである．

その意味において，在宅看護は大きくは地域保健医療の枠内に属し，地域看護と在宅医療の重なり合った部分で，独自の看護活動を展開するものといえる．

地域看護の視点からいえば，看護師が施設や訪問看護ステーションから療養者の住居に出向き，在宅での療養を可能にする看護を提供すること．療養を支援するため，ケアのコーディネートや家族へのサポート・ネットワーク構築，社会・介護資源の有効活用，行政・福祉の紹介などが直接的・間接的看護をとおして提供される，地域に根ざす看護活動の展開の1つともいえる．

III 在宅看護の必要性と背景

わが国では元来，病人の看病は本人の住居で家族やその親族，あるいは近隣者の協力によって行われてきた．しかし終戦後，感染症（伝染病）が増加し，疾患のコントロールには施設医療がより効率的かつ効果的であるという考えが主流となった．また戦後の復興と並

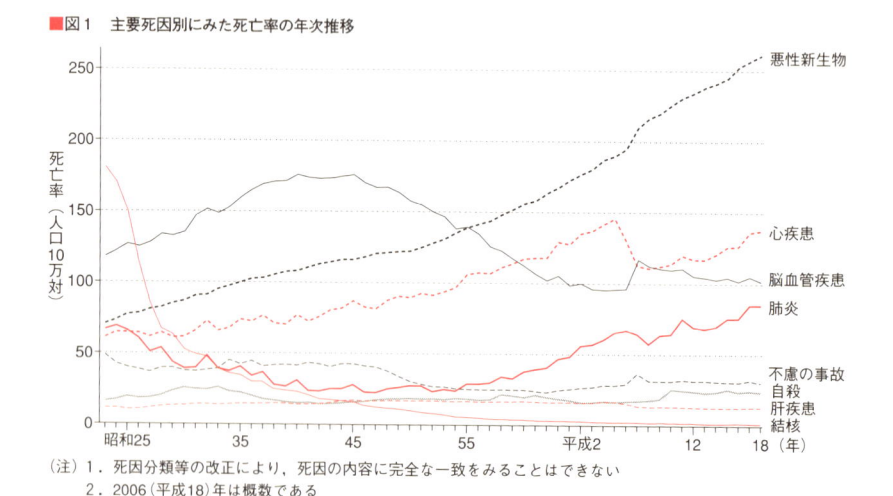

■図1 主要死因別にみた死亡率の年次推移

（注）1．死因分類等の改正により，死因の内容に完全な一致をみることはできない
2．2006（平成18）年は概数である

（厚生労働省：人口動態統計．2007）

行した医療テクノロジーの目ざましい進歩に伴い，治療第一の考え方が優先され，病人を地域や家族，すなわち住居から隔離してケア・医療集中型の施設での治療の提供を基盤とした西欧型の治療環境が整えられた．結果として，患者・家族の生活やQOLを重視する考え方は，当時はまだその重要性について言及されることも少なく置き去りにされた．

しかし，生活環境・社会環境・医療環境などの急激な変化に伴い，QOL，インフォームド・コンセント，ノーマライゼーションなどの動向や周知によって促されるかたちで，現在の在宅に視点をおいた医療やケアの見直しが進められ，今日に至っている．

在宅に視点をおいたケア提供は主に次のような理由による．

1．疾病構造の変化

急速な生活環境・生活水準の改善と抗菌薬の出現などにより，感染症(伝染病)が激減し，家庭・環境の電化，交通手段や食生活の変化など，生活を基盤としたさまざまな生活習慣(ライフスタイル)に由来する生活習慣病や悪性新生物，循環器系疾患などの慢性疾患・障害が死因の上位を占めるようになった(図1)．このような疾病構造の変化により，短期的・集中的手段では対応できなくなってきている．

2．人口の高齢化

世界に類をみない速さで進んだといわれる人口の高齢化も，要因としてあげることができる．

わが国の女性の平均寿命は1985(昭和60)年には80歳を超し，男性はほぼ75歳に達している．この状況を高齢化率の側面からみてみると，1970(昭和45)年には65歳以上の人口が占める高齢化率が7.1％であったのに対し，1995(平成7)年には14.5％，2005(平成17)年は20.2％と増加し，2055年には40.5％になると予測されている(図2，表1)．

高齢化の問題はその有病率にとどまらず，寝たきり，認知症，虚弱といった要介護高齢者の割合が高齢化とともに高くなることにある．

それに対し介護保険施設などの施設設備の伸び率は要介護高齢者の伸び率に比して低く，在宅サービスの充実が急務とされている．たとえば，2000(平成12)年度の要支援・要介護高齢者数は約260万人であり，う

■図2　人口ピラミッドの変化：出生中位(死亡中位)推計

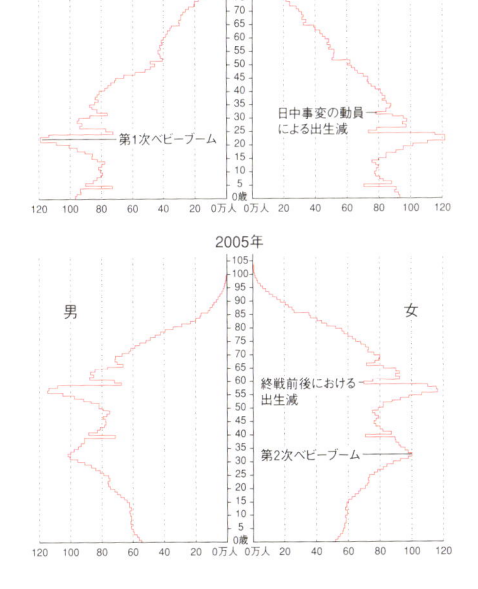

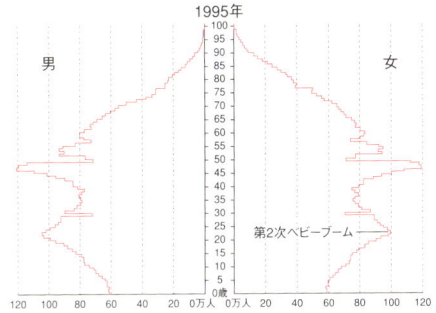

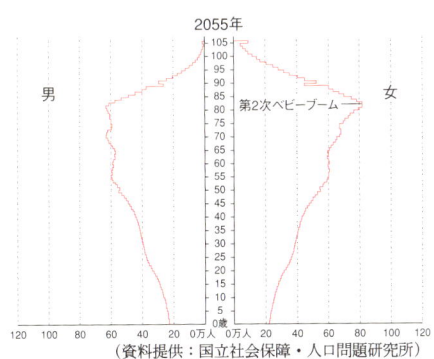

1970年　男／女　第1次ベビーブーム　日中事変の動員による出生減

1995年　男／女　第2次ベビーブーム

2005年　男／女　終戦前後における出生減　第2次ベビーブーム

2055年　男／女　第2次ベビーブーム

(資料提供：国立社会保障・人口問題研究所)

ち199.8万人が在宅での対応となっているが、2007(平成19)年10月における要支援・要介護者数は291.9万人、そのうち196.2万人が在宅対応となっている.

3. 家族・テクノロジー・社会的要素
1) 家族と環境

女性の労働の増加、核家族化や人口の都市集中化など、現在の家族を取り巻く環境は、在宅療養を維持するには厳しい環境といえる.

一方、高齢者の在宅志向は強く、要介護状態になった場合、65歳以上では7割以上が在宅療養を希望しており、さらに、施設ケア希望者(約12.3%)の半数が「家族の負担」さえ改善されれば在宅希望者となる可能性の高い潜在的在宅志向者である(表2). また、がんなどで末期状態になったとき、最後の時間を過ごす場所として「家庭」を選ぶ人が半数以上との報告もある.

このような状況において「看護の社会化」はさけられないといえる(図3).

2000(平成12)年度の介護保険制度の導入や「ゴールドプラン21」(高齢者保健福祉施策の方向:2000年度から2004年度までの5か年計画)の具体的施策では、訪問看護ステーションなどの介護関連施設の整備、認知症介護の専門職の養成、多様な事業者の参入促進な

■表1　日本の将来推計人口

年次	人口(1,000人)		年齢3区分(%)			老年化指数(%)
	総数	65歳以上	0〜14歳	15〜64歳	65歳以上	
平成17年('05)	127,768	25,761	13.8	66.1	20.2	146.5
22('10)	127,176	29,412	13.0	63.9	23.1	178.5
27('15)	125,430	33,781	11.8	61.2	26.9	226.7
32('20)	122,735	35,899	10.8	60.0	29.2	271.9
37('25)	119,270	36,354	10.0	59.5	30.5	304.1
42('30)	115,224	36,670	9.7	58.5	31.8	328.9
47('35)	110,679	37,249	9.5	56.8	33.7	354.4
52('40)	105,695	38,527	9.3	54.2	36.5	391.8
57('45)	100,443	38,407	9.0	52.8	38.2	425.1
62('50)	95,152	37,641	8.6	51.8	39.6	458.2
67('55)	89,930	36,463	8.4	51.1	40.5	485.2

〔国立社会保障・人口問題研究所:日本の将来推計人口(平成18年12月推計)による各年10月1日現在の推計人口(〔出生中位〈死亡中位〉推計値〕より一部抜粋)〕

■表2　年齢階級別にみた老後に日常生活が不自由になった場合の対応 (単位:%)

	総数	施設に入りたい	在宅で生活したい	わからない	不詳
総数	100.0	19.0	55.1	23.5	2.4
20〜29歳	100.0	18.5	43.5	35.9	2.1
30〜39歳	100.0	23.3	43.5	31.4	1.8
40〜49歳	100.0	22.5	50.7	24.9	1.8
50〜59歳	100.0	20.1	58.8	19.2	1.9
60〜69歳	100.0	15.0	68.2	14.0	2.8
70歳以上	100.0	10.9	73.3	12.8	3.0
(再掲) 65歳以上	100.0	12.3	71.6	13.3	2.9

施設に入りたい理由								
総数	家族の負担になるから	住居が狭いから	同じような仲間がいるから	医療を受けやすいので安心だから	必要なときに適切な介護が受けられるから	その他	不詳
100.0	46.8	0.8	6.3	14.6	29.3	1.6	0.6

＊ 回答者は、全国に居住する20歳以上の男女16,275人

(厚生省監:平成7年版厚生白書. p.196, ぎょうせい, 1995より抜粋)

どの取り組みが提唱された．結果，介護保険導入後のサービスの効用として，「家族の負担が減った」「在宅療養が可能となった」「生活にはりがでた」などの意見が寄せられるなど，高齢者の在宅生活への支援は一定の成果を得たと判断された．現在，「ゴールドプラン21」は国レベルでの計画は終了し，代わって，各地域にあったサービス展開を可能とする地域密着型サービスが創設された．これにより各自治体における高齢福祉政策として，介護保険制度や老人福祉対策として，取り組まれている．

しかし，地域における在宅看護の課題は，決着したとは言い難い状況にある．とくに，要介護者に高率で存在する認知症高齢者に関しては，2005(平成17)年の介護保険法改正を契機として，2005年度から10年間を「認知症を知り地域を作る10か年」とし，2014(平成26)年度を目標に地域ぐるみで，認知症高齢者や家族を支えるしくみづくりに取り組むことになったところである．

また，この改正と時を同じくして，地域支援事業が創設され，各地域の実情に合った包括的，継続的ケアマネジメントを可能とした．今後は，新たな地域密着型サービスの展開・開発や居住系サービスの充実などを含めた介護サービスの発展，および地域包括支援センターの活動を中心とした地域包括ケアシステムの確立など，地域における介護サービスのさらなる推進が，家族による在宅ケアをより負担の少ない，充実したものとするために望まれるところである．

2) テクノロジーとの関係

従来は環境の整備された場所(医療施設)で，専門職によってのみ取り扱いが可能であったような医療機器・医薬品が，テクノロジーの進歩により，単純化・小型化され，安価になり，ものによっては一般にも入手できるようになった．さらに家庭での管理も可能となり，医療依存の高い患者やターミナルの患者も在宅で十分に対応可能となってきている．

3) 社会的動向の変化

また，一時期は見過ごされていた観のある，患者・家族の個別性や多様性，地域的・社会的健康などの重要性が再認識され，患者の家族・地域生活を維持することでQOLを確保し，長期にわたる家族や地域からの隔離で起こる弊害(疎外)を防止し，最近の社会的動向ともいうべき文化的素地に基づいたケア提供の場を確保するなど，より生活の場に密着(ノーマライゼーション)した療養が尊重され，在宅でのケアの価値が見直されることとなった．

これは1975(昭和50)～1980(昭和55)年を境に「死に場所の施設化」(図4)が起こって以来の家庭回帰の動きともいえる．

Ⅳ 在宅看護に必要なスキル

このような動向をふまえ，在宅看護にはどのようなスキル(能力)が求められるかを以下に示す．

基本的な看護スキルは，施設・病院で必要とされるものと同様だが，対象者が在宅療養していることによって，専門職による「看護の目」が24時間継続しないという大きな違いがある．

すなわち，主たるケアの担い手は家族であるため，専門職者にはいくつかの特徴的なスキルが要求されることになる．

1. 提供される一般的なスキル

2006(平成18)年9月実施の「平成18年介護サービス施設・事業所調査結果の概況」(厚生労働省)によると，訪問看護ステーション5,470事業所が活動，利用者数232,094人，訪問看護師19,633人，利用者1人当

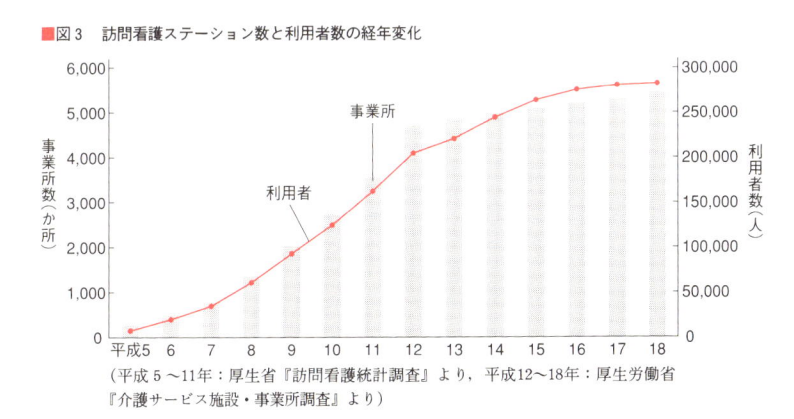

■図3　訪問看護ステーション数と利用者数の経年変化

(平成5～11年：厚生省『訪問看護統計調査』より，平成12～18年：厚生労働省『介護サービス施設・事業所調査』より)

たりの訪問回数(介護サービス)は月平均5.3回であった．

主力のサービスは，「本人の療養指導」「身体の清潔保持の管理・指導・援助」「リハビリテーション」「家族等の介護指導・支援」である．その他には，「介護予防」「社会資源の活用の相談・支援」「認知症・精神障害に対するケア」「褥瘡・創傷部の管理・処置」「経口栄養の管理・指導・援助」「排泄の管理・指導・援助」「服薬管理・点眼等の処置」などのサービスが提供されている．すなわち，在宅で要求される看護の一般的なスキルは，これらのサービス提供に対応するものであるといえよう．

→介護保険(かいごほけん)

2．アセスメントスキル

身体アセスメントのみでなく，心理・社会・経済・家族・生活環境(地域を含む)など，種々のアセスメントスキルに熟達している必要がある．在宅においては，これらの要素が複雑に影響し合うなかで療養が管理されているためである．

適切なフィジカルアセスメント・家族アセスメントは，予測的看護を行ううえで重要となる．

現時点において巡回介護など24時間対応のケア提供も増えたとはいえ，継続性という点において専門的ケアが施設では「線」として提供されているのに対して，在宅では「点」としてしか提供されえず，「点」をつなげる「線」は，家族が担わざるをえない状況にある．このような状況下では，的確な病状の把握が何よりも重要となる．また，適切な家族への指導，たとえば急変の可能性や前兆・状況ならびにそれらへの具体的な対応など，次回訪問までの病状予測と，その間の家族への看護指導も不可欠となる．そのためにはこれら2つのアセスメントがいかに的確に行われたかが問われることとなる．

フィジカルアセスメントのスキル以外に，面接スキル・観察スキルもまた，在宅のアセスメントスキルとしては重要視される．病変として必ずしも客観的に把握できるとは限らないものに関しては，これらのスキルにより得た情報の補足が大切になる．予測に役立てるのみでなく，家族の介護力・実践力を判断するうえでも，重要なスキルともなる．

3．コミュニケーションスキル

医師とのコミュニケーション(病状および家族指導の内容を含む)をはじめ，家族・同僚・他職種との情報の共有や，把握した病状・問題点など，時宜を得た的確な情報の伝達，そしてそれらの人々への役割と期待の伝達のためにも，ポイントをつかんだコミュニケーションスキルは重要である．

不確実なコミュニケーションは，医師に誤った病状の把握や予測をさせたり，家族に不必要な不安やプレッシャーを与えたりし，同僚や他職種の人たちとの継続的な連携を欠くなどの原因となる．これは，病院などの施設内における医療・看護に比べ，これらの多職種が散在すること，および患者のいる現場に簡単にアクセスできないという在宅ケアの特質でもあるので，留意する必要がある．

4．管理・教育スキル

在宅看護においては，患者・家族に信頼される安全確実で直接的なケア提供が基本である．なかでも家族によって維持・管理される在宅医療機器・装具の取り扱いに関する管理・教育の役割は重要である．

その他，服薬管理・感染管理・医薬品の管理およびこれらの管理に関する家族への指導・教育は，在宅看護(または介護)が療養にかかわる実務の多くを家族に委ねている現状から，専門職として求められる責務で

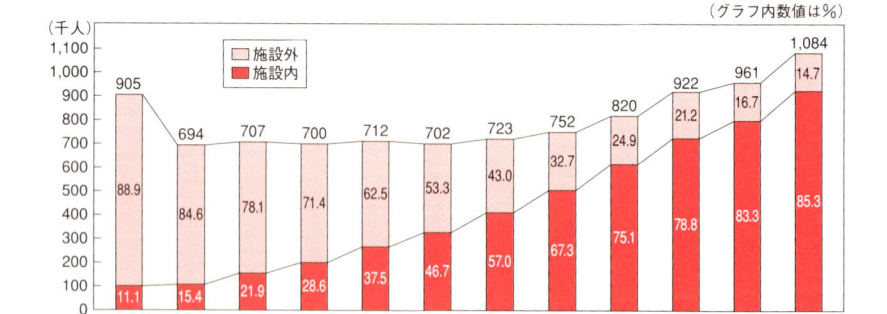

■図4　場所別死亡者数

（グラフ内数値は％）

年	総数(千人)	施設内(%)	施設外(%)
昭和25年	905	11.1	88.9
30	694	15.4	84.6
35	707	21.9	78.1
40	700	28.6	71.4
45	712	37.5	62.5
50	702	46.7	53.3
55	723	57.0	43.0
60	752	67.3	32.7
平成2年	820	75.1	24.9
7	922	78.8	21.2
12	961	83.3	16.7
17	1,084	85.3	14.7

(厚生労働省：人口動態・保健統計，2005より改変)

ある.

5. 記録のスキル

看護過程を使った看護計画の適切な展開が必要である. 主な在宅での記録を目的別に列挙する.

① 医師や他職種の人々との連絡を目的とした記録
② 介護保険など介護査定のための記録
③ 同僚との共有を目的とした記録(ケア継続のため)
④ 実際の審査と家族の情報などによるアセスメント・評価記録
⑤ 予測性をふまえた指導・アドバイスの方針

これらの記録には, 実践されたケアの記録にとどまらず, 家族への教育内容, 管理・実践能力(理解度)など, 在宅での療養を継続するにあたって行われたケアと教育(指導), あるいはアドバイスなどについての詳細な記録, 短期・長期目標, ケア計画に基づいた評価, 他職種との協働にかかわる役割・分担などについての進行状況と実施・評価の記録が必要となる.

6. 社会資源の活用と開拓のスキル

地域に実在する資源を活用して豊かな在宅療養をおくれるようにするには, 資源に関する情報の把握はもとより, 新しい資源の開拓も必要となる. そのためには, 地域の需要や設備投資のための経費・人材など, 多くの情報(データ)をベースにアセスメントすることが重要となり, これらのデータや療養者のニーズの提供などの代弁者的役割も求められる.

また, 効率的・効果的ケアコーディネーションの視点からも, 社会資源の活用に関するスキル(たとえば在宅看護支援専門員的な要素)は大いに望まれるところであるし, 地域に存在しない資源についての開拓スキルはさらに期待され望まれるところで, 専門性を生かした柔軟な発想が求められる.

7. その他のスキル:倫理的配慮

患者・家族(介護者)にかかわるジレンマとして生じ

■表3　倫理アセスメント, 計画, 介入, 評価の意思決定モデル

1. 健康問題は何か
2. 倫理問題は何か
3. 上記の問題についての判断にどのような追加情報が必要か
4. その決定によって影響を受ける人たちはだれか
   (患者のケアにかかわっている人たちで感情的にあるいは専門的に, あなたも含めて影響を受ける人たち)
5. そのかかわっている集団の価値観は何か
6. 価値観と倫理原則の間の葛藤/矛盾は何か
7. 決定がなされなければならず, なされたときに, それはだれの決定か
8. ほかに選択肢(チョイス)はあったか
9. それぞれの選択肢の倫理的正当性はなにか
10. それぞれの選択肢の結果としてどんな可能性があったか

〔Bunting, S. M. and Webb, A. A. (関戸好子訳):An Ethical Model for Decision-Making. The Nurse Practitioner, 13 (12):32-34, 1988.〕

る問題は少なくない. 安全性の問題や虐待などは両者のおかれている環境や関係のなかから生じてくるものであり, どちらの視点にも立ちえない, 板ばさみの状態に対して, 専門職としての良識と道義的責任のなかでの判断が問われる.

だれに, どのように, どの程度話すか, その判断はだれのために, 何のためになされたのかなど, 判断の根拠に答える必要がある(表3).

在宅看護においては, 看護師はあくまでも外部からの訪問者であり, 本人や家族の許可・希望があって初めてその家に入れるという状況のなかでは, 問題解決の方法にも自ずと限界がある.

家族も含めた, プライバシーへの配慮や守秘義務など, 倫理的側面にかかわる問題は複雑であり, 倫理への認識とその対処スキルは, 在宅看護師にとって重要な資質である.

在宅酸素療法
home oxygen therapy ; HOT

I 概　説

慢性呼吸不全患者に在宅での酸素投与を行う治療．従来は酸素ボンベを用いて行われていたため，種々の制約が多く，あまり一般的でなかった．1980年代に入って酸素濃縮器が導入され，普及した．酸素濃縮器には膜型と吸着型があるが，現在では90％濃度の酸素を発生させることができる吸着型が主流である．

1985（昭和60）年3月より保険診療の適用となった（表1）．2007（平成19）年までに本療法を施行された総患者数は全国で13万人（人口10万対100人程度）に達している．本療法の利点は，酸素療法のみが必要なために入院を余儀なくされていた患者が，家族と生活をともにすることができることである．

従来は慢性閉塞性肺疾患（慢性肺気腫，慢性気管支炎），肺結核後遺症，間質性肺炎などが適応症例として多かったが，近年では肺がん症例への導入も増えている（表2，3）．

II 患者・家族への指導上の注意

感染・心不全の悪化などに伴う呼吸不全の急性増悪は患者の予後を規定するため，その回避が重要である．

酸素吸入が行われていない場合には，呼吸困難などの自覚症状の出現により，患者はすみやかに医療機関を受診する．しかし，酸素吸入で自覚症状が緩和されてしまうと，再度医療機関を受診した時点で病状がかなり進行してしまっている場合があるので注意する．以下に患者・家族への指導上の留意点をあげる．

① 定期的な体重測定がきわめて重要であるため，励行してもらう．すなわち，体重の増加は心不全の悪化を示唆する場合がある．また体重の減少は何らかの原因による食事摂取量の減少を示唆する．
② 感染症の併発を知るために，喀痰の色をチェックしてもらう．
③ 心不全の悪化を知るために，下肢・顔面のむくみを観察してもらう．

上記で異常がある場合には，たとえ明らかな自覚症状がなくても医療機関を受診することを約束する．

■表1　在宅酸素療法の健康保険適用基準と主な対象疾患

1. 慢性呼吸不全例のうち対象となる患者は，動脈血酸素分圧55mmHg（Torr）以下の者および動脈血酸素分圧60mmHg以下で，睡眠時または運動負荷時に著しい低酸素血症をきたす者であって，医師が在宅酸素療法を必要であると認めた者である
2. 対象患者は，高度慢性呼吸不全例，肺高血圧症およびチアノーゼ型先天性心疾患である．高度慢性呼吸不全例のうち，主たる基礎疾患は慢性閉塞性肺疾患，肺結核後遺症，間質性肺炎，肺がんなどである
3. 酸素吸入以外に有効と考えられる治療（抗菌薬，ステロイド薬，気管支拡張薬，利尿薬など）が積極的に行われており，少なくとも1か月以上の観察期間を経て安定期にあること

＊1994（平成6）年4月より，適応基準の判定にパルス・オキシメーターによる酸素飽和度（SpO_2）から推定される動脈血酸素分圧（PaO_2）を用いてもよいことになった

■表2　在宅酸素療法の前提条件

1. 基礎疾患や病態が明確に把握されていること
2. この療法の意義と方法についての患者・家族・介護・医療関係者の共通理解が十分であること
3. 地域医療支援体制との連携が密であること

■表3　在宅酸素療法の適応基準

症状の安定した慢性の疾患であって，以下の病態が明らかであること
1. 慢性の低酸素血症
   - 安静，空気吸入下 PaO_2 50〜60mmHg 以下
   - 睡眠時の低酸素血症悪化（sleep desaturation）
   - 運動負荷時の低酸素血症
2. 慢性呼吸疾患に伴う以下の徴候の存在は，上記の適応基準を補強する
   - 肺性肺高血圧症：平均肺動脈圧 25mmHg 以上
   - 右室肥大（肺心性）所見：心電図，タリウム心筋シンチグラムなど
   - 続発性赤血球増加症：ヘモグロビン濃度 16g/dL 以上など

■表4 高圧酸素ボンベ，液化酸素容器，据置型酸素濃縮器の比較

システム	利点	欠点
高圧酸素ボンベ	・高流量の酸素供給が可能 ・どのような流量条件でも設定が可能	・高価 ・重くてかさばる ・ボンベを損傷しないように気をつける必要がある ・ガス容積に制限がある ・メンテナンスに手がかかる
液化酸素容器	・中等量の酸素供給が可能 ・携帯用のシステムがある ・中等量のガス容積であり使いやすい ・電気代が不要 ・容器に小分けができる	・高価 ・アウトレット部分で凍結する危険がある ・低温による皮膚損傷の危険がある ・メンテナンスに手がかかる ・使用に制限のある地域がある
据置型酸素濃縮器	・酸素ガスの容器に制限がなく，自由に使用できる ・メンテナンスに手がかからず廉価 ・設定条件を変えることができる ・故障が少ない ・低濃度の酸素供給も可能	・高流量の酸素吸入を必要とする場合には不向きである ・吸入酸素濃度は100％以下 ・携帯可能な酸素濃縮装置はない ・流量を増加させると供給酸素濃度が低下するものもある

(木田厚瑞：在宅酸素療法マニュアル―新しいチーム医療を目指して．第2版, p.205, 医学書院, 2006)

在宅酸素療法を受ける患者の看護と指導

■看護のポイント

慢性呼吸不全患者に対し，酸素ボンベ・酸素濃縮器など(表4)を利用し，在宅で酸素投与を行うのが在宅酸素療法(HOT；ホット)である．在宅酸素療法が可能になったことにより患者のQOLの向上がはかられるようになった．在宅酸素療法の導入・維持には患者および家族に対する指導が大切である．

■指導のポイント

1) 禁煙指導

在宅酸素療法患者の過半数を占める慢性閉塞性肺疾患の主要原因は喫煙であり，また安全面からも家族を含めての禁煙指導は重要である．

2) 日常生活指導

(1) 感染予防

上気道炎は呼吸不全を悪化させる原因となりうるため，手洗い・含嗽を徹底させ，痰の性状の観察を行うよう指導する．

(2) 食事指導

高エネルギー・高蛋白の食事をバランスよく摂取するとともに，塩分を控えることは心不全の予防・治療のうえでも重要である．

過食により横隔膜が上昇し呼吸困難を出現させることもあるため，1回の食事量にも注意を払い，分食を勧めることも考慮する．

また体重の増減が呼吸不全・心不全の増悪の指標ともなりうるため，定期的な体重測定を行う．

飲酒は心拍数を増やし，しばしば呼吸困難を増強させるため注意を要する．

(3) 服薬指導

患者は高齢者が多いため，服薬指導を徹底する．

(4) 排泄コントロール

便秘は横隔膜を押しあげて呼吸運動を妨げる可能性があるため，整腸薬や緩下薬を適宜用いて予防する．水分摂取は，便秘を防ぐとともに喀痰を切れやすくするため，とくに重要である．

(5) 入浴

身体の清潔・リラクセーション・加湿により喀痰が容易になるなどさまざまな効果がある．しかし，水圧により呼吸困難が出現することもあるため，下半身浴・シャワー浴などの利用も併せて勧める．

(6) 緊急時の対応

症状の悪化時および機器故障時の対処方法について話し合い，適切な指導を行う．

採尿法（小児の）
collection of urinary specimen (of infant)

尿の性質や量，成分，水分出納バランス，細菌などを検査し，診断や治療効果の判定をするため尿検査が行われる．採尿のしかたには，新鮮尿（部分尿，第一尿）を採取する場合と，1日の全尿（蓄尿）を必要とする場合がある．排尿が自立している場合は成人同様，検尿コップに取れるが，おむつを使用している乳幼児は採尿バッグを使用する．

I 尿検査の種類

(1) **一般尿**（早朝尿・随時尿）：尿沈渣（赤血球・白血球含む）や糖，蛋白，ケトン，潜血などの定性検査が行われ，原則として起床時に採取する早朝尿と任意の時間に採取する随時尿とがある．

(2) **無菌尿**（中間尿）：腎盂腎炎，膀胱炎などの細菌の有無で感染症を診断するときに採取する．

(3) **24時間尿**（蓄尿）：尿定量検査は原則として24時間の全尿を用いる．定量検査とは成分の一定の分量を測定するもので，データは数値で表現する．

II 採尿の方法

1．一般尿（早朝尿・随時尿）

■図1　採尿バッグ使用時の採尿手順
a. 採尿バッグの準備
空気
①少し空気を入れる　②粘着シートの裏紙をはがす　切り込み
b. 女児の場合　c. 男児の場合

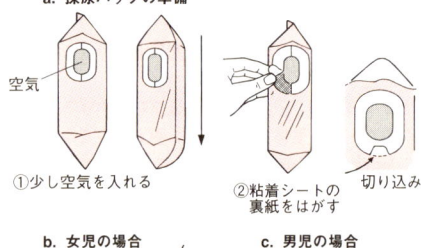

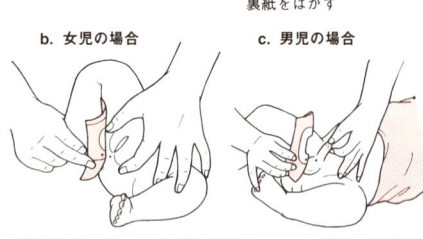

（今井澄子ほか編：小児看護技術手引．p.39，慶應義塾看護短期大学，1990より改変）

(1) 排尿が自立していない乳幼児の場合の採尿バッグ使用時の採尿手順（図1）
① 採尿バッグの空気漏れのないことを確かめてから，粘着シートの裏紙をはがし，陰部の皮膚を伸展させながら貼る．
② 女児の場合は会陰部に接着面を密着させてから，外陰部を覆って貼る．月齢の小さい女児の場合は肛門部を覆わないように，切り込みを入れる．
③ 男児の場合は陰嚢・陰茎（または陰茎のみ）をバッグ内に入れ，粘着面を貼る．
④ 装着したバッグを殿部側に折り入れ，おむつを軽く当てる．
⑤ 腰部を少し高くし，必要があれば小児用抑制帯を使用する．
⑥ 採取した尿を検体容器に移し，検査室に提出する．

(2) 排尿が自立している小児の場合
① 女児は便器（オマル）に排尿させてから検体容器に移すが，男児は検体容器（尿コップ）に直接排尿させる．
② 学童の場合は成人に準じて説明し，採尿させる．

2．無菌尿（中間尿）

(1) 排尿が自立していない乳幼児の場合
① 外陰部を消毒し，採尿バッグを無菌的に装着して採尿する．
② 尿バッグから注射器を用いて，無菌的に尿を吸引し，滅菌検体容器に移して検査室に提出する．

(2) 排尿が自立している幼児の場合
① 外陰部を消毒し，最初の尿を排尿させたのち，中間尿を滅菌コップに看護師が採取する．最後の尿は採取しない．
② 学童・思春期の小児は，陰部消毒後，十分説明のうえ，滅菌コップに自分で中間尿を採取させる．

3．24時間尿（蓄尿）

排尿が自立していない乳幼児は，排尿チューブ付き採尿バッグを用いて持続採尿法を行う．成人の留置カテーテル法と同じように，チューブ末端を蓄尿バッグに連結し固定して，上体をやや高くする．チューブの下垂や圧迫，尿漏れの有無をたびたび観察し，必要があれば抑制を行う．日常生活や排尿がほぼ自立している小児には，十分に説明または排尿時の援助を行って，24時間の全尿を蓄尿バッグに蓄尿させる．

酸塩基平衡
acid-base balance ; ABB

I 定義・概念

酸とは水素イオン(H^+)を与えることのできる物質,塩基とはH^+を受け取ることのできる物質である.ある酸(HA)が水溶液中で解離すると,

$$HA \rightleftharpoons H^+ + A^-$$

と表すことができる.酸HAはA^-の共役酸,A^-はHAの共役塩基という.酸が水溶液中でH^+を解離する傾向の強さは酸によって異なり,それは解離定数Kで表される.H^+をたくさん解離することのできる酸を強酸といい,Kが大きい.逆にH^+を解離しにくい酸を弱酸といい,Kは小さい.

水溶液の酸度はpHで表す.$pH=-\log[H^+]$であるからpHが1単位違うと水素イオン濃度は10倍違うことになる.前述の弱酸HAの解離定数をKとすると,

$$K=[H^+][A^-]/[HA] \quad ([\;]は濃度を表す)$$

である.この式から

$$pH=pK+\log([A^-]/[HA])$$

が導かれる.この式をヘンダーソン-ハッセルバルヒの式(Henderson-Hasselbalch equation)といい,酸塩基平衡の調節を理解するうえで重要な式である.すなわち,pHは弱酸とその共役塩基の濃度の比によって決まることがわかる.

われわれの体液はいつも酸やアルカリの侵入にさらされている.しかしながら血液のpHは7.35～7.45の間に維持されている(図1).これはいろいろな調節機構が働いているためである.ある程度の酸あるいは塩基が混入してもpHが一定範囲に保たれる作用を,緩衝作用という.

ヘンダーソン-ハッセルバルヒ[Lawrence Joseph Henderson (1878～1942,米,化学),Karl Albert Hasselbalch(1874～1962,デンマーク,生化学)]

II 生体における酸塩基平衡の調節機構

細胞外液のpHの調節には血液中のヘモグロビンと腎の機能および呼吸がかかわっている.細胞外液の主要な緩衝系は,
① 重炭酸系:HCO_3^-/H_2CO_3
② リン酸系:$HPO_4^{2-}/H_2PO_4^-$
③ 蛋白系:$protein^-/H \cdot protein$

の3つである.緩衝系にH^+が与えられると,塩基と結合してH^+の増加を防ぎ,塩基が与えられると酸からH^+の遊離が進み,H^+の減少を抑える.この3つの緩衝系のうち好気的代謝によってCO_2が常につくられるので,重炭酸系による緩衝作用が最も重要である.CO_2の反応は次のとおりである.

$$CO_2+H_2O \rightleftharpoons H_2CO_3 \rightleftharpoons H^+ + HCO_3^-$$

H_2CO_3のpKは6.1であるので,ヘンダーソン-ハッセルバルヒの式にあてはめると,

$$pH=6.1+\log([HCO_3^-]/[H_2CO_3])$$

となり,pH 7.4では$[HCO_3^-]$と$[H_2CO_3]$の比は約20:1である.$[HCO_3^-]$や$[H_2CO_3]$の値が変化しても,この比が20:1であればpHが正常に保たれることがわかる.呼吸ではこのうち$[H_2CO_3]$の調整をしている.

$[H_2CO_3]$が上昇すると,呼吸中枢が刺激されて過呼吸となり,CO_2の呼出が促進され,二酸化炭素分圧(P_{CO_2})が低くなってくる.血中の$[H_2CO_3]$はP_{CO_2}に比例するのでpHは正常値近くに保たれる.

腎は$[HCO_3^-]$の調整をしている.糸球体で濾過されたHCO_3^-は近位尿細管で分泌されたH^+と反応してH_2CO_3となる.

このH_2CO_3が尿細管上皮の刷子縁膜に存在する炭酸脱水酵素の作用を受けてCO_2とH_2Oになり,CO_2

■図1 酸と塩基の関係

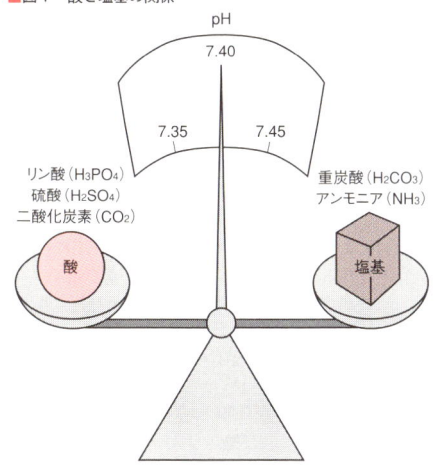

(北岡建樹:代謝性アシドーシス尿毒症.月刊ナーシング,11 (12): 11, 1991より改変)

■図2 尿細管細胞が管腔へ水素イオン(H^+)を分泌(排泄)する3つの機構

①有機酸(リン酸として滴定酸)排泄

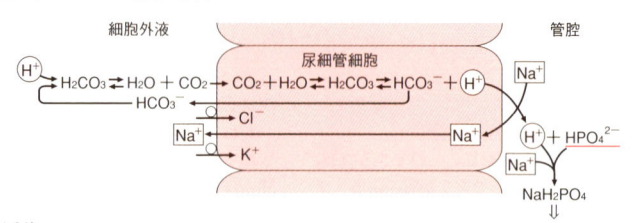

②H^+分泌

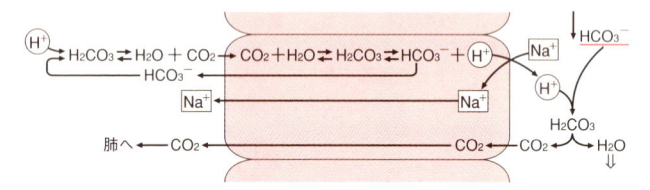

③NH_4^+排泄

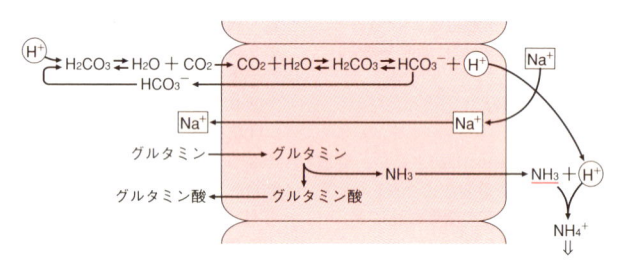

(飛田美穂ほか監:看護のための水・電解質.p.17,学習研究社,1998より改変)

は細胞内に拡散し,細胞内で再びHCO_3^-となって血液中に戻る.この際H^+は尿細管腔へ分泌される.

 [HCO_3^-]が高いと過剰のHCO_3^-は尿に排泄され,尿はアルカリ性となる.HCO_3^-の再吸収はP_{CO_2}と細胞内水素イオン濃度の上昇で促進され,副甲状腺ホルモンにより抑制される.

 尿細管腔内に分泌されたH^+は,次の3つの方法で処理されて管腔内のpHの低下を防いでいる(図2).
 ①HCO_3^-を用いての中和.
 ②アンモニウムイオン(NH_4^+)の産生を介するもの.尿細管上皮細胞内のグルタミナーゼによりグルタミンが加水分解されてできたアンモニア(NH_3)が管腔内へ放出され,H^+と結合してNH_4^+として尿へ排泄される.
 ③HCO_3^-以外の緩衝物質,とくにHPO_4^{2-}と結合して尿に排泄される.この機構は近位および遠位尿細管から集合管にかけて続き,尿は酸性とな

る.ただし,尿のpHの下限は4.5である.

 リン酸緩衝系は血液には量が少なく,pH 7.4の血液ではHPO_4^{2-}と$H_2PO_4^-$が4:1の比率で存在する.そしてH^+の増加に対して緩衝作用を発揮できる.ただしリン酸の血中濃度が低いため,その緩衝値は重炭酸系よりも小さい.

 蛋白による緩衝作用もある.その1つはヘモグロビン(Hb)による緩衝作用である.この緩衝作用にはHb分子中のヒスチジンのイミダゾール基が働いており,Hbが酸素を放出するとH^+がHbに捕捉される.

$$HbO_2 + H^+ \rightleftharpoons HHb^+ + O_2$$

 もしP_{CO_2}が増加し,pHが下がるとオキシヘモグロビンは酸素を解離しH^+を受け入れるようになる.Hb以外の蛋白も緩衝作用を呈する.正常の血液のpH 7.4では血漿蛋白は陰イオンとして次のように働く.

$$H^+ + protein^- \rightleftharpoons H \cdot protein$$

III 酸塩基平衡の障害
(アシドーシス，アルカローシス)

血液のpHは厳密に調節されていて，正常では約7.4(7.35〜7.45)である．酸塩基平衡が崩れ血液のpHが7.35以下になった場合をアシドーシス(acidosis，酸血症)，7.45以上になった場合をアルカローシス(alkalosis，アルカリ血症)という．血液のpHが7.8以上あるいは6.8以下では，生存は不可能である．アシドーシス，アルカローシスの成因としては，呼吸性ならびに代謝性のものがある(表1)．臨床の場ではこれらの合併した混合性酸塩基障害が存在し，鑑別が重要である．

→アシドーシス，アルカローシス

1．呼吸性アシドーシス

呼吸性アシドーシスでは，肺のガス交換低下のためCO_2の排出不良となり，CO_2が蓄積して[H_2CO_3](Pco_2)が高くなり，pHは低下する．通常Pco_2が上昇すると尿細管でのHCO_3^-の再吸収が促進され，血液中のHCO_3^-濃度を高めH^+を中和するような代償作用が働いてpHの低下を防ぐが，この能力を超えるようなPco_2の増加をきたすと，アシドーシスを呈する．呼吸器疾患，呼吸中枢の抑制，心疾患，気道閉塞などがあると生じる．

2．呼吸性アルカローシス

呼吸性アルカローシスは，肺のガス交換上昇による[H_2CO_3]減少によるもので，pHの上昇をきたす．Pco_2の低下に伴い，腎では代償作用が行われる．すなわちH^+の分泌が抑制され，血液中のHCO_3^-濃度を下げるように反応し，尿細管でのHCO_3^-の再吸収も減少して，尿中への排泄を高める．心因性，酸素不足，脳炎などによる過呼吸が原因となる．

3．代謝性アシドーシス

代謝性アシドーシスは体内の相対的な酸の増加，あるいは[HCO_3^-]の減少によるものである．

酸の増加によるものは，①糖尿病あるいは飢餓の際にみられるケトアシドーシスがある．これらの場合には，糖の利用障害と脂質利用の亢進が起こり，脂肪酸のβ酸化が盛んになり，ケトン体がつくられる．このうちアセト酢酸，β-ヒドロキシ酪酸はH^+を与える．②激しい運動や痙攣などの際，酸素の供給が不十分となり乳酸を生じる．これもH^+を与えるので乳酸アシドーシスを呈する．

[HCO_3^-]の減少によるものには嘔吐や下痢などによるHCO_3^-の損失，尿細管異常によるHCO_3^-再吸収不全のようなアルカリの喪失などが考えられる．代償性の反応としては，[HCO_3^-]の低下，あるいはH^+の増加が呼吸中枢を刺激し，換気量を増加させCO_2の呼出を促進させる．また腎ではH^+の排泄を促進させ，pHの低下を是正するような反応が起こる．

→ケトアシドーシス

4．代謝性アルカローシス

代謝性アルカローシスは体内の相対的なアルカリの増加のための[HCO_3^-]の増加によるもので，この増加に伴う代償作用である腎からのHCO_3^-の排泄が起これば解消するが，代償作用が十分に行われないと代謝性アルカローシスを呈する．原因としては嘔吐によるHClの喪失，重曹の大量投与などがある．ミネラルコルチコイドは遠位尿細管において，Na^+の再吸収とK^+, H^+の放出を促進する作用があるので，このホルモンが過剰に放出される原発性アルドステロン症やクッシング症候群では代謝性アルカローシスをきたす．

■表1 酸塩基平衡異常の分類

分類	機序	病態	pH	$Paco_2$	HCO_3^-	BB
呼吸性アシドーシス	低換気とV_A/Q不均等によりCO_2が蓄積	慢性閉塞性肺疾患(慢性肺気腫，慢性気管支炎，呼吸筋機能低下)など	↓	↑	—	—
呼吸性アルカローシス	換気の増加によるCO_2排泄の増加	過換気症候群など	↑	↓	—	—
代謝性アシドーシス	腎機能の低下による尿中の酸排泄低下，代謝障害による血液中の乳酸の上昇	糖尿病，飢餓状態，腎不全，多量の下痢など	↓	↓	↓	↓
代謝性アルカローシス	胃液中に含まれるCl^-の喪失，あるいは疾患による尿中Cl排泄の増加	多量の嘔吐や胃液の吸引，あるいは原発性アルドステロン症やクッシング症候群など	↑	↑	↑	↑

$Paco_2$：動脈血二酸化炭素分圧，BB：緩衝塩基(buffer base，生体内で緩衝に関与している塩基の総和)

(大崎 饒ほか：呼吸機能検査トレーニング．改訂2版，p.79，中外医学社，1992 より改変)

産褥〔期〕
puerperium〔stage〕

I 定義・概念

産褥〔期〕とは，分娩後6〜8週間をいい，妊娠・分娩による母体の変化がほぼ妊娠前の状態に戻る期間のことである．この期の女性を褥婦といい，身体面が回復していく日々の変化を復古現象という．また，乳汁分泌が活発になることを促進現象ということもある．

II 身体的変化

1．子宮の変化(図1，表1)
2．子宮頸部・腟・外陰

子宮頸部の分娩による損傷はすみやかに治癒する．外子宮口は1週間後には1指を通すほどになり，4週間後にはほぼ閉鎖する．腟壁はすみやかに緊張を回復し，4週間後には非授乳時の状態に近づくが，皺襞(すうへき)の減少と腟壁の平滑化は残る．外陰は会陰切開創の縫合で3，4日間疼痛を伴うが，抜糸後は創痛もほぼ消失する．

3．悪 露
→悪露(おろ)

4．腹壁の変化

分娩後，腹壁は著しく弛緩するが，自然にゆっくりと回復する．腹直筋離開は結合組織によって閉鎖していくが，多少開いたままの場合もある．正中線や妊娠線はしだいに退色する．妊娠線は白色瘢痕様の線となり，これを旧妊娠線という．

5．月経と排卵

月経の再来時期は分娩後6週間で20％，3か月で60％，6か月で80％といわれているが，授乳の有無によっても左右され，非授乳婦では比較的早く来潮する．分娩後最初の月経では，その月経に先行して排卵していることもあるため，避妊は必要である．

6．乳汁分泌
1）乳汁分泌のメカニズム

妊娠中は，プロゲステロンとエストロゲンによって乳汁分泌ホルモンの活動が抑制されているが，胎盤の娩出によってプロゲステロンとエストロゲン量は急激に減少する．一方，乳汁を産生するために，乳腺の腺房の上皮細胞を刺激するプロラクチンが下垂体前葉から活発に分泌される(図2)．

上皮細胞はプロラクチンに誘発されて乳汁を産生するが，産生された乳汁を圧出する作業は，下垂体後葉ホルモンのオキシトシンによる．

2）産褥日数と乳汁分泌量

実際には，3日目ころまでは新生児が必要とする量の分泌が得られないことが多い．とくに2日目ころまでは濃度の高い初乳が少量分泌する程度のことが多い．3，4日目ころに急に乳腺の活動が活発になり，乳房うっ積が生じて乳房が硬く大きくなり疼痛を伴ってくる．このときに十分に乳房マッサージと乳管開口を行えば，一両日でうっ積は解消し，乳汁分泌が順調になる．1日の乳汁分泌量の目安は，産褥1〜2日は20〜50 mL，4〜5日は200〜500 mL，その後800 mLくらいにまで達するのが普通である．

7．産褥期の変化
1）循 環

体温の変化はさほど大きいものではない．脈拍は，むしろ産褥1週間くらいは遅脈である．なかには60/分以下になり，産褥遅脈・徐脈とよぶ状態を示す場合もあるが，生理的変化と考えてよい．

■図1 産褥日数と子宮底の高さ(図解的)

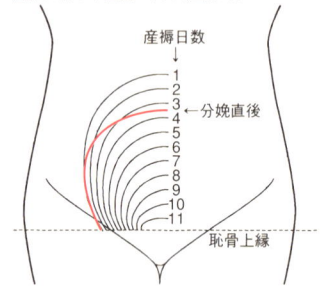

■表1 産褥日数と子宮底の位置（計測的）

産褥日数	子宮底の長さ (恥骨結合上縁)	子宮底の高さ
分娩直後	12cm	臍下3横指
第1日	15cm	臍高
第2日	13cm	臍上2横指
第3日	12cm	臍上3横指
第4日	10cm	臍と恥骨結合上縁との中央上2横指
第5日	9cm	同上1横指
第6日	8cm	臍と恥骨結合上縁との中央
第7日	7cm	同下方1横指
第8〜10日	5cm	恥骨結合上わずかに触れる
第12〜14日	5cm	腹壁外からは触れない

■図2 乳頭刺激による催乳反射

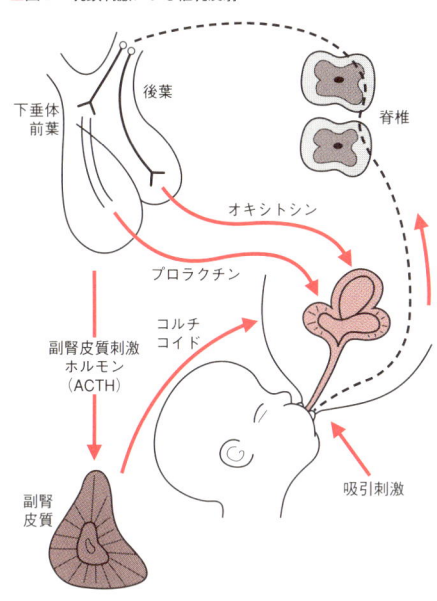

また、褥汗とよばれる産褥後数日間の発汗がある。とくに睡眠中に多く、いわゆる寝汗の訴えがある。自律神経が不安定なためと考えられており、体温上昇やその他の症状がないかぎり自然に消失する。

血液動態は、産褥5日目まで赤血球、ヘモグロビンは減少し、白血球は増加傾向にある。それを過ぎると急激に回復するのが通常の経過である。産褥初期のヘモグロビン値11g/dL未満を貧血とみなす場合もある。

2） 排　泄

産褥初期は一般に多尿となる。尿量は1,500～2,500mL/日に達する。比重は正常である。これは、細胞外液が全身循環に取り入れられて、循環血液量が増加するためである。

多尿とは逆に尿意減弱、尿閉が生じることもめずらしくない。これは、分娩中の胎児の下降に伴って生じた膀胱頸の神経末梢の圧迫、尿路屈曲、尿道・尿道口の腫脹などによる。褥婦の入院中に回復することがほとんどである。この間、褥婦は精神的苦痛、不安を訴えるが、定期的に排尿をこころみること、清潔を保持すること、水分は必要量を摂取することを心がけるように指導し、必要に応じて導尿を行う。

一方、産褥期の便通は便秘傾向となる。産褥期には、腹腔内圧の激減に伴う便意の減弱、産道の創傷、縫合部の疼痛、腹壁弛緩や縫合部離開を心配することによる腹圧のかけにくさ、動静の変化、トイレや環境の変化による排便の制限、あるいは痔など、便秘に傾く要因が多くなるためである。

3） 食事・飲水

産褥期は乳汁分泌や育児などによる消費が大きくなり一般に食欲が亢進する。口渇を訴えることも多い。

4） 睡　眠

分娩当日は眠れない褥婦が多い。急激な心身の変化が睡眠中枢のバランスに影響することが考えられる。産褥1日目に十分な睡眠がとれるのが一般的である。しかしその後は、育児の開始や乳房うっ積による疼痛、痔の疼痛、後陣痛など、睡眠を阻害する要因が加わり、また不眠傾向となることが多い。

III 産褥期の看護

1. 褥婦看護の目標

①褥婦に生じる生理的変化（身体的回復）が正常な経過をたどる。
②育児技術を習得し、母親役割機能を個々の自己概念に沿って順調に果たすことができる。
③母子関係を円滑にはかることができる。
④乳汁分泌を促進し、母乳哺育を確立できる。
⑤新しい環境にスムースに適応できる。
⑥産後の家族計画を立てることができる。

2. 適切な観察

産褥期の経過を観察することによって褥婦の状態を把握する。表2に褥婦の観察のポイントを示す。

3. 日常生活への看護

1） 動　静

分娩後2時間はベッド上安静で、集中的に観察をつづけたのち、通常、6時間で初回歩行を行い、トイレで排尿をこころみる（要介助）。その後は自分の身のまわりのことは自分で行い、育児は産褥1日目から褥婦の回復状態に合わせて開始する。

産褥2週間に入れば多少の家事は行ってもよい。しかし、入院の延長と考え、疲れたら横になる。

3週目では起きている時間を長くして、軽い家事から行うようにする。

4週目には床あげをし家事のほとんどは行ってよい。しかし、十分に休息し疲労はさける。また重い荷物を持ったりデパートめぐりなどはひかえる。

4週目以後、1か月健診を受け、その結果によって妊娠前と同じ生活に戻す。また、早期回復のために、産褥1日目から産褥体操を日課に入れたい。

2） 休息・睡眠

睡眠は産褥の復古や乳汁分泌に大きく影響する。育児などで睡眠が不規則になるが、8時間程度の睡眠を

確保し，2時間くらいの昼寝や休息は必要である．
3) 姿勢・体位
　臥床時は好みの体位でよい．歩行時は，正しい姿勢で歩行する．正しい姿勢は，腹腔内や骨盤内の臓器を正しくもとに戻し，悪露の排出にも役立つ．
4) 排泄
　便や尿の排泄は子宮の復古や悪露排出と関連する．産褥期は3～4時間ごとに排尿し，また1日1回は必ず排便をこころみるように指導する．
5) 清潔
　産褥期は発汗や悪露のため全身および局所の清潔を保ちにくい．分娩直後は蒸しタオルで全身を清拭する．産褥1日目からはシャワー浴を行い，悪露が白色になった時点で入浴が可能となる．
(1) 外陰部の清潔
　→悪露（おろ）
(2) 乳房の清潔
　分娩直後にオリーブ油清拭で乳栓を除去し，蒸しタオルで清拭する．産褥1日目からはシャワー時に清潔にするほか，乳汁が自然に漏出し始めたら清潔なパッドを当てブラジャーで固定する．授乳の前後には清潔な拭き綿で清拭する．
6) 衣服
　産褥期は育児，授乳行為，悪露交換などを行うのに適した衣服を用意する必要がある．
7) 食事
　産褥期は乳汁分泌や育児による消費を考えたバランスのとれた食事を摂取することに留意する．さけなければならない食品はないので，普通食でよい．
8) 性生活
　産褥1か月目の健診で異常がなければ通常の性生活を再開してよい．ただし，月経リズムが確認できるまで避妊する．
9) 母児（子）の1か月健診
　母児ともに1か月健診が行われる．健診日，場所を確認しておく．

4．精神面への看護
1) 心理面に対する看護
　褥婦に接するときは，分娩という大事業を乗り越えたばかりであるということを念頭において十分にねぎらい，女性として満足感を味わい自信がもてるようにかかわる．
　分娩のストレスや創痛による不眠など身体的な疲労や神経の消耗が重なっているため，それらの回復を最優先に援助し，育児にも集中できるようにする．
　また産褥初期には，憂うつ感や涙ぐむなどのいわゆる「マタニティーブルー」も約半数にみられるといわれる．入院中の褥婦には細やかな看護が必要である．
2) 育児教育
　褥婦は短い入院期間中に育児技術を身につけ，育児への責任感と役割意識を育てていく．
3) 母子関係および母親役割機能への看護
　産褥期は，母親としての自己概念が行動として発揮されていく時期なので，母子相互作用が円滑にしかも良好に行われるような看護を行う．

5．異常産褥の看護
　産褥期は予防に努め，異常症状がみられた場合には重症化しないよう早期対応が原則となる．また育児ができないことや家族に対する申しわけなさなど，単に疾病を治療することでは解決されない問題が生じる．看護師は，異常が生じたときは褥婦の心理的・社会的な側面をとくに重視してかかわることが重要である．

■表2　褥婦の観察のポイント

1) 全身状態の観察 ①バイタルサイン，②貧血症状の有無，③浮腫の有無，④体位と姿勢，⑤疲労感，⑥その他の自覚・他覚的徴候	色 6) 悪露の観察 ①色，②量，③性状，④臭気，⑤悪露交換の適否，⑥外陰部の清潔
2) 乳房の観察 ①乳房の形，②乳房緊満の程度，疼痛・違和感の有無，③発赤・腫脹・硬結，④乳輪の柔軟性・伸展性，⑤乳房の清潔，ブラジャー・乳帯の適否，⑦乳房マッサージ，搾乳などのセルフケアの適否，⑧乳汁分泌量，性状	7) 会陰縫合部の観察 ①発赤・腫脹・熱感・硬結，②縫合部離開，③血腫，④創痛の有無とその程度
3) 乳頭の観察 ①乳頭の形・大きさ，②亀裂・擦過傷・水疱・血疱・出血・びらんの有無，③乳垢の有無，④乳管の開口数，⑤乳汁の分泌状態，⑥乳管開口のセルフケアの適否	8) 肛門部の観察 ①脱肛，②痔核，③括約筋の緊張 9) 検査データ ①血液（ヘモグロビン，ヘマトクリット），②尿（蛋白，糖）
4) 子宮収縮の観察 ①子宮底の高さ，②子宮の硬さ，③後陣痛の有無，④産褥体操の実施状況	10) 育児に対する姿勢 ①児への関心，②母乳栄養に対する意欲，③育児用品の準備，④育児姿勢，⑤授乳行為が円滑かどうか，⑥おむつ交換，沐浴など育児技術が適切かどうか
5) 腹壁の観察 ①腹直筋の離開，②腹壁弛緩の状態，③妊娠線，④正中線の着	11) 退院後の生活 ①落ち着き先，②手伝い人，③家族，④職場への復帰

（母性看護学研究室：母性看護技術手順．p.10，慶應義塾看護短期大学，2001 より改変）

酸素療法
oxygen therapy ; OT

I 目的

酸素療法の最終目的は，組織における酸素消費を十分まかなうことにある．その適応決定には，動脈血酸素分圧(Pao_2)を測定し，おおまかな目安としている．

また，近年ではパルスオキシメーターによる経皮的動脈血酸素飽和度(Sao_2)を測定して血中酸素分圧を推測し，その管理に役立てている．

II 適応

一般的に Pao_2 が30 mmHg(Torr)以下なら酸素投与の絶対適応で，60 mmHg 以下では臨床所見をみながら酸素投与を行う．救急処置として，まず Pao_2 を 60 mmHg まで上げ，生命の危機を脱したのち，酸素投与を続行するかを判断する．十分な Pao_2 の上昇が得られない症例，Pao_2 の上昇に伴い動脈血二酸化炭素分圧($Paco_2$)も上昇し CO_2 ナルコーシスを起こす危険のある症例では，人工呼吸器の使用を考慮する．

III 方法

1．経鼻カテーテル(図1)

ネラトンカテーテルを，鼻腔から口蓋垂まで挿入し，酸素を投与する．固定が容易で，安定した吸入気酸素濃度(F_1O_2)を得るのが利点であるが，患者の不快感は大きい．

2．鼻腔カニューレ(図2)

鼻孔に酸素噴出部を差し込むもので，鼻眼鏡ともいわれる．経鼻カテーテルとほぼ同様の酸素濃度が得られる．吸入器に比べ，鼻腔での加湿効果が加わるので，患者には快適であるが，固定が不十分である．鼻孔からしばしばはずれることがあるので注意を要する．

3．ベンチュリーマスク(図3)

ベンチュリー管のジェット孔から酸素を噴出させると，空気と混合して一定の酸素濃度が得られることを利用したもの．酸素投与量を正確に調節する必要がある症例に適している．

■図1　経鼻カテーテル

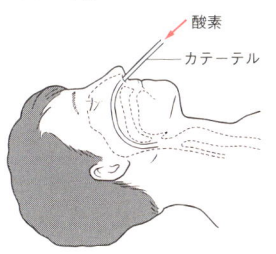

■図2　鼻腔カニューレ

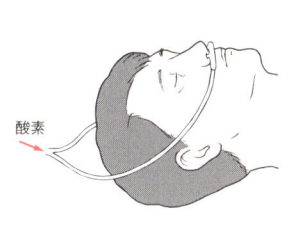

■図3　ベンチュリーマスク

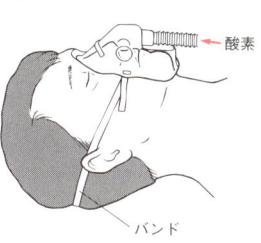

■図4　リザーバー付きマスク

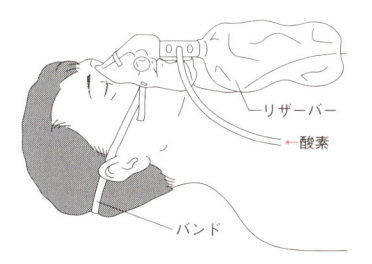

■図5　酸素濃縮器による在宅酸素療法

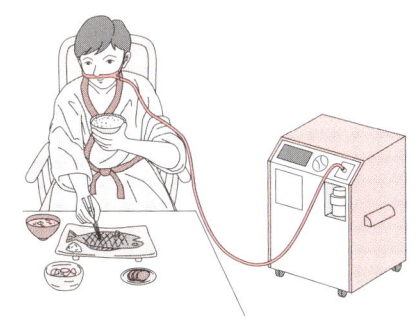

■図6　携帯用酸素ボンベと携帯用バッグ類

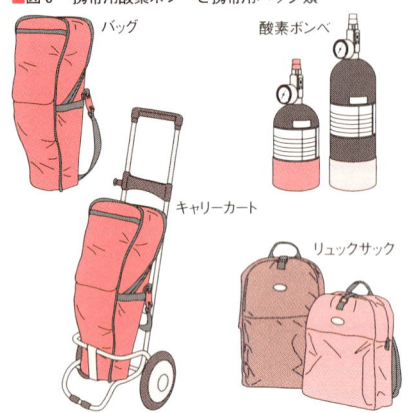

［資料提供：帝人ファーマ㈱　在宅医療業務部］

■図7　インスピロンネブライザー

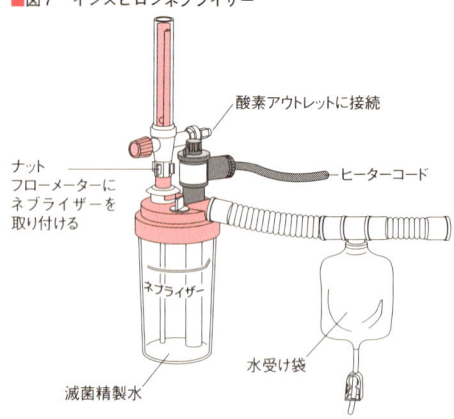

［資料提供：小林製薬㈱　小林メディカルカンパニー］

4．ポリマスク

ポリエチレンの袋で，いくつかの穴が開いているディスポーザブルマスク．換気量が多いと空気による酸素希釈が大きくなり，酸素濃度を一定にするのが困難となるなどの欠点がある．

5．リザーバー付きマスク（図4）

マスクの下に酸素を貯めておけるリザーバー（酸素貯留用の袋）が付いていて，通常のマスクでは無駄になっている呼気時の酸素をリザーバーに蓄え，吸気時に高濃度酸素を吸入できる．吸気時のバッグのしぼみ具合をみて酸素流量を調整する．

6．酸素テント

テント内の酸素濃度を一定に保ちにくい，気道への加湿が行いにくいなどの欠点があり，現在ではあまり使われていない．

7．高圧酸素療法

特殊な高圧室で，2～3気圧の高圧下，酸素を投与する．急性一酸化炭素中毒，シアン中毒，腸閉塞（イレウス）などが適応となる．

8．在宅酸素療法（図5，6）

在宅において低酸素状態を補正する治療法でありHOT（ホット，home oxygen therapy）とよばれることが多い．家庭内での据え置き型の酸素濃縮器から，携帯用のガラス線維強化プラスチック（FRP）製ボンベ付きの製品など開発も進み，慢性呼吸不全患者の生命予後の改善，QOLの改善に役立っている．1985（昭和60）年に在宅酸素療法に対する健康保険適用がなされて以来，急速に普及した．一般的にPaO₂が55 mmHg以下で導入される．導入当初は酸素投与量の評価が難しいため，入院で評価を行い，退院後は外来で管理するという形がとられることが多い．

Ⅳ　注意点

1．気道のクリーニング

気道内分泌物を十分に除去し，痰の喀出をはかる．咽頭に貯留している場合は口腔，鼻腔より吸引し，気管内吸引を行う場合は鼻腔よりカテーテルを挿入する．

2．加　湿

気道内の乾燥を防ぎ，湿度を保つことにより，痰の喀出を促すことができる．最近は，全身麻酔後や人工呼吸器の離脱後に，加温加湿器の付いた酸素流量計に蛇管をつけて酸素投与するタイプであるインスピロンネブライザー（図7）が用いられることも多い．これは，ヒーターで水を温め，発生する水蒸気を空気または酸素によって送り込み，吸入させるものである．過加湿にしないよう注意すること，呼吸器感染の原因ともなりやすいので消毒への配慮が重要である．

3．換気量の維持

酸素吸入により換気量が低下し，動脈血二酸化炭素濃度が上昇することでCO_2ナルコーシスをきたす場合がある．呼吸性アシドーシスを示す場合は，呼吸中枢の二酸化炭素に対する感受性が低下しており，低酸素状態による呼吸刺激が中心である．この場合，高濃度の酸素を投与すると，低酸素状態の呼吸刺激がとれ，呼吸抑制が起こり，$PaCO_2$はさらに上昇する．高二酸化炭素血症を伴う低酸素血症の症例では，低濃度，低流量（ベンチュリーマスクで24％，鼻腔カニューレで0.5 L/分程度）から始め，動脈血ガス分圧を繰り返し測定する．$PaCO_2$が，60 mmHg以上に上昇しないことを確認しながら，酸素濃度を上げていく．

死
death

I 概念

死とは、あらゆる生物に必ず起こる個体の生命の停止であり、人間においても例外ではない。その意味するところは、生物体としての人間の消滅であるが、同時に、社会や家族とのつながりのなかで生きてきた一人の人間の喪失でもある。

II 死の判定

死の判定の概念と基準は、医学の進歩とともに大きく変わろうとしている。これまで、呼吸と心拍動の停止、瞳孔散大などの徴候をもって下されていた死の判定も、脳死をもってなされる時代になりつつある。その背景には、人工呼吸器の発達、および臓器移植などの医療の高度化がある。

人間の死の判定は、以下のような点でなされる。

1) 生物学的な死

個体が生命を失うことをいう。人間は細胞とそのつながりである組織・器官から成り立っている統合体である。末梢の組織・器官の死は、必ずしも個体の死につながるものではないが、中枢における場合は死に至ることもある。しかし、個体の死が起こっても、ある一定の期間、器官や組織は生き続ける。

2) 臨床的な死

呼吸停止、心拍動停止、瞳孔散大、角膜反射の消失、下顎を支える筋肉の弛緩などの徴候（心臓死）がそろったときをいう。

3) 脳死

人工呼吸器により呼吸と心拍が維持されていながら、頭部外傷や脳血管出血などで脳の組織が広範囲に損傷を受け、脳幹がその機能を回復不可能な状態に失ったことをいう。このような脳死に至った人を、医学・法律上の条件が整った場合に死亡とみなす。その脳死の判定基準には、1968年のハーバード大学基準がある（表1）。わが国では、1974（昭和49）年に新潟大学脳神経外科の植木幸明が判定基準（表2）を示し、1985（昭和60）年、厚生省（当時）の脳死判定に関する研究班が、竹内基準とよばれる報告を提出した（表3）。

その後1988（昭和63）年、日本医師会生命倫理懇談会は脳死を個体の死と認め臓器移植を承認する報告を提出し、1989（平成元）年には日本弁護士連合会もこれを容認した。また1992（平成4）年には「臨時脳死及び臓器移植調査会（脳死臨調）」が脳死を死と認める答申をまとめた。これらの動きを受けて、1997（平成9）年6月、「臓器提供の場合にかぎり脳死を人の死とする」法案が成立し、10月には「臓器移植法」が施行され、厚生労働省よりドナーカードが配布された。1999（平成11）年2月28日には高知赤十字病院で国内初の脳死臓器移植が実施された。

→脳死（のうし）

III 死後の変化

年齢、発育、身体の状況、季節などによって異なるが、時間とともに死体には次のような変化が現れる。

■表1　ハーバード大学の脳死判定基準（1968年）

①あらゆる刺激がまったく通じず、反応がない
②自発呼吸がない
③生理的反応がすべてなくなる（瞳孔散大、対光反射がみられない、伸展反射・腱反射の消失など）
④脳波の停止

■表2　植木による脳死判定基準（1974年）

①深昏睡：自発運動がなく、疼痛に対する反応がない。皮膚を強くつねるなどの刺激に対する四肢の屈曲反射や伸展反射など、脊髄系の反射は残っていても差し支えない
②両眼の瞳孔散大、対光反射および角膜反射の消失
③自発呼吸の停止（人工呼吸器を3分間止めて確認する）
④急激な血圧低下、ひき続く低血圧。通常、自発呼吸が停止すると、同時あるいはその後、急激な血圧低下が起こり、脳への血流が遮断され、その結果、脳細胞の生存が不可能となる
⑤平坦脳波。少なくとも8か所から脳波を導出して、同時に記録する。1回の記録は10～30分の連続記録とする
⑥脳死状態の6時間以上の継続

■表3　厚生省（当時）脳死に関する研究班報告

（竹内基準、1985年）

前提となる条件
①器質的脳障害の症例、②①による深昏睡および無呼吸
③原疾患の確実な診断、④回復の可能性の否定

判定からの除外例
①6歳未満の小児、②脳死と類似の状態になりうる急性薬物中毒、低体温（直腸温で32℃以下）、代謝・内分泌疾患

脳死判定基準
①深昏睡、②自発呼吸の消失、③瞳孔径左右とも4mm以上で固定、④すべての脳幹反射の消失、⑤平坦脳波、⑥以上の状態が6時間以上持続

1) 死体の冷却
しだいに体温が下がり，死後1日でほぼ外気温と同じになる．体内での熱産生が止まるためである．

2) 死斑
皮膚に赤紫色の斑紋が発現する現象である．循環が停止し，重力によって血液が沈下して皮膚に現れるためである．身体の下になった部分に生じ，死後数時間で著明になる．

3) 死後硬直(死体硬直)
全身の筋肉が硬直し，屈曲が困難となる現象である．死後2～3時間で発現し，2～3日後(季節や状況によって異なる)に寛解する．

IV 安楽死

安楽死(euthanasia)は，美しい死というラテン語に由来する．今日的な意味では，医学的にどうしても助からないと診断された患者が，その肉体的・精神的苦痛から解放されることを望んだ場合，人為的に生命を終結させることである．

人間の生命の尊重は，単に生物的存在としてだけではなく，その人の尊厳の保持であることを考えると，今後，医療関係者のみならず，法律家・宗教家など，多くの人々のなかでますます注目される課題といえよう．

→尊厳死(そんげんし)

V 今日の死の問題

病院などの施設で死を迎える例が多い今日，死が一般家庭から離れたことや，医療技術の進歩により，次のような問題が提起されている．
①死が隔離された場所での出来事となり，日常生活のなかでなじみの薄いものとなりつつある．
②そのため，他者の死に遭遇したことのない人々にとって，死は不安・恐怖の対象となる．
③死を迎える人にとって重要な人物である家族や友人が，医療施設では十分なかかわりがもてず，その支援や交流が損なわれる．
④家族・友人との隔絶により，患者は強い孤独感に苦しむ．
⑤脳死を死と認めることへの意見の相違，臓器移植や機械的延命操作などに伴う倫理的問題がある．
⑥医療関係者も，死に対する考え方をしっかりもち，本人，家族の考え方に十分耳を傾け，患者の問題解決や安らかな死に対する精神的援助技術や教育が重要である．

このため，死についての研究会や，死に対する看護実践の分析などが盛んに行われている．

VI 死亡直後の処置

医師による死亡宣告後も，死亡した患者の人間的尊厳を尊重し，生前と同様に丁寧な接し方で死後の処置に臨むことが重要である．処置の際には，患者の顔貌や皮膚の汚れ，創の状態などを注意深く観察し，敬虔な態度を保ちつつ以下の処置を実施する．
①酸素療法や吸引，点滴などに用いられていた器具やチューブ類を静かに取り除く．
②着衣を整え，目・口を閉じさせる．枕やベッドを調節し頭部を高くすると，口を閉じさせやすい．
③上記一連の動作を迅速に行い，患者に礼拝し，遺族に目礼してしばらくは別れのひとときを過ごしやすいように部屋から出ているか，部屋の隅で静かに見守るように配慮する．
④遺族に対し外部への連絡や宗教上の留意事項，処置に対する希望などについて確認を行ったうえで，処置の開始予定時間などを告げる．
⑤退院や死亡診断書の交付の手続きを行う．
⑥硬直の出現前に，外観を整え終えるよう処置は複数名で行い，死後1時間30分～2時間以内に完了する．また，処置開始前に患者が身につけていた貴金属類などは取りはずし，家族に渡しておく．
⑦予め準備しておいた温湯や消毒液などを用い，拭き残しのないよう全身清拭を行う．
⑧便器や尿器を当て，胃・大腸の内容物を体外に出す．チューブ類を挿入していた患者の場合は抜去部位から出血や滲出液が続き，身体や衣服を汚染することもあるので，事前の吸引が必要である．
⑨体腔内(鼻腔・口腔・外耳道・肛門など)に綿を詰める．詰めた綿のはみ出しや，不自然に膨らんで見えないよう注意をはらう．
⑩頭髪の乱れなどを整えたあと，女性や小児にはファンデーションや口紅，頬紅などで違和感のない程度に薄化粧をする．男性の場合はひげを剃る．
⑪衣服(家族の希望があればその衣服)を着せ，処置を終了した患者のベッド上での位置・姿勢・両手の組んだ形(宗教や慣習により異なる場合がある)，顔を覆う白布の状態などをチェックする．

VII 死亡時の手続き

①死亡を確認した医師は，死亡診断書を発行し，家族に渡す．
②家族は，戸籍を扱っている区役所や市町村役場へ死亡の届け出をする．
③「死体火葬許可証」を発行してもらい，葬儀社へ渡し，葬儀を依頼する．

CT〈コンピュータ断層撮影法〉
computerized tomography

I 原理

厳密にはコンピュータを用いた断層画像撮影法のことであるが，一般的にはX線CTを指す．

これは被写体を小さな直方体（ボクセル）の集合と考え，各方向から細いX線束を照射し，対側の検出器で物体から出るX線量を測定するものである．これにより得られる各ボクセル内のX線吸収値の分布を計算して再構成し，グレースケールで表示する．また，画像の濃淡は一般的にCT値で示され，単位はCTの発明者ハンスフィールド（Godfrey Newbold Hounsfield, 1919〜2004，英，医用電子工学）の名前からハンスフィールド単位（HU）を用いる．ちなみに，水は0 HU，空気（厳密には真空）は−1,000 HU，石灰化や骨組織は500〜1,000 HU，脂肪組織は−100 HUを示す．

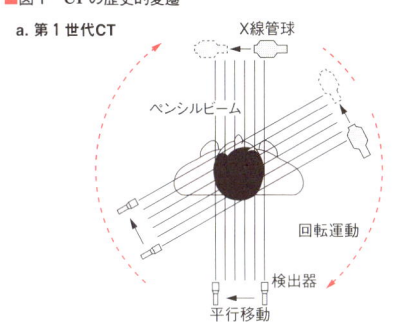

II 装置の変遷

1．第1世代CT（図1-a）

最初に開発されたCTであり，細く絞ったX線を直線的に走査させたのちX線管球と検出器が1度回転し，再び走査することを180回繰り返す装置である．

2．第2世代CT（図1-b）

第1世代のCTと同様に，やはり直線的な走査と回転を行うが，X線は扇状に広がり検出器も30個と増え，X線管球の回転も10度ずつで一度に多数のデータを得ることができるようになった．

3．第3世代CT（図1-c）

現在，最も普及している．第2世代CT以上に広角で扇状のX線と320個もの検出器をもち，X線管球と検出器がともに回転する方式となり，撮影時間が大幅

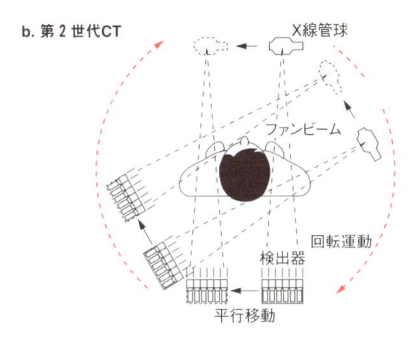

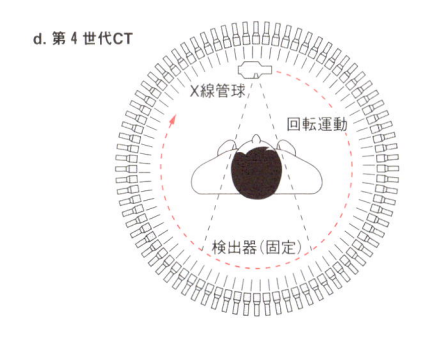

■図1　CTの歴史的変遷

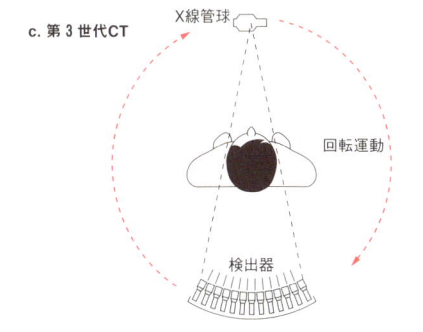

a. 第1世代CT
b. 第2世代CT
c. 第3世代CT
d. 第4世代CT

■表1　生体における各臓器のCT値

正常組織	CT値（HU）
緻密骨（compact）	>250
海綿骨（spongy）	130±100
甲状腺	70±10
肝　臓	65±5
筋　肉	45±5
脾　臓	45±5
膵　臓	40±10
腎　臓	30±10
水	0
脂　肪	−65±10

に短縮された．

さらに第4世代のCT（図1-d）として検出器を360度全周性に並べ固定し，X線管球のみが回転する装置も開発されたが，X線管球と検出器の焦点がずれるためX線利用率が低く普及しなかった．

III　種　類

現在使用されているCT装置は，検出器の数の違いで2種類に分けられ，さらに寝台を移動させながら撮影する方式がある．

1．シングルスライスCT

X線検出器は1列で，線源を1回転させて1枚の断層画像を得る方式．撮影と寝台の移動を交互に繰り返しながら撮影するため，検査に時間がかかる．

2．マルチスライスCT

X線検出器が多数列となった複数検出器列CTで，マルチディテクターCT（MDCT）ともよばれる．身体の広い範囲で，高空間分解能の画像が，短時間で得られる．

3．ヘリカルCT

線源を回転させている間に寝台が一定の速度で移動する方式で，身体の長軸方向にも連続性を有するらせん状のボリュームデータを短時間で得ることができる．また，撮影後に得られたデータを用いて任意のスライス厚の再構成画像を作成することもできる．

IV　特　徴

CTは密度分解能が高いため，従来のX線撮影では不明であった充実性腫瘤か液体を含む腫瘤かの鑑別，あるいは脂肪織や石灰化を含んでいるかの鑑別をCT値（表1）により行うことができる．

画像表示では−1,000～1,000程度の幅広いピクセル値のなかから一部を選び出して表示することができ，その幅をウインドウ幅（window width），その中心にあるCT値をウインドウ値（window level）とよぶ．し

■図2　肺門部肺がんのCT像
　a．広いウインドウ幅での表示
　b．狭いウインドウ幅での表示

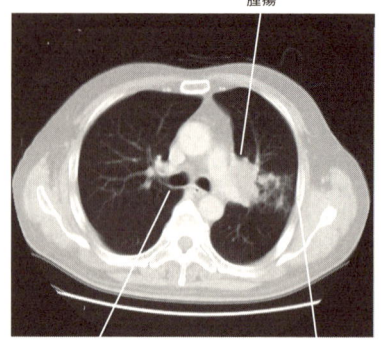

たがって胸部CT画像では，肺野は広いウインドウ幅（図2-a）で，縦隔や大血管は狭いウインドウ幅（図2-b）で観察することにより，1枚のCT画像から多くの異なる情報を得ることができる．

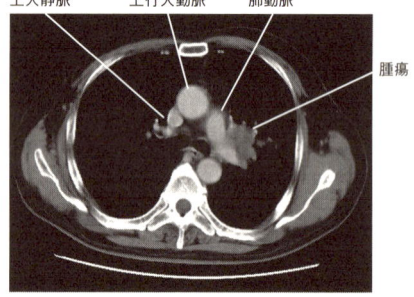

ヨード造影剤を静注することにより血管は明瞭に造影され高吸収域となり，マルチスライスCTのように撮影時間が短い装置では，動脈相，静脈相，平衡相など時間経過を追いながら血流を観察できる．さらに造影効果の程度により，血流に富む，あるいは乏しい臓器や腫瘍を診断することができる．

ヘリカルCTあるいはマルチスライスCTのボリュームデータから骨，血管，あるいは空気を含む腸管などをCT値の差を利用して選択的に抽出することができ，これらのデータから各種の三次元画像を作成することができる．

JATEC, ATLS 〈外傷の初期治療法〉
Japan Advanced Trauma Evaluation and Care, Advanced Trauma Life Support

I 概説

ATLS™は，米国外科学会外傷委員会(American College of Surgeons Committee on Trauma)が1978(昭和53)年から作成し実施している外傷初期診療の標準化プログラムである．日本独自のプログラムに基づいた研修コース(JATEC™)が2002(平成14)年から，看護師のためのJNTEC™(Japan Nursing for Trauma Evaluation and Care)が2007(平成19)年から普及している．また，現場(病院到着前)の外傷処置については，BTLS(basic trauma life support)が救急隊員やFirst Responder(職業上，病人やけが人に対処する機会が多い人)の研修プログラムとして世界的に普及し，日本では，JPTEC™(Japan Prehospital Trauma Evaluation and Care)の標準化プログラムに基づく研修コースが普及している．

不慮の事故は25歳までの死因の第1位，全死因の第5位に相当し，生産的年齢層の喪失として社会に与える影響が大きい．とくに，わが国の交通事故による死傷者数は，1999(平成11)年から8年連続で100万人を突破し，経済的損失額は約4兆2,850億円(1999年度統計)と推定される．交通事故死は，現場での即死が50％，病院到着後数時間が30％，入院後数日から数週間が20％と3つのピークがある．第1のピークは外傷予防に関する健康政策上の改善，第2のピークに関しては防ぎえた外傷死(preventable trauma death)に関する情報開示および外傷治療の質の向上が緊急の課題とされている．「防ぎえた外傷死」を回避するには，受傷後1時間(golden hour)における治療優先順位の判断が重要とされ，以下に述べるprimary surveyにおけるABCDEsを金科玉条とする．

II 適応

交通事故，墜落などによる鈍的外傷，刺創，銃創などによる鋭的外傷等，すべての外傷患者が対象となる．

III primary survey ; PS

救急隊からの通報後，スタンダードプリコーション，人手の確保，輸液を温めるなど蘇生薬・器材の準備を行う．primary survey(一次的評価)では，最初の数分間で蘇生の必要性の有無を判断し，必要ならば蘇生を開始する．救急車から処置室への搬送途上，呼びかけに対する反応，深呼吸可能か，前腕の冷汗や橈骨動脈の緊張の程度を調べ，1つでも異常があれば重症と判断する．

1. A：気道確保と頸椎保護(airway with cervical spine protection)

① 患者をストレッチャーに移し，呼びかけに発声反応があるか(気道が開放されているか)，適切な回答が得られるかを判定する．経皮的動脈血酸素飽和度・心電図モニターを開始する．

② 頸椎中間位固定を保持し，下顎挙上法により気道を確保し，すべての症例に酸素投与を開始する(リザーバー付きマスク10～15 L/分)．

③ 口腔内観察後，気道閉塞の有無を確認し，異物の除去，鼻腔・口腔内出血・吐物などの吸引と止血処置，必要に応じて気道確保を行う．JCS(ジャパン・コーマスケール)30以上，GCS(グラスゴー・コーマスケール)8以下，進行性の上気道閉塞，換気不全は気管挿管(経口・経鼻気管挿管，挿管困難例には輪状甲状間膜穿刺)を行う．

■表1 出血性ショックにおける初期徴候からみた失血量および輸液量の予測　　※70kg男性を想定

	Class I	Class II	Class III	Class IV
失血量 (mL)	<750	750～1,500	1,500～2,000	>2,000
失血量 (％全血量)	<15	15～30	30～40	>40
脈拍数	<100	>100	>120	>140
収縮期血圧	正常	正常	低下	低下
脈圧	正常～拡大	縮小	縮小	縮小
皮膚	正常	冷感，蒼白	冷感，蒼白	低温，青白い斑点状
呼吸数 (回/分)	14～20	20～30	30～40	>35
尿量 (mL/時)	>30	20～30	5～20	無尿
意識状態	軽度な不安	中程度の不安，口渇	無関心，不安，混乱	無力状態，昏睡

(American College of Surgeons : Advanced Trauma Life Support Program. p.72, Chicago, 1988 より改変)

2．B：呼吸評価と生命脅威的な胸部外傷の処置(breathing : ventilation and oxygenation with life-threatening chest injury management)

深呼吸が可能かを確認する．視診(胸郭運動，頸静脈怒張)，打聴診(側胸部呼吸音・打診の左右差)，触診(頸部気管の変位，皮下気腫の分布)により，フレイルチェスト，気胸(緊張性，開放性)，血胸，気道出血の有無を判断し，緊張性気胸ならば直ちに胸腔穿刺による脱気を行う．

3．C：循環評価および蘇生と止血
(circulation with hemorrhage control)

①外傷によるショックの90％は出血が原因である．循環血液量の減少に伴い，脈拍数の増加，末梢血管抵抗の増加による皮膚の冷汗，蒼白などの症状が収縮期血圧の低下に先行する．したがって，血圧が保たれていても，これらの症状があれば，ショックと判断する(表1)．

②輸液・輸血ルートの確保をまず末梢静脈(たとえば上肢肘静脈)にとる．同時に採血し，血液検査(末梢血，生化学，凝固能，血液型，クロスマッチ，動脈血液ガス分析)を行う．加温した細胞外液組成液2Lを全開で投与し，血圧反応をみる．

③心嚢内貯留液の有無およびモリソン窩，脾周囲，両側横隔膜上の胸腔およびダグラス窩の液体貯留(出血)の有無を，超音波断層装置でスクリーニングする(focused assessment with sonography for trauma ; FAST，図1)．併せて，胸部および骨盤正面のポータブルX線撮影を行う．

④コントロールできる外出血は直接圧迫し，失血を最小限にする．明らかな動脈性出血は結紮止血し，創縫合処置は後回しにする．切断肢および切断を免れないと考えられる四肢損傷は中枢部にターニケット(止血帯)を使用する．

4．D：中枢神経障害の評価
(dysfunction of central nervous system)

意識レベル，瞳孔所見(瞳孔不同・対光反射の有無)，片麻痺の有無を観察する．

5．E：脱衣と体温管理
(exposure and environmental control)

脱衣させて全身の活動性出血や開放創の有無を観察する．鼓膜温などの深部体温を測定．低体温は凝固障害を生ずるので不必要な露出はさけ保温加温に努める．

6．総括

ABCの評価の結果，必要ならば蘇生を行う．ショック状態であれば，その原因について，細胞外液減少性(出血)か，閉塞性(緊張性気胸・心タンポナーデ)か，血管抵抗減少性(脊髄損傷)かを判断する．閉塞性

■図1　外傷を受けたオートバイ運転手のエコー

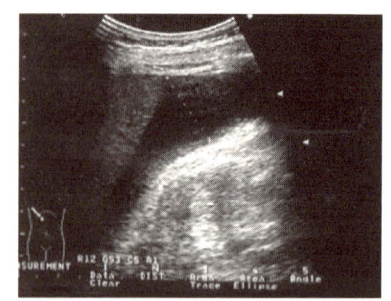

左上が肝臓，右下が腎臓，間にある黒い領域が液体(出血)

であれば直ちにドレナージを考える．出血性であれば，FASTとX線検査から出血部位を同定する．輸液2Lの全開投与で血圧を安定維持できる場合(responder)は，secondary survey(二次的評価)に移る．血圧を維持できない場合(non responder)，あるいは安定しない場合(transient responder)は，緊急止血術(緊急手術かinterventional radiology；IVR)を最優先する．ABO・Rh(＋)型の同型赤血球濃厚液を直ちに準備する．「切迫するD」(脳ヘルニア徴候など)がある場合，ABCが安定していれば，脳外科医に連絡し頭部CT検査の準備をする．自施設の対応能力を超える場合は，蘇生を継続しながら病院間搬送を行う．

Ⅳ　secondary survey ; SS

「切迫するD」が考えられる場合，最初に頭部CT検査を行う．それ以外の場合は，病歴の聴取(アレルギー歴，常用薬，既往歴，妊娠，最終の食事時刻，受傷機転)，損傷部位の解剖学的評価を行う．頭頂部から足のつま先まで全身の精査，詳細な神経学的検査を行い，さらに，耳鏡検査や肛門診，経鼻胃チューブ・尿バルーンカテーテルの挿入，感染予防，損傷部のX線撮影，心電図，必要ならばシーネ固定を行う．出血部位の同定が必要な場合，造影CT検査を行う．背部の観察(脊椎損傷，皮下血腫・気腫など)は頸部正中固定を維持しながらログロール法にて行う．

Ⅴ　本格的治療(definitive care)の決定

出血性ショックに対してIVRか緊急手術を行う．循環が安定し胸腔ドレーンや超音波断層検査で出血量の増加がみられない場合，経過観察の方針とするが，一定時間ごとにprimary surveyとsecondary surveyを繰り返す．とくに，意識レベル，尿量の減少(＜1mL/kg/時)，頻脈，身体所見，疼痛の訴えなどを繰り返しチェックする．

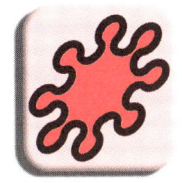

視覚障害
visual disturbance

I 概念

視覚は人間が外界から得る感覚の80％を占めているといわれており，視覚のなかでは視力，視野，光覚，色覚などが重要である．このうち視力，視野の障害は高度になると生活一般に不便を生じる．したがって，視覚障害という場合は，視力障害，視野障害を指すことがほとんどである．

視覚障害を有する身体障害者は，身体障害者福祉法のなかで認定基準がある（表1）．また視覚障害を有する身体障害者の程度を判定する基準を表2に示す．

II 分類

視覚障害は先天性のものと後天性のものに分類できる．先天性の視覚障害には，先天緑内障，先天角膜混濁など種々の疾患があげられる．また未熟児網膜症なども乳幼児の視覚障害の原因となる．後天性の視覚障害では，加齢［性］白内障，緑内障，糖尿病［性］網膜症，加齢［性］黄斑変性，角膜ジストロフィ，網膜色素変性，レーベル視神経萎縮症をはじめとする各視神経萎縮，眼外傷などがある．

最近では超音波乳化吸引術，眼内レンズ挿入術の開発により，加齢［性］白内障で視覚障害を有する人はほとんどいない．高齢社会の到来で，緑内障，糖尿病［性］網膜症，加齢［性］黄斑変性による視覚障害が増加している．

とくに2004（平成16）年からは緑内障の失明率が糖尿病［性］網膜症に代わって第1位となり，続いて糖尿病［性］網膜症，網膜色素変性，加齢［性］黄斑変性の順であり，最近では加齢［性］黄斑変性による失明率がわが国でも増加している．

III 視覚障害者への対応

視覚障害者への対応としては，失明の告知，心理面でのケア，リハビリテーションである．乳幼児の場合は，両親への対応として心理的配慮，育児指導，教育相談が必要であり，医師，看護師，視能訓練士，（ソーシャル）ケースワーカーなどがチームで取り組む必要がある．一般には視覚障害者センターや盲学校（特別支援学校）などへの相談を勧めることが多い．

中途失明者に対しては，まず失明の告知が行われるが，心理的な面でのサポートが必要になる．失明の告知を受けると，多くの患者は絶望の状態となる．失明の現実を受け入れ，新たに意欲を回復させるまでのケアが必要である．

IV リハビリテーションとケア

中途失明者に対しては基礎訓練として歩行訓練，感覚訓練（視覚以外の感覚を使用する訓練），コミュニケーション訓練，日常生活訓練がある．

訓練内容は完全なる盲人とロービジョン（視覚活用の可能性が残っている状態）とで異なる．

盲人のリハビリテーションについては，総合的に視覚障害者の指導訓練をする視覚障害者生活訓練専門職と，歩行訓練を主体とした基礎訓練をする歩行訓練士，日常生活訓練を主とした生活訓練士（日本ライトハウスで6か月間教育を受けた社会福祉施設の職員と盲学校教員）などの専門職の指導員が行っている．

視覚障害者の75％を占めるロービジョンに関しては，医師，看護師，視能訓練士，歩行訓練士，生活訓練専門職らの連携によって行っている．内容的には，visual aids（拡大鏡，弱視眼鏡，TV拡大装置，コンピュータによる拡大文字など），ロービジョンの視覚開発（中心外固視点の開発と使用訓練など），照明機器，生活用具，職業用具の選定などである．

■ 表1　視覚障害者の認定基準

1. 両眼の視力（万国式試視力表によって測ったものをいい，屈折異常がある者については，矯正視力について測ったものをいう．以下同じ）がそれぞれ0.1以下のもの
2. 一眼の視力が0.02以下，他眼の視力が0.6以下のもの
3. 両眼の視野がそれぞれ10度以内のもの
4. 両眼による視野の1/2以上が欠けているもの

■ 表2　身体障害者福祉法施行規則（平成7年4月20日改正）

級	基準
1級	両眼矯正視力の和が0.01以下のもの
2級	1）両眼の視力の和が0.02以上0.04以下のもの 2）両眼の視野がそれぞれ10度以内でかつ両眼による視野について視能率による損失率が95％以上のもの
3級	1）両眼の視力の和が0.05以上0.08以下のもの 2）両眼の視野がそれぞれ10度以内でかつ両眼による視野について視能率による損失率が90％以上のもの
4級	1）両眼の視力の和が0.09以上0.12以下のもの 2）両眼の視野がそれぞれ10度以内のもの
5級	1）両眼の視力の和が0.13以上0.2以下のもの 2）両眼の視野の1/2以上が欠けているもの
6級	一眼の視力が0.02以下，他眼の視力が0.6以下のもので，両眼の視力の和が0.2を超えるもの

視覚障害者の看護

■看護のポイント

　視覚障害者とくに中途失明者は，これまで視覚をとおして行っていた生活を突然中止することとなり，心理的安定，基本的な生活技術，意思伝達能力，鑑賞力，職業・経済的安定，全人格に生じる喪失など，さまざまな問題をかかえている．

　患者の大きな課題は，失明したことの受容，新たな自己像の再構築や人生設計と，生活手段の獲得である．看護者は，患者が障害を受け止め，日常生活方法を習得し社会復帰できるように援助するとともに，家族が患者の状態を理解し協力しながら新しい家族体制ができるように働きかける．

■観察のポイント

1) 視力障害の程度
2) 日常生活の自立の程度
　歩行，食事，排泄，清潔，衣服の着脱など．
3) 心理状態
　・視覚を失うことに対して，どのような説明を受けて，どう理解し，どう受け止めているか
　・将来に対する不安の有無
4) 患者の周囲の環境状態
　歩行する範囲に危険な場所や障害物はないか．
5) 他者とのコミュニケーションの手段・方法
6) 情報収集の手段
7) どのような社会生活をおくることになるのか
　仕事，学校，家庭生活など．
8) 家族の協力度

■具体的なケア

1) 障害を受け止めることへの援助
(1) 早期説明の働きかけ
　自分の状況を受け止め，予期的準備をするために視覚障害になる可能性について，医師から早期に説明を受けるようにする．

(2) 説明を受けたあとの患者の援助
　心理状態に合わせた援助をする．患者の心理状態は衝撃→防衛的退行→承認の段階→適応の段階へと進むが，その過程で視覚障害＝能力のない人間として自分を評価し，自尊心が低下しがちである．
　時期的には，承認から適応の段階への移行時に，将来にむけ展望がひらけるような情報を提供することが望ましい．とくに，視覚を失っても人としての価値は決して低下しないことを自覚してもらえるように，福祉サービス（補装具給付など）などの社会資源の活用も含め，日常生活を工夫する方法や，市販されているさまざまな機器・器具（音声機能付きの製品など）の情報を提供する．

2) 日常生活方法の習得への援助
(1) 歩　行
　単独歩行と誘導歩行の双方を練習する．安全な歩行は練習を継続する動機づけとなるので，安全に歩ける環境づくりに配慮する．
　①誘導の基本：誘導者は障害者の半歩前を歩き，視覚障害者が誘導者の片肘を片手でつかめるようにする．また，視覚障害者に対し適切な速度

■図1　誘導のしかた：基本型

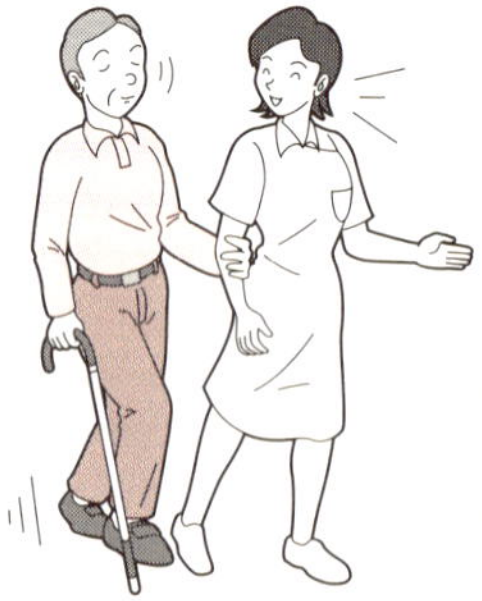

①患者の白杖を持つ手の反対側の横に並び，手をとって自分の腕に触れさせる

②自分の片肘を片手でつかんでもらい，半歩前を歩く（肩に手を置いてもらう方法もある）

③歩く速度は患者に合わせ，常に2人分の幅を意識して歩く．段差や傾斜など，道路の状況が変わるときや，進行方向を変えるときは，直前に声をかける

④階段の前ではいったん立ち止まり，上るか下りるかという状況を知らせる

図2　歩行誘導のしかた：狭いところを通る場合

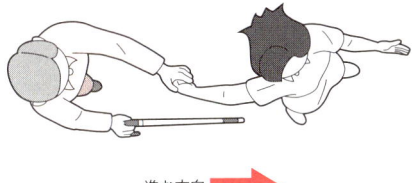

進む方向 →

縦列になることを告げ，杖を持たないほうの手を真っすぐに伸ばしてもらい，背中側でにぎって誘導する

図4　歩行誘導のしかた：階段の上り下り

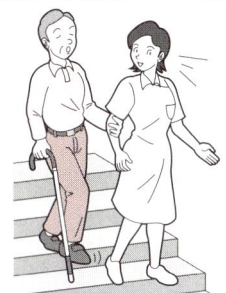

① 階段の直前で止まり，口頭で上る（下りる）ことを伝える
② 階段の形状やおおよその段数，手すりの有無を伝える
③ 患者よりも一段先を一定のテンポで上る（下りる）
④ 踊り場や最終段に着いたときは必ず告げる

図3　歩行誘導のしかた：椅子にすわる場合

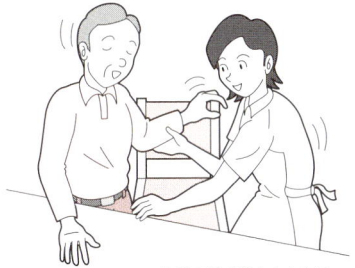

片側の手で背もたれやテーブルに触れさせ，確認させてからすわらせる

図5　食事誘導のしかた：クロックポジション

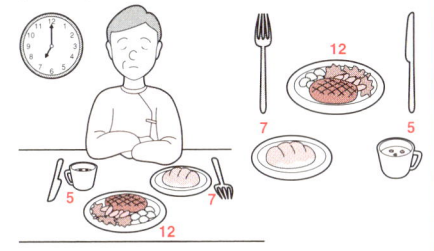

患者の側から見て時計の文字盤にたとえ，「パンが7時の位置にあります」などと伝える手法．手を誘導し食器などに触れながら行うことも有効である

で歩き，周囲の状況や注意点を説明する（図1，2）．
② 室内歩行：伝い歩きや方向転換の方法（図2），椅子のすわり方（図3），ドアの開閉などを練習する．
③ 階段の昇降：室内歩行に慣れたら，階段の上り下りを練習する（図4）．
④ 屋外での歩行：外出時は白杖（はくじょう）を携帯することを説明する．白杖は障害物に衝突するのを防ぐほか，道路の状態や段差の確認，自分の居る場所，物のありかの確認に役立つ．道路交通法第14条に「視覚障害者が道路を通行する際には，杖の携行や盲導犬の同伴が必要である」と定められていることも説明する．

(2) 食　事

患者が自分で食べられるように配膳の様子（どの位置に何があるか）を説明し，食器などに触れて輪郭を覚えてもらう（図5）．献立や材料，色などを説明すると，食欲が出てくる．

(3) 身体の清潔

入浴時は転倒事故が起こりやすいので，安全のために必ず付き添う．服の前後左右の確認を練習し，服の着脱が1人でできるようにする．

(4) コミュニケーションのとり方

① 接する者は必ず自分の名前を伝え，接している相手がわかって，患者が安心するようにする．
② 説明する際に代名詞（あれ，そこなど）を使うことはさける．クロックポジション（患者の向かい；12時，手前；6時，右；3時，左；9時）で表現すると共通理解しやすい（図5）．
③ 文字を読むために，拡大読書器，点字，弱視レンズなどが使えることを紹介する．

(5) 家族への指導

家族にも上記を説明し，訓練に参加してもらう．

3) リハビリテーション

活動範囲の拡大を目標に歩行訓練から始める．次に簡単な日常生活動作（食事をする，触読式時計で時間を知る，電話をかける，お金を扱う）を練習し，順次高度な生活動作（文字を書く，料理をつくる，趣味など）を練習する．最後に職業訓練をし，社会復帰へと進む．高度な生活動作のリハビリには，専門の訓練所を紹介する．

子宮外妊娠
extrauterine pregnancy, ectopic pregnancy ; EP, EUP

I 定義

受精卵が子宮の正常着床部(子宮体部)に着床せず子宮体部以外の部位に着床し発育したものをいう(図1)．発生頻度は全妊娠の0.5～1％．子宮外に起こるこれらの妊娠は胎盤，胎児の発育に必要な余裕がなく，妊娠が長く継続することは難しい．流産や破裂などにより中絶，大出血を起こす場合も多く，緊急手術により妊娠部位の摘除が必要となることが多い．

本症は従来，わが国における妊産婦死亡原因の上位を占めてきていたが，最近では減少している．

II 分類

妊娠の部位により，①卵管妊娠(tubal pregnancy)，②腹膜(腹腔)妊娠[peritoneal(abdominal) pregnancy]，③卵巣妊娠(ovarian pregnancy)，④頸管妊娠(cervical pregnancy)，⑤副角妊娠(cornual pregnancy)に分類される．

このうち卵管妊娠が最も多く子宮外妊娠の98％を占める．また，卵管の部位によって膨大部妊娠，峡部妊娠，間質部妊娠などに分けられる．卵巣妊娠は受精卵が卵巣組織に着床，発育するものである．腹膜妊娠のなかで，受精卵が腹膜面に直接着床したものを原発腹膜妊娠といい，腹膜以外に着床した受精卵が流産や破裂によって腹膜に二次的に着床した場合を続発腹膜妊娠という．腹膜妊娠の大部分はこの後者のほうである．頸管妊娠は受精卵が子宮頸管粘膜に着床，発育したもので，本症の40％は未産婦に発生する．

III 原因

子宮外妊娠の多くは，炎症(性感染症など)，癒着，子宮の奇形，子宮内膜症，卵管の機能不全などによって，受精卵が子宮に達する前に卵管，その他に着床することによって起こり，その原因は多様化している．

IV 症状

疼痛と出血が主だが，着床部位により差異がある．

1．卵管妊娠

妊娠初期の段階では子宮内正常妊娠と変わらないが，多くは，妊娠の中絶(卵管流産，卵管破裂)によって初めて症状が出現する．

まず卵管流産については一定期間の無月経ののち，

■図1　子宮外妊娠の発生部位とその頻度(McElinによる)

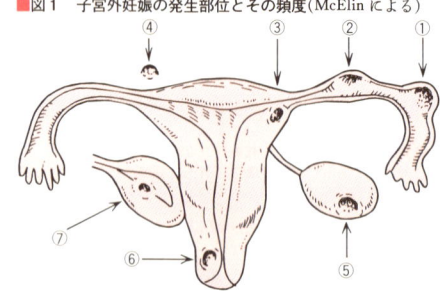

① 卵管膨大部妊娠　(70.6％)
② 卵管峡部妊娠　　(24.5％)
③ 卵管間質部妊娠　(2.9％) } 卵管妊娠　98％
④ 腹膜妊娠　……………………………1.2％
⑤ 卵巣妊娠　……………………………0.7％
⑥ 頸管妊娠
⑦ 副角妊娠　} その他　0.1％

突然，下腹部痛，腹痛が起こる．痛みの程度は鈍痛である．また同様に，月経様の子宮出血をみることもあるが，少量の出血あるいは血性帯下(茶褐色)程度のことが多い．卵管膨大部に多く発生し，胎嚢が破れ，胎芽は卵管腔から腹腔内に排出されるが，出血は卵管腔にとどまる．これを卵管留血症とよんでいる．

卵管破裂の場合は，胎嚢とともに卵管壁が破れて胎芽が直接腹腔内に排出される．そのため，下腹部の激痛とともに肩に放散する鋭い痛みがある．また，腹腔内出血によるショック症状(頻脈，呼吸促迫，顔面蒼白，冷汗，四肢冷感，血圧低下など)や腹膜刺激症状(悪心・嘔吐，便意など)を伴う．子宮外出血をみることもあるが，少量である．

2．腹膜(腹腔)妊娠

妊娠前半期で胎児が生存しているときは無症状である．その後しだいに下腹部痛が持続するほか，悪心・嘔吐，下痢，不正性器出血，膀胱障害などをきたし，全身衰弱を呈する．ときに重篤な腹膜炎症状を示す．発生頻度は0.4％程度といわれている．

3．卵巣妊娠

卵管妊娠とほぼ同様の症状を示すが，早期に破裂を起こし，中絶される．発生はきわめてまれである．

4．頸管妊娠

不正性器出血の持続，および軽い下腹部痛，腰痛を

伴う．内診所見でリビド着色が著しい．発生率は，副角妊娠とならび低い．

V 診　断

無月経後の疼痛を伴う不正性器出血に対しては一応子宮外妊娠を疑い，諸検査が行われる．問診，一般内科的診察をはじめ，臨床症状の観察のほか，内診（子宮体の軟度，腫大の有無，付属器の腫大，圧痛など），腟鏡診（リビド着色）などの産婦人科的診察，そしてダグラス窩穿刺を行い，暗赤色，流動性の血液吸引の有無を調べる．

そのほか，尿中 hCG（免疫学的妊娠反応）テスト，内膜組織検査，超音波断層法，場合により内視鏡（ラパロスコピー）などで診断する．とくに超音波断層法や内視鏡などの診断技術の進歩により，初期段階での診断が容易になっている．なお，流産，胞状奇胎，急性腹症などとの鑑別診断が必要である．

VI 治　療

診断が確定したら，できるだけ早く開腹手術により患部を摘出する（卵管切除術，付属器切除術など）．なお，一般状態が悪化している場合は，輸液・輸血などにより状態の回復を待って緊急手術を行う．前述のように初期段階で診断が確定できるようになり，治療も局所の摘出などを行わず，妊孕性を保持した保存的治療も可能になってきた．

VII 予　後

早期に診断し手術をすれば，母体の予後はよい．母体の予後不良は，出血によるショックへの処置の遅れや，血腫の感染，腹膜炎などによる場合が多い．児の予後は不良で，生児を得ることはほとんどない．

子宮外妊娠患者の看護

■看護のポイント

子宮外妊娠は妊娠部位の破裂や流産による出血ではじめて診断されるケースが多く，出血のためショック状態で救急患者として搬送される場合が多い．一刻を争う緊急状態への対応は，的確な判断と敏速な行動が必要である．

しかしまた，妊娠の喜びから悲しみに急転した患者や家族の心情を思いやり，やさしくいたわりの気持ちも忘れないで接することが重要である．また治療内容も症例によりさまざまであり，治療方針に沿って必要なケアをする．

■観察のポイント

1) 妊娠の可能性のチェック
2) 出血の状態
3) 腹痛の状態
4) 全身状態の把握：バイタルサイン，顔色

■具体的なケア

1 ショック症状に対するケア

ショック時ケアの基本に準じる．
① ベッド上仰臥位とし，全身の緊張を解く．場合により，頭を低くし，骨盤高位とする．
② 気道を確保し，必要に応じ酸素吸入を行う．
③ 全身の保温に努める．
④ バイタルサイン，一般状態のチェック
⑤ 静脈路の確保
⑥ 輸液・輸血，昇圧薬，止血薬の準備
⑦ 導尿またはバルーンカテーテルの留置
⑧ 患者の不安を除き，家族との連絡を密にする．
⑨ 内診およびダグラス窩穿刺の介助
⑩ 手術が決定ししだい，術前準備を行う（剃毛，手術承諾書，術後衣の準備など）．

2 ダグラス窩穿刺時のケア

1) 必要物品の準備

腟鏡，腰枕，ミュゾー子宮腟部鉗子，消毒綿球，5〜10 mL 注射器，長針（18号，19号），滅菌試験管など．

2) 方　法

① ベッド上，截（砕）石位とする．
② 腟鏡で腟内を開き，ポビドンヨード（イソジン）綿球で消毒する．
③ 後腟円蓋より注射器長針を用いてダグラス窩を穿刺し，排液をこころみる．
④ 一般状態が不良の場合には，ベッド上で腰枕を使い，仰臥位で施行する．

3 手術後の看護

一般婦人科開腹手術後の看護に準じる．

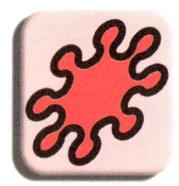

子宮がん
uterine cancer, cancer of uterus ; Ut ca

[A] 子宮頸がん

I 定義・概念

子宮頸部に発生するがんで，女性生殖器がんのうち最も頻度が高いものである．わが国における全子宮がん中に占める割合は，欧米に比し高い（頸がん9：体がん1）とされていたが，近年体がんの割合が急増（頸がん6：体がん4）しつつある．好発年齢は40～60歳代であり，50歳代が最も多い．

II 疫学

近年，HPV（ヒトパピローマウイルス）と子宮頸がんとの関連について多くの知見が集積しつつある．HPVについては，すでに60種類以上の型が確認されているが，なかでも16型や18型感染が，子宮頸部扁平上皮がんの発がん因子と認識されるようになった．

頸部扁平上皮がんの組織発生については，頸部円柱上皮下の予備細胞増殖から扁平上皮化生の段階で異形成変化が生じ，その異形成病変のなかにがん細胞が多中心性に発生する．次いでそれらが癒合して上皮内がんとなり，さらに微小浸潤がん，浸潤がんに進展するとの考えが支持されている．

III 分類

1．組織分類

子宮頸がんの組織型は扁平上皮がん，腺がん，混合型がんの3つに分類される．

1) 扁平上皮がん

子宮頸がんの約90％を占める．がん細胞の分化成熟度によって，分化型，未分化型，中間型に分けるが，中間型が多い．

日本産科婦人科学会子宮癌登録委員会による『子宮頸癌取扱い規約』（1987年）では，WHOに準じて角化型（keratinizing type），大細胞非角化型（large cell non-keratinizing type），小細胞非角化型（small cell non-keratinizing type）に分類した．しかし，新しい規約（1997年）では，角化型と非角化型の2つのみに統一している（表1）．

2) 腺がん

円柱上皮から発生し，子宮頸がんの約10％を占める．近年わが国では増加傾向にある．

■表1　子宮頸がんの組織分類（扁平上皮病変）

1) 扁平上皮乳頭腫 squamous papilloma
2) 尖形コンジローマ condyloma acuminatum
3) 異形成－上皮内がん dysplasia-carcinoma in situ
　　子宮頸部上皮内腫瘍
　　　cervical intraepithelial neoplasia (CIN)
　a) 軽度異形成 mild dysplasia (CIN1)
　b) 中等度異形成 moderate dysplasia (CIN2)
　c) 高度異形成 severe dysplasia (CIN3)
　d) 上皮内がん carcinoma in situ (CIN3)
4) 微小浸潤扁平上皮がん
　　microinvasive squamous cell carcinoma
5) 扁平上皮がん squamous cell carcinoma
　a) 角化型 keratinizing type
　b) 非角化型 nonkeratinizing type
　c) 特殊型 special type
　　(1) 疣（いぼ）状がん verrucous carcinoma
　　(2) コンジローマ様がん condylomatous carcinoma
　　(3) 乳頭状扁平上皮がん
　　　　papillary squamous cell carcinoma
　　(4) リンパ上皮腫様がん
　　　　lymphoepithelioma-like carcinoma

（日本産科婦人科学会，日本病理学会，日本医学放射線学会編：子宮頸癌取扱い規約．改訂第2版，p.55～60，金原出版，1997）

3) 腺がん・扁平上皮がん混合型

比較的まれで，腺がんと扁平上皮がんが混在したもの（腺・扁平上皮がん），あるいは腺がんと扁平上皮がんがそれぞれ独立して共存するもの（腺・扁平上皮がん共存型）がある．

2．進行期分類

進行期分類は，治療法の決定や予後の推定あるいは治療成績の評価などに際し，最も基本となるものである．

日本産科婦人科学会では国際的な比較を可能にするため，国際産科婦人科連合（International Federation of Gynecology and Obstetrics ; FIGO）による臨床進行期分類（表2）を採用している．

1985（昭和60）年より過去5年間における臨床進行期別頻度によると，0期の子宮頸がんは24.7％であったが，1997（平成9）年の進行期分布では0期41.7％と，初期がんの割合が明らかに増加しており，子宮がん検診普及の効果を物語っている．

IV 症状

子宮頸がんの初期はほとんど無症状であり，病変の

■表2　子宮頸がん臨床進行期分類（日本産科婦人科学会，1997，FIGO，1994）

0期：上皮内がん（注1）
Ⅰ期：がんが子宮頸部に限局するもの（体部浸潤の有無は考慮しない）
　Ⅰa期：組織学的にのみ診断できる浸潤がん．肉眼的に明らかな病巣はたとえ表層浸潤であってもⅠb期とする．浸潤は，計測による間質浸潤の深さが5mm以内で，縦軸方向の広がりが7mmを超えないものとする．浸潤の深さは，浸潤がみられる表層上皮の基底膜（注2）より計測して5mmを超えないものとする．脈管（静脈またはリンパ管）侵襲があっても進行期は変更しない
　　Ⅰa1期：間質浸潤の深さが3mm以内で，広がりが7mmを超えないもの
　　Ⅰa2期：間質浸潤の深さが3mmを超えるが5mm以内で，広がりが7mmを超えないもの
　Ⅰb期：臨床的に明らかな病巣が子宮頸部に限局するもの，または臨床的に明らかではないがⅠa期を超えるもの
　　Ⅰb1期：病巣が4cm以内のもの
　　Ⅰb2期：病巣が4cmを超えるもの
Ⅱ期：がんが頸部を越えて広がっているが，骨盤壁または腟壁下1/3には達していないもの
　Ⅱa期：腟壁浸潤がみとめられるが，子宮傍組織浸潤はみとめられないもの
　Ⅱb期：子宮傍組織浸潤のみとめられるもの
Ⅲ期：がん浸潤が骨盤壁にまで達するもので，腫瘍塊と骨盤壁との間にcancer free spaceを残さない．または，腟壁浸潤が下1/3に達するもの
　Ⅲa期：腟壁浸潤は下1/3に達するが，子宮傍組織浸潤は骨盤壁にまでは達していないもの
　Ⅲb期：子宮傍組織浸潤が骨盤壁にまで達しているもの．または，明らかな水腎症や無機能腎をみとめるもの
　　注：ただし，明らかにがん以外の原因によると考えられる水腎症や無機能腎は除く
Ⅳ期：がんが小骨盤腔を越えて広がるか，膀胱，直腸の粘膜を侵すもの
　Ⅳa期：膀胱，直腸の粘膜への浸潤があるもの
　Ⅳb期：小骨盤腔を越えて広がるもの
（注1）FIGO分類の0期には上皮内がんとCIN3が併記してある
（注2）浸潤の深さについてFIGO分類では腺上皮の基底膜からの計測も併記されている

（日本産科婦人科学会，日本病理学会，日本医学放射線学会編：子宮頸癌取扱い規約．改訂第2版，p.5～6，金原出版，1997）

進行とともに，しだいに諸種の症状が現れる．

1．不正性器出血
とくに性交，排便，内診などの際に起こる接触出血の形で出現することが多い．

2．帯　下
病変の進行とともに血性，肉汁様，膿性の帯下となり，やがて悪臭を放つようになる．

3．疼　痛
進行期になると，がんの周囲への浸潤に伴い骨盤内神経を圧迫・刺激し，耐え難い疼痛が生じる．

これらのほか，膀胱直腸障害など全身症状の悪化をみる．

Ⅴ　診　断

診断法としては，細胞診，コルポスコピー（腟拡大鏡診）および組織診が行われる（図1）．

まずスクリーニングとしての細胞診で異常（クラスⅢ以上）をみとめた場合には，コルポスコピー下に狙い組織診を施行する．コルポスコピー不適例のうち，可視領域に異常病変を伴わない例では，頸管内掻爬診を行う．

細胞診・組織診不一致例や腺がん例では，さらにきめ細かい診断を行うため，診断的子宮頸部円錐切除術を行う．

■図1　子宮頸がんの診断手順

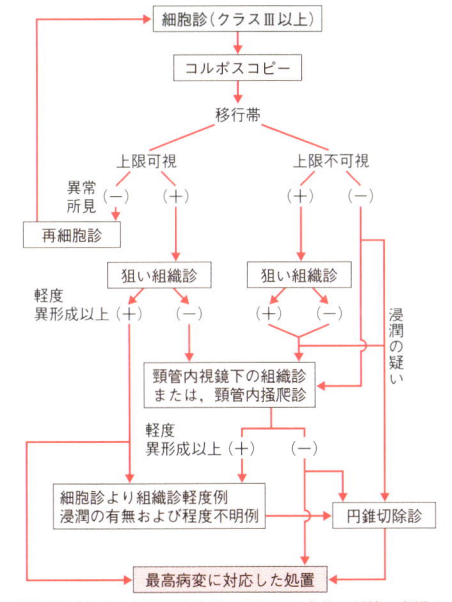

（奥田博之ほか：子宮頸癌検診の問題点と今後の対策．産婦人科の実際，48（9）：1198，1999）

■図2　婦人科悪性腫瘍に対する手術

a. 子宮頸部円錐切除術　　b. 単純子宮全摘術　　c. 広汎性子宮全摘術

子宮傍組織

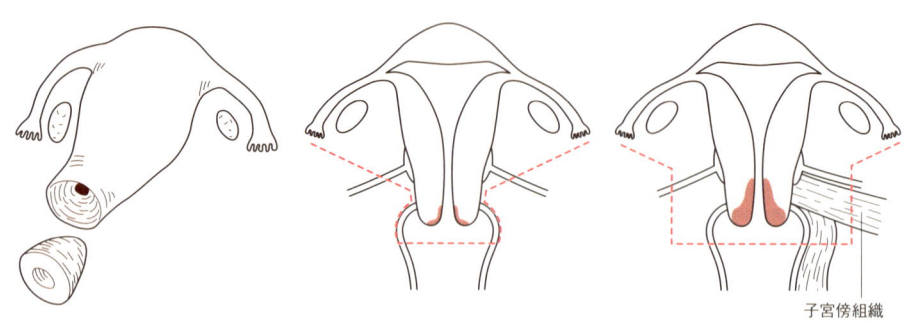

(日野原重明総監：改訂版　がん看護マニュアル．ナーシング・マニュアル1，p.180，学習研究社，2001)

VI 治療

子宮頸がんの治療には手術・放射線ならびに化学療法が主に行われている．

治療法の選択は進行期，組織型，妊孕能温存の有無，年齢および合併症の有無を考慮し，総合的に判断して行われる．

1．治療の種類
1) **手術療法**：子宮頸部円錐切除術，単純子宮全摘術，準広汎性子宮全摘術，広汎性子宮全摘術などがある(図2)．
2) **放射線療法**：外部照射，腔内照射
3) **化学療法**：手術療法の補助療法(adjuvant chemotherapy)，手術療法の導入を目的とした neoadjuvant chemotherapy がある．
4) **同時化学放射線療法**：近年Ⅱ期以上の進行例に対し，同時化学放射線療法が施行されるようになった．

2．臨床進行期別治療
1) **0期**：妊孕能温存症例を中心に，過半数例に対し，子宮頸部円錐切除術を行う．その他の症例に単純子宮全摘術を施行する．
2) **Ⅰa期**：多くは単純子宮全摘術，または準広汎性子宮全摘術を施行し，残りの一部に子宮頸部円錐切除術を行う．
3) **Ⅰb期およびⅡ期**：広汎性子宮全摘術が原則である．さらに，術後のハイリスクが予想される症例では，術後照射あるいは術後化学療法が，追加される．
4) **Ⅲ期およびⅣ期**：放射線療法が選択されることが多いが，集学的治療法の一環として化学療法および手術療法が併用されることも多い．

VII 予後

すべての臨床進行期における5年生存率は65.9％であるが，それぞれの期別にみると，Ⅰ期で82.9％，Ⅱ期で63.6％，Ⅲ期で40.1％，Ⅳ期では13.1％である．再発例の80％は，治療後3年までに再発をきたしている．

[B] 子宮体がん

I 定義・概念

子宮体部(子宮内膜)から発生するがんを子宮体がんという．現在，子宮体がんには病因論的に2つの型が存在するといわれている．若年者に多く，子宮内膜増殖症と関連があり，ホルモン依存性，分化型で予後のよいⅠ型(type Ⅰ)と，高齢者に多く，ホルモン非依存性，低分化型で予後の悪いⅡ型(type Ⅱ)である．子宮体がんの多くは type Ⅰ である．

II 疫学

欧米では以前より子宮がんの半数以上を子宮体がんが占めていた．近年，わが国でも子宮体がんの頻度は増加しており，1970年代には10％であったものが，現在では40％を占めるまでに至っている．この一因として，生活習慣や環境などの欧米化が考えられている．

50歳代に発症のピークがあり，以下60歳代，40歳代，70歳代，30歳代と続いており，約75％が閉経後症例である．子宮体がん発生の背景には，エストロゲンを中心とした内分泌環境の異常が存在し，typeⅠの場合は，高エストロゲン環境下で増殖能を獲得した内膜細胞がさまざまな遺伝子変化を蓄積しながら，内膜増

殖症を経て発生すると考えられている(type Ⅱの場合は発生過程不明).

危険因子としては,肥満,少妊少産,高血圧,糖尿病,および悪性腫瘍の既往などが知られている.

Ⅲ 分類

1．組織分類

組織学的に子宮体がんは約90％が腺がん,残りは腺がんと扁平上皮がんとの混合型であり,その他はまれである.また体がんの大部分は内膜型腺がんに属し,分化の程度により高分化型(G1),中分化型(G2),低分化型(G3)に分かれる(表3).

2．臨床進行期分類

臨床進行期分類は,治療法の決定や予後の推定あるいは治療成績の評価などに際し,最も基本となるものである.臨床進行期の決定は,MRI,内視鏡検査(ヒステロスコピー)などにより推定を行い,手術後に再確認し分類する方式がとられるようになった(表4).

Ⅳ 症状

子宮体がん患者のほとんどが,不正性器出血,過多月経あるいは異常帯下などの症状をもっている.

1) **不正性器出血**:閉経期前後,とくに閉経後における少量の不正性器出血として始まることが多い.
2) **帯下**:黄色,褐色からしだいに血性,肉汁様,膿性となる.
3) **疼痛**:出血や帯下の流出に伴い陣痛様の子宮仙痛があり,毎日一定時繰り返す.これをシンプソン徴候という.ただし,子宮体がんに必発の症状ではない.

Ⅴ 診断

1．細胞診

子宮体がんの検出法としてきわめて有用で,子宮内膜からの直接採取法の場合,検出率は90％以上に及ぶ.

2．組織診

子宮内膜の診査搔爬で,いわゆる一方向のみの一搔き搔爬ではなく,少なくとも4方向以上の全面搔爬に近似した搔爬が必要である.

3．内視鏡検査(ヒステロスコピー)

病巣の表面の形態や色調などから,体がんの有無,占拠部位,周辺への広がり,頸管浸潤の有無などを診断する.

4．画像診断

1) 超音波診断層法
廉価で操作が容易なため,子宮内膜の異常な肥厚な

■表3 子宮体がんの組織分類

1) 腺がん(adenocarcinoma)
 a. 内膜型腺がん(adenocarcinoma, endometrial type)
  (1) 高分化型(well differentiated type)
  (2) 中分化型(moderately differentiated type)
  (3) 低分化型(poorly differentiated type)
 b. 漿液性腺がん(serous adenocarcinoma)
 c. 粘液性腺がん(mucinous adenocarcinoma)
 d. 明細胞腺がん(clear cell adenocarcinoma)
   (類中腎腺がん, mesonephroid adenocarcinoma)
2) 扁平上皮がん(squamous cell carcinoma)
3) 腺がん・扁平上皮がん混合型(mixed type of adeno-carcinoma and squamous cell carcinoma)
 a. 腺扁平上皮がん(adenosquamous carcinoma)
 b. 腺棘細胞がん(adenoacanthoma)
 c. 腺がん・扁平上皮がん共存型(co-existence of adeno-carcinoma and squamous cell carcinoma)
4) 未分化がん(undifferentiated carcinoma)

(日本産科婦人科学会,日本病理学会,日本医学放射線学会編:子宮体癌取扱い規約.改訂第2版,p.6〜7,金原出版,1996をもとに作成)

どの確認に有用である.

2) **MRI**
がんの子宮外蔓延と密接にかかわる筋層浸潤の程度,頸管浸潤の有無の推定に有用である.
3) **CT**
筋層浸潤の深さ・頸管浸潤の有無・さらに所属リンパ節転移の有無の推定に有用である.

Ⅵ 治療

1．治療の種類

1) **手術療法**:単純子宮全摘術,拡大子宮全摘術,準広汎性子宮全摘術,広汎性子宮全摘術(図2).
2) **放射線療法**:外部照射,腔内照射
3) **化学療法**:白金製剤を中心とする.最近ではタキサン製剤も使用されている.
4) **ホルモン療法**:高濃度の黄体ホルモン内服

2．臨床進行期別治療

1) **0期**:妊孕能温存症例で0期がんならびにⅠa期内膜型腺がん(G1)で,受容体を有する症例においてのみ高濃度のプロゲステロン内服が有用とされる.その他の症例には単純子宮全摘術を施行する.
2) **Ⅰa,Ⅰb期**:多くは拡大子宮全摘術,または準広汎性子宮全摘術を施行する.
3) **Ⅰb期(特殊組織型)およびⅡ期**:広汎性子宮全摘術が原則.さらに術後の検索でハイリスクが予想される症例では,術後照射あるいは術後化学療法が追加される.
4) **Ⅲ期およびⅣ期**:放射線療法が選択されることが

■表4　子宮体がん手術進行期分類　　　　　　　　　　　　　　　　　　　（日本産科婦人科学会，1996，FIGO，1988）

手術進行期分類
0期　　子宮内膜異型増殖症
Ⅰ期　　がんが子宮体部に限局するもの
　Ⅰa期　　子宮内膜に限局するもの
　Ⅰb期　　浸潤が子宮筋層1/2以内のもの
　Ⅰc期　　浸潤が子宮筋層1/2を越えるもの
Ⅱ期　　がんが体部および頸部に及ぶもの
　Ⅱa期　　頸部腺のみを侵すもの
　Ⅱb期　　頸部間質浸潤のあるもの
Ⅲ期　　がんが子宮外に広がるが小骨盤腔を越えていないもの，または所属リンパ節転移のあるもの
　Ⅲa期　　漿膜ならびに/あるいは付属器を侵す，ならびに/あるいは腹腔細胞診陽性のもの
　Ⅲb期　　腟転移のあるもの
　Ⅲc期　　骨盤リンパ節ならびに/あるいは傍大動脈リンパ節転移のあるもの
Ⅳ期　　がんが小骨盤腔を越えているか，明らかに膀胱または腸粘膜を侵すもの
　Ⅳa期　　膀胱ならびに/あるいは腸粘膜浸潤のあるもの
　Ⅳb期　　腹腔内ならびに/あるいは鼠径リンパ節転移を含む遠隔転移のあるもの

分類にあたっての注意事項
1. 初回治療として手術がなされなかった例(放射線療法など)には，従来からの臨床進行期分類が適用される
2. 各期とも腺がんの組織学的分化度により，それぞれ亜分類される
3. 0期は治療統計には含まれない．FIGOでは0期は設定されていないが，日本産科婦人科学会では従来の分類との整合性より0期を設定した
4. 所属リンパ節とは基靱帯リンパ節，仙骨リンパ節，閉鎖リンパ節，内腸骨リンパ節，鼠径上リンパ節，外腸骨リンパ節，総腸骨リンパ節，傍大動脈リンパ節をいう
5. 子宮傍結合織浸潤例はⅢc期とする
6. 本分類は手術後分類であるが，従来Ⅰ期とⅡ期の区別に用いられてきた部位別掻爬などの所見は考慮しない
7. 子宮筋層の厚さは腫瘍浸潤の部位において測定することが望ましい

子宮体部腺がんの組織学的分化度
　すべての類内膜がんは腺がん成分の形態によりGrade 1，2，3に分類される
Grade 1：充実性増殖の占める割合が腺がん成分の5％以下のもの
Grade 2：充実性増殖の占める割合が腺がん成分の6〜50％のもの．あるいは，充実性増殖の割合が5％以下でも細胞異型の著しく強いもの
Grade 3：充実性増殖の占める割合が腺がん成分の50％を超えるもの．あるいは，充実性増殖の割合が6〜50％以下でも細胞異型の著しく強いもの

組織学的分化度に関する注意
1. 漿液性腺がん，明細胞腺がん，扁平上皮がんは核異型によりGradeを判定する
2. 扁平上皮への分化を伴う腺がんのGradeは腺がん成分によって判定する

（日本産科婦人科学会，日本病理学会，日本医学放射線学会編：子宮体癌取扱い規約．改訂第2版，p.5〜6，金原出版，1996）

多いが，集学的治療法の一環として，化学療法および手術療法が併用されることもある．

Ⅶ　予後

術後のすべての臨床進行期における5年生存率は，78％と頸がんに比べて良好である．それぞれの期別にみると，Ⅰ期86％，Ⅱ期68％，Ⅲ期42％，Ⅳ期16％である．

再発は遠隔部位に多く，再発例全体の約70％を占めている．子宮体がんの子宮がん全体に対する増加とともに，子宮体がんによる死亡率はやや増加傾向にある．

糸球体腎炎
glomerulonephritis ; GN

I　定義・概念

本来は病理学的形態概念である．腎の糸球体におけるメサンギウム細胞と基質の増加により起こる腎炎と定義できる．しかし，わが国では通常その臨床的経過と症候により，急性糸球体腎炎，急速進行性糸球体腎炎，慢性糸球体腎炎の3群に分類し，高度の蛋白尿(3.5g/日以上を持続)を示す場合をネフローゼ症候群とよんで別に扱っている．

II　急性糸球体腎炎

1．病態

多くの場合，扁桃炎，咽頭炎などの溶血性レンサ球菌(溶レン菌)感染を契機として起こる免疫複合体腎炎と考えられている．小児期に多くみられ年齢とともに減少する．本疾患を発症させる病原体を表1に示す．

組織学的には，糸球体の腫大，内皮およびメサンギウム細胞の増加がみられ，とくに電子顕微鏡にて基底膜に免疫複合体の沈着をみる．

2．症状

通常，感染7〜20日後に血尿，浮腫，高血圧を伴って発症．一部に蛋白尿，腎機能低下がみられる．検査成績では，前述の血尿，蛋白尿のほか，尿沈渣で赤血球円柱，糸球体濾過値(GFR)の低下，抗ストレプトリジンO(ASO)価の上昇，血清補体価の低下，血中尿素窒素(BUN)の上昇が特徴である(図1)．

3．治療

対症療法であり，安静，保温，食事療法(水分・塩分・蛋白質制限)で経過観察をするが，通常は予後良好であり，とくに小児の場合には90%が治癒する．

III　急速進行性糸球体腎炎

1．病態

乏尿，高窒素血症を示し，数週から数か月で腎機能が廃絶する予後不良な疾患である．

組織学的には，メサンギウム細胞と基質の増加をみとめ，糸球体の半月体形成が特徴である．

2．症状

急性糸球体腎炎に類似しており，全身倦怠感，微熱，食欲不振などの全身症状とともに，乏尿，浮腫が急激に出現する．血尿は全例にみとめられ，尿量が少ない割には尿蛋白が多く，ネフローゼ症候を呈することも少なくない．

抗糸球体基底膜抗体，免疫複合体，抗好中球細胞質抗体(ANCA)などが陽性となることが多い．

3．治療

治療には，安静療法，食事療法，薬物療法，血液浄化療法がある．

①**安静療法**：腎は血液が豊富な臓器であり，起立運動などで血行動態の変化を受けるので，急性期では，浮腫の出現時，腎機能低下時は床上安静にする．慢性期では，安静度は患者の状態に合わせ過度にならないように適用する．

②**食事療法**：腎の機能障害は体液量の調節を困難にするため，食事により調節する．考慮する成分

■表1　急性糸球体腎炎を発症させる病原体

1. 細菌
   A群β溶血性レンサ球菌
   ブドウ球菌
   肺炎双球菌
   肺炎桿菌
   髄膜炎菌
2. ウイルス
   B型肝炎ウイルス
   ムンプスウイルス
   コクサッキーウイルス
   EBウイルス
   水痘ウイルス
   サイトメガロウイルス
3. その他
   梅毒
   マイコプラズマ
   マラリア
   トキソプラズマ

■図1　急性糸球体腎炎の症状

```
先行感染(A群β溶血性レンサ球菌など)
        ↓
      潜伏期
     (約2週間)
   ↓    ↓    ↓
  浮腫  血尿  血圧の上昇
        ↓
       蛋白尿

BUN上昇，GFR低下，血清補体価低下，
ASO価上昇
```

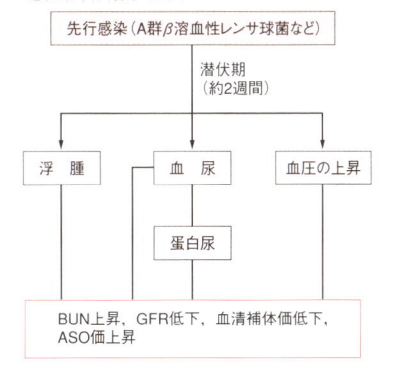

は，水と電解質(ナトリウム，カリウム，カルシウム，リンなど)，蛋白質，糖質，脂質などである．
③薬物療法：全身の恒常性の維持・改善，併せて間接的に腎機能の維持・改善をはかることを目的とする．
　ループ利尿薬を中心とする利尿薬の投与によりナトリウム，水の排泄を促進させ細胞外液量を減少させる．また，免疫抑制作用と抗炎症作用を有する副腎皮質ステロイド薬や免疫抑制薬を積極的に使用する．
④血液浄化療法：原因となる物質(ANCA，抗糸球体基底膜抗体など)を積極的に除去するために施行される．重症な患者には血漿交換療法も考慮される．また，症状が進行し，腎不全の治療が必要となった場合，腹膜透析法や血液透析法が施行される．これは代謝老廃物の除去，水・電解質の恒常性維持，酸塩基平衡の調節を代行する．しかし，生体に必要なアミノ酸，ビタミンなどを喪失するマイナス面もある．

Ⅳ 慢性糸球体腎炎
→慢性糸球体腎炎(まんせいしきゅうたいじんえん)

Ⅴ ネフローゼ症候群
→ネフローゼ症候群

糸球体腎炎患者の看護

■看護のポイント

急性期の安静・保温，食事療法(塩分，蛋白質，水分制限)および感染予防が中心となる．発症初期の治療・看護が予後に大きく影響するので，重症化，遷延化，慢性化を防ぐことが大切である．

①早期治癒を目指し，長期化，慢性化の防止
②腎負担を軽減し，ホメオスターシス機構を維持
③尿路感染，上気道感染などの感染症や，心不全，腎不全などの合併症を予防する．

■観察のポイント

1 尿の異常
血尿，蛋白尿，尿量減少．
2 全身症状
①浮腫
②血圧上昇(頭痛，悪心・嘔吐，視力障害，痙攣に注意)
3 その他
①水分摂取量と排泄量
②体重の変化
③食欲と制限食の摂取状況
④安静度の厳守
ほかに，身体的・精神的ストレスの有無を観察．

■具体的なケア

1 安静と保温
発症後1～2か月は安静(安静・保温は心臓や腎臓の負担を軽減する)に臥床し，保温に留意する．
2 食事
①蛋白質は病初期より0.5～1.0 g/kg に制限，BUN の推移で増減される．
②食塩は急性期には無塩または強減塩(3 g/日)にし，その後，増減される．
③水分摂取量は前日の尿量以下とし，BUN，浮腫，体重などの改善によって増加となる．
④食事制限，とくに塩分制限は食欲不振となりやすいので，患者の嗜好を理解し，味つけ，盛りつけ，食器などの工夫で，必要な栄養を摂取できるように配慮することが大切である．
3 感染予防
感染は病状の再燃や悪化につながる．1)低蛋白血症による免疫力の低下，2)浮腫による皮膚抵抗力の低下，3)副腎皮質ステロイド薬などによる抵抗力の低下などで感染しやすくなるため，①身体の保清(口腔・咽頭・陰部の清潔)，②含嗽，手洗いの励行，③冬季の屋内気候の調節(血管収縮による腎血流量の減少を防ぐ)，④必要時面会人の制限，などをこころがける．感染すると，感染により体蛋白が異化亢進し，感染に伴う脱水が腎血流量を減少させ腎への負担が増大するため，清潔と感染予防が大切である．
4 回復期の看護
症状が消失し，検査値が正常に推移すれば，食事制限が解除され運動量も増加する．
　全身状態を観察しながら，徐々に日常生活に戻し，不規則な生活や急激な運動，過労をさけるなどの退院後の生活指導を行う．

止血法
しけつほう
hemostasis

止血法は，圧迫，結紮といった物理的作用による機械的止血法と薬物を用いた化学的止血法とに大別される．機械的止血法は，さらに一時的止血法と永久的止血法に大別される(表1)．

I 一時的止血法

1．直接圧迫法
可及的に出血点を明らかにして手指やガーゼにて圧迫する．静脈性出血では永久止血も得られるが，基本的には一時止血に過ぎない．

2．間接圧迫法
末梢の動脈性出血に対し，より中枢側の動脈を圧迫し止血を得る方法．指で圧迫(指圧法)したり(図1)，止血帯で緊縛する(止血帯法)．この際，長時間の緊縛は神経麻痺や末梢側の循環障害をきたすので，1時間ごとに5〜10分ほどの緊縛解除が必要である．主なものとして，エスマルヒ駆血帯(図2，3)，ショックパン

■図1 指圧止血点

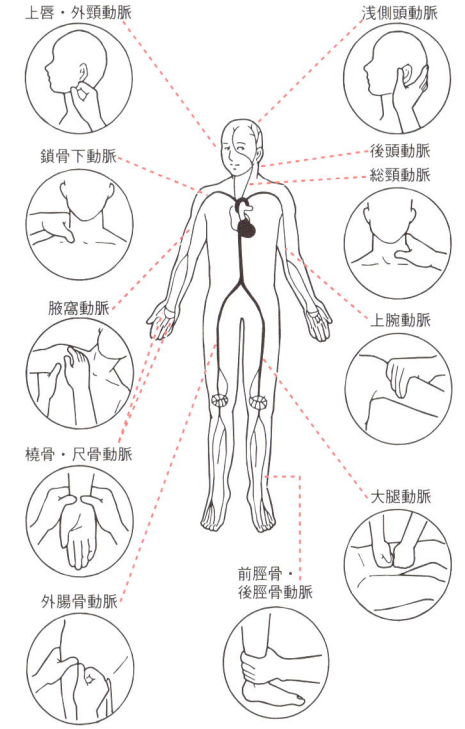

上唇・外頸動脈／浅側頭動脈／鎖骨下動脈／後頭動脈／総頸動脈／腋窩動脈／上腕動脈／橈骨・尺骨動脈／大腿動脈／外腸骨動脈／前脛骨・後脛骨動脈

(杉本 侃：新訂 目でみる救命救急処置．第3版，p.109，日本臨牀社，2006より改変)

■表1 止血法の種類

一時的止血法	圧迫法	指先圧迫法 圧迫包帯法 タンポン法 ショックパンツ 胸部下行大動脈遮断 止血用
	緊縛法	駆血帯
永久的止血法	圧迫法	タンポン法 パッキング法 ラッピング法
	血管結紮法	二重結紮法 貫通結紮法
	組織結紮法	括約結紮法 集束結紮法
	電気凝固 血管縫合法 動脈塞栓術 止血薬	酸化セルロース ゼラチンスポンジ フィブリン糊

(杉本 侃編：救急処置の基本手技．改訂第3版，p.57，永井書店，1998)

■図2 エスマルヒ駆血帯と止血ゴム帯

エスマルヒ駆血帯／エスマルヒ止血ゴム帯

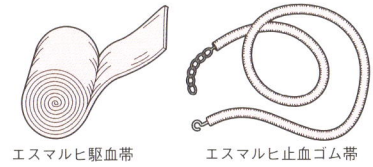

■図3 エスマルヒ駆血帯の巻き方

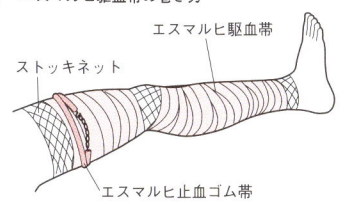

ストッキネット／エスマルヒ駆血帯／エスマルヒ止血ゴム帯

ツ(medical antishock trousers ; MAST)がある．

II 永久的止血法

1．結紮法(図4)
原則的に，点からの出血に対して行う．
① 単純結紮：ペアン鉗子，モスキート鉗子にて出血している血管を把握したのち，絹糸で結紮する．また，切離前の動脈を絹糸で結紮する．
② 集束結紮：薄い組織内に分布する血管をまとめて結紮する．
③ 括約結紮：もろい組織で血管周囲に針をとおし，一度結紮後，さらに対側に糸を回し結紮する．
④ 貫通結紮：貫通糸が脱落する可能性がある場合(大血管など)，血管に糸を貫通させたのち，全周を結紮する．

2．縫合法
出血点が不明の表在創からの出血，実質臓器などからの出血に対し，Z縫合，マットレス縫合などで創縁を密に縫合する．

3．血管再建術
主要血管の損傷では，血管吻合を行ったり，自家静脈や人工血管で再建する．

4．焼灼凝固法
高周波電気メスでの熱凝固による永久止血法．同様の方法としてマイクロ波，レーザーコアギュレーター，アルゴンビームコアギュレーターなどがある．また，ハーモニックスカルペルやリガシュアなどの新しい凝固装置が実用化され，臨床に使用されている．

5．インターベンショナルラジオロジー(interventional radiology ; IVR)**止血法**
血管造影下に出血動脈を確認し，出血動脈に対して塞栓術を行い，止血を得る方法．内視鏡的止血が困難な消化管出血，実質臓器の外傷性出血，骨盤骨折に伴う出血に対して行われることが多い．

III 止血薬による止血法

局所の血液凝固作用を促進させることを目的として使用する．酸化セルロース，コラーゲン，トロンビン，フィブリン糊などがある．また，エピネフリン(ボスミン)を生理食塩液で希釈して使用し，局所の血管の収縮をはかって止血を行うこともある．

■図4　血管結紮法
① 止血鉗子で血管を挟んで結紮する
② 出血血管の中枢幹を結紮する
③ 血管の側壁結紮
④ 括約結紮
　a．もろい組織では血管周囲組織に針をとおす
　b．一側を結紮
　c．さらに糸の両端を反対側に回して，もう一度結紮する
　d．止血鉗子のかけられないときには出血部の周囲にZ字状に糸をとおして結紮する

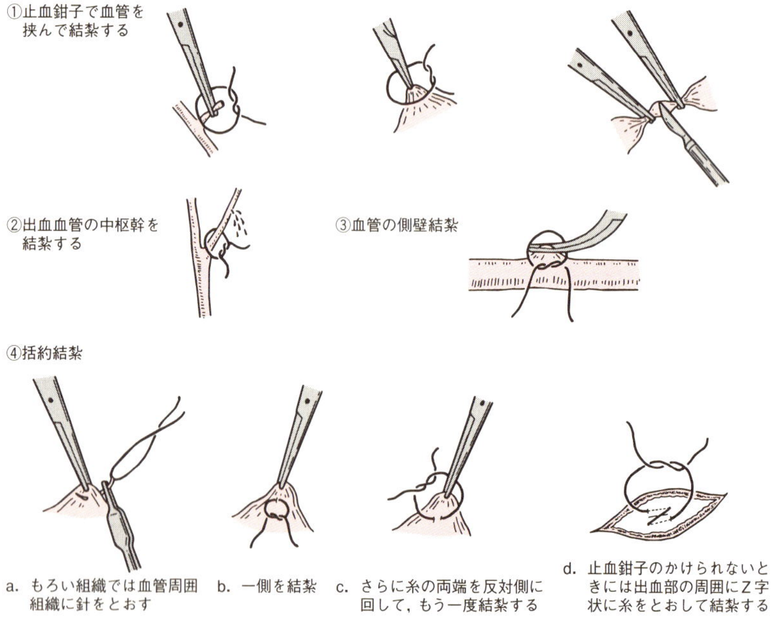

［木本誠二監(毛受松寿)：基本的手技．現代外科手術学大系　第1巻B，p.35〜38，中山書店，1981より改変］

自己概念
self-conception

I 概説

自己概念とは，人が自分自身に対していだく信念や感情であり，主観的なものである．人は自己概念をとおして環境とかかわるので，その人の行動は自己概念によって規定される．

II 自己概念の要素

自己概念は次の5つの要素からなる．

1．ボディイメージ（身体像）
ボディイメージは，自分の身体についてその人がいだく意識的・無意識的な態度の総体であり，過去と現在における身体の快適あるいは苦痛の経験により認識されるものである．

2．自己理想
自己理想は，自分の物事に対する基準，抱負，目的，価値観などについてのその人の認識であり，その人の行動はこれに基づいている．精神の健康は，自分についての現実認識と自己理想との間の一致が条件である．

3．自己尊重
自己尊重とは，自分自身の価値についてのその人の判断であり，自分の行動の自己理想に対する適合の程度を判断することで得られる．高い自己尊重とは，失敗や挫折とは関係なく，自分を重要な存在として無条件に受容するものである．

4．役割遂行
役割遂行とは，社会的に期待された行動パターンである．役割には，帰属的役割と取得役割があり，前者は割り当てられた役割であり，後者はその人の選択によって成し遂げる役割である．

5．アイデンティティ〔自我(己)同一性〕
アイデンティティは，その人の自我意識の統合性や継続性，一貫性，独自性に関係し，自立と同義語である．また，個人の性についての認識も含まれる．

アイデンティティの形成は幼児期に始まり，成人期を経て老人期まで生涯をとおして行われるが，とくに青年期の主な課題である．

III 自己概念の発達

自己概念は生涯をとおして発達，変化していくものである．

一般的に幼児期では母親と自己の区別，基本的信頼と不信の獲得があり，青年期にはアイデンティティの確立，成人期では自立(自律)した行動の獲得がある．そして老年期はこれまでの人生の統合の時期である．

このように，自己概念は発達段階により異なり，主に重要他者との関係や文化・社会的習慣による影響を受ける．この点について，米国の社会心理学者クーリーは，「人は他人の目を意識するときに自己をみつめ，他人との関係のなかで自己概念を育てる」と述べている．また，過去の発達段階に獲得した自己概念の影響を受けることもある．

しかし，米国の心理学者ロジャーズが，「人は他人が自分をみる見方に左右されるのではなく，自分の内側から自己概念を構築する」と述べているように，自己概念は主観的なものであるので，その人にとっての自己概念の変化は多種多様であり，程度もさまざまである．

IV 自己概念の障害

自己概念の障害とは，自己概念の5つの要素のいずれか1つ，または2つ以上に変化が起こっている状態であるとみなされる．

自己概念は，外界からの影響により絶えず変化する．人が新たに獲得した自己概念に対しては肯定的であることが望まれるが，喪失や疾病に対しては否定的な自己概念をいだきやすい傾向にある．

また，薬物の使用，感覚の喪失，身体内部の生化学的変化などの認知過程を変化させるものも自己概念に影響を与える．

肯定的な自己概念をもつ人はその人の能力を他からみとめられるような経験の積み重ねによっており，主体的な行動が獲得される．否定的な自己概念をもつ人は他からみとめられた経験が少ないため，緊張が高く，感覚の視野が狭い．これには社会的不適応との関係が指摘される．

自己概念は，主観的で内面的なものであり，本来，その人が主体的に発達，変化させていくものである．したがって，自己概念の障害に対しては，できるだけ早期にその人自身が自己の状況をありのままにみつめてそれを表現し，その人の自己概念が肯定的に変化していくように，適切に評価できることが必要とされる．

自己免疫疾患
autoimmune diseases ; AD

I 定義・概念

1904(明治37)年，ドナート(Julius Donath)とランドシュタイナー(Karl L. Landsteiner)が赤血球の自己抗体を発見し，1938(昭和13)年，ダムシェク(Dameshek)とシュワルツ(Schwarz)によって自己免疫性溶血性貧血の疾患概念が提唱された．こののち，リウマトイド因子，LE細胞現象が発見され，自己に対する過剰あるいは有害な免疫反応によってひき起こされる疾患として，自己免疫疾患の概念が確立されていった．

さらにクレンペラー(Klemperer)らは，とくに全身系統的に結合組織にフィブリノイド変性がみられる一群の疾患に対し，膠原病という概念を提唱した．すなわち，自己免疫疾患は，臓器特異的あるいは限局的なものと，臓器非特異的なものとに大別される(表1)．自己免疫疾患の基準として，古典的には表2の基準が提唱されている．

II 原因・病態生理

ヒトは胎生期において自己の循環体成分に対し，発達途上のリンパ系が接触することで自己を認識し，免疫学的寛容が成立する．したがって一般的には，自己の構成成分を異物と認識して免疫応答が起こることはありえない．

しかし自己免疫疾患においては，クローン排除，クローン麻痺，調節性細胞による抑制，クローン無視などにより，この免疫学的寛容の状態が破綻し，自己反応性T細胞やB細胞のクローンが出現する．その結果，自己の構成成分に対する液性・細胞性免疫応答が成立し，抗原抗体反応などを通じて，最終的には宿主に有害な非特異的な組織障害(炎症)をひき起こす．

その際，補体や免疫複合体も重要な役割を果たし，発症にII，III，IV型アレルギーが関与する(図1, 2)．

また，その原因としては，遺伝，突然変異，ウイルス感染，紫外線照射，薬物などの関与が推定されているが，いまだに明らかではない．表3に自己抗体の分類を示した．
→アレルギー

III 症状

古典的膠原病として知られる全身性エリテマトーデス(SLE)，強皮症，多発筋炎/皮膚筋炎，関節リウマチ，多発性動脈炎，リウマチ熱は，おのおの特徴的症状を有する．

関節炎，発熱，体重減少，レイノー現象などは非特異的な臨床症状といえるが，SLEは蝶形紅斑，腎障害，血球減少を，強皮症は皮膚硬化，肺線維症を，皮膚筋炎はヘリオトロープ疹，ゴットロン疹を特徴とする．

関節リウマチでは，破壊性の多関節炎により手指のスワンネック変形，ボタン穴変形，尺側偏位などがみとめられる．

多発性動脈炎では，全身症状のほかに臓器の血流不全による臓器障害(腎障害，心筋梗塞，末梢神経障害，皮膚潰瘍など)がみられる．

そのほか，シェーグレン症候群は涙腺・唾液腺の腫

■表1 自己免疫疾患の分類(Roitt)

I．臓器特異的自己抗体をもつ臓器特異的な自己免疫疾患
慢性甲状腺炎(橋本病)，交感性眼炎，自己免疫性溶血性貧血，特発性血小板減少性紫斑病など

II．病変は単一臓器に限局するが抗体は臓器非特異的な疾患
原発性胆汁性肝硬変症，シェーグレン症候群など

III．病変・抗体ともに臓器非特異的な全身性自己免疫疾患
SLE，円板状エリテマトーデス，皮膚筋炎，進行性全身性硬化症，関節リウマチなど

■表2 自己免疫疾患と診断する基準

Witebsky, Milgrom	Mackay, Burnet
・標的臓器の抗原に対する循環抗体，細胞性免疫反応のいずれか ・標的障害臓器内に特異抗原の証明 ・特異抗原による抗体の産生(動物) ・免疫動物にヒト疾患と同じ組織変化の証明 ・免疫動物から血清あるいはリンパ球で正常動物への伝達	・高γ-グロブリン血症 ・循環自己抗体の高値 ・障害組織部位の変性γ-グロブリン沈着 ・著明なリンパ球，プラズマ細胞の過形成 ・ステロイド薬，免疫抑制薬に反応 ・他の自己免疫疾患との共存

■図1 液性免疫(アレルギー)反応の模式図

II型アレルギー反応

（K(キラー)細胞、IgG,IgM、抗原、標準細胞）

III型アレルギー反応

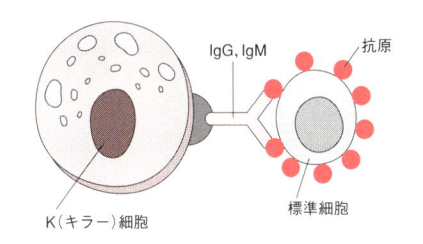

（免疫複合体の沈着(IgG,IgM)、補体、抗原、白血球、組織）

■図2 細胞性免疫(アレルギー)反応の模式図

IV型アレルギー反応

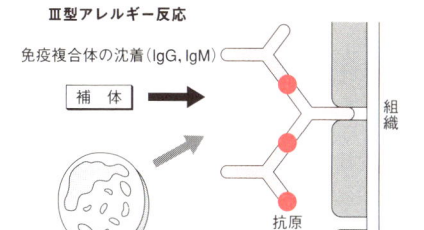

（抗原、T細胞、炎症反応、リンホカイン、マクロファージの活性化）

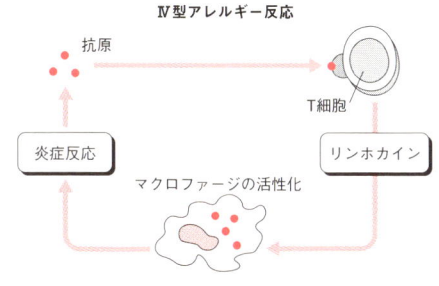

■表3 自己抗体の分類

対応自己抗原	代表的自己免疫疾患
細胞表面	
赤血球(Rh抗原, I抗原)	自己免疫性溶血性貧血
	全身性エリテマトーデス
血小板(GPIIb/IIIa)	特発性血小板減少性紫斑病
	全身性エリテマトーデス
アセチルコリン受容体	重症筋無力症
TSH受容体	バセドウ病
インスリン受容体	糖尿病
細胞質	
ミクロソーム	橋本病
ミトコンドリア	原発性胆汁性肝硬変
プロテイナーゼ3	ウェゲナー肉芽腫症
細胞間物質	
IV型コラーゲン α_3 鎖	グッドパスチャー症候群
デスモグレイン	天疱瘡
ホルモン	
インスリン	糖尿病
	インスリン自己免疫症候群
内因子	悪性貧血
核成分	
DNA	全身性エリテマトーデス
RNP	混合性結合組織病
Scl-70	強皮症
アミノアシルtRNA合成酵素	多発性筋炎
血清蛋白	
IgG	関節リウマチ
リン脂質-β_2 GPI複合体	抗リン脂質抗体症候群

脹や眼球粘膜・口腔内乾燥症状を主徴とする．

バセドウ病，橋本病，アジソン病，自己免疫性肝炎，自己免疫性溶血性貧血，特発性血小板減少性紫斑病などの臓器特異的，あるいは限局的自己免疫疾患では，組織の炎症・組織破壊により臓器の機能亢進，あるいは機能低下症状を呈する．

→関節(かんせつ)リウマチ，膠原病(こうげんびょう)，シェーグレン症候群，全身性(ぜんしんせい)エリテマトーデス

IV 検査・診断

臨床症状，検査所見から総合的に診断することが重要である．

検査は，障害臓器とその程度・機序を明らかにするための検査と，診断あるいは病態の解明に重要な免疫学的検査に大別される．免疫学的検査では，リウマトイド因子，抗核抗体，抗DNA抗体，LE細胞現象などの自己抗体の検索が中心となる．

V 治療

全身症状，重要臓器障害の程度によって治療法や治療薬の投与量が異なる．

対症療法に加えて薬物療法，とくにステロイド療法が中心となり，ときに経静脈的に大量投与される(パルス療法)．

ステロイド薬が無効か副作用が問題となる場合には免疫抑制薬や血漿交換などが考慮され，すでにいくつかの疾患では有用性が示唆されている．

自己免疫疾患患者の看護

■看護のポイント

自己免疫疾患は身体各所の臓器の結合組織に変性炎症がみられる複数の疾患をいうが，主な治療法は薬物療法であるため，作用や副作用を理解して対応することが必要である．また，いずれの疾患も長い経過の療養となるので，精神面での援助はとくに重要である．

■観察のポイント

1 全身症状

発熱，皮膚状態（発疹，紅斑の有無，硬化状況，萎縮状況），筋肉状態（筋肉痛，筋萎縮），全身倦怠感，脱水症状，呼吸状態，体重減少，嚥下状態，関節痛および腫脹，運動制限．

2 検査値の把握

血液検査，生検の結果，尿・便検査．

3 薬物による副作用（主としてステロイド薬）

胃症状，感染の有無・増強，血糖値上昇，血栓，神経症状，骨粗鬆症．

■具体的なケア

自己免疫疾患のうち代表的な膠原病のケアについて述べる．

1 全身性エリテマトーデス（SLE）

1) 急性期
① 安静（できるだけ）
② 感染予防（皮膚・粘膜の清潔・保護）
③ ステロイド薬使用の場合は，かぜ・ウイルス感染者との接触をさける．
④ 精神的ストレス（症状を悪化させる）の緩和に努め，励まし，優しく援助する．
⑤ 肺炎，心囊炎，腎障害などの出現に注意

2) 寛解期
① 日光にさらされることはさける（光線過敏性皮膚疾患の回避）．
② 発症，再燃の誘因に注意する（感染，外傷，流産，分娩）．
③ 疲労しないようにする．
④ 良質の蛋白質，脂肪，ビタミンを十分に摂る．

2 進行性全身性硬化症（PSS）（汎発性強皮症）

① レイノー現象は寒さが誘因となるので，年間を通じて保温に十分注意する．
② 皮膚の保護：皮膚に潰瘍をつくりやすいので，感染を起こさないように，常に清潔を保つ．
③ 全身症状については，それぞれの症状に応じたケア（胸壁筋硬化による呼吸困難時の深呼吸の励行）の必要性を理解してもらう．
④ 腎機能については尿検査により蛋白尿の出現に注意し，腎不全などを起こさないようにする．

3 多発筋炎/皮膚筋炎（PM/DM）

① 急性期は安静とする．
② 誤嚥による肺炎を起こさないように注意する．
③ 関節の拘縮を予防する．
④ ステロイド薬の大量投与による副作用に十分注意し，感染を予防する．
⑤ 悪性腫瘍との合併に対しては，それぞれに対応したケアを行う．

4 結節性動脈周囲炎（PAN）

① 急性期はできるだけ安静を保つ．
② 出血しやすいため，十分に観察し防止する．
③ 発熱，心不全，心筋梗塞などの症状の出現があれば，それに応じたケアを行う．

5 シェーグレン症候群（SjS）

関節リウマチや全身性エリテマトーデスなどを合併する場合があるので，それに対応したケアを行う．
① 眼の乾燥，充血，灼熱感などには人工涙液や薬物を使用して合併症を予防する．
② 口腔乾燥については含嗽を指導し，口腔内の清潔保持に努める．
③ 発熱時は代謝が亢進しエネルギーの消耗が激しいため，水分補給と消化機能低下に対応した食事にする．耳下腺の腫脹には口腔の清潔と安静を保つ．

6 関節リウマチ（RA）

① 急性期は安静を保つ．
② 精神的ストレスの軽減（十分な睡眠をとる）
③ 良肢位を保ち，関節への荷重をさけ，関節の変形・拘縮を予防する．また，医師の指示により関節運動を指導する．
④ 十分に保温し，関節の痛みを和らげる．
⑤ 食事は高蛋白・高ビタミン食とする．
⑥ 患者・家族への指導：長期治療に対する理解を深め，協力を得る．自立心の育成が大切である．

脂質異常症
hyperlipemia

I 定義

血液中の脂質すなわち総コレステロール(以下，TC)，またはLDLコレステロール(以下，LDL-C)，HDLコレステロール(以下，HDL-C)，トリグリセリド(以下，TG)が異常を示す疾患．従来は高脂血症として主にTC，LDL-Cの高値を示す疾患としてとらえられていたが，低HDL-C血症の危険因子としての重要性をふまえ，2007(平成19)年に改訂された日本動脈硬化学会のガイドラインでは高脂血症から脂質異常症に変更された．

また，従来は高脂血症の診断基準としては血液TC値220 mg/dL以上が採用されていたが，ガイドラインの改訂に伴い，脂質異常症の診断にはTCではなくLDL-C値を用いることが強く推奨され，LDL-C 140 mg/dL以上を高LDL-C血症として定義している．

高TG血症は150 mg/dL以上とされる従来の基準がそのまま適用された．

さらにHDL-C 40 mg/dL未満を低HDL-C血症と定義し，この3つを脂質異常症の診断基準とした．一般には12時間以上絶食後の血清脂質値で診断する．食後の脂質異常症も動脈硬化と関連することが知られているが，定義が確立しておらず，ここでは述べない．

II 意義

高LDL-C血症は動脈硬化の主要な原因の1つであり，高TG血症(とくに3,000 mg/dL以上)で膵炎が発症する可能性があることが知られており，脂質異常症の治療が必要である．

III 脂質の役割

脂質にはコレステロール(以下，Ch)，TG，リン脂

■表1 リポ蛋白の種類

リポ蛋白の種類	性質			組成				機能	動脈硬化惹起性	コメント
	大きさ(nm)	比重	リポ蛋白電気泳動の移動度	Ch(%)	TG(%)	リン脂質(%)	アポ蛋白の種類			
カイロミクロン	80〜1,000	<0.96	原点(移動しない)	7	85	6	B48,C1,C2,C3	食事由来脂質の運搬 脂溶性ビタミンの運搬	なし	小腸で合成される
超低比重リポ蛋白 VLDL (very low density lipoprotein)	30〜80	0.96〜1.006	pre β 位	20	55	18	B100,C2,C3, E	肝で合成されたCh,TGの運搬 脂溶性ビタミンの運搬	なし*	肝で合成される
中間比重リポ蛋白 IDL (intermediate density lipoprotein)	22〜30	1.006〜1.019	pre β と β の中間	45	25	12	B100, E, C2, C3	肝で合成されたCh,TGの運搬 脂溶性ビタミンの運搬	あり	
低比重リポ蛋白 LDL (low density lipoprotein)	20〜25	1.019〜1.063	β 位	45	10	22	B100	末梢組織へのChの供給	あり	
高比重リポ蛋白 HDL (high density lipoprotein)	8〜12	1.063〜1.21	α 位	25	5	30	A1, A2	末梢組織のChを肝に運搬	動脈硬化を抑制	肝，小腸で合成される
リポ蛋白(a) LP(a)	組成，性質はLDLとほぼ同じ								あり	LDL と spo(a)の結合体

*従来，VLDLには直接的な動脈硬化惹起性はないとされてきたが，最近では動脈硬化巣におけるVLDL受容体の発見なども報告されており，論議はつくされていない

■表2 脂質異常症の分類

WHO分類	増加する脂質		増加するリポ蛋白	原因疾患・要因	
	Ch	TG		代表的な原発性疾患	代表的な続発性疾患・要因
I	不変～軽度増加	著増	カイロミクロン	LPL欠損症 アポC-II欠損症	糖尿病
IIA	著増	不変	LDL	LDL受容体欠損症 (FH)	甲状腺機能低下症 ネフローゼ症候群 ステロイド薬内服
IIB	増加	増加	LDL & VLDL	家族性複合型 高脂血症	甲状腺機能低下症 ネフローゼ症候群 ステロイド薬内服
III	増加	増加	レムナント	アポE異常症	甲状腺機能低下症
IV	不変	増加～中等度増加	VLDL	家族性高VLDL 血症	アルコール多飲 ネフローゼ症候群 肥満 ステロイド薬内服
V	増加	著増	カイロミクロン&VLDL	LPL欠損症 アポC-II欠損症	糖尿病 アルコール多飲 肥満

質,糖脂質などいろいろな種類がある.臨床的にはCh,TGが重要である.脂質は一般的に水溶性が低く,全く溶けないものも多い.

Ch,TGの過剰は動脈硬化を起こすが,もともとは生体になくてはならないものである.Chは細胞膜,ステロイド,性ホルモンの原料であり,TGは末梢組織の重要なエネルギー源である.

IV リポ蛋白―種類,特徴,機能,代謝

Ch,TGは血液中でリン脂質および蛋白と結合し,複合体として存在する.これをリポ蛋白とよぶ.形は球状である.リポ蛋白にはいろいろな種類があり,それぞれの組成,比重,電気泳動度など化学的性質や機能が異なっている(表1).

リポ蛋白の分類は比重により行われるが,同じリポ蛋白でも不均一であり,表にあげた数字は一応の目安である.カイロミクロンは食事由来の脂質を運搬するリポ蛋白で,サイズは非常に大きく,比重は軽く,TGの含量が多い.毛細血管の表面に存在するリポ蛋白リパーゼ(TGを分解する酵素.以下,LPL)の作用を受けて小さくなり(カイロミクロンレムナントとよばれる)肝に取り込まれる.

VLDLは肝で合成されたCh,TGを肝外組織へ運搬するリポ蛋白で,やはりサイズは大きく,比重は軽く,TG含量が多い(カイロミクロンほどではない).LPLの作用を受け,血液中でIDL,LDLとしだいにサイズが小さくなり(Ch含量が増えていく),最後に肝の受容体に取り込まれる.

HDLは肝と小腸で合成される.末梢組織(動脈壁など)の過剰なChを取り込み,しだいに大きくなり,肝へコレステロールを転送する.

V リポ蛋白濃度に影響する因子

ChはLDL,HDL(LDLの1/3程度のChを運搬し,運搬の方向も逆である)により運搬されており,TGは主にカイロミクロン,VLDLにより運搬されている.Ch,TGはリポ蛋白として存在しており,遊離することはない.

動脈硬化惹起性のあるLDL濃度は,LDL受容体活性(とくに肝の)により大きく影響を受ける(活性が低いとLDLは高くなる).次いで,肝でのCh合成の影響を受ける.カイロミクロン濃度は食事由来の脂肪により(脂肪過剰摂取により高くなる),VLDL濃度は肝でのTG合成能により影響を受ける.また両者ともLPL活性(低下すると高値になる)に影響される.

VI 分類

表2に脂質異常症の分類を示す.脂質異常症がみられたら,まず①12時間以上絶食後のデータか,②TCかTGかまたは両方が増加しているか,③TG増加時はカイロミクロンかVLDLのどちらが増加しているか(セルロース膜電気泳動のパターンで判断するが,TGが1,000 mg/dLを超えるときはカイロミクロンが存在する可能性が高い),④原発性(一次性)か,続発

性(二次性)かを明らかにする．同じ原因でも食事の内容，時間，運動などいろいろな条件により表現型が異なることがある．

続発性の場合は原因疾患を治療しなければ脂質異常症の是正は困難であり，一次性か二次性かを明らかにすることは治療上大切である．

VII 症　状

1．脂質異常症と皮膚症状

TC，TG が高値でも一般に症状はないので，測定しなければ高いかどうかは不明である．TC(とくに LDL-C)の高値が長期間持続すると，腱に Ch が蓄積し肥厚する(アキレス腱，肘，膝，手関節などにみられ，腱黄色腫とよばれる)．また眼瞼(内側)に扁平な黄色の眼瞼黄色腫がみられる．角膜の外縁に細い白い輪が見られることもある(角膜輪)．レムナントが増加するⅢ型では腱黄色腫に加えて手掌の線が黄色に変色することもある．TG の高値が続くと(Ⅳ型など)粟粒大の皮疹が前胸部，殿部などにみられることがある．

いずれも脂質異常症の程度が重症であり，長期間持続した結果みられ，一般の脂質異常症ではほとんど起こらない．

2．脂質異常症(高 TG 血症)と膵炎

TG の高値(とくにカイロミクロンの増加)により急性膵炎を起こす可能性がある．TG が 3,000 mg/dL を超えると，その可能性が高まるため，迅速な治療が必要である．

3．脂質異常症(高 LDL-C 血症)と動脈硬化

LDL，レムナント(カイロミクロンレムナントと IDL の両者をよぶ)が動脈硬化(とくに虚血性心疾患)を起こす．動脈硬化を起こす機序については LDL が動脈壁中で酸化され，酸化 LDL となることが主要な原因と考えられる．高 LDL-C 血症と動脈硬化の関係は連続的なもので，LDL-C 濃度がある値を超えると動脈硬化が起こる，というものではないが，LDL-C や TC が高ければ高いほど動脈硬化を起こしやすくなる．高齢者における脂質異常症と動脈硬化の関係については，今後の検討が必要である．

LDL のなかでも比重が重くサイズの小さい small dense LDL が動脈硬化を起こすことが報告されており，電気泳動法を用いての測定が行われるようになってきた．酸化 LDL は血液中でも存在するが臨床的な意義については確立しておらず，一般に測定は行われていない．LDL-C は直接に測定できるが，以下の式で計算して求めることも可能である．

$$LDL\text{-}C = TC - HDL\text{-}C - (TG/5)$$

ただし，TG が 400 mg/dL 以下のときに限る．

VIII 治　療

治療の目的は，動脈硬化の予防(高 LDL-C 血症)，膵炎発症の予防(高 TG 血症)にある．動脈硬化は脂質異常症だけでなく，加齢(男性 45歳以上，女性 55歳以上)，高血圧，糖尿病(耐糖能異常を含む)，喫煙，冠動脈疾患の家族歴，低 HDL-C 血症なども原因(危険因子とよぶ)であり，ほかの危険因子の是正も行う．どの程度まで LDL-C を低下させるかは合併する危険因子の状態によって決まる(表 3)．

治療には日常生活(ライフスタイル)の是正と薬物療法がある．ライフスタイルの是正は治療の基本であり，薬物療法を行っても続ける必要がある．食事療

■表 3　リスク別脂肪管理目標値

治療方針の原則	カテゴリー		脂質管理目標値(mg/dL)		
		LDL-C 以外の主要危険因子*	LDL-C	HDL-C	TG
一次予防 まず生活習慣の改善を行ったあと，薬物治療の適応を考慮する	Ⅰ (低リスク群)	0	<160	≧40	<150
	Ⅱ (中リスク群)	1〜2	<140		
	Ⅲ (高リスク群)	3 以上	<120		
二次予防 生活習慣の改善とともに薬物治療を考慮する	冠動脈疾患の既往		<100		

脂質管理と同時に他の危険因子(喫煙，高血圧や糖尿病の治療など)を是正する必要がある．
* 加齢(男性≧45歳，女性≧55歳)，高血圧，糖尿病(耐糖能異常を含む)，喫煙，冠動脈疾患の家族歴，低 HDL-C 血症(<40 mg/dL)
・糖尿病，脳梗塞，閉塞性動脈硬化症の合併はカテゴリーⅢとする

(日本動脈硬化学会：動脈硬化性疾患予防ガイドライン 2007 年版．p.16, 2007)

法，薬物療法が動脈硬化の発症を予防し，死亡率を低下させることについては，いろいろな報告がある．治療は持続させることが重要である．

1．日常生活の是正

ポイントは，①肥満の是正，②運動，③禁煙，④食事療法である．肥満の是正については標準体重が目安となるが，一般的に，標準体重まで減量することは困難である．数 kg（体重の5％）の減量で脂質が低下することがあるので，まず数 kg（体重の5％）の減量を勧める．

運動については30分程度の速歩，週3回以上で効果がある．喫煙は HDL を低下させるが，さらに動脈に直接作用して動脈硬化をひき起こす．喫煙者には禁煙を指導することが望ましい．

食事療法は，①カロリーの適切な摂取（25〜30 kcal/標準体重 kg 当たり），②食物繊維摂取の奨励，③アルコールの制限（ビール1本または日本酒1合程度とする），④果物や野菜の摂取の奨励，⑤脂肪分の制限（カロリーの25％以下とする）を勧めることである．LDL-C が高い場合はこれに加えて動物性脂肪，Ch（卵などに多い．1日300 mg 程度にする）の制限を行う．TG が高い場合はアルコール，糖分（甘いもの），脂肪分（動物性，植物性を問わず）の制限を指導する．カイロミクロンが高い場合はとくに脂肪分の制限が重要である．なお，これらの日常生活の指導は厳格にすると治療中断が起こりやすい．

2．薬物療法

LDL-C の高い場合にはコレステロール合成阻害薬である HMG-CoA 還元酵素阻害薬（スタチン）が第一選択である．→スタチン

有効性が高く副作用の発現は少ない．次いで陰イオン交換樹脂，プロブコールが使用されるが，飲みづらい，効果が弱いなどの特徴がある．プロブコールは Ch 低下作用以外に抗酸化作用がある．

TG の高い場合には，フィブラート系薬物が第一選択である．TG のみでなく Ch 低下作用もある．副作用としては肝障害，横紋筋融解症などがある．これ以外にニコチン酸製剤，エイコサペンタエン酸（EPA）などがある．いずれも TG 低下作用はフィブラートより弱い．EPA はスタチンと併用することにより冠動脈疾患の発症をより抑制することが示された（Lancet 2007；369：1090-1098）．

Ⅸ　看護師の役割

脂質異常症の治療は長期間にわたる．治療効果をあげることや持続させることに対して，栄養士とともに看護師の役割は大きい．ライフスタイルの変更は個人では困難であり，医療従事者による方向づけ（目標達成時にほめること，うまくいかないときのアドバイスなど）が治療効率をあげるうえで重要である．

脂質異常症患者の看護

■看護のポイント

原発性以外の脂質異常は，糖尿病，肥満，アルコール多飲などと密接な関連がある．さらに高血圧，喫煙が加わると動脈硬化への危険を高めるおそれがあるため，生活習慣の改善を中心に，脂質異常に関係したさまざまな要因の改善が看護の基本となる．

血液中の Ch と TG の値を適正にコントロールし，動脈硬化を予防し，心筋梗塞，脳梗塞など生命に危険を及ぼしかつ QOL を著しく低下させる疾患の予防を目指す．

また，実際のケアにおいては，ほとんどの場合自覚症状がないのが特徴であるため，生活習慣改善の必要性の理解と実践，継続するためのアプローチが必要となる．

■観察のポイント

1) 検査データの把握
   Ch 値，TG 値，血糖値，HbA$_{1c}$ 値，血圧，BMI（体格指数）など．
2) 既往症，年齢，喫煙歴
3) 食事習慣，運動習慣
4) 生活習慣，生活様式，生活信条

■具体的なケア

1) 定期受診（検査）のための援助
(1) 検査の意義と結果の意味の説明

脂質異常の指標となる Ch 値，TG 値は高値でも自覚症状がないため，血液検査をしなければわから

ない.

予防,改善のためには,状態を正しく把握するための定期検査が重要となる.脂質異常に直接・間接的に影響のある検査データにおいて,単独での「やや高め」「少し高め」の重なり合いが動脈硬化への危険を高めるため,患者に定期検査の必要性,重要性を理解してもらう必要がある.

(2) 継続受診の意義

患者が医療機関との関係を継続することが異常の早期発見と援助のきっかけを得られることなので,医療従事者は,患者に「たいしたことはない」「治療の必要がないから受診しなくてよい」「受診すると食事や生活習慣について厳しくいわれるからいやだ」などと思わせることのないよう,常に心がける必要がある.

2) 生活習慣を改善しやすくするための援助
(1) 改善の目標・計画

生活習慣改善のための変化や変更は少なく,簡単なものでなければ,日常生活に組み入れることはできない.そしてどんなに理想的な目標,計画を立てても,実施者は患者であり,患者が「やれる」「やろう」と思えないものは実行されない可能性が大であることを忘れてはならない.

(2) 目標設定と計画

理想的な目標を掲げて1つも達成されないよりも,患者ができると思えることを1つでも改善したほうが,病気の予防と改善に貢献する.改善の方向へ歯車が回転し始めると,関連要因も改善の方向へ動きやすくなる.

そのためには,患者の話をよく聞き,患者とよく相談して計画を立てることが必要である.

(3) 目標・計画の修正

長い経過中には,やむをえず自己管理が適切になされないことがある.そのとき患者が医療機関を訪れにくくならないように,日ごろから信頼関係を育て,計画の修正は医療者の責任であることを自覚する.

この基本的考え方をふまえて「Ⅷ 治療」に記された日常生活の援助や薬物療法への援助を行う.この際,食事療法については,栄養士と連携を取りつつ,患者の生活に合った指導を行う.運動療法については患者の虚血性心疾患因子を考慮することが必要となる.

失禁 (incontinence)

I 定義

失禁という言葉は「抑制できずにもらすこと」という意味をもち，病院では，尿失禁，便失禁，感情失禁などのように用いられる．失禁を専門にした国際禁制学会(International Continence Society；ICS)では，「失禁とは，不随意，あるいは無意識な便や尿の漏れが衛生的にも社会的にも問題となった状態」と定義している．

II 尿失禁 (urinary incontinence)

1．尿失禁の頻度

尿失禁の発生頻度は，性，年齢，尿失禁の判定基準などによって異なる．健常者の一般的な罹患率は，おおよそ女性30％，男性5％だが，高齢者の罹患率は健常者よりも確実に高率である．

女性の尿失禁の多くは，咳やくしゃみなど腹圧が上昇したときに起こるものであり，身体の構造やホルモンバランス，妊娠・出産，体型などが関与している．

男性の尿失禁は，加齢に伴い前立腺が肥大することで尿道狭窄をきたし，排尿困難となることが多く，この状態が増悪することによって膀胱から尿が溢れ，気がつかないうちに漏れ出てくることが原因であることが多い．

高齢者の場合，加齢に伴う膀胱機能の低下に加え，脳血管障害などの後遺症により，トイレまで間に合わず尿失禁を起こすようになる．

2．尿失禁の分類

尿失禁は症状や原因によって次のように分類される．

1) 切迫性尿失禁

強い尿意を感じた瞬間に膀胱収縮を起こし，不随意な尿漏れを起こす状態．感染(膀胱炎など)で膀胱が過敏な状態だったり，脳血管障害などにより，排尿を随意的に抑制する高位排尿中枢から橋排尿中枢への経路が障害されることにより起こる．

2) 反射性尿失禁

膀胱内にある一定の尿が貯留すると，尿意を感じることなく膀胱が反射的に収縮することによって起こる尿失禁．脊髄損傷の場合，急性期は橋排尿中枢からの伝達が遮断されることにより，尿道括約筋の収縮強化が起こり尿閉となることが多いが，慢性期では反射性

■表1　排泄行動に必要な機能

① 尿意・便意を正しく感じる機能
② トイレ・便器器を認識する機能
③ トイレへ移動する機能
④ 衣服を着脱する機能
⑤ 便器器を使用する機能
⑥ 排尿・排便する機能
⑦ 後始末をする機能

尿失禁となる．

3) 腹圧性尿失禁

咳やくしゃみなど，腹圧が加わることによって起こる尿失禁．多くの場合は骨盤底筋群のゆるみにより膀胱頸部の下垂をきたし，尿禁制機構の障害を起こす．

男性でも前立腺摘除術後などに起こりやすいが，女性の場合は妊娠・出産，肥満，閉経，便秘などが関連因子となる．

4) 溢流性尿失禁

膀胱の排出機能の低下により膀胱内に多量の尿が貯留し，その結果，尿道から溢れ出る形で排出される状態．前立腺肥大による尿道狭窄や，放射線治療後の膀胱萎縮，神経因性膀胱などにより起こることが多く，知らない間に漏れ出ていることが多い．

5) 機能性尿失禁

運動障害や精神障害などにより，一連の排泄行動(表1)ができないために起こる尿失禁．①円滑に移動動作ができない，②排泄環境の不備(場所，形，大きさなど)，③衣服の着脱が円滑にできない，④排泄後の処理ができない，⑤認知症など精神障害のためにトイレの場所がわからない，などが原因となる．

6) 尿道外尿失禁

尿道口以外のところから尿が漏れ出るために起こる尿失禁．骨盤内臓器の手術後や放射線治療後に起こる．膀胱腟瘻や尿管腟瘻，先天奇形の膀胱外反症や尿管異所開口(尿管が腟や尿道に開口)など．

3．尿失禁のアセスメント

尿失禁の原因や症状によって，尿失禁ケアは異なる．適切な援助を行うためには，まず尿失禁の状態や原因を正確にアセスメントし，理論的根拠に基づいたケア方法を選択する必要がある．

① アセスメントに必要な情報(表2)を収集する．
② 収集した情報を基準値と比較する．
③ 研究・調査などさまざまな報告と比較する．

■表2 尿失禁のアセスメントに必要な情報

問診	・年齢 ・既往歴 ・内服薬 ・妊娠・出産歴 ・肥満度 ・閉経 ・尿失禁の量と頻度 ・どのようなときに失禁があるか ・いつから尿失禁があるか ・尿失禁に対する対処方法 ・尿失禁に対する気持ち(治療に対する意欲・満足度など)
観察	〈視覚〉 ・全身状態 ・精神状態 ・ADL ・排泄物の状態 ・陰部の状態 ・排泄環境 ・排泄介助の方法 〈嗅覚〉 ・感染の有無 ・保清の状態 ・排泄物の状態 〈聴覚〉 ・尿勢 ・排尿時間 〈触覚(触診)〉 ・膀胱・子宮の位置 ・骨盤底筋の収縮力 ・骨盤底筋を随意に収縮できるか否か ・残尿の確認
検査	・尿流量測定 ・残尿測定 ・膀胱内圧測定 ・失禁テスト(パッドテスト) ・ストレステスト ・Q-tipテスト　など
記録	・カルテ(診療記録，検査結果，看護記録) ・介護日誌 ・排尿チャート(排尿時間，排尿量，尿意の有無，失禁量，飲水量など)

■表3　骨盤底筋訓練の方法

①全身がリラックスした状態で，肛門を締める
②その状態のまま膣を締め上げるようにする
③5秒間締めた状態を保ち，その後ゆっくりとゆるめる
　・ゆるめたとき，骨盤底筋がフワッと下がる感覚が感じとれれば，締める部位を理解できている
④この基本動作を100回/日行う
　・筋肉疲労を予防するために15～20回を1セットとし，各セットの間は5分以上のインターバルをあけるようにする

④患者の訴え(主訴)と客観的データとを比較する．
⑤問題を明確化する(だれが，どのような問題を感じているのか)．
⑥尿失禁の原因とタイプの検討をする．
⑦援助計画を立案する．

4．尿失禁のケア

1) 切迫性尿失禁のケア

(1) 薬物療法

抗コリン薬が投与された場合，副作用(口渇，便秘，排尿困難)なども含めて服薬指導を行う．

(2) 膀胱訓練

排尿の間隔を毎日少しずつ(10～15分程度でよい)延長していく．排尿を我慢するために骨盤底筋訓練を併用する．心因性頻尿の場合にも有効である．

2) 反射性尿失禁のケア

脊髄損傷などの急性期の場合は，排尿筋括約筋協調不全のためカテーテルが留置される．急性期を脱したら，できるだけ早期にカテーテルを抜去することが望ましい．自己導尿が最もよいが，残存機能や介護力によってはおむつや安楽尿器などを選択する．

3) 腹圧性尿失禁のケア

(1) 骨盤底筋訓練(表3)

継続することと，骨盤底筋をきちんと収縮できることが重要である．

(2) 肥満・便秘の解消

(3) 手術療法

膀胱頸部の吊り上げ術，コラーゲンの注入．

(4) 薬物療法

あくまでも補助的なものととらえる．

4) 溢流性尿失禁のケア

溢流性尿失禁が考えられる場合，次のような治療やケアを行う．

①残尿の有無を確認する．
②前立腺肥大のような尿道狭窄による残尿がある場合は，狭窄部の外科的治療が必要となる．
③低コンプライアンス膀胱(膀胱の収縮・伸展が不良な状態)の場合は，薬物療法，手術療法，神経ブロックなどが行われる．
④おむつなどの排泄用具を検討する．

5) 機能性尿失禁のケア

①排泄行動のどの部分が障害されているのかを確認する．
②障害された動作を補える排泄用具を選択する．
③動作に伴う疼痛がある場合，痛みのコントロールを行う．
④運動機能障害の場合，残存機能をいかすとともに

リハビリテーションを行うことが大切である．
⑤脳血管障害の後遺症では，切迫性尿失禁も伴っている可能性があることを考慮する．
⑥認知症など精神障害が原因の場合，尿意を示すサイン（落ち着きがない，下腹部に手をもっていく，服を脱ぐなど）を見つけ，排尿誘導を行う．
⑦トイレの表示を大きくするなど，わかりやすいようにする．

6）尿道外尿失禁の治療・ケア

外科的治療が可能であれば，手術療法で治療することが望ましいが，外科的治療が不可能であれば，おむつや尿パッドなどの排泄用具を選択する．
また，装具貼付可能な部位であれば，パウチングをする（瘻孔用の装具を貼付する）．

III 便失禁（fecal incontinence）

1．便失禁の原因

便失禁に関しては，わが国ではまだ共通に用いられる分類法が確立されていないが，ここではノートンによる原因分類（表4）をもとに述べる．

1）肛門括約筋の障害による便失禁

肛門括約筋の損傷や脆弱化によって，排便を抑制することができずに便失禁をきたす．

2）下痢に由来する便失禁

何らかの原因で下痢がある場合，強い腸蠕動を起こし，腸内圧が上昇し，切迫するため，トイレまで間に合わずに失禁する．

3）便秘に由来する便失禁

頑固な便秘の場合，便秘という言葉に反して便失禁の原因となることがある．硬くなった糞便が腸壁を刺激して，多くの粘液や下痢便をつくり，これが肛門から漏れ出ることによって便失禁をきたす．

4）神経障害（神経損傷や神経疾患）による便失禁

通常は，糞便が直腸内に充満すると排便反射が起こり排便が始まるが，神経障害により，便意を感じることや排便を抑制することができないために便失禁をきたす．

5）機能性の便失禁

機能性尿失禁と同様に，運動障害や精神疾患により一連の排泄行動（表1）ができないために起こる便失禁である．

2．便失禁の治療とケア

1）肛門括約筋の障害による便失禁のケア

脆弱化した肛門括約筋を骨盤底筋訓練で回復させることが第一である．そのほか，バイオフィードバックによる肛門括約筋訓練や外科的治療（人工括約筋，薄筋移植など）がある．

2）下痢に由来する便失禁のケア

下痢の治療が最優先であるが，下痢の治療が困難な場合は，おむつや便失禁用装具で対応する．その際，スキントラブルを起こさないように注意する（表5）．

3）便秘に由来する便失禁のケア

便秘の改善に努める（適度な運動，十分な食物繊維や水分の摂取，排便の習慣づけ，緩下薬の適用を医師に相談する）．

4）神経障害による便失禁のケア

直腸に糞便が充満しない状態を維持できるようにコントロールする．排便日誌などをつけ，排便習慣を把握できたら，できるだけそのときに排便できる環境を整えるようにする．習慣づけが困難な場合は下剤や浣腸を医師に相談し，使用する．下剤は下痢をひき起こすこともありうるので，注意が必要である．

浣腸や坐薬によって強制排便させ，排便をコントロールすることも効果的である．

5）機能性便失禁のケア

機能性尿失禁のケアに準じる．

IV 失禁患者の排泄用具

現在，排泄用具は数多くあるが，それぞれの用具の特徴をよく理解したうえで試用して評価を行い，患者の状態に適した用具を選択することが重要である（表6）．

■表4　便失禁の原因

便失禁の原因	疾　患
肛門括約筋の障害	出産 手術（直腸疾患，痔核，その他） 外傷 直腸脱
下　痢	感染性腸炎 炎症性腸疾患（クローン病，潰瘍性大腸炎など） 過敏性大腸炎（ストレスなど） 大腸の手術後
便　秘	活動性の低下 全身疾患 薬物の副作用 神経疾患（パーキンソン病など）
神経障害	脊椎損傷 多発性硬化症
機　能　性	麻痺に由来する運動障害 認知症 精神疾患

(Norton, C. : Bowel Control. p.11, Beaconsfield Publishers, 1999)

■表5 便失禁患者のスキンケア*

洗浄と皮膚のバリア機能の維持	①便失禁時には、できるだけ早急におむつ交換を行うが、頻回の石けん洗浄は皮膚の皮脂膜（バリア機能）を破壊することになる．そのため，下記の方法で皮膚に膜をつくり，便が直接皮膚に付着することを予防する ・石けんを使用したときは、石けん成分が皮膚に残らないよう十分に洗浄し、皮膚を乾燥させる ・洗浄後、肛門周囲皮膚に撥水性の軟膏（白色ワセリン，オリーブ油，撥水性クリームなど）を塗布する ・下痢のときには、撥水性の軟膏に皮膚保護パウダーを混入したものを塗布する．皮膚保護パウダーはpHを弱酸性に緩衝するため，下痢便の消化酵素の活性を低下させる作用がある ・肛門周囲にびらんを起こした場合は、皮膚保護材をびらんの大きさに合わせて貼付する．大きく貼るとずれを起こしやすく、はがれやすいことがあるので注意する
肛門用装具の貼付	①便失禁用の装具は、肛門周囲の皮膚障害予防だけでなく，頻回なおむつ交換による患者・介護者の負担も軽減できるが，違和感などのデメリットもある ②肛門周囲皮膚を洗浄・乾燥したのちに，肛門用装具（ストーマ用装具を用いても可）を貼付する ③肛門用装具の適応 ・臥床中の患者（体動によりはがれやすいため） ・便意がなく、頻回の下痢により常に便失禁している ・皮膚保護材によるアレルギーがない ・装具を貼付することを患者や家族が了承している

*便失禁が起こり、それが持続すると肛門周囲の皮膚障害をきたす．とくに，便性がゆるくなるほど消化酵素が活性化され，刺激性が強くなるとともに，皮膚が易浸軟となり，皮膚のバリア機能が障害されることになる

■表6 排泄用具の種類と選択のポイント

排泄用具の種類	選択のポイント
1）おむつ類 　テープ付き紙おむつ 　パンツ型紙おむつ 　ヒョウタン型紙おむつ 　フラット型紙おむつ 　敷くおむつ 　尿取りパッド 　（フラット，ギャザー，ポケット） 　おむつカバー 　（前あき，後ろあき，T字型，巻式） 　ネットパンツ	①1回の漏れ量，介護力 ②寝たきりか，起き上がりや歩行ができるか ③股関節の開閉制限 ④鼠径部の状態（やせ方） ⑤手先の自由度（自分でおむつの着脱が可能か） ⑥便と尿の両方を受けられるか
2）手持ち式収尿器（ⓐ）	①尿意がわかるか否か（尿意がわかるならば，女性もできるだけ収尿器を使用することが望ましい） ②性別（男性：陰茎の長さ，女性：尿道口の位置） ③手が使えるか否か，自分で当てられるか ④こぼさずに収尿器を処理できるか ⑤股関節が開くか
3）装着式収尿器（ⓑ）* 　コンドーム型 　ベルト固定型 　パンツ固定型	①陰茎の長さが3cm以上ある
4）差し込み式便器（ⓒ）	①腰上げができるか否か 　・やせているか、太っているか ②仙骨や尾骨部の突出の有無
5）ポータブルトイレ（ⓓ）	①使う人の身長と坐面の高さ ②かかとが十分に引けるもの ③取っ手や手すりが付いているもの ④坐面の軟らかさ ⑤掃除が容易

*蓄尿袋（設置型，身体固定型）と接続して使用．介護力が軽減でき運動性に優れているが，装着時に違和感があるため、知的障害などがあるとはずしてしまうことがある

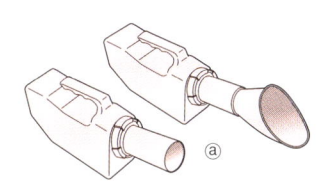

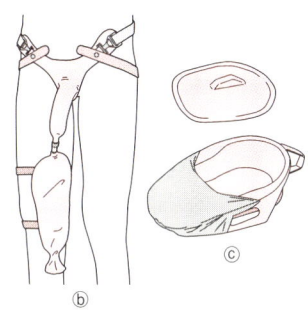

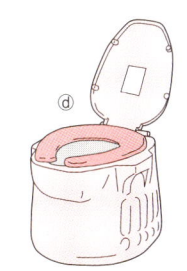

湿疹〈皮膚炎〉
eczema, dermatitis

I 定義・概念

湿疹という言葉は，一般社会では炎症性の皮膚病変を包括して漠然と使われている．しかし，皮膚科学で疾患名として用いる場合は，湿疹は皮膚の炎症反応に基づく一群の疾患を指し，皮膚炎と同義である．皮膚科においては，日常診療の症例数の約1/3を占めるポピュラーかつ重要な疾患である．病名として湿疹と皮膚炎のどちらが使われるかは，これまでの慣習的なものによるところが大きい．

1．湿疹の定義

臨床的には，①点状状態(小水疱，丘疹，漿液性丘疹，膿疱など)，②多様性(小水疱，丘疹，膿疱，びらん，痂皮(かひ)，鱗屑(りんせつ)，落屑(らくせつ)などの相を同時にまたは時期を変えて呈する．その経過は湿疹三角という図で表すことができる，図1]，③瘙痒を必ず伴う，の三徴候を有し，病理組織学的には，急性期には表皮細胞間浮腫，慢性期には苔癬化がみられる．無菌的，非伝染性である．

II 病因および分類

湿疹は外的要因と内的要因が絡み合って生じると考えられている(表1)．そのため病像は多種多様で，診断には専門的な知識と経験が要求される．

臨床的な特徴からの分類は，治療方針や予後と結びつくので理解しやすい．

1．臨床像からの分類
(1) 尋常性湿疹：いわゆる"湿疹"とよばれるもので原因が明らかでないものを称する．臨床所見から急性湿疹(acute eczema)と慢性湿疹(chronic eczema)に分けられる．実際には尋常性湿疹とはよばず，急性湿疹・慢性湿疹という診断名が用いられる．湿疹のほとんどは何らかの接触原によって生じていると考えられる．むしろ，この分類から接触原が判明したものを(2)として抜き出すと考えたほうがわかりやすい．

(2) 接触皮膚炎(contact dermatitis)
(3) アトピー性皮膚炎(atopic dermatitis；AD)
(4) 脂漏性皮膚炎(seborrheic dermatitis)
(5) 貨幣状湿疹(nummular eczema)
(6) 自家感作性皮膚炎(autosensitization dermatitis)
(7) ヴィダール苔癬(lichen Vidal)
(8) その他(特徴的な臨床像を呈するもの)
- 皮脂欠乏性湿疹(asteatotic)
- うっ滞性皮膚炎(stasis dermatitis)
- おむつ皮膚炎(diaper dermatitis)
- 主婦湿疹(house wive's hand eczema)
- 汗疱(異汗性湿疹，発汗異常性皮膚炎)(pompholyx)
- 膿痂疹性湿疹(eczema impetiginosum)

III 症状・病因・検査・治療

1．接触皮膚炎
1) 症状・病因
いわゆるかぶれ．外来刺激が接触した部位に一致して限局性に生じる湿疹反応．おむつ皮膚炎や主婦湿疹，あるいは原因によってウルシ皮膚炎，サクラソウ皮膚炎などの固有の診断名もある．

■図1 湿疹三角(湿疹病像の推移)

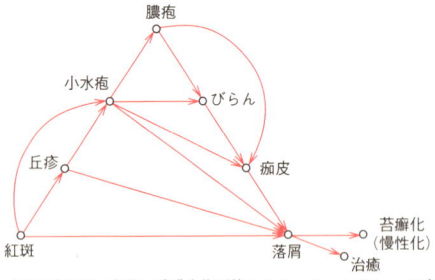

(小川秀興監：皮膚．看護卒後研修セミナー9，p.37，へるす出版，1985)

■表1 湿疹の病因

内的要因	外的要因
アトピー素因	温熱
乾燥	摩擦
湿潤	搔破
アレルギー	薬物・化学物質
内分泌異常	ハウスダスト
ストレスなど	花粉
	細菌，真菌など

①一次刺激性接触皮膚炎：一定の閾値を超えた刺激を受けることで，初回接触でもだれにでも起こりうる反応（洗剤，有機溶媒など）
②アレルギー性接触皮膚炎：Ⅳ型アレルギー反応による．感作が成立したのち，原因物質に再接触して起こる過敏反応（金属アレルギー，香料アレルギーなど）

特殊なものとして光が関与する光刺激性皮膚炎，光アレルギー性皮膚炎がある．

主な接触原としては化粧品，香水，石けん，シャンプー，洗剤，衣料品，染料，塗料，装身具や皮革製品などに含まれる金属（ニッケル，クロム，コバルトなど），ウルシ，キク，ギンナン，サクラソウなどの植物，医薬品，ゴムなどがあげられるが，身の周りのあらゆるものが原因となる可能性がある．

2）検　査

血液検査はほとんど役に立たず，発疹の部位，職業，趣味，既往などを手がかりとして問診を行うことにより，ある程度原因物質が推定できる．確定のためにはパッチテストを行う．

3）治　療

治療の基本は接触原を絶つことである．対症療法としてはステロイド薬外用，瘙痒に対しては抗アレルギー薬，抗ヒスタミン薬の内服を行う．

重症例では副腎皮質ステロイド薬の内服を併用する場合もある．光が関与するものではサンスクリーンを使用させる．

2．アトピー性皮膚炎

1）症状・病因

アトピー素因（皮表脂質低下，角層内セラミド低下，T細胞機能異常などによる皮膚のバリア機能低下により易刺激性となった皮膚）にさまざまな外的因子（ハウスダスト，ダニ，花粉，動物表皮成分，化学物質など）が作用して発症すると考えられているが，十分には解明されていない．喘息や鼻炎などのほかにアトピー性疾患を既往歴・家族歴にもつことが多い．

アトピー性皮膚炎の定義・診断基準を表2に示す．

乳児期は湿潤した疹，幼小児期は乾燥して苔癬化した疹となる．10歳ころには自然寛解する例が多いが，近年思春期以降軽快しない例，成人期発症例も増えている．これには大気汚染，気密性の高い家屋，接触原の多様化，ストレス増加が関係していると考えられる．

乳幼児期に食物アレルギーが関与するとの説もあるが除去・投与試験などで関係を明らかにできるものはきわめて少なく，3歳過ぎには食物アレルギーは急速に消失する．

また思春期以降，重症例に白内障，網膜剥離を合併することがあるが，眼周囲を強く掻破することなどが原因と考えられている．

2）検査

①血清IgE高値，IgE RAST高値
②末梢血中好酸球増加
③白色皮膚描記症：皮疹部をひっかくと一時的に白色となる現象で，特異的ではない．
④パッチテスト，スクラッチテスト

3）治療および注意

アトピー素因を改善する根本的な治療はない．低下しているバリア機能を補い，悪化要因を取り除きながら対症療法を行う．皮疹がないか，あっても軽微で薬物療法を必要としない状態の維持を目標とする．

①外用療法
- ステロイド外用（部位，状態に応じた強さのものを使用する）
- タクロリムス（免疫抑制薬）軟膏外用
- 保湿剤（皮膚バリア機能を保つために重要である）

②内服療法：抗アレルギー薬，抗ヒスタミン薬はかゆみをある程度抑え，アレルギー反応を抑制する効果も併せもつ．睡眠導入薬，自律神経安定薬なども有用である．しかし，内服療法は外用療法の補助的なものである．

③スキンケア：入浴では強くこすらない，衣類は刺激の少ない柔らかい素材のものを着用，部屋を適温，適度な湿度に保つなど．

④精神的ケア：ゴールが見えず，精神的に落ち込み，自暴自棄，ひきこもりになる例もある．

⑤食事制限は原則として行わない．場合によってはかゆみをひき起こすような刺激物やアルコールはさけたほうがよい．

⑥水療法，SOD（スーパーオキシドジスムターゼ）強化療法，海水療法，温泉療法などさまざまなアトピービジネスが流行しているが，科学的根拠がないばかりか，かえって有害なこともあるので注意を喚起する必要がある．

⑦ステロイドフォビア（ステロイド恐怖症）：マスコミあるいは民間療法による誤った情報からステロイド使用を極端に嫌い，その結果アトピー性皮膚炎が重症化していることもある．

3．脂漏性皮膚炎

1）症状・病因

脂漏部位（皮脂分泌の活発な部位：頭部，顔面，体幹）に紅斑・落屑が生じる．瘙痒は必発ではない．乳幼児期と思春期以降に発症するが，両者が同じものなのかはわかっていない．皮脂成分の質的異常が器質的にあり，トリグリセリドが細菌リパーゼに分解され刺

■表2 アトピー性皮膚炎の定義・診断基準　　　　　　　　　　　　　　　　　　　　　　（日本皮膚科学会，2002）

アトピー性皮膚炎の定義（概念）	
「アトピー性皮膚炎は，増悪・寛解を繰り返す，瘙痒のある湿疹を主病変とする疾患であり，患者の多くはアトピー素因をもつ」 アトピー素因：①家族歴・既往歴（気管支喘息，アレルギー性鼻炎・結膜炎，アトピー性皮膚炎のいずれか，あるいは複数の疾患），または 　　　　　　②IgE 抗体を産出しやすい素因	

アトピー性皮膚炎の診断基準	臨床型
1．瘙痒 2．特徴的皮疹と分布 　①皮疹は湿疹病変 　　・急性病変：紅斑，湿潤性紅斑，丘疹，漿液性丘疹，鱗屑，痂皮 　　・慢性病変：湿潤性紅斑，苔癬化病変，痒疹，鱗屑，痂皮 　②分布 　　・左右対側性 　　　好発部位：前額，眼囲，口囲，口唇，耳介周囲，頸部，四肢関節部，体幹 　　・参考となる年齢による特徴 　　　乳児期：頭，顔に始まりしばしば体幹，四肢に下降 　　　幼小児期：頸部，四肢屈曲部の病変 　　　思春期・成人期：上半身（顔，頸，胸，背）に皮疹が強い傾向 3．慢性・反復性経過（しばしば新旧の皮疹が混在する） 　　　乳児では2か月以上，その他では6か月以上を慢性とする 上記1，2，および3の項目を満たすものを，症状の軽重を問わずアトピー性皮膚炎と診断する 　そのほかは急性あるいは慢性の湿疹とし，経過を参考にして診断する	・四肢屈側型 ・四肢伸側型 ・小児乾燥型 ・頭・頸・上胸・背型 ・痒疹型 ・全身型 ・これらが混在する症例も多い 診断の参考項目 ・家族歴（気管支喘息，アレルギー性鼻炎・結膜炎，アトピー性皮膚炎） ・合併症（気管支喘息，アレルギー性鼻炎・結膜炎） ・毛孔一致性丘疹による鳥肌様皮膚 ・血清IgE値の上昇

除外すべき診断	重要な合併症
・接触皮膚炎 ・脂漏性皮膚炎 ・単純性痒疹 ・疥癬 ・汗疹 ・魚鱗癬 ・皮脂欠乏性湿疹 ・手湿疹（アトピー性皮膚炎以外の手湿疹を除外するため）	・眼症状（白内障，網膜剝離など） 　とくに顔面の重症例 ・Kaposi 水痘様発疹症 ・伝染性軟属腫 ・伝染性膿痂疹

激性の遊離脂肪酸になるという説，真菌（癜風）感染説がある．
2）治療
　①ステロイド薬外用
　②抗真菌薬（ケトコナゾール）外用
　③ビタミンB_2，B_6 内服
　④洗顔，洗髪（ケトコナゾール含有シャンプー・リンス）

4．貨幣状湿疹
1）症状・病因
　下腿や上肢の伸側，体幹などに境界明瞭な貨幣状（円形）の湿疹局面が多発する．瘙痒が強く，搔破のため自家感作性皮膚炎に移行することが多い．虫刺されや乾皮症を搔破して生じることが多い．再発を繰り返し，年余にわたる経過もある．

2）治療
　保湿剤およびステロイド薬外用，抗アレルギー薬，抗ヒスタミン薬の内服．

5．自家感作性皮膚炎
1）症状・病因
　種々の湿疹病変に続発して急激に全身に散布疹が生じる病態．原発病変は下腿が多く，接触皮膚炎，貨幣状湿疹，うっ滞性皮膚炎，アトピー性皮膚炎，足白癬や熱傷後の湿疹化であることが多い．
　原発巣での皮膚組織破壊産物，細菌，化学物質などがアレルゲンとなり（内在性アレルギー），全身に拡大すると考えられている．

2）治療
　原発巣の治療とステロイド薬外用，抗アレルギー薬，抗ヒスタミン薬の内服．

6. ヴィダール苔癬
1) 症状・病因
中年女性の項部，腋窩などに生じる苔癬化局面．激しい瘙痒に伴い，搔破行動を繰り返しているうちに生じる慢性湿疹．原因は不明だが衣服やヘアブラシによる摩擦，金属アレルギー，心因性因子が関与していると考えられる．

2) 治療
ステロイド薬外用（とくにテープ剤），抗アレルギー薬，抗ヒスタミン薬の内服．

IV 予 後

一般に湿疹は治りにくいものと思われている．しかし冒頭にも述べたように，湿疹・皮膚炎群の発症は外界から皮膚に作用する外因と，それを受ける側の準備状態によって規定されている．したがって，個々の例を詳細に検討すれば，決して難治な疾患ではない．

比較的簡単に外的刺激因子を発見しうる接触皮膚炎をはじめとして，アトピー皮膚炎を含むすべての湿疹・皮膚炎群には，多かれ少なかれ外因が関与しているはずである．それを見出しうるかどうかが予後を決めている．

環境中には刺激物質やアレルゲンが増加し続けており，発症予防としてのスキンケアと，原因物質や増悪物質の検索がきわめて大切である．

湿疹〈皮膚炎〉患者の看護

■看護のポイント

皮膚疾患のなかには，他疾患の一症状，合併症として現れるものも多い．また，皮膚疾患が全身状態に影響を及ぼすこともしばしばみられる．

湿疹の急性期には，紅斑，丘疹，小水疱，膿疱，びらん，痂皮，鱗屑などの混在した多様な状態を呈する．これらの皮疹の状態は人目につきやすいため，人に嫌われるのではないかといった劣等感をもつなど，精神的苦痛も大きい．

さらに湿疹の症状としては，瘙痒を伴うことが多く，これをいかに軽減させるかが重要となる．また，市販薬での自家療法をするなど，自己判断で行うことから，治療の逆効果となる行動をしやすいので，正しい治療法や生活指導が必要となる．

■観察のポイント

1 全身の状態・症状の観察
皮膚疾患のなかには，他疾患の一症状，合併症として現れるものも多い．一般状態，症状，血液，尿などの諸検査の結果にも注意する．

2 皮疹の変化の観察
1) 皮疹の形状
数（1個か多数か），大きさ，輪郭，境界はどうか，円形か地図状か．

2) 皮疹の性質
色調，表面の性質は乾燥しているか，湿潤しているか．皮疹のある部位は一定の場所か，左右対称か片側性か．

3) 自覚症状
瘙痒，痛み，感覚麻痺などの症状を正確に聴取，観察，記録する．

■具体的なケア

1 患者の悩みを理解する
①病変が自分自身で観察でき，人目につきやすいため，悩みや劣等感をもつ．
②経過が長いことから，情緒不安定になったり，周囲の状況に順応できなくなる．
③経済的負担が大きい．

2 精神的援助
患者のもっている悩みを理解して，接する必要がある．患者は神経質になっており，訴えがくどくなることも多い．

①忍耐強く傾聴するように努める．
②家族，周囲の人々の理解，思いやりなどの協力を得る．
③症状に応じて化粧品，かつら，衣類などで目立たないように工夫する．
④熱中できる趣味，テレビ，読書などで，疾患から気をそらせることも必要である．

3 かゆみに対する援助
湿疹の主な症状のうち，とくに患者を悩ませるものはかゆみである．

かゆみは多くの場合，持続性で，疾患が軽減しないかぎり完全に取り除くことはできない．いかにかゆみを軽減させるかということが大切である．
① 掻破の予防
② 誘発因子の除去
③ 気分転換
→かゆみ

4 生活指導

皮膚疾患は，一般に症状を軽視されがちで，市販薬などでの自家療法を行ったり，自己判断で入浴などを行ったり，アルコール類や刺激性食品を摂ることで，症状の悪化をまねくことがある．また小児や高齢者に多いことも考慮して，繰り返し正しい生活指導をしていく必要がある．

1) 入浴時の注意
① 機械的刺激はさけ，ゴシゴシこすらず，軽く泡立てる程度で洗い落とす．
② 使用する洗剤は，刺激の少ない中性のものを選ぶ．

2) 衣服の調整
衣服は直接皮膚に触れるものであるから，材質や着用方法によって，皮膚症状の悪化をきたしたり回復を遅らせたりすることがあるので，以下の点に注意する．
① 刺激の少ないものを選ぶ（衣服の縫い目や糊が刺激になることもある）．
② 通気性のよいものを選ぶ．
③ 水分の吸収のよいもの（ガーゼ，木綿などの製品）が好ましい．
④ ナイロン，絹，ウール製品で，皮疹が悪化する患者もいるので，これらの着用に注意する．

3) 食　事
皮疹やかゆみの増強の誘因となる食品の摂取をさける．また以下の点に留意する．
① 飲酒や香辛料などの刺激性食品を控える．
② 過食をさけ，便秘をしないようなよい排泄習慣をつくる．
③ 規則正しい食生活の指導を行う．

4) 環境の調整
皮膚疾患は病変部位が人体の最外層にあるため，健康な皮膚であれば耐えられるような刺激によっても影響を受けやすい．

したがって，環境の調整をはかり，刺激から皮膚を防御することが重要である．

刺激には，暑さ，寒さ，紫外線，化学物質，細菌など外的なものがある．以下の点に注意し，刺激からの防御をはかる．
① 室温の調整
② 日傘，サングラスの使用，広いつばの帽子の着用
③ 化粧品，化学薬品などに直接触れないよう注意する．
④ 過食，便秘，睡眠不足などの内的刺激を防御するために，規則正しい食生活，消化のよい食物を摂取し便秘を予防する．
⑤ 精神的ストレスを少なくするように心がける．
⑥ 病室の換気・清掃を行い，衣類やシーツを清潔にし，快適な環境をつくる．

質的研究
qualitative study

I 概説

　質的研究は，その事象が何であるのか，その事象の本質や意味，パターンなどを探求するものである．質的研究の目的は概念の抽出や仮説の構築にあり，研究対象者の会話や行動，記述などの質的データを帰納的に分析する方法を用いる．質的研究の考え方や方法論は哲学，歴史学，社会学，人類学などの人文科学と社会科学に由来している．一方，量的研究は，予め研究者が設定した概念枠組みや，研究のなかに含まれる要素間の関係に基づいて収集（測定）した数量的なデータを演繹的に分析し，何が生じているのか探索したり，仮説や理論を検証するものである．

　質的研究と量的研究の前提および過程を比較すると，おのおの特徴を有している．量的研究の前提には，研究対象の事象は研究者が客観的に測定しうる存在であるという考え方があり，人間の感情や信念のような主観的な事象であっても，それを数値化して演繹的な分析を行う．それに対して質的研究の前提には，人間を知るためには客観的に観察でき測定できる以上のものが必要であるという考え方があり，研究者が人間や社会のあり様をそのままとらえ，帰納的な分析を行う．

　このような相違はあるが，質的研究と量的研究は対立するものではなく相互補完的である（表1）．質的研究が生み出した仮説を量的研究によって検証することもありうるし，量的研究が明らかにした傾向をもとに，人間や社会のあり様をより深く知るために質的研究を用いることもできる．

　1970年代以降，質的研究方法の開発が進むにつれて，看護研究においても質的研究方法が用いられるようになった．この方法によって人間の存在や看護実践をありのままにとらえていくことで，看護の重要な要素（人間の健康や病気，環境，ケアなど）に新たな視点が加わる可能性がある．

　とくに，病気の受容や物事の意思決定の過程などを研究テーマとする場合，研究対象者の語りや行動をデータとすることによって，質問紙による量的研究では把握の難しい，心の揺らぎや葛藤などの本質あるいは意味を探求できる．また，看護研究は，研究対象者への倫理的観点から，実践知を検証するために実践現場で実験を行うことには慎重を期さなければならない．しかし，日々の看護業務が展開されている実践現場の状況を観察し，そこから看護ケアの実践知を導出する質的研究を行うことは，倫理上，十分可能である．したがって，今後，看護の実践知を集積していくうえで，質的研究は重要な位置を占めると考えられる．

II 分類

1．研究対象

　一般に質的研究の対象となりうるのは，研究テーマの探求に必要なデータを数値で表すことが難しいも

■表1　量的研究と質的研究の比較

	量的研究		質的研究
	量的記述研究（実態調査）	仮説検証型研究および因果関係検証型究	質的記述研究
研究の目的	事象の探索	仮説や理論の検証	概念の抽出や仮説の構築
研究方法の特性	自然科学の手法で客観的に測定した量的データを演繹的に分析する		人文科学と社会科学に由来した手法で収集した質的データを帰納的に分析する
研究の概念枠組み	暫定的	明白	暫定的，ない場合もある
仮説の有無	仮説なし	仮説あり	仮説なし
データの収集方法	質問紙，定型面接	質問紙，定型面接，実験および準実験	自由／半構成面接，参加観察，自由記載の質問紙，記録資料収集
標本数	多数のことが多い		少数のことが多い
データ収集と分析	収集から分析，考察と順を追って進む．データ分析の手法には統計学が用いられる		収集，分析，考察が同時に進む．この過程の主たる用具は研究者自身である

の，研究対象者の主観的な体験を知ることに意義があるもの，過去から現在に至る過程をとらえることが重要なものである．

2．データの収集方法

主な収集方法として，①研究者自身が研究対象となる場の構成員として参加し，一緒に行動しながら観察する参加観察法，②予めとらえようとする事象に関する質問項目をいくつか用意しておくが，研究対象者に合わせて柔軟に会話を展開する半構成的面接法，③研究対象者が自由に記載する質問紙法がある．なお，半構成的面接法には，1対1のインタビューと，6〜10人程度のグループを対象としたフォーカスグループ法がある．後者はグループのダイナミクスを活用するものであり，研究者はグループのディスカッションを促すファシリテーターの役割を担う．

また，記録資料を質的データとして用いる場合は，図書館などでデータ収集を行う．

III 方法論的枠組み

以下に表2に示す主な質的研究の方法を述べる．

エスノグラフィ(民族学的研究)は，文化人類学で人々の文化をその人々の観点（イーミック）から研究する方法として発展し，レイニンガー(Madeleine M. Leninger, 1925〜，米，看護学)が看護学に導入した．事象を全体的，総体的に研究しようとする特徴があり，文化や社会構造の観点を基盤に事象を探求する．研究者は一定期間，研究フィールドにとどまり，研究テーマに沿った人々の状況を詳細に観察し調べる．この研究方法によって，たとえば，人々のセルフケアの行動様式，実践現場における看護集団の文化の課題などを明らかにすることができる．

現象学的研究は，哲学の一分野である現象学を研究に応用した方法であり，人間の体験の本質を問い直すものである．たとえば，病や障害，痛み，喪失とともに生きる体験を本人がどのように意味づけているのかなど，その人の内面の世界をそのままの形でとらえることができる方法である．

グランデッドセオリーは社会学で始められた方法である．質的データの収集と分析，概念の抽出を繰り返し行いながら複数の概念を関連づけた理論を導き，さらにその理論が，研究によって収集されるデータによって検証される（理論的飽和）まで繰り返す．社会状況における体験の過程を問う研究に有用であり，看護研究において取り組まれることが多くなってきた．

→グランデッドセオリー・アプローチ

歴史的研究方法は，過去を検討して現在や未来にいかす知見を見出すことを目的としている．具体的に

■表2　主な質的研究の方法

エスノグラフィ（民族学的研究）
現象学的研究
グランデッドセオリー
歴史的研究
アクションリサーチ
批判的社会理論

は，公文書，著作物，日記，手紙などの公的および私的な記録資料を収集し，記録資料の信憑性を確認したうえでデータを解釈していく．解釈には確立された理論などによる暫定的な概念枠組みを用いる場合と，記述されている内容を帰納的に分析していく場合がある．記録資料を用いるため，著作権に関する知識をもつことが必要である．

アクションリサーチは，実践(行動)しながら研究を進めるものであり，産業と教育の領域で発展してきたといわれている．研究者はチェンジエージェント（変革促進者）の役割を果たしながら，研究参加者と協同してプロジェクトに取り組む．看護におけるアクションリサーチの重要な目的は，看護ケアあるいはヘルスケア実践の改善および質の向上にある．

なお，看護の実践現場および教育において，従来から事例検討と称して患者の状況や看護ケアを分析することが行われてきた．事例検討を質的研究として発展させることもできるが，研究として成立させるためには，倫理的配慮のクリアも含め，研究の方法論に沿うことが必要である．

IV 評価基準

質的研究の全体評価は，看護実践に有用な概念の抽出や仮説の構築がなされているかがポイントとなる．また，質的研究で妥当性，信頼性の用語を用いることは議論が分かれる．あえて用いるならば，妥当性の評価基準は，研究対象である事象の本質や意味，パターンなどを明確化することに焦点をあてているか，事象を可能なかぎり十分に知り理解しているかにある．信頼性の評価基準は，研究対象となる事象の場面や状況を正確に明確に表現しているかにある．

なお，質的研究はデータの収集や分析を研究者自身に依拠する方法であり，さらに数値化しないデータを扱うため，看護研究にあたっては，研究者の看護に対する真摯な姿勢と論理的思考力，高い倫理性が求められる．質的研究は科学であり，看護の実践と理論の発展に寄与できる研究方法だが，「質の低い」質的研究は科学足りえないことを認識して取り組む必要がある．

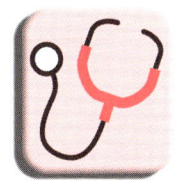

児童福祉法
Child Welfare Law

I 概説

児童福祉法は，すべての児童を対象としてその健全育成，児童保護の充実および健康増進を目的として，1947(昭和22)年に制定されたものである．その基本原理が第一条～第三条に述べられている．

第一条【児童福祉の理念】
①すべて国民は，児童が心身ともに健やかに生まれ，且つ，育成されるよう努めなければならない．
②すべて児童は，ひとしくその生活を保障され，愛護されなければならない．

第二条【児童育成の責任】
国及び地方公共団体は，児童の保護者とともに，児童を心身ともに健やかに育成する責任を負う．

第三条【児童福祉保障の原理】
前二条に規定するところは，児童の福祉を保障するための原理であり，この原理は，すべて児童に関する法令の施行にあたって，常に尊重されなければならない．

〈対象〉

児童福祉法の対象となる児童とは，満18歳に満たない者をいい，次のように分けて定義される．
①乳児：満1歳に満たない者
②幼児：満1歳から，小学校就学の始期に達するまでの者
③少年：小学校就学の始期から，満18歳に達するまでの者

■表1 児童福祉法改正のポイント

改正年	改正内容
1997(平成9)年	〈保育施策〉 ・措置入所から保護者が希望する保育所を選択するしくみ ・児童の年齢などに応じた保育サービス費用に基づく保育料負担方式 ・保育所における地域住民の子育て相談 ・放課後児童健全育成事業の法制化 〈児童自立支援施策〉 ・児童家庭支援センターの設置 ・児童相談所の機能強化 ・児童福祉施設の名称変更(教護院→児童自立支援施設，虚弱児施設・養護施設→児童養護施設)，自立支援機能の強化 〈母子家庭支援施策〉 母子寮を母子生活支援施設へ名称変更，母子家庭自立支援強化
2001(平成13)年	〈認可外保育施設に対する監督強化〉 ・認可外保育施設の届け出および年度報告義務 〈保育士業務の明確化，国家資格化〉 〈児童委員の活動の活性化〉
2003(平成15)年	〈市町村における子育て支援事業の実施等〉 ・保護者への相談・助言，情報提供 ・保育所，居宅等における子育て支援事業 〈保育の需要に対する供給計画の作成〉
2004(平成16)年	〈児童虐待防止等の充実・強化〉 ・児童相談所の役割明確化，相談体制の充実・強化 ・乳児院，児童養護施設の入所児童に関する年齢要件の見直し ・里親の権限の明確化 ・要保護児童に関する司法関与の見直し 〈新たな小児慢性特定疾患対策〉 ・対象疾患，対象患者の見直しにより，重症患者の重点化，対象年齢の延長 ・自己負担の導入　等

(社会福祉の動向編集委員会編：社会福祉の動向2007. p.143, 2007 より改変)

〈児童福祉法改正の要点〉

1994(平成6)年わが国は「児童の権利に関する条約」(「子どもの権利条約」)を批准した．社会状況の変化および支援を必要とする子どもの状況は多様化し，児童福祉法の大きな改正は1997(平成9)年から2004(平成16)年までに4回行われた．改正の主なポイントは表1のとおりである．

II 児童福祉の行政機関と専門職員等

児童福祉の事業活動は国の業務として行われ，厚生労働省雇用均等・児童家庭局が実施にあたる．都道府県・市町村においては，地方自治法により，国の行政組織と対応し，その行政事務の具体的な執行にあたる．

1．児童福祉審議会

児童や妊産婦の福祉に関する事項につき，調査審議する諮問機関で，地方自治体に設置されている．国レベルでは2001(平成13)年の省庁再編に伴い，社会保障審議会が設置されている．

2．児童相談所

児童福祉法に基づき児童の福祉の窓口として都道府県および指定都市，中核市に設置されている．児童相談所は，市町村への情報提供，援助，連絡調整を行う役割をもつ．

〈業務内容〉
①児童に関する家庭その他からの相談のうち，専門的知識および技術を要するものについての相談
②児童とその家庭についての必要な調査，心理学的・医学的・教育学的・社会学的および精神保健上の判定・指導
③必要に応じて児童の一時保護

3．福祉事務所

社会福祉行政における第一線機関であり，都道府県，市，特別区に設置されている．児童および妊産婦の福祉に関し，必要な実情の把握に努めるとともに，相談に応じ，調査，指導とこれらに付随する業務を行う．

4．保健所，市町村保健センター

児童の保健について正しい衛生知識の普及をはかり，健康相談，診査，保健指導を行う．また身体に障害のある児童，および疾病により長期療養する児童の療育についての指導，児童福祉施設に対し栄養の改善，衛生に関する助言などを行う．

これらの行政機関には，さまざまな職種の職員等が配置されている．医師，児童心理司，保健師，栄養士，理学療法士等の保健医療関連職種のほか，児童福祉司，民生委員，児童委員が児童福祉法には規定されている．

1）児童福祉司

児童相談所に設置されている専門ケースワーカーで，管内の一定地区を担当し，児童の保護，相談，指導等，児童福祉に関する事項を行い，関係機関との連絡調整をする．

2）民生委員，児童委員

民生委員は社会奉仕の精神をもって，地域社会のなかで社会福祉関係について問題をかかえている人の調査，相談，指導，助言にあたる一方，福祉事務所，児童相談所など関係行政機関に対する協力活動を行い，社会福祉の増進に努める．民生委員は児童委員を兼ねる．主任児童委員は，児童福祉に関する事項を専門的に担当する．

III 児童福祉対策

1．要保護児の福祉対策

保護者がいない，または虐待などにより保護者が養育することが不適当な場合，児童は児童福祉施設への収容・通所，里親，保護受託者への委託などにより保護される．

2．保育および子育て支援対策

保育に欠ける乳幼児への保育施策として，保育所への入所，延長保育，一時保育，休日保育が行われている．また地域社会の変化や家庭の就労状況その他のニーズの多様化に伴い，保育所や病院による病(後)児保育，保育所や地域子育て支援センターによる保育相談，地域子育てサークルの支援活動，子育て短期支援事業など，さまざまなサービスが行われている．

3．健全育成への対策

児童家庭支援センターにおける相談指導，児童厚生施設の設置，学童保育(放課後児童健全育成事業)の設置や活動の推進などを行う．

4．障害児の福祉対策

身体に障害があるか，知的発達障害であって日常生活を営むのに支障のある児童に対し，母子保健法，障害者自立支援法などと併せて，次のような対策が講じられている．

1）早期発見と療育指導

乳幼児健康診査などを通じて，早期発見に努め，精神面でのより精密な検査を必要とするものは児童相談所へ，身体面での診断治療を要するものは医療機関へ連絡する．これらのプロセスに応じて，保健所では相談，療育指導が行われる．

2）在宅療育サービス

障害児の判定に基づき，療育手帳が交付される．障害の種類や程度(等級)により生活用具(浴槽，訓練用

ベッド，補装具)の供与が行われる．
　また保護者が疾病などにより一時的に介護することが困難となった障害児の該当施設への短期入所(ショートステイ)やデイサービス，居宅介護サービスなどがある．
3) 施設通所・入所による保護・指導
　肢体不自由児通園施設，難聴幼児通園施設，知的障害児通園施設，肢体不自由児施設，盲ろうあ児施設，知的障害児施設，重症心身障害児施設などに通所・入所させ，機能回復訓練，生活指導を行う．情緒障害児，自閉症児に対する施設もある．

5．医療・療育の給付
①身体障害児で，障害の除去や軽減などが期待できる者に，指定医療機関において自立支援医療(育成医療)として給付される．
②結核に罹患している児童に，療育にかかわる給付が行われる．
③身体障害者手帳を交付されている児童に，補装具の購入，修理に要する費用が給付される．
④悪性新生物，慢性腎疾患，呼吸器疾患，心疾患などの慢性疾患により長期療養を必要とする児童(20歳未満を含む)に，医療が給付される(小児慢性疾患治療研究事業)．

IV　児童福祉施設

　社会福祉領域のなかでも，児童福祉施設は最も種類が多い．

1．助産施設
〈入院対象〉
　入院して分娩する必要があるにもかかわらず，経済的にその費用を支払うことが困難な妊産婦．

2．乳児院
〈入院対象〉
　保護者の病気，死別，遺棄，父母の離婚など，保健上，安定した生活環境の確保が必要な乳幼児．
　入院中の養育，退院後の相談その他の援助を行う．

3．母子生活支援施設
　配偶者のない女子や，これに準ずる事情にある女子とその児童を入所させて，これらの者を保護および自立支援，退所後の相談，その他の支援を行うことを目的とする．

4．保育所
〈入所対象〉
　保護者の仕事，病気，介護その他の理由により保育に欠ける乳児または幼児．
　認可保育所，認可外保育所(事業所内保育施設，駅型保育施設など)がある．

5．児童養護施設
〈入所対象〉
①保護者のない児童
②保護者がいても虐待されている児童
③その他環境上養護を必要とする児童
　①～③において，とくに必要のある場合には乳児を含む入所中の児童の養護，退所後の相談，その他自立のための援助を行う．

6．知的障害児施設
〈対象〉
　知的発達障害で，入所による集中訓練の必要な児童，または家庭や児童の状況などから保護者による養育が不適当な児童．
〈援護内容〉
　入所による保護，治療，独立自活に必要な知識，技能の提供，支援(生活指導，社会適応訓練，職業指導および教育指導など)．

7．自閉症児施設
　自閉症を主症状とする児童を対象とし，療育や生活指導を行う．知的障害児施設に含まれる．

8．知的障害児通園施設
〈対象〉
　知的発達障害で保護者のもとから通園できる児童．
〈援護内容〉
　通所による保護，独立自活に必要な知識技能の提供，支援．

9．盲ろうあ児施設
〈対象〉
　目が全く見えないか，強度の弱視である児童や，全く耳が聞こえないか，強度の難聴である児童．
〈指導内容〉
　入所による保護，独立自活に必要な指導または援助(生活指導および職業指導，盲・ろう学校への通学など)．

10．肢体不自由児施設
〈対象〉
　上肢，下肢または体幹の機能などに障害のある児童で，医学的治療，訓練および生活指導を必要とする児童または筋萎縮症の児童．
〈療育内容〉
　入所による医学的治療，独立自活に必要な知識技能の提供，支援(機能訓練，職能訓練および生活指導など)．

11．肢体不自由児通園施設
〈対象〉
　上肢，下肢または体幹の機能が不自由で，通園できる児童．

〈療育内容〉
　通園による，医学的治療，機能訓練および生活指導．

12. 重症心身障害児施設
〈対　象〉
　重度の知的発達障害と重度の肢体不自由が重複している児童(者)．
〈療育内容〉
　入所による治療および日常生活の指導．

13. 情緒障害児短期治療施設
　軽度の情緒障害を有する児童を，短期間，入所させるか保護者のもとから通わせて，その情緒障害の治療，退所後の相談その他の援助を行う．

14. 児童自立支援施設
　児童自立支援施設は不良行為をする児童の保護と指導にあたる児童福祉施設で，矯正教育を行う少年院とは性格を異にする．
〈入所対象〉
　喫煙，飲酒，金品の無断持ち出しおよび盗み，恐かつなどの不良行為をなし，またはなすおそれのある児童および家庭環境その他の環境上の理由により生活指導等を要する児童．近年では，いじめや虐待による入所も増えている．
〈支援内容〉
　入所または保護者のもとからの通所により，個別の児童に応じた指導，自立支援，退所後の相談，その他の援助．

15. 児童厚生施設
　児童の健全育成をはかるため，児童に健全な遊びを与えて，その健康を増進し情操を豊かにすることを目的とする児童遊園，児童館などの施設．

16. 児童家庭支援センター
　地域の児童の福祉に関する種々の問題に対して相談に応じ，必要な助言や指導を行い，児童相談所・児童福祉施設などと連絡調整など，総合的に行う．

重症集中ケア

intensive care；IC, critical care；CC

I 概念

重症集中ケアの目的は、高度医療機器が配備された施設において専門的知識と技術を駆使し、急性に生命危機に陥るような臓器不全あるいはその危険性のある患者の集中的監視、治療やケアを行う集中治療領域において、看護面からその一役を担うことにある。

集中治療室（ICU）は、病院の中央診療部門として内科系、外科系を問わず公平かつ効率的な運用が求められる。なかには、循環器病など特定の疾患に限定した集中治療のできる設備およびスタッフを病棟に配備し、そこで重症集中ケアのできる病院もある。

いずれにしても、最新の知識と技術を兼ね備え、急性期重症患者に心身両面からの看護を提供できる能力が求められる。

II 対象疾患

表1に示した対象疾患のうち、医師が集中治療室での管理が必要とみとめたものが重症集中ケアの対象となる。いずれも急性に発症した重症患者であり、1999（平成11）年、米国集中治療医学会は集中治療室への入退室に関する指針を示している（表2）。

わが国では社会的背景や医療経済状況などが異なるものの、限られた病床の効率的かつ公平な運用という点で、優先順位など参考となる部分も多い。

III 施設基準

厚生労働省が認定する特定集中治療室施設基準を表3に示した。

重症集中ケアを行うにあたり必ずしもこの基準を満たす必要はないものの、これらの施設基準を満たせば健康保険上2週間にわたり、特定集中治療室管理料が加算される。

■表1 重症集中ケアの対象疾患
1. 意識障害または昏睡
2. 急性呼吸不全または慢性呼吸不全の急性増悪
3. 急性心不全（心筋梗塞を含む）
4. 急性薬物中毒
5. ショック
6. 重篤な代謝障害（肝不全、腎不全、重症糖尿病など）
7. 大手術後
8. 救急蘇生後
9. その他外傷、破傷風などで重篤なもの

■表2 ICU入退室ガイドライン（米国集中治療医学会）
〈入室優先基準〉
第1優先： 重症かつ不安定な患者で、人工呼吸や持続的血管作動薬投与などの集中的治療がICU外では提供できない場合。たとえば、受ける治療に制限がなく、大手術後、人工呼吸を必要とする呼吸不全、ショックあるいは血行動態が不安定で集中的監視と血管作動薬を必要とする場合など

第2優先： 集中的な監視を必要とし、潜在的に可及的治療を必要とする可能性が高い場合。たとえば、複数の慢性的疾患により急性重症化の可能性があるもの

第3優先： 不安定な重症患者ではあるが、回復の可能性が低い場合。たとえば、急性疾患治療を受けるものの、気管挿管、心肺蘇生などに制限のあるもの

第4優先： ICUに不適当な患者。たとえば、1）too well to benefits；末梢血管手術、血行動態上安定した糖尿病性ケトアシドーシス、軽度のうっ血性心不全、意識下薬物中毒など。2）too sick to benefits；重症の不可逆的脳損傷、不可逆的多臓器不全、化学療法・放射線療法に反応しない転移性腫瘍、患者本人が決定能力をもち集中治療を拒否、脳死非臓器提供者、植物状態、永久的昏睡など

〈退室基準〉
1. 患者の状態が安定し、ICU監視と治療が必要のない場合
2. 患者の状態が最重症化し、より積極的なICU監視と治療が考えられない場合

■表3 特定集中治療室施設基準（厚生労働省認定）
1. 専任の医師が常時、特定集中治療室内に勤務している
2. 看護師が常時、患者2人に1人の割合で特定集中治療室内に勤務している
3. 特定集中治療室管理を行うにふさわしい専用の特定集中治療室を有していて、当該特定集中治療室の広さは1床当たり15m²以上である。ただし新生児用の特定集中治療室にあっては、1床当たり9m²以上である
4. 当該管理を行うために必要な次に掲げる装置および器具を特定集中治療室内に常時備えている
   救急蘇生装置（気管挿管セット、人工呼吸装置など）、除細動器、ペースメーカー、心電計、ポータブルX線撮影装置、呼吸循環監視装置
5. 基準看護の承認を受けていて、かつ自家発電装置を有している病院であり、かつ当該病院において電解質定量検査、血液ガス分析を含む必要な検査が常時実施できる
6. 原則として治療室はバイオクリーンルームである
7. 当該治療室勤務の医師および看護師は、治療室以外での当直勤務を併せて行わないものとする
8. 基準を満たす重症児が9割以上いる

IV モニタリング

対象患者の多くは呼吸循環補助を受けているうえに不安定なことが多く，集中治療室において使用するモニタリングは多岐にわたっている（表4）．

重症集中ケアを担う看護師は，これらのモニタリングから得られる情報を正確に理解し，その変化に迅速な対応をとる能力が求められる．

しかし各種モニタリングが整っている集中治療領域においても，医療や看護の基本は，「モニターを見ることではなく，患者を診ること」にあることを片時も忘れてはならない．

V 重症集中ケアのポイント

重症集中ケアにおけるポイントとして，集中治療室における環境ならびに医療機器の安全性維持，褥瘡を含む圧排部分の保護，交差感染や各種ライン・ドレーンや口腔ケアを含む感染制御，鎮痛・鎮静度評価を含む患者快適性の保持，栄養管理と排泄介助など消化管管理，精神面からの介助などがあげられる．とくに，かつては両極に位置した重症集中ケアと緩和ケアの調和が最近強く求められてきている．

患者は高度医療機器が配備された無機的な環境におかれ，自発的な動きが制限され，留置されたラインやドレーンにより感染の機会は増加している．こういった状況における看護の力は，単に患者の快適性の向上にとどまらず，その予後を左右する医療行為であることを十分に認識し，重症集中ケアにあたることが肝要である．当領域の専門家として，日本看護協会認定の「集中ケア認定看護師」がおり，近年活躍の場を広げている．

■表4 集中治療室でよく用いられるモニタリング

1. 心電図
2. 観血的動脈圧
3. 経皮的脈波酸素飽和度
4. 中心静脈圧
5. 肺動脈圧，肺動脈楔入圧
6. 心拍出量，混合静脈血酸素飽和度
7. 呼気二酸化炭素濃度
8. 深部体温
9. 消化管粘膜内pH
10. 脳圧・脳波モニター

重症集中ケアを必要とする患者の看護

重症集中ケアの目的は，重篤な状態にある患者を回復させ，生命を維持することである．24時間の緊急・救命のための濃厚なケアを行う施設としては，種々の先端技術を駆使した複雑な医療機器が備えられた集中治療室（ICU），冠〔状〕動脈〔疾患〕集中治療室（部門）（CCU）などがある．

重症集中ケアにおいては，看護師には生命徴候を観察し，適切な判断に基づく行動が求められる．患者の全身状態を把握するとともに医療機器を用いたモニタリングを行い，安全な管理のもとでケアにあたることが重要である．

重症集中ケアを受ける患者は，種々の機械，器具，ライン・ドレーン類を装着していることが多く，身体の自由が損なわれ，意思の伝達もままならない状況にある．そのために，環境に対する援助，意思の疎通への援助，精神的苦痛・不安への援助が重要である．

緊張状態での精神的苦痛は患者ばかりでなく，家族も同様であり，一人ひとりの状況を配慮した援助が重要である．

■看護の目的

(1) 患者の生命危機が回避できる．
(2) 疾患，治療に続発する合併症あるいは事故が予防できる．
(3) 病態や治療に伴う苦痛，あるいは不安が軽減できる．
(4) 早期に離床できる．

■観察項目と情報収集

患者から得られる情報とベッドサイドモニターなどの医療機器から得られる情報の収集，および患者は短い時間にも変化を生じるため，的確なアセスメントが重要になる．

得られた情報から患者の生体反応，治療の影響などを判断したり，次の行動への対処や手がかりとして患者の状態をアセスメントする．

1 患者自身から得られる情報

- 意識：自発開眼の有無，コミュニケーション障害の有無と程度，失見当識の有無と程度

- 瞳孔:瞳孔径と左右差,対光反射の有無,眼球位置,眼球運動
- 四肢麻痺:有無と部位,程度
- 呼吸パターン:呼吸回数,呼吸補助筋の使用の有無と程度,無呼吸の有無と間隔
- 呼吸音:ラ音の有無,聴取部位
- 組織血流:動脈触知の有無,強弱,拍動左右差,回数
- 心音:心雑音の有無と程度,聴取部位
- 腹部:腸蠕動の有無と程度,腹部膨満の有無と程度
- 筋肉:萎縮の有無と程度(MMTなどで評価)
- 関節:拘縮の有無と程度(可動域の測定など)
- 水分出納:輸液量,尿量,ドレーン排液量,発汗量,排便量,不感蒸泄量(計算により数値を出し,患者からの情報を得る)

2 医療機器から得られる情報
- 血圧:観血的血圧,非観血的血圧(両上肢,両下肢左右差,脈圧,波形)
- 心電図:心拍数,ST上昇・低下,不整脈の有無と頻度
- 中心静脈圧,肺動脈圧,心拍出量,混合静脈血酸素飽和度,肺動脈楔入圧(数値,波形)
- パルスオキシメーター(動脈血酸素飽和度)
- 体温:血液温,直腸温,膀胱温,鼓膜温,口腔温,腋窩温(熱型)
- X線写真:胸部,腹部
- CT,MRI:頭部,体部
- エコー:腹部,胸部

3 患者の身体変化以外で把握しておく情報
- インフォームド・コンセントの実施と内容,患者・家族の受け止め,反応
- 緊急時連絡先
- キーパーソンの確認
- 家族の家から病院までの移動時間の把握
- 家族(キーパーソン)の発言,態度,表情

■重症集中ケアの目標

患者の状態を正しくアセスメントしたうえでケアを選択し,患者に不必要な不安や苦痛を与えないよう効率的に行う.
①患者の全身の酸素運搬能を維持し,酸素消費を最小限にする.
②患者を外的環境から守る.
③廃用性症候群を予防する.
④患者の不安と苦痛を軽減する.
⑤家族自身の不安を軽減する.

■ケアの実際

- 呼吸理学療法および気管,口鼻腔内吸引による気道内分泌物の除去
- 四肢末梢の保温による末梢循環の改善と促進
- 発熱時の保温と冷却による体温調節
- 褥瘡予防,誤嚥予防,荷重側肺障害予防を念頭においた,ポジショニングの工夫とマットレスや当て枕の選択
- 医師と相談し,早期から経腸栄養を開始する
- 腹部のマッサージ,温罨法など腸蠕動を促進するためのケアを実施
- 関節可動域訓練の早期実施
- 失見当識の予防(昼夜の区別をつける.カレンダー,時計の設置,時間感覚がつくような話しかけ)
- 正確な薬物投与の実施とその確認の実施
- 正確な酸素療法の実施とその確認の実施
- 医療機器が正確に作動しているかの確認の実施
- 指示された治療が効果的であるかどうかを見きわめ,医師に報告と相談を行う
- 患者が安心できるような対応と環境調整(患者が現状を認識し,希望のもてるような声かけ,家族の面会時間の配慮,モニター音の調節,ベッドサイドのスタッフ同士の会話を減らす,夜間の照明調節など)
- 転倒,転落,自損を防ぐ(鎮静薬の投与,最小限の確実な抑制,危険なものを周囲に置かないなど)
- チューブやドレーンの圧迫による皮膚損傷を防ぐ(固定方法の工夫,テープ類の選択)
- 口鼻腔ケア
- 全身清拭,陰部洗浄,手足浴,洗髪など清潔ケアの実施
- 家族と話す場をもち,家族の不安や疑問,感情を傾聴し,状況に応じて医師から家族への病状説明の場のセッティングや,医療ソーシャルワーカーへの依頼を行う

手術を受ける患者の看護
nursing care for the perioperative client

I 概 説

手術は，大きく3つの時期(術前，術中，術後)に分けられる．

術前とは手術療法が適応と診断され，入院から手術までの準備期間である．術中とは，手術執刀医，麻酔科医，手術室看護師などが協力して，病変部分の除去や切開などの治療を行うときをいう．術後とは，麻酔覚醒から身体状況が回復し，社会復帰の準備をする期間である．

それぞれの時期によって患者の身体的，心理・社会的状態が異なる．患者の状態に応じた看護を行う．

II 術前の看護

術前には，患者の身体的，心理・社会的状態を整えて，最良の状態で手術が受けられるように援助する．

1．身体面への援助
1）検査時の援助
疾患の進行や諸機能の状態(呼吸器機能，循環機能，腎機能，血液凝固機能，肝機能)を把握するために，さまざまな検査が行われる．患者に検査の目的・方法を説明する．さらに検査前・検査後の処置や観察を行う．

2）全身状態の改善
栄養状態，合併症の改善のために，輸血，輸液，中心静脈栄養法，高エネルギー食，薬物により治療が行われることがある．患者の状態が早期に改善するように，指示された治療を適切に行う．また，これらの治療による副作用，合併症の予防と早期発見に努める．

3）術前処置
(1) 皮膚の清潔：創部からの感染予防のために入浴，あるいは清拭を行う．必要時，剃毛を行う．剃毛は，皮膚に損傷をつくり感染源となるので，手術直前に行うのが望ましい．また，行う場合には，次のようなことを考慮して行う．

〈方 法〉
①ヘアリムーバーを用いる．
②サージカルシェーバーを用いる．
③かみそりを用いる(手術直前に行う)．

〈範 囲〉
できるかぎり最小限にする．

(2) 消化管への準備：麻酔後の消化管通過障害を防ぐために，食事制限，低残渣食または絶飲食とする．また下剤，浣腸などで大腸内を空にしておく．

(3) 前投薬：①不安を軽減したり気道内の分泌を抑制し，麻酔の導入を容易にする．②麻薬性鎮静薬や副交感神経遮断薬などを麻酔の前に用いる．

与薬後は歩行を禁止し，手術室へはストレッチャーで静かに搬送する．

2．心理・社会面への援助
1）術前オリエンテーション
患者が術後に経験する治療や環境について，術前に説明する．この術前の説明によって，患者は術後の自分の状況について具体的にイメージでき，治療環境に早く適応できる．

オリエンテーションの内容は，術前準備のスケジュール，術後の身体的状態(創の部位，ドレーン挿入の位置など)と経過，痛みと対処方法，身体機能変化と対処方法などである．

2）術前訓練
術後は呼吸が浅くなったり，気道の分泌物が増加し呼吸器合併症を起こしやすい．深呼吸法と咳嗽法，吸入法，体位のとり方と早期離床について指導する．床上排泄訓練，臥位での含嗽の方法についても説明し，そのほか手術の種類により必要なことがらを練習する(松葉杖の使い方など)．

繰り返し練習を行い，術後に上手にできるように指導する．

III 術中の看護

全身麻酔による手術の場合，患者は意識がないため，すべてを医療従事者の判断に委ねている．看護師は，患者の身体面の援助はもちろん，患者が安全・安楽に手術が受けられるよう，患者の代弁者となって医療チームに働きかける．

直接介助看護師は，手指を消毒し，無菌操作で器械を準備し，手術進行に応じた器械出し介助を行う．常に手術野を整え，手術が円滑に行われるように援助する．

間接介助看護師は，患者が手術室に入室したとき，受け入れと確認，不安の軽減に努める．麻酔導入の介助，体位の固定など手術に必要な準備を行う．術中は，全身の管理と必要な器械器具の補充，輸液・輸血，出血・尿量の測定および記録を行う．

■図1　術後の観察ポイント

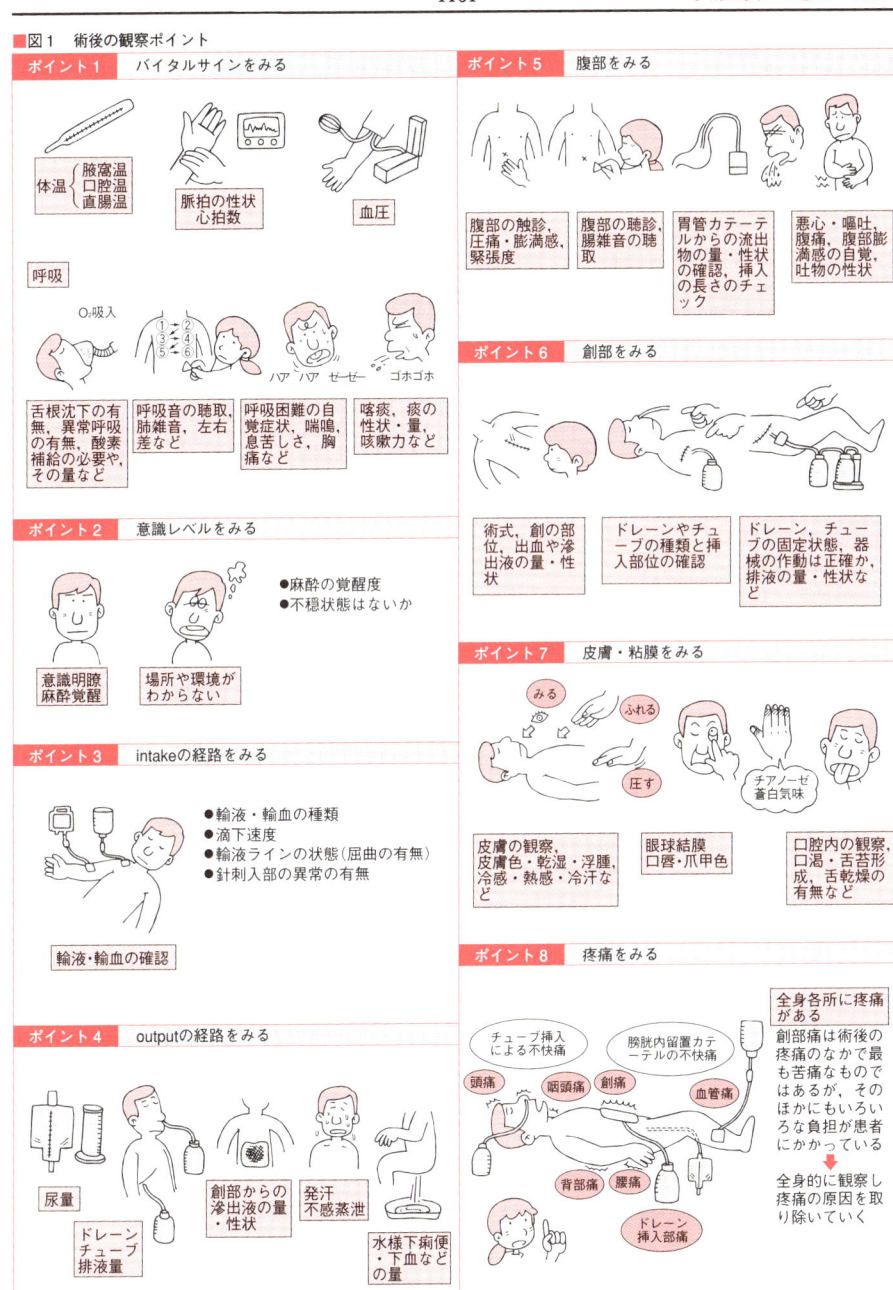

ポイント1　バイタルサインをみる

- 体温（腋窩温・口腔温・直腸温）
- 脈拍の性状・心拍数
- 血圧
- 呼吸（O₂吸入）
- 舌根沈下の有無、異常呼吸の有無、酸素補給の必要や、その量など
- 呼吸音の聴取、肺雑音、左右差など
- 呼吸困難の自覚症状、喘鳴、息苦しさ、胸痛など
- 喀痰、痰の性状・量、咳嗽力など

ポイント2　意識レベルをみる

- 麻酔の覚醒度
- 不穏状態はないか
- 意識明瞭、麻酔覚醒
- 場所や環境がわからない

ポイント3　intakeの経路をみる

- 輸液・輸血の種類
- 滴下速度
- 輸液ラインの状態（屈曲の有無）
- 針刺入部の異常の有無
- 輸液・輸血の確認

ポイント4　outputの経路をみる

- 尿量
- ドレーン・チューブ排液量
- 創部からの滲出液の量・性状
- 発汗、不感蒸泄
- 水様下痢便・下血などの量

ポイント5　腹部をみる

- 腹部の触診、圧痛・膨満感、緊張度
- 腹部の聴診、腸雑音の聴取
- 胃管カテーテルからの流出物の量・性状の確認、挿入の長さのチェック
- 悪心・嘔吐、腹痛、腹部膨満感の自覚、吐物の性状

ポイント6　創部をみる

- 術式、創の部位、出血や滲出液の量・性状
- ドレーンやチューブの種類と挿入部位の確認
- ドレーン、チューブの固定状態、器械の作動は正確か、排液の量・性状など

ポイント7　皮膚・粘膜をみる

- みる
- ふれる
- 圧す
- チアノーゼ、蒼白気味
- 皮膚の観察、皮膚色・乾湿・浮腫、冷感・熱感・冷汗など
- 眼球結膜、口唇・爪甲色
- 口腔内の観察、口渇・舌苔形成、舌乾燥の有無など

ポイント8　疼痛をみる

- 全身各所に疼痛がある
- 創部痛は術後の疼痛のなかで最も苦痛なものではあるが、そのほかにもいろいろな負担が患者にかかっている
- 全身的に観察し疼痛の原因を取り除いていく
- チューブ挿入による不快感
- 膀胱内留置カテーテルの不快感
- 頭痛、咽頭痛、創痛、血管痛
- 背部痛、腰痛
- ドレーン挿入部痛

（日野原重明総監：術前・術中・術後ケアマニュアル．ナーシング・マニュアル18, p.79〜82, 学習研究社, 1986より改変）

Ⅳ 術後の看護

術後看護の目的は，手術侵襲の早期回復や，術後合併症の予防により治癒過程を促進することである．侵襲の大きい手術，呼吸・循環の不安定な患者，高齢者などは，ICU管理の適応となる．

術後観察のポイントを図1に示す．

1．術後観察(術直後〜24時間)

(1) **意識状態の観察**：呼びかけて麻酔からの覚醒状態を把握する．覚醒が不十分なときは舌根沈下，吐物，咽頭出血などにより気道閉塞の危険があるかどうかを把握する．

(2) **バイタルサイン**：全身状態が安定(術直後〜術後72時間)するまで，15分〜3時間ごとにバイタルサイン(体温，脈拍，血圧，呼吸など)と尿量を観察する．とくに呼吸は回数，深さとともに呼吸音を聴取する．

(3) **カテーテル・ドレーン留置の場合**：排液の流出状態，量，性状を観察し，異常の早期発見に努める．

2．看護のポイント

(1) **呼吸管理**：気道分泌物と喀痰の吸引，体位変換，深呼吸などで呼吸器合併症を予防する．痰の喀出が困難な場合にはネブライザー，タッピングなどを行って状態を改善する．

とくに術直後〜術後72時間において排痰を促し，呼吸状態を良好に保つように援助する．

(2) **疼痛の軽減**：術後24時間は手術創の縫合部の痛みが最も強い．その後，牽引，ドレーン挿入部の痛み，安静による腰痛が出現する．これらには鎮痛薬(麻薬を含む)を用いて，硬膜外ブロックなどの方法で積極的な緩和が行われる．効果的に痛みが緩和されているかを観察する．血圧低下や呼吸抑制などの副作用に注意する．

またマッサージ，早期の体位変換などにより腰痛を軽減する．咳嗽時や体動時に痛みが強くならないように配慮する．

(3) **体位**：水平仰臥位を基本とし，嘔吐が予想されるときは側臥位か顔を横に向け，呼吸運動が制限されているときはファウラー位とする．

(4) **体位変換**：麻酔から覚醒後は同一体位による苦痛の軽減と，呼吸・循環促進のために積極的に体位変換を行う．創部を保護して創痛を最小限にし，チューブやドレーン類の抜去，圧迫，屈曲がないように注意する．

(5) **排ガス**：腹部手術では腸管麻痺のために，腹部膨満，悪心・嘔吐などが現れる．排気が遅れて苦痛が著明な場合は，体位変換を積極的に行う．腹部温湿布，カテーテル挿入による排ガス，浣腸などで腹部膨満を緩和する．

(6) **早期離床**：術後はカテーテル類の挿入，輸液，各種器具の装着で体動が制限される．早期離床により肺合併症・尿路感染症・静脈血栓症が予防でき，消化管運動の促進，筋力低下の防止，精神機能の活発化など回復が促進する．

(7) **手術創の処置**：無菌の手術創では通常2日に1回，ドレーン挿入部は1日1回，あるいは滲出液によりガーゼが汚染されたときに包帯交換を行う．このとき，滲出液の性状・量を観察する．創感染がなければ1週間で抜糸となる．

(8) **栄養管理**：経静脈栄養(末梢静脈，中心静脈)，あるいは経腸栄養(経管栄養，成分栄養，瘻管栄養)から徐々に経口栄養に移行する．開腹手術では排気があるまでは絶飲食とし，排気後，少量の水分，流動食から経口摂取を開始する．また，手術部位に応じた治療食を用意し(胃切除後など)，適切な食事摂取について指導する．

(9) **心理面への援助**：術後の患者は，激しい痛みがある，プライバシーが保たれない，機械類に囲まれた環境などにより不安が強く，夜間不眠やせん妄など一過性の精神症状(とくに高齢者)が現れることがある．

早期に患者の言語的・非言語的表現(行動，表情，しぐさ)などから不安を把握し，以下の看護を行う．
①現在行っている治療の説明をする．
②苦痛を緩和する．
③患者に声をかけ，不安の訴えに耳を傾ける．
④夜間は眠れるようにする(不眠を訴える場合は，睡眠薬や鎮静薬を用いる)．
⑤家族との面会の機会を増やす．

(10) **社会復帰への援助**：手術によって組織や器官を摘除するため一時的に，または永久的に形態変化や機能障害を残す場合がある．

看護師は患者が形態や機能が変化したことを受け止めて，機能の回復に努めたり残存機能を活用して社会復帰できるように援助する．

形態・機能の変化を患者が受け止められるために，家族への働きかけを行ったり同じ障害をもつ各種の「患者の会」などを紹介し，患者が自分自身で問題解決できるように援助する．

(11) **家族への援助**
①家族に術前・術後の経過を説明する．
②患者が装着している機械・器具の目的や取り扱いを説明する．
③退院後の患者との接し方などを説明する．

出血傾向
bleeding tendency

I 定義・概念

血管が損傷し，血液が血管外に流出しやすい状態で，生体の止血機構が障害された状態．止血は，出血が起こっている血管の損傷部位に血栓を形成することにより行われる．血小板が血管内皮下組織と反応するのが一次止血形成であり，次いで血液凝固反応が進行して血栓形成が完了する(二次止血形成)．

II 原因

1) 血小板数の低下：点状・斑状出血
2) 凝固因子の活性低下：関節内・筋肉内深部出血
3) 凝固因子に対する阻害物質の増加
4) 線溶の異常亢進：創傷部位より遷延性漏出性出血
5) 血小板や凝固因子の消費
6) 血管異常：皮膚に限局した点状・斑状出血

III 診断

1) 出血の既往の有無

抜歯，外傷，手術による異常出血がなければ，先天性出血性疾患は除外される．関節内血腫による疼痛と運動障害は，血友病以外ではほとんどみられない．

2) 家族歴，血族(いとこ)結婚
3) 出血傾向のスクリーニング検査(図1)
   ①血小板数
   ②出血時間
   ③活性化部分トロンボプラスチン時間(APTT)
   ④プロトロンビン時間(PT)
   ⑤フィブリン分解産物(FDP)
   ⑥フィブリノゲン

止血機構における障害部位を見当づけるための一般的な検査である．これらがすべて正常な出血性疾患は，血管性紫斑病と先天性第XIII因子欠乏症である．血小板数正常でも出血時間の延長がみとめられれば，血小板機能異常症が疑われる．出血時間や血小板に異常をみとめず，線溶系の異常が考えられる場合，APTT，PT，FDP，フィブリノゲンの成績より鑑別する．

IV 緊急対策

緊急を要する出血傾向は，①頭蓋内出血，②大量下血による出血性ショックである．血管確保，循環血液量維持をはかり，スクリーニング検査を行い，原因を確認し，原因の除去，血小板輸血，凝固因子，ビタミンK，ヘパリン投与など，それぞれに応じて適切に行う．

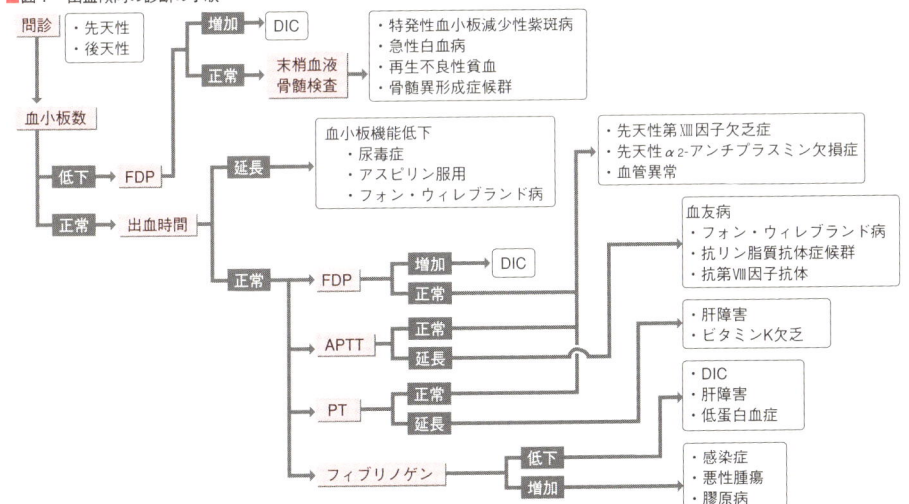

■図1 出血傾向の診断の手順

授乳 (じゅにゅう)
lactation

I 定義

授乳とは，乳児に母乳，人工乳などを経口的に与える行為である．

II 授乳の実際

1．授乳開始

出生直後に母乳の吸啜(きゅうてつ)をこころみてもよい．規定量を与え始めるのは，出生後6〜12時間が普通である．

また母親による授乳は，母親の分娩からの回復を考え合わせて決める．新生児の初回哺乳から母親がかかわれるのが理想である．

2．授乳回数

回数は，新生児側の因子によって左右されることが多い．新生児の胃の容積と胃内停滞時間が回数を決める根拠となるが，3〜4時間間隔の定期授乳法や，自律哺乳法で実施していることが多い．乳児期1〜3か月における平均胃内停滞時間は，母乳187分，人工乳222分といわれる．

母親側の因子としては，母乳分泌の量が問題となり，少量であれば，間隔が短く回数が増える．哺乳時間のリズムが整うのは，ほぼ1〜2週間後である．

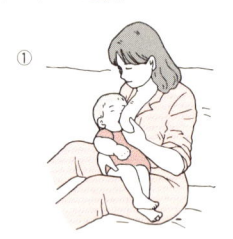

3．1回授乳時間

母乳が十分に分泌されている場合は，はじめの5分で必要量の約2/3を哺乳し，その後10分くらいかけて充足するといわれる．

4．授乳準備

授乳時は手指と乳首を清潔にする．また，授乳前に乳房と乳首をマッサージするとよい．児は眠気，嘔吐，チアノーゼの有無，泣き声，動きなど異常がないことを確認したあとにおむつ交換し，口の周囲を清潔にしてから授乳を開始する．

5．授乳時の姿勢(図1)

授乳時の姿勢は，母親が抱きやすく，児が吸啜できればどのような姿勢でもよい．ただし，頭部は胃よりも高くして抱くことが重要である．

6．排気のさせ方

授乳中に鼻腔を通ってくる空気が乳汁と一緒に胃に入ることや，授乳中たびたび乳頭を離したり，含ませ方が浅い場合などに，児は空気を飲み込む．この空気を放置すると，げっぷ時に乳汁を一緒に吐き出すこともあるので，授乳後は十分に排気をする必要がある．

方法としては，乳児を真っすぐに縦に抱き，背中を軽くなでる方法，肩のところに乳児の上腹部がくるように支えて抱く方法などがある．

■図1 授乳時の姿勢(児の飲み方による姿勢)

a．かかえ授乳
①のように母親の腕に児頭を乗せながら抱いて飲ませる方法であるが，児頭が固定しにくく，乳房軸と咬合面が一致させにくい結果，十分深くくわえられない場合には，②のように児頭を十分に支えながら行う抱き飲みの方法もある

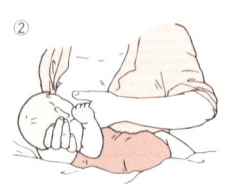

b．立ち授乳
児を大腿部にまたがらせ，児が立つような格好にして飲ませると十分深く吸啜することができる．乳房の小さい場合に適する

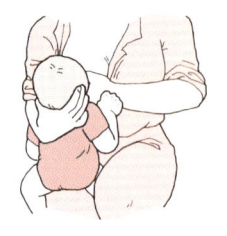

c．脇かかえ授乳
児を脇からかかえ込むような格好で，児が乳輪部まで十分くわえられるように児頭を支え上げる方法である

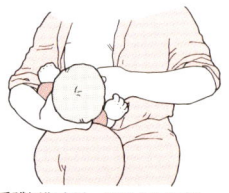

(母性看護学研究室：母性看護技術手順．p.18，慶應義塾看護短期大学，2001より改変)

■表1　授乳後，乳頭から乳児を離す方法

- 児頭と乳房を反対側にゆっくり動かし，乳頭を児の口角，頬と伝わる感じで離していく
- 児の下顎を引く
- 児の両頬を同時に口腔内に向けて押す
- 児の口角に少しすき間をつくる

授乳後10分間くらいは抱いて様子をみて，排気しないときは，頭側を高く傾斜させて寝かせるか，顔を横向きにする．

III　母乳哺育

1．母乳哺育の利点

①母乳中には母親の免疫が含まれることが，人工乳と最も異なる点である．とくに免疫グロブリンA（IgA）は乳児にとって大きな役割をもつ．母乳中には，はしかウイルス，百日咳菌，大腸菌，ポリオウイルス，サルモネラ菌など数多くのA抗体が含まれ，腸の壁を覆って，口から入る有害物質と戦ったり，吸収を拒む働きをする．

②母乳中には細菌の細胞膜を壊す酵素であるリゾチームや，抗菌作用をもつ蛋白質のラクトフェリン，細菌が組織に入るのを防ぐ糖類などが豊富に含まれている．

③母乳は，乳児の胃の働きに一致している．

④母乳は常に適温で，腐る心配がない．

⑤壊血病，くる病，小児麻痺が予防でき，鉄欠乏性貧血が少ない．

⑥母親の満足感が得られるとともに，乳児の安全性への要求も満たされ，それが人格形成によい影響をもたらすといわれる．

⑦母体にとっては子宮復古，身体回復が促進される．

母乳哺育の利点は数多くあげられるが，何よりも，子どもを育てるために自然がもたらした母乳であることに注目し，母乳哺育を目指したい．

2．母乳哺育の留意点

1）母乳哺育確立の条件

①母親自身が母乳哺育の目的をもち，妊娠期から断乳まで積極的に母乳分泌を促進する努力をする．

②母親に感染症や消耗性疾患がなく，副腎皮質ステロイド薬など特殊な薬物を用いていない．

③乳頭が吸啜可能で，皮膚に損傷がない．

④乳汁が必要量分泌されている．

2）新生児の条件

①哺乳力がある．すなわち新生児が正常な発育過程をたどっている．

②未熟児や重症疾患などでも哺乳が可能である．

③哺乳力に影響する口腔内の異常（舌小帯短縮症，兎唇・口蓋裂，鷲口瘡など）がない（異常があっても母乳は搾乳して児に与えられる）．

3）母乳分泌の促進

①早期授乳開始と反復授乳による射乳反射およびプロラクチン分泌の促進

②乳汁うっ滞を防止するための哺乳，マッサージ，搾乳など

③母親が母乳哺育を目的とすることと，周囲の協力

④母親の健康維持と，母乳分泌促進のための食生活や睡眠，休息，精神安定などに留意する．

⑤乳房を清潔にし，感染を予防する．また乳頭損傷を予防する．

4）母乳不足の見分け方

①授乳時間が長い．

②乳児の睡眠時間が常に3時間に満たない．

③乳児の便や尿量が少ない．

④体重の増加が1日30g前後に満たない．

3．断乳法

いったん断乳を決めたら，それ以降は一滴も与えないようにするのが効果的方法であるといわれている．

断乳後の乳房の手当ては，乳汁がうっ滞して苦痛であれば，その緩和ができる程度に搾乳し，自然に分泌が減るのを待つとよい．断乳の時期は，おのおのの方針に沿って決めればよく，一律に考える必要はない．しかし，乳児が食欲のない季節や時期，病気中はさけたほうがよい．

4．母乳が禁止される場合

一時的に禁止される場合と，全く母乳哺育が不可能な場合とがある．

1）母乳哺育が不可能な場合

①母親が重症の心・腎疾患で，授乳が母体に明らかに負担である場合

②母親が育児不能とみとめられる症状を示している精神病，てんかんである場合

③次回の妊娠が判明した場合

2）一時的に禁止される場合

①母親が感染症で，乳児への感染が考えられる場合

②母親が高熱を示し，育児が困難な場合

③副腎皮質ステロイド薬使用中など，薬物が乳汁に移行して乳児の成長に影響があると予想される場合

④乳腺炎で化膿し，乳汁に膿が入る場合

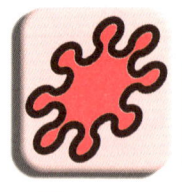

腫瘍
tumor；T

I　定義・概念

　腫瘍とは，生体内での細胞の非合目的かつ自動能的な過剰の増殖であり，一定の制御からはずれた増殖であると定義される．

　正常な細胞の増殖は，ある一定の規律に従って起こっているといえる．すなわち，小児期にみられる発育に伴う活発な増殖は，一定年齢に達すると停止するし，それ以降は，生理的あるいは病的に損失した細胞や組織を補充する形で増殖し，あるいはある生体への刺激に対する生理的な反応(主として防御反応)として細胞の増殖が起こるが，これらはその原因が取り除かれるとともに停止する．

　いずれもある一定の規律に従い，生体に対して合目的的に起こっている．これらの規律を逸脱し，ある細胞が自律的に過剰な増殖をしたものが腫瘍である．つまり，腫瘍とは生体からどのような要求も受けずにある細胞が勝手に増え続けるもので，多くは非可逆的であり，生体にしばしば悪影響をもたらし，のちに述べる悪性腫瘍に至ってはその影響は致命的である．また新生物(neoplasm)という名称も腫瘍と同義に用いられる．

II　分　類

1．良性腫瘍と悪性腫瘍

　腫瘍は良性腫瘍と悪性腫瘍とに大別される(表1)．腫瘍の良性，悪性を考える場合には，その生物学的特徴と病理組織学的特徴とを分けて考える必要がある．一般には，生体に対する影響を考えて，腫瘍の生物学的特徴すなわち臨床的特徴を重視し，腫瘍のなかでも浸潤性にすみやかに発育し，転移や再発を伴い，生体に対してしばしば致命的となる多大な影響を及ぼすものを悪性腫瘍とよび，それ以外を良性腫瘍としている．

　また悪性腫瘍のほとんどは病理組織学的に細胞異型，構造異型が強く，浸潤性形態を呈するという特徴を有するが，これらの特徴を有さずに病理組織学的には良性であっても臨床的には再発をきたし，生物学的に悪性の腫瘍も存在する．いずれにしてもこれらの良・悪性の分類には必ずしも明確な境界を引くことができない場合も少なくなく，腫瘍がより良性に近い場合を「悪性度が低い」，より悪性の場合を「悪性度が高い」と表現している．

　また，悪性度とは別に腫瘍の分化度という表現もあるが，これは腫瘍細胞が胎生期の幼若な細胞に近いものを低分化型，より成熟細胞に近いものを高分化型とし，一般には低分化なものほど悪性度が高い傾向にあるとされる．

2．由来組織による分類

　生体内のほとんどの細胞には腫瘍化の可能性がある．胎生期の由来組織により，内胚葉性，中胚葉性，外胚葉性に分類することもあるが，一般には上皮性組織由来の上皮性腫瘍とそれ以外の組織由来の非上皮性腫瘍とに分類される．これらのうち上皮性の悪性腫瘍が「癌(がん)」であり，非上皮性の悪性腫瘍は「肉腫」とよばれる．両者を合わせて「がん」とよぶ場合もある．また多くのがんにみられるような腫瘤を形成

■表1　良性腫瘍と悪性腫瘍の特徴

	良性腫瘍	悪性腫瘍
組織学的な細胞の特徴		
有糸分裂像	少ない	多い
クロマチン	正常	増加
分化度	高い	低い
発育の状態		
速度	遅い	速い
周囲組織への発育	圧排性	浸潤性，破壊性
被膜	(＋)	(－)
境界	鮮明	不鮮明
脈管浸潤	(－)	しばしば(＋)
転　移	(－)	しばしば(＋)
宿主への悪影響	少ない	高度

(正津　晃ほか監：成人看護学 3．新図説臨床看護シリーズ3，p.338，学習研究社，1995 より改変)

■図1　発がんのメカニズム

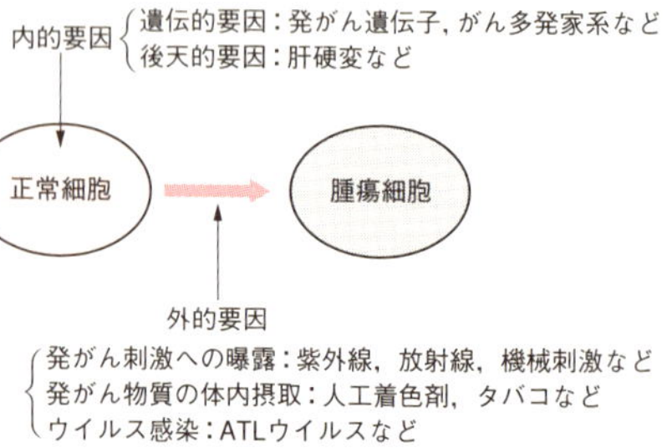

内的要因 ― 遺伝的要因：発がん遺伝子，がん多発家系など
　　　　　　後天的要因：肝硬変など

正常細胞 → 腫瘍細胞

外的要因
　発がん刺激への曝露：紫外線，放射線，機械刺激など
　発がん物質の体内摂取：人工着色剤，タバコなど
　ウイルス感染：ATLウイルスなど

■図2 腫瘍の進展形式(消化器系腫瘍の例)

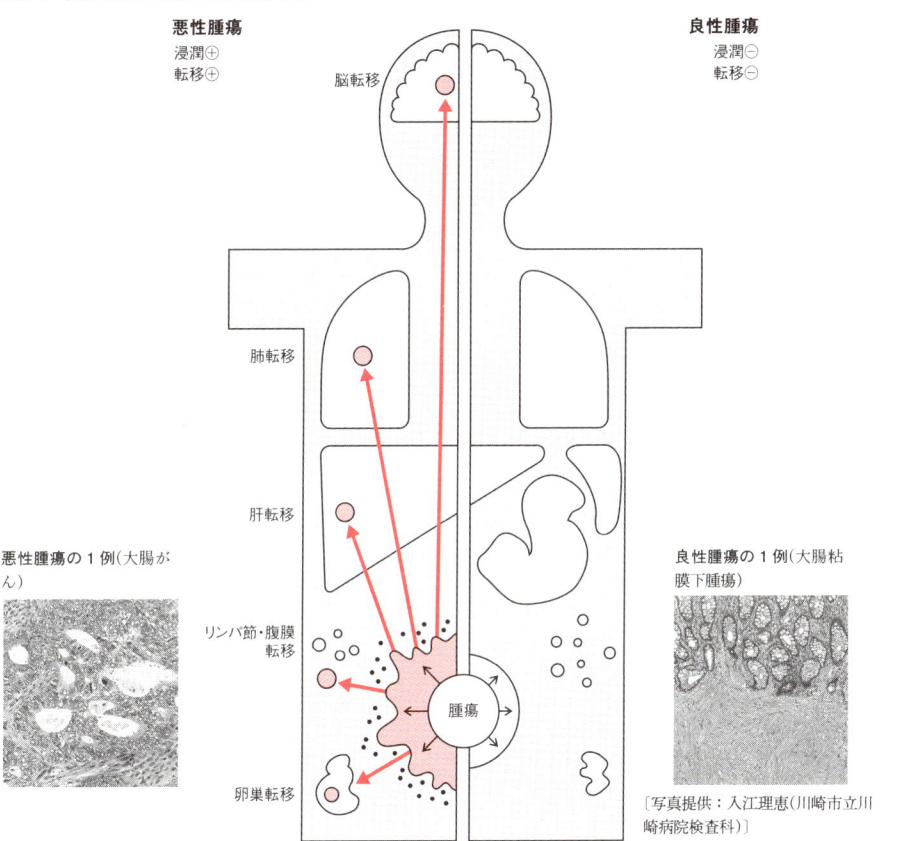

悪性腫瘍
浸潤⊕
転移⊕

脳転移

良性腫瘍
浸潤⊖
転移⊖

肺転移

肝転移

リンパ節・腹膜転移

腫瘍

卵巣転移

悪性腫瘍の1例(大腸がん)

良性腫瘍の1例(大腸粘膜下腫瘍)

[写真提供：入江理恵(川崎市立川崎病院検査科)]

するものを，固形腫瘍とよぶ場合もある．
　良性腫瘍の場合には由来する組織の名称のうしろに腫をつけて……腫とよぶことが多い．また，悪性腫瘍においては，組織名ではなく臓器名を用いた名称(胃がん，肺がん，子宮がんなど)が一般的である．

III 成因

　正常細胞がどのような理由で腫瘍化するのかに関しては，まだ完全には解明されていない．これらの解明は，とくにがんの発現という観点から研究され，種々の要因が考えられている(図1)．最近は，がん遺伝子とがん抑制遺伝子の関係の研究が行われている．

1．腫瘍の進展形式(図2)

　腫瘍，とくに悪性腫瘍は，種々の進展形式を示し体内へ広がっていく．これらの進展形式は腫瘍によって異なり，浸潤傾向の強いもの，血行性転移の多いもの，リンパ行性転移の多いものなどさまざまである．

2．臨床的意義

　良性腫瘍にあってはそのすべてが病的かつ治療対象であるとは限らない．ただし，それが生体に悪影響を及ぼすような場合や，悪性との鑑別が困難な場合では腫瘍を除去する必要が生じる．
　一方，悪性腫瘍は放置すれば致命的結果をもたらすことは確実であり，早急な治療を要する．がんを主とする悪性腫瘍の死亡率は依然高いものの，外科的手術，化学療法，免疫療法，放射線療法などの種々の治療法の進歩により治癒が可能となった悪性腫瘍も少なくない．

循環[器]系
circulatory system

I 解剖

心臓は内外の2枚の心膜がつくる心嚢内に存在する。心臓は中隔で分割された左右の心房と心室からなり、心房と心室は房室口で連絡される。右心房へは上・下大静脈および冠状静脈洞からの血液が流入し、三尖弁口より右心室へ流出する。右心室へ流入した血液は肺動脈弁を通り、肺動脈内へ駆出される。肺を経由した血液は左右2本ずつある肺静脈を通り、左心室内へ流入し、大動脈弁口より大動脈弓部内へ駆出される。

心臓の動脈支配は、大動脈弓部より分岐する左右の冠状動脈である。左冠状動脈は、さらに前下行枝と回旋枝に分岐する。静脈支配は、大心静脈、左心室後静脈、左心房斜静脈が冠状静脈洞へ、小心静脈が冠状静脈右端に流入する。前心静脈と細小心静脈は右心房内に直接流入する。また、心臓には心筋の興奮を伝える刺激伝導路が存在する。刺激伝導路は、洞結節から房室結節に至る洞房系と、房室結節からヒス束を経由し左右脚に分かれ、心筋に至る房室系に分類される。そのほか、異常伝導路がみとめられ、代表的なものにケント束が存在する。

また、心臓は交感神経系、副交感神経系の支配を受け、交感神経により洞結節は興奮し、副交感神経により洞結節の興奮は抑制される。

II 生理

1) 心興奮の発生と伝導

正常時には心臓の興奮は洞結節より発生し、その頻度は45〜170/分である。洞結節の機能障害が発生すると、それより下の伝導路で心筋の興奮が発生するが、その興奮回数は減少する。洞結節で発生した興奮は、60〜120 cm/秒で洞房系経路を通り0.02〜0.045秒で房室結節に到達する。房室結節からは房室系に入り、心室には0.05秒で到達する。さらに、心室内では1.5〜5.0 cm/秒で伝導する。心筋の刺激に対する反応は、他の筋肉と異なり一定以上の刺激(閾値刺激)でないと興奮(収縮)せず、閾値刺激以上の刺激に対しては、興奮の強度は一定である(全か無かの法則)。また、心筋は拡張期においてはいかなる刺激にも反応せず、その後比較的不応期を経て、興奮性を回復する。

2) 心周期

一連の心臓の収縮・拡張を心周期という。この間の

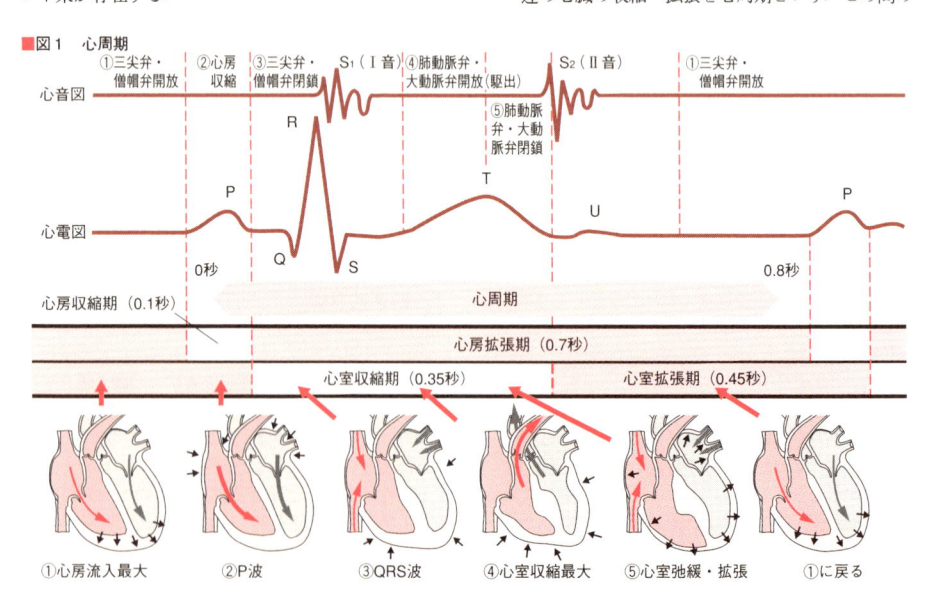

■図1 心周期

■図2 心電図

[心電図の図：電位mV, 10mm=1.0, 1mV=0.5, P波の幅, R, (QRS波の終末部とST部分の接点), J点, T, P, 基線（等電位線）, PQ時間（間隔）, Q, S, ST部分, QRS間隔, QT時間（間隔）, 1mm(0.1mV), 0.04秒, 0, 0.2, 0.4, 0.6秒]

■表1 Canadian Cardiovascular Society の分類

1度	狭心症状が歩行，階段昇降などの通常の日常活動では起こらないが，激しく，急な，または長時間の労作では起こる
2度	日常活動が軽度に制限されるもの．急いでいたり，階段を昇騰したり，坂道を歩いたり，食後・寒風のなかの歩行・起床後2～3時間以内の歩行・精神的ストレス時の歩行などが制限される．通常のペースで2ブロック以上歩けず，2階以上は階段昇降ができない
3度	日常生活が著しく制限されるもの．通常のペースでの1～2ブロックの歩行や階段昇降ができない
4度	身体活動が常に不快感を伴う．安静時にも狭心症状をみる

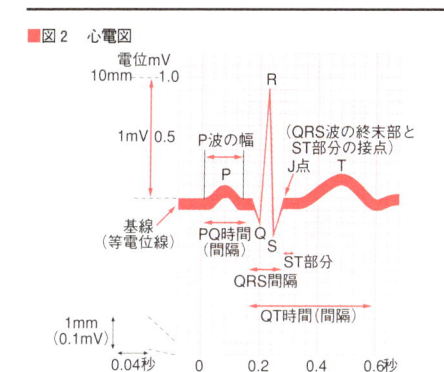

内圧，心電図，心音の変化を図1に示す．

3）心内圧
正常時の心内圧は，左心室圧が140～90/5 mmHg（Torr），右心室圧が27～19/5～0 mmHgである．心房圧は，右心系が-7～+16 mmHgで，左心系がほぼ肺動脈楔入圧に等しく5～12 mmHgである．動脈圧は，末梢動脈圧がおよそ正常時140～110/90～60 mmHg，肺動脈圧が27～19/16～12 mmHgである．

4）心電図（図2）
→循環機能検査（じゅんかんきのうけんさ）

5）心音
本項IVの1．5)聴診を参照．

6）心拍出量
心拍出量は体格により異なるため，体表面積（BSA）当たりで表現される（心係数）．健常者の安静時心係数は，2.14～4.01 L/分/m^2・BSAである．心拍出量は，高温，精神緊張，食事，妊娠，発熱，貧血，低酸素状態，アシドーシス，甲状腺機能亢進などで増加し，著しい頻脈・徐脈，心タンポナーデ，心筋梗塞などで低下する．

7）心臓の調節
交感神経刺激により心拍数が増加し，副交感神経刺激により心拍数が減少する．また，頸動脈洞，大動脈洞に化学受容器が存在し，血液中の二酸化炭素分圧，pHの変化により心臓を刺激する．また，総頸動脈壁，大動脈弓には圧受容器が存在し，血圧の上昇により心臓に抑制的に働きかける．

III 症候学

1）胸痛，背部痛，胸部圧迫感，胸部不快感
心筋梗塞，狭心症，大動脈瘤，肺塞栓，心筋炎，心膜炎などにみられる．痛みの持続時間は，狭心症で数分，心筋梗塞，大動脈瘤ではさらに長く，30秒以下の痛みは循環器疾患ではないことが多い．また，狭心痛は，痛みよりも圧迫感，不快感と表現されることが多く，痛みの部位を特定できない場合がある．狭心症の重症度分類についてはCanadian Cardiovascular Societyの分類（表1）が用いられる．

2）呼吸困難
心不全症状の1つ．重症度の分類にはヒュー-ジョーンズの呼吸器疾患についての分類がよく用いられる．静脈還流を心臓が駆出できず肺うっ血をきたし，反射性の呼吸促迫に至った状態である．より重度になると横臥しているよりも起坐しているほうが楽になること（起坐呼吸）がある．夜間入眠後，突然呼吸困難で覚醒すること（発作性夜間呼吸困難）もあり，これは喘鳴を伴うので，気管支喘息との鑑別に注意する．

3）動悸
心拍数の増加，心拍の不整を動悸と感じる．心不全，不整脈の症状の1つ．

4）浮腫
心不全症状の1つ．必ずほかの心不全症状を伴い，下肢，足背に強く出現する．腹水を伴うこともある．

5）失神
心臓の血液駆出量の低下に伴う脳虚血に起因する意識消失．徐脈性不整脈，頻脈性不整脈，弁疾患，肥大型心筋症などにみられる．

6）喀血・血痰
肺水腫の一症状としてみられる．

7）咳嗽
気管，気管支に対する圧迫により生じる．

IV 診断

1．診察
1）問診
(1) 主訴
患者の訴える症状．決して病名ではない．主要な症状として，動悸，息切れ，呼吸困難，めまい，胸部不快感，胸痛，背部痛，浮腫，倦怠感，易疲労感，食欲不振，微熱，腹痛，下痢，乏尿，意識消失発作などがある．

■図3　心音聴診領域と心音発生部位

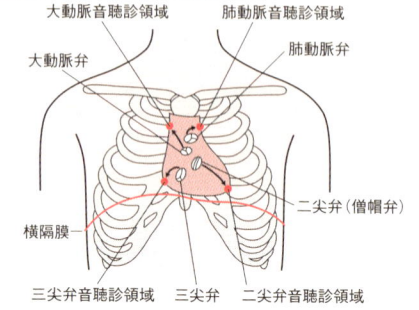

■図4　心音と時相

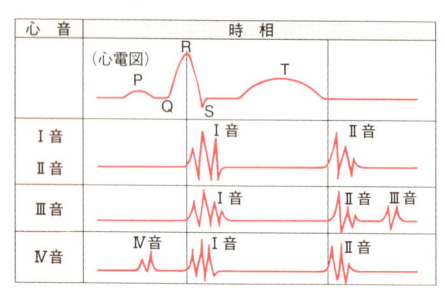

■表2　レバイン分類

1度	注意深く聴くことで初めて聴取できる
2度	格別な注意なしで訓練された耳ならば聴き取りうる
3度	容易に聴取できる
4度	かなり大きく聴かれる
5度	著しく大きいが，聴診器を胸壁から離すと聴かれなくなる
6度	聴診器を胸壁から離しても聴きうる

(2) 現病歴

主訴の初発時期，持続期間，誘因，発症様式，部位，経過，これまでの治療および治療の影響．

(3) 既往歴

これまでの罹患疾患およびその罹患期間．とくにリウマチ熱，扁桃炎，舞踏病，糖尿病，甲状腺疾患，ジフテリア，貧血，歯科的処置，性病に注意する．

(4) 生活歴

運動の可否，妊娠状況．

(5) 嗜好歴

飲酒歴，喫煙歴，常用薬の有無．

2) 視　診

胸郭の変形(樽状胸，扁平胸，漏斗胸，脊椎の異常彎曲)の有無，体型(肥満，やせ)のチェック，顔面・口唇の色調異常の有無，静脈怒張，クスマウル徴候，肝-頸静脈逆流の有無．

3) 触　診

心尖拍動の位置，肝腫大・腹水・下腿浮腫の有無．

4) 打　診

心濁音界と心尖拍動部の位置関係，肺肝境界部の位置確認を行う．

5) 聴　診

心音および呼吸音の聴診を行う．心音の聴診は，基本心音(Ⅰ音，Ⅱ音)の大きさ，心雑音(時相，大きさ，部位，最強点，伝達方向，持続，音調，音質，呼吸による変化)，過剰心音(Ⅲ音，Ⅳ音，拡張期過剰心音，僧帽弁開放音など)を聴取する(図3)．心音と時相を図4に示す．心雑音の大きさは，レバイン分類で表現される(表2)．呼吸音の聴診は，呼吸器疾患の診断目的のほか，肺うっ血診断のためにも重要である．

以下に主要心音について簡単に述べる．

(1) Ⅰ音：僧帽弁や三尖弁の閉鎖に伴い発生する．4つの成分からなり，心尖部で最もよく聴取される．

(2) Ⅱ音：大動脈弁ならびに肺動脈弁の閉鎖に伴う血流の減速により発生する．大動脈成分と肺動脈成分からなり，健常者では吸気時に両者の間隔が広がり分裂して聴取される．第2肋間胸骨左縁での聴診が有効である．

(3) Ⅲ音：拡張早期に心室内に流入する血液による心室壁の振動により発生する．心尖部でよく聴取される．若年者では生理的なものとされている．

(4) Ⅳ音：心房の収縮により心室内に流入する血液による心室壁の振動により発生する．やはり心尖部にてよく聴取される．

(5) 駆出音：血液が心室より大動脈弁，肺動脈弁を通る際，おのおのの弁の開きが急激に止まることにより生じる．肺動脈弁由来の音は第2肋間胸骨左縁にて，大動脈弁由来の音は心尖部にてよく聴取される．

(6) 房室弁開放音：僧帽弁や三尖弁の開放時に聴取される高調音．心尖部よりやや内側にて聴取される．

2．検　査

→循環機能検査(じゅんかんきのうけんさ)

Ⅴ　疾　患

代表的疾患を以下にあげる．

①不整脈，②虚血性心疾患，③先天性心疾患，④後天性弁膜症，⑤感染性心内膜炎(リウマチ性心内膜炎)，⑥心膜疾患，⑦心筋疾患，⑧大動脈疾患，⑨先天性結合組織疾患に伴う心血管病変，⑩末梢静脈疾患，⑪肺性心疾患，⑫他疾患との関連疾患(おのおのの疾患に関しては各項目を参照)．

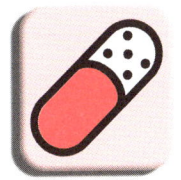

循環[器]系に作用する薬物
cardiovascular drugs

I 概説

人口の高齢化に伴い循環器疾患罹病者数・死亡率が増加し，循環器作用薬の重要性が増している．多くの循環器疾患の原因は不明であるため，その治療は対症的なことが多い．循環器に作用する薬物には，心臓作用薬と血管系作用薬とがある（表1）．

II 心不全治療薬

組織が必要とする十分な血液を心臓が駆出できない状態が心不全であり，種々の心疾患・高血圧により起こる．心不全では心臓の負荷が増大している．心臓負荷には前負荷と後負荷があり，前負荷には静脈還流量，後負荷には末梢血管抵抗が関連する（図1）．

■表1 循環器作用薬の分類

1. 心臓作用薬
   a. 心不全治療薬
   b. 抗不整脈薬
   c. 抗狭心症薬
2. 血管系作用薬
   a. 降圧薬
   b. 末梢血行障害治療薬
   c. 昇圧薬

心不全の治療には，心収縮力を高める一方，肺うっ血，末梢組織の浮腫を取ることを目的とし，強心薬，血管拡張薬，利尿薬が用いられる．

1．強心薬

ジギタリス製剤としてジゴキシン，ジギトキシンなどの薬剤がある．ステロイド骨格に不飽和ラクトン，糖が結合した構造で，Na^+/K^+-ATPアーゼを阻害し，心筋内Ca^{2+}を増加させ心収縮力を増強する．重要な副作用は不整脈で，低カリウム血症で増強される．

サイクリックAMP(c-AMP)を増加する強心薬には，$β_1$-受容体作用薬，ホスホジエステラーゼ(PDE)Ⅲ阻害薬がある．ドブタミン，ドパミンは$β_1$-受容体に作用して心収縮力を強める．ドカルバミンはドパミンのプロドラッグである．PDEⅢを阻害するアムリノン，ミルリノンはc-AMPの分解を抑制し，心収縮力増強，血管弛緩作用を示す．

そのほか，ピモベンダンは心筋収縮蛋白トロポニンのCa^{2+}感受性を高めて，強心作用を示す．

2．血管拡張薬

アンジオテンシン変換酵素(ACE)阻害薬，アンジオテンシンⅡ(AⅡ)受容体拮抗薬(ARB)，硝酸薬，ヒ

■図1 心不全の病態とその治療薬

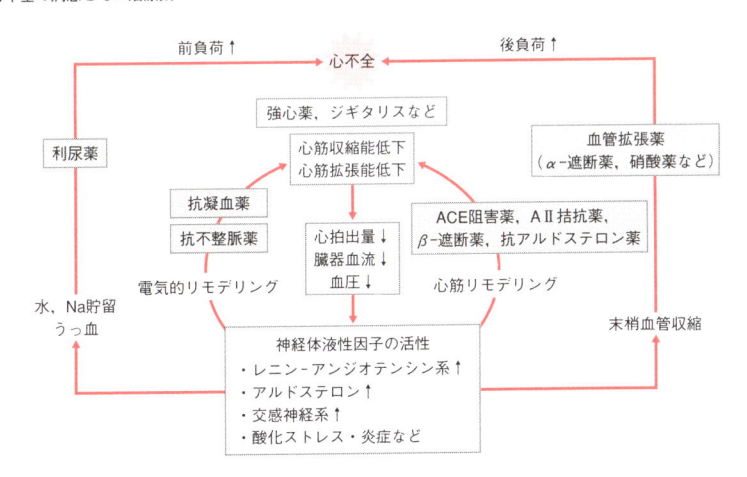

(Braunwald, E., etal. : Congestive heart failure : fifty years of progress. Circulation, 102：Ⅳ14, 2000より改変)

ドララジンがある．心不全ではレニン-アンジオテンシン系が活性化され，生じたAⅡはAT₁受容体に作用し，心不全の増悪因子となる．

ACE阻害薬のエナラプリル，リシノプリルはAⅡの産生を抑制し，アンジオテンシンⅡ受容体拮抗薬のロサルタン，カンデサルタンはAT₁受容体を選択的に阻害してAⅡの心不全増悪効果を抑制する．

硝酸薬の硝酸イソソルビドは一酸化窒素(NO)を産生し，サイクリックGMP(c-GMP)を産生して血管平滑筋を弛緩させる．

3．利尿薬

利尿薬は細胞外液量を減少させ，うっ血症状を取る．心不全の治療にはループ利尿薬のフロセミド，ブメタニドおよびアルドステロン拮抗薬のスピロノラクトン，エプレレノンが使用される．

4．β-受容体拮抗薬

カルベジロール，メトプロロールなどのβ-受容体拮抗薬は，拡張型心筋症などの左室収縮不全に少量を用いて有効なことがある．

Ⅲ 抗不整脈薬

不整脈は心臓の調律の異常であるが，その原因には刺激生成異常と興奮伝導異常とがある．刺激生成異常は洞結節の異常と，洞結節以外の自発興奮があるときとがある．興奮伝導異常は心筋興奮の伝導が一部ブロックされ，再侵入(リエントリー)することで起こることが多い．

抗不整脈薬の分類は，心筋の電気生理に対する効果で分類するボーン・ウィリアムズの分類が一般的である(表2)．

クラスⅠ薬物：Naチャネル抑制を主作用とする薬物で，局所麻酔作用をもつ．活動電位持続時間に対する作用の違いにより3つに細分される．

Naチャネルは膜電位と時間に依存して開閉し，活性状態，不活性状態，静止状態の3つを繰り返す．Ⅰ群薬は活性または不活性状態でNaチャネルに結合し，静止状態で解離する．活性化チャネルに主に結合するのはキニジン，ジソピラミド，フレカイニドなどで，不活性化チャネルにはリドカイン，メキシレチンなどが結合する．静止チャネルからの薬物の解離速度も薬物により異なり，速い(リドカイン)，遅い(キニジン)，非常に遅い(フレカイニド)の3種がある．

クラスⅡ薬物：プロプラノロール(β-受容体遮断薬)は交感神経系の興奮による不整脈に有効である．

クラスⅢ薬物：心筋活動電位の再分極を遅らせ活動電位持続時間を延長し，不応期を延長して抗不整脈作用を現す．

■表2　抗不整脈薬の分類（ボーン・ウィリアムズ分類）

クラス	作用	薬物
Ⅰ群	Naチャネル抑制 (最大脱分極速度抑制)	
Ⅰa	*APD延長	キニジン，ジソピラミド
Ⅰb	APD短縮	リドカイン，メキシレチン
Ⅰc	APD不変	フレカイニド，プロパフェノン
Ⅱ群	交感神経活性抑制	プロプラノロールなど (β-受容体遮断薬)
Ⅲ群	Kチャネル抑制 (APD延長)	アミオダロン
Ⅳ群	Caチャネル抑制	ベラパミル，ジルチアゼム

*APD：活動電位持続時間

■表3　抗狭心症薬

分類	薬物
Ⅰ．亜硝酸化合物	ニトログリセリン，硝酸イソソルビド，ニコランジル
Ⅱ．β-受容体遮断薬	プロプラノロール，ピンドロール，アテノロール
Ⅲ．カルシウム拮抗薬	ニフェジピン，ジルチアゼム，ベラパミル，ニカルジピン
Ⅳ．その他	ジピリダモール，ジラゼプ，トラピジル

クラスⅣ薬物：カルシウム拮抗薬であって，電位依存性L型Ca^{2+}チャネルをブロックし，カルシウム電流を抑制して抗不整脈作用を現す．

Ⅳ 抗狭心症薬

狭心症，心筋梗塞などの虚血性心疾患は心筋の仕事に必要な酸素供給が不足するために起こり，心筋梗塞では冠動脈閉塞により心筋の壊死が生じる．

狭心症は，冠血流量が心筋の酸素要求量に比べ不十分になったときに起こる前胸部痛その他の症候群である．狭心症には運動によって誘発される労作性狭心症と，安静時にも現れる安静時狭心症とがある．虚血性心疾患治療薬(抗狭心症薬)は，虚血部の血流を増加させるか，酸素需要を低下させる作用がある．

抗狭心症薬は，大きく次の4つに分けられる(表3)．

①**亜硝酸化合物**：代表的なものにニトログリセリンがある．比較的太い冠血管を拡張し，血圧下降，前負荷および後負荷の低下，心仕事量減少をきたし，狭心症発作の寛解に第一に用いられる．

②**β-受容体遮断薬**：心仕事量を減少させ，健常部冠血管を収縮し虚血部の血流を増すことによって

■表4 降圧薬の分類

分類	薬物
Ⅰ. 利尿降圧薬	
(1)チアジド系利尿薬	トリクロロチアジド, ヒドロクロロチアジド
(2)チアジド系類似薬	クロルタリドン, メフルシド
(3)ループ利尿薬	フロセミド, アゾセミド
(4)カリウム保持性利尿薬	スピロノラクトン, トリアムテレン
Ⅱ. 交感神経抑制薬	
(1)中枢性	メチルドパ, クロニジン
(2)β-受容体遮断薬	プロプラノロール, カルテオロール
(3)α-受容体遮断薬	プラゾシン, ブナゾシン
(4)末梢性交感神経抑制薬	レセルピン, グアネチジン, レシナミン
(5)節遮断薬	トリメタファン
Ⅲ. 血管拡張薬	ヒドララジン
Ⅳ. カルシウム拮抗薬	ニフェジピン, ベラパミル, ジルチアゼム, ニカルジピン
Ⅴ. ACE阻害薬	カプトプリル, エナラプリル
Ⅵ. アンジオテンシンⅡ受容体拮抗薬	カンデサルタンシレキセチル, ロサルタン

労作性狭心症に有効である.
③カルシウム拮抗薬：冠血管のスパスムをとり, 安静時狭心症に有効である.
④その他：アデノシンは冠血管拡張作用があるが, アデノシンの作用を増強するジピリダモールは, 健常な血管を拡張し病巣部への血流を減らすため(盗血現象), 発作寛解には無効である. しかし, 血小板凝集阻止作用, 側副血行路形成促進作用があり慢性虚血性心疾患に用いられる.

Ⅴ 降圧薬

原因不明の本態性高血圧が高血圧の大部分を占め, 対症療法として降圧薬が用いられる(表4).

1. 利尿降圧薬

利尿薬の降圧機序は十分明らかでなく, 利尿作用の強さと降圧効果とは比例しない. 血管平滑筋に作用する結果とも考えられる.
チアジド系利尿薬は, 作用は弱いが降圧薬として第一に用いられる. 副作用に耐糖能の低下, 低カリウム血症, 高尿酸血症がみられる.

2. 交感神経抑制薬

プロプラノロール：β-受容体遮断薬は, 長期間投与すると末梢血管抵抗が減り降圧作用が出る. 利尿薬とともに最初に用いられる降圧薬であるが, 気管支喘息や心不全を悪化させるおそれがある.
レセルピン：交感神経系のカテコラミンを枯渇させて降圧作用を示すが, うつ状態, 胃潰瘍などの副作用がある.
クロニジン：交感神経中枢の $α_2$-受容体にアゴニストとして作用し, 交感神経活動を抑制して降圧作用を示す.
プラゾシン：末梢血管の $α_1$-受容体を遮断して血管を拡張して降圧作用を示す.
グアネチジン：末梢交感神経のカテコラミンを枯渇させて降圧作用を示す.
トリメタファン：速効性の降圧薬で, 交感神経節遮断作用による.

3. 血管拡張薬

ヒドララジン：血管平滑筋を直接弛緩する.

4. カルシウム拮抗薬

血管平滑筋の Ca チャネルを遮断して細胞内 Ca^{2+} を減少させ, 血管平滑筋を弛緩し, 降圧作用を現す.

5. ACE阻害薬

カプトプリル：アンジオテンシンⅠをアンジオテンシンⅡに変えるアンジオテンシン変換酵素(ACE)阻害薬である. 内因性昇圧物質アンジオテンシンⅡの生成を抑制して降圧作用を示す.

6. アンジオテンシンⅡ受容体拮抗薬

ロサルタン：アンジオテンシンⅡ受容体タイプ1(AT_1)でアンジオテンシンⅡに拮抗して遮断する.

Ⅵ 末梢血行障害治療薬

主に末梢血管を拡張する薬物が末梢血行障害治療薬に用いられる.
カリジノゲナーゼ：酵素作用により血中 $α_2$-グロブリンの低分子キニノーゲンに作用してカリジンをつくり, これが血管を拡張する.
ニコチン酸：一過性の血管拡張作用がある. β-受容体作用薬イソクスプリン, α-受容体遮断薬トラゾリンも用いられる.
パパベリン, プロスタグランジン I_2(PGI_2)も血管拡張作用がある.

Ⅶ 昇圧薬

ショックの際の昇圧薬として, 交感神経作用薬が用いられる.
ノルアドレナリン, メタラミノール, メトキサミン, フェニレフリンなどの α-受容体作用薬, ドパミン, ドブタミンなどが用いられる.

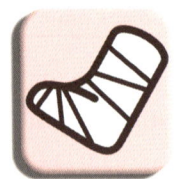

循環機能検査
circulatory function test

I 心電図

心筋の発生する電気現象を体表より記録したものをいう．

1．興奮伝導と心電図波形

洞結節で発生した興奮(脱分極)は，心房筋，房室結節，ヒス束，左右脚を通り，プルキンエ線維を伝わり，心室筋へ至る．心電図の各波形は，各部位の興奮期に一致して出現する(図1)．

2．検査法

一般には，標準12誘導心電図を用いる．これは，標準(双極)肢誘導(I，II，III)，単極肢誘導(aV_R，aV_L，aV_F)，単極胸部誘導($V_{1~6}$)からなる．電極は，肢誘導電極を左右上肢，左下肢に，胸部単極誘導電極を第4肋間胸骨右縁(V_1)，第4肋間胸骨左縁(V_2)，V_2とV_4の間(V_3)，第5肋間鎖骨中線上(V_4)，V_4の高さの左前腋窩線上(V_5)，V_4の高さの左中腋窩線上(V_6)に当て測定する(図2)．

II 心エコー図

超音波を体表から心臓に向け入射し，心臓の任意の断面の動画(断層法)，一定のビーム方向の組織の運動曲線(Mモード法)，血流の状態(ドップラー法)を知る．

■図2　誘導部位

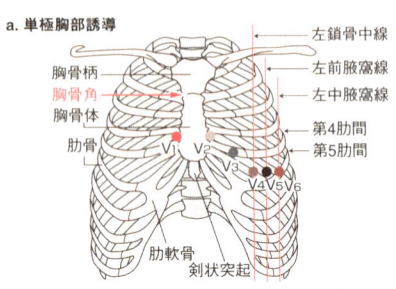

a. 単極胸部誘導

b. 四肢誘導

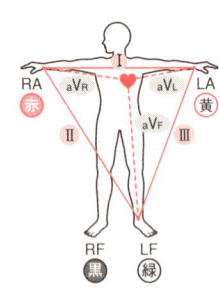

c. 標準12誘導心電図の誘導部位

誘導		誘導部位
標準肢誘導	I	左手と右手の電位差
	II	右手と左足の電位差
	III	左手と左足の電位差
単極肢誘導	aV_R	右手⇔左手と左足の結合電極
	aV_L	左手⇔右手と左足の結合電極
	aV_F	左足⇔右手と左手の結合電極
単極胸部誘導	V_1	第4肋間胸骨右縁
	V_2	第4肋間胸骨左縁
	V_3	V_2とV_4の中間点
	V_4	第5肋間左鎖骨中線
	V_5	第5肋間左前腋窩線
	V_6	第5肋間左中腋窩線

■図1　刺激伝導系と心電図の波形

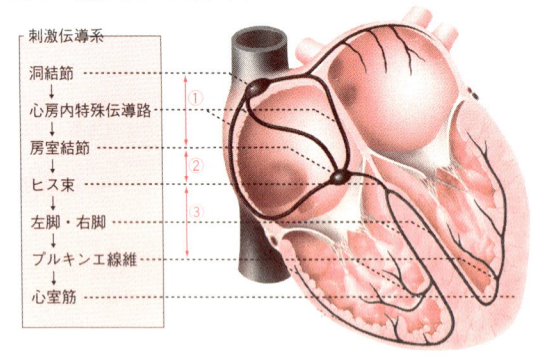

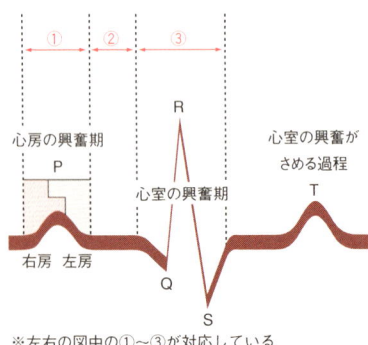

※左右の図中の①〜③が対応している

1. 断層心エコー図

超音波ビームを扇形に走査させて反射エコーをとらえるとともに、走査と同期してブラウン管上のビームを扇形に走査させ、心臓の任意の断面と動きを記録する方法である。

2. Mモード心エコー図

胸壁から入射した超音波の反射波をとらえ、縦軸に胸壁からの距離、横軸に時間をとり、2軸間に展開したもの。

3. ドップラー心エコー図

運動する赤血球からの反射エコーのドップラー効果を利用して血流速度を記録するもの。その臨床応用を表1に示す。

III 胸部単純X線

心臓の立体的形態を知るために、正面像、側面像のほかに斜位像(第1斜位、第2斜位)を加える。

(1) 正面像

立体背腹方向で撮影する。心臓の大きさは、正面像の心胸郭比(CTR)で示され、正常成人では50%以下である。

(2) 左側面像

単に側面像というときは、右→左方向の撮影をいう。心陰像の前後径が観察できる。

(3) 第1斜位像

被検者の右前胸壁をフィルムに近づけて、45度の斜位で撮影したもの。

(4) 第2斜位像

被検者の左前胸壁をフィルムに近づけて、60度の斜位で撮影したもの。

IV RI(ラジオアイソトープ)検査

現在、循環器疾患で主として用いられている核種は、^{201}Tl(タリウム-201)と^{99m}Tc(テクネチウム-99m)である。

1. ^{201}Tl 心筋スキャン

心筋内に高率に取り込めるため、心筋の相対的血流分布を示す検査法として広く用いられる。正常例では、シンチレーションカメラに対して接線方向の左室壁が輪状または馬蹄形状に描出され、壁の薄い右室や心房壁は描出されない。

2. ^{99m}Tc ピロリン酸塩による心筋梗塞の診断

^{99m}Tc ピロリン酸塩は急性期の心筋梗塞部に選択的に取り込まれるので、心筋梗塞を集積像として示すことができる。

3. ^{99m}Tc による RI 心血管造影

1) 初回通過法

心血管系各部の血流分布、心腔の拡大、血管の狭窄・拡張、位置の異常などの診断に利用できる。

2) 平衡時法

心収縮機能および拡張機能の評価、心室壁運動の評価に利用する。

V X線CT, MRI

1. X線CT

大動脈弓部から心尖部、場合によっては、腹部大動脈まで行う。初めに単純撮影、次いで造影剤を用いて撮影する。
診断にCTが有効と思われる疾患を表2に示す。

2. MRI

磁気共鳴現象を利用し、コンピュータ処理を行い画像を得る検査である。
形態的診断、機能的診断、心筋の性状、血流状態の情報を得ることができる。

VI 心カテーテル検査

外科手術の適応決定や、心疾患の確定診断の一助、PTCA(経皮〔経管〕的冠動脈形成術)など血管内治療の

■表1 ドップラー法の臨床応用

1. 狭窄・逆流・短絡などの異常血流の検出
2. 狭窄の圧較差の推定
3. 逆流、短絡の量的評価
4. 心拍出量、末梢血流量の推定
5. 血流の有無の判定
6. 肺動脈圧の推定
7. 心室の拡張能の推定

■表2 CTの有用な心血管疾患

心膜疾患	心膜液貯留、心膜肥厚、石灰化、心嚢胞、心膜欠損症
心筋疾患	肥大型心筋症、拡張型心筋症、二次性心筋症
虚血性心疾患	心筋梗塞、心臓瘤、冠動脈石灰化
弁膜症	大動脈弁、僧帽弁、肺動脈弁、三尖弁の弁膜症に伴う心室・心房の拡大、弁石灰化、心腔内血栓
心臓腫瘍	粘液腫、その他の腫瘍
先天性心疾患	右胸心、心房中隔欠損、心室中隔欠損、動脈管開存症、大血管転位症、エブスタイン奇形、ファロー四徴症
大動脈疾患	重複大動脈弓、大動脈瘤、解離性大動脈瘤、大動脈石灰化、大動脈縮窄症、大動脈弓分枝異常
静脈疾患	上大大静脈の閉塞、左上大静脈遺残、重複下大静脈
肺血管疾患	肺梗塞、肺うっ血、肺水腫
その他	冠動脈バイパス移植、人工血管

際，心・大血管内圧の測定，心拍出量の測定，目的とする部位での血液ガス検査での血液採取，血管抵抗や弁口面積の計算を目的として行われる．カテーテルの挿入法によって，直接法と間接法に分けられる．さらにカテーテルを用い，心筋の生検が可能である．

VII 心血管の造影法

1．心血管造影法(cardioangiography；CAG)

X線透視下にカテーテルを目的とする部位(心室，大動脈，肺動脈など)に挿入し，造影剤を注入，連続撮影またはシネフィルム撮影を行うもの．

弁疾患，動脈瘤，動脈狭窄症，肺梗塞症，先天性の肺動静脈異常などに行われる．

2．デジタル減血管造影法(digital subtraction angiography；DSA)

通常の造影剤注入撮影法では，ほかの臓器や骨などと重なって良好な撮影像が得られない場合があるため，造影剤注入後の撮影像から注入前の像を差し引いて，血管造影のみを明瞭に描出するもの．

左室機能や冠循環系の評価に施行される．

3．冠動脈造影法(coronary angiography；CAG)

X線透視下にカテーテルを冠動脈開口部に挿入して冠動脈を造影，形態および狭窄の有無・程度を検査する．虚血性心疾患の診断，心血管系外科手術の適応決定，冠動脈バイパス手術の評価などを目的として行う．これにより狭窄がみとめられればPTCAなどが適応となる．

VIII 電気生理学的検査

電極をヒス束の走行する心内膜面に密着させ，ヒス束の電位を増幅・記録し，さらにヒス束の心電図を記録しながら，心臓に対して種々の電気的刺激を加える．これによって刺激伝導系や不整脈に関する情報を収集する検査法である．

IX 検査による合併症

前述のカテーテルを用いる検査は，場合によっては致命的な合併症をひき起こす可能性もあり，十分な説明のもと，患者の同意のもとにに施行しなければならない．

主な合併症としては，不整脈(心室性期外収縮が最も多く，これを契機に心室頻拍，心室細動をひき起こすことがある)，カテーテルによる穿孔，ショック，心不全，動静脈損傷などがある．

消化器系
digestive system

I 分類

消化器系は，食道から直腸・肛門に至る消化管系と肝[臓]・胆道・膵[臓]系に大別される．両者は協働して栄養素の消化・吸収に携わっている．

消化器系のしくみを図1に示す．

II 消化管系

消化管は食道，胃，十二指腸，空腸，回腸，盲腸，上行結腸，横行結腸，下行結腸，S状結腸，直腸からなる管状臓器である．

十二指腸には胆管および膵管が合流し，盲腸には虫垂がついている．

1. 食 道 (esophagus)

咽頭に続き，胃の噴門につながる臓器で，全長約25cm，3か所に生理的狭窄部をみとめる．食道上皮は重層扁平上皮で，固有筋層は内側が輪状筋，外側は縦走筋である．なお固有筋層の口側1/3は横紋筋，肛側1/3は平滑筋，中間1/3は両者の混合からなる．

食道の分泌腺には食道固有腺と噴門腺がある．前者は粘膜筋板より深層に存在し食道全長に分布，後者は第1狭窄部，第3狭窄部に存在する．

食道は，食塊が上食道口直下に達すると蠕動運動が起こり，約10秒で食道内に伝わり，胃まで達する．下部食道括約筋は弛緩し，食塊は胃内へ取り込まれる．食物が完全に胃内に送り込まれると，下部食道括約筋圧

■図1　消化器系の臓器の解剖とその位置と名称

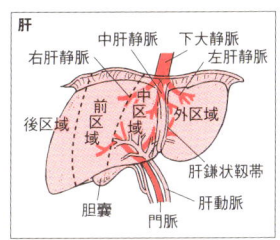

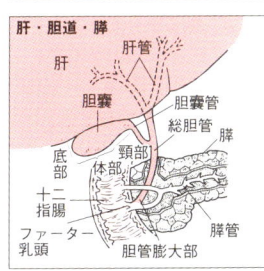

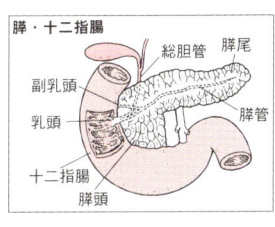

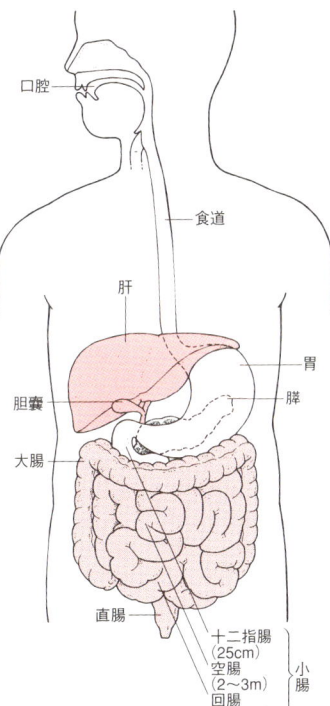

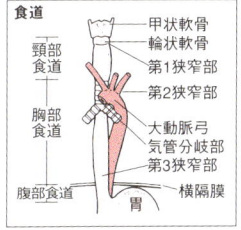

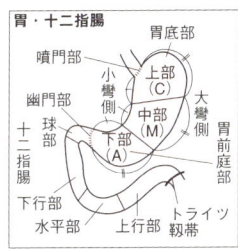

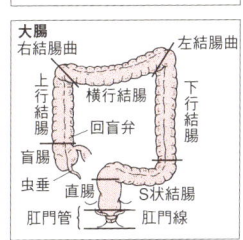

が上昇し，括約筋が閉じ，胃内容の逆流を防止する．

2．胃（stomach）

噴門から幽門までの間を穹窿(きゅうりゅう)部，体部，前庭部と大きく区分する．胃粘膜は1層の円柱上皮からなり，その構造，機能，分布によって噴門腺，体部腺，幽門腺に分けられ，体部腺領域と幽門腺領域との間には移行帯が存在する．胃壁は粘膜層の深層に粘膜筋板，粘膜下層，固有筋層，漿膜の順になっており，固有筋層は浅いほうから，斜走筋，輪状筋，縦走筋になっている．胃の運動は，①食塊を受け入れ貯蔵する，②食物を撹拌し，胃液と混和する，③胃内容を十二指腸へ送り込む，の3つに大別される．

3．十二指腸（duodenum）

幽門からトライツ靱帯までの小腸．球部，下行部，水平部，上行部に区分される．

4．空腸（jejunum）・回腸（ileum）

十二指腸に続く小腸で，盲腸へ至る．小腸粘膜はケルクリングヒダ（輪状ヒダ）が多数あり，絨毛が密生していて，上皮膜面には微絨毛が配列し，栄養の吸収に都合よくできている．固有筋層は内輪外縦である．小腸の運動は，①食物と消化液を混和・撹拌する分節運動ならびに振り子運動，②腸内容を移送する蠕動運動に大別される．

5．大腸（large intestine）

大腸は虫垂を付着した盲腸，上行結腸，横行結腸，下行結腸，S状結腸，直腸に区分される．上行結腸と横行結腸との屈曲部を右結腸曲，横行結腸と下行結腸との屈曲部を左結腸曲という．大腸壁も粘膜，粘膜筋板，粘膜下層，固有筋層，漿膜からなる．粘膜には絨毛がなく，微絨毛も密集度は低い．肛門部には内外括約筋を有する．大腸の運動には分節運動と蠕動運動がみられる．食物摂取後には，横行結腸から下行結腸にかけて強い蠕動波が発生する（胃-結腸反射）．

III 肝・胆道・膵系

1．肝・胆道系（liver and biliary system）

肝内の胆管の末梢枝は，しだいに集合して左右の肝管として肝を出るが，まもなく合体して総肝管となる．さらに胆嚢（gall bladder）からくる胆嚢管と合流して総胆管となり，十二指腸乳頭に内腔を開く．通例その直前に膵管と合流する．十二指腸開口部をオッディ括約筋が取り囲む．肝外胆管と胆嚢壁は粘膜と平滑筋よりなり，内面は単層円柱上皮で覆われる．肝は多種多様の機能を有している．その代表的なものをあげると，胆汁の生成，炭水化物の貯留と代謝，ケトン体の生成，ステロイドホルモンの還元と抱合，各種化合物と毒物の解毒，血漿蛋白の合成，ポリペプチドホル

■図2　食物と身体の成分

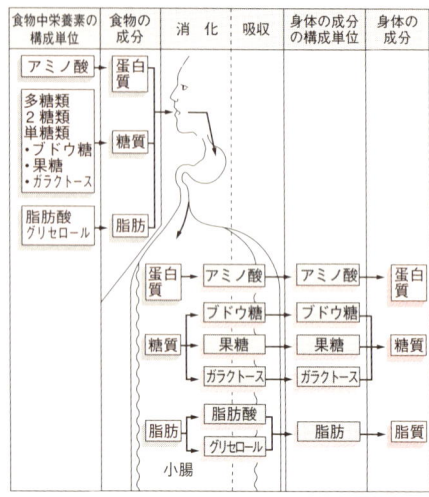

モンの不活性化，尿素の生成，脂肪代謝などがある．

胆嚢の主たる機能は，胆汁の貯蔵・濃縮である．食物を口に入れるとオッディ括約筋が弛緩し，十二指腸に脂肪酸が入るとコレシストキニン（CCK）が遊離され，胆嚢は収縮し，濃縮胆汁が排泄される．

2．膵（pancreas）

膵は，胃の背側にて後腹膜に覆われる後腹膜臓器の1つで，頭部，体部，尾部の3部と上下前後の4領域に分けられる．膵機能は，糖質を分解するアミラーゼ，脂質分解酵素であるリパーゼ，蛋白分解酵素のトリプシン，エラスターゼなどの消化酵素を分泌する外分泌機能と，インスリン，グルカゴン，ガストリンなどを分泌する内分泌機能に分けられる．

IV 消化・吸収

消化腺である唾液腺，胃腺，膵腺，腸腺からそれぞれ唾液，胃液，膵液，腸液を分泌している．胆汁中の抱合胆汁酸は消化を促進するのみならず，脂肪分解産物の吸収に際して混合ミセル形成のため必要である．消化管の運動には，内容の撹拌混和運動（分節運動）と輸送運動（蠕動運動）とがあるが，いずれも消化・吸収に必要である．現実の食事は多数の栄養素が混在して同時に消化・吸収される．食物の主要な栄養素と身体の成分を図2に示したが，これらの栄養素は決して別々に消化・吸収されるのではなく，互いに妨害・協力し合って吸収される．

（古河太郎ほか編：現代の生理学．p.614, 金原出版, 1982）

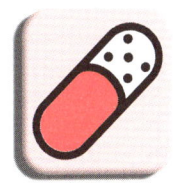

消化器系に作用する薬物
drugs affecting gastrointestinal function

I 概説

消化器は食物の消化吸収，不要物の排泄を行う器官で，その機能は自律神経およびホルモンにより調節される．消化器系に作用する薬物には，これらの器官に直接作用する薬物と，神経系を介して間接的に作用する薬物とがある．

II 胃・十二指腸に作用する薬物

1．健胃・消化(酵素)薬

1) 健胃薬

胃液分泌を促進し，胃運動を高めて消化機能を改善する植物性生薬で，苦味薬と芳香薬，辛味薬がある．

苦味薬は苦味があるため反射的に胃液分泌を促進する薬物で，ゲンチアナ，センブリ，オウレン，オウバクなどがある．

芳香薬は胃粘膜直接刺激および嗅覚刺激により反射的に分泌を促進し，消化管運動を高める薬物で，トウヒ，ケイヒがある．またサンショウ，トウガラシなどは粘膜を直接刺激して分泌を促進する辛味薬である．

2) 消化酵素薬

消化液分泌不足時に酵素製剤を内服させて補充するもので，ジアスターゼ，ペプシン，パンクレアチン，β-ガラクトシダーゼなどがある．

2．胃・十二指腸潰瘍治療薬(図1)

消化性潰瘍は，酸・ペプシンの攻撃因子と，粘膜の防御機構のバランスがくずれて，攻撃因子が優位となって生じる．胃・十二指腸潰瘍治療には，攻撃因子抑制薬のほうが防御因子増強薬よりも強力である．

1) 攻撃因子抑制薬

(1) ヒスタミンH_2受容体拮抗薬：胃粘膜壁細胞のH_2受容体を遮断し，塩酸の分泌を抑制する抗潰瘍薬．シメチジン，ラニチジン，ファモチジンなどがある．

(2) プロトンポンプ阻害薬：壁細胞の酸分泌機構に関

■図1 胃・十二指腸潰瘍に用いる薬物

目的	薬の作用機序
1. 胃液の酸度を抑える 2. 胃液の分泌を抑える 3. 疼痛の緩和 4. ペプシンの作用を抑える 5. 胃粘膜の抵抗を強め，組織再生を促進する	●胃底腺の壁細胞にあるヒスタミンH_2受容体をブロックし，壁細胞の酸分泌を抑制する
↓	●胃底腺の壁細胞の最終分泌機構のプロトンポンプの作用を阻害して酸分泌を抑制する
用いられる薬物	●副交感神経を遮断し，胃液分泌と胃の運動を抑制し，強力な鎮痙作用を現す
●ヒスタミンH_2受容体拮抗薬 ●プロトンポンプ阻害薬 ●抗コリン薬 ●ムスカリン受容体拮抗薬 ●制酸薬 ●抗ガストリン薬 ●抗ペプシン薬 ●粘膜保護・組織修復薬 ●粘膜麻酔薬	●胃底腺の壁細胞にあるムスカリンM_1受容体をブロックし，壁細胞の酸分泌を抑制する
	●胃酸を中和し，潰瘍の疼痛を緩和する．胃液pHを4.5以上にし，ペプシンの活性を抑え，潰瘍の治癒を促進する
	●ガストリンの胃液分泌作用を抑え，胃の酸度を低下させる
	●胃の消化酵素のペプシンと結合して不活性化し，潰瘍底の蛋白質とも結合して潰瘍を保護する
	●胃粘膜を保護し，組織再生を促進させる
	●胃粘膜を麻酔し，胃液分泌を抑制し，疼痛を鎮める

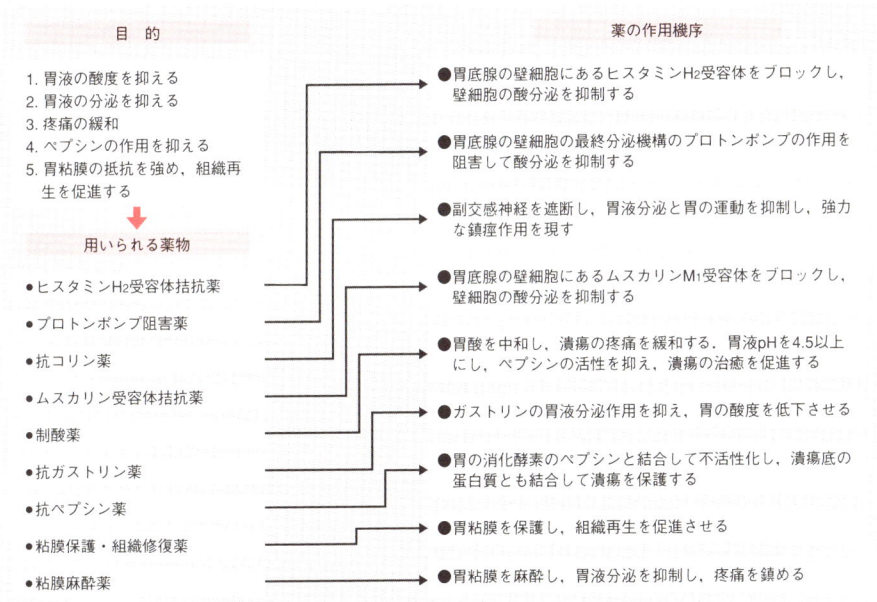

〔図1，2，3，4とも　柏木政伸ほか監：新訂版・薬物療法　疾患別服薬指導ガイド．p.88(図1)，p.102(図2)，p.106(図3)，p.104(図4)，学習研究社，1997より改変〕

与するプロトンポンプ(H^+, K^+-ATPアーゼ)を阻害して胃酸産生を抑制する．オメプラゾールは強い抗潰瘍作用がある．

(3) 抗コリン薬：選択的に胃液分泌のみを抑制するムスカリンM_1受容体拮抗薬ピレンゼピンや，自律神経節遮断作用が強く鎮痙作用のある抗コリン薬プロパンテリンなどが用いられる．

(4) 制酸薬：胃酸を中和・吸着する薬物である．胃酸中和，ペプシン活性化の低下により攻撃因子を弱める．粘膜被覆作用をもつ薬物もある．炭酸水素ナトリウムのように吸収されてアルカローシスを起こすおそれのある吸収性制酸薬と，非吸収性のマグネシウム塩(酸化マグネシウム，水酸化マグネシウム)，アルミニウム塩(水酸化アルミニウム，ケイ酸アルミニウム)などが用いられる．炭酸水素ナトリウムは即効性であるが中和力が弱く，浮腫を起こすことがある．マグネシウム塩は緩下作用があり，アルミニウム塩は蛋白質と結合し収れん作用があり，ケイ酸塩，アルミニウム塩はゲル状となり粘膜保護作用がある．

(5) 抗ガストリン薬：ガストリンは胃液分泌を促進する消化管ホルモンである．ガストリン受容体拮抗薬プログルミドおよび抗ガストリン薬ウロガストロンが潰瘍治療に使われる．

(6) 抗ペプシン薬：蔗糖硫酸エステルアルミニウム(スクラルファート)は，ペプシンと結合して不活化する．

(7) ヘリコバクター・ピロリ除菌の併用薬：ランソプラゾール，アモキシシリン，クラリスロマイシンの併用療法がなされる．

2) 粘膜保護・組織修復薬
粘膜防御機構には，粘液，重炭酸分泌，粘膜細胞回転，粘膜血流が関与している．しかし，粘膜防御因子増強薬の抗潰瘍作用は一般に弱い．潰瘍の保護，組織修復促進薬として，スクラルファート，アズレン，ゲファルナートなどが用いられる．胃粘液産生分泌促進薬には，プラウノトール，テプレノンがあり，セクレチンは重炭酸分泌を促進することにより潰瘍治療に使用される．粘膜微小循環改善薬としてセトラキサートがある．プロスタグランジンE_2(PGE_2)は粘膜細胞保護作用があり，プロスタグランジンE_1(PGE_1)誘導体オルノプロスチルは抗潰瘍薬として用いられる．

また，疼痛に対しては粘膜麻酔薬も用いる．

3．胃運動促進薬(胃腸機能調整薬)
胃運動機能改善薬として上腹部不定愁訴に用いる．
スルピリド，メトクロプラミド，ドンペリドンは，胃の副交感神経節後線維にあるD_2受容体を遮断し，アセチルコリン遊離を増加し胃運動を促進する．また延髄の化学受容体トリガー層(chemoreceptor trigger zone; CTZ)にも作用するので，制吐作用がある．

そのほかにアクラトニウム(コリン作動薬)，モサプリド(セロトニン5-HT_4受容体作動薬)，トリメブチンが用いられる．

4．催吐薬と制吐薬
嘔吐は延髄の嘔吐中枢の興奮で生じる．嘔吐には上位脳，内耳およびCTZからの刺激による中枢性嘔吐，および腹部内臓など末梢からの刺激で生じる末梢性嘔吐がある．

1) 催吐薬
催吐薬は，毒物を飲んだときの毒物排出に用いるが，腐蝕性薬物を飲んだときには胃穿孔をきたすことがある．中枢性催吐薬にアポモルヒネ，末梢性催吐薬にエメチンがある．

2) 制吐薬(図2)

■図2 悪心・嘔吐に用いる薬物

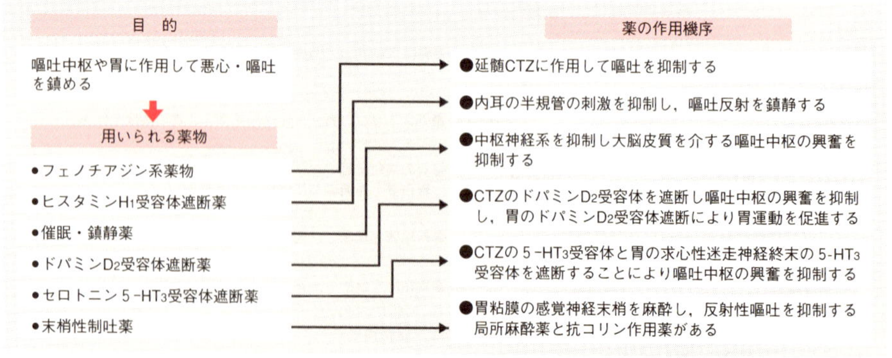

目的	薬の作用機序
嘔吐中枢や胃に作用して悪心・嘔吐を鎮める	●延髄CTZに作用して嘔吐を抑制する
↓	●内耳の半規管の刺激を抑制し，嘔吐反射を鎮静する
用いられる薬物	●中枢神経系を抑制し大脳皮質を介する嘔吐中枢の興奮を抑制する
●フェノチアジン系薬物	●CTZのドパミンD_2受容体を遮断し嘔吐中枢の興奮を抑制し，胃のドパミンD_2受容体遮断により胃運動を促進する
●ヒスタミンH_1受容体遮断薬	
●催眠・鎮静薬	●CTZの5-HT_3受容体と胃の求心性迷走神経終末の5-HT_3受容体を遮断することにより嘔吐中枢の興奮を抑制する
●ドパミンD_2受容体遮断薬	
●セロトニン5-HT_3受容体遮断薬	●胃粘膜の感覚神経末梢を麻酔し，反射性嘔吐を抑制する局所麻酔薬と抗コリン作用薬がある
●末梢性制吐薬	

制吐薬には大きく分けて，嘔吐中枢の興奮を抑制する中枢性制吐薬と，反射性嘔吐を抑制する末梢性制吐薬とがある．中枢性制吐薬としては，①フェノチアジン系薬物(プロクロルペラジンなど)，②ヒスタミンH_1受容体拮抗薬(ジメンヒドリナートなど)，③催眠・鎮静薬があり，中枢および末梢神経双方に作用する制吐薬としては，④ドパミンD_2受容体拮抗薬(ドンペリドン，メトクロプラミドなど)，⑤セロトニン5-HT_3受容体拮抗薬(グラニセトロン，オンダンセトロンなど)がある．

末梢性制吐薬には⑥局所麻酔薬(オキセサゼインなど)，⑦抗コリン薬(スコポラミンなど)がある．

これらの制吐薬は，動揺病，胃炎，尿毒症や，抗がん薬，X線照射による嘔吐に用いられる．

III 腸に作用する薬物

1．止瀉(ししゃ)薬(図3)

下痢を止める薬物である．下痢は，腸管の炎症や潰瘍，腸の異常発酵や毒物による化学的刺激，細菌感染，精神的原因などで起こる．下痢はむやみに止めればいいというものではなく，水・電解質の喪失のひどいとき，栄養障害のおそれのあるときに止瀉薬が用いられる．止瀉薬には，主に以下の3種がある．

(1) **腸運動抑制薬**：最も強い止瀉薬にアヘンチンキがある．腸管オピオイド受容体に作用して止瀉作用を現す．アヘンチンキは麻薬であるが，麻薬に指定されていない類似薬にロペラミドがある．

(2) **収れん薬**：粘膜から吸収されず，粘膜表面蛋白に結合して不溶性の被膜をつくり，粘膜を保護する．ビスマス塩(次硝酸ビスマス)，タンニン酸を含有する生薬(ゲンノショウコ)やタンニン酸アルブミンが用いられる．

(3) **吸着薬**：有害物質を吸着するもので，薬用炭，天然ケイ酸アルミニウムが用いられる．

そのほか，防腐剤(腸内殺菌薬)，整腸薬(乳酸菌製剤)，抗菌薬が用いられる．

2．下 剤

下剤は，便秘，毒物排泄に用い，また腹部手術や内視鏡検査の前処置に用いる．作用の弱い下剤を緩下薬，強い下剤を峻下薬という．下剤は作用機序により以下のように分類されている(図4)．

(1) **粘滑性下剤**：浸潤性下剤ともいい，薬の界面活性作用により便を軟化する，ジオクチルスルホコハク酸ナトリウムがある．尿が赤く着色する．

(2) **膨張性下剤**：カルボキシメチルセルロースや小麦のふすまがある．腸管内で水分を吸って膨張し，腸壁に物理的刺激を与える．

(3) **浸透性下剤**：増量性下剤ともいい，塩類下剤と糖類下剤がある．浸透圧により腸管内に水分を貯留し，その刺激で下痢を起こす．塩類下剤には硫酸マグネシウム，人工カルルス塩，糖類下剤にはソルビトール，ラクツロースがある．

(4) **刺激性下剤**：小腸に作用する下剤と大腸に作用する下剤とがあり，腸粘膜を刺激し，壁内神経叢の反射を亢進して腸管運動を高める．

小腸性下剤にはヒマシ油がある．ヒマシ油の水解で生じたリチノール酸が小腸粘膜のサイクリックAMP(cAMP)を増加し，水・電解質の腸腔内への分泌が増加する．食中毒に用いるが，駆虫薬，脂溶性薬物中毒の排泄には用いない．

■図3　止瀉薬

目　的	薬の作用機序
1．腸の運動亢進を抑制する	●腸の運動を抑え，腸内容が腸にとどまるようにする．腹痛も和らげる
2．腸液分泌亢進，粘膜過敏を抑制	●腸粘膜の血管を収縮し，蛋白凝固によって被膜をつくり，腸粘膜を保護し，さらに腸液分泌を抑制する
3．腸内発生毒素，異常分解産物ガスの発生を防ぐ	●腸内に発生した毒素，異常分解産物，ガスを吸着し，腸粘膜への刺激を和らげる
4．異常繁殖した腸内細菌を抑制する	●異常に増殖した腸内細菌を適度に殺菌し，正常の腸内細菌にする
5．腐敗や異常発酵を抑える	●糖を乳酸に分解することによって腸内を酸性にし，異常発酵を抑制する
6．腸内の細菌感染を防ぐ	

用いられる薬物
●腸運動抑制薬
●収れん薬
●吸着薬
●防腐剤
●整腸薬
●化学療法薬，抗菌薬

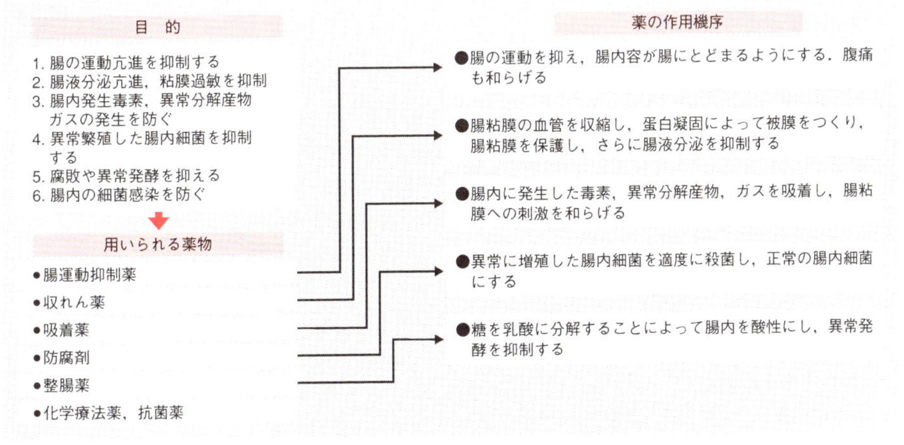

図4 下剤

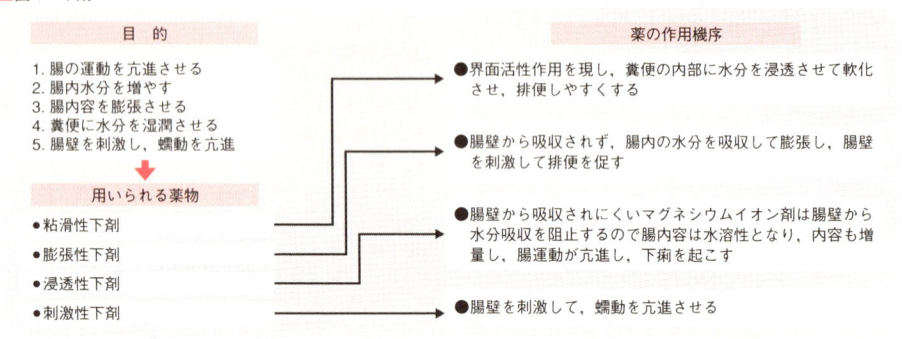

目的
1. 腸の運動を亢進させる
2. 腸内水分を増やす
3. 腸内容を膨張させる
4. 糞便に水分を湿潤させる
5. 腸壁を刺激し、蠕動を亢進

用いられる薬物
- 粘滑性下剤
- 膨張性下剤
- 浸透性下剤
- 刺激性下剤

薬の作用機序
- 界面活性作用を現し、糞便の内部に水分を浸透させて軟化させ、排便しやすくする
- 腸壁から吸収されず、腸内の水分を吸収して膨張し、腸壁を刺激して排便を促す
- 腸壁から吸収されにくいマグネシウムイオン剤は腸壁から水分吸収を阻止するので腸内容は水溶性となり、内容も増量し、腸運動が亢進し、下痢を起こす
- 腸壁を刺激して、蠕動を亢進させる

大腸性下剤には、①フェノールフタレイン系薬物（フェノバリン）、②アントラキノン配糖体（センナエキス、カスカラサグラダ、ダイオウなどの生薬）、③ジフェノール系薬物（ピコスルファートナトリウム）がある。アントラキノン系薬物は尿が赤く着色する。そのほか、直腸内で炭酸ガスを発生させ腸を刺激する重曹を含有する坐薬（新レシカルボン）があり、老人性直腸性便秘に用いる。

3．浣腸薬
50％グリセリン、1％薬用石けん液が腸内容排除のため注腸で用いられる。経口腸管洗浄薬として塩類とポリエチレングリコールを含むニフレックやクエン酸マグネシウム液が大腸内視鏡検査時に用いられる。

4．潰瘍性大腸炎治療薬
サラゾスルファピリジンが用いられる。

IV 肝に作用する薬物

急性肝炎、慢性肝炎などに用いられる薬があるが、作用機序の明らかなものは少ない。

1．肝庇護薬
グリチルリチン製剤、肝水解物、グルタチオンが慢性肝炎の治療に用いられる。

2．インターフェロン(interferon; IFN)
天然型 IFN-α、IFN-β および遺伝子組み換え型 IFNα-2a, IFNα-2b, IFNアルファコン-1がB、C型肝炎の治療に用いられる。IFNの副作用にはうつ病、自殺企図、間質性肺炎などがあり、小柴胡湯との併用は間質性肺炎が起こりやすいので禁忌である。さらに抗ウイルス化学療法薬として、ラミブジン(lamivudine)がB型肝炎に、リバビリン(ribavirin)がC型肝炎にIFNと併用で用いられる。

3．特殊アミノ酸製剤
肝不全時に血中から減少する分枝状アミノ酸（ロイシン、イソロイシン、バリン）を大量に含む製剤で、肝性脳症、劇症肝炎の治療に用いる。

これらのほか、ビタミン類、ポリエンホスファチジルコリン、ステロイド薬が肝炎の治療に用いられる。

V 胆嚢に作用する薬物

胆汁は肝で分泌され、胆嚢で濃縮されて十二指腸に排泄される。利胆薬は、肝の胆汁分泌を促進する催胆薬と、胆嚢を収縮しオッディ括約筋を弛緩して胆汁の排出を促進する排胆薬とに分けられる。また胆石を溶かす経口胆石溶解薬も用いられている。

1）催胆薬
肝細胞を刺激し胆汁酸分泌を促進する胆汁酸利胆薬と、胆汁量を増す水利胆薬がある。前者にアネトールトリチオンが、後者はデヒドロコール酸が用いられる。

2）排胆薬（オッディ筋弛緩薬）
ヒメクロモン、フロプロピオンがある。十二指腸ゾンデで25％硫酸マグネシウムを注入してもよい。

3）経口胆石溶解薬
ウルソデオキシコール酸、ケノデオキシコール酸がある。胆汁分泌促進作用とコレステロール胆石溶解作用がある。

VI 膵に作用する薬物

膵炎の治療薬として①膵外分泌抑制薬、②蛋白分解酵素阻害薬がある。

1．膵外分泌抑制薬
ヒスタミン H_2 受容体拮抗薬は胃酸分泌抑制を介し、セクレチン分泌を抑制して膵外分泌を抑制する。

2．蛋白分解酵素阻害薬
膵消化抑制の目的で膵炎に用いる。ウリナスタチン、ガベキサート、カモスタットなどがある。

消毒 (しょうどく)
disinfection

I 定義・概念

滅菌(sterilization)とは，物質中のすべての微生物を殺滅，除去することであるが，消毒は，人畜に有害な微生物または目的とする対象微生物だけを殺滅することである．

滅菌・消毒は，感染症の治療や蔓延防止，外科手術，病室の衛生などに不可欠であり，種々の方法があって目的により使い分けられる．

消毒薬としては石炭酸が最も古くから用いられ，種々の消毒薬の力価は，石炭酸を標準にして石炭酸係数(phenol coefficient)として表される．石炭酸係数は各消毒薬の殺菌力が石炭酸の何倍に当たるかを示す．理想的な消毒薬の条件は表1のとおりである．

消毒薬は病原微生物を殺滅する必要がある場合に用いられ，抗菌スペクトルが広い．しかし，化学療法薬と異なり選択毒性が低く，人体に毒性が強いので全身的投与はできない．

医療器具の滅菌には，加熱滅菌，濾過滅菌，照射法，ガス滅菌も用いられる(表2)．

なかでも，医療器具には高圧蒸気滅菌法が用いられることが多い．ガラス器具など耐熱性のものは乾熱滅菌することもある．耐熱性の悪い光学器械はガス滅菌や薬液法で滅菌される．

■表1 理想的な消毒薬の条件

1. 殺菌作用時間が短い
2. 殺菌作用が持続する
3. 抗菌スペクトルが広い
4. 局所刺激が少ない
5. 局所からの吸収が少ない
6. 毒性が少ない
7. 微生物への浸透力が強い
8. 有機物によって効果が低下しない
9. 無色
10. 無臭

■表2 医療器具の滅菌法

1. 加熱法(火炎法，乾熱法，高圧蒸気法，流通蒸気法，煮沸法，間欠法)
2. 濾過法
3. 照射法(放射線法，紫外線法，高周波法)
4. ガス法(エチレンオキシド，ホルムアルデヒド)
5. 薬液法

ガス滅菌にはエチレンオキサイドガス，またはホルマリンガスが用いられる．

エチレンオキサイドガスは専用の滅菌装置を用いる．滅菌後に有毒ガスが生じるので，エアレーションを行いガスを除去する必要がある．

ホルマリンガスは室内の消毒，器械の消毒に用いられる．

また最近では，有毒ガスを発生しない過酸化水素低温プラズマ滅菌も用いられる．

プラスチック注射器などはガス滅菌か，放射線照射(γ線)により滅菌される．液体薬物の滅菌には加熱法，濾過法が用いられる．

II 消毒薬の作用機序と消毒効果に影響する因子

1．消毒薬の作用機序
①病原微生物の蛋白凝固，②細菌細胞膜の透過性亢進，③細菌酵素の不活性化．

2．消毒効果に影響する因子

消毒薬は，①作用時間と菌数，②濃度，③温度，④消毒部位にある有機物，⑤消毒の目的とする微生物の種類，⑥別種の消毒薬の混合，など使用条件によって消毒効果が変わる．

汚染細菌は消毒薬を一定時間作用させてもすべて殺滅できるのでなく，菌数が多いと死滅しにくく，より時間がかかる．

消毒薬は一定の濃度で用いるように定められており，一般には濃度を高めると殺菌作用が強まるが，エチルアルコールでは60〜75％が消毒効果が最大で，それ以外では効果が減弱する．

また消毒薬のなかには2剤を併用すると殺菌効果が増す場合(例：クロルヘキシジンと両性界面活性剤)，殺菌効果が減る場合(例：逆性石けんと普通の石けん)とがある．

消毒薬には，血液・分泌物・組織片などの有機物があると吸着されて殺菌作用が低下するものがある．ヨードホール(iodophor)，逆性石けん，塩素系消毒薬はとくに殺菌効果が低下する．また消毒薬は，温度が高いほうが効果的である．

栄養型細菌にはほとんどの消毒薬が有効であるが，芽胞，ウイルスには有効なものと無効のものとがあり，目的に応じて使い分ける必要がある．

III 殺菌力による分類

消毒薬は殺菌力によって高度，中等度，低度の3段階に分類される．

高度に属する薬物は，芽胞，ウイルスなどすべての微生物に有効であり，中等度の薬物は芽胞以外のものに有効である．

高度の消毒薬は人体には使用できず，器械・器具の消毒に用いる．中等度の消毒薬は人体と器具の両方に使え，低度のものは人体消毒に適する．

B型肝炎ウイルス消毒には，1％次亜塩素酸ナトリウム（処理時間1時間），または2％グルタルアルデヒド（処理時間30分）が用いられ，HIVウイルス消毒には，0.5％次亜塩素酸ナトリウム，ホルムアルデヒド（5％），エタノール（70％），グルタルアルデヒド（2％）で10〜30分処理が行われる．

IV 化学的分類

消毒薬は化学的に，以下のように分類される（表3）．

1．フェノール類
クレゾール石けんは器具・分泌物の消毒に用い，ヘキサクロロフェンは手術時の手指消毒に用いる．

2．アルコール類
消毒用エタノールは約75％の濃度で皮膚消毒に用いる．
30〜70％イソプロパノールはエタノールとほぼ同様に用いられる．

3．界面活性剤
4級アンモニウム化合物は，分子中の陽性基が殺菌作用をもち，逆性石けんとよばれる．アルキルポリアミノエチルグリシンは両性界面活性剤である．界面活性剤は普通の石けんと併用すると効果が低下する．

4．ハロゲン化合物
塩素とヨウ素を含む化合物が用いられ，原形質のハロゲン化，蛋白質の酸化作用により消毒効果を示す．

ヨードを含む消毒薬にはヨードチンキとヨードホールがある．ヨードホールの例としてはポリビニルピロリドンにヨードを結合させたポビドンヨードがあり，徐々に遊離するヨードが消毒作用を発揮する．刺激性が少なく，皮膚，器具の消毒に用いられる．

塩素系の消毒薬には，次亜塩素酸ナトリウムがある．酸化作用により強い消毒作用が生じる．皮膚刺激性があり，有機物があると効果が減少する．

5．アルデヒド類
ホルマリン，グルタルアルデヒドが消毒に用いられる．還元性があり，蛋白に結合し，脂質に溶けて殺菌作用を現す．アルデヒド類は低温では効果が少ない．

ホルマリンは皮膚を刺激するので器具，病室の消毒に限られる．グルタルアルデヒドは毒性・腐蝕性が比較的弱いので医療器具の消毒に用い，とくにB型肝炎ウイルスに有効である．

6．ビグアナイド類
ポリヘキサメチレンビグアニジン塩酸塩およびグルコン酸クロルヘキシジンがある．栄養型細菌に有効で毒性が弱く，手指，器具の消毒に汎用される．

7．重金属化合物
水銀，銀，亜鉛などに消毒効果がある．水銀消毒薬には塩化第2水銀（昇汞），有機水銀化合物（マーキュロクロム，チメロサール）があるが，毒性が強いため，しだいに用いられなくなった．硝酸銀液，硫酸亜鉛液はともに点眼に用いる．

8．酸化剤
オキシドールの消毒作用は弱いが発泡による洗浄効果がある．過マンガン酸カリウム液は洗浄用に用いる．過酢酸は殺菌作用が強く器具の消毒に使用する．

V 消毒薬の保管・廃棄

消毒薬の保管にあたっては，化学変化や微生物汚染を起こさせない注意が必要である．

消毒薬は，下水処理場の活性汚泥の微生物や，河川や湖に住む微生物に影響を与えるので，水質汚濁防止法により，300床以上の病院では，排水中のある種の消毒薬濃度に排出基準が設けられている．

■表3 汎用消毒薬の化学的分類

分類	主な物質名
1．フェノール類	フェノール，クレゾール石けん，ヘキサクロロフェン
2．アルコール類	エタノール，イソプロパノール
3．界面活性剤	塩化ベンザルコニウム，塩化ベンゼトニウム，アルキルポリアミノエチルグリシン
4．ハロゲン化合物	サラシ粉，次亜塩素酸ナトリウム，ヨードチンキ
5．アルデヒド類	ホルマリン，パラホルムアルデヒド，グルタルアルデヒド，オルトフタルアルデヒド
6．ビグアナイド類	グルコン酸クロルヘキシジン
7．重金属化合物	マーキュロクロム，チメロサール，硝酸銀
8．酸化剤	オキシドール，過マンガン酸カリウム（主に洗浄），過酢酸

（高杉益充編：消毒剤．p.115，医薬ジャーナル社，1987より改変）

小児の栄養
nutrition of childhood

I 小児栄養の特徴

発育期の小児，ことに乳幼児期の栄養は，健康の維持に加え発育の促進という成人とは異なる性質をもっている．

その特徴は以下のとおりである．
①体重1 kg当たりの栄養素の需要が成人に比べて大きい．
②発育の過程に従って，食事形態，量，質，回数が変化する．
③小児，とくに乳幼児の食品の選択・管理はすべて保護者が行う．
④小児期の食事は将来の体格，健康，食習慣に影響する．

II 小児の食事摂取基準

厚生労働省は，「健康な個人または集団を対象として，国民の健康の維持・増進，エネルギー・栄養素欠乏症の予防，生活習慣病の予防，過剰摂取による健康障害の予防を目的とし，エネルギーおよび各栄養素の摂取量の基準を示すもの」として，食事摂取基準を5年ごとに策定している．

推定エネルギー必要量は，成人では，基礎代謝量に身体活動レベルを乗じて算出されているが，小児では成長期であるため，これにエネルギー蓄積量を加えて算出されている．身体活動レベルは，Ⅰ（低い），Ⅱ（普通），Ⅲ（高い）に分けられ，幼児期までは，Ⅱのみ，8歳以上でⅡとⅢ，12歳以上でⅠ，Ⅱ，Ⅲで算定

■表1　日本人の食事摂取基準（使用期間：2005年4月〜2010年3月）

性別	エネルギー〔推定エネルギー必要量(kcal/日)〕						蛋白質							
	男性			女性			男性				女性			
身体活動レベル	Ⅰ	Ⅱ	Ⅲ	Ⅰ	Ⅱ	Ⅲ	推定平均必要量(g/日)	推奨量(g/日)	目安量(g/日)	目標量(%エネルギー)*2	推定平均必要量(g/日)	推奨量(g/日)	目安量(g/日)	目標量(%エネルギー)*2
生後0〜5月 母乳栄養児	−	600	−	−	550	−	−	−	10	−	−	−	10	−
人工乳栄養児	−	650	−	−	600	−	−	−	15	−	−	−	15	−
生後6〜11月 母乳栄養児	−	700	−	−	650	−	−	−	15	−	−	−	15	−
人工乳栄養児							−	−	20	−	−	−	20	−
1〜2歳	−	1,050	−	−	950	−	15	20	−	−	15	20	−	−
3〜5歳	−	1,400	−	−	1,250	−	20	25	−	−	20	25	−	−
6〜7歳	−	1,650	−	−	1,450	−	30	35	−	−	25	30	−	−
8〜9歳	−	1,950	2,200	−	1,800	2,000	30	40	−	−	30	40	−	−
10〜11歳	−	2,300	2,550	−	2,150	2,400	40	50	−	−	40	50	−	−
12〜14歳	2,350	2,650	2,950	2,050	2,300	2,600	50	60	−	−	45	55	−	−
15〜17歳	2,350	2,750	3,150	1,900	2,200	2,550	50	65	−	−	40	50	−	−
18〜29歳	2,300	2,650	3,050	1,750	2,050	2,350	50	60	−	20未満	40	50	−	20未満
30〜49歳	2,250	2,650	3,050	1,700	2,000	2,300	50	60	−	20未満	40	50	−	20未満
50〜69歳	2,050	2,400	2,750	1,650	1,950	2,200	50	60	−	20未満	40	50	−	20未満
70歳以上*1	1,600	1,850	2,100	1,350	1,550	1,750	50	60	−	25未満	40	50	−	25未満
妊婦初期（付加量）				50	50	50								
妊婦中期（付加量）				250	250	250					8	10	−	−
妊婦末期（付加量）				500	500	500								
授乳婦（付加量）				450	450	450					15	20	−	−

*1　成人では，「推定エネルギー必要量=基礎代謝量(kcal/日)×身体活動レベル」として算定した．18〜69歳では，身体活動レベルはそれぞれⅠ=1.50，Ⅱ=1.75，Ⅲ=2.00としたが，70歳以上では，それぞれⅠ=1.30，Ⅱ=1.50，Ⅲ=1.70とした．50〜69歳と70歳以上で推定エネルギー必要量に乖離があるようにみえるのは，この理由によるところが大きい

*2　目標量（上限）は，蛋白質エネルギー比率（%）として策定した

されている.また,小児の食事摂取基準は,成長に必要な分も含めているため,年齢が小さいほど体重当たりの量が多く算定されているのが特徴である(表1).

III 乳児の栄養

乳児は主に乳汁で栄養されるが,その栄養法は,母乳栄養法,人工栄養法,混合栄養法の3種類に大別される.

1．母乳栄養法(breast feeding；Bf)
1) 母乳栄養の利点
母乳は最も自然で乳児に最適な栄養法である.また,母子間の情緒安定によい影響を与える.母乳栄養の利点として,次のようなことがあげられる.
① 母乳中,とくに初乳中に多量の免疫グロブリン(分泌型 IgA)が含まれて,感染防止の役割を果たしている.このため,母乳栄養児は人工栄養児に比べて感染症による死亡率や罹病率が低い.
② 乳児が必要とする栄養素をすべて適当な割合で含んでおり,それらのほとんどが消化・吸収利用される.
③ 調乳や消毒の必要がなく,いつでも,どこでも与えられて,簡便で経済的である.
④ 自然な母子関係が成立し,情緒的に安定する.

2) 授乳方法
① 授乳開始：母児の状態がある程度安定するのを待ち,出生後6〜12時間で開始する.
② 授乳間隔と時間：母乳分泌と乳児の吸啜(きゅうてつ)力が正常な場合,最低2時間半の間隔で授乳時間は約15〜20分とする.哺乳量は最初の5分で1回の哺乳量の2/3を,次の5分までに8/9ぐらい飲むといわれる.母乳栄養では,回数にこだわらず,児が欲しがるときに欲しがるだけ与える自律授乳(self demand feeding)が望ましい.
③ 哺乳量測定：測定条件を一定にして,授乳前後の体重を測定し,その差を哺乳量とする.

3) 母乳栄養法の注意点
① 母乳不足：授乳時間の延長,授乳間隔の短縮,機嫌が悪い,眠りが浅い,便の回数・量の減少,体重の増加が悪い,などの徴候があれば考慮する.
② 授乳困難：母体乳頭の形態異常・裂傷や乳腺炎などが原因となる.また,乳児の口唇裂・口蓋裂,未熟児,疾患や障害による哺乳力(吸啜力)低下など乳児側に授乳困難の原因がある場合もある.
③ 授乳の禁止：母親の伝染性疾患が乳児に感染する危険のある場合や,心不全・悪性腫瘍・糖尿病などの重篤な疾患,精神疾患の場合などが対象となる.
④ 母乳分泌の促進：母乳を吸わせることが最もよい刺激となる.分娩前より乳房のマッサージを行って乳管を開通させておく.また,母乳分泌は精神的影響を強く受けるために,精神の安定をはかり,十分な栄養摂取と休息に注意し,常に乳房をからにしておくのがよい.

2．人工栄養法(artificial feeding)
母乳の代わりに牛乳などの乳製品を用いる栄養法.
1) 人工栄養品の種類
わが国の人工栄養には,育児用に調整された粉乳が用いられている.
これには乳児用調整粉乳(育児用ミルク),フォローアップミルク,治療乳がある.
① 乳児用調整粉乳：脂肪・蛋白質とも母乳に近づけて加工されており,乳糖や可溶性多糖類などが添加されている.ビタミンは,乳児の所要量を満たすように強化し,ミネラルも調整して腎の負担を軽くしている.ほとんどの製品が,13〜14%濃度の単一調乳で,月齢によって量を加減する.
② フォローアップミルク：離乳期後期からの乳児用として,蛋白質・脂肪の調整および鉄・各種ビタミンを添加して加工された乳製品で,離乳食と併用する.
③ 治療乳：先天性代謝異常,難治性下痢症,牛乳アレルギーなどの児に,治療目的に調整された乳製品で,酸乳,大豆乳,低脂肪乳,低アレルギー製品などがある.

2) 人工栄養の方法
① 授乳量と回数：乳製品の銘柄の規定する濃さに溶かし,原則的には母乳栄養と同じように自律授乳とする.1回量は,児の大きさに合わせて100〜180 mL程度,乳首の穴は1回量を5〜15分で飲み終る程度のものを選ぶ.
② 調乳法：調乳法は殺菌方法によって無菌操作法と終末殺菌法に分けられる.無菌操作法は予め調乳器具を消毒し,無菌的操作で調乳してそのまま与える方法,終末殺菌法は清潔な調乳びんに調合した乳汁を入れて最後に消毒・滅菌後,冷蔵庫に保

■表2　母乳栄養児と人工栄養児の便

	母乳栄養児	人工栄養児
排便回数	2〜4回/日	1〜2回/日
便　性	軟便	固形便
臭　気	酸臭	やや腐敗臭
色	黄金色,放置すると緑色	淡黄色
反　応	酸性	多くはアルカリ性
腸内細菌	大部分はビフィズス菌	大部分は大腸菌と腸球菌

(坪井良子監：小児看護学.看護学サマリー1, p.20, 学習研究社, 1994)

存する方法である．後者は1日分まとめて調乳する場合に用いられる．

3. 混合栄養法 (mixed feeding)

母乳不足や母親の就業などで，母乳を十分与えることができない場合の栄養法には2つの方法がある．

1) 同時混合栄養法

毎回不足分を人工乳で補う方法で，母乳優先型，母乳と人工乳の半分ずつ，人工乳優先型などの方法がある．

2) 交互混合栄養法

母乳と人工乳を交互に与える方法である．

IV 離 乳

1. 離乳とは

『授乳・離乳の支援ガイド』（厚生労働省，2007）によれば，「離乳とは，母乳または育児用ミルク等の乳汁栄養から幼児食に移行する過程をいう」とされており，この間に乳児の摂食機能は，吸うことから咀しゃく能力が発達し，食物形態も変化していく．この時期を離乳期といい，この際に与えられるのが離乳食である．

1) 離乳の必要性

子どもの成長発達に伴い，必要栄養量が増加し，母乳栄養だけでは成分不足が起こる．とくに，鉄分，ミネラル，ビタミンが不足し，貧血や抵抗力低下につながるため，食物で栄養を補う必要がある．また，食物を与えることによって，唾液や消化液の分泌増加など子どもの消化機能の発達にも寄与する．

2) 離乳の開始

初めてなめらかにすりつぶした状態の食物を与えたときを離乳の開始という．生後5〜6か月ころが適当であり，発達の目安として首がすわっていること，支えがあればすわれること，食物に興味を示す，スプーンを口に入れても舌で押し出すことが少なくなることなどがあげられる．

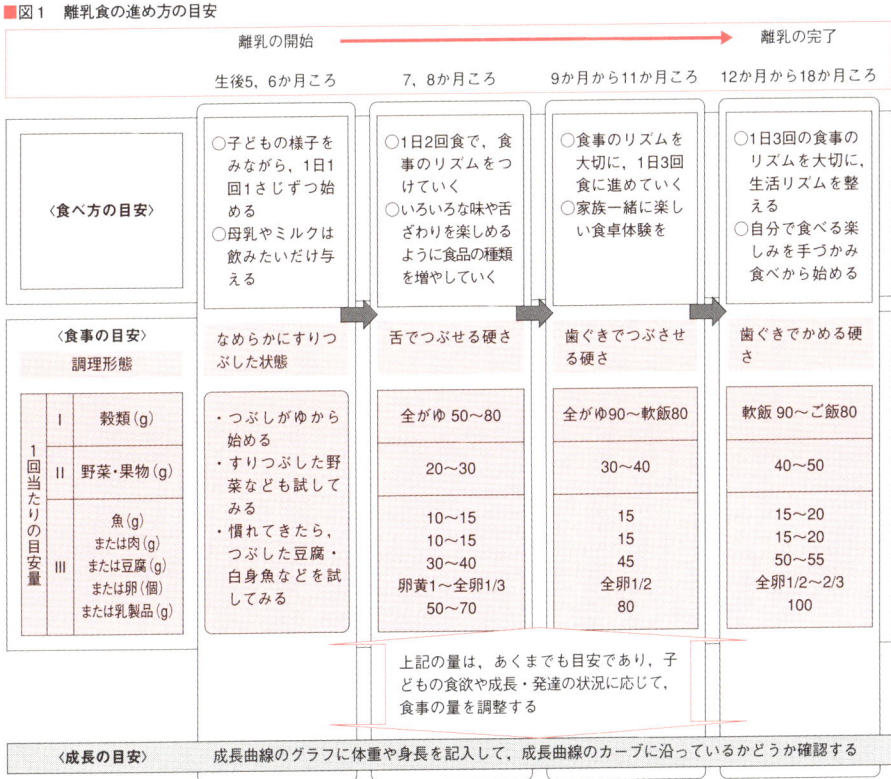

■図1 離乳食の進め方の目安

		離乳の開始 →			離乳の完了
		生後5, 6か月ころ	7, 8か月ころ	9か月から11か月ころ	12か月から18か月ころ
〈食べ方の目安〉		○子どもの様子をみながら，1日1回1さじずつ始める ○母乳やミルクは飲みたいだけ与える	○1日2回食で，食事のリズムをつけていく ○いろいろな味や舌ざわりを楽しめるように食品の種類を増やしていく	○食事のリズムを大切に，1日3回食に進めていく ○家族一緒に楽しい食卓体験を	○1日3回の食事のリズムを大切に，生活リズムを整える ○自分で食べる楽しみを手づかみ食べから始める
〈食事の目安〉調理形態		なめらかにすりつぶした状態	舌でつぶせる硬さ	歯ぐきでつぶせる硬さ	歯ぐきでかめる硬さ
1回当たりの目安量	I 穀類(g)	・つぶしがゆから始める ・すりつぶした野菜なども試してみる ・慣れてきたら，つぶした豆腐・白身魚などを試してみる	全がゆ 50〜80	全がゆ90〜軟飯80	軟飯 90〜ご飯80
	II 野菜・果物(g)		20〜30	30〜40	40〜50
	III 魚(g) または肉(g) または豆腐(g) または卵(個) または乳製品(g)		10〜15 10〜15 30〜40 卵黄1〜全卵1/3 50〜70	15 15 45 全卵1/2 80	15〜20 15〜20 50〜55 全卵1/2〜2/3 100
			上記の量は，あくまでも目安であり，子どもの食欲や成長・発達の状況に応じて，食事の量を調整する		
〈成長の目安〉		成長曲線のグラフに体重や身長を記入して，成長曲線のカーブに沿っているかどうか確認する			

［授乳・離乳の支援ガイド策定に関する研究会：授乳・離乳の支援ガイド(案). p.43, 厚生労働省, 2007］

3) 離乳の完了

形のある食物をかみつぶすことができるようになり，エネルギーや栄養素の大部分を食物から摂れるようになった状態を離乳の完了といい，その時期は，生後12～18か月ころである．食事は，3回/日のほか，1～2回の間食を目安とする．

2．離乳の進め方

離乳は，個人差を考慮し子どもの食べ方をよくみて，目安を参考にしながら進めていくとよい（図1）．

3．離乳期の食品

離乳の開始では，アレルギーの少ないおかゆ（米）から始め，栄養価に富み，消化がよいものを1品ずつ増やしていく．味つけは薄味とし，主食，副菜，主菜，果物などバランスよく献立を工夫していく．

また，市販の離乳食用製品として，便利で優れたベビーフードが多種類市販されている．ベビーフードには，大きく分けてレトルトやびん詰めなどのウエットタイプのものと粉末やフレークなどドライタイプのものがある．いずれも，賞味期限や調理法を守り，離乳の進行に応じたものを選択する．

Ⅴ 幼児の栄養

幼児期は，乳児期にひき続き成長の著しい時期であり，成長発達に必要な栄養が必要で，体重1kg当たりのエネルギーおよび蛋白質必要量は成人に比べて多い．また，この時期に培われた食生活は生涯の基礎となるため，正しい食習慣を身につけていく必要がある．食習慣形成のための留意点は，以下のとおりである．

①決まった時間に一定の食事量を摂取し，食事リズムをつけることで，規則正しい生活活動習慣を身につける．
②バランスのよい食品を組み合わせた食事を心がけることにより，好ましい嗜好を形成し，偏食をつくらない．
③食材を工夫し，「よくかむ習慣」をつけ，食事を味わえる力を身につける．
④幼児期の食育である「楽しく食べる子どもを育てる」といった観点から，親子そろって食べる食環境を整えること，大人が率先して手本を示すなどして，食事マナーを身につける．

Ⅵ 学童の栄養

学童期前半は比較的ゆるやかな発育であるのに対して，後半は第二発育急進期がみられ，また，第二次性徴が発現する．この時期の推定エネルギー必要量は，一生を通じて最高となる．スポーツなど運動量が増える時期でもあるので，乳製品などカルシウムや鉄などを多く含んだ食品を意識して摂るなどの配慮が必要になる．

学童期は，食習慣の完成する時期であるが，大人の食習慣の影響を受けやすく，また，生活環境の影響からも容易に食習慣が崩れやすく，修正がつきにくい特徴がある．朝食の欠食，孤食，個食，ダイエットによる拒食や過食，ファストフードの過剰摂取による肥満など，食生活における課題が目立つのもこの時期である．こうした食に関する課題に対して，食育基本法〔2005（平成17）年〕の制定により，食育推進基本計画が実施され，家庭・学校・地域でそれぞれが連携し合ってさまざまな取り組みが始まっている．

小児の成長・発達
growth and development of child

I 概　説

「子どもは，大人のミニチュア(縮小型)ではない」という言葉があるように，人間は，新生児期，乳児期，幼児期，学童期，思春期を経て，成人へと成長・発達を遂げる．各発育期には，それぞれ特徴があるので，小児の看護や，保護者への指導を的確に行うには，小児の成長・発達を熟知する必要がある．

成長とは，身体の形態的増大であり，発達とは，機能的成熟である．発育とは，成長と発達を合わせたものであるが，狭義では，成長と同義語として用いることがある．ここでは，成長を身体発育，発達を生理機能，運動機能，精神の発達として説明する．

II 身体発育

1．発育型

スキャモン(Scammon)の発育型にみるように，身体組織の発育は一定の順序を経た，連続的なものであるが，おのおのの速度は一定ではない．
→スキャモンの臓器別発育曲線

2．体　重
1) 出生体重

出生体重と在胎期間との関係で，AFD(在胎期間に相応の出生体重)〔児〕，LFD(在胎期間に比べて少ない出生体重)〔児〕，HFD(在胎期間に比べて多い出生体重)〔児〕に分類する．→AFD〔児〕，LFD〔児〕，HFD〔児〕

2) 新生児生理的体重減少

生後3～5日ころ，出生体重の5～10%減少し，7～10日ころ出生体重に戻る．

3) 乳幼児の体重増加量(表1)
4) 乳幼児の体重増加の倍数(表2)
5) 体重増加の特徴

学童期の体重増加は，わが国では秋から冬に向かって多く，春から夏に向かって少ない．学童期前半の体重増加は比較的安定し，学童期後半は思春期スパートのため急激で，そのピークは女子11～12歳，男子13～14歳である．そのため，11，12歳では，女子の平均体重は男子にまさる．

3．身　長
1) 身長の発育

乳幼児期および思春期スパート期に増加が著しい．

2) 身長増加の倍数

■表1　乳幼児の体重増加量

年(月)齢		体重増加量(g)
乳　児 (1日平均)	0, 1か月	45～35
	2, 3か月	35～25
	4, 5か月	19～14
	6, 7, 8か月	12～8
	9, 10, 11か月	8～7
幼　児 (1か月平均)	1歳児	180
	2歳児	160
	3歳児	160
	4歳児	170
	5歳児	170

■表2　乳幼児の体重増加の倍数

年(月)齢	出生時	3か月	1歳	2歳半	4歳
体重(kg)	3	6	9	12	15
出生体重の倍数	1	2	3	4	5

年(月)齢	5歳半	6歳	7歳	8歳	9歳
体重(kg)	18	21	24	27	30
出生体重の倍数	6	7	8	9	10

(表1, 2とも　今村榮一：現代育児学．第14版，p.48，医歯薬出版，2003)

出生時を約50cmとすると，1歳で約1.5倍，4歳で約2倍，12歳で約3倍になる．

3) 身長増加の特徴

身長増加は，わが国では春から夏にかけて多い．思春期スパートのため，10～12歳では，女子の平均身長は男子にまさる．

4．頭　囲

出生時の頭囲は胸囲より大きいが，1歳半で胸囲のほうが大きくなる．頭囲の発育は，スキャモンの神経型に属する．頭蓋骨は，乳児期には，骨と骨の間に間隙がある．前方の間隙を大泉門，後方を小泉門という．小泉門は生後まもなく閉鎖するが，大泉門は，1歳6か月ころまでに閉鎖する．大泉門の閉鎖が早すぎたり遅すぎる場合，また，膨隆や陥没がある場合は，各種疾患を考慮しなければならない．

5．胸　囲

胸郭は，乳児期では，肋骨が水平で前後と左右の径がほぼ同じなため，その断面は円形に近い．発育するに従い肋骨の前方が挙上し，前後径が左右径より小さくなるため，その断面は楕円形になる．胸郭の異常に

は，扁平胸，漏斗胸，鳩胸，左右不同胸などがある．
6．脊　柱
　脊柱は，新生児期ではほぼまっすぐである．首がすわってくると，頸椎部が前彎する．おすわりができるようになると，胸椎部が後彎する．立つようになると腰椎部が前彎し，成人の形に近づく．学童期から青年期にかけては，側彎に注意を要する．
7．四　肢
　下肢は，乳児期はO脚傾向にあり，2〜3歳ころにはX脚の傾向がある．
8．骨
　骨の発育は，小児の身体発育の成熟度を示す指標となる．手根骨は10個あるが，その化骨数は，（年齢＋0〜1）個である．
9．歯
　乳歯と永久歯がある．乳歯は6〜7か月ころから生え始め，2歳6か月ころには，20本生えそろう．永久歯は6歳ころから生え始め，智歯（16〜30歳ころ生える）が全部生えそろえば32本となる．
10．身長の比率
　頭長と身長の比は，新生児1：4，2歳児1：5，6歳児1：6，成人1：7（欧米人1：8）である．
11．身体発育に影響を及ぼす因子
　①遺伝的因子
　　予測最終身長
　　男　$\dfrac{父の身長cm＋（母の身長＋13cm）}{2} \pm 9\,cm$
　　女　$\dfrac{（父の身長－13cm）＋母の身長cm}{2} \pm 8\,cm$
　②環境的因子：生物学的要因，自然環境的要因，社会的要因
12．身体発育の評価
1) 身体発育のパーセンタイル値
　①10パーセンタイル≦および≦90パーセンタイル：問題なし．
　②10パーセンタイル＞もしくは＞90パーセンタイル：経過観察の要あり．
　③3パーセンタイル≧もしくは≧97パーセンタイル：精査の要あり．
2) 発育状態の判定のための指数
　　カウプ指数＝$\dfrac{体重（g）}{身長（cm）^2} \times 10$（乳幼児期）
　　肥満度＝$\dfrac{実測体重（kg）－標準体重（kg）}{標準体重（kg）} \times 100（\%）$
　　※標準体重は性別年齢別身長別平均体重（学童期）
　　ローレル指数＝$\dfrac{体重（g）}{身長（cm）^3} \times 10^4$（学童期，思春期）

$$BMI(body\ mass\ index) = \dfrac{体重（kg）}{身長（m）^2}（思春期，成人期）$$

III　生理機能の発達
1．体　温
　小児の体温は成人よりも高い．日内変動では午後のほうが高い．直腸温は腋窩温より0.5〜1.0℃高く，口内温はその中間である．腋窩温では，新生児37.0〜37.5℃，乳児・幼児・学童36.5〜37.0℃が標準である．
2．呼　吸
　胸郭の形から乳児は腹式呼吸であるが，幼児期になると胸郭の変化により，胸腹式呼吸になり，学童期になると成人と同じようになる（表3）．
3．循　環
　出生により胎児循環から成人型循環へ移行する．
4．消化・吸収
　食物は口，胃，小腸，大腸で消化・吸収されるが，乳児は消化能力が弱く，また腸粘膜の透過性が高いので，未消化な蛋白質を吸収する．このことが食物アレルギーと関係する．
5．便・尿
　胎便，移行便，乳児便となる．排便回数は，乳児期は母乳栄養児，人工栄養児により個人差が強いが，幼児期には1日1〜2回となる．
　膀胱容積は，新生児75 mL，幼児150 mL，成人250 mLくらいである．1日の排尿回数は，新生児10〜25回，幼児10〜12回，成人4〜6回である．
6．体水分量（表4）
7．睡　眠（表5）
8．免　疫
　胎児は，胎盤を通して母体からIgGを受け取る．このIgGは，生後6か月ころに最低となる．以後は，自分自身で産生する．IgM，IgAは，胎盤を通過しないので，新生児の血清中にはない．IgMは，胎児期から産生能力があり，胎児期に感染があれば，出生

■表3　呼吸・脈拍・血圧の基準値

	呼吸数 （回/分）	脈拍数 （回/分）	血圧（mmHg）	
			収縮期 （最大）血圧	拡張期 （最小）血圧
新生児	40〜50	140	60〜70	50
乳　児	30〜40	120〜130	70〜80	50〜60
幼　児	20〜30	100〜110	80〜90	60〜65
学　童	18〜22	80〜90	90〜110	60〜70
成　人	16〜20	60〜90	110〜130	70〜90

（正津　晃ほか監：小児看護1．新図説臨床看護シリーズ10，p.75，学習研究社，1995）

■図1 乳幼児の運動機能通過率

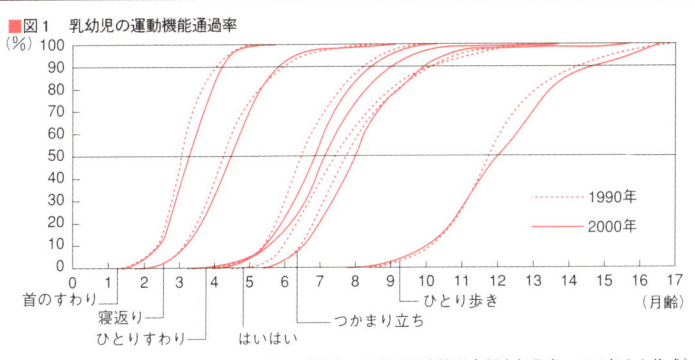

（厚生労働省：「乳幼児身体発育調査報告書」2001年より作成）

■表4 体水分量（体重の％で表す）

	新生児	幼児→成人
全体水分量	80％	60％
細胞外液	40	20
細胞内液	40	40

■表5 睡眠時間

	新生児	乳児	幼児	学童	成人
時間	15〜17	11〜15	11〜12	8〜10	7〜8

時にすでに血液中にみとめられる．IgAは，初乳中に高濃度に含まれ，新生児の腸管からの感染を防ぐ．

IV 運動機能の発達

1．原 則
①頭から足のほうへ発達する：首すわり→おすわり→ひとり立ち
②中心部から末梢部へ発達する：肩→腕→手指
③全身運動から部分運動へ発達する：全身で受け止める→両手で持つ→片手で持つ

2．乳幼児期の発達（図1）

3．幼児期・学童期の発達
脳神経系の発達——種々の動作に挑戦し習得する．

4．青年期の発達
中学生：呼吸・循環器系の発達——軽い負荷で持続的な運動
高校生：筋・骨格系の発達——負荷の増大および動作の持続

V 精神発達

1．感 覚
味覚，嗅覚，聴覚，皮膚感覚は，新生児期からかなりある．視覚は，乳児期前半にかなりの程度になる．

2．情 緒
乳児期前半の情緒は，身体内部の変化によるものがほとんどで，表現も快・不快など単純なものである．生後1〜6か月では，全身で快・不快を表現し，6〜7か月で「人見知り」がはっきりする．1歳ころまでに，怒り，おそれなどが分化し，愛情を示すようになる．幼児期の情緒はさらに分化し，5歳ころには成人にみられる情緒が一応そろう．

3．社会性
乳児期：母親を中心とした大人との関係
幼児期：大人との関係——第一反抗期
　　　　子どもとの関係——集団生活の始まり
学童期：学校という集団生活のなかでの団体行動
青年期：第二反抗期

4．言 語
乳児期：喃語（なんご）
幼児期：1歳　〜1歳半　一語文期
　　　　1歳半〜2歳　　二語文期
　　　　2歳　〜2歳半　多語文期
　　　　2歳半〜3歳　　複合文期
　　　　3歳　〜4歳　　幼児語期，日常会話可能

5．精神発達の評価法
①乳幼児精神発達検査法（愛育研究所式）
②乳幼児精神発達診断法（津守式）
③乳幼児分析的発達検査法（遠城寺式）
④デンバー発達スケール日本版
⑤実際的個別的知能測定法（鈴木・ビネー式）
⑥田中・ビネー知能検査
⑦ウェクスラー小児知能検査法（ウィスク，WISC）

6．精神発達に影響するもの
①遺伝的因子
②環境的因子

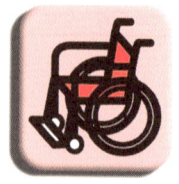

食事
しょくじ
diet, aliment

I 概説（食事の意義）

食事は，生命活動を維持し，成長・発達を助け，疾病の治療にとって重要な意味をもつ．視床下部の空腹中枢によって空腹感や食欲が形成され，食物や水分を摂ることで空腹を満たす．しかし，「おいしい」という満足感を得るには，食物の選択や調理加工によって質的条件を満たすことも重要である．また，食事は家族の団らんの場となり，子どもにとっては食習慣を形成する場でもある．宗教的儀式においても重要な役割を果たし，人々が交流する場をつくってきた．

食事の援助に際しては，「食べる」という行為の生理的側面，心理的側面，社会的・文化的側面を考慮しなければならない．

バランスのとれた食事をするための目安として考案されたものに6つの基礎食品群（図1）がある．また食品群の分類方法には，栄養的特徴により食品を4つに分類し，各食品は80 kcalを1点として計算する点数法によって実用的に工夫された「4つの食品群」の分類方法もある．

II 食事に関するアセスメント

食事に関する情報をもとに援助の必要性を判断し，個別のニーズに応じた援助方法を選択する．

1．食事内容の観察と栄養状態

①BMI（body mass index）や身長・体重が標準範囲であるかどうかに基づいて栄養状態を判定する．また，身体の発育状態，皮膚の状態を観察し，血液検査（糖質，蛋白質，ヘモグロビン，電解質など）や尿検査も活用する．なお，BMIは体重（kg）÷〔身長（m）〕^{2}で計算し，この値が22のとき，標準体重とする．

②1日に必要なエネルギーの食事摂取基準は，年齢，性別，身体活動強度別に「低い」「普通」「高い」に区分されている（表1）．1日のエネルギー摂取量は適切か，栄養素（糖質，脂質，蛋白質，無機質，ビタミン）および水分の摂取量が適当であるかを調べる．

③食材や調理法・献立に変化はないか，有害な食品添加物はないか，おいしく食べられているか，といった食事の質に関しても調べる．

2．食事動作の自立の程度

食事（摂食）動作の要素は，①坐位バランス（坐位の保持，頸部の保持），②食物をとらえる視覚，③箸・スプーンの操作，食器の操作，④咀しゃく機能，吸啜（てつ）力，嚥下機能，などが自力でどの程度できるかを検討する．

3．食事を妨げる要因の有無

①食欲は，空腹に伴う「食物を摂取したい」という欲求であり，身体の状態や心理的な要因にも影響を受けやすい．また，食欲は具体的な食物に対する欲求でもあり，食習慣とも深く関連する．食事を摂る環境は適切か，心配ごとや運動不足などの

■図1　6つの基礎食品群

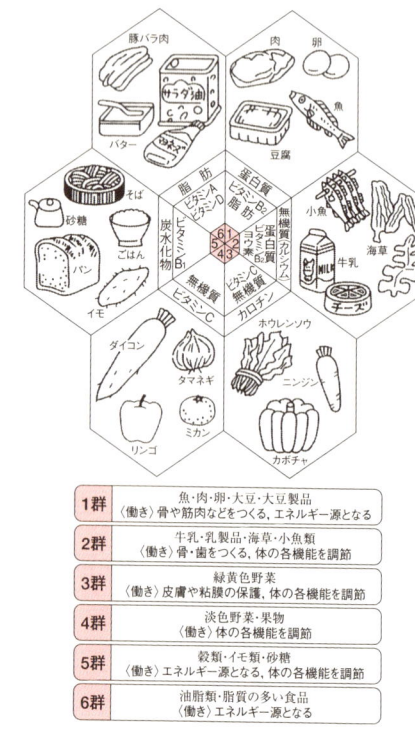

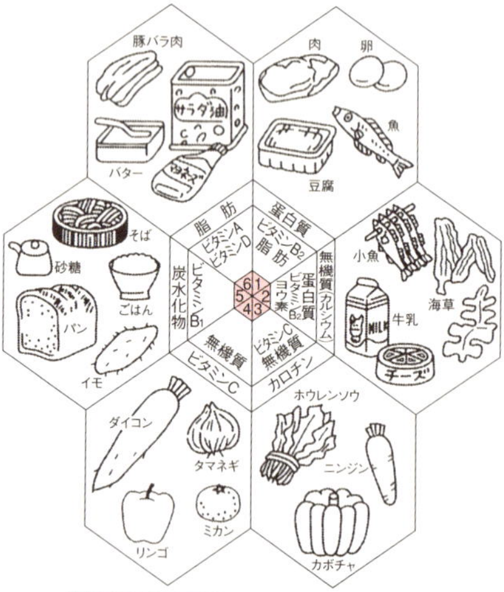

1群	魚・肉・卵・大豆・大豆製品〈働き〉骨や筋肉などをつくる，エネルギー源となる
2群	牛乳・乳製品・海草・小魚類〈働き〉骨・歯をつくる，体の各機能を調節
3群	緑黄色野菜〈働き〉皮膚や粘膜の保護，体の各機能を調節
4群	淡色野菜・果物〈働き〉体の各機能を調節
5群	穀類・イモ類・砂糖〈働き〉エネルギー源となる，体の各機能を調節
6群	油脂類・脂質の多い食品〈働き〉エネルギー源となる

〔厚生省（当時）保健医療局〕

■表1 エネルギーの食事摂取基準:推定エネルギー必要量(kcal/日)

性別	男性			女性			性別	男性			女性		
身体活動レベル*1	Ⅰ	Ⅱ	Ⅲ	Ⅰ	Ⅱ	Ⅲ	身体活動レベル	Ⅰ	Ⅱ	Ⅲ	Ⅰ	Ⅱ	Ⅲ
0~5(月) 母乳栄養児	—	600	—	—	550	—	15~17(歳)	2,350	2,750	3,150	1,900	2,200	2,550
人工乳栄養児	—	650	—	—	600	—	18~29(歳)	2,300	2,650	3,050	1,750	2,050	2,350
6~11(月)	—	700	—	—	650	—	30~49(歳)	2,250	2,650	3,050	1,700	2,000	2,300
1~2(歳)	—	1,050	—	—	950	—	50~69(歳)	2,050	2,400	2,750	1,650	1,950	2,200
3~5(歳)	—	1,400	—	—	1,250	—	70以上(歳)*2	1,600	1,850	2,100	1,350	1,550	1,750
6~7(歳)	—	1,650	—	—	1,450	—	妊娠 初期(付加量)				+50	+50	+50
8~9(歳)	—	1,950	2,200	—	1,800	2,000	妊娠 中期(付加量)				+250	+250	+250
10~11(歳)	—	2,300	2,550	—	2,150	2,400	妊娠 末期(付加量)				+500	+500	+500
12~14(歳)	2,350	2,650	2,950	2,050	2,300	2,600	授乳婦 (付加量)				+450	+450	+450

*1 身体活動レベルⅠ(低い),身体活動レベルⅡ(ふつう),身体活動レベルⅢ(高い)
*2 成人では,推定エネルギー必要量=基礎代謝量(kcal/日)×身体活動レベル として算定した.18~69歳では,身体活動レベルはそれぞれⅠ=1.50,Ⅱ=1.75,Ⅲ=2.00としたが,70歳以上では,それぞれⅠ=1.30,Ⅱ=1.50,Ⅲ=1.70とした.50~69歳と70歳以上で推定エネルギー必要量に乖離があるようにみえるのはこの理由によるところが大きい

(厚生労働省:日本人の食事摂取基準,2005年版)

問題がないかを調べる.
②食事に関連する疾患:消化器系疾患や味覚障害,視覚障害あるいは痛み・発熱などの症状がないかを調べる.また,食物を取り込むためには,口腔粘膜の状態は重要である.口腔粘膜は薬物療法や感染症によって変化しやすいので,唾液によって適度に湿った状態であるかを調べる.

Ⅲ 個別的な食事指導の必要性

健康を維持・増進していくためには,年齢・性・身長と体重,活動量に応じた食事摂取基準,栄養素の種類と配分を考慮した食事量の調節を指導する.

料理の素材は1日30種類を目標にして,塩分を1日10g以下に抑え,子どものころから薄味に慣れるようにする.また,便秘を予防するためには,繊維質の多い寒天・ヒジキ・干しシイタケ・ワカメなどの食品を摂ることが大切である.また,健康的な食生活のためには食事を規則正しく摂り,よくかんで胃の負担を軽くするように指導する.

Ⅳ 食事に適した環境と介助

食事に適した環境を整え,介助が必要な場合は熟練した技術を提供する(表2).

1. 食事に適した環境づくり

食欲の増進をはかるために,食事をする室内の清潔や整頓に努め,不快な音・不愉快な連想につながるものは前もって排除する.個人差はあるが,50ホン以下の静けさ,気温20℃前後,湿度60%前後,換気された空気,200~500ルクスの照明,柔らかい色調の部屋などの環境が望ましい.床頭台やオーバーベッドテーブルの上を整理し,部屋の換気にも注意する.

■表2 食事介助のポイント

- 患者が食事のことだけに心をむけ,ほかのことに気をつかうことのないように介助者は役割分担しておく
- お茶・汁・スープなど,液状のものからスプーンまたは吸いのみで飲用させる
- 食事内容や調理方法を説明する
- 主食と副食を交互に食べさせ,最後にお茶を飲ませる
- 一口ずつ患者のペースに合わせ,ゆっくりと食べさせる
- 食べ方や食べた量,悪心の有無や一般状態を観察しながら食べさせる

口腔内が不潔であったり,舌苔が生じている場合は,口腔内の清潔をはかる.臥床生活を余儀なくされている場合もできるかぎり坐位に近づける.ギャッチベッドを操作してファウラー位にするなど,誤嚥をさける.また,「食事をする」楽しみをより高める.

配膳する際は,温かい献立は温めて,冷たい献立は冷やして運ぶ.もりつけがよく見え,食事が摂りやすいように配置を整える.また,箸やスプーン,手拭きタオルなどを予め用意しておき,すぐに食べ始められるように準備する.

2. 食事動作に応じた介助
1) 咀しゃく・嚥下が困難な場合

咀しゃくや嚥下状態を観察し,誤嚥がある場合で消化・吸収機能が期待できるときは,医師と相談して経管栄養を行う.経管栄養はチューブを経鼻的に胃に挿

入して栄養を補強するが，流動性があって栄養価が高く，バランスのよい食品を選択する．流動食は38～40℃に温め，患者の状態を観察しながらゆっくり注入する．食事の注入が終了したら，温湯や番茶を50～100 mL注入しチューブを洗浄する．食事中と食事後30～60分は半坐位にし，逆流を防ぐ．

2) 視覚で確かめることのできない場合

食事内容を説明し，食器の位置を確認させて，できるだけ自分で食事ができるように配慮する．汁物は看護師が手を添えて介助し，とくに熱いものは危険防止に努める．

3) 上肢の関節運動に障害のある場合

片麻痺，関節リウマチなどで握力の低下や拘縮がある場合は，箸やスプーンが使えなくなる．健側の上肢を活用したり，補助具を利用してできるだけ自分で食事が摂れるように工夫する．

4) 体位が制限されている場合

体力が消耗している場合は，看護師が全面的に介助する．看護師は椅子に腰かけて，食べやすい量とペースで，会話をしながらゆっくりとすすめる．

V 治療食

患者の栄養状態・疾病の種類に応じた食事の質を考え，その症状によって硬さ・量に注意し，消化機能の低下や食欲減退のなかで疾病の治療上直接的または間接的に効果を与える食事を治療食という．消化・吸収に優れ，栄養価・バランスがよく，病気の治療に食事の量と質が適していることが大切である．また患者の嗜好を尊重することも忘れてはならない．

食物は主に①あらゆる活動源となるエネルギー（熱量）をつくる食物（糖質，脂質），②身体組織をつくり，維持する食物（蛋白質），③身体内で身体の活動や身体組織間を調整する物質になる食物（ミネラル，ビタミン，水）の3つのグループに分けられるが，これらをバランスよく摂取することが，治療食においても重要である．また，エネルギーの多い糖質，脂質，蛋白質を3大栄養素という．3大栄養素のそれぞれの特徴を表3に示した．

1．高エネルギー食・低エネルギー食

エネルギーの必要量は生体の代謝率により異なり，その人の体格や強度の情動反応の有無，環境温度なども考慮される．

多くの患者のエネルギー所要量は，生活活動強度の軽い健康な人と同じと考えられるが，発熱，甲状腺機能亢進症，回復期に低体重回復を目指す場合などは必要エネルギーが増すので，高エネルギー食を与える．

エネルギーを供給する役割をもつのは糖質と脂質で

■表3 3大栄養素の特徴

糖質	・体内で燃焼しやすく，最も多くエネルギー源として利用される ・脂質，蛋白質に比べて体内貯蔵量が少ない ・糖質を多く含む食品には，穀類，果物類，菓子類，嗜好飲料などがある
脂質	・主な役割はエネルギー源である ・体内に貯蔵しやすい ・ほかの栄養素に比較してエネルギー値が高い ・同じエネルギーを摂取するのに少量ですみ，胃への負担が軽くなる ・脂質がエネルギーになる過程では，糖質と違いビタミンB_1を必要とせず，節約となる ・脂溶性ビタミンの摂取量を増し，吸収を助ける
蛋白質	・蛋白質は，身体の各組織，ホルモン，酵素，免疫体などを構成する主成分となる ・蛋白質を構成するアミノ酸のうち，体内で十分につくることのできないものを必須アミノ酸という ・蛋白質を多く含む食品には，肉類，魚類，牛乳，乳製品，大豆，大豆製品などがある

ある．食物のもつエネルギー量は，蛋白質と糖質が1 gにつき4 kcal，脂肪が1 gにつき9 kcalであり，脂質がエネルギー源として最も有用である．

脂質や糖質の摂取量が生体の所要エネルギー量に満たない場合，身体組織を構成している蛋白質をエネルギー源として使うことになり，身体状態は消耗し衰弱状態となる．ただし，いくら効率がよくても脂質・糖質のみでエネルギー量を満たすことはさける．食事中の糖質が過剰になると，糖質代謝障害のない患者であっても，グリコーゲンとして肝に蓄えきれない分を最も効率のよいエネルギー源となる脂質に変え，皮下に蓄えるので，肥満や過体重になる．これに対し，糖尿病，心臓病，高血圧などの患者には過体重の場合が多く，低エネルギー食にして体重の調節をする．その場合はエネルギーを抑え，脂質制限食を摂らせる．

2．高蛋白食・低蛋白食

患者には一般に，健康な人よりも蛋白質の量と質に留意して食事を選ぶ必要がある．

たとえば，潰瘍や膿瘍で組織が損傷している患者，出血や体液の滲出がある患者，また発熱による代謝率上昇などがみられる患者には，蛋白質は健康回復に有効に働く．そのため，多種類の蛋白質を含んだ高蛋白の食事を与える．その場合でも腎機能を考慮し，過剰な蛋白負荷が腎に負担をかけないように配慮するように心がける．

これに対し低蛋白食は，主に腎疾患の食事療法の1つである．血液中の残余窒素量が増加している場合は，蛋白質摂取量の制限が症状の緩和や軽減に必要で

ある．安静度と浮腫・血圧・蛋白尿などにより蛋白質を制限する．そして摂取できる蛋白質の種類を，植物性，乳製品や卵，白身の魚，鶏肉，赤身魚，獣肉の段階で進めていく．この場合，同時に水分と塩分の摂取も段階的に進めることが大切である．

蛋白質は各種のアミノ酸から構成され，なかでも必須アミノ酸の全体量，質的比率が蛋白質の質を決める．この意味で，牛乳・卵・レバーなどの動物性蛋白質は植物性蛋白質より一般には優れているといえるが，患者の蛋白質に対する過敏性（アレルギー）にも注意する必要がある．

3．高脂肪食・低脂肪食（脂肪制限食）

低エネルギー食が必要な患者は，脂肪制限食を摂ることになりやすい．脂肪制限食は，主に脂肪代謝が障害された肝・胆嚢疾患や膵疾患の治療食であるが，一般に消化吸収能力の衰えている患者の食事は脂肪を比較的少量にする．

低脂肪食の注意点として，脂溶性ビタミン摂取量も減少する危険が伴うので，薬物によるビタミン補給が必要になる．

てんかんなどの治療では，血液をアシドーシス状態にしたい場合などに高脂肪食が使われる．脂肪が体内で脂肪酸とグリセリンに分解され吸収されるときには糖質よりも多量の酵素を使うので，糖質を摂取しないで脂肪ばかりを摂ると，十分に分解されずに残り，有害である．高脂肪食の場合でも，脂質は糖質摂取量の1/2にとどめる．

4．塩分制限食（減塩食）

腎疾患や浮腫傾向のある患者の場合，体内にナトリウムの貯留があり，食事摂取によりナトリウムが体内に入ると浮腫を助長するので，ナトリウム，とくに食塩の制限を行う．ただし浮腫や高血圧のない場合は，逆にナトリウムの再吸収が障害され，尿中にナトリウムを大量に失い，低ナトリウム症状を起こす危険があるので，塩分の制限はしない．

また，塩分制限食は味が薄く患者の不満をまねきがちなので，香辛料などを工夫して使用する．

5．鉄分不足の場合の食事

鉄は赤血球のヘモグロビンの成分となる．食品中の鉄は主に十二指腸から吸収され，骨髄で赤血球生成に利用される．不足すると鉄欠乏性貧血が現れる．

胃液無酸症，胃切除後，下痢の継続時や少量ずつ持続的な出血のある痔核，胃潰瘍，胃がん，月経過多などの貧血状態には，十分なエネルギーと良質な蛋白質が必要である．鉄の所要量は1日約10 mgである．

6．コレステロール制限食

コレステロールは脂質に分類され，リン脂質，糖脂質とともに細胞膜の成分，また胆汁，副腎皮質ステロイド，ビタミンDをつくる素材物質である．

血液中に脂質の異常な増加がある場合を脂質異常症とよび，この脂質異常症が動脈硬化症の原因になるので，血清コレステロール値を低下させる食事が必要となる．目安として，コレステロールは1日300 mg以下に抑える（重症では1日200 mg以下）．コレステロールの多い食品は，卵黄，イカ，スジコ，ウナギ，タラコ，シジミ，モツ，レバー，バター，カステラなどである．

7．カルシウム制限食

カルシウムは人体の骨・歯の99％を占め，その発育に最も必要な栄養素である．骨粗鬆症は骨内のカルシウムが不足して起こる代表的な疾病である．またカルシウムは，血液凝固や筋・神経の機能に影響し，血液中のカルシウムが不足すると強直性痙攣（テタニー）を起こしやすい．

一方，カルシウムが過剰になると結石を形成しやすくなり，腎結石，尿管結石，胆嚢結石などの原因になる．発作時はカルシウムの制限と良質の蛋白質や食塩制限など，検査データを参考に指示される．

カルシウムの1日所要量は，成人0.6 g，小児0.5 g，妊婦0.9 g，授乳婦1.1 gである．カルシウムを豊富に含む主な食品は，牛乳，チーズ，卵黄，小魚，ゴマなどである．

8．尿素抑制食

肝機能が著しく低下する（肝不全など）と蛋白質代謝が障害され，体内にアンモニアが蓄積しやすくなり有害である．この一部は肝グルタミンに変わり腎に運ばれ，ここで再びアンモニア塩となり尿中に排泄される．さらに，アンモニアの大部分は肝で尿素に合成され，腎を経て尿中に排泄される．

腎障害のある患者の場合はナトリウム化合物が血中に蓄積されているので，食事療法としては蛋白質，尿素の制限をする．

以上のほか，生体に必要な水の補給や排泄状況に配慮する．

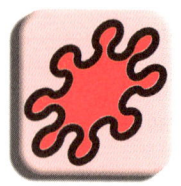

褥瘡(創)
decubitus, pressure ulcer, bedsore

I 褥瘡の定義

「身体の接触面から受ける圧迫のために，末梢血管が閉塞して，組織に壊死を起こす病態」あるいは「同一部位の長時間の圧迫が原因で生じる血行障害による局所の虚血性壊死」といわれる．寝たきりになると起こりやすいことから一般には床ずれといわれるが，坐位であってもすわり方が悪いためにずれが生じたり，長時間同じ姿勢をとり続けることの圧迫によって血行障害が生じると，褥瘡は発生する．

発生の危険要因として，摩擦やずれ，湿潤などがあげられるが，最も大きな原因は圧迫である．ただし圧迫は応力の1つであり，褥瘡発生の原因は3つの応力である(図1)．組織内では外力により，せん断応力，圧縮応力，引っ張り応力の3つの応力が出現し，これらの複合が褥瘡発生の外的要因であるといわれている．これらの応力は三次元的に働くため測定することが困難であるので，皮膚表面に一方向に働く平行な力をずれ力，垂直な力を圧迫力として測定している．

原因である圧迫の除去は困難なことが多く，褥瘡はいったんできてしまうと治癒しにくい．そのため，褥瘡は発生を予測して予防することが重要となる．

また早期発見を心がけ，できてしまった褥瘡に対して，原因である圧迫やずれの除去・軽減などの適切なケアと褥瘡の病態に合わせた局所の処置を行うことで，褥瘡の悪化を防ぎ治癒期間を短くすることができる．

II 褥瘡の好発部位

骨突出部に好発する．

仰臥位では仙骨部，踵部，後頭部に多く，側臥位では大転子部，肋骨部，腸骨部，耳介部に，坐位では坐骨結節部に，ファウラー位では尾骨部に多く発生する(図2)．拘縮のある患者では，膝や肘にも褥瘡ができやすい．

III 原因・要因

最も大きな原因は持続性の「圧迫」である．通常，圧迫による虚血状態は不快感をひき起こすため，生体の正常な反応として，身体の位置を直したり，寝返りをうつなど，除圧は自然に行われる．しかし，感覚(知覚)障害，活動性の低下，可動性の減少などにより自発的な体位変換が困難となると，褥瘡は発生しやすくなる．

また「ずれ」も褥瘡を発生させる原因となる．たとえば，ベッドをギャッチアップした場合，身体は重力により下方に移動しようとするが，皮膚表面はベッドとの摩擦によりそこにとどまろうとするため，筋肉や

■図1 生体工学からみた体圧分散

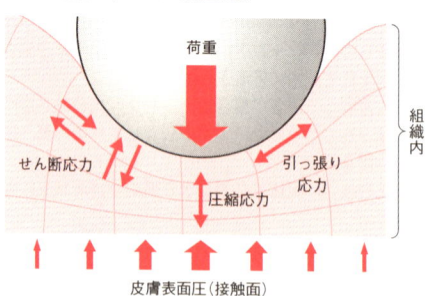

(髙橋　誠：生体工学から見た減圧，除圧──褥瘡予防マットレスの体圧分散．STOMA，9(1)：1，1999より作成)

■図2 各体位別褥瘡好発部位

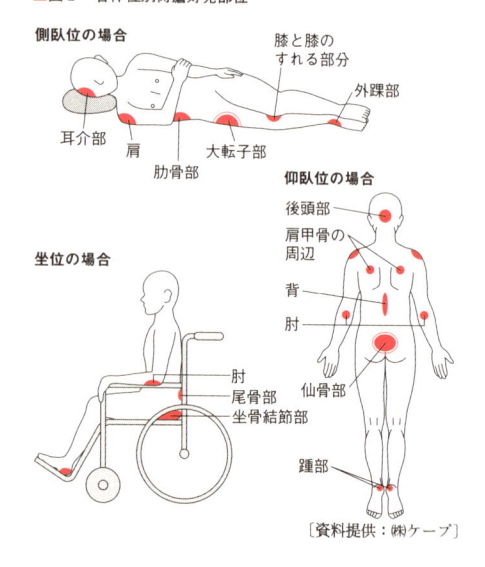

側臥位の場合：耳介部，肩，肋骨部，大転子部，膝と膝のすれる部分，外踝部

坐位の場合：肘，尾骨部，坐骨結節部

仰臥位の場合：後頭部，肩甲骨の周辺，背，肘，仙骨部，踵部

[資料提供：㈱ケープ]

血管がひき伸ばされる「ずれ」が生じて血管が閉塞しやすくなる．そのため「ずれ」が生じると，「ずれ」がない場合の約半分の圧迫で褥瘡が生じる．浅い褥瘡やポケットのある褥瘡は「圧迫」のほかにこの「ずれ」が原因となっていることが多い(図3)．

このような，組織の耐久性を低下させる外的要因としては「ずれ」のほかに「摩擦」「湿潤」，内的要因としては「病的骨突出」「栄養状態」「基礎疾患」「加齢」「動脈圧の低下」などがあげられる．以上の褥瘡の原因・要因などについて表1に示す．

Ⅳ 褥瘡予防ケアの実際

褥瘡は予防が重要である．褥瘡予防のためには，危険要因を知ることで褥瘡発生を予測し，その危険因子を除去するようにケアの優先順位や介入方法を決定していく必要がある．だれもが同じように褥瘡発生を予測して予防するためには，アセスメントツールを使用してアセスメントするとよい．アセスメントツールにはノートンスケールやゴスネルスケールのほかに，最近ではK式スケール(金沢大学式褥瘡発生予測スケール：図4)やOHスケール(大浦・堀田スケール)も使用されている(表2, 3)．ここでは，ブレーデンスケール(表4)を用いて説明する．

1．アセスメント

1日の大半をベッドで過ごすようになったら，ブレーデンスケールを使用して，褥瘡発生の危険性と必要なケアをアセスメントする．ブレーデンスケールは，6つの項目ごとに患者に最も適した数字を選んで合計する．23点満点で，点数が低いほど褥瘡発生の危険性が高い．病院は14点，施設や在宅では17点以下が危険点であるが，危険点以上であっても1点の項目がある場合には褥瘡発生の危険性が高い(図5)．

2．圧迫除去・軽減(除圧・減圧)

褥瘡予防や治癒のためには，原因の除去が最も重要である．除圧とは毛細血管圧である32 mmHg(Torr)以下に体圧を調整することで，減圧とは32 mmHg以上ではあるが普通のベッドよりも体圧を低く保つことをいう．

除圧や減圧のためには，正しい体位変換や姿勢の保持，体圧分散用具の使用が必要である．

1) 体位変換，姿勢保持

①臥位：体位変換は，原則として2時間ごとに1回行う．側臥位は30度とし，褥瘡好発部位である骨突出部が下にならない体位とする．

②坐位：尾骨部，坐骨部に褥瘡ができやすいため，坐位は90度ルールに則って大腿後面に体重がかかるようにする．殿部の体圧は70 mmHg以下がよい．また，15分ごとに上半身で殿部を持ち上げるプッシュアップを行って除圧する．これができない場合，坐位は1時間以内とするのがよい．

2) 体圧分散用具の使用

体圧分散用具にはマットレスやクッションなどがあり，体重をできるだけ広い面積で支えることで1か所にかかる圧力を少なくする目的で使用する．そのため，身体がマットレスやクッションに沈み込むように，ある程度の厚みが必要である．

主な体圧分散寝具には，通常使用しているマットレスの上に重ねて使用する「上敷きマットレス」と，マットレスごと交換する「交換マットレス」があり，それぞれウレタンフォームマットレスとエアマットレスがある．エアマットレスを使用するときは，底付きがないように，かつ空気の入れ過ぎに注意する．マットの下から骨突出部の下に手を入れ，中指か示指を曲げたときに骨突出部に触れるくらいの圧がよい．

体圧分散寝具は，ブレーデンスケールで，活動性2以下でかつ，可動性3以下の場合に使用するとよい．

自分で体位変換できる可動性3の場合はマットレスの安定感を優先させ，体位変換が自力でできない可動性2以下の場合は，体圧分散力のあるマットレスを選択する．

踵の場合は，足首だけに当て物をするのではなく，下肢全体にクッションを当てて除圧する．

禁忌：円坐は，褥瘡周囲の血管が引き伸ばされて

図3　ベッド仰臥時の「力」の加わり方(ギャッチアップ時)

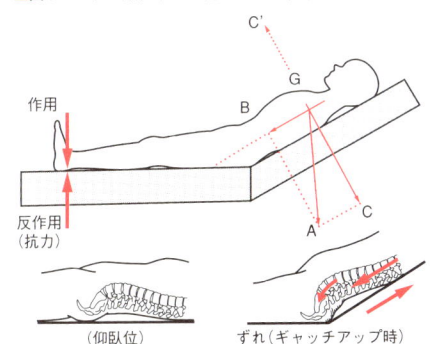

人間が上向き(仰臥)に寝たとき，肩から背中付近に重心Gがくる．重心位置には上半身の重さがかかる．G点にはベッドに沿った方向の力成分B(滑る力)と，ベッドに垂直な方向の力成分C(ベッドにかかる力)がかかる．ベッドを背上げすると，Bには下半身方向へ滑ろうとする力がかかる．この力は腰の部分を圧迫する力として働き，Cには背中の部分をベッドに押す力として働く

［資料提供：㈱ケープ］

■表1 褥瘡の原因・要因

原因・要因			観察の視点
〈圧迫〉 自発的体位変換が困難になると無意識の除圧ができず、褥瘡が発生しやすくなる		〈感覚の認知〉 圧迫による不快感に身体が適切に反応ができないと、体位変換が適切に行われない	・意識レベル ・感覚(知覚)障害の有無
		〈活動性〉 行動範囲が狭いと、除圧時間、血行回復が不十分となる	・ベッドから離れて行動する範囲 ・日中の動いている時間と回数
		〈可動性〉 本人の動機も含め、体位を変える能力がないと除圧が十分に行われない	・ベッド上での体位変換能力や体位保持能力 ・運動麻痺や安静制限の有無 ・精神活動性の低下
組織耐久性	外的因子	〈ずれ〉 組織内部の血管が引き伸ばされるため、組織の虚血が起こりやすくなる	・ベッドからのずり落ち ・寝衣やシーツなどとのこすれ ・移動時の介助の程度と量
		〈摩擦〉 皮膚はすれると傷つきやすくなる	
		〈湿潤〉 湿潤により通常の5倍、皮膚が傷つきやすくなる	・失禁、発汗、ドレーンからの排液などによる皮膚の湿潤
	内的因子	〈病的骨突出〉 生理的骨突出部周囲の筋肉や皮下組織が萎縮した状態で、体圧が高くなりやすい	・褥瘡好発部位の骨突出部
		〈栄養状態〉 低栄養状態では褥瘡が発生しやすく治癒しにくい	・食欲や食事摂取状況 ・栄養状態不良の目安(ALB=3.0g/dL以下、Hb=11.0g/dL以下、体重指数の低下)
		〈加齢〉 軟部組織の弾力性や生体防御機能の低下	・低蛋白血症、貧血 ・皮膚の分泌低下、皮膚の乾燥 ・皮下脂肪の減少、筋肉や皮下組織の萎縮
		〈動脈圧の低下〉 末梢血管障害が生じやすい	・ショックや脱水などによる血圧低下
		〈基礎疾患〉 褥瘡が発生しやすい疾患	・脳神経疾患、呼吸器疾患、糖尿病、動脈硬化、悪性疾患、貧血、黄疸など
		〈発熱〉 湿潤、酸素消費の増加による危険の増大	・熱型 ・発汗による皮膚の湿潤

血行が悪くなるほか、円坐による深部組織のずれと圧迫が生じるなど、除圧の役割を果たさない。また、マッサージも、損傷を受けた部位にダメージを与えるため行わない。

3. 皮膚の保護

発汗や失禁による皮膚の浸軟状態を回避するため、不必要なおむつの使用を見直し、失禁対策や皮膚の清潔の保持、撥水性クリームによる保護などを行う。

また、摩擦から皮膚を保護するために、頻回な皮膚の清拭をさけ、皮膚が乾燥しているときは親水性のクリームを使用して保湿し、摩擦が生じやすい部位にはフィルムドレッシング材を使用するとよい。

4. ずれの予防

ベッドのギャッチアップは脚側から行い、できれば30度以下とする。また背起こしを行い、ずれを解消する。

体位変換を行うときはできるだけ2人で身体を持ち上げて行い、引きずらないように注意する。

5. 栄養を整える

基礎疾患との関連もあり、医師、栄養士、介護者との連携も重要である。経口摂取できるように援助し、半消化態栄養剤や蛋白補助食品の使用も検討する。

褥瘡を治癒に導くために通常よりもエネルギー、蛋白質、ビタミン、ミネラルが必要となる。

以上のケアをまとめて、表5に示す。

Ⅴ 褥瘡の治療

褥瘡発生が疑われたら、皮膚をよく観察して褥瘡の

褥瘡(創)

■図4 K式スケール(金沢大学式褥瘡発生予測スケール)

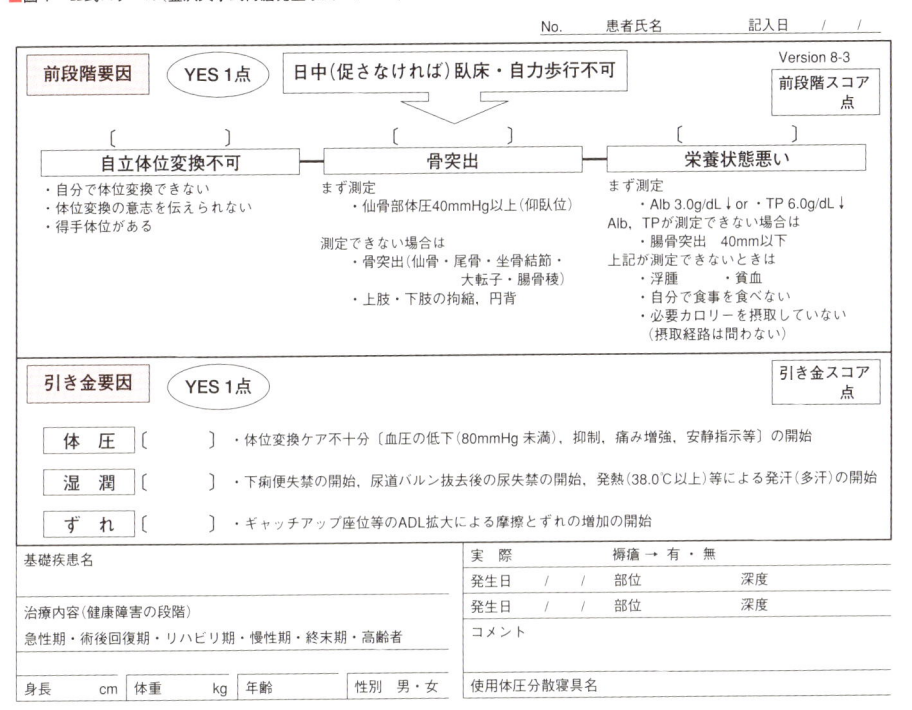

No.　　　患者氏名　　　記入日　／　／

Version 8-3

前段階要因 [YES 1点] 日中(促さなければ)臥床・自力歩行不可

前段階スコア　　点

[　自立体位変換不可　]　[　骨突出　]　[　栄養状態悪い　]

・自分で体位変換できない
・体位変換の意志を伝えられない
・得手体位がある

まず測定
・仙骨部体圧40mmHg以上(仰臥位)

測定できない場合は
・骨突出(仙骨・尾骨・坐骨結節・大転子・腸骨稜)
・上肢・下肢の拘縮、円背

まず測定
・Alb 3.0g/dL↓ or・TP 6.0g/dL↓
Alb、TPが測定できない場合は
・腸骨突出　40mm以下
上記が測定できないときは
・浮腫　　・貧血
・自分で食事を食べない
・必要カロリーを摂取していない
(摂取経路は問わない)

引き金要因 [YES 1点]

引き金スコア　　点

体 圧	[　]	・体位変換ケア不十分[血圧の低下(80mmHg 未満)、抑制、痛み増強、安静指示等]の開始
湿 潤	[　]	・下痢便失禁の開始、尿道バルン抜去後の尿失禁の開始、発熱(38.0℃以上)等による発汗(多汗)の開始
ず れ	[　]	・ギャッチアップ座位等のADL拡大による摩擦とずれの増加の開始

基礎疾患名

治療内容(健康障害の段階)
急性期・術後回復期・リハビリ期・慢性期・終末期・高齢者

身長　　cm　体重　　kg　年齢　　　性別　男・女

実　際　　　褥瘡　→　有・無
発生日　／　／　　部位　　　深度
発生日　／　／　　部位　　　深度
コメント

使用体圧分散寝具名

■表2　OHスケール褥瘡危険要因点数表(全患者版)

		できる 0点	どちらでもない 1.5点	できない 3点
1	自力体位変換 意識状態、麻酔 麻痺、安静度	できる 0点	どちらでもない 1.5点	できない 3点
2	病的骨突出 (仙骨部)	なし 0点	軽度・中等度 1.5点	高度 3点
3	浮腫	なし 0点	あり 3点	
4	関節拘縮	なし 0点	あり 1点	

自力体位変換は、意識状態、麻酔、麻痺、安静度による変動も含む

■表3　OHスケール褥瘡危険要因点数表(全患者版)の点数のつけ方

危険要因		点 数
なし		0点
あり	a 軽度レベル	1〜3点
	b 中等度レベル	4〜6点
	c 高度レベル	7〜10点

状態を把握し、ケアを決定していく。褥瘡の局所ケアとしては、洗浄、壊死組織の除去、湿潤環境の保持を行う。局所のケアは注目されやすいが、原因の除去が行われなければ褥瘡は治癒しないため、予防ケアは必ず行う。

1．皮膚の観察

患者の体位による褥瘡の好発部位の皮膚を観察し、褥瘡であるかどうかを判断する。
仙骨部や尾骨部などは排泄物や真菌による皮膚障害が起こりやすいため、十分に見きわめることが重要である。

2．目標の設定

全身状態や予後、QOLなどから、褥瘡の治癒を目指すのか、感染予防を行い悪化を防ぐのか、褥瘡ケアの目標を設定する。

3．褥瘡の予防ケアを行う

褥瘡の原因を除去する褥瘡予防ケアを行う。

4．褥瘡の分類

褥瘡を治療するにあたっては、褥瘡の深達度や壊死

■表4 ブレーデンスケール

患者氏名＿＿＿＿＿＿＿＿＿＿＿＿　評価者氏名＿＿＿＿＿＿＿＿＿＿＿＿　評価年月日＿＿＿＿＿＿＿＿＿＿＿＿

知覚の認知 圧迫による不快感に対して適切に対応できる能力	**1．全く知覚なし** 痛みに対する反応(うめく，避ける，つかむなど)なし．この反応は，意識レベルの低下や鎮静による．あるいは身体のおおよそ全体にわたり痛覚の障害がある	**2．重度の障害あり** 痛みにのみ反応する．不快感を伝えるときには，うめくことや身の置き場なく動くことしかできない．あるいは，知覚障害があり，身体の1/2以上にわたり痛みや不快感の感じ方が完全ではない	**3．軽度の障害あり** 呼びかけに反応する．しかし，不快感や体位変換のニードを伝えることがいつもできるとは限らない．あるいは，いくぶん知覚障害があり，四肢の1，2本において痛みや不快感の感じ方が完全ではない部位がある	**4．障害なし** 呼びかけに反応する．知覚欠損はなく，痛みや不快感を訴えることができる	
湿潤 皮膚が湿潤にさらされる程度	**1．常に湿っている** 皮膚は汗や尿などのために，ほとんどいつも湿っている．患者を移動したり，体位変換するごとに湿気がみとめられる	**2．たいてい湿っている** 皮膚は，いつもではないがしばしば湿っている．各勤務時間中に少なくとも1回は寝衣・寝具を交換しなければならない	**3．ときどき湿っている** 皮膚はときどき湿っている．定期的な交換以外に，1日1回程度，寝衣・寝具を追加して交換する必要がある	**4．めったに湿っていない** 皮膚は通常乾燥している．定期的に寝衣・寝具を交換すればよい	
活動性 行動の範囲	**1．臥床** 寝たきりの状態である	**2．坐位可能** ほとんど，または全く歩けない．自力で体重を支えられなかったり，椅子や車椅子にすわるときは，介助が必要であったりする	**3．ときどき歩行可能** 介助の有無にかかわらず，日中ときどき歩くが，非常に短い距離に限られる．各勤務時間中にほとんどの時間を床上で過ごす	**4．歩行可能** 起きている時間は少なくとも1日2回は部屋の外を歩く．そして少なくとも2時間に1回は室内を歩く	
可動性 体位を変えたり整えたりできる能力	**1．全く体動なし** 介助なしでは，体幹または四肢を少しも動かさない	**2．非常に限られる** ときどき体幹または四肢を少し動かす．しかし，しばしば自力で動かしたり，または有効な(圧迫を除去するような)体動はしない	**3．やや限られる** 少しの動きではあるが，しばしば自力で体幹または四肢を動かす	**4．自由に体動する** 介助なしで頻回にかつ適切な(体位を変えるような)体動をする	
栄養状態 普段の食事摂取状況	**1．不良** 決して全量摂取しない．めったに出された食事の1/3以上を食べない．蛋白質・乳製品は1日2皿(カップ)分以下の摂取である．水分摂取が不足している．消化態栄養剤(半消化態，経腸栄養剤)の補充はない．あるいは，絶食であったり，透明な流動食(お茶，ジュースなど)なら摂取したりする．または，末梢点滴を5日間以上続けている	**2．やや不良** めったに全量摂取しない．普段は出された食事の約1/2しか食べない．蛋白質・乳製品は1日3皿(カップ)分の摂取である．ときどき消化態栄養剤(半消化態，経腸栄養剤)を摂取することもある．あるいは，流動食や経管栄養を受けているが，その量は1日必要摂取量以下である	**3．良好** たいてい1日3回以上食事し，1食につき半分以上は食べる．蛋白質・乳製品を1日4皿(カップ)分摂取する．ときどき食事を拒否することもあるが，勧められれば通常補食する．あるいは，栄養的におおよそ整った経管栄養や高カロリー輸液を受けている	**4．非常に良好** 毎日おおよそ食べる．通常は，蛋白質・乳製品を1日4皿(カップ)分以上摂取する．ときどき間食(おやつ)を食べる．補食する必要はない	
摩擦とずれ	**1．問題あり** 移動のためには，中等度から最大限の介助を要する．シーツでこすれずに身体を移動することは不可能である．しばしば床上や椅子の上でずり落ち，全面介助で何度も元の位置に戻すことが必要となる．痙攣，拘縮，振戦は持続的に摩擦をひき起こす	**2．潜在的に問題あり** 弱々しく動く．または最小限の介助が必要である．移動時，皮膚はある程度シーツや椅子，抑制帯，補助具などにこすれている可能性がある．たいがいの時間は，椅子や床上で比較的よい体位を保つことができる	**3．問題なし** 自力で椅子や床上を動き，移動中十分に身体を支える筋力を備えている．いつでも，椅子や床上でよい体位を保つことができる		
[Copyright:Barbara Braden and Nancy Bergstrom, 1988. 翻訳：真田弘美(東京大学大学院医学系研究科健康科学・看護学専攻)／大岡みち子(North West Community Hospital, IL. U.S.A.)]				Total	

■表5 褥瘡の予防ケア

原因	対策	予防ケア		褥瘡を悪化させる行為
圧迫	圧迫の除去・軽減	臥位	〈体位変換〉 ● 原則として2時間ごと ● 側臥位30度以下	● エアマットを使用するが体位変換しない ● 完全(90度)側臥位をとる
		坐位	〈姿勢保持〉 ● 90度坐位 ● 15分ごとにプッシュアップ	● プッシュアップのできない患者を1時間以上坐位にしている
			〈エアマットレスの使用〉 ブレーデンスケールで活動性2以下でかつ可動性3以下の場合に使用 ● 交換マットレス 　(マットレスごと交換) ● 上敷きマットレス 　(マットレスの上に使用)	● エア圧を適正圧よりも高くし過ぎる 　または,エアが少なく底付きしている ● 上敷きマットレスを単独で使用する ● シーツなどを多く使用する ● 円坐を使用する(円坐の当たっている部位に圧迫が生じ,中心部は虚血となる)
湿潤	スキンケア		〈湿潤対策〉 ● 清潔の保持 　(入浴は血行も改善させる) ● 失禁対策	● 局所皮膚の頻回な清拭 　(擦ることにより物理的刺激を与える) ● 不必要なおむつの使用でムれが生じる ● 不必要にラバーシーツを使用する
摩擦ずれ	スキンケア 姿勢保持		〈摩擦防止〉 ● 摩擦部位:フィルムドレッシング材の貼付 ● 皮膚の乾燥予防:親水性クリーム 〈ずれ防止〉 ● ギャッチベッド30度以下 ● 膝を曲げてからギャッチアップする ● できるだけ2人で身体を浮かせるように体位変換を行う	● 圧迫部のマッサージ 　(物理的刺激によりかえって皮膚や筋肉などの組織を傷つける) ● 体位変換時,身体を引きずる ● ドライヤーによる皮膚の乾燥
栄養状態	栄養状態を整える		● 経口摂取ができるよう援助する 　(食欲増進,自助具の使用) ● 十分なエネルギー,蛋白質,ビタミン,ミネラルの補給 ● 半消化態栄養剤や蛋白補助食品,自助食器などの使用	● 静脈栄養に頼り過ぎる

■図5　日本語版ブレーデンスケールによる評価

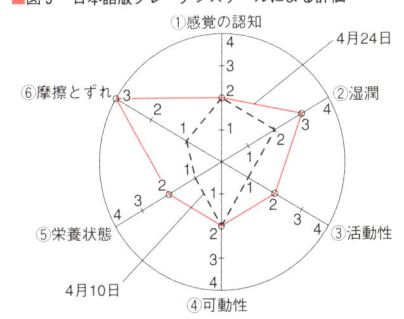

ブレーデンスケールでアセスメントしたものの点数をそれぞれの項目に記入しグラフ化する。4月10日の合計は9点であるが,4月24日は14点で改善していることが視覚的に理解できる

組織の有無,感染の有無などにより治療の方法が異なるため,褥瘡の状態を正確に知ることが大切である.

1) 深達度による分類

NPUAP(図6),Shea,IAET の分類などがある.創底がはっきりするまでは判断できない.

2) 創面の色による分類

Ⅲ度以上の深い褥瘡に使用する(図7).

3) 褥瘡の状態の評価

創傷の治癒過程を数量化するために開発されたスケールには,Barbara Bates-Jensen が開発した褥瘡状態判定用具(pressure sore status tool ; PSST)がある.

1週間に1回ないしは創部に変化のあったときに,①サイズ,②深さ,③創縁,④ポケット,⑤壊死組織のタイプ,⑥壊死組織の量,⑦滲出液のタイプ,⑧滲出液の量,⑨創周囲の皮膚の色調,⑩周囲組織の浮腫,⑪周囲組織の硬結,⑫肉芽組織,⑬表皮化の13項

■図6 深達度による褥瘡の分類（NPUAPの分類）

ステージⅠ（Ⅰ度）　ステージⅡ（Ⅱ度）　ステージⅢ（Ⅲ度）　ステージⅣ（Ⅳ度）

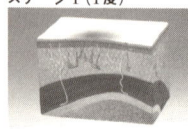

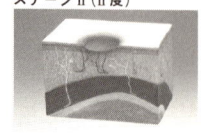

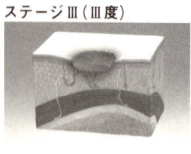

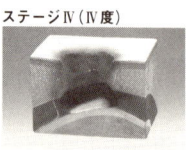

DTI（deep tissue injury）＊：圧力および/またはせん断力によって生じる皮下軟部組織の損傷に起因する，限局性の紫または栗色の皮膚変色，または血疱．皮膚に損傷はないまま深部で進行する状態

ステージⅠ（Ⅰ度）：通常，骨突出部位に限局する消退しない発赤を伴う損傷のない皮膚．暗色部位の明白な消退は起こらず，その色は周囲の皮膚と異なることがある

ステージⅡ（Ⅱ度）：スラフ（軟らかい黄色または白色壊死組織）を伴わない，赤色または薄赤色の創底をもつ，浅い開放潰瘍として現れる真皮の部分欠損．破れていないまたは開放した/破裂した血清で満たされた水疱として現れることがある

ステージⅢ（Ⅲ度）：全層組織欠損．皮下脂肪は確認できるが，骨，腱，筋肉は露出していないことがある．スラフが存在することがあるが，組織欠損の深度がわからなくなるほどではない．ポケットや瘻孔が存在することがある

ステージⅣ（Ⅳ度）：骨，腱，筋肉は露出を伴う全層組織欠損．黄色または黒色壊死が創底に存在することがある．組織欠損の深度がわからなくなるほどではない．ポケットや瘻孔を伴うことが多い

＊2007（平成19）年，NPUAPのステージ分類見直しにより「DTI」が追加された．

■図7 創面の色による治癒の段階

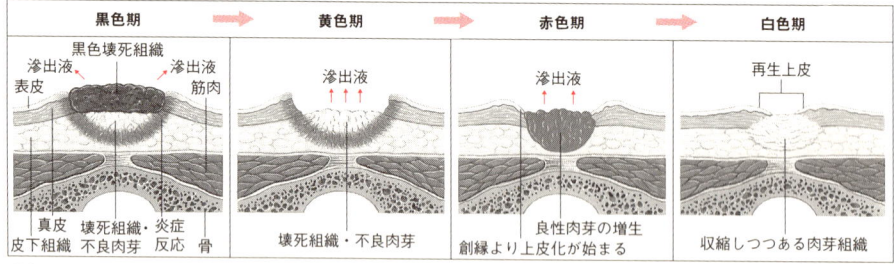

黒色期　→　黄色期　→　赤色期　→　白色期

黒色期：壊死に陥った皮膚が乾燥し，黒色壊死組織を形成した状態
黄色期：黒色壊死組織が除かれ，より深部の黄色壊死組織や不良肉芽が露出した状態
赤色期：壊死組織が除かれた創面より鮮紅色の肉芽組織が増生する状態
白色期：盛り上がった肉芽組織はしだいに固く締まり，白っぽくなるとともに創は収縮する．また，創周囲よりは表皮細胞が肉芽組織の上に遊走してきて上皮形成が始まる．新たに形成された上皮は，周囲の皮膚に比べて白色調が強い．この創の収縮と上皮化により創は閉鎖する

（福井基成：決定版　褥瘡治療マニュアル―創面の色に着目した治療法．エキスパートナースMOOK 16，p.30〜33，照林社，2000より作成）

目につき患者の創部の状況に近似した内容を選び，個々の項目を評価（採点）し，その総合点の経過を経時的に判定線に記載し治癒状態を判断するために用いられている．

また2002（平成14）年には，日本褥瘡学会学術委員会によってDESIGN（褥瘡状態評価と分類スケール）が開発された（表6，7）．

創傷の重症度と治癒過程を，深さ（depth），滲出液（exudate），大きさ（size），炎症/感染（inflammation/infection），肉芽組織（granulation tissue），壊死組織（necrotic tissue），ポケット（pocket）に分け，個々の項目につき数量化することで，より簡便に創状態のアセスメントができるようになっている．

重症度分類用（表6）と経過評価用（表7）の2種類で構成され，重症度分類用では，軽度の場合にDESIGNの各項をアルファベットの小文字で，重度の場合は，大文字で示す．経過評価用は合計0〜28点の範囲で評価し，点数が大きいほど重症度が高いと判断する評価法である．

5．褥瘡治癒過程と保存療法

褥瘡の保存療法を行うためには，創傷の治癒過程を理解し，その治癒過程に応じた治療が必要である．

真皮までの浅い褥瘡は再生して治癒し，真皮を越えた深い褥瘡は，①壊死組織の除去，②肉芽組織の形

成，③創の収縮と上皮化，の順に治癒が進んでいく．深い褥瘡では，皮膚より筋肉のほうが虚血に弱く，骨突出部から受ける圧迫も強いため，深部の組織のほうがいたんでいることが多い．そのため，壊死組織が除去されるにしたがって，褥瘡が大きくなったように感じることもある．しかし，壊死組織が除去されなければ肉芽は形成されにくいため，創の治癒過程に沿って，壊死組織が存在するときはデブリードマンを行い，創を清浄化する必要がある．その後，肉芽や上皮形成を促す段階では，創が治癒しやすい湿潤環境を整えることが重要である．

創面に使用するドレッシング材や薬物については，創傷治癒過程に適したものを使用しなければ，褥瘡の治癒は遅延することがある．

■表6　DESIGN（褥瘡重症度分類用）

カルテ番号（　　　）患者氏名（　　　）		日時	/	/	/	/	/
Depth 深さ（創内の一番深いところで評価する）							
d	真皮までの損傷	D	皮下組織から深部				
Exudate 滲出液（ドレッシング材交換の回数）							
e	1日1回以下	E	1日2回以上				
Size 大きさ［長径(cm)×短径（長径と直交する最大径(cm)］							
s	100未満	S	100以上				
Inflammation/Infection 炎症/感染							
i	局所の感染徴候なし	I	局所の感染徴候あり				
Granulation tissue 肉芽組織（良性肉芽の割合）							
g	50％以上（真皮までの損傷時も含む）	G	50％未満				
Necrotic tissue 壊死組織（壊死組織の有無）							
n	なし	N	あり				
Pocket ポケット（ポケットの有無）		-P	あり				
部位［仙骨部，坐骨部，大転子部，踵部，その他（　　　）］							

(Copyright：日本褥瘡学会，2002より改変)

■表7　DESIGN（褥瘡経過評価用）

カルテ番号（　　　）患者氏名（　　　）				日時	/	/	/
Depth 深さ　創内の一番深い部分で評価し，改善に伴い創底が浅くなった場合，これと相応の深さとして評価する							
d	0 皮膚損傷・発赤なし　1 持続する発赤　2 真皮までの損傷	D	3 皮下組織までの損傷　4 皮下組織を越える損傷　5 関節腔，体腔に至る損傷または，深さ判定が不能の場合				
Exudate 滲出液							
e	0 なし　1 少量：毎日のドレッシング材交換を要しない　2 中等量：1日1回のドレッシング材交換を要する	E	3 多量：1日2回以上のドレッシング材交換を要する				
Size 大きさ　皮膚損傷範囲を測定［長径(cm)×短径(cm)］							
s	0 皮膚損傷なし　1 4未満　2 4以上16未満　3 16以上36未満　4 36以上64未満　5 64以上100未満	S	6 100以上				
Inflammation/Infection 炎症/感染							
i	0 局所の炎症徴候なし　1 局所の炎症徴候あり（創周囲の発赤，腫脹，熱感，疼痛）	I	2 局所の明らかな感染徴候あり（炎症徴候，膿・悪臭など）　3 全身的影響あり（発熱など）				
Granulation tissue 肉芽組織							
g	0 治癒あるいは創が浅いため肉芽形成の評価ができない　1 良性肉芽が創面の90％以上を占める　2 良性肉芽が創面の50％以上90％未満を占める	G	3 良性肉芽が創面の10％以上50％未満を占める　4 良性肉芽が創面の10％未満を占める　5 良性肉芽が全く形成されていない				
Necrotic tissue 壊死組織　混在している場合は全体的に多い病態をもって評価する							
n	0 壊死組織なし	N	1 軟らかい壊死組織あり　2 硬く厚く密着した壊死組織あり				
Pocket ポケット　毎回同じ体位でポケット全周（潰瘍面も含め）［長径(cm)×短径(cm)］から潰瘍の大きさを差し引いたもの							
なし	記載せず	-P	1 4未満　2 4以上16未満　3 16以上36未満　4 36以上				
部位［仙骨部，坐骨部，大転子部，踵部，その他（　　　）］				合計			

(Copyright：日本褥瘡学会，2002より改変)

■表8 TIME-Principles of wound bed preparation（日本語版）

臨床的観察	病態生理	WBPの臨床的介入	介入の効果	アウトカム
Tissue non-viable or deficient 活性のない組織または組織の損傷	マトリックス（細胞間質）の損傷と細胞残屑による治癒遅延	デブリードマン（一時的または継続的） ・自己融解的，外科的，酵素的，機械的，バイオロジカル的 ・生物	創底の回復 細胞外マトリックスプロテイン機能の回復	創底の活性化
Infection of inflammation 感染または炎症	高いバクテリア数または炎症期の遅延 ↑炎症性サイトカイン ↑プロテアーゼ活性 ↓増殖因子活性	感染巣の除去（局所/全身） ・抗菌 ・抗炎症 ・プロテアーゼ抑制	低いバクテリア数または炎症のコントロール ↓炎症性サイトカイン ↓プロテアーゼ活性 ↑増殖因子活性	バクテリアのバランスと炎症の軽減
Moisture imbalance 湿潤のアンバランス	乾燥による表皮細胞の遊走の遅延 ・過剰な滲出液による創縁の浸軟	適度な湿潤バランスをもたらすドレッシング材の使用 ・圧迫，陰圧，その他の方法による滲出液の除去	表皮細胞遊走の回復，乾燥の予防，浮腫や過剰な滲出液のコントロール，創縁の浸軟防止	湿潤バランス
Edge of wound-non advancing or undermined 創辺縁の治癒遅延または潜蝕化	ケラチノサイトの遊走がない．細胞外マトリックスにおける反応性創傷細胞の不在と異常．あるいは異常なプロテアーゼ活性	原因の再評価または正しい治療の検討 ・デブリードマン ・皮膚移植 ・バイオロジカル製品 ・補助治療など	ケラチノサイトの反応性創傷細胞の遊走 適切なプロテアーゼプロフィールの回復	創辺縁の（治癒）促進

注1）Flanagan M：The philosophy of wound bed preparation in clinical practice. Smith & Nephew Medical, p.30 Appendix 3-TIME table, 2003を大浦武彦，田中マキ子，スミス・アンド・ネヒュー株式会社によって訳した

注2）なお，上記の表はSchulz GS, Sibbald RG, Flanaga V, et al.：Wound bed preparation：a systematic approach to wound management. Wound Repair Regan, 11(2 Suppl)：28，表6をInternational Advisory Board on Wound Bed Preparationが2003年9月に改変したものである

（田中マキ子：創傷治癒環境調整理論に基づくTIMEコンセプトの活用．月刊ナーシング，24(8)：24，2004より一部改変）

また，褥瘡は開放創であるために無菌で管理することはできず，創面に細菌が付着するが，すべてが感染しているわけではない．感染の四徴候は，疼痛，発赤，腫脹，熱感であり，感染は滲出液の性状や量，においなどからも判断できる．

6．局所の処置

洗浄が重要である．褥瘡周囲の皮膚は石けんによる洗浄を行い，創部についても十分な量の温めた生理食塩液で洗浄する．肉芽や表皮が形成されているときは，こすらないように注意する．

また，ポケットが存在するときは治癒しにくいため，十分洗浄しポケットから治癒を促す．また，必要があれば切開を加えることもある．

7．外科的治療

保存療法で効果がないときや，Ⅳ度以上の褥瘡では，外科的治療を検討する．外科的治療は，壊死組織が除去され感染がないときに行われる．

褥瘡のケアについてはET(enterostomal therapist)ナースまたは皮膚・排泄ケア認定看護師が活動している．有効な人的資源として，患者ケアに利用することが望まれる．

8．創床環境調整(Wound Bed Preparation；WBP)

褥瘡のなかには慢性化・難治化する褥瘡があり，こうした創傷は損傷を受けて回復する段階のどこかに遅延させる原因がある．これをアセスメントする概念に創床環境調整があり，「生体のもつ治癒力を促進するか，ほかの治癒因子の有効性を促進するための創傷管理」と定義されている．この創床環境調整に提唱されている慢性創傷の治癒を阻害する因子を大きく4つに分類し，慢性創傷の改善に向けた治療・ケア方針の決定に活用できるのがTIMEコンセプト(表8)である．T：活性のない組織または組織の損傷，I：感染または炎症，M：湿潤のアンバランス，E：創辺縁の治癒遅延または潜蝕化(ポケット)の4つの視点から，治らない創傷の原因をアセスメントし，治る創傷へと向かわせるアセスメントの視点が示されている．

女性生殖器系
female genital system

I 女性生殖器の解剖と生理

1. 女性生殖器の解剖

女性の生殖器は外性器と内性器とからなっている.性器のうち外からみえる部分を外性器といい,骨盤内にあって外からみえない部分を内性器という.
女性生殖器の形態を図1に示す.
①外性器:外陰ともいい,恥丘・大陰唇・小陰唇・腟前庭・会陰などで構成されている.
②内性器:腟・子宮・卵管・卵巣・子宮支持組織から構成されている.

2. 女性生殖器の生理
1) 性周期の調節機序

排卵,月経などの女性の性周期の変化は,間脳(視床下部)-下垂体-性腺系といった内分泌機構により営まれている.すなわち,視床下部から分泌されたゴナドトロピン放出ホルモン(Gn-RH),あるいは黄体形成ホルモン放出ホルモン(LH-RH)は,下垂体前葉に作用し,性腺刺激ホルモン(FSH, LH)を分泌させる.性腺刺激ホルモンは卵巣に作用し,卵胞の成熟や排卵を起こし,さらに子宮内膜の周期性変化の結果として月経を生じさせたり,頸管粘液を産生したりする.

生体は,これらの内分泌環境を一定に保つためのフィードバック機構をもっており,常に調節を行っている.フィードバック機構には,ホルモン分泌を促進するポジティブフィードバックと,ホルモン分泌を抑制するネガティブフィードバックの2つがあり,一般には,ネガティブフィードバック機構が主として作動している.

すなわち,末梢ホルモン(エストロゲン,プロゲス

■図1 女性生殖器の形態

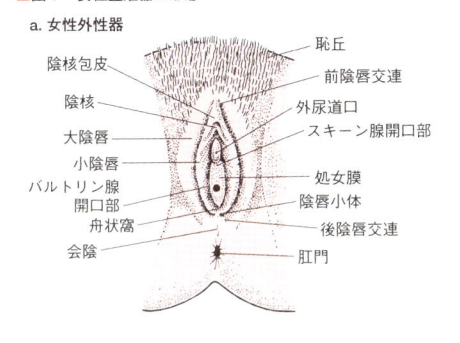

a. 女性外性器

b. 女性内性器

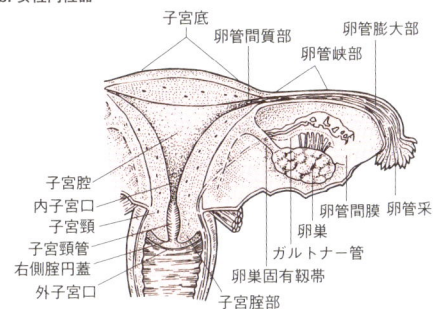

c. 女性の骨盤内・外臓器

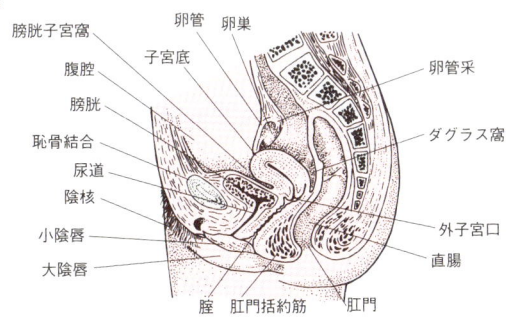

テロン)が増加あるいは減少すると，下垂体ホルモンの分泌が減少あるいは増加する．しかしながらまれに，末梢ホルモンの増加が，逆に下垂体ホルモンの分泌を増加させるというポジティブフィードバック機構が作動する場合もあり，その数少ない現象の1つが排卵である．

[正常月経]

成熟女性にみとめられる生理的現象で，「一定の周期をもって反復する子宮内膜からの出血である」と定義されている．

① 初　経：10〜12歳
② 周　期(図2)：25〜38日
③ 月経血量：30〜150g(凝血を伴わない)
④ 閉　経：45〜50歳

2) 各種ホルモンに対する性器の周期的変化

卵巣・子宮内膜・頸管粘液には，ホルモンの変動に従い，図2のような周期的変化が現れる．

II　診　断

1．問　診

1) 主訴：現症(疼痛，出血，月経異常，帯下，腫瘤など)は，その種類，発症の時期，程度，経過などについて問診し，また随伴する症状，関連性のある症状がないかどうかも積極的に聴取する．
2) 月経歴：初経年齢，月経周期，出血日数・出血量，月経随伴症状，最終月経などについて聞く．
3) 結婚歴：初回性交年齢，夫の健否と性病の有無など，また不妊が主訴の場合は避妊の有無，期間，種類などを聞く必要がある．未婚の場合でも性交経験の有無は聞いておく．
4) 妊娠・分娩歴：妊娠・分娩の回数や時期，およびその経過を，たとえば正期産，流産・早産，人工流産，死産などの項目別に聴取し，記載する．
5) 家族歴・既往歴：祖父母，両親，兄弟，夫の疾病・死因ならびに遺伝・体質などについて問診する．既往歴としては現在までに罹患した主な疾患，年齢，治療経過について聴取する．既往手術については，術式，年齢，輸血の有無を把握しておく．

2．診　察

1) 外診法：内診に対する言葉で，乳房，下腹部，骨盤などの視診，触診，打診あるいは聴診などを指す．
2) 内診法(双合診)：手指を腟内に挿入して，腟前庭，腟，子宮腟部などを触診する内診(狭義)と，内診指と外手とで内生殖器を触診する双合診とがある．
3) 腟鏡診：→腟鏡診(ちつきょうしん)
4) 子宮消息子診：→子宮消息子(しきゅうしょうそくし)
5) 直腸診：肛門から母指を挿入し，直腸壁・骨盤結合織・ダグラス窩の所見を知る方法である．ダグラス窩の腫瘤，骨盤結合織の炎症，がんの浸潤度などを知るために行われる．

3．検　査(各小項目も参照)

1) 内分泌検査法

(1) 基礎体温

婦人体温計を用い，朝の覚醒時，離床前に舌下で測定する．正常の際は低温と高温の二相性を示す．

(2) 子宮頸管粘液検査

子宮頸管粘膜より発生する粘液の量・性状，索糸性，結晶形成をみて排卵の有無・時期を推定する．

(3) 超音波検査法

パルス反射法により得られた断面画像を用いて，子宮奇形の有無ならびに内分泌機能に関連する付属器の異常を診断する．

(4) 子宮内膜組織診

子宮内膜組織の一部を切除し，内膜の周期性変化ならびに炎症の有無を診断する．

(5) 視床下部-下垂体-卵巣系機能検査法

卵巣の機能に何らかの障害が生じると，内分泌異常

■図2　正常月経周期

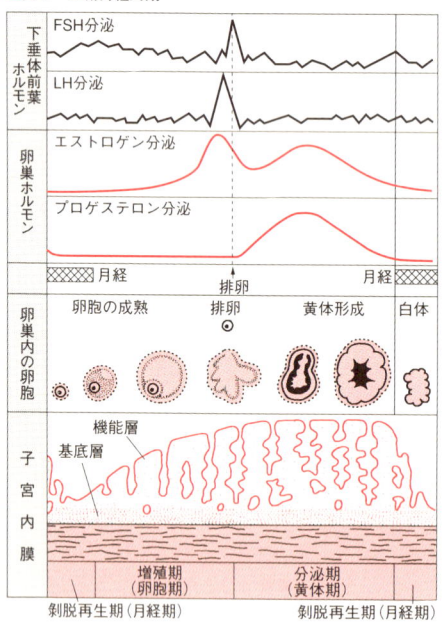

の結果として無月経，不妊症などが生じる．そこで，各種のステロイドホルモンによる負荷テストを行い，FSH，LH，エストラジオール(E_2)などを測定し，正常と比較することにより内分泌異常の原因を探る．

2) 病原微生物の確定
(1) カンジダ
　腟に常在し，種々の消耗性疾患，化学療法などによって菌交代現象として惹起される．
　腟分泌物のメチレンブルー染色により，顕微鏡下で有節板状に伸びる真菌の菌糸または種状の分芽胞の確認をする．さらに真菌の簡易培養を行えば48時間程度でカンジダを確認できる．
(2) トリコモナス
　外陰灼熱感，瘙痒感を主訴とする腟炎．原虫トリコモナスの侵入・繁殖による．生標本で顕微鏡下に活発に動き回るトリコモナス原虫($20 \times 14 \mu m$)を証明できる．
(3) 梅毒
　梅毒トレポネーマを病原体とする性感染症．
　Ⅰ期からⅣ期に分類され，梅毒血清反応(STS)，梅毒トレポネーマ感作赤血球凝集試験(TPHA)，梅毒トレポネーマ蛍光抗体吸収試験(FTA-ABS)などにより確定診断する．
(4) 淋病
　グラム陰性双球菌(Neisseria gonorrhoeae)の感染による．子宮頸管内分泌物からの淋菌の同定，腟および子宮頸管の分泌物の培養が最も確実な診断法である．分泌物のグラム染色により白血球に貪食されたグラム陰性双球菌が確認されれば，確実である．近年は酵素抗体法(ゴノザイム)が開発され，より簡便な方法として広く用いられている．
(5) クラミジア
　病原体は Chlamydia trachomatis．
　①抗原検出法：子宮頸管より採取した分泌物検体より，クラミジア抗原を検出する．ラジオイムノアッセイ(EIA)法，DNAプローブ法による病原体DNAの同定法などがある．
　②抗体検出法：血清を用いて IgA，IgG 抗体を検出する．
(6) 単純ヘルペスウイルス(HSV)
　HSV 1型または2型の感染．蛍光抗体法などにより局所から抗原を検出する．
(7) ヒトパピローマ(乳頭腫)ウイルス(HPV)
　①鏡検法：電子顕微鏡で HPV のウイルス粒子を同定する．
　②免疫組織化学：抗原抗体反応を利用して外被蛋白を検出する．
　③DNA 検出法：サザンブロット法，in situ ハイブリダイゼーション(ISH)法，PCR 法による．
　HPV 感染によって生じる尖圭コンジローマでは，約90％の症例で6型あるいは11型が検出される．
(8) ヒト免疫不全ウイルス(HIV)
　エイズの原因ウイルス．感染経路は性行為，血液，母子感染(経胎盤・経産道・授乳)の3つがある．HIVの検出，抗 HIV 抗体により診断する．
(9) B型肝炎ウイルス(HBV)
　B型肝炎の原因ウイルス．感染経路は主として血液だが，そのほか経皮的，性行為，経胎盤などがある．HBs抗原陽性者にはHBc・HBe抗体も検査する．
(10) C型肝炎ウイルス(HCV)
　C型肝炎の原因ウイルス．感染経路はHBVとほぼ同様である．60％以上がキャリアとなり，2年以上治療のない場合は，肝硬変や肝がんになる確率が高くなる．HCV-RNA(C型肝炎ウイルス RNA)検査により確診する．

3) 病理学的検査法
(1) 細胞診
　主に悪性腫瘍の診断を目的として行う細胞の病理学的検査．子宮頸部，子宮体部，腫瘍割面，腹水などから検体を採取し，パパニコロー染色した標本につき細胞の異型性を5段階で評価する．
(2) 組織学的検査
　①試験切除：子宮腟部，頸管下部，外陰，腟にびらん，潰瘍，腫瘍などがある場合，その組織の一部を切除し，組織学的に診断する方法である．しばしば用いられるのは，子宮腟部にびらんがある場合に，それががんであるか否かを鑑別する場合である．実際には，コルポスコピー(腟拡大鏡診)のもとに行うことが多い．
　②試験内膜搔爬：子宮内膜病変の有無や，子宮内膜の周期性変化などを調べるために行う．子宮内腔をキューレットなどを用いて搔爬し，組織を採取する．
(3) 卵管疎通検査法
　卵管の通過性の有無を調べるもので，不妊症の代表的検査法．卵管通気法，卵管通水法，卵管通色素法，子宮卵管造影法，腹腔鏡検査などがある．

4) 画像診断
(1) 子宮卵管造影法(HSG)
　子宮腔内に造影剤を注入し，子宮と卵管の内腔の状態をX線撮影によって観察する方法である．本法は卵管だけでなく，子宮腔内の形態的な異常もわかり，また卵管が閉塞している場合でも，その左右の判別，場所，状態も知ることができる利点がある．
　なお，本法は不妊症に対して用いられるほかに，子

宮の奇形や頸管無力症の診断，内性器の腫瘍の状態を知るためにも用いられ，用途が広い．
(2) 超音波断層法
骨盤内腫瘍の有無，腫瘍割面の性状，腹水・腹腔内出血の有無，胎児の発育状況などを観察・鑑別する．
(3) CT
子宮・卵巣などについて病巣の発見，腫瘍などの良悪性の鑑別などに用いる．
(4) MRI
女性内性器は骨盤内にあるが，本法によると骨盤を構成する骨の影響を受けることなく画像が得られ，また軟部組織の描出にもすぐれているなど，CTとは異なった特徴がある．
5) 内視鏡検査
(1) コルポスコピー(腟拡大鏡診)
子宮頸がんの精密検査法の1つ．局所を酢酸加工後，拡大鏡観察し，病変部よりねらい組織診を行う．
(2) 腹腔鏡検査
腹壁に小切開を加え内視鏡を挿入し，内膜症や不妊症の診断を行い，同時に癒着剥離術・嚢腫摘出術なども行う．
(3) 子宮鏡診
子宮内膜および内腔の病的変化，とくに子宮体部ポリープ，異常隆起の有無などを子宮鏡を用いて観察するほか，ポリープ切除などの治療も行う．硬性とファイバースコープがあり，最近は後者がよく使われる．
6) 染色体検査
原発性無月経および性分化異常を疑う場合には，染色体検査が必要である．普通は末梢白血球を用い，それぞれの目的に従って以下のような分染法で染色体の検査をする．

Gバンド法：染色体多型分析に用いる．
Qバンド法：Gバンド法と濃淡を逆に染め出す．
Rバンド法：染色体末端部を含む異常検出に適する．
Cバンド法：ヘテロクロマチンの染色に用いる．

III 症候学

1．出 血
婦人科疾患で出血という場合は不正出血を指し，月経以外の出血を意味する．出血部位として主なものは子宮(子宮出血)であるが，このほか腟や外陰，卵管から出血する場合もある．不正出血は，原因により以下の3者に分類できる．
①**子宮の器質的疾患**：子宮頸部びらん，頸管ポリープ，子宮筋腫，子宮がん，絨毛がん，子宮肉腫，卵巣がん，流産・早産，前置胎盤など
②**機能性子宮出血**：内外性器婦人科診療で異常をみとめない不正性器出血である．好発年代は思春期と更年期で，内分泌環境の変換期に発生しやすい．機能性出血には排卵性のものと無排卵性のものがあり，後者が80％を占める．また，前者は黄体機能不全によるものが多く，後者の病態には消退出血と破綻出血とがある．
③**全身性疾患に伴う出血**：血液疾患，ビタミンC欠乏症，急性感染症，敗血症など

2．帯 下
腟，子宮頸管，子宮体部など女性性器からの血液以外の分泌物．健康成熟女性では，排卵期にエストロゲンの作用により頸管腺からの粘液分泌量が著増する．そのほか炎症や腫瘍のある場合は病的に増量し，その性状を変化(膿性・血性)させるので，診断の有力な手がかりとなる．

3．疼 痛
婦人科疾患における代表的なものは下腹痛と腰痛である．原因としては，腫瘍(子宮がん，卵巣腫瘍，子宮筋腫など)による疼痛，骨盤内の炎症(骨盤結合織炎，付属器炎など)による疼痛，子宮外妊娠，子宮内膜症，子宮の位置異常によるうっ血などがあげられる．とくに子宮がんの末期，卵巣腫瘍の茎捻転，子宮外妊娠の中絶などの場合には激痛がある．

4．腫 瘤
腹部腫瘤を主訴として来院した場合は，鼓腸，腹水などによる腹部膨満との鑑別をしなければならない．腫瘤は一般的に限局性であるが，触知部位によっては消化器，泌尿器領域の疾患との鑑別が必要となる．
①**心窩部**：胃，膵腫瘍
②**上腹部**：膵炎，肝硬変・肝がんなどの肝疾患，腎嚢胞・腎腫瘍などの腎疾患
③**片側下腹部**：卵巣腫瘍，結腸がん，虫垂腫瘍など
④**中央下腹部**：妊娠子宮，子宮筋腫，卵巣腫瘍，膀胱腫瘍など

5．排尿異常
排尿異常には泌尿器に直接原因がある場合と，子宮付属器・骨盤内腫瘤の圧迫によるもの，あるいは術後や放射線療法後に生じるものなどがある．
1) **頻尿**：尿道の刺激(膀胱炎・膀胱脱)，膀胱圧迫(子宮筋腫，卵巣腫瘍，妊娠子宮などによる)
2) **排尿困難・尿閉**：悪性腫瘍の浸潤，腫瘍の圧迫，がん根治術後など
3) **尿失禁**：妊娠後期，膀胱脱など
4) **尿瘻**：がん根治術後，悪性腫瘍の浸潤，放射線療法など

6．自律神経症状
自律神経系の失調によって起こる症状であり，産婦

人科領域では更年期障害としてみられる場合が多い．
　循環器系(心悸亢進，のぼせ，熱感，冷え)，消化器系(食欲不振，腹部膨満感)，運動器系(肩こり，腰痛)，皮膚分泌系(発汗)，精神神経系(頭痛，頭重感，めまい)などの各症状が知られている．

Ⅳ　疾　患

　婦人科系疾患には，①婦人科内分泌疾患(月経異常)，②性の分化・発育・成熟異常(半陰陽など)，③性器の形態と位置異常(腟欠損，腟閉鎖，子宮脱，子宮下垂)，④性器の炎症(腟炎，付属器炎，骨盤付属器炎，STDなど)，⑤腫瘍類似病変ならびに腫瘍病変(子宮内膜症，子宮筋腫，絨毛性疾患，卵巣腫瘍など)がある．

1．月経異常
　月経異常では，月経量・周期の異常や無月経が，その代表的なものである．ただし，思春期以前，妊娠，産褥授乳期，閉経以後の無月経は生理的無月経であり，病的無月経と区別する．

2．性の分化・発育・成熟異常
　代表として半陰陽がある．これは性腺が両性的であるか，性腺の性と間に矛盾のあることをいい，真性半陰陽と仮性半陰陽とに分けられる．

3．性器の形態と位置異常
1)　腟欠損および腟閉鎖
　腟の形態異常として，腟が存在しない先天異常である腟欠損(Rokitansky-Küster-Hauser症候群ともいう．卵巣・卵管は多くの場合存在し，卵巣機能は正常のため，外陰，乳房，第二次性徴の発育は正常である)，後天的な原因により部分的または全長にわたって腟が閉鎖した腟閉鎖症，狭窄をきたした腟狭窄がある．

2)　子宮脱および子宮下垂
　子宮が下降しているが，子宮腟部はいまだ腟入口内にある状態を子宮下垂といい，子宮腟部が腟入口の外まで下降した状態を子宮脱という．

4．性器の炎症
1)　腟　炎
　腟における感染によってひき起こされる炎症である．カンジダ，トリコモナス原虫あるいは特異的な起炎菌などを伴わないものがある．

2)　子宮頸管炎
　子宮頸部の感染による．典型的なものは淋菌性頸管炎だが，近年クラミジアによるものが激増している．

3)　子宮内膜炎・筋層炎
　大部分は子宮頸管より侵入した細菌によって発症する．腫瘍性病変によって発症する場合もある．大腸菌，ブドウ球菌などが起炎菌となっていることが多い．

4)　卵管炎
　淋菌やクラミジア感染によるものが多い．抗菌薬の点滴静注や内服投与を行う．

5)　骨盤腹膜炎
　骨盤内炎症のうち，子宮付属器炎を中心としてダグラス窩に及ぶ炎症をとくに骨盤内炎症性疾患(pelvic inflammatory disease；PID)とよぶ．上行性感染を起こしやすいものは淋菌，クラミジア，大腸菌などであり，下行性のものでは大腸菌，ブドウ球菌などの頻度が高い．

6)　**STD**(sexually transmitted disease；性感染症)
　細菌やウイルス，原虫による感染症であり，性行為などによって伝播する疾患を指す．淋病，梅毒，カンジダ症，腟トリコモナス症，クラミジア頸管炎，外陰ヘルペス症，ヒトパピローマウイルス感染症などがある．

5．腫瘍類似病変ならびに腫瘍病変(各小項目も参照)
1)　子宮内膜症
　子宮内膜に類似した組織が，本来存在している子宮内腔以外の場所に存在する病態．発生部位により内性子宮内膜症(子宮腺筋症)と外性子宮内膜症(卵巣，骨盤腹膜などの子宮外)に分けられる．

2)　子宮筋腫
　子宮に発生する平滑筋由来の良性腫瘍で，単発あるいは多発する．筋腫の存在部位により漿膜下筋腫，筋層内筋腫，粘膜下筋腫などに分類される．

3)　絨毛性疾患
　絨毛性疾患は良性である胞状奇胎と，唯一悪性である絨毛がんとに分かれる．

(1)　胞状奇胎
　胎盤の発育異常の1つで，絨毛膜の絨毛上皮が異常に増殖し，一方，絨毛間質は浮腫と退行変性をきたして液状となり，絨毛が囊胞となったものをいう．診断が確定すれば，できるだけ早く子宮内容除去術を施行する．奇胎娩出後には侵入奇胎と絨毛がんの続発に十分留意して管理しなくてはならない．

(2)　絨毛がん
　多くは胞状奇胎娩出後の持続的あるいは間欠的不正性器出血を主症状とする．早期に広範囲の転移を起こすので，全身性の疾患として取り扱う．化学療法が有効であるが，耐性を示す場合は手術療法を用いる．

4)　卵巣腫瘍
　卵巣に発生する腫瘍で，おおまかには悪性の卵巣がんと良性の卵巣囊腫とに分けられる．無症候性であるためサイレントキラー(silent killer)とよばれる．

　→月経異常(げっけいいじょう)，子宮(しきゅう)がん，子宮脱(しきゅうだつ)，半陰陽(はんいんよう)

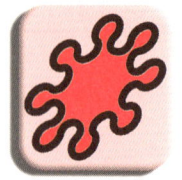

ショック
shock

I 概念

ショックとは，有効循環血液量の減少に伴う末梢組織および臓器の循環不全により，正常な細胞活動や組織代謝が阻害されて起こる重篤な病態である．

II 成因

生体に加わった何らかの急激な侵襲により血液量の減少が起こった場合，生体はまず主要臓器への血流を相対的に増加させ，それらの機能を守ろうとする．しかし，これらの代償機能を上回る有効循環血液量の低下は，主要臓器の血流低下とともに，その代償作用がときとして生体に対してマイナスに働いて複雑な病態を呈し，ショックへと進展する．

ショックが進行すると，主要臓器の機能障害は急速に増悪し，多臓器不全をひき起こし，不可逆性ショックとなり，多くは死に至る．

III 分類・原因

ショックは多彩な原因により，以下のように4型に分類される(図1)．
①循環血液量減少性ショック(前負荷の減少)：出血など
②心原性ショック：急性心筋梗塞など
③血管運動性ショック(後負荷の減少)：敗血症ショック，アナフィラキシーショック，神経原性ショック
④閉塞性ショック(右・左室拡張終期容量の減少)：心タンポナーデなど

IV 症状

ショックの主要症状はショックの5主徴(5P)として知られている(表1)．また原因疾患，進行度により，そのほかにも種々の症状を呈する．

V 診断・検査

表2に心原性ショックの診断基準をあげた．ショックは，臨床的には急激な血圧低下を主とする重篤な全身状態をもって診断されることが多く，原因疾患，重症度の把握のために血液検査，X線検査，心電図，動脈血ガス分析などがすみやかに行われる必要がある．

■表1　ショックの5主徴(5P)

①皮膚蒼白(Pallor)
②虚脱(Prostration)
③発汗(Perspiration)
④脈拍触知不能(Pulselessness)
⑤呼吸不全(Pulmonary deficiency)

■図1　4大ショックの原因と病態生理

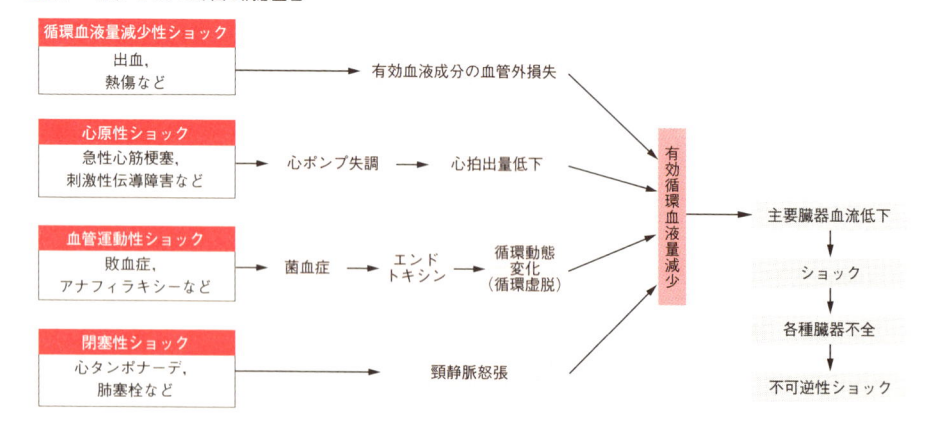

循環血液量減少性ショック：出血，熱傷など → 有効血液成分の血管外損失

心原性ショック：急性心筋梗塞，刺激性伝導障害など → 心ポンプ失調 → 心拍出量低下

血管運動性ショック：敗血症，アナフィラキシーなど → 菌血症 → エンドトキシン → 循環動態変化(循環虚脱)

閉塞性ショック：心タンポナーデ，肺塞栓など → 頸静脈怒張

→ 有効循環血液量減少 → 主要臓器血流低下 → ショック → 各種臓器不全 → 不可逆性ショック

■表2 心原性ショックの診断基準

①収縮期血圧 90 mmHg(Torr)以下,または前値より 30 mmHg 以上の低下
②血液量減少の所見
   a.乏尿(20 mL/時以下) b.意識障害 c.末梢血管収縮(冷たく湿潤した皮膚)
  注) 疼痛,迷走神経反射,重症不整脈,薬物,出血による血圧低下は除く

[米国の National Heart and Lung Institute の心筋梗塞研究班(MIRU)による診断基準より改変]

VI 治療

治療は,①原因の除去,②循環血液量の回復・維持(輸血,輸液),③呼吸機能の維持(酸素投与,人工呼吸),④心機能の維持(昇圧薬をはじめとする循環改善薬の投与)などが中心となる.またこれらの治療に際しては,血液循環動態の正確なモニタリングが重要で,中心静脈カテーテル,スワン-ガンツカテーテルの使用を要することも少なくない.

ショック患者の看護

■看護のポイント

生体に急激に発症する重篤な症状で,原因によって分類されているが,主要症状は共通している.直ちにバイタルサインを正確にチェックし,ショック状態であると診断された場合の検査・治療は緊急を要し,一刻を争う.

進行する病態の観察・チェックを正確かつ迅速に行い,以下のように対応することが必要である.
1) 気道の確保(酸素吸入,人工呼吸)
2) 静脈路の確保(輸液,輸血)
3) 循環改善薬投与
4) 心電図モニタリング
5) 尿量の測定(留置カテーテルによる時間尿の測定)
6) 経時的バイタルサインのチェック

すべてのケースにおいて最優先事項であり,同時にその他の処理を迅速に行う.

■具体的なケア

1) 循環血液分布異常に伴うショック

何らかの原因で末梢血管が拡張してしまい,血圧が低下した状態である.手足に触れると温かく感じる.敗血症,アナフィラキシーショックなど.
①気道の確保をする.
②バイタルサインの確認
  ・体温上昇の有無(感染が多いことがあるため)
  ・脈拍の観察(徐脈の有無)
  ・血圧値の維持
  ・呼吸状態の観察(呼吸数,異常呼吸の有無,呼吸音の確認など)
  ・意識確認[グラスゴー・コーマスケール(GCS)での確認]
③皮膚状態の観察(顔色,四肢の末梢)
④検査の準備(中心静脈圧,動脈圧,中心静脈酸素飽和度または混合静脈酸素飽和度など)
⑤ラインの確保(点滴静脈注射)
⑥心電図(ECG)装着測定
⑦尿の観察(留置カテーテル挿入,量の確認など)
⑧患者・家族への精神的ケア(言葉かけなど)

2) 循環血液量減少性ショック

外傷や手術などの大量出血で血液が足りなくなり,血圧が低下した状態である.
①気道の確保をする(心肺蘇生機器の準備)
②バイタルサインの確認
  ・体温測定
  ・脈拍の確認(脈拍数,リズム異常の有無など)
  ・血圧値の維持
  ・呼吸状態の観察(呼吸数,異常呼吸の有無,呼吸音の確認など)
  ・意識確認(GCSでの確認,反射の低下の有無など)
③皮膚状態の観察(冷汗,皮膚の蒼白,チアノーゼの有無)
④めまいの有無
⑤検査の準備(中心静脈圧,動脈圧,中心静脈酸素飽和度または混合静脈酸素飽和度など)
⑥ラインの確保(点滴静脈注射)
⑦心電図(ECG)装着測定
⑧尿の観察(留置カテーテル挿入,無尿の有無な

3) 心原性ショック

心臓のポンプ機能が悪化し，心拍出量が低下した状態である．虚血性心疾患が原因になることが多い．肺のうっ血を起こし低酸素血症となる．

① 気道の確保および酸素吸入を行い，全身への酸素運動を促す．酸素投与による SaO_2 を維持する(心肺蘇生機器の準備)．
② バイタルサインの確認
　・体温測定
　・脈拍の確認(脈拍数，リズム異常の有無など)
　・血圧値の維持(左右とも測定し，左心系と右心系の障害を確認)
　・呼吸状態の観察(呼吸数，異常呼吸の有無，呼吸音の確認など)
　・意識確認(GCS での確認)
③ 皮膚状態の観察(貧血の有無)
④ 検査の準備(中心静脈圧，動脈圧，中心静脈酸素飽和度または混合静脈酸素飽和度など)
⑤ ラインの確保(点滴静脈注射)
⑥ 心電図(ECG)装着測定
⑦ 尿の観察(留置カテーテル挿入，無尿の有無など)
⑧ 治療の準備[一時的ペーシング，大動脈内バルーンパンピングや経皮的心肺補助(PCPS)など]
⑨ 患者・家族への精神的ケア(言葉かけなど)

4) 閉塞性ショック

心原性ショック以外の原因で心臓の充満不全が起こることにより発症するショックである．心タンポナーデ，緊張性気胸，収縮性心膜炎，肺塞栓など．

① 患者・家族への精神的ケア(強い痛み，不安感に言葉をかけて緊張を除く)
② バイタルサインの確認
　・体温測定
　・脈拍の確認(脈拍数，リズム異常の有無など)
　・血圧値の観察(血圧低下の有無)
　・呼吸状態不全野観察(異常呼吸の有無，左右肺での呼吸音の確認など)
　・意識確認(GCS での確認)
③ 皮膚状態の観察
④ 検査の準備(エコー検査，中心静脈圧，中心静脈酸素飽和度または混合静脈酸素飽和度など)
⑤ ラインの確保(点滴静脈注射)
⑥ 心電図(ECG)装着測定
⑦ 尿量の観察
⑧ 治療の準備(胸腔ドレナージなど)

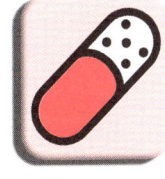

自律神経系に作用する薬物
drugs acting on autonomic nervous system

I 概念

自律神経系(autonomic nervous system；ANS)は、間脳・延髄・脊髄にある神経細胞から出て、自律機能をもつ内臓に分布し、呼吸、循環、栄養などの生命維持に必要な機能を無意識に調節する末梢神経系の1つである。

自律神経系は、中枢神経系から有髄の節前線維として出て、いったん自律神経節の神経細胞にシナプスを形成してニューロンを変え、無髄の節後線維として効果器官に分布する。

自律神経は、交感神経(sympathetic nerve)と副交感神経(parasympathetic nerve)の2系統に分けられ、同一の効果器官に両系統の神経が分布し、機能的に逆の影響を及ぼすことが多い。これを拮抗的二重支配という(図1)。また、自律神経には、求心性の感覚神経も含まれ、内臓の感覚を中枢に伝える。

自律神経の化学伝達物質には、アセチルコリンとノルアドレナリンがある。神経の興奮により、終末部からシナプス間隙にアセチルコリンが放出される神経をコリン作用性神経(cholinergic nerve)、ノルアドレナリンが放出される神経をアドレナリン作用性神経(adrenergic nerve)という。

放出されたアセチルコリン、ノルアドレナリンは、シナプス後膜にあるおのおのの受容体(コリン受容体、アドレナリン受容体)に結合して効果を現す。その後アセチルコリンは、シナプス後膜にあるコリンエステラーゼで加水分解される。またノルアドレナリンは、神経終末に再び取り込まれることにより、作用が消失する。

コリン受容体には、ニコチン受容体とムスカリン受容体の2種類があり、ムスカリン受容体は、さらにM_1、M_2、M_3受容体に分類されている。

ニコチン受容体は、自律神経節の節後ニューロンの細胞体、副腎髄質細胞に存在し、ムスカリン受容体は副交感神経節後線維の効果器シナプスの効果器側に、アドレナリン受容体は交感神経節後線維の効果器シナプスの効果器側に主に存在する。

アドレナリン受容体は大きくα、βの2つに分類され、これらはさらに、α_1、α_2、β_1、β_2、β_3などに細かく分けられている。

これら受容体は、各受容体に選択的に作用する薬物が見出されたことや、存在部位、生理機能が異なるために分類された。さらにこれらの受容体のサブタイプは遺伝子のクローニングにより確認された。

II 作用機序

自律神経系に作用する薬には、①受容体に作用するもの、②アセチルコリン、アドレナリンの生合成、遊離、不活化などに影響するものの2種類が存在する(表1)。

■図1　自律神経の分布と機能

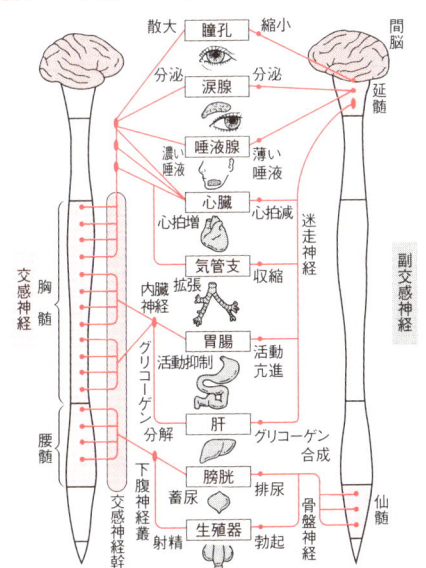

■表1　自律神経作用薬の分類

1．コリン作用薬	ムスカリン受容体刺激薬
	抗コリンエステラーゼ薬
2．抗コリン薬	ムスカリン受容体拮抗薬
3．アドレナリン作用薬	アドレナリン受容体刺激薬
4．抗アドレナリン作用薬	アドレナリン受容体遮断薬
	アドレナリン作用性神経遮断薬
5．自律神経節興奮薬	ニコチン受容体刺激薬
6．自律神経節遮断薬	ニコチン受容体拮抗薬

自律神経系に作用する薬物

1. コリン作用薬(cholinergic drugs)

　副交感神経が興奮したときと似た効果を現す薬物．副交感神経様作用薬(parasympathomimetic drugs)ともいい，効果器のムスカリン受容体を刺激する薬物とアセチルコリン水解酵素(コリンエステラーゼ)を阻害するコリンエステラーゼ阻害薬がある(図2)．

　ムスカリン受容体刺激薬には，アセチルコリン，ベタネコールなどのコリンエステル類，ピロカルピンなどのアルカロイドがある．アセチルコリンは作用時間が短く，ニコチン作用をもつので臨床にはほとんど用いられない．ベタネコールは手術後の腸管麻痺，尿閉の治療に用い，ピロカルピンは，発汗検査用，緑内障の治療に用いる．コリンエステラーゼ阻害薬には，フィゾスチグミン，ネオスチグミン，ピリドスチグミンなどがあり，アセチルコリンの加水分解を阻害して，アセチルコリンの作用を増強する．縮瞳作用，腸管運動亢進作用があり，緑内障，術後イレウスに用いる．また神経筋接合部のアセチルコリンの作用も増強するので，重症筋無力症の治療に用いられる．

　殺虫薬として用いられる有機リン化合物(パラチオン，スミチオン)は，不可逆的にコリンエステラーゼを阻害し，体内のアセチルコリン蓄積による急性・慢性中毒を起こす．中毒症状には，縮瞳，下痢(ムスカリン作用)，筋線維性攣縮(ニコチン作用)，痙攣，昏睡(中枢神経作用)があり，呼吸麻痺で死亡する．中毒の治療には，特異的解毒薬(アトロピン，プラリドキシム)が用いられる．

2. 抗コリン薬(anticholinergic drugs)

　副交感神経遮断薬(parasympatholytic drugs)ともいい，アセチルコリンのムスカリン受容体への結合に競合的に拮抗し，ムスカリン作用を遮断する．アトロピン，スコポラミンなどのベラドンナアルカロイド，および4級アミン構造のブチルスコポラミンなどがある．散瞳，消化管運動の抑制，分泌腺の分泌抑制作用があり，散瞳薬，鎮痙薬として用いられる(図2)．

　中毒症状として，抗ムスカリン作用による羞明，口渇，排尿困難がある．小児では体温上昇がみられる．健忘，興奮を起こすこともある．

3. アドレナリン作用薬(adrenergic drugs)

　交感神経様作用薬(sympathomimetic drugs)ともいい，交感神経が興奮したときと似た効果を示す．アドレナリン受容体に結合して刺激する直接作用薬と，交感神経節後線維終末からノルアドレナリンの放出を促進することで作用する間接作用薬とがある(図3)．アドレナリン受容体の各サブタイプに選択的に作用の強い薬物もあり，選択性の低い薬物もある．

　交感神経の分布する効果器官のアドレナリン受容体は，$α$，$β$の共存する場合もあり，どれかのサブタイプが主に作用するときもある．たとえば血管には$α_1$-受容体があり，血管収縮，血圧上昇に関与し，心臓には主に$β_1$-受容体があって心機能を促進し，気管支筋には$β_2$-受容体があって気管支を拡張する．

　交感神経節後線維終末から放出される化学伝達物質はノルアドレナリンであり，副腎髄質からは主にアドレナリンが血中に放出される．これらは$α$，$β$両作用をもつ直接作用薬である．

　ノルアドレナリンは昇圧薬として用い，アドレナリンは気管支喘息に有効である．合成品のうちフェニレフリンは$α_1$受容体に作用し，鼻粘膜充血除去，散瞳薬として用いる．$α_2$-受容体作用薬クロニジンは降圧

■図2　副交感神経系に作用する薬物

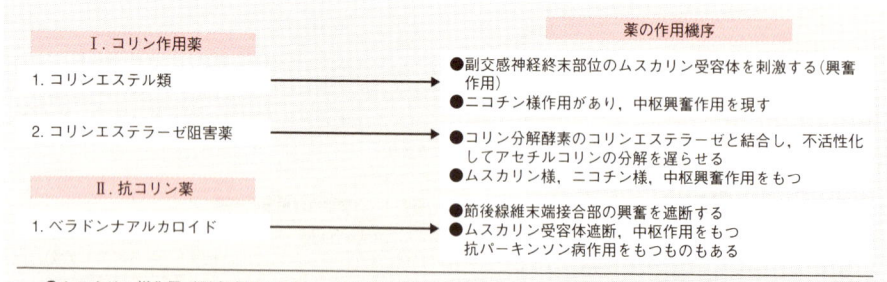

	薬の作用機序
Ⅰ．コリン作用薬	
1. コリンエステル類 →	●副交感神経終末部位のムスカリン受容体を刺激する(興奮作用) ●ニコチン様作用があり，中枢興奮作用を現す
2. コリンエステラーゼ阻害薬 →	●コリン分解酵素のコリンエステラーゼと結合し，不活性化してアセチルコリンの分解を遅らせる ●ムスカリン様，ニコチン様，中枢興奮作用をもつ
Ⅱ．抗コリン薬	
1. ベラドンナアルカロイド →	●節後線維末端接合部の興奮を遮断する ●ムスカリン受容体遮断，中枢作用をもつ 　抗パーキンソン病作用をもつものもある

●ムスカリン様作用（副交感神経興奮）…心収縮力低下，心拍数減少，血管拡張，血圧下降，胃腸管の緊張・運動・分泌増加，縮瞳，膀胱収縮
●ニコチン様作用（自律神経節および骨格筋興奮）…筋収縮増強，筋肉の攣縮

〔図2，3，4とも　柏木政伸ほか監：新訂版・薬物療法　疾患別服薬指導ガイド．p.144(図2)，p.142(図3)，p.145(図4)，学習研究社，1997より改変〕

■図3　交感神経系に作用する薬物

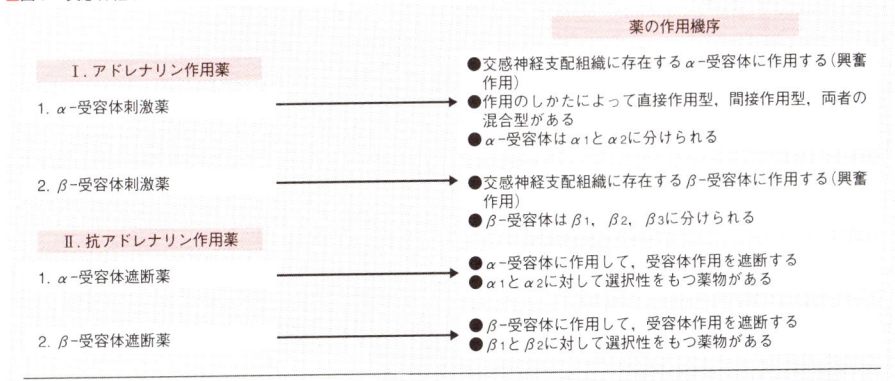

	薬の作用機序
I. アドレナリン作用薬	
1. α-受容体刺激薬	● 交感神経支配組織に存在するα-受容体に作用する(興奮作用) ● 作用のしかたによって直接作用型、間接作用型、両者の混合型がある ● α-受容体はα1とα2に分けられる
2. β-受容体刺激薬	● 交感神経支配組織に存在するβ-受容体に作用する(興奮作用) ● β-受容体はβ1、β2、β3に分けられる
II. 抗アドレナリン作用薬	
1. α-受容体遮断薬	● α-受容体に作用して、受容体作用を遮断する ● α1とα2に対して選択性をもつ薬物がある
2. β-受容体遮断薬	● β-受容体に作用して、受容体作用を遮断する ● β1とβ2に対して選択性をもつ薬物がある

- α-受容体作用…動脈(皮膚、内臓、肺)、胃腸括約筋、尿管、子宮、立毛筋、脾被膜の収縮、射精、汗腺の局所的分泌促進
  - α1作用：散瞳、腎動静脈収縮、気管支分泌抑制、腸抑制、唾液腺のK・水分泌
  - α2作用：シナプス前膜、血小板、膵臓のランゲルハンス島β細胞に存在
- β-受容体作用…毛様体筋、排尿筋弛緩、唾液腺のアミラーゼ分泌、松果体のメラトニン合成
  - β1作用：心収縮力、心拍数増加、腎動脈拡張、腸抑制、レニン分泌促進、脂肪分解、下垂体利尿ホルモン分泌
  - β2作用：血管(静動脈)・気管・気管支拡張、気管支分泌促進、胃腸抑制、胆嚢・胆道・子宮・脾被膜弛緩、グリコーゲン分解
  - β3作用：脂肪分解

■図4　自律神経節遮断薬

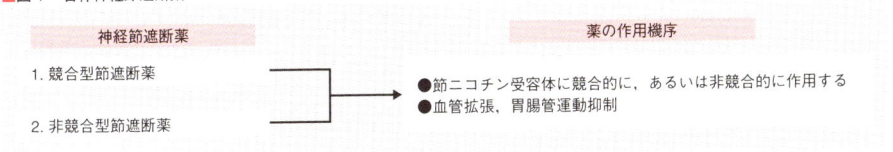

神経節遮断薬	薬の作用機序
1. 競合型節遮断薬	● 筋ニコチン受容体に競合的に、あるいは非競合的に作用する ● 血管拡張、胃腸管運動抑制
2. 非競合型節遮断薬	

薬として用いる．β-受容体作用薬イソプロテレノールは、β1、β2選択性がなく、心臓・気管支筋の両方に作用する．サルブタモールはβ2選択性であり、気管支喘息に用いられる．エフェドリンは内服で気管支喘息に用いる．アドレナリン過剰投与の副作用として不整脈、血圧上昇、脳出血、急性肺水腫が発生する．

4．抗アドレナリン作用薬(antiadrenergic drugs)、交感神経遮断薬(sympatholytic drugs)

アドレナリン受容体にノルアドレナリンやアドレナリンが結合するのを阻害してアドレナリン作用薬の効果を遮断する薬物をいう(図3)．

α-[受容体]遮断薬にはフェントラミンがある．α1-受容体を選択的に遮断するものにプラゾシンがあり、降圧薬として用いられる．非特異的β-[受容体]遮断薬にプロプラノロールがあり、降圧薬、抗不整脈薬、狭心症治療薬として用いる．β1-選択的遮断薬メトプロロール、アセブトロールなどは気管支喘息患者にも用いられる狭心症治療薬である．

アドレナリン作用性神経遮断薬(adrenergic neuronal blocking agents)は、交感神経後線維末端からカテコラミンを放出させ、一方で貯蔵顆粒の貯蔵を抑制して、枯渇させることにより、交感神経の機能を抑制する．レセルピン、グアネチジンなどの薬物があり、降圧薬として用いる．

α-[受容体]遮断薬の副作用には低血圧、不整脈、β-[受容体]遮断薬の副作用には心不全、喘息の悪化がある．

5．自律神経節興奮薬(ganglionic stimulating agents)

ニコチンなどがあるが、治療には用いない．

6．自律神経節遮断薬(ganglionic blocking agents)(図4)

競合型節遮断薬のうちトリメタファンは手術中の降圧薬として用いられる．

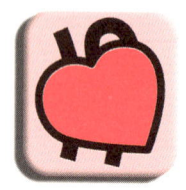

神経系
しんけいけい
nervous system ; NS

I 分類と神経組織

神経系は図1のように分けられる.

神経細胞(ニューロン)は次の3つの部分からなる.

1) **細胞体**(perikaryon)

核と細胞質よりなる部分で,細胞としての神経の本体である.

2) **樹状突起**(dendrite)

細胞体より複数本出ており,ほかの神経からの情報を受け取るアンテナのような役割をしている(図2).

3) **軸索**(axon)

神経線維と同義である.情報をほかへ送る役割をしている.

神経線維(図3)は有髄線維と無髄線維に分かれる.

有髄線維は無髄線維に比べて線維が太く,長く(長いものは1mにも達する),伝達速度が速い.

有髄線維は髄鞘とよばれる鞘でくるまれていて,顕微鏡で見るとランヴィエ絞輪という縞模様が見える.髄鞘はシュワン細胞によってできている.

II 伝達物質

おのおのの神経線維のなかでは情報は電気的に伝達されるが,ほかの神経あるいは筋への伝達は,神経末端(end plate)において化学物質(神経伝達物質,neurotransmitter)によってなされる.この伝達物質となる化学物質は,数種類が確認されている.

神経伝達物質はシナプス間隙に放出され,受容体に結合することによって刺激を伝達する.

過剰になった伝達物質は,トランスポーター(移送装置)によってシナプス前線維から神経終末に取り込まれる(図4).

■図1 神経系

- 中枢神経
  - 脳：大脳,間脳,中脳,橋,延髄,小脳
  - 脊髄：頸髄,胸髄,腰髄,仙髄
- 末梢神経
  - 脳神経：Ⅰ〜Ⅻ
  - 脊髄神経：C_1〜C_7, T_1〜T_{12}, L_1〜L_5, S_1〜S_5, 尾骨神経
  - 自律神経：交感神経,副交感神経

■図2 神経細胞の突起の伸びと脳の発達段階

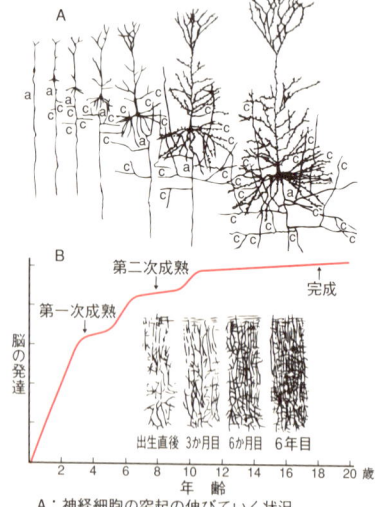

A：神経細胞の突起の伸びていく状況
　a.軸索　c.軸索の側枝.ほかの突起は樹状突起
B：脳の発達段階と配線ができていく状況

(時実利彦：人間であること.p.30, 岩波書店, 1970)

■図3 神経線維(有髄線維)の模式図

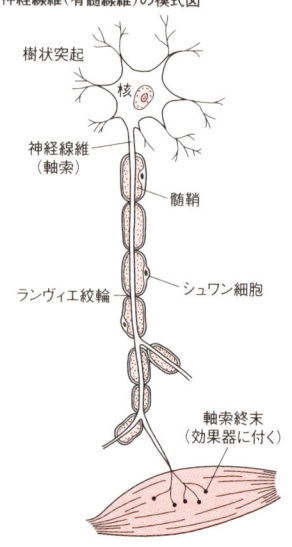

- 樹状突起
- 核
- 神経線維(軸索)
- 髄鞘
- ランヴィエ絞輪
- シュワン細胞
- 軸索終末(効果器に付く)

III 中枢神経の働き

中枢神経はその部位により働きを分担している．運動，感覚については図5に示す．

このほか，神経活動，言語，自律神経などの各中枢がおのおの一定の場所に決まっている．また，たとえば小脳は全運動の調律をとるなど，ほかの部位もおのおのの働きが決まっている．したがって中枢神経系の障害では，その障害部位により出現する症状は決まっているので，症状から障害部位を推定することができる．

IV 神経系疾患

神経系および神経筋接合部の器質的・機能的病変によりひき起こされる諸症状からなる疾患群をいう．

1．中枢神経系疾患
1）病因

病因と代表的疾患を表1に示した．また，内科疾患に伴うものとしては以下のものがあげられる．
①呼吸器：過換気症候群
②肝：肝性脳症
③腎：尿毒症性脳症
④血液：貧血に伴うもの
⑤膠原病：SLE
そのほか妊娠高血圧症候群に伴うものなどがある．

2）観察

まず緊急性を有するか否かの判断が重要である．緊急に対処しなければ生命に重大な影響がある場合は，まず救命のために必要な処置をする．次に，局所的にどこにどのような症状が存在するかを観察するととも

■図4 神経伝達物質の放出と再利用のしくみ

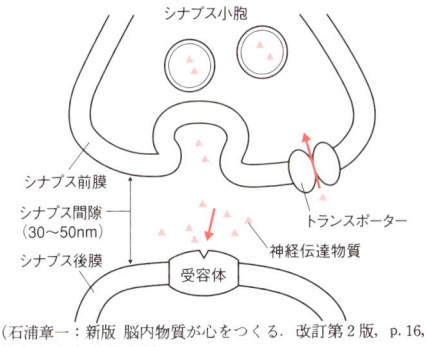

(石浦章一：新版 脳内物質が心をつくる．改訂第2版，p.16，羊土社，2001より改変)

■表1 中枢神経系疾患の病因と代表的疾患

遺 伝	筋ジストロフィー
変 性	脊髄小脳変性症
血管性	脳梗塞
感 染	髄膜炎
腫 瘍	髄膜腫
脱 髄	多発性硬化症
中 毒	鉛中毒，ヒ素中毒
内分泌	甲状腺機能亢進症
代 謝	ウィルソン病
先天性	脳動静脈奇形
外 傷	頭部外傷，脊髄損傷

■図5 感覚中枢および運動中枢における局在分布図

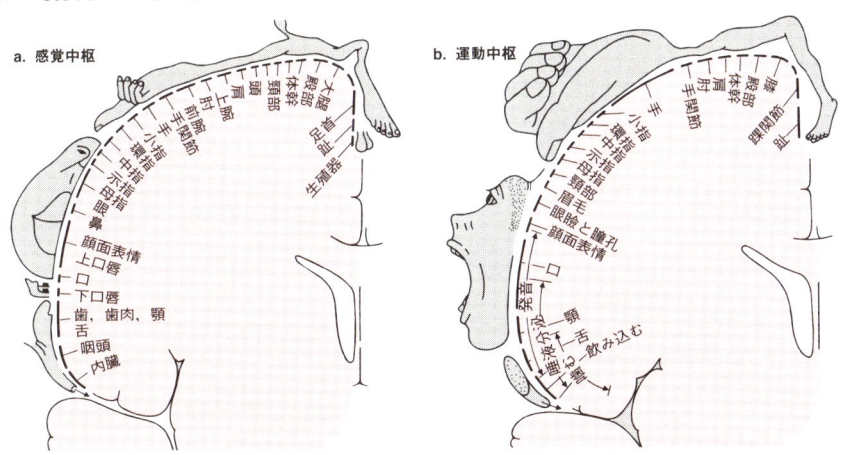

a．感覚中枢
b．運動中枢

(Penfield, W., Rasmussen, T.：The Cerebral Cortex of Man, MacMillan, New York, 1950より改変)

に，基礎疾患を含めた全身的な把握を行う．

3) 診 断

この分野の疾患は，問診と理学所見が重要である．一般的な現病歴や家族歴のほか，神経症状，記憶障害の有無などをみなければならない．理学所見では各種反射の異常，病的反射の有無，髄膜刺激症状の有無のチェックが必要である．

診断のための検査を表2に示す．

4) 治 療

(1) **内科的治療**：対症的治療となることが多く，一生の投薬となる．BBB(blood-brain barrier；血液脳関門)の存在が治療の障害となることが多いが，逆にこれを利用している場合もある．
(2) **外科的治療**：外傷や腫瘍に対しては，脳神経外科や整形外科などにより手術が行われる場合もある．
(3) **機能的神経外科**：病変修復不能例や原因不明例に対し，一定の神経核や伝導路を破壊，遮断するなどして症状の改善をはかる．
(4) **リハビリテーション**：訓練により機能回復をはかる．

2．末梢神経系疾患

感覚障害，運動障害，自律神経障害を含む．内科的治療とリハビリが中心である．

■表2 診断のための検査

①脳脊髄液検査	⑦筋電図
②CT	⑧眼底，視野，聴力
③MRI	⑨脳波
④血管造影	⑩脳シンチグラフィ
⑤頭部X線	⑪ミエログラフィ
⑥薬理学的検査	⑫気脳撮影
・誘発試験	⑬脳室造影
・抑制試験	⑭脳槽シンチグラフィ

神経系疾患患者の看護

神経系疾患は慢性の経過をとり，発症前には普通に行えていたことができなくなることが多い．また難病に指定されている疾患も多く，精神的，身体的，社会・経済的な課題をもっている．

■看護のポイント

(1) 神経学的症状を観察でき，その症状が患者の苦痛や日常生活の障害とどのように関係しているかを正確にアセスメントする．
(2) 患者および家族の苦悩を受け止める．
(3) 維持・回復可能な機能を最大限に高めて活用し患者の自立を助ける．
(4) 病気がもたらした変化に適応できるように生活の工夫や新たな学習を助ける．
(5) 長期療養を支えるシステムの構築を助ける．

■観察のポイント

「脳血管障害」患者の看護を参照．

■具体的なケア

1) **意識障害のある場合**
「意識障害」患者の看護を参照．
2) **脳血管障害の場合**
「脳血管障害」患者の看護を参照．
3) **神経難病の場合**
①原因や治療法がはっきりしていないことが多く，患者および家族は不安が強いので，医師と十分に話し合える環境を整える．
②症状を軽減させる，進行を遅らせるための薬物治療には主・副作用があるため，これらによる苦痛や二次的障害が起こらないように生活指導をする．
③症状が落ち着いているときは，可能なかぎり現在の日常生活を維持できるように，消極的にならないように支える．
④少しでも自立した生活が続けられるように，現在の障害と予想される障害を見きわめ，生活の工夫に取り組むことを支える．
⑤症状が進行すると，呼吸，体温調節，体位の保持なども自力でできなくなることがあるので，人工呼吸器の管理，室温調節など，生命の維持そのものを援助する．
⑥感覚消失により身体的苦痛を自覚できない場合があるので，生活や援助により傷害を受けることがないように注意する．
⑦社会資源を活用するための申請を積極的に支援する．

人工呼吸
artificial respiration (ventilation); AR, mechanical ventilation

I 定義・概念

　肺では，横隔膜や呼吸補助筋などの呼吸筋の働きにより，外気から酸素を取り込んで静脈血を酸素化し，静脈血中の二酸化炭素を体外に排出して，呼吸（外呼吸，external respiration）を行っている．通常は呼吸中枢の調節により呼吸筋が作動して自発呼吸を行っているが，呼吸に関与する中枢・末梢神経障害，呼吸筋障害，呼吸器疾患などのため，呼吸の機能が維持できない場合に，人為的に外呼吸を行うことを人工呼吸という．人工呼吸を行うためには，気道が開通（気道確保，図1）している必要がある．器械的人工呼吸では気管挿管や気管切開が用いられる（図2, 3）．

II 適応

　人工呼吸の適応は，①頭部外傷，頭蓋内出血，脊髄損傷や中枢抑制薬などによる中枢神経の障害，②重症筋無力症などの神経・筋疾患，③肺水腫，新生児呼吸窮迫症候群(IRDS)，急性呼吸窮迫症候群(ARDS)，慢性呼吸不全などの肺の疾患，④救急蘇生や麻酔中などである．

III 生理的メカニズム

　人工呼吸は高二酸化炭素〔症〕(hypercapnia)と低酸素症(hypoxia)を改善するために，換気量の維持，呼吸仕事量の軽減，ガス交換能の改善を目的としている．肺胞低換気による高二酸化炭素症では，適正な換気量を維持するために人工呼吸を行う．

　動脈血二酸化炭素分圧($Paco_2$)は，二酸化炭素産生量($\dot{V}co_2$)が一定ならば分時換気量($\dot{V}_A$)に反比例する（肺胞換気式：$Paco_2 = 0.863 \times \dot{V}co_2 / \dot{V}_A$）ため，換気量を増やすと$Paco_2$が低下する．

　低換気が原因の低酸素症は，人工呼吸による高二酸化炭素症の解消で改善できるが，高二酸化炭素症を伴わない低酸素症では，シャントの増加により動脈血酸素分圧(Pao_2)が低下しているので，換気量を増やしても低酸素症の改善は望めない．この場合，酸素投与〔肺胞式：$P_{AO_2} = F_{IO_2} \times (P_B - P_{H_2O}) - Paco_2/R$〕や，呼気終末陽圧(positive end-expiratory pressure；PEEP)が有効である．

　通常では呼吸仕事に消費するエネルギーは少ないが，病的肺ではコンプライアンスが低下し，広がりに

■図1　側方からみた気道確保
a. 頭部後屈と顎先挙上
b. 両手による下顎挙上法

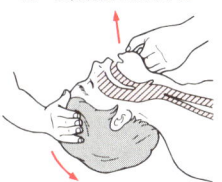

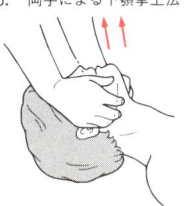

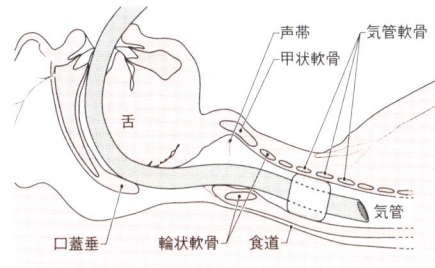

■図2　気管挿管の状態
声帯／甲状軟骨／気管軟骨／舌／口蓋垂／輪状軟骨／食道／気管

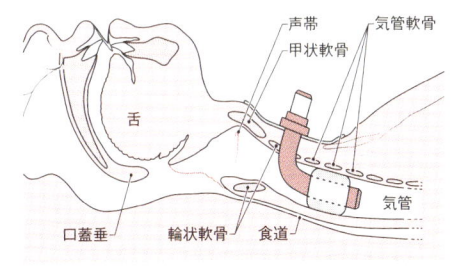

■図3　気管切開の状態
声帯／甲状軟骨／気管軟骨／舌／口蓋垂／輪状軟骨／食道／気管

■図4 用手人工呼吸用器具
a. バッグバルブ
b. ジャクソン-リース回路

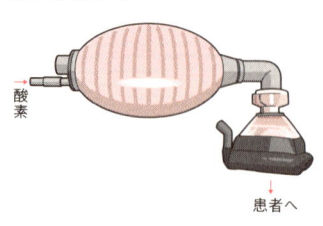

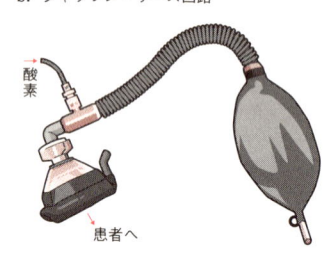

■図5 人工呼吸器の構造

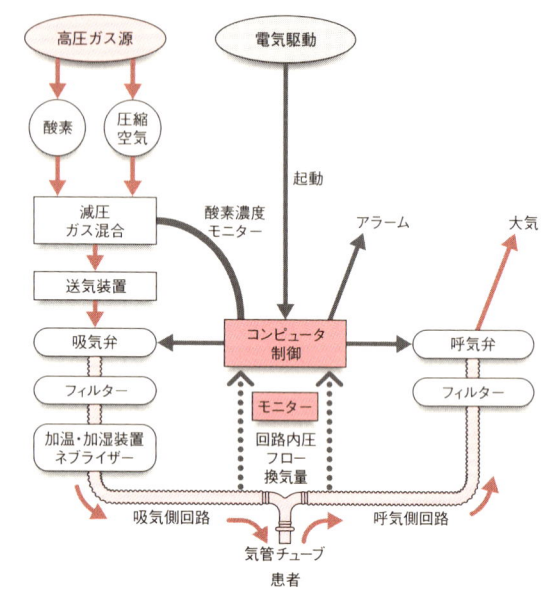

(渡辺　敏ほか監：NEW 人工呼吸器ケアマニュアル．p.8, 学習研究社，2000より一部改変)

くいため呼吸仕事量が増加し, 酸素消費量が著しく増えている. 人工呼吸は呼吸仕事に必要な患者の酸素消費を減らし, 酸素需要を軽減することができる.

PEEP(ピープ)は気道閉塞の防止や閉塞した気道を開通させ, 虚脱した肺胞を換気し, 機能的残気量(functional residual capacity；FRC)の増加, 肺コンプライアンスの改善, ガス交換面積の増大によりシャント率を減少させて酸素化能を改善する. また, PEEPによる酸素化の改善は, 吸入酸素濃度も低下させる.

IV 人工呼吸法の分類

人工呼吸法には, 術者の手による用手人工呼吸法と, 人工呼吸器(ベンチレーター)を用いる器械的(機械的)人工呼吸法(mechanical ventilation)とがある.

1. 用手人工呼吸法

道具を用いないで呼気を吹き込んで行う呼気吹き込み人工呼吸法と, 器具を使用する方法とがある.

1) 呼気吹き込み法

口対口(mouth to mouth)人工呼吸, 口対鼻(mouth to nose)人工呼吸やマスクを用いる方法で, 健康成人の呼気中の酸素濃度は16〜18%あるため, Pao_2 を75 mmHg(Torr)以上にすることができる.

2) 器具を用いる方法

道具としてマスク, バッグバルブ, ジャクソン-リース回路など(図4)を用いたり, 麻酔器の回路についたバッグを押す方法, デマンドバルブを手で押す方法などがある. いずれも長期になる場合には気管挿管や気管切開による気道確保が必要となる.

2. 器械的人工呼吸法

1) 人工呼吸器の種類

人工呼吸器には, 気道内に陽圧をかけて換気をするものと, 胸郭の表面に陰圧をかけて胸郭を拡張させる「鉄の肺」型の2種類がある. 前者が主流で, 改良によりいろいろな呼吸モードができるようになってきているが, 後者も改良され臨床使用されている.

2) 人工呼吸器の構造と働き

一般に人工呼吸器では, 駆動源としての電源, 供給ガスとして酸素や圧縮空気, 適切な酸素濃度のガスをつくるための吸入酸素ブレンダー, 加湿器, 呼気弁・PEEP弁が必要である(図5).

吸気時には人工呼吸器よりガスを送るのと同時に, 呼気弁を閉じてガスを患者の肺に送り込んで気道を加

圧し，弾性体である肺と胸郭を押し広げて肺を膨らませる．呼気時にはガスを送るのを中止し，呼気弁を開放して気道を平圧にすると，肺・胸郭の弾性的収縮性により肺は収縮する．PEEP 使用時には PEEP 弁により呼気時の圧を調節する．

3) 器械的人工呼吸の呼吸パターン(図6)

器械的人工呼吸では以下のような呼吸パターンが行えるが，最近は自発呼吸の温存と補助，気道内圧の過剰な上昇の防止に努力がなされている．

①**IPPV**(intermittent positive pressure ventilation, 間欠的陽圧呼吸)：調節呼吸(controlled)，補助呼吸(assisted)
②**PEEP**(positive end-expiratory pressure, 呼気終末陽圧)
③**CPAP**(continuous positive airway pressure, 持続気道陽圧)：自発呼吸下での PEEP
④**IMV**(intermittent mandatory ventilation, 間欠的強制換気)
⑤**SIMV**(synchronized IMV, 同期式間欠的強制換気)：吸気努力に同調させて IMV を行う．
⑥**PCV**(pressure controlled ventilation, 圧規定調節呼吸)：肺にかかる過剰な圧をカットして，圧力障害を軽減する．
⑦**PSV**(pressure support ventilation, 圧補助換気)

■図6 器械的人工呼吸の呼吸パターン

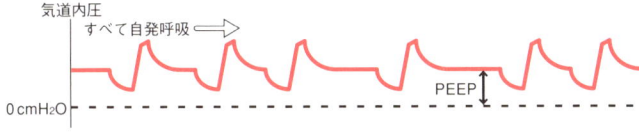

持続気道陽圧
continuous positive airway pressure(CPAP)

間欠的強制換気
intermittent mandatory ventilation(IMV)

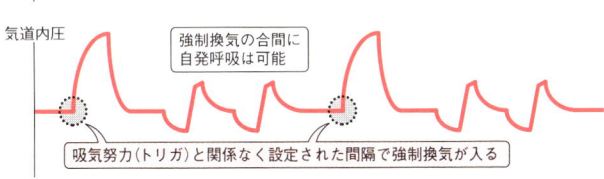

同期式間欠的強制換気
synchronized intermittent mandatory ventilation(SIMV)

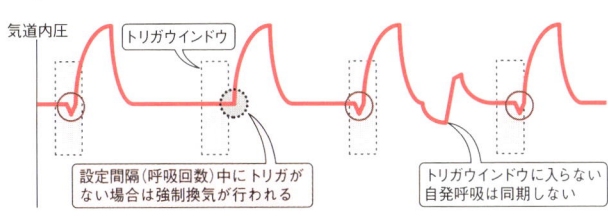

圧規定調節呼吸
pressure controlled ventilation(PCV)

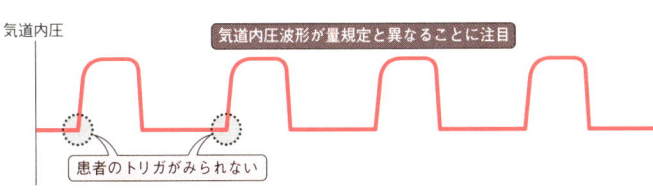

圧補助換気
pressure support ventilation(PSV)

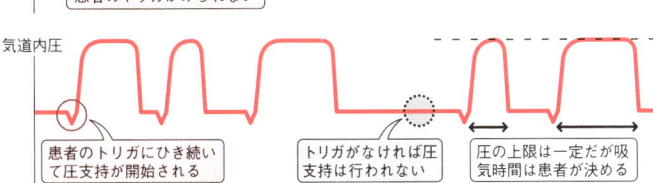

(渡辺 敏ほか監：NEW 人工呼吸器ケアマニュアル．p.12〜13，学習研究社，2000より改変)

：自発呼吸の換気を補助する．吸気の開始，終了が自発呼吸により決まる．

⑧**BIPAP**(biphasic positive airway pressure，二相性陽圧呼吸)：自発呼吸下で圧の異なる2つのPEEPを交互にかける．気道内圧を低く抑え，PEEPのみでは不足する換気をPEEPレベルを変えることにより補う．

⑨**IRV**(inversed ratio ventilation)：吸気相と呼気相の時間比を通常と逆に，吸気を長く設定する換気法

⑩**MMV**(mandatory minute volume ventilation，強制分時換気量換気)：予め設定した分時換気量に自発呼吸が満たないとき，不足分を人工呼吸で補う．

⑪**HFV**(high frequency ventilation，高頻度陽圧換気)：死腔量以下の小さい1回換気量で，1〜数十Hzの呼吸数で換気する方法．ジェットによるhigh frequency jet ventilation (HFJV，高頻度ジェット換気)や，ピストンなどにより吸気は陽圧で呼気は陰圧で換気する高頻度振動換気(high frequency oscillation；HFO)がある．

⑫**胸郭外陰圧式人工呼吸**：気道の確保が不要な場合，胸郭全体を包んだチャンバーに加えられた陰圧で換気を行う．侵襲が少なく，胸腔に陽圧がかからないのが特徴であるが，適応が限られる．

⑬**N(I)PPV**(noninvasive positive pressure ventilation，非侵襲的陽圧換気)：気管挿管をしないで，マスクで陽圧換気を行う換気法

Ⅴ 人工呼吸器装着中の看護と管理

1．看護・管理のポイント

人工呼吸中は，以下の看護や管理を必要とする．

①人工呼吸器の設定：酸素濃度，1回換気量(tidal volume；TV)または分時換気量(minute volume；$\dot{V}_E$)，呼吸回数，換気パターン

②吸入ガスの加温，加湿

③気管内吸引

④心血管作用薬や鎮静・鎮痛薬の管理

⑤ICU症候群など精神症状発現の予防と治療

⑥体位変換による褥瘡防止，体位ドレナージ(postural drainage；PD)

⑦口腔内ケア，眼球乾燥予防

人工呼吸器に供給されるガスは乾燥しているので，①水分の保留，気化熱の減少，②気道の乾燥を防止し線毛の浄化作用を保つ，③分泌物の粘性を低下させ喀出を容易にする，などのために加湿が必要である．

気管内吸引は，無菌的操作による肺感染症の防止，吸引中はパルスオキシメーターによる経皮的酸素飽和度(Sp_{O_2})のモニターや，吸引前後には純酸素吸入とバッグによる肺の加圧を行い低酸素症を防止する．

2．トラブルに対する注意と対応

人工呼吸回路や気管チューブのはずれ，折れ曲がり，閉塞，接続の間違い，気管チューブの抜去，片肺挿管や食道挿管，カフもれ，電源のはずれ，器械の故障や作動異常などのトラブルに対する注意が常に必要である．異常を感じたら，バッグによる用手換気を行い，適切に人工呼吸が行われているかどうかを確認する．視診(胸郭の動き，チアノーゼの有無)，聴診(呼吸音の聴取，左右差)，触診(バッグの感触)などのチェック，パルスオキシメーターや呼気終末二酸化炭素分圧(end-tidal carbon dioxide tension；$P_{ET}CO_2$)，換気量計によるモニターや，動脈血ガス分析を行う．

3．合併症

胸腔内は広がろうとする胸郭と収縮しようとする肺がバランスをとり，常に陰圧となっている．自発呼吸の吸気時には陰圧を増して肺を膨らませるが，陽圧人工呼吸では，気道内に陽圧をかけて肺と胸郭を拡張させるので，胸腔内圧が陽圧となり，循環器系，呼吸器系をはじめとする種々の臓器に影響を及ぼす．胸腔内圧が上昇すると静脈還流の減少，肺血管抵抗の増加，心拍出量減少，血圧の低下や尿量の減少を起こす．

陽圧換気による肺の圧損傷(barotrauma)は2つに分けられる．1つは肺の過伸展や肺胞が虚脱と開通を繰り返すことにより起こる透過性亢進型肺水腫で，低容量換気と適切なPEEPをかける対策がとられる．もう1つは気胸，皮下気腫，縦隔気腫などの損傷で，人工呼吸中の気胸の多くは緊張性気胸なので，発症と同時に急速に症状が悪化するため，緊急の処置を必要とする．また，人工呼吸中には呼吸器感染症や無気肺による肺コンプライアンスの低下，気道抵抗の増加，機能的残気量(FRC)の減少，死腔率(V_D/V_T)の増加がみられることがある．

消化管出血は人工呼吸中の合併症として比較的多くみられ，とくに胃からの出血が多く，ストレスや内臓血流低下が原因として考えられている．

人工呼吸中のビリルビンの上昇は，陽圧による肝血流の低下による肝障害と考えられるが，低酸素症や呼吸不全患者では他の合併症を併発することも多く，鑑別は困難である．

心臓手術
cardiac surgery (heart surgery)

I 概念

心臓は胸郭内正中のやや左側の縦隔内に左右の肺の間に位置し，体内血液循環の中枢となっている．したがって，心臓手術に際してはこれらを損なわずに手術を行うために種々の工夫が必要であり，ほかの一般的な手術とは大きく異なる．

II 対象疾患と手術法

先天性心疾患，心臓弁膜症，胸部大動脈疾患，外傷などが対象となる．対象疾患と手術法を表1に示す．

III 診断・検査

一般の術前検査に加えて，負荷心電図，心エコー，胸部CT，核医学検査，心臓カテーテル検査などが，診断や重症度判定のために必要となることが多い．

IV 手術の要点

1．心臓への到達法（図1）

胸骨正中切開法が一般的だが，疾患によっては左・右開胸法が行われる．また，小切開到達法（小切開開胸，胸骨部分切開など）も用いられることがある．

2．開心術と非開心術

開心術とは，後述する人工心肺装置を用いた体外循環下に心臓を切開し，直視下に行う心臓手術を意味する．たとえば，心臓弁膜症手術，心内修復を行う先天性心疾患手術などが相当する．しかし，心内修復を伴わないが，体外循環下に行う冠動脈バイパス術も含めるのが一般的である．さらに，人工心肺装置を使用せず心拍動下に行う冠動脈バイパス術(off-pump coronary artery bypass grafting; OPCABG)も開心術に含めることが多い．非開心術とは，体外循環を行うことなく心拍動下に，非直視下に心臓内に器具などを挿入して行う手術，あるいは心臓外で行う手術を指す．

3．開心術補助手段

1）体外循環法

体外循環は人工心肺装置により行われる．脱血管を介して体内より静脈血を貯血槽に誘導・貯留する．貯血槽の血液は人工心肺装置のポンプにより送血され，人工肺によるガス交換で酸素化され，動脈に挿入された送血管を介して体内の各臓器に送られる．貯血槽に血液を貯留することで心臓内を空虚にし，無血野を得る．人工肺に内蔵された熱交換器により血液温の調整が行われる．体外循環中は抗凝固薬であるヘパリンにより血液凝固を抑制する（図2）．

2）超低体温法

患者を冷却し超低体温とすることにより組織代謝を低下させ，一定時間の血液循環停止が可能となる．

3）心筋保護法

心筋保護液（カルジオプレジア）を冠動脈に注入することに加え，心臓を冷却することにより心筋障害を最小限に抑え，一定時間の心停止が可能となる．

V 合併症

心臓手術とくに開心術においては，生体に対する侵襲が大きいために，種々の術後合併症（表2）を併発する可能性がある．

■表1 心臓手術の対象となる主な疾患と手術法

疾患		手術法
先天性心疾患	動脈管開存 心房中隔欠損 心室中隔欠損　など	開存部の閉鎖，欠損部の直接縫合閉鎖術，パッチ縫合閉鎖術
心臓弁膜症	僧帽弁狭窄（閉鎖不全） 大動脈弁狭窄（閉鎖不全） 三尖弁閉鎖不全　など	弁置換術 弁形成術 交連切開術 弁輪縫縮術
虚血性心疾患	狭心症 心筋梗塞	A-Cバイパス 各種の左室修復術
大動脈疾患	大動脈瘤	人工血管置換術
外傷 その他	心挫傷 心破裂 心タンポナーデ	心嚢ドレナージ 損傷部修復

■図1 開胸法と切開部位

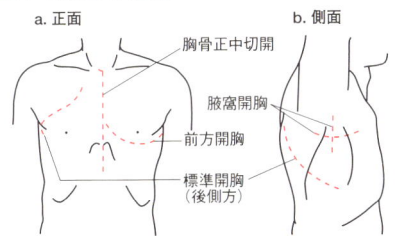

a. 正面　　b. 側面

胸骨正中切開
腋窩開胸
前方開胸
標準開胸（後側方）

■図2　標準的な体外循環回路

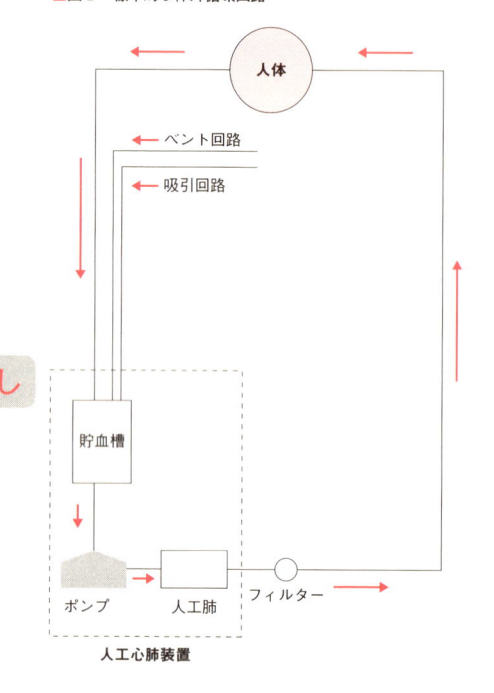

人工心肺装置：人体 ← ベント回路 ← 吸引回路 → 貯血槽 → ポンプ → 人工肺 → フィルター → 人体

■表2　術後合併症

合併症	原　因	治　療
術後出血	不完全な止血 体外循環後の血液凝固障害	再手術による止血 輸血 止血薬
呼吸不全	肺炎 無気肺 胸水貯留	抗菌薬 気管支鏡 胸腔ドレナージ
低心拍出量症候群	重症な心疾患の場合 長時間の体外循環・心拍停止	カテコラミン製剤 大動脈内バルーンパンピング
不整脈	低カリウム血症などの電解質異常，酸塩基不均衡，低酸素血症，低心機能，ジギタリス中毒など	抗不整脈薬 ペーシング 原因の是正
創感染	免疫能の低下 不潔操作	抗菌薬 洗浄，ドレナージ
中枢神経障害	血栓・塞栓 出血傾向	血栓溶解薬，抗凝固薬，止血薬 抗痙攣薬，グリセオール ステロイド薬
腎不全	血圧低下 循環血液量不足 低心拍出量 薬物性	水分管理 利尿薬，原因薬物の中止 血液透析・腹膜透析

　これらの合併症はときに重篤な結果をもたらすので，術後はICUに収容し循環呼吸動態のモニタリングをはじめとする厳重な監視体制のもとに，その予防，早期発見，早期治療に努めなければならない．

心臓手術を受ける患者の看護

　ここでは，人工心肺装置を使用して，体外循環下に心臓手術（主にA-Cバイパス，弁置換術）を受ける患者の看護について述べる．心臓手術を受ける患者は心臓の予備能力が低下しているため，手術前後を問わず，心負荷を軽減するための援助および生活指導が看護の基本である．

術前の看護

■看護のポイント

　心臓手術は，「心停止」という特殊な状態で行われる．このことが患者の心身両面に及ぼす影響は非常に大きい．術中の心停止は死のイメージがあり，「手術から生還できないかもしれない」という恐怖感につながる．このことは手術そのものに対してだけでなく，患者がこれまでの生活においてかかえているさまざまな身辺上の問題にも不安を投げかけることになり，強いストレスとなる．
　不安やストレスは，交感神経を刺激し，心臓への負荷となる．実際に術前の不安が強度であるほど，術後に重症不整脈を合併しやすいという報告もされており，不安の軽減をはかることはきわめて重要である．
　術後は，術中の人為的な心停止に加え，外科的侵襲により心機能が低下する．したがって，体外循環からの離脱にあたり，よりスムースに心機能を回復できることを目指すために，術中のみでなく術前においても，心負荷を最小限にとどめることが重要と

なる．また，心臓手術による大きな身体侵襲に耐えるような体力の維持や，術後合併症をきたすことなくスムースに回復できるための準備も大切である．

■観察のポイント

1) 心機能をはじめとする身体機能の評価
2) 疾患および手術についての理解度と受け止め方
3) 不安の要因と程度
4) サポートシステムの有無

■具体的なケア

1 不安の軽減
①患者の理解度や不安の程度を考慮し，術後の状態や予測される経過について説明する．
②共感的な態度で話を十分に聴き，不安や恐怖を言葉で表出できる機会を意図的につくる．
③好結果の術後患者の話をし，交流できるように手配する．
④リラクセーション法の指導を行う．
⑤疾患や手術に関すること以外の話題(患者の興味のあること)も積極的に取り入れ，気分転換をはかる．
⑥強度の不安のために不眠や過緊張状態が続く場合は，医師と相談し，睡眠薬や抗不安薬などの投与を検討する．
⑦文字板の使用，指文字の練習などにより，術後のコミュニケーション手段の確立をはかる．

2 心負荷の軽減および全身状態の調整
①個々の心機能に応じ，指示された安静(活動制限)を保持する．
②強い努責をさけるために，排便のコントロールをはかる．
③強心薬，利尿薬の投与および飲水制限，減塩食により心不全の改善をはかる．
④貧血や電解質失調を改善する．
⑤狭心症発作時は，すみやかに対処する：術前の狭心症発作は厳重に回避しなければならない．医師の指示により，食前，排便前，検査前などに予防的に冠拡張薬の投与を行う場合もある．
⑥感染予防のためのケアおよび指導を行う．
⑦睡眠，休息がとれるように援助する．

3 術後合併症に対する予防的ケア
①呼吸訓練を行う：胸式呼吸，腹式呼吸，強制呼吸
②含嗽，咳嗽練習を行う．

術後の看護

■看護のポイント

手術による侵襲が大きく，ことに体外循環からの離脱後は循環動態が非常に不安定であり，重篤な合併症をきたす可能性があるため，ICUに収容し各種モニタリングをはじめとする厳重な監視体制のもとで術後管理を行う(図3)．

循環動態および呼吸機能の安定をはかるととも

■図3　ICU帰室時のA-Cバイパス術後の患者管理

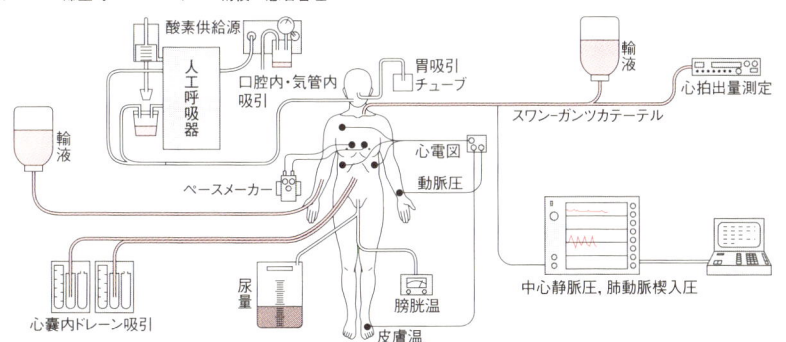

に，異常徴候を早期に発見してすみやかに対処することが重要である．

また，治療経過に伴う心身のストレスが非常に大きいため，危機的体験となりがちであり，さまざまな不適応状態をひき起こしやすい．強度の不穏は，チューブ類の自己抜去などの危険性を伴い，また，遷延する抑うつ状態も回復過程に障害をきたす．患者が適応状態を保ち，有効に治療を受けられるように援助することも重要である．

■観察のポイント

(1) 心機能：心電図，動脈圧，肺動脈圧，肺動脈楔入圧，中心静脈圧，心拍出量，胸部X線所見，脈拍，末梢体温，自覚的な胸部症状の有無
(2) 呼吸機能：動脈血ガス分析，胸部X線所見，自発呼吸時の1回換気量，呼吸数，呼吸型
(3) 腎機能：尿量（経時的観察），水・電解質バランス
(4) 血液凝固能：出血状態，出血傾向
(5) 意識障害の有無
(6) 感染徴候の有無
(7) 栄養・代謝障害の有無
(8) ストレッサーとストレスの程度

■具体的なケア

1) **心負荷を軽減し，循環動態の安定をはかる**
   ①術直後は絶対安静とする．
   ②体温が上昇し，代謝率の増加をきたさないように援助する．
   ③創痛や体動制限などによる身体的な苦痛や不安を軽減するように援助する．
   ④良好な心拍数が維持できるように正確な輸液管理，ME機器の管理を行う．
   ⑤このほかにも心負荷をきたす因子を除去または軽減する（肺拡張不全，気道内分泌物の閉塞による肺胞内圧の上昇および換気不全，末梢循環不全，出血による循環血液量の減少，不整脈など）．

2) **呼吸機能の安定をはかる**
   ①心負荷を与えずに十分な換気が行えるように，ベンチレーターによる呼吸管理を行う．
   ②正常なガス交換が行えるように気道の清浄化をはかる．
   ③挿管による苦痛を軽減し，安楽に呼吸ができるように援助する（体位，コミュニケーション）．
   ④人工呼吸器からの離脱後も呼吸状態や動脈血ガス分析，チアノーゼの有無などをモニターし，深呼吸や排痰を促し，良好な換気ができるように援助する．

3) **体液と電解質バランスの管理**

4) **出血傾向の増大や感染徴候，脳障害など異常の早期発見と対処**

5) **患者および家族のストレスの軽減をはかる**
   ①現状認知が正しくできるように，場所や時間的な経過を会話のなかに取り入れる．
   ②処置を行うときは，ゆっくりとした穏やかな口調で声をかけながら行う．
   ③意図的に一番近い将来の希望（いつ気管内チューブを抜去できるか，飲水できるかなど）を伝えていくことにより，患者が希望をもち続けられるようにする．
   ④環境を整えたり，身体的な苦痛の緩和に努め，ストレスの軽減をはかる．
   ⑤家族の精神面への配慮を行い，患者が家族からの有効な支援を得ることができるように援助する．

6) **急性期を脱し回復期に入ったら，合併症を予防し，全身状態の回復をはかる**
   ①経口摂取やADLの拡大は，自覚症状やバイタルサインを観察しながら慎重に行い，急激な心負荷を与えないようにする．
   ②水分バランスの管理を行い，心不全症状の出現に注意する．
   ③保清に努めるとともに，感染予防のための患者指導を行う（食事開始やADLの拡大に伴って創部や持続点滴刺入部の感染の危険性が増大するため）．
   ④以上のことに注意しながら早期離床を促す（肺合併症や血栓予防，褥瘡予防に効果的．また，患者の回復への自信にもつながる）．

7) **セルフケアが実践できるように援助する**
   ①手術により変化した自分の身体を，正しく理解できるように説明し，継続した健康管理が行えるように援助する．
   ②治療上必要な制限や，起こりうる合併症について理解し，自己管理できるように援助する．
   ③家族などの協力を得ながら，社会復帰に向けての不安が軽減されるように援助する．

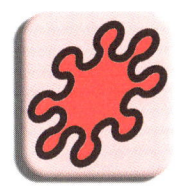

心臓弁膜症
valvular heart disease ; VHD

I 概説

心臓には僧帽弁，大動脈弁，三尖弁，肺動脈弁の4つの弁膜があり(図1)，これらの弁膜の機能障害を心臓弁膜症と総称する．

II 分類・原因疾患

心臓弁膜症は，狭窄，閉鎖不全，狭窄兼閉鎖不全の3つに分類される．その原因は大きくは先天性，後天性に分けられる．後天性弁膜症はリウマチ性が大部分を占めていたが，近年非リウマチ性のものが増加している(表1)．複数の弁膜に機能障害を有する場合を，連合弁膜症という．後天性弁膜症手術数は年間約12,600例(胸部外科学会集計, Jpn J Thoracic Cardiovasc Surg, 54 : 367, 2006)で，単弁手術としては大動脈弁手術が最多であるが，連合弁膜症例を含めると大動脈弁手術数と僧帽弁手術数はほぼ同数で，それぞれ過半数を占める．

III 病態生理

狭窄症においては，血流が狭くなった弁口を通過するため，弁上流の心房あるいは心室に圧負荷がかかる．閉鎖不全症においては，弁上流の心房に心室から，あるいは心室に血管から逆流が起こる結果，その上下流両方の心房，心室，血管に容量負荷がかかる．

これらの圧負荷，容量負荷は，各心房・心室の肥大あるいは拡大をひき起こし，心臓のポンプ機能を低下させるとともに，さらに上流あるいは下流の血液循環を障害して心不全へと進展する(図2)．

IV 症状

症状は障害された弁により異なる．軽症例では無症状で経過することが多いが，進行すると動悸，息切れ，むくみ，呼吸困難などの心不全症状が出現する．進行した大動脈弁疾患では，胸痛，失神発作もみとめる．

リウマチ性心臓弁膜症では，小児期にリウマチ熱の急性期を過ぎたのちに，数年から数十年の無症状期を経て，成人期になり発症することが多い．

V 診断・検査

リウマチ性心臓弁膜症では無症状期に心雑音などで

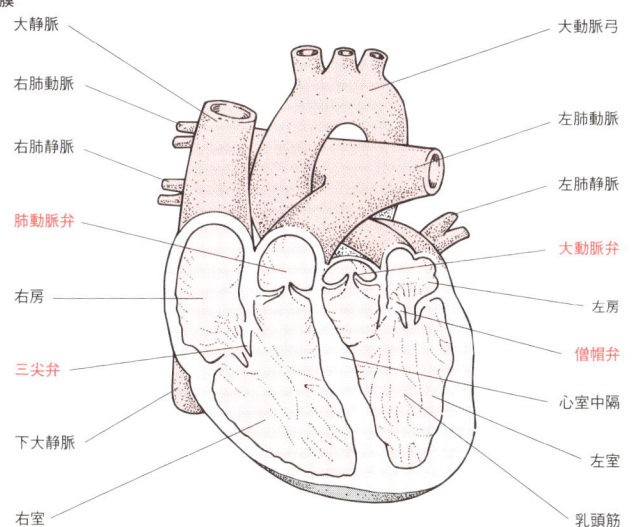

■図1 心臓の弁膜

大静脈／右肺動脈／右肺静脈／肺動脈弁／右房／三尖弁／下大静脈／右室

大動脈弓／左肺動脈／左肺静脈／大動脈弁／左房／僧帽弁／心室中隔／左室／乳頭筋

発見，診断されることが多い．

心電図，胸部X線に加え，心エコー，心臓カテーテル検査などにより確定診断，重症度判定が行われ，症状を含め総合的に手術適応が決定される．とくに近年進歩の著しい心エコーは，弁の形状，弁口面積などの狭窄度，逆流の程度，心機能などを非侵襲的に評価できる有用な検査法である．最初に体表から行う経胸壁心エコーを行い，必要に応じて経食道心エコーも行う．心臓カテーテル検査は，やや侵襲は大きいものの正確な病態の把握には必須で，冠動脈病変合併の有無の判定にも重要である．

VI 治療法(表2)

1．内科的治療

リウマチ性では，リウマチ熱の再発防止にペニシリン製剤を投与する．

■図2　心臓弁膜症によって生じる心房・心室の肥大・拡張

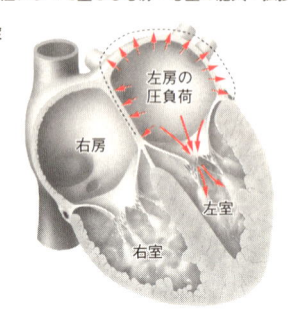

a. 僧帽弁狭窄症
b. 僧帽弁閉鎖不全症
c. 大動脈弁狭窄症
d. 大動脈弁閉鎖不全症

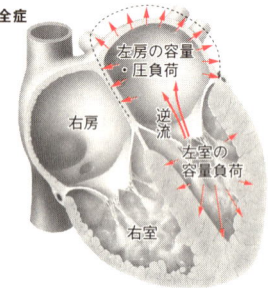

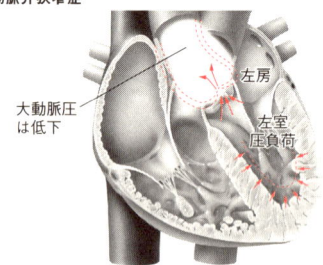

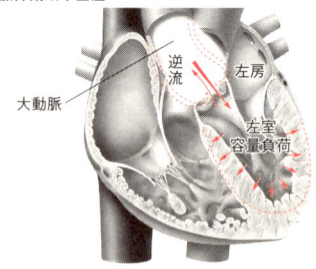

(中村惠子ほか監：ナースのための心電図の教室．p.168〜172, 学習研究社，2001より改変)

■表1　心臓弁膜症の原因疾患

弁膜症	原因疾患
僧帽弁狭窄症	リウマチ性，ほかに僧帽弁輪石灰化，先天性
僧帽弁閉鎖不全症	僧帽弁逸脱，リウマチ性，感染性心内膜炎，心筋梗塞合併症など
大動脈弁狭窄症	先天性，動脈硬化性，リウマチ性など
大動脈弁閉鎖不全症	リウマチ性，加齢，マルファン症候群，感染性心内膜炎など
三尖弁閉鎖不全症	多くは僧帽弁膜症に合併
肺動脈弁膜症	多くは先天性，まれにリウマチ性など

■表2　心臓弁膜症の治療

内科的治療	外科的治療
リウマチ熱の再発防止 ・ペニシリン製剤	**狭窄に対する外科的治療** ・人工弁置換術 ・直視下交連切開術 ・閉鎖性交連切開術
心不全の予防・治療 ・運動制限 ・減塩食 ・利尿薬 ・ジギタリス製剤 ・血管拡張薬	**閉鎖不全に対する外科的治療** ・弁輪縫縮術 ・弁形成術 ・人工弁置換術

合併する心不全に対しては，運動制限，減塩，薬物療法(利尿薬，ジギタリス製剤，血管拡張薬)を行う．合併する心房細動に対しては血栓塞栓症の予防に抗凝固薬を投与する．

僧帽弁狭窄症のうち，弁病変の形態によってはバルーン付きカテーテルによる経皮的経静脈的僧帽弁交連切開術(percutaneous transvenous mitral commissurotomy; PTMC)が行われる．

2．外科的治療

内科的治療では限界があり，進行した弁膜症に対しては外科的治療を選択する．

1) **僧帽弁狭窄症**(mitral stenosis；MS)

成人における僧帽弁狭窄症はほとんどがリウマチ性である．内科的治療に抵抗する心不全，左房内血栓に起因する塞栓症，弁口面積1.5 cm^{2}以下などが手術適応となる．

弁の変化が比較的軽度であれば，交連切開術を選択する．歴史的には閉鎖式交連切開術が選択されていたが，体外循環法，心筋保護法が進歩した今日では，直視下交連切開術が選択される．弁の癒合変形が強いときには，人工弁置換術(僧帽弁置換術)を行う．

2) **僧帽弁閉鎖不全症**(mitral regurgitation；MR)

内科的治療に抵抗する心不全，進行する心拡大，重度の逆流があれば手術適応となる．現在では，自己弁を温存した僧帽弁形成術が積極的に行われる．弁尖を部分的に切り取る，人工腱索を用いて腱索を再建する，弁周囲の弁輪の拡大を修復・予防するために人工弁輪を縫着する，などの組合わせにより障害された弁を修復する．完全な形成が行われれば，逆流の再発は低く，血栓塞栓症，感染性心内膜炎の併発も少なく，心機能の面からも人工弁置換術に比し有利である．弁の変化が著しく弁形成術が困難な場合には，人工弁置換術(僧帽弁置換術)を行う．

3) **大動脈弁狭窄症**(aortic stenosis；AS)

心不全，失神，狭心痛などの症状が出現したときには，病状が進行していると考えるべきで，手術適応である．自覚症状がなくても弁口面積，弁圧較差，左室機能，心肥大の程度などを考慮し手術適応を決める．

小児では交連切開術も選択されるが，成人では人工弁置換術(大動脈弁置換術)を行う．

4) **大動脈弁閉鎖不全症**(aortic insufficiency；AI)

重度の逆流があり，心不全，失神，狭心痛などの症状がある場合に手術適応となる．自覚症状がなくても，左室機能が低下し左室拡大をみとめる場合にも手術を考慮すべきである．一般的に，人工弁置換術(大動脈弁置換術)を行う．

5) **三尖弁閉鎖不全症**(tricuspid insufficiency；TI)

多くは僧帽弁疾患などに起因する二次的変化である．外科的治療として弁輪縫縮術が一般的であるが，弁の変化が著しい場合には置換術を行う．

以上の治療方針は一次的な心臓弁膜症の治療方針であり，感染性心内膜炎，大動脈解離，心筋梗塞などに起因する二次的な心臓弁膜症に関しては，原因疾患との関係で治療方針が決まることはいうまでもない．

人工弁は生体弁と機械弁に大別される(図3)．
→人工弁(じんこうべん)

■図3 代表的な生体弁と機械弁

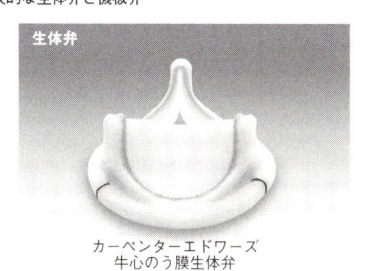

生体弁
カーペンターエドワーズ牛心のう膜生体弁
(資料提供：エドワーズライフサイエンス㈱)

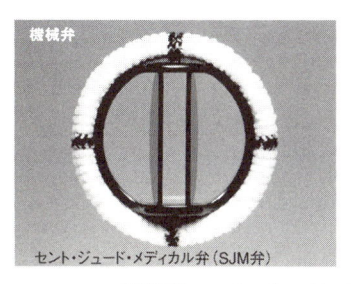

機械弁
セント・ジュード・メディカル弁(SJM弁)
(資料提供：セント・ジュード・メディカル㈱)

心臓弁膜症患者の看護

■看護のポイント

重症の弁膜障害は外科的に治療され，軽度か中等度の障害の場合は内科的に経過を観察していく．その経過は数年から数十年と長く，その間に感染，過労などの誘因によって，さらに心ポンプ機能が低下

し心不全への移行，増悪が起こりやすい．
　患者自身が心臓弁膜症の病態，程度，心不全の増悪因子を理解し，心不全への移行の回避，合併症に伴う異常の早期発見を含めた日常生活のコントロールができるような指導が看護のポイントである．
　この項では，慢性的に経過する患者の看護について述べる(重篤な心不全を呈した場合については「心不全」患者の看護を参照)．

■観察のポイント

1 病態とその程度の把握

　心臓弁膜症の程度によって必要とされる看護援助が異なるため，どの程度の弁膜障害であるかを正しく把握する必要がある．

1) 症状の観察・把握

　症状の程度と増悪の有無の観察が必要である．以下に各疾患の観察ポイントを述べる．

(1) 僧帽弁疾患

　僧帽弁に狭窄，閉鎖不全(図 2 a, b)が起こることにより，この弁より上流の左房，肺静脈に負荷がかかり，肺うっ血が生じ，症状が進むに従って，次の①～⑥の症状を呈する．
　①呼吸障害：労作時呼吸困難，安静時呼吸困難，起坐呼吸
　②右心不全症状：下肢の浮腫，肝腫大，腹水
　③慢性的な末梢循環不全：低心拍出状態により，頬，口唇，鼻翼が暗紫色を呈する．
　④心房細動：動悸の自覚
　⑤心雑音聴取：心尖部に拡張期ランブル音
　⑥閉鎖不全症：収縮期雑音

(2) 大動脈弁疾患(図 2 c, d)

　特徴的な症状としてめまい(眩暈)，失神，狭心痛がある．
　・心雑音聴取
　　大動脈弁狭窄症：荒々しい収縮期雑音
　　閉鎖不全症：ブランコ雑音

(3) 三尖弁疾患

　右房から右室への血行の障害が起こることにより，右心不全症状を呈する．

2) 検査結果の把握

　心電図，胸部X線，心エコー，心カテーテル検査の結果の把握．

2 合併症の早期発見

　合併症には，塞栓症，感染症などがあり，これらは心臓弁膜症の程度とは関係なく，突発的に生じる．

1) 不整脈の有無

　心房細動，房室ブロックを合併しやすく，動悸やめまいを訴えることが多い．脈拍数やリズムを定期的に観察する必要がある．

2) 塞栓症の有無

　拡大した左房内にできた血栓が遊離し，脳，腎，四肢などに塞栓症をひき起こしやすいため，全身状態の観察が重要である．
　心房細動を生じている場合は，心房が不規則に収縮し，房内に血液がうっ滞するため血栓が生じやすく，よりいっそうの注意を要する．

3) 感染症の有無

　肺うっ血がある場合，気管支炎，肺炎を起こしやすい．
　器質的な変化が起こっている弁には細菌感染が起こりやすいため，感染性心内膜炎を合併しやすい．またリウマチ熱の既往がある患者は，再発することもある．
　感染の初発症状である発熱，悪寒，食欲低下など，感冒様症状の観察が必要である．

■具体的なケア

　弁膜症患者は何らかの心不全症状を訴えていることが多い．
　→心不全(しんふぜん)

1 心不全への移行を予防する援助

1) 適切な日常生活

　心臓弁膜症は経過が長いため，知らないうちに心予備能以上に運動負荷量が増加している場合がある．これにより心負荷が増大し，容易に心不全への移行，増悪をひき起こす．
　そのため，現在維持されている心予備能の範囲内で日常生活を営むことが望まれる．
　患者の1日の日課，仕事の具体的な内容を把握し，心不全への移行，増悪因子を除去したスケジュールを患者，医師とともに立案する．

2) 感染予防

　どのような感染も心不全の誘因となるため，予防する努力を怠ってはならない．
　寒冷時や人ごみへの外出はさけ，外出後は含嗽を励行する．
　日ごろからバランスの取れた食事，規則正しい生活を習慣づけることも大切である．
　微熱，悪寒などの症状の発現は重篤な感染症の可

能性があるため，早期受診の必要性を説明する．
3）食事療法
　ナトリウムの過剰摂取により体液貯留をまねき，心不全への移行，増悪につながるため塩分制限がなされる．
　食事療法を継続させるために，その必要性，調理の工夫を含め，家族とともに指導することが望ましい．

2 合併症出現時の迅速な対応
1）不整脈
（1）心房細動
　心房細動でとくに頻拍の場合，心拍出量が減少し，心不全の増悪をみるため，迅速な対処が必要である．
　①安静を保つ：労作による心拍数，血圧の上昇から起こる心負荷をさける．
　②バイタルサインの測定
　③心電図モニターの装着と観察
　④治療薬（ジギタリス製剤，抗不整脈薬）の準備
（2）房室ブロック
　気分不快などを訴えたり，突然の失神を起こしたときは高度房室ブロックの場合がある．
　治療薬は，アトロピン，イソプロテレノールが使用され，早期にペースメーカー治療がなされる．それまでは必要な心拍数を維持しているかどうか，モニターで観察する．

2）塞栓症
　①症状の観察をすばやく行い，経時的に変化をとらえていく必要がある（たとえば，脳では，麻痺，手足のしびれ，頭痛，めまい，悪心・嘔吐の有無と程度．腎では，尿量減少，血尿，腹痛，腰痛の有無）．
　②塞栓症の予防には，抗凝固薬の内服の継続が重要である．

3 薬物療法の援助
1）心不全のある場合
　薬理作用，副作用を正しく理解して与薬，観察を行う．
2）血栓予防の場合
　抗凝固薬（主にワルファリン）を内服する．その際は出血傾向に注意し，ビタミンK高含有食物（納豆，クロレラなど）を摂取しない．酵母もビタミンKの血中濃度を増加させ，血液凝固能に干渉して薬効を低下させる．

4 日常生活指導
　①定期的な受診を勧める．
　②日常生活をコントロールできるように指導する．
　③心臓弁膜症は，根本的には外科的治療をしないかぎり治癒しないため，何か異常を自覚したときはすぐに受診するよう指導する．
　④予測される症状を予め説明し，理解を得ておく．

身体計測
somatometry

I 定義・意義

人体の各部分の大きさを体表上から測定すること，およびその方法をいう．

医療における身体計測は，患者の体格や表情，姿勢などの外観，身体各部位の観察ができるほか，心身の健康状態や加齢に伴う変化，長期間の生活習慣による影響なども把握することができる．

医師は測定値を診断や治療の判定資料とし，看護者は看護を行うための情報や評価の根拠として用いる．

II 目 的

1) 発育状態や栄養状態を知る(身長，体重，胸囲，握力，皮下脂肪厚など)．
2) 薬物使用量の目安にする(体重)．
3) 治療効果の有無や判定，推移を知る(腹囲，体重，肺活量など)．
4) 呼吸器機能の状態を知る(肺活量)．
5) 筋力低下や麻痺のある患者の筋力の程度を知る(握力)．
6) 看護を行ううえでの情報を得たり，目標の達成度を評価する．

III 種 類

身長：立位で頭頂から踵部までの垂直距離
体重：身体の重量
坐高：椅坐位での坐面から頭頂の垂直距離
胸囲：肩甲骨直下から乳頭上の胸部周囲
腹囲：仰臥位で下肢伸展状態の臍部水平周囲
頭囲：眉間正中点と後頭突出部とを結ぶ周囲
握力：手のにぎる力
皮下脂肪厚：上腕三頭筋中間点と肩甲骨尖端角との皮下脂肪の厚さ
肺活量：最大吸気位より呼出する空気の最大量

IV 計測時のポイント

1) 測定条件を一定にする．
   - 身長や体重は日差がある
   - 食事，入浴，運動，衣類などで値は変動する
2) 患者のプライバシーを守る．
   - カーテンやスクリーンを使い，外部からの視線を遮断する
   - 不必要な露出をさける
   - 測定値を他人に知られないように配慮する
3) 安全で安楽に計測が受けられるようにする．
   - 室温や気流に注意し，室内の環境調整を行う
   - 高齢者，子ども，妊婦，麻痺のある患者などの場合は必ず介助する
4) コミュニケーションの円滑化をはかる．
   - 計測に対する説明と同意を得て患者の不安を軽減する
   - 計測の機会を利用し患者との信頼関係を確立する
5) 測定値を看護ケアに活用する．
   - 看護の情報として測定値をアセスメントする
6) 測定機器に関する正しい知識をもつ．
   - 器械器具の点検を行い，正確な測定値が得られるようにする
     身長計：尺柱が1度でも傾くと誤差が生じるので90度に保つ．
     体重計：検定済みであることを確認する．
     巻き尺：布製は伸びやすく誤差が生じやすいので，目盛りが明確で伸びていないものを選ぶ．

V 身体測定の実際

	必要物品	準 備	測定の援助技術
身長	身長計 記録用具	・身長計の点検を行う ・患者に目的を説明する ・くつ下や履物を脱がせる ・髪型は頭頂部が盛り上がらないようにし，中央で分けて整える	①起床時が最大，夕方が最小となる．→測定時間を一定にする． ②後頭部，背部，殿部，踵部を尺柱につけ，足先を少し開いて膝を伸ばして立ち，顎をひいて真っすぐに前を向く． ③横規を水平に下ろし，耳眼水平位で測定値を読む．→測定値はcmで記す． 〔直立不能の場合〕 　仰臥位のまま，巻き尺で頭頂部から踵部まで測定する．

	用具	準備	方法
体重	体重計 記録用具 脱衣かご スクリーン	・体重計の点検を行う ・患者に目的を説明し，排泄を促す ・スクリーンをする（またはカーテン） ・履物，衣類を脱がせる	①測定時間を一定にする． ②排便・排尿を済ませ，下着の状態まで脱衣する． ③体重計の指針を0に調節する． ④指針の目盛りを水平に読む．→測定値はkgで記す． 〔直立不能の場合〕 　スケールベッドや腰かけのついた体重計を使用する． 〔着衣のまま測定する場合〕 　測定後，衣服の重量を差し引く．
坐高	坐高計 記録用具 脱衣かご スクリーン	・坐高計の点検を行う ・患者に目的を説明する ・着衣はできるだけ薄くする	①尺柱に殿部，背部，後頭部をつけてすわらせる． ②殿部から膝窩までの長さに合わせて坐面の高さと奥行きの長さを調節する．股関節と膝関節が90度になるようにする． ③横規を水平に下ろし測定値を読む．→測定値はcmで記す．
胸囲	巻き尺 脱衣かご スクリーン バスタオル 記録用具	・室温の調節を行う ・スクリーンをする（またはカーテン） ・患者に目的を説明する ・上半身の衣服を脱がせ，バスタオルで覆う	①正確な測定値を得るために繊維製の巻き尺を選ぶ． ②背面の肩甲骨直下に巻き尺を当て，水平に胸部周囲に回す．乳房の大きい場合は，肩甲骨直下から乳房の少し上方（第4肋骨）を水平に回す． ③呼気の終りに測定する．→測定値はcmで記す． 〔胸囲測定の位置〕 背面：肩甲骨下角の直下，男性前面：乳頭の位置，女性側面：乳頭の位置に関係なく背面に水平．
腹囲	巻き尺 スクリーン バスタオル 記録用具	・スクリーンをする ・患者に目的を説明する ・体位を水平仰臥位にし，衣服をゆるめる	①巻き尺を腹部背面に回し，身体を軸として臍の位置で水平になるようにする． ②臍上で呼気の終りの目盛りを読む．→測定値はcmで記す． ③腹水や腹部膨満があるときには，最大値も測定する．
頭囲	巻き尺 記録用具	・患者に目的を説明する ・仰臥位または坐位になってもらう	眉間正中点と後頭突出部とを結ぶ値を測定する．→測定値はcmで記す．
握力	握力計 記録用具	・患者に目的を説明する ・握力計の内枠が中指の第2関節に当たるように調節をする ・握力計の指針が0を示しているか確認する	①両足を15～30cm程度開いて立ち，腕を自然にたらす． ②一気ににぎりしめ，終ったら指を離す． ③左右交互に3回測定し，その最大値を読む．→測定値はkgで記す．
皮下脂肪厚	皮下脂肪計測器 スクリーン バスタオル 記録用具	・スクリーンをする ・上半身の衣服を脱がせ，前面をバスタオルで覆う	①測定部位：利き腕側の上腕三頭筋部と肩甲骨下部． ②皮下脂肪厚と体脂肪の割合は直線的である． ③測定値はmmで記録し，2つの測定部位の厚さの合計で判定する． ④基準値：男15～35mm，女20～45mm．
肺活量	簡易式肺活量計 記録用具	・肺活量計の点検をする ・患者に目的を説明する ・深呼吸ができるように，衣服をゆるめる	①少し足を開いて立たせ，マウスピースを持たせる． ②2～3回深呼吸の練習をさせる． ③深く息を吸わせ，最大限の吸気のところでマウスピースに空気を吹き込ませる． ④指示線を読み，測定値を記す． ⑤3回測定し，最大値を読む．→測定値はmLで記す．

陣痛
labor pains

I 定義

陣痛とは，不随意に周期的に反復する子宮収縮をいう．子宮が収縮しているときを陣痛発作，収縮していないときを陣痛間欠という．発作と間欠の両方を合わせて陣痛周期（図1，表1）とよぶ．

陣痛発作は，極度に達する極期と，その前の進行期，そのあとの退行期からなる．

II 陣痛の特性

1．陣痛の反復性

陣痛は軟産道の開大を徐々に行って軟産道の損傷を防ぐとともに，胎児の低酸素症・窒息，子宮体の貧血，子宮胎盤血流量の低下を防いでいる．

子宮収縮時は，子宮体は著しく硬くなり前方に隆起する．また，分娩の進行に伴って間欠期が短縮し（2〜3分），発作持続時間が長くなり（60秒前後），陣痛周期が短くなる．また，正常の経過においては収縮も徐々に強くなる．

2．陣痛の不随意性

陣痛は意思に左右されるものではなく，不随意的に生じ，強くなったり弱まったりする．子宮頸神経節の支配を受けて自動的に起こるが，脳脊髄神経からの影響も受け，乳房の刺激，膀胱・直腸の充満，精神的要因などとの関連で陣痛周期や収縮の強弱が変わってくる．

3．陣痛の疼痛性

子宮内圧が15 mmHg(torr)以上であると疼痛を感じるという．疼痛の原因は，子宮収縮が直接影響するもので，子宮筋層内の感覚神経の圧迫や腹膜の牽引・緊張，子宮下部や通過管への胎児の強い圧迫によるもの，また主観的要素などがあげられている．

4．陣痛の種類

子宮収縮が不規則ながら生じた時期によって，妊娠陣痛，前陣痛，分娩陣痛，後陣痛（産褥期のもの）という．分娩陣痛は開口期陣痛（第1期），娩出期陣痛（第2期），後産期陣痛（第3期）に分けられる．なお，第2期で，陣痛発作時に無意識に腹圧が加わるものを共圧陣痛という．→分娩（ぶんべん）

III 陣痛と看護

分娩中の看護が適切であれば，陣痛も有効であり，また分娩中の経過も順調に進行するといっても過言ではない．

まず，分娩初期には歩行や坐位などで物理的に分娩が進行するようにこころみる．食事も初期のうちにできるだけ摂取し，体力を養う必要がある．とくに糖分は子宮収縮を順調にし，水分は収縮によって生じた老廃物を体外に排泄するなど，陣痛中とくに大切な働きをする．

膀胱・直腸の充満は陣痛の強弱に直接影響するので，充満をさけ，排泄を促す．疲労，睡眠不足，精神的要因なども陣痛に影響を与えるので，陣痛間欠期にはリラックスし，眠ければ眠ってもかまわない．また，疼痛部位を産婦に確認し，マッサージや圧迫を加えると，疼痛緩和に役立つことが多い．

■図1　陣痛周期

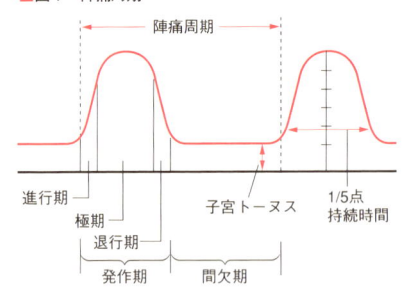

■表1　陣痛の強さの表現

子宮口開大度		4〜6 cm	7〜8 cm	9 cm〜分娩第2期
子宮内圧	平均	40 mmHg	45 mmHg	50 mmHg
	過強陣痛	70 mmHg 以上	80 mmHg 以上	55 mmHg 以上
	微弱陣痛	10 mmHg 以下	10 mmHg 以下	40 mmHg 以下
陣痛周期	平均	3分	2分30秒	2分
	過強陣痛	1分30秒以内	1分以内	1分以内 4分以上（ただし分娩第2期においては経産婦の場合3分30秒以上）
	微弱陣痛	6分30秒以上	6分以上	
陣痛持続時間	平均	70秒	70秒	60秒
	過強陣痛	2分以上	2分以上	1分30秒以上
	微弱陣痛	40秒以内	30秒以内	30秒以内

心肺蘇生法
cardiopulmonary resuscitation ; CPR

I 概　説

　心肺蘇生法(CPR)は，急性の疾病や外傷により生命の危機に瀕している患者などに対し直ちに行うべき一次救命処置(BLS)と，その後に医療従事者によって行われる二次救命処置(ALS)に大別される．

　2005(平成17)年に国際蘇生連絡委員会(International-al Liaison Committee on Resuscitation ; ILCOR)から発表された「2005心肺蘇生と救急と心血管治療における科学と治療勧告についての国際コンセンサス」を基本に，米国心臓協会(American Heart Association ; AHA)とヨーロッパ蘇生協議会(European Resuscitation Council ; ERC)のガイドラインを参考にして，日本版救急蘇生ガイドラインが2006(平成18)年に完成した．ガイドラインの対象者は「市民」と「日常的に蘇生を行う者」に分類され，医療従事者でも蘇生に従事する機会の少ない者は「市民」と考えられている．蘇生の対象における成人の定義は，「市民」では8歳以上，「日常的に蘇生を行う者」では思春期以降（概ね15歳，高校生以上），小児の定義は前者では1〜8歳未満，後者では1歳〜思春期と定められている．乳児は1歳未満とする．

　心停止からの生還は，現場から始まる一連の救命活動によるところが大きい(図1)．成人の心停止に伴う死亡率を減少させるためには，迅速な通報，迅速なCPR，迅速な除細動，迅速なALSの4つの救命活動が連鎖的に継続されることが重要であり，このうち1つでも怠ったり遅れたりすると救命は困難となる．とくに，成人では除細動までの時間を短縮させなければならず，病院外では5分以内，病院内では3分以内が推奨されている．小児では，心肺停止の予防，迅速なCPR，迅速な通報，ALSの順序とされ，不慮の事故による障害の予防および迅速なCPRが通報より優先されている．小児では，呼吸原性の心肺停止が多いた

■図1　救命の連鎖

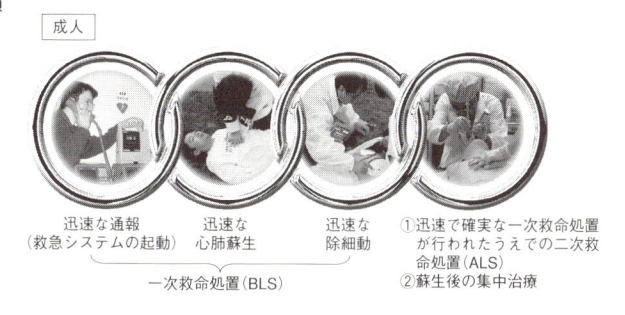

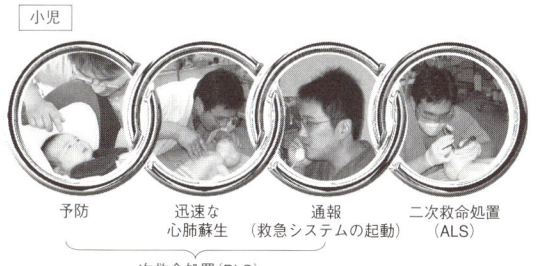

成人
迅速な通報（救急システムの起動）／迅速な心肺蘇生／迅速な除細動　一次救命処置(BLS)
①迅速で確実な一次救命処置が行われたうえでの二次救命処置(ALS)
②蘇生後の集中治療

小児
予防／迅速な心肺蘇生／通報（救急システムの起動）／二次救命処置(ALS)　一次救命処置(BLS)

(西本泰久ほか監：二次救命処置コースガイド．第2版，p.15, 28，大阪府医師会，2007)

め(80〜90％),救助者が1人しかいない場合,2分間のCPRが優先される.

II　適応

心停止,あるいは呼吸停止から心停止に陥る可能性があると判断されるすべての傷病者に対して行われる.

III　BLSのアルゴリズム

アルゴリズムとは,これまでに蓄積されたエビデンスを吟味し手順を整理したもので,蘇生の現場で多数の救助者に共有され,臨機応変に活用される(図2,3).

1．反応の確認

周囲の安全を確認後,虚脱している傷病者に対して肩を軽く叩きながら「大丈夫ですか?」と大声をかけ,反応がなければ「反応なし」とみなす.乳児の場合は足底を軽く叩きながら呼びかける.

2．注意の喚起,応援要請,資器材の手配

「反応なし」のとき,その場で大声で叫んで周囲の注意を喚起する.そばに人がいれば,①「倒れて意識のない人がいる」との緊急通報(119番,病院内ではハリーコール,ナースコール)と,②AEDの手配を依頼し,自らはCPRを開始する.救助者が1人の場合は自分で緊急通報を行い,AEDを取りに行き,その後CPRを開始する.ただし,呼吸原性心停止の場合(小児の多くの場合)は,5サイクル(2分間)のCPRを実施後,緊急通報とAEDの手配を行う.

3．心肺停止の判断

傷病者を仰臥位にする.頭部後屈あご先挙上法または下顎挙上法による気道確保をこころみ,自発呼吸および頸動脈の拍動を5〜10秒間で確認する.乳児では上腕動脈で確認する.正常な呼吸がなく脈も触れない場合や脈拍が不確実でも呼吸がない場合は,心停止と

■図2　日常的に蘇生を行う者のBLSアルゴリズム(成人)

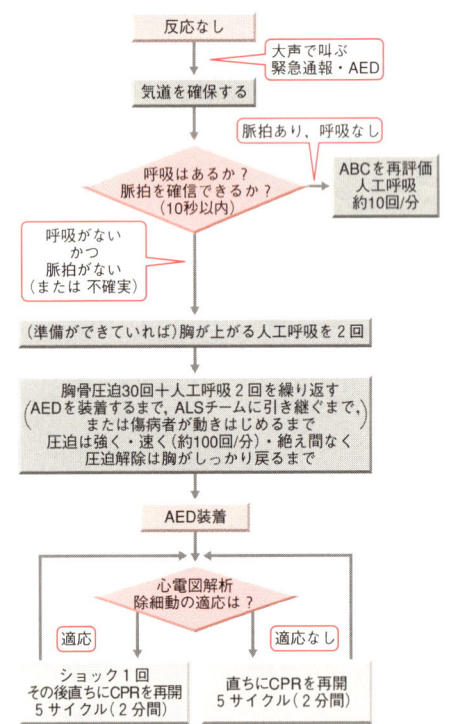

■図3　日常的に蘇生を行う者のBLSアルゴリズム(小児・乳児)

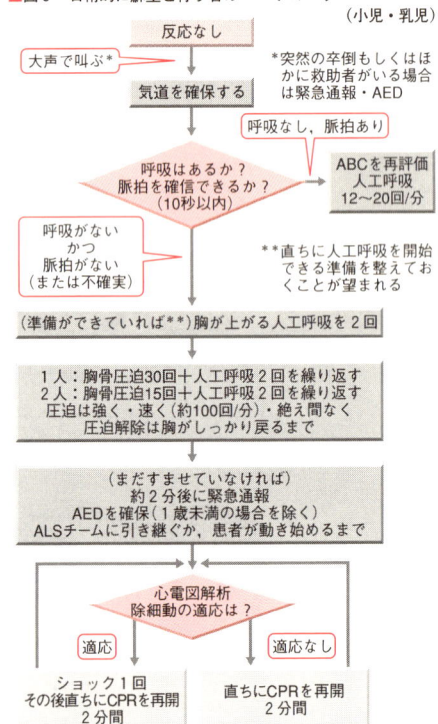

(日本救急医療財団心肺蘇生法委員会監:改訂3版　救急蘇生法の指針2005―医療従事者用.p.8,へるす出版,2007)

(日本救急医療財団心肺蘇生法委員会監:改訂3版　救急蘇生法の指針2005―医療従事者用.p.96,へるす出版,2007)

4．CPRの開始

まず，人工呼吸から開始するが，フェースシールドなどの感染防護具の準備ができていなければ，このステップを省略して胸骨圧迫から開始してよい．

5．人工呼吸

人工呼吸を2回こころみる．約1秒かけて，胸の上がりが見える程度の量を送気する．

6．胸骨圧迫

成人では，胸の真ん中あるいは乳頭と乳頭を結ぶ線の胸骨上を約100回/分のテンポで，胸骨が4〜5cm沈むまで手掌基部でしっかり圧迫し，圧迫解除は胸骨がもとの位置へしっかり戻るまで行う．胸骨圧迫30回と人工呼吸2回を繰り返す．小児では胸の厚みの1/3の深さまで，体格に応じて両手あるいは片手で圧迫する．乳児の場合は，乳頭間線より少し下で，救助者が1人の場合は二本指圧迫法，2人の場合は胸郭包み込み両母指圧迫法で行う．小児・乳児では救助者が2人の場合，胸骨圧迫15回と人工呼吸2回を繰り返す．

7．AEDによる電気ショック

AEDが到着したら，すみやかにパッドを貼付し，解析開始まで胸骨圧迫と人工呼吸を続ける．除細動を行った場合は，直ちにCPRを再開し5サイクル後に心電図を再解析する．1歳以上8歳未満には，小児用パッドを使用し，なければ成人用パッドを代用する．乳児における使用は推奨も否定もされていない．

IV ALSにおける心停止アルゴリズム

アルゴリズムに沿って以下に示す（図4，5）．

1．応援要請，資器材の手配

患者が急変した場合など，まず反応を確認する．反応がなければ，インターホンなどを駆使して，応援要請，資器材（救急カート，マニュアル除細動器あるい

■図4 ALS心停止アルゴリズム（成人）

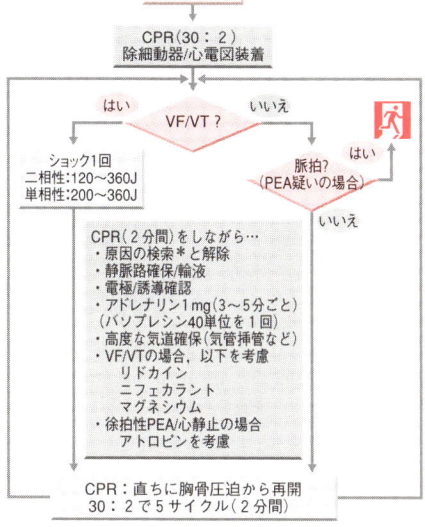

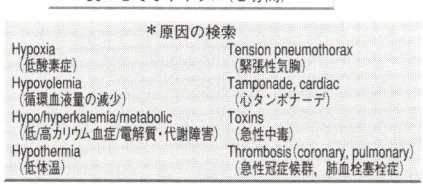

```
反応なし
  ↓
CPR（30：2）
除細動器/心電図装着
  ↓
VF/VT？
 はい → ショック1回
        二相性：120〜360J
        単相性：200〜360J
 いいえ → 脈拍？（PEA疑いの場合）
         はい → 退出
         いいえ → CPR（2分間）をしながら…
                 ・原因の検索＊と解除
                 ・静脈路確保/輸液
                 ・電極/誘導確認
                 ・アドレナリン1mg（3〜5分ごと）
                   （バソプレシン40単位を1回）
                 ・高度な気道確保（気管挿管など）
                 ・VF/VTの場合，以下を考慮
                   リドカイン
                   ニフェカラント
                   マグネシウム
                 ・徐拍性PEA/心静止の場合
                   アトロピンを考慮
CPR：直ちに胸骨圧迫から再開
30：2で5サイクル（2分間）
```

＊原因の検索
- Hypoxia（低酸素症）
- Hypovolemia（循環血液量の減少）
- Hypo/hyperkalemia/metabolic（低カリウム/高カリウム血症/電解質/代謝障害）
- Hypothermia（低体温）
- Tension pneumothorax（緊張性気胸）
- Tamponade, cardiac（心タンポナーデ）
- Toxins（急性中毒）
- Thrombosis (coronary, pulmonary)（急性冠症候群，肺血栓塞栓症）

（日本救急医療財団心肺蘇生法委員会監：改訂3版 救急蘇生法の指針2005−医療従事者用．p.33，へるす出版，2007）

■図5 ALS心停止アルゴリズム（小児）

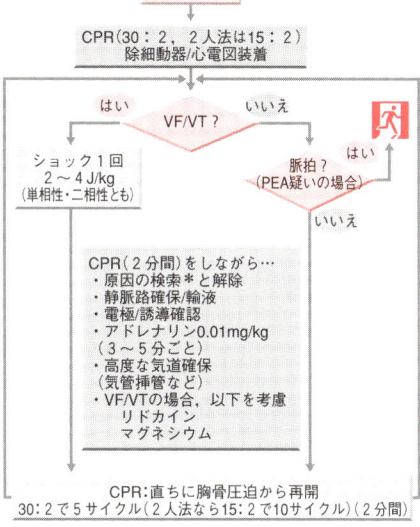

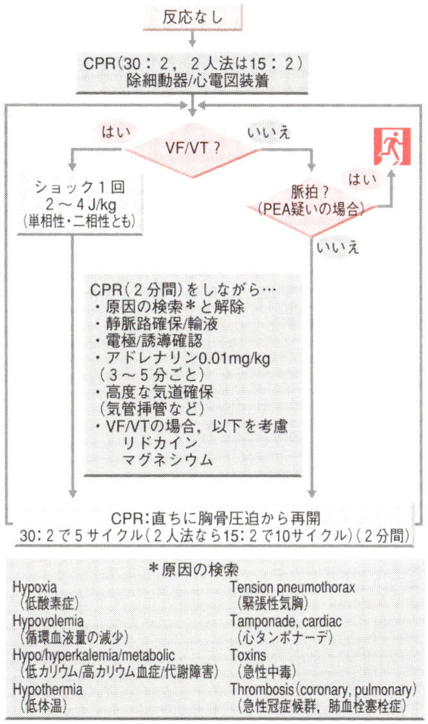

```
反応なし
  ↓
CPR（30：2，2人法は15：2）
除細動器/心電図装着
  ↓
VF/VT？
 はい → ショック1回
        2〜4J/kg
        （単相性・二相性とも）
 いいえ → 脈拍？（PEA疑いの場合）
         はい → 退出
         いいえ → CPR（2分間）をしながら…
                 ・原因の検索＊と解除
                 ・静脈路確保/輸液
                 ・電極/誘導確認
                 ・アドレナリン0.01mg/kg
                   （3〜5分ごと）
                 ・高度な気道確保
                   （気管挿管など）
                 ・VF/VTの場合，以下を考慮
                   リドカイン
                   マグネシウム
CPR：直ちに胸骨圧迫から再開
30：2で5サイクル（2人法なら15：2で10サイクル）（2分間）
```

＊原因の検索
- Hypoxia（低酸素症）
- Hypovolemia（循環血液量の減少）
- Hypo/hyperkalemia/metabolic（低カリウム/高カリウム血症/代謝障害）
- Hypothermia（低体温）
- Tension pneumothorax（緊張性気胸）
- Tamponade, cardiac（心タンポナーデ）
- Toxins（急性中毒）
- Thrombosis (coronary, pulmonary)（急性冠症候群，肺血栓塞栓症）

（日本救急医療財団心肺蘇生法委員会監：改訂3版 救急蘇生法の指針2005−医療従事者用．p.116，へるす出版，2007）

■図6　回復体位

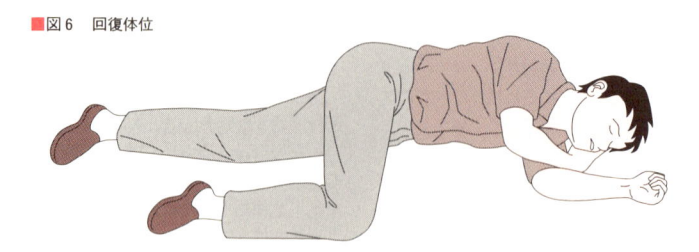

は AED など)の手配を具体的に指示する．資器材が到着するまで BLS を実施する．感染防御を心がけ，フェースマスクやバッグバルブマスクなどによる人工呼吸を準備する．

2．除細動器，心電図モニター装着

除細動器が到着したら電源を入れ，モニターまたは電極パッドを貼付してリズムチェックを行い，その結果，心室細動(VF)あるいは無脈性心室頻拍(pulseless VT)であれば電気的除細動を行う．初回エネルギー量は，成人では，二相性除細動器で120〜200 J，単相性で200〜360 J，小児では，単相性・二相性を問わず，2〜4 J/kg とする．電気ショックを1回実施後，直ちに胸骨圧迫を再開し，5サイクル後リズムチェックを行う．なお，2回目以降のエネルギー量は，成人では初回と同じか，または高い量，小児では4 J/kg とする．

3．心停止の原因検索

CPR を継続しながら心停止の原因と，その原因の解除策を考える．原因として，4H4T がアルゴリズムに示されている(図4，5)．

4．静脈路確保

CPR を継続しながら蘇生のための薬剤投与経路として末梢静脈に静脈路をとる．薬剤投与後，20 mL の輸液剤で後押しし，10〜20秒間挙上する．静脈路がとれない場合，骨髄路を確保する．

5．薬剤投与

第一選択はアドレナリンであり，1回1 mg，3〜5分間隔で追加投与する．アドレナリンの初回あるいは2回目をバソプレシン40単位で置き換えてもよい．電気ショックとアドレナリンに反応しない VF，無脈性 VT には，アミオダロン300 mg，リドカイン1〜1.5 mg/kg，トルサード・ド・ポアン(torsades de pointes，多形性心室頻拍)に対して硫酸マグネシウム1〜2 g/10 mL の5％ブドウ糖液，ニフェカラント0.15 mg/kg の静脈内投与が推奨される．

6．高度な気道確保

バッグバルブマスクなどで換気が十分であれば高度な気道確保を急がず，上記の1〜4を優先する．気管挿管は迅速に行い，胸骨圧迫の中断時間を10秒以内とする．気管挿管が正しく行われれば，胸骨圧迫と換気は非同期で行う．胸骨圧迫は100回/分のテンポ，換気は約10回/分とする．

Ⅴ 心肺蘇生中止

CPR は，自己心拍あるいは自発呼吸の再開，AED による心電図の解析，あるいは ALS チームへの引き継ぎまで継続する．傷病者が目を開ける，身体を動かす，刺激に対して目的をもったしぐさをみせるなどの動きが出たら，CPR を中断し呼吸と循環を評価する．反応はないが，呼吸，脈がある場合は回復体位(図6)，呼吸はないが脈を触知できる場合は，成人では10回/分，小児，乳児では12〜20回/分の人工呼吸を行う．以後，最低2分おきに脈拍をチェックする．

突然の心停止患者に BLS および ALS が正しく行われたにもかかわらず有効でなく，かつ心停止と診断してから20分以上蘇生処置を行っているときは，急性薬物中毒，偶発性低体温などの特殊状況を除いて，蘇生の断念を考慮する．しかし，患者個々に背景が異なるので一律での決定はできない．

すべての治療を尽くし終えた末期的時期の心肺停止に対しては，担当医から DNAR(do not attempt resuscitation)の指示が診療録に明記されてあれば，蘇生を行わない．

Ⅵ 家族への対応

病院内で CPR を実施する場合，家族を蘇生処置の現場に立ち合わせることは精神的な面から有用である．また，CPR を施行している間，特定のスタッフが家族に付き添い，家族の疑問や不安に適切に対応すべきである．関与したスタッフが十分に手を尽くして最期を看取るとき，最善の治療が行われたこと，蘇生に尽力したと判断できる態度や気品を示すことは，家族の喪失の悲しみを和らげ，医療に対する不信感を払拭する．

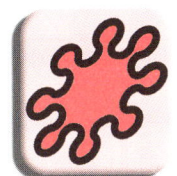

心不全
しんふぜん
heart failure ; HF, cardiac failure ; CF

I 定義・概念

心臓機能の低下により，末梢組織での循環不全をきたす症候群をいう．

II 原因

心不全は多岐にわたる心疾患により発症する．その基礎疾患を表1に示す．

III 病態生理

心不全においては，基本的には心拍出量の低下が重要である．心拍出量の低下を伴わずに心不全症状を呈する場合もあり，心筋拡張性の低下により，心不全症状が出現する"diastolic heart failure"の概念が生まれてきた．慢性圧負荷や，交感神経系の活性化や，レニン・アンジオテンシン・アルドステロン系賦活化などの神経体液性因子の亢進により，心室リモデリング（心肥大，心拡大），心筋線維化，心内膜虚血などが拡張障害をひき起こし心不全につながると考えられているが，まだその病態の詳細は不明のことが多い．

心拍出量が低下すると，通常生体は心室拡張期容積の増大により心拍出量を代償する．さらに心拡大により心拍出量の低下を代償できない場合，生体は心筋の収縮力を増大させようとするが，限界を超えると収縮力はかえって低下し，それが肺循環系のうっ血という悪循環を呈するようになり，心不全は増悪する．

この悪循環がさらに続くと，肺毛細管圧が上昇するため呼吸困難をひき起こし，静脈圧の上昇に伴い，水・ナトリウムが蓄積するため浮腫を呈するようになる．このように，何らかの原因によって心拍出量が低下し，生体の代償機序が悪循環に陥ることにより，徐々に心不全へと移行していく．図1, 2に，心不全症状の発症機序と病態修飾因子を示す．

IV 症状

軽度の場合には，易疲労感，心悸亢進をみとめるが，進行すると呼吸困難が出現する．最初は息切れ程度の呼吸困難であるが，心不全の進行に伴い，労作性呼吸困難，発作性夜間呼吸困難，安静時呼吸困難，起坐呼吸へと増悪する．ほかには，肺水腫時のピンク状泡沫痰，下腿浮腫，胸水や臓器うっ血に伴う食欲不振，悪心などの消化器症状もみられる．

■表1 心不全の基礎疾患
1) 心筋そのものの障害によるもの
　虚血症
　心筋炎
　心筋症(拡張型，肥大型，拘束型，サルコイドーシスなど)
　糖尿病などの代謝障害
　神経・筋障害
　薬剤による心筋抑制
　膠原病(SLE)
　アルコール中毒
　腫瘍などの浸潤
　加齢
2) 機械的要因(圧負荷，容量負荷)によるもの
　高血圧
　弁膜症
　先天性
　心タンポナーデ
　収縮性心膜炎
3) 心調律異常または伝導障害
　徐脈性不整脈(心ブロック，病的洞結節症候群)
　頻脈性不整脈(心室性，心房性)

(杉本恒明ほか総編：内科学I．第9版．p.406, 朝倉書店, 2007より改変)

V 診断

呼吸困難などの自覚症状をみとめ，心拡大，肺ラ音聴取，III音性奔馬性調律，浮腫，胸水・腹水貯留などを確認し，診断する(図3)．また，既往歴，身体所見，内科的一般検査などにより，心不全の基礎疾患を確認することが重要である．

検査としては，胸部X線検査にて心拡大を確認する．左室拡張末期圧とよく相関する血漿BNPは心不全の存在，重症度，予後などの診断に使用されている．

心臓の収縮能を心エコー検査，RI心プールシンチグラム法，心電図同期SPECT法，心臓カテーテル法などで検査し，収縮能の低下がみられれば，心収縮不全による心不全と診断される．収縮能が正常または軽度低下の場合，拡張能の評価が必要で，心エコー法によるE/A比〔拡張早期ピーク血流速(E)/心房収縮期ピーク血流速(A)比〕，DT〔拡張早期波のDeceleration time (DT)〕などが指標となる．

その他，RI心プールシンチグラム法，心臓カテーテル法でも拡張能の評価は可能である．拡張機能不全

■図1　心不全症状の発症機序

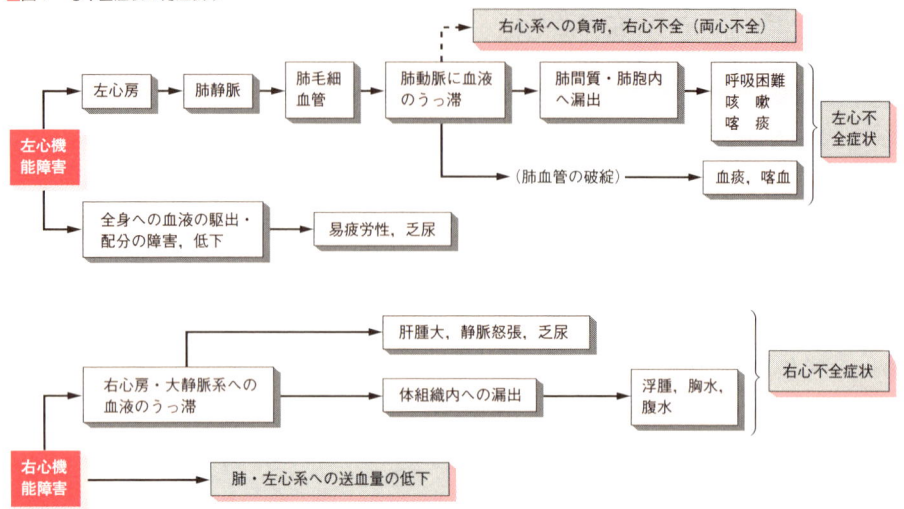

左心機能障害
→ 左心房 → 肺静脈 → 肺毛細血管 → 肺動脈に血液のうっ滞 → 右心系への負荷，右心不全（両心不全）
　　　　　　　　　　　　　　　　　　　　　　　　　　　　→ 肺間質・肺胞内へ漏出 → 呼吸困難，咳嗽，喀痰　｝左心不全症状
　　　　　　　　　　　　　　　　　　　　　　　　　　　　→ （肺血管の破綻）→ 血痰，喀血
→ 全身への血液の駆出・配分の障害，低下 → 易疲労性，乏尿

右心機能障害
→ 右心房・大静脈系への血液のうっ滞 → 肝腫大，静脈怒張，乏尿
　　　　　　　　　　　　　　　　　　→ 体組織内への漏出 → 浮腫，胸水，腹水　｝右心不全症状
→ 肺・左心系への送血量の低下

■図2　心不全病態の修飾因子

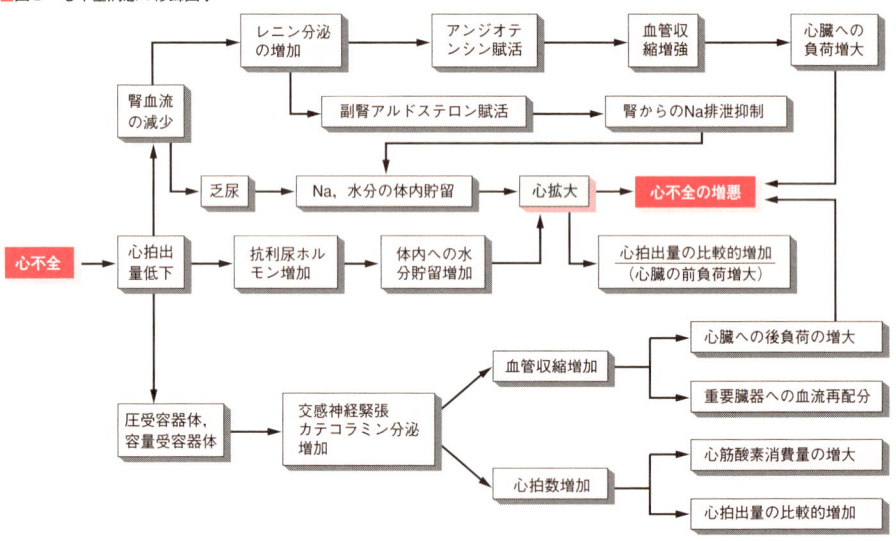

心不全 → 心拍出量低下 → 腎血流の減少 → レニン分泌の増加 → アンジオテンシン賦活 → 血管収縮増強 → 心臓への負荷増大
　　　　　　　　　　　　　　　　　　　　　　　　　　　→ 副腎アルドステロン賦活 → 腎からのNa排泄抑制
　　　　　　　　　　　　　　　　　　→ 乏尿 → Na，水分の体内貯留 → 心拡大 → 心不全の増悪
　　　　　　　　　　→ 抗利尿ホルモン増加 → 体内への水分貯留増加
　　　　　　　　　　　　　　　　　　　　　　　　　　　　　　　　　　　　　→ 心拍出量の比較的増加（心臓の前負荷増大）
　　　　　　　　　　→ 圧受容器体，容量受容器体 → 交感神経緊張カテコラミン分泌増加 → 血管収縮増加 → 心臓への後負荷の増大
　　　→ 重要臓器への血流再配分
　　　　　　　　　　　　　　　　　　　　　　　　　　　　　　　　　　　　→ 心拍数増加 → 心筋酸素消費量の増大
　　→ 心拍出量の比較的増加

には，①心室スティフネスの増大，②不完全弛緩，③心外膜肥厚による心室拡張障害，④右室負荷による左室拡張障害などが考えられている．

Ⅵ　治療

心不全の基礎疾患の治療が重要であるが，急性，慢性の違いや重症度により治療は異なる．

■図3　左心不全の診断

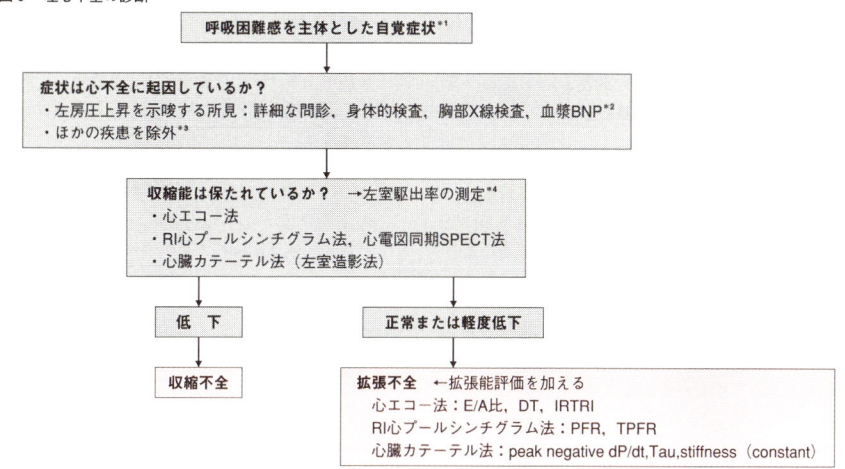

```
┌─────────────────────────────────┐
│ 呼吸困難感を主体とした自覚症状*1 │
└─────────────────────────────────┘
             ↓
┌─────────────────────────────────────────────────┐
│ 症状は心不全に起因しているか？                  │
│ ・左房圧上昇を示唆する所見：詳細な問診，身体的  │
│   検査，胸部X線検査，血漿BNP*2                  │
│ ・ほかの疾患を除外*3                            │
└─────────────────────────────────────────────────┘
             ↓
┌─────────────────────────────────────────────────┐
│ 収縮能は保たれているか？ →左室駆出率の測定*4   │
│ ・心エコー法                                    │
│ ・RI心プールシンチグラム法，心電図同期SPECT法   │
│ ・心臓カテーテル法（左室造影法）                │
└─────────────────────────────────────────────────┘
        ↓                    ↓
   ┌────────┐         ┌──────────────┐
   │ 低　下 │         │正常または軽度低下│
   └────────┘         └──────────────┘
        ↓                    ↓
   ┌────────┐    ┌─────────────────────────────────────────────┐
   │ 収縮不全│    │ 拡張不全 ←拡張能評価を加える                │
   └────────┘    │   心エコー法：E/A比，DT，IRTRI              │
                 │   RI心プールシンチグラム法：PFR，TPFR       │
                 │   心臓カテーテル法：peak negative dP/dt,Tau,stiffness（constant）│
                 └─────────────────────────────────────────────┘
```

*1 自覚症状は，呼吸困難感のほかに，低心拍出量を反映した倦怠感，食思不振，四肢冷感なども考えられる
*2 運動耐容能低下の診断に，呼気ガス分析を用いた運動負荷試験が有用
*3 心疾患以外に呼吸困難感をきたす疾患：呼吸器疾患，貧血，甲状腺機能亢進症，過換気症候群，神経筋疾患
*4 収縮不全と拡張不全の鑑別に左室駆出率は40〜50％が基準値として用いられることが多い

■表2　キリップ分類

キリップ分類	定　義	該当する患者の頻度(%)	死亡率(%)
I度	肺野にラ音なく，心臓でⅢ音を聴取しない	30〜40	5
II度	肺野の50％以下でラ音を聴取し，Ⅲ音を聴取する	30〜50	17
III度	肺野の50％より広い範囲でラ音を聴取する（しばしば肺水腫となる）	5〜10	33
IV度	心原性ショック	10	62

（矢崎義雄監：心不全治療．p.212，メディカルレビュー社，1997）

■図4　フォレスター分類と治療指針

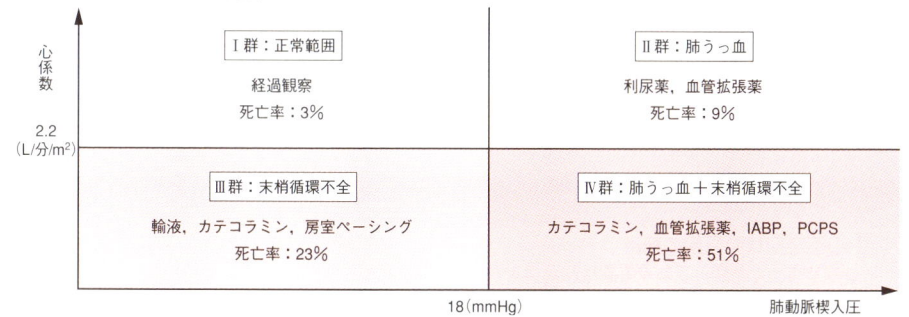

```
心係数
(L/分/m²)
         │ I群：正常範囲          │ II群：肺うっ血
         │                        │
         │   経過観察             │  利尿薬，血管拡張薬
         │   死亡率：3％          │  死亡率：9％
    2.2  ├────────────────────────┼────────────────────────
         │ III群：末梢循環不全    │ IV群：肺うっ血＋末梢循環不全
         │                        │
         │ 輸液，カテコラミン，   │ カテコラミン，血管拡張薬，IABP，PCPS
         │ 房室ペーシング         │
         │ 死亡率：23％           │ 死亡率：51％
         └────────────18(mmHg)────┴──────────────→ 肺動脈楔入圧
```

（Forrester, J., et al.：N Engl J Med, 295：1356, 1976）

1. 急性心不全(acute heart failure ; AHD)

肺うっ血を軽減する半坐位など、患者が最も楽な体位として、酸素吸入を行う。

身体所見に基づくキリップ分類(表2)では湿性ラ音とⅢ音の存在にて分類され、急性期の生命予後を予測することができる。

なお、ショック(心原性ショック)とは収縮期血圧が90 mmHg(Torr)未満、または急性心不全に陥る以前の血圧より30 mmHg以上の低下、時間尿量20 mL以下の乏尿、冷汗を伴う湿潤した皮膚、意識障害などの徴候を有する状態である。

スワン-ガンツカテーテルを用いて、前負荷の指標である肺動脈楔入圧と、心臓ポンプ機能の指標である心係数から分類されるフォレスター分類(図4)は急性心筋梗塞による急性心不全の重症度評価法として重要である。肺うっ血が強いⅡ群の場合は、フロセミドなどのループ利尿薬にて前負荷を軽減し、ニトログリセリンなどの血管拡張薬により、前および後負荷を軽減することによって肺うっ血を改善させる。Ⅲ群では、輸液により前負荷を増加させて心拍出量を増加させる。また、肺うっ血、末梢循環不全を呈するⅣ群では、ドパミン、ドブタミンや、ホスホジエステラーゼⅢ阻害薬(アムリノン、オルプリノン、ミルリノンなど)の強心薬治療を行い、必要とあれば、補助循環としての大動脈内バルーンパンピング(IABP)などを用いて心拍出量の保持をはかる。

最近では、心房性ナトリウム利尿ペプチド(ANP)も、その尿量増加作用と血管拡張作用にて心不全の治療に用いられるようになった。

2. 慢性心不全(chronic heart failure ; CHF)

慢性心不全の基礎疾患として頻度が高いものは虚血性心疾患であり、その危険因子となる喫煙、肥満などの是正、高血圧、糖尿病、脂質異常症の治療はもちろん必要となる。

無症候性であっても心機能低下があるものは、アンジオテンシン変換酵素(ACE)阻害薬の投与が好ましく、ACE阻害薬が心不全患者の予後改善をもたらすことは大規模臨床試験にて証明されている。同様の作用が、アンジオテンシンⅡ受容体拮抗薬にも証明されつつある。うっ血や浮腫がみとめられるような場合はループ利尿薬を、頻拍性心房細動がみとめられるときはジギタリスを使用する。実際にはACE阻害薬、ループ利尿薬、ジギタリスの3者を併用することが多い。

これらの治療にても難治性の場合は、カテコラミン製剤(β_1-受容体刺激薬)、ドパミン、ドブタミン(デノパミン)、ホスホジエステラーゼⅢ阻害薬や、ピモベンダン、ベスナリノンなどの強心薬治療を行う。

慢性心不全例にβ-〔受容体〕遮断薬を投与することは以前は禁忌とされていた。しかし、酒石酸メトプロロール、フマル酸ビソプロロールなどでは、少量から始めて漸増にて投与量を増やすと、慢性心不全とくに拡張型心筋症に有効であることが知られている。とくにカルベジロールでは拡張型心筋症、虚血性心疾患の別を問わず有効であることが証明され、広く使われるようになった。

心不全患者の看護

■看護のポイント

急性心不全患者は、肺うっ血や静脈系のうっ血によって起こるさまざまな症状および急性期に行われる処置や治療により、身体的・精神的苦痛を伴う。急性期には、患者の死に対する不安を緩和し、心仕事量を最小限にして病態の改善をはかり、症状による苦痛を軽減することが望ましい。

慢性心不全患者では、慢性的な心機能の低下のために、過労・上気道感染などの誘因によって心不全症状が増悪しやすい。

患者自身が自分の心機能のレベル、増悪因子を理解するように指導し、日常生活の自己管理ができるようにすることが望まれる。

■観察のポイント

1 心不全症状の程度の把握

症状によって必要とされる看護援助が異なるため、適切な援助を行うためには、まず、現在どの程度の症状であるかを把握することが必要である。

①呼吸困難：左心室の心拍出量が低下して、左房圧・肺静脈圧が上昇すると、肺うっ血が生じて呼吸困難が出現する。呼吸困難は、患者の自覚的な訴えであるため、その程度を把握する必要がある。

②浮腫
③腹水の貯留
④頸静脈の怒張(右房圧・静脈圧の上昇による)

2 患者の精神状態の把握

急性期の患者は，さまざまな不安，死に対する恐怖をいだくため，患者の心理状態を把握し，適切な援助をしていくことが重要となる．

不安や精神的ストレスは，心拍数の増加や血圧の上昇をひき起こす．

① 患者の心理状態を理解し，感情を表出できるように援助する．
② 患者の心理状態を知るために，患者が相談できる人，家族構成，人間関係などを把握し，情報を得る．

■具体的なケア

1 心不全症状を緩和するための援助

静脈還流量を減少させることにより，心臓への負荷を軽減することが大切である．そのために，うっ血に伴う症状を改善し，身体的・精神的苦痛を軽減できるように援助する．

1) 呼吸困難の改善
(1) 心身の安静
安静は，呼吸筋の仕事量や心拍数を減らし，心臓への負担を少なくする．
① 患者に安静の目的を理解させる．
② 安楽な体位をとらせるように援助する．
③ 面会を制限する．

(2) 体位の工夫
肺うっ血が生じると，気管支粘膜・肺胞の浮腫によって，有効な呼吸面積の減少，換気・拡散障害が起こる．
① 起坐位をとる(静脈還流量が減少することにより肺うっ血が軽減する．また，呼吸困難が軽減できる)．
② 両腕を枕で支える．
③ 腰仙椎骨の下に円坐を使用するなど，患者の一番楽な体位をとらせる．

(3) 気道内分泌物の喀出
咳嗽・喀痰がみられるときは，気道内分泌物喀出の援助を行い，換気障害を予防する．

2) 感染・合併症の予防
浮腫のある皮膚・粘膜は，循環不全のために抵抗力がなく，感染・褥瘡などを生じやすい．皮膚・粘膜の清潔を保ち，合併症を防ぐことが大切である．

(1) 褥瘡の予防
① 頻回に体位変換をする．
② 寝具・寝衣のしわを取り除く．
③ 清拭時に皮膚を傷つけないように注意する．
④ エアマットレスなどの体圧分散寝具を使い，除圧・減圧をする．

(2) 呼吸器感染の予防
心不全患者は，肺うっ血があるため，肺炎・気管支炎を起こしやすい．
・含嗽させて口腔内を清潔に保つ

(3) 下肢の静脈血栓の予防
長期の臥床安静，下肢の静脈のうっ血，利尿薬投与による血液の濃縮などのため，静脈血栓を起こしやすいので，血液の循環を促す．
・皮膚の色調，冷感，足背動脈の触知確認を行う

2 薬物療法時の援助
薬物療法としては，ジギタリス，利尿薬，血管拡張薬の使用が主となる．しかし，これらの薬物は副作用を示すこともあり，心不全を増悪させる誘因となるため，薬理作用や副作用を正しく理解して観察をする必要がある(図5)．

■図5 心不全に用いる薬物

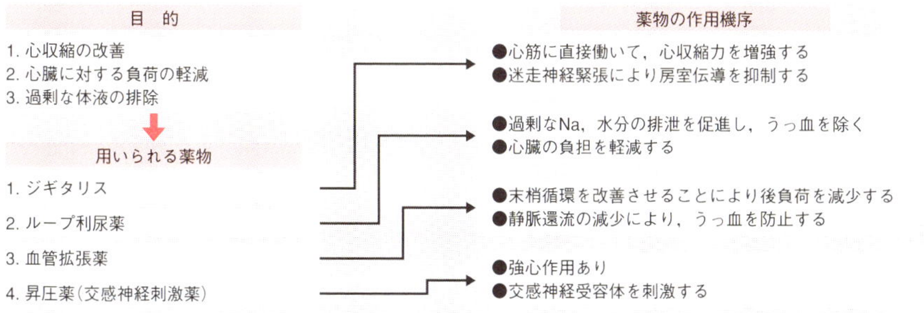

目的	薬物の作用機序
1. 心収縮の改善 2. 心臓に対する負荷の軽減 3. 過剰な体液の排除	●心筋に直接働いて，心収縮力を増強する ●迷走神経緊張により房室伝導を抑制する
用いられる薬物	●過剰なNa，水分の排泄を促進し，うっ血を除く ●心臓の負担を軽減する
1. ジギタリス 2. ループ利尿薬 3. 血管拡張薬 4. 昇圧薬(交感神経刺激薬)	●末梢循環を改善させることにより後負荷を減少する ●静脈還流の減少により，うっ血を防止する ●強心作用あり ●交感神経受容体を刺激する

(柏木政伸ほか監：新訂版・薬物療法 疾患別服薬指導ガイド．p.50，学習研究社，1997より改変)

1) ジギタリス
　①作用：直接的な心筋収縮力増強作用，間接的に心拍出量を増加させる．
　②副作用：ジギタリス中毒．症状は不整脈，消化器症状（食欲不振，悪心・嘔吐），神経症状（頭痛，倦怠感，抑うつ）．
2) 利尿薬
　①作用：ナトリウムと水分の排泄を促す．
　　・ループ利尿薬：フロセミド（ラシックス）
　　・カリウム保持性利尿薬：スピロノラクトン（アルダクトンA）
　②副作用：血清電解質異常，脱水症状
　　〔注意〕
　　・指示された量，服薬時間を守る
　　・尿量の測定

3) 血管拡張薬
　①作用：末梢血管平滑筋を弛緩させて，心臓の負荷を軽減する．
　②副作用：頭痛

③ 食事療法時の援助
　①1回の食事量を多くせず，分食にする．
　②ゆっくり摂取するよう促す．
　③食品中の塩分や水分，飲水を制限する（体内のナトリウム，水分の貯留を抑制し，循環血液量を減少させ，うっ血や浮腫を軽減させる）．
　④口渇のある場合：含嗽させる．氷片を含ませる．
　⑤食事は治療食であり，その必要性を指導することが大切である．

■慢性心不全患者の指導のポイント

1 心不全の誘因の理解と除去
　心不全は再発，増悪の予防が重要であり，心臓の予備能力の範囲内で，通常の社会生活をおくり，QOL を維持することが望まれる．患者の心機能，運動耐容能を正しく把握したうえで日常生活指導を行い，心不全の誘因を除去しながら自己管理を続けていけるよう，指導する．

1) 日常生活行動の制限について
　運動や動作によって末梢の酸素需要量が増加し，血圧や心拍数の上昇をまねくため，呼吸困難などの自覚症状が生じない範囲の日常生活行動を指導する．

2) 感染予防について
　高熱や頻脈によって心仕事量が増加する．かぜなどの感染を予防し，症状を自覚したときには，早めに治療を受けるように指導する．

3) 入浴について
　急激な温度や湿度の上昇による心負荷の増大を防ぐため，入浴は40℃程度のぬるい湯に入り，脱衣室と浴室の温度が低くないように注意する．

2 食事指導
　ナトリウムの過剰摂取により，循環血液量の増大，末梢血管の緊張亢進，利尿抑制などが起こる．
　①塩分の制限
　②味つけを工夫して食欲の減退を防ぐ．
　③野菜や果物でカリウムを補給する．
　④アルコールはエネルギー量が高く肥満の原因となり，水分摂取量も増えるため，少量に控える．
　⑤タバコに含まれるニコチンは，冠動脈を狭くして血流を障害するため禁煙とする．

3 薬物療法の継続
　患者が自己判断で強心薬や利尿薬の服用を中止することのないよう，適切な指導を行う．
　①服薬の必要性と副作用を十分に説明する．
　②副作用が出現したときにはすぐに受診する．
　③服薬を勝手に中止したままで放置しない．
　④高齢者の場合は家族にも協力を得る．

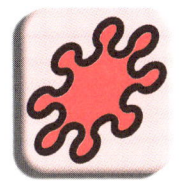

腎不全
じんふぜん
renal failure ; RF, renal insufficiency

I 定義

種々の原因により起こる腎機能障害(窒素代謝産物の排泄不十分)である.

II 分類

腎不全はその発症経過により,急性腎不全,慢性腎不全に分類される.
①急性腎不全:日,または週単位で急激に腎不全に陥るもの.可逆性で腎機能回復の可能性がある.
②慢性腎不全:月,または年単位で徐々に腎不全になるもの.不可逆性で腎機能回復の見込みなし.

1. 急性腎不全(acute renal failure ; ARF)

急激に起こる糸球体濾過機能障害である.通常,尿量は乏尿,または無尿に陥り,高窒素血症を伴う.また,急性腎不全はその原因により,腎前性,腎後性,腎性の3群に分類されるが,本来は,原因疾患の治療により,腎機能障害は正常に回復する(表1).

■表1 急性腎不全の原因

1. 腎前性急性腎不全
   a. 体液量減少:下痢,嘔吐,出血,火傷,利尿薬
   b. 有効循環血漿量減少:ネフローゼ症候群,膵炎
   c. 心拍出量減少:心筋梗塞,心タンポナーデ
   d. 末梢血管拡張:敗血症
   e. 腎血管収縮:肝腎症候群,非ステロイド性抗炎症薬
2. 腎性急性腎不全
   a. 血管系,糸球体病変:急速進行性糸球体腎炎,結節性多発動脈炎,ループス腎炎,溶血性尿毒症症候群,悪性高血圧,DIC(播種性血管内凝固症候群),コレステロール塞栓症
   b. 急性間質性腎炎:薬物性(ペニシリン,非ステロイド系抗炎症薬などあらゆる薬物),急性腎盂腎炎,特発性
   c. 狭義の急性腎不全(急性尿細管壊死を伴うもの)
      ①虚血性:出血,ショック,外傷後,火傷
      ②腎毒性:抗生物質(アミノグリコシド系),抗悪性腫瘍薬(シスプラチン),重金属(水銀),造影剤
      ③ミオグロビン尿症(横紋筋融解症,クラッシュシンドローム)
3. 腎後性急性腎不全
   a. 両側尿管の閉塞(後腹膜線維症,悪性腫瘍の骨盤腔内浸潤)
   b. 膀胱・尿道の閉塞(前立腺肥大,前立腺がん)

(杉本恒明ほか総編:内科学Ⅲ.第9版,p.1269,朝倉書店,2007より改変)

腎前性は細胞外液量の低下,腎後性は尿路閉塞,腎性は腎実質障害により起こるが,臨床的には,乏尿または無尿,尿素窒素,クレアチニンの急激な上昇をみとめ,さらに腎機能障害に伴い,細胞外液の増大,低ナトリウム血症,高カリウム血症をみとめる.

〔治療〕
腎前性,腎後性は原因疾患の治療が第一であるが,それでも回復しない場合や腎性では,早期に透析療法を行うことが肝要である.

2. 慢性腎不全(chronic renal failure ; CRF)

数か月から数年にかけて緩徐に発症する腎機能障害を,慢性腎不全という.急性腎不全と違い,多くはその腎機能障害は不可逆性である.

慢性腎不全の原因は多岐にわたるが,多くは腎炎の慢性化に伴い発症する(表2).腎は一般に縮小し,組織学的には,糸球体,尿細管の著しい荒廃がみられる.

臨床的には腎機能の廃絶の程度により種々の症状を呈する(表3).

腎機能不全の第Ⅱ期以降透析療法導入までを保存期腎不全といい,表3に示すような症状が出現する.とくに尿毒症の第Ⅳ期には悪心・嘔吐などの消化器症状,エリスロポエチン産生障害から貧血をきたし全身

■表2 慢性腎不全の原因

糸球体疾患	溶レン菌感染後急性腎炎(慢性化)
	急速進行性糸球体腎炎
	慢性腎炎(IgA腎症,増殖性糸球体腎炎,膜性腎症,膜性増殖性腎炎,巣状糸球体硬化症,紫斑病性腎炎など)
膠原病	SLE,結節性多発動脈炎,ウェゲナー肉芽腫症など
代謝性疾患	糖尿病,痛風,アミロイドーシスなど
循環器系疾患	高血圧,動脈硬化など
先天性疾患	多発性嚢胞腎,アルポート症候群など
感染症	慢性腎盂腎炎,腎結核など
腎間質疾患	間質性腎炎など
尿細管疾患	尿細管性アシドーシスなど
尿路系疾患	逆流性腎症,後腹膜線維症,腫瘍など
血液疾患	多発性骨髄腫,溶血性尿毒症症候群,DIC(播種性血管内凝固症候群)など
薬物・中毒	鎮痛薬,抗がん薬,金製剤,カドミウム,ゲルマニウムなど
その他	急性腎不全,放射線腎症など

(杉本恒明ほか総編:内科学.第8版,p.1468,朝倉書店,2003より改変)

■表3 慢性腎不全の病期分類

病期	腎機能	臨床所見
I期 腎予備力の低下 (diminished renal reserve)	糸球体濾過値(GFR)の低下は正常の50%まで	内部環境の恒常性は代償されている．血中尿素窒素(BUN)も正常値内を示す
II期 腎機能不全 (renal insufficiency)	GFRは50〜30%まで低下 尿濃縮力低下	軽度の高窒素症，軽度の貧血も出現 夜間尿の出現 些細な脱水・感染・手術などのストレスで容易に悪化
III期 非代償性腎不全 (renal failure)	GFRは30%以下	高窒素症・貧血は高度となる．高カリウム血症，高リン血症，低カルシウム血症，アシドーシスなど電解質異常の出現
IV期 尿毒症 (uremia)	GFRは10〜5%以下	上記に加えて，消化器系，神経系，心血管系の異常も出現してくる

〔原著 Seldin, W.D., et al.: Consequences of renal failure and their management. Diseases of the Kidney (eds. by Strauss, M.B., Welt, L.G.), Little, Brown, Boston, p.195, 1963. 黒川 清(浅野 泰):病態生理，腎臓学．p.346，南江堂，1995より改変〕

■表4 慢性腎不全増悪因子

①	感染症	尿路感染症，肺炎，敗血症
②	腎毒性薬物	抗菌薬，消炎鎮痛薬など
③	Na・水分の不足	利尿薬の過剰使用，下痢，嘔吐
④	高血圧	Na・水分の過剰摂取，レニン分泌亢進
⑤	心不全	Na・水分の過剰摂取，高血圧
⑥	外科的手術および外傷	
⑦	腎血流量の減少	降圧薬過剰使用

(飛田美穂監:慢性腎不全患者のセルフケアガイド, p.18, 学習研究社, 1999より改変)

■表5 慢性腎不全透析適応基準

I．臨床症状
　1．体液貯留(全身性浮腫，高度の低蛋白血症，肺水腫)
　2．体液異常(管理不能の電解質・酸塩基平衡異常)
　3．消化器症状(悪心・嘔吐，食欲不振，下痢など)
　4．循環器症状(重篤な高血圧，心不全，心膜炎)
　5．神経症状(中枢・末梢神経障害，精神障害)
　6．血液異常(高度の貧血症状，出血傾向)
　7．視力障害(尿毒症性網膜症，糖尿病性網膜症)
　　これら1〜7の小項目のうち3個以上のものを高度(30点)，2個を中程度(20点)，1個を軽度(10点)とする
II．腎機能

血清クレアチニン(mg/dL) (クレアチニンクリアランスmL/分)	点数
8以上(10未満)	30
5〜8未満(10〜20未満)	20
3〜5未満(20〜30未満)	10

III．日常生活障害度
　尿毒症症状のため起床できないものを高度(30点)，日常生活が著しく制限されるものを中等度(20点)，通勤，通学あるいは家庭内労働が困難となった場合を軽度(10点)
IV．透析導入基準
　(I) 臨床症状　⎫
　(II) 腎機能　　⎬ 60点数以上を透析導入とする
　(III) 日常生活 ⎭
　注)年少者(10↓)，高齢者(65↑)，および全身性血管合併症のあるものについては10点を加算

(川口良人ほか:透析導入ガイド・ラインの作成に関する研究．平成3年度厚生科学研究;腎不全医療研究事業研究報告書, p.131〜132, 1992より改変)

倦怠感，尿量減少から細胞外液量増加をきたし，心不全傾向が加味されると，心悸亢進，不整脈，呼吸困難などの症状が出現する．

また，血小板機能を抑制することから出血傾向をきたしたり，下肢静止不能症候群(RLS)から意識障害にいたるさまざまな神経障害をきたす．尿毒症期に透析療法に導入されてから先は透析療法期といわれる．

〔治　療〕

原因疾患がある場合はその治療を行い，表4に示すような慢性腎不全増悪因子をさける．ほかに対症的に水・食事制限，利尿薬などの投与を行う．さらに腎機能が悪化した場合には，血液透析や持続携行式腹膜透析(CAPD)などの透析療法または腎移植が行われる．

慢性腎不全の透析療法の適応基準を表5に示す．

- 薬物療法:対症的な利尿薬，降圧薬などの投与など，腎不全症状の軽減の目的で表6に示すような薬物が用いられる．なかでも吸着薬のクレメジンは，腎機能を悪化させるといわれているインドキシル硫酸の血中濃度を低下させ，透析までの期間を延長させると報告されている．蛋白制限食・高血圧の治療とともに保存期腎不全の重要な治療であるが，これらによっても透析療法を永久に回避できるわけではない．また最近は，アンジオテンシン変換酵素阻害薬(ACEI)やアンジオテンシンII受容体拮抗薬(ARB)の投与により，糸球体高血圧，酸化ストレスの軽減などで慢性腎不全の進行を遅らせることから，それらの薬物が積極的に使用されるようになった．しかし，副作用として両薬物ともに高カリウム血症，(機能的)単腎の症例での急性腎不全の合併に十分に注意を要する．

■表6 腎不全症状の改善を期待して行われる薬物療法

症　状	薬　物　療　法
1．代謝老廃物の蓄積	
①高窒素血症	必須アミノ酸・ケト酸療法(アミユー)
②高クレアチニン血症	吸着薬(クレメジン)，ラクツロース(モニラック，ラクツロース)
③高尿酸血症	アロプリノール(ザイロリック)
2．水分貯留(浮腫)	利尿薬(ラシックス，ルネトロン)
3．高血圧	降圧薬(カルシウム拮抗薬，ACE阻害薬)
4．電解質異常	
①高カリウム血症	イオン交換樹脂(カリメート，ケイキサレート)
②高リン血症	炭酸カルシウム，乳酸カルシウム
③低カルシウム血症	活性型ビタミンD_3
5．代謝性アシドーシス	重炭酸ナトリウム
6．貧血	遺伝子組み換えヒトエリスロポエチン

- 腎移植：移植ネットワーク整備にもかかわらず，一時，減少していたが，2005(平成17)年は994例施行され，徐々に増加しつつある．1992(平成4)年以降2001(平成13)年までの腎生着率は生体腎移植で5年83.4％，10年69.6％，献腎(死体腎)では5年69.2％，10年54.3％と好成績を得ている．

腎不全患者の看護(透析患者の看護)

　腎不全患者の看護は，基本的には慢性糸球体腎炎の患者の看護，ネフローゼ症候群の患者の看護に準じ，安静と食事療法，薬物療法などへの援助が中心となる．近年，腎不全の原因として糖尿病が増加しているため，糖尿病の治療も重要である．腎機能が悪化した場合には血液透析(HD)や腹膜透析(PD)などの透析療法が行われる．ここでは，透析療法を受ける患者の看護について述べる．

　血液透析は腎不全治療の中心的治療法である．週数回の，病院での透析療法で社会復帰できる．腹膜透析は在宅療法として，主に持続携行式腹膜透析(CAPD)が行われている．血液透析は時間的にも空間的にも拘束されることが多く，社会復帰への妨げとなることもあるが，腹膜透析は自己管理がしっかりできれば家庭でも行うことができ，処置も短時間ですむため社会復帰しやすい．また患者本人はもちろん，家族でも十分施行できるため，高齢者でも適応となる．

　→ネフローゼ症候群，慢性糸球体腎炎(まんせいしきゅうたいじんえん)

■看護のポイント

　透析療法は生涯にわたり継続を余儀なくされるため，何よりも患者自身に自己管理していこうとする積極的態度が必要になる．そのため，看護も指導が中心となる．透析療法の初回導入は入院して行われる．患者のかかえている問題について的確なアセスメントを行い，指導計画を立案する．一般に患者は，透析への不安感が強いので，指導は一方的・画一的に行うのではなく，その人の理解力に合わせ，一つひとつ確認しながら段階的に行う．また，退院後も正しい自己管理が継続できるよう，家族も含めた指導を計画する必要がある．

　腹膜透析は，カテーテルを腹腔内に留置するため，厳重な無菌操作が要求されるが，十分な指導のもとで段階的に訓練すれば，技術のマスターは可能である．

①カテーテル挿入部やカテーテル操作に関する観察や処置を加えれば，生活管理上は血液透析に準じて行うことができる．
②家庭で行えるメリットはあるが，医療行為であることに変わりはない．
③看護師は，厳重な自己管理と外来での定期的フォローが欠かせないことを指導で徹底するとともに，患者や家族の精神的支えになることを忘れてはならない．

■観察のポイント

1) 尿毒症症状の有無と程度
　無尿，不眠，頭痛，悪心・嘔吐，貧血，出血傾向，高血圧，浮腫，肺うっ血などの症状の有無と程度について観察する．

2) 検査データ
血中尿素窒素(BUN)，クレアチニン(Cr)，Na，Cl，K，Ca，Pなどを透析前後で比較する．定期的にヘモグロビン(Hb)量，ヘマトクリット(Ht)，フェリチン，アルブミン(Alb)などもチェックし，胸部X線写真(心胸比)，心電図もチェックする．
3) バイタルサインのチェック(とくに血圧の把握)
透析中は頻回に測定し，開始前と終了後の比較を行う．
4) 体重の変化
前回透析後と透析前，透析前後で比較する．透析中の変化にも注意．
5) 水分摂取量，食事摂取量と内容
6) シャント部の状態
シャント音，スリル(血管の振戦)，感染症状の有無，出血の有無など．
また透析中は次の点に注意する．
①透析用カテーテルの観察：刺入部の発赤，疼痛，腫脹の有無．
②固定状態：出血の有無など．
7) 不均衡症候群の有無と程度
全身脱力感，頭痛，悪心・嘔吐，不安感，見当識障害，振戦，四肢のしびれ感，急激な血圧低下，胸内苦悶，筋痙攣ほか．

■具体的なケア

1) バイタルサイン測定
とくに透析中の血圧は30分～1時間ごとに測定する．
2) 患者の状態に合わせた生活援助
清拭，入浴，排泄介助，食事介助など．
3) 透析施行中の機械器具および薬物の管理
4) 不均衡症候群出現時の対処
5) 精神的援助
①患者の不安，疑問，悩みを受け止め，相談にのる．
②適切な社会資源を活用する．
6) 患者指導
(1) 食事管理・水分管理
基本はエネルギーを適切にとる，バランスのよい食事をする，適量の良質蛋白質の摂取，カリウム・塩分・水分の制限，であるが，その患者に合った量の指示が守れるようにする．
①エネルギー(30～40 kcal/kg)は脂肪(良質サラダ油，無塩バター)，糖分(砂糖，カロライナーなど)を使用
②蛋白質(0.8～1.25 g/kg)はプロテインスコアの高いもの(卵，牛乳など)を心がけて摂取する．
③塩分(3～8 g)については，「慢性糸球体腎炎」患者の看護の塩分制限の項参照
④カリウムはデータをみながら調節する．カリウムを多く含む食品(野菜，果物など)を覚え，調整ができるようにする．また調理法の工夫(水にさらす，ゆでるなど)をする．
⑤水分は体重増加分，尿量などから計算し，制限された範囲内で摂る．果物，ジュースなど，また食事中の水分量も計算に加える．
(2) 体重管理
①透析前後に同条件で計測し，透析による除水量も把握する．
②また，次回透析までの体重増加も一定にできるように水分，食事の管理を行うようにする．
(3) 検査成績，使用薬物の説明
現在使用している薬物名と作用について説明し，決められた用法を守るように話す．
(4) 活動範囲
①体調によって制限されることもあるが，できるだけ社会復帰できる方向へ向けて援助する．
②医師と相談し，旅行やスポーツなども取り入れたり，生活を張りのあるものとしていく．
(5) 透析による合併症
合併症についてよく説明し，症状出現時は連絡，あるいは報告をする．
(6) シャント管理
①シャント肢の清潔に努める．
②発疹やかぶれを早期に発見し，処置する．
③シャント肢に負担をかけないよう，重い物を持ったり，袋をぶら下げたり，腕を締めつける服を着たりしないように指導する．また，シャント肢での血圧測定・採血は行わない．
④シャント部からの出血，炎症症状の出現，またはシャント音やスリルの消失や弱まりを発見したら，直ちに連絡する．
(7) 自己管理の徹底
①自己管理ノートをつけ，身体状況を把握する(体重，食事内容，検査データ，症状，透析内容など)．
②規則正しい生活をする．
③疲労しない程度の適度の運動を取り入れる．
④感染予防に努める．
⑤便秘を予防する．
⑥体調不良を感じたら受診する．
⑦透析時間を利用し，医師や看護師と話し合う．

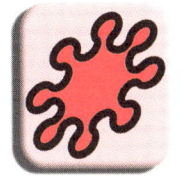

膵〔臓〕炎
pancreatitis

膵炎は，膵〔臓〕の炎症性疾患であり，急性膵炎と慢性膵炎に分類される．それぞれ病態が異なるが，ときに慢性膵炎が急性増悪をきたすこともある．

[A] 急性膵炎

I 概説

種々の成因(胆嚢・胆道疾患，脂質異常症，アルコールなど)により腺細胞が傷害され，膵消化酵素が漏出して自家消化を起こすのが中心的病態である．この消化酵素はトリプシン，リパーゼなどである．膵組織の変化によって，表1のように3型に分類されている．

II 症状

急激に起こる上腹部の疼痛とショック症状が主体であるが，図1のように種々の合併症が出現する．

1．腹痛
心窩部を中心として激痛をきたすことが多く，背部痛をきたすこともある．悪心・嘔吐もある．

2．ショック
出血，神経反射，電解質異常などにより，重症のショックとなる．

III 検査

血清アミラーゼと尿アミラーゼの検査が重要である．血清アミラーゼは，病初期より上昇し，数日後最高に達して基準値に戻る．アミラーゼのアイソザイムの検査を行うと，P型(膵型)の増加がみとめられる．尿アミラーゼは，少し遅れて増加し，長期にわたって高値を保つことが多い．そのため，経過をみるには尿アミラーゼがよい．

白血球は増加することが多い．また，血糖値の上昇をきたすこともある．重症の場合には，電解質異常や，血清BUN・クレアチニン高値もみられる．

単純X線撮影では，空腸のガス貯留像など麻痺性イレウスの像がみられる．

■表1　急性膵炎の病理学的分類

①急性出血性膵炎
②急性浮腫性膵炎
③急性壊死性膵炎

■表2　重症度の判定基準項目　(入院後24〜28時間に判定)

①ショック，血圧低下，頻脈
②呼吸困難，呼吸促迫
③乏尿：尿量 50mL/時以下
④精神錯乱
⑤消化管出血
⑥DIC
⑦ブルンベルク徴候
⑧ヘマトクリット・尿素窒素・クレアチニン・血糖の上昇，血清カルシウムの低下

(表1, 2とも　染谷一彦ほか監：内科II．看護必携シリーズ4, p.102, 学習研究社, 1993)

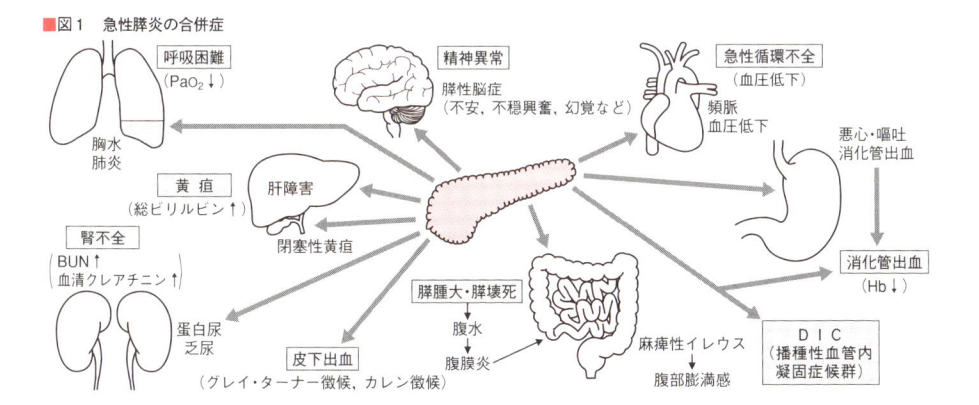

■図1　急性膵炎の合併症

- 呼吸困難 (PaO_2↓)：胸水，肺炎
- 精神異常：膵性脳症 (不安, 不穏興奮, 幻覚など)
- 急性循環不全 (血圧低下)：頻脈，血圧低下
- 悪心・嘔吐，消化管出血
- 黄疸 (総ビリルビン↑)：肝障害，閉塞性黄疸
- 腎不全：BUN↑，血清クレアチニン↑，蛋白尿，乏尿
- 皮下出血 (グレイ・ターナー徴候, カレン徴候)
- 膵腫大・膵壊死：腹水，腹膜炎
- 麻痺性イレウス：腹部膨満感
- 消化管出血 (Hb↓)
- DIC (播種性血管内凝固症候群)

IV 経過・治療

1. 経過
穿孔性腹膜炎，イレウスに進展することもあり，十二指腸潰瘍穿孔，胆石症，尿路結石，子宮外妊娠，心筋梗塞などとも鑑別しながら経過をみる必要がある．軽症例は治癒するが，ショックなどをきたした重症例（表2）では予後不良である．

2. 治療
治療の方針は，まず疼痛の軽減を考え，ブスコパンなどを使用する．モルヒネはオッディ括約筋を収縮させるので禁忌であるが，他の薬物で効果がないときは，アトロピンと併用して使用することがある．

強力な輸液，カルシウムの補給，酵素活性の抑制（アプロチニン液，メシル酸ガベキサート使用），二次感染予防のため抗菌薬の投与などが必要である．

この間，症状の改善まで絶食とする．

[B] 慢性膵炎

I 概説
慢性膵炎の診断は困難なことが多いが，上腹部痛，重圧感をきたし，糖尿病を合併するときは，慢性膵炎の可能性を考慮してよく検査をする必要がある．膵の所見としては，膵管の拡張，石灰沈着がよくみられる．

II 症状・検査

1. 症状
上腹部痛，背部痛，便通異常（まれに脂肪便），悪心

■表3 慢性膵炎の診断基準
①組織学的診断が明らかなもの
②X線上，膵に石灰化がある
③膵外分泌機能試験で著明な膵外分泌機能低下がある
以上の3項目の1つがあれば慢性膵炎と診断してよい
さらに腹痛を主とする自覚症状，糖代謝異常，脂肪吸収障害，膵腫瘤の触知により診断は確実となる

・嘔吐，食欲不振，糖尿病をきたすことが多い．急性増悪時には急性膵炎と同様の症状を呈する．

2. 検査
アミラーゼ測定，パンクレオザイミン・セクレチン試験，便検査（脂肪便），ブドウ糖負荷試験などを行う．また，膵の形態を観察する意味で，単純X線検査（石灰化像，結石像），CT検査，超音波検査，ERCP（内視鏡的逆行性膵胆管造影）を行う．

III 診断
診断は困難なことが多いが，X線あるいはCT上，膵に石灰化像がみられることが重要である（表3）．最近では，超音波検査による診断が有用である．成因としては，アルコール過飲，胆石が多い．

IV 治療
アルコール摂取の禁止，胆石除去などを状態により考慮する．鎮痛薬としては，一般の副交感神経遮断薬を使用する．食事は急性型に準じるが，慢性のため，脂肪制限は1日30g程度にする．

膵炎患者の看護

■急性膵炎患者の看護のポイント

急性膵炎の予後は一般に良好であるが，重症例では死亡率が高く予後不良である．重症に移行するか否かを早期に判断するための観察と適切な対処が重要となる．以下に主な留意点をあげる．
①バイタルサイン，疼痛に随伴する症状を経時的に観察する．
②治療が適切に受けられるよう援助する．
③疼痛緩和のための援助を行う．
④合併症や二次感染を防止する．
⑤心理的援助を行い，不安の軽減に努める．

■急性膵炎患者の観察のポイント

(1) **疼痛の状態**：部位，痛みの種類（鈍痛，仙痛）・程度，放散する部位，持続時間，食事・飲酒との関係
(2) **バイタルサイン**：とくに頻脈，微熱の有無
(3) **ショック症状**：蒼白，虚脱，冷汗，冷感，脈拍触知不能，呼吸不全など
(4) **消化器症状**：悪心・嘔吐，腹部膨満，腹水，黄疸，麻痺性イレウス症状の有無

■急性膵炎患者の具体的なケア

1 ショック時の看護
① 血管確保
② 輸液
③ 昇圧薬，ステロイド薬，抗菌薬などの与薬
④ 体位は足部を10〜20度挙上して保温
⑤ 経時的なバイタルサインのチェック

2 疼痛の緩和
① 処方されている鎮痛薬を用いる．
② 体位は前屈位または患者の最も楽な体位とする．
③ 衣類をゆるめる．
④ 掛け物の圧迫を取り除く．

3 食事
① 急性期は絶食とし，その理由(膵分泌能の抑制)を説明する．
② 非経口的栄養補給を適切に行う．
③ 炎症症状がなくなると，糖質を主とした食品の経口摂取が開始される．番茶，重湯，果汁などから開始する．
④ 回復期に入っても，脂質，アルコール，コーヒー，香辛料は禁止あるいは制限する．

4 不安の緩和
① 患者が現状を認識しているかを把握する．
② 現状(痛みの原因，治療方法など)について説明する．
③ 受容的態度で接し，患者が気持ちを訴えられるようにする．

■慢性膵炎患者の看護のポイント

慢性膵炎は，膵の機能が保たれている時期(代償期)と膵機能が低下している時期(非代償期)がある．それぞれの時期に応じたケアや指導が必要となる．以下に主な留意点をあげる．

代償期：①疼痛緩和のための援助を行う，②急性増悪を予防するための日常生活面の管理に対する指導を行う(膵を保護する食事指導など)，③不安軽減のための援助を行う，④経過が長いため，たまりやすいストレスへの効果的対処法を指導する．

非代償期：①消化酵素補充療法が適切に実施できるよう指導する，②適正な血糖値が維持できるよう指導する，③膵を保護する食事について指導する．

■慢性膵炎患者の観察のポイント

(1) 疼痛の状態：部位，痛みの種類・程度，放散する部位，持続時間，食事・飲酒との関係
(2) 消化器症状：食欲の状態，悪心・嘔吐の有無
(3) 便の性状：下痢・脂肪便の有無，臭気
(4) 全身の状態：口渇，多飲，体重減少，倦怠感，脱力感などの糖尿病症状の有無

■慢性膵炎患者の具体的なケア

1 慢性再発性膵炎
急性膵炎のケアに準ずる．

2 薬物療法の自己管理の指導
① 膵の酵素を補う意味について説明する．
② インスリンを用いている場合には，その理由を説明する．
③ 指示された範囲で薬物を用いるよう指導する．

3 食事療法
① 食事は病態や合併症(とくに糖尿病)の有無により，総エネルギー・蛋白・脂肪の摂取量が指示される．過剰摂取，過剰制限にならないように，処方された食事療法ができるように指導する．
② 飲酒を厳禁する．アルコールは慢性膵炎の原因となることを説明し，十分な理解を得る．
③ コーヒー，香辛料，炭酸飲料などは制限する．
④ 食事は1日3回，腹八分目とし，暴飲暴食はさける．
⑤ 指導は患者個々の生活スタイル・好みなどを考慮して行う．
⑥ 患者以外の調理者にも食事指導を行う．

4 心身の安静
① 疼痛緩和を実施する．
② 患者に現在の状態を説明する．
③ 病状が不安定なときはベッド上安静とするが，安定後は，身体を動かし気分転換をはかる．
④ 受容的態度で傾聴し，患者が気持ちを表出できるように接する．

5 合併症・二次感染の予防
体力や抵抗力の低下により，感染症や消化障害(脂肪便)，糖尿病を併発しやすい．
これらを防止したり，異常を早期発見するために，患者が自分の身体状況を医療従事者に報告するように指導する．

水分出納
すいぶんすいとう
intake and output of water ; IN. OUT, water balance

I 体液の分布

ヒト成人の体の中にある水分(体液)は体重の約60％を占めており，その分布の場所によって細胞内液と細胞外液に区別される(図1)．細胞外液は，血管内を流れる血液(血漿)と組織中で細胞間にある液，すなわち組織間液を合わせたものである．

残りの40％は脂肪のほか，筋肉，骨，その他の固形成分から成り立っている．年齢が若くなるほど体重に対する全体液量の割合が多くなるが，それは主に細胞外液のうち組織間液の占める割合が多くなるためである(表1)．

II 水分出納のメカニズム

水を排泄する主な器官は腎であり，残りの一部が腸(大便中の水分)と呼気，皮膚から失われる(表2)．

腎の糸球体では100～120 mL/分の血漿成分が限外濾過されるが，これにより生体にとって必要な水や溶質も濾過される．近位尿細管ではこの糸球体で濾過された水のおよそ70％が再吸収される．次いで，ヘンレループ(係蹄)の下行脚でおよそ20％の水が再吸収され，残りの10数％が遠位尿細管に入る．

遠位尿細管や集合管では，生体の状態に応じて水吸収の量が変化し，最終的に健常成人では毎日1,000～2,000 mL(平均1,200～1,500 mL)の水を尿として排泄する．

この腎での水排泄量の調節は，腎における尿濃縮および希釈機序に基づいている．水摂取不足では体液浸透圧が上昇し，それに反応して抗利尿ホルモン(ADH)分泌が亢進し(濃縮尿の生成)，同時に渇中枢が刺激され水分摂取が促進される．

一方，水の摂取により体液浸透圧が低下するとADH分泌が抑制され，自由水が排泄されることにより体液

■表1 体液各相の水分量 (体重の％)

	成人男子	成人女子	乳児
全体液量	50～70％	44～60％	70～85％
細胞内液	35～50％	30～45％	45～50％
細胞外液	15～22％	14～22％	25～35％
組織間液	10～18％	10～15％	20～28％
血漿	4～5％	3.5～4.5％	5～6％

(Bland J.H.: Disturbances of Body Fluids. 2nd., WB Saunders, 1956)

■図1 体液の分布状態(成人)

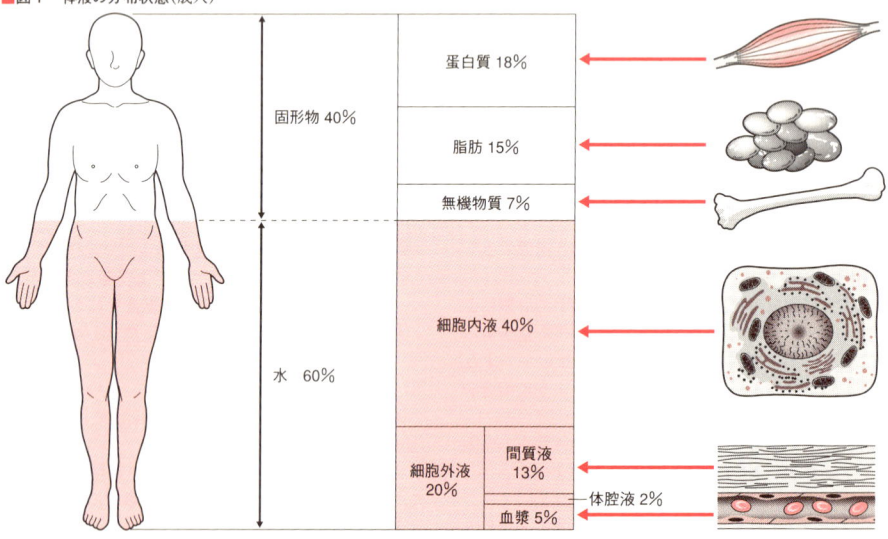

固形物 40％
- 蛋白質 18％
- 脂肪 15％
- 無機質 7％

水 60％
- 細胞内液 40％
- 細胞外液 20％
  - 間質液 13％
  - 体腔液 2％
  - 血漿 5％

■表2 水の出納

収入		支出	
⟨Goldberger⟩			
飲料	1,500	尿	1,500
食品	800	不感蒸泄	1,000
代謝水	300	大便	100
計	2,600mL		2,600mL
⟨浅野⟩			
飲料	1,200	尿	1,200
食品	800	不感蒸泄	900
代謝水	200	大便	100
計	2,200mL		2,200mL

(Goldberger, E. : A Primer of Water, electrolyte and Acid Base Syndrome. 4th., p.45, Lea&Febiger, 1970)
(浅野誠一:体液の臨床. 第4版, p.63, 中外医学社, 1962)

■図2 体液浸透圧調節系

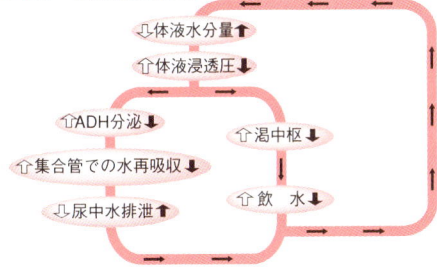

■表3 不感蒸泄と発汗による排泄量の標準(1日量)

条件	水排泄量(mL)	NaおよびCl(mEq)
発熱, 発汗がなく室温が28℃以下のとき	900	0
発熱38℃以上のとき 軽度の発汗があるとき 室温が28〜32℃のとき	1,000〜1,500	10〜20
中程度の発汗が反復または連続するとき 室温が32℃以上のとき	1,500〜3,000	20〜40
高度の発汗があるとき 室温が著しく高いとき	3,000以上	40以上

(浅野誠一:体液の臨床. 第4版, p.66, 中外医学社, 1962)

の浸透圧は正常に戻る(図2).

水の摂取を調節する口渇は,視床下部に存在する渇中枢が,血漿浸透圧の上昇あるいは細胞外液量の減少により刺激された結果として生じる.

III 水分出納バランス

発汗しなくても,また水分の摂取量とも関係なく,気道と皮膚から失われる水分量は,成人で最低0.5 mL/kg/時(1日約800 mL),乳児では1.0〜1.3 mL/kg/時で,気道と皮膚からは半量ずつの水分が失われる.

これを不感蒸泄といい,その量は成人では普通のヒトの摂る固形食物中の水分量にほぼ相当する.過呼吸や発熱状態では当然この量が増し,汗をかくとその量が不感蒸泄量に加わる.

発汗で失われる水分は不感蒸泄に比べて多く,軽度の発汗で800〜1,000 mL/日,中等度で1,000〜1,500 mL/日,高度の発汗では1,500〜2,000 mL/日またはそれ以上となる(表3).

下痢がない場合には,通常大便中には約100 mLの水分が含まれている.

一般に成人では各種消化液(胃液,腸液,胆汁など)の分泌量が1日8Lにも達するが,その大部分が主に大腸から吸収されるので,大便中の水分はわずかである.

しかし,下痢や嘔吐が続く患者や,吸引を行ったり,ドレーンを挿入している患者では異常な水分喪失が起こるので,その喪失量を測定しておくことが重要である.

経口あるいは輸液や胃管から入った水分量と,尿やその他の排泄物から喪失した量をチェックし,水分の出納バランスを調べておく.もちろん,毎日体重測定を行うことも大切である.

一方,体内に入る水分としては,飲料や食品から入るもののほか代謝水がある(表2).

代謝水とは,食物の水素の酸化によって生体内に形成される水のことで,脂肪の代謝によって最大量(脂肪100gにつき約117gの水)が生成される.

通常一般臨床では,患者の飲水量と尿量が等しければ,体内の水分はほぼ一定に保たれていると判断するが,これは飲食が普通にできる患者にのみ当てはまることである.飲食のできない患者では,飲料と食品から入る水分がないため,たとえ尿量と同量を輸液したとしても,水分摂取量は排泄量より著しく少なく,これが継続すれば容易に脱水症という重篤な状態をまねくことになる.

発汗,不感蒸泄,大便中の水分喪失は,摂取する水分とは無関係に起こり,摂取量に応じて増減するのは尿量だけであることに留意すべきである.

睡眠
sleep

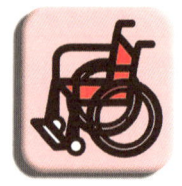

I 定義・概念

睡眠とは，周期的に繰り返される意識消失に似た状態で，感覚作用の消失，意志発動の消失などがみられるが，容易に覚醒する状態をいう．

人間の生活は，活動と休息のリズムを規則的に反復することで，生体機能を維持する（表1）．活動によって疲労が生じ，この疲労は休息をとることによって消失したり減少したりするが，最も完全な休息は睡眠である．

II 健康と睡眠

1．サーカディアンリズム（circadian rhythm）（図1）

人間の生体は1日を周期とするリズミカルな変動を繰り返しており，1日のなかで脈拍数，血圧，体温，副腎皮質ホルモン分泌，成長ホルモン分泌，尿量などが変化している．このような身体現象の周期的変動をサーカディアンリズムとよぶ（日周リズム，約1日リズム，概日リズムともいう）．

この周期は，生体が地球の自転に伴う24時間に適応した結果であるともいえるが，明暗の日周変化に影響されないことから，現在は視床下部にある体内時計によると考えられている．

2．睡眠中の生理的変化

睡眠中は，意識がなくなり随意運動も低下して，代謝が最低レベルになる．睡眠の深さと並行して筋肉の緊張が低下し，中枢神経系の緊張の変化する様子は，脳波に現れる．

睡眠中の脳波は，一晩のうちに徐波脳波（ゆったりした脳波）と賦活脳波（覚醒時と似た脳波）が4～5回繰り返される（図2）．賦活脳波の睡眠状態では，急速な眼球運動（rapid eye movement；REM）が頻発することからレム（REM）睡眠とよび，ノンレム睡眠（レム

■表1　年齢からみた必要睡眠時間

年　齢	時　　間	睡眠パターン
新生児	18～20	多相性
1～2歳	13～15	多相性
4～5歳	10～12	多相性
6～10歳	9～10	単相性
12～13歳	7～8	単相性
成　人	7～8	単相性
高齢者	5～6＋昼寝	多相性

■図1　サーカディアンリズム

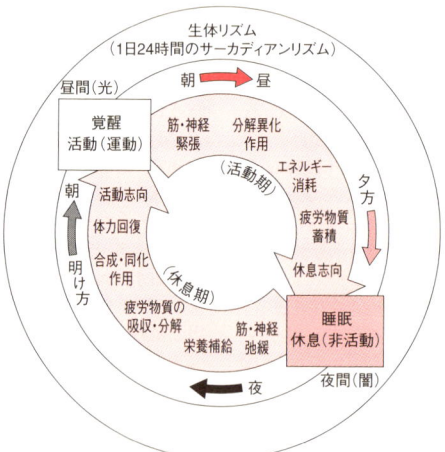

（小玉香津子ほか編：看護の基礎技術I．看護必携シリーズ1，p.341，学習研究社，1995）

でない睡眠, non-REM睡眠)と区別する. 一晩の睡眠中にレム睡眠は90～120分間隔で現れるが, その持続時間は5分から長いときは1時間にも及ぶ. 全睡眠時間にレム睡眠が占める割合は, 乳幼児で約50％, 成人で約20％である.

睡眠中は脳下垂体より成長ホルモンや蛋白同化ホルモンが集中的に分泌される. これらのホルモンは疲労物質を吸収・分解して身体組織を修復する. また, 骨格筋の運動が停止するため代謝が低下し, 内臓器官の働きは全体的に低下する. 体温・血圧も低下し, 脈拍数, 呼吸数も減少する. 消化・排泄機能も低下するが, 咳嗽反射, 血管運動反射, 瞳孔反射は維持される(図3).

3. 睡眠時間とリズム

睡眠時間は, 年齢による差, 個人による差, 曜日による差などがあり, 一律に決めることは困難である.

新生児は, 授乳や排泄で覚醒する以外の約18～20時間も眠る. 成長に伴って昼間眠る時間が減少し, 夜間の睡眠が中心となる. 成人では概ね7～8時間である.

4. 睡眠の型(図4)

睡眠の型は, 大別すると宵型(第Ⅰの型)と朝型(第Ⅱの型)の2型とそれ以外(第Ⅲの型)との3つがある. 宵型は, 眠り始めて15分程度過ぎると急に深くなり, 1時間経過したころ, 眠りが最も深くなって, 徐々にさめる. 宵型は, 高齢者や午前中に能率の上がる活動をする人が多い. また, 朝型は, 入眠後少し深い眠りに入るが眠り続け, 朝方に再び眠りが深くなる. 朝型

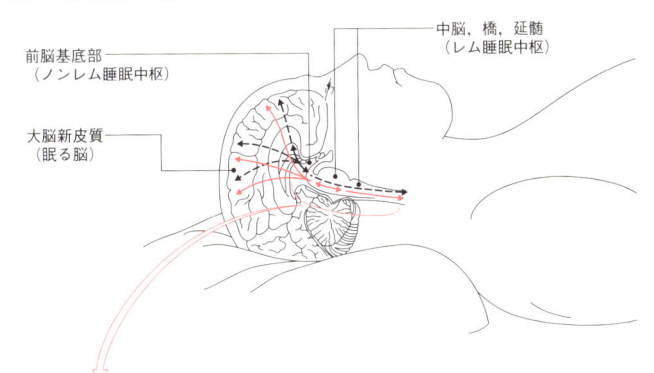

■図2　睡眠の周期

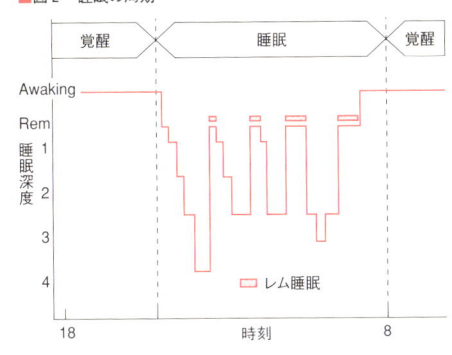

■図3　脳を眠らせる脳

脳を眠らせる脳*

睡眠は間脳, 中脳, 橋, 延髄などの「眠らせる脳」が,「眠る脳」の大脳を休息させるための機能である. レム睡眠とノンレム睡眠は, それぞれ別の脳部位が調節している.

ノンレム睡眠を調節するのは主に前脳基底部を含む間脳で, ここを中心にした神経回路が大脳の機能を低下させている. 逆にレム睡眠は覚醒にそなえて大脳を再び活性化する眠りで, 主に中脳や橋, 延髄が調節している. それぞれの睡眠中枢は互いに情報を交換しながら密接に連携し, 2つの眠りを順序よく出現させている

*佐々木三男ほか:現代サラリーマンにおける睡眠・覚醒スケジュールと疲労感について. 臨床精神医学, 18(3):385-395, 1989

■図4　睡眠の3つの型

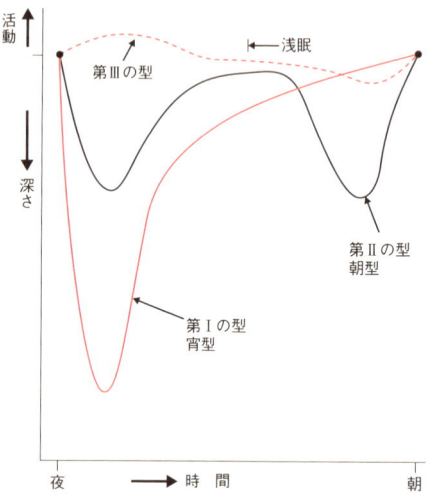

活動 ↕ 深さ

浅眠
第Ⅲの型
第Ⅱの型 朝型
第Ⅰの型 宵型

夜 ← 時間 → 朝

は，子どもや神経質な人に多い．

Ⅲ　安眠への基本的援助

寝心地のよい環境で，自然に眠気が生じ，熟睡して目ざめた朝は，筋肉の疲労回復を得るばかりでなく，脳の疲労回復も得られる．健康的な生活を維持するために，あらゆる健康レベルの人々に，自然の眠りを促すような援助が大切である．

1．睡眠に関するアセスメント

睡眠についてアセスメントを行い，不眠の徴候や不眠の原因を明らかにし，援助の必要性と援助方法を判断する（図5）．

1) 疲労の徴候の観察
　①睡眠不足の徴候：全身の脱力感，集中力の低下，目の周囲の暗色，結膜の充血
　②睡眠パターンの急激な変化：入眠時刻の変化，睡眠時間の変化
2) 睡眠時の環境条件
　①身体条件の調整：食事や排泄，姿勢（寝返り），適度な疲労，不安・緊張
　②環境条件の調整：物理的・化学的環境（寝具，寝室など），生物的環境（害虫），社会的環境（人間関係，プライバシーの保持）
3) 睡眠を妨げる要因の有無
　①肉体的・精神的過労：感情のたかぶり，悩み，不安
　②過食や刺激物（コーヒー，紅茶）の摂取
　③傷病に起因する症状：かゆみ，悪心，痛み，咳嗽，呼吸困難
　④生活習慣の変化：引っ越し，旅行，起床時間の変化，寝具の変化
4) 睡眠に対する認識の問題
　①意識障害や精神障害の場合
　②年齢，労働量，身体状況に合った休息・睡眠の理解の程度
　③民族，宗教，気候などによる生活サイクルの考え方

2．自然の眠りを促すための個別的指導

過度の疲労は不眠をまねくが，適度な疲労があれば自然の眠りを得るのは容易である．寝つきが悪かったり，睡眠時間が短い，眠りが浅い，熟睡感がないなどの不眠を訴える場合は，本人と不眠をもたらす誘因や原因について話し合い，生活リズムのあり方を検討することが大切である．

また，療養生活をおくる場合には，意識的に昼間と夜間の過ごし方を区別するように指導する．とくに回復期には，昼間は衣服を着替えてリハビリテーションプログラムに沿って過ごし，適度な疲労を促すようにスケジュールを設定することが望ましい．

入院生活においては，夜間になって病気や家族への負担などについての不安が高まり，不眠を訴えることが多い．不眠を防止するためにも，日ごろからゆっくりと話す場を設定し，闘病生活とどのように向き合うかを確認することも大切である．

3．安眠を得るための環境づくり・身体の条件づくり

とくに日常生活行動が制限されている場合は，就寝前の患者を1人ずつ訪れて入眠の準備状況を確認して，「おやすみなさい」のあいさつを交わすことが大切である．

1) 寝室・寝具の整備による安眠のための環境づくり
　室内の換気を十分行い，室温は起きているときよりも低めに設定する．照明は生活習慣にもよるが，暗いほうがよい．
　照明を使用する場合は，光が顔に当たらないようにフットライトが望ましい．窓を閉めてカーテンを引き，音を遮断する．看護師は，夜間の会話は必要最小限度にとどめて，足音のしないゴム底靴を選び，歩き方にも注意する．
　寝具や寝衣は清潔なもので，肌ざわり・重さなど生活習慣に合った種類に調整する．寝衣はゆったりしたものを選択し，ヒモやゴムなどの圧迫に気をつける．

2) 自然な眠りのための身体の条件づくり
　全身の筋肉を弛緩させて緊張を取り除き，ゆったり

■図5　不眠の原因

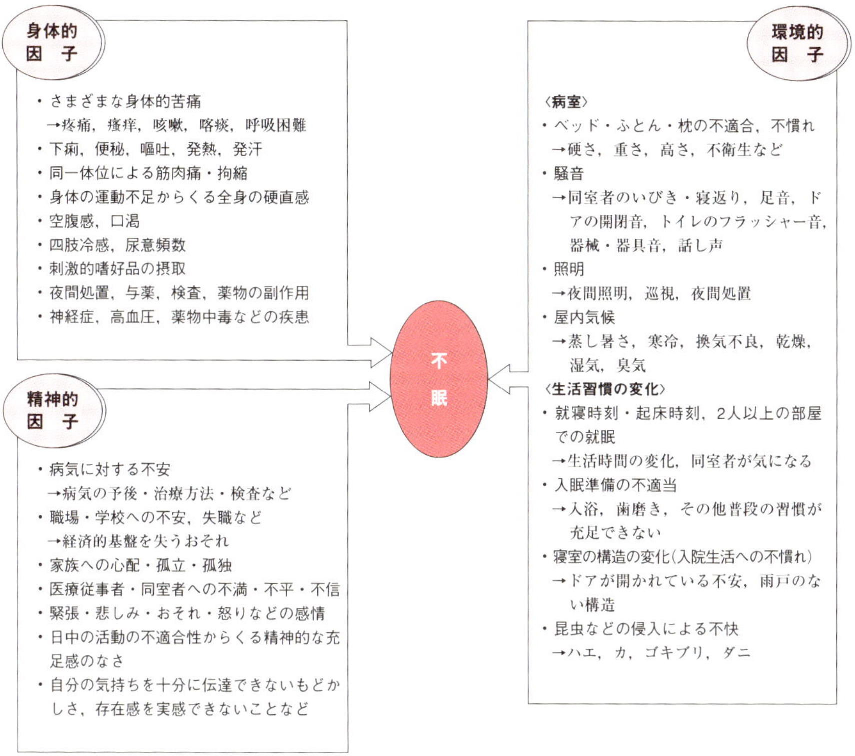

身体的因子
- さまざまな身体的苦痛
  →疼痛，瘙痒，咳嗽，喀痰，呼吸困難
- 下痢，便秘，嘔吐，発熱，発汗
- 同一体位による筋肉痛・拘縮
- 身体の運動不足からくる全身の硬直感
- 空腹感，口渇
- 四肢冷感，尿意頻数
- 刺激的嗜好品の摂取
- 夜間処置，与薬，検査，薬物の副作用
- 神経症，高血圧，薬物中毒などの疾患

精神的因子
- 病気に対する不安
  →病気の予後・治療方法・検査など
- 職場・学校への不安，失職など
  →経済的基盤を失うおそれ
- 家族への心配・孤立・孤独
- 医療従事者・同室者への不満・不平・不信
- 緊張・悲しみ・おそれ・怒りなどの感情
- 日中の活動の不適合性からくる精神的な充足感のなさ
- 自分の気持ちを十分に伝達できないもどかしさ，存在感を実感できないことなど

環境的因子
〈病室〉
- ベッド・ふとん・枕の不適合，不慣れ
  →硬さ，重さ，高さ，不衛生など
- 騒音
  →同室者のいびき・寝返り，足音，ドアの開閉音，トイレのフラッシャー音，器械・器具音，話し声
- 照明
  →夜間照明，巡視，夜間処置
- 屋内気候
  →蒸し暑さ，寒冷，換気不良，乾燥，湿気，臭気

〈生活習慣の変化〉
- 就寝時刻・起床時刻，2人以上の部屋での就眠
  →生活時間の変化，同室者が気になる
- 入眠準備の不適当
  →入浴，歯磨き，その他普段の習慣が充足できない
- 寝室の構造の変化（入院生活への不慣れ）
  →ドアが開かれている不安，雨戸のない構造
- 昆虫などの侵入による不快
  →ハエ，カ，ゴキブリ，ダニ

→不眠

した気分で就寝前を過ごすことが大切である．

就寝前の軽い入浴，背中・後頚部のマッサージや指圧，入浴できない場合は，足浴，湯たんぽによる保温などが効果的である．また，単調で静かな音楽や反復音を繰り返すのもよい．さらに，就寝前の生活習慣としての歯磨き，排泄，寝衣の交換をすませることも大切である．過食にならない程度の軽いスナックや温かい飲み物を摂るのもよい．

3) 傷病による苦痛の軽減

傷病による身体的苦痛に対しては早めに対応し，不眠の原因とならないように配慮する．

①発熱：氷枕で冷やし，医師の指示により解熱薬を与薬する．

②瘙痒感：ぬるめの湯で清拭し，医師の指示があれば薬物を塗布する．

③頻尿：腰背部を保温し，室内で排尿できるようにポータブルトイレを用意する．

④疼痛：医師の指示により鎮痛薬を与薬する．

4) 持続する不眠に対する睡眠薬の与薬

睡眠薬を与薬した場合は，量と効果，その習慣性の有無について詳細に観察する．患者には短期間の服用が望ましいこと，量を正確に服用することを指導する．また，不眠の原因と薬物に頼らない解決策を話し合うことも大切である．

睡眠時無呼吸症候群
sleep apnea syndrome；SAS

Ⅰ 概　説

新幹線の運転手が，不覚にも運転中に居眠りをしてしまい，一躍有名になった病気が睡眠時無呼吸症候群（sleep apnea syndrome；SAS）で，睡眠中の呼吸異常（睡眠呼吸障害）の一種である．

一般に喉といわれている舌根，咽頭，喉頭を含めた上気道が狭窄し，いびきが起こる．その程度がひどくなり上気道が閉塞すると無呼吸となる．「ガーガーといびきがうるさかったのが，突然シーンとなり，また，ものすごい音でいびきが起こる」といった具合である．これを一晩に何回も繰り返す．

1976（昭和51）年にグリムノー（Christian Guilleminault）らが疾患としての概念を提唱し，その後，徐々に知られるようになった．

10秒以上の口，あるいは鼻での気流停止を apnea（無呼吸），気流障害を hypopnea（低呼吸）と定義する．一般的には，日中過眠（excessive daytime sleepiness；EDS）もしくは，閉塞型無呼吸に起因するさまざまな症候のいくつかを伴い，かつ無呼吸低呼吸指数（睡眠1時間当たりに10秒以上持続する無呼吸＋低呼吸の出現数：apnea hypopnea index；AHI）が5以上の場合に SAS と診断される．

低呼吸の定義は施設によっても異なる．米国睡眠医学会（American Academy of Sleep Medicine；AASM）では，4％以上の酸素飽和度の低下を伴い，30％以上低下する気流障害または胸腹部の換気運動低下が10秒以上持続する場合と考えられている．

SAS の患者数は多いことが知られてきている．欧米の疫学調査では，AHI が5以上の割合は成人男性の20％，女性の10％ほどと考えられており，そのうち自覚症状を伴い SAS と診断される症例は3〜9％と考えられている．

Ⅱ 分類，症状

1．無呼吸の分類（タイプ）

SAS には，閉塞型（obstructive），中枢型（central），混合型（mixed）の3種類がある（図1）．

喉を中心とした上気道の狭窄によって呼吸が止まる場合が，閉塞型睡眠時無呼吸症候群（obstructive sleep apnea syndrome；OSAS）である．

中枢型睡眠時無呼吸症候群（CSAS）は，呼吸中枢の障害によって「呼吸をしなさい」という呼吸筋への指令が出ず，胸部も腹部も動かない病態である．脳梗塞後，あるいは心不全といった病態で頻回に起こることが知られている．

混合型睡眠時無呼吸症候群（MSAS）は，中枢型と閉塞型が同時に起こる病態で，10〜30秒ほどの無呼吸のなかで，はじめは中枢型で，その後，閉塞型へ移行する．

一般的に，SAS の70％以上が閉塞型であるため，OSAS が SAS と同義に使われることもある．

2．症　状

SAS の症状は，日中の眠気，いびき以外にも後述する多彩な症状がある．症状の客観的評価として，エプワース眠気スケール（Epworth Sleepiness Scale；

■図1　無呼吸の分類

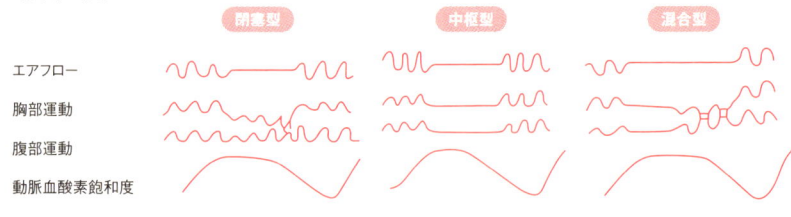

	閉塞型	中枢型	混合型
エアフロー			
胸部運動			
腹部運動			
動脈血酸素飽和度			

閉塞型（OSA）：換気努力が無呼吸中に持続するもの
中枢型（CSA）：換気努力の完全消失に基づくもの
混合型（MSA）：無呼吸当初は換気努力が消失するが，その後に換気努力が出現するもので，閉塞型無呼吸の一亜型

（睡眠呼吸障害研究会編：成人の睡眠時無呼吸症候群　診断と治療のためのガイドライン．p.4，メディカルレビュー社，2005）

■表1　エプワース眠気スケール(Epworth Sleepiness Scale：ESS)

- あなたの日常生活での眠気の程度をお聞きします
- 以下の質問に合う答えの数字を○で囲んでください

1) すわって読書中	0	1	2	3
2) テレビを見ているとき	0	1	2	3
3) 会議，劇場などで積極的に発言せずにすわっているとき	0	1	2	3
4) 乗客として1時間続けて自動車に乗っているとき	0	1	2	3
5) 午後に横になったとすれば，そのとき	0	1	2	3
6) すわって人と話をしているとき	0	1	2	3
7) アルコールを飲まずに昼食をとった後，静かにすわっているとき	0	1	2	3
8) 自動車を運転中に信号や交通渋滞などにより数分間止まったとき	0	1	2	3

0：なし　1：時に　2：しばしば　3：ほとんどいつも眠ってしまう
合計11点以上の場合，睡眠時無呼吸症候群が疑われる

■図2　ポリソムノグラフィの検査で記録された閉塞型無呼吸の所見

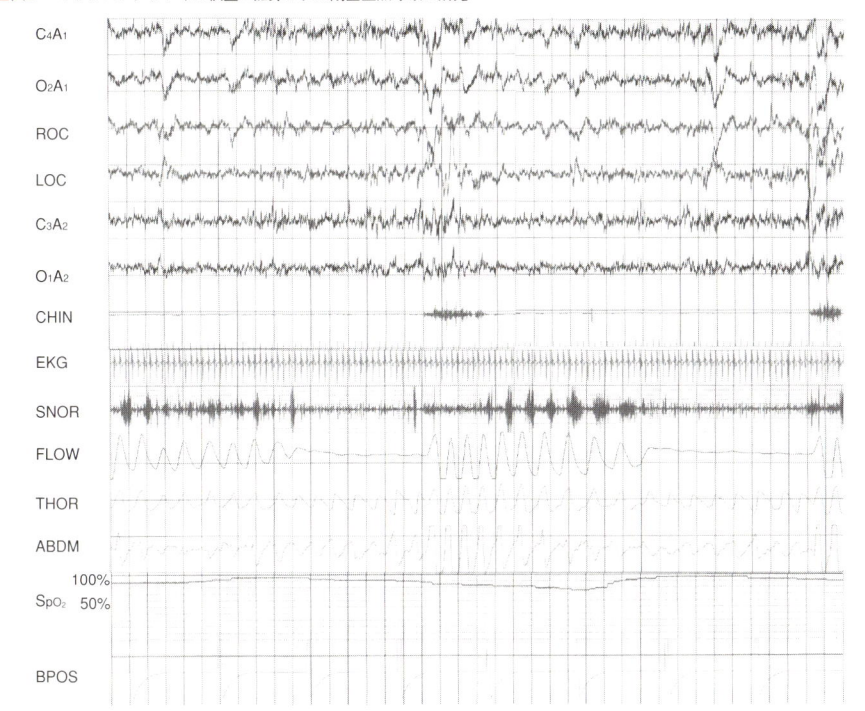

胸部の換気運動(THOR)と腹部の換気運動(ABDM)が閉塞型(吸気と呼気の運動が逆：胸部が膨らむとき腹部は陥没し，胸部が収縮するとき腹部が膨らむ)を示し，それと同時に気流(FLOW)の消失をみとめる．これは，閉塞型の無呼吸を表す．その直後に経皮的酸素飽和度(SpO_2)の低下をみとめ，また，閉塞の前後でいびき(SNOR)をみとめる
ROC，LOC：それぞれ右と左の眼球運動．C_4A_1, O_2A_1, C_3A_2, O_1A_2：脳波
CHIN：おとがい筋(あごの筋肉)の筋電図
EKG：心電図
BPOS：体位

ESS)がある(表1).

III 検査

日中の眠気などの自覚症状,あるいは夜間の呼吸異常などで受診した場合は睡眠検査を行う.睡眠検査には,簡易型の機械(外来でのスクリーニングとして行い,脳波測定による睡眠の判定はできない)と入院して行うポリソムノグラフィの2種類がある.後者は,脳波測定による睡眠ステージの決定が行える.

ポリソムノグラフィ検査では,脳波,眼電図,おとがい筋電図をつけて,睡眠ステージ(I期,II期,III期,IV期,REM期)を決定する.

REM期では,眼球運動およびおとがい筋の弛緩をみとめる.これらの電極は,1つでもはずれると正確に測定できないため,患者の夜間移動時(睡眠中の体位変換やトイレ)には注意が必要となる.同時に鼻と口の前にフローセンサー,頸部にいびきセンサーを装着する.

また,心電図をつけ,さらに胸部と腹部に呼吸運動を調べるベルト,また,体位センサーをつける.ポリソムノグラフィによって得られるデータ(ポリソムノグラム)から無呼吸と低呼吸を検出し,AHIを決定する(図2).

IV 自覚症状からの診断

典型的に肥満のある壮年から中年の人で,いびきの常習者が日中の傾眠を訴えた場合には,SASが考えられる.

V 原因

上気道の形態(解剖学的な気道の細さ),機能(上気道筋の活動性)およびこれらを統括する中枢神経の異常が想定されているが,明らかな原因は不明である.

VI 治療

経鼻的な持続陽圧呼吸補助装置(continuous positive airway pressure ; CPAP)の夜間睡眠時の装着が効果的な治療法である.CPAPは鼻から圧をかけて,上気道の閉塞を解除する装置である(図3).

1.CPAPの選択基準

どの程度のAHIの患者にCPAPを行うべきなのかは現在でも明確なエビデンスはない.しかしながら,AHIが20を超えると生存率に影響を及ぼすという報告から,わが国では,以下の基準で保険診療の適用となっている.

① 簡易型の睡眠検査の場合は,呼吸障害指数(respiratory disturbance index ; RDI : AHIに相当するが,脳波を測定していないため正確には睡眠中であるか否かがわからない.そのため,AHIといわずRDIという)が40以上で,日中の高度な眠気や起床時の頭痛などの強い自覚症状から日常生活に支障をきたす場合

② ポリソムノグラフィによる検査の場合は,AHIが20以上で,睡眠の分断化,深睡眠の著しい欠如を確認できる場合

2.その他の治療

1) 口腔内装置(マウスピース・スプリント)

下顎を前方に突き出させるように工夫したマウスピースをつけて寝ることにより,上気道を広げ,いびきや無呼吸を改善しようとするもの.軽症例での装着を検討する.いびきの減少,あるいは症状の改善をみとめる患者もいるが,有効性のエビデンスは明らかになっていない.

2) 外科的手術(uvulopalatopharyngoplasty ; UPPP)

肥大した扁桃腺やアデノイドの切除を行い,上気道の狭窄を解除する.

3) 気管切開

ほかの治療では無効な重症例において検討するが,一般的ではない.

■図3 睡眠時無呼吸症候群の治療

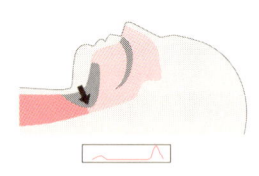

上気道の狭窄によりいびきが発生する過程(閉塞の途中)

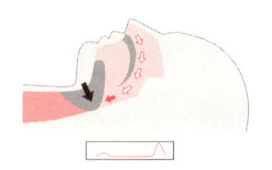

上気道の閉塞により呼吸が停止(閉塞)

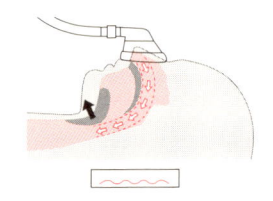

CPAP療法により上気道の閉塞を防ぐ(CPAP装着時の気道の状態)

睡眠時無呼吸症候群患者の看護

■看護のポイント

SASの患者数は，前述のように非常に多いことが知られてきている．男性に多く，また，年齢とともに増加する．

頻度の高い疾患だが，まだ認知度が低いこと，高血圧，糖尿病といった重要な生活習慣病とのかかわりが深いこと，さらに，居眠りによる交通事故，仕事上のトラブルといった社会適応上問題となる状態の原因となっていることから，SASを疑わせる症状を知ること，具体的なケアや治療の実際を理解することが重要である．

また，1泊2日あるいは2泊3日の短期間の入院で診断と治療を行う必要性のあること，医師，看護師，臨床検査技師，管理栄養士，薬剤師，医療機器メーカーを含めたチーム医療が必要であることから，クリニカルパス作成により入院，診断，CPAP導入，ケア，退院を円滑に進めることも必要と考えられる．

ポリソムノグラフィ施行時には，患者の行動が著しく制限されるため，検査法を知って適切に対応できること，CPAPという治療器具を実際に扱えることも必要となる．

それぞれの患者の問題点抽出とアセスメントは，患者への説明や教育を行うために必要である．これら一連の過程において看護師の果たす役割は非常に大きい．

■観察のポイント

(1) 身体所見

肥満者は，咽喉頭部に脂肪や軟部組織が発達しており，仰向けになると上気道の狭小化が起きやすくなり，SASの危険因子となっている．

ほかにも顎顔面形態異常(上顎・下顎の形態異常や位置異常)，上気道の軟部組織異常(扁桃肥大，口蓋垂が舌よりも下部に位置している，鼻腔の狭小化)はSASの危険因子である．さらに遺伝，喫煙も危険因子である可能性が報告されている．

全身疾患としては，甲状腺機能低下症にSASが合併する場合があり，甲状腺機能低下の改善とともにSASも改善する場合がある．そのほかにも，首が太くて短い，逆に細くて長いといった頸部の形態も上気道狭窄に影響していることが考えられる．

(2) 症状

日中の眠気，どんなに眠ってもまだ眠い，身体がだるい(日中の疲労感)，睡眠中の窒息感やあえぎ，繰り返す覚醒，起床時の爽快感の欠如，集中力の欠如，あるいは頻度は少なくなるが原因不明の腰痛，知性の変化，性格の変化，起床時の頭痛，幻覚，また，眠いという症状とは逆の不眠症があげられる．

身体は見かけ上寝ているが，脳波による検討では，無呼吸，低呼吸あるいは呼吸努力に伴い脳が覚醒してしまい，睡眠が妨げられる(断眠)．それが，

■表2 睡眠時無呼吸症候群の主な合併症

- 心筋梗塞(健常人の4倍)
- 脳血管障害(健常人の4倍)
- 冠動脈疾患(健常人の3倍)
- 高血圧(健常人の2倍)
- 糖尿病
- 脂質異常症
- 不整脈
- 多血症
- 浮腫
- 居眠りによる交通事故(健常人の7倍)
- 仕事上のトラブル
- 生活の質(QOL)の低下

日中の眠気の一因と考えられる．

(3) 生活習慣病等の合併症や社会生活での問題点 (表2)

SASの主な合併症として，心筋梗塞，脳血管障害，冠動脈疾患といった動脈硬化性病変，高血圧，糖尿病，脂質異常症といった生活習慣病，ほかに不整脈，多血症，浮腫といった疾患があげられる．

また，居眠りによる交通事故，仕事上のトラブル，生活の質の低下といった社会生活での問題点もある．さらに，メタボリックシンドロームとの関連も考えられている．

■具体的なケア

(1) 生活指導

肥満をみとめる場合，減量による体重コントロール，および栄養指導が必要となる．喫煙，アルコールや向精神薬をさけるといった一般的な注意も必要

である．
　体位によって無呼吸の指数が変化する場合は，睡眠の体位を調整する場合もある．また，生活習慣病と密接に関係することから，患者によっては食生活，運動，睡眠時間を含めた生活リズムを正すことも重要かもしれない．さらに，眠気をみとめるときには，車を運転しない，仮眠をとるといった，危険な状況をさけるよう指導することも大切である．
　仕事上，車，電車，飛行機などの交通手段の運転にかかわる人は，SASの検査を行う事業所も増えている．

(2) CPAP機器

　CPAPの原理を前述したが，圧のかけ方によって2種類の機械がある．空気の流れから，閉塞を解除する最小の圧を計算により機械が決定するauto CPAP(図4-a)と固定圧をかけるCPAP(図4-b)である．
　auto CPAPの場合，患者の上気道の閉塞状況に合わせて，一般に4 cmH$_2$Oから20 cmH$_2$Oの圧のなかで変動する．圧のモニタが可能であるため，圧の変動域も調整できる．固定圧をかけるCPAPを使用する場合，はじめはauto CPAPによる圧の測定により，適正圧を決定する(titrationという)．
　CPAP機器は，本体，ホース(蛇腹)とマスク，ヘッドギアから成り立つ(図5)．マスクは，毎日，皮膚との接触面をぬれタオルなどで拭き，マスクとヘッドギアは週1回程度中性洗剤で洗浄し，乾燥させる．ホースは1か月に1回程度中性洗剤で洗浄後，水道水を十分に流し陰干しする．本体のフィルタは3～6か月に1回，機器に合わせて洗浄する．

(3) 家族への支援

　CPAP治療の継続，食生活を含めた栄養管理，体重コントロール，禁煙，アルコールを控えるといった生活指導において，患者家族の協力は不可欠である．SASの重要性に関して，患者本人のみならず，家族へも教育支援することが大切である．また，外来通院が月1回必要となる．
　外来においては，以下を確認する．
①CPAP施行により，眠気などの症状の改善をみとめるか．
②CPAP機器は順調に作働しているかの確認
③高血圧，脂質異常症，糖尿病といった合併症の治療
④CPAP圧が適正かどうかの判断
⑤栄養指導の必要性の検討
⑥減量などに伴い，症状の改善をみとめる場合は再評価を行う．

■図4　CPAP機器本体

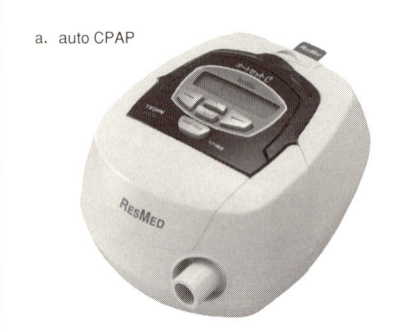

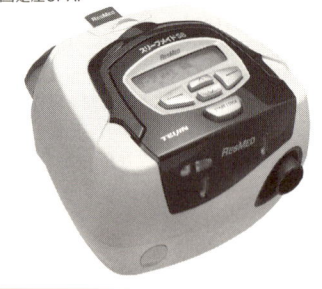

a. auto CPAP

b. 固定圧CPAP

■図5　ヘッドギア，マスク，ホース

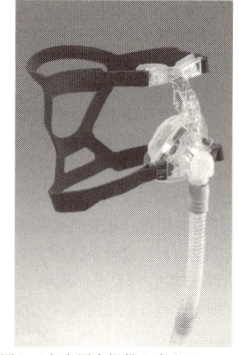

〔図4, 5とも写真提供：帝人ファーマ㈱〕

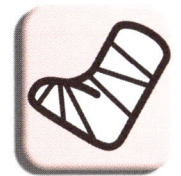

スクイージング
squeezing

I 概説

　気道クリアランス法には多くの方法が考えられているが、臨床の場で最も用いられているものは、体位排痰法である。体位排痰法には3つの原則がある。それは、重力を利用した排痰体位、痰の移動を促進させる排痰手技〔スクイージング(squeezing)、バイブレーション(vibration)、パーカッション(percussion)〕、そして咳嗽・ハフィング(huffing)・吸引である。

　気道クリアランスには、①肺胞におけるマクロファージの貪食、②終末細気管支から気管支における粘液線毛エスカレータ、③中枢気道における咳嗽、の3つの段階がある。体位排痰法を含む多くの気道クリアランス法の最も重要な共通した排痰の生理学は、「換気の改善」である。

　痰の移動を促進するためには、咳嗽、線毛運動、気流が重要である。

　気道粘液は二層から構成され、分泌細胞に近いゾル層、気管支内腔と接するゲル層からなる。線毛は鞭を打つような連続的な動きで異物と粘液を肺の末梢から中枢側へ移動させるが、これを粘液線毛エスカレータ機構と呼ぶ(図1)。線毛は1分間に1,000～1,500回の速度で動き、粘液の移動は気管で毎分20mm、末梢気道で5mm程度であり、末梢気道に吸入された異物は24時間以内にすべて排出される。中枢まで移動した異物と粘液は喀痰となり、咳嗽により体外に排出される。

　中枢気道からの咳嗽による痰の除去は、気道の虚脱性と二相流が関係する。等圧点より口側では胸腔内圧の上昇により気道が狭小化し、呼気流量が増加し、痰を喀出させる(図2)。このように気道の狭小化がなければ十分な呼気流量を得ることはできない。

　また、末梢気道からの痰の移動には気流が大きく関与する。痰に有効な手技は、気管支を閉塞した粘液栓痰を突き破り、末梢気道に空気を取り込み、次に呼気流量を増大させて末梢から中枢気道に痰を移動させることである。これを、クリティカルオープニングプレッシャー(critical opening pressure)といい、気管支が開通する閾値圧を指す(図3)。痰が気管支を閉塞し肺胞が虚脱していると、吸気時に吸気圧、吸気流量、吸気量が増大し、気管支が拡張する。そして、クリティカルオープニングプレッシャーを超える圧が加わると痰が破れて肺胞に空気が入る。そうすると虚脱した肺胞が膨らみ、次に呼気流量で痰が押し出されることになる。排痰の生理学から考えると排痰手技のなかでは、胸を叩くパーカッションよりも換気の改善を促進させるスクイージングのほうが有効である。

　スクイージングの効果として、無気肺、肺炎、人工

■図1　気道粘液の構造と線毛運動

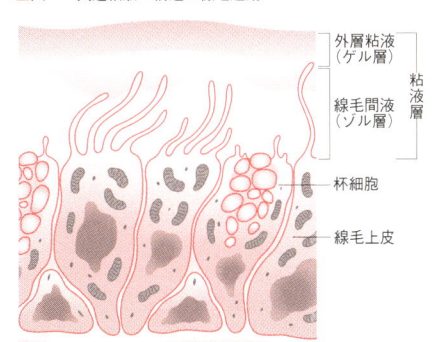

外層粘液（ゲル層）
線毛間液（ゾル層）
粘液層
杯細胞
線毛上皮

(田中一正：呼吸器系の構造と機能を理解する。月刊ナーシング、25(11)：23, 2005)

■図2　等圧点

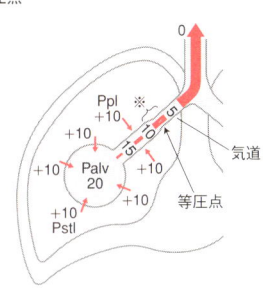

等圧点(EPP)：胸腔内圧と気道内圧が等しくなる点

胸腔内圧(Ppl)＝10cmH$_2$O
肺胞自体の弾性圧(Pstl)＝10cmH$_2$O
肺胞での内圧(Palv)＝20cmH$_2$O

※等圧点のより口側の気管支はすこしくぼむ
　そして流量が速くなる

(宮川哲夫：効果的な排痰法の実際――咳、ハフィング、気管圧迫法。月刊ナーシング、25(11)：66, 2005)

■図3 痰の移動のメカニズム

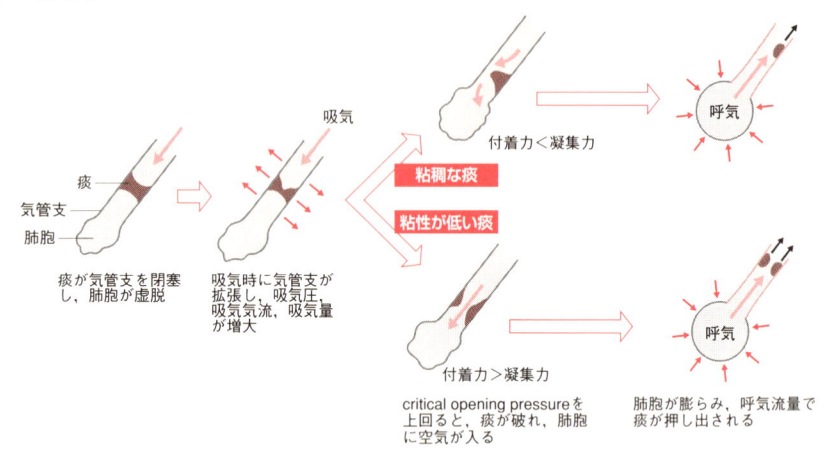

粘稠な痰：付着力＜凝集力
粘性が低い痰：付着力＞凝集力

痰が気管支を閉塞し，肺胞が虚脱／吸気時に気管支が拡張し，吸気圧，吸気気流，吸気量が増大／critical opening pressureを上回ると，痰が破れ，肺胞に空気が入る／肺胞が膨らみ，呼気流量で痰が押し出される

(宮川哲夫：効果的な排痰法の実際──スクイージング．月刊ナーシング，25(11)：54, 2005より改変)

■表1 スクイージングの適応・有効と思われる疾患・禁忌・合併症

適応	痰の量が1日30mL以上(1回の吸引で5mL以上)存在する場合，痰の喀出が困難な場合(粘稠な痰，末梢気道に存在，挿管中，換気不全，咳が困難)
非適応	痰が存在しない場合
有効と思われる疾患	無気肺，肺炎，人工呼吸器装着患者，外科術後患者(心臓外科，肺外科，食道外科，上腹部手術，脳外科)，胸部外傷，気管内異物，喘息発作，慢性呼吸不全の急性憎悪，脊髄損傷，肺膿瘍，慢性閉塞性肺疾患(COPD)，新生児の呼吸障害，脳血管障害，慢性気管支炎，気管支拡張症，びまん性汎細気管支炎，嚢胞性肺線維症，神経筋疾患，脳性麻痺
効果が明らかでない疾患	ARDS(急性呼吸窮迫症候群)
禁忌	血行動態の不安定なもの，未処置の気胸，肺出血，肺梗塞，脳浮腫，ショック
合併症	低酸素血症，気管支攣縮，不整脈，頭蓋内圧の上昇，疼痛，血圧の変動，肺内出血，外傷，嘔吐
限界	血行動態や呼吸動態の悪化[RR(呼吸数)10，HR(心拍数)20，BP(血圧)30以上の変化，不整脈，呼吸困難，疼痛，意識レベル，ICP(頭蓋内圧)の上昇，SpO_2(酸素飽和度)やSvO_2(混合静脈血酸素飽和度)の低下]

呼吸器装着患者，外科術後患者，胸部外傷，気管内異物，喘息発作，慢性呼吸不全の急性増悪，脊髄損傷，肺膿瘍，新生児の呼吸障害，慢性閉塞性肺疾患(COPD)，脳血管障害，慢性気管支炎，気管支拡張症，びまん性汎細気管支炎，嚢胞性肺線維症，神経筋疾患，脳性麻痺などに対し，排痰効果，呼吸機能の改善，胸部画像の改善，酸素化の改善，肺炎・無気肺の改善，胸郭可動性の改善などにより，病態の安定，早期離床，早期退院，健康関連QOLの改善などをみとめる．

II 適応

スクイージングについて，適応・有効と思われる疾患・禁忌・合併症について表1に示す．

III 方法

1．スクイージングの基本

スクイージングの語源は，カナダの理学療法士であるKolaczkouski MD, Fielding Mらによって始められた手技で，浅く速い呼吸，固い胸郭，無気肺・浸潤影・痰に対し，深い呼吸，胸郭の可動性の増大，痰の移動を目的に，局所的換気の改善のため背臥位で前胸郭を，側臥位では側胸部を呼気時に内下側に向かって手で圧迫し，呼気終末位まで絞り込む方法である．

しかし，これらの方法では，排痰体位とそれに相当する肺葉(図4)や肺区域の局所的な換気を改善させる方法はとっていないので，これらの方法から図5のよ

■図4 肺葉と胸部圧迫の一例

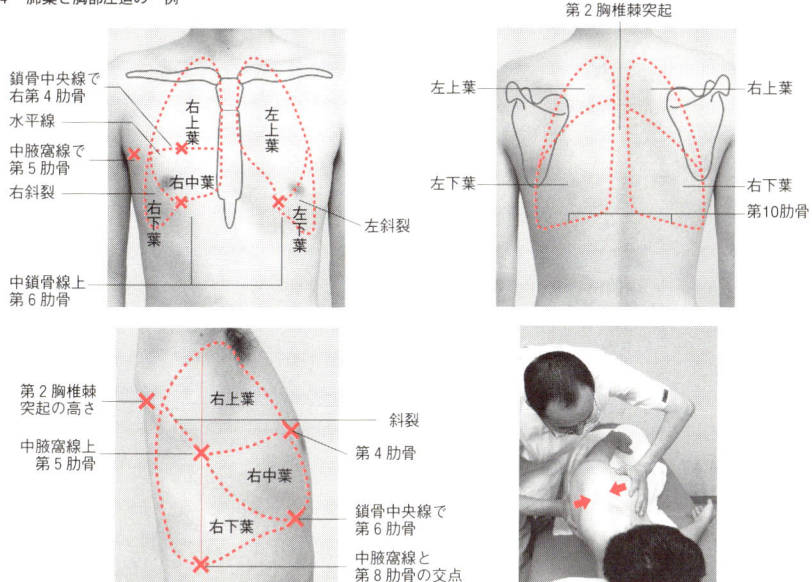

※左側面から見た場合，上図中の右上葉，右中葉，右下葉はそれぞれ左上葉，左中葉，左下葉となる

胸部圧迫の一例：中葉・舌区のスクイージング

（宮川哲夫：効果的な排痰法の実際——体位ドレナージ．月刊ナーシング，25(11)：49, 2005，胸部圧迫の写真 宮川哲夫：効果的な排痰法の実際——スクイージング．月刊ナーシング，25(11)：57, 2005）

うに排痰体位を取り局所的な換気を促す方法に，より発展させたものである．squeezingと同義語として，thoracic lymphatic pump(胸郭リンパポンプ法)，ventilatory assist(換気補助法)，chest compression(胸部圧迫法)，thoracic compression(胸郭圧迫法)，assisted thoracic compression(胸郭圧迫介助法)，breathing assist(呼吸介助法)とも記述されている．カナダではよく用いられている排痰手技の1つであるが，米国ではほとんど用いられていない．

2．部位別の手技(図5)
1) 上葉のスクイージング
　上葉のスクイージングの体位は背臥位で行い，第4肋骨より上部の胸郭に，指を広げて軽く置き，次にその手にもう一方の手を重ね，胸郭を覆うような感じで手を置く．そして深吸気をさせながら，胸郭の拡張を妨げないように手をゆっくり引いてくる．
　呼気は口すぼめ呼吸を行いながら，呼気の始めには軽く圧迫を加え，徐々に圧を強くし呼気を促す．そして呼気終末時には圧迫する力は最も強くなるが，呼気終末まで完全に吐ききるまで絞るように圧迫する力は軽い力である．

2) 中葉・舌区のスクイージング
　右中葉・左舌区は前方では，第4肋骨と第6肋骨に挟まれた部位であり，側方では第2胸椎と第6肋骨を結ぶ線と第4肋骨に挟まれた部位にある．
　中葉・舌区のスクイージングの体位は3/4の背臥位であり，背臥位と側臥位の中間の体位で行う．背側に枕を入れると行いやすい．前胸部の手は第4肋骨と第6肋骨に挟まれた部位に指を広げて軽く置く．女性の場合は乳房の大きさに合わせ手の形は少し丸くする．背側の手は肩甲骨の下角に指を広げて置く．そして術者は身体を患者に近づけ両肘を屈曲し，大胸筋を使って圧迫を加える．圧迫は手根部だけで押さないように，手掌全体で前後から圧迫を加えるが，少し下に引き下げるようにしながら圧迫すると肋骨の動きに合う．呼気の始めには軽く圧迫を加え，呼気終末まで完全に吐ききるまで絞るように圧迫を加える．

3) 下葉のスクイージング
　前方では下葉は第6肋骨と第8肋骨に挟まれた部位にあり，側方では下葉の下端は中腋窩線と第8肋骨の

■図5　スクイージング

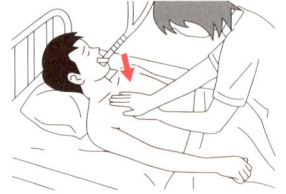

① 上葉
第4肋骨より上の前胸部

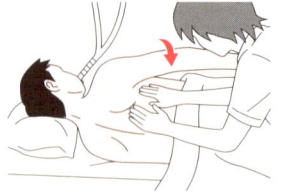

③ 下葉
中腋窩線と第8肋間の交点より上部の側胸部

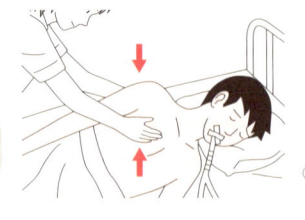

② 中葉・舌区
前方は第4と第6肋骨に挟まれた部位，後方は肩甲骨の下角
舌区は右3/4背臥位で同様に行う

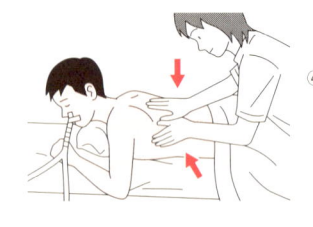

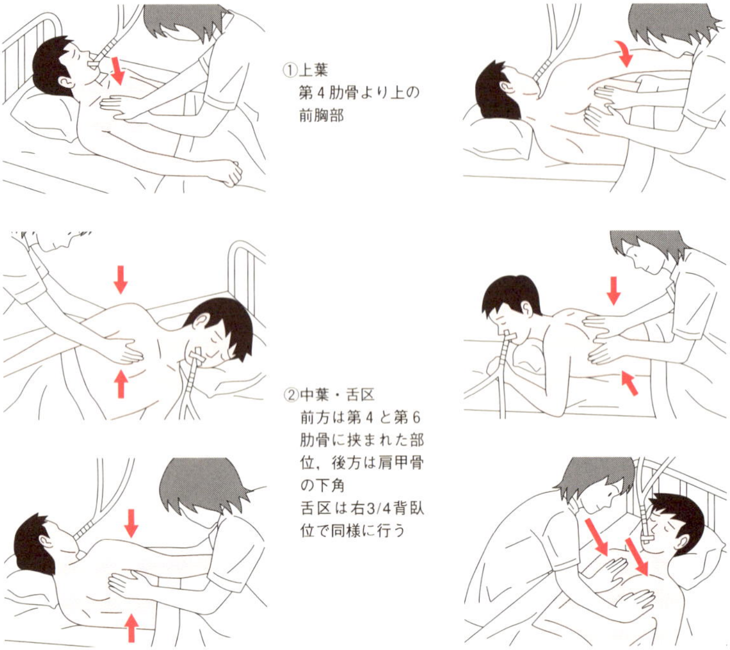

④ 後肺底区
中腋窩線と第8肋間の交点より上部の側胸部と第10肋骨より上の後胸部

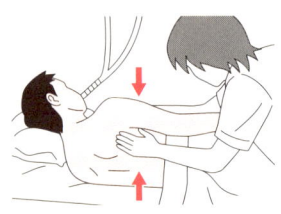

⑤ 中枢気道
第4肋骨より上の両前胸部

交点より上部に位置し，後方からみると第2胸椎から腋窩に向かって引いた線と第10肋骨に挟まれた部位が下葉となる．

下葉のスクイージングまたは一側肺傷害のスクイージングの体位は，患側上の側臥位をとる．手は下部胸郭を覆うように，中腋窩線と第8肋骨の交点より上部に置く．呼気時は胸郭を術者の方向に引き下げるように術者の肘を軽度屈曲しながら圧迫する．呼気終了時には術者の手首を背屈させ，術者の身体が手の上に被いかぶさるような状態になるまで圧迫する．ボディメカニクスを使い滑らかな動きができるように，足台の上に立って高い位置から行うと行いやすい．しかし，体重をかけないように注意する．

4） 後肺底区のスクイージング

上下葉区(S_6)と後肺底区(S_{10})の肺区域は背側にあり，上下葉区は第2胸椎から腋窩に向かって引いた線と肩甲骨の下角に挟まれた場所に位置し，後肺底区の下端は第10肋骨部より上にある．側方では下葉の下端は中腋窩線と第8肋骨の交点より上部に位置する．

後肺底区のスクイージングの体位は腹臥位をとる．背側の手は第10肋骨より上方に置き，側胸部の手は中腋窩線と第8肋骨の交点より上部に置く．術者は両肘を軽度屈曲し，患者に近づけておき，圧迫する方向は背側の手は背中から垂直に，側胸部の手は横方向から圧迫を加える．この方向もまっすぐな方向ではなく，少し下方に引き下げるように行うと肋骨の動きにより近づく．呼気時に徐々に圧迫を加え，呼気終了時には術者の手首を背屈させ，術者の身体が手の上に被いかぶさるように，患者に近づくように圧迫する．

腹臥位が困難な場合，とくに挿管中には腹臥位は大変なので，3/4の腹臥位（シムスの体位）をとり，同様に行う．実際にベッドサイドで行う頻度は，この3/4の腹臥位が最も多く，腹臥位よりは負担も少なく，より安全に行える．

変法として，両側後肺底区のスクイージングの体位は腹臥位をとる．両手を背側左右の第10肋骨より上方に置き，呼気時に下方に引き下げるように行う．

5） 中枢気道に痰がある場合のスクイージング

中枢気道にすでに痰が上昇してきているときに，背臥位で両側上部胸郭のスクイージングを行う．それは下部胸郭のスクイージングよりも両側上部胸郭のスクイージングのほうが呼気流量が大きくなるからである．指を広げた両手を上前胸部（第4肋骨より上部）に置く．そして呼気時には前後方向に胸郭を少し引き下

■図6　右下葉無気肺スクイージング前後の胸部X線写真とCT像（下段がスクイージング後）

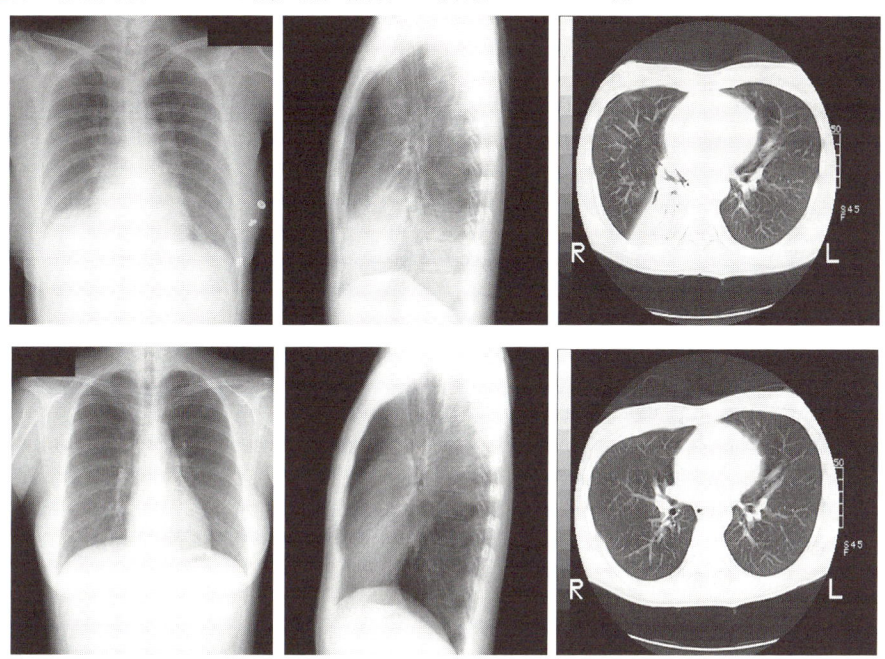

げるように前胸部を圧迫する．
　数回のスクイージングで痰が移動し，呼気時には手に振動（rattling：ガラガラ）を感じ，吸気時にはいびき音（グー）が感じられる．また，数回のスクイージングで咳を誘発することもある．

Ⅳ　看護のポイント

体位排痰法は以下のような手順で実施する．
1) 痰の貯留している肺区域はどこかを評価し，排痰体位を決定する．評価には，フィジカルアセスメント，胸部X線写真，胸部CT像，呼吸モニター，酸素化能，肺メカニクスなどを参考にする（図6）．
2) 痰の移動を促進させる手技を行う．従来の分泌物を遊離させる方法（パーカッション，バイブレーション）よりも，虚脱した肺胞へのエアーエントリーの改善と呼気流量を得るためにクリニカルオープニングプレッシャーを利用したスクイージングを中心的に行う．それで痰が移動しない場合にスプリンギング（springing），バイブレーション，バッグによる加圧換気などを併用する．
3) 排痰手技施行中はモニター〔酸素化能（SpO_2,

SvO_2），血行動態（心電図，血圧，頭蓋内圧，肺動脈圧，心係数），グラフィックモニター，気道内圧計，換気モニター，$ETCO_2$ など〕を監視しながら安全に行い，胸郭の動き，手への反応をよく観察し，聴診をしながら痰の移動を確認する．
4) 痰が中枢気道に移動してきたら咳・ハフィングあるいは吸引をして痰を除去する．
5) 再評価をして排痰法の効果を判定する．

　しかし，呼吸理学療法で用いられる多くの手技は，用手的なものであるため，術者による手技の優劣や相違，評価者の主観などのバイアスを伴うことは事実である．また，スクイージングについて否定的な意見を述べてある論文もあるが，それは，知識不足や技術不足により，効果が得られる手技を行えていないだけでなく，十分なアセスメントに基づかないルーチンな方法であり，モニタリングを怠り，危険性を伴ったためであると思われる．
　すなわち，スクイージングを臨床に活かすかどうかは，看護師の知識，技術，判断に負うのであり，効果が得られない場合には，なぜなのか十分に考察することが大切である．

頭痛
headache

I 成因・病態

頭痛は，頭蓋内および頭蓋外（頭蓋骨外）の痛覚の感受部位の刺激によって生じるものである．

感受部位としては，頭頸部の皮膚，筋肉のほか，血管（動脈が多い），硬膜，および神経そのものがある．

II 種類

片頭痛，緊張型頭痛のほか，感染症（髄膜炎，インフルエンザ，ヘルペスなど），脳血管障害，頭蓋内腫瘍，頭部外傷，中毒，耳鼻科疾患，眼疾患，頸部骨・筋肉疾患などによっても頭痛を生じる．国際頭痛学会の頭痛分類を表1に，頭痛の起こり方からみた分類を表2に示す．また，脳血管障害，脳腫瘍，髄膜炎などの器質的障害による頭痛があり，それぞれに原因疾患の治療が必要なものと，慢性・再発性であるが良性の経過をとる一次性（機能性）頭痛（表1のI）とに分けることもできる．

■表1 国際頭痛分類（第2版）

I．一次性頭痛
 1．片頭痛
 2．緊張型頭痛
 3．群発頭痛およびその他の三叉神経・自律神経性頭痛
 4．その他の一次性頭痛
II．二次性頭痛
 5．頭頸部外傷による頭痛
 6．頭頸部血管障害による頭痛
 7．非血管性頭蓋内疾患による頭痛
 8．物質またはその離脱による頭痛
 9．感染症による頭痛
 10．ホメオスターシスの障害による頭痛
 11．頭蓋骨，頸，眼，耳，鼻，副鼻腔，歯，口あるいはその他の顔面・頭蓋の構成組織の障害に起因する頭痛あるいは顔面痛
 12．精神疾患による頭痛
III．頭部神経痛，中枢性・一次性顔面痛およびその他の頭痛
 13．頭部神経痛および中枢性顔面痛
 14．その他の頭痛，頭部神経痛，中枢性あるいは原発性顔面痛

〔国際頭痛分類 第2版（ICHD-II），国際頭痛学会・頭痛分類委員会，日本頭痛学会・厚生労働科学研究，2004〕

III 症状

1．緊張型頭痛（tension-type headache）

一次性頭痛のなかで最も頻度が高い頭痛で，頸部，頭蓋の筋肉の過剰収縮や，精神的・肉体的緊張など多岐にわたる要因が関与すると考えられている．持続性が多く，軽度〜中等度の鈍痛のほか，緊張感，圧迫感，絞扼感を伴った頭重感がみとめられる．両側性で頭部全体に及ぶことが多く，実際には「帽子をかぶっている」「鉢巻きをしている」「締めつけられる」などと訴えることがある．痛みは，午後から夕方にかけて強くなり，疲労時にとくに多い．数日〜数か月間ほとんど毎日あるが，仕事や趣味に熱中しているときは消失することもある．そのほかに，肩凝り，首すじの張り，肩部圧痛，硬結を伴うことが多い．性格的には緊張しやすく物事に敏感な人に多く，職業的には同一姿勢を長時間とるOA機器のオペレーターなどに多い．めまい，食欲不振も随伴症状としてみられることがあり，過労，精神的ストレスにより増悪する．

2．片頭痛（migraine）

血管の拡張が原因で，一定の臨床的特徴がみられる頭痛が発作的に反復性に起こる．神経伝達物質の作用が重視されているが，病態は完全には明らかではない．前兆の有無やその他の症状により分類される．

■表2 頭痛の起こり方からみた分類

種類	原因疾患
I．急性の激しい頭痛	クモ膜下出血，側頭動脈炎，緑内障，髄膜炎（化膿性），硬膜外出血
II．一過性頭痛	発熱，急性アルコール中毒，CO中毒，腰椎穿刺後頭痛
III．亜急性の進行性頭痛	脳腫瘍，硬膜下血腫，結核性髄膜炎
IV．慢性の持続性頭痛	緊張型頭痛，外傷後頭痛，心因性頭痛
V．慢性の反復性頭痛	片頭痛，群発頭痛，高血圧，てんかん

1）前兆のない片頭痛（migraine without aura）

拍動性で，多くは片側性であり，中等度〜重度の強さで歩行や階段の昇降などの日常的な動作により増悪する．随伴症状の存在も特徴の1つ．悪心・嘔吐は高率にみとめられ，音や光に過敏になったり，気分変調や浮瞳など症状は多彩である．女性の場合，月経周期に関連して発作がみとめられることもある．

2）前兆のある片頭痛（migraine with aura）

最も多いのは視覚性の前兆である閃輝（せんき）暗点である．視野の一部が欠損し，徐々に拡大して，辺縁

は「星が光っている」「稲妻のようなギザギザ」と表現されるように光って見える．めまい，半身のしびれをみとめることもある．これらの前兆は，いずれも数分〜1時間未満で消失する．これにひき続き，前述の特徴を有する頭痛が出現する．

3．群発頭痛（cluster headache）

突発的に発症する片側眼窩周囲の激痛で，「ナイフで刺されるような」「えぐられるような」と表現される．随伴症状として同側に結膜充血，流涙，鼻漏，前頭部および顔面の発汗，縮瞳などをきたす．群発期と寛解期がはっきり区別され，群発期に入ると，発作時間は短いが毎日同時刻ころに起こり，1日に数回みられることもある．アルコールにより誘発される場合がある．男性の有痛率は，女性の3〜4倍である．

IV 診断・検査

問診である程度の診断はつくが，頭蓋内の器質的障害のほか，眼，耳，鼻，歯などの疾患も考慮して検査を進める．一般的な尿・血液検査，頭部X線・CT・MRI，頸椎X線，脳波などで，器質性のものを除外する．必要であれば入院のうえ髄液検査，脳血管造影などを施行する．

V 治療

緊張型頭痛では精神的・肉体的緊張の緩和が必要で，患者に病態をよく理解させることに始まる．仕事を含めた生活様式の改善，対応の変更，家族の協力などが必要である．薬物が必要なときは，鎮痛薬，非ステロイド性抗炎症薬（NSAIDs），抗不安薬，筋弛緩薬などを適宜投与する．片頭痛は増悪因子があれば極力さけるようにする．発作時には，トリプタン系薬物や鎮痛薬，NSAIDs，酒石酸エルゴタミンを主剤とした薬物を早期に使用する．急性期治療の効果が不十分なときや発作が頻回にみとめられるときは，予防薬を使用する．カルシウム拮抗薬，β−〔受容体〕遮断薬，抗うつ薬，抗てんかん薬（バルプロナトリウム酸など），アンジオテンシン変換酵素（ACE）阻害薬・アンジオテンシンⅡ受容体拮抗薬（ARB）などが使用される．

頭痛時の看護

■看護のポイント

頭痛は脳や髄膜の器質的疾患や高血圧などの全身的疾患，また心因によっても生じる．

頭痛時の看護として大切なことは，頭痛の緩和と随伴症状の観察である．

■観察のポイント

1) 頭痛の性格：鋭い痛み，鈍痛，拍動痛．
2) 頭痛の部位：痛みの放散部位や経路．
3) 限局性の圧痛の有無
4) 頭痛の持続時間，頭痛の頻度
5) 随伴症状，誘発因子：悪心・嘔吐，便秘前兆など．
6) 精神的生活環境（社会・家族・経済面など）：家族，友人，あるいは病院における同室患者などからも情報を得る．

■具体的なケア

1 室内環境の調整
 ①周囲を暗くする．
 ②光の刺激をさける．
 ③ドアの開閉音や足音に注意する．
 ④話し声に注意する．
 ⑤風通しをよくする．
 ⑥湿気・臭気を排除する．

2 精神的安静
 ①患者のニードに応え，患者の話を聞く．
 ②不安の軽減に努める．
 ③過労をさける．
 ④十分な睡眠をとる．

3 便通の調整
 ①規則正しい排便習慣を確立する．
 ②緩下薬を与薬する（脳腫瘍の場合，浣腸は禁止）．

4 痛みの緩和
1) 温罨法（温浴，マッサージ）
 循環を促し，項部，肩の筋肉の攣縮を解く．
2) 冷罨法
 痛みに対する感じ方を少なくする．
3) 安楽な体位の工夫
 頭蓋内圧が亢進している場合，枕を高くするか，頭部や肩を高位に保つ．
4) 酸素（O_2）吸入
 一酸化炭素（CO）中毒，酸素欠乏症には効果的．

ストーマケア
stoma care

I 概説

ストーマとは、消化管や尿路を人為的に体外に誘導して造設した開放孔のことを指し、主として腹壁上などに造設される。具体的には消化液あるいは便の出口としての消化器ストーマと、尿の出口としての尿路系ストーマがある。実際には消化管の開口部が皮膚に露出していてもその処置方法は異なる。人工肛門としてのストーマは便の出口となるが、同じ消化管が開口しても、尿路系ストーマは消化管を腸管膜と遊離して、尿管を吻合して尿を体外に導く管(導管とよぶ)とする目的で造設される。ストーマの種類などにかかわらず、造設の適不適は術後のQOLを著しく左右する。快適な社会生活への復帰を目指す目的で、ストーマ造設段階より、手術を担当する医師だけでなく、患者とともにストーマの専門的管理を行うET(enterostomal therapists, ストーマ療法士)が活動してきた。

わが国では、1996(平成8)年に皮膚・排泄ケア認定看護師が誕生し、2007(平成19)年現在で570名が認定されている。

II ストーマの種類

1. 尿路系ストーマ

尿路系ストーマは何らかの尿路変向(更)術(urinary diversion)に伴って造設されるものであり、膀胱がんに対して膀胱全摘術が適応された場合が多い。

尿管の断端を直接皮膚に吻合する尿管皮膚瘻は、皮膚面に露出した尿管断端がストーマとなる。一方、消化管を使用した尿路変向術は、大きく分けて尿を直接皮膚面に出す導管型の尿路変向術と、消化管を利用して膀胱に代わる蓄尿のための袋を作成し、これにより体内に尿を貯留し、定期的にカテーテルで導水して尿を排出する尿禁制型尿路変向術と、さらに最近ではこの蓄尿のための体内の袋を直接尿道に吻合し自然排尿とする方法が行われている。導管型の場合、回腸あるいは結腸を使用する術式が多く行われており、それぞれ回腸導管(図1)、結腸導管とよぶ。

導管型ストーマは、蓄尿袋の装着を容易にするためストーマが皮膚面より突出するように造設するが、自己導尿型ストーマの場合では、皮膚面と平坦かつストーマ径を導尿が可能な程度に小さくして造設する。

また、尿禁制型尿路変向術には、回腸を使用してパウチとよぶ尿を貯留するための袋を作成し、かつ尿管や腎に尿が逆流しないように、およびパウチに貯留した尿がストーマ側に漏出しないようにするための逆流防止機構を腸重積により作成するコックパウチ術式(図2)や、回腸と上行結腸でパウチを作成し、回盲弁を尿禁制機構に使用するインディアナパウチなどの術式がある(図3, 4)。

2. 消化器ストーマ

消化器ストーマは、直腸・肛門がん、大腸がんや腹腔内臓器の腫瘍の浸潤や圧排による通過障害、腸管の穿孔や縫合不全、放射線による腸管の狭窄、難治性痔瘻、潰瘍性大腸炎やクローン病などの炎症性疾患に造設される。消化器ストーマが造設されると、肛門の機能を失うため、自分の意思とは関係なく腸の動きに合わせてストーマから便が排出されて、いわゆる恒常的な失禁状態となる。このような状態では、便による衣

■図1 回腸導管

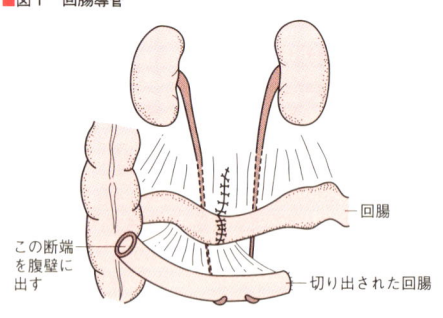

■図2 コックパウチ術

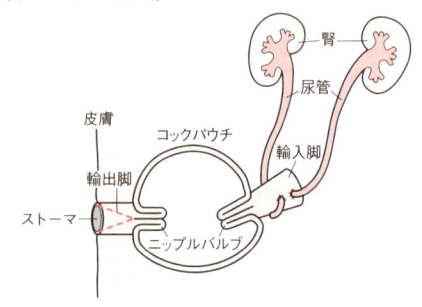

■図3　インディアナパウチ術(ハイネケ-ミクリッツ法)

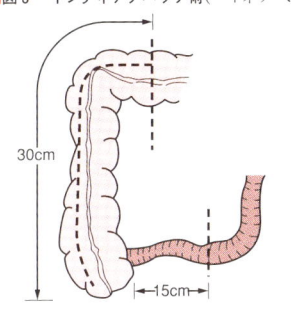

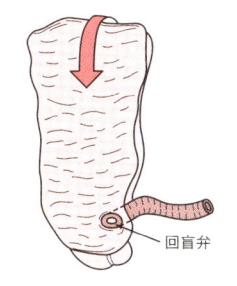

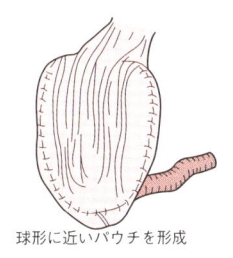

30cm / 15cm / 回盲弁 / 球形に近いパウチを形成

■図4　インディアナパウチ術(ileal patch法)

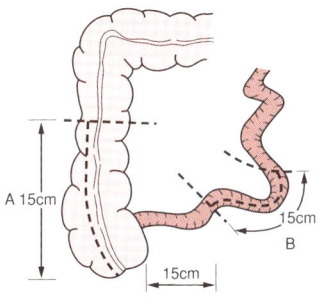

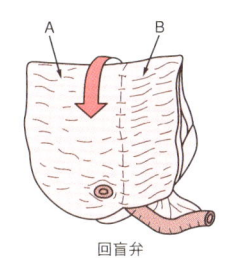

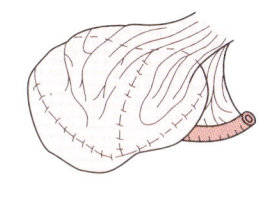

A 15cm / B 15cm / 15cm / 回盲弁 / 球形に近いパウチを形成

服の汚染，におい，ストーマ周囲の皮膚障害などが生じる可能性があり，日常生活に支障をきたすため，多くの場合，ストーマは装具を使用して管理される．

ストーマ保有者にとってストーマ袋は第二の直腸，排泄口が第二の肛門，排泄口閉鎖具が外肛門括約筋の役割を果たすため，多少の手間はかかるが，術前と同様の日常生活をおくることができる．

1) 消化器ストーマの分類(表1)

消化器ストーマは，造設の期間により永久的ストーマと一時的ストーマに大別される．また，造設部位によって小腸ストーマ(イレオストミー)と結腸ストーマ(コロストミー)に分類でき，それぞれ小腸ストーマは空腸ストーマ，回腸ストーマに，結腸ストーマは上行結腸ストーマ，横行結腸ストーマ，下行結腸ストーマ，S状結腸ストーマに分けられる．

小腸ストーマからの排泄物は，においは強くないが，水様で量が多く消化酵素の活性も高いために，便が漏れると容易に皮膚障害が生じる．結腸ストーマからの排泄物は，上行結腸では水様～泥状だが，S状結腸に近づくにつれて無形軟便となりにおいは強くなるが，皮膚の障害性は低くなる．

そのほか，ストーマは開口部の数により単孔式ストーマと双孔式ストーマに分類される．

単孔式ストーマは，腸の断端を腹部に出しており，孔が1つであるためほぼ正円型である．双孔式ストーマは孔が2つあり，係蹄(ループ)式と離断式に分類され，離断式には二連銃式と分離式がある．

以前は係蹄式ストーマの陥没予防のために腸管膜にロッドとよばれる棒を通すこともあったが，腸管を緊張なく引き出せれば不要である．

また，双孔式ストーマは口側のストーマの高さを十分にとることが重要であり，造設法次第でほぼ正円型で単孔式のような係蹄式ストーマの造設が可能である．

III　ストーマ造設上の留意点

1. 尿路系ストーマ造設の留意点

ストーマの位置の決定は，術後のQOLを左右することから重要である．実際には臍の右側で立位および坐位にて皮膚にしわができない部位を選択する．

また，傍ヘルニアを予防する意味で腹直筋を貫通させたほうがよく，臍と右側の上前腸骨棘を結ぶ線(モ

■表1 消化器ストーマの分類

期間による分類	永久的ストーマ		
	一時的ストーマ		
造設部位による分類	小腸ストーマ	空腸ストーマ 回腸ストーマ	
	結腸ストーマ	右横行結腸ストーマ 上行結腸ストーマ	左横行結腸ストーマ 下行結腸ストーマ S状結腸ストーマ
造設数による分類	単孔式ストーマ		
	双孔式ストーマ	係蹄式ストーマ	離断式ストーマ・二連銃式 離断式ストーマ・分離式

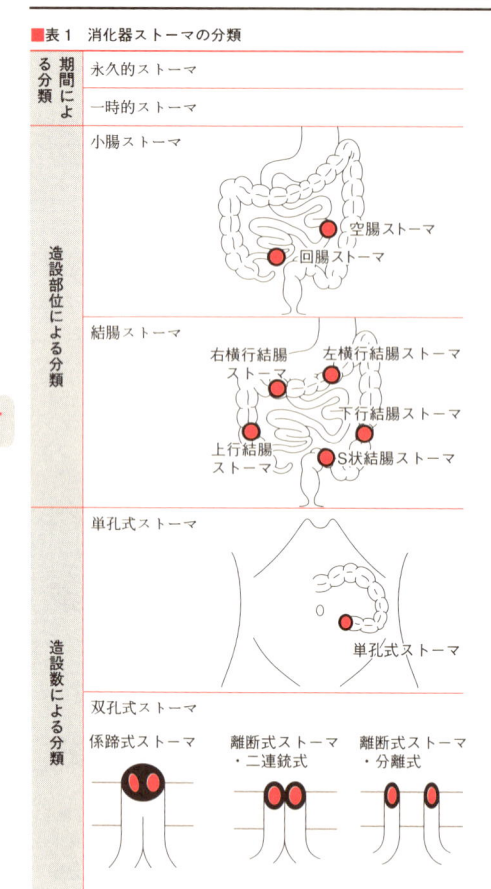

■図5　ストーマの造設
縫合糸　外翻させた腸管断端
皮膚
真皮
ばらの蕾様に腸管断端を外翻させる

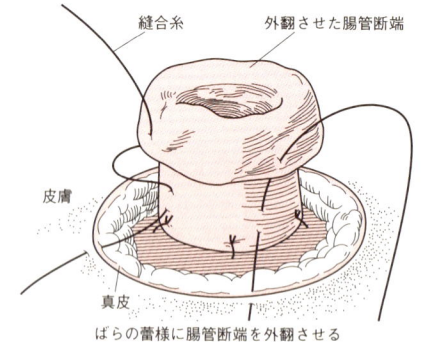

ンロー−リヒター線)上の腹直筋外縁内側となることが多い．ベルトの位置あるいは体型による最終的な位置の決定を行う．

ストーマの造設にあたっては，導管型のストーマでは採尿袋の装着を容易にするため腸管断端の粘膜が外側に折り返るように皮膚に縫合し，あたかもばらの蕾様のストーマを造設するようにする(図5)．

また，皮膚の縫合の際，ストーマ側の皮膚が縫合糸によりひきつれを起こすと術後早期に採尿袋の装着が困難となることがあるので，ストーマ側の皮膚に糸が出ないような縫合の工夫を加えることがある．一方，尿禁制型尿路変向術では，カテーテルによる導尿操作を容易にするため，ストーマは小さくかつ皮膚面と同じレベルとなるように作成する．

自然排尿型尿路変向術は真に理想的な術式ではあるが，消化管を使用した代用膀胱であることにより，自己導尿など各種の自己管理，また，ときとして尿失禁への対応などが必要であり，前述の皮膚・排泄ケア認定看護師の寄与が望まれる．

2．ストーマサイトマーキング

ストーマサイトマーキング(図6)は，ストーマ保有者がストーマを清潔で機能的に管理できる位置を決定するうえで重要である．ストーマ管理上，便が漏れないようにストーマ周囲にしわやくぼみなどがなく，合併症が起こりにくく，また，装具の貼り換えが容易に行えるように，ストーマ保有者からストーマがよく見える位置にマーキングすることが理想的である．マーキング位置は，個々の患者の体型，皮膚面の状態により患者が装着しやすく，管理をするうえで最も容易な部位の候補といえる．

位置の決定にはクリーブランド・クリニックの原則が一般的に使用されている(表2)．しかし，その③腹直筋を貫く位置は，ストーマの脱出や傍ストーマヘルニアを予防するために重要であるが，②腹部脂肪層の頂点や，①臍より低い位置である必要性はないと考えられるようになりつつある．

骨盤内臓器全摘術などによりダブルストーマとなる場合は，液体で排泄量も多い尿路系ストーマの位置を優先し，ストーマ間の距離を十分に(9 cm以上)とって位置を決める．術前に行われるストーマサイトマーキングは，ストーマ保有者がストーマに関する知識を得て実際のストーマ造設や術後の生活をイメージし，ストーマ造設後の精神的な受け入れ姿勢をつくるうえで重要であり，また患者と医療者との信頼関係をつくる絶好の機会でもある．

3．消化器ストーマ造設の留意点

合併症がなく管理しやすいストーマを作成するため

■図6　ストーマサイトマーキングの際に考慮すべき条件
本人から見え，セルフケアしやすい位置
標準体型：臍より下
肥満体型：腹部脂肪層の頂点あるいはやや上
（坐位で見える位置）

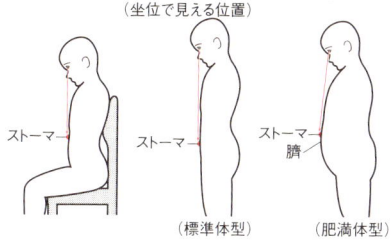

（標準体型）　（肥満体型）

傍ヘルニア，腸脱出などの合併症予防のため，
ストーマが腹直筋を貫く位置

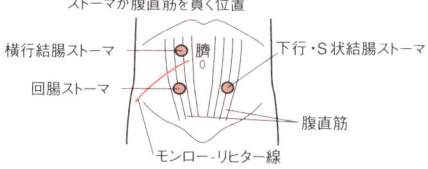

横行結腸ストーマ　　臍　　下行・S状結腸ストーマ
回腸ストーマ　　　　　　腹直筋
モンロー・リヒター線

装具の安定，皮膚障害予防のため，しわ，瘢痕，
骨の突起などをさけた平らな面のある位置

横行結腸ストーマ　　臍　　下行・S状結腸ストーマ
回腸ストーマ
虫垂炎手術後の瘢痕

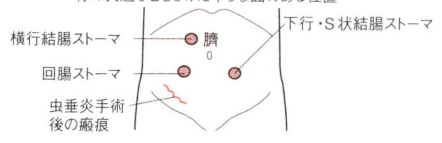

■表2　ストーマサイトマーキングの位置決めの原則
（クリーブランド・クリニックによる）

①臍より低い位置
②腹部脂肪層の頂点
③腹直筋を貫く位置
④皮膚のくぼみ，しわ，瘢痕，上前腸骨棘の近くをさけた位置
⑤本人が見ることができ，セルフケアのしやすい位置

には，ストーマサイトマーキングを行うほかに，いくつか留意する点がある．

①皮切：単孔式の場合イレオストミーで直径2cm，コロストミーで直径2.5〜3cm程度の皮切を行う．皮切が大きすぎるとストーマが脱出しやすい．
②腸管を十分に授動させる：腸管に緊張がかかっていると，腸管が引き込まれ，狭窄やストーマ周囲にしわやくぼみが生じやすい．
③腹直筋の鈍的な剝離：腹直筋を切開すると傍ストーマヘルニアや脱出が起こりやすい．
④ストーマ周囲の脂肪組織は取りすぎない：ストーマ造設後，周囲に陥凹が生じやすい．
⑤一次的に開口する：二次的に開口すると腸管の漿膜面が瘢痕を生じ狭窄しやすい．
⑥表皮に糸はかけない：粘膜皮膚移植が起こらず，ストーマの形が不整となり管理しにくい．
⑦ストーマの抜糸を行う：不良肉芽や縫合糸肉芽腫が生じやすいため，正中創の抜糸と同じ時期にストーマの抜糸も行う．
→オストメイト

Ⅳ　ストーマリハビリテーション

1．尿路系ストーマの場合

ストーマ造設にあたっては，傍ストーマヘルニアなどの術後合併症の発生を極力防ぎ，かつ蓄尿袋の装着が容易で尿の漏れを生じにくいストーマ造設が望ましい．一方で，造設されたストーマの管理，ストーマ周囲皮膚の良好な状態の維持をはかるためのきめ細かな指導，あるいは皮膚炎を生じた際の処置・治療などが迅速かつ適切に行われなければ，皮膚障害など深刻な問題となる可能性は大である．術前から始まり，術後の適切な装具の選定，セルフケア指導とリハビリテーション（フォローアップ）は長いスパンで行われる．

2．消化器ストーマの場合

ストーマ保有者のほとんどは中途障害で，かつ，排泄の障害であることから劣等感をいだきやすい．また，原疾患の不安もあり精神的な負担は大きい．ストーマを受け入れて日常生活をおくるためには，ケアが容易に行える管理しやすいストーマの造設が大前提となる．管理しやすいストーマとは，高さがあり，開口部が上を向いており，ほぼ正円型であって，ストーマ周囲はできるだけ平面が保たれるべきとされている．このようなストーマの造設には，いうまでもなく医師の優れた知識と技術が不可欠である．

また，術前と同様の日常生活をおくるには，セルフケアの確立も重要となる．ストーマケアは，基本的には排泄ケアであり，通常は自分で行うケアである．ストーマ保有者が積極的にストーマケアを行っていくためには，自分の行っているケアの根拠を理解できるように看護師が指導していく必要がある．ケアの根拠が理解できていれば，ときに必要に応じてストーマ保有者自身がケアを応用することもできる．

また，看護師は退院後のストーマや生活の変化など起こりうるあらゆる可能性を考慮し，在宅でもストーマ保有者が困らないような予測性をもったケアのしかたを説明することも大切である．オストメイトは，指導された内容に沿って日常生活をおくっていくのであり，入院中の指導の良し悪しによってストーマ保有者のQOLは左右されるといっても過言ではない．そして，退院後には新たな不安や問題が生じることも少な

■図7 主なストーマ合併症

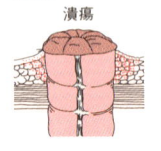

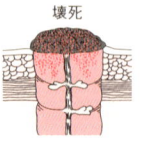

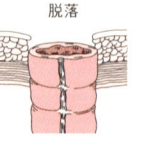

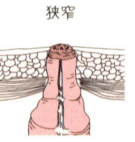

出血　潰瘍　壊死　脱落　狭窄

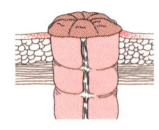

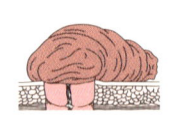

ストーマ周囲皮膚炎　脱出　傍ストーマヘルニア　縫合糸肉芽腫

■表3 皮膚保護材の分類

形態別分類	板状皮膚保護材
	用手形成皮膚保護材
	練り状皮膚保護材
	粉状皮膚保護材
成分別分類*	カラヤ系
	合成系
	混合系

*学会などでは成分を細かく表示した分類法になっているが、メーカーのカタログでは、上記のように表示されることが多い

くないので，相談場所を明確にし継続的にストーマ保有者を支援していくことも不可欠である．

ストーマ周囲に皮膚障害（図7）が生じた場合は，その原因を明らかにしたうえで除去しなければ決して症状の改善ははかれない．皮膚障害は，その発生部位によっておおよその原因を以下のように判断できる．

1) **ストーマ近接部**
排泄物による化学的刺激など．

2) **皮膚保護材貼付部**
皮膚保護材（表3）によるアレルギー，皮膚保護材貼付と剝離を繰り返す物理的刺激，皮膚保護材貼付による皮膚の閉塞環境による影響など．

3) **皮膚保護材貼付部の外側**
粘着テープによる物理的・化学的刺激．

4) **ストーマ袋による皮膚の閉塞環境による影響**

ストーマケアについては，皮膚・排泄ケア認定看護師またはETが専門に活動しており，それらを有効な人的資源として患者ケアに活用することが望まれる．

ストーマ造設者の看護

■看護のポイント

ストーマは，造設直後からその後のストーマ保有者の生活にさまざまな変化をもたらす．その変化には，ストーマの合併症や原疾患に由来するものだけでなく，体重の増減や加齢など生理的現象によるものが含まれ，それらによって，管理困難となることも少なくない．そのため，ストーマ管理を行ううえではストーマと周囲皮膚の状態を観察することがとても重要であり，仰臥位だけでなく立位や坐位・蹲踞姿勢など，さまざまな体位の状態で観察することが必要である（表4）．

■具体的なケア

1 ストーマ装具の種類と装具選択

ストーマ装具には，排泄物，形状，使用法，管理時期などによる分類があり，皮膚保護材は形態，配合成分によって分類される．また，皮膚保護材は，成分によって耐久性や粘着力，剝離刺激などが異なってくるため，それぞれの特徴を理解し装具を選択することが重要となる（表5）．

2 装具交換の方法

①必要物品の準備

②面板を引っ張らず，接着面の皮膚を押すように装具を除去する．

③除去した装具や皮膚の観察：便や尿のもぐり込みの程度や部位などを観察する．

④ストーマ周囲の洗浄：消毒は必要ない．微温湯

表4 ストーマと周囲皮膚の観察項目

ストーマの状況	サイズ	ストーマの高さ・縦・横(最大径と最小径)を測定する
	形	正円形、楕円形、不整形など
	ストーマ粘膜	色調(出血や血流障害の有無など)、びらん、潰瘍、腫瘤の有無など
	ストーマ皮膚接合部	接合部離開、潰瘍、瘢痕部狭窄の有無など
	ストーマ孔	位置、狭窄の有無(指診)、腸管の走行など
ストーマ周囲皮膚・腹壁の状況	ストーマ周囲皮膚の状況	発赤、びらん、発疹、潰瘍の有無や部位・範囲など
	しわや凹凸	しわや凹凸の部位(方向)や深さ、瘢痕などによるひきつれなど
	腹部の硬さ	性別や年齢、腹水や腸閉塞の有無、筋肉質か、脂肪の厚さはどうかなど
	腹部の形	性別や体型(肥満、やせ)、腹部の視点の位置
		傍ストーマヘルニア(ストーマ近傍の局所的な膨隆)の有無など
	その他	臍・骨(肋骨や腸骨など)のベルトなどとの位置関係
		血管の怒張(門脈圧の亢進)や静脈瘤など
排泄物の状況	排便	性状、量など
	排尿	性状、量、尿のpHなど
	血液混入の有無	ストーマ袋内に出血が見られる場合、ストーマ内部からの出血なのかストーマ粘膜や周囲皮膚からの出血なのかを見きわめることが重要
剥離した皮膚保護材の膨潤(溶け)の状態	溶けの程度	皮膚保護材には吸水によって溶けるものと膨潤するものがあるが、飽和状態になると皮膚保護材の機能を果たさないため、最大1cm以内になるように交換の間隔を設定する
	溶けの部位	溶けの方向や範囲を観察し、溶けが均一でない場合ストーマ周囲皮膚のしわや凹凸との関連があるかどうかを確認する

表5 ストーマ装具の分類

ストーマの種類による分類	消化器ストーマ用装具	
	コロストミー用装具	ドレナブルタイプ(下部が開いていて排泄物を処理できるもの)とクローズドタイプ(下部閉鎖型のもの)がある
	イレオストミー用装具	排泄口がキャップ式でストーマ袋に接続できるような形になっているタイプや、逆流防止機構がついているものもある
	尿路系ストーマ用装具	逆流防止機構があり、下部開放口は蓄尿袋に接続できるようになっている
形態による分類	単品系装具(ワンピース系装具)	皮膚保護材(粘着式面板)とストーマ袋が一体化した装具
	多/二品系装具(ツーピース系装具)	皮膚保護材とストーマ袋が分離している装具。面板とストーマ袋が別々に交換できる。TPOに合わせて袋を交換したり、袋の向きを変えることもできる
管理時期による分類	術直後用装具	術直後のケア・観察に便利なウインドウ付きの装具などがある
	社会復帰用装具	ドレナブルタイプ、クローズドタイプがあるが、TPO(自然排便法、洗腸法、入浴など)に合わせて選択する

と石けん(弱酸性が一般的)で洗浄し、石けん分は十分に拭い取る．
⑤皮膚の乾燥：水分を拭き取り、皮膚を乾燥させる．尿路ストーマの場合は、ガーゼを丸めたものなどで尿を吸い取るようにしておく．
⑥ストーマサイズの測定
⑦新しい装具の準備：ストーマのサイズより1〜2mm程度大きく穴をあける(術直後の場合、浮腫があるので一回り大きくあける．予めストーマの形状を写して型紙を作成しておくと便利である)．
⑧補整：ストーマ周囲皮膚にしわや凹凸がある場合、板状皮膚保護材や練り状皮膚保護材(ペースト)で補整をする．ストーマが突出型でなく高さがない、あるいはストーマの皮膚が陥凹している場合に、皮膚と装具の密着性を高める凸型はめ込み具、または凸型はめ込み具内蔵装具を使用することもある．
⑨装具の装着：皮膚にしわがある場合、伸ばしながら装具を装着する．ストーマ周囲に隙間ができる場合は、粉状皮膚保護材で充填する．貼った直後は粘着力が弱いため、腹部にしわができるような体位をとらないように指導する．

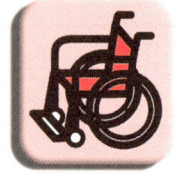

清潔
clean

I 清潔の意義

清潔を保持することは，身体的・心理的・社会的に必要不可欠である．その目的として，①皮膚，粘膜，感覚器官の正常な状態を維持し，新陳代謝を高める，②感染予防をする，③汚れを取り除くことにより爽快感が得られ，精神的にも満足できる，などがある．

1．清潔保持の必要性（図1）
1) 皮膚・粘膜の生理機能の保持
   ①保護作用：健康な皮膚は，光・温度・風雨を受け止め，病原菌の侵入を防ぐ．
   ②体温調節作用：汗腺からの汗の分泌は，体温調節を補助する．また体毛は皮膚の保護（遮光，体温調節）に役立つ．
   ③感覚作用：外部からの情報探知器官として，触覚・温覚・冷覚・痛覚・圧覚を認識する．
   ④分泌排泄作用：皮脂腺からの皮脂の分泌は皮膚の柔らかさを保ち，水分の喪失を防ぐ．また皮脂の分泌により弱酸性（pH 4.5～6.6）を保ち，細菌繁殖を抑える．
2) 心理的安定の獲得
   ①爽快感を得，気分転換をはかる．
   ②心理的動機づけ（自信・誇り・ストレス解消）
3) 対人関係の円滑化
   ①身だしなみを整える．
   ②体臭を防ぐ．
4) 規則正しい生活の維持
   入眠を容易に，朝の目ざめをさわやかにする．

2．清潔に対する日本人の習慣
①入浴：1回/日～隔日
②洗髪：1回/日～隔日
③口腔清潔：1～5回/日
④肌着交換：1回/日～隔日
⑤結髪：1～2回/日

3．疾病時の清潔
1) 清潔の効果：回復の促進
   ①療養生活にリズムを与える．
   ②適当な運動になる．
   ③気分が爽快になる．
   ④新陳代謝を高める．
2) 患者の清潔スケジュール
   ①起床後の洗面，口腔清潔，結髪
   ②毎食前後の口腔清潔
   ③シーツ交換
   ④寝衣交換
   ⑤身体の清潔
   ⑥就寝前の洗面・口腔清潔，その他

II 身体各部の清潔効果

1．皮膚
①血液循環の増進
②皮膚の生理機能の促進

■図1　身体の清潔の必要性

身体面	心理面	社会生活面
●皮膚の健康を保つ（細菌の侵入を防ぐ） ●皮膚・粘膜からの排泄物・付着物を取り除く（病原菌の増殖を防ぐ） ●感染防御能を保つ ●新陳代謝を高める ●循環を促す ●内臓器官の働きを刺激する ●感覚器の働きを刺激する（安全な行動をとる） ●熱放散を助ける	●美的感覚（みずみずしさ，装身，美容） ●爽快感（さっぱりした感じ） ●身体の「清め」→精神的「清め」（宗教的象徴行為） ●身体衛生（精神衛生，意欲，肯定的価値）	●身だしなみ・身づくろい（自信，承認）→円滑な対人関係 ●個人衛生→公衆衛生（衛生的環境）

③気分を爽快にする．
④筋肉の興奮性を維持する．
2．口腔
①口腔内細菌の繁殖防止，二次感染の防止
②気分爽快感が食欲を増進させる．
③う歯の防止，歯肉の強化(咀しゃく力の強化)
3．頭髪
①気分を爽快にする．
②頭皮の血液循環の増進
4．その他
①爪：感染防止，損傷防止
②耳・眼・鼻：耳垢，眼脂，鼻汁などを除去すると気分爽快になる．

III 身体清潔の援助の実際(図2)

1．入浴・シャワー浴
1) 適応
①移動動作ができる(立位・坐位・歩行)．
②温熱・水圧・移動によるエネルギー負荷が，健康回復に悪影響を及ぼさないだけの体力がある．入浴・シャワー浴は清潔方法のなかで最もエネルギー消費が高く，疲労度が大きい．
2) 準備・介助
①湯の温度は40℃程度，室温は23〜25℃程度に保つ．
②滑り止めマットを洗い場に敷く．
③シャワーの温度，ナースコールの点検を行う．
④入浴中に一般状態に変化を生じた場合や不慮の事態に備え，見守る．
⑤入浴後に水分補給し，休養するように指導する．
2．部分浴(手・足・陰部など)
1) 適応
①汚染が著しく，部分的に洗浄できる部位
②血行不良により冷感が生じている四肢
③硬くてもろい爪
2) 準備・介助
①湯の温度は40℃程度にする．ただし，陰部に対しては40℃よりやや低めとする．
②寝衣や寝具がぬれないよう処置用耐水性シーツを使用する．
③手・足の場合は数分間温湯に浸し，垢が落ちやすいようにする．
3．清拭
1) 適応
①全身清拭：入浴による体力消耗が予想され，健康回復に悪影響を及ぼす場合
②部分清拭：衰弱の激しい患者，発熱・発汗のある患者，体位の制限がある患者など
2) 清拭の種類
①石けん清拭
②沐浴剤清拭，蒸しタオル清拭
3) 清拭用剤の選択
①石けん
  ・石けんの表面張力で垢を包み込み，溶解させる
  ・脱脂作用が大きく，皮脂の除去に効果的である
  ・アルカリ性なので，皮膚に残ると，かゆみ・発赤を生じる
②沐浴剤
  ・垢の油性成分を溶解し，拭き取りやすくする
  ・沐浴剤の油性成分が皮膚表面に油性の被膜をつくり，乾燥を防ぐため，皮膚をなめらかに保つ
  ・洗浄効果は石けんよりも劣る
4) 皮膚を保護する薬物
①油剤(オリーブ油)
  ・外界の刺激から皮膚を保護する
  ・皮膚の付着物を軟化する
②クリーム類
  ・バニシング型クリーム：乾燥性の皮膚や丘疹にはよいが，湿潤面には用いない
  ・コールド型クリーム：皮膚のガサガサした面や手足の荒れにはよいが，湿潤面には用いない
③散剤(シッカロール)
  ・摩擦，外気からの保護，水分・脂肪を吸収する
  ・炭水化物を含んだ散剤は，陰部などの湿潤面には用いない
5) 清拭を実施する際の原則
①石けん・沐浴剤の選択
②安全・安楽を考えた行動
  ・拭く順序と体位変換の方法を決める
  ・安楽な体位を保ちながら進める
  ・冷感を与えない(湯の温度，すきま風の防止，バスタオルの用い方，拭き方)
  ・熱傷・皮膚損傷の防止
  ・患者の様子を観察しながら進める
③清拭の効果を考えた行動
  ・汚れの除去を確実に行う
  ・血管，筋肉，腸の走行に沿って一定の圧力で拭く
  ・末梢から中枢に向かって拭く
④観察・コミュニケーションの場としての活用
  ・身体の汚染の程度を観察する
  ・皮膚の状態，関節可動域を観察する
  ・爽快感，満足感を確認する
  ・会話を進め，信頼関係の進展をはかる

■図2 身体清潔の概要と適応

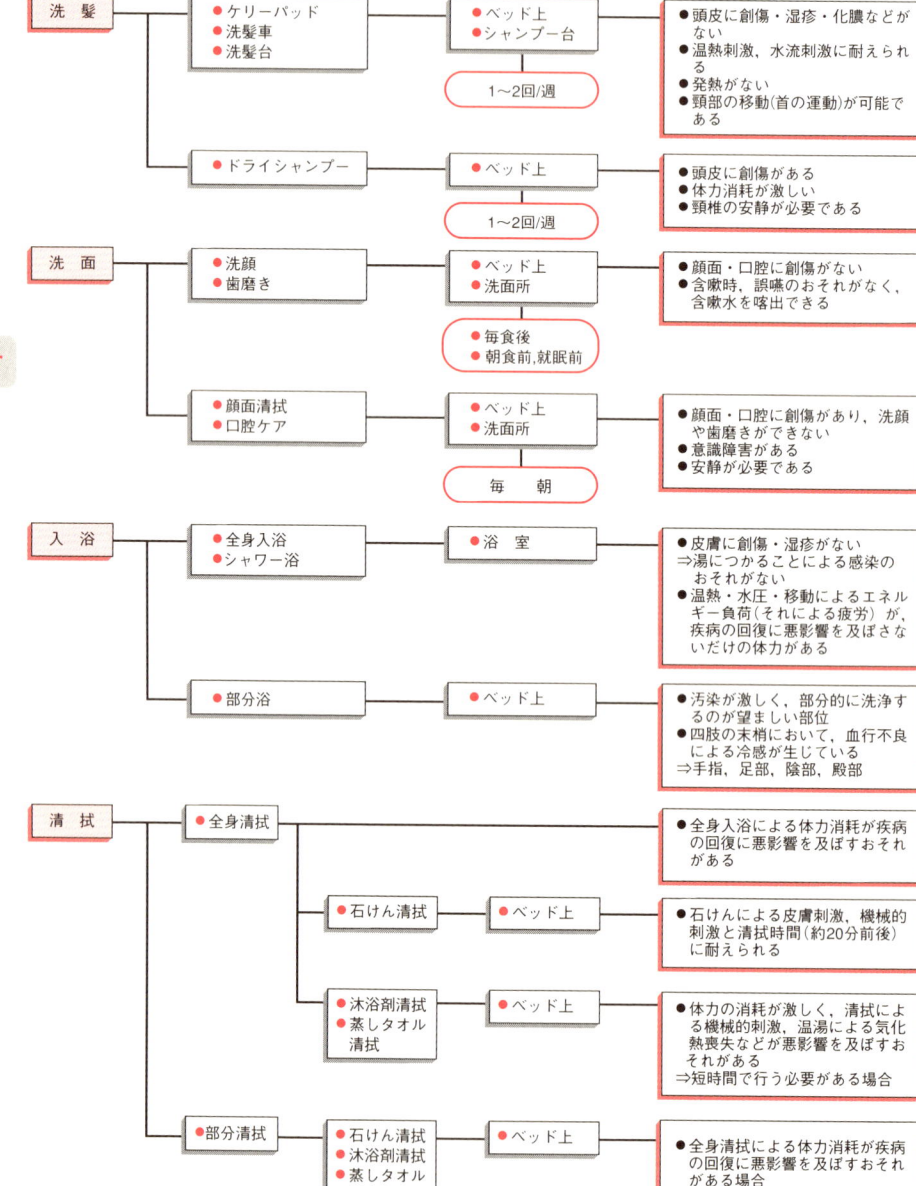

洗髪
- ケリーパッド
- 洗髪車
- 洗髪台
  → ベッド上 / シャンプー台（1～2回/週）
  - 頭皮に創傷・湿疹・化膿などがない
  - 温熱刺激、水流刺激に耐えられる
  - 発熱がない
  - 頭部の移動（首の運動）が可能である

- ドライシャンプー
  → ベッド上（1～2回/週）
  - 頭皮に創傷がある
  - 体力消耗が激しい
  - 頸椎の安静が必要である

洗面
- 洗顔
- 歯磨き
  → ベッド上 / 洗面所（毎食後、朝食前・就眠前）
  - 顔面・口腔に創傷がない
  - 含嗽時、誤嚥のおそれがなく、含嗽水を喀出できる

- 顔面清拭
- 口腔ケア
  → ベッド上 / 洗面所（毎朝）
  - 顔面・口腔に創傷があり、洗顔や歯磨きができない
  - 意識障害がある
  - 安静が必要である

入浴
- 全身入浴
- シャワー浴
  → 浴室
  - 皮膚に創傷・湿疹がない
    ⇒湯につかることによる感染のおそれがない
  - 温熱・水圧・移動によるエネルギー負荷（それによる疲労）が、疾病の回復に悪影響を及ぼさないだけの体力がある

- 部分浴
  → ベッド上
  - 汚染が激しく、部分的に洗浄するのが望ましい部位
  - 四肢の末梢において、血行不良による冷感が生じている
    ⇒手指、足部、陰部、殿部

清拭
- 全身清拭
  - 全身入浴による体力消耗が疾病の回復に悪影響を及ぼすおそれがある

  - 石けん清拭 → ベッド上
    - 石けんによる皮膚刺激、機械的刺激と清拭時間（約20分前後）に耐えられる

  - 沐浴剤清拭
  - 蒸しタオル清拭 → ベッド上
    - 体力の消耗が激しく、清拭による機械的刺激、温湯による気化熱喪失などが悪影響を及ぼすおそれがある
      ⇒短時間で行う必要がある場合

- 部分清拭
  - 石けん清拭
  - 沐浴剤清拭
  - 蒸しタオル清拭 → ベッド上
    - 全身清拭による体力消耗が疾病の回復に悪影響を及ぼすおそれがある場合
    - 部分的に汚染が激しく頻回に清拭する必要のある身体部位

■図3　ケリーパッド

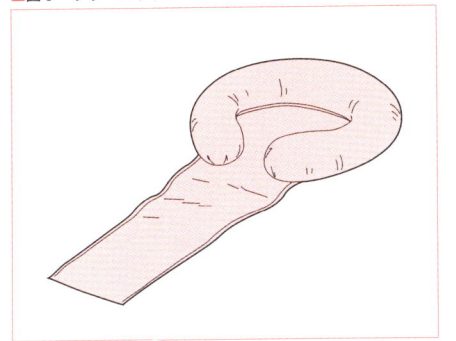

■図4　洗髪車

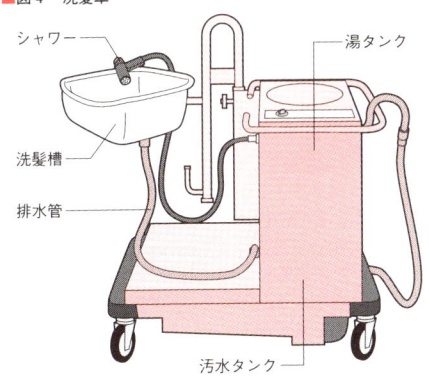

4．口腔・歯牙の清潔
1）適　応
　　口腔に創傷がなく含嗽水を吐き出せる．
2）方　法：バス法，フォーンズ法，スクラビング法，スティルマン改良法などがある．
　①通常は歯ブラシを用いる．
　②ウォーターピック，電動歯ブラシなどもよい．
　③含嗽水によるうがい：アズレンスルホン酸ナトリウム（アズノールなど）含嗽水，臭化ドミフェン（オラドール）含嗽水，ポビドンヨード（イソジンガーグル）含嗽水など
　④意識障害のある患者の場合は綿棒を用いる．
3）準備と介助
　①患者の一般状態や口腔内の状態により，使用物品や方法を選択する．
　②坐位が望ましいが，坐位になれないときは，側臥位など誤嚥しないように安全な体位で実施する．
　③口腔および全身状態の観察を行う．

5．洗髪・拭髪
1）洗　髪
(1) 適　応
　①頭皮に創傷・湿疹・化膿がない．
　②発熱がみられない．
　③温熱刺激・水流の刺激・洗髪中の気化熱の喪失に耐えられる体力がある．
　④頸部の移動（首の移動）が可能である．
(2) 方　法
　①通常は洗髪台を使用する．
　②ケリーパッド（図3），洗髪車（図4）
(3) 準備・介助
　①室温を22～25℃に整え，すきま風を防ぐ．
　②当て枕や当て物を使い安楽な体位にする．
　③眼の保護：タオルやガーゼで覆う．
　④耳の保護：綿球（青梅綿）を外耳道に入れる．
　⑤患者・実施者の安全・安楽を考慮した洗髪用具の配置を行う．
　⑥実施手順：ブラッシング→下洗い→シャンプー→すすぎ→リンス→すすぎ→水分の拭き取り→乾燥
　⑦頭皮および全身状態の観察を行う．

2）拭　髪
(1) 適　応
　①頭皮に創傷がある．
　②体力の消耗が激しく洗髪に耐えられる体力がない．
　③頸椎の安静が必要
(2) 準備・介助：洗髪に準じる．
　①髪を小分けしながらヘアトニックローション，50％アルコール，ドライシャンプー剤などをつけたガーゼで汚れを拭き取る．
　②終了後，蒸しタオルで洗浄剤を拭き取る．

6．眼・耳・鼻・爪の清潔
1）眼の清潔
　①眼頭から眼尻に向かって拭く．
　②片方ずつ面を変えて拭く．
　③分泌物が多い場合：1～2％ホウ酸水を含んだ綿で拭く．
2）耳の清潔
　①耳のなかの汚れは綿棒を用いる．
　②耳介や耳のうしろはガーゼなどで拭く．
3）鼻の清潔
　　鼻をかむことができないときは，綿棒を用いる．
4）爪の清潔
　　深爪に気をつけ，爪先はヤスリなどを用いて丸くする．

セクシュアリティ
sexuality

I 概念

セクシュアリティとは，人間の性別，性欲，性に関して，思想，感情，行為のすべての側面で包括的な意味において用いられる概念である．人間に関しては生物学的性をセックス(sex)，社会的性をジェンダー(gender)と区別するが，セクシュアリティは次のように整理することができる．

1) 人間の性的傾向の強さ
いわゆる「男性性」「女性性」といわれるもので，一個人のなかに同時に存在するが，傾向の強さによっては性同一性障害などが起こりうる．

2) 性行動とその傾向
人間の性行動の特徴に関すること．異性間または同性間の性行為など，性的な指向をも含む．

3) 人間の性的魅力の度合い
個別性はきわめて高い．

4) 性的機能とその意味合い
性機能の発達と成熟は人間の発達課題の重要な因子であり，各発達段階での人格の一部にもなりうる．

個体の生存には限度があるので，種として生命を存続するために生殖能力または性機能が生物には備わっている．

数多くの生物はホルモンなどの働きによる性行動から生殖活動を営むが，人間は大脳（前頭連合野）の働きにより性欲および性行動を調整できるようになっている．このことから，人間の性行動は単純な生殖活動を超えて社会化をきたすこととなり，セクシュアリティの包括概念のもとに，性科学として検討されるようになった．

性科学において性行動は生殖性，連帯性，快楽性の3側面から論じられ，人間の英知が関与する領域として把握される．

連帯性は人間関係の形成における重要な因子とされ，人間相互の権利，義務，責任，尊重，平等などを承認したうえで成立するものである．

セクシュアリティは，人間の性をこれらの事項を包括して解釈される．

個人の人生の質（クオリティ・オブ・ライフ；QOL）においてもセクシュアリティは重要な意味をもつことから，個人は性の価値の多様性を知り，自己の性をきちんと認識し，そして求めるところを自己決定すべきであるといわれている．

1994（平成6）年，カイロにおける国際人口開発会議以降使われてきたリプロダクティブヘルス/ライツ(reproductive health/rights)は，「性と生殖に関する健康とその権利」を意味するもので，ここでも個人のセクシュアリティが重要な意味をもつこととなる．

II セクシュアリティと健康課題

1．ヘルスアセスメント
セクシュアリティと生殖に関して，対象の認識とニードの充足を把握することで，本人のセクシュアリティと性表現の心身両面での健康状態や傾向を判断することができる．

①女性では生殖器の発育と発達，月経歴と妊娠分娩歴，人工妊娠中絶の経験
②男性では生殖器の発育と発達
③男女ともに避妊の経験，性行動の傾向，性行動と持病への不安，性感染症への不安，性的虐待の経験，生殖器に関連する疾患と手術
④自己概念と性アイデンティティ，性についての考え方
⑤性機能障害

2．健康課題
WHOの健康の定義から，単に生殖の経過に疾病がないというだけでなく身体的・精神的・社会的に性生活と生殖行動が良好である状態(well-being)を維持できることが看護目標(goalまたはoutcome)となる．

健康障害に対しては，本人への身体的治療が必要な場合がある．精神・心理面では外傷後ストレス症候群(post-traumatic stress disorder；PTSD)をも考慮したケアが必要になる場合や，パートナーや家族をも巻き込んだ丁寧なカウンセリングを行う場合などが考えられる．

①先天的な形態異常，生殖器の発達遅延
②生殖器の手術と性アイデンティティの変化
③性同一性障害(gender identity disorder；GID)
④性感染症(sexually transmitted diseases；STD)
⑤セックスレス・カップル(sexless couple)
⑥勃起障害(erectile dysfunction；ED)
⑦不妊症(infertility)
⑧内分泌攪乱物質
⑨性的虐待，売買春，強姦，女性に対する暴力

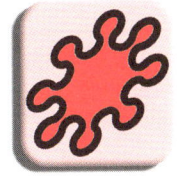

摂食障害
eating disorder

I 定義・概念

食行動の異常を主症状とする，種々の障害をいう．摂食と体重に対する行動や考え方，態度の異常がある．

食事をしないなど食行動の異常については，古くから社会や文化・宗教などの背景と結びついた記録がみとめられるが，摂食障害の概念が確立したのは比較的最近のことであり，19世紀になり神経性無食欲症の概念が確立し，近年に神経性大食症の概念が確立している．

DSM-Ⅳの診断基準では，摂食障害は①神経性無食欲症（anorexia nervosa）とその亜型，②神経性大食症（bulimia nervosa）とその亜型，③特定不能の摂食障害に大別して取り上げられている．

これらの障害には，生物学的要因，社会・文化的要因，心理的要因など，さまざまな要因が関与すると考えられている．

II 背景

肥満に対するとらえ方は文化と密接な関係があり，これまで米国やイギリスなど，やせているほうが美しいとされる西洋文化の浸透した社会（とくに白人女性）において，摂食障害の有病率は高いと報告されてきた．しかし近年では，アジア諸国全体でも摂食障害が増加している．

わが国においても，近年は西洋文化の影響もありスリムな体型が美しいとされる風潮がみとめられ，ダイエットが盛んになっている．神経性無食欲症は，欧米諸国よりは低いものの他のアジア諸国より高率にみられ，神経性大食症においては，欧米諸国とほぼ同様と考えられている．

神経性大食症の患者数は，神経性無食欲症の約10倍といわれ，欧米諸国では若い女性の約1％が罹患していると報告されている．

III 症状

1．神経性無食欲症

神経性無食欲症の症状は，高度のやせ，無食欲，拒食，無月経などを主体とし，さらにやせ薬や下剤の乱用，意図的な嘔吐などもみられる．

低栄養となり，脱水，徐脈，低体温，低血圧，低血糖，低蛋白や，ホルモンの異常などがみとめられるが，活動性は上昇し，過活動となる．また，退行をみとめ，依存的になり，盗食や万引きといった問題行動もかなりの頻度でみとめられる．

2．神経性大食症

神経性大食症では，むちゃ食いのエピソードを反復し，その期間中摂食行動を自分でコントロールすることができない．

体重増加を防ぐために，自己嘔吐，下剤や利尿薬の使用，食事制限，激しい運動などをこころみる．また，嘔吐や薬物の使用によりアルカローシスや電解質の異常が出現する．

両者ともに認知が障害され，体重や体型について誤った考え方をもち，肥満に対する恐怖，不安，やせ願望を強くもつ．これには同一性障害，女性性の忌避，成熟への恐怖も存在すると考えられている．

摂食障害の症状は特徴的で，診断は容易である．

IV 治療・予後

1．精神療法

摂食障害による栄養不良を根本から改善するためには，正常な食行動の回復を目的とした認知・行動療法が一般的である．自己評価を過剰に体重や体型によらないようにサポートしていく．

ただし，患者はさまざまな問題を体型や体重へのこだわりに変えており，治療には抵抗が強い．このため，無理強いせずに患者の意思を尊重しながらの治療が原則となる．また，家族との人間関係が発症に起因していることも多く，家族への介入も考慮される．必要に応じて家族教室などを勧める．

2．身体管理

栄養状態が悪化し，生命に危機が迫る事態に陥れば，全身状態の改善を目標とした入院治療が必要となる．その場合，中心静脈栄養（IVH）などによる全身管理や経管栄養が選択される．

3．薬物療法

患者の症状に合わせて，抗うつ薬，抗不安薬などが選択される．しかし，体重減少をみとめる場合には効果が得られにくく，また副作用が出やすいため，十分な注意が必要である．過食に対しては，選択的セロトニン再取り込み阻害薬（SSRI）の投与により改善をみとめる場合がある．

摂食障害

予後を良好とする因子としては，若年発症，良好な親子関係などがあげられ，予後不良因子としては，頻回の過食，嘔吐，薬物の乱用，著しい体重減少，高い衝動性，長い罹病期間，不良な親子関係などがある．

体重や月経は回復しても，社会的・心理的・身体的にもとの水準に回復することは困難な場合も多く，精神療法，身体管理，薬物療法，家族療法などを総合的に行う必要がある．

摂食障害患者の看護

■看護のポイント

患者が神経性無食欲症，神経性大食症のいずれの場合も，食行動の異常がある．また認知が障害され，体重や体型について誤った考え方をもち，肥満に対する恐怖，不安，やせ願望が強い．看護師は，患者の正常な食行動の回復を目指し，無理強いしないで患者の意思を尊重しながら看護を行い，患者との信頼関係を結べるように努力する必要がある．

また通常は外来治療であるが，入院治療となるのは，身体症状が重篤な場合や外来治療では症状の改善が期待できない場合である．患者は入院時には病気の認識がないことが多く，治療や看護に対して抵抗が強い．医療チームで治療にあたるので，看護師は，医師，患者，家族とともに治療計画を共通理解し，患者には一貫した態度で接する必要がある．

さらに入院時は，身体面への治療と精神面への治療が並行して行われるので，どちらか一方に偏らないように援助する．

■観察のポイント

(1) パーソナリティ
低い自尊心，依存欲求，非現実的なボディイメージ．
(2) ストレス
友人，家族などの人間関係，人生の目標や今の自分の生き方．
(3) 日常生活状況
- つじつまの合わない言動，嘘，頻繁な訴え
- 過活動，運動強迫
- 食事，水分摂取状況，拒食，摂取制限，隠れ食い，過食
- 排泄状況，下剤ややせ薬の乱用，意図的な嘔吐
- 長時間の入浴行為
- 体重測定前の水分摂取，測定時の体重増加の工夫
- 他患者とのトラブル
- 盗食や盗癖

(4) 栄養障害
- 神経性無食欲症の場合
摂取エネルギー量の不足と活動性の亢進による低体重，低体温，徐脈，うぶ毛の増殖，浮腫，無月経，運動機能障害，心臓・肝・腎障害，免疫力低下
- 神経性大食症の場合
指を用いた頻回な自発的嘔吐によるアルカローシスや電解質の異常，歯の脱落，口内炎

(5) 薬物の副作用

■具体的なケア

1) 精神療法と看護

患者の正しい食行動の回復を目指し，身体の歪んだ認知，低い自尊心，家族関係などの改善のために，さまざまな療法が行われるので，看護師は医師と連携して，その療法のサポートを行う．

(1) 個人精神療法のケア

傾聴，受容，共感，支持，助言で構成され，面接の日時などを設定して行われる．看護師はこの精神療法から連動する症状の変化を観察する．症状が激しく動揺がみられる場合は，面接内容には触れないで，患者を見守り，医師に報告する．

(2) 認知行動療法のケア
- 行動療法は，学習理論に基づき，ある行動に報酬あるいは罰を与えることで行動を変容させるというものである．患者には摂取量をきちんと明示し，それを守らせる方法がとられる．看護師は，医師と患者のルールづくりの場に同席し，患者の心情を理解し，ルールを守って結果が出せるように援助する
- 認知行動療法とは，自分自身の考え方や物事の感じ方の癖を自覚し，それを見直して是正しながら感情や反応，認識を自分でコントロールす

る方法と技術を身につけていくものである。たとえば、過食以外の対処法を見出すために、症状出現時の状況や程度と、その背景にある感情を自分で量的に把握させることにより、健康なボディイメージを理解できるようにするとともに、摂食の意味を理解し規則的な摂食ができるようにコントロールしやすくしていく

(3) 家族療法のケア

家族との人間関係が発症の原因となっている場合もあるので、家族と面接をしたり、集団療法の機会などを利用して、家族の悩みや話を聞き、相談にのり、患者の自立を助けるような関係のあり方を示唆することが大切である。

2) 全身状態の看護

食行動の異常による低栄養状態のアセスメント、およびそれによる二次障害を把握する。また、神経性無食欲症で低栄養の場合は、急激な高カロリーをさけ、末梢輸液、経鼻腔栄養、高カロリー食品などを併用しながら、段階的にカロリーを上げ、栄養状態の改善をはかる。重篤な低栄養の患者に対して、急激に栄養が再開されるとリフィーデング（再栄養）症候群が生じるので、身体症状の観察が必要である。神経性大食症の場合は、カロリー制限食を行う。

3) 薬物療法の看護

抑うつ気分や空虚感に対して、抗うつ薬、抗不安薬などが投与される。また過食に関しては、選択的セロトニン再取り込み阻害薬(SSRI)が投与される。薬物に対する正しい知識の提供や副作用の観察を行う。

穿刺法
puncture

I 定義・概念

穿刺とは，体内腔（管腔組織を含む）に穿刺針（あるいは穿刺カテーテル）を体外より刺入することをいう（図1）．

II 目的・分類

穿刺法をその目的により大別すると，穿刺によって得られた経路を用いて体内腔へ薬液の注入を行う場合と，体内腔より貯留液を体外誘導する場合，また，診断を目的とするものと，治療を目的とするものとに分類される（表1）．

薬物の体内注入では診断を目的とした各種の造影検査，治療としては局所療法としての抗悪性腫瘍薬，抗菌薬，麻酔薬の注入があり，貯留液の体外誘導では採取液の各種検査による補助診断，治療を目的とした各種ドレナージがあげられる．

腰椎穿刺（腰部脊髄クモ膜下穿刺）を例にとると，造影剤注入によるミエログラフィ診断，麻酔薬注入による腰椎麻酔（腰部脊髄クモ膜下麻酔），採取した髄液検査診断，悪性疾患に対する抗悪性腫瘍薬の注入，髄液腔の減圧ドレナージなど，穿刺法は概ね同一でもそれぞれの目的は多種多様である．

III 穿刺法の実際

穿刺に先立ち，穿刺目標部位を各種画像診断などをふまえ十分に検討，確認し，必要であれば皮膚にマーキングを行う．穿刺部の皮膚は十分に消毒する．これ

■表1　穿刺法の目的別分類

	診断を目的とする穿刺	治療を目的とする穿刺
体内注入を目的とする穿刺	各種造影検査 　ミエログラフィ 　経皮経肝胆管造影 　　など	各種薬物の注入 　抗悪性腫瘍薬，抗菌薬（腹腔内，髄液腔内）など 　昇圧薬（心腔内） 　腰椎麻酔　など
体外誘導を目的とする穿刺	採取液の検査 　細菌学的検査，細胞診，血液・血清学的検索　など 内圧測定 　髄圧測定，胆道内圧測定　など	各種ドレナージ 　排液，排膿，脱気，減圧　など

■図1　主な穿刺法の例

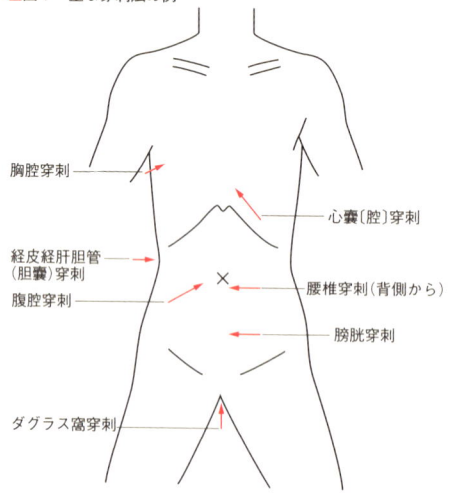

- 胸腔穿刺
- 経皮経肝胆管（胆囊）穿刺
- 腹腔穿刺
- 心囊〔腔〕穿刺
- 腰椎穿刺（背側から）
- 膀胱穿刺
- ダグラス窩穿刺

■図2　超音波ガイド下穿刺法の模式図

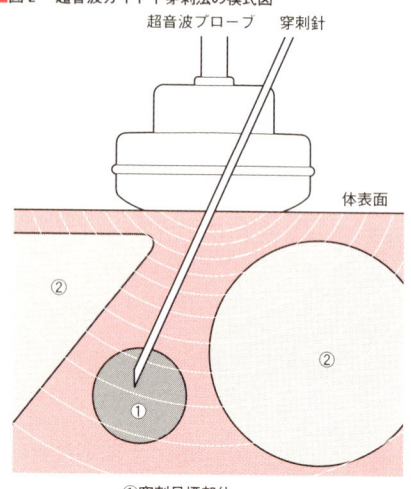

- 超音波プローブ
- 穿刺針
- 体表面
- ①穿刺目標部位
- ②穿刺をさけるべき部位

らは後述する表2の1, 2の合併症の予防に役立つ.

穿刺は通常，局所麻酔下，あるいは全身麻酔下で行われる．またX線透視下，超音波ガイド下に穿刺を行えれば，より安全である．とくに超音波ガイド下での穿刺は，経皮経肝胆管穿刺など目標部位が小さな穿刺の場合，目標部位と穿刺針の位置を同時に確認しながら穿刺を行うことが可能である(図2).

IV 合併症

穿刺に際して生じる合併症の多くは，不用意な処置によるものであるといえる(表2)．これらは施行前，施行中，施行後を通じてそれぞれ細心の注意をはらえば，多くは回避できるものである．

■表2 穿刺による合併症

1. 目的部位以外への合併症
   - 不適切な穿刺部位
   - 穿刺方向の誤り ──→ 出血, 気胸, 消化管穿孔など
   - 穿刺深度の誤り
2. 感染による合併症
   - 穿刺体表部の感染 ──→ 発赤, 疼痛, 膿瘍形成
   - 穿刺腔の感染 ──→ 膿瘍形成, 敗血症など
   - 留置カテーテルによる感染 ──→ カテーテル熱, 敗血症など
3. 穿刺針(カテーテル)抜去後の合併症
   - 不十分な止血 ──→ 後出血
   - カテーテル遺残 ──→ 塞栓症, 心内遺残による不整脈など
   - 穿通組織の瘻孔化 ──→ 動静脈瘻, 外瘻化, 出血など

穿刺時の看護

■看護のポイント(共通)

留意事項を以下にあげる．
- 検査の説明と同意を得る
- 食後はさける(緊張が強いときには食事を禁止または延食とする)
- 排泄をすませる
- 緊張が強いときには医師から薬物の指示を得る
- シーツの汚染防止(処置用シーツの使用)
- 安楽な体位の工夫と不安の緩和
- 予測情報の提供
- 無菌操作(表面麻酔, 穿刺, 吸引, 検体採取)の介助
- バイタルサインの観察(施行前後)
- 安静
- 記録(時間, 体位, 刺入部位, 採取量, 性状, バイタルサイン, 患者の状態, 検査後の医師の指示などを記入)

■具体的なケア

1 骨髄穿刺(bone marrow puncture)
① 準備：骨髄穿刺針，骨髄検査用器具一式，包交セット，ワゴン，凝固系(血小板)のチェック
② 禁忌：血友病，出血性疾患，重症呼吸循環不全疾患
③ 穿刺部位・体位：第2・3肋間胸骨中央(仰臥位)，腸骨の棘突起(前・後腸骨棘)(側・腹臥位)から骨髄液を採取(図3)
④ 施行中：穿刺時の苦痛・不安の緩和
⑤ 施行後：止血の確認(圧迫止血10分間)，穿刺終了後1〜2時間の安静
⑥ 検査結果(以下に基準値を示す)
造血機能：有核細胞数(NCC) $10〜20 \times 10^4/\mu L$
血小板産生：巨核球数 $50〜150/\mu L$
有核細胞：白血病細胞(芽球, blast)の有無(3〜5%で寛解) 注)骨髄が吸引不能(dry tap：骨髄の線維化)のときには骨髄生検を行う.
⑦ 記録：施行部位，検査項目，止血の状態
2 腰椎穿刺(lumbar puncture；LP)
① 準備：ルンバールセット，包交セット，ワゴン

■図3 骨髄穿刺

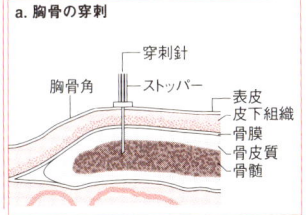

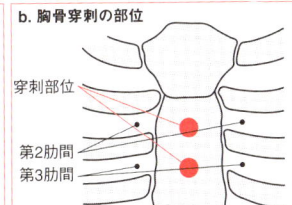

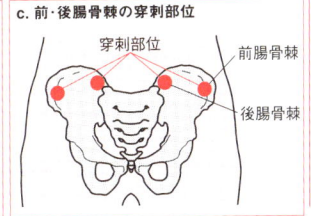

a. 胸骨の穿刺
胸骨角／穿刺針／ストッパー／表皮／皮下組織／骨膜／骨皮質／骨髄

b. 胸骨穿刺の部位
穿刺部位／第2肋間／第3肋間

c. 前・後腸骨棘の穿刺部位
穿刺部位／前腸骨棘／後腸骨棘

穿刺法

■図4　腰椎穿刺の部位

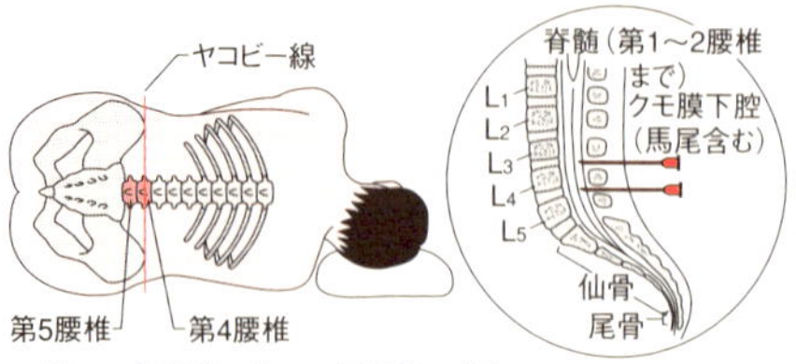

ヤコビー線／第5腰椎／第4腰椎／脊髄（第1～2腰椎まで）／クモ膜下腔（馬尾含む）／L1／L2／L3／L4／L5／仙骨／尾骨

第3～4腰椎間，第4～5腰椎間に刺入

■図5　胸腔穿刺の部位

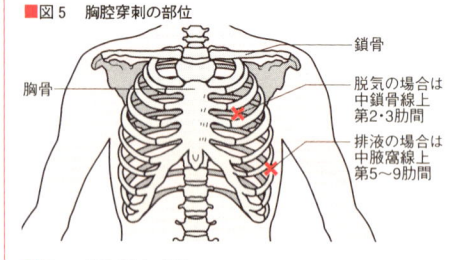

鎖骨／胸骨／脱気の場合は中鎖骨線上第2・3肋間／排液の場合は中腋窩線上第5～9肋間

■図6　腹腔穿刺の部位

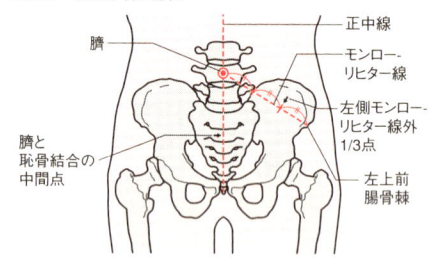

臍／臍と恥骨結合の中間点／正中線／モンロー-リヒター線／左側モンロー-リヒター線外1/3点／左上前腸骨棘

■表3　腹水と胸水の漏出液と滲出液の違い

	漏出液	滲出液
外見	黄褐色透明	多くは混濁、血性、膿性
比重	1.015以下	1.018以上
凝固性	凝固しない	凝固しやすい
蛋白量	2 g/dL以下	4 g/dL以上
細胞	少ない	多い（好中球、リンパ球など）
細菌	陰性	陽性のことが多い
リヴァルタ反応（炎症反応）	－	＋

②禁忌：頭蓋内圧亢進にあるとき（脳ヘルニアを起こす危険性），脳出血直後，脳腫瘍
③体位：側臥位（膝をかかえさせエビ状に身体を固定する）または坐位（膝を屈曲して上肢でかかえ，腰部を突き出す）
④穿刺部位：第3～4腰椎間または第4～5腰椎間のクモ膜下腔に刺針し髄液を採取（図4）．
- ヤコビー線：左右両腸骨稜を結んだ線で第4腰椎にあたる（脊髄神経の損傷をさける）

⑤施行中：静かに呼吸させる．
- クエッケンシュテットテスト：正常では両側頸静脈を圧迫すると液圧が上昇し，離すと下降する（正常または陰性と記録）．クモ膜下腔に閉塞があるときには液圧が上昇しない（異常または陽性と記録）

⑥施行後：頭痛，めまい（髄液漏出による副作用），悪心・嘔吐・血圧低下・徐脈（脳ヘルニア）の有無

穿刺終了後1～2時間腹臥位安静（髄液漏出による低髄圧防止）．枕を取り，頭を低くする．24時間は食事・トイレ以外安静

⑦検査結果（基準値）：髄液圧70～180 mmH$_2$O，無色透明

⑧記録：初圧，髄液採取量（1 mL採取すると髄液圧は10 mmH$_2$O低下），色調，終圧，クエッケンシュテットテストの結果

③ 胸腔穿刺（pleural puncture）

①準備：胸腔穿刺針，包交セット，ワゴン
②体位：坐位または半坐位
③穿刺部位：患側胸部第2～3，5～9肋間の胸腔に刺針し空気・胸水を採取（図5）
④施行前後：呼吸の観察，胸部聴診・打診，胸部X線検査
⑤施行中：咳，胸部痛，呼吸困難の有無
⑥施行後：穿刺終了後1～2時間安静
⑦記録：色，性状，量，患者の状態

④ 腹腔穿刺（abdominal puncture）

①準備：腹腔穿刺針，包交セット，ワゴン，排尿（膀胱が膨張していると腹管が移動し膀胱や腸を誤穿刺する）
②体位：坐位または半坐位
③穿刺部位：臍のやや左側部の腹腔（血管や腸管の損傷が少ない）に刺針し腹水を採取（図6）．
- モンロー-リヒター線（臍と左上前腸骨棘を結んだ線）上の中央または外側1/3の点，臍と恥骨結合の中間点

④施行前後：腹囲測定
⑤施行中：腹水排除による急激な腹圧低下や内臓下垂によるショックに注意，ゆっくり排除する
⑥施行後：穿刺終了後1～2時間安静
⑦記録：色，性状，量，患者の状態

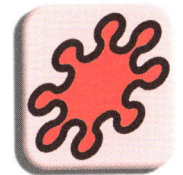

先天性心疾患
せんてんせいしんしつかん
congenital heart disease ; CHD, congenital cardiopathy ; CC

I 概説

先天性心疾患は，出生1,000について8～10の頻度で出現し，先天性の疾患のなかで最も多いものである．その発生機序は，素因と環境因子の相互作用により起こる多因子遺伝によるものが大部分とされている．明らかな遺伝関係のあるものは約2％で，染色体異常によるものは5％程度である．風疹ウイルスの胎内感染は，心奇形との因果関係がはっきりしている．

先天性心疾患の約半数は，生後1年以内に死亡し，その約半数は生後1か月以内に死亡する．しかし，近年心臓外科の進歩により新生児期あるいは乳児期における手術が可能となり，予後の改善がみられる．

II 代表的な疾患

1. 心室中隔欠損[症]（ventricular septal defect ; VSD）

心室中隔欠損（図1）は先天性心疾患のなかで最も頻度が高い．心室中隔に欠損孔があり，左室から右室へ血液が流れ，左右短絡となる．

心室中隔欠損の自然閉鎖は約20～30％にみとめられ，その大半は3歳ごろまでに閉鎖する．ある程度以上の大きさの心室中隔欠損は，精神面，社会生活を考慮して小学校入学前に，人工心肺装置を用い直視下に閉鎖する．乳児期に心不全に陥り，内科的に心不全がコントロールできないときは，一期的に修正手術が行われている．体重2kgを超えれば手術が可能である．

2. 動脈管開存[症]（patent ductus arteriosus ; PDA）

動脈管は出生後まもなく機能的に閉鎖し，生後3か月で解剖学的に閉鎖する．しかし動脈管が閉鎖せず開存すると，大動脈から肺動脈へと血液が流れ，左右短絡となる．未熟児では動脈管の閉鎖遅延がしばしばみとめられ，新生児呼吸窮迫症候群の病像を悪化させる．未熟児では，プロスタグランジン阻害薬の投与により動脈管開存例の約80％を閉鎖することができる．

この疾患は動脈管の切断術，あるいは結紮術により根治することができる．近年，カテーテル治療や経胸壁内視鏡手術が開胸直視下手術にとって代わろうとしている．症状がなければ，感染性心内膜炎のリスクを少なくする目的で通常幼児期に手術を行うが，乳児期に心不全に陥るような場合は早期に手術を行うと劇的に好転する．未熟児でも根治術が可能である．手術の

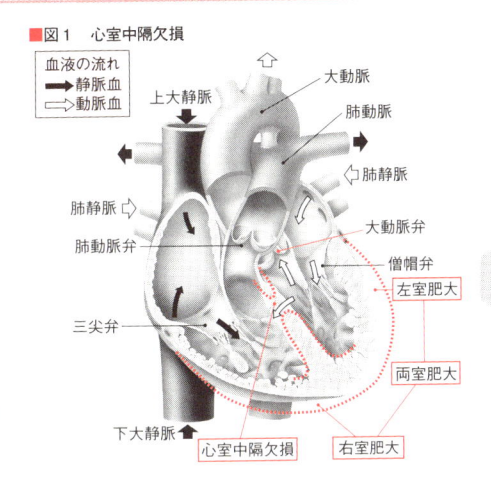

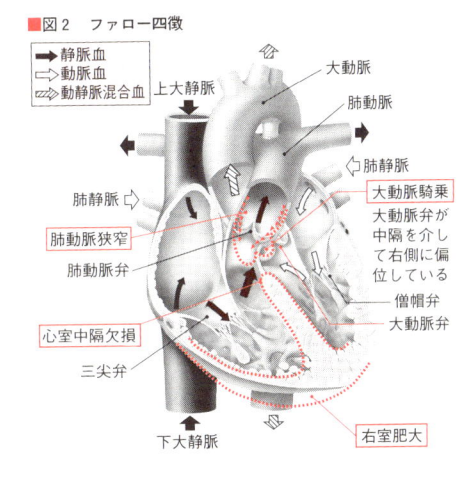

■図1　心室中隔欠損

■図2　ファロー四徴

危険率は1％未満である．

3. 心房中隔欠損[症]（atrial septal defect ; ASD）

左房と右房を境する心房中隔に欠損孔のある場合，左房から右房へ血液が流れ，左右短絡となる．

通常小児科年齢では無症状で，ある程度以上の大きさの欠損孔がある場合は，30歳ころから心不全症状を訴えるものが多い．

修正手術は，小学校入学前に行われるのが一般的で

ある．アンプラッツァー閉鎖栓を用いたカテーテル治療が行われるようになり，開胸術に代わる治療法として注目されている．

4．肺動脈狭窄(pulmonary stenosis；PS)

肺動脈弁に狭窄のあるものが大半である．肺動脈狭窄の程度が強いほど右室に圧負荷がかかる．通常は無症状であるが，重症例では心不全に陥るものもある．

狭窄の程度の軽いものは手術の必要はないが，狭窄の程度が進行するものもある．中等度以上の狭窄例では人工心肺を用い狭窄を寛解する．重症例で新生児期に心不全に陥った場合は，ブロック手術により肺動脈弁切開を行うか，直視下に右室流出路形成術が行われている．侵襲的カテーテル術により狭窄部を解除する方法も行われている．

5．大動脈縮窄(coarctation of aorta；COA)

大動脈の動脈管付着部付近に縮窄をみとめることが多い．縮窄の程度が強い場合は，左室負荷のため心不全に陥ることもある．縮窄部の中枢側は高血圧となる．

無症状の場合は通常は大動脈の発育や，左室機能を考慮し，3～10歳くらいで手術することが多い．動脈管開存，心室中隔欠損などが合併すると，大動脈縮窄複合とよばれ，新生児早期に心不全に陥りやすく緊急手術を必要とする．術後の再狭窄例には侵襲的カテーテル術により縮窄部を解除する方法も行われ，成長期を過ぎた例では，再狭窄をきたしにくいステントを用いたカテーテル治療もこころみられている．

6．大動脈狭窄(aortic stenosis；AS)

左室より大動脈への出口の狭窄で大動脈弁狭窄が多い．無症状のことが多いが，狭窄の程度により運動時の胸痛，失神発作，突然死などの原因となる．中等度以上の大動脈狭窄には運動制限が必要で，手術適応となる．侵襲的カテーテル術はあまり適していない．

7．ファロー四徴[症](tetralogy of Fallot；TOF)

心室中隔欠損，肺動脈狭窄，大動脈騎乗，右室肥大の四徴をもつもので，心室中隔欠損を介する右左短絡により，チアノーゼをみとめる(図2)．

肺血流量の減少が何らかの原因で増強すると，無酸素発作を起こし生命の危険をきたすことがある．年長児では歩行時に蹲踞(そんきょ)の姿勢をとるのが特徴的である．

通常2～4歳で修正手術を行うが，乳児期に無酸素発作を頻発し，薬物による発作予防が困難な場合は，ブロック手術を行い肺血流量の増加をはかり，成長を待って修正手術が行われる．最近では根治術時年齢が低下しており，乳幼児期一期的修正手術を行うことが多くなっている．

8．完全大血管転位[症](complete transposition of great arteries；CTGA)

右室より大動脈，左室より肺動脈が起始し，体循環と肺循環に交通がなければ生きていくことはできず，必ず心室中隔欠損，心房中隔欠損，動脈管開存のいずれか1つ以上を併存する．

生下時から強いチアノーゼをみとめ，心不全に陥って急速に悪化することが多く，診断がつきしだいバルーンカテーテルを用い，心房中隔切開術を行い，心房内の動静脈血混合をはかる．修正手術として，ほとんどの症例で生後1～2週の新生児期にジャテン手術が行われる．

9．三尖弁閉鎖(tricuspid atresia；TA)

右房と右室の三尖弁が先天的に閉鎖し，心房間交通により右左短絡となる．生下時から強いチアノーゼをみとめ，しばしば無酸素発作がみられる．

肺循環は心室中隔欠損あるいは動脈管開存を介して血流が維持される．心房間交通が不十分の場合は，バルーンカテーテルによる心房中隔切開術を行い，乳児期に無酸素発作を起こすものは，ブロック手術あるいはグレン手術のような短絡術を行う．6か月以降では，上大動脈を右肺動脈に端側吻合して，大静脈血が左右両肺動脈に還流する両方向性グレン手術，あるいはそれに加え下大静脈を，心房内でロール状の導管を介して右肺動脈に端側吻合する(完全大静脈–肺動脈吻合術；TCPC)法が行われる．最近では，TCPC法と心房内トンネル法に代わり，心臓の外に置いた人工血管を用いる術式(心外導管法)が多くなっている．

先天性心疾患患者の看護

■看護のポイント

先天性心疾患は早期より心不全，呼吸不全，無酸素発作などの症状を呈し，内科的治療の限界例は新生児期，乳児期早期に手術の適応となる．

留意すべき点は，①異常徴候の早期発見，②心不全症状の緩和，③無酸素発作の予防と対処，④感染・合併症の予防，⑤児および家族の不安の緩和，⑥制限内での成長・発達への援助，⑦家族指導(家族が疾患や症状の増悪因子を理解し，合併症に伴う異常の早期発見を含めた日常生活のコントロールができる)などである．

■観察のポイント

異常の早期発見や治療に即した看護援助を行うには，病態とその程度を把握する必要がある．また，児の反応および検査所見（X線，心電図，心エコー，血液ガス，心臓カテーテルなど）を含めたアセスメントが必要である．主な先天性心疾患とその徴候，症状について以下に述べる．

1) 心室中隔欠損〔症〕
   - 欠損孔：
     小─心雑音をみとめるほかは通常は無症状
     中─易疲労性，多呼吸，上気道感染を反復
     大─乳児期より心不全徴候
   - 合併症：感染性心内膜炎，心不全，肺高血圧症
2) 動脈管開存〔症〕
   - 心雑音：連続性雑音─胸骨左縁上部の広い範囲で聴取，低出生体重児では収縮期雑音のみのこともある
   - 脈拍：拡張期圧が低く，脈圧が広いので脈拍も大きく触れる（bounding pulse）
   - 合併症：心不全─短絡量の多いものにみとめられる，肺高血圧症
3) 心房中隔欠損〔症〕
   - 欠損孔：小─心雑音以外は無症状
     大─運動時呼吸困難，心悸亢進
   - 合併症：壮年期に心不全，肺高血圧症
4) ファロー四徴〔症〕
   - 低酸素状態：チアノーゼ，ばち状指
   - 多血症
   - 運動時呼吸困難，蹲踞（そんきょ），無酸素症
   - 低発育状態，運動能力の低下
   - 心雑音：駆出性収縮期雑音を胸骨左縁上部に聴取
   - 合併症：無酸素発作，脳梗塞，脳膿瘍，感染性心内膜炎
5) うっ血性心不全

小児のうっ血性心不全の基礎疾患は大部分が先天性心奇形である．とくに左右短絡血流の多い心室中隔欠損，動脈管開存や心内膜床欠損，完全大血管転位，大動脈縮窄の乳児型（管前型），三尖弁閉鎖，総肺静脈還流異常などは新生児・乳児期から心不全症状を呈する．

心不全の症状は年齢により多少異なる．患児にみられる中等症以上の症状は以下のとおりである．
- 安静時の頻脈
- 安静時の多呼吸，胸部のラ音，咳嗽，呼吸困難：鼻翼呼吸，胸骨下・肋間の陥没呼吸
- 哺乳力低下，体重増加不良，成長・発達遅延
- 多汗（頭部と顔面），皮膚の湿潤，四肢の冷感，浮腫，肝腫大
- 尿量減少（1 mL/時/kg 未満）
- 不機嫌，泣き声が弱い，けわしい表情

■具体的なケア

1 異常徴候を早期発見し状態の悪化を防ぐ

幼児の訴えは表現に乏しいので，観察により児の状態を的確に判断することが求められる．
1) バイタルサイン
   ①体温：原因が明らかでない発熱が5日以上続くときは感染性心内膜炎の疑いがある．
   ②脈拍：脈拍数，性状を1分間測定．乳児は心音を聴取する．
   ③呼吸：呼吸数を1分間測定．深さ，リズム，パターンを観察する．
   ④血圧：入院時は四肢の血圧を測定．大動脈縮窄症は上肢が高く，下肢は低い．
2) チアノーゼ
   原因により治療が異なるため，部位や成因の把握が必要である．肺性チアノーゼは100％酸素によく反応するが，右左短絡によるチアノーゼは100％酸素に反応が少ない．
3) 心雑音

心雑音には，収縮期雑音，拡張期雑音，収縮期と拡張期にわたって聴かれる連続性雑音がある．とくに動脈管開存症で聴取される心雑音（連続性雑音）の有無は，治療効果を知るうえで意義がある．

2 循環・呼吸状態の改善
1) うっ血性心不全患者の看護
(1) 心身の安静による心臓の仕事量の軽減
   ①運動制限が必要な場合はベッド上安静にする．
   ②泣かせない：あやす，抱っこ，おしゃぶりなどを与えるなどの工夫をする．
   ③便通の調整をする．
   ④不眠時は環境（照明，眠りのための音楽など）を整え，タッチングで安心させる．
(2) 呼吸困難の軽減
   ①安楽な体位をとらせる：セミファウラー位は腹部内臓による心臓や肺への圧迫を少なくする．
   ②排痰を促し，換気をよくする．
   ③医師の指示により酸素吸入を行う．

(3) 末梢冷感の軽減
　保温に努め，末梢循環の改善をはかる．
(4) 適切な栄養摂取量の維持
　①授乳による負担の軽減：2～3回に分乳して排気を十分にする．哺乳びんは楽に吸啜(きゅうてつ)でき，むせない大きさの穴の乳首を選ぶ．
　②哺乳量が少ない場合は，指示により経鼻胃管栄養を時間をかけて注入する．
　③指示により塩分・水分制限をする(循環血液量を減らし，うっ血や浮腫を軽減させる)．
　④水分出納を評価し，記録する：水分摂取量と尿量を毎日測定する．
　⑤体重測定：毎日同じ条件で行う．
(5) 浮腫のある皮膚の褥瘡予防
　皮膚の循環不全のため，褥瘡を生じやすい．
(6) 感染予防
　肺うっ血があり上気道感染に罹患しやすい．かぜをひいた人を近づけない．含嗽，手洗いを習慣づける．
(7) ジギタリス中毒症状への注意
　血中濃度を把握する(治療域は0.5～2 ng/mL)．
(8) 急変時への対応
　救急セットの常備，連絡先の明記，家族に心くばりのある対応をする．
2) 無酸素発作を起こしやすい児の看護
　①発作が起こりやすい状況を把握し，予防的にケアする：不機嫌状態では早めに抱いてあやし，泣かせない．
　②発作時は膝胸位にする(肺血流量が増加する)．
　③酸素吸入を施行し，すぐに医師を呼ぶ．
　④医師の指示によりモルヒネを注射する．
　⑤薬物療法への援助：通常，予防的にフェノバルビタールや β-[受容体]遮断薬(インデラルなど)を与薬する．

3 正確に与薬し，副作用を早期発見する
(1) 電解質値を把握する(利尿薬は低カリウム血症を起こしやすく，低カリウム血症はジギタリス中毒症状を起こしやすい)．
(2) 副作用が疑われるときは心電図モニターを装着して観察する．

4 感染・合併症の予防
(1) 皮膚・粘膜の清潔
　①心疾患患児は発汗が多い．発汗時は清拭し，更衣させる．
　②入浴は40℃くらいの湯で短時間にする．
　③入浴禁止の場合：清拭と陰部清浄を毎日施行する．部分浴は状態をみながら行う．
　④おむつかぶれ，汗疹などの皮膚のトラブルを悪化させない．
(2) 検査・治療処置に伴う感染の危険因子に対する予防的なケア
　①新生児や浮腫のある皮膚は点滴ライン，電極ゲルの刺激，粘着テープ，パルスオキシメーターのセンサーの圧迫などにより，皮膚損傷を起こし細菌感染を生じやすい．
　②感染性心内膜炎の予防：抜歯や外科処置などを契機に細菌・真菌・リケッチアなどが血中に入り，弁膜に付着する．とくに心房中隔欠損[症]に合併しやすいので，歯を治療する際は医師に相談する．通常，予防的に抗菌薬が投与される．
　③脳塞栓の防止：チアノーゼ型心疾患に合併する危険があり，輸液回路内の小気泡，血栓などが原因になる．

5 成長・発達への援助
　入院の長期化や親との分離，活動制限，疾患・治療に伴う苦痛などが発育を停滞させる要因となる．親と協力して，制限内でも可能な遊びの工夫や発達レベルにふさわしい玩具を選ぶ．また，スキンシップの時間を多くするなど，常に発達を刺激する．

6 不安の軽減
　心疾患患児の親の主な不安因子は，児の病状や検査・手術に伴う生命の危機，突然死への不安，成長・発達遅延の危惧などである．入院による母子分離や病状・治療に対する情報不足は，不安を助長させる要因となる．また，親の不安や動揺に児は敏感に反応し不安になる．
　①医師が家族に行った説明内容を把握(診断された疾患名，病状，治療，検査，手術について)．
　②医師の説明に対する親の受け止め方を把握し，不足があれば補う．
　③定期的に医師から状態の説明を受けられるように配慮する．
　④面会時は親と離れていた間の児の生活状況について話す．
　⑤面会時は質問や不安を表出しやすいように接し，いつでも話してよい旨を伝える．
　⑥親と医療従事者間の考え方に大きな相違がないかを知る．親が児にどのようにかかわりたいかを話し合う．
　⑦看護処置は児が理解できる範囲でそのつど説明する．
　⑧医療費については，公費(育成医療，小児慢性特定疾患)による給付対象であることを伝え，手続き方法を説明する．

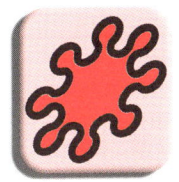

先天性代謝異常
inborn errors of metabolism ; IEM

I 概説

　遺伝的な要因によって，生体内の代謝過程が正常な機能を発揮できず，生体の恒常性(ホメオスターシス)が崩れて何らかの症状が示される場合をいう．
　先天性代謝異常の種類は非常に多く，現在知られているだけでも100種類以上にのぼるといわれているが，一部の疾患では，食事療法を早期より開始すれば，その効果が期待できるものもある．これらの疾患について，現在わが国では，新生児期にマススクリーニングが行われている(表1)．

II 症状と特徴

　先天性代謝異常の症状は多彩で，重篤な代謝異常が生後まもなく始まるために，発育異常や知能障害・痙攣・運動失調などの精神神経症状をきたすものが多い．このほか，筋，皮膚，性器，感覚器，消化器に特有な症状を示すものがある．

1．新生児期の症状
　新生児期の症状3徴として，嘔吐，痙攣，意識障害がある．ほかに哺乳不良，筋緊張低下，多呼吸，無呼吸，心不全などがあり，突然死することもある．高アンモニア血症では多汗もみられる．

2．精神発達遅延
　フェニルケトン尿症，糖尿病，レフサム症候群など，早期発見と治療で症状を軽減したり，予防できるものもある．

3．発育異常
　低身長(小人症)，身長の異常に高いもの(ホモシスチン尿症など)や四肢長の異常，異常体型，性的発育異常などがある．低身長は，くる病を伴う代謝異常，成長ホルモン代謝異常などでみられる．

4．眼症状
　水晶体・網膜・角膜・視神経など侵される部位はさまざまで，水晶体脱臼(ホモシスチン尿症)，白内障(ガラクトース血症)，角膜混濁(ムコ多糖体蓄積症)などの眼症状がある．

5．肝・脾腫
　チロシン血症，高メチオニン症，糖尿病，ガラクトース血症，家族性高リボ蛋白血症などでみられ，肝と脾の両者が腫大する疾患が多い．

6．特徴的顔貌
　ムコ多糖体蓄積症では，体幹に比して大きい顔面，扁平な鼻，厚い口唇，眼間開離，短い首など，特有な顔貌がみられる．

7．骨変化
　骨端部の変化(シスチン血症，ガラクトース血症など)，骨幹部の変化(骨多孔症，骨硬化症)，骨年齢の促進または遅延のほか，特殊なものとしてホモシスチン尿症のクモ状指趾などがある．

■表1　新生児マススクリーニング対象疾患

疾患名	頻度	測定物質	臨床症状	治療法
アミノ酸代謝異常				
フェニルケトン尿症	1/10万	フェニルアラニン	精神発達遅延・赤毛	フェニルアラニン制限食
ホモシスチン尿症	1/100万	メチオニン	精神発達遅延・水晶体脱臼	シスチン添加低メチオニン食
メープルシロップ尿症	1/50万	ロイシン	精神発達遅延・痙攣など	ロイシン，イソロイシン，バリン制限食
糖代謝異常				
ガラクトース血症	1/100万(古典型)	ガラクトース GALT	精神発達遅延・白内障・黄疸・肝脾腫	無乳糖食
内分泌異常				
先天性甲状腺機能低下症(クレチン)	1/5千	TSHもしくはT4併用	精神発達遅延・発育不全・クレチン顔貌など	甲状腺ホルモン薬投与
先天性副腎皮質過形成症	1/1万5千	17-α OHP	外性器異常・塩喪失など	コルチゾール・ミネラルコルチコイド投与

GALT：ガラクトース-1-リン酸ウリジルトランスフェラーゼ，TSH：甲状腺刺激ホルモン，T_4：サイロキシン，17-α OHP：17-α ヒドロキシプロゲステロン
(大国真彦ほか編：ナースの小児科学．改訂4版，p.161，中外医学社，2007)

8）皮膚症状
チアノーゼ，色素の沈着・脱失，黄疸，光線過敏症などがある．色素脱失は，アミノ酸代謝異常のフェニルケトン尿症，先天性白皮症，チェディアック−東症候群などにみとめられる．

9）その他
頻回の感染，呼吸器症状，肥満・やせ，出血性素因，消化器症状など多彩であるが，ある疾患に特有な症状は少ない．

III 診 断
マススクリーニング，徴候，尿検査，血液学的検査，生検，組織培養，染色体検査などによる．

IV 治 療
1）欠乏物質の補充
アミノ酸，血中蛋白，ホルモンなど．

2）食事療法
過剰に蓄積するアミノ酸，糖などの摂取を制限して，代謝を調節する．

3）薬物の投与
蓄積物の排泄や非活性化に役立つ．

V 主な先天性代謝異常

1．フェニルケトン尿症（phenylketonuria）
アミノ酸代謝異常の一種．フェニルアラニンの代謝酵素の活性が低いため，体内にフェニルアラニンおよびその代謝産物が蓄積し，知能障害をきたす．常染色体劣性遺伝疾患である．

1）症 状
新生児期は無症状で乳児期に湿疹，毛髪の茶褐色色調などの異常がみとめられ，生後 4〜6 か月で精神発達遅延，不随意運動，反射異常などを呈する．

2）診 断
尿中にフェニルピルビン酸が排泄され，尿に塩化第二鉄試薬を滴下すると緑色を呈する．また血中フェニルアラニン濃度の上昇をきたす．

3）治 療
フェニルアラニン制限食とする．フェニルアラニンの体内への蓄積を予防するために発育に必要な量以上を摂取しないようにする．脳障害が発現する前の生後 2〜3 か月までに，治療を開始することが必要である．

2．メープルシロップ尿症（maple syrup urine disease）
ロイシン，イソロイシン，バリンのケト酸脱炭酸酵素が欠損して生じる常染色体劣性遺伝疾患．

1）症 状
生後数日に哺乳困難，痙攣，無呼吸，筋緊張異常，後弓反張などの症状を呈し，尿は特有のメープルシロップのような臭気がみとめられる．治療しなければ 1〜3 か月くらいで死亡する．

2）診 断
尿中にロイシン，イソロイシン，バリンとおのおのの α−ケト酸が増加する．

3）治 療
ロイシン，イソロイシン，バリンの制限を行う．

3．ホモシスチン尿症（homocystinuria）
含硫性アミノ酸代謝異常の一種．シスタチオニン合成酵素の欠損で起こる常染色体劣性遺伝疾患．

1）症状・診断
精神発達遅延，マルファン症候群様の細長い体型，水晶体脱臼，血栓症，色素異常などをみる．血中メチオニンが高値を示し，尿中ホモシスチンが増加する．

2）治 療
ビタミン B_6 の大量投与やシスチン添加低メチオニン食による治療を行うが，予後不良である．

4．ガラクトース血症（galactosemia）
新生児期に発症する代謝異常で，糖質代謝異常の一種．ガラクトース代謝酵素の先天的な欠如による．

1）症 状
哺乳困難，嘔吐，生理的黄疸の遷延，発育障害，肝腫大，精神発達遅延，白内障，アミノ酸尿をみとめる．

2）診 断
赤血球の酵素（ガラクトース−1−リン酸ウリジルトランスフェラーゼ）の欠損，ガラクトース血症の証明．

3）治 療
食事からガラクトースを除く，乳糖やガラクトシダーゼを除去した無乳糖の食事療法を行う．

VI 看 護
先天性代謝異常は，早期発見，早期治療が大切である．現在，新生児マススクリーニングで発見された患児に対しては食事療法が行われる．

1）疾患の十分な説明
早期に発見し，食事療法を中心とした適切な治療が行われた場合には，正常児と同じ発達も期待できることを説明する．

2）養育上の知識や技術の具体的な説明
適切な食事療法を指導し，子どもの発達と自立を促すために過程で行えることについて十分に説明する．

3）家族への援助
両親の精神的安定をはかることができるような励ましや対応が必要である．

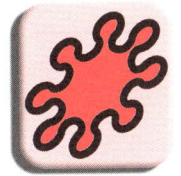

躁うつ(鬱)病
manic-depressive psychosis ; MDP

I 概説

躁うつ病とは，気分(感情)と活動性の変調を基調とする疾患であり，気分の高揚を伴う躁状態と，抑うつ状態を繰り返す．ICD-10，DSM-Ⅳにおける気分(感情)障害の双極性障害と同義語として用いられる．

以前はうつ病相のみを示す場合も含めた概念であったが，現在では経過中に必ず躁病症状をみとめることが定義である．通常，エピソードは完全に回復し，症状のあるとき以外は正常な状態に戻り，人格の欠陥状態はみとめられないことが特徴である．

II 原因

遺伝的・生物学的・社会的要因などが密接にかかわり合い発病に至ると考えられているが，原因はいまだ不明である．うつ状態では環境因子が発症の一因となることが多いと考えられている．

III 症状

躁状態では気分が高揚し，多弁，多動で注意力散漫となり落ち着かない．自尊心は肥大し，誇大的，自己中心的となる．観念奔逸をみとめ，次々と考えが浮かぶものの，まとまらない．活動性は上昇し，睡眠要求は減少する．買いあさりや，性的逸脱行為が出現することもある．重症の場合には，易怒的となり，攻撃的な言動や衝動行為が出現し，精神運動興奮をみる．躁状態の身体症状は，ときに顔面紅潮，手指振戦，頻脈，血圧上昇などがみられることもある．

うつ状態では，気分が落ち込み，悲哀感が強まり，表情が乏しく生気がなくなる．希望や自信がもてずに集中力，注意力，判断力などが低下し，日常生活の何気ない動作がおっくうになる．睡眠障害，食欲不振，体重減少や，さまざまな身体症状がみとめられる．自責的となり，希死念慮が出現することがあるので注意する．重度の場合には，不安感，焦燥感が強まり，ときには自他を傷つける行為が出現する．

また，精神症状が目立たず，身体症状が前景となる場合がある(表1)．

IV 治療

軽症の場合は原則として外来通院で治療を行う．薬物療法，精神療法とともに生活環境の調整も重要とな

■表1 躁うつ病の症状

	躁状態	うつ状態
感情	病的な爽快気分・興奮・怒りっぽい	抑うつ気分・悲哀感・絶望感・厭世感
思考	観念奔逸・妄想(誇大)	思考制止・妄想(罪業・心気・貧困)
行動	自己抑制の欠如・逸脱行為	行動の抑制・動作緩慢・昏迷
身体症状	不眠・食欲増進・性欲亢進	睡眠障害(入眠困難・早朝覚醒・浅眠)・食欲不振・性欲減退・易疲労感

る．症状の出現により患者の安全を保持することが困難となり，不利益を被る危険性が高いときには，入院治療を考慮する．

躁状態では，環境から受ける刺激で症状が増悪し，社会的逸脱行為により，対人的にトラブルを起こすことが多い．興奮が強く他害のおそれがあれば入院を考慮する．うつ状態では，些細なことに取り越し苦労をして，普段では問題にならないような家庭や職場での仕事が負担となる．入院により休息が容易となり，これだけでも症状の軽快をみとめることがある．また身体的に衰弱が強い場合や，希死念慮をみとめ自殺の危険性があるときには入院を考慮する．

気分安定薬を中心とした薬物療法を基本として，抗不安薬，睡眠薬，抗精神病薬，抗うつ薬などを症状に合わせて服薬する．その他，高度の興奮や拒食のために身体的消耗や衰弱が著しいときには，栄養，水分補給を目的に輸液や経管栄養による全身管理を行う．

V 経過・予後

各病相の経過は，数か月以内が大部分である．急速交代型(1年に4回以上の躁あるいはうつ相を繰り返す)も一部にみとめられる．年を経るにつれて長期化し，1〜2年に及ぶこともある．躁うつ病としての経過は，単極性と双極性の2群に分けられる．

躁うつ病は人格的欠損を残さないことが大部分であるため，その意味では予後は良好である．しかし，リチウムによる予防で予後は改善するものの再発の危険性は高く，複数の病相を呈し，慢性化に至ることがある．このため，患者，家族は長期間にわたる治療が必要であることを理解する必要がある．

躁うつ病患者の看護

■看護のポイント

躁状態やうつ状態は，どちらも感情が異常に亢進したものとみることができる．したがって，どちらの感情障害であっても社会的逸脱行為から起こる社会からの疎外状況を防ぐための援助が必要である．

■観察のポイント

1) 躁状態：周囲への干渉，多弁，興奮などから起こるトラブルや，衝動行為による危険性の有無を十分観察する．
2) うつ状態：希死念慮や自傷を暗示させるサインや睡眠，気分変動など微妙な変化を察知する．
3) 共通した観察項目

① 感情の変化，言動の変化
② 日常生活状況：活動と休息のバランス，食事・水分摂取状況，排泄状況など
③ 安全確保の状況
④ 身体症状や薬物の副作用の有無

■具体的なケア

1 躁状態

1) **基本的な看護**
① 第一印象だけで人格像や病像をとらえず，本来の人格を尊重する．
② 刺激的な議論や説得はさけ，よき聞き手となる．
③ 対応は簡潔明瞭に行う．
④ 安全性と低刺激に配慮し，休息が得られる環境を整える．
⑤ 要求に対して，治療者全体で統一した方針・対応を行い，不満や興奮の軽減に努める．
⑥ 服薬状況と薬物の副作用の出現に注意する．
⑦ 行動制限をしている場合，制限の理由や制限解除に必要なことを説明し，早期に自立できるように援助する．
⑧ 衝動性が考えられる場合，危険物の除去など安全に配慮する．
⑨ 集中力の欠如により，食事・水分量の低下や清潔の保持が困難な場合は，関心を高め自発的に行えるような声かけや工夫をしながら，全身状態の安定に努める．
⑩ 高揚，興奮の助長に注意しながら，スポーツなどでエネルギーの発散や気分転換をはかる．

2) **家族への援助**
① 患者の心配や不安，かかわりにおける家族間のトラブルなどから精神的・身体的疲労が蓄積していることも多いため，家族の思いや訴えを受け止めながらストレスに対応する．
② 刺激をさけるため，患者と適切な距離を保つ．家族にも十分な休息が必要なことを伝える．
③ 患者の状態は現時点の病状だけでなく，治療による経過を併せてみていく必要性を伝える．
④ 家族に向けられた入院への不満・要求に対し，家族の負担の軽減と家族関係の調整に努める．

2 うつ状態

1) **基本的な看護**（詳細は「うつ(鬱)病」参照）
① 精神的負担を理解し，必ず状態が改善することを保証する．
② できている点をみとめながら，現状でよいことを伝える．
③ 共感的態度と理解しようとする姿勢を示す．
④ 激励はさけ，見守り，感情や思いを表現できる雰囲気づくりをする．
⑤ 活動性低下により，患者は自責的になりやすいが，病状が安定すれば回復することを伝え，日常生活行動の実質的援助の際には患者の思いを理解してかかわる．
⑥ 心気的訴えを思い過ごしととらえずに，症状を冷静に判断し，重大な身体症状を見逃さないようにする．
⑦ 服薬状況と薬物の副作用の出現に注意する．
⑧ 自殺に注意する．

2) **家族への援助**
① 患者のつらい状態を周囲の人は重要視しないことも多いため，患者の思いやうつ状態の危険性について説明し，理解を促す．
② 患者に対する姿勢や言葉かけにおける留意点，安全対策などを具体的に指導し，協力を得る．

ターミナルケア
terminal care

I ターミナルケアとは

ターミナルケアとは，人間が人間らしく生きて，人間の尊厳性を失わず死を迎えることを手助けすることである．その特色は，疾患の治癒を目的としたキュア(cure)ではなく，患者の望む満足を中心としたケア(care)に重点をおいており，また，家族をも含めたケアでもある点である．そして最後までその患者が人間らしく生きられるように支援すること，すなわちその人のクオリティ・オブ・ライフ(QOL，生命・生活の質)を尊重することである．

II ターミナルケアの基本

死を迎える患者の不安とは，死ぬときにどのようなことが起こるのかという未知の体験への不安だといわれる．痛みや不安は，だれかが一緒にいるだけで軽減されることがあり，何かをすることよりも，患者のそばにともにいることが大切である．安易な励ましは不要で，患者の言葉に耳を傾けることが大切である．それが患者にとって，共感的な態度になる．

キュブラー・ロス(Elisabeth Kübler-Ross)は死を迎える患者の心理状態のしっかりとした把握や看護師自身の死生観をもつことが必要であるとしている．その人を知り，その人の求めていることを知って援助を行うことが重要である．

家族へのケアも重要である．患者の状態や行っている医療処置などを十分に説明し，患者をかかえている家族の問題を聞くことが大切である．また，家族も患者のケアに参加できるよう配慮する．

III ターミナル期の患者の心理状態

1) 死と死の過程に対する不安や恐怖
   ①身体的苦痛について(疼痛，呼吸困難，嘔吐など)
   ②未知なる死後の世界について
   ③孤独感(一人で死んでいくことの寂しさ)
   ④死後に家族や知人から忘れられるという不安
   ⑤自分らしさ，尊厳の崩壊
   ⑥周囲の人々の負担と苦悩(残した仕事や家族への心残り)など

2) 死に至る心理過程(図1)
   キュブラー・ロスは死に至る心理過程を次の5段階に分けている．

第1段階「否認」：予期せぬ衝撃や事態を直視できず，「そんなはずはない」と否認する．心理的緩衝装置であり，病気を知った初期には常にある．

第2段階「怒り，恨み」：否定の感情を維持できなくなり，怒り，恨み，ねたみ，憤りの感情が表面化し，何事に対しても怒りや不満をいだく．

第3段階「取り引き」：延命や苦痛のない日々の保証を得るために，神や治療者と見返りを約束して取り引きを行う．

第4段階「抑うつ」：病気に対する自覚が高まり，喪失感が増す．愛する人々との別離，仕事への未練，死への恐怖などから抑うつ状態になる．

第5段階「受容」：嘆きも悲しみもなく，静かな状態で近づく自分の終りをみつめることができる．受容にはほとんど感情がない．患者は衰弱し嗜眠となる．

3) 患者の心理状態に作用する因子(表1)
   人はいずれの段階においても，常に希望をもたなくてはならない．希望なくして安らかな死を望むことはできない．患者の心理状態に影響する因子を理解することは，看護師にとって重要なことである．

IV 家族の心理状態

ターミナル期の患者の家族も，患者と同様に苦悩に満ちた心理的過程をたどる．それらは家族の個人としての特性と，過去の患者やほかの家族メンバーとの関係のあり方に影響される．

■図1 死にゆく過程のチャート

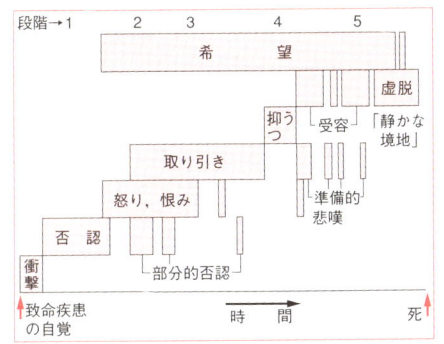

[E. Kübler-Ross(鈴木 晶訳)：死ぬ瞬間——死とその過程について．完全新訳改訂版，p.374，読売新聞社，1998より改変]

■表1 患者の心理状態に作用する因子

(1) 疾病と治療に伴う因子
　①療養生活の長期化(慢性疾患，結核など)
　②難病
　③身体障害の可能性がある場合(視覚障害者，四肢切断者)
　④遺伝性，進行性の疾患(進行性筋ジストロフィーなど)
　⑤悪性疾患
　⑥その他特殊な治療処置を必要とする疾患
(2) 個人の死に対する認識に影響する因子
　①個人の特性(年齢，性格，学歴，職業，宗教，価値観，文化的背景など)
　②死を迎える場所(家庭，病院や施設)
　③人間関係(家族，医師，看護師などとの人間関係)

①死にゆく人に対して：患者の状態を知り，ともにそばにいて，苦痛を緩和するために，また不安を軽くするために何かをしたいと思うかどうか．その他罪悪感をいだいたり，逃げ出したいかどうか．
②自分自身について：別離への恐怖，不安や孤独感の有無．またそれを表現したいかどうか．
③ほかの家族や友人に対して：ケアの役割分担をすることのできる助け合う人を求めているかどうか．
④医療従事者に対して：患者の状態を知らせてほしい，希望を与えてほしい，延命してほしい，死期を知らせてほしい．家族へのいたわりや励ましの言葉をかけてほしいといった希望をもつ．

Ⅴ　ターミナル期の患者への援助

①患者を孤独にしないようにする．とくに個室ではほかの人から隔離されやすく孤独な状況におかれるので，家族の協力を得て，できるだけそばにいる．
②患者が希望を失うことのないよう常に配慮する．
③必要なときに，いつでもそばにいて患者の求めることに耳を傾けられるよう準備をする．
④患者が気持ちを十分に吐き出せる場を準備する．
⑤患者にとって必要な人たちがそばにいて，最後までともに過ごせるように配慮する．

Ⅵ　自宅で死を迎えることの意義

近年，ターミナルケアの1つとして，在宅看護が注目されている．ターミナル期の患者の心理として，自宅で息をひきとりたいと望む場合が多いのが，その要因である．

自宅は患者にとってこれまで生活していた場であるので，医療施設と違って精神的な安定が得られる．また，最後まで家族・親せきや知人と自由に交流する機会をもてるので，死への不安や苦痛が少なくてすむという利点もある．

また，看護する家族も，身のまわりの世話や食事を病人の容態や希望に合わせて用意することができるとともに，死にゆく人への看護をとおして家族同士のきずなを深め，その人が亡くなったあとにも寂しさや悲しさだけではなく，十分看取ったという満足感や安らぎの気持ちをもつことができる．もし家族に子どもがいれば，生活のなかで人が生まれ，そして死んでゆくという自然の摂理を実際に体験でき，命の尊さ，思いやりの心を育てるよい機会ともなる．

このように自宅で死を迎えることは，患者にとっても家族にとっても意義のあることである．

しかし一方で，毎日の生活のなかで看護にあたる家族にとっては，肉体的にも精神的にも多くの負担がかかる．病気に対する知識不足からくる不安や，看護の手技の未熟さ，死そのものに対する恐れが医療従事者に比べて大きいことなどの弱点もある．

また，近所や親せきの人などに，十分な医療や看護を尽くしていないような印象を与えるのではないかという心配も起こる．

しかし，それらをかんがみても，自宅で死を迎えることの利点は大きい．ターミナル期の患者の心は不安でいっぱいであり，家族の愛情こそが一番のなぐさめとなる．そのときそのときの患者の気持ちが大きく変化し，微妙に揺れ動いている場合の看護は，これまで生きてきた1人の人間の人生の終りであることを認識し，平安と尊厳をもった死までの日々となるように心がけることが大切である．「一緒にいたい」「何とかしてあげたい」「支えになりたい」といった心情や愛情を行動で示すこと，それが患者にとってなぐさめとなり，また励ましとなる．

ターミナルケアにおいては，死までの時間の長さより，その質を考える看護を行うことが大切である．

Ⅶ　ターミナル期とホスピス・緩和ケア

あらゆる手段を尽くして治療しても治癒に至らない状態で，患者にとって全人的にみて治療行為が不適切と思われる時期では，患者の苦痛や死への不安を軽減するような支援・看護をしなければならない．

なかでもがんの末期患者には，苦痛(疼痛，嘔吐など)緩和のため専門的な医師・看護師チームを参加させ治療計画を立案実施する緩和ケアがある．

またターミナル期の患者には，残された時間を充実させ安楽に生きられるように支援するホスピスケアがあり，最近では在宅ホスピスもこれに加わった．
→ホスピス

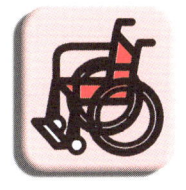

体位
position, attitude, posture

I 概説

健康な人は，無意識のうちに安定で安楽な姿勢をとっており，姿勢と体位をみると，その人の精神状態を表していることが多い．姿勢とは「からだのかまえ，からだつき」といわれ，体位とは，身体の重力の方向に対する位置関係を示し，姿勢の静止した状態とみることができる．姿勢と体位を保っているのは，各関節，脊柱，骨，靱帯，多数の筋肉，筋肉を支配する神経中枢などである．

健康な人は，無意識に姿勢と体位を変えながら生活している．療養生活では，絶対安静を必要とする場合や，動きたくても自由に動けない場合も多い．看護師は，姿勢と体位のニードを満たすことができない人には安定した安楽な体位を保てるように援助するが，健康な人に対しても正しい姿勢と体位について指導することが大切である．

II 体位の種類と援助

体位は，基本的な体位(表1)と診察や治療に用いる特殊な体位(表2)とに分けられる．基本的な体位は，立位，坐位，臥位の3種である．以下に安定した安楽な体位を保つ条件をあげる．
　①筋肉に加わる負担が少なく，基底面に平均した圧力がかかっている．
　②力学的に安定し，身体各部位のバランスがとれて

■表1　基本的な体位(その1)

種類	特徴	安定した安楽な体位への援助	
立位	①基底面が狭く，重心が高く，重心線が移動しやすいため，最も多数の筋肉系の緊張を必要とする ②基本的な体位のなかでは，エネルギー消費量が最も多く，疲れやすい	・安定した立位では，頭の重心と体幹の重心が一直線上にあって，下肢に真っすぐつながる	a. 立位 b. 坐位
坐位	〈坐位〉 ①横隔膜が下がり，胸郭が広がるため，呼吸運動が容易である ②脊椎の椎間板にかかる力は，立位よりも大きい ③殿部に体重がかかり，坐骨結節部に褥瘡が発生しやすい 〈半坐位(ファウラー位)〉 ①角度が小さいほど上半身に働く重力が体圧となって背中を圧迫する ②角度が大きいほど上半身に働く重力が腰部に作用する ③長期間，この体位で生活すると股関節や膝関節の屈曲拘縮につながる	・坐位の基本は，上半身を90度に起こした姿勢で，胸を張り脊柱を伸ばした状態であり，足底が床面につく椅子に腰かけた姿勢をいう ・下肢を少しあげて身体がすべり落ちるのを防止し，次に上半身を挙上する ・上半身および下肢の挙上角度が大きいほど殿部への負担が大きい．挙上角度の調整，当てものによって負担の軽減をはかる	c. 半坐位

■表1 基本的な体位（その2）

種類	特徴	安定した安楽な体位への援助	
臥位	〈仰臥位〉 ①生体エネルギーの消耗を最も節約する体位である ②背部が基底面となり，身体の支持面が最も大きい ③長期間の臥床生活では，褥瘡が発生しやすい	・頭部と脊柱が一直線になる ・脊柱の彎曲に沿って頭・膝の下に枕を入れ，足底部を枕で支える ・長期間の臥床生活では，足底板で足関節を支えて尖足を予防する	d. 仰臥位
	〈側臥位〉 ①仰臥位に比べると支持面積が狭く，不安定になりやすい ②下側の上肢・下肢が圧迫されて循環障害を起こしやすい	・肩から殿部まで枕を入れて身体を支え，股関節と膝関節を曲げてバランスをとる ・股関節の内旋防止のため枕で膝から足先を支える	e. 側臥位
	〈腹臥位〉 腹胸部を圧迫し，呼吸運動を妨げる	・頭部を横に向け窒息をさけ，上肢は軽く曲げて挙上し呼吸運動を容易にする	f. 腹臥位

いる．
③脊柱の生理的彎曲が保たれ，内臓諸器官の機能を妨げない．
④外観が美しい．

III 体位変換への援助

1. 体位変換の効果

一定の体位を長時間続けていると，とくに仰臥位ではベッドに接触する部位（後頭部・肩甲部・仙骨部・踵・肘頭部）に圧力がかかり，皮膚，筋肉，血管などが圧迫されて循環障害を起こして褥瘡となる．また，同一体位を続けることによって，呼吸運動も抑制されて肺胞への酸素供給が不十分になるだけでなく，分泌物が貯留して肺炎の発生にもつながる．これらの障害を予防し緩和するために，体位変換が必要になる．

体位変換の効果には，

①局所の圧迫による血行障害をさけ，褥瘡を予防する，
②循環・呼吸機能の低下を最小にする，
③特定部位の筋肉の緊張，疲労を緩和する，
④同一体位による苦痛を取り除き，精神活動を活発にする，

などがあり，よいボディメカニクスを維持する観点からも重要である．

2. 体位変換の援助

体位変換を行う際は，人間の骨格，筋肉，内臓などの諸系統の機能を十分に理解したうえで，患者のニードを確かめながら，双方のボディメカニクスを考慮することが大切である．

1）体位変換の頻度

褥瘡発生の直接的な原因は圧迫による毛細血管の血流障害であり，褥瘡を予防するためには毛細血管圧が

■表2 診察や治療に用いる特殊な体位

種類	特徴	安定した安楽な体位への援助	
シムス位	〈シムス位〉 (Sims posture) ①陰部の診察と治療 ②嘔吐の可能性のある場合 ③口腔内に出血のある場合	・左側臥位では，右膝を曲げて腹部に近づけ，左下肢を軽く曲げる．右胸部はやや前方に倒れ，右手は前に置いて，自由に動くようにする ・上側の大腿と膝を十分に屈曲し，下側の下肢と重ならないようにする	a. シムス位
膝胸位	①直腸・肛門の診察 ②月経痛の激しい場合	・腹臥位の姿勢で，床面に胸と膝をつけ，大腿部を床面と垂直にし，殿部を高く持ちあげる ・胸と膝に重心をおき両膝は軽く離し，両肘を曲げて手を組み顔を横に向ける	b. 膝胸位
截石位（砕石位・切石位）	①直腸や肛門の診察・治療 ②子宮や腟の診察・治療 ③分娩	・仰臥位で膝を曲げて，両大腿部を挙上し，股関節を外転・外旋させて大腿部を腹部に近づける ・下肢は，看護師が支えたり，検診台の足台で支えるか，本人が足を組んで足首を両手でつかむ ・手術では，腓骨神経の圧迫を予防するために，保護材料で覆った支脚器に両下肢をのせる	c. 截石位（砕石位，切石位）
骨盤高位	〈トレンデレンブルグ体位〉 (Trendelenburg posture) ①気道分泌物が多い場合 ②骨盤腔内の手術の場合	・頭を低くし骨盤を高くする体位で，腰部または下肢を約45度上方にあげ，膝関節部を固定する ・上腕神経麻痺の予防のため肩押さえの位置をときどき移動する	d. 骨盤高位

■ 図1 体位による呼吸・循環の変化

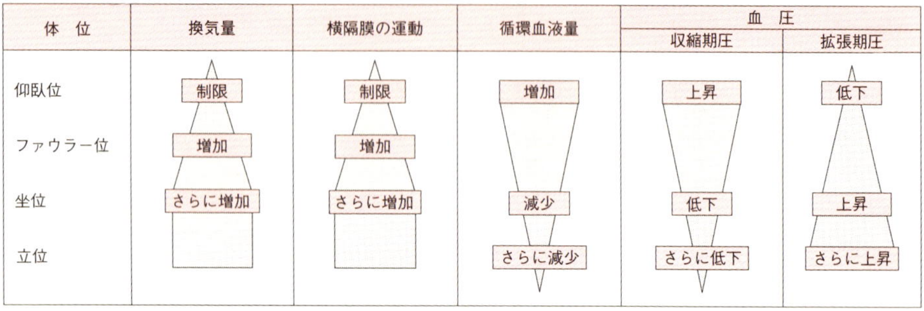

体 位	換気量	横隔膜の運動	循環血液量	血 圧 収縮期圧	拡張期圧
仰臥位	制限	制限	増加	上昇	低下
ファウラー位	増加	増加			
坐位	さらに増加	さらに増加	減少	低下	上昇
立位			さらに減少	さらに低下	さらに上昇

■ 表3 側臥位でのバイタルサイン，内臓諸器官の働きの変化

バイタルサイン 内臓諸器官		上側の変化	下側の変化	看護へのいかし方
体 温		上 昇	低 下	なるべく側臥位での測定をさける．やむをえないときは上側で測定する
血 圧		上 昇	低 下	
発 汗		増 加	減 少	暑熱時は側臥位にして圧迫面積を小さくする
唾 液		増 加	減 少	
鼻粘膜		縮 小	腫 脹	鼻閉のあるときは閉塞感のあるほうを上にした側臥位をとると楽になる
腎の尿生成量		増 加	減 少	
肺	肺上部の動き	増 大	抑 制	左肺下部・右肺上部病変時→右側臥位 右肺下部・左肺上部病変時→左側臥位 をとると肺の病変部の安静を保つのによい
	肺下部の(横隔膜)の動き	抑 制*	増 大	

*腹部臓器の下垂により横隔膜が牽引される

〔図1，表3ともに 大岡良枝ほか編：NEW なぜ？がわかる看護技術 LESSON, p.70(図1)，p.71(表3)，学習研究社，2006〕

0 mmHg(Torr)になる2時間を目安に体位変換することが必要である．

体位の種類，年齢，体力，栄養状態，寝具内の温湿度などの条件によって同一体位の持続時間は異なる．とくに臥位では，日常のケアに組み込んで規則的に体位変換を行う．また，治療に支障のない範囲で体位の組合わせを考慮する．

2) バイタルサインの観察

動けない患者の体位としては仰臥位，側臥位，腹臥位，半坐位で過ごすことが多い．体位変換を行う際は，呼吸・循環機能が大きく変化することを予測したうえで，実施前後のバイタルサインに十分注意する（図1，表3）．

側臥位にする場合は，内臓諸器官の働きに差が生じることを予測したうえで左右側を選択する．

臥床生活が長い場合，体位血圧反射が衰えて起立性低血圧を起こしやすい．臥位から立位をとる場合は全身状態を観察しながらゆっくり行う．

3) 安楽な体位の保持

体位変換の実施後は目的に応じて安楽をはかり，患者の身体状況によっては除圧用具を用いる．

診察では適切な環境(室温，照明，必要物品など)を整えたうえで体位をとってもらうが，プライバシーを十分に保護する．とくに生殖器の診察に際しては，対象者と同性の第三者が立ち会う．

また，手術時の体位は，手術操作を容易にすることを優先した体位であり，時間が長いほど患者にとって苦痛を生じやすい．呼吸や循環障害が生じないように，過伸展や牽引による障害，体圧や固定器による圧迫の軽減などの予防策が重要である．

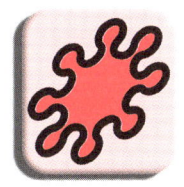

体液循環障害
circulatory disorders of body fluid

体液の循環障害は，大別すると血流の障害とリンパ流の障害に分けられるが，本項ではリンパ流の障害について述べる(血流の障害については「血液循環障害」の項参照).

I 定義・概念

リンパ循環のうっ滞をきたす原因としては，
① 悪性腫瘍の手術に対して行われる広汎なリンパ節郭清術
② 放射線障害
③ リンパ管の発育異常
④ 閉塞(炎症，がんなどによる)
⑤ 弁不全
⑥ 痙攣
⑦ 麻痺性および物理的機能不全(akinetic および dynamic insufficiency)
などがある.

これらの原因によってその支配領域に蛋白質の貯留が生じる．そのため組織間液のコロイド浸透圧の上昇をきたし，多量の水分の貯留(リンパ浮腫)をまねく．組織圧の上昇のために物質の拡散過程は障害され，最終的には実質細胞の障害をきたす.

II 分類

原因により以下のように分類できる.

1．遺伝性リンパ浮腫
ミルロイ病，またはノンネ-ミルロイ-メージュ病とよばれている．他の奇形を合併することが多い.

2．原発性リンパ浮腫
リンパ管の発育異常に起因するもので，リンパ管造影所見に従い，次の3種に分類される.

(1) 無形成型
リンパ管造影を行うために色素を患肢に注入しても，足背皮膚に拡散するだけで，皮下のリンパ管が発見できないもの.

(2) 形成不全型
色素を患肢に注入すると，皮下のリンパ管が着色されるが，きわめて細く，リンパ管の発育が不十分なもの．臨床的にはこの型が最も多い.

(3) 過形成型
多数のリンパ管が造影されるが，いずれも拡張蛇行し，静脈瘤様の外観を呈する．リンパ管の弁不全による逆流が病因と考えられる.

3．続発性リンパ浮腫
悪性腫瘍根治手術，放射線治療，広汎な急性・慢性のリンパ管の炎症，外傷，腫瘍転移，フィラリアなどにより発生するもの.

臨床的には，子宮がんの術後(下肢)，乳がんの術後(上肢)が多い.

リンパ管造影を行うと，閉塞部の明らかなリンパ管陰影の欠損と，その末梢の代償性の拡張，屈曲，蛇行，網の目状の数の増加をみとめる.

III 病状

1．自覚症状
自覚的には，重量感程度の訴えにとどまる.

2．浮腫
はじめは軽度で軟らかいが，しだいに皮膚，皮下組織の線維化・角化が進み，いわゆる象皮病といわれる外観を呈するようになる.

3．合併症
合併症としては，蜂巣炎が最も多い.
安静，冷湿布，抗菌薬で軽快するが，再発しやすい.

IV 診断

① リンパ管造影
② RI(リンパ機能検査)
③ 鑑別疾患：全身疾患による浮腫，静脈血栓後の後遺症(静脈浮腫)などがある.

V 治療

1．内科的療法
原則的に，浮腫の抑制，感染の防止の2点を目的とした保存療法を施行する.
生活指導，弾性ストッキング，空気波動マッサージ器の使用などがある.

2．外科的療法
保存療法に反応せず，患肢の機能低下のみられる場合に外科的療法を用いる.
リンパ誘導術，リンパ管再建術，リンパ管切除誘導術，リンパ管切除形成術，リンパ管切除術などがある.

体温測定法
measurement of body temperature

I 概念

体温は，人間の生命徴候の1つであり，脈拍や呼吸などの多くの生命現象に関連している．

生体の体温は物質代謝の結果生じ，体温が生理的範囲内に保たれることによって，能率的な細胞活動や固有の酵素活動が行われる．体温は身体の各部位，各臓器で異なるが，一般に物質代謝によって生じた温度の総決算としての大動脈血液温度を称する．

II 目的と方法

間接的に検温器を使用して，体腔温度を測定し，生体の血液温度を推測する．

患者の生命現象の営みを推測し，体温が生理的範囲内に保たれるように援助するほか，健康問題に関する観察，判断，評価に活用する．

III 体温調節のしくみ

体温調節は，視床下部にある体温調節中枢のコントロールのもとに熱生成（化学的機序）と熱放散（物理的機序）が行われる（表1）．熱生成と熱放散は，普段は

■表1 熱生成と熱放散

熱生成	
化学的作用により，体内における物質代謝の結果，熱がつくられることをいう	
①基礎代謝	生体に必要な最小限度の新陳代謝で，体熱を常時産生する．体熱産生は組織によって程度が異なり，主に肝，脳によって行われる
②筋肉運動	運動によって体熱を産生する
③甲状腺ホルモン	サイロキシン，トリヨードサイロニンは体細胞に作用して局所の代謝を亢進させる
④アドレナリン	交感神経の興奮で代謝が亢進する
⑤温度そのもの	体温上昇により代謝が亢進する
熱放散	
物理的作用で熱が体外に失われることをいう．熱は高いほうから低いほうに伝わる	
①輻射	熱が周囲の空間に放射される現象
②伝導	熱が他の物質を介して移動する現象
③対流	熱が流体（気体，液体）の動きによって流れる（運搬される）現象
④蒸発	液体または固体がその表面において気化する現象で，気化（熱せられた液体が気体に変わる）時に熱が奪われる

ほとんど無意識にバランスよく行われ，体温が生理的範囲内に保持されている．

IV 体温の生理的変動因子

体温は種々の因子によって影響を受けるが，その度合いには個人差がみられる．したがって，以下に述べる体温の生理的変動因子をふまえたうえで，患者の体温の傾向について把握・判断していく必要がある．

①年齢：体温調節中枢の発達が未完成な乳幼児では，体温そのものが変動しやすく，外界の温度に左右されやすい．また，高齢者では皮下組織の減少，循環機能の低下によって体熱が皮膚の外に伝わりにくく（熱伝導率の減少），一般的に体温は低くなりやすい．

②季節：体温は外界の温度（気温など）に左右されるので，一般に夏は高め，冬は低めになりやすい．

③時間：体温は生体の活動に影響を受け，活動する前（朝方）は低く，活動している午後には高くなる．

④性差：女性では黄体ホルモンの分泌時に高くなる．妊娠時や，排卵から月経までの期間は体温が通常と比較して高い．

⑤活動量：運動，入浴，食事，飲酒，精神的緊張や興奮などの最中および直後には体温が上昇する．

⑥測定部位：腋窩温，口腔温，直腸温では差がみられる．また腋窩温では，側臥位の場合，圧反射や動脈直径の変化により血流温度が異なるため，下側より上側のほうが高く出やすい．片麻痺がある場合には，麻痺側より健側のほうが高い傾向にある．

V 体温測定法の実際

体温計の種類には，現在多用されている電子体温計と従来用いられている水銀体温計がある（図1）．いずれも測定部位に応じて腋窩用，口腔用，直腸用がある．

1．一般的留意事項

①食直後や入浴後はさけ，体温測定前は安静にする．

②測定部位に応じた体温計を使用する．

③器具の点検を行い，目盛を始点に合わせ破損のないことを確認する．

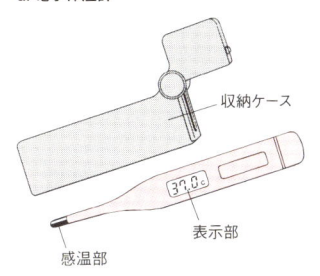

■図1　体温計の種類
a. 電子体温計
- 収納ケース
- 表示部
- 感温部

b. 水銀体温計
- 腋窩体温計
- 口腔体温計
- 婦人体温計（口腔用）
- 直腸体温計

■図2　腋窩検温
- 腋窩中央
- 30～45度

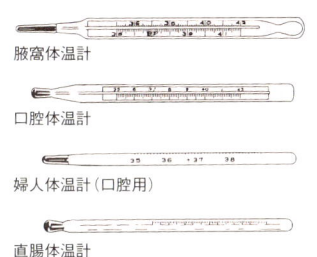

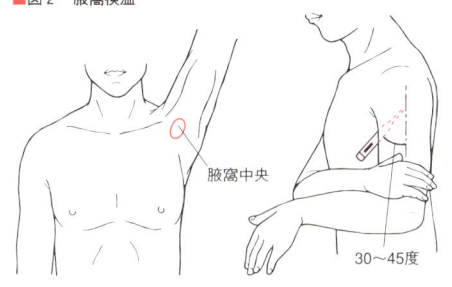

■図3　直腸検温

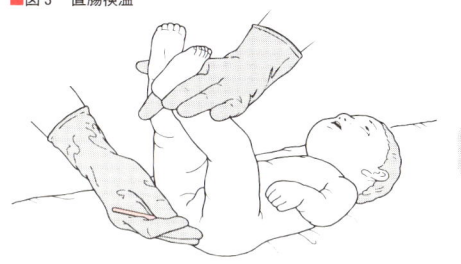

④体温計は清潔なものを用い，個人専用とする．

2．体温測定法の実際
1）腋窩検温法
①腋窩の皮膚温の分布を把握し，体温計の感温部が腋窩動脈（温度が最も高いところ）に当たるように挿入する．
②腋窩中央に向かって30～45度の位置に挿入する（図2）．

〔注意事項〕
①腋窩の汗を拭き，すきまをつくらないように腋窩を密閉する．
②意識のない患者の場合には，看護師が必ず押さえる．
③左右差（0.1～0.4℃）があるので，一定の腋窩側で10分間測定する．
④測定後は，体温計に付着している汗などを拭き取り，アルコール綿で消毒し，目盛りを始点に合わせておく．

2）口腔検温法
口腔内舌下部の一側の中央に体温計の感温部が当たるように挿入し，軽く口を閉じさせる．

〔注意事項〕
①冷たい，あるいは熱い飲料や食事摂取，会話，喫煙，運動（ガム摂取）などによって差がみられるので，これらの直後には測定しない．
②測定時間中は口呼吸をさせない．
③小児や意識のない患者には不適当である．
④5分間測定する．
⑤測定後はティッシュペーパーで体温計に付着している唾液を拭き取り，消毒し，目盛りを始点に合わせておく．
⑥基礎体温の測定は，婦人体温計を用いて口腔検温法で行う．

3）直腸検温法
体温計の感温部に潤滑油（ワセリン，オリーブ油など）を塗り，肛門管の長さ（4～5cm）に留意し，成人では5～6cm，小児では3～5cm挿入する（図3）．主として新生児，乳幼児や，正確な体温測定値を得たい重症患者に用いる．

〔注意事項〕
①測定時はディスポーザブルの手袋を装着する．
②挿入時には，肛門括約筋の緊張をとるため口呼吸をさせる．
③測定中は体温計を必ず把持している．
④下痢や便秘をしている患者，肛門疾患患者には禁忌である．
⑤3分間測定する．

⑥測定後はティッシュペーパーで肛門部を拭き，体温計に付着している便を拭き取り，薬液消毒し，目盛りを始点に合わせておく．

3．電子体温計の種類
1）簡易式電子体温計
現在，病院や家庭で用いられているのは，簡易式電子体温計である（図1-a）．腋窩用，口腔用，直腸用があり，測定部位別にカラーリングされている．

これらの体温計には予測式と実測式があり，いずれかを判別して測定することが必要である．

予測式の場合は，測定開始から約1分経過すると，実測体温の予測を示す電子音（1回目）が鳴り，次に測定部位によって，腋窩用は測定開始から10分，口腔用は測定開始から5分経過すると実測体温（最高温度）を示す電子音（2回目）が鳴る．

実測式の場合は，測定部位に応じた時間（水銀体温計における測定部位別の時間と同様）が経過すると，実測体温（最高温度）を示す電子音（1回のみ）が鳴るというしくみになっている．

電子体温計は，携帯に便利な収納ケースが付いており，収納ケースからの出し入れで自動的にスイッチが作動し，1万回以上使用可能である．体温計そのものは水洗いや消毒可能な耐水設計となっており，収納ケースも消毒が容易にできるようにケースの下側に水抜き穴がある．

また電子体温計の場合，水銀体温計のように破損などによる水銀汚染の危険がないが，電池の誤嚥事故などを防止するために電池交換ができない構造になっているので，電池が消耗すれば廃棄しなければならないことが欠点である．電池の消耗は表示部の℃の表示が薄くなるので，廃棄しなければならない時期がわかる．

2）その他の電子体温計
現在，ICU，CCUなどで患者の深部体温が必要な場合は，カテーテルにセンサーが付随し膀胱温度が測定できる温度センサー尿カテーテルを挿入したり，赤外線センサーにより鼓膜温度が測定できる鼓膜体温計などを活用し，患者に負担を与えず深部体温が測定できるようになっている．

Ⅵ 体温測定値と熱型

腋窩温はおおよそ36〜37℃である（表2）．直腸温は腋窩温より約0.5℃高く，口腔温は直腸温と腋窩温の中間を示す（直腸温＞口腔温＞腋窩温）．

著しい異常体温（40℃以上）の場合には医療的処置が必要である．38℃以上の発熱が続く場合にも医師に報告し，何らかの処置が必要である．

図4に熱型の種類と代表的な疾患を示す．このほかに峰熱がある．数日間の発熱期ののちに解熱して平熱期となり，再び発熱期，平熱期を繰り返す熱型で，麻疹や痘瘡などのウイルス性疾患などにみられる．

解熱の型には，①分利（ぶんり：発汗などして熱が急激に下降する），②渙散（かんさん：熱が徐々に下降する）がある．

Ⅶ 体温の観察と判断

体温をより的確に総合的に判断していくためには，看護師の五感を用いた客観的観察法を駆使していくことが必要である．体熱感（熱感，冷感の程度），皮膚の色，発汗の程度，悪寒の有無などについても測定時に観察・把握する．

さらに，体温以外のバイタルサイン，検査データ（白血球，赤沈，CRPなど），看護歴などとの関連から体温値について検討し，現在の状態や将来の予測まで含めた判断をしていくことが重要である．

■表2　体温の区分（腋窩温）

区　分	体　温（℃）
低体温（虚脱熱）	36 未満
平　熱（健常熱）	36.0〜37 未満
軽　熱（微熱）	37.0〜38 未満
中等熱（中熱）	38.0〜39 未満
高　熱	39.0〜40.5 未満
最高熱（著高熱）	40.5〜41.5 未満
過　熱（過高熱）	41.5 以上

■図4　熱型の種類とその代表的な疾患

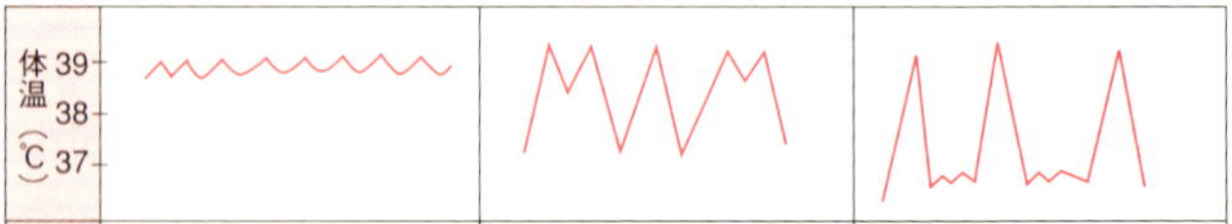

熱型	稽留熱：日差が1℃以内でしかも高熱	弛張熱：日差が1℃以上だが，37℃以下にはならない	間欠熱：高熱が数時間持続後解熱．隔日，3日ごとの発熱が多い
疾病	クループ性肺炎，粟粒結核，脳炎，髄膜炎，腸チフス，発疹チフス	敗血症，化膿性疾患，結核の末期，腎盂腎炎，膠原病，悪性腫瘍の末期	マラリア，回帰熱

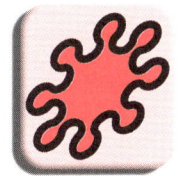

大腸がん
colon cancer, carcinoma of the colon and rectum

I 定義・概念

大腸に発生したがんをいう．「がん」は上皮性の悪性腫瘍を指す"癌"と，大腸に発生した肉腫の両方を指すが，ここでは主に前者について述べる．また大腸とは，盲腸，上行結腸，横行結腸，下行結腸，S状結腸，直腸の総称であるが，『大腸癌取扱い規約』では肛門管をも含める(図1)．

日本人では直腸がんが約40％，S状結腸がんが約30％である．年齢的には50〜70歳のいわゆるがん年齢に好発する．男女比は2：1で男性に多い．食生活の変化に伴い，近年増加の傾向にある．

II 分類

肉眼分類は胃がんに準じている(表1)．圧倒的に2型が多い．ほかに臨床分類として進行程度によるデュークス分類がある(図2)．

III 症状

部位が右半と左半で症状が異なる．共通するのは，①下血，②体重減少である．右半では，症状は出現しにくいが，①下痢，②腫瘤触知がある．左半では，比較的早期に症状が出現し，①便秘，②腹痛，③腸閉塞がある．

IV 検査

診断のための検査として以下のものが行われる．
①便潜血反応，②直腸指診，③注腸，④大腸ファイバースコープ，⑤血中CEA(腫瘍マーカーとなる)，⑥腹部超音波，CT，MRI検査

V 治療

1．外科的療法

占拠部位により術式が異なる．要は大腸を十分切除することと，(リンパ節が動脈沿いに分布するので)支配動脈の根部まで郭清することである(図3)．できるかぎり肛門機能の温存をはかるが，やむをえず人工肛門を造設することもある．大腸切除術として，右半結腸切除術，横行結腸切除術，左半結腸切除術，S状結腸切除術，結腸亜全摘除術などがある．また，最近では，腹腔鏡下に大腸切除をすることもある．

2．化学療法

5-FU系，ロイコボリンを中心とした抗がん薬を用いた療法がこころみられている．

■図1 大腸の区分

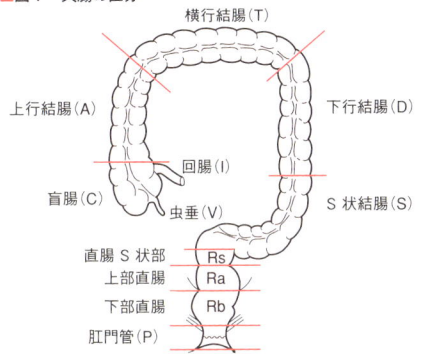

(大腸癌研究会編：大腸癌取扱い規約．第7版，p.8，金原出版，2006)

■表1 大腸がんの肉眼型基本分類

0型	表　在　型；胃がんの早期がんに相当
1型	隆起腫瘤型；胃がんのボールマン1型に相当
2型	潰瘍限局型；ボールマン2型に相当
3型	潰瘍浸潤型；ボールマン3型に相当
4型	びまん浸潤型；ボールマン4型に相当
5型	分類不能

(大腸癌研究会編：大腸癌取扱い規約．第7版，p.9，金原出版，2006より改変)

■図2 大腸がんの臨床分類(デュークス分類)

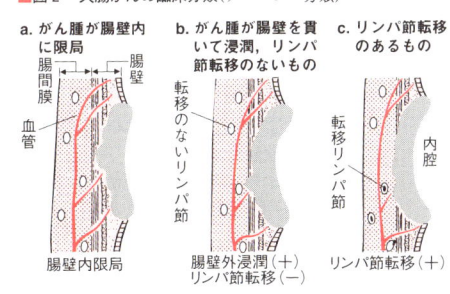

a. がん腫が腸管内に限局
b. がん腫が腸壁を貫いて浸潤，リンパ節転移のないもの
c. リンパ節転移のあるもの

(正津　晃ほか監：成人看護3．新図説臨床看護シリーズ3，p.135，学習研究社，1995)

■図3　大腸切除術

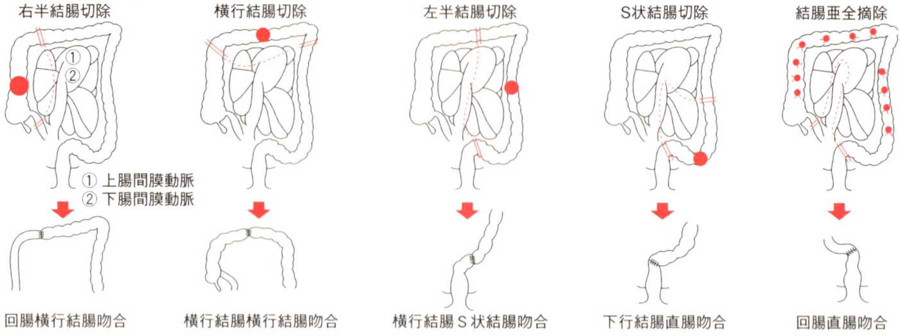

右半結腸切除	横行結腸切除	左半結腸切除	S状結腸切除	結腸亜全摘除
① 上腸間膜動脈 ② 下腸間膜動脈				
回腸横行結腸吻合	横行結腸横行結腸吻合	横行結腸S状結腸吻合	下行結腸直腸吻合	回腸直腸吻合

(正津　晃ほか監：成人看護3．新図説臨床看護シリーズ3，p.137，学習研究社，1995)

3．放射線療法

進行大腸がんの術前・術後療法として化学療法と併用，あるいは単独で用いられる．

4．経カテーテル動脈塞栓術(TAE)

大腸がんの肝転移に対し，動脈塞栓療法が行われることがある．

大腸がん患者の看護

■看護のポイント

①がんの進行に伴い，心身ともに苦痛が増大する．対症看護とともに，患者の不安に十分耳を傾け受け止める．
②家族に協力を求め，家族とともに病気に立ち向かっていけるように援助する．

■観察のポイント

①出血，腹痛，狭窄症状(便秘，下痢)，便通異常などの有無と程度
②便の性状，息切れ，体重減少，貧血，食欲不振などの進行症状
③患者の病気や入院に対する受け止め方など，心理状態の把握

■具体的なケア

1 食事への援助

①栄養のバランスがとれている食品，下痢や便秘を起こさない，消化のよい食品を選択する．
②患者の嗜好に合った食事を工夫し，食べられるものを摂取する．
③栄養状態が低下した場合は，指示により高カロリー輸液か経管栄養を行い，状態を改善する．

2 人工肛門造設患者への援助

①人工肛門を造設する場合は，予めオリエンテーションを行い，患者が理解し，受け入れられるように計画的に指導していく．
②術後は，患者ができるだけ早く手術前に近い生活に戻り，ストーマを受容し自己管理ができるように継続的に援助する．
③患者が自分に最も適した装具を選べるように指導する．
④ストーマ周囲の皮膚の状態をよく観察し，瘙痒感，発赤，びらんなどが生じた場合は，微温湯で清拭・洗浄後，ステロイドクリームを塗布する．
⑤暴飲暴食をさけ，規則正しい食生活とし，下痢や便秘を防止する．
⑥血液循環促進，新陳代謝促進のため，1日1回は入浴する．
⑦ガスや悪臭を発生しやすい食品を制限する．また防臭剤を使用する．防臭剤としては，活性炭を含んだシーツやパッド，クロロフィル，チャコールエアーウィックなどがある．
→ストーマケア

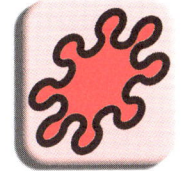

脱水症
dehydration, exsiccosis

I 定義

脱水とは，狭義には体内の水欠乏状態をいうが，広義には電解質を含めた体液量の減少をいう．

II 分類(図1)・原因

脱水症は，水とNa(ナトリウム)の欠乏の程度により，水欠乏型, Na欠乏型, 混合型の3つに大別される．

1．水欠乏型

水の喪失がNaの喪失を上回り，高ナトリウム血症を呈する．尿崩症, 不感蒸泄増加, 多量発汗, 小児の下痢, 利尿薬投与などにより起こる．

2．Na欠乏型

Naの喪失が水の喪失を上回り，低ナトリウム血症を呈する．利尿薬投与, 尿細管アシドーシス, 嘔吐, 熱傷などにより起こる．

3．混合型

水, Naの喪失により体液量は減少しているが，血清ナトリウム値はほぼ正常である．

III 症状(表1)

水欠乏型は，口渇, 乏尿, 舌乾燥等を自覚し，重症の場合は中枢神経症状を呈する．血漿浸透圧は高値を示す．Na欠乏型は，口渇, 乏尿は顕著でなく，立ちくらみ, 痙攣をみとめることがある．血漿浸透圧は低値を示す．

IV 検査

一般にヘマトクリット(Ht)値の上昇, 血清尿素窒素(BUN)値と尿酸値(UA)の上昇, 血漿レニン活性とノルアドレナリンの上昇をみとめる．血清Na値は水欠乏型では上昇し, Na欠乏型では低値を示す．

V 治療

原因疾患の治療を優先するが，経静脈的に水, Naの補給を行う．

水欠乏型では，高ナトリウム血症を伴うため細胞内液より細胞外液への水分の移動が起こり，細胞内液の欠乏が著しい．そのため体液の喪失量を計算し，最初の24時間に喪失量の2/3を目安に開始液である1/2生理食塩液(ソリタT1など)を投与し，のちに維持輸液に変更する．

■図1 脱水の分類

Na, 水の体内保有率 0〜100%

- 正常：Na / 水
- 水欠乏型脱水（高張性脱水）
- Na欠乏型脱水（低張性脱水）
- 混合型脱水（等張性脱水）

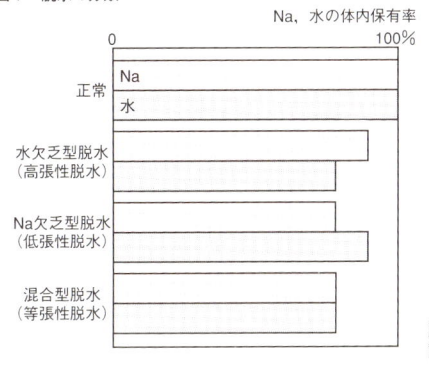

■表1 脱水による症状

	水欠乏型脱水（高張性）	Na欠乏型脱水（低張性）
自覚症状	口渇, 舌乾燥 嚥下困難 乏尿 濃縮尿 錯乱 狂躁 不安 せん妄	循環不全による症状 （めまい, 立ちくらみ, 頭痛, 失神, 強い倦怠感） 虚脱, 無気力, 無関心, 傾眠, 失禁, 幻想, 妄想 消化器症状 （食欲不振, 悪心・嘔吐など）
診察所見	頻脈 舌炎 粘膜乾燥 皮膚紅潮 筋力低下 乏尿	冷たい湿潤な皮膚 腱反射亢進, 痙攣 組織間液減少による症状 （皮膚弾力性低下, ツルゴール消失, 眼球軟化・陥凹など）
検査成績	体液（血清）浸透圧増加 尿比重上昇 尿浸透圧増加	血圧低下 血液濃縮（Ht, Hb, 赤血球数, 血漿蛋白などの増加, 粘性増加） 尿中Na減少（副腎不全を除く） 腎血漿流量（RPF）低下, ときにBUN上昇, しばしば血清Na濃度低下

Na欠乏型では，低ナトリウム血症を伴うため細胞外液から細胞内液への水分の移動が起こり，細胞外液の欠乏が著しい．生理食塩液でNaの補給をする．しかし，中枢神経症状を伴う低Na血症では，高濃度食塩液を投与するが，急速な補正はかえって症状を増悪させる可能性があるため，24時間でのNa濃度の上昇

を10～15 mEq/Lに抑えて補正し，Na濃度が120 mEq/Lになったらさらに補正をゆっくりと行う．

脱水症患者の看護

■看護のポイント

脱水は，種々の疾患の回復過程および予後の良否に重要な影響をもたらすので，看護にあたっては，その原因・誘因を把握し，症状を観察しながら，早期に脱水の改善と進行防止をはかることが重要である．

■観察のポイント

1) 脱水の種類と程度の把握
   ①水欠乏型脱水，Na欠乏型脱水，混合型脱水の症状
   ②体重の変化，体温，脈拍，呼吸，血圧，尿量，尿比重などの把握
   ③水分出納：飲水量，食事摂取量，輸液量，尿量，呼吸数，発汗，便の性状・量，排液量などの把握
2) 原因・誘因となる疾患の有無と症状の把握
   ①水欠乏型脱水：水分の摂取不足，水分の喪失増加状況，大量の発汗
   ②Na欠乏型脱水：嘔吐，下痢，熱傷，副腎皮質機能不全，腎障害，利尿薬の使用，腸閉塞，腹膜炎，不適切な輸液など，発汗用に水分のみ補給されたとき，熱中症
3) 検査結果の把握
   血液検査，尿検査，心電図，胸部X線，中心静脈圧(CVP)など．
4) 実施している治療の内容・効果，副作用
   輸液，救急処置など．
5) 症状，検査，治療に対する患者・家族の理解状態と期待の把握

■具体的なケア

1) 水分補給の援助
   ①経口的補給
   ・摂取しやすい温度に調整する
   ・手軽に摂れるように準備する
   ・食事時間との調整
   ②経管的補給
   ・下痢，嘔吐を誘発しないように注意する(胃粘膜を刺激しない)
   ・温度の調整
   ・注入速度の調整
2) Naの補給の援助
   調整・献立の工夫．
3) 輸液の管理(輸液による循環血液量の把握)
   ①点滴速度の調整
   ②尿量，尿比重の測定
4) 水分・Na喪失の防止
   ①環境調整(室温・湿度の上昇をさける)
   ②寝具や寝衣の調整
   ③心身の安静
   ・運動は呼気蒸泄量を増す
   ・精神的緊張によっても，発汗や不感蒸泄をみる
5) 皮膚・粘膜の保護
   口腔，口唇，腋窩，膝窩部，陰部．
   ・傷つきやすい
   ・感染を受けやすい
6) 褥瘡予防
   体位変換，清拭，乾燥，マッサージ，褥瘡予防用具の使用．
7) 精神面への援助
   長期化することによって苦痛が大きいため，十分に訴えを聞き対応する．
8) 緊急事態への対応
   脱水が高度になると意識障害，ショック，腎不全などの症状を起こすので救急処置を敏速に行う．
9) 患者・家族への指導
   ①症状，検査，治療に対する不安を理解し，必要な説明を十分行い，納得を得る．
   ②患者・家族で確認や管理ができる場合は，項目や内容について具体的に指導する．
   ・飲水量
   ・食事量
   ・排尿・排便の状態

注射法
ちゅうしゃほう
injection

I 目的
①薬物の即効性を期待する場合
②薬物の正確な血中濃度を期待する場合
③経口与薬では薬物の効果が期待できない場合
④経口与薬ができない場合
 - 消化器系に問題がある
 - 経口与薬により著明な消化器症状が出現する

II 注射法一般に共通するポイント
①注射の目的,種類,方法の理解
②薬理作用の理解
③指示薬の確認
④無菌操作
⑤注射部位の選択
⑥適切な注射方法
⑦患者の状態観察,説明,安楽への配慮
⑧施行後,患者の状態の観察
⑨リキャップをしない(患者に使用した注射針での看護師の針刺し事故を防ぐため)
⑩記録

★メモ
【薬物の確認】
確認は原則として,指示原簿と照合しながら最低3回施行する.
①保管場所から薬物を取り出すとき
②薬物を注射器に吸引するとき
③吸引後の始末をするとき
この際,薬物の量,有効期限,混濁,異物混入なども確認する.

■図1 注射器の種類と名称
a. 注射器の各部の名称
b. 筒先のいろいろ

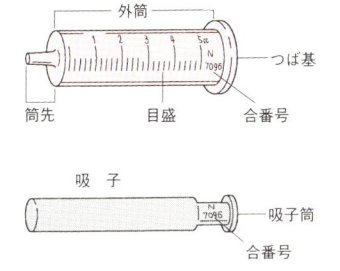

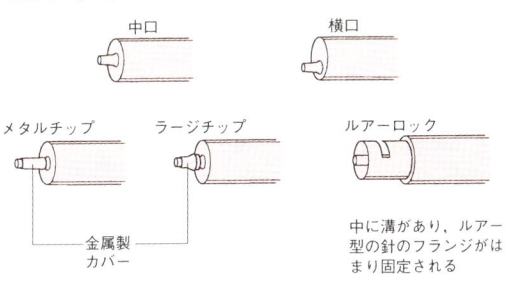

■図2 注射針各部の名称およびディスポーザブル注射針の表示とその意味
a. 注射針各部の名称
b. 刃先の角度
c. ディスポーザブル注射針の表示とその意味

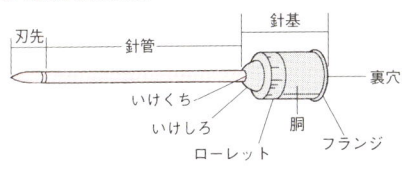

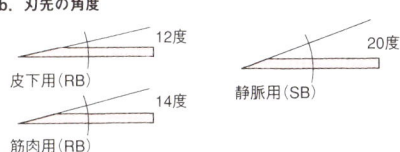

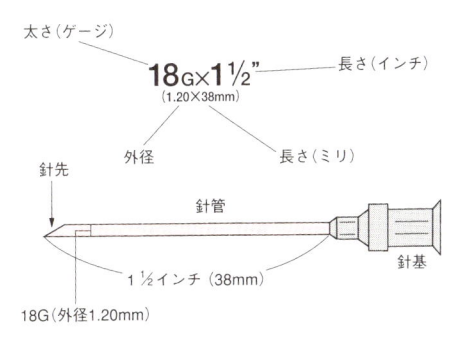

注射法

■表1　注射器の構造

構造	種類	形	目盛
外筒	合成樹脂製	円筒型	0.01mL
	ガラス製	円筒型	0.025mL
			0.05mL
吸子	合成樹脂製	4枚羽根式	0.1mL
		ガスケット	0.2mL
	ガラス製	円筒型	0.5mL
			1.0mL
筒先	合成樹脂製 ガラス製 *用途により，筒先の位置は「中口」「横口」がある		2mL以下の注射器では，最大目盛に対し，誤差が5%以内，2mL以上のものでは同じく4%以内という基準がある．

■表2　注射針の種類

太さ	長さ	タイプの数
18G	38mm	2
19G	38mm	2
20G	38mm	2
21G	10〜38mm	3
22G	28〜38mm	5
23G	25〜32mm	3
24G	25〜32mm	2
25G	16〜25mm	2
26G	13mm	1
27G	19mm	1

*以上のほかに，深部への注射，穿刺などに使用する長針（カテラン針）がある．
20G　70mm
22G　70mm
23G　60mm

■表3　注射針の構造

構造	材質	針先の角度	針先の型
針管 針先	ステンレス製	12度　RB（regular bevel） 20度　SB（short bevel）	ニューポイント ランセットポイント
針基	合成樹脂製 金属製	1回ごとに使い捨て 使用ごとに滅菌・消毒し，再使用可能	

III　注射器の種類と構造

1．注射器
1）種類

注射器には合成樹脂製とガラス製とがある．合成樹脂製は1回ごとに使い捨てである．ガラス製は使用後再度滅菌して使用可能．

2）構造

図1，表1参照．

2．注射針
1）種類

注射針の種類は，太さ・長さによって各種あり，太さはゲージ（G）で表示されており，カラーコード化されている．使用目的によって選択する．

同一ゲージ針には，針先角度，長さの組合わせによって，2〜数種のタイプをもつものもある（RB, SB）．ゲージ数が大きいほど針の太さは細くなる．また，1

■図3　皮内注射実施の手順

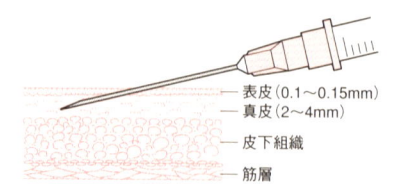

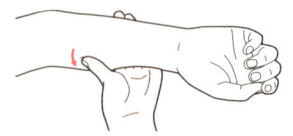

表皮（0.1〜0.15mm）
真皮（2〜4mm）
皮下組織
筋層

①注射部位の前腕皮膚を母指で伸ばす

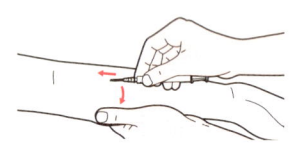

②他方の手で注射筒を持ち，針は皮膚に沿わせるように，皮膚面とほぼ平行に，刀断面を上に向ける

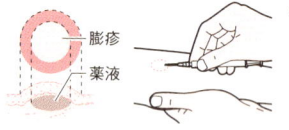

膨疹
薬液

③刺入後，表皮と真皮の間に薬液をゆっくり注入する．皮内に正確に薬液が入れば膨疹ができる

本ずつのパッケージと針基は，ゲージ別に定められたカラーコード化されている（表2）．
　→巻頭カラー Fig.30参照

現在は特殊な場合を除いて，ほとんど1回ごとに使い捨てとなっている．注射針の中心部である針管はステンレス製でシリコン処理がなされている．

2）構造

図2，表3参照．

IV　各注射法の実際

1．皮内注射（intracutaneous injection）
1）注射部位・針刺入角度

通常，前腕内側および上腕外側に約15度，またはほぼ皮膚と平行に針を刺入する（図3）．

2）キーポイント

①薬液が微量のため正確に量を確認する．
②皮下に入らないようにし，丘状の隆起を確認する．
③注射後はマッサージをせず，自然の吸収を待つ．
④施行後の反応を正しく観察し測定する．

2．皮下注射(subcutaneous injection)
1) 注射部位・針刺入角度(図4，5)
   注射部位
   ①上腕後面(伸側)——上腕三頭筋(上腕では橈骨神経やその他の神経麻痺をさけるため，上腕後面(伸側)正中線の下約1/3の部位，つまり解剖学的な手の位置である立位で，手掌を前面にして肘頭と上腕骨中央部(肩峰)を結んだ線で，下から1/3の部位)
   ②三角筋部(肩峰から約3横指下)

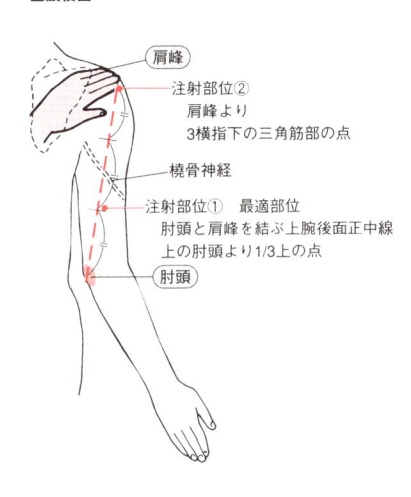

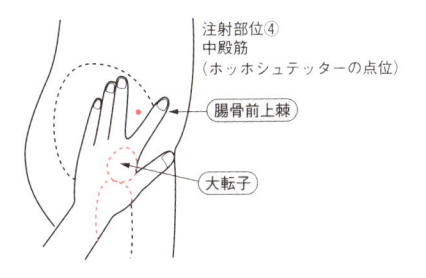

■図5　皮下注射針刺入角度

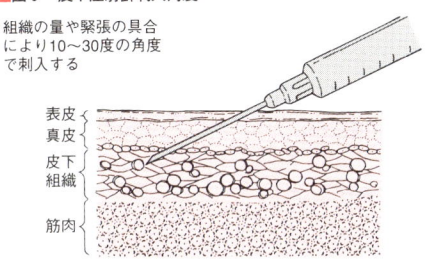

組織の量や緊張の具合により10～30度の角度で刺入する

表皮
真皮
皮下組織
筋肉

■図4　皮下注射部位
上肢後面

肩峰
注射部位②
肩峰より3横指下の三角筋部の点
橈骨神経
注射部位①　最適部位
肘頭と肩峰を結ぶ上腕後面正中線上の肘頭より1/3上の点
肘頭

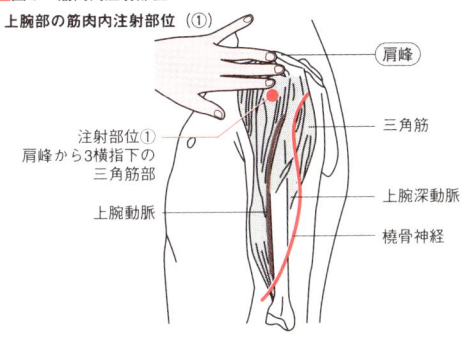

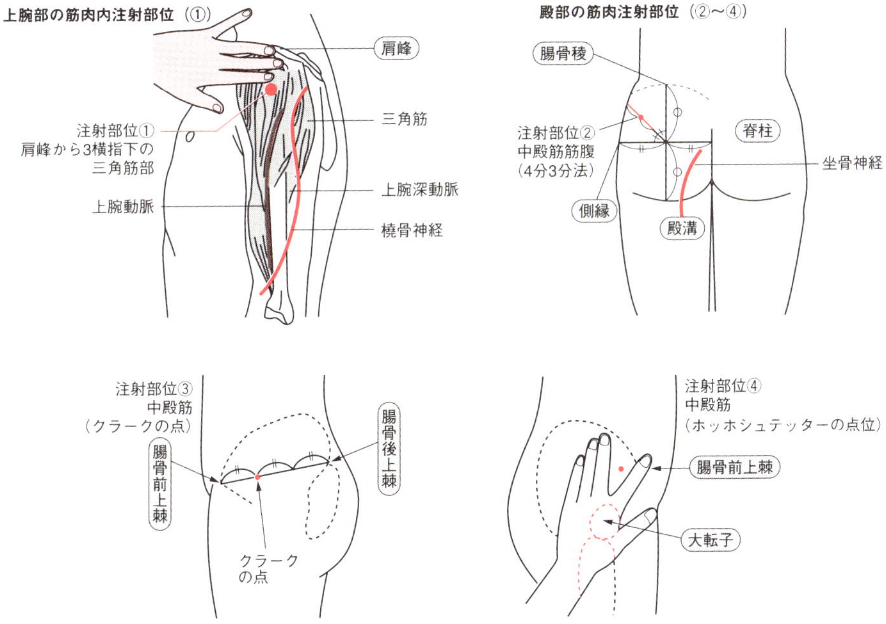

■図6　筋肉内注射部位
上腕部の筋肉内注射部位(①)

肩峰
三角筋
注射部位①
肩峰から3横指下の三角筋部
上腕深動脈
上腕動脈
橈骨神経

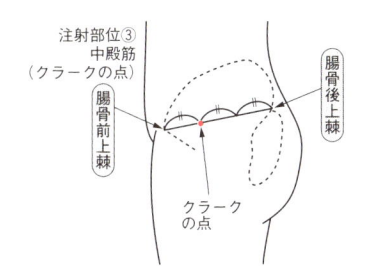

殿部の筋肉内注射部位(②～④)

腸骨稜
注射部位②
中殿筋筋腹
(4分3分法)
脊柱
側縁
殿溝
坐骨神経

注射部位③
中殿筋
(クラークの点)
腸骨前上棘
腸骨後上棘
クラークの点

注射部位④
中殿筋
(ホッホシュテッターの点位)
腸骨前上棘
大転子

■図7　筋肉内注射針刺入角度

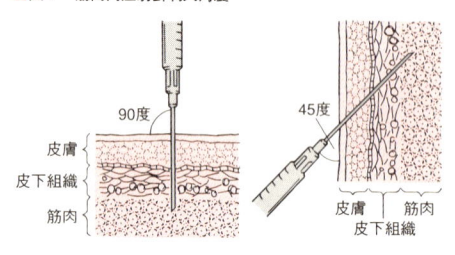

■図8　静脈内注射に使用される表在静脈

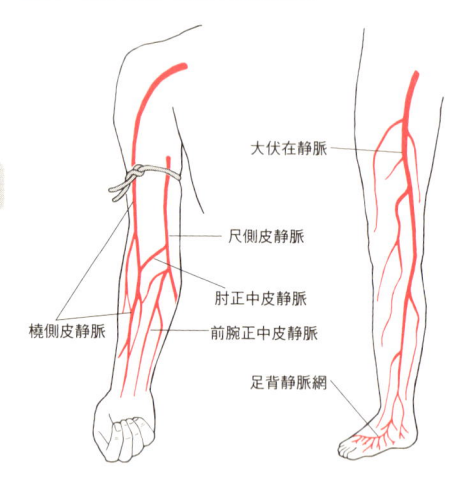

■図9　点滴静脈内注射針刺入角度
a. 正しい刺入角度
b. 誤った刺入角度

皮静脈や背側中手静脈などが比較的よく使用される．

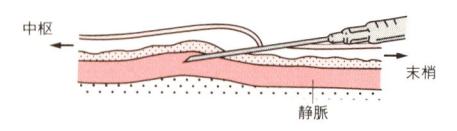

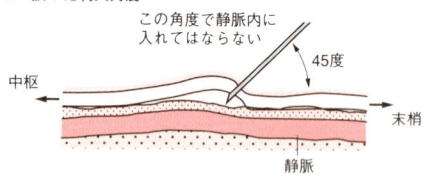

2) 注射針刺入角度(図9)
3) 滴下数

　点滴の滴下数は，厳密な滴下数管理が要求される場合もあり，医師の指示によることが原則となる．とくに指示のない場合は，患者の負担にならないよう配慮する．なお，2005(平成17)年3月の厚生労働省告示により，輸液ポンプなどに関連した医療事故防止を目的とし，輸液セットの滴数は20滴/mLと60滴/mLの2種類のみに統一され，2009(平成21)年3月31日までに切り替えると規定されている．

- 1分間の滴下数計算式

$$\frac{輸液セットの1\,mLの滴下数 \times 必要時間内の輸液量}{必要時間(分)}$$

4) キーポイント
①刺入血管の選択
- 血管が見えやすく固定が容易な部位
- 関節に近い血管は体の動きを抑制するのでさける
- 前回の刺入部位は，血管が硬くなっているのでさける
- 何回かこころみる場合は，最初の部位より中枢の血管を選択する

②刺入を容易にする配慮
- 注射部位の温湿布(熱傷に注意する)
- 注射部位の軽打，マッサージをする
- 腕を挙上し，手を握ったり開いたりする
- 刺入部位近くを駆血する

3．筋肉内注射(intramuscular injection；IM)
1) 注射部位・針刺入角度(図6，7)
　注射部位
　①三角筋前半部
　②中殿筋(4分3分法)
　③中殿筋(クラークの点)
　④中殿筋(ホッホシュテッターの点位)
　上記の部位などに，約45〜90度の角度で針を刺入する．
　三角筋は薬液量が少ない場合や，仰臥位以外の体位が困難な患者に施行する．中殿筋は薬液量が多い場合や，頻回に注射を行う場合に用いる．

4．点滴静脈内注射(intravenous drip；IVD)
1) 注射部位(図8)
　肘正中皮静脈，尺側皮静脈，橈側皮静脈，前腕正中

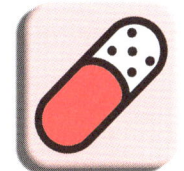

中枢神経系に作用する薬物
drugs acting on the central nervous system

I　概説

中枢神経系に主な作用がある薬物を中枢神経作用薬という．中枢神経作用薬は，中枢神経を抑制するもの，興奮させるもの，精神機能へ影響を与えるもの（向精神薬），その他に分類される（表1）．

II　中枢神経抑制薬

1．全身麻酔薬（general anesthetics，図1）

外科手術に無痛法として用いられる中枢神経抑制薬で，末梢からの感覚刺激の入力を遮断し，意識を消失させ麻酔作用が生じる．特異的受容体はなく，作用は非特異的である．作用機序は明らかでなく種々の説（麻酔学説）がある．全身麻酔薬を投与すると中枢神経のうち，大脳皮質が初めに抑制され，次いで小脳，脊髄，延髄の順に麻痺する．鎮痛，意識消失，骨格筋弛緩，反射消失，呼吸抑制，血圧下降などの作用が順に起こる．

中枢神経の抑制は麻酔薬の脳内濃度（分圧）の増大とともに増加し，麻酔深度が深くなる．

麻酔はその深度により4つの段階，すなわち，第I期（痛覚消失期），第II期（興奮期），第III期（外科的麻酔期），第IV期（延髄麻痺期）に分けられ，麻酔導入の際は第I期から順に第IV期に至り，回復は逆の段階をたどって覚醒する．

全身麻酔薬には①吸入麻酔薬，②静脈内麻酔薬がある．吸入麻酔薬は，常温常圧でガス体のものと揮発性液体のものとがあるが，ともにガスとして，麻酔器を用い吸入させて投与する．麻酔薬は肺胞より血中に入り，脳に達して麻酔が起こる．麻酔薬は一部は代謝を受けるが，大部分は不変のまま肺から呼気中に排泄される．吸入麻酔薬は安全域の狭い危険な薬物であるが，広い肺胞面積を介してすみやかに麻酔深度を調節できるので臨床に用いられている．

静脈内麻酔薬は，静脈内投与により全身麻酔を行うことができる．調節性は悪いが手術室の空気を汚染しない利点がある．

1）吸入麻酔薬

気体のものに亜酸化窒素（笑気；N_2O）がある．無色無臭不燃性のガスである．麻酔の導入は緩徐で，麻酔作用も弱く，ほかの強い麻酔薬と併用する．常温で液体の麻酔薬は，ハロゲンを含む不燃性の低分子有機化合物であり，麻酔作用は強い．セボフルラン，ハロタン，エンフルラン，イソフルランなどが用いられる．

吸入麻酔薬は一般に麻酔作用がIV期に達すると血圧下降，呼吸麻痺で死亡する．また悪性高熱，肝障害，腎障害などの副作用がある．

2）静脈内麻酔薬

フェノール誘導体プロポフォール，超短時間作用型バルビツール酸誘導体チオペンタールが主に用いられる．このほかにケタミン（解離性麻酔薬）がある．副作用には心筋抑制作用，呼吸抑制作用がある．

神経遮断性鎮痛は強力な鎮痛薬（フェンタニル）と神経遮断薬（ドロペリドール）の併用による麻酔である．全身麻酔の前には麻酔前投薬を，手術に対する不安除去，鎮静，分泌抑制，有害反射除去などの目的で投与する．ジアゼパム，ペントバルビタール，アトロピン，モルヒネなどが用いられる．

2．催眠薬（hypnotics）（睡眠薬）

中枢神経機能を抑制して正常に近い睡眠を生じる不眠症治療薬である．化学構造から，①ベンゾジアゼピン系，②非ベンゾジアゼピン系，③バルビツール酸系，④非バルビツール酸系に分類される．用途から入眠薬，熟眠薬，持続性睡眠薬に分類する．

1）ベンゾジアゼピン系および非ベンゾジアゼピン系

中枢神経の$GABA_A$受容体のベンゾジアゼピン結合部位に作用する抗不安薬であるが，催眠作用のほかに抗痙攣，筋弛緩作用をもつ．非ベンゾジアゼピン系は化学構造にベンゾジアゼピン骨格をもたないだけで，薬理学的性質はベンゾジアゼピン系と同じである．呼吸抑制が少なく，安全性が高く，致命的な中毒が起こらないので催眠薬として最も多く使われる．作用時間

■表1　中枢神経作用薬の分類

1．中枢神経抑制薬	①全身麻酔薬 ②催眠（睡眠）薬 ③麻薬性鎮痛薬 ④抗痙攣薬
2．中枢神経興奮薬	
3．向精神薬	①抗精神病薬 ②抗うつ薬，抗躁薬 ③抗不安薬
4．その他	①パーキンソン病治療薬 ②中枢性骨格筋弛緩薬 ③脳循環・代謝改善薬 ④抗認知症薬

中枢神経系に作用する薬物

■図1　全身麻酔薬

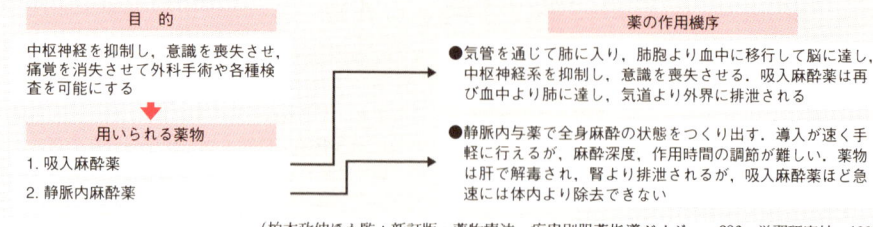

目的	薬の作用機序
中枢神経を抑制し、意識を喪失させ、痛覚を消失させて外科手術や各種検査を可能にする	●気管を通じて肺に入り、肺胞より血中に移行して脳に達し、中枢神経を抑制し、意識を喪失させる。吸入麻酔薬は再び血中より肺に達し、気道より外界に排泄される
用いられる薬物 1. 吸入麻酔薬 2. 静脈内麻酔薬	●静脈内与薬で全身麻酔の状態をつくり出す。導入が速く手軽に行えるが、麻酔深度、作用時間の調節が難しい。薬物は肝で解毒され、腎より排泄されるが、吸入麻酔薬ほど急速には体内より除去できない

(柏木政伸ほか監：新訂版・薬物療法 疾患別服薬指導ガイド. p.286, 学習研究社, 1997)

■表2　ベンゾジアゼピン系，非ベンゾジアゼピン系催眠薬の種類

種類（半減期）	薬物
超短時間型（5時間以内）	トリアゾラム，ゾピクロン*，ゾルピデム*
短時間型（6～12時間）	エチゾラム，ブロチゾラム
中間作用型（12～24時間）	フルニトラゼパム，エスタゾラム
長時間型（30時間以上）	フルラゼパム，クアゼパム

*非ベンゾジアゼピン系

は血中半減期に比例し，作用時間によって分類される（表2）。全睡眠時間は延長するが，レム睡眠は減少しない。副作用に，持ち越し効果，健忘，筋弛緩作用，奇異反応（錯乱），早朝覚醒，投薬中断による反跳性不眠，常用量依存がある。中毒の治療には，フルマゼニル（ベンゾジアゼピン受容体拮抗薬）を用いる。

2）バルビツール酸系催眠薬

バルビツール酸系催眠薬は作用時間により，超短時間型，短時間型，中間型，長時間型に分けられる。超短時間型は静脈内麻酔薬に，短時間型，中間型は催眠薬に，長時間型は主に抗痙攣薬に用いられる。多量の内服により急性中毒で死亡することがあり，また連用により耐性・依存が生じることから，しだいに催眠薬としては用いられなくなった。催眠薬としてアモバルビタール，ペントバルビタールがある。

3）非バルビツール酸系催眠薬

バルビツール酸の構造をもたない催眠薬であるが，とくに優れているものはない。ブロムワレリル尿素，抱水クロラールなどがある。

3．麻薬性鎮痛薬（narcotic analgesics）

鎮痛薬は意識を失わずに特異的に痛みを抑制する薬物である。麻薬性鎮痛薬と解熱鎮痛薬とがあるが，麻薬性鎮痛薬は中枢に作用し，強力な鎮痛作用がある。繰り返し投与により精神的・身体的依存を生じるので，麻薬に指定されているものが多い。代表的薬物はアヘンアルカロイドのモルヒネである。モルヒネは中枢のオピオイド受容体に結合し，痛覚刺激の求心性伝達を遮断し，一方，下行性の痛覚抑制系を活性化して鎮痛作用を現す。

麻薬性鎮痛薬には①天然アヘンアルカロイド，②合成鎮痛薬，③拮抗性鎮痛薬がある。

1）アヘンアルカロイド

アヘンに含まれる天然アルカロイドのうちモルヒネ，コデインが強い鎮痛作用をもつ。モルヒネは，鎮痛作用のほか，延髄に作用し鎮咳，呼吸抑制，嘔吐作用がある。また，腸管神経叢に作用し便秘をきたす。鎮痛薬，止瀉薬として用いる。モルヒネ中毒は強い呼吸抑制と縮瞳が特徴であり，特異的拮抗薬ナロキソン投与により治療できる。末期がんの鎮痛にモルヒネ徐放錠が内服で用いられる。

2）合成鎮痛薬

ペチジン，フェンタニルなどがある。フェンタニルは作用時間が短いので全身麻酔に繁用される。

3）拮抗性鎮痛薬

ペンタゾシン，ブプレノルフィン，ブトルファノールなどは鎮痛作用とともに弱い麻薬拮抗作用を併せもつ合成鎮痛薬であって，依存性が少ないので麻薬に指定されていない。麻薬中毒患者に投与すると禁断症状が出ることがある。

4．抗痙攣薬（anticonvulsants）

諸種の痙攣，てんかんの治療薬である。病的に興奮性の高まった脳のニューロンを抑制するか，または興奮が他の脳部位に拡大するのを抑制することにより作用する。GABA（γ-アミノ酪酸）受容体を介して作用する薬物が多く，化学構造により次の種類がある。

①バルビツール酸誘導体（フェノバルビタール，プリミドン）

②ベンゾジアゼピン誘導体（ジアゼパム，クロナゼパム）

③ヒダントイン誘導体（フェニトイン）

④オキサゾリジン誘導体（トリメタジオン）

⑤サクシニミド誘導体（エトスクシミド）

⑥アセチル尿素誘導体(アセチルフェネトライド)
⑦カルバマゼピン
⑧バルプロ酸ナトリウム
⑨ベンゾイソキサゾール誘導体(ゾニサミド)
⑩ガバペンチン
⑪トピラマート

てんかんには種々の病型があるが，病型によって有効な薬物が異なる．たとえば，強直間代発作(大発作)にはフェニトイン，フェノバルビタール，欠神発作(小発作)にはエトスクシミド，バルプロ酸ナトリウムが用いられる．

抗てんかん薬は長期投与が必要なため，副作用や薬物相互作用が生じやすい．副作用には発疹，再生不良性貧血などが多いが，薬物により副作用は異なる．とくに妊婦(催奇形性)，授乳婦(母乳中移行)では注意が必要である．フェニトインは小脳失調など中毒が出やすく，血中濃度測定(TDM)が必要となる．

III 中枢神経興奮薬

中枢神経系を興奮させる薬物は，多くは中枢神経系が抑制されて呼吸抑制を生じた緊急時に，蘇生薬として用いられる．

主な作用部位により次のように分類される．

(1) 大脳皮質に作用し精神機能を亢進させる薬物
キサンチン誘導体(カフェイン)，アンフェタミン(覚せい剤取締法により規制される)．

(2) 呼吸中枢興奮薬
延髄の呼吸・血管運動中枢を興奮させる．蘇生薬といわれた(ジモルホラミン，ドキサプラムなど)．

(3) 痙攣を起こし，主として実験に用いる薬物
- 脳幹に作用する薬物(ピクロトキシン，ペンテトラゾールなど)
- 脊髄に作用する薬物(ストリキニーネなど)

(4) 中枢性嘔吐を起こす薬物
アポモルヒネ，エメチンなど．

IV 向精神薬

向精神薬には，統合失調症の治療薬である抗精神病薬，うつ病治療薬である抗うつ薬，躁病治療薬である抗躁薬，不安・緊張を減少して神経症に用いられる抗不安薬などがある．本書では便宜上，精神刺激薬，抗認知症薬，催幻覚薬もこれに含めた．

法的には，向精神薬とは「麻薬及び向精神薬取締法」で定められた薬物をいう．中枢神経に作用して精神機能に影響を及ぼし，乱用のおそれがあるが，有害性が麻薬や覚醒剤より低いものに，

①催眠薬(バルビタール，ニトラゼパムなど)
②精神安定薬(ジアゼパム，オキサゾラムなど)
③鎮痛薬(ペンタゾシン，ブプレノルフィンなど)
④抗てんかん薬(フェノバルビタール，クロナゼパムなど)
⑤精神賦活薬(ペモリンなど)

などが含まれる．向精神薬に指定された薬物は，乱用を防止し医療および研究に限って用いるために，適正な管理が義務づけられている．
→向精神薬(こうせいしんやく)

V その他の中枢神経作用薬

1．パーキンソン病治療薬

パーキンソン病は錐体外路機能の異常を主症状とする基底核変性疾患であり，黒質のドパミン含有神経細胞が減少し，一方相対的に基底核のアセチルコリン作動性神経の機能が亢進している疾患である．

中枢神経のドパミンの作用を増強し，アセチルコリンの作用を抑制する目的で次のような薬物が治療に用いられる．

(1) ドパミンの作用を増強する薬物
　①ドパミン前駆薬(レボドパ)
　②ドパミン遊離促進薬(アマンタジン)
　③ドパミン受容体刺激薬(ペルゴリド)
　④ドパミンの代謝阻害薬(MAO-B阻害薬；セレギリン)

(2) 中枢性抗コリン薬
トリヘキシフェニジル，ビペリデンなど．

(3) ノルエピネフリン系作用薬
ドロキシドパ．

パーキンソン病治療薬の副作用には悪性症候群，錯乱などがある．

2．中枢性骨格筋弛緩薬

脳幹網様体の多シナプス反射を抑制し，筋硬直や反射亢進を減弱させる作用があり，外傷性，炎症性，神経性の筋痙縮の治療に用いる．

メトカルバモール，クロルゾキサゾン，バクロフェン，エペリゾンなどがある．

3．脳循環・代謝改善薬

障害された脳機能を改善する薬物には，脳循環改善薬と脳代謝賦活薬がある．脳血管障害，頭部外傷，多発性梗塞に用いられる．脳循環改善薬には，イフェンプロジル，ニセルゴリンなどがある．

脳代謝賦活薬には，メクロフェノキサート，ホパンテン酸カルシウムなどがある．

4．抗認知症薬

アルツハイマー病の治療薬にアセチルコリン分解酵素阻害薬ドネペジルがある．

超音波検査法
ultrasonography, ultrasonic examination

I 概念

人間の耳は20〜20,000 Hz程度の周波数の音波を音として認識できるが、超音波検査は人間の耳に感知されない100万〜2,000万Hzの音波を用いて行う検査である。液体中での音の速度は秒速1.5 km程度であり、音速＝周波数×波長の関係が成り立つため、100万Hzの音波の波長は約1.5 mmとなる。この程度の波長の波は光と性質が似ており、媒質を直進し、反射、屈折、散乱などを起こす。その性質を利用して、生体の内部を観察するのが超音波検査法である。主な超音波検査法を表1に示す。超音波が生体の検査によく用いられる理由として、次のようなことがあげられる。

①直進する。
②光が通過しない不透明な物質中や液体中もよく伝わる。
③生体軟部組織や液体中でも減衰しにくい。
④発生させることが比較的簡単である。
⑤生体への影響がほとんどない(非侵襲的)。

②の理由により、肉眼では見ることのできない生体の内部の観察が可能となる。

X線も①から④の条件を満たすが、生体に及ぼす影響が強い。また、超音波検査法はあくまでも反射してくる波を観察するので断面像が得られるのに対し、X線検査は透過する波を観察するため平面像が得られるという違いがある(CTスキャン検査は断面像を得られるが、X線画像を何枚も撮るため、放射線の被曝量はかなり多くなる)。

■表1 主な超音波検査法

検査法		検査部位	診断される主な疾患
超音波映像法（パルス反射法）	Bモード法	甲状腺	甲状腺炎、結節、がん
		乳房	乳腺症、がん
		腹部	
		胆囊、胆管	結石、ポリープ、がん、胆囊炎、閉塞性黄疸
		肝	脂肪肝、肝硬変、嚢胞、がん、門脈圧亢進症
		膵	膵炎、がん、嚢胞
		脾	脾腫、嚢胞、悪性リンパ腫
		腎	嚢胞、結石、がん、水腎症
		大動脈	動脈硬化、解離性大動脈瘤
		産科	妊娠、胎児死亡、胎児奇形、羊水量
		婦人科	
		子宮	筋腫、腺筋症、がん、奇形
		卵巣	嚢腫、がん
		心臓	弁膜症、心筋症、虚血性疾患、腫瘍、心膜液貯留
	Mモード法	心臓	弁膜症、心不全
超音波ドップラー法	パルスドップラー法	肝	肝硬変
		心臓	弁膜症、先天性奇形
	カラードップラー法	肝	門脈・静脈シャント、肝血流量、門脈血流量
		心臓	弁膜症、先天性奇形

II 種類

1. 超音波映像法(パルス反射法)

ある対象物に向かって超音波を発すると、一部は反射波(エコー)として発射部位に戻ってくる。その反射を拾い、適当な信号に変換するとその対象物を画像として認識することができる。また、その対象物が変化すると、発せられた超音波が屈折、散乱などを起こし、エコーに変化がみられる。その変化をとらえることで、対象物の変化を知ることができる。これらの性質を利用して、生体の内部を観察する検査法である。

2. 超音波ドップラー法

移動しているものに超音波をあてると、エコーの周波数は移動物体の速度によって変化する(ドップラー効果)。この原理を利用して、血流など生体内を移動している物体を観察する検査法である。

III 超音波診断法の実際

超音波検査のパルス反射法、ドップラー法(図1)はそれぞれの分野でエコー信号の変換方法、表示方法を変えて用いられている。また、臓器・部位別に特性の違ったプローブを用いる。

→巻頭カラー Fig.26参照

超音波検査の対象となる臓器は、表1にまとめたよ

■図1　超音波エコー像

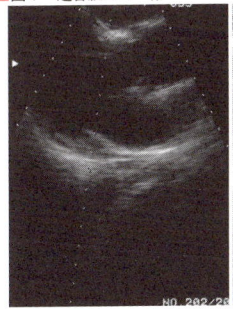

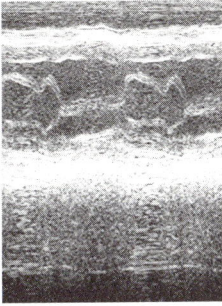

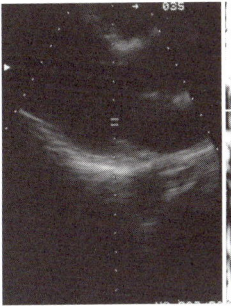

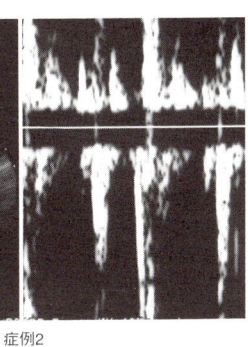

症例1
a. Bモード（断層法）での心臓の左室長軸断面像
b. Mモード：aの観察面での僧帽弁の動きなど

症例2
c. Bモード（断層法）での心臓の左室長軸断面像
d. パルスドップラー法：cでの左室への流入血流

うに甲状腺, 乳房, 胆嚢, 肝, 膵, 脾, 腎, 膀胱, 子宮, 卵巣, 心臓, 前立腺, 皮下などであり, それらの臓器に生じた異常が診断される. まれに, 胃がん, 虫垂炎など腸管の病変診断に役立つことがあるが, 一般に腸管, 骨, 脳（頭蓋内にあるため）などの診断には用いられない.

IV　応用

超音波診断法はそれ自体が非侵襲的であるため, 種々の侵襲的な検査と組み合わせ, その検査の侵襲を軽減したり, 検査の精度を高めたりすることができる.

1. 超音波ガイド下穿刺
1) 経皮的穿刺による組織診断

疾患の診断, 治療のために生体に経皮的に種々の針を刺さなくてはならないことがあるが, 特定部位への穿刺は, 超音波検査により得られた画像を見ながら行うことで正確に施行できる. 甲状腺, 腎, 肝, 膵, 胸膜, 前立腺, 乳腺の組織診断, 腫瘍の細胞診を行う際に用いられる.

2) 穿刺による排液その他

産婦人科領域では, 妊娠子宮に対して羊水検査を行う際に用いられる. また, 胆嚢や胆管へのドレーン挿入, 胸水採取, 甲状腺嚢胞の排液, 心膜からの心膜液の排液, 水腎症の排尿など, 各種の治療の際に超音波が用いられる.

2. プローブの生体内への挿入

近年, 体表からでは十分な観察ができない臓器に対して, プローブを生体内に入れて超音波検査を行う工夫がなされている.

1) 経食道エコー法

内視鏡的にプローブを食道に入れ経食道的に心臓, 胸部縦隔, また食道粘膜を観察することが可能である.

2) 内視鏡エコー法

胃の中にプローブを内視鏡で挿入し, 膵, 肝, 胆嚢, 胃粘膜内部を観察する.

3) 経直腸法

直腸にプローブを入れ, 前立腺, 膀胱を観察する.

3. 手術との組合わせ

近年, 手術をより正確に行う目的で, 手術中に超音波検査を行うことがある. 肝がん, 脳腫瘍, 膵がんの手術などで, 切除範囲を確定するために行われる.

4. 超音波の医療応用

超音波はエネルギーにも変換されうる. 超音波による種々の診断の際に発生するエネルギーは生体にストレスがかからないように設定されている. しかし, 音圧の高い超音波は大きなエネルギーとなるため, 治療分野にも応用される. 以下にその例を示す.

1) 泌尿器科領域

腎結石の粉砕に強力な超音波パルスが用いられる.

2) 整形外科領域

生体深部を加熱できる性質を利用し, 血流を改善し, 関節炎や筋肉痛の治療に応用される.

3) 外科領域

外科領域では, 刃先が超音波振動するメスが使われる. このメスは普通のメスより切れがよく, 電気メス, レーザーメスを用いたときよりも組織の損傷が少なく, 回復時間が短いとされる.

4) 眼科領域

白内障の治療目的で水晶体を粉砕する際に超音波が用いられることがある.

以上のほか, 液体に気泡を発生させる性質を利用し, 医療機器の洗浄にも応用される.

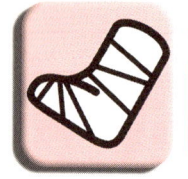

聴覚検査
audiometry

I 聴覚検査の種類(表1)

1. 音叉を用いた検査法
1) ウェーバー検査(Weber test)
両耳の骨導聴力を比較する検査法.
(1) 方法
振動させた音叉の柄を前頭部の正中に置き,左右どちらの耳のほうで,より大きく聞こえるかを調べる.
(2) 結果の解釈
　①正中に聞こえる:正常
　②左側に大きく聞こえる:右感音難聴または左伝音難聴
　③右側に大きく聞こえる:左感音難聴または右伝音難聴

2) リンネ検査(Rinne test)
一側の耳の気導聴力と骨導聴力とを比較する検査法.
(1) 方法
振動させた音叉の柄を乳様突起に当て(骨導),音が聞こえなくなった直後に音叉を外耳孔の近くに持っていき(気導),聞こえるかどうかを調べる.
(2) 結果の解釈
　①聞こえる(リンネ陽性):正常または感音難聴
　②聞こえない(リンネ陰性):伝音難聴

2. 純音聴力検査
気導聴力および骨導聴力を測定し,難聴の種類や程度を知る検査法.
(1) 方法
検査はオージオメーターを用いて行う.気導聴力は気導レシーバを耳に当て,聞こえ方に差がある場合にはよいほうの耳から1,000Hz,2,000Hz,4,000Hz,8,000Hzと測定したあと,再び1,000Hz,500Hz,250Hz,125Hzの順に7周波数について測定する.

骨導聴力は,骨導レシーバを乳様突起に密着するように当て,気導聴力と同様に測定する.ただし,125Hzと8,000Hzは測定しない.各周波数において,聞こえる最も小さい音の強さを聴力レベル,または最小可聴域,域値などと表現する.

オージオグラムは,各周波数における聴力レベルを

■表1 聴覚検査の種類
1. 音叉を用いた検査法
　　　ウェーバー検査,リンネ検査
2. 純音聴力検査
3. 語音聴力検査
4. インピーダンス・オージオメトリ
5. 補充現象検査
6. 自記オージオメトリ
7. 聴性脳幹反応検査

■図1 オージオグラム

a. 右正常,左混合難聴の例

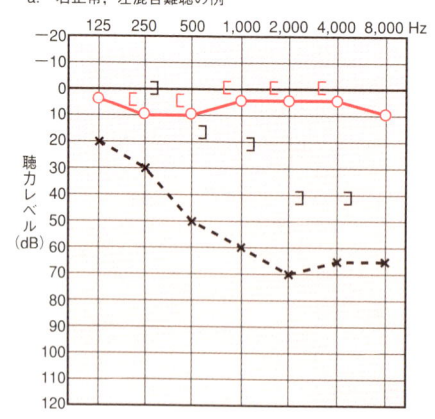

b. 右伝音難聴,左感音難聴の例

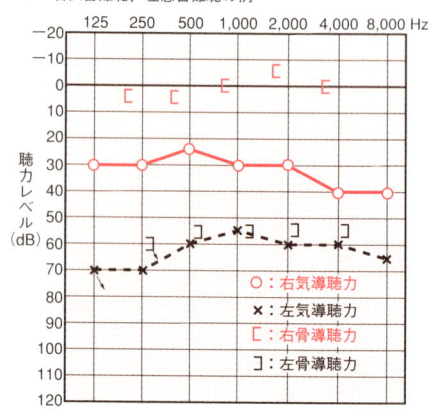

○:右気導聴力
×:左気導聴力
⊏:右骨導聴力
⊐:左骨導聴力

記載したもので，横軸に音の周波数(高さ，Hz)，縦軸に音圧(強さ，dB)をとり，気導レベル(右〇−〇，左×…×)と骨導レベル(右⌐，左⌐)を記載する．オージオメーターの最大出力の音でも聞こえない場合をスケールアウト(scale out)といい，最大出力の音の位置に印を書き，矢印を下につけておく．

気導レシーバからの音は，検査耳だけでなく反対耳にも50〜60 dB 弱い音で聞こえてくる．これを，陰影聴取(shadow hearing)という．そこで両耳の聴力差が40 dB 以上ある場合，悪いほうの耳の気導聴力を測定するときには，よいほうの耳に50 dB の雑音(狭帯域雑音または白色雑音)を聞かせて，検査側から伝わってくる音を遮蔽する必要がある(マスキング)．

一方，骨導の場合は，ほとんど減衰することなく反対耳にも音が伝わるため，常に反対側のマスキングを行わなければならない．

(2) 結果の解釈
全周波数において
① 域値20 dB 以下：正常(図 1-a)
② 気導聴力のみ悪化し，骨導聴力は正常である場合：伝音難聴(図 1-b)
③ 気導と骨導とが同程度に悪化している場合：感音難聴(図 1-b)
④ 両者とも悪化しているが，気導骨導差(air-bone gap, A-B gap)がある場合：混合難聴(図1-a)
⑤ ±5 dB は誤差範囲内

3．語音聴力検査

語音の聴取能力を測定することにより，日常生活における不便度を知ったり，難聴の部位診断の補助に用いられる．補聴器の適応や装用状態の評価に用いる場合もある．

(1) 方　法
単音節(「あ」「い」など)を50語または20語聞かせ，そのうちいくつ正しく聞き取れたかを%で示す．音圧をさまざまに変えて検査し，音圧を横軸に，%を縦軸にとって図示したものを語音明瞭度曲線という．また，最高の%を最高語音明瞭度とする．

(2) 結果の解釈
① 50 dB の音圧で語音明瞭度100%：正常
② 音圧を強くすると100%に近づく：伝音難聴
③ 音圧を強めても80%以上にならない：感音難聴

4．インピーダンス・オージオメトリ

1) ティンパノメトリ
中耳腔内の圧力や鼓膜・耳小骨の可動性を測定する検査法．
(1) 方　法
特別な耳栓を装着させ，外耳道内の圧を変化させながら鼓膜の可動性を測定する．これをグラフ化したものが，ティンパノグラムである．
(2) 結果の解釈
図2に示す．

2) アブミ骨筋反射
大きな音刺激に対し，両耳のアブミ骨筋が収縮し，鼓膜の可動性が減少する．
(1) 方　法
大きな音刺激をした際の鼓膜の可動性を測り，アブミ骨筋反射の有無や域値を調べる．
(2) 結果の解釈
① 反射域値70〜100 dB：正常，感音難聴(内耳性難聴)
② 反射域値上昇・欠如：伝音難聴，感音難聴(後迷路性難聴)，顔面神経麻痺

■図2　ティンパノグラム

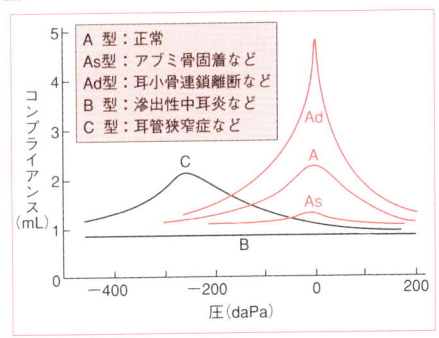

A 型：正常
As型：アブミ骨固着など
Ad型：耳小骨連鎖離断など
B 型：滲出性中耳炎など
C 型：耳管狭窄症など

(松平登志正ほか：聴力検査．耳鼻咽喉科・頭頸部外科 MOOK 6, p.193, 金原出版，1987より改変)

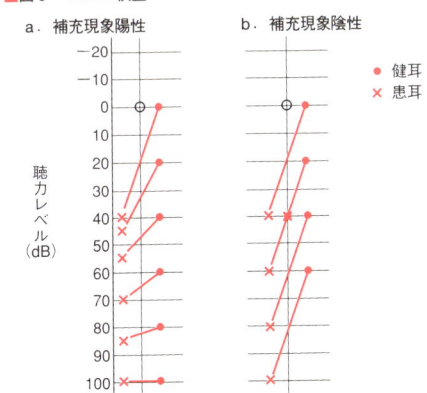

■図3　ABLB 検査
a．補充現象陽性　　b．補充現象陰性

● 健耳
× 患耳

5. 補充現象検査

内耳性難聴では小さい音は聞こえないが，ある音の大きさになると音の大きさの感覚が異常に増す場合がある．これを補充現象(リクルートメント)という．補充現象陽性であれば内耳性難聴といえる．

1) **ABLB(両耳音の交代性大きさバランス)検査**
(1) 方法
一側難聴でのみ行える．健耳と患耳とで同じ大きさに感じる音圧を比較する．
(2) 結果の解釈
図3に示す．

2) **SISI(短時間増強感覚指数)検査**
(1) 方法
域値上20 dBの音を持続して聞かせながら，5秒に1回ずつ0.2秒の長さで1 dBだけ強い音を聞かせ，20回中何回増音を認知できるかを調べる．
(2) 結果の解釈
①60%以上：補充現象陽性

6. 自記オージオメトリ

気導聴力レベルに加えて，補充現象や疲労現象の検出ができる．
(1) 方法
ベケシー(Békésy)型オージオメーターを用いる．これは，スイッチボタンを押している間は音が大きくなり，離すと小さくなる．検査音の周波数は固定する場合と，時間とともに変化させる場合とがある．断続音と連続音が選択できる．
(2) 結果(自記オージオグラム)の解釈
図4に示す．

7. 聴性脳幹反応(auditory evoked brainstem response ; ABR)検査

音刺激から10 msecまでの電気現象を記録したもの(図5)．他覚的聴力検査として利用されるほか，脳幹障害の診断にも用いられる．
(1) 方法
記録電極は頭頂部か前頭部，および乳突部か耳垂に固定する．通常，I波からⅦ波までの7つの波が観察される．各波の出現の有無，潜時，I-V波間隔などより診断する．

Ⅱ 検査時の留意点

音叉を用いた聴覚検査は通常の診察室で行うが，その際にはなるべく騒音を少なくする必要がある．

一方，純音聴力検査などのオージオメーターを用いる聴覚検査は原則として防音室内で行う．

防音室は狭い密閉空間であり，閉所恐怖症などでは集中して検査が行えないこともあり，検査中に被検者

■図4 自記オージオグラムの分類(Jerger)

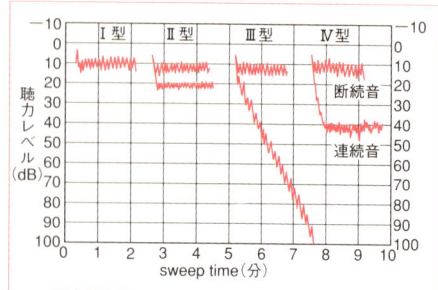

固定周波数で，断続音と連続音とで検査した場合
Ⅰ型：正常または伝音難聴
Ⅱ型(補充現象陽性)：感音難聴(内耳性難聴)
Ⅲ型(疲労現象陽性)：感音難聴(後迷路性難聴)
Ⅳ型：後迷路性難聴

(松平登志正ほか：聴力検査. 耳鼻咽喉科・頭頸部外科 MOOK 6, p. 195, 金原出版, 1987)

■図5 聴性脳幹反応(ABR)両耳正常パターン

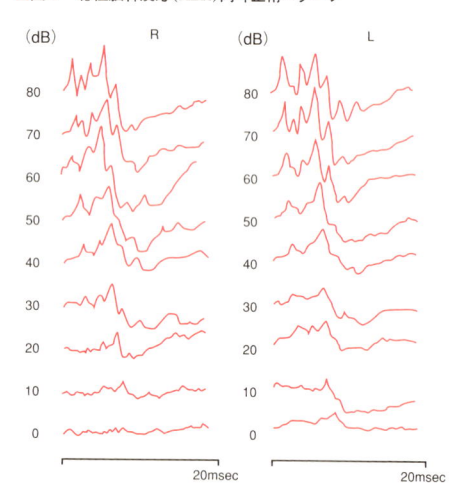

が検査に集中できているかを把握しながら検査を進める必要がある．また，検査音に対してどのように応答するかを予め説明するが，高度難聴者や高齢者などでは応答が難しいこともあり，応答のしかたから，検査の意味を正確に把握して検査を受けているかどうかを判断しなければならない．

一方，詐聴などの機能性難聴も検査過程から推測することが可能であり，応答の再現性を観察することが重要である．

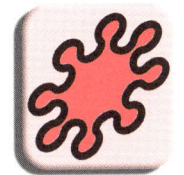

聴覚障害
hearing impairment

I 概説

外耳から聴覚中枢(側頭葉聴覚野)に至る聴覚伝導路の障害により生じる症状(難聴,耳鳴,耳閉塞感,聴覚過敏,自声強調など)を総称して聴覚障害とよぶ.

聴覚障害の検査法を聴覚検査とよぶが,耳鳴,耳閉塞感などの自覚症状を測定する方法が確立されていないことから,一般には難聴に対する聴覚検査によって聴覚障害を分類し,その程度を測定する.

II 聴覚伝導のメカニズム

外界からの音は外耳道を経て鼓膜に達する.

鼓膜の振動は中耳にある3つの耳小骨(ツチ骨,キヌタ骨,アブミ骨)に伝わり,ここで音圧が増幅されて内耳の蝸牛に到達する.

蝸牛には音の振動により興奮する有毛細胞があり,ここで音の振動が神経の電気反応に変換され中枢聴覚神経路へ伝達される.このように音が増幅されながら伝わり,神経の反応に変換され,側頭葉聴覚野で認識されるまでの経路を聴覚伝導路とよぶ(図1).

III 原因

難聴は聴覚伝導路のいずれの部位の障害によっても生じるが,大きく伝音難聴と感音難聴,およびそれぞれが混在する混合難聴に分類される(図1).

1. 伝音難聴

伝音難聴は耳垢栓塞などの外耳疾患,中耳炎や耳硬化症,耳小骨連鎖離断などの中耳疾患によって生じるが,耳垢除去や中耳炎に対する保存的治療,さらには鼓室形成術などの聴力改善手術によって治療が可能である.手術的治療が困難な場合には補聴器を用いる.

さらに中耳炎や耳硬化症が進行して内耳に病変が波及すると混合難聴になる.

2. 感音難聴

感音難聴は突発性難聴や外リンパ瘻,メニエール病,騒音性難聴,老人性難聴などの内耳疾患,聴神経腫瘍などの蝸牛神経疾患,その他の脳腫瘍や脳梗塞などの中枢性疾患によって生じる.

感音難聴では単に聴覚の感度が低下するのみならず,周波数弁別能が低下するために語音聴取も悪化し,「音は聞こえても言葉として聞きとれない」状態になる.この傾向は中枢聴覚路の障害ほど強くなる.

感音難聴のうち,突発性難聴や外リンパ瘻,急性音響外傷などの急性感音難聴は安静と副腎皮質ステロイド薬を中心とする薬物療法で回復が期待されるが,発症早期に適切な治療を行わないと回復は困難になる.

騒音性難聴や老人性難聴などの慢性感音難聴に対しては,現時点で根本的な治療法はなく,補聴器などによる聴能訓練を行う.軽度から高度感音難聴に対しては難聴の程度に応じた補聴器をフィッティング(補聴器の特性を調整)する.補聴器を用いても言語聴取ができない高度難聴や全く残存聴力がない聴覚障害者に対しては,人工内耳を用いる.

IV 治療

1. 伝音難聴に対する聴力改善手術

伝音難聴に対する手術的治療で,慢性中耳炎や真珠腫性中耳炎,中耳奇形などに対する鼓室形成術と耳硬化症に対するアブミ骨(摘出)手術がある.

2. 感音難聴の治療

①薬物療法:突発性難聴をはじめとする急性感音難聴には副腎皮質ステロイド薬を中心とする薬物療

■図1 聴覚伝導路と主な聴覚障害

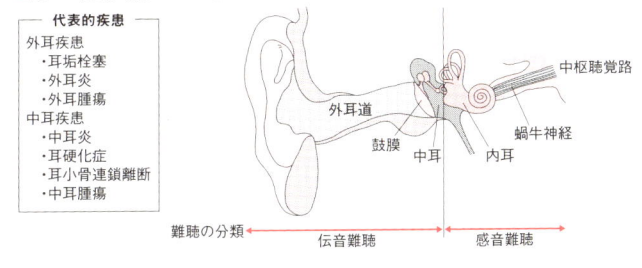

代表的疾患
- 外耳疾患
  - 耳垢栓塞
  - 外耳炎
  - 外耳腫瘍
- 中耳疾患
  - 中耳炎
  - 耳硬化症
  - 耳小骨連鎖離断
  - 中耳腫瘍

代表的疾患
- 内耳疾患
  - 突発性難聴
  - 外リンパ瘻
  - メニエール病
  - 音響外傷
  - 騒音性難聴
  - 薬物性難聴
  - 老人性難聴
- 後迷路性疾患
  - 聴神経腫瘍
  - その他の脳腫瘍
  - 脳血管障害

難聴の分類:伝音難聴 / 感音難聴
(外耳道,鼓膜,中耳,内耳,蝸牛神経,中枢聴覚路)

法を行う.

②補聴器:補聴器は外界からの音を電気的に増幅する医療機器であり,薬物療法でも回復が期待できない感音難聴のみならず聴力改善手術の適応とならない伝音難聴に対して用いられる.補聴器には箱型,耳掛け型,耳穴型があり,従来耳掛け型補聴器が汎用されてきたが,最近は美容的にも目立たない耳穴型が多くなっている.両側慢性中耳炎における良聴耳手術後の一時的な補聴や高齢者の介護に際しての補聴には箱型補聴器が有用である.また,最近は雑音を抑えるなど多くの機能が装備されたデジタル補聴器が普及してきている.補聴器の使用にあたっては,聴力の程度や聴力像に応じて補聴器の特性を調整する必要がある.

③人工中耳:聴力改善手術や補聴器の装用によっても十分に聴力を回復できない難聴に対して人工中耳が開発されている.手術により人工中耳を埋め込むため,埋め込み型補聴器ともよばれている.補聴器に比べてゆがみが少ないため,語音弁別能の改善が期待できる.

④人工内耳:人工内耳は内耳(蝸牛)に蝸牛神経を直接刺激する電極を埋め込むもので,有毛細胞が破損していても蝸牛神経から中枢に音刺激を伝達できる画期的な人工臓器である.言語習得後に失聴した感音難聴者が適応となるが,先天性難聴など言語習得前の失聴でも言語中枢が完成する前の乳幼児期に埋め込むことで効果が期待できる.

V 患者と接する際の留意点

中等度以上の難聴者では何らかの聴覚ハンディキャップがあり,聴覚だけで会話を理解することが困難になる.このため,難聴者は読話(読唇)などを併用して会話理解力を高めている.

したがって,難聴者に接する場合には正面から口の動きがはっきりと見えるようにゆっくりと会話するように心がけるべきである.

聴覚障害者の看護

■看護のポイント

聴覚障害は,中耳炎や耳硬化症,突発性難聴や外リンパ瘻,メニエール病などさまざまな疾患によって生じるが,聴力低下(難聴)に対しては,コミュニケーションの方法を工夫するとともに不安を軽減することが大切である.また疾病によって随伴する疼痛や眩暈(めまい),悪心・嘔吐,耳鳴,耳閉塞感などの症状の観察や緩和も大切である.

■観察のポイント

①難聴を自覚した時期と発症時の状況
②難聴の程度(左右の聴力)と随伴症状(疼痛,眩暈,悪心・嘔吐,耳鳴,耳閉塞感,自声強調,発熱,耳漏など)
③コミュニケーションの方法
④疾患や難聴に対する患者の理解と受け止め
⑤日常生活上の不安や社会生活への影響

■具体的なケア

1) コミュニケーション方法

難聴が一側性の場合は健側から話しかけ,両側性の場合は補聴器といった機器を用いるほかに,読話や筆談,ジェスチャーなど視覚を活用したコミュニケーションをはかる.いずれの場合にも患者の反応を確認しながら行う.

2) 不安の緩和

突然の難聴は,日常生活上の不安のみならず対人関係や仕事など社会生活にも影響を及ぼす.

患者の心理状況をよく理解したうえでコミュニケーションの方法や日常生活上の注意を指導し不安を軽減する.

3) 随伴症状の緩和

疾病により発熱や疼痛,眩暈,悪心・嘔吐などの症状を伴い,日常生活動作が低下する場合もある.症状に対する薬物投与についても医師と検討する.

4) 手術を受ける患者への援助

鼓室形成術などの聴力改善手術後は,上記の観察や看護ケアに加え,創感染予防と安静が重要である.

退院後の生活指導では,中耳に圧力がかかるような水泳や乗り物(飛行機,新幹線)の利用については事前に医師に確認するように説明する.

腸閉塞〔症〕〈イレウス〉
intestinal obstruction, ileus, bowel obstruction ; BO

I 定義・概念
腸管の通過が，全く阻害された状態をいう．

II 分類・病態・成因
成因による分類を表1に示す．

全身的には，脱水状態となる．これは閉塞した腸管内に，大量の消化液や水分が貯留するためである．症状による鑑別の要点を表2に示す．
1) 腹痛：絞扼性イレウスで最も激烈である．
2) 嘔吐：消化管内容の停滞による．急性の機械的イレウスでは反射性の嘔吐もみられる．
3) 腸音：機械的イレウスでは亢進し，金属音を聴取する(絞扼性イレウスでは晩期に消失)．機能的イレウスでは消失する．
4) 鼓腸：腸管の拡張により腹部膨満をみとめる．

III 検査

1．腹部X線(図1，2)
立体単純X線検査では，ニボーは重要である．ニボーは鏡面像，液面境界像ともよばれ，閉塞部位の口側腸管内にガス像と貯留した液体によって形成される．また臥位単純X線検査では，小腸ガスを反映する特徴的な所見としてのケルクリングヒダも重要である．

2．血液検査
濃縮所見を呈し，ヘモグロビン量，血液尿素窒素は高値となる．赤沈は亢進し，白血球数の増加をみとめる．大量の Na, K, Cl が失われるが，脱水のためにみかけ上基準値を示すことも多い．

■表1　イレウスの発生原因による分類

機械的イレウス	単純性	先天性(腸閉鎖，腸回転異常など)
		異物(胆石イレウス，食餌性など)
		腸壁の器質的変化(大腸がん，クローン病など)
		癒着性(開腹術後，腹膜炎後，外傷など)
	絞扼性(複雑性)	癒着性(開腹術後，腹膜炎後，外傷など)
		ヘルニア嵌頓(鼠径部ヘルニア，内ヘルニアなど)
		腸重積症(小児回盲部腸重積，ポリープなど)
		腸軸捻症(S状結腸軸捻，盲腸軸捻など)
機能的イレウス	麻痺性	神経性(開腹術，脊髄病変など)
		代謝性(低カリウム血症，尿毒症など)
		薬物性(向精神薬，抗コリン薬など)
		感染性(腹膜炎，肺炎など)
		偽性腸閉塞症
	痙攣性	寄生虫，鉛中毒，腸間膜動脈塞栓症など

■表2　イレウスの鑑別の要点

	単純性イレウス	絞扼性イレウス
疼痛	仙痛，痙攣様蠕動亢進時に痛む　周期的に発作	高度　持続性
表情	疼痛時苦悶状	常時苦悶状
ショック	まれ	しばしばあり
脱水，発熱	軽度～中等度	高度
血液濃縮	軽度～中等度	高度
腹部所見	鼓腸，蠕動亢進　腸音亢進　鼓音　圧痛軽度～中等度	鼓腸　腸音消失　圧痛高度　腸壁緊張／筋性防御
X線検査	拡張腸管，ニボー	拡張腸管，ニボー　無ガス野あり　腹水明瞭
超音波検査	拡張腸管　Key board sign　腸内容移動あり　腹水は無／軽微	拡張腸管，壁肥厚・非薄化　ケルクリングヒダ消失　腸内容停滞　腹水高度，高輝度内容
CT	拡張腸管　腹水は無／軽微	拡張腸管，壁肥厚　腹水高度，出血　造影コントラスト高度

〔表1，2とも　武藤徹一郎ほか監(安達実樹)：新臨床外科学，第4版，p.807(表1)，p.815(表2)，医学書院，2006 より一部改変〕

■図1　イレウスの立位単純X線像

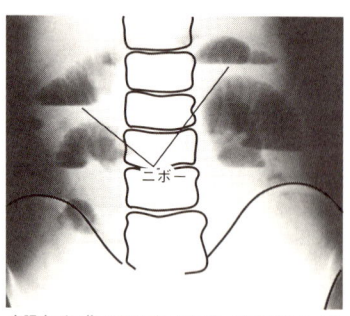

小腸内ガス像とそれぞれにニボー形成がみられる

■図2　イレウスの臥位単純X線像の模式図

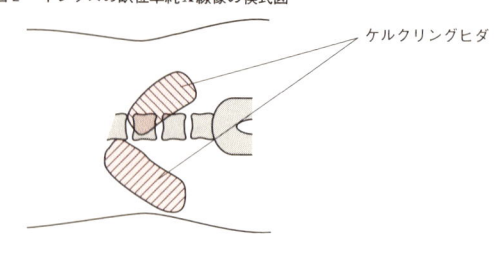

小腸閉塞では小腸皺襞（すうへき）像（ケルクリングヒダ），
大腸閉塞では結腸膨隆をみとめる

IV 治療

1．内科的治療

禁飲食とする．機械的イレウスでは，ロングチューブにより胃腸内容を吸引して，閉塞部位の口側腸管を減圧する．また電解質液の輸液による脱水補正を行う一方，予防的に抗菌薬の投与も行われる．

S状結腸の捻転では大腸ファイバースコープによる整復，小児の腸重積では高圧浣腸による整復がこころみられ，機能的イレウスでは腸蠕動促進薬も用いる．

2．外科的治療

手術の目的は閉塞の解除と原因の除去，および可能なら再発の予防である．

たとえば，癒着による通過障害では癒着剝離術が選択されるが，場合によっては閉塞部腸管の切除術が選択される．大腸がんなどの腫瘍による閉塞の場合は，原則として腸切除を行う．異常索状物が形成されていることによる閉塞では，これを切断して閉塞を解除する．癒着剝離や腫瘍切除が困難な場合は，閉塞部の口側と肛門側を吻合するバイパス術も行われる．

ただし，絞扼性イレウスの場合は特別で，閉塞の解除に加えて絞扼の解除も行い，壊死部があれば同部の切除も併せて行う必要がある．また全身状態が極端に悪い場合は，腸瘻の造設のみが行われる場合もある．

腸閉塞患者の看護

術前の看護

■看護のポイント

①胃腸内容の吸引・排除に努める．
②水分・電解質，栄養の補給をし，全身状態の改善をはかる．
③腸管麻痺の回復をはかり苦痛の緩和に努める．

■観察のポイント

①腹部症状：閉塞症状，絞扼症状
②吐物，便の性状・量・臭気

■具体的なケア

1 胃腸内容の吸引・排除

1）腹部症状の観察
　腹痛（持続的か間欠的か），悪心・嘔吐，吐物の性状・臭気，腹部膨満，排ガスの有無，腸雑音の有無，排便の状態，便の性状をみる．

2）ロングチューブ挿入（図3）

(1) 必要物品：①ロングチューブ（デニスチューブなど），②ガイドワイヤー，③鉗子，④カテーテルチップ，⑤キシロカインゼリー，⑥オリーブ油，⑦排液バッグ

(2) 挿入手順
①チューブの先端の袋の空気を注射器で抜き，損傷がないかを点検する．
②患者に目的，挿入手順について説明する．

③患者を仰臥位にする．
④チューブの先端にキシロカインゼリーを塗り，鼻腔より挿入する．
⑤チューブが胃内に挿入されたら，胃内容を十分に排除する．さらに進めトライツ靱帯まで挿入されたら，水を袋に注入する．
⑥チューブは鼻に固定せず，随意に通過させる．

(3) 観察および処置
① 排液の量，性状，臭気のチェック
② チューブ挿入の長さのチェック
③ チューブの通過状態と腹部症状の観察
④ 脱水症状，一般状態の観察
⑤ 咽頭の不快感，刺激症状の有無をみる．口腔内の清潔に努める．
⑥ 消化管排液の補正，水分出納のチェック
⑦ 換気，ハッカ油などの使用により，排液臭を減弱させる．
⑧ チューブを持続吸引装置に接続し，腸内容を持続的に吸引排除することもある．

(4) 抜去手順
① 腸管の運動が回復すれば抜去する．
② 袋内の水を吸引除去し，徐々に引き抜く．
③ 回盲部を通過したチューブは水を袋内より吸引排除し，X線透視下で徐々に引き抜くか，鼻孔部でチューブを切断し肛門より排出させる．

■図3 イレウス用ロングチューブ

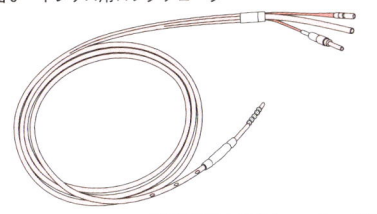

〔資料提供：日本シャーウッド㈱〕

② 水分・電解質，栄養の経静脈的投与
① 禁飲食とし，消化管の負担をさける．
② 脱水症状の観察，水分出納チェックは4～6時間ごとに施行する．
③ 体液の喪失量の測定をし，水分・電解質の補正，補給を行う．

③ 腸管麻痺の回復と苦痛の緩和
① 高圧浣腸，腹部温湿布法，メンタ湿布を行う．
② 指示により蠕動亢進薬を投与し，効果をみる．
③ 不安の軽減に努め，イレウス症状が改善しなければ，手術の可能性があることを説明する．

術後の看護

■看護のポイント
① 腸管麻痺の回復を促進する．
② 「胃切除術」を受ける患者の看護に準じる．

■観察のポイント
① 腸管の蠕動の回復の程度
② 「胃切除術」を受ける患者の看護に準じる．

■具体的なケア

① 腸管麻痺の回復の促進
① 体位変換，離床を積極的に進める．
② 水分出納をチェックし栄養状態改善をはかる．
③ 胃内容の吸引排除を行う．
④ 症状の観察をし，腸蠕動亢進薬の使用による効果をみる．
⑤ 腸管の機能が回復すれば，チューブは抜去され，術後数日後より経口的食事が開始される．

痛風
gout

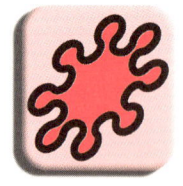

I 定義・概念

尿酸は，核酸（プリン塩基）の最終代謝産物であり，腎から排泄されるが（図1），尿酸の過剰生成や排泄障害があると高尿酸血症を起こす．尿酸は水に溶けにくいため，高尿酸血症が持続すると体液中で飽和した尿酸塩が組織に沈着し，関節炎，痛風結節，尿路結石，腎髄質障害などがみられる．

II 原因・分類

痛風（高尿酸血症）は，原発性と続発性に分けられる．原発性痛風には，原因の明らかでない特発性痛風やプリン代謝に関与する酵素異常（レッシュ—ナイハン症候群など）によるものがあり，痛風の90％を占めている．続発性痛風は，他の疾患や病態に基づき二次性に出現するもので，白血病や抗がん薬投与時などのように細胞〔核〕破壊による尿酸生成過剰がみられる場合や，腎不全やチアジド系利尿薬などの薬物服用による尿酸排泄障害がある場合に生じる．

男女比は30～50：1で，圧倒的に男性に多い．エストロゲンが尿酸排泄を促進するため，女性の痛風は閉経後や薬物性や腎不全に伴う続発性痛風であることが多い．発症年齢は20歳代後半から60歳代に多く，30歳代から40歳代にピークがある．社会的に活動的で，肥満者，アルコール常飲者が多く，高血圧症，脂質異常症，尿路結石などの合併症をもつことが多い．

遺伝形式は明らかではない．尿酸塩（ナトリウム）がなぜ関節炎を起こすかは不明であるが，激しい運動などの物理的な要因や血清尿酸値の変動という化学的な要因により，蓄積した尿酸塩が関節内に遊離するためと考えられている（shedding説）．

III 症状

急性関節炎（痛風）発作は，単関節炎がほとんどで，多関節炎は長期放置した例にみられる．母趾基関節（第1中足趾節関節）に好発し，初発の場合は70％を占める．その他，足背部，足関節やアキレス腱付着部，膝関節などにもみとめられる．手関節，手指関節や肘関節などの上肢の関節炎はまれで，重症例に多い．関節痛は激しく，腫脹や発赤も強く，歩行困難になる場合も多い．

関節炎は，発症後24時間以内に最高潮に達し，約1週間で軽快し，次の発作まで無症状である．

飲酒，歩行過度，打撲，外傷，寒冷曝露，ストレスなどを誘因とする．高尿酸血症を是正せずに放置すると関節炎が多発し，発作間隔も短くなり，慢性的な関節炎に移行する．また，耳介，肘関節外側皮下，趾骨内などに尿酸塩を中心とした肉芽組織，痛風結節が出現する．潰瘍形成や瘢痕形成を起こすこともある．

痛風腎は持続的な高尿酸血症による腎病変で，腎髄質，間質内の尿酸塩の沈着と周囲の炎症性細胞浸潤を伴う痛風結節を特徴とする．酸性尿を呈し，初期より蛋白尿，尿濃縮力の低下，腎血流量の低下がみとめられる．

IV 診断・検査

血液生化学検査では，高尿酸血症（男女とも血清尿酸値 7 mg/dL 以上）が原則としてみとめられるが，痛風発作が起こっている間は血清尿酸値が低下する傾向がある．また関節炎の程度により，赤沈値亢進，白血球増加，血清 CRP 値上昇をみとめる．

また，初期には軟部組織の腫脹をみとめるのみで，骨には変化がない．慢性化もしくは痛風結節ができると骨X線検査で打ち抜き像（punched out）がみられる．

関節液中に尿酸塩が貪食された多核白血球（好中球）がみられ，痛風結節内容物に尿酸塩が証明される．尿酸塩は針状結晶で，偏光顕微鏡による所見では負の屈

■図1 尿酸の生成過程

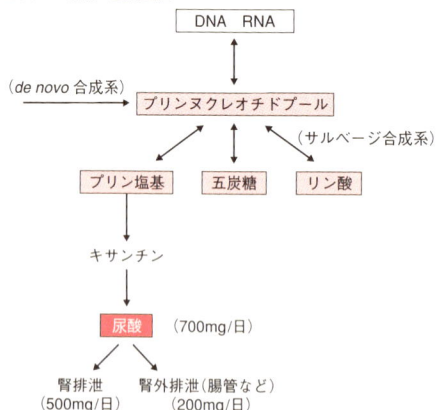

```
              DNA  RNA
                ↓
(de novo合成系)
─────→  プリンヌクレオチドプール
              ↑ (サルベージ合成系)
    ┌─────────┼─────────┐
  プリン塩基   五炭糖    リン酸
    ↓
  キサンチン
    ↓
   尿酸    （700mg/日）
   ↙  ↘
 腎排泄   腎外排泄（腸管など）
(500mg/日)   (200mg/日)
```

折性を示し，ムレキシド反応陽性である．リウマチ性疾患(関節リウマチなど)や仮性(偽)痛風(ピロリン酸カルシウムの沈着)などの鑑別も必要である(表1)．

V 治 療

急性関節炎発作と高尿酸血症(無症候期)に対する治療に分けられる(表2)．

急性関節炎の治療は，疼痛の緩和が目的である．非ステロイド性抗炎症薬(NSAIDs)の急性発作極期(24～48時間)での短期大量投与(常用量の2倍程度)が行われる．発作寛解後は，常用量を3～7日間投与し経過観察する．また，抗炎症薬が無効な劇症例や経口不能例にはステロイド薬(プレドニゾロン)を使用する．

コルヒチンは，痛風による急性関節炎発作初期(前兆期)に特異的に効果を示し，診断の目的にも使用されることがある．初回1錠(0.5 mg)経口投与し，次いで疼痛が軽減するまで30分～1時間おきに1錠ずつ投与するが，消化器症状(腹痛，下痢，嘔吐など)の副作用が出現すれば直ちに中止する．最近ではあまり使用されない．

高尿酸血症の治療方針を示す(図2)．高尿酸血症の治療は，肥満，肉食，アルコール摂取などの是正による生活指導と，薬物療法(尿酸排泄促進薬や尿酸生成抑制薬)である．

食事療法の原則は，高エネルギー食，高蛋白食(高プリン食)，高脂肪食をさけ，アルコールを制限することである．高エネルギー食は，誘因となる肥満をまねき，高蛋白食やアルコール(ビールなど)の摂取は，プリン体の過剰摂取につながり尿酸値を上昇させる．

血清尿酸値が8 mg/dL以上で合併症のある例や血清尿酸値が9 mg/dL以上の例では，薬物療法が必要である．尿酸クリアランスや尿中尿酸排泄量により病型(尿酸排泄低下型，尿酸生成過剰型，混合型)を診断し，治療薬を選択する．

急激な尿酸値の低下や急性発作中の尿酸降下薬の投与開始は発作を誘発，増強するため好ましくない．初回投与時には少量から開始し，血清尿酸値をみながら増量する．

尿酸排泄低下型(尿中尿酸排泄量400 mg/日以下)では，尿細管での尿酸の再吸収を阻害し，尿酸排泄を増加させる尿酸排泄促進薬(プロベネシド，ベンズブロマロン)を用いる．ただしこれは酸性尿を促進させ，尿酸結石を形成させる可能性があるので，炭酸水素ナトリウムやクエン酸ナトリウムなどの投与による尿のアルカリ化や水分摂取を勧め，尿量を増加させる．腎障害時には効果が弱く，腎障害を悪化させることがある．

尿酸生成過剰型(尿中尿酸排泄量700～800 mg/日以上)では，キサンチンオキシダーゼ阻害作用により，尿酸生成を阻害する尿酸生成抑制薬(アロプリノール)を用いる．腎機能障害，腎不全，尿路結石，尿路感染合併例，高血圧合併例，続発性高尿酸血症例にも投与される．

■表1 痛風の診断基準(米国リウマチ学会)

A．関節液に特徴的な尿酸塩結晶の存在
B．化学的方法か偏光顕微鏡により尿酸塩結晶を含む痛風結節(tophus)がみとめられる
C．以下に示す臨床症状，臨床検査およびX線像における12項目の所見のうち6項目以上が該当する
  1．2回以上の急性関節炎発作
  2．1日以内に最大に達する炎症
  3．単関節炎発作
  4．関節の発赤
  5．1趾MTP(中足趾節)関節の疼痛あるいは腫脹
  6．1趾MTP関節を含む片側性の発作
  7．足根間関節を含む片側性の発作
  8．痛風結節(tophus)の疑い
  9．高尿酸血症
  10．関節内にみられる非対称性の腫脹(X線像)
  11．びらんを伴わない皮質下嚢胞(X線像)
  12．関節の炎症発作時における関節液の微生物培養検査陰性

■表2 痛風の治療指針

急性関節炎発作 疼痛の緩和	薬物療法	コルヒチン	痛風発作初期(前兆期)に限定
		非ステロイド性抗炎症薬	短期大量投与療法
		ステロイド薬	劇症例や経口不能例
高尿酸血症(無症候期) 高尿酸血症の是正	ライフスタイルの是正	肥満の解消 食事療法 アルコール摂取制限	エネルギー量の制限と運動療法(有酸素運動) プリン体の摂取制限(獣肉，魚介類，豆類など) ビールを含め過剰摂取を制限
	薬物療法		
	尿酸排泄低下型	尿酸排泄促進薬 (プロベネシド，ベンズブロマロンなど)	腎尿細管からの尿酸再吸収を抑制 尿アルカリ化薬を併用，尿路結石に注意
	尿酸生成過剰型	尿酸生成抑制薬 (アロプリノールなど)	キサンチンオキシダーゼを抑制

■図2　高尿酸血症の治療方針

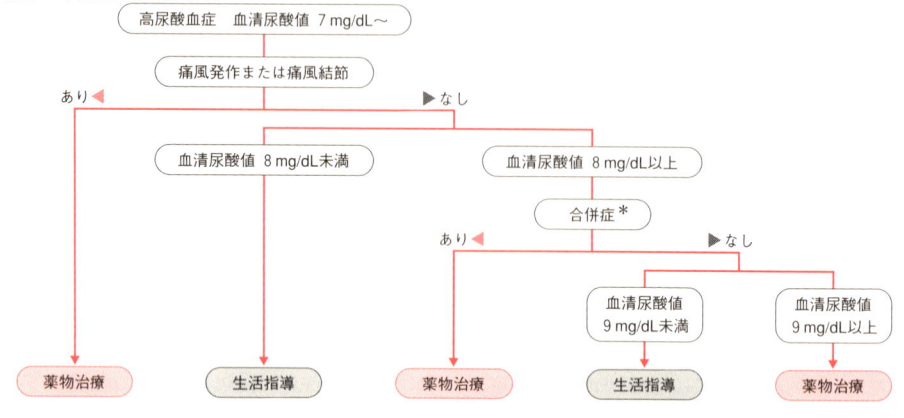

```
                高尿酸血症　血清尿酸値 7 mg/dL～
                            │
                  痛風発作または痛風結節
              あり ◀─────────────▶ なし
                │                    │
        血清尿酸値 8 mg/dL未満    血清尿酸値 8 mg/dL以上
          ┌─────┴─────┐              │
                                    合併症*
                              あり ◀──────▶ なし
                                │           │
                          ┌─────┴─────┐
                      血清尿酸値    血清尿酸値
                      9 mg/dL未満   9 mg/dL以上
    薬物治療  生活指導   薬物治療   生活指導   薬物治療
```

＊腎障害，尿路結石，高血圧，脂質異常症，虚血性心疾患，耐糖能異常など
(高尿酸血症・痛風の治療ガイドライン作成委員会編(藤森　新)：高尿酸血症に対する治療．痛風と核酸代謝，26(suppl. 1)：28, 2002)

痛風患者の看護

■看護のポイント

疾病に対する正しい認識をもつことが重要であり，生涯にわたる治療の必要性を自覚してもらう．高尿酸血症は無症候であり，痛みがなくなると服薬順守状況が悪化することが多く，関節炎の再発につながる．セルフコントロールを支援し，食事療法やアルコールの摂取制限，飲水量の増加を勧める．食事療法や生活指導は長期的にみて実行可能な内容である必要があり，生活環境や食事内容を十分に把握して行う．家族にも生活管理の重要性を説明し，協力を求めることが重要となる．

■観察のポイント

①関節炎症状：関節痛，腫脹，発赤
②発熱の有無
③痛風結節や結節潰瘍の有無
④高血圧
⑤尿量，尿の性状，尿路結石の有無
⑥腎不全，脳血管障害，心臓障害の徴候

■具体的なケア

1) 急性発作時の看護
①関節の発赤，腫脹に対する局所の安静と冷罨法．皮膚表層への機械的刺激の回避
②疼痛緩和のため抗炎症薬・消炎鎮痛薬投薬

2) 慢性期の看護
①服薬指導：血中尿酸値により，尿酸生成抑制薬や尿酸排泄促進薬を長期(生涯)にわたり服用する必要性と，副作用や症状の変化についての連絡方法について理解させる．
②十分な尿量の維持：尿路内の結石沈着予防のため，水分摂取を多くする(1日当たり2,000 mL)ことの必要性を理解させる．

3) 食事・生活指導
①規則的な生活の順守
②過食や肥満の防止のための総エネルギー量制限．高エネルギー食，高プリン食などの摂取制限については同居家族への指導も行う．
③尿酸生成を促進し，尿酸排泄を抑制するアルコールの摂取をさける．
④急性発作時に備え，抗炎症薬(コルヒチンなど)を常時携帯する．
⑤合併症や副作用について説明し，定期的な通院を指導する．
⑥骨折や脱臼予防のため，過激な運動をさける．

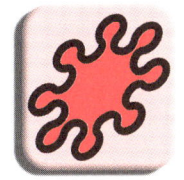

てんかん
epilepsy；Epi, grand mal convulsive disorder ；GMCD

I 定義・概念

てんかんは種々の原因からなる症候群で，中枢神経細胞群の異常な放電により一過性，突発性のさまざまな中枢神経症状を繰り返し呈する疾患の総称である．

II 分類

てんかん発作とてんかんを分けて，それぞれの分類を用いている．

てんかん発作は臨床発作症状とそれに関連する脳波所見により規定されている．現在広く用いられている1981(昭和56)年国際抗てんかん連盟(ILAE)のてんかん発作分類(表1)は，①臨床発作症状，②発作時脳波，③発作間欠期脳波，を分類基準にしている．主な発作型を表2に示す．

てんかん発作は，発作の始まりに脳の局在症状を示す部分発作と，発作の始まりから臨床症状が両側大脳半球を巻き込んでいる症状を示す全般発作とに，二分される．部分発作における単純と複雑の相違は，意識の低下を伴うか否かである(表2)．

分類されないてんかん発作とは，部分・全般の両方を伴うか，どちらとも判断できない発作である．

ILAEによる1989(平成元)年のてんかん分類(表3)では，前記てんかん発作分類に基づいて局在関連性(部分性)てんかんと全般てんかんに分類し，さらにそれぞれを病因から特発性と症候性とに分けている．

特発性とは素因が推定される以外に基礎病因が不明なもので，発達正常，神経学的異常所見(頭部CT・MRIを含む)のないものを指す．

症候性とは，大脳病変を特定することのできるものを指し，発達の遅滞，神経学的異常所見(頭部CT・MRIを含む)をみとめるものである．

なお，潜因性てんかんは症候性と考えられるが，障害を同定しえないものを指している．本分類は，その後の研究をふまえ改訂が継続されている．

てんかん患者の診療では，いずれのてんかん発作

■表1　てんかん発作の国際分類(ILAE, 1981)

I．**部分発作**(局所性に始まる)
  A．単純部分発作(意識減損はない)
    1．運動症状を伴う
    2．体性感覚，特殊感覚症状を伴う
    3．自律神経症状を伴う
    4．精神症状を伴う
  B．複雑部分発作(意識減損を伴う)
    1．単純部分発作で始まり意識減損に移行する
      a．A.1〜4で始まる
      b．自動症を伴う
    2．意識減損で始まる
      a．意識減損のみ
      b．A.1〜4を伴う
      c．自動症を伴う
  C．二次性全般化部分発作
II．**全般発作**(両側対称性で局所性起始を示さない)
  A．1．欠神発作
    2．非定型欠神
  B．ミオクロニー発作
  C．間代発作
  D．強直発作
  E．強直間代発作
  F．脱力発作
III．**分類されないてんかん発作**
  (不適当あるいは不十分な資料)

■表2　主なてんかん発作の特徴

全般強直間代発作	突然意識を喪失し，全身の痙攣が起こる．痙攣は強直性→間代性になり，通常数分以内におさまることが多い．発作終了後深い昏睡状態になり，その後比較的急速に意識を回復する
欠神発作	前兆なく突然の意識喪失が数秒〜10数秒間あり，再び急速に意識を回復し平常に戻る．倒れることはない．発作は数回〜数十回/日と頻発する
ミオクロニー発作	主に四肢，体幹屈筋群の両側性の瞬間的な筋攣縮である
単純部分発作	てんかんの焦点とその広がりにより，さまざまな脳局所症状(身体の一部の痙攣，感覚異常など)を示す．意識は保たれている
複雑部分発作	意識障害とともに，自動症(口をモグモグさせる，身体を動かす，声を出す，歩き回るなど)や一点を凝視し身体の動きが止まってしまうなどの発作を示す．前兆を伴うこともあり，数十秒〜数分間続く．発作中のことは覚えていない(欠神発作との鑑別に注意)

型，てんかん分類に属するかを決定することが薬物の選択，日常生活指導，予後の判定などに重要である．

III 原因・病態生理

原因は，先天的素因，周産期低酸素性脳症，変性疾患，外傷，血管障害，腫瘍など中枢神経に関与する多くの疾患のほか，原因不明なものも多く含まれる．

現在では，神経細胞自体に異常があるとする説と，神経伝達物質のうち抑制系物質の減少と興奮系物質の増加が関与しているとする説とがあるが，いずれも発生機序の一部を説明しているにすぎない．

ごく最近，特発性てんかんの一部に遺伝子レベルの異常〔ただし単一の遺伝子疾患のカテゴリー（例：常染色体優性など）のものではない〕による神経細胞のチャネル(Naチャネル，Kチャネルなど)の変化（チャネル病）の知見が集積されつつある．

IV 治療

治療は，腫瘍など一部の疾患を除いて，現在も抗てんかん薬によるものが大部分を占めている．

近年，画像診断・てんかん外科などの進歩により，一部の難治てんかんについては外科的治療がこころみられ，とくに難治性内側側頭葉てんかんでは，有効性が立証されている．

薬物療法における適薬選択は，表1，3に示した分類に基づいたてんかんの診断が出発点となる．

第一選択薬は発作型，てんかん症候群などにより異なるが，単薬投与を基本とする．血中濃度を測定し，副作用に注意しながら有効濃度内での効果を判定する．多薬併用はやむをえない例に限られる．投薬期間は定説はないが（多くは発作消失後3～5年），5年間発作がない例を寛解としている．

特発性局在関連性てんかんの一部には薬物投与の必要ない例もある（例：中心・側頭部に棘波をもつ良性小児てんかん）．

反面，症候性てんかんのなかには多薬併用でも発作の抑制が困難な例がある．

抗てんかん薬は，全般てんかんではバルプロ酸，フ

■表3　てんかん，てんかん症候群および関連発作性疾患の国際分類（ILAE, 1989）

1. 局在関連性(焦点性，局所性，部分性)てんかんおよび症候群
   - 1.1 特発性(年齢に関連して発病する)
     - 中心・側頭部に棘波をもつ良性小児てんかん
     - 後頭部に突発波をもつ小児てんかん
     - 原発性読書てんかん
   - 1.2 症候性
     - 小児の慢性進行性持続性部分てんかん
     - 特異な発作誘発様態をもつてんかん
     - 側頭葉てんかん
     - 前頭葉てんかん
     - 頭頂葉てんかん
     - 後頭葉てんかん
   - 1.3 潜因性
2. 全般てんかんおよび症候群
   - 2.1 特発性(年齢に関連して発病する，年齢順に記載)
     - 良性家族性新生児痙攣
     - 良性新生児痙攣
     - 乳児良性ミオクロニーてんかん
     - 小児欠神てんかん(ピクノレプシー)
     - 若年欠神てんかん
     - 若年ミオクロニーてんかん(衝撃小発作)
     - 覚醒時大発作てんかん
     - 上記以外の特発性全般てんかん
     - 特異な発作誘発様態をもつてんかん
   - 2.2 潜因性あるいは症候性(年齢順)
     - ウェスト症候群(infantile spasms，電撃・点頭・礼拝痙攣)
     - Lennox-Gastaut症候群
     - ミオクロニー失立発作てんかん
     - ミオクロニー欠神てんかん
   - 2.3 症候性
     - 2.3.1 非特異病因
       - 早期ミオクロニー脳症
       - サプレッション・バーストを伴う早期乳児てんかん性脳症
       - 上記以外の症候性全般てんかん
     - 2.3.2 特異性症候群
3. 焦点性か全般性か決定できないてんかんおよび症候群
   - 3.1 全般発作と焦点発作を併有するてんかん
     - 新生児発作
     - 乳児重症ミオクロニーてんかん
     - 徐波睡眠時に持続性棘徐波を示すてんかん
     - 獲得性てんかん性失語
       (Landau-Kleffner症候群)
     - 上記以外の未決定てんかん
   - 3.2 明確な全般性あるいは焦点性のいずれの特徴をも欠くてんかん
4. 特殊症候群
   - 4.1 状況関連性発作(機会発作)
     - 熱性痙攣
     - 孤発発作，あるいは孤発のてんかん重積状態
     - アルコール，薬物，子癇，非ケトン性高グリシン血症などによる急性の代謝障害や急性中毒の際にのみみられる発作

ェニトインなどが第一選択であり，部分てんかんではテグレトール，ゾニサミド，フェニトインなどが第一選択となる．

近年欧米では，多くの新しい抗てんかん薬が開発され臨床に用いられている．わが国では現在その多くは市販に至っていないが，2006(平成18)年ガバペンチン(部分発作適応)が新たに承認された．

特殊な例として，ウェスト症候群ではビタミンB_6大量，バルプロ酸大量，ACTH-Zなどが第一選択薬である．その他，難治例にはケトン食，γ-グロブリンなどがこころみられている．

Ⅴ 予後

長期予後には発作のコントロールのほかに，知能，神経学的異常，精神的側面も反映した社会適応の状態も含まれる．てんかん発作型，てんかん症候群により予後は大きく異なる．

一般に特発性てんかんの発作予後は良好で，なかでも特発性局在関連性てんかんの一部は100％近い寛解率を示し，社会適応もほぼ良好であるが，症候性てんかんの発作・社会適応等を含め予後はばらつきはあるが一般に不良である．てんかんのうち発作難治例は15～20％といわれており，症候性てんかんがこのうちの多くを占めている．

しかし，てんかん病態の解明，診断の精度，抗てんかん薬の発達により発作寛解率は向上しており，手術治療を含めた治療法の進歩により今後さらに改善されることが期待される．

てんかん患者の看護

■看護のポイント

発作時のケア(後述)に加え，抗てんかん薬を主体とした薬物の服薬指導，家庭・学校・社会における生活指導，精神面への援助が要点である．

■観察のポイント

1) 発作時，バイタルサインに注意
2) 原因の検索
3) 発作・てんかん症候群のタイプ(部分発作か全般発作か，特発性か症候性か)
4) 抗てんかん薬等の効果・副作用
5) 家庭・学校・社会生活状況，精神面の把握，病気への理解

■具体的なケア

① 発作時のケア

てんかん発作の多くは数分以内におさまるが，例外もある．またほかの中枢神経系疾患や全身疾患による痙攣との鑑別も必要である．

バイタルサインのチェックが第一である．

1) 発作の際の応急処置
 ①あわてず，落ち着くこと
 ②衣服，とくに首の回りをゆるくする．
 ③頭部を体幹よりやや低く仰臥位とし，顔を横に向ける．首の下に柔らかいものを当てる．吐物，唾液が口のなかにたまっていたら，ガーゼで吸い取る．歯を食いしばっているときでも，口のなかにものを入れない．
 ④外傷の有無，発作の始まった時刻，発作の性状，ほぼ止まった時刻，その後意識がもとに戻るまでの時間を記録する(病気の性質，治療方針を決めるのにきわめて重要な情報になる)．
 ⑤口から薬，飲み物を与えない．
 ⑥もとに戻るまで必ずそばにいる．

2) 緊急に医師の受診が必要な場合
 ①発作が15分以上続く場合
 ②短時間の間に繰り返し発作が起こり，この間意識障害が続く場合
 ③発作に加え，ほかの神経症状を伴う場合(遷延性意識障害，麻痺など)
 ④1歳未満の発作(とくに脳炎，髄膜炎などに注意)

3) 救急処置
 ①呼吸・循環の維持
 ②痙攣の抑制(痙攣が続いている場合，下記の薬物のうちいずれか1剤を用いる．ジアゼパムが一般的である)
  ・ジアゼパム静注
  ・ミダゾラム静注(主にてんかん重積状態)
 ③長時間続く痙攣では脳浮腫を起こしている可能性が高いので，それに対する治療が加わる．

■図1　てんかん障害のパラダイム

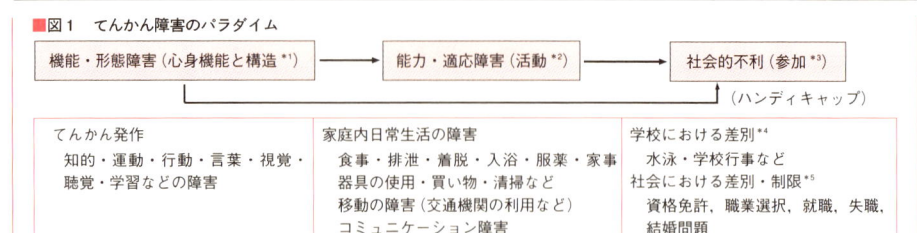

機能・形態障害（心身機能と構造*1）	→	能力・適応障害（活動*2）	→	社会的不利（参加*3）
				（ハンディキャップ）

てんかん発作	家庭内日常生活の障害	学校における差別*4
知的・運動・行動・言葉・視覚・聴覚・学習などの障害	食事・排泄・着脱・入浴・服薬・家事器具の使用・買い物・清掃など移動の障害（交通機関の利用など）コミュニケーション障害	水泳・学校行事など社会における差別・制限*5　資格免許，職業選択，就職，失職，結婚問題

注1）ここでいう「機能・形態障害」「能力・適応障害」は，てんかんの分類では主として症候性てんかんにみられ少数である．これに対し，「社会的不利」のなかの*4，*5は多数のてんかん患者にみられる
注2）「機能・形態障害」は，てんかんという病気とともに，非てんかん性のいろいろな病気によって生じる
注3）国際障害分類（ICF2001年，図2）では*1，*2，*3の用語に変更されたが，臨床の現場および多くの専門の日本医学会分科会では，いまだ本用語の採用についてのコンセンサスは得られていない

■図2　ICF概念図（国際障害分類改訂版）

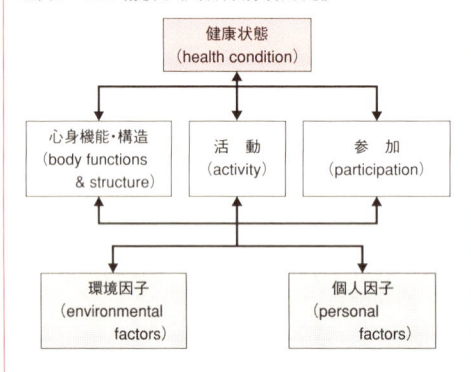

健康状態（health condition）
心身機能・構造（body functions & structure）　活動（activity）　参加（participation）
環境因子（environmental factors）　個人因子（personal factors）

4）原因の検索
　脳血管障害，中枢神経感染症（髄膜炎，脳炎など），頭部外傷，脳腫瘍など．

② 日常のケア
　患者の大多数は抗てんかん薬を主体とした外来治療であり，入院加療を要するのは少数の発作難治例に対する特殊療法時やてんかん重積状態，重篤な感染症併発時などである．なお，脳性麻痺，知的障害等の合併例では程度により種々の療育施設が必要となる．
　わが国におけるの従来の医療モデルによるてんかん障害のパラダイムを図1に示す．臨床の現場では，現状では上記モデルが多く用いられているが，将来的には図2の国際障害分類（生活モデル）が主流になるであろう．これについては，本書「リハビリテーション」等を参照されたい．

1）治療方針の説明
　てんかん発作の抑制とともに自立性の育成が治療の目標である．このためには，患者・家族に対し「てんかん」に対する偏見と誤解をなくすように指導することが基本であり，このことは発作再発の大きな誘因である怠薬防止にもつながる．
　ある期間（少なくとも数年間，てんかん類型により異なる）の薬物服用と継続した生活指導・精神的援助を行う．

2）学業・職業への配慮
　学業は大多数は通常と同じである．職業は重い重複障害がなければ，特別な職種（パイロット，職業的ドライバーなど）を除けばとくに制限はない．しかし現状では改善されつつあるが，社会の偏見と誤解がいまだ多いことは事実である．

3）結婚，出産
　一般と同様である．妊娠しても規則正しい服薬・生活を行えばてんかんが悪化することはない．
　また，一般的に抗てんかん薬の胎児への障害の危険率は，一般頻度の2～3倍（一般頻度は約1％）とされている．したがって服薬の際は可能ならば単薬最少量が望ましい（一時期葉酸併用も考慮）．

4）他疾患併発時の対応
　個々の疾患への対応とともに，てんかん発作の出現・増悪，薬物の副作用（個々の疾患による抗てんかん薬の体内動態の変化，抗てんかん薬と併用薬物の相互作用など）に注意する．

③ 心理的・精神的・社会的な援助
　発作への対応とともに，図1に示した個々の「能力・適応障害」「社会的不利」に対して全人格的な対応が重要であり，スティグマ（根拠のない烙印）をなくすことである．

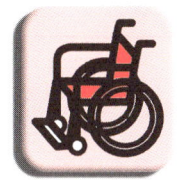

転倒・転落防止
prevention of fall

I 定義

転倒・転落とは療養生活の場で起こる事故の1つである。患者が病室・廊下・トイレなどで転んだり，ベッド・ストレッチャー・車椅子などから落下することをいう．要因には加齢・疾病による身体可動性障害や活動耐性低下，薬の副作用等の身体的・動作的要因，意識障害や不穏ならびに危険に対する認識の欠如の認知的要因，病床や附属設備・衣服等の環境的要因などがある．

II 概念

転倒・転落は，外傷など患者に重篤な事態をひき起こすので，危険を予見し回避する取り組みが重要になる．患者がある場・ある状況で行動するとき，適切な動作のできないことが事故につながる．看護師は常時，患者の転倒・転落の危険性を予測し対処しているが，看護要員の少ない朝方，日勤帯と準夜帯の勤務交代時などのちょっとしたすきに事故が多発している．

III 発生要因

転倒・転落のリスクファクターは表1に示すとおりである．

IV 防止策

1．アセスメント

現在，多くの病院では，転倒・転落アセスメント・スコアシート(図1)を用いて，患者の入院時から退院まで危険度を経日的にアセスメントし，看護計画にいかしている．

2．具体的防止策

転倒・転落を防止するためには，的確なアセスメントと技術が求められる．とくに高齢者や体力の低下している患者の場合，下肢の筋力低下による坐位・立位バランスの低下や注意力の低下がみられるので，身体機能を改善するための訓練や危険を回避するための対応が必要である．

1) 身体機能を改善するための訓練
   腰上げ訓練，運動機能訓練，歩行訓練，排泄訓練．
2) 危険を回避するための対応（表2）
   ①入院患者に，病床および病棟の状況についてオリエンテーションを行い，ナースコールシステムを説明し，適応行動が取れるかを確認する．
   ②ベッドの高さは患者の移動に合わせて調節し，スト

■表1 転倒・転落のリスクファクター

要因	項目	特徴
成熟的因子	患者の年齢	6歳以下：危険に対する認識・理解力の欠如 65歳以上：感覚・運動機能低下
環境的因子	環境の変化 不適切な環境 排泄場所の変化	緊急入院・転入，初めての入院，初めてのベッド生活 滑りやすい床，段差，照明不良，医療機器のコード，スリッパ トイレまで距離がある，ポータブルトイレの使用
状況的因子	既往歴 患者特性	転倒・転落の経験，意識消失の経験 遠慮，気兼ね，過信傾向，理解力不足，慎重性の欠如
病態生理的因子	脳機能の変調 身体可動性障害 活動耐性低下 感覚機能低下	貧血や起立性低血圧などによるめまい，失神，低酸素症，炭酸ガス血症 脳血管障害，パーキンソン症候群，関節リウマチ，骨折，片麻痺，変形性関節症，下肢筋力低下 呼吸・循環障害，疼痛，発熱，倦怠感，電解質不均衡 視覚障害，聴覚障害，平衡感覚障害，下肢知覚障害
認知的因子	認知力低下	睡眠不足，意識障害，不穏，せん妄，抑うつ，健忘，認知障害
治療関連因子	薬剤の使用 行動制限	麻薬，鎮痛・解熱薬，向精神薬，睡眠薬，降圧薬，悪性腫瘍薬，利尿薬，緩下薬 安静制限，カテーテル・ドレーンの留置，補助用具の使用(装具，車椅子，歩行器，杖)，抑制具の使用
管理関連因子	観察・確認 スタッフの能力 事故防止対策	ベッドの高さ，ベッド柵，ストッパー，ギャッチハンドルの収納，ナースコール，付属設備配置 知識・技術の欠如，教育の不徹底 チーム内の協力体制，マニュアル・システムの欠如

ッパー，ベッド柵の確認を行い，ナースコールを必ず手元に置く．
③病床周辺の環境整備に努め，転倒・転落の原因となる危険物を排除する．
④入院中，患者の足に合った滑りにくい底の運動靴を履くように推奨する．

■図1　転倒・転落アセスメント・スコアシートの例

患者氏名 ＿＿＿＿＿＿＿＿＿＿＿＿＿＿＿　年齢＿＿＿＿歳

項　目	特　徴	評価スコア	評　価　日					
			/	/	/	/	/	/
I．状況因子 1．環境の変化	□緊急入院，転入 □初めての入院 □初めてのベッド生活	1						
2．過去の既往 　　患者特性	□転倒，転落既往 □意識消失の既往 □70歳以上	2						
3．治療による 　　行動制限	□手術や治療後の安静制限 □身体に管類が留置されている	2						
II．病態・生理因子 1．運動機能低下	□座位・立位を保持する機能の低下 □体位変換・移動動作の機能低下 □日常生活動作に補助器具を使用 　装具，車椅子，杖，歩行器使用 □未発達	3						
2．運動機能に影響 　する身体症状	□貧血，起立性低血圧による脳虚血 □疼痛，発熱などによる下肢虚脱 □平衡感覚に影響する内耳症状	3						
3．感覚障害	□下肢知覚麻痺　　（右・左） □視力障害　　　　（右・左）	3						
	□聴力障害　　　　（右・左）	1						
4．認知力低下	□意識障害（JCS 1〜30） □不穏，せん妄，抑うつ □過信，理解力低下，痴呆 □未発達	4						
III．薬　　剤	□抗癌剤　　　□鎮痛，解熱剤 □麻薬　　　　□向精神薬 □睡眠剤　　　□利尿剤 □降圧剤　　　□緩下剤	それぞれ1						
IV．排　　泄	□尿・便失禁　□頻尿　□頻繁な便意 □排泄介助が必要 □トイレまで距離がある □ポータブルトイレ使用	それぞれ1						
I，IIは該当項目1つでもあれば，スコアとなる III，IVは項目のチェック数にスコアを加算する		合　計						
		危険度						
		サイン						

※横浜市立市民病院アセスメント・スコアシートを基に当院報告書の分析結果による要因を因子にし改変した

【危険度と評価スコア】
危険度I（0〜5点）：転倒，転落を起こす可能性がある
危険度II（6〜15点）：転倒，転落を起こしやすい
危険度III（16点以上）：転倒，転落をよく起こす

（2003.4　慶應義塾大学病院看護部）

■表2 転倒・転落の状況と対応策

	状　況	原　因	対応策
転倒	足を滑らせる	床の水	床がぬれていないことを確認 床がぬれているときはすぐに拭き取る
	つまずく	付属設備の不適切な配置 ギャッチハンドルの未収納 不適切な履物 むき出しのコード・照明の故障	訪室時ベッド周囲の環境整備 ギャッチハンドルの収納確認 運動靴の使用 コードをガムテープで覆う，ベッドランプの確認
	身体のバランスを崩す	後ろからの声かけ ベッドや付属設備のストッパーのかけ忘れ 不適切な歩行介助 ふらつき	患者への声かけは前から行う 訪室時ストッパーの確認 歩行器の使用 適切な歩行介助，ゆっくり動作させる
	麻痺側に倒れる 立てない	身体の保持バランスの低下 下肢筋力低下	移動時のナースコールの指導，危険性の説明 移動時の介助・付き添い
	状況判断できずに立ち上がったり歩く	遠慮・気兼ね	定期的に声かけをする ナースコールにすぐに対応する 離床センサーの使用
転落	ベッドから滑り落ちる	ベッド柵の上げ忘れ ベッドが高過ぎて足が届かない 布団に寝ているという思い違い	訪室時・処置後のベッド柵の確認 上シーツをマットレス下に入れ込む ベッドを低くする 入院していることの説明
	状況判断できずにベッドから降りようとする	不穏	頻回の訪室 離床センサーの使用 不穏の原因追究と支持的援助 低床ベッドと衝撃緩和マットの使用
	車椅子移乗時に車椅子から落ちる	ストッパーのかけ忘れ 不適切な移乗技術	移乗時ベッド，車椅子のストッパーの確認 車椅子の配置を適切にし，原則に基づいて移乗する
	ストレッチャーや車椅子からずり落ちる	サイドレールや安全ベルトの未装着	サイドレールや安全ベルトの確認

⑤補助用具使用患者に正しい使用法を指導する．
⑥歩行介助時およびストレッチャー・車椅子への移動時は，患者の状態をふまえて，原則に基づいた看護技術を適用する．
⑦転倒・転落のリスクが高い患者の場合，訪室頻度を増やして観察し，患者にわかりやすく説明を繰り返し，支持的援助を行う．
⑧転倒・転落のリスクが高い患者の場合，ナースステーションに近い病室に配置する．
⑨不穏や体動が激しい患者には，離床センサーや監視モニターをつけて，動きを早めに察知し対応する．
⑩転倒・転落のリスクが高い患者について，受持患者の枠を超えて看護チームで情報交換を常に行い，個別的対応について全体で共有化する．

V 装具・用具

①ヒッププロテクター：転倒しやすい患者に対して使用する装具で，大腿骨頸部を保護し，転倒しても骨折を予防できる．着脱が多少難しいが，慣れると比較的長い間着用でき，自信をもって歩くことができる(図2)．
②離床センサー：起位・移乗・歩行について危険認知や適切な判断ができない，ナースコールが理解できない，不穏があるなど，転倒・転落のリスクが高い患者に使用する用具．患者が床に足をついたときセンサーが反応するコードレスコールマット，ベッド柵やベッドマットの縁に取り付けて，患者が起き上がる際やベッドから降りる際に，ベッド柵をにぎったり端坐位になることでセンサーが反応するタッチコールなどがある．

センサーが鳴ったら，看護師は直ちに訪室し，患者が何を行おうとしていたのかという行動パターンを把握し，事故防止対策に役立てる．使用時は，患者・家族に説明し同意を得ること，患者に過剰な精神的負担をかけないような配慮，プライバシーの保護などに留意する(図3)．
③低床ベッドと衝撃緩和マット：ベッドからの転落の危険性の高い患者に用いる(図3, 4)．

■図2　ヒッププロテクター（ベルトタイプ）

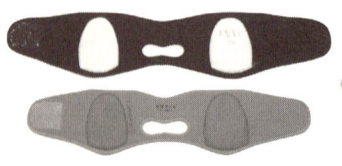

ベルトタイプのヒッププロテクター．ほかにもパンツタイプのプロテクターなどがある

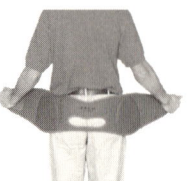

腰部，殿部を覆うように巻きつける

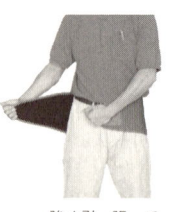

強く引っ張ってしっかりと固定する

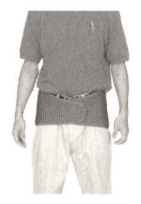

正しく装着することで腰が安定する

■図3　低床ベッドと離床センサー

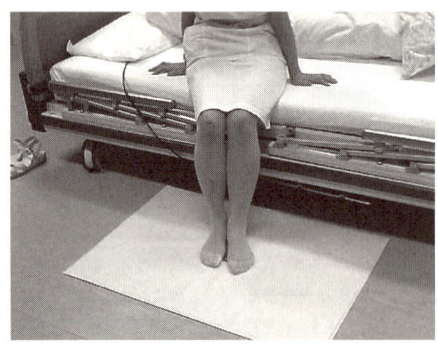

離床センサーはベッドから降りたことを感知して知らせる

■図4　衝撃緩和マット

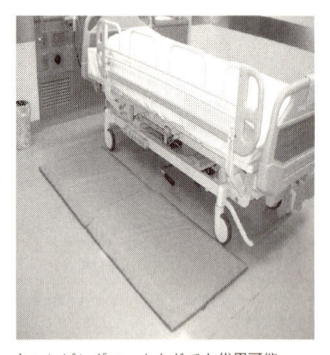

キャンピングマットなどでも代用可能

　転落時の衝撃緩和のために低床ベッドを最低床にして，衝撃緩和マットを転落予想地点に敷き，転落時の受傷を最小限にする．

VI　事故発生時の対応

　最初に行うことは，①患者をベッドに臥床させて状態確認（バイタルサイン，意識レベル，受傷の有無，疼痛の有無，四肢の可動性など）をし，少なくとも24時間は経過観察する．②看護管理者・医師へ事故発生状況と患者の状態を報告する．③医師の診察により，応急処置，検査の指示を受ける．④患者の状況について，患者・家族へ医師から説明する．⑤事故報告書を詳細に客観的に記録する．

　受傷とは，頭部・顔面，殿部，手，全身などの打撲，皮下出血，外傷（擦過傷，裂傷，骨折）である．とくに頭部や全身打撲の場合は，出血などで生命にかかわる場合があるので，迅速な処置と経過観察を要する．

VII　看護師の責務

　転倒・転落防止は患者の療養上の世話をする看護師の責任であり，危険を予測したり（予見義務），危険を回避する（回避義務）ことが義務づけられている．しかも，危険の予測や回避をしたとしても，実際に患者が転倒や転落によって障害を起こした場合には，注意や患者管理に問題はなかったのかどうか，看護師の責任が追及される．

　したがって，転倒・転落防止は看護部全体の問題として取り組まなければならない．看護方針として看護スタッフに周知徹底すると同時に，スタッフ一人ひとりが事故防止の重要性を自覚し，毎日の患者の観察と適切なアセスメント，情報交換を繰り返し，防止策を検討しながら対処していくことが重要である．

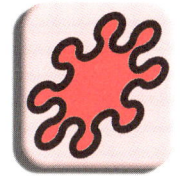

統合失調症

schizophrenia ; S

I 概説

クレペリン(Emil Kraepelin, 1856〜1926, 独, 精神科)によって「早発性痴呆」とよばれた内因性精神病の1つである．のちにブロイラー(Eugen Bleuler, 1857〜1939, スイス, 精神科)により，精神機能の分裂が主な症状であるとされ，精神分裂病とよばれるようになった．

しかし，研究や治療の進歩の一方，疾患名からもたらされるイメージの偏りが，治療の妨げや人権上の問題となり，疾患名としては不適切とされたため，検討の結果，病態をより的確に表すという観点から，2002(平成14)年に「統合失調症」に改称された．

各国の報告では，0.5〜1.5％前後の発症頻度とされている．大部分が15歳から40歳までに発症し，15歳未満，50歳以上の発症はまれである．発症に関して性差はないが，発症時期については男性のほうが女性よりも発症年齢が低い．

II 原因

この疾患の原因は，研究が進められているが，確定的なものはまだ実証されていない．脳器質的なもの，また精神的動機など多くの説があるが，決定的なものではない．

内因性精神病の代表とされ，遺伝的素質が深くかかわることが統計的に発表されているが，これも決定的なものではない．統合失調症の概念が確立してから現在までに，さまざまな角度からの研究が蓄積され，病態生理についても解明が進み，異種性の存在が示唆されている．症状や経過，治療への反応も多彩であり，原因の異なる疾患群が含まれているものと考えられ，病態・病因に対して多数のモデルが提案されている．

■表1 統合失調症の臨床型

臨床型	発症年齢	経過	症状
破瓜型	20歳前後	緩慢で慢性経過．予後不良	思路障害，感情障害，意欲障害
緊張型	20歳代に急性に発症	一般に経過良．ほぼ発症前の状態に回復．再発あり	意欲障害，緊張病症候群
妄想型	30歳以降徐々に発症	人格は比較的保たれることが多い	妄想を主症状とする

III 分類

発症の多くは思春期，青年期，中年期にかけてである．病型は3つに分類されるが，必ずしもこの型で分類されるとは限らず，移行することもある(表1)．

1．破瓜(はか)型

20歳前後に発症し，症状がゆっくりと進行する．長い経過をたどり，顕著な妄想緊張症状は伴わない．情意の障害(感情鈍麻，意欲減退など)が主で，人格崩壊がみられてくる病型である．

2．緊張型

20歳代に多く発症し，精神運動性興奮や昏迷状態がみられる．通常は前駆症状として数日前より不機嫌，不安，不眠などがみられたのち，突如発症する．

予後は寛解しやすいが，再発することも多く，なかには慢性化するものもある．

3．妄想型

30歳以降の発症で，前二者に比べ経過は比較的遅い．主症状は幻覚・妄想が多く，長い経過のなかでも人格の変化は目立たず経過する．

この三者以外に，接枝分裂病がある．症状としては精神活動の調和と統一を欠き，なんとなくギクシャクとしている分裂傾向がある．そのために社会生活(対人関係)の適応を欠き，自分独自の世界に入り込んでいること(自閉傾向)が多くみられる．しかし，患者各自により症状は異なるものである．

IV 症状

症状の初めには，周囲との接触(感情面)や意思の疎通がスムースでないか，または失われて，何となく周囲より浮いた感じをもつ．他者からは人格が変わったように思われ，自ら「病気ではないか」と受診することもみられる．

慢性期に移行すると，不穏や，衝動行為は目立たなくなることも多い．無為，自閉的な傾向(感情鈍麻，意欲減退など)がみられ，周囲に対する関心が低下し，常にぶらぶらと生活し，精神の荒廃状態へと進行する．

その他の症状としては，一次妄想では被害妄想や関係妄想が多く，次いで誇大妄想や血統妄想(たとえば高貴な身分であるという妄想)，心気妄想などがみられる．幻覚もよくみられる症状で，言語幻聴(かげ口，

■表2　統合失調症の診断基準

A. **特徴的症状**：以下のうち2つ(またはそれ以上)，おのおのは，1か月の期間(治療が成功した場合はより短い)ほとんどいつも存在
　①妄想
　②幻覚
　③まとまりのない会話(例：頻繁な脱線または減裂)
　④ひどくまとまりのない，または緊張病性の行動
　⑤陰性症状，すなわち感情の平板化，思考の貧困，または意欲の欠如
　注：妄想が奇異なものであったり，幻聴がその者の行動や思考を逐一説明するか，または2つ以上の声が互いに会話しているものであるときには，基準Aの症状1つを満たすだけでよい

B. **社会的または職業的機能の低下**：障害の始まり以降の期間の大部分で，仕事，対人関係，自己管理などの面で1つ以上の機能が発症前に獲得していた基準より著しく低下している(または，小児期や青年期の発症の場合，期待される対人的，学業的，職業的水準にまで達しない)

C. **期間**：障害の持続的な徴候が少なくとも6か月間存在する．この6か月の期間には，基準Aを満たす各症状(活動期の症状)は少なくとも1か月(または，治療が成功した場合はより短い)存在しなければならないが，前駆期または残遺期の症状の存在する期間を含んでもよい．これらの前駆期または残遺期の期間では，障害の徴候は陰性症状のみか，もしくは基準Aにあげられた症状の2つまたはそれ以上が弱められた形(例：風変わりな信念，異常な知覚体験)で表されることがある

D. **分裂感情障害と気分障害の除外**：分裂感情障害と「気分障害，精神病性の特徴を伴うもの」が，以下の理由で除外されていること
　①活動期の症状と同時に，大うつ病，躁病，または混合性のエピソードが発症していない
　②活動期の症状中に気分のエピソードが発症していた場合，その持続期間の合計は，活動期および残遺期の持続期間の合計に比べて短い

E. **物質や一般身体疾患の除外**：障害は，物質(例：乱用薬物，投薬)または一般身体疾患の直接的な生理学的作用によるものではない

F. **広汎性発達障害との関係**：自閉性障害や他の広汎性発達障害の既往歴があれば，統合失調症の追加診断は，顕著な幻覚や妄想が少なくとも1か月(または，治療が成功した場合は，より短い)存在する場合にのみ与えられる

(髙橋三郎ほか訳：DSM-IV-TR　精神疾患の診断・統計マニュアル．新訂版，p.304~305，医学書院，2004より改変)

■表3　統合失調症に用いられる薬物

分類	代表的な薬物	特徴
フェノチアジン系抗精神病薬	クロルプロマジン レボメプロマジン チオリダジン ペルフェナジン　など	・催眠・鎮静作用が強い ・アドレナリン，ムスカリン受容体遮断がドパミンに比べ相対的に強く，循環器系・消化器系副作用が目立つ
ブチロフェノン系抗精神病薬	ハロペリドール ブロムペリドール　など	・精神運動興奮，幻覚・妄想に有用性が高い．急性期にも使用しやすい ・錐体外路症状が出現しやすい
ベンザミド系抗精神病薬	スルピリド 塩酸スルトプリド ネモナプリド	・ドパミン受容体の遮断作用が特異的で，自律神経系副作用が少ない ・スルピリドは用量によって抗うつ作用，抗精神病作用の両者を有する．内分泌異常(無月経，乳汁分泌)に注意が必要
非定型抗精神病薬	リスペリドン オランザピン クエチアピン ペロスピロン アリピプラゾール	・ドパミンやセロトニン受容体遮断作用を有する ・錐体外路症状などの副作用が少なく，高齢者にも使用しやすい ・陽性症状，陰性症状，認知障害に有効 ・アリピプラゾールを除き，高血糖，体重増加に注意が必要(オランザピン，クエチアピンは糖尿病に禁忌)

＊非定型抗精神病薬以外の薬物は，ドパミンD_2受容体の遮断を主な薬理作用とし，幻覚妄想を改善する
＊その他必要に応じて，催眠鎮静薬，抗不安薬，副作用に応じた薬物を使用する

悪口，非難など)が多く，ときには体感幻覚(しびれ，痛み，奇妙な感覚など)もある．表情，動作，しぐさなどに不自然なものや，不安，興奮，強い拒絶，緘黙(かんもく)などの状態が観察される．

自我障害もみられ，とくに「他者から指示される」という，患者の訴えに多い作為体験はこれである．

V　経過

経過は病型により差はあるが，慢性の経過をとることが少なくない．また，発症が急性のものや発症初期

に適切な治療を行ったものは寛解することがある．
しかし寛解と再燃を繰り返し，治療を加えても慢性に移行し，欠陥状態へと進む症例もみられる．

VI 診断

1．問診
患者とよく話をするために十分配慮し，精神症状を把握する．

2．観察
患者の特徴を客観的に把握する（体型，身づくろい，表情，行動，会話，感情，意識状態など）．日常生活全般にわたって観察することが重要である．

患者の家族，友人などからも情報を得る．診察にあたっては，生育歴，生活歴，既往歴や家族歴などについて，患者・家族から詳しく情報を収集する．

統合失調症の診断基準を表2に示す．

VII 治療

薬物療法，精神療法，作業療法が広く実施されており，治療の柱となる．

薬物療法は，急性期，慢性期における症状の治療，状態の維持，予防を目的に行われる．1950年代に登場した定型抗精神病薬が薬物の主体であったが，近年，錐体外路系の副作用が比較的少なく，陰性症状にも有効とされる非定型抗精神病薬が開発されており，今後の主流となることが予想される（表3）．

不眠や不安などの症状があれば，症状の緩和のために，睡眠薬や抗不安薬の投与を行う．錐体外路症状，便秘などの薬物の副作用には十分注意し，必要に応じて投薬する．

統合失調症では，長期にわたる生活障害がしばしばみとめられる．薬物療法のみでは改善が困難であり，リハビリテーションが重要となる．生活技能訓練や，職業リハビリテーション，デイケア，ナイトケア，グループホームなどを患者の能力に合わせて施行する．

地域社会における支援，資源を活用し，患者のQOLの質を可能なかぎり高く維持するように，治療スタッフで支援していく必要がある．

統合失調症患者の看護

■看護のポイント

統合失調症患者の看護は，精神病理と併せて病的な生活症状をもたざるをえなかった生活病理についてと，精神症状のもつ意味を理解し，根気よくかかわることが大切である．

■観察のポイント

患者の訴える精神症状は，患者が行動として示す生活症状と密接に関連しており，その行動により背景となっている精神症状を観察することが大切である．

1) 日常生活行動
  ①身の回りへの注意や関心の有無
  ②栄養状態
  ③清潔状態
  ④活動と休息のバランス
  ⑤対人関係
  ⑥安全の保持
2) 精神症状の経過，変化（表情，言動）
3) 言動の示す意味，精神症状との関連
4) 薬物の副作用，身体症状の有無
5) 服薬の確認（拒薬していないか）

■具体的なケア

[1] 病状の段階と主な看護

1) 急性期
  ①病状安定のため，治療的判断やその対応が最優先される場合でも，個人を尊重する姿勢で臨むことを忘れず援助する．
  ②安全と病状安定の目的で隔離や身体拘束による行動制限が行われている場合，患者には制限する理由をわかりやすく説明し，理解が得られるように働きかけることでストレス増強を防ぐ．
  ③服薬の必要性を説明したり，治療に対する不安・不満・疑問に応えるなど，治療が効果的に進められるように援助する．
  ④病的体験に支配され緊張も高く，生活行動に支障をきたす場合も多いが，その行動のみにとらわれず，身体的影響も考慮して全身状態の観察を密に行う．
  ⑤幻覚・妄想など，病的体験による恐怖や不安の軽減には，刺激の少ない安心できる環境を整備

し，看護師が安全で理解ある存在となるように意図して交流をはかる．
⑥症状の変化があることを常に意識し，患者・看護師ともに安全が確保できるように配慮しながらケアを行う．
⑦病状に左右された言動に対して，否定や説得，議論などの刺激はさけるが，状態に応じ現実的な部分に働きかける．

2) 慢性期
①健康的側面も多く残されていることを理解し，ひき出していくようなかかわりを行う．
②常同的な訴えに惰性的応対にならないように注意し，訴えの裏にある心理や苦痛を理解する．
③さまざまなストレスが病状に影響するため，患者の気持ちやペースを尊重し，話し合いをもちながら援助を進める．
④目的をもった活動をとおし，意欲の向上につながるような働きかけを行う．
⑤社会復帰への援助を以下に示す．
・急激な負担をさけ，話し合いをもちながら長期的な計画を立てる
・日常生活における具体的な情報提供や，イメージづくりができるように工夫する
・セルフケアレベルに合わせ，生活リズムの改善や服薬管理など，必要なリハビリテーションを段階的に進める
・地域のサポートシステム(社会資源)の情報を提供し，不安を軽減させる
⑥患者だけでなく，家族に対しても教育的かかわりをもつ．

[2] 薬物療法と看護
1) 薬物療法
　近年，非定型抗精神病薬の出現で，単剤化や副作用の減少などが期待される．しかし，その効果には個人差のあることや，病状(症状)に合わせた薬物調整の必要性など，薬物療法では留意する点も多く看護の役割も重要である．
　とくに向精神薬(表4)に関する正しい知識を提供し，患者が安全に治療を受けられるようにサポートする．
①医師の指示に基づき安全で確実に与薬する．
②薬物の必要性，規則正しい内服などを指導する．
③内服拒否があっても，薬を飲食物に混入させるなどの無理な服薬はさける．
④薬物に関する不安，不満，疑問などの訴えに対してはわかりやすく説明・応対する．

■表4 向精神薬の分類
①抗精神病薬(強力精神安定薬，非定型抗精神病薬)
②抗うつ薬(感情賦活薬，精神賦活薬)
③抗不安薬(静穏薬，緩和精神安定薬)
④精神刺激薬(中枢刺激薬)
⑤抗躁薬
⑥気分安定薬

以上の分類は，その作用により便宜的に区分されたもので，うつ病に抗不安薬，抗精神病薬を使用することもあるし，統合失調症に抗不安薬を使用する場合もある．なお，④の精神刺激薬はナルコレプシー患者と一部の寡動児で現在用いられるにすぎない．

(正津 晃ほか監：成人看護5．新図説臨床看護シリーズ5，p.239，学習研究社，1995より改変)

■表5 向精神薬による副作用
1) 比較的早期に現れる副作用
　①錐体外路症状[アカシジア(静坐不能症)，ジスキネジー，パーキンソン症状]
　②自律神経症状(鼻閉，口渇，便秘，尿閉，頻脈，起立性低血圧)
　③アレルギー反応(光過敏症，肝障害，顆粒白血球減少症)
　④精神的随伴症状(過度の鎮静，催眠，興奮，せん妄，抑うつ，躁転，統合失調症の症状の顕在化)
2) 長期連用による副作用
　①代謝・内分泌障害(月経異常，性欲減退，乳汁分泌，肥満，糖尿病，脂質異常症)
　②眼・皮膚症状(皮膚・角膜への色素沈着，水晶体混濁)
　③遅発性ジスキネジー(舌・口周辺の不随意運動)
3) その他
　①悪性症候群(発熱，頻脈，血圧低下，発汗，無言無動，昏迷)
　②催奇性
　③多飲

(坪井良子監：成人看護学Ⅲ．看護学サマリー4，p.179，学習研究社，1992より改変)

⑤処方内容の変更や中止時の病状変化に注意する．

2) 精神科領域での輸液療法
　病状により経口与薬が困難な場合に行われる．
　全身状態を十分把握し，点滴静脈内注射に関する一般的留意点と使用薬物の作用・副作用を理解し，異常の早期発見など患者が安全に治療継続できるように援助する．

3) 向精神薬投与中の副作用の観察
　副作用による身体的異常の表現不足があるうえに，精神症状に隠れて副作用が発見しにくいことも多いため，十分な観察を行い，異常の早期発見に努める．表5に主な副作用を示す．

主な副作用に対する看護上の留意点を以下にあげる.
① 錐体外路症状：可逆性の反応であることを伝え安心させるほか，苦痛，不安を受け止め，症状に対するケアを行う．
② 自律神経症状：患者が訴えない場合も多いため，日常接するなかで客観的情報を得る．症状出現時は早期に対処する．
③ 代謝・内分泌障害：食欲亢進の有無，体重増加（肥満）や妊娠徴候をチェックする．情報は医師に報告し，薬物や食事量の調整に役立てる．
④ 悪性症候群：重篤な副作用のため，出現しやすい身体症状の早期発見と迅速な対応を行う．
⑤ 多飲：多飲により低ナトリウム血症をきたし，意識障害に陥ることもあるので，多飲傾向のある患者には注意する．

③ 精神療法と看護
精神療法の内容は，看護を行ううえで貴重な情報となる．他職種とその情報を共有し，病状安定のサポートや統一した問題行動へのアプローチを行う．

④ 作業療法と看護
ここでの作業とは，広く日常的な活動としての精神的・身体的活動を意味する．
看護師は作業療法士との連携をはかり，日常生活ではみられない患者の側面や作業状況，精神状態などの情報を日常ケアにいかす．

⑤ レクリエーション療法と看護
レクリエーションは，健康的側面を保持・増進することにより，疾病の回復に望ましい影響を与える．
看護師は，楽しめる雰囲気づくりとよい影響を与えられるようにともに楽しむ．また，レクリエーションをとおし，違った一面の発見や効果的なコミュニケーションから患者理解につなげる．

⑥ 生活指導
基本的な日常生活行動における，自律性，体力，社会的適応の向上などを目的とする療法で，病態像と日常生活行動のあり方を観察し，個々の患者に応じた方法で以下の2側面から援助する．
① 起床，洗面，食事，更衣，排泄，入浴などの基本的な日常生活行動面
② 生活態度，対人関係，集団行動などの社会生活面

生活指導は，患者とのラポール（信頼関係・意思の疎通）の成立により効果を上げることができる．長期入院患者では，リハビリテーションの効果が現れにくいことが多いが，状態に合わせて根気よくかかわる．

⑦ SST（社会生活技能訓練）と看護
SST（social skills training）は社会生活に必要な技能を獲得し，生活の質的改善を目的とした集団療法の1つである．
対象は，患者本人の意欲・希望と治療的判断のもとに選定されるが，意欲に乏しい患者が多いなかで，看護師はまず参加意欲・自発性が高められるようなアプローチを行う必要がある．
訓練が段階的に進められるなかで，以下の点に留意する．
① 患者の目標設定に向けた情報を収集する．
② 精神状態と訓練により出現する不安の軽減に努める．
③ 参加中の状態を十分観察する．
④ 個々の患者が効果的に技能を獲得できるように働きかける．

⑧ 家族への援助
看護師は患者とのかかわりだけでなく，患者を取り巻く家族への援助とその調整も大切な役割として担っている．
① 家族は患者の病気への不安や心配をかかえているため，安心できるように適切な対応を行い，精神的苦痛の軽減に努める．
② 患者-家族間の感情のもつれや不適応などで，症状が増悪・再燃しないよう，話し合う機会をつくり，円満な問題解決に向けて調整・援助する．
③ 家族の状況に合わせた家族会，家族教育などへの参加を支援・推進する．
④ 社会資源の内容および利用のしかたについて，患者家族にも情報を提供する．

⑨ チーム医療
患者の治療や社会復帰を進めるにあたり，医師，看護師，精神保健福祉士，薬剤師，作業療法士，臨床心理士など専門職種の連携は不可欠である．
看護師は，患者に最も近い存在として得られた情報を他職種に伝達したり，チーム間の情報集約，調整をはかるなどの役割を担う．

糖尿病
diabetes mellitus ; DM

I 定義

糖尿病とは、インスリンの作用不足により起こる慢性の高血糖を主徴とする疾患であり、種々の合併症をきたすことに特徴がある。

II 分類と成因

以前は、インスリン依存型糖尿病(insulin-dependent diabetes mellitus ; IDDM)と、インスリン非依存型糖尿病(non-insulin-dependent diabetes mellitus ; NIDDM)の2つに分類されていたが、これは病態に基づいた分類である(表1)。現在一般的なものは、成因に基づいた分類である(表2)。

1. 1型糖尿病

1型糖尿病は幼児期から青年期に多い糖尿病で、以前は、インスリン依存型糖尿病または若年型糖尿病とよばれていたが、中年期以降の発症もみられる。

膵〔臓〕におけるランゲルハンス島のβ細胞に対する自己免疫などによるβ細胞の破壊が起こり、インスリン分泌の減少をきたすことによる糖尿病を1型とよぶ。日本人の糖尿病患者のうち1型糖尿病は1〜3％である。また、徴候がなかったのに突然発症し急激に悪化する劇症1型糖尿病は、1型糖尿病の約2割を占める。

2. 2型糖尿病

2型糖尿病は成人に多く、以前はインスリン非依存型糖尿病あるいは成人型糖尿病といわれていた。糖尿病になりやすい素因をもっている人に、運動不足、肥満、アルコールの過剰摂取、精神的ストレス、加齢、その他の誘因が重なって発症する。日本人の糖尿病患者の95〜97％が2型糖尿病である。成因として、β細胞のインスリン分泌能の低下、末梢組織(肝、筋、脂肪)におけるインスリン抵抗性が関与する。

3. その他の糖尿病

A. 遺伝因子として遺伝子異常が同定されたもの
  ①膵β細胞機能にかかわる遺伝子異常
  ②インスリン作用の伝達機構にかかわる遺伝子異常
B. 他の疾患、条件に伴うもの
  ①膵外分泌疾患：膵がん、慢性膵炎など
  ②内分泌疾患：先端巨大症、甲状腺機能亢進症、褐色細胞腫、クッシング症候群など
  ③肝疾患
  ④薬物や化学物質によるもの
  ⑤感染症

■表1 糖尿病の病態による分類

糖尿病の病態	インスリン依存状態	インスリン非依存状態
特徴	インスリンが絶対的に欠乏し、生命維持のためインスリン治療が不可欠	インスリンの絶対的欠乏ではないが、相対的に不足している状態。生命維持のためにインスリン治療が必要ではないが、血糖コントロールを目的としてインスリン治療が選択される場合がある
臨床指標	血糖値：高い。不安定 ケトン体：著増することが多い	血糖値：さまざまであるが、比較的安定している ケトン体：増加するがわずかである
治療	1. インスリン頻回注射(3〜4回/日) 2. 食事療法 3. 運動療法	1. 食事療法 2. 運動療法 3. 経口薬またはインスリン療法
インスリン分泌能	空腹時血清C-ペプチド(CPR)0.5ng/mL以下	空腹時血清C-ペプチド(CPR)1.0ng/mL以上

(表1, 2とも　日本糖尿病学会編：糖尿病治療ガイド 2006-2007. p.13, 文光堂, 2006)

■表2 糖尿病の成因に基づく病型の特徴

糖尿病の分類	1型	2型
発症機構	主に自己免疫を基礎にした膵β細胞破壊。HLAなどの遺伝因子に何らかの誘因・環境因子が加わって起こる。他の自己免疫疾患(甲状腺疾患など)の合併が少なくない	インスリン分泌の低下やインスリン抵抗性をきたす複数の遺伝因子に過食(とくに高脂肪食)、運動不足などの環境因子が加わってインスリン作用不足を生じて発症する
家族歴	家系内の糖尿病は2型の場合より少ない	家系内血縁者にしばしば糖尿病がある
発症年齢	小児〜思春期に多い。中高年でも発症する	40歳以上に多い。若年発症も増加している
肥満度	肥満とは関係がない	肥満または肥満の既往が多い
自己抗体	GAD抗体、ICA、IA-2などの陽性率が高い	陰性

■表3 75g経口ブドウ糖負荷試験（75gOGTT）実施上の注意

検査手順
1. 朝まで10時間以上絶食のあと，空腹のままで来院させる．この検査は午前9時ころに開始することが好ましい
2. 空腹のまま採血[注1]し血糖値を測定する
3. 次にブドウ糖（無水ブドウ糖75gを水に溶かしたもの．またはデンプン分解産物の相当量，たとえばトレーランG）を服用させる
4. ブドウ糖負荷後30分[注1,2]，1時間[注2]と2時間に採血し血糖値を測定する
5. 75gOGTTによる判定基準（下表）に従い，「糖尿病型」「正常型」「境界型」のいずれかに判定する
- 検査終了までの喫煙・運動は控える．また，本試験は上部消化管造影X線検査や内視鏡検査後には行わない

●75gOGTTにおける判定区分と判定基準[注3]

グルコース濃度（静脈血漿）	空腹時	血糖測定時間	負荷後2時間	判定区分
	126mg/dL以上	◀ または ▶	200mg/dL以上	糖尿病型
	糖尿病型にも正常型にも属さないもの			境界型
	110mg/dL未満	◀ および ▶	140mg/dL未満	正常型

注1）75gOGTT前後のインスリン反応を測定する場合には，負荷前および負荷後30分にインスリン測定用のサンプルを採血する
注2）75gOGTTで，30分，1時間の血糖値は糖尿病の診断には必要ないが，糖尿病高リスク群を見出すために役立つ
注3）正常型であっても1時間値が180mg/dL以上の場合は，糖尿病に悪化する危険が高いので境界型に準じた取り扱いとする

（日本糖尿病学会編：糖尿病治療ガイド2006-2007. p.16～17, 文光堂, 2006より改変）

■表4 血糖コントロール指標と評価

指標	コントロールの評価とその範囲				
	優	良	可		不可
			不十分	不良	
HbA1c値（%）	5.8未満	5.8～6.5未満	6.5～7.0未満	7.0～8.0未満	8.0以上
			6.5～8.0未満		
空腹時血糖値（mg/dL）	80～110未満	110～130未満	130～160未満		160以上
食後2時間血糖値（mg/dL）	80～140未満	140～180未満	180～220未満		220以上

（日本糖尿病学会編：科学的根拠に基づく糖尿病診療ガイドライン．改訂第2版，p.19, 南江堂, 2007より改変）

⑥免疫機序によるまれなもの
⑦その他の遺伝的症候群で糖尿病を伴うことが多いもの

4．妊娠糖尿病

妊娠でひき起こされた，耐糖能低下によるもの．

III 診 断

糖尿病型と判定する血糖検査と糖尿病の診断との2つからなる．

1）糖尿病型の診断（血糖検査）

下の①～③のいずれかに該当する場合は糖尿病型と判定する．
①随時血糖値200 mg/dL以上を確認
②早朝空腹時血糖値126 mg/dL以上を確認
③75g経口ブドウ糖負荷試験で2時間値200 mg/dL以上を確認
表3に75gOGTTの検査手順と判定区分を示す．

2）糖尿病の診断

糖尿病型の診断ののち次のいずれか1項目が該当すれば糖尿病と診断できる．
- 別の日に再度血糖検査を行い，再び糖尿病型と診断された場合
- 口渇，多飲，多尿，体重減少などの特徴的な症状がある場合
- HbA1c値が6.5%以上ある場合
- 糖尿病性網膜症
- 過去に高血糖だったり，糖尿病と診断された検査データや病歴のデータがある場合

IV 合併症

糖尿病患者の健康，臨床経過，生命の予後は合併症に大きく左右される．急性合併症としては，糖尿病性昏睡，急性感染症などがあり，慢性合併症としては，糖尿病性網膜症，糖尿病性腎症，糖尿病性神経障害などの微小血管障害や，動脈硬化，壊疽，脳梗塞，心筋梗塞などの大血管障害などが主な合併症である．

V 治 療

食事・運動・薬物療法が行われるが，病態により併用する．食事と運動を合わせてBMI 25以下に体重をコントロールし，HbA1c 6.5%以下に調節すると，合

併症をほぼ抑制することができる．
血糖コントロールの目標値を表4に示す．

1．食事療法

すべての糖尿病患者に必要である．多くの2型糖尿病では食事療法のみでコントロール可能である．またその人の身体に合わせた健康的な食事であり，病人食ではないことを自覚させる．

2．運動療法

運動療法の意義は，
①インスリンの感受性を改善する，
②食事療法とともにエネルギーの摂取・消費のバランスをよくする，
③加齢や運動不足により体重が減少するときに起こる筋萎縮を防ぎ筋力を保つ，
④高血圧や脂質異常症(高脂血症)の改善に有効，
⑤心肺機能をよくする，
⑥爽快感，活動的気分，

など，日常のQOLを高める効果の期待もできる．

3．薬物療法

経口薬物療法とインスリン療法に大別される．

1) 薬物療法(経口血糖降下薬)
①インスリン分泌促進作用をもつスルホニル尿素(SU)薬(トルブタミド，グリベンクラミド，グリメピリドなど)
②肝での糖新生の抑制，消化管からの糖吸収抑制，末梢組織でのインスリン感受性改善などの機序によるビグアナイド(BG)薬(メトホルミン)
③小腸粘膜に存在する二糖分解酵素阻害作用により糖吸収を抑制する作用をもつ α-グルコシダーゼ阻害薬(アカルボース，ボグリボース，ミグリトール)
④インスリン抵抗性改善作用をもつチアゾリジン誘導体(ピオグリタゾン)
⑤β細胞上のSU受容体に結合しインスリン分泌を促進し，服用後短時間で血糖降下作用を発揮するフェニルアラニン誘導体(ナテグリニド，ミチグリニド)

2) インスリン療法

インスリンは速効型，混合型，中間型，持続型があり，近年，超速効型インスリンと可溶性持続型インスリンアナログも実用化されている．従来のインスリン療法と比較し，強化インスリン療法では合併症予防率が高い．強化インスリン療法では，速効型と中間型を朝夕に混注する分割混注療法(mixed and split)，頻回皮下注射による頻回インスリン注射法，そして持続皮下インスリン注入療法(continuous subcutaneous insulin infusion；CSII)に代表されるポンプ療法とに分けられる．自己管理しやすいように血糖自己測定装置にて血糖をモニターすることで，頻回インスリン注射法が確立された．

糖尿病患者の看護

■看護のポイント

糖尿病患者に対する看護は，自分の生活を継続的に自己管理できることを目標に教育的な援助を行う．

まず，患者が新しい生活習慣の獲得に取り組むことを意思決定するように援助する．そのうえで，糖尿病の症状がない時期では生活習慣を改善し，正常な糖代謝を維持するために必要な正しい知識や方法を指導する．

すでに症状があり糖尿病と診断されている場合は，生活習慣の改善とともに，糖尿病の悪化や合併症に対処する方法を指導する．患者の自己管理の結果をフィードバックし，継続的に自己管理することを動機づける．

さらに効果をあげるために，家族や重要他者に協力が得られるように働きかける．

■観察のポイント

[1] 糖尿病に対する理解や生活習慣改善に対する認識を把握する
①糖尿病に対して正しい知識をもっているか．
②糖尿病のどの時期にあるかを知っているか．
③症状や検査データの結果と糖尿病とを関連づけて理解しているか．
④改善すべき生活習慣について理解しているか．
⑤生活習慣の改善について，前向きにとらえられているか．

[2] 代謝異常による症状

1) 尿量・比重・尿臭

血糖が増加すると，血漿浸透圧が上昇して多尿をきたし，高比重となり，尿臭は果実様となる．

2) 口渇・多飲

多尿で口渇が強くなり，水分を多量に摂取する．

3) 食欲

インスリン欠乏による満腹中枢の興奮性低下，ブドウ糖の利用障害により，多食傾向となる．
4) 体重の減少・全身倦怠
　糖代謝障害による脂肪や筋蛋白の分解亢進，多尿，脱水，体重減少，エネルギー産生の減少，体液恒常性維持の困難，全身倦怠感など．
5) 皮膚症状
　皮膚や外陰部の瘙痒感，皮膚乾燥など．
③ 合併症による症状
1) 視力障害
　視力低下（糖尿病性白内障や網膜，硝子体の変化による）：新聞や本が読めているか，状態をみる．
2) 多発性神経障害
　神経痛，感覚異常，歩行障害，運動麻痺：歩行の状態やものに触れるときの様子を把握する．
3) 自律神経障害
　神経因性膀胱，消化器機能障害，起立性低血圧．
4) 腎障害
　抵抗力が低下し感染しやすく，腎盂腎炎，膀胱炎を容易にひき起こす．糖尿病性腎症が進行した場合は，浮腫，蛋白尿，血圧上昇を把握する．

5) 血管障害
　①心臓の血管障害：冠動脈硬化症，心筋梗塞による胸部痛の有無などを観察する．
　②脳血管障害：脳出血，脳梗塞による意識状態，言語障害や神経障害の有無
6) 糖尿病性潰瘍・壊死
　皮膚の色・傷・変化の有無，四肢の色・傷・状態．
　糖尿病患者は，下記の症状などを起こしやすいため，観察して早期に発見することが重要である．
　①末梢神経障害や微小血管障害
　②動脈硬化
　③抵抗力の低下に伴う感染
　④しびれ感などで自覚が遅れた進行
7) 意識障害
　高血糖や低血糖時（とくにインスリンを使用している場合）は，意識の状態を経時的に観察する．
④ 検査データ
　①血糖値（空腹時110 mg/dL 未満が基準値）
　②HbA₁c（5.8％未満が基準値）
　③その他：血中インスリン，血中Cーペプチドなど

■具体的なケア

① 自己管理のための指導
1) 糖尿病について理解し，新しい生活習慣を構築することへの意思決定ができるように援助する．
(1) 糖尿病を予防するための正しい知識・技術についての情報を提供する．
　①糖尿病とは
　②糖尿病の進行について：糖尿病の時期と症状（合併症を含む）
　③糖尿病の治療について：食事療法，運動療法，薬物療法
　④日常生活について：清潔について，感染予防について説明する．とくに足に現れる変化は，「糖尿病の足（diabetic foot）」とよばれるように傷から感染し，潰瘍や壊死になりやすいことを説明に加える．ストレスへの対応
(2) 患者自身が自分の価値・信念をみつめ，新たな生き方に気づけるよう共感的態度で支援する．
　①健康管理の重要性に気づく．
　②患者自身が人生のなかで何が重要かを考える機会を設ける．
　③糖尿病になったことに対して意味づけができるようにする．
(3) 患者が新しい生活習慣を実行するための社会的環境について認識し調整できるように支援する．

　①周囲の人たちが糖尿病について理解し，療養に協力できるようにする．
　②健康管理の支援体制を整えるための支援を行う．
2) 意思決定したことを実践，評価し，新しい生活習慣を構築できるように支援する．
(1) 実践結果を評価する方法を次の内容で指導し，継続して実践できるようにする．
　①代謝が改善しているか．
　・血糖がコントロールされているか
　　空腹時血糖：120 mg/dL 未満
　　食後2時間の血糖値：170 mg/dL 未満
　　HbA₁c：6.5％以下
　・血糖以外の代謝が改善しているか
　　血清コレステロールの正常化
　　中性脂肪の正常化
　②標準体重に近づく，あるいは維持できているか．
　③血圧130/80 mmHg 以下
　④自覚症状がなく快適な生活がおくれているか．
(2) 上記内容の記録は，健康状態を自己評価し，自己管理を継続するために役立つことを指導する．
② 食事療法に対する看護
　食事療法の必要性とその基本的・具体的方法について，患者の食事の特徴（とくに嗜好）をふまえた内容で指導する．

1) **食事療法の基本**
   ① 摂取総エネルギー量の制限：1日の摂取総エネルギー量は標準体重，肥満度，年齢，性別，体格，運動量を考慮して計算する（表5）．栄養素は1日の摂取総エネルギー量内で配分される．
   ② 糖質(60%)，蛋白質(15〜20%)，脂肪(20〜25%)の量的バランスを保つ．
   ③ ミネラル，ビタミンを適切に摂取する．

2) **食事指導の方法**
   医師の決定した食事療法の方針により，栄養士と協力して具体的で実行可能な食事療法を指導する．
   ① これまでの食事時間，食事内容，摂取食品と量を記録し，自分の食生活の問題点を自己認識できるようにする．
   ② 「糖尿病治療のための食品交換表」を参考にした献立を指導する．食品交換表は，栄養素の組成により，食品を4群と6表に分類・構成し，それぞれの表に属する食品1単位(80 kcal)の重量が示されている．食品交換は，同一表内での食品により行う．
   ③ アルコール摂取は，摂取エネルギーを増やし，栄養のバランスを乱すため，原則として禁止する．食事療法と運動療法だけで血糖がコントロールされている場合には，一定量の摂取が許可されることがある．

3 **運動療法に対する看護**
   ① 毎日，規則的に行う．
   ② 1人で行える運動を選ぶ（ウォーキング，なわとびなど）．
   ③ 空腹時や食直後はさけ，食後2時間から行う．
   ④ 1回の運動は20分以上行い，脈拍は120回/分を目安とする．
   ⑤ 運動時に気分不快が生じたら，すぐに中止する．

4 **薬物療法に対する看護**
   食事療法や運動療法で血糖のコントロールが不十分な場合，経口血糖降下薬とインスリン療法が行われる（1型糖尿病では，インスリン注射が絶対的に必要である）．自己管理ができるように指導する．

1) **経口血糖降下薬**
   薬物の作用機序・服用時間・量・副作用について説明する．スルホニル尿素系（ラスチノン，ダイヤビニーズ，オイグルコン）を服用する場合には，低血糖に注意するように説明する．

2) **インスリン療法**
   糖尿病型，病状，合併疾患などにより，使用するインスリンの種類・量（単位），1日の注射回数が異なる．使用する薬物の特徴を理解し，正しく注射を行い，血糖のコントロールができるようにするとともに，副作用の発現を予防する．
   ① インスリンの説明
     インスリンの種類・作用発現時間・最大効果発現時間・作用持続時間・用法について説明する．
   ② インスリンの扱い方
     冷蔵庫保存（凍結や33℃以上での保存は禁止）
   ③ 注射時の注意点の説明
     ・インスリンは静かに混和して，決められた量を決められた時間に皮下注射する
     ・注射部位は，毎回変える（組織の硬結を予防）
     ・食事摂取ができないときや嘔吐や下痢が続いているときは，医師の指示を確認する
   ④ 低血糖の症状と対策の説明
     ・症状：強い空腹感，脱力感，冷汗，手指振戦
     ・対策：食事摂取や砂糖水の飲用（低血糖に備えて，患者にあめ玉あるいは氷砂糖をなめさせることを説明する）．意識障害があるときは，すぐに医師をよぶ．在宅時には救急車をよび，来院するよう説明する
   ⑤ 退院を控えた患者に対する指導
     自己注射と血糖値自己測定の方法，および低血糖時の対策を指導する．

3) **糖尿病性潰瘍・壊死の予防**（表6）

■表5　標準体重当たりの熱量

軽い労作	25〜30 kcal×標準体重
適度の労作	30〜35 kcal×標準体重
重い労作	35 kcal〜×標準体重

■表6　フットケアのポイント

1. 毎日，足を観察する
   ・趾間，足裏も鏡などを使ってよく見る
   ・自分で見にくい部分は，家族に手伝ってもらう
   ・腫れや創傷などがあったら，医師や看護師に知らせる
2. 毎日，靴や靴下をチェックする
   ・自分の足に合った靴や靴下を履く
   ・靴や靴下の中にゴミや異物がないかチェックする
3. 毎日，足を洗い清潔に保つ
   ・趾間もぬるま湯で洗い，十分乾かす
   ・乾燥しやすい人は，保湿クリームなどを塗る
4. 爪を正しく切る
   ・爪の角を切らずに，真っ直ぐの状態にする
5. 胼胝（たこ）や鶏眼（うおのめ）を削らない
   ・医師や看護師に処置してもらう
6. 熱傷に注意する
   ・熱さに鈍感になっているので，ヒーター，こたつ，湯たんぽを使用しない

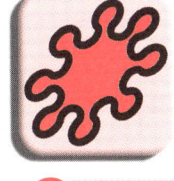

頭部外傷
head injury ; HI, head trauma

I 定義・概念
頭皮の損傷の有無にかかわらず，頭部に外傷を受けたもの．頭蓋内に受傷したものを含む．

II 病態・成因
頭蓋内の損傷(図1)の有無が最も重要な問題である．原因は交通事故(とくに若年者のオートバイ事故，小児・高齢者の歩行者事故)，けんか，不慮の事故などがある．

III 病態分類
臨床的には荒木の分類(表1)がある．ほかに早川(1980年)の分類，竹内(1970年)の分類，清水(1956年)の分類などがある．

CT の所見からは，以下の5つに分類できる．
① 器質的脳損傷のないもの
② 硬膜外血腫
③ 硬膜下血腫
④ 脳内出血，脳室内出血
⑤ クモ膜下出血

■表1 頭部外傷の病態分類(荒木の分類)

第1型 (単純型)	受傷時意識障害がなく，器質的脳損傷を思わせる症状を欠くもの
第2型 (脳振盪型)	受傷時の意識障害が短時間(6時間以内，多くは2時間以内)で器質的脳損傷を思わせる症状を欠くもの
第3型 (脳挫傷型)	受傷時の意識障害が6時間以上持続するもの．または意識障害のいかんにかかわらず，受傷直後から器質的損傷を思わせる症状を示すもの
第4型 (頭蓋内出血型)	受傷直後意識障害，または局所症状を欠くが，これらがごく軽微であり，一定の清明期ののち意識障害，局所脳症状の出現，増悪を示すもの

IV 観察
1) 呼吸の有無
2) 意識レベル
グラスゴー・コーマスケール(GCS)またはジャパン・コーマスケール(JCS)で表現する．
3) 血圧測定
4) 瞳孔・眼球運動
5) 体位・麻痺・反射
6) 眼底
→意識障害(いしきしょうがい)

V 診断のための検査
1) **CT**
2) **MRI**
3) 頭部単純X線
4) 脳血管造影
5) 脳波

VI 治療・看護
1) 気道の確保
意識消失した患者では，舌根の沈下，吐物や血液などにより気道閉塞の危険がある．
2) 補液
頭部外傷による出血量は意外に多い．また頭蓋内合

■図1 頭蓋内の損傷
a. 硬膜外 — 頭蓋骨，骨折，血腫，硬膜，脳実質
b. 硬膜下 — 脳挫傷
c. 脳内 — 脳挫傷，血腫

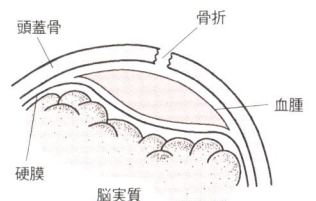

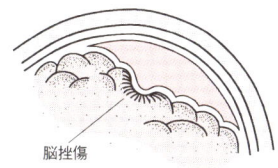

併症の発生を考慮し，静脈路を確保する．
3) 薬物
頭蓋内圧降下薬(グリセオール，マンニトールなど)
や副腎皮質ステロイド薬が使用される．
4) 外科的治療
病態に応じて，血腫除去術などが選択される．

頭部外傷患者の看護

■看護のポイント

頭部外傷は，頭皮，頭蓋骨，頭蓋内に外力が加わって障害が生じるもので，障害の程度は器質的脳損傷のない軽いものから，生命にかかわる脳実質の損傷までさまざまである．

頭部外傷時に血管が破損して起こる硬膜外血腫，硬膜下血腫，脳内出血などの重篤な病態の早期発見，あるいはこれらの発現を最小限に抑えること，すなわち急性期の看護が最も重要である．

■観察のポイント

1) 意識レベル
   意識障害の程度とその経時的変化．
2) バイタルサイン
   呼吸のリズム異常，体温の変動，脈拍異常(とくに徐脈)，血圧低下など．
   頭蓋内圧亢進によりひき起こされるクッシング反応(血圧上昇，徐脈，呼吸緩徐，異常呼吸)の有無など．
3) 神経症状
   頭痛，悪心・嘔吐，視力障害，瞳孔・眼球の異常，対光反射，四肢の痙攣・麻痺などの有無．
4) ショック症状
   皮膚蒼白，四肢冷感，発汗，血圧低下，脈拍触知不能，精神的不穏など．
5) 出血・髄液漏
   口腔・鼻孔からの出血，耳孔・鼻孔からの髄液漏の有無．
6) 重複損傷(多発外傷)
   頭部以外の外傷の有無(頸椎・脊椎損傷，肝・肺・消化管・尿路などの損傷，骨盤・四肢の骨折など)．

■具体的なケア

1) 気道確保と呼吸
   吐物や血液の嘔吐などで気道閉塞が起こりやすい(低酸素症は脳の酸素不足をきたし，脳浮腫をまねいたり増悪させる)ため，以下の方法で呼吸機能を維持する．
   ①頭部後屈
   ②気道吸引
   ③エアウェイ挿入
   ④気管内挿管，酸素吸入や人工呼吸
2) ショック時
   通常のショック時の看護に準じる．ただし，四肢を挙上したり，頭部を下げる(トレンデレンブルグ体位)と，頭蓋内圧を亢進させるので注意する．
   →ショック
3) 脳浮腫の軽減
   ①頭蓋内圧降下薬(マンニトール製剤，イソソルビドなど)投与
   ②副腎皮質ステロイド薬投与
   ③酸素吸入
   ④水・電解質管理(輸液制限)
   ⑤体位は頭部を30度くらい高くし，頸静脈を圧迫しないようにする．
4) 頭皮損傷の処置
   ①広範囲の剃毛
   ②無菌的操作で縫合
   ③感染予防
5) 髄液漏の処置
   頭蓋底骨折に硬膜損傷を伴った場合にみられる．滅菌ガーゼに吸収させるようにゆるく当て，自然流出を妨げない．
   安静と抗菌薬で自然に治癒する場合が多い．
6) 水・電解質，栄養の保持
   ①摂取量，排出量の測定・記録を行う．
   ②輸液は脳浮腫の軽減を目的として輸液速度は医師の指示どおりに行う．
7) 経静脈栄養
   経口摂取不可能な場合．
8) 外科的治療
9) その他
   →意識障害(いしきしょうがい)

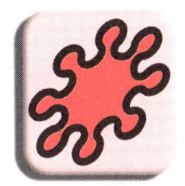

吐血・下血
hematemesis and melena

I 定義・概念

吐血・下血とも通常は肉眼的に出血を確認できる場合を指す.

1. 吐血

消化管からの出血が口腔を通して吐出されるものを吐血といい, 喀血との鑑別が重要となる.

通常, 吐血はトライツ(Treitz)靱帯より上部の消化管からの出血に起因する. 鮮血では口腔・食道よりの出血を疑う. 中等量以下の吐血では, 胃酸により, コーヒー残渣様の外観を呈する.

2. 下血(メレナ)

血液が肛門より排出されるものをいう.

下血は消化管のいずれの部位からの出血でも起こりうる. 下部からの出血ほど鮮紅色に近い.

II 病態・原因

大量の急性出血ではショックを呈することもある. 慢性出血では貧血を呈する.

吐血・下血の原因・誘因を図1に示す.

III 検査

出血部位の特定と, 出血量の推定が目的である. 吐血か下血か, タール便か血便かによって, およその出血部位を推定する.

1) **血圧・脈拍測定**:急性出血で血圧低下, 頻脈を呈する.
2) **上部消化管内視鏡**:吐血の50〜60％は胃・十二指腸潰瘍に起因する. またタール便は通常, 上部消化管出血に由来する.
3) **肛門鏡**:血便の90％は痔核からの出血である. 直腸がんが発見されることもある.
4) **下部消化管内視鏡**
5) **注腸検査**
6) **血液検査**:慢性出血で貧血の程度をみるが, 急性出血では出血量の指標とならない.
7) **尿量測定**:急性大量出血では減少する.

IV 治療

ショックの場合は, 出血源の検索よりもショックの治療が優先する.

1) **輸液・輸血**
2) **局所処置**:内視鏡等を用いて止血をこころみる.
3) **手術**:保存的あるいは内視鏡的に止血できない場合は, 手術療法も選択される.
   →ショック

V 鑑別を要する症状

1. 吐血

まぎらわしい出血に喀血がある. 喀血とは, 呼吸器

■図1 吐血・下血の原因・誘因

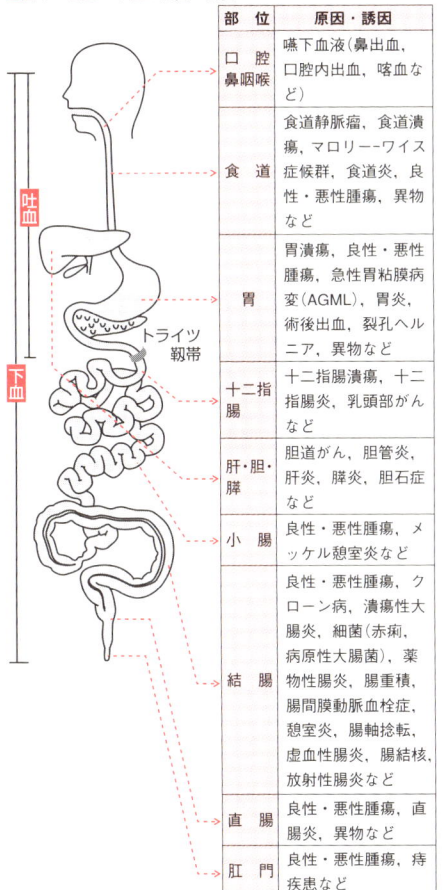

部位	原因・誘因
口腔鼻咽喉	嚥下血液(鼻出血, 口腔内出血, 喀血など)
食道	食道静脈瘤, 食道潰瘍, マロリーワイス症候群, 食道炎, 良性・悪性腫瘍, 異物など
胃	胃潰瘍, 良性・悪性腫瘍, 急性胃粘膜病変(AGML), 胃炎, 術後出血, 裂孔ヘルニア, 異物など
十二指腸	十二指腸潰瘍, 十二指腸炎, 乳頭部がんなど
肝・胆・膵	胆道がん, 胆管炎, 肝炎, 膵炎, 胆石症など
小腸	良性・悪性腫瘍, メッケル憩室炎など
結腸	良性・悪性腫瘍, クローン病, 潰瘍性大腸炎, 細菌(赤痢, 病原性大腸菌), 薬物性腸炎, 腸重積, 腸間膜動脈血栓症, 憩室炎, 腸軸捻転, 虚血性腸炎, 腸結核, 放射性腸炎など
直腸	良性・悪性腫瘍, 直腸炎, 異物など
肛門	良性・悪性腫瘍, 痔疾患など

系からの出血が口腔から吐出されるものを指す．いったん胃内に嚥下されて吐出されることもあり，実際には吐血との鑑別は難しい場合が多い（表1）．

2．下　血
1) 潜　血：肉眼的に不明な微量の血液が混入していること．
2) 血　便：広義には便中に血液が混入しているものをすべて指すが，通常は肉眼的に明らかな鮮血が便中に混じている場合をいう．
3) タール便（黒色便）：肉眼的に黒色にみえる便．上部消化管よりの出血を反映する．

■表1　吐血と喀血の鑑別

	吐　血	喀　血
基礎疾患	消化器疾患 肝硬変	上気道感染 呼吸器疾患 心疾患
随伴症状	悪心・嘔吐 眩暈（めまい） 心窩部不快感	咳嗽 喀痰 胸部異常感
吐物の性状 ●色調 ●混和物 ●pH	コーヒー残渣様 暗赤色 食物残渣，酸性臭 通常酸性	泡沫 鮮紅色 痰，泡 アルカリ性
後症状	タール便	発熱

吐血・下血患者の看護

■看護のポイント

　大量の吐血では，呼吸器・循環器系に急激な変化をきたし，生命の危険と心理的危機感をもたらす．
　出血直後の看護は，止血の処置を迅速に行い，ショック状態を早期に改善し，生命の危険をさけ，心理的危機感を軽減するように援助する．
　止血後は再発を予防し，長期療養ができるように援助する．

■観察のポイント

(1) バイタルサインの測定：血圧・体温低下の有無，脈拍の性質，呼吸変化の有無
(2) 皮膚の状態：蒼白・冷汗・湿潤・四肢冷感・チアノーゼの有無
(3) 出血の状態：出血量，出血の速度，出血持続時間，血液の色，混入物（食物残渣，喀痰），乏尿の有無
(4) 検査データ：赤血球，血小板，ヘマトクリット (Ht)，ヘモグロビン (Hb)，尿素窒素 (BUN)，動脈血ガス分析 (PaO_2, $PaCO_2$, HCO_3^-, pH)，出血・凝固系（出血時間，凝固時間，血小板）．ただし，ヘモグロビンの低下は，出血後1時間以上経過して検査データ上に現れるため，出血直後の値は参考にならない．
(5) 家族歴：肺疾患，血液疾患，胃・大腸悪性腫瘍
(6) 既往歴：肝疾患，消化性潰瘍の既往

■具体的なケア

1) 緊急処置の介助
①以下の処置が適切に行われるように必要物品の準備，実施時の介助および患者の観察を行う．
　● 血管確保
　● 内視鏡的止血
　● 胃ゾンデの留置
　● 胃洗浄
　● S-Bチューブ（ゼングスターケン-ブレークモアチューブ）の挿入（図2，3）
　● 緊急輸血
　● 止血薬（血液凝固促進薬，血管収縮・補強薬など）
　● 持続的尿量測定
　● 酸素吸入

以上の処置で止血と症状の改善がなければ，緊急手術が行われる．患者の症状に合わせて適切に行う．
②精神面の援助を行う．患者の訴えに傾聴するとともに処置の説明を適切に行う．
③処置終了後，現在の患者の状態や今後の見通しについて医師に説明してもらう．

2) 安　静
　心身を安静に保ち，消化管の蠕動運動を抑えて止血しやすいようにするとともに，酸素消費量を少なくし，循環の活発化，血圧の上昇を防ぐよう援助する．
①吐血時，あるいは下血が多いときは，24時間絶食にする．

■図2　S-Bチューブの挿入方法
a．S-Bチューブを胃内に挿入したところ
b．胃バルーンを膨らませて牽引する
c．食道バルーンを膨らませて静脈瘤を圧迫止血する

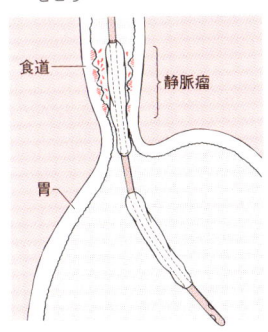

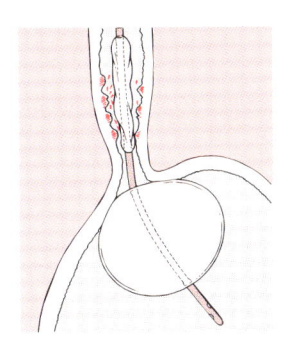

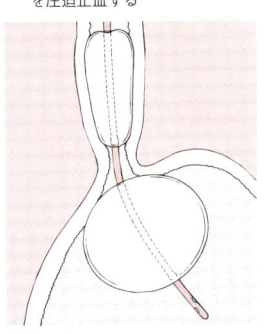

食道／静脈瘤／胃

■図3　S-Bチューブの留置

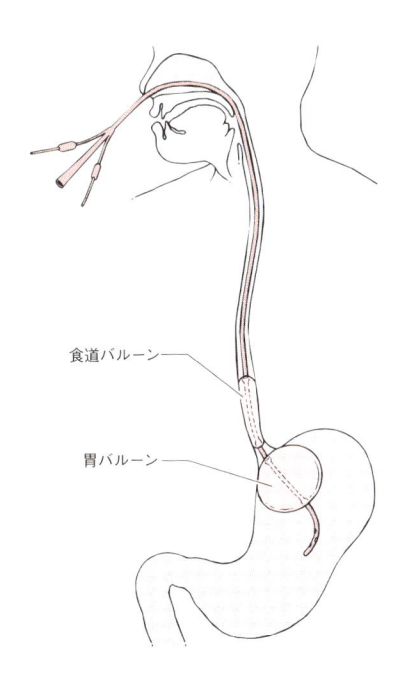

食道バルーン
胃バルーン

②吐血時は胃部の冷罨法を行う．
③精神的安定をはかる．鎮静薬や精神安定薬を用いる．

3) 体位と保温
①吐血時は誤嚥をさけ，吐きやすくするために側臥位とする．
②ショック時は水平仰臥位とし，足部を10～20度挙上する(心臓への静脈還流の増加)．
③適度に保温する：寝具の調整，湯たんぽや電気毛布の使用，室温の調整

4) 清潔
①吐血時は，含嗽をして口腔内を清潔にする(清涼感があり，再吐血を防ぐ)．
②下血時は，排便ごとに清拭を行う(肛門部の痛みや発赤・びらんを予防)．
③肛門部の発赤・びらんには軟膏を塗布する．

5) 環境調整
①吐物はできるだけ早く片づける．
②吐物や血液で汚染したリネン類は，目につかないように片づける．
③換気を行って，室内の不快臭を除く．

6) 不安への援助
①患者に吐血・下血の原因について説明する．
②行っている処置について適切な説明を行う．
③患者を1人にしない．看護師または家族がそばにいるようにする．
④患者が気持ちを表出できるよう，傾聴的態度で接する．

7) 排便の調整
肝機能障害のある場合，腸管内に血液が停滞し，血中アンモニアの発生を促進し，肝性脳症をひき起こすため，その予防のための援助を行う．
①緩下薬を服用する．
②坐薬を使用する．

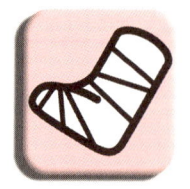

トリアージ
triage

I 概　念

　地震・津波などの自然災害，公共輸送機関の事故などの人為災害により多数の傷病者（医療需要）が同時発生し，現存する限られた医療資源（医療スタッフ数，医薬品，医療器材）との間に不均衡が生じた場合，1人でも多くの負傷者を救命することを目的に，すべての負傷者について，重症度と緊急度を分類し，治療の優先順位を決める作業をいう．現場にトリアージの考え方を導入することにより，手当てや搬送の効率的な流れ，個人や負傷に関する救護施設への正確な情報伝達が可能となる．

　局地災害では現場での適切なトリアージにより多数の傷病者を各医療施設の対応能力に合わせて適切に分散させることが必要であり，この作業により一部の施設への傷病者の集中を防ぐことができる．広域災害では医療施設自体の能力が低下し，医療需要と資源の不均衡がより大きくなり，厳しい判断が要求される．治療の優先順位は，生命にかかわる損傷＞四肢骨折のような機能予後にかかわる損傷＞顔面挫傷のような美容的予後にかかわる損傷，の順となる．

　日常の救急医療においても，個々の患者についての重症度判断を過小評価した場合をアンダートリアージ，過大評価した場合をオーバートリアージというように使用されている．日本の救急医療体制では，救急隊員が搬送先の病院選定を行うので，救急隊員の現場におけるトリアージが重要となる．救急隊員によるアンダートリアージは患者に不利益となるので，二次・三次病院はオーバートリアージを容認している．また，歩いて来訪した患者のなかから生命の危険な状況にある患者を早期に見つけ出す役割をトリアージナースが担っている．

II トリアージの実際

　災害現場およびすべての医療救護施設の入口に，トリアージエリアが設定される．トリアージ実施者（救急隊員，医師，看護師）は，傷病者自身であるいは家族・近隣住民のケアで対処可能な軽症の者を除外し，明らかに死亡またはすでに死亡している者を確認し，治療を必要とする者を，最優先治療群（赤色），待機的治療群（黄色），保留群（緑色）の3つのグループに分け（表1），それぞれのスペースに収容し搬送および治療を指示する．

　平時の救急医療と異なり，かすかに生命徴候があっても絶望的重篤例と判断され十分な医療資源を投入できない場合，不搬送あるいは死亡と判断される．その場合，死亡者（黒色）は少し離れた場所に安置する．その処置を家族が納得しない場合は，スタッフが災害状況や傷病者の状態などをよく説明し可能なかぎり理解を得るように努める．トリアージ実施者はトリアージ

■表1　トリアージカテゴリー

順位	分類	識別色	傷病状態および病態	具体的事例
第1順位	最優先治療群（重症群）	赤色（I）	・生命を救うため，直ちに処置を必要とするもの ・窒息，多量の出血，ショックの危険のあるもの	気道閉塞，呼吸困難，意識障害，多発外傷，ショック，大量の外出血，血気胸，胸部開放創，腹腔内出血，腹膜炎，広範囲熱傷，気道熱傷，クラッシュ・シンドローム，多発骨折など
第2順位	待機的治療群（中等症群）	黄色（II）	・多少，治療の時間が遅れても，生命には危険がないもの ・基本的には，バイタルサインが安定しているもの	全身状態が比較的安定しているが，入院を要する以下の傷病者：脊髄損傷，四肢長管骨骨折，脱臼，中等度熱傷など
第3順位	保留群（軽症群）	緑色（III）	・上記以外の軽易な傷病で，ほとんど専門医の治療を必要としないものなど	外来処置が可能な以下の傷病者：四肢骨折，脱臼，打撲，捻挫，擦過傷，小さな切創および挫創，軽度熱傷，過換気症候群など
第4順位	死亡群	黒色（0）	・すでに死亡しているもの，または明らかに即死状態であり，心肺蘇生を施しても蘇生の可能性のないもの	圧迫，窒息，高度脳損傷，高位脊髄損傷，心大血管損傷，内臓破裂などにより心肺停止状態の傷病者

に専念し，治療に参加しない．また，各トリアージカテゴリーのスペースに搬送されたあとも，トリアージを繰り返し行い，正確なトリアージカテゴリーをリアルタイムで維持する．トリアージの結果が医療救護の共同作業のなかで円滑に認識されるように，統一トリアージ・タッグが阪神・淡路大震災を契機として作成された（巻頭カラー Fig.24参照）．タッグには，傷病者の氏名，年齢，性別，住所，トリアージ実施日時・場所，実施者名，トリアージ区分等を記載し，トリアージ区分の色を残してほかの色を切り取る．タッグの装着部位は第1順位として傷病者の右手首とし，この部位が負傷している場合は，以下，左手首，右足首，左足首，頸部の順で付ける．

以上の実施にあたっては，災害訓練を定期的に行い実際に体験しておくことが必要である．

また，欧米では紹介状，予約なしの受診患者は救急室を受診することが多く，200～300人/日の多数の救急患者の診療順位を，到着時に専任のトリアージナースが決定する．バイタルサインの異常や胸痛など重症疾患を示唆する症状を緊急度大とする．このように平時の医療においてもトリアージは看護学の課題である．

トリアージにおける看護の役割

■トリアージ・タッグ別の観察・看護ケアのポイント

1） 赤の場合

生命の危機に瀕した重篤な状態であるため，連続的なバイタルサイン測定を行うのが原則である．併せて状態安定のために心肺蘇生法（気道確保，人工呼吸，循環確保）や止血・創傷処置などの緊急処置がスムースに行われるように医師をサポートする．検査や手術などが行われる場合は，必要に応じて関連部署に連絡する．

2） 黄色の場合

経時的にバイタルサインを測定し，全身状態を観察する．変化があった場合は直ちに医師へ報告する．また処置の介助などについては赤の場合に準じる．

3） 緑の場合

簡単な処置のみで帰宅が可能な状態である．そこで，本人・家族には自宅に戻ってから注意すべき点，創傷処置の手順などについて指導を行う．

4） 黒の場合

死亡確認後，すみやかに家族へ医師からの説明が行われるように配慮する．

→巻頭カラー Fig.24参照

■トリアージと看護

1） 留意すべき点

集団災害時に行われるトリアージは傷病者の現場救出時，現場救護所，搬送時，搬送先病院等，受入場所が移動するごとに何回か繰り返される．前のトリアージ・タッグははずさず，各トリアージ・タッグに番号を記載し重ねていく．また傷病者の状態が変化したときも再トリアージを行い，現在の状態に区分しなおすことが重要である．そのためにはフィジカルアセスメント，トリアージ・タッグの記載や取り扱いができることが看護師に求められる．

2） フィジカルアセスメントのポイント

トリアージは以下のように進めていく．プライバシーの保護に十分配慮したうえで，初期評価としてバイタルサインの測定を行い，次に外傷の有無（外形や皮膚の変化）を頭から足先まで全身的に細かく観察する．そして，受傷機転として患者から負傷の経緯について情報を得て，総合的に患者の状態をアセスメントしていく．

とくに，意識のない患者の場合は直接訴えを聴取することができないので，看護師が状態を的確に把握していかなければならない．

ただし，フィジカルアセスメントをする際に注意したいのは，外傷の程度と生命の危機に瀕しているか否かは必ずしも一致するわけではないということである．このことを常に念頭におき，注意深く身体面をとらえてトリアージしていくことが重要である．

3） 精神的サポート

トリアージされたどの患者も，それまでの健康が突然損なわれたことによって心理的な危機を体験している．そこでまず安心感を与えることから始め，家族も含めてその心情に配慮した声かけが行われなければならない．

患者の死亡が確認された場合はとくに家族の衝撃も大きいため，遺体の安置とともにまず落ち着ける環境を確保して精神的な支援を行う．

精神的な支援に関しては，専門家へ依頼することも考慮しておく必要がある．

ドレナージ
drainage

I 定義・概念

身体の局所に生じた，異常な性状あるいは量の貯留物を体外に導出することをドレナージといい，この目的で挿入する導管をドレーン(drain)という．

II 分類

1．目的による分類
1) 治療的ドレナージ(therapeutic drainage)

膿瘍に対して挿入する排膿ドレナージが典型的である．排膿によって膿瘍の内腔を縮小させ，治癒をはかる．また経皮経肝胆道ドレナージ(PTCD)，自然気胸に対する胸腔ドレナージなどもこれである．

2) 予防的ドレナージ(prophylactic drainage)

近い将来，滲出液や血液，膿の貯留が発生する可能性が高い場合，あるいは可能性が低くても，発生したときのリスクをさけるために，予め挿入しておくもの．前者は郭清を伴う胃がん手術後に挿入するもの，後者は消化管手術後に縫合不全の発生を考えて挿入するものなどである．

3) インフォメーションドレナージ(information drainage)

パイロットドレナージともいう．排出物の性状や量を観察し，早期に次の対策を立てるためのもの．外科手術時，術後出血の可能性のある部位に挿入するものなどがこれである．

2．その他の分類

以上は便宜的な目的別分類で，厳密に区別できるものではない．術後ドレナージなどは前記の2つの目的を兼ねている場合も多い．たとえば乳がんの術後ドレナージなどは，治療的ドレナージと考えたほうがよい．乳がんの術直後は貯留はないが，その後のリンパ液の貯留はほぼ必発であり，これをドレナージすることにより創が円滑に治癒するからである．

目的別以外の分類としては，密閉式のバッグもしくはボトルに接続して用いる閉鎖式ドレナージと，ドレーン端を開放し，多くはガーゼによって覆って用いる開放式ドレナージとに分ける(図1)．また，開放式ドレーンにパウチを貼る半閉鎖式ドレナージもある．

III ドレーン挿入の長所・短所

1．ドレーンの一般的短所

ドレーン挿入によって，目的別分類の項で述べたような種々の処置が可能になるが，一般的に以下のような短所がある．
①逆行性感染の危険がある．
②管理が繁雑である．
③異物反応が出現する．
④疼痛やイレウスの原因となる．
⑤先端が物理的な圧迫を起こし合併症の原因となる．

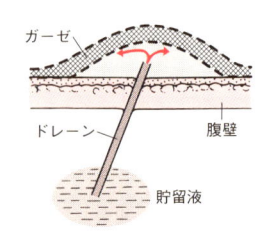

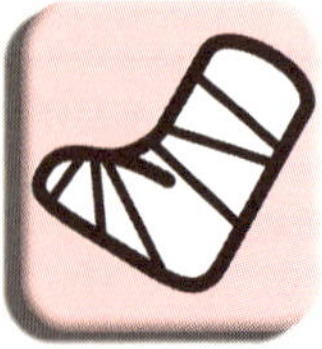

2．閉鎖式ドレナージの長所・短所
1) 閉鎖式ドレナージの長所
①吸引できる．
②逆行性感染を起こしにくい．
③排出量の測定が厳密にできる．
④排出量の測定が経時的にできる．
⑤性状の観察が容易

2) 閉鎖式ドレナージの短所
①管理が難しい．
②患者が動きにくい．

■図1 閉鎖式ドレナージと開放式ドレナージ
a. 閉鎖式ドレナージ 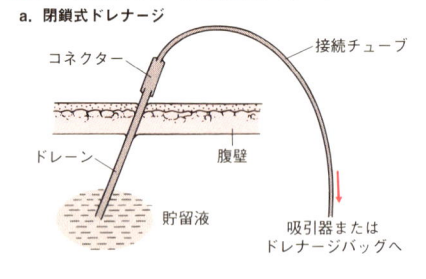
b. 開放式ドレナージ

3．開放式ドレナージの長所・短所

開放式ドレナージの長所・短所は閉鎖式ドレナージの逆である。

IV　ドレーンの種類

ドレーンはその目的によって材質，形状，太さにさまざまな種類がある(図2)．

1) フィルム型ドレーン
ドレーン壁に多数の孔または溝をもつ薄い膜状のドレーンで，毛細管現象を利用してドレナージする．

2) チューブ型ドレーン
フィルム型に比較して内腔が閉塞しにくく血液や膿などの粘稠な液体の排出に優れる．

3) サンプ型ドレーン
内腔がいくつかに分かれ，一方の腔から外気を導入し，他方の腔から体液を排出するサンプ効果をもつ．

4) ブレイク型ドレーン
内腔をもたず，4本の深い吸引溝で構成される．詰まりにくく，広範囲にドレナージできる．

■図2　代表的なドレーンの形状
フィルム型（ペンローズ型）　サンプ型（2腔型）
チューブ型（デューブル型）　ブレイク型（ラウンド型）

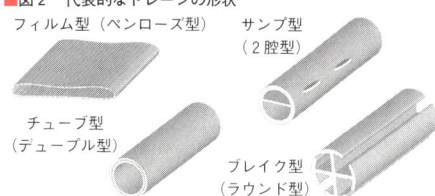

■図3　総胆管結石症でのPTCDチューブ

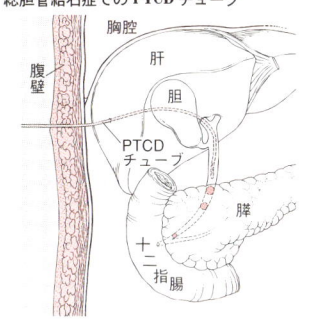

V　ドレーンの使用法

1．検　査

1) ドレーン造影
ドレーンの種類や目的によってドレーン挿入時，あるいは挿入後時期をみて行われる．得られる情報は多く，治療方針の決定に大きくかかわることもある．

2) 超音波検査
貯留の部位，深さ，量をみる．経時的にみるとドレナージの効果判定の目安となる．

3) 単純X線検査
現在のドレーンはX線不透過性のものが多く，単純X線写真にてドレーン先端の位置などが確認できる．

4) 排出物の生化学検査
性状を知る参考となる．

5) 排出物の細菌培養
使用すべき抗菌薬決定の参考とする．

2．治　療

1) ドレナージによる治療
自然気胸など（排気）．

2) 洗　浄
膿瘍ではドレーンを利用して洗浄することがある．壊死物質の排出を促し，治癒を早める．

3) 注　入
薬物を注入し，治療に役立てることもある．

4) 挿　入
①直視下挿入：手術的に挿入する方法である．
②穿刺的挿入：盲目的，もしくはエコーガイド下，X線透視下に挿入する方法で，代表的なものにPTCDがある．閉塞性黄疸で減黄の目的で肝内胆管にドレーンを挿入する治療法である(図3)．

ドレナージ施行中の患者の看護

■看護のポイント

ドレナージの目的には，治療的・予防的機能のほか体内からの排液の量，性状，圧の観察などにより，体内の状態を知るモニター機能が含まれている．

一方，体内が開放状態であることによる感染や体内の圧の変化による危険，挿入による出血や損傷の危険も併せもっている．患者自身もドレーン挿入による拘束感，苦痛，不快，抜去への不安などをいだいている．

したがって，ドレナージの目的が最大限達成され，早期にドレーンが抜去されるように努めるとともに，施行に伴う苦痛を最小限にし，患者の回復への意欲を支えていく必要がある．

■観察のポイント

1) 排液の量・色・性状
2) ドレーン挿入部位
   痛み,固定の状態(ドレーンの内腔を潰していないか,余裕をもたせているか),感染の有無(発赤,腫脹,汚染)などを確認する.
3) ドレーンの閉塞の有無
4) ショック徴候
   血圧,脈拍,体温,精神状態.
5) 体動とドレナージとの関連
   接続チューブが体動に必要な長さを確保しているか確認する.
6) 疼痛
   挿入部の痛み,ドレーンの臓器刺激による痛み,感染による痛みの区別を明確にする.
7) 全身状態
   水分バランス,貧血の有無,電解質・炎症反応・栄養状態などの検査データ.
8) その他
   胸腔ドレーンの場合,胸腔内(陰圧)に外から空気が吸い込まれることを防止する水封室で,液面が上下する「呼吸性移動」と気泡の出現による「エアリーク」の有無を確認する.

■具体的なケア

1) ドレーンによる苦痛を最小限にする
   ①挿入部の刺激が少ない固定の工夫:皮膚面に対して垂直に挿入されているドレーンや硬いドレーンには,切り込みガーゼやガーゼ枕を当てるなどする.
   ②体位の工夫:当て物を用いて,挿入部をかばう体位を整える.
   ③鎮痛薬の効果的な使用:活動時や就寝時に計画的に使用する.
2) ドレーン抜去の防止
   ①固定の工夫:必ず2か所で固定する.
   ②ラインの整理:挿入部から排液バッグまでの走行の確認(屈曲・圧迫がないか,できるだけラインの交差をさけるなど).
   ③患者への十分な説明と協力依頼:ドレナージは苦痛を伴うが,回復のために必要であることを説明し,危険防止や苦痛・異常の報告などの協力を得る.
3) ドレナージする目的の十分な達成のために
(1) 的確なドレナージ方法の施行
   ①排出方法は落差・圧・毛細管現象を利用した方法などがあるので的確に行う.
   ②圧の指示は重要である(効果的にドレナージされないばかりか,体内のドレーン先端周囲を損傷することがある).
   ③排出されにくい性状の排液の場合は,管内で滞らないように,手や専用の鉗子(ミルキングローラー/ローラー鉗子)を用いて注意深くしごく(挿入部近くを片手でしっかりと固定しドレーンの抜去を防ぐ.しごきによるドレーンの損傷に十分注意する.手術によって挿入されたドレーンは再挿入できない).
(2) 排液状態の観察
   量は減少し,性状は色・濃度とも薄くなっているかなど.排液をガーゼで吸収させている場合は重量を測定し,におい,色調を観察する.
(3) 二次感染の予防
   ①排液の逆流に注意する:排液用のバッグはドレーン挿入位置より低い位置に置く,移動時には一時的に2か所をクランプして逆流を防ぐ.
   ②無菌操作を徹底する:閉鎖式ドレナージの場合はドレーン挿入部と,ドレーンとバッグの接続部に注意し,開放式ドレナージ/カットドレナージの場合は,体内が開放状態にあるので逆行性感染の予防に努め,排液吸収用ガーゼの交換時期・手技に十分注意する.
4) 皮膚の清潔に努める
   ①ドレーン固定用のテープによる皮膚の損傷に注意する.固定し直すときは,テープの跡が残らないようにきれいに拭き取り固定位置を変える.
   ②ドレーン周囲や開放式ドレナージ/カットドレナージからの排液による皮膚の損傷に注意し,排液に接している皮膚の清潔に努める.
   ③排液が背部などに漏れ出ていないか注意する.
5) 排液の処理
   排液および排液を吸収したガーゼなどは,ほかを汚染しないように処理する.
6) 活動を妨げない工夫
   閉鎖式ドレナージの挿入が数日以上続くときは,活動しやすいように工夫する.
   ①ドレーンバッグの排液が他者に見えないように覆いをする,②ドレーンバッグのヒモを肩や架台にかける,③医師の許可があれば挿入部を保護してシャワー浴を可能にする,など.

内視鏡下[外科]手術
endoscopic surgery

I 概説

内視鏡下手術には，以下の方法がある．
①管腔内内視鏡手術(endoluminal surgery)
②腹腔鏡下手術(laparoscopic surgery)や胸腔鏡下手術(thoracoscopic surgery)といった体腔内内視鏡外科手術
③後腹膜鏡下手術(retroperitoneoscopic surgery)や縦隔鏡下手術(mediastinoscopic surgery)など，腹膜・胸膜外腔に内視鏡を挿入して行う手術

なお，内視鏡は以前はファイバースコープが主体であったが，現在は先端にCCDカメラのついた電子スコープが主体である．

II 適用と実際

1．管腔内内視鏡手術

消化管や気管・膵管など，体内の管腔の中に挿入した内視鏡を用いて行う外科的処置である．

食道，胃，十二指腸，大腸のがんやポリープに対する粘膜切除[内視鏡的粘膜切除術(EMR)/内視鏡的粘膜下層剝離術(ESD)](図1)，ポリペクトミーなどが含まれる．さらに，吻合手術後の瘢痕狭窄や腫瘍による狭窄による通過障害に対しては，バルーンを用いた拡張術やステント留置による内腔の確保が行われる．

■図1 EMRとESD

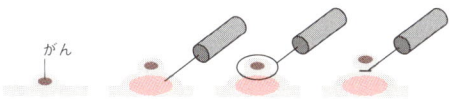

a．EMR
- がん
- ポリープ直下に生理食塩水を注入する
- ポリープにスネア（ワイヤー）をかける
- 頸部を絞り電気で焼き切る

b．ESD
- がん
- がんの周囲に安全域を確保して目印をつける
- 粘膜下層に生理食塩水を注入後，目印の周囲を電気メスで切開する
- 粘膜下層を電気メス（ITナイフなど）で剝離する
- がんが一括切除できる

■図2 腹腔鏡下手術と術後の創

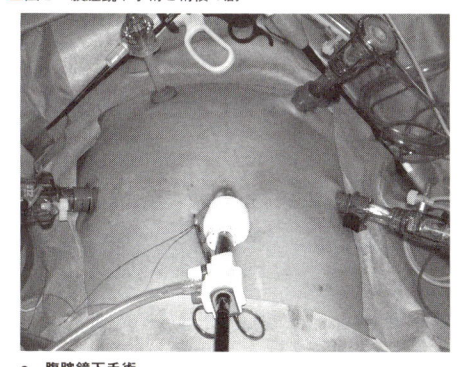

a．腹腔鏡下手術
臍下部から腹腔鏡を挿入し，さらに4本のトロカールから，電気メスや鉗子を挿入して手術を行う

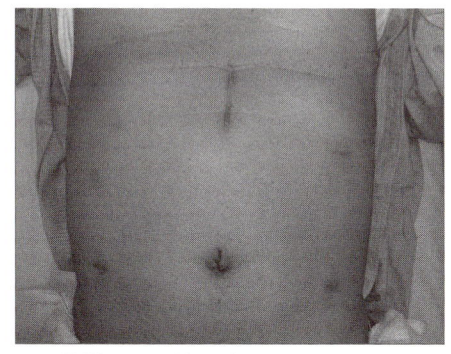

b．腹腔鏡補助下胃切除術後の創
開腹手術に比べて傷が小さく，整容性がよい．上腹部の小切開創から，胃切除と消化管吻合が行われた（術後3か月目）

広義には潰瘍やがん，粘膜切除後などの出血に対する止血処置も含むことがある．

2．腹腔・胸腔・関節鏡下手術

電子スコープを腹腔内または胸腔内に挿入し，モニターの画像を見ながら，ポートから鉗子や高周波メスを挿入して行う手術を腹腔鏡下手術（図2），または胸腔鏡下手術という．すべての手術操作を鏡視下で行う場合と，小開腹(胸)創をおいて手術を行う場合があり，後者をとくに腹(胸)腔鏡補助下手術という．表1にその適応疾患を示す．また，手術空間を得るために腹腔を膨らませる方法として，二酸化炭素を用いる気腹法と，吊り上げ法の2種類がある．

関節鏡下手術は，関節腔内にスコープを挿入して行う手術をいう．靱帯損傷などの治療が行われる．

III 看護師が留意すべき点

1．術前処置で留意すべき点

①腸管内にガスや便が充満していると，視野が十分得られず手術操作が困難になるので，術前の禁食期間順守，下剤，浣腸などの処置を確実に行うことが重要である．

②腹腔鏡の挿入部位として臍の上縁または下縁にて皮膚切開することが多いので，臍の清拭は確実に行っておく．臍の中に乾燥した垢が充満している場合は，オリーブオイルなどで湿潤させ清拭する．

③高齢者や肥満患者では呼吸訓練を事前に行う．

2．術後に留意すべき点

一般の開腹・開胸手術と同様であるが，気腹法の場合は高二酸化炭素血症に注意する．また，術後に歩行を開始する際に肺動脈栓症を生じることがあるので，その予防策として，術中・術後および臥床期間を通じて下肢の間欠的圧迫装置を装着する．弾性包帯による下肢の圧迫も有用である．

■表1　現在腹腔・胸腔鏡下手術が行われている疾患

消化器系疾患	胆石症，総胆管結石，肝嚢胞，肝腫瘍，食道がん，逆流性食道炎，食道粘膜下腫瘍，アカラシア，早期胃がん，胃粘膜下腫瘍，胃・十二指腸潰瘍（穿孔，狭窄），十二指腸腫瘍，十二指腸憩室，膵がん，クローン病（狭窄，瘻孔），潰瘍性大腸炎，大腸がん，癒着性腸閉塞など
腎・泌尿器系疾患	腎腫瘍，腎結石，尿管結石，前立腺肥大，副腎腫瘍
婦人科疾患	子宮筋腫，卵巣嚢腫，卵管狭窄，子宮内膜症，卵巣腫瘍，子宮外妊娠，子宮付属器癒着

■表2　開腹手術と比較した腹腔鏡下手術の長所と短所

長所	短所
・低侵襲手術（負担が少ない手術） ・創が小さい ・痛みが少ない ・美容上優れる ・回復がすみやか→早期退院 ・職場復帰が早い ・腸管麻痺時間が少ない→癒着が少ない ・拡大視効果で正確な手術	・手術時間が長い ・術者(施設)間の技術の差 ・教育の困難，普及の問題 ・大出血に対処しにくい ・特殊な手術器具が必要 ・立体視ができない

内分泌系
endocrine system

I 定義・概念

化学情報伝達物質であるホルモンは，生体の環境変化の情報に伴い内分泌細胞から産生される．種々のホルモンは血流により標的細胞に達し，標的細胞内の受容体と結合することで情報を伝達する．この情報に基づき，種々の生理反応が行われる．ホルモン産生細胞，血流，標的細胞といった一連の系を内分泌系という．

II ホルモン産生臓器と分泌ホルモン

全身の内分泌器官を図1に，主なホルモンの作用とその異常に基づく疾患を表1に示す．

III 作用機序

ホルモンは，標的細胞に到達して初めて生理的作用が発揮されるが，その受容体との結合は2つに大別される．

1．ペプチドホルモンとカテコラミンの場合

ペプチドホルモンとカテコラミンが標的細胞の細胞膜受容体と結合すると，アデニル酸シクラーゼが活性化される．その結果サイクリック AMP(環状アデノシン一リン酸，cAMP)が産生される．その cAMP

■表1　内分泌器官と主なホルモンの作用および疾患

内分泌器官		ホルモン	主な作用	主な疾患
下垂体	前葉	成長ホルモン(GH)	組織中の軟骨発育促進，代謝作用	GH分泌不全性低身長症，先端巨大症
		甲状腺刺激ホルモン(TSH)	甲状腺ホルモン合成促進	TSH単独欠損症
		副腎皮質刺激ホルモン(ACTH)	副腎皮質ホルモン合成促進	ACTH単独欠損症
		卵胞刺激ホルモン(FSH)	卵巣・卵胞の発達促進，エストロゲンの分泌促進	ゴナドトロピン単独欠損症
		黄体形成ホルモン(LH)	排卵促進，黄体形成促進	
		プロラクチン(PRL)	乳腺発育促進，乳汁分泌促進	無月経乳漏症候群
	後葉	抗利尿ホルモン(バソプレシン，ADH)	抗利尿，血圧上昇	中枢性尿崩症
		オキシトシン	子宮収縮	
甲状腺		甲状腺ホルモン(サイロキシン，T_4)	すべての細胞の酵素活性を高め，代謝を亢進	バセドウ病，粘液水腫
上皮小体(副甲状腺)		上皮小体ホルモン(パラソルモン，PTH)	細胞外液中の Ca^{2+} 濃度の調節	上皮小体機能亢進症，上皮小体機能低下症
心臓		心房性ナトリウム利尿ペプチド(ANP)	ナトリウム利尿	
		脳性ナトリウム利尿ペプチド(BNP)	ナトリウム利尿	
膵		α細胞……グルカゴン	血糖上昇	グルカゴン産生腫瘍
		β細胞……インスリン	血糖低下	糖尿病，インスリノーマ
副腎	皮質	グルココルチコイド	ブドウ糖生成，蛋白異化，抗ショック，抗炎症，骨粗鬆化	クッシング症候群，コーン症候群，アジソン病，21-水酸化酵素欠損症，11β-水酸化酵素欠損症
		ミネラルコルチコイド	ナトリウム貯留，カリウム排泄促進	
		アンドロゲン	男性の性機能発達促進	
	髄質	アドレナリン ノルアドレナリン	血管収縮，血圧上昇，血糖増加，交感神経刺激伝達	褐色細胞腫
性腺		テストステロン	男性生殖器の発育，第二次性徴の発現，蛋白同化促進	男性化，卵巣腫瘍，原発性性腺不全
		卵巣ホルモン	女性生殖機能維持，黄体維持	エストロゲン産生腫瘍，卵巣機能低下症

が，蛋白をリン酸化し，生理的反応へと変化していく．そのほか，ホスホリパーゼCの活性化により細胞内 Ca^{2+} をセカンドメッセンジャーとする系や，グアニル酸シクラーゼの活性化からサイクリックGMP（環状グアノシン一リン酸，cGMP）を産生し，これをセカンドメッセンジャーとする系がある（図2）．

2．ステロイドホルモンの場合

ステロイドホルモンは標的細胞の細胞膜受容体と結合すると，活性化され核内へ移行する．クロマチンのメッセンジャーRNA（mRNA）機能を増大させ，生理的反応をひき起こす．

IV 内分泌系の異常

ホルモン産生から反応過程に至る，いずれの部位での障害でも内分泌系の異常が起こりうる．

1．ホルモン産生障害

基本的には，ホルモン過剰と欠乏に大別される．
ホルモン過剰をきたす原因には，内分泌腺自体における過剰産生，高位中枢からの内分泌腺への異常分泌刺激または抑制刺激の減弱，ホルモンの異所性産生，内分泌腺組織破壊によるホルモン漏出がある．
逆にホルモン欠乏をきたす原因には，内分泌腺自体の機能障害，高位中枢からの内分泌腺への分泌刺激の減弱がある．

2．ホルモン異所性産生

正常の内分泌腺以外の組織が腫瘍化に伴いホルモンを産生することがある．とくに肺がんでは，多くのホルモン産生の報告がみられ，ACTH，ADH，性ホルモンなどを分泌する．

3．生物学的活性をもたないホルモン分泌

ホルモン産生機構の障害により，生物学的活性をもたないホルモンを産生することがある．この場合，血中ホルモン濃度は正常または高値でありながら機能低下症を呈する．一部の糖尿病，偽性特発性上皮小体（副甲状腺）機能低下症がその例である．

4．ホルモン運搬の異常

ホルモンは内分泌細胞から標的細胞へ血流を経て運搬されるが，その際，ステロイドホルモンや甲状腺ホルモンは大部分が蛋白質と特異的に結合して運ばれる．しかし，ホルモン活性を発揮するのは蛋白質と結合しない遊離ホルモンであるため，アルブミン，サイロキシン結合グロブリンのような結合蛋白の増加・減少は，遊離ホルモンの量を左右するため，内分泌機能障害を起こしうる．

5．ホルモン活性化障害

ホルモンのなかには，内分泌腺から前駆ホルモンとして分泌され，肝，腎で活性化され作用が発揮されるものがある．このような場合に，前駆ホルモンの活性化障害があると内分泌腺に異常はなくても，機能低下症を呈することがある．

6．ホルモン受容体の異常

ホルモンは，標的細胞の受容体と結合して，初めて

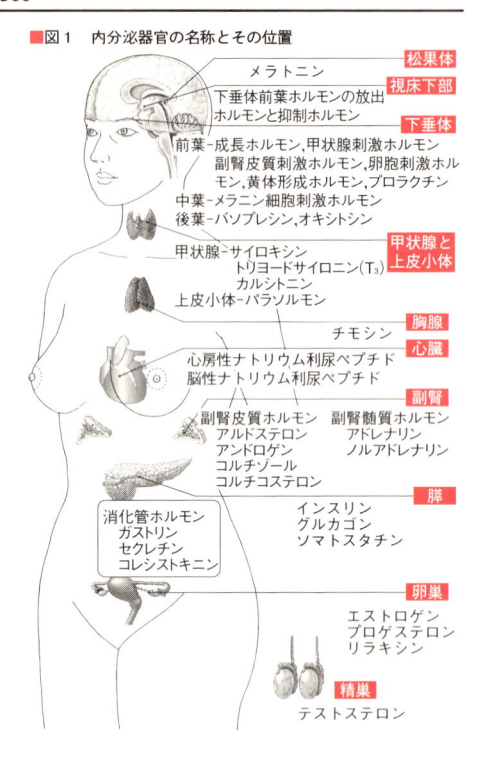

■図1　内分泌器官の名称とその位置

松果体：メラトニン
視床下部：下垂体前葉ホルモンの放出ホルモンと抑制ホルモン
下垂体：
　前葉-成長ホルモン，甲状腺刺激ホルモン，副腎皮質刺激ホルモン，卵胞刺激ホルモン，黄体形成ホルモン，プロラクチン
　中葉-メラニン細胞刺激ホルモン
　後葉-バソプレシン，オキシトシン
甲状腺と上皮小体：
　甲状腺-サイロキシン，トリヨードサイロニン（T_3），カルシトニン
　上皮小体-パラソルモン
胸腺：チモシン
心臓：心房性ナトリウム利尿ペプチド，脳性ナトリウム利尿ペプチド
副腎：
　副腎皮質ホルモン-アルドステロン，アンドロゲン，コルチゾール，コルチコステロン
　副腎髄質ホルモン-アドレナリン，ノルアドレナリン
膵：インスリン，グルカゴン，ソマトスタチン
消化管ホルモン：ガストリン，セクレチン，コレシストキニン
卵巣：エストロゲン，プロゲステロン，リラキシン
精巣：テストステロン

■図2　標的細胞表面膜にある受容体へのホルモン結合とcAMPの産生

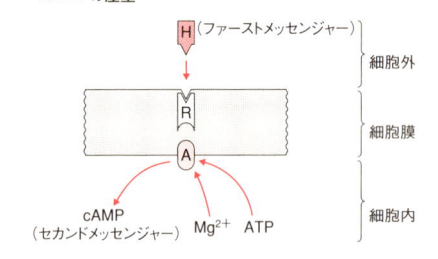

H（ファーストメッセンジャー）→ 細胞外
R → 細胞膜
A → 細胞内
cAMP（セカンドメッセンジャー）　Mg^{2+}　ATP

H：ホルモン　　　A：アデニル酸シクラーゼ
R：ホルモン受容体　ATP：アデノシン三リン酸

〔図1，2とも　小板橋喜久代編著：カラーアトラス　からだの構造と機能．p.152（図1），153（図2），学習研究社，2001〕

■表2　内分泌学的負荷試験

I．視床下部, 下垂体系	II．甲状腺, 上皮小体(副甲状腺)
インスリン負荷試験 　ACTH, GH 分泌刺激(下垂体前葉機能低下症) アルギニン負荷試験 　GH 分泌刺激(先端巨大症) L‐ドパ負荷試験 　GH 分泌刺激(先端巨大症) グルカゴン, プロプラノロール負荷試験 　GH 分泌刺激(先端巨大症) TRH 試験 　TSH 分泌刺激(甲状腺機能低下症) LH-RH 負荷試験 　LH, FSH 分泌刺激(性腺機能異常, 先端巨大症) クロミッド試験 　LH, FSH 分泌刺激(性腺機能異常) メチラポン試験 　ACTH 分泌刺激(クッシング症候群) デキサメタゾン抑制試験 　ACTH 分泌抑制(クッシング症候群) 水制限試験 　ADH 分泌刺激(尿崩症) 高張食塩水負荷試験 　ADH 分泌刺激(尿崩症)	甲状腺抑制試験 　甲状腺^{123}I 摂取率抑制(甲状腺機能亢進症) カルシウム負荷試験 　PTH 分泌抑制(上皮小体機能亢進症) 上皮小体ホルモン負荷試験(エルスワース-ハワード試験)(上皮小体機能低下症) III．副腎 ACTH 試験 　コルチゾール分泌刺激(クッシング症候群, アジソン病) レギチーン試験(褐色細胞腫) チラミン試験 　カテコラミン分泌刺激(褐色細胞腫) IV．性腺 　ゴナドトロピン(hMG-hCG)負荷試験(卵巣性無月経) V．膵 糖負荷試験 　インスリン分泌刺激(糖尿病) トルブタミド負荷試験 　インスリン分泌刺激(インスリノーマ) グルカゴン負荷試験(糖尿病, インスリノーマ) ロイシン負荷試験(インスリノーマ) 絶食試験(インスリノーマ)

*各検査はそれぞれ( )内の疾患の診断に有用である

その生理的反応を起こすことが可能である．そのため受容体に異常があると生理的反応が発揮できず，多くの場合，機能低下症を起こす．

V 検査・診断

内分泌疾患はそれぞれホルモン作用の過剰あるいは欠乏に基づく疾患である．そこで疑われるホルモンの測定とその調節機構の異常をみるために，負荷試験を行うのが検査の基本である．

1. 検査の種類

現在一般に，ほとんどのホルモンが生物学的・化学的・免疫学的測定法により直接定量が可能である．さらに表2に示すように，種々の負荷試験がある．

2. 診断方針

内分泌疾患は，一般にホルモンの過剰および欠乏に基づく特徴的な臨床症状を呈するので，注意深く臨床所見を観察することが肝要である．

たとえば，バセドウ病では，眼球突出，頻脈，甲状腺腫大がみられ，そのような臨床所見から甲状腺疾患を疑えば，まずその内分泌腺から分泌されるホルモンを直接定量することから診断が始まる．すなわち，甲状腺ホルモンとその調節ホルモンである TSH(甲状腺刺激ホルモン)を測定する．さらに，その甲状腺ホルモンの調節機構をみるために，負荷試験を行う．

一般に分泌刺激試験は，臨床的にホルモン欠乏症が疑われるときに行われる．逆に分泌抑制試験は，ホルモンの過剰分泌が疑われるときに行われる．

各種負荷試験と代表的な適応疾患については表2を参照されたい．

以上の検査により，内分泌腺の異常，もしくはそのホルモン分泌の調節機構の異常を判断し，画像診断，臨床所見などと総合して，内分泌疾患と診断する．

VI 治療

内分泌疾患の原因治療を第一とするが，内分泌機能亢進症にはホルモン産生阻害薬，または拮抗薬が投与され，機能低下症にはホルモン補充療法が行われる．

1. ホルモン産生阻害薬または拮抗薬

現在使用されている産生阻害薬としては，クッシング症候群に対する 3β-水酸化酵素阻害薬，甲状腺機能亢進症に対するプロピルチオウラシルまたはチアマゾールがある．また拮抗薬としてはアルドステロン症に対するスピロノラクトンがある．

2. ホルモン補充療法

ホルモン欠乏症の場合，ホルモンを体外より補充することにより，生体の活動を維持することが可能である．現在，投与可能なホルモン薬は，サイロキシン(甲状腺ホルモン)，ヒドロコルチゾン(コルチゾール)，インスリン，ビタミンD，DDAVP(デスモプレシン)などである．

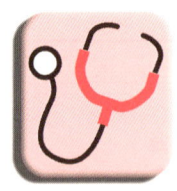

難病 (なんびょう)
intractable diseases

I 概念

厚生省(当時)は1972(昭和47)年、難病対策として取り上げられるべき疾患として、①原因不明で、治療方法未確立で、後遺症を残すおそれがある疾患、②慢性経過をとり、経済的、精神的または介護など、家族の負担の大きい疾患と定めた.

II 難病対策の概要

難病に対しては、1972(昭和47)年以降、①調査研究の推進(表1、2)、②医療施設等の整備、③医療費の自己負担の軽減(医療保険の自己負担分の公費補助、表3)、④地域における保健医療福祉の充実・連携、⑤QOLの向上を目指した福祉施策の推進を行っている.

■表1 難治性疾患克服研究班一覧 (平成19年度)

(調査研究分野)
- 特発性造血障害に関する調査研究
- 血液凝固異常症に関する調査研究
- 原発性免疫不全症候群に関する調査研究
- 難治性血管炎に関する調査研究
- 自己免疫疾患に関する調査研究
- ベーチェット病に関する調査研究
- ホルモン受容機構異常に関する調査研究
- 間脳下垂体機能障害に関する調査研究
- 副腎ホルモン産生異常に関する調査研究
- 中枢性摂食異常症に関する調査研究
- 原発性高脂血症に関する調査研究
- アミロイドーシスに関する調査研究
- プリオン病及び遅発性ウィルス感染症に関する調査研究
- 運動失調症に関する調査研究
- 神経変性疾患に関する調査研究
- 免疫性神経疾患に関する調査研究
- 正常圧水頭症と関連疾患の病因・病態と治療に関する研究
- ウィリス動脈輪閉塞症における病態・治療に関する研究
- 網膜脈絡膜・視神経萎縮症に関する調査研究
- 前庭機能異常に関する調査研究
- 急性高度難聴に関する調査研究
- 特発性心筋症に関する調査研究
- びまん性肺疾患に関する調査研究
- 呼吸不全に関する調査研究
- 難治性の肝・胆道疾患に関する調査研究
- 門脈血行異常症に関する調査研究
- 肝内結石症に関する調査研究
- 難治性膵疾患に関する調査研究
- 稀少難治性皮膚疾患に関する調査研究
- 強皮症における病因解明と根治的治療法の開発
- 混合性結合組織病の病態解明と治療法の確立に関する研究
- 神経皮膚症候群に関する調査研究
- 脊柱靱帯骨化症に関する調査研究
- 進行性腎障害に関する調査研究
- スモンに関する調査研究
- 難治性炎症性腸管障害に関する調査研究
- ライソゾーム病(ファブリー病含む)に関する調査研究
- 特発性大腿骨頭壊死症の予防と治療の標準化を目的とした総合研究
- 重症多形滲出性紅斑に関する調査研究

(横断的基盤研究分野)
- 特定疾患の微生物学的原因究明に関する研究
- 新たな診断・治療法開発のための免疫学的手法の開発に関する研究
- HLA多型が寄与する自己免疫疾患の発症機序の解明
- 特定疾患の疫学に関する研究
- 特定疾患患者の生活の質(Quality of life, QOL)の向上に関する研究
- 重症難病患者の地域医療体制の構築に関する研究
- 特定疾患患者の自立支援体制の確立に関する研究
- 難治性疾患に関する有効な治療法選択等のための情報収集体制の構築に関する研究
- パーキンソン病および関連神経変性疾患の生前同意に基づく脳バンクの構築に関する研究
- 難治性疾患克服研究の評価ならびに研究の方向性に関する研究

(重点研究分野)
- 新規腎障害分子USAG-1を標的とした腎不全回復療法の開発
- 筋萎縮性側索硬化症の画期的診断・治療法に関する研究
- 難治性疾患による涙腺の障害に関する新規治療法の開発
- アミロイドーシスの画期的診断・治療法に関する研究
- プリオン病に対する診断・治療技術開発に関する研究
- プリオン病2次感染に対する現実的滅菌法の開発研究
- 難治性血管炎に対する血管再生医療の多施設共同研究
- 骨髄異形成症候群に対する病態解明・治療法の開発に関する研究
- 黄斑変性カニクイザルを用いた補体活性抑制剤による加齢黄斑変性の予防・治療法の確立と情報収集解析システムの開発
- 炎症性腸疾患の画期的治療法に関する臨床研究
- 新規抗パーキンソン病薬ゾニサミドの神経保護作用に関する臨床研究
- 特発性肺線維症の予後改善を目指したサイクロスポリン+ステロイド療法ならびにNアセチルシステイン吸入療法に関する臨床研究

[表1, 2, 3とも 厚生統計協会編:国民衛生の動向. p.152(表1), p.153(表2), p.154(表3), 2007]

■表2 特定疾患調査研究の対象疾患　　　（平成19年4月）

疾病番号	疾病名	疾病番号	疾病名
1	脊髄小脳変性症	60	IgA腎症
2	シャイ・ドレーガー症候群	61	急速進行性糸球体腎炎
3	モヤモヤ病（ウィリス動脈輪閉塞症）	62	難治性ネフローゼ症候群
		63	多発性嚢胞腎
4	正常圧水頭症	64	肥大型心筋症
5	多発性硬化症	65	拡張型心筋症
6	重症筋無力症	66	拘束型心筋症
7	ギラン・バレー症候群	67	ミトコンドリア病
8	フィッシャー症候群	68	Fabry病
9	慢性炎症性脱髄性多発神経炎	69	家族性突然死症候群
10	多巣限局性運動性末梢神経炎（ルイス・サムナー症候群）	70	原発性高脂血症
		71	特発性間質性肺炎
11	単クローン抗体を伴う末梢神経炎（クロウ・フカセ症候群）	72	サルコイドーシス
		73	びまん性汎細気管支炎
12	筋萎縮性側索硬化症	74	潰瘍性大腸炎
13	脊髄性進行性筋萎縮症	75	クローン病
14	球脊髄性筋萎縮症（Kennedy-Alter-Sung病)	76	自己免疫性肝炎
		77	原発性胆汁性肝硬変
15	脊髄空洞症	78	劇症肝炎
16	パーキンソン病	79	特発性門脈圧亢進症
17	ハンチントン病	80	肝外門脈閉塞症
18	進行性核上性麻痺	81	Budd-Chiari症候群
19	線条体黒質変性症	82	肝内結石症
20	ペルオキシソーム病	83	肝内胆管障害
21	ライソゾーム病	84	膵嚢胞線維症
22	クロイツフェルト・ヤコブ病（CJD）	85	重症急性膵炎
23	ゲルストマン・ストロイスラー・シャインカー病（GSS）	86	慢性膵炎
		87	アミロイドーシス
24	致死性家族性不眠症	88	ベーチェット病
25	亜急性硬化性全脳炎（SSPE）	89	全身性エリテマトーデス
26	進行性多巣性白質脳症（PML）	90	多発性筋炎・皮膚筋炎
27	後縦靱帯骨化症	91	シェーグレン症候群
28	黄色靱帯骨化症	92	成人スチル病
29	前縦靱帯骨化症	93	高安病（大動脈炎症候群）
30	広範脊柱管狭窄症	94	バージャー病
31	特発性大腿骨頭壊死症	95	結節性多動脈炎
32	特発性ステロイド性骨壊死症	96	ウェゲナー肉芽腫症
33	網膜色素変性症	97	アレルギー性肉芽腫性血管炎
34	加齢黄斑変性	98	悪性関節リウマチ
35	難治性視神経症	99	側頭動脈炎
36	突発性難聴	100	抗リン脂質抗体症候群
37	特発性両側性感音難聴	101	強皮症
38	メニエール病	102	好酸球性筋膜炎
39	遅発性内リンパ水腫	103	硬化性萎縮性苔癬
40	PRL分泌異常症	104	原発性免疫不全症候群
41	ゴナドトロピン分泌異常症	105	若年性肺気腫
42	ADH分泌異常症	106	ヒスチオサイトーシスX
43	中枢性摂食異常症	107	肥満低換気症候群
44	原発性アルドステロン症	108	肺胞低換気症候群
45	偽性低アルドステロン症	109	原発性肺高血圧症
46	グルココルチコイド抵抗症	110	慢性肺血栓塞栓症
47	副腎酵素欠損症	111	混合性結合組織病
48	副腎形成（アジソン病）	112	神経線維腫症Ⅰ型（レックリングハウゼン病）
49	偽性副甲状腺機能低下症		
50	ビタミンD受容機構異常症	113	神経線維腫症Ⅱ型
51	TSH受容体異常症	114	結節性硬化症（プリングル病）
52	甲状腺ホルモン不応症	115	表皮水疱症
53	再生不良性貧血	116	膿疱性乾癬
54	溶血性貧血	117	天疱瘡
55	不応性貧血（骨髄異形成症候群）	118	大脳皮質基底核変性症
56	骨髄線維症	119	重症多形滲出性紅斑（急性期）
57	本態性血小板症	120	肺リンパ脈管筋腫症（LAM）
58	血栓性血小板減少性紫斑病（TTP）	121	進行性化性線維異形成症（FOP）
		122	色素性乾皮症（XP）
59	特発性血小板減少性紫斑病	123	スモン

■表3 特定疾患治療研究の対象疾患一覧

疾病番号	疾病名	実施年月日	平成18年3月末現在医療受給者証交付件数
	総数		565,848
1	ベーチェット病	昭和47年4月	16,627
2	多発性硬化症	48年4月	11,451
3	重症筋無力症	47年4月	14,337
4	全身性エリテマトーデス	〃	53,409
5	スモン	〃	1,996
6	再生不良性貧血	48年4月	8,997
7	サルコイドーシス	49年10月	17,900
8	筋萎縮性側索硬化症	〃	7,302
9	強皮症、皮膚筋炎及び多発性筋炎	〃	34,592
10	特発性血小板減少性紫斑病	〃	23,971
11	結節性動脈周囲炎	50年10月	4,653
12	潰瘍性大腸炎	〃	85,453
13	大動脈炎症候群	〃	5,269
14	ビュルガー病	〃	8,371
15	天疱瘡	〃	3,695
16	脊髄小脳変性症	51年10月	19,085
17	クローン病	〃	24,396
18	難治性肝炎のうち劇症肝炎	〃	263
19	悪性関節リウマチ	52年10月	5,345
20	パーキンソン病関連疾患		81,351
①	進行性核上性麻痺	平成15年10月	
②	大脳皮質基底核変性症	15年10月	
③	パーキンソン病	昭和53年10月	
21	アミロイドーシス	54年10月	1,078
22	後縦靱帯骨化症	55年12月	23,393
23	ハンチントン病	56年10月	688
24	モヤモヤ病（ウィリス動脈輪閉塞症）	57年10月	10,812
25	ウェゲナー肉芽腫症	59年1月	1,190
26	特発性拡張型（うっ血型）心筋症	60年1月	18,771
27	多系統萎縮症		9,309
①	線条体黒質変性症	平成15年10月	
②	オリーブ橋小脳萎縮症（脊髄小脳変性症から移行）	昭和51年10月	
③	シャイ・ドレーガー症候群	61年1月	
28	表皮水疱症（接合部型及び栄養障害型）	62年1月	323
29	膿疱性乾癬	63年1月	1,468
30	広範脊柱管狭窄症	64年1月	2,758
31	原発性胆汁性肝硬変	平成2年1月	14,014
32	重症急性膵炎	3年1月	1,094
33	特発性大腿骨頭壊死症	4年1月	11,166
34	混合性結合組織病	5年1月	7,508
35	原発性免疫不全症候群	6年1月	1,067
36	特発性間質性肺炎	7年1月	4,396
37	網膜色素変性症	8年1月	23,404
38	プリオン病	14年6月統合	321
①	クロイツフェルト・ヤコブ病	9年1月	
②	ゲルストマン・ストロイスラー・シャインカー病	14年6月	
③	致死性家族性不眠症	〃	
39	原発性肺高血圧症	10年1月	853
40	神経線維腫症	10年5月	2,123
41	亜急性硬化性全脳炎	10年12月	97
42	バッド・キアリ症候群	〃	234
43	特発性慢性肺血栓塞栓症（肺高血圧型）	〃	711
44	ライソゾーム病	14年6月統合	459
①	ファブリー病	11年4月	
②	ライソゾーム病	13年5月	
45	副腎白質ジストロフィー	12年4月	148

■図1　難病対策の概要

難病対策については,昭和47年に定められた「難病対策要綱」を踏まえ各種の事業を推進している
平成19年度予算額　1,147億円（平成18年度予算額　1,134億円）

〈難病対策として取り上げる疾患の範囲〉

(1) 原因不明,治療方法未確立であり,かつ,後遺症を残すおそれが少なくない疾病
例：ベーチェット病,重症筋無力症,再生不良性貧血,悪性関節リウマチ

(2) 経過が慢性にわたり,単に経済的な問題のみならず,介護等に著しく人手を要するために家庭の負担が重く,また,精神的にも負担の大きい疾病
例：小児がん,小児慢性腎炎,ネフローゼ,小児ぜんそく,進行性筋ジストロフィー,腎不全（人工透析対象者）

〈対策の進め方〉

(1) 調査研究の推進
平成19年度予算額　60億円
（平成18年度予算額　53億円）

(2) 医療施設等の整備
平成19年度予算額　171億円
（平成18年度予算額　179億円）

(3) 医療費の自己負担の軽減
平成19年度予算額　906億円
（平成18年度予算額　891億円）

(4) 地域における保健医療福祉の充実・連携
平成19年度予算額　7億円
（平成18年度予算額　7億円）

(5) QOLの向上を目指した福祉施策の推進
平成19年度予算額　3億円
（平成18年度予算額　4億円）

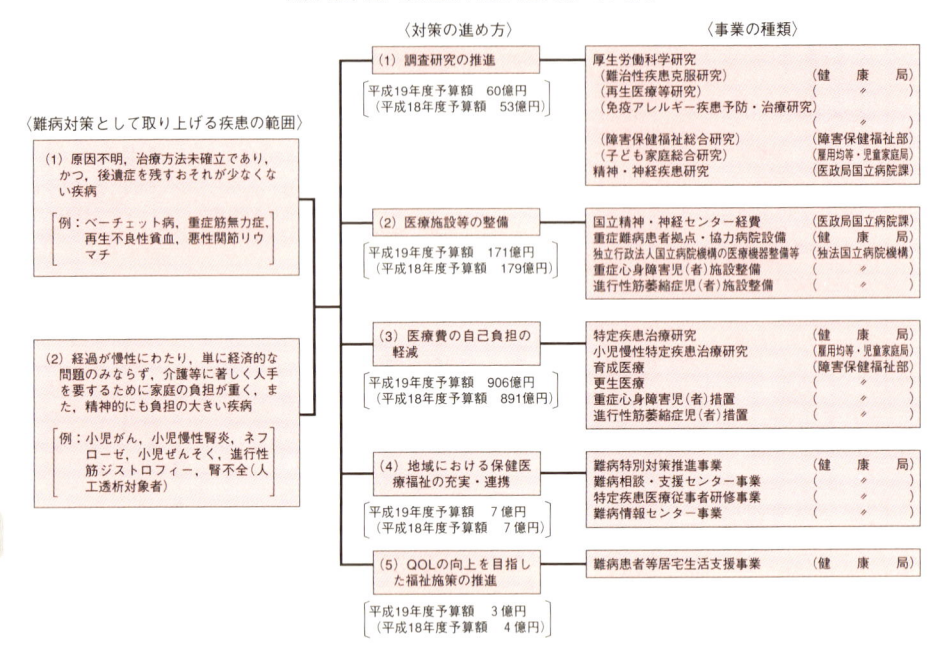

〈事業の種類〉

厚生労働科学研究
（難治性疾患克服研究）　　　　　　　（健康局）
（再生医療学研究）　　　　　　　　　（〃）
（免疫アレルギー疾患予防・治療研究）（〃）
（障害保健福祉総合研究）　　　　　　（障害保健福祉部）
（子ども家庭総合研究）　　　　　　　（雇用均等・児童家庭局）
精神・神経疾患研究　　　　　　　　　（医政局国立病院課）

国立精神・神経センター経費　　　　　（医政局国立病院課）
重症難病患者拠点・協力病院設備　　　（健康局）
独立行政法人国立病院機構の医療機器整備等（独法国立病院機構）
重症心身障害児（者）施設整備　　　　（〃）
進行性筋萎縮症児（者）施設整備　　　（〃）

特定疾患治療研究　　　　　　　　　　（健康局）
小児慢性特定疾患治療研究　　　　　　（雇用均等・児童家庭局）
育成医療　　　　　　　　　　　　　　（障害保健福祉部）
更生医療
重症心身障害児（者）措置
進行性筋萎縮症児（者）措置

難病特別対策推進事業　　　　　　　　（健康局）
難病相談・支援センター事業
特定疾患医療従事者研修事業
難病情報センター事業

難病患者等居宅生活支援事業　　　　　（健康局）

■表4　厚生科学審議会疾病対策部会難病対策委員会「今後の難病対策の在り方について（中間報告）」概要

1. 今後の特定疾患研究の在り方について
○特定疾患を克服するため,治療法の確立や予後の改善等,明確な目標を設定した上で,研究内容・研究体制の大幅な充実を図ることが必要
○疾患ごとに研究の進捗状況,治療成績,罹患している患者の実態に関する評価システムを構築し,研究成果についての定量的な評価の実施が必要

2. 今後の治療研究事業の在り方について（費用負担を含む）
○治療研究事業は,今後も研究事業としての性格を維持することが適当
○研究事業としての明確な目標の設定と事業評価の実施が必要
○制度の適正化や安定化に向けて,疾患の特性,患者の重症度や経済的側面等を考慮するとともに,一部自己負担の考え方や事業規模等についても整理が必要
○法制化については,事業の根拠が明確となる長所や柔軟な制度の運営が阻害される短所等から賛否両論があり,今後も検討が必要

3. 今後の特定疾患の定義と治療研究対象疾患の選定の考え方
○今後も①症例数が少ない,②原因不明,③効果的な治療法未確立,④生活面への長期にわたる支障（長期療養を必要とする）の4要素を維持することが適当
○研究対象とすることが必要な疾患を治療研究事業の対象とし,必要性が相対的に大きく減った疾患については,見直しを行うべきとの意見があった
○原因が明確な健康被害に起因する疾患については,これまでの経緯を尊重して,目的を明確化した別の制度を確保するなど,患者に対するサービスの低下が生じないよう配慮の上,移行することを検討すべきとの意見があった

4. 今後の難病にかかる福祉施策の在り方について
○今回の中間報告では最終報告に向けた論点整理を行うにとどめる
①介護保険制度や,見直しに向けて検討が行われている「障害者基本計画」や「障害者プラン」との整合性を考慮した福祉施策の検討が必要
②利用者の利便性やサービスの効率性にも配慮した福祉施策の在り方について検討が必要
③難病患者の日常生活における自立状態や変動する患者の重症度を十分に勘案した福祉施策の検討が必要

（図1,表4とも　厚生統計協会編：国民衛生の動向．P.151,2007）

■表5 特定疾患医療受給者の自己負担限度額　　　　　　　　　　　　　　　　　　　　　（単位　円）

階層区分		対象者別の一部自己負担の月額限度額			注
		入院	外来等	生計中心者が患者本人の場合	
A	生計中心者の市町村民税が非課税の場合	0	0	0	対象患者が生計中心者であるときは，左欄により算出した額の1/2に該当する額をもって自己負担限度額とする
B	生計中心者の前年の所得税が非課税の場合	4,500	2,250		
C	生計中心者の前年の所得税課税年額が10,000円以下の場合	6,900	3,450		
D	生計中心者の前年の所得税課税年額が10,001円以上30,000円以下の場合	8,500	4,250		
E	生計中心者の前年の所得税課税年額が30,001円以上80,000円以下の場合	11,000	5,500		
F	生計中心者の前年の所得税課税年額が80,001円以上140,000円以下の場合	18,700	9,350		
G	生計中心者の前年の所得税課税年額が140,001円以上の場合	23,100	11,550		

注1) 「市町村民税が非課税の場合」とは，当該年度(7月1日から翌年の6月30日をいう)において市町村民税が課税されていない(地方税法第323条により免除されている場合を含む)場合をいう
2) 10円未満の端数が生じた場合は，切り捨てるものとする
3) 災害等により，前年度と当該年度との所得に著しい変動があった場合には，その状況等を勘案して実情に即した弾力性のある取扱いをして差し支えない
4) 同一生計内に2人以上の対象患者がいる場合の2人目以降の者については，上記の表に定める額の1/10に該当する額をもって自己負担限度額とする

（厚生統計協会編：国民衛生の動向．P.154, 2007）

III　難病対策の見直し

難病対策事業のあり方を見直し，その安定化をはかる目的で厚生科学審議会疾病対策委員会により「今後の難病対策の在り方」(表4)がまとめられた．その報告をふまえた難病対策の見直しが実施された．

IV　特定疾患対策

(1) 調査研究の推進

対象疾患は，2007(平成19)年4月現在123疾患である(表1, 2)．

(2) 医療施設の整備

(3) 医療費の自己負担の軽減

特定疾患治療研究費，小児慢性特定疾患治療研究費，更生医療費，育成医療費などの名目により，医療費の公費負担が行われている．2007(平成19)年4月現在の対象疾患は45の疾患である(表3)．これらの疾患に罹患した者は，申請により医療費の自己負担分について，国と都道府県から補助がある(表5)．

(4) 地域における保健医療福祉の充実・連携

(5) QOLの向上を目指した福祉施策の推進

難病患者居住生活支援事業として，①ホームヘルプサービス，②短期入所事業，③日常生活用具給付事業が行われている．

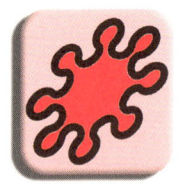

乳がん
breast cancer, Mammakrebs ; MMK

I 定義・概念

乳腺腫瘍を大きく上皮性腫瘍と非上皮性腫瘍，混合腫瘍，分類不能腫瘍，乳腺症とに分ける．上皮性腫瘍のうち悪性のものをがん腫と称する．なお，一般的に「乳がん」といった場合には，上皮性に限らず悪性腫瘍を指す．「早期乳がん」とは，腫瘍の大きさが触診上2.0cm以下で，転移を思わせるリンパ節を触れず，遠隔転移をみとめないものをいう．また，非浸潤がんもこれに含める．

■表1　乳腺腫瘍の分類

I．上皮性腫瘍
　A．良性
　　1．乳管内乳頭腫
　　2．乳頭部腺腫
　　3．腺腫
　B．悪性（がん腫）
　　1．非浸潤がん
　　　a．非浸潤性乳管がん
　　　b．非浸潤性小葉がん
　　2．浸潤がん
　　　a．浸潤性乳管がん
　　　　a1．乳頭腺管がん
　　　　a2．充実腺管がん
　　　　a3．硬がん
　　　b．特殊型
　　　　b1．粘液がん
　　　　b2．髄様がん
　　　　b3．浸潤性小葉がん
　　　　b4．腺様嚢胞がん
　　　　b5．扁平上皮がん
　　　　b6．紡錘細胞がん
　　　　b7．アポクリンがん
　　　　b8．骨・軟骨化生
　　　　　　を伴うがん
　　　　b9．管状がん
　　　　b10．分泌がん（若年性がん）
　　　　b11．その他
　　3．Paget病
II．結合織性および上皮性混合腫瘍
　A．線維腺腫
　B．葉状腫瘍（葉状嚢胞肉腫）
　C．がん肉腫
III．非上皮性腫瘍
　A．間質肉腫
　B．軟部腫瘍
　C．リンパ腫および造血器腫瘍
　D．その他
IV．分類不能腫瘍
V．乳腺症
VI．腫瘍様病変

3）TNM分類

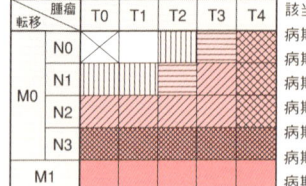

転移＼腫瘍	T0	T1	T2	T3	T4
M0 N0					
M0 N1					
M0 N2					
M0 N3					
M1					

病期0　Tis 非浸潤がん
該当せず
病期I
病期IIA
病期IIB
病期IIIA
病期IIIB
病期IIIC
病期IV
（浸潤がん）

■表2　TN各項の定義とTNM分類

1）T：原発巣[注1]

	大きさ(cm)	胸壁固定[注2]	皮膚の浮腫，潰瘍衛星皮膚結節
TX	評価不可能		
Tis	非浸潤がんあるいは腫瘤をみとめないPaget病		
T0	原発巣をみとめず[注3,4]		
T1[注5]	≦2.0	−	−
T2	2.0<≦5.0	−	−
T3	5.0<	−	−
T4 a	大きさを問わず	−	+
T4 b		−	+
T4 c		+	+
T4 d	炎症性乳がん[注6]		

注1：Tは視触診，画像診断により総合的に判定する．
注2：胸壁とは，肋骨，胸骨，肋間筋および前鋸筋を指し，胸筋は含まない．
注3：視触診，画像診断（マンモグラフィ，超音波）にて原発巣を確認できない．
注4：乳頭分泌例，マンモグラフィの石灰化例などはT0とはせず判定を保留し，最終病理診断によってTis，T1micなどに確定分類する．
注5：a(≦0.5)，b(0.5<≦1.0)，c(1.0<≦2.0) に亜分類する．ただし，組織学的浸潤径が0.1cm以下のものはT1micとして別途記載する．
注6：炎症性乳がんは通常腫瘤をみとめず，皮膚のびまん性発赤，浮腫，硬結を示す．
注7：乳腺内の多発腫瘤の場合は最も高度のTを用いる．

2）N：所属リンパ節[注1]

	同側腋窩リンパ節		胸骨傍リンパ節[注2]または同側鎖骨下リンパ節または同側鎖骨上リンパ節
	可動	固定（周囲組織またはリンパ節相互間）	
NX	評価不可能		
N0	−	−	−
N1	+	−	−
N2	−	+	−
N3	+または−	+または−	+

注1：リンパ節転移の診断は触診と画像診断などによる．
注2：胸骨傍リンパ節転移未検索の場合は（−）として扱う．

〔日本乳癌学会編：乳癌取扱い規約．第15版，p.32〜33（表1），p.11〜12（表2），金原出版，2004より抜粋〕

II 分 類

乳がんは，組織学的には表1のように分類される．

III 病期分類

乳がんの病期は主にUICCにおけるTNM分類をもとにした日本乳癌学会修正分類で表される（表2）．なおTはtumor（腫瘍，腫瘤），Nはnode（リンパ節），Mはmetastasis（転移）を表す．

IV 症 状

乳がんの90％は腫瘤を触れる．そのほか異常乳頭分泌を示すものがあり，このなかには早期がんが多く含まれていることが多いので重要な症状である．

がんの場合の異常乳頭分泌は，片側単孔性で血性のことが多い．腫瘤は，進行してくるとdimple（えくぼ症状）やdelle（陥凹性不完全皮膚固定）を呈し，さらに進行すると潰瘍形成や発赤を伴うようになる．

V 診 断

乳がんの診断は，問診，視診，触診，補助診断法の順に行われる．問診では，主訴，年齢，既往歴，家族歴，閉経状況などを聴く．既往歴としては，乳腺症のなかでも増殖性病変の切除歴のあるもの，家族歴としては乳がん・卵巣がんの有無を問診する．年齢は最も重要な危険因子で，乳がんのピークは40歳代後半なのに対し，乳腺症は30歳代後半，線維腺腫は20歳代にピークがある．

補助診断法としてはマンモグラフィ，超音波などの非侵襲的検査を初めに行い，さらに精査が必要な場合には細胞診，生検を施行する．

マンモグラフィ上での特徴的な所見は，不規則な形の高濃度陰影と集簇（しゅうぞく）する微細石灰化，棘状突起である．超音波で特徴的な所見は，不規則な形をした低エコー域と後方エコーの減弱，縦横比が高いことなどである．細胞診は22Gか23Gの細針をシリンジにつけて行い，吸引後すみやかに塗抹固定する．生検はその方法により切除生検と摘出生検に分かれ，切除生検にはマンモトーム生検，針生検も含まれる．

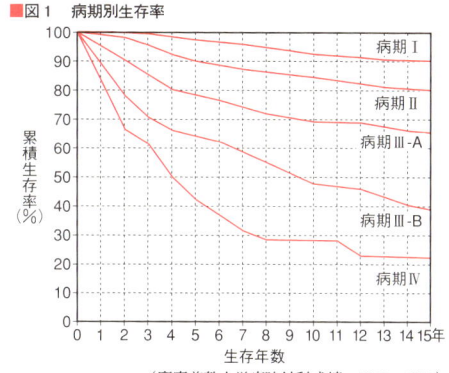

■図1 病期別生存率

（慶應義塾大学病院外科成績，1975〜2002）

VI 治 療

乳がんの治療方法には，①手術療法，②放射線療法，③ホルモン療法，④化学療法，⑤分子標的療法がある．①，②は局所療法であり，③，④，⑤は全身療法である．近年はこれらの療法を組み合わせた集学的治療が主に行われている．手術療法には，①拡大乳房切除術，②胸筋合併乳房切除術，③胸筋温存乳房切除術，④乳房温存術などがあり，これらの術式のなかにも細かいバリエーションがある．最近では，腋窩リンパ節郭清の代わりにセンチネルリンパ節生検が行われることもある．乳がん術後の生存率は病期により異なり，全体としては5年で約80％，10年で約70％である（図1）．ホルモン療法はエストロゲン受容体陽性の場合に多く行われる．種類としては，抗エストロゲン薬，副腎や末梢での女性ホルモンの生成を抑えるアロマターゼ阻害薬（レトロゾール），下垂体からの卵胞刺激ホルモンを抑えるLH-RHアゴニストが用いられる．HER2陽性症例には，トラスツズマブ（ハーセプチン）が用いられる．化学療法は，再発乳がんに用いた場合，単独では20〜30％の，併用療法で40〜50％の有効率を示す．

乳がん（手術療法）患者の看護

術前の看護

■看護のポイント

乳がんの治療法には内科的治療法と外科的治療法とがあるが，手術療法は，術式によっては乳房切除と大胸筋，小胸筋，リンパ節が広範囲に郭清されるために患者の不安や恐怖が強い．手術前には，家族

も含めて理解・納得するまで十分説明し，安心感をもてるように援助する．

■観察のポイント

(1) 疾患や手術に対する患者・家族の理解度，認識の把握．
(2) 病期分類により疾患の程度を知る．
(3) 一般状態の確認．

■具体的なケア

① 術前オリエンテーション
(1) 術後合併症防止と機能障害軽減のための呼吸訓練，患側上肢の運動訓練の必要性を説明する．
(2) ボディイメージの変化に対し，具体的に下着，服装の選択など細かい相談に応じる．
(3) 患者・家族に対して，術後の回復過程や社会復帰への知識などについて，正しい理解と協力が得られるように努める．

② 剃毛と皮膚清潔
(1) 腋窩，両上肢，背部の体毛を剃毛または脱毛クリームなどで取り除く．
(2) 患側上肢は腋窩リンパ節が郭清されるので，腋窩も忘れずに剃毛する．
(3) 皮膚移植を行うときは，皮膚採取部位（大腿部など）の剃毛を行う．

術後の看護

■看護のポイント

術後は，栄養の低下や感染を予防して早期回復に向けること，また脱毛や乳房喪失によるボディイメージの変化に対する精神的支援が大切である．

■観察のポイント

(1) 麻酔の覚醒状態の把握
(2) 呼吸障害の有無：麻酔によるものか，包帯の圧迫によるものかの判断
(3) 創部の状況
(4) ドレーンの状況
(5) 圧迫包帯による障害の有無
(6) 患側上肢のしびれやチアノーゼ
(7) 皮膚温，腫脹，疼痛

■具体的なケア

① バイタルサインと尿量の観察
体温，脈拍，呼吸，尿量を経時的に観察する．

② 胸部ドレーンの管理
(1) ドレーンの圧迫，ねじれ，抜去などのないように注意する．
(2) 吸引用ボトルバッグを常に陰圧に保持する．

③ 圧迫固定の管理
(1) 患側腋窩のリンパ節郭清や圧迫により，リンパ浮腫，上肢のうっ血を起こしやすいので注意する．
(2) 患側腋窩や鎖骨下部に血液の貯留がある場合は，医師が注射器で穿刺・排液するので介助する．
(3) 創部に滲出液があればガーゼ交換を行う．
(4) 胸部および患側上肢の圧迫包帯による障害の改善
　①圧迫包帯をゆるめて観察する．
　②患側上肢を軽くマッサージする．

④ 肺合併症の予防
手術後の疼痛や補助呼吸筋の切除，圧迫固定などによって呼吸運動が抑制される．
(1) ときどき深呼吸をさせる．
(2) 痰貯留は無気肺や肺炎などを起こしやすいのでできるだけ痰喀出を促す．
　①ネブライザーによる吸入を行う．
　②含嗽をさせる．
　③粘稠な場合は吸引を行う．
(3) 腹式呼吸を促す．
(4) 早期離床

⑤ 体位と運動
(1) 麻酔からさめたら，直ちにファウラー位かセミファウラー位をとらせる．
(2) 患側上肢は，側胸部につけ，肩関節を動かさないように保持する．
(3) 上腕の下に小枕を用い，胸部よりやや高めにして安楽に保持する．
(4) 上肢および両下肢を積極的に動かして，血栓性

静脈炎を予防する.
(5) 離床が許可されたら,患側上肢を三角巾で固定し,左右の肩を水平位にして肩に力が入らないように指導して歩行させる.
(6) 患側上肢の運動や訓練は,術式や皮膚移植の有無などで異なるので,医師の指示に従って進める.

6 退院指導
(1) 患側上肢の機能訓練を積極的に進めるように指導する(図2).
(2) 日常生活動作の訓練を積極的に組み入れ,運動範囲を段階的に広げるように指導する(歯磨き,洗面,洗たく,身づくろい,化粧,掃除など).
(3) 患側に浮腫や感覚鈍麻などが残る場合には,患者が十分に理解し,自己管理ができるように支援する.

7 精神・心理的援助
(1) 患者の創部に対する恐怖感,不安,悩みなどを表出させ,ともに問題解決にあたる.
(2) ボディイメージの変化には,ブラジャーの工夫や市販の補整用品を選択できるように助言する.

8 家族への指導
(1) 患者の疾患やボディイメージ,生活動作などに対する不安や悩みを家族に理解させ,気づかいや励ましの必要性を説明し,協力を得る.
(2) 患者が定期受診するように,家族からも働きかけるよう協力を依頼する.

■図2　胸筋温存乳房切除術後の機能訓練表(群馬大学第2外科)

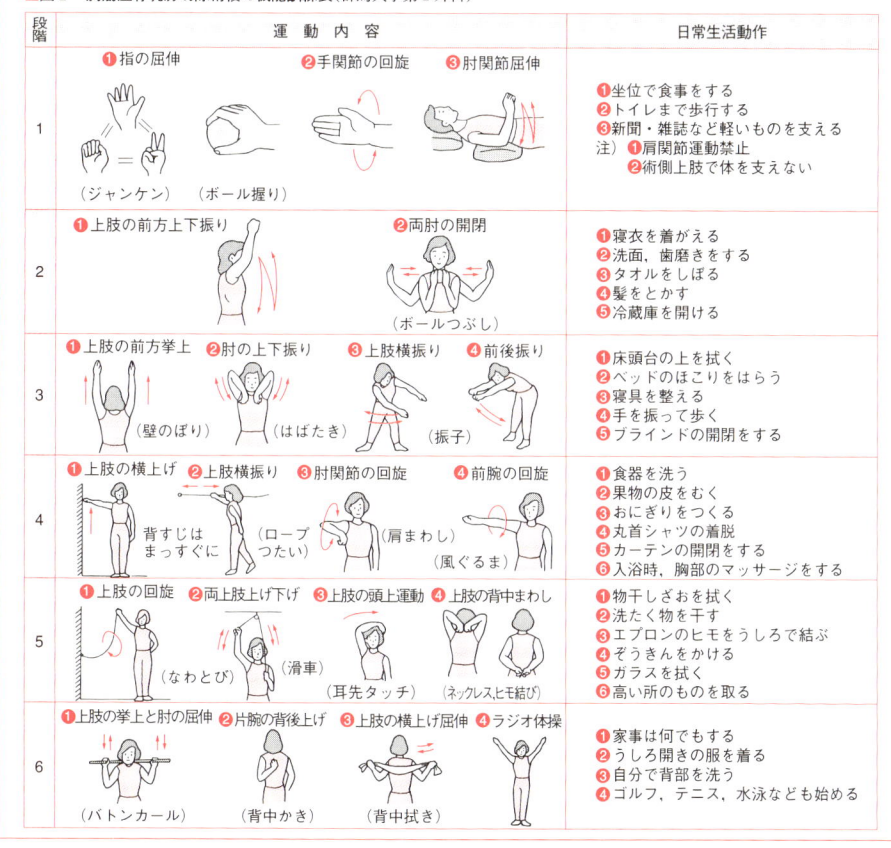

段階	運動内容	日常生活動作
1	❶指の屈伸(ジャンケン) ❷手関節の回旋(ボール握り) ❸肘関節屈伸	❶坐位で食事をする ❷トイレまで歩行する ❸新聞・雑誌など軽いものを支える 注)❶肩関節運動禁止 ❷術側上肢で体を支えない
2	❶上肢の前方上下振り ❷両肘の開閉(ボールつぶし)	❶寝衣を着がえる ❷洗面,歯磨きをする ❸タオルをしぼる ❹髪をとかす ❺冷蔵庫を開ける
3	❶上肢の前方挙上(壁のぼり) ❷肘の上下振り(はばたき) ❸上肢横振り ❹前後振り(振子)	❶床頭台の上を拭く ❷ベッドのほこりをはらう ❸寝具を整える ❹手を振って歩く ❺ブラインドの開閉をする
4	❶上肢の横上げ(背すじはまっすぐに) ❷上肢横振り(ロープつたい) ❸肘関節の回旋(肩まわし) ❹前腕の回旋(風ぐるま)	❶食器を洗う ❷果物の皮をむく ❸おにぎりをつくる ❹丸首シャツの着脱 ❺カーテンの開閉をする ❻入浴時,胸部のマッサージをする
5	❶上肢の回旋(なわとび) ❷両上肢上げ下げ(滑車) ❸上肢の頭上運動(耳先タッチ) ❹上肢の背中まわし(ネックレスとヒモ結び)	❶物干しざおを拭く ❷洗たく物を干す ❸エプロンのヒモをうしろで結ぶ ❹ぞうきんをかける ❺ガラスを拭く ❻高い所のものを取る
6	❶上肢の挙上と肘の屈伸(バトンカール) ❷片腕の背後上げ(背中かき) ❸上肢の横上げ屈伸(背中拭き) ❹ラジオ体操	❶家事は何でもする ❷うしろ開きの服を着る ❸自分で背部を洗う ❹ゴルフ,テニス,水泳なども始める

乳房マッサージ
massage of breast

I 定義

乳房マッサージとは，以下の目的で，手指によって乳房と乳頭に物理的な刺激を加えるものをいう．
① 乳汁うっ滞の予防と治療
② 乳房うっ積の予防と治療
③ 乳汁分泌促進
④ 乳頭亀裂等損傷の予防
⑤ 乳管開口

II 妊産婦の乳房の手入れ

本格的な乳房マッサージは産褥期に入ってから行うが，妊娠経過に異常がみとめられない場合は，妊娠中からある程度の手入れを行うとよい．
① 妊娠20週ころから乳房や乳輪の皮膚の手入れが始められ，産褥まで続ける．
② 妊娠中の手入れは，入浴時に乳頭に潤滑剤を塗布して，5分程度マッサージを行うとよい．
③ 妊娠34週ころからは乳房マッサージを実施する．1日1回5分程度でよい．
④ 妊娠中の乳房マッサージは，乳汁の圧出と，乳房全体を両手でつかみ，静かに乳頭に向かう動作を繰り返す程度にする．
⑤ 乳房の手入れは断乳に至るまで行われる．

III 乳房マッサージの実際

1) **慶應式乳房マッサージ**：慶應式乳房マッサージは早くから全国で応用され，乳房の手当てに対する関心を高め，意図的に乳房管理を実施することの必要性と重要性についての認識を普及させた点で大きな役割を果たした．慶應式乳房マッサージの適応は，乳房の緊満がなく，しかも乳管が開口している場合である．実施するのは看護師でも褥婦自身でもよい．方法は温湿布を5〜10分間ゆっくり行い，乳房が紅潮したところでマッサージを行う．実施時間は両側で15分を基準とし，状態によって調節してよい．

2) **桶谷式乳房治療手技**：乳腺体には触れずに，乳房基底部のクーパー靱帯をゆるめて胸壁から離すので，褥婦の苦痛を伴わないのが特色である．またその結果，乳房が軟らかくなり，乳頭，乳輪も軟らかく，しかも伸びがよくなる．乳汁うっ滞には最も有効な手技である．15〜20分間で両側を終了する．

3) **SMC(self mamma control)式乳房マッサージ**(図1)：褥婦自身が自分の乳房をマッサージする，いわゆる自己乳房管理法である．この方式のねらいは，マッサージを通じて基底部の可動性を増加させ，とくに静脈血の還流を促し，乳房のうっ血を改善させることにある．

■図1 SMC式乳房マッサージの理論

基底部マッサージ
↓
基底部の血液循環の改善（とくに静脈血流）
↓
乳房全体のうっ血・浮腫の改善（間質体積の減少）
↓
乳房圧の低下
↓
乳房全体の血液循環の正常化／乳腺房圧の下降／乳管への圧迫の減少
↓
乳汁産生の亢進
↓
乳汁分泌亢進への準備体制

乳頭・乳輪部マッサージ
↓
圧迫／もみずらし
↓
乳頭・乳輪部の血液循環の改善／外的刺激への慣れ
↓
乳頭・乳輪部のうっ血・浮腫の改善
↓
直接母乳への準備体制

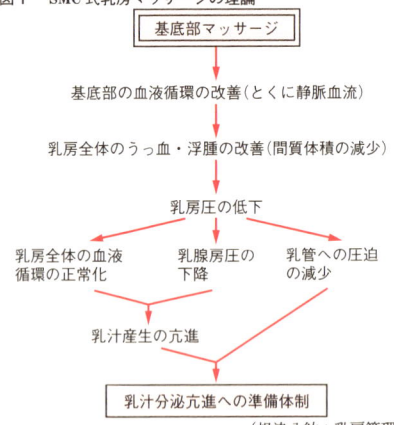

（根津八紘：乳房管理学　改訂．p.85，諏訪メディカルサービス，1997）

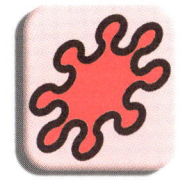

尿路感染症
urinary tract infection ; UTI

I 定義・概念
尿道・膀胱・腎盂・腎杯などの尿路系における感染症をいう．通常は一般細菌によるものがほとんどである．

II 分類・原因
臨床上，多くみられるのは膀胱炎，腎盂腎炎であり，おのおのの発症経過により急性と慢性に区別される．細菌が尿路に上行性，血行性，リンパ行性に侵入すると発症するが，とくに尿道から膀胱，尿管，腎盂に至る上行性感染が最も重要である（図1）．

原因はグラム陰性桿菌が約90％を占め，*Escherichia coli*（大腸菌），*Proteus mirabilis*，*Klebsiella pneumoniae*（肺炎桿菌）などの分離頻度が高いが，年齢，病型，尿流障害，化学療法の有無などにより，菌種が異なる．

III 症状
尿道が短く，尿道口が肛門に近接している女性に好発する．また，妊婦と尿流障害のある患者に好発する．一般に急性尿路感染症では頻尿，排尿痛，残尿感などを自覚し，腎盂腎炎ではさらに発熱，側腹部痛，肋骨脊柱角叩打痛を伴うことがある．

慢性尿路感染症では，急性期の症状がはっきりせず，全身倦怠感，腰痛などの不定愁訴が多い．

IV 診断
1) 尿沈渣所見
尿路感染症では，尿沈渣に白血球，白血球円柱，上皮細胞の有意な増加をみとめる．
2) 細菌尿の証明
採取した中間尿を培養し，細菌が10^5/mL以上証明された場合，その細菌による尿路感染症とする．
3) 感染部位の決定
尿道から腎に至る尿路系の感染部位を決定するため

■図1　尿路系における感染経路

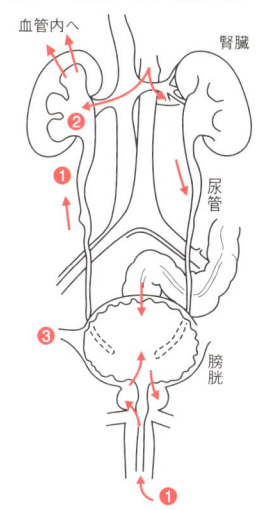

❶ 上行性感染
❷ 血行性感染
❸ リンパ行性感染

腎盂腎炎
腰痛，叩打痛，
発熱，悪寒戦慄

膀胱炎
頻尿，排尿痛，
混濁尿，下腹部痛，
切迫性尿失禁，
血尿

に，膀胱洗浄法，水負荷試験，血清O抗体価，尿中蛋白分画，尿中 antibody-coated bacteria などの検査を行う．

V 治療
水分摂取などの一般療法に加えて，基本的には急性，慢性あるいは感染部位の相違に関係なく，化学療法の適応となる．

化学療法の開始にあたっては，原因菌に対する抗菌力，尿路系への移行性，副作用の観点から抗菌薬が決定される．

通常のグラム陰性桿菌には広域ペニシリン，セフェム系，アミノ配糖体などが使用されるが，薬物感受性試験の結果と併せて，個々の原因菌に有効な抗菌薬が選択されなければならない．

尿路感染症患者の看護

■看護のポイント

尿の排泄される経路の炎症を総称して尿路感染症といい，腎盂腎炎，膀胱炎，尿道炎などがあるが，多くみられるのは膀胱炎である．解剖学的特徴から女性に多く，再発を繰り返す．感染症に対する看護

とともに再発予防のための指導が重要となる．また，患者に易感染性を高める要因がないかを探り，それを取り除くように働きかけることも大切である．

■観察のポイント

1) 自覚症状の有無と程度
   排尿痛，頻尿，残尿感．
2) 全身症状の有無
   腰痛，倦怠感，悪寒，発熱，悪心・嘔吐，側腹部痛など．
3) 尿性状および検査値の把握
   血尿，混濁尿，尿沈渣，尿細菌．
4) 易感染性の因子の有無
   性交，膀胱留置カテーテル，合成繊維の下着，ストレス，尿道閉塞や排尿抑制による膀胱の拡張，過労，冷えなど．

■具体的なケア

1 水分摂取(尿量増加目的)
   1日2,000～3,000 mLを目安に飲水させる．
   ①ポットを用意する．
   ②コップに目盛りを付ける．
   ③チェック板を用意する．

2 薬物療法
   主に抗菌薬の与薬(輸液，または経口)による．
   ・定められた時間と量の厳守
   ・症状が消失しても，処方されたものは確実に与薬する

3 対症療法
   ①急性期には安静とする．
   ②発熱：冷罨法(図2)を行う．
   ③下腹部痛：下腹部の温罨法
   ④不眠：睡眠薬・精神安定薬の与薬，安眠への工夫
   ⑤食事：アルコールや刺激物をさければ，とくに制限はない．

4 易感染性へのケア
   ①尿路カテーテル留置時は，留置方法や期間，閉鎖式ドレナージシステムへの変更などの検討を行う．
   ②保温
   ③排尿介助はすみやかに行う．
   ④下着は木綿の乾燥したものを着用し，汚染したらすぐに交換する．

5 患者指導
   ①飲水の必要性と重要性を説明し，実行できるように相談にのり，一緒に方法を考える．
   ②陰部の清潔を心がける．女性は排尿後は前からうしろに向けて拭き，できれば排尿ごとに陰部洗浄を行うようにする．
   ③尿意を感じたらがまんせず，すぐに排尿し，膀胱内にためないようにする．また尿意がなくても3～4時間ごとに排尿する．
   ④自覚症状がなくなっても，指示された薬はきちんと内服する．
   ⑤性生活は治療後しばらくはさける．性交後はすぐに排尿し，さらにコップ2杯の飲水を勧める．陰部の洗浄あるいは清拭を行う．
   ⑥女性は再発の傾向があるので，陰部の清潔，ストレスや過労の回避，冷えの予防，飲水の励行と膀胱内貯留の予防など，生活上の注意を守るように指導する．

■図2　発熱時の冷罨法

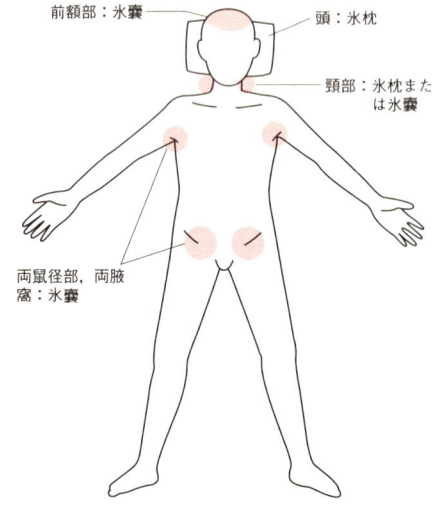

前額部：氷嚢
頭：氷枕
頸部：氷枕または氷嚢
両鼠径部，両腋窩：氷嚢

発熱時は安静を保ち，冷罨法を行うほか，感染防止に努める

妊　娠
pregnancy ; pg., gestation, gravidity

I 定　義

妊娠とは，受精卵を体内に保有している状態であり，分娩あるいは流産で終了する．妊娠経験の有無により，妊娠している女性を初妊婦，経妊婦とよぶ．

II 胎児の発生

排卵後，精子と卵子が受精し，受精した卵子が着床し，発育して胎児となる．
妊娠期間の算出を表1に示す．

III 妊娠の徴候

妊娠の症状と徴候の出現する時期のおおまかな目安を図1に示す．

IV 妊娠中の生理的変化

1．生殖器の変化
1）子宮の大きさ，形，硬さ，位置の変化

大きさの変化では，重量が約20倍(700〜1,000 g)，長さは7〜9 cmであったものが約33 cmになり，容積は1,000倍に達する．子宮の大きさは，妊娠前半は双合診や超音波断層法などによって判定し，後半は外計測を行う．妊娠第2月末では鵞卵大，妊娠第3月末では手拳大，妊娠第4月末では小児頭大，妊娠第5月末では成人頭大となる．

形状の変化は，妊娠の初期数週間は非妊時と同じ西洋梨状であるが，第3月では球状となり，その後は長さが増大することによって卵円形となる．

硬さの変化は，妊娠と同時に軟らかくなり，軟餅様の硬さとなる．子宮頸部の硬さは子宮体部より遅れて変化し，分娩予定日に近づくにつれて軟らかさを増す．子宮の位置は比較的可動性に富んでいる．

2）子宮付属器，靱帯および子宮傍結合組織の変化

卵管および卵巣も妊娠性変化を受け大きくなる．排卵は停止し，卵胞成熟も止まり，妊娠黄体がみられ，

■図1　妊娠の症状と徴候

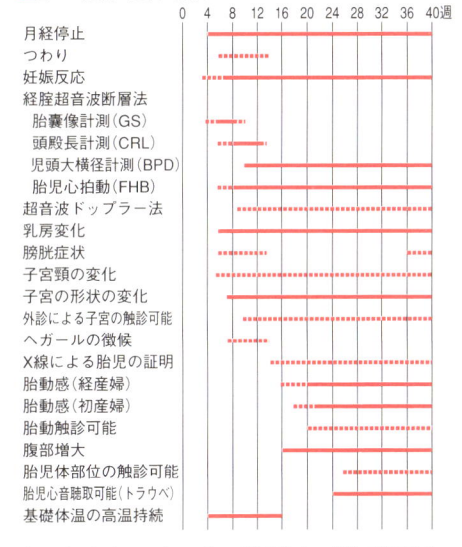

	0 4 8 12 16 20 24 28 32 36 40週
月経停止	
つわり	
妊娠反応	
経腟超音波断層法	
胎嚢像計測(GS)	
頭殿長計測(CRL)	
児頭大横径計測(BPD)	
胎児心拍動(FHB)	
超音波ドップラー法	
乳房変化	
膀胱症状	
子宮頸の変化	
子宮の形状の変化	
外診による子宮の触診可能	
ヘガールの徴候	
X線による胎児の証明	
胎動感(経産婦)	
胎動感(初産婦)	
胎動触診可能	
腹部増大	
胎児体部位の触診可能	
胎児心音聴取可能(トラウベ)	
基礎体温の高温持続	

〔松本清一編(玉田太朗ほか)：母性看護学2　母性看護学各論2. 系統看護学講座専門25, p. 97, 医学書院, 1999より一部改変〕

■表1　妊娠週・月数の関係一覧表

	妊　娠　前　半　期						妊　娠　後　半　期			
	妊　娠　初　期			妊　娠　中　期			妊　娠　末　期			
	流　　産					早　産			正期産	過期産
月	第1月	第2月	第3月	第4月	第5月	第6月	第7月	第8月	第9月	第10月
週	0 1 2 3	4 5 6 7	8 9 10 11	12 13 14 15	16 17 18 19	20 21 22 23	24 25 26 27	28 29 30 31	32 33 34 35	36 37 38 39	40 41
日	0 7 14 21 6 13 20 27	28 35 42 49 34 41 48 55	56 63 70 77 62 69 76 83	84 91 98 105 90 97 104 111	112 119 126 133 118 125 132 139	140 147 154 161 146 153 160 167	168 175 182 189 174 181 188 195	196 203 210 217 202 209 216 223	224 231 238 245 230 237 244 251	252 259 266 273 258 265 272 279	280 287 286 293

最終月経第1日を妊娠0週0日とする．　　　　　分娩予定日(40週0日)(280日)

第6月以後退行し白体となる．靱帯はすべて伸展性を高め肥厚する．

3）腟および外陰部の変化

血流量が著明に増加し，腟や子宮腟部の粘膜は暗紫色となる．これをリビド着色またはチャドウィック徴候(Chadwick sign)という．粘膜は厚くなり，軟らかくなる．これらは卵胞ホルモン（エストロゲン）の作用による．腟内の酸度は上昇する．外陰部の皮脂腺や汗腺の分泌は亢進し，頸管や腟の分泌活動も亢進する．

4）乳房の変化

エストロゲン（主として乳管系）とプロゲステロン（黄体ホルモン，主として腺胞系）の刺激によって，妊娠第2月ころから肥大が始まり，妊娠末期には乳腺の肥大・増殖と脂肪組織の増加によって非妊時の3〜4倍になる．乳頭は感受性が高まり，モントゴメリー腺(Montgomery gland)は肥大・着色する．また12週ころには分泌物が圧出され，乳汁の分泌が確認できる．

2．全身の変化（表2）

1）循環器および血液の変化

心臓はいくぶん肥大し，血液量が増加する．赤血球数(RBC)，ヘモグロビン（血色素，Hb）量は低下し，妊娠貧血をみとめることが多い．白血球数(WBC)は増加し，赤沈は亢進する．血圧は妊娠高血圧症候群がないかぎり，収縮期血圧140〜90 mmHg(Torr)の間である．

2）代謝の変化

基礎代謝は，妊娠初期は低く，妊娠末期は5〜15％増加する．ほとんどの電解質代謝も増加し，ナトリウム(Na)と水分の貯留は増加する．カルシウム(Ca)も母体内に蓄積され，胎児の骨発育に使われる．

3）呼吸器系の変化

非妊時に比べて換気量は増大する．酸素消費量は約20％増加する．横隔膜が上昇するが，肺容量は胸郭の増大のため減少せず，肺活量の変化はない．

4）消化器系の変化

胃や腸は，増大する子宮による圧迫と，プロゲステロンの影響を受けて運動性が低下し，便秘に傾く．

5）腎・泌尿器系の変化

妊娠中，腎には著しい変化はないが，尿量が増加するなど仕事量は増える．尿管は明らかに拡張し長くなるが，子宮による圧迫とプロゲステロンの影響が考えられる．

6）内分泌系の変化

妊娠黄体は13週ころピークを示してその後退行し，胎盤が内分泌機能を引き継ぐ．胎盤はエストロゲン，プロゲステロン，ゴナドトロピン（性腺刺激ホルモン）を分泌し，乳房や子宮の変化に寄与する．下垂体前葉

■表2　妊娠による母体の全身変化

色素沈着	妊娠後半期に腹壁に妊娠線，乳頭などの色素沈着
静脈瘤	妊娠後半期に乳房，外陰，下肢の静脈瘤など
浮腫	生理的にも手指や下腿に軽度の浮腫
循環器系	心臓は軽度肥大，循環血漿量は増加し，8か月に最高
血液性状	一般に水血症，白血球増加，血液凝固能亢進，赤沈亢進
代謝系	基礎代謝は妊娠後半期に5〜15％増加
腎機能	糸球体濾過値20〜50％上昇，腎血流量25％増加
消化器系	つわり，嗜好の変化

からはプロラクチン（乳腺刺激ホルモン，PRL），中葉からはメラニン細胞刺激ホルモン，後葉からはオキシトシンと利尿ホルモンの分泌が増加する．甲状腺も約半数に肥大をみとめ，妊娠末期まで持続する．

7）体重増加

妊娠初期にはつわりなどで体重減少をみることもあるが，妊娠全期間を通じて平均8〜10 kg 増加する．13 kg 以上の増加，および週500 g 以上の増加があれば浮腫の有無などのアセスメントが必要である．

8）皮膚の変化

腹壁や乳房に赤紫色の妊娠線ができることが多い．これは皮下の弾性線維の切断による．また，顔面が特徴的に着色する，妊娠［性］肝斑が現れる人もいる．

3．精神面の変化

妊娠中の精神的な特徴は，感情の不安定，刺激過敏性の亢進，興味や嗜好の変化などである．妊娠週数の進行とともに，不安や喜びなども変化していく．

Ⅴ 妊娠中に行われる検査

1．血液検査

1）貧血検査

通常，妊娠中期と後期に2回行われる．赤血球数，白血球数，ヘモグロビン，血小板数を測定する．ヘモグロビン正常値は12〜14 g/dL である．

2）血液型検査

ABO 型と Rh 型を検査する．Rh(−)の妊婦が妊娠した場合，胎児が Rh(＋)であれば母体血中に抗D抗体が産生され，これが胎児に移行して胎児の溶血性貧血をまねきやすいため，妊娠中最低3回は抗D抗体を検索する（間接クームス試験）．

3）血液抗体検査

①梅毒
②肝炎ウイルス（B型肝炎ウイルス，HBV．B型肝炎は胎児への垂直感染の頻度が高い）

③風疹．妊娠第5月までに感染した場合，先天性風疹症候群が高頻度に起こる．抗体が4倍以下ならば未罹患である．
④巨細胞ウイルス(サイトメガロウイルス)およびトキソプラズマ

2．尿検査
尿蛋白，尿糖，尿混濁を主に検査する．妊娠第5月以降の妊娠健診時には必ず行う．

3．胎児と胎盤機能の検査
1) 超音波断層法
2) 尿中エストリオール(E_3)の測定
　エストリオールは胎児副腎，胎盤系で産生され，母体尿中に排泄されるため，母体の尿中エストリオールの排泄量を測定することによって，胎児と胎盤の状態を知ることが可能である．妊娠末期では1日量が10mg未満ならば，胎児胎盤機能障害と判断される．
3) 母体血清中のアルカリホスファターゼ(ALP)の測定
4) X線検査
　胎児の数，胎位，胎勢，胎児の大きさ，胎児と骨盤との適合性(グースマン法，マルチウス法)，胎児の生死(スパルディング徴候)および奇形の有無が判定される．
5) 胎児体表造影法
6) 羊水分析
　Rh(－)の妊婦で抗体価が8～16以上の場合に行われ，溶血の度合いを調べる．また先天性代謝異常や染色体異常の診断が可能である．
7) 羊水鏡検査
　羊水の混濁の有無がわかり，胎児の切迫仮死の徴候があれば緑色になる．

4．その他の測定
血圧，身長，体重．

Ⅵ 妊婦の診察と援助

1．妊婦診察の内容
1) 妊娠経験の有無
2) 妊娠の時期および分娩予定日
　分娩予定日の算定は以下の方法による．
①ネーゲレの計算法：最終月経初日に7日を加え，月から3を引くか9を加える．
②胎動初覚から初妊婦では20週，経産婦では22週を加える．
③排卵日から266日
④子宮底の長さ
⑤胎児の大きさ(超音波断層法による)
3) 胎児の位置，大きさ，生死，数
4) 産道の広狭
5) 妊婦の一般健康状態，妊娠高血圧症候群の有無
　健診の目的は，異常の早期発見と治療，分娩の予測と計画，および妊婦の健康維持などである．診察回数は，妊娠23週までは4週間に1回，24週から35週までは2週間に1回，36週以降分娩までは毎週行われる．

2．診察方法
1) 問診
①住所，氏名，年齢，職業，家族歴，既往歴など
②月経について．初経年齢，順・不順，量，周期
③結婚年齢，夫の年齢，健・否
④既往妊娠・分娩・産褥，子どもの健・否や性別，出生時体重
⑤妊娠経過(最終月経，つわりの有無，胎動の有無，胎動初覚の日，合併症の有無，一般状態など)
2) 外診
①視診：乳房の大小，乳頭の形状，腹部や乳房の妊娠線，胎動，眼瞼結膜など
②触診：腹部のレオポルド触診法(図2)による胎位，胎向，羊水量，子宮壁，子宮底の位置などの触診，および下肢の浮腫，乳腺実質の発育の良否，乳頭の軟らかさ
③聴診：胎心音，臍帯雑音，胎動音(図3)
④計測診：子宮底長，腹囲，血圧，体重
3) 内診法
　妊娠16週以前と，予定日が近くなったときに行われる．16週以前の内診は，子宮の大きさ，硬さ，形，リビド着色の有無などをみる目的で行われ，分娩近くになって行われる内診は，子宮腟部の短縮または消失，子宮口の開大の有無と程度，胎児先進部の種類と下降の程度，軟産道の硬軟などをみる目的で行われる．

3．診察時の援助
　レオポルド触診時は，腹部を弛緩させるために膝を屈曲する．子宮底長，腹囲測定時は，膝を伸ばす．内診時は，腹部が弛緩できるように口呼吸を勧める．腰部はしっかり診療台に置く．
　妊婦の診察は，プライバシーの保護を念頭におき，露出は必要最小限の部位にとどめることや，言動に注意する．また，直接肌に触れるので，手指を温めておく．妊婦の喜びや期待に応えるようにかかわる．

4．妊婦の指導
　個別指導は個人のニードに沿って行われ，集団指導では妊婦のだれもが必要とすることがらを指導する．

Ⅶ 妊婦の日常生活行動への援助

　妊婦は妊娠期間中のほとんどを地域，家庭で過ごすので，妊婦自身のセルフプロモーションを高める看護が必要である．

■図2 レオポルド触診法

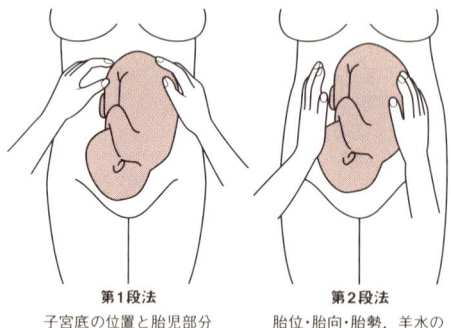

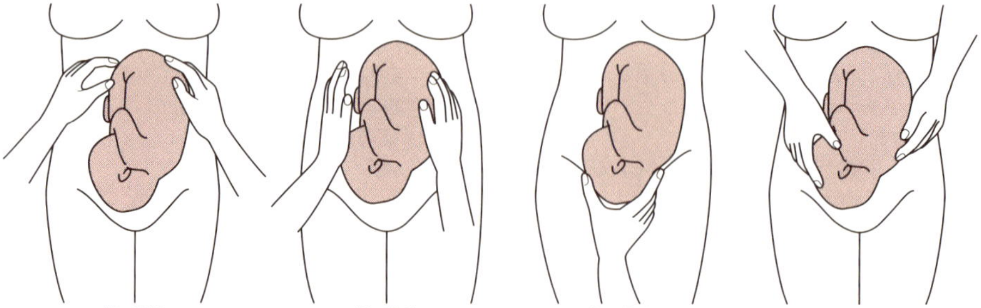

第1段法	第2段法	第3段法	第4段法
子宮底の位置と胎児部分	胎位・胎向・胎勢，羊水の多少，子宮壁の厚さ，緊張の程度など	胎児先進部の種類	胎児先進部の種類，移動性の有無，骨盤内進入の程度

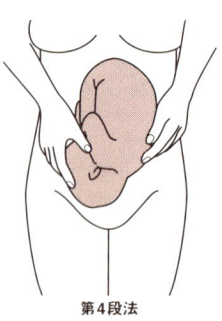

1．妊娠中の動静

妊婦は，増加する体重を支え，また十分な体力をもって分娩に臨むために，筋力の維持と増強に努める．

また酸素供給を十分にして心肺機能を維持する．散歩，日常の家事，妊婦体操は毎日の日課にしたい．しかし，流産・早産を予防することが妊娠中の大きな課題なので，激しい運動や転倒が予測される動き，また長時間同じ姿勢をとって骨盤内が充血したり，腹圧が急激に加わるような動作は控える．疲れたら休息し，睡眠は8時間とれるようにしたい．

妊娠中の旅行は妊娠経過への悪影響も考えられるので，やむをえない場合以外はさけたい．また，妊婦水泳，マタニティビクスなど，意図的に酸素の供給と身体活動の一定の継続を目的とする方法もある．

2．衣　服

最近は，妊娠中でもファッション性を楽しむ傾向になっているのは好ましいが，身体の一部や腹部を締めつけるような服装はさけるように指導する．また，妊娠第5月に入った戌（いぬ）の日に着帯を行う習慣があるが，妊婦の希望に沿って行うとよい．

下着類は，発汗や分泌物が多くなるので，吸湿性の高い清潔な綿製品を用いる．また，全身の保温性の高い素材・デザインを選ぶ．はきものは，かかとが高いと，正しい姿勢がくずれたり転びやすいので，3 cm 以内のヒールのものを選ぶように指導する．

3．清　潔

分泌物や発汗が多く，また皮膚の刺激感受性も高まっているので，清潔に留意する．毎日，シャワーか入浴を行う．

4．排　泄

妊婦は，腸にプロゲステロンが弛緩性に作用して蠕

■図3　胎児心音を最も明瞭に聴取できる部位（妊娠末期）

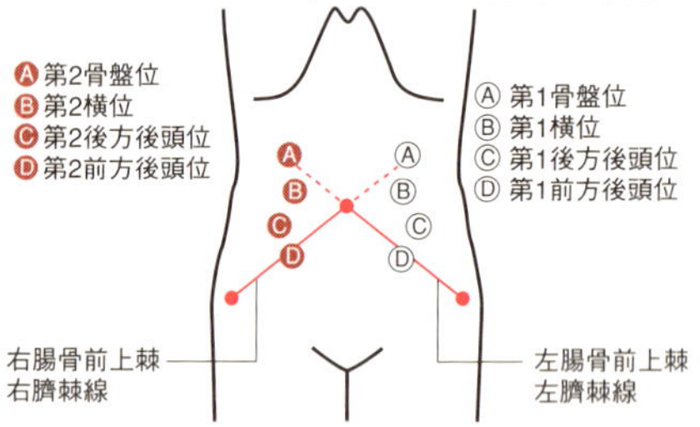

Ⓐ 第2骨盤位
Ⓑ 第2横位
Ⓒ 第2後方後頭位
Ⓓ 第2前方後頭位

Ⓐ 第1骨盤位
Ⓑ 第1横位
Ⓒ 第1後方後頭位
Ⓓ 第1前方後頭位

右腸骨前上棘
右臍棘線

左腸骨前上棘
左臍棘線

（杉山陽一：産科学．MINOR TEXTBOOK，第7版，p. 79，金芳堂，2001より改変）

動が弱くなるうえに，自律神経が緊張性に傾いているという条件から便秘になりやすい．また，物理的には妊娠子宮が腸を圧迫したり，妊婦がいきみを加減することも影響する．

便秘を予防し，1日1回の便通をみるよう十分量の食事と水分を摂取する．また，1日1回定期的に落ち着いた雰囲気をつくり，規則正しく排泄をこころみるよう指導する．下剤や坐薬の使用は産科医の指示に従う．また，子宮の圧迫やホルモンの影響によって尿が停滞しやすくなるため，定期的に排尿をこころみる．

5．食生活と栄養

妊娠初期は，つわりによって食欲の低下と嗜好の変化をきたすことが多い．このような時期は，好みのものだけでも十分に食べるとよい．

妊娠後期は，膨大した子宮に消化器が圧迫されるので，十分な量がとれないとか，空腹感がわからないといった訴えが聞かれる．このようなときには，食事の回数を増やして1日の必要量を摂取するようにする．ま

■図4　妊婦体操の1例

妊娠中期から（疲労回復）

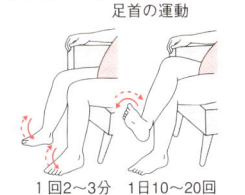

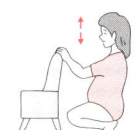

足首の運動　　1回2〜3分　1日10〜20回
下半身の運動　1回2〜3分　1日5〜10回
休息時の姿勢（シムス位）　リラックスする

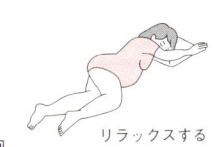

〈注意事項〉
・はじめは回数と種類を少しずつにして徐々に増やす
・施行中に下腹部が張ってきたり、施行後、疲労が強い場合は中止する
・始める前に排尿し、コルセット、腹帯などははずす

妊娠後期にぜひやってほしい運動

〈お産をラクにする運動〉
腰の関節をゆるめ、骨盤底の筋肉を伸展し、児の産道通過を容易にする
1回3〜5分　1日5〜10回

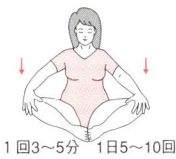

骨盤をよじり骨盤の関節を弛緩させたり、骨盤筋を強く柔軟にする運動
1回4〜5分　1日5〜10回

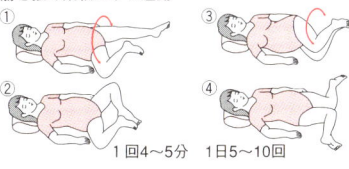

脊椎や腹腔内臓器、血管の圧迫除去
1回3〜5分　1日5〜10回

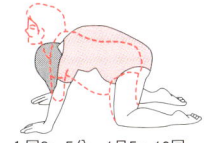

た、妊娠の後半は、妊娠高血圧症候群を予防するために、塩分の摂りすぎに注意する。妊娠期全体を通じて、バランスのよい食事を心がけるように指導する。
　妊娠中の栄養がとくに重要な理由を以下に示す。
　①妊娠に伴う母体の変化に栄養が必要（乳腺の発育、子宮の増大、血液の増加および組成の変化）
　②胎児の発育のため
　③胎児付属物の生成および増殖のため
　④分娩や産褥のための蓄積
　⑤産褥期の母乳成分として

6．たばこと酒

　アルコールは吸収が早く、胎児血にも容易に移行する性質をもっているため、妊婦に禁酒するように勧める。大量飲酒者やアルコール依存症の女性からは、中枢神経系の機能障害や発育障害、知能障害、顔面中央部の形成不全を特徴とする胎児性アルコール症候群（FAS）児の出産もみられる。
　たばこは、胎児への血流を減少させるので、胎児が必要な栄養と酸素を摂れない。したがって、低出生体重児、死産、周産期死亡、新生児死亡との関連が考えられる。妊娠したら、禁煙の方向で指導する。

Ⅷ　分娩の準備

　身体面の準備には、疾患や異常を発見・治療すること、体力を養うために栄養、休息に十分に留意すること、妊婦体操（図4）を積極的に行うことなどがある。
　精神面の準備は、あらゆる面で十分な準備を完了させておくことである。分娩についての知識をもち、身体面も十分に整え、育児計画と産褥期の過ごし方の計画を、家族とともに立てておくことが必要である。
　物品の準備は、入院に必要な物品一式を妊婦自身でバッグなどに詰めて用意させておく。入院に必要な物品とは、母子健康手帳、保険証、診察券、手帳、湯飲み、はし、スプーン、洗面道具一式、ガウン、前開き寝衣2〜3枚、腹帯2本、タオル3枚、バスタオル1枚、ガーゼハンカチ4〜5枚、ソックス、スリッパ、小銭、印鑑などである。また、新生児が退院時に着替えて帰る衣類をまとめておくとよい。ベビー服、おくるみ、長下着、肌着とおむつカバー（紙おむつの場合は不要）各1枚、おむつ2組などを用意する。
　新生児を迎える準備としては、寝具、衣類、沐浴用品などを準備する。

Ⅸ　妊娠の異常

　母体あるいは胎児の病的な状態をいい、妊娠自体が異常なものには、流産・早産、子宮外妊娠、胞状奇胎、過期妊娠、羊水過多症、前置胎盤、常位胎盤早期剝離などがある。妊娠に伴って生じる異常には、妊娠悪阻（おそ）、妊娠高血圧症候群、妊娠貧血などが、また妊娠に伴って生じる症状の代表的なものに、静脈瘤、痔、仰臥位低血圧症候群などがある。

〈異常妊娠の看護〉
　疾患により看護法が異なるが、一般的には安静、綿密な観察、保温、食事指導、不安の除去などである。

妊娠高血圧症候群
pregnancy induced hypertension ; PIH

I 定 義

妊娠20週以降，分娩後12週までに高血圧がみられる場合，または高血圧に蛋白尿を伴う場合のいずれかで，かつこれらの症状が単なる妊娠偶発合併症によるものではないものをいう（日本産科婦人科学会）．従来，「妊娠中毒症」と称された病態であるが，日本産科婦人科学会により2005（平成17）年4月にこの名称に改められ，定義・分類も改定された．

II 病型分類

1) **妊娠高血圧腎症**(preeclampsia)
妊娠20週以降に初めて高血圧が発症し，かつ蛋白尿を伴うもので，分娩後12週までに正常に復する場合をいう．

2) **妊娠高血圧**(gestational hypertension)
妊娠20週以降に初めて高血圧が発症し，分娩後12週までに正常に復する場合をいう．

3) **加重型妊娠高血圧腎症**(superimposed preeclampsia)

(1) 高血圧症(chronic hypertension)が妊娠前あるいは妊娠20週までに存在し，妊娠20週以降に蛋白尿を伴う場合をいう．
(2) 高血圧と蛋白尿が妊娠前あるいは妊娠20週までに存在し，妊娠20週以降はいずれか，または両症状が増悪する場合をいう．
(3) 蛋白尿のみを呈する腎疾患が，妊娠前あるいは妊娠20週までに存在し，妊娠20週以降に高血圧が発症する場合をいう．

4) **子癇**(eclampsia)
妊娠20週以降に初めて痙攣発作を起こし，てんかんや二次性痙攣が否定されるものをいう．痙攣発作の発生時期により，妊娠子癇・分娩子癇・産褥子癇とする．

また，妊娠高血圧症候群の症候による亜分類として，重症・軽症の病型分類，発症時期による病型分類が表1のように示されている．

III 発生頻度

妊娠高血圧症候群の発生頻度は，地域差もあるが6

■表1 妊娠高血圧症候群の症候による亜分類（日本産科婦人科学会，2005）

病型分類		高血圧	蛋白尿
重症・軽症の病型分類	軽症	収縮期血圧 140 mmHg 以上，160 mmHg 未満，または拡張期血圧 90 mmHg 以上，110mmHg 未満	原則として24時間尿を用いた定量法で判定し，300mg/日以上で2g/日未満
	重症	収縮期血圧 160mmHg 以上，または拡張期血圧 110mmHg 以上	蛋白尿が2g/日以上．随時尿を用いた試験紙法による尿蛋白の半定量は24時間蓄尿検体を用いた定量法との相関性が悪いため，尿中蛋白の上昇度の判定は24時間尿を用いた定量によることを原則とする．随時尿を用いた試験紙法による成績しか得られない場合は，複数回の新鮮尿検体で，連続して3＋以上（300mg/dL）の陽性と判断されるときに蛋白尿重症とみなす
発症時期による病型分類	早期型（EO：early onset type）	妊娠32週未満に発症するもの	
	遅発型（LO：late onset type）	妊娠32週以降に発症するもの	

～14％といわれている．重症例は約1％前後である．妊娠高血圧症候群の危険因子として，初産婦，15歳未満の若年妊婦，35歳以上の高年妊婦，極端なやせまたは肥満の妊婦，多胎妊娠，高血圧などの遺伝的素因などがある．妊娠高血圧症候群は妊産婦死亡の大きな原因になるものであり，胎児の発育を妨げ，子宮内発育遅延(intrauterine growth retardation; IUGR)や周産期死亡の原因になっている．

IV 症 状

1）高血圧

収縮期血圧が140 mmHg 以上あるいは拡張期血圧が90 mmHg 以上の場合を高血圧とする．軽症では収縮期血圧が140以上160 mmHg 未満，拡張期血圧が90以上110 mmHg 未満である．収縮期血圧160 mmHg 以上，拡張期血圧110 mmHg 以上の場合は重症であり警戒を要する．表1の判定基準による軽症，重症により妊婦管理が行われるが，本症の症状のうち血圧は最も重要なものであり，頻回な血圧測定によりその上昇の程度(15～30 mmHg 以上)のチェックが大切である．

2）蛋白尿

症状の進行で増悪するが，24時間尿の定量法で300 mg/日以上2 g/日未満検出された場合は軽症，2 g/日以上は重症となる．

3）その他

妊娠後期，多くは妊娠28週以後，下肢(脛骨稜)に浮腫が出現し，さらに進むと下腹，外陰，顔面，手指など全身に及ぶ．その他，口渇，尿量の減少，体重の異常な増加などがある．

本症の診断基準からははずされたが，浮腫はほかの症状に比べて早く現れることが多いため，早期診断の重要な指標となる．

V 検 査

①血圧
②尿：尿量，比重，pH，蛋白，糖，沈渣
③浮腫
④腎機能：BUN，クレアチニン(Cr)，フェノールスルホンフタレイン(PSP)
⑤肝機能：AST(GOT)，ALT(GPT)，A/G 比
⑥電解質，赤沈，動脈血ガス分析
⑦血液凝固能：血小板，フィブリノゲン
⑧胸部X線撮影，心電図，眼底検査
⑨胎児胎盤機能，胎児発育度：尿中エストリオール，血中ヒト胎盤性ラクトゲン(hPL)，エコーによる児頭横径，羊水中 Cr，ノンストレステスト(NST)

VI 臨 床 経 過

1）妊娠高血圧腎症および妊娠高血圧

臨床経過としては軽症例がほとんどで，治療により1～2週間で軽快し，分娩後はすみやかに消失する．

2）加重型妊娠高血圧腎症

高血圧，蛋白尿を伴うほかの疾患(とくに高血圧疾患)が妊娠高血圧症候群と混合併発している場合をいうが，慢性の症状経過をとる．

その他，網膜症や血管硬化像を呈することが多い．また胎盤機能が妨げられ，その結果，胎児の子宮内発育遅延が起こる．

3）子 癇

子癇は突然発症することもあるが，妊娠高血圧症候群の妊産婦に脳症状(頭痛，頭重，めまいなど)や消化器症状(胃痛，悪心・嘔吐など)，眼症状(眼華閃発，視力障害など)などを前駆症状として発現することが多い．

主要症状は痙攣発作で，突然失神，意識不明となり，眼瞼，顔面をはじめ全身痙攣，後弓反張を呈し，呼吸が停止し，顔面紅潮，チアノーゼの状態となる．そのほか，瞳孔散大し，対光反射も消失する．また口角より泡を吹き，しばしば舌，または口唇をかむ．痙攣は強直性(10～20秒間)，間代性(1～2分)と続き痙攣発作後は昏睡に入る．

軽症ではしだいに意識が回復してくるが，38～39℃の発熱をみることがある．重症では覚醒せず，次の発作に移行し死亡に至ることもある．

VII 予 防

本症は適切な妊婦管理を行うことにより予防が可能である．したがって，定期受診の必要性を指導する．すなわち妊娠23週までは4週に1回，24～35週までは2週に1回，36週以後は週1回を原則とするが，必要に応じ医師の指示によりその間隔を早めて全身状態の観察をする．とくに血圧測定，検尿，体重測定を行い，その推移をチェックし，体重については，妊娠後半期に週500 g 以上の増加の場合は注意しなければならない．その他は日常生活における節制について，食事，運動，睡眠，休養，家事など対象の個別性をふまえ，妊娠各期に応じた適切な指導が大切である．

発症の誘因で，遺伝的要素(高血圧家系，母親が妊娠高血圧症候群の既往など)を考慮に入れることも重要である．

妊娠高血圧症候群患者の看護

■看護のポイント

妊娠高血圧症候群の治療の原則は安静・食事療法である．また必要に応じ，薬物療法が対症療法として用いられる．治療にあたって母体に後遺症を残さず，かつ健全な児を得ることが基本である．母体の症状の推移や児の発育程度，胎児胎盤機能など総合的なアセスメントにより，正確な判断がなされなければならない．最悪の場合には，妊娠中絶や早期分娩がはかられる．

■観察のポイント

1) 全身状態
　浮腫，尿量減少，口渇の有無，体重増加の有無とその量．
2) 検査結果
　血圧，尿蛋白，体重，超音波検査，胎児胎盤機能検査，NST．
3) 自覚症状の有無
　頭痛，めまい，胃痛，悪心・嘔吐，視力障害．

■具体的なケア

① 安静療法
横臥により，腎や胎盤の血液循環を促す．外来治療の場合は，家庭で1日に30分～1時間程度の横臥安静を2～3回とる．一般には入院する．
①身体的・精神的安静をはかる．
②心身ともにストレスを除去する．

② 食事療法
症状の程度によって内容を検討する．減塩，低エネルギー，高蛋白が原則であるが，ここでは日本産科婦人科学会，周産期委員会(1998年)のものを提示した(表2)．

〔食事指導〕
①食品分析表などを参考にする．
②具体的な食品を示して指導する．

③ 薬物療法
①正しい薬物の服用を指導する．
②副作用の有無を観察する．

〔子癇の看護〕
①個室に収容して室内を暗くし，外部からの刺激をできるだけさける．
②室内の危険物を取り除き，周囲を整理する．
③子癇発作時用に，救急セットを準備する．
④薬物療法(降圧薬，利尿薬，鎮静薬)に対し，与薬後の経過を観察する．
⑤児心音を頻回にチェックする．
⑥酸素吸入，麻酔，急速遂娩術，帝王切開などの準備をする．
⑦痙攣発作時には舌をかまないように，エアウェイを挿入し気道を確保する．

■表2　妊娠高血圧症候群の生活指導・栄養管理

1　生活指導
　＊安静　　＊ストレスをさける
　〔予防には軽度の運動，規則正しい生活が勧められる〕

2　栄養管理(食事指導)
　a) エネルギー摂取(総カロリー)
　　非妊時BMI 24以下の妊婦：30kcal×理想体重(kg)+200kcal/日
　　非妊時BMI 24以上の妊婦：30kcal×理想体重(kg)/日
　　〔予防には妊娠中の適切な体重増加が勧められる〕
　　　BMI<18では10～12kg増
　　　BMI 18～24では7～10kg増
　　　BMI>24では5～7kg増
　　　BMI(body mass index) ＝体重(kg)/〔身長(m)〕^{2}
　b) 塩分摂取
　　7～8g/日程度とする(極端な塩分制限は勧められない)
　　〔予防には10g/日以下が勧められる〕
　c) 水分摂取
　　1日尿量500mL以下や肺水腫では前日尿量に500mLを加える程度にするが，それ以外は制限しない
　　口渇を感じない程度の摂取が望ましい
　d) 蛋白質摂取量
　　理想体重×1.0g/日
　　〔予防には理想体重×1.2～1.4g/日が望ましい〕
　e) 動物性脂肪と糖質は制限し，高ビタミン食とすることが望ましい
　　〔予防には食事摂取カルシウム900mg/日に加え，1～2g/日のカルシウム摂取が有効との報告もある　また海藻中のカリウムや魚油，肝油(不飽和脂肪酸)，マグネシウムを多く含む食品に高血圧予防効果があるとの報告もある〕

注)重症，軽症ともに基本的には同じ指導で差し支えない．加重型ではその基礎疾患の病態に応じた内容に変更することが勧められる．

(日本産科婦人科学会周産期委員会，1998)

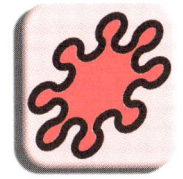

認知症（痴呆）
dementia

I 概説

認知症とは，一度獲得した知的機能が大脳の障害により衰退し，日常生活に支障をきたした状態をいう．意識障害，精神発達遅延とは区別されなければならない．

II 疫学

高齢になるほど有病率は高くなり，わが国の認知症患者数は，2035年に300万人以上になると予想される．

III 分類

1．原因疾患による分類

認知症は種々の疾患によって生じうるが（表1），そのなかでもアルツハイマー型認知症と脳血管性認知症が2大疾患である（表2）．

1) アルツハイマー病（Alzheimer disease；AD）

原因が不明の神経変性疾患で，記銘力障害，近時記憶障害で発症することが多いが，高次機能障害（失語，失行，失認など）で発症することもある．頭頂葉，側頭葉内側の大脳皮質からしだいに，脳全体の機能の低下・萎縮が起こる．

記銘力障害，失計算，失行などの健忘期から，失語，失見当，徘徊などの精神混乱期を経て，末期には感情鈍麻，無欲無動となって人格が崩壊し，「全般性」の認知症となる．最終的には尿便失禁，四肢屈曲で寝たきり状態となる．

初老期に発症する「早発性アルツハイマー病」と老年期に発症する「晩発性アルツハイマー病」または「アルツハイマー型老年認知症」に区別することもあるが，老人斑と神経原線維の出現に特徴づけられる病理学的変化は，両者間に本質的な違いはない．前者のほうが認知症の進行が速く，失語，失行，失認などの巣症状，ミオクローヌス，痙攣などを伴いやすい．

アルツハイマー病の一部は家族性に発症し，遺伝子異常も明らかにされている．

2) 脳血管性認知症（vascular dementia；VD）

さまざまな脳血管障害（多くは脳梗塞）の後遺症として生じる認知症である．広汎な皮質・白質梗塞，広汎な選択的白質梗塞（ビンスワンガー型），海馬・視床などの限局性梗塞，多発性小梗塞などによって生じる．

片麻痺，構音障害，嚥下障害，高次機能障害（失語，失行，失認など）など脳血管障害の巣症状を伴うことが多い．一部の脳機能は保たれ，病識があることが多く，「まだら状」の認知症となる．

3) レビー小体型認知症（dementia with Lewy body；DLB）

認知症を呈する大脳変性疾患のなかでは，アルツハイマー病に次いで頻度の高い疾患である．初老期に認知症を発症し，それに前後してパーキンソン症状を伴うことが多い．病理学的に大脳皮質に多量のレビー小体がみとめられる．認知障害は変動しやすいことが特徴的で，幻視を中心とした幻覚や妄想が多い．

4) ピック病（Pick disease）

前頭葉と側頭葉に機能低下・萎縮が強く，記銘力障害よりも道徳感情鈍麻，人格水準低下などの人格変化で発症することが多い．病理学的にはピック嗜銀球をみとめる．

近縁疾患として前頭側頭型認知症（frontotemporal dementia）がありピック病との異同が論議されている．

■表1 認知症の主な原因疾患

1．神経変性疾患
皮質性認知症
　アルツハイマー病，ピック病，レビー小体型認知症
皮質下性認知症
　パーキンソン病，進行性核上性麻痺，線条体黒質変性症，ハンチントン病
2．脳血管障害
　脳梗塞，脳出血，クモ膜下出血
3．脳腫瘍*
4．正常圧水頭症*
5．中枢神経感染症
　急性・亜急性脳炎後，クロイツフェルトーヤコブ病，HIV脳症，神経梅毒
6．無酸素脳症
7．内科的疾患に伴うもの
　甲状腺機能低下症*，副腎機能不全，下垂体機能低下症，透析脳症
8．中毒性
　慢性アルコール中毒，一酸化炭素中毒，ビタミンB_1・B_{12}・葉酸欠乏*，有機溶媒中毒，薬物中毒，重金属中毒
9．外傷性
　脳挫傷後，慢性硬膜下血腫*
10．その他
　筋強直性ジストロフィー，白質ジストロフィー，多発性硬化症，膠原病，ベーチェット病，サルコイドーシス

*手術，ビタミン投与などの根本的治療によって治癒する可能性が高い認知症

■表2　認知症の2大疾患

	アルツハイマー病	脳血管性認知症
発症と経過	緩徐に発症し，進行性	急性の発症で階段状に増悪，症状は動揺性
脳卒中	危険因子なし 既往なし	危険因子あり 既往があることが多い
認知症の性質	全般性	まだら状
病識	早期になくなる	末期まで残る
人格	初期から人格が障害されることがあり，末期には人格が崩壊する	末期まで保たれるが，感情失禁を伴うことあり
局所神経症状	失語，失認，失行などの高次皮質機能障害を伴うことあり	高次皮質機能障害，片麻痺，構音障害，嚥下障害などを伴うことが多い

5) **正常圧水頭症**(normal pressure hydrocephalus；NPH)

　認知症，歩行障害，尿失禁を3大徴候とし，髄液圧が正常で脳室が拡大している．大脳皮質に萎縮はないが，拡大した脳室によって圧迫を受け，その機能が低下する．髄液を腹腔内へ短絡するシャント手術が症状を改善しうる．クモ膜下出血後などに多い．

6) **ヒト免疫不全ウイルス(HIV)脳症**

　HIV感染による原発性脳症で，物忘れ，集中力低下，自発性低下，平衡覚障害などで初発する．エイズ(後天性免疫不全症候群)が出現する前でも起こりうる．

7) **クロイツフェルト－ヤコブ病**(Creutzfeldt-Jakob disease；CJD)

　感染性プリオンによる原発性脳症．数か月単位で急激に認知症が進行し，ミオクローヌス，特徴的な脳波を呈する．CJD感染ヒト乾燥硬膜使用による医原性CJDもある．

2．その他の分類

1) **「仮性」認知症**(pseudodementia)

　初老期・老年期のうつ病では，思考停止が前景にたち，しばしば認知症とまちがわれる．抗うつ薬療法で症状が改善しうるため，的確な診断が求められる．

2) **皮質性認知症**(cortical dementia)

　記銘力障害，高次機能障害(失語，失行，失認など)など大脳皮質のもつ機能障害によって生じた認知症．アルツハイマー病，ピック病がその代表疾患である．

3) **皮質下性認知症**(subcortical dementia)

　大脳皮質より深部に存在する構造物(大脳白質，大脳基底核など)の機能障害による認知症で，知識をうまく利用する能力の低下，記憶の想起障害などが特徴的である．進行性核上性麻痺，パーキンソン病に伴う認知症がその代表例である．

Ⅳ 認知症の評価

　皮質性認知症のスクリーニング検査として，簡易知能試験(minimental state examination；MMSE)や改訂長谷川式簡易知能評価スケール(HDS-R，図1)が，重症度の評価に改訂ウェクスラー成人知能検査(WAIS-R)がよく使われるが，これらは白質病変が主体の認知症(皮質下性認知症)の評価には適していない．

　MMSEでは23点以下，HDS-Rでは20点以下なら認知症が疑われる．

Ⅴ 認知症の薬物療法

　中核症状である認知症に対しては，アルツハイマー病とレビー小体型認知症は，活動性が低下したコリン作動性ニューロンを賦活する目的で，アセチルコリンエステラーゼ阻害薬の投与がこころみられる．症状の改善がみられても，疾患自体の進行を遅らせることはできない．妄想，せん妄，徘徊，多動，易怒性などの周辺症状に対しては，少量の向精神薬を使う．ベンゾジアゼピン系の抗不安薬や睡眠薬は，せん妄を悪化させる危険性が高いので，その使用を控える．

認知症患者の看護

■看護のポイント

　認知症の原因はさまざまであるが，認知症の人がどこで生活し，だれにケアを受けているかによって支援の方法を考えていかなければならない．

　認知症の人を取り巻く関係者は連携を取り合い，各施設や行政，家族，ときには地域の人々にも協力を依頼していかなければならないこともある．

　認知症の人へのケアは，環境やさまざまな要因を考慮し，患者との人間関係を効果的につくりながら，記憶障害，見当識障害などの行動異常や精神症状が軽減したり，発現が消失するよう，コミュニケーション技術を駆使して働きかけることが大切である．そのためには，患者を尊厳ある存在としてよく

理解するよう努め，患者が発するサインを見落とさないようにすることが重要であり，患者のこれまでの生活史をふまえて，過去と現在をつなぐ習慣や行動を見逃さないことが大切である．

■観察のポイント

1) 認知症の評価
(1) 認知症以外の症状との鑑別
　意識障害，視力・聴力低下など．
(2) 認知症の程度の把握
　HDS-RやMMSE(図1)などによる認知機能検査，N式老年者用精神状態評価尺度による概括的重症度評価などから全体的な認知症の重症度を把握する．
　とくに，知的機能の低下や感情障害，性格変化，日常生活動作(ADL)の低下，行動機能の低下の状態をよく把握する．
2) 一般状態の把握
　①栄養状態，排泄の状態(排尿状態，排便状態，失禁の有無)
　②ADL能力の程度
3) 行動異常の把握
　徘徊，奇声，暴力行為，不潔な行為，何度も同じことを話すなど．
4) 精神症状の把握
　せん妄，妄想，幻覚，興奮，睡眠障害など．
5) 合併症の有無と程度
　骨関節の疾患，各種内臓疾患など．
6) 環境の把握
　①人的環境(患者との関係に問題がないか，よいコミュニケーションがとれているか)
　②物理的環境(危険物がないか，わかりやすい構

■図1　HDS-R(左)とMMSE(右)

	質問内容		配点
1	お歳はいくつですか？(2年までの誤差は正解)		0　1
2	今日は何年の何月何日ですか？何曜日ですか？(年，月，日，曜日が正解でそれぞれ1点ずつ)	年 月 日 曜日	0　1 0　1 0　1 0　1
3	私たちが今いる所はどこですか？(自発的に出れば2点，5秒おいて，家ですか？病院ですか？施設ですか？のなかから正しい選択をすれば1点)		0　1　2
4	これから言う3つの言葉を言ってみてください．あとでまた聞きますのでよく覚えておいてください．(以下の系列のいずれか1つで，採用した系列に○をつけておく) 　1：a)桜　b)猫　c)電車 　2：a)梅　b)犬　c)自動車		0　1 0　1 0　1
5	100から7を順番に引いてください．(100-7は？それからまた7を引くと？と質問する．最初の答えが不正解の場合，打ち切る)	(93) (86)	0　1 0　1
6	私がこれから言う数字を逆から言ってください．(6,8,2，3,5,2,9を逆に言ってもらう，3桁逆唱に失敗したら，打ち切る)	286 9253	0　1 0　1
7	先ほど覚えてもらった言葉をもう一度言ってみてください．(自発的に回答があれば各2点，もし回答がない場合，以下のヒントを与え正解であれば1点) 　a)植物　b)動物　c)乗り物	a：0　1　2 b：0　1　2 c：0　1　2	
8	これから5つの品物を見せます．それを隠しますのでなにがあったか言ってください．(時計，鍵，タバコ，ペン，硬貨など必ず相互に無関係なもの)		0　1　2 3　4　5
9	知っている野菜の名前をできるだけ多く言ってください． (答えた野菜の名前を右欄に記入する．途中で詰まり，約10秒間待っても答えない場合にはそこで打ち切る) 0～5＝0点，6＝1点，7＝2点，8＝3点，9＝4点，10＝5点		0　1　2 3　4　5

満点：30点　20点以下：認知症　21点以上：非認知症　　得点合計

	質問内容	回答	得点
1 (5点)	今年は何年ですか． 今の季節は何ですか． 今日は何曜日ですか． 今日は何月何日ですか．	 年 曜日 月 日	
2 (5点)	ここは何県ですか． ここは何市ですか． ここは何病院ですか． ここは何階ですか． ここは何地方ですか．(例：関東地方)	県 市 階	
3 (3点)	物品名3個(相互に無関係) 検者は物の名前を1秒間に1個ずつ言う，その後，被検者に繰り返させる．正答1個につき1点を与える．3個すべて言うまで繰り返す(6回まで)． 何回繰り返したかを記せ___回		
4 (5点)	100から順に7を引く(5回まで)，あるいは「フジノヤマ」を逆唱させる．		
5 (3点)	3で提示した物品名を再度復唱させる．		
6 (2点)	(時計を見せながら)これは何ですか． (鉛筆を見せながら)これは何ですか．		
7 (1点)	次の文章を繰り返す． 「みんなで，力を合わせて綱を引きます」		
8 (3点)	(3段階の命令) 「右手にこの紙を持ってください」 「それを半分に折りたたんでください」 「机の上に置いてください」		
9 (1点)	(次の文章を読んで，その指示に従ってください) 「眼を閉じなさい」		
10 (1点)	何か文章を書いてください．		
11 (1点)	次の図形を書いてください．		

得点合計

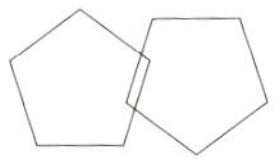

造・標識になっているかなど）
7) 発症前の状態

既往歴，職業歴，生活習慣，性格傾向，ストレスの有無と程度．

■具体的なケア

1) 日常生活の恒常性を保つ
　患者に安心感を与えるためには，いつもの人（介護者），いつもの場所，いつもの時間といった日常生活の恒常性を保つことが大切である．そして，できるだけ患者のストレスを大きくしないように対応する．

2) よいコミュニケーションをとる
　①患者を信頼し，忍耐強く対応する．
　②相手の目を見て対応し，患者が発するサインを見逃さずにかかわる．
　③相手のペースに合わせて対応する．
　④通じないときは，繰り返し確認したり，家族からも情報を得て誠実にかかわる．
　⑤「はい」「いいえ」で答えられる質問や，わかりやすい単純な表現，慣れ親しんでいる表現を用いる．
　⑥見下した態度，叱責や理論的な表現をさける．
　⑦やさしいタッチ（肩や手に触れるなど）や，清潔ケアを活用してかかわる．
　⑧気を散らすような音や人をさけて，静かな環境をつくる．

3) 物理的環境を整える
　①転倒・転落などの事故を起こさないよう，不必要な物を周囲に置かない．また床が滑りやすくなっていないか確認する（水分，紙など）．
　②自分の居室，トイレ，ナースステーションなどが見分けやすいように，標識を工夫する．
　③触って心地よいものや，よい香り，静かな音楽などを活用して，落ち着いた環境に整える．

4) 日常生活行動への援助
　①夜間の睡眠が十分とれるように，昼間の身体活動を適宜取り入れる．
　②栄養が偏らないよう，食べ方や摂取量に注意する．また水分も十分とっているかを確認する．
　③排便，排尿が適切に行われるよう援助する．
　④常に清潔な衣服を着用できるように配慮する．

5) 薬物療法時の看護
　高齢者の薬物療法は，単剤の少量与薬が原則であるが，加齢により薬物代謝能や排泄機能が低下しているので，以下の副作用の出現には十分注意する．
　口渇，便秘（麻痺性イレウス），排尿障害，眠気，過鎮静，せん妄，体重増加，低血圧など．

■療養の場の違いによるケアのあり方

1) 老人保健施設におけるケア
　施設の特徴から介護職員がケアの中心になるが，医師やその他の職員は少ないので，看護師はメディカルケア，リハビリテーション，レクリエーションなど多くの役割が必要となる．急病・急変や認知症に伴う精神症状（不眠，徘徊，妄想，攻撃性，拒否行動など）に対する援助の方法について，介護職員とともに話し合い，対応できるようにしておく．

2) 老人福祉施設におけるケア
　著しい症状の認知症患者が入所していることは少ないが，認知症の入所者は多く，認知症による精神症状や問題行動への対応が必要になる．
　しかし，実際に対応するのは寮母であるので，看護師はそこでの人間関係をふまえて客観的な立場から介入することが求められる．

3) 精神科病院に入院している場合
　一般の精神科患者と混合の病棟で治療を受ける場合と，認知症性高齢者だけを対象にした病棟で治療を受ける場合がある．精神症状や問題行動への対応としては，安全で安らかな環境を整えることと薬物療法が行われる．また，ほかの患者とのトラブルなどにも注意が必要である．

4) 在宅におけるケア
　対象となる高齢者だけでなく家族も含めてかかわることが重要である．かかりつけ医または専門医による治療が開始できることが望ましい．
　本人の不安はもとより家族の驚愕や失望が大きいことを念頭におき，追いつめるような指導はさけて具体的な対処方法を伝えることが重要である．
　また「認知症の人と家族の会」などの支援組織や，電話相談，福祉サービス窓口などの社会資源の活用を勧め，認知症進行予防や虐待防止，介護負担感軽減など家族支援に努めることが大切である．

　以上のように，どのような場や状況であっても，看護介入のポイントは，患者の尊厳を保持し，安全の確保，適切な日常生活の提供，よい人間関係の形成，ストレスの軽減・除去などが大切である．

熱傷
burn

I 概念

熱による組織傷害で，受傷面積や深度によって多彩な病態を呈する．局所の組織損傷のほか，気道熱傷では呼吸困難が出現する．広汎なものでは体液の喪失による脱水，ショックをきたすこともある．

熱傷の深達度分類を図1に示す．

II 原因

火による受傷，電気あんかなどによる低温熱傷，凍傷，酸やアルカリによる化学熱傷，雷撃傷，高圧電線による電撃傷，放射線損傷など．

III 重症度

1) 重症度の判定
   ① 熱傷面積（図2）：救急時には成人ではワレスの9の法則，小児ではブロッカーの5の法則を用いて概算する．手掌面積が体表の約1％というのも目安になる．あとでルンド-ブラウダーの法則により算定しなおしておくのがよい．
   ② 深達度：図1
   ③ 特殊部位：顔，眼，耳，会陰など
   ④ 特殊原因：化学熱傷，雷撃傷
   ⑤ 重症外傷の合併：頭部外傷など
   ⑥ 気道熱傷
   ⑦ 年齢，既往歴：高齢，心・肺・腎・肝疾患や糖尿病の合併

重症度の判定基準に熱傷指数（burn index；BI＝III度熱傷面積（％）＋II度熱傷面積（％）×1/2）やアルツの基準（表1）がある．これらに上記③～⑦も考慮して総合的に重症度を判定する．

BIに年齢を加えたものを熱傷予後指数（prognostic burn index；PBI）といい，予後予測に用いられる．

IV 経過

(1) ショック期：受傷後24～48時間前後．全身の血管壁透過性が亢進する結果，循環血液量減少性ショックとなる．

(2) 利尿期：血管壁透過性が回復し，循環血液量が急激に増加する．溢水による心不全や肺水腫をきたすことがある．

これら急性期を乗り越えたのちも，免疫力の低下や皮膚の生理的バリアの破壊により感染をきたしやすい．局所感染や肺炎などがみられる．

V 検査

広汎熱傷では循環動態把握のため，血液検査，尿量・血圧・脈拍数測定，血液ガス測定を行う．また，スワン-ガンツカテーテルを挿入して中心静脈圧測定を行うこともある．

VI 治療

1) 救急時
   ① 気道確保：気道熱傷では咽頭浮腫による気道閉塞を起こすため，気管挿管を行う．また，胸部の広汎熱傷でも換気障害を起こすため気管挿管を行う．
   ② 輸液：広汎な熱傷では，全身循環動態を安定させ

■図1　熱傷の深達度分類

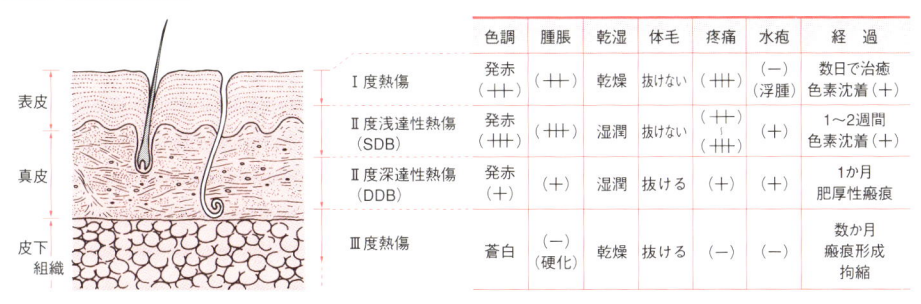

	色調	腫脹	乾湿	体毛	疼痛	水疱	経過
I度熱傷	発赤（＋＋）	（＋＋）	乾燥	抜けない	（＋＋）	（－）（浮腫）	数日で治癒 色素沈着（＋）
II度浅達性熱傷（SDB）	発赤（＋＋）	（＋＋）	湿潤	抜けない	（＋＋）（＋＋）	（＋）	1～2週間 色素沈着（＋）
II度深達性熱傷（DDB）	発赤（＋）	（＋）	湿潤	抜ける	（＋）	（＋）	1か月 肥厚性瘢痕
III度熱傷	蒼白	（－）（硬化）	乾燥	抜ける	（－）	（－）	数か月 瘢痕形成 拘縮

■図2　熱傷の分類および重症度
　a. 成人の場合：ワレス(Wallace)の9の法則による

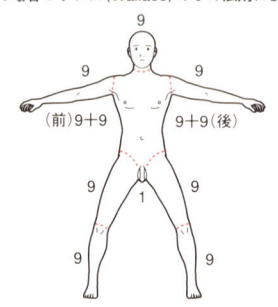

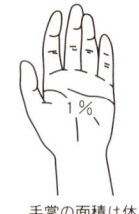

手掌の面積は体表面積の約1％

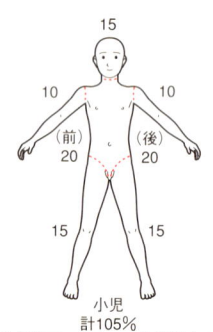

　b. 幼児と小児の場合：ブロッカー(Blocker)の5の法則による

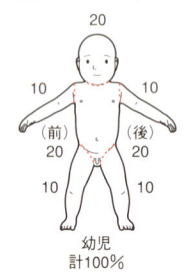

幼児　計100％

小児　計105％
体幹後面のときは5％減算する

　c. ルンド-ブラウダー(Lund-Browder)の法則

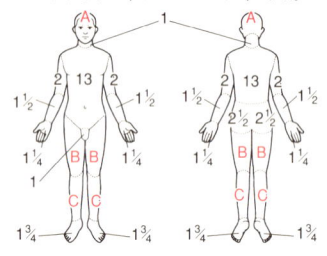

ルンド-ブラウダーによる年齢による広さの換算

部位	年齢(歳)	0	1	5	10	15	成人
A	頭部の1/2	9 1/2	8 1/2	6 1/2	5 1/2	4 1/2	3 1/2
B	大腿(一側)の1/2	2 3/4	3 1/4	4	4 1/4	4 1/2	4 3/4
C	下腿(一側)の1/2	2 1/2	2 1/2	2 3/4	3	3 1/4	3 1/2

■表1　アルツ(Artz)の基準

(1) 重症熱傷(熱傷専門施設での治療を要するもの)
　①気道熱傷を伴う熱傷
　②面積30％以上のⅡ度熱傷
　③面積10％以上のⅢ度熱傷(または顔，足，陰部のⅢ度熱傷)
　④骨折や軟部組織の損傷を伴う熱傷
　⑤感電による熱傷
　⑥化学熱傷

(2) 中等度熱傷(入院加療を要するもの)
　①面積15～30％のⅡ度熱傷
　②面積10％以下のⅢ度熱傷

(3) 軽症熱傷(外来加療でよいもの)
　①面積15％以下のⅡ度熱傷
　②面積2％以下のⅢ度熱傷
ただし，以上のほかに年齢などを考慮する

るために輸液が必要である．
2) 局所療法
　①局所の冷却，洗浄，消毒を行う．
　②Ⅰ度熱傷ではそれ以上の必要はないが，Ⅱ度熱傷では軟膏治療を行う．Ⅲ度ではデブリードマンや減張切開を行うこともある．

熱傷患者の看護

■看護のポイント

熱傷患者の看護で重要なことは，熱傷創の局所処置と重症度に応じた救急処置や全身管理を完全に行うことである．局所処置と全身管理の双方が完全に行われなければ，患者を救命することはできない．

また回復期においては，関節の拘縮や瘢痕による障害を最小限に抑えるように，作業療法士や理学療法士と協力し，残存機能の後退を防ぎ，ADLが拡大するように援助することが必要である．

■観察のポイント

1) **熱傷の状況の把握**
   ①熱傷の重症度：部位，面積，深達度
   ②受傷の状況：時刻，場所，原因（熱，電気，化学薬品など）
2) **全身状態**
   ①受傷時の意識レベル
   ②合併損傷の有無，外傷の有無
   ③救急処置の必要性の有無
   ④呼吸障害の有無（気道熱傷の有無）
   ⑤患者の年齢，身長・体重など
   ⑥心・肺・腎疾患，糖尿病などの疾患の有無
   ⑦有毒ガスの吸入や一酸化炭素（CO）中毒の有無
   ⑧バイタルサインのチェック
   ⑨尿量測定
   ⑩運動可動範囲の確認

■具体的なケア

1 受傷直後

救急処置に必要な人材・物品を中心に受け入れ態勢を整える．

1) **受け入れ準備**
   ①救急処置の必要物品：気管切開セット，酸素マスク・人工呼吸器，心電計など各種モニタ類，点滴ルート挿入準備，大量輸液薬品，導尿セット，体温計（直腸温，膀胱温）など
   ②創処置の必要物品：体温程度に温めた滅菌生理食塩液（洗浄用），消毒薬（グルコン酸クロルヘキシジンなど），バイオロジカルドレッシング，軟膏類，滅菌ガーゼや被覆材，滅菌リネン，滅菌手袋，鎮痛薬，経過記録用紙・筆記用具など
2) **情報収集**
   ①年齢・性別，身長・体重
   ②熱傷面積・深達度・部位
   ③受傷時刻
   ④受傷原因
   ⑤既往症など
   情報は医師と協力し正確に集める．
3) **受け入れ時の注意事項**
   ①バイタルサインは経時的にチェックする．
   ②着衣はすべて取り除く．
   ③創の冷却や処置は体温を奪うので，低体温を予防し保温に努める．
   ④疼痛を積極的に緩和する．

2 ショック期（受傷後24〜48時間）

血漿成分の血管外漏出による有効循環血液量の減少と機能的細胞外液の減少がみられるため，体液管理が中心となる．それゆえに呼吸・循環状態の変化をよく観察し，生命危機の徴候の早期発見をすることが重要である．

1) **全身状態の情報収集**
   ①バイタルサイン：血圧，体温，脈拍，呼吸数，意識レベル
   ②時間尿量，性状
   ③中心静脈圧
   ④血液検査値：ヘマトクリット（Ht），血清ナトリウム（Na），カリウム（K），総蛋白（TP），アルブミン（Alb），血清・尿浸透圧など
   ⑤体重（搬入時，基本体重は輸液量の算定に使用）
2) **熱傷皮膚の保護**
3) **感染予防**
   滅菌リネンを使用し，ガウンテクニック，滅菌手袋の装着，陰部・肛門部などを含めた排泄管理を行い，創部の感染を防ぐ．
4) **苦痛の緩和**
5) **輸液の管理**
   ①輸液ラインの確保
   ②場合によっては複数のラインを確保する．
   ③輸血にも対応できる針を使用する．
   ④指示された薬物を正確に投与する．

⑤輸液計画は公式として作成されているが，熱傷初期は，時間尿量，中心静脈圧(CVP)，ヘマトクリット，尿比重，血圧，脈拍などの指標により調整される(表2，表3)．

3 **ショック離脱期**(受傷後36時間〜数日)
利尿徴候(尿量増加と中心静脈圧の上昇)をみとめたら輸液量を減らし，利尿薬を使用する．循環血液量の増加に伴う心肺系の負担を軽減させ，心不全，肺水腫を予防する時期である．
1) 心機能・呼吸機能の負担の軽減
  ①水分出納と体重の厳密な把握
  ②心不全，肺水腫の徴候〔湿性ラ音の聴取，喀痰の増加，泡沫状痰やピンク色の痰の喀出，中心静脈圧・肺毛細管楔入圧(PCWP)の上昇，呼吸困難や不整脈の出現など〕を見逃さない．
2) 栄養状態の改善
  ①可能なかぎり経口摂取を勧める．
  ②消化器合併症の観察
  ③高蛋白・高エネルギー，消化のよい食品(アイスクリーム，ヨーグルトなど)を勧める．
3) 感染防止
  創の状態を観察しながら，可能なかぎり温浴療法を開始する．

4 **感染期・回復期**(受傷後1週間〜創閉鎖)
合併症を併発しなければ循環状態は安定してくる時期なので，感染管理，栄養補給，ADLの拡大を重視する．
①感染の防止と早期発見に留意する．
②経口摂取で栄養状態を改善する．
③ADL拡大を援助する(筋拘縮などの改善)．
④社会復帰への準備(不安・ストレスなどへの精神的支援，家族への支援など)

■表2 輸液量算出の指標

項目	
時間尿量/体重	1〜0.5mL/時/kg
血圧	収縮期100mmHg以上
脈拍	120回/分以下
中心静脈圧	2〜5cmH₂O以上
肺毛細管楔入圧	10〜15mmHg

その他：ヘマトクリット，血清Na，K，総蛋白，アルブミン，血清・尿浸透圧など

(日本熱傷学会用語委員会編：熱傷用語集改訂版，1996より改変)

■表3 輸液の公式

公式	最初の24時間	次の24時間	投与速度の目安
Evans	コロイド液 1.0mL×S×M ＋ 生理食塩液 1.0mL×S×M ＋ 5%ブドウ糖液 2,000mL(成人の場合)	コロイド液 0.5mL×S×M ＋ 生理食塩液 0.5mL×S×M ＋ 5%ブドウ糖液 1,000mL(成人の場合)	尿量≧50mL/時
Brooke	コロイド液 1.5mL×S×M ＋ 乳酸加リンゲル液 1.5mL×S×M ＋ 5%ブドウ糖液 2,000mL	コロイド液 0.75mL×S×M ＋ 乳酸加リンゲル液 0.75mL×S×M ＋ 5%ブドウ糖液 1,000mL	初日は全量の1/2を最初の8時間で，残りの1/2を次の16時間で 尿量≧30〜50mL/時
Parkland (Baxter)	乳酸加リンゲル液 4mL×S×M	コロイド液 0.3〜0.5mL×S×M ＋5%ブドウ糖 (血清ナトリウム 135〜145mEq/Lを目標)	初日は全量の1/2を最初の8時間で，残りの1/2を次の16時間で 尿量≧30mL/時
HLS Monafo	HLS(高張乳酸加リンゲル液)阪大方式，300mEq/2L→250mEq/1L→200mEq/1L→150mEq/1Lの順に ※ただし血清ナトリウム≧170mEq/L，Osm≧360mOsm/Lは濃度を下げる	150mEq/LのHLS その後，乳酸加リンゲル液	尿量≧30mL/時

S：受傷面積(%)　M：体重(kg)

熱中症
heat illness

I 定義

熱中症とは，読んで字のとおり「熱に中(あた)る」という意味をもつ．一般的に高温環境下で発症し，体温維持のための生理的反応より生じた失調状態から，全身の臓器の機能不全に至るまでの連続的な病態をいう．軽度障害で，体温の上昇を伴わない熱痙攣と熱失神，中等度から高度障害で体温の上昇を伴う熱疲労および熱射病とに分けられる．それらとは別に，長時間高温環境にいることで，胃腸障害や自律神経失調症が生じることを指す慢性熱中症という概念もある．

わが国では治療方針を立てるうえで，これらを①熱痙攣，②熱疲労，③熱射病と分類することが多い．しかし病態としては連続性である．以下にわかりやすく重症度からみた分類をあげる(表1)．

II 分類

1．軽度障害

1) 熱痙攣(heat cramps)

熱痙攣は，高温多湿の環境下の運動や労働による多量の発汗に対し，電解質を含まない水のみを補給し，低ナトリウム血症を伴う低張性脱水をきたすことによる．このため筋肉の興奮性が亢進し，筋肉の有痛性痙攣をきたす．平滑筋も攣縮を起こすため腹痛や嘔吐がみられることもある．しかし，全身の痙攣はみられな

い．前駆症状としては，悪心，めまい，口渇などがある．

2) 熱失神(heat syncope)

運動をやめた直後に起こることが多い．運動中は，筋肉収縮がポンプ作用を果たし，末梢からの静脈還流血液を維持している．運動をやめると，ポンプ作用がなくなり，立位で下半身に血液がうっ滞し，一過性に脳血流が減少し，めまい，失神を起こす．

また長時間直射日光の下で動き回っていると，発汗による脱水と末梢血管の拡張が起こる．相対的に循環血漿量が減少し，めまい，脱力，失神などを症状とする日射病(sun stroke)が発症する．これも熱失神の亜型と考えてよい．

2．中等度から高度障害

1) 熱疲労(heat exhaustion)

熱疲労は，循環血漿量の減少にうつ熱症状が加わったものであり，口渇，脱力感，頻脈，血圧低下，乏尿をみとめ意識障害をきたす．体温は上昇するが，発汗機能は残存するため皮膚は湿潤し，深部体温は40℃を超えない．進行すれば，生命の危険を伴う熱射病に移行する．

2) 熱射病(heat stroke)

熱射病は，高温多湿や灼熱の環境下の運動や労働による熱負荷や，熱産生が熱放出を上回って深部体温が上昇し，体温調節機能が障害された状態である．

前駆症状としては，めまい，頭痛などがある．40℃

■表1 高温環境による障害

	分類	原因	症状	治療
軽度障害	熱痙攣	・NaClの欠乏による低張性脱水	・四肢の筋肉・腹筋の有痛性痙攣 ・体温正常もしくは軽度上昇	・涼しい場所への移動 ・食塩水の経口投与 ・生理食塩液の点滴静注
	熱失神	・突然の単純性失神	・めまい，失神，血圧低下	・涼しい場所への移動 ・横臥安静，水分投与
中等度障害	熱疲労	・Na，水分欠乏による脱水	・口渇，脱力感，頻脈・血圧低下，意識障害 ・中程度(40℃以下)の体温上昇，冷たく湿った皮膚 ・高張性脱水などでは乏尿	・涼しい場所への移動 ・水分・食塩水の経口投与 ・生理食塩液，乳酸リンゲル液の点滴静注 ・高ナトリウム血症では5%ブドウ糖液の点滴静注 ・低ナトリウム血症では高張食塩液の点滴静注
高度障害	熱射病	・熱放散の障害 ・体温調節機構の障害	・高体温 ・意識障害，痙攣，血圧低下，呼吸抑制，点状出血ほか，臓器障害，DICを含む	・身体冷却 ・集中治療室での管理が基本

以上の高体温，乾燥し紅潮した皮膚，意識障害，痙攣，血圧低下，呼吸抑制，点状出血や，紫斑をみとめる．ただし，激しい運動が誘因となった努力性（労作性）熱射病（exertional heat stroke）では発汗が停止しているとは限らない．この場合，筋肉が発達している者ほど体温が上昇しやすい傾向にある．熱による直接の組織障害から横紋筋融解症をきたし，急性腎不全をきたす．播種性血管内凝固症候群（DIC），多臓器不全（MOF）を合併することも多く，また，41.1℃以上の高体温患者の死亡率は，76％にのぼるといわれている．

III 予防

熱中症に対しては，まずは予防が大切である．夏季のスポーツ行事・練習は日中をさけ，早朝もしくは夕方に休息と水分補給をしながら行う．発汗によって電解質も失われるので，発汗が多量であれば，市販のスポーツドリンクや，0.1〜0.2％食塩水で補給する．これにより熱痙攣は予防できる．

IV 治療

どのタイプの熱中症であっても，迅速に高温多湿の環境から隔離することが治療の基本である．

1．熱痙攣，熱失神

スポーツドリンク，または，500 mLの水にティースプーン1杯の食塩（650 mg）を入れて飲ませる．症状が改善しなければ，乳酸リンゲル液500〜1,000 mLを点滴静注する．

2．熱疲労

氷枕，氷嚢などで体温の上昇を防ぎ，軽症であれば0.2％程度の食塩水の経口的補給で軽快する．より重症の場合，生理食塩液または乳酸リンゲル液を1,000〜1,500 mL 点滴する．高ナトリウム血症を伴っている場合には，5％ブドウ糖液を点滴する．

3．熱射病

熱射病はきわめて重症であり，集中治療室での治療が望まれる．体表面に水やアルコールを浸したガーゼをつけたり，水やアルコールを霧状にして吹きかけ，ヘアドライヤーなどの送風機にて冷却するのが，最も効果的である．その際は皮膚マッサージなどで皮膚血管の収縮を防止し，ふるえを起こさせないようにする．腋窩動脈，頸動脈，大腿動脈に氷嚢を当てて血液温を下げる．クーリングブランケットもよく用いられる．痙攣は，ジアゼパムやフェニトインを使いコントロールする．急性呼吸窮迫症候群（ARDS）や，肝障害，肝不全，心不全も合併することが多く，注意を要する．

熱中症患者の看護

■看護のポイント

熱中症とは，直射日光下または高温多湿の環境下での作業，運動の際に，環境に不適応で，生体がその許容限界を超えたときに出現する障害の総称である．重症例では死の転帰をとることもあり，発症時には，病態を正確に把握し，適切かつ迅速な処置を行うことが重要となる．

■観察のポイント

初期には，深部体温を含むバイタルサインを観察し，意識レベルや皮膚の色調，発汗の状態，尿量チェックを行う．また緊急度と重症度の見きわめが大切となる．どのような環境下で発症したか，搬送までの時間・処置内容の把握も重要である．その他，中枢神経障害（頭痛，めまい，意識障害の程度など），筋痙攣，検査所見（血清Na，尿中Clなど），合併症（腎・肝・脾・心不全，DIC）などがあげられる．

■具体的なケア

①熱痙攣・熱疲労患者：涼しい環境におき安静をはかり，必要に応じ輸液を行う．輸液ルートは中心静脈も含め2ルート以上確保して行う．この際にpHが酸性に傾くため，炭酸水素ナトリウムによる補正を行う．体温の正常化と輸液により数日で回復する．

②熱射病患者：救命処置とクーリングブランケットなどによる急速冷却（過冷却に注意），臓器機能保護のための輸液，人工呼吸管理，強制利尿，血液浄化療法などが施される．一方，重度の熱射病患者の場合，急性期を過ぎても意識障害，多臓器不全が遷延し，集中治療が必要となる．その際は，人工呼吸器や栄養の管理，透析療法および感染予防などが看護の主流となる．

ネフローゼ症候群
nephrotic syndrome ; NS

I 定義・概念

ネフローゼ症候群とは，糸球体基底膜の透過性亢進に起因した3.5 g/日以上の高度の蛋白尿によって，低蛋白血症(6.0 g/dL以下)あるいは低アルブミン血症(3.0 g/dL以下)をきたす病態の総称で，浮腫や脂質異常症[高脂血症(血清総コレステロール250 mg/dL以上)]を伴うことも多い．

■表1 ネフローゼ症候群の主な原因

一次性(原発性糸球体疾患)
  微小変化型
  膜性腎症
  巣状糸球体硬化症
  膜性増殖性糸球体腎炎
  IgA腎症
二次性(続発性腎疾患)
  膠原病(ループス腎炎など)
  糖尿病性腎症
  アミロイド腎症
  多発性骨髄腫
  がん
  アレルギー(昆虫毒，薬物など)
  感染症

II 成因および病型

図1に本症候群の病態生理を示したが，浮腫の発生には間質への水分移動のほか，腎での水・ナトリウム(Na)貯留の影響も関与している．

原因としては，原発性糸球体疾患(一次性)と続発性腎疾患(二次性)に分かれ(表1)，前者には微小変化型，膜性腎症，巣状糸球体硬化症，膜性増殖性糸球体腎炎，IgA腎症などが含まれ，後者にはループス腎炎などの膠原病，糖尿病性腎症，アミロイド腎症，多発性骨髄腫，がん，アレルギー(昆虫毒，薬物など)，感染症などが含まれる．

III 症状・検査

特徴的な症状はないが，食欲不振，倦怠感などに浮腫を伴って発症することが多い．浮腫は顔面(眼瞼)，下肢に著明で，尿量も減少する．基礎疾患にもよるが，高血圧の合併は少ない．

検尿で多量の蛋白や円柱をみとめることが多く，ときに卵円形脂肪体，重屈折性脂肪体をみとめることがある．血液では定義で述べた所見をみとめる．

■図1 ネフローゼ症候群の病態生理

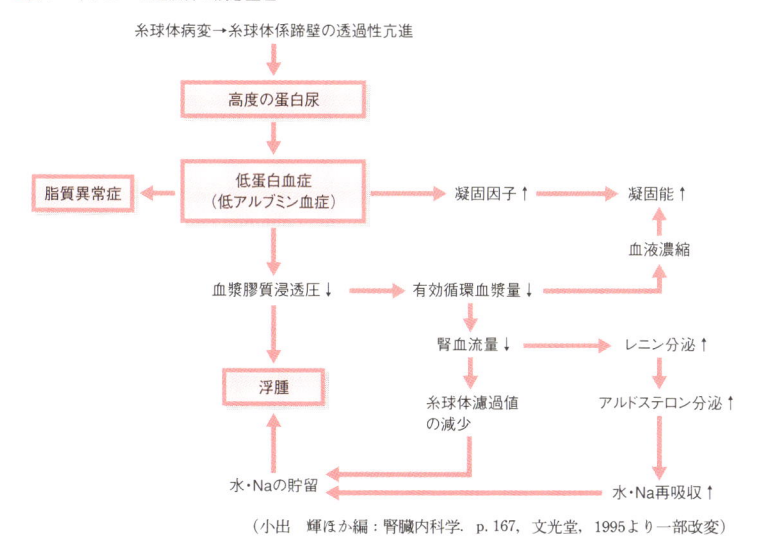

糸球体病変→糸球体係蹄壁の透過性亢進
↓
高度の蛋白尿
↓
低蛋白血症(低アルブミン血症) → 凝固因子↑ → 凝固能↑
↓ → 脂質異常症
↓ → 血液濃縮
血漿膠質浸透圧↓ → 有効循環血漿量↓
↓ → 腎血流量↓ → レニン分泌↑
↓ → 糸球体濾過値の減少
↓ → アルドステロン分泌↑
浮腫 ← 水・Naの貯留 ← 水・Na再吸収↑

(小出 輝ほか編：腎臓内科学．p.167，文光堂，1995より一部改変)

IV 治療

1．原疾患に対する特殊療法

ステロイド療法と免疫抑制療法があり，前者は原発性糸球体疾患の多くに免疫学的機序の関与が想定されているために使用されるが，治療抵抗性の場合はパルス療法(大量点滴静注)や免疫抑制薬を併用する．

後者は副腎皮質ステロイド薬の副作用や再発を減らすために使用されるが，最近ではシクロホスファミド，ミゾリビン，シクロスポリンなどが投与される．

2．一般対症療法

安静にしても顕著な浮腫には，1日の食塩摂取量を3〜5 g に制限し，水分は前日尿量＋500 mL を目安とする．以上でも効果が明らかでない場合にのみ利尿薬やアルブミン製剤を使用する．

蛋白摂取量は，0.6〜1.0 g/kg 以下に制限すべきである．従来勧められていた高蛋白食は，腎機能の増悪因子となるので行わない．

一方，カロリーは糖質を主体に 35 kcal/kg を保ち，異化を防ぐ．

3．補助療法

抗凝固療法(ワルファリン，ヘパリンなどの投与)，レニン・アンジオテンシン抑制薬(アンジオテンシン変換酵素阻害薬，アンジオテンシンⅡ受容体拮抗薬)投与，脂質異常症の治療などがある．

ネフローゼ症候群患者の看護

■看護のポイント

ネフローゼ症候群は，高度の蛋白尿，低蛋白血症，脂質異常症，浮腫をきたす症候群で，その原疾患は多く，種々のものがあって，治療は難しい．

基本的には，薬物療法，食事療法，浮腫に対する治療が行われる．

臨床的な自覚症状が少なく，病識をもちにくいことと，治療が長期にわたることから，入退院の繰り返しが多く，将来への不安も強くなる．症状について十分説明し理解させる．

精神的・身体的援助はもちろんであるが，自己管理へ向けて，患者だけでなく家族を含めた指導を行い，家族の協力を得ることが重要である．

■観察のポイント

(1) 一般状態(血圧，体温，脈拍，呼吸など)
(2) 浮腫の有無と程度，同一部位での日内変動
　→浮腫〈水腫〉(ふしゅ)
(3) 胸水・腹水の有無，右心不全症状の有無
(4) 体重・腹囲：1日1回同一条件で測定
(5) 水分出納：24時間蓄尿と飲水量測定
(6) 早朝尿の蛋白チェック(試験紙法)
(7) 検査データのチェック〔総蛋白，アルブミン，コレステロール，CRP，白血球数，尿蛋白，尿沈渣，腎機能(BUN，クレアチニン)，電解質(Na, K, Cl)など〕
(8) 副腎皮質ステロイド薬，利尿薬内服中の体調の変化および副作用の有無
(9) 精神状態(会話内容，表情，態度など)

■具体的なケア1（一般的な留意点）

1 安静度に応じた ADL の介助
①浮腫の強い間は安静臥床が必要
②食事，排泄，清潔などの日常生活について，必要な援助を行う．
③体位の工夫(安楽な体位)
④浮腫のある部位の高挙
⑤褥瘡予防対策の実施

2 食事療法
①高エネルギー・低塩食の必要性を説明する．
②病状により蛋白質は1日0.6〜1.0 g/kg，食塩と水分も病状により制限量が変わるため注意
③高エネルギーで低塩の食事は摂取が困難なので，家族の協力を得て患者の好みのものを制限内で工夫し，摂取できるようにする．

3 感染症の防止
①清潔ケアの徹底
②保温に注意する．

4 薬物療法
①利尿薬や副腎皮質ステロイド薬の投与方法を厳守する．
②副作用の早期発見

5 精神的援助
患者や家族の話をよく聞き，不安や疑問に対しては納得のいくまで説明する．

6 患者指導

1) **疾患の理解**
   ①疾患の程度，症状，検査データなどの情報を患者や家族の理解力に応じて説明する．
   ②自己学習のための本なども紹介する．
2) **食事について**
   ①栄養士に食事指導の協力を得る．
   ②入院中の治療食内容を目安にする．
   ③家族のなかの調理者に指導する．
3) **尿蛋白のチェック**
   試験紙法による方法を指導する．
4) **自己管理ノートの作成を勧める**
   自覚症状，体重，水分出納，検査データ，薬物量を日々記入し，管理の目安とする．
5) **外来受診**
   ①定期的受診を指導する．
   ②臨時受診の必要な症状を話し，理解させる．
6) **社会復帰**
   社会生活，職業などに問題がある場合，必要であれば医療ソーシャルワーカーなどの協力を依頼する．
7) **家族指導**
   ①生涯にわたる疾患であるが，管理を十分に行うことによって社会生活は可能である．そのためには家族の協力が大切である．
   ②家族の不安や疑問，患者を支える困難さについてよい相談相手になることを説明する．
   ③高齢者の場合は，とくに家族の協力が患者の予後を左右することを理解させるとともに，援助方法について十分指導する．

■具体的なケア 2（小児に特有な看護上の留意点）

小児のネフローゼ症候群（表2）はその90％以上が一次性で，多くの場合，副腎皮質ステロイド薬によく反応し，寛解状態が得られやすい．
しかし再発もしやすいので，根気よく治療を続け，正しい生活管理をしていくことが必要となる．それによって寛解と再発を繰り返しながら5～10年で治癒することが多い．

■表2 小児ネフローゼ症候群の診断基準

1. **蛋白尿**
   1日の尿蛋白量が3.5g以上ないし0.1g/kg体重，または早朝起床時第一尿で300mg/100mL以上の尿蛋白量を持続する
2. **低蛋白血症**
   血清総蛋白量として　　学童　6.0g/100mL以下
   　　　　　　　　　　　幼児　6.0g/100mL以下
   　　　　　　　　　　　乳児　5.5g/100mL以下
   血清アルブミン量として　学童　3.0g/100mL以下
   　　　　　　　　　　　幼児　3.0g/100mL以下
   　　　　　　　　　　　乳児　2.5g/100mL以下
3. **脂質異常症（高脂血症）**
   血清総コレステロール値として　学童 250mg/100mL以上
   　　　　　　　　　　　　　　　幼児 220mg/100mL以上
   　　　　　　　　　　　　　　　乳児 200mg/100mL以上
4. **浮腫**

注 1) 上記の蛋白尿，低蛋白血症（低アルブミン血症）は，本症候群診断のための必須条件である
   2) 脂質異常症，浮腫は本症候群診断のための必須条件ではないが，これをみとめればその診断はより確実となる
   3) 蛋白尿の持続とは3～5日以上をいう

（厚生省特定疾患ネフローゼ症候群調査研究班，1974より一部改変）

1 運動
病状により運動制限が必要なことがあるため，主治医から腎臓病管理指導表をもらい，運動処方を徹底するようにする．

2 食事療法
浮腫，高血圧などがあり腎機能障害が強い場合には，食塩，蛋白質の制限を行うことがある．母親への食事指導を行う．

3 自己管理および家族指導
①日常生活における強い制約は，子どもに過度の不安やストレスを与えることになるため，制限は最小限にとどめるよう留意する．
②自己管理ノートをつくり，検査結果や食事内容などを記入し，自分で自分の病状を把握しようという気持ちを養う．
③家族には，学童期・思春期の子どもの特徴を理解するとともに，子どもが病気による肉体的・精神的負担を克服できるようサポートする役割があることを理解させる．

4 連携
①長い経過のなかで忍耐強く治療を続けるためにも，患児・家族が主治医を信頼し，どんなことでも相談できる人間関係を築けるように努める．
②子どもが通常の学校生活を営むためには，教員の理解と協力が不可欠なため，患児・家族が教員とのよい人間関係を築けるように必要に応じて支援する．

脳血管疾患
cerebrovascular disease(accident); CVD(CVA)

I 定義・概念

脳組織に分布している各脳血管(主に動脈)の病的過程(閉塞または破綻)により脳組織の破壊をきたした状態をいう.このうち,何らかの局所性脳機能障害を呈するものに,一過性脳虚血発作(TIA)と脳卒中があるが,脳血管疾患と脳卒中は同義で使用されることも多い.

II 成因

脳血管疾患は,脳の循環障害に起因する状態を指す.以前は脳出血の頻度が高かったが,高血圧の管理がいきわたるとともに最近は脳出血が減少し,代わって人口の高齢化とともに,動脈硬化や心房細動などの心疾患に起因する脳梗塞が増加している.

脳血管疾患の発症には,多くの場合,基礎疾患(危険因子)が存在する.脳出血は高血圧症に,脳梗塞は高血圧症のほか,動脈硬化を促進する糖尿病,脂質異常症,心疾患(心房細動など)などに起因する.

クモ膜下出血は,ほとんどの場合,脳動脈瘤(嚢状動脈瘤)の破裂による.

III 分類

米国の NINDS(国立神経疾患・脳卒中研究所)の分類法が発表され,わが国でも数多くの施設でこの分類が用いられている(表1, 2).以下に,主なものについて述べる.

1. 一過性脳虚血発作(transient ischemic attack; TIA)

脳循環障害によって局所神経徴候が一過性に現れるが,24時間以内に完全に回復するものである.

その発症機序として最も頻度が高いのは,次のとおり.粥状硬化性病変(アテローム)による頭蓋外や頭蓋内の主幹動脈の内膜病変で形成された微小血栓が遊離し,末梢の脳動脈の分枝をいったんは閉塞して神経症状を起こすが,生体内の線溶系の働きによって断片化および溶解して,再び血流が回復し症状が消失するものと考えられている.

2. 脳出血

脳出血の原因としては高血圧症が最も多い.その他の原因として,脳動脈瘤破裂,動静脈奇形,抗凝固療法,出血素因,アミロイドアンギオパチーなどがある.

高血圧性脳出血の好発部位は,被殻,視床,皮質下,小脳,橋であるが,細動脈の血管壊死による微小動脈瘤の破綻により生じると考えられている.

出血部位により特徴的な臨床症状を呈するが,小出血の場合,臨床症状のみでは脳梗塞との鑑別が困難なことがある.

3. クモ膜下出血

突然の頭痛,嘔吐,意識障害で発症し,多くの場合髄膜刺激症状をみとめる.頭部CTにより主としてク

■表1 脳血管疾患の臨床病型 (NINDS分類)

A. 無症候性
B. 局所性脳機能障害
 1. 一過性脳虚血発作(TIA)
  a. 頸動脈系
  b. 椎骨脳底動脈系
  c. 両者
  d. 部位不明
  e. 一過性脳虚血発作(TIA)疑い
 2. 脳卒中
  a. 時間的側面
   1) 改善期
   2) 増悪期
   3) 安定期
  b. 病型
   1) 脳出血
   2) クモ膜下出血
   3) 動静脈奇形による頭蓋内出血
   4) 脳梗塞(表2)
C. 血管性認知症
D. 高血圧性脳症

■表2 脳梗塞に関する細分類 (NINDS分類)

発症機序 (mechanisms)	血栓性(thrombotic) 塞栓性(embolic) 血行力学性(hemodynamic)
臨床的カテゴリー (clinical categories)	アテローム血栓性脳梗塞 (atherothrombotic) 心原性脳塞栓症(cardioembolic) ラクナ梗塞(lacunar) その他(others)
部位別症候(分布) [symptoms and signs by site (distribution)]	内頸動脈系 中大脳動脈系 前大脳動脈系 椎骨脳底動脈系

(表1, 2とも Ad Hoc Committee of National Insitute of Neurological Disorders and Stroke: Classification of Cerebrovascular Disease III. Stroke 21: 637, 1990)

■図1　アテローム血栓性脳梗塞の発症機序

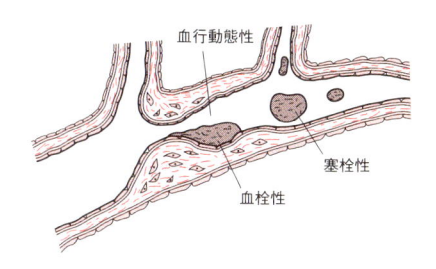

■図2　心原性脳塞栓症の発症機序

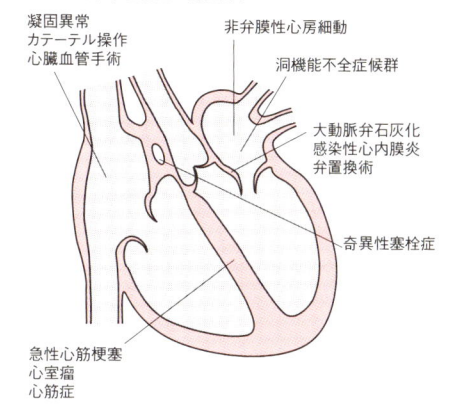

モ膜下腔に，一部は脳実質に高吸収域をみとめることで診断される．

多くは脳動脈瘤の破裂が原因であるが，動静脈奇形やモヤモヤ病（ウィリス動脈輪閉塞症）なども原因となる．なお，臨床的にクモ膜下出血が疑われるにもかかわらず，CTにて明確に診断できない場合にかぎり，血性髄液確認のため腰椎穿刺を行う．

4．脳梗塞

表2のように，脳梗塞の病型分類は，アテローム血栓性脳梗塞，心原性脳塞栓症，ラクナ梗塞およびその他からなる．この分類は治療と予防対策の面から理にかなったものといえる．

1）アテローム血栓性脳梗塞（図1）

脳主幹動脈のアテロームを基盤として生じる脳梗塞である．その発症機序としては，アテローム部に生じた血栓あるいはアテローム内出血やアテロームの破綻による急性閉塞の場合，アテロームによる閉塞ないし高度狭窄の存在下に血圧低下などの血行力学的要因が加わる場合，およびアテローム由来の遊離血栓が末梢の脳動脈を閉塞する場合（血栓塞栓）などが考えられる．20〜30％の例でTIAが前駆症状としてみられる．

高血圧症，糖尿病，脂質異常症，喫煙などの危険因子が関与し，閉塞性動脈硬化症や虚血性心疾患などの合併も多い．

2）心原性脳塞栓症（図2）

各種心疾患に伴い形成された血栓や心内シャントを介した末梢の静脈血栓が遊離して脳塞栓症をきたす．したがって，診断上は塞栓源となる基礎心疾患の存在が大前提となる．TIAが前駆症状として出現することもあるが少ない．90％以上が突発完成型の発症様式をとる．

病巣は閉塞した脳動脈の灌流域に一致し，皮質を含む境界鮮明な病変となる．栓子となった血栓は溶解しやすく，多くの場合，発症後数日以内に末梢へ移動したり消失したりする再開通現象をみとめる．その際，しばしば梗塞内への出血がみられ，出血性梗塞となる．

本症では広汎な梗塞のため，高度の脳浮腫をきたして脳ヘルニアを生じ死亡することがある一方で，発症後数時間以内の再開通により症状が急速に改善することもある．

3）ラクナ梗塞（図3）

基底核，視床，橋，内包および大脳深部白質に生じた径15 mm以下の小梗塞で，主として高血圧症，糖尿病などによる細動脈硬化（リポヒアリノーシス）による径200 μm以下の穿通枝動脈が閉塞することによるが，まれに心疾患や脳主幹動脈に由来する微小血栓によって生じる場合もある．

ラクナ梗塞では閉塞部位により種々の特徴的な神経徴候を呈するが，①純粋感覚発作，②純粋運動性片麻痺，③失調性片麻痺，④構音障害・手不器用症候群が，4大症候群として知られている．

IV　検査

一般的には，まず頭部CTで，出血または梗塞を確認する．梗塞の場合は，急性期や梗塞部位によっては病巣が描出されず，頭部MRIによって初めて病巣が描出される場合もある．なかでも拡散強調画像がとくに有用である．

血液検査，心電図，胸部X線検査は全例で行う必要がある．そのほか必要に応じて脳血管造影，超音波検査（頸部，経頭蓋，経胸壁および経食道心エコー），脳血流検査（SPECT）を施行する．

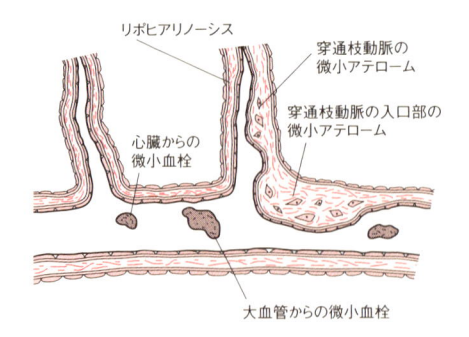

■図3　ラクナ梗塞の発症機序

リポヒアリノーシス
穿通枝動脈の微小アテローム
穿通枝動脈の入口部の微小アテローム
心臓からの微小血栓
大血管からの微小血栓

Ⅵ　治療

病型により異なるが，急性期における共通の治療の原則としては，安静，輸液(頭蓋内圧降下作用のあるグリセロールなど)，対症療法，感染予防，リハビリテーションなどである．

脳梗塞では，発症3時間以内の超急性期であれば，組織型プラスミノーゲンアクチベータ(t-PA)静注療法が行われる．3時間を過ぎている場合は，抗凝固薬(ヘパリン，ワルファリン，アルガトロバン)，抗血小板薬(アスピリン，オザグレル)が病型に応じて用いられる．脳梗塞共通の治療として，脳保護薬(エダラボン)投与が行われる．脳梗塞の場合，出血性梗塞の可能性がある場合，動脈解離，心筋梗塞の合併などを除いて急性期には原則として降圧は行わない．

脳出血では，著しい高血圧に対しては降圧を行う．皮質下や被殻の巨大血腫や小脳出血の一部で外科的に血腫除去術を行うことがある．

クモ膜下出血では，脳血管造影により動脈瘤を確認のうえ，外科的治療を行う．血圧管理を十分に行い再出血を防ぐことと，発症1～2週間後に生じる血管攣縮をできるだけ予防することが重要である．

Ⅴ　症状

急激な発症が多く，局所症状として片麻痺をきたすことが多い．構音障害，感覚異常，失語，同名半盲など，障害部位により症状はさまざまである．

クモ膜下出血は，突然発症する激しい頭痛を主徴とし，髄膜刺激症状を呈す．

脳幹部，または広汎な大脳皮質の機能障害があるときは強い意識障害をきたす．頭蓋内圧の亢進をきたした場合は嘔吐を伴う．

脳血管疾患患者の看護

■看護のポイント

脳血管疾患は急激に発症し，意識障害を伴う重篤な症状で移送されて入院する場合が多い．急性期の最大の看護目標は，救急処置による生命の維持と合併症の予防である．

回復期は生活指導による再発防止と，ADLの自立を目標として援助する．

■観察のポイント

1 バイタルサイン
　①呼吸状態(気道閉塞)
　②血圧異常
　③体温
　④脈拍の性質
2 意識
　①意識障害の有無
　②意識レベルを経時的に観察
3 神経症状
　頭痛，悪心・嘔吐，瞳孔異常，対光反射，共同偏視，項部硬直，言語障害，感覚異常，運動障害，歩行障害，除脳・除皮質硬直などの有無
4 基礎疾患の有無

■具体的なケア

1 救急処置(高度の呼吸障害や意識障害のある場合)
1) 呼吸管理
　①エアウェイの挿入
　②気道吸引
　③気管内挿管
　④酸素吸入
　⑤人工呼吸器装着

⑥口腔・気管内吸引
2）誤嚥防止
　吐物を吸引し，顔を横に向けるか，半腹臥位をとらせる．
3）尿道留置カテーテル（尿失禁・尿閉のある場合）
　①尿道留置カテーテルを挿入
　②尿量測定
4）静脈路の確保
　水分，電解質，栄養の補給や薬物注入のための静脈路を確保する．

② 全身管理
1）安　静
　①発作直後は衣服をゆるめ，原則として絶対安静とする．
　②肺炎や褥瘡予防のために体位変換を行う．
　③室内の照明，騒音，面会人などによる刺激をさける．
2）栄養補給
　意識障害や嚥下困難のために経口摂取ができない場合．
　①経管栄養法が行われる（発症3〜4日後ころ）．
　②経管栄養剤の注入後，逆流や吐物の誤嚥に十分注意する．
3）排泄の管理
　急性期の浣腸，努責を禁じ，便通を調整する．また，尿道留置カテーテル施行上の留意点は以下のとおりである．
　①清潔な器具
　②無菌操作
　③挿入部位の清潔
　④早期のカテーテル抜去
　⑤尿路感染の防止
4）褥瘡の予防
　①2時間ごとの体位変換（図4-a）
　②全身の保清
　③褥瘡好発部位に除圧・減圧用具を使用する．
　④背部マッサージを行う．
5）関節拘縮・変形防止
　①体位変換
　②良肢位の保持，片麻痺の床上関節運動を早期に開始する（図4-b）．
　③とくに，尖足や股関節拘縮を防ぐ．
　　→運動麻痺（うんどうまひ）
6）口腔の清潔
　感染を起こしやすいので，2〜3回/日，ホウ酸水やポビドンヨードで清拭する．
7）回復期
　①残存機能を発揮し自立への意欲を高め，ADLの拡大をはかる．
　②とくに，高血圧症，糖尿病の患者・家族に，再発予防や食事の指導を行う．

■図4　体位変換，良肢位の保持

a.体位変換
少なくとも2時間ごとに行う
麻痺側はできるだけ下側にしない

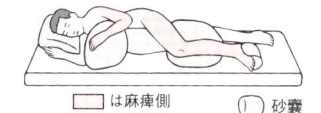

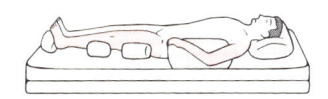

□は麻痺側　　○砂嚢

b.良肢位の保持，他動運動
関節拘縮予防（血圧が安定しているときに行う）

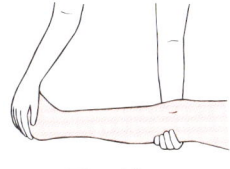

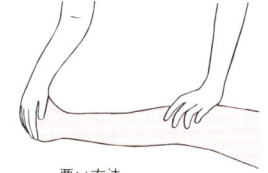

正しい方法

悪い方法
（膝関節を上から押してはならない）

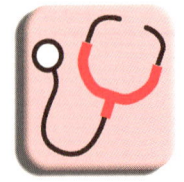

脳死
brain death ; BD

I 定義と概念

種々の原因により脳機能(大脳半球および脳幹機能)のすべてが失われているが,呼吸および循環管理により心拍の保たれている状態のこと.かつては脳死状態の患者は救命しえなかったが,医療機器の発達に伴う全身管理の技術的進歩により生まれた状態といえる.

一方,植物状態の患者では,大脳皮質の広汎な障害により,精神活動が著しく障害されてはいるが,自発呼吸がみとめられ血圧や心拍も安定している.栄養管理と褥瘡予防などの適切なケアにより長期生存が可能な状態である.この自律神経系の機能が比較的保たれている点で,脳死とは決定的に違う.

脳死判定の前提は次の4条件を満たす必要がある.
①器質的脳障害の症例
②上記①により深昏睡と無呼吸をきたしている.
③原疾患が確定診断されている.
④回復の可能性が否定されている.

器質的脳障害とは,一般的に脳腫瘍・脳血管障害・頭部外傷などを指すが,これら疾患が原因で死亡する場合,ほとんどの症例がその原疾患のために頭蓋内圧が亢進し,脳ヘルニアが生じ脳死に至る.経時的には,これら原疾患を有する患者が頭蓋内圧亢進をきたすと,クッシング現象により全身血圧が上昇する.同時に緊張の強い徐脈も起きる.頭蓋内圧亢進に伴い,呼吸状態もチェーン-ストークス呼吸や中枢性過換気の状態になる.その後,深昏睡となり痛覚に対する反応も失われ,除脳姿勢をとるようになる.脳ヘルニアが生じると,血圧が急激に下降し呼吸が停止する.この段階で対光反射などの脳幹反射が消失していれば,臨床的には脳死の状態になったと判断する.なお脳死を死と認めることには多くの議論があるが,1992(平成4)年の臨時脳死及び臓器移植調査会(脳死臨調)の答申に続き1997(平成9)年6月,臓器移植の場合に限って脳死を死とみなす「臓器の移植に関する法律」が制定された.この法律では,以下の除外項目に該当しないことを確認し,判定基準を満たすとき,脳死と診断される.これらによってわが国でも脳死臓器移植が行われるようになった.

II 除外項目

以下の症例は脳死の判定から除外する.
①6歳未満の小児
②脳死と類似した状態になりうる症例
・急性薬物中毒
・低体温(直腸温で32℃以下)
・代謝・内分泌疾患

急性薬物中毒や低体温では,これら意識障害を生じる原因を除去した場合に回復しうる.すなわち可逆的な意識障害であり,前述の前提条件の④に該当しないので,除外されなければならない.

III 判定基準

以上をふまえて,以下の判定基準〔1986(昭和61)年1月に発表された,厚生省(当時)「脳死に関する研究班」報告による〕によって脳死の判定を行う.
①深昏睡である(JCS:300, GCS:3).
②自発呼吸が停止している.
③瞳孔が固定している(瞳孔径は左右とも4 mm以上).
④すべての脳幹反射が消失している.
⑤脳波が平坦である.
⑥上記①〜⑤が6時間以上持続している.

上記①〜④は,いずれも脳幹機能が停止していることを確認するためのものである.⑤によって脳全体の電気的な活動の停止を確認する.なお,ここで平坦脳波という言葉が使用されているが,「平坦脳波」は医学的に正しくは,「脳電気的無活動(ECI)」を使用することになっている.

IV 臓器移植の流れ

1. 臨床的脳死と法的脳死

臨床的脳死とは,治療中の患者に脳死が疑われる場合,前項の判定基準のうち①および③〜⑤の4項目のすべてが満たされている場合をいう.

法的脳死とは,臨床的脳死と診断された場合に,臓器提供に関する臓器提供意思表示カード(ドナーカード)の所持と家族の同意が得られたのちに,IIIの脳死判定基準が満たされた場合をいう.

2. 患者の家族への説明
1) 病態の説明と治療方針(選択肢)の提示

治療の甲斐なく臨床的脳死と診断された場合,担当医師はその病態と予後を患者の家族へ説明する.

患者家族は,そのまま治療継続し,延命治療をする

か，臓器提供をするかという選択肢を提示される．
2) **臓器提供に関する患者本人の意思表示の確認**
　家族によって臨床的脳死の理解の程度が異なり，患者の病態や経過も異なるため，家族の状況を十分考慮したうえで，患者自身の臓器提供に関しての考えやドナーカードを所持していたかを把握する．この際，主治医も看護師も，臓器提供の意思を示すことが救命治療に何ら影響を与えるものではないことを十分に説明することが大切である．
3) **意思表示が確認された場合**
　患者に臓器提供の意思表示があることを家族などから告げられた場合，担当医師は家族に，①臓器提供の機会があること，②承諾に関する手続きに関しては日本臓器移植ネットワークから派遣されるドナー移植コーディネーターによる説明があることを説明する．

3．ドナー（候補者）移植コーディネーターの役割

　ドナー移植コーディネーターの役割は，あくまでも中立的な立場をとり，ドナーの家族，臓器提供施設，移植実施施設とも公平にかかわり，ドナーと家族の意思を尊重して，臓器提供が適正かつ円滑に行われるように調整することである．
1) **ドナー発生施設への到着**
　実際に臓器提供施設から連絡を受け，施設に到着したドナー移植コーディネーターは，病院統括者，当該診療部長，担当医師，看護部長，担当看護師，事務長，院内倫理委員会の承認および脳死判定を行う体制を確認し，さらには報道機関への対応も確認したうえで，厚生労働省の支援，今後の臓器提供の手順などの説明をドナー家族に行う．
2) **初期情報の収集および第一次評価の検討**
　ドナー移植コーディネーターは家族に面会する前に，担当医師やカルテから医学的な情報を収集し第一次評価を行う．この情報はネットワーク本部に送られ，ドナーの適否が検討される．
3) **家族への説明と承諾**
　第一次評価を終えたのち，担当医師によって家族に紹介される．ドナー移植コーディネーターは家族に対して，①脳死判定の概要，②臓器移植を前提として法に規定する脳死判定により脳死と判定された場合には，法において人の死とされていること，③本人が臓器を提供する意思および脳死判定に従うことを書面で表示し，かつ家族がそれらを拒まない場合にかぎり，脳死した本人から臓器を摘出することができることなどを説明する．
　あくまでも家族の承諾の任意性に配慮し，家族に提供の意思があることを確認し，所定の承諾書に署名捺印を頂く．さらに，臓器摘出手術が開始される以前であれば，いつでも撤回できることも説明する．
4) **承諾を得たあとの家族への対応**
　この段階で最も大切なことは，家族が休める場所を確保し，家族の状況を考慮しながら必要な手続きや打ち合わせを進めることである．また，担当医師や担当看護師などとも協力して家族を支援することも大切である．脳死の判断から家族の意思を確認するまでの一般的な流れを図1に示す．

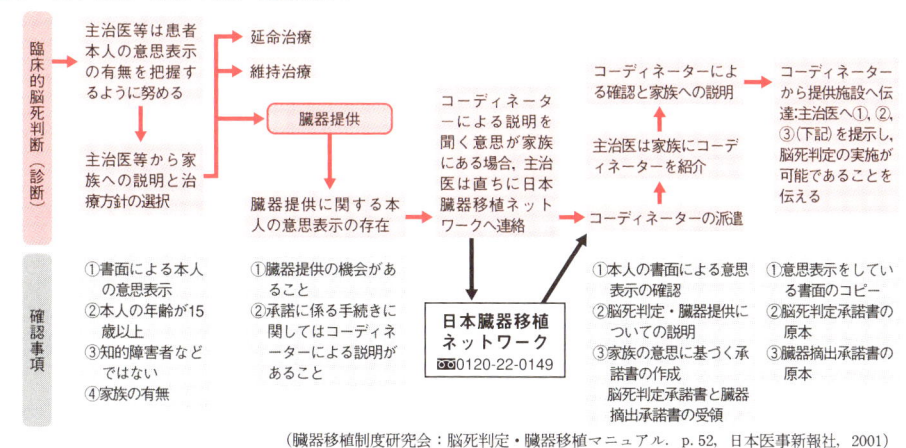

■図1　臨床的脳死の判断から家族の意思確認まで

（臓器移植制度研究会：脳死判定・臓器移植マニュアル．p. 52，日本医事新報社，2001）

脳室ドレナージ
ventricular drainage

I 目的

脳室から脳脊髄液(以下,髄液)を一時的に体外へ導出排液し,頭蓋内圧を正常範囲内にコントロールすることを目的とする.また,チューブから採取した髄液より性状(外観),成分(蛋白,糖,細胞数など),培養,腫瘍マーカーなどの検査や,抗菌薬の注入などの治療にも応用される.

頭蓋に小孔をあけて,ドレナージチューブを頭蓋内に挿入,固定する.チューブはドレナージセットに接続して目標とする基準範囲内の圧に調節される(一般に15～20 cmH₂O).

髄液はクモ膜下出血や脳室内出血では血性髄液,髄膜炎では感染による混濁髄液となる.髄液は直接外界と接するため感染の危険が高く,挿入局所,ドレナージセットの消毒を厳重にする.必要がなくなればできるだけ早期にチューブを除去する.脳室チューブの留置期間は2週間が限度である.

II 適応

クモ膜下出血,脳室内出血,脳腫瘍(後頭蓋窩腫瘍,脳室内腫瘍),髄膜炎,外傷などによる水頭症や頭蓋内圧亢進.

III 構造

脳室ドレナージセットは,髄液を滴下して圧を設定するドレナージ回路部,大気と連結するエアフィルター,流出した髄液を貯留して測定するドレナージバッグなどからなり,閉鎖式である(図1).頭部から導出されたチューブはドレナージ回路と髄液滴下部を被覆するチャンバーに連結する.外耳孔(図1のA)と髄液滴下部(図1のB)との落差によって設定圧を決定する(図2).ドレナージ中はチャンバーのエアフィルターが乾燥し,大気と連結していなければならない.湿性のフィルターは頭蓋内に陰圧を誘発する.

IV 看護上の留意点

①ドレーン留置中は,意識障害のある患者による自己抜去,看護師の不注意による抜去に注意し,的確な固定や安全確認の徹底をはかる.
②ドレナージされる排液の性状や成分とともに,神経症状の異常に注意する.
③良好な脳室ドレナージを得るため,ドレナージチューブの屈曲,閉塞に注意する.
④設定したドレナージ圧が一定に保持されるように,外耳孔と髄液滴下部との落差に注意する.
⑤体動により頭部の位置が変化しないように,体位や髄液滴下部の高さを調節する.
⑥体位変換や検査時の移動では,設定圧ができるだけ変動しないように回路をクランプして行う.必ずチャンバーをドレナージバッグより高位に維持する.
⑦エアフィルターが常に乾燥して大気に開放されていることを確認する.
⑧異常が発見されたときには,まずチューブをクランプして医師に報告し,指示をあおぐ.

■図1 脳室ドレナージの全体像と各部の構造

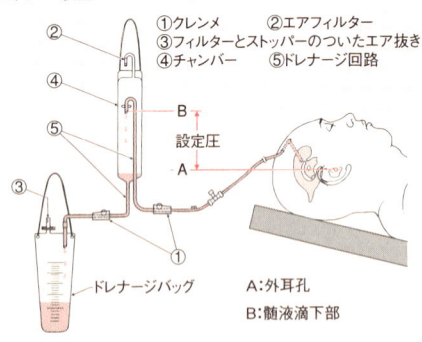

①クレンメ　②エアフィルター
③フィルターとストッパーのついたエア抜き
④チャンバー　⑤ドレナージ回路

A:外耳孔
B:髄液滴下部

■図2 患者の外耳孔を基準としたゼロ点の設定

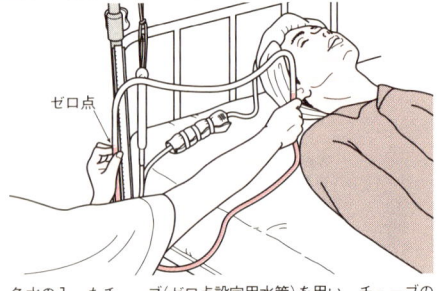

色水の入ったチューブ(ゼロ点設定用水管)を用い,チューブの水面付近を両手で持ち,左右の手を平行に上下させて,ゼロ点(両耳孔を結んだ水平線＝0 cmH₂Oとなる位置)を定める

脳神経
cranial nerves ; CN

I 定義・概念

脳の底面(腹側)から,頭蓋底(骨)を貫通して各種器官・組織へと12対24本の神経が連絡・出入りし,前方から後方へ順番に第Ⅰ脳神経から第Ⅻ脳神経までそれぞれ名前がつけられている(表1).この12対の脳神経は,機能的に感覚神経である求心性線維と,運動神経である遠心性線維とに大別される.

そのなかで嗅神経は嗅上皮の突起であり,視神経は本来大脳の一部とみることができるが,従来脳神経のなかに含めて扱われている.

副交感神経を含有する脳神経とその主な作用を表2に示す.

■表1 脳神経の主な働き・分布域

神経名	主な作用	主な分布域
Ⅰ:嗅神経	嗅覚	嗅球粘膜
Ⅱ:視神経	視覚	眼球(網膜)
Ⅲ:動眼神経	混合(運動・副交感)	眼筋
Ⅳ:滑車神経	運動	眼筋
Ⅴ:三叉神経	混合(感覚・運動)	
第1枝:眼神経	感覚	眼窩,前頭部
第2枝:上顎神経	感覚	上顎部
第3枝:下顎神経	感覚・運動	下顎部,咀しゃく筋
Ⅵ:外転神経	運動	眼筋
Ⅶ:顔面神経	混合(運動・味覚・副交感)	表情筋,舌体,唾液腺
Ⅷ:内耳神経	聴覚・平衡覚	内耳
Ⅸ:舌咽神経	混合(感覚・運動・味覚・副交感)	舌根,耳下腺,咽頭
Ⅹ:迷走神経	混合(感覚・運動・味覚・副交感)	舌根,頸・胸・腹部の内臓
Ⅺ:副神経	運動	体幹の筋
Ⅻ:舌下神経	運動	舌筋

(坪井良子監:成人看護学Ⅲ.看護学サマリー4,p.87,学習研究社,1992 より一部改変)

■表2 副交感神経を含有する脳神経と主な作用

動眼神経	毛様体筋および瞳孔括約筋の運動
顔面神経	涙腺,顎下腺,舌下腺の分泌
舌咽神経	耳下腺の分泌
迷走神経	頸部,胸部,腹部の内臓に分布.平滑筋の運動と胃液の分泌

II 作用機序と各種障害

1. 嗅神経(olfactory nerve)〈第Ⅰ脳神経〉

鼻腔粘膜上部にある感覚細胞からなり,前頭蓋底の篩板を貫いて嗅球に至り,次いで嗅索を経て中枢側へ行き,いわゆる嗅脳(海馬,扁桃体,鉤など)に至る.

嗅覚の障害には,嗅覚脱失,嗅覚低下があり,鼻炎,髄膜炎,頭蓋底骨折,頭蓋底腫瘍などで起こる.また,側頭葉前方の病変で幻嗅発作(鉤回発作)をみることがある.

2. 視神経(optic nerve)〈第Ⅱ脳神経〉

視神経は,網膜から視束を通り,視〔神経〕交差部で半交差し,視索となり外側膝状体に至る.視放線を経て後頭葉の皮質視中枢(第17野)に終る.

視力障害の原因には,眼科的疾患や変性疾患,脳腫瘍,頭蓋内圧亢進などがある.

視野障害には,視神経萎縮などによる視野狭窄と視野が部分的に欠損する半盲とがある.半盲には同名半盲,上四半盲,異名半盲(両耳側半盲),皮質盲などがあり,原因には脳腫瘍(下垂体腺腫,頭蓋咽頭腫,髄膜腫),脳血管障害,視交差クモ膜炎,脳動脈硬化症,水頭症などがある.

3. 動眼神経(oculomotor nerve)〈第Ⅲ脳神経〉
　　滑車神経(trochlear nerve)〈第Ⅳ脳神経〉
　　外転神経(abducens nerve)〈第Ⅵ脳神経〉

眼球運動をつかさどる3つの神経である.

1) 動眼神経

大部分が運動神経であるが,一部副交感神経からなる混合神経である.動眼神経核は中脳水道の腹側にあり,外眼筋に行く線維の起始をなしている.この核の背側にエディンガー・ウェストファル核(動眼神経副核)があり,副交感神経の起始核として瞳孔括約筋,毛様体を支配している.

動眼神経は,大脳脚の間から出て小脳テント付着部の上を通り,中頭蓋窩で硬膜を貫く.さらに,海綿静脈洞の外壁を通り上眼窩裂を経て眼窩に入り,上直筋,内直筋,下直筋,下斜筋(運動線維)の諸筋に分布する.

また,一部は側枝を毛様体神経節へ出し,内眼筋へ

■図1　脳神経とその支配領域

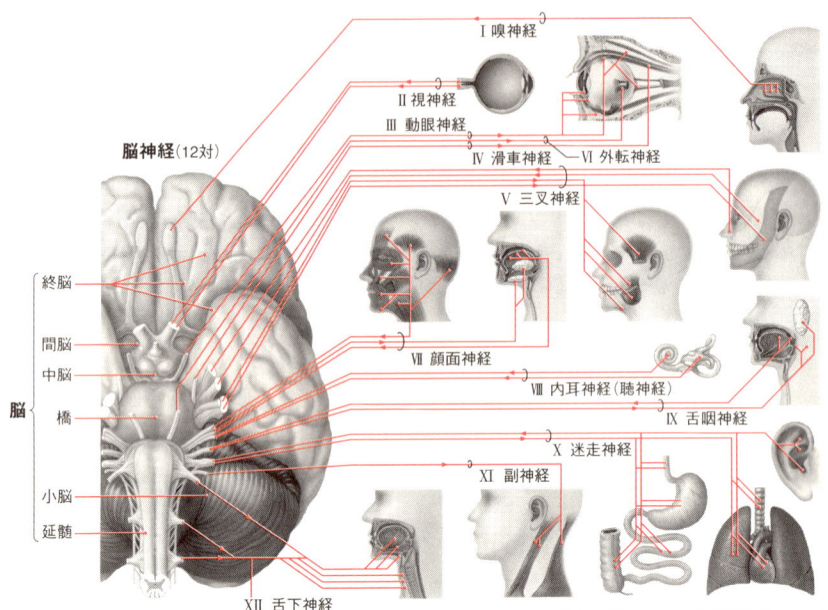

脳神経(12対)

I 嗅神経
II 視神経
III 動眼神経
IV 滑車神経　VI 外転神経
V 三叉神経
VII 顔面神経
VIII 内耳神経(聴神経)
IX 舌咽神経
X 迷走神経
XI 副神経
XII 舌下神経

脳
- 終脳
- 間脳
- 中脳
- 橋
- 小脳
- 延髄

(小板橋喜久代編著：カラーアトラス　からだの構造と機能. p.73, 学習研究社, 2001)

の副交感神経支配を行う．

2）滑車神経

　上斜筋を支配する運動神経である．動眼神経核の直下にある滑車神経核から出た滑車神経は，後方に走り上髄帆で交叉し，下丘の下の脳幹の背側から出て橋，大脳脚を回り，海綿静脈洞，上眼窩裂を通り上斜筋に至る．

3）外転神経

　眼球の運動に関与する，外側直筋に分布する運動神経である．橋の第四脳室底の外転神経核から起こり，橋と延髄の境界部から外へ出て，橋の外側を回る．次いで後床突起の外側から硬膜を穿通して海綿静脈洞を通り，上眼窩裂より外側直筋に至る．

　動眼・滑車・外転神経は，互いの神経核の間で密接に連絡して注視運動を可能としており，これらの統合は内側縦束によって行われる．

　さらに核上性の支配は前頭葉の第8野にあり，内側縦束と連絡している．

　これらの神経および神経核の障害によって，いろいろなタイプの複視や瞳孔異常，眼瞼下垂が出現する．核性麻痺の原因には，炎症，出血や梗塞などの脳血管障害，腫瘍，脱髄疾患などがあり，末梢性眼筋運動麻痺の原因には，副鼻腔炎，髄膜炎，眼窩内病変(外傷，腫瘍，炎症など)，頭蓋底腫瘍，内頸動脈瘤などがある．

4．三叉神経(trigeminal nerve)〈第V脳神経〉

　三叉神経は，顔面の感覚をつかさどる感覚神経と，咀しゃく筋を支配する運動神経からなる混合神経である．

　感覚枝はガッセル神経節から末梢へは3枝に分かれ，第1枝は前額，前頭頭頂の頭皮，眼球および鼻腔の一部など，主に上部顔面に分布し，第2枝は顔面中央部の眼球，鼻，鼻腔内，口腔内に，第3枝は下部顔面，頭部外側，耳，口腔内へと分布している．

　ガッセル神経節から中枢へは橋から延髄，上部頸髄にかけて存在する三叉神経知覚神経核に至り，さらに視床に達し，内包後脚を通り，中心後回の最下部にいっている．運動枝の核は橋の外側部，第四脳室底近くにあり，下顎神経とともに頭蓋骨を出て，主として咀しゃく筋や側頭筋を支配している．

　三叉神経の機能障害としては，発作性の強烈な顔面痛をきたす三叉神経痛がある．その原因の大部分が頭蓋内血管による三叉神経圧迫であるとされ，微小血管減圧術が有効である．そのほか症候性三叉神経痛の原

因には，虫歯，副鼻腔炎，眼の炎症，帯状疱疹，頭蓋底腫瘍などがある．

5．顔面神経(facial nerve)〈第Ⅶ脳神経〉

顔面神経は，主として顔面筋に分布して運動をつかさどるが，そのほかに分泌と味覚(舌前2/3)に関与する中間神経を含む．

運動枝：橋内部の運動核から出た根は背内側へ上行し，橋と延髄の間から外へ出る．次いで内耳神経(第Ⅷ脳神経)とともに内耳道に入り，顔面神経管に入る．ただちに膝神経節で屈曲し，アブミ骨神経(運動枝)および鼓室神経(味覚・分泌)を出す．さらに本幹は茎乳突孔から出て多数の枝を放射状に出し，すべての顔面筋に分布している．なお運動枝は大脳半球運動領から中枢性支配を受ける．

顔面神経の機能障害は，中枢性顔面神経麻痺，ベル麻痺といわれる突発性顔面神経麻痺を含む末梢性顔面神経麻痺，神経刺激現象といわれる顔面痙攣などがある．顔面神経麻痺の原因には，脳血管障害(出血，梗塞)，脳腫瘍(とくに聴神経腫瘍)，頭蓋底骨折，脳底部髄膜炎，慢性中耳炎，変性疾患などがある．

6．内耳神経(vestibulocochlear nerve)〈第Ⅷ脳神経〉

蝸牛神経と前庭神経の総称を内耳神経または聴神経という．

蝸牛神経は聴覚に関し，蝸牛のコルチ器官の有毛細胞から発し，内耳道内を顔面神経とともに走る．橋と延髄の境から脳幹部に入り，第四脳室の外側隅の背側および腹側蝸牛神経核に終る．さらに大部分は交差し，外側毛帯，四丘体下丘，内側膝状体，内包後脚を経て横側頭回に終る．聴覚異常には，外耳または中耳の障害による伝音性難聴と，蝸牛より中枢の障害で起こる感音性難聴とがある．伝音性難聴は外耳，鼓膜，中耳，耳管などの炎症，閉塞，外傷によって起こり，感音性難聴にはコルチ器官の障害による感音性のものと，聴神経腫瘍や頭蓋底骨折，髄膜炎などによる神経損傷に起因する神経性難聴とがある．

前庭神経(平衡神経)は平衡覚をつかさどる．骨迷路のなかにある半規管から出て，内耳道内を蝸牛神経とともに走り，延髄外側内にある前庭神経核に入る．さらに内側縦束を経て眼筋運動神経，小脳に連絡し，また脊髄の内側および外側前庭脊髄路を下行する．体位変換，協調運動，注視および眼球運動に関係し，平衡機能を保持している．

機能障害は，めまい，ふらつき，悪心・嘔吐，眼振などであり，原因としてメニエール病，迷路の炎症や外傷，椎骨脳底動脈循環不全，クモ膜下出血，小脳橋角部腫瘍(聴神経腫瘍)などがある．

7．舌咽神経(glossopharyngeal nerve)〈第Ⅸ脳神経〉

感覚・運動の混合性神経で，舌骨筋や咽頭筋の運動をつかさどり，味覚や咽頭知覚，耳下腺の分泌などに関与する．

頸静脈孔を通って頭蓋底の外に出る．鼓室神経，小錐体神経となって耳下腺に達して鼓室，耳管の感覚をつかさどり，ほかの分枝は咽頭，頸動脈小体や舌の後方1/3の感覚をつかさどる舌枝となる．

舌咽神経の異常には，舌の後方1/3の味覚障害，舌根部の感覚低下，口蓋反射の消失，嚥下障害，口蓋帆下垂，舌咽神経痛などがあり，原因としては，神経炎，髄膜炎，頭蓋底骨折，後頭蓋窩腫瘍，椎骨脳底動脈の動脈瘤，延髄空洞症などがある．

8．迷走神経(vagus nerve)〈第Ⅹ脳神経〉

迷走神経は，舌咽神経とともに頸静脈孔から出て，上・下神経節を経て後頭蓋硬膜，外耳道後下壁，咽頭，軟口蓋，喉頭，声帯，さらに心臓，気管支，腹腔臓器(胃，肝，膵，腎その他)へいっている．

一側迷走神経障害は，患側軟口蓋の下垂，鼻声，嗄声(させい)，嚥下障害，頻脈，不整脈などがあり，原因には，神経炎，外傷，頸部腫瘍，頭蓋内の腫瘍や出血や動脈瘤，延髄空洞症，多発性硬化症などがある．

9．副神経(accessory nerve)〈第Ⅺ脳神経〉

副神経は運動性であり，多数の根をもって迷走神経の直下で延髄の側索から起こり，全部が一幹となり，第Ⅸ，Ⅹ脳神経とともに頸静脈孔に入る．延髄根は迷走神経とほぼ同じ走行・機能を示し，胸鎖乳突筋と僧帽筋に分布する．

副神経の末梢性の一側性麻痺では，頭を対側に向けるのが困難となり，肩が下がる．障害の原因には，外傷，頭蓋底腫瘍，多発性神経炎，頭蓋頸椎移行部の奇形などがある．

10．舌下神経(hypoglossal nerve)〈第Ⅻ脳神経〉

舌下神経は，舌の運動をつかさどる運動神経である．延髄のほぼ全長にわたっている舌下神経核から出て，舌下神経管から頭蓋底の外へ出ており，さらに，舌筋と舌骨筋へ分布する．

舌の筋肉は一部は両側性に支配されているので，核上性障害ではほとんど無症状であるが，末梢性障害の麻痺は一側性であり，舌を突出させると，麻痺側に曲がっていく．核性障害の原因には，進行性球麻痺，重症筋無力症，筋萎縮性側索硬化症，脳幹部腫瘍，血管性病変などがある．末梢性障害の原因には，髄膜炎，種々の中毒(鉛，アルコールなど)，クモ膜下出血，頭蓋底腫瘍，頸部腫瘍，頭部陥入症，頭蓋底骨折などがある．

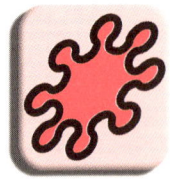

肺炎
pneumonia ; PN, Pn

I 定義・概念

　肺は気道，肺胞と肺間質からなるが，気道の末梢である肺胞と間質領域の炎症性変化を肺炎と称している．形態的には，肺胞性肺炎と間質性肺炎(肺臓炎)および，その中間・混合型に分類される(図1)．肺胞性肺炎は，病理的には小葉性肺炎(気管支肺炎)と大葉性肺炎に分類される．小葉性肺炎は，肺小葉がいくつか融合した形の巣状肺炎であり，大葉性肺炎は，急速に肺一葉全体に広がり，クループ性肺炎，真性肺炎ともよばれる．

II 原因・分類

　微生物，化学物質，物理的要因などで起こり，免疫的要因も関係する．感染性肺炎の場合，年齢，市中肺炎，院内肺炎により原因微生物は異なる(表1)．市中肺炎(community acquired pneumonia)とは通常の一般社会生活のなかで発症した肺炎，院内肺炎(hospital acquired pneumonia)とは医療施設入院後に発症した肺炎をいう．

1. 細菌性肺炎
　市中肺炎の原因菌として，成人では肺炎球菌，小児ではインフルエンザ菌の頻度が高い．

2. ウイルス性肺炎
　乳児のRSウイルス(respiratory syncytial virus)肺炎は，重篤化しやすい．麻疹ウイルスは，巨細胞性肺炎を起こす．

3. マイコプラズマ肺炎
　原発性異型肺炎ともよぶ．

4. クラミジア肺炎
　Chlamydia psittaci, *C. trachomatis*, *C. pneumoniae* が原因の肺炎を示すが，*C. psittaci* によるオウム病は鳥類との人畜共通感染症で症状も重いため区別されることがある．*C. trachomatis* は新生児肺炎の原因で，*C. pneumoniae* による肺炎は小児と高齢者に多い．

■表1　肺炎の原因微生物

(1) 細菌	e) アデノウイルス
a) 肺炎球菌	f) その他
b) インフルエンザ菌	(3) マイコプラズマ
c) ブドウ球菌	(4) クラミジア
d) レンサ球菌	(5) 真菌
e) レジオネラ菌	a) カンジダ
f) 肺炎桿菌	b) アスペルギルス
g) 結核菌	c) クリプトコッカス
h) その他	d) ニューモシスチス・ジロヴェチ
(2) ウイルス	
a) インフルエンザウイルス	e) その他
b) RSウイルス	(6) 原虫
c) パラインフルエンザウイルス	a) トキソプラズマ
	b) アメーバ
d) 麻疹ウイルス	c) その他

■図1　肺炎の病因分類

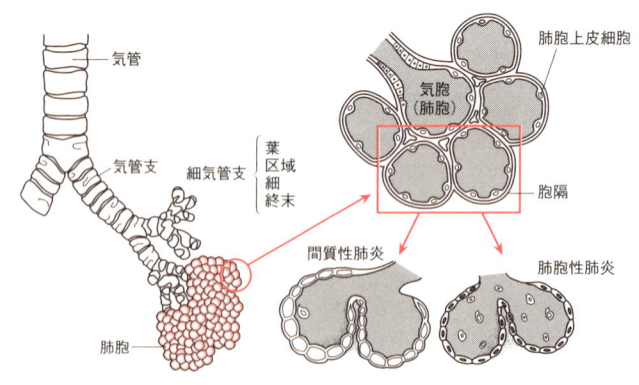

肺胞性肺炎は細菌により肺胞に生じる．間質性肺炎は細菌以外の微生物によって肺胞壁，胞隔に生じる．このほかに真菌などにより肺胞性および間質性に生じる肺炎がある

5．真菌性肺炎・原虫性肺炎

真菌，原虫は主として免疫不全患者の肺炎の原因になる．ニューモシスチス肺炎は，原虫の一種とされていた *Pneumocystis carinii* が原因と考えられたため，カリニ肺炎とよばれたが，近年，ヒトを宿主とするニューモシスチスは別種の *P. jiroveci* であること，さらにニューモシスチスは遺伝子的に真菌に近いと判明し，呼称および分類が変更された．

6．その他

前記の微生物以外でも肺炎は起こり，種々の因子が複合して発症することがあるので，多くの名称がある．

アレルギー性肺炎，放射線肺炎，老人性肺炎，誤嚥性肺炎(吸引性肺炎)，沈下性肺炎(就下性肺炎)，術後肺炎などがあるが，感染症を合併することが多い．

III 症 状

1．感染症の症状と呼吸器系の症状

発熱，悪寒・戦慄，咳嗽，喀痰，胸痛，呼吸異常などが主症状で，意識が障害されることもある．高齢者や衰弱した患者では自覚症状が乏しいことがある．

細菌性肺炎では喀痰が膿性であることが多い．

ウイルスやマイコプラズマによる肺炎では，頑固な咳嗽が続くことが多い．真菌や原虫による肺炎では，基礎疾患(HIV感染，白血病，悪性リンパ腫，がん化学療法など)による症状と合併して重篤な状態になる．

2．合併症

最近は治療の進歩により，他臓器への合併症は少ない．しかし高齢者例も多いので，胸膜炎の合併のほか，菌血症，敗血症や心肺との密接な関係から心不全をみることが多い．このような病状悪化の原因としては，高齢者には慢性肺気腫，慢性気管支炎，肺線維症などや，心疾患，糖尿病の患者が多いことによる．

IV 診断・検査

症状，身体所見，胸部X線検査のほか，血液ガス分析，炎症反応検査(白血球数，赤沈・CRP)などで病態を評価することが重要であるが，細菌検査(喀痰，血液)，血清抗体や血清・尿中抗原検査による原因検索も必要である．細菌の場合は薬剤感受性試験も行われる．

喀痰には上気道や口内の細菌が混入している場合が多いので，原因検索の資料としては評価に注意が必要である．

V 治 療

細菌の場合，感受性試験により抗菌薬を投与する．インフルエンザウイルスによる肺炎の場合には，アマンタジン，ザナミビル，オセルタミビルが使用される．マイコプラズマ肺炎，クラミジア肺炎にはマクロライド系やテトラサイクリン系の抗菌薬が使用される．

真菌性肺炎(ニューモシスチスを除く)には，ポリエン系，アゾール系，キャンディン系の抗真菌薬が使用される．ニューモシスチス肺炎では，ST合剤やペンタミジンが使用される．

肺炎患者の看護

急性期

■看護のポイント

肺炎は，細菌，ウイルス，その他の原因によって起こる肺実質の炎症性疾患で，病変の広がりによって，大葉性肺炎と小葉性肺炎(気管支肺炎)に分類される．臨床症状として発熱，倦怠感，食欲不振，咳嗽，喀痰，胸背部痛，呼吸困難などを伴うので，症状の正確な把握と早期治療のための援助を行う．

■観察のポイント

①臨床症状と苦痛の程度(表2)
②検査所見の結果(表2)
③治療(安静度，薬物の種類・量・作用・副作用など)
④患者の背景(慢性呼吸器疾患既往の有無，社会的・家族的な背景)
⑤患者の理解度(疾病・治療，安静の必要性など)

■具体的なケア

1　正しい与薬
①効果や副作用に注意する．
②抗菌薬，必要に応じた輸液，強心薬，昇圧薬，鎮咳薬，鎮静薬など

2 心身の安静と保温
　①体力の消耗を防ぐ．
　②発熱には，安静臥床，氷枕，氷囊を貼用する．
3 環境調整
　①室内の温度を20～24℃，湿度を60％に保つ．
　②室内の乾燥防止
　③清浄な空気を維持する．
　④感染経路を遮断して，新たな菌の感染を防ぐ（必要時には，マスク，ガウン，手袋の使用）．
4 胸痛の緩和
　①湿布
　②体位の工夫(患側を下にした側臥位にすると痛みが和らぐ)
　③吸入(ネブライザー，酸素吸入)
5 栄養・水分の補給
　発熱や薬物療法により食欲不振となりやすい．
　①高エネルギー食，高蛋白食
　②水分，ビタミン類も十分に補給する．
6 合併症の予防

■表2　肺炎患者の主な情報収集項目（臨床症状・検査）

項目	内容
臨床症状	咳嗽，喀痰，胸痛，頭痛，発熱，倦怠感，食欲不振，呼吸困難など
理学的所見	濁音，湿性ラ音，喘鳴など
胸部X線検査	浸潤陰影，斑状点陰影など
喀痰細菌検査	一般細菌，真菌，マイコプラズマなど
血液検査	一般検査：白血球数・像，赤沈など 血清学的検査：寒冷凝集反応，CRP検査など
血液ガス分析	低酸素血症，高二酸化炭素血症，低二酸化炭素血症など

　①口腔・鼻咽頭の清潔
　②体位変換
　③深呼吸を促す．
　④早期離床を目指す．
7 精神的援助
　①会話による疲労を少なくする．
　②不安やいらだちを受容する．
　③家族に説明し理解を得る．

慢性期

■看護のポイント

　この時期は精神的ストレスに留意し，安静度を守りながら離床に向かう準備をする．とくに合併症や再発を起こさずに順調に回復するように援助することが大切である．

■観察のポイント

1 症状の有無・程度とその変化
　①バイタルサイン，②胸背部痛，③咳嗽，④喀痰，⑤倦怠感，⑥全身症状，など
2 検査所見の変化
　①胸部X線検査，②血液検査，③喀痰検査
3 安静度，薬物による治療状況
4 日常生活行動の程度
　①食欲，②食事摂取量，③排泄状況，④睡眠状況，⑤歩行状況
5 離床に対する患者の意欲の有無・問題点
　社会的・心理的状況

■具体的なケア

1 体力，筋力の回復・増強に努める
　長期臥床した場合，年齢や期間により異なる．
　①基礎体力の回復をはかる．床上での計画的な自動的・他動的運動を行う．
　②食事による栄養補給は以下の点に留意する．
　　・高蛋白質，高エネルギーを心がける
　　・食事をもとの形態に徐々に戻す
　　・摂取量を増やす
2 日常行動範囲の拡大
　①臥床時間を徐々に短くする．
　②室内歩行範囲・時間を延長する．
　③行動前後の呼吸と脈拍の変化を確認する．
　④室外歩行へ拡大していく(保温に十分留意)．
3 患者の回復意識を高める
　体力に自信をつけさせる．とくに高齢者の場合，脚力が衰え，自信をなくしやすくなるので，心理的な支えと励ましが必要となる．
4 退院指導
　①日常生活のリズムに規律をもたせる．活動と休息のバランスをよくとる．
　②年齢，体力に応じた生活をする．適度な運動をし，体力，筋力の保持・増進をはかる．
　③栄養のバランスをとる．
　④再発を予防する．

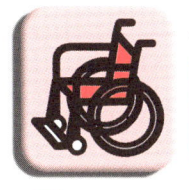

排泄
excretion

I 定義

排泄とは，生体が正常な機能を営んでいる結果として，体内で生産された不必要な代謝産物や外から入ってきた有害無益な物質を，体外へ出す働きである．

II 排泄の機序と分類

食物として摂取したものは，腸管のなかで固形物として便の形で，また水溶性のものは腎を経て，尿として排泄される．呼吸により摂取した酸素と，これにかかわる体内で産生された二酸化炭素は，肺から気管を通して排泄される．皮膚にある汗腺から出る汗，および皮脂腺から分泌される皮脂の排泄もある．

1) 便 (feces, stool)

直腸内にある腸管内残渣は，ある一定量になると，腸管のうち下部の結腸からS状結腸を経て，排泄されなければならない．この排泄作用を排便という．直腸内壁が伸展し，40～50 mmHg(Torr)になると，便意が起こる．この情報は，骨盤神経を経て大脳に送られる．

排便運動はS状結腸，直腸の収縮，および腹圧の負荷によって起こり，肛門括約筋の弛緩が同時に起こることが必要である．排便中枢は仙髄 S_3～S_4 にあり，自律神経系による神経制御がされている．下腸間膜神経節から交感神経は下腹神経を，また副交感神経は骨盤神経を制御している．交感神経は腸管運動の抑制と内肛門括約筋を亢進的に支配し，副交感神経は腸管運動の亢進と内肛門括約筋を抑制的に支配している．

一方，体性神経系支配による陰部神経は，随意筋である外肛門括約筋を亢進的に支配している．大脳皮質および視床下部の前部にある上位中枢が，常時排便中枢を抑制的に支配している(図1)．この抑制が取れると，大便失禁を起こす．

2) 尿 (urine)

膀胱内に尿が貯留すると，内圧が上昇する．50 mLで15 cmH_2O に達し，250～300 mL までは少しの圧上昇であるが，これ以後は急に上昇して，膀胱が伸展し始める．これを感じて尿意を起こすが，膀胱の容量だけでなく，張力受容器の伸展にも依存している．

排尿反射の中枢は脊髄にある．腰髄 L_1～L_3 に入る下腹神経にある感覚神経線維が尿意を伝える．

■図1　排便の機序

①大蠕動が起こる
②糞便が直腸内に入る
③直腸内圧が上昇（40～50mmHg）し，直腸壁が伸展して骨盤神経を刺激
④興奮の伝達
　骨盤神経→仙髄(排便中枢)→大脳→便意発生
⑤，⑥排便運動
　・肛門括約筋弛緩
　・肛門挙筋収縮(肛門が押し出されないようにする)
　・直腸の蠕動運動
　・腹筋収縮　　　　　→腹圧亢進
　・横隔膜下降

(図1，2とも　日野原重明総監：基礎看護技術マニュアルII，ナーシング・マニュアル15, p.159, 160, 学習研究社，1988)

■図2　排尿の機序

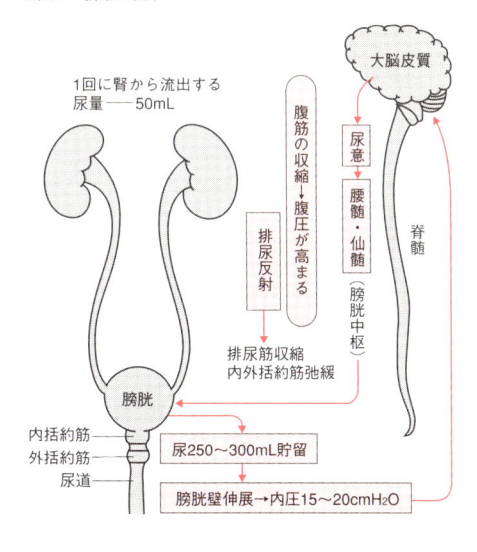

■図3　排泄関係臓器と脊髄神経との関係

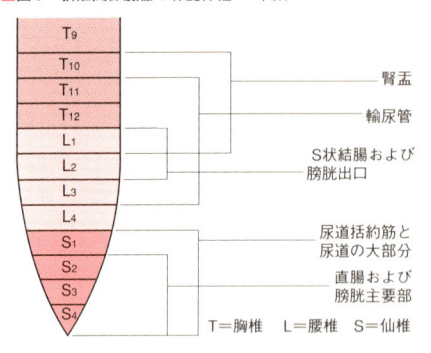

```
T9
T10
T11         ─── 腎盂
T12         ─── 輸尿管
L1
L2          ─── S状結腸および
L3              膀胱出口
L4
S1          ─── 尿道括約筋と
S2              尿道の大部分
S3          ─── 直腸および
S4              膀胱主要部
```
T＝胸椎　L＝腰椎　S＝仙椎

　交感神経は下腹神経で，主に血管に分布していて，排尿には直接関与していない．
　副交感神経は骨盤神経S_2〜S_4で，膀胱壁筋を収縮し括約筋を弛緩する．外膀胱括約筋は体性神経である陰部神経S_3〜S_4が制御していて，随意的に収縮し，弛緩は反射的にのみ行われる（図2，3）．

3）**二酸化炭素**（carbon dioxide）
　呼吸運動の繰り返しにより，外気にある酸素を取り込み，体内で産生された二酸化炭素を排出する．このように，二者のガス体が交換することを換気という．

4）**汗**（sweat）
　汗腺から排泄される汗は，アポクリン腺分泌物とエクリン腺分泌物からなる．アポクリン腺は腋窩部，乳頭および外陰部にある．エクリン腺は全身に200万〜500万あり，手掌，足底および前額部に密に存在する．
　汗の組成は塩化ナトリウム，尿素，乳酸，アンモニア，尿酸などである．気化熱の放散による体温の調節と，皮脂とともに皮膚の乾燥を防ぐ働きがある．

5）**皮　脂**（sebum）
　皮膚にある皮脂腺から皮脂が分泌・排泄される．1日1〜2g程度の皮脂が，拡散，圧力によって毛孔から持続的に排泄される．その組成はトリグリセリドが50％で，ワックスエステルおよび遊離脂肪酸がそれぞれ20％前後である．

排泄の援助

　排泄への援助では，排泄を生理学的な現象としてみるだけでなく，心理的側面，社会文化的側面を含めて検討しなければならない．ここでは，排便・排尿の援助について述べる．

■看護のポイント

1 排泄のアセスメント
　排泄に関する情報をもとに援助の必要性を判断し，援助方法を選択する．

1）**排泄物の量・性状の観察**
　排泄物（尿・便）の量，性状と排泄時の様子を観察し，それらの情報から正常と異常を見きわめ，援助につなげる．

2）**排泄行動の自立の程度**
　排泄行動は，尿意・便意の知覚から始まり，トイレへの移動，衣類の着脱，尿・便器の準備，便座にすわる，腹圧をかける，排泄後の後始末など，一連の動作によって成立する．どの過程に援助が必要かを見きわめる．

3）**排泄を妨げる要因の有無**
　①水分の摂取量，食事内容：水分摂取量が多ければ尿量は増して軟便に傾き，摂取量が少なければ尿量は減少し，硬便に傾き，便秘を起こす．また，食物が胃に入ると胃－結腸反射により蠕動が起こり，便意を生じる．
　②排泄に関連する疾患：とくに消化器系，腎・泌尿器系，内分泌系，筋・骨格系の疾患は，排泄障害と関係が深い．排泄メカニズムのどこに問題が生じているのかをアセスメントする．
　③生活習慣：幼少時の習慣や生活背景に基づいて排泄習慣が形成されている．排便や排尿はプライベートな生活行動である．情報収集を詳細に行い，排泄を阻害する要因を検討する．
　④精神的要因：排泄機能は自律神経の支配を受けるため，不快，不安，緊張，興奮などの情動は，排泄に影響を与える．

2 自然な排泄を促す援助
　自然な排泄を促すうえで大切なことは，食事を規則正しく摂り，便意や尿意が生じたときはがまんせずに，落ち着いた環境の便座にすわるといった排泄習慣をつくることである．また，健康のバロメーターとして排泄物に関心をもち，異常を見逃さないことも重要である．

1）**食物と水分摂取**
　便秘の予防には，1日20〜25gの食物繊維を摂り，水分を十分に摂ることが必要である．繊維質の多い食品（ヒジキ，コンブ，切り干し大根など）をよく噛んで摂取すると，水分を吸収して糞便の量を増

やし，腸の蠕動運動を刺激する．

また，ヒトが1日に必要な水分量は1,000～1,500 mLだが，加齢に伴い身体すべての部分の水分量が減少する．

とくに夏の暑い日などは発汗で尿量が極端に少なくなる．尿量の維持と便通の維持のために，水分摂取にも注意が必要である．

2）適度な全身運動

食事を規則正しく摂ることは胃-結腸反射を起こし，スムースな排便につながるが，適度な全身運動や下肢の運動も腸の蠕動運動を促す．加齢に伴って蠕動運動の低下，食物通過時間の遅延などが起こりやすい．室内で可能な運動，あるいは散歩などを意識的に日課に取り入れることが大切である．

3）落ち着いた排泄環境

私たちが安心して排泄できるのは，尿意・便意が生じたときに，慣れた便座にすわって排泄できるときである．

排泄行動には，トイレまでの移動，便座へ腰掛ける，排泄中の同一体位の維持，衣服の上げ下げ，排泄後の始末など，一連の動作が必要となる．

運動障害の場合，移動動作をスムースにする手すりの設置，あるいは車椅子が使える空間を確保することを検討すると同時に，とくに排便に関してはプライバシーを維持できるトイレ環境，すわり心地のよい便座も重要となる．

■具体的なケア

1 ポータブルトイレを使用する場合

1）室内で排泄する場合の援助

ポータブルトイレは，自力で坐位が保てることと，ある程度は立位バランスがとれる場合に使用可能である．

①スクリーンやカーテンで囲み，プライバシーを守る．
②使用後はすぐに排泄物を始末して臭気防止に努める．
③排泄中の音に対する配慮（便器の中にトイレットペーパーを敷く，音楽を流すなど）

2）ベッド上で排泄する場合の援助

排泄リズムを熟知した援助，定期的な訪室を行う．

2 便器・尿器を使用する場合

1）患者に適した用具の選択

便器・尿器の選択にあたっては，体格・好み・疾病の状態に適したものとする．使用する前に以下のことを確認する．

①破損がないこと
②消毒した清潔な便器・尿器であること
③湯あるいは蒸気で体温程度に温めたもの

2）プライバシーの保持に対する配慮

排泄というプライベートな行動を自力で充足することができない気持ちを理解し，以下のようなケアを行う．

①ニードを表出しやすい言葉をかける．
②自尊心を傷つけない会話を配慮する．

3）便器・尿器の挿入位置（図4，5）

①便器・尿器を適切な位置に当てる．
②排泄しやすい姿勢に近づける．ファウラー位（30～45度）または起坐位に近づける．

4）排泄後，すみやかに行う清潔の保持

①清拭あるいは洗浄を行う．
②患者が自分でトイレットペーパーを使った場合は，石けんと湯で手洗いを行う．
③便器のふたをして室外に置き，室内換気を行う．
④排泄物の観察・測定を行う．
⑤便器・尿器は消毒液につけてから洗浄，乾燥させる．

■図4　便器の当て方

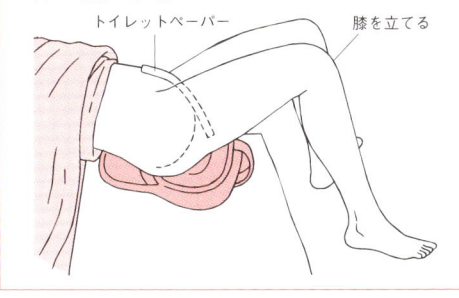

トイレットペーパー　膝を立てる

■図5　尿器の当て方

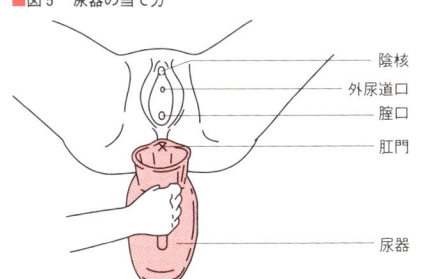

陰核
外尿道口
腟口
肛門
尿器

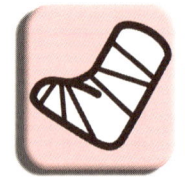

肺切除術
pneumonectomy ; PNX, pulmonary resection, lung resection

I 概 説

今日では麻酔法や術中・術後管理法の発達により，安全に肺切除術が行えるようになった．しかし，人間が肺により酸素を体内に取り入れて生命を維持している以上，術前に肺の予備能力を十分に評価することが必要であり，また術前・術後の呼吸訓練も非常に重要な意味をもっている．

II 分 類

肺切除術の術式を表1，図1に示す．

III 対象疾患

肺切除術の対象となる疾患を表2に示す．

IV 診断のための検査

(1) 単純X線検査：正面，側面
(2) X線断層撮影検査：正面，側面
(3) CT
(4) 気管支鏡検査
(5) 気管支造影：気管支拡張症の診断
(6) 細胞診：喀痰，気管洗浄
(7) 血管造影
(8) 生検：気管支鏡下，針生検

V 術前肺機能・肺予備能検査

(1) 肺機能検査：肺活量(VC)，1秒率($FEV_{1.0\%}$)など
(2) 動脈血ガス分析：酸素分圧(Pao_2)，二酸化炭素分圧($Paco_2$)など
(3) 右心カテーテル検査
(4) 肺シンチグラム：肺血流，肺換気(ガス吸入)
(5) スパイログラム(呼吸曲線；図2)

(1)〜(4)の検査により，次の障害を鑑別する．
① 閉塞性換気障害：1秒量($FEV_{1.0}$)が70%以下をいう．喘息発作中の気管支喘息，肺気腫，慢性気管支炎などの患者にみとめられる．
② 拘束性換気障害：患者の肺活量が予測肺活量の80

■表1 肺切除術の術式

① 一側肺全摘術	
② 肺葉切除術	右は3葉，左は2葉よりなっている
③ 肺区域切除術	右は10区域，左は8区域よりなる
④ 肺部分切除術	開胸または胸腔鏡

④を除いて，上記①〜③の術式ではすべて肺門部の操作が加わるので，④とそれ以外の術式とでは，術後管理のうえで重症度が大きく異なる

■表2 肺切除術の対象となる疾患

① 肺がん
② 肺嚢胞症，自然気胸
③ 肺良性腫瘍，過誤腫など
④ 肺分画症
⑤ 肺動静脈瘻
⑥ 気管支拡張症(内科療法無反応例)
⑦ 肺化膿症(限局性の場合)
⑧ 肺結核(現在は手術適応はまれ)
⑨ 肺アスペルギルス症(限局性の場合)
⑩ 肺クリプトコッカス症(限局性の場合)
⑪ 肺包虫症(限局性の場合)

■図1 肺切除術の主な術式

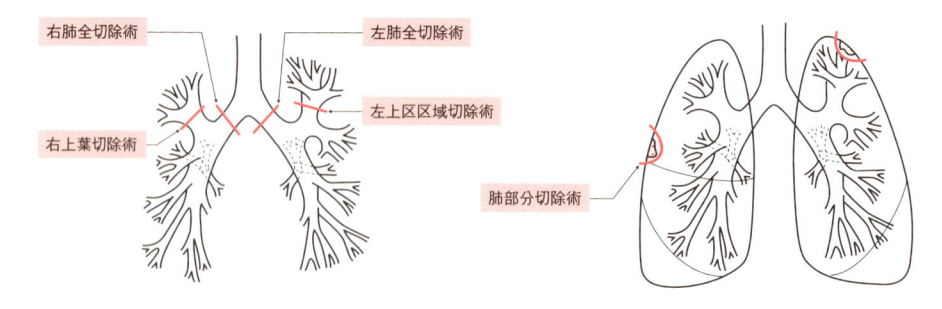

右肺全切除術／左肺全切除術／左上区域切除術／右上葉切除術／肺部分切除術

■図2　肺気量分画

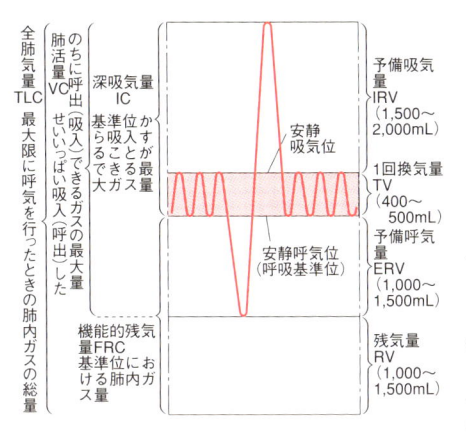

（肺気量分画の図）

全肺気量 TLC：最大限に呼気を行ったときの肺内ガスの総量
肺活量 VC：のちに呼出（呼出）できるガスの最大量
深吸気量 IC：安静呼気位からがんばって吸入できるガスの量
機能的残気量 FRC：安静呼気位における肺内ガス量

予備吸気量 IRV（1,500～2,000mL）
1回換気量 TV（400～500mL）
安静吸気位
安静呼気位（呼吸基準位）
予備呼気量 ERV（1,000～1,500mL）
残気量 RV（1,000～1,500mL）

%以下の場合をいう．間質性肺炎，肺線維症，胸水・腹水の貯留，胸膜肥厚，脊柱彎曲異常症などの患者にみられる．

③**混合性換気障害**：閉塞性と拘束性換気障害が同時にみられるもので，2つの病態が併存している患者にみとめられる．

Ⅵ 術後管理

呼吸状態の観察・指導，排痰の促進，胸腔ドレーンの管理などを行う．

1）呼吸状態の観察・指導
人工呼吸器の発達により，術直後は比較的安全である．抜管後，重点的に行う．

2）排痰の促進
開胸術の創は疼痛が強いので，患者は排痰が少ない傾向にある．適宜，排痰を勧める．とくに肺化膿症の術後では重要になる．

肺切除術を受ける患者の看護

肺切除術は，切除する肺の範囲により，肺葉切除術，肺区域切除術，一側肺全摘術などがあり，疾患の種類や病巣の大きさ，術後合併症の危険などから，適応する術式が決定される．

開胸術直後は無気肺や肺炎などの合併症を起こしやすく，これらを考慮した術前・術後の看護計画が大切である．

術前の看護

■看護のポイント

肺疾患の手術は，呼吸に大きく関与するだけに，生命の維持についての患者の不安や恐怖を最小限に抑えるように，コミュニケーションを密にして対応しなければならない．

また，術前の検査はかなりの苦痛を伴うものなので，励ますなど，精神的な援助が必要である．

■観察のポイント

(1) 一般状態：バイタルサイン
(2) 呼吸器症状：咳嗽，喀痰，喀血，胸痛
(3) 喫煙の有無：期間と量
(4) 全身状態：年齢，栄養状態，水・電解質，酸塩基平衡
(5) 検査結果：各臓器の評価
(6) 慢性疾患の有無：糖尿病，心疾患などの慢性疾患，貧血

■具体的なケア

1）具体的な処置
　一般手術の準備に準じる．検査の介助，栄養状態の改善，個々の問題に対する処置（血糖・血圧のコントロールなど），精神的準備，オリエンテーションなど．

2）術後合併症予防のための練習
　①喀出法（咳嗽，喀痰）の練習：創部に手を当て，十分な吸気のあと強く呼出して痰を喀出させる．
　②呼吸運動の練習：腹式呼吸，口すぼめ呼吸を指導する（トリフローⅡなどを使用）．
　③上肢の運動練習：患側上肢や肩の運動を行う．
　④その他（下肢の運動）：床上排泄や早期離床を目指す．

3）気道の浄化
　ネブライザー療法，加湿療法などで気道の浄化をはかる．

4) 除毛と皮膚の清潔
 ①頸部，術側上腕部，胸背部を広範囲に除毛する（図3）．

■図3　右肺葉切除術時の除毛範囲

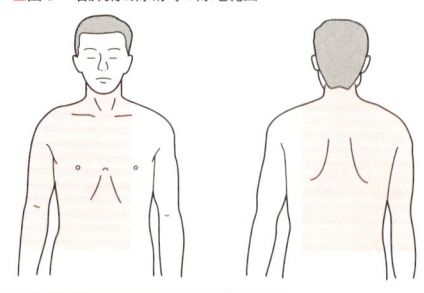

②入浴・清拭・洗髪
5) 心身の安静と禁煙
 患者が安定した状態で手術を受けられるように以下の援助を行う．
 ①休息・睡眠が十分にとれるよう援助する（指示があれば鎮静薬や睡眠薬を投与する）．
 ②喫煙は気道の分泌物増加や合併症の誘因となるので禁煙を勧める．
6) 手術当日の留意点
 ①バイタルサインの測定
 ②一般状態の観察
 ③排泄をすませる．
 ④前投薬
 ⑤病室の準備を行う．
 ⑥家族への配慮

術後の看護

■看護のポイント

概ね全身麻酔によるほかの手術の看護に準じるが，患者は呼吸が制限されたり，胸腔内の排液のためのドレーンによる痛みなどがあって，苦痛を感じている．
種々の工夫をして，少しでも苦痛が緩和されるように援助する．

■観察のポイント

1) 一般状態
 バイタルサイン（とくに呼吸，血圧）に注意する．
2) 手術創
 ①後出血によるショックを予防する．
 ②疼痛，腫脹，発赤の有無を観察する．
3) 胸腔ドレーンの排液
 ①排液の量および性状（暗血性，淡血性，粘稠性など），液面の呼吸性移動
 ②新鮮血が200 mL/時以上の排液時は注意
4) 尿
 尿量と尿性状を経時的に観察・記録する．

■具体的なケア

1) 体位
 排液や肺膨張促進のために，できるだけ患側を下にするか，ファウラー位とする．
2) 気道の確保と排痰促進
 ①気道確保，酸素吸入
 ②術前に練習した呼吸法，排痰法
 ③ネブライザー
 ④吸引
3) 水分・栄養の補給
 早期に経口食に移行し，機能回復をはかる．
4) 胸腔ドレーンの管理
 ①ドレーンは持続吸引器に接続する．
 ②指示された吸引圧を維持する．
 ③流出状態を確認する．
 ④排液量および液面の呼吸性移動のチェック
 ⑤ドレーンや接続チューブの圧迫・屈曲に注意する．
 ⑥排液の性状に注意する．
5) 疼痛の緩和
 一定間隔で鎮痛薬が指示される．
6) 早期離床
 一般状態安定後，以下のケアを行う．
 ①下肢の運動
 ②体位変換
 ③起坐位で腹式呼吸を行い，ドレーン抜去後，徐々に早期離床に向けて援助する．
7) 感染予防
 ①創傷処置
 ②口腔内清潔
8) 患者・家族への心理的援助と支援

白血病
leukemia

I 概念

白血病は血液細胞の腫瘍である．血液細胞の増殖と分化に関係する遺伝子の変異により，異常な造血系細胞が無制限に増殖する状態である．進行の速さ，白血病細胞の由来する血球系統で分類される(表1)．

II 急性白血病(acute leukemia；AL)

1．概念，分類

幼若な白血病細胞が自律的に増殖し，骨髄・末梢血などの造血系臓器のみならず全身の諸臓器に浸潤する疾患である．そのために正常造血が抑制され，治療しないと血球減少が急速に進行する致死的な疾患である．増殖する細胞の分化の方向により急性骨髄性白血病(AML)と急性リンパ性白血病(ALL)に分類される．

FAB(French-American-British)分類(仏-米-英分類，白血病分類)では骨髄の全有核細胞の30％以上に白血病細胞(芽球)がみとめられる場合を急性白血病とし，30％未満の場合を骨髄異形成症候群(myelodysplastic syndrome；MDS)と定義している．AML はミエロペルオキシダーゼ(MPO)染色3％以上陽性でM0～M7に，ALL はミエロペルオキシダーゼ(MPO)染色陰性でL1～L3に分類される(表2)．

FAB 分類は細胞の形態による分類であるが，予後の推測，移植などの治療方針の決定には，細胞表面マーカー，染色体検査，遺伝子検査などが重要である．

なお，1999(平成11)年に発表された WHO 分類では，急性白血病と MDS は白血病細胞20％で区分されることとなった．その後，2001(平成13)年に新 WHO 分類が発表された．

新 WHO 分類はこれらの検査の進歩を取り入れ，白血病のみならず悪性リンパ腫，多発性骨髄腫など造血器腫瘍を総括した分類である．表面マーカー検査を重視し，腫瘍性に増加している細胞は骨髄球系かリンパ球系に，後者に対しては B 細胞，T 細胞，NK 細胞にはっきり区別している．さらに染色体，遺伝子変異を分類に取り入れ，疾患の鑑別や予後の推定が容易になるように工夫されている．

2．症　状

急性白血病の発症は急激であり，全身倦怠感，発熱などを初発症状とするが，主な症状は造血障害と白血病細胞の臓器浸潤による症状である．

1)　貧　血

赤血球減少による動悸，息切れ，倦怠感など．

2)　出　血

■表1　白血病の分類

急性白血病
- 急性骨髄性白血病
- 急性リンパ性白血病

慢性白血病
- 慢性骨髄性白血病
- 慢性リンパ性白血病

骨髄異形成症候群

■表2　急性白血病の FAB 分類(芽球30％以上)

A．急性骨髄性白血病(AML)(MPO 染色3％以上)

M0	MPO 陰性，CD13/33/電子顕微鏡によるペルオキシダーゼ反応/MPO 抗体による反応のいずれか陽性，リンパ系マーカー陰性
M1	急性骨髄性白血病，骨髄芽球(myeloblasts)90％以上，MPO 染色3％以上
M2	急性骨髄性白血病，分化傾向あり，前骨髄球以降の細胞10％以上
M3	急性前骨髄球性白血病(M3V：アズール顆粒がみえない)
M4	急性骨髄単球性白血病，骨髄系と単球性の混在(M4Eo：異常な好酸球増加)
M5	急性単球性白血病，単球系80％以上(M5a：単芽球80％以上，M5b：単芽球80％未満，成熟単球主体)
M6	赤白血病，骨髄芽球(非赤芽球成分の30％以上)と赤芽球(50％以上)の混在
M7	急性巨核芽球性白血病，巨核芽球(電顕による血小板ペルオキシダーゼ反応陽性/CD41陽性)30％以上

B．急性リンパ性白血病(ALL)(MPO 染色3％未満)

L1	急性リンパ性白血病，核小体に乏しい小型リンパ芽球が主体
L2	急性リンパ性白血病，核小体の明瞭な大型リンパ芽球が主体
L3	バーキットリンパ腫，大型で円形核と濃青色胞体に空胞を多数もつリンパ芽球主体

■図1　急性白血病の治療

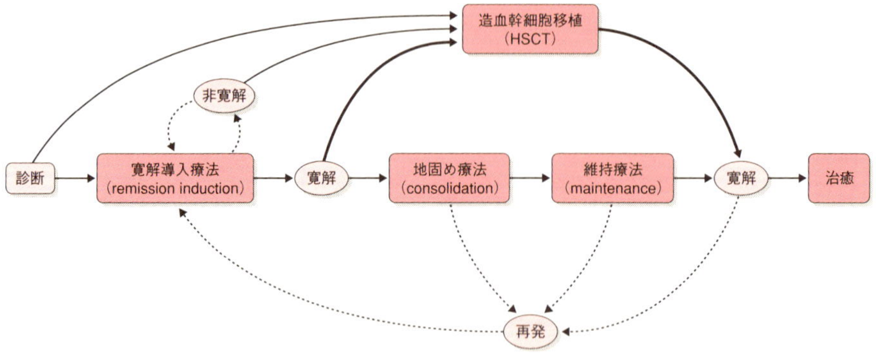

血小板減少による．凝固異常，とくに急性前骨髄球性白血病(APL；FAB分類M3)では播種性血管内凝固症候群(DIC)を高率に合併し，出血はより高度となる．
3) 感染
好中球の減少による．呼吸器，歯肉，肛門周囲，尿路，皮膚などの感染が多い．肛門周囲膿瘍などで発見されることもある．
4) 臓器浸潤による症状
肝，脾，リンパ節，中枢神経，精巣，皮膚などに浸潤する．髄膜や脳，脊髄などへの中枢神経浸潤は重篤である．単球性白血病は皮膚，歯肉浸潤をきたすことがある．

3．診断
末梢血，骨髄検査を行う．骨髄穿刺で白血病細胞を30％以上(WHO分類では20％以上)みとめる．そのほか，細胞化学的検討，免疫学的検査，染色体検査，遺伝子解析を行うことで，診断・分類がより確実となり，治療効果の判定にもなる．

4．治療
治療目的は根治を目指すことが基本で，白血病細胞をゼロにするまで強力に治療を続ける．予後不良の急性白血病は，寛解期に造血幹細胞移植を行うことが望ましい．ただし，65歳以上の高齢者は病勢をコントロールする治療を選択することが多い．
1) 化学療法
複数の抗がん薬を用いて白血病細胞の根絶を目指す．寛解導入療法にひき続き，血液学的寛解(骨髄中の芽球が5％未満)が得られれば寛解後療法(地固め療法，維持療法)が行われる(図1)．
寛解導入療法には，AMLではシタラビン，イダルビシンなどを，ALLではドキソルビシン，ビンクリスチン，L-アスパラギナーゼ，プレドニゾロンなどを用いる．急性白血病の発症時には，体内に10^{12}個の白血病細胞が存在するが，血液学的寛解が得られてもなお体内には10^9〜10^{10}個の白血病細胞が残存している．この，治療後も体内に残っている白血病細胞を，微小残存病変という．
この状態で治療を中止すると，残存している白血病細胞のために，将来必ず再発する．そこで臨床的に寛解導入療法に成功したあとも，寛解後療法として地固め療法，維持療法を定期的に行い，微小残存病変を消滅させ治癒を目指した長期化学療法が行われる．
2) 分化誘導療法
急性前骨髄球性白血病(APL)では，寛解導入に際してはビタミンA誘導体のオールトランス型レチノイン酸(ATRA)による分化誘導療法を行う．再発例で亜ヒ酸が用いられるようになった．
3) 造血幹細胞移植
強力な化学療法と全身照射による前処置ののち，HLAの一致したドナー(提供者)より，正常造血幹細胞(骨髄，末梢血，臍帯血から採取)を移入し，正常造血を再構築する方法である．化学療法のみで長期生存が難しい症例や再発症例が対象となる．近年55歳以上の高齢者でも条件が整えば，移植が行われるようになってきた．造血幹細胞移植を施行するには無菌室管理が必要である．
4) その他の治療
難治性AMLに対する抗CD33抗体による治療や，フィラデルフィア(Ph)染色体陽性ALLに対するメシル酸イマチニブ投与などが近年行われるようになった．
5) 支持療法
化学療法や造血幹細胞移植の結果，合併する感染症

に対しては抗菌薬，白血球を増加させる顆粒球コロニー刺激因子(G-CSF)などを用い，重篤な貧血や血小板減少に対しては適宜輸血を行う．

III 慢性骨髄性白血病
(chronic myelogenous leukemia ; CML)

1．概念
多能性造血幹細胞が腫瘍化し，不可逆的に無制限に造血細胞が増殖する造血器腫瘍である．種々の分化段階の顆粒球系細胞が存在し，緩徐に進行する慢性期，移行期，さらに1系統の芽球が増加する急性転化に分けられる．

2．症状
慢性期は症状に乏しく，健診にて白血球増加として発見されることもある．脾腫，ときに巨脾を伴う．

3．診断
慢性期においては白血球数は著増し，白血球分画では幼若な芽球から成熟好中球までさまざまな段階の細胞がみられ，白血病裂孔は存在しない．好塩基球，好酸球が増加，好中球アルカリホスファターゼ(NAP)活性が低下する．染色体検査で9番染色体と22番染色体の相互転座であるフィラデルフィア(Ph)染色体，遺伝子検査で bcr/abl キメラ遺伝子をみとめる(図2)．

4．治療
CMLの病因である bcr/abl キメラ遺伝子によって生じる異常なチロシンキナーゼを阻害する，メシル酸イマチニブにより分子標的治療を行う．メシル酸イマチニブの開発によりCMLの予後は劇的に改善し，5年生存率は約90％となった．しかし一部の症例では治療抵抗性で，急性転化する．急性転化した場合，急性

■図2 白血病の遺伝子検査

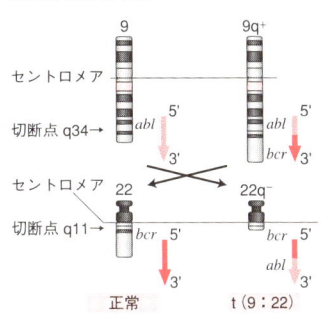

```
              9              9q+
セントロメア
              ┃              ┃
切断点 q34→   ┃abl 5'        ┃abl 5'
              ┃   3'         ┃   3'
              ┃bcr           ┃bcr

セントロメア  22             22q-
              ┃              ┃
切断点 q11→   ┃bcr 5'        ┃bcr 5'
              ┃   3'         ┃   3'
              ┃abl           ┃abl
              正常          t(9；22)
```

白血病に準じ化学療法，同種造血幹細胞移植を行う．

IV 慢性リンパ性白血病
(chronic lymphocytic leukemia ; CLL)

形態学的に成熟リンパ球と区別できないリンパ球が末梢血，骨髄で増殖する疾患で，頻度的にはわが国は欧米に比べ少ない(全白血病の2％)．進行は緩徐で，数年から10年の経過で白血球数の増加，脾腫，リンパ節腫大が進行し，易感染症のために死亡することが多い．白血球数は通常10,000/μL以上で，成熟リンパ球と区別できないリンパ球は通常B細胞であり，CD5が陽性であることが診断上重要である．通常は経過観察するが，病期が進行すると化学療法(シクロホスファミド，ビンクリスチン，リン酸フルダラビン)，免疫療法(リツキシマブ)を行い，病勢をコントロールする．

白血病患者の看護

■看護のポイント

白血病は造血細胞が腫瘍性増殖をきたす疾患で，治療法の進歩した現代においても致死率の高い疾患である．タイプや病期によって治療法は異なるものの，治療の基本は全白血病細胞の根絶におかれている．

強力な化学療法や骨髄移植など，かなりの侵襲を伴う検査・治療が繰り返されるため，患者は，身体的・心理的・社会的に多くの問題に直面する．このため，症状や治療による苦痛を最小限にとどめ，合併症を予防し，精神面でも支えとなり，できるだけ長く普通の生活がおくれるように援助することが大切である．

また，患者を支える家族のストレスもかなり大きいため，家族への心理的サポートも重要である．

■観察のポイント

①バイタルサイン，とくに発熱状態に注意し，感染症状の有無をみる．
②出血または出血傾向の有無と程度および部位(頭痛，めまい，血痰，タール便，血尿，性器出血，皮下・粘膜の出血，視力障害など)
③貧血症状の有無と程度(動悸，息切れ，倦怠感

な ど)
④疼痛の有無と部位，その程度(頭痛，筋肉痛，関節痛など)および鎮痛薬の効果
⑤口腔内潰瘍，肛門潰瘍の有無と程度
⑥抗がん薬の副作用の有無
⑦検査データのチェック〔血算(白血球，ヘモグロビン，血小板)，凝固能(PT，APTT)，肝機能，腎機能，骨髄像など〕

■具体的なケア

[1] 全身症状に対するケア
1) ベッド上安静
　安楽な体位の工夫をする．
2) 発　熱
　熱型の観察，冷罨法を行う．
3) 疼　痛
　鎮痛薬を使用し，効果を確認する．
4) 出　血
　①早期発見に努める．
　②冷静に行動する．
　③口腔，鼻腔からの出血時は飲み込まないようにする．
　　・紙で拭き取り，凝血は無理に取らない
　　・鼻腔にオリーブ油を塗布する
　　・口腔内は冷水で含嗽する
　④採血，注射後の止血
　　・止血は確実に行い，血腫をつくらない
　⑤配慮：血液は不用意に患者に見せない

[2] 日常生活への援助
1) 清　潔
(1) 清　拭
　①拭くときの圧は弱くする．
　②湯の温度はぬるめにする．
　③清拭は毎日が望ましく，そのつど更衣する．
　④発汗後は必ず清拭する．
　⑤許可があれば入浴，シャワー浴を行う．
(2) 口腔内の清潔
　①出血がなければ歯ブラシを使用する．
　②出血の危険のある場合は，ウォーターピックを使用し，綿棒で清拭する．
　③歯磨きは毎食後必ず行う．
　④起床時，毎食前後，就寝前に含嗽を行う．
(3) 下半身の清潔
　①陰部洗浄は毎日行う．
　②肛門部は排便ごとに洗浄，または清拭をする．
　③痔疾患のある場合は坐浴を行う．
2) 食　事
　①加熱調理した消化のよい軟らかいもの．
　②水分は十分に摂取する．
3) 衣　服
　①寝衣は柔らかい材質でゆったりとしたものを使用する．
　②しわをつくらないようにする．
　③縫い目が当たらないようにする．
　④ゴムはゆるめにする．
4) 排　泄
　緩下剤で便性を調節する．

[3] 検査時の援助(骨髄穿刺)
　①穿刺部位：腸骨あるいは胸骨．現在，血液の一般的な穿刺は，腸骨で行われる．胸骨ではほとんど行われていない．
　②胸骨の場合は患者に見えない工夫をする．
　③手早く行えるように準備を十分に整える．
　④不安が軽減するように声かけをする．

[4] 感染予防
　①個室隔離：クリーンルームにする．
　②室内の温度・湿度の調節，空気清浄機の使用
　③面会者の制限
　④入室者のガウンテクニック，マスクの着用
　⑤手指消毒薬〔塩化ベンザルコニウム(ウエルパス)＋エタノールなど〕の設置

[5] 薬物療法
　①与薬時間，方法は医師の指示どおりに行う．
　②嘔吐などの副作用や一般状態に注意する．

[6] 患者指導
　①疾病について患者・家族が理解できるように十分説明する．
　②急性期には，できるだけ患者の希望を取り入れて，苦痛の軽減に努める．
　③慢性骨髄性白血病の一部の患者では，家庭でインターフェロン(IFN)の自己注射を行うことがあるが，その場合は入院中に自己注射の方法を十分に指導し，手技の安全性を確認する．
　④寛解期には，家庭生活での自己管理について方向づけをする．
　⑤その患者なりの人生が有意義に過ごせるように援助する．
　⑥長い期間の療養生活には家族の理解と協力が必要なので，それが得られるように指導する．
　⑦定期的に受診し，必要な検査は必ず受けるように指導する．また，臨時に受診したほうがよい場合の症状を具体的に説明しておく．

発達障害
developmental disorders

I 定 義

医学領域において発達障害の概念が導入されたのは，1987(昭和62)年の DSM-Ⅲ(米国精神医学会の精神疾患と障害の診断マニュアル第3版)に始まる．

DSM-Ⅲでは，精神発達遅滞，広汎性発達障害，特異的発達障害として，認知，言語，運動，社会的行動の習得の障害を基本問題に全般的な発達の遅れや特定の技能習熟の障害，発達の他領域における質的ゆがみなどを含むものと定義されている．

それに続く1994(平成6)年の改定 DSM-Ⅳでは，「発達障害」という表現は使用されなくなり，「通常，幼児期，小児期，または青年期に診断される障害」という診断カテゴリーのなかに，精神発達遅滞，学習障害，運動能力障害，コミュニケーション障害，広汎性発達障害，注意欠陥および破壊的行動障害などが分類されている．

わが国においては，発達障害者支援法〔2005(平成17)年施行〕において，「自閉症，アスペルガー症候群その他の広汎性発達障害，学習障害，注意欠陥多動性障害その他これに類する脳機能の障害であってその症状が通常低年齢において発現するものとして政令で定めるもの」と定義されている．近年では，発達障害のうち知的障害を伴わない広汎性発達障害(高機能広汎性発達障害)や学習障害，注意欠陥多動性障害，発達性協調運動障害などを「軽度発達障害」と表現することもある．

II 分 類

発達障害の概念や定義は，歴史的変遷をみてもその用語を用いる意図や必要性に応じて多様であるが，一般的に，①知能発達の障害を中心とする知的障害(精神遅滞)，②自閉症を中心とする広汎性発達障害(自閉性障害，レット障害，アスペルガー障害など)，③多動などの行動の問題を中心とする注意欠陥多動性障害，④発達のある側面だけがとくに障害されている部分的(特異的)障害(学習障害など)に分類される．

本稿では，③と④を1つの群としてとらえ，また新たに子どもへの虐待の結果，脳の機能的器質的変化をみとめ，将来の適応障害をひき起こすとする，子ども虐待に基づく発達障害症候群を含めた杉山の4分類を表1に示す．

III 原 因

発達障害は，何らかの脳障害によりひき起こされるものであり，一般的には，染色体異常や脳炎後遺症，頭部外傷，遺伝的要因などがその原因とされている．しかし，発達障害は，その症状がさまざまであり，それぞれに複数の要因が複雑に絡み合って発症するケースがほとんどであり，原因と同定できるような病的状態がないことも多い．

最近では，自閉性障害(自閉症)が複数の遺伝子が関与して生じる脳機能障害であることや，注意欠陥多動性障害がドパミン系およびアドレナリン系神経機能に問題があることが明らかにされているが，遺伝的要因と環境的要因の関与が想定されるものもあり，いまだ原因不明のものが多い．

IV 診断と予後

1．診 断
多角的視点からの診断が必要である．

1）検 査
健康診査(1歳6か月児，3歳児健康診査など)時における発達スクリーニングでの発達所見や神経学的徴候を含めた一般身体診査，脳波・CT/MRI など脳の生理学的機能検査，行動観察や知能検査などの心理検査など複数の検査が用いられる．

2）問 診
保護者や保育士，教師などからの問診によって得られる問題行動の推移も重要な手がかりとなる．

3）DSM-Ⅳ
認知，言語，運動，社会的行動などに発達的な遅れ，ゆがみ，偏りがある場合に，その診断基準として DSM-Ⅳが広く用いられている．代表的な発達障害として知的障害ならびに広汎性発達障害の一部を表2に示す(DSM-Ⅳより抜粋)．

2．予 後
それぞれの発達障害によって異なり，同じ発達障害であっても程度によって，社会適応が良好なものから不適応なものまでさまざまである．

1）学習障害(learning disability;LD)
早期発見と持続的な教育的対応によって，障害の克服や代償が可能となる場合が多い．

2）広汎性発達障害(pervasive developmental disor-

表1 発達障害分類

	障害名	定義	幼児期における臨床的特徴	学童期における臨床的特徴	青年期における臨床的特徴	頻度	併存症
第1群	精神遅滞	標準化された知能検査でIQ70未満、および適応障害	言葉の遅れ、歩行の遅れなど全般的な遅れの存在	学習が通常の教育では困難。学習の理解困難であるが感情発達は健常児と同じ	特別支援教育を受けない場合には学校での不適応。さらに校外適応を展開することもある	1.1%	心因反応、被害念慮、うつ病など
第1群	境界知能	標準化された知能検査でIQ70以上85未満	若干の軽度の遅れのみ	小学校中学年頃から学業成績不良となる。ばらつきも大きい	それらに適応する者が多いが、不適応が強い場合は、不登校などの形をとることが多い	14%	軽度発達障害群、高機能広汎性発達障害にともに併存症としてみとめられることが多い
第2群	知的障害を伴った広汎性発達障害	社会性、コミュニケーション、想像力の3領域の障害	言葉の遅れ、視線が合わない、親から平気で離れるなど	さまざまなこだわり行動の存在、学校の枠の理解が十分でない。特別支援学級以外に教育の困難、親子の愛着が進む	適応的な群はきちんとした枠組みのなかであれば安定、一方新しいパニックを生じる場合もある	0.6%	多動性行動障害、てんかんなど
第2群	高機能広汎性発達障害	上記の障害をもつ知的にIQ70以上	言葉の遅れ、親子の愛着行動の遅れ、集団行動が苦手	社会的状況の読み取りが苦手、集団行動にしい困難、友人をつくりにくく、ファンタジーへの没頭	孤立傾向、限定された興味への没頭、得手不得手の著しい落差	1.5%	学習障害、発達性協調運動障害、多動、不登校、感情障害など多彩
第3群	注意欠陥／多動性障害	多動、衝動性、不注意の特徴および適応障害	多動傾向、若干の言葉の遅れ	低学年における著明困難、衝動的行動、学習の遅れ、忘れ物などで注意による困難	不注意、抑うつ、自信の欠如、ときに非行	3%～5%	反抗挑戦性障害、うつ、非行など
第3群	学習障害	知的能力に比し学力が著しく低く通常の学習では成果が上がらない	若干の言葉の遅れを呈するものが多い	学習での苦手さが目立つようになる	純粋な学習障害の場合は、ハンディをもちつつ大きな社会的適応は良好な者が多い	3%	学習障害自体がさまざまな発達障害に併存しても生じることが多い
第4群	子ども虐待	子どもに身体的、心理的、性的加害を加える、子どもに必要な世話を行わない	愛着の未形成、発育不良、多動傾向	多動性の行動障害、徐々に解離症状が発現	解離性障害およびうつ病、最終的には複雑性PTSDへ移行	2%	とくに高機能広汎性発達障害は虐待の高リスク、最も多い併存は反応性愛着障害と解離性障害

(冨田和巳ほか編：多角的に診る発達障害—臨床からの提言．p.30, 診断と治療社, 2006)

■表2　DSM-Ⅳによる診断基準(抜粋)

知的障害	精神遅滞	1. 明らかに平均以下の知的機能：個別知能検査でおよそ70またはそれ以下のIQ(幼児においては，明らかに平均以下の知能機能であるという臨床的判断による) 2. 同時に現在の適応機能の欠陥または不全が以下のうち2つ以上の領域で存在 コミュニケーション，自己管理，家庭生活，社会的/対人的技能，地域社会資源の活用，自律性，発揮される学習能力，仕事，余暇，健康，安全 3. 発症は18歳以前である
広汎性発達障害	自閉性障害	1. 1) 2) 3) から合計6つ(またはそれ以上)，少なくとも1) から2つ，2) と3) から1つずつの項目を含む 　1) 対人的相互反応における質的な障害で以下の2つ以上 　　(1)目と目で見つめ合う，顔の表情，体の姿勢，身振りなど，対人的相互反応を調整する多様な非言語的行動の使用の著明な障害 　　(2)発達の水準に相応した仲間関係をつくることの失敗 　　(3)楽しみ，興味，達成感を他人と分かち合うことを自発的に求めることの欠如 　　(4)対人的または情緒的に相互性の欠如 　2) コミュニケーションの質的な障害で以下の1つ以上 　　(1)話し言葉の発達の遅れまたは完全な欠如 　　(2)十分会話のある者では，他人と会話を開始し継続する能力の著明な障害 　　(3)常同的で反復的な言語の使用または独特な言語 　　(4)発達水準に相応した変化に富んだ自発的なごっこ遊びや社会性をもった物まね遊びの欠如 　3) 行動，興味および活動の限定された反復的で常同的な様式で以下の1つ以上 　　(1)強度または対象において異常なほど，常同的で限定された型の1つまたはいくつかだけの興味だけに熱中する 　　(2)特定の機能的でない習慣や儀式にかたくなにこだわる 　　(3)常同的で反復的な衒奇的運動 　　(4)物体の一部に持続的に熱中する 2. 3歳以前に始まる，以下の領域に1つ以上の機能の遅れまたは異常 　①対人的相互反応，②対人的コミュニケーションに用いられる言語，③象徴的または想像的遊び 3. この障害はレット障害または小児期崩壊性障害ではうまく説明できない
	アスペルガー障害	1. 「自閉性障害」1. 1) に同じ 2. 「自閉性障害」1. 3) に同じ 3. その障害は，社会的，職業的，またはほかの重要な領域における機能の臨床的に著しい障害をひき起こしている 4. 臨床的に著しい言語の遅れがない 5. 認知の発達，年齢に相応した自己管理能力，対人関係以外の適応行動，および小児期における環境への好奇心について臨床的に明らかな遅れがない 6. ほかの特定の広汎性発達障害または統合性失調症の基準を満たさない

(髙橋三郎ほか訳：DSM-Ⅳ-TR　精神疾患の診断・統計マニュアル．新訂版，p.63，87，95，医学書院，2004 より改変)

der;PDD)

知的障害を伴わない高機能の自閉性障害においても社会の受け入れ方によっては，社会的技能が拙劣で他人の考えや感情を理解する能力が障害されているがゆえに，就労が困難なことも多いとされる．

3)　注意欠陥多動性障害(attention deficit/hyperactivity disorder;ADHD)

2/3は成人期まで症状が持続するとされ，約1/4に攻撃的，反抗的または反社会的な行動が反復するなどの行為障害を残すとされている．

Ⅴ　治療

発達障害の治療では，それによって"治す"というものではなく，それぞれ発達障害の症状や程度に応じた個別的なプログラムにより，成長していくうえでのQOLを高めることが重要となる．個別的なプログラムには，主に次のようなものがある．
　①学習障害：読み書き訓練
　②発達性協調運動障害：微細運動・粗大運動能力を向上させる作業療法的訓練
　③自閉性障害など対人関係障害：ソーシャルスキルの訓練
　④コミュニケーション障害：言語の表出や理解に関する課題を段階的に達成する行動療法的訓練など
　⑤注意欠陥多動性障害：中枢神経刺激薬のメチルフェニデートによる薬物療法が有用であるとされている．

また，何らかの発達障害がある場合，依存症などニ

次的な障害を合併していることも多く，治療は複数のプログラムによってなされる．いずれの場合も，早期発見ならびに的確な診断が重要であることはいうまでもなく，心理的サポートを含めて生涯にわたり継続的な治療支援が大切である．

2005(平成17)年に施行された発達障害者支援法では，発達障害者の自立および社会参加に資するよう生活全般にわたる支援をはかるために，発達障害の早期発見，学校教育における発達障害者への支援や就労の支援，発達障害者支援センターの指定などについて定めている．

VI 発達障害における看護の役割

発達障害は，医療機関で診断されるが，入院による診断治療はまれであり，外来で診断，継続治療が行われることが多い．看護の役割として，発達障害をもつ本人への支援のほか，一緒に暮らしている両親や兄弟姉妹を含めて家族全体を支援することが求められる．

まずは，両親(保護者)が発達障害を正しく理解したうえでの，発達障害をもつ子どもの受容を支援すること，その受容プロセスで看護者は，両親に寄り添いながら思いや不安について傾聴し，生活全般について一緒に話し合う姿勢が大切である．

とくに，診断時に子どもの年齢が小さいほど，子育てに関する困難感をいだいている親も多い．子どもの反応の見方や理解，かかわり方(対応のしかた)についての教育支援を行い，子育ての困難感をできるだけ小さくし，子どもへの愛着形成を促進することも重要な役割である．また，子どもの年齢に応じ，社会資源など的確な情報提供によって，就学や就労など両親の意思決定への支援を行うことも大切である．

本人が発達障害について理解できるようであれば，本人への発達障害についての説明も必要である．生涯にわたって支援が継続できるように，医療，教育，福祉などさまざまな専門職と連携をはかることや，その調整も重要な役割の1つである．

発 熱
fever, pyrexia

I 定義・概念

体温調節は，温度受容器，体温調節中枢，体温調節効果器により行われている．体温調節中枢は，視索前野，前視床下部が中心的であるが，そのほか，脊髄，延髄にもある．

種々の病的原因により体温調節中枢に変調が起こり，個人の平熱と考えられる体温以上で，体熱の産生と放散がなされている状態を発熱という．体温調節機構を図1に示す．

II 病態・生理

発熱を起こす疾患は炎症性疾患，内分泌疾患，腫瘍など非常に多く，発熱の機序も多様である．
(1) 体温調節中枢の損傷（機械的刺激，圧迫など）による発熱：脳出血，脳腫瘍，頭蓋底骨折など
(2) 環境の高温多湿により，体温調節中枢が働いても熱の放散が十分できないとき：熱射病
(3) 内分泌疾患で代謝亢進状態になり発熱するとき：甲状腺機能亢進症
(4) 炎症性疾患，外因性発熱物質により，免疫担当細胞（リンパ球，好中球，単球，マクロファージなど）が活性化し，内因性発熱物質を産生することにより，体温調節中枢の働く設定温度が上がり発熱するとき：感染症，炎症性疾患，悪性腫瘍，アレルギー疾患など

この場合，図2に示すように体温調節レベルは突然高値に置き換えられるが，高温にセットされても体温はすぐに上昇しないので，相対的には，生体は寒冷にさらされたと同様になり悪寒を感じ，体温調節効果器が働く．体温調節レベルが突然正常値に置き換えられると，熱放散のため体温調節効果器が働く．
(5) そのほか，脱水状態や，刺激が大脳皮質の体温調節中枢に及んだ場合にも発熱をきたすことがあり，神経症やヒステリーなどでみられる．

III 分類

体温は夜間睡眠中に低下し，午前4〜6時ころに最低となり，その後上昇し午後5〜7時ころにかけて最高となる．このように体温は日内変動を示し，この最高と最低の差を日差という．日差は約1℃である．

1) 微熱

一般には最高体温が37℃台にとどまる．しかし，平熱が35℃台の人は，36℃台でも熱感を訴えるものである．

■図1 体温調節機構

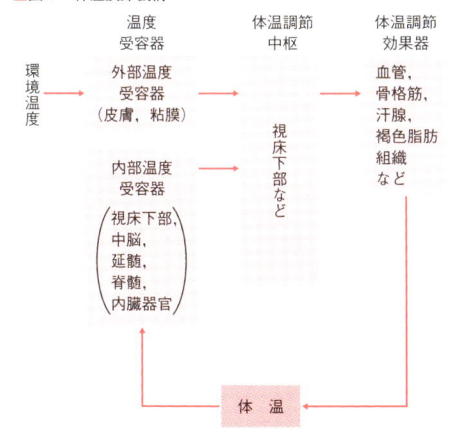

(荻原俊男ほか編：生体の調節システム．岩波講座 現代医学の基礎4，p.39，岩波書店，1999より改変)

■図2 体温調節中枢の調節レベルの置き換えと体温曲線および発熱の症状

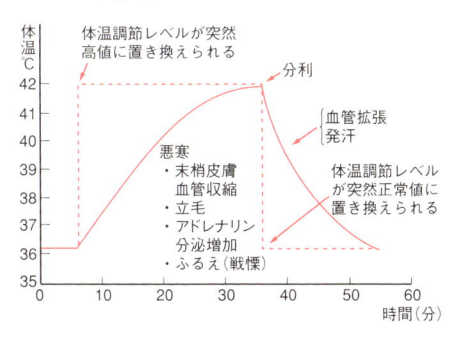

2) 稽留熱
　日差が1℃以内で，38℃以上の高熱が持続する状態：脳炎など．
3) 弛張熱
　38℃以上の発熱があり，日差が1℃以上で変動する状態で，最低体温も平熱にまで戻らない：腫瘍性疾患，膠原病など．
4) 間欠熱
　弛張熱のような熱型であるが，最低体温時は平熱に戻る点が異なる．
5) 波状熱
　有熱期と無熱期とが数日の間隔で周期的に繰り返し現れる熱型である．

熱型の種類を図3に示す．

IV　鑑別診断

　発熱の診断は非常に困難なこともあり，場合によっては重複感染もあるので，慎重に考え対処しなければならない．
　図4のように診断を進めても，原因不明の発熱が存在する．各種の検査を行い，結核，悪性腫瘍，膠原病などについても常に念頭において診断を進めていく必要がある．

V　治療

　発熱があるとき，その程度に差はあるが，多かれ少

■図3　熱型の種類

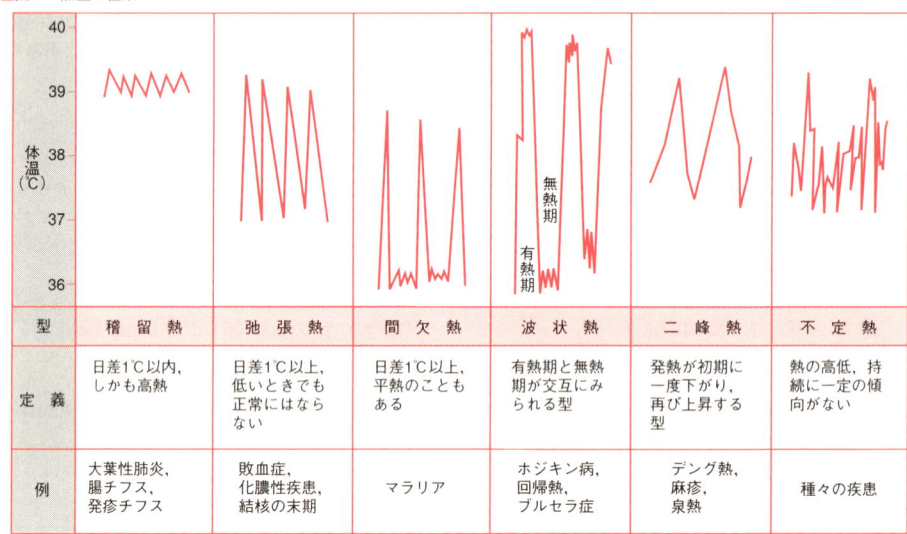

型	稽留熱	弛張熱	間欠熱	波状熱	二峰熱	不定熱
定義	日差1℃以内，しかも高熱	日差1℃以上，低いときでも正常にはならない	日差1℃以上，平熱のこともある	有熱期と無熱期が交互にみられる型	発熱が初期に一度下がり，再び上昇する型	熱の高低，持続に一定の傾向がない
例	大葉性肺炎，腸チフス，発疹チフス	敗血症，化膿性疾患，結核の末期	マラリア	ホジキン病，回帰熱，ブルセラ症	デング熱，麻疹，泉熱	種々の疾患

■図4　発熱の診断プロセス

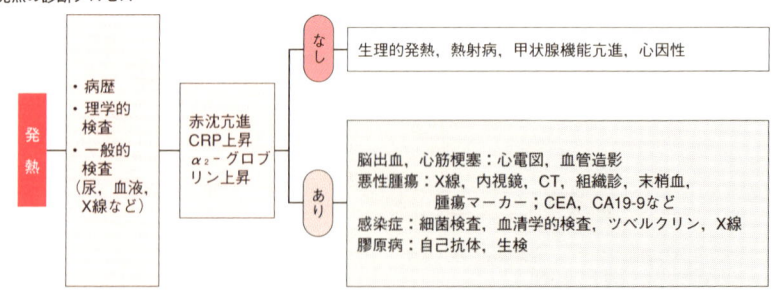

発熱 → ・病歴 ・理学的検査 ・一般的検査（尿，血液，X線など） → 赤沈亢進　CRP上昇　$α_2$-グロブリン上昇

なし：生理的発熱，熱射病，甲状腺機能亢進，心因性

あり：
脳出血，心筋梗塞：心電図，血管造影
悪性腫瘍：X線，内視鏡，CT，組織診，末梢血，腫瘍マーカー；CEA，CA19-9など
感染症：細菌検査，血清学的検査，ツベルクリン，X線
膠原病：自己抗体，生検

なかれ食欲不振，発汗，全身倦怠などをきたす．原因の究明と同時に，食事内容の変更，発汗に対する治療も大切であり，全身状態を和らげるため解熱薬の投与もやむをえない．しかし，不適切な抗菌薬やステロイド薬の投与は慎しむべきである．

発熱患者の看護

発熱は，新陳代謝の亢進，消化機能の低下，中枢神経機能障害をきたしやすく，それが持続する場合，患者は，水・電解質のアンバランスや呼吸性アルカローシス，易感染性，食欲不振などさまざまな問題をひき起こす．とくに子どもや高齢者の場合にはこのような問題が現れやすく，全身状態を悪化させる要因となる．また患者は，発熱が続くことにより心理的にも消耗し，闘病意欲を失うこともある．

■看護のポイント

看護は，以下の3点を目標に行う．
①発熱に伴う全身状態の変化と異常の早期発見
②代謝亢進，体力の消耗や二次的障害を防止し，身体的苦痛を軽減する．
③心理的不安の軽減

■観察のポイント

1) バイタルサインの測定
 経時的に体温，脈拍，呼吸を測定する．
 ①記録された体温曲線の変化から，熱型を観察する：熱型は，疾患により特徴的な変化を示す．
 ②測定回数は，通常1日4回であるが，発熱の状況によって考慮する．
 ③体温が1℃上昇するごとに脈拍は7〜10回/分程度増加し，代謝亢進する．
 ④体温上昇とともに呼吸も増加し，不感蒸泄が増える．
2) 前駆症状の有無
 悪寒(激しい寒気を感じる)・戦慄(全身のふるえ)：熱は，前駆症状が消失したのちに上昇する．
3) 自覚症状の有無
 熱感，発汗，食欲不振，全身倦怠感，脱力感，口渇，関節痛，頭痛，めまいなど．
4) 他覚症状の有無
 顔面紅潮，口唇や口腔内粘膜の乾燥，舌苔，精神作業能力の低下，痙攣，嗜眠，昏睡など．
5) 水分のバランス
 摂取量(食事・水分摂取量，経管栄養・輸血・輸液の量)と排泄量(尿量，発汗量，不感蒸泄，吐物・吸引物の量，出血量)のバランスを計算し，水分の過剰あるいは不足を把握する．
6) 皮膚，粘膜の状態
 ①湿潤の状態をみる．
 ②発疹の有無を調べる．
7) 発熱に対する患者の反応
 不安の有無を把握する．
8) 検査データ
 ①血液検査：CRP，赤沈，赤血球(RBC)，白血球(WBC)，血清蛋白，血清抗体価，血中の電解質，血液培養
 ②尿検査：尿培養，尿中赤血球・白血球
 ③便・痰培養
 ④胸部X線

■具体的なケア

1) 安　静
 第一に新陳代謝を抑え，エネルギーの消耗を少なくする．
 ①排泄はポータブルトイレを使用し，ベッドサイドで行う．
 ②移動は，悪寒・戦慄が消失後，車椅子やストレッチャーを使用して行う．
2) 冷罨法
 一般に38℃以上の発熱時には，頭部・額部に氷枕，氷嚢を当てる．
 ①38.5〜39.0℃以上の発熱が持続するときは，医師の指示により頸部や両腋窩部，両鼠径部を同時に冷やす(図5)．
 ②長時間の貼用は凍傷になりやすいので，ときおり冷罨法を中止し，その部位をマッサージしたのち貼用部位を変えるようにする．
3) 保　温
 発熱前(悪寒や戦慄がある場合)に行う．
 ①掛け物やあんか，電気毛布，湯たんぽを使う．
 ②後頸部の温湿布も効果がある．

4) 環境調整
　①室温18℃，湿度55〜70％くらいに調整する．
　②悪寒・戦慄のあるときは，室温を高めにする．
　③頭痛のあるときは，部屋を暗くしたり騒音がないように配慮する．
　④面会を制限する．
5) 水分の補給
　発熱時は発汗や不感蒸泄が多くなり，水分と塩分が失われて脱水状態になりやすい．
　①経口摂取は，尿量と同じ量を目安に飲水する．
　②経口摂取が不可能か不十分のときは，経管栄養法や輸液を医師の指示により行う．
6) 栄養の補給
　発熱時は，代謝が亢進し，蛋白質，糖質，ビタミンが多量に消費される．
　①栄養価が高く，消化がよい（残渣の少ない）食事を与える．
　②さっぱりした食事にする．
　解熱後は，高蛋白質・高エネルギー・高ビタミン食とする．
　いずれも患者の好みを取り入れたり，1回の食事量を少なくするなど，工夫して与える．
7) 清潔
　発汗と不感蒸泄が多くなったり，冬期は乾燥し口腔内が易感染状態となるため，清潔ケアを行う．
　①皮膚の清潔
　　・蒸しタオルによる全身清拭または部分清拭と寝衣交換を短時間に行う
　　・腋窩にはパウダーをつけ乾燥させる

■図5　発熱時の氷嚢の貼用部位
　頸部
　両腋窩部
　両鼠径部

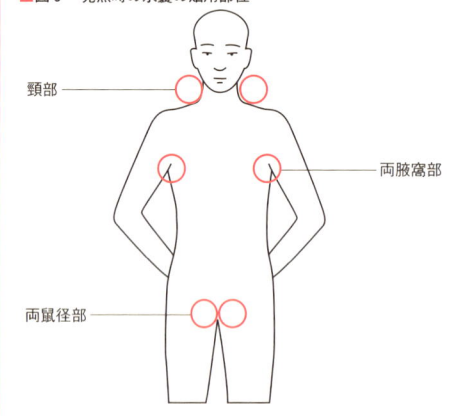

②口腔内粘膜の清潔
　・歯磨き，含嗽を十分に行う（冷水，食塩水，重曹水などを使う）
　・口唇や鼻腔は綿棒に水をつけて清拭後，グリセリンやワセリンを塗布し，乾燥を防ぐ
③外陰部・肛門周囲
　・清拭あるいは洗浄後，水分を十分に拭き取り，乾燥させる
④頭髪
　・熱い蒸しタオルや水を使わない毛髪洗浄剤でドライシャンプーを行う
8) 二次感染の予防
　体力が低下して易感染状態にある．
　①患者や家族に，含嗽や手洗い，面会人の制限などの必要性について説明する．
　②感染症による発熱の場合には以下のようにする．
　　・ほかの患者から隔離する
　　・ガウンテクニックなどのスタンダードプリコーションを行う
　　・看護行為前後は手指の消毒を行う
　　・患者の排泄物，分泌物，血液などの処理を，決められた方法で行う
9) 心理的支援
　発熱が続くと，病気に対する不安が強くなり，意欲低下が生じる．
　①患者の訴えを十分に聞く．
　②発熱に対する患者の反応を理解し，個々の患者に応じた対応をする．
　③必要に応じて医師に状態の説明を依頼する．
10) 薬物の管理
　高熱により頭痛や不眠をきたしたり，心臓，呼吸中枢に悪影響があると判断したときに，解熱薬が用いられる．
　①指示された薬物を正確に（量，時間）与薬する．
　②解熱薬使用後は，急激な解熱によりショックを起こすことがあるので，ショックの徴候を観察する．
　　・サリチル酸系薬物（アスピリンなど）に対する過敏症や喘息のある患者には，この解熱薬を使用しないよう注意する．入院時にアレルギー反応の有無について聞いておく
　③抗菌薬は与薬前に皮内テストを行い，過敏症のないことを確認して使用する．
　④副作用の有無を観察する：バイタルサイン，皮膚症状（発疹），胃腸障害（食欲低下，悪心・嘔吐）など．

BLS 〈一次救命処置〉
basic life support

I 概説

　心肺蘇生（cardiopulmonary resuscitation；CPR）に加えて，自動体外式除細動器（automated external defibrillator；AED）を用いた除細動，窒息に対する気道異物除去からなる．市民を対象としたBLSと日常的に蘇生を行う医師・看護師・救急救命士などを対象としたBLSの2種類があり，感染防護具とAED以外に特殊な器具や薬品を用いることなく，直ちに実行できる．病院の内外にかかわらず，また，医療従事者の在否にかかわらず，最初に行われるBLSの質が救命の成否と予後を決定する（図1）．蘇生を担当する者は心停止アルゴリズムを共有し，さまざまな状況に臨機応変に対応することが大切となる．

II 適応

　心停止あるいは呼吸停止から心停止に陥る可能性があると判断されるすべての傷病者に対して行われる．

III BLS手技

1．成人の心肺停止

　手順は，「心肺蘇生法」の「日常的に蘇生を行う者のBLSアルゴリズム」（図2，3）を参照されたい．
　→心肺蘇生法（しんぱいそせいほう）

1）気道確保

　患者を仰臥位にして頭部後屈顎先挙上法で気道を確保すると同時に，額を押さえているか顎先を挙上している側のいずれか一方の手を離し，その指で頸動脈を

■図1　軽快退院率に関与する因子の多変量解析

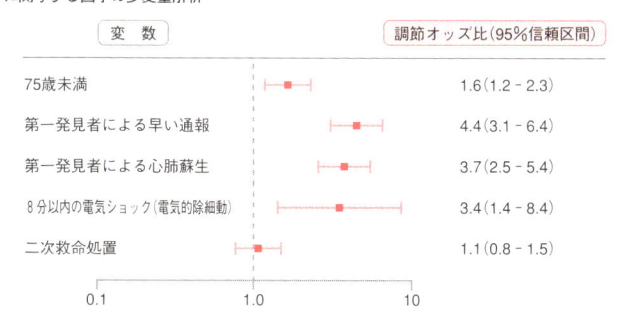

変数		調節オッズ比（95％信頼区間）
75歳未満		1.6（1.2 - 2.3）
第一発見者による早い通報		4.4（3.1 - 6.4）
第一発見者による心肺蘇生		3.7（2.5 - 5.4）
8分以内の電気ショック（電気的除細動）		3.4（1.4 - 8.4）
二次救命処置		1.1（0.8 - 1.5）

(Stiell, I. G., et al. : Advanced Cardiac Life Support in Out-of-Hospital Cardiac Arrest. N Engl J Med, 351 (7) : 647, 2004より改変)

■図2　気道確保

a．頭部後屈顎先挙上と頸動脈の触知　　　　　　　　　　　　b．下顎挙上と頸動脈の触知

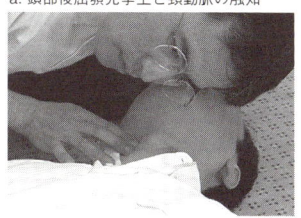

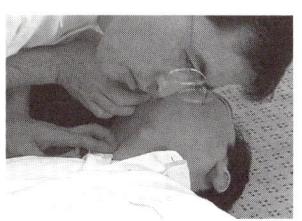

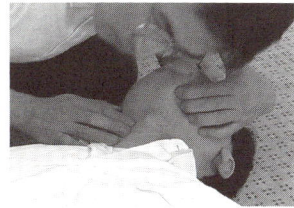

(杉本　壽ほか監：BLS：写真と動画でわかる一次救命処置．p.37, 学習研究社, 2007)

触れる(図2-a). 頸椎損傷が疑われる場合は，下顎挙上法を用いる(図2-b). 救助者が患者の横に位置している場合, 自分に近い側の頸動脈を触れる．

2) 人工呼吸

気道確保を続けながら，人工呼吸用感染防護具を使って，1回につき1秒かけて送気する．過剰な換気量は，胸腔内圧を上昇させて静脈還流を阻害するので，患者の胸が上がる程度の量（6〜7 mL/kg）を送気する．フェイスシールド(図3)を患者の口にかぶせ口対口人工呼吸を行う．マスクタイプの感染防護具(図4, 5)があれば，とがっている側を鼻側にして両手で患者の顔面に密着させる．中指・環指・小指の3本で患者の下顎を引き上げ，母指・示指でマスクを押さえて患者の口と鼻を覆う(EC法)．あるいは，両手の母指球でマスクの左右を押さえ，ほかの4本で下顎を引き上げ，マスクを密着させる(母指球法)．救助者が1人で患者の側方から換気を行う場合は，図6のようにマスクの鼻側と顎側を押さえる．

3) 胸骨圧迫

十分な深さと回数の胸骨圧迫をできるだけ早く開始し，絶え間なく行うことが最も重要である．

位置は胸骨の下半分とし，その目安は胸の真ん中あるいは左右の乳頭を結ぶ線上の胸骨とする(図7)．両方の掌を重ね，手の付け根部分だけで胸骨を圧迫する(図8, 9)．自分の肩が患者の胸骨の真上になる姿勢をとり，両腕の肘を真っすぐに伸ばして胸骨を垂直方向に圧迫する(図10).

圧迫を解除する際には，胸が完全にもとの高さまで戻るように力を抜く．圧迫と解除の時間はほぼ1:1とする．胸骨圧迫の深さは，胸骨が4〜5 cm沈む程度とする．

胸骨圧迫のテンポは1分間に100回とする．胸骨圧迫と人工呼吸の回数比は30:2とし，交互に行うことを同期CPRとよぶ．また，30:2の組合わせを1サイクルとする．人工呼吸をしている間の胸骨圧迫の中止は10秒以内とする．2人以上の救助者がCPRを行う場合，5サイクル終了ごと(約2分)に胸骨圧迫を交代する．交代による中断は5秒以内とする．AED使用の際も，心電図解析やショック施行時を除いて胸骨圧迫を中止しない．

4) AED

AED使用の流れに従って行う(図11)．持ってきたAEDの電源を入れる．電源ボタンを押すタイプと，ふたを開けると自動的に電源が入る2つのタイプがある．電極パッドを取り出し，患者の胸の特殊状況を考慮しながら，胸の右上(鎖骨の下で胸骨の右)と胸の左下(わきの下5〜8 cm)に密着させて貼付する．次に

■図3　フェイスシールドを用いた人工呼吸

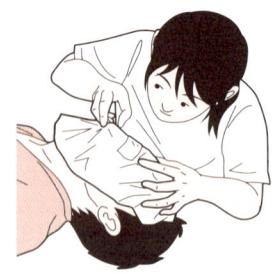

■図4　マスクタイプの感染防護具を用いた人工呼吸(EC法)

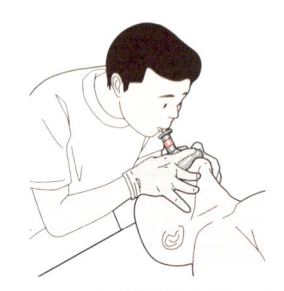

■図5　マスクタイプの感染防護具を用いた人工呼吸(母指球法)

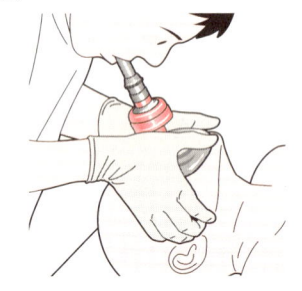

■図6　マスクタイプの感染防護具を用いた人工呼吸(側方手技)

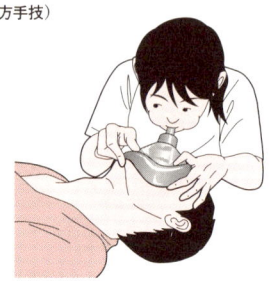

■図7　胸骨圧迫位置

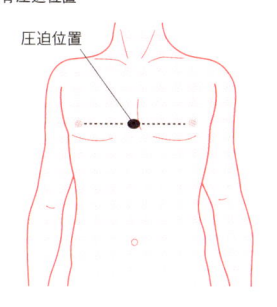

圧迫位置

■図8　胸骨圧迫時の手の組み方

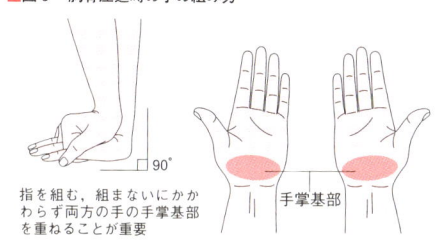

指を組む，組まないにかかわらず両方の手の手掌基部を重ねることが重要

手掌基部

■図9　胸骨圧迫時に手を置く位置

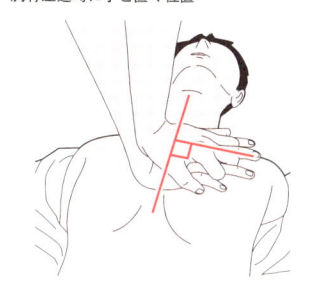

■図10　胸骨圧迫方法

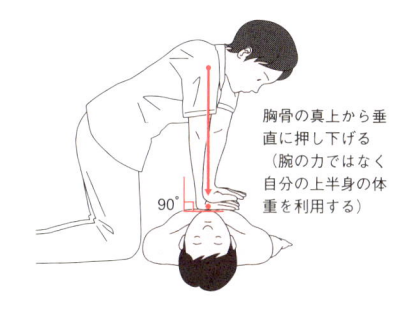

胸骨の真上から垂直に押し下げる（腕の力ではなく自分の上半身の体重を利用する）

■図11　AED使用の流れ図

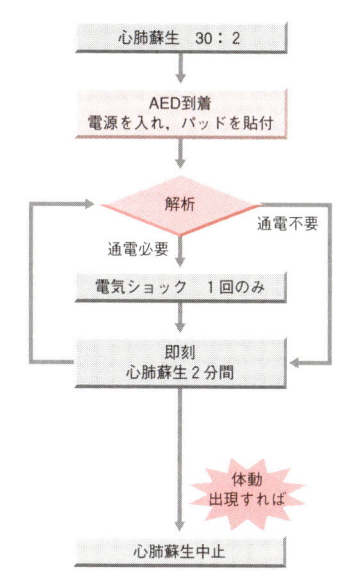

日本版救急蘇生ガイドライン対応機

心肺蘇生　30：2
↓
AED到着
電源を入れ，パッドを貼付
↓
解析
├─通電不要
└─通電必要
↓
電気ショック　1回のみ
↓
即刻
心肺蘇生2分間
↓
体動出現すれば
↓
心肺蘇生中止

(杉本　壽ほか監：BLS：写真と動画でわかる一次救命処置．p.71，学習研究社，2007)

音声メッセージに従い心電図の自動解析が始まり，電気ショックが必要な場合は自動的に充電が開始され，充電完了のメッセージでボタンを押す．解析からショックまで周囲の人に患者に触れないように注意する．ショック後あるいは「ショックが不要です」の場合，直ちに胸骨圧迫からCPRを再開する．以後，2分間おきに，CPRとAED使用を繰り返す．
→AED〈自動体外式除細動器〉

2．成人の気道異物除去
1）意識がある場合
　窒息と判断すれば，まず，咳で排出できるかを確認し，できなければ，腹部突き上げ法(図12)と背部叩打法(図13)をこころみる．前者は，患者のうしろから心窩部に両手を回し，握りこぶしの母指側を心窩部に当て，手前上方に向かって圧迫するように突き上げる．後者は，患者の左右の肩甲骨の間を手掌基部で叩く．

BLS〈一次救命処置〉

■図12　腹部突き上げ法

心窩部を手前上向きに引き締めると，横隔膜を介して肺が圧迫され，強い呼気が気道内に起こり，異物が喀出される

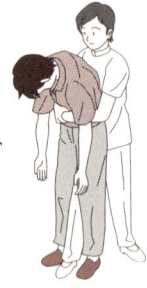

■図13　背部叩打法

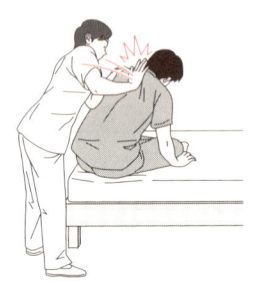

手掌基部で左右の肩甲骨の間を叩く

■図14　胸部突き上げ法

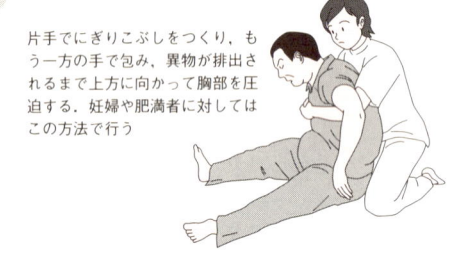

片手でにぎりこぶしをつくり，もう一方の手で包み，異物が排出されるまで上方に向かって胸部を圧迫する．妊婦や肥満者に対してはこの方法で行う

■図15　乳児の脈拍触知

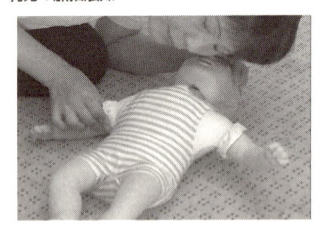

(杉本　壽ほか監：BLS：写真と動画でわかる一次救命処置．p.90，学習研究社，2007)

■図16　乳児の胸骨圧迫

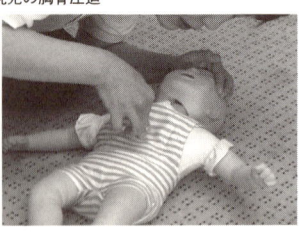

■図17　胸郭包み込み両母指圧迫法

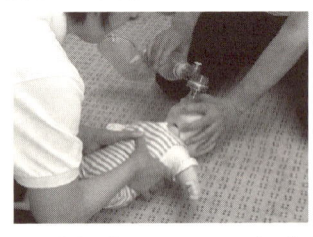

(図16，17とも　杉本　壽ほか監：BLS：写真と動画でわかる一次救命処置．p.92，学習研究社，2007)

■図18　乳児の気道異物除去法

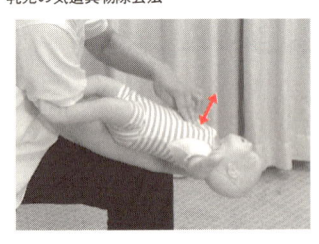

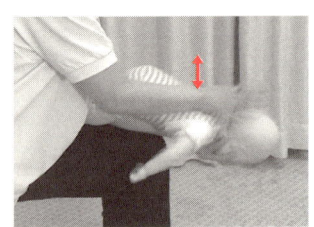

(杉本　壽ほか監：BLS：写真と動画でわかる一次救命処置．p.103，学習研究社，2007)

肥満者や妊婦には胸部突き上げ法(図14)を行う．
2) 意識がなくなった場合
　心停止に対する CPR の手順を開始する．気道確保のたびに口腔内を覗き，異物が見え摘出が容易ならば指で取り除く．人工呼吸で胸が上がらない場合，頭部後屈顎先挙上法をやり直して人工呼吸を行うが，それでも胸が上がらない場合は，次の胸骨圧迫に進む．胸骨圧迫により異物除去の可能性がある．

3．小児・乳児の心肺停止
　気道確保は成人と同じ頭部後屈顎先挙上法あるいは下顎挙上法を用いる．呼吸を評価しながら脈拍を診るが，小児では頸動脈，乳児では上腕動脈を触知する(図15)．脈拍を確信できても心拍数が60/分未満でチアノーゼをみとめる場合，あるいは呼吸数が10/分未満の場合は CPR を開始する．人工呼吸は成人と同じ目安で行う．胸骨圧迫は，小児では成人と同じ位置を片手あるいは両手で，乳児では両乳頭を結ぶ線より少し尾側の位置で2本指で行う(図16)．救助者が2人の場合，胸郭包み込み両母指圧迫法が推奨される(図17)．胸の厚みの1/3の深さで，100回/分のテンポとする．胸骨圧迫と人工呼吸の回数比は30：2であるが，日常的に蘇生を行う者が2人いる場合，15：2とする．1歳以上8歳未満の小児に AED を使用する場合はエネルギー減衰機能付きの小児用電極パッドを用いるが，ない場合は，成人用パッドを使用する．

4．小児・乳児の気道異物除去
　反応がある場合，小児には成人と同じ方法，乳児には背部叩打法と胸部突き上げ法を交互に数回ずつ行う(図18)．反応がない場合は，通常の CPR を開始する．

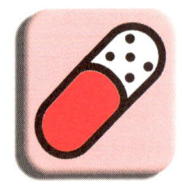

ビタミン
vitamin

I 定義

ビタミンは栄養素のうちで糖質，脂質，蛋白質，無機質以外に必要とされる微量の有機性食物因子である．ビタミンはいろいろな生化学的機能に必要であるが，生体内では合成されないか，つくられても微量である．そのため食物として摂取しなければならない．

II 概説

ビタミンには水溶性のものと脂溶性のものがある．
水溶性ビタミンにはB複合体とCがあり，脂溶性ビタミンにはA，D，E，Kがあって，必須脂肪酸をビタミンFとよぶこともある．

水溶性ビタミンは過剰になると尿に排泄され，体内には蓄積しない．そのため規則的に摂取しなければならない．天然ではビタミンB複合体のなかの1つを多く含む食物は他の多くの因子も豊富に含み，欠いているものは他の因子も欠いている．それゆえビタミンB複合体は1つだけ欠乏することはまれで，欠乏症が現れるときはある程度重なり合う．しかし，次のような特定のビタミンの欠乏症も知られる．脚気(チアミン欠乏)，口角炎，舌炎，脂漏性湿疹，羞明(リボフラビン欠乏)，ペラグラ(ナイアシン欠乏)，巨赤芽球性貧血，悪性貧血，メチルマロン酸尿症(シアノコバラミン欠乏)，巨赤芽球性貧血(葉酸欠乏)など．

ビタミンB複合体はそれぞれ特異的な酵素により活性型補酵素に代謝され，生理的機能を果たしている．

ビタミンB複合体は酵母，胚芽，肝に多く含まれ，これには，①ビタミンB_1(チアミン，アノイリン)，②ビタミンB_2(リボフラビン)，③ビタミンB_6(ピリドキシン，ピリドキサール，ピリドキサミン)，④ビタミンB_{12}(シアノコバラミン)，⑤ナイアシン(ニコチンアミド)，⑥パントテン酸，⑦葉酸(プテロイルグルタミン酸)，⑧ビオチン(D-ビオチン)が属する．

脂溶性ビタミンは非極性の疎水性分子であり，イソプレン誘導体である．吸収されるとリポ蛋白質として，または特異的な結合蛋白質と結合して血液中を輸送される．脂溶性ビタミンはいろいろな機能をもっている．すなわちビタミンAは視覚の機能維持，ビタミンDはカルシウムとリン酸の代謝，ビタミンEは抗酸化作用，ビタミンKは血液凝固に関与している．

また，ビタミンDはビタミンであると考えられていたが，プロホルモンであることがわかってきた．

脂溶性ビタミンは食物の脂質とともに吸収されるので，脂肪便や胆道疾患の場合には欠乏症が起こる．また脂溶性のために相当量が肝に貯蔵されるので，過剰に摂取すると中毒症状が現れる．これらビタミンを含めた栄養素については，近年，生活習慣病が健康障害の主役となってきたことから，栄養欠乏症の克服と同時に生活習慣病のリスクの抑制が求められ，従来の栄養所要量の概念から食事摂取基準値として考えられるようになり，推定平均必要量，推奨量，目安量，上限量などの基準が設定されている．

そのほかに，生理作用はビタミンに近いが(特定の生物にはビタミンとされる)，ヒトおよび哺乳動物では自分で合成できるので，栄養素として外部から摂取する必要がない物質があり，これらをビタミン様作用物質とよんでいる．ビタミン様作用物質としては，リポ酸，カルニチン，ユビキノン，オロト酸，p-アミノ安息香酸，ビタミンP(ヘスペリジン)，ビタミンU(塩化メチルメチオニンスルホニウム)などがある．

III 各論

1．水溶性ビタミン(water-soluble vitamin)

1) ビタミンB複合体

(1) ビタミンB_1(チアミン，アノイリン)

活性型はチアミンピロリン酸である．チアミンピロリン酸はピルビン酸や$α$-ケトグルタル酸などの酸化的脱炭酸反応を触媒する酵素の補酵素として働く．

チアミンが欠乏すると脚気，末梢神経炎をきたす．穀類，豆，肉，肝，牛乳に含まれ，推奨量は，0.54 mg/1,000 kcal(エネルギー量)であり，この値を推定エネルギー必要量で1日当たりの摂取量に換算したものが推定平均必要量である．

(2) ビタミンB_2(リボフラビン)

活性型はフラビンモノヌクレオチド(FMN)とフラビンアデニンジヌクレオチド(FAD)である．FMNとFADは酸化還元酵素の補欠分子族である．リボフラビンを補欠分子族とする酵素をフラビン蛋白質とよび，約100種もある．

リボフラビンが欠乏すると口角炎，口内炎，舌炎，脂漏性湿疹，羞明などが起こる．牛乳，卵，肉，緑葉野菜に含まれ，推奨量は，0.6 mg/1,000 kcalであり，この値を推定エネルギー必要量で1日当たりの摂取量

■表1 ビタミンの種類と作用機序

種類		作用機序
水溶性	ビタミンB_1	生体内でチアミンピロリン酸となって各組織に含まれ,糖質の代謝に補酵素として作用する
	ビタミンB_2	生体内でフラビンモノヌクレオチド(FMN)やフラビンアデニンジヌクレオチド(FAD)になり,酸化還元反応に補酵素として作用する
	ビタミンB_6	ピリドキサールリン酸となり,アミノ酸代謝に関する補酵素として作用する
	ナイアシン(ニコチンアミド)	ニコチンアミドアデニンジヌクレオチド(NAD^+)やニコチンアミドアデニンジヌクレオチドリン酸($NADP^+$)となって,脱水素反応の補酵素として作用する
	パントテン酸	補酵素A(CoA)となってアセチル化反応の補酵素として作用する
	ビオチン	カルボキシル化反応および脱カルボキシル化反応に作用する
	ビタミンB_{12}	抗悪性貧血ビタミンとも称され,造血作用がある.また,核酸合成反応を円滑にする
	葉酸	ビタミンB_{12}とともに抗悪性貧血ビタミンとよばれる.核酸代謝,ポルフィリン代謝を円滑にする働きをする
	ビタミンC	生体内で酸化・還元反応に関与し,代謝を円滑にする.コラーゲンの代謝に必要なビタミンであり,抗壊血病因子として有名
脂溶性	ビタミンA	皮膚,粘膜を正常に保ち,骨や歯の成長に必要なビタミン.また,暗順応を高め,抗夜盲症ビタミンである
	ビタミンD	カルシウムやリンの代謝に必要なビタミンで,骨へのカルシウム,リンの沈着を促す.副甲状腺ホルモンと拮抗作用がある
	ビタミンE	生体膜のリン脂質の不飽和脂肪酸の酸化を防止し,血管を丈夫にする.また,微小循環を円滑にし,末梢血行を円滑にする
	ビタミンK	肝で各種の凝固因子の生合成を促進し,血液凝固を正常に保つ

(柏木政伸ほか監:新訂版・薬物療法 疾患別服薬指導ガイド. p.272, 学習研究社, 1997 より改変)

に換算したものが推定平均必要量である.

(3) ナイアシン(ニコチンアミド, ビタミンB_3)

活性型はニコチンアミドアデニンジヌクレオチド(NAD^+)および,ニコチンアミドアデニンジヌクレオチドリン酸($NADP^+$)である.多くの脱水素酵素の補酵素として作用する.

ニコチン酸は一部生体内でトリプトファンからつくられるので,トウモロコシのようにトリプトファン含量の少ない食物を主食とするとペラグラになりやすい.動植物組織,ことに肉,肝に多く,そのほか酵母,穀類にも含まれる.推奨量は,5.8 mg/1,000 kcalであり,この値を推定エネルギー必要量で1日当たりの摂取量に換算したものが推定平均必要量である.

(4) パントテン酸(ビタミンB_5)

吸収されると4′-ホスホパンテテインに合成され,アシルキャリア蛋白質(ACP)の補欠分子族になるとともに,ATP(アデノシン三リン酸)と反応して補酵素(コエンザイム)A(CoA)となる.これらの活性型の末端にあるチオール基がアシル基の担体として働く.

クエン酸回路,脂肪酸酸化および合成,コレステロール合成などに関与している.ヒトでは欠乏症はみとめられない.肉,肝,牛乳,卵,酵母に含まれ,2001(平成13)年度の国民栄養調査の性・年齢階級別摂取量の中央値が目安量とされた.

(5) ビタミンB_6

ピリドキシン,ピリドキサール,ピリドキサミンの3種がある.活性型はピリドキサールリン酸である.

ピリドキサールリン酸はアミノ酸のアミノ基とシッフ塩基をつくることにより,アミノ酸代謝にかかわる多くの酵素(アミノトランスフェラーゼや脱炭酸酵素)の補酵素として作用する.

ビタミンB_6は腸内細菌によって合成されるので,ヒトでは欠乏症は起こりにくい.肉,肝,卵黄,穀類,豆,酵母に含まれる.1日当たりの摂取量は蛋白質推奨量で換算され,0.019 mg/g 蛋白質が推定平均必要量で,0.023 mg/g 蛋白質が推奨量とされた.

(6) ビオチン(ビタミンH, 補酵素R)

ビオチンは,サブユニットをもったカルボキシラーゼの構成成分で,カルボキシル基がビオチンに結合してカルボキシビオチン酵素が生じ,この活性カルボキシル基が基質に転移される.たとえばアセチル CoAに転移されればマロニル CoAができる.卵白はアビジンという糖蛋白質を含んでおり,これがビオチンと強く結合し吸収を妨げるのでビオチン欠乏をきたす.

症状としてはうつ状態,幻覚,筋肉痛,皮膚炎などがあるが,腸内細菌から分泌されるので欠乏症はほとんどない.肉,肝,牛乳,卵,穀類,野菜,酵母に含まれ,45 μg/日が目安量である.

(7) 葉酸

プテロイルグルタミン酸とよばれる物質である.動物では5つのグルタミン酸をもった葉酸が主として見出されている.活性型はテトラヒドロ葉酸でありC_1

単位の担体となっている．葉酸はプリン・ピリミジン塩基の合成に関与する補酵素で，欠乏すると巨赤芽球性貧血となる．動植物界に広く存在するので欠乏症はほとんどみられない．推奨量は240 μg/日である．

(8) ビタミン B_{12} (シアノコバラミン)

ビタミン B_{12} の小腸からの吸収には胃液に含まれる内因子が必要である．吸収されるとトランスコバラミンIIと結合して組織に運ばれる．肝ではトランスコバラミンIと結合して貯蔵される．

活性型補酵素はデオキシアデノシルコバラミンとメチルコバラミンである．デオキシアデノシルコバラミンはプロピオン酸をクエン酸回路の一員に変えるのに必要で，メチルコバラミンはホモシステインからメチオニンを合成するのに必要である．ビタミン B_{12} の欠乏は胃全摘を行ったあと内因子が欠乏して吸収障害が起こったときにみられ，悪性貧血とよばれる．肝，卵黄，牛乳に多く含まれ，推奨量は2.4 μg/日である．

2) ビタミンC(アスコルビン酸)

ビタミンCは強い還元力を有する．酸化されるとデヒドロアスコルビン酸になる．コラーゲン合成，チロシンの分解などに必要である．ビタミンCの欠乏症は壊血病で，コラーゲン合成に損傷をきたし皮下出血が起こるが，果物や新鮮な野菜の摂取により治癒する．1日の推奨量は100 mgである．

2．脂溶性ビタミン(fat-soluble vitamin)

1) ビタミンA

ビタミンAはレチノールともよばれ，レチノール(ビタミン A_1)，3-デヒドロレチノール(ビタミン A_2)とそれらの誘導体の総称である．植物中のβ-カロチンなどのプロビタミンAから小腸，肝などで転換され，レチノールエステルとして肝に貯蔵されている．

ビタミンAは視覚，聴覚，生殖などの機能維持，成長促進，皮膚や粘膜の正常維持，分化機構を介する抗がん作用などが知られている．これらの生理作用にはレチノール，レチナール，レチノイン酸などが作用している．網膜桿状体細胞のロドプシンは明暗を感知するが，この物質はレチナールがオプシンという蛋白質と結合したものである．

カロチンは野菜類に含まれ，レチノールは肝油，バター，卵黄など動物性食品に含まれる．8.25 μgRE/kg体重と基準体重との積が推定平均必要量で，男性で530 μgRE/日，女性410 μgRE/日，推奨量は男性750 μgRE/日，女性600 μgRE/日となる．REとはレチノール当量といい，1 μgREとは1 μgレチノール，または12 μg β-カロテン，または24 μg α-カロテン，あるいは24 μg β-クリプトキサンチンに相当する．

ビタミンAが欠乏するとまず夜盲症となり，次いで眼，肺，胃腸などの上皮組織の角化が起こり，粘液の分泌が減少する．眼球乾燥症になると失明に至る．

また，過剰摂取により中毒症状を呈することがあり，四肢の疼痛，腫脹などの症状がみられる．

2) ビタミンD

ビタミンDはステロイドプロホルモンである．体内で，カルシウムおよびリン酸代謝で中心的役割を果たすカルシトリオールというホルモンに変わる．

ビタミンDはプロビタミンから紫外線照射によって転換され，エルゴカルシフェロール(ビタミン D_2)とコレカルシフェロール(ビタミン D_3)になる．

ビタミン D_3 (または D_2)は肝に運ばれて25-ヒドロキシ D_3 となる．これが肝に貯蔵される主な形である．さらに腎で1,25-ジヒドロキシ D_3 (カルシトリオール)となり，活性型となる．カルシトリオールは，小腸ではカルシウム吸収に関与するカルシウム結合蛋白質の合成を促進し，腎では尿細管でのカルシウム，リン酸の再吸収を促す．また骨へのカルシウム沈着作用も呈する．野菜，酵母，魚肉，魚の肝，バター，卵黄に含まれ，1日の目安量は5.0 μgである．

ビタミンD欠乏症は，小児ではくる病，成人では骨軟化症である．日光にあたらなかったり，適量のビタミンDを摂取しないと起こる．逆に，過剰に摂取すると異所性石灰化などをきたす．

3) ビタミンE(α-トコフェロール)

ビタミンEはα, β, γ, δの4種のトコフェロールがあり，動植物界に広く存在している．生体内では抗酸化作用によって，生体膜におけるリン脂質の不飽和脂肪酸の酸化防止を行うと考えられている．

日本人の1日の摂取量の平均は5.6〜11.1 mgで，摂取量が低くても血中濃度を維持できているが，未熟児の場合，赤血球溶血による貧血を起こす．摂取量の中央値(平成13年度国民栄養調査)が目安量とされた．

4) ビタミンK

ビタミンKの作用をもつ物質としてはフィロキノン(K_1)とメナキノン(K_2)が知られている．人体内では腸内細菌によって合成されるので，通常は必要としないが，新生児の腸内出血に効果のある場合がある．

ビタミンKはプロトロンビンほか数種の血液凝固因子の生合成に不可欠で，ブタ肝，肝油，緑葉野菜，海藻などに含まれている．米国人成人男性でビタミンKの潜在性欠乏症(血液凝固の遅延)を発症しない1日の摂取量80 μgを参考に，日本人の目安として72.8 μg/日が考えられるが，ビタミンKの生理学的意義がいまだ明らかでなく，推定平均必要量・推奨量は設定できないと考えられている．

泌尿器科系検査法
urology test

I 概説

泌尿器科系の検査としては，各種画像診断に加えて，泌尿器科的内視鏡検査あるいはこれと組み合わせた形の画像診断法，膀胱機能および排尿機能の評価を行うための特殊検査など，泌尿器科疾患の診断を行ううえでの形態的な画像診断に加え，機能評価のための各種検査が行われる．

II 内視鏡的検査法(詳細は各項目を参照)

泌尿器科領域における内視鏡検査は各種光学機器で尿路(尿道，膀胱，尿管，腎盂)内を検査する方法である．この方法は，検査のみにとどまらず治療法としても応用されている．

最近の光学機器の発展は目覚ましいものがあり，光源，内視鏡レンズ，ファイバースコープの著しい開発・改良がなされ，この方面の診断・治療への適応が飛躍的に拡大している．

1．尿道鏡
前部尿道および後部尿道を観察する内視鏡である．
2．膀胱鏡
膀胱内の観察用内視鏡であり，各種口径の膀胱鏡があり，その用途により機種を選択する．
1) 尿管カテーテル用膀胱鏡
経尿道的に尿管にカテーテルを挿入するための膀胱鏡であり，尿管カテーテルに角度をつけるためのヘーベルというヘラ状の屈曲板が付いている．
2) 異物用膀胱鏡
膀胱内異物(結石，腫瘍，異物)除去のために用いる．
3) 砕石用膀胱鏡
膀胱内の結石を経尿道的に砕くように先端部が加工された膀胱鏡である．
3．経尿道的切除鏡
経尿道的に前立腺，あるいは膀胱腫瘍の切除・凝固を行うために用いる．
4．腎盂鏡
腎盂粘膜の状態，結石あるいは腫瘍の有無の観察，結石の破砕，小結石の摘出，腎盂粘膜の切開・拡張を行うための内視鏡．経皮的に挿入する必要がある．
5．ファイバースコープ(軟性内視鏡)
最近，ファイバースコープの開発が著しく，膀胱ファイバースコープ，尿管ファイバースコープ，腎盂ファイバースコープなど，各種の軟性ファイバースコープが開発されている．

硬性鏡に比し，角度を容易につけることが可能であり，膀胱頸部の観察，小腎杯内の観察あるいは結石破砕などを行うことがより容易となった．

III 尿路機能検査法(詳細は各項目を参照)

膀胱あるいは尿道の機能を評価するうえで以下の各種検査法があり，疾患を生じている原因検索を行うために重要である．

1．尿水力学的検査
膀胱内圧測定(CM)，尿流測定(UFM)，尿道圧測定，尿道外括約筋筋電図，内圧尿流測定などがある．
2．圧力灌流試験(ウィッタカー試験)

IV 画像診断(詳細は各項目を参照)

泌尿器科疾患を診断するために，各種X線検査，超音波画像診断，CT，MRIが存在するが，内視鏡検査と併用した画像診断が行われる．

造影剤を使用する主な画像診断の種類としては，静脈性(排泄性)腎盂(尿路)造影(IVP，IVU)，点滴静注腎盂造影(DIP)，逆行性腎盂造影(RP)，経皮的順行性腎盂造影，膀胱造影(CG)，排尿時膀胱造影(VCG)，尿道造影(UG)，精管・精嚢造影などがある．

V 特徴的な器具(詳細は各項目を参照)

1．カテーテル
泌尿器科的診断あるいは処置を行ううえで，カテーテルとよばれる各種サイズのチューブ状の器具が使用される．
1) 尿道カテーテル
ネラトン・カテーテル，チーマン・カテーテル，バルーン・カテーテルなどがある．
2) 尿管カテーテル
尿管ステント，バスケット・カテーテル，閉塞用カテーテルなどがある．
2．尿道ブジー
金属(金属ブジー)あるいは合成樹脂(糸状ブジーまたは誘導ブジー)でつくられた硬度のある棒状の器具である．

尿道を拡張する目的で使用される．

泌尿器・[男性]生殖器系
urogenital system

泌尿器科系臓器とは，主に尿の産生・排泄にかかわる腎[臓]，尿管，膀胱，尿道と，後腹膜に存在する内分泌臓器である副腎，および男性生殖器である精巣，精囊腺，前立腺，陰茎，陰囊などを含む（図1）．

I 解剖と生理

1．尿路系
1）腎（kidney）

脊椎の両側，後腹膜腔上部に位置し，長さ10～12cm，幅5～6cm，厚さ3～4cm，重量約150gの実質臓器である．右腎は通常約半椎体ないし1椎体低い位置に存在する．多くの場合，大動脈より分岐した1本の腎動脈により栄養されており，1本の腎静脈が下大静脈に流入する．腎は腎皮質と腎髄質とに区別され，外側は腎被膜に覆われている．腎を包む脂肪組織に富んだ被膜を腎筋膜（Gerota fascia）とよぶ．腎髄質はその先端が紡錘形に広がり腎乳頭を形成し，さらにこれが集まって小腎杯を構成する．小腎杯は集まって大腎杯となり，腎盂，尿管へと移行する．

腎の最も重要な機能は尿をつくることであり，その機能の中心となるものはネフロンで，糸球体，近位尿細管，ヘンレ係蹄，遠位尿細管および集合管より構成される（図2）．

ネフロンは糸球体における限外濾過，尿細管における再吸収による代謝産物や老廃物の排泄，酸塩基平衡の維持，体液の浸透圧の調整をする．成人で1日に約1,500～2,000mLの尿を産生し，体液量の調節，体液の浸透圧あるいは電解質組成の調節，代謝産物の排泄をつかさどっているほか，腎は血圧調整にかかわるレニン，あるいは赤血球の産生を促進するエリスロポエチンを分泌する．

2）腎盂（renal pelvis）・尿管（ureter）

大腎杯に連続して腎実質内に空洞状の腎盂が存在し，ロート状になって尿管へと移行する．腎盂の容量は約10mL，尿管は外径約3mm，長さ25～30cmの管腔状構造を呈し，膀胱壁を貫通して尿管口として膀胱に開口する．腎盂内の尿は尿管平滑筋の蠕動（ぜんどう）運動により膀胱に運ばれる．腎盂・尿管粘膜の組織型は移行上皮により構成されている．

3）膀胱（urinary bladder, bladder）

恥骨直下，骨盤腔内に存在する楕円形の袋状の臓器であり，尿の貯留・排泄をつかさどる．左右両側の尿管口と内尿道口とにより膀胱三角部を形成する．膀胱の内側は腎盂・尿管粘膜と同様に移行上皮粘膜により覆われ，外側は平滑筋よりなり，膀胱の収縮を行う．

4）尿道（urethra）

尿道の構造は男女で大きく異なる．成人男性尿道は

■図1 泌尿器科系の解剖図

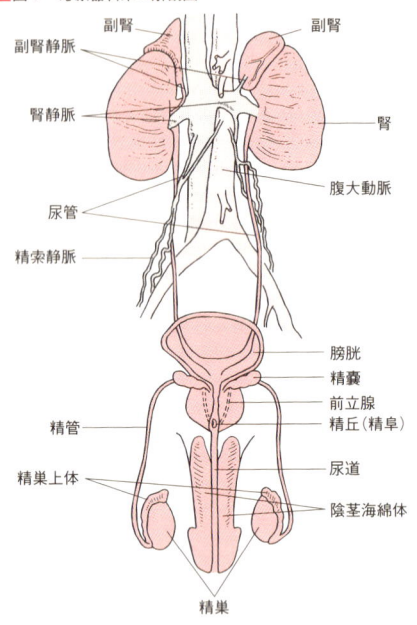

副腎静脈／副腎／腎静脈／腎／尿管／腹大動脈／精索静脈／膀胱／精囊／前立腺／精丘（精阜）／精管／尿道／精巣上体／陰茎海綿体／精巣

■図2 ネフロンの構造

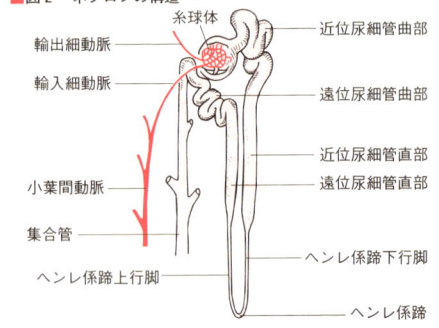

輸出細動脈／糸球体／輸入細動脈／近位尿細管曲部／遠位尿細管曲部／小葉間動脈／近位尿細管直部／遠位尿細管直部／集合管／ヘンレ係蹄下行脚／ヘンレ係蹄上行脚／ヘンレ係蹄

■図3 精巣，精巣上体および精管の走行

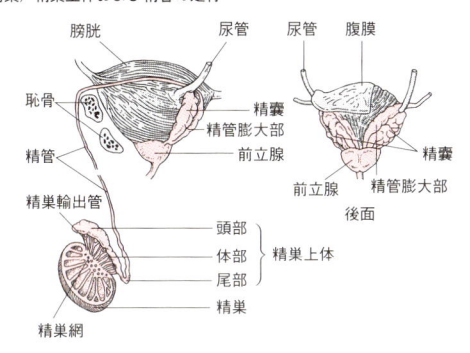

約25 cm の管状構造を呈し，前立腺部尿道，膜様部尿道，海綿体部尿道に分かれる．前二者を後部尿道，後者を前部尿道とよぶ．内括約筋組織は膀胱頸部より前立腺部尿道に分布し，外括約筋は膜様部尿道周囲に分布し，尿の禁制を保っている．前立腺部尿道には精丘（精阜）が存在し，射精管，前立腺管が開口する．

成人女性尿道は約5 cm の長さであり，尿生殖隔膜を通って外尿道口に開口する．後部尿道内腔は膀胱粘膜と同様に移行上皮により，前部尿道は扁平上皮により覆われる．

2．男性生殖器(図3)

1) 精 巣(睾丸)(testis, testicle)

精巣は左右一対陰嚢内に存在し，表面を白膜で覆われ，さらに少量の漿液を含む鞘膜に覆われる．精巣は多数の精細管よりなり，精子をつくる．精巣の結合組織中の間質細胞は男性ホルモン(テストステロン)を産生，分泌する．

2) 精巣上体(副睾丸)(epididymis)

精巣側方に接して細長い管腔状の臓器が存在し，頭部(上方)では十数本の精巣輸出管を介して精巣網に連なり，尾部(下方)は精管へと移行する．精巣上体の機能は精子の輸送，発育を促し，精子活動に必要な分泌液を産生することとされている．

3) 精 管(ductus deferens)

精管は外径約2〜3 mm のヒモ状構造を呈する管で，精巣上体尾部に始まり鼠径管を通って精丘に開口する．精管は膀胱後面で精嚢の排出管と交わり精丘に開口する．精管壁は平滑筋よりなり，精子の運搬路および通路となっている．

4) 精 嚢(seminal vesicle)

膀胱の後壁に接し，精管下端の膨らみ(精管膨大部)より分かれた袋状の臓器で左右一対存在する．精液の主成分となる分泌液を産生し，精液を貯留する．

■図4 前立腺の解剖図

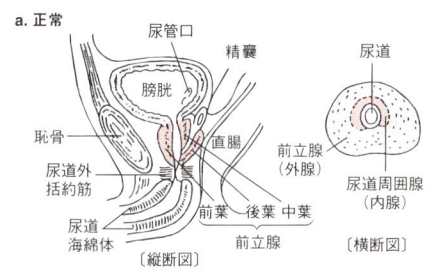

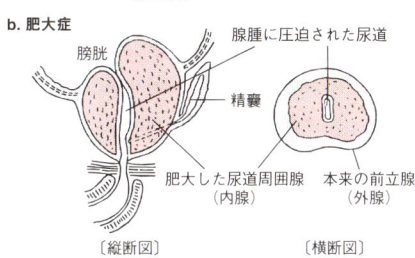

(松本哲夫：前立腺肥大症．月刊ナーシング，12(5)：165, 1992)

5) 前立腺(prostate)(図4)

膀胱頸部より尿道を取り巻くように存在する栗の実程度の大きさの臓器であり，前立腺液を分泌する．前立腺は多数の分泌腺が集合して前立腺管を形成し，精丘に開口する．前立腺液は精液の一部であり，精子活動に必要な物質を含んでいる．

6) 陰 茎(penis)

尿道を取り巻く尿道海綿体と左右一対の陰茎海綿体により構成される．外側は皮膚で覆われ，その先端は亀頭部を形成する．各海綿体は白膜という結合組織により覆われている．陰茎皮膚は可動性に富み，一部は

亀頭を覆う．これを包皮という．亀頭と海綿体に血液が充満し，陰茎の硬度が増した状態を勃起という．

7）陰　嚢(scrotum)

精巣および精巣上体がおさまる袋状の皮膚をいう．温度あるいは精神的な変化により皮膚が弛緩あるいは収縮する．

3．内分泌系

1）副　腎(腎上体)(adrenal gland)

後腹膜腔に存在し，腎の上部に接して左右一対の紡錘形をした内分泌臓器である．副腎の重量は約5ｇであり腎筋膜内に存在する．それぞれの副腎は大動脈，下横隔動脈，腎動脈の3本の動脈の分枝より供給を受けるのが通常である．左副腎静脈は通常左腎静脈に還流し，右副腎静脈は下大静脈へと注ぐ．

副腎は皮質と髄質部分とにより構成されており，ミネラルコルチコイド，グルココルチコイド，男性ホルモンなどが副腎皮質より，またノルアドレナリン，アドレナリンなどのカテコラミンが副腎髄質より分泌される．グルココルチコイドは，とくに下垂体の制御によりその分泌が調節されている．

II 泌尿器科的症候

1．排尿状態に関する異常(図5)

1）排尿回数の異常

健康人の排尿回数は，膀胱容量が300〜500 mLであることから通常4〜6回/日である．膀胱の炎症，感染などの種々の疾患および残尿の増加，尿量の急激な増加あるいは減少などにより，排尿の回数の増加(頻尿)あるいは減少(希尿)が生じる．

(1) 頻　尿(pollaki[s]uria)

種々の原因により排尿回数が増加した状態をいう．

①下部尿路閉塞：前立腺肥大症，尿道狭窄などの下部尿路閉塞により膀胱内に貯留した尿を完全に排出することができず，残尿量が増加し，排尿の回数が増加する状態

②神経因性膀胱：膀胱支配神経の機能不全による膀胱の不随意的収縮による頻尿

③膀胱容量の減少：膀胱の萎縮をきたす疾患(膀胱結核，間質性膀胱炎)による膀胱容量の減少

④膀胱の過反射(膀胱刺激症状)：下部尿路の炎症あるいは腫瘍などによる刺激(膀胱炎，前立腺炎，尿道炎，前立腺肥大症，前立腺がん)により膀胱利尿筋が刺激されるため頻尿となる．

⑤尿量の増加：多尿(尿崩症，糖尿病など)では下部尿路に異常が存在しなくても排尿の回数の著明な増加がみとめられる．

⑥心因性頻尿：何ら器質的疾患を伴わずに精神的に尿意を催す状態

(2) 希　尿(oligakisuria)

排尿回数が極端に少ない状態をいう．尿量が極端に減少した場合，あるいは中枢神経障害により生じる．排尿回数が習慣的にきわめて少なくなっていることが女性でみとめられることもある．

2）排尿状態の異常

(1) 排尿困難(dysuria)

排尿を行いたいという意思および膀胱の充満感があるにもかかわらず，直ちに排尿が開始できない状態，あるいは排尿が開始されても，十分な勢いをもって排尿できない，あるいは中断してしまうような状態．排尿開始までに時間を要する場合を遷延性排尿，排尿に時間がかかるような状態を苒(ぜん)延性排尿という．

(2) 尿　閉(urinary retention)

残尿が存在するような状態がさらに進行し，膀胱に貯留した尿を全く排出できない状態をいう．恥骨上部に尿により緊満した膀胱が触知され，通常，強い排尿感による苦痛を伴う．

■図5　排尿障害

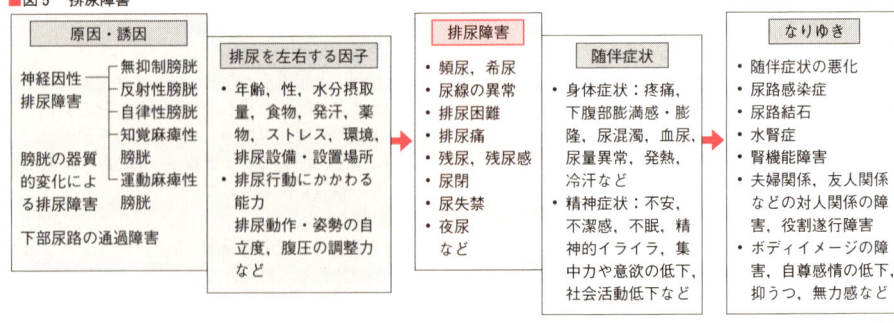

原因・誘因	排尿を左右する因子	排尿障害	随伴症状	なりゆき
神経因性排尿障害：無抑制膀胱／反射性膀胱／自律性膀胱／知覚麻痺性膀胱／運動麻痺性膀胱 膀胱の器質的変化による排尿障害 下部尿路の通過障害	・年齢，性，水分摂取量，食物，発汗，薬物，ストレス，環境，排尿設備・設置場所 ・排尿行動にかかわる能力 ・排尿動作・姿勢の自由度，腹圧の調整力など	・頻尿，希尿 ・尿線の異常 ・排尿困難 ・排尿痛 ・残尿，残尿感 ・尿閉 ・尿失禁 ・夜尿 など	・身体症状：疼痛，下腹部膨満感・膨隆，尿混濁，血尿，尿量異常，発熱，冷汗など ・精神症状：不安，不潔感，不眠，精神的イライラ，集中力や意欲の低下，社会活動低下など	・随伴症状の悪化 ・尿路感染症 ・尿路結石 ・水腎症 ・腎機能障害 ・夫婦関係，友人関係などの対人関係の障害，役割遂行障害 ・ボディイメージの障害，自尊感情の低下，抑うつ，無力感など

(高木永子監：New 看護過程に沿った対症看護―病態生理と看護のポイント．p.305, 学習研究社, 2005より抜粋)

(3) 尿失禁(urinary incontinence)

尿が不随意的に漏れてしまう状態をいう。①尿の禁制の全くない真性尿失禁，②咳嗽，くしゃみ，運動時など急に腹圧が加わった場合に尿が漏れる腹圧性尿失禁，③尿意がきわめて強く，抑制しきれず尿が排出されてしまう切迫性尿失禁，④膀胱に多量の尿が存在するため膀胱内圧が尿道抵抗より高くなって尿が漏出する溢流性尿失禁，⑤脊髄障害などで膀胱支配神経の上位中枢からの制御が遮断され，膀胱に尿が少量たまっただけで反射的に膀胱が収縮し尿が排出されてしまう反射性尿失禁に分類される。

(4) 遺尿症(enuresis)

無意識または睡眠中に尿が排出される状態。膀胱に尿を十分に保持しうる点で尿失禁とは異なる。

(5) 残　尿(residual urine)

健康人は排尿の終了時点で膀胱内の尿をほぼ完全に排出できるが，種々の排尿障害により排尿終了直後においても膀胱に尿が残存している状態。排尿後も膀胱の空虚感がなく，いわゆる残尿感が出現する。

(6) 尿線の異常

放尿の際の尿線が細くなる，ポタポタたれるような状況になる，などの異常が出現する。

2．尿の性状の異常

1) 尿の色調とその異常(表1)

正常の尿は，通常淡黄色ないし黄褐色で透明である。この色調は尿量により左右され，水分摂取量により大きく異なる。

尿の色調の異常は種々の原因により起こりうるが，尿路系の出血など血液の混入により赤色を呈するのが血尿である。血尿は腎，腎盂，尿管，膀胱，前立腺，尿道のいずれからの出血によっても出現しうる。また，ヘモグロビン，フェノールフタレンなどを含む食物あるいは下剤の摂取により，尿は赤色を呈することがある。メラニン色素は褐色または黒色に，ダイオウ，センナなどは黄褐色に発色する。したがって，尿の色調に異常をみとめた場合，薬物の服用，注射あるいは検査の既往などの有無を聴取する必要がある。

(1) 血　尿(hematuria)

血尿は赤血球が尿に混入した状態をいい，肉眼的に明らかに血液の混入をみとめる肉眼的血尿と，顕微鏡的に赤血球の混入をみとめる顕微鏡的血尿に分類される。さらに，排尿時痛，排尿障害，側腹痛などの自覚症状を伴った血尿を症候性血尿といい，症状を伴わない場合を無症候性血尿という。無症候性血尿は，膀胱腫瘍，上部尿路上皮腫瘍(腎盂，尿管)，腎細胞がんの存在する場合の主要な症状となることが多い。

血尿をみとめた場合，最初の2/3と残りの尿を分けて採取する採尿方法をトンプソン(Henry Thompson, 1820〜1904，英，外科)の2杯分尿法という。第1杯のみが血尿であれば，前部尿道よりの出血が考えられる(初期血尿)。排尿の終末時，第2杯にのみ血尿がみとめられるものは，膀胱頸部および後部尿道の出血が疑われる(終末時血尿)。排尿の初期より終末期まで同程度の血尿を呈する状態では，膀胱および上部尿路(腎，尿管)からの出血が疑われる(全血尿)。

表2に血尿の原因疾患を示す。

(2) 膿　尿(pyuria)

尿に白血球が混入した状態をいい，その程度が高度になると尿は白濁する。尿路感染(腎盂炎，膀胱炎)あるいは性器感染症(前立腺炎，精巣上体炎＝副睾丸炎，尿道炎)の存在を示す所見である。多くは白色あるいは黄白色に混濁した尿の性状を呈し，ときに赤血球の混入も加わり血膿尿を示すことがある。トンプソンの2杯分尿法により，血尿と同様に，感染の存在部位を

■表1　尿の色調異常とその原因

色　調	原　因
ほとんど無色	水利尿，尿崩症
黄色(正常)	ウロクローム
濃黄色	ビタミンB_2
黄褐色	ウロビリン
黄緑褐色	ビリルビン
赤〜桃色	ヘモグロビン，ミオグロビン，フェノールフタレン，ジフェニルヒダントイン
赤〜紫色	ポルフィリン
赤〜褐色	赤血球(血尿)，ヘモグロビン，ミオグロビン，リファンピシン，ルルペン
褐〜黒色	メトヘモグロビン，メチルドパ，メラニン尿
乳白色	乳び尿，膿尿

(表1，2とも 染谷一彦ほか監：内科I．看護必携シリーズ3，p.273，学習研究社，1993より改変)

■表2　血尿の原因疾患

I．糸球体性血尿	1．糸球体腎炎：IgA腎症，急性腎炎，遺伝性腎炎(アルポート症候群)など
	2．全身性疾患による腎障害：ループス腎炎，ウェゲナー肉芽腫症，紫斑病性腎炎など
II．非糸球体性血尿	1．炎症：腎盂腎炎，膀胱炎，前立腺炎など
	2．腫瘍：腎がん，膀胱がん，前立腺がんなど
	3．結石：腎結石，尿管結石，膀胱結石など
	4．その他：腎外傷，運動負荷後など
III．IとIIの両者	出血性素因(血友病，血小板減少性紫斑病など)，遊走腎，特発性腎出血など

■図6 尿量異常

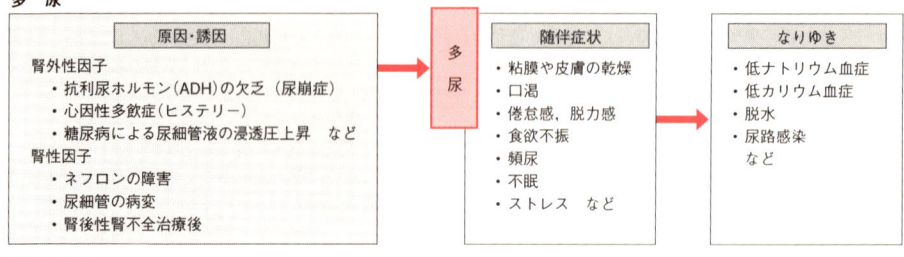

多 尿

原因・誘因
- 腎外性因子
  - 抗利尿ホルモン（ADH）の欠乏（尿崩症）
  - 心因性多飲症（ヒステリー）
  - 糖尿病による尿細管液の浸透圧上昇　など
- 腎性因子
  - ネフロンの障害
  - 尿細管の病変
  - 腎後性腎不全治療後

→ **多尿**

随伴症状
- 粘膜や皮膚の乾燥
- 口渇
- 倦怠感, 脱力感
- 食欲不振
- 頻尿
- 不眠
- ストレス　など

なりゆき
- 低ナトリウム血症
- 低カリウム血症
- 脱水
- 尿路感染
  など

乏尿・無尿

原因・誘因
- 腎前性因子
  - 循環不全　など
- 腎性因子
  - 尿細管の壊死
  - 原発性腎疾患の末期　など
- 腎後性因子
  - 尿路の閉塞　など

→ **乏尿・無尿**

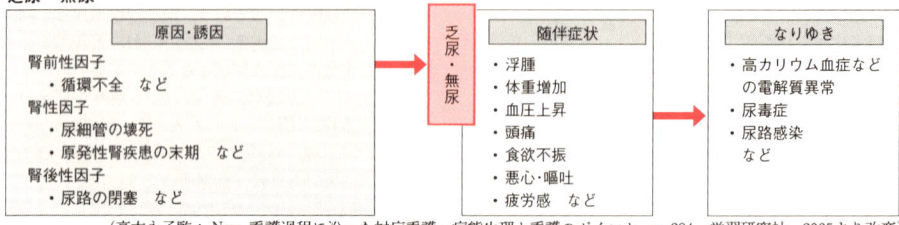

随伴症状
- 浮腫
- 体重増加
- 血圧上昇
- 頭痛
- 食欲不振
- 悪心・嘔吐
- 疲労感　など

なりゆき
- 高カリウム血症などの電解質異常
- 尿毒症
- 尿路感染
  など

（高木永子監：New 看護過程に沿った対症看護—病態生理と看護のポイント. p.284, 学習研究社, 2005より改変）

同定することが可能である.

(3) 塩類尿（crystalluria）

尿中に各種の塩類（リン酸塩, シュウ酸塩, 尿酸塩, 炭酸塩など）が尿の pH, 温度, 尿の濃縮などにより析出し, 尿の混濁を呈する状態をいう. この状態自体は病的なものではない.

(4) 細菌尿（bacteriuria）

尿中に多数の細菌の存在が証明される状態. 尿路感染症の際に出現する.

(5) 乳び尿（chyluria）

尿中に乳びが混入する状態で, 尿路系とリンパ管が交通して生じる. 微細な脂肪球により乳汁様を呈する. フィラリア虫の寄生によりリンパ管が閉塞する風土病の一分症として起こることが多い.

(6) 気尿（pneumaturia）・糞尿（fecaluria）

尿中に気泡あるいは消化管内容が混入する状態で, 消化管と尿路系とが何らかの原因により交通した場合に生じることが多い. 膀胱腸瘻などがその原因としてあげられる.

(7) 精液尿（spermaturia）

尿に精液が混入するため白濁を呈する状態. 精液が膀胱に逆流する逆行性射精時にみられる.

3．尿量の異常（図6）

ヒトが排泄する尿の量は, 摂取水分量, 発汗, 不感蒸泄などにより左右され一定ではないが, 一般に成人においては1,000～2,000 mL/日程度である.

1) 乏 尿（oliguria）

1日尿量が400 mL 以下になった場合をいう.

2) 無 尿（anuria）

尿量が極端に減少し, 1日100 mL 以下になった状態をいう. 尿量の減少する状態をその原因により以下の3群に分類する.

① 腎前性：血圧低下, 循環不全などにより腎血流量の低下した結果, 無尿あるいは乏尿が生じる. ショック, 心不全, 高度の脱水など

② 腎性：腎自体の障害が原因で尿量の減少が生じる状態. 腎炎, 急性尿細管壊死, 腎盂腎炎, 各種腎毒性物質の投与などによる腎実質の障害など

③ 腎後性：腎より下方, すなわち腎盂, 尿管閉塞性病変が存在することにより, 膀胱内に腎で産生された尿が正常に搬出されない場合をいう. 両側性の尿管結石, 尿管腫瘍・狭窄, 骨盤内臓器の腫瘍による浸潤や圧迫, 後腹膜線維症などによる尿管閉塞など. 前立腺肥大症, 神経因性膀胱などにより尿閉状態が持続すると, 結果として腎後性腎不全をきたすことがある.

3) 多 尿（polyuria）

尿量が異常に増加した状態.

原因として尿崩症, 糖尿病などの内分泌疾患, 腎機能障害による腎性多尿, 閉塞性（腎後性）腎障害の閉塞解除後, 全身浮腫などの回復期における多量の尿の排出などがあげられる.

避妊〔法〕
contraception

I 定義

避妊とは，文字どおり妊娠をさけることである．妊娠をさけるためには意図的，人為的な諸手段を用いる必要がある．

避妊には，妊娠を永久に防ぐ不妊法と，そのときどきに対処する一時的な避妊法とがある．

永久的な避妊法としては，女性不妊手術(卵管結紮術を行うことが多い)と男性不妊手術(精管結紮術)とがある．

一般に，単に避妊〔法〕という場合は一時的な避妊法を指す場合が多い．本項では以下，一時的な避妊法について述べる．

→不妊手術(ふにんしゅじゅつ)

II 避妊法の実際

避妊するからには100％確実であることが求められるが，現在のところ，経口避妊薬(ピル)を正しく服用する以外に100％確実な避妊法はない．

最も基本的な避妊法は排卵周期法(オギノ式，基礎体温法など)であるが，正確に避妊すべき期間を把握し，避妊率の高い方法を組み合わせて避妊することが望ましい(表1，2)．

III 避妊法の指導

避妊法の指導は対象に応じたものでないと役に立たない．小学生，中学生，高校生には性教育の徹底のなかで，避妊器具を使いこなせるよう具体的に指導する．

その後は目的に合った内容でよい．

産後は，初回の性交から月経周期が定まるまで避妊を徹底する．その後は，家族計画に沿って個別に具体的な指導をする．

■表1 各種避妊法

避妊の原理	具体的な方法	特　色
排卵を抑制する方法	経口避妊薬(ピル) ステロイド薬注射法 ホルモンリング ほか	避妊成功率は最も高い．服薬を忘れると効果がなくなる．産褥期，更年期に適する
着床を阻害する方法	子宮内避妊具(IUD)	妊娠率は1.5〜3％．定期検診が必要．更年期，月経不順に適する
排卵周期による方法	オギノ式 基礎体温法	避妊のための一資料としては用いられるが，単独では心身両面からみて困難である．月経不順，産褥期，更年期の女性には不適応である
精子の侵入を阻止する方法	コンドーム ペッサリー 腟外射精 子宮キャップ 殺精子薬(ゼリー，錠剤，フィルム) スポンジ	これらの方法を単独で用いる場合の成功率は高くない．コンドームはこのなかでは避妊率は高いが，それでも70％前後といわれている．ほかの方法と併せて用いるとよい．また，コンドームはエイズなどの性感染症(STD)の予防にも有効である

■表2 代表的な避妊法の実施方法と留意点

避妊法	実施方法と留意点
コンドーム (男性用) (女性用)	薄いラテックス(ゴム)のサック型の避妊具で，手軽に利用できるという利点がある．勃起時のみ使用する．性交の最初から装着し，射精後は極力早めに，また腟内で抜けないよう，手で押さえてから抜去する．正しく使用しないと失敗するので注意が必要となる
子宮内避妊具 (IUD) (リング)	ポリエチレン製で直径2cm前後で軽い．挿入は医師の手によって行う．挿入後は年単位の長期にわたって使用できる．挿入後1週間くらいは，不正性器出血，頭痛，腰痛が生じやすい．10日以上過ぎても前記の症状があれば不適合なので受診する．子宮内膜症，月経痛を誘発することもある
低用量ピル (エストロゲン量50μg未満のもの)	3週間服用し1週間休む 利点：成功率が高い．月経痛軽減など 禁忌：血栓性疾患，脳血管障害，高度の肝機能障害，乳がん，35歳以上の喫煙女性
ミニピル (プロゲステロンのみ)	低用量ピルとほぼ同じだが排卵は完全に抑制しない．必ず定時刻に服用するという正確性が求められる
緊急避妊法	エストロゲンを大量に服用し受精卵の着床を防ぐ．性交後72時間以内で効果あり．禁忌はほかのピルと同じ

肥満〔症〕
obesity ; OB

I 概念

肥満とは体内の脂肪組織が異常に増加し、体重増加をきたした病態をいう。日本肥満学会はBMI(body mass index)＝体重(kg)／[身長(m)]^{2}が25以上を肥満としている。

II 分類

分類には種々あるが、一般的には原因不明の単純性肥満と原疾患を有する症候性肥満に分類される(表1).

III 病態・成因

脂肪組織を構成する脂肪細胞の数の増加，または大きさの増大が肥満をきたす．一般に，成人では過食と運動不足による過剰エネルギーが脂肪細胞の大きさの増大をきたし，脂肪組織が体内に蓄積され，単純性肥満となる．その成因としては，環境因子，食習慣，消化吸収能，運動，ホルモン，精神的因子が複雑に絡み合っていると考えられている（図1）．また，2005(平成17)年にはメタボリック症候群の診断基準が設定された（女性のメタボリック症候群の診断基準であるウエストサイズ90 cm以上は将来，見直される可能性が高い）．脂肪細胞自体が内分泌臓器であり，内臓肥満により内臓脂肪細胞から動脈硬化を促進する腫瘍壊死因子 α(TNF-α)やプラスミノーゲンアクチベーターインヒビター1(PAI-1)などが過剰分泌され，動脈硬化を抑制するアディポネクチンの分泌が減少することがわかっている．よって，肥満がこれらアディポサイトカインを介し，また，インスリン抵抗性も介し，動脈硬化と密接に関係していることがわかった．

IV 随伴症状

一般に肥満特有の症状はないが、長期にわたると種々の全身症状を呈し、多くの疾病の原因となりうる。

■表1 肥満症の分類

I．単純性肥満
　原因疾患不明．肥満症の90％以上を占める
II．症候性肥満
　糖尿病，クッシング症候群，インスリノーマ，甲状腺機能低下症，偽性上皮小体（副甲状腺）機能低下症，ピックウィック症候群，フレーリッヒ症候群，スタイン-レベンタール症候群

■図1 肥満の成因

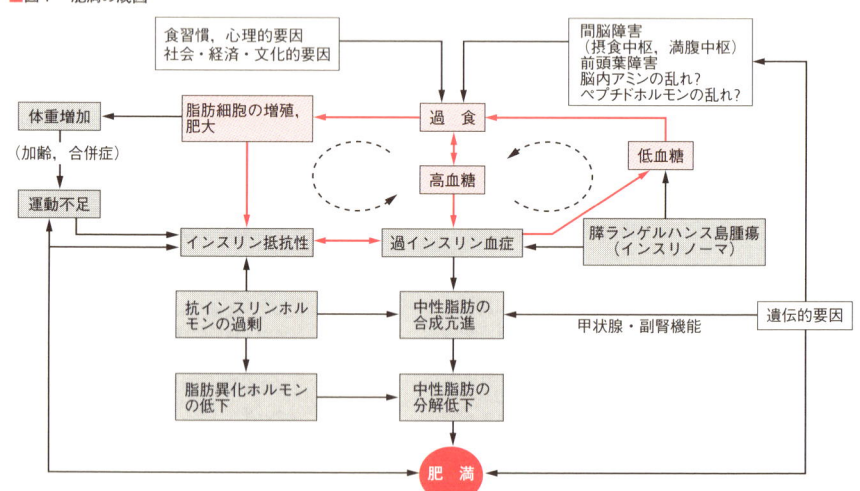

(中村正夫ほか監：新訂版 ナースに必要な臨床検査マニュアル. p.344, 学習研究社, 2000)

■表2 運動交換表 (1単位は80kcal)

運動の強さ	1単位(80kcal)当たりの時間	運動(エネルギー消費量, kcal/kg/分)
Ⅰ 非常に軽い	30分間くらい続けて1単位	散歩(0.0464), 乗物(電車, バス立位)(0.0375) 炊事(0.0481), 家事(洗濯, 掃除)(0.0471〜0.0499) 一般事務(0.0304), 買い物(0.0481), 体操(軽い)(0.0552)
Ⅱ 軽い	20分間くらい続けて1単位	歩行(70m/分)(0.0623), 入浴(0.0606), ゴルフ(平均)(0.0835) 階段(下りる)(0.0658), ぞうきんがけ(0.0676) ラジオ体操(0.0552〜0.1083), 自転車(平地)(0.0658)
Ⅲ 中等度	10分間くらい続けて1単位	ジョギング(軽い)(0.1384), 階段(上る)(0.1349) 自転車(坂道)(0.1472), 歩くスキー(0.0782〜0.1348) スケート(0.1437), バレーボール(0.1437), 登山(0.1048〜0.1508) テニス(練習)(0.1437)
Ⅳ 強い	5分間くらい続けて1単位	マラソン(0.2959), なわとび(0.2667) バスケットボール(0.2588), ラグビー(フォワード)(0.2234)

(佐藤祐造編著:糖尿病運動療法の実際, 糖尿病運動療法指導の手びき. 改訂第2版, p.63, 南江堂, 2001より改変)

①内科的症状:粥(じゅく)状動脈硬化, 高血圧, 心肺機能障害, 脂肪肝, 胆石, 膵炎, 糖尿病, 痛風
②婦人科的症状:月経不順, 不妊, 性欲減退
③皮膚科的症状:膿皮症, 湿疹, 摩擦疹
④その他:腰痛, 関節炎, 劣等感などの精神症状

Ⅴ 検査・診断

1. 肥満度

BMI(body mass index)=体重(kg)/[身長(m)]^2 によって以下のように判定される.
BMI 18.5未満:低体重, 18.5以上25未満:普通体重, 25以上30未満:肥満(1度), 30以上35未満:肥満(2度), 35以上40未満:肥満(3度), 40以上:肥満(4度).

2. 皮下脂肪厚

体重増加が脂肪によるものか除脂肪体重(lean body mass ; LBM)によるものかを区別するため, 肥満度の計算だけでなく, 右上腕の中央背部と右肩甲骨下部の皮下脂肪厚をキャリパーを用いて測定し, 体脂肪量を推定することにより肥満症と診断する.

3. 体脂肪率

体脂肪率は全体重に占める体脂肪量の比率を指す. 成人男性は15〜20%未満, 成人女性は20〜25%未満が適性範囲とされる. 男性は25%, 女性は30%を超えれば「肥満」といわれる. ただし, インピーダンス法を用いた体脂肪計による測定は, 計器が市販されていることもあり一般的だが, 測定値のバラツキが大きい. 前述の皮下脂肪厚から算出する測定値が比較的安定している. より正確な測定法として, 体密度から体脂肪率を測定する水中体重測定法もある.

4. 採血

血液生化学検査, 耐糖能試験, 各種ホルモン検査が単純性・症候性肥満の鑑別, 随伴症状の有無の診断に有用である.

5. その他

CT, シンチグラムなどによる.

■表3 行動療法の実際

日常生活の把握	食事と生活活動の調査(7日間)
治療への導入	動機づけ, 計画の説明, 協力の確約
日常生活活動の記録	体重:図・表にする
	食事:開始と終了時刻, 摂取場所, 摂取内容, 摂取状況, 食行動の変更, 外因の処理
	運動:歩数(1万歩を目指す)
行動療法の維持・強化	自己評価表の導入
	報酬
	集団療法

Ⅵ 治療

症候性肥満では, 原疾患の治療を優先する. 一方, 単純性肥満では基本的に熱量バランスを負にすることを目標とする. すなわち, 摂取エネルギー以上の熱量消費を原則とする.

1. 食事療法

1,200 kcal/日以下の低エネルギー食を基本とし, 糖質, 蛋白質を主として脂質を制限する. とくに脂質は不飽和脂肪酸を摂ることが望ましい. ビタミンおよびミネラルも適正量を摂取し, 長期にわたり低エネルギー食を続けることが重要である.

2. 運動療法

心肺機能などに随伴症状のないかぎり, 運動により熱量の消費を促進することが必要である(表2).

3．行動(修正)療法

患者の食事・行動パターンを分析し，その不適切な行動を合理的に修正して，患者が減量に取り組めるよう，具体的に指示する．基本的には，毎日の詳細な食行動，体重の変化，運動量などを記録し，それを分析評価し，自己管理を行うとともに，減量に対する動機づけを強化する(表3)．集団療法(肥満教室)は，1人では挫折しがちである減量をお互いに監視し，励まし合って継続させることができる．

4．薬物療法

視床下部外側にある食欲中枢と腹内側核にある満腹中枢によりコントロールされている食欲を，マジンドールなどの中枢性に働く薬物により抑制し，食事摂取量を減らして治療する．その他，腸管吸収阻害薬(ビグアナイド系)，代謝亢進薬(甲状腺ホルモン)なども投与される．いずれにせよ，薬物療法は食事療法および運動療法が無効な場合にのみ行われるが，確実な効果は期待できない．

肥満患者の看護

■看護のポイント

肥満は標準体重に対する過剰をいい，体脂肪が過剰に蓄積した状態である．単純性肥満の治療・看護は食事療法と運動療法の組合わせが基本であり，原因疾患をもつ肥満は治療に伴う看護が必要である．

■観察のポイント

1. 肥満度，発生時期および経過
   ①標準体重の算出，皮下脂肪厚の測定
   ②体重増加の発生時期とその後の体重の推移
   ③原因，誘因の明確化：生活環境，食生活(食事内容，量，嗜好，摂取状況)，運動量，常用薬物，既往症
2. 肥満症状の有無および程度
   ①身体面：運動時の心悸亢進や呼吸困難，頭痛，食欲亢進，血圧上昇，胃腸障害，発汗，膝関節の疼痛，月経異常，性欲減退など
   ②心理・社会面：不眠，情緒不安定，コンプレックス，活動・労働意欲の低下，人間関係の狭小化，消極的性格
3. 随伴症状の有無と程度
   ①単純性肥満：糖尿病症状
   ②内分泌性肥満：糖尿病症状，高血圧，低血糖発作
   ③視床下部性肥満：頭痛，悪心，視野欠損など
   ④遺伝性肥満：低身長，知能低下など
   ⑤薬物性肥満：副腎皮質ステロイド薬常用による満月様顔貌(ムーン・フェイス)
4. 検査結果
   ①肥満の臨床検査：循環器系，呼吸器系，糖代謝，脂質代謝，脂肪肝，尿酸代謝
   ②原疾患の検査
5. 治療方針の理解と把握
   ①食事療法(低エネルギー食，半飢餓療法)
   ②運動療法
   ③行動(修正)療法
   ④薬物療法
   ⑤原疾患の治療
6. 治療に対する患者および家族の理解度

■具体的なケア

1. 食事療法の管理
   ①必要栄養素を補給しながら摂取エネルギーを制限し，規則的な食習慣を守らせる．
   ②患者に食事日誌や体重日誌をつけさせ，自覚を高める．
   ③食品交換表を利用して摂取エネルギーの計算を指導する．
2. 運動療法の支援
   肥満度に応じた運動処方の習慣化．歩行運動は健康感の確保や気分転換などの意義も大きい．
3. 行動(修正)療法の支援
   ①過食の行動(習慣)を修正する．
   ②適量摂取を習慣化し，過食を抑制する．
   ③集団療法の理解への支援
4. 薬物療法の管理
   薬物療法は補助的手段である．甲状腺ホルモン薬や食欲抑制薬を用いる場合は，その副作用や習慣性の有無を観察する．
5. 日常生活の支援
   ①規則正しい生活習慣の維持
   ②精神的ストレスの緩和
   ③長期間の治療継続の支援をする．

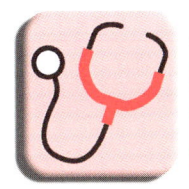

病因論
etiology, pathogenesis

I 概念

病因論とは、病気の原因と成り立ちを明らかにする学問である。病理学、細菌学、生理学、衛生学などの基礎医学や臨床医学の各分野に関連した学問で、広い領域にわたっている。

病因は外因(extrinsic cause)と内因(intrinsic cause)に分けられる(図1)。外因は外部からの障害であり、病原微生物、物理的・化学的障害、医原病、飲食物などが含まれる。内因は素因・体質、遺伝など、疾患になりやすい生体内の因子である。

II 主因と副因(誘因)

疾病は単一の病因によるよりも、いくつかの病因の複合によって起こることが多い。最も主体となるものを主因とよび、それ以外のものは副因または誘因といわれる。

また病因は、
①遺伝要因(内因)
②外部環境要因(外因)
③生活習慣要因(外因)
の3つに大きく分けられる。

このなかでは現在、生活習慣が重要視されている。生活習慣としては、
①肥満
②喫煙
③飲酒
④ストレス
⑤身体活動・運動不足

などがある。これらが遺伝要因に加わり糖尿病、高血圧症、痛風、狭心症、心筋梗塞などの虚血性心疾患、あるいは脳出血、脳梗塞などの脳血管障害といった生活習慣病をひき起こす。

III 内因

疾病にかかりやすい身体の特性を素因(disposition)といい、体質(constitution)の一部とされる。

疾病は外部からの病的侵襲に対する生体の防衛反応の現れで、生体側の因子として、素因・体質と遺伝が内因として関係する。

体質には胸腺リンパ体質、アレルギー体質などがある。

■図1　疾病の内因と外因

生活習慣要因(外因)

遺伝要因(内因)
● 素因・体質
● 遺伝

外部環境要因(外因)
● 病原微生物
● 化学的障害
● 医原病
● 飲食物
　など

物理的障害

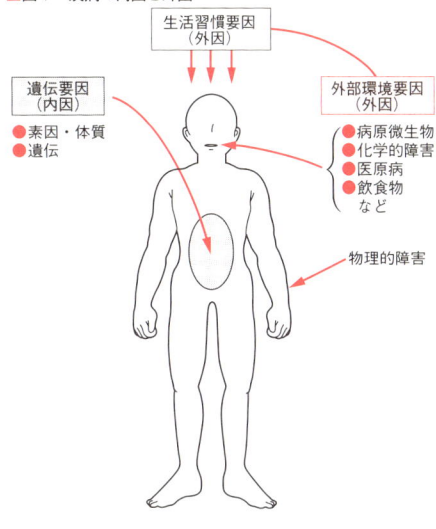

■表1　一般的素因

素因	疾患名
年齢	低出生体重児、肺硝子膜症、生活習慣病
性	鉄欠乏性貧血、骨粗鬆症、痛風
人種	胃がん、子宮体がん、脳出血

胸腺リンパ体質では胸腺の肥大とリンパ節の増生があり、通常では反応を示さない刺激で急死することがある。アレルギー体質では皮膚の湿疹や炎症を起こしやすい。

1. 一般的素因

一般的素因は、年齢、性別、人種などに共通的にみられるものである(表1)。

2. 病的素因

先天性素因は遺伝によることが多い。後天性素因はある疾患や病的状態によりさらに別の疾患にかかりやすくなることをいう。

1) 遺伝

染色体異常、遺伝子変異により疾患が起こる。

マルファン症候群、フェニルケトン尿症、血友病、ダウン症候群、クラインフェルター症候群、ターナー症候群など。

■表2　ビタミン欠乏症

種　類	欠　乏　症　状
ビタミンA	夜盲症，眼球乾燥症
ビタミンB_1	脚気，末梢神経炎
ビタミンB_2	口角炎，舌炎，脂漏性皮膚炎
ニコチン酸	ペラグラ
ビタミンB_6	口内炎
葉　　酸	巨赤芽球性貧血
ビタミンB_{12}	悪性貧血
ビタミンC	壊血病，骨発育障害
ビタミンD	くる病，骨軟化症
ビタミンK	出血傾向

■表3　物理的障害による症状

物理的因子	症　　　　状
機械的障害	外傷，白ろう病
温　　　度	熱傷，熱射病，凍傷
音　　　波	聴力異常
気　　　圧	高山病，航空病
電　　　気	電気熱傷，心停止
光　　　線	日焼け
放　射　線	急性：中枢神経障害，皮膚，腸管，肺，造血器，生殖細胞の障害 慢性：再生不良性貧血，悪性腫瘍

■表4　化学的障害による各種症状

化学的物質	症　　　　状
強酸・強アルカリ	壊死
アルコール	神経炎，肝障害
一酸化炭素	一酸化炭素ヘモグロビンをつくり無酸素症を起こす．血液，皮膚，筋肉は鮮紅色を示す
シアン	呼吸麻痺で死亡する．血液は鮮紅色で流動性がある
ベンゼン	再生不良性貧血，白血病
ダイオキシン	がん，奇形
重金属	
鉛	精神障害，貧血
無機水銀	胃腸管障害，腎不全
有機水銀	水俣病，中枢神経の変性
ヒ素	胃腸管，神経，皮膚障害
カドミウム	イタイイタイ病
リン	肝，腎障害

2）後天性素因

虚血性心疾患の危険因子には，高血圧，高血糖，高コレステロールがあり，これらの是正可能な因子をコントロールすることにより冠動脈疾患の発現を予防することが可能となる．

Ⅳ　外　因

1．栄養障害
1）栄養過多

BMI（body mass index）25以上を肥満という．脂質代謝異常，耐糖能異常，脂肪肝，肝機能異常がみられる．

2）飢　餓

体内のグリコーゲンは1〜2日で消費され，次いで脂質が用いられる．尿中のアセトン体，尿素窒素が増加する．

3）栄養失調症

栄養素の量的・質的不足により起こる．ビタミンや必須アミノ酸欠乏による症状が起こり，浮腫，貧血，低蛋白血症などがみられる．

①**ビタミン欠乏症**：ビタミン欠乏症では，表2のような症状が現れる．
②**酸素の欠乏**：低酸素症，窒息
③**水の欠乏**：脱水症

2．物理的障害

代表的な環境要因の1つである物理的因子には，表3のようなものがある．

3．化学的障害

中毒性のある化学的物質を体内に取り入れた場合，生体機能は，可逆的あるいは不可逆的な障害を受けて，表4のような症状が現れる．

ダイオキシンとは，ポリ塩化ジベンゾパラージオキシン（PCPD），ポリ塩化ジベンゾフラン（PCDF），コプラナーポリ塩化ビフェニル（コプラナーPCB）の総称であり，ヒトに対してがんや奇形をひき起こす可能性があるといわれている．

4．病原微生物による障害

感染症は微生物が宿主と出会ったあとに，宿主の感染防御機構に抗して定着，増殖，侵入することにより発症する．

→感染症（かんせんしょう）

5．医原病（iatrogenic disease）

ある疾患の治療によって別の新たな疾患・障害が出現することがある．

①**副腎皮質ステロイド薬**：胃潰瘍，糖尿病，筋萎縮
②**化学療法薬**：菌交代現象
③**抗菌薬，抗がん薬**：造血障害
④**キノホルム**：スモン
⑤**サリドマイド**：四肢奇形

6．環境汚染

①**大気汚染**：慢性気管支炎，気管支炎
②**水の汚染**：水俣病，イタイイタイ病
③**PCB**：カネミ油症
④**食品添加物による汚染**

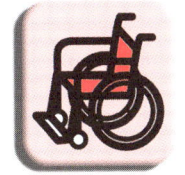

病床
びょうしょう
sickbed

I 定義・意義

病床とは，患者個々のために用意された寝床で，療養生活上必要な寝具類一式，付属家具設備を具備した患者の最小単位の生活の場をいう．

患者の療養の場は，家庭，医療施設，福祉施設などがある．現在，病院においては作業能率や感染予防などの面からベッドが用いられ，それに見合った寝具類，付属家具設備が用いられている．

病床は，健康障害で心身の機能が低下している患者のためにあるので，患者の日常生活（休息，睡眠，食事，排泄，清潔，娯楽など）が支障なくできて，使いやすく，安全・安楽であること，患者が病床で診療や看護をスムースに受けられることなどの条件を満たしていることが必要である．

II 病床の条件

1．広さ・配置が適切であること
1）ベッドの広さ

病院で使用されている標準ベッドは，ギャッチベッドで，大きさは幅90 cm，長さ200 cm，高さ50～70 cmのシングルベッドが用いられている．ベッドは体位変換ができる広さが必要であり，患者の年齢，体型，状態などが考慮され，選択される．

2）ベッドの配置

患者1人当たりの床面積は，2001（平成13）年1月，医療等の一部を改正する法律により，療養病床では6.4 m² 以上，一般病床では新設6.4 m² 以上，既設4.3 m² 以上と規定された．多床室では，患者間のベッド間隔は，付属家具設備の配置や院内感染防止，個人空間および診療行為，看護行為を行う場所の確保を考えると，1 m以上が必要である．

病室の位置なども考慮に入れ，重症患者は管理や看護が行いやすいようにナースステーションに近く，また，多床室では看護者が訪室しやすいように，入り口近くに配置する．そのほかに，患者の顔に直接日があたらず，しかも外界の景色が眺められ，気分転換ができるように，ベッドや付属家具設備を配置する．

3）付属家具設備の配置

入院生活で最低限必要な設備としては，床頭台，椅子，オーバーテーブル，衣類庫，電気スタンド，ダストボックス，インターホン，ナースコール，カーテンなどがあげられる．これらが患者の使いやすいように配置されていることが必要である（図1）．また，患者の状態に応じて，酸素や吸引装置，点滴用架台，ポータブルトイレ，ベッド柵などを随時加えたり，これらが準備された病床に患者を移動する．

2．快適であること

入院患者は，ほとんどの時間をベッドで過ごす．病床の状態は患者の気分，行動に影響を与えるので，常に清潔で快適な空間を提供することが必要である．そのためには，屋内気候，屋内空気，照明，音，色彩などが生理・心理的に調整され，とくにベッドは，患者の状態に応じた清潔な寝具類が，整理整頓されていることが必要である．本来，健康生活の保障のためには食寝分離が望ましい．診療・処置・食事は病床と別の場所で行い，病床は静かで患者のプライバシーが守れるように考慮されることが必要である．

3．合理的な付属設備があること

1．で述べた病床の条件に加え，患者の基本的生活を維持するためには，トイレ，洗面所，浴室，洗濯室，面会室，娯楽室，調理室，処置室などがあり，電話，ガス，冷蔵庫，電子レンジ，車椅子などの設備が合理的に，患者・家族が利用しやすいように設計，配置されていることが必要である．

4．衛生的であること

衛生的な生活環境を提供することは，感染症その他の疾病を予防するうえで大切である．清掃の徹底，上下水道の完備，汚物や廃棄物の処理機構，換気設備，害虫の侵入防止構造と定期的な駆除対策などが必要である．患者の身体に直接接触するリネン類は，常に清潔に気を配り，定期的交換のほか，汚染時には直ちに交換することが必要である．

5．安全性が確保されていること

災害や事故などから患者の生活を守り，安全性を確保するためには，病室・病床の構造や付属設備が完全であることが望まれる．防災・防犯設備として非常ベル，非常口，非常灯，非常階段，消火栓，消火器の整備・点検が常時されていることが必要である．事故防止設備としては，適切な床材と手すりの設備のほか，ベッドの高さの調節やベッドのストッパー，ベッド柵，インターホン，使用中の器械・器具などが，患者の状態に応じて常に点検され，不備がないようにすることが必要である．

■図1　病床のある部屋（個室）

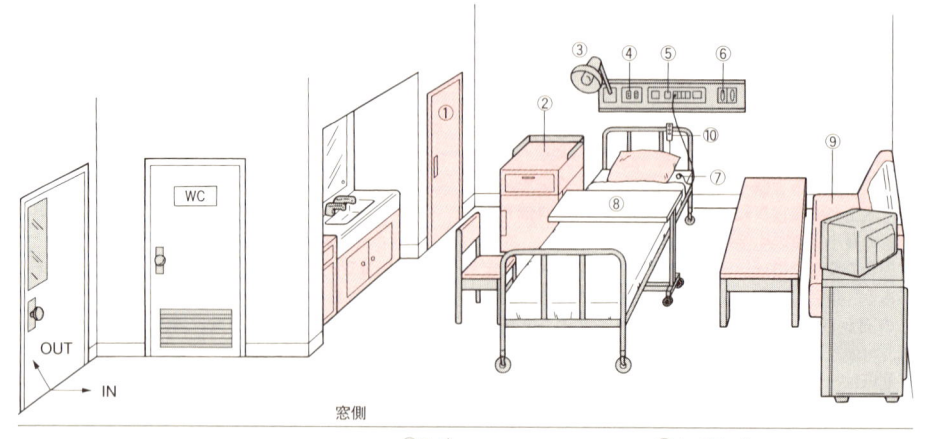

①ロッカー
②床頭台
③電気スタンド
④コンセント
⑤ラジオ，インターホン
⑥中央配管式パイピング（吸引用，酸素用）
⑦ナースコール
⑧オーバーテーブル
⑨ソファベッド（普段はソファとして使用し，家族が付き添うときはベッドとして活用できる）
⑩ギャッチ，高さ調節のためのリモコン

III　ベッドと寝具類

1．ベッド(bed)

ベッドは一般的には，両ギャッチベッドが用いられており，ベッド用マットレスは一般的にスプリングマットレスが使用されている．特殊治療用のベッドとしては，以下のようなものがある．

1) ICUベッド

手術患者に用いられ，医療従事者が治療・看護しやすいように，高さが調節でき，輸液や各種ドレーン類の排液袋などが固定できるほか，足元方向に処置台，記録台が付いている．一般のベッドよりやや狭いが，移動が簡単に行えて，ショック体位が容易にとれる．

2) 回転ベッド

脊髄損傷患者に用いられ，患者の体位変換が容易にでき，食事，排泄，読書などができるように工夫されている．2つのフレームで身体の上部の面と下部の面が挟まれるので，安楽とはいえない．

3) 熱傷ベッド

重度熱傷患者に用いられ，汗，滲出液を吸収したり，一定部位に常時圧迫が加わらないように工夫され，また体位変換，排泄介助，処置などが容易にできるような装置が付いている．

2．寝具類(mattress and bedclothes)

寝具類は，マットレス付きのいわゆるベッドに加え患者が臥床するのに必要な付随設備一式を意味する．

1) マットレスパッド，または敷布団

一般には，汚染時の洗濯処理上，マットレスパッドが多く用いられている．特殊マットレスとして，臥床患者や重症患者に褥瘡予防のために用いられる無圧布団，エアマットレス，ウォーターマットレスなどがある．これらには，マットレスパッドは使用しない．

2) 掛け布団，毛布，タオルケット

季節や患者の体温の状態により調節する．タオルケットは吸湿性，保温性，衛生上から四季を通じて用いられるようになっている．

3) 枕

枕はソバ殻，綿，羽毛などの種類がある．体位変換時の支え，固定などにも用いられ，大きさも種々ある．患者の状態に応じて種類や数を選ぶ．

4) リネン類（シーツ類，枕カバー）

シーツには，下シーツ，上シーツ，スプレッドのほか，横シーツがある．すなわち，布団，毛布，枕など患者と接する部分をカバーし，洗濯が容易なリネン類ですべて覆われていることが必要である．現在，上シーツには包布が用いられるようになってきている．

■表1　ベッドメーキング(bed making，病床のつくり方)

① 準備段階
1．必要物品

①マットレスパッド　②シーツ(上シーツ，横シーツ，下シーツ)　③耐水性シーツ　④毛布(布団)　⑤スプレッド　⑥枕カバー　⑦ベッドブラシまたは粘着カーペットクリーナー

2．これらを使用しやすいようにたたみ，リネン類の輪を手前にして使用順にワゴンの上に重ねる
　　枕は枕カバーの上に置く(上からマットレスパッド→下シーツ→耐水性シーツ→横シーツ→上シーツ→毛布→スプレッド→枕カバーの順)

3．施行者は時計をはずし，マスクをつけ，窓やカーテンを開放し，空間を確保する．床頭台，椅子をベッドから離し，ベッドのストッパーをかけ，ベッドを平らにしてギャッチベッドのハンドルを所定の位置に収める

② 実施段階
1．クローズドベッド作製
①ベッドブラシまたは粘着カーペットクリーナーを用いて，まず，マットレスのほこりを払い，マットレスを定位置に整える
②マットレスパッドをマットレスの中心線に合わせる
③下シーツの中心線をマットレスパッドの中心線に合わせて広げ，枕元側・足元側の順にシーツを折り込み，三角処理(図)をする
④耐水性シーツを中心線に合わせて広げ，垂れる部分をマットレスの下に折り込む
⑤耐水性シーツの上に横シーツを敷き，同様の処理をする(耐水シーツ，横シーツは患者の必要に応じて使用)
⑥上シーツの上端をマットレスの上端にそろえ，中心線に合わせて広げる
⑦毛布をマットレスの上端から約15 cm下に置き，中心線に合わせながら広げる

三角処理

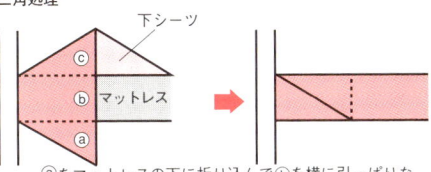

ⓐをマットレスの下に折り込んでⓑを横に引っぱりながら，ⓒをベッドの下に折り込む

⑧スプレッドの上端をマットレスの上端に合わせて広げ，上シーツ，毛布，スプレッドの足元を同時に三角処理し，図のⓐのみを折り込み，ⓒは垂らした状態にする
⑨枕に枕カバーをかけ，カバーの余分は頭部に接触しない下側に折り込む．枕は上シーツの下に置く
⑩シーツ類がベッドの中心線に合い，しわ，たるみ，凹凸のないことを確認する

2．オープンベッド作製
①垂れているスプレッドの足元(図のⓒ)を肩幅分ぐらいマットレスの下に入れる
②枕元のスプレッドを毛布の下に折り，上シーツをスプレッドの上に折り返す
③掛け物を足元に向けて扇子折りにする

③ 終了段階
①ベッドを所定の位置へ戻し，ストッパーを確認する
②床頭台，椅子，ダストボックスをベッドの位置に合わせて置き，ナースコール，電気スタンドなどの確認をする
③ほこりが静まったら窓を閉め，物品を片付け，施行者は含嗽，手洗いをする

[注]ベッドメーキングを1人で行う場合には，同一側を処理して残りの側を作製する．シーツ交換の方法は，ベッドメーキングの方法に準じる

5）耐水性シーツ

重症患者，手術患者，失禁のある患者などの身体の下に敷き，創部の滲出液や排泄物によって下シーツ，マットレスパッドなどが広範囲に汚染されるのを防止するために用いられる．耐水性シーツの上には必ず横シーツを敷く．

以上，1)～5)までは基準寝具設備として，これらの洗濯，消毒および修理が適切に行われている施設に対しては，入院料に一定額の加算が認められている．したがって，寝具の数は少なくとも申請病床数を超えて予備をもち，患者の療養に支障を生じないような数量の確保が必要である．

患者の症状や生活上の習慣により，羽毛布団やパンヤ枕など持ち込むことが可能であるが，現在は，看護師が患者の生活面の管理をしているので，適宜，患者の状態や希望に応じてアドバイスできるようにすることが望ましい．

Ⅳ　病床整備

療養上必要な病床は，患者の生活に支障のないように，常に整備されていなければならない．病院における基本ベッドとしては，クローズドベッド(患者の入院がいつあってもよいように準備しておく)とオープンベッドがあり，患者の健康レベル，健康障害の状況によって寝具類や付属家具設備などを加えることが必要である．そのほかの病床整備としては，手術患者の術後ベッドなどがあげられる．また，病床は常に清潔であり，衛生的で気持ちよさと新鮮さを患者に与えるものでなければならない．病院では毎朝病床整備が行われる．また，リネン類の交換は少なくとも週1～2回行われる．とくに臥床している患者のリネン類の交換は，細菌学上，週2回行う．布団類，毛布，枕などの交換および消毒は，必要に応じて(施設によって退院時などと，基準が定められている)行われる．汚染時にはそのつど交換を行うようにする．

貧血
anemia

I 概念

血液中のヘモグロビン濃度，あるいは赤血球数が減少した状態をいう．

ヘモグロビンの機能は呼吸ガスの輸送であるため，貧血により組織は酸素欠乏をきたし，臓器障害が起こり，症状が出現する．

II 貧血の原因

原因による貧血の分類を表1に示す．

III 診断

1．問診

易疲労感，動悸，息切れ，鼻出血，胃潰瘍，血便，血尿，性器出血，過多月経，月経の日数・量・血塊の有無，貧血の既往，胃切除術の既往，偏食など．

2．視診

顔面，耳介，爪，眼瞼結膜，口腔粘膜の色調をみる．皮膚は毛細血管の発達状況により，また眼瞼結膜は赤血球300万/μLを下がらないと貧血状態にみえないことが多い．口腔粘膜を反射鏡でみるのが最もよく貧血がわかる方法である．同時に出血斑や扁桃腫大も確認する．

舌の萎縮（鉄欠乏性貧血），舌炎（ビタミンB_{12}欠乏），スプーン状爪（鉄欠乏性貧血），黄疸，発疹の有無をみる．

3．スクリーニング検査

1) 末梢血液検査
   網赤血球数，白血球分画も含める．
2) 血清鉄，総鉄結合能（TIBC）
3) 血清フェリチン，蛋白分画，ビリルビン，クレアチニン，ハプトグロビン
4) 赤血球指数
   貧血の種類により，赤血球の大きさや赤血球中に含まれるヘモグロビン量が異なる（表2）．

(1) 平均赤血球容積（mean corpuscular volume；MCV）
   MCVが小さい貧血を小球性貧血，正常域にある貧血を正球性貧血，大きい貧血を大球性貧血とよぶ．

(2) 平均赤血球ヘモグロビン（mean corpuscular hemoglobin；MCH）

(3) 平均赤血球ヘモグロビン濃度（mean corpuscular hemoglobin concentration；MCHC）

MCH，MCHCが正常範囲にある貧血が正色素性貧血，低い場合は低色素性貧血，高い値の貧血を高色素性貧血という．

鉄欠乏などによりヘモグロビン合成が低下している場合は「低色素性小球性貧血」となる．核酸合成障害や骨髄機能低下により，赤血球生成が低下していると，正色素性ないし高色素性で，大球性の貧血となる．

■表1 原因による貧血の分類

出血	急性出血	消化性潰瘍，静脈瘤，外傷	出血性貧血
	慢性出血	消化管出血，性器出血，血尿	鉄欠乏性貧血
造血障害	欠乏症	食事性，吸収障害（鉄）	鉄欠乏性貧血
		食事性，吸収障害（ビタミンB_{12}，葉酸）	巨赤芽球性貧血
	骨髄機能障害	特発性，薬物，放射線，ウイルス	再生不良性貧血
		ポルフィリン代謝異常	鉄芽球性貧血
	遺伝性	細胞膜異常	遺伝性球状赤血球症，遺伝性楕円赤血球症
		酵素欠乏	G-6-PD欠乏，ピルビン酸キナーゼ欠乏
		異常ヘモグロビン	HbS，HbC，HbMほか
	獲得性	自己免疫性	温式自己免疫性溶血性貧血
			発作性寒冷ヘモグロビン尿症
			寒冷凝集素症
		同種抗体	輸血後溶血性貧血
			胎児赤芽球症
		補体感受性亢進	発作性夜間ヘモグロビン尿症
		機械的溶血	微小血管性溶血性貧血

■表2 赤血球指数による貧血の分類

MCH↓, MCV↓ 低色素性小球性貧血	血清鉄↓, TIBC↑, 血清フェリチン↓		鉄欠乏性貧血
	血清鉄↓, TIBC↓, 血清フェリチン↑		二次性貧血
	血清鉄 正常または↑, TIBC↓, 血清フェリチン↑		鉄芽球性貧血 サラセミア 異常ヘモグロビン血症
MCH 正常, MCV 正常 正色素性正球性貧血	網赤血球↑ 血清鉄 正常または↑ ビリルビン↑, LDH↑ ハプトグロビン↓		溶血性貧血
	網赤血球↓, 全血球減少, 骨髄低形成～骨髄無形成 血清鉄↑, TIBC↓, 血清フェリチン↑		再生不良性貧血
	末梢血, 骨髄異常細胞		白血病
	血清鉄↓, TIBC↓, 血清フェリチン↑		二次性貧血
MCV↑ 大球性貧血			再生不良性貧血 二次性貧血, 肝疾患, 甲状腺機能低下症 骨髄異形成症候群
	骨髄巨赤芽球	巨赤芽球性貧血	ビタミン B_{12} 欠乏症 悪性貧血, 葉酸欠乏症

IV 症 状

貧血の一般的な症状としては，皮膚・粘膜の蒼白，動悸，息切れ，めまい，頭痛，倦怠感などがあげられる．

悪性貧血では，下肢の神経症状が発症することもある．進行した例では心不全をきたす．

V 検 査

血液検査が必要である．赤血球，白血球，血小板，網赤血球の算定と同時に，末梢血塗抹標本が貧血の判定に必要となる．

そのほか，血清鉄，鉄結合蛋白とともに，骨髄穿刺による骨髄像の検索，血清ビタミン B_{12}，葉酸の測定，放射性同位元素による赤血球寿命検査などが行われる．

また鉄欠乏性貧血に対しては，原因追求の意味から消化管や婦人科領域からの出血の有無を調べることも必要となる．

VI 治 療

鉄欠乏性貧血では，鉄剤の服用が第一選択である．

鉄欠乏性貧血では，食事で鉄の必要量を補充することは不可能で，鉄剤服用が必須である(食事療法は予防法としての意味がある)．鉄剤の服用は空腹時や就寝前がよいといわれるが，胃症状が出る場合があるため，食事中や食直後の服用がよい．茶は鉄の吸収を悪くするといわれるが，実際はほとんど影響はない．

鉄剤服用中止の時期は，ヘモグロビン値，赤血球指数のすべてが正常化し，フェリチン値が正常化するまでで，かつ女性では月経直後のヘモグロビン値の減少がほとんどみられない時期である．多くは6～12か月を要する．

ビタミン B_{12}，葉酸の欠乏が原因の場合は，それぞれの製剤を投与する．

再生不良性貧血では，骨髄移植，免疫抑制療法，蛋白同化ホルモンの投与などが行われる．

貧血の病態によっては輸血，脾摘出が考慮される．

貧血患者の看護

■看護のポイント

貧血のある患者の看護は，年齢，貧血の病型や程度，急性か慢性か，また原発性か続発性かなどによって異なる．

貧血は，原因によって分類される．治療や看護を行うにあたっては，検査が多く，患者は全身的につらい症状もあり苦痛であることを考慮して行う．

■観察のポイント

1) 貧血の病型(種類)
2) 検査結果
3) 全身状態，皮膚・粘膜の色調，易疲労性，食欲不振，運動能力，精神・神経症状
4) 既往・慢性疾患の有無
5) 感染症の有無
6) 薬物，毒物の接触の有無
7) 貧血の原因となるものの有無
8) 患者・家族の疾患に対する理解

■具体的なケア

1) 安　静
   ①不要な体力の消耗を防ぐ．
   ②室温や病床内温度に注意する．
2) 感染の防止
   口内炎，舌炎や呼吸器感染を起こしやすい．
   ①口腔・皮膚の清潔
   ②面会者の制限
   ③感染源となる花瓶，植木鉢の病室内設置禁止
   ④血管穿刺時には，皮膚消毒，無菌操作，止血を厳重に行う．
3) バイタルサイン
   ①呼吸，心悸亢進，脈拍数の増加に注意する．
   ②経時的測定
4) 食　事
   一般的には蛋白質，エネルギー量，ビタミンの豊富な食事．
5) 事故の防止
   ①急に立ち上がらない．
   ②行動する前に安全を確認する．
   ③歩行路の障害を排除する．
   ④その他，環境整備をする．
6) 検　査
   ①検査の必要性，安全性を説明する．
   ②不安や苦痛が少なくなるように援助する．
7) 治療の介助
   ①輸血が安全に行われるよう援助・管理する．
   ②薬物の副作用や合併症の有無を確認する．
8) 日常生活の調整・指導
   ①患者自身が疾患について理解できるようにする．
   ②日常生活が調整できるように指導する．
9) 定期的受診の指導
   治療継続の必要性を患者および家族に説明し，協力を得る．

■図1　貧血患者の看護

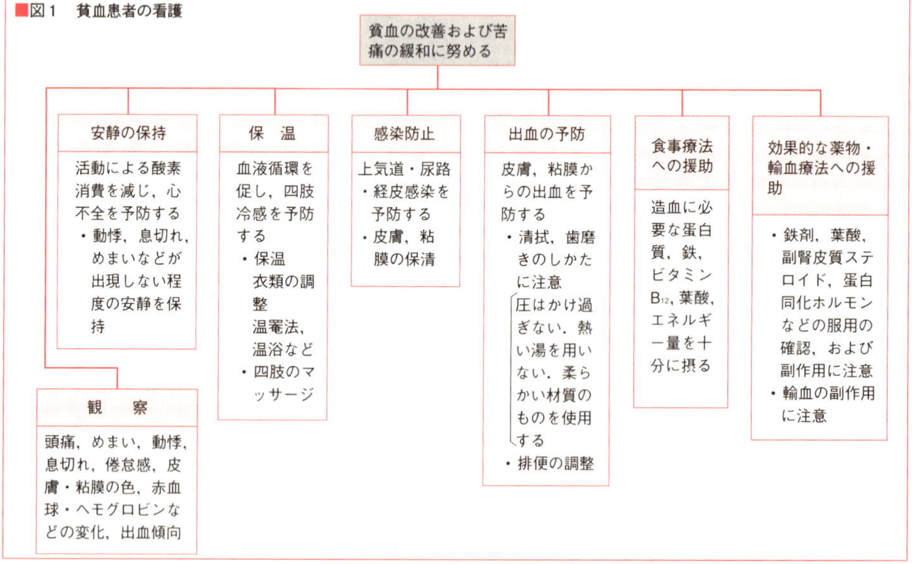

貧血の改善および苦痛の緩和に努める

安静の保持	保　温	感染防止	出血の予防	食事療法への援助	効果的な薬物・輸血療法への援助
活動による酸素消費を減じ，心不全を予防する ・動悸，息切れ，めまいなどが出現しない程度の安静を保持	血液循環を促し，四肢冷感を予防する ・保温 　衣類の調整 　温罨法，温浴など ・四肢のマッサージ	上気道・尿路・経皮感染を予防する ・皮膚，粘膜の保清	皮膚，粘膜からの出血を予防する ・清拭，歯磨きのしかたに注意 　圧はかけ過ぎない．熱い湯を用いない．柔らかい材質のものを使用する ・排便の調整	造血に必要な蛋白質，鉄，ビタミンB_{12}，葉酸，エネルギー量を十分に摂る	・鉄剤，葉酸，副腎皮質ステロイド，蛋白同化ホルモンなどの服用の確認，および副作用に注意 ・輸血の副作用に注意

観察

頭痛，めまい，動悸，息切れ，倦怠感，皮膚・粘膜の色，赤血球・ヘモグロビンなどの変化，出血傾向

不安 (ふあん)
anxiety

Ⅰ 概念

不安とは，恐怖のように目の前にある明らかな特定の対象に対する感情とは異なり，漠然とした未分化なおそれの感情としての不快な情動現象をいう．

不安はだれにでも起こりうる人間的な心理現象であるが，自己の危機状況（どう対処したらよいかわからない状況）を知らせる信号でもある．情緒的反応や身体的反応としての自律神経症状（動悸，発汗，胸内苦悶感など）を伴うことが多い．

過度の不安は病的不安といわれ，神経症，うつ病，統合失調症などで出現する．

Ⅱ 要因

患者を不安にさせる要因には，喪失と喪失へのおそれと欲求が満たされないこと（欲求不満）によるものがある．

喪失の対象には，愛する人や大切にしているもの，身体の一部や身体像，社会的役割や自尊心などさまざまな種類がある．

また，疼痛や生命の危機に直結した呼吸困難，損傷なども喪失やそのおそれにつながるので，患者を不安にさせる．

さらに自分の満足が得られない状態は欲求不満となり，不安状態をひき起こすことにもなる．

Ⅲ 症状

不安の徴候には，情動的・身体的反応など多種多様な症状がある．
1) **情動的反応**：イライラ，やつあたり，怒り，警戒心の増大，攻撃，非難など外にむけての反応．拒否，泣く，自責，依存，ひきこもりなど自己にむけての反応
2) **身体的反応**：手のふるえ，声のふるえ，発汗，呼吸・心拍数の増加，血圧の上昇，頭痛，めまい，口渇，顔面蒼白または紅潮，悪心・嘔吐，下痢，頻尿など

また，不安が強度になると，注意力，判断能力の低下なども起こる．

患者の示す防衛機制，訴えや要求は，患者の送る貴重な信号であるので，看護師は患者が何を訴えようとしているのかに関心をむけ，その真意の理解に努力する必要がある．

精神科領域では，訴えや要求の多い落ち着きのない問題行動として現れるが，表面に現れたことだけにとらわれていると，訴えや問題行動は持続し，看護師はわずらわしくなり，イライラするなどの感情が生まれ，患者から逃避したくなってくる．そして，その反応がまた患者に影響を与え悪循環となる．

患者の言動から，何を訴えようとしているのかを理解するよう努め，辛抱強く対応する努力を続けることが大切である．

不安のある患者の看護

■看護のポイント

不安をもつ患者の心理的側面を正確に把握するためには，その患者の認知機能の状態と感情の状態をアセスメントし，さらに身体的側面や社会的側面の全体的アセスメントが重要である．

それらの情報を総合的に解釈・判断して看護介入を実施し，患者の感情のバランスと順応力が復元されるように働きかける．

■観察のポイント

以下の内容をよく観察し，不安のレベルをアセスメントする．
① 認知機能の状態として，意識レベル，見当識，注意，感覚，思考内容，自己概念，ボディイメージなどを把握する．
② 情緒の状態として，表情，態度，気分，不安感，不安に対する防衛機制などを把握する．また，服装，身だしなみなどの外観，話し方や動作の状態なども参考になる．
③ 身体的状態として，呼吸，脈拍，血圧，発汗，顔色，睡眠状態，排泄状態や姿勢，表情，頭痛，倦怠感などを観察する．

■具体的なケア

1 患者との接し方
①患者の気持ちが落ち着くようにそばに付き添い，穏やかで落ち着きある態度で話し，安心感を与えるよう接する．
②目線を同じ高さにしてゆっくりと静かに聴くことが大切である．説得したり，言動の制限をせずに，感情的になっていてもそのまま受け止め，ストレス状況や興奮が和らぐのを待つ．
③患者自身に意思決定を求めないことも重要である．その際は，共感をもって感情や要求を受け止める．
④背部をさするなどのスキンシップをとおして落ち着かせることも有効である．
⑤同じように不安をいだいている家族や，ほかの患者との接触は制限するほうがよい．

2 身体症状の把握と苦痛の軽減
①バイタルサインの測定
②身体症状などの訴えをよく聴く．
③苦痛や不安に対する患者自身の対処手段を言葉で表現させ，そのまま受け入れる．
④身体症状の緩和をはかる（リラクセーション，薬物等）．

3 問題解決にむけての援助
患者との人間関係を深め，患者を支え，患者自身が自分の気持ちを表現したり，問題を解決していけるように援助する．

①患者自身が自分の問題を認識できるよう援助する．患者は自分のかかえている問題が何なのかを認識する余裕もない，危機的状況に陥っているので，問題や周囲の状況がみえていない状態であることが多い．したがって，患者が自分の問題は何か，それはどのような問題なのかを認識できるようかかわることが大切である．
②患者とともに問題を認識することができたら，患者が自ら選択し，実現できそうな解決策を見出すよう援助する．これまでの事例から同じようなケースを話してみるなどして，患者が自ら解決策を選択できるように援助する．
③患者が，自ら選択した解決策がどのようななりゆきになるかを予測できるよう援助する．つまり，患者が行おうとする解決策の結末を予測し，評価できるよう，解決策とそのなりゆきの長所と欠点を提示するなどして支援する．
④患者が自分の問題に自ら答えを出したり，決断できるようかかわる．

患者は頼りない不安定な状態になっているので，どのような助言であってもすがりついてしまうことが多々あるが，患者自身の決断をサポートすることが重要である．

患者の気持ちが揺れ動いて決断が変わっても，看護師は，患者が安心して決断の変更ができるようにかかわることも大切である．

■図1　不安による反応と援助

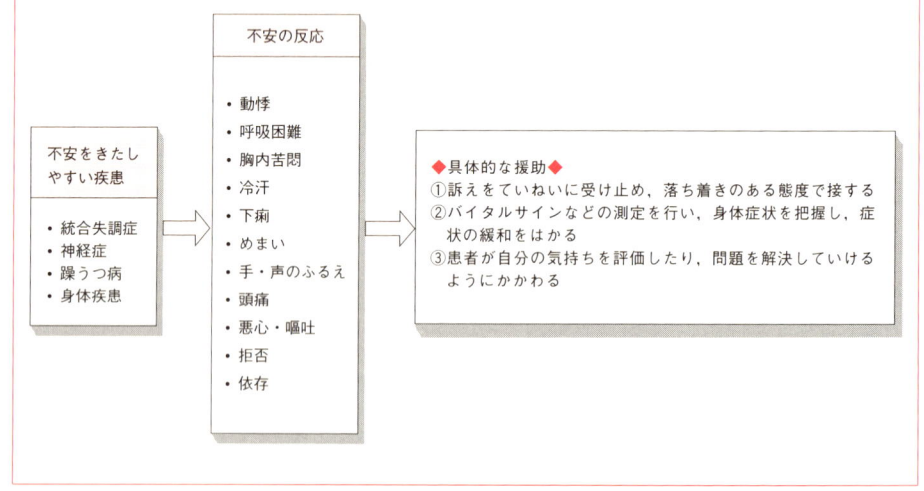

不安をきたしやすい疾患	不安の反応	◆具体的な援助◆
・統合失調症 ・神経症 ・躁うつ病 ・身体疾患	・動悸 ・呼吸困難 ・胸内苦悶 ・冷汗 ・下痢 ・めまい ・手・声のふるえ ・頭痛 ・悪心・嘔吐 ・拒否 ・依存	①訴えをていねいに受け止め，落ち着きのある態度で接する ②バイタルサインなどの測定を行い，身体症状を把握し，症状の緩和をはかる ③患者が自分の気持ちを評価したり，問題を解決していけるようにかかわる

フィジカルイグザミネーション
physical examination ; PE(PX)

I 定義・意義

フィジカルイグザミネーションとは、身体診査のことである。具体的には、医療従事者が患者の客観的な情報を得るために患者の身体的所見をとらえることで、五感を活用して視診、聴診、打診、触診を行う。

通常、身体診査は問診のあとに、データベースで収集したデータの妥当化をしたり、新たなデータを入手するために行う。また、問診、身体診査、検査などによって患者の身体面を総合的にアセスメントすることをフィジカルアセスメント(physical assessment)という。なお、医学的身体診査(medical examination；診察)は、医学的診断や治療の効果を知る目的で行われるものであるが、看護学における身体診査は、患者の身体的機能面に焦点をあて、患者の身体的変化の徴候をいち早く察知し、症状や異常の出現の予防と対処、医師の診療に役立つ情報提供や看護ケアの指針・評価に役立てるという点で異なる。

II 身体診査項目と診査方法

身体診査の方法は大きく分けて、「頭から足先へ(head to toe)」と頭・頸部から胸・腹部、下肢としだいに身体の下方に診ていく方法と、脳・神経系、呼吸器・循環[器]系、消化器系など「身体の系統別」に診ていく方法の2つがある。

一般的に、いずれかのフォーマットを使用して診査を進めるが、ときに選択的にある部位や系統のみを集中的にアセスメントする場合もある。通常、明らかな問題や症状・徴候があれば、先にその問題に関連する部位や系統について調べることが必要である。

以下に、看護師の視点における系統的方法による身体診査項目と診査方法について示す。

① 一般：全身的外観(視診)
② 脳・神経系：意識レベル(視診、触診)、精神状態、理解力、言語状態(視診)、頭部の変形・腫瘍・陥没、眼の外観(視診、触診)、視野・瞳孔の大きさ、対光反射(視診)、歩行状態(視診)、四肢運動・感覚、協調運動(視診、触診)
③ 感覚器系：眼-視力、水晶体・角膜・結膜の色調、眼脂、流涙、浮腫．耳-聴力、耳漏、耳垢．鼻-嗅覚、鼻粘膜の色調、鼻汁、鼻垢、鼻漏、鼻出血(視診)．皮膚・粘膜-温度感覚、色調、弾力性、炎症、出血傾向、浮腫、毛髪・爪の変化(視診、触診)
④ 内分泌・生殖器系：顔貌(視診)、体幹と末梢のバランス、眼球、頸部、体毛、乳房腫瘍・乳頭陥没・乳汁分泌、腟からの分泌物(視診、触診)
⑤ 呼吸器系：呼吸数・深さ・リズム、咳嗽、喀痰、息切れ、嗄声、起坐呼吸(視診)、呼吸音(聴診)、胸水(打診、触診)
⑥ 循環[器]系：脈拍数・リズム・緊張度、リンパ節、浮腫(触診)、頸静脈怒張、静脈炎、静脈瘤、レイノー現象(視診)、心尖拍動(触診)、心音(聴診)
⑦ 消化器系：口唇・口腔粘膜の色調・弾力性、炎症の有無、舌苔、歯牙・歯肉状態、開口状態、味覚、扁桃・咽頭の炎症・偏位、嚥下状態、腹部静脈怒張、痔核(視診)、肝腫大、圧痛、宿便(触診)、腹部膨満、腹水(視診、触診、打診)、腸蠕動音(聴診)
⑧ 腎・泌尿器系：性器の腫脹・炎症、尿道からの分泌物(視診)、膀胱充満、圧痛(触診)
⑨ 筋・骨格系：四肢・脊柱の変形、歩調(視診)、筋緊張、筋力、関節の腫脹、関節可動域(視診、触診)、腱反射(打診)

III 身体診査の進め方

1．身体診査の準備

① 環境の準備：診察室の室温、照明(自然光)、防音を維持し、診察用具一式(聴診器、ペンライト、舌圧子、メジャー、ものさし、ハンマー、ピン、毛筆、音叉、握力計、耳鏡、額帯鏡、眼底鏡、指囊、潤滑剤、ディスポーザブル手袋、アルコール綿など)が清潔で故障がないこと、物品が補充されていることを確認する。
② 患者の準備：身体診査の説明を行い、同意を得る。脱衣させ、患者用診察衣またはタオルで露出を最小限にし、患者の不安や羞恥心を取り除く。
③ 看護師の準備：手洗いを行い、冷たい手を温める。患者が異性の場合は、患者と同性の看護師または医療従事者を同伴する。

2．身体診査のポイント

① 一般に、視診→触診→打診→聴診と進めていく。ただし、胸・腹部は触診や打診によって聴診に影響が出ることがあるので、視診→聴診→打診→触診の順で行う。

②頭から足先まで，あるいは系統別に微細な徴候を見逃さないように観察し，断片的な情報をつなぎ合わせる．問題や徴候があれば，その部位や系統の観察を優先する．
③異常所見があれば再確認し，その所見を中心に詳細に観察をし直す．

IV 身体診査の方法と手順

1．視 診

目で観察し，異常所見を把握する最も基本的な方法である．患者の入室時より，歩行，動作，姿勢，話し方などから全身状態，脳・神経系を把握する．また，体表面の皮膚・粘膜の色調(黄疸，チアノーゼなど)も観察する．次に，口腔，舌，歯牙，扁桃，咽頭，鼻腔，眼(対光反射)，外耳道を額帯鏡やペンライトを使用して観察する．扁桃，咽頭は「アー」と発声させ，偏位などがないかを確認する．

2．触 診
(1) 触診の目的

手指で身体に触れ，異常所見を把握する方法である．触診で触れたものが，本来人体に存在するもの(肝，腎，血管，骨，筋肉など)なのか，それとは異なる新生物(腫瘍，腫瘤など)であるかの鑑別をしたり，臓器の肥大や萎縮を把握する．

触診は，体表面と内臓の触診に分類される．体表面の触診は，視診での異常を確認するために行い，大きさ，形状，硬さ，可動性などを把握する．内臓の触診では，主として腹部内臓を把握する．肝，脾，胆嚢は比較的表面に触れるので浅く触診する．胃，腸，膵，腎，膀胱などは腹部の深いところにあるので，念入りに触診することが必要である．

(2) 触診の手順

まず看護師の手掌をこすり合わせて温めたのち，利き手の示指から環指の腹で腹部体表面を軽く圧迫しながら横に順次滑らせて病変部や内臓縁を探索し，辺縁を確認したらその部分の表面を軽くなで，大きさ，形状，硬さを把握する．また，深呼吸をさせたり手で軽く圧迫して可動性を確認する．

体表面と浅い部分にある内臓の触診終了後，指または手掌の腹で深く圧迫しながら深部触診を行う．また，体位を変えるなどして，右側臥位で脾を，立位で腎や肝を触診すると把握しやすい．

3．打 診

手指や器具で身体を軽く叩き，その音(清音，濁音，鼓音)や振動の響きによって，内部の状態や異常所見を把握する方法である．

手指を使用した打診は，非利き手の中指中関節を過

■図1 打診の方法

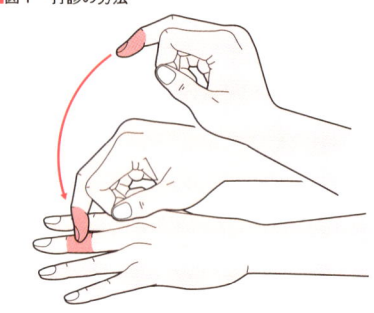

伸展させ，中関節を利き手の中指先端で軽く叩いて行う．このとき，非利き手の中指は目的の部位に少し強く当て，ほかの4本の指は体表面から離しておくことと，打打する利き手の中指先端は1〜2度叩いたあとにすばやく離して音や振動を確認することが大切である(図1)．

正確に打診することによって，以下の所見を判断することができる．

①体内にある空気を把握できる．肺，胃，腸内にあるガスは鼓音として生じる．
②内臓と空気が隣接する境界を把握できる．心臓と肺の境界，横隔膜と肺の境界，肝と結腸の境界は，濁音と鼓音として生じる．
③空気と異常な液体が隣接する境界を把握できる．胸水や腹水貯留の部位や高さを鼓音と濁音で判別する．
④空気を含有する臓器の空気量の増大，もしくは空気を含有しない臓器にガスが生じた場合の把握ができる．肺気腫や気管支喘息などの肺の過膨張や気胸，イレウスや呑気症など腸内ガスの異常貯留では，清音(共鳴音)が過共鳴音や共鳴音亢進となって聴取される．

4．聴 診

聴診器を使用して，体内で発生する血流(心音)，気流(呼吸音)，蠕動(腸蠕動音)を聴取し，正常音と異常音(心雑音，副雑音，腸蠕動音亢進または消失)により異常所見を把握する方法である．通常，これらの音は聴診器の膜面(型)で聴取されるが，低音の場合はベル面(型)に切り替えて聴取する．

また，正常音が聴取しにくいときには，異常音も聴取しづらいことに留意する．

1) 心 音
(1) 心音の聴取部位と特徴

弁閉鎖時に，心房，心室，大血管付近の血流による

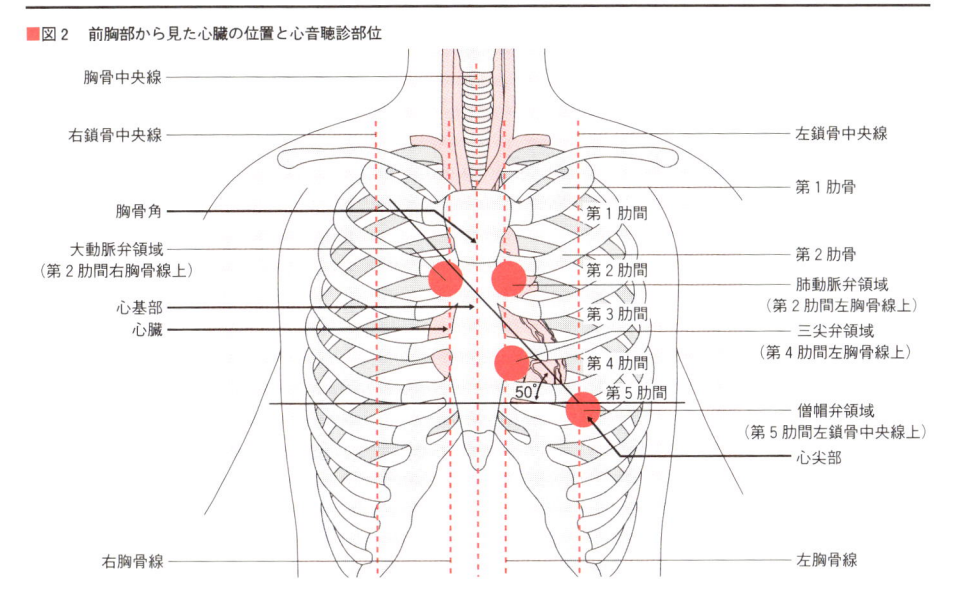

■図2　前胸部から見た心臓の位置と心音聴診部位

心臓壁や血管への振動が起こるため音(心音)が生じ，弁開放時には消失する．心音は弁のある位置よりも，弁(三尖弁，僧帽弁，肺動脈弁，大動脈弁)から出る血流が胸壁に最も近づく場所で聴取される(図2)．

三尖弁，僧帽弁は房室弁ともいわれ，これらの弁が閉鎖する心音をⅠ音，肺動脈弁，大動脈弁は動脈弁といわれ，これらの弁が閉鎖する心音をⅡ音という．

心尖部(第5肋間左鎖骨中央線上)で心音を聴取すると，通常，タッ(強)－トン(弱)－(休)という3拍子で2種類の音が確認される．強い音がⅠ音，弱い音がⅡ音に相当する．総頸動脈の触診をしながら心音を聴取すると，Ⅰ音と同調して拍動が起こり，拍動の終りにⅡ音が把握できる．

(2) 正常音と異常音

心音には正常音と，正常では聴取されない異常音があり，その聞き分けが必要である．正常音は弁閉鎖に伴って起こる音であるが，弁閉鎖と次の弁閉鎖の間，すなわち弁の狭窄や閉鎖不全などで血液の逆流などがある場合は，心音と心音の間に心雑音が聴取される．

2) 呼吸音

呼吸(吸気，呼気)に伴って気道を空気が出入りする呼吸音は，部位によって気管呼吸音および気管支呼吸音，気管支－肺胞呼吸音，肺胞呼吸音として聴取される(図3, 4)．

(1) 呼吸音の聴取部位別の特徴

これらの呼吸音を聴取するには，軽く口を開けて深呼吸をさせ，甲状軟骨と胸骨角(気管支分岐部)の間に聴診器を当て気管呼吸音を聴取し，両側肺尖部で気管支呼吸音を聴取する．気管呼吸音と気管支呼吸音は，吸気・呼気ともに空気の出入りがはっきりと荒く，吸気と呼気の間にポーズ(休息期)がみられる．

次いで，胸骨角(気管支分岐部)下に聴診を進めると，穏やかな減弱した音に変化し，吸気と呼気の大きさが等しい気管支－肺胞呼吸音が聴取される．肺末梢部ではさらに呼吸音は低くなり，吸気のみが聴取され，呼気はわかりにくくなる．これが肺胞呼吸音である．これらの音を判別しながら，空気の通過，肺胞換気，胸腔内の状態を査定する．

呼吸音を聴取する場合には，気管呼吸音および気管支呼吸音，気管支－肺胞呼吸音，肺胞呼吸音を聞き分けることや，左右肺葉の解剖学的位置を理解し，順次，左右前後の肺葉の呼吸音を比較しながら聴診を進めていくことが必要である(図5)．

→呼吸測定法(こきゅうそくていほう)

(2) 呼吸音の病変別の特徴

呼吸器に病変がある場合には，音の減弱，消失，性状の変化として，また正常では聴取されない副雑音として聴取される．

気管支呼吸音は正常であれば肺末梢部では聴取されないが，胸水，肺炎，無気肺などの病変があると，肺含気量が減少するため，異所性に聴取されることがある．また，慢性閉塞性肺疾患(気管支喘息，気管支炎，

■図3　正常呼吸音

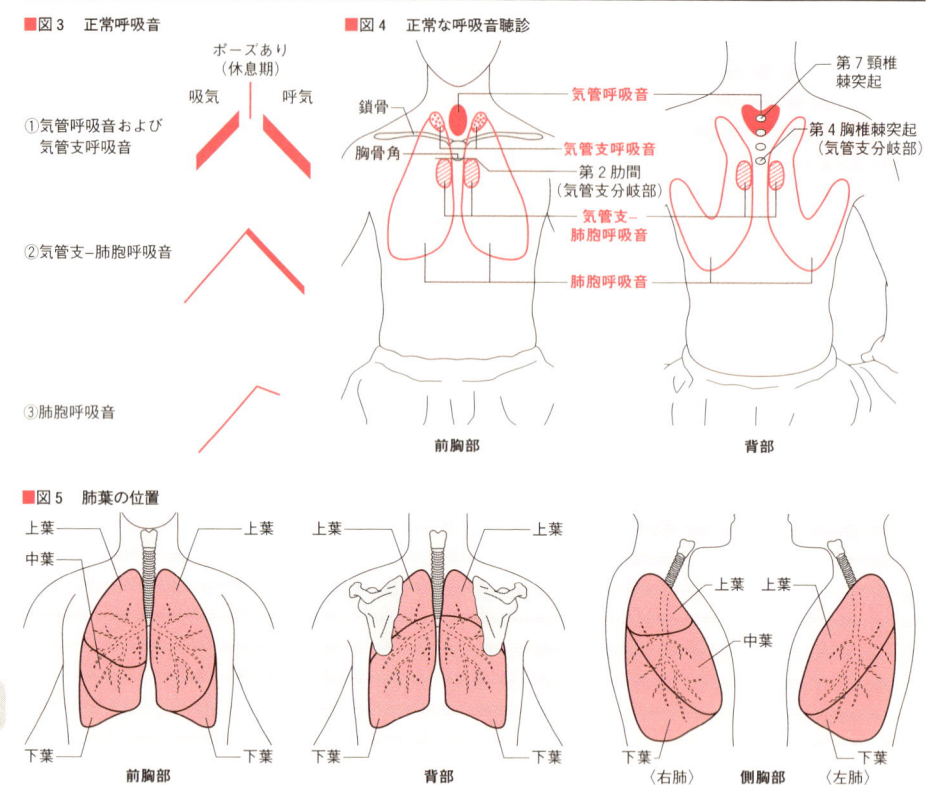

①気管呼吸音および気管支呼吸音

②気管支-肺胞呼吸音

③肺胞呼吸音

■図4　正常な呼吸音聴診

前胸部／背部

■図5　肺葉の位置

前胸部／背部／側胸部〈右肺〉〈左肺〉

肺気腫など）で気道狭窄がある場合は，吸気に比較して呼気が延長した呼吸音が聴取される．

聴診で肺胞呼吸音が減弱している部位がある場合には，無気肺，気胸，胸水貯留などによる肺胞低換気が考えられ，気管支炎や肺炎などの炎症がある場合には，荒い肺胞呼吸音として聴取される．

副雑音はラ音と胸膜摩擦音に大別される．ラ音はさらに連続性ラ音（乾性ラ音）と断続性ラ音（湿性ラ音）に分類され，前者は類鼾音（気管，気管支の狭窄音），笛音（細気管支の狭窄音），後者には捻髪音（呼気時に閉塞した細気管支が吸気時に再開通する音），水泡音（気道分泌物音）がある．

3）腸蠕動音

通常，結腸部位に相当する1か所に聴診器を軽く当て，蠕動音と回数を聴取する．腸蠕動音は液体のなかをガスが移動するときに聴取しやすいので，その場合は，上行結腸部に聴診器を当てるとよい．

腸蠕動音は，正常では5～15秒間に1度の割合で柔らかい音が聴取されるが，下痢などで腸蠕動が亢進している場合は，音の回数の割合が増加する．ときに金属性の腸蠕動音（メタリックサウンド）を聴取することがあるが，これは閉塞性イレウスなどで狭窄部をガスや貯留液が通過するときに発生する異常音である．

また，音の回数の割合が減少し，低音の場合には，腸蠕動の減弱という．聴取を5分以上行っても音が聞こえないときには，腸蠕動の消失といい，麻痺性イレウスや腹膜炎が考えられる．

Ⅴ　記録と説明

身体診査で把握した所見はそのつどメモしながら行い，データベースシートやカルテに正確に記入し，情報を共有化する．

なおわが国では，看護師による身体診査技術は，教育や臨床で導入されたばかりであるので，初心者は教育訓練を受けた看護師や医師による診察の確認を得て，患者に所見を説明することが肝要である．

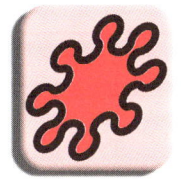

腹痛
abdominal pain

I 定義

腹部に感じるあらゆる痛みをいう．腹部内臓諸器官に由来する痛みに限らず，腹腔外臓器に由来する場合や心因性のものも含まれる．とくに激しい腹痛を訴え，緊急開腹手術を必要とする可能性の高い場合を急性腹症(acute abdomen)という．

→急性腹症(きゅうせいふくしょう)

II 腹痛の機序

腹痛はその機序から，①体性痛，②内臓痛，③関連痛に大別される(図1)．
- ①体性痛：持続する刺すような鈍い痛みで，腸間膜，横隔膜，壁側腹膜や大網などに対する刺激が，脳・脊髄神経を経由して脳に伝わる．
- ②内臓痛：差し込むような痛みで，消化管，胆管，膵管などの伸展，拡張，収縮の刺激が交感神経を伝わって，体性痛と同様，視床，大脳皮質で認知される．
- ③関連痛：内臓痛が激しいときに，そのインパルスが脊髄のレベルで隣接の神経線維に伝わり，患者はその高さに相当する皮膚の領域に痛みを感じる(表1)．

また，上部消化管の穿孔時に横隔膜に炎症が波及すると，横隔神経の求心線維が入る第3から第5頸神経のレベルに一致して上腕部や肩甲部に疼痛を感じる．

III 診断

1) 問診
   ①腹痛の誘因(食事や運動との関係)
   ②発症の状態(急激か，緩徐か)
   ③痛みの性質(刺すような痛みか，シクシクする痛みか)
   ④既往歴(手術や外傷の既往)
   ⑤月経は順調か，妊娠の有無は
   ⑥心因性，ノイローゼの可能性はないか
2) バイタルサインのチェック
3) 検査

腹痛は，体性痛，内臓痛，関連痛が混在しており，おおよそ疾患のある内臓の部位に相当して痛みを自覚するが，その性状，経過，食事との関係について十分に知る必要がある．また，内臓疾患においては最も共通してみられる症状で，腹痛以外の症状も同時にみと

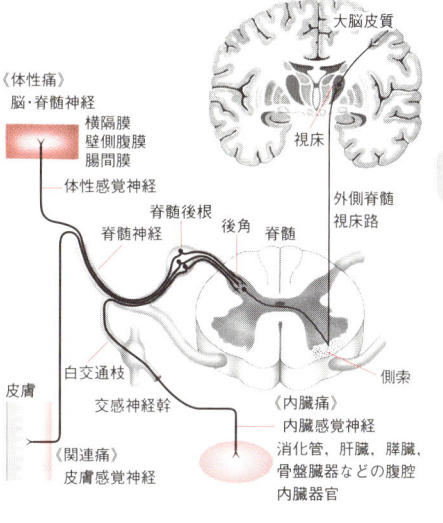

■図1　腹痛の伝導路

■表1　関連痛と原因疾患

原因疾患	疼痛部位	圧痛部位
胃・十二指腸潰瘍	両側腹部，背部	10～12胸椎左側(ボース圧痛点)など
胆石発作，胆嚢炎	右上腕，肩甲部	11～12胸椎右側(エバルド圧痛点)など
急性膵炎	左季肋部，背部	心窩部
虫垂炎	心窩部	マックバーネー圧痛点*など
尿管結石	下腹部，鼠径部，陰部	側腹部
心筋梗塞	心窩部	なし

*右上前腸骨棘と臍を結ぶ線上，前腸骨棘より5cm内方
(金井弘一編：病態生理I—症候編．臨床看護セレクション01, p.31, へるす出版, 1996)

めることが多い．

胃・十二指腸疾患では悪心・嘔吐，胸やけなどの症状を伴い，食物摂取と時間的な関係がある．腸疾患では下痢や便秘，肝・胆道疾患では発熱や黄疸を伴うことが多い．

発熱，悪寒戦慄を伴うときは，炎症性あるいは化膿性病変を考えなければならない．上部消化管造影，内視鏡検査，注腸造影，胆囊造影，超音波検査，CT，血液検査，糞便検査，尿検査を行い，検索していく．

また，突然の激しい腹痛に伴いショック状態に陥る疾患や，緊急に外科的治療が必要な急性腹症は，まず適切な処置をするための検査を行わなければならない．腹部触診により，圧痛，腫瘤の有無，抵抗をみて，血液検査で炎症，脱水，電解質異常の有無をチェックする．その後，腹部単純X線検査，超音波検査，内視鏡検査などで診断する（表2）．

Ⅳ 鑑別診断

腹痛をきたす疾患はきわめて多彩であり（図2），その鑑別は容易ではないが，体性痛か内臓痛かあるいは関連痛か，詳しく問診して識別できれば，ある程度の鑑別は可能と思われる．腹痛が器質的疾患によるものか，機能的な異常によるものかを鑑別することが，まず重要である．腫瘤を触知したり，発熱，貧血，浮腫，血便，血尿などを伴う場合や腹膜刺激症状（ブルンベルグ徴候）をみとめる場合は，器質的疾患による

■表2 腹痛における検査所見

検査所見	解釈	疾患
白血球増加	炎症の合併	胆囊炎，急性膵炎，虫垂炎，イレウス，腹膜炎など
貧血	出血，造血障害	胃・十二指腸潰瘍，胃がん，潰瘍性大腸炎，大腸がん，腹部悪性腫瘍など
CRP上昇	炎症の合併	高齢者での胆囊炎，虫垂炎，腹膜炎，イレウスや悪性腫瘍など
アミラーゼ上昇	膵酵素の逸脱	急性膵炎，慢性膵炎，胆管炎など
ビリルビン上昇	胆汁の排泄障害	胆囊炎，総胆管結石，胆管炎，心筋梗塞など
AST上昇	肝細胞，心筋酵素の逸脱	胆囊炎，総胆管結石，胆管炎など
ALP上昇	胆管酵素の逸脱	胆囊炎，胆石発作，胆管炎など
血尿	尿路系の出血	尿管結石，腎結石
便潜血	消化管の出血	胃・十二指腸潰瘍，胃がん，急性胃粘膜病変，潰瘍性大腸炎，クローン病，大腸がんなど

（金井弘一編：病態生理Ⅰ―症候編．臨牀看護セレクション01，p.33，へるす出版，1996より改変）

■図2 腹痛部位と主な原因疾患

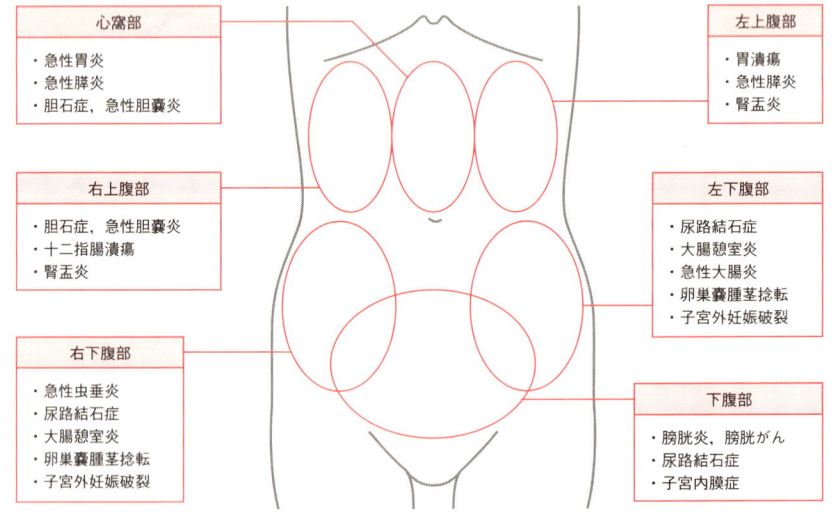

心窩部
・急性胃炎
・急性膵炎
・胆石症，急性胆囊炎

左上腹部
・胃潰瘍
・急性膵炎
・腎盂炎

右上腹部
・胆石症，急性胆囊炎
・十二指腸潰瘍
・腎盂炎

左下腹部
・尿路結石症
・大腸憩室炎
・急性大腸炎
・卵巣囊腫茎捻転
・子宮外妊娠破裂

右下腹部
・急性虫垂炎
・尿路結石症
・大腸憩室炎
・卵巣囊腫茎捻転
・子宮外妊娠破裂

下腹部
・膀胱炎，膀胱がん
・尿路結石症
・子宮内膜症

（芦川和高監：New図解救急ケア．2nd，p.147，学習研究社，2007）

腹痛が疑われる．白血球増加，赤沈亢進，CRP上昇があれば炎症性疾患を疑う．

腹痛に限らず，頻脈，血圧低下，チアノーゼ，四肢冷感などのショック症状がみられる場合は，急性腹症が疑われ，早急に外科的処置を含めた対応を検討しなければならない．高齢者，小児では腹部所見が顕著に現れず，腹膜刺激症状がなくても，すでに消化管穿孔や急性虫垂炎などによる汎発性腹膜炎に陥っていることがあるので，注意が必要である．

以上のような症状を伴わない腹痛では機能的な異常，すなわち腸蠕動不全による便秘，あるいは心因性，ノイローゼなどを考慮する．食事の摂取と全く関係がない場合は，消化器以外に由来する痛みであることが多い．

〔腹痛を呈する特異な疾患〕

1型糖尿病，ポルフィリン血症，多発性動脈炎，シェーンライン-ヘノッホ紫斑病，気胸，胸膜炎，肺梗塞，狭心症，心筋梗塞，心膜炎，急性副腎不全，帯状疱疹，縦隔炎．

腹痛患者の看護

■看護のポイント

腹痛は日常的によくみられる症状であるが，便秘による腹痛から緊急開腹手術を必要とするような腹痛まであって疾患は多彩である．腹痛の症状を観察し，検査や治療がスムースに進められるように，また，腹痛によるさまざまな二次的症状について適切な援助をする．→急性腹症（きゅうせいふくしょう）

■観察のポイント

(1) 腹痛の状況：痛みの種類・部位・強さ，腫瘍・腫瘤の触知
(2) 随伴症状の有無：発熱，悪心・嘔吐，吃逆，吐血，下血，ショック症状，下痢，便秘，黄疸，性器出血（女性）
(3) 日常生活との関係：食事，体位，排便，排尿
(4) 個体差：年齢，性
(5) 既往疾患の有無
(6) 検査結果：血液，尿，便，CT

■具体的なケア

1) 救急処置
   ①バイタルサインの経時的チェックと記録
   ②診察・検査の介助
   ③胃管を挿入して胃内容の吸引
   ④緊急手術の対象となる場合は，開腹手術の準備を行う．
2) 検査
   Ⅲ 診断の3)検査の項参照．
3) 安静
   ①苦痛の少ない安楽な体位をとってもらう．
   ②全身を保温する．
   ③精神的緊張，不安は消化器疾患の病状を悪化させるので心身の安静に努めるようにする．
4) 罨法
   ①一般の腹痛には，温湿布，カイロ，湯たんぽなどを使用
   ②腹膜炎や急性炎症には冷罨法を行う．
5) 食事
   ①急性期（激しい腹痛や悪心・嘔吐，吐血がある場合）は絶食．徐々に流動食から軟食へ移行し，量も少しずつ増やす．
   ②治療食：潰瘍食，脂肪制限食
   ③刺激物をさける．
   ④落ち着いて摂取できるように援助する．
   ⑤食後は30分～1時間程度安静に臥床させる．
6) 薬物療法
   ①使用薬物：鎮痛薬，鎮痙薬，消化薬，止瀉薬，抗菌薬
   ②正確な与薬と副作用の発現に注意する．
7) 非経口的栄養
   栄養の不足時，水・電解質喪失時に行う．
   ①水分・電解質，ビタミン類，各栄養素の輸液を指示どおりに正確に点滴静注する．
   ②水分摂取量，排出量を測定・記録する．
8) 生活指導
   ①精神的にリラックスする意義を説明する．
   ②規則的な生活をおくるように指導する．
   ③睡眠不足にならないように指導する．

浮腫〈水腫〉
edema

I 定義

細胞外液分画中の組織間液が異常に貯留した状態をいい、通常は5～6Lの増加に達しなければ、異常所見としてはみとめられない。また、胸水・腹水も、胸腔内、腹腔内における過剰な体液の貯留であり、浮腫の特殊型として考えられる。

II 成因

細胞外液は、血漿と組織間液に分けられ、その間にはスターリング力が関与し、水分の移動を調節している。血管内静水圧と組織間液のコロイド(膠質)浸透圧は、血管内から血管外への水分移動を促進し、血管内のコロイド浸透圧と組織間液の静水圧は、血管外から血管内への水分移動を促進する。これらの相互作用により、毛細管で水分の移動が調節され、さらに水分は、リンパ管を経由して組織間腔から血管内に還流する経路で、水分量が常に一定の割合になるように調節されている。

そこに、体内ナトリウム貯留、血液中の蛋白の減

■表1 浮腫の成因

全身性浮腫	局所性浮腫
①心性浮腫：うっ血性心不全	①リンパ性浮腫：遺伝性、がん転移、手術後、放射線照射、フィラリア症など
②腎性浮腫：急性糸球体腎炎、慢性糸球体腎炎、ネフローゼ症候群、腎不全（急性および慢性）	②静脈性浮腫：上・下大静脈症候群、四肢静脈血栓症、静脈瘤など
③肝性浮腫：肝硬変	③炎症性浮腫：アレルギー、血管炎など
④内分泌性浮腫：甲状腺機能低下症、月経前浮腫、更年期性浮腫、ホルモン投与時の浮腫（ACTH、合成副腎皮質ステロイド薬、テストステロン、エストロゲン）	④立位性浮腫：長期間の立位や坐位などによる下肢静脈瘤の亢進（下肢に出現）
⑤栄養障害性浮腫：脚気、吸収不良症候群など	⑤内分泌性浮腫：甲状腺機能亢進症
⑥医原性浮腫：薬物（非ステロイド性抗炎症薬）、低ナトリウム血症など	⑥妊娠性の浮腫：妊娠子宮による下大静脈の圧迫による下肢静脈瘤の亢進
⑦特発性浮腫	

■図1 浮腫のメカニズム

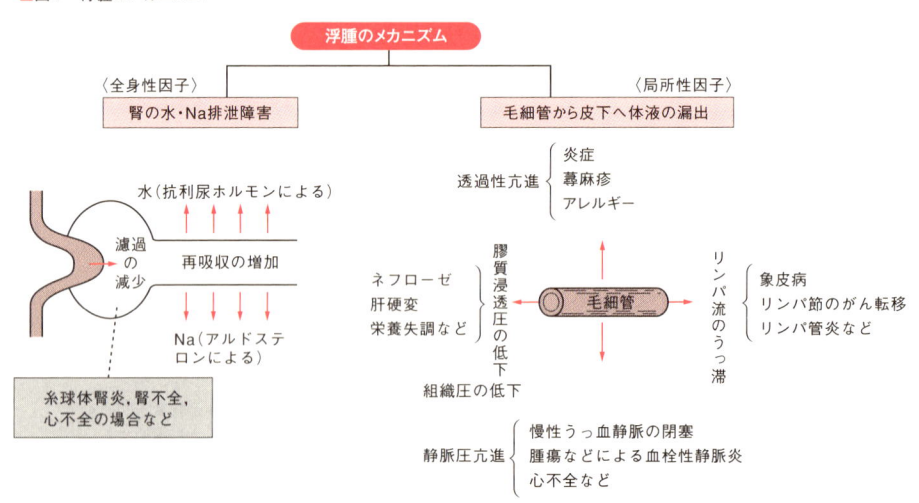

浮腫のメカニズム

〈全身性因子〉
腎の水・Na排泄障害

水（抗利尿ホルモンによる）
濾過の減少
再吸収の増加
Na（アルドステロンによる）

糸球体腎炎、腎不全、心不全の場合など

〈局所性因子〉
毛細管から皮下へ体液の漏出

透過性亢進｛炎症／蕁麻疹／アレルギー｝

膠質浸透圧の低下｛ネフローゼ／肝硬変／栄養失調など｝

組織圧の低下

静脈圧亢進｛慢性うっ血静脈の閉塞／腫瘍などによる血栓性静脈炎／心不全など｝

リンパ流のうっ滞｛象皮病／リンパ節のがん転移／リンパ管炎など｝

■図2　局所性浮腫発生のメカニズム

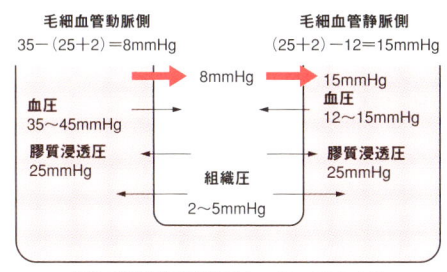

```
毛細血管動脈側                    毛細血管静脈側
35-(25+2)=8mmHg              (25+2)-12=15mmHg

         8mmHg    →    →    15mmHg
血圧                              血圧
35～45mmHg                        12～15mmHg
膠質浸透圧         組織圧          膠質浸透圧
25mmHg           2～5mmHg        25mmHg
```

組織の膠質浸透圧は無視し，リンパ流および
毛細血管壁透過性は正常と仮定する

少，循環血液量の増大といった全身性の変化や，末梢組織における血流・リンパ流の障害といった局所性の変化が起こると，組織間液の増大が生じ，浮腫が出現する（表1，図1，2）.

III 診断

局所性浮腫は，通常容易に全身性浮腫と区別しうる．したがって全身性浮腫の診断には，血清アルブミン(Alb)値，尿蛋白の有無，尿量を指標として鑑別診断を進める．

多くは，腎性浮腫，心性浮腫，肝性浮腫であり，その疾患に合った血液検査，画像診断を行うが，いずれにも当てはまらない場合に特発性浮腫が考えられる．

IV 治療

原因疾患の治療を行い，治癒すれば浮腫は消失するが，一般的には，水・ナトリウム(Na)の除去をはかるために，利尿薬や血漿製剤を使用することが多い．

浮腫〈水腫〉のある患者の看護

■看護のポイント

浮腫が生じる理由はさまざまであるため，その患者の身体のなかで何が起こり，どのような理由で浮腫が生じているのか，浮腫による影響は何か，を理解することが必要である．たとえば，低栄養状態による浮腫の場合は蛋白質の補給が必要だが，腎機能障害に関連して蛋白質代謝に障害のある状態で生じている浮腫の場合には，腎への負担を軽減するために蛋白質の摂取を制限する必要がある．完治が難しいリンパ浮腫のように，そのケアを適切に行い，できるだけ身体への負担の小さい浮腫の状態を保ちながら生活することが必要な病態がある．一方，急性喉頭浮腫のように急速に窒息に陥る危険性が高い病態もある．

浮腫がある部位の粘膜や皮膚は組織間液の増加に伴って伸展している．また，末梢循環が障害されるために酸素や二酸化炭素・栄養・熱などの運搬がうまくできず，浮腫がある部位の細胞は酸素や栄養の摂取と二酸化炭素や老廃物の排泄などが適切に行えない．そのため，浮腫がある部位の粘膜や皮膚は，外界から細胞を守るという本来あるはずの機能を維持しにくく，外界の有害物質から身を守ることが困難になり，感染の危険も高まる．したがって，脆弱化した粘膜や皮膚を保護する必要がある．

さらに浮腫は，皮膚に残った圧迫の痕跡や体重の増加，容貌の変化などによって本人が自覚できるうえ，組織間液の増加の影響で，局所や全身の重くだるい感じや痛みなどの不快な感覚を伴ったり，歩行や物の把持などがしにくくなったり，日常生活にさまざまな影響を生じる．

身体のなかで起こっていることを伝えるサインである浮腫について正しく理解したうえで，浮腫がある状態で生活することの本人に与える影響をふまえ，患者の状態に合わせて看護することが重要である．

■観察のポイント

1) **浮腫の程度と皮膚や粘膜への影響**
   ① 浮腫の出現部位，出現の速さ（急激か緩慢か），左右対称性の有無，薬物使用との関連の有無
   ② 浮腫がある部位の周囲の長さや体重などの測定値の変化（測定の時間や方法など条件を一定にして測定する）
   ③ 皮膚や粘膜の状態（感染の徴候の有無，色調，冷感，傷や滲出液の有無，皮膚の伸展や圧痕の程度，持続的な圧迫や刺激はないかなど）

2) **全身状態との関連**
   ① バイタルサイン
   ② 浮腫の部位や原因などに関連した症状（呼吸困難，食欲不振，倦怠感，疼痛，頭蓋内圧亢進症状など）

③水分バランス(飲水量，輸液量，食事摂取量，尿量，多量の発汗や嘔吐・下痢の有無など)
④検査データ(尿蛋白，血清アルブミン・総蛋白・ナトリウム，胸部・腹部X線検査，心・腎・肝機能検査など)
⑤薬物療法をはじめとする治療(適切に行われているか，効果が得られ，かつ副作用は最小か，今後の方針など)
3) 浮腫のある状態で生活する際の日常生活への影響と本人の認識

■具体的なケア

1) 皮膚や粘膜の保護
   ①圧迫や摩擦をさける(衣類やシーツなどのしわ，衣類や靴など身につけるものの結び目やボタン，ベルトのゴムなど).
   ②皮膚や粘膜への過度の刺激(温・冷，日光，薬物，粘着力の強い貼用物の使用など)をさける.
   ③傷はすみやかに処置し，感染を起こさないようにする.
   ④爪の手入れや環境整備，瘙痒感の軽減を行い，皮膚や粘膜を傷つけにくい状況をつくる.

2) 皮膚や粘膜の清潔
   ①刺激の強い石けんや沐浴剤，含嗽水などの使用はさける.
   ②石けんや沐浴剤，含嗽水などを使用した場合は，成分が皮膚や粘膜に残らないようにする.
   ③拭いたり洗浄したりする場合は，手または柔らかい素材の物品を使用し，強くこすることはさけ，皮膚や粘膜の状態に合わせて柔らかくなでるようにする.
   ④清拭や入浴後は，皮膚の乾燥を防ぐために保湿ローションやクリームなどを使用する.
   ⑤浮腫のある部位で，腋窩のように湿潤しやすい部位や，陰部のように皮膚や粘膜が接している部位は，圧迫や湿潤，汚染などが持続しやすいため，注意深く観察し清潔を保つ.

3) 栄養の調整
   ①水分やナトリウム，蛋白質などの摂取や排泄のバランスをととのえる．病状に応じて，水分やナトリウムなどの摂取量を制限する.
   ②消化管に浮腫が生じている場合は，消化や吸収の機能に障害があるため，消化のよいものを少量ずつ，数回に分けて摂取する.
   ③全身の状態に応じた，栄養やエネルギー量のバランスがとれた食事を摂取する.

4) 排泄の調整
   ①消化管に浮腫がある場合は，消化管の蠕動運動が障害される場合があるため，排泄がととのうように援助する.
   ②浮腫の影響でトイレまでの歩行や排泄の動作などに支障をきたす場合は，その患者の状況に合わせて援助する.

5) 運動と休息の調整
   ①本人の好む安楽な姿勢が望ましい.
   ②同じ姿勢や体位を長時間続けない.
   ③呼吸困難や腹部膨満のある場合は，ファウラー位や坐位，シムス位などが安楽である.
   ④静脈還流を改善するために浮腫のある部位を挙上する.
   ⑤浮腫の原因や程度に応じた適切な日常の活動ができるように援助する.
   ⑥弾性ストッキング，手袋，弾性包帯などを使用
   ⑦上肢に浮腫があると，物の把持がしにくかったり，日常の細かい動作がしにくかったりする場合がある．下肢に浮腫があると，履物がうまく履けなかったり，疼痛やしびれなどがあったりして歩行に支障をきたす場合がある．また，倦怠感や疼痛などがあると，日常のさまざまな動作に支障をきたす場合がある．患者の状況に合わせながら，危険のないように生活環境をととのえ，日常生活動作の工夫をしながら，セルフケアができるように援助する.
   ⑧リンパ浮腫は，事前に医師の診察を受け，病状や全身状態，本人の意欲や希望などを十分確認したうえで，スキンケア，医療徒手リンパドレナージ，圧迫療法，排液効果を高める運動療法などを，患者の状態に合わせて実施する.

6) 治療が適切に行われるための援助
   ①浮腫がある場合は，利尿薬や血漿製剤を中心とした薬物療法が行われる．これらの治療後は排尿の回数や量が増えるので，排尿が支障なくできるように準備しておく．また，カリウムの低下をはじめ電解質のバランスに注意する.
   ②浮腫の原因に応じて行われるそれぞれの治療の意味を理解し，その患者に必要な援助を行う.

7) 浮腫があることに伴う日常生活の変化への対応
   患者とともに話し合いながら，セルフケアができるように必要な指導や援助を行う.

8) 精神面への援助
   浮腫のある状態で生活することを本人がどう認識しているか理解し，それに応じた援助を行う.

不整脈
cardiac arrhythmia；CA

I 概説

不整脈の自覚症状は，動悸，胸の圧迫感，めまい，失神発作などさまざまである．無症候の症例もある．脈を触れることにより他覚的に脈拍の不同や欠損として確認できる場合もあるが，脈の不整がない場合もあることを認識する必要がある．

確定診断は心電図記録による．電気的に記録された心房刺激のP波と心室刺激のQRS波の相互関連および波形から，電気生理学的に不整脈の診断ばかりでなくその病態や機序を判読することができる(図1)．

II 分類

不整脈の成因から，①電気的な刺激生成の異常，②刺激伝導の障害，に分けるのが一般的である．ヒス束を発見したヒス(Wilhelm His Jr., 1863〜1934, 独, 解剖・内科)の分類(表1)を示す．

不整脈のうち，血液の拍出がなくなり，数分以内に心肺蘇生法などの対応がなければ脳死状態となるものを致死的不整脈とよぶ．完全な心停止に至る心室細動，心室粗動，心室頻拍である．

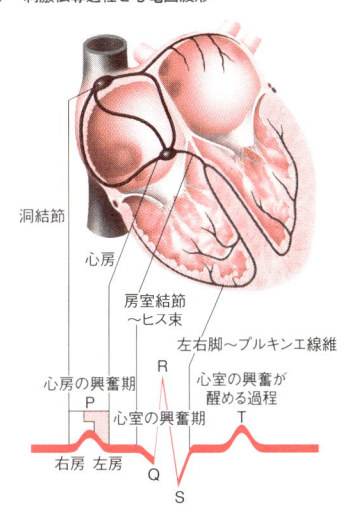

不整脈の心拍が規則的か否かも臨床的には重要な分類である．

規則的な場合は心拍数の多少により，以下の3群に分けられる．
①心拍数100回/分以上：洞性頻拍，発作性頻拍(上室性，心室性)，心房粗動など
②心拍数50回/分以下：洞性徐拍，補充調律，完全房室ブロックなど
③心拍数が正常範囲(90〜50/分)内：I度房室ブロック，冠静脈洞調律，脚ブロック，ローン-ガノン-レバイン(LGL)症候群，ウォルフ-パーキンソン-ホワイト(WPW)症候群，心室内伝導障害など

不規則な場合は次の2群に分けられる．
①心拍数増加：心房細動，心房粗動，房室解離を伴う上室性頻拍など
②心拍数が正常範囲内か減少：洞性不整脈，洞停止，洞房ブロック，補充収縮，期外収縮，房室伝導障害を伴う心房細動，II度房室ブロック回帰収縮，房室干渉解離など

以下に，主な不整脈について解説する．

1．刺激生成の異常
1) 洞性頻拍(sinus tachycardia；ST)

成人では洞結節の興奮回数が100回/分以上となり，脈拍数も増加した場合である．精神的緊張，運動，発

■図1 刺激伝導過程と心電図波形

■表1 成因による不整脈の分類 (Wilhelm His Jr. による)

I．刺激生成異常
  (a) 正所性刺激生成異常
    1) 洞性頻拍
    2) 洞性徐拍
    3) 洞性不整脈
    4) 洞停止
  (b) 異所性刺激生成異常
    1) 補充収縮・補充調律
    2) 期外収縮
      ①上室性期外収縮
        心房性期外収縮
        房室接合部期外収縮
      ②心室性期外収縮
    3) 発作性頻拍
      ①上室性頻拍
        心房性頻拍
        房室接合部頻拍
      ②心室性頻拍
    4) 心房粗動
    5) 心房細動
    6) 心室細動・心室粗動

II．刺激伝導異常
  (a) 洞房ブロック
  (b) 房室ブロック
    1) 不完全房室ブロック
    2) 完全房室ブロック
  (c) 脚ブロック
    1) 左脚ブロック
    2) 右脚ブロック
    3) 両脚ブロック

III．刺激生成異常と刺激伝導異常の合併
  (a) 房室解離
  (b) WPW症候群

■図2　R on T 現象により心室粗動をきたした心室性期外収縮(PVC)の1例

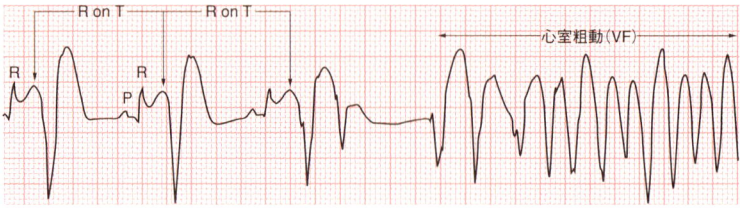

先行T波の頂点の周辺に心室性期外収縮が起こると，その電気刺激により容易に心室性頻拍や心室粗・細動など致死的不整脈に移行する．心筋梗塞急性期などではCCUで厳重な監視が必要となる

■図3　発作性上室性頻拍(持続性)

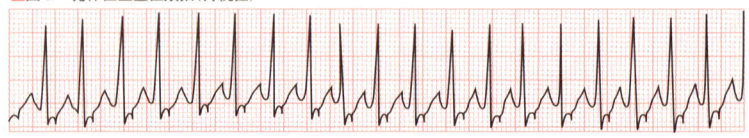

150〜250回/分の頻拍で，P波は変形もしくは頻拍のためQRS波に隠れはっきりしない．P-R間隔とQRS波は通常正常でP-R間隔も短く規則正しい

熱，貧血，血圧低下，甲状腺機能亢進症などでみられる．

2) **洞性不整脈**(sinus arrhythmia)

呼吸に伴う胸腔内圧の変動が迷走神経緊張を変えるために，洞結節の興奮周期がずれて生じる．呼吸性不整脈ともよばれる．

3) **期外収縮**(premature beat, extrasystole；ES)

予期される心拍周期より早期に発生する心拍を期外収縮といい，心房や房室接合部からの期外収縮を上室性期外収縮，心室由来の期外収縮を心室性期外収縮とよぶ．

器質的な心疾患，たとえば心臓弁膜症，虚血性心疾患などでみられるが，睡眠不足，過労，ストレス，飲酒，喫煙などでも生じることがある．

上室性期外収縮の頻発は発作性の心房細動に発展することがある．器質的心疾患を伴わない，先行R-R間隔が固定している散発性，一源性の心室性期外収縮は良性の場合がほとんどである．しかし心筋梗塞急性期などにみる多発性(5回/分以上)，多源性，連発性，R on T 現象(先行心拍のT波の頂点付近に発生)を伴うなどの場合(図2)には，しばしば致死的不整脈に移行するので積極的に治療する必要がある．

4) **発作性頻拍**(paroxysmal tachycardia；PT)

上室性頻拍(図3)と心室性頻拍とに分けられる．

上室性頻拍のほとんどは興奮刺激の旋回(リエントリー)による．突発性発症を繰り返す場合が多い．心房性では心拍数150〜250回/分，房室接合部性では100〜200回/分となる．著しい頻拍では脈拍を数えることができない．突然の著しい動悸，胸部不快感を訴える．ときに低血圧をきたす．心室性頻拍はリエントリーまたは automaticity(自動能)により起こるもので，心室性期外収縮が3連発以上持続する場合をいう．器質的心疾患，たとえば急性心筋梗塞などの心筋虚血，拡張型および肥大型心筋症，重症心不全に合併する．ほとんどの場合，脈拍は触れなくなり，血圧が低下してショック症候を呈する．数分以内に脳の虚血をきたす．致死的不整脈とよばれるゆえんである．

5) **心房細動**(atrial fibrillation；Af, Afib)

心筋が局所的・非周期的に興奮し，心房全体としての組織的な収縮運動はみられない．心室への伝導は不規則となり脈拍が乱れ，絶対性不整脈とよばれる．心電図上，心房の収縮によるP波が失われ，基線に不規則なf波をみる(図4)．

発作性で一過性の場合や，慢性化する場合がある．

高血圧症，虚血性心疾患，僧帽弁膜症，甲状腺機能亢進症などにしばしば合併し，明確な心疾患のない孤立性心房細動も多い．過労，睡眠不足，喫煙，飲酒後に生じる場合もある．

6) **心房粗動**(atrial flutter；AF, AFL)

心房壁の電気的興奮刺激のリエントリーによる．心電図上，P波が失われ，基線に鋸歯状のF波(250〜300回/分)をみる．心房粗動の多くは一過性で，洞調律に戻るか心房細動に移行する．

7) **心室細動**(ventricular fibrillation；Vf)

心室筋が局所的・非周期的に興奮し，心室全体とし

■図4　心房細動(頻拍性)

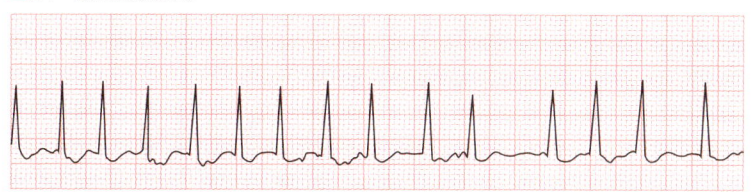

基線の不規則な細動波(f波)が存在する．R-R間隔が不規則である

ての組織的な収縮運動はみられない．心室の血液駆出がないため数分以内に脳の虚血を生じる．致死的不整脈の1つである．

意識喪失，痙攣をきたし，脈拍触知や血圧測定は不能となる．末期の諸疾患，心筋梗塞発症初期，感電，血漿カリウム値の異常などのほか，QT延長症候群によるトルサード・ド・ポアン(torsade de pointes)，ブルガーダ(Brugada)症候群などが知られる．

8) 徐拍-頻拍症候群(bradycardia-tachycardia syndrome；BTS)

類義の病態として洞機能不全症候群(sick sinus syndrome；SSS)がある．心房細動発作のような上室性の頻拍では，その電気シグナルが洞結節に逆伝導している．頻拍が停止した直後には洞結節本来の歩調取りの自動能が作動し正常の洞調律が回復する．頻拍が停止した際に洞調律が回復しなければ，極端な徐拍となる．自覚症状として，動悸発作の直後にめまい，ふらつき，失神発作を起こす．頻拍と徐拍を繰り返すことから徐拍-頻拍症候群とよばれる．

2．刺激伝導の障害

1) 洞房ブロック(sino-atrial block；S-A block)

調律にかかわる自動能は洞結節にあるが，洞結節から心房への刺激伝導に障害をきたした病態を洞房ブロックという．迷走神経の過度の緊張，ジギタリスなどの薬物の影響などによる．脈拍の結滞がみられる．

2) 房室ブロック(atrio-ventricular block；A-V block)

房室結節の刺激伝導の障害をいう．

伝導の遅延をI度房室ブロック，数拍の間に伝導遮断の起こる場合をII度房室ブロック，または不完全房室ブロックとよぶ．伝導路の完全な遮断をIII度房室ブロック，または完全房室ブロックとよぶ．

I度房室ブロックは心電図P-R間隔の延長から診断する．自覚症状はみられない．II度房室ブロックで，心電図P-R間隔が数拍のうちにしだいに延長し，ついには伝導しなくなる病態をウェンケバッハ(Wenkebach)型のブロック(図5)とよぶ．伝導遮断は1拍で回復し，同様の延長と遮断を繰り返す．一方，P-R間隔に変動がなく，いきなり遮断が起こる病態をモビッツ(Mobitz)II型ブロック(図6)とよぶ．モビッツII型のほうが完全房室ブロックに移行しやすい．

III度房室ブロックでは，心電図P波とQRS波の間に連携がない．房室間の伝導は完全に遮断されている．心室は，心房収縮とは関係なく予備の自動能で独立して収縮運動を行う．心室自動能による心拍数は一般に30〜40回/分と少なく，めまい，息切れ，脱力感など心拍出量低下の症状がみられる．

3) 脚ブロック(bundle branch block；BBB)

刺激伝導路は房室結節からヒス束を介し心室中隔で右脚と左脚に分かれる．右脚の遮断を右脚ブロックとよび，健康な場合でもしばしばみられる．左脚の遮断は左脚ブロックである．器質的な心疾患，とくに虚血性心疾患などに合併することが多い．

脚ブロックは心電図QRS幅の拡大，ノッチングなど，特徴ある所見を呈する．心拍数には影響を与えないので自覚症状は乏しい．

4) アダムス-ストークス症候群(Adams-Stokes syndrome；Ad-St)

何らかの病因により脈拍数の著しい異常，極端な徐拍，頻拍をきたすと，発作性に意識喪失，失神，めまい，痙攣など急性循環障害による症候を呈する．

一般に数秒ないし数分後には心拍数の回復で症候も消失する．

3．刺激生成異常と刺激伝導障害の合併

心房心室間の房室結節，ヒス束を介する正常の伝導路のほかに副伝導路のある場合，ときに伝導路と副伝導路を旋回するリエントリー機序が作動し，著しい頻拍発作を起こす．

発作を起こしていないときの心電図に特徴があり，WPW症候群，LGL症候群などとよばれる．

1) WPW症候群(Wolff-Parkinson-White syndrome)

心電図P-R間隔の短縮とQRS幅の拡大を特徴とする．QRS波形の始まりの部分にデルタ波(図7)とよばれるスラーリングがみられる．リエントリーは房室間に生じる．

■図5 II度房室ブロック（ウェンケバッハ型）

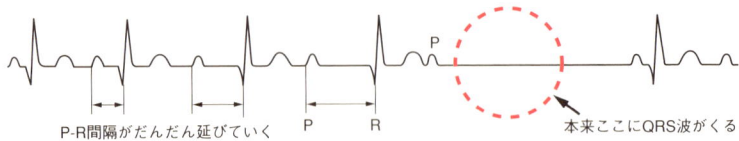

P-R間隔がだんだん延びていく　　本来ここにQRS波がくる

P-R間隔が心拍ごとに延長し，やがて心房から心室への伝導が止まり，R波が脱落する

■図6 モビッツII型ブロック

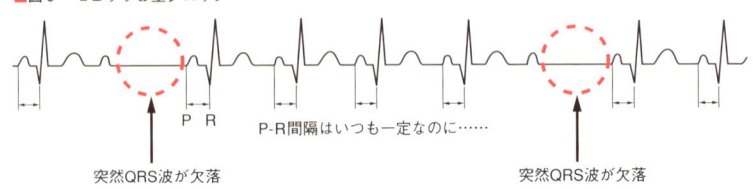

突然QRS波が欠落　　P-R間隔はいつも一定なのに……　　突然QRS波が欠落

P-R間は常に一定で，突然何の前ぶれもなくQRS波が欠落する．QRS波の欠落には規則性がない

2) **LGL症候群**（Lown-Ganong-Levine syndrome）
　心電図 P-R間隔の短縮がみられるが，ほかには異常がない．リエントリーは房室結節レベルで生じる．

III 診断

　自・他覚症候から，繰り返す脈拍の結滞は期外収縮，突然の著しい動悸発作は発作性頻拍症，絶対性不整脈は心房細動，循環障害の症候はアダムス-ストークス症候群や致死的不整脈の発生と推測できる．確定診断には心電図検査（表2）が不可欠である．
　心電図は心臓の活動電位の変化を増幅して記録する装置である．通常の安静時の12誘導心電図のほかに，運動負荷心電図，24時間連続記録の可能なホルター心電図があり，重症例では入院してCCUなどでのモニタリングを行うことが可能である．

IV 治療

　不整脈の種類，発症頻度などが患者の症候やQOL，生命予後に影響を及ぼす．確定診断に基づいた的確な治療が必要である．治療は，①理学的処置，②抗不整脈薬，③電気的機器による．

1．理学的処置
　発作性上室性頻拍に対する迷走神経刺激法を指す．発作を起こしている患者では，眼球圧迫，頸動脈洞のマッサージ，顔面の冷水刺激，嘔吐反射などを利用すると発作を停止させることができる．

2．抗不整脈薬
　抗不整脈薬の種類は多い．薬理学的効果の観点から，ヴォーン・ウィリアムズ（Vaughan Williams）分類や，最近では病態生理学的な薬物選択のアプローチといえるシシリアン・ガンビット（Sicillian Gambit）の分類も用いられている．不整脈の種類ばかりでなく基礎心疾患により適応は異なる．心筋梗塞急性期の不整脈など緊急例では静脈内投与を行う．致死的不整脈例では，薬物の投与は心肺蘇生法の一部である．慢性例の治療には，有効な薬物の血中濃度を安定して維持する必要があるため，規則正しい服薬を指導する．

3．電気的機器
　電気的機器による治療として，①電気的除細動器，②人工ペースメーカー，③刺激伝導系でリエントリーをきたす病的回路を電気的に焼灼するアブレーション（ablation）治療がある．

■図7 WPW症候群

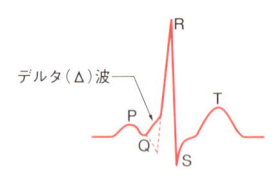

デルタ（Δ）波

■表2 心電図診断が有用な病態

①不整脈（調律異常，伝導障害）
②虚血性心疾患，とくに心筋梗塞，狭心症
③心臓の肥大
④電解質異常，とくにカルシウム，カリウムの異常
⑤心臓弁膜症や先天性心疾患
⑥治療法の選択や治療効果の確認
⑦薬物（ジギタリス，キニジン）の効果，中毒の判定

致死的不整脈を生じた症例では，心肺蘇生法の一環としてしばしば電気的除細動が必要となる．救命しえた症例で再発率が高い場合には，植え込み型除細動器を用いる．房室ブロックなどの徐拍性不整脈では人工ペースメーカーの植え込みを行う．徐拍-頻拍症候群例ではペースメーカーを植え込んだうえで頻拍に対応する抗不整脈薬を用いる．

電気的アブレーション治療は上室性頻拍，心室性頻拍などのリエントリー回路を電気生理学的に検索し，病的回路を高周波で焼灼し遮断する技術である．

不整脈のある患者の看護

■看護のポイント

不整脈の発生は，刺激生成の異常によるものと刺激伝導障害によるものに分類される．その成因や不整脈の程度にかかわらず，心臓の異常は死への移行という意識が強く，身体の苦痛とともに不安が強い．とくに自覚症状がある場合は精神的ストレスも大きい．

看護師は，身体症状に対しては敏速に適切な対応を行い，内面的な援助も忘れてはならない．不整脈は重篤な場面に変化することもあるので，その経過には十分注意して観察することが必要である．

■観察のポイント

1) 自覚症状の発症状況
   ①動悸，胸部圧迫感，胸痛，呼吸困難，眩暈（めまい），失神発作の有無
   ②発症時期・形態：瞬間的，一定期間，慢性的
   ③誘因の有無：労働，緊張，タバコ，お茶，コーヒー
2) 基礎疾患
   ①種々の心疾患，心電図異常（WPW 症候群）
   ②肺疾患
   ③甲状腺疾患
   ④塞栓症
3) 服用薬物の有無
   ジギタリス薬，降圧薬，利尿薬，向精神薬，β-刺激薬や硫酸キニジンなど抗不整脈薬の服用状況．
4) 一般状態の把握
   ①心不全徴候，ショック徴候の有無
   ②バイタルサイン：血圧，呼吸数，心拍数，脈拍欠損など
   ③身体的所見：皮膚・粘膜の色，チアノーゼの有無，頸静脈の拍動・怒張，浮腫，肝腫大の有無
   ④心拍の整・不整，不整の規則性の有無
5) 心電図による観察

■具体的なケア

(1) 状態が緊急を要するものは，不整脈の基礎疾患の検索よりも治療を優先する（表3）．
(2) 緊急処置に備え，薬物・医療器具を準備する．
(3) 患者の心身の安静保持
(4) 正確な薬物療法の実施
(5) 生活指導

■表3 重症度からみた不整脈の分類

(a) 致死的不整脈 ………… 緊急治療が必要
　①心室細動　②極端な徐脈（20回/分以下）　③心停止

(b) 致死的不整脈に移行しやすいもの ………… すみやかに治療する必要あり
　①心室性期外収縮（PVC）のうち，(i)多源性のもの，(ii)連発するもの，(iii)頻発性のもの（10回/分あるいは30回/時以上），(iv)R on T 型のもの
　②心室性頻拍（3回以上連発して起こる PVC は心室性頻拍とよばれる）
　③高度の房室ブロック（モビッツⅡ型のⅡ度房室ブロック，Ⅲ度房室ブロック）や，40回/分以下の徐脈

(c) 致死的になる危険は少ないが，治療が必要なもの
　①心房細動（とくに頻脈性のもの）　②心房粗動　③発作性上室性頻拍　④頻発する期外収縮

(d) 経過観察のみで足りるもの
　①散発する期外収縮　②Ⅰ度房室ブロック　③洞性不整脈　④頻拍や極端な徐拍にならない（陳旧性の）心房細動

不妊症
infertility

I 通常の妊娠の成立

性行為において，性的絶頂時に腟内に射精された精液中の精子は，子宮頸管，子宮内腔さらに卵管を遡上して，排卵した卵と卵管内で出会い，卵に穿通(受精)する．受精卵が子宮へ着床し，妊娠が成立する．

II 不妊症の定義，分類

以前は，不妊症(sterility)，不育症(infertility)と分けて表現されていたが，最近では不妊症に対しても「infertility」が用いられている．

生殖機能が正常な夫婦が避妊せずに性生活を続けると，3か月でその約50％，1年でその約90％近くが妊娠する．

不妊症とは「生殖年齢の男女が妊娠を希望し，ある一定期間性生活を行っているにもかかわらず，妊娠の成立をみない場合」と定義される(日本産科婦人科学会)．この一定期間には諸説があり，米国生殖医学会では1年，わが国では2年としている．

不妊症は，既往妊娠の有無，妊娠の可能性，不妊原因が男性/女性のどちらにあるかなどにより，表1のように分類される．また，その原因別分類を表2に示す．

WHOによる7,000組あまりの不妊夫婦の調査によると，不妊症の原因は女性側41％，男性側24％，男女両者24％，原因不明11％であった．

III 検査，遺伝カウンセリング

不妊症の検査には，問診，視診，内診などの一般的な診察のほかに次のようなものがあげられる．

1．女性側への検査
1) 基礎体温測定

排卵の有無を知り，排卵を中心としたホルモンの機能や月経発来の時期を予測する．また，検査のほとんどは基礎体温の特定時期に行われるので，正確な測定が必要となる．

2) 卵管疎通検査

卵管の通過性の有無を調べるもので，不妊症検査の代表的なものである．卵管通気法，卵管通水法，子宮卵管造影法，腹腔鏡検査などがあり，実施の時期は基礎体温の低温期，通常月経終了後4～6日である．

3) 頸管粘液検査

■表1　不妊症の分類
1．既往妊娠の有無による分類
　1) 原発不妊　　夫婦間で過去に1回も妊娠が成立しないもの
　2) 続発不妊　　夫婦間で過去に1回以上の妊娠が成立したが，最終妊娠のあと，生殖年齢にありながら妊娠しないもの
2．妊娠の可能性による分類
　1) 絶対不妊　　妊娠の可能性が全くないもの
　2) 相対不妊　　治療により妊娠の成立が期待できるもの
3．不妊の原因が夫婦のいずれかによる分類
　1) 男性不妊　　不妊の原因が男性にあるもの
　2) 女性不妊　　不妊の原因が女性にあるもの
4．不妊の原因が診断可能であるかによる分類
　1) 器質性不妊　不妊原因が明らかなもの
　2) 機能性不妊　不妊原因が明らかでないもの

■表2　不妊症の原因別分類
1．排卵因子
　1) 間脳－下垂体性
　2) 卵巣性
　3) その他の内分泌腺性(甲状腺・副腎など)
2．卵管因子
　1) 卵管通過障害(クラミジア，淋菌など)
　2) 卵管周囲癒着(虫垂炎，内膜症，クラミジアなど)
　3) 卵管水腫症
3．子宮因子
　1) 子宮奇形
　2) 子宮腫瘍(子宮筋腫など)
　3) 内膜ポリープ
4．頸管因子
　1) 頸管狭窄，頸管炎
　2) 頸管粘液分泌不全
　3) 抗精子抗体
5．外陰・腟因子
　1) 腟閉鎖，腟欠損
　2) 高度の腟炎
6．男性因子
　1) 造精機能障害
　2) 精路通過障害
　3) 性交障害〔勃起障害(ED)を含む〕

4) ヒューナーテスト
5) 超音波検査

経腟・経腹的に超音波をあて，卵巣や子宮の発育，子宮筋腫や卵巣腫瘍の有無をみる．

6) 子宮内膜検査

卵巣機能検査の目的で予定月経2～3日前に行う．

7) 血中ホルモン検査，場合により染色体検査
2．**男性側への検査**
1) 性器の状態(精巣容積測定など)
2) 精路の特殊検査(精管造影など)
3) 精液検査
4) 血中ホルモン検査，場合により染色体検査
3．**遺伝カウンセリング**
　不妊夫婦の親族に何らかの異常がある場合や，不妊検査で染色体異常を指摘された場合など，将来授かった子どもに，それらが遺伝するかどうかについて専門家によるカウンセリングの必要性が叫ばれている．
→頸管粘液検査(けいかんねんえきけんさ)，ヒューナーテスト，卵管疎通検査法(らんかんそつうけんさほう)

Ⅳ 治　療

　不妊原因に応じた治療が施行される．女性側では，排卵障害・子宮内膜症に対するホルモン療法，卵管閉塞に対する癒着剝離術・卵管口形成術，子宮奇形に対する子宮形成術，子宮筋腫に対する筋腫核出術などがある．男性側では，精索静脈瘤による造精機能障害に対する精索静脈瘤切除術，精路閉塞に対する精路再建術などがある．

Ⅴ 生殖補助技術
(assisted reproductive technology ; ART)

　通常の性行為にて妊娠が不可能な夫婦に対して行われる医学技術を用いた人為的介入をいい，現在の不妊治療法の中心を占めている．現在，わが国において，ARTを用いた不妊症での出生数は，全出生数の1％以上を占めている．受精の場が体内か体外かで以下の2つ(IUI，IVF-ET)に大別される．

1．**子宮腔内授精**(intrauterine insemination ; IUI)
　精子を洗浄・濃縮して子宮腔内に注入する方法．一般に「人工授精(artificial insemination ; AI)」とよばれる．受精の場は体内であり以下の2種類がある．
1) 夫精子を用いる配偶者間人工授精(artificial insemination with husband's semen ; AIH)
2) 夫以外の提供者の精子を用いる非配偶者間人工授精(artificial insemination with donor's semen;AID)
2．**体外受精-胚移植**(*in vitro* fertilization-embryo transfer ; IVF-ET)
　試験管内(*in vitro*)で精子と卵を受精させ，分割胚を経腟的に子宮腔内に移植する方法である．
　このとき，精子と卵を顕微鏡下で顕微操作装置を使って人為的に受精させることを顕微授精(MI)という．顕微授精のなかでも，卵細胞質内精子注入法(intracytoplasmic sperm injection ; ICSI)は，1匹の精子をマイクロピペットに取り卵細胞質内に注入するもので，運動性をもたない精子でも受精可能となった．

Ⅵ ART に供するための精子採取法

1．**膀胱内精子回収法**
　精子が膀胱内に射出される．「逆行性射精」症例が適応となる．導尿用カテーテルを用いて精子培養液を膀胱内に注入したのち，マスターベーションをしてもらう．膀胱内の精子を「排尿」により回収する．
2．**精巣内精子採取術**(testicular sperm extraction; TESE)
　非閉塞性無精子症に対して，精巣内で造精の可能性を期待して，精巣組織を外科的に採取し，精巣組織を細切して精子を回収する手技である．精路再建術が不可能な閉塞性無精子症に対しても行われる．精巣内精子は運動性に乏しく，受精法はICSIで行う．

不妊症患者の看護

■看護のポイント

①女性患者では，月経を中心とした性機能の状態を知る．とくに，検査・治療を通じ，基礎体温との関連が重要であることを認識させる．
②患者の家族の不妊に対する反応を理解し，検査・治療の開始前に，夫婦同伴にて総合的オリエンテーションを行う(不妊学級)．夫婦相互の理解と協力の重要性を強調する．
③インフォームド・コンセントに関する手続き(同意書など)を確認する．
④検査・治療施行前の患者の一般状態を観察する．
⑤検査・治療施行後に起こりうる症状(性器出血，腹痛，悪心など)の有無を観察し，対処する．
⑥不妊に関する検査や治療は外来通院による場合が大部分であるため，必要時には休養室に収容し状態の回復を待って帰宅させる．
⑦不妊の検査・治療はいずれも長期に及ぶ場合が多いので，とくに心理・社会的側面(不安，アイデンティティの動揺，周囲の外圧，医療者への不信感，経済的問題など)を重視する．

■不妊学級プログラム

1) 目 的
初診来院患者のなかで，不妊症あるいは不妊に関連した診療の必要な患者に対し，不妊症にかかわる内容について医師・看護師・不妊カウンセラーなどが指導し，不妊に対する最低限の知識を提供する．

2) オリエンテーションの内容
①不妊とは
②妊娠が成立するまでのプロセス
③不妊の原因，不妊に関する諸因子について
- 排卵因子
- 卵巣因子
- 卵管因子
- 子宮因子
- 男性因子
- 男女混合因子　など

④不妊の検査について
⑤不妊の治療について
⑥医療費について

■具体的なケア

1 不妊検査時

不妊の検査は男性側，女性側ともに系統的に行うが，とくに女性の場合，卵巣周期に合わせた検査が数多い（図1）．

これら排卵の有無，排卵を中心としたホルモンの機能や月経の有無，卵巣機能不全などは，基礎体温により知ることができるので，基礎体温の測定は，不妊症検査法の1つの資料として重要であることを理解させる．

①基礎体温と検査内容の確認
②検査内容と手順の説明
③心身の苦痛，不快症状，副作用の観察と対処
④検査後の日常生活の指導
→基礎体温（きそたいおん）

2 不妊治療時

①手術による治療は，一般婦人科手術の看護に準ずる．
②生殖補助技術の一部（体外受精，顕微授精など）は5～6時間の入院扱いで行う場合があり，次の手順による．
- 当日来院，床上安静，朝食のみ禁飲食
- 静脈麻酔により治療開始
- 術前・術中・術後バイタルサインのチェック
- 麻酔覚醒状態の観察
- 歩行介助，排尿の確認，性器出血の有無，その他一般状態の観察
- 退院指導：日常生活，異常症状（出血，下腹部の疼痛など）出現時の連絡方法など

③プライバシーの保持

3 展 望

不妊患者のさまざまな問題に対する相談者として，病院その他の専門施設に不妊カウンセラーの必要性が高まりつつある．

わが国においては1998（平成10）年よりこれらエキスパートの養成が始められ，2007（平成19）年8月現在，日本不妊カウンセリング学会により，626名に及ぶ認定者が各施設で活躍している．

一方，日本看護協会で進めている認定看護師養成のなかに，不妊看護認定看護師の課程が2002（平成14）年に開始された．2007（平成19）年7月に不妊症看護認定看護師と名称変更され，2008（平成20）年1月現在で63名が認定されている．

■図1　基礎体温と関連した不妊症の一般検査

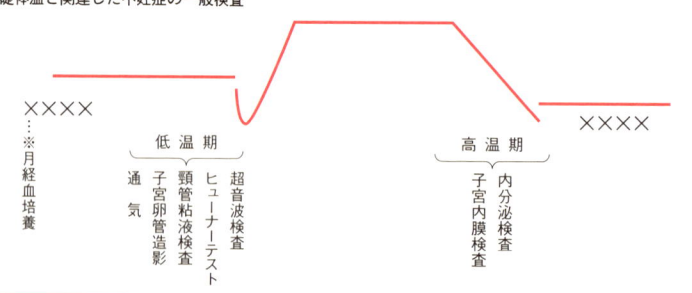

低温期：通気，子宮卵管造影，頸管粘液検査，ヒューナーテスト，超音波検査
高温期：子宮内膜検査，内分泌検査
××××…月経血培養

分娩
labor, delivery

I 定義・分類

分娩とは，一般に胎児とその付属物が母体外に排出される経過や結果をいう．

分娩は，妊娠の日数や胎児の数などによって，表1のような分類がなされている．また分娩経験により女性を次のように区別する．

① 産婦：分娩経過中の女性(医学上)．出産後1年以内の女性(母子保健法上)
② 未産婦：22週未満に妊娠を中絶した女性および妊娠経験のない女性
③ 初産婦：分娩を初めて経験する女性
④ 経産婦：22週以上の分娩をすでに経験している女性
⑤ 頻産婦：5回以上の分娩を経験した女性

II 分娩の実際

分娩の三大要素である，娩出力，産道，胎児および付属物のそれぞれの条件にちがいがあるように，その経過は一人ひとり異なっている．

この三大要素がすべて正常に機能したときに，正期産で正常分娩が成立する．したがって，看護は分娩の三大要素が最も良好に機能することを目的とする．

1．娩出力と看護

娩出力は，陣痛や腹圧といった胎児とその付属物を排出する母体の力をいう．

1） 精神・心理面

まず，産婦が陣痛を受容し，十分に腹圧を加えられるような精神的・心理的側面への援助が重要となる．妊娠中から準備しておくことが必要であるが，分娩中は絶えず付き添って励まし，心配や不安を十分に聞き入れる．

2） 栄養と水分

分娩中は体力を十分に維持し，娩出力を強化しなければならない．そのためには分娩中の栄養と水分の補給は欠かせない．

分娩第1期(後述)では悪心・嘔吐があれば禁食のほうがよいが，それ以外は熱量が多く，消化・吸収のよいものを勧めたほうがよい．

3） 活動と休息

疲労をきたすと，陣痛が弱まったり，分娩第2期で腹圧が加えられなくなる．したがって，分娩中は陣痛

■表1 分娩の種類(日産婦 1993.7)

1） 分娩の時期による分類
　① 流産：妊娠満22週未満に妊娠が中絶するもの
　② 早産(早期産)：妊娠満22週以後〜37週未満の分娩
　③ 正期産(満期産)：妊娠満37週以後〜42週未満の分娩
　④ 過期産(晩期産)：妊娠満42週以後の分娩
2） 胎児数による分類
　① 単胎分娩：胎児が1人
　② 多胎分娩：胎児が2人以上で双胎分娩，三胎(品胎)分娩，四胎(要胎)分娩，五胎(格胎)分娩などがある
3） 分娩経過による分類
　① 正常分娩：満期産で正常の分娩経過をとり，母児ともに健全なもの
　② 異常分娩：異常経過をとり，母児に危険が伴うもの
4） 陣痛発来による分類
　① 自然分娩：自然に開始した分娩
　② 誘発分娩：人工的に誘発した分娩
5） 娩出様式による分類
　① 自然娩出(分娩)：手術操作を行わない娩出
　② 人工娩出(分娩)：鉗子・吸引・骨盤位牽出術による娩出
　③ 帝王切開娩出：帝王切開術による娩出

(椹木 勇編著：対策産婦人科．改訂9版，p.147〜148，金芳堂，1998 より改変)

間欠期に休息を心がけるとよい．

眠気を催した場合は，分娩第1期には睡眠できる環境を整える．

分娩第2期，第3期の眠気は，ショック症状との区別を判断する必要がある．

また，第2期は，腹圧を加えなければならないので，睡眠は禁じる．

4） 娩出時の腹圧

腹圧をかける時期やかけ方が不適切なために，胎児が骨盤誘導線に沿って娩出できなかったり，軟産道の損傷を生じることもある．腹圧を加える時期は少なくとも子宮口全開大後でなければならない．

2．産道と看護

産道は骨産道と軟産道とからなり，胎児とその付属物が娩出する道である(図1, 2)．

1） 体位と姿勢

妊産婦体操や弛緩法は，骨と骨を結んでいる軟骨や靱帯を柔軟にしたり，骨盤の多少の傾斜をある程度矯正することが可能である．また軟産道を形成する筋群も柔軟にすることができる．

また，子宮の膨大に伴って重心が変化するので，正

しい姿勢を意識した生活を行う必要がある．

2）排尿と排便
分娩中の産道を好ましい状態に保つうえで排尿，排便は大切なことである．排尿は3時間前後でこころみ，排便については子宮口3cm程度開大時に坐薬挿入や浣腸を行う．その後分娩が長びくようなら，12時間後くらいに子宮口5～6cm程度開大であれば再度実施してよい．ただし，浣腸は強制してはならない．

浣腸の効用は，①子宮収縮を促す，②胎児の通過する空間を広げる，③分娩期間中の漏便を防ぎ外陰部の清潔を保つ，などである．

3．胎児および付属物と看護
分娩経過のなかで，胎児とその付属物に関連した最も重要な看護は，胎児心音の測定と分娩経過の観察である．

1）胎児心音の測定
胎児心音のチェックの目安は，陣痛間隔が10分くらいであれば1時間に1回程度でもよいが，陣痛間欠期が5分くらいになったら30分に1回くらい，また陣痛が頻繁になったらさらに頻回に行う．胎児心音のチェックはやり過ぎることはなく，事情が許せば絶えず目をはなさないほうがよい．

2）その他の観察
①羊水：破水の有無，破水後であれば，羊水の性状と量，胎児や付属物の脱出の有無，胎児心音の状態，出血の状態，血液の性状や出血に伴った母体の症状などがある．羊水が緑色で混濁していれば，胎児の切迫仮死と関連させて経過をみなければならない．

②多量出血：分娩中の出血は500mL以上を異常出血としている．分娩時の多量出血は瞬時に生じることが多く，すばやい判断が求められる．産婦の不安や恐怖への対応を行うとともにショック症状を見逃してはならない．ショック症状がみられたら，ショック体位をとらせ，迅速に医師に報告し，バイタルサインチェック，出血量測定，保温などを行う．

4．産婦に対するその他の看護
産婦へのその他の看護としては，分娩の三大要素全般に関連したもの，あるいは産婦の心理的・社会的側面にも影響する，いわゆるトータルな看護の方法をあげることができる．

1）呼吸法
適切な呼吸は，ガス交換をよくし，結果的に子宮収縮が良好になるほか，疲労を予防し，体力を維持する．また胎児に十分な酸素を送ることができる．

さらに，呼吸に集中することで，産痛にまどわされることを予防したり，神経を鎮静させることができる．したがって，呼吸法を上手に取り入れれば（図3），安楽で安全な分娩を可能にし，かつ産婦の分娩体験を満足させることができる．

2）マッサージ・圧迫法
マッサージおよび圧迫法は補助動作ともいう．マッサージや指圧は，通常，人間にとって快適刺激となる．この原理に基づいて，陣痛時の産痛による苦痛を緩和しようというものである．

■図1　産道の分類

産道 ─┬─ 骨産道：骨盤内腔のこと　骨盤分界線により大骨盤と小骨盤に分けられる
　　　└─ 軟産道：子宮下部→子宮→腟→外陰および周囲の軟部組織からなる（いわゆる通過管）

■図2　解剖学的・産科学的真結合線

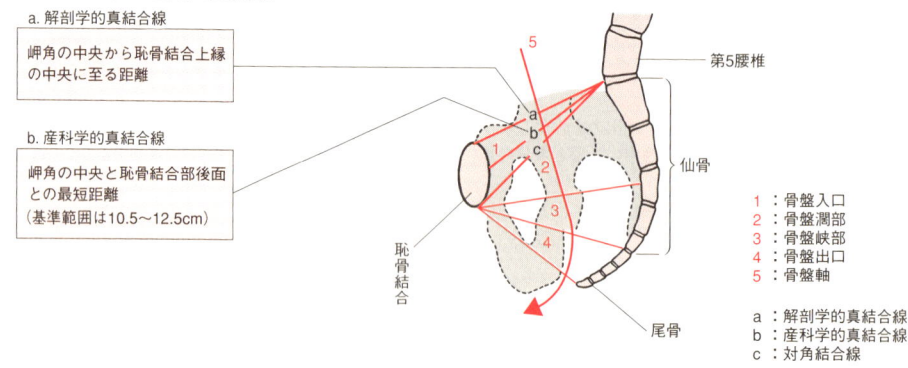

a. 解剖学的真結合線
岬角の中央から恥骨結合上縁の中央に至る距離

b. 産科学的真結合線
岬角の中央と恥骨結合部後面との最短距離
（基準範囲は10.5～12.5cm）

1：骨盤入口
2：骨盤濶部
3：骨盤峡部
4：骨盤出口
5：骨盤軸

a：解剖学的真結合線
b：産科学的真結合線
c：対角結合線

■図3 分娩時の呼吸法

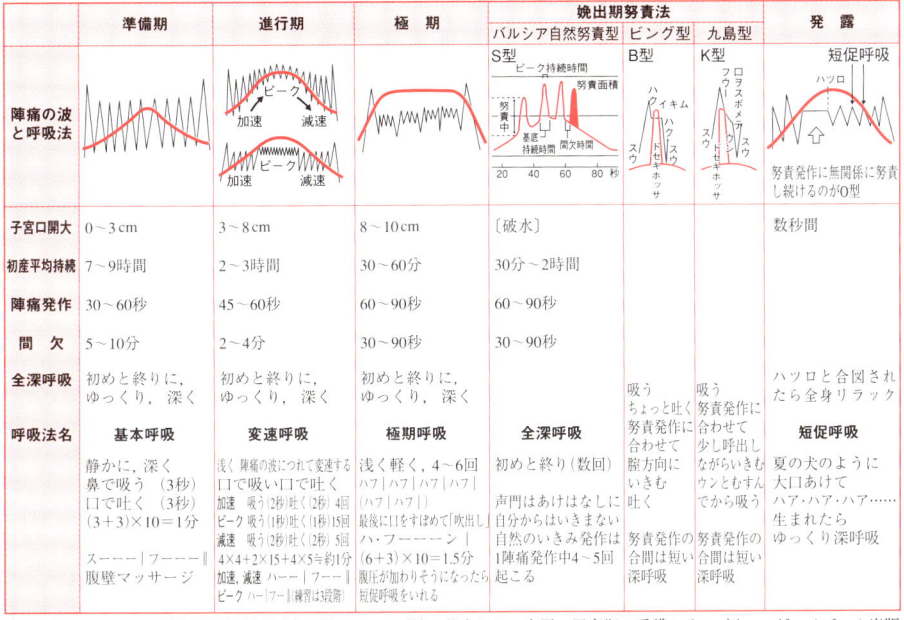

	準備期	進行期	極期	娩出期努責法			発露
				バルシア自然努責型 S型	ビング型 B型	九島型 K型	短促呼吸
陣痛の波と呼吸法	(波形図)	加速 ピーク 減速 / 加速 ピーク 減速	(波形図)	ピーク持続時間 努責面積 努責中 基底持続時間 間欠時間 20 40 60 80 秒	ハイキム ハクス スウ	ロヲスポメティ フウヲセ スウ トセキホッサ	ハッロ 努責発作に無関係に努責し続けるのがO型
子宮口開大	0～3cm	3～8cm	8～10cm	〔破水〕			数秒間
初産平均持続	7～9時間	2～3時間	30～60分	30分～2時間			
陣痛発作	30～60秒	45～60秒	60～90秒	60～90秒			
間欠	5～10分	2～4分	30～90秒	30～90秒			
全深呼吸	初めと終りに, ゆっくり, 深く	初めと終りに, ゆっくり, 深く	初めと終りに, ゆっくり, 深く		吸うちょっと吐く努責発作に合わせて脚方向にいきむ吐く	吸う努責発作に合わせて少し呼出しながらいきむウンとむすから吸う	ハツロと合図されたら全身リラック
呼吸法名	基本呼吸	変速呼吸	極期呼吸	全深呼吸			短促呼吸
	静かに, 深く鼻で吸う(3秒)口で吐く(3秒)(3+3)×10＝1分 スーー｜フーーー 腹壁マッサージ	浅く,陣痛の波につれて変速する口で吸い口で吐く加速 吸う(2秒)吐く(2秒)15回ピーク 吸う(1秒)吐く(1秒)15回減速 吸う(2秒)吐く(2秒)5回4×4+2×15+4×5=90秒加速,減速 ハー｜フー｜ピーク ハフ｜フー｜(練習は3回)	浅く軽く, 4～6回ハフ｜ハフ｜ハフ｜ハフ｜(ハフ｜ハフ｜)最後に口をすぼめて「吹出し」ハ・フーーン｜(6+3)×1=1.5分腹圧が加わりそうになったら短促呼吸を入れる	初めと終り(数回)声門はあけはなしに自分からはいきまない自然のいきみ発作は1陣痛発作中4～5回起こる	努責発作の合間は短い深呼吸	努責発作の合間は短い深呼吸	夏の犬のように大口あけてハァ・ハァ・ハァ……生まれたらゆっくり深呼吸

［ペリネイタル ケア編集部編(尾島信夫)：新・ラマーズ法の基本とその応用．周産期の看護シリーズ1, p.46, メディカ出版, 1990］

■図4 分娩の経過

所要時間			胎児の状態と子宮口
	初産婦	経産婦	
分娩第1期(開口期)	10～12時間	4～6時間	2.0～2.5cm / 8～10cm / 破水 / 子宮口 / 10cm(全開大)
分娩第2期(娩出期)	2～3時間	1～1.5時間	排臨 / 発露
分娩第3期(後産期)	15～30分	10～20分	児娩出 / 胎盤娩出

皮膚に届いた内臓痛が中枢に届く前に，マッサージや圧迫法によって快適刺激を与えると，苦痛が緩和される．産婦にマッサージや圧迫法を適用する場合には，圧力の適否や疼痛部位の確認を行いながら実施する．

3) 弛緩法

弛緩法は，心身両面での弛緩をもたらすことによって，出産の悪循環「出産への恐怖→緊張→苦痛」を，良循環「弛緩→苦痛緩和→安楽な出産」へとコントロールすることを目的としている．

弛緩法は，骨格筋(随意筋)が緊張していると内臓や器官が痙攣を起こし，体調が不調となる(たとえば便秘)事実が発見されたことに端を発している．骨格筋の弛緩は，臓器がもつ機能を順調にさせ，体調を整える．その応用が分娩中の弛緩である．心身を弛緩させることによって陣痛が有効に働き，関節や骨盤底筋群が弛緩することによって胎児のスムーズな娩出を助ける．また疲労も予防できる．したがって，安楽な分娩を行うためには，弛緩法を妊娠期から十分に練習する必要がある．

5．分娩の経過(図4)と看護

1) 分娩第1期(開口期)

陣痛開始(陣痛間欠期が10分，あるいは1時間に陣

痛発作が6回)から子宮口全開大(10 cm)までをいう．この期間が全分娩過程のなかでも最も長く，産婦が苦痛を訴えることが多い．

2) **分娩第2期**(娩出期)

子宮口全開大から胎児娩出までである．正常分娩であれば子宮口全開大と前後して排臨となる．排臨後は努責を訴えるので，子宮口全開大後であれば努責を勧める．

3) **分娩第3期**(後産期)

胎児娩出後から胎盤娩出までをいう．この時期は，異常出血などの危険が最も多い時期である．また，新生児の誕生を喜び，祝い，母児の感受期を有効に活用するために働きかける．

6．分娩所要時間

分娩所要時間とは陣痛開始から胎盤娩出終了までを指す．

一般的には，第1期は初産婦10〜12時間，経産婦4〜6時間，第2期は初産婦2〜3時間，経産婦1〜1.5時間，第3期は初産婦15〜30分，経産婦10〜20分である．

したがって，分娩所要時間は，初産婦で12〜15.5時間，経産婦で5〜8時間である．

分娩所要時間に影響する要因としては，娩出力の不適切，産道抵抗，胎児の大きさと産道との関係，産婦の年齢，初産か経産か，あるいは疲労，産婦のそのときの心身の状況などがあげられる．

一般的に，初産婦では長い傾向があるが30時間を超えたとき，また経産婦では15時間を超えたとき，遷延分娩と考えられる．

7．正常分娩機転

分娩機転には狭義と広義がある．狭義では胎児先進部の回旋運動と胎児の下降の動きであり，広義では狭義の分娩機転に加えて軟産道の開大状況，胎児付属物の剝離排出までをいう．

胎児の産道通過の機転(図5)は，最も一般的にみられる第一前方後頭位分娩のケースで説明されることが多い．

1) **第1回旋**

第1回旋は，児頭が骨盤入口部に進入を開始したときの胎位，胎勢である．

骨盤入口部の最も広い横径(13 cm)に児頭の最も狭い小斜径を合わせた胎勢であり，入口部の横径に児頭の矢状縫合が一致する．このとき，児はほぼその場で姿勢を整える胎勢であり，横軸回旋である．頷(おとがい)部を胸部に密着させたいわゆる屈曲回旋であり，第一胎勢回旋ともいう．

2) **第2回旋**

■図5　分娩機転(分娩の進行と児頭の回旋)

回旋	骨盤内腔の位置	解説	
(横軸回旋) 第1回旋	骨盤入口部	第一前方後頭位では，児背が母体の左側，児頭は前屈，小泉門が前進する．矢状縫合はほぼ骨盤横径に一致する	分娩第1期
(縦軸回旋) 第2回旋	骨盤濶部	矢状縫合は，骨盤斜径に一致する	
	骨盤峡部	矢状縫合は，骨盤の前後径にほぼ一致しながら下降する	
(横軸回旋) 第3回旋	骨盤出口部	児頭は反屈・伸展する	分娩第2期
(縦軸回旋) 第4回旋		肩甲回旋，児頭は母体の大腿内側を向く	

第2回旋は，産道のほとんどを通過し，進行を表すもので，縦軸回旋である．

第1回旋の横径から始まり，下降に伴って斜径を経て縦径に至るもので，長時間を経てしかも徐々に行われる回旋である．常に小泉門周辺を先進部としながら，矢状縫合を骨盤の最大径に合わせながら徐々に回旋し，骨盤濶(かつ)部に至るまでには斜径になり，骨盤峡部，骨盤出口部に至ると骨盤前後径に矢状縫合が一致し，大泉門が母体の後方，小泉門が母体の前方にくる．この回旋を第一胎向回旋ともいう．

3) **第3回旋**

骨盤出口部で児頭の矢状縫合が骨盤前後径に一致したあと，娩出力によって児頭が母体外に娩出する胎勢が第3回旋である．この回旋は，ほぼその場で屈曲位だった頭部を逆の反屈曲伸展の姿勢に変えるものであり，第二胎勢回旋ともいい，横軸回旋である．

このとき児頭頂部は恥骨結合下縁を支点とした状態にあり，一方の顔面は産道後方の軟らかい部分をすべるようにして頷部が胸部から離れ，大泉門，額部，顔面，頷部の順に娩出する．娩出した頭部は額部が上，頷部が下にある．

この回旋は発露以降外観でき，それまでの回旋に比べると瞬間的に行われる.

4) 第4回旋
児頭が娩出し，肩甲以下は産道内にある状態から始まる回旋である. 肩甲の下降に伴って行われる. 左右の肩甲(肩幅)が産道の前後径に一致する方向で回旋するので，児頭は横向きになる. 第一前方後頭位分娩においては，児頭は母体の右大腿をみる胎勢をとる. これは縦軸回旋であり第二胎向回旋という.

5) 肩甲の産道通過機転
肩甲の産道通過は，肩幅を骨盤の最大径に合わせて回旋しながら娩出する. 児頭の第2回旋に伴って，児頭が第1斜径位を経て前後径位に至るのに対し，肩甲は逆に回旋し第2斜径位を経て前後径位になる. また肩甲娩出は，母体の前方にある肩甲(前在肩甲と表現する)が先に娩出し，後在肩甲があとから娩出する.

6) 胎盤の剝離と娩出
胎児と臍帯の一部が娩出したのち，胎盤，卵膜および臍帯が娩出する.

胎盤は，胎児娩出後の子宮内圧の減少，子宮縮小による胎盤付着面とのずれ，胎盤剝離過程の血管断裂によって生じた胎盤の後血腫の圧力などによって剝離される. 剝離した胎盤は，陣痛や胎盤の重みも加わり，比較的容易に娩出する.

胎盤娩出の様式は3種類ある.
① シュルツェ式：胎児面からの娩出である. 臍帯は付着部が先進し，卵膜で胎盤，後血腫を包み，娩出するときは一見ろうと(漏斗)状である. Bernhard Sigismund Shultze(1827〜1919, 独, 婦人科)
② ダンカン式：母体面からの娩出である. 胎盤が先進し後血腫は流出する. James Matthews Duncan(1826〜1890, 英, 婦人科)
③ 混合式：胎盤辺縁から娩出する様式である.

Ⅲ 分娩の異常と看護

分娩の異常は，分娩の3要素のどれか1つ，あるいはいくつかに異常がある場合に生じる.

大きく分けると，次のようなものがある.
①産道の異常
②娩出力の異常
③胎児の異常
④胎児付属物の異常

1 産道の異常
骨産道の主な異常は，狭骨盤(小骨盤の諸径線のうち1つ以上が基準値より短く，分娩に物理的障害をきたすもの)と広骨盤(骨盤腔の諸径線の一部または全部が基準値より長いもの)である.

軟産道の異常は，子宮口開大不全，腟伸展不良，頸管裂傷や軟産道・会陰の裂傷などである. 軟産道の異常は，とくに高齢初産婦において問題になることが多い. これは，軟産道の筋組織萎縮，結合組織増加が生じている場合に，伸展性が悪くなるからである.

2 娩出力の異常

1) 陣痛の異常
陣痛の異常は，微弱陣痛，過強陣痛，痙攣陣痛などがある. 微弱陣痛は，陣痛発作の頻度，持続，強さのうち1つ以上が正常より弱いもので，臨床上少なくない. 微弱陣痛は，機能上異常がない場合には，適切な看護によって予防が可能である.

過強陣痛，痙攣陣痛は，子宮破裂や胎盤早期剝離など母児に危険を及ぼす場合があるので，症状がみられたら直ちに医師に報告する.

2) 腹圧の異常
腹圧の異常は，微弱腹圧(腹圧が弱く，娩出力とならないもの)，早期腹圧(子宮口全開大前に腹圧を加えてしまうもの)，過強腹圧などがある. 腹圧を加える時期・強さは，看護師の誘導に左右される.

→陣痛(じんつう)

3 胎児の異常
胎位，胎勢，回旋，数，発育の異常などである. 胎位の異常は，骨盤位，横位などである.

→骨盤位(こつばんい)

4 胎児付属物の異常

1) 卵膜の異常
卵膜の異常は，前期破水(陣痛開始前に卵膜が破れ，羊水が漏出するもの)，早期破水(分娩第1期中の全開大を待たずに破水するもの)，遅滞破水(子宮口全開大以後も破水しない場合)，高位破水(胎胞部分より上方の卵膜が破れた場合)，遷延破水(前期破水後24時間以上経ても分娩が開始しない)などがある. 破水は胎児環境が変化することであり，胎児部分や臍帯の脱出などをまねく危険もあるので，児心音を注意深く観察する必要がある. また破水以後は上行感染を予防しなければならない.

→破水(はすい)

2) 胎盤・臍帯の異常
胎盤の異常には，前置胎盤，常位胎盤早期剝離などがある.

臍帯の異常には，臍帯の下垂(破水前に，胎児先進部より臍帯のほうが下降した場合)・脱出(破水後，下垂の状態になった場合)，臍帯巻絡(臍帯が胎児の頸部や体幹，四肢などに巻きついている場合)，過短臍帯(25 cmにも達しないもの)，過長臍帯(1 m以上にも及ぶもの)などがある.

PET〈ポジトロン断層撮影〉
positron emission tomography

I 原理

陽電子(ポジトロン)は，電子と反対の符号をもつ，電子と同じ質量を有する粒子である．ポジトロン放出核種は，原子核の崩壊過程においてポジトロンを放出し，安定核種に変化する．たとえば，^{18}F(フッ素)は，陽子1個が中性子に変換し，^{18}O(酸素)に変換されるが，その際にポジトロンを放出する．そして，放出されたポジトロンは，同じ質量をもつ電子と結合して511 keVの2本のγ(ガンマ)線を180°反対方向に放出する．これを消滅放射線(光子)とよぶ(図1)．この反対方向に放出される2本のγ線をリング状に配列された検出器で同時に検出し，X線CTと同じ原理により放射能分布を測定し画像化する(図2)．

II PET用製剤

PETに使用されるポジトロン放出核種には，^{11}C(炭素)，^{13}N(窒素)，^{15}O(酸素)，^{18}F(フッ素)などがある．炭素，窒素，酸素は，いずれも生体に存在する物質であり，さらにフッ素も水酸基や水素原子との置換反応が容易に行われるため，生体内で生じる糖代謝，アミノ酸や核酸代謝を反映する．したがって，現在では多くの生体物質を標識することが可能である．しかしながらポジトロン放出核種の半減期は，従来の核医学検査用の製剤に比べてきわめて短いため，PET検査を行う施設では，特定の液体や気体に陽子線や重陽子線を照射するサイクロトロンなどの加速器と薬剤標識装置を設置する必要がある．ただし，^{18}F標識薬剤であるフルオロデオキシグルコース([^{18}F]-2-fluoro-2-deoxy-D-glucose；FDG)は半減期が110分と比較的長く，製薬工場で製造したものを病院に運搬して使用することも可能であり，現在最も臨床応用されているPET用製剤である．

III FDGと腫瘍診断

FDGはブドウ糖(グルコース)の類似体であり，違いはブドウ糖の水酸基の1つが^{18}Fに置換されている点である．ブドウ糖は，細胞膜に存在するグルコーストランスポータ(glucose transporter)とよばれる膜蛋白により細胞内に流入し，ヘキソキナーゼによりリン酸化が行われ，グルコース-6-リン酸(G-6-P)，さら

■図2 同時計数法によるデータの収集

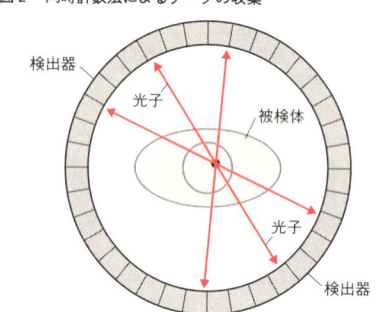

■図1 陽電子(ポジトロン)放出と消滅放射線(光子)の発生

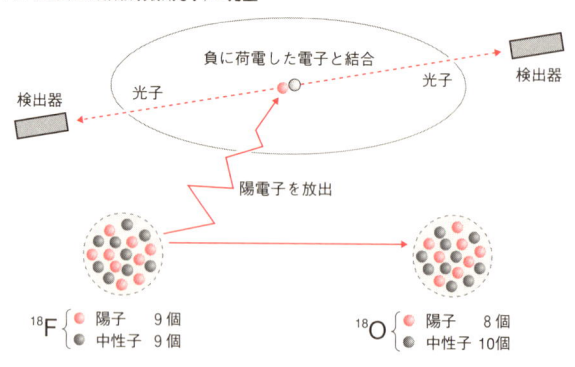

■図3 グルコース(glucose)とFDGの組織内代謝モデル

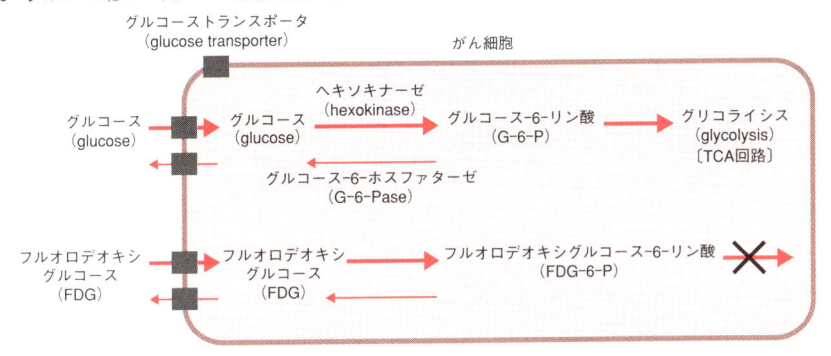

にトリカルボン酸(tricarboxylic acid；TCA)サイクルにて解糖される．一方，FDGも細胞膜のグルコーストランスポータにより細胞内に取り込まれ，ヘキソキナーゼによりリン酸化され，フルオロデオキシグルコース-6-リン酸(FDG-6-P)となる．しかしながらFDG-6-Pは，G-6-Pと異なり，解糖系の代謝速度がきわめて遅くなり，さらに細胞膜も透過できないために細胞内に蓄積される(図3)．これをメタボリックトラッピングとよんでいる．したがって，腫瘍細胞では，明らかに正常細胞に比較して糖代謝が亢進しているため，FDGが集積する．

FDGの生理的集積としては，脳，口蓋扁桃や舌扁桃，唾液腺，心筋，消化管，筋肉(とくに運動時)，小児の胸腺，乳腺，子宮，精巣や褐色脂肪などがあげられ，さらにグルコースと異なり尿路排泄薬物であるため，腎，尿管および膀胱にも集積する(図4)．また，FDGの集積は，腫瘍のみならず急性・慢性の炎症，膿瘍や手術創，骨髄炎などの良性疾患にもみられる．

IV FDG集積度の評価

集積度の評価方法には，視覚評価と定量的な評価法がある．また，一般的に最も用いられる半定量的な数値評価法としては，標準摂取率(standardized uptake value；SUV)あるいはSUR(standardized uptake ratio)などとよばれる数値がある．SUVは，体重当たりの投与したアイソトープに対する組織内のアイソトープの集積を比で表したものである．腫瘍の診断においては，良性と悪性腫瘍のカットオフ値をSUV＝2.5にするなどのように使用される．

近年では，FDG-PETの画像に解剖学的情報を与えるCTやMRIの画像を重ね合わせる融合画像(fusion image)が盛んに行われるようになり，精度の高い位置合わせをするソフトウェアが開発されている．また，PET-CTでは，さらに高い精度でPETとCTの画像を重ね合わせることができ，腫瘍のみならず多くの疾患に対する診断精度の飛躍的な向上が期待されている．

■図4 PET正常像(吸収補正なし)

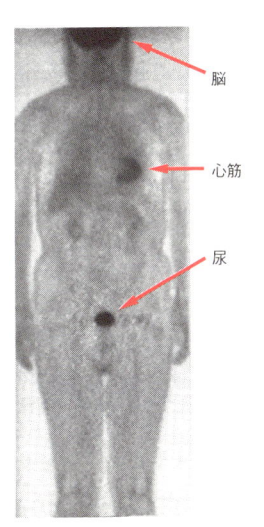

V 検査に関する留意点

FDG製剤を注射後に，口を動かしていると咬筋に，目を動かしていると眼筋にFDGが集積し診断を誤ってしまう可能性がある．したがって，注射後30分程度は1人で安静にしていることが必要である．

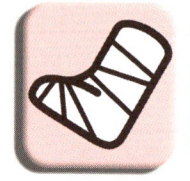

放射線療法
radiotherapy, [ir]radiation therapy ; RT

I 定義・概念

放射線を用いて腫瘍(良性・悪性)などの治療を行うことを放射線療法という．放射線は大きく粒子線と電磁波に分けられる(図1, 表1)．このうちX線(電磁波)は，主にX線写真やCTなどの検査の目的で用いられ，高エネルギーX線やγ(ガンマ)線は照射療法に用いられる(図2)．また粒子線は，その特性(体表より一定の深さの部位に集中的にエネルギーを加えられる)を利用した治療がこころみられている．

II 分類

1. 外部照射法(external irradiation)

放射線源と患者の患部との間に一定の距離をおいて照射する方法．身体表面の放射線量，身体深部での線量，生物学的反応の程度が放射線の種類によって異なっているために，対象とする腫瘍に応じた放射線の選択をする．高エネルギーX線(電子を加速して金属陽極に衝突させて発生させる)，γ線(放射性同位元素の原子核から発生)，高エネルギー電子線(荷電粒子線)などがある．

2. 小線源治療(brachytherapy)

放射性同位元素(ラジウム，コバルト，セシウム，イリジウムなど)を専用容器に密封し，腫瘍近傍に装着，ないしは腫瘍内に挿入して照射する方法で，主としてγ線を用いて舌がん，皮膚がん，乳がんなどの体表のがんに対して組織内照射，子宮がん，食道がんなどに腔内照射を行う．

3. 内部照射法(internal irradiation)

放射性同位元素を経口あるいは経静脈的に投与し，腫瘍に対する照射を行うもの．甲状腺機能亢進症，甲状腺がんに対する^{131}I治療などがある．

III がん治療への応用

1. 放射線療法の長所と短所

がんは細胞であるから細胞分裂により増殖する．放射線は細胞内でDNA鎖を切断するため細胞の分裂能を奪い，やがてはその細胞を死に導く．したがって，がん組織に放射線を照射することにより，腫瘍やがんの治療を行うことができる(表2)．

[長 所]
①手術のように，患者に対して大きな侵襲を加えることなく治療が行える．

■図1 放射線の種類

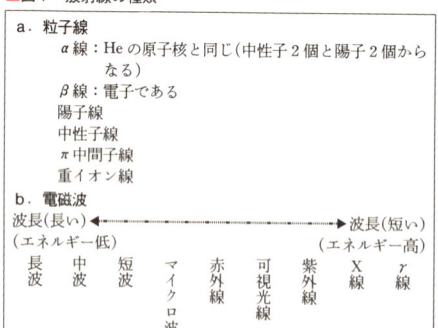

a. 粒子線
  α線：Heの原子核と同じ(中性子2個と陽子2個からなる)
  β線：電子である
  陽子線
  中性子線
  π中間子線
  重イオン線
b. 電磁波
  波長(長い) ←―――――――→ 波長(短い)
  (エネルギー低)   (エネルギー高)
  長波 中波 短波 マイクロ波 赤外線 可視光線 紫外線 X線 γ線

■表1 主な放射線の量と単位

放射線の量		SI 単位		補助単位
名 称	記号	名 称	記号	
放射線	A	ベクレル	Bq	Ci (1 Ci = 3.7 × 10^{10} Bq)
照射線量	X	クーロン毎キログラム	C/kg	R (1 R = 2.58 × 10^{-4} C/kg)
照射線量率	$\dot{X}$	アンペア毎キログラム	A/kg	R/分など
吸収線量	D	グレイ	Gy	rad(1Gy=1 J/kg =100 rad)
吸収線量率	$\dot{D}$	グレイ毎秒	Gy/秒	rad/分など
線量当量	H	シーベルト	Sv	rem (1 Sv=100 rem)

■図2 各種線源の深部率曲線

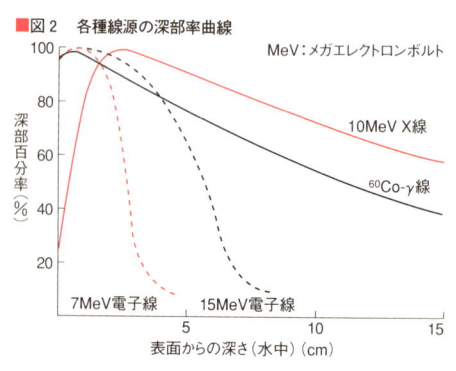

MeV：メガエレクトロンボルト
10MeV X線
^{60}Co-γ線
7MeV電子線
15MeV電子線
表面からの深さ(水中)(cm)

■表2　各種腫瘍に対する根治的線量

20〜30Gy [注1]	50〜60Gy	鼻咽腔がん
精上皮腫	リンパ節転移	膀胱がん
中枢神経系の急性リンパ性白血病	頭頸部，子宮頸部の扁平上皮がん	子宮頸がん
30〜40Gy	胎児期がん	卵巣がん
精上皮腫 [注2]	乳がん	リンパ節転移（1〜3cm）
ウィルムス腫瘍	卵巣がん	肺がん（<3cm）
神経芽細胞腫	神経髄芽腫	80Gy 以上
40〜50Gy	網膜芽細胞腫	頭頸部がん（>4cm）
ホジキン病	ユーイング腫瘍	乳がん（>5cm）
リンパ肉腫	60〜65Gy	神経膠芽腫
精上皮腫	喉頭がん（<1cm）	骨肉腫
組織球肉腫	乳がん（腫瘤摘出後）	悪性黒色腫
皮膚がん（基底細胞がん，扁平上皮がん）	70〜75Gy	軟部組織肉腫（>5cm）
	口腔がん（<4cm）	甲状腺がん
		リンパ節転移（>6cm）

注1）2Gyを1日1回，週5日照射したときの総線量を示す
注2）同じ腫瘍が何回も掲げられているのは，腫瘍が大きいほど制御に必要な線量が大きくなるためである
　　（Rubin, P. and Siemann, D. W.: Principles of radiation oncology and cancer radiotherapy. in Rubin, P. ed., Clinical Oncology, a multidisciplinary approach for physicians and students, 7th ed., p.72, WB Saunders Company, Philadelphia, 1993）

②蓄積効果があるため，分割照射が可能で，外来通院での治療が可能である．

〔短　所〕

①DNAには自己修復能があるため，100％の効果を得るのは難しい．

②正常組織も傷害を受ける．たとえば，骨髄抑制などの重大な副作用を生じることがある（表3）．

③がんの種類，大きさ，分化の程度によって，効果にばらつきがあり，効果をほとんど期待できないがんもある．

　一般に放射線の1回照射量を増すと，効果も増すが，それに伴って副作用も増す．このため，1回照射量を減らし，照射回数を増すことにより，副作用を増さずに効果を増すようにはかることができる．これが分割照射である．

2．放射線療法の副作用（表3）

　放射線の生体への作用は，DNAへの作用に起因するので，幼若で分裂の活発な細胞ほど傷害を受けやすい．したがって，正常組織では骨髄など造血組織や性腺（精巣，卵巣）が最も影響を受ける．

1）急性反応

　影響を受けやすいのは骨髄と性腺だが，頻度的には皮膚炎が多い．大量の照射を受けた場合，その直後に出現する．骨髄で最も感受性の高いのはリンパ球，次いで白血球で，赤血球は比較的感受性が低い．急性反応は，通常は回復する．性腺は男性では回復するが，女性は回復しないことがある．

2）晩期反応

　白血病など悪性腫瘍の発生や肺線維症，白内障など深刻なものが多い．

　放射線障害に有効な治療法は対症療法以外にない．不要な被曝をさけるように心がける．

■表3　放射線療法の主な副作用

A．急性反応
1．全身
　骨髄抑制，白血球減少症，放射線宿酔
2．皮膚
　皮膚炎，脱毛，紅斑
3．頭頸部
　口内炎，唾液分泌低下，味覚変化，喉頭浮腫
4．胸腹部
　間質性肺炎，食道炎，腸炎，膀胱刺激症状
5．性腺
　無精子症，無月経

B．晩期反応
1．悪性腫瘍
　慢性骨髄性白血病，皮膚がん
2．その他
　肺線維症，間質性肺炎，白内障

IV　放射線被曝

1．放射線被曝防御の三原則

①遮蔽する：線源に接するときは必ず遮蔽器具を使用すること（移動式プロテクター，コンクリート壁，鉛入り手袋など）．

②距離をとる：必要以上に患者に近づかない．放射線源からできるだけ距離をとる．被曝量は距離の2乗に反比例して減少する．

③時間を最小限にする：できるだけ短時間のうちに患者の世話をする．被曝量は時間で積算されてい

■表4 放射線業務従事者の線量当量限度

項目	限度
実効線量	50mSv/年(5rem/年)
水晶体の実効線量	150mSv/年(15rem/年)
皮膚の実効線量	500mSv/年(50rem/年)
手足の組織実効線量	500mSv/年(50rem/年)
女性の腹部実効線量	13mSv/3月(1.3rem/3月)
女性の腹部実効線量	10mSv/妊娠中(1rem/妊娠中)
緊急作業での実効線量	100mSv(10rem)

〔周辺への実効線量の限度は,その1/10の5mSv(0.5rem)とされている〕

くので,線源との接触時間は短くする.

2．放射線科に勤務する者の健康管理

勤務者には法定の健康診断を受けさせ,その結果を記録・保存し本人にも伝える.対象者については,①初めて管理区域に立ち入る前,②立ち入り後1年を超えない期間ごと.検査項目および部位は,a.末梢血液中の血色素量またはヘマトクリット値,赤血球数,白血球数,白血球像,b.皮膚,c.眼,d.その他文部科学大臣が定めた部位および項目.ただしa～cについては医師が必要と認めた場合に限る場合もあるため,「放射性同位元素等による放射線障害の防止に関する法律」第23条を参照されたい.日常の管理は,ポケットチェンバー,フィルムバッジなどは必ず携帯し,測定結果を把握しておく.

放射線業務従事者への線量当量限度を表4に示す.

放射線療法を受ける患者の看護

■看護のポイント

治療に対する不安・恐怖や日常生活行動の制約に対する苦痛が現れるとともに,放射線の副作用を生じるおそれがある.副作用を予防するために,生活や食事の指導を行い,体力の増強に努める必要がある.

治療前オリエンテーションでは,治療中の生活がイメージできるように事前練習をする.

■観察のポイント

1. 放射線療法の種類と作用の理解
   ① 治療のために使用する放射線の種類（X線,α線,β線,γ線など）
   ② 放射線の作用と性質
2. 副作用の有無と程度の把握
   ① 全身的症状：全身倦怠感,食欲不振,悪心・嘔吐,脱力感,脱力症状,発熱,めまい,出血傾向,喉頭炎,甲状腺炎,甲状腺機能低下症
   ② 局所的症状：照射部の脱毛,紅斑,色素沈着,局所の感染,発赤,腫脹,疼痛,血痰
   ③ 睡眠の状態の把握
   ④ 放射線宿酔症状の有無と程度の把握
   ⑤ 精神的不安,心理状態の把握
   ⑥ 実施している治療の効果・結果の把握
   ⑦ 治療・検査に対する患者・家族の理解度・反応と期待の把握

■具体的なケア

〈治療前の指導計画〉

- 治療部位にマーキングを行うので消さないように指導する.マーキングは適切な治療をし,正常な組織への傷害を少なくするために大切なことであり,消えた場合は医師や看護師に伝えるように指導する
- 照射部位に口腔や消化器が含まれる場合は食欲不振や食物摂取の困難が生じることがあり,高蛋白・高カロリー食などで栄養必要量を維持する
- 照射部位の皮膚,粘膜はその障害を悪化させないように身体の保清に努め,石けんの使用はさけ,衣服も柔らかいものを身につけるように指導する

〈オリエンテーションの実施〉

- 治療と日常生活の制限
- 治療室の設備
- 被曝防護の約束事項
- 治療期間中の日課
- 治療時,面会の方法
- 必要物品
- 治療終了後の注意

〈具体的ケア〉
① 日常生活の指導
①睡眠を十分にとる．
②規則的な生活をする．
③汗を吸収しやすい，柔らかいものを着用する．
④照射部位の皮膚は清潔を保つ．
⑤炎症を防止する．

② 栄養管理と指導
①体力の低下をきたさないようにする．
②高エネルギー・高ビタミン食の摂取

③ 有害事象の予防と対策
①定期的に，甲状腺機能検査を行う．
②早期発見に努める．
③放射線宿酔症状は徐々に改善することを説明する．
④勇気づける．
⑤温かく見守っていく．

④ 照射部位の保護
①皮膚は，こすったり，圧迫したりしないように指導する．

⑤ 精神的・心理的側面への援助
①精神的不安や緊張の緩和
②回復目標を共有し，精神的支持が必要
③会話による意思の疎通に努める．

⑥ 十分な説明と協力
①患者・家族に治療についての理解と協力を得る．

■表5　各症状に対するケア

症状	観察計画	具体的計画
放射線宿酔	・全身倦怠感の有無 ・食欲不振の有無 ・悪心・嘔吐・めまい・頭痛感の有無と程度 ・検査データ	・必要時に，制吐薬・鎮痛薬を与薬をする ・安静や安楽への援助をする ・放射線宿酔について，一過性であるということを説明する ・食欲不振については食べたいときに食べるように指導する
皮膚炎	・皮膚の状態(発赤，乾燥，瘙痒感，疼痛，熱感，落屑の有無や程度) ・皮膚を刺激している因子の有無	・皮膚炎が起こることについて説明する ・照射部位の皮膚の刺激の有無(こする，絆創膏や湿布，石けん使用など) ・入浴は短時間ですませ，刺激をさける ・照射直後から30分程度，炎症を抑える目的で照射部位の皮膚を冷却する ・皮膚炎や瘙痒感が強いときは，医師の指示で軟膏を使用し，治療時は軟膏が皮膚に残らないように拭き取る
脱毛	・頭皮の状態(発赤，瘙痒感の有無・程度) ・脱毛の有無・程度	・治療前に20～30Gyで脱毛がみられ，治療終了後3か月くらいで毛髪が生えることを説明する ・帽子やスカーフ，かつらを使用するように事前指導をする ・治療中・後7～10日は，くし，ブラシは使用せず，洗髪時にシャンプーを使わない
口内炎	・口腔・舌の状態(口内炎の程度，範囲，疼痛，乾燥，出血，舌苔の有無・程度) ・味覚の変化の有無 ・食事摂取量	・口腔のセルフケアの必要性を指導 ・含嗽薬により1日4～5回の含嗽を行う ・ネブライザー(蒸気，ステロイド入り)を行う ・口内冷却法としてエレースアイスボール(エレース3V＋水200～250 mLを市販の製氷トレイでつくる)を1回3～5個，1日5回程度口腔内に含ませる ・歯ブラシは使用せず，綿棒やウォーターピックで洗浄する ・食事を工夫する(薄味にし甘味を多くする，細かく刻む・ミキサー使用・よく煮込む，半流動・流動食など)，栄養補助食品なども勧める ・粘膜保護剤(マーロックス，アルロイドG)やトローチ，人工唾液(サリベート)の使用 ・疼痛が強いときは鎮痛薬や表面麻酔薬(キシロカインビスカス)の使用．食前に使用し，少しでも経口摂取を促す
食道炎	・嚥下時の痛みの有無・程度 ・食事摂取量 ・体重の変化	・食事の工夫：口内炎の項を参照 ・粘膜保護剤の使用(マーロックス，アルロイドG) ・食事はよく咀しゃくし，少量ずつ摂取するように指導する

症状	観察計画	具体的計画
悪心・嘔吐(胃炎)	・悪心・嘔吐の有無・程度 ・胃痛の有無・程度 ・食事摂取量 ・体重の変化 ・検査データ(TP, Alb, 電解質) ・ストレス, 不安などの精神状況	・食事の工夫, 水分の補給と脱水予防を指導する ・口腔内の清潔, 氷片・レモン水で爽快感の工夫 ・腹部に緊張のかからない体位にする ・精神的ケア ・経口摂取が困難なら医師と相談し, 輸液や経管栄養を考える ・栄養補助食品なども勧める
下痢, 腹痛(腸炎)	・下痢, 腹痛の有無・程度 ・出血の有無 ・食事摂取量 ・脱水症状の有無 ・体重の変化 ・検査データ(電解質)	・食事の工夫(消化吸収のよい, 食物繊維の少ないもの, 高脂肪食品はさける, 刺激の少ないもの) ・吸収のよいものを摂取する ・水分補給に気をつけ, 脱水状態にならないようにする ・下痢時, 肛門周囲の観察と清潔保持
肺炎(発熱, 咳嗽)	・発熱の有無, 熱型 ・呼吸状態 ・咳嗽・喀痰の有無, 痰の性状 ・胸部X線写真	・熱型により感染性肺炎との区別をつける ・室内の乾燥をさける ・十分な栄養の摂取や温度調節, 含嗽・手洗いの励行で上気道感染を予防 ・安楽な体位の工夫, 呼吸困難時は起坐呼吸 ・禁煙指導
膀胱炎	・頻尿, 排尿時痛, 血尿の有無・程度	・水分を多く摂取させ, 尿量を確保する ・下腹部の照射時は, 照射前に排尿させ膀胱が照射野に入らないようにする ・陰部の保清に努める
頭蓋内圧亢進症状	・頭痛, 悪心・嘔吐の有無・程度 ・意識レベル ・バイタルサイン ・瞳孔異常の有無 ・麻痺の有無・程度 ・排便状態	・意識レベル, バイタルサインの測定, 麻痺などの観察を密にして, 緊急時に対応する ・排便のコントロールをし, 排便時の努責を避けるように指導する ・悪心・嘔吐の援助: 口腔内の清潔, 氷片・レモン水で爽快感の工夫 ・ステロイドなどの薬物を確実に飲ませるように注意する ・長時間の読書やテレビなどによる, 眼や頭の疲労をさけるようにする

(季羽倭文子ほか監:がん看護学. p.37〜38, 三輪書店, 1998より一部改変)

包帯法
bandage

I 定義

包帯とは創傷の治療を目的に，身体に装着する衛生材料や器具類の総称で，その装着法を包帯法という。

巻軸包帯は包帯を代表するもので，巻軸包帯法を一般に包帯法とよんでいる。この方法では患部の被覆，支持，固定，圧迫を目的に普通巻軸帯，弾性巻軸帯が用いられる。包帯法の目的と適用を表1に示す。

II 包帯材料

1．包帯材料に必要な条件
① 耐久性があるもの
② 柔軟性に富み刺激性が少ないもの
③ 変質・破損がないもの
④ 吸水性に富み，外部からの細菌侵入を防止できる密度のあるもの
⑤ 安価で手軽に購入できるもの

2．包帯材料の種類と用途
包帯材料の種類と用途を表2に示す。

III 包帯法の実際

1．巻軸包帯(roller bandage)
1) 目的：①被覆，②保護，③圧迫，④安静保持
2) 基本型：①環行帯，②らせん帯，③蛇行帯，④折転帯，⑤亀甲(きっこう)帯，⑥麦穂(ばくすい)帯，⑦反復帯(帽状帯)
3) 基本的知識(表3)
4) 施行時の原則と注意事項

■表1　包帯法の目的と適用

目的	適用
被覆・保護 安静保持	創部や病変部を包帯で覆うことで保護する 罨法材料や湿布材料を包帯で覆うことで滑落を防止し，安静を保つ
整復・牽引・保持	骨折，脱臼，奇形の矯正を行い正常な状態に戻し保持する
圧迫	手術創や病変部を圧迫して止血をはかる．四肢や病変部を圧迫して浮腫や腫脹の軽減をはかる
固定	創部や骨折部を固定し，運動制限を行い安静を保つ．創部の離開防止

■表2　包帯材料の種類と用途

材質	名称	性質	用途
軟性物質	木綿 　さらし木綿，天竺木綿，キャラコなど	吸水性，柔軟性に富む 耐久性があり易消毒性である 刺激性が少ない	巻軸帯，腹帯，布嚢，三角巾など全身および局所の安静・保護・被覆
	ガーゼ	吸水性，柔軟性に富み低刺激性	ばらガーゼ，たたみガーゼ，こめガーゼなど創傷の被覆・清拭
	綿花 　弾綿，青梅綿など	弾力性に富むが吸水性は弱い	ギプス包帯や副子の下敷き，円坐 創傷部の被覆
	脱脂綿	通気性，吸水性に富む 空気中の細菌侵入を遮断する	創傷部の分泌物の吸収
	不織布 　リント 　フランネル	柔軟性，弾力性に富む	軟膏類や湿布材料 副子，ギプス包帯の下敷き 四肢の圧迫包帯や副子の下敷き
	亜麻仁(あまに)油紙 防水紙（パラフィン紙，セロファン紙など）	防水性に優れ，皮膚に触れても皮膚炎を起こさない	分泌物による汚染防止 湿布材料を覆い乾燥防止
膠着物質	絆創膏，コロジウム，アクリル樹脂		包帯材料の固定 直接皮膚に貼付し，整復・固定
硬性物質	ゴム・ポリエチレンなど		固定・牽引・安置・排膿装置
硬化物質	ギプス・パラフィンなど		副子，止血，膠着など
弾性物質	弾性繊維（ウレタン）など		整復・固定，副子

包帯法

(1) 末梢から中枢の方向に正しく巻く
　①患者と対面に位置し,患部の左から右の方向に巻く.
　②帯頭部を持ち,帯尾を患部より斜め上方に向ける.
　③帯身を皮膚から離さないようにし,帯頭を転がすように巻く.
　④巻き始めと終りは環行帯にする.

(2) 患部の状態や部位に応じ適切な固さで巻く
　①障害を起こさないように巻く.巻き方がゆる過ぎる場合は,包帯の移動や滑落により包帯の目的を果たさず,固過ぎる場合は過度の圧迫により血液循環障害や神経障害を生じることがある.
　②均一の圧がかかるように巻く.
　③指先などはすべて覆わず,血液循環障害や神経障害の観察が容易にできるように巻く.

(3) 包帯による苦痛を与えないようにする
　①食事や排泄などの日常生活に支障をきたさないように巻く.
　②患側,患部を支え,包帯を巻くときに疼痛や負荷を与えないように巻く.
　③できるだけ短時間で巻く.

■表3　巻軸包帯の基本的知識

材料	木綿(金巾,天竺),ガーゼ,フランネルなど
大きさと主な使用部位	・2～3裂(号)　幅10～15cm:胸腹部 ・4～6裂(号)　幅7～8cm:四肢,頭部 ・7～8裂(号)　幅4～6cm:指,足趾
巻軸包帯の各名称	・帯頭 ・帯身 ・帯尾
巻軸包帯の種類	①単頭帯(単帯) ②二頭帯(両頭帯) ③多頭帯(複帯)

■図1　巻軸包帯の基本的な巻き方

①環行帯:包帯を同一部位に重ねて巻く

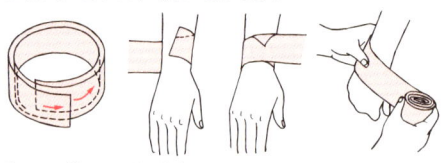

②らせん帯:環行帯を帯身の1/2～2/3ずつずらして巻く

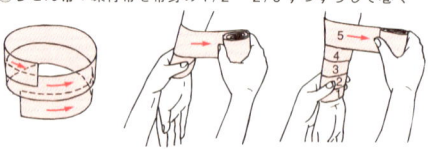

③蛇行帯:らせん帯のずらし方を大きくし,包帯の帯身が重ならないように巻く

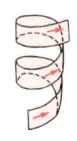

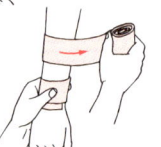

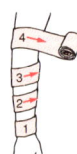

④折転帯:末梢が細く,中枢部が太い前腕部,下腿部,大腿部などを巻く場合,一度巻いては折り返し,太さの違う部位から包帯がずれないようにする

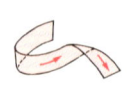

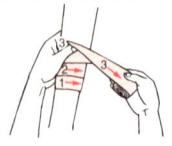

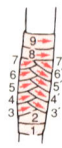

⑤亀甲帯:交差部が関節の屈側にあるもの
　離開(遠心)亀甲帯:中心部の関節から関節周辺部に向かって巻く
　集合(求心)亀甲帯:関節周辺部から中心部の関節の方向に向かって巻く

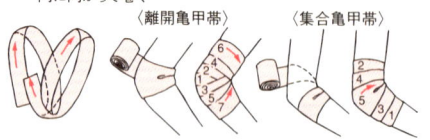

⑥麦穂帯:亀甲帯とは逆に交差部が関節の伸側にあるもの
　上行麦穂帯:末梢から中枢に向かって巻き進み,交差部が上方に位置する
　下行麦穂帯:中枢から末梢に向かって巻き進み,交差部が下方に位置する

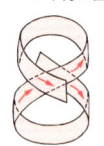

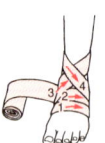

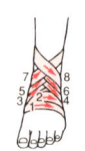

⑦反覆帯:頭部,手足,指先,四肢断端などの末端部を覆うとき,包帯を反復(折り返し)して2/3ずつ重ねて巻く方法.二頭帯を使って巻く頭部反覆帯をヒポクラテス帽状帯とよぶ

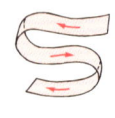

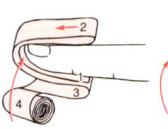

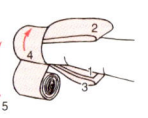

④患部や圧迫部位の上に結び目をつくらない．
(4) 良肢位を保持して巻く
(5) 清潔で乾燥した包帯を用いる
(6) 包帯は容易にはずれないようにしっかり留める
　①患部直上や他部位との接触面，背部などはさける．
　②包帯は結んだり，安全ピン，絆創膏，クリップなどを用いて留める．
(7) **外観を整え，見た目にもきちんと巻く**
5) 包帯の解き方
　①包帯留めに使われた材料を取り除き，患部に刺激を与えないように静かに解く．
　②患部の状態および患者の一般状態により，ハサミで切り込みを入れ取り除く．
　③滲出液や血液により，包帯が患部と接合した場合は生理食塩液や消毒液で包帯を湿らせ，徐々に取り除く．
6) **基本型の巻き方の実際**
　巻軸包帯の基本的な巻き方を図1に示す．

2．布帛包帯（cloth bandage）

　包帯（巻軸包帯）の代用に使用するさらし木綿やキャラコなどの布片を布帛（ふはく）包帯といい，一般的に使用される布帛包帯は三角巾と胸腹帯である．

　三角巾は応急処置として創傷を巻いたり，骨折時などの患肢の保持，あるいは巻軸包帯の巻きにくい頭，乳房，肩などに応用される．胸腹帯は胸腹部の手術後や腹水が貯留しているときに使用される．

■図2　三角巾の折り方と使い方

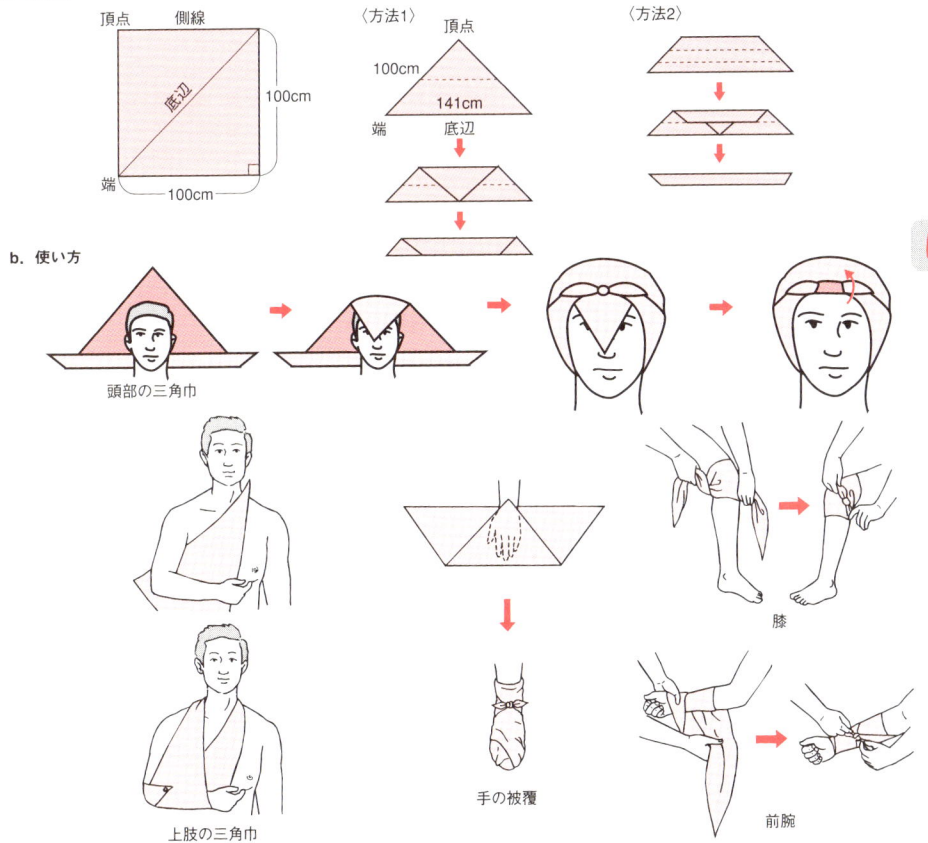

(1) 目的：①固定，②被覆，③一時的圧迫，応急処置
(2) 材料：①天竺（てんじく）木綿，②金巾（かなきん），さらし木綿，④キャラコなど
(3) 種類：①三角巾，②四角巾，③胸腹帯（短形帯），④T字帯，などがある．

1）三角巾

薄い木綿地でつくられ，1m四方の正方形の布を，対角線で2つ折りして用いるほか，適切な幅に折りたたんで帯状にして使用する（図2a）．

上肢の支持固定は，三角巾を広げた状態で用いる．また，救急固定包帯として，手首・肩・膝・足を保持するためにしばしば用いられる（図2b）．

2）胸腹帯（短形帯）

並幅（約30cm）のさらし木綿を140cm前後（胸・腹囲の1.5倍）に切り，3～4枚重ね合わせ，外側の1枚のみ両端を3～4裂に切ったものもある（図3a）．用いるときは，腹部または胸部で交互に合わせて巻く．図3bの場合は最後にヒモを結ぶ．

腹部手術後，分娩後，腹水穿刺後などに用いる．

■図3　胸腹帯
　　a．胸腹帯の作成法　　b．腹帯の使用法

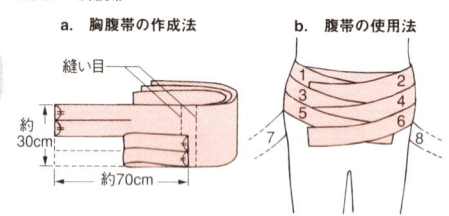

（縣　勢津子ほか監：図解・基礎看護技術必携．看護必携シリーズ20，p.196，学習研究社，1992）

■図4　チューブ包帯（指・手・腕・足部）

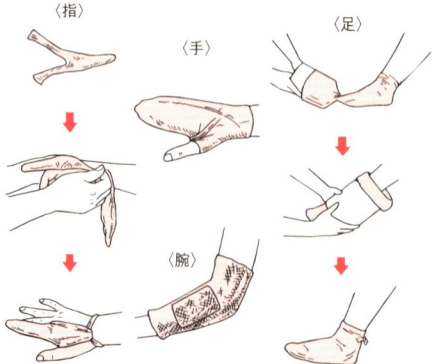

3．その他の包帯

1）チューブ包帯

チューブ状の伸縮包帯で，主に頭部・腕・手指先・関節部・足先など，巻軸包帯で固定が難しい部位にかぶせて用いる（図4）．ラテックス（ゴム）が使用されているので，ゴムアレルギーの患者には禁忌である．

①チュービコット：厚手の弾力チューブ包帯で，横方向にのみ伸縮し，患部の圧迫固定に用いる．
②プレスネット：軽量で高伸縮性のチューブ包帯で，身体の屈曲部位にかぶせて用いる．
③スピード包帯：ソフトな伸縮性をもったチューブ包帯で，血管や腫脹に対して圧迫をかけず，巻軸包帯で巻きにくい部位でも容易に使用できる．

2）絆創膏包帯

紙・布・エラスコットの基布などの片面に，粘着剤を塗布してつくったものである．膠着力が強いので，患部の当てガーゼ，カテーテル，チューブ，そのほか包帯材料を固定するため，さらに，骨折，脱臼，捻挫の固定・牽引など，幅広く用いられる．近年，包帯材料の発達により，伸縮性，弾力性，低刺激性で粘着力の強い絆創膏包帯が開発され，ガーゼ包帯に代わって多く用いられるようになった（図5）．

3）特殊包帯

眼帯，耳帯，T字帯など，それぞれの部位専用につくられたものを，特殊包帯とよぶ．

T字帯：幅20～30cm，長さ100cmのさらし木綿の一端に，T字状にヒモをつけたもの．陰部・肛門部の包帯に用いる（図6）．

■図5　絆創膏包帯の使用法

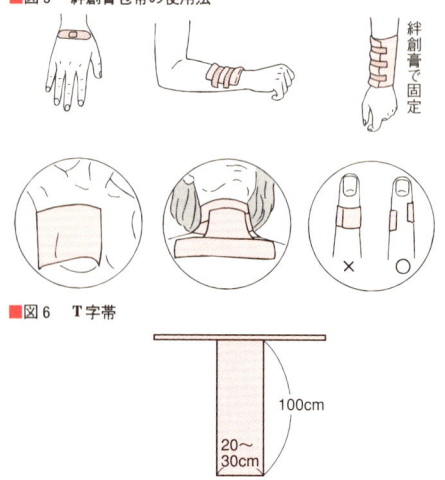

■図6　T字帯

訪問看護
home-visit nursing care

I 概説

訪問看護とは，在宅の療養者および障害者を対象として健康の回復・維持や平安な死への援助など，対象者の自立と生活の質（QOL）の向上を目指す看護活動であり，在宅療養者とその家族の生活を支援する有効な手段の1つである．在宅療養では，対象者の生活の場において，治療的ケアから回復期のリハビリテーションおよび終末期のケアまで，長期にわたる幅広い看護が求められる．訪問看護においては，対象者の自己決定を尊重し，療養者を介護する家族を支援することが重要である．介護保険が創設されて以来，訪問看護は保険制度に基づく居宅サービスとして利用されている．今後は認知症グループホームなどの居宅系施設も訪問看護サービスの対象となることから，訪問看護を提供する場は拡大することが予想される．

II 訪問看護制度

わが国では，1900年ころから一部の医療機関による訪問看護が始まり，1937(昭和12)年の保健所法施行以来，保健師による公衆衛生看護活動として家庭訪問が行われてきた．1983(昭和58)年，老人保健法施行により，40歳以上の者を対象とする訪問看護に対して老人医療の診療報酬が支払われることになった．1992(平成4)年，老人保健法の一部改正による「指定老人訪問看護制度」施行に伴い「訪問看護ステーション」が開設され，在宅の"ねたきり老人(当時の呼称)"などに対する訪問看護が推進された．1994(平成6)年，健康保険法の改正により「指定訪問看護制度」が創設され，健康保険から訪問看護療養費が支払われることになった．これによりあらゆる年齢の在宅療養者が訪問看護を利用できることになり，慢性疾患やがん，難病などすべての疾病や障害について，看護ニーズがあれば訪問看護を提供できる体制がつくられた．

2000(平成12)年の介護保険制度の施行により，指定を受けた「指定訪問看護ステーション」が在宅の要介護者に「居宅サービス」として訪問看護を実施している．2006(平成18)年度の制度改正では「介護予防訪問看護」が開始され，訪問看護の対象が拡大した．また，療養者が居住する小規模施設にも訪問できることになった．

訪問看護は，健康保険法や介護保険法等の根拠法令に準拠して適切に提供されるべきであり，訪問看護に従事する者は法令を理解する必要がある(図1)．

III 訪問看護事業所

訪問看護は，医療機関，行政機関のほか，民間の機関が実施している．訪問看護ステーションの設置主体は，地方公共団体，医療法人，社会福祉法人，日本医師会，日本看護協会などのうち，都道府県知事の指定を受けた事業者に限られる．訪問看護ステーション数は，1993(平成5)年に277か所だったが，1998(平成10)年に2,756か所，2000(平成12)年に4,730か所と増加し，2006(平成18)年には全国5,470か所で約27,000人の看護職員が，毎月約29万人の利用者に訪問看護サービスを提供している．

IV 訪問看護サービス

訪問看護サービスは，重度の介護や医療的ケアを必要とする人に提供されている．利用者の年齢構成は75歳以上の後期高齢者が全体の半数近くを占めており，そのうちの約9割が要介護認定を受けている．また，利用者全体の約8割が何らかの医療処置を受けている．利用者の疾病分類では「循環器系の疾患」が約3割を占め，次いで「精神及び行動の障害」「神経系の疾患」となっている〔2006(平成18)年日本訪問看護振興財団訪問看護・家庭訪問基礎調査〕．

訪問看護サービスにおいては，対象者それぞれの健康水準と在宅療養生活から生じる多様なニーズに対応した適切な看護を提供することが重要である．訪問看護師は，利用者の居住環境，経済状態，家族関係，家族の介護力および地域の社会資源，公的および私的ネットワークによる療養生活支援体制などの情報から，利用者の生活全体に関するアセスメントを行い，利用者の合意のもとに看護計画を立案し実施する．その際，保健師やホームヘルパーなどの地域保健・福祉の専門職と協働して仕事を進める必要がある．また，現代社会の家族状況は，多様で複雑な問題をかかえる例も多いことから，看護師は家族を理解する諸理論を学び，家族問題に適切に対応し，家族を支援する技術を身につけることも重要である．

V サービスの内容

訪問看護サービスの具体的な内容を以下に示す．

■図1　訪問看護制度のしくみ

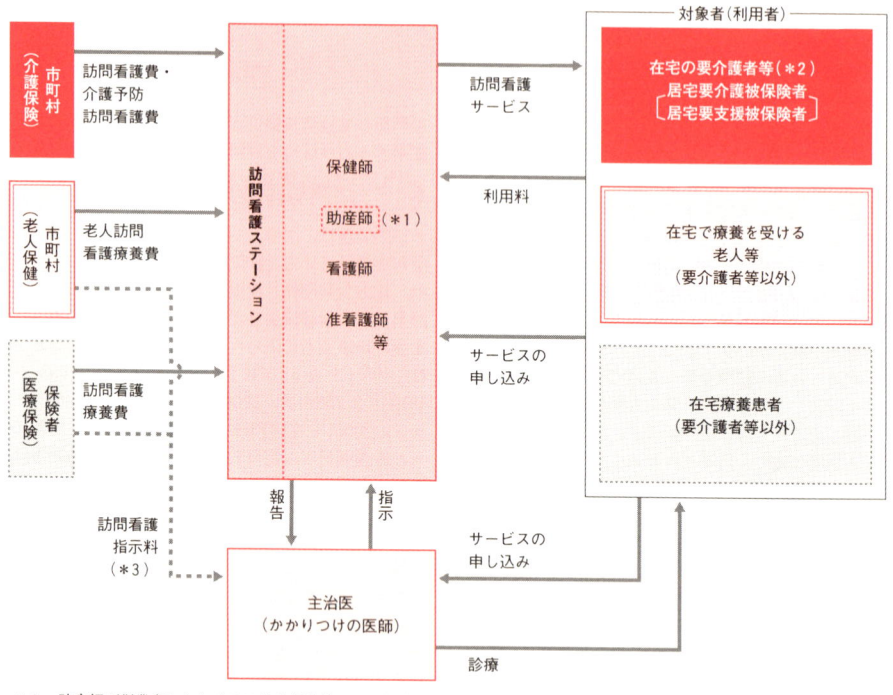

[図：訪問看護制度のしくみを示すフロー図。市町村（介護保険）から訪問看護費・介護予防訪問看護費、市町村（老人保健）から老人訪問看護療養費、保険者（医療保険）から訪問看護療養費が訪問看護ステーション（保健師、助産師（＊1）、看護師、准看護師等）へ。訪問看護ステーションから対象者（利用者）へ訪問看護サービス、対象者から利用料およびサービスの申し込み。対象者は在宅の要介護者等（＊2）、居宅要介護被保険者、居宅要支援被保険者、在宅で療養を受ける老人等（要介護者等以外）、在宅療養患者（要介護者等以外）。主治医（かかりつけの医師）と訪問看護ステーションの間で報告・指示、主治医と対象者の間で診療・サービスの申し込み、訪問看護指示料（＊3）。]

＊1　助産師が従事者となれるのは健康保険法による指定を受けた訪問看護ステーションのみ
＊2　要介護者等であっても、①がん末期や難病患者等の場合、②急性増悪等により、主治医が一時的に頻回の訪問看護を行う必要を認め、特別訪問看護指示書の交付があった場合、③精神障害者を対象とした(老人)訪問看護基本療養費(Ⅱ)が算定される訪問看護を行う場合は、医療保険(老人保健)の訪問看護の給付対象となる
＊3　訪問看護指示料は、利用者が要介護者等であっても原則として医療保険(老人保健)から支払われるが、介護老人保健施設からの退所時や介護療養型医療施設からの退院時における訪問看護指示の費用に限り、介護保険から支払われる(施設サービス費の老人訪問看護指示加算)
◎　要介護者が訪問看護を利用する場合は、居宅介護支援事業者が、①居宅サービス計画の作成、②訪問看護ステーション等との連絡調整などを担当する．また、要支援者が介護予防訪問看護を利用する場合は、原則として地域包括支援センターが、①介護予防サービス計画の作成、②訪問看護ステーション等との連絡調整などを担当する

(厚生労働省老健局：訪問看護業務の手引き　平成18年度版．p.13, 社会保険研究所, 2006)

①療養上の世話：病状の観察，食事，排泄，洗髪・清拭，入浴，体位変換，更衣，移乗および移動，コミュニケーション，与薬，睡眠の援助など
②医師の指示による医療処置とケア：創傷・褥瘡ケア，ストーマケア，輸液管理，膀胱留置カテーテル・経管栄養などのカテーテル管理，浣腸，導尿，膀胱洗浄，気管切開および人工呼吸器装着に伴う呼吸管理，在宅酸素療法の管理，疼痛ケア，ターミナルケアなど
③利用者に対する療養上の相談およびケアの指導
④利用者に対する精神的支援：療養に関する不安の解消および療養上の問題解決を支援する．
⑤家族支援：療養上の相談およびケアの指導，家族関係の調整，介護負担の軽減など
⑥夜間・緊急時の連絡および支援体制の整備
⑦リハビリテーション：在宅療養者のQOLの向上と社会参加を目指す支援
⑧居住環境の整備および療養者の生活の自立を進める用具の活用
⑨地域の保健・医療・福祉・行政関係機関および関係職種との連絡・調整

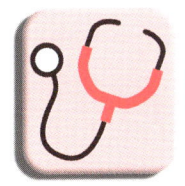

補完代替医療
complementary and alternative medicine ; CAM

I 概説

補完代替医療とは，科学を基盤として発展してきた現代西洋医学以外の医療とされている．国や地域によって代替医療，補完医療という名称が用いられてきたが，近年は補完代替医療(CAM)とよばれている．これは，西洋医学を補う，あるいはこれに代わる治療法の総称であり，人間を全体的にとらえ，本来もっている自然治癒力や免疫力を高め，心身のバランスを整えることを目指している．

補完代替医療と西洋医学のそれぞれの利点をいかし併用することで，さまざまな症状や苦痛を緩和しQOLを高める．健康への関心の高まりにより，単に疾病がみられないことではなく，健康維持・増進と疾病予防が重視され，多くの人々がさまざまな補完代替医療を利用している．

II 種類

補完代替医療には，多くの治療法が含まれる．1998 (平成10)年に米国国立保健研究所(NIH)に設置された国立補完代替医療センター(NCCAM)は，5つの分類を示している(表1)．しかし，すべての補完代替医療がこの分類にあてはまるわけではない．

III 緩和ケアと補完代替医療

がん患者の多くが何らかの補完代替医療を利用しているといわれている．これらはがんに伴う症状や，西洋医学的治療による副作用や後遺症など，がん患者がもつさまざまな苦痛を緩和することに役立つ．終末期患者に対しても，マッサージやリラクセーション，アロマセラピー，ライフレビューなど，その人に合った補完代替医療を用いることで全人的苦痛を和らげ，少しでも自分らしさを取り戻すことにつながる．

IV 高齢者と補完代替医療

高齢者は，老化という生理的変化によってもたらされるさまざまな現象や症状をかかえており，それにより日常生活にも影響を受ける．一つひとつの徴候・症状に対して治療するばかりでなく，人間全体を治療する視点をもつ補完代替医療を組み合わせることで，高齢者のニーズを満たすことができる．介護施設においては，アロマセラピー，音楽療法，芸術療法，マッサージなどを取り入れているという報告がある．補完代替医療の実践を通じたコミュニケーションの機会となり，より治療効果を高める．

V 問題点

補完代替医療の一番の問題は，これまで科学的検証がほとんどされていないことである．今後は臨床試験を積み重ねることにより，補完代替医療の有効性・安全性の確立が求められる．

補完代替医療のなかには西洋医学の治療効果に影響を及ぼすものもあるが，医療従事者に相談していない患者も多く，医療従事者もあまり情報をもっていないという現状がある．医療従事者間で情報を共有し知識を深め，患者が安心して補完代替医療を利用できるようにサポートできることが望ましい．

さらに，医療保険の適用とならないため，患者の経済的負担が大きいことも問題の1つである．

VI 看護の役割

患者がどのような補完代替医療を行っているかということは，西洋医学的治療を行ううえでも必要な情報である(表2)．補完代替医療について患者が正直に話せるようにサポートすることで，安心して医療を提供することができ，患者のもつ不安や迷いを理解することもできる．医療従事者間で補完代替医療について情報を共有することにより，専門家としての視点をもっ

■表1 補完代替医療の分類と内容(NCCAMによる)

分類	内容
代替療法システム	東洋伝統医学，アーユルヴェーダ，ユナニ医学，ホメオパシーなど
精神・身体療法	瞑想，祈り，メンタルヒーリング，芸術療法，音楽療法，ダンス療法など
生物学を基礎とする療法	薬草療法(ハーブ)，食事療法，ビタミン，ミネラル，生理活性分子など
整体や身体を基礎とする療法	カイロプラクティック，整骨療法，マッサージなど
エネルギー療法	気功，レイキ，セラピューティックタッチ，電磁療法など

＊「免疫療法」「再生療法」「遺伝子治療」「ナノテクノロジー応用医療」など，高度先進医療を補完代替医療として扱う場合もある
＊米国において漢方薬は，補完代替医療として「薬草療法」あるいは「食事療法」に含まれている

■表2　患者の状態によってさけたほうがよい補完代替医療

治療法	さけたほうがよい状況
高度の食事制限を伴う食事療法	低栄養状態
抗酸化サプリメント	放射線療法・化学療法中の併用
抗凝固作用をもつサプリメント	血小板減少症，抗凝固療法中，手術
植物性エストロゲン（大豆サプリメント）	乳がん患者（とくにエストロゲン受容体陽性の場合，タモキシフェン服用中），子宮体がん患者
鍼　灸	血小板減少症，抗凝固療法中
深部組織マッサージ，強力なマッサージ	血小板減少症，抗凝固療法中
セント・ジョンズ・ワート（西洋オトギリソウ）	薬物濃度が有効レベルに達しなければ重大な結果につながるような薬を服用している場合，化学療法中
高容量ビタミンA	すべての患者がさけたほうが賢明
高容量ビタミンC	すべての患者がさけたほうが賢明

(Weiger, W.A., et al.: Advising patients who seek complementary and alternative medical therapies for canser. Annals of Internal Medicine, 137 : 889–903, 2002)

て患者の自己決定を支援することができる。

　人間を全人的（ホリスティック）にとらえるという考え方において，看護は補完代替医療と共通する．補完代替医療のなかには専門的な教育や資格を必要とするものから，施術者自らの努力により学習や経験を重ねることで行えるようになるものまで幅広い．意図的タッチ，マッサージ，ライフレビューなど，すでに看護に取り入れられている補完代替医療もある．

　今後もより看護の質を高めるためにも，補完代替医療についての知識をもちケアに取り入れることが期待される．そのためにも，看護の立場から補完代替医療についての調査や研究を進めることも必要である．

VII　今後の課題

　現在，多くの人がさまざまな補完代替医療を利用しているが，十分な情報がないままに安易に利用しているケースも多くある．人々がより安心し納得して利用できるように，補完代替医療の有効性・安全性とともに有害性も検証され，示されることが望ましい．

　また，補完代替医療に対するニーズが世の中で高まっており，医療機関においては，患者の質問や相談に応じられるように体制を整える必要がある．

　しかし，すべての補完代替医療についての知識を提供することは不可能なので，患者が補完代替医療について必要な情報を得られるように，信頼できる文献やウェブサイトを紹介することも患者の安心につながる．

　近年では，統合医療という概念も提唱されている．これは補完代替医療だけでなく現代西洋医学をも含めた医療の考え方で，患者と医療従事者との関係性の構築が重要な要素とされ，一人ひとりをホリスティックにとらえアプローチを行う．今後は，西洋医学も含めた幅広い医療が期待される．

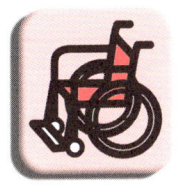

ボディメカニクス
body mechanics

I 概説

ボディメカニクスは「身体力学」とも訳され、人間の姿勢や動作時の骨格や筋肉の解剖学的位置関係や、内臓の働きの特性をとらえ、その力学的相互関係から姿勢や動作をみる言葉である。よいボディメカニクスでは、筋肉の過度の緊張や負担が少なく、正しい姿勢や動作が無理なく行われる。よいボディメカニクスの動作は、少ないエネルギーで最大の効果をあげることができる。その結果、対象者の安全・安楽を維持するだけでなく、看護師にかかる負担や疲労を最小限にすることになる。ここでは看護師がボディメカニクスを活用する際の要素を4つの観点に分けて説明する。

II 原則

1. 作業姿勢の安定性を保つ

作業姿勢とは、動作を行うときの姿勢をいう。安定した作業姿勢を保つためには、重心を低くし、支持基底面積を広くとり、重心線の位置が支持基底面の内側を通ることが必要である。

1) 重心を低く

重心は物体の重さの中心になる点であり、人体の重心は骨盤内に位置する。重心が低いほど安定性は維持されるから、作業姿勢では膝関節を軽く曲げて殿部を低く保つ。

2) 基底面積を広く

身体を支持する基底面積が広いほど安定性がある。支持基底面積は立位より臥位のほうが広くなる。作業をする場合は、両足を左右に30～40cm開き、前後にずらす。

3) 重心線が支持基底面の内側を通ること

重心から真下に向かう作用線を重心線といい、重心線が支持基底面積内にあると安定する。作業をする場合は背中を伸ばし、上半身をまっすぐに保つ。椅子に腰掛けている患者を立たせる場合、足を後方に引いて前傾姿勢をとってもらい、看護師が手をにぎって、斜め下前方に引っ張ると、重心線が支持基底面積の内側を通って安定性を保つことができる（図1）。

2. 最小の動作と運動量

1) てこの原理とトルク（回転）

効率のよい動作や運動では、てこの原理とトルクが応用されている。トルクとは回転の大きさを示し、2点間の距離（腕の長さ）×加えた力で表す。つまり、てこの原理でいう支点から力点（作用点）までの距離（腕の長さ）が長いほどトルクが大きくなる。たとえば、仰臥位から側臥位にする場合に患者の両膝をできるだけ垂直に立てると、支点から力点までの距離（腕の長さ）が長いためにトルクが大きくなり、加える力は小さくてよい。この場合は立てた膝を手前に倒すと腰が回転し、続いて体幹、頭部がついてきて、全身の回転が少ない力で可能となる（図2）。

2) 作用・反作用の法則

作用・反作用の法則とは「作用があれば必ず反作用があり、作用と反作用は一直線上にあって、大きさが

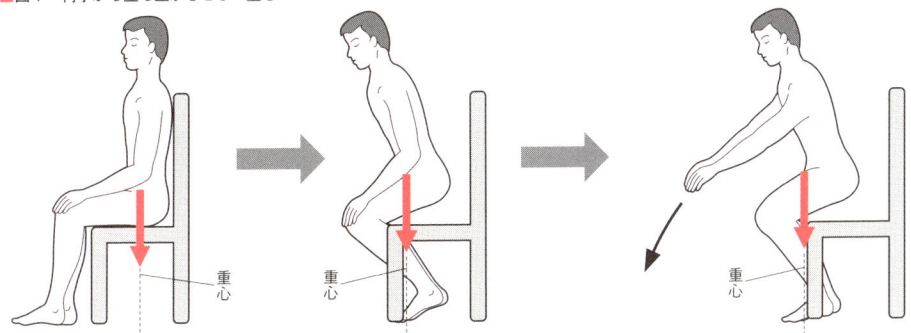

■図1 椅子から立ち上がるときの重心

（平田雅子著：New ベッドサイドを科学する. p.30, 学習研究社, 2000）

等しく，方向が逆である」というものである．たとえば，ベッド上の患者を手前に引き寄せる場合，ベッドサイドに看護師の膝を押しつけることにより，反対方向の力を得ることができる（図3）．

同様に，ベッド上の患者を水平移動する場合，ベッドに自分の体重をかけることで，反作用として上向きの力を得ることができ，患者の上半身を持ち上げて水平移動する動作が容易になる（図4）．

3）摩擦を最小限に

移動する物体の摩擦を最小にすると効率がよい．物の場合はキャスターを利用するが，患者の場合はシーツや寝衣のシワを十分に取り除き，腕を深くさし入れて動かす部位を十分に支えて移動する．また，押すよりは引くほうが効率的であり，さらに回転させるほうが摩擦力が小さい．

4）大きな筋群の活用

筋肉には大きな動作に適した筋群と細かな仕事に適した筋群がある．その動作にふさわしい，大きい筋群を使うほうがエネルギーの消費が少ない．

上肢の運動は肩関節が中心となり，上腕二頭筋・上腕三頭筋・三角筋・大胸筋・広背筋を活用する．上半身の運動では股関節が中心となって，大殿筋・腸腰筋を活用する．下肢の運動は股関節と膝関節が中心となるが，大殿筋・大腿四頭筋・縫工筋・下腿三頭筋を活用する．

また，屈筋と伸筋を合理的に利用することも大切であり，上肢は上腕二頭筋や上腕筋の屈筋が強いので，緊急レバーのように手前に引く動作に適している．反対に下肢は大殿筋，大腿四頭筋・縫工筋の伸筋が強い

■図2 体位変換における「てこ」の原理

垂直に近い角度に立てた場合　　脚の立て方が少ない場合

■図3 患者を手前に引く

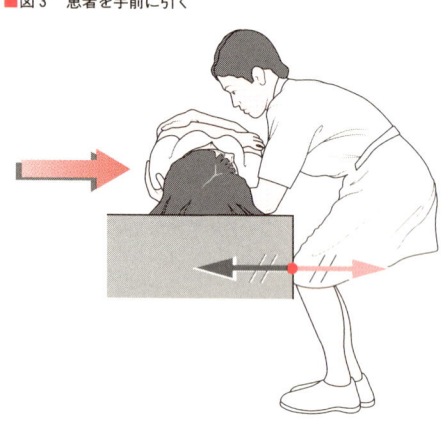

■図4 患者を持ち上げて水平移動する

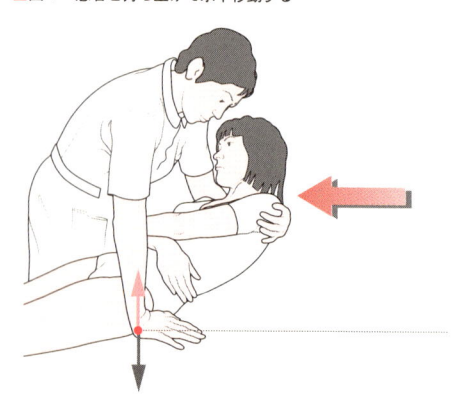

①脚部を回すと腰がついてくる
②腰が回ると背中がついてくる
③背中が回ると頭部がついてくる

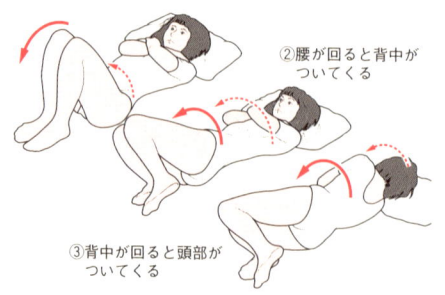

［図2，3，4とも　平田雅子著：New ベッドサイドを科学する．p.20（図2），p.52（図3，4），学習研究社，2000］

ので，車のブレーキなどのように踏む，けるの動作が適している．

なお，数名で1つの作業を行う場合は，合図しながら協同作業で進めて筋肉の共働を促す．

3．適切な作業域

作業域とは，一定の姿勢で作業できる範囲であり，垂直面と水平面の広がりをもつ．それぞれの作業域に適した動作ができるように，必要な作業条件を整えることが大切である（図5）．

1）水平作業域

上肢の運動は，肩関節が中心となって上肢全体で届く範囲の最大作業域と，肘関節が中心となって前腕で届く範囲の正常作業域に分かれる．

最大作業域では，肘が伸びきっているために，大きな力が出ず，すばやい動作は行いにくく，筋肉疲労も大きい．正常作業域では，大きな力で正確な動作が可能であり，作業姿勢の安定性を維持しやすい．肘関節を支点とした「てこ」の原理も応用しやすく，筋肉疲労も少ない．

正常作業域で仕事をするためには，必要物品を手の届く範囲に置くこと，患者に十分接近することが大切である．持ち上げる動作・運ぶ動作・押す動作・引く動作では，できるだけ物体に身体を近づけて，物体の重力を基底面内にかけるようにする．

2）垂直作業域

楽に仕事ができる高さは，腰骨から股関節の15 cm下までであり，股関節・膝関節の屈曲が容易であり，「てこ」の原理も応用しやすい．

4．動作の経済性

合理的な動作はさまざまな分野で検討されており，とくに「動作経済の原則」（F. B. Gilbreth）が著名である．前項との重複をさけ，以下に抜粋して示す．

① 動作の距離はできるだけ小さくする．
② 急激な方向転換をさけ，円形や弧形を描きながら軌道が進むようにする．
③ 動作はなるべく組み合わせて1つの動作にし，むだな動きを少なくする．
④ 両手は同時に動かし始め，同時に停止する．
⑤ 慣性の法則（すべての物体は現在の状態を自らは変えたがらない性質があり，外部から力を加えないと運動は変化しない）を利用する．
⑥ 重心の移動はなるべく少なくする．
⑦ 反射的に行う動作は，上肢は屈筋を使い，下肢は伸筋を活用する．
⑧ 重力を利用する．
⑨ 人体との接触面を大きくし，人体の単位面積にかかる負担を小さくする．
⑩ 動作のうち，可能な部分は機械に置き換える．

■図5　適切な作業域

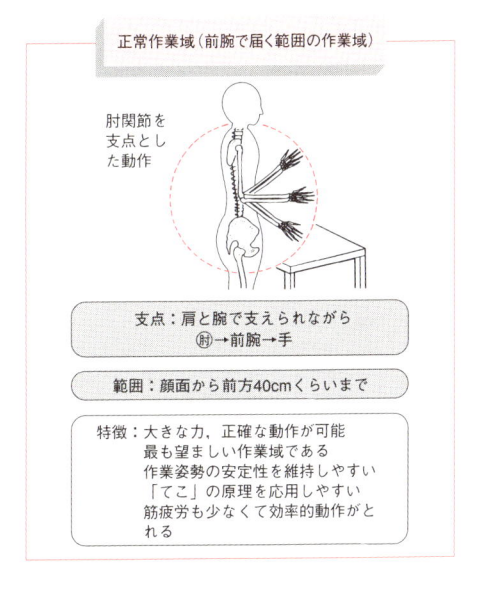

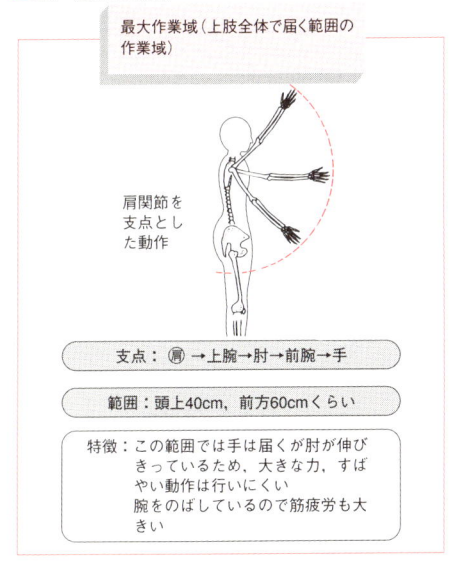

最大作業域（上肢全体で届く範囲の作業域）

肩関節を支点とした動作

支点：圖→上腕→肘→前腕→手
範囲：頭上40cm，前方60cmくらい
特徴：この範囲では手は届くが肘が伸びきっているため，大きな力，すばやい動作は行いにくい　腕をのばしているので筋疲労も大きい

正常作業域（前腕で届く範囲の作業域）

肘関節を支点とした動作

支点：肩と腕で支えられながら　肘→前腕→手
範囲：顔面から前方40cmくらいまで
特徴：大きな力，正確な動作が可能　最も望ましい作業域である　作業姿勢の安定性を維持しやすい　「てこ」の原理を応用しやすい　筋疲労も少なくて効率的動作がとれる

ホルモン
hormone

I 定義・概念

ホルモンは，内分泌腺といわれる体内の細胞から血中に分泌され，血液を介して他の組織に達して組織の機能を変化させる物質である．ホルモンには，副腎皮質刺激ホルモン(ACTH)のように一定の器官(標的器官)に限って作用するものと，成長ホルモンのように多種の組織に作用するものとがある．

下垂体は，他の特定の内分泌臓器(副腎皮質など)のホルモン分泌を促進するホルモン(ACTH など)を分泌して，下位の内分泌臓器の機能を調節する．下垂体-副腎皮質のように，ホルモンによって機能的に結ばれている内分泌腺の組合わせを，下垂体-副腎系などとよぶ．下垂体ホルモンの分泌は，さらに視床下部ホルモンで調節されているので，視床下部-下垂体-副腎系などということもある(図1)．

II 分類

主な内分泌臓器とそれに関連するホルモンを表1に示す．

■図1 主なホルモンの分泌臓器

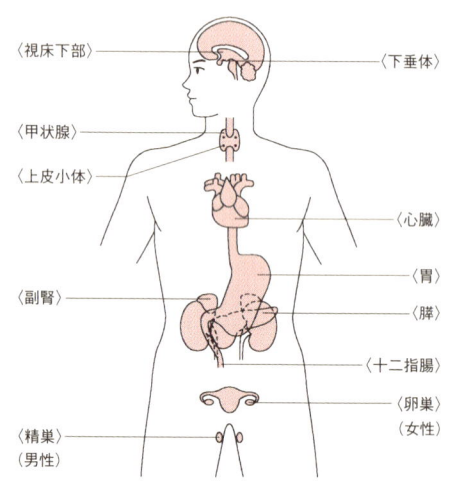

〈視床下部〉〈下垂体〉〈甲状腺〉〈上皮小体〉〈心臓〉〈胃〉〈副腎〉〈膵〉〈十二指腸〉〈卵巣〉〈精巣(男性)〉〈女性〉

■表1 内分泌腺とホルモン

内分泌腺		ホルモン	
視床下部		ACTH 放出ホルモン	(CRH)
		TSH 放出ホルモン	(TRH)
		LH 放出ホルモン	(LH–RH)
		成長ホルモン放出ホルモン	(GH–RH)
下垂体	前葉	副腎皮質刺激ホルモン	(ACTH)
		甲状腺刺激ホルモン	(TSH)
		成長ホルモン	(GH)
		プロラクチン	(PRL)
		卵胞刺激ホルモン	(FSH)
		黄体形成ホルモン	(LH)
	後葉	抗利尿ホルモン	(ADH)
		オキシトシン	(OT)
甲状腺		サイロキシン	(T_4)
		トリヨードサイロニン	(T_3)
		カルシトニン	(CT)
上皮小体		上皮小体(副甲状腺)ホルモン	(PTH)
膵		インスリン	(INS)
		グルカゴン	(GLN)
心臓		心房性ナトリウム利尿ペプチド	(ANP)
		脳性ナトリウム利尿ペプチド	(BNP)

内分泌腺		ホルモン	
腎		1.25 (OH)$_2$ ビタミン D_3	(1.25VD)
		エリスロポエチン	(EP)
		レニン	(RN)
副腎	皮質	コルチゾール	(F)
		アルドステロン	(Aldo)
		デヒドロエピアンドロステロン	(DEA)
	髄質	アドレナリン，ノルアドレナリン	(A, NA)
精巣		テストステロン	(T)
卵巣		エストロン	(E_1)
		エストラジオール	(E_2)
		エストリオール	(E_3)
消化管		ガストリン	(GT)
		セクレチン	(ST)
		コレシストキニン-パンクレオザイミン	(CCK-PZ)
		血管拡張性腸管ポリペプチド	(VIP)
		胃酸分泌抑制ポリペプチド	(GIP)
		モチリン	(MT)
		ソマトスタチン	(SRIF)
		膵ペプチド	(PP)

(藤田拓男編：エッセンシャル内分泌・代謝病学．p.2, 医歯薬出版，1986 より改変)

■図2 膜を介しての情報伝達系(I)——アデニル酸シクラーゼの活性化または抑制を介する系

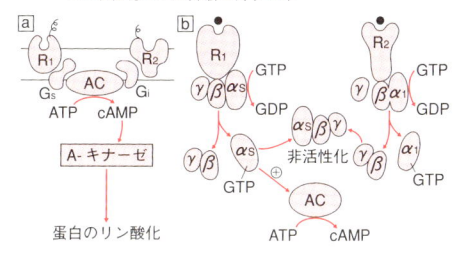

a: R_1, R_2はアデニル酸シクラーゼ(AC)活性を促進または抑制するホルモンの受容体．それぞれG_s, G_i蛋白を介してACに作用
b: G蛋白の役割をより詳細に示した仮説．G蛋白はα, β, γサブユニットよりなり，β, γは共通でαに特異性がある．ホルモンが受容体に結合すると，GTP存在下で結合していた$\alpha_s\beta\gamma$がα_s-GTP, $\beta\gamma$に解離し，α_s-GTPがACを活性化する．G_iの場合には解離した$\beta\gamma$がα_sと結合することによりACを抑制するとの考え方もあるが，α_iにも抑制作用が考えられる

■図3 膜を介しての情報伝達系(II)——細胞膜イノシトール脂質(PI)代謝回転を介する系

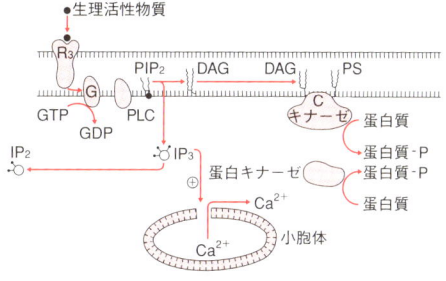

ホルモン受容体複合体は，G蛋白を介してホスホリパーゼC(PLC)を活性化し，PIP_2を分解してジアシルグリセロール(diacylglycerol; DAG)とイノシトール三リン酸(inositol trisphosphate; IP_3)をつくる．IP_3は細胞内カルシウムプールからF_1細胞質へのCa^{2+}の移動を促進し，カルモジュリンを介し蛋白キナーゼ(Ca^{2+}-Calmキナーゼ)を活性化する．また，DAGはCa^{2+}，リン脂質(PSなど)の存在下に蛋白キナーゼ(Cキナーゼ)を活性化し，これが蛋白をリン酸化する．これら蛋白キナーゼの作用によってホルモン作用が発揮される

(図2,3とも 井村裕夫ほか編：内分泌・代謝病学．第4版，p.8, 医学書院，1997より改変)

ホルモンのなかでも，血中に分泌され，遠方の臓器で作用する全身ホルモン(systemic hormone)に対し，分泌された近くの場所で作用し，末梢血中にあまり現れない視床下部ホルモンのようなホルモンを，局所ホルモン(local hormone)という．

また，分泌されたホルモンが血中に入らず隣接した細胞に作用する傍分泌(パラクリン)や，分泌されたホルモンが分泌細胞自体に働く自己分泌(オートクリン)も局所分泌に含まれる．

局所ホルモンには，消化管ホルモン，神経ペプチド，成長因子が含まれる．

ホルモンを化学的に分類すると，①蛋白ペプチド，②アミン，③ステロイドの3つに分けられる．

III 作用機序

ホルモンは，それぞれに特異的な受容体に結合して作用する．受容体は細胞膜にあるものと核(または細胞質)にあるものがあり，膜受容体はペプチドホルモン，カテコラミンなどと結合し，核受容体は甲状腺ホルモン，ステロイドホルモンなどと結合する．

膜受容体は糖蛋白で，ホルモン結合部位を細胞外に向けて細胞内情報伝達系に連絡し，セカンドメッセンジャーを介して細胞機能を制御する．膜受容体の細胞内情報伝達系には，次のようなものがある(図2, 3)．

① G蛋白を介するアデニル酸シクラーゼによるサイクリックAMP(環状アデノシン一リン酸)産生の調節

② G蛋白を介するホスホリパーゼCの活性化と細胞内Ca^{2+}動員

③ 蛋白キナーゼの活性化およびサイクリックGMP(環状グアノシン一リン酸)産生

核受容体は，アミノ酸数500〜900程度の蛋白質で，C末端にホルモン結合部位があり，中央部にはDNA結合部位がある．ホルモンの結合した核受容体は特定遺伝子のエンハンサー上流に結合して，転写に影響し特定の蛋白質の産生を調節する．

IV 分泌調節

ホルモンの分泌は上位ホルモンにより調節されるが，分泌されたホルモンや代謝産物が，上位ホルモンやそのホルモン自体の産生をネガティブフィードバックで調節し，ホルモン分泌のホメオスターシス(恒常性)を保っている(図4)．

ホルモン血中半減期は数分から数時間である．分泌様式には持続的なもの，散発的(episodic)なもの(例：LH＝黄体形成ホルモン)，1日のうちで一定周期で分泌が変動するもの(例：GH＝成長ホルモン)があり，また外界刺激に反応して分泌が変化するものもある(例：ACTH)．

V ホルモン療法

内分泌疾患は，ホルモン分泌の過剰・不足で起こる．ホルモン分泌過剰には，ホルモン産生を抑制するか，ホルモン拮抗薬を投与し，ホルモン分泌の不足に

■図4　ホルモンの作用と内分泌腺間の相互関係

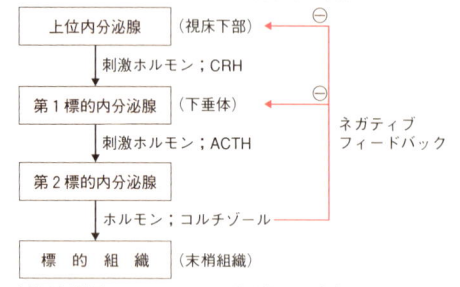

```
上位内分泌腺　(視床下部)　←─┐
    ↓ 刺激ホルモン；CRH        │
第1標的内分泌腺 (下垂体)　←─┤
    ↓ 刺激ホルモン；ACTH       │ ネガティブ
第2標的内分泌腺              │ フィードバック
    ↓ ホルモン；コルチゾール ──┘
標 的 組 織 (末梢組織)
```

(藤田拓男編：エッセンシャル内分泌・代謝病学．p.3, 医歯薬出版，1986より改変)

は，ホルモンを補充するか，ホルモン分泌を促進させるのが原則である．補充のためのホルモン投与を代償療法といい，大量のホルモンの代謝作用を治療に応用するのが薬理療法である．

1．視床下部ホルモン

視床下部ホルモンは，下垂体ホルモンの分泌を調節するペプチドホルモンで，1つの下垂体ホルモンに対し，放出ホルモンと抑制ホルモンとがある．ゴナドトロピンを放出させるLH-RH(黄体形成ホルモン放出ホルモン)，GH分泌を促進するGH-RH(成長ホルモン放出ホルモン)，抑制するソマトスタチン，甲状腺刺激ホルモン(TSH)を放出させるTRH(甲状腺刺激ホルモン放出ホルモン)，ACTHを放出させるCRH(ACTH放出ホルモン)などが見出され，主に診断に用いられている．

LH-RHやソマトスタチンは誘導体もつくられ，治療にも用いられる．

2．下垂体前葉ホルモン

下垂体前葉ホルモンは，すべてペプチドホルモンであって，GH，プロラクチン，TSH，ACTH，ゴナドトロピン(LHとFSH)がおのおの別の分泌細胞から分泌される．ACTH誘導体は合成され，GHは遺伝子工学により合成される．

これらのホルモンは内分泌機能検査および治療に用いられる．プロラクチンはドパミン受容体遮断作用のある抗精神病薬により分泌が増加する．GH・プロラクチン分泌が増加する疾患は，ドパミン作用薬ブロモクリプチンで治療される．

3．下垂体後葉ホルモン

下垂体後葉ホルモンは視床下部神経細胞でつくられ，抗利尿ホルモン(ADH)とオキシトシン(OT)があり，前者は尿崩症の治療に，後者は陣痛発来の目的で用いる．

4．甲状腺

甲状腺は，甲状腺ホルモン(サイロキシン，トリヨードサイロニン)とカルシトニンを産生する．

甲状腺ホルモンは甲状腺機能低下症に補充療法として用い，カルシトニンは高カルシウム血症の血中カルシウムを下げる目的で用いられる．甲状腺機能亢進症には，甲状腺ホルモン合成を阻害する抗甲状腺薬(プロピルチオウラシル)などが投与される．

5．インスリン，グルカゴン

膵のランゲルハンス島からはインスリン，グルカゴンが分泌される．インスリンの不足により起こる糖尿病には，インスリンおよび経口血糖降下薬(スルホニル尿素類)が用いられる．グルカゴンは血糖上昇の目的に用いる．

6．副腎皮質

副腎皮質からはステロイドホルモンであるコルチゾール(グルココルチコイド)，アルドステロン(ミネラルコルチコイド)および副腎性男性ホルモンが分泌される．グルココルチコイド，ミネラルコルチコイドともに多数の誘導体が合成される．

これらは副腎皮質機能不全に代償療法として用いられるほか，とくにグルココルチコイドは抗炎症薬，免疫抑制薬として，内分泌疾患以外の治療(リウマチなど)に用いられる．

グルココルチコイド大量長期使用は，副腎皮質機能不全，感染症など多くの副作用を伴う．

7．副腎髄質

アドレナリン，ノルアドレナリンを産生する．これらは交感神経作用薬として用いられている．

8．上皮小体(副甲状腺)

上皮小体ホルモン(PTH)は血中カルシウム濃度が低下すると産生放出され，骨，腸管，腎に作用して血中カルシウム濃度を増加する．しかし，血中カルシウムを上昇させる目的には，ビタミンD製剤，カルシウム製剤を用いる．PTHは薬物としては用いない．

9．性　腺

精巣からは男性ホルモン(テストステロン)，卵巣からは，卵胞ホルモン(エストラジオール)と黄体ホルモン(プロゲステロン)が分泌される．これらは性腺機能不全に代償療法として用いる．

男性ホルモン，卵胞ホルモンには拮抗薬がつくられている．抗卵胞ホルモン(クロミフェン)は，下垂体性腺系を活性化し，排卵促進に用いる．男性ホルモンの蛋白同化作用を強めた蛋白同化ホルモン(ナンドロロン)や，内服で安全な合成黄体ホルモン(ダナゾール)が合成され，女性ホルモンは黄体ホルモンと併用で経口避妊薬として用いられる．

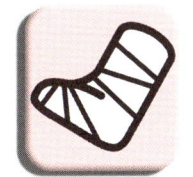

麻酔
anesthesia

I 麻酔と全身管理

1．術前リスクの評価
患者の状態を把握するのと同時に，いかに危険を少なく手術中の全身管理を行うかを検討するのに必要である．

1) 既往歴
   ①麻酔歴：麻酔薬に対して異常な反応を起こさなかったか，出血傾向がなかったか．
   ②循環器系：不整脈，虚血性心疾患，高血圧，弁膜症
   ③呼吸器系：気管支喘息，肺結核，肺線維症，閉塞性肺疾患
   ④肝：肝炎・肝硬変の有無
   ⑤腎：腎機能障害の有無，腎炎の既往
   ⑥内分泌疾患：糖尿病，甲状腺疾患，副腎疾患
   ⑦神経・筋疾患
   ⑧常用薬：降圧薬，強心配糖体，向精神薬，抗凝固薬，ステロイド薬

2) 現症
   ①意識，精神状態
   ②体格，栄養状態
   ③聴力・視力障害の有無
   ④循環器系(血圧，脈拍)
   ⑤呼吸器系(呼吸数・形式，呼吸困難・チアノーゼの有無，呼吸音の聴取)
   ⑥消化器系(嘔吐，下痢)
   ⑦神経系(麻痺，感覚異常，睡眠状態)
   ⑧全身状態(脱水，浮腫，貧血，黄疸，発熱，出血傾向，妊娠)
   ⑨嗜好(飲酒，喫煙)
   ⑩活動状態(ヒュー-ジョーンズ分類，NYHA分類)
   ⑪麻酔手技上の問題事項(挿管困難症，肥満，脊椎変形，血管病変)

3) 検査所見
   ①一般的検査：身長，体重，血圧，脈拍数，呼吸数，血液型，感染症の有無，血液・生化学検査，検尿，胸腹部X線
   ②呼吸機能検査(スパイロメーターによる％肺活量，1秒率の測定，血液ガス分析)
   ③循環機能検査(心電図，負荷心電図，心エコー，心臓カテーテル)
   ④腎機能検査(PSP，クレアチニン・クリアランス試験)

4) 総合的リスク判定
   手術危険度は，米国麻酔学会(ASA)の分類が用いられる．

2．前投薬
次のような薬物が用いられる．
(1) 副交感神経抑制薬：ベラドンナ系アルカロイド(アトロピン，スコポラミン)．唾液・分泌物の抑制や，迷走神経反射の予防に用いる．
(2) 鎮痛薬：モルヒネ，メペリジン(オピスタン)，ペンタゾシン(ソセゴン，ペンタジン)，フェンタニル．
(3) 鎮静薬：ジアゼパム(セルシン，ホリゾン)，ミダゾラム(ドルミカム)，プロポフォール．
(4) 催眠薬：ペントバルビタール(ラボナ)，ニトラゼパム(ネルボン)，トリアゾラム(ハルシオン)．

(2)～(4)は，不安の除去，麻酔薬の量の減少，疼痛閾値の上昇を目的として用いられる．

3．手術体位
術式による体位はだいたい決まっている．表1に主な体位を示す．この際，末梢神経の圧迫や換気障害，循環障害に注意する．

■表1 体位と手術部位

体位	記号	手術部位・手術名
仰臥位		頭部・顔面・一般腹部手術
甲状腺位		頸部手術(気管切開，甲状腺，咽頭)
胆摘位		肝・胆道系手術
ファウラー位		心不全患者，フルストマック患者
トレンデレンブルグ体位		婦人科，泌尿器科手術
腹臥位		後頭部，項部，背部(脊椎手術)，上下肢
ジャックナイフ位		直腸・肛門手術
マホメット位		脊髄手術
截(砕)石位		婦人科，泌尿器科手術，直腸・会陰部手術
側臥位(右) (左)		胸部(食道)・心臓・大血管手術
腎摘位		腎・副腎・尿管手術
坐位		小脳・頸椎・咽頭手術(扁桃摘出)

■図1 脊椎の横断面

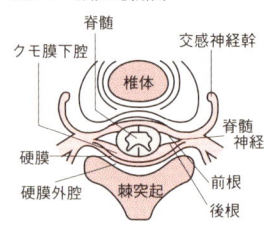

■表2 脊椎麻酔と硬膜外麻酔の比較

	脊椎麻酔	硬膜外麻酔
使用薬物	ペルカミンS(0.3%ジブカイン) ネオペルカミンS(0.24%ジブカイン) 0.12%パラブチルアミノ安息香酸ジエチルアミノエチル	キシロカイン(リドカイン) カルボカイン(メピバカイン) マーカイン(ブピバカイン)
麻酔効果	良好	やや劣る
筋弛緩効果	良好	やや劣る
持続効果	短い	長い
高さの調節	容易	困難
分節・分離麻酔	困難	容易
合併症	呼吸・循環抑制，悪心・嘔吐，脊髄神経麻痺	局所麻酔中毒，全脊髄麻痺

■図2 脊椎の位置の確認法

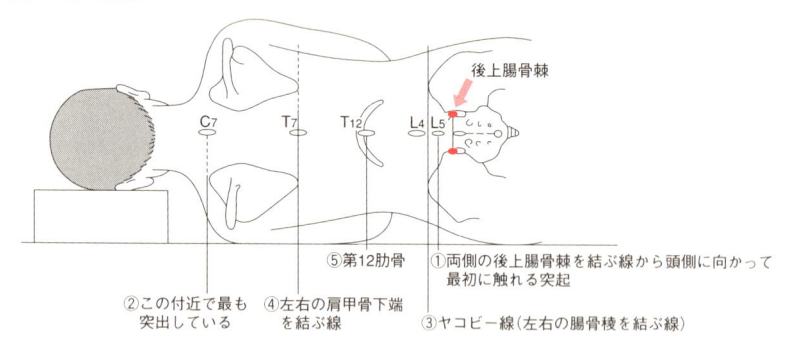

①両側の後上腸骨棘を結ぶ線から頭側に向かって最初に触れる突起
②この付近で最も突出している
③ヤコビー線(左右の腸骨稜を結ぶ線)
④左右の肩甲骨下端を結ぶ線
⑤第12肋骨

(和泉良平ほか：麻酔看護の基本Q&A40．オペナーシング，16(4)：65，2001)

II 脊椎麻酔と硬膜外麻酔

図1に脊椎の横断面を示す．

クモ膜下腔に局所麻酔薬を注入して脊髄の前根，後根を遮断するのが脊椎麻酔(脊髄クモ膜下麻酔)で，脊椎管の外側にある脂肪組織と静脈叢からなる腔に局所麻酔薬を注入して神経根を遮断するのが(脊髄)硬膜外麻酔である．表2に両者の比較を示す．

介助に際しては，患者を側臥位とし(図2)，頸部は自分の臍を見させ膝を腹につけるようにする．また，脊柱が水平になるように男性では頭を下げ，女性では骨盤を下げる．

また，効果レベルの判定にはデルマトーム(皮膚知覚帯)を利用する．

III 全身麻酔

全身麻酔では，吸入麻酔薬，静脈麻酔薬，筋弛緩薬などが用いられる．

1．吸入麻酔薬

吸収は肺から行われ，脳で麻酔作用を起こし再び肺から排出される．常温で気体で存在するものと液体のものとがある．

(1) **亜酸化窒素(N_2O)**：笑気ともよばれる代表的なガス麻酔薬だが，無痛効果が強い反面，麻酔作用が弱い．通常，亜酸化窒素4L/分を酸素2L/分とともに用い(濃度66%)，これにほかの麻酔薬を併用する．ハロタンを用いた場合はGOF(gas-oxygen-halothane)麻酔という．

(2) **ハロタン(フローセン，ハロセン)**：麻酔作用は非常に強力で，呼吸・循環抑制も強い．気管支拡張作用，子宮筋弛緩作用，心筋のアドレナリン感受性亢進作用がある．

(3) **エンフルラン(エトレン)**：麻酔作用や呼吸・循環抑制作用はハロタンより弱い．

(4) セボフルラン(セボフレン)：導入・覚醒が速く，気道刺激作用が少なく，気管支拡張作用がある．最もよく用いられる麻酔薬である．

2．静脈麻酔薬

バルビタール薬，塩酸ケタミンなどがある．前者で用いられるのは，超短時間作用型であるチオペンタール，チアミラールで，強力な鎮静・睡眠作用がある．なお，ヒスタミン遊離作用があるため，喘息患者には使用しないほうがよい．

後者は，皮質は抑制するが，辺縁系は賦活するために，解離性麻酔薬といわれている．

3．筋弛緩薬

脱分極性と非脱分極性筋弛緩薬がある．前者はアセチルコリンと似た作用により脱分極を起こす．スキサメトニウム(サクシン，レラキシン)などがある．

後者は，アセチルコリン受容体と結合することによって筋弛緩作用を起こす．代表的なものにパンクロニウム(ミオブロック)，ベクロニウム(マスキュラックス)がある．

抜管時には拮抗薬として抗コリンエステラーゼ薬であるネオスチグミン(ワゴスチグミン)を用いる．

麻酔を受ける患者の看護

■看護のポイント

麻酔中の看護で最も重要なのは麻酔科医と協力して患者の安全を確保することと，外科医に対し最良の手術ができる環境を提供することである．

■術前訪問のポイント

手術を受ける患者は，麻酔から覚醒できないのではないかという不安，手術による生命の不安や身体の外観の変化・機能喪失への不安，術後の疼痛に対する不安などをいだくため，術前訪問ではこれらの心理状況の把握と，必要な情報提供，環境の調整，気分転換などの心理的サポートを念頭におくことが肝要である．

■観察のポイント

周術期を通じて，患者の全身状態に注意する．とくに導入・覚醒時は状態が変化しやすいので注意する．患者の体位によって障害を受けやすい部位を把握し，これを未然に防ぐ．

■具体的なケア

1 術前の準備
  ①ガス配管，供給・排気設備の確認
  ②麻酔器，麻酔用器具，吸引装置，薬物，モニター類などの準備を行う．

2 導入の介助
  ①病棟からの申し送りを麻酔科医に伝え，必要物品の見直しを行い，血圧計やモニター類をつける．この間，患者の状態に注意をはらい，できるだけ不安を取り除くようにする．
  ②麻酔科医の必要とする薬物をそろえ，挿管時にはスタイレットの抜去や，喉頭展開の補助，導尿などを行う．導入・抜管時は，患者の状態が変化しやすいので注意をはらう．

3 出血量の測定
  主にガーゼカウントと吸引量によって測定するが，手術の進行に遅れることなく麻酔科医に報告する必要がある．また，これのみでは出血を過小評価する危険もある．

4 尿量の測定
  経時的に尿量を測定する．最低0.5 mL/kg/時の尿量があるかどうか注意する．

5 体温の管理
  術中は，侵襲下にあり，体温調節がうまく働かず外界の影響を受けやすいので，体温のモニターに注意して保温に努める．とくに小児は体温中枢も未熟で体表面積も体重に比して大きいので，容易に低体温，酸素消費量の増大，アシドーシスに陥りやすく注意が必要である．

6 その他
  ・対極板がしっかりと貼られているか
  ・無理な姿勢をとっていないか
  ・術後に皮膚の発赤，熱傷などがないか
  ・身体が血液などでぬれていないか
  などの点に注意する．

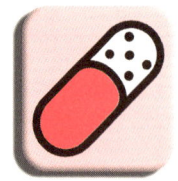

末梢神経系に作用する薬物
drugs for the peripheral nervous system

I 概念

　神経は，脳・脊髄からなる中枢神経系と，そこから出て末梢臓器に分布する末梢神経系からなる．末梢神経系は，機能から体性神経系(somatic nerve)と自律神経系(autonomic nerve)に分けられ，そのなかには，中枢神経から末梢の臓器に指令を送る遠心性線維と末梢の臓器から中枢神経に情報を伝える求心性線維とが含まれている(図1)．

　体性神経系の遠心性線維を運動神経といい，骨格筋に分布し随意運動をつかさどる．脊髄前角にある前角細胞の神経線維が前根として脊髄を出てニューロンを変えることなく骨格筋に達し，神経筋接合部で筋肉細胞とシナプスをつくる．

　前角細胞の興奮は，運動神経を伝わり，神経筋接合部に達し，ここで化学的伝達物質としてアセチルコリンを放出する．アセチルコリンは，骨格筋側にあるアセチルコリン受容体(ニコチン受容体)に結合し，筋肉を収縮させる．体性神経系(図2)の求心性線維は感覚(知覚)神経といわれ，温度覚，触覚，痛覚などの皮膚粘膜の感覚を中枢神経に伝える．感覚神経の神経細胞(感覚の第一次ニューロン)は，後根神経節に存在し，その神経線維は一方で皮膚・粘膜に分布し，他方は，脊髄後根から脊髄に入り，後角にある感覚の第二次ニューロンにシナプスしている．感覚神経にはいろいろな太さのものがあり，感覚ごとに伝導する線維も異なると考えられる．感覚第一次ニューロンから放出される伝達物質は多種類である．

　末梢神経系に作用する薬物には，局所麻酔薬，神経筋接合部に作用する薬物の2種類がある．

II 局所麻酔薬

　適用部位の感覚神経の興奮伝導を遮断し，局所の感覚，とくに痛覚を一過性に消失させる薬物である．南米産のコカの葉から抽出されたコカインが最初の局所麻酔薬であり，さらにコカインの副作用(薬物依存症)を除くため，合成局所麻酔薬がつくられた．

　天然局所麻酔薬としてコカイン，合成局所麻酔薬としてプロカイン，リドカイン，ジブカイン，アミノ安息香酸エチルがある．また，化学的にエステル型(コカイン，プロカイン，テトラカイン)およびアミド型(リドカイン，ジブカイン，ブピバカイン)がある．

1．作用機序

　末梢神経線維の興奮伝達は，活動電位の伝達である．局所麻酔薬は神経細胞内に浸透し，静止膜電位を変化させずにナトリウムチャネルの内側から作用し，ナトリウムイオンの透過性を低下させて活動電位の発生を妨げ，神経興奮の伝達を遮断する．

■図1　末梢神経系の分類

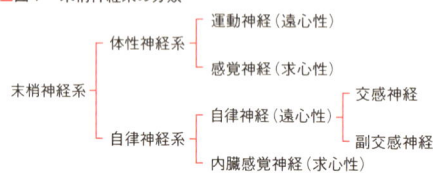

```
                  ┌ 体性神経系 ┬ 運動神経（遠心性）
                  │            └ 感覚神経（求心性）
末梢神経系 ───────┤
                  │            ┌ 自律神経（遠心性）┬ 交感神経
                  └ 自律神経系 ┤                   └ 副交感神経
                               └ 内臓感覚神経（求心性）
```

■図2　体性神経系

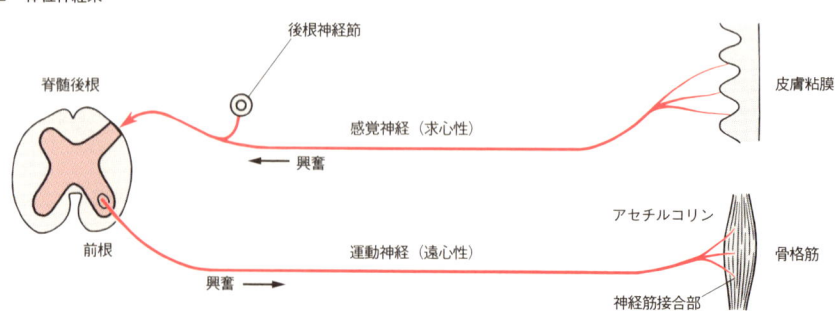

2．薬理作用

神経興奮伝達の遮断の結果，感覚麻痺のほか，自律神経節，神経筋接合部に作用して節遮断や筋弛緩を生じる．コカインは，中枢神経を興奮させ強い精神的依存を起こすため，麻薬に指定されており局所麻酔薬としては使わない．循環器に対して，コカインは中枢性に血圧を上昇させる一方，末梢性にノルアドレナリンの再取り込みを阻害して血管を収縮させる．プロカインは末梢血管収縮作用はなく，心筋を抑制し，心収縮力低下，心拍数低下，血圧下降をきたす．プロカインアミド（プロカインの誘導体），リドカインは不整脈の治療に用いられる．

3．副作用

コカインの乱用による慢性中毒では，幻覚，妄想，錯乱などの精神症状を示す．合成局所麻酔薬には依存性はなく，麻薬に指定されていないが，アナフィラキシーショックや過剰投与による中毒を起こす．

4．吸収と代謝

局所麻酔薬は，血管から吸収されて投与部位から消失し，加水分解や酸化分解される．合成局所麻酔薬は，コカインと異なり血管収縮作用がないので，アドレナリンを混入して注射し，血管を収縮させ，吸収を遅らせて作用時間の延長をはかることがある．

5．適用法

局所麻酔薬の適用法には次のものがある．
① 表面麻酔：粘膜，角膜などの表面に適用する．テープ，噴霧，点眼，塗布により投与する．リドカイン，ジブカインが用いられる．
② 浸潤麻酔：皮下に注射し，注射部位の感覚を麻痺させる．プロカイン，リドカインなどを用いる．
③ 伝達麻酔：神経幹，神経叢の周囲に局所麻酔薬を注射し，その神経支配域を麻痺させる．
④ 脊椎麻酔（脊髄クモ膜下麻酔）：脊髄クモ膜下腔に局所麻酔薬を注入し，脊髄の支配領域を広汎に麻痺させる．腹部以下の手術に用いる．腰椎部位より薬液を注入するので腰椎麻酔（腰部脊髄クモ膜下麻酔）ともいう．
⑤ 硬膜外麻酔（脊髄硬膜外麻酔）：硬膜外腔に局所麻酔薬を注入し，全身麻酔の補助，疼痛管理に用いる．

Ⅲ 神経筋接合部に作用する薬物

運動神経は，神経筋接合部（終板）で骨格筋とシナプスする．神経筋接合部に作用する薬物には，興奮の伝達を遮断し骨格筋を弛緩する神経筋接合部遮断薬と，興奮の伝達を促進する神経筋接合部興奮薬とがある．

1．神経筋接合部遮断薬（筋弛緩薬）

神経筋接合部遮断薬は，終板のアセチルコリン受容体に作用して，骨格筋を弛緩する薬物で，競合性遮断薬と脱分極性遮断薬とがある．ともに，運動神経のアセチルコリン遊離は抑制せず，また骨格筋自体の収縮力も抑制しない．外科手術の全身麻酔薬の補助として，筋弛緩に用いられる．呼吸が停止することが多いので人工呼吸器を準備し，作用・使用法を熟知した医師によってのみ使用する．毒薬に指定されている．

1）競合性遮断薬

競合性遮断薬（非脱分極性遮断薬）は，終板のニコチン受容体に結合しアセチルコリンの結合を競合的に妨げて，筋を弛緩する．南米先住民の矢毒であるクラーレの有効成分のアルカロイドである d-ツボクラリンや，半合成アルカロイドのベクロニウム，パンクロニウムなどがある．骨格筋の弛緩は，外眼筋などに始まり，肋間筋，横隔膜筋などの呼吸筋が最後に麻痺する．4級アンモニウム塩であるので血液脳関門を通らず，中枢神経には作用しない． d-ツボクラリンは内服では吸収されないので注射で投与する．脂肪組織に再分配することで作用が消失し，作用時間はやや長い．副作用には血圧下降，気管支痙攣がある．

2）脱分極性遮断薬

脱分極性遮断薬は終板のニコチン受容体に結合し，終板の脱分極を持続させ，再分極しないために骨格筋を弛緩させる薬物であり，スキサメトニウム（サクシニルコリン）が用いられる．初期に一過性筋収縮があり，次いで骨格筋が弛緩する．

スキサメトニウムは血漿コリンエステラーゼですみやかに加水分解されるため，作用時間は短く，通常の用量で5分以内である．スキサメトニウムを大量に用いると骨格筋が再分極するにもかかわらず，競合的遮断薬と類似した筋弛緩が続く．これを第Ⅱ相ブロックという．酵素活性の低い異型の血漿コリンエステラーゼを遺伝的にもつ人では，スキサメトニウムの分解が遅れ，作用が遷延することがある．副作用として，徐脈・血圧下降，気道分泌亢進，悪性高熱がある．

3）神経筋接合部興奮薬

アセチルコリンエステラーゼ阻害薬である抗コリンエステラーゼ薬は，終板のアセチルコリンを増加することにより神経筋接合部興奮薬として，重症筋無力症の治療や抗クラーレ薬として用いられる．抗コリンエステラーゼ薬としては，ピリドスチグミン，ジスチグミン，ネオスチグミンなどがある．

コリン性クリーゼは，抗コリンエステラーゼ薬の過剰による副作用である．

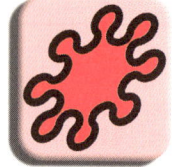

慢性肝炎
chronic hepatitis ; CH

I 定義・概念

肝炎発症後，肝機能異常が6か月以上続いている状態をいう．肝には，炎症，壊死，線維化が観察される．線維化が進行すると，門脈域と門脈域を線維が結ぶ bridging fibrosis（線維架橋）が完成し，肝硬変に移行する．治療を行わなかったり，治療が無効であった場合は肝硬変，さらに肝がんへ進展することがある．

II 病因

わが国では肝炎ウイルスによるものが多い．原因ウイルスは，C型肝炎ウイルスが7割程度，B型肝炎ウイルスが2割程度といわれている．

B型肝炎では，出生時にウイルスに感染し，その後ウイルス感染が持続するキャリアに慢性肝炎が多く発症する．キャリアになったのち，HBe抗体が陽性になり，HBe抗原が陰性化（セロコンバージョン）すると肝の炎症が鎮静化することが多い．セロコンバージョンすることなしに感染が長期間続くと，肝硬変，肝がんへ移行する確率が高まる．しかし，セロコンバージョンを起こしてもウイルスの構造が一部変化した変異株が出現し肝障害が持続することがある．

C型肝炎では，感染すると自然軽快する例は少なく，10～20年くらい慢性肝炎が続き，肝硬変へと移行する（図1）．ほかに自己免疫疾患，薬物摂取，飲酒などの原因があるが，原因不明のものもある．近年，肥満に伴う慢性の肝障害が知られている．

III 臨床症状

易疲労感，腹部膨満感，食欲不振などを訴えることもあるが，一般的に自覚症状に乏しく，健康診断や献血のときの血液検査で偶然見つかることが多い．

他覚的には，腹部の触診で肝の腫大，硬度の増強，圧痛がみとめられることがある．進行例では黄疸，脾腫がみとめられる．

IV 検査

肝機能検査の異常がみられる．

とくに血清中のアスパラギン酸アミノトランスフェラーゼ〔AST(GOT)〕，アラニンアミノトランスフェラーゼ〔ALT(GPT)〕活性の上昇は，肝の炎症の悪化を反映する．加えて，血清中のγ-GT, LDH, ALPな

■図1 慢性肝炎の経過

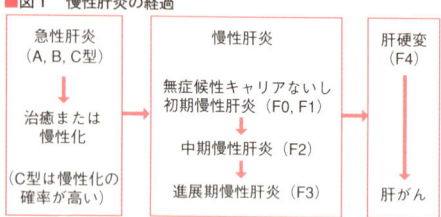

急性肝炎（A, B, C型）→ 治癒または慢性化（C型は慢性化の確率が高い）→ 慢性肝炎：無症候性キャリアないし初期慢性肝炎（F0, F1）→ 中期慢性肝炎（F2）→ 進展期慢性肝炎（F3）→ 肝硬変（F4）→ 肝がん

4年～10年で慢性肝炎に移行　　12～17年で肝がんに移行

■表1 慢性肝炎の診断基準

1. 慢性肝炎とは，臨床的には6か月以上の肝機能検査値の異常とウイルス感染が持続している病態をいう
2. 組織学的には，肝の門脈域にリンパ球を主体とした細胞浸潤と線維化，肝実質内に肝細胞の変性，壊死所見をみとめる．その程度は，線維化(staging)と活動性(grading)の各段階に分け表記する

〔staging〕
線維化の程度は，線維化なし(F0)，門脈域の線維性拡大(F1)，bridging fibrosis(F2)，小葉のひずみを伴う bridging fibrosis(F3)の4段階に区分する．結節形成傾向が全体にみとめられる場合は肝硬変(F4)と分類する

〔grading〕
壊死，炎症所見はその程度により，活動性なし(A0)，軽度活動性(A1)，中等度活動性(A2)，高度活動性(A3)の4段階に区別する

（新犬山分類．1996より改変）

どの上昇，血清γ-グロブリンの上昇が観察される．

原因を明らかにする目的で，C型肝炎ウイルスに対する抗体，RT-PCR検査，B型肝炎ウイルスに対する抗原，抗体，抗核抗体などを測定する．腹部超音波検査，腹部CTなどの画像検査では，肝の腫大，脾の腫大などが示されるが，とくに所見のないことも多い．

確定診断は，肝生検を行い，肝の組織像を確認することである．1996(平成8)年に新しい慢性肝炎の診断基準（新犬山分類）が定められた（表1）．

V 治療

1) 生活管理

慢性肝炎は長期に経過するので長期間可能な範囲での生活管理が重要である．非活動性あるいは肝機能検査結果に著明な異常がみとめられない場合は，過労，

表2 インターフェロン(IFN)投与に伴う副作用

通常の副作用	インフルエンザ様病状
	・発熱,悪寒(戦慄),頭痛,筋肉痛,関節痛,全身倦怠感,食欲低下,悪心・嘔吐,下痢,体重減少
	脱毛(主として IFN-α)
	蛋白尿(主として IFN-β)
	白血球(好中球)減少,血小板減少

重要な副作用	免疫異常	中枢神経系	循環器系	IFN抗体の出現
	間質性肺炎	躁うつ病	心筋症	(組み換え型 IFN-α)
	甲状腺異常(亢進,低下)	総合失調症	不整脈	
	自己免疫性肺炎	認知症	ショック	
	溶血性貧血	脳炎様病状	腎不全	
	全身性エリテマトーデス	意識消失発作	心筋梗塞	
	血管炎	多発性神経炎	脳梗塞	
	乾癬	視力障害		
	糖尿病	感覚異常		
		眼底出血		

(飯野四郎:インターフェロンの副作用にどう対処するか. メディカルプラクティス,12(11):1638, 1995 より一部改変)

過度のアルコール摂取,不必要な薬物,肥満に注意して規則正しい生活をするように指導する.

2) 安静

自覚症状が著明で AST, ALT その他の検査値が高値を示す場合は,急性肝炎に準じて入院し,安静加療が必要となる.ただし,厳重な安静よりも適度に身体を動かすほうが回復を助けることもある.

3) 食事療法

良質な蛋白質の摂取を心がけ,過度のエネルギー摂取をさける.エネルギーの目安は1,600～2,000kcal/日,蛋白質は急性増悪期には40～60 g/日程度となるが,症状が軽減すれば肝再生能力を高めるために,早期に蛋白質の摂取量を上げていく.ビタミンの十分な摂取を心がける.

4) 薬物療法

AST, ALT の改善を目的として,ウルソデスオキシコール酸,種々の漢方薬などが投与されることがある.また,AST, ALT 値が高いときには副腎皮質ステロイド薬を投与することがある.

C型肝炎,HBe抗原陽性のB型慢性肝炎に対して,インターフェロン(IFN)投与が行われる.ただし,種々の副作用があり投与には注意を要する(表2).インターフェロンは現在数種類が使われており,投与方法はそれぞれに異なる.現在,週1回の投与で十分な効果が発揮されるペグインターフェロンの使用が主流になっている.

近年,B型肝炎ウイルスに対するラミブジン,アデホビルピボキシル,エンテカビル,C型肝炎ウイルスに対するリバビリンなどの抗ウイルス薬が投与される.慢性C型肝炎の治療として,リバビリン+インターフェロンが一般化している.

慢性肝炎患者の看護

■看護のポイント

慢性肝炎の病態や予後は,長期にわたる臨床症状や検査結果を観察し,組織像と併せて総合的に判断する.患者は疾病の長期化に伴う繰り返しの検査による苦痛,生活の規制,予後に対する不安やいらだちのなかで生活している場合が多い.外来患者,入院患者の病態をよく理解し,早期回復あるいは病態の進行抑制をはかり,肝硬変への移行を防ぐ援助をする.

■観察のポイント

1) 症状の観察
   全身倦怠感,易疲労感,食欲不振,体重の推移
2) 検査結果の把握

生化学検査,とくに,AST, ALT, 膠質反応(TTT, ZTT),血清ビリルビン(Bil),色素排泄試験(BSP, ICG)

3) 原因・誘因
①輸血，手術，肝炎，薬物中毒（C型肝炎）などの既往の有無
②飲食歴（アルコール性肝障害）
③血縁者の肝疾患（B型肝炎）の有無
④海外渡航歴（A型肝炎），生活・職業歴，体重変化，食習慣など
4) 慢性肝炎の経過

とくにウイルス性やアルコール性肝炎患者の肝硬変症状（浮腫，腹水，黄疸，意識障害など）の有無
5) 治療内容とその効果
食事療法，薬物療法，安静療法の程度．とくに薬物療法（副腎皮質ステロイド薬など）の副作用
6) 患者・家族の反応
疾患の程度，予後や治療・検査に対する患者・家族の理解度，反応など

■具体的なケア

1 日常生活への援助
疾患の経過が長期にわたるので，指示された安静度に沿った以下の日常生活援助を行う．
①規則正しい生活習慣
②食事：良質な蛋白質とバランスのよい食事を摂取する．過度のエネルギー摂取による肥満を防ぐ．
③精神的・心理的支持・支援：治療・検査の継続で不満，不安が強くなりやすいので支持・支援する．

2 薬物療法の援助
正確に実施し，各薬物の作用・副作用を観察する．
①副腎皮質ステロイド薬やインターフェロンが多く用いられる．
②与薬方法：連続与薬，隔日与薬，休薬後再与薬，漸減維持
③ほかの免疫抑制薬の併用与薬を行う場合もある．

3 感染の予防
①HBe抗原陽性患者の場合，歯ブラシ，コップ，カミソリなどは本人専用とする．
②使用した器具類，血液・病理組織などの感染性廃棄物，汚染寝具類などは，病院内の感染対策マニュアルに沿って処理する．
③事故防止：医療従事者（とくに看護師）は注射時の針刺し事故を起こさないよう注意する．事故の際は免疫グロブリンにより発症を予防する．

4 退院時の指導
①退院後の生活活動程度，食事療法，薬物療法を医師の指示どおり継続する．
②定期的受診を励行することを説明する．
③退院後の感染の問題，その他のさまざまな問題について十分話し合い，必要に応じて医師，メディカル・ソーシャルワーカーの協力を得る．

インターフェロン療法を受ける患者の看護

■看護のポイント

副作用として，発熱，食欲不振，うつ状態などがみられる．この副作用による苦痛を緩和し，治療の継続を援助する．

■観察のポイント

1) 肝機能や全身状態
(1) 肝炎ウイルスのデータ（HCV抗体検査，HCV-RNA）
(2) 肝機能のデータ〔AST(GOT)，ALT(GPT)，ビリルビン，血小板，総蛋白，アルブミン〕
(3) 身体所見（バイタルサイン，黄疸，体重減少，浮腫，瘙痒感）
(4) 自覚症状（全身倦怠感，易疲労感，食欲不振，悪心・嘔吐，腹部膨満感）
2) 精神状態：(1) 予後に対する不安の程度
(2) 患者の性格傾向，ストレスコーピング
(3) 家族，周囲の協力程度

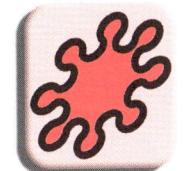

慢性糸球体腎炎
chronic glomerulonephritis ; CGN

I 概 説

急性糸球体腎炎,あるいは急性発症にひき続き,もしくは偶然の機会に発見された血尿および(あるいは)蛋白尿が,長期間(少なくとも1年以上)にわたって持続する糸球体疾患をいう.

II 分 類

糸球体腎炎は本来病理組織学的概念で,局所性またはびまん性メサンギウム増殖性糸球体腎炎を意味する.したがって,メサンギウムの増殖のない微小変化型,巣状糸球体硬化症,膜性腎症,非薄基底膜病などは糸球体腎炎でないことになる.しかし,慣例的に糸球体腎炎として取り扱われているのが,わが国ならびに諸外国の現実である.

実際の日常臨床では,臨床概念と形態概念が混同して用いられており,このことが糸球体腎炎の理解を困難にしている.WHOは1982(昭和57)年に,原発性糸球体腎炎を臨床症候分類と形態分類に分けて提唱した.日本腎臓学会の分類(1987年)もWHO分類とほぼ同じである(表1).しかし,WHOや日本腎臓学会の分類はわが国の一般概念とは多少異なっており,とくに慢性糸球体腎炎をどのように理解するかが問題となる.

そこで,表1にはわが国の一般概念(1993年)も示した.このなかで,慢性糸球体腎炎は,潜在型と進行型に分かれている.

WHOによる原発性糸球体疾患の形態分類(1995年一部改変)は,以下に示すとおりである.

1. 微小変化型

光学顕微鏡所見(光顕),蛍光抗体法(IF),電子顕微鏡所見(電顕)とも正常.糸球体原発と考えられる軽微な尿異常(蛋白尿,血尿)を示すが,血圧や腎機能は正常で非進行性である.

2. 局所性分節性病変
1) 巣状糸球体硬化症(図1)

初期には多くの糸球体は正常像を示す.一部の糸球体に分節性の硬化病変がみられ,係蹄壁の虚脱,メサンギウム基質の増加,ボウマン嚢との癒着などが起こる.IFでは硬化病変にIgMが陽性でC3沈着を伴うことが多い.

電顕では光顕所見に相当する病変がみられ,臨床的には,ステロイド抵抗性ネフローゼ症候群を示し,腎不全に陥る症例が多い.

2) 局所性分節性メサンギウム増殖性糸球体腎炎

3. びまん性糸球体腎炎
1) 膜性糸球体腎炎(膜性腎症)(図2)

光顕では,糸球体の係蹄壁がびまん性に肥厚し,基底膜から連続して上皮細胞側へ突出しているスパイク形成がある.IFでは係蹄壁にIgGが顆粒状に沈着,電顕では,基底膜の上皮細胞側にデンス・デポジット(dense deposit)がびまん性にみとめられる.

臨床的には,持続する蛋白尿をみとめ,多くはネフローゼ症候群を示す.経過は緩徐で腎不全に陥るものは少ない.

2) 増殖性糸球体腎炎
(1) メサンギウム増殖性糸球体腎炎(図3)

光顕ではメサンギウム細胞や基質の増加,電顕ではメサンギウムの増殖と正常の電子密度に近い均質な基質の増加をみとめる.IF所見により,IgA腎症と非IgA型糸球体腎炎に分類される.

臨床的には,無症候性血尿・蛋白尿から慢性糸球体腎炎,ネフローゼ症候群,さらには末期腎不全までさまざまな病態を示す.

(2) 管内性増殖性糸球体腎炎

臨床的には,急性糸球体腎炎を示す.

■表1 原発性糸球体疾患の臨床症候分類

I わが国の一般概念(1993年)	II WHO(1982年)	III 日本腎臓学会(1987年)
1. 急性糸球体腎炎 2. 急速進行性糸球体腎炎 3. 慢性糸球体腎炎 　a. 潜在型 　b. 進行型 4. ネフローゼ症候群	1. 急性糸球体腎炎症候群 2. 急速進行性糸球体腎炎症候群 3. 慢性糸球体腎炎症候群 4. 反復性あるいは持続性血尿症候群 5. ネフローゼ症候群	1. 急性糸球体腎炎(症候群) 2. 急速進行性糸球体腎炎(症候群) 3. 慢性糸球体腎炎(症候群) 4. 反復性あるいは持続性血尿(症候群) 　(無症候性血尿・蛋白尿) 5. ネフローゼ症候群

■図1　巣状糸球体硬化症の発症機序

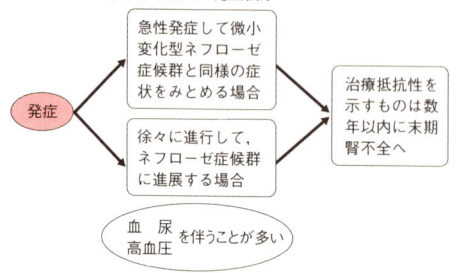

発症
├→ 急性発症して微小変化型ネフローゼ症候群と同様の症状をみとめる場合 → 治療抵抗性を示すものは数年以内に末期腎不全へ
└→ 徐々に進行して，ネフローゼ症候群に進展する場合

血尿，高血圧を伴うことが多い

■図2　膜性糸球体腎炎の発症機序

発症 → 無症候性の蛋白尿 （血尿はまれ）
数年を経て
├→ ネフローゼ症候群に進展する場合 → 高血圧を伴うことがある
└→ 無症候性蛋白尿のまま経過する場合

多くの場合，腎機能は保たれる

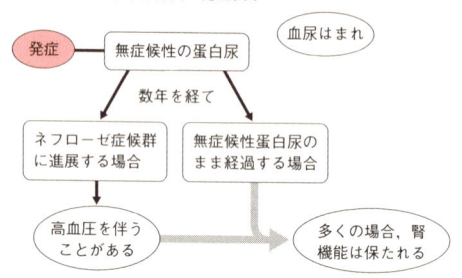

■図3　メサンギウム増殖性糸球体腎炎の発症機序

発症 → 血尿，軽度蛋白尿
蛋白尿が増加すれば
→ 腎機能低下

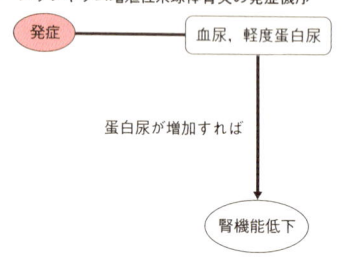

■図4　膜性増殖性糸球体腎炎の発症機序

発症
├→ 急性発症：急性糸球体腎炎として → 多くが 末期腎不全へ
│   ↗ 一部が
└→ 慢性発症：無症候性の血尿・蛋白尿で発見される場合

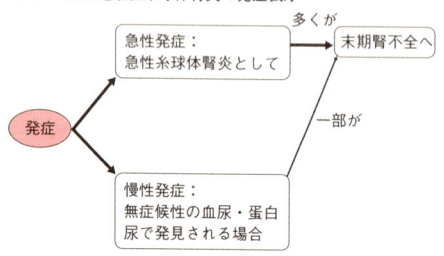

(3) 膜性増殖性糸球体腎炎（Ⅰ・Ⅲ型）（図4）

光顕では著しいメサンギウム細胞や基質の増加と係蹄壁の肥厚，IFではC3が係蹄壁を中心に微細あるいは粗大顆粒状に沈着．電顕ではメサンギウム細胞と基質が基底膜と内皮細胞の間に嵌入する．

臨床的には，蛋白尿，血尿が強く，ネフローゼ症候群，高血圧，腎機能障害をきたし進行性である．

(4) デンス・デポジット糸球体腎炎（膜性増殖性糸球体腎炎Ⅱ型）

光顕，IF所見は上記(3)とほぼ同様．電顕では，基底膜の lamina densa 内に電子密度の高い沈着物が沈着し，基底膜は著しく肥厚．臨床的には，上記(3)と同様の経過．

(5) 半月体形成性糸球体腎炎（管外性増殖性糸球体腎炎）

臨床的には，急速進行性糸球体腎炎を示す．

3) 硬化性糸球体腎炎

局所性分節性病変とメサンギウム増殖性糸球体腎炎および膜性増殖性糸球体腎炎のⅠ～Ⅲ型，半月体形成性糸球体腎炎などが著しく進行し，ほとんどの糸球体が完全に硝子化し，尿細管，間質，血管の病変もびまん性にみられる状態．いわゆる二次性萎縮腎の状態となり，臨床的には腎機能障害を示し，早晩末期腎不全に陥る．

4．分類不能の糸球体腎炎
5．ベルジェ病（IgA腎症）

IFでIgAがメサンギウム領域に優位に沈着する．IgGあるいはIgM，さらに両者が沈着する場合もある．C3はほとんどの症例で陽性である．電顕ではメサンギウム領域にデンス・デポジットを，臨床的には血尿単独あるいは軽度の蛋白尿をみとめる．

80～85％は血圧，腎機能は正常で進行性に乏しいが，15～20％は早晩腎不全に陥る．当初腎機能が正常でも，15～20年後にはその20％で腎機能が低下し，腎不全に陥る．

なお，IgA腎症は，IgA糸球体腎炎あるいは腎炎ともよばれ，全身性疾患として扱われている．

Ⅲ　病態生理

表2にまとめたように，血尿の成因としては，基底膜の菲薄化とその局所的な断裂が起こり，その間隙から赤血球が漏出することが考えられている．実際，血尿を主徴とする菲薄基底膜病やIgA腎症では，基底膜がびまん性に菲薄となっている．

蛋白尿の成因には，基底膜のバリアー機能が関与している．すなわち，サイズ・バリアー（直径2.0 nm以下は通過できるが，4.0 nm以上は完全に阻止される）により，ある一定の大きさ以上の粒子は通過させない

表2 慢性糸球体腎炎の病態生理

1. **血尿**：基底膜の非薄化およびその局所的断裂
2. **蛋白尿**：基底膜のバリアー機能の障害
   サイズ・バリアー，チャージ・バリアー
3. **腎機能低下**：ネフロン数の減少
4. **高血圧**
   ①糸球体濾過値の減少によるNa・水貯留に基づく細胞外液の増加
   ②腎血漿流量の減少によるレニン・アンジオテンシン・アルドステロン系の賦活化
   ③交感神経系の賦活化
   ④腎内降圧物質の減少

構造となっており，チャージ・バリアー（基底膜が陰性に荷電されている）によって，同じく陰性に荷電されているアルブミンなどは，基底膜を通過しにくくなっている．基底膜が障害されると，ポア・サイズが拡大し，陰性荷電が喪失するため，バリアーとしての機能を失い，正常ではほとんど通過しないアルブミンなどが，尿中に漏出する．

腎機能の低下には，ネフロン数の減少が関与していると思われる．また，高血圧の発症には，表2に示す細胞外液の増加とレニン・アンジオテンシン・アルドステロン系の賦活化が主であるが，個々の症例によりその他の要因も複雑に絡み合っている．

IV 臨床症状

潜在型の場合，自覚症状はほとんどなく，健康診断などの際に偶然尿異常が発見される．血尿は顕微鏡的血尿が多く肉眼的血尿は少ないが，みとめた場合は，IgA腎症の場合が多い．蛋白尿は軽度で，1g/日以下が多い．通常，高血圧や浮腫はみとめず，腎機能も正常である．

一方，進行型になると血尿（多くは顕微鏡的，ときに肉眼的）が持続し，蛋白尿も多くは1g/日以上が持続する．ときに，ネフローゼ症候群を呈する場合もある．しばしば軽症および中等症の高血圧をみとめるが，ときに悪性高血圧を呈する場合もある．浮腫もみとめる場合が多く，最終的には腎不全に至る．

V 検査

潜在型の場合，肉眼的血尿やネフローゼ症候群は少ないので，尿検査で血尿，蛋白尿の有無を確認する．進行型の場合には，円柱などの沈渣異常にも注意する．

血液検査では，潜在型の場合，腎機能〔血清クレアチニン，血中尿素窒素（BUN）〕は正常だが，進行型では高値を示し，貧血もみとめる場合がある．ネフローゼ症候群を呈してくれば，血清総蛋白（TP），アルブミン（Alb）の低値などをみとめる．

また，組織型によって，たとえば膜性増殖性糸球体腎炎では血清補体価の低下，IgA腎症では血清IgA値の上昇などをみとめることがある．クレアチニン・クリアランス，PSP排泄能，尿濃縮能などの腎機能検査は，潜在型では正常だが，進行型では低下してくる．

確定診断として腎生検が行われるが，とくに進行型では必須である．その他，泌尿器科疾患（結石，腫瘍など）の除外のために，腹部超音波，腹部CTなどが行われる場合がある．

VI 治療

一般療法（生活療法，食事療法）と薬物療法が基本となる．潜在型の場合，食事制限や安静などの生活規制はないが，激しいスポーツや過労をまねく超多忙な生活はさけて，規則正しい生活をおくるように指導する．妊娠・出産も可能であるが，定期的な観察が必要である．蛋白尿が1g/日以上の場合には薬物治療をこころみることがある．

進行型の場合には，腎機能障害の程度によって日常生活の規制や食事療法，血圧管理が必要となる．高度の浮腫や重症高血圧，腎機能障害の進行をみとめたら，入院による安静加療が必要となる．

1．食事療法

腎機能障害の程度に応じて，蛋白質，食塩が制限される．蛋白質は糸球体濾過値（GFR）の程度に応じて1.0 g/kg/日以下に制限する．GFR 30 mL/分以下の腎不全では，0.6 g/kg/日程度とする．

塩分制限は，GFRのほか，高血圧，浮腫などの程度により通常3～8g/日に制限するが，正常血圧でも10 g/日以下に制限する．なお，場合により水分制限（前日尿量＋500 mL）も必要となる．

2．薬物療法

浮腫にはループ利尿薬（フロセミドなど），高血圧には，腎機能を低下させないカルシウム拮抗薬，血管拡張薬，交感神経抑制薬などが用いられる．

最近，降圧効果のほか腎保護効果（糸球体高血圧を改善し，蛋白尿を減少させる）を期待して，レニン・アンジオテンシン抑制薬〔アンジオテンシン変換酵素（ACE）阻害薬，アンジオテンシンⅡ受容体拮抗薬〕の使用頻度が増えているが，血清クレアチニン（Cr），カリウム（K）の上昇に注意して使用する．

病理組織所見により，治療の必要性や治療薬が異なるが，通常抗血小板薬，副腎皮質ステロイド薬（パルス療法も含む），抗凝固薬，免疫抑制薬などが，単独あるいは併用で用いられる．

慢性糸球体腎炎患者の看護

■看護のポイント

慢性糸球体腎炎の病態はきわめて多彩であり，そのため長期の外来でのフォローが必要となり，療養生活も長期にわたることが多い．進行性のものでも適切な生活管理を行えば，腎不全への移行をできるだけ抑えることができ，社会生活にも十分適応していけるようになる．そのためには患者本人の自覚と努力はもとより，患者を支える家族の協力も不可欠であり，看護の直接的・間接的支援が重要になる．

【看護目標】
① 自己の病状を把握できる．
② 病状に合わせた生活管理ができる．
③ 家族の協力が得られる．

■観察のポイント

(1) 尿所見の有無と程度：蛋白尿，細胞(赤血球)円柱，血尿
(2) 浮腫の有無と変動：部位と程度，体重増減
(3) 血圧：定期的に一定条件で測定
(4) 腎機能状態：血清 Cr，BUN，GFR ほか
(5) 全身的症状の有無と程度：全身倦怠感，疲労感，顔色など

■具体的なケア

① 患者に対する援助
1) 安静
   とくに進行期，急性期
2) 安静に伴う身体的ケア
   ADL 介助および周囲の環境整備
3) 診療介助

② 患者指導(含家族)
1) 生活指導
   おのおのの病状に応じた安静度内での生活を守る．
   ①規則正しい生活：生活リズムを一定にし，無理をしない．
   ②疲労感がとれるまで適当に休息をとる．
   ③症状がなくても外来受診を継続する．
   ④感染予防
     ・上気道感染(含嗽，手洗い)
     ・尿路感染(「尿路感染症」患者の看護の項参照)
   ⑤腎機能異常のないときの運動は制限しない．

2) 食事指導
   病状により塩分，水分，蛋白質，エネルギー量の四大要素を制限するが，微量元素やビタミン類が十分とれるようなバランスのよいものとする．
   ①塩分制限
   ・必要性と重要性を患者および調理者が理解できるように説明する
   ・食塩，調味料，塩分の多い食品は実際に計量して覚えてもらう
   ・日常よく使う食品の塩分含有量を覚える
   ・献立を立てたり，日々の献立の記録をとって定期的に栄養士の指導を受ける
   ・家族の協力体制ができるように配慮する
   ・患者があきらめないよう根気よく指導する
   〈調理上の工夫〉
   ・酸味(酢，トマトピューレ)，香りもの(ごま，のり，きなこ)，香辛料の利用
   ・減塩，無塩食品の利用
   ・揚げ物，いため物，焼き物(こげ味)の献立
   ・1食中1品に食塩を重点的に用い，ほかは食塩なしで食べられる献立
   ・下味として使わず，食卓で直接かける
   ②水分制限
   ・必要性と自己の水分量が理解できるように説明する．食物中の水分量も考慮する
   ・不感蒸泄を考えて，前日尿量+400〜500 mL を目安とする
   ・汁物を献立からはずし，水分摂取を抑えると同時に，口渇を起こさないようにする
   ・口渇をしのぐ工夫(含嗽，少量の氷片)
   ③蛋白質制限
   ・制限量内で良質の蛋白質を摂取するようにする(プロテインスコアの高いもの)
   ④エネルギー量
   ・十分なエネルギー量をとる．蛋白質制限があるときには糖質，脂肪でエネルギーを補う

3) 服薬指導
   ・指示された量を正確に内服し，自己判断で中止したり，増量したりしないよう説明する
   ・副作用の出現や症状に変化のあったときは医師に話すように説明する

慢性閉塞性肺疾患
chronic obstructive pulmonary disease ; COPD

I 定義・概念

日本呼吸器学会の「(慢性閉塞性肺疾患)診断と治療のためのガイドライン」の定義では、"COPDとは有毒な粒子やガスの吸入によって生じた肺の炎症反応に基づく進行性の気流制限を呈する疾患である。この気流制限にはさまざまな可逆性をみとめ、発症と経過が緩徐であり、労作性呼吸困難を生じる"とされている。図1にCOPDの臨床像に関する概念図を示す。また、表1にはCOPDの危険因子を示す。

II 診断・検査

慢性閉塞性肺疾患における持続性の気道閉塞を定量的に検出するためにスパイロメトリーが有用であり、1秒率の低下が診断上の必要条件である(図2)。

診断基準では、気管支拡張薬投与後のスパイロメトリーで1秒率($FEV_1/FVC<70\%$)〔1秒率(1秒量/努力性肺活量)〕を満たすことが基準とされている。

慢性肺気腫は病理組織学的に終末細気管支より末梢の気腔の破壊と拡張と定義される。臨床の場では病理組織学的診断をつけることが困難なため、臨床症状、呼吸機能検査、動脈血ガス分析、画像診断〔胸部X線検査(肺野透過性亢進、横隔膜低位、滴状心など)、選択的気管支肺胞造影、胸部CT検査〕などで診断する。

一方、慢性気管支炎の診断は臨床症状によりなされる。すなわち慢性咳嗽の原因となりうる心肺疾患の存在が否定されたうえで、2年連続して1年に少なくとも3か月以上持続する咳嗽と喀痰をみとめた場合に診断する。病理学的特徴は粘膜下腺の過形成である。予後の判定には、肺機能検査を用いた呼出障害の程度の評価が用いられる。これに加えて、右心カテーテル検査による肺動脈圧測定と混合静脈血酸素分圧の測定が有用である。鑑別を要する疾患を表2に示す。

III 治療

蓄積された臨床研究、実験研究より慢性閉塞性肺疾患の病因に喫煙が関与していることは明らかである。多くの患者が喫煙習慣を有しているため、禁煙を励行させるのが根本的治療となる。

1. 薬物療法
1) 気管支拡張薬

病理組織学的変化に基づく持続性の気道閉塞が慢性

■図1 COPDの臨床像に関する概念図

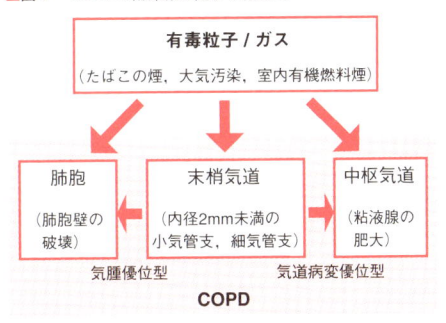

```
           有毒粒子 / ガス
     (たばこの煙、大気汚染、室内有機燃料煙)
      ↓            ↓            ↓
    肺胞         末梢気道        中枢気道
  (肺胞壁の    (内径2mm未満の    (粘液腺の
   破壊)      小気管支、細気管支)    肥大)
   気腫優位型           気道病変優位型
              COPD
```

COPDの臨床像は上の図のように理解できる
- 気流制限に関与する主要因は、末梢気道病変である
- 主として肺胞系の破壊が進行し、気腫優位型となるものがある
- 主として中枢気道病変が進行し、気道病変優位型となるものがある
- COPDはこのような肺胞-末梢気道-中枢気道に及ぶすべての病変を包括する概念である

〔日本呼吸器学会COPDガイドライン第2版作成委員会編:COPD(慢性閉塞性肺疾患)診断と治療のためのガイドライン。第2版, p.1, メディカルレビュー社, 2004より改変〕

■表1 COPDの危険因子

	最重要因子	重要因子	可能性の指摘されている因子
外因性因子	喫煙	大気汚染 受動喫煙 職業上の粉塵や化学物質への曝露	感染
内因性因子	α_1-AT欠損症		宿主側遺伝子多型性 気道過敏性

α_1-AT:α_1-アンチトリプシン

〔日本呼吸器学会COPDガイドライン第2版作成委員会編:COPD(慢性閉鎖性肺疾患)診断と治療のためのガイドライン。第2版, p.4, メディカルレビュー社, 2004より改変〕

閉塞性肺疾患の特徴であるが、可逆性の気道閉塞を特徴とする気管支喘息症例にしばしば用いられるキサンチン誘導体(テオロング、ユニフィル)やβ-アドレナリン作用薬(スピロペント、ブロンコリン)が呼吸困難を改善することがある。

■図2　健常者および重症のCOPD患者のスパイロメトリー

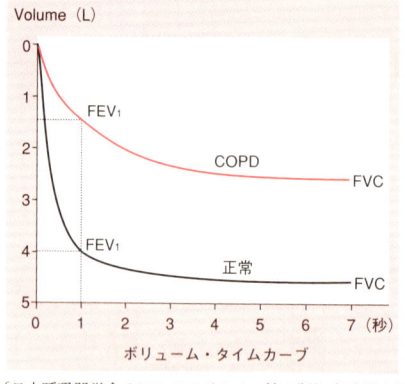

気管支拡張薬投与後における1秒率70％未満を，閉塞性障害ありと判定する．病期（重症度）分類には，予測1秒量に対する実測1秒量の比率（％FEV$_1$）を用いる．
　1秒率（FEV$_1$％）＝1秒量（FEV$_1$）／努力性肺活量（FVC）×100％
　％1秒量（％FEV$_1$）＝1秒量実測値／1秒量予測値×100％
COPDの気流制限は，一部のケースを除き，ある程度は可逆的なものである．その評価のため，気管支拡張薬投与前後の肺機能検査が必要となる．薬剤投与量を一定にするために気管支拡張薬の定量吸入器を使用し，可逆性の指標として1秒量（FEV$_1$）を用いる．
気管支拡張薬投与後の改善率（％変化率）は以下のように求める．
　％変化率＝（拡張薬投与後の値－拡張薬投与前の値）／（拡張薬投与前の値）×100
FEV$_1$が12％かつ200mL以上増加すれば，可逆性ありと判定する．健常者の1秒量の変動係数（coefficient of variation）は5％以内と報告されている．1秒量の標準値は非喫煙健常者の次の回帰式を用いる．
　男性 FEV$_1$（L）＝0.036×身長（cm）－0.028×年齢－1.178
　女性 FEV$_1$（L）＝0.022×身長（cm）－0.022×年齢－0.005

〔日本呼吸器学会COPDガイドライン第2版作成委員会編：COPD（慢性閉塞性肺疾患）診断と治療のためのガイドライン．第2版，p.14，メディカルレビュー社，2004より改変〕

■表2　鑑別を要する疾患

1. 気管支喘息
2. びまん性汎細気管支炎
3. 先天性副鼻腔気管支症候群
4. 閉塞性細気管支炎
5. 気管支拡張症
6. 肺結核
7. 塵肺症
8. 肺リンパ脈管筋腫症
9. うっ血性心不全

〔日本呼吸器学会COPDガイドライン第2版作成委員会編：COPD（慢性閉塞性肺疾患）診断と治療のためのガイドライン．第2版，p.7，メディカルレビュー社，2004より改変〕

2）心不全治療薬
　併存する右心不全の治療にフロセミド（ラシックス）などの利尿薬やジギタリス製剤を用いる．
3）抗菌薬
　慢性呼吸不全の急性増悪の誘因として最も頻度の高い気道感染に対し，フルオロキノロン系抗菌薬，β-ラクタマーゼ阻害薬配合ペニシリン系抗菌薬を投与する．しかしながら，やみくもな投与は菌交代現象が生じるので注意する．

2．酸素療法
　→酸素療法（さんそりょうほう）

3．理学療法
　喀痰の気道内貯留が慢性閉塞性肺疾患のガス交換障害を悪化させるため，体位排痰ドレナージが有用である．また呼吸訓練が血液ガス所見を改善させることがある．

Ⅳ 呼吸リハビリテーション

　薬物療法などで状態が安定している患者にも，さらなる改善効果をもたらすことができる．
　→呼吸（こきゅう）リハビリテーション

慢性閉塞性肺疾患患者の看護

■看護のポイント

　気道病変や気腫病変（肺胞壁の破壊による肺弾力性収縮圧の低下）によって生じた気流制限の悪化を防ぎ，肺機能および全身状態を良好に保ちながら安定した日常生活を送るためのセルフケアと，病状が悪化したときの適切な対応が必要である．日常において有害物質の吸入を回避したり，禁煙や栄養指導などを含む包括的呼吸リハビリテーションや在宅酸素療法などを行ったりすることで，発症や悪化の予防が可能な疾患であるという認識をもち，人々に働きかけることが重要である．

■観察のポイント

1 呼吸および全身状態

①呼吸困難，咳嗽，痰の量や性状，酸素の使用状

況(流量値や時間),補助呼吸筋の使用,使用薬物の内容や量
②意識状態,チアノーゼ,頻脈,右心負荷を示す心電図上の所見,頸動脈の怒張や浮腫,肝腫大,倦怠感,体重減少,食欲低下,便秘

[2] 検査所見
①動脈血ガス分析:低酸素血症,高二酸化炭素血症,経皮的動脈血酸素飽和度(SpO_2)の低下
②肺機能:1秒量の減少,1秒率の低下,肺活量の減少,機能的残気量の増加
③胸部X線:肺野の透過性亢進,横隔膜の低位や平坦化,心胸郭比(CTR)の減少
④胸部CT:肺気腫病変(気腫性変化)

[3] 日常生活の状況
①喫煙の有無・本数・年数,受動喫煙の状況
②居住環境
③サポートシステムの活用状況
④セルフケアのレベル

■具体的ケア

①喫煙や汚染物質など肺の炎症を増悪させる因子の除去
②排痰の促進
呼吸理学療法や効果的に咳嗽を行う.
③呼吸訓練
口すぼめ呼吸や深呼吸,有効な場合は(肺の過膨張や残気量の増加で横隔膜が平坦化し,わずかしか下降できない場合,換気効率は必ずしも高くない),下肢を屈曲し腹筋の緊張をとった状態で腹式呼吸を行う.
④酸素療法時の援助
CO_2ナルコーシスに注意して,低流量(鼻腔カニューレで0.5〜1.0 L/分)の酸素を使用する.PaO_2が55 mmHg(Torr)未満,または55〜60 mmHg(Torr)でも,睡眠時または運動時に低酸素血症がある場合は,在宅酸素療法(HOT)が適応になる.換気補助療法[非侵襲的陽圧換気療法(NIPPV)や気管切開下間欠的陽圧換気(TIPPV)]を実施している場合は,患者の状態に合わせて必要な日常生活の援助を行う.
⑤薬物療法時の援助
気管支拡張薬や去痰薬,副腎皮質ステロイド薬などの吸入をはじめとする薬物の使用を適切に行う.
→気管支喘息(きかんしぜんそく)
⑥呼吸器感染,心不全,呼吸不全,気胸などの早期発見
発熱,呼吸困難の増悪,咳嗽の強さや回数の増加,痰の量の増加,膿性痰や血痰への変化,浮腫,急激な体重増加,動悸や頻脈などに注意する.
⑦過労をさけ,十分な睡眠を摂る.適度な運動を行う.バランスのよい食事を摂る.栄養障害をみとめる場合は高エネルギー・高蛋白食が基本になる.
⑧感染予防
→気管支喘息(きかんしぜんそく)
⑨精神面への援助
→気管支喘息(きかんしぜんそく),呼吸困難(こきゅうこんなん)

脈拍測定法
pulse measurement

I 脈拍の意義

患者の状態の変化を循環面からとらえるバイタルサインの1つに脈拍がある．人間にとって循環は，生体の物質代謝に必要な栄養素・酸素を組織まで運搬し，物質代謝の結果生じた老廃物，水，二酸化炭素を運搬し排泄することである．

循環は，延髄にある心臓中枢，血管運動中枢のコントロールのもとに，循環の担い手である心臓のポンプ作用により血液が循環することによって行われる．

脈拍は，心臓の左心室の収縮に呼応して起こる血管の周期的拡張が血管壁を波状に伝わるために動脈に生じる拍動流である．表在性の動脈であればどこでも触知できるが，脈拍が触知されることは心臓が拍動し，血液が体内を循環していることを示す．

II 目的と方法

1．目 的

脈拍測定は，生体にとって必要な循環の過程（心臓血管系）の状態を把握するための重要かつ簡便な手段である．また，心臓血管系は自律神経やホルモンの作用を受けているため，神経系・内分泌系・代謝系の状態を反映していると同時に，全身の状態の影響を受ける．脈拍測定は，人間の内〔部〕環境の状態を知るうえで最も重要な徴候でもある．心臓血管系の機能として，基本的には1回心拍出量が減少すると，生体は血流量を維持するために補償するメカニズムが働き，脈拍の増加が起こる．しかし，頻脈が続くと心臓の拡張期の短縮が生じ，心拍出量が減少する．また，徐脈でも心拍出量が減少し，いずれも心不全状態となる．

脈拍は常に心拍出量を念頭において考える必要があり，十分な心拍出を行うための心臓の秩序ある収縮-拡張について観察していくことが必要になる．

2．方 法
1）測定回数

脈拍測定は，体温や呼吸の測定と同時に行われる．心疾患患者や重症患者の場合は，回数を増やして定期的に測定を行う．

2）測定部位

脈拍は，一般に体表面の動脈で測定するが，正確な脈拍測定が必要な場合には，心尖拍動の測定や心電図による観察を行う．生命の危険度が高い場合には，心電図モニターによって，継続的に観察をすることが必要である．

III 心拍動の調節のしくみ

1．心臓の神経支配と心臓反射

心臓は交感神経である心臓促進神経と副交感神経（迷走神経）である心臓抑制神経によって支配され，前者は心拍動を増加させ，後者は心拍動を減少させる．また心拍動は，①心房反射（ベインブリッジ反射），②大動脈弓反射・頸動脈洞反射，③感覚神経反射（疼痛や寒さ）などによって調節されている．心拍動は①では増加し，②と③では減少する．

2．心拍動と刺激伝導系

心臓は自動性のリズムで律動的な収縮を繰り返しており，これを心拍動という．

心臓の律動的収縮は，右心房の壁にある特殊な結節組織からインパルス（興奮）が広がることによって起こる．インパルスは，ペースメーカーとよばれる洞（房）結節から律動的に発射され，興奮の波は左右両方の心房に広がり，両心房が収縮する．同時に，インパルスはもう1つの結節組織である房室結節に受け取られ，さらに左右の心室中隔壁の心内膜の下を走っているヒス束，ヒス束の右脚・左脚，プルキンエ線維に伝えられる．こうしてインパルスは両方の心室の筋肉に伝えられ，両心室が収縮する．この一連の律動的な興奮と興奮の伝導を刺激伝導系という．とくに洞（房）結節の自動性は強く，60〜80回/分で心臓の収縮が行われ，房室結節40〜60回/分，ヒス束20〜40回/分という順となり，上位の自動性が何らかの理由で障害されると，それ以下の自動性で心臓の収縮を維持する．

IV 脈拍測定の実際

1．橈骨動脈による測定

一般に，脈拍は橈骨動脈で測定する．①看護者は予め手洗いを行う．②患者に脈拍測定することを説明し同意を得る．③患者に安楽な体位を保持させる．④看護者の示指から環指の先端を，患者の手首の母指側にある橈骨動脈に平らに軽く当て，脈拍のリズム，強弱をみながら秒針付き時計，あるいはストップウォッチで脈拍数を1分間測定する．

入院時の患者の場合には，上・下肢の左右の脈拍を測定し，相違の有無を確認する．また，不整脈のある

■表1 脈拍測定の主な動脈と部位

動 脈	部 位
浅側頭動脈	こめかみ，眼瞼横の側頭部
外頸動脈	顎骨下方の頸部
総頸動脈	甲状腺軟骨の左右
上腕動脈	前腕前面の肘部尺骨側
橈骨動脈	前腕前面の手関節橈骨側
大腿動脈	鼠径部中央
膝窩動脈	膝部後面の内方
後脛骨動脈	内果後方
足背動脈	足背部足関節の下方

■図1 脈拍の測定部位

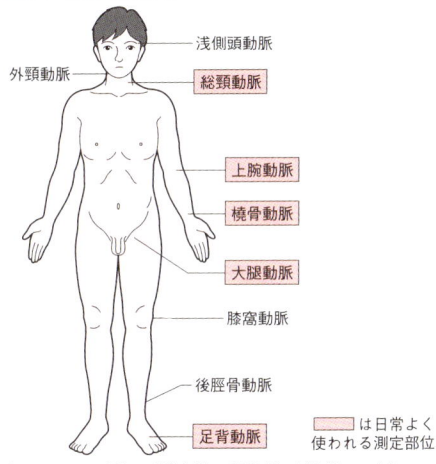

浅側頭動脈
外頸動脈
総頸動脈
上腕動脈
橈骨動脈
大腿動脈
膝窩動脈
後脛骨動脈
足背動脈

□は日常よく使われる測定部位

〔三上れつ：脈拍．看護実践の科学(臨時増刊)，26(7)：12，2001より改変〕

■表2 正常な脈拍数

	脈 拍 数（回／分）
新生児	140〜130
乳 児	130〜120
幼 児	120〜 90
学 童	90〜 80
成 人	80〜 60

(中村正夫ほか監：検査時の看護．看護必携シリーズ14, p.27, 学習研究社，1989より抜粋)

左上腕動脈を右手示指〜環指で強く圧迫し，左橈骨動脈の拍動の有無を把握する．これは，動脈自体の弾力性を目安にするもので，通常，拍動が触れない場合は血圧は正常範囲を示し，拍動が触れる場合は収縮期血圧が高い場合が多い．

脈拍数は，運動，食事，入浴，精神的興奮時など交感神経の緊張が高いときには増加し，睡眠など副交感神経の支配下にあるときには減少するので，脈拍の異常時には，これらの日常生活行動を含めて，動悸，胸部痛，呼吸困難，不安などの有無，末梢循環の状態，血圧なども観察するようにする．

骨あるいは硬組織に位置し，脈拍として触知できる主な動脈と部位を表1，図1に示す．

Ⅴ 脈拍の異常と判断

1．脈拍数の変化

(1) 正常洞調律では，脈拍数と心拍数は一致する．
(2) 脈拍数の正常範囲を表2に示す．
(3) 脈拍数は年齢や性別，体位，心身の活動状態，種々の疾患などに影響を受け，変動する．
(4) 年齢が低いほど脈拍数は多く，老人では60回/分以下の徐脈を呈する場合がしばしばみられる．
(5) 性別では，女性のほうが男性よりもやや多い．
(6) 体位では，立位が最も多く，臥位になるに従って減少する．
(7) 運動時，食後，入浴時，精神的興奮時には脈拍数は増加し，安静時，睡眠時に安定し最も少なくなる．
(8) そのほか，甲状腺機能亢進症，心不全では脈拍数は増加する．
(9) 脈拍数が80回または100回/分以上を頻脈といい，60回または50回/分以下を徐脈という(100回以上，50回以下はCCUなどの基準)．

頻脈には，洞性頻脈(生理的な頻脈とショック時や心不全状態のときにみられる病的頻脈に分けられる)，頻脈性不整脈(発作性頻拍，心房粗動，心房細動，心室性頻拍など)がある．

徐脈には洞性徐脈，徐脈性不整脈(洞房ブロック，房室ブロックなど)があり，どのような種類の頻脈，

患者の場合には，心尖拍動を同時に聴取する．

2．心尖拍動測定

聴診器の膜面またはベル面を心尖部(左第5肋間で鎖骨中央線上)に当て，心尖拍動のリズム，強さをみながら心拍数を1分間測定する．

3．脈拍観察のポイント

①脈拍数の変化：頻脈，徐脈
②調律の異常の有無：整脈，不整脈
③脈波容積の変化：脈拍の大小，強弱を把握する．

不整脈が一過性でなく，持続する場合には心電図による形態変化を把握することが重要である．

脈拍の緊張度を把握する方法としては，動脈に当てた3本の指のうち患者の中枢に近い指で動脈を圧迫し，残りの指に脈拍が触れなくなる強さで判断する．少しの圧迫で触知できない脈拍は，緊張度の弱い脈といえる．また，脈拍で血圧を推測する方法は，患者の

■図2　脈波の変化

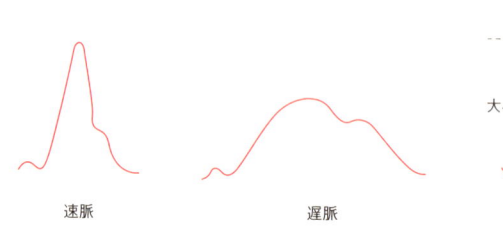

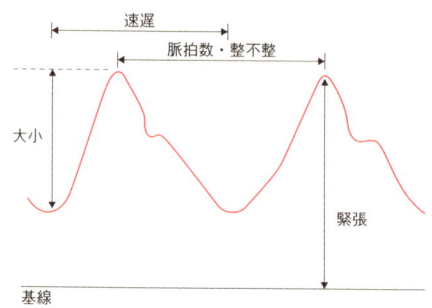

速脈　　　　　　　遅脈　　　　　　　　速遅
　　　　　　　　　　　　　　　　　　脈拍数・整不整
　　　　　　　　　　　　　　　　　大小
　　　　　　　　　　　　　　　　　　　　　　　緊張
　　　　　　　　　　　　　　　　　基線

〔三上れつ：脈拍. 看護実践の科学(臨時増刊), 26(7)：14, 2001より改変〕

徐脈であるかは心電図によって判断される.

2．調律の異常の有無

脈拍あるいは心拍は正常であれば規則的である(生理的な呼吸性不整脈を除く). 一つひとつの脈拍の間隔が同じで規則的なものを整脈, 不規則なものを不整脈というが, どのような不整脈であるかを判断するためには, 心電図検査が不可欠である.

不整脈には前述した頻脈性不整脈, 徐脈性不整脈のほか, 日常遭遇する脈拍の結代(滞)または欠損(規則的な脈拍のうち1～2回途中で欠如すること)がある. これは, 主に期外収縮のときにみられる. このほかに, 重要な致命的な不整脈として心室細動があるが, これは実質的には心停止の状態であるので, 脈拍としてはほとんど測定できない.

3．脈波容積の変化(図2)

脈拍の性状としては, 前述した頻脈, 徐脈, 整脈, 不整脈のほかに, ①脈波の昇降の度合いを示す速脈と遅脈, ②脈波の高低の度合いを示す大脈と小脈, ③脈拍の緊張の度合いを示す硬脈と軟脈がある.

1) 脈波の昇降の度合い

患者の手首を背屈して触知したり, 総頸動脈を触知して行うとわかりやすい. 速脈は脈波の持ち上がりの速さが速く, 降下も速い脈拍で, これに対し遅脈は, 脈波の持ち上がりが徐々に高まり, 徐々に降下する脈拍をいう. 前者は, 甲状腺機能亢進症, 大動脈弁閉鎖不全症, 貧血, 発熱のときに, 後者は甲状腺機能低下症, 大動脈弁狭窄症のときにみられる.

2) 脈波の高低の度合い

脈波の高低は, 心拍出量や脈圧の大小と一致する. 大脈は拍動が強くしっかり触知できる脈拍で, 小脈は拍動が弱く触知しにくい脈拍をいう. 前者は, 運動時や発熱時, 大動脈弁閉鎖不全症, 甲状腺機能亢進症, 動脈硬化症のほか, 血圧上昇時にみられる. 後者は, 低血圧症, 急性心筋梗塞, 僧帽弁狭窄症や頻脈のときにしばしば触知される. また, 大脈と小脈が交互に現れる脈拍に交代脈(交互脈)があり, これは左心不全や動脈硬化性心疾患, 心筋症でみられる.

3) 脈拍の緊張の度合い

脈拍の緊張は, 血管の圧迫により脈拍が触知できなくなる程度によって知ることができるが, 通常, 緊張が強い脈拍を硬脈, 緊張の弱い脈拍を軟脈という. 前者は, 一般に最高血圧が高いときにみられ, 高血圧症, 動脈硬化症のときに, 後者は, 低血圧症, 貧血症や心臓の衰弱時に触知される.

VI　まとめ

脈拍の異常がみとめられたときには, ①生理的なものであるのか, ②疾患と関係があるのか, ③薬物によるものなのか, ④突発的な誘因によるものなのか, などについてすみやかな判断が必要となる.

また, 必要に応じて心電図検査が必要である. 同時に, 脈拍以外のほかのバイタルサインを把握するとともに, 患者の自覚症状(動悸, 胸部不快感, 胸痛など)や他覚症状(皮膚蒼白, チアノーゼ, 失神発作, 意識障害, 痙攣など)の有無を把握して医師に報告する. 患者の状態が緊急を要する場合には, 患者の心身の安静を保持し, 抗不整脈薬, 除細動器, 人工ペースメーカーを準備することも必要である.

脈拍測定法は, 心室の収縮状態を間接的に観察できる簡単なテクニックであるようにみえながら, その内容は臨床においてはかなり専門的な訓練が必要とされる. また臨床では, 脈拍は必ずしも心拍と一致しない場合も多くあるので, 脈拍測定の結果によっては, 心電図による観察も適時必要であり, 生体の循環機能, ひいては生命活動を援助していく際にはこの2つの方法を熟知していることが必要である.

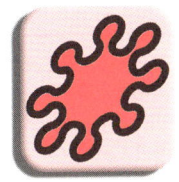

メタボリックシンドローム
metabolic syndrome ; MS, MetS

I 定義・概念

近年，動脈硬化性疾患による死因の増加は全世界的な問題となり，わが国では全死因の30％を占めるに至っている．最近の研究により，肥満，高血圧，耐糖能障害，脂質異常症（高脂血症）などの危険因子が一個人に集積するマルチプルリスクファクター症候群が，動脈硬化性疾患のハイリスクな状態であることが明らかとなり，予防医学の観点から全世界的にこれを「メタボリックシンドローム」という疾患概念として扱うことが提唱されてきた．メタボリックシンドロームは「内臓脂肪の蓄積と，それを基盤にしたインスリン抵抗性および糖代謝，脂質代謝異常，高血圧の集積するマルチプルリスクファクター症候群で，動脈硬化を発症しやすい病態」と定義される．

II 肥満の分類

脂肪の過剰な蓄積と定義される肥満は，脂肪の蓄積部位により内臓脂肪型肥満と皮下脂肪型肥満とに分けられる（図1）．臍高部脂肪CTスキャンで内臓脂肪面積が$100 cm^2$以上の場合，内臓脂肪型肥満と診断される．主に腸間膜への内臓脂肪の蓄積により，体型から上半身型肥満，リンゴ型肥満，男性型肥満などとよばれる．内臓脂肪型肥満では動脈硬化性疾患の頻度が高く，この根拠に基づきメタボリックシンドロームの診断基準には腹囲測定が含まれる．

一方，皮下に脂肪蓄積が多い場合，皮下脂肪型肥満と診断され，その体型から下半身型肥満，洋梨型肥満，女性型肥満とよばれる．

III 診断基準

メタボリックシンドロームに関連する病態として，これまで，「シンドロームX」「死の四重奏（deadly quartet）」「インスリン抵抗性症候群」「シンドロームX plus」「内臓脂肪症候群」などの概念が提唱されていた．その後，WHOの診断基準と，米国コレステロール教育プログラム（National Cholesterol Education Program；NCEP）の高脂血症治療ガイドライン（Adult Treatment Panel Ⅲ；ATPⅢ）の基準とを統一する流れで，現在では，「メタボリックシンドローム」と総称されるに至っている．

わが国では，2005（平成17）年4月に日本内科学会を中心とする関連8学会により，日本人におけるメタボリックシンドロームの診断基準が発表された（表1）．簡便に測定可能なウエスト周囲径が必須項目であること，ウエスト周囲径において女性は90 cm以上，男性は85 cm以上であること，高LDLコレステロール血症は診断基準に含まれないことなどが特徴である．診断基準には含まれないが，インスリン抵抗性と深く関連する食後高血糖は，その是正により糖尿病の発症のみならず，高血圧の発症をも抑制することが報告されており，病態形成には重要である．

■図1 臍高部脂肪CTスキャンによる評価
a．内臓脂肪型肥満
b．皮下脂肪型肥満

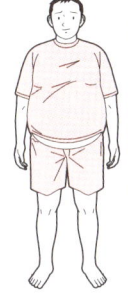

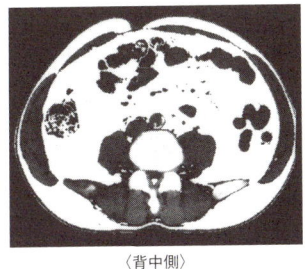

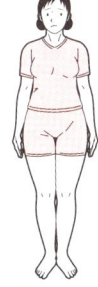

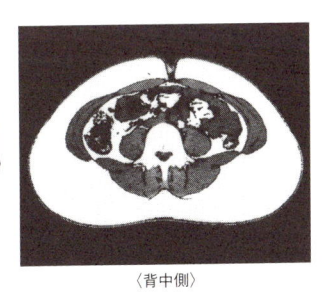

〈背中側〉 〈背中側〉

＊上記の断層写真は，異なる2人のおのおのの臍高部での断面を示す
＊白い部分が脂肪密度（fat density）で，脂肪が蓄積していることを示す

■表1 日本のメタボリックシンドロームの診断基準

内臓脂肪（腹腔内脂肪）蓄積	
ウエスト周囲径	男性≧85cm
	女性≧90cm
（内臓脂肪面積　男女とも≧100cm²に相当）	
上記に加え以下のうち2項目以上	
高トリグリセリド血症	≧150mg/dL
かつ／または	
低HDLコレステロール血症	<40mg/dL　（男女とも）
収縮期血圧	≧130mmHg
かつ／または	
拡張期血圧	≧85mmHg
空腹時高血糖	≧110mg/dL

* CTスキャンなどで内臓脂肪量測定を行うことが望ましい
* ウエスト径は立位，軽呼気時，臍レベルで測定する．脂肪蓄積が著明で臍が下方に偏位している場合は肋骨下縁と前上腸骨棘の中点の高さで測定する
* メタボリックシンドロームと診断された場合，糖負荷試験が勧められるが診断に必須ではない
* 高トリグリセリド血症，低HDLコレステロール血症，高血圧，糖尿病に対する薬物治療を受けている場合は，それぞれの項目に含める
* 糖尿病，高コレステロール血症の存在はメタボリックシンドロームの診断から除外されない

（メタボリックシンドローム診断基準検討委員会：メタボリックシンドロームの定義と診断基準．日本内科学会雑誌，94（4）：191，2005より一部改変）

IV　合併症

動脈硬化性疾患のリスクである耐糖能障害，高血圧，脂質異常症といった病態は同一患者に同時に発症するわけではなく経時的に連鎖して発症する．これらが発症した時点から，動脈硬化症すなわち大血管障害が進展し，虚血性心疾患，脳血管障害，閉塞性動脈硬化症などをきたし，それぞれ心筋梗塞，心不全，脳卒中，認知症，足肢切断などへと至る可能性がある．並行して，耐糖能障害が進展すると糖尿病へと至り，高血糖による微小血管障害が進行し，網膜症，腎症，神経障害（糖尿病の3大合併症）を合併し，失明，血液透析が必要な腎障害，糖尿病性壊疽などを起こしうる．この経時的な流れは，「メタボリックドミノ」の概念として図にとらえられる（図2）．

V　治療（表2）

1）食事・運動療法

メタボリックシンドロームの治療は，メタボリックドミノのドミノ倒しの駒が倒れるのを止めることと同じであり，初期の段階から積極的に介入し，メタボリックシンドロームの進行を止める必要がある．最上流では，個々の症例の生活習慣や体型に応じた適正体重（目標体重）を設定し，生活習慣の是正，食事・運動療法を指導する．具体的には，1kg減量するために約7,000 kcalのエネルギーのマイナスバランスが必要であることを念頭に，目標体重までの必要エネルギー量を計算し，1日のエネルギーバランスと照らし合わせる．たとえば，約150～200 kcalと計算される茶わん1杯分のご飯相当を1日の食事量から減らせば，約1～1.5か月で約1kgの減量につながる．

運動療法は有酸素運動が望ましい．平均約200～250 kcalの消費エネルギーと計算される8,000～1万歩／日のウォーキングを約1か月実施することで，約1kgの減量を達成できる．駅では階段を利用する，テレビのリモコンは使わない，といったわずかな工夫により，身体活動量を高めることも消費エネルギー増大に重要である．

2）薬物療法

メタボリックシンドロームの経時的な流れのなかで，レニン・アンジオテンシン系（RA系）が連続的に関与することを示すエビデンスが蓄積されている．大規模研究により，アンジオテンシン変換酵素（ACE）阻害薬，アンジオテンシンⅡ受容体拮抗薬（ARB）による降圧効果以外の新規糖尿病発症抑制効果が示されている．

肥満は「low gradeの慢性炎症」，動脈硬化症は「慢性の血管炎症」ととらえられるようになっている．脂肪細胞の脂肪組織分化に重要なペルオキシソーム増殖剤応答性受容体（peroxisome proliferator-activated receptor；PPAR）-γは，単球／マクロファージに高発現しており，炎症性サイトカインの分泌を制御する．PPAR-γアゴニストであるチアゾリジン誘導体が内臓脂肪を減らしうるうえに降圧効果を有することや，抗動脈硬化作用を有するアディポネクチンを増加させる効果があることが示されている．これらのことよりPPAR-γアゴニストがメタボリックシンドロームの治療薬の1つとなる可能性がある．また，PPAR-αアゴニストであるフィブラート系薬剤は，脂肪酸をβ-酸化経路へ誘導し，肝臓での中性脂肪の産生を低下させるが，メタボリックシンドローム症例において冠動脈イベントを予防することが示唆されている．

3）外科的治療

メタボリックシンドロームそのものより，肥満4度（BMI≧40）や，重篤な健康障害を併発する肥満3度（BMI≧35）の症例では，外科療法が検討される．摂食量を抑制する目的で胃縫縮術などが行われ，長期にわたる有効性が報告されている．

■図2 メタボリックドミノ

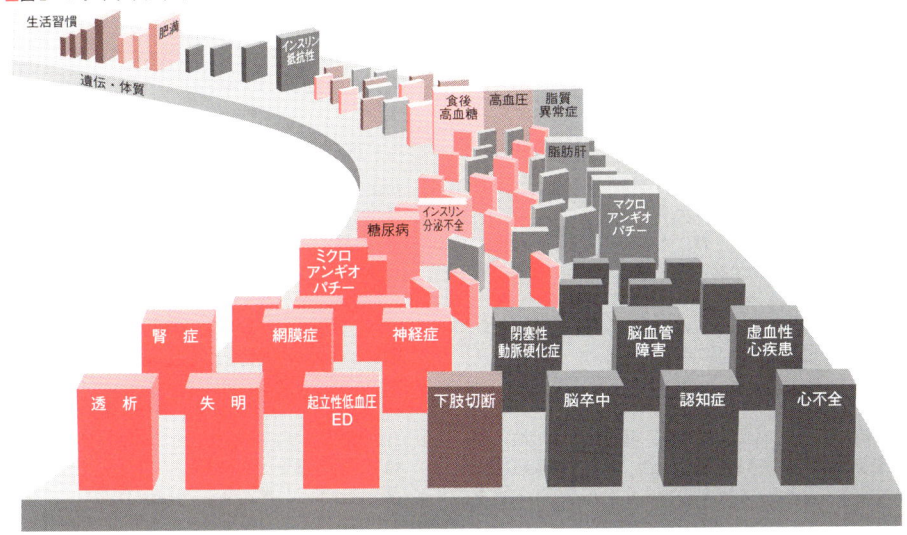

(伊藤裕:メタボリックドミノとは―生活習慣病の新しいとらえ方.日本臨牀,61(10):1837,2003より改変)

VI 予防

1) 予防方法(表2)

メタボリックシンドロームは何より予防が重要である．自身の体調管理，日常生活リズムの維持，十分な睡眠，適正なカロリー摂取，適度な運動を心がけ，脂肪蓄積の防止(肥満の予防)に努めることが，予防には必要不可欠である．栄養士との面談，運動処方の実施は有用であるが，前述したようなことを日常生活で継続することが重要である．メタボリックシンドロームの基準には含まれないが，動脈硬化予防の観点からは，喫煙者は禁煙をすることが望ましい．

また，通院の有無にかかわらず，住民健康診断や職場での定期健康診断は，自身の具体的なデータ(体重，血圧，腹囲，血糖，コレステロールなど)を把握するために有効なので，受診を勧める．

2) 予防における看護の役割

2007(平成19)年5月の厚生労働省の発表では，日本人のメタボリックシンドローム症例は予備軍を含め約1,900万人と推定され，わが国でもその病態を一般に啓発し，疾病予防を目指す政策が模索されている．その一環として2008(平成20)年度より，労働安全衛生法の定期健診に腹囲測定が追加されるなど，メタボリックシンドロームに着目した医療保険者による特定健診・保健指導プログラムが実施される予定となった．

■表2 メタボリックシンドロームの予防・治療

●自身の状態の把握	健康診断の受診，測定値の把握
●生活習慣の是正	適正体重の維持(目標体重の設定)，生活リズムの維持，至適睡眠時間の確保，禁煙，適量飲酒，ストレス発散 など
●食事療法	適正カロリーの摂取，バランスよく3食摂取 など
●運動療法	有酸素運動(ウォーキングなど)，身体活動量の増加 など
●薬物療法	抗肥満薬(マジンドール) アンジオテンシン変換酵素(ACE)阻害薬 アンジオテンシンⅡ受容体拮抗薬(ARB) PPAR-γアゴニスト(チアゾリジン誘導体) PPAR-αアゴニスト(フィブラート製剤) など
●外科療法	抗肥満療法(胃縫縮術など) 合併症治療(血行再建術など) など

メタボリックシンドロームは，一つひとつの病態をその基盤から発症機序，進展過程をふまえて一個人を全体像としてとらえる必要があり，全体像に対する治療戦略を見据えて個々の症例に対応することが重要である．たとえば，「あなたの標準体重は○kgで，目標体重は○月までに○kg」「そのためには通勤時間で歩く時間を○分増やすこと」といった具体的な目標を立てることは有用である．看護職は，病院のみならず職場や地域においても，生活習慣の自己管理法や保健指導などで重要な役割を担っている．

滅菌〔法〕
sterilization

I 定義

滅菌とは，物質中のすべての微生物を対象とし，それらすべてを殺滅または除去する処理方法をいう．

これに対して「消毒」は，人体に有害な病原微生物または対象となる微生物のみを殺滅，あるいはその感染力を減少させる方法であり，一定の抗菌スペクトルをもつ処理方法である．このため微生物すべてを対象とする「滅菌」とは厳密に区別される．

II 原理と方法

滅菌の原理は加熱法，照射法，濾過法，薬液法，ガス法などにより菌体蛋白質を変性，もしくは凝固壊死させることであり，物理的方法と化学的方法に大別される（図1）．

前者の代表的なものには加熱法，照射法，濾過法があり，後者の代表的なものには，薬液法，ガス法がある．感染制御とは，感染の防止（prevention）に加え，発生した感染症の蔓延防止の管理（control）をすることであるが，この感染制御の基準では，厳密に滅菌の適応となる対象は限定されており，洗浄や消毒でよいレベルなどさまざまな階層がある．したがって，根拠に基づいた感染管理の知識をもつことが重要である．

→感染管理（かんせんかんり）

III 主な滅菌法と適応

1) 加熱法
   ① 高圧蒸気滅菌：オートクレーブ（高圧蒸気滅菌装置）の容器（チャンバー）内で，121℃で15分間，または134℃で3分間，高温・高圧の飽和水蒸気で加熱し，微生物を殺滅する．主としてガラス製品，金属製品，ゴム製品，紙または繊維製品，試薬など液状の医薬品で，高温高圧水蒸気に耐えるものが適応となる．
   ② 乾熱滅菌：オーブンなどを用い，160～170℃で120分間または180～190℃で30分間，加熱乾燥気体で加熱し微生物を殺滅する．主としてガラス製品，金属製品，繊維製品，固形の医薬品で，乾燥高温に耐えるものが適応となり，可燃性材質やプラスチック製品は適応不可である．

2) 照射法
   ① 放射線滅菌：放射線照射によりフリーラジカルの産生を促し，核酸の断裂を起こし，微生物を殺滅する．通常はコバルト60（^{60}Co）を線源としたγ線などが用いられる．透過性が優れており，比較的小さく複雑な形状の針，注射器，カテーテルといった製品の滅菌に活用されている．
   ② 高周波滅菌：水を含んでいる物質に高周波を照射

■図1 消毒・滅菌法の分類

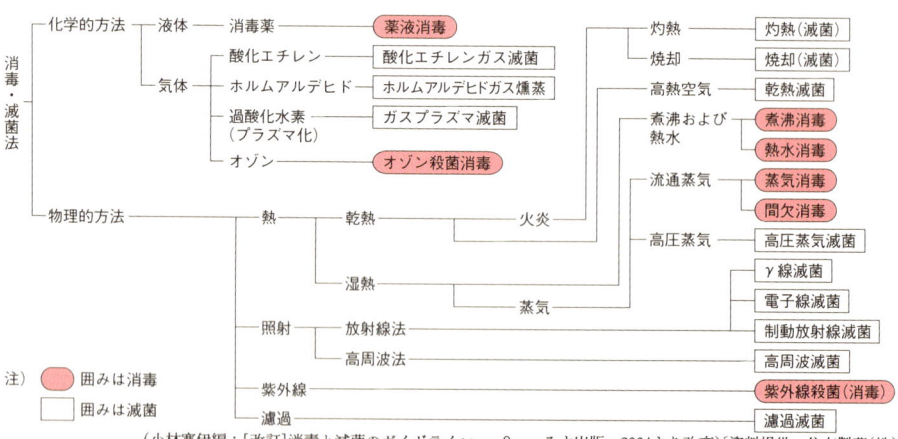

（小林寛伊編：[改訂]消毒と滅菌のガイドライン．p.9, へるす出版, 2004より改変）[資料提供：住友製薬(株)]

し，発生する熱によって細胞を破壊する．
3) 濾過法
　細菌を通さない濾過フィルターなどにより微生物を除去する方法．主に気体，注射用水，精製水，液状の医薬品などに適応される．
4) ガス法
　①酸化エチレンガス CEOG 滅菌：酸化エチレンガスにより微生物を殺滅する．耐熱性のない医療用器材の滅菌に広く活用されている．労働安全衛生法施行令改正により特定管理物質に加えられ，保護具の着用義務や曝露時間の管理など，作業に関する厳格な規則が定められるようになった．
　②ガスプラズマ滅菌：過酸化水素(H_2O_2)と高周波エネルギーの組合わせによって発生する過酸化水素低温プラズマから生み出されるフリーラジカルによって微生物を死滅させる．比較的新しい低温ガス滅菌の手法である．
　医療現場で用いられる各種滅菌法の特徴は表1のとおり．

Ⅳ 機器の処理法

　CDC ガイドライン(2003)より，人体への侵襲レベルに応じて医療器材は3段階に分けられ，感染症の危険性を予測し，消毒・滅菌の必要レベルの判断に活用されている(表2)．
　クリティカル(高度リスク)に属する機器・器材は感染リスクが非常に高いことから，滅菌することが必要とされる．
　以下，セミクリティカル(中等度リスク)の器材には高レベル消毒もしくは中レベル消毒，ノンクリティカル(低度リスク)器材には低レベル消毒が必要とされる．

■表1　医療現場で用いられる各種滅菌法の特徴と適用

	高圧蒸気滅菌	EOG 滅菌	低温プラズマ滅菌
滅菌時間	短い　10〜50分	長い　2〜24時間	短い　75分
滅菌温度	高温　121〜134℃	低温　40〜60℃	低温　45℃
器材の寿命	損傷されやすい	長い	長い
毒性	なし	あり/エアレーションが必要	なし
環境汚染	なし	あり	なし
滅菌処理量	大	中	小
適用	金属製手術器械，リネン類，ガーゼ，綿球，ガラス製品，手洗いブラシ，電動式手術機械　121℃なら特殊プラスチックや麻酔回路なども可	縫合糸，縫合針，電気メス，ホルダー，コード，内視鏡，手術用器材，神経刺激電極，注射筒，人工血管，麻酔回路，プラスチック製品，除細動パドル，電動手術器械	低温処理できるので，過酸化水素を吸着するガーゼなど繊維製品や液体を除いて広く適用がある

(ICHG 研究会編：標準予防策マニュアル これからはじめる感染予防対策．p.38，南江堂，2005)

■表2　機器の滅菌・消毒の処理法(CDC ガイドライン；2003)

リスク分類	対象	医療器材例	処理法	理由
クリティカル	組織内や血管内に挿入するもの	手術器材，針インプラント(埋め込み)器材	滅菌，高水準消毒薬で長時間の消毒	芽胞を含むまたは大量の芽胞の場合を除いて，すべての微生物を殺滅する
セミクリティカル	粘膜または創傷と接触するもの	人工呼吸器　内視鏡　麻酔関連器材　口腔体温計	高水準消毒，中〜低水準消毒	芽胞以外のすべての微生物を殺滅する，または殺芽胞効果を示すものもある
ノンクリティカル	健康な皮膚に接触または皮膚と接触としないもの	モニター，血圧計，聴診器，床頭台のテーブル	低水準消毒，アルコール消毒	耐性や抵抗性のある菌以外の微生物の殺滅(結核菌など)は除く

(CDC；Guideline for Environmental Infection Control in Health-Care Facilities 2003)

免疫 immunity

I 概念

感染症の病原体が体内に侵入したときに、これを排除しようとする生体の反応、すなわち感染症に対する抵抗性をもっている状態を、免疫されているという。免疫とは「感染症から免れる」という意味である。

II 免疫の種類

一般に免疫は自然(先天性)免疫と、獲得(後天性)免疫に大別される。

1. 自然免疫

生まれながらもっている、病原体に対する抵抗力である。自然免疫はすべての病原体に対して一様ではなく、個人差や人種の違いなどで異なり、自然免疫に関与する因子についてもまだ不明な点もある。

2. 獲得免疫

生後、後天的に獲得する免疫で、受動免疫と能動免疫とがある(図1)。

1) 受動免疫

ほかの生体で産生された抗体を移入することで獲得する免疫で、母体の免疫を胎盤や母乳を通じて受け取ったり、抗毒素を注射することで獲得する。

この受動免疫は、細菌毒素性の疾患、たとえばジフテリア、ガス壊疽、破傷風などの予防や治療に応用される。

2) 能動免疫

ある種の病原体(細菌、ウイルス、リケッチア)の感染症を経過したあと(不顕性感染を含む)や抗原を体内に注射、すなわちワクチン接種後に自ら抗体を産生して獲得する免疫であり、再度同一の病原体の感染を受けても発症あるいは重篤化しにくい性質をもつ。ポリオ生ワクチン、百日咳ワクチンなどの予防接種がこれにあたる。獲得免疫の成立期間は病原体の種類によって異なる。

自然に獲得した病後免疫に対して、予防接種や免疫血清注射で得られた免疫を人工免疫とよぶこともある。

III 免疫のしくみ

獲得免疫に関与するものは、リンパ系でのT細胞およびB細胞(表1)が考えられ、体液性免疫と細胞性免疫に分けられている。

1. 体液性免疫(血清抗体)

B細胞とよばれる骨髄由来のリンパ球は、抗体を産生し、抗体と抗原体とが結合することによって、好中球(microphage、小食細胞)やマクロファージ(macrophage、大食細胞)による病原体の貪食作用を促進する。

この抗体は抗体活性をもつ蛋白質で、この蛋白質は免疫グロブリン(immunoglobulin)とよばれ、血液やリンパ液中に出現する。このような抗体産生による免疫現象を体液性免疫という。

免疫グロブリンはIgと略され、その構造や抗原性の違いによって、IgG, IgA, IgM, IgD, IgEの5種類に分けられている。

ウイルス性感染症、ジフテリア、破傷風などに対する免疫反応は体液性免疫を代表するものである。抗体を産生する場所は、骨髄、リンパ節、脾、肝などで、最も速く多量にみられる。

2. 細胞性免疫

細胞性免疫は、体液性免疫に対比する立場から名づけられたものである。

体液性免疫は血清その他の体液中の抗体の作用と説明できるが、細胞性免疫は、免疫の成立ないし出現に、細胞群が関与すると考えられるものである。すなわち、マクロファージからの抗原刺激を受けたT細胞とよばれるリンパ球(胸腺由来)は感作リンパ球となり、これがマクロファージを活性化させて、病原体の貪食作用を促進する。このような免疫現象を細胞性免疫といい、遅延型アレルギー、移植免疫、ある種の感染症(結核、腸チフス、野兎病など)の感染防御免疫などに代表される。

3. 免疫担当細胞

体液性免疫、細胞性免疫で中心的役割を演じる細胞

■図1 獲得免疫の種類

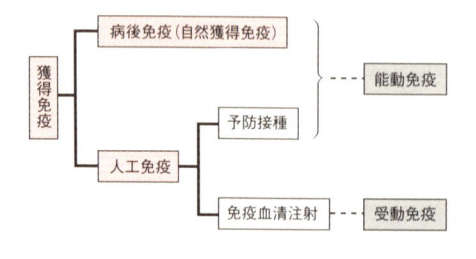

```
                ┌─ 病後免疫(自然獲得免疫) ──┈┈ 能動免疫
獲得免疫 ──┤
                │                     ┌─ 予防接種 ──┈┈
                └─ 人工免疫 ─┤
                                      └─ 免疫血清注射 ──┈┈ 受動免疫
```

■表1　リンパ球の特徴

	Tリンパ球	Bリンパ球
機能	・細胞性免疫 ・移植片拒絶 ・B細胞の調節 ・遅延型過敏反応(DTH)	・抗体産生による液性抗体の産生 ・感染防御 ・即時型アレルギーに抗体が関係
産生体	〈リンホカイン〉 　T細胞が同一の抗原にであったとき ・マクロファージ遊走阻止因子(MIF) ・インターフェロン(IFN) ・インターロイキン(IL) ・マクロファージ活性化因子(MAF) ・伝達因子(トランスファーファクター；TF)	〈免疫グロブリン〉 IgG：細菌やウイルスを殺す，胎盤通過 IgA：局所防御，分泌型(唾液，涙，母乳など)，血清 IgM：初期抗体，分子量が最も大きい IgD：血中に微量，生理的意義不明 IgE：血中に最も少ない，即時型アレルギー関与(レアギン活性抗体)
疾患または現象	・ツベルクリン反応 ・移植免疫 ・接触性皮膚炎	IgE(気管支炎，蕁麻疹，アトピー性皮膚炎，ペニシリンショック) IgG・M(血液型不適合による輸血，薬物アレルギー) IgG(血清病，糸球体腎炎)

■表2　免疫に関与する細胞

好中球	抗体(オプソニン)の協力によって食菌作用と殺菌作用を営む
マクロファージ	食菌作用と殺菌作用，ただし食菌作用は好中球より弱い
K細胞・NK細胞	がん細胞，移植細胞，ウイルス感染細胞を傷害する
B細胞	骨髄由来のリンパ球，抗原の刺激によって分裂，増殖し，抗体産生細胞に分化して抗体を産生する
T細胞	胸腺由来のリンパ球 　a．ヘルパーT細胞はB細胞を抗体産生細胞に分化させ，抗体産生を高める 　b．サプレッサーT細胞はヘルパーT細胞に拮抗したり，B細胞の分化を阻害し，免疫反応を抑制する 　c．エフェクターT細胞はキラーT細胞と遅延型過敏症T細胞に分化する

はリンパ球であり，このリンパ球による反応に，マクロファージ，好中球，好塩基球，好酸球などのいろいろな細胞が関与する．免疫を担当する主な細胞は表2のとおりである．

4．補体

免疫反応に関係する酵素様蛋白質で，新鮮血清中に存在し特異抗体と結合した細胞を溶解する物質を補体という．

補体は抗原抗体複合体と結合して，免疫粘着反応や貪食(食菌)作用を促進したり，溶菌(殺菌)，溶血，細胞破壊を仲介する．

補体の成分は分析が進み，現在，C1〜C9の9成分が明らかにされている．

Ⅳ　ワクチンとその種類

免疫を獲得させることを目的に接種する病原体の免疫原性製剤をワクチンといい，以下のような種類のものがある．

1．弱毒生ワクチン(attenuated live vaccine)

弱毒化した病原体を生きたまま接種するもの，たとえばBCGワクチン，ポリオ生ワクチン(セービンワクチン)など．

2．不活化ワクチン(inactivated vaccine)

加熱や薬品，紫外線などで病原体を死滅させ，免疫原性だけを残して利用するもの．百日咳ワクチン，日本脳炎ワクチン，インフルエンザ(HA)ワクチン，狂犬病ワクチンなど．

3．トキソイド(toxoid)

細菌の産生する毒素を抗原性を損なわないように，ホルマリンなどで無毒化したもの．ジフテリアトキソイド，破傷風トキソイドなどがある．

4．遺伝子組み換えワクチン(リコンビナントワクチン，recombinant vaccine)

感染防御抗原に関与するDNA部分を，大腸菌や酵母のDNAに遺伝子工学的手法で組み入れ，大腸菌や酵母に感染防御抗原をつくらせたもの．

免疫療法
immunotherapy ; IT

I 概念

生体内に細菌やウイルスまたは毒素など(抗原，antigen；Ag)が侵入すると，中和する抗体(中和抗体)が産生され，リンパ球(キラーT細胞など)が分化・増殖し防御する．この免疫反応を応用して疾患の予防や治療をしようとするのが免疫療法である．最近，免疫系は単なる感染防御システムではなく，自己と非自己を識別するシステムであることがわかり，抗体(液性免疫)やT細胞(細胞性免疫)の多様性も分子レベルで解明されつつある．感染症の予防法として確立した予防接種は，いまだ重要な分野であるが，自己免疫疾患や腫瘍に対する免疫療法が積極的に進められている．

II 能動免疫療法－ワクチン

予防接種は，人工的に生体に免疫を与えることにより生体を感染から守る方法であり，宿主の感受性対策として最も重要な免疫療法の1つである．用いられる薬液・ワクチンには，病原性を減じた生きた病原体を用いる生ワクチンと，死滅した病原体を用いる不活化ワクチン，毒素の毒性を失わせて免疫原性のみを残したトキソイドなどがある(表1)．不活化ワクチンには，病原体から免疫を与えるために必要な部分のみを精製した部分ワクチンがある．また，遺伝子学的手法により弱毒株の作製，特定の抗原蛋白のみの産生，DNAワクチンなどの応用が進められている．

生ワクチンは，弱毒株が得られれば安価であり，液性および細胞性免疫が誘導され，長期に持続される利点がある．しかし，疾患本来の臨床反応や強毒株への突然変異などの欠点を有している．

一方，不活化ワクチンには，疾患本来の臨床反応が現れることはないが，大量の抗原を精製する複雑さや免疫の持続が通常短いなどの欠点がある．

予防接種の実施は，疾病予防と健康増進の観点により，義務接種から勧奨接種および個別接種へと改められた(予防接種法，平成13年一部改正)．

→予防接種(よぼうせっしゅ)

定期の予防接種としてジフテリア，百日咳，破傷風，ポリオ，麻疹，風疹，日本脳炎(一類疾患)，およびインフルエンザ(二類疾患)，BCGがあり，任意の予防接種としておたふくかぜ，水痘，A型肝炎，B型肝炎，狂犬病，肺炎球菌がある．

■表1 現在使われているワクチンの種類と接種ルート

	ワクチン	タイプ	接種ルート
生ワクチン	ポリオ	生ウイルス	経口
	麻疹	生ウイルス	皮下
	風疹	生ウイルス	皮下
	BCG	生菌	管針
	おたふくかぜ	生ウイルス	皮下
	水痘	生ウイルス	皮下
	黄熱	生ウイルス	皮下
不活化ワクチン	DPT(三混)	不活化菌体成分，トキソイド	皮下
	DT(二混)	トキソイド	皮下
	ジフテリア(単味)	トキソイド	皮下
	破傷風(単味)	トキソイド	皮下
	A型肝炎	不活化ウイルス	皮下
	B型肝炎	不活化ウイルス	皮下
	日本脳炎	不活化ウイルス	皮下
	インフルエンザHA	不活化ウイルス	皮下
	コレラ	不活化菌	皮下
	狂犬病	不活化ウイルス	皮下
	肺炎球菌	多糖体	皮下
	ワイル病・秋やみ	不活化スピロヘータ	皮下
	ペスト	不活化細菌	皮下

D：ジフテリア，P：百日咳，T：破傷風

III 受動免疫療法

抗毒素療法は，抗体により毒素を中和し無毒化する治療法であり抗血清療法(受動免疫)といわれる．これは菌体外毒素を産生する細菌やウイルスの感染に対して抗毒素(抗体)を投与するもので，破傷風やジフテリアなどで行われる．破傷風では，抗破傷風人免疫グロブリン(TIG)を静注するが，速効性で有効な治療である．ジフテリアでは，ウマなどの異種の抗血清を用いるため，血清の注射歴やアレルギー歴を確かめ過敏症試験を行い，血清病に注意する必要がある．

抗血清療法は特異的な治療法として利用されているが，現在では特別な場合に限られる．

IV 自己免疫疾患に対する治療

自己免疫疾患では，自己の生体成分に対して異常な免疫応答を起こし，その結果生じる自己抗体や自己反応性Tリンパ球を介して組織障害がもたらされる．

ヘルパーT細胞クローンには，インターロイキン(IL)-2，インターフェロン(IFN)-γ，腫瘍壊死因子

■図1　T細胞サブセットのインバランスと疾患

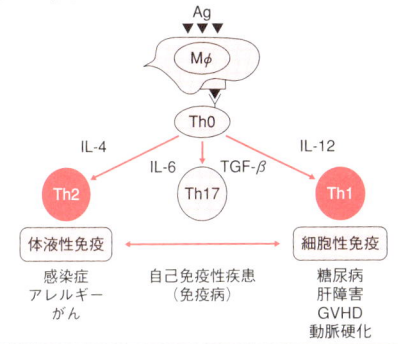

```
              Ag
              ▼▼▼
             ╭───╮
             │ Mφ │
             ╰─┬─╯
               │
             ╭───╮
             │Th0│
             ╰─┬─╯
       IL-4   IL-6  TGF-β   IL-12
        ↓          ↓              ↓
     ╭───╮    ╭────╮         ╭───╮
     │Th2│    │Th17│         │Th1│
     ╰───╯    ╰────╯         ╰───╯
        ↓                       ↓
   ╭──────╮                ╭──────╮
   │体液性免疫│                │細胞性免疫│
   ╰──────╯                ╰──────╯
    感染症      自己免疫性疾患      糖尿病
   アレルギー      (免疫病)         肝障害
     がん                        GVHD
                              動脈硬化
```

IL：インターロイキン　　　IFN-γ：インターフェロン-γ
Mφ：マクロファージ　　　TGF：悪性化増殖因子
Th：ヘルパーT細胞　　　　GVHD：移植片対宿主病

(TNF)-β などを産生する Th1細胞(主に細胞性免疫の調節)と IL-4・5・6・10を産生する Th2細胞(主に液性免疫の調節)の2種類のサブセットが存在する(図1)．これらの Th1・Th2細胞のインバランスにより種々の疾病発症のリスクが高まる．

自己免疫疾患の治療の中心は免疫抑制療法で，非特異的療法(非選択的)と特異的療法に分けられる．非特異的療法には，副腎皮質ステロイド薬，シクロホスファミドなどのアルキル化薬，アザチオプリン，メトトレキサート，ミゾリビンなどの代謝拮抗薬などの免疫抑制薬療法がある．特異的療法は，病態に深く関与しているT細胞，B細胞，マクロファージや接着分子，サイトカインなどのメディエーターを調節・抑制する治療である．組織適合抗原(MHC分子)と自己抗原の会合を阻止し，T細胞の不反応性・免疫寛容を誘導するブロッキングペプチド，炎症性細胞の血管内皮細胞や血管外基質との接着・浸潤を阻害する抗接着分子抗体や可溶型接着分子，抗原受容体に対する抗イディオタイプ抗体や細胞性免疫反応を誘導し，病的T細胞を抑制するT細胞ワクチンや抗Tリンパ球抗体などがある．アフェレーシス療法は，血漿成分や細胞成分を選択的に除去・置換し，免疫反応を抑制する．

関節リウマチでは，TNF-α や IL-1・6に対するモノクローナル抗体や可溶化受容体を用いた抗サイトカイン療法が臨床応用されている．

薬物では，シクロスポリンやタクロリムス(FK506)などの細胞内伝達物質阻害薬が用いられ，Tリンパ球の活性化やサイトカイン産生を特異的に抑制する．

Ⅴ　腫瘍に対する治療

キラーT細胞やナチュラルキラー(NK)T細胞，マクロファージは，体内に発生したがん細胞などの腫瘍細胞を認識し破壊することができる．

キラーT細胞は，抗原特異的にがん細胞を破壊するが，認識するがん細胞の抗原(腫瘍抗原)は，がん化に伴う遺伝子の変化によりがん細胞によって産生される．これにはメラノーマのがん抗原(MAGE)などがある．

NK細胞やマクロファージは，がん細胞に予め感作されることなく破壊できるが(自然免疫)，IFNやサイトカイン(IL-2・7・12)により活性化される(リンホカイン活性化キラー細胞：LAK細胞)．IFNは，MHC抗原，接着分子の発現やキラー細胞の増強など抗腫瘍効果が期待される．

生体外では，サイトカイン存在下でリンパ球よりキラー細胞を誘導する LAK療法や，がん細胞にサイトカイン遺伝子を導入し生体内に戻すことによりキラーT細胞，NK細胞などを分化誘導して抗腫瘍効果を発揮させる方法もこころみられている．

わが国では，宿主の免疫能を増強・調節することにより抗腫瘍効果を導き出す治療(生物応答修飾物質；BRM)として，BCG，OK-432(ピシバニール)，ポリサッカライドK(クレスチン)，ウベニメスク(ベスタチン)，レンチナンなどが用いられている．

リンパ球系腫瘍に対しての抗体(液性免疫)の抗腫瘍効果については，成績は良好だが，固形腫瘍に対する評価は定まっていない．また，ときに免疫機構を逃れてがん細胞が増殖することがあるが(エスケープ現象)，これには腫瘍抗原の喪失や何らかの原因(抗がん薬，放射線，感染症など)で免疫機能が抑制された場合や，がん遺伝子の過剰発現・がん抑制遺伝子変異により，がん細胞の増殖が速くなった場合などが想定される．

Ⅵ　看護上の注意

免疫抑制療法として使用される副腎皮質ステロイド薬や免疫抑制薬は劇的な治療効果を示すが，重篤な副作用を起こすことも少なくない．

長期の治療により免疫反応が抑制され，感染症が誘発もしくは増悪することがある(日和見感染症)．感染予防としては消毒，マスクの着用や手洗いの励行，人込みをさけることなどを指導し，面会人や家族にもマスクの着用や手洗いを指示する．易感染性の高い患者には，患者の身辺の清潔操作，カテーテル挿入部位や褥瘡の清拭を行うほか，感染予防のためには個室管理(無菌室)にしたり，空気清浄器を使用する．

原疾患だけではなく，副作用の症状に対する予防的・個別的な看護が必要とされる．

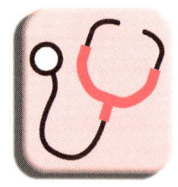

薬物の管理
management of drugs

I 概説

戦後，わが国の平均寿命は延び続け，人生50年から80年へと実に60％も上昇したのは特筆すべきことである．このことは医療の著しい進歩が国民の健康増進に寄与しているといっても過言ではない．

しかしその半面，社会生活の急激な変化は高齢化社会をもたらし，老人医療費の高騰をまねき，今後の医療のあり方や，医療制度の改革に問題を投げかけている．また，医療事故も多発し，国民に不安をいだかせていることも事実である．

世界的な傾向として，医療や医薬品の副作用や相互作用に対する意識が高まっており，米国においては「患者の知る権利」として「Get the answers」が実施されている．わが国でも，日本薬剤師会が1996(平成8)年から同名の運動を開始し成果をあげている．

また，患者に対するインフォームド・コンセント(informed consent，説明と同意)が提唱されて久しい．

最近では，新薬が洪水のように出現しており，これらの新薬は高い効力を有する半面，使い方によっては重篤な副作用を発生させることもあり，薬害が社会問題化していることも周知の事実である．国民一人ひとりが医薬品に関心をもっており，副作用，相互作用などについて知る権利に目覚めていることも見逃せないことである．厚生労働省も副作用や毒性などの報告を医療に携わる医師，歯科医師，薬剤師に公開している．

このような状況において，患者のケアをする看護師が医薬品の用法，安全性，取り扱いなどについてよく理解しておくことは必須である．

II 定義

「薬物」とは，一般的に薬理活性を有する化学物質を指している．「薬剤」とは錠剤，カプセル剤，注射剤，散剤，外用剤などの剤形に製剤化され，また医師，歯科医師の処方せんによって調剤されて，あらゆる疾病などに適用される薬の呼称である．「医薬品」は法的には薬事法や日本薬局方によって規定されている．

III 薬の法令

1．薬事法について

薬事法とは医薬品，医薬部外品，化粧品および医療

■表1　薬事法において医薬品に関する主な内容が定められた項目

①医薬品の定義(第2条)
②医薬部外品の定義(第2条2項)
③医薬品の基準及び検定：日本薬局方の制定(第41条1項)
④毒薬・劇薬の表示(第44条)
⑤指定医薬品(第29条)

用具に関する事項を規制し，これらの品質，有効性および安全性を確保するとともに，医療上必要性が高い医療品や医療用具の研究開発の促進のために必要な措置を講ずることにより，保健衛生の向上をはかることを目的とした，厚生労働省によって規定された法律である．

2．日本薬局方について

日本薬局方(Japanese Pharmacopoeia，局方)は医薬品の基本的な基準書であり，国が重要とする医薬品の規格，試験法などを記した公定書で，5年ごとに改訂されるが，新しい試験法の開発や汎用される医薬品などについては毎年追補版が発行されている．

現在は第十五改正日本薬局方が発行(平成18年3月31日)されており，その内容は通則，生薬総則，製剤総則，一般試験法，医薬品各条(1,483品目)，日局標準品，参考情報からなっている．各医薬品の日本名，英名，ラテン名，薬理作用，薬効，適用，副作用などが各条ごとにまとめられている．

IV 医薬品

1．医薬品の規定(表1)

医薬品とは薬事法第2条において次のように規定されている．

(1)「日本薬局方」に収められている物
(2)人又は，動物の疾病の診断，治療又は予防に使用されることが目的とされている物であって，機械器具，歯科材料，医療用品及び衛生用品(以下「機械器具等」という)でないもの(医薬部外品を除く)
(3)人又は動物の身体の構造又は機能に影響を及ぼすことが目的とされている物であって，機械器具等でないもの(医薬部外品及び化粧品を除く)

日本薬局方に収載されている医薬品を略して「局方医薬品」とよぶが，このほかにも，局方には収載されていないが重要でよく疾病の治療に使用されている医薬品で一般に新薬とよばれている医薬品を「局方外医

薬品(remedia non-officialia)」とよんでいる.

2. 医薬品の種類

医薬品の種類には一般的に医療用医薬品,一般用医薬品,医薬部外品がある.

(1) 医療用医薬品

「局方医薬品」や「局方外医薬品」で,主に「医科向け医薬品」として医師や歯科医師の処方せんによって疾病の治療,症状軽減の目的で使用されている医薬品である.

(2) 一般用医薬品

一般的に大衆薬や OTC 薬(処方せんなしで買える市販薬,over the counter drug)とよばれるもので,作用が緩徐なので,定められた範囲で適正に使用すれば安全性が高いため,一般の人が直接購入して使用してもよい医薬品である(胃腸薬,下剤,かぜ薬など).

(3) 医薬部外品

次のように用いられ,法律上は医薬品と区別される.
① 吐き気その他の不快感または口臭もしくは体臭の防止
② あせも,ただれ等の防止
③ 脱毛の防止,育毛又は除毛
④ 人又は動物の保健のためにするねずみ,はえ,蚊,ノミ等の駆除又は防止

3. 法規上規制のある医薬品

医薬品のなかには,毒薬・劇薬や習慣性医薬品,指定医薬品など薬事法によって規制を受けているものがある.このほか,薬物を規制する法律には,周知のごとく覚せい剤取締法,大麻取締法,麻薬及び向精神薬取締法〔従来の麻薬取締法に替わって1990(平成2)年8月25日施行〕がある.

(1) 毒薬・劇薬の指定基準および表示

急性毒性,LD_{50}(動物実験などで50％致死量を意味する表示)値によって指定されている.指定基準は表2に準じる.

「日本薬局方」収載医薬品には日本薬局方と表示されているが「局方外」医薬品には表示はない(図1).

(2) 習慣性医薬品

薬事法では,習慣性のある医薬品を習慣性医薬品と称している.これらを連用すると精神的依存が増したり,一定の服薬量では効果を生じなくなり,服薬量の増大(薬物耐性)が生じることがある.この医薬品には「注意―習慣性あり」「注意―医師等の処方せん・指示により使用すること」または「習慣性」の文字を表示する義務が課せられている.一般的にはアモバルビタール,エスタゾラム,ニトラゼパム,バルビタールなどの催眠・鎮静薬が多く指定されている.

(3) 指定医薬品

■表2 毒薬,劇薬の指定基準

投与経路	経 口	皮 下 注	静注(または腹腔内注)
毒 薬	<30mg/kg	<20mg/kg	<10mg/kg
劇 薬	<300mg/kg	<200mg/kg	<100mg/kg

■図1 規定表示

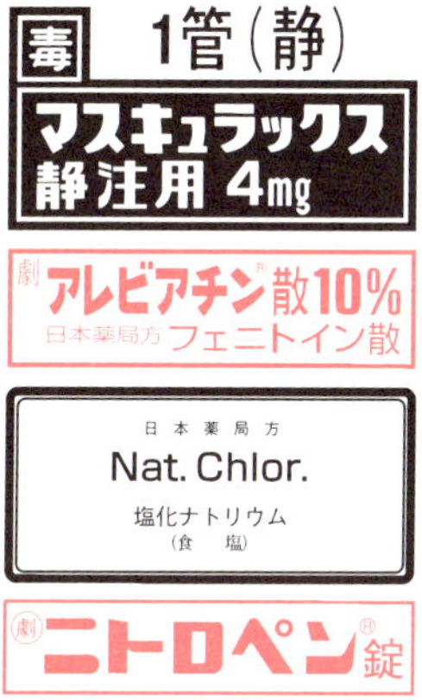

毒 1管(静)
マスキュラックス
静注用 4mg ……毒薬のラベル

劇 アレビアチン散10％
日本薬局方 フェニトイン散 ……劇薬のラベル

日本薬局方
Nat. Chlor.
塩化ナトリウム
(食塩) ……普通薬のラベル

㈱ニトロペン®錠 ……劇薬のラベル

毒薬は「黒地,白わく,白字」でその品名および(毒)と表示,劇薬は「白地,赤わく,赤字」でその品名および(劇)と表示と表示法が定められている(薬事法第44条).

取り扱いに際して専門知識を必要とするもので,薬理作用が強力で,使用法が難しく,薬剤師以外は取り扱うことができないものである.薬事法第29条に指定され一般的には催眠薬,酢酸コルチゾン,性ホルモン薬,向精神薬など要指示薬と重複して指定され規制を受けている.

(4) 麻薬

麻薬は現在,モルヒネ類(モルヒネ,ヘロインなど),アヘンアルカロイド系麻薬(オピオイド,オピスコなど),コカアルカロイド(コカインなど),合成麻薬(オピスタン)など数多く指定されている.

周知のごとく,陶酔,耽溺(たんでき)や薬物耐性を生じ,最終的には禁断症状の連鎖反応を起こし,精神状態の崩壊をもたらすため,輸入,輸出,所持,譲渡,譲受などに関して,麻薬及び向精神薬取締法によって厳しく規制されている.

(5) 生物由来製品

人その他の生物(植物を除く)に由来するものを原料又は材料として製造(小分けを含む.以下同じ)をされる,医薬品,医薬部外品,化粧品又は医療機器のうち,保健衛生上特別の注意を要するものが指定されて

いる．

(6) 特定生物由来製品
生物由来製品のうち，販売し，賃貸し，又は授与した後において当該生物由来製品による保健衛生上の危害の発生又は拡大を防止するための措置を講ずることが必要なものが指定されている．

V 医薬品の在庫管理

1．病棟での在庫管理
病棟での在庫管理(主に注射薬)においては診療科によって繁用される医薬品が異なるが，とくに昇圧薬，強心薬，血液製剤など緊急時に使用する薬は別として，次の方法がある．

1) 定数配置
抗菌薬をはじめ，病棟でよく使用される医薬品を予め在庫数を決めて保管しておき，一定数を使用したら使用した本数を補充する方法である．

例：在庫数30本→20本使用→20本補充．先入れ，先出しが原則．使用頻度を把握して定数配置薬を変更する必要がある．

2) 箱渡し
医薬品を包装のまま補給するので比較的手間が省けるが，在庫管理が難しい方法である．

3) 1本渡し
高価医薬品の在庫を極力さけ，使用時に臨時払い出しを受けるので経済効率はよいが，多忙な病棟では比較的難しい方法であると思われる．

上記のようにそれぞれ一長一短あり，どの方法を選択するかは各施設で検討する．

VI 医薬品の管理

薬物の取り扱いにあたっては，迅速性，経済性，正確性を重んじ，無理・無駄のない管理が必要である．医薬品は多種類で，同種同効の薬物および類似品もさまざまあり，供給面においても緊急性があるものも多く，変動が激しい．とくに病棟など臨床の場においては品質管理面で細心の注意が必要である．

ここでは，医薬品の品質管理について医薬品の安定性に影響を及ぼす要因，保存期間，病棟などにおける医薬品の取り扱い上の注意事項について解説する．

1．医薬品の安定性
保存中に起こる変化として，温度，湿度，光などの要因によって起こる物理的変化，混合などによって起こる着色，沈殿などの化学的変化ならびにカビなどの微生物の汚染によって起こる変質などがある．

1) 湿度
保管場所の湿度が高いと吸湿によるいろいろな変化

■表3 保存期間表示の例

① 抗菌薬
- 区分：指定・要指
- 貯法：室温
- 最終有効年月日：200×.10

② B注射薬
- 剤形：褐色透明アンプル
- 貯法：遮光保存
- 使用期間：200×.12

③ C注射薬
- 貯法：遮光・室温(禁凍結)
- 使用期間：200×.12

が起こる．とくにジアスターゼ，パンクレアチンなどの吸湿性散剤は，梅雨の時期には凝集，凝固あるいは異臭を放ったり変色することがある．

2) 温度
医薬品の化学的分解に著しい影響を及ぼす．温度規制のあるものは，その規制を守ることが重要である．とくに温度の上昇によって分解する医薬品に対しては，冷所保存という方法がとられている．局方では温度に関して，一般的に次のように規定している．

冷所：15℃，冷蔵室：5℃以下，標準温度：20℃，常温：15〜25℃，室温：1〜30℃，微温：30〜40℃．

3) 光
日光とくに紫外線によって多くの医薬品は効力を減じる．とくにアスコルビン酸やビタミンB_6は光によって着色し，リボフラビン(ビタミンB_2)やビタミンB_{12}では変色する．そのため注射薬においては褐色などに着色したアンプルが使用されている．

光に不安定な医薬品は遮光した容器に保存する方法がとられている．

2．医薬品の保存期間
医薬品には，有効期間(使用期間)と有効期限(使用期限)とがある．前者は有効性，安全性を保証する期間で，後者は使用期間の最終年月日を保証するものである．ワクチンなどの生物学的製剤については，製品が検定された時点から有効期間を表示するように定められている(薬事法第42条)．局方には，最終年月日について有効期間のあるものについては記載するように規定されている(表3)．

3．医薬品取り扱い上の注意事項
近年，点滴薬，ワンショット注射液，消毒液などの取り違えミスによって人命に影響を与えるような医療過誤が続出し問題化している．人手不足，看護業務の多様化による疲れや注意力低下，十分な引き継ぎ時間がとれないなど種々な要因があるが，医療過誤は絶対に防がなければならないことである．とくに薬物の取り扱いについては，次の事項に注意する．

■図2　薬物の並べ方の工夫

佐藤一郎 様 ／ 鈴木二郎 様 ／ 田中三郎 様

■図3　カラーラベルの一例

マスキュラックス mg/ml （蛍光赤）

ドルミカム mg/ml （橙色）

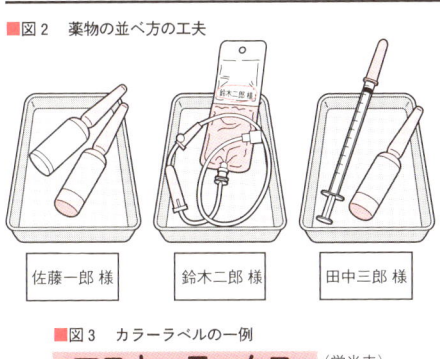

局麻　％　キシロカイン （灰色）

■図4　カラーラベルの貼付例

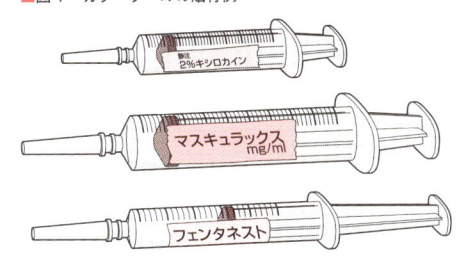

2％キシロカイン／マスキュラックス mg/ml／フェンタネスト

■図5　薬物の注入量と名称の確認

マスキュラックス mg/ml

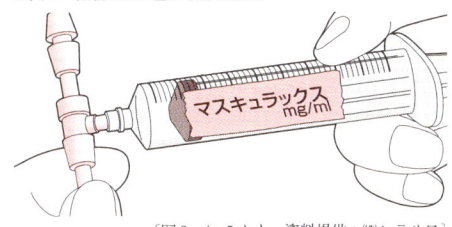

〔図3, 4, 5とも　資料提供：㈱ヒラサワ〕

とくに短い引き継ぎ時間であっても復唱を忘れないことが重要である.

①引き継ぎをする者「これは学研太郎さんの点滴注射液です」．
　引き継ぎを受ける者「これは学研太郎さんの点滴注射液です」と復唱する．
②点滴薬は準備するときに患者の氏名をカラーペンで囲み，アンダーラインを引き，トレイや点滴準備台に吊るして，少し離して置く．ワンショット注射薬はメモに患者氏名を記入しておく（図2）．
③患者氏名の確認（同姓同名の場合がある）
④薬物名の確認
⑤服薬の確認
⑥用法（服用方法）の確認
⑦薬物の汚損，変質（色，沈殿）の注意
⑧注射薬は先入れ，先出し使用を守る．
⑨貯法を守り，温度規制のあるものや遮光保存のものは注意して保管する．
⑩用途別に区別（外用薬，内用薬，消毒薬など）
⑪開封した滅菌製剤の残りは使用しない（微生物汚染のおそれがある）．
⑫類似の名称のものは隣り合わせに保管しない．
⑬注射薬は薬効別，適用別に整理
⑭毒薬・劇薬の表示に注意
⑮製造年月日，有効期限に注意
⑯同じような容器（アンプル，バイアル）が多いので，必ず薬品名のラベルを確認する．

・劇薬，オピオイドなどを中心に，薬物の名称がすでに印刷されたカラーラベルが市販されている．これは注射器に直接貼ることができるため，誤注入を防ぐことができる．また，貼付部位の工夫により，ラベルと注入中の投与量を同時に確認することが可能である（図3, 4, 5）．

4．麻薬取り扱い上の注意

①他の医薬品と区別して鍵をかけて保管する．
②以下のような麻薬事故が生じた場合には，必ず麻薬の品名，その数量，その他事故の状況を麻薬管理者に届け出る．
・麻薬が所在不明になった
・取り扱い中に破損した
・盗難にあった
③アンプルカットしたが使用中止になった場合は，廃棄しないでそのまま返却する．
④使用量の変更により残液が出た場合も返却する．

やせ〈るいそう〉
emaciation, weight loss

I 概念と判定法

やせとは脂肪組織および筋肉などの身体の構成成分が著しく減少し、体重が少ない状態をいう．

一般に体重によって判定される．体重が、身長と性を考慮した標準体重の−10％以下の場合をやせとし、−10〜−20％を軽度ないし中等度のやせ、−20％以下を著しいやせと診断する．−10〜−20％程度のやせは日常生活には支障がないことが多く、臨床的には標準体重の−20％以下のやせが病的なやせとして問題となる．−40％以下になると生命の危険がある．

また体重が正常範囲内であっても進行性の体重減少をみとめる場合には、やせとして対応する必要がある．

さらに浮腫をみとめる場合には、体重だけではやせの判定は困難であり、皮脂厚計や超音波断層法およびCTなどを用いて皮下脂肪厚や内臓脂肪量を測定して判定する必要がある．→肥満〔症〕（ひまんしょう）

II 病態

やせが進行する状態では、消費エネルギーが摂取エネルギーを上回ることによりエネルギー不足となり、体内脂肪組織および筋蛋白を主とする蛋白組織が崩壊し、エネルギー源として利用される．その結果、体脂肪と除脂肪体重が減少し、体内の水分の減少も伴って体重減少をきたす．

III やせの分類と原因

やせは、大きく単純性やせと症候性やせ（図1）に分類される．

単純性やせはとくに原因疾患のない体質的なやせで

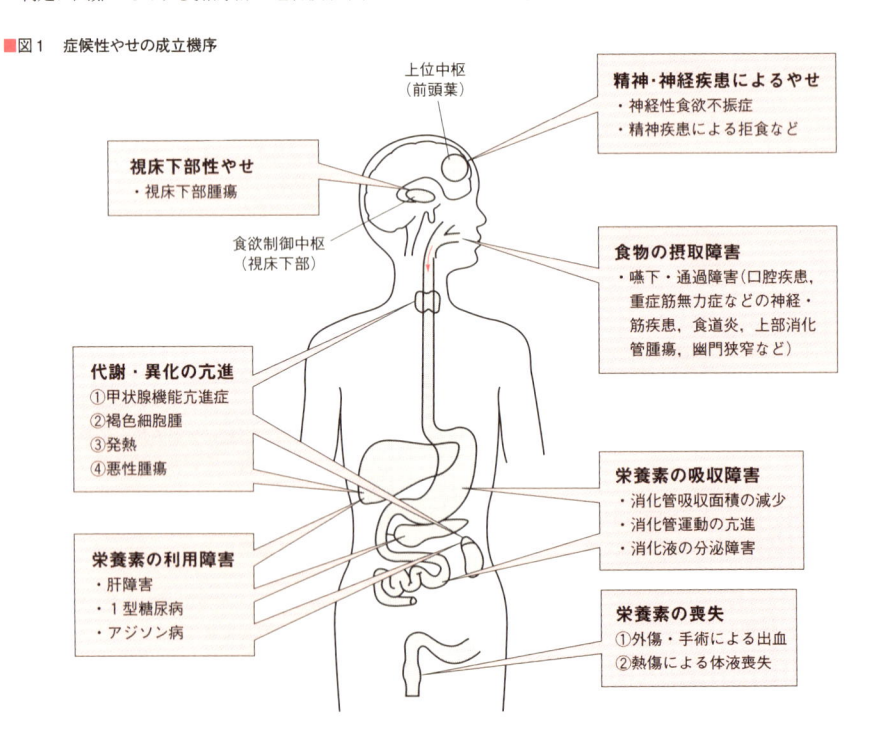

■図1　症候性やせの成立機序

上位中枢（前頭葉）

視床下部性やせ
・視床下部腫瘍

食欲制御中枢（視床下部）

精神・神経疾患によるやせ
・神経性食欲不振症
・精神疾患による拒食　など

食物の摂取障害
・嚥下・通過障害（口腔疾患、重症筋無力症などの神経・筋疾患、食道炎、上部消化管腫瘍、幽門狭窄など）

代謝・異化の亢進
①甲状腺機能亢進症
②褐色細胞腫
③発熱
④悪性腫瘍

栄養素の吸収障害
・消化管吸収面積の減少
・消化管運動の亢進
・消化液の分泌障害

栄養素の利用障害
・肝障害
・1型糖尿病
・アジソン病

栄養素の喪失
①外傷・手術による出血
②熱傷による体液喪失

あり，環境や食習慣のほか遺伝的な要因が大きいと考えられている．

症候性やせは，やせの原因となる何らかの基礎疾患を有する二次的なやせである．基礎疾患としては表1のようなものが考えられる．

また，症候性やせの原因をエネルギー代謝の状態から分類すると表2のように整理されるが，実際にはこれらの病態がいくつか関与している場合が多い．

IV 臨床所見

一般にやせでは自覚症状として，易疲労感，全身倦怠感，冷え性，動悸のほか，女性では月経不順や無月経などをみとめることが多いが，単純性やせでは自覚症状がない場合も少なくない．

他覚所見としては体重減少のほか，皮膚の乾燥，蛋白質欠乏による浮腫，低体温，徐脈，低血圧，基礎代謝の低下，内臓下垂などがしばしばみられる．また発育期においては成長障害がみられる場合がある．

血液検査では赤血球数や白血球数の減少，ヘモグロビン値の低下，血清蛋白や血糖値およびコレステロール値の低下，血清遊離トリヨードサイロニン(FT_3)の低値などがみとめられることが多い．

症候性やせでは，基礎疾患によってこのほかにもさまざまな臨床症状を伴う．

V 検査

1) 喀痰・尿・便などの一般細菌および結核菌培養
2) 血液検査
   赤沈，CRP(C反応性蛋白)，末梢血，血液生化学，血清学的検査，甲状腺ホルモン，副腎および下垂体ホルモン，腫瘍マーカーなど．
3) 画像検査
   単純X線検査，消化管造影検査，内視鏡検査，超音波断層検査，CT，MRI，シンチグラムなど．
4) その他
   心電図，基礎代謝，甲状腺^{123}I摂取率など．

臨床症状によりこれらの検査を必要に応じて行い，症候性やせの原因疾患を明らかにする．

VI 治療

症候性やせでは，まず原因疾患の治療を行うことが大切である．それに加えて栄養補給を行う．
やせの栄養状態を改善させるための一般的な治療法としては以下のものがある．

1) 食事療法
消費エネルギーよりも摂取エネルギーが多くなるように十分な食事を摂るよう指導する．ただし，著明な

■表1 症候性やせをきたす基礎疾患

感染症	結核，寄生虫など
悪性腫瘍	
消化器疾患	胃炎，腸炎，胃・十二指腸潰瘍，潰瘍性大腸炎，クローン病，過敏性腸症候群，吸収不良症候群，肝炎，肝硬変，胆嚢炎，膵炎，食道・胃・腸管などの切除術後
内分泌疾患	糖尿病，バセドウ病，アジソン病，褐色細胞腫，シーハン症候群，シモンズ病，上皮小体(副甲状腺)機能亢進症
精神神経疾患	神経性食欲不振症，神経症，うつ病，統合失調症
神経・筋疾患	球麻痺，重症筋無力症

■表2 エネルギー代謝状態による症候性やせの原因分類

I. 食事摂取量の不足	1. 食事量の絶対的不足	飢餓
	2. 摂取中枢の異常	視床下部障害，ラッセル症候群
	3. 上部消化管疾患による食事摂取の障害	悪心・嘔吐，疼痛，嚥下困難などをきたす疾患
	4. 心因性および精神的因子による食欲の異常	うつ病，アルコール依存症，薬物中毒，神経性食欲不振症，ストレス
II. 腸管からの栄養吸収障害		下痢，膵炎，吸収不良症候群
III. エネルギー代謝の増加および利用障害によるもの	1. 消耗性疾患	慢性感染症，悪性腫瘍，うっ血性心不全，肝硬変
	2. ホルモン分泌異常	下垂体前葉機能不全，甲状腺機能亢進症，褐色細胞腫，アジソン病，糖尿病，脂肪萎縮性糖尿病

(中村正夫ほか監：新訂版 ナースに必要な臨床検査マニュアル．p.348，学習研究社，2000より改変)

やせの場合には，急に高エネルギー食を与えると下痢や浮腫をみとめることがあるので，徐々にエネルギー量を増やしていく．

また栄養素のバランスを整えるとともに，ビタミン，ミネラルが十分に補われるように考慮し，消化吸収のよい食品や調理法を選ぶ必要がある．

2) 経管栄養
やせが著明で経口摂取が困難な場合には，経鼻的経管栄養や経腸的高エネルギー栄養などを行う．この場

3) 輸　液

経口摂取量が不十分な場合には，経静脈的な輸液により水分，糖質，蛋白質，電解質，ビタミン類などを補う．さらに経口摂取が不可能な場合には，中心静脈からの高カロリー輸液を行う．

いずれの場合も，肺水腫を起こさぬように輸液速度は比較的遅めに設定して行う．

4) 薬物療法

必要に応じて胃腸薬や消化酵素薬を投与して胃腸の状態を整え，消化吸収を改善させる．またビタミン薬も適宜投与する．

5) その他

過度の運動はさけ，食後はできるだけ安静にする．また精神的なストレスをさけるなどの生活上の注意を守る．

やせの患者の看護

やせとは，体内の中性脂肪や筋組織の蛋白質が過度に減少し，体重が標準体重より著しく低下している状態をいう．臨床的には，標準体重の20％以上の減少をいうが，体重が少なくても，ほぼ一定して身体機能面に異常をきたさない場合は，健康状態とみなされる．

■看護のポイント

やせには大きく分けて単純性やせと症候性やせがある．

前者に対しては食欲不振改善への援助が必要であり，後者に対しては原因疾患の治療に伴うケアが必要である．

後者の場合は複数の病態がかかわっている場合が多いので，十分な観察のもとでの看護を心がけなくてはならない．とくに精神的な面での支援が重要である．

■観察のポイント

(1) 身体的異常
  - 体重減少に気づいた時期，期間，体重の推移
  - 食欲の有無，食物摂取量
  - 消化器症状（悪心・嘔吐，下痢，便秘など），倦怠感，脱力感，皮膚乾燥など
(2) 嗜好品の有無・量
  - 酒，たばこ，コーヒーなど
(3) 常用薬の有無・期間
  - やせ薬，下剤，覚醒剤，睡眠薬など

(4) 月経不順，不正出血，摂食異常行動
(5) 精神異常・精神状態
  - 家族から聴取する
(6) 検査所見
  - 血液検査，血液生化学検査
  - 内分泌学的検査
  - 肝機能検査
  - 内視鏡検査，X線検査，CT
  - 糞便検査

■具体的なケア

① 食欲の増進をはかる
  ①偏食を改める．
  ②摂取エネルギーは無理のない範囲で増やす．
    - 良質の蛋白質，ビタミンB_1，ビタミンC，ビタミンE，カルシウムを多く摂取
  ③適度の嗜好品
  ④食前，食事中の水分量を少なく，食物摂取量が増加するような献立の工夫
  ⑤食欲不振の原因・誘因の除去
    - ストレス，過労，過度の喫煙，コーヒー過飲などをさける
    - 規則正しい食事時間
  ⑥食事環境を整える．明るい雰囲気で楽しく食事ができるよう工夫する．

② 高度のやせの場合
  ①栄養状態の改善（食欲不振，食物の経口摂取不能の場合）
    - 経管栄養，輸液（経静脈的），経腸的高エネルギー栄養，輸液管理（バイタルサインチェック，尿量のチェック）
  ②重症型の悪性腫瘍，結核，内分泌疾患，血液疾患などは，体重が進行性に減少し，貧血，皮膚乾燥，浮腫などの症状がみられる．
    - 皮膚清潔，褥瘡予防，感染防止
  ③神経性食欲不振症には，精神療法が行われる．心身両面の看護と家族の協力が必要である．

輸液
transfusion, infusion

I 定義・概念

輸液は，体液の補充ないし，水・電解質バランスの是正，栄養の補給，酸塩基平衡の是正などを目的に，水分の経口摂取が不十分なとき，脱水，ショックなどの病態で行われる生命維持に不可欠な治療法の1つである．

II 水・電解質代謝の基礎知識

1．電解質とは

電解質(electrolyte)とは，水溶液では，電気的に正または負の荷電をもつ，すなわちイオンに解離する物質のことである．電解質の役割は恒常性の維持であり，①体内の水分の分布，②酸塩基平衡，③浸透圧，④筋肉の興奮，などを正常に保つことである．

2．体液の種類と電解質組成

体液の種類と分布を示すと図1のようになる．全体液量は体重の約60％を占め，それは細胞内液(40％)と細胞外液(20％)とに大別される．細胞外液20％のうち，血漿量は5％で，残りは間質液(13％)と体腔液(2％)からなる．体液以外の成分は，蛋白質(18％)，脂肪(15％)，無機物質(7％)である．このうち脂肪は水分含量が少ないが，体重当たりの割合が大きく，年齢や肥満の程度により異なるために注意が必要である．

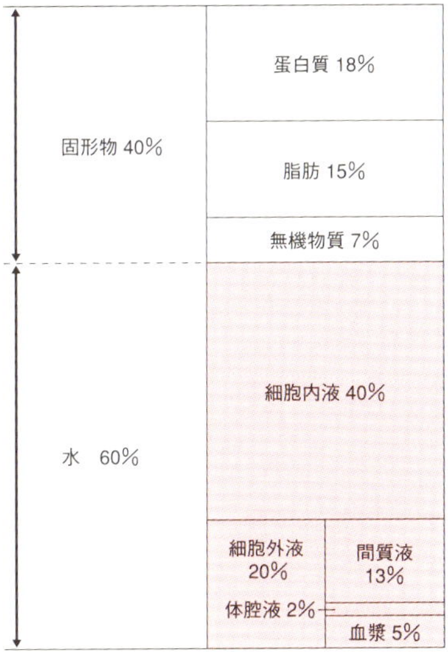

体液の電解質組成をみると，細胞外液のうち血漿において，陽イオンでは Na^+ が最も多く，陰イオンでは Cl^- と HCO_3^- が主要な部分を占めている．細胞内液の陽イオンとしては K^+ が細胞外液における Na^+ とほぼ同量含まれ，陰イオンとしては PO_4^{2-} と蛋白陰イオンが主要部分を占める．

III 基本輸液

輸液の原則は，水・電解質の均衡を保持することであるが，患者のそれまでの病歴と身体所見や血液検査の結果を総合して輸液計画が立てられる．基本的には以下のように考える．

①輸液量＝維持量＋欠乏量×安全係数
　(安全係数＝1/3～1/2)
②維持量＝尿量＋不感蒸泄量－代謝水
　　　　＝尿量＋700 mL(1,000－300 mL)
　　　　＝30～40 mL/kg/日
③ナトリウム(Na)の維持量は通常1～1.5 mEq/kg/日
④カリウム(K)の維持量は通常0.4～0.7 mEq/kg/日
⑤出血，排液などがあれば，1日量を推定して維持量に加える．

新生児では細胞外液量が多く，高齢者では脂肪などの体液以外の割合が増えて体液量は体重の50％以下に減少するため，この両者では，脱水や輸液の影響を受けやすいので注意する．また肥満患者への輸液量は，標準体重(ブローカの式などで算出)を参考に行わないと輸液過剰となってしまうので注意が必要である．

IV 輸液剤の種類

1) 糖質輸液剤

基本は5％ブドウ糖液であるが，フルクトース，ソルビトール，キシリトールなども用いられる．主に水分やエネルギーの補給の目的で用いられる．

2) 電解質輸液剤

いろいろな種類があるが，Na，Clの濃度により，ほぼ血清に近い細胞外液補充液，ほぼ1/2等張の脱水

■図1　体液の分布

固形物 40％	蛋白質 18％
	脂肪 15％
	無機物質 7％
水　60％	細胞内液 40％
	細胞外液 20％ ／ 間質液 13％ ／ 体腔液 2％ ／ 血漿 5％

補給液，1/4等張で1日の必要な水分や電解質の補給を目的とした維持液，点滴開始液などがある．

3) 高カロリー輸液剤

高カロリー輸液法は，上大静脈に留置したカテーテルから高濃度のブドウ糖，アミノ酸，脂肪，電解質，ビタミン，微量元素などの生体が必要とする栄養素を持続的に投与する方法である．

維持液として市販されているものを示す(表1, 2)．基本液とアミノ酸が組み合わせてあるキット製品も販売されている．

■表1 高カロリー輸液用基本液組成一覧表（1製剤当たり）

糖質			ハイカリック液1号 700mL	ハイカリック液2号 700mL	ハイカリック液3号 700mL	トリパレン1号 600mL	トリパレン2号 600mL
糖質	ブドウ糖	(g)	120	175	250	79.8	100.2
	総カロリー	(Kcal)	480	700	1,000	560	700
	Na⁺	(mEq)	—	—	—	3	35
	Cl⁻	(mEq)	—	—	—	9	44
	K⁺	(mEq)	30	30	30	27	27
	Mg²⁺	(mEq)	10	10	10	5	5
	SO₄²⁻	(mEq)	10	10	10	5	5
	Ca²⁺	(mEq)	8.5	8.5	8.5	5	5
	P	(mg)	150	150	250	181	178
	Zn²⁺	(μmol)	10	10	20	10	10
	酢酸塩	(mEq)	25	25	22	6	6
	グルコン酸塩	(mEq)	8.5	8.5	8.5	5	5
	pH		3.5〜4.5	3.5〜4.5	3.5〜4.5	4.0〜5.0	4.0〜5.0
	浸透圧比		約4	約6	約8	約6	約8

■表2 高カロリー輸液用アミノ酸・電解質輸液一覧表（1製剤当たり）

			ピーエヌツイン1号	ピーエヌツイン2号	ピーエヌツイン3号	アミノトリパ1号	アミノトリパ2号	ユニカリックL	ユニカリックN	フルカリック1号	フルカリック2号	フルカリック3号
	容量		1,000mL	1,100mL	1,200mL	850mL	900mL	1,000mL	1,000mL	903mL	1,003mL	1,103mL
糖質	総糖質量		120.0g	180.0g	250.4g	139.8g	175.2g	125.0g	175.0g	120g	175g	250g
	総糖質濃度		12.00%	16.36%	20.87%	16.45%	19.47%	12.50%	17.50%	13.29%	17.45%	22.67%
電解質	Na⁺	(mEq)	50	50	51	35	35	40	40	50	50	50
	K⁺	(mEq)	30	30	30	22	27	27	27	30	30	30
	Mg²⁺	(mEq)	6	6	6	4	5	6	6	10	10	10
	Ca²⁺	(mEq)	8	8	8	4	5	4	4	8.5	8.5	8.5
	Cl⁻	(mEq)	50	50	50	35	35	55	59	49	49	49
	SO₄²⁻	(mEq)	6	6	6	4	5	—	—	—	—	—
	酢酸塩	(mEq)	34	40	46	44	54	10	10	11.9	11.9	11.9
	リン酸塩	(mmol)	8	8	8	5	6	8.3	8.3	8.3	8.3	8.3
	グルコン酸塩	(mEq)	8	8	8	4	5	6	6	8.5	8.5	8.5
	クエン酸塩	(mEq)	—	—	—	10	11	—	—	—	—	—
	Zn²⁺	(μmol)	20	20	20	8	10	20	20	20	20	20
アミノ酸	総遊離アミノ酸量		20.0g	30.0g	40.0g	25.0g	30.0g	25.03g	29.98g	20g	30g	40g
	E/N		1.09	1.09	1.09	1.44	1.44	1.38	1.38	1.33	1.33	1.33
	総窒素量		3.04g	4.56g	6.08g	3.93g	4.71g	3.89g	4.66g	3.12g	4.68g	6.24g
	非蛋白カロリー量		480kcal	720kcal	1,000kcal	560kcal	700kcal	500kcal	700kcal	480kcal	700kcal	1,000kcal
	非蛋白カロリー/N		158	158	164	142	149	128	150	154	150	160
	総カロリー量		560kcal	840kcal	1,160kcal	660kcal	820kcal	600kcal	820kcal	560kcal	820kcal	1,160kcal

V 輸液計画の実際

輸液に際しては,各種疾患,病態に応じた輸液計画が必要となる.

1. 脱　水

生体から体液の減少した状態を脱水という.脱水には,高張性脱水(主として水分の欠乏),低張性脱水(主としてNaの欠乏),混合性脱水(両方の欠乏)がある.最も多いのは混合性脱水である(表3).

脱水の評価には,病歴,自他覚所見,検査所見などによる総合的判断が必要となる.脱水の原因としては,経口水分摂取不足,嘔吐や下痢などによる体外への体液喪失,腹膜炎,腸閉塞による体液の体内貯留,発熱による不感蒸泄の増加,浸透圧利尿などがある.

混合性脱水の臨床症状としては,体重の約2％の喪失では全身倦怠感,脱力感,5％では口渇,皮膚の緊張度の低下,血圧の低下,尿量の減少,10％以上では意識障害,循環不全をきたす.

2. 栄養障害

栄養障害があると低蛋白血症をきたし,創傷治癒の遅延,侵襲,感染に対する抵抗力の低下につながる.高カロリー輸液による効果がみとめられるまでには約2週間を要するといわれている.

改善の目安としては,血清総蛋白6.0g/dL以上が必要となる.

3. 術後の輸液

術後早期には,循環血液量の維持,水・電解質の補充を目的とし,絶食期間の長いものや,経口による負荷が好ましくない場合には,栄養補給が目的となる.手術前後では種々のホルモンの変動があり,次のような変化が起こる.

①Na貯留,K排泄増加,②エネルギー消費量の増大,③外科的糖尿病状態,④蛋白異化

■表3　脱水の分類・原因・症状

分類	・高張性脱水(水分欠乏性) ・低張性脱水(Na欠乏性) ・混合性脱水(水分とNaの同時喪失)
原因	・経口水分摂取量の不足 ・嘔吐,下痢,発汗,排液などにより喪失量が多い場合 ・高張液(高浸透圧利尿薬,高張糖剤液,高濃度経管栄養薬など)の投与時 ・体液の体内貯留のため,水・電解質が体内で利用
症状	口渇,口腔粘膜の乾燥,乏尿,頭痛,皮膚乾燥,無力感,食欲不振,めまい,立ちくらみ,無関心,嘔吐,嗜眠,昏睡

(小玉香津子ほか編:看護の基礎技術Ⅰ.看護必携シリーズ1,p.230,学習研究社,1995)

輸液療法患者の看護

■看護のポイント

①輸液療法を受ける患者は,何らかの原因で経口摂取が十分にできない患者であるので,全身状態の把握,輸液の進行状況を正確に把握することが重要である.また,食べられないことに対する精神的なケアも重要である.
②輸液に伴う事故は,患者の生命を直接脅かすことにもなりかねないので,十分な注意・配慮が必要である.

■観察のポイント

①患者と輸液剤とが一致しているかどうかの基本的な確認
②輸液療法を受けている患者の輸液量と尿量の確認
③点滴刺入部の出血,接続個所からの漏れ,血液の逆流の有無,局所の腫脹の有無の観察

■具体的なケア

①間違えやすい輸液剤をリストアップしておく.
②輸液剤をつくる人と投与する人をなるべく同一にする.
③輸液のルートを整理し,間違った接続がないように注意する.「静脈内投与禁止」などの警告表示や,希釈法や容量につき再確認する.経腸栄養ラインと輸液ラインを混同しないように接続チューブの種類を変える.
④輸液速度を適宜調節し,投与量の過不足を防ぐ.輸液ポンプを使用する.輸液セットには,20滴/mLと60滴/mLのものがある.
⑤点滴刺入部を観察し,出血,漏れなどに迅速に対処する.また,刺入部を清潔に保つ.

輸血
blood transfusion ; BT, BTF

I 血液型 (blood groups)

血液型を決定するものは，主として赤血球膜上に存在する糖蛋白よりなる抗原物質で，抗血清との血球凝集反応により検出される．ABO 式と Rh 式以外は，臨床的意義は少ない．

1. ABO 式血液型

ヒト赤血球には A 型，B 型，AB 型および O 型の 4 種類があり，それぞれ型物質により規定されている．この型物質は共通の前駆物質より生成され，血液型遺伝子によって修飾され，それぞれの血液型となる．

A 型の人は赤血球に A 型の抗原と，血清中には B 型の血球を凝集する正常抗体としての抗 B 抗体をもっており，B 型の人は B 型の抗原と，血清中に抗 A 抗体とをもっている．AB 型の場合は，赤血球に A 型と B 型の抗原をもつが，血清中に抗体はなく，O 型の人は血清中に抗 A，抗 B 抗体を両方もっている．

すなわち，自分の赤血球の抗原物質に対応しない抗体を血清中にもっていることになる．これをランドシュタイナーの法則という．

この法則に基づいて血液型の判定をするが，それにはおもて試験とうら試験を行う．

おもて試験は，既知の判定用血清(抗 A 血清は青色，抗 B 血清は黄色に着色してある)と，検査する血液の血球浮遊液とを混ぜることにより凝集をみる．抗 A 血清(抗 A 抗体を含む)のみに凝集が起こればその血液は A 型，逆に抗 B 血清にのみ凝集が起こればその血液は B 型となり，両血清ともに起これば AB 型，どちらとも凝集反応を起こさなければ O 型と判定される．

うら試験は逆に，検査する血液の血清と，既知の A 型血球，B 型血球とを混ぜて反応をみるものである．

日本人の ABO 式血液型の割合は，A 型 40％，B 型 20％，O 型 30％，AB 型は最も少なく 10％である．

輸血に際しては血液型の一致する血液を用いること（同型輸血）が原則であるが，異型であっても図 1 に示すような方向ならば大きな支障をきたさず輸血ができるとされている（異型適合輸血）．これは，供血者の血球が受血者の血漿によって凝集されなければよいという理論に基づく．供血者の血漿は受血者からみれば非常に少なく，希釈されてしまうため，受血者の血球を凝集するには至らないからである．

また，緊急時などには抗 A 血清だけを用いて凝集をみて，抗 A 血清に陽性 (A 型か AB 型)の場合には A 型血液を輸血し，抗 A 血清に陰性 (O 型か B 型)の場合には O 型血液を輸血するといったことも行われる．

しかし，血清中の不完全抗体 (incomplete antibody)が問題となることがあるので，輸血に際しては交差〔適合〕試験 (cross matching)によって輸血の適否を直接判定すべきである（表 1）．

2. Rh 式血液型

1940 年ランドシュタイナーは，アカゲザル (rhesus monkey)の赤血球でウサギを免疫して得られた血清中に，アカゲザルの血球を凝集する抗体を発見し，このサルの最初の文字をとって Rh 因子と名づけた．

ここで問題となるのは，Rh 陰性者が Rh 陽性者の血液を輸血されたときで，初回の輸血によって抗 Rh 抗体を生じるために，2 回目の輸血によって赤血球が凝集し，血管外溶血によって重篤な貧血をひき起こす．また，Rh 陰性の女性が Rh 陽性の児を妊娠すると，母胎に抗 Rh 抗体を生じ，これが胎盤を通じて胎児に移行すると胎児赤芽球症をきたし，貧血と黄疸を起こす．

Rh 陰性者は白人では 15％もあるのに対し，日本人では 0.5％しかなく，わが国では問題となることは少ない．Rh 因子は 6 種類あり，抗原性の強さは Rh(D)＞(C)＞(E)＞(e)の順で，わが国では(D)，(E)が多い．輸血に際しては，この Rh(D)因子についても判定を行う必要がある．

3. 白血球，血小板の血液型

白血球や血小板の血液型には，ABO 式のほかに，HLA 抗原による血液型があり，血小板には，Zw や K0 といった抗原がある．HLA 抗原は，臓器移植の際，組織適合性抗原としても重要である．

II 輸血の実際

輸血に際してはいろいろな免疫反応が起こることが

■図 1 異型適合
輸血
　　AB
　↗　↖
　A　　B
　↖　↗
　　O

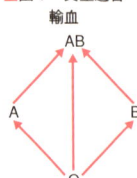

■表 1 交差適合試験

	判定（凝集＋）			
主試験	＋	－	＋	－
副試験	＋	＋	－	－
輸血の可・否	否	可	否	少量は可

主試験——受血者血清＋供血者血球
副試験——供血者血清＋受血者血球

分かっており，臓器移植の一種として考えられるようになっている．現在輸血は全成分を輸血する全血輸血と，必要な成分だけを輸血する成分輸血とに分けられる．主な血液製剤は表2のとおりであり，日本赤十字社から供給される．

1．周手術期の輸血

術前の貧血，低栄養状態の改善のために輸血がなされる．慢性貧血の場合は，ヘモグロビン値7 g/dLを目安にして輸血をするが，臨床症状の改善が得られる最小量とすべきである．全血200 mLに対し，ヘモグロビンは約0.5 g/dL（濃厚赤血球液では0.7～1.0 g/dL）上昇するのを目安とし，循環動態が落ち着いていれば，全血で1日400 mL以内にとどめる．

術中は，重量法による出血量測定により輸血量が決められるが，全身状態の良好な患者で，循環血液量の15～20％の出血であれば細胞外液型輸液製剤を出血量の2～3倍投与する．

循環血液量の20～50％の出血には，細胞外液型輸液製剤とともに赤血球濃厚液や人工膠質液（HES，デキストラン）を用いる．循環血液量の50～100％の出血には細胞外液型輸液製剤，赤血球濃厚液に加え，人工膠質液，等張アルブミン製剤を投与する．循環血液量以上の出血にはこれらのほか，凝固系や血小板数を参考にして，新鮮凍結血漿や血小板濃厚液，さらには新鮮血などの全血輸血も考慮する．収縮期血圧90 mmHg以上，平均血圧60～70 mmHg以上，尿量0.5～1 mL/kg/時を確保する．

2．成分輸血（[blood] component transfusion）

1）赤血球輸血

主として貧血の治療に用いられる．特徴として，循環系への負担が少ないこと，全血中に含まれるK^+，NH_3，クエン酸を含まないので，心臓，腎，肝に負担をかけないこと，抗原や抗体をほとんど含まないので副作用が少ない，などがあげられる．

2）血小板輸血

抗がん薬や放射線治療後の血小板減少症，白血病，血小板減少性紫斑病，播種性血管内凝固症候群（DIC）などで用いられる．

2～3万/μL以上になるように輸血をするが，頻回に行うと抗体がつくられやすく無効になってしまう．

3）白血球輸血

悪性腫瘍に対する化学療法後の顆粒球減少症などに用いられるが，白血球は寿命が短く，大部分は肺で破壊されてしまう．HLA抗原やその他の型のなるべく近い供血者を選ぶ必要がある．

4）血漿輸血

低蛋白血症，ショック，出血傾向など幅広い分野で使われてきたが，使用量が激増したために適応が狭められている．

3．自己血輸血（autotransfusion）

輸血後の肝炎，GVHD（移植片宿主病）の予防のために，術前に自己の血液を保存しておき，待機的手術に使用するもの．採血後にエリスロポエチンを使用し，造血を促す．

III 輸血の合併症とその対策

1．アレルギー反応（発熱，頭痛，発疹など）
解熱薬，抗ヒスタミン薬，ステロイド薬の投与．

2．不適合輸血による溶血反応
昇圧薬，利尿薬，重曹水の投与．

3．循環負荷
瀉血，利尿薬，酸素の投与．

4．大量輸血による代謝障害
① クエン酸中毒：グルコン酸カルシウムの投与
② 高カリウム血症：カルシウムの投与，重曹療法
③ 出血傾向：新鮮血，新鮮血漿輸血

5．感染（梅毒，肝炎，エイズなど）
供血者のスクリーニング．

6．GVHD（移植片対宿主病）
血液製剤中のリンパ球が原因となり，輸血を受けた患者に重篤な免疫反応が起こるもので，死亡率が高い．予防として，リンパ球の含まれる血液製剤に15 Gy以上の放射線照射を行う．

表2 主な血液製剤

	種類	調製	使用期限
赤血球	濃厚赤血球	200 mLヒト血液より血漿の大部分を除いたもの	21日
	洗浄赤血球	10日以内の赤血球を洗浄後，生理食塩液を加えたもの	24時間
	解凍赤血球浮遊液	200 mLヒト血液2単位の赤血球	解凍後12時間
白血球血小板	濃厚白血球	需要により調製	分離後6時間
	濃厚血小板	200 mLに由来する血小板を20 mLの血漿に浮遊	48時間
血漿	新鮮液状血漿	採血4時間以内に調製	12時間
	新鮮凍結血漿	上記のものを−20℃以下に保存	1年間（解凍後3時間）
全血	保存血	CPD保存血液	21日
	新鮮血	合成血—5日以内のO型血球とAB型血漿を混合	24時間
		CPD新鮮血	72時間
		ヘパリン加新鮮血液	24時間
他	クリオプレシピテート	血液凝固因子である第VIII因子を100単位凍結	1年間

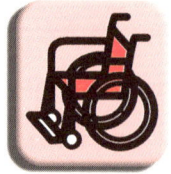

抑制〔法〕
restraint

I 定義・意義

抑制法とは，患者の状態によってやむをえず，抑制帯や拘束衣などで，全身および局所の動作や運動を制限する方法で，患者の安全と安静保持のために行う．

抑制すること自体，非人道的な行為であるので，施行にあたっては患者の自由に対する権利を剥奪しないように留意し，患者や家族に予めよく説明し，同意を得て行う．

また，抑制はできるだけ最小限で効果的な方法を考え，患者に必要以上の身体的・心理的苦痛を与えないようにすることが大切である．

II 目的と条件

1. 目 的
1) 身体各部の固定・支持・安静
- 患者が，注射部位，カテーテル類，創部などに触れ，自己抜去などのおそれがあり，患者の安全面に支障をきたす危険性がある場合

2) 全身の固定・安静
- 意識障害，精神錯乱などの状態にある患者で，転落や外傷などの危険性がある場合
- 自傷行為や他害行為がみられたり，あるいはその危険性のある患者の場合

2. 抑制を行ううえでの条件
①患者の健康の維持・回復に役立つものであることを確認する．
②医師の了解，または指示を得て行う．必ず目的，方法，期間などを明確にし，記録に残す．
③患者・家族に説明し，文書で同意を得る．
④必要以上の制限や強い圧迫をさける．
⑤抑制中には観察を頻回に行い，異常の早期発見，予防的対応に努める．
⑥抑制部位のマッサージ，運動および体位変換を行い，抑制による二次的障害を防止する．
⑦ブザーの位置を確認し，患者からコールがあったときには，すぐに訪室し，安心感が得られるようにする．
⑧看護師は思いやりのある態度で接し，不安や不満を受け止め，ねぎらいの言葉かけや励ましを行いながら，気分転換をはかり，患者の心理的苦痛を軽減する．
⑨家族の面会時には協力を求め，抑制をゆるめるなどの対応をする．
⑩抑制中の患者の状態を記録する．
⑪非常事態(地震，火災など)の際の対応について施設内で明確にしておく．

III 方 法

1. 四肢の抑制
1) 安全ベルトによる抑制(図1)

安全ベルトは，丈夫なキャンバス布でできており，一端にバックルがついている．患者の四肢の太さによって固定が調節できるように工夫されている．主として，関節部位を固定して屈曲運動を制限する．手術室などで多く用いられている．大きさも，小児用，成人用，および上肢用，下肢用と区別されている．

布地が堅いので，スポンジや柔らかい布で皮膚を保護して使用する．

2) 抑制ヒモによる抑制

〔目 的〕

四肢の関節部位の屈曲運動の制限および可動範囲の制限．四肢を固定することによって全身の体動を制限し，安静を保持するために行われる．

〔材質・種類〕

丈夫なあや織り帯ヒモで，病院によっては感触が柔らかいように綿入りのものや，フランネル地で作製されている．

大きさは，幅3～20cm，長さ2～3mと各種のものがあり，患者の年齢，体格，使用部位によって選択する．

〔方 法〕(8字帯，図2)

抑制ヒモで8字帯をつくり，輪の中に四肢を入れ，

■図1 安全ベルト
a. 上肢用安全ベルト　　b. 下肢用安全ベルト

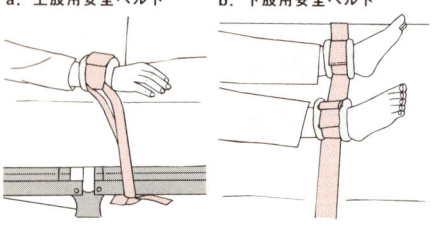

■図2　抑制ヒモの8字帯のつくり方

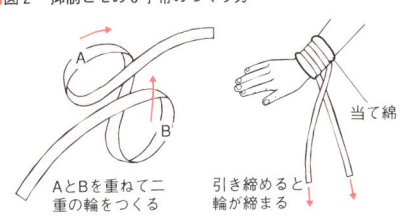

AとBを重ねて二重の輪をつくる
引き締めると輪が締まる
当て綿

残りのヒモをベッドのフレームに固定して用いる。
〔方　法〕（幅広抑制帯）
　幅の広い帯ヒモを膝関節や股関節の上に通し，ベッドの両側のフレームに固定して用いる。
3）その他の物品による抑制
　点滴静脈注射時のシーネ固定や，尖足予防に用いられるフットボードも，四肢の固定や支持のために行われる抑制法の1つである。
4）四肢の抑制時の留意事項
　抑制中は，抑制帯による圧迫・摩擦により生じる循環障害，神経障害，擦過傷に注意する。
①循環障害：発赤，うっ血，浮腫，冷感，チアノーゼなど
②神経障害：末梢の疼痛，しびれ感，感覚鈍麻など
- 少なくとも1時間に1回は抑制帯を取り除き，抑制部位のマッサージと体位変換を行う
- とくに，四肢の抑制では関節部の固定をしているので，可能ならば屈曲，伸展，回転などの運動をする
- 再度抑制する場合も，良肢位を保ちながら，同一体位・肢位をさけるように工夫する
- 抑制帯の接触部位は，できるだけ抑制帯の「面」が当たるようにし，また柔らかい当て綿の上から行うなどの工夫をする。血管や神経の走行部位の抑制には，とくに注意する

2．体幹の抑制
1）拘束衣による抑制
　丈夫なキャンバス布でできており，ベッドに取りつけるための帯ヒモやベルトの中央に，患者の体幹を固定するチョッキやジャケットがついている。
　主に乳幼児，意識障害のある患者の固定や安静のために用いられる。規格品として，いくつかの種類の大きさがあるが，患者の体格によっては合わない場合もある。
　体幹は発汗も多く，汚染されやすいので，拘束衣の上下にタオルを使用したり，下着を着用させたりして用いる。寝衣，寝具のしわに注意して使用する。

2）シーツによる抑制
　病院で使用されているシーツを工夫・利用して，身体全体，あるいは体幹の大きな部分（肩，腰，大腿部）を抑制する。
〔方　法〕
①掛け物の端をすべてマットレスの下にはさみ込み，ベッド柵をする方法
②シーツを対角線上に折って，20～30 cm幅の帯状にしたものを使用して，抑制する方法
③無意識にベッドから降りようとして，転落する危険性の高い患者や，肝性昏睡などで不穏状態が強く，打撲や自傷のおそれのある患者の場合には，②，または①，②の併用が行われる。
　ただし，③の場合には，抑制法によってのみ解決できる状況ではないので，医師と相談して，適切な治療方法の確認をして，過度の抑制をしないように考慮しなければならない。

3）体幹の抑制時の注意事項
①胸・腹部の圧迫はできるだけさけ，呼吸運動を妨げないようにする。やむをえず施行する場合には，身体と同じ高さの枕を両脇に使用し，強い圧迫を防止する。固定後，ベッド柵を上げる。
②呼吸状態，疼痛や不安の有無，皮膚の状態を観察し，身体的・心理的苦痛の軽減をはかる。
③少なくとも1時間に1回は抑制を取り除き，体位変換，背部マッサージを施行する。
④抑制に頼らず，頻回に訪室をし，できるだけ1人にしないようにする。
⑤体幹の抑制を行うときには，看護師2人で行動するなど，すみやかに実施するようにする。
⑥体幹の抑制と同時に四肢の抑制もしている場合には，拘束感が強いうえ，苦痛が大きいので，頻回の観察と援助を行う。また，抑制をしなければならない状況の原因追求を早急にはかり，問題解決に努力する。

IV　まとめ

　現在，医療現場における抑制については，患者の人権を無視した安易な実施が問題になっており，抑制以外の対応が求められる。
　抑制を行う場合には，看護師は記録をきちんと残し，安全・安楽面を十分考慮しながら援助していくことが必要である。
　各病院で規定書を設けたり，安全・安楽面をふまえた抑制具の工夫・開発の推進をはかるとともに，安易に抑制法を用いないように，看護師一人ひとりの熟慮された対応が必要である。

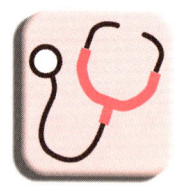

予防接種
vaccination

Ⅰ 定義

感染症，とくに，伝染病を予防する目的で，個人および集団に対して，特定の病気に対する特異的免疫(抵抗力)をつけることをいう．

Ⅱ 目的

伝染病の発生では，感染源，感染経路，感受性(宿主の感受性)が問題となる．宿主の感受性とは，個人および集団の特異的・非特異的免疫のことである．特異的免疫とは，予防接種を行うことにより，特定の病気に対する免疫をつけることである．

1994(平成6)年10月，予防接種法と結核予防法の改正が行われた．改正の要点は，時代に即応すべく対象疾病の見直し，義務集団接種から勧奨個別接種への移行，予診の強化，健康被害救済の充実などである．義務集団接種から勧奨個別接種へと変わることにより，集団としての免疫の低下が危惧されるが，個人防衛の結果としての集団防衛が望まれる．

Ⅲ 種類

1．種類1(表1)
1) **生ワクチン**(live vaccine)
病原体を変異させることにより，ヒトへの感染性と抗原性を保ったまま，病原性をなくすか，あるいは，非常に弱くした生きたままの病原体．弱毒生ワクチン(attenuated live vaccine)ともいう．

2) **不活化ワクチン**(inactivated vaccine)
病原体を化学的または物理的に処理し，抗原性を失わない程度に不活化したもの．わが国では，ウイルスの場合に不活化ワクチン(inactivated vaccine)，細菌では死菌ワクチン(killed vaccine)とよぶこともある．
① トータルワクチン：不活化した菌またはウイルスの全体を使用するもの
② コンポーネントワクチン：感染防御の抗原性をもつ部分(コンポーネント)のみ使用するもの．現在，百日咳ワクチンとインフルエンザHAワクチンがある．

〈その他の不活化ワクチン〉
(1) **トキソイド**(toxoid)
病原体の毒素をホルマリン処理し，抗原性を残し，無毒化したもの．
(2) **遺伝子組み換えワクチン**(リコンビナントワクチン，recombinant vaccine)
感染防御抗原に関与するDNA部分を，大腸菌や酵母菌のDNAに遺伝子工学的手法で組み入れ，大腸菌や酵母菌に感染防御抗原をつくらせたもの．

2．種類2
1) **混合ワクチン**(mixed vaccine)
2種類以上のワクチンを混合したもの：DPT(ジフテリア，百日咳，破傷風)ワクチン，MR混合(麻疹・風疹)ワクチン，MMR(麻疹，おたふくかぜ，風疹)ワクチン．

2) **多価ワクチン**(polyvalent vaccine)
同一疾病のなかの抗原性の違うワクチンを2種以上

■表1 ワクチンの種類

ワクチンの種類	疾患名(ワクチン名)	病原体
生ワクチン	ポリオ(OPV[*1])	ウイルス
	麻疹	ウイルス
	風疹	ウイルス
	MR混合(麻疹・風疹)	ウイルス
	おたふくかぜ	ウイルス
	水痘	ウイルス
	黄熱	ウイルス
	結核(BCG)	細菌
	腸チフス	細菌
不活化ワクチン	百日咳	細菌
	コレラ	細菌
	肺炎球菌による疾病(肺炎球菌多糖体ワクチン)	細菌
	ペスト	細菌
	インフルエンザB菌による疾病(HIB)	細菌
	流行性脳脊髄膜炎(髄膜炎菌ワクチン)	細菌
	腸チフス(Vi多糖体ワクチン)	細菌
	インフルエンザHA	ウイルス
	日本脳炎	ウイルス
	狂犬病	ウイルス
	ポリオ(IPV[*2])	ウイルス
	A型肝炎	ウイルス
	ダニ媒介性脳炎	ウイルス
トキソイド	ジフテリア	細菌
	破傷風	細菌
遺伝子組み換えワクチン	B型肝炎	ウイルス

[*1]OPV：oral poliomyelitis vaccine
[*2]IPV：inactivated poliomyelitis vaccine

混合したもの：ポリオ（1型，2型，3型）ワクチン，インフルエンザ（A型，B型）ワクチン．

3) 沈降ワクチン（precipitated vaccine）

不活化ワクチン（トキソイド，遺伝子組み換えワクチンを含む）に免疫原性を高めるために添加物を加えたもの．添加物のことをアジュバント（adjuvant）という．アジュバントには，アルミニウム塩などがある．

Ⅳ 免疫学的作用機序

1．生ワクチン

生ワクチンの場合は，ほぼ自然感染と同様の免疫反応が起こる．すなわち，接種抗原量は体内で増加し，それに対し体液性免疫（血中抗体，局所抗体）および細胞性免疫（リンパ球，マクロファージ）が成立し，それが長期間持続するので，通常接種回数が少ない（図1）．

2．ポリオ生ワクチン

急性灰白髄炎（ポリオ）のワクチンは弱毒生だが，多価ワクチンのため1回接種では1型，3型の抗体上昇が十分でないため，数回接種の必要がある（図2）．

3．不活化ワクチン

不活化ワクチン（トキソイド，遺伝子組み換えワクチンを含む）は，病原体を不活化し，抗原性のみである．接種抗原量は体内で増加することもなく，血中抗体を中心とする体液性免疫だけであるので，感染防御の抗体水準を確保するには，数回接種による基礎免疫と，数年間隔での追加接種が必要である（図3）．

Ⅴ 法律による予防接種

予防接種法による予防接種は市町村長（臨時接種は都道府県知事．都道府県知事は必要と認めるときは市町村長に行わせることができる）が行うこととされており，予防接種の対象者は予防接種を受けるように努めなければならないこととされている．1994（平成6）年11月の法改正時には，DPT，麻疹，風疹および日本脳炎については原則として個別接種により実施することとし，ポリオ，BCGについては，当面集団接種を原則とするが，個別接種可能な市町村においては個別接種により実施して差し支えないとされている．

また，2001（平成13）年11月の予防接種法の一部改正では，従来のジフテリア，百日咳，急性灰白髄炎，麻疹，風疹，日本脳炎および破傷風を一類疾病とし，対象者は予防接種を受けるように努めなければならないとされたが，新たに定期接種に追加されたインフルエンザは二類疾病とし，その対象者が当該予防接種を受けるように努めなければならないものとはしていない．2005（平成17）年5月以降，日本脳炎ワクチンの積極的勧奨が中止された．その理由としては，副反応の

■図1　生ワクチン接種による免疫反応

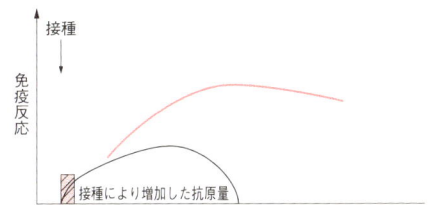

■図2　ポリオ生ワクチン分割接種の意味

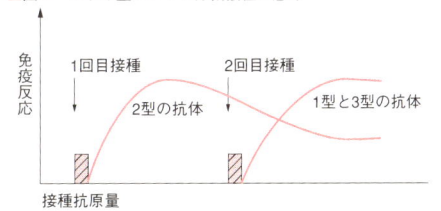

■図3　不活化ワクチン接種による免疫反応

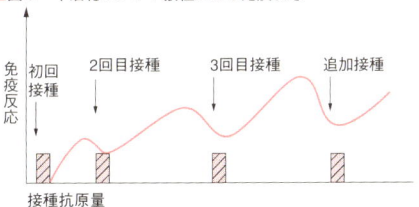

急性散在性脳脊髄炎（ADEM）の重症例が出現したためである．しかしながら流行地である東南アジアへの渡航などで問題となり，接種希望者には定期接種として接種が可能である．

2006（平成18）年4月には，MR混合ワクチンが導入された．2007（平成19）年4月には，結核予防法が感染症法に統合され，BCGが予防接種法に組み込まれた．

1．定期接種－予防接種法

表2に予防接種法に基づく定期接種の種類を示す．

2．臨時接種－予防接種法

厚生労働大臣が定める疾病の蔓延予防上，緊急の必要があると認められる場合，都道府県知事が，接種対象者，接種期間を指定して接種を行う．なお，現在臨時接種の対象として想定されている疾病はない．

Ⅵ 接種不適当者および接種要注意者

1．接種を受けることが適当でない者

①明らかな発熱を呈している者
②重篤な急性疾患にかかっていることが明らかな者

■表2 予防接種法に基づく定期接種の種類

対象疾病（ワクチン）		接種					
		対象年齢	標準的な接種年齢	回数	間隔	接種量	方法
ジフテリア 百日咳 破傷風	沈降精製 DPT ワクチン（三種混合）	1期初回　生後3〜90か月未満	生後3〜12か月	3回	3〜8週	各0.5mL	皮下
		1期追加　生後3〜90か月未満〔1期初回接種（3回）終了後，6か月以上の間隔をおく〕	1期初回接種(3回)後12〜18か月	1回		0.5mL	皮下
		2期　11〜13歳未満（DTトキソイド）	小学校6年(12歳)	1回		0.1mL	皮下
	DTトキソイド（二種混合）	1期初回　生後3〜90か月未満	生後3〜12か月	2回(沈降) 3回(液状)	4〜6週（沈降） 3〜8週（液状）	各0.5mL 各0.5mL	皮下
		1期追加　1期初回接種終了後，6か月以上の間隔をおく	1期初回接種後12〜18か月	1回		0.5mL	皮下
		2期　11〜13歳未満	小学校6年(12歳)	1回		0.1mL	皮下
ポリオ		生後3〜90か月未満	生後3〜18か月	2回	6週以上	各0.05mL	経口
麻疹（はしか） 風疹（三日はしか）	MR混合ワクチン[1]	1期　生後12〜24か月未満		1回		0.5mL	皮下
		2期　5〜7歳未満で小学校就学前1年間		1回		0.5mL	皮下
麻疹[2]（はしか）		1期　生後12〜24か月未満		1回		0.5mL	皮下
		2期　5〜7歳未満で小学校就学前1年間		1回		0.5mL	皮下
風疹[2]（三日はしか）		1期　生後12〜24か月未満		1回		0.5mL	皮下
		2期　5〜7歳未満で小学校就学前1年間		1回		0.5mL	皮下
日本脳炎[3]		1期初回　生後6〜90か月未満	3歳	2回	1〜4週	0.5mL (3歳以上) 0.25mL (3歳未満)	皮下
		1期追加　生後6〜90か月未満（1期初回終了後概ね1年をおく）	4歳	1回			
		2期　9〜13歳未満	小学校4年(9歳)	1回			
BCG[4]		生後6か月未満		1回		規定のスポイトで滴下	経皮
インフルエンザ		・65歳以上 ・60歳以上65歳未満の者であって，心臓，腎もしくは呼吸器の機能またはヒト免疫不全ウイルスによる免疫の機能に障害を有する者（インフルエンザにかかっている者を除く）		毎年1回		0.5mL	皮下

1) MR混合ワクチン：1期は，麻疹，風疹のいずれにも罹患したことがなく，かつ麻疹生ワクチン定期接種，風疹生ワクチン定期接種のいずれの接種も受けていない者が対象となる
2) 麻疹，風疹の定期予防接種：麻疹・風疹(MR)混合ワクチン，または単味麻疹(M)ワクチン，あるいは単味風疹(R)ワクチンを接種する
3) 日本脳炎：定期予防接種の積極的勧奨は中止．ただし，接種希望者は定期予防接種としての接種が可能
4) BCGは2005(平成17)年度から対象年齢が変わり，ツベルクリン反応が廃止されて，直接接種となった．2007(平成19)年度に結核予防法が廃止され予防接種法に組み込まれた

③当該疾病にかかわる予防接種の接種液の成分によってアナフィラキシーを呈したことが明らかな者
④ポリオ（急性灰白髄炎），麻疹および風疹にかかわる予防接種の対象者にあっては，妊娠していることが明らかな者

2．接種の判断を行うに際し，注意を要する者
①心臓血管系疾患，腎臓疾患，肝臓疾患，血液疾患および発育障害などの基礎疾患を有することが明らかな者
②予防接種により2日以内に発熱のみられた者，および全身性発疹などのアレルギーを疑う症状を呈したことがある者
③過去に痙攣の既往のある者
④過去に免疫不全の診断がなされている者，および

近親者に先天性免疫不全症の者がいる者
⑤接種しようとする接種液の成分に対して，アレルギーを呈するおそれのある者

VII　異なる予防接種の接種間隔

不活化ワクチン接種後は6日以上，生ワクチン接種後は27日以上間隔をあけるのが原則である（図4）．ただし，予め混合されていない2種以上のワクチンについて，医師が必要と認めた場合には，同時に接種を行うことができる．米国予防接種実施諮問委員会の勧告では，不活化ワクチン同士や不活化ワクチンと生ワクチンとの組合わせでは，どちらを先に接種しても接種間隔をあける必要がなく，生ワクチン同士の場合のみ28日以上の接種間隔をおくとしている．

VIII　接種可能な予防接種

1．任意の予防接種（表3）
2．海外渡航時の予防接種
　①黄熱ワクチン
　②破傷風トキソイド
　③A型肝炎ワクチン
　④B型肝炎ワクチン
　⑤組織培養不活化狂犬病ワクチン
　⑥髄膜炎ワクチン：日本では原則接種できない．
　⑦腸チフスワクチン：日本では原則接種できない．
3．その他の予防接種
　①MMR：日本では接種できないが，外国では可能
　②インフルエンザB菌（HIB）：欧米の乳・幼児で行われている．日本でも認可予定
　③肺炎球菌多糖体ワクチン（PPV）：2歳以上で肺炎球菌による重篤疾患に罹患する危険が高い個人
　④肺炎球菌コンジュゲートワクチン（PCV）：日本では接種できない．
　⑤コレラ：効果率50～60％．流行地への渡航の際，接種することがある．WHOでは推奨していない．欧米で認可されているワクチンは有効性が高い．
　⑥ワイル病秋やみ混合ワクチン：ワイル病，秋やみの予防
　⑦ペスト：生後6か月以上の希望者，流行地への海外渡航者，感染機会の多い医療従事者など，各検疫所でのみ接種
　⑧ライム病：ライム病の予防．日本では接種できない．
　⑨ロタウイルス：日本では接種できない．
　⑩パピローマウイルス：日本では接種できない．
　⑪ダニ媒介性脳炎：流行地への渡航の際に接種する．日本では接種できない．

■図4　異なるワクチンの接種間隔

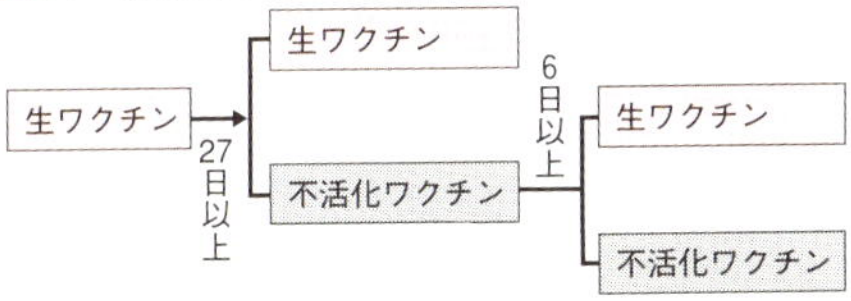

生ワクチン → 27日以上 → 生ワクチン / 不活化ワクチン → 6日以上 → 生ワクチン / 不活化ワクチン

■表3　任意の予防接種

種類	接種					方法
	対象年齢	回数	間隔	接種量		
インフルエンザ	全年齢（定期接種対象者以外）とくに，保育所，幼稚園，小学校，中学校の児童生徒	2回（※）	1～4週（3～4週が望ましい）	1歳未満　0.1mL　1～5歳　0.2mL　6～12歳　0.3mL　13歳以上　0.5mL		皮下
おたふくかぜ	1歳以上の未罹患者	1回		0.5mL		皮下
水痘	1歳以上の未罹患者	1回		0.5mL		皮下
B型肝炎	①母子垂直感染防止　HBe抗原陽性の母親から生まれたHBs抗原陰性の乳児	3回	通常生後2，3，5か月	各0.25mL		皮下
	②HBe抗体陽性キャリアの母親から生まれたHBs抗原陰性の乳児	3回	通常生後2，3，5か月	0.25mL		皮下
	③ハイリスク者，医療従事者，腎透析を受けている者など	3回	1か月間隔で2回，その後5～6か月後に1回	各0.5mL（10歳未満の小児は0.25mL）		皮下　成人では皮下または筋注
A型肝炎	16歳以上の未罹患者	3回	2～4週間隔で2回，その後24週後に1回	各0.5mL		皮下または筋注

※13歳以上の場合，1回でも可

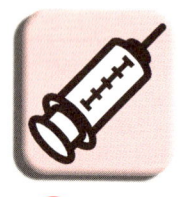

与薬
medication, administration of drugs

I 目的

医師が選択・決定した薬物を患者に与え、その後の反応や状態の変化などの観察や効果の判定を実施することをいい、次の2つを目的とする。
①健康の保持・増進
②疾病の検査、診断、治療、予防

看護業務における与薬の基本は、患者の安全性を最優先に考え、指示された薬物の正しい保管、および適切で正確な適用・観察を行うことにある。

II 与薬における看護の実際

1. 与薬の基本的知識（図1, 2）
①薬物の名称、主な性質と副作用
②薬物の感受性と吸収の速さ
③薬物の体内における分布と分解および排泄
④血液中における薬物濃度と薬効との関連性
⑤薬物の有効量に影響を及ぼす因子（年齢、性別、体格、一般状態の変化など）との関連性

2. 患者の一般状態の観察と把握

患者の一般状態の変化、訴え、徴候により与薬の必要性の有無、与薬可能かどうかを決定する。

看護師は正確な情報を得るために患者の訴えをよく聞き、細かな観察を実施することが大切である。

3. 適切で正しい与薬の実施

正しい与薬をするために与薬上の5原則（表1）の厳守を徹底する。

その他の注意事項として以下のことに留意する。
①薬物や与薬方法によっては、患者に実施・終了の確認をする。
②できるだけ患者に苦痛を感じさせないようにす

■図1　与薬の体制

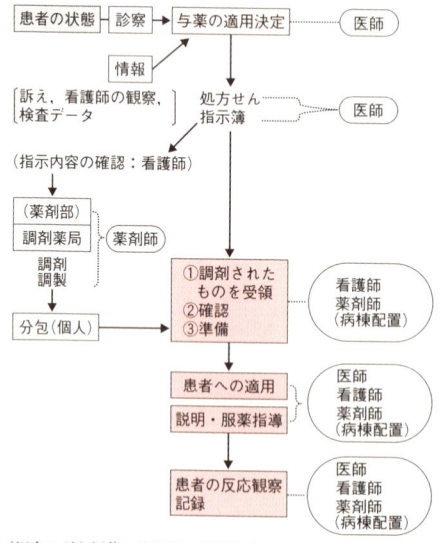

(川島みどり編著：改訂版　実践的看護マニュアル共通技術編. p. 268, 看護の科学社, 2002)

■図2　薬効の影響因子と薬物の吸収・排泄
a. 薬効に影響を及ぼす要因

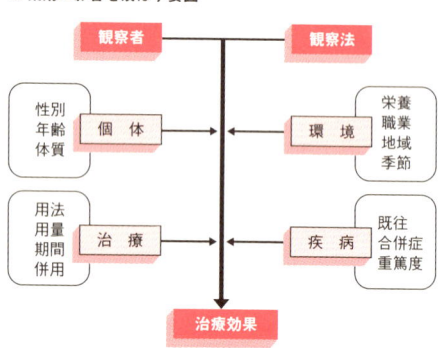

b. 薬物の吸収・排泄

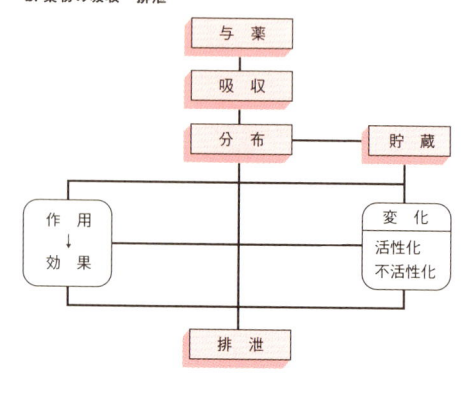

■表1　与薬上の5原則

①指示された薬物……与薬表と薬物の照合
②指示された量………薬物の量の確認
③指示された方法……薬物の与薬法，回数の確認
④指示された時間……与薬の時間，期間の確認
⑤指示された患者……患者名と与薬表・薬袋氏名の照合確認

■表2　経口的薬物の種類

形状	薬剤の種類
粉末剤	散剤，顆粒剤
固形剤	丸剤，錠剤，カプセル剤，トローチ剤
液状剤	水剤，乳剤，油剤，シロップ剤，エキス剤，チンキ剤

③与薬後の観察を継続的に行い，副作用や異常の早期発見に努める．
④誤薬を防ぐには，薬物を準備した者が与薬も行う．

4．記録，報告
①時刻，薬物名，濃度，量，方法，バイタルサイン
②施行前後の患者の全身および局所の状態
③施行者名および介助者名などを記録し報告する．

5．薬物の保管
①指示された保管法を守る(冷暗所，遮光など)．
②ラベルは常にきれいに明確にし，薬びんも清潔に保つ．
③毒薬，劇薬，普通薬の区別を明確にし保管する．
④麻薬は他の薬物と完全に区別し，鍵のかかる保管庫などに保管する．
⑤有効期限の確認
⑥患者ごとに整理する．
⑦不要薬品はすぐ薬剤部に返却する．
→薬物の管理(やくぶつのかんり)

Ⅲ 与薬の方法と種類(表2～4)

1．経口的与薬法
1) 基本的知識
(1) 適　用
①非経口的与薬の注射などと比較して安全，簡便であることから，薬物療法のなかで最も多く用いられている．
②食物が消化・吸収されるときと同様の経路をとる．
　　口→食道→胃→小腸→門脈→肝→肝静脈→心臓→全身をまわり作用する．

(2) 利　点
①複雑な滅菌操作を必要としない．
②患者の自己管理が容易である．

(3) 欠　点
①非経口的与薬の注射と比べて，薬効の発現が遅い．
②消化管の状態により，薬効の発現に違いが出る(表5)．

■表3　包装の種類

包装	内容
SP包装 (strip package)	ポリセロなどのフィルムが材料として使われ，包装内容の薬剤が見える
PTP包装 (press through package)	塩化ビニルが表面に，アルミ箔が裏面に使われている．薬剤を裏面に押すとアルミ箔が破れ薬剤が外へ出る．SP包装に比べ小型である
メタル包装	アルミ箔で薬剤全体を包装したもの．防湿・遮光に優れているが内部の薬剤を見ることはできない

■表4　剤形の種類

剤形の種類		内容
カプセル剤	硬カプセル剤	カプセルに粉末状，液状，懸濁状，のり状などの薬剤を充填したもの
	軟カプセル剤	ゼラチンにグリセリンまたはソルビトールなどを混合し塑性を強力にしたカプセル基剤
顆粒剤		飛散性の薬物を加工し顆粒状にしたもの
細粒剤		薬物を細粒状にしたもの．顆粒剤より粒径が小さく，散剤と混合の際分離せず取り扱えるように散剤の飛散性をなくしている
錠剤	糖衣錠	錠剤を白糖の剤皮で包んだもの．不快な味やにおいの防止，酸化・吸湿などによる薬剤の変質防止を目的としたもの
	腸溶錠	胃で薬剤が変化せず，腸で吸収されるように特殊加工したもの
	フィルムコーティング錠	錠剤を覆う場合に水を使用せず有機溶媒にプラスチック，エチルセルロース，白色セラックなどを溶解したものを用いたもの
	2，3層錠 (積層錠)	種類の異なる薬物を2層，3層に積層したもの．おのおのの成分が相互に反応を起こさないようにしてある

■表5 服用時間別による薬物の種類

薬物の種類	時間	期待する作用
食前薬	空腹時	・下剤や駆虫薬など全身に及ぶ速効性など
	食事前(30〜60分)	・胃液の分泌促進や食欲増進,鎮吐作用など
食後薬	食直後 食後30分	・胃腸を刺激せず緩徐な吸収など ・薬物の大部分はこの時間に内服する.胃腸を刺激しやすい薬物や消化吸収の補助など
食間薬	食後2〜3時間	・胃や腸をあまり刺激せず,吸収が速い薬物や,胃壁や腸壁に直接的な作用を与える薬物
	決められた時間に服用 症状別により随時服用	・薬物の血中濃度を一定の状態に保持し作用させる ・さまざまな症状や訴えに応じて服用し,症状や訴えの軽減をはかる
	就寝前に服用(30〜60分)	・催眠や下剤効果

■表6 口腔内与薬法

目的	経路	剤形と適用
血行性により薬効を期待する場合	口腔粘膜から毛細血管を経る	舌下錠(ニトログリセリンなど),バッカル錠
病変部に直接薬効を期待する場合	口腔内・咽頭の患部	トローチ(口中錠)……目的は局所麻酔,消炎,殺菌

■表7 口腔内与薬法の種類

舌下錠	舌下に挿入して口腔粘膜の表面から口腔の静脈を経て,迅速に全身に作用するため,速効性の効果が得られる ・狭心症発作時に使用するニトログリセリンなど
口中錠(トローチ)	舌の上にのせ,口腔内で徐々に溶解させ,口腔や咽頭部などの局所に直接作用させる
バッカル錠	歯肉と頰の間に含み,徐々に吸収させ,持続的に全身に作用させる ・胃液や腸液,肝で失活する薬物(バリダーゼ)など

(4) 原則
① 能率的かつ正確に準備して与薬する.
② できるだけ飲みやすく,工夫して与える.
③ 以下のような患者にはとくに注意が必要である.
- 乳幼児および低学年児童
- 重症患者
- 精神障害者
- 視力障害者
- 両上肢の障害者
- 高齢者

■表8 直腸内与薬法

目的	適用
血行性により薬効を期待する場合	注射や経口的与薬が不可能な患者に対し,浣腸や坐薬を用いて行う
直腸の蠕動運動を亢進させ便意を促す場合	
病変部(痔や脱肛)に直接薬効を期待する場合	

■図3 直腸内与薬法

2. 注射法
　注射法には,①皮内注射,②皮下注射,③筋肉内注射,④静脈内注射,⑤点滴静脈内注射,⑥動脈内注射,⑦腔内注射がある.
→注射法(ちゅうしゃほう)

3. 口腔内与薬法
表6,7参照.

4. 直腸内与薬法
表8,図3参照.

5. 塗布・塗擦法
表9参照.

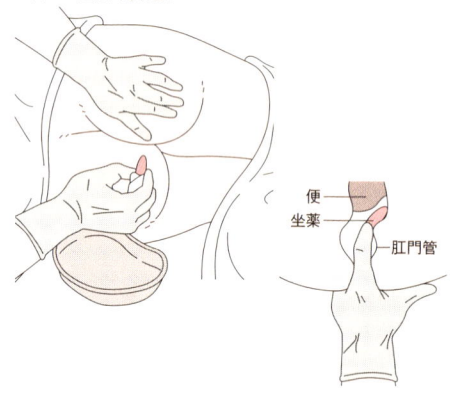

■表9 塗布・塗擦法

目的	適用
局所および全身に薬効を期待する場合	・皮膚・粘膜に薬物をぬり,消炎・鎮痛・消毒・止痒作用をはかる ・水分蒸発の促進・抑制をはかる
病変部に直接薬効を期待する場合	・びらんや潰瘍部に薬物を作用させ,上皮形成の促進をはかる ・痂皮の除去をはかる

卵管疎通検査法
tubal patency test

I 検査の種類

卵管の通過性の有無を調べるもので，不妊症の検査のうちの代表的なものである．本検査法の種類としては卵管通気法，卵管通水法，卵管通色素法，子宮卵管造影法，腹腔鏡検査などがある．

II 卵管通気法(pneumotubation)

1．方法

米国の婦人科医ルビン(Isidor Clinton Rubin, 1883〜1958)によって開発された検査法で，ルビンテスト(Rubin test)とよばれ，広く普及している．描記式卵管通気装置を用いて子宮腔内から卵管へ二酸化炭素(CO_2)を一定の圧力，速度で注入し，二酸化炭素圧力の変動をキモグラフに導いてその曲線から卵管疎通性の有無や卵管の機能を判断する(図1)．

また，本操作中に通気用聴診器を用いて腹壁上よりbubb音(気泡音)，hiss音(蒸気音)を聴診し，通過性の判断資料とするほか，通気終了後の肩の痛みの有無などにより総合的な判定がなされる．なお，軽度の通過障害の場合には治療としても行われる．空気など他のガス体を使用せずに二酸化炭素を使う理由は，二酸

■図1 卵管通気曲線の分類
a．正常型卵管通気曲線
① 低緊張型　② 中緊張型　③ 高緊張型
b．異常卵管通気曲線
① 攣縮型　② 癒着型　③ 狭窄型
④ 閉鎖型　⑤ 混合型

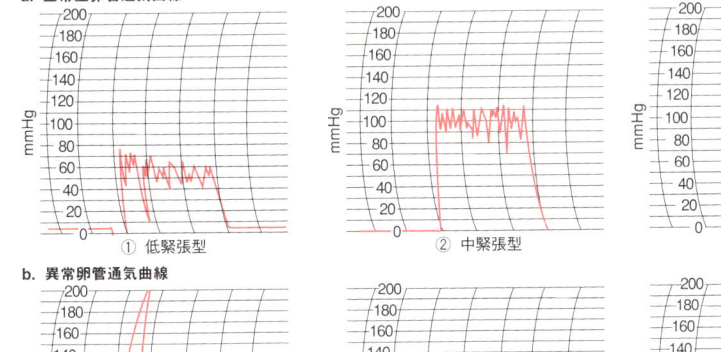

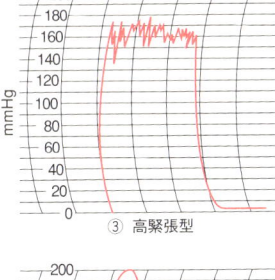

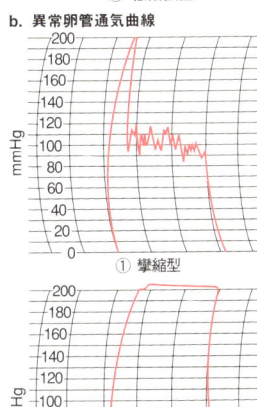

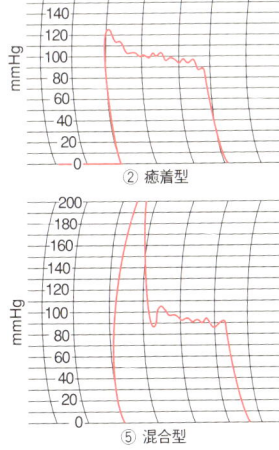

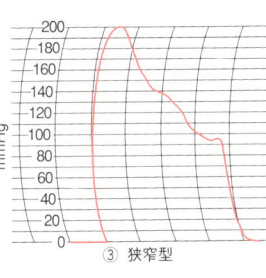

化炭素は血管内に入っても血液に溶解しやすく塞栓症を起こす危険が最も少ないためである．

2．実施の時期

性周期により最も好ましい時期を選ぶ必要がある．事前に基礎体温を測定し，低温期で通常は月経終了後4～6日，少なくとも排卵前2～3日を原則とする．

禁忌としては月経中や妊娠時，生殖器に急性・亜急性炎症がある場合などである．したがって，本検査の施行前に赤沈，末梢血(白血球数など)，CRPなどの血液検査や臨床症状のチェックを行う必要がある．

3．必要物品

①卵管通気装置，②二酸化炭素ボンベ，③通気用嘴管(しかん)または小児用バルーンカテーテル，④マルチン単鈎鉗子，⑤子宮消息子(子宮ゾンデ)，⑥腟鏡(クスコー)，⑦通気用聴診器，⑧消毒用綿球，⑨ブルーシリンジ，⑩滅菌蒸留水または生理食塩液(バルーン使用時)

4．看　護

①患者に本検査についての概略および検査に伴う苦痛などを説明し，不安を軽減する．
②施行直前に排尿させ，膀胱を空にする．
③内診台上に截石位をとらせ，口呼吸により筋の緊張を和らげる(全身のリラックスをはかる)．
④検査終了後は，外陰部にナプキンを当て，内診台より静かに下ろし，15～20分間ベッドに臥床させ経過を観察する．
⑤観察のポイント：気腹症状(悪心・嘔吐，肩の痛みなど)の有無と程度，性器出血の有無，下腹痛の有無
⑥一般に抗菌薬を与薬するので，検査終了後は指示どおり正しく内服するように指導する．
⑦タンポン挿入時はその除去の方法や時期について説明する．
⑧施行当日は入浴(シャワー可)，性交は禁じ，なるべく安静を保つように指導する．

III　卵管通水法(hydrotubation)

1．方　法

気体(二酸化炭素)の代わりに，子宮内に液体(滅菌蒸留水など)を加圧注入して卵管の疎通性を調べる方法である．治療通水として目的に応じ種々の薬物(抗菌薬，副腎皮質ステロイド薬，癒着防止薬など)を10～20 mLの生理食塩液に溶解して用いる場合もある．

2．必要物品

①通水用嘴管，②20 mL注射器，③生理食塩液，④指示による薬物，⑤一般内診用具(II-3．必要物品参照)

3．実施の時期ならびに禁忌，看護

卵管通気法に準じる．

IV　卵管通色素法(chromotubation)

子宮内にインジゴカルミン，メチレンブルーなどの色素剤を溶かした滅菌蒸留水10 mLを注入し，尿の着色の有無により卵管の通過性を調べる方法である．卵管が通じている場合は，色素が腹膜から吸収され，尿に排出されるという原理を応用したものである．

現在はほとんど行われていない．

1．方　法

本検査施行30分前に，患者に水約150～300 mLを飲ませ，実施直前に排尿させる．次いで本検査を実施し，検査終了後10～15分間隔で3～4回排尿または導尿により試験管に分割排尿させ，尿の着色を検査する．被検尿に水酸化ナトリウム数滴を加え，アルカリ性にして着色の程度をみる．

2．実施の時期，必要物品など

卵管通水法に準じる．

V　子宮卵管造影法
(hysterosalpingography；HSG)

1．方　法

子宮口より造影剤を注入し，子宮内腔から卵管さらに腹腔内に拡散する造影剤のX線撮影を行い，子宮や卵管の形態，病変，卵管の通過性の有無などの診断に用いる方法である．女性の不妊症のルーチン検査の1つとして最も重要なものである．

2．実施の時期，禁忌，実施後の注意

卵管通気法に準じるが，この検査の場合は，造影剤使用のため事前にヨードテストを行い，アレルギーの有無についてチェックする．

通常X線モニター透視下で安全に行われる．造影剤の注入圧は100～200 mmHg(Torr)で，2秒間に1 mLを超えない程度の注入速度で行う．

造影剤は油性と水性とがあり，油性の場合は造影能力に優れているが，長時間残留してしまう欠点もあるため，注入直後と24時間後の残像撮影が必要である．水性の場合は吸収されやすいといった長所があるが，造影能力は油性に比較して劣るため，直後と30分後の撮影が行われる．

VI　腹腔鏡検査(laparoscopy；LAP)

1．方　法

ラパロスコープにより，外子宮口より注入した色素(メチレンブルーやインジゴカルミンなどを生理食塩液と混合したもの)が，卵管を通り卵管采から流出するのを観察する方法である．

リスクマネジメント
risk management

I 定義・概念

リスクマネジメントとは,「組織がその使命や理念を達成するために,資産や活動に対するさまざまな危険(リスク)を最小限に抑える管理運営方法の一連のプロセス」で,効率よく組織を守ることである.つまり,「人間はエラーを起こす」ことを前提として,そのエラーから事故を誘発しないようにマネジメントすることである.

産業界のリスクマネジメントは組織の損害を防止することを優先するが,医療におけるリスクマネジメントとは,病院,医療従事者,患者・家族が損失や損害を最小限に抑え,医療ミスや医療事故が発生するのを防ぎ,医療の質を保証することである.医療の質の損失とは,経済的損失だけでなく,患者・家族,来院者,職員の障害,病院の信頼が大きく損なわれるなどさまざまな損失をいう.

看護におけるリスクマネジメントとは,施設の関連部門と連携を取りながら,患者・家族,来院者,職員の安全を守ることである.その結果,看護の質を保証することになり,医療の質を保証することにつながる.看護業務は24時間交代制で,夜間勤務を余儀なくされることから心身の疲労があり,また他者への配慮を伴う感情労働であること,業務の多くが他者から示される要求を読み取ることから始まるなどの特徴がある.結果,看護職は他職種の仕事もチェックする必要があり,看護職自身がチェックされるシステムはないので,看護職は医療事故当事者になる機会が多いのが現状である.

看護実践の場で起こりうる具体的リスクとして,転倒・転落,誤薬,患者誤認,針刺し事故,院内感染,暴力,盗難,災害などがある.

II リスクマネジメントのプロセス

1. リスクの把握

リスクとは,「予想された結果と現実の結果の潜在的な相違」(鮎澤純子:リスクマネジメントの考え方)と考えられ,相違やその損失をできるだけ少なくするためには,どのようなリスクがあり,どこに潜んでいるのかを把握することがリスクマネジメントの取り組みの第1歩である.

把握の方法には,チェックリストや報告書,患者・家族からの直接的・間接的情報,患者満足度調査などがある.さまざまな機会を活用することがリスクの把握につながる.

2. リスクの評価・分析

把握したリスクを,組織の損失を守り事故を防止する視点に立って評価(evaluation)・分析(analysis)を行う.どのような問題や状況が起こりうるのか,その結果どのようなことが予測されるのかについて十分吟味する.

3. リスクへの対応

評価・分析の結果から適切な対応策を複数考え,実施後の結果を予測したうえで,そのなかから適切な方法を実行する.

4. 対応策の評価

対応策を実施した結果,情報が共有され事故防止に成果があったかどうかを評価し,同じような状況の時に同様の状況を作らないよう,再発防止につながっているかを確認する.

III リスクマネジメントの組織化と実際

リスクの発生は,問題が生じ変化が現れたことをいかに知覚し認識しているかにかかっている.問題の現状認識をきちんとすることができれば,将来に予想される状態が認識でき,望ましい状態に向けて対処ができる.現状と望ましい状態のギャップが問題であり,問題を何とかしなければならないという感覚や思考が使命感につながる.どう対処したらよいのか,問題を解決していくための創造的思考が求められる.

看護や医療におけるサービスの根底は安全性が第一に求められる.そして,それを実現する重要なシステムが安全管理である.安全管理システムは,目的を達成するための方針を決定し,結果を達成するための計画を立てて実行し総括する.

また,それを定期的に監査していくことが必要であり,そのために安全知識を共有できるような教育訓練も重要である.インシデントやエラー,アクシデントに関する知識を,関連するすべての職種の人々が共有することが大切である.さらに安全確保のための行動訓練も重要である.このようなシステムが作動しないと,医療従事者と患者・家族との信頼関係が損なわれてしまい,問題の発生につながるおそれが出てくる.

■図1　医療事故に関する対応図

【医療現場】

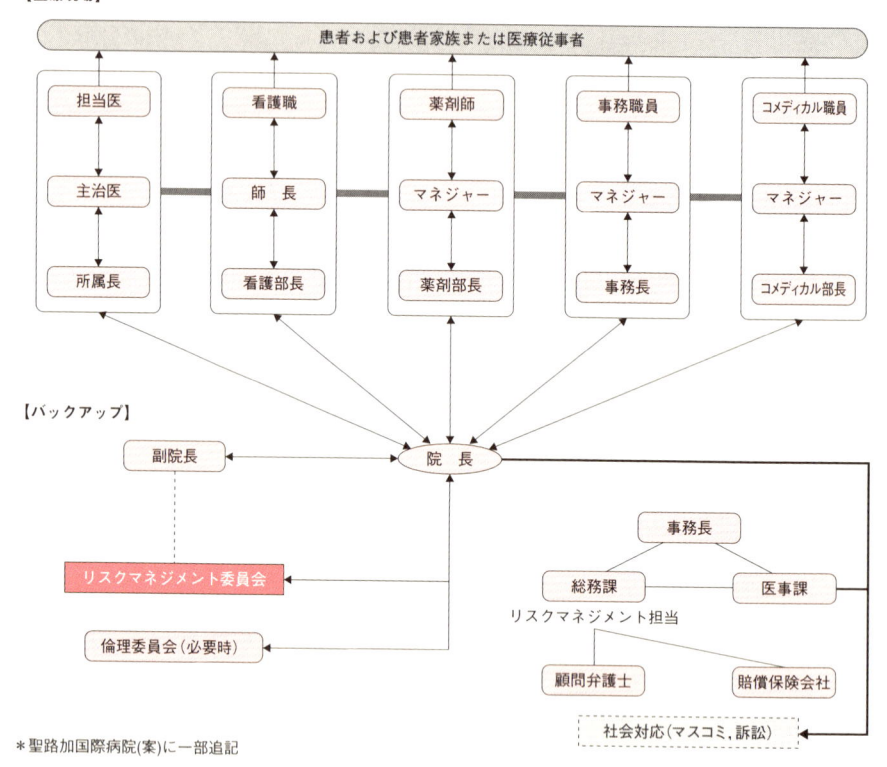

【バックアップ】

＊聖路加国際病院(案)に一部追記

（日本看護協会編：組織でとりくむ医療事故防止－看護管理者のためのリスクマネジメントガイドライン．p.35，日本看護協会出版会，2000）

医療事故に関する対応図(図1)と組織図の例(図2)を示す．

Ⅳ　リスクマネジメントにかかわる重要な用語

①医療事故
医療従事者が実施する業務中に起きた事故で，偶然によって起きた(不可抗力による)事故と，医療者側の過失があって起きた事故の両方をいう．

②医療過誤
医療従事者が実施する業務中に起きた事故のうち，医療従事者側の過失の存在が前提となるものをいう．この過失とは，客観的注意義務違反(結果発生予見義務と結果発生回避注意義務)をいい，行為の違法性である．指示の内容が不明瞭，不十分であれば問い合わせる義務があり，看護職の知識・技術ではできない場合は拒否する義務がある．つまり，専門職としての知識，技術，態度があれば，行為の結果が予見できる，また事故が起きることを回避できるという考え方による．専門職としての注意があれば事故は起きないという前提の考え方である．

③インシデント
思いがけない偶発的できごとに対して，適切な処置が行われないと事故になる可能性がある事象をいう．臨床現場では，「ヒヤリ」「ハット」と称し，レポートを提出して，インシデントについての情報を把握・分析し，リスクマネジメントを実施していることが多い．インシデントレポートは「ヒヤリ・ハ

■図2　組織図の例

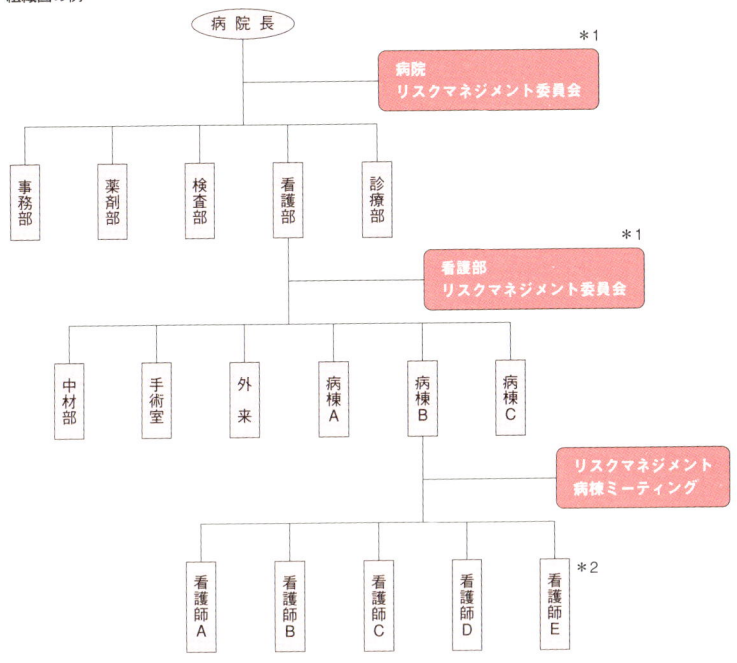

```
                    病院長
                      │
                      ├──────────── 病院
                      │             リスクマネジメント委員会  *1
      ┌──────┬──────┼──────┬──────┐
    事務部  薬剤部  検査部  看護部  診療部
                              │
                              ├──── 看護部
                              │     リスクマネジメント委員会  *1
        ┌──────┬──────┼──────┬──────┐
      中材部  手術室  外来  病棟A  病棟B  病棟C
                                    │
                                    ├──── リスクマネジメント
                                    │     病棟ミーティング
              ┌──────┬──────┼──────┬──────┐
            看護師A 看護師B 看護師C 看護師D 看護師E  *2
```

*1 リスクマネジメントに関する委員会は，必要時組織内の関連委員会などと連携し，組織的に事故防止に取り組む．組織内に，リスクマネジメントに関する専門的な教育・訓練を受けた者を配置するのが望ましい

*2 スタッフの1人に事故防止担当者を設ける方法もある

(日本看護協会編：組織でとりくむ医療事故防止－看護管理者のためのリスクマネジメントガイドライン．p.9，日本看護協会出版会，2000)

ット報告書」「ニアミス報告書」などとも表現されている．

④アクシデント(事故)

インシデントを認識しなかったり，適切な処置が行われなかった場合に事故が発生する．医療における事故とは，患者だけでなく家族，来院者，職員に傷害が発生した場合すべてを含む．事故報告書を作成し，事故に関する事実を確認(情報収集)し分析することが必要である．

⑤エラー

人の誤り全般をいう．誤りには，意識的に不適切な目標を選択してしまう「ミステイク」と，行為に移す過程で無意識的に発生した目標とは異なる行為の「スリップ」が含まれる．前者の例として，IV(ボトル)とIV(点滴静脈内注射)を間違う，後者の例としては，準備したものを無意識に異なる方法で使用することでミスを起こすなどである．

⑥ヒヤリ・ハット

医療業務の実施中に，患者に被害を及ぼすことはなかったが事故を起こしそうになり，ヒヤリとしたり，ハッとした現象の総称．ハインリッヒの労働災害に関する研究(1929年)によれば，一般産業の災害例では，1件の重大事故の背景には，29件の同種の軽症事故，300件の同種のインシデントが存在するといわれ，医療事故の背景にも多くのインシデントがあると予測される．

→ハインリッヒの法則

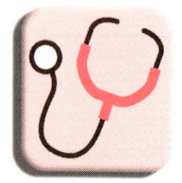

リハビリテーション
rehabilitation ; Reha

I 概説

リハビリテーションとは，障害をもつ人が残された機能を最大限に発揮し，身体的・精神的・社会的に自立することによって，「全人格的復権」を果たすことをいう．リハビリテーション医学・看護は，その過程をあらゆる角度から援助することが要求される．

リハビリテーションの究極的な目標は「その人にとって最良のQOLを実現する」ことである．リハビリテーションにかかわるスタッフは最良の援助と助言を提供するために，質的向上への不断の努力を行う必要がある．リハビリテーションを行う際には，患者の自己決定権と専門家の専門性を両立させることが重要である．さらに，リハビリテーションの目的やプログラムについて多数の選択肢を提示し，よく説明し，その内容を患者・家族が確実に理解したうえで選択し，協力するインフォームド・コオペレーション（十分な説明を受けたうえでの協力）の確立が要件とされる．

従来，リハビリテーションは，身体的・精神的な機能の回復が中心であったが，近年，乳房切除やストーマ造設後のボディイメージの障害，外傷後ストレス障害（post-traumatic stress disorder ; PTSD）などに対する「心のケア」の面においても重視されるようになってきている．

II リハビリテーションの分類

リハビリテーションは，医学的，教育的，職業的，および社会的の4分野に大別される．

1．医学的リハビリテーション

疾患の治療や管理と並行して，機能障害の回復，能力低下の予防および能力の再獲得を目的とし，予防的リハビリテーション，回復的リハビリテーション，維持的リハビリテーションに分けられる．

①予防的リハビリテーション：疾患の増悪を防ぎ，廃用症候群のような二次的合併症を予防する．現在大半の医療機関では早期リハビリテーションに取り組んでいる．
②回復的リハビリテーション：疾患や外傷により低下もしくは失われた機能の回復を促進する．残存機能の開発へのアプローチも重要視されている．
③維持的リハビリテーション：病理過程の進行や加齢によって起こる機能および能力低下を可能なかぎり遅延させることを目的とする．地域のリハビリテーション施設とのかかわりが重要となる．

2．教育的リハビリテーション

先天性の疾患や，後天的原因から障害をもつことになった肢体不自由児，知的障害児，視覚障害児，聴覚障害児に対して行われるサービス．サービスの提供の場は養護学校，盲学校（特別支援学校），児童福祉施設などがある．

3．職業的リハビリテーション

身体的および精神的障害のある人が適した職業につき，かつ継続して就業するための援助サービスである．適性評価→職業指導→職業訓練→就職の紹介・斡旋の過程で行われる．サービスの提供の場には，障害者職業センター，授産施設などがある．

4．社会的リハビリテーション

障害者が家庭，地域社会，職業上の要求に適応できるように援助するほか，リハビリテーションの過程を妨げる経済的・社会的負担の軽減を目的とする．広義には他の医学的・教育的・職業的リハビリテーション領域のサービスの統合，さらには社会そのものをリハビリテートする役割がある．サービスの提供の場は，福祉事務所，社会福祉施設などである．

III 障害の分類

国際障害分類改訂版（International Classification of Functioning, Disability and Health ; ICF）は，2001（平成13）年5月にジュネーブで開催された第54回世界保健会議（WHO総会）で承認された「障害」をとらえるための新分類であり，「すべての人間は何らかの障害をもっている．ICFはそれに対する考え方を提示し，言語の共通化をはかるものである」という視点が強調されている（図1）．改訂後は国際生活機能分類とよばれている．

改訂では従来の3つのレベルの障害に対し，機能形態障害（impairment）を心身機能・構造（body functions & structure）に，能力障害（disability）を活動（activity）に，社会的不利（handicap）を参加（participation）に変更したほか，環境因子（environmental factor）の概念と位置づけが明確にされた．

また，否定的な言葉が排除され，可能なかぎり中立的な言葉による記述に改められたが，本項では，必要な個所以外は，従来の慣用的な表現を用いた．

■図1　ICF(国際障害分類改訂版)概念図

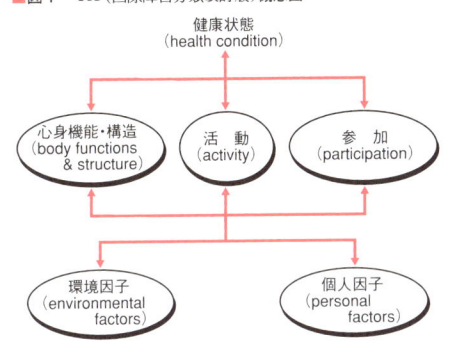

■図2　リハビリテーションのプロセス

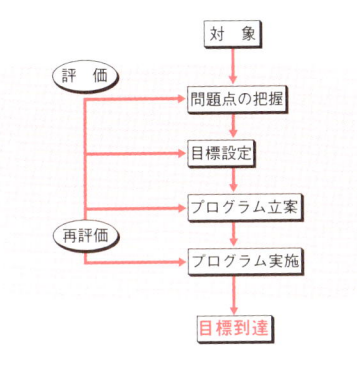

IV　現代医療とリハビリテーション

　高度先進医療により治療医学が大きく進歩し，障害を残しながら治療を継続し，日常生活に生きがいをもって復帰するようになり，看護・福祉などの面から支える必要が出てきた．それは，①機能障害(心身機能・構造)，能力低下(活動)，社会的不利(参加)を補うという3つの側面からの支援，②早期リハビリテーションの実施，③残存機能の能力開発，④心理的サポートという一貫したリハビリテーションの流れで行われる．

　また，どの領域のリハビリテーションであっても，対象(問題・ニードなど)→問題点の把握→目標設定→プログラム立案→プログラム実施という一連のプロセスを経て行われる(図2)が，このプロセスを効率よく進めるためには，チームスタッフの協働とそれぞれの専門領域独自の評価が非常に重要となる．従来は，ともすると理学療法士(PT)は下肢中心の機能障害を，作業療法士(OT)は上肢中心の機能障害と作業療法室のみの日常生活動作(ADL)訓練を，看護師は病室のみのADL訓練を，社会的不利に関しては医療ソーシャルワーカー(MSW)に，という具合に，障害の各レベルに対する働きかけを相互に調整せず独自に行う「分業的なアプローチ」になりがちであった．看護師は，この「協働」の意味合いをしっかりと認識する必要があろう．

V　リハビリテーションチーム

　一貫したリハビリテーションを実施するためには，多くの専門職が参加し，連携したサービスを行う必要がある．他部門と情報交換を十分に行い，話し合い，協議することで効率のよいリハビリテーションが可能になる．チームメンバーには医師，看護師，理学療法士，作業療法士，健康運動指導士，言語聴覚士(ST)，

■図3　リハビリテーションチームの構成

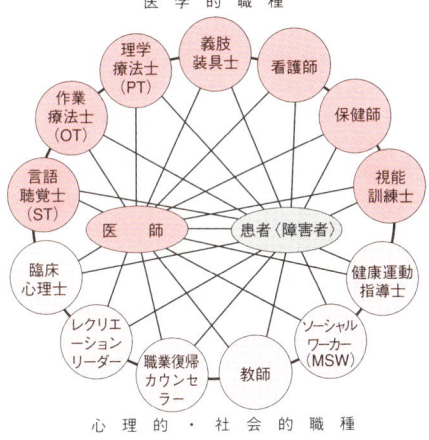

視能訓練士，医療ソーシャルワーカー，臨床心理士(CP)，義肢装具士，職業カウンセラー，教師(就学年齢の障害者対象)，保健師，レクリエーションリーダー(図3)のほか，手話通訳士なども含まれる．

VI　リハビリテーション施設

　発病・受傷直後の医学的管理を中心とした急性期の集中的な治療・リハビリテーションが行われる医療機関(急性期から慢性期まで)から，ADL強化を目的としたADL訓練施設であるデイケアセンターのほか，身体障害者更生施設，高齢者対象の各種施設，職能評価も含めた職業前訓練などを行う身体障害者訓練校など，おのおのの最終ゴールに至るまで，個々の障害や社会復帰のニードに応じて多岐にわたっている．

　そのなかでリハビリテーション病棟の看護で要求さ

れることは，セラピストなどによって行われた基礎的な機能訓練の成果を，患者の生活の場である病棟内のADLに応用的にいかし，患者の自立へ向けての援助をすることであり，そのための環境整備や患者の自立への意識づけなどが主となる．

また，さまざまな社会資源や制度に関する知識の蓄積も行い，患者・家族への助言なども行う医療ソーシャルワーカー的な役割も必然的に担う必要性がある．

Ⅶ 高齢者のリハビリテーション

高齢者のリハビリテーションに関しては，これまでの機能回復訓練が主であった施設内リハビリテーションに対し，地域リハビリテーションという言葉が新たに用いられるようになってきた．日本リハビリテーション病院・施設協会地域リハビリテーション対策委員会による定義を表1に示す．

また，訪問リハビリテーションとは，障害をもった在宅の患者（高齢者に限らない）に対し，専門家が訪問し直接的な作業療法・理学療法のほか，専門的知識や手段を用い，本人・家族とともにその人らしい生活の再構築を行うほか，障害をもちながらの新生活の提案・助言，環境整備や他の人的資源の導入および協力などを行う．設備の整った医療施設ではなく，家庭（生活の場）でのリハビリテーションという特殊性を考慮しながらアプローチすることが重要となる．

Ⅷ 障害別リハビリテーション

1．脳血管障害患者

脳卒中の場合は発症後2〜4日でリハビリテーションを開始し，早期の自宅復帰，社会復帰を目指すなど，急性期を除けば早期よりリハビリテーションを開始するのが原則である．また，過度の安静による廃用症候群の悪循環に陥らないように留意する．患者の状態に合わせ，以下のリハビリテーションを行う．

1) **急性期**：①基本的安静体位と体位変換，②他動的関節可動域（ROM）訓練，③坐位訓練，④嚥下訓練．
2) **後期**：①基本的起居動作訓練，②健側の上下肢・体幹の筋力増強訓練，③起立・立位訓練，④歩行訓練，⑤車椅子訓練，⑥ADL訓練や適用・誤用症候群の評価訓練，社会的不安に対する相談，支援（過用症候群とは，廃用症候群の予防・改善のアプローチの際に，筋力や体力が低下している患者に対し過度の負担を生じさせ害を生じる状態をいい，誤用症候群とは，誤った訓練技術の適用によって新たな損傷を生じさせることをいう．最も多いものに誤った可動域訓練による肩の損傷があげられる）．
3) **泌尿器管理**（排尿自立，排尿困難，頻尿，尿失禁，尿路合併症など）
4) **高次機能障害**（失語・失行・失認など）のリハビリテーション

最近では，急性期からリハビリテーションまで対応する脳卒中ユニット（SU）が普及しつつある．

2．心疾患患者

1) **急性期**

患者の疾患の種類や病状により異なるが，数日間の絶対安静期間が過ぎた合併症のない患者には，段階的に負荷を加えながら徐々に活動範囲を広げる．

2) **回復期**

各種の機能評価をし，退院後の日常生活に適応するように日常生活（立位訓練，室内歩行〜500m歩行，シャワー浴〜階段昇降，1,000m歩行〜入浴など），復職，運動療法，食事などに関する適切な指導をする．

3．呼吸器疾患患者

急性期は急性増悪の防止や集中治療が中心であるが，慢性安定期における家庭での呼吸理学療法（腹式呼吸訓練，肺活動増強訓練，体位ドレナージ），運動療法（歩行訓練），在宅酸素療法の指導は重要なリハビリテーションである．

4．神経・筋疾患患者

急性期，回復期のみならず慢性期も運動機能障害を伴いやすいので，身体的機能に応じた機能訓練を行う．ADLを評価し，呼吸，食事，排泄，清潔，移動，体位変換，更衣，コミュニケーションなどのADLの訓練が中心になる．

5．骨・関節疾患患者

保存療法や手術療法の治療後に運動機能の回復を目指し，姿勢の保持，ADLの査定，ADL訓練と関節の保護，合併症の予防，精神的サポートをする．視聴覚障害者のリハビリテーションや高齢者のリハビリテー

■**表1 地域リハビリテーションとは**
（日本リハビリテーション病院・施設協会 地域リハビリテーション対策委員会, 1991）

- 障害をもつ人々や高齢者が，住み慣れたところで，そこに住む人々とともに一生安全にいきいきとした生活がおくれるよう，医療や保健，福祉および生活にかかわるあらゆる人々が，リハビリテーションの立場から行う活動のすべてをいう
- その活動は，障害者や高齢者のニードに対し，身近ですばやく，包括的・継続的そして体系的に対応しうるものでなければならない
- また，活動が実効のあるものになるためには，個々の活動母体を組織化する作業がなければならない
- そして何より住民活動にかかわる人々が，障害をもつことや年をとることを家族や自分自身の問題としてとらえることが必要である

ションなど，きめ細かい専門的働きかけが進められている．

IX リハビリテーションの方法

1．ADL訓練
ADL訓練は，介助者なしに日常生活をおくることができるように，医師，看護師，理学療法士(PT)，作業療法士(OT)などの協力によってプログラムが計画される．リハビリテーションチームの各メンバーが患者の実現可能な動作を知り，機能進展の指標として日常生活動作評価表(ADL表)を利用する．

看護師は患者の生活動作をよく観察し，患者の自立している動作を代行せず，また患者が積極的に訓練に取り組めるような動機づけを行う．訓練によって自立可能となった生活動作を病棟での生活に活用させ，さらにほかの動作も自立へ向けて訓練の方法を検討するとともに，家族，友人，同僚などの理解・協力が得られるように援助する．
→ADL訓練

2．運動機能障害のリハビリテーション
運動を行うことによって，心理的・身体的機能と能力の改善をはかり，家庭生活・社会生活に復帰できることを目的として援助する．ほかに理学療法(運動療法と物理療法)，作業療法，義肢装具の活用などがある．
(1) **運動療法**：関節可動域の維持・拡大の訓練，低下した筋力を増強・維持するための訓練，筋持久力の増加を目指す訓練，運動の協調性(巧緻性)を獲得するための訓練などがある．
(2) **物理療法**：温熱療法・寒冷療法(アイスパックなど)，電気治療，マッサージ，水治療法(ハバードタンク，温水プール，渦流浴など)，光線療法などがある．
(3) **作業療法**：機能的作業療法，義肢の装着と訓練，自助具・装具の作製と装着，心理的作業訓練などがある．義肢装具は切断された四肢の部分を代償するため(義肢)のものと，四肢・体幹の機能障害の矯正・補助・免荷などを目的に作製されたもの(装具)がある．

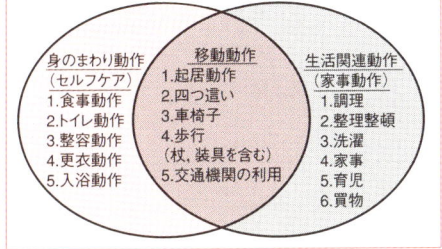

3．言語機能のリハビリテーション
言語障害の代表的なものは失語症と構音障害である．失語症には運動失語(ブローカ失語)と感覚失語(ウェルニッケ失語)，全失語などがある．運動失語は言語表出面の障害，感覚失語は言語理解の障害，全失語は言語のすべての機能の障害である．また構音障害は，発話に関連する神経や筋肉の障害である．

失語症患者のリハビリテーションは，聴覚刺激の利用，繰り返しの学習，得られた反応の強化などが行われる．言語聴覚士による訓練や社会資源の活用が必要である．

4．精神障害のリハビリテーション
精神医療・看護はわが国においても病院中心の医療から地域中心の医療へと変化を遂げつつあり，ますます重要視されているリハビリテーションといえる．目的は精神障害者の自立，社会復帰を果たすことである．医師や看護師に加え，精神医学ソーシャルワーカー(PSW)，作業療法士，臨床心理士(CP)などの専門職，地域の精神保健相談員やボランティアなど広汎な職種の連携のもと，生活行動や生活範囲の拡大を目的とした生活訓練，レクリエーション療法，作業療法を行う．

さまざまな施設や生活支援システムの形態があり，精神病院のほかに，中間施設として集団精神療法などを昼間の一定時間(6時間)行うデイケア(day care, day hospital)，ナイトホスピタルでの夜間受療のような部分的入院，精神障害者の退院後のアフターケアを目的として発展してきた中間施設(half way house)などのほか，患者の自助グループが共同で生活をするグループホーム，援護寮などといった，社会復帰に備える施設も増えている．

X 装具・設備

障害者の身体上の各種障害を補う手段としての狭い意味の用具やツール類から，住環境および社会環境までを含む．装具には自助具(食事用，整容，更衣，入浴，排泄など)，装具(上肢・下肢，杖・歩行器，車椅子など)があり，設備はバリアフリーで車椅子，歩行器，杖で移動可能な環境を有するものを指す．

ADLの概念(日本リハビリテーション医学会)

ADLとは，1人の人間が独立して生活するために行う基本的な，しかも各人ともに共通に毎日繰り返される一連の身体的動作群をいう．この動作群は，食事，排泄などの目的をもった各作業(目的動作)に分類され，各作業はさらにその目的を実施するための細目動作に分類される．リハビリテーションの過程や，ゴール決定にあたって，これらの動作は健常者と量的，質的に比較され，記録される

身のまわり動作（セルフケア）
1. 食事動作
2. トイレ動作
3. 整容動作
4. 更衣動作
5. 入浴動作

移動動作
1. 起居動作
2. 四つ這い
3. 車椅子
4. 歩行（杖，装具を含む）
5. 交通機関の利用

生活関連動作（家事動作）
1. 調理
2. 整理整頓
3. 洗濯
4. 家事
5. 育児
6. 買物

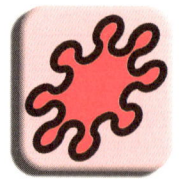

流産・早産
abortion；AB, ABO and premature delivery(birth, labor)

妊娠の持続期間の異常で，妊娠が正期に達する前に分娩することをいい，その時期により流産と早産に大別する．

[A] 流産

I 定義・分類

流産とは，妊娠初期より妊娠22週未満までの妊娠の中絶をいう．また妊娠12週未満の流産を早期流産(early abortion)，12週以降22週未満のものを後期流産(late abortion)の2つに分類している．形式により，自然流産(spontaneous abortion；SA)と人工流産(artificial abortion；AA)とに分けられ，自然流産のほとんどは，妊娠12週未満までに起こりやすい．

II 発生頻度

自然流産は，妊娠全体の約10％と推定されている．妊娠初期ほど多く，その後，妊娠月数が進むにつれて漸減している．

また，初・経産別では初産婦よりも経産婦に多く，妊娠回数が増加するにつれて頻度は高くなっている．母体の年齢については，年齢が高くなるにつれてその頻度も高く，とくに36歳以上に多い．

III 原因

1．胎児側因子

胎芽および胎児が何らかの原因で死亡することによるものが多く，自然流産の50〜70％を占める．

1) 染色体異常

自然流産の約50％が染色体異常によるものとみとめられている．なかでも多いものはトリソミーである．

2) 胎児の奇形

染色体異常に次いで多いもので，全流産の約30％にあたる．

3) 胎児の感染

風疹，水痘，トキソプラズマ，マイコプラズマ，サイトメガロウイルス，クラミジア，その他の細菌感染によるが頻度は低い．

4) その他

胎児付属物の異常によるものなど．

2．母体側因子

1) 生殖器の異常

子宮の奇形(双角子宮など)，子宮発育不全，子宮筋腫，子宮内膜症，子宮頸管不全症，卵巣腫瘍，黄体機能不全など．

2) 生殖器外の異常

内分泌疾患(甲状腺機能異常症，糖尿病，副腎機能異常症など)，先天性代謝異常(母体フェニルケトン尿症，ウィルソン病など)，先天性心疾患，自己免疫疾患(SLEなど)，感染症，母児間血液型不適合，強い精神的刺激など．その他妊娠高血圧症候群，精子・精液の異常や免疫学的不適合などが流産の原因となる．

IV 症状

1．性器出血

脱落膜の剥離，損傷による．はじめは不規則で少量

■図1 流産の診断手順(超音波断層法による)

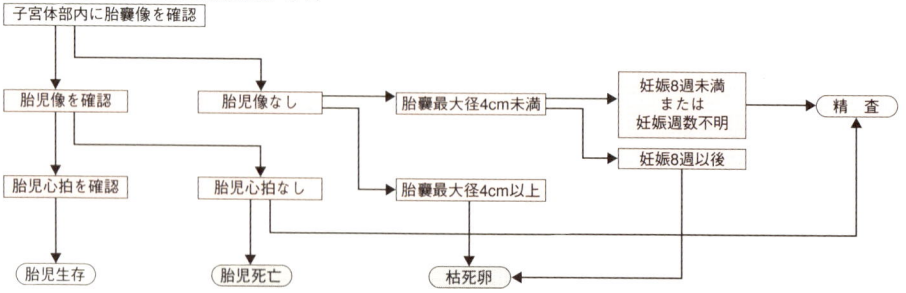

子宮体部内に胎嚢像を確認
→ 胎児像を確認 → 胎児心拍を確認 → 胎児生存
           → 胎児心拍なし → 胎児死亡
→ 胎児像なし → 胎嚢最大径4cm未満 → 妊娠8週未満または妊娠週数不明 → 精査
           → 胎嚢最大径4cm以上 → 妊娠8週以後 → 枯死卵

■図2　流産の種類

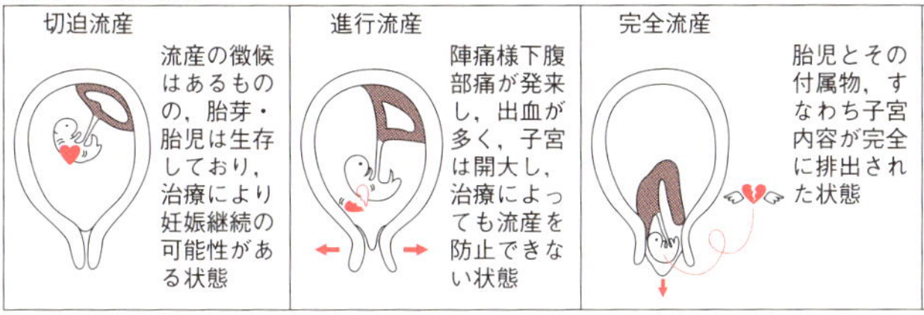

切迫流産	進行流産	完全流産	不全流産	胎芽・胎児が排出され，胎盤・卵膜の一部が子宮内に残っている状態
流産の徴候はあるものの，胎芽・胎児は生存しており，治療により妊娠継続の可能性がある状態	陣痛様下腹部痛が発来し，出血が多く，子宮は開大し，治療によっても流産を防止できない状態	胎児とその付属物，すなわち子宮内容が完全に排出された状態	稽留流産	妊娠22週未満に，胎児が死亡したにもかかわらず，無症状のまま子宮内に停滞し，娩出されない状態
			習慣流産	連続して3回以上の自然流産を繰り返すもの

の出血であるが，流産の進行状態により増量する．ただし，失血死をまねくことはなく，一般状態は良好である場合が多い．

2．疼痛
子宮収縮によるもので下腹部痛，腰痛が主である．初期では軽く，腹部緊満程度から始まり，流産の進行につれて痛みが強くなる．

3．子宮頸管の開大
子宮収縮によって頸管はしだいに開大される．内診所見では，切迫流産の場合は子宮口は閉鎖し，子宮の大きさや硬さも正常妊娠と変わりはない．

胎児がすでに死亡し流産が進んでいる場合には，子宮は妊娠週数に比し小さく硬くなっている．

Ⅴ　診断

流産・早産の診断の要点は，①胎児の生死，②妊娠継続の可否，③感染症ならびにその他の合併症の有無である．検査としては以下のようなものがある．
①超音波断層法(胎嚢の存在による胎児の生死の判別や胞状奇胎，子宮外妊娠との鑑別資料となる；図1)
②超音波ドップラー法(胎児心拍聴診)
③基礎体温曲線(高温相の持続期間)
④ホルモン測定(尿中hCG値)

鑑別診断として，胞状奇胎，子宮外妊娠，機能性子宮出血，子宮筋腫，絨毛上皮腫などがあげられる．

Ⅵ　予防

流産の原因のうち，妊婦側に原因のあるものは，次の2点により防ぐことが可能である．

1．妊娠中の摂生による予防
①妊娠の早期より保健指導を徹底する．
②身体の動静に注意し，心身の過労を防ぐ．
③日常生活面でのコントロールを行う．

2．医学的予防
①陳旧頸管裂傷に対する手術(エンメット法)
②頸管無力症に対するシロッカー(Shirodkar)法，マクドナルド(MacDonald)法などの頸管縫縮術を行うことにより，かなりの成果が得られている．
③その他，子宮収縮予防薬の与薬によるコントロールも行われる．

Ⅶ　流産の種類(図2)と治療・看護

1．切迫流産(threatened abortion)
胎芽・胎児は生存しているが，流産が始まろうとしている状態である．少量の子宮出血と規則的な軽い下腹部痛，腹部の緊満などがその症状である．子宮頸管は閉じており，妊娠継続可能な状態であり，適切な治療看護が重要である．

①心身の安静をはかる．症状が消失してもさらに1週間は安静を保持する．
②便通を整えるよう，食事や水分摂取などにより自然にコントロールする．便秘に対し，浣腸や下剤の使用は流産を誘発するおそれがあり，さけなければならない．
③下半身の保温に注意する．
④薬物療法として子宮筋弛緩薬(塩酸イソクスプリン)のほか，ホルモン製剤や止血薬が投与される．
⑤症状の注意深い観察とともに薬物の副作用にも注意する．

2．進行流産(abortion in progress, inevitable abortion)
流産が開始した状態で，受精卵は子宮壁から剝離しているが排出されていない．下腹部痛，性器出血は増強している状態であり，子宮頸管も開大している．不可逆流産(inevitable abortion)ともよばれており，切迫流産に比し，治癒不可能な状態をいう．排出物の注意深い観察を行うとともにすみやかに子宮内容除去術，子宮内容清掃術が行われる．術後の性器出血の状態を観察する．

3．不全流産(incomplete abortion)
胎芽・胎児は子宮外に排出されたが，付属物の一部または全部が子宮内に残留している状態で，性器出

血，疼痛が持続している．診断がつきしだい，すみやかに子宮内容除去術を行い，子宮収縮や止血をはかる．術後の性器出血の状態の観察のほか，発熱の有無，その他一般状態に注意する．

4．完全流産(complete abortion)

胎芽・胎児および付属物とも完全に排出された状態をいう．

5．稽留流産(missed abortion)

妊娠22週未満に胎芽(胎児)が子宮内で死亡後，症状がなく経過して子宮外に排出されない状態をいう．また，受精卵は子宮壁から剥離しているが，外子宮口の開大が不十分なために子宮頸管内にとどまっている場合を頸管流産(cervical abortion)という．いずれもラミナリア杆，またはヘガール頸管拡張器を用いて子宮頸管を開大させたのち，子宮内容除去術を行う．

6．感染流産(infectious abortion)

流産に子宮内感染を合併したものをいう．なお，化膿の程度が重症化すると敗血症〔性〕流産(septic abortion)とよばれる．

7．習慣流産(habitual abortion)

連続3回以上自然流産を繰り返すものをいう．非妊時に系統的な検査により，その原因を探ることが重要である．そして，原因が特定されれば，その原因除去に対する治療を行う．妊娠時の治療として，頸管無力症に対しては，シロッカー法，マクドナルド法による手術が行われる．シロッカー法は，一般に妊娠12〜23週くらいまでの症例に対して行われ，それ以後の場合は，マクドナルド法が用いられることが多い．

これら頸管縫縮術を施行したのちに生児を出産する成功率は60〜90％といわれている．流産の既往のある妊婦は，妊娠の診断を受けたのちは日常生活の摂生を守り，妊娠の継続保持に努めなければならない．流産予防に対する特別な妊婦管理を行う．

以上，流産の治療看護は切迫流産のように妊娠の継続が可能なものと，進行流産などのように妊娠継続が望めない場合によって大きく異なる．

とくに妊娠継続が望めない場合においては，妊娠により生児を得るという喜びが，突然悲しみに変化するため，妊婦はもとより，夫やパートナー，家族にとっても危機(対象喪失)に直面することになる．したがって，この時期における看護は身体面のみならず，心理面・社会面へのアプローチが大切である．

〔B〕早産

I 定義・分類

妊娠満22週以降から37週未満の分娩をいい，児は早産児とよぶ．このうち，自然に起こる早産を自然早産，人工的に行うものを人工早産という．また，自然早産を3回以上繰り返した場合を習慣早産(habitual premature delivery)という．

なお，臨床経過により切迫早産と進行早産に分類される．

1．切迫早産(threatened premature delivery)

軽い陣痛様腹痛とともに少量の出血があり，分娩が始まろうとする状態をいうが，子宮頸管は開大していない．

2．進行早産

規則的な陣痛の発来とともに頸管も開大し，ときに破水がみとめられる場合をいう．

II 原因

1．母体側因子

母体側の主な原因は次の3つである．
①異常妊娠(妊娠高血圧症候群，多胎，頸管無力症など)
②合併症妊娠(子宮奇形，代謝・内分泌疾患など)
③梅毒などの感染症

2．胎児側因子

水頭症，無脳症などの胎児奇形といわれているが，その原因は不明の場合が多い．

III 治療・看護

①切迫早産の場合は入院し心身の安静に努め，できるだけ早く妊娠維持をはかる．
②分娩監視装置をつけ，子宮収縮の頻度や強さを調べ，厳重にチェックする．
③体位は骨盤高位とする．
④子宮収縮には，子宮収縮抑制薬が与えられる．
⑤食物・水分のコントロールにより，自然に便通の調整をはかるように指導する．
⑥破水のある場合には，感染予防のため抗菌薬(ペニシリン系など)の与薬がなされる．
⑦進行早産で子宮口が3 cm以上開口し，かつ破水している症例では長期間，分娩への進行を防ぐことは困難である．したがって，早産未熟児に対する医療側の体制を整え，対応する．26週以降の児の多くは子宮外生活が可能である．
⑧妊娠35週以前で，分娩が切迫した場合には，児の呼吸窮迫症候群(respiratory distress syndrome；RDS)予防のため，24時間以前に副腎皮質ステロイド薬(ベタメタゾン)12 mgを12時間ごとに2回，母体に静注，あるいは筋注が行われることがある．これを胎児肺成熟化促進療法という．

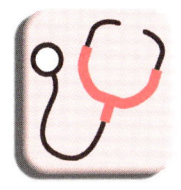

老人福祉施設
facilities for social welfare for the elderly

I 概説

老人福祉法第5条の規定では，老人デイサービスセンター，老人短期入所施設，養護老人ホーム，特別養護老人ホーム，軽費老人ホーム，老人福祉センターおよび老人介護支援センターをいう．また，心身の健康の保持および生活の安定が居住環境や経済的事情などにより損なわれ，居宅での養護を受けることが困難な高齢者を入所，通所させ援助する施設の総称でもある．

老人福祉施設への入所は，介護保険施行以前は老人福祉法に基づき市町村が介護の必要な高齢者に対して施設サービスの必要性を判断し，サービス提供を決定するという租税による「措置制度」であった．

しかし介護保険制度の施行に伴い，福祉施設の利用は介護保険によって行うことになった．介護保険制度はこれまでの老人福祉と老人保健の二制度の統合を目指して創設されたもので，施設入所や在宅福祉サービスの利用は利用者の選択に基づき事業者・施設との契約による形態に変化した．老人福祉法に基づく施設入所は，何らかの事情で介護保険サービスを利用できない場合に限られるようになった．

II 施設の種類

1．老人デイサービスセンター(老人日帰り介護施設)

介護を必要とする高齢者が通所し，入浴，食事，機能訓練などのサービスを利用する施設．利用者の生活障害の軽減と自立支援，家族の介護負担を軽減する目的で設置された．

2．老人短期入所施設(ショートステイ)

介護を必要とする高齢者が，介護者の疾病その他の理由により，居宅において介護を受けることが一時的に困難となった場合に短期入所して養護を受ける施設．特別養護老人ホームなどの施設がこれにあたる．

3．特別養護老人ホーム(介護老人福祉施設)

身体上または精神上著しい障害があるために常時介護を必要とし，居宅において適切な介護を受けることが困難な高齢者が入所して養護を受ける施設である．この施設は利用者の日常の介護および生活支援を目的とし，治療のための医療行為は原則として行わない．

4．養護老人ホーム

身体上，精神上，環境上または経済的理由により居宅で養護を受けることが困難な高齢者を入所させる施設．設置主体は地方公共団体または社会福祉法人であり，入所は市町村の措置決定によってなされる．

5．軽費老人ホーム

家庭環境や住宅事情などの理由により，居宅での生活が困難である60歳以上(夫婦の場合はどちらかが60歳以上であること)の高齢者を入所させ，低額の料金で食事の提供や日常生活に必要な便宜を供与する施設であり，以下の3種類がある．

① A型：食事，入浴，生活相談，健康管理などのサービスが提供される．
② B型：入居条件は自炊可能な健康状態であること．入浴，健康管理などのサービスが提供される．
③ ケアハウス：身体機能の低下または高齢等のために独立した生活に不安があり，家族の援助が困難である場合に入居の対象となる．介護を必要とする場合は，ホームヘルプサービスやその他の外部の在宅福祉サービスを利用して生活する．

6．老人福祉センター

地域の高齢者に対し，無料または低額料金で各種の相談に応じるとともに，健康の増進，教養の向上およびレクリエーションなどの便宜を総合的に提供することを目的とした施設である．

7．老人介護支援センター

在宅の要介護者と家族を対象に，社会福祉士や介護職員，看護師などの専門家が在宅介護に関する総合的な相談に応じ，介護サービスを提供する機関．福祉用具の展示や使用方法の指導，保健・福祉サービスの円滑な利用に向け市町村との連絡・調整などを行う．主として地域包括支援センター，在宅介護支援センターがこの役割を担っている．

8．その他

このほか老人福祉向上のための施設として，有料老人ホーム，老人休養ホーム，老人憩いの家などがある．

III 看護師の役割

これらの施設では，入院治療を必要としない高齢者を対象に介護を行うため，医師は常駐していない．看護師は介護職員とともに日常の生活支援をしながら利用者の健康状態をよく観察し，正確なアセスメントを行うことが重要である．看護における予防的ケアと異常の早期発見および迅速な対応が必要とされる．

付 録

付録1　臨床検査基準範囲……………1500
付録2　消毒薬一覧……………………1510
付録3　EBM/EBN関連用語と定義……1514
付録4　インターネットリソース一覧……1516
付録5　医療現場でつかう英会話……1518
付録6　臨床略語集……………………1524

付録1　臨床検査基準範囲

(慶應義塾大学病院中央臨床検査部)

臨床検査基準範囲は，通常，臨床検査値を判断するものさしとして一般的に用いられているが，実際の概念としては「健常と思われる集団にある検査を行い，その95％が属する範囲」であるということができる．よって本来，基準範囲には「疾患を診断する値」や「望ましい値」という意味があるわけではなく，近年はいくつかの項目で，基準範囲よりも臨床的な根拠に基づく値である「臨床判断値」が設定されるようになってきている．以下の表では慶應義塾大学病院中央臨床検査部で現在用いている基準範囲を示しているが，一部の項では臨床判断値を示してあるものもある．

なお，基準範囲は測定方法・年齢・性別などによっても変化することが多いので，下記の表の基準範囲が必ずしも絶対的なものではないことに注意されたい．

〈血液一般検査〉

検査項目	略号	基準範囲	異常値を示す代表的な疾患(病態)
赤血球沈降速度（赤沈）	ESR	男：10 mm/時　以下 女：15 mm/時　以下	亢進：感染症，悪性腫瘍，貧血
白血球数	WBC	3,500〜8,500/μL	増加：細菌感染症，白血病 減少：ウイルス感染，薬物投与
赤血球数	RBC	男：430〜570万/μL 女：370〜490万/μL	増加：多血症 減少：各種貧血
血色素量（ヘモグロビン量）	Hb(HGB)	男：13.5〜17 g/dL 女：11.5〜15 g/dL	増加：多血症 減少：各種貧血
ヘマトクリット	Ht(HCT)	男：40〜50％ 女：35〜45％	増加：多血症 減少：各種貧血
平均赤血球容積	MCV	83〜100 fL(μm^3)	高値：巨赤芽球性貧血(悪性貧血，葉酸欠乏症)，肝硬変 低値：鉄欠乏性貧血，慢性出血，慢性感染症
平均赤血球血色素濃度	MCHC	32〜36 g/dL	高値：悪性貧血，再生不良性貧血，溶血性貧血 低値：鉄欠乏性貧血，慢性出血，慢性感染症
血小板数	PLT	15〜35万/μL	増加：骨髄増殖性疾患，二次性血小板増加症 減少：白血病，特発性血小板減少性紫斑病(ITP)，DIC
網赤血球比率	RET％	0.5〜2.0％(5〜20‰)	増加：溶血性貧血 減少：骨髄不全

検査項目	略号	基準範囲	異常値を示す代表的な疾患(病態)
白血球百分率 (分画)	DIFF	桿状核球(Ban)　　　2〜13 % 分葉核球(Seg)　　　38〜57 % リンパ球(Ly)　　　20〜50 % 単球(Mo)　　　　　2〜9 % 好酸球(Eo)　　　　1〜6 % 好塩基球(Ba)　　　0〜2 %	感染症，自己免疫疾患，心筋梗塞，ストレス，がんの骨髄転移，多発性骨髄腫，再生不良性貧血，薬物投与

〈出血凝固・線溶検査〉

検査項目	略号	基準範囲	異常値を示す代表的な疾患(病態)
活性化部分トロンボプラスチン時間	APTT	23〜36 秒	延長：内因系凝固障害(血友病など)
プロトロンビン時間	PT	70〜140 %(PT-INR　0.80〜1.20)	延長：外因系凝固障害(肝疾患，ビタミンK欠乏症，DICなど)，ワルファリン投与
フィブリノゲン量	Fib(FNG)	160〜350 mg/dL	高値：感染症などの炎症性疾患 低値：DIC，肝硬変
トロンボテスト	TT	70〜160 %(TT-INR　0.80〜1.10)	延長：ビタミンK欠乏症，肝疾患，ワルファリン投与
フィブリン，フィブリノゲン分解産物(血漿)	FDP-P	5.0 μg/mL 以下	高値：DIC，血栓症
Dダイマー	Dダイマー	1.0 μg/mL 以下	高値：DIC
トロンビン・アンチトロンビンⅢ複合体	TAT	4.0 ng/mL 以下	高値：DIC，肝疾患
出血時間	BL-T	デューク(Duke)法：1.5〜5.0 分	延長：血小板減少症，血小板機能異常

〈血液生化学検査〉

検査項目	略号	基準範囲	異常値を示す代表的な疾患(病態)
総蛋白	TP	6.7〜8.2 g/dL	高値：多発性骨髄腫，慢性炎症性疾患，肝硬変 低値：ネフローゼ症候群，栄養障害，肝障害
アルブミン	ALB	3.9〜5.2 g/dL	高値：脱水症 低値：ネフローゼ症候群，消化吸収障害，悪性腫瘍，外傷
硫酸亜鉛混濁試験	ZTT	2〜12 U	高値：慢性感染症，膠原病，多発性骨髄腫，慢性肝炎，肝硬変，悪性腫瘍
総ビリルビン	TB (T-bil)	0.4〜1.3 mg/dL	高値：肝炎，肝硬変，肝がん，胆管結石，胆道がん，溶血性貧血，新生児黄疸
尿素窒素	UN(BUN)	8〜20 mg/dL	高値：脱水症，心不全，腎炎，腎不全，尿路結石，尿路腫瘍，消化管出血
クレアチニン	CRE, Cr (CRTNN)	男：0.7〜1.1 mg/dL 女：0.4〜0.8 mg/dL	高値：糸球体腎炎，腎不全，心不全，ショック，脱水症，熱傷，出血
尿酸	UA, Ur	3〜7 mg/dL (臨床判断値)	高値：痛風，白血病，骨髄腫，腎不全
ナトリウム	Na	136〜145 mEq/L	高値：尿崩症，高張液輸液，水分摂取の不足 低値：浮腫(心不全，肝硬変)，嘔吐，下痢，利尿薬の投与
カリウム	K	3.6〜4.8 mEq/L	高値：腎不全，溶血，白血球増加症，血小板増加症，保存血輸血，アシドーシス 低値：飢餓，原発性アルドステロン症，アルカローシス，利尿薬・グリチルリチンの投与
クロール (塩素)	Cl	99〜107 mEq/L	高値：下痢，腸管外瘻，過換気症候群，中枢神経障害 低値：嘔吐，利尿薬の投与，肺気腫，麻酔などによる呼吸抑制

1. 臨床検査基準範囲

検査項目	略号	基準範囲	異常値を示す代表的な疾患(病態)
カルシウム	Ca	8.5～10.2 mg/dL	高値：副甲状腺機能亢進症(悪性腫瘍)，多発性骨髄腫，悪性腫瘍 低値：副甲状腺機能低下症，腎不全，くる(佝僂)病
無機リン	IP	2.8～4.6 mg/dL	高値：腎不全，副甲状腺機能低下症，ビタミンD中毒症 低値：副甲状腺機能亢進症，ビタミンD欠乏症
乳酸脱水素酵素	LDH(LD)	120～220 IU/L(37°C) (JSCC標準化対応法)	高値：白血病，悪性リンパ腫，筋ジストロフィー，筋炎，溶血性貧血，心筋梗塞，肝炎，肝硬変，肝がん，その他の悪性腫瘍
アスパラギン酸アミノトランスフェラーゼ	AST(GOT)	10～35 IU/L(37°C) (JSCC標準化対応法)	高値：心筋梗塞，ウイルス性肝炎，アルコール性肝炎，肝硬変，肝細胞がん，閉塞性黄疸，筋ジストロフィー，筋炎
アラニンアミノトランスフェラーゼ	ALT(GPT)	5～40 IU/L(37°C) (JSCC標準化対応法)	高値：ウイルス性肝炎，アルコール性肝炎，肝硬変，肝細胞がん，閉塞性黄疸，心筋梗塞，筋ジストロフィー，筋炎
アルカリホスファターゼ	ALP	100～320 IU/L(37°C) (JSCC標準化対応法)	高値：肝炎，肝硬変，閉塞性黄疸，がんの骨転移，くる(佝僂)病，骨軟化症，妊娠
ロイシンアミノペプチダーゼ	LAP	45～74 IU/L(37°C) (LPNA法)	高値：肝炎，閉塞性黄疸，妊娠
γ-グルタミルトランスペプチダーゼ	GT (γ-GTP)	男：10～90 IU/L(37°C) 女：5～40 IU/L(37°C) (JSCC標準化対応法)	高値：アルコール性肝障害，薬物性肝障害，閉塞性黄疸，肝炎，肝硬変，肝がん
コリンエステラーゼ	CH-E	200～460 IU/L(37°C) (4-ヒドロキシベンゾルコリン基質法)	高値：ネフローゼ症候群，脂肪肝 低値：肝硬変，肝炎，重症消耗性疾患，有機リン中毒
アミラーゼ	AMY	57～145 IU/L(37°C) (B-G5-CNP基質法)	高値：膵炎，胆石，耳下腺炎，腎不全

検査項目	略号	基準範囲	異常値を示す代表的な疾患(病態)
クレアチン〔ホスフォ〕キナーゼ	CK(CPK)	高値：男：60〜250 IU/L(37°C) 　　　女：50〜170 IU/L(37°C) (JSCC 標準化対応法)	高値：心筋梗塞, 筋ジストロフィー, 筋炎, 運動後
クレアチンキナーゼ-MB	CK-MB	4〜15 IU/L(37°C) (免疫阻害法)	高値：心筋梗塞, 心筋炎
尿中 N-β-D-アセチルグルコサミニダーゼ	U-NAG	5 IU/L 以下 (5 IU/g・クレアチニン以下)	高値：薬物性腎障害, 急性腎炎, 悪性腫瘍, 間質性腎炎, 急性尿細管壊死
総コレステロール	TC(T-Chol)	135〜240 mg/dL (上限は日本動脈硬化学会動脈硬化性疾患診療ガイドライン2002年版より．ただし冠動脈リスクのない場合)	高値：家族性高コレステロール血症, ネフローゼ症候群, 甲状腺機能低下症, クッシング症候群 低値：甲状腺機能亢進症, アジソン病, 重症肝障害, 重症消耗性疾患
HDL-コレステロール	HDL-C	40〜100 mg/dL (下限は日本動脈硬化学会動脈硬化性疾患診療ガイドライン2002年版より．ただし冠動脈リスクのない場合)	高値：家族性高 HDL 血症 低値：虚血性心疾患, 脳動脈硬化, 喫煙, 運動不足
LDL-コレステロール	LDL-C	60〜160 mg/dL (上限は日本動脈硬化学会動脈硬化性疾患診療ガイドライン2002年版より．ただし冠動脈リスクのない場合)	高値：家族性高コレステロール血症, ネフローゼ症候群, 甲状腺機能低下症, クッシング症候群 低値：甲状腺機能亢進症, アジソン病, 重症肝障害, 重症消耗性疾患
中性脂肪, トリグリセリド	TG	30〜150 mg/dL (上限は日本動脈硬化学会動脈硬化性疾患診療ガイドライン2002年版より．ただし冠動脈リスクのない場合)	高値：家族性高脂血症, 糖尿病 低値：甲状腺機能亢進症, アジソン病, 重症肝障害
グルコース	GLU	80〜110 mg/dL	高値：糖尿病, 肝硬変, 慢性膵炎 低値：薬物性(血糖降下薬の過剰投与), 胃切除, 糖原病
グリコヘモグロビン	GHB (HbA$_{1c}$)	4.0〜5.5 %	高値：糖尿病 低値：溶血性貧血

検査項目	略号	基準範囲	異常値を示す代表的な疾患(病態)
鉄	Fe	男：60～199 μg/dL 女：41～189 μg/dL	高値：ヘモジデローシス，再生不良性貧血 低値：鉄欠乏性貧血，悪性腫瘍，慢性炎症
総鉄結合能	TIBC	256～407 μg/dL	高値：鉄欠乏性貧血 低値：慢性炎症，悪性腫瘍，ネフローゼ症候群
銅	Cu	80～160 μg/dL	高値：閉塞性黄疸，感染症，悪性腫瘍 低値：ウィルソン病，ネフローゼ症候群
アンモニア	NH_3	50 μmol/L 以下	高値：肝性昏睡，劇症肝炎，門脈圧亢進症 低値：蛋白質摂取不足
インドシアニングリーン排泄試験	ICG 15	10 ％以下(15 分血中停滞率) (0.5 mg/kg 投与時)	高値：肝硬変，慢性肝炎，急性肝炎，脂肪肝，肝がん

〈免疫血清検査〉

検査項目	略号	基準範囲	異常値を示す代表的な疾患(病態)
C-反応性蛋白	CRP	0～0.35 mg/dL	高値：急性炎症性疾患，細菌感染症，リウマチ様関節炎，悪性腫瘍，心筋梗塞，外傷，手術
イムノグロブリンG	IgG	870～1,700 mg/dL	高値：骨髄腫，慢性感染症，慢性肝炎，膠原病，悪性腫瘍 低値：免疫不全症，慢性リンパ性白血病，骨髄腫
イムノグロブリンA	IgA	110～410 mg/dL	高値：骨髄腫，慢性感染症，肝硬変，膠原病 低値：免疫不全症，慢性リンパ性白血病，骨髄腫
イムノグロブリンM	IgM	男：33～190 mg/dL 女：46～260 mg/dL	高値：骨髄腫，慢性感染症，急性肝炎，原発性胆汁性肝硬変，原発性マクログロブリン血症 低値：免疫不全症，慢性リンパ性白血病，骨髄腫

検査項目	略号	基準範囲	異常値を示す代表的な疾患(病態)
補体価	CH 50	30〜40 U/mL	高値：炎症性疾患，悪性腫瘍 低値：全身性エリテマトーデス，悪性関節リウマチ，急性糸球体腎炎
補体第3成分	C3	65〜135 mg/dL	高値：炎症性疾患，悪性腫瘍 低値：急性糸球体腎炎，肝硬変，全身性エリテマトーデス
補体第4成分	C4	13〜35 mg/dL	高値：炎症性疾患，悪性腫瘍 低値：肝硬変，全身性エリテマトーデス
フェリチン	Fer	男：42〜326 ng/mL 女：8〜129 ng/mL	高値：鉄過剰症，再生不良性貧血，慢性炎症，膠原病，急性肝炎，悪性腫瘍 低値：鉄欠乏性貧血
β_2-マイクログロブリン	β_2M (B2M)	0.9〜1.7 mg/L	高値：腎不全，悪性腫瘍，炎症性疾患
尿中β_2-マイクログロブリン	U-β_2M (BMG)	1.0 mg/L 以下	高値：薬物性腎障害，急性尿細管壊死，悪性腫瘍，間質性腎炎
尿中微量アルブミン	M-ALB	25 μg/mL 以下 (30 μg/mL・クレアチニン以下)	高値：糖尿病性腎症，糸球体腎炎
α-フェトプロテイン	AFP	20 ng/mL 以下	高値：肝細胞がん，肝芽腫，ヨークサック腫瘍，肝硬変，肝炎
がん胎児性抗原	CEA	5.6 ng/mL 以下	高値：大腸がん，直腸がん，膵がん，胃がん，肺がん，甲状腺がん，乳がん，子宮がん，肝硬変，慢性肝炎，閉塞性黄疸
CA19-9	CA19-9	37 U/mL 以下	高値：膵がん，胆道がん，胃がん，食道がん，結腸がん，肝がん，卵巣がん，胆石症
前立腺特異抗原	PSA(PA)	4.0 ng/mL 以下	高値：前立腺がん，前立腺肥大
抗ストレプトリジン-O抗体	AS[L]O	小児：250 IU/mL 以下 成人：160 IU/mL 以下	高値：溶レン菌感染症(リウマチ熱，急性糸球体腎炎，咽頭炎)

検査項目	略号	基準範囲	異常値を示す代表的な疾患(病態)
リウマトイド因子	RF	15 IU/mL 以下	高値：関節リウマチ，リウマチ熱，全身性エリテマトーデス，進行性全身性硬化症，肝硬変，慢性肝炎

〈内分泌検査〉

検査項目	略号	基準範囲	異常値を示す代表的な疾患(病態)
遊離トリヨードサイロニン	$F-T_3$	2.0〜4.5 pg/mL	高値：バセドウ病，甲状腺ホルモン産生腫瘍，TSH産生腫瘍 低値：甲状腺機能低下症(原発性，下垂体性，視床下部性)
遊離サイロキシン	$F-T_4$	0.7〜1.8 ng/dL	高値：バセドウ病，甲状腺ホルモン産生腫瘍，TSH産生腫瘍 低値：甲状腺機能低下症(原発性，下垂体性，視床下部性)
甲状腺刺激ホルモン	TSH	0.3〜4.5 μIU/mL	高値：クレチン病，甲状腺機能低下症，TSH産生腫瘍 低値：下垂体性甲状腺機能低下症，バセドウ病
甲状腺刺激ホルモン受容体抗体	TRAb	15.0％以下	高値：バセドウ病，橋本病
インスリン	IRI	2〜10 μU/mL(空腹時)	高値：インスリノーマ，肥満症，クッシング症候群 低値：糖尿病，膵炎，膵がん
C-ペプチド	CPR	0.5〜2.3 ng/mL(空腹時)	高値：インスリノーマ，肥満症，腎不全 低値：糖尿病，膵炎，膵がん
尿中C-ペプチド	(尿)CPR	18.3〜124.4 μg/日 (18.3〜124.4 μg/g・クレアチニン)	高値：肝硬変，インスリノーマ，肥満症，2型糖尿病(早期) 低値：1型糖尿病，2型糖尿病(進行期)
黄体形成ホルモン	LH	男：0.8〜5.4 mIU/mL 女：卵胞期　1.4〜8.6 mIU/mL 　　排卵期　12.0〜57.0 mIU/mL 　　黄体期　0.4〜10.4 mIU/mL 　　閉経後　7.5〜39.1 mIU/mL	高値：卵巣性無月経，多嚢胞卵巣症候群，原発性精巣機能不全 低値：視床下部性無月経，続発性精巣機能不全，神経性食欲不振症

検査項目	略号	基準範囲	異常値を示す代表的な疾患（病態）
卵胞刺激ホルモン	FSH	男：1.1～9.7 mIU/mL 女：卵胞期　2.9～12.3 mIU/mL 　　排卵期　3.4～28.2 mIU/mL 　　黄体期　1.1～8.2 mIU/mL 　　閉経後　29.4～142.4 mIU/mL	高値：卵巣性無月経，原発性精巣機能不全，ターナー症候群 低値：視床下部性無月経，続発性精巣機能不全，神経性食欲不振症
プロラクチン	PRL	男：3.1～14.7 ng/mL 女：卵胞期　2.4～18.7 ng/mL 　　排卵期　4.2～26.4 ng/mL 　　黄体期　2.1～26.5 ng/mL 　　閉経後　1.6～15.0 ng/mL	高値：プロラクチノーマ，松果体腫，頭蓋咽頭腫，先端巨大症 低値：下垂体前葉機能低下症
成長ホルモン	GH	5.0 ng/mL 以下	高値：巨人症，先端巨大症，神経性食欲不振症 ＊負荷試験で刺激した場合 低値：下垂体前葉機能低下症，下垂体性小人症
ヒト絨毛性ゴナドトロピン	HCG(hCG)	男：1 mIU/mL 以下 女：閉経前　1 mIU/mL 以下 　　閉経後　5 mIU/mL 以下	高値：妊娠，胞状奇胎，絨毛がん
コルチゾール	CORTI	男：7.6～21.4 μg/dL 女：3.5～18.4 μg/dL	高値：クッシング症候群 低値：アジソン病，副腎機能不全
アルドステロン	ALDST	50～200 pg/mL	高値：悪性高血圧，腎血管性高血圧，原発性アルドステロン症，バーター症候群 低値：アジソン病，低レニン性低アルドステロン症，先天性副腎酵素欠損症
活性型レニン濃度	ARC	3.6～36.2 pg/mL	高値：悪性高血圧，腎血管性高血圧，バーター症候群 低値：原発性アルドステロン症
ヒト脳性ナトリウム利尿ペプチド	BNP	男：15.0 pg/mL 以下 女：30.0 pg/mL 以下	高値：心不全，高血圧，腎不全
副甲状腺ホルモンインタクト	PTH - IN	16～39 歳：12～69 pg/mL 40～65 歳：19～83 pg/mL	高値：原発性副甲状腺機能亢進症，腎不全，ビタミンD不足 低値：副甲状腺機能低下症

検査項目	略　号	基準範囲	異常値を示す代表的な疾患(病態)
尿17－オキソステロイド(**17－ケトステロイド**)	17－OS (17－KS)	男：3.5〜13.5 mg/日 女：2.4〜11.4 mg/日 男：2.3〜8.6 mg/g・クレアチニン 女：2.7〜10.3 mg/g・クレアチニン	高値：先天性副腎酵素欠損症，副腎腫瘍，精巣腫瘍，卵巣腫瘍 低値：下垂体前葉機能低下症，アジソン病，性機能低下症
尿17－ヒドロキシコルチコステロイド	17－OHCS	男：3.3〜12.6 mg/日 女：2.6〜9.0 mg/日 男：2.5〜7.0 mg/g・クレアチニン 女：2.8〜8.5 mg/g・クレアチニン	高値：クッシング症候群，先天性副腎皮質過形成 低値：アジソン病，先天性副腎皮質過形成

付録2　消毒薬一覧

下表では，消毒薬の適応として対象物・使用濃度を示しているが，最近では「創傷部位の皮膚・粘膜，感染皮膚面，熱傷皮膚については，消毒薬が細胞毒であることにより創傷治癒を遅らせる」という考え方から，原則としては消毒を行わないのが一般的となっている．

分類	消毒薬名称(カッコ内は主な商品名)	対象微生物
アルデヒド系	グルタラール (サイデックス，ステリスコープ，ステリハイド，ステリゾール，グルトハイド)	一般細菌，結核菌，真菌，芽胞，ウイルス
アルデヒド系	フタラール (ディスオーパ)	一般細菌，結核菌，真菌，芽胞，ウイルス (B型肝炎ウイルスについては報告なし)
過酢酸	過酢酸 (アセサイド)	一般細菌，結核菌，真菌，芽胞，ウイルス (B型肝炎ウイルスについては報告なし)
アルコール系	エタノール (消毒用エタノール)	一般細菌，真菌，結核菌，一部ウイルス (芽胞には無効，糸状菌では抵抗性大)
アルコール系	イソプロパノール (イソプロ，イソプロアルコール，イソプロパノール，イソプロピルアルコール，プロピルアルコール)	一般細菌，真菌，結核菌，一部ウイルス (芽胞には無効，糸状菌では抵抗性大)
アルコール含有	塩化ベンザルコニウムエタノール溶液 (ウエルパス，ベンゼットラブ，ベルコムローション，ウエッシュクリーン，ラビネット)	一般細菌，結核菌，真菌，一部ウイルス (芽胞には無効，糸状菌では抵抗性大)
アルコール含有	グルコン酸クロルヘキシジンエタノール溶液 (ヒビソフト，ヒビスコール，ウエルアップ，ステリクロンエタノール，イワコールEエタノール，ヘキザックアルコール，マスキンエタノール)	一般細菌，真菌，結核菌，一部ウイルス (芽胞には無効，糸状菌では抵抗性大)
アルコール含有	ポビドンヨードエタノール溶液 (イソジンフィールド，ポビヨドンフィールド，イソジンパーム)	一般細菌，結核菌，真菌，ウイルス (芽胞では抵抗性大)

消毒薬の区分　　■：高水準　　■：中水準　　■：低水準　　■：その他

＊CDCのガイドラインがSpauldingの分類に基づいて行っている消毒薬の分類にそって高水準消毒薬，中水準消毒薬，低水準消毒薬に分類した(アクリノール，オキシドールについては分類されていない).

高水準消毒薬(high-level disinfection)：芽胞が多数存在する場合を除いて，すべての微生物を死滅させる.

中水準消毒薬(intermediate-level disinfection)：芽胞以外の結核菌，栄養型細菌，多くのウイルス，真菌を殺滅する.

低水準消毒薬(low-level disinfection)：ほとんどの細菌，ある種のウイルス，真菌は殺滅するが，結核菌や芽胞などを殺滅しない.

＊消毒薬を使用する際は，消毒する菌，部位，消毒薬の濃度を間違えないように選択する.

消毒対象物・使用濃度	備考(特徴・注意事項など)
器具：2～3.5％	B型肝炎ウイルスの殺菌消毒薬として指定されている 皮膚・粘膜への付着・吸入に注意
器具：0.55％	付着・吸入に注意．消毒後よく洗浄する
器具：0.3％	金属腐食性あり 付着・吸入に注意
手指・皮膚：原液 手術部位の皮膚：原液 器具：原液	創部・粘膜には不適 引火性あり ゴム，プラスチックを変質させる場合あり
手指・皮膚：50％液，70％液	創部・粘膜には不適 引火性あり
手指：0.2％ベンザルコニウム含有	創部・粘膜には不適
手指：0.2％クロルヘキシジン含有 手術部位の皮膚：0.5％クロルヘキシジン含有	創部・粘膜には不適 クロルヘキシジン過敏には不適
手術部位の皮膚：10％ポビドンヨード含有 手指：0.5％ポビドンヨード含有	ヨード過敏では不適

分類	消毒薬名称(カッコ内は主な商品名)	対象微生物
ヨウ素系	ポピドンヨード (イソジン, イオダインM, ネオヨジン, ポピヨドン, ポピラール, マイクロシールド)	一般細菌, 真菌, 結核菌, ウイルス (芽胞では抵抗性大)
ヨウ素系	ヨードチンキ	一般細菌, 真菌, 結核菌, ウイルス (B型肝炎ウイルスはデータなし, 芽胞では抵抗性大)
塩素系	次亜塩素酸ナトリウム (ミルトン, ピュリファンP, テキサント, ハイポライト, ピューラックス, ミルクポン, ヤクラックスD, 次亜塩)	一般細菌, 細菌芽胞, ウイルス (結核菌, 芽胞では高濃度が必要)
フェノール系	フェノール (消毒用フェノール)	一般細菌, 結核菌 (芽胞, ウイルスには無効, 糸状菌では抵抗性大)
フェノール系	クレゾール (クレゾール石けん液)	一般細菌, 結核菌 (芽胞, ウイルスには無効, 糸状菌では抵抗性大)
界面活性剤	塩化ベンザルコニウム (塩化ベンザルコニウム, オスバン, オロナイン-K, ザルコニン, ヂアミトール, 逆性石けん)	一般細菌, 真菌 (結核菌, 芽胞, ウイルスには無効, 糸状菌では抵抗性大)
界面活性剤	塩化ベンゼトニウム (ハイアミン, エンゼトニン, ベゼトン)	一般細菌, 真菌 (結核菌, 芽胞, ウイルスには無効, 糸状菌では抵抗性大)
界面活性剤	塩酸アルキルジアミノエチルグリシン (エルエイジー, サテニジン, テゴー51, ニッサンアノン, ハイジール, ヒシパンチ)	一般細菌, 結核菌, 真菌 (芽胞, ウイルスには無効, 糸状菌では抵抗性大)
ビグアナイド系	グルコン酸クロルヘキシジン (グルコン酸クロルヘキシジン, ヒビテン, ステリクロン, ヘキザック, ヒビディール, ヒビスクラブ, マスキン, フェルマジン)	一般細菌, 真菌 (結核菌, 芽胞, ウイルスには無効, 糸状菌では抵抗性大)
その他	アクリノール(アクリノール)	一般細菌
その他	オキシドール (オキシドール, オキシフル, マルオキシール)	一般細菌, 真菌, 一部ウイルス(結核菌では高濃度, 芽胞と糸状菌には長時間作用が必要)

消毒対象物・使用濃度	備考(特徴・注意事項など)
手指・皮膚：7.5％液 手術部位の皮膚・粘膜：10％液 創傷部位の皮膚・粘膜：10％液, ゲル 感染皮膚面：10％液 熱傷皮膚：10％液, ゲル	ヨード過敏では不適
手指・皮膚：ヨウ素6％原液を5〜10倍希釈 創傷部位の皮膚・粘膜：ヨウ素6％原液を5〜10倍希釈	ヨード過敏では不適
器具：0.02〜0.05％ 手術室・病室：0.02〜0.05％ 排泄物：0.1〜1％ B型肝炎ウイルス汚染物：0.1〜0.5％	金属腐食性あり 高濃度液は付着・吸入に注意 B型肝炎ウイルスの指定殺菌消毒薬 酸性物質(酸性洗剤など)の混入に注意
排泄物：3〜5％	高濃度では付着に注意 創部・粘膜には不適 ゴム・プラスチックを変質させる場合あり
排泄物：1.5％	高濃度では付着に注意 長期・広範囲の使用は十分に注意
創傷部位の粘膜：0.01〜0.025％ 手術部位の粘膜：0.01〜0.025％ 感染皮膚面：0.01％ 器具：0.1％ 手術室・病室：0.05〜0.2％	配合禁忌薬が多い 粘膜・創傷面・炎症部位に長期間・広範囲に使用しない 血液, 体液などの有機物で殺菌力低下
創傷部位の粘膜：0.01〜0.025％ 手術部位の粘膜：0.01〜0.025％ 感染皮膚面：0.01％ 器具：0.1％ 手術室・病室：0.05〜0.2％	配合禁忌薬が多い 粘膜・創傷面・炎症部位に長期間・広範囲に使用しない 血液, 体液などの有機物で殺菌力低下
器具：0.05〜0.2％(結核領域には0.2〜0.5％) 手術室・病室：0.05〜0.2％(結核領域には0.2〜0.5％)	粘膜・創傷面・炎症部位に長期間・広範囲に使用しない
手指・皮膚：0.1〜0.5％ 創傷部位の皮膚：0.05％ 手術部位の皮膚：0.1〜0.5％ 外陰・外性器の皮膚：0.02％	クロルヘキシジン過敏には不適
創傷部位の皮膚・粘膜：0.05〜0.2％	光によって変色
創傷部位の皮膚・粘膜：2.5〜3.5％液, 2〜3倍希釈	酸化剤・還元剤との接触により分解

付録3　EBM/EBN 関連用語と定義

EBM(evidence-based medicine)やEBN(evidence-based nursing)の実践プロセスは，一般に次の5つのステップから構成される．

1. 問題点を明確にする(疑問の定式化)
2. 疑問に答えるエビデンスを収集する(情報収集・文献検索)
3. エビデンスの妥当性・有用性を評価する(批判的吟味)
4. エビデンスと医療環境，患者ニーズを統合する(患者への適用)
5. 判断・実践の結果を評価する(アウトカム評価)

ここでは3の「批判的吟味」のために有用な指標(用語・定義)について，「治療・介入(リスク要因)評価」に関するものと「診断・検査評価」に関するものの2つに分けて提示した．それぞれの名称と2×2分割表の各セルの値との関係式を参照し，実地臨床で活用されたい．

【治療・介入(リスク要因)評価の指標】

	治療・介入効果 (有害イベント発生)	
治療・介入 (リスク要因への曝露)	あり	なし
あり	a	b
なし	c	d

$$\text{介入群イベント発生率 (EER ; experimental event rate)} = \frac{a}{a+b}$$

$$\text{対照群イベント発生率 (CER ; control event rate)} = \frac{c}{c+d}$$

$$\text{相対リスク(RR ; relative risk)} = \frac{\text{EER}}{\text{CER}} = \frac{a/(a+b)}{c/(c+d)}$$

$$\text{相対リスク減少 (RRR ; relative risk reduction)} = 1-\text{RR}$$

$$= \frac{c/(c+d)-a/(a+b)}{c/(c+d)}$$

$$\text{絶対リスク減少 (ARR ; absolute risk reduction)} = \text{CER}-\text{EER} = \frac{c}{c+d}-\frac{a}{a+b}$$

$$\text{治療必要数 (NNT ; number needed to treat)} = \frac{1}{\text{ARR}} = \frac{(a+b)(c+d)}{bc-ad}$$

$$\text{オッズ比(OR ; odds ratio)} = \frac{a/b}{c/d} = \frac{ad}{bc}$$

【診断・検査評価の指標】

		疾患の有無	
		あり	なし
検査結果	陽性	a	b
	陰性	c	d

真陽性 $= a$

偽陽性 $= b$

偽陰性 $= c$

真陰性 $= d$

感 度(Sn ; sensitivity) $= \dfrac{a}{a+c}$

特異度(Sp ; specificity) $= \dfrac{d}{b+d}$

検査結果陽性の尤度比
(LR$^+$; likelifood ratio for positive test) $= \dfrac{a/(a+c)}{b/(b+d)}$

検査結果陰性の尤度比
(LR$^-$; likelifood ratio for negative test) $= \dfrac{c/(a+c)}{d/(b+d)}$

検査前確率(pretest probability)
(有病率,Pr ; prevalence rate) $= \dfrac{a+c}{a+b+c+d}$

検査前オッズ(pretest odds) $= \dfrac{検査前確率}{1-検査前確率} = \dfrac{a+c}{b+d}$

検査後確率(P ; posttest probability)
(検査結果陽性の場合) $= \dfrac{a}{a+b}$

$$\left[\begin{array}{l}\text{・オッズと尤度比より} \\ = \dfrac{検査後オッズ}{1+検査後オッズ} \\ \quad (検査後オッズ=検査前オッズ×尤度比) \\ \text{・ベイズの定理より} \\ = \dfrac{\mathrm{Pr}\times\mathrm{Sn}}{\mathrm{pr}\times\mathrm{Sn}+(1-\mathrm{Pr})\times(1-\mathrm{Sp})}\end{array}\right]$$

検査後オッズ(posttest odds)
(検査結果陽性の場合) $= \dfrac{a}{b}$

検査後確率(P ; posttest probability)
(検査結果陰性の場合) $= \dfrac{c}{c+d}$

検査後オッズ(posttest odds)
(検査結果陰性の場合) $= \dfrac{c}{d}$

付録4　インターネットリソース一覧

(50音順．2008年1月現在)

【英文サイト】
ANA ; American Nurses Association(米国看護師協会)■http://www.nursingworld.org/
ICM ; International Confederation of Midwives(国際助産師連盟)■www.internationalmidwives.org/
ICN ; International Council of Nurses(国際看護師協会)■http://www.icn.ch/
NANDA ; North American Nursing Diagnosis Association(北米看護診断協会)■http://www.nanda.org/
NINR ; National Institute of Nursing Research(米国国立看護研究所)■http://ninr.nih.gov/
NLM ; National Library of Medicine(米国国立医学図書館)■http://www.nlm.nih.gov/

【学会・研究会】
AKINET The 学会(国内学会開催情報)■http://www.aki-net.co.jp/gakkai/index.html
JSCP(日本クリニカルパス学会)■http://www.jscp.gr.jp/
NQI 看護質指標研究会■http://nqi.umin.ne.jp/
国際リハビリテーション看護研究会■http://www.rehab-nursing.com/
日本在宅医学会■http://www.jahcp.gr.jp/
日本アディクション看護学会■http://plaza.umin.ac.jp/~jaddictn/
日本移植・再生医療看護学会■http://jsntrm.hs.med.kyoto-u.ac.jp/
日本医療情報学会看護部会　看護情報研究会■http://square.umin.ac.jp/jami-ns/
日本家族看護学会■http://jarfn.umin.ac.jp/
日本がん看護学会■http://jscn.umin.jp/
日本看護科学学会■http://jans.umin.ac.jp/
日本看護学教育学会■http://www.jane-ns.org/
日本看護学会(日本看護協会)■http://www.nurse.or.jp/
日本看護管理学会■http://janap.umin.ac.jp/
日本看護技術学会■http://www.jsnas.jp/
日本看護教育学学会■http://jasne.umin.jp/
日本看護研究学会■http://www.jsnr.jp/
日本看護診断学会■http://jsnd.umin.jp/
日本感染看護学会■http://www.jsncic.jp/
日本救急看護学会■http://jaen.umin.ac.jp/
日本クリティカルケア看護学会■http://jaccn.umin.jp/
日本災害看護学会■http://www.jsdn.gr.jp/
日本システム看護学会■http://www.syskan.umin.jp/
日本社会福祉学会■http://wwwsoc.nii.ac.jp/jssw/
日本集中治療医学会看護部会■http://square.umin.ac.jp/jsicmnd/
日本循環器看護学会■http://www.jacn.jp/
日本小児看護学会■http://jschn.umin.ac.jp/
日本褥瘡学会■http://www.jspu.org/
日本新生児看護学会■http://square.umin.ac.jp/~shinseij/
日本精神保健看護学会■http://www.japmhn.jp/
日本赤十字看護学会■http://plaza.umin.ac.jp/jrcsns/
日本摂食・嚥下リハビリテーション学会■http://info.fujita-hu.ac.jp/~rehabmed/jsdr/
日本地域看護学会■http://jachn.umin.jp/
日本糖尿病学会■http://www.jds.or.jp/
日本糖尿病教育・看護学会■http://jaden1996.com
日本難病看護学会■http://square.umin.ac.jp/intrac/

日本プライマリ・ケア学会　http://www.primary-care.or.jp/
日本保健医療行動科学会　http://jahbs.info/
日本ホスピス・在宅ケア研究会　http://www.hospice.jp/
日本母性看護学会　http://www.mcn.ac.jp/bosei/
日本慢性看護学会　http://jscicn.com/
日本老年看護学会　http://www.rounenkango.com/
日本クリニカルパス学会　http://www.jscp.gr.jp/

【行　政】

WHO（世界保健機関）　http://www.who.or.jp/indexj.html
厚生労働省　http://www.mhlw.go.jp/
国立社会保障・人口問題研究所　http://www.ipss.go.jp/
総務省 統計局・政策統括官・統計研修所　http://www.stat.go.jp/
都道府県看護協会 URL 一覧　https://direct.nurse.or.jp/cgi/jna/preflistURL.asp
文部科学省　http://www.mext.go.jp/

【関連団体】

CancerNet Japan　http://www.cancernet.jp/
JAPIC（日本医薬情報センター）　http://www.japic.or.jp/
UMIN（大学病院医療情報ネットワーク）　http://www.umin.ac.jp/
医薬品医療機器情報提供ホームページ　http://www.info.pmda.go.jp/
おくすり 110 番 病院の薬がよくわかるホームページ　http://www.jah.ne.jp/~kako/
国立感染症研究所　http://www.nih.go.jp/niid/
国立がんセンター　http://www.ncc.go.jp/jp/
国立保健医療科学院　http://www.niph.go.jp/
福祉医療機構（WAM NET ； ワムネット）　http://www.wam.go.jp/
全国骨髄バンク推進連絡協議会　http://www.marrow.or.jp/
全国社会福祉協議会　http://www.shakyo.or.jp/
全国訪問看護事業協会　http://www.zenhokan.or.jp/
全日本病院協会　http://www.ajha.or.jp/
難病情報センター　http://www.nanbyou.or.jp/
日本医師会　http://www.med.or.jp/
日本医書出版協会　http://www.medbooks.or.jp/
日本看護学校協議会　http://www.nihonkango.org/
日本看護協会　http://www.nurse.or.jp/
日本看護連盟　http://www.kango-renmei.gr.jp/
日本作業療法士協会　http://www.jaot.or.jp/
日本精神科看護技術協会（日本精神科看護学会）　http://www.jpna.or.jp/index.html
日本臓器移植ネットワーク・ホームページ　http://www.jotnw.or.jp/
日本訪問看護振興財団（JVNF）　http://www.jvnf.or.jp/
日本理学療法士協会　http://wwwsoc.nii.ac.jp/jpta/
ホスピスケア研究会　http://hospice-care.jp/

【文献検索】

MEDLINE 日本語ゲートウエイ（医学関連文献データベース）　http://www.healthy.pair.com/
PubMed（医学関連文献データベース）　http://www.ncbi.nlm.nih.gov/sites/entrez
CINAHL ； Cinahl Information Systems（看護関連文献データベース）　http://www.cinahl.com/
医学中央雑誌　http://www.jamas.gr.jp/
日本国内の大学図書館関係 www サーバ　http://www.libra.titech.ac.jp/libraries_Japan.html

付録5　医療現場でつかう英会話

場面		和訳	英語
挨拶		あなたの担当看護師の〜です	I'm Ms. /Mr. 〜.　I'll be your nurse.
声かけ		どうなさいましたか	What is your problem?
		もう大丈夫ですよ	It's all right now.
		ここに座ってお待ちください	Please sit down here and wait.
		お大事に	Please take care.
案内		診察室へご案内します	I'll show you to the consultation room.
		私の後についてきてください	Please follow me.
		〜さん，2号診察室にお入りください	Ms. / Mr. 〜, please go to consultation room number two.
問診	症状	どんな症状ですか？	What symptoms do you have?
		その症状はいつから始まりましたか	When did these symptoms start?
		現在，病気で治療を受けていますか	Are you receiving any treatment for your illness?
		何か薬を服用していますか	Are you taking any medicine?
		手術を受けたことがありますか	Have you ever had an operation?
		輸血を受けたことがありますか	Have you ever had a blood transfusion?
		タバコを吸いますか	Do you smoke?
		アルコール類は飲みますか	Do you drink alcohol?
		降圧剤を飲んでいます	I'm taking something for hypertension.
		薬にアレルギーがありますか	Are you allergic to any medicines?
		薬を飲んだ後に発疹が出たことがありますか	Have you ever had rashes after taking medicine?
		合わない薬はありますか	Have you had any reactions to medicine?
		どこが痛いですか	Where does it hurt?
		どんな痛みですか	What kind of pain is it?
		いつから痛みがありますか	When did the pain start?
	熱	熱はありますか	Do you have a fever?
		熱が続いていますか	Has the fever continued?

場面		和訳	英語
問診	熱	寒気がしますか	Do you feel cold? ドゥ ユー フィール コールド
		体がだるいですか	Does your body feel heavy? ダズ ユア ボディ フィール ヘビィ
	かゆみ・しびれ	どこがかゆいですか	Where does it itch? フウェア ダズ イット イッチ
		原因に思い当たることはありますか	Do you remember what caused it? ドゥ ユー リメンバー フワット コーズド イット
		アレルギーはありますか	Do you have any allergies? ドゥ ユー ハブ エニィ アラジーズ
		どこがしびれていますか	Where do you feel numb? フウェア ドゥ ユー フィール ナム
	吐き気・胸痛	吐き気はありますか	Do you feel nauseous? ドゥ ユー フィール ノーシャス
		どんなものを吐きましたか	What did you throw up? フワット デジュー スロー アップ
		胸にどんな症状がありますか	What chest symptoms do you have? フワット チェスト シンプトムズ ドゥ ユー ハブ
		息苦しさはありますか	Do you feel short of breath? ドゥ ユー フィール ショート オブ ブレス
		胸が苦しいですか	Do you feel a weight on your chest? ドゥ ユー フィール ア ウェイト オン ユア チェスト
		絶対安静にしてください	You need strict bed rest. ユー ニード ストリクト ベッド レスト
	鼻・口・せき	鼻づまりはありますか	Do you have nasal congestion? ドゥ ユー ハブ ネイザル コンジェスチョン
		においはわかりますか	Can you smell anything? キャン ユー スメル エニィスィング
		口内炎ができていますか	Do you have a mouth sore? ドゥ ユー ハブ ア マウス ソアー
		せきは出ますか	Do you have a cough? ドゥ ユー ハブ ア コフ
		たんは出ますか	Do you produce any phlegm? ドゥ ユー プロドゥース エニィ フレム
		どんな色のたんが出ますか	What color is the phlegm? フワット カラー イズ ザ フレム
	目・耳	ものが二重に見えますか	Do you see double? ドゥ ユー スィー ダブル
		蚊が飛んでいるように見えますか	Do you see spots in front of your eyes? ドゥ ユー スィー スポッツ イン フロント オブ ユア アイズ
		目が乾きますか	Do your eyes get dry? ドゥ ユア アイズ ゲット ドライ
		目がかゆいですか	Do your eyes get itchy? ドゥ ユア アイズ ゲット イッチィ
		コンタクトはしていますか	Do you wear contact lenses? ドゥ ユー ウェア コンタクト レンズィズ
		耳の奥が痛いですか	Do you have a pain deep inside your ear? ドゥ ユー ハブ ア ペイン ディープ インサイド ユア イアー
		めまいはありますか	Do you feel dizzy? ドゥ ユー フィール ディズィ
		聴力はどうですか	How is your hearing? ハウ イズ ユア ヒアリング
		耳鳴りはありますか	Do you have a ringing in the ears? ドゥ ユー ハブ ア リンギング イン ゼ イアーズ

場面		和訳	英語
診察室	腹部・腰	腰痛がありますか	Do you get lumbago? ドゥ ユー ゲット ラムベイゴー
		尿はどんな色ですか	What color is your urine? フワット カラー イズ ユア ユアリン
		尿は出にくいですか	Is it difficult to urinate? イズ イット ディフィカルト トゥ ユアネイト
		便通はどうですか	How are your bowel movements? ハウ アー ユア バウエル ムーブメンツ
		便秘をしていますか	Are you constipated? アー ユー コンスティペイティド
	心	よく眠れますか	Do you sleep well? ドゥ ユー スリープ ウェル
		眠りが浅いですか	Are you a light sleeper? アー ユー ア ライト スリーパー
		夜中に目が覚めますか	Do you wake up in the middle of the night? ドゥ ユー ウエイク アップ イン ザ ミドル オブ ザ ナイト
		睡眠薬を飲んでいますか	Are you taking sleeping pills? アー ユー テイキング スリーピング ピルズ
	内科	どうぞ座ってください	Please take a seat. プリーズ テイク ア スィート
		シャツを上にあげて，胸を出してください	Please raise your shirt and expose your chest. プリーズ レイズ ユア シャート アンド イクスポーズ ユア チェスト
		後ろを向いてください	Please turn around. プリーズ ターン アラウンド
		仰向けになってください	Please lie face up. プリーズ ライ フェイス アップ
		ゆっくり息をしてください	Please breathe slowly. プリーズ ブリーズ スローリィ
		この部分は痛みますか	Does it hurt here? ダズ イット ハート ヒア
		血圧を測ります	Let me take your blood pressure. レット ミー テイク ユア ブラッド プレッシャー
	外科	手術をします	You are going to have an operation. ユー アー ゴーイング トゥ ハブ アン オペレイション
		化膿止めの薬です	This is medicine to prevent the wound from suppurating. ズィス イズ メディスン トゥ プレベント ザ ウーンド フロム サピュレイティング
		痛み止めの薬です	This is a painkiller. ズィス イズ ア ペインキラー
		局所麻酔(全身麻酔)をします	We're going to give you local anesthesia (general anesthesia). ウィアー ゴーイング トゥ ギブ ユー ローカル アネスィージャ (ジェネラル アネスィージャ)
		麻酔をして気分が悪くなったことはありますか	Have you ever felt unwell after anesthesia? ハブ ユー エバー フェルト アンウェル アフター アネスィージャ
		手首をねんざしています	You have sprained your wrist. ユー ハブ スプレインド ユア リスト
		左(右)腕を骨折しています	You have fractured your left/right arm. ユー ハブ フラクチュアード ユア レフト(ライト) アーム
		しばらくは運動を控えてください	Please don't exercise for a while. プリーズ ドント エクササイズ フォー ア ホワイル
	小児科	近所に同じ症状の子供がいますか	Do other children in your neighborhood have the same symptoms? ドゥ アザー チルドレン イン ユア ネイバーフード ハブ ザ セイム シンプトムズ
		熱はいつから出ていますか	When did the fever begin? フウェン ディド ザ フィーバー ビギン
		便は出ていますか	Has she/he been moving her/his bowels? ハズ シー / ヒー ビーン ムービング ハー / ヒズ バウエルズ

5. 医療現場でつかう英会話

場面		和訳	英語
診察室	小児科（患者の親に聞く場合）	下痢はしていますか	Does she/he have diarrhea? ダズ シー/ヒー ハブ ダイアリーア
		おしっこは出ていますか	Is she/he urinating? イズ シー/ヒー ユアラネイティング
		吐きましたか	Has she/he been vomiting? ハズ シー/ヒー ビーン バミッティング
		ぐずっていますか	Has she/he been fretful? ハズ シー/ヒー ビーン フレットフル
		はしかにかかったことはありますか	Has she/he ever had the measles? ハズ シー/ヒー エバー ハド ザ ミーズルズ
		何の予防接種を受けていますか	What vaccinations has she/he had? フワット バクシネイションズ ハズ シー/ヒー ハド
	婦人科	生理痛がありますか	Do you get menstrual pains? ドゥ ユー ゲット メンストゥルアル ペインズ
		不正出血はありますか	Do you have any irregular bleeding? ドゥ ユー ハブ エニィ イレギュラー ブリーディング
		最後の月経はいつから始まりましたか	When did your last period start? フウェン ディド ユア ラスト ピァリオド スタート
		妊娠をしていますか	Are you pregnant? アー ユー プレグナント
		妊娠・出産の経験はありますか	Do you have any experience of pregnancy and birth? ドゥ ユー ハブ エニィ エクスピェリエンス オブ プレグナンスィ アンド バース
		内診をします	We're going to perform an internal exam. ウィーアー ゴーイング トゥ パフォーム アン インターヌル エグザム
		内診台の上にあがってください	Please get on the pelvic examination table. プリーズ ゲット オン ザ ペルビック エグザミネイション テイブル
		痛いときは言ってください	Please tell me if it hurts. プリーズ テル ミー イフ イット ハーツ
処置室	採血・注射	採血をします	I'm going to take a blood sample. アイム ゴーイング トゥ テイク ア ブラッド サンプル
		腕を出してください	Please expose your arm. プリーズ イクスポーズ ユア アーム
		親指を中に入れて握ってください	Please put your thumb in your palm and make a fist. プリーズ プット ユア サム イン ユア パーム アンド メイク ア フィスト
		注射をします	I'm going to give you an injection. アイム ゴーイング トゥ ギブ ユー アン インジェクション
		揉まないでぐっと押さえてください	Please press hard without massaging. プリーズ プレス ハード ウィザウト マサージング
		よく揉んでください	Please massage thoroughly. プリーズ マサージ サラリィ
	点滴	点滴をします	We're going to administer an intravenous drip. ウィアー ゴーイング トゥ アドミニスター アン イントラビーナス ドリップ
		この結果は1週間後にわかります	We will have the results in one week. ウィ ウィル ハブ ザ リザルツ イン ワン ウィーク
		気分が悪くなったら教えてください	Please let us know if you begin to feel unwell. プリーズ レット アス ノー イフ ユー ビギン トゥ フィール アンウェル
検査室	検尿	検尿をします	We're going to do a urine test. ウィアー ゴーイング トゥ ドゥ ア ユリン テスト
		尿をコップの半分くらいとってください	Fill out about half the cup. フィル アウト アバウト ハーフ ザ カップ
		中間尿をとってください	Collect the urine in the middle of urination. コレクト ザ ユアリン イン ザ ミドル オブ ユアラネイション
	心電図	心電図をとります	We're going to take an electrocardiogram. ウィアー ゴーイング トゥ テイク アン エレクトロカーディオグラム

付録

場面		和訳	英語
検査室	心電図	上半身裸になってください	Please take off all your clothes above the waist.
		手首と足首を出してください	Please expose your wrists and ankles.
	脳波	脳波の検査をします	We're going to check your brain waves.
	X線検査	胸のX線写真を撮ります	We're going to take a chest X-ray.
		妊娠していますか	Are you pregnant?
		このガウンに着替えてください	Please change into this gown.
		下着のシャツは着ていてもけっこうです	You may keep your undershirt on.
		ここに胸をつけてください	Place your chest here, please.
		ここにあごを乗せてください	Place your chin here, please.
		肩の力を抜いてください	Relax your shoulders, please.
		大きく息を吸ってください	Take a deep breath.
		息を止めてください	Hold your breath.
		そのまま動かないでください	Try not to move, please.
	胃の検査	この錠剤と水を一気に飲んでください	Drink this tablet and water down in one go, please.
		げっぷをしないでください	Try not to belch, please.
		バリウムを一口飲んでください	Drink a mouthful of barium, please.
		残りのバリウムを全部飲んでください	Drink up the rest of the barium, please.
		しっかりつかまってください	Grip tightly, please.
		息を止めてください	Hold your breath.
		そのまま動かないでください	Try not to move.
		検査は終わりました	The exam is over.
		本日の飲酒は控えてください	Please don't drink any alcohol today.
入院・退院		入院の必要があります	You need to be hospitalized.
		携帯電話は院内では使えません	Cell phones cannot be used in the hospital.
		食事は流動食になります	You will have a liquid diet.
		夕食の時間です	It is time for supper.
		間食をしないでください	Please don't eat between meals.

5. 医療現場でつかう英会話

場面		和訳	英語
入院・退院		もう少し食べましょう．元気が出ますよ	Try to eat a little more. It will give you energy.
		面会時間は午後3時から7時までです	Visiting hours are from 3:00 to 7:00 pm.
		消灯時間は午後9時です	Lights out is at 9:00 pm.
		今日のご気分はいかがですか	How do you feel today?
		用があるときは，このボタンを押してください	Please push this button if you need any help.
		シーツを直しましょう	Let's make the bed.
		体をふいてもいいですか	May I wipe your body?
		～さんが面会に来られています	Ms./Mr. ~ has come to visit you.
		何か困ることがありますか	Do you have any problems?
		早くお元気になってください	I hope you get well soon.
		6月15日に退院できます	You can leave the hospital on June 15.
		退院おめでとうございます	Congratulations on your leaving the hospital.
薬について	案内	院外の薬局へ持っていってください	Please take it to an outside pharmacy.
		当院では薬は出しません	This hospital doesn't give out medicine.
		この処方せんは発行日を含めて7日間有効です	This prescription is valid for seven days from the date of issue.
	服用法	飲み薬が3種類出ています	There are three kinds of medicine.
		1日3回，食後30分以内に2錠ずつ飲んでください	Take two tablets three times a day within half an hour of eating a meal.
		たくさんの水と一緒に飲んでください	Please drink the medicine with plenty of water.
		これは座薬です．飲まないでください	This is a suppository. Please don't swallow it.
		軟膏は1日に数回すり込んでください	Please rub in the ointment several times a day.
		痛いときに飲んでください	Please drink this if you are in pain.
	副作用	一緒に飲んでください	Please take it together with the other medicine.
		この薬は眠くなります	This will make you sleepy.
		車の運転や機械の操作はしないでください	Please don't drive or operate machinery.
		口がかわくことがあります	Your mouth might become dry.
		動悸がすることがあります	You might get palpitations.

(飯田恭子監：ナースのための病院で使う英会話，学習研究社，2003 より抜粋し一部改変)

付録6　臨床略語集

● 凡　例

1. 臨床の場で必要と思われる略語約4,300語を厳選し，アルファベット順に配列した．ギリシャ文字は英語に置き換え，α(アルファ)は「A」の先頭，γ(ガンマ)は「G」のように該当アルファベットの先頭に配列した．また，17-OHCSなど数字や記号が略語に含まれている場合は，それを無視して配列した．
2. 本書中に見出し語として立項されている略語，または関連した解説がなされている主要略語については，その掲載頁を訳語のあとに示した．
3. 記載の順は，略語，訳語，原語の順とした．
4. 括弧記号の《　》のカナは慣用読み，(　)は(　)内の語あるいは文字を直前の語や文字と入れ替えて使用されること，[　]は[　]内の語あるいは文字を省略して慣用することを示す．
5. 補足的な説明が必要なものについては*以降に示した．

A

A, Ade	アデニン　12	adenine
A	アンジオテンシン　21	angiotensin
A	アセスメント，評価　11	assessment
Å	オングストローム　*1 Å=10⁻¹⁰m	angstrom, Angstrom
A, a《アーテリー》	動脈，動脈血　446	arteria, artery
AA	アルコーホーリクス・アノニマス，匿名禁酒会　19	alcoholics anonymous
AA	アミノ酸　16	amino acid
AA	大動脈弓　394	aortic arch
AA	再生不良性貧血　1033	aplastic anemia
AA	人工流産　317	artificial abortion
AA	上行大動脈	ascending aorta
AAA《スリーエー，トリプルエー》	腹部大動脈瘤　552	abdominal aortic aneurysm
AAA	急性不安発作，パニック発作	acute anxiety attack
AAA	芳香族アミノ酸	aromatic amino acid
AACD	加齢関連認知機能低下	aging-associated cognitive decline
AAD	抗生物質随伴下痢症	antibiotic-associated diarrhea
a–AdCO₂	肺胞気・動脈血二酸化炭素(炭酸ガス)分圧較差	alveolar-arterial carbondioxide tension difference
A–aDO₂	肺胞気・動脈血酸素分圧較差	alveolar-arterial oxygen tension difference
AAE	大動脈弁輪拡張症	annulo-aortic ectasia
AAI	心房抑制型ペーシング	atrium-atrium-inhibited
AAMI	老年(加齢)性記憶障害　667	age-associated memory impairment
AAT	動物介在療法，アニマルセラピー　445	animal assisted therapy
AB, Ab, ab	抗体　209	antibody
AB	喘息性気管支炎	asthmatic bronchitis
ABB	酸塩基平衡　1045	acid-base balance
ABC	酸塩基調節	acid-base control
ABC	ABC(救命処置)　*気道確保，呼吸，循環　53	airway, breathing, circulation
ABC	無呼吸，徐脈，チアノーゼ	apnea, bradycardia, cyanosis

6. 臨床略語集

Abd, abd	腹部	abdomen
Abd, abd	外転　82	abduction
ABE	急性細菌性心内膜炎	acute bacterial endocarditis
ABI	上肢下肢血圧比	ankle brachial pressure index
ABI	アテローム血栓性脳梗塞	atherothrombotic brain infarction
ABI	聴性人工脳幹インプラント　421	auditory brainstem implant
ABMT	自家骨髄移植　256	autologous bone marrow transplantation
ABP	抗原結合蛋白	antigen-binding protein
ABP	動脈圧　446	arterial blood pressure
ABPC	アミノベンジルペニシリン，アンピシリン　22	aminobenzyl penicillin, ampicillin
ABR	聴性脳幹反応　421	auditory brainstem response
ABS	急性脳症候群	acute brain syndrome
AC	腹囲　548	abdominal circumference
AC	急性胆嚢炎	acute cholecystitis
AC	副腎皮質　550	adrenal cortex
AC	アルコール性肝硬変　18	alcoholic cirrhosis
AC	前交連	anterior commissure
AC	上腕周囲長　299	arm circumference
AC	無症候性キャリア	asymptomatic carrier
ACBE	空気注腸バリウム浣腸	air contrast barium enema
ACBG	ACバイパス手術，大動脈-冠〔状〕動脈バイパス術　52	aortocoronary bypass grafting
A-C block	肺胞・毛細管ブロック〔症候群〕　506	alveolar-capillary block
A-C bypass	大動脈-冠〔状〕動脈バイパス術，A-Cバイパス	aortocoronary bypass
ACD	アレルギー性接触性皮膚炎　20	allergic contact dermatitis
ACE	急性冠〔状〕動脈事象（イベント）	acute coronary event
ACEI	ACE阻害薬，アンジオテンシン変換酵素阻害薬　52	angiotensin-converting enzyme inhibitor
ACG	心血管造影	angiocardiography
ACG	心尖拍動図　323	apex cardiogram
ACh, Ach	アセチルコリン　11	acetylcholine
ACH	活動性慢性肝炎	active chronic hepatitis
ACH	副腎皮質ホルモン　551	adrenocortical hormone
AChE	アセチルコリンエステラーゼ	acetylcholinesterase
ACI	急性冠不全　142	acute coronary insufficiency
ACI	副腎皮質機能不全	adrenocortical insufficiency
ACI	大動脈石灰化係数	aortic calcified index
ACL	前十字靱帯　366	anterior cruciate ligament
ACLS	二次救命処置　753	advanced cardiac life support
ACMP	肺胞毛細〔血〕管膜透過性	alveolar capillary membrane permeability
ACO	急性冠血管閉塞	acute coronary occlusion
Acomm《エーコム》	前交通動脈	anterior communication artery
ACP, AcP	酸〔性〕ホスファターゼ	acid phosphatase
ACR	アクラルビシン	aclarubicin
ACS	急性錯乱状態	acute confusional state
ACS	急性冠動脈症候群　142	acute coronary syndrome
ACT	活性化（賦活）凝固時間	activated clotting time
ACT	抗凝固療法	anticoagulation therapy
ACTH《アクス》	副腎皮質刺激ホルモン　551	adrenocorticotropic hormone
ACVD	急性心血管疾患	acute cardiovascular disease
ACVD	アテローム硬化性心血管疾患	atherosclerotic cardiovascular disease
AD, Ad	アドレナリン　13	adrenaline
AD	アルツハイマー病　19	Alzheimer disease
AD	アトピー性皮膚炎　13	atopic dermatitis

AD		自動排痰法 274	autogenic drainage
AD		常染色体優性〔遺伝〕	autosomal dominant inheritance
AD_{50}《エーディフィフティ》		50% 麻酔有効濃度	anesthetic ED_{50}
AD_{95}		95% 麻酔有効濃度	anesthetic ED_{95}
AD-CA, Ad-ca		腺がん，アデノカルチノーマ 365	adenocarcinoma
Add, add		内転 82	adduction
ADH		アルコール脱水素酵素	alcohol dehydrogenate
ADH		抗利尿ホルモン 216	antidiuretic hormone
ADHD		注意欠陥多動性障害 1357	attention deficit/hyperactivity disorder
ADI		許容摂取量	acceptable daily intake
ADIS		不安障害面接基準	anxiety disorder interview schedule
ADL		日常生活動作 757	activities of daily living
ADM		アドリアマイシン 449	adriamycin
Adm, adm.《アドミッション》		入院	admission
ADME		薬物動態(吸収・分布・代謝・排泄) 622	absorption, distribution, metabolism, excretion
ADML		急性十二指腸粘膜病変	acute duodenal mucosal lesion
Ado		アデノシン 12	adenosine
ADP		アデノシン二リン酸 13	adenosine diphosphate
ADR		薬物有害反応 623	adverse drug reaction
ADR		裁判外訴訟(紛争)処理 53	alternative dispute resolution
ADS		解剖学的死腔 261	anatomical dead space
ADS		抗利尿物質	antidiuretic substance
Ad-St		アダムス-ストークス症候群 11	Adams-Stokes syndrome
ADT		アデノシン三リン酸 12	adenosine triphosphate
AE		自動運動 273	active exercise
AECD		アレルギー性湿疹性接触皮膚炎	allergic eczematous contact dermatitis
AED		抗痙攣薬，抗てんかん薬 209	antiepileptic drugs
AED		自動体外式除細動器 750	automated external defibrillator
AEDH		急性硬膜外血腫	acute epidural hematoma
AEG		気脳図	air encephalogram
AEP		急性好酸球性肺炎	acute eosinophilic pneumonia
AEP		聴覚誘発電位	auditory evoked potential
AER		聴覚誘発反応	acoustic evoked response
AER		アルブミン排泄率	albumin excretion rate
AES		大動脈駆出音	aortic ejection sound
a-Etco$_2$		動脈・終末呼気二酸化炭素分圧較差	difference between arterial to end-tidal CO_2 tension
AF		羊水	amniotic fluid
AF		大泉門 372	anterior fontanelle
AF		腹水 551	ascitic fluid
AFB		抗酸菌 204	acid-fast bacillus
AFB		大動脈・大腿動脈バイパス	aorto-femoral bypass
AFC		抗体産生細胞 209	antibody forming cell
AFD		在胎週数相当出生体重児 52	appropriate for dates infant
Afib		心房細動 329	atrial fibrillation
AFL		心房粗動 329	atrial flutter
AFP《アルフェト》		α-フェトプロテイン，α 胎児蛋白 52	α-fetoprotein
AFR		平均〔尿〕流量〔率〕	average flow rate
AFRD		急性熱性呼吸器疾患	acute febrile respiratory disease
AFS		成人ファンコニー症候群	adult Fanconi syndrome
AFT		凝集・絮状検査	agglutination-flocculation test
Ag		銀	argentum

A/G《アグ比》	アルブミン・グロブリン比 20	albumin-globulin ratio
AG	腹囲	abdominal girth
AG	血管撮影（造影）	angiography
AG	アニオンギャップ	anion gap
AG, Ag	抗原 202	antigen
AGA	在胎週数相当出生体格児 52	appropriate for gestational age
Ag-Ab	抗原抗体	antigen-antibody
AGE	急性胃腸炎	acute gastroenteritis
AGEs	終末糖化蛋白生成物 284	advanced glycation end product
AGF	副腎発育因子	adrenal growth factor
agg.《アグルチネーション》	凝集〔作用〕	agglutination
AGG	無γ-グロブリン血症	agammaglobulinemia
AGML	急性胃粘膜病変 141	acute gastric mucosal lesion
AGN	急性糸球体腎炎 1069	acute glomerulonephritis
AGP	酸性糖蛋白質	acid glycoprotein
AGs	アミノグリコシド（アミノ配糖体）抗菌薬	aminoglycosides
AGT	異常耐糖能	abnormal glucose tolerance
AGT	抗グロブリン試験 157	antiglobulin test
AGTH	副腎球状帯刺激ホルモン	adrenoglomerulotrophic hormone
AGTT	異常糖負荷試験	abnormal glucose tolerance test
AH	腹式子宮摘出術	abdominal hysterectomy
AH	急性肝炎 899	acute hepatitis
AH	アルコール性肝炎 18	alcoholic hepatitis
AH	抗ヒスタミン〔薬〕213	antihistamine
AH	動脈性高血圧	arterial hypertension
AH	人工心臓 315	artificial heart
AHA	後天性溶血性貧血	acquired hemolytic anemia
AHA	急性溶血性貧血	acute hemolytic anemia
AHA	米国心臓協会	American Heart Association
AHA	自己免疫性溶血性貧血	autoimmune hemolytic anemia
AHC	急性出血性大腸炎	acute hemorrhagic colitis
AHC	急性出血性結膜炎 871	acute hemorrhagic conjunctivitis
AHC	抗血友病C因子	antihemophilic factor C
AHD	後天性心疾患 210	acquired heart disease
AHD	急性心疾患	acute heart disease
AHD	抗高血圧薬 196	antihypertensive drug
AHD	動脈硬化性心疾患	arteriosclerotic heart disease
AHD	自己免疫性溶血性疾患	autoimmune hemolytic disease
AHF	急性心不全 1182	acute heart failure
AHF	抗血友病因子，第Ⅷ因子 202	antihemophilic factor, factor Ⅷ
AHG	抗血友病グロブリン，第Ⅷ因子 202	antihemophilic globulin, factor Ⅷ
AHI	無呼吸低換気指数 607	apnea hypopnea index
AHI	心房-ヒス束時間	atrio-His bundle interval
AHL	人工心肺〔装置〕315	artificial heart-lung
AHRQ	米国医療研究・品質局 567	Agency for Healthcare Research and Quality
Ai	死亡時画像病理診断 52	autopsy imaging
AI	脱臼指数，臼蓋指数	acetabular index
AI	養子免疫療法 630	adoptive immunotherapy
AI	大動脈弁閉鎖不全症 395	aortic insufficiency
AI	無呼吸指数	apnea index
AI	人工授精 315	artificial insemination
AI	自己免疫	autoimmune
AIA	抗免疫グロブリン抗体	anti-immunoglobulin antibodies
AIA	抗インスリン抗体	anti-insulin antibody

AIA	アスピリン喘息	aspirin-induced asthma
AIB	鳥類感染性気管支炎	avian infectious bronchitis
AICA《アイカ》	前下小脳動脈	anterior inferior cerebellar artery
AICD	植込み型除細動器	implantable cardioverter defibrillator
AICF	自己免疫補体結合反応	autoimmune complement fixation
AICT	受動免疫化学療法	adoptive immunochemotherapy
AID	非配偶者間人工授精 315	artificial insemination with donors semen
AID	自己免疫疾患 1074	autoimmune disease
AID	植込み型自動除細動器	automatic implantable defibrillator
AIDS《エイズ》	後天性免疫不全症候群 746	acquired immune deficiency syndrome
AIE	急性感染性脳炎	acute infectious encephalitis
AIG	抗免疫グロブリン	anti-immunoglobulin
AIH	鎮痛薬誘発頭痛	analgesics induced headache
AIH	配偶者間人工授精 315	artificial insemination with husbands semen
AIH	自己免疫性肝炎 1075	autoimmune hepatitis
AIHD	後天性免疫出血性疾患	acquired immune hemolytic disease
AIIR	空気感染隔離室 156	airborne infection isolation room
AILD	肺胞・間質性肺疾患	alveolar-interstitial lung disease
AIN	自己免疫性好中球減少症	autoimmune neutropenia
AIP	急性特発性心膜炎	acute idiopathic pericarditis
AIP	急性感染性多発性神経炎	acute infectious polyneuritis
AIP	急性間質性肺炎	acute interstitial pneumonia
AIP	アルコール性膵炎	alcohol induced pancreatitis
AIS	簡易外傷スケール	abbreviated injury scale
AJ	くるぶし反射，アキレス腱反射 7	ankle jerk
AK amp《エーケイアンプ》	大腿切断	above knee amputation
AKM	アミノデオキシカナマイシン，ベカナマイシン	aminodeoxykanamycin
AL	急性白血病 1353	acute leukemia
Ala	アラニン 17	alanine
ALA	抗リンパ球抗体	antilymphocyte antibody
ALB, Alb	アルブミン 20	albumin
Alc, alc	アルコール 18	alcohol
ALC	前交連	anterolateral commissure
ALD	副腎白質ジストロフィー 550	adrenoleukodystrophy
ALD	アルコール性肝疾患	alcoholic liver disease
ALD	アルドラーゼ 19	aldolase
ALD《アルド》	アルドステロン 19	aldosterone
ALG	抗リンパ球グロブリン 1033	antilymphocyte globulin
ALI	急性肺傷(障)害，急性肺損傷 142	acute lung injury
ALL	急性リンパ〔芽球〕性白血病 1353	acute lymphocytic(lymphoblastic) leukemia
ALO	開眼失行	apraxia of lid opening
ALP《エーエル・パーゼ，アルホス》	アルカリホスファターゼ 869	alkaline phosphatase
ALP	下垂体前葉	anterior lobe of pituitary
ALS《アルス》	二次救命処置 753	advanced life support
ALS《アミトロ》	筋萎縮性側索硬化症 153	amyotrophic lateral sclerosis
ALT	アラニンアミノトランスフェラーゼ *GPT 52	alanine aminotransferase
ALTS	急性腰部外傷症候群	acute lumbar traumatic syndrome
AM	副腎髄質 550	adrenal medulla
AMA	医学指示拒否	against medical advice
AMA	抗ミトコンドリア抗体	anti-mitochondrial antibody
AMC	上腕範囲	arm muscle circumference

AMCHA《アムチャ》	4-アミノメチルシクロヘキサンカルボン酸	4-aminomethyl cyclohexane-carboxylic acid
AMD	アミオダロン　16	amiodarone
AMD	加齢黄斑変性　103	age-related macular degeneration
AMI	急性心筋梗塞　911	acute myocardial infarction
AMI	急性心筋不全	acute myocardial insufficiency
AML	急性骨髄性白血病　1353	acute myelogenous leukemia
AMM	特発性骨髄線維症	agnogenic myeloid metaplasia
AMM[o]L	急性骨髄単球性白血病　1353	acute myelomonocytic leukemia
AMoL	急性単球性白血病	acute monocytic leukemia
Amp《アンプ》	切断	amputation
AMP	アデノシン一リン酸　12	adenosine monophosphate
AMR	聴骨筋反射	acoustic muscle reflex
AMR	活性代謝率	activity metabolic rate
AMT	急性粟粒結核	acute miliary tuberculosis
AMV	補助機械的換気	assisted mechanical ventilation
AMY, amy	アミラーゼ　16	amylase
An	動脈瘤　447	aneurysma
AN《アーエヌ》	不安神経症，不安障害	angstneuros
AN	神経性無食欲症，神経性食欲不振症　1221	anorexia nervosa
AN	無菌性壊死	aseptic necrosis
ANA《アナ》	米国看護師協会　567	American Nurses Association
ANA	抗核抗体　199	antinuclear antibody
ANCA《アンカ》	抗好中球細胞質抗体　203	anti-neutrophil cytoplasmic antibody
Angio《アンギオ》	血管造影法　180	angiography
ANLL	急性非リンパ性白血病　144	acute non-lymphocytic leukemia
ANOVA《アノーバ》	分散分析　563	analysis of variance
ANP	急性壊死性膵炎	acute necrotizing pancreatitis
ANP	〔血漿〕心房性ナトリウム利尿ペプチド　329	atrial natriuretic peptides
ANS	細〔小〕動脈性腎硬化症	arteriolonephrosclerosis
ANS	自律神経系　305	autonomic nervous system
AO	腹〔部〕大動脈　551	abdominal aorta
AO, Ao	大動脈　394	aorta
AO	上行大動脈	ascending aorta
AOD	動脈閉塞性疾患	arterial occlusive disease
AOD	動脈硬化性閉塞性疾患	arteriosclerotic occlusive disease
AODM	成人発症型糖尿病	adult-onset diabetes mellitus
AoP	大動脈圧	aortic pressure
AoV	大動脈弁　394	aortic valve
AP	酸性ホスファターゼ	acid phosphatase
AP	活動電位　97	action potential
AP	急性肺炎	acute pneumonia
AP	狭心症　911	angina pectoris
AP	下垂体前葉	anterior pituitary
AP, A̅P	大動脈圧	aortic pressure
AP	虫垂切除術　417	appendectomy
AP	動脈圧	arterial pressure
APA	抗血小板抗体	anti-blood platelet antibody
APA	抗悪性貧血因子	antipernicious anemia factor
APACHE《アパチェ》	アパチェ(アパシェ)重症度評価　15	acute physiology and chronic health evaluation
APB	心房性期外収縮	atrial premature beat
APC	活性型プロテインC	activated protein C
APC	抗原提示細胞	antigen presenting cell
APC	心房性期外収縮	atrial premature contraction

APCC	活性プロトロンビン複合物質		activated prothrombin complex concentrate
APDL	〔日常〕生活関連動作 757		activities parallel to daily living
APEN	近似エントロピー		approximate entropy
APGAR[score]《アプガー》	アプガースコア 15		appearance, pulse, grimace, activity, respiratory effort
APH	下垂体前葉ホルモン 92		anterior pituitary hormone
APH	失語〔症〕 271		aphasia
APH	心尖部肥大型心筋症		apical hypertrophic cardiomyopathy
API	急性パニック特性尺度		acute panic inventory
APIC《エイピック》	米国感染防止管理士学会 50		Association for Professionals in Infection Control and Epidemiology
APL	急性前骨髄球性白血病 143		acute promyelocytic leukemia
Aplas《アプラ》	再生不良性貧血 1033		aplastic anemia
APN	急性腎盂腎炎		acute pyelonephritis
Apo《アポ》	脳卒中, 脳内出血 492		[cerebral]apoplexy
APP	急性相反応蛋白〔質〕 143		acute phase protein
Appe, app《アッペ》	虫垂炎 417		appendicitis
APR	急性相反応蛋白〔質〕 143		acute phase reactant
APS	抗リン脂質抗体症候群 216		anti-phospholipid syndorome
APSGN	急性溶レン菌感染後糸球体腎炎		acute post streptococcal glomerulonephritis
APTT	活性化部分トロンボプラスチン時間		activated partial thromboplastin time
APUD《アプード》	アミン前駆物質摂取と脱炭酸		amine precursor uptake and decarboxylation
AR	アルドース還元酵素		aldose reductase
AR	アレルギー性鼻炎 522		allergic rhinitis
AR	大動脈弁閉鎖不全		aortic regurgitation
AR	人工呼吸 1159		artificial respiration
AR	萎縮性鼻炎 28		atrophic rhinitis
AR	常染色体劣性遺伝		autosomal recessive inheritance
Ara-A《アラエー》	アデニンアラビノシドビダラビン		adenine arabinoside vidarabine
Ara-C《アラシー》	シトシンアラビノシドシタラビン		cytosine arabinoside cytarabine
ARAS	粥状硬化性腎動脈狭窄症		atherosclerotic renal artery stenosis
ARB	アンジオテンシンII受容体拮抗薬		angiotensin receptor blocker
ARC《アーク》	エイズ関連症候群 746		AIDS-related complex
ARD	急性呼吸器疾患, 急性気道疾患		acute respiratory disease
ARDS	急性呼吸窮迫症候群 142		acute respiratory distress syndrome
ARF	急性腎不全 143,1185		acute renal failure
ARF	急性呼吸不全		acute respiratory failure
ARF	急性リウマチ熱		acute rheumatic fever
ARG	オートラジオグラフィ		autoradiography
ARM	人工破水, 人工破膜 317		artificial rupture of membranes
ARMD	加齢黄斑変性症 103		age-related macular degeneration
ARP	絶対不応期		absolute refractory period
ARP	アルコール依存症リハビリテーションプログラム 679		alcoholism rehabilitation program
ARR	絶対リスク減少〔率〕 361		absolute risk reduction
ART	生殖補助医療技術 347		assisted reproductive technology
ARVC	催不整脈性右室心筋症 238		arrhythmogenic right ventricular cardiomyopathy
ARVD	不整脈原性右室異形成		arrhythmogenic right ventricular dysplasia
AS	大動脈弁狭窄症 394		aortic stenosis
AS	アスペルガー症候群 10		Asperger syndrome
AS	アサーション尺度		assertion scale
AS	動脈硬化 447		atherosclerosis
ASA	アセチルサリチル酸, アスピリン 10		acetylsalicylic acid
ASA, A-S attack	アダムス-ストークス発作		Adams-Stokes attack
ASC	無症候性キャリア		asymptomatic carrier

ASCVD	動脈硬化性心血管疾患	arteriosclerotic cardiovascular disease
ASD	急性ストレス障害　143	acute stress disorder
ASD	アルツハイマー型老年認知症	Alzheimer senile dementia
ASD	心房中隔欠損症　329	atrial septal defect
ASD	自家感作性皮膚炎　1086	autosensitized dermatitis
ASDH	急性硬膜下血腫	acute subdural hematoma
ASH	アルコール性脂肪性肝炎　18	alcoholic steatohepatitis
ASH	アルドステロン刺激ホルモン	aldosterone-stimulating hormone
ASHD	動脈硬化性心疾患　447	arteriosclerotic heart disease
ASI	大動脈弁狭窄兼閉鎖不全	aortic stenoinsufficiency
ASK《アスケー》	抗ストレプトキナーゼ	antistreptokinase
AS［L］O《アスロー，アソ》	抗ストレプトリジンO	antistreptolysin-O
AS［L］OT《アスローテスト，アソテスト》	抗ストレプトリジンO価測定試験　11	antistreptolysin-O test
ASM	心房収縮期雑音	atrio-systolic murmur
ASO	閉塞性動脈硬化症　568	arteriosclerotic obliteration
ASR《アーエスエル》	アキレス腱反射　7	Achilles Sehnen Reflex
AST	アスパラギン酸アミノトランスフェラーゼ　*GOT　52	asparate aminotransferase
AT	聴神経腫瘍　421	acoustic tumor
AT	嫌気性代謝閾値，無酸素性作業閾値	anaerobic threshold
AT	アンチトロンビン	antithrombin
AT	芸術療法　170	art therapy
AT	アトロピン　14	atropine
AT	自律訓練法　305	autogenic training
ATD	アルツハイマー型認知症	Alzheimer-type dementia
ATD	抗甲状腺薬　203	antithyroid drugs
ATI	エアートラッピング指数	air trapping index
ATL	成人T細胞白血病	adult T-cell leukemia
ATL	成人T細胞リンパ腫	adult T-cell lymphoma
ATLA《アトラ》	成人T細胞性白血病抗原	adult T-cell leukemia-associated antigen
ATLL	成人T細胞白血病リンパ腫　349	adult T-cell leukemia/lymphoma
ATLS	二次外傷救命処置　1057	advanced trauma life support
ATN	急性尿細管壊死	acute tubular necrosis
ATP	アデノシン三リン酸　12	adenosine triphosphate
ATP	異型上皮	atypical epithelium
ATP	自己免疫性栓球減少性紫斑病	autoimmune thrombocytopenic purpura
ATR	アキレス腱反射　7	Achilles tendon reflex
ATRA《アトラ》	オールトランス型レチノイン酸	all-trans retionic acid
ATS	腹部外傷スコア	abdominal traumatic score
ATS	不安緊張状態	anxiety tension state
ATT	救急初期診療チーム　140	advanced triage team
Au	金	aurum
Au-Ag《オーストラリア・アンチゲン》	オーストラリア抗原	Australia antigen
AUC	薬物血中濃度時間曲線下面積	area under the blood concentration-time curve
AUL	急性非分類型白血病	acute undifferentiated leukemia
Aus《アウス》	子宮内容除去術，子宮内膜掻爬術　260	Ausräumung und Auskratzung
AV	奇静脈　133	azygos vein
AV	大動脈弁　394	aortic valve
AV	補助呼吸(換気)　587	assisted ventilation
AV	房室	atrioventricular
AVB, A-V block	房室ブロック　582	atrioventricular block
AVD	大動脈弁疾患	aortic valve disease

AVD	心房心室不一致		atrioventricular discordance
AVF	動静脈瘻	442	arteriovenous fistula
AVH	急性ウイルス〔性〕肝炎		acute viral hepatitis
AVN	房室結節	581	atrioventricular node
AVP	大動脈弁形成術		aortic valvoplasty
AVR	大動脈弁置換術		aortic valve replacement
AVRT	房室回帰性頻拍		atrioventricular reentrant tachycardia
AVSD	房室中隔欠損		atrioventricular septal defect
A-V shunt	動静脈シャント		arteriovenous shunt
AVV	房室弁 582		atrioventricular valve
AW	エアウェイ，気道 50		airway
AWD	疾患を抱えて生存中		alive with disease
AZ	アザチオプリン 9		azathioprine
AZT	アジドチミジン，ジドブジン		azidothymidine

B

β–hCG	β–ヒト絨毛性ゴナドトロピン	β-human chorionic gonadotropin
β–LP	β–リポ蛋白	β-lipoprotein
B	桿菌 108	bacillus
B-I・II	ビルロート法I・II 540	Billroth
Ba	バリウム 516	barium
BA	胆汁酸 405	bile acid
BA	胆道閉鎖症 407	biliary atresia
BA	血液寒天培地 177	blood agar
BA	気管支喘息 874	bronchial asthma
BAC	血中アルコール濃度	blood alcohol concentration
BAC	気管支肺胞細胞	bronchoalveolar cells
BAE	気管支動脈塞栓術	bronchial artery embolization
BAEP	脳幹聴性誘発電位	brainstem auditory evoked potential
BAER	脳幹聴性誘発反応	brainstem auditory evoked response
BAG	気管支動脈造影 129	bronchial arteriography
BAI	気管支動脈注入療法	bronchial artery infusion
BAL	血中アルコール濃度レベル	blood alcohol level
BAL	バル，ジメルカプロール 277	British anti-lewisite
BAL《バル》	気管支肺胞洗浄〔法〕 129	bronchoalveolar lavage
BALF《バルフ》	気管支肺胞洗浄液	broncho alveolar lavage fluid
BALL	B細胞急性リンパ芽球性白血病	B-cell acute lymphoblastic leukemia
BALT《バルト》	気管支関連リンパ組織	bronchoassociated lymphatic tissue
BAO	基礎酸分泌量	basal acid output
BB	全身清拭	bed bath
BB《ベータブロッカー》	β遮断薬(ブロッカー) 568	β-blocker
BB	血液銀行 178	blood bank
BB	乳房生検	breast biopsy
BBA	病院到着前出産	born before arrival
BBB	脚ブロック 138	bundle branch block
BBB	血液脳関門 178	blood-brain barrier
BBBB	両脚ブロック	bilateral bundle branch block
BBO	閉塞性気管支細気管支炎	bronchobronchiolitis obliterans
BBT	基礎体温 134	basal body temperature
BC	背部清拭	back care
BC	胆石仙痛 406	biliary colic
BC	急性転化	blastic crisis
BC	骨伝導 226	bone conduction
BC	ブレストケア	breast care
BCAA	分岐鎖アミノ酸	branched chain amino acid

BCC	基底細胞がん	basal cell carcinoma
BCC	計画出産外来	birth control clinic
BCG	カルメット-ゲラン・ウシ型桿菌 524	bacille Calmette et Guérin
BCGF	B細胞増殖因子	B-cell growth factor
BCLS	一次心臓救命処置	basic cardiac life support
BCR	バイオクリーンルーム, 無菌病床 499	biological clean room
BCS	被虐待児症候群 527	battered child syndrome
BCT	血液凝固時間 178	blood coagulation time
BCU	熱傷集中監視室	burn care unit
BCW	生物化学兵器 353	biological chemical weapons
BD	脳死 1338	brain death
BD	気管支拡張薬	bronchodilator
BDAE	ボストン失語症診断検査	Boston diagnostic aphasia examination
BDC	胆管がん 404	bile duct cancer
BDI	ベースライン呼吸困難指数	baseline dyspnea index
BDI	ベックうつ病特性尺度	Beck depression inventory
BDI	ベクロメタゾンインヘラー(吸入器)	beclomethasone dipropionate inhaler
BE	細菌性心内膜炎 119	bacterial endocarditis
BE	大腸(注腸)造影, バリウム注腸検査 393	barium enema
BE	気管支拡張症 129	bronchiectasis
BEAR	聴性脳幹反応	brainstem evoked auditory response
BEE	基礎エネルギー消費量 133	basal energy expenditure
BEI	生物学的曝露指標	biological exposure indices
BEL《ベル》	骨盤位 226	Beckenendlage
BERA	聴性脳幹反応	brainstem electric response audiometry
BET	交換輸血 200	blood exchange transfusion
BF	血流量	blood flow
bFGF	ヒト塩基性線維芽細胞成長(増殖)因子 532	basic fibroblast growth factor
BFHR	基礎胎児心拍数	basal fetal heart rate
BFO	肩関節動的装具	balanced forearm orthosis
BFP[R]	生物学的偽陽性〔反応〕 353	biological false positive[reaction]
BFS	空腹時血糖	blood fasting sugar
BF[S]《ブロンコ》	気管支ファイバースコープ, 気管支鏡 129	bronchofiberscopy
BG	大脳基底核 395	basal ganglia
BG	血糖 186	blood glucose
BG	骨移植〔片〕 223	bone graft
BG	気管支造影 129	bronchography
BGA	動脈血ガス分析 446	blood gas analysis
BGT	ベンダー-ゲシュタルト検査	Bender-Gestalt test
BGTT	境界型ブドウ糖負荷試験	borderline glucose tolerance test
BH	出生歴	birth history
BHL	両側肺門リンパ節症	bilateral hilar lymphadenopathy
BHL	生物学的半減期	biological half life
BI	バーセルインデックス, ADL評価尺度 757	Barthel index
BI	ブリンクマン指数 558	Brinkman index
BI	熱傷指数 1325	burn index
BIA	細菌抑制検査, ガスリーテスト 93	bacterial inhibition assay
big	二段脈 468	bigeminy
BIL	ビリルビン 539	bilirubin

BIP		閉塞性細気管支炎性間質性肺炎	bronchiolitis obliterans and diffuse alveolar damage
BIPAP	《バイパップ》	二相性陽圧呼吸　1162	biphasic positive airway pressure
BJ[P]		ベンス・ジョーンズ蛋白　575	Bence Jones protein
BK amp	《ビーケーアンプ》	下腿切断	below knee amputation
BL		失血，出血	blood loss
BL		バーキットリンパ腫　498	Burkitt lymphoma
BLS		一次救命処置　1365	basic life support
BLS		血液・リンパ系	blood and lymphatic systems
BM		基礎代謝　134	basal metabolism
BM		基底膜　134	basement membrane
BM		便通	bowel movement
BM		母乳　591	breast milk
BMC		骨塩量　223	bone mineral content
BMD		骨髄抑制　225	bone marrow depression
BMD		骨〔塩〕密度　227	bone mineral density
BMI		体格指数，ボディマスインデックス　1381	body mass index
BMP		骨形成因子	bone morphogenetic protein
BMR		基礎代謝率	basal metabolic rate
BMT		骨髄移植　1018	bone marrow transplantation
BNP		脳性ナトリウム利尿ペプチド，Bタイプナトリウムペプチド　492	brain (B-type) natriuretic peptides
BNT		脳神経伝達物質	brain neurotransmitter
BO		腸閉塞　1263	bowel obstruction
BOA		到着時出産	born on arrival
BOAI		バルーン閉塞動注法	balloon occluded arterial infusion
BOOP	《ブープ》	閉塞性細気管支炎　＊器質化肺炎を伴う	bronchiolitis obliterans with organizing pneumonia
Borr 1～4	《ボル》	ボル　＊ボ[ー]ルマン胃がん分類　584	Borrmann 1～4
BP		ベル麻痺　125	Bells palsy
BP		双極性感情障害	bipolar affective disorder
BP		血圧　176	blood pressure
BP		水疱性類天疱瘡	bullous pemphigoid
BPD		血圧低下	blood pressure decrease
BPD		境界型人格障害　146	borderline personality disorder
BPEC		バイポラー電気凝固	bipolar electrocoagulation
BPF		ブラジキニン活性化因子	bradykinin potentiating factor
BPM		分時呼吸数	breaths per minute
BPM, bpm		分時拍動数	beats per minute
BPPV		良性発作性頭位眩暈	benign paroxysmal positionaql vertigo
BPSD		認知症随伴心理行動異常　525	behavioral and psychological symptoms of dementia
BPT		気管支誘発試験	bronchial provocation test
br		呼吸	breath
Br		気管支　128	bronchus
BR		床上安静	bed rest
bra, brady	《ブラディ》	徐脈　305	bradycardia
BRM		生物学的応答修飾物質　1463	biological response modifiers
BRO		気管支鏡(検査)　129	bronchoscopy
B-RTO		バルーン閉塞下逆行性経静脈的塞栓〔術〕	balloon-occluded retrograde transcatheter variceal obliteration
BS		眼瞼痙攣　109	blepharospasm
BS		血清　183	blood serum

BS	血糖	blood sugar
BS	腸雑音	bowel sound
BS	呼吸音	breath sound
BSA	体表面積　397	body surface area
BSE	ウシ海綿状脳症　47	bovine spongiform encephalopathy
BSE	乳房自己検診	breast self-examination
BSF	ブスルファン	busulfan
BSG《ベーエスゲー》	赤血球沈降速度　360	Blutkorperchen senkungs Geschwindigkeit
BSI	血流感染	blood stream infection
BSI	ボディ・サブスタンス・アイソレーション，生体物質隔離　591	body substance isolation
BSL	臨床〔地〕実習	bedside learning
BSO	両側〔性〕卵管卵巣摘出〔術〕	bilateral salpingo-oophorectomy
BSP test	ブロムスルファレインテスト　523	bromsulphalein test
BSR	赤血球沈降速度　360	blood sedimentation rate
BSR	脳幹反応	brainstem response
BST	臨床(地)実習	bedside teaching
BST	血液血清学的試験	blood serologic test
BST	ウベニメクスベスタチン	ubenimex Bestatin
BSV	基礎分泌量	basal secretion volume
BT	バクテリアルトランスロケーション　455	bacterial translocation
BT	行動療法　211	behavior therapy
BT	出血時間　286	bleeding time
BT	体温　386	body temperature
BT	脳腫瘍　491	brain tumor
BT	胸壁腫瘍，乳房腫瘍	breast tumor
BTL	生物学的許容限界	biologically tolerable level
BTLS	一次外傷救命処置　1057	basic trauma life support
BTPD	体温，大気圧，乾燥状態	body temperature and ambient pressure, dry
BU	ブロモウラシル	5-bromouracil
BU	重症熱傷治療，バーンユニット	burn unit
BUN	血中尿素窒素　184	blood urea nitrogen
BUO	部位不明出血	bleeding of undetermined origin
BV	血管　179	blood vessel
BV	血液量	blood volume
BVH	両心室肥大	biventricular hypertrophy
BVM	バッグバルブマスク　512	bag valve mask
BVRV	両大血管右室起始症	both great vessels from right ventricle
BW	体重	body weight
BWR	体重比	body-weight ratio
BW〔T〕	出生体重　287	birth weight
Bx	バイオプシー，生体組織検査(生検)　500	biopsy
BZ	ベンゾイル	benzoyl
BZD	ベンゾジアゼピン誘導体	benzodiazepine derivative

C

C	コンプライアンス　232	compliance
C	炭素	carbon
C	盲腸　617	cecum
C	補体　589	complement
C	肋骨　669	costal
Ca	カルシウム　101	calcium
CA	カルシウム拮抗薬　101	calcium antagonist
CA, Ca	がん　103	cancer, carcinoma

CA	心停止 326	cardiac arrest
CA	不整脈 1403	cardiac arrhythmia
CA	頸動脈 171	carotid artery
CA	カテコラミン 97	catecholamine
CA	腹腔動脈 548	celiac artery
CA	冠〔状〕動脈	coronary artery
CA	胆囊動脈	cystic artery
CABG	冠〔状〕動脈バイパス術 122	coronary artery bypass grafting
CABP, CaBP	カルシウム結合蛋白	calcium-binding protein
$CaCO_2$	動脈血中二酸化炭素(炭酸ガス)含量	content of carbon dioxide in arterial blood
CACS	冠〔状〕動脈石灰化指数	coronary artery calcification score
CAD	冠〔状〕動脈疾患	coronary artery disease
CADASIL《カダシル》	常染色体優性遺伝性脳動脈症	cerebral autosomal dominant arteriopathy with subcortical infarcts and leucoencephalopathy
CADL	実用コミュニケーション能力検査	communicative ability in daily living
CAG	心血管造影〔法〕 314	cardioangiography
CAG	脳血管造影〔法〕 489	cerebral angiography
CAG	慢性萎縮性胃炎 600	chronic atrophic gastritis
CAG	冠〔状〕動脈造影〔法〕 116	coronary angiography
CAHD	冠〔状〕動脈硬化性心疾患	coronary atherosclerotic heart disease
CALD	慢性活動性肝障害	chronic active liver disease
CAM	補完代替医療 1429	complementary and alternative medicine
cAMP《サイクリックエーエムピー》	サイクリック AMP，環状アデノシン一リン酸 235	cyclic adenosine monophosphate
C-ANCA《シーアンカ》	細胞質型抗好中球細胞質抗体 203	cytoplasmic-antineutrophil cytoplasmic antibody
CaO_2	動脈血酸素含量	arterial oxygen content
CAO	慢性気道閉塞	chronic airway obstruction
CAO	冠〔状〕動脈閉塞	coronary artery obstruction
Cap, cap.	カプセル剤 99	capsule
CAPD	持続式外来腹膜透析，連続携帯式腹膜透析 250	continuous ambulatory peritoneal dialysis
CAPs	在宅ケアプラン指針 62	client assessment protocols
Car, Carot	頸動脈波	carotid pulse wave
CARS《カース》	代償性抗炎症反応症候群 391	compensatory anti-inflammatory response syndrome
CAS	脳動脈硬化〔症〕	cerebral arteriosclerosis
CAS	冠〔状〕動脈攣縮	coronary artery spasm
CASH	副腎髄質刺激ホルモン	corticoadrenal-stimulating hormone
CASHD	冠〔状〕動脈硬化性心疾患	coronary arteriosclerotic heart disease
CAST	アルコール依存症者影響判定	children of alcoholism screening test
CAT	カタラーゼ 95	catalase
CAT, Cat	白内障 509	cataract
CAUTI	カテーテル関連尿路感染症	catheter-associated urinary tract infection
CAVB	完全房室ブロック 120	complete atrioventricular block
CAVH	持続動静脈血液濾過	continuous arteriovenous hemofiltration
CAVHD	持続動静脈血液透析	continuous arteriovenous hemodialysis
CAVHDF	持続動静脈血液透析濾過	continuous arteriovenous hemodiafiltration
CB	慢性気管支炎 600	chronic bronchitis
CB	結合ビリルビン	conjugated bilirubin
CBA	喘息を伴う慢性気管支炎	chronic bronchitis with asthma
CBA	非脱分極性筋弛緩薬	competitive neuromuscular junction blocking agent
CBAB	補体結合抗体	complement-binding antibody
CBBB	完全脚ブロック 119	complete bundle branch block
CBD	頸動脈体神経遮断	carotid body denervation

CBD	総胆管 377	common bile duct
CBD	先天性胆道拡張症 370	congenital biliary dilatation
CBD	大脳皮質基底核変性症 396	cotico-basal degeneration
CBE	特例記録方式 253	charting by exception
CBF	毛細〔血〕管血流	capillary blood flow
CBF	脳血流〔量〕 490	cerebral blood flow
CBF	冠〔状動脈〕血流量 109	coronary blood flow
CBF	〔腎〕皮質血流	cortical blood flow
CBP	カルバペネム系抗生物質	carbapenem antibiotics
CBR	絶対床上安静	complete bed rest
CBR	慢性的床上安静　長期床上安静	chronic bed rest
CBSCT	臍帯血〔幹細胞〕移植 236	cord blood stem cell transplantation
CBT	認知行動療法 483	congnitive behavioral therapy
CBV	毛細〔血〕管血流速度	capillary blood flow velocity
CBV	カテーテルバルーン弁形成術	catheter balloon valvuloplasty for mitral valve
CBV	脳血液量	cerebral blood volume
CBV	循環血液量 288	circulating blood volume
CC	心〔臓〕カテーテル〔法〕 323	cardiac catheterization
CC	化学療法係〔指〕数	chemotherapeutic coefficient
CC	胸囲	chest circumference
CC	胆管がん 404	cholangiocarcinoma
CC	絨毛がん 284	choriocarcinoma
CC	クリニカルカンファレンス　臨床検討会	clinical conference
CC	クロージング・キャパシティ	closing capacity
CC	相関係数 374	coefficient of correlation
CC	消費性凝固障害 297	consumption coagulopathy
CC	クレアチニン・クリアランス 165	creatinine clearance
CC	クリティカルケア，重症集中ケア 1097	critical care
CC	危篤状態	critical condition
CCA	総頸動脈	common carotid artery
CCC	胆管細胞がん 404	cholangiocellular carcinoma
CCE	バチ状指，チアノーゼ，浮腫	clubbing, cyanosis and edema
CCI	がん悪液質危険度	cancerous cachexia index
CCM	非開胸〔式〕心〔臓〕マッサージ	closed chest cardiac massage
CCM	うっ血型心筋症	congestive cardiomyopathy
CCM	救命医療 145	critical care medicine
C_{CO_2}	二酸化炭素（炭酸ガス）含量	carbon dioxide content
CCP	環状シトルリン化蛋白，抗CCP抗体	cyclic citrullinated poptide
CCPD	連続循環型腹膜透析 942	continuous cyclic peritoneal dialysis
CCPR	中枢神経心肺蘇生術，脳心肺蘇生術	cerebro-cardio-pulmonary resuscitation
Ccr	クレアチニンクリアランス	creatinine clearance
CCT	中枢伝導時間 257	central conduction time
CCTP	冠疾患回復訓練プログラム	coronary care training program
CCU	心疾患管理部	cardiac care unit
CCU	心血管疾患管理部	cardiovascular care unit
CCU	冠疾患集中治療室 252	coronary care unit
CCU	〔危急〕重症患者管理部	critical care unit
CD	心〔臓〕疾患	cardiac disease
CD	心血管疾患	cardiovascular disease
CD	性格障害 342	character disorder
CD	膠原病 973	collagen disease
CD	接触性皮膚炎 360	contact dermatitis
CD	クローン病 166	Crohn disease
CD_{50}	50%有効量	half curative dose

CDA	補体依存抗体		complement-dependent antibody
CDC	米国疾病管理［予防］センター	252	Centers for Disease Control and Prevention
CDD	慢性変性疾患		chronic degenerative disease
CDDP	シスプラチン	268	cis-diamminedichloroplatinum
CDE	糖尿病療養指導士	445	certified diabetes educator
CDH	頸椎椎間板ヘルニア		cervical disc herniation
CDH	先天性横隔膜ヘルニア		congenital diaphragmatic hernia
CDH	先天性股関節脱臼	370	congenital dislocation of the hip joint
CDI	小児うつ病特性尺度		childhood depression inventory
CDI	慢性尿崩症		chronic diabetes insipidus
CDILD	慢性びまん性間質性肺疾患		chronic diffuse interstitial lung disease
CD-IP	膠原病性間質性肺炎		collagen disease-interstitial pneumonia
cDNA	補助 DNA（デオキシリボ核酸）		complementary DNA
CDR	臨床認知症評価スケール	652	clinical dementia rating
CDS	がん患者呼吸困難スケール	219	cancer dyspnea scale
Cdyn《シーダイン》	動的肺コンプライアンス		dynamic compliance
CE	ワイヤレスカプセル内視鏡		capsule endoscopy
CE	小葉中心性肺気腫		centrilobular emphysema
CE	脳血栓	490	cerebral embolism
CE	脳出血	491	cerebral hemorrhage
CE	コレステロールエステル		cholesterol ester
CE	臨床工学技士	652	clinical engineer
CEA	がん胎児性抗原	120	carcinoembryonic antigen
CEA	頸動静脈血栓内膜剥離術		carotid endarterectomy
CEH	コレステロールエステル加水分解酵素		cholesterol ester hydrolase
CEP	大脳誘発反応		cerebral evoked potential
CEPs	セファロスポリン系抗菌薬	362	cephalosporins
CER	対照群イベント発生率	391	controlled event rate
CF	心不全	1179	cardiac failure
CF	［白血球］遊走因子		chemotactic factor
CF	凝固因子		clotting factor
CF	大腸ファイバースコープ，結腸鏡 394		colon fiberscope
CF	補体結合		complement fixation
CFA	完全フロインドアジュバント		complete Freunds adjuvant
CFAM	カルガリー家族アセスメントモデル 101		Calgary family assessment model
CFI	キャンバーウェル家族評価尺度		Camberwell family interview
CFR	補体結合反応	589	complement fixation reaction
CFS	慢性疲労症候群	601	chronic fatigue syndrome
CFT	カルジオリピン絮状テスト		cardiolipin flocculation test
CFU	コロニー形成単位		colony forming unit
CG	膀胱造影［撮影］	580	cystography
CGH	絨毛性ゴナドトロピン		chorionic gonadotropin hormone
CGL	慢性顆粒球性白血病		chronic granulocytic leukemia
cGMP《サイクリックジーエムピー》	サイクリック GMP，環状グアノシン一リン酸 235		cyclic guanosine monophosphate
CGN	慢性糸球体腎炎	1445	chronic glomerulonephritis
CGS	心原性ショック	1150	cardiogenic shock
CGT	包括的高齢者運動トレーニング	578	comprehensive geriatric training
CGTT	コルチゾンブドウ糖負荷試験		cortisone glucose tolerance test
Ch	コレステロール	230	cholesterol
CH	脳出血	491	cerebral hemorrhage
CH	慢性肝炎	1442	chronic hepatitis
CH	慢性高血圧		chronic hypertension
CH	病歴		clinical history

CH	先天性甲状腺機能低下症 370	congenital hypothyroidism	
CHA	慢性溶血性貧血	chronic hemolytic anemia	
CHA	赤血球寒冷凝集テスト	cold hemagglutination test	
CHA	総肝動脈	common hepatic artery	
CHA	先天性形成不良性貧血	congenital hypoplastic anemia	
CHAI	肝動脈持続動注療法	continuous hepatic arterial infusion	
CHART《チャート》	チャートリハビリテーション評価表	Craig handicap assessment and reporting technique	
CHB	B型慢性肝炎	chronic hepatitis B	
CHB	完全心ブロック	complete heart block	
CHC	C型慢性肝炎	chronic hepatitis C	
CHD	長期血液透析	chronic hemodialysis	
CHD	総肝管 377	common hepatic duct	
CHD	先天性心疾患 1227	congenital heart disease	
CHD	うっ血性心疾患	congestive heart disease	
CHD	冠〔状〕動脈性心疾患	coronary heart disease	
CHDF	持続的血液濾過透析 942	continuous hemodiafiltration	
ChE	コリンエステラーゼ 229	cholinesterase	
Chemo Ther《ケモテラ》	化学療法	chemotherapy	
CHF	慢性心不全 1182	chronic heart failure	
CHF	先天性心不全	congenital heart failure	
CHF	先天性肝線維化症	congenital hepatic fibrosis	
CHF	うっ血性心不全 48	congestive heart failure	
CHF	持続血液濾過	continuous hemofiltration	
CHG	グルコン酸クロルヘキシジン 164	chlorhexidine gluconate	
CHN	中心出血性壊死	central hemorrhagic necrosis	
Chole	胆石症 406	cholelithiasis	
CHP	小児精神医学	child psychiatry	
Ci《キュリー》	キュリー *放射線量を示す単位 1 Ci＝ 3.7×10^{10} Bq 146	curie	
CI	心係数 312	cardiac index	
CI	心不全 1179	cardiac insufficiency	
CI	細胞性免疫 239	cellular immunity	
CI	脳梗塞 490	cerebral infarction	
CI	化学療法係数	chemotherapeutic index	
CI	信頼区間 330	confidence interval	
CI	汚染指数	contamination index	
CI	持続注入 270	continuous infusion	
CI	冠不全 123	coronary insufficiency	
CI	臨床指標 652	crinical indicator	
CIBHA	先天性封入体溶血性貧血	congenital inclusion body hemolytic anemia	
CIC	間欠的自己導尿法	clean intermittent catheterization	
CICA	頸部内頸動脈	cervical internal carotidartery	
CICN	感染管理認定看護師	certified infection control nurse	
CICR	カルシウム誘発-カルシウム放出	Ca induced Ca release	
CICU	心疾患集中治療部	cardiac intensive care unit	
CICU	循環器集中治療部	cardiology intensive care unit	
CICU	冠疾患集中治療部	coronary intensive care unit	
CIDS	先天性免疫不全症候群 371	congenital immunity deficiency syndrome	
CIIA	総内腸骨動脈	common internal iliac artery	
CIN	慢性間質性腎炎	chronic interstitial nephritis	
CINAHL《シナール》	看護・保健文献索引	Cumulative Index to Nursing & Allied Health Literature	
CIP	慢性炎症性多発性ニューロパチー	chronic inflammatory polyneuropathy	
CIP	慢性間質性肺炎	chronic interstitial pneumonia	

CIPC	カリンダシリン，インダニルカルベニシリン	carindacillin, carbenicillin indanyl
CIPD	慢性間欠的腹膜透析	chronic intermittent peritoneal dialysis
CIS《シス》	上皮内がん	carcinoma in situ
CIS	細胞傷害度スコア	cellular injury score
CIT	従来型インスリン療法	conventional insulin therapy
CIV	総腸骨静脈	common iliac vein
CIXU	持続注入排泄尿路造影	constant infusion excretory urogram
CJD	クロイツフェルト-ヤコブ病 166	Creutzfeldt-Jakob disease
CK	クレアチンキナーゼ	creatine kinase
CK	サイトカイン 238	cytokine
CKD	慢性腎臓病 600	chronic kidney disease
Cl	塩素，クロール	chlorine
CL	カルジオリピン 102	cardiolipin
CL	慢性白血病	chronic leukemia
CL	口唇裂，兎唇 207	cleft lip
CL	細胞傷害性リンパ球	cytotoxic lymphocyte
CL	肺コンプライアンス	lung compliance
CLA	共役リノール酸 146	conjugated linoleic acid
CLAC	自閉児用行動評定表	check list for autistic child
CLBBB	完全左脚ブロック	complete left bundle branch block
CLD	慢性肝疾患	chronic liver disease
CLD	慢性肺疾患	chronic lung disease
CLD	先天的四肢欠損〔症〕	congenital limb deficiency
CLDM	クリンダマイシン 163	clindamycin
CLH	黄体ホルモン	corpus luteum hormone
CLL	慢性リンパ性白血病 601	chronic lymphocytic leukemia
CLSH	黄体刺激ホルモン 68	corpus luteum-stimulating hormone
CLSL	慢性リンパ肉腫性白血病	chronic lymphosarcomatous leukemia
CLT	慢性リンパ球性甲状腺炎	chronic lymphocytic thyroiditis
Cm	最大尿素クリアランス	maximul urea clearance
CM	心筋症 310	cardiomyopathy
CM	細胞膜 239	cell membrane
CMA	慢性代謝性アシドーシス	chronic metabolic acidosis
CM	カイロミクロン 84	chylomicron
CM	膀胱内圧測定 581	cystometry
CMAS	児童用不安尺度	children manifest anxiety scale
CMAX《シーマックス》	最高血中濃度	maximal concentration
CMC	カルボキシメチルセルロース	carboxymethylcellulose
CMC	細胞媒介性細胞傷害	cell mediated cytotoxicity
CMC	非直視下僧帽弁交連切開術	closed mitral commissurotomy
CM〔C〕C	慢性皮膚粘膜カンジダ症	chronic mucocutaneous candidiasis
CMD	先天性筋ジストロフィー	congenital muscular dystrophy
CME	セファメジン	cefamezin
CMI	細胞媒介性免疫	cell mediated immunity
CMI	慢性腸間膜虚血	chronic mesenteric ischemia
CMI	コーネル・メディカル・インデックス 217	Cornell medical index
CMIR	細胞性免疫応答	cell-mediated immune response
CMJ	手根中手関節	carpometacarpal joint
CML	慢性骨髄性白血病 600	chronic myelocytic leukemia
CMM	皮膚悪性黒色腫	cutaneous malignant melanoma
CMM〔o〕L《シーエムモール》	慢性骨髄性単球性白血病	chronic myelomonocytic leukemia
CMPD	慢性骨髄増殖性疾患	chronic myeloproliferative disease

CMPGN	慢性膜増殖性糸球体腎炎	chronic membranoproliferative glomerulonephritis
CMR	脳代謝率	cerebral metabolic rate
CMR	慢性僧帽弁逆流	chronic mitral regurgitation
CMRG《シーエムアールグル》	脳ブドウ糖代謝率	cerebral metabolic rate of glucose
$CMRO_2$	脳酸素代謝率	cerebral metabolic rate of oxygen
CMS	子宮頸管粘液	cervical mucous solution
CMS	慢性骨髄異形成症候群	chronic myelodysplastic syndrome
CMV	持続性強制換気	continuous mandatory ventilation
CMV	調節呼吸，調節式機械的換気 421	controlled mechanical ventilation
CMV	サイトメガロウイルス 238	cytomegalovirus
CN	心臓神経症 324	cardiac neurosis
CN	中枢神経	central nerve
CN	認定看護師 483	certified nurse
CN	先天性ネフローゼ	congenital nephrosis
CN	脳神経 1341	cranial nerve
CN	新生児チアノーゼ	cyanosis neonatorum
CN	周期性好中球減少症	cyclic neutropenia
CNETP	胸郭外持続陰圧	continuous negative extrathoracic pressure
CNETPV	胸郭外持続陰圧換気	continuous negative extrathoracic pressure ventilation
CNH	中枢神経性過呼吸	central neurogenic hyperpnea
CNL	慢性好中球性白血病	chronic neutrophilic leukemia
CNP	C型ナトリウム利尿ペプチド	C-type natriuretic peptide
CNPA	慢性壊死性肺アスペルギルス症	chronic necrotizing pulmonary aspergillosis
CNPV	持続陰圧換気	continuous negative pressure ventilation
CNS	中枢神経系 417	central nervous system
CNS	専門看護師，クリニカル・ナース・スペシャリスト 372	clinical nurse specialist
CNS	コアグラーゼ陰性ブドウ球菌 196	coagulase negative *Staphylococcus*
CNSLD	慢性非特異性肺疾患	chronic non specific lung disease
CNT	接合尿細管	connecting tubule
CNV	脈絡膜新生血管	choroidal neovascularization
CO	一酸化炭素 33	carbon monoxide
CO	心拍出量 328	cardiac output
CO_2	二酸化炭素，炭酸ガス	carbon dioxide
Co_2	酸素含〔有〕量	oxygen content
CoA《コーエー》	補酵素（コエンザイム）A	coenzyme A
COA《コーエー》	大動脈縮窄症 1228	coarctation of aorta
COAD	慢性閉塞性気道疾患	chronic obstructive airway disease
COB	慢性閉塞性気管支炎	chronic obstructive bronchitis
COBT《コブト》	慢性胆道閉塞	chronic obstruction of biliary tract
COCM	うっ血型心筋症	congestive cardiomyopathy
COD《コッド》	死因	cause of death
COEPS	皮質錐体外路系	cortically originating extrapyramidal system
COLD《コールド》	慢性閉塞性肺疾患 1449	chronic obstructive lung disease
COM	慢性中耳炎 416	chronic otitis media
COMT《コムト》	カテコール-O-メチルトランスフェラーゼ	catechol-O-methyltransferase
COP	毛細管浸透圧	capillary osmotic pressure
COP	膠質浸透圧 204	colloid osmotic pressure
COPA	カフ付き口咽頭エアウェイ 99	cuffed oropharyngeal airway
COPD	慢性閉塞性肺疾患 1449	chronic obstructive pulmonary disease
COPE	慢性閉塞性肺気腫	chronic obstructive pulmonary emphysema
CoQ	補酵素（コエンザイム）Q 586	coenzyme Q

CO₂ reactivity	二酸化炭素(炭酸ガス)分圧変化対応脳血流速度変化	carbon dioxide reactivity
cost resp	胸式呼吸　147	costal respiration
COX《コックス》	シクロオキシゲナーゼ　261	cyclooxygenase
COX–V《コックスブイ》	コクサッキーウイルス	coxsackievirus
cP	センチポアズ　369	centipoise
CP	毛細管圧	capillary pressure
CP	脳性麻痺　492	cerebral palsy
CP	胸痛　908	chest pain
CP	クロラムフェニコール　167	chloramphenicol
CP	慢性膵炎　1190	chronic pancreatitis
CP	慢性多発性関節炎	chronic polyarthritis
CP	口蓋裂　199	cleft palate
CP	クリニカルパス　163	clinical path
CP	臨床病理学	clinical pathology
CP	共同問題　149	collaborative problem
CP	肺性心　503	cor pulmonale
CP	クリティカルパス　163	critical path
CP, CPA	シクロホスファミド　261	cyclophosphamide
CPA	心肺停止状態	cardiopulmonary arrest
CPAH	パラアミノ馬尿酸クリアランス	para-aminohippuric acid clearance
CPAOA	来院時心肺[機能]停止　253	cardiopulmonary arrest on arrival
CPAP《シーパップ》	持続[的]気道内陽圧呼吸[法]　270	continuous positive airway pressure
CPAP	持続肺動脈圧	continuous pulmonary artery pressure
CPB	人工心肺　315	cardiopulmonary bypass
CPB	腹腔神経叢ブロック	celiac plexus block
CPBV	心肺血液量	cardiopulmonary blood volume
CPCR	心肺脳蘇生[法]　*CPR+脳(cerebral)　328	cardiopulmonary cerebral resuscitation
CPD	児頭骨盤不均衡[適合]　273	cephalopelvic disproportion
CPD	慢性腹膜透析	chronic peritoneal dialysis
CPE	心原性肺水腫	cardiogenic pulmonary edema
CPE	慢性肺気腫　601	chronic pulmonary emphysema
CPGN	慢性増殖性糸球体腎炎	chronic proliferative glomerulonephritis
CPH	慢性持続性肝炎	chronic persistent hepatitis
CPK	クレアチンホスホキナーゼ	creatine phosphokinase
CPLD	先天性リパーゼ欠損症	congenital pancreatic lipase deficiency
CPM	持続的他動運動	continuous passive motion
CPMS	慢性進行性多発性硬化症	chronic progressive multiple sclerosis
CPN	慢性多発性神経症	chronic polyneuropathy
CPN	慢性腎盂腎炎　307	chronic pyelonephritis
CPP	脳灌流圧	cerebral perusion pressure
CPP	冠灌流圧　106	coronary perfusion pressure
CPPB	持続[的]陽圧呼吸[法]	continuous positive pressure breathing
CPPV	持続[的]陽圧換気[法]　270	continuous positive pressure ventilation
CPR	心肺蘇生[法]　328	cardiopulmonary resuscitation
CPR	C-ペプチド免疫活性	C-peptide immunoreactivity
CPRS	臨床の精神症状評価尺度	clinical psychopathologic rating scale
CPS	認知行動評価尺度	cognition praxis scale
CPT–11	イリノテカン　253	irinotecan
CPT	動脈波	carotid puls tracing
CPT	寒冷昇圧試験　126	cold pressure test
CPUE	病因不明胸痛	chest pain of unknown etiology
CPV	循環血漿量　288	circulating plasma volume

CPVT	カテコラミン誘発性多型性心室頻拍 98	catecholaminergic polymorphic ventricular tachycardia
CPX	心肺運動負荷試験	cardiopulmonary exercise
CPZ	クロルプロマジン 167	chlorpromazine
Cr, Crea	クレアチニン 165	creatinine
CR	胸部X線写真	chest roentgenogram
CR	臨床研究	clinical research
CR	完全寛解 119	complete remission
CR	完全奏効	complete response
CR	条件反射 292	conditioned reflex
CR	調節呼吸 421	controlled respiration
CR	咳嗽反射	cough reflex
CRA	治験モニタリング担当者，臨床開発モニタ	clinical research associate
CRAO	網膜中心動脈閉塞症 617	central retinal artery occlusion
CRBBB	完全右脚ブロック	complete right bundle branch block
CRBSI	カテーテル関連血流感染	catheter-related blood stream infection
CRC	治験コーディネーター 413	clinical research coordinator
CRC	人赤血球濃厚液 944	concentrated red blood cell
CRD	慢性腎疾患	chronic renal disease
CRD	慢性呼吸器疾患	chronic respiratory disease
CREB	cAMP応答要素結合蛋白	cAMP responsive element binding protein
crep《クレプ》	捻髪音	crepitus
CRF	慢性腎不全 600	chronic renal failure
CRF	慢性呼吸不全	chronic respiratory failure
CRF	副腎皮質刺激ホルモン放出因子	corticotropin releasing factor
CRH	副腎皮質刺激ホルモン放出ホルモン	corticotropin releasing hormone
CRI	慢性腎不全 1185	chronic renal insufficiency
CRI	慢性呼吸不全	chronic respiratory insufficiency
CRIES	新生児術後疼痛判定用スコア	crying, requires oxygen for saturation, increased vital sign, expression, sleepless
CRL	〔胎児〕頭殿長計測 249	crown-rump length
CRP	頭蓋咽頭腫 440	craniopharyngioma
CRP	C反応性蛋白 253	C-reactive protein
CRP	サイクリックAMP受容蛋白	cyclic AMP receptor protein
CRPS	複合性局所疼痛症候群 250	complex regional pain syndrome
CRS	カテーテル由来敗血症 97	catheter-related sepsis
CRS	総合リスクスコア	comprehensive risk score
CRS	先天性風疹症候群 371	congenital rubella syndrome
CRSD	概日リズム睡眠障害	circadian rhythm sleep disorders
CRT	心蘇生チーム	cardiac resuscitation team
CRT	心臓再同期療法 323	cardiac resynchronization therapy
CRT	化学放射線療法 86	chemoradiotherapy
CRVF	うっ血性右室不全	congestive right ventricular failure
CS	頸動脈洞 172	carotid sinus
CS	頸部〔変形〕脊椎症 174	cervical spondylosis
CS, C/S《カイザーシーセクション》	帝王切開〔術〕 429	cesarean section
CS	コルチコステロイド 229	corticosteroid
CS	クラッシュ症候群，圧挫症候群 11	crush syndrome
CS	サイ（シ）クロセリン 235	cycloserine
CS	膀胱鏡	cystoscope
CSAS《シーサス》	中枢型睡眠時無呼吸症候群	central sleep apne syndrome
CSD	ネコひっかき病 486	cat-scratch disease
CSE	脊椎麻酔・硬膜外麻酔併用法	combined spinal epiduralblock anesthesia
CSF	〔脳脊〕髄液 492	cerebrospinal fluid

CSF	コロニー形成刺激因子		colony stimulating factor
CSFP	脳脊髄液圧		cerebrospinal fluid pressure
CSH	慢性硬膜下血腫	600	chronic subdural hematoma
CSII	インスリン皮下持続注入療法		continuous subcutaneous insulin infusion
CSM	頸動脈洞マッサージ	172	carotid sinus massage
CSM	脳脊髄膜炎		cerebrospinal meningitis
CSM	瓦礫の下の医療	103	confined space medicine
CSP	脳脊髄圧		cerebrospinal pressure
CSR	頸動脈洞反射	172	carotid sinus response
CSR	チェーン-ストークス呼吸		Cheyne-Stokes respiration
Cst《シースタティック》	静〔的〕肺コンプライアンス		static compliance
CST	コントラクションストレステスト，子宮収縮刺激テスト 231		contraction stress test
CT	脳血栓	490	cerebral thrombosis
CT	脳腫瘍	491	cerebral tumor
CT《ケモテラ》	化学療法	86	chemotherapy
CT	循環時間	289	circulating time
CT	臨床検査技師	651	clinical technologist
CT	認知療法		cognitive therapy
CT	コンピュータ断層撮影〔法〕	1055	computed tomography
CT	結合〔組〕織	181	connective tissue
CT	頭蓋癆		craniotabes
CT	全肺胸部コンプライアンス		total lung/thorax compliance
CTAP	経動脈性門脈造影下 CT		CT during arterial portography
CTCAE	有害事象共通用語規準	625	common terminology criteria for adverse events
CTD	結合織病		connective tissue disease
CTG	胎児心拍陣痛図	389	cardiotocoergogram
CTGA	完全大血管転位〔症〕	119	complete transposition of great arteries
CTL	細胞傷害性Tリンパ球	152	cytotoxic T lymphocyte
CTO	慢性完全閉塞病変	600	chronic total occlusion
CTR	心胸郭比	309	cardio-thoracic ratio
CTS	手根管症候群	285	carpal tunnel syndrome
CTS	大腸デリバリーシステム	394	colon targeting system
CTX	脳腱黄色腫症	490	cerebrotendinous xanthomatosis
CTZ	化学受容体トリガー層，化学受容器引き金帯 771		chemoreceptor trigger zone
Cu	銅		cuprum, copper
CU	潰瘍性大腸炎	786	colitis ulcerosa
Cua	尿酸クリアランス		uric acid clearance
CUG	膀胱尿道造影撮影法		cystourethrography
CUTS	肘部管症候群	418	cubital tunnel syndrome
CV	中心静脈		central venous
CV	クロージングボリューム		closing volume
CV	中心静脈注射		central venous injection
CVC	中心静脈カテーテル		central venous catheter
CVD	心血管疾患		cardiovascular disease
CVD	脳血管疾患	1334	cerebrovascular disease
CVD	色覚異常	257	color vision deficiency
CVD	持続脳室ドレナージ		continuous ventricular drainage
CVG	脳室造影	490	cerebral ventriculography
CVH	中心静脈栄養	417	central venous hyperalimentation
CVI	呼気閉塞指数		check valve index
CVID	原発性〔分類不能型〕免疫不全症		common variable immunodeficiency
CVP	中心静脈圧	417	central venous pressure
CVR	心血管抵抗		cardiovascular resistance
CVR	脳血管抵抗		cerebral vascular resistance

CVR	冠血管抵抗	coronary vascular resistance
CVS	心血管系	cardiovascular system
CVT	血管診療技師　180	clinical vascular technologist
CVVH	持続的血液限外濾過法，持続的静脈−静脈血液濾過	continuous veno-venous hemofiltration
CW	心仕事量	cardiac work
CWAP《シーワップ》	災害弱者　＊子ども・女性・高齢者・患者	children, women, aged people, patients
CWOP	無痛分娩	childbirth without pain
CWS	ステロイド離脱症候群　338	corticosteroid withdrawal syndrome
CY	シクロホスファミド　261	cyclophosphamide
CyP, CYP《シップ》	シ(チ)トクロム P 450　274	cytochrome P450
CYS	膀胱鏡検査	cystoscopy
Cys	システイン　268	cysteine
Cys.C	シスタチン C　183	cystatin C
Cyt	シトシン　274	cytosine

D

D	死亡	death
D	うつ病　740	depression
D	下行結腸	descending colon
D	横隔膜　68	diaphragm
DA	発達年齢　513	developmental age
DA	ドパミン　452	dopamine
DAA	解離性大動脈瘤　84	dissecting aortic aneurysm
DAD	びまん性肺胞障害	diffuse alveolar damage
DAM《ダム》	人物画テスト，人物描画検査　329	draw a man test
DAP	拡張期大動脈圧	diastolic aortic pressure
DAP	人物描写テスト	draw a person test
DAR	蘇生後死亡	death after resuscitation
DAT	アルツハイマー型認知症	dementia of the Alzheimer type
dB	デシベル　433	decibel
DBA	ダイアモンドブラックファン貧血　384	Diamond-Blackfan anemia
DBD, D−Bil《ディービル》	直接〔型〕ビリルビン　422	direct bilirubin
DBP	拡張期血圧	diastolic blood pressure
DBT	二重盲検法	double blind test
DBW	理想体重	desirable body weight
DC	デオキシコール酸	deoxycholic acid
DC	包帯交換　583	dressing change
D＆C	子宮内容除去術　260	cervical dilatation and uterine curettage
DCG	ドップラー心エコー法	Doppler cardiography
DCM	認知症ケアマッピング	dementia care mapping
DCM	拡張型心筋症　88	dilated cardiomyopathy
DCT	直接クームス試験　157	direct Coombs test
DCT	ドラッグチャレンジテスト　454	drug challenge test
DDS	ドラッグデリバリーシステム，薬物送達システム　454	drug delivery system
2 DE	心断層エコー図，断層心エコー図　326	two-dimensional echocardiogram
DEAE	ジエチルアミノエチル	2-diethylaminoethyl
DES《デス》	薬剤溶出〔性〕ステント	drug-eluting stent
DESIGN《デザイン》	褥瘡状態評価と分類スケール　1142	depth, exudate, size, inflammation/infection, granulation tissue, necrotic tissue, pocket
Dex《デックス》	デキサメタゾン　432	dexamethasone

付録

DEXA《デクサ》	二重エネルギーX線吸収法骨密度測定法　*DXA　1017	dual energy X-ray absorptiometry
DF, df	除細動　303	defibrillation
DF	陥没骨折　124	depressed fracture
DF	食物繊維　208	dietary fibers
DF	デジタル透視〔撮影〕法	digital fluorography
DFs	十二指腸ファイバースコープ	duodenofiberscope
DFS	無再発生存期間	disease free survival
DFT	除細動閾値	defibrillation threshold
DG《デーゲー》	十二指腸潰瘍　700	Duodenalgeschwür
DGN	びまん性糸球体腎炎	diffuse glomerulonephritis
DH	歯科衛生士　255	dental hygienist
DH	デイホスピタル　432	day hospital
DHA	デヒドロ酢酸	dehydroacetic acid
DHA	ドコサヘキサエン酸	docosahexaenoic acid
DHP	血液灌流	direct hemoperfusion
DI	尿崩症　481	diabetes insipidus
DI	画像診断	diagnostic imaging
DI	不快指数　547	discomfort index
DI	医薬品情報	drug information
DIC《ディック》	播種性血管内凝固〔症候群〕　427	disseminated intravascular coagulation
DIC	点滴静注胆道造影〔法〕　438	drip infusion cholangiography
DICOM《ダイコム》	医用画像・通信の標準規格　388	Digital Imaging and Communication in Medicine
DIHS	薬剤性過敏症症候群　621	drug-induced hypersensitivity syndrome
DIP	剥離性間質性肺炎	desquamative interstitial pneumonia
DIP	点滴静注腎盂造影〔法〕　438	drip infusion pyelography
DIP〔joint〕	遠位指節間関節, DIP関節　341	distal interphalangeal joint
DIS	診断学的面接基準	diagnostic interview schedule
DIV	点滴静脈注射	drip intravenous injection
DJS	デュビン-ジョンソン症候群　435	Dubin-Johnson syndrome
DKA	糖尿病性ケトアシドーシス　444	diabetic ketoacidosis
DLB	レヴィ(ビ)-小体型認知症　658	dementia with Lewy bodies
DLE	円板状エリテマトーデス, 円板状紅斑性狼瘡	discoid lupus erythematosus
DLF	投与量規定因子　447	dose limiting factor
DLI	ドナーリンパ球輸注　452	donor leukocyte infusion
DLV	分離肺換気　563	differential lung ventilation
DM	皮膚筋炎　534	dermatomyositis
DM	糖尿病	diabetes mellitus
DM	拡張期雑音　89	diastolic murmur
DMARDs《ディーマーズ》	遅効性抗リウマチ薬　965	disease modifying anti-rheumatic drugs
DMAT《ディーマット》	災害〔派遣〕医療チーム　1028	disaster medical assistance team
DMD	デュシェンヌ型筋ジストロフィー　435	Duchennes muscular dystrophy
DMOADs《ディーモーズ》	変形性関節症治療薬	disease modifying osteoarthritis drugs
DM/PM	皮膚筋炎・多発性筋炎	dermatomyosisits/polymyositis
DMR	糖尿病性網膜症　445	diabetic retinopathy
DN	糖尿病性神経障害, 糖尿病性ニューロパチー　1283	diabetic neuropathy
DNA	デオキシリボ核酸　428	deoxyribonucleic acid

DNase DNASE《ディーナーゼ ディーエヌエース》	デオキシリボヌクレアーゼ 485	deoxyribonuclease
DNP	デオキシリボ核蛋白	deoxyribonucleoprotein
DNR	ダウノルビシン 399	daunorubicin
DNR	蘇生術不要〔指示〕 428	do not resuscitate order
DO_2	酸素供給量	oxygen delivery
DOA	入院日	date of admission
DOB	生年月日, 誕生日	date of birth
DOB	ドブタミン 452	dobutamine
DOC《ドーク》	意識障害 697	disturbance of consciousness
DOD	原疾患による死亡	death of disease
DOD	死亡日	date of death
DOE	労作性呼吸困難	dyspnea on exertion
DOL	生命の尊厳	dignity of life
DOLV	両大血管左室起始症	double outlet left ventricle
DORV	両大血管右室起始症	double outlet right ventricle
DOS	手術日	day of surgery
DOTS	服薬確認 553	directly observed treatment
DPB	びまん性汎細気管支炎 536	diffuse panbronchiolitis
DPC	診断群分類 325	Diagnosis-Procedure Combination
DP flap	胸三角筋部皮弁	deltopectoral flap
DPI	ドライパウダー吸入器 453	dry powder inhaler
DPLN	びまん性増殖性ループス腎炎	diffuse proliferative lupus nephritis
DPTI	拡張期圧・時間係数	diastolic pressure time index
DQ	発達指数 513	development quotient
Dr.	医師 27	doctor
DR	糖尿病〔性〕網膜症 445	diabetic retinopathy
DRG/PPS	診断群別包括支払制度 330	diagnosis related groups/prospective payment system
DS	死腔 261	dead space
DSA	デジタルサブトラクション血管造影, デジタル減算処理血管造影法 433	digital subtraction angiography
DSD	災害神経症	disaster stress disorder
DSI	うつ状態評価尺度	depression status inventory
DSM	可溶性デンプン微粒子, 微小デンプン球 427	degradable starch microspheres
DSM	精神障害分類診断基準 427	Diagnostic and Statistic Manual of Mental Disorders
DSN	鼻中隔彎曲症 531	deviatio septi nasi
DSN	看護学博士	doctor of science in nursing
DSU	デイサージェリー診療部, 日帰り手術部門 526	day surgery unit
DT	振戦せん妄 322	delirium tremens
DTC	医薬品の一般消費者向け情報提供	direct to consumer
DTH, DH, DHR	遅延型過敏反応 633	delayed type hypersensitivity
DTX	解毒 187	detoxification
DU	褥瘡潰瘍	decubitus ulcer
DU	皮膚潰瘍	dermal ulcer
DU	十二指腸潰瘍 700	duodenal ulcer
DUB	機能性子宮出血 136	dysfunctional uterine bleeding
DV	ドメスティックバイオレンス 453	domestic violence
DV	複視 549	double vision
DVT	深部静脈血栓症 329	deep vein thrombosis
DW	蒸留水	distilled water
D/W	ブドウ糖水溶液	dextrose in water

DX		デキストラン 433	dextran
Dx		診断	diagnosis
DXA		二重エネルギーX線吸収法骨密度測定法 1017	dual-energy X-ray absorptiometry
DXR		ドキソルビシン 449	doxorubicin
DZP		ジアゼパム 249	diazepam

E

E_2		エストラジオール 55	estradiol
E_3		エストリオール	estriol
E_4		エステトロール	estetrol
E		内視鏡 460	endoscope
E		浣腸 121	enema
E		エンフルレン	enflurane
E		酵素 208	enzyme
E, EP		エピネフリン 60	epinephrine
E		エストロゲ(ジェ)ン 55	estrogen
E		エストロン	estrone
EA		教育年齢	educational age
EA		労作性狭心症	effort angina
EAA		必須アミノ酸 531	essential amino acid
EACA		ε-アミノカプロン酸	epsilon aminocaproic acid
EACD		湿疹状アレルギー性接触皮膚炎	eczematous allergic contact dermatitis
EAP		労作性狭心症	effort angina pectoris
EAP		電気鍼〔療法〕	electric acupuncture
EB		表皮熱傷, Ⅰ度熱傷	epidermal burn
EB		表皮水疱症	epidermolysis bullosa
EB		エタンブトール 56	ethambutol
EBD		内視鏡的胆道ドレナージ法	endoscopic biliary drainage
Ebl		赤芽球 355	erythroblast
EBL		推定出血量	estimated blood loss
EBM		根拠に基づく医療 24	evidence-based medicine
EBN		根拠に基づく看護 24	evidence-based nursing
EBNA《エブナー》		EBV(エプスタイン・バーウイルス)関連核抗原	EBV-associated nuclear antigen
EBP		根拠に基づく臨床実践 24	evidence-based practice
EBV		有効血液量	effective blood volume
EBV		エプスタイン・バーウイルス, EBウイルス 24	Epstein-Barr virus
EC_{50}		50%有効濃度	50% effective concentration
EC		電気凝固〔法〕 437	electrocoagulation
EC		胎児性がん	embryonal carcinoma
EC		心内膜炎 327	endocarditis
EC		エステル型コレステロール	esterified cholesterol
ECa		食道がん 301	esophageal carcinoma
ECA		外頸動脈 79	external carotid artery
ECA		腸内細菌共通抗原	enterobacterial common antigen
ECC		胚〔胎児性〕細胞がん	embryonal cell carcinoma
ECC		緊急心処置	emergency cardiac care
ECC		心血管緊急治療	emergency cardiac care
ECC		興奮−収縮連関 214	excitation-contraction coupling
ECC		胸郭外胸部圧迫法	external cardiac care
ECC		体外循環 386	extracorporeal circulation
ECD		心内膜床欠損症 327	endocardial cushion defect
ECF		細胞外液	extracellular fluid
ECFV		細胞外液量	extracellular fluid volume

ECG	心電図 326	electrocardiogram
Echo《エコー》	超音波検査	echography
ECHO〔virus〕《エコーウイルス》	エコーウイルス 54	enteric cytopathogenic human orphan virus
ECI	脳電気的無活動,平坦脳波	electro cerebral inactivity
ECL〔H〕A《エクラ》	体外式〔心〕肺補助	extracoporeal lung〔and heart〕assist
ECM	体外心マッサージ	external cardiac massage
ECM	細胞外マトリックス,細胞外基質 238	extracellular matrix
ECMO《エクモ》	体外式膜型人工肺 386	extracorporeal membrane oxygenator
ECP	胸壁外カウンターパルセーション法	external counterpulsation
ECT	電気ショック療法 437	electroconvulsive shock therapy
ECT	エミッションCT	emission computed tomography
ECUM《イーカム》	体外限外濾過法	extracorporeal ultrafiltration method
ECW	細胞外液	extracellular water
ED_{50}	50%有効量 24	50% effective dose
ED	有効量 626	effective dose
ED	成分栄養剤,成分栄養チューブ 353	elemental diet
ED	勃起障害 589	erectile dysfunction
EDH	硬膜外血腫 215	epidural hematoma
EDP	拡張終期圧	end-diastolic pressure
EDRF	血管内膜由来〔血管平滑筋〕弛緩因子	endothelium-derived relaxing factor
EDS	日中の過度の眠気	excessive daytime sleepiness
EDTA	エチレンジアミン四酢酸 24	ethylenediamine tetra acetic acid
EEG	脳波〔記録〕 494	electroencephalogram
EEP	呼気終末圧	end-expiratory pressure
EER	介入群イベント発生率 82	experimental event rate
EF	駆出率,駆出分画	ejection fraction
EF	食道ファイバースコープ	esophagoscope
EFA	必須脂肪酸 531	essential fatty acid
EGC	早期胃がん	early gastric cancer
EGD	食道胃十二指腸内視鏡検査法	esophagogastroduodenoscopy
EGF	上皮成長(増殖)因子,表皮成長(増殖)因子	epidermal growth factor
EH	経腸的高カロリー栄養	enteral hyperalimentation
EH	本態性高血圧〔症〕 969	essential hypertension
EHEC《イーヘック》	腸管出血性大腸菌 420	enterohemorrhagic *Escherichia coli*
EHF	エボラ出血熱 61	Ebola heamorrhagic fever
EIA	早期幼児自閉症	early infantile autism
EIA	エンザイムイムノアッセイ,酵素免疫測定法 65	enzyme immunoassay
EIA	運動誘発喘息	exercise induced asthma
EIAB	頭蓋外・内動脈バイパス	extracranial-intracranial arterial bypass
EIEC	腸管組織侵入性大腸菌 537	enteroinvasive *Escherichia coli*
EIP	吸気末プラトー(休止),プラトー気道内圧	end-inspiratory pause
EIS	内視鏡的〔注入〕硬化療法 460	endoscopic injection sclerotherapy
EKC	流行性角結膜炎 647	epidemic keratoconjunctivitis
ELAP	内視鏡的前立腺レーザー焼灼術	endoscopic laser ablation of the prostate
ELISA《エライサ》	酵素免疫吸着測定法 65	enzyme-linked immunosorbent assay
EM	駆出性雑音	ejection murmur
EM	エリスロマイシン 63	erythromycin
EMB	子宮内膜組織診	endometrial biopsy
EMB	エタンブトール 56	ethambutol
EMD	電導収縮解離 608	electromechanical dissociation
EMF	心内膜心筋線維症	endomyocardial fibrosis

EMG	筋電図　155	electromyogram
EMR	内視鏡的粘膜切除術　23	endoscopic mucosal resection
EMS	救急医療　140	emergency medical service
EMT	救急医療チーム	emergency medical team
EMU	早朝尿	early morning urine
EN	経腸栄養法　168	enteral nutrition
EN	結節性紅斑　185	erythema nodosum
ENF	エンフルレン	enfluren
ENG	電気眼振図	electronystagmogram
ENK	エンケファリン　64	enkephalin
Ent《エント》	退院	Entlassen
Eo	好酸球	eosinophile
EOG	エチレンオキサイドガス，酸化エチレンガス　244	ethylene oxide gas
EOM	外眼筋　78	external ocular muscles
EOT	有効酸素運搬	effective oxygen transport
EP	教育計画	educational plan
EP	内因性発熱物質	endogenous pyrogen
Ep, Epid	硬膜外麻酔　215	epidural anesthesia
EP	子宮外妊娠，外妊　1062	ectopic pregnancy
Ep, EP, EPO《エポ》	エリスロポエチン　63	erythropoietin
EP	誘発電位	evoked potential
EPA	エイコサペンタエン酸　50	eicosapentaenoic acid
EPAP《イーパップ》	呼気気道陽圧呼吸	expiratory positive airway pressure
E-PASS《イーパス》	イーパススコアリングシステム	estimation of physiologic ability and surgical stress
EPC	血管内皮前駆細胞	endothelial progenitor cell
EPC	持続性部分てんかん	epilepsia partialis continua
EPCG	内視鏡的膵胆管造影　460	endoscopic pancreatocholangiography
EPEC《イーペック》	病原性大腸菌，腸管病原性大腸菌　537	enteropathogenic *Escherichia coli*
Epi《エピ》	てんかん　1269	epilepsy
EPI	エピルビシン　60	epirubicin
EPI, Epi	心外膜	epicardium
EPInet《エピネット》	曝露防止情報ネットワーク　60	exposure prevention information network
EPL	必須リン脂質	essential phospholipid
EPMR	内視鏡的分割的粘膜切除術	endoscopic piecemeal mucosal resection
EPPB	終末陽圧呼吸	end-positive pressure breathing
EPR	横隔膜電気刺激性呼吸	electrophrenic respiration
EPS	電気生理学的検査　437	electrophysiological study
EPS	被嚢性腹膜硬化症　533	encapsulating peritoneal sclerosis
EPS	心窩部痛症候群　309	epigastric pain syndrome
EPS	錐体外路症候群　334	extrapyramidal syndrome
EPS	錐体外路系　333	extrapyramidal system
Er《エロ》	びらん　84	erosion
ER	胚置換，胚移植　386	embryo replacement
ER	救急治療室　23	emergency room
ER	外旋　81	external rotation
ERA《エラ》	誘発反応聴力検査	evoked response audiometry
ERB	特発性腎出血　450	essential renal bleeding
ERBD	内視鏡的逆行性胆道ドレナージ	endoscopic retrograde biliary drainage
ERBF	有効腎血流量	effective renal blood flow
ERC	内視鏡的逆行性胆道造影〔法〕	endoscopic retrograde cholangiography
ERCC	内視鏡的逆行性胆囊造影〔法〕	endoscopic retrograde cholecystography
ERCP	内視鏡的逆行性膵胆管造影〔法〕　460	endoscopic retrograde cholangiopancreatography

ERGBD	内視鏡的逆行性胆囊胆管ドレナージ	endoscopic retrograde gallbladder and bileduct drainage
ERL	救急室開腹	emergency room laparotomy
ERP	内視鏡的逆行性膵管造影	endoscopic retrograde pancreatography
ERT	エストロゲン補充療法	estrogen replacement therapy
ERT	救急室開胸	emergency room thoracotomy
ERV	予備呼気量　632	expiratory reserve volume
ES	石けん浣腸　121	enema saponis
ES	食道　301	esophagus
ES《エス》	期外収縮　128	extrasystole
ES cell	ES 細胞，胚性幹細胞　23	embryonic stem cell
ESD	早期退院支援サービス　374	early supported discharge
ESD	内視鏡的粘膜下層剝離術　460	endoscopic submucosal dissection
ESM	駆出性収縮期雑音	ejection systolic murmur
ESP	有効収縮期圧	effective systolic pressure
ESP	収縮期末圧	end-systolic pressure
ESR	赤血球沈降速度　360	erythrocyte sedimentation rate
ESRD	末期腎不全　597	end-stage renal disease
EST	電気ショック療法　437	electric shock therapy
ESV	有効 1 回拍出量	effective stroke volume
ESVEM《エスベム》	臨床生理学的検査 vs 心電図モニタリング	Electrophysiologic Study Versus Electrocardiographic Monitoring
ESWL	体外衝撃波結石破砕術　184	extra-corporeal shock wave lithotripsy
ET	駆出時間	ejection time
ET	エンドトキシン　67	endotoxin
ET	ストーマ療法士　24	enterostomal therapist
ET	上皮性腫瘍　297	epithelial tumor
ET	交換輸血　200	exchange transfusion
ETA	気管内エアウェイ	endotracheal airway
ETCO_2	呼気終末二酸化炭素（炭酸ガス）濃度	end-tidal CO_2
ETEC	腸管毒素原性大腸菌　537	enterotoxigenic *Escherichia coli*
ETP《エトポ》	エトポシド，VP-16　58	etoposide
ETT	気管内チューブ　130	endotracheal tube
EUP	子宮外妊娠　1062	extrauterine pregnancy
EUS	超音波内視鏡，内視鏡下超音波断層法　419	endoscopic ultrasonography
EUS	外尿道括約筋	external urethral sphincter
EVC	呼気肺活量	expiratory vital capacity
EVL	内視鏡的静脈瘤結紮術　460	endoscopic variceal ligation

F

F	大便	feces
F, f	女性，雌	female
FA	ファンコニー貧血	Fanconis anemia
FA	脂肪酸　275	fatty acid
FA	大腿動脈　393	femoral artery
FA	応急処置	first aid
FA	フルオレセイン標識抗体	fluorescein-labelled antibody
FA	葉酸　1371	folic acid
FA	フロインドアジュバント	Freunds adjuvant
FAB《ファブ》	FAB 白血病分類　60	French-American-British classification
FACO_2	肺胞気二酸化炭素（炭酸ガス）濃度	alveolar CO_2 concentration
FAD	フラビンアデニンジヌクレオチド　60	flavine adenine dinucleotide
FAM	機能的予後評価法	functional assessment measure
FAO_2	肺胞気酸素濃度	alveolar O_2 concentration

FAP	家族性大腸腺腫症 94	familial adenomatous polyposis
FAP《ファップ》	家族性アミロイドポリニューロパチー	familial amyloidotic polyneuropathy
FAS	胎児性アルコール症候群 389	fetal alcohol syndrome
FAST《ファスト》	アルツハイマー型認知症病期分類・重症度表	functional assessment stages
FAS test	FASテスト 510	fetal acoustic stimulation test
FAT	蛍光抗体法 169	fluorescent antibody technique
FB	足浴	foot bath
FB	異物	foreign body
Fbg	フィブリノゲン 544	fibrinogen
FBG(S)	空腹時血糖(血中グルコース)	fasting blood glucose
FBS	ファイバー気管支鏡検査	fiber bronchoscopy
FC	遊離コレステロール	free cholesterol
FCA	フロインド完全アジュバント	Freunds complete adjuvant
FCM	フローサイトメトリー	flow cytometry
FCR	橈側手根屈筋	flexor carpi radialis muscle
FD	致死量	fatal dose
FD	陰影欠損 40	filling defect
FD	機能性胃腸症 136	functional dyspepsia
FD_{50}	50%致死量 64,414	median fatal dose
FDA	米国食品医薬品局	Food and Drug Administration
FDG	フルオロデオキシグルコース 1416	fluorodeoxyglucose
FDGF	線維芽細胞由来成長(増殖)因子	fibroblast derived growth factor
FDH	家族性脂質異常高血圧症	familial dyslipidemic hypertension
FDP	フィブリ〔ノゲ〕ン分解産物 544	fibrin[ogen] degradation product
Fe	鉄	ferrum
FE	胎児エコー	fetal echo
FEC	努力性呼気肺活量	forced expiratory capacity
FEF_{25}	25%努力性呼気量	forced expiratory flow after 25% of vital capacity
FEFx	努力性呼気流量	forced expiratory flow
FFI	致死性家族性不眠症 413	fetal familial insomnia
FENa《フィーナ》	尿中ナトリウム排泄率	fractional excretion of filtrated Na
FET	強制呼気(呼出)法強制呼出手技	forced expiratory technique
$FETCO_2$	呼気終末二酸化炭素(炭酸ガス)濃度	fraction of endtidal carbondioxide
FEV《フェブ》	努力性肺活量,努力呼気肺活量	forced expiratory volume
$FEV_{1.0\%}$《フェブワンパーセント》	1秒率	forced expiratory volume percent in 1 second
$FEV_{1.0}$《フェブワン》	1秒量	forced expiratory volume in 1 second
FF	濾過率	filtration fraction
FFA	遊離脂肪酸	free fatty acid
FFP	新鮮凍結〔人〕血漿 323	fresh frozen [human] plasma
FGF	線維芽細胞成長(増殖)因子	fibroblast growth factor
FGI	フォーカス・グループ・インタビュー 546	focus group interview
FGID	機能性消化管障害 136	functional gastro intestinal disorder
FGN	巣状糸球体腎炎	focal glomerulonephritis
FGS	ファイバー・ガストロスコープ,胃ファイバースコープ 542	fiber gastroscope
FH	家族性高コレステロール血症	familial hypercholesterolemia
FH	家族歴	family history
FH	劇症肝炎 930	fulminant hepatitis
FHF	劇症肝不全	fulminant hepatic failure
FHH	家族性低カルシウム尿性高カルシウム血症	familial hypocalciuric hypercalcemia
FHR	胎児心拍数 389	fetal heart rate

FHS	胎児心音　389	fetal heart sound
FIA	蛍光免疫測定法	fluorescent immunoassay
FIA	フロインド不完全アジュバント	Freunds incomplete adjuvant
FIF	線維芽細胞由来インターフェロン	fibroblast interferon
FIM	インシデントレポート	facilliated incident monitoring
FIM	機能的自立度評価法　136	functional independence measure
F_{IO_2}	吸入気酸素濃度	fractional concentration of oxygen in inspired gas
FIS	小腸ファイバースコープ	fiberintestinoscope
FISH《フィッシュ》	フィッシュ法，蛍光インサイチュー・ハイブリダイゼーション　169	fluorescence in situ hybridization
FIV	努力吸気肺気量	forced inspiratory volume
FIVC	努力吸気肺活量	forced inspiratory vital capacity
FJN	家族性若年性腎症	familial juvenile nephrophthisis
FL	脂肪肝　275	fatty liver
FL	前頭葉　371	frontal lobe
FLD	線維性肺疾患	fibrotic lung disease
FMD	口蹄疫	foot and mouth disease
FMEA	失敗モード影響分析法　272	failure mode effect analysis
FMF	最大呼気中間流量	forced midexpiratory flow
FMN	フラビンモノヌクレオチド　60	flavin mononucleotide
FMOX《エフモックス》	フロモキセフナトリウム	flomoxef sodium
FMP	最終月経期	final menstrual period
FMS	繊維筋痛症　364	fibromyalgia syndrome
FN	フィブロネクチン　544	fibronectin
FNAB《エフナブ》	細針吸引生検	fine-needle aspiration biopsy
FNF	大腿[骨]頸部骨折　392	femoral neck fracture
FNP	ファミリーナースプラクティショナー	family nurse practitioner
FNS[T]	大腿神経伸展試験	femoral nerve stretching test
F-N test	指鼻試験	finger to nose test
FOB	気管支ファイバースコープ　129	fiberoptic bronchoscopy
FOB	便潜血	fecal occult blood
FOM《フォム》	ホスホマイシン	fosfomycin
FP	顔面神経麻痺　125	facial palsy
FP	偽陽性　148	false positive
FP	凍結血漿　441	frozen plasma
FPAH	家族性肺高血圧症	familial pulmonary arteria hypertension
FPC	家族性大腸ポリポーシス(線維症)　94	familial polyposis of colon
FPCG	胎児心音図	fetal phonocardiogram
FPD	胎児胎盤不適合(不均衡)　389	fetoplacental disproportion
FPG	空腹時血漿グルコース	fasting plasma glucose
FPPH	家族性原発性肺高血圧[症]	familial primary pulmonary hypertension
FR, Fr《フレンチ》	フレンチサイズ	French size
FR	流量	flow rate
FR	濾過率	filtration rate
frac , FX	骨折	fracture
FRC	機能的残気量　136	functional residual capacity
FRF	卵胞刺激ホルモン放出因子	follicle stimulating hormone releasing factor
FRG	機能に基づく患者分類	function related group
FRH	卵胞刺激ホルモン放出ホルモン	follicle stimulating hormone releasing hormone
FRJM	関節最大可動域	full range of joint movement
FRM	フラジオマイシン，ネオマイシン　557	fradiomycin, neomycin
FRS	痛み表情等級スケール	face pain rating scale

Fru《フル》	フルクトース，果糖　558	fructose
FS, f.s.	凍結切片	frozen section
FSH	卵胞刺激ホルモン　640	follicle-stimulating hormone
fT$_3$《フリーティーサン》	遊離トリヨードチ(サイ)ロニン	free triiodothyronine
fT$_4$《フリーティーヨン》	遊離チ(サイ)ロキシン	free thyroxine
FT	テガフール，フトラフール	tegafur futorafur
FTA	フォルトツリー解析(分析)　547	fault tree analysis
FTA	梅毒トレポネーマ蛍光抗体試験	fluorescent treponemal antibody test
FTG	全層植皮	full thickness graft
FTND	ニコチン依存度質問表　60	Fagerstrom test for nicotine dependence
FTND	満期正常分娩	full term and normal delivery
FTRC	解凍人赤血球濃厚液　944	frozen-thawed human red-blood cells
FTT	脂肪負荷テスト	fat tolerance test
FTT	フルクトース負荷試験	fructose tolerance test
5-FU《ファイブエフユー》	5-フルオロウラシル　542	five fluorouracil
FUS《ファス》	集束超音波手術　283	focused ultrasound surgery
FV	フローボリューム	flow volume
FV	液量	fluid volume
FVC	努力〔性〕肺活量　456	forced vital capacity

G

γ-GT, γ-GTP	γ-グルタミルトランスペプチダーゼ　125	γ-glutamyl transpeptidase
G	ゲージ	gauge
G	ガウス	gauss
G	グルコース，ブドウ糖　164	glucose
G, Gly	グリシン　162	glycine
G	重力	gravity
G, Gua	グアニン　156	guanine
GA	胃液分析	gastric analysis
GA	全身麻酔	general anesthesia
GABA《ギャバ》	γ-アミノ酪酸　124	γ-aminobutyric acid
GAD	全般性不安障害	generalized anxiety disorder
GAG	グリコサミノグリカン　162	glycosaminoglycan
GALT《ガルト》	消化管関連リンパ系組織	gut-associated lymphoid tissue
GARG, garg.《ガーグ》	含嗽，含嗽剤　120	gargling, gargle
GAS《ガス》	汎適応症候群　520	general adaptation syndrome
GAS	全身性動脈硬化症	generalized arteriosclerosis
GAS	A群溶レン菌	group A streptococcus
GB	胆嚢　407	gallbladder
GBA	節遮断薬　306	ganglionic-blocking agent
GBD	胆嚢疾患	gallbladder disease
GBMF	多形膠芽腫　199	glioblastoma multiforme
GBS	ギラン-バレー症候群　152	Guillain-Barré syndrome
GBS	胆嚢結石	gallbladder stone
GC	ガスクロマトグラフィ	gas chromatography
GC	胃がん　694	gastric cancer
GC	糖質コルチコイド，グルココルチコイド　164	glucocorticoid
GC	杯細胞	goblet cell
GC	淋菌　650	gonococcus

GCS	グラスゴー昏睡度尺度，グラスゴー・コーマスケール　160		Glasgow coma scale
G-CSF	顆粒球コロニー刺激因子　252		granulocyte colony stimulating factor
GCT	ゲートコントロール説　175		gate control theory
GCU	新生児回復期治療室，継続保育室		growing care unit
GDH	グルコース脱水素酵素，ブドウ糖脱水素酵素		glucose dehydrogenase
GDH	グルタミン酸脱水素酵素		glutamic acid dehydrogenase
GDH	グリセロール脱水素酵素		glycerol dehydrogenase
GDH	絨毛ホルモン		gonadotropic hormone
GDM	妊娠糖尿病　482		gestational diabetes mellitus
GDU	胃・十二指腸潰瘍　700		gastroduodenal ulcer
GE	胃腸炎		gastroenteritis
GE, GIA	胃腸吻合術　32		gastroenterostomy
GE	全身性てんかん		generalized epilepsy
GE	グリセリン浣腸		glycerin enema
GEA	胃大網動脈		gastroepiploic artery
GEM	ゲムシタビン　188		gemcitabine
GERD《ガード》	胃食道逆流症　709		gastro-esophageal reflux disease
GEU	子宮外妊娠　1062		gestation extra uterine
GF	糸球体濾過		glomerular filtration
GF	増殖因子，発育因子　511		growth factor
GFR	糸球体濾過値　259		glomerular filtration rate
GFS	ガストロ・ファイバースコープ，胃ファイバースコープ　542		gastrofiberscope
GG	γ-グロブリン		gamma globulin
GGTT	ブドウ糖-グルカゴン-トリブタマイド負荷試験		glucose glucagon tributamide tolerance〔test〕
GH	成長ホルモン　352		growth hormone
GHB	グリコヘモグロビン　162		glycohemoglobin
GHD	成長ホルモン分泌不全性低身長症　352		growth hormone deficient short statue
GHF	糸球体濾過亢進		glomerular hyperfiltration
GHRF	成長ホルモン放出因子		growth hormone releasing factor
GHRH	成長ホルモン分泌促進ホルモン		growth hormone releasing hormone
GI	消化管出血		gastrointerstinal bleeding
GI	胃腸の		gastrointestinal
GICA	消化器がん		gastrointestinal cancer
GID	性同一性障害　352		gender identity disorder
GIF	消化管ファイバースコープ		gastrointestinal fiberscope
GIF《ギフ》	成長ホルモン抑制因子		growth hormone inhibiting factor
GIF	発育阻止因子		growth inhibiting factor
GIFT《ギフト》	胚細胞(配偶子)卵管内移植　137		gamete intrafallopian transfer
GIH	胃腸管出血		gastrointestinal hemorrhage
GIH	成長ホルモン放出抑制ホルモン		growth hormone release inhibiting hormone
GIMT	〔消化管〕間葉系腫瘍　125		gastrointestinal mesenchymal tumor
GIO《ジオ》	一般目標		general instructional objective
GIP	胃酸分泌抑制ペプチド		gastric inhibitory peptide
GIS	性腺刺激ホルモン抑制物質		gonadotropin inhibiting substance
GIST《ジスト》	消化管間質腫瘍　268		gastrointestinal stromal tumor
GIT	消化管　291		gastrointestinal tract
GI〔therapy〕	グルカゴン・インスリン療法，GI療法		glucagon insulin therapy
GITT	ブドウ糖・インスリン負荷試験		glucose-insulin tolerance test
GL	緑内障　650		glaucoma
GL	ガイドライン		guideline

GLDH	グルタミン酸脱水素酵素		glutamate dehydrogenase
Glob	グロブリン 167		globulin
GLP	腸管グルカゴン，エンテログルカゴン		glucagob-like peptide
Glu《グル》	グルコース，ブドウ糖 164		glucose
Glu	グルタミン酸 164		glutamic acid
GLUT-4	インスリン感受性糖輸送体，インスリン依存性輸送担体		glucose transporter type 4
GM	ゲンタマイシン 193		gentamicin
GM	てんかん大発作 149		grand mal
GM-CFC	顆粒球・マクロファージコロニー形成細胞		granulocyte-macrophage colony forming cell
GM-CSF	顆粒球・マクロファージコロニー刺激因子		granulocyte-macrophage colony stimulating factor
GMP	グアノシンーリン酸 251		guanosine monophosphate
GN	糸球体腎炎 1069		glomerulonephritis
GNB	グラム陰性桿菌		gram-negative becillus
GNC	グラム陰性球菌		gram-negative coccus
GNR	グラム陰性桿菌		gram-negative rod
GnRH	ゴナドトロピン放出ホルモン 228		gonadotropin releasing hormone
GO	笑気麻酔		gas oxygen
GOS《ゴス》	グラスゴー転帰尺度		Glasgow outcome scale
GOT	グルタミン酸オキサロ酢酸トランスアミナーゼ *AST 52		glutamic oxaloacetic transaminase
GOT	治療経過目標		goals of treatment
gp	糖蛋白〔質〕 443		glycoprotein
GP	進行麻痺，全身性麻痺 317		general paresis
GPB	グラム陽性桿菌		gram positive bacillus
GPC	グラム陽性球菌		gram postitive coccus
GPI	グルコースリン酸イソメラーゼ		glucosephosphate isomerase
GPT	グルタミン酸ピルビン酸トランスアミナーゼ *ALT 52		glutamic pyruvic transaminase
GR	胃切除術 716		gastric resection
GR	グルココルチコイド受容体		glucocorticoid receptor
GR	グルタチオン還元酵素		glutathione reductase
GRF	性腺刺激ホルモン放出因子		gonadotropin releasing factor
GRF	成長ホルモン分泌促進因子		growth hormone releasing factor
GRH	成長ホルモン放出ホルモン		growth hormone releasing hormone
GS	胃炎 25		gastritis
GS	胎嚢 395		gestational sac
GS	胆石〔症〕 406		gall stone
GS	グリソンスコア 162		Gleason score
GSD	糖原病 441		glycogen storage disease
GSH	グルタチオン 164		glutathione
GSP	ゲノム・スーパーパワー		genome super power
GSSG	酸化型グルタチオン		oxidized glutathione
GT	胃チューブ		gastric tube
GTCS	全身性強直性間代性発作		generalized tonic-clonic seizure
GTH	性腺刺激ホルモン 228		gonadotropic hormone
GTP	グアノシン三リン酸		guanosine triphosphate
gtt	滴数		guttae
GTT	糖負荷試験，ブドウ糖負荷試験 445		glucose tolerance test
GU	胃潰瘍 700		gastric ulcer
GVHD	移植片対宿主病 253		graft versus host disease
GVHR	移植片対宿主拒絶反応 253		graft versus host reaction
GVLR	移植片対白血病反応 253		graft versus leukemia reaction
Gy《グレイ》	吸収線量 141		gray

GYN, Gyn.《ギネ》	婦人科学	gynecology

H

H	ハロタン 518	halothane
H, h	身長	height
H, h	時間	hour
HA	血液吸着法 942	hemadsorption
HA	赤血球凝集〔反応〕 359	hemagglutination
HA	溶血性貧血 630	hemolytic anemia
HA	肝動脈	hepatic artery
HA	A型肝炎 52	hepatitis A
HA	ヒアルロン酸 522	hyaluronic acid
HA	過敏性肺胞炎	hypersensitivity alveolitis
HAAP	HTLV-関連関節症	HTLV-associated arthropathy
HABF	肝〔状〕動脈血流	hepatic artery blood flow
HAC	多動児	hyperactive children
HACE	高所脳浮腫	high altitude cerebral edema
HAI〔T〕	赤血球凝集抑制試験	hemagglutination inhibition test
HAM《ハム》	HTLV-関連脊髄症 515	HTLV-associated myelopathy
HAM	ヒト肺胞マクロファージ	human alveolar macrophage
h-ANP	ヒト心房性ナトリウム利尿ポリペプチド	human atrial natriuretic polypeptides
HAPE	高所肺水腫	high altitude pulmonaryedema
HAV《ハブ》	A型肝炎ウイルス 104	hepatitis A virus
Hb, Hbg《ハーベー》	ヘモグロビン，血色素 571	hemoglobin
HB	B型肝炎 523	hepatitis B
HbA$_{1c}$	ヘモグロビンA$_{1c}$，グリコヘモグロビン 162	glycated hemoglobin A$_{1c}$
HBcAb	B型肝炎コア抗体	hepatitis B core antibody
HBE	ヒス束心電図 529	His-bundle electrogram
HBeAg	B型肝炎e抗原	hepatitis B early antigen
HBF	肝血流量	hepatic blood flow
HBIG	抗HBsヒト免疫グロブリン，B型肝炎免疫グロブリン	hepatitis B immunoglobulin
HbO$_2$	オキシヘモグロビン，酸素化ヘモグロビン 71	oxyhemoglobin, oxygenated hemoglobin
HBO	高圧酸素療法 196	hyperbaric oxygen therapy
HBsAG	B型肝炎s抗原	hepatitis B surface antigen
HBV	B型肝炎ウイルス 104	hepatitis B virus
HC	脳出血 491	hemorrhage, cerebral
HC	C型肝炎 251	hepatitis C
HC	ヒドロコルチゾン 229	hydrocortisone
HCC	肝細胞がん 113	hepatocellular carcinoma
HCD	H鎖病，重鎖病 281	heavy chain disease
HCG, hCG	ヒト絨毛性ゴナドトロピン，ヒト絨毛性性腺刺激ホルモン 532	human chorionic gonadotropin
HCL	ヘアリー細胞白血病	hairy cell leukemia
HCM	肥大型心筋症 530	hypertrophic cardiomyopathy
HCP	ヘルスケアプロバイダー 573	health care provider
HCS hCS	ヒト絨毛性ソマトマンモトロピン	human chorionic somatomammotropin
Hct	ヘマトクリット 571	hematocrit
HCU	高度集中治療室	high care unit
HCV	C型肝炎ウイルス 104	hepatitis C virus
HCVD	高血圧性心血管疾患	hypertensive cardiovascular disease
HD	ハンセン病 520	Hansens disease
HD	血液透析 941	hemodialysis

HD	ホジキン病　586	Hodgkin disease
HDF	血液濾過透析法　941	hemodiafiltration
HDG	低緊張性十二指腸造影撮影法	hypotonic duodenography
HDL	高比重リポ蛋白　57	high density lipoprotein
HDN	新生児溶血性疾患　322	hemolytic disease of the newborn
HDS	ハミルトンうつ病評価尺度	Hamilton depression scale
HDS	椎間板ヘルニア症候群	herniated disc syndrome
HDS〔-R〕	〔改訂〕長谷川式知能評価スケール　510	Hasegawas dementia scale〔-revised〕
HDT	大量化学療法　399	high dose chemotherapy
HDV	D型肝炎ウイルス	hepatitis D virus
HE	肝性脳症　117	hepatic encephalopathy
HE	E型肝炎	hepatitis E
HEC	病院倫理委員会	Hospital Ethics Committee
HEEH	在宅成分栄養法	home elemental enteral hyperalimentation
Hemi.	片麻痺　744	hemiplegia
Hemo	痔核　255	hemorrhoids
HEN	在宅〔経管〕経腸栄養法　237	home enteral nutrition
HEPA	超高性能(高率)空気濾過	high efficiency particulate air
HER-2	ヒト上皮成長(増殖)因子受容体2, トラスツズマブ　454	human epidermal growth factor receptor type 2
HEV	E型肝炎ウイルス	hepatitis E virus
HF	心不全　1179	heart failure
HF	血液濾過　178	hemofiltration
HFD	在胎期間に比して重い出生体重児　57	heavy for dates infant
HFJV	高頻度ジェット換気　213	high frequency jet ventilation
HFMD	手足口病　427	hand, foot and mouth disease
HFO《エイチフォー》	高頻度振動換気　213	high frequency oscillation
HFOV《エイチフォブ》	高頻度振動換気法　1162	high frequency oscillatory ventilation
HF-PDD	高機能広汎性発達障害	high functioning pervasive development disorder
HFPPV	高頻度陽圧呼吸　213	high frequency positive pressure ventilation
HFRS	腎症候性出血熱　320	hemorrhagic fever with renal syndrome
HFV	高頻度人工換気　213	high frequency ventilation
Hg	水銀〔柱〕	hydrargyrum
HG	G型肝炎　251	hepatitis G
HGA	在胎期間に比して重い出生体重児　57	heavy for gestational age infant
Hgb《ヘモグロビン》	ヘモグロビン, 血色素　571	hemoglobin
HGH	ヒト成長ホルモン	human growth hormone
HGV	G型肝炎ウイルス	hepatitis G virus
HHD	高血圧性心疾患　202	hypertensive heart disease
HHE	片麻痺てんかん症候群	hemiconvulsion-hemiplegia epilepsy syndrome
HI	頭部外傷　1287	head injury
HI	赤血球凝集抑制(阻止)反応　360	hemagglutination inhibition reaction
HIA	〔赤〕血球凝集抑制抗体	hemagglutination inhibition antibody
HIB	インフルエンザ菌B型	Haemophilus influenzae type B
HICPAC	病院感染管理諮問委員会	healthcare hospital infection control practice advisory committee
HID	椎間板ヘルニア　425	herniated intervertebral disc
HIFU	高密度焦点式超音波療法　215	high intensity focused ultrasound
HIMAC	重粒子線がん治療装置	heavy ion medical accelerator in Chiba
HIPP	海馬	hippocampus
His	ヒスチジン　529	histidine
HIT《ヒット》	在宅輸液療法　531	home infusion therapy
HIV《ヒブ》	ヒト免疫不全ウイルス　57	human immunodeficiency virus

HL	高脂血症,脂質異常症　1077	hyperlipidemia
HLA	組織適合抗原	histocompatibility locus antigen
HLA	同種白血球抗体	homologous leucocytic antibodies
HLA	ヒト白血球抗原　57	human leukocyte antigen
HLP	高リポ蛋白血症　216	hyyperlipidemia
HLR	心肺係数	heart lung ratio
HLS	高張乳酸加食塩液	hypertonic lactated saline solution
HLV	ヘルペス(疱疹)様ウイルス	herpes-like virus
HMG, hMG	ヒト閉経期性腺刺激ホルモン	human menopausal gonadotropin
HMSN	遺伝性運動−知覚ニューロパチー	hereditary motor-sensory neuropathy
HMV	在宅人工換気療法	home mechanical ventilation
HNCM	非閉塞性肥大型心筋症	hypertrophic nonobstructive cardiomyopathy
HNS	視床下部・神経下垂体系	hypophyseal neurohypophyseal system
HOCM《ホックム》	肥大型閉塞性心筋症	hypertrophic obstructive cardiomyopathy
HOT	高圧酸素療法　196	hyperbaric oxygen therapy
HOT《ホット》	在宅酸素療法　1042	home oxygen therapy
Hp	ハプトグロビン	haptoglobin
HP	ヘリコバクター・ピロリ　572	*Helicobacter pylori*
HP	血液灌流法　942	hemoperfusion
HP	温罨法　689	hot pack
HP	過敏性肺炎　99	hypersensitivity pneumonitis
HPA	視床下部下垂体副腎皮質系	hypothalamic-pituitary-adrenocortical
HPD	高蛋白食　209	high protein diet
HPD	在宅腹膜透析	home peritoneal dialysis
hPDGF	ヒト血小板由来成長因子	human platelet derived growth factor
HPF	低カロリー蛋白食	hypocaloric protein feeding
HP-F	ヘパリン加新鮮血液	heparinized fresh whole blood
HPFH	遺伝性高胎児ヘモグロビン血症	hereditary persistence of fetal hemoglobin
HPG	ヒト下垂体性腺刺激ホルモン	human pituitary gonadotropin
HPI	現病歴　195	history of present illness
HPL, hPL	ヒト胎盤性ラクトゲン	human placental lactogen
HPN	在宅中心静脈栄養法　531	home parenteral nutrition
HPS	血球貪食症候群　180	hemophagocytic syndrome
HPT	ヘパプラスチンテスト　571	hepaplastin test
HPT	ヒスタミン誘発試験	histamine provocation test
HPT	上皮小体(副甲状腺)機能亢進症　296	hyperparathyroidism
HPV	肝門脈	hepatic potal vein
HPV	ヒトパピローマウイルス　1064	human papilloma virus
HPVD	高血圧性肺血管疾患	hypertensive pulmonary vascular disease
HPX	部分肝切除	partial hepatectomy
HR, H/R	心拍〔数〕　328	heart rate
HRCT	高分解能CT	high-resolution computerized tomography
HRQOL	健康関連QOL　190	health related quality of life
HRS	肝腎症候群	hepatorenal syndrome
HRSD	ハミルトンうつ病評価尺度	Hamilton rating scale for depression
HRT	ホルモン補充療法	hormone replacement therapy
HRV	心拍変動　328	heart rate variability
HS	心音　308	heart sound
HS	心気症　309	hypochondriasis
HSA	ヒト血清アルブミン	human serum albumin
HSAP	耐熱性アルカリホスファターゼ　395	heat stable alkaline phosphatase
HSCR	ヒルシュスプルング病　540	Hirschsprung disease
HSCT	造血幹細胞移植　375	hematopoietic stem cell transplantation
HSE	単純ヘルペス脳炎　406	herpes simplex encephalitis
HSF	ヒスタミン感作因子	histamine-sensitizing factor
HSG	子宮卵管造影法　1486	hysterosalpingography

HSP	熱ショック蛋白 487		heat shock protein
HSP	ヘノッホ-シェーンライン紫斑病		Henoch-Schönlein purpura
HSV	単純ヘルペスウイルス 406		herpes simplex virus
Ht	身長		height
Ht	ヘマトクリット〔値〕，赤血球容積率 571		hematocrit
HT	高体温		high temperature
HT	高血圧症 969		hypertension
HTACS	ヒト甲状腺アデニレートシクラーゼ刺激物質		human thyroid adenylate cyclase stimulator
HTC	肝がん細胞		hepatoma cells
HTLA	ヒトTリンパ球抗原		human T lymphocyte antigen
HTLV	ヒトTリンパ球好性ウイルス		human T cell lymphotropic virus
HTS	ヒト甲状腺刺激物質		human thyroid stimulator
HTX	心〔臓〕移植 323		heart transplantation
HUS	溶血性尿毒症症候群		hemolytic uremic syndrome
HV	外反母趾 83		hallux valgus
HV	肝静脈		hepatic vein
HV	ヘルペスウイルス 574		herpes virus
HV	過呼吸，過換気		hyperventilation
HVD	高血圧性血管疾患		hypertensive vascular disease
HVGR	宿主対移植〔拒絶〕反応		host-vs-graft-reaction
HVJ	センダイウイルス 58		hemagglutinating virus of Japan
HVS	過換気症候群 86		hyperventilation syndrome
Hy, hys	ヒステリー 530		hysteria, Hysterie
HyP	ヒドロキシプロリン 532		hydroxyproline
Hz 《ヘルツ》	ヘルツ，周波数		hertz cycles per second
HZ, Hz	帯状疱疹 391		herpes zoster

I

I	回腸 82		ileum
I	吸気		inspiration
I	ヨウ素		iodine
I	イソロイシン 31		isoleucine
IA	免疫測定法		immunoasssay
IA	知能年齢 415		intelligence age
IAA	大動脈弓離断症		interruption of aortic arch
IABP	大動脈内バルーンパンピング 394		intra-aortic balloon pumping
IADH	抗利尿ホルモン分泌異常		inappropriate antidiuretic hormone
IADL	手段的日常生活動作 286		instrumental activities of daily living
IAET	IAET分類 *褥瘡の深度分類 1141		International Association for Enterostomal Therapy
IAHA	免疫粘着赤血球凝集〔反応〕		immune adherence hemagglutination
IAR	即時型喘息反応		immediate asthmatic response
IARF	虚血性急性腎不全		ischemic acute renal failure
IAV	間欠的補助換気		intermittent assist ventilation
IB, I-Bil	間接〔型〕ビリルビン		indirect bilirubin
IBBBB	不完全両脚ブロック		incomplete bilateral bundle branch block
IBC	〔血清〕鉄結合能		iron-binding capacity
IBD	炎症性腸疾患 65		inflammatory bowel disease
IBL	探求型学習		inquiry-based learning
IBP	〔血清〕鉄結合蛋白		iron-binding protein
IBS	過敏性腸症候群 99		irritable bowel syndrome
IBW	標準体重，理想体重 538		ideal body weight
IC_{50}	50％抑制濃度		50％ inhibiting concentration
IC	インフォームド・コンセント 42		informed consent

IC	〔最大〕吸気量		inspiratory capacity
IC	間欠性跛行　108		intermittent claudication
IC	間質性膀胱炎		interstitial cystitis
ICA《アイカ》	内頸動脈　459		internal carotid artery
ICAM《アイカム》	細胞間接着分子		intercellular adhesion molecule
ICC	感染対策委員会		infection control commitee
ICCU	冠疾患集中治療部門		intensive coronary care unit
ICD	免疫複合体疾患		immune complex disease
ICD	植込み型除細動器　303		implantable cardioverter defibrillator
ICD	感染制御（管理）専門医　119		infection control doctor
ICD	国際疾病分類，ICD分類　220		International Classification of Diseases
ICF	国際生活機能分類　220		International Classification of Functioning, Disability and Health
ICF	細胞内液　239		intracellular fluid
ICG	インドシアニングリーン　3		indocyanine green
ICH	特発性心〔筋〕肥大		idiopathic cardiac hypertrophy
ICH	脳内血腫		intracerebral hematoma
ICH	頭蓋内出血　440		intracranial hemorrhage
ICH	頭蓋内圧亢進　440		intracranial hypertension
ICHD code	ペーシングモードのコード　3		Inter-Society Commission Heart Disease code
ICIDH	国際障害分類		International Classification of Impairments, Disabilities and Handicaps
ICM	特発性心筋症　450		idiopathic cardiomyopathy
ICM	国際助産師連盟　220		International Confederation of Midwives
ICN	感染対策看護師，インフェクションコントロールナース　861		infection control nurse
ICN	国際看護師協会　220		International Council of Nurses
ICNP	看護実践国際分類　111		International Classification for Nursing Practice
ICO	インピーダンス心拍出量		impedance cardiac output
ICP	感染対策施行者・専門家　4		infection control practitioners/professionals
ICP	頭蓋内圧，脳圧		intracranial pressure
ICPCG	心内心音図		intracardiac phonocardiography
ICR	感染管理ラウンド　119		infection control round
ICRA	感染管理リスクアセスメント		infection-control risk assessment
ICS	心臓刺激伝導系		impulse conducting system
ICS	吸入ステロイド薬		inhaled corticosteroid
ICS	国際禁制学会　1082		International Continence Society
ICS	過敏性〔結〕腸症候群　99		irritable colon syndrome
ICSD	睡眠障害国際分類		International Classification of Sleep Disorders
ICSH	間質細胞刺激ホルモン　114		interstitial cell stimulating hormone
ICSI《イクシー》	卵細胞質内精子注入法　1409		intracytoplasmic sperm injection
ICT	インジゴカルミン〔腎〕検査法　40		indigocarmine test
ICT	間接クームス試験		indirect Coombs test
ICT	術前化学療法		induction chemotherapy
ICT	感染対策チーム　4		infection control team
ICT	インスリン昏睡療法		insulin coma therapy
ICT	頭蓋内腫瘍　491		intracranial tumor
ICU	集中治療室（部）　4		intensive care unit
ICW	細胞内水分量		intracellular water
ICX	免疫複合体		immune complex
ID	免疫拡散法　613		immunodiffusion
ID	免疫不全　614		immunodeficiency
ID	感染症　863		infectious disease
ID	初回診断		initial diagnosis
ID	注射量		injected dose
ID	内径		inside diameter

ID₅₀	50％抑制用量		half inhibitory dose
ID₅₀	50％感染量		median infective dose
IDA	鉄欠乏性貧血 434		iron-deficiency anemia
IDDM	インスリン依存型糖尿病 ＊1型糖尿病 1282		insulin-dependent diabetes mellitus
IDI	対人依存特性尺度		interpersonal dependency inventory
IDL	中間密度(比重)リポ蛋白		intermediate density lipoprotein
IDM	特発性心筋疾患		idiopathic disease of the myocardium
IDP	特発性血小板減少性紫斑病		idiopathic thrombocytopenic purpura
IDPA	特発性肺動脈拡張症		idiopathic dilatation of the pulmonary artery
IDS	免疫不全症候群 614		immunodeficiency syndrome
IDT	皮内テスト		intradermal test
IE	感染性心内膜炎 119		infective endocarditis
IEA	免疫電気泳動法		immunoelectrophoretic analysis
IEA	酵素免疫測定法		immunoenzymatic assay
IEC	上皮内がん		intraepithelial carcinoma
IEM	先天〔性〕代謝異常 1231		inborn error of metabolism
IF	抑制因子		inhibiting factor
IFA	免疫蛍光測定法		immunofluorescent assay
IFA	不完全フロインドアジュバント		incomplete Freunds adjuvant
IFEHD	内部濾過促進型血液透析 462		internal filtration enhanced hemodialysis
IFM	イホスファミド		ifosfamide
IF〔N〕	インターフェロン 41		interferon
IFR	吸息流量率		inspiratory flow rate
IFV	細胞間質液量		interstitial fluid volume
IFV	細胞内液量		intracellular fluid volume
Ig, IG	免疫グロブリン 613		immunoglobulin
IgA	免疫グロブリンA 3		immunoglobulin A
IgANP	IgA腎症 3		immunoglobulin A nephropathy
IgD	免疫グロブリンD 4		immunoglobulin D
IgE	免疫グロブリンE 3		immunoglobulin E
IGF	インスリン様成長(増殖)因子 3		insulin-like growth factor
IGFBP	インスリン様成長(増殖)因子結合蛋白		insulin like growth factor binding protein
IgG	免疫グロブリンG 3		immunoglobulin G
IgM	免疫グロブリンM 3		immunoglobulin M
IGT	耐糖障害		impaired glucose tolerance
IGTT	静脈内ブドウ糖負荷試験		intravenous glucose tolerance test
IH	鼠径〔部〕ヘルニア 380		inguinal hernia
IHA	間接赤血球凝集反応		indirect hemagglutination
IHD	虚血性心疾患		ischemic heart disease
IHP	特発性上皮小体(副甲状腺)機能低下症		idiopathic hypoparathyroidism
IHPH	肝内門脈高血圧		intrahepatic portal hypertension
IHSS	特発性肥厚性大動脈弁下狭窄症		idiopathic hypertrophic subaortic stenosis
IHT	インスリン低血糖試験		insulin-induced hypoglycemiatest
II	黄疸指数 616		insulinogenic index
I-ICP	頭蓋内圧亢進 440		increased intracranial pressure
IIDM	インスリン非依存型糖尿病 ＊2型糖尿病 1282		insulin-independent diabetes mellitus
IIP	特発性間質性肺炎 450		idiopathic interstitial pneumonia
IL	インターロイキン 41		interleukin
ILBBB	不完全左脚ブロック		incomplete left bundle branch block
ILCP	前立腺組織内レーザー凝固術		interstitial laser coagulation of the prostate
ILD	間質性肺疾患		interstitial lung disease
ILDL	中間型低比重リポ蛋白		intermediate low density lipoprotein
ILS	インターフェロン様物質		interferon-like substance
IM, im	筋肉内注射		intramuscular injection

IMA	内胸動脈		internal mammary artery
IMB	月経期外出血		intermenstrual bleeding
IMD	虚血性心筋障害		ischemic myocardial damage
IMH	特発性心筋肥大		idiopathic myocardial hypertrophy
IMI	切迫心筋梗塞		impending myocardial infarction
IMI	下部心筋梗塞		inferior myocardial infarction
IMIP	イミプラミン 36		imipramine hydrocholride
IMP	特発性心筋症		idiopathic myocardiopathy
IMP	イノシン酸 36		inosine monophosphate, inosinic acid
IMPS	入院患者用多次元の精神症状評価尺度		inpatient multidimensional psychiatric scale
IMR	虚血性僧帽弁閉鎖不全症		ischemic mitral regurgitation
IMR	乳児死亡率 473		infant mortality rate
IMT	吸気筋訓練		inspiratory muscle training
IMV	間欠的強制換気法 108		intermittent mandatory ventilation
IN[A]H《アイナ》	イソニアジド,イソニコチン酸ヒドラジド 30		isonicotinic acid hydrazide
IND	治験薬		investigational new drug
INK	未知外傷		injury not known
INOH	起立直後性低血圧		instantaneous orthostatic hypotension
iNOS	誘導型一酸化窒素合成酵素		inducible nitric oxide synthase
IN/OUT《インアウト》	水分出納 1192		intake/output
INPB	間欠的陰圧呼吸		intermittent negative pressure breathing
INPV	間欠的陰圧[補助的]換気		intermittent negative pressure[assisted]ventilation
INS	特発性ネフローゼ症候群		idiopathic nephrotic syndrome
in situ《インサイチュー》	生体内現位置で 40		in the site
in vitro《インビトロ》	試験管内で,非生体内で 40		in glass
in vivo《インビボ》	生体内で 40		in the living body
IOC	間欠的口腔カテーテル栄養法 108		intermittent oral catheterization
IOFB	眼球内異物 107		intraocular foreign bodies
IOH	特発性起立性低血圧症		idiopathic orthostatic hypotension
IOI	骨髄内輸液 225		intraosseous infusion
IOL	眼内レンズ 122		intraocular lens
IORT	術中放射線療法		intraoperative radiation therapy
IP	国際薬局方		International Pharmacopoeia
IP	間質性肺炎 114		interstitial pneumonitis
IP	静脈性腎盂造影[法]		intravenous pyelography
IPAH	特発性肺高血圧症		idiopathic pulmonary arterial hypertension
IPAP《アイパップ》	吸気気道陽圧		inspiratory postive airway pressure
IPD	間欠的腹膜透析		intermittent peritoneal dialysis
IPE	間質性肺気腫		interstitial pulmonary emphysema
IPF	特発性肺線維症 450		idiopathic pulmonary fibrosis
IPF	間質性肺線維症		interstitial pulmonary fibrosis
IPH	特発性門脈圧亢進症 451		idiopathic portal hypertension
IPJ	指節間関節		interphalangeal joint
IPMT	膵管内乳頭粘液性腫瘍 332		intraductal papillarymucinous tumor
IPNPV	間欠的陽陰圧換気		intermittent positive-negative pressure ventilation
IPP	胸膜内圧		intrapleural pressure
IPPA	視診,触診,打診,聴診		inspection, palpation, percussion, auscultation
IPPB	間欠的陽圧呼吸 109		intermittent positive pressure breathing
IPPO	間欠的陽圧酸素療法 1161		intermittent positive pressure inflation with oxygen
IPPV	間欠的陽圧換気[法]		intermittent positive pressure ventilation
IPS	人工多能性幹細胞		induced pluripotent stem cell

IPSS	国際前立腺症状スコア 221		International Prostate Symptom Score
IPT	人間関係療法		interpersonal psychotherapy
IQ	知能指数 415		intelligence quotient
IR	吸気予備〔量〕		inspiratory reserve
IR	吸気抵抗		inspiratory resistance
IR	内旋 81		internal rotation
IRA	放射免疫アッセイ		immunoradioassay
IRBBB	不完全右脚ブロック		incomplete right bundle branch block
IRCA	血管内赤血球凝集		intravascular red cell aggregation
IRDS	特発性呼吸窮迫症候群 219		idiopathic respiratory distress syndrome
IRDS	新生児呼吸窮迫症候群 219		infantile respiratory distress syndrome
IRF	インターフェロン制御因子		interferon-regulatory factor
IRG	免疫反応性グルカゴン		immunoreactive glucagon
IRMA	免疫放射定量法		immunoradiometric assay
IRR	腎盂内逆流		intrarenal reflux
IRS	インスリン受容体基質		insulin receptor substrate
IRT	効果発現時間		initial response time
IRV	予備吸気量 632		inspiratory reserve volume
IS	インセンティブスパイロメーター,刺激的肺活量測定		incentive spirometer
IS	皮下注射 1251		subcutaneous injection
ISA	内因性交感神経刺激作用		intrinsic sympathomimetic activity
ISA	ヨウ化血清アルブミン		iodinated serum albumin
ISC	間質細胞		interstitial cells
ISCF	間質細胞液		interstitial cell fluid
ISD	免疫抑制薬 614		immunosuppressive drug
ISF	間質液,組織間液		interstitial fluid
ISG	免疫血清グロブリン		immune serum globulin
Is gene	免疫抑制遺伝子		immune suppression gene
ISH	収縮期高血圧		isolated systolic hypertension
ISI	外傷重症度係数		injury severity index
ISI	インスリン感受性指数		insulin sensitivity index
ISRE	インターフェロン応答配列		interferon stimulatecl response element
ISS	外傷重症度スコア 3		injury severity score(scale)
IST	インスリンショック療法		insulin shock therapy
ISW	間質液,組織間液		interstitial water
IT	免疫療法 1462		immunotherapy
IT	吸入療法		inhalation therapy
IT	企図振戦 135		intension tremor
ITB	髄腔内バクロフェン療法 332		intrathecal baclofen therapy
ITF	間欠的経管栄養法 108		intermittent tube feeding
ITP	特発性血小板減少性紫斑病 450		idiopathic thrombocytopenic purpura
ITT	インスリン耐性試験		insulin tolerance test
IU	国際単位 221		international unit
IUC	特発性潰瘍性大腸炎		idiopathic ulcerative colitis
IU[C]D	子宮内避妊器具 260		intrauterine [contraceptive] device
IUFD	子宮内胎児死亡 260		intrauterine fetal death
IUGR	子宮内胎児発育遅延		intrauterine growth retardation
IUI	子宮腔内人工授精		intrauterine insemination
IV	血管内		intravascular
IV	静脈注射		intravenous injection
IVC	下大静脈 95		inferior vena cava
IVC	吸気肺活量		inspiratory vital capacity
IVC	血管内凝固		intravascular coagulation
IVC	経静脈性胆管造影法		intravenous cholangiography
IVC	経静脈性胆嚢造影 298		intravenous cholecystography

IVCD	心室内伝導障害		intraventricular conduction disturbance
IVCG	下大静脈造影		inferior venacavography
IVCT	経静脈的冠動脈血栓溶解療法		intravenous coronary thrombolysis
IVD	点滴静脈内注射		intravenous drip infusion
IVDSA	経静脈的動脈造影		intravenous digital subtraction angiography
IVECG	静脈内心電図		intravenous electrocardiography
IVF	血管内液		intravascular fluid
IVF-ET	体外受精・胚移植 386		*in vitro* fertilization-embryo transfer
IVGTT	経静脈ブドウ糖負荷試験		intravenous glucose tolerance test
IVH	中心静脈栄養，経中心静脈高カロリー輸液 417		intravenous hyperalimentation
IVH	脳室内出血		intraventricular hemorrhage
IVM	不随意運動 554		involuntary movement
IVN	経静脈栄養		intravenous nutrition
IVP	経静脈性腎盂造影(撮影)法 298		intravenous pyelography
IVR	インターベンショナルラジオロジー 41		interventional radiology
IVSD	心室中隔欠損		interventricular septal defect
IVT	静脈内輸液		intravenous transfusion
IVU	経静脈性尿路造影 438		intravenous urography
IVUS	血管内エコー法		intravascular ultrasound imaging

J

J《ジュール》	ジュール　*エネルギーの国際(SI)単位		joule
JAS	ジェンキンス活動性調査尺度		Jenkins activity survey
JCML	若年性慢性骨髄性白血病		juvenile chronic myeloid leukemia
JCP	若年性慢性多発性関節炎		juvenile chronic polyarthritis
JCQHC	日本医療機能評価機構 470		Japan Council for Quality Health Care
JCS	ジャパン・コーマ・スケール，3-3-9度方式 697		Japan coma scale
JDM	若年型糖尿病 1282		juvenile diabetes mellitus
JE	日本脳炎 471		Japanese encephalitis
JEV	日本脳炎ウイルス		Japanese encephalitis virus
JGA	傍糸球体装置		juxtaglomerular apparatus
JIA	若年性特発性関節炎 279		juvenile idiopathic arthritis
JMA	日本医師会 470		Japan Medical Association
JME	若年ミオクロニーてんかん		juvenile myoclonic epilepsy
JMML	若年性骨髄単球性白血病		juvenile myelomonocytic leukemia
JNA	日本看護協会 470		Japanese Nursing Association
JOD	若年型糖尿病 1282		juvenile onset diabetes
JP	日本薬局方 471		Japanese Pharmacopoeia
JRA	若年性関節リウマチ　*JIAに呼称変更 279		juvenile rheumatoid arthritis
J-RACT	服薬能力判定試験		Japanese regimen adherence capacity tests
JRC	日本赤十字社 470		Japanese Red Cross Society
JSDQ	自己開示尺度 263		Jourard self-disclosure questionnaire
JV	頸静脈		jugular vein
JVP	頸静脈圧		jugular venous pressure
JVP	頸静脈波		jugular venous pulse

K

K	カリウム 100		kalium(potassium)
KA	ケトアシドーシス 187		ketoacidosis
KAS《カッツ》	カッツ法		Katz adjustment scales
kat	カタール 221　*酸素活性の国際単位		katal
KC	ケラチノサイト 538		keratinocyte

K cell	キラー細胞	killer cell
KCl	塩化カリウム	kaliumchlorid
KDA	既知薬物アレルギー	known drug allergy
KI	ヨウ化カリウム	potassium iodide
KICU	腎疾患集中治療室	kidney intensive care unit
KJ	膝蓋腱反射 271	knee jerk
KK《カーカー》	子宮体がん	Korpuskrebs
KKK《カーカーカー》	喉頭がん 982	Kehlkopfkrebs
KM	カナマイシン 98	kanamycin
KO	膝関節症	knee orthosis
KS	カポジ肉腫 100	Kaposi sarcoma
KTPP	進行性指掌角化症 316	keratodermia tylodes palmaris progressiva
KVO	キープベインオープン，静脈確保 127	keep vein open
KW	キース-ワグナー高血圧眼底分類 127	Keith-Wagener classification
KW〔S〕	キンメルスチール-ウィルソン症候群	Kimmelstiel-Wilson syndrome
KYT	危険予知トレーニング 131	kiken-yochi-training

L

L, Leu	ロイシン 663	leucine
LA	乳酸	lactic acid
LA	ラテックス凝集法	latex agglutination
LA	ラテックスアレルギー 636	latex allergy
LA	左心房	left atrium
Lab《ラボ》	実験，検査室	laboratory
LAD	乳酸脱水素酵素 472	lactic acid dehydrogenase
LAD《ラッド》	冠〔状〕動脈左前下行枝	left anterior descending artery
LAD《ラッド》	左軸偏位	left axis deviation
LAF	層流，層流式空気浄化 378	laminar air flow
LAF	リンパ球活性化因子	lymphocyte activating factor
LAH	左房肥大	left atrial hypertrophy
LAHS	リンパ腫関連血球貪食症候群 180	lymphoma-associated hemophagocytic syndrome
LAIR	ラテックス凝集阻止反応	latex agglutination inhibition reaction
LAK《ラック》	リンホカイン活性キラー細胞	lymphokine-activated killer cell
lap, lapa《ラプ，ラパ》	開腹術 83	laparotomy
LAP, Laparo《ラパロ》	腹腔鏡検査 548	laparoscopy
LAP	左房圧	left atrial pressure
LAP《ラープ》	ロイシンアミノペプチダーゼ 663	leucine aminopeptidase
LAR	遅発型喘息反応	late asthmatic response
LAR	ラテックス凝集反応 636	latex agglutination reaction
LASIK《レーシック》	エキシマレーザー生体内角膜切開術	laser *in situ* keratomileusis
LAT《ラット》	ラテックス凝集試験	latex agglutination test
LAVH	腹腔鏡下腟式子宮全摘術	laparoscopically assisted vaginal hysterectomy
LB	肝生検 117	liver biopsy
LB	肺生検 503	lung biopsy
LBBB	左脚ブロック 240	left bundle branch block
LBL	リンパ芽球性リンパ腫	lymphoblastic lymphoma
LBM	除脂肪体重 1381	lean body mass
LBP	腰痛 631	low back pain
LBP	低血圧 429	low blood pressure
LBWI	低出生体重児	low birth weight infant
LC	ランゲルハンス細胞	Langerhans cell
LC	液体クロマトグラフィ	liquid chromatography

LC		肝硬変 823	liver cirrhosis
LC		肺がん 501	lung cancer
LCA		左結腸動脈	left colic artery
LCA		左総頸動脈	left common carotid artery
LCA		左冠〔状〕動脈	left coronary artery
LCA		白血球共通抗原	leukocyte common antigen
LCAP		白血球除去療法	leukocytapheresis
LCAT	《エルキャット》	レシチンコレステロールアシルトランスフェラーゼ	lecithin cholesterol acyltransferase
LCBF		局所脳血流量	local cerebral blood flow
LCC		先天性股関節脱臼 370	luxatio coxae congenita
LCD		L鎖病	light chain disease
LCI		肺クリアランス指数	lung clearance index
LCM		リンコマイシン 651	lincomycin
LCX		左回旋枝	left circumflex artery
LD		学習障害 88	learning disability
LD		致死量 414	lethal dose
LD_{50}		50％致死量 64	median lethal dose
LDA		左前下行枝	left anterior descending coronary artery
LDH		乳酸脱水素酵素 472	lactate dehydrogenase
LDL		低比重リポ蛋白 63	low density lipoprotein
L-DOPA	《エルドーパ》	レボドパ，ジヒドロキシフェニルアラニン 661	l-dihydroxyphenylalanine
LDR		分娩・出産滞在室	labor & delivery room
LE		エリテマトーデス，紅斑性狼瘡 63	lupus erythematosus
LE cell		LE細胞 63	lupus erythematosus cell
LES		レーザー内視鏡	laser endoscope
LF		洗浄液	lavage fluid
LFA		リンパ球機能関連抗原	lymphocyte function associated antigen
L-FABP		肝脂肪酸結合蛋白	liver fatty acid binding protein
LFD		最小致死量	least fatal dose
LFD		在胎期間に比し少ない出生体重〔児〕63	light for dates infant
LFD		低脂肪食	low fat diet
LFT		ラテックス結合試験	latex fixation test
LFT		肝機能検査 106	liver function test
LG		リンパ節 654	lymph glands
LGA		LGA児 *在胎期間に比し大きい新生児 63	large for gestational age infant
LGA		左胃動脈	left gastric artery
LGEA		左胃大網動脈	left gastroepiploic artery
LGV		鼠径リンパ肉芽腫〔症〕380	lymphogranuloma venereum
LH		黄体形成ホルモン 68	luteinizing hormone
LHA		左肝動脈	left hepatic artery
LHC		左心カテーテル法 323	left heart catheterization
LHF		左心不全 242	left heart failure
LHRH		黄体形成ホルモン放出ホルモン 1436	luteinizing hormone releasing hormone
LINAC	《リナック，ライナック》	線形加速器 365	linear accelerator
LIP		リンパ球様間質性肺炎	lymphoid interstitial pneumonia
LITA		左内胸動脈	left internal thoracic artery
LIVC		左下大静脈	left inferior vena cava
LK	《エルカー》	肺がん 501	Lungen Krebs
LLL		左〔肺〕下葉	left lower lobe〔of the lung〕
LM		キタサマイシン，ロイコマイシン	kitasamycin, leucomycin

LM	腹腔鏡下筋腫核出術		laparoscopic myomectomy
LM〔A〕	ラリンジ(ゲ)アルマスク〔エアウェイ〕	637	laryngeal mask〔airway〕
LMC	リンパ球依存性細胞毒性(傷害性)試験		lymphocyte mediated cytotoxicity
LMCA	左主冠(状)動脈		left main coronary artery
LMCAD	左主冠(状)動脈疾患		left main coronary artery disease
LMM	悪性黒子，黒色腫		lentigo maligna melanoma
LMN	下位運動ニューロン		lower motor neuron
LMP	最終月経〔期〕		last menstrual period
LMS	平滑筋肉腫		leiomyosarcoma
LMS	ラリンゴマイクロサージェリー		laryngo microsurgery
LMT	左冠(状)動脈主幹部		left main coronary trunk artery
LN	感染管理ナース，リンクナース	650	link nurse
LN	リポイドネフローゼ		lipoid nephrosis
LN	ループス腎炎 655		lupus nephritis
LN	リンパ節(腺) 654		lymph node
LNMP	最終正常月経〔期〕		last normal menstrual period
LNP	リボ核蛋白		liponucleoprotein
LOH	ヘンレ係蹄		loop of Henle
LOM《ロム》	運動制限		limitation of movement
LOS《ロス》	低心拍出量症候群 430		low cardiac output syndrome
L/P	乳酸/ピルビン酸〔比〕		lactate/pyruvate〔ratio〕
LP	レートポテンシャル，遅延電位 658		late potential
LP	腰椎穿刺 631		lumbar puncture
LP〔a〕	リポ蛋白〔a〕		lipoprotein〔a〕
LPA	左肺動脈		left pulmonary artery
LPC	レーザー光凝固術		laser photocoagulation
LPH	左脚後枝ヘミブロック		left posterior hemiblock
LPH	リポトロピン		lipotropin
LPL	リポ蛋白リパーゼ		lipoprotein lipase
LPO	過酸化脂質		lipid peroxide
LPRC	白血球除去人赤血球浮遊液		leukocyte poor red-blood cells
LPRD	咽喉頭酸逆流症		laryngopharyngeal reflux disease
LPS	リポ多糖体，リポポリサッカライド 647		lipopolysacchride
LPV	左肺血管		left pulmonary veins
LR	尤度比 626		likelihood ratio
LRD	低残渣食 430		low residue diet
LRF	黄体形成ホルモン放出因子		luteinizing hormone-releasing factor
LRMP	最終正常月経〔期〕		last regular menstrual period
LRTI	下気道感染		lower respiratory tract infection
L/S	レシチン・スフィンゴミエリン比 63		lecithin-sphingomyelin ratio
LS	学習方略		learning strategy
LS	腰椎 631		lumbar spine
LS	末梢血リンパ球数		lymphocyte score
LS	リンパ肉腫 654		lymphosarcoma
LSCA	左鎖骨下動脈		left subclavian artery
LSD	最小有意差		least significant difference
LSH	黄体刺激ホルモン 562		lutein-stimulating hormone
LSH	リンパ球刺激ホルモン		lymphocyte stimulating hormone
LSM	収縮終期雑音		late systolic murmur
L-SOD	リポゾームスーパーオキシドジスムターゼ		liposomal superoxide dismutase
LSP	肝特異〔リポ〕蛋白		liver specific〔lipo〕protein
LSS	生命維持装置 354		life support system

LST	リンパ球刺激試験		lymphocyte stimulation test
LSVC	左上大静脈		left superior vena cava
LT	乳酸性作業閾値, 乳酸性閾値	472	lactic threshold
LT	ロイコトリエン	663	leukotriene
LTH	黄体刺激ホルモン	562	luteotropic hormone
LTOT《エルトット》	長期酸素療法		long term oxygen therapy
LTRA	ロイコトリエン受容体拮抗薬		leukotriene receptor antagonist
LTT	乳糖負荷試験	474	lactose tolerance test
LUL《ルル》	左上葉		left upper lobe [of lung]
LUQ《ラック》	左上腹部		left upper quadrant
LUTS	下部尿路症状		lower urinary tract symptom
LV	左〔心〕室		left ventricle
LV	白血病ウイルス		leukemia virus
LV	低容量		low volume
LV	ロービジョン	667	low-vision
LV	腰椎	631	lumbar vertebra
LV	肺容量	507	lung volume
LVA	左室動脈瘤		left ventricular aneurysm
LVAD	左室補助人工心〔臓〕	315	left ventricular assist device
LVD	左心径		left ventricular diameter
LVD	左室機能不全		left ventricular dysfunction
LVDP	左室拡張期圧		left ventricular diastolic pressure
LVDV	左室拡張期容量		left ventricular diastolic volume
LVE	左室拡大		left ventricular enlargement
LVED	左室拡張終期		left ventricular end-diastolic
LVEF	左室駆出率		left ventricular ejection fraction
LVF	左室不全		left ventricular failure
LVF	左室機能		left ventricular function
LVFX	レボフロキサシン		levofloxacin
LVG	左室造影		left ventriculography
LVH	左室肥大	241	left ventricular hypertrophy
LVI	左室不全		left ventricular insufficiency
LVOT《エルボット》	左室流出路		left ventricular outflow tract
LVP	左室圧		left ventricular pressure
LVRS	肺容量減少手術	507	lung volume reduction surgery
LVSO	左室収縮期駆出		left ventricular systolic output
LVSP	左室収縮期圧		left ventricular systolic pressure
LVSV	左室駆出量		left ventricular stroke volume
LVSW	左室〔拍出〕仕事		left ventricular stroke work
LVV	左室容量		left ventricular volume
LVW	左室壁		left ventricular wall
LX	脱臼	401	luxation
ly	リンパ管浸潤度		lymphatic invasion
Ly	リンパ球	653	lymphocyte
LYM	リンパ節転移	653	lymph node metastasis

M

μL	マイクロリットル	*10^{-6}L	microliter
μmol	マイクロモル	*10^{-6}mol	micromole
m	心雑音	318	murmur
M	髄膜腫	335	meningioma
M	転移	436	metastasis
MA	精神年齢	349	mental age
MA	運動〔性〕失語〔症〕	49	motor aphasia
MABP	平均動脈血圧		mean arterial blood pressure
MAC	最高酸濃度		maximal acid concentration

MAC《マック》	最大許容濃度		maximum allowable concentration
MAC《マック》	最小肺胞内濃度		minimum alveolar concentration
MAC《マック》	最小麻酔濃度		minimum anesthetic concentration
MAD《マッド》	最大許容線量 236		maximum allowable dose
MAF《マフ》	マクロファージ活性化因子		macrophage-activating factor
MAHS	リンパ腫関連血球貪食症候群 180		malignancy associated hemophagocytic syndrome
MALT《マルト》	粘膜系リンパ組織 36		mucosa-associated lymphoid tissue
MAMMO《マンモ》	マンモグラフィ，乳房撮影 602		mammography
MAO《マオ》	最高酸分泌量		maximal acid output
MAO《マオ》	モノアミン酸化酵素，モノアミンオキシダーゼ 618		monoamine oxidase
MAP《マップ》	血液保存用添加液，マンニトールアデニンリン酸加赤血球濃厚液 944		mannitol-adenine-phosphate
MAP《マップ》	平均気道内圧 565		mean airway pressure
MAP	平均動脈圧		mean arterial pressure
MAP《マップ》	僧帽弁輪形成術		mitral annuloplasty
MAPK	マップキナーゼ，マイトジェン活性化プロテインキナーゼ 598		mitogen-activated protein kinase
MARTA	多元受容体標的化抗精神病薬 980		multi-acting receptor targeted antipsychotics
MAS	吸収不全(良)症候群 141		malabsorption syndrome
MAS《マス》	不安尺度		manifest anxiety scale
MAS	胎便吸引症候群 397		meconium aspiration syndrome
MAST《マスト》	〔抗〕ショックパンツ 304		military antishock trousers
MAT	運動年齢テスト		motor age test
Mb	ミオグロビン 603		myoglobin
MB	髄芽〔細胞〕腫 331		medulloblastoma
MBC	最大膀胱容量		maximum bladder capacity
MBC	〔分時〕最大換気量 563		maximum breathing capacity
MBC	最小殺菌濃度 236		minimum bactericidal concentration
MBF	筋肉血流量		muscle blood flow
Mbl	骨髄芽球，ミエロブラスト		myeloblast
MBP《ミーンビービー》	平均血圧		mean blood pressure
MBP	ムコ蛋白結合多糖類		mucoprotein-bond polysaccharide
MBVP	最高膀胱随意圧		maximum bladder voluntary pressure
MC	肥満細胞，マスト細胞 536		mast cell
MC	メディカルコントロール 612		medical control
MC	ミネラルコルチコイド，鉱質コルチコイド 604		mineral corticoid
MCA	中大脳動脈		middle cerebral artery
McB	マックバーネー圧痛点 597		McBurneys point
MCC	平均赤血球血色素濃度		mean corpuscular hemoglobin concentration
MCE	心筋コントラストエコー法		myocardial contrast echocardiography
MCF	マクロファージ遊走因子		macrophage chemotactic factor
MCF	心筋収縮力		myocardial contractile force
M-C flap	筋肉皮弁		muscle cutaneous flap
MCG	心磁図		magnetocardiogram
MCG	心機図		mechanocardiography
MCH	平均赤血球血色素量 565		mean corpuscular hemoglobin
MCH	筋収縮性頭痛 155		muscle contraction headache
MCHC	平均赤血球血色素濃度 565		mean corpuscular hemoglobin concentration
MCI	軽度認知障害 172		mild cognitive impairment
MCI	多発性脳梗塞 403		multiple cerebral infarction
MCLS	〔急性熱性〕皮膚粘膜リンパ節症候群，川崎病 103		mucocutaneous lymphnode syndrome
MCP	中手指節間関節		metacarpophalangeal joint

MCPAP	マスクシーパップ	mask continuous positive airway pressure
M-CSF	マクロファージコロニー刺激因子 595	macrophage-colony stimulating factor
MCT	中鎖脂肪酸	medium chain triglyceride
MCT	粘液性膿疱腫瘍 487	mucinous cystic tumor
MCTD	混合性結合組織病 231	mixed connective tissue disease
MCV	平均赤血球容積 565	mean corpuscular volume
MD	医学博士	medical doctor
MD	メニエール病 612	Ménière disease
MD	精神発達遅滞 349	mental deficiency
MD	微細濃度測定法，MD 法 *骨密度の測定 1017	microdensitometry
MD	筋ジストロフィー	muscular dystrophy
MD	筋強直(緊張)性ジストロフィー 153	myotonic dystrophy
MDCT	マルチディテクター CT，多列検出型 CT 1056	multidetector computed tomography
MDF	心筋抑制因子	myocardial depressant factor
MDI	躁うつ病 1233	manisch-depressive Irresein
MDI	定量噴霧式吸入器	metered dose inhaler
MDR	最小1日必要量	minimum daily requirement
MDR	多剤耐性 400	multiple drug resistance
MDRO	多剤耐性菌 400	multi-drug resistant organism
MDRP	多剤耐性緑膿菌 401	multi-drug resistant *Pseudomonas aeruginosa*
MDS	骨髄異形成症候群 224	myelodysplastic syndrome
MDS-HC	在宅ケアアセスメント表 62	minimum data set-home care
MDS/RAPs	ケアアセスメント表・ケアプラン指針	minimum data set/resident assessment protocols
MDT	マゴット療法 596	maggot debridement therapy
MDT	集学的治療法	multidisciplinary treatment
MDV	最大尿意	maximum desire to void
ME₅₀	50％最大効果	50％ maximal effect
ME	メディカル・エンジニアリング，医用工学 611	medical engineering
ME	ミオクローヌスてんかん	myoclonus epilepsy
MEC	最小有効濃度	minimal effective concentration
MED《メッド》	最低有効量	minimum effective dose
MEDLARS《メドラーズ》	医学文献分析検索システム	medical literature analysis and retrieval system
MEF《メフ》	最大呼気流量	maximal expiratory flow
MEFR	最大呼出速度，最大呼気中間流量	maximal expiratory flow rate
MEFV	最大呼出流量	maximal expiratory flow volume
MEG《メグ》	脳磁図 490	magnetoencephalogram
MELAS《メラス》	メラス *ミトコンドリア病の一臨床病型	mitochondrial myopathy, encephalopathy, lactic acidosis and stroke-like episodes
MEM	最大エントロピー〔法〕	maximum entropy method
MEN	多発性内分泌腺腫 403	multiple endocrine neoplasia
MEP	最大呼気圧	maximal expiratory pressure
MEP	運動誘発電位 257	motor evoked potential
mEq《メック》	メック *ミリグラム当量	milliequivalent
MER	平均駆出率	mean ejection rate
MERRF《メルフ》	赤色ぼろ線維・ミオクローヌスてんかん症候群　MERRF 型脳筋症	myoclonus epilepsy associated with ragged-red fiver mitochondrial encephalomyopathy
MESA《メサ》	精巣上体精子吸引術	microsurgical epididymal sperm aspiration
Met	メチオニン 611	methionine
MET《メット》	代謝平衡，代謝当量	metabolic equivalent
MetS, MS	メタボリックシンドローム 1455	metabolic syndrome
METT	最大負荷試験	maximun exercise tolerance test

MEV	最大運動換気		maximal exercise ventilation
MF	マイトジェン因子，リンパ球分裂促進因子		mitogenic factor
MF	心筋線維症		myocardial fibrosis
MFD	最小致死量		minimum fatal dose
MFICU	母体胎児集中治療室		maternal-fetal intensive care unit
MFR	最大〔尿〕流量率		maximum urinary flow rate
MFT	運動機能検査		motor function test
MFT	筋機能検査		muscle function test
Mg	マグネシウム	595	magnesium
MG《エムゲー》	胃潰瘍		Magengeschuwr
MG《エムゲー》	黄疸指数，モイレングラハト単位	616	Meulengracht unit
MG	重症筋無力症	282	myasthenia gravis
MGF	マクロファージ成長因子		macrophage growth factor
MGN	膜性糸球体腎炎		membranous glomerulonephritis
MH	悪性高熱〔症〕		malignant hyperthermia
MH	結婚歴		marital history
MH	病歴		medical history
MH	月経歴		menstrual history
MHA	主要組織適合抗原		major histocompatibility antigen
MHA	細血管障害性溶血性貧血		microangiopathic hemolytic anemia
MHD	最小赤血球凝集量		minimal hemagglutinating dose
MHD	〔補体の〕最小溶血量		minimum hemolytic dose
MHLW	厚生労働省		Ministry of Health, Labour and Welfare
MHN	新生児溶血性疾患		morbus haemolyticus neonatorum
MHR	最大心拍数		maximal heart rate
MI	更年期指数		menopausal index
MI	顕微授精	1409	micro insemination
MI	僧帽弁閉鎖不全	378	mitral insufficiency
MI	運動指数		motility index
MI	モチベーション・インタビュー		motivational interviewing
MI	心筋梗塞	310	myocardial infarction
MIA syndrome	MIA症候群		malnutrition inflammation atherosclerosis
MIC	最大吸気量，最大強制換気量		maximum inspiratory capacity
MIC	微小浸潤がん		microinvasive carcinoma
MIC《ミック》	最小発育阻止濃度	236	minimum inhibitory concentration
MICS	低侵襲心臓外科手術		minimally invasive cardiac surgery
MID	最小抑制量		minimal inhibiting dose
MID《ミッド》	最小感染量		minimum infective dose
MID《ミッド》	多発梗塞性認知症	489	multi-infarct dementia
MIDCAB《ミッドキャブ》	低侵襲性冠〔状〕動脈バイパス術	122	minimally invasive direct coronary artery bypass
MIF《ミフ》	マクロファージ遊走阻止因子		macrophage migration inhibitory factor
MIF《ミフ》	最大吸気〔流〕量		maximal inspiratory flow
MIFR	最大吸気流速		maximum inspiratory flow rate
MIFT《ミフト》	ミフト顕微授精		microinjection and intrafallopian transfer
MINO《ミノ》	ミノサイクリン		minocycline
MIP《ミップ》	最大吸気圧		maximum inspiratory pressure
MIS	低侵襲性手術	430	minimally invasive surgery
MIT《ミット》	マクロファージ遊走阻止試験		macrophage migration inhibition test
MIT	低侵襲治療		minimally invasive therapy
MIT	インスリン頻回注射療法		multiple insulin infusion therapy
MIXT	文部科学省		Ministry of Education, Culture, Sports, Science and Technology
MJP	中手指節間関節		metacarpophalangeal joint

MK《エムカー》	胃がん 694	Magenkrebs
ML	悪性リンパ腫 8	malignant lymphoma
ML	中肺葉	middle lobe
MLC	最小致死濃度	minimum lethal concentration
MLD	徒手(用手的)リンパドレナージ	manual lymph drainage
MLD	中間致死量	median lethal dose
MLD	最低致死量	minimum lethal dose
MLG	脊髄造影〔法〕, ミエログラフィ 356	myelography
MLs	マクロライド系抗菌薬 596	macrolides
MM	悪性黒色腫 8	malignant melanoma
MM	多発性骨髄腫 403	multiple myeloma
MM	多臓器多病変	multi-system multi-site
MMC	マイトマイシンC 594	mitomycin C
MMD	微小心筋傷害	minor myocardial damage
MME	Mモード心エコー図 308	M mode echocardiography
MM〔E〕F	最大中間呼気流量	maximum mid-expiratory flow rate
mmH$_2$O	ミリメートル水柱	milimeter in water
mmHg	ミリメートル水銀柱 *1 mmHg≒1 torr	millimeters of mercury
MMK《エムエムカー》	乳がん 1306	Mammakrebs
MMN	多巣性運動性ニューロパチー	multifocal motor neuropathy
mmol	ミリモル *10^{-3}mol	millimole
MMP	マトリックスメタロプロテアーゼ 598	matrix metalloproteinase
MMPI	ミネソタ多面的人格検査 308	Minnesota multiphasic personality inventory test
MMQ	モーズレイ健康調査表	Maudsley medical questionnaire
MMSE	小認知機能検査 61	mini-mental state examination
MMST	簡易知能テスト	mini-mental state test
MMT	徒手筋力テスト 451	manual muscle test
MMV	強制分時換気 1162	mandatory minute ventilation
Mn	マンガン 599	manganese
MN	運動ニューロン	motor neuron
MNCV	最大神経伝達速度	maximum nerve conduction velocity
MNCV	運動神経伝導速度	motor nerve conduction velocity
MND	運動ニューロン疾患	motor neuron disease
MO	分時拍出量	minute output
MOC	最大酸素消費量	maximum oxygen consumption
MOC	心筋酸素需要, 心筋酸素消費量 310	myocardial oxygen consumption
MOD	成人型糖尿病	maturity onset type diabetes
MODD	日差変動幅 *血糖値の	mean of daily difference
MODS《モッズ》	多臓器機能障害症候群 62	multiple organ dysfunction syndrome
MODY《モーディー》	若年成人発症型糖尿病	maturity onset type diabetes of youth
MOF	複合臓器不全, 多臓器不全 62	multiple organ failure
MOI《モイ》	最大酸素摂取量	maximum oxygen intake
Mole	胞状奇胎 582	hydatidiform mole
MOS	僧帽弁開放音	mitral opening snap
mOsm	ミリオスモル *10^{-3}Osm	milliosmole
MP	平均圧	mean pressure
MP	ムコ蛋白〔質〕 607	mucoprotein
MP	経産婦 169	multipara
6-MP	6-メルカプトプリン	6-mercaptopurine
MPA	主肺動脈	main pulmonary artery
MPA	酢酸メドロキシプロゲステロン	medroxy progesterone acetate
mPAP《ミーンピーエーピー》	平均肺動脈圧	mean pulmonary arterial pressure
MPC	最大許容濃度	maximum permissible concentration

MPD	最大許容線量 236		maximum permissible dose
MPD	膜電位差		membrane potential difference
MPD	多重人格障害		multiple personality disorder
MPD	骨髄増殖性疾患		myeloproliferative disorder
MPGN	膜性増殖性糸球体腎炎		membranoproliferative glomerulonephritis
MPI	モーズレイ性格検査		Maudsley personality inventory
MPI	心筋血流イメージング		myocardial perfusion imaging
MPj	中手指節関節		metacarpophalangeal joint
MPL	メルファラン		melphalan
MPO	最高ペプシン分泌量		maximal pepsin output
MPP	マイコプラズマ肺炎 594		mycoplasma pneumonia
MPQ	マクギル式疼痛質問紙 595		McGill pain questionaire
MPS	単核性食細胞系		mononuclear phagocyte system
MPS	ムコ多糖症		mucopolysaccharidosis
MPV	平均血小板容積		mean platelet volume
mR	ミリレントゲン		milliroentgen
MR《エムエル》	胃切除術 716		Magenresektion
MR	医療記録		medical record
MR	医学的リハビリテーション		medical rehabilitation
MR	医療情報担当者 61		medical representative
MR	精神発達遅滞 349		mental retardation
MR	代謝率		metabolic rate
MR	最少寛解 236		minimum remission
MR	僧帽弁閉鎖不全症 378		mitral regurgitation
MR	死亡率 276		mortality rate
MR	筋弛緩薬 154		muscle relaxant
MRA《エムアールアンギオ》	磁気共鳴血管撮影法 61		magnetic resonance angiography
MRA	悪性関節リウマチ 8		malignant rheumatoid arthritis
MRBF	平均腎血流量		mean renal blood flow
MRCP	MR膵胆管造影 61		magnetic resonance cholangiopancreatography
MRD	微小残存病変		minimal residual disease
MRD	最小反応量		minimum reacting dose
MRDM	栄養不良関連糖尿病		malnutrition-related diabetes mellitus
MRF	メラニン細胞刺激ホルモン放出因子		melanocyte stimulating hormone releasing factor
MRFIT	多種因子介入の研究		multiple risk factor intervention trial
MRH	メラニン細胞刺激ホルモン放出ホルモン		melanocyte stimulating hormone releasing hormone
MRI	磁気共鳴画像 763		magnetic resonance imaging
MRI	僧帽弁逆流指数		mitral regurgitation index
MRM vaccine	麻疹・風疹・流行性耳下腺炎ワクチン		measles, rubella, mumps vaccine
mRNA	メッセンジャーRNA 611		messenger RNA
MRP	多剤耐性蛋白 400		multi drug resistance protein
MRSA	メチシリン耐性黄色ブドウ球菌 611		methicillin-resistant *Staphylococcus aureus*
MRSE	メチシリン耐性表皮ブドウ球菌		methicillin-resistant *Staphylococcus epidermidis*
MS	メニエール症候群		Ménière syndrome
MS	精神状態		mental status
MS	僧帽弁狭窄症 378		mitral stenosis
MS	朝のこわばり 9		morning stiffness
MS	硫酸モルヒネ 619		morphine sulfate
MS	多発性硬化症 403		multiple sclerosis
MSBOS	最大手術血液準備量		maximum surgical blood order schedule
MSF	マクロファージ拡散因子		macrophage-spreading factor
MSH	メラノサイト刺激ホルモン,メラニン細胞刺激ホルモン 613		melanocyte stimulating hormone
MSI	微生物学的安全指数		microbial safety index

MSI	僧帽弁狭窄兼閉鎖不全	mitral stenoinsufficiency
MSM	症状マネジメントモデル	Model of Symptom Management
MSQ	精神状況質問紙	mental status questionnaire
MSRPP	多面人格尺度	multidimensional scale for rating psychiatric patients
MST	生存期間中央値，平均生存時間　351	mean survival time
MSUD《エムサッド》	メープルシロップ尿症	maple syrup urine disease
MSV	最高胃液分泌量	maximal secretion volume
MSW	メディカルソーシャルワーカー，医療ソーシャルワーカー　38	medical social worker
MT	胃チューブ	Magen tube
MT	臨床検査技師　651	medical technologist
MT	環境療法　108	milieu therapy
MT《エムテー》	ムンテラ	Mund Therapie
MT	音楽療法　76	music therapy
MTD	最大耐用量	maximum tolerated dose
MTT	最大トレッドミル検査	maximum treadmill testing
MTT	平均循環時間	mean transit time
MTX	メトトレキサート　612	methotrexate
MV	麻疹ウイルス　596	measles virus
MV	分時換気量　563	minute ventilation
MV	僧帽弁　378	mitral valve
MVO_2《エムブイドットオーツー》	心筋酸素消費量	myocardial oxygen consumption
MVP[S]	僧帽弁逸脱症候群　378	mitral valve prolapse syndrome
MVP	僧帽弁形成術	mitral valvuloplasty
MVR	最高排尿速度	maximum voiding rate
MVV	最大換気量　563	maximal voluntary ventilation
MWST	改訂水飲みテスト	modified water swallowing test
MyD《ミッド》	緊張性筋ジストロフィー	myotonic muscular dystrophy
Myelo《ミエロ》	脊髄腔造影　356	myelography
MZ	一卵性双胎(双生児)　32	monozygotic twins

N

n	ナノ　＊SI 接頭語 10^{-9}	nano
N	神経	nerve
N	神経症　312	neurosis
N	好中球　209	neutrophilic lukocyte
N	窒素	nitrogen
N, n	規定，正常	normal
Na	ナトリウム　463	natrium
NA	ナリジクス酸，ナリジキシン酸　464	nalidixic acid
NA	薬物依存症者の会　267	Narcotics Anonymous
NA	ニコチン酸　1371	nicotinic acid
NA	ノルアドレナリン　495	noradrenaline
NA	核酸　87	nucleic acid
NAA	ニコチン酸アミド　1371	nicotinic acid amide
NAC	ネオアジュバンド化学療法	neo-adjuvant chemotherapy
NAD	ニコチンアミドアデニンヌクレオチド　58	nicotinamide adenine dinucleotide
NADH	還元型ニコチンアミドアデニンヌクレオチド	reduced nicotinamide adenine dinucleotide
NADP	ニコチンアミドアデニンヌクレオチドリン　58	nicotinamide adenine dinucleotide phosphate
NADPH	還元型ニコチンアミドアデニンヌクレオチドリン酸　223	reduced nicotinamide adenine dinucleotide phosphate

NAFLD		非アルコール性脂肪肝 522	non alcoholic fatty liver disease
NAG	《ナグ》	N-アセチル-β-グルコサミダーゼ	N-acetyl-β-D-glucosamidase
NAI		栄養評価指数	nutritional assessment index
NANB		非A非B型肝炎	non A, non B hepatitis
NANC		非アドレナリン作動性・非コリン作動性神経	non-adrenergic non-cholinergic nerves
NANDA	《ナンダ》	北米看護診断協会 464	North American Nursing Diagnosis Association
NAP	《ナップ》	好中球アルカリホスファターゼ	neutrophilic alkaline phosphatase
NASH	《ナッシュ》	非アルコール性脂肪肝炎 522	non alcoholic steatohepatitis
NB		神経芽細胞腫 311	neuroblastoma
NBAS	《エヌバス》	新生児行動評価法	neonatal behavioral assessment scale
NBD		神経因性膀胱機能障害	neurogenic bladder dysfunction
NBM		ナラティブ・ベイスド・メディスン 464	narrative based medicine
NBTE		非細菌性血栓性心内膜炎	nonbacterial thrombotic endocarditis
NCA		神経循環無力症 324	neurocirculatory asthenia
NCCHD		非チアノーゼ性心疾患	non-cyanotic congenital heart disease
NCCS		がんサバイバーシップ連合	National Coalition for Cancer Survivorship
NCd		尾状核 529	nucleus caudatus
NCE		非痙攣性てんかん	nonconvulsive epilepsy
NCIP		分類不能の間質性肺炎	nonclassifiable interstitial pneumonia
NCPE		非心原性肺水腫	noncardiogenic pulmonary edema
NCV		神経伝導速度	nerve conduction velocity
ND		神経性難聴	nerve deafness
ND		神経性うつ病	neurotic depression
ND		正常量	normal dose
ND		看護診断 843	nursing diagnosis
NDA		新薬承認申請	new drug application
NDE		臨死体験	near-death experience
NDEC	《エヌデック》	看護診断拡大分類	nursing diagnoses extension classification
NDI		腎性尿崩症	nephrogenic diabetes insipidus
NDV		ニューキャッスル病ウイルス	Newcastle disease virus
Nd-YAG	《エヌディーヤグ》	NdヤグレーザーR 658	neodymium-yttrium aluminum garnet
NE		神経終末	nerve ending
NE, NEP		ノルエピネフリン 495	norepinephrine
NEAA		非必須アミノ酸	non-essential amino acids
NEC	《ネック》	壊死性腸炎 54	necrotizing enterocolitis
NEEP	《ニープ》	終末呼気陰圧換気	negative end-expiratory pressure
NEFA	《ネーファ》	遊離脂肪酸	non esterified fatty acid
NERD		非びらん性胃食道逆流症 709	non-erosive gastroesophageal reflux disease
NET	《ネット》	神経興奮性検査	nerve excitability test
ng		ナノグラム *10億分の1グラム	nanogram
NG		腎造影法	nephrography
NG		ニトログリセリン 469	nitroglycerin
NGF		神経成長因子	nerve growth factor
NG tube		経鼻胃チューブ，鼻腔栄養チューブ 172	nasogastric tube
NGU		非淋菌性尿道炎	non-gonococcal urethritis
NH		新生児肝炎 321	neonatal hepatitis
NHL		非ホジキンリンパ腫 536	non-Hodgkin lymphoma
NIC	《ニック》	看護介入分類 469	Nursing Interventions Classification
NICU		新生児集中治療室 321	neonatal intensive care unit
NIDDM		インスリン非依存型糖尿病 *2型糖尿病 1282	non-insulin dependent diabetes mellitus
NIH		米国国立保健（衛生）研究所	National Institute of Health

NIHF	非免疫性胎児水腫		non-immunologic hydrops fetalis
NIHSS	米国国立神経疾患・脳卒中スケール		National Institute of Health Stroke Scale
NIPPV	非侵襲的間欠的陽圧呼吸	529	noninvasive intermittent positive pressure ventilation
NK	ナチュラルキラー〔細胞〕	462	natural killer cell
NLA	ニューロレプト麻酔		neurolept anesthesia
NLP	神経言語プログラミング	311	neuro linguistic programming
NM	ナイトロジェンマスタード	461	nitrogen mustard
NMA	神経性筋萎縮		neurogenic muscular atrophy
NMDA	N-メチル-D-アスパラギン酸		N-methyl-D-asparate
NMR	新生児死亡率		neonatal mortality rate
NMS	神経遮断薬関連悪性症候群		neuroleptic malignant syndrome
NMV	鼻マスク人工換気法		nasal mask ventilation
NN	神経鞘腫	312	neurinoma
NNIS	米国院内感染サーベイランス	59	National Nosocomial Infections Surveillance
NNT	治療必要数	59	number needed to treat
NO	一酸化窒素	33	nitric oxide
NOC《ノック》	看護成果分類	495	Nursing Outcomes Classfication
NOS	NO 合成酵素		nitric oxide synthase
NOx《ノックス》	窒素酸化物		nitrogen oxides
np	異常なし，特記すべきことなし		no paticular
NP	神経麻痺		nerve palsy
NP	神経ペプチド		neuropeptide
NP	核蛋白		nucleoprotein
NP	ナースプラクティショナー	459	nurse practitioner
NP	看護計画		nursing care plan
NPC	鼻咽頭がん		nasopharyngeal carcinoma
NPD	自己愛性人格障害		narcissistic personality disorder
NPD	ニーマン-ピック病		Niemann-Pick disease
NPE	神経原性肺水腫		neurogenic pulmonary edema
NPH	中間型インスリン		neutral protamine hagedorn
NPH	正常圧水頭症	346	normal pressure hydrocephalus
NPN	残余窒素，非蛋白窒素	248	nonprotein nitrogen
NPO	絶食，禁食	59	non per os
NPPV	非侵襲的陽圧換気	529	non-invasive positive pressure ventilation
NPUAP	NPUAP 分類	1142	National Pressure Ulcer Advisory Panel
NPV	陰圧換気，胸郭外陰圧人工呼吸器		negative pressure ventilation
NR	神経根		nerve root
NR	無反応		no reaction(response)
NR	正常反応		normal reaction
NRBC	正常赤血球		normal red blood cell
NRDS	新生児呼吸窮迫症候群		neonatal respiratory distress syndrome
NREM《ノンレム》	ノンレム睡眠	304	non rapid eye movement sleep
NRI	栄養学的手術危険指数		nutritional risk index
NR〔O〕M	正常可動域		normal range of motion
NS	ネフローゼ症候群	1331	nephrotic syndrome
NS	神経系		nervous system
NS, NSS	生理食塩液	354	normal saline
NS, n.s.	有意性なし		not significant
Ns《ナース》	看護師	110	nurse
NSAIDs《エヌセイズ》	非ステロイド性抗炎症薬	530	nonsteroidal anti-inflammatory drugs
NSCLC	非小細胞肺がん		non-small cell lung cancer
NSD	正常自然分娩		normal spontaneous delivery
NSFTD	正常自然満期産		normal spontaneous full term delivery
NSI	針刺し損傷		needle stick injury

NSIP	非特異型間質性肺炎		nonspecific interstitial pneumonia
NSR	正常洞調律		normal sinus rhythm
NSS	栄養補助サービス		nutrition support service
NST	ノンストレステスト	496	non-stress test
NST	栄養サポートチーム	761	nutrition support team
NT	経鼻気管内チューブ		nasotracheal tube
NTA	腎毒性抗体		nephrotoxic antibody
NTG	ニトログリセリン	469	nitroglycerin
NUD	非潰瘍性消化管症状		nonulcer dyspepsia
N/V	悪心・嘔吐	771	nausea and vomiting
NVC	神経血管圧迫症候群		neurovascular compression syndrome
Nx	ナロキソン	464	naloxone
Ny	眼振, ニスタグムス	116	nystagmus
NYHA《ニーハ》	ニューヨーク心臓協会	59	New York Heart Association
NYS《ナイス》	ナイスタチン		nystatin
NZP	ニトラゼパム	469	nitrazepam

O

O	客観的情報		objective data
O	経口的, 口の		oral
O₂	酸素		oxygen
OA	後頭動脈		occipital artery
OA	視神経萎縮	267	optic atrophy
OA	経口栄養		oral alimentation
OA	変形性関節症	574	osteoarthritis
OAA	オキサロ酢酸	71	oxaloacetic acid
OAB	過活動膀胱	86	overactive bladder
OAD	閉塞性気道疾患		obstructive airway disease
OAG	口腔アセスメントガイド		oral assessment guide
OALL	前縦靱帯骨化症		ossification of anterior longitudinal ligament
OB	肥満〔症〕	1380	obesity
OB	産科		obstetrics
OC	卵巣がん	638	ovarian cancer
OC〔A〕	経口避妊薬	169	oral contraceptive agent
OCD	強迫性障害		obsessive compulsive disorder
OCD	離断性骨軟骨炎	644	osteochondritis dissecans
OCG	経口胆嚢造影		oral cholecystography
OCT	オキシトシンチャレンジテスト	392	oxytocin challenge test
OCU	分娩監視装置		obstetric care unit
OD, O.D.	外径		outside diameter
OD	開放点滴		open drop
OD	起立性調節障害	152	orthostatic dysregulation
ODA	客観的栄養評価	138	objective data assesment
ODC	酸素解離曲線	246	oxygen dissociation curve
ODT	閉鎖包帯法, 密封療法	70	occulusive dressing technique
ODT	自律神経失調症テスト		orthostatic disturbance test
OE	外耳炎	80	otitis externa
OER	酸素効果比		oxygen enhancement ratio
OET	経口食道チューブ		oral esophageal tube
OGTT	経口ブドウ糖負荷試験	445	oral glucose tolerance test
OH	起立性低血圧	152	orthostatic hypotension
OHA	経口血糖降下薬		oral hypoglycemic agent
OHCPA	院外心肺〔機能〕停止	253	out-of-hospital cardiopulmonary arrest
17-OHCS	17-ヒドロキシコルチコステロイド	532	17-hydroxycorticosteroids
OHD	器質的心疾患		organic heart disease

OHP	高圧酸素療法 196	oxygen under high pressure	
OHS	肥満低換気症候群	obesity hypoventilation syndrome	
OHS	開心術 80	open heart surgery	
OI	日和見感染 539	opportunistic infection	
OI	内耳炎 459	otitis internal	
OI	酸素化係数	oxygenation index	
OI	オキシトシン分娩誘発	oxytocin induction	
OIH	排卵誘発ホルモン	ovulation inducing hormone	
ÖK《オーカー》	食道がん 301	Ösophaguskrebs	
OKK《オーカーカー》	上顎がん 291	Oberkiefer krebs	
OLD	初期認知症徴候観察リスト 299	observation list for eary signs of dementia	
OM	骨軟化症 226	osteomalacia	
OM	骨髄炎 224	osteomyelitis	
OM	中耳炎 416	otitis media	
OMC	直視下僧帽弁交連切開術	open mitral commissurotomy	
OMD	器質性精神疾患	organic mental disorder	
OMI	陳旧性心筋梗塞	old myocardial infarction	
OMPC	慢性化膿性中耳炎	otitis media purulenta chronica	
ON《オン》	視神経 267	optic nerve	
ON《オン》	骨壊死	osteonecrosis	
OP, Op.《オペ》	手術	operation	
OP	浸透圧	osmotic pressure	
OP	骨粗鬆症 225	osteoporosis	
OP, O/P	外来患者	outpatient	
OPCA	オリーブ橋小脳萎縮症 75	olivo-pontocerebellar atrophy	
OPCAB	オフポンプ冠動脈バイパス術 74	off-pump coronary artery bypass	
OPLL	〔頸椎〕後縦靱帯骨化症 205	ossification of posterior longitudinal ligament	
OPN	オステオポンチン 72	osteopontin	
OR	オッズ比 73	odds ratio	
OR	手術室	operating room	
OR	オピオイドローテーション 74	opioid rotation	
OR	抗腫瘍効果 205	overall objective tumour response	
ORL	耳鼻咽喉科学	oto-rhino-laryngology	
ORN	手術室看護師	operating room nurse	
ORT	経口輸液療法	oral rehydration therapy	
ORT	視能訓練士 275	orthoptist	
Ortho《オルト》	整形外科	orthopedics	
OS《オス》	僧帽弁開放音	opening snap	
OS《オーソ》	徐波睡眠, オーソ睡眠 304	orthosleep	
OS《オス》	骨肉腫 226	osteosarcoma	
OS	全生存期間 368	overall survival	
OSAS《オーサス》	閉塞型睡眠時無呼吸症候群	obstructive sleep apnea syndrome	
OSCE《オスキー》	客観的臨床実技評価試験 72	objective structured clinical examination	
Osm《オスモル》	オスモル *1モルの理想溶液と等しい浸透圧を示す濃度が1Osm	osmole	
OT《オーティー》	作業療法士 240	occupational therapist	
OT	作業療法 240	occupational therapy	
OT	酸素療法 1051	oxygen therapy	
OTC	一般用医薬品 34	over the counter drugs	
OTC	オキシテトラサイクリン	oxytetracycline	
OVA	卵白アルブミン	ovalbumin	
Ova Ca《オバシーエー》	卵巣がん 638	ovarian carcinoma	
O/W	水中油型基剤, 懸濁液 193	oil in water	
OX	オキシトシン 71	oxytocin	
OYL	黄色靱帯骨化症	ossification of yellow ligament	

oz		オンス　*薬用式重量単位	ounce

P

P		ガス圧，分圧	[gas] pressure
P		経産，出産の回数	para
P		腹膜　552	peritoneum
P		計画	plan
P		血漿　182	plasma
P		確率　90	probability
P		脈拍[数]　604	pulse
$P_{0.1}$	《ピーポイントワン》	気道閉塞圧	airway occlusion pressure
P_2		プレグナンジオール　559	pregnanediol
Pa		パラノイア　515	paranoia
Pa		パスカル	pascal
PA		動脈周囲炎　447	periarteritis
PA		悪性貧血　8	pernicious anemia
PA		下垂体腺腫　92	pituitary adenoma
PA		多発性動脈炎　403	polyarteritis
PA		原発性アルドステロン症　194	primary aldosteronism
PA		肺動脈　504	pulmonary artery
PA		肺動脈弁閉鎖症	pulmonary atresia
PABA	《パバ》	パラアミノ安息香酸	para-aminobenzoic acid
PAC	《パック》	自我状態モデル　256	parent-adult-child
PAC		心房性期外収縮	premature atrial contraction
$PaCO_2$		動脈血二酸化炭素(炭酸ガス)分圧　447	arterial carbon dioxide pressure
P_{ACO_2}		肺胞気二酸化炭素(炭酸ガス)分圧	alveolar carbon dioxide pressure
PAD		末梢動脈疾患　598	peripheral arterial disease
PADP	《パッドピー》	肺動脈拡張期圧	pulmonary arterial diastolic pressure
PAE		抗菌薬持続効力，後抗菌薬効果　523	postantibiotic effect
PAEDP		肺動脈拡張終期圧	pulmonary artery end-diastolic pressure
PAF, PAf		発作性心房細動	paroxysmal atrial fibrillation
PAF		血小板活性化因子	platelet-activating factor
PAF	《パフ》	血小板凝集因子	platelet-aggregating factor
PAG		骨盤内血管造影	pelvic angiography
PAG	《パグ》	肺動脈造影	pulmonary arteriogram
PAGE		ポリアクリルアミドゲル電気泳動　592	polyacrylamide gel electrophoresis
PAH		妊娠高血圧　1318	pregnancy associated hypertension
PAH		肺動脈高血圧症	pulmonary arterial hypertension
PAID		糖尿病問題領域尺度	problem areas in diabetes
pal	《パル》	動悸　441	palpitation
PAN	《パン》	結節性多発動脈炎　185	polyarteritis nodosa
PaO_2		動脈血酸素分圧　446	arterial oxygen pressure
P_{AO_2}		肺胞気酸素分圧	alveolar oxygen pressure
PAP	《パップ》	原発性異型肺炎　194	primary atypical pneumonia
PAP	《パップ》	前立腺性酸ホスファターゼ　373	prostate acid phosphatase
PAP		肺胞蛋白症　506	pulmonary alveolar proteinosis
PAP	《パップ》	肺動脈圧	pulmonary arterial pressure
PAPVC		部分的肺静脈還流異常	partial anomalous pulmonary venous connection
PAPVR		部分的肺静脈還流異常	partial anomalous pulmonary venous return
PAR	《パール》	肺動脈抵抗	pulmonary arterial resistance
Para, para	《パラ》	対麻痺　744	paraplegia
PAS	《パス》	パラアミノサリチル酸　515	para-aminosalicylic acid
PASA	《パサ》	原発性後天性鉄芽球性貧血	primary acquired sideroblastic anemia

PASG	ショックパンツ 304	pneumatic antishock garment
PAT《パット》	発作性心房性頻脈(拍)	paroxysmal atrial tachycardia
PAT	血小板凝集試験	platelet aggregation test
Patho《パソロジー》	病理学 539	pathology
PAWP	肺動脈楔入圧	pulmonary artery wedge pressure
PB	フェノバルビタール 546	phenobarbital
PB	部分清拭	partial bath
PBC	原発性胆汁性肝硬変症 194	primary biliary cirrhosis
PBF	肺血流量	pulmonary blood flow
PBI	熱傷予後指数 1325	prognostic burn index
PBL	末梢血リンパ球	peripheral blood lymphocyte
PBL	問題基盤型学習 525	problem based learning
PBP	進行性球麻痺 316	progressive bulbar palsy
PBP	仮性球麻痺 93	pseudobulbar palsy
PBSC	末梢血幹細胞	peripheral blood stem cell
PBSCT	末梢血幹細胞移植	peripheral blood stem cell transplantation
PC, Pc	ペニシリン 570	penicillin
PC	収縮性心膜炎 282	pericarditis constrictiva
PC	ファーマシューティカルケア 542	pharmaceutical care
PC	褐色細胞腫 96	pheochromocytoma
PC	ホスファチジルコリン，レシチン 588	phosphatidylcholine
PC	呼吸調節中枢	pneumotaxic center
PC	合併症の潜在状態 149	potential complication
PC	プライマリ・ケア 556	primary care
PC, PCa	前立腺がん 373	prostatic carcinoma
PCA	患者自己鎮痛管理法 524	patient controlled analgesia
PCA《ピーカ》	後大脳動脈	posterior cerebral artery
PCD	プログラム細胞死	programmed cell death
PCF	最大咳流量	peak cough flow
PCF	咽頭結膜熱 871	pharyngoconjunctival fever
PC〔G〕	ペーパークロマトグラフィ	paper chromatography
PCG	ベンジルペニシリン，ペニシリンG 575	benzyl penicillin(penicillin G)
PCG	心音図 308	phonocardiogram
PCH	発作性寒冷ヘモグロビン尿症，特発性寒冷血色素尿症	paroxysmal cold hemoglobinuria
PchE	偽コリンエステラーゼ	pseudocholinesterase
PCI	経皮冠動脈インターベンション 895	percutaneous coronary intervention
PCK〔D〕	多発性囊胞腎，多囊胞性腎 403	polycystic kidney〔disease〕
PCL	形質細胞白血病 170	plasma cell leukemia
PCL	後十字靱帯	posterior cruciate ligament
PCM	原発性心筋症 194	primary cardiomyopathy
PCM	蛋白・カロリー・低栄養状態	protein calorie malnutrition
P$_{CO_2}$	二酸化炭素(炭酸ガス)分圧	partial pressure of carbon dioxide
P com《ピーコム》	後交通動脈	posterior communicating artery
PCOS	多囊胞性卵巣症候群 402	polycystic ovary syndrome
PCP	ニューモシスチス肺炎 475	*Pneumocystis* pneumonia
PCPS	経皮的心肺補助 174	percutaneous cardiopulmonary support
PCR	ポリメラーゼ連鎖反応 524	polymerase chain reaction
PCR	蛋白異化率	protein catabolic rate
PCs	ペニシリン群抗菌薬	penicillins
PCS	門脈下大静脈吻合	portacaval shunt
PCS	胆囊摘出後症候群 408	postcholecystectomy syndrome
PCT	薬物痙攣療法	pharmacological convulsive therapy
PCT	晩発性皮膚ポルフィリン症	porphyria cutanea tarda

付録

PCT		近位尿細管	proximal convoluted tubule
PCU		パリアティブケアユニット，緩和ケア病棟 516	palliative care unit
PCU		段階的患者管理部門 526	progressive care unit
PCV		フェノキシメチルペニシリン，ペニシリンV	phenoxymethyl penicillin
PCV		圧補助(制御)換気，プレッシャーコントロール換気 1161	pressure controlled ventilation
PCWP		肺毛細血管楔入圧	pulmonary capillary wedge pressure
PD		膵頭十二指腸切除術 334	pancreatico-duodenectomy
PD		パニック障害，全般性不安障害 514	panic disorder
PD		パーキンソン病 498	Parkinsonism disease
PD		パーキンソン認知症	Parkinsonism-dementia
PD		腹膜透析 553	peritoneal dialysis
PD		体位ドレナージ 384	postural drainage
PD		進行，増悪	progressive disease
PDA		動脈管開存症 446	patent ductus arteriosus
PDD		広汎性発達障害 1357	pervasive developmental disorder
PDEI		ホスホジエステラーゼ阻害薬，PDE阻害薬 588	phosphodiesterase inhibitor
PDGF		血小板由来成長(増殖)因子 183	platelet-derived growth factor
PDL		プレドニゾロン 559	prednisolone
PDPH		硬膜穿刺後頭痛	post dural puncture headache
PDS		胎盤機能不全症候群 396	placental dysfunction syndrome
PDS		食後不定愁訴症候群 300	postprandial distress syndrome
PDT		光線力学的治療法，レーザー治療法	photodynamic therapy
PE		心嚢貯留液，心膜液	pericardial effusion
PE		フィジカルイグザミネーション 1393	physical examination
PE		血漿交換 182	plasma exchange
PE		胸膜滲出	pleural effusion
PE		肺水腫 503	pulmonary edema
PE		肺塞栓〔症〕 503	pulmonary embolism
PE		肺気腫 501	pulmonary emphysema
PEA		無脈性電気活動 608	pulseless electrical activity
PECT		陽電子放射コンピュータ断層撮影法	positron emission computed tomography
PEEP	《ピープ》	呼気終末陽圧〔換気〕 526	positive end-expiratory pressure〔ventilation〕
PEF	《ペフ》	最大呼気流速	peak expiratory flow
PEFR		最大呼気速度	peak expiratory flow rate
PEG	《ペグ》	経皮内視鏡的胃瘻造設術 174	percutaneous endoscopic gastrostomy
PEG	《ペグ》	気脳写，気脳造影法 136	pneumoencephalography
PEIT	《ペイト》	経皮的エタノール注入療法 173	percutaneous ethanol injection therapy
PELD		経皮的内視鏡椎間板ヘルニア摘出術 174	percutaneous endoscopic lumber discectomy
PEM	《ペム》	蛋白・エネルギー低栄養状態	protein energy malnutrition
PEP		呼気陽圧	positive expiratory pressure
PEP		曝露後感染予防 509	post exposure prophylaxis
PEP		駆出前期	pre-ejection period
PEPP		呼気陽圧プラトー	positive expiratory pressure plateau
PESA		経皮的精巣上体精子吸引法	percutaneous epididymal sperm aspiration
PET	《ペット》	ポジトロンエミッショントモグラフィ，ポジトロン断層撮影 1416	positron emission tomography
$P_{ET}CO_2$		呼気終末二酸化炭素分圧	end-tidal CO_2 tension
PEV		最大呼気速度	peak expiratory velocity
P/F		ファロー五徴症	pentalogy of Fallot
PF		ピークフロー，最大呼気流量	peak flow

PF	人格因子		personality factor
PF	肺機能		pulmonary function
PFME	骨盤底筋強化体操	227	pelvic floor muscle exercise
PFR	最大呼気速度		peak flow rate
PFT	膵機能検査	332	pancreatic function test
PFT	絵画フラストレーション（欲求不満）テスト		picture frustration test
PFT	肺機能検査	501	pulmonary function test
PFU	プラーク形成単位		plaque forming unit
pg	ピコグラム		picogram
PG	耳下腺	256	parotid gland
PG	プロゲステロン	561	progesterone
PG	プロスタグランジン	561	prostaglandin
PGD	着床前診断	416	preimplantation genetic diagnosis
PGN	増殖性糸球体腎炎		proliferative glomerulonephritis
P-gp	P糖蛋白	525	P-glycoprotein
PgR	プロゲステロン受容体		progesterone receptor
PGS	プロスタグランジン合成酵素		prostaglandin synthetase
PGTT	プレドニゾロンブドウ糖負荷試験		predonisolone glucose tolerance test
pH《ペーハー》	水素イオン指数	569	pondus hydrogenii
PH	上皮小体（副甲状腺）ホルモン		parathyroid hormone
PH	既往歴	127	past history
PH	前立腺肥大症	373	prostatic hypertrophy
PH	公衆衛生	205	public health
Ph 1《ピーエイチワン》	フィラデルフィア染色体		Philadelphia chromosome
PHA	受身血球凝集反応，間接血球凝集反応		passive hemagglutination
PHA	植物性血球凝集素	303	phytohemagglutinin
PHC	プライマリヘルスケア	556	primary health care
PHC	原発肝がん		primary hepatic carcinoma
PHCC	発症後病院到着前心疾患対策		prehospital coronary care
Ph.D.	博士号		Doctor of Philosophy
Phe	フェニルアラニン	546	phenylalanine
PHF	ねじれ細管	312	paired helical filament
PHG	門脈圧亢進性胃症	620	portal hypertensive gastropathy
PHLA	ヘパリン静注後リパーゼ活性		postheparin lipolytic activity
PHN	帯状疱疹後神経痛	391	post-herpetic neuralgia
PHN	保健師	585	public health nurse
PHP	原発性上皮小体（副甲状腺）機能亢進症		primary hyperparathyrodism
PHP	偽性上皮小体（副甲状腺）機能低下症		pseudohypoparathyroidism
PHR	最大心拍数		peak heart rate
PH(T)	肺高血圧症		pulmonary hypertension
PHT	門脈圧亢進症	620	portal hypertension
PI	未熟児	603	premature infant
PI	現病歴		present illness
PI	肺梗塞症	502	pulmonary infarction
PI	肺動脈弁閉鎖不全		pulmonary insufficiency
PIA	心筋梗塞後狭心症		post infarction angina
PIC	血漿鉄クリアランス		plasma iron clearance
PICA《パイカ》	後下小脳動脈		posterior inferior cerebellar artery
PICC《ピック》	末梢穿刺中心静脈カテーテル		peripherally inserted central catheter
PICU	小児集中治療部門		pediatric intensive care unit
PICU	周産期集中監視室　*MFICU		perinatal intensive care unit
PID	骨盤内炎症性疾患	227	pelvic inflammatory disease
PID	椎間板ヘルニア	425	prolapsed intervertebral disk
PIE	肺間質水腫		pulmonary interstitial edema

PIE	間質性肺気腫		pulmonary interstitial emphysema
PIE	肺好酸球増加症，PIE 症候群 522		pulmonary infiltration with eosinophilia
PIF	最大吸気流		peak inspiratory flow
PIF	プロラクチン抑制因子		prolactin inhibiting factor
PIF	増殖阻止因子		proliferation inhibiting factor
PIFR	最大吸気流速		peak inspiratory flow rate
PIH	妊娠誘発高血圧		pregnancy induced hypertension
PIH	プロラクチン放出抑制ホルモン		prolactin release inhibiting hormone
pil	ピル，丸剤 540		pill
P_{IO_2}	吸入気酸素分圧		partial pressure of inspiratory oxygen
PIP《ピップ》	最大吸気圧，最大気道内圧		peak inspiratory pressure
PIP	近位指節間［関節］ 856		proximal interphalangeal［joint］
PIVKA《ピブカ》	異常プロトロンビン，ビタミンK欠乏時産生蛋白質		protein induced by vitamin K absence or antagonist
PK《ペーカー》	膵がん 333		Pankreaskrebs
PK	プロテインキナーゼ，蛋白キナーゼ		protein kinase
PKD	多発性嚢胞腎 403		polycystic kidney disease
PKK《ペーカーカー》	膵頭部がん		Pankreaskophkrebs
PKN	パーキンソニズム		parkinsonism
PK test	プラウスニッツ-キュストナーテスト 150		Prausnitz-Küstner test
PKU	フェニルケトン尿症 546		phenylketonuria
Pl, pl, PLT	血小板［数］ 182		platelet
PL	リン脂質 651		phospholipid
PL, pl	偽薬，プラセボ，プラシーボ 138		placebo
PL	プラスミン，線維素溶解酵素		plasmin
PL	問題リスト		problem list
PL	プロラクチン，乳汁分泌ホルモン 562		prolactin
PL-B	ポリミキシンB 592		polymyxin B
PLC	原発性肝がん		primary liver carcinoma
PLDD	経皮的レーザー椎間板除圧(減圧)術		percutaneous laser disk decompression
PLF	後側方腰椎固定術		posterolateral lumbar fusion
PLG	プラスミノゲン		plasminogen
PLGE	蛋白漏出性胃腸疾患 409		protein-losing gastroenteropathy
PLIF《プリフ》	後方進入腰椎椎体間固定術		posterior lumbar interbody fusion
PLL	前リンパ球性白血病		prelymphocytic leukemia
PLN	末梢リンパ節		peripheral lymph node
PM	ペースメーカー 568		pacemaker
PM	小発作 297		petit mal
PM《ポリオ》	急性灰白髄炎 142		poliomyelitis
PM	多発筋炎 402		polymyositis
PM	肺マクロファージ		pulmonary macrophage
PM	ピリドキサミン		pyridoxamine
PMA	進行性筋萎縮症 316		progressive muscular atrophy
Pmax	最高気道内圧		maximum airway pressure
PMB	閉経後出血		post-menopausal bleeding
PMC	偽膜性大腸炎		pseudomembranous colitis
PMCT	経皮的マイクロ波凝固療法		percutaneous microcoagulation therapy
PMD	特発性心筋症		primary myocardial disease
PMD	進行性筋ジストロフィー症 316		progressive muscular dystrophy
PME	多形核好酸性球		polymorphonuclear eosinophil leukocytes
PMG	気縦隔造影		pneumomediastinogram
PMH	既往歴		past medical history
PMI	ペースメーカー植込み術		pacemaker implatation
PMI	周術期心筋梗塞		perioperative myocardial infarction

PMI	心筋梗塞後症候群	post-myocardial infarction syndrome
PML	多形核白血球	polymorphonuclear leukocytes
PMMC flap《ピーエムエムシーフラップ》	大胸筋皮弁 387	pectoralis major myocutaneous flap
PMN	多形核白血球	polymorphonuclear leukocyte
PMP	最終月経期	previous menstrual period
PMP	ピリドキサミン	pyridoxamine phosphate
PMR	最高代謝率	peak metabolic rate
PMR	周産期罹患率	perinatal morbidity rate
PMR	周産期死亡率 281	perinatal mortality rate
PMR	リウマチ性多発筋痛 642	polymyalgia rheumatica
PMS	患者監視システム	patient monitoring system
PMS	睡眠時周期性運動	periodic movements during sleep
PMS	閉経期後症候群	postmenopausal syndrome
PMS	妊馬血清	pregnant mare serum
PMS	月経前[緊張]症候群 181	premenstrual [tension] syndrome, premenopausal syndrome
PMV	[経皮経管]僧帽弁バルーン形成術	percutaneous mitral balloon valvotomy
PN	非経口的栄養法	parenteral nutrition
PN	経皮的髄核切除(摘出)術 174	percutaneous nucleotomy
PN	結節性動脈周囲炎 185	periarteritis nodosa
PN	末梢神経 597	peripheral nerve
PN	横隔神経	phrenic nerve
PN, Pn	肺炎 1344	pneumonia
PN	多発(性)神経炎 402	polyneuritis
PN	准看護師 289	practical nurse
PN	経過記録	progress notes
PN	腎盂腎炎 307	pyelonephritis
PN	ピリドキシン	pyridoxine hydrochloride
PNC	皮膚結節性動脈周囲炎	periarteritis nodosa cutaneous
PNC	呼吸調節中枢	pneumotaxic center
PND	発作性夜間呼吸困難	paroxysmal nocturnal dyspnea
PNE	気脳造影法	pneumoencephalogram
PNH	発作性夜間ヘモグロビン尿症 590	paroxysmal nocturnal hemoglobinuria
PNI	がん神経周囲浸潤	perineural invasion
PNI	出産後感染, 産褥感染	postnatal infection
PNI	予後栄養指数 632	prognostic nutritional index
PNIP	最大吸気陰圧	peak negative inspiratory pressure
PNL	末梢神経障害	peripheral nerve lesion
PNL	多形核好中性白血球	polymorphonuclear neutrophilic leukocyte
PNMA	進行性神経性筋萎縮症	progressive neural muscular atrophy
PNPV	陽陰圧換気	positive-negative pressure ventilation
PNS	副交感神経系 548	parasympathetic nervous system
PNS	末梢神経系	peripheral nervous system
PNT	ペンタマイシン	pentamycin
PNX	肺切除術 1350	pneumonectomy
Pnx	気胸 131	pneumothorax
P$_{O_2}$	酸素分圧	partial pressure of oxygen
PO, p/o	手術後	post operation
PO	義肢装具士 132	prosthetist and orthotist
PO	人工心肺[装置] 315	pump-oxygenator
POA《ポア》	膵がん胎児抗原	pancreatic oncofetal antigen
POD	ペルオキシダーゼ 572	peroxidase
POD《ポッド》	術後日数	post operative day
POEMS《ポエム》	ポエムス症候群	polyneuropathy, organomegaly, endocrinopathy, M-protein, skin change syndrome

Polio《ポリオ》	急性灰白髄炎 142		acute poliomyelitis
POM	運動痛		pain on motion
PO[M]R	問題志向型〔診療〕記録 619		problem-oriented [medical] record
PO[M]S《ポス》	問題志向型〔診療〕システム 619		problem-oriented [medical] system
POMS	気分状態特性尺度		profile of mood state
PONR	問題志向型看護記録 619		problem-oriented nursing record
POTA	精神科作業療法協会 589		Psychiatric Occupational Therapy Association
Pp	初産婦		primipara
PP	部分麻痺		partial paralysis
PP	分圧		partial pressure
PP	灌流圧		perfusion pressure
PP	周期性〔四肢〕麻痺 281		periodic paralysis
PP	前置胎盤 368		placenta praevia (previa)
PP	血漿蛋白 182		plasma protein
PP	胎児先進部		presenting part
PP	進行麻痺 317		progressive paralysis
PP	プロトポルフィリン		protoporphyrin
PP	脈圧 604		pulse pressure
PPA	分娩後無月経		postpartum amenorrhea
PPB	陽圧呼吸法		positive pressure breathing
PPC	術後肺合併症		postoperative pulmonary complication
PPC	段階的患者管理 526		progressive patient care
PPD	精製ツベルクリン 350		purified protein derivative of tuberculin
pPDGF	ブタ血小板由来成長因子		porcine platelet derived growth factor
PPE	個人曝露防護具 525		personal protective equipment
PPH	下垂体後葉ホルモン 92		posterior pituitary hormone
PPH	分娩後出血		postpartum hemorrhage
PPH	原発性肺高血圧症 194		primary pulmonary hypertension
PPHN	新生児遷延性肺高血圧症		persistent pulmonary hypertension of the newborn
PPI	プロトンポンプ阻害薬 562		proton pump inhibitor
PPM	永久的ペースメーカー		permanent pacemaker
PPM	プリシード・プロシードモデル 558		precede-proceed model
PPO	血小板ペルオキシダーゼ		platelet peroxidase
PPP	掌蹠膿疱症 294		palmoplantar pustulosis
PPP	門脈灌流圧		portal perfusion pressure
PPS	発痛物質		pain producing substance
PPS	末梢性肺動脈狭窄		peripheral pulmonic stenosis
PPS	分娩後不妊術		postpartum sterilization
PPS	予見定額払い方式		prospective payment system
PPT	部分プロトロンビン時間		partial prothrombin time
PPV	陽圧換気		positive pressure ventilation
PR	部分寛解, 部分奏効 555		partial response
PR	末梢抵抗		peripheral resistance
PR	プロセス・レコード, 経過記録 561		process record
PR	プロゲステロン受容体		progesterone receptor
PR	肺動脈弁閉鎖不全症 504		pulmonic regurgitation insufficiency
PR	脈拍数		pulse rate
PR[B]C	濃縮赤血球		packed red blood cells
PRD	プレドニゾン		prednisone
Preg《プレグナンシー》	妊娠 1313		pregnancy
PRF	進行性腎不全		progressive renal failure
PRF	プロラクチン放出因子		prolactin-releasing factor
PRH	プロラクチン放出ホルモン		prolactin-releasing hormone
PRL	プロラクチン 562		prolactin

Pro	プロリン 562	proline
PROM《ピーロム》	他動的可動域	passive range of motion
PROM	前期破水	premature rupture of membrane
PrP	プリオン蛋白	prion protein
PRP	多血小板血漿	platelet-rich plasma
PRR	人口相対危険度	population relative risk
PRS	術前リスクスコア	preoperative risk score
PRSP	ペニシリン耐性肺炎球菌 570	penicillin resistant *Streptococcus pneumoniae*
PRT	術後呼吸療法	postoperative respiratory treatment
PRVC	圧制御従量式換気	pressure regulated volume control ventilation
PS	患者満足度 115	patient satisfaction
PS	パフォーマンス・ステータス	performance status
PS	多糖類	polysaccharides
PS	現症 192	present symptoms
PS	肺動脈〔弁〕狭窄 504	pulmonary stenosis
PS	処方箋，投薬 304	prescription
PS	幽門狭窄症 626	pyloric stenosis
PSA	前立腺特異抗原 373	prostatic specific antigen
PSD	心身症 320	psychosomatic disease
PSG	終夜睡眠ポリソムノグラフィ	polysomnography
PSH	脊麻後頭痛	postspinal headache
PSI	プロスタグランジン合成阻害薬	prostaglandin synthetic inhibitor
PSL	プレドニゾロン	prednisolone
PSLS	脳卒中病院前看護 492	prehospital stroke life support
PSM	前収縮期雑音	presystolic murmur
PSM	心身医学 320	psychosomatic medicine
PSNS	副交感神経系	parasympathetic nervous system
PSO	尋常性乾癬 320	psoriasis vulgaris
PSP	進行性核上性麻痺 315	progressive supranuclear palsy
PSP test	フェノールスルホンフタレインテスト 523	phenolsulfonphthalein test
PSR《ペーエスエル》	膝蓋腱反射 271	patellarsehnen-Reflex
PSS	進行性全身性硬化症 316	progressive systemic sclerosis
PSST	褥瘡状態判定用ツール	pressure sore status tool
PS test	パンクレオザイミン-セクレチン試験 518	pancreozymin secretin test
PSV	圧補助換気，プレッシャーサポート換気 1161	pressure support ventilation
PSVT	発作性上室性頻拍 589	paroxysmal supraventricular tachycardia
PSW	精神医学ソーシャル・ワーカー，精神保健福祉士 350	psychiatric social worker
Psy《プシコ》	精神医学 347	psychiatry
PT	発作性頻拍 590	paroxysmal tachycardia
Pt	患者 114	patient
PT	理学療法士 643	physical therapist
PT	理学療法 643	physical therapy
PT	プロトロンビン時間〔法〕 562	prothrombin time
PT	錐体路 334	pyramidal tract
PTA	経皮的血管形成術 173	percutaneous transluminal angioplasty
PTAD《ピータッド》	経皮経肝膿瘍ドレナージ	percutaneous transhepatic abscess drainage
PTBA	経皮経管バルーン血管形成術	percutaneous transluminal balloon angioplasty
PTBD	経皮経肝胆管ドレナージ 173	percutaneous transhepatic biliary drainage
PTC	経皮経肝胆道造影 173	percutaneous transhepatic cholangiography
PTCA	経皮〔経管〕的冠動脈形成術 173	percutaneous transluminal coronary angioplasty
PTCC	経皮経肝胆嚢造影	percutaneous transhepatic cholecystography
PTCD	経皮経肝胆管ドレナージ 173	percutaneous transhepatic cholangio drainage

P$_{tCO_2}$	経皮酸素分圧	transcutaneous oxygen tension
PTCR	経皮的冠動脈再開通療法，経皮的冠動脈内血栓溶解療法 173	percutaneous transluminal coronary recanalization
PTCS	経皮経肝胆管内視鏡検査	percutaneous transhepatic cholangioscopy
PTD	防ぎえた外傷死 525	preventable trauma death
PTE	肺〔動脈〕血栓塞栓症 502	pulmonary thromboembolism
PTEG	経皮経食道胃管挿入術	percutaneous transesophageal gastro-tubing
PTG	上皮小体，副甲状腺 296	parathyroid gland
PTGBD	経皮経肝胆嚢ドレナージ	percutaneous transhepatic gallbladder drainage
PTH	上皮小体(副甲状腺)ホルモン	parathyroid hormone
PTH	輸血後肝炎 627	post-transfusion hepatitis
PTO	経皮経肝門脈側副血行路塞栓術 173	percutaneous transhepatic obliteration
PTP	経皮経肝門脈造影	percutaneous transhepatic portography
PTPE	経皮経肝門脈塞栓術	percutaneous transhepatic portal embolization
PTPI	外傷性肺機能不全，ショック肺 304	postraumatic pulmonary insufficiency
PTR	膝蓋腱反射 271	patellar tendon reflex
PTSD	心の外傷後ストレス障害 525	post-traumatic stress disorder
PTX	パクリタキセル	paclitaxel
PU	消化性潰瘍 291	peptic ulcer
PUFA	多価不飽和脂肪酸 400	polyunsaturated fatty acid
PUL《プル》	経皮的腎超音波砕石術	percutaneous ultrasonic lithotripsy
PUO	原因不明熱	fever of unknown origin
PUVA《プーバ》	ソラーレン紫外線療法	psolaren ultraviolet A therapy
PV	血漿量	plasma volume
PV	門脈 620	portal vein
PV	肺静脈 502	pulmonary vein
PVC	肺静脈うっ滞	pulmonary venous congestion
P$_{vCO_2}$	混合静脈血二酸化炭素(炭酸ガス)分圧	mixed venous carbon dioxide pressure
PVE	人工弁心内膜炎	prosthetic valve endocarditis
PVG	脳室周囲灰白質	periventricular gray
PVG	気脳室写	pneumoventriculogram
PVH	脳室周囲出血	periventricular hemorrhage
P$_{vO_2}$	混合静脈血酸素分圧	partial pressure of mixed venous oxygen
PVP	末梢静脈圧	peripheral venous pressure
PVP	門脈圧	portal vein pressure
PVP	肺静脈圧	pulmonary venous pressure
PVR	末梢血管抵抗	peripheral vascular resistance
PVR	排尿後残尿量	postvoid residual urine volume
PVR	肺血管抵抗	pulmonary vascular resistance
PVS	肺動脈弁狭窄	pulmonary valve stenosis
PVT	発作性心室性頻拍症	paroxysmal ventricular tachycardia
PWBC	末梢白血球	peripheral white blood cells
PWC	身体的作業能力	physical working capacity
PW〔P〕	肺動脈楔入圧 934	pulmonary wedge pressure
PWV	脈波伝搬速度	pulse wave velocity
Pyr	ピリミジン 539	pyrimidine
PZ	パンクレオザイミン	pancreozymin

Q

Q	グルタミン 164	glutamine
Q	血液(流)量	volume of blood
Q̇《キュードット》	単位時間流量	volume of blood/unit time
QALY	質調整生存年 272	quality adjusted life years
QCA	定量的冠〔状〕動脈造影	quantitative cardioangiography
QCT	定量的コンピュータ断層撮影	quantitative computed tomography
QI	質評価指標 272	quality indicator

QOL	生活の質，クオリティ・オブ・ライフ 158	quality of life
QOPR	除痛の質	quality of pain relief
QOT	治療の質	quality of treatment
QRS	QRS 波 139	QRS-wave
Qs《キュードットエス》	シャント血流量	shunt flow
Qt《キュードットティー》	分時心拍出量	cardiac output per minute
QT	QT 時間	QT interval
Q test	クエッケンシュテット試験 157	Queckenstedt test
QUEST《クエスト》	QUEST 問診表 157	questionnaire

R

R	直腸 423	rectum
R	抵抗，耐性	resistant
R	呼吸 219	respiration
R	呼吸商，呼吸交換率 219	respiratory exchange ratio
R	レントゲン　*放射線量の単位　1 R= 2.58×10^{-4} C/kg	roentgen
Ra	上部直腸	rectum above the peritoneal reflection
RA	不応性貧血	refractory anemia
RA	関節リウマチ 856	rheumatoid arthritis
RA	右心房	right atrium
RAA	レニン-アンジオテンシン-アルドステロン 660	renin-angiotensin-aldosterone
RAA	右側大動脈弓	right aortic arch
rad	ラド　*1 Gy=100 rad	rad
RAD	右軸偏位	right axis deviation
Rad Dx	放射線学的診断	radiological diagnosis
rad op	根治手術	radical operation
RAEB《ラエブ》	芽球増加性不応性貧血	refractory anemia with excess of blasts
RAG《ラグ》	腎動脈撮影法 327	renal arteriography
RAHA《ラハ》	関節リウマチ赤血球凝集試験	rheumatoid arthritis hemagglutination test
RAIU《ライユ》	放射性ヨード摂取率	radioactive iodine uptake
RAP	反復(再発)性腹痛	recurrent abdominal pain
RAP	腎動脈圧	renal artery pressure
RAP《ラップ》	右房圧	right atrial pressure
RAPs	施設ケアプラン指針	resident assessment protocols
RARE《ラーレ》	ラーレ撮影法	rapid acquisition with relaxation enhancement
RARS《ラルス》	環状鉄芽球性不応性貧血	refractory anemia with ringed sideroblasts
RAS	再発性アフタ性口内炎	recurrent aphthous stomatitis
RAS	レニン-アンジオテンシン系	renin-angiotensin system
RAS《ラス》	網様体賦活系 617	reticular activating system
RAST《ラスト》	放射アレルゲン吸着試験 31	radio-allergosorbent test
RA test	RA 試験，リウマチ因子検出テスト 2	rheumatoid arthritis test
Raw	気道抵抗 135	airway resistance
RB	腎生検 321	renal biopsy
RB	網様体	reticulate body
RB	網膜芽細胞腫 617	retinoblastoma
RBBB	右脚ブロック 47	right bundle branch block
RBC	赤血球 359	red blood cell
RBF	腎血流量 314	renal blood flow
RBP	レチノール結合蛋白 659	retinol-binding protein
RC	赤十字	Red Cross
RC	呼吸中枢 220	respiratory center

RCA	右結腸動脈		right colic artery
RCA	右冠〔状〕動脈		right coronary artery
RCA	根本原因分析	232	root cause analysis
rCBF	局所脳血流量		regional cerebral blood flow
RCC	腎細胞がん	317	renal cell carcinoma
RCIT《アールシット》	赤血球鉄交替		red cell iron turnover
RCM	拘束型心筋症		restrictive cardiomyopathy
RC-MAP	MAP 加赤血球濃厚液		red cells mannitol, adenine, phosphate
RCS	服薬理解能力評価スケール		regimen comprehension scale
RC sign	発赤所見		red-color sign
RCT	ランダム化比較試験，無作為対照比較試験 639		randomized controlled trial
RCT	再循環時間		recirculation time
RCU	重症呼吸不全集中治療室		respiratory care unit
RCV	赤血球容量		red cell volume
RD	レイノー病 657		Raynaud disease
RD	網膜剥離 617		retinal detachment
RD	リウマチ性疾患		rheumatic disease
RDA	栄養所要量 51		recommended dietary allowance for nutrients
RDS	呼吸窮迫症候群 219		respiratory distress syndrome
REE《リー》	安静時エネルギー消費量		resting energy expenditure
rem	レム　*線量当量の単位　1 rem＝10 mSv　661		rem
REM sleep	レム睡眠, 急速眼球運動睡眠 661		rapid eye movement
REPE《レペ》	再膨張性肺水腫 239		reexpansion pulmonary edema
RER	粗面小胞体		rough surfaced endoplasmic reticulum
Res	レジデント，研修医		resident
resp	呼吸 219		respiration
Ret	網状赤血球		reticulocyte
RF	腎不全 1185		renal failure
RF	呼吸不全 220		respiratory failure
RF	リウマチ熱 642		rheumatic fever
RF	リウマトイド因子 642		rheumatoid factor
RF	危険因子, リスクファクター 644		risk factor
RFA	ラジオ波焼灼〔療法〕 635		radiofrequency ablation
RFP	リファンピシン 646		rifampicin
RGA	右胃動脈		right gastric artery
rh	ラ音, ラッセル音 635		rale, rhonchus
Rh	Rh 因子		Rh factor
RH	放出ホルモン		releasing hormone
RHD	リウマチ性心疾患		rheumatic heart disease
RHF	右心不全 47		right heart failure
rhG-CSF	遺伝子組み換えヒト G-CSF		recombinant human G-CSF
RI	放射性同位元素, ラジオアイソトープ 582		radioisotope
RI	レギュラーインスリン		regular insulin
RI	呼吸係数		respiratory index
RI	ローレル指数 667		Röhrer index
RIA《リア》	ラジオイムノアッセイ, 放射標識免疫測定法 635		radioimmunoassay
RICU	呼吸器疾患集中治療部		respiratory intensive care unit
RIE	放射免疫電気泳動法		radio immunoelectrophoresis
RIND《リンド》	可逆性虚血性神経脱落 653		reversible ischemic neurological deficit
RIP	放射標識免疫沈降〔試験〕		radio immunoprecipitin[test]
RISA《リサ》	放射性ヨウ素標識ヒト血清アルブミン		radioiodinated serum albumin

RIST 《リスト》	ラジオイムノソルベント試験,放射性免疫吸着法リスト法 683	radioimmunosorbent test
RITA	右内胸動脈	right internal thoracic artery
RK	角膜前面放射状切開術	radial keratotomy
RK 《エルカー》	直腸がん	Rektum Krebs
RLF	水晶体後部線維増殖症 603	retrolental fibroplasia
RLL	右肺下葉	right lower lobe
RLN	反回神経	recurrent laryngeal nerve
RLP	レムナント様リポ蛋白	remnant-like lipoprotein particles
RLQ	右下腹部	right lower quadrant
RLS	レストレスレッグ症候群,むずむず足症候群 659	restless legs syndrome
RM	呼吸運動	respiratory movement
RM	呼吸代謝	respiratory metabolism
RML	右中肺葉	right middle lobe
RMR	エネルギー代謝率 59	relative metabolic rate
RMS	横紋筋肉腫 69	rhabdomyosarcoma
RMV	分時呼吸量	respiratory minute volume
RN	逆流性腎症	reflux nephropathy
RNA	リボ核酸 2	ribonucleic acid
RNase 《アールエヌナーゼ》	リボヌクレアーゼ,RNA 分解酵素	ribonuclease
RND	根治的頸部郭清術	radical neck dissection
RNP	リボ核蛋白	ribonucleoprotein
RO	リアリティオリエンテーション 641	reality orientation
ROM 《ロム》	関節可動域 117	range of motion
ROM 《ロム》	破水 510	rupture of membranes
ROME 《ローム》	関節可動域訓練	range of motion exercise
ROMT 《ロムト》	関節可動域テスト 117	range of motion test
ROP	未熟児網膜症 603	retinopathy of prematurity
RP	逆行性腎盂造影 138	retrograde pyelography
RPA	右肺動脈	right pulmonary artery
RPF	腎血漿流量 314	renal plasma flow
RPG	放射線防護基準	radiation protection guide
RPGN	急速進行性糸球体腎炎 1069	rapidly progressive glomerulonephritis
RPHA	逆受身血球凝集反応	reversed passive hemagglutination
RPP	心筋酸素消費量	rate pressure product
RPP	逆行性気体腎盂造影法	retrograde pneumopyelography
RQ	回復指数	recovery quotient
RQ	呼吸商 219	respiratory quotient
RR	回復室,リカバリールーム 83	recovery room
RR, R/R	呼吸数	respiratory rate
RR	相対リスク 377	relative risk
rRNA	リボソーム RNA,リボソームリボ核酸 647	ribosomal ribonucleic acid
RRP	相対不応期	relative refractory period
RRR	相対リスク減少 377	relative risk reduction
RS	レイノー症候群 657	Raynaud syndrome
RS	ライター症候群	Reiter syndrome
RS	呼吸音	respiratory sound
RS	ライ症候群 634	Reye syndrome
RS	ローター症候群	Rotor syndrome
RSA	右鎖骨下動脈	right subclavian artery
RSD	反射性交感神経性ジストロフィー	reflex sympathetic dystrophy
RSD	相対標準偏差	relative standard deviation
RSI	反復性過労障害	repetitive strain injury

RSI	反復性ストレス障害	repetitive stress injury
RSIVP	急速静注腎盂造影	rapid sequence intravenous pyelography
RSR	正常洞調律	regular sinus rhythm
RSST	反復唾液嚥下テスト 521	repetitive saliva swallowing test
RSV	RSウイルス 2	respiratory syncytial virus
RT	放射線療法 1418	radiation therapy
RT	反応時間	reaction time
RT	読書力テスト	reading test
RT	レクリエーション療法士	recreational therapist
RT	直腸温	rectal temperature
RT	直腸カテーテル	rectal tube
RT	回想法 81	reminiscence therapy
RT	腎〔臓〕移植 323	renal transplantation
RT	呼吸療法士	respiratory therapist
RT	呼吸療法	respiratory therapy
RTA	腎尿細管性アシドーシス 327	renal tubular acidosis
RTBD	逆行性経肝胆道ドレナージ	retrograde transhepatic biliary drainage
RTH	広汎性子宮全摘出術	radical total hysterectomy
RTP	放射線治療計画	radiation therapy planning
rt-PA	遺伝子組み換え組織プラスミノーゲン・アクチベータ 34	recombinant tisssue-type plasminogen activator
RU	残尿 248	residual urine
RU	逆行性尿路造影 138	retrograde urography
RV	残気量 245	residual volume
RV	右室	right ventricle
RV	風疹ウイルス 545	rubella virus
RVEDP	右室拡張終期圧	right ventricular end-diastolic pressure
RVEF	右室駆出率	right ventricular ejection fraction
RVET《アールベット》	右室駆出時間	right ventricular ejection time
RVF	右室不全	right ventricular failure
RVG	右室造影	right ventriculography
RVH	腎血管性高血圧 314	renovascular hypertension
RVH	右室肥大 47	right ventricular hypertrophy
RVI	残気率	residual volume index
RVO	右室流出量	right ventricular outflow
RVOT《アールボット》	右室流出路	right ventricular outflow tract
RVP	右室圧	right ventricular pressure
RVR	腎血管抵抗	renal vascular resistance
RVRR	腎静脈血レニン比	renal vein renin ratio
RVSP	右室収縮期圧	right ventricular systolic pressure
RVSW	右室拍出仕事量	right ventricular stroke work
R-Y《ルーワイ》	ルーY法, ルーY吻合 656	Roux-en Y anastomosis

S

S	仙骨の	sacral
S	統合失調症 1277	schizophrenia
S	S状結腸 55	sigmoid colon
S	主観的情報	subjective data
SA	サリチル酸 243	salicylic acid
SA	肉腫 466	sarcoma
SA	感覚失語 271	sensory aphasia
SA	血清アルブミン 183	serum albumin
SA	脾動脈	splenic artery
SA	自然流産	spontaneous abortion
SA	自殺企図 265	suicide attempt
SAARD	遅効性抗リウマチ薬	slow-acting antirheumatic drug

S–A block	洞房ブロック　446	sino-atrial block
SACE	血清アンジオテンシン変換酵素	serum angiotensin converting enzyme
SAD《サッド》	季節型感情障害	seasonal affective disorder
SAD	社会不安障害　278	social anxiety disorder
SADS	感情障害・統合失調症面接基準	schedule for affective disorders and schizophrenia
SAH《ザー，ズブアラ》	クモ膜下出血　919	subarachnoid hemorrhage
SAM《サム》	収縮期僧帽弁前方移動　282	systolic anterior movement
SAN, S–A node《サン》	洞房結節　446	sino-atrial node
SaO$_2$	動脈血酸素飽和度　447	arterial oxygen saturation
SAP	感覚神経活動電位	sensory action potential
SAP《サップ》	収縮期動脈圧	systolic arterial pressure
SARS《サーズ》	重症急性呼吸器症候群　282	severe acute respiratory syndrome
SAS《サス》	睡眠時無呼吸症候群　1198	sleep apnea syndrome
SAT	構造化連想法	structured association technique
SB	シャワー浴	shower bath
SB	自発呼吸	spontaneous breathing
SB	スタンフォード–ビネー知能検査	Stanford-Binet intelligence test
SB	日光皮膚炎　469	sunburn
SBE	労作時息切れ	shortness of breath on exercise
SBE	亜急性細菌性心内膜炎　119	subacute bacterial endocarditis
SBO	個別目標	specific behavioral objectives
SBP	収縮期血圧	systolic blood pressure
SBS reflex	脊髄・延髄・脊髄反射	spino-bulbo-spinal reflex
S–B tube	ゼングスターケン–ブレークモアチューブ　365	Sengstaken-Blakemore tube
SBT	自発呼吸試験	spontaneous breathing trial
Sc	肩甲骨　190	scapula
SC	脊髄　355	spinal cord
SC《サブキュート》	皮下注射　527	subcutaneous injection
SCA	選択的腹腔動脈造影法　368	selective celiac angiography
SCA	鎖骨下動脈　241	subclavian artery
SCA	突然の心停止　451	sudden cardiac arrest
SCC	扁平上皮がん　577	squamous cell carcinoma
SCD	脊髄小脳変性症　356	spinocerebellar degeneration
SCDC	亜急性連合性脊髄変性症　7	subacute combined degeneration of spinal cord
SCE	皮下気腫　527	subcutaneous emphysema
SCF	幹細胞刺激因子	stem cell factor
SCH, Sch	サクシニルコリン	succinylcholine
SChE	血清コリンエステラーゼ	serum cholinesterase
SCHF	緩徐持続血液濾過法	slow continuous hemofiltration
Schiz《シゾ》	統合失調症　1277	schizophrenia
SCHUD	緩徐持続血液外濾過透析法	slow continuous hemo-ultrafiltration dialysis
SCI	脊髄損傷　356	spinal cord injury
SCID《スキッド》	重症複合免疫不全　282	severe combined immunodeficiency
SCLC	小細胞肺がん	small cell lung cancer
SCLE	亜急性皮膚エリテマトーデス（紅斑性狼瘡）　7	subacute cutaneous lupus erythematosus
SCRS	簡易臨床評価尺度	short clinical rating scale
SCT	造血幹細胞移植　375	stem cell transplantation
sCu	血清銅　184	serum copper
SCU	脳卒中治療室	stroke care unit
SCUF	緩徐持続血液外濾過法	slow continuous ultrafiltration
SCV	感覚神経伝導速度	sensory nerve conduction velocity

SD	強皮症　149	scleroderma
SD	老年〔期〕認知症　666	senile dementia
SD	不変	stable disease
SD	標準偏差　538	standard deviation
SD	突発性難聴　452	sudden deafness
SD	突然死	sudden death
SD	スーパーオキシド・ジスムターゼ　336	superoxide dismutase
SDAT《エスダット》	アルツハイマー型老年認知症　666	senile dementia of Alzheimer type
SDB	睡眠時呼吸障害	sleep disordered breathing
SDH	硬膜下血腫(出血)　215	subdural hemorrhage(hematoma)
SDIHD	突然死虚血性心疾患	sudden-death ischemic heart disease
SDLE	亜急性播種状紅斑狼瘡(エリテマトーデス)	subacute disseminate lupus erythematosus
SDQ	自己開示尺度　263	self-disclosure questionnaire
SDR	単純糖尿病網膜症	simple diabetic retinopathy
SDS	シャイ-ドレーガー症候群　277	Shy-Drager syndrome
SDS	突然死症候群	sudden-death syndrome
SDS	ツンクうつ病自己評価尺度	Zung self-rating depression scale
SE	食塩(生食)浣腸	saline enema
SE	副作用　549	side effect
SE	石けん浣腸　121	soap [suds] enema
SE	標準誤差	standard error
SE	てんかん重積状態	status epilepticus
SEC	モヤモヤエコー	spontaneous echo contrast
SEEG《シージ》	頭皮脳波	scalp electroencephalogram
SEM	収縮期駆出性雑音	systolic ejection murmur
SEMI	心内膜下心筋梗塞	subendocardial myocardial infarction
SEP	被囊性腹膜硬化症　533	sclerosing encapsulating peritonitis
SEP	収縮駆出期	systolic ejection period
Ser	セリン，セレン　362	serine
SER, sER	滑面小胞体	smooth surfaced endoplasmic reticulum
SER	知覚誘発反応	sensory evoked response
SERM《サーム》	選択的エストロゲンレセプター修飾因子	selective estrogen receptor modulator
SFA	飽和脂肪酸　583	saturated fatty acid
SFA	アレルギー抑制因子	suppressive factor of allergy
SFD	SFD児　*LFD児中体重・身長ともに小さい児に用いる　54	small for dates infant
sFe	血清鉄　184	serum iron
SFH	統合失調症家族歴	schizophrenia family history
SFMC	可溶性フィブリンモノマー複合体	soluble fibrin monomer complex
SFR	分腎機能比	split function ratio
SG, SGC	スワン-ガンツカテーテル　341	Swan-Ganz catheter
SGA	SGA児，子宮発育不全遅延児　54	small for gestational age
SGA	主観的包括アセスメント　284	subjective global assesment
SGAs	第2世代抗精神病薬	second-generation antipsychotics
SGB	星状神経節ブロック　346	stellate ganglion block
s-GOT	血清グルタミン酸オキサロ酢酸アミノ基転移酵素	serum glutamic oxaloacetic transaminase
s-GPT	血清グルタミン酸ピルビン酸アミノ基転移酵素	serum glutamic pyruvic transaminase
SGTT	標準耐糖テスト	standard glucose tolerance test
SH	血清肝炎　183	serum hepatitis
SH	性ホルモン　354	sex hormone
SH	ステロイドホルモン　338	steroid hormone

SHA	感作血球凝集反応　113	sensitized hemagglutination
SHA	症候性溶血性貧血	symptomatic hemolytic anemia
SHBG	性ホルモン結合グロブリン	sex hormone binding globulin
SHS	仰臥位低血圧症候群	supine hypotensive syndrome
SI	飽和指数	saturation index
SI	感覚統合療法　105	sensory integration
SI	小腸　294	small intestine
SI《サイ》	刺激指数	stimulation index
SI	〔1回〕心拍出係数	stroke index
SI	国際単位系，SI単位	Systeme International dUnites
SIADH	抗利尿ホルモン分泌異常症候群　216	syndrome of inappropriate secretion of antidiuretic hormone
SIAS《サイアス》	脳卒中機能〔障害〕評価法，サイアス運動項目　492	stroke impairment assessment set
SIC	血清インスリン濃度	serum insulin concentration
SIDS《シッズ》	乳幼児突然死症候群　475	sudden infant death syndrome
Sig Ca	S状結腸がん　55	sigmoid colon cancer
SIMV	〔呼吸〕同期式間欠的強制換気　1161	synchronized intermittent mandatory ventilation
SIRS《サース》	全身性炎症反応症候群　367	systemic inflammatory response syndrome
SIS	揺さぶられっ子症候群	shaken infant syndrome
SIT《シット》	スタンフォード知能テスト	Stanford Intelligence Test
SjS	シェーグレン症候群　253	Sjögren syndrome
SJS	スティーブンス-ジョンソン症候群	Stevens-Johnson syndrome
SLC	シングルルーメンカテーテル	single lumen catheter
SLDH	血清乳酸脱水素酵素　184	serum lactate dehydrogenase
SLE	全身性エリテマトーデス　367	systemic lupus erythematosus
SLO	セカンドルック手術　355	second look operation
SLR test	下肢伸展挙上テスト	straight leg raising test
SLTA	標準失語症検査	standard language test of aphasia
SM	平滑筋　565	smooth muscle
SM	ソマトメジン　383	somatomedin
SM	スフィンゴミエリン	sphingomyelin
SM	ストレプトマイシン	streptomycin
SM	収縮期雑音　281	systolic murmur
SMAC	血液自動分析機	sequential multichannel autoanalyzer computer
SMAF	特異的マクロファージ活性化因子	specific macrophage activating factor
SMAO	上腸間膜動脈閉塞	superior mesenteric artery occulusion
SMAS	上腸間膜動脈症候群　294	superior mesenteric artery syndrome
SMBG	血糖自己測定	self measured blood glucose
SMBP	血圧自己測定	self measured blood pressure
SMC	自己乳房管理　1310	self mamma control
SMDS	青壮年急死症候群　351	sudden manhood death syndrome
SMI	無症候性心筋虚血	silent myocardial ischemia
SMI	簡略更年期指数	simplified menopausal index
SMON《スモン》	亜急性脊髄視神経ニューロパチー　341	subacute myelo-optico-neuropathy
SMP	血清ムコ蛋白	serum mucoprotein
SMR	標準代謝率	standard metabolic rate
SMT	〔胃〕粘膜下腫瘍　34	submucosal tumor of stomach
SMV	上腸間膜静脈	superior mesenteric vein
SN	センチネルリンパ節	sentinel node
SN	洞結節	sinus node
SNAP《スナップ》	可溶性NSFアタッチメント蛋白	soluble NSF attachment protein
SNCV	感覚神経伝導速度	sensory nerve conduction velocity
SND	線条体黒質変性症	striatonigral degeneration
SNRI	セロトニン-ノルアドレナリン再取り込み阻害薬　981	serotonin noradrenalin reuptake inhibitor

SNS	交感神経系		sympathetic nervous system
SNSA	リウマトイド因子陰性脊椎関節炎		seronegative spondyloarthritides
S_{O_2}	酵素飽和度 247		oxygen satuyation
SOAD	問題指向型診療記録，重症患者精神症状の簡易スコア評価法 *睡眠覚醒，見当識，活動，要求の4項目		sleep, orientation, activity, demand
SOAP《ソープ》	問題志向型叙述的経過記録 *主観的情報，客観的情報，アセスメント，計画 379		subjective and objective data, assessment of patient response, plan of action
SOB	息切れ		shortness of breath
SOD	活性酸素分解酵素，スーパーオキシドジスムターゼ 336		superoxide dismutase
SOFA	SOFA 重症度判定基準		sequential organ failure assesment
SOL	生命の尊厳		sanctity of life
SOL	占拠性病変		space-occupying lesion
SOM	滲出性中耳炎 319		secretory otitis media
SOM, SS	ソマトスタチン 382		somatostatin
sp《スパイク》	棘波，スパイク		spike
SP	血清蛋白		serum protein
SP	模擬患者，標準模擬患者 618		simulated patient, standardized patient
Sp	脊椎麻酔 358		spinal anesthesia
SP	喀痰 88		sputum
SP	サブスタンスP		substance P
SP	収縮期血圧		systolic pressure
SPAC	シタラビンオクホスファート		cytarabine ocfosfate
SPD	ストレージプール病，顆粒欠損症		storage pool disease
SPECT《スペクト》	シングルフォトンエミッションCT 340		single photon emission computed tomography
SPF	血清蛋白分画 184		serum protein fraction
SPIDDM	緩徐進行インスリン依存型糖尿病		slowly progressive insulin dependent diabetes mellitus
SPK	点状表層角膜症 438		superficial punctate keratopathy
S_{pO_2}	経皮的動脈血酸素飽和度		pulse oxymetric oxygen saturation
SPS	単純部分発作		simple partial seizure
SPTI	収縮期圧・時間係数		systolic pressure-time index
SPV	脾静脈		splenic vein
SR	沈降速度		sedimentation rate
SR	洞調律 443		sinus rhythm
SR	自発呼吸		spontaneous respiration
SR	抜糸 513		sutures removed
SR	システマティック・レビュー 268		systematic review
SRC	沈降赤血球		sedimented red cells
SRFS	分腎機能検査		split renal function study
SRM	検索救助医療 *災害時の救命救急医療チーム		search and medical assist
SRRD	睡眠関連呼吸障害		sleep related respiratory disturbance
SRS	性転換手術 352		sex reassignment surgery
SRS-A	アナフィラキシー遅発反応物質		slow reacting substance of anaphylaxis
SRT	洞結節回復時間		sinus node recovery time
SS	生理食塩液 354		saline solution
SS	サルモネラ・シゲラ		*Salmonella Shigella*
SS, Sgt	妊娠 1313		Schwangerschaft
SS	シェーグレン症候群 253		Sjögren syndrome
SSA	スルホサリチル酸 341		sulfosalicylic acid
SSB	デオキシリボ核酸(DNA)結合蛋白		single strand deoxyribonucleic acid binding protein

SSc		全身性硬化症，強皮症 973	systemic sclerosis
SSI		手術部位感染 285	surgical site infection
SSPE		亜急性硬化性全脳炎 7	subacute sclerosing panencephalitis
SSPG		恒常血糖値，インスリン感受性試験	steady state plasma glucose
SSRI		選択的セロトニン再取り込み阻害薬 981	selective serotonin reuptake inhibitor
SSS	《スリーエス》	洞機能不全症候群，シックサイナス症候群 441	sick sinus syndrome
SSS	《スリーエス》	スタンフォード眠気スケール	Stanford sleepiness scale
SSS	《スリーエス》	上矢状静脈洞 293	superior sagittal sinus
SSS		手術侵襲スコア	surgical stress score
SSST		上矢状洞血栓〔症〕	superior sagittal sinus thrombosis
SST		〔社会〕生活技能訓練 278	social skills training
ST		洞頻脈，洞性頻拍 445	sinus tachycardia
ST		硬化療法	sclerotherapy
ST		ショック療法 304	shock therapy
ST		皮膚試験（反応）	skin test
ST		言語聴覚士 191	speech therapist
ST		言語療法 192	speech therapy
ST		支持〔的精神〕療法 265	supportive psychotherapy
ST		生存時間	survival time
STD		性感染症 55	sexually transmitted disease
STD		シック試験量 271	Shick test dose
STEF		簡易上肢機能評価	simple test for evaluating hand function
STH		子宮単純全摘術	simple total hysterectomy
STH		子宮亜全摘術	subtotal hysterectomy
STI		〔心〕収縮時間	systolic time intervals
STP		症候性血小板減少性紫斑病	symptomatic thrombocytopenic purpura
STPD		標準温度・気圧・乾燥状態 55	standard temperature and pressure and dry
STS		梅毒血清反応 504	serological test for syphilis
STT		連続トロンビン時間	serial thrombin
SU		スルホニル尿素〔薬〕	sulfonylurea
SUD		単回使用器具 55	single use device
SUD		突然不慮死	sudden unexpected death
SUDI		小児の突然不慮死	sudden unexpected death of infant
SUI		腹圧性尿失禁 1082	stress urinary incontinence
SUID		突然不慮小児死亡	sudden unexpected infant death
SUN		血清尿素窒素 184	serum urea nitrogen
supp	《サポ，ズポ》	坐薬 243	suppositorium
SUS		サプレッサー感受性変異体	suppressor sensitive mutant
SUUD	《スード》	突然不慮不可解死	sudden unexpected unexplained death
Sv		シーベルト *1 Sv=100 rem 253	sievert
SV		サンプルボリューム	sample volume
SV		脾静脈	splenic vein
SV		自然換気	spontaneous ventilation
SV		1回心拍出量 32	stroke volume
SV		鎖骨下静脈	subclavian vein
SVASS	《エスバス》	大動脈弁上部狭窄症候群	supravalvular aortic stenosis syndrome
SVBG		伏在静脈バイパス移植	saphenous vein bypass graft
SVC		鎖骨下静脈カテーテル挿入	subclavian vein catheterization
SVC		上大静脈	superior vena cava
SVCG		上大静脈造影	superior vena cavography
SVCO		上大静脈閉塞	superior vena cava obstruction
SVCS		上大静脈〔閉塞〕症候群 294	superior vena cava syndrome
SVD		自然腟分娩	spontaneous vaginal delivery
SVF		二次ワクチン不全	secondary vaccine failure

SVG	大伏在静脈移植グラフト	saphenous vein graft
SVI	〔1回心〕拍出量係数	stroke volume index
S$\bar{v}$O$_2$	混合静脈血酸素飽和度	mixed venous oxygen saturation
SvO$_2$	静脈血酸素飽和度	venous oxygen saturation
SVPB	上室性期外心拍	supraventricular premature beats
SVPC	上室性期外収縮	supraventricular premature contraction
SVR	全身血管抵抗　367	systemic vascular resistance
SVT	持続性心室性頻拍	sustained ventricular tachycardia
SVT	上室性頻拍	supraventricular tachycardia
SW	徐脈　305	slow wave
SW	ソーシャルワーカー　379	social worker
SW	心仕事係数，1回仕事量	stroke work
SWI《スウィ》	〔1回心〕拍出仕事量指数	stroke work index
SWS	徐波睡眠　304	slow wave sleep

T

T	原発腫瘍	primary tumor
T	体温，温度	temperature
T	テスラ　*磁束密度のSI単位　1 T＝10^{4}G	tesla
T	胸椎　149	thoracic vertebrae
T	胸郭　146	thorax
T	横行結腸	transverse colon
T	腫瘍　1106	tumor
3 T	災害医療現場での優先的3要素　*トリアージ，応急処置，後方搬送	triage-treatment-transportation
TA	腋窩温	axillary temperature
TA	側頭動脈炎	temporal arteritis
TA	交流分析　990	transactional analysis
TA	移植抗原	transplantation antigen
TA	三尖弁閉鎖症　246	tricuspid atresia
TAA	胸部大動脈瘤　150	thoracic aortic aneurysm
TAA	腫瘍（がん）関連抗原	tumor associated antigen
TAAA	胸腹部大動脈瘤	thoraco-abdominal aortic aneurysm
TAC《タック》	総動脈幹遺残	truncus arteriosus communis
tachy《タキ》	頻脈，頻拍　541	tachycardia
TAE	肝動脈塞栓術，経カテーテル動脈塞栓術　121	transcatheter arterial embolization
TAH	腹式子宮全摘術	total abdominal hysterectomy
TAH	完全置換型人工心臓	total artificial heart
TAI	肝動脈内注療法	transhepatic arterial infusion
TAM《タム》	タモキシフェン　404	tamoxifen
TAM	一過性異常骨髄造血症	transient abnormal myelopoiesis
t-AMCHA《t-アムチャ》	トラネキサム酸	trans 4-aminomethyl cyclohexane carboxylic acid
TAMI	血栓溶解心筋梗塞血管形成術	thrombolysis angioplasty myocardial infarction
TAN	総アデニンヌクレオチド	total adenine nucleotides
TAO《タオ》	閉塞性血栓血管炎，バージャー病　567	thromboangitis obliterans
TAP《タップ》	三尖弁形成術	tricuspid annuloplasty
TAPVC	総肺静脈還流異常症	total anomalous pulmonary venous connection
TAPVR	総肺静脈還流異常　378	total anomalous pulmonary venous return
TAR	人工足関節置換術	total ankle replacement
TAT	破傷風抗毒素	tetanus antitoxin
TAT《タット》	主題統覚テスト，絵画統覚テスト　427	thematic apperception test
TAT	トロンビン-アンチトロンビン	thrombin-antithrombin
TAT《タット》	毒素抗毒素	toxin-antitoxin

TATA	腫瘍関連移植抗原		tumor-associated transplantation antigen
TB《テーベー》	結核〔菌〕 178		tuberculosis, tubercle bacillus
TB	チモールブルー		thymol blue
TB	総ビリルビン		total bilirubin
TB	入浴		tub bath
TBA	チオバルビツール酸		thiobarbituric acid
TBA	総胆汁酸		total bile acid
TBB	経気管支バイオプシー		transbronchial biopsy
TBG	チ(サイ)ロキシン結合グロブリン		thyroxine binding globulin
TBLB	経気管支肺生検		transbronchial lung biopsy
TBLC	満期産出生児		term birth, living child
TBP	チ(サイ)ロキシン結合蛋白		thyroxine binding protein
TBT	気管内洗浄		tracheobronchial toilet
TBV	全血液量		total blood volume
TBW	全水分量		total body water
TC	テトラサイクリン系抗菌薬 434		tetracycline antibiotics
TC	総コレステロール		total cholesterol
TCA cycle	トリカルボン酸回路, TCA 回路 157		tricarboxylic acid cycle
TCAD	三環系抗うつ薬 245		tricyclic antidepressant
TcB	経皮的ビリルビン濃度測定法 69		transcutaneous bilirubinometry
TCC	移行上皮がん 27		transitional cell carcinoma
TCC	T 型カルシウムチャネル		T-type Ca^{2+} channel
TCD	経頭蓋超音波ドップラー法		transcranial doppler
TCE	〔制がん薬動注〕化学塞栓療法		transarterial chemoembolization
T cell	T 細胞, T リンパ球 428		thymus-derived cell
TCF	全冠〔状〕動脈血流量		total coronary flow
TCGF	T 細胞成長(増殖)因子		T cell growth factor
TCI	一過性脳虚血		transient cerebral ischemia
TCP	経胸壁ペーシング		transcutaneous pacing
TCPC	完全大静脈肺動脈吻合術		total cavopulmonary connection
TCR	T 細胞レセプター		T cell receptor
TCs	テトラサイクリン抗菌薬 434		tetracyclines
TD_{50}	50% 毒性		median toxic dose
TD	遅発性ジスキネジア 415		tardive dyskinesia
TD	胸管		thoracic duct
TD	耐容線量, 耐容量		tolerance dose
TD	腹部横径		transverse diameter
TDM	薬物血中濃度モニタリング 423		therapeutic drug monitoring
TDR	時間線量関係		time dose relationship
TDS	たばこ依存症スクリーニング 402		tabacco dependence screener
TE	エコー時間		echo time
TE, Te	破傷風 510		tetanus
TEA	血栓内膜摘除術		thromboendarterectomy
TEE	必要エネルギー量 531		total energy expenditure
TEE	経食道的心エコー		transesophageal echocardiography
TEF	気管食道瘻 130		tracheoesophageal fistula
TEIC	テイコプラニン		teicoplanin
TEM《テム》	経肛門的内視鏡下マイクロサージャリー		transanal endoscopic microsurgery
TEN《テン》	中毒性表皮壊死〔剥離〕症 418		toxic epidermal necrolysis
TENS《テンス》	経皮的電気神経刺激		transcutaneous electrical nerve stimulation
TESE	精巣内精子採取術		testicular sperm extraction
TE shunt	気管食道シャント 985		tracheo-esophageal shunt
TESPA《テスパ》	チオテパ, トリエチレンチオホスホラミド		thiotepa triethylene thiophosphoramid
TESS	〔トロント〕術後患肢機能評価法		Toronto extremity salvage score

付録

TET		トレッドミル検査 457	treadmill exercise test
tetra《テトラ》		四肢麻痺 744	tetraplegia
TEWL		経皮水分喪失	transepidermal water loss
Tf		トランスフェリン 455	transferrin
TF		凝固組織因子	tissue factor
TF		全流量	total flow
TF		伝達因子	transfer factor
TF		経管栄養 168	tube feeding
T/F		ファロー四徴症 542	tetralogy of Fallot
TFA		総脂肪酸	total fatty acids
TFLX		トスフロキサシン	tosufloxacin
TfR		トランスフェリン受容体	transferrin receptor
Tg		サイ(チ)ログロブリン 240	thyroglobulin
Tg		トランスジェニック，遺伝子改変	transgenic
TG		トリグリセリド，中性脂肪 417	triglyceride
TGA		チログロブリン抗体	thyroglobulin antibody
TGA		一過性全健忘 33	transient global amnesia
TGA		大血管転位症 387	transposition of great artery
TGF		トランスフォーミング成長(増殖)因子	transforming growth factor
TGF		尿細管糸球体フィードバック	tubuloglomerular feedback
TGF		腫瘍成長(増殖)因子	tumor growth factor
TGHA		サイ(チ)ログロブリン血球凝集反応	thyroglobulin hemagglutination
TGT		トロンボプラスチン生成試験	thromboplastin generation test
TGV		大血管転位症 387	transposition of the great vessels
Th		ヘルパーT細胞 574	helper T cell
TH		甲状腺ホルモン 206	thyroid hormone
THA		人工股関節全置換術	total hip arthroplasty
THAM《タム》		トリスヒドロキシアミノメタン	tris-hydroxymethyl-aminomethane
THC		テトラヒドロカンナビノール	tetrahydrocannabinol
THF		テトラヒドロコルチゾール	tetrahydrocortisol
THFA		テトラヒドロ葉酸 434	tetrahydrofolic acid
THM		トリハロメタン 456	trihalomethane
THP		トータル・ヘルス・プロモーション・プラン 448	total health promotion plan
Thr		トレオニン，スレオニン 457	threonine
THR		人工股関節全置換術	total hip replacement
Thy		チミン 415	thymine
THZ		チアゾリドマイシン	thiazolidomycin
TI		三尖弁閉鎖不全症 1169	tricuspid insufficiency
TIA《ティア》		一過性脳虚血発作 33	transient (cerebral) ischemic attack
TIBC		総鉄結合能 377	total iron binding capacity
TIF		腫瘍発生因子	tumor inducing factor
TIG, TIg《ティグ》		破傷風免疫グロブリン	tetanus immune globulin
TIL《ティル》		腫瘍浸潤リンパ球	tumor infiltrating lymphocytes
TIMI grade《ティミイ》		TIMIグレード 432	thrombolysis in myocardinal infarction grade
TIMP		メタロプロテアーゼ組織阻害物質 611	tissue inhibitor of metalloproteinase
TIN《ティン》		尿細管間質性腎炎	tubulointerstitial nephritis
TINU syndrome		TINU症候群，ドブリン症候群	tubulointestitial nephritis-uveitis
TIPPV		気管切開下侵襲的陽圧換気療法	tracheostomy intermittent positive pressure ventilation
TIPS《ティップス》		経頸静脈的肝内門脈系短絡術，経皮的肝内門脈肝静脈シャント 168	transjugular intrahepatic portosystemic shunt
TIT		トリヨードチ(サイ)ロニン	triiodothyronine
TIVA		完全静脈麻酔	total intravenous anesthesia
TIVC		胸部下大静脈	thoracic inferior vena cava

TK	キラーT細胞 152	killer T cell
TKA	膝関節全置換術	total knee arthroplasty
TL	卵管結紮 638	tubal ligation
TLC	薄層クロマトグラフィ 508	thin-layer chromatography
TLC	全肺気量	total lung capacity
TLD	腫瘍致死線量	tumor lethal dose
TLE	側頭葉てんかん 379	temporal lobe epilepsy
TLI	全身リンパ節照射	total lymphnode irradiation
TLR	全肺抵抗	total lung resistance
TLV	全肺容量	total lung volume
TLVSW	全左室拍出仕事量	total left ventricular stroke work
Tm	尿細管最大輸送量 477	tubular transport maximum
TM	鼓膜 228	tympanic membrane
TM	トロンボモジュリン 457	thrombomodulin
Tmax	薬物血中濃度到達時間	time to maximal concentration
TMC	気管粘液クリアランス	tracheal mucous clearance
TMJ	顎関節	temporomandibular joint
TMLR	心筋内レーザー血管新生術	transmyocardial laser revascularization
TN	三叉神経痛 245	trigeminal neuralgia
TND	満期正常分娩	term normal delivery
TNF	腫瘍壊死因子 288	tumor necrosis factor
TNI	全リンパ節照射	total nodal irradiation
TNM	TNM 分類 428	tumor nodes metastasis classification
TOD《トッド》	総酸素要求量	total oxygen demand
TOF《トフ》	ファロー四徴症 542	tetralogy of Fallot
Tomo《トモ》	断層撮影 407	tomography
TORCH	トーチ症候群 448	toxoplasma, rubella virus, cytomegalovirus and herpes virus
Torr, torr《トル》	トール *圧力のSI単位	Torricelli
TOS	三尖弁開放音	tricuspid opening snap
TP	血栓性静脈炎 185	thrombophlebitis
TP	膵全摘術	total pancreatectomy
TP	総蛋白〔量〕	total protein
TP	梅毒トレポネーマ,トレポネーマ・パリダム 504	*Treponema pallidum*
t-PA	組織プラスミノゲン活性化酵素	tissue plasminogen activator
TPA	完全静脈栄養 119	total parenteral alimentation
TPA	梅毒トレポネーマ凝集反応	*Treponema pallidum* agglutination
TPBF	全肺血流量	total pulmonary blood flow
TPCF	梅毒トレポネーマ補体結合試験	*Treponema pallidum* complement fixation test
TPHA test	梅毒トレポネーマ感作赤血球凝集反応〔試験〕 428	*Treponema pallidum* hemagglutination assay test
TPI	トリオースリン酸イソメラーゼ	triosephosphate-isomerase
TPI test	ネルソン試験,梅毒トレポネーマ不動化試験 487	*Treponema pallidum* immobilization test
TPL	総リン脂質	total phospholipid
TPN	中心(完全)静脈栄養,高カロリー輸液 417	total parenteral nutrition
TPR	全肺血管抵抗	total pulmonary resistance
TPR	全末梢血管抵抗	total peripheral resistance
T.P.R.	体温,脈拍,呼吸	temperature, pulse and respiration
TPV	全血漿量	total plasma volume
TR	治療可能比	therapeutic ratio
TR	気管 128	trachea
TR	三尖弁閉鎖不全	tricuspid regurgitation
TR	ツベルクリン反応 426	tuberculin reaction

TRALI	輸血関連急性肺傷害	transfusion-related acute lung injury
TRBF	全腎血流量	total renal blood flow
TRF	甲状腺刺激ホルモン放出因子	thyrotropin-releasing factor
TRH	甲状腺刺激ホルモン放出ホルモン	thyrotropin-releasing hormone
trig《トライジェミニ》	三段脈	trigeminy
TRM	移植治療関連死	transplantation-related mortality
tRNA	転移 RNA，転移リボ核酸，トランスファー RNA　436	transfer ribonucleic acid
Trp	トリプトファン　456	tryptophan
TRP	毛髪・鼻・指(趾)症候群	tricho-rhino-phalangeal syndrome
TRPF	全腎漿流量	total renal plasma flow
TRUS	経直腸式超音波断層法　171	transrectal ultrasonography
TRX	チオレドキシン	thioredoxin
Ts	サプレッサー T 細胞　243	suppressor T cell
TS	三尖弁狭窄〔症〕　246	tricuspid stenosis
TSA	腫瘍特異抗原	tumor specific antigen
TSAb	甲状腺刺激抗体	thyroid stimulator antibody
TSB	総血清ビリルビン	total serum bilirubin
TSBA	総血清胆汁酸	total serum bile acids
TSF	上腕三頭筋皮下脂肪厚　299	triceps skinfold thickness
TSH	甲状腺刺激ホルモン　206	thyroid stimulating hormone
TSI	甲状腺刺激免疫グロブリン	thyroid stimulating immunoglobulin
TSI	三尖弁狭窄兼閉鎖不全	tricuspid stenoinsufficiency
TSLS	劇症型 A 群レンサ球菌感染症，中毒性ショック様症候群	toxic shock-like syndrome
TSPR	全身血管抵抗	total systemic peripheral resistance
TSR	人工肩関節全置換術	total shoulder replacement
TSS	中毒性ショック症候群	toxic shock syndrome
TSSA	腫瘍特異的細胞表面抗原	tumor specific cell surface antigen
TST	トロンボプラスチンスクリーニングテスト	thromboplastin screening test
TSTA	腫瘍特異移植抗原	tumor specific transplantation antigen
TSVR	末梢血管抵抗	total systemic vascular resistance
TT	破傷風トキソイド　510	tetanus toxoid
TT	トロンビン時間	thrombin time
TT	トロンボテスト	thrombo test
TTA	経気管吸引法	transtracheal aspiration
TTE	経胸壁心エコー法	transthoracic echocardiography
TTH	筋緊張性頭痛　155	tension-type headache
TTH	甲状腺刺激ホルモン　206	thyrotropic hormone
TTN	新生児一過性頻呼吸	transient tachypnea of neonate
TTP	血栓性血小板減少性紫斑病	thrombotic thrombocytopenic purpura
TTR	上腕三頭筋腱反射	triceps tendon reflex
TTS	足根管症候群	tarsal tunnel syndrome
TTS	一過性閾値上昇	temporary threshold shift
TTS	経皮吸収治療方式	transdermal therapeutic system
TTT	チモール混濁試験　415	thymol turbidity test
TTT	トルブタミド負荷試験	tolbutamide tolerance test
TTTS	双胎間輸血症候群	twin to twin transfusion syndrome
TU	毒素単位	toxic unit
TUC《タック》	経尿道的凝固術	transurethral coagulation
TUF	経尿道的焼灼術	transurethral fulguration
TUL	経尿道的結石破砕術	transurethral lithotripsy
TULIP《チューリップ》	経尿道的超音波ガイド下レーザー前立腺切除術	transurethral ultrasound-guided laser-induced prostatectomy
TUMT	経尿道的マイクロ波温熱療法	transurethral microwave thermotherapy

TUR	経尿道的切除術	transurethral resection
TUR-BT, TURBt	経尿道的膀胱腫瘍切除術	transurethral resection of bladder tumor
TURP	経尿道的前立腺切除術　172	transurethral resection of prostate
TUV	24時間尿量	total urine volume
TV	1回換気量　32	tidal volume
TV	三尖弁	tricuspid valve
TVC	時限(間)肺活量	timed vital capacity
TVD	三枝病変	triple vessel disease
TVH	腟式子宮全摘出術	total vaginal hysterectomy
TVP	三尖弁逸脱	tricuspid prolapse
TVR	三尖弁置換術	tricuspid valve replacement
TVR	全血管抵抗	total vascular resistance
TVU	全尿量	total volume urine
tx	牽引　956	traction
TX	トロンボキサン　457	thromboxane
Tx	移植　703	transplantation
TX, Tx	療法，治療処置	treatment
TXL	パクリタキセル	paclitaxel
TXT	ドセタキセル	docetaxel
Tyr	チロシン　424	tyrosine

U

U, Ura	ウラシル　48	uracil
U	ウロビリノゲン　48	urobilinogen
UA	臍動脈	umbilical artery
UA	上気道	upper airway
UA	尿酸　477	uric acid
UA	尿検査　477	urinalysis
UAE	尿中アルブミン排泄量	urine albumin excretion
U-AMY《ユーアミー》	尿中アミラーゼ定量	urine amylase
UB	膀胱　579	urinary bladder
UBF	子宮血流	uterine blood flow
UC	潰瘍性大腸炎　786	ulcerative colitis
UC	尿道カテーテル　479	urinary catheter
UC	子宮収縮	uterine contractions
UCG	超音波心エコー(図)　308	ultrasonic cardiography (cardiogram)
UCG	尿道膀胱造(撮)影法	urethrocystography
UCL	尿素クリアランス　478	urea clearance
ud	未分化がん　604	undifferentiated carcinoma
UD	十二指腸潰瘍　700	ulcus duodeni
UDCA	ウルソデオキシコール酸　48	ursodeoxycholic acid
UDS	尿流動態検査，排尿機能検査	urodynamic study
UE	上部食道	upper esophagus
UFM	尿流〔量〕測定　481	uroflowmetry
UFMG	尿流曲線	uroflowmetrogram
UFR	限外濾過率	ultrafiltration rate
UG	尿道造影　479	urethrogram
UI	切迫性尿失禁　1082	urgent incontinence
UIBC	不飽和鉄結合能	unsaturated iron-binding capacity
UIP	通常型間質性肺炎	usual interstitial pneumonia
UK	ウロキナーゼ　48	urokinase
Ul《アルサー》	潰瘍　84	ulcer
UMN	上位運動ニューロン	upper motor neuron
UN	尺骨神経　280	ulnar nerve
UN	尿素窒素　478	urea nitrogen
UO	尿量	urine output

UP	ユニバーサルプリコーション 628		universal precaution
UP	尿蛋白		urinary protein
U/P	尿・血漿濃度比		urine-plasma ratio
UPI	子宮胎盤機能不全		uteroplacental insufficiency
UPP	尿道内圧曲線		urethral pressure profile
UPPP	口蓋垂軟口蓋咽頭形成術		uvulo-palato-pharyngoplasty
UQ	尿量		urine quantity
URF	子宮弛緩因子		uterine relaxing factor
URI	上気道感染		upper respiratory infection
Uro《ウロ》	泌尿器科学		urology
URT	上気道		upper respiratory tract
URTI	上気道感染症		upper respiratory tract infection
US	超音波		ultrasonic(ultrasound)
US	尿糖		urine sugar
USG	超音波診断		ultrasonography
USL	超音波砕石術		ultrasonic lithotripsy
USN	超音波ネブライザー 419		ultrasonic nebulizer
UT	尿路		urinary tract
UT ca	子宮がん 1064		cancer of uterus
UTI	尿路感染症 1311		urinary tract infection
UTS	尿路結石 481		urinary tract stone
UUN	尿中尿素窒素		urine urea nitrogen
UV	胃潰瘍 700		ulcus ventriculi
UV	紫外線 254		ultraviolet
UW	UW（ウィスコンシン）ソリューション		University of Wisconsin solution
UWT	尿素ウォッシュアウト試験		urea washout test

V

v	流速		velocity
v	静脈血		venous blood
V, v	静脈 297		vein
V	換気 106		ventilation
V	バイアル 499		vial
V	量		volume
VA, VAP	異型狭心症 26		variant angina pectoris
VA	心室性不整脈		ventricular arrhythmia
VA	椎骨動脈 425		vertebral artery
VA	ウイルス性抗原		viral antigen
VA	視覚失認 255		visual agnosia
VAD	静脈アクセスデバイス		vein access device
VAD《バッド》	補助人工心臓		ventricular assist device
VAG《バグ》	椎骨動脈撮影		vertebral arteriography
VAHS	ウイルス関連血球貪食症候群 180		virus-associated hemophagocytic syndrome
Val	バリン 516		valine
VAP	人工呼吸器関連肺炎 314		ventilator associated pneumonia
VAPS《バップス》	量保証支持換気		volume assisted pressure support
VAS	補助人工心臓		ventricular assist system
VAS《バス》	視覚アナログスケール 510		visual analogue scale
V-A shunt	脳室心房シャント 490		ventriculo-atrial shunt
VAST《バステスト》	VASテスト，振動刺激テスト 510		vibro-acoustic stimulation test
VAT《バット》	P波同期型ペーシング		ventricle atrium trigger
VAT《バット》	心室興奮［到達］時間 318		ventricular activation time
VB	静脈血		venous blood
VBR	側脳室・大脳比，脳室比		ventricular brain ratio
VC	大静脈		vena cava
VC	肺活量 500		vital capacity

VCG	ベクトル心電図 569	vector cardiogram
VCG	排尿時膀胱造影法 505	voiding cystography
VCM	バンコマイシン	vancomycin
V̇CO₂《ブイドットシーオーツー》	二酸化炭素(炭酸ガス)排出量	carbon dioxide output
VCR	血管収縮率	vasoconstriction rate
VCR	ビンクリスチン	vincristine
VCUG	ビデオ膀胱尿道造影	video cystourethrography
VCV	量制御換気, 従量式換気	volume control ventilation
VD	脳血管性認知症 489	vascular dementia
VD	血管拡張薬 179	vasodilators
VD	性病 353	venereal disease
VD	呼吸死腔, 死腔換気量 261	volume of dead space
VDH	心〔臓〕弁膜症 1167	valvular disease of the heart
V-drug	Vドラッグ, 体液量減少性降圧薬	V-drug
VDT syndrome	VDT症候群 544	visual display terminal syndrome
VE	吸引分娩 140	vacuum extraction
VE	腟内診	vaginal examination
V̇E《ブイドットイー》	分時呼気量 563	expired gas volume per minute
VEB	心室性期外収縮	ventricular ectopic beat
VECP	視覚誘発電位	visual evoked cortical potential
VEDP	心室拡張終期圧	ventricular end-diastolic pressure
VEGF	血管内皮細胞成長(増殖)因子 180	vascular endothelial cell growth factor
VF	心室細動 318	ventricular fibrillation
VF	心室粗動 319	ventricular flutter
VF, Vf	視野 277	visual field
VF	音声振盪音	vocal fremitus
VF〔G〕	嚥下ビデオレントゲン撮影, ビデオ嚥下造影法 64	video fluorography
VG	脳室造影	ventriculography
VH	ウイルス性肝炎 44	viral hepatitis
VHD	心臓弁膜症 1167	valvular heart disease
VHDL	超高比重リポ蛋白	very high density lipoprotein
VIA	ウイルス不活性化剤	virus-inactivating agent
VILI	人工呼吸関連肺損傷	ventilator-induced lung injury
VKC	春季カタル, 春季角結膜炎 289	vernal keratoconjunctivitis
VLAP《ブイラップ》	直視下レーザー前立腺切除術	visual laser ablation of the prostate
VLB	ビンブラスチン	vinblastine sulfate
VLBW	超低出生体重	very low birth weight
VLCD	超低カロリー食療法	very low calorie diet
VLDL	超低比重リポ蛋白	very low density lipoprotein
VM	バイオマイシン 500	viomycin
VMA test	バニリルマンデル酸試験 514	vanillyl mandelic acid test
Vmax《ブイマックス》	最大呼気速度	maximal expiratory flow
Vmax	最大短縮速度	maximum velocity of shortening
V̇O₂《ブイドットオーツー》	〔単位時間の〕酸素摂取量(消費量)	oxygen uptake(consumption)
VP	静脈圧 297	venous pressure
VP	バゾプレシン 510	vasopressin
VP-16	エトポシド 58	etoposide
VPAP	変動気道陽圧	variable positive airway pressure
VPB	心室性期外収縮 318	ventricular premature beat
VPRC	赤血球容積比	volume percent of red cell
V-P shunt	脳室腹腔シャント 491	ventriculo-peritoneal shunt
VQ(R)	換気率	ventilation quotient(rate)
VR	静脈還流 297	venous return

VRE	バンコマイシン耐性腸球菌　519	vancomycin resistant *Enterococcus*
VRI	ウイルス呼吸器感染症	viral respiratory infection
VRS	〔肺の〕容量減少手術	volume reduction surgery
VRSA	バンコマイシン耐性黄色ブドウ球菌	vancomycin-resistant *Staphylococcus aureus*
VS	バイタルサイン　503	vital sign
VSA	血管攣縮性狭心症，異型狭心症　26	vasospastic angina
VSD	心室中隔欠損症　319	ventricular septal defect
VSP	心室中隔穿孔	ventricular septal perforation
VSV	量支持換気	volume support ventilation
VT	1回呼吸〔換気〕量　32	tidal volume
V_T	バリデーション療法　516	validation therapy
VT	換気性作業閾値	ventilatory threshold
VT	心室〔性〕頻拍　319	ventricular tachycardia
VT	ベロ毒素	verotoxin
VT	排尿時間	voiding time
VTE	静脈血栓塞栓症	venous thromboembolism
VTH	腟式子宮全摘出術	vaginal total hysterectomy
VUR	膀胱尿管逆流　505	vesicoureteral reflux
Vv	排尿量	voided volume
VVI	心室抑制型ペーシング，VV型ペーシング	ventricle-ventricle-inhibited
vWD	フォン・ウイルブランド病	von Willebrand disease

W

W	重力，重量	weight
W	白血球	white cell
WAIS-R《ウェイス》	ウェクスラー成人知能検査-改訂版　45	Wechsler adult intelligence scale revised
Wa-R, WaR, WR	ワッセルマン反応　670	Wassermanns reaction
WB	全血	whole blood
WB	全身	whole body
WBC	白血球　512	white blood cell
WB-F	CPD加新鮮血液	fresh whole blood-CPD
WBP	創床環境調整　376	wound bed preparation
WBT	覚醒時体温	waking body temperature
w/c	車椅子　164	wheel chair
WD	湿布，罨法	wet dressing
WDHA syndrome	WDHA症候群，水様便低カリウム無酸症候群　403	watery diarrhea, hypokalemia and achlorhydria syndrome
WD syndrome	離脱(禁断)症候群	withdrawal syndrome
Weil-Felix	ワイル-フェリックス反応　670	Weil-Felix reaction
WF	ワルファリンカリウム　670	warfarin potassium warfarin
WG	ウェゲナー肉芽腫症　45	Wegener granulomatosis
W/H	ウェスト/ヒップ比	weist/hip ratio
WHO	世界保健機関　354	World Health Organization
WISC《ウィスク》	ウェクスラー児童用知能検査　45	Wechsler intelligence scale for children
WL	体重減少	weight loss
WMD	重み付け平均差	weight mean difference
WMS	ウェクスラー記憶検査	Wechsler memory scale
WNL	正常範囲内	within normal limits
WOB	呼吸仕事量	work of breathing
WOC〔nurse〕《ウォック》	皮膚・排泄ケア認定看護師，WOC(創傷，オストミー，失禁ケア)ナース　535	wound, ostomy, continence
WPPSI	ウェクスラー未就学童児知能検査	Wechsler preschool and primary scale of intelligence

WPW	ウォルフ-パーキンソン-ホワイト症候群 47	Wolff-Parkinson-White syndrome
WRC	洗浄赤血球	washed red cells
WRD	作業関連疾患	work related disease
Wt	重量, 体重	weight
WT	ウィルムス腫瘍 45	Wilms tumor
%WT	重量百分率	weight percent
w/v%	重量/容量比	weight/volume

X

Xan《キサン》	キサンチン	xanthine
XCT	X線コンピュータ断層撮影	X-ray computed tomography
Xe《キセ》	キセノン	xenon
XL	過剰乳酸	excess lactate
XLA	X連鎖無γ-グロブリン血症	X-linked agammaglobulinemia
X matching	交叉試験	cross-matching
XO[D]	キサンチン酸化酵素	xanthine oxidase
X-p	X線写真	X-ray photograph
XP	色素性乾皮症	xeroderma pigmentosum
XSCID	X連鎖重症複合免疫不全症	X-linked severe combined immunodeficiency
XT	外斜視	exotropia
XX	女性染色体	female
XXX syndrome	トリプルX症候群 56	triple X syndrome
XXY syndrome	クラインフェルター症候群, XXY症候群 159	Klinefelter syndrome
XY	男性染色体	male
Xyl	キシロカイン 133	xylocaine

Y

YAG《ヤグ》	ヤグレーザー	yttrium-aluminium-garnet laser
YAM	若年成人平均値	young adult mean
Y-G	Y字グラフト	Y-graft
Y-G test	矢田部-ギルフォード検査 623	Yatabe-Guilford personality test
Y/O, Yr	年齢	years old
YOB《ヨブ》	生年	year of birth
YS	網膜黄斑	yellow spot of retina
YST	卵黄嚢腫瘍	yolk sac tumor

Z

ZD	無欠陥	zero defect
ZDS	ツンクうつ病評価尺度	Zung depression scale
ZEEP《ズィープ》	呼気終末平圧換気	zero-end-expiratory pressure
ZES	ゾリンガ(ジャ)ー-エリソン症候群 383	Zollinger-Ellison syndrome
ZIFT《ズィフト》	体外受精卵卵管内移植	zygote intrafallopian tube transfer
ZIG, Zig	帯状疱疹免疫グロブリン	zoster immune globulin
ZIP	帯状疱疹免疫血清	zoster immune plasma
ZK《ツェットカー》	子宮頸がん	Zervixkrebs
Z-line	食道-胃粘膜接合部	zigzag line
Zn	亜鉛	zinc
ZnS	硫化亜鉛	zinc sulfide
ZNS	ゾニサミド	zonisamide
ZOL	酢酸ゴセレリン *LH-RH作動薬	goserelin acetate
ZPG	ゼロ人口成長	zero population growth
ZST, ZTT	硫酸亜鉛混濁試験 648	zinc sulphate turbidity test

付録

外国語索引

外国語索引凡例

1．見出し語の外国語および解説文中の外国語のうち，臨床で用いられる頻度の高いものを選択収載した．
2．掲載順は外国語，日本語訳，掲載ページとした(ページの数字に付した l は左欄，r は右欄を表す)．
   【例】nursing art　看護技術　110 l
   ①日本語訳以外に略語の見出し語もある場合は，外国語のあとに略語と日本語訳とを併記した．
   【例】quality of life　QOL，クオリティ・オブ・ライフ　158 l
   ②外国語は異なるが別項目中で同義として解説されている語は，⇨のあとに解説のある項目名とページを示した．
   【例】light reflex　対光反射　⇨瞳孔反射　442 l
   ③外国語が同一の項目の場合は，日本語訳(複数あり)と解説のある項目名と該当ページを示した．
   【例】open heart surgery　直視下心手術，開心術　80 r
   ④太字の日本語は大項目であることを示す．
   【例】headache　**頭痛**　1208
   ⑤大項目中で解説されている語は，⇨のあとにその大項目名とその語が掲載されているページを示した．
   【例】hemofiltration　血液濾過　⇨**血液浄化療法**　941 r
3．配列は原則として英語，ドイツ語，フランス語，ラテン語などの区別なく，アルファベット順とした．
   ①大文字・小文字・イタリック体の違い，およびフランス語のアクサン(è, é)などの有無は無視して配列した．
   ②ギリシャ文字から始まる語は，α：a，β：b，γ：g のように，それぞれ対応するアルファベットの項の最後にまとめた．
   ③p−，m−，o−，p−，L−などの接頭語，数字および上ツキ・下ツキ文字は原則的に無視して配列した．
   【例】L−dopa は「D」項のなかにある．

A

Abderhalden reaction　アブデルハルデン反応　⇨ニンヒドリン反応　483*r*
abdominal angiography　腹部血管造影〔法〕　552*l*
abdominal aorta　腹大動脈　551*r*
abdominal aortic aneurysm　腹部大動脈瘤　552*l*
abdominal bandage　腹帯　551*r*
abdominal cavity　腹腔　548*l*
abdominal cesarean section　腹式帝王切開術　549*r*
abdominal circumference　腹囲　548*l*
abdominal distension　腹部膨満　552*l*
abdominal hernia　腹壁ヘルニア　552*r*
abdominal pain　**腹痛**　1397
abdominal puncture　腹腔穿刺　548*r*, ⇨**穿刺法**　1226*r*
abdominal respiration　腹式呼吸　549*r*
abdominal skin reflex　腹壁反射　552*r*
abdominal thrusts　腹部突き上げ法　552*r*
abdominocentesis　腹腔穿刺　548*r*
abducens nerve　外転神経　⇨**脳神経**　1341
abducens paralysis　外転神経麻痺　82*l*
abduction　外転　82*l*
abnormality in the volume of urine　尿量異常　481*r*
abnormal psychology　異常心理学　28*r*
abnormal respiration　異常呼吸　28*r*
abnormal sexuality　異常性欲　29*l*
abnormal vascular net at the brain base　脳底部異常血管網症　⇨モヤモヤ病　619*l*
abnormal ventilation　異常呼吸　28*r*
abnormal visual field　視野異常　277*l*
abnorme Körpersensation　異常体感　⇨体感異常　387*l*
ABO and premature delivery (birth　流産・早産　1494
abortion　流産・早産　1494
abortion in progress　進行流産　648*r*, ⇨**流産・早産**　1495*r*
abrasion　擦過創，表皮剥脱　242*l*
abscess　膿瘍　495*l*
abscess lacrimal gland　涙腺腫瘍　655*l*
absence　欠神発作，アブ（ブ）サンス　15*l*
absolute risk reduction　絶対リスク減少　361*l*
absolute scotoma　絶対暗点　361*l*
absorbed dose　吸収線量　141*l*
absorption fever　吸収熱　141*l*
absorption test　消化吸収試験　291*r*
absorptive ointment　吸水軟膏　141*l*
abstinence phenomenon　禁断現象　⇨離脱症候群　644*l*
abstinence symptoms　離脱症候群，禁断症状　644*l*
abulia　無為〔症〕　606*l*
abused drug　乱用薬物　640*r*
acceleration　一過性頻尿　33*l*
acceleration of growth　発育加速現象　511*r*
acceleration sickness　加速度病　⇨動揺病　447*l*
acceptance　受容　288*l*
acceptance of the disability　障害受容　290*r*
accessory mamma　副乳〔房〕　552*l*
accessory nerve　副神経　⇨**脳神経**　1343*r*
AC〔chemo〕therapy　AC 療法　53*l*
ACE inhibitor　ACE 阻害薬　52*r*
acetaminophen　アセトアミノフェン　11*l*
acetone　アセトン　11*l*
acetone bodies　アセトン体　⇨ケトン体　187*r*
acetonemic vomiting　アセトン血性嘔吐症　11*r*
acetonuria　アセトン尿　⇨ケトン尿　187*r*
acetylcholine　アセチルコリン　11*l*
acetyl–CoA　アセチル CoA　⇨アセチル補酵素 A　11*l*
acetyl coenzyme A　アセチル CoA，アセチル補酵素 A　11*l*
acetyl salicylic acid　アセチルサリチル酸　⇨アスピリン　10*l*
achalasia　アカラシア　6*r*
Achilles tendon　アキレス腱　7*r*
Achilles tendon reflex　アキレス腱反射　7*r*
achlorhydria　胃酸欠乏症　⇨無酸症　607*r*
acholic stool　灰白色便，無胆汁便　82*l*
achondroplasia　軟骨形成不全症　464*l*
achromatopsia　全色盲　⇨一色型色覚　33*r*
acid anti–inflammatory drugs　酸性炎症薬　⇨**抗炎症薬**　965*l*
acid–base balance　**酸塩基平衡**　1045
acid–base balance test　酸塩基平衡測定検査　244*r*
acidemia　酸血症　245*r*
acid–fast bacteria　抗酸菌　204*l*
acid–fast bacteria stain　抗酸菌染色　204*l*
acidosis　アシドーシス　9*r*
acid-secretion inhibitor　酸分泌抑制薬　248*r*
acne　痤瘡　242*l*
acne vulgaris　尋常性痤瘡，にきび　320*l*
acoustic tumor　聴神経腫瘍　421*l*
acquired heart disease　後天性心疾患　210*l*
acquired immunity　獲得免疫，後天性免疫　210*l*
acquired immunodeficiency syndrome　エイズ〈**後天性免疫不全症候群**〉　746
acromegaly　先端巨大症，末端肥大症，アクロメガリー　368*r*
acting out　行動化，アクティングアウト　210*l*
actinomyces　放線菌　583*l*
actinomycin D　アクチノマイシン D　8*r*
action potential　活動電位　97*l*
action research　アクションリサーチ　7*r*
action spectrum　作用スペクトル　243*r*
active acetate　活性酢酸　⇨アセチル補酵素 A　11*l*
active compression-decompression-cardiopulmonary resuscitation　能動的圧迫–減圧 CPR　⇨ACD–CPR　52*r*
active exercise　自動運動　273*l*
Active 80 Health Plan　アクティブ80ヘルスプラン　8*r*
active immunity　能動免疫，自動免疫　493*r*
active oxygen　活性酸素　96*r*
active targetting　能動的ターゲッティング　493*r*
activities of daily living　ADL，日常生活動作　⇨**ADL 訓練**　757*r*
activity　活動　97*l*
activity care　アクティビティケア　8*r*
activity intolerance　活動耐性低下　97*l*
act of violence　暴力行為　583*r*
acuminate wart　尖形疣贅　⇨尖形（圭）コンジローム　365*r*
acupressure　指圧　249*l*
acupuncture　つぼ　⇨経穴　169*l*
acupuncture anesthesia　ハリ（鍼）麻酔　516*r*

acupuncture point 経穴 169 *l*
acute abdomen 急性腹症 902
acute adrenal insufficiency 急性副腎皮質不全 ⇨副腎クリーゼ 550 *l*
acute alcoholism 急性アルコール中毒 141 *r*
acute(anterior)poliomyelitis 急性灰白髄炎 142 *l*
acute anterior poliomyelitis 急性脊髄前角炎 ⇨急性灰白髄炎 142 *l*
acute appendicitis 急性虫垂炎 143 *r*
acute articular rheumatism 急性関節リウマチ ⇨リウマチ熱 642 *l*
acute circulatory failure 急性循環不全 142 *l*
acute confusion 急性混乱 142 *r*
acute confusional state 急性錯乱状態 ⇨せん(譫)妄 372 *r*
acute coronary insufficiency 急性冠不全 142 *l*
acute coronary syndrome 急性冠症候群 ⇨救急処置 895 *l*
acute coronary syndrome 急性冠動脈症候群 142 *r*
acute dyspepsia 急性消化不良症 ⇨乳児下痢症 472 *r*
acute encephalopathy 急性脳症 144 *l*
(acute febrile) mucocutaneous lymph-node syndrome [急性熱性]皮膚粘膜リンパ節症候群 ⇨川崎病 103 *r*
acute gastric dilatation 急性胃拡張 141 *l*
acute gastric mucosal lesion AGML, 急性胃粘膜病変 141 *l*
acute glomerulonephritis 急性糸球体腎炎 ⇨糸球体腎炎 1069 *l*
acute heart failure 急性心不全 ⇨心不全 1182 *l*
acute hemorrhagic conjunctivitis 急性出血性結膜炎 ⇨眼伝染性疾患 871 *r*
acute hepatitis 急性肝炎 899
acute infantile hemiplegia 急性小児片麻痺 143 *l*
acute intrahepatic cholestasis 急性肝内胆汁うっ(鬱)滞 142 *l*
acute leukemia 急性白血病 ⇨白血病 1353
acute mediastinitis 急性縦隔炎 142 *r*
acute myelogenous leukemia 急性骨髄性白血病 ⇨白血病 1353 *l*
acute myelomonocytic leukemia 急性骨髄単球性白血病 ⇨白血病 1353 *l*
acute myocardial infarction 急性心筋梗塞 ⇨虚血性心疾患 911 *l*
acute nephritis 急性腎炎 143 *l*
acute non–lymphocytic leukemia 急性非リンパ性白血病 144 *l*

acute occlusion of the superior mesenteric artery 急性上腸間膜動脈閉塞 143 *l*
acute pain 急性疼痛 144 *l*
acute pancreatic necrosis 急性膵(臓)壊死 143 *l*
acute pancreatitis 急性膵炎, 重症急性膵炎, ⇨膵(臓)炎 282 *l*, 1189 *l*
acute periodontitis 急性歯根膜炎 142 *r*
acute peritonitis 急性腹膜炎 144 *r*
acute phase proteins 急性期蛋白質 ⇨急性相反応蛋白[質] 143 *r*
acute phase reactant 急性相反応蛋白[質] 143 *r*
acute physiology and chronic health evaluation APACHE スコア 15 *l*
acute promyelocytic leukemia 急性前骨髄球性白血病 143 *r*
acute prostatitis 急性前立腺炎 ⇨前立腺炎 373 *l*
acute pulpitis 急性歯髄炎 ⇨歯髄炎 268 *l*
acute pyelonephritis 急性腎盂腎炎 143 *l*
acute rejection 急性拒絶反応 ⇨移植 705 *r*
acute renal failure 急性腎不全 143 *l*, ⇨腎不全 1185 *l*
acute respiratory distress syndrome ARDS, 急性呼吸窮迫症候群 142 *l*
acute sinusitis 急性副鼻腔炎 144 *r*
acute stress disorder ASD, 急性ストレス障害 143 *l*
acute subglottic laryngitis 急性声門下喉頭炎 ⇨仮性クループ 93 *l*
acute tonsillitis 急性扁桃炎 ⇨アンギーナ 21 *l*
acute yellow liver atrophy 急性[黄色]肝萎縮症 ⇨劇症肝炎 930
Adams–Stokes syndrome アダムスストークス症候群, ⇨不整脈 11 *r*, 1405 *r*
adaptation syndrome 適応症候群 ⇨汎適応症候群 520 *l*
add-back treatment アドバック治療 13 *l*
addiction 嗜癖, アディクション 275 *r*
Addison disease アジソン病 9 *r*
adduction 内転 ⇨外転 82 *l*
adenine アデニン 12 *r*
adenocarcinoma 腺がん 365 *l*
adenocyte 腺細胞 366 *r*
adenoid アデノイド ⇨アデノイド増殖症 12 *r*
adenoidal face アデノイド顔貌 12 *r*
adenoid hypertrophy 咽頭扁桃肥大

症, 腺様増殖症, アデノイド増殖症 12 *r*
adenoid vegetation 咽頭扁桃肥大症, 腺様増殖症, アデノイド増殖症 12 *r*
adenoma 腺腫, アデノーマ 366 *r*
adenoma of kidney 腎腫瘍 322 *r*
adenomatous carcinoma 腺細胞がん ⇨腺がん 365 *l*
adenomatous polyp 腺腫性ポリープ 366 *r*
adenosine アデノシン 12 *r*
adenosine deaminase deficiency アデノシンデアミナーゼ欠損症 13 *l*
adenosine diphosphate アデノシン二リン酸 13 *l*
adenosine monophosphate アデノシン一リン酸 13 *l*
adenosine triphosphate アデノシン三リン酸 12 *r*
adenovirus アデノウイルス 12 *r*
adenylic acid アデニル酸 ⇨アデノシン一リン酸 13 *l*
adherence アドヒアランス 13 *l*
adhesin アドヘジン 13 *r*
adhesion 癒着 627 *r*
adhesive otitis media 癒着性中耳炎 628 *l*
adipocytokine アディポサイトカイン 12 *l*
adipokine アディポサイトカイン 12 *l*
adjustment mechanism 適応機制 ⇨防衛機制 578 *l*
adjuvant 佐剤, 補助薬, アジュバント 587 *r*, 10 *l*
adjuvant remedy 佐薬 ⇨補助薬 587 *r*
ADL training ADL 訓練 757
administration of drugs 与薬 1482
admission fee 入院基本料 471 *l*
adnexa uteri [子宮]付属器 261 *l*
adnexectomy [子宮]付属器摘出術 261 *l*
adnexitis [子宮]付属器炎 261 *l*
adolescence 青年期 352 *r*
adoptive immunotherapy 養子免疫療法 630 *r*
adrenal cortex 副腎皮質 550 *r*
adrenal cortical insufficiency 副腎皮質機能低下症 550 *r*
adrenal crisis 副腎クリーゼ, 副腎[急性]発症 550 *l*
adrenal gland 副腎(腎上体), ⇨泌尿器・[男性]生殖器系 550 *l*, 1376 *l*
adrenaline アドレナリン 12 *l*
adrenal medulla 副腎髄質 550 *l*
adrenal tumor 副腎腫瘍 550 *l*
adrenergic agonists アドレナリン作

alkaline

用薬　⇨交感神経［様］作用薬
200 *l*
adrenergic blockers　交感神経遮断薬
200 *l*
adrenergic blocking agents　抗アドレナリン作用薬　⇨交感神経遮断薬
200 *l*
adrenergic drugs　アドレナリン作用薬
⇨**自律神経系に作用する薬物**
1154 *r*
adrenergic receptor　アドレナリン作用性受容体，アドレナリン受容体
14 *l*
adrenocortical hormone　副腎皮質ホルモン　551 *l*
adrenocortical insufficiency　副腎皮質機能低下症　550 *l*
adrenocorticoid　副腎皮質ステロイド
551 *l*
adrenocorticotropic hormone　ACTH,副腎皮質刺激ホルモン　551 *l*
adrenoleukodystrophy　副腎白質ジストロフィー　550 *r*
adrenomedullary hormone　副腎髄質ホルモン　550 *r*
adriamycin　アドリアマイシン
⇨ドキソルビシン　449 *l*
adsorbents　吸着薬　145 *l*
adult children　アダルト・チルドレン
11 *r*
adult disease　成人病　⇨生活習慣病
343 *l*
adult failure to thrive　成人気力体力減退　348 *l*
adulthood　成人期　348 *l*
adult T-cell leukemia/lymphoma　成人 T 細胞白血病リンパ腫　349 *l*
advanced cardiac life support　ACLS
⇨**ALS〈二次救命処置〉**　753
advanced glycation end products　終末糖化蛋白産物　284 *l*
advanced life support　ALS〈二次救命処置〉　753
advanced trauma life support　ATLS
⇨**JATEC, ATLS〈外傷の初期治療法〉**　1057
advanced triage team　救急初期診療チーム　140 *r*
adverse drug reaction　薬物有害反応
623 *l*
adverse event　有害事象　625 *l*
advocacy　アドボカシー　13 *r*
adynamia　無力症　609 *l*
aerial infection　空気感染　156 *l*
aerobic bacteria　好気性菌　200 *r*
aerobic exercise　有酸素運動，エアロビック運動　626 *l*
aerophagia　呑気症　457 *r*
aerophagy　呑気症，空気嚥下［症］

457 *r*, 156 *l*
aerotitis　航空性中耳炎　201 *l*
affect　情動　295 *l*
affective incontinence　情動失禁，感情失禁　295 *l*
afferent infectious disease　輸入感染症
628 *r*
afferent loop syndrome　輸入脚症候群
628 *r*
afferent nerve　求心性神経　141 *r*
afferent tract　求心性伝導路　141 *r*
after care　アフターケア　15 *r*
afterload　後負荷　214 *l*
aftermath of gastric surgery　胃切除後遺症　⇨胃切除後症候群　30 *l*
agammaglobulinemia　無 γ-グロブリン血症　606 *r*
age adjusted mortality rate　年齢調整死亡率　488 *r*
age-associated memory impairment
AAMI, 老年性記憶障害　52 *l*
Agency for Healthcare Research and Quality　AHRQ, 米国医療研究・品質局　567 *r*
age related macular degeneration　加齢黄斑変性　103 *l*
agglutination　凝集反応　148 *l*
aging　老化現象，エイジング　103 *l*,
50 *l*
aging program　老化プログラム
663 *r*
agnea　失認　272 *r*
agnosia　失認　272 *r*
agonal respiration　死戦期呼吸　269 *r*
agonist　作用薬，アゴニスト　243 *r*,
9 *l*
agoraphobia　広場恐怖症　541 *l*
agranulocytosis　無顆粒球症，顆粒球減少症　606 *l*, 101 *l*
A/G ratio　A/G 比　⇨アルブミン-グロブリン比　20 *l*
air bath　外気浴，空気浴　78 *r*
air-borne infection　空気感染　156 *l*
airborne infection isolation room　空気感染隔離室　156 *r*
air embolism　空気塞栓［症］　156 *r*
air leak　エアリーク　50 *l*
air pollution　大気汚染　387 *r*
air vesicle　肺胞　506 *l*
airway　エアウェイ　50 *l*
airway clearance　気道浄化　135 *l*
airway resistance　気道抵抗　135 *l*
airway with cervical spine protection
気道確保と頚椎保護　⇨**JATEC, ATLS〈外傷の初期治療法〉**　1057 *l*
akinesia　無動症，動作減退症候群
608 *l*
akinetic mutism　無動無言症　608 *l*
alalia　構語障害　⇨構音障害　198 *l*

alanine　アラニン　17 *l*
alanine aminotransferase　ALT, アラニンアミノトランスフェラーゼ
52 *l*
albumin　アルブミン　20 *l*
albumin-globulin ratio　A/G 比，アルブミン-グロブリン比　20 *l*
albuminocytologic dissociation　蛋白細胞解離　408 *l*
albuminuria　蛋白尿　409 *l*
alcohol　アルコール　18 *l*
alcohol amnesic syndrome　アルコール健忘症候群　18 *l*
alcohol-based hand rub　擦式アルコール消毒薬　242 *l*
alcohol containing antiseptic hand rub
擦式アルコール消毒薬　242 *l*
alcohol dependence　アルコール依存症
678
alcoholic cirrhosis　アルコール性肝硬変　18 *l*
alcoholic hallucinosis　アルコール幻覚症　18 *l*
alcoholic hepatitis　アルコール性肝炎
⇨アルコール性脂肪性肝炎　18 *l*
alcoholic liver injury　アルコール性肝障害　18 *r*
alcoholic neuritis　アルコール性神経炎　18 *l*
alcoholic neuropathy　アルコール性神経炎，アルコール性ニューロパチー
18 *r*
alcoholics anonymous　AA, アルコホーリクス・アノニマス，アルコール中毒者匿名会　19 *l*
alcoholic steatohepatitis　アルコール性脂肪性肝炎　18 *r*
alcoholism　アルコール中毒　⇨アルコール依存症　678 *r*
alcoholphobics　嫌酒薬　192 *r*
alcohol withdrawal syndrome　アルコール離脱症候群　19 *l*
alcohophobics　抗酒薬　⇨嫌酒薬
192 *r*
aldolase　アルドラーゼ　19 *r*
aldosterone　アルドステロン　19 *r*
aldosterone antagonists　抗アルドステロン薬　196 *r*
alexithymia　アレキシサイミア　20 *l*
algesiometer　痛覚計　425 *r*
algesthesia　痛覚　425 *r*
alginate　アルギネート　17 *r*
alginic acid　アルギン酸　18 *l*
algometer　痛覚計　425 *r*
algorithm　アルゴリズム　19 *l*
aliment　**食事**　1132
alkalemia　アルカリ血症　17 *r*
alkaline poisoning　アルカリ中毒
17 *r*

外国語索引

alkaloid

alkaloid　アルカロイド　17 r
alkalosis　アルカローシス　17 r
alkaptonuria　アルカプトン尿症　17 r
alkylating agents　アルキル化薬　18 l
allele　対立遺伝子　399 l
allergen test　アレルゲンテスト　20 r
allergic contact dermatitis　アレルギー性接触皮膚炎　20 r
allergic dermatitis　皮膚アレルギー　533 r
allergic diseases　アレルギー性疾患　20 l
allergic gastroenteritis　アレルギー性胃腸炎　20 l
allergic rhinitis　アレルギー性鼻炎　⇨鼻アレルギー　522 r
allergy　アレルギー　681 l
allergy response　アレルギー反応　20 r
allogeneic transplantation　同種移植　⇨移植　703
all or none law　悉無律　⇨全か無の法則　365 l
allotriophagy　異嗜症, 異味症, 異食症　29 l
Alma-Ata declaration　アルマ・アタ宣言　20 l
aloe　アロエ　20 r
alopecia　脱毛症, 禿髪症　401 r
alopecia areata　円形脱毛症　64 r
ALS　二次救命処置　⇨ALS〈二次救命処置〉　753
alteration of consciousness　意識変容　27 l
alternating pulse　交代脈, 交互脈　203 r
alternative dispute resolution　ADR, 裁判外紛争(紛争)処理　53 l
alternative hypothesis　対立仮説　399 l
alternative medicine　代替療, 代替療法　⇨補完代替医療　1429
altitude sickness　高山病　204 l
aluminum bone disease　アルミニウム骨症　20 l
aluminum osteodystrophy　アルミニウム骨症　20 l
alveolar dead space　肺胞死腔　⇨死腔　261 r
alveolar hypoventilation syndrome　肺胞低換気症候群　506 l
alveolar osteitis　歯槽骨炎　270 l
alveolar pyorrhea　歯槽膿漏　⇨慢性辺縁性歯周炎　601 r
alveolocapillary block syndrome　肺胞-毛細管ブロック症候群　506 l
Alzheimer disease　アルツハイマー病, ⇨認知症(痴呆)　19 l, 1321 l
amantadine　アマンタジン　15 r

amaurosis　黒内障, くろそこひ　221 l
ambivalence　アンビバレンス, 両価性　22 l
ambivalent feeling　両価的感情　649 l
amblyopia　弱視　278 r
ambu bag　アンビューバッグ　⇨バッグバルブマスク　512 l
ambulatory chemotherapy　外来化学療法　84 r
ambulatory ECG　長時間心電図　⇨ホルター心電図　592 r
amebic liver abscess　アメーバ性肝膿瘍　16 r
ameliorants of cerebral circulation　脳循環改善薬, 脳代謝改善薬　491 r, 493 l
ameliorants of sexual function　性機能改善薬　344 r
amentia　アメンチア　17 l
Amentia　アメンチア　17 l
American hookworm　アメリカ鉤虫　17 l
American Nurses Association　米国看護師協会, アメリカ看護師協会　567 l
amimia　無表情　608 r
amine　アミン　16 r
aminoacetic acid　アミノ酢酸　⇨グリシン　162 l
amino acid　アミノ酸　16 l
aminobenzyl penicillin　アンピシリン, アミノベンジルペニシリン　22 l
aminoethylsulfonic acid　アミノエチルスルホン酸　⇨タウリン　399 r
aminoglutaric acid　2-アミノグルタル酸　⇨グルタミン酸　164 r
aminoglycoside antibiotics　アミノ配糖体系抗菌薬, アミノグリコシド系抗菌薬　16 r
4-amino-2-oxopyrimidine　4-アミノ-2-オキソピリミジン　⇨シトシン　274 r
2-amino-6-oxypurine　2-アミノ-6-オキシプリン　⇨グアニン　156 l
aminopyrine　アミノピリン　16 r
aminotransferase　アミノ基転移酵素, アミノトランスフェラーゼ　16 r
amiodarone　アミオダロン　16 l
amiodarone hydrochloride　塩酸アミオダロン　⇨アミオダロン　16 l
ammonia dermatitis　おむつ皮膚炎　⇨おむつかぶれ　75 l
ammonia poisoning　アンモニア中毒　22 r
amnesia　健忘　195 r
amnestic syndrome　健忘症候群　⇨コルサコフ症候群　229 l
am(o)ebic dysentery　アメーバ赤痢　17 l

amphetamine　アンフェタミン　22 l
amphetamine addiction　覚醒剤中毒　88 r
amphetamine dependence　覚醒剤依存　⇨覚醒剤中毒　88 r
amphibolic pathway　両性代謝経路　649 r
ampicillin　アンピシリン　22 l
amylase　アミラーゼ　16 r
amyloidosis　アミロイド症, アミロイドーシス　16 r
amylum　デンプン　439 r
amyotrophic lateral sclerosis　ALS, アミトロ, 筋萎縮性側索硬化(症)　153 l
amyotrophy　筋萎縮(症)　153 l
Amytal-interview　アミタール・インタビュー　⇨麻酔分析療法　596 l
anabolism　同化作用　440 r
anacidity　無酸症　607 r
anaerobes　嫌気性菌　190 l
anaerobic bacteria　嫌気性菌　190 l
anaerobic culture　嫌気性培養　190 l
anaerobiosis　無酸素運動　607 r
anal atresia　鎖肛　241 l
anal carcinoma　肛門がん　215 r
analeptics　蘇生薬　382 r
anal fistula　痔瘻　306 r
analgesics　鎮痛薬　424 r
anal prolapse　肛門脱, 脱肛　401 r
anal sphincter muscle　肛門括約筋　⇨外肛門括約筋, 内肛門括約筋　79 l, 459 r
analysis of amniotic fluid　羊水分析　631 l
analysis of variance　分散分析　563 l
anamnesis　アナムネーゼ　14 r
anaphylactic shock　アナフィラキシーショック　⇨I型アレルギー(反応)　31 l
anaphylaxis　アナフィラキシー　14 r
anarthria　構語障害　⇨構音障害　198 l
anastomosis　吻合術　562 r
anatomical dead space　解剖学的死腔　⇨死腔　261 r
anatomy　解剖学　83 r
anatoxin　アナトキシン　⇨トキソイド　448 r
androgen　アンドロゲン　21 r
androsterone　アンドロステロン　21 r
anemia　貧血　1388 l
anemia of pregnancy　妊娠貧血　483 l
anencephaly　無脳症　608 r
anesthesia　麻酔, 感覚消失　1437, 105 l
aneurysm　動脈瘤　447 r
aneurysms of aorta　大動脈瘤　395 l

外国語索引

angel make エンゼルメイク 66 r
Angelman syndrome アンジェルマン症候群 21 l
angel plan エンゼルプラン 66 r
angiitis 脈管炎, 血管炎 179 r
angina 口峡炎, アンギーナ 21 l
anginal pain 狭心痛 148 r
angina pectoris 狭心症 ⇨虚血性心疾患 911 r
angiocardiography 血管心臓造影〔法〕 ⇨血管造影法 180 l
angiography アンギオグラフィー, 血管造影法 21 r
angioma of the skin 皮膚血管腫 534 r
angioneurotic edema 血管神経性浮腫 ⇨クインケ浮腫 156 l
angiotensin アンジオテンシン 21 l
angiotensin converting enzyme inhibitor アンジオテンシン変換酵素阻害薬 ⇨ACE阻害薬 52 r
angitis 脈管炎, 血管炎 179 r
angular cheilitis 口角炎 199 l
angular stomatitis 口角びらん, 口角炎 199 l
angular ulcer 口角潰瘍 ⇨口角炎 199 l
anima-animus アニマーアニムス 14 r
animal assisted therapy 動物介在療法 445 r
animal therapy アニマルセラピー ⇨動物介在療法 445 r
animism アニミズム 14 r
anisakiasis アニサキス症 14 r
aniseikonic asthenopia 不等像性眼精疲労 555 l
ankle clonus 足クローヌス 9 r
ankylosis 関節強直 117 r
annular pancreas 輪状膵 652 l
anomaloscope 色覚検査器, アノマロスコープ 15 l
anomalous trichromatism 異常三色型色覚 28 r
anomaly of occlusion 咬合異常 ⇨不正咬合 554 l
anomaly of rotation 回旋異常 81 r
anomie アノミー 15 l
anorectal anomaly 直腸・肛門奇形 ⇨鎖肛 241 l
anorexia 食欲不振 303 l
anorexia nervosa 神経性無食欲症, 思春期やせ症 ⇨摂食障害 1221 l
anoscope 肛門鏡 215 r
anovulatory menstruation 無排卵性月経 608 r
anoxia 無酸素症 607 r
anoxic spell 無酸素発作, 低酸素発作 607 r

ANP 心房性ナトリウム利尿ペプチド 329 r
antacid 制酸薬 345 r
antagonism 拮抗作用 134 r
antagonist アンタゴニスト ⇨拮抗薬 134 r
antagonistic muscles 拮抗筋 134 r
antagonists 拮抗薬 134 r
antedrug アンテドラッグ 21 r
anterior column 前角, 前柱 364 r
anterior cruciate ligament 前十字靱帯 366 r
anterior ethmoid sinus 前篩骨洞 ⇨篩骨 264 l
anterior fontanelle 大泉門 ⇨泉門 372 r
anterior pituitary hormone 下垂体前葉ホルモン 92 r
anterior spinal fusion 〔脊椎〕前方固定〔手〕術 ⇨脊椎固定術 357 r
anterior superior iliac spine 上前腸骨棘 294 r
anterior urethra 前部尿道 372 l
anthelmintics 駆虫薬 158 r
anthropophobia 対人恐怖〔症〕 392 l
antiadrenergic drugs 抗アドレナリン作用薬 ⇨自律神経系に作用する薬物 1155 l
antialcoholic drugs 抗酒薬, 嫌酒薬 192 r
antiallergic drugs 抗アレルギー薬 197 r
antianxiety drugs 抗不安薬 ⇨向精神薬 981 r
antiarrhythmic agents 抗不整脈薬 214 r
antiarrhythmic drugs 不整脈治療薬 ⇨抗不整脈薬 214 r
antiasthmatic agents 抗喘息薬, 気管支喘息治療薬 129 l
antibacterial action 抗菌作用 200 r
antibacterial agent 抗菌薬 ⇨化学療法(抗微生物)薬, 抗生物質 789, 207 r
antibacterial spectrum 抗菌スペクトル 200 r
antibiotics 抗生物質 207 r
antibiotic susceptibility test 薬物感受性テスト 622 l
antibody 抗体 209 l
antibody forming cell 抗体産生細胞 209 l
antibody medicine 抗体医薬品 209 l
anticancer drug 抗がん薬 ⇨抗悪性腫瘍薬 196 l
anti-cataract agent 白内障治療薬 509 l
anticholinergic drugs 副交感神経遮断薬 548 l

anticholinergic drugs 抗コリン〔作用〕薬 ⇨副交感神経遮断薬 548 l
anticoagulants 抗凝固薬, 凝固阻止薬 ⇨〔血液〕凝固阻止薬 178 l
anticonvulsants 抗痙攣薬, ⇨中枢神経系に作用する薬物 201 r, 1254 l
antidepressants 抗うつ(鬱)薬, ⇨向精神薬 197 r, 981 l
antidiabetic drugs 糖尿病治療薬 445 l
antidiarrheal drugs 制瀉薬, 止瀉薬 266 l
antidiarrheics 止瀉薬 266 l
antidiarrhoics 止痢薬 ⇨止瀉薬 266 l
antidiuretic hormone 抗利尿ホルモン 216 l
antidiuretic hormone test ADH試験 ⇨バソプレシン試験 510 r
anti-DNA antibody 抗DNA抗体 209 r
antidotes 解毒薬 187 l
antiemetics 制吐薬 352 r
antiepileptic drugs 抗痙攣薬, 抗てんかん薬 201 r, 209 r
antifungal drugs 抗真菌薬 206 r
antigen 抗原 202 r
antigen-antibody reaction 抗原抗体反応 202 r
antigenicity 抗原性 203 l
antiglobulin test 抗グロブリン試験 ⇨クームス試験 157 l
antihemophilic factor 抗血友病因子 202 r
antihemophilic globulin 抗血友病グロブリン 202 r
antihistamines 抗ヒスタミン薬 213 l
antihypertensive drugs 抗高血圧薬, 降圧薬 196 r
antihypertensive therapy 降圧療法 196 r
antihypotensive drug 抗低血圧薬 ⇨昇圧薬 289 r
anti-inflammatory agents 抗炎症薬 963 l
anti-inflammatory drugs 抗炎症薬 963 l
antiluetic therapy 駆梅療法 159 l
antimalarial drugs 抗マラリア薬 215 r
antimanic drugs 抗躁薬 ⇨向精神薬 981 l
anti-metabolic agent 代謝拮抗薬 390 l
antimicrobial 化学療法(抗微生物)薬 789 l
antimicrobianos 抗微生物薬 ⇨化学

療法(抗微生物)薬 789
antineoplastic agents 抗悪性腫瘍薬，抗腫瘍薬 196 l
anti-neutrophil cytoplasmic antibody ANCA，抗好中球細胞質抗体 203 l
antinuclear antibody 抗核抗体 199 l
antinuclear factor 抗核因子 ⇨抗核抗体 199 l
antiparkinsonism drugs 抗パーキンソン病薬 212 r
antiperistalsis 逆蠕動 ⇨蠕動 371 r
antiphlogistics 消炎薬 ⇨抗炎症薬 963
anti-phospholipid antibody syndrome 抗リン脂質抗体症候群 216 r
anti-platelet drug 抗血小板薬 202 r
antipruritic agents 止痒薬 298 r
antipsychotic drugs 抗精神病薬 ⇨向精神薬 980 l
antipyretic analgesics 解熱性鎮痛薬 ⇨解(下)熱薬 187 r
antipyretics 解(下)熱薬 187 r
antipyrine アンチピリン 21 r
antiretroviral therapy 抗レトロウイルス療法 217 l
antirheumatic drugs 抗リウマチ薬 216 l
antisense RNA アンチセンス RNA 21 r
antiserum 抗血清 ⇨免疫血清 614 l
antispasmodic agents 鎮痙薬 424 r
antispasmodics 鎮痙薬 424 r
anti-streptolysin O antibody 抗ストレプトリジン O 抗体 207 l
antistreptolysin O test AS[L]O テスト 11 l
antithrombin agents 抗トロンビン薬 211 r
antithrombolytics 抗血栓薬 202 r
antithyroid drug 抗甲状腺薬 203 l
antitoxin 抗毒素 211 l
antituberculosis drugs 抗結核薬 202 l
antituberculous drugs 抗結核薬 202 l
antitumor agents 抗悪性腫瘍薬 196 l
antitussives 鎮咳薬 424 l
antiulcer drugs 抗潰瘍薬，消化性潰瘍治療薬，潰瘍治療薬 198 r, 292 l, 198 l
anuria 無尿[症]，無尿 ⇨泌尿器・[男性]生殖器系 608 l, 1378 l
anus 肛門 215 l
anxiety 不安，不安 543 l, 1391 l
anxiety disorder 不安障害 ⇨パニック障害 514 r

anxiolytics 抗不安薬 213 r
aorta 大動脈 394 l
aortic aneurysm 大動脈瘤 395 l
aortic arch 大動脈弓 394 r
aortic dissection 大動脈解離 ⇨解離性大動脈瘤 84 l
aortic insufficiency 大動脈弁閉鎖不全症 395 l, 心臓弁膜症 1169 r
aortic stenosis 大動脈弁狭窄症 ⇨心臓弁膜症 1169 r
aortic stenosis 大動脈弁狭窄[症] 394 r
aortic stenosis 大動脈狭窄 ⇨先天性心疾患 1228 l
aortic valve 大動脈弁 394 r
aortitis syndrome 大動脈炎症候群 394 r
aortocoronary bypass grafting AC バイパス手術 52 r
aortography 大動脈造影法 394 r
apallial syndrome 失外套症候群 271 l
apareunia 勃起不全 ⇨勃起障害 589 r
apathy 無欲状態，無関心，感情鈍麻，アパシー 608 r, 606 l, 116 r, 15 l
AP[chemo]therapy AP 療法 53 r
ape hand 猿手 244 l
apex beat 心尖拍動 323 l
apex cardiogram 心尖拍動図 323 l
Apgar score アプガースコア 15 l
aphasia 失語[症] 271 r
aphonia 失声[症] 272 l
aphtha アフタ 15 r
apical granuloma 歯根肉芽腫 264 l
apical radiography 肺尖撮影[法] 503 r
aplastic anemia 再生不良性貧血 1033
apnea 無呼吸 607 l
apnea hypopnea index AHI，無呼吸低呼吸(換気)指数 607 l
apocrine sweat gland アポクリン汗腺 ⇨汗腺 118 r
apophysis 病の骨突出，骨突起 538 l, 226 l
apoptosis アポトーシス 15 r
apparent death 仮死 90 r
appendectomy 虫垂切除[術] 417 r
appendicitis 虫垂炎 417 r
appliance 装具 375 l
applicator 巻綿子 195 r
appreciative inquiry 組織変革理論 381 r
appropriate for dates infant AFD[児] 52 l
aptitude 適性 433 l
aquaphobia 恐水病 ⇨狂犬病 147 l

aqueous humor 眼房水，房水 583 l
arachidonic acid cascade アラキドン酸カスケード 17 l
arachnodactyly クモ指症 ⇨マルファン症候群 599 l
arachnoid[ea] クモ膜 159 r
arachnoid membrane クモ膜 159 l
Arantius duct アランチウス静脈管 17 r
arch related pain アーチ関連痛 2 l
arcuate uterus 弓状子宮 ⇨子宮奇形 258 l
arcus aortae 大動脈弓 394 r
a release of medical informations 医療情報開示 733
areolar gland 乳輪腺 ⇨モントゴメリー腺 620 l
arginine アルギニン 17 r
Argyll Robertson pupil アーガイルロバートソン瞳孔(徴候) 2 l
arithmomania 計算癖 169 r
arm circumference 上腕周囲長 299 l
arm down アームダウン 2 l
aromatherapy アロマセ(テ)ラピー 20 r
arrhythmogenic right ventricular cardiomyopathy 催不整脈性右室心筋症 238 r
arsenic poisoning ヒ素中毒 530 l
arterial blood 動脈血 446 r
arterial blood pressure 動脈圧 446 r
arterial carbon dioxide pressure PaCO₂，動脈血二酸化炭素分圧 447 l
arterial catheterization 動脈カテーテル法 446 r
arterial hyperemia 動脈性充血 ⇨充血 281 l
arterial O₂ saturation 動脈血酸素飽和度 447 l
arterial oxgen pressure PaO₂ ⇨動脈血酸素分圧 446 r
arterial oxygen tension 動脈血酸素分圧 446 r
arteria radialis 橈骨動脈 442 l
arteria renalis 腎動脈 327 l
arteria subclavia 鎖骨下動脈 241 r
arteriole 細動脈 238 l
arteriomesenteric duodenum occlusion syndrome 腸間膜動脈性十二指腸閉鎖症候群 ⇨上腸間膜動脈症候群 294 r
arteriosclerosis 動脈硬化[症] 447 l
arteriosclerotic heart disease 動脈硬化性心疾患 447 l
arteriosclerotic intermittent claudication 血管硬化性間欠性歩行困難症 ⇨間欠性跛行 108 r
arteriosclerotic obliteration 閉塞性動

脈硬化症 568 *l*
arteriosclerotic retinopathy 網膜動脈硬化症 617 *l*
arteriovenous fistula 動静脈瘻 442 *r*
artery 動脈 446 *l*
arthralgia 関節痛 118 *r*
arthritis 関節炎 117 *r*
arthrocentesis 関節穿刺 118 *r*
arthrodesis 関節固定術 118 *l*
arthrodial cartilage 関節軟骨 118 *r*
arthrogryposis 関節拘縮 118 *l*
arthroplasty 関節形成術 118 *l*
arthropod-borne infection 節足動物媒介感染症 361 *l*
arthroscope 関節鏡 117 *r*
arthroscopic surgery 鏡視下膝関節手術 147 *r*
Arthus phenomenon アルサス現象 19 *l*
articular cartilage 関節軟骨 118 *r*
articulation disorder 構音障害 198 *l*
articulatio trochoidea 車軸関節 279 *r*
artifical respiration mask 人工呼吸用携帯マスク ⇨ポケットフェイスマスク 585 *l*
artificial abortion 人工流産 317 *r*
artificial dermis 人工真皮 315 *r*
artificial feeding 人工栄養法 ⇨小児の栄養 1126 *r*
artificial heart 人工心臓 315 *l*
artificial immunization 人工免疫 317 *l*
artificial insemination 人工授精 315 *l*
artificial insemination with donor's semen 夫以外の提供者の精子を用いる非配偶者間人工授精 ⇨不妊症 1409 *r*
artificial insemination with husband's semen 夫精子を用いる配偶者間人工授精 ⇨不妊症 1409 *r*
artificially acquired immunity 人工獲得免疫 ⇨人工免疫 317 *l*
artificial organs 人工臓器 316 *l*
artificial pacemaker 人工ペースメーカー 317 *l*
artificial passive immunity 人工受動免疫 ⇨人工免疫 317 *l*
artificial plasma 人工血漿 ⇨代用血漿 398 *l*
artificial pneumoperitoneum 人工気腹術 314 *r*
artificial respiration (ventilation) 人工呼吸 1159 *l*
artificial rupture of membranes 人工破水, 人工破膜 317 *l*
artificial tears 人工涙液 317 *r*
artificial termination of pregnancy

人工妊娠中絶 ⇨人工流産 317 *r*
artificial valve 人工弁 317 *l*
artificial ventilator 人工呼吸器, ベンチレーター 576 *r*
art therapy 芸術療法 170 *l*
asbestos アスベスト 10 *r*
ascarid 回(蛔)虫 81 *r*
Ascaris lumbricoides 回(蛔)虫 81 *r*
ascertive training アサーティブ・トレーニング 9 *l*
Aschner test アシュネル試験 9 *r*
Aschoff nodule アショッフ小体 10 *l*
ascitic fluid 腹水 551 *l*
ascorbic acid アスコルビン酸 ⇨ビタミン 1372 *l*
aseptic manipulation 無菌操作 606 *r*
aseptic meningitis 無菌性髄膜炎 606 *r*
aseptic technique 無菌操作 606 *r*
asomatognoisie 身体失認 325 *l*
aspartate aminotransferase AST, アスパラギン酸アミノトランスフェラーゼ 52 *l*
aspartic acid アスパラギン酸 10 *l*
Asperger syndrome アスペルガー症候群 10 *r*
aspergillosis アスペルギルス症 10 *r*
asphyxia 窒息 414 *r*
asphyxia of newborn 新生児仮死 321 *l*
aspiration 吸引, 誤嚥 891 *l*, 217 *r*
aspiration pneumonia 吸引性肺炎, 誤嚥性肺炎, 嚥下性肺炎 217 *r*
aspirator 吸引器, アスピレーター 139 *r*
aspirin アスピリン 10 *l*
aspirin resistance アスピリン抵抗性 10 *l*
assertiveness アサーティブネス 9 *l*
assessment アセスメント, 看護過程, 評価 ⇨災害医療 11 *l*, 827 *l*, 1028 *l*
assistant 助手, 助教 299 *r*
assistant professor 助教 299 *r*
assisted reproductive technology 生殖補助技術 ⇨不妊症 1409 *r*
assisted reproductive technology 生殖補助医療技術 347 *l*
assisted ventilation 補助呼吸 587 *r*
associate professor 准教授 289 *l*
association center 連合中枢 661 *r*
association fibers 連合線維 661 *r*
Association for Professionals in Infection Control and Epidemiology エイピック 50 *l*
association test 連想試験 662 *l*
asteatosis 皮脂欠乏症 ⇨乾皮症 123 *l*
asterixis 羽ばたき振戦 514 *r*
asthenopia 眼精疲労 117 *r*

asthenospermia 精子無力症 346 *l*
asthma 喘息 368 *l*
astigmatism 乱視 638 *l*
Astler-Coller classification Astler-Coller 分類 10 *l*
asymptomatic infection 無症候性感染 ⇨不顕性感染 553 *r*
asymptomatic hematuria 無症候性血尿 607 *r*
asystole 心静止 ⇨ALS〈二次救命処置〉 755 *r*
ataxia 失調, 運動失調[症] 49 *l*
ataxic gait 失調性歩行 272 *r*
atelectasis 無気肺 606 *r*
atheroma アテローム, 粉瘤, 粥腫 13 *l*
atheroma plaque 動脈硬化プラーク 447 *l*
atherosclerosis アテローム性動脈硬化[症] 13 *l*
Athetose アテトーゼ ⇨アテトーシス 12 *l*
athetosis アテトーシス 12 *l*
athlete foot 汗疱状白癬, 水虫 124 *l*
athletic heart スポーツ心臓 341 *l*
atlas 環椎 121 *r*
atonic bleeding 弛緩[性子宮]出血 256 *r*
atonic constipation 無緊張性便秘, 弛緩性便秘 606 *r*
atony 弛緩症, アトニー 13 *l*
atopic dermatitis アトピー性皮膚炎 13 *r*
atopy アトピー 13 *l*
atrial fibrillation 心房細動, ⇨不整脈 329 *r*, 1404 *r*
atrial flutter 心房粗動, ⇨不整脈 329 *r*, 1404 *r*
atrial natriuretic factor 心房性ナトリウム利尿ペプチド 329 *r*
atrial natriuretic peptide 心房性ナトリウム利尿ペプチド 329 *r*
atrial rhythm 心房性調律 329 *r*
atrial septal defect 心房中隔欠損[症], ⇨先天性心疾患 329 *r*, 1227 *r*
atrial sound 心房音 329 *r*
atrioventricular block 房室ブロック, ⇨不整脈 582 *l*, 1405 *r*
atrioventricular bundle 房室束 581 *r*
atrioventricular dissociation 房室解離 581 *r*
atrioventricular node 房室結節 581 *r*
atrioventricular valve 房室弁 582 *l*
atrium 心房 223 *l*
atrophic rhinitis 萎縮性鼻炎 28 *l*
atrophic vaginitis 萎縮性腟炎 ⇨老人性腟炎 664 *r*
atrophoderma 皮膚萎縮症 534 *l*

atrophy

外国語索引

atrophy 萎縮　28*l*
atropine アトロピン　14*l*
atropine sulfate 硫酸アトロピン　⇨アトロピン　14*l*
atropine test アトロピン試験　14*l*
attachment アタッチメント，アタッチメント発展，愛着　11*r*, 6*l*
attachment behavior 愛着行動　5*l*
attack rate 発病率　⇨罹患率　643*l*
attending nursing 個別看護方式，受持看護　47*l*
attention deficit/hyperactivity disorder ADHD，注意欠陥多動性障害，多動症候群，⇨発達障害　402*l*, 1359*l*
attention-seeking desire 自己顕示欲，顕示欲　192*r*
attenuated live vaccine 弱毒生ワクチン，⇨免疫　463*r*, 1461*r*
attenuated vaccine 弱毒性ワクチン　279*l*
attitude 体位　1237
atypical mycobacterial pneumonia 非結核性抗酸菌肺炎　527*r*
atypical psychosis 非定型精神病　532*l*
atypical scarlet fever 異型猩紅熱　⇨泉熱　29*r*
audiometry オージオメーター検査法，聴力検査　⇨聴覚検査　70*l*, 1258*r*
audition 聴覚　419*r*
audition of thought 考想化声　208*r*
auditory brainstem implant 聴性人工脳幹インプラント　421*l*
auditory brainstem response 聴性脳幹反応　421*l*
auditory evoked brainstem response 聴性脳幹反応　⇨聴覚検査　1260*l*
auditory hallucination 幻聴　193*r*
auditory ossicles 耳小骨　266*r*
auditory tube 耳管　256*r*
Auerbach plexus アウエルバッハ神経叢　6*l*
Auer body アウエル小体　6*l*
augmentation rhinoplasty 隆鼻術　648*r*
Augsberger formula アウグスバーガーの式　6*l*
aura オーラ，前兆　369*l*
aural polyp 耳たけ　604*r*
aurantiasis 柑皮症　123*l*
auriscope 耳鏡　261*r*
auscultation 聴診　421*l*
autism 小児自閉症，自閉症　295*l*
autoantibody 自己抗体　263*l*
autochthonous idea 自生思考　269*l*
autoclave 高圧釜，オートクレーブ　70*r*

autogenic drainage 自動排痰法　274*l*
autogenic training 自律訓練法　305*l*
autoimmune diseases 自己免疫疾患　1074
autoimmune hypophysitis 自己免疫性下垂体炎　264*r*
autointoxication 自家中毒症　⇨アセトン血性嘔吐症　11*r*
autologous bone marrow transplantain 自家骨髄移植　256*l*
automated external defibrillator AED〈自動体外式除細動器〉　750
autonomic dysreflexia 自律神経反射異常亢進　306*r*
autonomic dystonia 自律神経失調症，自律神経緊張異常症　305*r*
autonomic ganglion blocking agents 自律神経節遮断薬　306*l*
autonomic imbalance 自律神経失調症　305*r*
autonomic instability 自律神経〔系〕不安定症　⇨自律神経失調症　305*r*
autonomic nerve 自律神経〔系〕　305*r*
autonomic nervous system 自律神経〔系〕　305*r*
autonomic symptom 自律神経症状　306*l*
auto-PEEP 自己調節呼気終末陽圧，オートピープ　70*l*
auto-PEEP(positive endo- expiratory pressure) オートピープ　70*l*
autophony 自声強聴　269*l*
autopsy 剖検　579*l*
autopsy imaging Ai，オートプシーイメージング，死亡時画像診断　52*l*
autopurification of vagina 腟自浄作用　414*l*
autosensitization dermatitis 自家感作性皮膚炎　⇨湿疹〈皮膚炎〉　1086*r*
autosome 常染色体　294*l*
autosuggestion 自己暗示　262*l*
autotherapy 自然治癒〔力〕　270*l*
autotransfusion 自己血輸血　⇨輸血　1475*r*
autotransplantation 自家移植　254*l*
avascular necrosis of the femoral head 特発性大腿骨頭壊死症　450*l*
average 代表値　397*l*
avian influenza 鳥インフルエンザ　455*l*
aviation otitis 航空性中耳炎　201*l*
axon 軸索　⇨神経系　1156*r*
ayurveda アーユルヴェーダ　2*l*
azathioprine アザチオプリン，⇨移植　11, 704*l*
azoospermia 無精子症　607*r*
azotemia 高窒素血症　209*l*
azurophilic granule アズール顆粒　10*l*

azygos vein 奇静脈　133*r*
α 1-acid glycoprotein 酸性糖蛋白　246*l*
α-adrenergic blocking agent α-〔受容体〕遮断薬　19*r*
α-adrenergic receptor α-受容体　19*r*
α-blocker α-〔受容体〕遮断薬　19*r*
α-fetoprotein AFP，α-胎児蛋白，α-フェトプロテイン　52*l*
α-lipoprotein α-リポ蛋白　⇨HDL　57*r*
α-receptor α-受容体　19*r*

B

babbling 喃語　464*l*
Babinski sign バビンスキー徴候(反射)　515*r*
baby blue ベビーブルー　⇨マタニティーブルー　597*l*
baby gymnastics 赤ちゃん体操　6*r*
bacampicillin バカンピシリン　508*l*
bacampicillin hydrochloride 塩酸バカンピシリン　⇨バカンピシリン　508*l*
bacille de Calmette-Guérin BCG　524*l*
bacillus 桿菌　108*l*
Bacillus subtilis 枯草菌　222*r*
back blows method 背部叩打法　505*r*
backrest バックレスト　512*l*
bacteremia 菌血症　153*r*
bacterial conjunctivitis 細菌性結膜炎　⇨眼伝染性疾患　872*r*
bacterial culture 培養検査　506*r*
bacterial endocarditis 細菌性心内膜炎　⇨感染性心内膜炎　119*r*
bacterial filtration 細菌濾過法　235*l*
bacterial inhibition assay BIA法　⇨ガスリーテスト　93*l*
bacterial meningitis 細菌性髄膜炎　234*r*
bacterial toxin 細菌性毒素　⇨エンドトキシン，外毒素　67*l*, 82*l*
(bacterial) translocation トランスロケーション　455*l*
bacterial translocation バクテリアルトランスロケーション　⇨トランスロケーション　455*l*
bacterial virus 細菌ウイルス　⇨バクテリオファージ　509*l*
bactericidal activity 殺菌力　242*r*
bacteriocin バクテリオシン　508*l*
bacteriologic test 細菌学的検査　234*l*
bacteriolysis 溶菌　630*l*

1619   **biliary**

bacteriophage バクテリオファージ 509 *l*
bacteriostasis 静菌 345 *l*
bacterium 細菌 234 *r*
bacteriuria 細菌尿，⇨泌尿器・[男性]生殖器系 234 *r*, 1378 *l*
Bacteroides バクテロイデス 509 *l*
bag of waters 胎胞 397 *r*
bag valve mask 自己膨張式バッグ ⇨ALS〈二次救命処置〉 753 *r*
bag valve mask バッグバルブマスク 512 *l*
balance function test 平衡機能検査 566 *r*
balanoposthitis 亀頭包皮炎 135 *l*
ball-and-socket joint 球関節 140 *l*
balloon catheter バルーン・カテーテル 516 *r*
ballottement 浮球感，バロットマン 518 *l*
balneotherapy 温泉療法 76 *r*
bandage 包帯法 1423
Banti syndrome バンチ症候群 ⇨特発性門脈圧亢進症 451 *l*
barbiturates バルビツール酸誘導体 517 *r*
barbiturate therapy バルビツレート療法 517 *l*
barium バリウム 516 *r*
barium enema 高圧浣腸，注腸造影[法]，大腸造影[法]，⇨浣腸 121 *l*, 393 *r*
barium-filled radiography 充満撮影法，充盈撮影法 284 *l*
barium sulfate 硫酸バリウム 648 *l*
barking cough 犬吠咳，犬吠様咳嗽 194 *l*
Barlow disease バーロー病 ⇨乳児壊血病 472 *r*
baroreceptor 圧受容器，圧受容体 11 *r*
Barrett's esophagus バレット食道 517 *l*
barrier-free バリアフリー 516 *l*
Bartholin gland バルトリン腺 517 *l*
bartholinitis バルトリン腺炎 517 *l*
basal blood pressure 基礎血圧 134 *l*
basal body temperature BBT，基礎体温 134 *l*
basal energy expenditure BEE，基礎エネルギー消費量 133 *l*
basal ganglia 大脳基底核 395 *r*
basal metabolic rate 基礎代謝亢進 134 *l*
basal metabolism 基礎代謝 134 *l*
basal skull fracture 頭蓋底骨折 440 *l*
baseball shoulder 野球肩 621 *l*
Basedow disease バセドウ病 ⇨甲状腺疾患 976 *l*
baseline of fetal heart rate 胎児心拍数基線 389 *l*
basement membrane 基底膜，基底膜（内耳の） 134 *l*, 135 *l*
basic fibroblast growth factor ヒト塩基性線維芽細胞増殖因子 532 *l*
Basic Law for Persons with Disabilities 障害者基本法 290 *l*
basic life support BLS〈一次救命処置〉 1365
basic needs 基本的欲求 137 *r*
basket catheter バスケット・カテーテル 510 *l*
basophilia 好塩基球増加症 198 *l*
basophilic adenoma of pituitary 下垂体性好塩基性細胞腺腫 92 *l*
basophilic leukocytosis 好塩基性白血球増加症 ⇨好塩基球増加症 198 *l*
Bassini operation バッシニー手術 513 *l*
bath 沐浴 618 *l*
bathing 沐浴 618 *l*
bathing/hygiene self-care deficit 入浴/清潔セルフケア不足 475 *r*
bathing service 入浴サービス 475 *r*
Batista operation バチスタ手術 511 *l*
battered child 児童虐待 273 *l*
battered child syndrome 被虐待児症候群 527 *l*
battered women バタードウーマン 511 *l*
B cell B細胞 524 *l*
B cell lymphoma B細胞型悪性リンパ腫 524 *l*
beat to beat variation of heart rate 心拍変動 328 *r*
Beckenendlage 骨盤位 226 *l*
bed making ベッドメーキング ⇨病床 538 *l*
bedpan 便器 574 *l*
bed rest 安静 21 *r*
bed rest level 安静度 ⇨安静，看護度 21 *l*
bedsore 褥瘡(創) 1136
bed-wetting おねしょ ⇨夜尿症 623 *r*
beef tapeworm 無鉤条虫 607 *l*
behavioral abnormality 行動異常 210 *l*
behavioral and cognitive therapies 認知行動療法 483 *l*
behavioral and psychological symptoms of dementia BPSD 525 *r*
behavioral science 行動科学 210 *l*
behavior analysis 行動分析 211 *l*
behaviorism 行動主義 210 *r*
behavior modification 行動変容 211 *l*
behavior therapy 行動療法 211 *l*
Behçet disease ベーチェット病 569 *l*
Behçet syndrome ベーチェット症候群 ⇨ベーチェット病 569 *l*
belching おくび，げっぷ，噯気 71 *r*
belladonna ベラドンナ 572 *l*
Bellevue intelligence scale ベルビュー式知能検査 ⇨ウェクスラー知能検査 45 *r*
Bellocq tamponade ベロック・タンポン 574 *l*
Bellocq tube ベロック管 574 *l*
Bell palsy ベル麻痺 ⇨顔面神経麻痺 125 *l*
Bence Jones protein ベンス・ジョーンズ蛋白[質] 575 *l*
Benedict reagent ベネディクト試薬 570 *l*
benign nephrosclerosis 良性腎硬化症 649 *l*
benign recurrent hematuria syndrome 良性反復性血尿症候群 649 *r*
benign tumor 良性腫瘍 ⇨腫瘍 1106 *l*
benzalkonium chloride 塩化ベンザルコニウム 64 *l*
benzylpenicillin ベンジルペニシリンカリウム 575 *l*
beriberi 脚気 96 *l*
betatron electron radiotherapy ベータトロン電子線治療 568 *r*
bezoar 胃石 30 *l*
bias バイアス 499 *l*
bicuspidal valve 二尖弁 ⇨僧帽弁 378 *l*
bifid uvula 二分口蓋垂 470 *l*
bifurcation of trachea 気管分岐部 130 *l*
bigeminy 二拍脈，二段脈，二連脈 468 *r*
bile 胆汁 405 *l*
bile acid 胆汁酸 405 *l*
bile canaliculi 毛細胆管 616 *r*
bile duct cancer 胆管がん 404 *r*
bile duct stone 胆管結石症 ⇨胆石症 406 *r*
bile-pigment 胆汁色素 ⇨ビリルビン 539 *l*
bile test 胆汁検査法 405 *l*
biliary atresia 胆道閉鎖症 407 *r*
biliary cirrhosis 胆汁性肝硬変症 405 *l*
biliary colic 胆石仙痛 406 *r*
biliary dyskinesia 胆管ジスキネジア，胆道ジスキネジー 407 *r*
biliary fistula 胆汁瘻 405 *l*
biliary peritonitis 胆汁性腹膜炎 405 *r*

外国語索引

biliary tract 胆道 407 l
bilirubin ビリルビン 539 r
bilirubin encephalopathy ビリルビン脳症 ⇨核黄疸 87 l
biliverdin ビリベルジン 539 r
Billroth operation ビルロート胃切除術 540 l
bimanual examination 双合診 376 l
bimanual version 双合回転術 376 l
binge eating 過食［症］ 91 l
binocular synergic movement 両眼共同運動 649 l
binocular vision 両眼視 649 l
binominal distribution 二項分布 466 r
biochemical modulation バイオケミカルモジュレーション 499 r
bioethics バイオエシックス 499 l
biofeedback バイオフィードバック 500 l
biofilm バイオフィルム 500 l
biohazard バイオハザード 500 l
biological chemical weapons 生物化学兵器 353 r
biological clean room 無菌室，バイオクリーンルーム 499 r
biological false positive reaction 生物学的偽陽性反応 353 r
biological pregnancy test 生物学的妊娠反応 353 l
biopsy バイオプシー，生体組織検査，生検 500 l
biorhythm バイオリズム，生体時計 500 r
biostatistics 保健統計 586 l
biotechnology バイオテクノロジー 499 r
biotin ビオチン ⇨ビタミン 1370 l
BIP［chemo］therapy BIP 療法 522 r
biphasic defibrillator 二相性除細動器 ⇨除細動器 303 r
bird breeders disease 鳥飼病 455 l
birth asphyxia 出生時仮死 ⇨新生児仮死 321 l
birth canal 産道 247 l
birthing chair delivery 坐位分娩 238 l
birth plan バースプラン 498 l
birth rate 出生率 287 l
birth report 出生届 287 l
birth weight 出生体重，出産体重 287 l
bisexuality バイセクシュアリティ 503 l
bismuth compounds ビスマス薬 530 l
bite splint バイトスプリント，咬合挙上副子 505 l
biuret reaction ビウレット反応

526 l
blachydactyly 短肢症（海豹）肢症 ⇨アザラシ
black death 黒死病 ⇨ペスト 570 l
black sickness 黒熱病 ⇨カラアザール 100 r
black vomit 黒吐病 ⇨黄熱 69 l
bladder 膀胱 ⇨泌尿器・［男性］生殖器系 1374 l
bladder carcinoma 膀胱がん 579 r
bladder exstrophy 膀胱外反症 579 r
bladder gymnastics 膀胱体操 581 l
bladder injury 膀胱外傷 579 r
bladder irrigation 膀胱洗浄 580 r
bladder lavage 膀胱洗浄 580 r
bladder papilloma 膀胱乳頭腫 581 l
bladder rupture 膀胱破裂 581 l
Blalock–Taussig operation ブラロック–トーシッグ手術 557 r
blanch test ブランチテスト 557 r
blast injury 爆傷 508 l
bleb ブレブ ⇨肺囊胞 505 r
bleeding tendency 出血傾向 1103
bleeding time 出血時間 286 l
blennorrhea neonatorum 新生児膿漏眼 321 r
bleomycin hydrochloride ブレオマイシン 559 r
blepharoptosis 眼瞼下垂 109 l
blepharospasm 眼瞼痙攣 109 l
blinding ブラインド 556 r
blind loop syndrome 盲管症候群 616 l
blind spot 盲点 ⇨マリオット盲点 599 l
blocking of thought 思考途絶 263 l
blood 血液 936
blood agar 血液寒天培地 177 r
blood alcohol concentration 血中アルコール濃度 186 l
blood apheresis 血液アフェレシス 176 r
blood bank 血液銀行 178 l
blood-brain barrier 血液脳関門 178 l
blood cell 血液細胞，血球 180 r
blood cell counting 血球計算 180 r
blood clot 凝血，血餅 147 l, 186 r
blood clotting time 血液凝固時間 178 l
blood coagulation 血液凝固 177 l
blood coagulation accelerants［血液］凝固促進薬 178 l
blood coagulation time 血液凝固時間 178 l
［blood］component transfusion 成分輸血 ⇨輸血 353 r, 1475 r
blood corpuscle 血球 180 r
blood culture 血液培養 178 l

blood derivatives 血液製剤 944
blood donor 供血者 ⇨ドナー 452 l
blood dyscrasia 造血機能障害 375 r
blood examination 血液一般検査 177 l
blood exchange transfusion 交換輸血 200 r
blood gas 血液ガス 177 r
blood gas analysis 血液ガス分析，動脈血ガス分析 ⇨呼吸機能検査 177 l, 997 l
blood glucose 血糖 186 r
blood group incompatibility 血液型不適合 177 l
blood groups 血液型, ⇨輸血 177 l, 1474 l
blood letting 瀉血 279 r
blood loss measuring 出血量測定 286 r
blood picture 血液像 ⇨末梢血液像 597 r
blood plasma 血漿 182 l
blood pressure 血圧 176 l
blood pressure of retinal vessels 眼底血圧 121 r
blood purification 血液浄化療法 941
blood sedimentation rate 血沈 ⇨赤血球沈降速度 360 l
blood serum 血清 183 l
blood substitute 代用血液，血液代用液 398 l, 178 r
blood sugar level 血糖値 186 r
blood transfusion 輸血 1474
blood type 血液型 177 l
blood type incompatible pregnancy 血液型不適合妊娠 177 l
blood urea nitrogen BUN，血中尿素窒素 ⇨血清尿素窒素 184 l
blood vessel 血管 179 r
bloody sputum 血［性］痰 183 r
bloody stool 血便 187 r
Blumberg sign ブルンベルグ徴候 559 r
B lymphocyte B リンパ球 ⇨B 細胞 524 l
Boas point ボアス圧痛点 578 l
body fat 体脂肪［率］ 390 l
body fat percentage 体脂肪［率］ 390 l
body fluid 体液 385 l
body fluid equilibrium 体液平衡 385 r
body image 身体像，ボディイメージ 590 r, 591 l
body language 身体言語 325 l
body mass index BMI ⇨肥満［症］，標準体重 1380 l, 538 l
body mechanics 身体運動学，ボディメカニクス 1431

body schema　身体図式　325 r
body substance isolation　ボディ・サブスタンス・アイソレーション，生体物質隔離　591 l
body surface area　体表面積　397 l
body temperature　体温，体温　386 r
body-weight ratio　比体重　⇨ケトーシス　187 r
Boeck sarcoid　ベック類肉腫　⇨サルコイドーシス　244 l
boil　癤　359 l
bolus injection　ボーラス注入　584 l
BOMP〔chemo〕therapy　BOMP療法　523 r
bone age　骨〔格〕年齢　223 r
bone atrophy　骨萎縮　223 l
bone bank　骨銀行　223 r
bone conduction　骨伝導　226 l
bone conduction test (audiometry)　骨導聴力検査　226 l
bone graft　骨移植　223 l
bone healing　骨折治癒機転　225 r
bone marrow　骨髄　224 l
bone marrow aspirate　骨髄液　224 r
bone marrow biopsy　骨髄生検　⇨骨髄穿刺　224 l
bone marrow culture　骨髄培養　225 l
bone marrow donor registry　骨髄バンク　225 l
bone marrow puncture　骨髄穿刺　224 r, ⇨穿刺法　1225 l
bone marrow transplantation　骨髄移植　1018
bone mineral　骨塩量　223 l
bone mineral density　骨密度　227 r
bone-salt　骨塩量　223 l
bones of inferior limb　下肢骨　90 r
bones of superior limb　上肢骨　293 l
bone spur　骨棘　223 r
bone tumor　骨髄瘍　224 l
bone marrow depression　骨髄抑制　225 l
bony birth canal　骨産道　224 l
borborygmus　腹鳴　553 l
borderline case　境界例　146 l
borderline personality disorder　境界性（型）人格障害　146 l
boric acid　ホウ酸　581 r
Borrmann classification　ボールマン分類　584 l
Botallo duct　ボタロー動脈管　⇨動脈管　446 l
bottle shy　ミルク嫌い　605 r
botulism　ボツリヌス中毒　590 l
bougie　ブジー　554 l
bouillon　ブイヨン　545 l
Bourneville disease　ブルヌヴィーユ病　⇨結節性〔脳〕硬化症　185 l
bovine spongiform encephalopathy

BSE，狂牛病，ウシ海綿状脳症　47 r
bowel incontinence　便失禁　575 l
bowel obstruction　腸閉塞〔症〕〈イレウス〉　1263
Bowen disease　ボーエン病　583 r
bowleg　内反膝，O脚　461 r
Bowman capsule　糸球体嚢，ボウマン嚢　259 r
Bozeman-Fritsch catheter　ボーズマン・フリッチュカテーテル　584 l
brace　装具　375 l
brachial plexus　腕神経叢　671 r
brachial plexus palsy　腕神経叢麻痺　671 r
brachiocephalic trunk　腕頭動脈　671 r
brachytherapy　小線源治療　⇨放射線療法　1418 l
bradycardia　徐脈　305 r
bradycardia-tachycardia syndrome　徐拍-頻拍症候群　⇨洞〔機能〕不全症候群，不整脈　441 l, 1405 l
bradylalia　言語緩慢　191 l
bradypnea　徐呼吸　303 l
brain abscess　脳膿瘍　493 r
brain contusion　脳挫傷　490 r
brain death　脳死　1338
brain functional mapping　脳機能マッピング　489 r
brain hypertension　脳圧亢進　⇨頭蓋内圧亢進　440 r
brain hypothermia treatment　脳低体温療法，脳低温療法　493 l
brain metabolic stimulants　脳代謝改善薬　493 l
brain metabolism　脳代謝　493 l
brain natriuretic peptides　脳性ナトリウム利尿ペプチド　492 l
brain proteins　脳蛋白質　493 l
brain swelling　脳腫脹　⇨脳浮腫　494 l
brain tumor　脳腫瘍　491 r
brain wave　脳波　494 l
branchial arch syndrome　鰓弓症候群　234 l
Braun craniclast　ブラウン砕頭器　556 l
Braun splint　ブラウン副子　⇨ブラウン〔脚〕架台　556 l
Braxton Hicks version　ブラックストン-ヒックス回転術　⇨双合回転術　376 l
breast cancer　乳がん　1306
breast conserving surgery　乳房温存手術　467 r
breast feeding　母乳栄養，母乳哺育，母乳栄養法　⇨小児の栄養　591 l, 1126 l

breast milk　母乳　591 r
breast milk jaundice　母乳性黄疸　591 r
breast pump　搾乳器　241 l
breath holding spells　憤怒痙攣　563 r
breathing exercise　呼吸練習，呼吸訓練　219 r
breathing pattern　呼吸パターン　220 l
breathing : ventilation and oxygenation with life-threatening chest injury management　呼吸評価と生命脅威的な胸部外傷の処置　⇨JATEC, ATLS〈外傷の初期治療法〉　1058 r
breech presentation　骨盤位　226 r
bridging vein　橋静脈　148 l
brief suspension method　簡易懸濁法　104 l
brief therapy　ブリーフセラピー　557 r
brightness-mode　Bモード心エコー　526 l
Brinkman index　ブリンクマン指数　558 r
British anti-lewisite　BAL　⇨ジメルカプロール　277 l
broadcasting of thought　思考伝播　⇨作為思考　240 r
broad spectrum antibiotics　広域抗菌薬　197 r
Broca aphasia　ブローカ失語〔症〕　560 r
Broca center　ブローカ中枢　560 r
Broca index　ブローカ指数　560 r
Brock operation　ブロック手術　561 r
broken family　欠損家庭　186 l
Brompton cocktail　ブロンプトンカクテル　562 r
bromsulphalein test　BSP試験　523 l
bromvalerylurea　ブロモワレリル尿素　562 r
bronchus　気管支　128 r
bronchial adenoma　気管支腺腫，気管支腺腫瘍　129 l
bronchial arteriography　気管支動脈造影〔法〕　129 r
bronchial asthma　気管支喘息　874
bronchial atresia　気管支閉鎖　129 l
bronchial carcinoid tumor　気管支カルチノイド　⇨気管支腺腫　129 l
bronchial fistula　気管支瘻　130 l
bronchi ciliated epithelial cell　気管支線毛上皮　129 l
bronchiectasis　気管支拡張症　129 l
bronchiolar　細気管支　234 l
bronchiolitis　細気管支炎　234 l
bronchitis　気管支炎　128 r
bronchoalveolar lavage　気管支肺胞洗浄法　129 r

bronchoconstriction　気管支攣縮　130 *l*
bronchography　気管支造影［法］　129 *l*
bronchopneumonia　気管支肺炎　129 *r*
bronchorrhea　気管支漏，ブロンコレア　130 *l*
bronchoscopy　気管支鏡検査　129 *l*
bronchospasm　気管支攣縮　130 *l*
broth　ブイヨン　545 *l*
Broviac　ヒックマンカテーテル　531 *r*
Browne splint　ブラウン［脚］架台　556 *r*
Brown report　ブラウンレポート　⇨ブラウン,エスター・L.　556 *r*
Brown–Séquard syndrome　脊髄半側障害症候群　⇨ブラウン・セカール症候群　556 *r*
brucellosis　ブルセラ［症］　558 *l*
Brunner glands　ブルンネル腺　559 *l*
Brunnstrom stage　ブルンストローム・ステージ　559 *l*
B type hepatitis maternal–child infection strategies　B型肝炎母子感染対策　524 *l*
bubo　横痃，よこね　68 *r*
bucking　バッキング　512 *l*
Budd–Chiari syndrome　バッド-キアリ症候群　513 *r*
Buerger disease　バージャー病，ビュルガー病，⇨閉塞性血栓血管炎　567 *r*
buffer solution　緩衝液　116 *l*
bulbar palsy　球麻痺　145 *r*
bulla　水疱，ブラ　334 *r*, 505 *r*
bundle branch block　脚ブロック　138 *r*
bundle of His　ヒス束　⇨房室束　581 *r*
Burkitt lymphoma　バーキットリンパ腫　498 *l*
burn　**熱傷**　1325
burning pain　灼熱痛　⇨カウザルギー　85 *l*
burnout syndrome　燃えつき症候群，バーンアウト症候群　618 *l*
burn shock　熱傷ショック　487 *l*
bursa synovialis　滑液包　96 *l*
bursitis　滑液包(嚢)炎, 粘液包(嚢)炎　96 *l*
by stander　バイスタンダー　503 *l*
β–adrenergic blocking agent　アドレナリンβ–受容体遮断薬，β–アドレナリン遮断薬，β–［受容体］遮断薬　568 *r*
β–blocker　アドレナリンβ–受容体遮断薬，β–［受容体］遮断薬　568 *r*

β–endorphin　β–エンドルフィン　568 *r*
β–galactosidase　β–ガラクトシダーゼ　⇨ラクターゼ　635 *l*
β–lactamase–negative ampicillin resistant *Haemophilus influenzae*　β–ラクタマーゼ陰性アンピシリン耐性ヘモフィルスインフルエンザ菌　569 *l*
β–rays　β線　568 *r*

C

cachectin　カケクチン　⇨腫瘍壊死因子　288 *l*
cachexia　カヘキシー，悪液質　7 *r*
cadmium poisoning　カドミウム中毒　⇨イタイイタイ病　31 *l*
CAF［chemo］therapy　CAF療法　250 *l*
caisson disease　潜函病，ケイソン病　⇨減圧症　189 *l*
calciferol　カルシフェロール　⇨ビタミン　1372 *r*
calcification　石灰化　359 *r*
calcification of pineal body　松果体石灰化　292 *r*
calcitonin　カルシトニン　102 *l*
calcium　カルシウム　101 *r*
calcium antagonists　カルシウム拮抗薬　101 *r*
calcium channel blocker　カルシウムチャネルブロッカー，⇨カルシウム拮抗薬　101 *r*
calcium excess syndrome　高カルシウム血症，カルシウム過剰［症］　199 *r*
calcium score　カルシウムスコア　101 *r*
calculus　結石　184 *r*
Calgary family assessment model CFAM　⇨カルガリー家族アセスメントモデル　101 *r*
callositas　たこ　胼胝　576 *l*
callosity　たこ，胼胝　576 *l*
callus　仮骨，たこ　90 *r*, 576 *l*
calmodulin　カルモジュリン　103 *r*
calorie　熱量，カロリー　103 *r*
calyper　キャリパー　139 *r*
Campylobacter　カンピロバクター　123 *r*
canales semicirculares　三半規管　248 *l*
Canavan disease　カナバン病　98 *l*
cancer　がん（癌）　103 *r*
cancer cell nest　胞巣構造　583 *l*
cancer cells　がん細胞　113 *l*

cancer chemotherapy　抗悪性腫瘍薬，がん化学療法　196 *l*, 805
cancer dyspnea scale（がん患者）呼吸困難スケール　219 *r*
cancer of liver　肝［臓］がん　120 *l*
cancer of lower jaw　下顎がん　85 *r*
cancer of small intestine　小腸がん　294 *r*
cancer of tongue　舌がん　359 *r*
cancer of upper jaw　上顎がん　291 *r*
cancer of uterus　子宮がん　1064
cancerous cachexia　がん悪液質　103 *r*
cancer pain　**がん性疼痛**　851
cancer survivor　がんサバイバー　113 *r*
candida　カンジダ　114 *l*
candidiasis　カンジダ症　114 *l*
candidiasis vulvovaginalis　腟外陰カンジダ症　⇨外陰腟真菌症　78 *l*
cane　歩行補助具　586 *l*
cane sugar　蔗糖　⇨スクロース　337 *l*
cannabis　大麻　397 *r*
cannula　カニューレ　⇨カテーテル　97 *l*
cannulation　カニューレーション　98 *l*
CAP［chemo］therapy　CAP療法　139 *l*
capillary　毛細血管　616 *r*
capillary hemangioma　単純性血管腫，毛細管性血管腫　405 *r*
capillary refilling test　爪床再充血時間　⇨ブランチテスト　557 *r*
capnometer　カプノメーター　99 *r*
capping ceremony　戴帽式　397 *r*
capsula glomeruli　糸球体嚢　259 *r*
capsule　カプセル剤　99 *r*
capsulo–thalamic syndrome　内包・視床症候群　462 *r*
caput medusae　メズーサの頭　610 *r*
caput succedaneum　産瘤　248 *r*
carbamid　カルバミド　⇨尿素　478 *l*
carbapenem　カルバペネム薬　102 *r*
carbohydrate　炭水化物，糖質　442 *l*
carbohydrate tolerance test　糖負荷試験　445 *r*
carbon cancer therapy　炭素線治療　407 *r*
carbon dioxide narcosis　CO_2 ナルコーシス，炭酸ガスナルコーシス　251 *l*
carbon monoxide　一酸化炭素　33 *r*
carbon monoxide poisoning　一酸化炭素中毒　33 *r*
carbuncle　カルブンケル，癰　630 *l*
carcinoembryonic antigen　がん胎児性抗原　120 *r*
carcinogen　発がん物質，がん原性物質　511 *r*

catheter-related

carcinoid syndrome　カルチノイド症候群　102 *l*
carcinoid tumor　類がん腫　⇨カルチノイド　102 *l*
carcinoid [tumor]　カルチノイド　102 *l*
carcinoma　がん(癌)　103 *r*
carcinoma of biliary tract　胆道がん　407 *l*
carcinoma of gallbladder　胆嚢がん　408 *l*
carcinoma of the colon and rectum　大腸がん　1245
carcinoma of vulva　外陰がん　77 *r*
carcinomatous neuropathy　がん性ニューロパチー　117 *l*
carcinomatous pleurisy　がん性胸膜炎　117 *l*
carcinomatous polyneuropathy syndrome　がん多発ニューロパチー症候群　⇨がん性ニューロパチー　117 *l*
carcinostatic agents　制がん薬　⇨抗悪性腫瘍薬　196 *l*
cardex　カーデックス　77 *l*
cardia　噴門　563 *r*
cardiac anomaly　心[臓]奇形　⇨先天性心疾患　1227
cardiac arrest　心停止　326 *r*
cardiac arrhythmia　不整脈　1403
cardiac asthma　心臓[性]喘息　324 *l*
cardiac catheterization　心[臓]カテーテル法　323 *r*
cardiac conduction system　心伝導系　327 *l*
cardiac edema　心臓性浮腫　324 *l*
cardiac failure　心不全　1179
cardiac glycosides　強心配糖体　148 *l*
cardiac index　心係数　312 *r*
cardiac massage　心[臓]マッサージ　324 *r*
cardiac murmur　心雑音　318 *l*
cardiac muscle　心筋　310 *l*
cardiac neurosis　心臓神経症　324 *l*
cardiac output　心拍出量　328 *r*
cardiac pacing　心臓ペーシング　324 *r*
cardiac rehabilitation　心臓リハビリテーション　324 *r*
cardiac resynchronization therapy CRT, 心臓再同期療法　323 *r*
cardiac surgery (heart surgery)　心臓手術　1163
cardiac tamponade　心タンポナーデ　326 *l*
cardiac tumors　心臓腫瘍　324 *l*
cardiectomy　噴門側胃切除術　⇨胃切除術　716 *r*
cardioangiography　心血管造影法, ⇨循環機能検査　314 *l*, 1116 *l*
cardioangiography　血管心臓造影[法]　180 *l*
cardiochalasia　噴門無弛緩症　⇨アカラシア　6 *r*
cardiogenic shock　心原性ショック　⇨ショック　1150 *l*
cardiolipin　カルジオリピン　102 *l*
cardiomyopathy　心筋症　310 *r*
cardiophone　携帯型心電図記憶伝送装置　171 *l*
cardioplegia　心筋保護液　311 *l*
cardiopulmonary arrest on arrival CPAOA　253 *l*
cardiopulmonary cerebral resuscitation　心肺脳蘇生法　328 *r*
cardio-pulmonary physical therapy　呼吸理学療法　1007
cardiopulmonary resuscitation　CPR, 心肺蘇生法　1175
cardiospasm　噴門痙攣症　⇨アカラシア　6 *r*
cardio-thoracic ratio　心胸比, 心胸郭比　309 *r*
cardiotocoergogram　胎児心拍陣痛図　389 *l*
cardiotonics　強心薬　148 *r*
cardiovascular drugs　循環[器]系に作用する薬物　1111
care　ケア　168 *r*
caregiver　ケアギバー　168 *l*
caregiver role strain　家族介護者役割緊張　94 *l*
care house　ケアハウス　168 *l*
care management　ケアマネジメント　168 *l*
care manager　介護支援専門員, ケアマネジャー　79 *r*
care MAP　ケアマップ　⇨クリニカルパス　923 *l*
care mix　ケアミックス　168 *r*
care need certification　介護認定, 要介護認定　⇨介護保険　775 *r*
care plan　ケアプラン　168 *l*
careworker　ケアワーカー　168 *l*
caries　カリエス　101 *l*
caring　ケアリング　925
carinii pneumonia　カリニ肺炎　⇨ニューモシスチス肺炎　475 *l*
carnitine　カルニチン　102 *l*
carnitine deficiency　カルニチン欠乏症　102 *l*
carotene　カロテン　103 *l*
carotid artery　頸動脈　171 *l*
carotid body　頸動脈小体　171 *l*
carotid sinus　頸動脈洞　172 *l*
carotid sinus massage　CSM, 頸動脈洞マッサージ　172 *l*
carotid sinus pressure test　頸動脈洞圧迫試験　172 *l*
carotid sinus reflex　頸動脈洞反射　172 *l*
carotin　カロチン, カロテン　103 *l*
carpal bones　手根骨　285 *l*
carpal tunnel syndrome　手根管症候群　285 *l*
carrier　保菌者, キャリア　585 *l*
Carter–Robbins test　カーター–ロビンス試験　⇨高張食塩水負荷試験　209 *r*
cartilaginous tissue　軟骨組織　464 *r*
carvedilol　カルベジロール　102 *l*
cascade stomach　瀑状胃　508 *r*
caseation　乾酪変性, 乾酪化　126 *l*
case conference　ケースカンファレンス　⇨カンファレンス　123 *r*
case control study　ケースコントロール研究　175 *l*
casein　カゼイン　94 *l*
caseous degeneration　乾酪変性　126 *l*
caseous necrosis　乾酪壊死　⇨乾酪変性　126 *l*
caseous pneumonia　乾酪性肺炎　126 *l*
case study　ケーススタディ, 事例研究　306 *r*
caseworker　ケースワーカー　175 *r*
cassette　カセッテ　94 *l*
Castle factor　キャッスル因子　139 *l*
cast syndrome　キャストシンドローム　⇨上腸間膜動脈症候群　294 *r*
catabolism　異化作用　25 *l*
catalase　カタラーゼ　95 *r*
catalepsy　強硬症, カタレプシー　95 *r*
cataplasm　パップ　⇨罨法　689 *r*
cataract　白内障, しろそこひ　509 *l*
cataract curative　白内障治療薬　509 *l*
catarrh　カタル　95 *r*
catarrhal inflammation　カタル性炎　⇨カタル　95 *r*
catatonia　カタトニー, 緊張病　155 *l*
catatonic schizophrenia　緊張型統合失調症　⇨緊張病　155 *l*
catecholamine　カテコラミン　97 *l*
catecholaminergic polymorphic ventricular tachycardia　カテコラミン誘発性多形性心室頻拍　98 *l*
catgut　腸線[縫合糸], カットグート　97 *l*
catharsis　カタルシス　95 *r*
cathartics　下剤　176 *l*
catheter　カテーテル　97 *r*
catheter ablation　カテーテル・アブレーション　97 *l*
catheter fever　カテーテル熱　97 *r*
catheter in hepatic artery　肝動脈カテーテル　121 *r*
catheter-related bacteremia　カテー

ル菌血症　97 r
catheter-related care　カテーテル管理　801
catheter-related sepsis　カテーテル由来敗血症　⇨カテーテル菌血症　97 r
cationic soap　陽性石けん　⇨逆性石けん　138 r
cat scratch disease　ネコひっかき病　486 r
caudate nucleus　尾状核　529 l
causalgia　カウザルギー　85 l
CAV〔chemo〕therapy　CAV 療法　250 l
cavernous hemangioma　海綿状血管腫　84 l
cavity　空洞　157 l
CD 4 antigen　CD 4抗原　252 r
CD 8 antigen　CD 8抗原　252 r
CD 4 positive lymphocyte　CD 4陽性リンパ球　252 r
cecum　盲腸　617 l
cecum mobile　移動〔性〕盲腸　35 l
CEF〔chemo〕therapy　CEF 療法　250 l
cefems antibiotics　セフェム系抗菌薬　362 l
ceiling effect　天井効果　438 l
celiac artery　腹腔動脈　548 r
celiac disease　セリアック病　362 r
celiac plexus block　腹腔神経叢ブロック　548 r
celiac trunk　腹腔動脈　548 r
cell　細胞　238 l
cell adhesion　細胞接着　239 l
cell culture　細胞培養　⇨組織培養　381 l
cell division　細胞分裂　239 r
cell grouping　おもて検査　75 l
cell-mediated (cell, cellular) immunity　細胞性免疫　239 l
cell mediated type allergy reaction　Ⅳ型アレルギー〔反応〕　633 l
cell membrane　細胞膜　239 r
cellular immunity deficiency syndrome　細胞性免疫不全症候群　239 l
cellulose　セルロース　363 l
cement　セメント質　362 l
cenesthesic hallucination　体感幻覚　⇨体感異常　387 l
cenesthetic hallucination　体感異常　387 l
cenesthopathy　身体幻覚　⇨体感異常　387 l
cenestpathy　セネストパシー　⇨体感異常　387 l
center of excellence　センター・オブ・エクセレンス　368 r
centipoise　センチポワズ　369 l

central chorioretinopathy　中心性網〔脈絡〕膜症（炎）　⇨中心性〔漿液性〕網脈絡膜症　417 l
central conduction time　中枢伝導時間　⇨磁気刺激検査　257 l
central nervous system　中枢神経〔系〕　417 r
central retinal artery thrombosis　網膜中心動脈血栓症　⇨網膜動脈閉塞症　617 l
central retinal vein thrombosis　網膜中心静脈血栓症　⇨網膜静脈閉塞症　617 l
central scotoma　中心暗点　417 l
central serous chorioretinopathy　中心性〔漿液性〕網脈絡膜症　417 l
central sterile supply　中央滅菌材料室　416 r
central temperament　中心気質　417 l
central venous port　CV ポート　⇨皮下埋め込み型ポート　526 l
central venous pressure　CVP, 中心静脈圧　417 l
centrifugal blood pump　遠心ポンプ　66 l
cephalic presentation measurement　頭位測定　⇨身体計測　1172
cephalohematoma　頭血腫　441 l
cephalopelvic disproportion　児頭骨盤不均衡, 児頭骨盤不適合　273 l
cephalosporins　セファロスポリン系抗菌薬　362 l
cephems　セフェム系抗菌薬　362 l
cerebellar ataxia　小脳性運動失調症　296 r
cerebellar hemorrhage　小脳出血　296 l
cerebellar symptom　小脳症状　296 l
cerebellopontine angle tumor　小脳橋角部腫瘍　296 l
cerebellum　小脳　296 l
cerebral anemia　脳貧血　494 l
cerebral aneurysm　脳動脈瘤　493 r
cerebral angiography　脳血管造影〔法〕　489 r
cerebral apoplexy　脳卒中　492 r
cerebral arteriosclerosis　脳動脈硬化症　493 r
cerebral arteriovenous malformation　脳動脈瘤奇形　493 l
cerebral asthma　脳性喘息　492 l
cerebral blood flow　脳血流量　490 r
cerebral circulation　脳循環　491 r
cerebral concussion　脳振盪　492 l
cerebral contusion　脳挫傷　490 r
cerebral cortex　大脳皮質　⇨大脳　395 l
cerebral edema　脳浮腫　494 l
cerebral embolism　脳塞栓　492 l

cerebral hemisphere　大脳半球　⇨大脳　395 r
cerebral hemorrhage　脳出血　491 l
cerebral herniation　脳ヘルニア, 脳嵌頓（入）　494 r
cerebral infarction　脳梗塞　490 l
cerebral insufficiency　脳循環不全症　491 r
cerebral ischemic syndrome　虚血性脳症候群　⇨一過性脳虚血発作　33 l
cerebral palsy　脳性麻痺　492 l
cerebral peduncle syndrome　大脳脚症候群　395 r
cerebral post-resuscitation syndrome　蘇生後脳症　382 l
cerebral syphilis　脳梅毒　494 l
cerebral thrombosis　脳血栓〔症〕　490 l
cerebral vasospasm　脳血管攣縮　490 l
cerebral ventricle　脳室　490 l
cerebrospinal fluid　脳脊髄液, 髄液　331 l
cerebrospinal fluid hypovolemia　脳脊髄液減少症　492 r
cerebrotendinous xanthomatosis　脳腱黄色腫〔症〕　490 l
cerebrovascular dementia　脳血管性認知症　489 r
cerebrovascular disease (accident)　脳血管疾患　1334
cerebro-vasodilator　脳血管拡張薬　⇨脳循環改善薬　491 r
cerebrum　大脳　395 r
certificate of death　死亡診断書　276 l
certified care worker　介護福祉士　79 r
certified diabetes educator　糖尿病療養指導士　⇨日本糖尿病療養指導士　471 r
certified diabetes educator of Japan　日本糖尿病療養指導士　471 r
certified genetic counselors　認定遺伝カウンセラー　⇨遺伝カウンセラー　34 l
certified nurse　認定看護師　483 r
certified nurse specialist　専門看護師　372 r
certified registered nurse infusion　認定輸液専門看護師　483 r
certified social worker　社会福祉士　278 l
ceruloplasmin　セルロプラスミン　363 l
cerumen　耳垢, 耳あか　262 r
cervical cerclage　〔子宮〕頸管縫縮術　258 r
cervical cord injury　頸髄損傷　170 l
cervical erosion　子宮腟部びらん

259 r
cervical incompetency ［子宮］頸管無力症 258 r
cervical laceration ［子宮］頸管裂傷 258 r
cervical lymphadenitis 頸部リンパ節炎 174 r
cervical mucus test ［子宮］頸管粘液検査 258 r
cervical osteochondrosis 頸部骨軟骨症 ⇨頸部［変形性］脊椎症 174 r
cervical rib syndrome 頸肋症候群 175 l
cervical spine injury 頸椎損傷 171 r
cervical spondylosis 頸部［変形性］脊椎症, 頸椎症 174 r
cervical vertebrae 頸椎 171 r
cervical vertebral syndrome 頸椎症候群 171 r
cervico-omo-brachial syndrome 頸［肩］腕症候群 169 l
cesarean section 帝王切開術 429 l
Chaddock reflex チャドック反射 416 l
Chadwick sign チャドウィック徴候 ⇨リビド着色 646 r
chalazion 霰粒腫 248 l
chancroid 軟性下疳 464 r
change patient's clothing 寝衣交換, 病衣交換 ⇨衣生活 715 r
changing position 体位変換 384 r
character 性格 342 r
character disorder 性格障害 342 r
character neurosis 性格神経症 342 r
Charcot joint シャルコー関節 280 r
Charcot triad シャルコー三主徴 280 r
charting by exception CBE, 特例記録方式 253 l
cheilitis 口唇炎 206 r
chemical mediater ケミカルメディエーター 188 l
chemical neurotransmitter 神経化学伝達物質 ⇨神経伝達物質 313 r
chemical peeling ケミカルピーリング 188 l
chemical transmitter 化学伝達物質 ⇨ケミカルメディエーター, 神経伝達物質 188 l, 313 r
chemokines ケモカイン 188 l
chemoradiotherapy CRT, 化学放射線療法 86 l
chemotherapeutics 化学療法［抗微生物］薬 789
chemotherapeutics of cancers がん化学療法薬 ⇨抗悪性腫瘍薬 196 l
chemotherapy 化学療法 86 l
chemotherapy for leukemia 白血病化学療法 512 l

chest compression 胸骨圧迫 ⇨心肺蘇生法, BLS〈一次救命処置〉 1177 l, 1366 l
chest drainage bag チェストドレーンバッグ 412 r
chest pain 胸痛, 狭心痛 908, 148 l
chickenpox 水痘, 水ぼうそう 334 r
chilblain 凍瘡, しもやけ 443 l
child abuse 児童虐待 273 l
child allowance 児童手当 274 l
childcare uneasiness 育児不安 26 r
child guidance center 児童相談所 274 l
childhood obesity 小児肥満［症］ 295 r
childhood schizophrenia 児童統合失調症 274 l
child psychiatry 児童精神医学 274 l
children's recreational facility 児童厚生施設 273 l
children with mental retardation 知的障害児 414 r
children with severe motor and intellectual disabilities 重症心身障害児 282 l
Child Welfare Law 児童福祉法 1093
chill 悪寒 71 l
chills さむけ ⇨悪寒 71 l
chimera キメラ 138 l
chiropractic 脊椎指圧療法, 脊椎調整療法, カイロプラクティック 84 r
chi-square distribution χ二乗分布(χ²分布) 80 l
Chlamydia クラミジア 160 r
Chlamydia pneumoniae 肺炎クラミジア, クラミジアニューモニエ 161 l
Chlamydia trachomatis infection 性器クラミジア感染症 344 l
chlamydiosis クラミジア感染症 160 r
chloasma 肝斑 123 l
chloramines クロラミン類 167 l
chloramphenicol クロラムフェニコール 167 l
chlorhexidine クロルヘキシジン 167 r
chlorhexidine gluconate グルコン酸クロルヘキシジン ⇨クロルヘキシジン 167 r
chlorine disinfectant 塩素消毒薬 66 r
chloroform anesthesia クロロホルム麻酔 167 l
chlorophyll 葉緑素, クロロフィル 167 r
chlorosis 萎黄病 25 l
chlrpromazine クロルプロマジン 167 r

chlorpromazine hydrochloride 塩酸クロルプロマジン ⇨クロルプロマジン 167 r
choked disc 乳頭浮腫, うっ血乳頭 48 l
cholagogue 利胆薬 644 r
cholangiocarcinoma 胆管がん 404 r
cholangiocellular carcinoma 胆管細胞がん ⇨胆管がん 404 r
cholangiography 胆嚢・胆管造影［法］ 408 l
cholangioma 胆管がん 404 r
cholangitis 胆管炎, 胆道炎 404 r
cholecys-olithoripsy 胆石破砕療法 407 l
cholecystectomy 胆嚢摘出術 408 l
cholecystitis 胆嚢炎 408 l
cholecystography 胆嚢・胆管造影［法］ 408 l
choledochal cyst 総胆管嚢腫 ⇨先天性胆道拡張症 370 r
choledochography 総胆管造影法 377 r
choledochotomy 総胆管切開術 377 l
cholelithiasis 胆石症 406 r
cholera コレラ 230 l
cholesterin コレステリン ⇨コレステロール 230 l
cholesterin stone コレステリン石 ⇨コレステロール結石 230 l
cholesterol コレステロール 230 l
cholesterol absorption inhibitor(s) コレステロール吸収阻害薬 230 l
cholesterol gallstone コレステロール結石 230 r
cholesterol stone コレステロール結石 230 r
cholinergic drugs コリン作用薬, ⇨自律神経系に作用する薬物 549 l, 1154 l
cholinergic nerve コリン作動性神経, コリン性神経 229 r
cholinesterase コリンエステラーゼ 229 r
chondrodystrophy of fetus 胎児軟骨異栄養症 ⇨軟骨形成不全症 464 l
chondroma 軟骨腫 464 r
chondrosarcoma 軟骨肉腫 464 r
chop wound 割創 96 r
chorea 舞踏病 555 l
chorea minor 小舞踏病 297 l
choriocarcinoma 絨毛がん 284 l
chorioepithelioma 絨毛上皮腫 ⇨絨毛がん 284 l
chorionic disease 絨毛性疾患 284 l
chorionic tumor 絨毛性腫瘍 ⇨絨毛性疾患 284 l
choroid 脈絡膜 605 l

choroid plexus 脈絡叢　604 r
chromaffin cell クロム親和性細胞　167 l
chromaffin cell tumor クロム親和［性］細胞腫　⇨褐色細胞腫　96 r
chromaffinoma クロム親和［性］細胞腫　⇨褐色細胞腫　96 r
chromatography クロマトグラフィー　167 l
chromophytosis くろなまず　⇨癜風　439 l
chromosomal mutation 染色体変異　367 l
chromosome 染色体　367 l
chromosome aberration 染色体異常　367 l
chromosome test 染色体検査　367 l
chromotubation 卵管通色素法　⇨卵管疎通検査法　1486 r
chronic appendicitis 慢性虫垂炎　600 r
chronic atrophic gastritis 慢性萎縮性胃炎　600 l
chronic bronchitis 慢性気管支炎　600 l
chronic confusion 慢性混乱　600 l
chronic diarrhea 慢性下痢症　600 l
chronic diseases in childhood 小児成人病　⇨小児生活習慣病　295 l
chronic eczema 慢性湿疹　600 l
chronic fatigue syndrome 慢性疲労症候群　601 l
chronic gastritis 慢性胃炎　599 l
chronic glomerulonephritis 慢性糸球体腎炎　1445
chronic heart failure 慢性心不全　⇨心不全　1182 r
chronic hepatitis 慢性肝炎　1442
chronic hepatitis B 慢性 B 型肝炎　⇨B 型肝炎, 慢性肝炎　523 r, 1442 l
chronic illness クロニックイルネス　167 l
chronic kidney disease CKD, 慢性腎臓病　600 l
chronic lymphocytic leukemia 慢性リンパ性白血病　1355 r
chronic marginal periodontitis 慢性辺縁性歯周炎　601 l
chronic mastopathy 慢性乳腺症　⇨乳腺症　474 l
chronic myelogenous leukemia 慢性骨髄性白血病　⇨白血病　1355 r
chronic nephritis 慢性腎炎　⇨慢性糸球体腎炎　1445
chronic obstructive pulmonary disease COPD, 慢性閉塞性肺疾患　1449
chronic occlusion of the terminal abdominal aorta 大動脈分岐部慢性閉塞症　⇨ルリッシュ症候群　656 r
chronic otitis media with cholesteatoma 真珠腫性中耳炎　319 r
chronic pain 慢性疼痛, 慢性疼痛　600 r, 601 l
chronic pancreatitis 慢性膵炎　⇨膵［臓］炎　1189
chronic peritonitis 慢性腹膜炎　601 r
chronic prostatitis 慢性前立腺炎　⇨前立腺炎　373 l
chronic pulmonary emphysema 慢性肺気腫　⇨肺気腫　501 l
chronic pyelonephritis 慢性腎盂腎炎　⇨腎盂腎炎　307 r
chronic rejection 慢性拒絶反応　⇨移植　705 r
chronic renal failure 慢性腎不全　⇨腎不全　1185 r
chronic rhinitis 慢性鼻炎　601 l
chronic sinusitis 慢性副鼻腔炎　⇨蓄膿［症］　413 l
chronic sorrow 慢性悲哀　601 l
chronic subdural hematoma 慢性硬膜下血腫　600 l
chronic tonsillits 慢性扁桃炎　⇨習慣性アンギーナ　281 l
chronic total occlusion 慢性完全閉塞病変　233 l
chyle 乳び(糜)　474 r
chylomicron カイロミクロン, キロミクロン　84 r
chylothorax 乳び(糜)胸　474 r
chyluria 乳び(糜)尿　⇨泌尿器・［男性］生殖器系　474 r, 1378 l
chymotrypsin キモトリプシン　138 l
cicatricial contracture 瘢痕拘縮　519 r
cicatricial hernia 瘢痕ヘルニア　519 r
cicatricial stricture 瘢痕狭窄　519 r
ciclosporin シクロスポリン, ⇨移植　261 r, 703 r
ciliary body 毛様体　617 r
ciliary zonule 水晶体小帯, 毛様体小体　⇨チン小体　424 r
circadian rhythm サーカディアンリズム, 日内変動　233 l
circular folds 輪状ヒダ(襞)　⇨ケルクリングヒダ(襞)　188 r
circulating blood volume 循環血液量　288 r
circulation time 循環時間　289 l
circulation with hemorrhage control 循環評価および蘇生と止血　⇨JA-TEC,ATLS〈外傷の初期治療法〉　1058 l
circulatory collapse 循環虚脱　288 r
circulatory disorders of body fluid 体液循環障害　1241

circulatory disturbance 循環障害　289 l
circulatory dynamics 循環動態　289 l
circulatory function test 循環機能検査　1114
circulatory system 循環［器］系　1108
circumferential suture of cervix［子宮］頸管縫縮術　258 l
circumscribed edema 限局性浮腫　⇨クインケ浮腫　156 l
circumstantial thinking 迂遠思考　46 r
cisplatin シスプラチン　268 r
cisterna chyli 乳び(糜)槽　474 l
cisternal puncture 大槽穿刺［術］　392 r
citric acid cycle クエン酸回路　157 r
citrulline シトルリン　274 r
clamp 鉗子　113 r
clapping 軽打法, クラッピング　171 l
clasp クラスプ　160 l
clasp-knife phenomenon 折りたたみナイフ現象　75 l
class 階級, クラス　160 l
classification of chronic hepatitis 犬山分類　35 r
(class of)saline laxative(s) 塩類下剤　67 r
claudication 跛行　509 r
clavicle 鎖骨　241 l
clavicula 鎖骨　241 l
claw hand 鷲手, 鉤爪［様］手　670 r
clean 清潔　1216
clean area 清潔区域　345 l
cleaning enema 腸洗浄　421 l
cleansing enema 催下浣腸　⇨浣腸, 洗腸　腸洗浄　121 l, 421 l
clearance test クリアランス試験　161 r
cleft あかぎれ　⇨亀裂　152 l
cleft lip 口唇裂, みつくち　207 l
cleft palate 口蓋破裂, 口蓋裂　199 l
cleptmania 盗癖　445 r
click sign クリックサイン　162 l
client クライエント　159 l
climacteric disturbance 更年期障害　986
climacteric melancholia 更年期うつ(鬱)病　212 l
climacteric mental disorder 更年期精神障害　212 l
climacteric unidentified complaints syndrome 更年期不定愁訴症候群　⇨更年期障害　986
climacterium 更年期　212 l
clindamycin クリンダマイシン　163 l
clindamycin hydrochloride 塩酸クリ

ンダマイシン ⇨クリンダマイシ
ン 163 r
clinic 診療所 ⇨医療施設 730 l
clinical audit 診療評価 330 r
clinical brain death 臨床的脳死
⇨脳死 1338
clinical chemistry test 臨床化学検査
651 l
clinical dementia rating 臨床認知症評
価スケール 652 l
clinical engineer 臨床工学技士 652 l
clinical epidemiology 臨床疫学〔研究〕
651 r
clinical evaluation of new drugs 薬効
評価 623 r
clinical examination 臨床検査 651 r
clinical findings 診察所見 318 l
clinical indicator CI, 臨床指標
652 l
clinical ladder クリニカルラダー
163 l
clinical material 検体 193 l
clinical path クリニカルパス 923
clinical pathway クリニカルパスウェ
ー ⇨クリニカルパス 923
clinical pharmacokinetics 臨床薬物動
態学 652 r
clinical pharmacology 臨床薬理学
652 r
clinical psychiatry 臨床精神医学
652 l
clinical psychology 臨床心理学 652 l
clinical research 治験 ⇨薬効評価
623 r
clinical research coordinator CRC,
治験コーディネーター 413 r
clinical specimen 検体 193 l
clinical vascular technologist CVT,
血管診療技師 180 l
clipping クリッピング 162 r
clonal selection theory クローン選択
説 166 r
clone クローン 166 r
clonic convulsion 間代性痙攣 121 l
clonic spasm 間代性痙攣 121 l
clonorchiasis 肝吸虫症 107 l
clonus クローヌス, 間代 166 r
closed dressing method 閉鎖包帯法
⇨ODT 療法 70 r
closed suction wound drainage 陰圧閉
鎖療法 40 l
closed transfusion system 閉鎖式輸液
システム 567 l
closed ward 閉鎖病棟 567 r
close-ended question クローズエンド
クエスチョン 166 l
clostridial gas gangrene クロストリ
ジウム性ガス壊疽 ⇨ガス壊疽
92 r

clostridial myonecrosis クロストリジ
ウム筋壊死 ⇨ガス壊疽 92 r
Clostridium クロストリジウム属
166 r
Clostridium difficile クロストリジウ
ム-ディフィシレ, ディフィシレ菌
431 l
Clostridium perfringens ウェルシュ菌
46 l
cloth bandage 布帛包帯 ⇨包帯法
1425 r
clothing 衣生活 714
clothing climate 衣服(内)気候 36 l
clothing of patient 病衣 ⇨衣生活
714 r
cloth on the face test 布かけテスト
485 r
cloudy urine 混濁尿 231 r
clubbed(drumstick)finger 鼓桴状指,
ばち[状]指 511 l
club foot 内反足 462 l
club hand 内反手 461 r
cluster headache 群発頭痛, ⇨頭痛
167 r, 1209 l
clustering クラスタリング 160 l
cluster sampling クラスターサンプリ
ング 160 l
clus varum 内反下腿 461 r
clyster 浣腸 121 l
CMF[chemo] therapy CMF[classi-
cal]療法 251 l
CMF classical[chemo]therapy CMF
[classical]療法 251 l
coaching コーチング 991
coagulase negative Staphylococcus コ
アグラーゼ陰性ブドウ球菌 196 l
coagulation factors 凝固因子, [血液]
凝固因子 177 r
coagulation necrosis 凝固壊死 147 r
coarctation of aorta 大動脈縮窄
⇨先天性心疾患 1228 l
coated tongue 舌苔 361 l
coating コーティング ⇨ラッピング
636 r
coat[ing] of tongue 舌苔 361 l
cobalt radiotherapy コバルト照射療
法 228 l
cocaine コカイン 218 r
cocaine poisoning コカイン中毒
218 r
cocarcinogen 発がん補助物質 512 l
coccus 球菌 140 r
coccygeal bone 尾骨 528 r
coccyx 尾骨 528 r
cochlea 蝸牛 87 l
cochlear hearing loss 内耳性難聴
461 l
cochlear implant 人工内耳埋め込み術
⇨聴性人工脳幹インプラント

421 l
cochlear nerve 蝸牛神経 87 l
Cochran Collaboration コクラン共同
計画 221 r
cocktail therapy カクテル療法 ⇨多
剤併用療法 401 l
codeine コデイン 227 r
codeine phosphate リン酸コデイン
⇨コデイン 227 r
co-dependency 共依存 146 l
coenzyme Q 補酵素 Q ⇨ユビキノン
628 r
coenzyme R 補酵素 R ⇨ビタミン
1371 r
coexistent symptom of menstruation
月経随伴症状 181 r
coffee-ground vomit コーヒー残渣様
吐物 217 r
cogenital hypolastic anemia 先天性赤
芽球癆 ⇨ダイアモンドブラック
ファン貧血 384 l
cogenital pure red cell aplasia 先天性
赤芽球癆 ⇨ダイアモンドブラッ
クファン貧血 384 l
cognition 認知 483 l
cognitive enhancing drugs 認知機能
改善薬 ⇨脳機能改善薬 489 l
cognitive enhancer 脳機能改善薬
489 l
cognitive impairment 認知機能障害
⇨脳機能改善薬 489 l
cognitive psychology 認知心理学
483 l
cohort study コホート研究 228 r
colchicine コルヒチン 230 l
cold abscess 冷膿瘍, 寒性膿瘍 657 r
cold agglutination reaction 寒冷凝集
反応 126 l
cold agglutinin disease 寒冷[血球]凝
集素症 126 l
cold pack 冷罨法 ⇨罨法 689 l
cold pressor test 寒冷昇圧試験 126 r
cold shock コールドショック 218 l
cold therapy 寒冷療法 126 l
cold urticaria 寒冷蕁麻疹 126 r
colestimide コレスチミド 230 l
colic teniae 結腸ヒモ 186 l
colitis 大腸炎 393 l
colitis ulcerosa 潰瘍性大腸炎 786
collaborative problem 共同問題
149 l
collagen コラーゲン 229 l
collagen disease 膠原病 973
collagenous fiber 膠原線維 203 l
collateral channel 副血行 ⇨側副循
環 380 l
collateral circulation 側副循環 380 l
collection of cerebrospinal fluid 髄液
採取法 ⇨髄液検査 331 l

collection of urinary specimen (of infant)　採尿法(小児の)　1044
collection of urine　蓄尿　413 *l*
collectism　収(蒐)集癖(症)　281 *r*
collective reference interval　集団基準範囲　⇨基準範囲　133 *l*
collectomania　収(蒐)集癖(症)　281 *r*
colliquative necrosis　融解壊死　625 *l*
colloid　コロイド　230 *r*
colloid osmotic pressure　膠質浸透圧　204 *r*
colloid osmotic pressure of plasma　血漿膠質浸透圧　182 *l*
coloboma of retina　網膜欠損　617 *l*
colon　結腸　186 *l*
colon cancer　大腸がん　1245
colonic adenoma　大腸腺腫　393 *r*
colonic diverticular disease　大腸憩室性疾患　393 *r*
colonic irrigation　腸洗浄　421 *r*
colonofiberscope　大腸ファイバースコープ　394 *l*
colonoscope　大腸内視鏡　394 *l*
colon targeting system　大腸デリバリーシステム　394 *l*
colony　コロニー　230 *r*
color Doppler method　カラードプラー法　100 *r*
color vision deficiency　色覚異常　257 *l*
colostomy　人工肛門，コロストミー　314 *r*, 230 *r*
colostrum　初乳　304 *r*
colour blindness　色盲　⇨色覚異常　257 *l*
colpeurynter　コルポイリンテル　230 *l*
colpeurysis　コルポイリーゼ　230 *l*
colposcopy　コルポスコピー，腟拡大鏡診　230 *l*
coma　昏睡　231 *l*
coma position　昏睡体位，コーマ体位　231 *r*
combination therapy　多剤併用療法　401 *l*
combined headache　混合性頭痛　⇨頭痛　1208
combined vaccine　混合ワクチン　231 *l*
combing hair　結髪法　186 *r*
combitube　コンビチューブ　232 *l*
combustion water　燃焼水　⇨代謝水　390 *l*
comede　面皰　615 *r*
co-medical staff　コメディカル・スタッフ　229 *l*
comfort　安楽，安楽　692, 22 *r*
command　指揮　⇨災害医療　1028 *l*
commissurotomy　交連(部)切開(術)　217 *l*
common bile duct　総胆管　377 *l*
common bile duct dilatation　総胆管拡張症　377 *l*
common cold　かぜ〔症候群〕　94 *l*
common terminology criteria for adverse events　CTCAE，有害事象共通用語規準　625 *l*
communicable disease　伝染病　438 *r*
communicable disease control　防疫　578 *r*
communicable disease in school　学校伝染病　96 *l*
Communicable Disease Prevention Law　伝染病予防法　438 *r*
communication　コミュニケーション，情報伝達　⇨災害医療　1024 *l*, 1028 *r*
Community Health Law　地域保健法　412 *r*
community health nurse　保健婦　⇨保健師　585 *r*
community health nursing　地域看護　411 *r*
community medical program　地域医療計画　411 *l*
community mental health　地域精神保健活動　412 *l*
community psychiatric treatment　地域精神医療　411 *r*
compartment model　コンパートメントモデル　232 *l*
compartment syndrome　コンパートメント症候群　232 *l*
compensation　代償　391 *l*
compensatory anti-inflammatory response syndrome　CARS，代償性抗炎症反応症候群　391 *r*
compensatory hypertrophy　代償性肥大　391 *r*
compensatory pause　代償性休止期　391 *l*
complement　補体　589 *l*
complementary and alternative medicine　CAM，補完代替医療　1429
complementary medicine　補完代替医療　⇨補完代替医療　1429 *l*
complement fixation reaction　補体結合反応　589 *l*
complete abortion　完全流産　120 *l*, ⇨流産・早産　1496 *l*
complete atrioventricular block　完全房室ブロック　120 *l*
complete bundle branch block　完全脚ブロック　119 *l*
complete remission　完全寛解　⇨寛解　104 *r*
complete transposition of great arteries　完全大血管転位(症)，⇨先天性心疾患　119 *r*, 1228 *r*
complex　コンプレックス　232 *r*
complex obstruction　複雑性イレウス　⇨腸閉塞〔症〕〈イレウス〉　422 *l*
complex partial seizure　複雑部分発作　⇨精神運動発作　347 *r*
complex polysaccharide　複合多糖体　549 *l*
complex regional pain syndrome　CRPS，複合性局所疼痛症候群　250 *l*
compliance　コンプライアンス　232 *r*
complication　合併症　97 *l*
compound fracture　開放骨折，複雑骨折　83 *r*, 549 *l*
compound iodine glycerin　複方ヨードグリセリン，ルゴール液　656 *l*
comprehensive geriatric training　包括的高齢者運動トレーニング　578 *r*
comprehensive nursing　包括〔的〕看護　578 *r*
comprehensive nursing care　総合看護　376 *l*
comprehensive psychology　了解心理学　649 *l*
comprehensive pulmonary rehabilitation　包括的呼吸リハビリテーション　578 *r*
compress　罨法　689
compression bandages　圧迫包帯　⇨包帯法　1423
compression fracture　圧迫骨折　12 *l*
compromised　易感染　26 *l*
compromised family coping　家族コーピング妥協化　94 *r*
compulsion of washing　洗浄強迫　366 *r*
compulsive idea　強迫観念　149 *r*
computerized tomography　CT〈コンピュータ断層撮影法〉　1055
conarium　松果腺　⇨松果体　292 *l*
concentrated human red blood cells-leukocytes reduced　人赤血球濃厚液-LR　⇨血液製剤　944 *r*
concentrated liquid diet　濃厚流動食　⇨高カロリー流動食　199 *g*
concentration method　集卵法　284 *r*
concentration test　水制限試験，濃縮試験　543 *l*
conception　受胎　285 *r*
conception control　受胎調節　285 *r*
concrescent teeth　癒着歯　628 *l*
conditioned reflex　条件反射　292 *r*
conditioning　コンディショニング　231 *r*
conduction anesthesia　伝達麻酔　438 *r*
condyloma　コンジローマ　231 *l*
condyloma acuminatum　尖形(圭)コンジローム　365 *r*

cone 錐[状]体 332 r
confabulation 作話 241 l
conference カンファレンス 123 r
confidence interval 信頼区間 330 r
confined space medicine 瓦礫の下の医療，CSM 103 l
confirmatory medium 確認培地 89 l
conflict 葛藤，コンフリクト 96 r
conflict management ［医療］コンフリクト・マネジメント 38 l
confounding factor 交絡因子 216 l
confusion 錯乱，混乱 241 l, 232 r
congelation 凍傷 442 l
congenital agammaglobulinemia 先天性無γ-グロブリン血症 371 l
congenital anomaly 先天異常 369 r
congenital aortic stenosis ［先天性］大動脈狭窄 370 l
congenital biliary dilatation 先天性胆道拡張症 370 r
congenital cardiopathy 先天性心疾患 1227
congenital cataract 先天性白内障 371 l
congenital clubfoot 先天性内反足 370 r
congenital dislocation of the hip joint 先天股脱，先天性股関節脱臼 370 l
congenital esophageal atresia 先天性食道閉鎖[症] 370 l
congenital heart disease 先天性心疾患 1227
congenital hypertrophic pyloric stenosis ［先天性（乳児）］肥厚性幽門狭窄症 371 l
congenital hypothyroidism 先天性甲状腺機能低下症 ⇨クレチン症 165 r
congenital immunodeficiency syndrome 先天性免疫不全症候群 ⇨原発性免疫不全症 195 l
congenital [laryngeal] stridor 先天性［喉頭性］喘鳴 370 l
congenital malformation 先天奇形 369 r
congenital megacolon 先天性巨大結腸症 ⇨ヒルシュスブルング病 540 l
congenital myatonia ぐにゃぐにゃ児，筋緊張低下児 153 r
congenital myogenic torticollis 先天性筋性斜頸 369 r
congenital myogenic wry neck 先天性筋性斜頸 369 r
congenital myopathy 先天性ミオパチー 371 l
congenital myotony 先天性筋緊張［筋強直］症 369 r

congenital pes adductus 先天性内転足 370 r
congenital rubella syndrome 先天性風疹症候群 371 l
congenital syphilis 先天［性］梅毒 370 r
congenital toxoplasmosis 先天性トキソプラズマ症 370 r
congenital ureteral stenosis 先天性尿管狭窄 ⇨腎盂尿管移行部狭窄［症］ 308 l
congestion うっ（鬱）血 47 r
congestion of liver うっ血肝 47 r
congestive heart failure うっ血性心不全 48 l
congestive lung うっ血肺 ⇨肺うっ（鬱）血 499 l
Congo red test コンゴーレッド（赤）試験 231 l
conjugated bilirubin 抱合型ビリルビン ⇨直接［型］ビリルビン 422 r
conjugate deviation 共同偏視 149 r
conjugated linoleic acid 共役リノール酸 146 l
conjugation with glucuronic acid グルクロン酸抱合 164 l
conjunctiva 結膜 187 l
conjunctival phlyctenule 結膜フリクテン 187 l
conjunctival xerosis ［角］結膜乾燥症 ⇨眼球乾燥症 107 l
conjunctivitis 結膜炎 187 l
connective tissue 結合［組］織 181 r
connective tissue disease 結合［組］織疾患 ⇨膠原病 973 l
consanguineous marriage 近親婚，血族結婚 154 l
consanguinity 近親婚 154 l
consequence 転帰 436 r
conservative treatment 保存[的]療法 589 l
consolidation therapy 地固め療法 256 l
constant positive airway pressure 持続式気道内陽圧呼吸 ⇨CPAP 252 l
constipation 便秘，⇨下痢・便秘 577 l, 36 l
constitution 体質 390 l
constitutional hyperbilirubinemia 体質性高ビリルビン血症 390 l
constitutional jaundice 体質性黄疸 ⇨体質性高ビリルビン血症 390 l
constructional apraxia 構成失行 207 r
constructive apraxia 構成失行 207 r
consultation–liaison psychiatry コンサルテーション・リエゾン精神医学 ⇨リエゾン精神医学 642 r

consumer organization for medicine & law COML 229 l
consumption coagulopathy 消費性凝固障害 297 l
contact dermatitis 接触[性]皮膚炎 360 r
contact infection 接触感染 360 r
contact lens コンタクトレンズ 231 r
contaminated unit 汚染区域 73 l
contamination 汚染 73 l
contamination area (zone) 汚染区域 73 l
contiguous gene syndrome 隣接遺伝子症候群 652 r
continence コンチネンス 231 r
continence care コンチネンスケア 231 r
continence nursing WOC 看護認定看護師 ⇨皮膚・排泄ケア認定看護師 535 l
continued fever 稽留熱 175 l
continuing nursing care 継続看護 170 r
continuous ambulatory peritoneal dialysis CAPD，持続式外来腹膜透析，連続携帯式腹膜透析 250 l
continuous hemodiafiltration 持続血液透析濾過 ⇨血液浄化療法 942 l
continuous infusion 持続注入法 270 r
continuous positive airway pressure CPAP 252 r
continuous positive pressure ventilation 持続的陽圧換気法 270 r
continuous quality improvement 継続的質向上（改善） 171 l
continuous sleep treatment 持続睡眠療法 270 r
continuous suction unit ［低圧］持続吸引器 427 l
contraception 避妊[法] 1379
contracted kidney 萎縮腎 28 l
contracted pelvis 狭骨盤 147 r
contraction stress test 胎児予備能試験，コントラクションストレステスト 392 l, 231 l
contract research organization CRO 249 l
contracture 拘縮 205 r
contracture of hip joint 股関節拘縮 219 l
contrast medium X線造影剤，造影剤 374 l
contrast ultrasonography コントラストエコー 232 l
control 統制 ⇨災害医療 1028 l
controlled event rate 対照群イベント発生率 391 l

controlled respiration 調節呼吸 421 *l*
controlled ventilation 調節呼吸 421 *l*
control measure for specified pediatric chronic diseases 小児慢性特定疾患対策 296 *l*
control of communicable disease 伝染病予防 ⇨防疫 578 *r*
contused wound 挫創 242 *l*
contusion 打撲［傷］，挫傷 404 *l*, 241 *r*
convalescence 回復期 83 *l*
convergence 輻輳 551 *r*
convergence reflex 輻輳反射 ⇨瞳孔反射 442 *l*
convulsion 痙攣 927
cooling disorder 冷房病 658 *l*
Coombs test クームス試験 157 *r*
coping コーピング 217 *r*
coping mechanism 対処機制，コーピング機制 217 *r*
CO-poisoning 一酸化炭素中毒 33 *l*
copper metabolism 銅代謝 443 *l*
coprolalia 汚言 72 *l*
coprostasis 宿便 285 *l*
cord blood sampling 臍帯血採血 236 *l*
cord blood stem cell transplantation 臍帯血移植 236 *r*
cordotomy コルドトミー ⇨脊髄視床路切断術 355 *r*
corn うおのめ，鶏眼 168 *r*
cornea 角膜 89 *l*
corneal dystrophy 角膜ジストロフィ 89 *r*
corneal erosion 角膜びらん，角膜上皮剝離 89 *r*
corneal foreign bodies 角膜異物 89 *l*
corneal herpes 角膜ヘルペス 89 *r*
corneal opacity 角膜混濁 89 *l*
corneal pannus 角膜パンヌス 89 *r*
corneal phlycten 角膜フリクテン 89 *r*
corneal reflex 角膜反射 89 *r*
corneal ulcer 角膜潰瘍 89 *l*
Cornell medical index CMI，コーネル・メディカル・インデックス 217 *l*
corona dentis 歯冠 256 *l*
coronary angiography 冠［状］動脈撮影法 116 *r*
coronary arteriosclerosis 冠［状］動脈硬化 116 *r*
coronary artery 冠［状］動脈 116 *r*
coronary artery bypass grafting 冠動脈バイパス術 122 *l*
coronary blood flow 冠血流量 109 *l*
coronary care unit CCU，冠疾患集中治療室 252 *l*
coronary circulation 冠循環 115 *r*
coronary insufficiency 冠不全 123 *r*
coronary perfusion pressure 冠灌流圧 106 *l*
coronary spasm 冠動脈スパスム 121 *r*
coronary vasodilator 冠拡張薬 ⇨冠［状］血管拡張薬 116 *l*
coronary vasodilators 冠［状］血管拡張薬 116 *l*
cor pulmonale 肺性心 503 *l*
corpus callosum 脳梁，胼胝体 495 *l*
corpus geniculatum laterale 外側膝状体 81 *l*
corpus luteum 黄体 68 *r*
corpus luteum hormone 黄体ホルモン 69 *l*
corpus luteum hormone 黄体化ホルモン ⇨黄体形成ホルモン 68 *r*
corpus striatum 線条体 366 *r*
corrected visual acuity 矯正視力 148 *r*
correlation 相関 374 *l*
correlation coefficient 相関係数 374 *l*
corrigents 矯正薬 ⇨補助薬 587 *r*
corset コルセット 229 *r*
cortical dementia 皮質性認知症 ⇨認知症（痴呆）1322 *r*
cortical motor aphasia 皮質性運動性失語 ⇨ブローカ失語［症］560 *r*
cortical sensory aphasia 皮質性感覚性失語 ⇨ウェルニッケ失語症 46 *l*
cortico-basal degeneration 大脳皮質基底核変性症 396 *l*
corticoid コルチコイド 229 *r*
corticosteroid コルチコステロイド ⇨コルチコイド 229 *r*
corticotropin コルチコトロピン ⇨副腎皮質刺激ホルモン 551 *l*
cortisol コルチゾール 229 *r*
cortisone コルチゾン 230 *l*
cortisone acetate 酢酸コルチゾン ⇨コルチゾン 230 *l*
Corynebacterium diphtheriae ジフテリア菌 275 *r*
coryza 感冒 ⇨かぜ［症候群］94 *l*
cosmetic compliance コスメティック・コンプライアンス 222 *r*
costal 肋骨 669 *l*
costal respiration 胸式呼吸 147 *r*
cough 咳 ⇨咳嗽・喀痰 780 *l*
cough and sputum 咳嗽・喀痰 780
counseling カウンセリング 788
countershock カウンターショック 85 *l*
country drug カントリードラッグ 122 *l*

Courvoisier sign クールヴォアジエ徴候 157 *r*
Cowper gland カウパー腺 85 *l*
coxa 股関節 218 *r*
coxsackie virus infection コクサッキーウイルス感染症 221 *l*
cradle 離被架 646 *r*
cranial nerve injury 脳神経障害 492 *l*
cranial nerves 脳神経 1341
cranioclasis 砕頭術 237 *l*
craniopharyngioma 頭蓋咽頭腫 440 *l*
craniotomy 開頭術 783
C-reactive protein CRP，C反応性蛋白 249 *l*
creatine クレアチン 165 *l*
creatinine クレアチニン 165 *l*
creatinine clearance test クレアチニン・クリアランス試験 165 *l*
cremasteric reflex 挙睾筋反射，精巣挙筋反射 351 *l*
cresol クレゾール 165 *r*
CREST syndrome クレスト症候群 165 *l*
cretinism クレチン症 165 *r*
Creutzfeldt-Jakob disease クロイツフェルト–ヤコブ病，⇨認知症（痴呆）166 *l*, 1322 *l*
cricoid cartilage 輪状軟骨 652 *l*
cricoid pressure techinique 輪状軟骨圧迫法 ⇨セリック法 362 *r*
Crigler-Najjar syndrome クリグラー–ナジャー症候群 161 *r*
Crimean-Congo hemorrhagic fever クリミア・コンゴ出血熱 163 *l*
criminal irresponsibility 心神喪失 320 *r*
criminal psychiatry 犯罪精神医学 519 *r*
criminal responsibility 責任能力 358 *r*
crippled children 肢体不自由児 270 *r*
crisis 分利，クライシス，クリーゼ 563 *r*, 131 *l*, 161 *r*
crisis intervention 危機介入 130 *r*
crisis management 危機管理，クライシス・マネジメント 131 *l*
crisis theory 危機理論 879
critical appraisal 批判的吟味 533 *r*
critical care クリティカルケア ⇨重症集中ケア 1097
critical care medical center 救命救急センター 145 *r*
critical care medicine 救命医療，クリティカルケアメディシン 145 *r*
critical path クリティカルパス ⇨クリニカルパス 163 *l*

day

critical region 棄却域 131 *l*
critical thinking クリティカルシンキング 162 *r*
Crohn disease クローン病 166 *r*
Cronbach coefficient alpha クロンバック係数 167 *r*
cross finger method 指交差法 262 *r*
cross infection 交差(叉)感染 203 *r*
cross matching test 血液交差［適合］試験 ⇨輸血 1474 *r*
cross-sectional study 横断［的］研究 69 *l*
cross table クロス表 166 *l*
cross tolerance 交差耐性 203 *r*
crown of tooth 歯冠 256 *l*
crown–rump length CRL 249 *l*
crude drugs 生薬 298 *r*
crude reproduction rate 粗再生産率 ⇨合計特殊出生率 201 *r*
cruor 凝血 147 *l*
crurch 歩行補助具 586 *l*
crush syndrome 圧挫症候群, クラッシュ症候群 160 *l*
crust かさぶた, 痂皮 99 *l*
crust formation healing 痂皮形成治癒 99 *l*
crutchfield traction クラッチフィールド牽引 160 *l*
crying 啼泣 429 *r*
cryoglobulin クリオグロブリン 161 *l*
cryoscopic method 凝固点降下度測定法 147 *r*
cryoscopy 凝固点降下度測定法 147 *r*
cryotherapy 冷却鎮痛法, 寒冷療法 657 *l*, 126 *r*
cryptorchism 停留精巣, 潜伏睾丸 432 *l*
cryptosporidiosis クリプトスポリジウム感染症 163 *l*
crystalline lens 水晶体 332 *r*
crystalluria 塩類尿 ⇨泌尿器・［男性］生殖器系 1378 *l*
C-tube C チューブ 252 *l*
C type hepatitis maternal–child infection strategies C 型肝炎母子感染対策 251 *l*
cubital tunnel syndrome 肘部管症候群 418 *r*
cubitus valgus 外反肘 83 *l*
cuff カフ ⇨マンシェット 599 *r*
cuffed oropharyngeal airway カフ付き口咽頭エアウェイ 99 *r*
culdoscopy カルドスコピー, 骨盤腔鏡法 102 *l*
cultured skin 培養皮膚 506 *r*
culture medium 培地 504 *l*
cumulative sum method 累積和法

655 *l*
curare クラーレ 159 *r*
cure キュア 139 *r*
curette キューレット 145 *l*
curet with window 有窓鋭匙 626 *r*
Curling ulcer カーリング潰瘍 77 *l*
cushing syndrome クッシング症候群 158 *r*
custody 親権 314 *l*
cu-sum method キューサム法 ⇨累積和法 655 *l*
cutaneous allergic vasculitis 皮膚アレルギー性血管炎 533 *r*
cutaneous amyloidosis 皮膚アミロイドーシス 533 *r*
cutaneous bacterial infection 皮膚細菌感染症 534 *r*
cutaneous carcinoma 皮膚がん 534 *l*
cutaneous respiration 皮膚呼吸 534 *r*
cutaneous reticulosis 皮膚細網症 534 *r*
cutaneous sensation 皮膚感覚 534 *l*
cutaneous tuberculosis 皮膚結核［症］ 534 *l*
cutaneous ureterostomy 尿管［皮膚］瘻術 477 *l*
cutaneous vein 皮静脈 529 *l*
cutaneo–visceral reflex 体表内臓反射 397 *l*
cut down 静脈切開［術］ 298 *l*
cuticule 表皮 538 *r*
cutireaction 皮膚反応 535 *l*
cutis 皮膚 533 *r*
cutis marmorata 大理石様皮膚 399 *l*
cut-off point カットオフポイント［値］ 97 *l*
cyanide poisoning 青酸中毒 345 *l*
cyanmethemoglobin method シアンメトヘモグロビン法 249 *r*
cyanocobalamin シアノコバラミン ⇨ビタミン 1370 *l*
cyanosis チアノーゼ 411 *l*
cyanosis attack チアノーゼ発作 ⇨無酸素発作 607 *r*
Cyber Knife サイバーナイフ 238 *l*
cyclic adenosine monophos-phate サイクリック AMP 235 *l*
cyclic GMP サイクリック GMP 235 *l*
cyclic(periodic)vomiting 周期性嘔吐症 ⇨アセトン血性嘔吐症 11 *r*
cyclooxygenase シクロオキシゲナーゼ 261 *l*
cyclophosphamide シクロホスファミド 261 *l*
cycloserine サイクロセリン 235 *l*
cyclosporin シクロスポリン 261 *l*
cyclotron サイクロトロン 235 *l*

cystathionine シスタチオニン 268 *l*
CystatinC 血清シスタチン C 183 *r*
cysteine システイン 268 *l*
cystic disease of kidney 腎嚢胞, 嚢胞性腎疾患 328 *l*
cystic duct 胆嚢管 408 *l*
cystinuria シスチン尿症 268 *l*
cystitis 膀胱炎 579 *l*
cystography 膀胱造影法 580 *r*
cystolithotripsy 膀胱砕石術 580 *l*
cystoma 嚢腫 491 *l*
cystometry 膀胱内圧測定 581 *l*
cytochrome シトクロム, チトクロム 274 *l*
cytochrome P 450 シトクロム P 450 274 *r*
cytodiagnosis 細胞診 239 *l*
cytodiagnosis of sputum 喀痰細胞診 88 *r*
cytogenetics 細胞遺伝学 238 *r*
cytokine サイトカイン 238 *l*
cytology 細胞診 239 *l*
cytology of cerebrospinal fluid 髄液細胞診 331 *r*
cytomegalic inclusion disease 巨細胞封入体症 151 *l*
cytomegalovirus サイトメガロウイルス 238 *l*
cytoplasm 細胞質 239 *l*
cytosine シトシン 274 *l*

D

daily guidance 生活療法 343 *r*
Daily Life Security Law 生活保護法 343 *r*
dairy products 乳製品 473 *r*
dander 皮垢 ⇨垢 6 *r*
dangerous drugs 劇薬 176 *l*
Darier 遠心性環状紅斑 66 *l*
Darier sign ダリエー徴候 404 *r*
dark adaptation 暗順応 21 *l*
data データ 432 *l*
data base データベース 432 *l*
data collection 情報収集 297 *l*
daunorubicin DNR, ダウノルビシン 399 *l*
day care 通所リハビリテーション, デイケア 429 *r*
day care center for mentally retarded children 知的障害児通園施設 415 *l*
day dream 白日夢 508 *l*
day hospital デイホスピタル 432 *l*
day nursery 保育所 578 *l*
Day of the Eldery 老人の日 665 *l*
day service 通所介護, デイサービス

外国語索引

事業　664 r, 430 l
day service center for elderly　老人デイサービスセンター　⇨老人福祉施設　665 l
day shift　日勤　⇨勤務体制　155 r
day surgery　デイサージェリー，日帰り手術　526 r
dead born fetus　胎児死亡　388 r
deadly quartet　死の四重奏　⇨メタボリックシンドローム，1455 r
dead space　死腔　261 r
deaf and mute　聾唖　663 l
deaf and mute children　盲聾唖児施設　618 l
deafness　難聴　464 r
deamination　脱アミノ反応　401 r
death　死　1053
death anxiety　死の不安　275 r
death by overwork　過労死　103 l
death certificate　死亡診断書　276 l
death from cold　凍死　442 l
death from overwork　過労死　103 l
death rattle　デスラットル，死前喘鳴　270 l
death registration　死亡届　276 r
death with dignity　尊厳死　383 l
debridement　デブリードマン　434 r
debriefing　デブリーフィング　434 r
deceleration　一過性徐脈　32 r
decibel　デシベル　433 r
deciduous tooth　乳歯　472 r
decisional conflict　意思決定葛藤　27 r
decision-making　意思決定　27 r
decision value　臨床判断値　652 r
Declaration of the Rights of the Child　児童権利宣言　273 r
decollement　デコルマン　433 r
decompression sickness　減圧症　189 l
decubitus　褥瘡(創)，臥位　⇨体位　1136, 1238 l
deduction　演繹　64 l
deep body temperature measurement　深部体温測定法　329 l
deep sensation　深部知覚，深部感覚　328 r
deep veinos of lower limb thrombosis　下肢深部静脈血栓症　91 l
deep venous thrombosis　深部静脈血栓症　329 l
defecation　排便　506 l
defecation desire　便意　574 l
defects of memory　記憶障害　128 l
defektheilung　欠陥治癒　180 r
defense mechanisms　心的機制，防衛機制，防衛機構　578 l
défense musculaire　筋性防衛，デファンス・ムスクレール　154 r
defensive coping　防御的コーピング

579 l
defibrillation　除細動　303 l
defibrillator　除細動器　303 l
definitive care　本格的治療　⇨JATEC, ATLS〈外傷の初期治療法〉　1058 r
defusing　デヒュージング　434 r
degeneration　変性　575 r
degenerative disease　変性疾患　575 r
degradable starch microspheres DSM，微小デンプン球　427 r
degree of freedom　自由度　283 l
degree of self-reliance of the disabled elderly in daily life　日常生活自立度　468 r
dehydratase　脱水酵素　401 r
dehydration　脱水症　1247
déjà vu　既視感，デジャヴュ　131 l
delayed menstruation　遅発月経　415 r
delayed puberty　思春期遅発症　266 l
delayed type allergy　遅延型アレルギー　⇨IV型アレルギー〔反応〕　633 l
delayed type hypersensitivity　遅延型過敏症　⇨IV型アレルギー〔反応〕　633 l
delayed union of fracture　〔骨折〕遷延治癒　225 l
delay or lack of sexual development　性発育遅滞　⇨思春期遅発症　266 l
delinquency　非行　527 r
delirium　せん(譫)妄　372 r
delirium tremens　振戦せん(譫)妄　322 l
delivery　分娩　1411
delivery of sitting position　坐位分娩　238 r
delta rhythm　デルタ波　435 r
delta(δ) wave　デルタ波　435 r
deltoid muscle　三角筋　244 r
delusion　妄想　616 r
delusional loving　恋愛妄想　661 r
delusional perception　妄想知覚　616 r
delusion of culpability　罪業妄想　235 r
delusion of grandeur　誇大妄想　223 l
delusion of jealousy　嫉妬妄想　272 l
delusion of observation　注察(視)妄想　416 r
delusion of persecution　迫害妄想，追跡妄想，被害妄想　508 r, 425 r, 526 r
delusion of persuit　追跡妄想　425 r
delusion of possession　憑依妄想，つきもの妄想　537 l
delusion of reference　関係妄想　108 r
delusive inspiration of thought　思考

吹入　⇨作為思考　240 r
delusive manufacture of thought　作為思考　240 r
dementia　認知症(痴呆)　1321
dementia paralytica　麻痺性認知症　⇨進行麻痺　317 l
dementia praecox　早発性痴呆　378 l
dementia with Lewy bodies　レヴィー小体型認知症　⇨レヴィー小体病　658 l
demethylchlortetracycline　デメチルクロルテトラサイクリン　⇨テトラサイクリン系抗菌薬　434 l
demographic variables　デモグラフィック変数　435 l
demyelinating diseases　脱髄性疾患　401 r
dendrite　樹状突起　⇨神経系　1156 l
dendritic cell　樹状細胞　⇨リンパ節　653 r
dengue fever　デング熱　437 l
denial　否認　533 r
dental calculus　歯石　269 l
dental caries　う歯　47 r
dental examination for children of 3 years of age　3歳児歯科検診　245 r
dental hygienist　歯科衛生士　255 l
dental pulp　歯髄　268 l
dental technician　歯科技工士　255 l
dentate line　歯状線　266 r
dentition　歯列，歯生　306 r, 269 l
denture　義歯　131 r
deodorant　制汗薬　344 l
deoxyribonucleic acid　DNA，デオキシリボ核酸　428 l
deoxyribose　デオキシリボース　432 l
dependence　依存　31 l
dependent variable　目的変数　618 l
depersonalization　離人症　643 r
depolarization　脱分極　401 r
depressed feeling　感情沈滞　116 l
depressed fracture　陥凹骨折，陥没骨折　124 l
depression　うつ(鬱)病　740
depressive state　うつ状態，〔抑〕うつ(鬱)状態　632 l
deprivation dwarfism　愛情遮断性小人症　4 r
deprivation short statue　情緒遮断性低身長症　294 r
deprivation syndrome　愛情剥奪症候群，愛情遮断症候群，情緒剥奪症候群　4 r
depth　深さ　⇨褥瘡(創)　1142 l
depth-psychology　深層心理学　324 l
derangement of capacity to register　記銘障害　138 l
dermadrome　デルマドローム　435 r
dermal planing　皮膚剥離術　⇨皮膚

剥削術 535 *l*
dermal ridge pattern 皮膚紋理 535 *l*
dermatitis 皮膚炎 ⇨湿疹〈皮膚炎〉1086
dermatofibroma 皮膚線維腫 534 *r*
dermatographism 皮膚紋画症 ⇨皮膚描記症 535 *l*
dermatome 皮膚知覚帯, 皮[膚]節, デルマ(ダーマ)トーム 435 *r*
dermatomyositis 皮膚筋炎 534 *l*
dermographism 皮膚描記症, 皮膚斑症 535 *l*
dermography 皮膚斑症 ⇨皮膚描記症 535 *l*
dermoid cyst 皮様嚢腫, 類皮嚢胞 655 *r*
descent delusion 血統妄想 186 *r*
descent of testis 精巣下降, 睾丸下降 351 *l*
descriptive epidemiology 記述疫学 132 *r*
descriptive statistics 記述統計量 132 *r*
desensitization 脱感作 401 *l*
designated medical facility 指定医療機関 273 *l*
designated physician of mental health 精神保健指定医 273 *l*
desire to defecate 便意 574 *l*
Desjardin gallstone forceps デジャルダン型胆石鉗子 433 *r*
desmosome デスモソーム 434 *l*
desquamation 落屑 635 *l*
deterioration 人格荒廃 ⇨精神荒廃状態 348 *r*
determination of antistreptolysin O 抗ストレプトリジン O 価測定試験 ⇨AS[L]O テスト 11 *l*
determination of blood urea nitrogen 血中尿素窒素測定 186 *l*
determination of calcium カルシウム定量 102 *l*
determination of circulating blood volume 循環血液量測定法 289 *l*
determination of lipoprotein リポ蛋白定量 647 *r*
determination of parentage 親子鑑別 75 *l*
determination of potassium カリウム定量 101 *l*
determination of protein concentration 蛋白定量法 409 *l*
determination of urine catecholamine 尿カテコラミン定量 476 *l*
detoxication 解毒 187 *l*
detoxification 解毒 187 *l*
deuteranopia 第二色覚異常(緑色盲) ⇨二色型色覚 468 *l*
devatio septi nasi 鼻中隔彎曲症

531 *l*
development 発達 513 *l*
developmental age 発達年齢 513 *r*
developmental disorders 発達障害 1357
developmental psychology 発達心理学 513 *r*
developmental quotient 発達指数 513 *r*
developmental task 発達課題 513 *l*
development of speech and language 言語発達 191 *r*
deviant behavior(action) 逸脱行動 33 *r*
deviation 偏差 575 *l*
dexamethasone デキサメタゾン 432 *l*
dextran デキストラン 433 *l*
dextrocardia 右胸心, 右心症 47 *l*
diabetes insipidus 尿崩症 481 *l*
diabetes mellitus 糖尿病 1282
diabetic amyotrophy 糖尿病性筋萎縮症 444 *l*
diabetic coma 糖尿病性昏睡 444 *r*
diabetic gangrene 糖尿病性壊疽 444 *l*
diabetic glomerulosclerosis 糖尿病性糸球体硬化症 444 *r*
diabetic ketoacidosis 糖尿病性ケトアシドーシス 444 *l*
diabetic nephropathy 糖尿病性腎症 ⇨糖尿病 1283 *r*
diabetic nephrosclerosis 糖尿病性腎硬化症 445 *l*
diabetic neuropathy 糖尿病性神経障害 ⇨糖尿病 1283 *r*
diabetic papillopathy 糖尿病性視神経症 444 *r*
diabetic retinopathy 糖尿病[性]網膜症 445 *l*
diagnosis 診断 ⇨看護過程 828 *r*
Diagnosis–Procedure Combination DPC, 診断群分類 325 *r*
Diagnostic and Statistical Manual of Mental Disorders DSM 427 *r*
dialysis 透析療法 443 *l*
dialysis amyloidosis 透析アミロイドーシス 442 *l*
Diamond-Blackfan anemia ダイアモンドブラックファン貧血 384 *l*
diapedetic hemorrhage 漏出性出血 663 *r*
diaper おしめ, おむつ 74 *r*
diaper rash おむつかぶれ 75 *l*
diaphanoscopy 徹照法 434 *l*
diaphragm 横隔膜 68 *l*
diaphragmatic hernia 横隔膜ヘルニア 68 *l*
diaphragmatic respiration 横隔膜呼吸 ⇨腹式呼吸 549 *r*
diaphragmatic rupture 横隔膜破裂 ⇨外傷性横隔膜ヘルニア 80 *l*
diaphragmatic spasm 横隔膜痙攣 68 *l*
diaphysis 骨幹 223 *r*
diarrhea 下痢 188 *r*
diarrhea and constipation **下痢・便秘** 951
diarrhogenic *Escherichia coli* 下痢原性大腸菌 ⇨病原性大腸菌 537 *l*
diascopy 圧診法, ガラス圧診法 100 *r*
diastase ジアスターゼ ⇨アミラーゼ 16 *r*
diastasis of suture 縫合離開 ⇨縫合線離開 580 *r*
diastole 弛緩期 ⇨心拡張期 309 *l*
diastolic murmur 拡張期雑音 89 *l*
diastolic phase 心拡張期 309 *l*
diazepam ジアゼパム 249 *l*
dibucaine ジブカイン 275 *l*
dichloromethane ジクロロメタン 261 *r*
dichromatism 二色型色覚 468 *l*
diencephalic syndrome 間脳症候群 123 *l*
diencephalohypophysial system 間脳下垂体系 122 *r*
diencephalon 間脳 122 *r*
diet 食事 1132
dietary fiber 食物繊維 ⇨高繊維食 208 *l*
dietary recipe 食事箋 300 *r*
dietetic therapy 食事療法 300 *r*
diet for renal desease 腎臓病食 324 *l*
dietician 栄養士 ⇨医療チーム 38 *r*
differential diagnosis of urinary cloudiness 尿混濁鑑別法 477 *r*
differential lung ventilation 分離肺換気 563 *r*
difficult dentition of wisdom tooth 智歯難生[症] 413 *r*
diffuse panbronchiolitis びまん性汎細気管支炎 536 *l*
diffusion 拡散 57 *r*
DiGeorge syndrome ディジョージ症候群 430 *r*
digestive duct 消化管 291 *l*
digestive duct angiography 消化管造影法 291 *l*
digestive enzyme 消化酵素 291 *r*
digestive system 消化器系 1117
Digital Imaging and Communication in Medicine DICOM 388 *l*
digitalis ジギタリス 257 *l*
digitalis intoxication ジギタリス中毒 257 *r*

digitalism ジギタリス中毒 257 r
digital phalanx 指骨 264 l
digital subtraction angiography デジタル減血管造影法 ⇨循環機能検査 1116 l
digital subtraction angiography DSA, デジタルサブトラクション血管造影 433 r
digoxin ジゴキシン 263 l
Di Guglielmo syndrome ディ・ググリエルモ症候群 ⇨赤白血病 358 r
dihydroxyphenyl acetic acid 2,5-ジヒドロキシフェニル酢酸 ⇨ホモゲンチジン酸 592 l
dilatation and curettage 子宮内容除去術 260 r
dilatation and evacuation 子宮内容除去術 260 r
dilatation of stomach 胃拡張 25 r
dilated cardiomyopathy 拡張型心筋症 88 r
dilution and concentration test 希釈濃縮試験 ⇨フォルハルト試験 547 l
dilution test 希釈試験 ⇨水〔負荷〕試験 603 r
dimercaprol ジメルカプロール 277 l
dimethylketone ジメチルケトン ⇨アセトン 11 l
diminished responsibility 心神耗弱 320 r
dinitrous monoxide 亜酸化窒素 ⇨吸入麻酔 145 l
dioxin ダイオキシン 386 l
diphosphopyridine nucleotide DPN ⇨NAD 58 l
diphtheria ジフテリア 275 l
diphtheria bacillus ジフテリア菌 275 r
Diphyllobothrium latum 広節裂頭条虫 207 l
Diphyllobothrium mansoni マンソン裂頭条虫 602 l
diplococcus 双球菌 375 l
direct bilirubin 直接〔型〕ビリルビン 422 l
direct Coombs test 直接クームス試験 ⇨クームス試験 157 l
direct illumination 徹照法 434 l
direct laryngoscope 直達喉頭鏡 ⇨喉頭鏡 210 l
directly observed treatment short course 服薬確認 553 l
direct traction 直達牽引 ⇨牽引療法 956 l
disabled family coping 家族コーピング無力化 94 r
disaccharide 二糖類 469 l
disarticulation 関節離断術 118 r

disaster base hospital 災害拠点病院 233 r
disaster cycle 災害サイクル 233 r
disaster medical assistance team 災害派遣医療チーム、災害医療チーム 234 l, 233 r
disaster medicine 災害医療 1027
disaster nursing 災害看護 ⇨災害医療 1030
disaster support nurse 災害支援ナース 234 r
discharge 帯下 387 r
discharge guidance 退院指導 385 l
discharge planning ディスチャージプランニング 431 l
discharge summary 退院時要約 385 l
discission of cervix 〔子宮〕頸管切開術 258 r
discography 椎間板造影〔法〕 425 l
discomfort index 不快指数 547 r
disconnection syndrome 離断症候群 644 r
discrimination 差別 243 l
disc test ディスク法 ⇨感受性ディスク 115 l
discus intervertebralis 椎間〔円〕板 425 l
diseases associated with life style in children 小児生活習慣病 295 r
disgerminoma 精上皮腫 ⇨セミノーマ 362 l
disinfection 消毒 1123
disinfection in boiling water 煮沸消毒 280 l
dislocation 脱臼 401 l
dislocation of elbow joint 肘関節脱臼 416 r
dislocation of hip joint 股関節脱臼 219 l
disorder of pulmonary circulation 肺循環障害 502 r
disorders of lipid metabolism 脂質代謝異常 265 r
disorientation 失見当識、見当識障害 271 r
dispending pharmacy 調剤薬局 420 r
displacement 置き換え 71 l
disposable products ディスポーザブル製品 431 l
disposition 造語症、素因、素質 191 r, 382 l
dissecting aortic aneurysm 解離性大動脈瘤 84 l
disseminated intravascular coagulation DIC, 播種性血管内凝固症候群 427 l
dissemination 播種〔転移〕 509 r

dissociated sensory disturbance 解離性感(知)覚障害 84 r
dissociative disorders 解離性障害 84 r
distal gastrectomy 幽門側胃切除術 ⇨胃切除術 716 r
distant metastasis 遠隔転移 64 l
distortion 捻挫 488 l
disturbance of adjustment 適応障害 432 r
disturbance of blood circulation 血液循環障害 939
disturbance of consciousness 意識障害 697
disturbance of daily life 生活障害 343 r
disturbance of memorization 記銘障害 138 l
disturbance of memory 記憶障害 128 l
disturbance of opening mouth 開口障害 79 l
disturbance of thought 思考障害 263 l
disturbance of time sense 時間意識障害 256 r
disturbances of urination 排尿障害 505 r
disuse atrophy 廃用性萎縮、非活動性萎縮 506 r
disuse syndrome 廃用症候群、不使用性シンドローム 506 r, 554 l
diuretics 利尿薬 645 r
diversional activity 気分転換活動 137 l
diverticulitis 憩室炎 169 r
diverticulum 憩室 169 l
diving reflex 潜水反射 ⇨胎便吸引症候群 397 r
dizziness めまい、眩暈 189 l
DNA chip DNA チップ 428 l
DNA microarray DNA マイクロアレイ 428 l
DNA topoisomerase DNA トポイソメラーゼ 428 l
DNA-type virus DNA〔型〕ウイルス 428 l
dobutamine hydrochloride 塩酸ドブタミン、ドブタミン 452 r
doctor 医師 27 l
doctor-heli ドクターヘリ 449 r
doctor letter ドクターレター ⇨緊急安全性情報 153 l
doctor's car ドクターズカー 449 l
doctor shopping ドクター・ショッピング 449 l
dolor 痛み〈疼痛〉 720
domain ドメイン 453 l
domestic violence DV, ドメスティッ

クバイオレンス　453 *l*
dominant inheritance　優性遺伝　626 *l*
Donnan membrane equilibrium　ドナンの膜平衡　452 *r*
donor　ドナー　452 *l*
donor card　臓器提供意思表示カード，ドナーカード　374 *r*
donor leukocyte infusion　ドナーリンパ球輸注　452 *l*
do not attempt resuscitation　DNAR　⇨ ALS〈二次救命処置〉　756 *r*
do not resuscitate order　DNR　428 *l*
L-dopa　L-ドパ，レボドパ　661 *l*
dopa (L-)　ドパ　⇨ レボドパ　661 *l*
dopamine　ドパミン　452 *l*
doping　ドーピング　448 *l*
Doppler principle　ドップラー効果　452 *l*
Dor operation　ドール手術　448 *l*
Dorothy Read cells　ドロシー・リード細胞　⇨ ステルンベルグ巨細胞　337 *l*
dorsal artery of foot　足背動脈　379 *r*
dorsal root　後根　⇨ 脊髄神経　356 *l*
dorsosacral position　截(砕)石位　⇨ 体位　1239 *r*
dose limit　線量限度　373 *l*
dose limiting factor　投与量規定因子　447 *l*
dose of medicine to be taken only once　頓服[薬]　458 *r*
dose–response curve　用量反応曲線　631 *r*
dose–response relationship　用量反応関係　⇨ 用量反応曲線　631 *r*
double cancer　重複がん　283 *l*
double contrast method　二重造影法　468 *l*
double contrast technique　二重造影法　468 *l*
double helix　二重らせん　468 *l*
double orientation　二重見当識　467 *r*
double personality　二重人格　468 *l*
double vision　複視　549 *r*
douche　灌注器　⇨ イリゲーター　37 *l*
Douglas abscess　ダグラス窩膿瘍　400 *r*
doula effect　ドゥーラ効果(支援)　440 *l*
Down syndrome　ダウン症候群　399 *r*
doxifluridine　ドキシフルリジン　448 *r*
doxorubicin　ドキソルビシン　449 *l*
doxorubicin hydrochloride　塩酸ドキソルビシン　⇨ ドキソルビシン　449 *l*
drainage　ドレナージ　1294
dreamy state　夢幻様状態　606 *r*

dressing　ドレッシング　457 *l*
dressing apraxia　着衣失行　416 *l*
dressing change　包帯交換　583 *l*
dressing/grooming self-care deficit　更衣/整容セルフケア不足　197 *l*
dribble　よだれ　632 *r*
dried thyroid　甲状腺製剤，乾燥甲状腺　206 *r*
drinker liver　アルコール性肝障害　18 *r*
drip infusion cholangiography　点滴静注胆道造影法　438 *r*
drip infusion pyelography　点滴静注腎盂造影法　438 *r*
dripping　点耳法　437 *r*
drive　欲動　632 *l*
drop foot　下垂足　⇨ 尖足　368 *l*
drop hand　下垂手　⇨ 橈骨神経麻痺　442 *l*
droplet infection　飛沫感染　536 *l*
drug challenge test　ドラッグチャレンジテスト　454 *l*
drug delivery system　DDS，薬物送達システム，ドラッグデリバリーシステム　454 *l*
drug dependence　薬物依存　622 *l*
drug eruption　薬疹　622 *l*
drug idiosyncrasy　薬物特異体質　622 *r*
drug-induced hepatitis　薬物性肝炎(障害)　622 *l*
drug-induced hypersensitivity syndrome　薬剤性過敏症候群　621 *l*
drug interaction　薬物相互作用　622 *r*
drug metabolism　薬物代謝　622 *l*
drug metabolizing enzymes　薬物代謝酵素　622 *r*
drug resistance　薬物抵抗性　⇨ 薬物耐性　622 *r*
drugs acting on autonomic nervous system　自律神経系に作用する薬物　1153
drugs acting on the central nervous system　中枢神経系に作用する薬物　1253
drugs affecting gastrointestinal function　消化器系に作用する薬物　1119
drug sensitivity test　薬物感受性テスト　622 *l*
drugs for the peripheral nervous system　末梢神経系に作用する薬物　1440
drugs for the respiratory organs　呼吸器系に作用する薬物　994
drugs for tuberculosis　抗結核薬　202 *l*
drugs used for hyperlipidemia　高脂血症治療薬　204 *r*

drug(s) used to dissolve gallstone　胆石溶解薬　407 *l*
drunkenness　酩酊[状態]　610 *l*
dry air sterilization　乾熱滅菌法　122 *r*
dry eye　ドライアイ　453 *l*
dry mouth　ドライマウス　453 *r*
dry powder inhaler　ドライパウダー吸入器　453 *r*
dry shampoo　ドライシャンプー　453 *l*
dry side drive　ドライサイド　453 *l*
dry skin　皮膚乾燥症，乾皮症　123 *l*
dry treatment of wound　乾燥療法　120 *r*
dry weight　ドライウエイト　453 *r*
Dubin–Johnson syndrome　デュビン–ジョンソン症候群　435 *r*
Duchenne muscular dystrophy　デュシェンヌ型筋ジストロフィー　435 *r*
ductus arteriosus　動脈管　446 *r*
ductus deferens　精管　⇨ 泌尿器・[男性]生殖器　1375 *l*
ductus venosus　静脈管　⇨ アランチウス静脈管　17 *l*
Duke method　デューク法　435 *l*
Dukes classification　デュークス分類　435 *l*
dumping syndrome　ダンピング症候群　409 *r*
duodenal diverticulum　十二指腸憩室　283 *r*
duodenal juice analysis　十二指腸液検査　283 *r*
duodenal stenosis　十二指腸狭窄　283 *r*
duodenal ulcer　十二指腸潰瘍　⇨ 胃・十二指腸潰瘍　700 *l*
duodenum　十二指腸　283 *r*
duplex perception　二重知覚　468 *l*
dura mater　硬膜　215 *l*
duty system　勤務体制　155 *r*
duty to foresee harms　結果予見義務　179 *l*
dwarfism　小人症，侏儒症　228 *l*
dying hour　臨終　651 *r*
dying patient　臨死患者　651 *l*
dynamic ECG　長時間心電図　⇨ ホルター心電図　592 *r*
dynamic psychiatry　力動精神医学　643 *l*
dysarthria　構語障害，構音障害　198 *r*
dysentery　赤痢　358 *r*
dysequilibrium　平衡障害　566 *r*
dysesthesia　感覚(知覚)障害，感覚(知覚)異常，異常感覚，ジセステジア　812, 105 *l*
dysfunctional uterine bleeding　機能性

子宮出血　136 *l*
dysfunction of central sysytem 中枢神経障害の評価　⇨ JATEC, ATLS〈外傷の初期治療法〉　1058 *l*
dysfunction of urinary bladder and rectum　膀胱直腸障害　581 *l*
dysgenitalism　性器発育不全症　344 *r*
dyslexia　失読症，ディスレクシア　431 *l*
dyslipidemia　異脂血症　27 *r*
dysmenorrhea　月経困難〔症〕　181 *r*
dysosmia　嗅覚障害，嗅覚不全症　140 *l*
dyspeptic toxicosis　消化不良性中毒症　292 *l*
dysphagia　嚥下障害(困難)　765
dysphoria　気分変調　137 *l*
dyspituitarism　下垂体機能不全症　⇨下垂体機能低下症　91 *r*
dyspnea　呼吸困難　1000
dysproteinemia　異〔常〕蛋白血症　29 *l*
dysthymia　気分変調　137 *l*
dystonia　ジストニア　痙攣　927 *r*
dystrophia　異栄養症　⇨ジストロフィー　268 *r*
dystrophy　異栄養症，ジストロフィー　268 *r*
dysuria　排尿困難，⇨泌尿器・〔男性〕生殖器系　505 *l*, 1376 *r*

E

ear drops　点耳法　437 *r*
ear instillation　耳浴　299 *r*
〔early〕abruption of placenta　胎盤早期剝離　396 *r*
early carcinoma　早期がん，初期がん　374 *r*
early childhood　幼児期　630 *r*
early detection　早期発見　375 *l*
early diagnosis of pregnancy　妊娠早期診断法　482 *r*
early elderly　前期高齢者　365 *r*
early morning hypertension　早朝高血圧　377 *r*
early rising　早期離床　375 *l*
early supported discharge　ESD，早期退院支援　374 *r*
ear noises　耳鳴　276 *r*
ear polyp　耳茸，耳たけ，耳ポリープ　604 *r*
ear speculum　耳鏡　261 *r*
easy fatigability　易疲労感　36 *l*
eating disorder　摂食障害，異常食欲　1221，28 *l*
Ebola hemorrhagic fever　エボラ出血熱　61 *l*

Ebstein anomaly　エブスタイン奇形，エブスタイン病　60 *r*
Ebstein disease　エブスタイン病　60 *r*
eburnation　象牙質化　375 *r*
EC〔chemo〕therapy　EC療法　24 *l*
ecchymosis　斑状出血　520 *l*
eccrine sweat gland　エクリン汗腺　⇨汗腺　118 *r*
echinococcosis　エキノコックス症　54 *l*
echinococcus of liver　肝包虫〔症〕　124 *l*
echo　エコー　⇨超音波検査法　1256 *r*
echocardiogram　心エコー図　308 *l*
echosymptom　反響症状　518 *r*
echovirus　エコーウイルス　54 *l*
ECHO virus　エコーウイルス　54 *l*
eclampsia　子癇　⇨妊娠高血圧症候群　1318 *r*
EC method　EC法　23 *r*
economy-class syndrome　エコノミークラス症候群　⇨旅行者血栓症　650 *l*
ectopic hormone producing tumor　異所性ホルモン産生腫瘍　29 *r*
ectopic pregnancy　子宮外妊娠　1062
ectopic ureteral opening　尿管異所開口　476 *l*
eczema　湿疹〈皮膚炎〉　1086
edema　浮腫〈水腫〉　1400
educational neglect　教育的ネグレクト　⇨ネグレクト　486 *r*
Educational plan　教育項目　⇨看護過程　831 *l*
EEA anastomosis　器械吻合・自動縫合　128 *l*
effective breastfeeding　効果的母乳栄養　199 *r*
effective dose　薬用量，有効量　623 *l*
50%effective dose　ED₅₀　24 *l*
effective temperature　実効温度，実感温度，感覚温度　105 *r*
effective therapeutic regimen management　効果的治療計画管理　199 *r*
efferent loop syndrome　輸出脚症候群　627 *r*
efferent nerve　遠心性神経　66 *r*
efferent tract　遠心性伝導路，下行性伝導路　66 *l*
ego　自我，エゴ　254 *r*, 54 *l*
ego boundary　自我境界　255 *l*
egocentrism　自己中心性　264 *l*
egogram　エゴグラム　54 *l*
ego identity　自我同一性　⇨アイデンティティ　5 *r*
eicosapentaenoic acid　EPA，エイコサペンタエン酸　50 *l*
Einschlafsucht　居眠り病　⇨ナルコ

レプシー　464 *l*
Einthoven law　アイントーフェンの法則　5 *r*
Eisenmenger syndrome　アイゼンメンゲル症候群　4 *r*
eitrige Magenentzündung　化膿性胃炎　⇨胃蜂巣炎　36 *r*
ejaculation　射精　279 *r*
ejaculatory duct　射精管　280 *l*
ekiri　疫痢　54 *l*
elastase　エラスターゼ　62 *r*
elastic bandage　弾力〔性〕包帯(巻軸帯)　⇨包帯法　1423 *r*
elastic cartilage　弾性軟骨　406 *r*
elastic fibers　弾力線維，弾性線維　406 *r*
Elderly Health Law　老人保健法　665 *l*
elderly population index　老年人口指標　667 *l*
elderly primipara　高年初産婦　212 *r*
e-learning　eラーニング　24 *r*
Electra complex　エレクトラ・コンプレックス　⇨エディプス・コンプレックス　58 *l*
electrical damage　電気損傷，電撃症　437 *r*
electrical defibrillation　電気的除細動　⇨カウンターショック　85 *l*
electrical injury　電気損傷，電撃症　437 *r*
electric cautery　電気メス　437 *l*
electric knife　電気メス　437 *l*
electrocardiogram　ECG，心電図　326 *r*
electrocardiogram monitor　心電図モニター　326 *r*
electrocoagulation　電気凝固〔法〕　437 *l*
electroconvulsive therapy　電気ショック療法，電撃療法　437 *l*
electroconvulsive treatment　電気痙攣療法　⇨電気ショック療法　437 *l*
electroencephalogram　脳波　494 *l*
electroencephalography　脳波検査　494 *l*
electrolysis　電気分解法　437 *l*
electrolyte　電解質　436 *r*
electromechanical dissociation　電導(気)収縮解離　⇨無脈性電気活動　608 *r*
electromyogram　筋電図　155 *l*
electronic endoscope　電子内視鏡　⇨電子スコープ　437 *l*
electronic medical record　電子カルテ　437 *r*
electrophoresis　電気泳動　436 *r*
electrophysiological study　電気生理学的検査，心臓電気生理学的検査

437 *l*
electroshock therapy 電気ショック療法 437 *l*
electrotherapy 電気療法 437 *l*
elemental diet 成分栄養剤 353 *r*
elemental diet tube ED チューブ,成分栄養チューブ 24 *l*
elementary body 基本小体 137 *l*
elephantiasis 象皮病 378 *l*
elephantiasis vulvae 外陰象皮病 77 *r*
elixir エリキシル剤 62 *r*
Ellsworth–Howard test エルスワース–ハワード試験 63 *r*
elusion 逃避 445 *r*
emaciation るいそう,やせ〈るいそう〉 1468
Embden–Meyerhof pathway エムデン–マイヤーホフ経路 ⇨解糖 82 *l*
embolization 血管塞栓術 180 *l*
embolus 塞栓〔症〕 379 *r*
embrocated method 塗布法 452 *r*
embryo 胎芽 386 *l*
embryonic stem cell ES 細胞,胚性幹細胞 23 *l*
embryopathy 胎芽病 386 *r*
embryo replacement 体外受精・胚移植 386 *r*
emergency hospitalization 緊急措置入院 153 *r*
emergency medical service 救急医療 140 *l*
emergency medical technician 救急救命士 140 *r*
emergency operation 救急手術,緊急手術 153 *l*
emergency room ER 23 *l*
emergency safety information 緊急安全性情報 153 *l*
emergency surgery 救急手術,緊急手術 153 *l*
emergency treatment **救急処置** 895
emergent admission 応急入院 ⇨緊急措置入院 153 *r*
emerging infectious disease 新興感染症 314 *r*
emetics 催吐薬 238 *l*
emmeniopathy 月経異常 181 *l*
emotion 情動 295 *l*
emotional incontinence 情動失禁 295 *l*
emotionally disturbed children 情緒障害児 294 *l*
emotional neglect 情緒的ネグレクト ⇨ネグレクト 486 *l*
empathy 共感,感情移入 146 *r*
empiric therapy エンピリックセラピー 67 *r*
empowerment エンパワメント 67 *r*

empyema 蓄膿〔症〕 413 *l*
emulsification 乳化作用 471 *r*
emulsifier 乳化剤 471 *r*
emulsifying agent 乳化剤 471 *r*
emulsion ointment 乳剤性軟膏 472 *l*
enabler イネイブラー 35 *r*
enamel エナメル質 58 *r*
enamel matrix protein エナメル基質蛋白 58 *r*
enarthrosis 球関節 140 *l*
encapsulating peritoneal sclerosis 被囊性腹膜硬化症 533 *l*
encapsulation 被包〔化〕 535 *r*
encephalitis 脳炎 489 *l*
encephalopathy 脳症 491 *r*
encopresis 遺糞 36 *l*
end–artery 終動脈 283 *l*
endemic typhus 発疹熱 590 *r*
endocardial cushion defect 心内膜床欠損〔症〕 327 *l*
endocarditis 心内膜炎 327 *r*
endocardium 心内膜 327 *r*
endocrine disrupting agent 内分泌障害物質 462 *l*
endocrine disrupting chemicals 外因性内分泌攪乱化学物質 77 *r*
endocrine disruptor 内分泌障害物質 462 *l*
endocrine disruptors 外因性内分泌攪乱化学物質 77 *r*
endocrine glands 内分泌腺 462 *l*
endocrine hypertension 内分泌性高血圧 462 *r*
endocrine psychosyndrome 内分泌精神症候群 462 *r*
endocrine system **内分泌系** 1299
endocrine therapy 内分泌療法 462 *r*
endogenous morphine like substance 内因性モルヒネ様物質 ⇨オピオイドペプチド 74 *l*
endogenous psychosis 内因性精神病 459 *r*
endometrial biopsy 子宮内膜組織診 260 *r*
endometriosis 子宮内膜症,エンドメトリオーシス 260 *r*
endometritis 子宮内膜炎 260 *r*
endopeptidase エンドペプチダーゼ 67 *l*
endorphin エンドルフィン 67 *r*
endoscope 内視鏡 460 *l*
endoscopic examination 内視鏡検査 460 *l*
endoscopic examination by gastrocamera 胃カメラ検査法 26 *l*
endoscopic injection sclerotherapy 内視鏡的硬化療法 460 *r*
endoscopic mucosal resection EMR,内視鏡的粘膜切除術 23 *l*

endoscopic pancreatocholangiography 内視鏡的膵管胆管造影法 460 *r*
endoscopic retrograde cholangiopancreatography ERCP,内視鏡的逆行性膵胆管造影 460 *l*
endoscopic submucosal dissection ESD,内視鏡的粘膜下層剝離術 460 *r*
endoscopic surgery **内視鏡下〔外科〕手術** 1297
endoscopic suture 器械吻合・自動縫合 128 *l*
endoscopic ultrasonography EUS,超音波内視鏡 419 *l*
endoscopic variceal ligation 内視鏡的静脈瘤結紮術 460 *r*
endoscopy 内視鏡検査 460 *l*
endospore エンドスポア ⇨芽胞 99 *r*
endotoxin 内毒素,菌体内毒素,エンドトキシン 67 *l*
endotoxin shock エンドトキシンショック 67 *l*
endotracheal anesthesia 気管内麻酔 130 *l*
endotracheal intubation 気管内挿管 130 *l*
endotracheal tube 気管内チューブ 130 *l*
end-point エンドポイント 67 *l*
end-stage renal disease 末期腎不全 597 *l*
enema 浣腸 121 *l*
energy consumption エネルギー消費量 59 *r*
energy field エネルギーフィールド 59 *r*
energy metabolism エネルギー代謝 59 *r*
enjoying personal living EPL 24 *r*
enkephalin エンケファリン 64 *r*
Entamoeba histolytica 赤痢アメーバ 358 *r*
enteral nutrition 経腸栄養法 ⇨経管栄養法 168 *r*
enteric coated tablet 腸溶錠 422 *r*
enteric colibacillosis 大腸菌性下痢症 393 *r*
enteritis 腸炎 419 *l*
enteroanastomosis 腸吻合〔術〕 422 *l*
Enterobacter エンテロバクター 67 *l*
Enterococcus 腸球菌,エンテロコッカス 67 *l*
enteroglucagon 腸管グルカゴン 419 *r*
enterohemorrhagic *Escherichia coli* 腸管出血性大腸菌 420 *l*
enterohemorrhagic *Escherichia coli* infection 腸管出血性大腸菌感染症

420 *l*
enterohepatic circulation 腸肝循環 420 *l*
enteropathogenic *Escherichia coli* 病原性大腸菌 537 *l*
enterostomal therapist ET, ストーマ療法士 24 *l*
enterostomy 腸瘻造設術 422 *r*
enuresis 遺尿, 遺尿症 35 *r*
environment 環境 107 *l*
environmental condition 環境条件 107 *r*
environmental destruction 環境破壊 ⇨環境汚染 107 *r*
environmental effect evaluation 環境影響評価 ⇨環境アセスメント 107 *r*
environmental health 環境衛生 107 *r*
environmental hormone 環境ホルモン ⇨外因性内分泌攪乱化学物質, 内分泌障害物質 77 *r*, 462 *l*
environmental impact assessment 環境アセスメント 107 *r*
environmental interpretation 状況解釈 292 *r*
environmental pediatrics 環境小児科学 108 *l*
environmental pollution 公害, 環境汚染 198 *r*, 107 *r*
environmental regulation 環境調整 815
enzyme 酵素 208 *l*
enzyme immunoassay エンザイムイムノアッセイ 65 *l*
enzyme induction 薬物代謝酵素誘導, 酵素誘導 622 *r*
eosinopenia 好酸球減少症 203 *r*
eosinophilia 好酸球増加症 204 *l*
eosinophilic granuloma 好酸球性肉芽腫 204 *l*
eosinophilic lung disease 好酸球性肺疾患 ⇨PIE 症候群 522 *l*
ependymoma 脳室上衣腫 490 *r*
ephedrine エフェドリン 60 *l*
ephedrine hydrochloride 塩酸エフェドリン ⇨エフェドリン 60 *l*
ephelides 雀卵斑, そばかす, 夏日斑 279 *l*
epidemic エピデミック 60 *l*
epidemic catarrh 流行性感冒 ⇨インフルエンザ 43 *l*
epidemic cerebrospinal meningitis 流行性脳脊髄膜炎 ⇨髄膜炎菌性髄膜炎 335 *l*
epidemic cycle 流行周期 647 *r*
epidemic keratoconjunctivitis 流行性角結膜炎 647 *l*
epidemic meningitis 流行性髄膜炎

⇨髄膜炎菌性髄膜炎 335 *l*
epidemic model 流行〔性〕モデル 648 *l*
epidemic parotitis 流行性耳下腺炎, おたふくかぜ 648 *l*
epidemic pleurodynia 流行性筋痛症 648 *l*
epidemic typhus 発疹チフス 590 *l*
epidemiology 疫学 53 *r*
epidermal cells 表皮細胞 538 *r*
epidermal graft 表皮植皮術 ⇨チールシュ植皮術 412 *r*
epidermal regrowth 表皮形成 538 *r*
epidermis 表皮 538 *r*
epidermolysis bullosa hereditaria 先天性表皮水疱症 371 *l*
epididymis 副睾丸, 精巣上体 351 *l*
epididymis 精巣上体(副睾丸) ⇨泌尿器・[男性]生殖器系 1375 *l*
epididymitis 副睾丸炎, 精巣上体炎 351 *r*
epidural anesthesia 硬膜外麻酔 215 *l*
epidural hematoma 硬膜外(上)血腫 215 *l*
epidural injection 硬膜外注射 215 *l*
epidural space 硬膜外腔 215 *l*
epigastric pain syndrome EPS, 心窩部痛症候群 309 *l*
epigastrium 心窩部 309 *l*
epilepsia nutans 点頭てんかん 439 *l*
epilepsy てんかん 1269 *l*
epinephrine エピネフリン ⇨アドレナリン 13 *l*
epipharyngeal cancer 上咽頭がん 289 *r*
epipharyngoscopy 上咽頭検査 290 *l*
epipharynx examination 上咽頭検査 290 *l*
epiphora 流涙[症] 648 *r*
epiphyseal line 骨端線 225 *l*
epiphysiolysis 骨端線離開 225 *r*
epiphysis 骨端 225 *l*
epirenamine エピレナミン ⇨アドレナリン 13 *l*
epirubicin エピルビシン 60 *l*
epirubicin hydrochloride 塩酸エピルビシン ⇨エピルビシン 60 *l*
episiotomy 会陰切開[術] 51 *r*
episodic memory エピソード記憶 60 *l*
epispadias 尿道上裂 479 *r*
epistaxis 鼻出血, 鼻血 529 *l*
epithelial tissue 上皮組織 297 *l*
epithelial tumor 上皮性腫瘍 297 *l*
epithelioid cell 類上皮細胞 655 *l*
epithelioid cell granuloma 類上皮細胞性肉芽腫 ⇨類上皮細胞 655 *l*
epoophoritic cyst 卵巣上体嚢胞

639 *r*
Epstein-Barr virus EB ウイルス, エプスタイン-バーウイルス 24 *r*
Epstein-Barr virus infection EB ウイルス感染症 ⇨伝染性単[核]球[増加]症 438 *l*
epulis エプーリス, 歯肉腫 60 *l*
Equal Employment Opportunity Law 男女雇用機会均等法 406 *l*
equilibratory sense 平衡[感]覚 566 *r*
erectile dysfunction ED, 勃起障害 589 *r*
erector muscle of hairs 立毛筋 645 *l*
ereuthophobia 赤面恐怖症 358 *r*
ergocalciferol エルゴカルシフェロール 63 *r*
ergometer エルゴメーター 63 *r*
ergot 麦角 511 *l*
erosion びらん, 糜爛 ⇨潰瘍 84 *l*
erotomania 色情症(狂), 恋愛妄想 257 *l*, 661 *r*
erroneous perception 感覚(知覚)錯誤 105 *l*
eructation おくび, 噯気 71 *r*
eruption 発疹 590 *l*
erysipelas 丹毒 407 *r*
erythema 紅斑 212 *l*
erythema annulare centrifugum 遠心性環状紅斑 66 *l*
erythema disease 紅斑症 212 *r*
erythema exsudativum multiforme 多形滲出性紅斑 400 *r*
erythema infectiosum 伝染性紅斑 438 *l*
erythema nodosum 結節性紅斑 185 *l*
erythema of palm 手掌紅斑 285 *r*
erythremia 赤血病 ⇨赤白血病 358 *r*
erythroblast 赤芽球 355 *l*
erythrocyte 赤血球 359 *r*
erythrocyte fragmentation 赤血球破砕 360 *l*
erythrocyte sedimentation rate 赤沈, 赤血球沈降速度 360 *l*
erythrocytosis 赤血球増加症 360 *l*
erythrocytosis at high altitude 高所性赤血球増加[症] 206 *r*
erythroleukemia 赤白血病 358 *r*
erythromycin エリスロマイシン 63 *l*
erythropoiesis- stimulating factor 赤血球生成促進因子 ⇨エリスロポ[イ]エチン 63 *l*
erythropoietin エリスロポ[イ]エチン 63 *l*
escape 逃避 445 *r*
escape phenomenon エスケープ現象 54 *r*
Escherichia coli 大腸菌 393 *r*

Escherichia coli enterotoxin 大腸菌エンテロトキシン 393 *r*
eserine salicylate サリチル酸エゼリン ⇨フィゾスチグミン 543 *r*
esophageal achalasia 食道アカラシア ⇨アカラシア 6 *r*
esophageal benign tumor 食道良性腫瘍 302 *l*
esophageal carcinoma 食道がん 301 *l*
esophageal diverticulum 食道憩室 301 *r*
esophageal hiatal hernia 食道裂孔ヘルニア 302 *l*
esophageal perforation 食道穿孔 302 *l*
esophageal reconstruction 食道再建〔術〕 301 *l*
esophageal spasm 食道痙攣 301 *r*
esophageal stenosis 食道狭窄〔症〕 301 *l*
esophageal transection 食道離断〔術〕 302 *l*
esophageal ulcer 食道潰瘍 301 *l*
esophageal varices 食道静脈瘤 301 *r*
esophagisms 食道痙攣 301 *r*
esophagitis 食道炎 301 *l*
esophagospasm 食道痙攣 301 *r*
esophagostenosis 食道狭窄〔症〕 301 *l*
esophagotracheal fistula 食道気管フィステル, 食道気管瘻 301 *r*
esophagus 食道 301 *l*
essential amino acid 必須アミノ酸 531 *r*
essential drug エッセンシャルドラッグ 57 *l*
essential epilepsy 本態性てんかん ⇨真性てんかん 322 *r*
essential fatty acid 必須脂肪酸 531 *r*
essential fatty acid〔s〕不可欠脂肪酸 ⇨必須脂肪酸 531 *r*
essential hematuria 特発性血尿 ⇨特発性腎出血 450 *r*
essential hypertension 本態性高血圧症 ⇨高血圧症 969 *l*
essential hypoproteinemia 本態性低蛋白血症 ⇨蛋白漏出性胃腸疾患 409 *l*
essential renal bleeding 特発性腎出血 450 *r*
essential thrombocytopenic purpura 本態性血小板減少性紫斑病 ⇨特発性血小板減少性紫斑病 350 *l*
esterase エステラーゼ 55 *r*
estradiol エストラジオール 55 *r*
estrogen エストロゲ(ジェ)ン ⇨卵胞ホルモン 640 *l*
estrogen test エストロゲン負荷試験 55 *r*

etanercept エタネルセプト 56 *l*
ethacrynic acid エタクリン酸 56 *l*
ethambutol エタンブトール 56 *l*
ethambutol hydrochloride 塩酸エタンブトール ⇨エタンブトール 56 *l*
ethanol エタノール 56 *l*
ethical dilemma 倫理的ジレンマ 654 *r*
ethionine エチオニン 56 *l*
ethmoid bone 篩骨 264 *l*
ethnonursing 民族看護学 605 *r*
ethyl alcohol エチルアルコール ⇨エタノール 56 *l*
ethylenediamine tetra acetic acid EDTA, エチレンジアミン四酢酸 24 *l*
ethylene oxide gas EOG ⇨酸化エチレンガス滅菌 244 *r*
ethylene oxidegas sterilization エチレンオキシドガス滅菌 ⇨酸化エチレンガス滅菌 244 *r*
ethylene oxide gas sterilization 酸化エチレンガス滅菌 244 *r*
etiology 病因論 1383
etiology 問題の要因 ⇨看護過程 829 *l*
etoposide エトポシド 58 *r*
Eugenic Protection Law 優生保護法 ⇨母体保護法 589 *l*
Eumycota 真菌 310 *l*
euphoria 多幸症, 上機嫌 400 *r*
euthanasia 安楽死 22 *l*
evacuants 瀉下薬 ⇨下剤 176 *l*
evacuation by irrigation 灌注排便法 121 *l*
evaluation 評価 ⇨看護過程 831 *r*
evening care イブニングケア 36 *l*
evening shift 準夜勤務 ⇨勤務体制 155 *r*
evidence–based medicine EBM 24 *r*
evidence–based nursing EBN ⇨EBM 24 *r*
evidence–based practice EBP ⇨EBM 24 *r*
exaltation 高揚 ⇨気分高揚 137 *l*
examination for protein-losing enteropathy 蛋白漏出試験 409 *l*
examination of blood chemistry 血液生化学検査 178 *l*
examination of cerebrospinal fluid 髄液検査 331 *l*
examination of fundus 眼底検査 121 *r*
examination of fungus 真菌検査法 310 *l*
examination of gastric juice 胃液検査法 25 *l*
examination of pancreatic juice 膵液検査 331 *l*

examination of radioactive isotope ラジオアイソトープ検査 635 *r*
examination of renal plasma flow 腎血漿流量測定 314 *l*
examination of tubercle bacilli 結核菌検査 178 *r*
exanthema 発疹 590 *r*
exanthema subitum 突発性発疹 452 *l*
excavator エキスカベータ 53 *r*
excessive hair–growth 多毛症 404 *l*
excessively large fetus 巨大児 151 *r*
excimer laser エキシマレーザー 53 *r*
excipients 賦形剤 553 *r*
excitation–contraction coupling 興奮–収縮連関 214 *r*
excitation transfer 励起移動 657 *l*
excitement 興奮 214 *r*
excoriation 擦過創, 表皮剥脱 242 *l*
excretion 排泄 1347
excretory training 排泄訓練 503 *r*
exercise capacity unstable disease 運動器不安定症 49 *l*
exercise electrocardiogram 負荷心電図 547 *r*
exercise prescription 運動処方 49 *l*
exercise tolerance test 運動負荷試験 49 *l*
exfoliative cytology of sputum 喀痰細胞診 88 *r*
exhibitionism 露出症 668 *r*
existential analysis 現存在分析 192 *r*
exogenous psychosis 外因性精神病 77 *r*
exogenous reaction 外因反応 78 *l*
exopeptidase エキソペプチダーゼ 53 *r*
exophthalmos 眼球突出 107 *l*
exotoxin 外毒素 82 *l*
expanding lymphadenectomy 拡大リンパ節郭清 88 *r*
expectation 期待値 ⇨期待度数 134 *l*
expectation anxiety 予期不安 632 *l*
expectation of life 平均余命 566 *l*
expected frequency 期待度数 134 *l*
expected value 期待度数 134 *l*
expectorants 去痰薬 152 *l*
experience of influence 作為体験 241 *l*
experimental event rate 介入群イベント発生率 82 *r*
expiratory reserve volume 予備呼気量 632 *r*
explanatory variable 説明変数 361 *g*
exploratory puncture 試験穿刺, 診査穿刺術 262 *l*
exposure and environmental control

外国語索引

脱衣と体温管理 ⇨JATEC, ATLS〈外傷の初期治療法〉 1058 *l*
exposure dose 照射線量 293 *r*
exposure prevention information network system EPInet 60 *l*
expression of placenta 胎盤圧出［法］ 396 *r*
expulsion of semen 射精 279 *r*
exsiccation therapy 乾燥療法 120 *l*
exsiccosis 脱水症 1247
extended surgery 拡大手術 88 *r*
external carotid artery 外頸動脈 79 *l*
external defibrillator 体外式除細動器 386 *r*
external environment 外［部］環境 83 *l*
external examination of pregnant woman 妊婦外診法 483 *r*
external fixation 外固定［法］ 79 *l*
external genitalia 外性器 81 *l*
external hemorrhoids 外痔核 ⇨痔核 255 *l*
external hernia 外ヘルニア ⇨ヘルニア 573 *r*
external humeral epicondy litis 上腕骨外上顆炎 ⇨テニス肘 434 *r*
external inhibition 外抑制 84 *l*
external irradiation 外部照射法 ⇨放射線療法 1418 *l*
external jugular vein 外頸静脈 78 *r*
external nose 外鼻 83 *l*
external ocular muscles 外眼筋 78 *l*
external ophtalmoplegia 外眼筋麻痺 78 *l*
external rotation 外旋 81 *l*
external secretion 外分泌 83 *r*
external shunt 外シャント ⇨内シャント 461 *l*
external sphincter muscle of anus 外肛門括約筋 79 *l*
external［uterine］os 外子宮口 80 *l*
extracellular matrix 細胞外マトリックス 238 *r*
extracorporeal circulation 体外循環 386 *r*
extracorporeal membrane oxygenation 膜型人工肺 ⇨体外膜型人工肺 386 *r*
extracorporeal membrane oxygenator ECMO, 体外膜型人工肺 386 *r*
extracorporeal shock wave lithotripsy ESWL, 体外衝撃波結石破砕術 ⇨結石破砕術 184 *r*
extraction 遂娩［手］術 334 *r*
extragenital cycle 性器外周期 344 *l*
extraperitoneal cesarean section 腹膜外帝王切開［術］ 553 *l*
extrapyramidal sign 錐体外路徴候 ⇨錐体外路症候群 334 *l*

extrapyramidal syndrome 錐体外路症候群 334 *l*
extrapyramidal system 錐体外路［系］ 333 *r*
extrapyramidal tract 錐体外路［系］ 333 *r*
extrasystole 期外収縮 ⇨不整脈 128 *l*, 1404 *l*
extraurthral incontinence 尿道外尿失禁 ⇨失禁 1082 *r*
extrauterine pregnancy 子宮外妊娠 1062
extremely low birth weight infant 超低出生体重児 422 *l*
extrovert 外向型, 外向の 79 *l*
exudate 滲（浸）出液, 褥瘡（創） 319 *r*, 1142 *l*
exudate cells 滲（浸）出細胞 ⇨炎症性滲（浸）出物 65 *r*
exudative enteropathy 滲出性腸炎 ⇨蛋白漏出性胃腸疾患 409 *r*
exudative inflammation 滲出性炎［症］ 319 *r*
eyeball 眼球 106 *r*
eyeball pressure test 眼球圧迫試験, アシュネル試験 9 *r*
eye opening maneuver 開瞼法 79 *l*
eye socket 眼窩 104 *r*
eye strain 眼精疲労 117 *r*
eye wash 洗眼 365 *l*
eyewash method of Credé クレーデ点眼 165 *r*
ε-Aminocaproic acid ε-アミノカプロン酸 16 *l*

F

Fabry disease ファブリー病 542 *r*
face shield フェイスシールド 546 *l*
facial furuncle 顔面癤, 面疔 615 *r*
facial nerve 顔面神経, ⇨脳神経 125 *l*, 1343 *l*
facial palsy 顔面神経麻痺 125 *r*
facilities for health activities for the aged 老人保健施設 ⇨医療施設 730 *l*
facilities for social welfare for the elderly 老人福祉施設 1497
facility for children with mental retardation 知的障害児施設 415 *l*
facility for children with severe mental and physical handicaps 重症心身障害児施設 282 *r*
facility management ファシリティ・マネジメント 542 *r*
factional lung capacity test 肺気量分画測定検査 501 *r*

factorⅦ 第Ⅶ因子 395 *l*
factorⅧ 第Ⅷ因子 396 *l*
factor analysis 因子分析 40 *r*
factorⅠ 第Ⅰ因子 ⇨フィブリノゲン 544 *r*
fagerstrome test for nicotine dependence FTND, ニコチン依存度質問票 60 *r*
failure mode effect analysis FMEA, 失敗モード影響分析法 272 *r*
failure of sutures 縫合不全 581 *r*
failure to thrive 気力体力減退 152 *r*
fale safe フェールセーフ 546 *l*
falls 転倒 438 *r*
false aneurysm 偽性動脈瘤, 仮性動脈瘤 93 *r*
false melena 偽（仮）性メレナ 133 *r*
false membrane 偽膜 137 *r*
false perception 妄覚 616 *r*
false positive 偽陽性 148 *r*
familial adenomatous polyposis 家族性大腸腺腫症 ⇨家族性大腸ポリポーシス 94 *r*
familial amaurotic idiocy 家族性黒内障性白痴 94 *r*
familial polyposis of colon 家族性大腸ポリポーシス 94 *r*
family dynamics 家族力動 95 *l*
family history 家族歴 95 *l*
family nursing 家族看護 793
family pathology 家族病理 94 *r*
family planning 家族計画 94 *l*
family processes 家族機能 94 *l*
family system 家族システム 94 *r*
family therapy 家族療法 95 *l*
Fanconi syndrome ファンコニ症候群 543 *l*
fantastic pseudology 空想虚言 156 *r*
farmer syndrome 農夫症 494 *r*
farsightedness 遠視 65 *l*
fascia 筋膜 155 *r*
fat 脂肪 ⇨中性脂肪 417 *r*
fatality rate 致命率, 致死率 415 *r*
fat embolism 脂肪塞栓［症］ 276 *r*
fatigue 消耗性疲労, 疲労 298 *r*, 540 *r*
fatigue fracture 疲労骨折 540 *r*
fat necrosis 脂肪組織壊死 276 *l*
fat-soluble vitamin 脂溶性ビタミン ⇨ビタミン 1372 *l*
fatty acid 脂肪酸 275 *r*
fatty liver 脂肪肝 275 *r*
fauces painting 咽頭塗布法 ⇨与薬 1484 *r*
fault tree analysis FTA, フォルトツリー解析 547 *l*
FCS 大腸ファイバースコープ 394 *l*
F distribution F 分布 61 *l*
fear 恐怖 150 *l*

fear of emitting body odor 自己臭恐怖, 自臭症 264 *l*
fear of eye‐to‐eye confrontation 視線恐怖 269 *r*
fear of interpersonal situation 対人恐怖[症] 392 *l*
febrile abortion 有熱流産 ⇨感染流産 120 *l*
febrile convulsion 熱性痙攣 487 *l*
fecal examination 検便 ⇨糞便検査 563 *r*
fecal fistula 糞瘻 564 *r*
fecal incontinence 便失禁 ⇨失禁 1084 *l*
fecal leakage 漏便 667 *l*
fecaluria 糞尿 ⇨泌尿器・[男性]生殖器系 1378 *l*
fecal vomiting 吐糞 453 *l*
feces observation 便の観察 577 *l*
feedback フィードバック 543 *r*
feeding center 摂食中枢 360 *r*
feeding self‐care deficit 摂食セルフケア不足 360 *r*
felon 瘭疽 538 *l*
female genital system 女性生殖器系 1145
female sex hormone 女性ホルモン ⇨性ホルモン 354 *l*
femoral artery 大腿動脈 393 *l*
femoral hernia 大腿ヘルニア, 股ヘルニア 393 *l*
femoral neck fracture 大腿骨頸部骨折 392 *r*
femur 大腿骨 392 *r*
fentanyl フェンタニル 546 *r*
fermentation 発酵 513 *l*
ferritin フェリチン 546 *l*
ferroxidase セルロプラスミン 363 *l*
fertility 妊孕性 484 *r*
fertilization 受精 285 *r*
festinating gait 加速歩行 94 *r*
fetal acoustic stimulation test FAS テスト ⇨VAS テスト 510 *l*
fetal alcohol syndrome 胎児性アルコール症候群 389 *l*
fetal appendage 胎児付属物 390 *l*
fetal attitude 胎勢 392 *l*
fetal chondrodystrophy 胎児性軟骨形成異常症 ⇨軟骨形成不全症 464 *l*
fetal circulation 胎児循環, 胎児血行 388 *l*
fetal cranial diameter 胎児赤芽球症 ⇨新生児溶血性疾患 322 *l*
fetal death 胎児死亡 388 *l*
fetal distress 胎児仮死 388 *l*
fetal disturbance 胎児障害 ⇨胎芽病 386 *r*
fetal echocardiography 胎児心エコー 388 *r*
fetal familial insomnia 致死性家族性不眠症 413 *l*
fetal habitus 胎勢 392 *l*
fetal heart rate FHR, 胎児心拍数 389 *l*
fetal heart sound 胎児心音 389 *l*
fetal membrane 卵膜 640 *r*
fetal movement 胎動 394 *l*
fetal period 胎児期 388 *r*
fetishism フェティシズム 546 *l*
fetomaternal isoimmunization 胎児母体同種免疫 390 *r*
fetopathy 胎児病 390 *l*
fetoplacental disproportion 胎児胎盤不適合 389 *r*
fetoplacental function test 胎児胎盤機能検査法 389 *r*
fetoscopy 胎児鏡検査, フェトスコピー 388 *r*
fetus 胎児 388 *l*
fever 発熱 1361
fever therapy 発熱療法 514 *l*
fever type 熱型 ⇨発熱 1362 *r*
F 1 hybrid F 1 ハイブリッド 61 *l*
fiber gastroscope ファイバー・ガストロスコープ 542 *l*
fiberoptic bronchoscope 気管支ファイバースコープ 129 *l*
fiberoptic colonoscope 大腸ファイバースコープ 394 *l*
fiberscope ファイバースコープ 542 *l*
fibrate drug フィブラート治療薬 544 *l*
fibrin 線維素, フィブリン 544 *l*
fibrinogen 線維素原, フィブリノゲン 544 *r*
fibrinogen degradation products フィブリノゲン分解産物 544 *l*
fibrinolysis 線溶現象, 線維素溶解現象 364 *l*
fibrinolytic therapy 線溶療法 ⇨血栓溶解療法 185 *r*
fibroadenoma of breast 乳腺線維腺腫 474 *l*
fibroblast 線維芽細胞, 線維芽球 364 *l*
fibrocystic disease 乳腺症 474 *l*
fibroid lung 肺線維症 503 *r*
fibroma 線維腫 364 *r*
fibromyalgia syndrome FMS, 線維筋痛症 364 *l*
fibronectin フィブロネクチン 544 *l*
fibrosarcoma 線維肉腫 364 *r*
fibula 腓骨 528 *l*
fifth disease 伝染性紅斑, 第五病 438 *l*
fighting ファイティング 542 *l*

filariasis 糸状虫症, フィラリア症 545 *l*
filiform bougie 糸状ブジー ⇨誘導ブジー 626 *r*
fillers 賦形剤 553 *r*
filling defect 陰影欠損 40 *l*
filling material 充填材 283 *l*
film dressing フィルムドレッシング[材] 545 *l*
film viewer シャウカステン 277 *r*
filter sterilization 濾過滅菌 668 *l*
filtration 濾過 668 *l*
final host 終宿主 282 *l*
final infection 終末感染 284 *l*
finger bougienage フィンガーブジー 545 *l*
finger sucking 指しゃぶり 628 *l*
finger sweep 指拭法 628 *l*
finger to finger test 指-指試験 628 *l*
first aid 救急処置, ファーストエイド 895, 542 *l*
first cervical vertebra 第1頸椎 ⇨環椎 121 *r*
first pass effect 肝初回通過効果 116 *r*
Fishberg concentration test フィッシュバーグ濃縮試験 543 *l*
fishbone diagram フィッシュボーン・ダイアグラム 544 *l*
fissure 亀裂 152 *r*
fissured fracture 亀裂骨折 152 *r*
fistel フィステル ⇨瘻孔 663 *r*
fistula フィステル, 瘻孔 663 *r*
fistulography 瘻孔造影[法] 663 *r*
fitness フィットネス 544 *l*
fitness conditioning 運動処方 49 *l*
fit‐test フィットテスト 544 *l*
five-fluorouracil 5-FU 542 *r*
five fluorouracil, leucovolin and irinotecan regimen FOLFIRI 療法 547 *r*
five fluorouracil, leucovolin, irinotecan and oxaliplatin regimen FOLFOX 4 療法 547 *r*
fixation of impression 記銘力 138 *l*
fixed drug eruption 固定薬疹 227 *r*
fixed team nursing 固定チームナーシング 227 *r*
flaccid palsy 弛緩性麻痺 257 *r*
flaccid paralysis 弛緩性麻痺 257 *r*
flacture healing 骨折治癒機転 225 *r*
flacture line 骨折線 225 *l*
flagella 鞭毛 577 *r*
flammeus nevus 火炎状血管腫 ⇨単純性血管腫 405 *r*
flapping tremor 羽ばたき振戦 514 *l*
flare up フレアアップ 559 *l*
flashback phenomenon フラッシュバック現象 557 *l*

flat condyloma 扁平コンジローマ ⇨コンジローマ 231 l
flat foot 扁平足 577 r
flattening of affect 感情鈍麻 116 r
flavin adenine dinucleotide フラビンアデニンジヌクレオチド ⇨FAD 60 l
flavin mononucleotide FMN 60 r
flex knife フレックスナイフ ⇨ITナイフ 5 l
flicker measurement フリッカー測定 558 l
flight of ideas 意想奔逸，観念奔逸，思考奔逸 122 r
floaters 飛蚊症 535 r
floating kidney 遊走腎 626 r
float nurse フロートナース 560 r
floppy infant ぐにゃぐにゃ児，筋緊張低下児，フロッピーインファント 153 r
flow 帯下 387 r
flowmeter 流量計 648 r
flow-volume curve フローボリューム曲線 ⇨呼吸機能検査 998 l
flüchtiges Lungeninfiltrat mit Eosinophile 一過性肺浸潤 ⇨レフレル症候群 661 l
fluid volume 体液量平衡，体液量 385 r
fluorescent antibody technique 蛍光抗体法 169 l
fluorescent in situ hybridization 蛍光 in situ ハイブリダイゼーション 169 l
fluorouracil フルオロウラシル ⇨5-FU 542 r
fluter valb フラッターバルブ 557 l
focal infection 病巣感染 538 l
focal seizure 焦点型痙攣 ⇨痙攣 927 l
focal symptom 巣症状 ⇨高次大脳皮質症候群 204 r
focus charting フォーカスチャーティング 546 l
focused ultrasound surgery FUS，集束超音波治療 283 l
focus group interview FGI 法，フォーカス・グループ・インタビュー 546 l
foetus diagnosis 胎児診断 ⇨出生前診断 731 r
folic acid 葉酸 ⇨ビタミン 1025 l
follicle persistence 卵胞存続 640 l
follicle-stimulating hormone 卵胞刺激ホルモン 640 l
follicular conjunctivitis 濾胞性結膜炎 669 l
follicular hormone 卵胞ホルモン 640 l

follicular phase 卵胞期 640 l
folliculitis 毛嚢炎 617 l
follow-up milk フォローアップミルク 547 l
fomentation 罨法 689
Fontaine classification フォンテイン分類 547 r
fontanel 泉門 372 r
fontanelle 泉門 372 r
food allergy 食物アレルギー 303 l
food borne intoxication 食中毒 300 r
food for specified health use 特定保健用食品 449 r
food poisoning 食中毒，食品中毒 300 r
Food Sanitation Law 食品衛生法 302 r
food substitution table 食品交換表 302 r
fool proof フールプルーフ 546 l
foot board 足〔底〕板，フットボード 554 r
foot care フットケア 554 r
foramen of Monro モンロー〔の〕室間孔 620 l
foramen ovale 卵円孔 637 r
forced delivery 急速遂娩 ⇨一過性徐脈 32 r
forced respiration 努力呼吸 456 r
forced vital capacity 努力肺活量 456 r
forceps 鉗子 113 r
forceps delivery 鉗子分娩〔術〕 114 r
forceps operation 鉗子手術 ⇨鉗子分娩〔術〕 114 l
foreign bodies in pharynx 咽頭異物 41 r
foreign bodies in the digestive tract 消化管異物 291 l
foreign body granuloma 異物〔性〕肉芽腫 36 l
foreign body in bladder 膀胱異物 579 l
foreign body nodule 異物結節 ⇨異物〔性〕肉芽腫 36 l
foreign body of external auditory canal 外耳道異物 80 l
foreign body of the esophagus 食道異物 301 l
foreign protein 異種蛋白〔質〕 28 l
foremilk 初乳 304 r
forensic medicine 法医学 578 l
forensic psychiatry 司法精神医学 276 l
formalin ホルマリン 593 l
formation of granulation tissue 肉芽形成 466 r
formication 蟻走感 133 r
fourth heart sound 第IV音 ⇨心房音 329 r
fourth venereal disease 第四性病 ⇨鼠径リンパ肉芽腫症 380 r
fourth ventricle 第四脳室 398 r
Fowler position ファウラー位 ⇨体位 1237 l
FP〔chemo〕therapy FP 療法 61 l
fractional sterilization 間欠滅菌法 109 l
fracture 骨折 1021
fracture of clavicle 鎖骨骨折 241 r
fracture of femoral shaft 大腿骨骨幹部骨折 393 l
fracture of maxillary bones 顎骨骨折 87 r
fracture of pelvis 骨盤骨折 226 r
fracture of spine 脊椎骨折 357 r
fractures of tibia and fibula 下腿骨骨折 95 l
fradiomycin フラジオマイシン 557 l
fradiomycin sulfate 硫酸フラジオマイシン ⇨フラジオマイシン 557 l
Fredrickson classification フレドリクソン分類 559 r
free association 自由連想法 284 r
free radical フリーラジカル ⇨酸素フリーラジカル 247 l
free skin 遊離植皮 627 l
Free Trade Agreement FTA，自由貿易協定 283 l
Frei reaction フライ反応 556 l
French-American-British classification FAB 分類 60 r
French paradox フレンチ・パラドックス 560 l
frequency 度数 451 r
frequency of micturition 頻尿 541 r
frequency table 度数分布表 451 r
fresh blood transfusion 新鮮血輸血 322 r
fresh-frozen human plasma-leukocytes reduced 新鮮凍結人血漿 ⇨血液製剤 944 r
fresh frozen plasma 新鮮凍結血漿 323 l
frontal lobe 前頭葉 371 r
frontal lobe syndrome 前頭葉症候群 371 r
frontal mirror 額帯鏡 88 r
frontal sinus 前頭洞 371 r
frostbite 凍傷 442 r
frozen blood 冷凍血液 657 l
frozen plasma 凍結血漿 441 l
frozen section 病理組織迅速〔顕微鏡〕検査 539 l
frozen shoulder 五十肩 222 l
frozen-thawed human red blood cells-leukocytes reduced 解凍人赤血球濃

厚液 ⇨ **血液製剤** 944 r
fructose フルクトース 558 r
fruit sugar 果糖 ⇨ フルクトース 558 r
frustration 欲求不満, フラストレーション 632 r
fugu intoxication フグ中毒 551 r
full-time risk manager 専任リスクマネジャー 372 l
fulminant hepatitis **劇症肝炎**, 電撃性肝炎 930
functional assessment for hemiplegic patient 片麻痺機能テスト ⇨ ブルンストローム・ステージ 559 l
functional dyspepsia 機能性胃腸症, 機能性ディスペプシア 136 l
functional gastro intestinal disorder FGID, 機能性消化管障害 136 l
functional hearing loss 機能性難聴 136 r
functional independence measure FIM, 機能的自立度評価法 136 r
functional modality nursing 業務別看護 ⇨ 機能別看護 136 r
functional modality of nursing 機能別看護 136 r
functional MRI ファンクショナルMRI 543 l
functional position 良肢位 649 l
functional proteinuria 機能的蛋白尿 ⇨ 生理的蛋白尿 354 r
functional psychosis 機能性精神病 136 r
functional residual capacity 機能の残気量 136 r
functional test of autonomic nervous system 自律神経機能検査 305 r
functional urinary incontinence 機能性尿失禁 136 r
function of nursing 看護機能 110 l
fundic gland 胃底腺 34 l
fundic gland polyp 胃底腺ポリープ 34 l
funduscopy 眼底検査 121 r
fundus of stomach 胃底〔部〕 34 l
fungal infection 真菌感染症 ⇨ 真菌症 310 r
fungal meningitis 真菌性髄膜炎 310 r
funicular myelosis 索性脊髄症 ⇨ 亜急性連合性脊髄変性症 7 l
funnel breast 漏斗胸 666 l
furosemide フロセミド 561 l
furuncle 癤 359 l
furunculosis 癤腫症 360 r
fused kidney 融(癒)合腎 625 r
fused teeth 癒合歯 627 r
fusimotor neuron 紡錘運動ニューロン ⇨ γ-運動ニューロン 124 l

fusion 融解 625 l

G

Gaffky scale ガフキー表 99 r
gag reflex 絞扼反射 ⇨ 咽頭反射 42 l
gain from illness 疾病利得 272 r
gait training 歩行訓練 586 l
galactose ガラクトース 100 r
galactosemia ガラクトース血症 ⇨ **先天性代謝異常** 1232 r
galactose tolerance test ガラクトース負荷試験 100 r
galactoside permease ガラクトシドパーミアーゼ ⇨ M蛋白〔質〕 62 l
galactostasis 乳汁うっ(鬱)滞, うつ乳 48 l
gallbladder 胆嚢 407 r
gallbladder polyp 胆嚢ポリープ 408 l
gallop rhythm 奔馬性調律 593 r
gallstone 胆石 406 r
gallstone dissolving agents 胆石溶解薬 407 l
gamete intrafallopian transfer GIFT, 配偶子卵管内移植 137 l
game analysis ゲーム分析 175 r
gametopathy 配偶子病 502 l
gamma-globulin γ-グロブリン 124 r
gamma-globulin preparations γ-グロブリン製剤 124 r
gamma ray γ線 125 l
gang age ギャングエイジ 139 r
ganglion 結節腫, 神経節, ガングリオン, 節腫 108 r, 313 l, 108 r
ganglion blocking agents 節遮断薬 ⇨ 自律神経節遮断薬 306 l
ganglionic blocking agents 自律神経節遮断薬, **自律神経系に作用する薬物** 306 l, 1155 r
ganglionic stimulating agents 自律神経節興奮薬 ⇨ **自律神経系に作用する薬物** 1155 r
gangrene 壊疽 56 l
gangrenous angina 壊疽性アンギーナ 56 l
gangrenous stomatitis 壊疽性口内炎, 水がん 56 l
garden stage ガーデン分類 77 l
gargle うがい ⇨ 含嗽 120 l
gargling 含嗽 120 l
gargling sound グル音 ⇨ 腹鳴 553 l
gargoylism ガーゴイリズム ⇨ ハーラー症候群 499 l

gaseous mediators ガス状メディエーター 92 r
gas exchange ガス交換 92 r
gas gangrene ガス壊疽 92 r
gas metabolism ガス代謝 ⇨ エネルギー代謝 59 r
gas partial pressure ガス分圧 93 r
gasping breaths あえぎ呼吸 ⇨ 死戦期呼吸 269 r
gas poisoning ガス中毒 93 l
gastralgia 胃痛 32 l
gastrectasis 胃拡張 25 r
gastrectomy **胃切除術** 716
gastric angle 胃角 25 r
gastric anisakiasis 胃アニサキス症 ⇨ アニサキス症 14 l
gastric atony 胃アトニー〔症〕 23 l
gastric biopsy 胃生検 29 r
gastric cancer **胃がん** 694
gastric cooling method 胃冷却法 39 r
gastric diverticulum 胃憩室 26 r
gastric fistula 胃瘻 29 r
gastric hyperacidity 胃酸過多症 ⇨ 過酸症 90 r
gastric irrigation 胃洗浄 30 r
gastric juice 胃液 25 r
gastric mucosal relief study 胃粘膜レリーフ造影法 36 l
gastric myasthenia 胃筋無力症 ⇨ 胃アトニー〔症〕 23 l
gastric neurosis 胃神経症 29 r
gastric perforation 胃穿孔 30 r
gastric polyp 胃ポリープ 36 r
gastric relaxation 胃弛緩症 ⇨ 胃アトニー〔症〕 23 l
gastric resection **胃切除術** 716
gastric sarcoma 胃肉腫 35 r
gastric suction 胃内容吸引 35 r
gastric tube 胃管, 胃ゾンデ 31 l
gastric ulcer **胃・十二指腸潰瘍** 700
gastrin ガストリン 93 l
gastrinoma ガストリン産生腫瘍, ガストリノーマ 383 l, 93 l
gastritis 胃炎 25 l
gastroenterological endsoopy technician 内視鏡技師 460 l
gastroenterostomy 胃腸吻合〔術〕 32 l
gastroesophageal reflux disease GERD, **胃食道逆流症** 709
gastrofiberscope 胃ファイバースコープ ⇨ ファイバー・ガストロスコープ 542 l
gastrointestinal hormones 消化管ホルモン 291 r
gastrointestinal mesenchymal tumor GIMT, 消化管間葉系腫瘍, 間葉系腫瘍 125 r

gastrointestinal neurosis 胃腸神経症 31 r
gastrointestinal polyposis 消化管ポリポーシス 291 l
gastrointestinal stromal tumor GIST, 消化管間質腫瘍, 胃腸管間質腫瘍 268 r
gastrointestinal tract 消化管 291 l
gastrolavage 胃洗浄 30 r
gastrolith 胃石 30 l
gastroptosis 胃下垂 25 r
gastrospasm 胃痙攣 26 r
gastrostomy 胃瘻造設［術］ 40 l
Gatch bed ギャッチベッド 139 l
gate control theory ゲートコントロール説 175 r
Gaucher disease ゴーシェ病 217 r
Gaussian distribution ガウス分布 ⇨ 正規分布 344 l
Gedankenverstandenwerden 思考察知 ⇨ 作為思考 240 r
gefitinib ゲフィチニブ 188 l
Geiger–Müller counter ガイガー・ミュラー計数管 78 l
gel ゲル 188 l
gelatin sponge ゼラチンスポンジ 362 l
Gélineau syndrome ジェリノー症候群 ⇨ ナルコレプシー 464 l
gemachtes Erlebnis 作為体験 241 l
gemcitabine ゲムシタビン 188 l
gemcitabine hydrochloride 塩酸ゲムシタビン ⇨ ゲムシタビン 188 l
GEM+radiation therapy GEM+放射線療法 250 l
GEM+radiotherapy GEM+放射線療法 250 l
gender ジェンダー 254 l
gender identity disorder 性同一性障害 352 r
gene 遺伝子 34 r
gene library 遺伝子ライブラリー ⇨ ゲノムライブラリー 188 l
general adaptation syndrome 汎適応症候群 520 l
general anesthesia 全身麻酔［法］ 368 l
general anesthetics 全身麻酔薬 368 l, 中枢神経系に作用する薬物 1253 l
generalized peritonitis 汎発性腹膜炎 521 l
generalized platyspondyly 汎発性扁平椎 521 l
generalized seizure 大発作 ⇨ 強直間代発作 149 l
general paresis 進行麻痺 317 l
gene rearrangement 遺伝子再配列 34 r

generic drugs ジェネリック医薬品, 後発医薬品 254 l
gene therapy 遺伝子治療 725
genetic counseling 遺伝相談 35 l
genetic counselor 遺伝カウンセラー 34 l
genetic diagnosis 遺伝子診断 724
genetic disposition 遺伝素質 35 l
genetic element 遺伝因子 ⇨ 遺伝子 34 r
genetic recombination 遺伝子組み換え, 遺伝の組み換え 35 l
genital bleeding 不正性器出血 554 l
genital tuberculosis 性器結核 344 r
genital wart 陰部疣贅 ⇨ 尖形（圭）コンジローム 365 l
genome ゲノム 187 r
genome DNA ゲノム DNA 187 r
genomic library ゲノムライブラリー 188 l
genopathy 遺伝子病 34 r
gentamicin ゲンタマイシン 193 l
genuine epilepsy 真性てんかん 322 r
genus *Acinetobacter* アシネトバクター属 9 r
genu valgum 外反膝 82 r
genu varum 内反膝 461 r
German measles 風疹 545 r
Gerstmann syndrome ゲルストマン症候群 188 r
gestagen 黄体ホルモン, ゲスターゲン 69 l, 176 r
gestalt therapy ゲシュタルト療法 176 r
gestation 妊娠 1313
gestational diabetes mellitus 妊娠糖尿病 482 r
gestational hypertension 妊娠高血圧 ⇨ 妊娠高血圧症候群 1318 r
gestational sac GS, 胎囊 395 r
ghrelin グレリン 166 l
giant baby 巨大児 151 r
giant cell tumor 巨細胞腫 151 l
giantism 巨人症 151 r
giardiasis ジアルジア症 249 l
Giemsa staining ギムザ染色 138 l
gigantism 巨人症 151 r
Gilbert syndrome ジルベール症候群 306 r
gingiva 歯肉 274 l
gingival hyperplasia induced by nifedipine ニフェジピン性歯肉増殖症 469 r
gingivitis 歯肉炎 274 l
given dose 投与線量 ⇨ 照射線量 293 r
gland 腺 364 l
glandula bulbourethralis 尿道球腺 ⇨ カウパー腺 85 l

glandulac duodenales 十二指腸腺 ⇨ ブルンネル腺 559 l
glandular cell 腺細胞 366 r
glandular fever 腺熱 ⇨ 伝染性単［核］球［増加］症 438 l
glandula vestibularis major 大前庭腺 ⇨ バルトリン腺 517 l
glandura parathyroidea 傍甲状腺 ⇨ 上皮小体 296 r
Glasgow coma scale グラスゴー・コーマスケール 160 l
glaucoma あおそこひ, 緑内障 650 l
Gleason score グリソンスコア 162 l
glioblastoma 神経膠芽［細胞］腫, 膠芽腫 199 l
glioblastoma multiforme 多形［性］［神経］膠芽腫 ⇨ 膠芽腫 199 r
glioma 神経膠腫, グリオーマ 312 l
gliosarcoma 神経膠芽［細胞］腫 ⇨ 膠芽腫 199 r
Glisson capsule グリソン鞘 162 l
Global Initiative for Chronic Obstructive Lung Disease GOLD 218 l
globulin グロブリン 167 l
glomerular filtration rate GFR, 糸球体濾過値 259 r
glomerulonephritis 糸球体腎炎 1069
glomerulosclerosis 糸球体硬化症 259 l
glomus caroticum 頸動脈糸球 ⇨ 頸動脈小体 172 l
glossitis 舌炎 359 l
glossopharyngeal nerve 舌咽神経, ⇨ 脳神経 359 l, 1343 r
glottal abduction operation 声門開大術 354 l
glottic space 声門 354 l
glottis cancer 声門がん ⇨ 喉頭がん 982 l
glottis edema 声門水腫 354 r
glottis spasm 声門痙攣 354 r
glucagon グルカゴン 79 r
glucagon-like peptide:GLP 腸管グルカゴン 419 r
glucocorticoid グルココルチコイド, 糖質コルチコイド 164 l
gluconeogenesis 糖新生 442 r
glucosamine グルコサミン 164 l
glucose グルコース, ブドウ糖 164 l
glucose tolerance test 耐糖能検査, 糖負荷試験 445 l
glucuronidation グルクロン酸抱合 164 l
glutamic acid グルタミン酸 164 r
glutamic oxaloacetic transaminase GOT, グルタミン酸オキサロ酢酸トランスアミナーゼ 52 l
glutamic pyruvic transaminase GPT, グルタミン酸ピルビン酸トランスア

ミナーゼ 52 r
glutamine グルタミン 164 l
glutathione グルタチオン 164 l
glutethimide グルテチミド 164 l
glyceride グリセリド ⇨中性脂肪 417 r
glycine グリシン 162 l
glycocoll グリココール ⇨グリシン 162 l
glycogen グリコーゲン，糖原 162 l
glycogenic amino acid 糖原性アミノ酸 441 r
glycogenosis 糖原病，糖原蓄積症 441 r
glycogen storage disease 糖原病 441 r
glycohemoglobin グリコヘモグロビン 162 l
glycolipid 糖脂質 442 l
glycolysis 解糖 82 l
glycoprotein 糖蛋白［質］ 443 l
glycosaminoglycan グリコサミノグリカン 162 l
glycoside 配糖体，グリコシド 504 l
glycyrrhizinate グリチルリチン［酸二カリウム］ 162 l
GM₂-gangliosidosis type I GM₂-ガングリオシドーシスⅠ型 ⇨テイーサックス病 430 l
gnathostomiasis 顎口虫症 87 r
Goeckerman treatment ゲッケルマン療法 181 r
goiter 甲状腺腫 206 l
Goldmark Report ゴールドマークレポート ⇨ウィンスロー-ゴールドマークレポート 45 l
golf elbow ゴルフ肘 ⇨テニス肘 434 r
gonadoliberin ゴナドリベリン ⇨ゴナドトロピン放出ホルモン 228 l
gonadotropic hormones ゴナドトロピン，性腺刺激ホルモン 228 l
gonadotropin ゴナドトロピン，性腺刺激ホルモン 228 l
gonadotropin releasing hormone ゴナドトロピン放出ホルモン 228 l
gonarthrosis 変形性膝関節症 574 r
goniometer 斜面台検査，ゴニオメーター検査 228 l
gonococcal blennorrhea 淋菌性膿漏眼 650 r
gonococcal conjunctivitis 淋菌性結膜炎 ⇨淋菌性膿漏眼 650 r
gonococcus 淋菌 650 r
gonorrhea 淋疾 651 l
good clinical practice 新 GCP 318 l
Goodenough draw-a-man test 人物画テスト 329 l
goodness of fit 適合度 432 l

Goodpasture syndrome グッドパスチャー症候群 158 r
good Samaritan law 善きサマリア人の法 631 r
goose gait 痙性歩行 170 r
gout 痛風 1266
gown technique ガウン・テクニック 85 l
Graafian follicle グラーフ卵胞 ⇨成熟卵胞 346 r
graft グラフト 160 l
graft loss グラフト障害 160 r
graft rejection 拒絶反応 151 r
graft versus host disease 移植片対宿主病 ⇨GVHD 253 l
Gram-negative anaerobic bacilli グラム陰性無芽胞桿菌群 ⇨バクテロイデス 509 l
Gram-negative bacteria グラム陰性菌 161 l
Gram-negative bacterial infection グラム陰性桿菌感染症 161 l
Gram-positive bacteria グラム陽性菌 161 l
Gram stain グラム染色 161 l
grand mal 大発作 ⇨強直間代発作 149 l
grand mal convulsive disorder てんかん 1269
granulation/tissue 肉芽組織 ⇨褥瘡（創） 1142 l
granulation tissue 肉芽組織 466 r
granules 顆粒剤 101 r
granulocyte colony-stimulating factor 顆粒球コロニー刺激因子 ⇨G-CSF 252 l
granulocytopenia 顆粒球減少症 101 l
granulomatous inflammation 肉芽腫性炎 ⇨炎症性肉芽腫 66 l
grasp reflex 把握反射，にぎり反射 498 l
gravidity 妊娠 1313
gravitation abscess 流注膿瘍 656 l
Grawitz tumor グラウィッツ腫瘍 ⇨腎細胞がん 317 r
gray matter 灰白質 82 r
gray substance 灰白質 82 r
gray syndrome 灰白症候群，グレイ症候群 165 r
greater omentum 大網［膜］ 398 l
greenish stool 緑便 650 l
grief 悲嘆 531 l
grief work グリーフワーク 161 r
grieving 悲嘆 531 l
grime 垢 6 r
grip 流行性感冒 ⇨インフルエンザ 43 l
grip strength test 握力検査 9 l

griseofulvin グリセオフルビン 162 l
grounded theory approach グランデッドセオリー・アプローチ 922
group agglutination 類属反応 655 r
group dynamics 集団力学，グループ・ダイナミクス 163 r
group home グループホーム 163 r
group play 協同遊び 149 r
group psychotherapy 集団精神療法，集団心理療法 283 l
growth 成長，発育 352 l, 511 r
growth and development 成長発達 352 l
growth and development of child 小児の成長・発達 1129
growth curve 成長曲線 352 l
growth factor 増殖因子，成長・発達の因子，発育因子 511 r
growth hormone 成長ホルモン 352 l
growth hormone deficient short statue 成長ホルモン分泌不全性低身長症 352 l
Gruber-Widal reaction グルーベル-ウィダール反応 ⇨ウィダール反応 44 l
guajac test グアヤック試験 156 l
guanethidine グアネチジン 156 l
guanine グアニン 156 l
guanosine monophosphate GMP 251 l
guardian 保護者 586 l
guardian system 成年後見制度 353 l
guideline for sorting of the severity of burned patients by Artz アルツの基準 ⇨熱傷 1326 l
Guideline of Centers for Disease Control and Prevention CDC ガイドライン 252 l
Guillain-Barré syndrome ギラン-バレー症候群 152 l
gum 歯肉 274 r
gumma ゴム腫 229 l
gustation 味覚 603 r
gustatory hallucination 幻味 195 r
Guthman roentgen pelvimetry ガットマン（ゲースマン）法 ⇨X線骨盤計測 57 l
Guthrie test ガスリーテスト 93 l
gut hormone producing tumor 消化管ホルモン産生腫瘍 291 r
guttate parapsoriasis 滴状類乾癬 432 r
gynecomastia 女性化乳房 303 r
γ-aminobutyric acid γ-アミノ酪酸 124 r
γ-glutamyl-cysteinyl-glycine γ-グルタミルシステイニルグリシン ⇨グルタチオン 164 l
γ-glutamyl transferase γ-GT，γ-グ

γ-glutamyl ルタミルトランスフェラーゼ 125 *l*
γ-glutamyl transpeptidase γ-GTP, γ-グルタミルトランスペプチダーゼ ⇨γ-GT 125 *l*
γ-knife ガンマ・ナイフ 125 *l*
γ-motoneuron γ-運動ニューロン 124 *r*
γ-oryzanol γ-オリザノール 124 *r*
γ-ray γ線 125 *l*

H

habitual abortion 習慣(性)流産 ⇨不育症, **流産・早産** 543 *r*, 1496 *l*
habitual angina 習慣性アンギーナ 281 *l*
habitual aphtha 習慣性アフタ ⇨再発性アフタ 238 *l*
habitual constipation 習慣性便秘 ⇨**下痢・便秘** 953 *r*
habitual dislocation 習慣性脱臼 281 *l*
hair follicle 毛包, 毛嚢 617 *l*
hair remover ヘアリムーバー 565 *l*
hallucination 幻覚 189 *r*
hallucinogens 催幻覚薬 ⇨**向精神薬** 981 *r*
hallux valgus 外反母趾 83 *l*
halothane ハロタン 518 *l*
halo traction ハロー牽引 517 *r*
hamartoma 過誤腫 90 *l*
hammer 打腱器 ⇨診察用トレイ 318 *l*
hand, foot and mouth disease 手足口病 427 *l*
hand hygiene 手指衛生 285 *l*
hanging 縊死, 縊頸 27 *l*
Hansen disease ハンセン病 520 *l*
Hantavirus infections ハンタウイルス感染症 520 *l*
Harada disease 原田病 515 *l*
hard chancre 硬性下疳 207 *l*
HA reaction HA 反応, 赤血球凝集反応 359 *r*
hare lip 兎唇 ⇨口唇裂 207 *l*
harmful effects of fetal radiation exposure 胎児放射線障害 390 *l*
Harris-Benedict ハリス-ベネディクトの式 ⇨**基礎エネルギー消費量** 133 *r*
Hasegawa dementia scale-revised 長谷川式簡易知能評価スケール(改訂) 510 *l*
Hashimoto's disease 橋本病 509 *r*
Haverhill fever ハーバーヒル熱 ⇨鼠咬症 381 *l*
Hawerd-Rapaport test ハワード-ラパポート試験 ⇨ラパポート試験 637 *l*
hay fever 枯草熱 ⇨花粉症 99 *r*
H-chain disease H 鎖病 ⇨重鎖病 281
headache 頭痛 1208
head control 首のすわり 159 *l*
head injury 頭部外傷 1287
head mirror 額帯鏡 88 *r*
head trauma 頭部外傷 1287
health 健康 959
health administration 衛生行政 50 *r*
health and medical care 保健医療福祉 585 *l*
health assessment ヘルスアセスメント 573 *l*
health belief model ヘルス・ビリーフ・モデル 573 *l*
health care activity 保健活動 585 *r*
healthcare-associated infection 医療関連感染 38 *l*
health care provider ヘルスケアプロバイダー 573 *l*
Health Center Law 保健所法 586 *l*
health counsel[l]ing 健康相談 190 *r*
health education 保健教育, 健康教育, 衛生教育 50 *r*
health examination 健康診断 190 *r*
health examination for children of one and a half years of age 1歳6か月児健康診査 33 *l*
health examination for children of 3 years of age 3歳児健康診査 245 *l*
health examination for expectant mother 妊産婦健康診査 482 *l*
health guidance 保健指導 585 *r*
health index 健康指標 190 *r*
Health Insurance Law 健康保険法 191 *l*
health law 衛生法規 50 *r*
health maintenance 健康維持 190 *l*
health manpower ヘルスマンパワー 573 *r*
health promotion ヘルスプロモーション 573 *l*
health related quality of life 健康関連 QOL 190 *l*
health-seeking behaviors 健康探求行動 190 *r*
health statistics 衛生統計 ⇨保健統計 586 *l*
healthy food pyramid ヘルシーフードピラミッド 572 *r*
hearing impairment 聴覚障害 1261
hearing loss 難聴 464 *l*
heart 心臓 323 *l*
heartburn 胸やけ 608 *l*
heart failure 心不全 1179
heart murmur 心雑音 318 *l*
heart rate 心拍数 328 *r*
heart sounds 心音 308 *l*
heart transplantation 心[臓]移植 323 *l*
heat center 温熱中枢 ⇨体温調節中枢 386 *l*
heat collapse 熱虚脱症 486 *r*
heat cramps 熱痙攣 ⇨**熱中症** 1329 *l*
heat dissipation 熱放散 ⇨体温調節中枢 386 *l*
heat exhaustion 熱疲労 ⇨**熱中症** 1329 *l*
heat illness 熱中症 1329
heat production 熱の産生 ⇨体温調節中枢 386 *l*
heat-shock protein 熱ショック蛋白質 487 *l*
heat stable alkaline phosphatase 耐熱性アルカリホスファターゼ 395 *r*
heat stroke 熱射病 ⇨**熱中症** 1329 *l*
heat syncope 熱失神 ⇨**熱中症** 1329 *l*
heavy chain disease 重鎖病 281 *r*
heavy for dates infant HFD[児] 57 *r*
heavy for gestational age infant HGA ⇨HFD[児] 57 *r*
heavy metal poisoning 重金属中毒 ⇨金属中毒[症] 154 *r*
Hegar sign ヘガール徴候 569 *r*
height of uterine fundus 子宮底長 260 *l*
Heine-Medin disease ハイネ-メジン病 ⇨急性灰白髄炎 142 *l*
Heinrich's law ハインリッヒの法則 507 *r*
Helicobacter pylori ヘリコバクター・ピロリ, ピロリ菌 572 *l*
helicopter emergency medical service ヘリコプター救急医療サービス ⇨ドクターヘリ 449 *r*
helper ヘルパー ⇨ホームヘルパー 584 *l*
helper T cell ヘルパーT 細胞 574 *l*
Helsinki declaration ヘルシンキ宣言 573 *l*
hemadsorption 血液吸着法 ⇨**血液浄化療法** 942 *r*
hemagglutinating virus of Japan HVJ ウイルス 58 *l*
hemagglutination inhibition reaction 赤血球凝集抑制(阻止)反応 360 *l*
hemagglutination reaction 赤血球凝集反応 359 *r*
hemangioma 血管腫 179 *r*

hemangioma simplex 単純性血管腫 405 r
hematemesis and melena 吐血・下血 1289
hematocrit 赤血球容積率，ヘマトクリット[値] 571 r
hematological examination 採血 235 r
hematoma 血腫，血瘤 182 l
hematopoiesis 造血 375 r
hematopoietic stem cell transplantation 造血幹細胞移植 375 r
hematopoietic tissue 造血組織 376 l
hematuria 血尿，⇨泌尿器・[男性]生殖器系 186 r, 1377 l
heme ヘム 571 r
hemianopsia 半盲症 521 r
hemiplegia 片麻痺 ⇨運動麻痺 744 l
hemobilia 胆道出血 407 r
hemochromatosis ヘモクロマトーシス 572 l
hemoclastic reaction 溶血[反応] 630 r
hemocyte 血球 180 r
hemodiafiltration 血液濾過透析 ⇨血液浄化療法 941 r
hemodialysis 人工透析 ⇨透析療法 443 l
hemodialysis 血液透析 ⇨血液浄化療法 941 l
hemofiltration 血液濾過 ⇨血液浄化療法 941 r
hemoglobin ヘモグロビン，血色素 571 r
hemoglobinometer ヘモグロビン計，血色素計 181 r
hemoglobin quantification ヘモグロビン測定[法]，血色素定量法 571 r
hemoglobin S disease ヘモグロビンS症 ⇨鎌状赤血球貧血 100 l
hemoglobinuria ヘモグロビン尿症，血色素尿症 571 r
hemogram ヘモグラム ⇨末梢血液像 597 r
hemolysis 溶血[反応] 630 r
hemolytic anemia 溶血性貧血 630 l
hemolytic disease of the fetus 胎児溶血性疾患 391 l
hemolytic disease of the newborn 新生児溶血性疾患 322 l
hemolytic jaundice 溶血性黄疸 630 l
hemolytic streptococcus 溶レン菌，溶血性レンサ球菌 230 l
hemoperfusion 血液灌流法 ⇨血液浄化療法 942 l
hemopericardium 心膜血腫 330 l
hemophagocytic syndrome 血球貪食症候群 180 r

hemophilia 血友病 187 l
hemopoiesis 造血 375 r
hemopoietic stem cell 造血幹細胞 ⇨幹細胞 113 l
hemoptysis 喀血 796
hemorrhage per rhexis 破綻性出血 ⇨漏出性出血 663 r
hemorrhagic anemia 出血性貧血 286 r
hemorrhagic diathesis 出血性素因[質] 286 l
hemorrhagic fever with renal syndrome 腎症候性出血熱 320 l
hemorrhagic infarct 出血性梗塞 286 r
hemorrhagic inflammation 出血性炎 286 r
hemorrhoids 痔核 255 l
hemorytic 溶血性 630 r
hemospermia 血精液症 183 l
hemostasis 止血法 1071
hemostasis examination 止血能検査 262 r
hemostatic bandage 止血帯 262 l
hemostatics 止血薬 262 l
hemothorax 血胸 183 l
Henderson–Hasselbalch equation ヘンダーソン–ハッセルバルヒの式 ⇨酸塩基平衡 244 l
hepaplastin test ヘパプラスチンテスト 571 l
heparin ヘパリン 571 l
heparin blood ヘパリン血 571 l
heparin lock ヘパリンロック 571 l
hepatectomy 肝切除[術] 118 r
hepatic circulation 肝循環 115 r
hepatic cirrhosis 肝硬変 823
hepatic coma 肝性昏睡 117 l
hepatic duct 肝管 106 l
hepatic dullness 肝濁音界 121 l
hepatic–echinococcosis 肝包虫[症] 124 l
hepatic encephalopathy 肝性脳症 117 l
hepatic insufficiency 肝不全 123 r
hepatic lobectomy 肝葉切除術 125 r
hepatic tumor 肝腫瘍 115 r
hepatitis 肝炎 104 l
hepatitis A A型肝炎 52 l
hepatitis A virus A型肝炎ウイルス ⇨肝炎 104 l
hepatitis B B型肝炎 523 r
hepatitis B antigen HB抗原 58 l
hepatitis C C型肝炎 251 l
hepatitis C virus C型肝炎ウイルス ⇨肝炎ウイルス 104 l
hepatitis G G型肝炎 251 r
hepatitis virus 肝炎ウイルス 104 l

hepatoblastoma 肝芽[細胞]腫，ヘパトブラストーマ 105 l
hepatocellular carcinoma 肝細胞がん 113 l
hepatocerebral disease 肝脳疾患 122 l
hepato–lenticular degeneration 肝レンズ核変性症 ⇨ウィルソン病 45 l
hepatoma ヘパトーム ⇨肝細胞がん 113 l
hepatorenal syndrome 肝腎症候群 116 r
herbal drugs 漢方薬 124 l
herb medicine 漢方薬 124 l
hereditary disorder 遺伝疾患 34 l
hereditary elliptocytosis 遺伝性楕円赤血球症 35 l
heredity 遺伝 34 l
hermaphroditism 半陰陽 518 r
hernia ヘルニア 573 r
herniated intervertebral disc 椎間板ヘルニア 425 l
herpes ヘルペス，疱疹 582 r
herpes genitalis 陰部疱疹 43 l
herpes gestationis 妊娠性疱疹 482 r
herpes simplex 単純性疱疹 405 r
herpes simplex encephalitis 単純ヘルペス脳炎 406 l
herpes simplex virus 単純ヘルペスウイルス，単純疱疹ウイルス 406 l
herpes virus 疱疹ウイルス ⇨ヘルペスウイルス 574 l
herpes zoster 帯状ヘルペス，帯状疱疹 391 r
herpes zoster oticus 耳性帯状疱疹 ⇨[ラムゼイ]ハント症候群 637 l
herpetic keratitis ヘルペス性角膜炎 ⇨角膜ヘルペス 89 r
Herxheimer reaction ヘルックスハイマー反応 ⇨ヤーリッシュ–ヘルックスハイマー反応 621 l
heteronymous hemianopsia 異名半盲 ⇨半盲症 521 r
heterotopic differentiation 異所性分化 ⇨化生 93 l
hexachlorophene ヘキサクロロフェン 569 r
hexadecanoic acid ヘキサデカン酸 ⇨パルミチン酸 517 r
hexamethonium ヘキサメトニウム 569 r
hexose ヘキソース，六炭糖 668 l
hexose monophosphate shunt HMP–側路 ⇨五炭糖リン酸経(回)路 223 l
hiatus leukemicus 白血病裂孔 512 r
hiccup しゃっくり，吃逆 134 r
Hickman catheter ヒックマンカテー

テル　531 r
hidradenitis suppurative　化膿性汗腺炎　98 l
high blood pressure　高血圧症　969
high density lipoprotein　HDL, 高比重リポ蛋白　57 r
high dose chemotherapy　大量化学療法　399 l
high energy diet　高エネルギー食, 高カロリー食　198 l
high–energy phosphate compound　高エネルギーリン酸化合物　198 l
higher brain function syndrome　高次脳機能症候群　⇨高次大脳皮質症候群　204 r
higher-energy trauma　高エネルギー外傷　198 l
higher fatty acid　高級脂肪酸, 長鎖脂肪酸　200 r
high fiber diet　高繊維食　208 l
high frequency jet ventilation　HFJV, 高頻度ジェット換気　213 l
high frequency oscillation　HFO, 高頻度振動換気　213 r
high frequency positive pressure ventilation　HFPPV, 高頻度陽圧換気　213 r
high frequency ventilation　HFV, 高頻度人工換気［法］　213 r
high-intensity focused ultrasound　HIFU, 高密度焦点式超音波療法　215 r
highly advanced medical treatment　高度先進医療　211 l
high protein diet　高蛋白食　209 l
high–risk infant　ハイリスク新生児, ハイリスクインファント　507 l
high–risk pregnancy　ハイリスク妊娠　507 r
high voltage radiography　高圧撮影法　196 l
hilum pulmonis　肺門　506 r
hilus of lung　肺門　506 r
hip joint　股関節　218 r
Hippocratic facies　ヒポクラテス顔貌　536 l
Hirnarteriosklerose　脳動脈硬化症　493 l
Hirschsprung disease　ヒルシュスプルング病　540 l
His bundle electogram　ヒス束心電図　529 l
histamine　ヒスタミン　529 r
histamine antagonists　ヒスタミン拮抗薬　⇨抗ヒスタミン薬　213 l
histamine blocking agents　ヒスタミン遮断薬　⇨抗ヒスタミン薬　213 l
histamine cephalalgia　ヒスタミン性頭痛　⇨群発頭痛　167 l

histamine test　ヒスタミン試験　529 l
histidine　ヒスチジン　529 l
histidinemia　ヒスチジン血症　530 l
histiocyte　組織球　381 r
histiocytoma　組織球腫　381 r
histocompatibility　組織適合性　381 l
histocompatibility test　組織適合［性］試験　381 r
histogram　ヒストグラム　530 l
histopathological quick microscopic examination　病理組織迅速［顕微鏡］検査　539 l
histopathologic examination　病理組織学的検査　539 l
history of present illness　現病歴　195 l
histrionic personality disorder　演技性パーソナリティ障害　64 l
HMG–CoA reductase　HMG–CoA還元酵素阻害薬　⇨スタチン　337 l
hoarseness　嗄声　242 l
Hodgkin disease　ホジキン病　584 l
Hoehn-Yahr classification　ホーン・ヤールの重症度分類　584 l
Hoffmann reflex　ホフマン反射　591 l
Hoffmann syndrome　ホフマン症候群　591 r
Holter electrocardiogram　ホルター心電図　592 l
Homans sign　ホーマンズ徴候　⇨深部静脈血栓症　329 l
home care nursing　在宅看護　1036
home care services　在宅福祉サービス　237 r
home enteral nutrition　在宅経管経腸栄養法　237 l
home for blind　盲聾唖児施設　618 l
home for infants　乳児院　472 r
home for juvenile training and education　児童自立支援施設　273 r
home for mothers and children　母子生活支援施設　587 l
home for physically weak child　児童養護施設　274 l
home health care　在宅ケア　⇨在宅看護　1037 l
home helper　ホームヘルパー, 訪問介護員　584 r
home hospice care　在宅ホスピスケア　237 r
home infusion therapy　HIT, 在宅輸液療法　531 l
home maintenance　家事家政　90 r
homeopathy　ホメオパシー　592 l
homeostasis　恒常性, ホメオスターシス　591 r
home oxygen therapy　HOT　⇨在宅酸素療法　1042
home-visit for the newborn　新生児訪

問　322 l
home-visit nursing care　訪問看護　1427
home–visit the premature infant　未熟児訪問指導　603 r
homing　ホーミング　584 l
homocystinuria　ホモシスチン尿症　⇨先天性代謝異常　1232 l
homogentisic acid　ホモゲンチジン酸　592 r
homologous chromosome　相同染色体　377 r
homologous protein　相同蛋白質　377 r
homonymous hemianopsia　同名半盲　⇨半盲症　521 r
homosexuality　同性愛　442 r
honeycomb lung　蜂巣肺　583 l
hook knife　フックナイフ　⇨ITナイフ　5 l
hookworm disease　鉤虫症　209 l
hope　希望　137 l
hopelessness　絶望感, 絶望　361 r
hordeolum　ものもらい, 麦粒腫　509 l
horizontal infection　水平感染　334 r
hormone　ホルモン　1434
hormone–releasing factor　ホルモン放出因子　⇨ホルモン放出ホルモン　593 r
hormone–releasing hormone　ホルモン放出ホルモン　593 r
hormone therapy　ホルモン療法　593 r
Horner syndrome　ホルネル症候群　593 l
horseshoe kidney　馬蹄［鉄］腎　514 l
hospice　ホスピス　587 l
Hospice Palliative Care Japan　日本ホスピス緩和ケア協会　471 l
hospital　病院　⇨医療施設　730 l
hospital and deaconess training center in Kaiserswerth　カイゼルスベルト学園　81 l
hospital doll　ホスピタルドール　588 l
hospital home for crippled children　肢体不自由児施設　270 l
hospital infection　院内感染　737
hospitalism　ホスピタリズム　588 l
hospital pharmacist　病院薬剤師　537 l
host　宿主　284 r
host mother　代理母, ホストマザー　399 l
hot-air therapy　熱気浴　486 r
hot flush　ホットフラッシュ　590 r
hot pack　温罨法　⇨罨法　691 l
hot point　温点　76 r

house dust ハウスダスト　507 *r*
housing environment coordinator for elderly and disabled people　福祉住環境コーディネーター　549 *l*
huffing　ハッフィング　514 *l*
Hugh–Jones classification　ヒュージョーンズ分類　536 *r*
Huhner test　ヒュ(フ)ーナーテスト　536 *r*
hum　ハム　⇨交流障害　216 *r*
human anti–HBs immunoglobulin HBIG，抗 HBs ヒト免疫グロブリン　58 *l*
human caring　ヒューマン・ケアリング　⇨ケアリング　926 *l*
human chorionic gonadotropin HCG，ヒト絨毛性ゴナドトロピン　532 *l*
human counter　ヒューマンカウンター　⇨ホールボディカウンター　584 *r*
human dignity　人間の尊厳　482 *l*
human factors　ヒューマンファクター　536 *r*
human genome　ヒトゲノム　532 *l*
human immunodeficiency virus HIV，エイズウイルス，ヒト免疫不全ウイルス　⇨院内感染　57 *l*，739 *r*
human leukocyte antigen HLA，ヒト白血球抗原　57 *r*
human relation[s]　人間関係　482 *l*
human T-lymphotropic virus type 1 associated myelopathy HAM　515 *l*
hum noise　ハム雑音　515 *l*
humoral immunity　液性免疫，体液[性]免疫　385 *l*
hump back　背　137 *l*
hunger contraction　飢餓収縮　128 *l*
hunger fever　飢餓熱　128 *l*
hunger pain　空腹時痛　157 *r*
Huntington disease　ハンチントン病　520 *r*
Hunt syndrome　ハント症候群　⇨[ラムゼイ]ハント症候群　637 *l*
Hurler syndrome　ハーラー症候群　499 *l*
Hutchinson–Gilford syndrome　ハッチンソン-ギルフォード症候群　513 *l*
Hutchinson triad　ハッチンソンの三徴候　513 *r*
HVJ virus　HVJ ウイルス　58 *l*
hyaluronic acid　ヒアルロン酸　522 *l*
hybridization　ハイブリダイゼーション　506 *l*
hydatid disease　エキノコックス症　54 *l*
hydatidiform mole　胞状奇胎　582 *r*
hydralazine　ヒドララジン　532 *l*
hydralazine hydrochloride　塩酸ヒドララジン　⇨ヒドララジン　532 *l*

hydramnion　羊水過多[症]　631 *l*
hydrocele of testicle　陰嚢水腫(瘤)　42 *l*
hydrocele of testis　睾丸水腫(瘤)　⇨陰嚢水腫(瘤)　42 *l*
hydrocephalus　水頭症　334 *r*
hydrochlorothiazide　ヒドロクロロチアジド　532 *r*
hydrocoloid dressing　ハイドロコロイドドレッシング[材]　505 *l*
hydrocortisone　ヒドロコルチゾン，コルチゾール　229 *l*
hydrocyanism　シアン中毒　⇨青酸中毒　345 *r*
hydrofluoric acid　フッ化水素酸　554 *r*
hydrogel-catheter　ハイドロゲルカテーテル　505 *l*
hydrogen exponent　水素指数　⇨pH　569 *l*
hydrogen ion concentration　水素イオン濃度　333 *r*
hydrogen ion exponent　水素イオン指数　⇨pH　569 *l*
hydrogen peroxide solution　過酸化水素水　90 *r*
hydrogen sulfide poisoning　硫化水素中毒　647 *r*
hydrolase　加水分解酵素，水解酵素，ヒドロラーゼ　92 *l*
hydrolysis　加水分解，水解　92 *r*
hydronephrosis　水腎症　332 *r*
hydropericardium　心膜水腫　330 *l*
hydrophilic contrast medium　水溶性造影剤　335 *r*
hydrotubation　卵管通水法　⇨卵管疎通検査法　1486 *l*
17–hydroxycorticosteroid　17－ヒドロキシコルチコステロイド　532 *r*
hydroxylysine　ヒドロキシリジン　532 *r*
hydroxyproline　ヒドロキシプロリン　532 *r*
hydroxyprolinemia　ヒドロキシプロリン血症　532 *r*
5–hydroxytryptamine　5－ヒドロキシトリプタミン　⇨セロトニン　364 *l*
hygiene　衛生学　50 *l*
hyoid bone　舌骨　360 *r*
hyperacidity　過酸症　90 *r*
hyperacute rejection　超急性拒絶反応　⇨移植　705 *r*
hyperammonemia　高アンモニア血症　197 *r*
hyperbaric oxygen therapy　高圧酸素療法　196 *l*
hyperbilirubinemia　高ビリルビン血症，ビリルビン過剰血症　213 *l*
hyperbilirubinemia of newborn　新生児高ビリルビン血症　321 *r*

hypercalcemia　高カルシウム血症，カルシウム過剰　199 *r*
hypercapnia　高炭酸ガス血症，高二酸化炭素[症]　212 *r*
hyperchloremia　高塩素血症，高クロール血症　532 *r*
hypercholesterolemia　高コレステロール血症　⇨高トリグリセリド血症　211 *r*
hyperchromic anemia　高色素性貧血　204 *l*
hyperemesis　悪阻　73 *l*
hyperemesis gravidarum　妊娠悪阻　⇨悪阻　73 *l*
hyperemia　充血　281 *l*
hyperesthesia　感覚(知覚)過敏　105 *l*
hypergammaglobulinemia　高 γ－グロブリン血症　200 *l*
hyperglobulinemia　高グロブリン血症　201 *r*
hyperglycemia　高血糖，過血糖症　202 *r*
hyperglycinemia　高グリシン血症，グリシン過剰血症　201 *r*
hypergonadism　性機能亢進症　344 *r*
hyper[h]idrosis　多汗症，発汗過多症　400 *l*
hyperkalemia　高カリウム血症，カリウム過剰[症]　199 *r*
hyperkinesis　過動　402 *l*
hyperkinetic disorder　多動障害　⇨多動症候群　402 *r*
hyperkinetic syndrome　多動症候群　402 *l*
hyperlipemia　高脂[質]血症　⇨脂質異常症　1077 *l*
hyperlipoproteinemia　高リポ蛋白血症　⇨脂質異常症　1077 *r*
hyperlysinemia　高リジン血症　216 *l*
hypermetropia　遠視　65 *l*
hypernatremia　高ナトリウム血症，ナトリウム過剰症　212 *r*
hypernephroma　副腎腫　⇨腎細胞がん　317 *r*
hyperopia　遠視　65 *l*
hyperosmolar nonketotic diabetic coma　高浸透圧性非ケトン性糖尿病性昏睡　207 *l*
hyperparathyroidism　副甲状腺機能亢進症，上皮小体機能亢進症　296 *l*
hyperphagia　過食[症]　91 *l*
hyperplasia　過形成　90 *l*
hyperplastic polyp　過形成性ポリープ　90 *l*
hyperremnant lipoproteinemia　高レムナント血症　217 *l*
hypersensitiveness　過敏症　99 *l*
hypersensitivity　知覚過敏症　413 *l*

hypersensitivity pneumonitis 過敏性肺炎 99 *l*
hypersensitivity to chemical substance 化学物質過敏症 85 *r*
hypertension 高血圧症 969
hypertensive blood vessel disease 高血圧性血管疾患 202 *l*
hypertensive encephalopathy 高血圧性脳症 202 *l*
hypertensive heart disease 高血圧性心疾患 202 *l*
hypertensive intra cerebral hemorrhage 高血圧性脳［内］出血 202 *l*
hypertensive retinopathy 高血圧性網膜症 202 *l*
hyperthermia ハイパーサーミア ⇨温熱療法, 気分高揚, 高体温 76 *l*, 137 *l*, 209 *l*
hyperthyroidism 甲状腺機能亢進症 ⇨甲状腺疾患 976 *l*
hypertonic saline infusion test 高張食塩水負荷試験 209 *l*
hypertrichosis 多毛症 404 *l*
hypertriglyceridemia 高トリグリセリド血症 211 *l*
hypertrophic cardiomyopathy 肥大型心筋症 530 *r*
hypertrophic pulmonary osteoarthropathy 肺性肥大性骨関節症 503 *l*
hypertrophic scar 肥厚性瘢痕 528 *r*
hypertrophy 肥大 530 *r*
hypertrophy of liver 肝肥大 123 *r*
hypertrophy of palatine tonsils 口蓋扁桃肥大 198 *r*
hyperuricemia 尿酸過剰症, 高尿酸血症 212 *l*
hyperventilation syndrome 過換気症候群, 過呼吸症候群 86 *r*
hypesthesia 感覚(知覚)減退, 感覚(知覚)鈍麻 105 *r*
hypnotherapy 催眠療法 240 *l*
hypnotic intoxication 睡眠薬中毒 335 *r*
hypnotics 催眠薬, ⇨中枢神経系に作用する薬物 239 *r*, 1253 *r*
hypoadrenocorticism 副腎［皮質］［機能］不全 ⇨副腎皮質機能低下症 550 *r*
hypoalbuminemia 低アルブミン血症 427 *l*
hypocalcemia 低カルシウム血症, カルシウム欠乏［症］ 429 *l*
hypochondriac delusion 心気妄想 309 *r*
hypochondriasis 心気症 309 *r*
hypochondrium 季肋部 152 *r*
hypochromic anemia 低色素性貧血 430 *l*
hypodermic needle カテラン針 98 *l*

hypofibrinogenemia 低フィブリノゲン血症 431 *r*
hypogammaglobulinemia 低 γ-グロブリン血症 429 *l*
hypogenitalism 性器形成不全症, 性器発育不全症 344 *l*, 344 *r*
hypoglossal nerve 舌下神経, ⇨脳神経 359 *r*, 1343 *r*
hypoglycemia 低血糖［症］ 429 *r*
hypokalemia 低カリウム血症, カリウム欠乏［症］ 429 *l*
hypomnesia 記憶減退 127 *r*
hyponatremia 低ナトリウム血症 431 *l*
hypoparathyroidism 副甲状腺機能低下症, 上皮小体機能低下症 296 *r*
hypophysis 脳下垂体, 下垂体 91 *l*
hypopituitarism 下垂体機能低下症 91 *l*
hypoplasia of the testis 精巣形成不全 351 *l*
hypoplastic anemia 再生不良性貧血 1033
hypopotassemia 低カリウム血症, カリウム欠乏［症］ 429 *l*
hypoproteinemia 低蛋白血症 431 *l*
hyposensitization therapy 減感作療法 ⇨脱感作 401 *l*
hypospadias 尿道下裂 479 *l*
hypostatic pneumonia 沈下性肺炎, 就下性肺炎 424 *l*
hypotension 低血圧 429 *r*
hypotensive drugs 降圧薬 196 *r*
hypothalamic hormone 視床下部ホルモン 266 *r*
hypothalamohypophyseal tract 視床下部下垂体路 266 *r*
hypothalamus 視床下部 266 *r*
hypothermia 低体温麻酔, 低体温法, 低体温 431 *l*
hypothyroidism 甲状腺機能低下症 ⇨甲状腺疾患 976 *l*
hypothyroid myopathy 甲状腺機能低下性ミオパチー ⇨ホフマン症候群 591 *r*
hypotonia 低血圧 429 *r*
hypotonic duodenography 低緊張性十二指腸造影 429 *r*
hypoxemia 低酸素血症 430 *l*
hypoxia 低酸素症, ハイポキシア, 酸素欠乏症 430 *l*, 607 *r*
hysteria ヒステリー 530 *l*
hysteromyoma 子宮筋腫 258 *r*
hysterorrhexis 子宮破裂 261 *l*
hysterosalpingography 子宮卵管造影法 ⇨卵管疎通検査法 1486 *r*

I

iatrogenic disease 医原性疾患 26 *r*
iatrogenic disorder 医原病 ⇨医原性疾患 26 *r*
icteric index 黄疸指数 ⇨モイレングラハト(MG)法 616 *l*
icterometer イクテロメーター 26 *r*
icterus 黄疸 768
ideational apraxia 企図失行 135 *r*
identity アイデンティティ 5 *r*
idiopathic cardiomyopathy 特発性心筋症 450 *l*
idiopathic chronic pulmonary thromboembolism 特発性慢性肺血栓塞栓症 451 *l*
idiopathic dilatation of the common bile duct 特発性総胆管拡張症 ⇨先天性胆道拡張症 370 *r*
idiopathic dilated cardiomyopathy 特発性拡張型心筋症 449 *l*
idiopathic edema 特発性浮腫 450 *r*
idiopathic epilepsy 真性てんかん, 特発性てんかん 322 *r*
idiopathic esophageal dilatation 特発性食道拡張症 ⇨アカラシア 6 *r*
idiopathic interstitial pneumonias 特発性間質性肺炎 450 *l*
idiopathic multiple hemorrhagic sarcoma 特発性多発性出血性肉腫 ⇨カポジ肉腫 100 *l*
idiopathic multiple pigmented sarcoma 特発性多発性色素性肉腫 ⇨カポジ肉腫 100 *l*
idiopathic portal hypertension 特発性門脈圧亢進症 451 *l*
idiopathic pulmonary fibrosis 特発性肺線維症 450 *r*
idiopathic respiratory distress syndrome 特発性呼吸窮迫症候群 ⇨呼吸窮迫症候群 219 *l*
idiopathic thrombocytopenic purpura ITP, 特発性血小板減少性紫斑病 450 *l*
idiosyncrasy 特異体質 449 *l*
idiosyncratic intoxication 異常酩酊 29 *l*
idiotype イディオタイプ 34 *l*
IgA nephropathy IgA 腎症 3 *r*
ileocecal valve 回盲弁 84 *l*
ileocecum 回盲部 84 *l*
ileostomy イレオストミー 39 *r*
ileum 回腸, ⇨消化器系 82 *l*, 1118 *l*
ileus イレウス ⇨腸閉塞［症］〈イレウス〉 1263
iliopsoas muscle 腸腰筋 422 *l*

外国語索引

indwelling

iliopsoitis 腸腰筋炎 422 r
illusion 感覚(知覚)錯誤，錯覚 105 l, 242 l
image distortion 変形視症 ⇨変視症 575 l
image training イメージトレーニング 37 l
imatinib イマチニブ 36 r
imatinib mesilate メシル酸イマチニブ ⇨イマチニブ 36 r
imbalance 平衡失調 ⇨平衡障害 566 r
imbalanced nutrition 栄養摂取消費バランス異常 51 l
imipramine イミプラミン 36 r
imipramine hydrochloride 塩酸イミプラミン ⇨イミプラミン 36 r
immature infant 未熟児 ⇨低出生体重児 430 l
immediate hypersensitivity 即時型アレルギー 379 l
immediate type allergy 即時型アレルギー 379 l
immune response 免疫応答 613 l
immune serum 免疫血清 614 l
immune surveillance 免疫監視 613 l
immunity 免疫 1460 l
immunization status 免疫能 614 l
immunoblastic sarcoma 免疫芽球性肉腫 613 l
immunocytes 免疫細胞 ⇨リンパ球 653 l
immunodeficiency 免疫不全 614 l
immunodeficiency syndrome 免疫不全症候群 614 l
immunodepression 免疫抑制 614 r
immunodiffusion 免疫拡散法 613 r
immunofluorescence 免疫蛍光法 ⇨蛍光抗体法 169 l
immunoglobulin 免疫グロブリン 613 r
immunoglobulin A IgA 3 r
immunoglobulin D IgD 4 l
immunoglobulin E IgE 3 l
immunoglobulin G IgG 3 r
immunoglobulin M IgM 3 r
immunological diagnosis 免疫学的診断法 613 r
immunological pregnancy test 免疫学的妊娠反応 613 r
immunomodulators 免疫調節薬 614 l
immunostimulant 免疫賦活薬 614 l
immunosuppression 免疫抑制 614 r
immunosuppressive drug 免疫抑制薬 614 r
immunotherapy 免疫療法 1462
impacted tooth 埋伏歯 594 r
impaired adjustment 適応障害 432 l

impaired bed mobility 床上移動障害 293 r
impaired physical mobility 身体可動性障害 325 l
impaired pulmonary function 低肺機能 431 r
impaired verbal communication 言語的コミュニケーション障害 191 r
impaired wheelchair mobility 車椅子移動障害 165 l
impedance audiometry インピーダンス・オージオメトリ ⇨聴覚検査 1259 l
impetigo 膿痂疹，とびひ 489 l
impetigo contagiosa 伝染性膿痂疹 438 l
implant インプラント 43 r
implantable cardioverter defibrillator 植込み型除細動器 ⇨除細動器 303 r
implantable subcutaneous infusion port 皮下埋め込み型ポート 526 r
implantation 着床 416 l
implementation 実施 ⇨看護過程 831 l
imported infection 輸入感染症 628 r
impotence 陰萎，インポテンス，性交不能[症] 589 r
impotentia coeundi 勃起不全 ⇨勃起障害 589 r
impulsive act 衝動行為 295 l
impulsive action 衝動行為 295 l
Imuran イムラン ⇨アザチオプリン 9 l
inactivated vaccine 不活化ワクチン，⇨免疫，予防接種 548 l, 1461 r, 1478 r
inactivation 不活化 ⇨解毒 187 l
inanition fever 飢餓熱 128 l
inapparent infection 不顕性感染 553 r
inborn errors of metabolism 先天性代謝異常 1231
incarceration 嵌頓[症] 122 l
incest 近親相姦 154 r
incidence rate 罹患率 643 l
incident インシデント 40 l
incidental cancer 偶発がん 157 l
incised wound 切創 361 l
incisional hernia 腹壁瘢痕ヘルニア ⇨瘢痕ヘルニア 519 r
incision of cervix ［子宮］頸管切開術 258 r
incoherence of thought 滅裂思考 611 r
incompatible blood transfusion 不適合輸血 554 l
incomplete abortion 不全流産 ⇨流産・早産 1495 l

incomplete color blindness 色弱 ⇨異常三色型色覚 28 r
incontinence 失禁，失禁 271 r, 1082 l
incoordination 協調運動障害 ⇨協調運動不能 149 l
incoordination of movement 協調運動不能 149 l
increased intracranial pressure 頭蓋内圧亢進 440 r
incubation period 潜伏期 372 l
incubator 保育器，インキュベーター 578 l
indefinite complaint 不定愁訴 554 r
independent variable 独立変数，説明変数 361 r
indigenous microorganisms 常在微生物 293 l
indigo carmine test 青排泄試験，インジゴカルミン青排泄試験，インジゴカルミン[腎]検査法 40 l
indirect laryngoscope 間接喉頭鏡 118 l
indirect radiography X線間接撮影［法］ ⇨X線検査 56 l
indirect traction 介達牽引［法］ ⇨牽引療法 957 l
indispensable amino acids 不可欠アミノ酸 ⇨必須アミノ酸 531 r
individual psychotherapy 個人精神療法 222 l
indocyanine green ICG，インドシアニングリーン 3 r
indolent bubo 無痛性横痃 608 l
indomethacin インドメタシン 42 l
induced abortion 人工流産 317 r
induced insanity 感応精神病 123 l
induced menopause 人工閉経 317 l
induced psychosis 感応精神病 123 l
inducer 誘導物質 626 r
inducing substance 誘導物質 626 r
induction 帰納 136 l
induction of delivery 分娩誘発 ⇨陣痛誘発 326 l
induction of labor pains 陣痛誘発 326 l
inductive statistics 推測統計学 333 r
induration 硬結 202 l
indurative lymphadenitis 硬結性リンパ炎 ⇨無痛性横痃 608 l
industrial accident 産業災害 245 l
industrial health 産業保健 245 l
industrial hygiene 産業衛生 ⇨産業保健 245 l
Industrial Safety and Health Law 労働安全衛生法 665 r
indwelling catheter 持続カテーテル ⇨留置カテーテル法 648 r

外国語索引

indwelling catheterin bladder 膀胱留置カテーテル ⇨導尿 443 r
indwelling catheter method 留置カテーテル法 648 r
ineffective airway clearance 非効果的気道浄化 528 l
ineffective breastfeeding 非効果的母乳栄養 528 l
ineffective breathing pattern 非効果的呼吸パターン 528 l
ineffective community coping 非効果的地域社会コーピング 528 l
ineffective community therapeutic regimen management 非効果的地域社会治療計画管理 528 l
ineffective coping 非効果的コーピング 528 l
ineffective denial 非効果的否認 528 r
ineffective family therapeutic regimen management 非効果的家族治療計画管理 528 l
ineffective health maintenance 非効果的健康維持 528 l
ineffective infant feeding pattern 非効果的乳児哺乳パターン 528 r
ineffective protection 非効果的抵抗力 528 r
ineffective role performance 非効果的役割遂行 528 r
ineffective sexuality patterns 非効果的セクシュアリティパターン 528 l
ineffective therapeutic regimen management 非効果的治療計画管理 528 l
ineffective thermoregulation 非効果的体温調節機能 528 l
ineffective tissue perfusion 非効果的組織循環 528 l
inevitable abortion 進行流産, ⇨流産・早産 648 r, 1495 l
infancy 新生児期, 乳児期 321 l, 472 r
infant botulism 乳児ボツリヌス症 473 l
infant death 乳児死亡 473 l
infant feeding pattern 乳児哺乳パターン 473 l
infantile diarrhea 乳児下痢症, ロタウイルス性胃腸 472 l, 669 l
infantile hypertrophic pyloric stenosis [先天性(乳児)]肥厚性幽門狭窄症 371 l
infantile paralysis 小児麻痺 296 l
infantile respiratory distress syndrome IRDS, 新生児呼吸窮迫症候群 321 l
infantile scurvy 乳児壊血病 472 r

infantile seborrheic dermatitis 乳児脂漏性皮膚炎 473 l
infantile spasm 点頭てんかん 439 l
infantile splenic anemia ヤクシューハイエム貧血 621 r
infantile syphilis 乳児梅毒 473 l
infant mortality rate 乳児死亡率 473 l
infarct 梗塞 208 r
infarction 梗塞 208 r
infection 感染 119 l
infection control インフェクションコントロール ⇨感染管理 859
infection control committee 感染対策委員会 ⇨感染管理 861 l
infection control doctor 感染制御(管理)医師, インフェクションコントロールドクター 119 r
infection control nurse 感染管理看護師 ⇨感染管理 861 l
infection control practitioner ICP, 感染管理実践者 4 l
infection control round 感染管理ラウンド 119 l
infection control team ICT, [院内]感染対策チーム, ⇨感染管理 4 l, 861 l
infection or inflammation TIME 398 l
infection prevention 感染予防 ⇨防疫 578 r
infectionus gastroenteritis 感染性胃腸炎 ⇨ウイルス性胃腸炎 44 r
infection via catheter カテーテル感染 97 r
infectious abortion 感染流産 120 l, ⇨流産・早産 1496
infectious blushing リンゴ病 ⇨伝染性紅斑 438 l
infectious disease 感染症 863
infectious disease due to hemolytic streptococci 溶血性レンサ球菌感染症 630 l
infectious diseases of eye 眼伝染性疾患 871
Infectious Diseases Prevention Law 感染症法 866
infectious hepatitis 流行性肝炎 ⇨A型肝炎 52 l
infectious mononucleosis 伝染性単[核]球[増加]症 438 l
infective endocarditis 感染性心内膜炎 119 r
infectivity 感染力 ⇨感染症 863
inferiority feeling 劣等感 660 l
inferior vena cava 下大静脈 95 l
infertility 不妊症, 不育症 1408, 543 r
inflammation 炎症 65 r

inflammation/infection 炎症/感染 ⇨褥瘡(創) 1142 l
inflammatory bowel disease 炎症性腸疾患 65 r
inflammatory cell 炎症細胞 65 r
inflammatory exudate 炎症性滲(浸)出物 65 r
inflammatory granuloma 炎症性肉芽腫 66 l
inflammatory polyp 炎症性ポリープ 66 l
inflammatory pseudotumor 炎症性偽腫瘍 65 r
inflammatory tumor 炎症性腫瘤 65 r
influenza インフルエンザ 43 r
influenza vaccines インフルエンザワクチン 43 r
infomatics nurses 看護情報ナース 111 l
information drainage インフォメーションドレナージ, ⇨ドレナージ 42 r, 1294 l
informed consent インフォームド・コンセント 42 r
infraction 亀裂骨折 152 r
infraglottic cancer 声門下がん ⇨喉頭がん 210 r
infrared therapy 赤外線療法 355 l
infrequent pulse 徐拍 ⇨徐脈 305 l
infusion 輸液 1471
infusion filter 輸液フィルター 627 l
infusion reaction インフュージョン反応 43 l
ingestion of foreign product 誤飲 196 l
ingrown nail 陥入爪 122 r
inguinal canal 鼠径管 380 r
inguinal hernia 鼠径部ヘルニア 380 r
inguinal ligament 鼠径靭帯 380 r
inguinal lymph nodes 鼠径リンパ節 380 r
inhalation 吸入 905
inhalation anesthesia 吸入麻酔 145 l
inheritance 遺伝 34 l
inhibition of ideas 思考制止 263 l
initial sclerosis 初期硬結 299 r
initial vector of QRS 初期合成 ⇨QRS 群 139 l
injection 注射法 1249
injury 損傷, 身体損傷 80 r, 325 r
injury severity score ISS, 外傷重症度スコア 3 l
injury wound 創傷 376 r
inner ear 内耳 459 r
innominate artery 無名動脈 ⇨腕頭動脈 671 r
inosine monophosphate イノシン酸

36 *l*
inosinic acid イノシン酸 36 *l*
inosit イノシット ⇨イノシトール 36 *l*
inositol イノシトール 36 *l*
inquiries about prescriptions 疑義照会 131 *l*
inquiry 問診 ⇨フィジカルイグザミネーション 543 *r*
insenescence 老衰 665 *r*
insensible perspiration 不感蒸泄, 不感蒸散 548 *l*
in-service training(education) 現任教育, 現職教育 193 *r*
insight 洞察 442 *l*
insight into disease 病識 537 *r*
insolation 日光浴 469 *r*
insomnia 不眠[症], 不眠 555 *r*
inspection 視診 267 *r*
inspiratory reserve volume 予備吸気量 632 *r*
instillation 点眼 436 *r*
instinct 欲動 632 *l*
institutionalism 施設症 269 *r*
instrumental activities of daily life IADL ⇨手段的日常生活動作 286 *l*
instrumental conditioning 道具的条件づけ ⇨オペラント条件づけ 74 *l*
insulated-tipped diathermic knife IT ナイフ 5 *l*
insulin インスリン 40 *r*
insulin concentration in blood 血中インスリン 186 *l*
insulin dependent diabetes mellitus インスリン依存型(性)糖尿病 ⇨糖尿病 1282 *l*
insulin-forced alimentation インスリン肥満療法 41 *l*
insulin-like growth factor IGF 3 *r*
insulin like growth factor インスリン様増殖因子 ⇨IGF 3 *r*
Insulin-Mastkur インスリン肥満療法 41 *l*
insulinoma インスリノーマ 40 *r*
insulin resistant syndrome インスリン抵抗性[症候群] 40 *r*
insulin sensitivity test インスリン感[受]性試験 40 *r*
insulin treatment インスリン療法 41 *l*
intake インテーク 41 *r*
intake and output of water 水分出納 1192
integrin インテグリン 41 *r*
intellectual disability 知的障害者 415 *r*
intelligence age 知能年齢 ⇨精神年齢 349 *l*

intelligence quotient IQ, 知能指数 415 *r*
intelligence test 知能検査[法] 415 *l*
intensive care 重症集中ケア 1097
intensive care unit ICU, 集中治療室 4 *l*
intensive care unit syndrome ICU症候群 4 *l*
intention tremor 企図振戦 135 *r*
interaction 相互作用(看護の) 376 *l*
interbrain 間脳 122 *r*
intercellular substance 細胞間質, 細胞間物質 239 *l*
intercostal muscles 肋間筋 669 *l*
intercostal neuralgia 肋間神経痛 669 *l*
interferon インターフェロン 41 *l*, ⇨消化器系に作用する薬物 1122 *l*
interleukin インターロイキン 41 *r*
interlink IV access system インターリンクシステム ⇨閉鎖式輸液システム 567 *l*
intermediate host 中間宿主 416 *r*
intermittent claudication 間欠性跛行 108 *r*
intermittent mandatory ventilation IMV, 間欠的強制換気法 108 *r*
intermittent oral catheterization IOC, 間欠的口腔カテーテル栄養法 108 *l*
intermittent positive pressure breathing IPPB, 間欠的陽圧呼吸 109 *l*
intermittent sterilization 間欠滅菌法 109 *l*
intermittent torticollis 間欠性斜頸 ⇨痙性斜頸 170 *r*
intermittent tube feeding 間欠的経管栄養法 ⇨間欠的口腔カテーテル栄養法 108 *r*
intermittent wryneck 間欠性斜頸 ⇨痙性斜頸 170 *r*
internal capsule 内包 462 *r*
internal carotid artery 内頸動脈 459 *r*
internal derangement 関節内障 118 *r*
internal derangement of elbow 肘内障 418 *l*
internal derangement of knee joint 膝内障 272 *l*
internal environment 内[部]環境 462 *l*
internal filtration enhanced hemodialysis 内部濾過促進型血液透析 462 *l*
internal hemorrhoids 内痔核 460 *l*
internal inguinal hernia 内鼠径ヘルニア ⇨鼠径部ヘルニア 380 *r*
internal irradiation 内部照射[法],

⇨放射線療法 462 *l*, 1418
internal irradiation 体内照射 462 *l*
internal rotation 内旋 ⇨外旋 81 *l*
internal shunt 内シャント 461 *l*
internal sphincter muscle of anus 内肛門括約筋 459 *r*
International Classification for Nursing Practice ICNP, 看護実践国際分類, 国際看護業務分類 111 *l*
International Classification of Diseases ICD ⇨国際疾病分類 220 *r*
International Classification of Functioning, Disability and Health 国際生活機能分類 220 *l*
International Confederation of Midwives ICM, 国際助産師連盟 220 *l*
International Council of Nurses ICN, 国際看護師協会 220 *l*
International Prostate Symptom Score 国際前立腺症状スコア 221 *l*
international unit 国際単位 221 *l*
interpersonal relations 対人関係 392 *l*
interrupted section to relieve tension 減張切開 193 *l*
interruption of pregnancy 人工妊娠中絶 ⇨人工流産 317 *r*
interruption of urinary stream 尿線中絶, 尿線途絶 478 *l*
Inter-Society Commission Heart Disease code ICHD コード 3 *r*
interspinous diameter 棘間径 150 *r*
interstitial cell of the testis 精巣間質細胞 351 *l*
interstitial cell-stimulating hormone 間質細胞刺激ホルモン ⇨黄体形成ホルモン 68 *r*
interstitial irradiation 組織内照射 381 *r*
interstitial keratitis 間質性角膜炎 ⇨角膜実質炎 89 *r*
interstitial nephritis 間質性腎炎 114 *l*
interstitial pneumonia 間質性肺炎 114 *l*
intertrigo 間擦疹 113 *r*
interval scale 間隔尺度 105 *l*
interventional radiology インターベンショナルラジオロジー, ⇨止血法 41 *l*, 1072 *r*
intervertebral disc 椎間[円]板 425 *l*
intervertebral foramen 椎間孔 425 *l*
interview 問診 ⇨フィジカルイグザミネーション 1393 *l*
intestinal catarrh 腸カタル ⇨腸炎 419 *l*
intestinal fistula 腸瘻 422 *r*
intestinal metaplasia 腸上皮化生

intestinal　421 *l*
intestinal obstruction　腸閉塞[症]〈イレウス〉　1263
intestinal polyp　腸ポリープ　422 *l*
intestinal snisakiasis　腸アニサキス症　⇨アニサキス症　14 *l*
intestinal tuberculosis　腸結核[症]　420 *r*
intoxication of phosphorus　リン中毒　652 *r*
intra-aortic balloon pumping　大動脈内バルーンパンピング法　394 *r*
intracardiac murmur　心内性雑音　327 *r*
intracavitary irradiation　腔内照射法　157 *l*
intracellular fluid　ICF，細胞内液　239 *l*
intracranial adaptive capacity　頭蓋内許容量　440 *r*
intracranial hemorrhage　頭蓋内出血　440 *r*
intracranial hypertension　頭蓋内圧亢進　440 *r*
intracranial tumor　頭蓋内腫瘍　⇨脳腫瘍　491 *l*
intractable diseases　難病　1302
intracutaneous injection　皮内注射　⇨注射法　1249
intracutaneous reaction　皮内反応　533 *l*
intracytoplasmic sperm injection　ICSI，卵細胞質内精子注入法　⇨不妊症　1409 *r*
intradermal injection　皮内注射　⇨注射法　1250 *r*
intraductal papillarymucinous neoplasm　膵管内乳頭粘液性腫瘍　332 *l*
intraductal papillarymucinous tumor　膵管内乳頭粘液性腫瘍　332 *l*
intraductal papilloma　乳管内乳頭腫　472 *l*
intramuscular injection　筋肉内注射　⇨注射法　1252 *r*
intraocular foreign bodies　眼[球]内異物　107 *l*
intraocular lens　IOL，眼内レンズ　122 *r*
intra-operative ultrasonography　術中超音波検査　287 *r*
intraosseous infusion　骨髄内輸液　225 *l*
intrathecal baclofen therapy　ITB 療法，髄腔内バクロフェン療法　332 *l*
intratumoral irradiation　腫瘍内照射法　⇨組織内照射　381 *l*
intrauterine contraceptive devices　子宮内避妊器具　260 *l*
intrauterine curettage　子宮内膜搔爬術　260 *r*
intrauterine device　IU[C]D　⇨子宮内避妊器具　260 *l*
intrauterine fetal death　子宮内胎児死亡　260 *l*
intrauterine insemination　IUI，子宮腔内授精　⇨不妊症　1409 *r*
intrauterine tamponade　子宮内タンポン法　260 *l*
intravenous anesthesia　静脈麻酔　298 *r*
intravenous cholecystography　静脈性胆囊造影[法]　298 *l*
intravenous drip　点滴静脈内注射　⇨注射法　1252 *r*
intravenous hyperalimentation　IVH，中心静脈栄養　417 *l*
intravenous injection　静脈内注射　⇨注射法　1252 *r*
intravenous pyelography　静脈性腎盂造影　298 *l*
intravenous urography　静脈性尿路造影　⇨静脈性腎盂造影，経静脈性尿路造影　⇨点滴静注腎盂造影法　298 *l*, 438 *r*
intrinsic factor　内因子　459 *r*
intussusception　腸重積[症]　421 *l*
inunction　塗擦法　451 *r*
invagination　腸重積[症]　421 *l*
invasion　侵襲　319 *l*
inversion of uterus　子宮内反症　260 *l*
inverted nipple　陥没乳頭　124 *r*
invert soap　逆性石けん　138 *l*
in vitro fertilization-embryo transfer　IVF-ET，体外受精・胚移植　386 *r*
in vitro fertilization-embryo transfer　体外受精-胚移植　⇨不妊症　1409 *r*
involuntary admission by the prefectual　措置入院　382 *r*
involuntary movement　不随意運動　554 *l*
involuntary muscle　不随意筋　554 *l*
involution　復古作用　554 *l*
involutional depression　退行期うつ(鬱)病　⇨退行期精神病　387 *r*
involutional psychosis　退行期精神病　387 *r*
involution of uterus　子宮復古，子宮退縮　261 *l*
iodide　ヨード塩　631 *l*
iodine-131　ヨウ素-131(131I)　631 *l*
iodine hypersensitivity　ヨード過敏症　631 *r*
ion　イオン　25 *l*
ion-exchange resin　イオン交換樹脂　25 *r*
ion [ic] channel　イオンチャンネル　25 *r*
ipecac　吐根　451 *r*
ipecacuanha root　吐根　451 *r*
iridocyclitis　虹彩毛様体炎　203 *r*
irinotecan　CPT-11　253 *l*
iris　虹彩　203 *r*
iritis　虹彩炎　203 *r*
iron deficiency anemia　鉄欠乏性貧血　434 *l*
iron metabolism　鉄代謝　434 *l*
iron preparation　鉄剤　434 *l*
[ir]radiation therapy　放射線療法　1418
irrational beliefs　不合理な信念　553 *r*
irregular astigmatism　不正乱視　554 *l*
irrigation　洗浄[法]，イリゲーション　⇨灌注排便法　367 *l*, 121 *l*
Irrigator　イルリガートル　⇨イリゲーター　37 *l*
irrigator　イリゲーター　37 *l*
irritability　易刺激性　27 *l*
irritable bowel syndrome　過敏性腸症候群　99 *l*
irritable colon　刺激結腸　⇨過敏性[結]腸症候群　99 *l*
irritable colon syndrome　過敏性[結]腸症候群　99 *l*
ischemic contracture　阻血性拘縮　⇨フォルクマン拘縮　547 *l*
ischemic heart disease　虚血性心疾患　911
ischial neuroparalysis　坐骨神経麻痺　241 *r*
ischium　坐骨　241 *r*
isoenzyme　アイソザイム　4 *r*
isogeneic transplantation　同系移植　⇨移植　703 *l*
isolation culture　分離培養　564 *l*
isolation precaution　隔離予防策　⇨アイソレーションプリコーション　4 *r*
isolation precaution　アイソレーションプリコーション，⇨感染管理　4 *r*, 860 *l*
isolation-reverse isolation　隔離・逆隔離　89 *l*
isoleucine　イソロイシン　31 *l*
isomerase　異性化酵素，イソメラーゼ　29 *r*
isometric contraction　等尺性収縮　442 *r*
isometric exercise　等尺性運動訓練法　442 *l*
isoniazid　イソニアジド　30 *r*
isonicotinic acid hydrazide　IN[A]H，イソニアジド，イソニコチン酸ヒド

ラジド　30 r
isopropanol　イソプロパノール　30 r
isopropyl alcohol　イソプロピルアルコール　⇨イソプロパノール　30 r
isopropyl–methylphosphonofluoridate　イソプロピルメチルホスホノフルオリデート　⇨サリン　244 l
isoproterenol　イソプロテレノール　30 r
isosthenuria　等張尿　443 l
isotonic contraction　等張性収縮　443 l
isotonic solution　等張液　443 r
isotope　同位元素，アイソトープ　4 r
isozyme　アイソザイム，イソ酵素　4 r
itai–itai disease　イタイイタイ病　31 l
itch　ひぜん　⇨疥癬　81 l
itch［ing］　瘙（掻）痒感　⇨かゆみ　803
Izumi fever　泉熱　29 r

J

jack–knife phenomenon　ジャックナイフ現象　⇨折りたたみナイフ現象　75 l
Jacksonian epilepsy　ジャクソンてんかん　278 r
Jackson– Rees cycle　ジャクソン–リース回路（装置）　279 l
Jacoby line　ヤコビー線　623 l
Jaksch–Hayem anemia　ヤクシューハイエム貧血　621 l
Japan Advanced Trauma Evaluation and Care　JATEC, ATLS〈外傷の初期治療法〉　1057
Japan coma scale　3–3–9度方式，ジャパン・コーマ・スケール　⇨意識障害　697 l
Japan Council for Quality Health Care　JCQHC，日本医療機能評価機構　470 l
Japanese Association of Psychiatric Hospitals　日本精神病院協会　470 r
Japanese Association of Psychiatric Nursing　日本精神科看護技術協会　470 r
Japanese Association on Intellectual Disabilities　日本知的障害者福祉協会　470 r
Japanese encephalitis　日本脳炎　471 l
Japanese Food Guide Spinning Top　食事バランスガイド　300 r
Japanese Nursing Association　日本看護協会　470 l
Japanese Pharmacopoeia　日本薬局方

471 l
Japanese Red Cross Society　日本赤十字社　470 r
Japan Medical Association　日本医師会　470 l
Japan nursing trauma evaluation and care　JNTEC　253 r
Japan Organ Transplant Network　日本臓器移植ネットワーク　470 r
Jarisch–Herxheimer reaction　ヤーリッシューヘルックスハイマー反応　621 l
jaundice　黄疸　768
jejunal pouch　空腸パウチ　156 r
jejunostomy　空腸瘻　156 r
jejunum　空腸　⇨消化器系　1118 l
Jendrassik maneuver　ジェンドラシック手法　254 r
jet ventilation　高頻度振動法　213 r
joint　関節　117 r
Joint Commission on Accreditation of Healthcare Organizations　JCAHO，米国医療機関認定合同審査会　567 l
joint tuberculosis　関節結核　118 l
Jourard self–disclosure questionnaire　自己開示尺度　263 l
jugular foramen syndrome　頸静脈孔症候群　170 l
juvenile–onset type diabetes mellitus　若年［発症］型糖尿病　⇨糖尿病　1282 l
juvenile rheumatoid arthritis　若年性関節リウマチ　279 l
juxtaglomerular cells　傍糸球体細胞　581 r

K

kala–azar　カラアザール　100 r
kalium　カリウム　100 r
Kampo medicine　漢方薬　124 l
kanamycin　カナマイシン　98 l
kanamycin sulfate　硫酸カナマイシン　⇨カナマイシン　98 l
kangaroo care　カンガルーケア　105 r
Kano Test for Social Nicotine Dependence:KTSND　加濃式社会的ニコチン依存度調査票　98 r
Kaposi sarcoma　カポジ肉腫　100 l
Kappa coefficient　カッパ係数　97 l
karoshi　過労死　103 l
katayama disease　片山病　⇨日本住血吸虫症　470 l
Kaufmann method　カウフマン方式　85 l
Kaup index　カウプ指数　85 l

Kawasaki disease　川崎病　103 r
Kayser–Fleischer ring　カイザー–フライシャー角膜輪　80 l
K channel　カリウムチャンネル　101 l
keep vein open　静脈確保，キープベインオープン　127 l
keep warm　保温　584 r
Keith–Wagener classification　キース–ワグナー（ウェージナー）分類　127 l
Kelly pad　ケリーパッド　188 r
keloid　ケロイド　189 l
Kent bundle　ケント束　193 r
keratinization　ケラチニゼーション　188 r
keratinocyte　角化細胞，ケラチノサイト　⇨表皮細胞　538 r
keratitis　角膜炎　89 l
keratoconjunctivitis sicca　乾［燥］性角結膜炎　⇨眼球乾燥症　107 l
keratoconus　円錐角膜　66 r
keratodermia tylodes palmaris progressiva　進行性掌蹠角皮症　316 l
keratolytic agent　角質溶解薬　88 l
keratosis　角化症　87 l
keratosis pilaris　毛孔性角化症　⇨毛孔苔癬　616 l
Kerckring fold　ケルクリングヒダ（襞）　188 r
kernicterus　核黄疸　87 l
Kernig sign　ケルニッヒ徴候　188 r
ketamine　ケタミン　176 l
ketoacidosis　ケトアシドーシス　187 l
ketonaemia　ケトン血症　⇨ケトーシス　187 l
ketone body　ケトン体　187 r
ketonemia　ケトン血症　⇨ケトーシス　187 l
ketonuria　ケトン尿　187 r
ketosis　ケトーシス　187 l
17–ketosteroid　17–ケトステロイド　187 r
key person　キーパーソン　127 l
kidney　腎　⇨泌尿器・［男性］生殖器系　1374 l
kidney　腎［臓］　323 r
kidney stone　腎結石　314 r
Kielland forceps　キーランド鉗子　127 l
Kiesselbach area　キーセルバッハ部位　127 l
kiken–yochi–training　KYT，危険予知トレーニング　131 r
killer T cell　キラーT細胞　152 l
Kimmelstiel–Wilson syndrome　キンメルスチール–ウィルソン症候群　155 r
Kinästhetik　キネステティク　886

外国語索引

kinesthetic sensation 運動[感]覚 49 *r*
kinin キニン 135 *r*
Kirschner wire traction キルシュナー鋼線牽引 152 *r*
kitchen drinker キッチン・ドリンカー 134 *r*
Klebsiella 肺炎桿菌属，クレブシエラ 166 *l*
Klebsiella pneumoniae 肺炎桿菌 499 *r*
Klinefelter syndrome クラインフェルター症候群 159 *r*
Klippel–Weber syndrome クリッペル–ウェーバー症候群 162 *r*
knee–chest position 膝胸位 ⇨体位 1239 *l*
knee joint 膝関節 271 *l*
knee osteoarthritis 変形性膝関節症 574 *r*
Knochenheilung 骨折治癒機転 225 *r*
knock-knee 外反膝 82 *r*
knowledge 知識 413 *r*
KOMI chart system KOMI チャートシステム 228 *r*
Koplik spots はしか口内疹 ⇨コプリック斑 228 *r*
Koplik's spot コプリック斑 228 *l*
Korotkoff sound コロトコフ音 230 *r*
Korsakoff syndrome アルコール・コルサコフ症候群，コルサコフ症候群 18 *l*, 229 *l*
koyori enema こより浣腸 229 *l*
Kraepelin test クレペリン連続加算テスト 166 *l*
Krebs cycle クレブス回路 ⇨クエン酸回路 157 *r*
Krukenberg tumor クル[ー]ケンベルグ腫瘍 163 *r*
Kunkel test クンケル試験 ⇨硫酸亜鉛混濁試験 648 *l*
Kuppermann menopausal index クッパーマン指数 159 *l*
kurtosis 尖度 371 *l*
Kurzschlusshandlung 短絡行為 ⇨短絡反応 409 *r*
Kussmaul pulse クスマウル脈拍 ⇨奇脈 137 *r*
Kussmaul respiration クスマウル大呼吸 137 *l*
Kveim reaction クベイム反応 159 *l*
kymography キモグラフィー 138 *l*
kyphosis 亀背，脊柱後彎[症]，後彎症 137 *l*, 357 *l*

L

La antibody La 抗体 ⇨SS–A(B)抗体 54 *l*
labium majus 大陰唇 385 *l*
labor 分娩 1411
labor accident 労働災害 665 *r*
labor pains 陣痛 1174
Labor Standards Law 労働基準法 665 *r*
labyrinthine ataxia 迷路性(前庭性)運動失調 610 *l*
labyrinthitis 内耳炎, 迷路炎 459 *r*
lacerated wound 裂創 660 *l*
laceration of perineum 会陰裂傷 51 *r*
lacrimal reflex 流涙反射 649 *l*
lacrimal secretion test 涙液分泌機能検査 655 *l*
lacrimation 流涙[症] 648 *r*
lactase ラクターゼ 635 *l*
lactate dehydrogenase LDH, 乳酸脱水素酵素 472 *l*
lactate threshold 乳酸性作業閾値, 乳酸性閾値 472 *l*
lactation 授乳 1104
lactic acidosis 乳酸アシドーシス 472 *l*
lactic dehydrogenase 乳酸デヒドロゲナーゼ ⇨乳酸脱水素酵素 472 *l*
lactobacillus 乳酸桿菌, ラクトバシラス 472 *l*
lactogenic hormone 乳腺刺激ホルモン ⇨プロラクチン 562 *r*
lactose 乳糖, ラクトース 474 *l*
lactose intolerance 乳糖不耐症 474 *r*
lactose tolerance test 乳糖負荷試験 474 *l*
lactose transporter ラクトース輸送体 ⇨M 蛋白[質] 62 *l*
lacuna ラクナ 635 *l*
ladder splint 金網副子 98 *l*
laminar air flow 層流 378 *r*
laminaria ラミナリア桿 637 *l*
laminectomy 椎弓切除[術], 椎板切除術 425 *l*
lancinating pain 電撃痛 437 *r*
Landau reflex ランドー反射 639 *l*
Langerhans islands ランゲルハンス島 638 *l*
Langhans giant cell ラングハンス巨細胞 638 *l*
Lanz point ランツ圧痛点 639 *r*
laparoscopic surgery 腹腔鏡下手術 ⇨内視鏡下[外科]手術 1297 *l*
laparoscopy 腹腔鏡検査, ラパロスコピー, ⇨卵管疎通検査法 548 *r*, 1486 *r*
laparotomy 開腹術(法) 83 *l*
large intestine 大腸, ⇨消化器系 393 *l*, 1118 *l*
large white liver 大白色肝 396 *l*
laryngeal cancer 喉頭がん 982
laryngeal mask airway ラリンジ(ゲ)アルマスク[エアウェイ] 637 *r*
laryngeal mirror ミラー型喉頭鏡 ⇨喉頭鏡 210 *r*
laryngitis 喉頭炎 210 *l*
laryngoscope 喉頭鏡 210 *r*
larynx 喉頭 210 *l*
Lasègue sign ラセーグ徴候 636 *l*
Lasègue test ラセーグ試験 636 *l*
laser acupuncture レーザー鍼治療法 ⇨レーザー治療 658 *l*
laser angioplasty レーザー血管形成術 658 *l*
laser microscope レーザー顕微鏡 658 *l*
laser stimulation レーザー刺激 ⇨レーザー治療 658 *l*
laser surgical unit レーザーメス 658 *l*
laser treatment レーザー治療 658 *l*
Lassa fever ラッサ熱 636 *l*
late elderly 後期高齢者 200 *r*
latent cancer ラテントがん ⇨偶発がん 157 *r*
latent shock 潜在性ショック 366 *r*
late potential レートポテンシャル 658 *r*
lateral gaze palsy 側方注視麻痺 ⇨共同偏視 149 *r*
lateral geniculate body 外側膝状体 81 *r*
lateral inguinal hernia 外鼠径ヘルニア ⇨鼠径部ヘルニア 380 *r*
lateral medullary syndrome 延髄外側症候群 ⇨ワレンベルグ症候群 671 *r*
lateral recumbent position 側臥位 ⇨体位 1238 *l*
lateral sulcus 外側溝 ⇨シルビウス溝 306 *r*
lateral ventricle 側脳室 379 *r*
latex agglutination reaction ラテックス凝集反応 636 *r*
latex allergy ラテックスアレルギー 636 *r*
latex allergy response ラテックスアレルギー反応 636 *r*
lavage 洗浄[法] 367 *l*
Law for the Welfare of Disabled Persons 身体障害者福祉法 325 *l*
Law of Food Education and Promotion 食育基本法 299 *r*
Law of Promoting Employing of Peo-

ple with Disability 障害者雇用促進法 290 l
Law of Supporting People with Disability to become Independence 障害者自立支援法 290 r
laxatives 緩下剤 ⇨下剤 176 l
layer of Purkinje cells プルキンエ細胞層 ⇨小脳 296 l
LDL apheresis LDL アフェレーシス 63 r
lead bougie 誘導ブジー 626 r
leadership リーダーシップ 641 l
lead poisoning 鉛中毒 463 l
learning 学習 88 l
learning disabilities 学習障害 88 l
learning disability 学習障害 ⇨発達障害 1357 r
learning theory 学習理論 ⇨行動変容 211 l
Leber optic atrophy レーベル視神経萎縮症 658 r
lecithin レシチン ⇨ホスファチジルコリン 588 l
lecithin-sphingomyelin ratio L/S 比，レシチン・スフィンゴミエリン比 63 r
lecturer 講師 204 l
Leepman's effect リープマン効果 641 l
Leepman's symptom リープマン現象 641 l
left atrioventricular valve 左房室弁 ⇨僧帽弁 378 r
left bundle branch block 左脚ブロック 240 r
left heart bypass method 左心バイパス法 242 l
left heart catheterization 左心カテーテル法 ⇨心［臓］カテーテル法 323 l
left heart failure 左心不全 242 l
left ventricular assist device 左心補助循環装置 242 l
left ventricular hypertrophy 左室肥大 241 r
legal communicable disease 法定伝染病 583 l
legal medicine 法医学 578 l
leg induration 下肢結節［症］ 90 r
Legionella レジオネラ 659 l
leg ulcer 下腿潰瘍 95 l
leiomyoma 平滑筋腫 565 r
LE(lupus erythematosus) cell phenomenon LE［細胞］現象 63 l
Lembert suture ランベール縫合 640 l
lending for welfare implements 福祉用具貸与 550 l

lengthening of life 延命 67 r
lengthening reaction 伸び反応 ⇨折りたたみナイフ現象 75 l
length of fundus uteri 子宮底長 260 l
Lennox syndrome レンノックス症候群 662 r
lentiform nucleus レンズ核 662 l
lentigo 黒子，ほくろ 585 l
Leopold maneuver レオポルド触診法 658 r
lepromin reaction レプロミン反応 ⇨光田反応 604 l
leprosy ハンセン病，らい（癩） 520 l
Leprosy Prevention Law らい（癩）予防法 634 r
leptin レプチン 660 r
Leptospira レプトスピラ 661 l
leptospirosis icterohemorrhagica 黄疸出血性レプトスピラ症 69 l
Leriche syndrome ルリッシュ症候群 656 r
Léri sign レリー徴候 661 l
50％ lethal dose 50％致死量，LD₅₀ 64 l
lethal dose 致死量 414 l
lethargy 嗜眠 276 r
letrozole レトロゾール 660 l
leucine ロイシン 663 r
leucine aminopeptidase LAP，ロイシンアミノペプチダーゼ 663 l
leukemia 白血病 1353
leukemic hiatus 白血病裂孔 512 r
leukocyte 白血球 512 l
leukocyte reduction filter 白血球除去フィルター 512 l
leukoderma 白斑 509 l
leukoderma senile 老人性白斑 664 r
leukokeratosis 白色角化症 ⇨白板症 509 l
leukopenia 白血球減少症 512 r
leukoplakia 白板症 509 l
leukorrhea 帯下，白帯下 387 r
leukotriene ロイコトリエン 663 r
levallorphan レバロルファン 660 l
level of consciousness 意識レベル 27 r
levels of health 健康水準 190 r
Levin tube 胃ゾンデ，レヴィンチューブ 31 l
levodopa L-ドパ，レボドパ 661 l
levulose レブロース ⇨フルクトース 558 r
Lewy body disease レヴィー小体病 658 r
Lhermitte sign レルミット徴候 661 l
liaison critical path 地域連携［クリティカル］パス 412 r

liaison psychiatric nursing リエゾン精神看護 642 r
liaison psychiatry リエゾン精神医学 642 r
libido リビドー 646 r
lichen pilaris 毛孔性苔癬 616 l
lichen simplex chronicus 慢性単純性苔癬 ⇨ヴィダル苔癬 44 l
lichen Vidal ヴィダル苔癬 44 l
lidocaine リドカイン 645 r
life cycle ライフサイクル 634 l
life expectancy 平均余命 566 l
life history 生活歴 343 r
lifelong education 生涯教育 290 l
life rehabilitation 生活リハビリ 343 r
life review ライフレビュー 634 r
life science ライフサイエンス，生命科学 634 l
life-span development 生涯発達 291 l
lifestyle ライフスタイル 634 l
lifestyle drug 生活改善薬 342 r
life-style related diseases 生活習慣病 343 l
life support system 生命維持装置 354 l
ligament of Treitz トライツ靱帯 453 r
ligamentum inguinale 鼠径靱帯 380 r
ligand リガンド 643 l
ligase リガーゼ ⇨合成酵素 207 l
light adaptation 明順応 610 l
light coagulation 光凝固法 527 l
light for dates infant LFD［児］ 63 r
light-for-gestational-age infant LGA ⇨LFD［児］ 63 r
light reflex 対光反射 ⇨瞳孔反射 442 l
light therapy 光線療法 208 l
likelihood ratio 尤度比 626 r
Likert scale リッカートスケール 644 r
limbic system 大脳辺縁系 396 l
limitation of abduction in flexion 開排制限 82 r
limiting enzyme 律速酵素 645 l
limping 跛行 509 r
linac ライナック ⇨線形加速器 365 l
lincomycin antibiotics リンコマイシン系抗菌薬 651 l
linear accelerator 線形加速器 365 l
lingual tonsil 舌扁桃 361 l
liniac リニアック ⇨線形加速器 365 l
liniment リニメント剤，糊剤 645 r
linkage analysis リンケージ解析

650 r
link nurse リンクナース，⇨**感染管理** 650 r, 861 r
linoleic acid リノール酸 645 r
linolenic acid リノレン酸 646 r
lipase リパーゼ 646 l
lipid 脂質 265 r
lipidosis 脂質蓄積症，リピドーシス 646 r
lipid toxicity 脂肪毒性 276 l
lipiodol CT リピオドール CT 646 r
lipoid pneumonia リポイド肺炎 647 l
lipoma 脂肪腫 276 l
lipoplastic sarcoma 脂肪形成性肉腫 ⇨脂肪肉腫 276 r
lipopolysaccharide リポ多糖体 647 l
lipoprotein リポ蛋白［質］，リポプロテイン 647 l
liposarcoma 脂肪肉腫 276 r
lipuria 脂肪尿 276 r
liquefaction necrosis 液化壊死 ⇨融解壊死 625 l
liquid diet 流動食 648 r
listening 傾聴 171 l
listeriosis リステリア症 644 l
list of food exchange 食品交換表 302 r
literacy リテラシー 645 r
lithium リチウム 644 r
lithodialysis 結石溶解法 184 r
lithotomy position 切石位，截（砕）石位 ⇨**体位** 1239 l
lithotripsy 結石破砕術 184 r
litmus test リトマス試験 645 r
Little area リットル部位 ⇨キーセルバッハ部位 127 l
live attenuated pathogenic-microorganism 弱毒病原体 279 l
liver 肝［臓］ 120 l
liver abscess 肝膿瘍 123 l
liver and biliary function test **肝・胆道機能検査** 869
liver and biliary system 肝・胆道系 ⇨**消化器系** 1118 l
liver biopsy 肝生検 117 l
liver cirrhosis 肝硬変 823
liver failure 肝不全 123 r
liver function 肝機能 106 r
liver function test 肝機能検査 106 r
liver microsome 肝ミクロゾーム ⇨ミクロゾーム 603 r
liver protection 肝庇護 123 l
liver transplantation 肝移植 ⇨**移植** 706 l
live rubella vaccine 風疹生ワクチン 545 r
live vaccine 生ワクチン，⇨**予防接種** 463 r, 1478 l

livid リビド着色 646 r
living will リビングウィル ⇨尊厳死 383 l
load test 負荷試験 547 r
lobar pneumonia 大葉性肺炎 398 l
lobectomy 肺葉切除術 506 r
lobotomy ロボトミー 669 l
lobular pneumonia 小葉性肺炎 298 l
local action 局所作用（薬物の） 150 r
local anaphylaxis 局所アナフィラキシー 150 r
local anesthesia 局所麻酔法 151 l
local drug ローカルドラッグ ⇨カントリードラッグ 122 l
local mental and welfare center 精神保健福祉センター 350 l
lochia 悪露 774
lochia exchange 悪露交換 75 r
lochiometra 悪露停滞，悪露滞留 76 l
lockjaw 咬痙 201 r
Löffler syndrome レフレル症候群 661 l
logotherapy ロゴセラピー 668 l
loneliness 孤独感 227 r
long flight thrombosis ロングフライト血栓症 ⇨旅行者血栓症 650 l
longitudinal study 縦断［的］研究 ⇨横断［的］研究 69 l
long QT QT 延長 145 l
long-term care insurance **介護保険** 775
long-term memory disorders 長期記憶障害 ⇨記憶障害 128 l
loop diuretics ループ利尿薬 655 l
loose body of the joint 関節遊離体 118 l
lordosis 前彎症 ⇨脊柱前彎［症］ 357 l
Los Angeles classification ロサンゼルス分類 668 l
losartan potassium ロサルタンカリウム 668 l
loss of appetite 食欲不振 303 l
loss of body weight 体重減少率 391 l
love operation ラブ法 637 l
low back pain 腰痛 631 r
low birth weight infant 低出生体重児 430 l
low cardiac output syndrome 低心拍出量症候群 430 r
low density lipoprotein LDL，低比重リポ蛋白［質］ 63 r
low-dosage pill 低用量ピル ⇨ピル 540 l
Lowe syndrome ロウ症候群 664 l
low frequency therapy 低周波治療 430 r
low molecular weight proteins 低分子

蛋白質 431 r
Lown-Ganong-Levine syndrome ローン・ガノン・レヴァイン症候群，⇨**不整脈** 668 l, 1406 r
low residue（fiber）diet 低残渣食 430 l
low salt diet 塩分制限食，減塩食 189 r
low set ear 耳介低位 254 r
low vision ロービジョン 667 r
Ludwig angina 口底蜂窩織炎，ルードウィッヒアンギーナ 655 r
Lugol solution ルゴール液 656 l
lumbar anesthesia 腰椎麻酔 ⇨脊椎麻酔 358 l
lumbar puncture 腰椎穿刺 ⇨**穿刺法** 631 r, 1225 l
lumbar segment 腰髄 631 l
lumbar vertebra 腰椎 631 l
luminol test ルミノール試験 656 r
lung 肺 499 l
lung abscess 肺膿瘍 505 r
lung biopsy 肺生検 503 l
lung cancer 肺がん 501 l
lung collapse therapy 肺虚脱療法 501 r
lung compliance コンプライアンス（肺の） 232 r
lung cyst 肺囊胞 505 r
lung gangrene 肺壊疽 499 l
lung physical therapy 肺理学療法 ⇨**呼吸理学療法** 1007 l
lung resection **肺切除術** 1350
lung sound 肺音 500 r
lung suppuration 肺化膿症 501 l
lung transplantation 肺移植 ⇨**移植** 706 r
lung volume 肺容量 507 l
lung volume reduction surgery 肺容量減少術 507 l
lupoid hepatitis ルポイド肝炎 656 l
lupus 狼瘡 665 r
lupus erythematosus エリテマトーデス，紅斑性狼瘡 63 l
lupus erythematosus cell LE 細胞 63 l
lupus nephritis ループス腎炎 655 r
Luschka's joint ルシュカ関節 656 l
luteinizing hormone 黄体形成ホルモン 68 r
luteinizing hormone-releasing factor LRF ⇨ゴナドトロピン放出ホルモン 228 l
luteinizing hormone releasing hormone LH-RH ⇨ゴナドトロピン放出ホルモン 228 l
luteotropic hormone 黄体刺激ホルモン ⇨プロラクチン 562 r
lyase リアーゼ 641 l

lyase inhibitor リアーゼ阻害薬 641*l*
Lyme borreliosis ライム病 634*r*
Lyme disease ライム病 634*r*
lymph リンパ 653*l*
lymphadenitis リンパ腺炎，リンパ節炎 654*l*
lymphadenopathy リンパ節腫脹 654*l*
lymphangiography リンパ造影法 654*r*
lymphangioma リンパ管腫 653*l*
lymphangiosarcoma リンパ管肉腫 ⇨リンパ管腫 653*l*
lymphangiovenous anastomosis リンパ管静脈吻合術 653*l*
lymphangitis リンパ管炎 653*l*
lymphatic circulation リンパ循環 653*r*
lymphatic metastasis リンパ行性転移 653*r*
lymph (atic) nodule リンパ小節 653*r*
lymphatic vessels リンパ管 653*l*
lymphedema リンパ水腫，リンパ〔性〕浮腫 ⇨浮腫 653*r*, 1400*r*
lymph follicle リンパ濾胞 ⇨リンパ小節 653*r*
lymph gland リンパ腺，リンパ節 654*l*
lymph node リンパ節 654*l*
lymph node biopsy リンパ節生検 ⇨リンパ節穿刺 654*l*
lymph nodes clamp リンパ節鉗子 654*l*
lymph nodes excision リンパ節郭清 654*l*
lymph node swelling リンパ節腫脹 654*l*
lymphocyte リンパ球 653*r*
lymphocytic leukemia リンパ性白血病 ⇨白血病 1353*l*
lymphogranuloma venereum 鼠径リンパ肉芽腫症 380*r*
lymphography リンパ造影法 654*r*
lymphoid ring 咽頭リンパ輪（環） ⇨ワルダイエル咽頭輪（環） 670*r*
lymphoid tissues リンパ組織 654*r*
lymphokine リンホカイン 654*r*
lymphoreticulosis benigna 良性リンパ細網症 ⇨ネコひっかき病 486*r*
lymphosarcoma リンパ肉腫 654*r*
lymphostasis リンパうっ（鬱）滞 653*l*
lyophile process method 凍結乾燥〔法〕 441*l*
lyophilization 凍結乾燥〔法〕 441*r*
lysine リシン 643*l*
lysosome disease ライソゾーム病

634*l*
lysozyme リゾチーム 644*l*

M

macrobiotic 長寿食，マクロビオティック 595*r*
macrocyte 大赤血球 392*r*
macrocytic anemia 大赤血球性貧血，大球性貧血 387*l*
macroglobulin マクログロブリン 595*r*
macrolides マクロライド系抗菌薬 596*l*
macrophage 大食細胞，大食球，マクロファージ 595*r*
macrophage-colony stimulating factor M-CSF，マクロファージコロニー刺激因子 595*r*
macula〔lutea〕黄斑 69*r*
macular degeneration 黄斑変性症 69*r*
made thinking 作為思考 240*r*
Magenkrebs 胃がん 694
maggot debridement therapy マゴット療法 596*l*
Magill forceps マギール鉗子 594*r*
magnesium マグネシウム 595*r*
magnesium agents マグネシウム製剤 595*r*
magnesium sulfate 硫酸マグネシウム 648*r*
magnet hospital マグネットホスピタル 595*r*
magnetic resonance angiography MRアンギオグラフィ，磁気共鳴血管撮影 61*l*
magnetic resonance cholangiopancreatography MRCP，核磁気共鳴胆管造影 61*r*
magnetic resonance cholangiopancreatography MR 胆胆管造影 61*r*
magnetic resonance imaging MRI〈磁気共鳴画像[診断法]〉 763
magnetic stimulation 磁気刺激検査 257*l*
magnetoencephalography 脳磁図 490*r*
magnetotherapy 磁気療法 261*r*
maintenance of airway 気道確保 135*l*
maintenance therapy 維持療法 29*r*
major tranquilizer メジャートランキライザー 610*r*
malabsorption syndrome 吸収不全（良）症候群 141*l*
maladaptation at work 職場不適応

302*r*
malaria マラリア 598*r*
male infertility 男性不妊症 406*r*
male pattern baldness 男性型脱毛 406*l*
male sex hormone 男性ホルモン ⇨アンドロゲン 21*r*
malformation of uterus 子宮奇形 258*l*
malignant chorioepithelioma 悪性絨毛上皮腫 ⇨絨毛がん 284*l*
malignant lymphoma 悪性リンパ腫 8*r*
malignant melanoma 悪性黒色腫 8*l*
malignant neoplasm 悪性新生物 8*r*
malignant rheumatoid arthritis 悪性関節リウマチ 8*l*
malignant tumor 悪性腫瘍 ⇨腫瘍 1106*r*
malignant tumor cell 悪性腫瘍細胞 ⇨がん細胞 113*l*
malingering 詐病 243*l*
mallet finger ハンマー指，マレット指 521*r*
Mallory stain マロリー染色 599*l*
Mallory-Weiss syndrome マロリー-ワイス症候群 599*l*
malocclusion 不正咬合 554*l*
Malodor Prevention Law 悪臭防止法 7*l*
Malpighian corpuscle マルピギー小体 ⇨腎小体 320*l*
malpractice 医療過誤 37*r*
MALT lymphoma 胃 MALT リンパ腫 36*r*
maltose マルトース，麦芽糖 508*l*
malunion〔骨折〕変形治癒 ⇨骨折 1021
mamillary fissure 乳頭亀裂 474*l*
mamma-echo 乳腺エコー，マンマエコー 602*l*
Mammakrebs 乳がん 1306
mammary gland tuberculosis 乳腺結核 474*l*
mammography マンモグラフィ 602*l*
mammotome biopsy マンモトーム生検 602*r*
managed care マネジドケア 598*l*
management of drugs 薬物の管理 1464*r*
manchette マンシェット 599*r*
mandibular nerve 下顎神経 85*r*
mandibular respiration 下顎呼吸 85*r*
manganese マンガン 599*r*
manic-depressive psychosis 躁うつ（鬱）病 1233
mannerism わざとらしさ，衒奇症

190 *l*
mannitol　マンニトール　602 *l*
mannitol-adenine-phosphate　MAP
　⇨血液製剤　946 *r*
Mann test　マン検査　599 *r*
Manson tapeworm　マンソン裂頭条虫　602 *l*
Mantoux reaction　マントゥー反応
　⇨ツベルクリン反応　426 *l*
manual muscle test　徒手筋力テスト　451 *r*
manual removal of placenta　胎盤用手剝離　397 *l*
manus valga　外反手　82 *r*
maple syrup urine disease　メープルシロップ尿症　⇨先天性代謝異常　1232 *l*
marbled skin　大理石様皮膚　399 *l*
Marburg disease　マールブルグ病　594 *l*
Marchiafava–Micheli syndrome　マルキアファーヴァ–ミケリ症候群
　⇨発作性夜間ヘモグロビン尿症　590 *l*
Marfan syndrome　マルファン症候群　599 *l*
marginal periodontitis　辺縁性歯周炎　574 *l*
marginated eczema　たむし　⇨白癬　508 *r*
Marie disease　マリー病　⇨マリー遺伝小脳性運動失調症　598 *r*
Marie hereditary cerebellar ataxia　マリー遺伝性小脳性運動失調症　598 *r*
marihuana　マリファナ　⇨大麻　397 *r*
Mariotte spot　マリオット盲点　599 *l*
Martius roentgen pelvimetry　マルチウス法　⇨X線骨盤計測　57 *l*
masked depression　仮面うつ（鬱）病　100 *l*
masked hypertension　仮面高血圧　100 *l*
masking　盲検化　⇨ブラインド　556 *l*
mask-like face　仮面様顔貌　100 *l*
masochism　マゾヒズム　⇨サディズム　242 *r*
massage　あん（按）摩，マッサージ　597 *l*
massage of breast　乳房マッサージ　1310
mass examination　集団検診　283 *l*
mass screening　マススクリーニング　596 *r*
mass-screening of newborn infant　新生児マススクリーニング　322 *l*
mass spectrometry　質量分析法，マススペクトロメトリー　273 *l*
mast cell　肥満細胞，肥胖細胞，マスト細胞　536 *l*
mastectomy　乳房切除術　474 *r*
Master two step test　マスター負荷試験，マスター二階段試験　596 *r*
mastication　咀しゃく（嚼）　382 *l*
masticatory force　咀しゃく（嚼）力　382 *l*
mastitis　乳腺炎　473 *r*
mastoiditis　乳突洞炎，乳様突起炎　475 *r*
mastoid process　乳様突起　475 *l*
mastopathy　乳腺症，マストパチー　474 *l*
masturbation　自慰　249 *r*
matching　マッチング　598 *l*
maternal affection　母性愛　588 *r*
maternal and child health center　母子健康センター　586 *r*
Maternal and Child Health Law　母子保健法　587 *l*
maternal death　妊産婦死亡　482 *l*
maternal deprivation　愛情遮断性小人症　4 *r*
maternal deprivation syndrome　愛情剝奪症候群　⇨愛情遮断症候群　4 *r*
maternal impressions　胎教　387 *l*
Maternal Protection Law　母体保護法　589 *l*
maternity　母性　588 *r*
maternity blues　マタニティーブルー　597 *l*
maternity home　助産施設　303 *r*
maternity nursing　母性看護〔学〕　588 *r*
matrix　基質　132 *l*
matrix metalloproteinase　マトリックスメタロプロテアーゼ　598 *l*
mature milk　成〔熟〕乳　346 *r*
mature ovarian follicle　成熟卵胞　346 *r*
maxillary cancer　上顎がん　291 *r*
maximal barrier precaution　マキシマル・バリアプリコーション　595 *l*
maximal blood pressure　最高血圧　⇨血圧　176 *r*
maximum breathing capacity〔分時〕最大換気量　563 *l*
maximum permissible dose　最大許容線量　236 *r*
maximum voluntary ventilation〔分時〕最大換気量　563 *l*
McBurney point　マックバーネー圧痛点　595 *l*
McGill pain questionnaire　マクギル式疼痛質問紙　595 *l*
McNeal's classification　マクニール分類　595 *l*
mean　平均値　566 *l*
mean airway pressure　平均気道内圧　565 *r*
mean corpuscular hemoglobin　平均赤血球ヘモグロビン　⇨貧血　1388 *r*
mean corpuscular hemoglobin　平均赤血球血色素量　565 *r*
mean corpuscular hemoglobin concentration　平均赤血球血色素濃度，平均赤血球ヘモグロビン濃度　⇨貧血　565 *r*, 1388 *r*
mean corpuscular volume　平均赤血球容積，⇨貧血　565 *r*, 1388 *r*
mean life　平均寿命　565 *r*
measles　麻疹，はしか　596 *r*
measles virus　麻疹ウイルス，はしかウイルス　596 *r*
measurement of body fluid volume　体液量測定法　385 *r*
measurement of body temperature　体温測定法　1242
measurement of cerebral circulation　脳循環動態検査　491 *r*
measurement of enzyme activity　酵素活性検査　208 *r*
measurement of fatigue　疲労測定　540 *r*
measurement of pulmonary blood flow　肺血流量測定　502 *l*
measurement of respiration　呼吸測定法　1004
measurement of venous pressure　静脈圧測定〔法〕　297 *r*
measurement of weight　体重測定
　⇨身体計測　1173 *l*
mechanical ileus　機械的イレウス　⇨腸閉塞〔症〕〈イレウス〉　1263 *l*
mechanical injury　機械的損傷　128 *l*
mechanical ventilation　人工呼吸　1159
mecholyl test　メコリール試験　610 *r*
Meckel diverticulum　メッケル憩室　611 *r*
meconium　胎便　397 *l*
meconium aspiration syndrome　胎便吸引症候群　397 *r*
meconium peritonitis　胎便性腹膜炎　397 *r*
medeical practice　医行為　26 *r*
median　中央値　416 *r*
median lethal dose　LD$_{50}$　64 *l*
median survival time　生存期間中央値　351 *r*
mediastinal emphysema　縦隔気腫　280 *r*
mediastinal tumor　縦隔腫瘍　280 *r*
mediastinography　縦隔造影〔法〕　280 *r*

mediastinoscopy 縦隔鏡検査 280 r
mediation [医療]メディエーション 39 l
mediator メディエーター 611 r
Medicaid メディケイド 612 l
medical anthropology 医療人類学 38 r
medical audit 医療監査 37 l
medical certificate 診断書 325 r
medical consultation of home care 在宅療養指導 237 r
medical control メディカルコントロール 612 l
medical dosis for children 小児薬用量 296 l
medical engineering ME, 医用工学, メディカル・エンジニアリング 611 r
medical examination tray 診察用トレイ 318 l
medical examiner system 監察医制度 113 r
medical exposure 医療被曝 38 r
medical information 医療情報 38 l
medical institution 医療機関 ⇨医療施設 730 l
medical insurance 医療保険 39 l
medical interview メディカルインタビュー 611 r
medical management of disaster 災害医療対策 233 r
Medical Practitioners Law 医師法 28 l
medical record 診療録 330 r
medical record and information manager 診療情報管理士 330 r
medical record review カルテレビュー 102 l
medical reference system 医学文献検索システム 25 r
medical representatives MR, 医薬情報担当者 61 l
medical robotics 医療用ロボット 39 r
medical safety manager 医療安全管理者 37 r
medical safety support centers 医療安全支援センター 37 r
medical security 医療保障 39 r
medical security hospitalization 医療保護入院 39 l
medical Service 医療 37 l
Medical Service Law 医療法 39 l
medical social work 医療社会事業 38 l
medical social worker MSW, 医療ソーシャルワーカー, メディカルソーシャルワーカー 38 l
medical sociology 医療社会学 38 l

medical team 医療チーム 38 r
medical technologist 臨床検査技師 651 r
medicamentous dose 薬用量 623 l
Medicare メディケア 612 l
medication 与薬 1482
medication card 薬札 621 r
medication compliance 服薬コンプライアンス 553 r
medication teaching 服薬ケア ⇨ファーマシューティカルケア 542 l
medicinal plant 薬用植物 623 l
medicine cup 薬杯 622 l
medionecrosis 中膜壊死 418 r
medulla oblongata 延髄 66 r
medulloblastoma 髄芽[細胞]腫 331 r
Medusa head メズーサの頭 610 r
mefenamic acid メフェナム酸 612 r
megakaryoblastic leukemia 巨核芽球性白血病 ⇨白血病 1353 l
megakaryocyte 巨核細胞, 巨核球 150 r
megaloblastic anemia 巨赤芽球性貧血 151 l
megalomania 誇大妄想 223 l
megasigmoid 巨大S状結腸 151 r
Meibomian glands マイボーム腺 594 r
Meissner plexus マイスネル神経叢 594 r
Meissner tactile corpuscles マイスネル触覚小体 594 r
melaena 下血 ⇨吐血・下血 1289 r
mélangeur メランジュール 613 l
melanin メラニン 613 l
melanocyte メラニン[形成]細胞 ⇨色素細胞 257 l
melanocyte stimulating hormone 色素細胞刺激ホルモン, メラニン細胞刺激ホルモン, メラノサイト刺激ホルモン 613 l
melanoma メラノーマ ⇨悪性黒色腫 8 l
melatonin メラトニン 613 l
melena メレナ, 下血 613 l
melena neonatorum 新生児メレナ 322 l
melena vera 真性メレナ ⇨新生児メレナ 322 l
melting 融解 625 l
Meltzer–Lyon test メルツァー–リオン法 613 l
membranes covering brain 脳膜 ⇨硬膜 215 l
memory 記憶 127 l
memory disorders 記憶障害 128 l
Ménière disease メニエール病 612 r
meningeal irritation sign 髄膜刺激症

状 335 l
meninges 髄膜 335 l
meninges encephali et spinales 脳脊髄膜 ⇨髄膜 335 l
meningioma メニンジオーマ, 髄膜腫 335 l
meningism メニンギスムス, 髄膜症 335 l
meningismus メニンギスムス, 髄膜症 335 l
meningitis 髄膜炎 335 l
meningococcal meningitis 髄膜炎菌性髄膜炎 335 l
meninx 髄膜 335 l
meniscal lesion 半月板損傷 519 l
meniscus injury 半月板損傷 519 l
menopausal syndrome 更年期障害 986
menopause 閉経 566 l
menses 月経 181 l
menstrual cycle 月経周期 ⇨性周期 346 l
menstrual disorder 月経異常 181 l
menstruation 月経 181 l
mental age 知能年齢, 精神年齢 349 l
mental deficiency 精神薄弱 ⇨精神[発達]遅滞 349 l
mental deterioration 精神荒廃状態 348 l
mental developmental process 精神発達過程 349 l
mental disorder 精神障害 348 r
mental health 精神保健, 精神衛生, メンタルヘルス 347 r, 614 l
Mental Health and Welfare Law 精神保健福祉法 350 l
Mental Health Law 精神衛生法 347 r
mental health management メンタルヘルスマネジメント 615 l
mental health-welfare counseling 精神保健福祉相談 350 l
mental health–welfare counselor 精神保健[福祉]相談員 350 l
mental hospital 精神科病院 348 l
mental hygiene 精神衛生 347 r
mental retardation 精神[発達]遅滞 349 l
mental sweating 精神性発汗 349 l
mental symptoms 精神症状 348 r
mentha oil hot fomentation メンタ温布 614 r
meprobamate メプロバメート 612 r
mercurialism 水銀中毒 332 l
mercuric chloride 塩化第二水銀, 昇汞 292 r
mercurochrome マーキュロクロム 594 l

mercury manometer 水銀血圧計 ⇨リヴァ・ロッチ血圧計 641 r
mercury poisoning 水銀中毒 332 l
meridian 経絡 174 r
merycism 反芻症 520 l
mesangial cell メサンギウム細胞 610 r
mesangial proliferative glomerulonephritis メサンギウム増殖性糸球体腎炎 ⇨糸球体腎炎 1069 l
mesenteric cyst 腸間膜嚢腫 420 r
mesenteric vascular insufficiency 腸間膜血行不全症 420 l
mesenterium 腸間膜 420 l
mesentery 腸間膜 420 l
mesothelium 中皮 418 r
messenger メッセンジャー ⇨医療チーム 611 l
messenger RNA mRNA, メッセンジャーRNA 611 l
meta-analysis メタアナリシス 610 r
metabolic acidosis 代謝性アシドーシス ⇨酸塩基平衡 1047 r
metabolic alkalosis 代謝性アルカローシス ⇨酸塩基平衡 1047 r
metabolic disorder 代謝障害 390 r
metabolic syndrome メタボリックシンドローム 1455
metabolic water 代謝水 390 r
metabolism 代謝, 新陳代謝, 物質代謝 390 r
metallic poisoning 金属中毒[症] 154 r
metamorphopsia 変視症 575 l
metaplasia 化生 93 r
metastasis 転移 436 l
metastasis in lymph node リンパ節転移 ⇨リンパ行性転移 653 r
metastatic bone tumor 転移性骨腫瘍 436 r
metastatic liver cancer 転移性肝がん 436 r
metastatic pulmonary cancer 転移性肺がん, 肺転移 436 r
metasyphilis 変性梅毒 575 r
meteorism 鼓腸 223 l
methamphetamine メタンフェタミン 611 l
methanol メタノール ⇨メチルアルコール 611 l
methemoglobin メトヘモグロビン 612 r
methicillin-resistant Staphylococcus aureus MRSA ⇨メチシリン耐性黄色ブドウ球菌 611 l
methionine メチオニン 611 l
method of EEG activation 脳波賦活検査法 494 l
method of intracellular/extracellular fluid volume measurement 細胞内・外液量測定法 239 r
method of quantitative estimation of cerebrospinal fluid protein 髄液蛋白定量法 331 r
methods of obtaining blood speciments 採血 235 r
methotrexate メトトレキサート 612 l
methoxyflurane メトキシフルラン 612 l
methyl alcohol メチルアルコール 611 l
methyldopa メチルドパ 611 l
methylglycocyamine メチルグリコシアミン ⇨クレアチン 165 l
methylmethionine sulfonium chloride 塩化メチルメチオニンスルホニウム ⇨ビタミンU 531 l
5-methyluracil 5-メチルウラシル ⇨チミン 415 l
Métras bronchial tube メトラ・ゾンデ 612 r
metreurysis メトロイリーゼ 612 r
Meulengracht method モイレングラハト(MG)法 616 l
MI 僧帽弁閉鎖不全症 378 r
Michel clip(clamp) ミッシェル鉤 604 l
microbial substitution 菌交代現象 154 l
Micrococcus ミクロコッカス 603 l
microcytic anemia 小球性貧血 292 l
micro-insemination 顕微授精 ⇨不妊症 1409 r
microminerals 微量元素 539 r
microscopy coil マイクロスコピーコイル 594 l
microsome ミクロゾーム 603 r
microsurgery マイクロサージェリー, 顕微鏡下手術 594 l
miction pain 排尿痛 505 r
micturition 排尿 505 l
micturition desire 尿意 476 l
micturition in two stages 二段排尿 468 l
middle age 壮年期, 中年期 377 r
middle lobe syndrome 中葉症候群, 肺中葉症候群 418 r, 504 l
Midwife 保健師助産師看護師法 585 r
midwife 助産師, 助産婦 303 r
midwifery record 助産録 303 r
Mignon delusion ミニョン妄想, 血統妄想 186 r
migraine 片頭痛, ⇨頭痛 575 l, 1208 l
migraine with aura 前兆のある片頭痛 ⇨頭痛 1208 r
migraine without aura 前兆のない片頭痛 ⇨頭痛 1208 r
Mikulicz tampon ミクリッツタンポン法 603 r
mild cognitive impairment 軽度認知障害 172 r
miliaria 汗疹, あせも 116 r
miliary tuberculosis 粟粒結核 380 l
milieu therapy 環境療法 108 l
milium 粟粒腫, 稗粒腫 539 r
milk 乳汁 473 r
milk-ejection reflex 射乳反射 280 l
milking ミルキング 605 l
milk products 乳製品 473 r
milk secreting hormone 乳汁分泌ホルモン ⇨プロラクチン 562 r
milk sugar 乳糖 474 l
milk tooth 乳歯 472 r
millennium project ミレニアムプロジェクト 605 r
Miller–Abbott double lumen tube ミラー–アボット管 605 l
Miller–Kurzrok test ミラー–クルツロックテスト 605 l
Minamata disease 水俣病 604 l
Mind Reading 思考察知 ⇨作為思考 240 l
mineral 無機質, ミネラル 604 l
mineral corticoid ミネラルコルチコイド, 鉱質コルチコイド 604 r
minimal blood pressure 最低血圧 ⇨血圧 176 l
minimally invasive surgery MIS, 低侵襲性手術, 最小侵襲性手術 430 r, 236 l
minimam inhibitory concentration MIC ⇨最小[発育]阻止濃度 236 l
mini–mental state examination MMSE 61 l
minimum bactericidal concentration MBC, 最小殺菌濃度 236 l
minimum data set-home care method MDS-HC 方式 62 l
minimum inhibitory concentration MIC, 最小[発育]阻止濃度 236 l
minimum remission 最小寛解 ⇨寛解 104 r
minor seizure 小発作てんかん ⇨アブサンス 15 l
minor tranquilizer マイナートランキライザー ⇨抗不安薬 213 r
minute ventilation 分時換気量 563 l
miosis 縮瞳 285 l
miotics 縮瞳薬 285 l
mishaps in medical practice 医療事故 38 l
missed abortion 稽留流産, ⇨流産・早産 175 l, 1496 l
mitochondria 糸粒体, ミトコンドリ

ア 604 *l*
mitogen-activated protein kinase マップ(MAP)キナーゼ 598 *l*
mitomycin C マイトマイシン C 594 *l*
mitosis 有糸分裂 626 *l*
mitral insufficiency 僧帽弁閉鎖不全症 378 *r*
mitral regurgitation 僧帽弁閉鎖不全症 378 *r*, ⇨心臓弁膜症 1169 *l*
mitral stenosis 僧帽弁狭窄症 378 *r*, ⇨心臓弁膜症 1169 *l*
mitral valve 僧帽弁 378 *r*
mitral valve prolapse syndrome 僧帽弁逸脱症候群 378 *l*
Mitsuda reaction 光田反応 604 *l*
mixed connective tissue disease 混合性結合[組]織病 231 *s*
mixed dehydration 混合型脱水 ⇨脱水症 1247 *l*
mixed feeding 混合栄養, 混合栄養法 ⇨小児の栄養 230 *r*, 1127 *l*
mixed infection 混合感染 231 *l*
mixed vaccine 混合ワクチン ⇨予防接種 1478 *r*
mixing pipette メランジュール 613 *l*
mizoribine ミゾリビン ⇨移植 704 *l*
M line protein M 線蛋白[質] ⇨M 蛋白[質] 62 *l*
MNSs–blood group MNSs 式血液型 61 *r*
mobility 移動/可動性 35 *l*
Mobitz Ⅰ-type モビッツⅠ型 ⇨ウェンケバッハ型 46 *r*
Möbius sign メビウス徴候 612 *r*
mode 典型値, 並数, 最頻値 238 *r*
modular primary nursing モジュール型継続受持方式 618 *r*
modulater モジュレータ 618 *r*
moisture imbalance TIME 398 *l*
moist wart 尖形(圭)コンジローム 365 *r*
molar 臼歯 141 *l*
molding of fetal head [児頭]応形機能 273 *l*
mole くろあざ ⇨母斑細胞性母斑 591 *l*
molecular biology 分子生物学 563 *l*
molecular targeted therapy 分子標的治療 563 *l*
Moller–Barlow disease メラー-バーロー病 ⇨乳児壊血病 472 *l*
molluscum contagiosum 伝染性軟属腫 438 *l*
Mongolian spot 小児斑, 蒙古斑 616 *l*
mongolismus 蒙古症 ⇨ダウン症候群 399 *l*

moniliasis モニリア症 ⇨カンジダ症 114 *l*
monitor モニター 618 *r*
monkey-paw 猿手 244 *l*
monoamine oxidase MAO, モノアミン酸化酵素 618 *r*
monochromatism 一色型色覚 33 *r*
monoclonal gammopathy M 蛋白血症, 単クローン性[高]*r*(免疫)グロブリン血症 404 *r*
monoclonal hypergammaglobulinemia M 蛋白血症, 単クローン性[高]*r*(免疫)グロブリン血症 404 *r*
monocyte 単球 404 *r*
monocytic leukemia 単球性白血病 404 *r*
monologue 独語 449 *l*
monoplegia 単麻痺 ⇨運動麻痺 743 *r*
monosaccharide 単糖類 407 *r*
monozygotic twins 一卵性双胎 32 *l*
Monro foramen モンロー孔 ⇨モンロー[の]室間孔 620 *r*
Montgomery glands モントゴメリー腺 620 *l*
mood disorders 気分障害 ⇨躁うつ(鬱)病 1233 *l*
mood stabilizer 気分安定薬 ⇨向精神薬 981 *l*
moon face 満月様顔貌, ムーンフェイス 606 *l*
MOPP combination[chemo] therapy MOPP 併用療法 618 *r*
moral distress 道徳的苦悩 443 *r*
moratorium モラトリアム 619 *l*
morbid appetite 異味症 ⇨異食症 29 *l*
morbidity [rate] 罹患率 643 *l*
morbus Besnier–Boeck–Schaumann ベニエー-ベック-シャウマン病 ⇨サルコイドーシス 244 *l*
Morita therapy 森田療法 619 *l*
morning care モーニング・ケア 618 *l*
morning stiffness 朝のこわばり 9 *l*
Moro reflex モロー反射 619 *r*
morphine モルヒネ 619 *l*
morphine hydrochloride 塩酸モルヒネ ⇨モルヒネ 619 *l*
morphine receptor モルヒネ受容体 ⇨オピオイド受容体 74 *l*
morphine sulfate 硫酸モルヒネ ⇨モルヒネ 619 *l*
morphine sulfate controlled release モルヒネ徐放錠 619 *l*
mortality rate 死亡率 276 *l*
mortuary 死後の処置 ⇨死 1054 *l*
mosaic モザイク 619 *l*
mosquito hemostatic forceps モスキート止血鉗子 618 *r*

mother handbook for health 母子健康手帳 587 *l*
mother home 母子生活支援施設 587 *l*
motherhood 母性 588 *r*
mother infant contact 母児(母子)接触 587 *l*
mother–infant interaction 母子相互作用 587 *l*
moth patches 肝斑 123 *l*
motion sickness 加速度病, 動揺病 447 *r*
motivation 動機づけ 441 *l*
motor aphasia 運動[性]失語[症] 49 *l*
motor area 運動野 49 *r*
motor development test 運動発達テスト 49 *r*
motor dysfunction of the biliary tract 胆道機能不全, 胆道運動失調症 407 *r*
motor evoked potential 運動誘発電位 ⇨磁気刺激検査 257 *l*
motor paralysis 運動麻痺 743
motor speech center 運動性言語中枢 ⇨ブローカ中枢 560 *r*
mottled tooth 斑状歯 562 *l*
mountain sickness 高山病 204 *l*
mouth care マウス・ケア ⇨口腔ケア 966 *l*
mouth gag 開口器 79 *l*
8020 movement 8020運動 511 *r*
movement of intestine 腸運動 418 *r*
movement of population 人口動態 316 *r*
moyamoya disease モヤモヤ病 619 *l*
M protein M 蛋白[質] 62 *l*
MPV[chemo]therapy MPV 療法 62 *l*
MTX＋5-FUsequential [chemo]therapy MTX＋5-FU 交代療法 62 *l*
mucinous cystic tumor 粘液性嚢胞腺腫 ⇨粘液産生膵腫瘍 487 *l*
mucin-producing pancreas tumor 粘液産生膵腫瘍 487 *l*
mucocutaneous ocular syndrome 粘膜皮膚眼症候群 ⇨ベーチェット病 569 *l*
mucopolysaccharide ムコ多糖類 ⇨グリコサミノグリカン 162 *l*
mucoprotein ムコ蛋白[質] ⇨プロテオグリカン 561 *r*
mucosal immunity 粘膜免疫 488 *r*
mucous degeneration 粘液変性 488 *l*
mucous membrane 粘膜 488 *r*
Müller duct ミュラー管 605 *l*
Müllerian duct ミュラー管 605 *l*
multidetector CT MDCT ⇨CT〈コンピュータ断層撮影法〉 1056 *l*

multidose マルチドーズ 599 *l*
multidrug resistance protein MRP ⇨多剤耐性蛋白 400 *r*
multi-drug resistance protein 多剤耐性蛋白 400 *r*
multi-drug resistant organism 多剤耐性菌, MDRO 400 *r*
multi-drug resistant *Pseudomonas aeruginosa* 多剤耐性緑膿菌, MDRP 401 *l*
multi-infarct dementia 多発梗塞性認知症 ⇨脳血管性認知症 489 *r*
multipara 経産婦 169 *r*
multiphasic health check-up 人間ドック 482 *l*
multiple cancer 多発がん 402 *r*
multiple cerebral infarction 多発性脳梗塞 403 *l*
multiple daily insulin injection regimen 頻回インスリン注射法 541 *l*
multiple drug resistance 多剤耐性 400 *r*
multiple endocrine neoplasia 多発性内分泌腫 403 *l*
multiple follicular cysts 多発性毛包嚢腫 403 *r*
multiple gene 同義遺伝子 441 *l*
multiple myeloma 多発性骨髄腫 403 *l*
multiple neurofibromatosis 多発性神経線維腫症 ⇨レックリングハウゼン病 659 *r*
multiple organ dysfunction syndrome MODS, 多臓器機能障害症候群 62 *l*
multiple organ failure MOF, 多臓器不全 62 *l*
multiple primary cancer[s] 多重がん, 重複がん 283 *r*
multiple risk factor syndrome 危険因子集積症候群, マルチプルリスクファクター症候群 ⇨メタボリックシンドローム 1455 *l*
multiple sclerosis 多発性硬化症 403 *l*
multiple spikes 多棘波 400 *l*
multivariate analysis 多変量解析 404 *l*
mumps 流行性耳下腺炎, おたふくかぜ, ムンプス 648 *l*
muramidase ムラミダーゼ ⇨リゾチーム 644 *l*
murine typhus 発疹熱 590 *r*
murine typhus rickettsia 発疹熱リケッチア 590 *r*
muscae volitantes 飛蚊症 535 *r*
muscle ache 筋肉痛 155 *l*
muscle contraction headache 筋収縮性頭痛, 緊張型頭痛 155 *l*

muscle cramp 筋痙攣 ⇨書痙 303 *l*
muscle efferent block by botulinum toxin ボツリヌス療法 590 *r*
muscle fatigue 筋疲労 155 *r*
muscle relaxants 筋弛緩薬 154 *l*
muscle tone 筋緊張 153 *r*
muscle tonus 筋緊張 153 *r*
muscular atrophy 筋萎縮［症］ 153 *l*
muscular defense 筋性防御 154 *r*
muscular system 筋肉系 916
muscular tonus 筋トーヌス ⇨筋緊張 153 *r*
musculi arrectores pilorum 立毛筋 645 *r*
musculus deltoideus 三角筋 244 *r*
musculus sphincter ampullac 膨大部括約筋 ⇨オッディ括約筋 73 *l*
musculus sphincter vesicae 膀胱括約筋 579 *r*
musculus triceps brachii 上腕三頭筋 299 *l*
musicotherapy 音楽療法, ミュージックセラピー 76 *l*
music therapy 音楽療法, ミュージックセラピー 76 *l*
Mustard operation マスタード手術 596 *r*
mutation 突然変異 452 *l*
mutism 緘黙 125 *r*
myalgia 筋肉痛 155 *l*
myasthenia gravis 重症筋無力症 282 *l*
Mycobacterium マイコバクテリウム ⇨抗酸菌 204 *l*
Mycobacterium tuberculosis 結核菌 178 *r*
mycophenolate mofetil ミコフェノール酸モフェチル ⇨移植 704 *l*
mycoplasma マイコプラズマ 594 *l*
mycoplasma pneumonia マイコプラズマ肺炎 594 *l*
mycosis 真菌症 310 *r*
mycosis of brain 脳真菌症 492 *l*
mycosis of urinary tract 尿路真菌症 481 *r*
mydriasis 散瞳 247 *r*
mydriatics 散瞳薬 247 *r*
myelodysplasia 脊髄形成異常 355 *r*
myelodysplastic syndrome MDS, 骨髄異形成症候群 224 *l*
myelofibrosis 骨髄線維症 224 *r*
myelogram 骨髄像 225 *l*
myelography 脊髄造影［法］, ミエログラフィ 356 *l*
myeloma ミエローマ, 骨髄腫 224 *r*
myeloma globulin 骨髄腫グロブリン ⇨骨髄腫蛋白 224 *r*
myeloma protein ミエローマ蛋白［質］, 骨髄腫蛋白［質］ 224 *r*

myelopathy ミエロパチー 603 *l*
myelosuppression 骨髄抑制 225 *l*
myocardial infarction 心筋梗塞, ⇨虚血性心疾患 310 *l*, 912 *l*
myocardial oxygen consumption 心筋酸素需要 310 *r*
myoclonus 筋クローヌス, ミオクローヌス, 間代性筋痙攣 121 *l*
myodesopsia 飛蚊症 535 *r*
myoglobin ミオグロビン 603 *l*
myoma 筋腫 154 *l*
myoma of uterus 子宮筋腫 258 *r*
myopathy 筋症, ミオパチー 603 *l*
myopia 近視 154 *l*
myositis 筋炎 153 *l*
myotonia congenita 先天性筋緊張（筋強直）症 369 *r*
myotonic dystrophy 筋強直性ジストロフィー 153 *r*
myringotomy 鼓膜切開術 228 *r*
mysophobia 不潔恐怖 553 *r*
myxedema 粘液水腫 487 *r*
myxoma 粘液腫 487 *r*

N

Naegele forceps ネーゲレ鉗子 486 *l*
Naegele perforator ネーゲレ穿頭器 486 *l*
naevus fuscocaeruleus ophthalmomaxillaris 眼上顎部褐青色母斑 ⇨太田母斑 70 *l*
nalidixic acid ナリジクス酸 464 *l*
naloxone ナロキソン 464 *l*
NANDA-International NANDA-I ⇨NANDA 464 *r*
narcissism 自己愛, ナルシシズム 464 *l*
narcoanalysis 麻酔分析 ⇨麻酔分析療法 596 *l*
narcolepsy ナルコレプシー 464 *l*
narcotherapy 麻酔分析療法 596 *l*
narcotic addiction 麻薬中毒 598 *r*
narcotic analgesics 麻薬性鎮痛薬 ⇨中枢神経系に作用する薬物 1254
Narcotic Control Law 麻薬取締法 598 *r*
narcotics 麻薬 598 *r*
narcotine ナルコチン ⇨ノスカピン 495 *r*
narcotism 麻薬中毒 598 *r*
narrative approach ナラティブ・アプローチ 463 *r*
narrative based medicine ナラティブ・ベイスド・メディスン 464 *l*
narrative therapy ナラティブ・セラピー 463 *r*

narrow gauze　コメガーゼ　229 l
narrowing of visual field　視野狭窄　⇨視野異常　277 l
nasal allergy　鼻アレルギー　522 r
nasal bleeding　鼻出血，鼻血　529 l
nasal bone　鼻骨　528 r
nasal cavity　鼻腔　527 r
nasal discharge　鼻漏　⇨鼻汁　529 l
nasal irrigation　鼻洗浄　530 l
nasal obstruction　鼻閉塞　535 r
nasal polyp　鼻茸，鼻たけ　514 r
nasal secretion　鼻汁，鼻水　529 l
nasal septum　鼻中隔　531 l
nasogastric tube　NG チューブ，経鼻胃チューブ　172 l
nasolacrimal duct　鼻涙管　540 l
nasopharyngeal airway　鼻咽頭エアウェイ　526 l
national health insurance　国民健康保険　221 r
national health survey　国民健康調査　221 r
National Nosocomial Infections Surveillance　NNIS　59 l
national nursing day　看護の日　112 l
natorium bicarbonate　Nat.Bica.　⇨炭酸水素ナトリウム　405 l
natrium　ナトリウム　405 l
natural killer cells　NK 細胞，ナチュラルキラー細胞　462 l
natural span　平均寿命　565 r
nature　素質　382 l
nausea　嘔気，はきけ，悪心　⇨悪心・嘔吐　771 l
nausea and vomiting　悪心・嘔吐　771
near reaction　近見反応　154 l
nearsightedness　近視　154 l
nebulization therapy　ネブライザー法　487 l
Necator americanus　アメリカ鉤虫　17 l
necrosis　壊死，ネクローシス　54 l
necrotic angina　壊疽性アンギーナ　56 l
necrotic tissue　壊死組織　⇨褥瘡(創)　1142 l
necrotizing enterocolitis　壊死性腸炎　54 r
NEECHAM confusion scale　ニーチャム混乱・錯乱スケール　466 l
need　ニード　466 l
needle carrier　持針器　267 r
needle holder　持針器　267 r
needs　ニード　466 l
need theory　ニード理論　466 l
negation　否定　532 l
negative defensive medicine　萎縮医療　28 l
negative feedback　ネガティブ・フィードバック機構　486 l
negative likelihood ratio　陰性尤度比　41 l
neglect　ネグレクト，無視　486 r, 607 r
Negri bodies　ネグリ小体　486 l
Neill–Mooser reaction　ニール–ムーザ一反応　466 l
Neisseria meningitidis　髄膜炎菌　335 l
Nélaton catheter　ネラトン・カテーテル　487 l
Nelson test　ネルソン試験　487 r
nematode　線虫類　369 l
neo behaviorism psychology　新行動主義心理学　316 r
neobladder　代用膀胱　398 r
neologism　言語新作　191 r
neomycin　ネオマイシン　⇨フラジオマイシン　557 l
neonatal asphyxia　新生児仮死　321 l
neonatal hepatitis　新生児肝炎　321 l
neonatal intensive care unit　NICU，新生児集中治療室　321 r
neonatal melena　新生児メレナ　322 l
neonatal pneumonia　新生児肺炎　321 r
neonatal weight loss　生理的体重減少　354 r
nephritis　腎炎　⇨糸球体腎炎，腎盂腎炎　1069, 307 r
nephroblastoma　腎芽細胞腫　309 l
nephrolithiasis　腎石症　⇨腎結石　314 l
nephron　腎単位，ネフロン　487 r
nephroptosis　腎下垂症　⇨遊走腎　626 r
nephrosclerosis　腎硬化症　314 r
nephrotic syndrome　ネフローゼ症候群　1331
nerve block　神経ブロック　313 r
nerve gas　神経ガス　⇨サリン　244 l
nerve plexus　神経叢　313 l
nervous asthenopia　神経性眼精疲労　312 r
nervous cough　神経性吃嗽　312 r
nervous diarrhea　神経性下痢　312 r
nervous system　神経系　1156
nervus ischiadicus　坐骨神経　241 r
neuralgia　神経痛　313 r
neuraminic acid　ノイラミン酸　489 l
neuraminidase inhibitor　ノイラミニダーゼ阻害薬　489 l
neurasthenia　神経衰弱状態　312 r
neurinoma　神経鞘腫　312 l
neuroarthropathy　神経病性関節症　⇨シャルコー関節　280 r
neuroblastoma　神経芽細胞腫　311 r
neurocirculatory asthenia　神経循環無力症　⇨心臓神経症　324 l

neurodermatitis circumscripta　限局性神経皮膚炎　⇨ヴィダール苔癬　44 l
neurodermatitis diffusa　汎発性神経皮膚炎　⇨アトピー性皮膚炎　13 r
neuroepithelioma　神経上皮腫　312 r
neurofibrillary tangle　神経原線維変化　311 r
neurofibromatosis　神経線維腫症，レックリングハウゼン病　313 l, 659 l
neurogenic bladder　神経因性膀胱　311 l
neurogenic pain　神経因性疼痛　⇨ニューロパチックペイン　475 r
neurogenic shock　神経原性ショック　311 r
neuroglia　神経膠，グリア細胞　161 r
neuroleptic malignant syndrome　悪性症候群　8 l
neuro linguistic programming　神経言語プログラミング　311 r
neurological examination　神経検査法　311 r
neurological symptom　神経症状　312 l
neuron　神経単位，神経細胞，ニューロン　479 r
neuropathic pain　ニューロパチックペイン　475 r
neuropathy　ニューロパチー　475 r
neuropsychology　神経心理学　312 r
Neurose　ノイローゼ　⇨神経症　312 l
neuroses of pharynx　咽頭神経症　41 r
neurosis　神経症，ノイローゼ　312 l
neurosyphilis　神経梅毒　313 r
neurotic depression　神経症性うつ(鬱)病　312 l
neurotic manifestation　神経性習癖　313 l
neurotransmitter　神経伝達物質，ニューロトランスミッター　313 l
neutral fat　中性脂肪　417 r
neutralization test　中和試験　418 r
neutropenia　好中球減少症　⇨顆粒球減少症　101 l
neutrophilia　好中球増加症　209 l
neutrophilic leukocyte　好中球　209 l
nevus　母斑　591 r
nevus cell nevus　母斑細胞性母斑　591 r
nevus of Ota　太田母斑　70 l
new angina of effort　新規労作狭心症　310 l
newborn period　新生児期　321 r
new gold plan　新ゴールドプラン　317 r

外国語索引

new system regarding allocation of nurses 新看護〔体系〕 309 r
New York Heart Association classification NYHA 分類 59 r
niacin ナイアシン ⇨ビタミン 1371 l
niche ニッシェ 469 r
Nicolas–Favre disease ニコラ–ファーブル病 ⇨鼠径リンパ肉芽腫症 380 l
nicotinamide adenine dinucleotide NAD 58 r
nicotinamide adenine dinucleotide phosphate NADP 58 r
nicotine ニコチン 467 l
nicotine dependence ニコチン依存症 467 l
nicotine gum ニコチンガム 467 l
nicotine patch ニコチンパッチ ⇨ニコチンガム 467 l
nicotinic acid ニコチン酸, ニコチン酸製剤 ⇨ビタミン 467 l, 1371 l
nicotinic acid amide ニコチン〔酸〕アミド ⇨ビタミン 1371 l
nicotinic acid deficiency syndrome ニコチン酸欠乏症候群 ⇨ペラグラ 572 l
night blindness 夜盲症, とりめ 624 r
night cry 夜泣き 632 r
night delirium 夜間せん〔譫〕妄 621 l
night hospital 夜間病院, ナイトホスピタル 461 r
Nightingale Pledge ナイチンゲール誓詞 461 l
night pollution 夜間遺精 ⇨夢精 607 r
night shift 夜勤 ⇨勤務体制 155 r
night terrors 夜驚 621 l
nihilistic delusion 虚無妄想 152 l
Nikolsky sign ニコルスキー現象 467 r
ninhydrin reaction ニンヒドリン反応 483 l
Nissl body ニッスル小体 469 r
nitrazepam ニトラゼパム 469 l
nitric oxide 一酸化窒素 33 r
nitrogen balance 窒素平衡 414 r
nitrogen equilibrium 窒素平衡 414 r
nitrogen mustard ナイトロジェンマスタード 461 l
nitroglycerin ニトログリセリン 469 r
nitrous oxide 笑気 292 l
nocardiosis ノカルジア症 495 l
nocturia 夜尿症, 夜間頻尿 623 r, 621 l
nocturnal pollution 夢精 607 r
node of Aschoff–Tawara アショッフー田原結節 ⇨房室結節 581 r
noma 水がん ⇨壊疽性口内炎 56 l
nominal scale 名義尺度 610 l
non alcoholic fatty liver disease 非アルコール性脂肪肝 522 l
non alcoholic steatohepatitis 非アルコール性脂肪肝炎 ⇨非アルコール性脂肪肝 522 l
non-approval drug 未承認薬 603 r
non-breathing test 無呼吸テスト 607 l
noncompliance ノンコンプライアンス 496 l
non-erosive gastroesophageal reflux disease NERD, 非びらん性胃食道逆流症 ⇨胃食道逆流症 709 l
non-governmental organization 非政府機関 NGO 59 l
non-Hodgkin lymphoma 非ホジキンリンパ腫 536 l
non-insulin dependent diabetes mellitus インスリン非依存型糖尿病 ⇨糖尿病 1282 l
noninvasive intermittent positive pressure ventilation NIPPV, 非侵襲的間欠的陽圧呼吸 529 l
non-invasive treatment 非観血的治療 527 l
non-narcotic analgesics 非麻薬性鎮痛薬 ⇨解(下)熱薬 187 r
Nonne–Apelt globulin reaction ノンネ–アペルト反応 496 l
nonparametric test ノンパラメトリック検定 496 l
non-profit organization 民間非営利組織 605 r
non-protein calorie/nitrogen NPC/N, ノンプロテインカロリー/窒素比 496 r
nonprotein nitrogen 残余窒素 248 r
non-rapid eye movement sleep ノンレム睡眠, ⇨徐波睡眠, 睡眠 304 r, 1194 r
non-steroidal anti-inflammatory drugs NSAIDs ⇨非ステロイド性抗炎薬 530 l
non-stress test NST, ノンストレステスト 496 l
non-verbal communication ノンバーバルコミュニケーション 496 l
Noonan syndrome ヌーナン症候群 485 l
nootropic agent 脳機能改善薬 489 l
nootropic drugs 抗認知症薬 ⇨脳機能改善薬 489 l
noradrenaline ノルアドレナリン 495 r
norepinephrine ノルエピネフリン ⇨ノルアドレナリン 495 r
normal bacterial flora 常在細菌叢, 正常細菌叢 293 l, 346 r
normal distribution 正規分布 344 r
normal electroencephalogram 正常脳波 346 l
normal flora ノーマルフローラ ⇨正常細菌叢 346 r
normalization ノーマライゼーション 495 l
normal pressure hydrocephalus 正常圧水頭症, ⇨認知症(痴呆) 346 r, 1322 l
normochromic anemia 正色素性貧血 346 l
normocytic anemia 正赤血球性貧血, 正球性貧血 345 l
Norovirus ノロウイルス 495 r
North American Nursing Diagnosis Association NANDA, 北米看護診断協会 464 r
noscapine ノスカピン 495 r
nosocomial infection 院内感染 737 l
nosophobia 疾病恐怖 272 r
Notes on Nursing 看護覚え書 ⇨ナイチンゲール, フローレンス 461 l
nothing by mouth NPO, 絶食 59 r
nothing per os NPO 59 r
notochord 脊索 355 l
nuchal rigidity 項部硬直 214 l
nuclear family 核家族 87 l
nuclear jaundice 核黄疸 87 l
nuclear medicine 核医学 87 l
nuclear shift 核形(型)移動 87 r
nuclear shift to the left 核左方移動 87 r
nuclease ヌクレアーゼ 485 l
nucleic acid 核酸 87 l
nucleocytoplasmic ratio 核細胞質比 87 r
nucleohistone ヌクレオヒストン 485 r
nucleolus 核小体 88 l
nucleoside ヌクレオシド 485 l
nucleosome ヌクレオソーム 485 l
nucleotide ヌクレオチド 485 l
null hypothesis 帰無仮説 138 l
number needed to treat NNT, 治療必要数 59 l
nurse 看護師 110 r
nurse bank ナースバンク 459 l
Nurse Practice Act 保健師助産師看護師法 585 r
nurse practitioner ナースプラクティショナー 459 l
nursery school 保育所 578 l
nursing 看護, 養護 818, 630 r
nursing administration 看護行政, 看護管理 110 l, 109 r
nursing art 看護技術 110 l

nursing assessment 看護アセスメント ⇨看護過程 827 *l*
nursing audit 看護監査，ナーシングオーディット 109 *r*
nursing care activity 看護活動 109 *r*
nursing care for the perioperative client 手術を受ける患者の看護 1100
nursing care in outpatient clinic 外来看護 84 *r*
nursing diagnosis 看護診断 843
nursing ethics 看護倫理 112 *r*
nursing goal 看護目標 112 *r*
nursing history 看護歴 113 *l*
nursing home 有料老人ホーム，ナーシングホーム 627 *l*, 459 *l*
nursing infomatics 看護情報学 111 *l*
nursing intervention 看護介入，ナーシングインターベンション 109 *l*
Nursing Interventions Classification NIC 469 *l*
nursing interventions classification 看護介入分類 ⇨NIC 469 *l*
nursing management 看護管理 109 *r*
nursing method 看護体制，看護方式 112 *l*
Nursing Minimum Data Set 看護ミニマムデータセット 112 *r*
nursing observation 看護における観察 845
Nursing Outcomes Classification NOC，看護成果分類 495 *r*
nursing procedure 看護手順 112 *r*
nursing process 看護過程 826
nursing progressive note 看護経過記録 ⇨看護記録 833 *l*
nursing record 看護記録 832
nursing research 看護研究 842
nursing service 看護業務 110 *l*
nursing standard 看護基準 110 *l*
nursing standard of the Japanese Health Insurance Law 基準看護 132 *r*
nursing study 看護研究 842
nursing summary 看護要約 112 *r*
nursing system 看護制度 111 *r*
nursing team 看護チーム 112 *r*
nursing theory 看護理論 848
nursing unit 看護単位 112 *l*
nutmeg liver にくずく肝 ⇨うっ血肝 47 *l*
nutrient 栄養素 51 *r*
nutrient intakes 栄養摂取量 51 *r*
nutrition 栄養 50 *r*, 51 *l*
nutritional disorder 栄養障害 51 *l*
nutritional disorders of infant 乳児栄養障害 472 *r*
Nutrition Improvement Law 栄養改善法 51 *l*
nutritionist 栄養士 ⇨医療チーム

38 *r*
nutrition of childhood 小児の栄養 1125
nutrition support team NST〈栄養サポートチーム〉 761
nyctalopia とりめ ⇨夜盲症 624 *r*
nycturia 夜間頻尿 621 *l*
nymphomania ニンフォマニア ⇨色情症(狂) 257 *l*
nystagmus 眼振，眼球振盪症，ニスタグムス 116 *l*

O

O–157 ⇨腸管出血性大腸菌，病原性大腸菌 420 *r*, 537 *l*
O–Bein O脚 ⇨内反膝 461 *r*
obesity 肥満[症] 1380
obesity in children 小児肥満[症] 295 *r*
objective data assessment ODA，客観的栄養評価 138 *r*
objective structured clinical examination OSCE 72 *l*
objective variable 目的変数 618 *l*
oblique muscle of abdominal wall 腹斜筋 549 *r*
Observational plan 観察項目 ⇨看護過程 831 *l*
observation list for eary signs of dementia OLD，初期認知症徴候観察リスト 299 *r*
observation room 観察室 113 *r*
obsessional idea 強迫観念 149 *r*
obsession of doubting 疑惑癖 153 *l*
obsessive–compulsive neurosis 強迫神経症 149 *r*
obstetrical anesthesia 産科麻酔 245 *l*
obstetrical forceps 産科鉗子 244 *r*
obstetric disseminated intravascular coagulation syndrome 産科DIC 245 *l*
obstetric external examination 産科的外診法 ⇨妊婦外診法 483 *r*
obstetric shock 産科ショック 245 *l*
obstruction of common bile duct 総胆管閉塞[症] 377 *r*
obstructive feelings of ear 耳閉感 275 *r*
obstructive ileus 閉塞性腸閉塞症，閉塞性イレウス 567 *r*
obstructive [ventilatory] impairment 閉塞性[換気]障害 567 *r*
occipital lobe 後頭葉 211 *l*
occipital neuralgia 後頭神経痛 210 *r*
occlusion 咬合 203 *l*

occlusive disease in circle of Willis ウィリス動脈輪閉塞症 ⇨モヤモヤ病 619 *l*
occlusive dressing technique ODT療法，密封包帯法，密封療法 70 *r*, 604 *l*
occult blood test 潜血反応，潜血試験 365 *r*
occult cancer 偶発がん，オカルトがん，不顕性がん 157 *l*
occupational bladder cancer 職業性膀胱がん 300 *r*
occupational delirium 作業せん(譫)妄，職業せん(譫)妄 300 *l*
occupational diseases 職業病 300 *l*
occupational neurosis 職業神経症 300 *l*
occupational therapist 作業療法士 240 *r*
occupational therapy 作業療法 240 *r*
ocular myasthenia 眼筋無力[症] 108 *r*
oculogyric crisis 眼球回転発作，眼球上転発作，注視痙攣，眼球挙上 107 *r*
oculomotor nerve 動眼神経 441 *l*
oculomotor [nerve] paralysis 動眼神経麻痺 441 *l*
Oddi sphincter オッディ括約筋 73 *r*
odds オッズ 73 *r*
odds ratio オッズ比 73 *r*
odontalgia 歯痛 271 *l*
Oedipus complex エディプス・コンプレックス 58 *l*
off-pumpcoronary artery bypassgrafting OPCAB，オフポンプ冠動脈バイパス術 74 *r*
off the job training OffJT，職場外教育 74 *l*
Ogata method 緒方法 71 *l*
Ogata reaction 緒方法 71 *l*
Ogawa medium 小川培地 71 *l*
Ogino theory 荻野学説 71 *r*
Ohara disease 大原病 ⇨野兎病 623 *r*
oil in water 懸濁液 193 *l*
ointment therapy 軟膏療法 464 *l*
old age nursing 老年看護 666 *r*
old primipara 高年初産婦 212 *r*
oleic acid オレイン酸 75 *r*
olfaction 嗅覚 140 *l*
olfactometry 嗅覚検査法 140 *l*
olfactory disturbance 嗅覚障害 140 *l*
olfactory hallucination 幻臭 192 *l*
olfactory nerve 嗅神経 ⇨脳神経 1341 *l*
olfactory sensation 嗅覚 140 *l*
oligakisuria 尿意減少[症]，希尿，希尿症 ⇨尿意減少[症]，**泌尿器**・

[男性]生殖器系　476 l，1376 r
oligospermia　精液過少症　342 l
oliguouria　腎前性乏尿　322 r
oliguria　乏尿，尿量過少症　583 r
olivo-pontocerebellar atrophy　オリーブ橋小脳萎縮症　75 l
ombudsman　オンブズマン　76 r
omission error　オミッションエラー　74 r
omphalocele　臍帯ヘルニア　237 l
onanism　自慰　249 r
oncocytoma　オンコサイトーマ　76 l
oncology　腫瘍学，オンコロジー　76 l
oneiroid state　夢幻様状態　606 r
one-way analysis of variance　一元配置分散分析　31 r
Onodera press point　小野寺圧痛点　74 r
on the job training　OJT，職場内教育　70 l
ontoanalysis　現存在分析　192 r
oocyte　卵母細胞　640 r
oophorectomy　卵巣摘除術　639 r
open chest cardiac massage　開胸心マッサージ　78 r
open door system　開放病棟　83 r
open-ended question　オープンエンドクエスチョン　70 r
open fracture　開放骨折　83 r
open heart surgery　直視下心手術，開心術　80 r
open thoracic injury　開放性胸部損傷　83 r
open treatment of the wound　開放療法　⇒乾燥療法　120 r
open tuberculosis　開放性結核　83 r
open ward　開放病棟　83 r
operant conditioning　オペラント条件づけ　74 r
operative stress　手術侵襲　285 r
ophthalmia neonatorum　新生児膿漏眼　321 r
ophthalmoplegia　眼筋麻痺　108 l
opiate receptor　オピエートレセプター　⇒オピオイド受容体　74 l
opioid　オピオイド　74 l
opioid peptide　オピオイドペプチド　74 l
opioid receptor　オピオイド受容体　74 l
opioid rotation　オピオイドローテーション　74 l
opisthotonos　強直性発作　⇒弓なり緊張　629 l
opisthotonus　反弓緊張，弓なり緊張，強直性発作，後弓反張　629 l
opium　アヘン　15 r
opium alkaloid　アヘンアルカロイド　⇒アルカロイド　17 r

opportunistic infection　日和見感染　539 l
optic agnosia　視覚失認　255 r
optic ataxia　視覚失調　255 r
optic atrophy　視神経萎縮　267 r
optic glioma　視神経膠腫　268 l
optic nerve　視神経　267 r
optic neuritis　視神経炎　267 r
optimal pH　至適 pH　273 l
optimum pH　最適 pH　⇒至適 pH　273 l
optometer　近点測定器，オプトメータ　74 r
oral bleeding　口腔内出血　201 l
oral cancer　口腔がん　201 l
oral candidiasis　口腔カンジダ症　⇒鵞口瘡　90 l
oral care　口腔ケア　966
oral contraceptives　経口避妊薬　⇒ピル　540 l
oral dissolution of gallstone　[経口]胆石溶解療法　169 l
oral mucous membrane　口腔粘膜　201 r
oral propulsive phase　口腔相　201 l
orbit　眼窩　104 r
orchitis　精巣炎，睾丸炎　351 l
ordering system　オーダリングシステム　70 l
ordinal scale　順序尺度　289 r
ordinary diet　常食　294 l
organic dementia　器質認知症　⇒認知症〈痴呆〉　1321
organic psychosis　器質精神病　132 r
organization　器質化　132 l
organized infant behavior　乳児行動統合　473 l
organ language　器官言語　⇒身体言語　325 l
organ transplantation　臓器移植　⇒移植　703 l
Organ Transplant Law　臓器移植法　374 l
orientation　指南力，見当識，オリエンテーション　193 r, 75 l
ornithine　オルニチン　75 l
orotic acid　オロチン酸，オロト酸　76 l
orphan drugs　オーファンドラッグ　70 r
orsomucoid　酸性糖蛋白　246 l
orthopedic appliance　固定用装具　227 r
orthopnea　起坐呼吸　131 r
orthoptist　視能訓練士　275 l
orthosis　固定用装具，装具　227 r, 375 l
orthostatic albuminuria　起立性蛋白尿　152 l

orthostatic dysregulation　起立性調節障害　⇒起立性低血圧　152 r
orthostatic examination　起立検査　⇒平衡機能検査　566 r
orthostatic hypotension　起立性低血圧　152 r
Ortolani sign　オルトラニー徴候　⇒クリックサイン　162 r
oscillometer　オシロメータ　72 l
oscillometric method　オシロメトリック法　72 l
oscillometric sphygmomanometer　オシロメトリック型血圧計　⇒オシロメトリック法　72 l
Osgood-Schlatter disease　オスグッド-シュラッター病　72 l
Osler disease　オスラー病　73 l
Osler nodule　オスラー結節　72 r
Osler painful spot　オスラー痛点　⇒オスラー結節　72 r
osmidrosis axillae　腋臭症，わきが　53 r
ossa membri inferioris　下肢骨　90 r
osseous semicircular canals　骨半規管　⇒三半規管　248 l
ossification center　骨化中心　223 r
ossification of posterior longitudinal ligament　後縦靱帯骨化症　205 l
osteoarthritis　変形性関節症　574 r
osteoarthritis of the spine　変形性脊椎症　⇒脊椎症　358 r
osteochondritis deformans juvenilis　若年性変形性骨軟骨炎　⇒ペルテス病　573 r
osteochondritis dissecans　離断性骨軟骨炎　644 r
osteogenesis imperfecta　骨形成不全[症]　223 r
osteoma　骨腫　224 l
osteomalacia　骨軟化[症]　226 l
osteomyelitis　骨髄炎　224 l
osteomyelography　骨髄造影法　225 l
osteopathy　オステオパシー　72 r
osteopontin　オステオポンチン　72 r
osteoporosis　オステオポローシス，骨粗鬆症　225 l
osteosarcoma　骨肉腫　226 l
ostmate　オストメイト　72 r
ostomy and continence certified nurse　皮膚・排泄ケア認定看護師　535 l
Othello syndrome　オセロ症候群　73 l
otitis externa　外耳炎　80 l
otitis interna　内耳炎　459 r
otitis media　中耳炎　416 r
otitis media with effusion　滲出性中耳炎　319 r
otogenous intracranial complication　耳性頭蓋内合併症　269 l
otopolypus　耳たけ　604 r

otosclerosis 耳硬化症 262*r*
outbreak アウトブレイク 6*l*
outcome，転帰，アウトカム 436*r*, 6*l*
out-patient chemotherapy 外来化学療法 84*r*
oval foramen 卵円孔 637*r*
ovarian cancer 卵巣がん 638*r*
ovarian cycle 卵巣周期 639*l*
ovarian cystoma 卵巣嚢腫 639*r*
ovarian defect syndrome 卵巣欠落症候群 639*l*
ovarian deficiency symptom 卵巣欠落症候群 639*l*
ovarian dysfunction 卵巣機能不全［症］ 638*r*
ovarian follicle 卵巣濾胞，卵胞 640*l*
ovarian function test 卵巣機能検査 638*r*
ovarian teratoma 卵巣奇形腫 638*r*
ovarian tumor 卵巣腫瘍 639*l*
ovariectomy 卵巣摘除術 639*r*
ovary 卵巣 638*r*
overactive bladder OAB，過活動膀胱 86*l*
overall objective tumour response 抗腫瘍効果 205*r*
overall survival 全生存期間 368*l*
overeating 摂食亢進，過食［症］ 91*r*
overflow incontinence 溢流性尿失禁 ⇨ 失禁 1082*r*
overflow urinary incontinence 溢流性尿失禁 ⇨ 失禁 1082*r*
overprotection 過保護 100*l*
overriding aorta 大動脈騎乗 394*r*
overterm pregnancy 過期妊娠 86*r*
over the counter drugs 一般用医薬品 34*l*
oviduct 卵管 638*l*
ovulation 排卵 507*l*
ovulation inducing agent 排卵誘発薬［剤］ 507*l*
ovulatory agent 排卵誘発薬［剤］ 507*l*
ovum 卵子 638*l*
oxaloacetic acid オキサロ酢酸 71*l*
oxidant オキシダント 71*r*
oxidase オキシダーゼ，酸化酵素 244*r*
oxidase reaction オキシダーゼ反応，酸化酵素反応 71*r*, 244*r*
oxidoreductase オキシドレダクターゼ，酸化還元酵素 244*r*
oxigen toxicosis 酸素中毒［症］ 247*r*
oximeter オキシメーター，酸素濃度計 71*r*
oxydol オキシドール ⇨ 過酸化水素水 90*r*

oxygen binding curve 酸素結合曲線 ⇨ 酸素解離曲線 246*r*
oxygen debt 酸素負債 247*l*
oxygen dissociation curve 酸素解離曲線 246*r*
oxygen equilibrium curve 酸素平衡曲線 ⇨ 酸素解離曲線 246*r*
oxygen free radical 酸素フリーラジカル 247*l*
oxygen partial pressure 酸素分圧 ⇨ 酸素解離曲線 246*r*
oxygen saturation 酸素飽和度 247*l*
oxygen saturation curve 酸素飽和曲線 ⇨ 酸素解離曲線 246*r*
oxygen therapy **酸素療法** 1051
oxygen toxicity 酸素中毒［症］ 247*l*
oxygen uptake 酸素摂取量 247*l*
oxyhemoglobin オキシヘモグロビン 71*r*
oxyproline オキシプロリン ⇨ ヒドロキシプロリン 532*r*
oxytocics 子宮収縮薬 259*l*
oxytocin オキシトシン 71*r*
oxytocin challenge test 胎児予備能試験，オキシトシンチャレンジテスト 392*l*
oxyuriasis 蟯虫症 149*l*
ozone オゾン 73*r*
ozone hole オゾンホール 73*r*
ozostomy 口臭 204*r*

P

PAC［chemo］therapy PAC療法 523*l*
pacemaker ペースメーカー ⇨ 人工ペースメーカー 317*l*
pacemaker code ペースメーカー・コード 568*r*
package insert 医薬品添付文書 37*l*
pain 疼痛，**痛み〈疼痛〉** 443*r*, 720
pain clinic 疼痛外来，ペインクリニック 568*l*
pain control ペインコントロール 568*l*
painless labor 無痛分娩 608*l*
pain scale ペインスケール 568*l*
pain sensation 痛覚 425*r*
pain sensation test 痛覚検査 426*l*
palate 口蓋 198*r*
palatine tonsil 口蓋扁桃 198*r*
palilalia 反復言語 521*l*
palliative care **パリアティブケア** ⇨ **緩和ケア** 873
palliative care unit PCU，パリアティブケアユニット 516*l*
palliative operation 姑息的手術 222*r*
palmitic acid パルミチン酸 517*r*
palmoplantar keratosis 掌蹠角化症 294*l*
palmoplantar pustulosis 掌蹠膿疱症 294*l*
palpitation 心悸亢進，動悸 441*l*
pancreas 膵 ⇨ **消化器系** 1118*r*
pancreas 膵［臓］ 333*r*
pancreatalgia 膵［臓］痛 333*r*
pancreatic calculus 膵石［症］，膵［臓］結石 333*l*
pancreatic carcinoma 膵［臓］がん 333*r*
pancreatic cysts 膵［臓］嚢胞 333*r*
pancreatic duct 膵管 331*r*
pancreatic function test 膵機能検査法 332*l*
pancreatic islet ランゲルハンス島，膵島 638*l*
pancreatic juice 膵液 331*r*
pancreatic pains 膵［臓］痛 333*r*
pancreatitis **膵［臓］炎** 1189
pancreaticoduodenectomy 膵頭十二指腸切除［術］ 334*r*
pancreatography 膵管造影法 332*l*
pancreatojejunostomy 膵管空腸吻合術 332*l*
pancreozymin secretin test パンクレオザイミン-セクレチンテスト 518*r*
pandemic パンデミック 520*r*
Pandy reaction パンディー反応 520*r*
panendoscope 万能内視鏡 520*r*
panhypopituitarism 汎下垂体機能低下症 520*r*
panic 恐慌，パニック 514*r*
panic disorder 恐慌障害，パニック障害 514*r*
Pankreaskrebs 膵［臓］がん 333*r*
panophthalmia 全眼球炎 365*l*
panophthalmitis 汎眼球炎，全眼球炎 365*l*
pantothenic acid パントテン酸 520*r*
Papanicolaou smear test パパニコロー検査 514*r*
paper bag rebreathing ペーパーバッグ呼吸 569*r*
papillae of tongue 舌乳頭 361*l*
papilledema 乳頭浮腫 ⇨ うっ血乳頭 48*l*
papillitis 乳頭炎 474*l*
papovavirus パポバウイルス 515*l*
papule 丘疹 141*l*
para-aminosalicylic acid PAS，パラアミノサリチル酸 515*r*
paracentesis 鼓膜切開術 228*r*
paracetamol パラセタモール ⇨ アセ

トアミノフェン 11*l*
paradental cyst 歯周嚢胞 266*l*
paradigm パラダイム 515*r*
paradoxical breathing 奇異呼吸 127*l*
paradoxical pulse 奇脈 137*r*
paradoxical respiration 奇異呼吸 127*l*
paraffin bath パラフィン浴 515*r*
paragglutunation 類属反応 655*r*
paragonimiasis 肺吸虫症 501*r*
paralysis 完全麻痺 ⇨**運動麻痺** 743*r*
paralysis agitans 振戦麻痺 ⇨パーキンソン病 498*l*
paralysis of intestine 腸管麻痺 420*r*
paralysis of median nerve 正中神経麻痺 352*l*
paralysis of ocular muscles 眼筋麻痺 108*l*
paralysis of recurrent nerve 反回神経麻痺 518*r*
paralysis of the sciatic nerve 坐骨神経麻痺 241*r*
paralytic ileus 麻痺性イレウス ⇨腸管麻痺 420*r*
paramedical staff パラメディカル・スタッフ ⇨コメディカル・スタッフ 229*l*
parametric test パラメトリック検定 516*r*
parametritis 子宮傍［結合］組織炎, 骨盤結合［組］織炎 261*l*, 226*l*
paramnesia 記憶錯誤 127*r*
paramyxovirus パラミクソウイルス 516*l*
paranasal sinuses 副鼻腔 552*l*
paraneoplastic cerebellar degeneration 傍腫瘍性小脳変性症 582*r*
paraneoplastic neurologic syndrome 傍腫瘍性神経症候群 ⇨傍腫瘍性小脳変性症 582*r*
paranoia 偏執症, 妄想症, パラノイア 515*r*
paraplegia 対麻痺 ⇨**運動麻痺** 744*l*
paraproteinemia 異［常］蛋白血症 29*l*
parapsoriasis 類乾癬 655*l*
parapsoriasis guttata 滴状類乾癬 432*l*
parasitic disease 寄生虫［症］ 881
parasympathetic nerves 副交感神経 548*r*
parasympatholytic agents 副交感神経遮断薬 548*r*
parasympathomimetic drugs 副交感神経［様］作用薬 549*l*
parathion パラチオン 515*r*

parathyroid gland 副甲状腺, 上皮小体 296*r*
parathyroid hormone infusion test 副甲状腺(上皮小体)ホルモン負荷試験 ⇨エルスワース-ハワード試験 63*l*
paratyphoid fever パラチフス 515*r*
parenchymatous keratitis 角膜実質炎, 実質性角膜炎 89*r*
parent-adult-child PAC, 自我状態モデル 256*l*
parental role conflict 親役割葛藤 75*l*
parenteral nutrition 静脈栄養 ⇨中心静脈栄養 417*l*
parenting ペアレンティング 565*r*
paresis 不全麻痺 ⇨**運動麻痺** 743*r*
paresthesia 感覚(知覚)異常, 異常感覚, パレステジア 105*l*, 28*l*
parietal cell 壁細胞 569*r*
parietal lobe 頭頂葉 443*r*
parietal lobe syndrome 頭頂葉症候群 ⇨ゲルストマン症候群 188*r*
Parinaud syndrome パリノー症候群 516*l*
Parkinson disease パーキンソン病 498*l*
Parkinson syndrome パーキンソン症候群 498*l*
paronychia 瘭疽 538*l*
parotid gland 耳下腺 256*l*
parotiditis 耳下腺炎 256*l*
parotitis 耳下腺炎 256*l*
paroxysmal colic 仙痛発作 369*l*
paroxysmal nocturnal hemoglobinuria 発作性夜間ヘモグロビン尿症, 発作性夜間血色素尿症 590*l*
paroxysmal supraventricular tachycardia PSVT, 発作性上室性頻拍 589*r*
paroxysmal tachycardia 発作性頻拍［症］, ⇨**不整脈** 590*l*, 1404*l*
parrot fever オウム病 69*r*
Parrot pseudoparalysis パロー仮性麻痺 517*r*
partial pressure of arterial carbon dioxide 動脈血二酸化炭素分圧 447*l*
partial pressure of arterial oxygen 動脈血酸素分圧 446*r*
partial response 部分寛解 ⇨寛解 104*r*
particulate respirator type N 95 N 95マスク 59*l*
parturient canal 産道 247*r*
passive immunity 受身免疫, 受動免疫 287*r*
passive smoking 受動［的］喫煙 287*r*
passivity experience 作為体験, させられ体験 241*l*

paste 泥膏, パスタ剤 430*l*
past history 既往歴 127*l*
Patau syndrome パトー症候群 ⇨13-トリソミー症候群 455*r*
patch test パッチテスト, 貼付試験 513*r*
patella 膝蓋骨 271*l*
patellar tendon reflex 膝蓋［腱］反射 271*l*
patent ductus arteriosus 動脈管開存［症］, ⇨先天性心疾患 446*r*, 1227*l*
patent ductus Botallo ボタロー管開存症 ⇨動脈管開存［症］ 446*r*
paternalism パターナリズム 511*r*
pathogen 病原体 537*r*
pathogenesis **病因論** 1383
pathogenic fungus 病原真菌 537*l*
pathogenicity 病原性 ⇨**感染症** 863*l*
pathological dislocation 病的脱臼 538*r*
pathological dream states 意識変容 27*l*
pathological drunkenness 病的酩酊 538*r*
pathological examination 病理学的検査 ⇨病理学 539*l*
pathological fracture 病的骨折 538*l*
pathological grief 病的悲嘆 538*r*
pathologic autopsy 病理解剖 ⇨剖検 579*l*
pathologic reflex 病的反射 538*r*
pathology 病理学 539*l*
pathway 伝導路 439*l*
patient 患者 114*r*
patient controlled analgesia PCA 法, 患者自己鎮痛管理法 524*r*
patient education 患者教育(指導) 114*r*
patient instruction 患者教育(指導) 114*r*
patient rights 患者の権利 115*l*
patient satisfaction 患者満足度 115*l*
patient survey 患者調査 114*r*
Paul–Bunnell test ポール-バンネル反応 584*r*
Péan forceps ペアン鉗子 565*l*
Pearson product moment correlation coefficient ピアソンの積率相関係数 522*l*
PE［chemo］therapy PE 療法 523*l*
pectoralis major musculocutaneous flap 大胸筋皮弁 387*l*
pediatric nursing 小児看護 295*l*
pediatric psychiatry 小児精神医学 ⇨児童精神医学 274*l*
pedunculated polyp 有茎性ポリープ

peritonitis

625 r
peer counseling　ピア・カウンセリング　522 l
pellagra　ペラグラ　572 l
pelvic axis　骨盤誘導線，骨盤軸　226 r
pelvic cellulitis　骨盤結合〔組〕織炎　226 r
pelvic floor muscle exercise　骨盤底筋群体操　227 l
pelvic fracture　骨盤骨折　226 r
pelvic peritonitis　骨盤腹膜炎　227 l
pelvic presentation　骨盤位　226 l
pelvic traction　骨盤牽引　226 r
pelvimetry　骨盤計測　226 r
pelvis　骨盤　226 l
pemphigus　天疱瘡　439 l
penetrating ulcer　穿通性潰瘍　369 l
penicillin　ペニシリン　570 r
penicillin antibiotics　ペニシリン系抗菌薬　570 r
penicillinase　ペニシリナーゼ　570 l
penicillin hypersensitivity　ペニシリンショック　570 r
penicillin resistant Streptococcus pneumoniae　PRSP，ペニシリン耐性肺炎球菌　570 r
penile cancer　陰茎がん　40 l
penis　陰茎，⇨泌尿器・〔男性〕生殖器系　40 l, 1375 l
pentazocine　ペンタゾシン　576 l
pentose　ペントース，五炭糖　223 l
pentose phosphate cycle　五炭糖リン酸経（回）路　223 l
pentose phosphate pathway　五炭糖リン酸経（回）路　223 l
pepsin　ペプシン　571 l
pepsinogen(PG)test　ペプシノゲン法　571 l
peptic ulcer　消化性潰瘍　291 r
peptidase　ペプチダーゼ　571 l
peptide　ペプチド　571 l
peptone　ペプトン　571 l
peranal retrograde colonography　逆行性大腸造影〔法〕⇨大腸造影〔法〕393 r
perceived constipation　知覚の便秘　413 l
percentile　パーセンタイル値　498 r
percentile curve　パーセンタイル曲線　⇨成長曲線　352 l
perception　知覚　413 l
percutaneous absorption　経皮吸収　173 l
percutaneous angiography　経皮の血管造影法　⇨セルディンガー法　362 l
percutaneous antegrade pyelography　経皮的順行性腎盂造影　173 l

percutaneous cardiopulmonary support　PCPS，経皮的心肺補助〔装置〕　⇨ALS〈二次救命処置〉 174 l, 756 l
percutaneous endoscopic gastrostomy　PEG，経皮内視鏡的胃瘻造設術　174 l
percutaneous endoscopic lumbar discectomy　PELD，経皮的内視鏡椎間板ヘルニア摘出術　174 l
percutaneous ethanol injection therapy　経皮的エタノール注入療法　173 r
percutaneous nucleotomy　経皮的髄核切除術　174 l
percutaneous transcatheter angioplasty　PTA　⇨経皮的血管形成術　173 r
percutaneous transhepatic biliary drainage　PTBD，経皮経肝胆管ドレナージ　173 l
percutaneous transhepatic cholangio drainage　PTCD，経皮経肝胆管ドレナージ　173 l
percutaneous transhepatic cholangiography　PTC，経皮経肝胆道造影〔法〕173 l
percutaneous transhepatic obliteration　PTO，経皮経肝門脈側副血行路塞栓術　173 r
percutaneous transluminal angioplasty　経皮的血管形成術　173 r
percutaneous transluminal coronary angioplasty　PTCA，経皮〔経管〕的冠動脈形成術　173 r
percutaneous transluminal coronary recanalization　PTCR，経皮的冠動脈再開通療法　173 r
perforation　穿孔　366 l
perforation of duodenal ulcer　十二指腸潰瘍穿孔　283 r
perforation of tympanic membrane　鼓膜穿孔　228 l
perforative peritonitis　穿孔性腹膜炎　366 l
perfusion cooling　灌流冷却法　126 l
periarteritis　動脈周囲炎　447 l
periarteritis nodosa　結節性動脈周囲炎　185 l
periarthritis scapulohumeralis　肩関節周囲炎　95 l
pericardiac constrictiva　収縮性心膜炎　282 l
pericardial friction sound　心膜摩擦音　330 l
pericardial paracentesis　心膜穿刺，心囊穿刺　328 l
pericardial sac　心囊　328 l
pericardiotomy　心膜切開術　330 l
pericarditis　心膜炎　329 r

pericoronitis　歯冠周囲炎　256 r
perifocal inflammation　病巣周囲炎　538 l
perikaryon　細胞体　⇨神経系　1156 l
perimaxillary inflammation　顎骨周囲炎　87 r
perimeter　視野計，ペリメータ　279 r
perimetry　視野検査　279 r
perinatal disturbance　周産期障害　281 r
perinatal medicine　周産期医学　281 r
perinatal mortality rate　周産期死亡率　281 r
perinatal period　周生期，周産期　281 r
perineal care　陰部洗浄　42 r
perineal laceration　会陰裂傷　51 r
perineal protection　会陰保護　51 r
perineum　会陰　51 r
periodic paralysis　周期性四肢麻痺　281 l
period of resistance　反抗期　519 l
periodontal membrane　歯根膜　264 r
periodontitis　歯周炎　266 l
perioral dermatitis　口囲皮膚炎　197 r
periostitis　骨膜炎　227 l
peripheral angiography　末梢血管造影法　597 r
peripheral arterial disease　末梢動脈疾患　598 r
peripheral blood smear　末梢血液像　597 r
peripheral circulatory insufficiency　末梢循環不全　597 r
peripheral nerve　末梢神経　597 r
peripheral nerve conduction velocity　末梢神経最大伝播速度　597 r
peripheral neurovascular function　末梢性神経血管性機能　597 r
peripheral paralysis　末梢性神経麻痺　597 r
periproctal abscess　肛〔門周〕囲膿瘍　216 l
perirectal abscess　直腸周囲膿瘍　⇨肛〔門周〕囲膿瘍　216 l
peristalsis　蠕動　371 r
peristaltic pump　ペリスタルティック方式　572 l
peritoneal carcinomatosis　腹膜がん症　⇨がん性腹膜炎　117 l
peritoneal dialysis　腹膜透析，⇨血液浄化療法　553 l, 942 l
peritoneal lavage　腹腔洗浄，腹膜灌流　548 r, 553 l
peritoneal vaginal process　腹膜鞘状突起　552 r
peritoneum　腹膜　552 r
peritonitis　腹膜炎　552 r
peritonitis carcinomatous　がん性腹膜

炎　117*r*
peritonitis with pancreatic exudate　膵液性腹膜炎　331*r*
permanent shunt　パーマネントシャント　⇨内シャント　461*l*
permanent tooth　永久歯　50*l*
permissible dose　許容線量　152*l*
pernicious anemia　悪性貧血　8*r*
peroxidase　ペルオキシダーゼ　572*r*
personal identity　自己同一性　264*r*
personality　人格，パーソナリティ　498*r*
personality change　人格変化　309*l*
personality disorder　人格障害　308*r*
personality test　人格検査　308*r*
personal protective equipment　PPE，個人曝露防護具　525*r*
personal reference interval　個人基準範囲　⇨基準範囲　133*l*
perspective of nurse supply and demand　看護師需給見通し　111*l*
Perthes disease　ペルテス病　573*r*
pertussis　百日咳　536*l*
pervasive developmental disorder　広汎性発達障害　⇨発達障害　1357*r*
pes adductus　内転足　⇨先天性内転足　370*r*
pest　ペスト　570*l*
pesticide poisoning　農薬中毒　495*l*
petechiae　溢血点　33*l*
petite circulation　小循環　⇨肺循環　502*r*
petit mal　小発作　297*l*
Peutz–Jeghers syndrome　ポイツ–ジェガース症候群　578*l*
P-glycoprotein　P糖蛋白　525*r*
phacoemulsification and aspiration　超音波乳化吸引術　419*l*
phage　ファージ　⇨バクテリオファージ　509*l*
phagocyte　貪食細胞，食細胞　300*l*
phagocytosis　貪食作用，捕食現象，食作用　300*l*
phantom limb pain　幻肢痛，幻［覚］肢痛　192*l*, 189*r*
pharge display　ファージディスプレイ法　542*l*
Pharmaceutical Affairs Law　薬事法　621*r*
pharmaceutical care　ファーマシューティカルケア　542*l*
pharmacist　薬剤師　621*r*
pharmacodynamics　薬力学　623*l*
pharmacokinetics　薬物動態　622*r*
pharyngeal phase　咽頭相　⇨口腔相　201*l*
pharyngeal reflex　咽頭反射　42*l*
pharyngeal tonsil　咽頭扁桃　42*l*
pharyngitis　咽頭炎　41*r*

pharyngoconjunctival fever　咽頭結膜熱，⇨眼伝染性疾患　41*r*, 871*r*
pharyngoscopy　咽頭鏡検査［法］　41*r*
pharynx　咽頭　41*r*
phase boundary potential　界面電位　84*l*
phase contrast microscope　位相差顕微鏡　30*r*
phenobarbital　フェノバルビタール　546*l*
phenol　石炭酸，フェノール　357*l*
phenolsulfonphthalein test　PSP試験　523*r*
phenomenology　現象学　192*r*
phenovalin　フェノバリン　546*l*
phenylalanine　フェニルアラニン　546*l*
phenylketonuria　フェニルケトン尿症，⇨先天性代謝異常　546*l*, 1232*l*
pheochromocyte　クロム親和性細胞　167*l*
pheochromocytoma　褐色細胞腫　96*r*
Philopon　ヒロポン　⇨メタンフェタミン　611*l*
phimosis　包茎　579*l*
phlebography　静脈造影［法］　298*l*
phlebothrombosis　静脈血栓症　297*l*
phlegmon　フレグモーネ，蜂巣［織］炎，蜂窩織炎　583*l*
phlegmon of floor of mouth　口底フレグモーネ　⇨ルードウィッヒアンギーナ　655*r*
phlegmon of stomach　胃蜂巣炎　36*r*
phlegmonous gastritis　胃蜂巣炎　36*r*
phlycten　ほしめ，フリクテン，めばしこ　558*l*
pH measurement　pH測定法　569*l*
phobia　恐怖症　150*l*
phocomelia　アザラシ(海豹)肢症　9*l*
phonocardiogram　心音図　308*r*
phonocardiograph　心音計　308*r*
phonological disorder　音韻障害　76*l*
phosphatase　ホスファターゼ　588*l*
phosphatide　ホスファチド　⇨リン脂質　651*l*
phosphatidylcholine　ホスファチジルコリン　651*l*
phosphodiesterase inhibitor　PDE阻害薬，ホスホジエステラーゼ阻害薬　588*r*
phospholipid　リン脂質　651*l*
phospholipidosis　リン脂質症　651*l*
phosphoric acid　リン酸　651*l*
phosphorism　リン中毒　652*r*
photochemical smog　光化学スモッグ　199*l*
photocoagulation　光凝固法　527*l*
photofluorography　X線間接撮影［法］　⇨X線検査　56*r*

photopatch test　光パッチテスト，光［線］貼付試験　527*l*
photophobia　羞明，まぶしがり症　284*l*
photopsia　光視症　204*r*
photoreceptor cell［s］　光受容細胞，視細胞　264*l*
photosensitive skin diseases　光線過敏性皮膚疾患　208*l*
photosensitivity　光線過敏症，日光過敏症　208*l*
phrenoplegia　横隔膜麻痺　68*l*
physical assessment　フィジカルアセスメント　⇨フィジカルイグザミネーション　1393*l*
physical development　身体発育　325*r*
physical examination　フィジカルイグザミネーション　1393
physical exercise　機能訓練　136*l*
physical neglect　身体的ネグレクト　⇨ネグレクト　486*l*
physical therapist　理学療法士　643*l*
physical therapy　理学療法　643*l*
physiological anemia　生理的貧血　354*r*
physiologic albuminuria　生理的蛋白尿　354*r*
physiological dead space　生理学的死腔　⇨死腔　261*r*
physiological jaundice　新生児[生理的]黄疸　321*r*
physiological needs　生理的欲求　354*r*
physostigmine　フィゾスチグミン　543*l*
phytoestrogen　ホルモン様化学物質　⇨外因性内分泌攪乱化学物質，内分泌障害物質　77*r*, 462*l*
phytohemagglutinin　植物性血球凝集素，フィトヘマグルチニン　303*l*
pica　異嗜症，異味症，異食症，ピカ　29*l*
Pick disease　ピック病，⇨認知症(痴呆)　282*l*, 1321*r*
picornavirus　ピコルナウイルス　528*r*
pigeon breast　鳩胸　514*l*
pigmentary degeneration of the retina　網膜色素変性［症］　617*l*
pigmentation　色素沈着　257*r*
pigment cell　色素細胞　257*r*
pigmented mole　色素性母斑　⇨母斑細胞性母斑　591*r*
pilar keratosis　毛孔性苔癬　616*l*
Pilates method　ピラテス　539*r*
piles　痔核　255*l*
pill　ピル　540*l*
pilli　線毛　372*r*

pilocarpine ピロカルピン 541 *l*
pilocarpine hydrochloride 塩酸ピロカルピン ⇨ピロカルピン 541 *l*
pilocarpine test ピロカルピン試験 541 *l*
pilomotor reflex 立毛筋反射 645 *r*
pilot drainage パイロットドレナージ ⇨インフォメーションドレナージ，ドレナージ 42 *r*, 1294
pineal body 松果体 292 *l*
pinealoma 松果体腫瘍 292 *l*
pineal tumor 松果体腫瘍 292 *l*
pioglitazone ピオグリタゾン 526 *l*
pioglitazone hydrochloride 塩酸ピオグリタゾン ⇨ピオグリタゾン 526 *r*
pirenoxine ピレノキシン 540 *r*
piriform muscle 梨状筋 643 *r*
piroxicam ピロキシカム 541 *l*
Piskacek sign ピスカツェック［妊娠］徴候 529 *l*
pituitary adenoma 下垂体腺腫 92 *l*
pituitary dwarfism 下垂体性小人症 ⇨成長ホルモン分泌不全性低身長症 352 *l*
pituitary function test 下垂体機能検査法 91 *r*
pituitary gigantism 下垂体性巨人症 92 *l*
pituitary gland 下垂体 91 *l*
pituitary hormone 下垂体ホルモン 92 *r*
pituitary tumor 下垂体腫瘍 92 *l*
pityriasis rosea Gibert ジベルばら色粃糠疹 275 *r*
pityriasis versicolor 癜風 439 *l*
placebo 偽薬，プラシーボ，プラセボ 138 *r*
placebo effect プラシーボ効果，プラセボ効果 557 *l*
placenta 胎盤 396 *l*
placenta accreta 癒着胎盤 628 *l*
placental abruption 常位胎盤早期剥離 289 *l*
placental dysfunction syndrome 胎盤機能不全症候群 396 *r*
placental hormone 胎盤ホルモン 397 *l*
placental separation 胎盤剥離 396 *r*
placental villi 胎盤絨毛 396 *r*
placenta previa 前置胎盤 368 *r*
［plane of］pelvic inlet 骨盤入口［面］ 227 *l*
［plane of］pelvic outlet 骨盤出口［面］ 226 *r*
planning 計画立案 ⇨看護過程 830 *l*
plant hemagglutinin 植物性血球凝集素 303 *l*

plaque 歯垢，プラーク 262 *r*, 555 *r*
plasma プラズマ，血漿 182 *l*
plasma cell 形質細胞，プラズマ細胞 169 *r*
plasma cell leukemia 形質細胞白血病 170 *l*
plasmacytoma 形質細胞腫 ⇨多発性骨髄腫 403 *l*
plasma electrolyte 血漿電解質 182 *l*
plasma exchange 血漿交換，⇨血液浄化療法 182 *l*, 942 *r*
plasma protein 血漿蛋白［質］ 182 *l*
plasma substitute 代用血漿 398 *l*
plasmid プラスミド 557 *l*
plaster therapy ギプス療法 888
plastic surgery 形成外科［学］ 170 *r*
plate fixation プレート固定 559 *l*
platelet 血小板 182 *l*
platelet-derived growth factor 血小板由来増殖因子 183 *l*
platelet examination 血小板検査 182 *l*
platelet（thrombocyte）transfusion 栓球輸血 ⇨血小板輸血 182 *r*
platelet thrombus 血小板血栓 182 *r*
platelet transfusion 血小板輸血 182 *r*
play 遊び 676
play therapy 遊戯療法，プレイセラピー 625 *l*
pleural biopsy 胸膜生検 150 *r*
pleural effusion 胸水 148 *r*
pleural puncture 胸腔穿刺［法］，胸膜穿刺，⇨穿刺法 147 *l*, 1226 *r*
pleurisy 胸膜炎 150 *l*
plexus chor［i］oideus 脈絡叢 604 *r*
plexus entericus 筋層間神経叢 ⇨アウエルバッハ神経叢 6 *l*
plexus of nerve 神経叢 313 *l*
pluripotent cell 多能性細胞 402 *l*
pneumatic antishock garment ショックパンツ 304 *r*
pneumaturia 気尿 ⇨泌尿器・［男性］生殖器系 1378 *l*
pneumocephalus 気脳症 136 *l*
pneumoconiosis 塵肺［症］ 328 *l*
Pneumocystis pneumonia ニューモシスチス肺炎 475 *l*
pneumocystography 気体膀胱造影法 134 *l*
pneumoencephalography 気脳写 136 *l*
pneumonectomy 肺切除術 1350
pneumonia 肺炎 1344
pneumothorax 気胸 131 *l*
pneumotocele 気腫性肺囊胞 ⇨肺囊胞 505 *r*
pneumotubation 卵管通気法 ⇨卵管疎通検査法 1485 *l*

pocket ポケット ⇨褥瘡（創） 1142 *l*
pocket face mask ポケットフェイスマスク 585 *l*
poison 毒薬 451 *l*
poison gas 毒ガス 449 *l*
poisoning 中毒 418 *r*
Poisson distribution ポアソン分布 578 *l*
pokkuri desease ポックリ病 ⇨青壮年急死症候群 351 *l*
polar うつ病相 ⇨躁うつ（鬱）病 740 *l*
polio−encephalitis haemorrhagica superior acuta 急性出血性上部灰白脳炎 ⇨ウェルニッケ脳症 46 *l*
poliomyelitis ポリオ ⇨急性灰白髄炎 142 *l*
pollaki［s］uria 尿意頻数 ⇨頻尿 541 *r*
pollaki［s］uria 頻尿，⇨泌尿器・［男性］生殖器系 541 *l*, 1376 *l*
pollinosis 花粉症 99 *r*
pollution 汚染 73 *l*
pollution−related disease 公害病 198 *r*
polyacrylamide gel electrophoresis ポリアクリルアミドゲル電気泳動 592 *l*
polyarteritis 多発性動脈炎 403 *l*
polyarteritis nodosa 結節性多発動脈炎 ⇨結節性動脈周囲炎 185 *l*
polychlorinated biphenyls PCB，ポリ塩化ビフェニル［類］ 592 *r*
polycystic kidney 多発性囊胞腎，囊胞腎 403 *r*, 494 *l*
polycystic ovary syndrome 多囊胞性卵巣症候群 402 *r*
polycythaemia at high altitude 高所性多血球血症 ⇨高所性赤血球増加［症］ 206 *r*
polycythemia 多血症，赤血球増加症 360 *l*
polydactyly 多指（趾）症 401 *l*
polyhydramnios 羊水過多［症］ 631 *l*
polymerase chain reaction PCR［法］，ポリメラーゼ連鎖反応 524 *l*
polymicrobial infection 複数菌感染 551 *r*
polymyalgia rheumatica リウマチ性多発筋痛［症］ 642 *r*
polymyositis 多発筋炎 402 *r*
polymyxin B PL−B，ポリミキシン B 592 *r*
polyneuritis 多発神経炎 402 *r*
polyneuropathy 多発ニューロパチー 403 *r*
polyp 茸腫，ポリープ 592 *l*
polypectomy ポリペクトミー 592 *r*
polypeptide ポリペプチド 592 *r*

polyphagy 多食　⇨過食〔症〕　91*l*
polypnea 多呼吸　400*r*
polyp of colon 大腸ポリープ　394*l*
polysaccharide 多糖　401*r*
polysaccharide staining 多糖類染色　402*l*
polyunsaturated fatty acids PUFA, 多価不飽和脂肪酸　400*l*
polyuria 多尿, ⇨泌尿器・〔男性〕生殖器系　402*l*, 1378*l*
polyvalent vaccine 多価ワクチン, ⇨予防接種　400*l*, 1478*r*
pompholyx 汗疱　124*l*
pondus hydrogenil pH　569*l*
pons 橋　146*l*
pontine hemorrhage 橋出血　148*l*
pool fever プール熱　⇨咽頭結膜熱　41*r*
poor sucking 哺乳困難　591*l*
population 母集団　587*r*
poriomania 徘徊〔癖〕　500*r*
pork tapeworm 有鉤条虫　625*r*
porphyria ポルフィリン症　593*l*
porphyrin ポルフィリン　593*l*
Porro operation ポロー手術　593*r*
port ポート　584*l*
portal hypertension 門脈圧亢進症　620*l*
portal hypertensive gastropathy 門脈圧亢進性胃症　620*r*
portal vein 門脈　620*l*
portwine stain 単純性血管腫, ポートワイン母斑　405*r*
posisioning ポジショニング　587*l*
position 胎向, 体位　387*r*, 1237
positional nystagmus 頭位眼振　440*l*
positioning for surgery 手術時の体位　⇨麻酔　1437*r*
position sense 位置覚　⇨運動〔感〕覚　49*l*
positive end-expiratory pressure PEEP, 呼気終末陽圧, 終末呼気陽圧　526*l*
positive health ポジティブ・ヘルス　⇨健康　960*r*
positive likelihood ratio 陽性尤度比　631*l*
positive tuberculin conversion by tuberculosis infection 自然陽転　270*l*
positivism 実証主義　271*l*
positoron computed tomography ポジトロンCT　⇨**PET**〈ポジトロン断層撮影〉　1416
positron emission tomography PET〈ポジトロン断層撮影〉　1416
postantibiotic effect PAE　523*l*
postcholecystectomy syndrome 胆嚢摘除後症候群　408*l*

postcoital test ヒュ（フ）ーナーテスト　536*r*
post crown 歯冠継続歯　256*r*
posterior pituitary hormone 下垂体後葉ホルモン　92*l*
posterior spinal fusion 〔脊椎〕後方固定〔手〕術　⇨脊椎固定術　357*r*
post exposure prophylaxis 曝露後感染予防　509*l*
postgastrectomy reflux esophagitis 胃切除後逆流性食道炎　30*l*
postgastrectomy syndrome 胃切除後症候群　30*l*
post-herpetic neuralgia 帯状疱疹後神経痛　391*l*
postive exipiratory pressure mask PEPマスク　523*l*
postmature infant 過熟児　91*l*
postmortem examination 死体検案　270*r*
postmortem rigidity 死後硬直　263*r*
postoperative bleeding 術後出血, 続発出血　286*r*, 205*r*
postoperative complication 術後合併症　286*r*
postoperative hemorrhage 術後出血　286*r*
postoperative ileus 術後イレウス　⇨術後腸閉塞〔症〕　286*r*
postoperative intestinal obstruction 術後腸閉塞〔症〕　286*r*
postoperative pneumonia 術後肺炎　286*r*
postprandial distress syndrome PDS, 食後不定愁訴症候群　300*l*
post-term infant 過期産児　86*r*
post-term pregnancy 過期妊娠　86*r*
post-transfusion hepatitis 輸血後肝炎　627*l*
post-trauma syndrome 心的外傷後シンドローム　326*l*
post-traumatic stress disorder PTSD, 外傷後ストレス障害, 心的外傷後ストレス障害　525*l*
postural drainage 体位ドレナージ　384*l*
postural proteinuria 体位性蛋白尿　⇨起立性蛋白尿　152*r*
postural reflex 姿勢反射, 体位反射　269*l*
posture 体位　1237
posture conversion 体位変換　384*r*
potassium カリウム　100*r*
potassium channel カリウムチャンネル　101*l*
potassium-depletion nephropathy カリウム欠乏性腎障害　101*l*
potentiation 相乗作用　⇨協（共）力作用　150*r*

poultice パップ, **罨法**　689
povidone iodine ポビドンヨード　591*l*
powder free glove パウダーフリー手袋　508*l*
power パワー　518*l*
power Doppler method パワードップラー法　⇨カラードップラー法　100*r*
powerlessness 無力　609*l*
Poxviridae ポックスウイルス科　589*l*
PQ interval PQ 時間　524*l*
practical nurse 准看護師　289*l*
Prader-Willi syndrome プラダー－ウィリー症候群　557*l*
pravastatin sodium プラバスタチンナトリウム　557*r*
preanesthetic medication 麻酔前投薬　⇨前投薬　371*r*
precancerous conditions 前がん状態　365*l*
precancerous lesion 前がん病変　⇨前がん状態　365*l*
precede-proceed model プレシード・プロシードモデル, プリシード・プロシードモデル　558*l*
preceptor ship プリセプターシップ　558*l*
precipitated vaccine 沈降ワクチン　⇨予防接種　1479*l*
precipitin reaction 沈降反応　424*r*
precipitin test 沈降反応　424*r*
precocious puberty 思春期早発症, 性早熟症　266*r*
prediction of epidemics 流行性予測　648*l*
prednisolone プレドニゾロン　559*l*
preeclampsia 妊娠高血圧腎症　⇨妊娠高血圧症候群　1318*l*
pre-emptive analgesia 先行鎮痛　366*l*
preexcitation syndrome 早期興奮症候群, 副伝導路症候群　⇨ウォルフ－パーキンソン－ホワイト症候群　47*l*, 374*r*
prefilled-syringe プレフィルドシリンジ　560*l*
prefrontal lobotomy 前頭葉切截術　⇨ロボトミー　669*r*
pregnancy 妊娠　1313
pregnancy induced edema 妊娠浮腫　483*l*
pregnancy induced hypertension 妊娠高血圧症候群　1318
pregnancy test 妊娠反応　482*r*
pregnanediol プレグナンジオール　559*r*
pregnenolone プレグネノロン　559*r*

prehospital care プレホスピタルケア 560 *l*
prehospital stroke life support PSLS, 脳卒中病院前看護 492 *r*
preimplantation genetic diagnosis 着床前診断 416 *l*
prejudice 偏見 574 *r*
preload 前負荷 372 *l*
premature beat 期外収縮, ⇨不整脈 128 *l*, 1404 *r*
premature delivery(labor) 早産 ⇨流産・早産 648 *l*
premature infant 未熟児 ⇨低出生体重児 430 *l*
premature menopause 早発閉経 378 *l*
premature separation of placenta 常位胎盤早期剥離 289 *l*, 396 *r*
premedication 前麻酔, 前投薬 371 *r*
premenstrual [tension] syndrome PMS, 月経前[緊張]症候群 181 *r*
premorbid character 病前性格 538 *l*
prenatal(antenatal) pediatrics 出生前小児科学 286 *r*
prenatal diagnosis 出生前診断 286 *r*
prenatal exercise 妊婦体操 484 *l*
preoperative orientation 術前オリエンテーション 287 *l*
preparation プレパレーション 559 *r*
presbyacusis 老人性難聴 664 *r*
presbyopia 老眼, 老視 663 *r*
prescription 処方箋 304 *l*
presenile dementia 初老期認知症 ⇨認知症〈痴呆〉 1321 *l*
presenile psychosis 初老期精神病 ⇨退行期精神病 387 *r*
presentation 胎位 384 *l*
present symptoms 現症 192 *r*
preserved blood 保存血 589 *l*
pressor response 昇圧反応 289 *r*
pressor substance 昇圧物質 ⇨昇圧反応 289 *r*
pressure arrest of hemorrhage 圧迫止血[法] 12 *l*
pressure cone 圧迫円錐 ⇨脳ヘルニア 494 *l*
pressure-flow study 内圧尿流測定 459 *l*
pressure point 圧[痛]点 12 *l*
pressure ulcer 褥瘡〈創〉 1136
pressurized metered dose inhaler 加圧式定量噴霧器 77 *l*
pretest probability 検査前確率 192 *l*
prevalence rate 有病率 626 *r*
preventable trauma death PTD, 防ぎえた外傷死 ⇨JATEC, ATLS〈外傷の初期治療法〉 525 *l*, 1057 *l*
prevention of contracture 拘縮予防 205 *r*

prevention of disease 疾病予防 272 *r*
prevention of fall 転倒・転落防止 1273
prevention of intra-abdominal adhesion 癒着防止対策 628 *l*
preventive medicine 予防医学 633 *l*
preventive nursing 予防看護 633 *l*
prickle cell carcinoma 有棘細胞がん 625 *l*
primary aldosteronism 原発性アルドステロン症 194 *l*
primary amyloidosis 原発性アミロイドーシス 194 *l*
primary atypical pneumonia 原発性異型肺炎 194 *l*
primary billiary cirrhosis 原発性胆汁性肝硬変[症] 194 *l*
primary cardiomyopathy 原発性心筋症 ⇨特発性心筋症 450 *l*
primary-care プライマリ・ケア ⇨かかりつけ医 86 *l*
primary care physician かかりつけ医 86 *r*
primary complement deficiency 原発性補体欠損症 194 *l*
primary eruption 原発疹 194 *l*
primary focus 初感染巣 299 *r*
primary health care プライマリヘルスケア, ⇨健康 556 *l*, 960 *l*
primary hemorrhagic disease of the newborn 新生児一次性出血症 ⇨新生児メレナ 322 *l*
primary immunodeficiency 原発性免疫不全症 195 *l*
primary lesion 初感染巣 299 *r*
primary lung cancer 原発性肺がん 194 *r*
primary nursing 個別看護, プライマリナーシング 556 *l*
primary phagocytic dysfunction 原発性食細胞機能不全(異常)症 194 *l*
primary pulmonary hypertension 原発性肺高血圧症 194 *l*
primary sex characters 第一次性徴 ⇨性徴 352 *l*
primary survey 一次的評価 ⇨JATEC, ATLS〈外傷の初期治療法〉 1057 *l*
primary tooth 第一生歯 ⇨乳歯 472 *r*
priming effect プライミング効果 556 *l*
primitive reaction 原始反応 192 *l*
PR interval PR 時間 ⇨PQ 時間 524 *l*
prion プリオン 558 *l*
prison psychosis 拘禁精神病 ⇨拘禁反応 201 *l*
prison reaction 拘禁反応 201 *l*

private confinement 私宅監置 271 *l*
probability 確率 90 *l*
probe プローブ 560 *r*
probiotics プロバイオティクス 562 *l*
problem 問題 ⇨看護過程 829 *l*
problem based learning PBL 525 *r*
problem behavior 問題行動 619 *r*
problem-oriented medical record POMR ⇨問題志向型システム 619 *r*
problem-oriented system POS, 問題志向型システム 619 *r*
probrem based learning 問題基盤型学習 ⇨PBL 525 *r*
procaine プロカイン 561 *l*
process record 経過記録, プロセス・レコード, ⇨看護記録 561 *l*, 832
processus mastoideus 乳様突起 475 *r*
proctoscopy 直腸鏡検査[法] 423 *l*
prodrug プロドラッグ 562 *l*
production 増殖 ⇨過形成 90 *l*
professional nursing 専門職看護 372 *r*
professor 教授 148 *r*
profound hypothermia 超低体温法 422 *l*
progeria syndrome 早発性老人症, 早老症 ⇨ハッチンソン-ギルフォード症候群 513 *r*
progesterone プロゲステロン 561 *l*
progestin 黄体ホルモン, プロゲスチン 69 *l*, 721 *l*
prognosis 予後 632 *r*
prognostic nutritional index PNI, 予後栄養指数 632 *r*
program eligibility of the disability 障害認定 290 *l*
progression-free survival 無増悪生存期間 608 *l*
progressive bulbar palsy 進行性球麻痺 316 *l*
progressive changes 進行性病変 316 *l*
progressive muscle relaxation 漸進的筋リラクセーション 368 *l*
progressive muscular atrophy 進行性筋萎縮症 316 *l*
progressive muscular dystrophy 進行性筋栄養症, 進行性筋ジストロフィー 316 *l*
progressive paralyse 進行麻痺 317 *l*
progressive patient care PPC, 段階的患者管理 526 *l*
progressive supranuclear palsy 進行性核上性麻痺 315 *r*
progressive systemic sclerosis 進行性全身性硬化症 ⇨強皮症 149 *l*
projective method 投影法 440 *l*
projective test 投影法 440 *l*

prolactin　プロラクチン　562 *l*
prolapse of uterus　子宮脱　259 *r*
proline　プロリン　562 *r*
prolonged coma　遷延性昏睡　364 *r*
prolonged labor　遷延分娩　364 *r*
prolonged pregnancy　遷延妊娠　⇨過期妊娠　86 *l*
prolonged sleep therapy　持続睡眠療法　270 *r*
promoter　プロモーター　⇨発がん補助物質　512 *l*
promyelocyte　前骨髄球　366 *l*
pronation　前方回旋　82 *r*
prophylactic drainage　予防的ドレナージ　⇨ドレナージ　1294 *l*
proportion　比率　539 *r*
propranolol　プロプラノロール　562 *l*
prostaglandin　プロスタグランジン　561 *l*
prostate　前立腺，⇨泌尿器・[男性]生殖器系　373 *l*, 1375 *r*
prostate specific antigen　前立腺特異抗原　373 *r*
prostatic acid phosphatase　前立腺性酸性ホスファターゼ　373 *l*
prostatic calculus　前立腺結石　373 *l*
prostatic cancer　前立腺がん　373 *l*
prostatic hypertrophy　前立腺肥大症　373 *r*
prostatic massage　前立腺マッサージ　373 *r*
prostatitis　前立腺炎　373 *l*
prosthesis　義肢　131 *r*
prosthetic replacement of femoral head　人工骨頭置換術　315 *l*
prosthetist and orthotist　義肢装具士　132 *l*
protanopia　第一色覚異常(赤色盲)　⇨二色型色覚　468 *l*
protease　プロテアーゼ　⇨蛋白質分解酵素　408 *r*
protease inhibitor　プロテアーゼ阻害薬　561 *r*
proteasome　プロテアソーム　561 *r*
protection　抵抗力　430 *l*
protection of perineum　会陰保護　51 *r*
protective care　養護　630 *r*
protective environment　防護環境　581 *r*
protein　蛋白質　408 *r*
protein color identification test　蛋白呈色反応　409 *l*
protein-fat-carbohydrate balance　PFCバランス　523 *r*
protein-losing gastroenteropathy　蛋白喪失性胃腸疾患，蛋白漏出性胃腸疾患　409 *r*
protein metabolism　蛋白代謝　408 *r*

protein score　蛋白価，プロテイン・スコア　561 *r*
protein transport system　蛋白質輸送システム　408 *r*
proteinuria　蛋白尿　409 *l*
proteoglycan　プロテオグリカン　561 *r*
proteolytic enzyme　蛋白質分解酵素　408 *r*
prothrombin　プロトロンビン　562 *l*
prothrombin consumption test　プロトロンビン消費テスト　562 *l*
prothrombin time　プロトロンビン時間[法]　562 *l*
protocol　プロトコル　562 *l*
proton pump inhibitor[s]　プロトンポンプ阻害薬，⇨胃食道逆流症　562 *l*, 710 *l*
proton pump inhibitor test　PPIテスト　525 *r*
Protozoa　原虫　193 *l*
protozoan　原生動物　⇨原虫　193 *l*
protruded lesion of stomach　胃隆起性病変　37 *l*
proximal motor neuropathy　糖尿病性筋萎縮症　444 *l*
pruripotent stem cell　多能性造血幹細胞　402 *r*
prurigo　痒疹　631 *l*
prurigo of pregnancy　妊娠性疱疹　482 *r*
pruritus cutaneous　皮膚瘙痒症　534 *r*
pruritus cutaneous senilis　老人性瘙痒症　664 *r*
pruritus vulvae　外陰瘙痒症　78 *l*
pseudo aneurysm　仮性動脈瘤　93 *r*
pseudoarthrosis　偽関節，仮関節　130 *l*
pseudobulbar palsy　偽性球麻痺，仮性球麻痺　93 *l*
pseudoclonus　偽[性]クローヌス　133 *l*
pseudocroup　仮性クループ　93 *l*
pseudodementia　偽認知症，仮性認知症，⇨認知症(痴呆)　93 *r*, 1322 *l*
pseudodiverticululm　仮性憩室　93 *r*
pseudohypertrophy　偽性肥大，仮性肥大　94 *l*
pseudologia fantastica　空想虚言　156 *r*
pseudomembrane　偽膜　137 *r*
pseudomembranous colitis　偽膜性腸炎　137 *r*
Pseudomonas aeruginosa　シュードモナス・エルジノーサ，緑膿菌　650 *l*
Pseudomonas aeruginosa infection　緑膿菌感染症　650 *l*
pseudomyopia　偽近視，仮性近視　93 *l*

pseudophimosis　仮性包茎　94 *l*
psittachosis　オウム病　69 *r*
psoriasis　乾癬　119 *l*
psoriasis vulgaris　尋常性乾癬　320 *l*
psychiatric and mental health nursing　精神科看護　⇨精神看護　348 *l*
psychiatric emergency　精神科救急医療　347 *r*
psychiatric evidence　精神鑑定　348 *l*
psychiatric nursing　精神看護　348 *l*
psychiatric social worker　PSW，精神保健福祉士，精神医学ソーシャルワーカー　350 *l*
psychiatric surgery　精神外科　⇨ロボトミー　669 *r*
psychiatry　精神医学　347 *l*
psychic trauma　心的外傷　326 *r*
psychoanalysis　精神分析　349 *l*
psychogenic amnesia　心因性健忘　307 *r*
psychogenic aphonia　心因性失声　307 *r*
psychogenic headache　心因性頭痛　307 *r*
psychogenic hearing loss　心因性難聴　⇨機能性難聴　136 *r*
psychogenic pain syndrome　心因性疼痛症候群　307 *r*
psychogenic psychosis　心因[性]精神病　307 *r*
psychogenic reaction　心因反応　307 *r*
psychological developmental process　精神発達過程　349 *l*
psychological test　心理検査　330 *r*
psychological work test　精神作業テスト　348 *l*
psychomotor epilepsy　精神運動発作　347 *r*
psychomotor seizure　精神運動発作　347 *r*
psychooncology　サイコオンコロジー　235 *r*
psychopathology　精神病理学　349 *r*
psychopathy　精神病質　349 *r*
psychosis　精神病　349 *r*
psychosis induced by invocation　祈祷性精神病　135 *l*
psychosomatic disease　心身症　320 *r*
psychosomatic medicine　心身医学　320 *r*
psychostimulants　精神刺激薬　⇨向精神薬　981 *r*
psychosurgery　精神外科　⇨ロボトミー　669 *r*
psychotherapy　精神療法，心理療法　350 *r*
psychotropic drugs　向精神薬　980
ptyalin　プチアリン　⇨唾液アミラーゼ　399 *r*

puberty 思春期　266 l
pubic bone 恥骨　413 r
pubic symphysis 恥骨結合　413 r
public access defibrillation　PAD プログラム　⇨AED〈自動体外式除細動器〉　752 l
public hazard 公害　198 r
public health 公衆衛生　205 l
public health nurse 保健師　585 r
Public Health Nurse 保健師助産師看護師法　585 r
public health nurse 保健婦　⇨保健師　585 r
public health nursing 公衆衛生看護　205 l
public medical assistance 医療扶助　39 l
public nuisance 公害　198 r
puerpera 褥婦　302 r
puerperal exercise 産褥体操　246 l
puerperal fever 産褥熱　246 l
puerperal psychosis 産褥精神病　246 l
puerperium[stage] 産褥[期]　1048
pulmonary abscess 肺膿瘍　505 r
pulmonary alveolar proteinosis 肺胞蛋白症　506 l
pulmonary alveolus 肺胞　506 l
pulmonary artery 肺動脈[幹]　504 l
pulmonary atelectasis 肺拡張不全　⇨無気肺　606 l
pulmonary circulation 肺循環　502 r
pulmonary congestion 肺うっ(鬱)血　499 l
pulmonary cyst 肺嚢胞　505 r
pulmonary edema 肺水腫　503 l
pulmonary embolism 肺塞栓[症]　503 r
pulmonary emphysema 肺気腫　501 l
pulmonary encephalopathy 肺性脳症　503 l
pulmonary eosinophilia 肺好酸球増加症　⇨PIE 症候群　522 r
pulmonary fibrosis 肺線維症　503 l
pulmonary function insufficiency 肺機能障害　501 r
pulmonary function test 肺機能検査　⇨呼吸機能検査　997
pulmonary gangrene 肺壊疽　499 l
pulmonary hyaline membrane disease 肺硝子膜症　⇨呼吸窮迫症候群　219 l
pulmonary infarction 肺梗塞症　502 r
pulmonary infiltration 肺浸潤　502 r
pulmonary infiltration with eosinophilia syndrome　PIE 症候群　522 r
pulmonary internal shunt 肺内シャント　505 l

pulmonary mycosis 肺真菌症　502 r
pulmonary regurgitation 肺動脈弁閉鎖不全症　504 l
pulmonary rehabilitation 呼吸リハビリテーション　1012
pulmonary–renal syndrome 肺腎症候群　⇨グッドパスチャー症候群　158 r
pulmonary resection 肺切除術　1350
pulmonary respiration 肺呼吸　502 r
pulmonary sequestration 肺分離症，肺分画症　506 l
pulmonary stenosis 肺動脈狭窄　⇨先天性心疾患　1228 l
pulmonary stenosis 肺動脈[弁]狭窄　504 l
pulmonary suppuration 肺化膿症　501 l
pulmonary surfactant 肺サーファクタント　502 r
pulmonary thromboembolism 肺動脈塞栓症，肺血栓塞栓症　504 l, 502 l
pulmonary tumor 肺腫瘍　502 r
pulmonary vein 肺静脈　502 r
pulp capping 歯髄覆罩法，覆髄法　551 l
pulpitis 歯髄炎　268 l
pulse 脈拍　604 r
pulse deficit 結(欠)滞(代)，脈拍欠損　186 l
pulseless disease 脈なし病　⇨大動脈炎症候群　394 l
pulseless electrical activity　PEA，無脈性電気活動　608 r
pulse measurement 脈拍測定法　1452
pulse oximeter パルスオキシメーター　517 l
pulse pressure 脈圧　604 r
pulse therapy パルス療法　517 l
pulse wave 脈波　604 r
pulsus celer 速脈　380 l
pulsus tardus 遅脈　415 r
pump–oxygenator 人工心肺　315 r
puncher disease キーパンチャー病　⇨頸[肩]腕症候群　169 l
puncture 穿刺法　1224
puncture of Douglas pouch ダグラス窩穿刺　400 l
puncture of joint 関節穿刺　118 r
puncture of lymph node リンパ節穿刺　654 l
pupillary abnormalities 瞳孔異常　441 r
pupillary reflex 瞳孔反射　442 l
pure culture 純培養　289 r
purgatives 下剤　176 l
purified protein derivative　PPD　⇨精製ツベルクリン　350 l

purified protein derivative of tuberculin 精製ツベルクリン　350 r
purine プリン　558 r
Purkinje fiber プルキンエ線維　558 r
purpura 紫斑　275 l
pursed lips breathing 口すぼめ呼吸　158 r
purulence 化膿　98 l
purulent meningitis 化膿性脳脊髄膜炎，化膿性髄膜炎　⇨細菌性髄膜炎　234 r
purulent sputum　P 痰　⇨咳嗽・喀痰　780 r
pus 膿　489 l
pus basin 膿盆　495 l
pushing 努責，いきみ呼吸　451 r
pustular psoriasis 膿疱性乾癬　494 r
pyelitis 腎盂炎　⇨腎盂腎炎　307 r
pyelography 腎盂造影　308 l
pyelonephritis 腎盂腎炎　307 r
pyeloscope 腎盂鏡　307 r
pyemia 膿血症　490 l
pyloric stenosis 幽門狭窄[症]　626 r
pyloroplasty 幽門形成[術]　627 l
pylorospasm 幽門痙攣[症]　627 l
pylorus 幽門　626 r
pylorus sphincter 幽門括約筋　626 r
Pylorusstenose ピロルスステノーゼ　⇨幽門狭窄[症]　626 r
pyogenic spondylitis 化膿性脊椎炎　98 l
pyonephrosis 膿腎症　492 l
pyothorax 膿胸　489 r
pyramidal decussation 錐体交差　334 l
pyramidal system 錐体路[系]　334 l
pyramidal tract 錐体路[系]　334 l
pyramidal tract disorder 錐体路障害　334 l
pyrazolone derivatives ピラゾロン誘導体　539 l
pyretotherapy 発熱療法　514 l
pyrexia 発熱　1361
pyridoxal phosphate ピリドキサールリン酸　539 l
pyrimidine ピリミジン　539 l
pyrophosphoric acid ピロリン酸　541 l
pyroracemic acid 焦性ブドウ酸　⇨ピルビン酸　540 l
pyrosis 胸やけ　608 l
pyruvic acid ピルビン酸　540 l
pyuria 膿尿，⇨泌尿器・[男性]生殖器系　493 r, 1377 l

Q

Q fever Q熱 145 *l*
QRS complex QRS群，初期動揺 139 *r*
QT-dispersion QT-ディスパージョン 145 *l*
quadriceps contracture 大腿四頭筋拘縮症 393 *l*
quadriplegia 四肢麻痺 ⇨運動麻痺 744 *r*
qualitative data 計数データ 170 *r*
qualitative determination of urine sugar 尿糖定性法 479 *l*
qualitative study **質的研究** 1091
quality adjusted life year QALY，質調整生存率 272 *l*
quality indicator QI，質評価指標 272 *r*
quality of life QOL，クオリティ・オブ・ライフ 158 *l*
quantitative analysis of calcium カルシウム定量 102 *l*
quantitative analysis of potassium カリウム定量 101 *l*
quantitative data 計量データ 175 *l*
quantitative determination of urinary adrenocortical hormone 尿中副腎皮質ホルモン定量 478 *l*
quantitative determination of urinary proteins 尿蛋白定量 478 *l*
quantitative determination of urine sugar 尿糖定量法 480 *l*
quantitative study 量的研究 649 *r*
quarantinable infectious diseases 検疫伝染病 ⇨検疫 189 *r*
quarantine 検疫 189 *r*
quaternary syphilis 変性梅毒，第4期梅毒 575 *r*
Queckenstedt sign(test) クエッケンシュテット徴候(試験) 157 *r*
querulous delusion 好訴妄想 208 *r*
questionnaire QUEST 問診票 157 *r*
Quételet index ケトレー指数 187 *l*
quick pulse 速脈 380 *l*
Quincke edema クインケ浮腫 156 *l*
Quincke pulse クインケ拍動 ⇨クインケ徴候 156 *l*
Quincke sign クインケ徴候 156 *l*
quinidine キニジン 135 *r*
quinidine sulfate 硫酸キニジン ⇨キニジン 135 *r*
quinine キニーネ 135 *r*

R

rabies 狂犬病 147 *l*
rachiodynia 脊椎過敏症 357 *r*
rachischisis 脊椎披裂 358 *l*
rachitic rosary 念珠 488 *l*
radial artery 橈骨動脈 442 *l*
radial nerve palsy 橈骨神経麻痺 442 *l*
radiating pain 放散痛 581 *r*
radiation exposure 放射線被曝 582 *r*
radiation hazards 放射線障害 582 *l*
radiation injury 放射線障害 582 *l*
radiation sickness 放射線宿酔 582 *l*
radical hysterectomy 広汎〔性〕子宮全摘出術 212 *r*
radical neck dissection 頸部リンパ節郭清〔術〕 174 *r*
radical total hysterectomy 広汎〔性〕子宮全摘出術 212 *r*
radicular granuloma 歯根肉芽腫 264 *r*
radiculoneuritis 神経根炎 312 *l*
radioactive isotope 放射性同位元素 582 *l*
radiofrequency ablation ラジオ波焼灼療法 635 *r*
radioimmunoassay 放射免疫測定法，ラジオイムノアッセイ 635 *r*
radioisotope 放射性同位元素，ラジオアイソトープ 582 *l*
radiology technologist 診療放射線技師 ⇨医療チーム 38 *r*
radiosurgery ラジオサージェリー 635 *r*
radiotherapy 放射線療法 1418
radium radiation ラジウム照射 635 *r*
radon seed ラドンシード 636 *r*
rale ラ音 635 *l*
rales ラッセル音 ⇨ラ音 635 *l*
raloxifene ラロキシフェン 637 *l*
raloxifene hydrochloride 塩酸ラロキシフェン ⇨ラロキシフェン 637 *l*
Ramsay Hunt syndrome 〔ラムゼイ〕ハント症候群 637 *l*
randomised controlled trial RCT，無作為化比較試験，ランダム化比較試験 639 *l*
random sampling 無作為抽出法 607 *l*
random variable 確率変数 90 *l*
range 範囲 518 *r*
range of motion ROM，関節可動域 117 *r*
range of motion test ROMT，関節可動域テスト 117 *r*
ranking scale 順序尺度 289 *r*
ranula ガマ(蝦蟇)腫，ラヌーラ 100 *l*
Rapaport test ラパポート試験 637 *l*
rape レイプ 657 *r*
rape-trauma syndrome レイプ-心的外傷シンドローム 657 *r*
rapid-acting insulin 超速効型インスリン 421 *r*
rapid breathing 呼吸促迫 ⇨頻呼吸 541 *r*
rapidly progressive glomerulonephritis 急速進行性糸球体腎炎 ⇨**糸球体腎炎** 1069 *r*
rapid sequence induction 急速導入法 144 *r*
rapport 疎通性，ラポール 637 *l*
RA(rheumatoid arthritis) test RA試験 2 *l*
ras family *ras* 遺伝子 636 *l*
ras gene *ras* 遺伝子 636 *l*
raspatorium ラスパトリウム 636 *l*
raspatory ラスパトリウム 636 *l*
raspberry tongue イチゴ(苺)舌 31 *l*
rat-bite fever 鼠咬症 381 *l*
rate-limiting enzyme 律速酵素 645 *l*
rate of digestion and absorption 消化吸収率 291 *r*
Rathke pouch tumor ラトケ嚢腫 ⇨頭蓋咽頭腫 440 *l*
ratio of charge for medicine 薬剤比率 621 *r*
ratio scale 比〔例〕尺度 540 *r*
Raynaud disease レイノー病 657 *r*
Raynaud syndrome レイノー症候群 657 *r*
reactive psychosis 反応〔性〕精神病 ⇨心因〔性〕精神病 307 *r*
readiness for enhanced comfort 安楽促進準備状態 22 *r*
readiness for enhanced communication コミュニケーション促進準備状態 229 *l*
readiness for enhanced community coping 地域社会コーピング促進準備状態 411 *r*
readiness for enhanced coping コーピング促進準備状態 218 *r*
readiness for enhanced decision making 意思決定促進準備状態 27 *r*
readiness for enhanced family coping 家族コーピング促進準備状態 94 *l*
readiness for enhanced family processes 家族機能促進準備状態 94 *l*
readiness for enhanced fluid balance 体液量平衡促進準備状態 385 *r*
readiness for enhanced hope 希望促進準備状態 137 *l*

readiness for enhanced immunization status 免疫能促進準備状態 614 l
readiness for enhanced knowledge 知識獲得促進準備状態 413 r
readiness for enhanced nutrition 栄養促進準備状態 51 r
readiness for enhanced organized infant behavior 乳児行動統合促進準備状態 473 l
readiness for enhanced parenting ペアレンティング促進準備状態 565 l
readiness for enhanced power パワー促進準備状態 518 l
readiness for enhanced religiosity 信仰心促進準備状態 315 l
readiness for enhanced self-care セルフケア促進準備状態 363 l
readiness for enhanced self-concept 自己概念促進準備状態 263 l
readiness for enhanced sleep 睡眠促進準備状態 335 r
readiness for enhanced spiritual well-being 霊的安寧促進準備状態 657 l
readiness for enhanced therapeutic regimen management 治療計画管理促進準備状態 423 l
readiness for enhanced urinary elimination 排尿促進準備状態 505 r
reality orientation リアリティオリエンテーション 641 l
reality shock リアリティショック 641 l
realtime note-taking リアルタイムノートテーキング 641 l
rebound リバウンド 646 l
rebound insomnia 反跳性不眠 520 l
rebound tenderness 反跳[圧]痛 ⇨ブルンベルグ徴候 559 l
recap リキャップ 643 l
recent memory 記銘力 138 l
receptor 受容体(器), レセプター 288 l
recessive inheritance 劣性遺伝 660 l
reciprocal beat 回帰収縮 78 l
recombinant tissue-type plasminogen activator 遺伝子組み換え組織プラスミノーゲン・アクチベータ 34 l
recombinant vaccine 遺伝子組み換えワクチン(リコンビナントワクチン) ⇨免疫 1461 r
recommended dietary allowances for nutrients 栄養所要量 51 l
recommended protein allowances 蛋白質所要量 408 r
reconstruction 再構成 235 r
recording resuscianne レコーディングリサシアン 658 r
recovery room 回復室, リカバリールーム 83 l
recreation therapy レクリエーション療法 658 r
recruitment phenomenon リクルートメント現象 ⇨聴覚検査 1260 l
rectoscopy 直腸鏡検査[法] 423 l
rectum 直腸 423 l
rectus abdominis muscle 腹直筋 552 l
recurrence 再発 238 l
recurrent abdominal pain 反復性腹痛 521 r
recurrent aphtha 再発性アフタ 238 l
recurrent fever 回帰熱 78 l
recurrent parotitis 反復性耳下腺炎 521 l
red blood cell 赤血球 359 r
red bone marrow 赤色[骨]髄 355 l
red infarct 赤色梗塞 ⇨出血性梗塞 286 l
red nucleus 赤核 355 l
reduction 整復 353 r
reduction surgery 減胎手術 193 l
redundancy of sigmoid colon S状結腸過長症 55 l
Reed–Sternberg giant cells リードースタンバーグ巨細胞 ⇨ステルンベルグ巨細胞 337 l
re-emerging infectious disease 再興感染症 235 r
reentry リエントリー 642 r
reexpansion pulmonary edema 再膨張性肺水腫 239 l
reference interval 基準範囲 133 l
referred pain 連関痛, 関連痛 126 r
Refetoff syndrome レフェトフ症候群 660 r
reflex arc 反射弓 519 r
reflex urinary incontinence 反射性尿失禁, ⇨失禁 519 r, 1082 l
reflux esophagitis 逆流性食道炎 ⇨食道炎 301 l
refractory period 不応期 546 r
refreshment おやつ, 間食 116 r
Refsum syndrome レフサム症候群 660 r
refusal of food 拒食[症] 151 l
regeneration 再生 236 l
regenerative liver 再生肝 236 r
regenerative medicine 再生医療, 再生医学 236 l
regimen レジメン 659 l
regional health center 市区町村保健センター ⇨母子健康センター 586 r
regional ileitis 限局性回腸炎 ⇨クローン病 166 r
regression 退行現象 387 r
regression analysis 回帰分析 78 l
regression line 回帰直線 78 l
regression model 回帰モデル 78 r
regressive change 退行性変化 387 r
regulation of expression 発現調節 513 l
regurgitation of milk 溢乳 33 r
rehabilitation リハビリテーション 1490
rehabilitation center for offenders 更生保護施設 207 r
rehabilitation nursing リハビリテーション看護 646 l
rehabilitation program リハビリテーションプログラム 646 l
reinfection 再感染 234 l
rejection 棄却域 131 l
rejection 拒絶反応 ⇨移植 705 l
relapsing fever 回帰熱 78 l
relationship between nurse and patient 患者-看護者関係 850
relative metabolic rate RMR, エネルギー代謝率 59 r
relative risk 相対リスク 377 l
relative risk reduction 相対リスク減少 377 l
relative scotoma 相対暗点 ⇨絶対暗点 361 l
relaxation リラクセーション 650 r
relaxation incision 減張切開 193 r
relief レリーフ 661 l
religiosity 信仰心 315 l
relocation damage リロケーションダメージ 650 r
relocation stress syndrome 移転ストレスシンドローム 35 l
rem レム ⇨シーベルト 253 r
reminiscence therapy RT, 回想法 81 r
remission 寛解 104 r
remittent fever 弛張熱 ⇨発熱 1362 r
remnant レムナント 661 l
remodeling リモデリング 647 l
REM sleep レム睡眠 ⇨睡眠 1194 r
ren 腎[臓] 323 l
renal abscess 腎皮質膿瘍 ⇨腎[臓]カルブンケル 323 r
renal angiomyolipoma 腎血管筋脂肪腫 313 r
renal arteriography 腎動脈撮影法 327 l
renal biopsy 腎バイオプシー, 腎生検 321 l
renal blood flow 腎血流量 314 l
renal calculosis 腎結石 314 l
renal carbuncle 腎[臓]カルブンケル 323 r
renal cell carcinoma 腎細胞がん 317 r

renal colic 腎仙痛 323 l
renal corpuscle 腎小体 320 l
renal cyst 腎嚢胞 328 l
renal disturbance by potassium deficiency カリウム欠乏性腎障害 101 l
renal failure 腎不全 1185
renal function test 腎機能検査 309 r
renal glycosuria 腎性糖尿 322 r
renal hypertension 腎性高血圧 ⇨腎血管性高血圧症 314 l
renal insufficiency 腎不全 1185
renal operating position of patient 腎[臓]手術体位 323 r
renal pelvic tumor 腎盂腫瘍 307 r
renal pelvis 腎盂 ⇨泌尿器・[男性]生殖器系 1374 l
renal scintigram 腎シンチグラム ⇨レノグラム 660 r
renal transplantation 腎[臓]移植 323 l
renal tuberculosis 腎結核 313 r
renal tubular acidosis 腎尿細管性アシドーシス 327 l
renal tubule 尿細管 477 r
renal tumor 腎腫瘍 319 r
renal veins 腎静脈 320 r
renin レニン 660 l
renin-angiotensin-aldosterone system レニン-アンジオテンシン-アルドステロン系 101 l
renin stimulating test レニン分泌刺激試験 660 r
renogram レノグラム 660 r
renoparenchymal hypertension 腎実質性高血圧[症] 318 r
renovascular hypertension 腎血管性高血圧症 314 l
reperfusion injury 再灌流障害 234 l
repetitive saliva swallowing test 反復唾液嚥下テスト 521 l
reported communicable diseases 届出伝染病 ⇨感染症法 866 l
representation act 代理行為 398 r
repression 抑圧 632 l
reproduction 生殖 347 l
reproductive health リプロダクティブヘルス 646 r
reproductive rights リプロダクティブライツ ⇨リプロダクティブヘルス 646 r
rescue dose 臨時追加投与,応急投与,レスキュードーズ 659 l
research nurse リサーチナース 643 r
research plan 研究計画 190 l
reserpine レセルピン 659 r
reservoir bag リザーバーバッグ 643 r

reservoir of infection 病原巣 537 r
residual urine 残尿 248 l
residual volume 残気量 245 l
resistance test 耐性検査 ⇨感受性検査 115 l
resistance training レジスタンストレーニング 659 l
resistant bacteria 耐性菌 392 r
resorption fever 吸収熱 141 l
respiration 呼吸 219 l
respirator レスピレーター ⇨ベンチレーター 576 r
respiratory acidosis 呼吸性アシドーシス ⇨酸塩基平衡 1047 l
respiratory alkalosis 呼吸性アルカローシス ⇨酸塩基平衡 1047 l
respiratory arrest 呼吸停止 220 l
respiratory arrhythmia 呼吸性不整脈 219 r
respiratory center 呼吸中枢 220 l
respiratory dead space 呼吸死腔 219 r
respiratory distress syndrome 呼吸窮迫症候群 219 l
respiratory enzyme 呼吸酵素 219 r
respiratory failure 呼吸不全 220 l
respiratory function test 呼吸機能検査 997
respiratory hygiene/cough etiquette 呼吸器衛生/咳エチケット 219 l
respiratory physical therapy 呼吸理学療法 1007
respiratory quotient RQ,呼吸商 219 r
respiratory resusctiation 呼吸蘇生法 220 l
respiratory sound 肺音 500 r
respiratory standstill 呼吸停止 220 l
respiratory stimulants 呼吸興奮薬 219 r
respiratory syncytial virus RSウイルス 2 l
respiratory system 呼吸器系 992
respirometer レスピロメーター ⇨スパイロメーター 340 l
respite care レスパイトケア 659 r
responder レスポンダー 659 r
rest 安静,休息 21 r, 144 r
rest admission 休息入院 145 l
restless legs syndrome レストレス・レッグ症候群 659 l
restraining jacket 拘束衣 ⇨抑制[法] 1477 l
restraint 抑制[法] 1476 l
restrictive ventilatory impairment 拘束性換気障害 208 r
result 転帰 436 r
resuscitation 蘇生法 382 l
retarded abortion 遷延流産 364 r

retarded miction 遷延性排尿 364 r
retention of placenta 胎盤残留,胎盤遺残 396 r
retention test 記銘力検査 138 l
reticular activating system 網様体賦活系 617 r
reticular cell 細網細胞 240 l
reticulocyte 網[状]赤血球 616 r
reticulum cell sarcoma 細網肉腫 240 l
retina 網膜 617 l
retinal arterial pressure 網膜動脈圧 ⇨眼底血圧 121 l
retinal artery occlusion 網膜動脈閉塞症 617 r
retinal artery pressure 眼底血圧 121 l
retinal detachment 網膜剥離 617 r
retinal pigment degeneration 網膜色素変性[症] 617 l
retinal vein occlusion 網膜静脈閉塞症 617 r
retinoblastoma 網膜芽[細胞]腫 617 l
retinol レチノール ⇨ビタミン 1372 l
retinol-binding protein レチノール結合蛋白 659 r
retinopathy of prematurity 未熟児網膜症 603 l
retraction ring 収縮輪,子宮収縮輪 282 l
retraction score リトラクションスコア ⇨シルバーマン[-アンダーソン]スコア 306 r
retractive breathing 陥没呼吸 124 l
retrobulbar neuritis 球後視神経炎 141 l
retrocaval ureter 下大静脈後尿管 95 l
retroflexion 後屈 ⇨子宮後傾後屈症 259 l
retrograde amnesia 逆行[性]健忘 138 l
retrograde pyelography 逆行性腎盂造影[法] 138 l
retrograde urography 逆行性尿路造影[法] ⇨逆行性腎盂造影[法] 138 l
retrolental fibroplasia 水晶体後部線維増殖症 ⇨未熟児網膜症 603 l
retroperitoneal cavity 後腹膜腔 ⇨後腹膜腫瘍 214 l
retroperitoneal organ 後腹膜臓器 ⇨後腹膜腫瘍 214 l
retroperitoneal tumor 後腹膜腫瘍 214 l
retroversioflexion of uterus 子宮後傾後屈症 259 l

retrovirus レトロウイルス 660 *l*
reverse grouping うら検査 48 *l*
reversible ischemic neurological deficit RIND, 可逆性虚血性神経脱落群 653 *l*
Reye syndrome ライ症候群 634 *l*
Reynolds Risk Score レイノルズ・リスクスコア 657 *r*
rhabdomyolysis 横紋筋融解症 69 *r*
rhabdomyosarcoma 横紋筋肉腫 69 *r*
rheology レオロジー 658 *r*
rheumatic arthritis リウマチ性関節炎 ⇨関節リウマチ 856
rheumatic endocarditis リウマチ性心内膜炎 642 *l*
rheumatic fever リウマチ熱 642 *l*
rheumatic nodule リウマチ小結節 ⇨アショッフ小体, リウマチ結節 10 *l*, 642 *l*
rheumatism リウマチ 642 *l*
rheumatoid arthritis 慢性関節リウマチ, リウマチ様関節炎 ⇨関節リウマチ 856
rheumatoid factor リウマトイド因子 642 *r*
rhinenchysis 鼻洗浄 530 *l*
rhinoscope 鼻鏡 527 *r*
rhonchus ラ音 635 *l*
Rh system of blood groups Rh式血液型 2 *r*
rib 肋骨 669 *l*
riboflavin リボフラビン ⇨ビタミン 1370 *r*
ribonucleic acid RNA, リボ核酸 2 *r*
ribose リボース 647 *l*
ribosomal RNA リボソーム RNA 647 *l*
ribosome リボソーム 647 *l*
ribozyme リボザイム 647 *l*
rickets くる(佝僂)病 164 *r*
Rickettsia リケッチア 643 *r*
ridigitas pupillae reflectoria 反射性瞳孔強直 ⇨アーガイルロバートソン瞳孔（徴候） 2 *l*
Riehl melanosis リール黒皮症 641 *l*
rifampicin リファンピシン 646 *l*
right bundle branch block 右脚ブロック 47 *l*
right cardiac catheterization 右心カテーテル法 ⇨心(臓)カテーテル法 323 *r*
right heart bypass 右心バイパス法 47 *r*
right heart failure 右心不全 47 *r*
right of life 生存権 351 *r*
right ventricular assist device 右心補助循環装置 ⇨右心バイパス法 47 *r*
right ventricular hypertrophy 右室肥大 47 *r*
rigors さむけ ⇨悪寒 71 *l*
ring cushion 円坐 65 *l*
Ringer solution リンゲル液 651 *l*
Rinne test リンネ検査 ⇨聴覚検査 1258 *l*
risk assessment リスクアセスメント 643 *r*
risk factor 危険因子, リスク要因, リスクファクター 644 *l*
risk for acute confusion 急性混乱リスク状態 142 *r*
risk for imbalanced body temperature 体温平衡異常リスク状態 386 *l*
risk for impaired parent/infant/child attachment 親/子/乳児間愛着障害リスク状態 75 *l*
risk for latex allergy response ラテックスアレルギー反応リスク状態 636 *r*
risk for other-directed violence 対他者暴力リスク状態 393 *l*
risk for perioperative positioning injury 周手術期体位性身体損傷リスク状態 282 *l*
risk for self-directed violence 対自己暴力リスク状態 388 *r*
risk for urge urinary incontinence 切迫性尿失禁リスク状態 361 *l*
risk management リスクマネジメント 1487
risk manager リスクマネジャー ⇨リスクマネジメント 1487
risk-prone health behavior リスク傾斜健康行動 644 *l*
risus sardonicus 痙笑 170 *l*
rituximab リツキシマブ 645 *l*
Rivalta reaction リヴァルタ反応 641 *r*
Riva Rocci sphygmomanometer リヴァ・ロッチ血圧計 641 *r*
RNA-type virus RNA[型]ウイルス 2 *r*
RO antibody RO(LA)抗体 ⇨SS-A(B)抗体 54 *r*
Robinson-Power-Kepler test ロビンソン-パワー-ケプラー試験 669 *r*
roentgen ray X線, レントゲン[線] 56 *r*
Roger disease ロジェ病 ⇨心室中隔欠損[症] 319 *l*
Röhrer index ローレル指数 667 *r*
role conflict 役割葛藤 623 *l*
role performance 役割遂行 623 *l*
role-playing 役割演技, ロールプレイング 667 *r*
roller bandage 巻軸帯 114 *l*
roller bandage 巻軸包帯 ⇨包帯法 1423 *r*

roll gauze ロールガーゼ 667 *r*
Romberg sign ロンベルグ徴候, 運動失調性動揺徴候 669 *r*
R on T phenomenon RonT 現象 2 *r*
room air ルームエア 655 *r*
rooming-in system ルーミングイン・システム, 母児同室制 587 *l*
rooming-out system 母児異室制 586 *r*
root cause analysis RCA, 根本原因分析 232 *r*
root sheath 毛根鞘 616 *l*
Rorschach test ロールシャッハ・テスト 667 *r*
rosacea 酒皶, あかはな 285 *l*
rosary 念珠 488 *l*
Rosenbach reaction ローゼンバッハ反応 667 *l*
Rosenstein sign ローゼンシュタイン徴候 667 *l*
roseola ばら疹 515 *r*
roseola infantum(infantilis) 小児ばら疹 ⇨突発性発疹 452 *l*
rosette ロゼット 669 *l*
rosin レジン, ロジン 668 *r*
Rossolimo reflex ロッソリーモ反射 669 *l*
rosuvastatin calcium ロスバスタチンカルシウム 668 *r*
rotation 回旋 81 *l*
rotavirus enteritis ロタウイルス性腸炎 669 *l*
Rotor syndrome ローター症候群 667 *l*
round ligament 子宮円靱帯 ⇨子宮円索 258 *l*
round ligament of uterus 子宮円索 258 *l*
route of infection 伝播様式, 感染経路 119 *l*
Roux-en-Y anastomosis ルーY法 656 *l*
rubbing method 擦式法, ラビング法 637 *l*
rubella 風疹, 三日はしか 545 *r*
rubella virus 風疹ウイルス 545 *r*
Rubin test ルビンテスト ⇨卵管疎通検査法 1485 *l*
rule of nines 9の法則 ⇨熱傷 956 *r*
rule of ninety degrees 90度ルール 141 *l*
rumination 反芻症 520 *l*
Rumpel-Leede test ルンペル-レーデ試験 656 *l*
runner's knee ランナー膝 639 *r*
ruptured suture 縫合不全 581 *r*
rupture of Achilles tendon アキレス腱断裂 7 *r*
rupture of membranes 破水 510 *l*

S

Russell traction ラッセル牽引 636*l*

Sabouraud glucose agar サブロー培地 243*l*
saccharose サッカロース，蔗糖 337*l*
sacrum 仙骨 366*l*
saddle block サドルブロック ⇨サドル麻酔［法］ 242*r*
saddle block anesthesia サドル麻酔［法］ 242*r*
sadism サディズム 242*r*
safety 安全，災害医療 685, 1028*l*
sagittal plane 矢状面 267*r*
sagittal suture 矢状縫合 267*r*
Sakurai speculum 桜井式腟鏡 241*l*
salicylic acid サリチル酸 243*r*
saline cathartic 塩類下剤 67*r*
saline solution 生理食塩液 354*r*
saliva 唾液 399*r*
salivary amylase 唾液アミラーゼ 399*r*
salivary calculus 唾石症 401*l*
salivary gland 唾液腺 399*r*
salivary gland hormone 唾液腺ホルモン 400*l*
Salmonella サルモネラ 244*l*
Salmonella typhi チフス菌 415*r*
salmonellosis サルモネラ症 244*r*
salt deficit dehydration ナトリウム欠乏型脱水 463*l*
salt restriction 食塩制限 ⇨ナトリウム制限 463*l*
same-day surgery 日帰り手術 526*r*
sample 標本 539*l*
sampling 標本抽出 539*l*
sampling research 標本抽出調査，サンプリング調査 248*l*
sampling survey 標本抽出調査，サンプリング調査 248*l*
sandbag 砂嚢 242*r*
sand paper method サンドペーパー法 ⇨皮膚剥削術 535*l*
sandplay therapy 箱庭療法 509*r*
sandwich-shaped necrosis サンドイッチ状壊死 247*l*
sanitary design サニタリーデザイン 242*r*
sanitary education 衛生教育 50*r*
saponification けん化 189*r*
saponin サポニン 243*r*
sarcoid nodular サルコイド結節 244*l*
sarcoidosis サルコイド症，サルコイドーシス 244*l*

sarcoma 肉腫 466*r*
sarcoma fibroplasticum 線維形成肉腫 ⇨線維肉腫 364*r*
sarcoma of kidney 腎肉腫 327*r*
sardonic smile 痙笑 170*l*
sarin サリン 244*l*
saturated fatty acid 飽和脂肪酸 583*r*
saturation of arterial blood oxygen 動脈血酸素飽和度 447*l*
satyriasis サチリアージス ⇨色情症（狂） 257*l*
savant syndrome サヴァン症候群 240*l*
scab 痂皮 99*l*
scabies 疥癬 81*l*
scale 鱗屑 652*r*
scalenus-anticus syndrome ［前］斜角筋症候群 366*r*
Scammon growth curve スキャモンの臓器別発育曲線 336*l*
scanning speech 断綴性言語 407*l*
scapula 肩甲骨 190*r*
scar 瘢痕 519*l*
scar contracture 瘢痕拘縮 519*r*
scarlatina 猩紅熱 292*l*
scarlet fever 猩紅熱 292*l*
scatter diagram 散布図 248*l*
Schaukasten シャウカステン 277*r*
Scheie classification シャイエ分類 277*l*
schema シェーマ，スキーマ 254*l*, 336*l*
Schick reaction シック反応，シック試験 271*r*
Schick test シック試験 271*r*
Schiene シーネ ⇨副子 549*l*
schild plot シルドプロット 306*r*
schistosomiasis japonica 日本住血吸虫症 470*l*
schizoid 分裂気質 564*r*
schizophrenia 精神分裂病 ⇨統合失調症 1277
schizothymia 分裂気質 564*r*
Schlemm canal シュレム管 288*r*
Schmerzlinderung während der Geburt 和痛分娩 ⇨無痛分娩 608*l*
Schmorl node シュモール結節 288*r*
Schnitzler metastasis シュニッツラー転移 287*r*
school age 学童期 89*l*
school avoidance 登校拒否 ⇨不登校 555*l*
school health 学校保健 799
school lunch 学校給食 96*l*
school non-attendance 不登校 555*l*
school period 学童期 89*l*
school phobia 登校拒否 ⇨不登校 555*l*

school refusal 登校拒否，不登校 555*l*
Schultsz-Charlton blanching phenomenon 猩紅熱血性消退現象 ⇨シュルツ-シャールトン消退現象 288*r*
schwannoma 神経鞘腫 312*l*
Schwartz-Bartter syndrome シュワルツ-バーター症候群 ⇨抗利尿ホルモン分泌異常症候群 216*l*
sciatica 坐骨神経痛 241*r*
sciatic nerve 坐骨神経 241*r*
sciatic neuralgia 坐骨神経痛 241*r*
scintigram シンチグラム 326*r*
scintiscanning シンチスキャニング ⇨シンチグラム 326*r*
scirrhous cancer 硬性がん 207*l*
scirrhous carcinoma 硬性がん 207*l*
scirrhous gastric carcinoma スキルス胃がん 336*l*
scleritis 強膜炎 150*l*
scleroderma 強皮症，硬皮症 149*r*
scoliosis 側彎症，脊柱側彎［症］ 357*l*
scopolamine スコポラミン 337*l*
scopolamine butylbromide 臭化ブチルスコポラミン 337*l*
scopolamine methylbromidum 臭化水素酸スコポラミン ⇨スコポラミン 337*l*
scotoma 暗点 21*r*
scratch test 搔皮テスト，搔爬試験，スクラッチテスト 336*r*, 378*l*
screening スクリーニング 337*l*
screwing method 螺子固定法 636*l*
scrotum 陰嚢 ⇨泌尿器・［男性］生殖器系 1376*l*
scrub スクラブ 336*r*
scrubbing methods スクラビング法 336*r*
scrub typhus ツツガムシ病 426*l*
scurvy 壊血病 79*l*
sebaceous crypt 皮脂腺 ⇨脂腺 269*r*
sebaceous gland 脂腺 269*r*
seborrheic dermatitis 脂漏性皮膚炎 ⇨脂漏性湿疹 306*r*
seborrheic eczema 脂漏性湿疹 306*r*
secondary anemia 続発性貧血 380*r*
secondary biliary cirrhosis 続発性胆汁性肝硬変［症］ 379*r*
secondary eruption 続発疹 379*r*
secondary hemorrhage 後出血，二次出血 205*r*
secondary hyperparathyroidism 二次性上皮小体（副甲状腺）機能亢進症 467*r*
secondary hypertension 二次性高血圧 ⇨高血圧症 969*r*
secondary hypothyroidism 下垂体性

甲状腺機能低下〔症〕 ⇨下垂体機能低下症, **甲状腺疾患** 91 *r*, 978 *l*
secondary immune deficiency syndrome 続発性免疫不全症候群 380 *l*
secondary infection 続発感染，二次感染 467 *r*
secondary leukemia 二次性白血病 467 *r*
secondary myocardial disease 二次性心筋疾患 467 *r*
secondary nephrotic syndrome 続発性（二次性）ネフローゼ症候群，二次性ネフローゼ症候群 ⇨**ネフローゼ症候群** 1331 *r*
secondary nurse セカンダリナース 355 *l*
secondary sex characters 第二次性徴 395 *l*
secondary survey 二次的評価 ⇨**JA-TEC, ATLS〈外傷の初期治療法〉** 1058 *r*
secondary tuberculosis 二次結核 ⇨**結核〔症〕** 947 *r*
secondary vaccine failure 二次ワクチン不全 468 *r*
2 nd generation cephem antibiotics 第二世代セフェム系抗菌薬 395 *r*
second look operation セカンドルック手術 355 *l*
second opinion セカンドオピニオン 355 *l*
secretin セクレチン 359 *l*
secretin test セクレチン試験 ⇨パンクレオザイミン-セクレチンテスト 518 *l*
secretory otitis media 滲出性中耳炎 319 *r*
secular trend 傾向変動，永年変動，趨勢変動 336 *l*
sedation セデーション，鎮静 361 *r*
sedative hypnotics 鎮静催眠薬 ⇨**催眠薬** 239 *l*
sedatives 鎮静薬 ⇨**催眠薬** 239 *l*
sedentary lifestyle 坐位中心ライフスタイル 237 *l*
seesaw respiration シーソー呼吸 252 *l*
Seldinger method セルディンガー法 362 *r*
selectin セレクチン 363 *r*
selective celiac angiography SCA, 選択的腹腔動脈造影法 368 *r*
seleroderma diffusum 汎発性強皮症 520 *r*
self-actualization 自己実現 263 *r*
self assistive device 自助具 267 *l*
self care セルフケア 362 *r*, 363 *l*
self-care deficit セルフケア不足

363 *l*
selfcare theory セルフケア理論 363 *l*
self catheterization 自己導尿法 264 *l*
self-concept 自己概念 263 *l*
self-conception **自己概念** 1073
self–determination 自己決定権（患者の） 263 *r*
self-efficacy 自己効力感，セルフエフィカシー 362 *r*
self-esteem 自己尊重 264 *l*
self help group 自助グループ 267 *l*
self-medication セルフメディケーション 363 *l*
self mutilation 自傷〔行為〕 266 *r*
self-mutilation 自己傷害 264 *l*
self–purification of oral cavity 口腔自浄作用 201 *l*
self-recording audiometry 自記オージオメトリ 257 *l*
sellar tumor トルコ鞍部腫瘍 ⇨**下垂体腫瘍** 92 *l*
sella turcica トルコ鞍 456 *r*
Sellick method セリック法 362 *r*
semen 精液 342 *l*
semen analysis 精液検査 ⇨**精液** 342 *l*
semicircular canals 三半規管 248 *l*
semi-clean area 準清潔区域 289 *r*
semi–Fowler position セミファウラー位 ⇨**体位** 1237 *l*
semilunar valve 半月弁 519 *l*
seminal vesicle 精囊 353 *l*, ⇨**泌尿器・〔男性〕生殖器系** 1375 *l*
seminoma セミノーマ 362 *l*
Sendai virus センダイウイルス ⇨**HVJ ウイルス** 58 *l*
senescence 老年期 666 *r*
Sengstaken–Blakemore tube S–B チューブ，ゼングスターケン–ブレークモアチューブ 365 *l*
senile dementia 老年〔期〕認知症 666 *r*
senile dementia of Alzheimer type アルツハイマー型老年認知症 ⇨**老年〔期〕認知症** 666 *r*
senile depression 老年期うつ（鬱）病 666 *r*
senile hypertension 老年者高血圧 667 *l*
senile macular degeneration 老人性黄斑変性 ⇨**加齢黄斑変性** 103 *l*
senile pigment freckle 老人（年）性色素斑 664 *l*
senile plaque 老人斑 665 *l*
senile pruritus 老人性瘙痒症 664 *r*
senile purpura 老人性紫斑 664 *l*
senile vaginitis 老人性腟炎 664 *l*
senility 老衰 665 *r*
senility phenomenon 加齢現象 103 *l*

senior care manager 主任ケアマネジャー 287 *l*
senior tremor 老人性振戦 664 *l*
senium 老年期 666 *r*
sensation of taste 味覚 603 *r*
sense of equilibrium 平衡〔感〕覚 566 *r*
sensing failure センシング不全 367 *l*
sensitivity 感度 121 *r*
sensitivity disc 感受性ディスク 115 *l*
sensitivity test 感受性検査 115 *l*
sensitization 感作 113 *l*
sensitized hemagglutination 感作血球凝集反応 113 *r*
sensori-neural hearing loss 感音性難聴 104 *r*
sensory aphasia 感覚性失語 ⇨**ウェルニッケ失語症** 46 *l*
sensory area 感覚領 105 *r*
sensory dissociation 知覚解離，感覚解離 ⇨**解離性〔知〕覚障害** 84 *r*
sensory disturbance **感覚（知）覚障害** 812
sensory examination 感覚（知）覚検査 105 *l*
sensory integration 感覚統合療法 105 *r*
sensory nerve 感覚神経 ⇨**感覚器系** 808
sensory perception 感覚知覚 105 *r*
sensory speech center 感覚性言語中枢 ⇨**ウェルニッケ中枢** 46 *l*
sensory system 知覚神経系 ⇨**感覚器系** 808
Sentinel events センチネルイベント 368 *l*
separation anxiety 分離不安 564 *l*
separation of medical practice and drug dispensation 医薬分業 37 *l*
separation of the suture line 縫合線離開 580 *r*
sepsis 敗血症 502 *l*
sepsis abortion 敗血症性流産 ⇨**感染流産** 120 *l*
septal deformity 鼻中隔弯形 ⇨**鼻中隔彎曲症** 531 *r*
septic abortion 感染流産 120 *l*
septic arthritis of the hip 化膿性股関節炎 98 *l*
septicemia 敗血症 502 *l*
sequela 後遺症 197 *r*
sequestrum 腐骨 553 *r*
serine セリン 362 *r*
seroconversion セロコンバージョン 363 *l*
serological reaction 血清反応 ⇨**抗原抗体反応** 202 *l*

serological test 血清学的検査 183 *l*
serological test for syphilis 梅毒血清反応 504 *r*
serologic reaction of virus ウイルス血清反応 44 *r*
serotherapy 血清療法 184 *r*
serotonin セロトニン 364 *l*
serous glands 漿液腺 290 *l*
serous membrane 漿膜 297 *r*
Serratia セラチア 362 *l*
serum 血清 183 *l*
serum albumin 血清アルブミン 183 *l*
serum aminotransferase determination 血清アミノトランスフェラーゼ測定 183 *l*
serum amylase 血清アミラーゼ 183 *l*
serum bilirubin 血清ビリルビン 184 *r*
serum colloid reaction 血清膠質反応 183 *r*
serum complement titer 血清補体価 184 *r*
serum copper 血清銅 184 *l*
serum enzyme 血清酵素 183 *r*
serum globulin 血清グロブリン 183 *r*
serum hepatitis 血清肝炎 ⇨輸血後肝炎 627 *r*
serum iron 血清鉄 184 *l*
serum lactate dehydrogenase 血清乳酸脱水素酵素 184 *l*
serum protein concentration 血清蛋白濃度 184 *l*
serum protein fraction 血清蛋白分画 184 *l*
serum sickness 血清病 184 *l*
serum total lipid 血清総脂質 183 *r*
serum total protein determination 血清総蛋白量測定 183 *r*
serum urea nitorogen SUN, 血清尿素窒素 184 *l*
setting sun phenomenon 落陽（日）現象, 日没現象 635 *l*
seventh cranial nerve 第Ⅶ脳神経 ⇨顔面神経 125 *l*
severe acute respiratory syndrome SARS, 重症急性呼吸器症候群 282 *l*
severe combined immunodeficiency 重症複合免疫不全 282 *l*
severe invasive streptococcal infection 劇症型溶血性レンサ球菌感染症 176 *l*
sex 性 342 *l*
sex chromatin test 性染色質検査法 350 *l*
sex chromosome 性染色体 351 *l*
sex determination (assignment) 性決定 345 *l*
sex education 性教育 345 *l*
sex hormone 性ホルモン 354 *l*
sex-linked inheritance 伴性遺伝 520 *l*
sexology 性科学 342 *r*
sex reassignment surgery 性別確認手術, 性別再判定手術, 性転換手術 352 *r*
sexual characters 性徴 352 *l*
sexual cycle 性周期 346 *l*
sexual enhancement drug[s] 性機能改善薬 344 *l*
sexual function 性的機能 352 *r*
sexual gland 性腺 350 *r*
sexuality セクシュアリティ 1220
sexuality patterns セクシュアリティパターン 359 *l*
sexually transmitted disease STD, 性行為感染症, 性感染症 55 *l*
sexually transmitted infection STI ⇨STD 55 *l*
sexual science 性科学 342 *r*
shaking chill 悪寒戦慄 ⇨悪寒 71 *l*
shaving 剃毛 432 *l*
Sheehan syndrome シーハン症候群 253 *l*
SHEL-model SHELモデル 254 *l*
Shigella 赤痢菌 358 *r*
shivering シバリング 275 *l*
shock ショック 1150
shock kidney ショック腎 304 *l*
shock lung ショック肺 ⇨急性呼吸窮迫症候群 142 *l*
shock position ショック体位 304 *l*
shock therapy ショック療法 304 *r*
short circuit reaction 短絡反応 409 *l*
short cut reaction 近道反応 ⇨短絡反応 409 *r*
short esophagus 食道短小症 302 *l*
shortrun 心室性期外収縮のショートラン 318 *r*
short stature 低身長症 ⇨小人症 228 *l*
short stay ショートステイ 299 *l*
short stay home for emotionally disturbed children 情緒障害児短期治療施設 294 *l*
shoulder joint 肩関節 95 *l*
shoulder stiffness 肩こり 95 *r*
shunt シャント 280 *r*
Shwartzman phenomenon シュワルツマン現象(反応) 288 *l*
Shwartzman reaction シュワルツマン現象(反応) 288 *r*
Shy-Drager syndrome シャイ・ドレーガー症候群 277 *l*
sialic acid シアル酸 ⇨ノイラミン酸 489 *l*

sialography 唾液腺造影法 399 *r*
sialolithiasis 唾石症 401 *l*
sickbed 病床 1385
sickle cell anemia 鎌状赤血球貧血 100 *l*
sick-role 病者役割 537 *r*
sickroom 病室 537 *r*
sick sinus syndrome 洞[機能]不全症候群 441 *l*
side effect 副作用 549 *l*
sievert シーベルト 253 *r*
sigmoid colon S状結腸 55 *l*
sigmoid colon cancer S状結腸がん 55 *l*
sign 徴候 420 *r*
significance level 有意水準 625 *l*
signs of labor 産徴 247 *r*
signs of maturity 成熟徴候 346 *r*
signs of placental separation 胎盤剥離徴候 397 *l*
sildenafil シルデナフィル 306 *l*
sildenafil citrate クエン酸シルデナフィル ⇨シルデナフィル 306 *l*
silence 沈黙 424 *l*
silent aspiration サイレント・アスピレーション, 不顕性誤嚥 553 *r*
silent disease 無症候性疾患 607 *r*
silent stone サイレント・ストーン 240 *l*
silicosis 珪肺症 172 *r*
silly smile 空笑 156 *r*
Silverman[-Anderson]score シルバーマン[-アンダーソン]スコア 306 *r*
silver nitrate 硝酸銀 293 *l*
simple acute ulcer of vulva 急性外陰潰瘍 141 *l*
simple diffuse goiter 単純性びまん性甲状腺腫 405 *r*
simple fracture 単純骨折 405 *r*
simple ileus 単純性イレウス ⇨腸閉塞[症]〈イレウス〉 1263 *l*
simple pulmonary eosinophilia 単純性肺好酸球症 ⇨レフレル症候群 661 *l*
simple renal cyst 単純性嚢胞腎 405 *r*
Sims position シムス位 ⇨体位 1239 *r*
simulated patient SP 55 *l*
singer nodule 歌手結節, 謡人結節 631 *l*
singer's node 歌手結節, 謡人結節 631 *l*
single mother family 母子家庭 586 *r*
single parent family 単親家庭 ⇨欠損家庭, 母子家庭 186 *l*, 586 *r*
single photon emission computed tomography SPECT, シングルフォ

トンエミッション CT　340 r
single use device　SUD　55 r
singultus　しゃっくり，吃逆　134 l
sino-atrial block　洞房ブロック，⇨ 不整脈　446 l, 1405 l
sino-atrial node　洞房結節　446 l
sinoatrial node　静脈洞結節　⇨ 洞房結節　446 l
sinus　静脈洞　298 r
sinus arrhythmia　洞性不整脈　442 r, ⇨ 不整脈　1404 l
sinus bradycardia　洞徐脈　442 r
sinusitis　副鼻腔炎　552 l
sinus rhythm　洞調律　443 r
sinus tachycardia　洞性頻拍　⇨ 不整脈　1403 r
sinus tachycardia　洞頻脈　445 r
sinus venosus sclerae　強膜静脈洞　⇨ シュレム管　288 l
Sipple syndrome　シップル症候群　⇨ 多発性内分泌腺腫　403 l
sitting position　坐位　⇨ 体位　1237 r
sixth disease　第六病　⇨ 突発性発疹　452 l
size　大きさ　⇨ 褥瘡(創)　1142 r
Sjögren syndrome　シェーグレン症候群　253 r
skeletal age　骨［格］年齢　223 r
skeletal muscles　骨格筋　223 l
skeletal system　骨格系　1016
skewness　歪度　670 l
skin　皮膚　533 r
skin abrasion technique　皮膚剝削術，皮膚剝離術　535 l
skin cancer　皮膚がん　534 r
skin graft　皮膚移植術　⇨ 植皮術　302 r
skin grafting　植皮術　302 r
skin integrity　皮膚統合性　535 l
skin lesion　皮疹　529 l
skin reaction　皮膚反応　535 l
skin temperature　皮膚温［度］　534 l
skin test　皮膚試験　⇨ 皮膚反応　535 l
skin to skin contact　母児(母子)接触　587 l
skull bone　頭蓋骨　440 l
skull fracture　頭蓋骨骨折　440 r
slap cheek　リンゴ病　⇨ 伝染性紅斑　438 l
sleep　睡眠　1194
sleep apnea syndrome　**睡眠時無呼吸症候群**　1198
sleep deprivation　睡眠剝奪　335 r
sleep disorders　睡眠障害　335 r
sleep disturbance　睡眠障害　335 r
sleep walking　睡眠時遊行症，夢中遊行　⇨ 夢遊症　608 r
sleepwalking　夢遊症　608 r

sliding hernia　滑脱ヘルニア　96 r
slit-lamp microscope　細隙灯顕微鏡　235 l
slow pulse　遅脈　415 r
slow wave　徐波　304 l
slow wave sleep　徐波睡眠　304 r
slurring speech　言語蹉跌　191 r
small for dates infant　SFD［児］　54 r
small for gestational age　SGA　⇨ SFD［児］　54 r
small intestinal cancer　小腸がん　294 r
small intestine　小腸　294 l
smallpox　痘瘡，天然痘　443 l
smooth muscle　平滑筋　565 l
snack　間食　116 r
snapping finger　弾発指，ばね指　514 r
snowball sampling　スノーボールサンプリング　339 r
snow blindness　雪眼炎　359 r
soap enema　石けん浣腸　⇨ 浣腸　121 l
social anxiety disorder　社会不安障害　⇨ 恐怖症，対人恐怖［症］　150 l, 392 l
social interaction　社会的相互作用　278 l
social isolation　社会的孤立　278 l
social medicine　社会医学　277 l
social needs　社会的欲求　278 l
social pediatrics　社会小児科学　278 l
social phobia　対人恐怖［症］　392 l
social psychiatry　社会精神医学　278 l
social security legislation　社会保障制度　278 r
social skill［s］training　SST，社会生活技能訓練　⇨ 生活技能訓練　343 l
social support　ソーシャル・サポート　378 r
social welfare institution　社会福祉施設　278 l
social worker　ソーシャルワーカー　379 l
sociogram　ソシオグラム　381 l
sociometry　ソシオメトリー，社会測定法　381 l
sodium　ナトリウム　463 l
sodium bicarbonate　炭酸水素ナトリウム，重炭酸ソーダ，重曹　405 l
sodium citrate　クエン酸ナトリウム　158 l
sodium ethylmercurithiosalicylate　エチル水銀チオサリチル酸ナトリウム　⇨ チメロサール　415 l
sodium pump　ナトリウムポンプ　463 l
sodium restriction　ナトリウム制限

463 l
sodoku　鼠毒　⇨ 鼠咬症　381 l
soft chancre　軟性下疳　464 l
soft contact lens　ソフトコンタクトレンズ　382 l
sol　ゾル　383 l
solar dermatitis　日光皮膚炎　469 l
sole print　足紋　380 l
soleus muscle　ヒラメ筋　539 r
somatic pain　体性痛　392 r
somatization　身体化　325 l
somatoform disorders　身体表現性障害　325 l
somatomedin　ソマトメジン　383 l
somatometry　**身体計測**　1172
somatostatin　ソマトスタチン　382 r
somatotropic hormone　ソマトトロピックホルモン　⇨ 成長ホルモン　352 l
somatotropin　ソマトトロピン　⇨ 成長ホルモン　352 l
somatotype　姿型，体型　387 r
somnambulism　夢游病，夢遊症　608 r
somnifacients poisoning　睡眠薬中毒　335 r
somnolence　傾眠　174 r
sophrologie　ソフロロジー　382 r
sorrow　悲哀　522 l
sound　消息子，ゾンデ，ブジー　554 l
spasmodic torticollis　痙性斜頸　170 r
spasmolytic agents　鎮痙薬　424 r
spasmolytics　鎮痙薬　424 r
spasm(us)　スパスム(攣縮)　⇨ 痙攣　927 r
spastic constipation　痙性便秘　170 l
spastic gait　痙性歩行　170 r
spastic paralysis　痙性麻痺　170 l
Spearman correlation coefficient　スピアマンの順位相関係数　340 l
special functioning hospital　特定機能病院　449 l
special needs education　特別支援学校　451 l
special nursing home for the elderly　特別養護老人ホーム　451 l
specific gravity of urine　尿比重　480 r
specificity　特異度　449 l
specified communicable diseases　指定伝染病　⇨ **感染症，感染症法**　863 r, 866 l
specified diseases　特定疾患　⇨ 難病　1305 l
speculum examination　膣鏡診　414 l
speech and language delay　言語発達遅滞　192 l
speech audiologist　ST　⇨ 言語聴覚士

191 *r*
speech center 言語中枢 191 *r*
speech disorder 言語障害 191 *r*
speech disturbance 言語障害 191 *r*
speech therapist ST，言語聴覚士，言語療法士 191 *l*
speech therapy 言語療法 192 *l*
speed track スピードトラック ⇨牽引療法 956 *r*
sperm 精子 345 *r*
spermatic cord 精索 345 *r*
spermatozoon 精子 345 *r*
spermaturia 精液尿 ⇨泌尿器・[男性]生殖器系 1378 *l*
sperm-cervical mucus compatibility test 精子(子宮)頸管粘液適合試験 346 *l*
sperm-cervical mucus penetration test 精子貫通試験 ⇨精子(子宮)頸管粘液適合試験 346 *l*
spermidine スペルミジン 341 *l*
spermine スペルミン 341 *l*
spherocyte 球状赤血球 141 *l*
sphincter ani muscle 肛門括約筋 ⇨外肛門括約筋，内肛門括約筋 79 *l*，459 *l*
sphincter electromyography 尿道外括約筋筋電図 479 *l*
sphincter muscle of urethra 尿道括約筋 ⇨膀胱括約筋 579 *r*
sphygmomanometer 血圧計 ⇨血圧測定[法] 176 *r*
sphygmomanometry 血圧測定[法] 932
spike fever スパイク熱 339 *r*
spike potential スパイク電位 ⇨活動電位 97 *l*
spina bifida 脊椎披裂，二分脊椎 358 *l*
spinal anesthesia 脊椎麻酔，脊髄クモ膜下麻酔 358 *l*
spinal ataxic gait 脊髄性失調性歩行 356 *l*
spinal bladder 脊髄膀胱 356 *r*
spinal canal stenosis 広汎脊柱管狭窄症，脊柱管狭窄症 213 *l*，357 *l*
spinal caries 脊椎カリエス 357 *r*
spinal cord 脊髄 355 *r*
spinal cord injury 脊髄損傷 356 *r*
spinal cord tumor 脊髄腫瘍 355 *r*
spinal curvature 脊柱彎曲 357 *r*
spinal fusion 脊椎固定術 357 *r*
spinal ganglion 脊髄神経節 356 *l*
spinal intermittent claudication 脊髄性間欠性跛行 356 *l*
spinal irritation 脊髄過敏症 357 *r*
spinal nerves 脊髄神経 356 *l*
spinal reflex 脊髄反射 356 *r*
spinal shock 脊髄[性]ショック

356 *l*
spine 脊椎 357 *r*
spinocerebellardegeneration 脊髄小脳変性症 356 *l*
spinothalamic cordotomy 脊髄視床路切断術 355 *r*
spinothalamic tract 脊髄視床路 355 *r*
spintheropia 眼華閃発 ⇨光視症 204 *r*
spiral bandage らせん(螺旋)帯 ⇨包帯法 1423 *l*
spiritual care スピリチュアルケア 340 *l*
spiritual distress 霊の苦悩 657 *l*
spiritual pain スピリチュアルペイン，霊の痛み 340 *l*
spiritual well-being 霊の安寧 657 *l*
Spirochaeta スピロヘータ 340 *l*
spirochete スピロヘータ 340 *l*
spirochete-staining スピロヘータ染色法 340 *l*
spirochetosis スピロヘータ感染症 340 *l*
spirogram 呼吸[運動]曲線，スパイログラム 339 *r*
spirometer 肺活量計，スパイロメーター 340 *l*
spirometry 肺活量測定法 500 *r*
spironolactone スピロノラクトン 340 *l*
spleen 脾[臓] 530 *l*
splenoma 脾腫 529 *l*
splenomegaly 脾腫 529 *l*
splicing スプライシング 340 *l*
splint 副子，副木，スプリント 549 *r*
split renal function test 分腎機能検査 ⇨ラパポート試験 637 *l*
spondylolisthesis 脊椎すべり症 358 *l*
spondylolysis 脊椎分離[症] 358 *l*
spondylosis 脊椎症 358 *l*
spontaneous cure 自然治癒[力] 270 *l*
spontaneous fracture 特発性骨折 ⇨病的骨折 538 *l*
spontaneous gangrene 特発性壊疽 ⇨閉塞性血栓血管炎 567 *r*
spontaneous pneumothorax 自然気胸 269 *r*
spontaneous ventilation 自発換気 275 *l*
spore 芽胞，胞子 99 *r*
sports drink スポーツ飲料 341 *l*
sports injury スポーツ外傷 341 *l*
spot radiography 照準撮影，狙撃撮影法，スポット撮影法 380 *r*
sprain 捻挫 488 *l*

spring conjunctivitis 春季カタル 289 *l*
sputum 喀痰，痰 ⇨咳嗽・喀痰 780 *r*
sputum culture 喀痰培養 88 *r*
squamous cell carcinoma 扁平上皮がん 577 *l*
squamous epithelium 扁平上皮 577 *r*
squatting 蹲踞 383 *l*
squeezing スクイージング 1203
SS-A(B) antibody SS-A(B)抗体 54 *r*
standard body weight 標準体重 538 *l*
standard deviation 標準偏差 538 *l*
standardized normal distribution 標準正規分布 538 *l*
standardized patient SP，模擬患者 55 *r*，618 *l*
standard of nursing practice 看護業務基準 110 *r*
standard population 基準人口 133 *l*
standard precaution スタンダードプリコーション 337 *r*，⇨感染管理 859 *l*
standard prices of medicines(drugs) 薬価基準 623 *r*
standard supply of food 基準給食 132 *r*
Staphylococcus ブドウ球菌 554 *r*
Staphylococcus aureus 黄色ブドウ球菌 68 *r*
staple ステープル 337 *r*
starch デンプン 439 *r*
Starling hypothesis スターリング仮説 337 *l*
stasis liver うっ血肝 47 *r*
static sense 平衡[感]覚 566 *r*
statins スタチン 337 *l*
status asthmaticus 喘息発作重積状態 368 *r*
status thymicolymphaticus 胸腺リンパ体質 149 *r*
steam sterilization under pressure 高圧蒸気滅菌 196 *l*
steam sterilizer 高圧蒸気滅菌装置 ⇨オートクレーブ 70 *r*
steapsin ステアプシン ⇨リパーゼ 646 *l*
steatorrhea 脂肪性下痢 276 *l*
stellate ganglion block 星状神経節ブロック 346 *r*
stem cell 幹細胞 113 *l*
stem cell transplantation 幹細胞移植 ⇨造血幹細胞移植 375 *l*
stenosis of auditory tube 耳管狭窄[症] 256 *l*
stenotic sound 狭窄音 ⇨喘鳴 372 *l*
stent ステント 338 *l*

stercorous vomiting 吐糞　453 l
stereognosis 立体認知　⇨立体[感]覚　645 l
stereognostic sense 立体[感]覚　645 l
stereoscopic vision 立体視[覚]　645 l
stereotactic irradiation 定位[的]放射線照射　427 l
stereotypy 常同症　295 l
sterilization 殺菌[法]，⇨滅菌[法]，不妊手術　1458 l，555 r
Sternberg giant cells ステルンベルグ巨細胞　337 l
sternum 胸骨　147 r
steroid ステロイド，⇨移植　337 r，704 l
steroid hormone ステロイドホルモン　338 l
steroid therapy ステロイド療法　338 l
steroid ulcer ステロイド潰瘍　337 r
stethoscope 聴診器　421 l
Sticker disease 伝染性紅斑　438 l
stillbirth 死産　265 l
stillborn infant 死産児　⇨胎児死亡　388 r
stimulant 覚醒剤　88 l
stoma care ストーマケア　1210
stomach 胃，⇨消化器系　23 l，1118 l
stomachics 健胃薬　189 l
stomach tube 胃ゾンデ　31 l
stoma rehabilitation ストーマリハビリテーション　⇨ストーマケア　1213 l
stoma site marking ストーマサイトマーキング　⇨ストーマケア　1212 l
stomatitis 口内炎　211 r
stone 結石　184 r
stool examination 糞便検査　563 r
stool extraction 摘便　433 l
strabismus 斜視　279 l
straight leg raising test 下肢進展挙上試験　⇨ラセーグ試験　636 l
strangulation hernia 嵌頓ヘルニア　122 r
strangulation ileus 絞扼性イレウス　⇨腸閉塞[症]〈イレウス〉　1263 l
strategy ストラテジー　338 l
strawberry mark イチゴ(苺)状血管腫　31 r
strawberry tongue イチゴ(苺)舌　31 r
strech receptor 伸展受容器　⇨圧受容器　11 l
Streptococcus レンサ球菌，ストレプトコッカス　661 r
Streptococcus pneumoniae 肺炎球菌　499 r
Streptococcus pyogenes 化膿レンサ球

菌　99 l
streptolysin ストレプトリジン　339 r
Streptomyces ストレプトマイセス　339 r
stress ストレス　339 l
stress coping ストレス・コーピング　339 l
stress headache ストレス性頭痛　⇨緊張型頭痛　155 l
stress life event ストレス・ライフ・イベント　339 r
stress management ストレスマネジメント　339 l
stress overload ストレス過剰負荷　339 l
stress theory ストレス学説　339 l
stress ulcer ストレス潰瘍　339 l
stress urinary incontinence 腹圧性尿失禁，⇨失禁　548 l，1082 r
stretching ストレッチング　339 l
stretch receptor 伸張(展)受容器　⇨圧受容器　11 r
striae artrophy 皮膚線条　534 r
striae gravibarum 妊娠線　482 r
striate body 線条体　366 r
striated muscle 横紋筋　69 r
stridor 喘鳴　372 l
stripping ストリッピング　338 l
stroke impairment assessment set SIAS, 脳卒中機能評価法　492 r
stroke volume 1回心拍出量　32 l
strophulus ストロフルス　339 r
structuralism 構造主義　208 r
strychnine ストリキニーネ　338 l
ST-segment ST 分節　⇨ST 波　55 l
ST segment ST 波, ST 間部　55 l
student apathy スチューデントアパシー　337 r
study plan 研究計画　190 l
stupor 昏迷　232 r
stuttering 吃音[症]　134 l
stylet スタイレット　337 l
subacute bacterial endocarditis 亜急性細菌性心内膜炎　⇨感染性心内膜炎　119 l
subacute combined degeneration of spinal cord 亜急性連合性脊髄変性症　7 l
subacute cutaneous lupus erythematosus 亜急性皮膚エリテマトーデス　7 l
subacute myelo-optico-neuropathy 亜急性脊髄視神経ニューロパチー, スモン　341 l
subacute sclerosing panencephalitis 亜急性硬化性全脳炎　7 l
subarachnoid block クモ膜下ブロック　159 r
subarachnoid hemorrhage クモ膜下出

血　919
subclavian artery 鎖骨下動脈　241 r
subclinical infection 不顕性感染　553 r
subcortical dementia 皮質下性認知症　⇨認知症(痴呆)　1322 r
subcutaneous emphysema 皮下気腫　527 l
subcutaneous injection 皮下注射　⇨注射法　1251 l
subdural anesthesia 硬膜下麻酔　215 r
subdural hematoma 硬膜下血腫　215 r
subinvolution of the uterus 子宮退縮不全[症]　⇨子宮復古不全[症]　261 l
subinvolution of uterus 子宮復古不全[症]　261 l
subinvolutio uteri 子宮復古不全[症]　261 l
subjective global assessment SGA, 主観的包括アセスメント　284 r
sublimation 昇華　290 l
sublingual gland 舌下腺　359 r
sublingual tablet 舌下錠　359 r
submucosal tumor 粘膜下腫瘍　488 r
submucosal tumor of the stomach 胃粘膜下腫瘍　35 r
suboccipital puncture 後頭下穿刺法　⇨大槽穿刺[術]　392 r
subpedunculated polyp 亜有茎性ポリープ　17 l
subphrenic abscess 横隔膜下膿瘍　68 l
subpleural bleb 胸膜下嚢胞　⇨肺嚢胞　505 r
substitute end-point 代用エンドポイント　398 l
substrate 基質　132 l
subtotal gastrectomy 胃亜全摘術　23 l
sucking difficulty 哺乳困難　591 l
sucking reflex 吸引(飲)反射, 吸啜反射　145 l
sucrose スクロース, 蔗糖　337 l
suction 吸引　891
sudden cardiac arrest 突然の心停止　451 r
sudden deafness 突発性難聴　452 l
sudden infant death syndrome SIDS, 乳幼児突然死症候群, 乳児突然死症候群　475 l, 473 l
sudden manhood death syndrome 青壮年急死症候群　351 r
sudoriferous gland 汗腺　118 r
suffocation 窒息　414 r
sugar in urine 尿糖　478 r
suggestion 暗示　⇨暗示療法　21 l

suggestion therapy 暗示療法 21 *l*
suggestive therapy 暗示療法 21 *l*
suicide 自殺 265 *l*
suicide attempt 自殺企図 265 *l*
suicide idea 希死念慮，自殺念慮 132 *r*
sulcated sound 有溝ゾンデ 625 *r*
sulfa drugs サルファ薬 ⇨スルファニルアミド 341 *r*
sulfanilamides スルファニルアミド 341 *r*
sulfatase スルファターゼ 341 *l*
sulfosalicylic acid スルホサリチル酸 341 *r*
sulfur containing amino acid 含硫アミノ酸 126 *l*
sulpyrine スルピリン 341 *l*
summer fever 夏季熱 86 *r*
summer-type hypersensitivity pneumonitis 夏型過敏性肺炎 463 *l*
sun bath 日光浴 469 *r*
sunburn 日光皮膚炎，日やけ 469 *l*
sun stroke 日射病 ⇨熱中症 1329 *r*
super-female-syndrome 超雌 ⇨XXX症候群 56 *r*
superfical perception 表在知覚 ⇨皮膚感覚 534 *l*
superficial perception 表面知覚 ⇨皮膚感覚 534 *l*
superficial punctate keratopathy 点状表層角膜炎 438 *l*
superficial vein 皮静脈 529 *l*
superimposed preeclampsia 加重型妊娠高血圧腎症 ⇨妊娠高血圧症候群 1318 *l*
superior mesenteric artery syndrome 上腸間膜動脈症候群 294 *r*
superior sagittal sinus 上矢状静脈洞 293 *l*
superior vena cava syndrome 上大静脈〔閉塞〕症候群 294 *l*
supernumerary fingers 指趾過剰症 ⇨多指(趾)症 401 *l*
superoxide スーパーオキシド 336 *l*
superoxide dismutase SOD，スーパーオキシドジスムターゼ 336 *l*
super-rotater スーパーローテーター 336 *l*
supination 回外 78 *l*
supplement サプリメント 243 *l*
support 支持 265 *r*
support center for longterm care for the elderly 在宅介護支援センター ⇨老人福祉施設 1497 *r*
supporter サポーター 243 *l*
supporting tissue 支持組織 265 *r*
supportive psychotherapy 支持的精神療法，支持療法 267 *r*
support need 要支援 ⇨介護保険

777 *r*
suppository 坐薬 243 *r*
suppressor T cell サプレッサーT細胞 243 *l*
suppuration 化膿 98 *l*
suppurative osteomyelitis 化膿性骨髄炎 98 *l*
supracervical hysterectomy 〔子宮〕頸上部切断術 259 *r*
supraglottic cancer 声門上がん ⇨喉頭がん 982 *l*
suprarenal gland 腎上体 ⇨副腎 550 *l*
supravaginal hysterectomy 〔子宮〕頸上部切断術 259 *r*
supraventricular extrasystole 上室性期外収縮 ⇨不整脈 1404 *l*
surfactant サーファクタント 233 *l*
surgical aseptic technique 外科の無菌〔法〕 176 *l*
surgical fixation 観血的固定 ⇨外固定〔法〕 79 *l*
surgical neck fractures of humerus 上腕骨外科頸骨折 299 *l*
surgical recovery 術後回復 286 *r*
surgical shaver サージカルシェーバー 233 *l*
surgical site infection 手術部位感染 285 *r*
surgical tape サージカルテープ 233 *l*
surrogate mother 代理母，サロゲートマザー 399 *l*
surveillance サーベイランス 233 *l*
suspension 懸濁液 193 *l*
suture 縫合 579 *l*
suture insufficiency 縫合不全 581 *r*
suture material 縫合材料 580 *l*
suture sinus 縫合糸膿瘍 580 *r*
sutures removed 抜糸 513 *l*
swab スワブ 341 *r*
swaddling bands おむつ 74 *r*
swallowed blood syndrome 偽(仮)性メレナ 133 *r*
swallowing 嚥下 64 *r*
Swan-Ganz catheter スワン-ガンツカテーテル 341 *r*
swan-neck deformity スワンネック変形 341 *r*
sweat gland 汗腺 118 *r*
sweating 発汗 511 *r*
swelling 腫脹 286 *l*
swiss cheese model スイスチーズ・モデル 332 *r*
swiss cheese pattern スイスチーズ様現象 332 *r*
sycosis 毛瘡 616 *r*
sycosis vulgaris 尋常性毛瘡 320 *r*
Sydenham chorea 小舞踏病 297 *l*

syllable stumbling 言語蹉跌 191 *r*
Sylvian fissure シルビウス裂，シルビウス溝 306 *r*
symbiotic infantile psychosis 共生幼児精神病，幼児共生精神病 148 *r*
symmetric gangrene 対称性壊疽 ⇨レイノー病 657 *r*
sympathetic nerves 交感神経 200 *l*
sympathicotonia 交感神経緊張症 200 *l*
sympatholytic agents 交感神経遮断薬 200 *l*
sympatholytic drugs 交感神経遮断薬 ⇨自律神経系に作用する薬物 1155 *l*
sympathomimetic drugs 交感神経〔様〕作用薬 200 *l*
symptomatic epilepsy 症候性てんかん，症状てんかん 292 *r*
symptomatic psychosis 症候性精神病，症状精神病 293 *r*
symptomatic therapy 対症療法 391 *l*
symptom management 症状マネジメント 293 *r*
symptoms of autonomic nervous system 自律神経症状 306 *l*
synapse シナプス 274 *r*
synchronized intermittent mandatory ventilation SIMV，呼吸同期性間欠的強制換気 220 *l*
syncope 失神 271 *r*
syndactyly 合指(趾)症 204 *r*
syndrome of inappropriate secretion of antidiuretic hormone ADH分泌異常症候群，抗利尿ホルモン分泌異常症候群 216 *l*
syndrome-X シンドロームX ⇨メタボリックシンドローム 1455 *r*
synergic movement 共同運動 149 *r*
synergism 協(共)力作用 150 *r*
synkinesis 共同運動 149 *r*
synovia 滑液 96 *l*
synovial bursa 滑液包 96 *l*
synovial fluid 滑液 96 *l*
synovitis 滑膜炎 97 *l*
synthase シンターゼ ⇨合成酵素 207 *r*
synthetase シンテターゼ，合成酵素 207 *r*
synthetic vascular prosthesis 人工血管 314 *r*
syphilis 梅毒 504 *r*
syphiloma 梅毒腫 ⇨ゴム腫 229 *l*
systematic review システマティック・レビュー 268 *r*
systemic circulation 大循環 391 *l*
systemic convulsio 全身型痙攣 ⇨痙攣 927 *l*
systemic findings 全身所見 367 *r*

systemic (general) circulation　体循環
　⇨大循環　391 *l*
systemic inflammatory response syndrome　SIRS, 全身性炎症反応症候群　367 *r*
systemic lupus erythematosus　SLE, 全身性エリテマトーデス，全身性紅斑性狼瘡　367 *r*
systemic vascular resistance　全身血管抵抗　367 *r*
systolic anterior movement　収縮期僧帽弁前方移動　282 *l*
systolic murmur　収縮期雑音　281 *l*

T

Tabacco Dependence Screener　たばこ依存症スクリーニング　402 *r*
tabes dorsalis　脊髄癆　356 *r*
tabetic arthropathy　脊髄癆性関節症　⇨シャルコー関節　280 *r*
tablet　錠[剤]　292 *r*
tachycardia　心拍急速，頻脈，頻拍　541 *r*
tachypnea　頻呼吸　541 *l*
tacrolimus　タクロリムス　⇨移植　703 *r*
tactile corpuscle　触覚小体　⇨マイスネル触覚小体　594 *l*
tactile hallucination　幻触　192 *l*
tactile sense　触覚　304 *l*
Taenia saginata　無鉤条虫　607 *l*
Taenia solium　有鉤条虫　625 *r*
Takada[-Ara] reaction　高田[-荒]反応　400 *l*
Takayasu arteritis　高安動脈炎　⇨大動脈炎症候群　394 *r*
talipes equinus　尖足　368 *l*
talipes valgus　外反足　82 *l*
talking aid　トーキングエイド　447 *l*
tamoxifen　タモキシフェン　404 *l*
tamoxifen citrate　クエン酸タモキシフェン　⇨タモキシフェン　404 *l*
tamponade　タンポン法　409 *r*
Tanaka–Binet intelligence test　田中–ビネー知能検査法　402 *l*
tannic acid　タンニン酸　407 *r*
tannin　タンニン　⇨タンニン酸　407 *r*
tapeworms　条虫類　294 *l*
tapping　タッピング　401 *l*
tardive dyskinesia　遅発性ジスキネジア　415 *r*
target-based drug　分子標的治療薬　563 *r*
tarry stool　黒色便, タール[様]便　384 *l*

tarsal glands　瞼板腺　⇨マイボーム腺　594 *l*
taste buds　味蕾　605 *l*
taurine　タウリン　399 *r*
taxane anti-cancer drug　タキサン系抗がん薬　400 *l*
Tay–Sachs disease　テイ–サックス病　430 *l*
T-bandage　T字帯　428 *r*
T cell　T細胞　428 *r*
t distribution　*t*分布　429 *l*
team nursing　チームナーシング　412 *r*
tear of ligaments of knee joint　膝関節部靱帯損傷　271 *l*
technique of endoscopic hemostasis　内視鏡的止血法　460 *l*
technostress　テクノストレス　433 *l*
teflon patch　テフロン・パッチ　435 *l*
tele–medicine　遠隔医療　64 *l*
telemetry　テレメトリー　436 *l*
telethermography　テレサーモグラフィー　436 *l*
temperament　気質　132 *l*
temperature coefficient　温度係数　76 *r*
temperature control　保温　584 *r*
temperature record　体温表　386 *r*
temporal lobe　側頭葉　379 *r*
temporal lobe epilepsy　側頭葉てんかん　⇨精神運動発作　347 *r*
temporary stoma　一時的ストーマ　31 *r*
tendon　腱　189 *l*
tendon reflex　腱反射　195 *l*
tendovaginitis　腱鞘炎　192 *r*
tenesmus　裏急後重, しぶり[腹]　275 *r*
teniae coli　結腸ヒモ　186 *l*
tennis elbow　テニス肘　434 *r*
tension headache　緊張性頭痛　⇨緊張型頭痛　155 *l*
tension–type headache　緊張型頭痛　155 *l*
tension-type headache　緊張型頭痛　⇨頭痛　1208 *l*
tentorium cerebelli　小脳テント　296 *r*
teratogenicity　催奇形性　234 *l*
teratoma　奇形腫　131 *l*
terminal artery　終動脈　283 *l*
terminal care　終末期医療　⇨ターミナルケア　1235 *l*
terminal ileitis　回腸末端炎　⇨クローン病　166 *r*
terminal infection　末期感染　597 *l*
test　検定　193 *r*
Tes-Tape　テステープ　433 *r*
testicle　精巣, 睾丸　⇨泌尿器・[男性]生殖器系　351 *l*, 1375 *l*

testicular insufficiency　精巣機能不全, 睾丸機能低下症　351 *l*
testicular sperm extraction　TESE, 精巣内精子採取術　⇨不妊症　1409 *r*
testicular tumor　精巣腫瘍, 睾丸腫瘍　351 *l*
testis　精巣, 睾丸　⇨泌尿器・[男性]生殖器系　351 *l*, 1375 *l*
testis dysgenesis　精巣形成不全　351 *l*
test of myelopoietic function　造血機能検査　375 *r*
test of protein malabsorption　蛋白消化吸収試験　408 *r*
test of visual field　視野検査　279 *r*
testosterone　テストステロン　433 *r*
tetanus　破傷風, テタヌス, ⇨痙攣　510 *l*, 927 *r*
tetanus neonatorum　新生児破傷風　322 *l*
tetanus toxoid　破傷風トキソイド　510 *l*
tetany　テタニー　434 *l*
tethered cord　係留脊髄　175 *l*
tetracycline antibiotics　テトラサイクリン系抗菌薬　434 *l*
tetrahydrofolic acid　テトラヒドロ葉酸　434 *r*
tetralogy of Fallot　ファロー四徴[症], ⇨先天性心疾患　542 *r*, 1228 *l*
tetraplegia　四肢麻痺　⇨運動麻痺　744 *r*
tetrodotoxin　テトロドトキシン　434 *l*
thalidomide embryopathy　サリドマイド胎芽病　243 *r*
thanatology　サナトロジー, 死生観(学)　269 *l*
thematic apperception test　TAT, 主題統覚テスト, 絵画統覚テスト　427 *r*
theophylline　テオフィリン　432 *r*
therapeutic alliance　治療同盟　423 *r*
therapeutic community　治療共同社会　423 *l*
therapeutic diet　治療食　423 *l*
therapeutic drainage　治療的ドレナージ　⇨ドレナージ　1294 *r*
therapeutic drug monitoring　薬物血中モニタリング, 治療薬物血中濃度モニタリング　423 *r*
therapeutic exercise　運動療法　49 *r*
therapeutic milk　治療乳　423 *r*
Therapeutic plan　治療項目　⇨看護過程　831 *l*
therapeutic regimen management　治療計画管理　423 *l*
therapeutic self　治療的自我　423 *l*

thermodilution method 熱希釈法 486 r
thermogenesis 熱産生 487 l
thermography サーモグラフィー 233 l
thermoreceptor 温度受容器 76 r
thermoregulation 体温調節機能 386 l
thermoregulatory center 体温調節中枢 386 l
thermotherapy 温熱療法 76 r
thiamine チアミン ⇨ビタミン 1370 l
thiazides サイアザイド系利尿薬，チアジド系利尿薬 411 l
thiazolidine チアゾリジン 411 l
Thiersch skin graft チールシュ植皮術 412 r
thimerosal チメロサール 415 r
thinking 思考 262 l
thin-layer chromatography 薄層クロマトグラフィ 508 l
thinner addiction シンナー嗜癖，シンナー中毒 327 l
thinner poisoning シンナー嗜癖，シンナー中毒 327 l
thin rice gruel 重湯 75 l
third and fourth pouch/arch syndrome 第3・4鰓弓症候群 ⇨ディジョージ症候群 430 r
third cranial nerve 第Ⅲ脳神経 ⇨動眼神経 441 l
third degree A-V block 第3度房室ブロック ⇨完全房室ブロック 120 l
third space サードスペース 233 l
third ventricle 第三脳室 388 l
thirst 口渇 199 r
Thomsen disease トムゼン病 453 l
thoracic aortic aneurysm 胸部大動脈瘤 150 l
thoracic duct 胸管 146 r
thoracic empyema 膿胸 489 l
thoracic injury 胸部外傷 150 r
thoracic outlet syndrome 胸郭出口症候群 146 r
thoracic respiration 胸式呼吸 147 r
thoracic vertebra 胸椎 149 r
thora[co]centesis 胸腔穿刺[法] 147 l
thoracoplasty 胸郭形成(成形)術 146 r
thoracoscopic surgery 胸腔鏡下手術 ⇨内視鏡下[外科]手術 1298 l
thoracotomy 開胸術 78 r
thorax 胸郭 146 r
Thorn test ソーン試験 379 l
thought broadcasting 考想伝播 ⇨作為思考 240 r

thought disorder 思考障害 263 l
thought hearing 考想化声，思考化声 208 r
thought processes 思考過程 262 r
threatened abortion 切迫流産 ⇨流産・早産 1495 r
threatened(imminent)abortion 切迫流産 ⇨流産・早産 1495 r
threatened premature delivery 切迫早産 ⇨流産・早産 1496 r
three major calorie 三大熱量素 ⇨三大栄養素 247 l
three major nutrients 三大栄養素 247 l
three-step analgesic ladder 三段階除痛ラダー ⇨がん性疼痛 85 l
threonine スレオニン，トレオニン 457 l
Threponema pallidum immobilization test 梅毒トレポネーマ不動化試験 ⇨ネルソン試験 487 r
threshold 限界値，閾値 26 l
thrombasthenia 血小板無力症 182 r
thrombectomy 血栓摘出術 185 r
thrombin トロンビン 457 l
thromboangiitis obliterans 閉塞性血栓血管炎 567 r
thrombocyte 栓球 ⇨血小板 182 l
thrombocythemia 血小板血症 ⇨血小板増加症 182 r
thrombocytopenia 血小板減少症 182 r
thrombocytosis 血小板増加症 182 r
thrombolysis 血栓溶解療法 185 r
thrombolysis in myocardial infarction grade TIMIグレード 432 l
thrombolytic agents 血栓溶解薬 185 r
thrombomodulin トロンボモジュリン 457 r
thrombophlebitis 血栓性静脈炎 185 r
thromboplastin トロンボプラスチン 457 r
thrombosis 血栓症 185 r
thromboxane トロンボキサン 457 r
thrombus 血栓 185 r
thrush 鵞口瘡 90 l
thump sucking 指しゃぶり 628 r
thymic hormone 胸腺ホルモン 149 l
thymine チミン 415 r
thymol turbidity test チモール混濁試験 415 l
thymoma 胸腺腫[瘍] 148 r
thymus 胸腺 148 r
thyroglobulin サイログロブリン，チログロブリン 240 l
thyroid cartilage 甲状軟骨 206 l
thyroid crisis 甲状腺クリーゼ 206 l

thyroid disease 甲状腺疾患 976
thyroid function test 甲状腺機能検査 206 l
thyroid gland 甲状腺 205 r
thyroid hormone 甲状腺ホルモン 206 l
thyroid iodine uptake 甲状腺ヨード摂取率 206 r
thyroid malignant tumor 甲状腺悪性腫瘍 205 r
thyroid stimulating hormone 甲状腺刺激ホルモン 206 l
thyroid stimulating hormone stimulation test TSH 分泌試験 427 r
thyroid test サイロイド・テスト 240 l
thyrotropin サイロトロピン，チロトロピン 206 l
tibia 脛骨 169 l
tics チック 414 l
tidal volume 1回換気量，1回呼吸量 32 l
Tieman catheter チーマン・カテーテル 412 r
tienopyridine チエノピリジン 413 l
tight(firm) tamponade 強圧タンポン法 ⇨ベロック・タンポン 574 l
time of scar 瘢痕期 519 r
tincture チンキ薬 424 l
tinea 白癬 508 l
tinea corporis 体部白癬 397 l
tinea pedis 汗疱状白癬 124 l
tinea versicolor 癜風 439 l
tinnitus 耳鳴，耳鳴り 276 r
tissue 組織 381 l
tissue culture 組織培養 381 r
tissue engineering ティッシュエンジニアリング 431 r
tissue fluid 組織液 381 l
tissue inhibitor of metalloproteinase メタロプロテアーゼ組織阻害物質 611 l
tissue integrity 組織統合性 381 r
tissue non-viable or deficient TIME 398 l
tissue perfusion 組織循環 381 r
tissue stem cells 組織幹細胞 381 l
tissue typing 組織タイピング ⇨組織適合[性]試験 381 r
titration 滴定，タイトレーション 395 l
TJ[chemo]therapy TJ療法 428 r
T lymphocyte Tリンパ球 ⇨T細胞 428 r
TNM classification TNM分類 428 r
Togaviridae トガウイルス[科] 448 l
togavirus トガウイルス[科] 448 r

transjugular

toileting self-care deficit 排泄セルフケア不足 503 r
toilet training トイレットトレーニング 440 l
token-economy program トークン・エコノミー法 448 l
Tokyo Metropolitan Institute of Gerontdogy index of competence 老研式活動能力指標 663 r
tolbutamide トルブタミド 456 r
tolerance 耐性 ⇨薬物耐性 622 r
tolerance test 負荷試験 547 r
tolerated dose 耐容(用)量 398 r
toluene addiction トルエン中毒 456 r
toluene intoxication トルエン中毒 456 r
toluene poisoning トルエン中毒 456 r
tomography 断層撮影[法], トモグラフィー 407 l
tongue depressor 舌圧子 359 l
tongue tie 舌小帯短縮症 360 r
tonic–clonic seizure 強直間代発作 149 l
tonic convulsion 持続性痙攣, 強直痙攣 149 l
tonic cramp 強直性痙攣 149 l
tonic spasm 強直性痙攣 149 l
tonic substance 昇圧物質 ⇨昇圧反応 289 l
tonometry 眼圧測定 104 l
tonsil 扁桃 576 r
tonsilla 扁桃 576 r
tonsilla palatina 口蓋扁桃 198 r
tonsillar hypertrophy 扁桃肥大[症] 576 r
tonsillitis 扁桃炎 576 r
toothache 歯痛 271 l
tooth extraction 抜歯 513 l
toothless forceps 無鉤鉗子 606 r
topical agent 皮膚外用薬 534 l
topical treatment 膏薬療法, 外用療法, 軟膏療法 464 l
TORCH syndrome TORCH症候群 448 l
torsion dystonia 捻転ジストニー, 捻転筋緊張異常症 488 r
torsion of pedicle 茎捻転 172 l
torsion of the bowel 腸軸捻転 ⇨腸[軸]捻転[症] 420 l
torsion of the umbilical cord 臍帯捻転 237 l
torsion spasm 捻転ジストニー 488 r
torticollis 斜頸 279 r
total acidity 総酸度 376 r
total anomalous pulmonary venous return 総肺静脈還流異常 378 l
total energy expenditure TEE, 必要

エネルギー量 531 r
total fertility rate 合計特殊出生率 201 r
total health promotion plan THP, トータル・ヘルス・プロモーション・プラン 448 l
total iron binding capacity 総鉄結合能 377 r
total joint prosthesis 関節置換術 118 r
total laryngectomy 喉頭全摘出術 210 r
total pain トータルペイン(全人的痛み) 448 l
total parenteral nutrition TPN, 高カロリー輸液, 完全静脈栄養 ⇨中心静脈栄養 417 l
total prostatectomy 前立腺全摘出術 373 r
total urinary incontinence 完全尿失禁 120 l
touch 触覚 304 l
touching タッチング 401 r
Tourette syndrome トゥレット症候群 447 r
tourniquet 止血帯, 駆血帯 262 l, 158 l
toxicant 毒薬 451 l
toxic epidermal necrolysis Lyell 中毒性表皮壊死症 418 l
toxicoderma 中毒疹 418 l
toxic psychosis 中毒性精神病 418 l
toxoid トキソイド, ⇨免疫, 予防接種 448 r, 1461 r, 1478 r
toxoplasmosis トキソプラズマ症 448 r
TP[chemo]therapy TP療法 429 l
trace element 微量元素 539 r
trachea 気管 128 l
tracheal cannula 気管カニューレ 128 r
tracheal cartilage 気管軟骨 130 r
tracheal diverticulum 気管憩室 128 r
tracheal foreign bodies 気管内異物 130 r
tracheal stenosis 気管狭窄[症] 128 r
tracheobronchomalacia 気管・気管支軟化症 128 r
tracheo-esophageal fistula 気管食道瘻 130 l
tracheoplasty 気管形成術 128 r
tracheostenosis 気管狭窄[症] 128 r
tracheo[s]tomy 気管切開[術] 130 l
tracheotomy tube 気管カニューレ 128 r
trachoma トラコーマ, ⇨眼伝染性疾患 454 l, 872 l
traction therapy 牽引療法 956

traction treatment 牽引療法 956
tractus corticospinalis 皮質脊髄路 ⇨錐体路[系] 334 l
trafermin トラフェルミン 454 l
trajectory of illness 病みの軌跡 624 l
tranquilizer トランキライザー 454 r
transactional analysis 交流分析 990
transaminase トランスアミナーゼ ⇨アミノトランスフェラーゼ 16 r
transamination アミノ基転移反応 16 l
transcatheter [hepatic] arterial embolization TAE, 肝動脈塞栓術 121 r
transcription 転写 437 r
transcultural psychiatry 比較文化精神医学 527 l
transcutaneous bilirubinometry 黄疸計 69 l
transcutaneous pacing 経胸壁ペーシング ⇨ALS〈二次救命処置〉 756 r
transfer ability 移乗能力 29 l
transfer and transportation 移動と移送 726
transferase 転移酵素, トランスフェラーゼ 436 l
transference/counter transference 転位(移)・逆転位(移) 436 l
transferrin トランスフェリン 455 l
transfer RNA 転移RNA 436 l
transfer technique トランスファーテクニック ⇨移動と移送 726
transforming growth factor-β トランスフォーミング増殖因子β 455 l
transfusion 輸血 1471
transfusion reaction 輸血反応 627 l
transgenic トランスジェニック 454 r
transient familial hyperbilirubinemia 一過性家族性高ビリルビン血症 32 l
transient fever of newborn 新生児一過性熱・飢餓熱 128 l
transient global amnesia 一過性全健忘 33 l
transient ischemic attack 一過性脳虚血発作, ⇨脳血管疾患 33 l, 1334 r
transitional cell carcinoma 移行上皮がん 27 l
transitional epithelium 移行上皮 27 l
transitional facility 中間施設 416 r
transitional milk 移行乳 27 l
transitory fever of newborn 飢餓熱 128 l
transjugular intrahepatic portosystem-

transnasal ic shunt TIPS, 経頸静脈的肝内門脈系短絡術 168 r
transnasal catheter 経鼻カテーテル法 172 r
transnasal endoscopy 経鼻内視鏡 174 l
transosseous venography 経骨髄性静脈造影 ⇨骨髄造影法 225 l
transplantation 臓器移植 ⇨移植 703 l
transplantation of pancreas 膵移植 331 l
transplant coordinator 移植コーディネーター 29 l
transposition of great artery 大血管転位[症] 387 r
transrectal ultrasonography 経直腸式超音波断層法 171 l
transsexualism トランスセクシャリズム 454 r
transtheoretical model of behavior change 行動変化ステージモデル 211 l
transthyretin トランスサイレチン ⇨レチノール結合蛋白 659 r
transudate 濾出液 668 r
transurethral resection of prostate 経尿道的前立腺切除[術] 172 l
transverse lesion of spinal cord 脊髄横断障害 355 r
transvestism 服装倒錯[症], 異性装 551 r
trapping トラッピング 454 l
trastuzumab トラスツズマブ 454 l
Traube stethoscope トラウベ聴診器, 桿状聴診器 454 l
trauma 外傷, 身体外傷, トラウマ 80 r, 325 l, 326 r
traumatic cervical syndrome 外傷性頸部症候群 80 r
traumatic diaphragmaticic hernia 外傷性横隔膜ヘルニア 80 r
traumatic mental disorder 外傷性精神障害 80 r
traumatic pigmentation 外傷性色素沈着症 80 r
traveler's thrombosis 旅行者血栓症 650 l
treadmill トレッドミル 457 l
Treitz ligament トライツ靱帯 453 l
tremor 振戦 322 l
Trendelenburg position トレンデレンブルグ体位 ⇨体位 1239 l
Trendelenburg sign トレンデレンブルグ徴候 417 l
Treponema トレポネーマ 457 l
Treponema pallidum hemagglutination test TPHA 試験, 梅毒トレポネーマ感作赤血球凝集反応 428 r

Treponema pallidum immobilization test TPI 試験, ネルソン試験 487 r
triage トリアージ 1292
triangulation トライアンギュレーション 453 r
Triboulet reaction トリブレー反応 456 r
tricarboxylic acid cycle TCA 回路, クエン酸回路, トリカルボン酸回路 157 r
triceps brachii muscle 上腕三頭筋 299 l
triceps skinfold thickness 上腕三頭筋皮下脂肪厚 299 l
trichiasis さかさまつげ, 睫毛乱生 298 r
trichlormethiazide トリクロルメチアジド 455 l
trichoepithelioma papulosum multiplex 多発性丘疹状毛包上皮腫 403 l
trichomonas vaginitis トリコモナス腟炎 ⇨腟トリコモナス症 414 r
trichophytia 白癬 508 l
trichophytia pompholyciformis 汗疱状白癬 124 l
Trichophyton 白癬菌 508 r
trichophytosis 白癬 508 l
Trichosporon トリコスポロン 455 r
trichotillomania トリコチロマニー 455 r
Trichuris trichiura 鞭虫 576 l
tricuspid atresia 三尖弁閉鎖 ⇨先天性心疾患 1228 r
tricuspid atresia 三尖弁閉鎖[症] 246 r
tricuspid insufficiency 三尖弁閉鎖不全症 ⇨心臓弁膜症 1169 r
tricuspid stenosis 三尖弁狭窄症 246 l
tricyclic anti–depressant agent 三環系抗うつ薬 ⇨抗うつ(鬱)薬 197 l
trifascicular bundle branch block 三束ブロック 246 l
trigeminal nerve 三叉神経 ⇨脳神経 1342 r
trigeminal neuralgia 三叉神経痛 245 r
trigger トリガ 455 l
trigger finger ばね指 514 r
trigger point block トリガポイントブロック 455 l
triglyceride トリグリセリド ⇨中性脂肪 417 r
trigone of bladder 膀胱三角[部] 580 r
trigonum vesicae 膀胱三角[部] 580 r

trihalomethane トリハロメタン 456 l
Trinkschwierigkeit 哺乳困難 591 l
triphosphopyridine nucleotide TPN ⇨NADP 58 r
triple marker トリプルマーカー 456 l
triple vaccine 3種混合ワクチン 246 l
triple–X female XXX 女性 ⇨XXX 症候群 56 r
triple X syndrome トリプル X 症候群 ⇨XXX 症候群 56 r
trismus 牙関緊急, 咬痙 201 r
trisomy トリソミー 455 r
13–trisomy syndrome 13–トリソミー症候群 455 r
18–trisomy syndrome 18–トリソミー症候群 455 r
21–trisomy syndrome 21–トリソミー症候群 ⇨ダウン症候群 399 r
tritanopia 第三色覚異常(青色盲) ⇨二色型色覚 468 l
trochlear nerve 滑車神経, ⇨脳神経 96 r, 1341 l
trochoid joint 車軸関節 279 l
tropocollagen トロポコラーゲン 457 l
troubles of menstruation 月経随伴症状 181 r
Trousseau sign トルソー徴候 456 l
true diverticulum 真性憩室 321 l
true fungus 真菌 310 l
true precocious puberty 真性思春期早発症, 真性性早熟症 322 l
true sexual precocity 真性思春期早発症, 真性性早熟症 322 l
Trypanosoma トリパノソーマ 456 l
trypsin トリプシン 456 l
trypsinogen トリプシノーゲン 456 l
tryptophan トリプトファン 456 l
tsutsugamushi disease ツツガムシ病 426 l
tuba auditiva 耳管 256 r
tubal catarrh 耳管カタル ⇨滲出性中耳炎 319 l
tubal catheterization 耳管通気法, 耳管カテーテル法 257 l
tubal inflation 耳管通気法 257 l
tubal ligation 卵管結紮術 638 l
tubal patency test 卵管疎通検査法 1485
tube feeding チューブ栄養法, 経管栄養法 168 r
tubercle bacillus 結核菌 178 r
tuberculin reaction ツベルクリン反応 426 r
tuberculin skin test ツベルクリン反応 426 r
tuberculoma 結核腫 179 l

tuberculosis 結核[症] 947
tuberculosis cutis 皮膚結核[症] 534 *l*
tuberculosis of bone and joint 骨・関節結核 223 *r*
tuberculosis of prostate 前立腺結核 373 *r*
tuberculosis of the mammary gland 乳腺結核 474 *l*
Tuberculosis Prevention Act 結核予防法 179 *l*
tuberculous arthritis 結核性関節炎 ⇨関節結核 118 *l*
tuberculous cervical lymphadenitis 結核性頸部リンパ節炎 179 *l*
tuberculous cystitis 結核性膀胱炎, 膀胱結核 580 *l*
tuberculous meningitis 結核性髄膜炎 179 *l*
tuberculous pneumonia 結核性肺炎 ⇨乾酪性肺炎 126 *l*
tuberculous prostitis 結核性前立腺炎 ⇨前立腺結核 373 *r*
tuberculous spondylitis 結核性脊椎炎 ⇨脊椎カリエス 357 *r*
tuberous cerebral sclerosis 結節性[脳]硬化症 185 *l*
tubular transport maximum 尿細管最大輸送量 477 *r*
tularemia 野兎病, ツラレミア 623 *r*
tumor 腫瘍, 腫瘤 1106, 288 *l*
tumor-associated endocrine syndrome 腫瘍随伴内分泌症候群 ⇨異所性ホルモン産生腫瘍 29 *r*
tumor marker 腫瘍マーカー 288 *l*
tumor necrosis factor-α TNF-α 428 *r*
tumor necrosis factor 腫瘍壊死因子 288 *l*
tumor of jaw 顎骨腫瘍 87 *r*
tumor of lip 口唇腫瘍 207 *l*
tumor of salivary gland 唾液腺腫瘍 399 *r*
tumor suppressor gene がん抑制遺伝子 125 *l*
tunica serosa 漿膜 297 *l*
tuning fork 音叉 76 *l*
turgor of the skin 皮膚ツルゴール 535 *l*
Turkish saddle トルコ鞍 456 *r*
Turner syndrome ターナー症候群 384 *l*
turning frame bed 回転ベッド 82 *l*
twilight state もうろう(朦朧)状態 618 *l*
twins 双胎[児], 双生児, ふたご 377 *l*
twitch 単収縮, 攣縮 661 *r*
two-dimensional echocardiogram 心断層エコー図 326 *l*
two-phase micturition 二段排尿 468 *r*
two-way analysis of variance 二元配置分散分析 466 *r*
tympanic cavity 鼓室 222 *l*
tympanic membrane 鼓膜 228 *r*
tympanometry ティンパノメトリ ⇨聴覚検査 1259 *l*
tympanoplasty 鼓室形成術 222 *l*
tympanotomy 鼓膜切開術 228 *r*
tympanum 鼓室 222 *l*
type Ⅰ allergic reaction Ⅰ型アレルギー[反応] 31 *l*
type Ⅳ allergic reaction 細胞免疫型アレルギー ⇨Ⅳ型アレルギー[反応] 633 *l*
type 1 diabetes mellitus 1型糖尿病 ⇨糖尿病 1282 *l*
type 2 diabetes millitus 2型糖尿病 ⇨糖尿病 1282 *l*
typhoid fever 腸チフス 422 *l*
typhus abdominalis 腸チフス 422 *l*
typhus fever 発疹熱 590 *r*
tyrosine チロシン 424 *l*
tyrosine hydroxylase チロシン水酸化酵素 424 *l*
tyrosine method チロシン法 424 *l*
tyrosinosis チロシン症, チロシノーシス 424 *l*

U

ubiquinone ユビキノン 628 *r*
ubiquitin ユビキチン 628 *r*
Uchida-Kraepelin psychological work test 内田-クレペリン精神作業検査 ⇨クレペリン連続加算テスト 166 *l*
ulcer 潰瘍 84 *l*
ulcerative colitis 潰瘍性大腸炎 786
ulcerative stomatitis 潰瘍性口内炎 84 *l*
ulcus vulvae 外陰潰瘍 77 *r*
ulcus vulvae acutum 急性外陰潰瘍 141 *r*
ulna 尺骨 280 *l*
ulnar nerve 尺骨神経 280 *l*
ulnar nerve paralysis 尺骨神経麻痺 280 *l*
ultrasonic cardiography UCG, ウルトラソニックカルジオグラフィー ⇨心エコー図 308 *l*
ultrasonic Doppler flowmeter 超音波ドップラー法 419 *l*
ultrasonic examination 超音波検査法 1256
ultrasonic nebulizer 超音波ネブライザー 419 *l*
ultrasonic therapy 超音波療法 419 *r*
ultrasonography 超音波検査法 1256
ultrasound tomography 超音波断層法 419 *l*
ultraviolet 紫外線 254 *l*
ultraviolet ophthalmia ゆきめ, 紫外線眼炎 359 *r*
ultraviolet therapy 紫外線療法 254 *r*
ultraviolet [UV] disinfection 紫外線殺菌法 254 *r*
umbilical colic 臍仙痛 236 *r*
umbilical cord and umbilicus 臍帯と臍 1034
umbilical hernia 臍ヘルニア 238 *r*
unbalanced diet 偏食 575 *l*
unbiased variance 不偏分散 555 *r*
unconjugated hyperbilirubinemia 間接[型]高ビリルビン血症, 非抱合型高ビリルビン血症 535 *r*
unconsciousness 無意識 606 *l*
undescended testis 停留精巣 432 *l*
undifferentiated carcinoma 未分化がん 604 *r*
undulant fever 波状熱 ⇨ブルセラ[症] 558 *r*
unification ユニフィケーション 628 *r*
unilateral neglect 片側無視 575 *r*
unipolar depression 単極うつ(鬱)病 ⇨うつ(鬱)病 740 *l*
unit care ユニットケア 628 *l*
universal design ユニバーサルデザイン 628 *l*
universal precaution ユニバーサルプリコーション 628 *l*
unnatural death 異状死 28 *r*
unsaturated fatty acid 不飽和脂肪酸 555 *r*
unstable angina pectoris 不安定狭心症 ⇨虚血性心疾患 912 *l*
unusual attitude 胎勢異常 392 *l*
upbringing medical action 育成医療 26 *r*
upward tentorial herniation 上行性テントヘルニア 292 *r*
urachal tumor 尿管管腫瘍 481 *l*
uracil ウラシル 48 *l*
uraciluria ウラシル尿症 48 *l*
uraturia 尿酸塩尿 477 *r*
urea 尿素 478 *l*
urea clearance 尿素クリアランス 478 *l*
urea nitrogen 尿素窒素 478 *l*
uremia 尿毒症 480 *l*
uremic toxin 尿毒症毒素 480 *r*
uresteral occlusion catheter 尿管閉塞用カテーテル 477 *l*

ureter 尿管, ⇨泌尿器・[男性]生殖器系 476 l, 1374 l
ureteral catheter 尿管カテーテル 476 l
ureteral stent 尿管ステント 476 r
ureteral stone 尿管結石 476 r
ureteral stricture 尿管狭窄 476 r
ureterocele 尿管瘤 477 l
ureterocystoscope 尿管膀胱鏡 477 l
ureteropelvic junction obstruction 腎盂尿管移行部狭窄[症] 308 l
ureterovaginal fistula 尿管腟瘻 476 r
urethra 尿道, ⇨泌尿器・[男性]生殖器系 478 r, 1374 r
urethral carcinoma 尿道がん 479 l
urethral catheterization 導尿 443 l
urethral diverticulum 尿道憩室 479 r
urethral fistula 尿道瘻 480 l
urethral indwelling catheter method 尿道留置カテーテル[法] 480 l
urethral polyp 尿道ポリープ 480 l
urethral pressure 尿道圧測定 478 r
urethral sound 尿道ブジー ⇨泌尿器科系検査法 1373 r
urethral stricture 尿道狭窄 479 l
urethral tumor 尿道腫瘍 479 r
urethritis 尿道炎 478 r
urethrography 尿道造影 479 r
urethroplasty 尿道形成術 479 r
urethroscope 尿道鏡 479 l
urge incontinence 切迫性尿失禁 ⇨失禁 1082 l
urge urinary incontinence 切迫性尿禁 361 l
uric acid 尿酸 477 r
uricosuric agent 尿酸排泄促進薬 477 r
urinal 尿器 477 l
urinalysis 尿検査 477 l
urinary antiseptics 尿路消毒薬 481 r
urinary bladder 膀胱, ⇨泌尿器・[男]性]生殖器系 579 l, 1374 l
urinary cast 尿円柱 476 l
urinary catheter 尿道カテーテル 479 l
urinary disinfectants 尿路消毒薬 481 r
urinary diversion 尿路変向(更)術 481 r
urinary elimination 排尿 505 l
urinary frequency 尿意頻数 ⇨頻尿 541 r
urinary 17- hydroxycorticosteroids 尿中17-OHCS ⇨17-ヒドロキシコルチコステロイド 532 r
urinary incontinence 尿失禁 ⇨失禁, 泌尿器・[男]性]生殖器系

1082 l, 1377 l
urinary organs 泌尿器 ⇨泌尿器・[男性]生殖器系 1374 l
urinary qualitative test 尿定性検査 478 r
urinary retention 尿閉, ⇨泌尿器・[男性]生殖器系 480 r, 481 l, 1376 r
urinary sediment 尿沈渣 478 r
urinary tract infection 尿路感染症 1311
urinary tract infections 腎尿路感染症 ⇨尿路感染症 481 l
urinary tract infection therapeutic drug 尿路感染治療薬 ⇨尿路消毒薬 481 l
urinary tract stones 尿路結石[症] 481 r
urinary tract tuberculosis 尿路結核 481 r
urine 尿 475 r
urine analysis 検尿法 193 r
urine collecting bag with measured volume 尿量測定バッグ 481 r
urine ovservation 尿の観察 480 r
urine pH test 尿ペーハー測定 481 l
urobilin ウロビリン 48 r
urobilinogen ウロビリノーゲン 48 r
urobilinogen test ウロビリノーゲン検査法 48 r
urodynamic study 尿水力学的検査 477 r
uroflowmetry 尿流測定 481 l
urogenital system 泌尿器・[男性]生殖器系 1374
urokinase ウロキナーゼ 48 r
urology test 泌尿器科系検査法 1373
uroscopy 検尿法 193 r
urostomy ウロストミー 48 r
ursode[s]oxycholic acid ウルソデ[ス]オキシコール酸 48 l
urticaria 蕁麻疹 330 l
urticaria perstans 固定蕁麻疹 227 r
urticaria pigmentosa 色素性蕁麻疹 257 r
uterine appendages [子宮]付属器 261 l
uterine atony 子宮弛緩症 ⇨弛緩[性]子宮]出血 256 r
uterine cancer 子宮がん 1064
uterine forceps 子宮[腟部]鉗子 259 r
uterine hypoplasia 子宮発育不全[症] 261 l
uterine inversion 子宮内反症 260 l
uterine massage 子宮マッサージ 261 r
uterine myoma 子宮筋腫 258 r
uterine perforation 子宮穿孔 259 l

uterine polyp 子宮内ポリープ 260 l
uterine prolapse 子宮脱 259 r
uterine rupture 子宮破裂 261 l
uterine sound 子宮消息子, 子宮ゾンデ 259 l
uterine support 子宮支持組織 259 l
uterine tenaculum ミューゾ双鉤鉗子 ⇨子宮[腟部]鉗子 259 r
uterine tube 卵管, 輸卵管, ラッパ管 638 l
uteroplacental apoplexy 子宮胎盤溢血 ⇨常位胎盤早期剝離 289 r
uterotonics 子宮収縮薬 259 l
uterus 子宮 257 r
uterus bicollis 双頸子宮 ⇨子宮奇形 258 l
uterus septus 中隔子宮 ⇨子宮奇形 258 l
uterus unicornis 単角子宮 ⇨子宮奇形 258 l
uvea ブドウ膜 555 l
uvula 口蓋垂 198 r

V

vaccination 予防接種, 種痘 1478, 287 r
vaccine ワクチン 670 l
vaccine containing live attenuated microorganisms 弱毒性ワクチン 279 l
vaccinia virus ワクシニアウイルス 670 l
vacuum extraction 吸引分娩 140 l
vaginal cesarean section 腟式帝王切開術 414 r
vaginal irrigation 腟洗浄 414 r
vaginal smear 腟スミ(メ)ア 414 r
vaginal smear preparation 腟内容物塗抹標本 腟スミア 414 r
vaginal trichomoniasis 腟トリコモナス症 414 r
vaginism 腟痙 414 l
vaginitis 腟炎 414 l
vaginoscopy 腟鏡診 414 l
vagus nerve 迷走神経, ⇨脳神経 610 l, 1343 r
valgus 外反 82 r
validation therapy バリデーション療法 516 l
valine バリン 516 r
Valsalva maneuver バルサルバ法 516 r
valve replacement 弁置換術 576 l
valvular disease 弁膜症 ⇨心臓弁膜症 1167 l
valvular heart disease 心臓弁膜症

1167
vancomycin resistant *Enterococcus* VRE，バンコマイシン耐性腸球菌 519 *l*
vanillyl mandelic acid test バニリルマンデル酸試験 514 *r*
variable 変数 575 *r*
variance 分散，バリアンス 562 *r*, 516 *l*
variant angina pectoris 異型狭心症 ⇨虚血性心疾患 912 *l*
varicella 水痘 334 *l*
varicocele 精索静脈瘤 345 *r*
varicose vein of lower extremity 下肢静脈瘤 91 *l*
variola 痘瘡 443 *l*
varix 静脈瘤 298 *l*
vascular access バスキュラーアクセス 510 *l*
vascular dementia 脳血管性認知症，血管性認知症，⇨認知症(痴呆) 489 *r*, 1321 *l*
vascular endothelial growth factor VEGF，血管内皮細胞増殖因子 180 *r*
vascular headache 血管性頭痛 180 *l*
vascular headache of migraine type 片頭痛型血管性頭痛 ⇨片頭痛 575 *l*
vascular murmur 血管雑音 179 *r*
vasculitis 血管炎 179 *l*
vasculitis allergica cutis 皮膚アレルギー性血管炎 533 *r*
vasectomy 精管切除[術] 344 *l*
vasoconstrictors 血管収縮薬 179 *r*
vasodilators 血管拡張薬 179 *r*
vasoligation 精管結紮術 343 *r*
vasomotor nerve 血管運動神経 179 *r*
vasopressin バソプレシン ⇨抗利尿ホルモン 216 *l*
vasopressin test バソプレシン試験 510 *r*
vasopressor drug 抗低血圧薬 ⇨昇圧薬 289 *r*
vasopressor drugs 昇圧薬 289 *r*
vasoseminal vesiculography 精管・精嚢造影 344 *l*
vasovagal syncope 血管迷走神経性失神 180 *r*
VAS test 振動刺激テスト ⇨VASテスト 510 *r*
Vater papilla ファーター乳頭 542 *l*
vector borne diseases 節足動物媒介感染症 361 *l*
vectorcardiogram ベクトル心電図 569 *r*
vegetative nervous system 植物神経系 ⇨自律神経[系] 305 *r*
vegetative state 植物状態 302 *r*

vein 静脈 297 *r*
vein access device 静脈アクセスデバイス 297 *r*
venereal disease 性病 353 *l*
venography 静脈造影[法] 298 *l*
venotomy 静脈切開[術] 298 *l*
venous hyperemia 静脈性充血 298 *l*
venous pressure 静脈圧 297 *r*
venous return 静脈還流 297 *r*
venous thrombosis 静脈血栓症 297 *r*
ventilation 換気 106 *l*
ventilator ベンチレーター 576 *r*
ventilator associated pneumonia VAP，人工呼吸[器]関連肺炎 314 *r*
ventilatory disturbance 換気障害 106 *l*
ventilatory threshold 換気性作業閾値 106 *l*
ventilatory volume 換気量，呼吸量 108 *l*
ventilatory weaning 人工換気離脱 314 *r*
ventimask ベンチマスク ⇨ベンチュリーマスク 576 *r*
ventral hernia 腹壁ヘルニア 552 *r*
ventral horn 前角 364 *r*
ventral root 前根 ⇨脊髄神経 356 *l*
ventricle [of heart] 心室 318 *r*
ventricular activation time 心室興奮時間 318 *r*
ventricular aneurysm 心室瘤 319 *l*
ventricular capture 心室捕捉 319 *l*
ventricular drainage 脳室ドレナージ 1340
ventricular drainage tube 脳室排液管 491 *r*
ventricular fibrillation 心室細動，⇨不整脈 318 *r*, 1404 *r*
ventricular flutter 心室粗動 319 *l*
ventricular premature beat 心室性期外収縮，心室性期外収縮のショートラン 318 *r*
ventricular puncture 脳室穿刺[法] 490 *r*
ventricular septal defect VSD，心室中隔欠損[症]，⇨先天性心疾患 319 *l*, 1227 *l*
ventricular tachycardia 心室頻拍 319 *l*
ventriculo-atrial shunt V-Aシャント，脳室心房シャント 490 *r*
ventriculography 脳室造影[法] 490 *r*
ventriculo-peritoneal shunt V-Pシャント，脳室腹腔シャント 491 *l*
venturi mask ベンチュリーマスク 576 *r*
verbigeration 反復語唱 521 *l*

vernal conjunctivitis 春季カタル 289 *l*
Vernet syndrome ヴェルネ症候群，頸静脈孔症候群 170 *l*
vernix caseosa 胎脂 388 *l*
verruca seniles 老人性疣贅 664 *r*
version 回転術 82 *l*
vertebrae 脊椎，脊椎骨，椎骨 357 *r*, 425 *r*
vertebrae cervicales 頸椎 171 *r*
vertebral artery 椎骨動脈 425 *r*
vertebral canal 脊柱管 357 *r*
vertebral column 脊柱 357 *l*
vertebral osteomyelitis 化膿性脊椎炎 98 *r*
vertical infection 垂直感染，産道感染 334 *l*, 247 *r*
vertigo めまい，眩暈 189 *l*
very low birth weight infant 極低出生体重児 151 *l*
vesical diverticulum 膀胱憩室 580 *l*
vesical tuberculosis 膀胱結核 580 *l*
vesicolysis 膀胱洗浄 580 *r*
vesicouterine ligament 前部子宮頸，膀胱子宮靱帯 580 *r*
vesicular ovarian follicle 成熟卵胞 346 *r*
vesicula seminalis 精嚢 353 *l*
vestibular function test 前庭機能検査，平衡機能検査 566 *r*
vestibular nerve 前庭神経 369 *l*
vestibular neuronitis 前庭神経炎 369 *r*
vestibule [of ear] 前庭 369 *l*
vestibulocochlear nerve 内耳神経，⇨脳神経 461 *l*, 1343 *l*
vial バイアル 551 *l*
vibration sense 振動[感]覚 327 *l*
vibratory sensation 振動[感]覚 327 *l*
vibro acoustic stimulation test 振動刺激テスト ⇨VASテスト 510 *r*
vicarious hypertrophy 代償性肥大 391 *r*
vicarious menstruation 代償[性]月経 391 *l*
video endoscope 電子スコープ 437 *r*
video fluorography 嚥下ビデオレントゲン撮影 64 *r*
view box シャウカステン 277 *r*
vihara ビハーラ 533 *r*
villi 絨毛 284 *l*
villus 絨毛 284 *l*
Vincent angina ワンサンアンギーナ 671 *l*
violence 暴力 583 *r*
violence in the family 家庭内暴力 ⇨ドメスティックバイオレンス 453 *l*

viomycin バイオマイシン 500 r
viral gastroenterocolitis ウイルス性胃腸炎 44 r
viral hemagglutination ウイルス赤血球凝集反応 45 l
viral hepatitis ウイルス性肝炎 44 r
viral hepatitis type A A 型肝炎 52 r
viral hepatitis type B B 型肝炎 523 r
viral hepatitis type C C 型肝炎 251 l
viral hepatitis type G G 型肝炎 251 r
viral meningitis ウイルス性髄膜炎 45 l
viral pneumonia ウイルス性肺炎 45 l
Virchow metastasis ウィルヒョウ転移 45 l
virtual endoscopy バーチャル内視鏡 498 l
virulence 毒力 ⇨**感染症** 863 l
virus ウイルス 44 l
visceral fat 内臓脂肪[症候群] ⇨メタボリックシンドローム 611 l
visceral leishmaniasis 内臓リーシュマニア症 ⇨カラアザール 100 r
visceral pain 内臓痛 461 l
viscosity 粘仕 488 l
viscous phlegm 粘稠痰 488 l
visible rays 可視光線 90 r
vision 視覚 255 l
visiting care station 訪問看護ステーション ⇨**訪問看護** 1427 l
visiting-home instruction for drug use 訪問服薬指導 583 l
visual agnosia 視覚失認 255 r
visual analogue scale VAS 510 l
visual cells 視細胞 264 r
visual conducting pathway 視覚[伝導]路 255 r
visual display terminal syndrome VDT 症候群 544 l
visual disturbance 視覚障害 1059
visual field 視野 277 l
visual hallucination 幻視 ⇨幻覚 189 r
visual impairment 視力障害 306 r
visual pathway 視覚[伝導]路 255 r
visual sense 視覚 255 l
vital capacity 肺活量 500 r
vital sign バイタルサイン, 生命徴候 503 r
vital staining 生体染色 351 r
vitamin ビタミン 1370
vitamin A ビタミン A ⇨ビタミン 1372 l
vitamin B₁ ビタミン B₁ ⇨ビタミン 1370 r
vitamin B₂ ビタミン B₂ ⇨ビタミン 1370 r
vitamin B₃ ビタミン B₃ ⇨ビタミン 1371 l
vitamin B₅ ビタミン B₅ ⇨パントテン酸 520 r
vitamin B₆ ビタミン B₆ ⇨ビタミン 1371 l
vitamin B₁₂ ビタミン B₁₂ ⇨ビタミン 1372 l
vitamin B₁₃ ビタミン B₁₃ ⇨オロチン酸 76 l
vitamin B complex ビタミン B 複合体 ⇨ビタミン 1370 r
vitamin C ビタミン C ⇨ビタミン 1372 l
vitamin C deficiency ビタミン C 欠乏症 ⇨壊血病 79 l
vitamin D ビタミン D ⇨ビタミン 1372 r
vitamin E ビタミン E ⇨ビタミン 1372 r
vitamin H ビタミン H ⇨ビタミン 1371 r
vitamin K ビタミン K ⇨ビタミン 1372 r
vitamin K associated hemorrhagic disease of newborn 乳児ビタミン K 欠乏性出血症 473 l
vitamin L ビタミン L 530 r
vitamin P ビタミン P 530 r
vitamin U ビタミン U 531 l
vitiligo vulgaris 尋常性白斑, しろなまず 320 l
vitreous hemorrhage 硝子体出血 293 r
vocal cord 声帯 351 l
vocal cord nodule 声帯結節 ⇨謡人結節 631 l
vocal fremitus 声音振盪 342 l
voiding cystography 排尿時膀胱造影 505 r
volatile organic compounds 揮発性有機化合物 137 l
Volhard's test フォルハルト試験 547 l
volition 意欲 37 l
volitional tremor 意図振戦 35 r
Volkmann contracture フォルクマン拘縮 547 l
Volkmann splint フォルクマン副子 547 l
volume of dead space gas 死腔換気量 ⇨呼吸死腔 219 r
volume rendering ボリュームレンダリング 592 r
voluntary activity ボランティア活動 592 r
voluntary admission 任意入院 482 l
voluntary movement 随意運動 331 r
voluntary muscle 随意筋 331 l
voluntary shortterm admission 休息入院 145 l
volvulus of intestine 腸[軸]捻転[症] 420 r
volvulus of stomach 胃軸捻転 27 r
volvulus of the intestine 腸軸転症 ⇨腸[軸]捻転[症] 420 r
vomiting 嘔吐 ⇨悪心・嘔吐 771 l
vomiting center 嘔吐中枢 69 l
vomiting of milk 吐乳 452 r
vomiting reflex 嘔吐反射 69 l
vomitive 吐剤 ⇨催吐薬 238 l
von Recklinghausen disease レックリングハウゼン病 659 r
VP[chemo]therapy VP 療法 544 r
vulnerable host 感受性宿主 115 l
vulvar dystrophy 外陰ジストロフィー 77 r
vulvitis 外陰炎 77 l
vulvovaginal mycosis 外陰腟真菌症 78 l

W

wake amine 覚醒剤, 覚醒アミン 88 l
Waldeyer tonsillar ring ワルダイエル咽頭輪(環) 670 r
walker 歩行補助具 586 l
walking 歩行 586 l
Wallenberg syndrome ワレンベルグ症候群, 後下小脳動脈血栓 671 l
wallet stomach 嚢状胃 491 r
wandering 徘徊 500 r
warfarin ワルファリン 670 r
war gas 毒ガス 449 l
warm shock ウォームショック 46 r
warm spot 温点 76 r
wart いぼ, 疣贅 626 l
washed human red blood cells 洗浄人赤血球浮遊液 ⇨**血液製剤** 944 r
Wassermann reaction ワッセルマン反応 670 r
water bag 胎胞 397 l
water balance 水[分]平衡 ⇨**水分出納** 1192 l
water-borne epidemic 水系流行 332 r
water loading test 水[負荷]試験 603 r
water seal absorption 水封式吸引法, ウォーターシール式吸引法 46 l
water-soluble contrast medium 水溶性造影剤 335 r
water-soluble ointment 水溶性軟膏 335 r
water-soluble vitamin 水溶性ビタミン ⇨ビタミン 1370 r

watery diarrhea, hypokalemia and achlorhydria syndrome　WDHA症候群　403*r*
weak child　虚弱児　151*l*
weaning　離乳，ウィーニング　645*r*, 44*l*
Weber–Christian disease　ウェーバークリスチャン病　45*r*
Weber test　ウェーバー検査〔法〕，⇨**聴覚検査**　45*r*, 1258*l*
Wechsler intelligence scale　ウェクスラー知能検査　45*r*
Wegener granulomatosis　ウェゲナー肉芽腫症　45*r*
weight loss　やせ〈るいそう〉　1468
Weil disease　黄疸出血性レプトスピラ症，ワイル病　69*l*
Weil–Felix reaction　ワイル–フェリックス反応　670*l*
Welch bacillus　ウェルシュ菌　46*l*
Welch test　ウェルチの検定　46*l*
welfare for the disabled　障害者福祉　290*r*
Welfare Law for the Aged　老人福祉法　665*l*
welfare officer for people with mental retardation　知的障害者福祉司　415*l*
well-being　ウェルビーイング　46*r*
wellness　ウェルネス，⇨**健康**　46*r*, 960*r*
Wenckebach type　ウェンケバッハ型　46*r*
Werlhof disease　ウェルホフ〔紫斑〕病　⇨**特発性血小板減少性紫斑病**　450*l*
Wermer syndrome　ウェルマー症候群　⇨**多発性内分泌腺腫**　403*l*
Werner syndrome　ウェルナー症候群　46*l*
Wernicke aphasia　ウェルニッケ失語症　46*l*
Wernicke center　ウェルニッケ中枢　46*l*
Wernicke encephalopathy　ウェルニッケ脳症　46*l*
Wernicke syndrome　ウェルニッケ症候群　46*l*
Westergren method　ウェスターグレン法　45*r*
West syndrome　ウエスト症候群　⇨**点頭てんかん**　439*l*
wet side drive　ウェットサイド　⇨**ドライサイド**　453*l*
wheel chair　車椅子　164*r*
whiplash injury(syndrome)　鞭打ち損傷，⇨**外傷性頸部症候群**　80*l*
whipworm　鞭虫　576*l*
Whitaker test　腎盂内圧灌流試験，ウィッタカー試験　308*l*
white blood cell　白血球　512*l*
white coat hypertension　白衣高血圧　508*l*
white flow　白帯下　⇨**帯下**　387*r*
white matter　白質　508*l*
white substance　白質　508*l*
whitlow　瘭疽　538*l*
WHO Cancer Pain Relief Program　WHO方式がん疼痛治療法　⇨**がん性疼痛**　851*l*
whole blood transfusion　全血輸血　365*r*
whole body counter　ホールボディカウンター　584*r*
whole body irradiation　全身照射法　367*r*
whole human blood–leukocytes reduced　人全血液–LR　⇨**血液製剤**　944*l*
whooping cough　百日咳　536*l*
Widal reaction　ウィダール反応　44*l*
will　意欲　37*l*
Wilms tumor　腎芽細胞腫，ウィルムス腫瘍　309*l*
Wilson disease　ウィルソン病　45*l*
window period　ウインドウ・ピリオド　45*l*
windpipe　気管　128*l*
winged needle　翼状針　632*l*
Winslow–Goldmark report　ウィンスロー–ゴールドマークレポート　45*l*
wireless capsule endoscopy　カプセル内視鏡　99*l*
witch's milk　魔乳，奇乳　598*l*
withdrawal　ひきこもり　527*l*
withdrawal of glucocorticoid therapy　ステロイド離脱症候群　338*l*
withdrawal of thought　思考奪取　⇨**作為思考**　240*r*
withdrawal symptom　退薬症状，離脱症状　398*l*
withdrawal symptoms　離脱症候群　644*l*
Wolffian duct　ウォルフ管　47*l*
Wolff–Parkinson–White(WPW)syndrome　ウォルフ–パーキンソン–ホワイト症候群，WPW症候群，⇨**不整脈**　47*l*, 1405*r*
word salad　ことばのサラダ　227*r*
workaholic　仕事依存症，ワーカホリック　670*l*
work coefficient　労作量指数　⇨**エネルギー代謝率**　59*r*
worker's compensation　労働災害補償　665*r*
working age population　生産年齢〔人口〕　345*r*

working alliance　作業同盟　⇨**治療同盟**　423*r*
worksitehypertension　職場高血圧　302*l*
World Health Organization　WHO，世界保健機関　403*r*
World Trade Organization　WTO，世界貿易機関　354*r*
worthwhile life of aged person　生きがい(高齢者の)　26*l*
wound　創　374*l*
wound, ostomy and continence certified nurse　皮膚・排泄ケア認定看護師　535*l*
wound bed preparation　創床環境調整，⇨**褥瘡(創)**　376*r*, 1144*l*
wound healing　創傷治癒　376*r*
wound pain　創痛　377*r*
wrapping　ラッピング　636*r*
wrap therapy　ラップ療法　636*r*
wrist-drop　垂れ手　⇨**橈骨神経麻痺**　442*l*
writer cramp　書痙　303*l*
wryneck　斜頸　279*r*
Wuchereria bancrofti infection　バンクロフト糸状虫症　519*l*

X

xanthine derivatives　キサンチン誘導体　131*r*
xanthochromia　キサントクロミー　131*r*
xanthoma　黄色腫　68*r*
X–Bein　X脚　⇨**外反膝**　82*r*
X chromosome　X染色体　57*l*
xenotransplantation　異種移植　⇨**移植**　703*r*
xeroderma　皮膚乾燥症，乾皮症　123*l*
xerophthalmia　眼球乾燥症　107*l*
X–knife　Xナイフ　57*l*
X-ray　X線，レントゲン〔線〕　56*r*
X-ray examination　X線検査　56*r*
X-ray pelvimetry　X線骨盤計測　57*l*
XXX syndrome　XXX症候群　56*r*
XXY syndrome　XXY症候群　⇨**クラインフェルター症候群**　159*r*
xylocaine　キシロカイン　⇨**リドカイン**　645*r*

Y

Yahr classification　ヤールの重症度分類　⇨ホーン・ヤールの重症度分類　584 *l*
Yatabe–Guilford test　矢田部-ギルフォード検査　623 *r*
yawn　欠伸，あくび　9 *l*
Y chromosome　Y染色体　670 *l*
yellow body　黄体　68 *r*
yellow fever　黄熱　69 *l*
yellow spot　黄斑　69 *r*
Yersinia pestis　ペスト菌　570 *l*
Y–G test　Y–Gテスト　⇨矢田部-ギルフォード検査　623 *r*

Z

Young formula　ヤングの式　624 *r*

Zenker diverticulum　ツェンケル憩室　⇨食道憩室　301 *r*
zero position　ゼロポジション　364 *l*
Ziehen–Oppenheim disease　チーエン-オッペンハイム病　⇨捻転ジストニー　488 *l*
zinc oxide[s]　酸化亜鉛　⇨亜鉛華製剤　6 *l*
zinc oxide starch powder　亜鉛華デンプン　6 *r*
zinc sulfate turbidity test　ZTT，硫酸亜鉛混濁試験　648 *l*
Zinn zonule　チン小帯，チン毛様体　424 *r*
Zisternenpunktion　チステルナ穿刺法　⇨大槽穿刺〔術〕　392 *r*
Zollinger–Ellison syndrome　ゾリンガー-エリソン症候群　383 *l*
zoning　ゾーニング　379 *l*
zonular fiber　チン帯　⇨チン小帯　424 *r*
zonules of Zinn　チン帯　⇨チン小帯　424 *r*
zoonosis　人獣感染症，人獣(畜)共通感染症，動物原性(由来)感染症　319 *l*

外国語索引

看護学学習辞典（第3版）ENCYCLOPEDIC DICTIONARY OF NURSING, 3rd ed.

1997年9月5日	初　版	第1刷発行	
2002年4月5日	初　版	第16刷発行	
2002年11月30日	第2版	第1刷発行	
2007年1月20日	第2版	第8刷発行	
2008年3月20日	第3版	第1刷発行	
2015年12月21日	第3版	第6刷発行	

監　修　　大橋優美子・吉野肇一・相川直樹・菅原スミ
発行人　　影山　博之
編集人　　向井　直人
発行所　　株式会社　学研メディカル秀潤社
　　　　　〒141-8510　東京都品川区西五反田2-11-8
発売元　　株式会社　学研プラス
　　　　　〒141-8510　東京都品川区西五反田2-11-8
ＤＴＰ　　株式会社DNPメディア・アート
印刷所　　大日本印刷株式会社
製本所　　大口製本印刷株式会社

この本に関する各種お問い合わせ先
【電話の場合】
●編集内容については Tel 03-6431-1237（編集部）
●在庫，不良品（落丁，乱丁）については Tel 03-6431-1234（営業部）
【文書の場合】
●〒141-8418　東京都品川区西五反田2-11-8
　　　　　学研お客様センター「看護学学習辞典」係

©Y.Ôhashi, K.Yoshino, N.Aikawa, S.Sugawara　2008．Printed in Japan
●ショメイ：カンゴガクガクシュウジテン
本書の無断転載，複製，頒布，公衆送信，複写（コピー），翻訳，翻案等を禁じます。
本書を代行業者等の第三者に依頼してスキャンやデジタル化することは，たとえ個人や家庭内の利用であっても，著作権法上，認められておりません。
本書に掲載する著作物の複製権・翻訳権・譲渡権・公衆送信権（送信可能化権を含む）は株式会社学研メディカル秀潤社が管理します。

JCOPY　〈（社）出版者著作権管理機構委託出版物〉
本書の無断複写は著作権法上での例外を除き禁じられています．複写される場合は，そのつど事前に，（社）出版者著作権管理機構（電話 03-3513-6969，FAX 03-3513-6979，e-mail: info@jcopy.or.jp）の許可を得てください．

　　　本書に記載されている内容は，出版時の最新情報に基づくとともに，臨床例をもとに正確かつ普遍化すべく，著者，編者，監修者，編集委員ならびに出版社それぞれが最善の努力をしております．しかし，本書の記載内容によりトラブルや損害，不測の事故等が生じた場合，著者，編者，監修者，編集委員ならびに出版社は，その責を負いかねます．
　　　また，本書に記載されている医薬品や機器等の使用にあたっては，常に最新の各々の添付文書や取り扱い説明書を参照のうえ，適応や使用方法等をご確認ください．

　　　　　　　　　　　　　　　　　　　　　　　株式会社 学研メディカル秀潤社

●編集担当
　黒田　周作

●表紙・カバーデザイン
　持田　哲

●3D解剖コンピュータグラフィックス
　園尾　義之(エフ・アイ・デイ)
　メタ・コーポレーション・ジャパン

●イラストレーション
　オフィス2H
　中村　浩之
　マウスワークス
　明昌堂
　脇田　悦朗

●編集協力
　武内　敬子